GPS
GUIA PRÁTICO EM SAÚDE

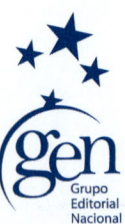

O GEN | Grupo Editorial Nacional – maior plataforma editorial brasileira no segmento científico, técnico e profissional – publica conteúdos nas áreas de ciências da saúde, exatas, humanas, jurídicas e sociais aplicadas, além de prover serviços direcionados à educação continuada e à preparação para concursos.

As editoras que integram o GEN, das mais respeitadas no mercado editorial, construíram catálogos inigualáveis, com obras decisivas para a formação acadêmica e o aperfeiçoamento de várias gerações de profissionais e estudantes, tendo se tornado sinônimo de qualidade e seriedade.

A missão do GEN e dos núcleos de conteúdo que o compõem é prover a melhor informação científica e distribuí-la de maneira flexível e conveniente, a preços justos, gerando benefícios e servindo a autores, docentes, livreiros, funcionários, colaboradores e acionistas.

Nosso comportamento ético incondicional e nossa responsabilidade social e ambiental são reforçados pela natureza educacional de nossa atividade e dão sustentabilidade ao crescimento contínuo e à rentabilidade do grupo.

Organizador

Marcio Moacyr Vasconcelos
Professor-Associado de Pediatria do Hospital Universitário Antônio Pedro (UFF).
Fellow em Neurologia Pediátrica pelo Children's National Medical Center – George Washington University, Washington, DC, Estados Unidos.
Presidente do Departamento de Neurologia da Sociedade Brasileira de Pediatria.

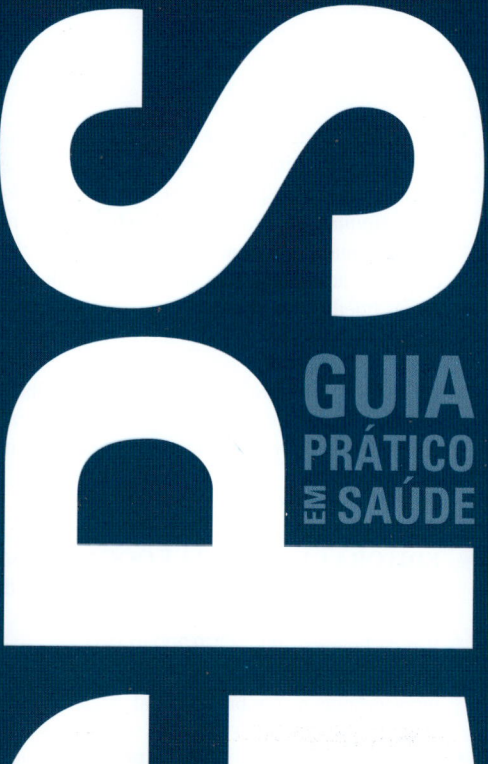

GPS
GUIA PRÁTICO EM SAÚDE

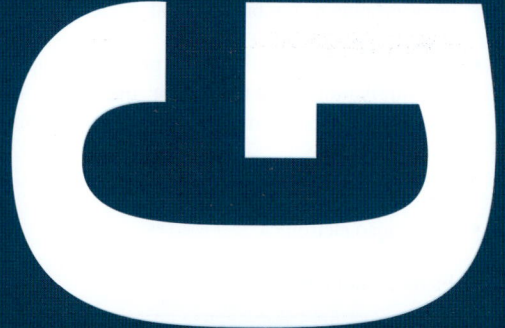

Pediatria

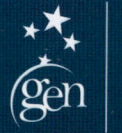
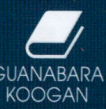

- Os autores deste livro e a EDITORA GUANABARA KOOGAN LTDA. empenharam seus melhores esforços para assegurar que as informações e os procedimentos apresentados no texto estejam em acordo com os padrões aceitos à época da publicação, *e todos os dados foram atualizados pelos autores até a data da entrega dos originais à editora*. Entretanto, tendo em conta a evolução das ciências da saúde, as mudanças regulamentares governamentais e o constante fluxo de novas informações sobre terapêutica medicamentosa e reações adversas a fármacos, recomendamos enfaticamente que os leitores consultem sempre outras fontes fidedignas, de modo a se certificarem de que as informações contidas neste livro estão corretas e de que não houve alterações nas dosagens recomendadas ou na legislação regulamentadora.

- Os autores e a editora se empenharam para citar adequadamente e dar o devido crédito a todos os detentores de direitos autorais de qualquer material utilizado neste livro, dispondo-se a possíveis acertos posteriores caso, inadvertida e involuntariamente, a identificação de algum deles tenha sido omitida.

- Direitos exclusivos para a língua portuguesa
  Copyright © 2018 by
  EDITORA GUANABARA KOOGAN LTDA.
  Uma editora integrante do GEN | Grupo Editorial Nacional
  Travessa do Ouvidor, 11
  Rio de Janeiro – RJ – CEP 20040-040
  Tels.: (21) 3543-0770/(11) 5080-0770 | Fax: (21) 3543-0896
  www.grupogen.com.br | editorial.saude@grupogen.com.br

- Reservados todos os direitos. É proibida a duplicação ou reprodução deste volume, no todo ou em parte, em quaisquer formas ou por quaisquer meios (eletrônico, mecânico, gravação, fotocópia, distribuição pela Internet ou outros), sem permissão, por escrito, da EDITORA GUANABARA KOOGAN LTDA.

- Capa: Editorial Saúde

- Editoração eletrônica: Anthares

- Ficha catalográfica

V45g

Vasconcelos, Marcio Moacyr
GPS pediatria / Marcio Moacyr Vasconcelos. – 1. ed. – Rio de Janeiro : Guanabara Koogan, 2017.
: il.

ISBN: 978-85-277-3148-5

1. Pediatria.. I. Título.

17-43963   CDD: 618.92
                      CDU: 618.92

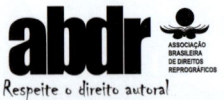

Coordenadores de Seção

Ana Flávia Malheiros Torbey (Seção 9)
Mestre em Saúde da Criança e do Adolescente pela UFF. Especialista em Pediatria pela SBP. Cardiologista Pediátrica pelo INC. Membro do Comitê de Cardiopediatria da SOPERJ. Professor-Assistente de Pediatria do Departamento Materno-Infantil da UFF.

Arnaldo Costa Bueno (Seção 1)
Professor Adjunto de Pediatria e Neonatologia da UFF. Consultor do Método Canguru pelo Ministério da Saúde/Brasil. Membro do Comitê de Perinatologia da SOPERJ.

Hélio Rocha (Seção 2)
Mestre em Pediatria pelo IPPMG-UFRJ. Chefe do Serviço de Nutrologia Pediátrica do IPPMG/UFRJ. Professor-Assistente de Nutrologia Pediátrica da FM/UFRJ.

Isabella Ballalai (Seção 3)
Pediatra. Presidente da SBIm (2015-18). Membro do Comitê Técnico Assessor em Imunizações do Estado do RJ. Membro da Comissão Técnica de Revisão de Calendários e Consensos da SBIm. Diretora Médica do Grupo Vaccini – Clínicas de Vacinação.

Izabel C. Soligo Kanaan (Seção 15)
Membro do Colégio Brasileiro de Cirurgiões e da SBP. Dermatologista do Hospital Municipal Jesus.

Katia Lino (Seção 13)
Mestre em Ciências Médicas pela UFF. Reumatologista Pediátrica.

Marcelo Ruiz Lucchetti (Seção 4)
Mestre em Pediatria pela UFF. Chefe do Serviço de Pediatria da UFF. Médico Plantonista do Centro de Tratamento de Queimados Infantil do Hospital Municipal Souza Aguiar.

Mônica de Cássia Firmida (Seção 8)
Doutora em Medicina pelo Programa de Pós-Graduação em Ciências Médicas da UERJ. Mestre em Pediatria pela UFF. Professora da disciplina de Pneumologia da FCM/UERJ. Pneumologista Pediátrica do HFB/Ministério da Saúde. Residência de Pediatria e Pneumologia Pediátrica pelo IFF/Fiocruz. Certificado de atuação em Pneumologia Pediátrica pela SBP/SBPT.

Paulo Ferrez Collett-Solberg (Seção 12)
Professor Adjunto de Endocrinologia Pediátrica da disciplina de Endocrinologia do Departamento de Medicina Interna da FCM/UERJ.

Priscila de Mattos Sillero (Seção 5)
Pediatra. Especialista em Pediatria pela SBP/AMB. Infectologista Pediátrica pelo IFF/Fiocruz. Médica Coordenadora do CTI do HFL/MS.

Sheila Pércope (Seção 6)
Especialista em Gastrenterologia Pediátrica pela AMB/SBP. Professora Adjunta de Pediatria da UFRJ. Membro do Comitê de Gastrenterologia da SOPERJ.

Sima Ferman (Seção 10)
Onco-Hematologista Pediátrica. Doutora em Medicina na área de Pediatria pela USP. Médica e Chefe da Seção de Oncologia Pediátrica do INCA.

Simone Collopy (Seção 11)
Especialista em Pediatria pela SBP e em Nefrologia Pediátrica pela USP e pela SBN. Residência Médica em Pediatria pela UERJ. Nefrologista Pediátrica do HFB/RJ.

Solange Valle (Seção 7)
Mestre e Doutora pela UFRJ. Chefe do Serviço de Imunologia do HUCFF/UFRJ. Coordenadora do curso de Pós-Graduação em Imunologia do HUCFF/UFRJ e da Comissão de Alergia Dermatológica da ASBAI/RJ.

Colaboradores

Adriana Mangue Esquiaveto-Aun
Mestre e Doutoranda em Saúde da Criança e do Adolescente pela FCM/UNICAMP. Especialista em Pediatria pela SBP e em Endocrinologia Pediátrica pela SBEM e pela SBP.

Adriana Rocha Brito
Neurologista Infantil. Professora Adjunta de Pediatria da UFF.

Alan Araujo Vieira
Professor-Associado do Departamento Materno-Infantil da UFF. Chefe Clínico da UTI Neonatal do HUAP/UFF.

Albertina V. Capelo
Doutora em Ciências Médicas pela Fiocruz. Chefe do Ambulatório de Alergia e Imunologia do HUGG/UNIRIO. Professora convidada do curso de Pós-Graduação e Residência Médica em Alergia e Imunologia do HUGG/UNIRIO.

Alexandre R. Fernandes
Neurologista Infantil. Professor Adjunto da UFF.

Aline Magnino Rodrigues Balieiro
Residência em Pediatria no Prontobaby - Hospital da Criança. Pós-Graduação *Lato Sensu* em Nutrologia pela FCMSP/MEC. Curso Nacional de Nutrologia pela ABRAN. Membro do Comitê de Nutrologia da SOPERJ.

Aluce Loureiro Ouricuri
Ex-Chefe do Setor de Alergia e Imunologia do Serviço de Pediatria do HSE/RJ. Presidente da ASBAI/RJ (2015-2016). Coordenadora da Comissão de Imunodeficiências da ASBAI/RJ até 2014 e Biênio 2017-2018.

Ana Lucia Munhoz C. de Albuquerque
Pediatra. Especialista em Infectologia Pediátrica pela SBP. Infectologista Pediátrica do Serviço de Pediatria do HFL/RJ.

Ana Mósca
Sócia Titulada da SBD e da SBP. Presidente da SBD/RJ (2013-2014). Coordenadora Editorial do Jornal da SBD (2017-2018). Dermatologista Pediatra do Hospital Jesus.

Ana Paula S. Bueno
Mestre em Hematologia na Clínica Medica da UFRJ. Hematologista Pediátrica do IPPMG/UFRJ. Residência em Hematologia-Hemoterapia na UERJ.

Angela Maria Spinola e Castro
Professora Adjunta do departamento de Pediatria da EPM/UNIFESP. Chefe do Setor de Endocrinologia Pediátrica da UNIFESP.

Anna Beatriz Willemes Batalha
Mestre em Pesquisa Clínica Aplicada à Saúde da Criança e do Adolescente pela Fiocruz. Hematologista Pediátrica do HCB. Residência em Hematologia-Hemoterapia Pediátrica pela UFRJ.

Anna C. Stepanski
Especialista em Oncologia Pediátrica Pela SBC. Pós-Graduação em Oncologia Pediátrica no INCA/RJ. Membro da SOBOPE e da SIOP.

Ariane Molinaro
Mestre em Saúde da Criança e do Adolescente da UFF. Alergista e Imunologista Clínica. Diretora-Geral do Hospital Municipal Jesus. Professora Auxiliar de Pediatria da UNESA.

Arissa Ikeda
Mestre em Cancerologia e Residência Médica em Pediatria no INCA. Especialista em Cancerologia Pediátrica pela SOBOPE e em Pediatria pela SOPERJ. Oncologista Pediátrica na Seção de Oncologia Pediátrica do INCA.

Aurea Azevedo Grippa
Mestre e Doutoranda em Ciências Cardiovasculares pela UFF. Membro do Comitê de Cardiopediatria da SOPERJ. Presidente da Regional Leste Fluminense da SOPERJ. Professora de Pediatria da UFF.

Beatriz de Camargo
Doutora em Medicina pela FMUSP/SP. Livre-Docente pela FMUSP/SP. Pesquisadora do Programa de Hematologia – Oncologia Pediátrica do Centro de Pesquisa do INCA.

Bianca A. Santana
Oncologista Pediátrica do INCA/RJ.

Bruna Barros
Especialista em Pediatria (2013) e em Nutrologia Pediátrica (2015) pela SBP. Membro do Comitê de Nutrologia Pediátrica da SOPERJ desde 2014. Pediatra da UERJ (desde 2016).

Carlos A. Bhering
Doutor em Saúde da Criança do IFF/Fiocruz. Neonatologista do IFF/Fiocruz. Professsor Titular de Saúde da Criança e do Adolescente I e II na FM/USS/RJ.

Carlos A. Longui
Professor Titular da FCMSCSP. Chefe Adjunto de Clínica do ISCMSP.

Cecilia N. M. Carvalho
Nutricionista. Professora-Associada do Departamento de Nutrição Aplicada do Instituto de Nutrição da UERJ. Responsável pela equipe de Nutrição do Ambulatório de Pesquisa em Obesidade Infantil do HUPE/UERJ.

Clarissa Mattosinho
Mestre em Saúde da Família. Oftalmologista do Setor de Oncologia Ocular do INCA/HC1.

Claudio Hoineff
Pediatra e Endocrinopediatra responsável pelo Ambulatório de Crescimento do IEDE/RJ. Professor Auxiliar do curso de Pós-Graduação em Endocrinologia da PUC/RJ. Membro do Comitê de Endocrinologia da SOPERJ.

Cristiane Kopacek
Endocrinologista Pediátrica. Doutora em Endocrinologia pela UFRGS. Preceptora de Residência Médica em Endocrinologia Pediátrica e Professora de Pediatria da UFCSPA.

Cristina Carvalho
Médica responsável pelo Serviço de Dor no Setor de Oncologia Pediátrica do INCA.

Cristina Wiggers
Pós-Graduação em Cuidados Paliativos pelo Hospital Sírio-Libanês/SP. Hematologista Pediátrica do Serviço de Hematopediatria do HFL/RJ e do Serviço de Hematologia do HUPE/UERJ.

Daniel Gilban
Mestre em Endocrinologia pela UFRJ. Endocrinologista Pediátrico da UERJ e do HFB. Professor de Endocrinologia da UNIGRANRIO. Membro do Comitê de Endocrinologia da SOPERJ.

Daniela B. Leite
Coordenadora do Serviço de Hematologia Pediátrica e da Residência Médica de Hematologia Pediátrica do HEMORIO. Médica da Emergência Pediátrica do INCA/HCI.

Daniele Andrade
Residência Médica em Pediatria e em Infectologia Pediátrica no IFF/Fiocruz.

Danielle Tavares Vianna Jácome
Doutoranda em Oncologia com ênfase em Biologia Molecular pelo INCA. Mestre em Oncologia com ênfase em Biologia Molecular pelo INCA. Especialista em Hematologia Pediátrica pelo IPPMG/UFRJ e em Pediatria pelo HUAP da UFF. Hematologista Pediátrica do HFL/RJ. Médica do setor de Coagulação e da Emergência Pediátrica do INCA.

Débora W. F. Gomes de Mattos
Mestre em Cuidados Paliativos pelo INCA. Especialista em Pediatria e Oncologia/Hematologia Pediátrica. Pós-Graduação em Bioética pela Fiocruz.

Durval Damiani
Professor Livre-Docente. Chefe da Unidade de Endocrinologia Pediátrica do ICr/HC/FMUSP.

Ekaterini Goudouris
Professora do Departamento de Pediatria da FM/UFRJ. Médica do Serviço de Alergia e Imunologia do IPPMG/UFRJ.

Elaine Sobral da Costa
Professora Adjunta do Departamento de Pediatria da FM/UFRJ. Doutora em Hematologia pela UFRJ.

Elisabeth Frossard
Mestre pelo Programa de Pós-Graduação em Clínica Médica, área de concentração Saúde da Criança e do Adolescente, do IPPMG/UFRJ. Especialista em Pediatria e Hemoterapia. Médica no Ambulatório de Referência para Doença Falciforme no IPPMG/UFRJ.

Evandro Lucena
Ex-fellow Massachussets Eye and Ear Infirmary – Harvard Medical School. Membro do CBO e da Diretoria da SBO. Fundador do Setor de Oncologia Ocular do INCA. Médico Pesquisador do Centro de Pesquisa do INCA.

Evandro Prado
Professor do Departamento de Pediatria da FM/UFRJ. Chefe do Serviço de Alergia e Imunologia do IPPMG/UFRJ.

Fábio Kuschnir
Professor Adjunto do Departamento de Pediatria da FCM/UERJ. Coordenador do curso de Pós-Graduação em Alergia e Imunologia da UERJ. Membro do Departamento de Alergia da SBP.

Fernanda Ferreira da Silva Lima
Mestre em Patologia pela FM/UFF. Especialista em Pesquisa Clínica pela FCMSCSP e em Enfermagem em Oncologia pelo INCA. Licenciatura em Enfermagem pela EEAAC/UFF. Enfermeira Coordenadora de Estudos Clínicos na seção de Oncologia Pediátrica do INCA.

Fernanda Martins
Graduação em Medicina pela UFRJ. Especialista em Pediatria pela AMB. Residência em Oncologia Pediátrica pelo INCA. Residência em Pediatria pelo IPPMG/UFRJ.

Fernanda Mussi Gazolla Jannuzzi
Graduação em Medicina pela UFF. Mestre em Ciências Médicas pela FCM/UERJ. Especialista em Pediatria pela SBP. Pós-Graduação *Lato Sensu* em Endocrinologia e Metabologia pela PUC/RJ. Residência Médica em Pediatria pelo Hospital Municipal Jesus (HMJ-SMS/RJ). Médica do Serviço de Pediatria do Hospital Municipal Jesus (HMJ-SMS/RJ). Médica da Unidade Docente Assistencial de Endocrinologia da FCM/UERJ. Professora Auxiliar de Medicina da UNESA. Docente do curso de Especialização *Lato Sensu* em Endocrinologia, Diabetes e Metabologia da Faculdade de Ciências Médicas da UERJ (FCM/UERJ).

Fernanda Pércope
Especialista em Pediatria e Gastrenterologia Pediátrica pela UFRJ, AMB e SBP. Pediatra do Ministério da Saúde. Membro do Comitê de Gastrenterologia Pediátrica da SOPERJ e Diretora Adjunta de Relacionamento com Associados da SOPERJ.

Fernando de A. Werneck
Mestre em Medicina pela UFF. Especialista em Pediatria pela AMB/SBP e em Oncologia Pediátrica pela AMB/SBC/SOBOPE. Médico-Chefe do Setor de Onco-Hematologia Pediátrica do HSE/RJ. Professor de Oncologia da Faculdade de Medicina de Vassouras. Oncologista Pediátrico do Hospital Estadual da Criança (RJ).

Flávia Bravo
Pediatra. Presidente da Regional RJ da SBIm. Membro da Comissão de Revisão de Calendários, Guias e Consensos da SBIm.

Flávia dos Santos Dias
Mestranda em Pneumologia Pediátrica pela UERJ. Residência em Pediatria pelo HCE e em Pneumologia Pediátrica pelo HFB.

Flavia Vasconcellos
Especialista em Oncologia Pediátrica pela SOBOPE. Membro da SOBOPE. Residência Médica em Oncologia Pediátrica no INCA/MS/RJ. Membro da SIOP.

Gesmar Volga Haddad Herdy
Mestre em Pediatria e Doutor em Cardiologia pela UFRJ. Pós-Doutora em Cardiologia no St. Georges Medical School (Londres). Professora Titular de Pediatria da UFF.

Gil Guerra-Junior
Professor Titular do Departamento de Pediatria da FCM/UNICAMP. Coordenador do GIEDDS/FCM/UNICAMP.

Gláucia Macedo de Lima
Doutora em Clínica Médica (Pediatria) pela FM/UFRJ. Mestre em Pediatria pela FM/UFF. Especialista em Pediatria, Neonatologia e Terapia Intensiva Pediátrica pela SBP. Professora da Escola de Medicina da FTESM.

Gustavo Freitas da Silva Guimarães
Especialista em Terapia Intensiva Pediátrica. Médico de Rotina do CTI Pediátrico do Complexo Hospitalar de Niterói.

Isabel Rey Madeira
Doutora em Ciências Médicas pela FCM/UERJ. Professora Adjunta do Departamento de Pediatria da FCM/UERJ. Coordenadora do Ambulatório de Endocrinologia Pediátrica da Unidade Docente Assistencial de Endocrinologia e Metabologia do HUPE/UERJ. Supervisora Responsável pelo Programa de Residência Médica em Endocrinologia Pediátrica da FCM/UERJ. Presidente da SOPERJ.

Isla Aguiar Paiva
Mestre em Endocrinologia pela UFRJ. Endocrinologista Pediátrica do IEDE/RJ. Pediatra do IPPMG/UFRJ.

Ivete M. Gomes
Mestre em Saúde da Criança e do Adolescente pela UFF. Infectologista Pediátrica pela UNIFESP.

Izabel Maria Teixeira Araujo
Pediatra da Secretaria Municipal de Saúde do Rio de Janeiro.

Jacqueline Araujo
Doutora e Mestre pela UFPE. Chefe do Serviço de Endocrinologia Pediátrica do HC/UFPE.

Jaqueline Leal
Graduação em Medicina pela UFRJ. Especialista em Pediatria pela SBP. Residência Médica em Pediatria pela UERJ e em Nefrologia Pediátrica do HFB/RJ.

Jaqueline Serra Brand
Especialista em Neonatologia pela UFF e em Pediatria pela SBP. Neonatologista do HUAP/UFF e da SMSDC/RJ.

João Henrique Macedo
Mestre em Saúde da Criança pelo IFF/Fiocruz. Especialista em Medicina Intensiva Pediátrica pela AMIB/SBP.

José Roberto de M. Ramos
Doutor em Saúde da Criança pelo IFF/Fiocruz. Chefe do Laboratório de Função Pulmonar do IFF/Fiocruz. Membro do Grupo Executivo do Programa de Reanimação Neonatal da SBP.

Julienne Angela Ramires de Carvalho
Doutora em Saúde da Criança e do Adolescente pela UFPR. Professora Adjunta do Departamento de Pediatria da UFPR. Endocrinologista do Hospital Pequeno príncipe.

Karina de Ferran
Mestre em Endocrinologia pela UFRJ. Endocrinologista Pediátrica do IPPMG/UFRJ.

Larissa Lima Martins Uemoto
Oncologista Pediátrica no INCA/MS/RJ. Residência Médica em Oncologia Pediátrica no INCA e em Pediatria no HMJ/RJ.

Laura Ohana M. C. de Carvalho
Mestre em Endocrinologia pela UFRJ. Especialista em Pediatria e em Endocrinologia Pediátrica pela UFRJ. Médica do Serviço de Nutrologia Pediátrica do IPPMG/UFRJ.

Leticia E. Sewaybricker
Doutora pela FCM/UNICAMP. Endocrinologista Pediátrica.

Licia Neves Portela
Graduação em Medicina pela UFRJ. Residência Médica em Pediatria pela UFRJ e em Oncologia Pediátrica no INCA. Oncologista Pediátrica na seção de Oncologia Pediátrica do INCA.

Lília Ribeiro Guerra
Médica. Doutora em Ciências e Biotecnologia pela UFF. Mestre em Medicina Clínica pela UFF, área de atuação em doenças infecciosas e parasitárias. Especialista em Pediatria e em Medicina do Trabalho pela UFF. Coordenadora Clínica do Centro de Controle de Intoxicações do HUAP/UFF.

Lisieux Eyer de Jesus
Doutora em Ciências Cirúrgicas pela UFRJ. Cirurgiã Pediátrica do HUAP/UFF e do HSE/RJ. *Ex-Fellow* (*Pediatric Urology*) do Hospital For Sick Children, Universidade de Toronto, Canadá.

Lívia Morgado Lopes
Acadêmica de Medicina na UNESA.

Luciana G. A. Vasconcelos
Residência Médica em Neurologia Pediátrica no HUAP/UFF. Chefe do Setor Infantojuvenil da ABBR/RJ.

Ludmila Coutinho de Aguiar
Pediatra. Onco-Hematologista Pediátrica no HFL/RJ. Preceptora do HFL/RJ. Médica de Terapia Intensiva e UTI Neonatal.

Luis Eduardo P. Calliari
Professor-Assistente da Unidade de Endocrinologia Pediátrica da FCMSCSP. Coordenador do Departamento de Diabetes no Jovem da SBD. Membro do Advisory Council da ISPAD.

Luiz Claudio Castro
Doutor em Ciências da Saúde pela UnB. Especialista em Pediatria e certificado da área de atuação em Endocrinologia Pediátrica. Professor do Departamento de Pediatria da UnB. Residência em Pediatria e Endocrinologia Pediátrica pela EPM/UNIFESP.

Marcela Rodríguez de Freitas
Doutora em Neurologia pela USP. Neuropediatra do IFF/Fiocruz. Professora Adjunta de Pediatria da UFF.

Maria Carolina Batista Cunha
Pediatra pela CNRM. Especialista em Nutrologia Pediátrica pela AMB. Residência Médica em Nutrologia Pediátrica no IPPMG/UFRJ.

Maria Costa
Especialista em Nutrologia Pediátrica pela SBP. Professora Substituta de Nutrologia Pediátrica da FM/UFRJ.

Maria de Fátima M. P. Leite
Doutora em Ciências da Saúde (Cardiologia) pelo Instituto de Cardiologia do Rio Grande do Sul, IC/FUC. Cardiopediatra do IFF/Fiocruz e da Babycor Cardiologia Pediátrica e Fetal.

Maria Elisabeth Moreira
Doutora em Saúde da Criança pela USPRP. Pesquisadora em Saúde Perinatal do IFF/Fiocruz. Neonatologista da Clínica Perinatal Laranjeiras.

Maria Isabel Brandão Pires e Albuquerque
Mestre em Ciências Médicas pela UFF. Médica Supervisora da Pediatria do CEMO do INCA/RJ. Pediatra Intensivista da Unidade de Terapia Intensiva Pediátrica do Hospital Vitória, RJ.

Maria Luiza Oliva Alonso
Mestre em Medicina pela UFRJ. Médica do Serviço de Imunologia do HUCFF/UFRJ. Professora-Assistente do Instituto Prof. Rubem David Azulay da Santa Casa da Misericórdia RJ. Coordenadora da Comissão de Imunodeficiências da ASBAI/RJ (2015-2016).

Maria Ourinda M. da Cunha
Pediatra Intensivista. Coordenadora da Emergência Pediátrica do INCA.

Mariana Frossard
Médica do CTI do HFL/MS e do CTI Pediátrico do Hospital Pasteur.

Marianne Monteiro
Médica do Serviço de Controle de Infecção Hospitalar do INCA/HCI. Infectologista do HFI/RJ.

Marilia Fornaciari Grabois
Oncologista Pediátrica do INCA. Doutora em Epidemiologia em Saúde Pública pela ENSP.

Marília Martins Corrêa
Endocrinologista Pediátrica. Pós-Graduanda em Pediatria/Endocrinologia Pediátrica pela UNIFESP. Especialista em Pediatria pela SBP e área de atuação em Endocrinologia Pediátrica pela SBEM.

Marilia Martins Guimarães
Mestre e Doutor em Endocrinologia. Professora-Associada Colaboradora da FM/UFRJ.

Marise Lessa
Especialista em Pediatria pela SBP (2011) e em Reumatologia Pediátrica pela SBP e SBR (2012).

Mauro Scharf Pinto
Pediatra e Endocrinologista. Chefe do Serviço de Endocrinologia Pediátrica do Hospital Nossa Senhora das Graças. Pesquisador Clínico do Centro de Diabetes Curitiba. Vice-Presidente da SBD.

Mônica de Araujo Moretzsohn
Especialista em Pediatria e Nutrologia Pediátrica pela SBP. Presidente do Comitê de Nutrologia da SOPERJ. Membro do Departamento Científico do Comitê de Nutrologia da SBP.

Mônica Freire Stecchini
Graduação e Residência Médica pela FMRP/USP. Doutoranda no Programa de Pós-Graduação em Saúde da Criança e do Adolescente pela FMRP/USP. Especialista em Pediatria pela SBP e em Endocrinologia Pediátrica pela SBEM/SBP.

Natalia Rocha do Amaral Estanislau
Especialista em Alergia e Imunologia pela ASBAI e em Pediatria pela SBP. Médica do Serviço de Alergia e Imunologia/Pediatria do HUPE/UERJ.

Natalie Del-Vecchio Costa
Mestre em Saúde da Criança e do Adolescente pela UFF. Pós-Graduação em Infectologia Pediátrica no Instituto Nacional de Saúde da Criança e do Adolescente (IFF). Neonatologista do Instituto Nacional de Saúde da Criança e do Adolescente (IFF).

Nathalia Grigorovski
Mestre em Oncologia. Especialista em Oncologia Pediátrica, em Pesquisa Clínica (Genética) e em Transplante de Medula Óssea pelo INCA. Graduação em Medicina pela UERJ. Residência em Pediatria pelo HUPE/UERJ.

Norma Rubini
Professora Titular da disciplina de Alergia e Imunologia da Escola de Medicina e Cirurgia UNIRIO. Coordenadora do curso de Pós-Graduação em Alergia e Imunologia da UNIRIO. Coordenadora do Programa de Residência Médica em Alergia e Imunologia do HUGG/UNIRIO. Professora do Mestrado Profissional em Infecção por HIV/Aids e Hepatites Virais da UNIRIO.

Olga M. D. Pereira
Mestre em Medicina pela UFF. Professora-Assistente de Hematologia Clínica da UFF. Chefe do Serviço de Hemoterapia do HUAP/UFF.

Patricia de Padua Andrade Campanha
Mestre em Saúde da Criança e da Mulher pelo IFF/Fiocruz. Especialista em Neonatologia e Pediatria pela SBP. Instrutora do Programa de Reanimação Neonatal da SBP. Membro da Câmara Técnica de Neonatologia da SMS/RJ e do Comitê de Perinatologia da SOPERJ. Consultora Nacional e Coordenadora Estadual do Rio de Janeiro do Programa de Atenção Humanizada ao Recém-Nascido de Baixo Peso – Método Canguru. Diretora do Departamento Neonatal da Maternidade Leila Diniz/HMLJ SMS/RJ.

Paula de Figueiredo Presti
Graduada em Medicina e Residência em Pediatria na EPM/UNIFESP. Complementação Especializada em Endocrinologia Pediátrica no Instituto da Criança do HC/FMUSP.

Paulo Kussek
Doutorando em Biotecnologia Aplicada à Saúde da Criança e do Adolescente pelas Faculdades Pequeno Príncipe. Mestre em Saúde da Criança e Adolescente pela UFPR. Pesquisador do Núcleo de Pesquisa Clínica do Complexo Pequeno Príncipe.

Paulo Marostica
Doutor em Medicina/Pneumologia pela UFRGS. Pós-Doutor em Pneumologia Pediátrica pela Indiana University. Professor Titular de Pediatria da UFRGS. Chefe da Unidade de Pneumologia Infantil do Hospital de Clínicas de Porto Alegre.

Pollyane Alfradique
Especialista em Pediatria e em Terapia Intensiva Pediátrica pela AMIB.

Rafael Machado Mantovani
Mestre em Saúde da Infância e da Adolescência pela FM/UFMG. Especialista em Pediatria, com área de atuação em Endocrinologia Pediátrica. Médico do HC/UFMG, no qual é preceptor da Residência e Especialização em Endocrinologia Pediátrica.

Renata Caetano Kuschnir
Pediatra do HUPE/UERJ. Residente Médica de Alergia e Imunologia Pediátrica do IPPMG/UFRJ.

Renata Santarem de Oliveira
Mestre em Ciências da Saúde pela UnB. Endocrinologista Pediatra do HUB e do HCB.

Roberta Arnoldi Cobas
Professora Adjunta da FCM/UERJ, disciplina de Diabetes.

Roberta Flavia Zahra
Residência Médica em Pediatria no Hospital de Jacarepaguá, em Terapia Intensiva Pediátrica no Hospital Municipal Souza Aguiar e em Nutrologia Pediátrica no IPPMG-UFRJ.

Rosana Maria Rangel dos Santos
Membro da Comissão Nacional de Controle de Infecções Relacionadas à Assistência à Saúde – Anvisa. Assessora Técnica em Controle de Infecções Relacionadas à Assistência à Saúde da Secretaria Municipal de Saúde do Rio de Janeiro. Coordenadora da CCIH do HFL/RJ. Responsável Técnica pelo Grupo Infanto.

Rosane Caetano
Pós-Graduação em Nutrologia pela ABRAN. Membro do Comitê de Nutrologia da SOPERJ e da SBP.

Sayonara Drummond
Mestre em Saúde da Mulher e da Criança pela UFF. Médica do Serviço de Neonatologia do HUAP/UFF.

Sérgio Duarte Dortas Junior
Doutorando em Clínica Médica da FM/UFRJ. Professor Coordenador do Internato em Clínica Médica da FM/UNIG. Médico do Serviço de Imunologia do HUCFF/UFRJ.

Silvia Granata
Médica de Rotina do CTI do HFL/MS, do CTI Pós-Operatória do Instituto Estadual do Cérebro Paulo Niemeyer e do CTI Pediátrico do INCA/HC1.

Simone Maia Manzano
Especialista em Pediatria Geral pela SBP e em Hematologia Pediátrica pela UFRJ/IPPMG. Residência Médica em Pediatria Geral pela UFF e em Hematologia Pediátrica pela UFRJ/IPPMG. Médica da Rotina do Serviço de Hematologia Pediátrica do HUPE/UERJ e do HFL/RJ.

Sonir R. Antonini
Endocrinologista Pediátrico. Livre-Docente. Professor-Associado do departamento de Puericultura e Pediatria da FMRP/USP.

Soraia Rouxinol
Chefe do Serviço de Onco-Hematologia Pediátrica do HFL/RJ.

Sylvia Reis G. Nehab
Especialista em Neonatologia pelo Instituto Nacional de Saúde da Mulher, da Criança e do Adolescente Fernandes figueira (IFF).

Sylvio Furtado
Especialista em Pediatria e Infectologia Pediátrica pela SBP.

Taissa Novis
Dermatologista. Membro Titular da SBD.

Talita Batalha Pires Vianna
Dermatologista pela UFF. Membro da SBD.

Tiago Jeronimo dos Santos
Médico pela UFCSPA. Pediatra pelo Programa de Residência Médica do HCPA. Endocrinologista Pediátrico pelo Programa de Complementação Especializada do ICr/HCUSP. Mestrando em Epidemiologia pela Facultad de Medicina da Universidad Autónoma de Madrid, Espanha.

Vinicius Martins de Sá
Médico do Serviço de Nefrologia Pediátrica do Hospital Federal de Bonsucesso.

Dedicatórias

Agradeço a cada amigo e colega neonatologista que dedicou seu tempo a estudar e escrever os capítulos deste livro.

Arnaldo Costa Bueno

Ofereço a participação do Serviço de Nutrologia Pediátrica do IPPMG neste livro em memória de nosso fundador Francisco Aristides Caire Mettrau, MD, Msc (Chicão, 1940-1982).

Hélio Rocha

Dedico os capítulos de *Emergências Pediátricas* à memória da nossa querida e inesquecível colega Dra. Ana Maria Gardel Aquill.

Marcelo Ruiz Lucchetti

Aos queridos alunos e às crianças, pelo incentivo para continuar aprendendo.

Sheila Pércope

Aos Profs. Drs. Alfeu Tavares França e João Bosco Magalhães Rios, pioneiros da especialidade de Alergia e Imunologia, exemplos de dedicação ao ensino da especialidade e à assistência aos pacientes com doenças alérgicas.

Solange Valle

Aos colegas pediatras, residentes e estudantes, para quem idealizamos este livro. Que o material seja proveitoso.

Mônica de Cássia Firmida

A Marcelo, meu filho amado, e a nossos pacientes, responsáveis por nosso aprendizado diário.

Ana Flávia Malheiros Torbey

Dedicamos os capítulos de *Hematologia e Oncologia* aos nossos pacientes e a seus familiares, que nos ensinam tanto e por quem buscamos sempre melhorar.

Sima Ferman

Aos meus pais, pelo incentivo; ao meu filho, Samuel, pela inspiração; e a Jake, pelo apoio incondicional.

Simone Collopy

À Luciana e aos nossos filhos, Daniel e Antônio, minha gratidão pela paciência por muitas horas de convívio subtraídas durante a elaboração deste livro.

Marcio Moacyr Vasconcelos

Apresentação

É uma honra poder apresentar esta obra que vem preencher uma lacuna na literatura médica pediátrica. Trata-se de um livro que será imprescindível para o pediatra no seu atendimento em consultório, ambulatório, enfermaria e emergência.

O Guia é atualizado tanto na investigação do nosso pequeno paciente, como também nas indicações de tratamentos. Com certeza, ajudará o leitor nos desafios diagnósticos e nas decisões terapêuticas.

O texto, de alta qualidade, leitura fácil e agradável, reflete a competência do autor-coordenador-organizador, Professor Marcio Vasconcelos, que tem mais de 3 décadas na elaboração de textos médicos, o que garante o nível e o sucesso do livro; começando pelas escolhas dos autores, profissionais de alta qualificação técnica, com experiência prática e habituados com a escrita de livros científicos.

As seções são divididas por sistemas, facilitando a consulta, e são compostas por capítulos que apresentam as patologias mais prevalentes. Neste escopo, *GPS Pediatria* propõe condutas diagnósticas e terapêuticas com excelência.

A produção gráfica é primorosa. As imagens de ressonâncias, tomografias e ultrassonografias foram cuidadosamente reproduzidas e são muito ilustrativas dos capítulos. Os quadros de síntese são muito bem elaborados.

GPS Pediatria dispõe também de anexos com ferramentas de acompanhamento (gráficos de crescimento e de pressão arterial), valores de referência de laboratório e medicamentos mais usados em pediatria, promovendo rápida consulta do tema de interesse.

Certamente, será um marco da literatura científica pediátrica.

Professor Edson Ferreira Liberal
Chefe do Serviço de Pediatria (HUGG/UNIRIO)
Mestre e Doutor em Medicina (UFRJ)
Vice-Presidente da Sociedade Brasileira de Pediatria

Prefácio

GPS Pediatria foi concebido com um objetivo primordial: oferecer aos pediatras, médicos de família, residentes, internos e estudantes de Medicina um livro conciso, mas abrangente; prático, mas baseado em evidências científicas; de fácil manejo em plantões e consultórios, mas sem resvalar para simplificações excessivas. Como representante dos 15 coordenadores das seções e dos 134 coautores, espero honestamente que tenhamos alcançado esse propósito.

A Medicina do século 21 expande-se a uma velocidade inversamente proporcional ao tempo que dispomos para acompanhar seus avanços; consequentemente, boas fontes de consulta se tornam fundamentais. É verdade que a internet nos apresenta infinitas possibilidades de consulta, mas o dinamismo excessivo de muitos *sites* e o potencial de dispersão inerente ao universo *online* tornam o livro uma fonte de consulta incomparável.

Ao longo dos dois anos de planejamento e elaboração dos 167 capítulos, oito anexos e uma tabela de medicamentos que compõem a obra, inúmeros trechos foram atualizados, reescritos ou corrigidos. Devo agradecer aos coordenadores e coautores pela dedicação à nobre causa de divulgar o conhecimento médico. Torço para que nossos leitores se sintam recompensados.

O escritor e filósofo francês Voltaire escreveu há mais de 200 anos, com uma ponta de sarcasmo: *"os médicos são aquelas pessoas que prescrevem medicamentos que pouco conhecem, para curar enfermidades sobre as quais conhecem menos ainda, em seres humanos de quem não sabem nada"*. Este livro é uma modesta tentativa de contradizê-lo, pois contém uma extensa seção com informações úteis sobre fármacos comumente utilizados em Pediatria; os capítulos procuram aproximar o leitor das inúmeras enfermidades encontradas no nosso dia a dia e, por fim, o capítulo introdutório é uma súplica em favor da humanização e personalização da Medicina.

A concretização do sonho de publicar o *GPS Pediatria* contou com a ajuda inestimável de três integrantes da equipe editorial do grupo GEN: a produtora Aline Carvalho de Mattos, a editora Maria Fernanda Magro Dionysio e a superintendente editorial Juliana Oliveira Affonso. Meus mais sinceros agradecimentos a essas profissionais e a toda a equipe do grupo GEN pelo trabalho incansável, idealismo e pela colaboração.

Marcio Moacyr Vasconcelos
Julho de 2017

Sumário

Relação Médico-Paciente em Pediatria, 1
Marcio Moacyr Vasconcelos e Lívia Morgado Lopes

SEÇÃO 1 NEONATOLOGIA, 9
Arnaldo Costa Bueno

Capítulo 1 Apneia, 11
Alan Araujo Vieira

Capítulo 2 Asfixia Perinatal e Encefalopatia Hipóxico-Isquêmica, 14
Maria Elisabeth Moreira

Capítulo 3 Assistência ao Recém-Nascido na Sala de Parto, 18
Sayonara Drummond

Capítulo 4 Assistência ao Recém-Nascido no Alojamento Conjunto, 23
Arnaldo Costa Bueno

Capítulo 5 Anemia e Transfusão de Hemocomponentes, 26
Sayonara Drummond

Capítulo 6 Convulsão, 30
Patricia de Padua Andrade Campanha

Capítulo 7 Doença Pulmonar Crônica, 35
Alan Araujo Vieira

Capítulo 8 Distúrbios Eletrolíticos, 38
Jaqueline Serra Brand

Capítulo 9 Enterocolite Necrosante, 41
Jaqueline Serra Brand

Capítulo 10 Hipoglicemia e Hiperglicemia, 46
Alan Araujo Vieira

Capítulo 11 Hipertensão Pulmonar Persistente, 51
Maria Elisabeth Moreira

Capítulo 12 Hiperbilirrubinemia, 54
Jaqueline Serra Brand

Capítulo 13 Nutrição e Manuseio Hidreletrolítico, 58
Maria Elisabeth Moreira

Capítulo 14 Persistência do Canal Arterial, 62
Aurea Azevedo Grippa e Arnaldo Costa Bueno

Capítulo 15 Cardiopatias Congênitas, 66
Ana Flávia Malheiros Torbey

Capítulo 16 Prevenção e Tratamento da Dor e do Estresse, 73
Arnaldo Costa Bueno

Capítulo 17 Princípios de Ventilação Mecânica, 76
Patricia de Padua Andrade Campanha

Capítulo 18 Síndrome do Desconforto Respiratório, 82
José Roberto de M. Ramos e Carlos A. Bhering

Capítulo 19 Sepse Neonatal, 87
Arnaldo Costa Bueno e Rosana Maria Rangel dos Santos

Capítulo 20 Síndrome da Aspiração Meconial, 92
José Roberto de M. Ramos e Carlos A. Bhering

SEÇÃO 2 NUTRIÇÃO E METABOLISMO, 95
Hélio Rocha

Capítulo 21 Alimentação da Criança Sadia, 97
Maria Carolina Batista Cunha e Hélio Rocha

Capítulo 22 Distúrbios Hidreletrolíticos e Acidobásicos, 101
Laura Ohana M. C. de Carvalho e Hélio Rocha

Capítulo 23 Hipovitaminoses e Profilaxia de Carências, 118
Aline Magnino Rodrigues Balieiro e Hélio Rocha

Capítulo 24 Nutrição no Paciente em Estado Grave, 123
Roberta Flavia Zahra e Hélio Rocha

Capítulo 25	Nutrição Parenteral, 128 Bruna Barros e Hélio Rocha		Capítulo 38	Febre, 205 Ivete M. Gomes
Capítulo 26	Manejo Nutricional e Alimentar no Pós-Operatório de Cirurgias do Sistema Digestório, 132 Rosane Caetano e Hélio Rocha		Capítulo 39	Fraqueza Muscular Aguda, 210 Adriana Rocha Brito e Marcelo Ruiz Lucchetti
			Capítulo 40	Intoxicações Exógenas, 214 Lília Ribeiro Guerra
Capítulo 27	Manejo das Doenças Metabólicas em Situações Emergenciais, 135 Maria Aparecida Costa da Silva e Hélio Fernandes da Rocha		Capítulo 41	Parada Cardiorrespiratória, 220 Gláucia Macedo de Lima
			Capítulo 42	Púrpuras, 234 Olga M. D. Pereira
Capítulo 28	Obesidade Infantojuvenil, 138 Mônica de Araujo Moretzsohn e Hélio Rocha		Capítulo 43	Queimaduras, 237 Marcelo Ruiz Lucchetti
SEÇÃO 3	**VACINAS, 145** Isabella Ballalai		Capítulo 44	Traumatismo Cranioencefálico, 242 Pollyane Alfradique
Capítulo 29	Calendário de Vacinação | Recomendações para Crianças e Adolescentes, 147 Isabella Ballalai		SEÇÃO 5	**INFECTOLOGIA, 247** Priscila de Mattos Sillero
			Capítulo 45	AIDS, 249 Sylvio Furtado e Priscila de Mattos Sillero
Capítulo 30	Eventos Adversos | Vigilância, Notificação e Atendimento, 157 Flávia Bravo e Isabella Ballalai		Capítulo 46	Dengue, 252 Daniele Andrade e Priscila de Mattos Sillero
			Capítulo 47	Doenças Exantemáticas, 256 Priscila de Mattos Sillero e Mariana Frossard
Capítulo 31	Impacto das Doenças Imunopreviníveis na Infância e na Adolescência, 166 Isabella Ballalai		Capítulo 48	Infecções Bacterianas e Antibioticoterapia, 264 Priscila de Mattos Sillero e Daniele Andrade
SEÇÃO 4	**EMERGÊNCIAS PEDIÁTRICAS, 179** Marcelo Ruiz Lucchetti		Capítulo 49	Sepse, 275 João Henrique Macedo e Priscila de Mattos Sillero
Capítulo 32	Alteração do Estado Mental, 181 Alexandre R. Fernandes		Capítulo 50	Infecções Congênitas, 279 Natalie Del-Vecchio Costa, Sylvia Nehab e Marcio Moacyr Vasconcelos
Capítulo 33	Convulsões, 186 Luciana G. A. Vasconcelos		Capítulo 51	Malária, 296 Priscila de Mattos Sillero e Maria Isabel Brandão Pires e Albuquerque
Capítulo 34	Desidratação Aguda, 190 Gustavo Freitas da Silva Guimarães e Marcelo Ruiz Lucchetti		Capítulo 52	Meningite e Encefalite, 299 Silvia Granata e Priscila de Mattos Sillero
Capítulo 35	Dispneia e Insuficiência Respiratória, 193 Marcio Moacyr Vasconcelos		Capítulo 53	Raiva, 303 Mariana Frossard e Priscila de Mattos Sillero
Capítulo 36	Distúrbios Eletrolíticos, 198 Gustavo Freitas da Silva Guimarães e Marcelo Ruiz Lucchetti		Capítulo 54	Tuberculose, 306 Sylvio Furtado e Priscila de Mattos Sillero
Capítulo 37	Dor Abdominal, 201 Lisieux Eyer de Jesus		SEÇÃO 6	**GASTRENTEROLOGIA, 311** Sheila Pércope

Capítulo 55	Doença do Refluxo Gastresofágico, 313 Fernanda Pércope e Sheila Pércope		**Capítulo 72**	Rinite Alérgica, 403 Fábio Kuschnir, Natalia Rocha do Amaral Estanislau e Renata Caetano Kuschnir
Capítulo 56	Diarreia Aguda, 320 Sheila Pércope e Fernanda Pércope		**Capítulo 73**	Urticária, 410 Solange Valle, Sérgio Duarte Dortas Junior
Capítulo 57	Diarreia Persistente e Diarreia Crônica, 326 Sheila Pércope e Fernanda Pércope		**SEÇÃO 8**	**PNEUMOLOGIA, 415** Mônica de Cássia Firmida
Capítulo 58	Intolerância à Lactose, 331 Fernanda Pércope e Sheila Pércope		**Capítulo 74**	Resfriado Comum e Faringite Aguda, 417 Mônica de Cássia Firmida e Izabel Maria Teixeira Araujo
Capítulo 59	Alergia ao Leite de Vaca, 335 Fernanda Pércope e Sheila Pércope		**Capítulo 75**	Otite Média Aguda e Sinusite Bacteriana Aguda, 421 Paulo Marostica
Capítulo 60	Doença Celíaca, 342 Sheila Pércope e Fernanda Pércope		**Capítulo 76**	Obstrução Inflamatória Aguda das Vias Respiratórias Superiores, 425 Mônica de Cássia Firmida e Izabel Maria Teixeira Araujo
Capítulo 61	Doença Inflamatória Intestinal, 346 Fernanda Pércope e Sheila Pércope		**Capítulo 77**	Lactente Sibilante, 431 Paulo Marostica
Capítulo 62	Constipação Intestinal, 352 Fernanda Pércope e Sheila Pércope		**Capítulo 78**	Asma, 433 Paulo Kussek
Capítulo 63	Parasitoses Intestinais, 359 Sheila Pércope e Fernanda Pércope		**Capítulo 79**	Bronquiolite Aguda, 439 Izabel Maria Teixeira Araujo e Mônica de Cássia Firmida
Capítulo 64	Colestase Neonatal, 363 Sheila Pércope e Fernanda Pércope		**Capítulo 80**	Pneumonias Adquiridas na Comunidade, 443 Mônica de Cássia Firmida e Flávia dos Santos Dias
Capítulo 65	Hepatites por Vírus, 368 Sheila Pércope e Fernanda Pércope		**Capítulo 81**	Pneumonia Necrosante e Abscesso Pulmonar, 449 Mônica de Cássia Firmida
Capítulo 66	Insuficiência Hepática, 373 Fernanda Pércope e Sheila Pércope		**Capítulo 82**	Derrames Pleurais, 454 Paulo Kussek e Mônica de Cássia Firmida
SEÇÃO 7	**ALERGIA E IMUNOLOGIA, 379** Solange Valle		**Capítulo 83**	Fibrose Cística, 459 Paulo Kussek
Capítulo 67	Alergia Alimentar, 381 Norma Rubini		**Capítulo 84**	Corpo Estranho nas Vias Respiratórias, 464 Izabel Maria Teixeira Araujo e Mônica de Cássia Firmida
Capítulo 68	Reações Adversas a Medicamentos, 385 Albertina V. Capelo		**Capítulo 85**	Síndromes Aspirativas, 469 Izabel Maria Teixeira Araujo e Mônica de Cássia Firmida
Capítulo 69	Anafilaxia, 389 Marcio Moacyr Vasconcelos e Solange Valle		**SEÇÃO 9**	**CARDIOLOGIA, 475** Ana Flávia Malheiros Torbey
Capítulo 70	Dermatite Atópica | Aspectos Imunológicos, 394 Ekaterini Goudouris e Evandro Prado			
Capítulo 71	Imunodeficiências Primárias, 400 Aluce Loureiro Ouricuri e Maria Luiza Oliva Alonso			

Capítulo 86	Criança com Sopro Cardíaco, 477 Aurea Azevedo Grippa e Ana Flávia Malheiros Torbey	Capítulo 101	Distúrbios Hemorrágicos, 570 Ludmila Coutinho de Aguiar
Capítulo 87	Dor Torácica, 483 Ana Flávia Malheiros Torbey	Capítulo 102	Trombose, 574 Danielle Tavares Vianna Jácome e Soraia Rouxinol
Capítulo 88	Hipertensão Arterial na Infância, 487 Ana Flávia Malheiros Torbey	Capítulo 103	Transfusão de Hemocomponentes e Hemoderivados, 578 Elisabeth Frossard
Capítulo 89	Febre Reumática, 493 Gesmar Volga Haddad Herdy e Ana Flávia Malheiros Torbey	Capítulo 104	Leucemias, 592 Cristina Wiggers e Soraia Rouxinol
Capítulo 90	Arritmias, 498 Aurea Azevedo Grippa e Ana Flávia Malheiros Torbey	Capítulo 105	Linfomas, 595 Bianca A. Santana e Soraia Rouxinol
Capítulo 91	Cardiopatias Congênitas Acianóticas, 503 Aurea Azevedo Grippa e Ana Flávia Malheiros Torbey	Capítulo 106	Histiocitose de Células de Langerhans, 599 Fernando de A. Werneck
Capítulo 92	Cardiopatias Congênitas Cianóticas, 516 Ana Flávia Malheiros Torbey	Capítulo 107	Tumores do Sistema Nervoso Central, 602 Marilia Fornaciari Grabois e Sima Ferman
		Capítulo 108	Neuroblastoma, 607 Arissa Ikeda
Capítulo 93	Endocardite Infecciosa, 527 Ana Flávia Malheiros Torbey	Capítulo 109	Tumor de Wilms, 611 Beatriz de Camargo
Capítulo 94	Miocardite Aguda, 534 Gesmar Volga Haddad Herdy e Ana Flávia Malheiros Torbey	Capítulo 110	Sarcomas de Partes Moles, 614 Sima Ferman e Larissa Lima Martins Uemoto
Capítulo 95	Pericardite, 539 Ana Flávia Malheiros Torbey	Capítulo 111	Retinoblastoma, 619 Evandro Lucena, Clarissa Mattosinho e Nathalia Grigorovski
Capítulo 96	Insuficiência Cardíaca, 544 Maria de Fátima Monteiro P. L. e Ana Flávia Malheiros Torbey	Capítulo 112	Emergências Oncológicas, 623 Licia Neves Portela e Maria Ourinda M. da Cunha
Capítulo 97	Choque Cardiogênico, 548 Maria de Fátima Monteiro P. L. e Ana Flávia Malheiros Torbey	Capítulo 113	Toxicidade do Tratamento Quimioterápico, 628 Fernanda Ferreira da Silva Lima e Flavia Vasconcellos
SEÇÃO 10	HEMATOLOGIA E ONCOLOGIA, 553 Sima Ferman	Capítulo 114	Complicações Infecciosas em Pacientes Pediátricos com Câncer, 637 Marianne Monteiro e Ana Lucia Munhoz C. de Albuquerque
Capítulo 98	Avaliação do Hemograma e do Coagulograma, 555 Ana Paula S. Bueno, Anna Beatriz Willemes Batalha e Elaine Sobral da Costa	Capítulo 115	Cuidados Paliativos e Manejo da Dor em Oncologia Pediátrica, 642 Debora W. F. Gomes de Mattos, Cristina Carvalho e Sima Ferman
Capítulo 99	Anemias e Diagnóstico Diferencial, 560 Daniela B. Leite	Capítulo 116	O Que Avaliar na Criança em Controle do Tratamento Oncológico, 647 Simone Collopy
Capítulo 100	Doença Falciforme, 565 Simone Maia Manzano e Soraia Rouxinol		

SEÇÃO 11 — NEFROLOGIA, 651
Sima Ferman

Capítulo 117 Infecção do Trato Urinário, 653
Jaqueline Leal

Capítulo 118 Síndrome Nefrítica Aguda, 657
Vinicius Martins de Sá

Capítulo 119 Síndrome Nefrótica, 661
Vinicius Martins de Sá

Capítulo 120 Síndrome Hemolítico-Urêmica, 666
Simone Collopy

Capítulo 121 Injúria Renal Aguda, 671
Vinicius Martins de Sá

Capítulo 122 Acidose Tubular Renal, 678
Marcio Moacyr Vasconcelos e Simone Collopy

Capítulo 123 Distúrbios Miccionais, 681
Marcio Moacyr Vasconcelos e Simone Collopy

SEÇÃO 12 — ENDOCRINOLOGIA, 687
Paulo Ferrez Collett-Solberg

Capítulo 124 Baixa Estatura, 689
Paula de Figueiredo Presti, Tiago Jeronimo dos Santos, Paulo Ferrez Collett-Solberg, Cristiane Kopacek e Durval Damiani

Capítulo 125 Desenvolvimento Sexual Precoce, 693
Isla Aguiar Paiva, Paulo Ferrez Collett-Solberg e Angela Maria Spinola e Castro

Capítulo 126 Diabetes Insípido, 702
Adriana Mangue Esquiaveto-Aun, Paulo Ferrez Collett-Solberg e Carlos A. Longui

Capítulo 127 Diabetes Melito Tipo 1, 708
Rafael Machado Mantovani, Paulo Ferrez Collett-Solberg, Mauro Scharf Pinto e Luis Eduardo P. Calliari

Capítulo 128 Diabetes Melito Tipo 2, Síndrome Metabólica e Diabetes Monogênico, 714
Roberta Arnoldi Cobas, Paulo Ferrez Collett-Solberg, Jacqueline Araujo e Luis Eduardo P. Calliari

Capítulo 129 Dislipidemias, 721
Fernanda Mussi Gazolla Jannuzzi, Paulo Ferrez Collett-Solberg, Cecilia N. M. Carvalho e Luiz Claudio Castro

Capítulo 130 Distúrbios da Diferenciação do Sexo, 729
Daniel Gilban, Paulo Ferrez Collett-Solberg e Gil Guerra-Junior

Capítulo 131 Tireotoxicose, 737
Leticia E. Sewaybricker, Paulo Ferrez Collett-Solberg e Isabel Rey Madeira

Capítulo 132 Hipotireoidismo, 742
Karina de Ferran, Paulo Ferrez Collett-Solberg e Claudio Hoineff

Capítulo 133 Insuficiência Suprarrenal, 749
Marília Martins Corrêa, Paulo Ferrez Collett-Solberg e Sonir R. Antonini

Capítulo 134 Puberdade Atrasada, 756
Mônica Freire Stecchini, Paulo Ferrez Collett-Solberg, Marilia Martins Guimarães

Capítulo 135 Raquitismo, 761
Renata Santarem de Oliveira, Paulo Ferrez Collett-Solberg e Julienne Angela Ramires de Carvalho

SEÇÃO 13 — REUMATOLOGIA, 765
Katia Lino

Capítulo 136 Artrite Idiopática Juvenil, 767
Katia Lino e Marise Lessa

Capítulo 137 Artrites Infecciosas, 770
Katia Lino e Marise Lessa

Capítulo 138 Dermatomiosite Juvenil, 772
Katia Lino e Marise Lessa

Capítulo 139 Doenças Autoinflamatórias, 774
Katia Lino e Marise Lessa

Capítulo 140 Esclerodermia, 776
Katia Lino e Marise Lessa

Capítulo 141 Lúpus Eritematoso Sistêmico Juvenil, 778
Katia Lino e Marise Lessa

Capítulo 142 Febre Periódica, 780
Katia Lino e Marise Lessa

Capítulo 143 Vasculites, 781
Katia Lino e Marise Lessa

SEÇÃO 14 — NEUROLOGIA, 785
Marcio Moacyr Vasconcelos

Capítulo 144 Acidentes Vasculares Encefálicos, 787
Luciana G. A. Vasconcelos e Marcio Moacyr Vasconcelos

Capítulo 145 Encefalomielite Disseminada Aguda, 795
Luciana G. A. Vasconcelos e Marcio Moacyr Vasconcelos

Capítulo 146 Cefaleia, 799
Luciana G. A. Vasconcelos e Marcio Moacyr Vasconcelos

Capítulo 147	Coma, 807 Marcio Moacyr Vasconcelos	Capítulo 164	Dermatofitoses, 904 Izabel C. Soligo Kanaan e Talita Batalha Pires Vianna
Capítulo 148	Crises Convulsivas e Epilepsia, 813 Marcio Moacyr Vasconcelos	Capítulo 165	Impetigo, 908 Izabel C. Soligo Kanaan
Capítulo 149	Deficiência Motora Aguda, 821 Marcio Moacyr Vasconcelos	Capítulo 166	Psoríase, 910 Talita Batalha Pires Vianna e Izabel C. Soligo Kanaan
Capítulo 150	Doenças Neuromusculares, 827 Luciana G. A. Vasconcelos e Marcio Moacyr Vasconcelos	Capítulo 167	Síndrome de Stevens-Johnson, 914 Talita Batalha Pires Vianna e Izabel C. Soligo Kanaan
Capítulo 151	Erros Inatos do Metabolismo, 835 Marcela Rodríguez de Freitas		

ANEXOS, 917

Capítulo 152	Hipertensão Intracraniana, 845 Luciana G. A. Vasconcelos	Anexo A	Cálculo da Área de Superfície Corporal, 919 Marcio Moacyr Vasconcelos
Capítulo 153	Miastenia Congênita, 849 Marcio Moacyr Vasconcelos	Anexo B	Crescimento | Curvas de Percentis, 921 Marcio Moacyr Vasconcelos
Capítulo 154	Miastenia *Gravis*, 853 Marcio Moacyr Vasconcelos		
Capítulo 155	Morte Encefálica, 857 Marcio Moacyr Vasconcelos	Anexo C	Índice de Massa Corporal e Curvas de Percentis, 934 Marcio Moacyr Vasconcelos
Capítulo 156	Paralisia Cerebral, 861 Luciana G. A. Vasconcelos e Marcio Moacyr Vasconcelos	Anexo D	Percentis da Pressão Arterial, 938 Marcio Moacyr Vasconcelos
Capítulo 157	Síndrome de Guillain-Barré, 864 Marcio Moacyr Vasconcelos	Anexo E	Laboratório e Valores de Referência, 942 Marcio Moacyr Vasconcelos
Capítulo 158	Síndromes Neurocutâneas, 868 Luciana G. A. Vasconcelos e Marcio Moacyr Vasconcelos	Anexo F	Analgesia e Sedação, 949 Marcio Moacyr de Vasconcelos
Capítulo 159	Encefalite Autoimune, 878 Marcio Moacyr Vasconcelos	Anexo G	CID 10 | Doenças Mais Comuns, 956 Marcio Moacyr de Vasconcelos
SEÇÃO 15	**DERMATOLOGIA, 883** Izabel C. Soligo Kanaan	Anexo H	Conversões e Medidas, 961 Marcio Moacyr de Vasconcelos
Capítulo 160	Acne, 885 Izabel C. Soligo Kanaan e Ana Mósca		
Capítulo 161	Dermatite Atópica | Aspectos Dermatológicos, 889 Ana Mósca e Izabel C. Soligo Kanaan		

Medicamentos, 963

Índice por Classes de Substâncias, 1231

Índice por Substâncias, 1233

Índice Alfabético, 1237

Capítulo 162	Dermatite de Contato, 895 Ariane Molinaro
Capítulo 163	Dermatite Seborreica, 901 Taissa Novis e Izabel C. Soligo Kanaan

RELAÇÃO MÉDICO-PACIENTE EM PEDIATRIA

Marcio Moacyr Vasconcelos e Lívia Morgado Lopes

"As palavras salvam, mas também matam. Meça suas palavras – projéteis nocivos arremessados contra seu interlocutor ou pontos habilmente tecidos para acolher, apoiar e orientar seu paciente. Cabe a você escolher!"

■ Preâmbulo

Parta do princípio de que este capítulo será fundamental para o seu sucesso profissional. Se você discordar agora, afirmarei, sem margem de erro, que você será mais bem-sucedido(a) no dia em que prestar mais atenção às sutilezas da sua relação com pacientes e familiares.

Como disse o psiquiatra Eustáquio Portella Nunes no prefácio do livro *O Médico, seu Paciente e a Doença*, de Michael Balint, os grandes médicos de todos os tempos foram observadores argutos das emoções humanas. Eles, decerto, desenvolveram esse interesse a partir da constatação da importância das emoções na saúde humana e nos resultados terapêuticos alcançados.

O tema nos parece tão relevante que precede todos os demais capítulos deste livro.

■ Introdução

A relação médico-paciente pode ser definida como tudo o que acontece entre o paciente, seus pais, representantes ou cuidadores, e o médico, antes, durante e depois do atendimento, seja em consultório, ambulatório, enfermaria hospitalar, berçário, sala de emergência, centro cirúrgico ou unidade de terapia intensiva. A relação engloba não apenas a atitude do médico, como, por exemplo, sua maneira de cumprimentar e chamar os outros, seu tom de voz e vocabulário, mas também sua maneira de se vestir, seus gestos e sua forma de lidar com potenciais interrupções, como uma chamada telefônica ou a invasão do ambiente por uma terceira pessoa.

Essa definição soa excessiva, mas os acontecimentos que antecedem o atendimento médico modificam a atitude do paciente e dos pais, às vezes prejudicando ou condenando o atendimento. Ademais, como o que dizemos durante o atendimento ressoa na mente dos pacientes por longo período, é possível imaginar que a relação médico-paciente se prolongue indefinidamente, ao menos na mente do último.

Não há nenhuma outra relação interpessoal que se compare com aquela que se estabelece entre o médico e seu paciente. O encontro entre um médico e um ser humano na condição de paciente nada tem de trivial ou corriqueiro, antes é um acontecimento na vida de ambos. O primeiro se prepara para este encontro por meio de muitos anos de estudos e sacrifícios, e o último se prepara mentalmente, após um processo decisório em torno da necessidade de buscar auxílio profissional e de qual médico procurar, criando uma série de expectativas e temores em torno dos possíveis desenlaces. Eventuais insatisfações com atendimentos prévios por outros profissionais também se inserem na preparação do paciente.

Recebemos a sanção social de fazer quaisquer perguntas que julguemos apropriadas. Mas, no santuário que se cria naquele exato momento em que um médico e um paciente se encontram, não cabem juízos de valor, opiniões pessoais, ou idiossincrasias.

O paciente concede ao médico a permissão especial de perscrutar os mais íntimos recônditos, desde que ele saiba o que está fazendo. Uma das consequências do encontro entre o paciente e o médico é que o primeiro transfere ao último o poder de interferir em sua vida, porque bem sabe o que está em jogo – seu bem-estar, sua segurança, sua saúde, sua existência. E porque sua existência está em risco, o paciente atribui ao médico um poder que no fundo este não tem: o de afirmar o que é certo e errado, de escolher o caminho salvador, de decidir a melhor solução para cada problema, enfim, de legislar sobre a vida.

O reverso da medalha é que o paciente presta atenção a tudo: a atitude, o olhar, os modos, o asseio e as palavras do médico. Afinal, ele quer ter certeza de que está entregando a sua vida ou a de seu filho em mãos hábeis.

A seguir apresentamos o Quadro 1 como um guia de relacionamento médico-paciente.

■ Dissecando a relação

Para fins didáticos, gostaríamos de descrever os dez elementos da relação médico-paciente em Pediatria:
- Paciente
- Pais ou representantes
- Médico
- Marcação do atendimento
- Ambiente do atendimento
- Motivo do atendimento
- Exames solicitados
- Opiniões e diagnósticos apresentados
- Recomendações e tratamentos propostos
- Resultados do atendimento.

Qualquer desvio ou contratempo em um desses elementos poderá comprometer a qualidade da relação e, no decorrer do tempo, prejudicar a eficácia das intervenções terapêuticas e talvez até precipitar a ocorrência de iatrogenias.

Assim, todo bom médico aprende, consciente ou inconscientemente, a depurar os dez elementos da relação a fim de maximizar os resultados do seu trabalho. Por "depurar"

QUADRO 1	Dicas práticas para promover boas relações com pacientes.
Evite	**Promova**
No início da consulta, dirigir-se apenas aos pais, ignorando a criança ou o adolescente Tomar partido nas desavenças entre a mãe e o pai Falar alto ou baixo demais Atender ao celular durante o atendimento Aceitar invasões do ambiente por terceiros Igualar-se emocionalmente ao paciente ou aos seus pais, por exemplo, bater boca ou envolver-se romanticamente Apresentar um diagnóstico precipitado, por exemplo, ao dizer "No momento em que seu filho entrou aqui, eu já sabia o que ele tinha" Emitir opiniões políticas ou religiosas calorosas Conceder longas conversas ao telefone ou trocar *e-mails* extensos, em substituição ao atendimento presencial Dar más notícias ou definir o diagnóstico durante contato telefônico ou em um encontro casual Discutir o caso clínico com residentes, alunos ou colegas na frente do paciente ou dos pais Atender aos menores de idade acompanhados apenas por um irmão, babá ou vizinho	Falar diretamente com a criança Olhar nos olhos dos pais e representantes Ter brinquedos à mão para oferecer às crianças pequenas Conceder um momento de privacidade, a sós com o paciente, a partir de 10 anos de idade Chamar os pais e representantes por seus próprios nomes, evitando as denominações vagas "mãe", "pai" etc. Incluir perguntas genéricas para dar uma chance aos pais de abordar assuntos delicados – por exemplo, alguma novidade na família? Como vocês vão? Reconhecer o sofrimento dos pais, por exemplo, ao dizer "Não é fácil estar no seu lugar" ou "Deve ser difícil lidar com todas essas dificuldades" Ter um sorriso sempre pronto para o seu paciente pediátrico Demonstrar que compreende os argumentos dos outros, ainda que contrariem seus valores pessoais Solicitar a presença e a participação do pai durante a assistência Ao final do atendimento, perguntar a todos os presentes se restam dúvidas Em ambulatórios e hospitais públicos, garantir a privacidade do paciente, por exemplo, fechando a porta ou procurando um lugar reservado

entenda-se eliminar os obstáculos removíveis ou atenuar o prejuízo daqueles intransponíveis.

A seguir analisamos as características mais relevantes de cada um dos elementos.

Paciente. Algumas características do paciente favorecem e outras dificultam a relação. Se o paciente tiver 1,5 ano de idade e estiver naquela fase de aversão absoluta ao pediatra, não poderemos contar com ele para construir a relação, então envidaremos esforços para aprofundar o contato com os representantes. O humor e o estado de saúde do paciente também podem gerar obstáculos adicionais. Se a criança estiver mal-humorada, vale a pena inquirir delicadamente sobre os motivos da alteração. O paciente e seus familiares chegam munidos não apenas de preocupações e desconfortos associados aos sintomas, como também de expectativas em relação ao médico. As expectativas são tantas que os pais frequentemente não deixam a criança ou o adolescente falar sobre seus sintomas, mas o paciente deve ter vez e voz durante o atendimento pediátrico. Muitas crianças, mesmo as de 3 e 4 anos de idade, são capazes de descrever com razoável precisão o que está acontecendo, desde que lhes demos a oportunidade. O Boxe *Caso ilustrativo 1* é um bom exemplo de como as crianças falam com uma sinceridade que nós adultos não temos.

Pais ou representantes. Eles enfrentam a angústia de cuidar de uma pessoa totalmente dependente, que muitas vezes é incapaz de comunicar o que há de errado com ela. Alguns pais lidam com tamanha responsabilidade, presumindo magicamente que o pediatra já conhece toda a história da criança, daí o erro relativamente comum de omitir sintomas ou detalhes cruciais ao diagnóstico. O nervosismo excessivo dos pais, seja porque eles acreditam terem perdido o controle, ou porque intuem a gravidade da situação, pode ser um obstáculo difícil. Convém interromper o atendimento e inquiri-los, por exemplo, "Por que é mesmo que você está tão nervosa(o)?" O simples reconhecimento do nervosismo ajuda a restabelecer o autocontrole e a promover uma comunicação eficaz. Deve-se ter em mente que alguns pais estão sob forte influência de avós ou outros parentes próximos, os quais podem não concordar ou até mesmo sabotar as recomendações médicas.

Médico. Balint, pioneiro nos estudos da relação médico-paciente, afirmou que o primeiro fármaco a ser administrado a todo paciente é a personalidade do médico. Por isso, os

CASO ÍLUSTRATIVO 1

Uma menina de 7 anos é atendida no ambulatório ao lado da avó. Ela está na quinta consulta para avaliar a queixa de dor abdominal recorrente e seu prontuário contém laudos de muitos exames, como ultrassonografias do abdome, exames simples e culturas de urina, todos normais. A avó fez um relato minucioso dos episódios de dor que começaram há 1 ano e expressou sua frustração com a persistência da dor. A paciente permaneceu calada, mas ouvia atentamente.

Após 30 min de consulta, a avó disse: "Ah, doutor, ela gostaria de saber qual é o grupo sanguíneo dela." Intrigado com um interesse tão incomum para a idade, o pediatra finalmente dirigiu a palavra à criança: "Por que você quer saber o seu grupo sanguíneo?" Ela respondeu: "Quero saber se tenho o grupo sanguíneo do meu pai." A avó acrescentou que recentemente a irmã dela, de 4 anos, submetera-se a uma cirurgia e descobriu-se que ela e o pai tinham o mesmo grupo sanguíneo. O pediatra inquiriu: "Faz alguma diferença você ter um grupo sanguíneo igual ao de sua irmã e do seu pai, ou ter outro grupo sanguíneo?" A cândida resposta foi: "Faz sim, porque se eu tiver o grupo sanguíneo da minha irmã, meu pai vai gostar mais de mim." Nesse momento, a criança caiu em prantos.

A avó, muito emocionada, revelou que há 1 ano ela havia cismado que o pai gostava apenas da irmã, de modo que passou a dormir na casa da avó e a evitar o pai.

O pediatra realizou um exame físico inteiramente normal e, no final, ofereceu algumas recomendações sobre as medidas que o pai e o resto da família poderiam tomar a fim de atenuar a sensação de rejeição que atormentava a criança.

Desde o acontecido, o pediatra nunca mais esqueceu de dirigir perguntas à criança sobre o que está acontecendo com ela.

médicos deveriam estar atentos à "posologia" e aos "efeitos colaterais" desse fármaco tão especial. Se ignorar a importância da sua atitude, o médico corre o risco de transmitir ao paciente impressões que, senão iatrogênicas, serão desfavoráveis ao seu objetivo de ajudá-lo. Muitos fatores adversos podem interferir na capacidade de o médico desenvolver uma relação adequada, desde questões pessoais, incluindo enfermidades, dificuldades familiares ou financeiras e desavenças com outros profissionais, até fatores institucionais. O médico consciente do potencial terapêutico da sua relação saberá evitar tais fatores a fim de aproximar-se do paciente o suficiente para conhecer tanto a doença quanto a pessoa enferma. O Boxe *Caso ilustrativo 2* é um exemplo de que o médico pode modular seu tom de voz e sua fala para convidar o paciente a formar uma aliança benéfica.

CASO ILUSTRATIVO 2

Uma menina de 4 anos de idade está recebendo quimioterapia para tratar um meduloblastoma com metástases. Ela foi internada no dia anterior porque voltou a sentir cefaleias intensas. Quando o pediatra entra no quarto para examiná-la, a mãe o previne: "Ih, doutor, ela está há 2 dias sem falar com ninguém. Ô criança difícil." O pediatra se abaixou ao lado do leito e disse para a criança, quase sussurrando, em tom otimista e levemente jocoso: "Eu adoro trabalhar com crianças difíceis. Acho que vamos nos dar muito bem." Pelo menos naquela internação, a criança conversou adequadamente com o pediatra e voltou a se comunicar com os pais.

Acreditamos que o mutismo da criança era uma reação à percepção de que sua doença era muito grave. Ela de fato morreu pouco tempo depois. Mas, o ensinamento é que é possível desenvolver a relação mesmo com pacientes terminais.

Marcação do atendimento. Dependendo das dificuldades que os pais tiveram para obter o atendimento desejado, por exemplo, a via-crúcis para alcançar um especialista no Sistema Único de Saúde (SUS) ou as incompatibilidades de horários em uma consulta particular, alguns atendimentos começam em uma situação negativa ou mesmo hostil. Às vezes, há divergência entre os pais sobre a necessidade daquele atendimento, então a insistência em marcar o atendimento pode acentuar um conflito e evidenciar a negação do problema por parte de um dos pais. Caso o médico vislumbre ambiguidade na demanda inicial de auxílio dos pais, pode ser oportuno explorar como se deu o processo de marcação.

Ambiente do atendimento. O ambiente deve ser reservado, silencioso, confortável e, na medida do possível, inviolável por terceiros. Em determinadas situações, como nos ambulatórios públicos, é difícil proporcionar um local minimamente adequado. Em consultórios particulares, deve-se estipular a proibição de intromissões. O ato de atender um telefonema ou ler mensagens eletrônicas recebidas no *smartphone* durante a consulta pode ser muito prejudicial à qualidade do encontro, pois transmite a ideia de menosprezo ao problema do paciente.

Motivo do atendimento. Os pais nem sempre revelam o verdadeiro motivo da consulta, pois temem influenciar o médico com as suas suspeitas ou estão lutando com a propensão a negar o problema. Por isso, vale a pena inquirir sobre a queixa principal e, ao longo da entrevista, inserir perguntas como "existe alguma outra preocupação?" e "na sua opinião, o que está causando os sintomas?". O atendimento será mais bem-sucedido se o médico decifrar a real motivação da consulta.

Exames solicitados. O secular hábito de solicitar exames complementares pode ser uma fonte de ansiedade para os pais, se a indicação de cada exame não for esclarecida. A atitude defensiva de pedir exames para se proteger de eventuais litígios é maléfica à relação com o paciente, sobretudo quando este desconfia da motivação inconfessa do médico. A comunicação com o paciente tão logo os resultados dos exames sejam revelados é oportuna e fortalece o vínculo. Por outro lado, a prática moderna de laboratórios enviarem os resultados diretamente para os pacientes e responsáveis pode acarretar equívocos de interpretação, com consequências iatrogênicas. Porém, não defendemos a atitude paternalista de negar acesso dos pacientes a seus resultados laboratoriais. Propomos que o médico e o paciente ou seus pais encontrem tempo para debater tão logo possível os resultados dos exames e esclarecer quaisquer dúvidas.

Opiniões e diagnósticos apresentados. O médico pode e deve opinar sobre quaisquer fatores que estejam prejudicando a saúde do paciente, mas o tato na exposição da opinião é altamente aconselhável. Do mesmo modo, de posse de um diagnóstico presuntivo ou confirmado, é preciso escolher o melhor momento para expô-lo. Se o diagnóstico encerrar alguma gravidade, convém seguir o protocolo de más notícias descrito no Quadro 2.

Recomendações e tratamentos propostos. As recomendações e as intervenções terapêuticas devem ser fornecidas por escrito. Ao prescrever um medicamento, deve-se enunciar o que se pretende alcançar. A menção de efeitos colaterais em potencial teoricamente é obrigatória, mas muitos pacientes se sentem esmagados pelo risco inerente ao uso de qualquer medicação e reagem como se preferissem não ter recebido aquelas informações. Não precisamos insistir no argumento de que fornecer uma receita médica com letra ilegível é inaceitável. A execução de um plano terapêutico mais complexo deve ser acompanhada por meio de contatos periódicos, os quais permitirão pequenos ajustes e o esclarecimento de detalhes não abordados na consulta.

Resultados do atendimento. Todo atendimento médico produtivo deve repercutir na saúde do paciente, e é importante acompanhar a evolução dele. Os pais da criança elaboram as informações recebidas sobre eventuais diagnósticos ou dilemas decisórios e decerto precisarão esclarecer novas dúvidas. Os exames solicitados ou os medicamentos prescritos exercem um efeito que nem sempre é benéfico no bem-estar do paciente. Nesse contexto, devemos estar disponíveis para um segundo atendimento ou breves contatos telefônicos ou virtuais. Na introdução, afirmamos que o paciente transfere ao médico um poder que este não tem. Um dos resultados desejáveis do atendimento é que o médico restitua ao paciente ou aos seus representantes pelo menos parte desse poder, fortalecendo sua autonomia e tomada de decisões.

QUADRO 2	Recomendações para dar más notícias aos pais e ao paciente pediátrico.

Organize uma conferência com a família ou um atendimento com pelo menos dois representantes do paciente.

O pediatra deve ter no mínimo mais um profissional ao seu lado, seja um médico residente, um psicólogo, ou assistente social.

Antes de sentar-se com os familiares ou o paciente, estude o caso e ensaie mentalmente como você apresentará a má notícia.

Tenha o prontuário médico à mão durante a conferência.

Na abertura da reunião, identifique-se e pergunte os nomes e parentescos de todos os presentes, documentando no prontuário.

Comece o encontro fazendo perguntas genéricas sobre o que os pais sabem do problema, por exemplo, "o que vocês acham que está acontecendo com seu filho?" – avalie o vocabulário e nível de autocontrole deles.

Esteja preparado para compartilhar fortes emoções. Conceda o tempo necessário para os pais se recomporem, aguardando em silêncio.

Inquira sobre o estilo de tomada de decisões na família e como eles gostariam de ser informados ao longo da doença.

Evite termos técnicos e eufemismos.

Repita as informações importantes e, se conveniente, utilize figuras e diagramas.

Demonstre empatia – o médico pode chorar junto com os pais, desde que ele não esteja se confundindo com suas próprias questões pessoais.

Introduza o assunto com uma frase do tipo "Lamento informar, mas tenho uma má notícia".

Evite criticar outros médicos ou discordar fortemente de outro profissional presente na reunião.

Mantenha a esperança viva nos pais e no paciente, ressaltando que há opções disponíveis.

Ao final da reunião, resuma as informações expostas e ofereça a oportunidade de um novo encontro.

■ Tipos de relações

Existem três tipos de relações médico-paciente: as insípidas, as iatrogênicas e as terapêuticas. Faço a ressalva de que todos os médicos já experimentaram os três tipos. Espera-se que, com a experiência, o último tipo prevaleça. A seguir, as principais características de cada um:

- Relações insípidas: o médico se limita aos aspectos técnicos. Ele tem pressa, se mostra inacessível e é pouco afetuoso. A despeito do seu conhecimento e sua competência no manejo das informações relevantes, não presta atenção à pessoa que está à sua frente. Acredita que todos os pacientes são parecidos, então não há por que "perder tempo" explorando os detalhes subjetivos, as opiniões ou as preferências do indivíduo. Sua objetividade o livra de cometer erros grosseiros nos contatos com os pacientes e familiares, por outro lado o impede de construir uma relação sólida, duradoura e benéfica. Uma das consequências é que o atendimento não resulta em um vínculo entre o paciente e o médico
- Relações iatrogênicas: na rotina corrida de um profissional de saúde, é fácil resvalar para um comportamento inadequado ou adverso. O médico fala muito pouco, deixando lacunas, arestas e perguntas sem resposta, ou fala demais, jogando palavras ao vento. Conta piadas desnecessárias ou emite juízos de valor aleatoriamente. Alguns profissionais se tornam antipáticos ou impropriamente ríspidos, pois esquecem que o paciente e seus representantes estão em um momento vulnerável, carentes de informação, compreensão e compaixão. Se os pais perguntarem sobre efeitos colaterais de um fármaco, a resposta é seca: "leia a bula". Se um representante da criança for impróprio ou agressivo, ele abandona sua postura profissional e revida a agressão. A marca desse médico é a impaciência e sua maior deficiência, a empatia. Temos a convicção de que as taxas de iatrogenias e de processos médico-legais são bem mais altas neste tipo de relação
- Relações terapêuticas: a empatia, a capacidade de ouvir e o apreço pela comunicação deixam o médico à vontade. À medida que a consulta transcorre, ele avalia o impacto que sua fala está tendo nos pais e na criança, a fim de aprimorar o atendimento. Sua sensibilidade o ajuda a evitar campos minados e a explorar as questões mais importantes, incluindo a história psicossocial da família. Ele sempre tem um sorriso para a criança e deixa transparecer um genuíno "otimismo contido". Transmite calma e segurança. Faz questão de incluir a criança e o adolescente na entrevista sobre a história e na discussão sobre o tratamento. Explica-lhes a importância do medicamento, e como ele acredita que essa intervenção poderá melhorar o problema. Do ponto de vista do paciente, o médico parece ser leve e isento de problemas. Um dos benefícios do atendimento é a formação de um vínculo duradouro.

■ A presença do pai

Não estamos aqui para contestar a primazia do vínculo com a mãe para o bem-estar de uma criança. Antes, gostaríamos de ressaltar o efeito benéfico que o pai costuma ter nos atendimentos médicos em geral, sobretudo quando a criança está enfrentando uma enfermidade grave. Já supusemos que tal efeito decorreria de uma ação indireta por meio da tranquilização da mãe, que por sua vez contagiaria a criança positivamente, mas a explicação deve ser mais profunda. Talvez a proximidade do pai, aquela figura plena de autoridade e capacidade resolutiva, empodere a criança e lhe dê forças para enfrentar a doença.

Temos uma certeza: a presença ostensiva do pai durante a assistência médica pode ser benéfica à recuperação da criança.

Nos arranjos familiares modernos, em que o pai e a mãe tradicionais são substituídos por um casal de homossexuais masculinos ou femininos ou o paciente é criado por um único genitor, acreditamos que o argumento continue válido, sendo que o segundo genitor ou um ente querido toma o lugar do pai tradicional. É certo que a dinâmica familiar muda, então aguardemos o desenrolar dos acontecimentos para avaliar melhor como funciona o apoio às crianças inseridas nesse contexto.

■ Pais em litígio

O pediatra frequentemente se vê no meio do fogo cruzado entre pais em litígio. Não raro, eles tentam arregimentar o pediatra para o seu lado da briga, recorrendo a expedientes variados. Em muitos desses momentos, estamos diante de quatro personas: a mãe, o pai, a versão paterna da mãe e a versão materna do pai. É difícil saber quem está com a razão. Aliás, é mais provável que ambos estejam enredados em um jogo de distorções e incompreensões.

Na tentativa de reduzir as chances de o pediatra ser abatido durante o litígio, sugerimos as seguintes medidas:
- Deixe claro que você está do lado da criança, portanto, não tomará partido no litígio
- Enfatize que os dois têm um denominador comum pelo resto dos tempos – o(s) filho(s) – e quanto mais cedo eles chegarem a um acordo, melhor será para a pessoa mais vulnerável no meio da briga
- Suplique que eles evitem discussões calorosas na frente da criança, a fim de prevenir consequências piores
- Ofereça uma consulta apenas com os pais, quando eles poderão debater as questões de saúde do paciente com a intermediação de um profissional isento
- Documente no prontuário médico qualquer atitude imprópria de um dos pais na sua frente ou dirigida contra você, utilizando termos precisos e resistindo à tentação de opinar sobre quem errou mais
- Sempre que um dos pais solicitar um laudo ou relatório médico, forneça para ambos um documento estritamente baseado nos fatos descritos no prontuário.

Algumas crianças reagem ao litígio dos pais adoecendo (Boxe *Caso ilustrativo 3*).

> **CASO ILUSTRATIVO 3**
>
> Dois dias antes do Natal, uma adolescente de 13 anos é internada na enfermaria pediátrica com "alteração do estado mental". A paciente era boa aluna e previamente sadia, mas desde o dia anterior, falava frases desconexas, dava respostas inadequadas e parecia confusa. Uma extensa lista de exames, incluindo ressonância magnética do encéfalo, eletroencefalograma, punção lombar, exame toxicológico completo, níveis hormonais e painel bioquímico, produziu resultados normais.
>
> No momento da internação, a mãe criou uma imensa confusão com a equipe de enfermagem, pois fez solicitações descabidas e teceu comentários desrespeitosos. Depois de muita conversa para apaziguar os ânimos, o pediatra obteve da mãe a história de que os pais brigavam na Justiça pela guarda da paciente, que era filha única. Recentemente, os pais se agrediram fisicamente na frente dela, o que motivou o afastamento do pai.
>
> No dia 24 de dezembro, um sábado, o pediatra encontrou a paciente sozinha no seu quarto, e achou-a particularmente triste. No final da tarde, ele soube por intermédio da equipe de enfermagem que ninguém a visitara. Naquele momento, ele tomou uma decisão incomum – levar um presente de Natal para a paciente no dia seguinte. Ao receber o presente no domingo de Natal, ela continuava sozinha, mas seu rosto iluminou-se e ela agradeceu emocionada. No dia seguinte, a paciente estava de volta ao seu estado mental normal.
>
> Nossa interpretação é que o inesperado presente de Natal foi recebido como uma demonstração de afeto genuíno, o que lhe deu forças para enfrentar as hostilidades entre os pais.

■ Como dar más notícias

Dar uma notícia ruim para os pais, seja na forma de um diagnóstico grave ou de um prognóstico reservado, representa um dos maiores desafios da prática médica.

Expor a má notícia para um paciente pediátrico é ainda mais desafiador, tanto é que até a década de 1970 não se aventava a possibilidade de falar abertamente sobre isso com crianças e adolescentes.

O primeiro Código de Ética Médica norte-americano, publicado em 1847, preconizava "o médico não deve fornecer prognósticos sombrios porque estes sugerem empirismo [...] o médico deve ser o ministro da esperança e do conforto aos enfermos". Os primeiros textos científicos sobre o assunto surgiram na década de 1950 e, naturalmente, os avanços logrados no tratamento do câncer e outras doenças graves na segunda metade do século 20 trouxeram uma nova perspectiva para a revelação de diagnósticos difíceis. Durante a década de 1980, a Pediatria oscilou para o extremo oposto, quando a regra padrão era sempre revelar a má notícia aos pacientes. Recentemente, reconhecemos a complexidade da questão; assim, a proposta atual é analisar cada caso individualmente, com a colaboração contínua dos pais, que ajudarão a decidir se e quando a criança será informada do diagnóstico.

Diante da necessidade de comunicar uma má notícia, o pediatra se vê prestes a compartilhar um dilúvio de emoções, como culpa, ódio, tristeza e desespero, com pessoas que muitas vezes ele mal conhece. Em alguns casos, como em uma internação de emergência na unidade de terapia intensiva pediátrica, os pais nem sequer tiveram tempo de assimilar o adoecimento do filho e já recebem as piores notícias.

A International Society of Paediatric Oncology (SIOP) propõe que as crianças diagnosticadas com câncer "saibam tanto quanto for possível e apropriado ao seu nível de desenvolvimento sobre a gravidade da sua doença", mas que "as informações dadas sempre contenham uma margem de esperança".

Investido da nobre responsabilidade de dar más notícias aos pais e a uma criança ou um adolescente, o pediatra pode seguir as recomendações delineadas em um de vários protocolos, tendo em mente que é crucial considerar as particularidades e circunstâncias de cada caso. Na exposição inicial da má notícia, provavelmente é melhor que o paciente não participe da reunião. O ideal é organizar uma conferência com a família, incluindo os profissionais que estejam envolvidos no caso, um assistente social e um psicólogo, em um ambiente que esteja a salvo de interrupções e quebras de sigilo.

Pode-se iniciar o atendimento com perguntas genéricas endereçadas aos pais, por exemplo, "o que vocês sabem do problema até agora?", "como vocês estão se sentindo?", ou "vocês já enfrentaram uma doença grave antes?". As respostas iniciais dos pais podem demonstrar seu estado emocional e o ritmo em que eles desejam ser informados das más notícias.

O Quadro 2 sugere um roteiro para essas situações.

■ Idealização do médico

Os pais costumam idealizar a figura do médico e, de fato, certo grau de idealização minora o sofrimento e a insegurança deles, logo pode ser benéfico. Porém, a idealização excessiva muitas vezes é o prenúncio de um desastre. O mesmo paciente que endeusa o médico hoje o criticará injustamente ou o abandonará amanhã, gerando rupturas na assistência.

Assim, o médico deve estar atento aos sinais de alerta de que está sendo alvo de idealização excessiva, a saber:
- Elogios frequentes à sua competência
- Atitude submissa e condescendente
- Atribuição de qualidades físicas ou cognitivas que ele não tem
- Presentes caros ou fora de datas festivas
- Maneira excessivamente carinhosa de dirigir-se ao médico
- Tentativas de tornar-se amigo íntimo do médico
- Após um período de atendimento impecável, os pais reagem muito mal quando o médico demora a retornar uma ligação ou mensagem eletrônica

A presença de qualquer um desses sinais de alerta deve levar o médico a exercitar cautela e talvez adotar uma atitude mais formal com os pais.

■ Influência da tecnologia

Os avanços tecnológicos nos últimos 25 anos multiplicaram os canais de comunicação entre pacientes e médicos. A internet, os *tablets* e os *smartphones* levaram a relação médico-paciente para novos patamares de intensidade e complexidade. Até relativamente pouco tempo a relação era basicamente presencial, com esparsos contatos telefônicos.

Os novos canais de comunicação oferecem a oportunidade de transferir pelo menos parte da relação para o mundo virtual. Essa transferência pode ser benéfica para as finanças do paciente e seus familiares, afinal somos proibidos de cobrar honorários por consultas virtuais, mas receamos que a qualidade da assistência médica seja comprometida. As nuances da comunicação não verbal, tão úteis para o médico perspicaz, desaparecem na comunicação eletrônica. Além disso, o fácil acesso e o imediatismo de uma consulta virtual eliminam ou pelo menos reduzem a preparação emocional e cognitiva que os pais empreendem às vésperas de um atendimento presencial.

Como lidar com uma mãe que lhe envia mensagens diárias por WhatsApp, dando notícias relevantes ou não sobre o tratamento da criança? E se após enviar um *e-mail* de quatro páginas, um pai lhe telefona no dia seguinte para saber como você analisou aquelas informações? Você deve aceitar a solicitação de amizade dos pais de seus pacientes nas redes sociais, concedendo acesso a fotos e eventos da sua vida pessoal? Existe alguma implicação médico-legal se você deixar de responder de forma tempestiva a uma informação crucial enviada por um canal de comunicação virtual?

Não temos respostas adequadas para tais perguntas, mas teremos de encontrá-las nos próximos tempos.

É verdade que as novas tecnologias democratizaram o acesso ao conhecimento; logo, médicos e pacientes podem consultar infinitas fontes de dados e informações sobre um determinado distúrbio. O acesso ilimitado às informações cria novos desafios e inevitavelmente tensiona as relações entre pacientes e médicos. Essa tensão se reflete na famosa frase "Por favor, não confunda sua pesquisa no *Google* com meu diploma médico" (*Please do not confuse your Google search with my medical degree*) estampada em canecas e camisetas. Em vez de nos queixar da concorrência desleal do "Dr. *Google*", devemos lembrar a nós mesmos e talvez aos pais que o trabalho do médico jamais será suplantado por um algoritmo de computador.

Concordamos com a afirmação do cardiologista e do editor-chefe do *site* Medscape Eric Topol de que a internet em geral e o *smartphone* em particular estão revolucionando a Medicina. Os pais chegam à consulta pediátrica munidos de informações obtidas na internet. Uma das questões essenciais é como eles entenderam tais informações, muitas das quais estavam escritas em outra língua, mais comumente inglês, e continham enorme quantidade de termos técnicos. Outra questão é a qualidade das informações encontradas, já que estamos falando da internet, onde cada um escreve o que quiser sobre qualquer assunto.

De todo modo, não nos cabe refutar a "colaboração" dos pais, o que seria uma atitude paternalista e autoritária. Antes, devemos explicitar nosso papel de consultores e aliados dos pais para alcançar o objetivo comum de promover a saúde dos filhos e, na medida do possível, acatar os comentários frequentemente fragmentados dos pais.

■ Futuro da relação médico-paciente

A prática médica sofreu grandes transformações em apenas três décadas. A Medicina baseada em evidências científicas, os exames de imagem cada vez mais sofisticados e os testes de genética molecular, para citar apenas alguns avanços, reformularam as possibilidades diagnósticas e os recursos terapêuticos, ou seja, reformataram a prática médica, além de encarecê-la.

A internet e os dispositivos portáteis, como *smartphones*, estão transferindo para os pacientes tarefas que até pouco tempo eram executadas por médicos. A era dos *big data* e dos supercomputadores promete mais inovações. Segundo Eric Topol, o paciente será em breve capaz de enviar seus sintomas, sinais vitais e dados laboratoriais para um supercomputador, que em segundos e por custo desprezível, lhe fornecerá o diagnóstico correto e o tratamento apropriado. Então, ele mesmo se prescreverá um medicamento ou pedirá ajuda a um farmacêutico.

Nesse atendimento virtual, realizado por meio de dispositivos portáteis ou de estações de trabalho semelhantes a um terminal eletrônico bancário, não haverá lugar para a anamnese completa e o exame físico hábil, os recursos mais eficientes da boa Medicina há muitos séculos. Suspeitamos que, com exceção dos casos triviais, a precisão dos diagnósticos e a eficácia dos tratamentos não serão elevadas.

Topol reconhece que o médico continuará imprescindível e liberado de tarefas rotineiras como, por exemplo, monitorar o paciente, poderá dedicar-se com mais competência ao seu ofício de construir relações profícuas e curar pacientes.

Alguns empreendedores vislumbram a prestação de serviços que poderiam ser chamados de "Uber da Medicina", com a oferta instantânea de consultas médicas brevíssimas em estações do metrô e praças públicas a preços módicos.

Se tais iniciativas prosperarem, receamos que as relações iatrogênicas prevalecerão, e as consequências serão funestas para a saúde dos pacientes.

Nossa esperança é que a relação médico-paciente seja sempre valorizada e ensinada nas faculdades de Medicina e nos programas de residência médica. Se existe algo que todos nós deveríamos replicar dos grandes médicos, é o apreço pelas emoções alheias e pelo psiquismo humano.

■ Bibliografia

Balint M. O médico, seu paciente e a doença. Rio de Janeiro: Livraria Atheneu, 1984. 331 p.

Jalmsell L, Lövgren M, Kreicbergs U, Henter JI, Frost BM. Children with cancer share their views: tell the truth but leave room for hope. Acta Pædiatrica. 2016; 105:1094-9.

Meert KL, Eggly S, Pollack M et al. Parents' perspectives on physician-parent communication near the time of a child's death in the pediatric intensive care unit. Pediatric Critical Care Medicine. 2008; 9:2-7.

Sisk BA, Bluebond-Langner M, Wiener L, Mack J, Wolfe J. Prognostic disclosures to children: a historical perspective. Pediatrics. 2016; 138(3):e20161278.

Topol E. The patient will see you now. New York: Basic Books, 2015. 364 p.

Vandekieft GK. Breaking bad news. American Family Physician. 2001; 64:1975-8.

Seção 1

NEONATOLOGIA

Sumário

1. Apneia, 11
2. Asfixia Perinatal e Encefalopatia Hipóxico-Isquêmica, 14
3. Assistência ao Recém-Nascido na Sala de Parto, 18
4. Assistência ao Recém-Nascido no Alojamento Conjunto, 23
5. Anemia e Transfusão de Hemocomponentes, 26
6. Convulsão, 30
7. Doença Pulmonar Crônica, 35
8. Distúrbios Eletrolíticos, 38
9. Enterocolite Necrosante, 41
10. Hipoglicemia e Hiperglicemia, 46
11. Hipertensão Pulmonar Persistente, 51
12. Hiperbilirrubinemia, 54
13. Nutrição e Manuseio Hidreletrolítico, 58
14. Persistência do Canal Arterial, 62
15. Cardiopatias Congênitas, 66
16. Prevenção e Tratamento da Dor e do Estresse, 73
17. Princípios de Ventilação Mecânica, 76
18. Síndrome do Desconforto Respiratório, 82
19. Sepse Neonatal, 87
20. Síndrome da Aspiração Meconial, 92

Coordenador: Arnaldo Costa Bueno

NEONATOLOGIA

1 APNEIA

Alan Araujo Vieira

■ Introdução

Apneia é a ausência de fluxo aéreo nas vias respiratórias. É patológica quando dura mais de 20 segundos ou é acompanhada de bradicardia (frequência cardíaca menor que 100 bpm) ou hipoxemia (detectada clinicamente como cianose ou queda de saturação transcutânea de oxigênio).

Vários mecanismos foram propostos para explicar a ocorrência de apneias em recém-nascido (RN) pré-termo (PT), entretanto, sua fisiopatologia continua incerta.

■ Classificação

- Central: completa ausência de movimentos respiratórios
- Obstrutiva: mesmo com a presença de movimentos respiratórios, nenhum fluxo de ar é percebido nas vias respiratórias por conta de uma obstrução
- Mista: apneia central e obstrutiva ocorrendo juntas, geralmente uma como consequência da outra.

O RN pode apresentar, ainda, movimentos respiratórios periódicos, em que são observadas três ou mais pausas respiratórias com duração de, pelo menos, 3 segundos, separadas por intervalos com movimentos respiratórios normais com duração de não mais que 20 segundos, não associados a bradicardia.

■ Epidemiologia

A apneia é mais prevalente em RN com menos de 36 semanas de idade gestacional e, geralmente, é do tipo central ou mista. É uma ocorrência muito comum em neonatologia, atingindo mais de 50% dos RNs menores do que 1.500 g e até 90% dos RNs menores que 1.000 g.

O pico de incidência de apneia se dá entre 5 e 7 dias de vida; se ocorrer antes deste período, principalmente nas primeiras 24 horas de vida, é, em geral, considerada patológica.

Quando ocorre em RN a termo, está geralmente associada a doenças neonatais ou a condições maternas, como tratamento com magnésio ou exposição a narcóticos; ou seja, apneia em RN a termo deve ser considerada sempre uma condição patológica e requer investigação diagnóstica imediata.

Na prática clínica neonatal, quando um recém-nascido pré-termo (RNPT) apresenta um episódio de apneia que não requer intervenção clínica, como oferta de oxigênio inalatório ou mesmo o uso de máscara e bolsa-valva-máscara, este não é submetido à investigação diagnóstica, apenas à observação clínica rigorosa. No entanto, se necessitar de intervenções para retomar um ritmo respiratório adequado, aconselham-se investigação e avaliação da conveniência do tratamento específico.

■ Etiologia

As apneias em RN podem ser fisiológicas ou parte de um quadro clínico que reflete a presença de doenças. Em RNPT, a principal causa é a prematuridade. A apneia da prematuridade, em geral, ocorre entre o 2° e o 7° dia de vida, em RN com idade gestacional inferior a 34 semanas e com peso de nascimento menor que 1.800 g, sem que qualquer outra causa possa ser definida, ou seja, é um diagnóstico de exclusão. Acredita-se que esteja relacionada com a imaturidade do centro de controle respiratório ou dos quimiorreceptores periféricos.

Em relação às doenças e aos distúrbios dos sistemas orgânicos que podem causar apneias, destacamos:
- Sistema nervoso central: episódios de apneia são relacionados com asfixia perinatal, hemorragia intraventricular ou subaracnóidea, meningite, hidrocefalia com aumento da pressão intracraniana, infarto cerebral e convulsões
- Sistema respiratório: hipóxia, além de ser também um efeito da apneia, pode ser a sua causa; ademais, obstrução das vias respiratórias, ventilação inadequada, extubação precoce e a presença de várias doenças pulmonares
- Sistema cardiovascular: insuficiência cardíaca congestiva, persistência do canal arterial e defeitos cardíacos congênitos (hipoplasia de coração esquerdo, transposição de grandes vasos, distúrbios de condução etc.) são causas comuns de apneia
- Trato gastrintestinal: na enterocolite necrosante, a apneia é associada ao início do quadro clínico, sem haver, até o momento, uma relação fisiopatológica comprovada. Provavelmente, está relacionada com a reação inflamatória sistêmica que se segue ao quadro de inflamação intestinal próprio da enterocolite necrosante. Está associada, também, ao refluxo gastresofágico (RGE) e a quadros de intolerância alimentar.

Em relação ao refluxo gastresofágico, alguns neonatologistas o associam a episódios de apneia e bradicardia por observarem, algumas vezes, regurgitações leitosas na hipofaringe do RN durante ou imediatamente após os episódios de apneia. No entanto, não é provada esta associação; segundo alguns estudos recentes não foi demonstrada nenhuma correlação temporal entre os episódios de apneia e regurgitações. Importante lembrar que a presença de sondas orogástricas pode gerar, além de regurgitações, apneia e bradicardia, por estimulação do reflexo vagal na faringe. Alguns estudos sugerem que a cirurgia antirrefluxo pode reduzir a quantidade de

episódios de apneia em RNPT, no entanto, mais estudos são necessários para comprovar tal hipótese. O refluxo gastresofágico é considerado causa rara de apneia em RN a termo
- Sistema hematológico: geralmente associada à anemia da prematuridade, não há um hematócrito específico relacionado com a ocorrência de apneias. No entanto, há diminuição importante dos episódios de apneia após transfusões de hemácias. A policitemia está relacionada principalmente com apneias em RN a termo.

Há, ainda, associação entre a ocorrência de apneias e a instabilidade térmica, especialmente aquelas com alterações rápidas da temperatura, sendo o estresse hipotérmico o mais frequentemente associado.

Infecções bacterianas, virais ou fúngicas estão associadas à ocorrência de apneias, seja em virtude da resposta inflamatória sistêmica relacionada, seja por causarem obstrução das vias respiratórias. Neste contexto, é importante ressaltar o papel da infecção pelo vírus sincicial respiratório em RNPT.

Distúrbios metabólicos como hipoglicemia, hiponatremia, hipernatremia, hipermagnesemia, hiperpotassemia, hiperamonemia e hipocalcemia podem ser causas de apneias tanto em RNPT como em RN a termo (Quadro 1.1).

O uso de algumas substâncias, assim como o desmame de outras, pode ser responsável por apneias em RN. Altos níveis de fenobarbital ou outros sedativos, como diazepam e hidrato de cloral, assim como o desmame acelerado de fentanila e de midazolam e o uso de alguns colírios para exames oftalmológicos de rotina são exemplos de substâncias que podem provocar apneias.

QUADRO 1.1	Causas mais comuns de apneia neonatal de acordo com a idade gestacional.

Recém-nascido pré-termo
- Apneia da prematuridade
- Persistência do canal arterial
- Doença de membrana hialina
- Insuficiência respiratória da prematuridade
- Hemorragia peri/intraventricular
- Anemia da prematuridade
- Hidrocefalia pós-hemorrágica

Recém-nascido a termo
- Infarto cerebral
- Policitemia

Todas as idades gestacionais
- Sepse neonatal
- Enterocolite necrosante
- Meningite
- Broncoaspiração
- Refluxo gastresofágico
- Pneumonia
- Malformações cardíacas
- Atelectasias pós-extubação
- Convulsões
- Estresse hipotérmico
- Asfixia

Nas parturientes, o uso excessivo de sulfato de magnésio e opioides, assim como a anestesia geral durante o parto, podem estar relacionados com apneia. É descrito, ainda, que RN de mães que fizeram uso de substâncias recreativas e viciantes durante a gestação sofrem, no pós-parto imediato, uma síndrome de abstinência, em que podem ser observadas apneias.

A idade de aparecimento da apneia também pode dar pistas sobre sua causa. Quando ocorre horas após o nascimento, a apneia geralmente está relacionada com sedação excessiva da gestante, asfixia perinatal, convulsões, hipermagnesemia ou doença de membrana hialina. Quando surge na primeira semana de vida, pode estar relacionada com atelectasias pós-extubação, persistência do canal arterial, hemorragia peri/intraventricular e apneia da prematuridade. As apneias que ocorrem após a primeira semana de vida podem estar relacionadas com hidrocefalia pós-hemorragia peri/intraventricular ou convulsões, e aquelas de início tardio, após 6 semanas de vida, geralmente decorrem da anemia da prematuridade.

■ Diagnóstico

Clínico

Saber os antecedentes pré-natal e periparto é essencial para correlacionar causas como asfixia, risco de sepse, doenças diagnosticadas *in utero*, entre outros.

Um exame físico detalhado deve ser realizado prontamente, com atenção a sinais como: aumento do perímetro cefálico e da pressão intracraniana; ausculta cardíaca em busca de sopros e/ou ritmo de galope; observação dos movimentos torácicos, principalmente se em ventilação mecânica, e da ausculta pulmonar com atenção aos ruídos adventícios; sinais de enterocolite necrosante, como distensão abdominal, hiperemia periumbilical, desenho de alças intestinais, entre outros; e sinais de policitemia ou anemia.

Laboratorial e por imagem

Uma avaliação inicial com gasometria arterial e *screening* de infecções é imprescindível quando o RN apresenta apneias. A contagem de células sanguíneas pode direcionar o diagnóstico tanto para patologias infecciosas como hematológicas (policitemia ou anemia). A triagem completa de infecções vai depender do caso clínico em questão e dos primeiros achados laboratoriais, devendo-se considerar a necessidade de medição da proteína C reativa, análise de liquor, urina, culturas (bacterianas, virais e fúngicas), entre outros.

A avaliação dos eletrólitos séricos também deve ser imediata, com a finalidade de afastar alterações eletrolíticas. A medição do nível sérico de substâncias como fenobarbital e metilxantinas deve ser cogitada, além de testes diagnósticos para confirmação de erros inatos do metabolismo.

Obtêm-se radiografias do tórax e do abdome para afastar a possibilidade de doenças pulmonares, cardíacas e do trato gastrintestinal. Ecocardiografia, ultrassonografias transfontanela e abdominal e estudos cintigráficos podem ajudar a determinar um diagnóstico de certeza ou provável para a causa de apneias.

■ Tratamento

Determinar a causa da apneia e instituir tratamento específico será sempre a melhor conduta. No entanto, esta não é a regra.

A sepse neonatal é a primeira causa que não pode ter seu tratamento postergado. Portanto, em caso de dúvidas, inicie tão logo possível o tratamento com antimicrobianos. Importante ter sempre em mente que o uso indiscriminado de antibióticos causa danos importantes, portanto é desejável afastar o diagnóstico da sepse neonatal e interromper o tratamento previamente instituído.

A principal causa de apneia em RN pré-termo é a apneia da prematuridade, que é um diagnóstico de exclusão. Assim, enquanto a investigação diagnóstica transcorre, medidas gerais para prevenção de apneias da prematuridade devem ser instituídas e se baseiam em manter uma adequada saturação de oxigênio com o uso de O_2 suplementar, quando necessário, manter a temperatura ambiente estável (p. ex., zona termoneutra em incubadoras), manter posicionamento corporal adequado para não comprometer a respiração (evitar hiperextensão ou flexão do pescoço), promover estimulação sensorial adequada, evitar estímulos bruscos como aspirações de vias respiratórias com pressão de sucção elevada, evitar estímulos vagais etc.

Tratamentos específicos, como instituição da pressão positiva contínua nas vias respiratórias (CPAP), devem ser considerados em casos de apneias recorrentes. Há consenso na literatura de que a CPAP reduz significativamente os episódios de apneias, porém ainda se discute como utilizá-la (prongas longas ou curtas, do tipo convencional ou ciclada, com pressões que podem variar de 2 a 8 cm H_2O etc.). Não há consenso quanto aos parâmetros de seu uso, portanto devem ser seguidos os protocolos determinados pela instituição onde o RN está sendo tratado, e devem ser observadas as medidas para evitar as complicações relacionadas com a CPAP, tais como lesões de septo nasal e distensão abdominal.

Outra alternativa é o uso de cânulas nasais com fluxo contínuo de O_2, que pode variar de 1 a 6 ℓ por minuto. Em casos extremos, em que a associação de modalidades ventilatórias não invasivas e o uso de medicamentos não for capaz de prevenir ou diminuir a ocorrência de episódios de apneias, a instituição de ventilação mecânica pode ser necessária. Esta deve ser utilizada com cuidado, priorizando o uso dos menores parâmetros necessários para evitar as apneias e não lesionar o parênquima pulmonar.

■ Fármacos

Os principais medicamentos utilizados para prevenção ou tratamento da apneia são a aminofilina e a cafeína. A cafeína é preferível, pois induz menos efeitos colaterais e, atualmente, acredita-se que melhore o desenvolvimento neurológico de RNPT extremos. Por isso, atualmente é indicada para início precoce em todos os RNPT menores que 1.250 g ou nos maiores, antes da extubação.

O mecanismo de ação da cafeína está relacionado com a estimulação do centro respiratório, antagonismo da adenosina (neurotransmissor que pode causar depressão respiratória) e melhora da contratilidade diafragmática.

A terapia medicamentosa geralmente é mantida até a idade gestacional corrigida de 35 a 37 semanas, dependendo do peso (entre 1.800 e 2.000 g) e de quanto tempo o RN está sem apneias (5 a 7 dias). Quanto mais imaturo o RN, maior o tempo de uso das medicações (acredita-se que prematuros extremos possam manter apneias mesmo após uma idade gestacional corrigida de 38 semanas).

A dose recomendada de citrato de cafeína é 20 mg/kg como dose de ataque (oral ou por via intravenosa por 30 minutos) e 5 a 8 mg/kg em doses diárias iniciando 24 horas após a dose de ataque. Se o medicamento escolhido for a aminofilina, recomenda-se dose de ataque de 8 mg/kg em infusão intravenosa por 30 minutos, ou oral, e dose de manutenção 1,5 a 3 mg/kg a cada 8 ou 12 horas, por infusão lenta intravenosa ou por via oral.

Se os episódios de apneias persistirem, pode-se utilizar doxapram. Seu uso é controverso, pois há indícios de que diminua o fluxo cerebral, aumente o intervalo QT e cause acidose metabólica.

A instituição de tratamento específico para refluxo gastresofágico deve ser considerada quando o quadro clínico é sugestivo e deve seguir o protocolo clínico institucional. De modo semelhante, a transfusão sanguínea para correção de anemia é controversa, não existindo, até o momento, uma recomendação uniforme para o tratamento desta patologia.

NÃO ESQUEÇA

Toda apneia em RN a termo ou em RNPT com menos de 24 horas de vida é considerada patológica e merece investigação diagnóstica e intervenção terapêutica imediata.

■ Bibliografia

Cloherty JP, Eichenwald EC, Hansen AR, Stark AR. Manual of neonatal care. 7. ed. Lippincott Williams & Wilkins, a Wolters Kluwr business; 2012.

Dobson NR, Hunt CE. Pharmacology review: caffeine use in neonates – indications, pharmacokinetics, clinical effects, outcomes. NeoReviews. 2013. 14:e540-e550; doi:10.1542/neo.14-11-e540.

Gomella TL, Cunningham MD, Eyal FG. Neonatology – management, procedures, on-call problems, diseases, and drugs. 6. ed. The McGraw-Hill Companies; 2009.

Henderson-Smart DJ, Steer PA. Caffeine versus theophylline for apnea in preterm infants. Cochrane Database of Systematic Reviews 2010, Issue 1. Art. no.: CD000273. doi: 10.1002/14651858.CD000273.pub2.

Kreutzer KL, Bassler D. Caffeine for apnea of prematurity: a neonatal success story. Neonatology. 2014; 105(4):332-6. doi: 10.1159/000360647. Epub 2014 May 30.

NEONATOLOGIA

2 ASFIXIA PERINATAL E ENCEFALOPATIA HIPÓXICO-ISQUÊMICA

Maria Elisabeth Moreira

■ Introdução

A síndrome hipóxico-isquêmica (SHI), ou asfixia perinatal, ocorre em 1 a 3/1.000 nascidos vivos a termo. Dentre os recém-nascidos (RNs) que sofreram asfixia, 15 a 20% morrem no período pós-natal, e 25% adicionais sofrerão sequelas neuropatológicas graves e permanentes, incluindo retardo mental, déficits motores, deficiência visual, aumento da hiperatividade, paralisia cerebral e epilepsia.

As características neuropatológicas da asfixia perinatal podem variar consideravelmente com a idade gestacional da criança, a natureza do insulto e os tipos de intervenção. É impossível generalizar os diversos perfis de lesões vistas após um insulto hipóxico-isquêmico, e vários fatores podem influenciar o tipo de lesão cerebral: idade gestacional, suscetibilidade celular, territórios vasculares e tipo de insulto.

■ Quadro clínico e radiológico

A asfixia perinatal pode-se apresentar com graus variados de gravidade. Alterações no tônus muscular e convulsões são os sintomas mais comuns. A ultrassonografia cerebral, o eletroencefalograma, o potencial evocado e a ressonância magnética (RM) cerebral podem ajudar no manuseio e na predição das alterações no neurodesenvolvimento. Embora tenha baixa acurácia para detecção de anormalidades cerebrais decorrentes da asfixia, a ultrassonografia pode ser útil especialmente quando usada sequencialmente durante a primeira semana de vida associada à Dopplerfluxometria. Vários estudos demonstraram que um índice de resistência baixo (menor que 0,55) e um aumento da velocidade do fluxo sanguíneo (maior do que 3 desvios padrão) estão associados a um pior neurodesenvolvimento. A RM é o exame mais apropriado para detecção dos diferentes perfis de lesão relacionada com asfixia e as técnicas mais modernas (difusão, RM funcional, estudos de morfometria e imagem ponderada em suscetibilidade [SWI]) oferecem a oportunidade de acesso à estrutura e função cerebrais. Vários estudos demonstraram sua utilidade como um biomarcador precoce de alterações no neurodesenvolvimento.

Os estágios clínicos da asfixia perinatal estão apresentados no Quadro 2.1.

■ Prevenção

O objetivo da obstetrícia moderna e da medicina fetal é reconhecer os fetos sob risco de insultos hipóxico-isquêmicos antes que danos irreversíveis ocorram e retirá-los daquele ambiente hostil. O monitoramento fetal e o reconhecimento de condições que possam exigir reanimação intraparto são de fundamental importância. Além disso, uma boa história gestacional obtida por meio do diálogo com o obstetra e/ou de uma consulta pré-natal com os pais é capaz de antecipar os problemas que poderão surgir no momento do nascimento. A escolha do local do nascimento também é importante, considerando a presença ou não de algum risco para a mãe ou o RN no momento do parto.

■ Reanimação

O objetivo da reanimação é restaurar a oxigenação e a perfusão adequadas de órgãos vitais, particularmente do cérebro. O nascimento em centros que disponham de equipe para reanimação adequada melhora o prognóstico do RN de risco para asfixia ao nascimento. Tem sido preconizado o uso inicial de oxigênio a 21% na reanimação de RN a termo. A ventilação com pressão positiva contínua é a principal manobra na reanimação neonatal (Quadro 2.2).

QUADRO 2.1 Estágios clínicos da encefalopatia hipóxico-isquêmica.

Apresentação clínica	Estágio I	Estágio II	Estágio III
Nível de consciência	Hiperalerta	Letargia	Coma
Sucção	Débil	Débil ou ausente	Ausente
Tônus muscular	Normal ou hipertonia	Hipotonia	Flacidez
Reflexos tendíneos	Aumentados	Aumentados	Deprimidos ou abolidos
Convulsões	Ausentes	Frequentes	Frequentes
Pupilas	Dilatadas, reativas	Mióticas, reativas	Reação fraca à luz
Frequência cardíaca	Normal ou taquicardia	Bradicardia	Bradicardia
Eletroencefalograma	Normal	Baixa voltagem, paroxismo periódico	Periódico ou isoelétrico

Modificado de Sarnat *et al.*, 1976.

ASFIXIA PERINATAL E ENCEFALOPATIA HIPÓXICO-ISQUÊMICA

QUADRO 2.2	Fatores predisponentes à reanimação do recém-nascido.
Maternos	Hipertensão grave, sedação materna profunda, diabetes melito, enfermidades crônicas, corioamnionite, idade materna (menor que 16 anos ou maior que 35 anos), fumo
Fetais	Gestação múltipla, prematuridade (< 37 semanas), pós-maturidade (> 42 semanas), restrição do crescimento intrauterino, aloimunização por Rh, polidrâmnio ou oligoidrâmnio, malformações congênitas, infecção intrauterina
Relacionados com o parto	Sofrimento fetal, relato de diminuição dos movimentos fetais antes do parto, apresentação anômala, prolapso de cordão umbilical, ruptura prolongada de membranas, hemorragia anteparto, líquido amniótico meconial

■ Tratamento

Cuidados intensivos de suporte

A asfixia perinatal é uma das principais causas de morte e incapacidade em todo o mundo, e os cuidados intensivos de suporte em geral são as principais intervenções a serem instituídas (Figura 2.1). Estes cuidados incluem correção de distúrbios hemodinâmicos e respiratórios (hipotensão, acidose metabólica e manutenção de ventilação adequada), correção de distúrbios metabólicos de glicose, cálcio, magnésio e eletrólitos, tratamento de convulsões se presentes, e monitoramento de outras disfunções dos sistemas orgânicos, como insuficiência renal aguda. A manutenção de ventilação e perfusão adequadas é um aspecto central dos cuidados de suporte. Privação de oxigênio pode levar a distúrbios de autorregulação cerebrovascular e aumentar a lesão da substância branca encefálica. Por outro lado, hiperóxia grave nas primeiras horas de vida pode contribuir para o aumento do estresse oxidativo, com consequências neurológicas a longo prazo.

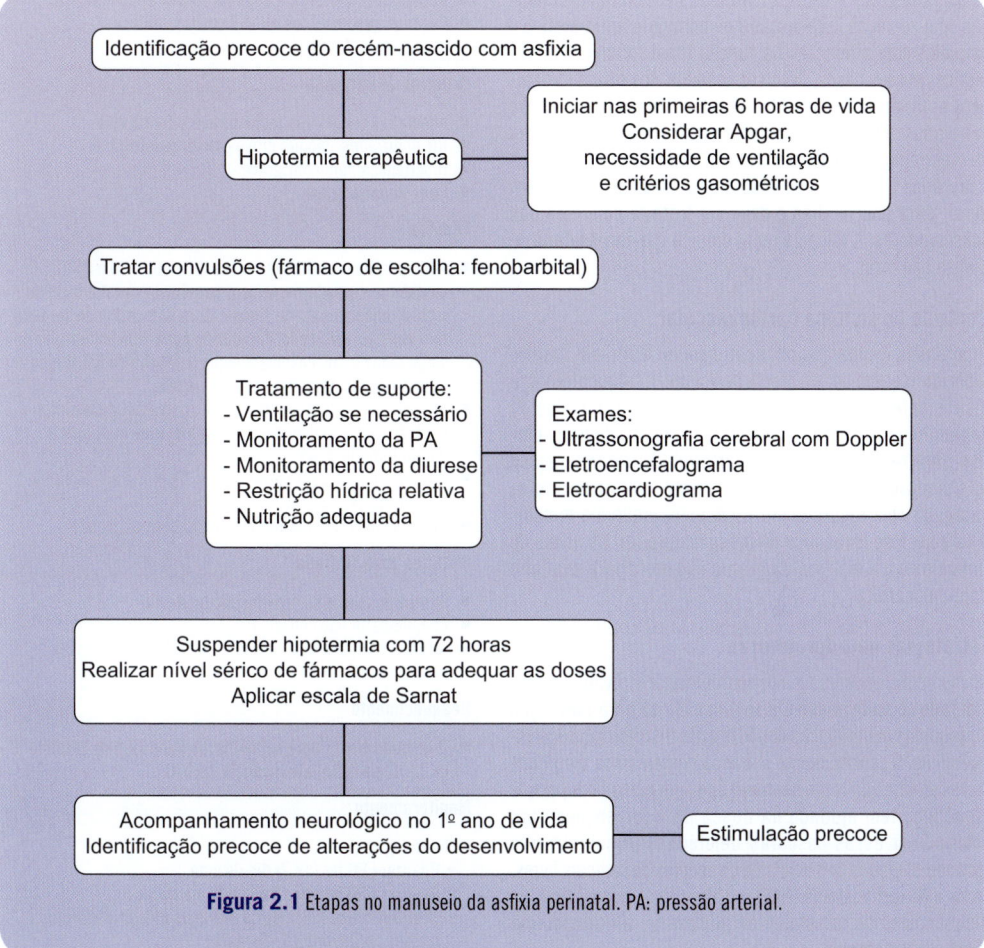

Figura 2.1 Etapas no manuseio da asfixia perinatal. PA: pressão arterial.

Controle das crises convulsivas

A presença de convulsões, que ocorrem praticamente nas primeiras horas, em geral prediz um pior prognóstico. Portanto, substâncias anticonvulsivantes estão entre os medicamentos mais comumente usados após um episódio de SHI. O metabolismo energético pode estar comprometido pelos neurônios hiperativos e junto com a privação de energia aguda após a ocorrência de convulsões podem estar implicados na ocorrência da excitotoxicidade. Assim, o valor terapêutico das substâncias anticonvulsivantes pode incluir não só o controle da atividade convulsiva em si, mas também, potencialmente trazer benefícios para o metabolismo energético celular comprometido. O fenobarbital é o medicamento de escolha para o tratamento de convulsões no RN com síndrome hipóxico-isquêmica. Seu uso profilático, antes das crises convulsivas, ainda é um assunto controverso. Observação estreita com EEG contínuo para identificar crises é o ideal para o manuseio das crianças asfixiadas.

Controle da função renal

Alterações na função renal ocorrem em 23 a 70% dos RNs com asfixia grave. A restrição hídrica é necessária nas crianças com secreção inapropriada de hormônio antidiurético e naqueles com alterações na função renal tubular. A oferta hídrica, nesses casos, deve ser baseada nos níveis sanguíneos e urinários de eletrólitos. A falência renal aguda deve ser manuseada cuidadosamente com medições periódicas de creatinina plasmática e urinária, eletrólitos plasmáticos e urinários e obtenção do peso diário. A falência renal, em geral, dura poucos dias e deve ser tratada com medidas conservadoras. A falência renal crônica e a necessidade de diálise são raras.

Controle do sistema cardiovascular

Hipotensão é uma complicação comum após um insulto hipóxico-isquêmico, e a oferta de volume é frequentemente insuficiente para restaurar a pressão arterial. O uso de dopamina (5 a 15 mg/kg/min) tem se mostrado mais efetivo para restaurar a pressão arterial. Outras alterações no sistema cardiovascular descritas são: dilatação cardíaca aguda com regurgitação tricúspide, isquemia miocárdica e necrose isquêmica do músculo papilar. Os níveis de troponina e um eletrocardiograma são úteis para avaliar o dano miocárdico.

Estratégias neuroprotetoras

No momento, nenhum agente neuroprotetor individual é considerado comprovadamente seguro e eficaz para prevenção de sequelas neurológicas dos RNs após insultos hipóxico-isquêmicos. O conhecimento sobre os mecanismos bioquímicos e celulares da lesão neuronal após um episódio hipóxico-isquêmico tem ajudado na busca de intervenções para interromper essas cascatas deletérias, principalmente focando os efeitos potenciais de varredores de radicais livres, como a N-acetilcisteína (NAC) e o alopurinol, o magnésio, os bloqueadores de receptores de glutamato, a eritropoetina (Epo) e a melatonina.

Entretanto, a intervenção mais potente e promissora para prevenir a depleção de energia é a hipotermia. A diretriz da ILCOR CoSTR 2010 recomenda a hipotermia terapêutica como uma prática padrão para as crianças a termo asfixiadas.

Protocolo de hipotermia terapêutica

RNs com SHI grave e idade gestacional ≥ 36 semanas necessitam de manuseio terapêutico com hipotermia corporal a fim de melhorar seu prognóstico neurológico. No estudo de Toby (Quadro 2.3), são apontados os critérios.

QUADRO 2.3 — Protocolo de hipotermia terapêutica.

Critérios de inclusão
- Idade gestacional ≥ 36 semanas
- Encefalopatia grave ou moderada
- Menos de 6 h de vida

Qualquer um dos três critérios a seguir caracteriza encefalopatia moderada ou grave
- Escore de Apgar aos 5 min de vida < 5
- Necessidade de ventilação após 10 min de reanimação
- Critérios gasométricos pH < 7 ou base excess < −16 ou lactato > 7 mmol/ℓ

Critérios de exclusão
- Anomalias congênitas incompatíveis com a vida
- RN *in extremis*: choque grave e acidose intratável
- Hipertensão pulmonar grave
- Coagulopatia grave

Técnica
- A temperatura retal deve ser mantida entre 33 e 34°C medida continuamente com termômetro retal a 5 cm do reto. O rebaixamento da temperatura corporal pode ser feito com colchão adequado, circulando água fria que envolve o corpo todo ou que envolva apenas a cabeça do RN. A hipotermia passiva também pode ser usada.
- Se o RN estiver recebendo anticonvulsivante, deve-se ter cuidado com a temperatura mínima porque ela tende a diminuir ainda mais
- Prescrever analgesia para o RN em hipotermia – fentanila, 0,5 a 1 mcg/kg/h
- Nunca realizar hipotermia em incubadora desligada

Critérios para retirada
- Desenvolvimento de hipertensão pulmonar
- Coagulopatia não corrigida
- Arritmia cardíaca que necessite de tratamento (exceto bradicardia sinusal)

Reaquecimento
- O reaquecimento deve ser realizado após 72 h lentamente (a 0,5°C por hora) até alcançar 36,5°C

Monitoramento
- Neurológico
  - Realizar EEG no 1º e 7º dia de vida
  - Realizar USG cerebral no 1º e 7º dia de vida
  - Realizar exame neurológico diário usando os parâmetros citados no Quadro 2.1 (Sarnat)

(continua)

QUADRO 2.3	Protocolo de hipotermia terapêutica. *(continuação)*

Monitoramento

- Convulsões
  - Manter registro das convulsões
  - Tratar as convulsões
    - 1ª escolha: fenobarbital, dose de ataque de 20 mg/kg, podendo chegar a 40 mg
    - 2ª escolha: fenitoína, 20 mg/kg, por via intravenosa, em 30 min
    - 3ª escolha: midazolam, dose de ataque de 200 mcg/kg, seguida por infusão de 60 mcg/kg/hora
- Metas para monitoramento
  - Manter saturação de O_2 entre 90 e 94%
  - Manter pH entre 7,3 a 7,4 e P_{CO_2} entre 40 e 50 mmHg
  - Colher gasometria de 6/6 h
  - Manter pressão arterial média entre 40 e 50 mmHg
  - Documentar a temperatura retal de 30 em 30 min
  - Monitorar a frequência cardíaca, saturação e PA

Volume e balanço hidreletrolítico

- Documentar a cada 6 h
- Medir a diurese horária
- Restringir volume
- Usar glicose e sódio no primeiro dia e potássio apenas a partir do segundo dia, se a diurese estiver boa

Exames laboratoriais

- Glicemia a cada 6 h
- Na e K 12/12 h
- Ureia e creatinina, Ca, Mg, leucograma a cada 24 h
- Coagulograma, plaquetas, PT e PTT no primeiro e no último dia

Investigação por imagem

- Ultrassonografia cerebral no 1º e 7º dias
- Ressonância magnética antes da alta

Obter consentimento

Adquirir pareceres da neurologia e cardiologia no primeiro dia

Necrose de gordura subcutânea é uma das complicações associadas a hipotermia, plaquetopenia e coagulopatia. Crianças com asfixia grave tratadas com hipotermia apresentam menor risco de paralisia cerebral e de distúrbios motores. Entretanto, as alterações cognitivas são semelhantes entre os grupos que foram submetidos ou não à hipotermia terapêutica

EEG: eletroencefalograma; PT: tempo de protrombina; PTT: tempo de tromboplastina parcial; RN: recém-nascido; USG: ultrassonografia.

NÃO ESQUEÇA

- A hipóxia-isquemia no período perinatal é uma das principais causas de morte neonatal e incapacidade a longo prazo. Houve avanços na investigação de processos celulares e mecanismos moleculares subjacentes à SHI nas últimas 2 décadas. A hipotermia é o único tratamento atualmente eficaz da SHI neonatal
- A terapia combinada de hipotermia e outras estratégias neuroprotetoras, com foco na prevenção de lesões agudas, ampliação da janela de oportunidade terapêutica e melhoria da reparação neural, pode ajudar a melhorar o desfecho neurológico da SHI.

■ Bibliografia

Azzopardi D, Strohm B, Marlow N et al. TOBY Study Group. Effects of hypothermia for perinatal asphyxia on childhood outcomes. N Engl J Med. 2014; 10:371(2):140-9.

Douglas-Escobar M, Weiss MD. Hypoxic-ischemic encephalopathy: a review for the clinician. JAMA Pediatr. 2015; 169(4):397-403.

Forman KR, Diab Y, Wong EC et al. Coagulopathy in newborns with hypoxic ischemic encephalopathy (HIE) treated with therapeutic hypothermia: a retrospective case-control study. BMC Pediatr. 2014; 14:277.

Glass HC. Neonatal seizures. Advances in mechanisms and management. Clin Perinatal. 2014; 41:177-90.

Graham EM, Ruis KA, Hartman AL et al. A systematic review of the role of intrapartum hypoxia-ischemia in the causation of neonatal encephalopathy. American Journal of Obstetrics and Gynecology. 2008; 199(6):587-95.

Pappas A, Shankaran S, McDonald SA et al. Hypothermia extended follow-up subcommittee of the Eunice Kennedy Shriver NICHD Neonatal Research Network. Cognitive outcomes after neonatal encephalopathy. Pediatrics. 2015; 135(3):e624-34.

Perlman JM, Wyllie J, Kattwinkel J et al. Neonatal resuscitation chapter collaborators. Part 11: neonatal resuscitation: 2010 International Consensus on Cardiopulmonary Resuscitation and Emergency Cardiovascular Care Science With Treatment Recommendations. Circulation. 2010; 19(122):S516-38.

Sarnat HB, Sarnat MS. Neonatal encephalopathy following fetal distress: a clinical and electroencefalografic study. Archives of Neurology. 1976; 33:696-705.

Volpe JJ. Neurology of the newborn. 5. ed. Philadelphia: WB Saunders; 2008.

NEONATOLOGIA

3 ASSISTÊNCIA AO RECÉM-NASCIDO NA SALA DE PARTO

Sayonara Drummond

■ Introdução

A maioria dos recém-nascidos (RNs) nasce com boa vitalidade, não obstante manobras de reanimação podem ser necessárias de maneira inesperada. Aproximadamente 10% dos RNs necessitarão de algum suporte para iniciar a respiração após o nascimento e 1% precisará de reanimação avançada (intubação, massagem cardíaca e/ou fármacos). Quanto menor a idade gestacional e/ou o peso ao nascer, maior é o risco de necessitar de procedimentos de reanimação. As práticas atuais de reanimação na sala de parto seguem as diretrizes publicadas pelo ILCOR (International Liaison Committee on Resuscitation) e são adotadas pela Sociedade Brasileira de Pediatria.

■ Preparo para assistência

O principal fator para o êxito da reanimação é a antecipação. A realização da anamnese materna, a disponibilização do material para o atendimento e a presença de equipe treinada serão determinantes no sucesso da reanimação. Também é muito importante a cooperação entre as equipes de Obstetrícia e Pediatria para reconhecimento das situações de alto risco em potencial. Sempre que possível, é útil ter uma estimativa do peso e da idade gestacional.

■ Material para o atendimento

Todo material necessário para a assistência na sala de parto deve ser preparado, testado e estar disponível em local de fácil acesso. No caso de gestação gemelar, deve-se dispor de material e equipe próprios para cada criança.

■ Equipe treinada em reanimação neonatal

É fundamental a presença de pelo menos um pediatra capaz de iniciar de modo adequado a reanimação na sala de parto. Todos os profissionais que atendem a RNs em sala de parto devem ter conhecimento e habilidades em reanimação neonatal. Quando sabemos antecipadamente que será um concepto de alto risco ou serão gemelares, são necessários dois ou três profissionais treinados.

Para atendimento na sala de parto, a equipe deve utilizar procedimentos de precauções-padrão, incluindo lavagem ou higienização das mãos e uso de luvas, avental impermeável, máscara e proteção facial.

A temperatura do ambiente deve estar em torno de 26°C para melhor controle da temperatura corporal do RN.

■ Anamnese materna

Com a realização da anamnese materna podemos detectar situações de maior risco de necessidade de reanimação. Nos Quadros 3.1 e 3.2 listamos os pontos mais importantes na anamnese que podem nos auxiliar nesta detecção.

QUADRO 3.1   Fatores antenatais.

- Idade materna < 16 anos ou > 35 anos
- Diabetes
- Hipertensão específica da gestação
- Hipertensão crônica
- Anemia fetal ou aloimunização
- Óbito fetal ou neonatal anterior
- Sangramento no 2º ou 3º trimestre
- Infecção materna
- Polidrâmnio ou oligoidrâmnio
- Doença materna cardíaca, renal, tireóidea ou neurológica
- Ausência de assistência pré-natal
- Ruptura prematura das membranas
- Pós-maturidade
- Gestação múltipla
- Discrepância entre idade gestacional e peso ao nascer
- Diminuição da atividade fetal
- Uso de drogas ilícitas
- Malformação ou anomalia fetal
- Hidropisia fetal
- Uso de medicações (p. ex., magnésio e bloqueadores adrenérgicos)

QUADRO 3.2   Fatores relacionados com o parto.

- Cesariana de emergência
- Sangramento intraparto abundante
- Uso de fórceps ou extração a vácuo
- Apresentação não cefálica
- Trabalho de parto prematuro
- Parto taquitócico
- Corioamnionite
- Placenta prévia
- Trabalho de parto prolongado (> 24 h)
- Segundo estágio do trabalho de parto prolongado (> 2 h)
- Bradicardia fetal
- Macrossomia fetal
- Padrão anormal da frequência cardíaca fetal
- Anestesia geral
- Tetania uterina
- Líquido amniótico meconial
- Prolapso de cordão
- Descolamento prematuro da placenta
- Ruptura prolongada de membranas (> 18 h antes do parto)
- Uso materno de opioides nas 4 h que antecedem o parto

Material necessário

O material utilizado na sala de parto é destinado para manutenção da temperatura, aspiração das vias respiratórias, ventilação e administração de fármacos (Quadro 3.3).

Avaliação da vitalidade ao nascer

Imediatamente após o nascimento, o pediatra deve fazer quatro perguntas, as quais nortearão todo o processo da reanimação:
- Gestação a termo?
- Nasceu respirando ou chorando?
- Ausência de mecônio?
- Tônus muscular bom?

Se a resposta for sim para todas as perguntas, considera-se que o RN tem boa vitalidade e não necessita ser reanimado.

Determinação da necessidade de reanimação

A avaliação simultânea da respiração e da frequência cardíaca (FC) vai determinar a necessidade ou não de reanimação.

A FC é o fator determinante na decisão de indicar as diversas manobras de reanimação.

O RN ao nascer deve respirar de modo regular e ser capaz de manter uma FC acima de 100 bpm. A FC é avaliada com ausculta do precórdio ou palpação do pulso na base do cordão umbilical.

A coloração da pele não é mais utilizada para decidir procedimentos na sala de parto, pois não tem relação com a saturação de oxigênio. O processo de transição para alcançar a saturação de oxigênio acima de 90% requer cinco minutos ou mais nos RNs sadios.

QUADRO 3.3 — Material básico necessário para assistência ao recém-nascido (RN) na sala de parto.

Sala de parto (com temperatura ambiente de 26°C)

- Unidade de calor radiante com 3 faces de acesso
- Fonte de oxigênio umidificado e de ar comprimido com fluxômetros
- Aspirador a vácuo com manômetro
- Relógio de parede com ponteiro de segundos
- Termômetro digital para medida da temperatura ambiente
- Estetoscópio
- Compressas e gazes esterilizadas
- Saco de polietileno de 30 × 50 cm e touca para proteção térmica de RN prematuro
- Balança digital e antropômetro
- Ventilador mecânico manual neonatal em T
- *Blender* para mistura de oxigênio/ar
- Oxímetro de pulso com sensor neonatal e bandagem elástica escura
- Luvas e óculos de proteção individual
- Tesoura de ponta romba e clampeador de cordão umbilical
- Dispositivo para aspiração de mecônio
- Seringas de 20 mℓ, 10 mℓ, 5 mℓ e 1 mℓ e agulhas

Material para aspiração

- Sondas traqueais n°s 6, 8 e 10
- Sondas gástricas curtas n°s 6 e 8

Material para ventilação

- Balão autoinflável com volume máximo de 750 mℓ, reservatório de O_2 e válvula de escape com limite de 30 a 40 cm H_2O e/ou manômetro
- Máscaras redondas com coxim para prematuros tamanhos 00 ou 0 e para recém-nascidos a termo tamanho 1

Material para intubação traqueal

- Laringoscópio infantil com lâmina reta n°s 00, 0 e 1 com pilhas e lâmpadas sobressalentes
- Cânulas traqueais sem balonete de diâmetro uniforme 2,5/3/3,5 e 4 e material para fixação

Medicações

- Epinefrina diluída em SF 0,9% a 1/10.000 em seringa de 5 mℓ para administração somente endotraqueal e epinefrina diluída em SF 0,9% a 1/10.000 em seringa de 1 mℓ para administração intravenosa
- Expansor de volume (SF 0,9% ou Ringer com lactato) em 2 seringas de 20 mℓ
- Nitrato de prata a 1% e vitamina K

Material para cateterismo umbilical

- Campo fenestrado esterilizado e fita cardíaca
- Pinça Kelly reta de 14 cm; cabo de bisturi com lâmina 21; porta-agulha com fio agulhado mononáilon 4
- Cateter umbilical 5F e 8F ou sonda traqueal sem válvula n°s 6 e 8

SF: soro fisiológico.

O índice de Apgar não deve determinar o início da reanimação nem as manobras a serem instituídas no decorrer do procedimento. Deve ser documentado concomitantemente com os procedimentos de reanimação. Se for inferior a 7 no 5º minuto, deve ser reavaliado a cada 5 minutos até 20 minutos.

■ Assistência ao recém-nascido a termo com boa vitalidade

Se for a termo, estiver com respiração regular ou chorando, com tônus muscular em flexão e sua vitalidade for boa, o RN não requer qualquer manobra de reanimação. Deve ser secado e posicionado sobre o abdome materno no nível da placenta por no mínimo 1,5 minuto, ou, até o cordão parar de pulsar (cerca de 3 minutos). Só então é realizado o clampeamento do cordão umbilical. Poderá ser mantido sobre o tórax/abdome materno que servirá de fonte de calor, coberto com campos preaquecidos, em ambiente com temperatura a 26°C. A Organização Mundial da Saúde (OMS) recomenda que o aleitamento materno seja iniciado na primeira hora de vida. Após os cuidados de rotina, o RN deve ser encaminhado com a mãe para o alojamento conjunto.

■ Assistência ao recém-nascido com necessidade de reanimação

Os passos iniciais da reanimação são: manter a temperatura corporal entre 36,5 e 37,5°C, posicionar a cabeça com leve extensão, aspirar vias respiratórias se tiver excesso de secreção, secar, desprezar os campos úmidos e reposicionar a cabeça. Estes procedimentos devem ser realizados em 30 segundos.

Prover calor

Deve-se manter a temperatura corporal entre 36,5 e 37°C, pois a hipotermia é um fator de risco independente de morbidade e mortalidade neonatais. A sala de parto deve estar no mínimo a 26°C, o RN deve ser recebido com campos aquecidos e atendido sob fonte de calor radiante. RNs com idade gestacional inferior a 29 semanas ou peso ao nascer menor de 1.500 g devem ser colocados em saco plástico transparente de polietileno 30 × 50 cm antes de iniciar a reanimação (antes de secá-lo) e com gorro. Todos os procedimentos de reanimação serão realizados dentro deste plástico. Nos RNs asfixiados, deve-se evitar hipertermia, pois esta agravaria a lesão cerebral.

Manutenção das vias respiratórias pérvias

Há que se manter a perviedade das vias respiratórias posicionando o RN com leve extensão do pescoço. Em seguida, se houver necessidade, realiza-se a aspiração da boca seguida das narinas com sonda traqueal conectada ao vácuo com pressão de 100 mmHg. Esta manobra deve ser executada com delicadeza para evitar resposta vagal.

Ventilação com pressão positiva (VPP)

Após a realização dos passos iniciais, avaliam-se a FC e a respiração. Se o RN não apresentar boa vitalidade, indica-se VPP, antes do primeiro minuto de vida ("minuto de ouro").

A VPP é o procedimento mais simples e mais efetivo durante a reanimação na sala de parto. Para os RNs ≥ 34 semanas, deve-se iniciar a VPP com ar ambiente. Ao iniciar a ventilação, recomenda-se o uso de oximetria de pulso para monitorar a saturação de oxigênio (SatO$_2$). Se o RN não melhorar ou não alcançar a saturação de O$_2$ desejável, administra-se oxigênio a 40% e ajusta-se de acordo com a SatO$_2$ e a FC. Em RN ≤ 34 semanas, inicia-se a VPP com concentração de 40%, ajustado por *blender*, com base na SatO$_2$ e na FC. Para VPP podemos utilizar o balão autoinflável, o balão anestésico ou ventilador mecânico manual em T. O último permite controlar as pressões inspiratória e expiratória. Pode ser usado com máscara facial ou cânula traqueal. Utiliza-se a frequência de 40 a 60 movimentos/minuto (técnica aperta/solta/solta/aperta...).

Massagem cardíaca externa (MCE)

Se após 30 segundos de VPP com oxigênio o RN mantiver FC < 60 bpm, deve-se instituir a MCE com compressão no 1/3 inferior do esterno, preferencialmente com a técnica dos dois polegares, evitando o apêndice xifoide. A ventilação por meio de cânula traqueal e a massagem cardíaca são realizadas sincronicamente com uma relação 3:1, por um período de 60 segundos antes da nova avaliação e até que a FC esteja > 60 bpm. A ventilação pode ser suspensa quando a FC estiver acima de 100 bpm, sendo administrado oxigênio e depois retirado gradualmente. Se após a MCE e VPP com cânula traqueal com oxigênio a FC se mantiver abaixo de 60 bpm, considerando que todos os procedimentos foram executados de maneira correta, está indicado o uso de medicações.

Medicações

Epinefrina e expansor de volume estão indicados quando a FC persistir abaixo de 60 bpm após MCE e ventilação realizadas de forma adequada (Quadro 3.4). A via preferencial é a venosa (a veia umbilical é o acesso mais fácil) ou endotraqueal, exclusivamente para epinefrina, sendo indicado somente uma vez. Pode ser repetida, por via intravenosa, a cada 3 a 5 minutos. O expansor é utilizado associado à epinefrina caso o paciente apresente palidez ou sinais de choque (história de DPP ou planeta prévia). Utiliza-se solução cristaloide isotônica administrada lentamente.

■ Assistência ao recém-nascido com líquido meconial

Na presença de líquido meconial, se o RN for de termo e estiver respirando ou chorando e com tônus muscular em flexão, ele deve ser mantido junto com sua mãe, pois apresenta boa vitalidade. Porém, se o RN for pré-termo tardio ou pós-termo ou apresentar tônus muscular flácido ou não tiver iniciado a respiração, deve ser levado para a mesa de reanimação e todos os passos iniciais instituídos, sendo, neste caso, recomendada a aspiração da boca e das narinas com sonda nº 10, de modo suave. Se, após estes procedimentos, o RN apresentar respiração espontânea regular e FC maior que 100 bpm, ele poderá permanecer com sua mãe na sala de parto, sempre coberto com tecido de algodão seco e aquecido até ser encaminhado para alojamento conjunto.

QUADRO 3.4 — Fármacos necessários para reanimação do recém-nascido na sala de parto.

	Epinefrina intravenosa	Epinefrina intratraqueal	Expansores de volume
Diluição	1:10.000 1 mℓ de epinefrina 1:1.000 em 9 mℓ de SF	1:10.000 1 mℓ de epinefrina 1:1.000 em 9 mℓ de SF	SF ou Ringer com lactato ou sangue total
Preparo	1 mℓ	5 mℓ	2 seringas de 20 mℓ
Dose	0,1 a 0,3 mℓ/kg	0,5 a 1 mℓ/kg	10 mℓ/kg
Velocidade e precauções	Infundir rápido na veia umbilical e a seguir 0,5 a 1 mℓ de SF	Infundir diretamente na cânula traqueal e ventilar a seguir Uso único	Infundir expansor de volume na veia umbilical lentamente em 5 a 10 min

SF: soro fisiológico (ou solução de NaCl a 0,9%).

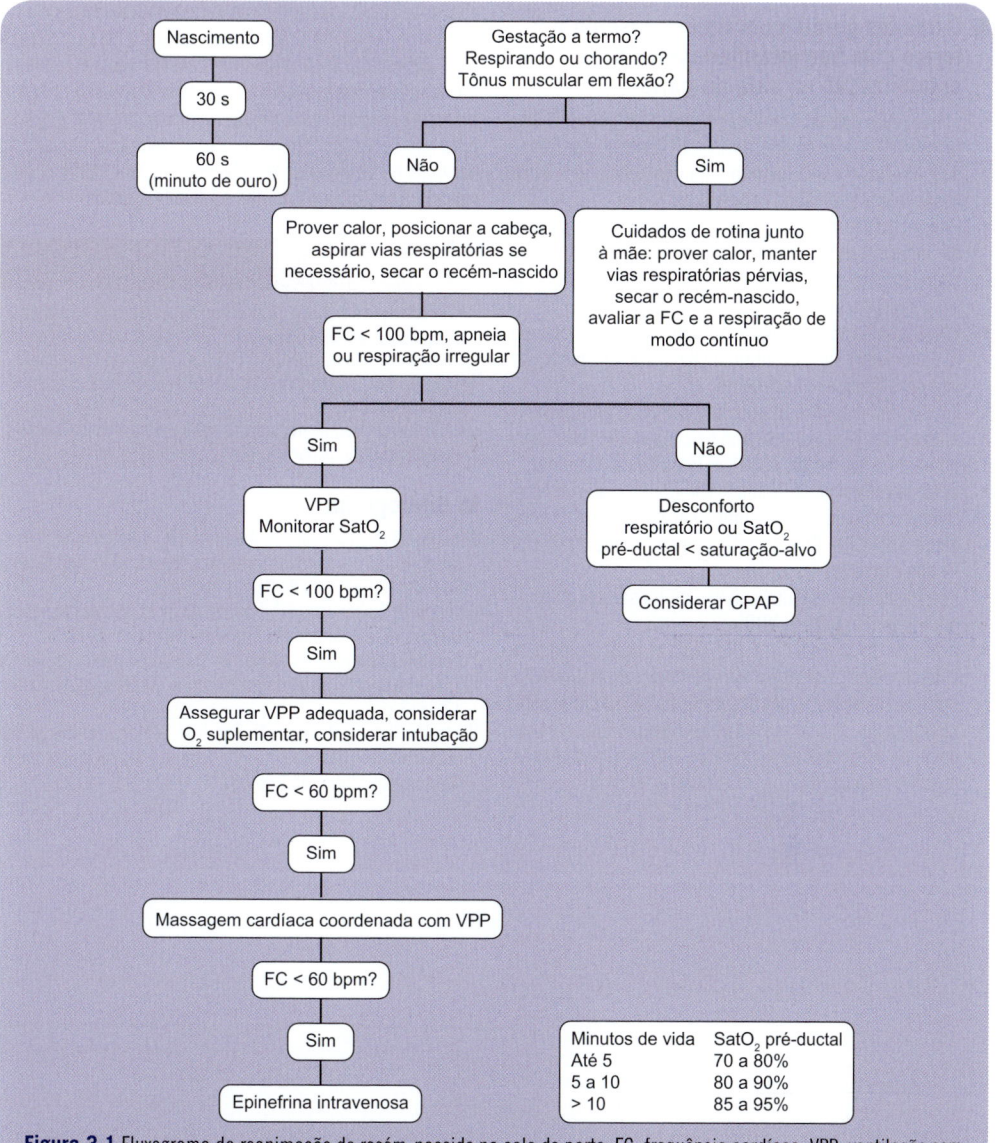

Figura 3.1 Fluxograma da reanimação do recém-nascido na sala de parto. FC: frequência cardíaca; VPP: ventilação com pressão positiva; CPAP (*continuous positive airway pressure*): pressão positiva contínua nas vias respiratórias.

Após a realização dos passos iniciais, se o RN não apresentar movimentos respiratórios regulares e/ou FC menor que 100 bpm, é necessário iniciar VPP com máscara facial em ar ambiente nos primeiros 60 segundos de vida. Não existem evidências para indicar de rotina a aspiração traqueal sob visualização direta nos RNs não vigorosos com líquido meconial.

Nos RNs que necessitarem de VPP por 30 segundos, caso não se observe melhora após este período, devemos suspeitar de obstrução das vias respiratórias, sendo neste momento indicada a retirada do mecônio acoplado ao tubo endotraqueal. Recomenda-se uma única aspiração sob visualização direta.

A Figura 3.1 esquematiza os passos a serem seguidos para reanimação do recém-nascido.

■ Cuidados gerais com recém-nascido a termo com boa vitalidade após a estabilização na sala de parto

- Laqueadura do coto umbilical: fixar o clampeador à distância de 2 a 3 cm do anel umbilical. Verificar a presença de 2 artérias e 1 veia (artéria umbilical única pode estar associada a anomalias congênitas)
- Prevenção da oftalmia gonocócica pelo método de Credé: instilar 1 gota de nitrato de prata a 1% no fundo do saco lacrimal inferior de cada olho na primeira hora de vida, tanto no parto cesáreo quanto normal
- Prevenção do sangramento por deficiência de vitamina K: administrar 1 mg de vitamina K por via intramuscular ou subcutânea ao nascimento
- Vacina anti-hepatite B: aplicar 0,5 mℓ intramuscular
- Antropometria: realizar exame físico, pesar e medir comprimento e perímetros cefálico, torácico e abdominal
- Detecção de incompatibilidade sanguínea materno-fetal: coletar sangue do cordão umbilical para detectar antígenos ABO e Rh. Checar antígenos maternos ou coletar se não estiverem disponíveis
- Realização de sorologia da sífilis: coletar sangue materno para determinação do VDRL
- Avaliação da sorologia anti-HIV: realizar teste rápido para antígeno HIV se a sorologia anti-HIV tiver sido realizada há mais de 3 meses ou se não estiver disponível no dia do parto
- Identificação: colocar pulseiras na mãe e no RN, contendo nome da mãe, registro hospitalar, data e hora de nascimento e sexo do RN
- Avaliação da idade gestacional pelo método de Ballard e classificação do RN
- Classificação do peso ao nascer: peso adequado, baixo peso, muito baixo peso ou extremo baixo peso
- Classificação do peso quanto à idade gestacional: pequeno para a idade gestacional (PIG), apropriado para a idade gestacional (AIG) ou grande para a idade gestacional (GIG).

Anotar se houve eliminações na sala de parto (urina e/ou mecônio).

■ Aspectos éticos

Apesar de as recomendações atuais concordarem que os RNs abaixo de 22 a 23 semanas não apresentam viabilidade para vida extrauterina, na prática, nem sempre a idade gestacional é conhecida. O peso deve ser considerado com cautela. *Em relação às malformações congênitas, é necessário a comprovação diagnóstica antenatal e a concordância dos pais para não se realizar a reanimação.* Prolongar a reanimação por mais de 10 minutos de assistolia não se justifica, pela elevada frequência de mortes e sequelas graves.

> **NÃO ESQUEÇA**
>
> - Antecipação é a chave da reanimação. A presença do pediatra treinado, o material disponível e pré-testado e a realização da anamnese são fundamentais para o sucesso da reanimação
> - A FC é o fator determinante para indicar as diversas manobras da reanimação
> - A VPP é o procedimento mais simples e mais efetivo da reanimação na sala de parto.

■ Bibliografia

Almeida MFB, Guinsburg R, Anchieta LM. Reanimação neonatal: diretrizes para profissionais de saúde. 1. ed. Rio de Janeiro. Sociedade Brasileira de Pediatria; 2012.

Cloherty JP, Eichenwald EC, Hansen AR et al. Manual of neonatal care. 7. ed. Lippincott, Williams & Wilkins; 2012.

Perez JMR, Feldman A, Alpan G. Treating hypoxic ischemic encephalopaty with hypothermia. NeoReviews. 2015; 16:e413.

Vento M, Cheung P, Aguar M. The first golden minutes of the extremely-low-gestational-age neonato: a gentle approach. Neonatology. 2009; 95:286-98.

NEONATOLOGIA

4 — ASSISTÊNCIA AO RECÉM-NASCIDO NO ALOJAMENTO CONJUNTO

Arnaldo Costa Bueno

■ Definição

Alojamento conjunto (AC) é o sistema hospitalar em que o recém-nascido (RN) sadio, logo após o nascimento, permanece ao lado da mãe 24 horas por dia em um mesmo ambiente até a alta hospitalar. A unidade mãe-bebê, ou Unidade de Cuidados Intermediários Canguru, pode ser considerada como modalidade de AC, pois possibilita a permanência contínua da mãe ao lado do seu bebê.

■ Objetivos do alojamento conjunto

- Reforçar o vínculo entre a mãe e seu RN
- Incentivar o aleitamento materno
- Possibilitar maior interação de familiares e profissionais de saúde para aumentar a quantidade de informações sobre a saúde do RN
- Supervisionar possíveis intercorrências da adaptação à vida extrauterina
- Diminuir os riscos de infecção hospitalar.

Se alcançados os objetivos descritos anteriormente, o AC passa a ser considerado o método mais adequado para cuidar de RNs sadios, em serviços públicos e privados.

■ População a ser atendida

Para ser admitido no AC, o RN deve satisfazer os seguintes critérios:

- Peso ao nascer superior a 2.000 g
- Idade gestacional acima de 35 semanas
- Escore de Apgar > 6 no 5º minuto de vida
- Boa vitalidade
- Capacidade de sucção/deglutição intacta
- Controle térmico adequado
- Sinais de estabilidade clínica.

Além dos RNs sadios, há a possibilidade de admitir pacientes para tratamento de sífilis congênita, icterícia etc., desde que possam ser tratados e acompanhados com segurança.

■ Normas básicas para o bom funcionamento do alojamento conjunto

- Recomenda-se área mínima de 5 m² para cada conjunto de leito materno e berço – máximo de seis díades, mãe-filho, por ambiente
- Equipe mínima composta de pediatra e enfermagem, sendo recomendado o acesso rápido à equipe de fonoaudiologia, fisioterapia, psicologia, assistente social e outras especialidades médicas, quando necessário
- Visita médica diária a fim de orientar e esclarecer dúvidas.

■ Avaliação do recém-nascido

É recomendável que as atividades da equipe com o RN, por exemplo, o exame físico, ocorram na presença dos pais. Deve-se realizar um exame físico completo do RN como rotina da avaliação, incluindo inspeção de pele, crânio, face, ouvido, tórax, clavículas, exames pulmonar e cardiovascular, abdome, genitália, membros e exame neurológico e, se necessário, solicitar exames laboratoriais.

■ Exames laboratoriais e triagem neonatal

Verificação de sorologias/exames maternos. Atenção especial para VDRL, anti-HIV, sorologia da hepatite B e cultura para estreptococos do grupo B. Caso positivo, verificar protocolos estabelecidos para tratamento e acompanhamento.

Exame das emissões otoacústicas evocadas (EOA – teste da orelhinha). Recomendado como triagem universal e com repetição do exame, se alterado, antes de 3 meses.

Triagem metabólica neonatal (teste do pezinho). Recomendado como triagem universal, idealmente deve ser realizado entre o 3º e o 7º dia de vida. O Ministério da Saúde recomenda a pesquisa de fenilcetonúria, hipotireoidismo congênito, doença falciforme, hemoglobinopatias e fibrose cística (há variação das doenças pesquisadas entre os estados da federação). Deve-se solicitar o teste ampliado, quando indicado.

Teste do reflexo vermelho (teste do olhinho). Recomendado como triagem universal. Utiliza-se o oftalmoscópio direto, incidindo o feixe de luz em cada olho. Pesquisa-se a presença do reflexo vermelho em ambos os olhos, que deve ser simétrico e equivalente em cor e intensidade. Caso se observe um reflexo diferente entre os dois olhos ou um reflexo branco-amarelado (leucocoria), o RN deverá ser avaliado com urgência por um oftalmologista. As causas mais frequentes de leucocoria são: catarata congênita, retinoblastoma, retinopatia da prematuridade e infecções intraoculares. O tratamento destas patologias, quando instituído antes do período crítico (primeiros 3 meses de vida), apresenta melhores resultados.

Oximetria de pulso, teste da saturação pré- e pós-ductal (teste do coraçãozinho). O objetivo principal é a detecção de cardiopatia congênita crítica dependente do canal arterial, teste de triagem universal indicado para todos os RNs, ainda que aparentemente sadios, com idade gestacional > 34 semanas. Deve ser realizado depois de 24 horas de vida e antes da alta hospitalar. O local da aferição deve ser o membro superior direito e um dos membros inferiores. Será considerado como resultado normal: saturação periférica maior ou igual a 95% em ambas as medidas (membro superior direito e membro inferior) e diferença menor que 3% entre as medidas. Se o resultado estiver alterado, repete-se o exame em 1 hora. Se permanecer alterado, um ecocardiograma deverá ser realizado dentro das 24 horas seguintes.

■ Cuidados com o recém-nascido no alojamento conjunto

Recomenda-se que determinados procedimentos habitualmente realizados na sala de parto sejam adiados até a chegada do RN no AC, como o exame físico completo, vacina anti-hepatite B, vitamina K, instilação de nitrato de prata (método de Credé) e primeiro banho, preservando a primeira hora de vida para contato íntimo entre a mãe e seu bebê.

Já bem documentado na literatura, o sucesso do aleitamento materno depende em grande parte do tempo de permanência no AC. Mães inexperientes necessitam de orientações sobre o assunto. A permanência no AC deve ser o momento para o diagnóstico de possíveis dificuldades da díade (pega, posição, tipo de mamilo etc.).

A posição supina ou decúbito dorsal, ou barriga para cima, deve ser recomendada durante o sono do RN com o objetivo de diminuir a incidência da síndrome da morte súbita do lactente.

Recomenda-se iniciar o esquema de vacinação ainda na maternidade, incluindo a vacina anti-hepatite B, de preferência nas primeiras 12 horas de vida, e a BCG.

Os cuidados com o cordão umbilical são direcionados para a prevenção da infecção local e acelerar a sua queda, por isso a higiene é fundamental. O uso de álcool a 70% (apesar de retardar a queda do coto), a exposição ao ar ou somente manutenção do coto sempre limpo e seco sem qualquer substância são alternativas apropriadas. Caso o corte do cordão não seja feito de forma asséptica, recomenda-se o uso de imunoglobulina humana antitetânica.

Os RNs de mães diabéticas, grandes para a idade gestacional (GIG) ou pequenos para a idade gestacional (PIG), devem realizar triagem neonatal para hipoglicemia.

Cuidados acerca da hiperbilirrubinemia neonatal: exame clínico cuidadoso, avaliação dos fatores de risco e exames laboratoriais. A icterícia nas primeiras 24 horas de vida é considerada patológica e requer investigação detalhada.

Sinais vitais (considerados como normais: frequência respiratória entre 40 e 60 incursões por minuto, frequência cardíaca de 100 a 160 bpm, temperatura axilar de 36,1 a 37,0°C em berço aberto com vestimento apropriada) devem ser aferidos e documentados a intervalos regulares durante toda a permanência no AC.

Atentar e documentar eliminações de fezes e urina (tempo, aspecto e quantidade). A primeira micção deve ocorrer até 30 horas de vida e a eliminação de mecônio nas primeiras 48 horas.

Evitar visitas ao AC de pessoas que apresentem febre, sinais de doença respiratória ou gastrintestinal aguda ou daquelas que se expuseram recentemente a doenças contagiosas.

Identificar o risco social (mães adolescentes, ausência de pré-natal, história de violência doméstica, uso de substâncias psicoativas etc.) para notificação e acompanhamento pelo Serviço Social.

A circuncisão neonatal não deve ser realizada ou orientada de rotina; em casos especiais deve ser discutida com o cirurgião pediátrico. A Academia Americana de Pediatria aponta para evidências científicas demonstrando benefícios do procedimento (menor incidência de infeção do trato urinário no primeiro ano de vida, redução do risco de carcinoma epidermoide do pênis e redução do risco de doenças sexualmente transmissíveis).

■ Recomendações para tempo de permanência no alojamento conjunto

Segundo recomendações da Sociedade Brasileira de Pediatria, a alta do RN a termo sadio, sem intercorrências, deve ser dada após 48 horas de vida. Este tempo é o mínimo necessário para aprendizagem materna sobre noções de cuidados neonatais e detecção de complicações pós-parto e afecções neonatais.

O tempo de permanência hospitalar deverá ser analisado individualmente para cada binômio mãe-bebê, considerando a saúde materna e do bebê, a habilidade da mãe para cuidados domiciliares e o acompanhamento ambulatorial.

Não existem evidências científicas de que a alta precoce seja procedimento seguro na ausência de orientações pré-alta documentadas e de acompanhamento agendado, planejado e executado por profissionais qualificados.

■ Preparação da alta

As orientações sobre os cuidados ao RN devem ser iniciadas no pré-natal, durante toda a permanência no AC e enfatizadas no momento da alta, de preferência de forma escrita e verbal.

Verificar se todos os dados sobre o nascimento, resultados de exames realizados (testes da orelhinha, do olhinho etc.) estão documentados na caderneta de saúde da criança, assim como qualquer outra intercorrência.

Verificar se a perda de peso do bebê não ultrapassou 10% em relação ao peso ao nascer; quando esta perda for real torna-se necessário análise criteriosa do binômio e a alta deve ser adiada.

Orientações sobre a prevenção de acidentes domiciliares, transporte em automóveis e tabagismo passivo são necessárias e adequadas.

A Sociedade Brasileira de Pediatria cita como recomendações pré-alta:

- Explicar os benefícios da amamentação para o binômio mãe-filho
- Verificar os resultados do VDRL, anti-HIV e todas as sorologias realizadas na gestação
- Verificar a perda total de peso. Se maior que 6%, reorientar as técnicas de amamentação e considerar prolongamento da estadia hospitalar para o binômio mãe-filho
- Verificar a tipagem sanguínea e o teste de Coombs da mãe e do RN
- Avaliar o risco clínico de hiperbilirrubinemia grave, identificando fatores epidemiológicos de agravo e/ou exames laboratoriais
- Realizar os testes do pezinho, da orelhinha (emissões otoacústicas), do olhinho (reflexo vermelho) e do coraçãozinho (saturação pré- e pós-ductal)

- Realizar vacinação com BCG e anti-hepatite B
- É desejável que a alta hospitalar e a saída sejam simultâneas: mãe-filho
- RN em condições clínicas estáveis, em aleitamento materno e sem intercorrências clínicas, pais capacitados, orientados e seguros – dar alta hospitalar após 48 horas de vida
- Retorno ambulatorial 48 a 72 horas após a alta, de preferência já agendado, para vincular a família com as novas fontes de apoio, e avaliar as condições de amamentação, hidratação, eliminações, icterícia e outras intercorrências ou possíveis doenças.

NÃO ESQUEÇA

Rotinas e normas hospitalares rígidas não devem dificultar a construção do vínculo mãe-bebê, o qual se forma principalmente nos primeiros minutos de vida. A equipe de saúde deve agir como facilitadora durante toda a permanência no AC.

Bibliografia

American Academy of Pediatrics, Committee on Fetus and Newborn. Hospital Stay for Healthy. Pediatrics. 2010; 125(2):405-9.

Brasil. Ministério da Saúde. Portaria Ministerial nº 1.016, que aprova as normas básicas para implantação do sistema de Alojamento Conjunto em todas as unidades médico-assistenciais integrantes do Sistema Único de Saúde (SUS). Publicada em 26 de agosto de 1993.

Brasil. Ministério da Saúde. Secretaria de Atenção à Saúde. Departamento de Ações Programáticas e Estratégicas. Atenção à saúde do recém-nascido: guia para os profissionais de saúde/Ministério da Saúde, Secretaria de Atenção à Saúde, Departamento de Ações Programáticas e Estratégicas. Brasília: Ministério da Saúde, 2011. 4 v.:il. (Série A. Normas e Manuais Técnicos).

Levy J, D'Harlingue AE. Reconhecimento, estabilização e transporte do recém-nascido de alto risco. In: Fanaroff AA, Fanaroff JM. Alto Risco em Neonatologia. 6. ed. Rio de Janeiro: Elsevier; 2015. p. 69-101.

Sielski LA, Mckee-Garret TM. Assistência ao Recém-nascido Sadio no Berçário. In: Cloherty JP. Manual de Neonatologia. 7. ed. Rio de Janeiro: Guanabara Koogan; 2015. p. 81-87.

Sociedade Brasileira de Pediatria. Departamento de Cardiologia e Neonatologia. Documento científico: Diagnóstico precoce de cardiopatia congênita crítica: oximetria de pulso como ferramenta de triagem neonatal. Disponível em: http://www.sbp.com.br/src/uploads/2015/02/diagnostico-precoce-oximetria.pdf (acessado em 23/07/2015).

Sociedade Brasileira de Pediatria. Departamento de Neonatologia. Documento científico: tempo de permanência hospitalar do recém-nascido. Disponível em: http://www.sbp.com.br/pdfs/doc_tempo-permanencia_rn.pdf (acessado em 30/07/2015).

NEONATOLOGIA

5 ANEMIA E TRANSFUSÃO DE HEMOCOMPONENTES

Sayonara Drummond

■ Introdução

Imediatamente após o nascimento, os recém-nascidos (RNs) apresentam diminuição da hemoglobina, resultando em graus variados de anemia. A rapidez com que a anemia ocorre e a sua intensidade são determinados por uma série de fatores fisiológicos e não fisiológicos.

■ Anemia precoce do lactente

Ocorre entre 8 e 12 semanas de vida com queda dos níveis de hemoglobina (Hb) de 14,6 a 22,5 g/dℓ para 10 a 12 g/dℓ.

Fisiologia

No útero, a saturação de oxigênio na aorta fetal é de cerca de 45%, os níveis de eritropoetina (EPO) são altos, e a produção de hemácias, rápida. O fígado do feto é o principal sítio produtor de eritropoetina até o final do terceiro trimestre de gestação, quando esta passa a ser produzida pelos rins. O RN a termo possui, ao nascer, 2/3 da Hb do tipo adulto (HbA1) e 1/3 do tipo fetal (HbF).

Após o nascimento, ocorre aumento súbito da oferta de oxigênio para os tecidos, havendo queda da concentração da EPO no plasma e, consequentemente, redução da contagem de reticulócitos e da produção de eritrócitos após 5 a 7 dias.

O tempo de vida da hemácia do feto e do recém-nascido é menor comparado com o da hemácia do adulto (60 versus 120 dias).

O aumento dos níveis de 2,3-difosfoglicerato (2,3-DPG), que compete com o oxigênio pela ligação com a Hb, e a elevação dos níveis de HbA em relação aos de HbF possibilitam maior facilidade na liberação de oxigênio para os tecidos (desvio para esquerda da curva de dissociação de Hb).

Com 10 a 12 semanas de idade, a concentração de Hb alcança o nadir e a oferta de oxigênio para os tecidos é comprometida, levando ao aumento da produção de EPO pelos rins e aumento da produção de eritrócitos. Durante este período, o estoque de ferro é rapidamente consumido.

■ Anemia da prematuridade

O RN pré-termo, diferente do RN a termo, apresenta diminuição mais pronunciada e precoce da Hb, podendo apresentar sinais e sintomas de anemia. A concentração de Hb alcança níveis de 7 a 8 g/dℓ. Como são propensos a graves problemas cardiorrespiratórios e infecções, requerem coletas frequentes de sangue para exames e também transfusões sanguíneas. A combinação do processo fisiológico de desenvolvimento com o processo patológico e, às vezes, iatrogênico contribui para anemia apresentada por quase todos os RN pré-termo.

Fisiologia

A depuração da EPO é 2 a 4 vezes maior no prematuro em relação ao adulto, gerando níveis mais baixos da mesma.

A alta taxa de ganho ponderal necessita de aumento proporcional do volume sanguíneo circulante. Como a eritropoese medular não é capaz de promover este aumento, ocorre anemia dilucional.

A sobrevida eritrocitária do RN pré-termo é menor em relação àquela observada no RN a termo em virtude de maior percentual de HbF.

A deficiência de ferro é importante nos pré-termo (26 a 86%). A principal causa são as coletas de sangue para exames laboratoriais, que podem chegar a 11 a 12 mℓ/kg/semana nas primeiras 6 semanas após o nascimento.

As transfusões de concentrado de hemácias nas primeiras semanas de vida diminuem a concentração de HbF e aumentam a de HbA, facilitando a oferta de oxigênio aos tecidos. Isto leva a menor estímulo à produção de EPO, queda dos reticulócitos e, consequentemente, da eritropoese (hipoplasia eritroide medular).

Outros fatores incluem hemorragia, infecção, sepse e oferta inadequada de nutrientes.

■ Outras causas de anemia neonatal

As causas de anemia são basicamente hemorragia, hemólise, deficiência de eritropoese ou iatrogênica.

Como investigar as causas de anemias

- Anamnese: início da anemia (ao nascer, antes ou depois de 48 horas de vida) e presença de icterícia (precoce, tardia ou prolongada)
- História familiar de anemia, icterícia, coledocolitíase, esplenectomia, colecistectomia ou esplenomegalia
- História materna: medicamentos usados na gestação e no periparto
- História obstétrica: perdas sanguíneas, placenta prévia, descolamento prematuro da placenta, trauma, asfixia ou gemelaridade
- Exames laboratoriais: hemograma completo, contagem de reticulócitos, hematoscopia, teste de Coombs direto e níveis de bilirrubina
- Outros exames: ultrassonografia (USG) de abdome e transfontanela, ecocardiograma, teste de fragilidade oncótica das hemácias, pesquisa de deficiência de G6PD e piruvato quinase, TORCHS ou aspirado de medula óssea.

■ Diagnóstico diferencial

O diagnóstico diferencial da anemia no RN baseia-se nas características distintivas da contagem de reticulócitos, no nível sérico de bilirrubina, no teste de Combs e na morfologia das hemácias (Quadro 5.1).

■ Quadro clínico

Não existem sinais e sintomas específicos da anemia no período neonatal. Os mais frequentes sinais e sintomas são: respiração periódica ou apneia, ganho ponderal insatisfatório, letargia, dificuldade de sucção, acidose metabólica e taquicardia, além dos sinais e sintomas da doença subjacente.

■ Tratamento

O objetivo é evitar que valores reduzidos dos níveis de hemoglobina levem a distúrbios clínicos decorrentes da menor oferta de oxigênio aos tecidos.

Transfusão de concentrado de hemácias

Os RNs pré-termo constituem o grupo mais transfundido do universo pediátrico. O número de transfusões em RNs menores de 1.500 g tem declinado nas últimas décadas graças à necessidade de menor volume de sangue para realização de exames laboratoriais (micrométodos) e à prática restritiva de transfusão de concentrado de hemácias (Quadro 5.2).

QUADRO 5.2	Guia para transfusão de concentrado de hemácias na anemia da prematuridade.

- Manter hematócrito > 40% para RN com grave doença cardiopulmonar (ventilação mecânica com FiO_2 > 0,35)
- Manter hematócrito entre 30 e 35% para RN com moderada doença cardiopulmonar (ventilação mecânica com FiO_2 < 0,35) ou cirurgia de grande porte
- Manter hematócrito > 20 a 25% para RN estável, desde que não apresente: ganho ponderal inadequado com dieta plena (menos de 10 g/kg/dia nos últimos 4 dias), taquicardia (frequência cardíaca > 180 por mais de 24 h), apneia, aumento da necessidade de oxigênio, acidose metabólica (pH < 7,2) ou necessidade de procedimento cirúrgico

RN: recém-nascido.

O volume a ser transfundido de concentrado de hemácias é de 10 a 20 mℓ/kg administrado em 1 a 3 horas. Deve-se dar preferência ao sangue estocado há menos de 7 dias da coleta, para reduzir a exposição a múltiplos doadores. Recomenda-se utilização de uma única bolsa de sangue, fracionada em bolsas satélites que poderão ser utilizadas por 42 dias. O filtro de leucócitos (leucorredução), indicado para evitar as complicações mediadas por leucócitos (transmissão de citomegalovírus), e a radiação gama são indicados para transfusão dos RNs pré-termo menores de 1.200 g.

QUADRO 5.1	Classificação da anemia do recém-nascido.				
Reticulócitos	Bilirrubina	Teste de Coombs	Morfologia das hemácias	Possível diagnóstico	
Normais ou diminuídos	Normal	Negativo	Normal	Anemia precoce da infância ou da prematuridade. Anemia hipoplásica ou outras causas de diminuição da produção	
Normais ou aumentados	Normal	Negativo	Normal	Hemorragia aguda (fetomaterna, placenta, cordão umbilical ou hemorragia interna)	
Aumentados	Normal	Negativo	Hipocrômica, microcítica	Hemorragia fetomaterna crônica	
Aumentados	Aumentada	Positivo	Esferócitos, hemácias nucleadas	Anemia hemolítica imune (incompatibilidade de grupo ou anticorpo materno)	
Normais ou aumentados	Aumentada	Negativo	Esferócitos	Esferocitose hereditária	
Normais ou aumentados	Aumentada	Negativo	Hemácias com forma elíptica	Eliptocitose hereditária	
Normais ou aumentados	Aumentada	Negativo	Hipocrômica microcítica	Alfatalassemia, hemorragia crônica	
Aumentados	Aumentada	Negativo	Hemácias espiculadas	Deficiência de piruvato quinase	
Normais ou aumentados	Normal ou aumentada	Negativo	Esquizócitos ou fragmentos de hemácias	CIVD ou outros processos microangiopáticos	
Aumentados	Aumentada	Negativo	Bite cells	Deficiência de G6PD	
Normais, aumentados ou diminuídos	Aumentada	Negativo	Normal	Infecção, céfalo-hematoma	

CIVD: coagulação intravascular disseminada; G6PD: glicose-6-fosfato desidrogenase. Fonte: Cloherty et al., 2012.

Abordagens não transfusionais

Clampeamento tardio ou oportuno do cordão umbilical (30 a 120 segundos após o nascimento)

Está associado à diminuição da necessidade de transfusão, da incidência de hemorragia intraventricular e a maior estoque de ferro na fase tardia do lactente. No caso do parto cesáreo, pode ser substituído pela ordenha do cordão por 10 segundos assim que o RN for extraído.

Oferta de proteína

Uma taxa de proteína inadequada é importante fator para anemia da prematuridade. O pré-termo deve receber cerca de 3,5 g/kg/dia de proteína.

Suplementação de ferro enteral

O RN a termo sadio que receba leite materno exclusivamente não necessita de complementação de ferro. Para o pré-termo, não há evidências de que a suplementação de ferro no período neonatal melhore a eritropoese. A suplementação de 2 a 4 mg/kg dia de ferro elementar durante o primeiro ano de vida deve ser iniciada após 30 dias de vida.

Suplementação de sulfato ferroso

As recomendações da Sociedade Brasileira de Pediatria estão resumidas no Quadro 5.3.

Suplementação de vitaminas

O pré-termo tem baixo estoque corporal de vitaminas hidrossolúveis e alta necessidade proteica. A oferta de vitamina B_{12}, ácido fólico (1 a 2 mg/semana) e vitamina E é importante para prevenir a anemia. Existem polivitamínicos no mercado que suprem adequadamente estas necessidades e devem ser iniciados após 10 a 12 dias de vida, desde que o RN já esteja recebendo dieta enteral.

Devem-se instituir práticas que reduzam o volume e a frequência de coletas de sangue.

A administração de eritropoetina atualmente não é recomendada por estar associada ao aumento da incidência de retinopatia da prematuridade.

QUADRO 5.3	Recomendações da Sociedade Brasileira de Pediatria.
Situação	**Recomendação**
RN a termo em aleitamento materno exclusivo ou em uso de 500 mℓ de fórmula infantil	Não necessita de suplementação de ferro
RNPT e RNBP até 1.500 g*	2 mg/kg/dia durante 1 ano. Após este prazo, 1 mg/kg/dia durante mais 1 ano
RNPT com peso entre 1.500 g e 1.000 g*	3 mg/kg/dia durante 1 ano e depois 1 mg/kg/dia durante mais 1 ano
RNPT com peso menor que 1.000 g*	4 mg/kg/dia durante 1 ano e depois 1 mg/kg/dia durante mais 1 ano

RN: recém-nascido; RNPT: recém-nascido pré-termo; RNBP: recém-nascido de baixo peso. *Todo RN com dieta enteral maior ou igual a 100 mg/kg/dia.

Transfusão de hemocomponentes

Plasma fresco congelado (PFC)

Após a centrifugação do sangue total do doador é realizada a separação das hemácias e do plasma. Contém albumina, imunoglobulina e fatores de coagulação.

Indicações. Coagulopatias secundárias à deficiência congênita ou adquirida de fatores de coagulação, desde que não disponha de concentrado de fatores específicos; deficiência de vitamina K, coagulação intravascular disseminada (CIVD), coagulopatia dilucional em decorrência de transfusão maciça (mais de metade da volemia) e reconstituinte de sangue total para exsanguinotransfusão.

Administração. Deve ser ABO compatível com o sangue do paciente.

Volume a ser transfundido. 10 a 15 mℓ/kg em 1 a 2 horas (máximo de 4 horas).

Concentrado de plaquetas

Cada bolsa contém cerca de 50 mℓ, são estocadas a 22°C, sob agitação contínua e o prazo de validade é de 5 dias; é necessário usar filtro de leucócitos.

Indicações. Não existe protocolo de indicação absoluta (Quadro 5.4).

Volume a ser transfundido. 5 a 10 mℓ/kg ou 1 unidade para cada 10 kg.

Crioprecipitado

Preparado a partir do PFC. Fonte de fator de von Willebrand, fibrinogênio e fator XIII.

Indicações. Hipofibrinogenemia (pacientes com hipofibrinogenemia adquirida por CIVD ou transfusão maciça); deficiência de fator XIII com sangramento ou em procedimentos invasivos na indisponibilidade de concentrado de fator XIII; e doença de von Willebrand com sangramento ativo ou antes de procedimento invasivo quando a vasopressina for contraindicada e se o fator específico não estiver disponível.

Volume a ser transfundido. 1 a 2 unidades/10 kg.

Complicações da transfusão de hemoderivados

Hemólise intravascular aguda geralmente decorrente de incompatibilidade, reação febril não hemolítica, reações alérgicas, contaminação bacteriana, hipotermia e hiperpotassemia.

QUADRO 5.4	Indicação de transfusão de plaquetas em pacientes com menos de 4 meses de vida.

- Manter a contagem de plaquetas ≥ 100.000/mm³ para sangramentos no SNC ou preparo de cirurgia do SNC
- Manter contagem de plaquetas ≥ 50.000/mm³ se sangramento ativo ou se for submetido a cirurgia de grande porte
- Transfusões profiláticas para pacientes com plaquetas < 10.000/mm³

SNC: sistema nervoso central.

NÃO ESQUEÇA

Pelas dificuldades encontradas nas transfusões, o objetivo primordial é prevenir a anemia dos RNs. Clampeamento oportuno do cordão, nutrição adequada no período neonatal e controle do volume e do número de coletas de sangue são práticas aceitáveis e que devem ser difundidas.

Bibliografia

Brasil. Ministério da Saúde. Secretaria de Atenção à Saúde, Departamento de atenção especializada. Guia para o uso de hemocomponentes. Brasília: Ministério da Saúde, 2010.

Cloherty JP, Eichenwald EC, Hansen AR et al. Manual of neonatal care. 7. ed. Lippincott Williams & Wilkins, 2012.

Sociedade Brasileira de Pediatria. Anemia ferropriva em lactentes: revisão com foco na prevenção. São Paulo: Departamento Científico de Nutrologia, 2012.

Widness JA. Pathophysiology of anemia during the neontal period, including anemia of prematurity. NeoReviews. 2008; 9:e520.

Widness JA. Treatment and prevention of neonatal anemia. NeoReviews. 2008; 9:e526.

NEONATOLOGIA

6 CONVULSÃO

Patricia de Padua Andrade Campanha

■ Introdução

A convulsão neonatal é definida clinicamente como alteração estereotipada e paroxística na função neurológica (motora, comportamental ou autonômica), que ocorre nos primeiros 28 dias de vida em recém-nascidos (RNs) a termo ou até 44 semanas de idade gestacional corrigida nos recém-nascidos pré-termo. A convulsão documentada por eletroencefalograma, com ou sem manifestações clínicas, representa o conceito atual mais preciso das crises neonatais.

Convulsão é a manifestação mais comum de distúrbios neurológicos no período neonatal, podendo refletir uma disfunção grave do sistema nervoso central (SNC). É um desafio diagnóstico e terapêutico para o neonatologista e representa uma emergência, em razão do risco de sequelas neurológicas.

A incidência de convulsão no recém-nascido a termo é de 0,1 a 0,3% e no pré-termo 1 a 1,5%, mas varia de acordo com os fatores de risco, como baixo peso ao nascer, prematuridade, afecções maternas, complicações obstétricas perinatais, qualidade da assistência obstétrica e neonatal e o critério diagnóstico utilizado (clínico ou eletroencefalográfico).

■ Fisiopatologia

O cérebro em desenvolvimento do recém-nascido apresenta maior suscetibilidade a apresentar convulsões em decorrência do excesso de sinapses excitatórias em relação às inibitórias, do aumento dos receptores para neurotransmissores excitatórios (glutamato e aspartato) e do desenvolvimento incompleto do sistema neural que utiliza o GABA (principal neurotransmissor inibitório no cérebro maduro), tornando-o um neurotransmissor excitatório no RN. Os padrões eletroencefalográficos e a expressão motora das crises neonatais diferem das convulsões em crianças maiores e adultos, em virtude de mielinização incompleta e imaturidade neuroanatômica e neurofisiológica do recém-nascido.

■ Classificação

As manifestações das convulsões frequentemente são de difícil reconhecimento e, muitas vezes, a crise clínica não se relaciona com as alterações eletroencefalográficas, bem como podem ocorrer alterações no eletroencefalograma sem repercussão clínica. As crises epilépticas no período neonatal, ao contrário das que ocorrem em crianças maiores, não são bem organizadas, raramente são tônico-clônicas generalizadas e, na maioria das vezes, o eletroencefalograma reflete um processo de descargas elétricas multifocais.

A classificação clínica das convulsões neonatais está descrita no Quadro 6.1.

É importante o diagnóstico diferencial com fenômenos paroxísticos não epilépticos (Quadro 6.2).

QUADRO 6.1	Classificação clínica das convulsões neonatais.
Sutis	As formas mais comuns ocorrem no RN a termo e pré-termo. Fenômenos oculares (desvio conjugado dos olhos, olhos abertos com olhar fixo, movimentos repetitivos de piscar ou tremulação das pálpebras, nistagmo); movimentos mastigatórios, de sucção e bocejo; movimentos dos membros (nadar, pedalar); alterações vasomotoras; apneia (geralmente precedida por outras manifestações clínicas e desacompanhada de bradicardia)
Tônicas	Mais frequentes no pré-termo. Podem ser focais ou generalizadas. Caracterizam-se por rigidez de um grupo muscular com duração variável a que se segue um relaxamento. Podem envolver membros, face, pescoço e tronco. O envolvimento dos músculos do dorso origina uma postura em opistótono. A forma generalizada ocorre com extensão tônica de todos os membros, simulando descerebração
Clônicas multifocais	Mais frequentes em RN a termo. Iniciam-se com movimentos clônicos de um ou mais membros do corpo, migrando para outros de forma desordenada
Clônicas focais	Caracterizam-se por abalos dos membros ou da face com frequência de 1 a 3 ciclos/segundo. O RN está consciente durante o episódio
Mioclônicas focais, multifocais ou generalizadas	Abalos mais rápidos do que os movimentos clônicos, com predileção pelos músculos flexores. A forma generalizada é a que se associa mais frequentemente a alterações paroxísticas no EEG. Diagnóstico diferencial com a mioclonia benigna do sono

EEG: eletroencefalograma; RN: recém-nascido. Fonte: Volpe, 2008.

■ Etiologia

Os insultos neurológicos que causam as convulsões neonatais podem ocorrer nos períodos pré-natal, intraparto ou pós-natal. A maioria das convulsões neonatais é sintomática e causada por eventos perinatais agudos. A determinação da etiologia da convulsão é importante para orientar o tratamento específico.

As causas das convulsões neonatais estão descritas no Quadro 6.3, por ordem decrescente de frequência.

CONVULSÃO

QUADRO 6.2 — Fenômenos paroxísticos não epilépticos.

- Abalos (movimentos rápidos oscilatórios, que ocorrem nos primeiros dias de vida, exacerbados por estímulos sensitivos, mais acentuados durante o choro, reduzem com flexão passiva, sem associação com movimentos oculares)
- Mioclonia benigna do sono (as mioclonias ocorrem somente durante o sono, principalmente em bebês a termo, com movimentos repetitivos e bilaterais, podendo acometer todos os membros, mas não a face; início nos primeiros dias de vida, com resolução por volta dos 4 meses; exame neurológico e EEG normais)
- Hiperecplexia (distúrbio genético [autossômico dominante] raro, caracterizado por respostas exacerbadas [espasmos tônicos sustentados e reações de sobressalto] a estímulos visuais, auditivos e táteis, sem natureza epiléptica)
- Apneia não epiléptica

QUADRO 6.3 — Etiologia da convulsão neonatal.

- Encefalopatia hipóxico-isquêmica: a causa mais comum
- Distúrbios metabólicos
  - Hipoglicemia (prematuridade, baixo peso, diabetes materno, hiperinsulinismo, sepse, asfixia, erros inatos do metabolismo que cursam com hipoglicemia)
  - Hipocalcemia (asfixia, hipoparatireoidismo transitório neonatal, síndrome de DiGeorge)
  - Hipomagnesemia
  - Hiponatremia/hipernatremia
- Hemorragia intracraniana
  - Hemorragia peri-intraventricular
  - Hemorragia subaracnóidea
  - Hemorragia subdural
- Infecção: meningite bacteriana (*E. coli*, *Streptococcus* do grupo B, *Listeria*), encefalite herpética, infecções congênitas (TORCHS), abscesso cerebral
- Síndrome de abstinência: exposição intrauterina a drogas ilícitas
- Acidente vascular encefálico perinatal
- Erro inato do metabolismo: dependência de piridoxina, galactosemia, leucinose, hiperglicinemia não cetótica, distúrbios do ciclo da ureia (com hiperamonemia), distúrbios no metabolismo dos carboidratos (com hipoglicemia), adrenoleucodistrofia, síndrome de Zellweger, distúrbio no transporte de glicose na barreira hematencefálica (com hipoglicorraquia), deficiência de biotinidase e deficiência de ácido folínico
- Malformação cerebral: holoprosencefalia, esquizencefalia, lissencefalia, polimicrogiria
- Síndromes neurocutâneas: síndrome de Sturge-Weber, esclerose tuberosa
- Síndromes epilépticas: convulsão familiar neonatal benigna, convulsão neonatal benigna idiopática, síndrome de Ohtahara, encefalopatia mioclônica epiléptica precoce
- Idiopática

■ Diagnóstico

O diagnóstico de crise epiléptica é difícil em virtude da ocorrência frequente de dissociação eletroclínica.

Anamnese

- História materna/gestacional: história materna ou familiar de epilepsia e doenças neurológicas, perdas fetais, consanguinidade, diabetes, infecções, uso de drogas ilícitas, doenças tromboembólicas, doenças metabólicas, crescimento intrauterino restrito, qualidade dos movimentos fetais
- História do parto/nascimento: evolução do trabalho de parto, atividade fetal, tipo de parto, condições do nascimento, intercorrências, idade gestacional, necessidade de reanimação, índices de Apgar
- Dados do recém-nascido e outras doenças associadas
- Caracterização das convulsões: idade de início, frequência e duração das crises, relação com estímulos, descrição das crises.

Exame físico

Completo, com atenção especial para pressão arterial, perímetro cefálico, fontanela, dismorfismos, lesões cutâneas, nível de consciência, tônus muscular, reflexos tendíneos profundos, força muscular/simetria, exame de nervos cranianos, postura, fundo de olho.

Exames complementares

Laboratório

Para todos os bebês: glicemia, eletrólitos séricos (sódio, potássio, cloro, cálcio, magnésio, fósforo), gasometria arterial, hemograma completo com contagem de plaquetas, proteína C reativa, avaliação da função hepática e renal, triagem neonatal (teste do pezinho). Quando houver fator de risco ou quadro clínico de infecção, hemocultura, exame do liquor (celularidade, glicose, proteína, cultura).

Outros exames, de acordo com a história clínica e o exame físico: coagulograma, sorologias para TORCHS, amônia, lactato, cálculo do *gap* aniônico, cariótipo, perfil lipídico, pesquisa de corpos cetônicos na urina, triagem metabólica no plasma, na urina e no liquor, na suspeita de erro inato do metabolismo.

Eletroencefalograma

Sempre indicado em virtude da dissociação eletroclínica no período neonatal (exceto nos casos de convulsão por distúrbio metabólico ou infecção, controlada após o tratamento). O eletroencefalograma (EEG) convencional é o exame de referência; é um sistema de multicanais que requer a aplicação de 9 a 40 eletrodos na calota craniana e na face; tem limitações pelo fato de não estar disponível continuamente e depender do especialista para interpretação. As alterações do EEG podem ser úteis para determinar a etiologia da convulsão.

Uma nova tecnologia no monitoramento cerebral, o eletroencefalograma de amplitude integrada (aEEG) possibilita o uso simultâneo de vídeo, utiliza menos canais (apenas 3 a 5 eletrodos no couro cabeludo) que o EEG convencional e é empregado continuamente à beira do leito, fornecendo informações em tempo real para o neonatologista, com avaliação da crise e da resposta ao tratamento. Apesar da sua acessibilidade e fácil interpretação, tem menor sensibilidade para detecção das crises, devendo ser complementado com o EEG convencional.

O uso de técnicas com videomonitoramento eletroencefalográfico prolongado permite avaliar simultaneamente a atividade elétrica cerebral e as manifestações clínicas durante as crises epilépticas neonatais.

Bebês com fatores de risco para convulsão devem ser monitorados com EEG pelo menos nas primeiras 72 horas após o parto ou, na ocorrência de crise, até 24 horas após seu controle.

Ultrassonografia transfontanela

Por ser um exame não invasivo e acessível, deve ser realizada na avaliação inicial de todos os RNs com convulsão, especialmente em prematuros.

Tomografia computadorizada de crânio

Auxilia no diagnóstico e prognóstico, quando não houver disponibilidade de ressonância magnética. Pode ser utilizada para avaliação de calcificações intracranianas (suspeita de TORCH), hemorragias subdurais e subaracnóideas, edema cerebral, leucomalacia periventricular, encefalomalacia.

Ressonância magnética de crânio (técnicas complementares: difusão, ângio-RM, espectroscopia, de acordo com a suspeita diagnóstica)

Exame com melhor resolução para avaliar malformações cerebrais, alterações na substância branca, hemorragia intracraniana e insultos isquêmicos do parênquima cerebral, de utilidade para o diagnóstico e prognóstico. Por ser de alto custo e difícil aquisição, geralmente é solicitado quando a tomografia computadorizada de crânio não esclarece o diagnóstico ou quando há suspeita de malformações cerebrais.

SPECT cerebral

Tomografia computadorizada por emissão de fótons. Exame funcional que demonstra a perfusão encefálica. Indicado nos casos de síndrome hipóxico-isquêmica, para detecção de áreas de hipoperfusão cerebral.

Eletrocardiograma e ecocardiograma

Indicados em casos de suspeita de lesão isquêmica.

■ Tratamento

O esclarecimento da etiologia das crises é importante para a abordagem terapêutica (Figura 6.1).

A determinação da etiologia vai orientar o tratamento adequado das crises e prevenir sequelas neurológicas que poderão ocorrer se a causa subjacente não for tratada.

Não há evidências científicas que esclareçam as seguintes questões: se todas as convulsões (clínicas e subclínicas) devem ser tratadas, qual o tratamento mais apropriado, que anticonvulsivantes devem ser utilizados, a duração do tratamento, se a terapia deve ser agressiva, a efetividade e segurança desses medicamentos disponíveis. Não está comprovado que o uso de anticonvulsivantes diminua a mortalidade e/ou morbidade, podendo ainda estar associado a efeitos neurológicos adversos. Idealmente, a decisão de tratar as crises epilépticas neonatais com anticonvulsivantes deveria exigir a comprovação através do EEG. Fármacos de primeira geração como o fenobarbital e a fenitoína são ainda os de primeira escolha em virtude da extensa experiência clínica, apesar de efetividade clínica limitada e potencial neurotoxicidade (Quadro 6.4).

Duração do tratamento

A duração do tratamento anticonvulsivante deve ser a mais curta possível, na dependência do diagnóstico e da probabilidade de recorrência das crises. A terapia de manutenção pode ser desnecessária. Bebês com crises prolongadas, de difícil controle e com alteração no EEG necessitam de manutenção do anticonvulsivante – controlar nível sérico. Em recém-nascidos com exame neurológico e EEG normais, deve-se considerar a interrupção de anticonvulsivantes após 72 horas sem crises. Em recém-nascidos que necessitaram utilizar vários medicamentos, estes devem ser interrompidos um a um e o último a ser retirado deverá ser o fenobarbital.

■ Prognóstico

A convulsão neonatal está associada à incidência elevada de morte precoce (20 a 30%), e o risco de sequelas neurológicas é considerável nos sobreviventes – epilepsia (20 a 30%), déficits motores (42 a 59%), atraso do desenvolvimento (55%) e retardo mental (20 a 40%). De 22 a 35% dos casos evoluem sem nenhuma anormalidade neurológica. Todos os RNs que apresentaram convulsão devem ser acompanhados por equipe multiprofissional a fim de reconhecer e tratar precocemente possíveis desenvolvimentos anormais.

O principal determinante do prognóstico neurológico é a etiologia da convulsão. Outros fatores prognósticos são: resposta ao tratamento, características das crises, idade gestacional, exame neurológico e resultados do EEG e RM de crânio.

Fatores associados a um prognóstico adverso: prematuridade, encefalopatia hipóxico-isquêmica, disgenesia cerebral, infecção do sistema nervoso central, hemorragia intraventricular grave, atividade interictal do EEG com alterações graves (padrão isoelétrico, paroxismos frequentes, surto-supressão e baixa voltagem). Menos importantes: exame neurológico com alterações graves, neuroimagem anormal, início precoce das convulsões (< 24 horas) e gravidade das convulsões.

Os fatores associados a um prognóstico favorável são: infarto focal, distúrbios metabólicos transitórios, atividade interictal normal no EEG, exame neurológico inicial normal, convulsão clínica sem correlação ao EEG, hemorragia subaracnóidea, convulsão idiopática, convulsão familial benigna. Fatores menos significativos são: neuroimagem normal, início tardio das convulsões (> 5 dias), convulsões clônicas focais.

> **NÃO ESQUEÇA**
>
> A convulsão neonatal é uma emergência e deve ser pronta e efetivamente diagnosticada e tratada de modo a evitar sequelas neurológicas.

CONVULSÃO

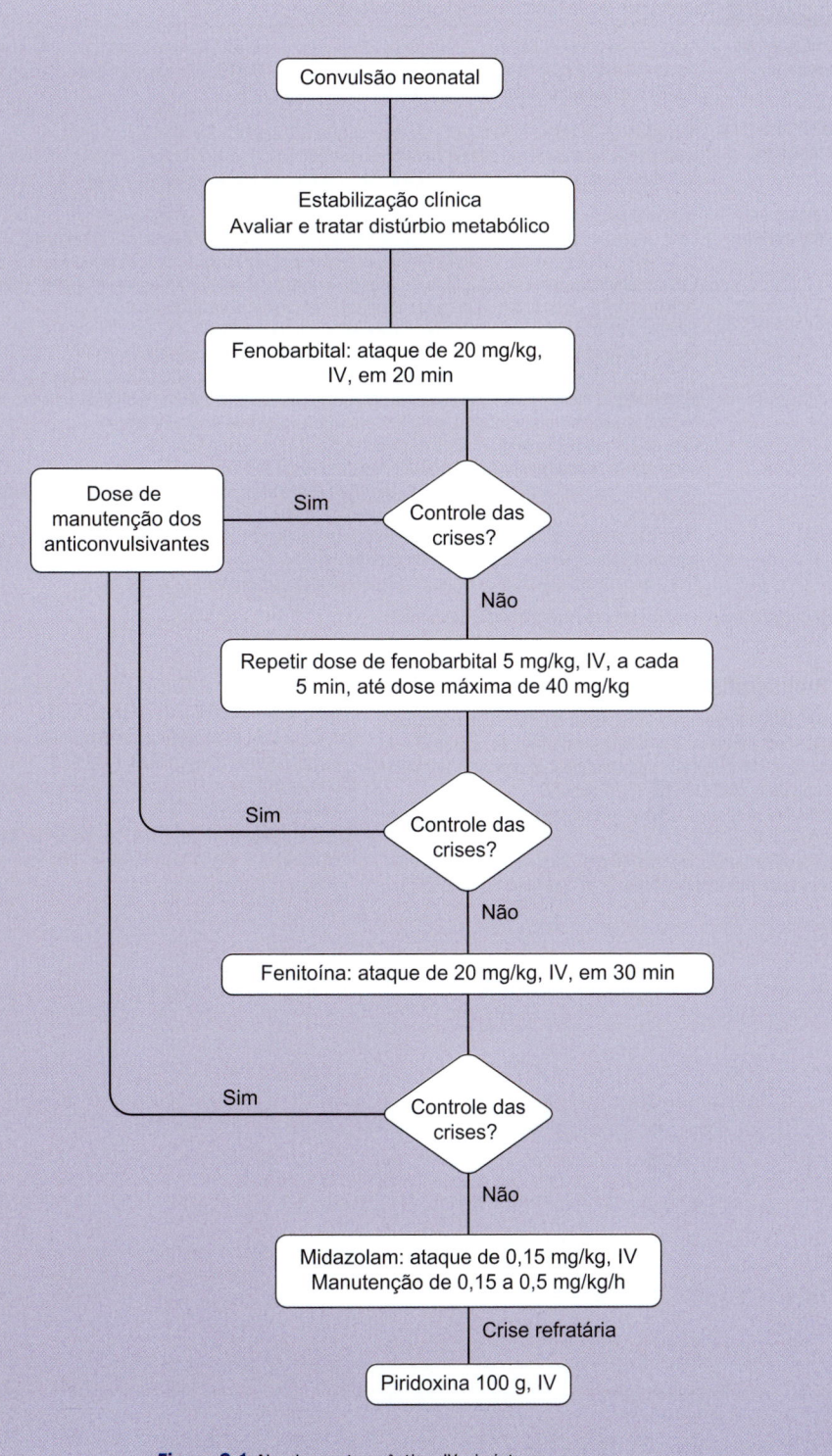

Figura 6.1 Abordagem terapêutica. IV: via intravenosa.

QUADRO 6.4	Abordagem terapêutica da convulsão neonatal.
Medidas gerais de suporte	Assegurar perviedade das vias respiratórias. Obter acesso vascular. Monitoramento cardiorrespiratório. Assistência ventilatória e suporte hemodinâmico, quando indicados. Manter zona térmica neutra. Passar sonda gástrica. Manter equilíbrio hidreletrolítico e glicêmico
Avaliar distúrbios metabólicos	Hipoglicemia (glicemia < 40 mg/dℓ – flush de glicose 200 mg/kg – SG 10%, 2 mℓ/kg, IV) Hipocalcemia (cálcio sérico total < 7 mg/dℓ – gliconato de cálcio 100 mg/kg – 1 mℓ/kg em 10 min, IV) Hipomagnesemia (magnésio sérico < 1,5 mg/dℓ – sulfato de magnésio 50% 1 mg/kg – 0,25 mℓ/kg, IM)
Fármacos anti-convulsivantes	Fenobarbital: fármaco de primeira escolha Dose de ataque: 20 mg/kg, IV, em 20 min. Se não houver controle da crise, podem ser utilizadas doses adicionais de 5 mg/kg até no máximo 40 mg/kg (evitar em recém-nascido asfíxico). Dose de manutenção: 3 a 5 mg/kg/dia Estudos limitados sobre eficácia. Taxa de resposta à dose de ataque de 20 mg/kg: 30 a 40%. Com dose total de 40 mg/kg: 77%. Pode ocorrer diminuição na eficácia em vigência de hipotermia Fenitoína: se as crises persistirem após dose máxima do fenobarbital Dose de ataque: 20 mg/kg, IV, em 30 min. Dose de manutenção: 4 a 8 mg/kg/dia, IV Eficácia semelhante à do fenobarbital, porém com risco de reações adversas locais e efeitos arritmogênicos. Dificuldade de manter nível terapêutico em decorrência da farmacocinética, sobretudo quando fornecida VO Midazolam: quando não é obtido o controle da convulsão com fenobarbital + fenitoína Dose de ataque: 0,15 mg/kg, IV. Dose de manutenção: 0,15 a 0,5 mg/kg/h, IV Início rápido de ação e rápido metabolismo hepático. Risco de hipotensão Lidocaína: melhor controle das crises em relação ao midazolam, porém uso limitado em virtude dos efeitos cardiotóxicos Fármacos de segunda geração (eficácia e segurança ainda precisam ser estabelecidas em RNs): levetiracetam, topiramato, bumetanida, lamotrigina, vigabatrina Nas crises refratárias, considerar uma prova terapêutica com piridoxina, IV, 100 mg

IM: via intramuscular; IV: via intravenosa; SG: soro glicosado; VO: via oral.

■ **Bibliografia**

Cross JH. Differential diagnosis of epileptic seizures in infancy including the neonatal period. Sem Fetal Neonatal Med. 2013; (18):192-5.
Okumura A. The diagnosis and treatment of neonatal seizures. Chang Gung Med J. 2012; 35(5):365-72.
Sivaswamy L. Approach to neonatal seizures. Clin Pediatr. 2012; 51(5):415-25.
Swaiman KF, Ashwal S, Ferriero DM et al. Swaiman's Pediatric neurology principles and practices. 5. ed. Saunders Elsevier; 2012.
Uria-Avellanal C et al. Outcome following neonatal seizures. Sem Fetal Neonatal Med. 2013; (18):224-32.
van Rooij LGM et al. Clinical management of seizures in newborns. Pedriatr Drugs. 2013; (15):9-18.
van Rooij LGM et al. Treatment of neonatal seizures. Sem Fetal Neonatal Med. 2013; 1-7.
Volpe JJ. Neonatal seizures. In: Volpe JJ. Neurology of the newborn. 5. ed. Philadelphia: WB Saunders Elsevier; 2008.

NEONATOLOGIA

7 DOENÇA PULMONAR CRÔNICA

Alan Araujo Vieira

■ Introdução

A doença pulmonar crônica (DPC) do recém-nascido (RN), antigamente chamada de displasia broncopulmonar, é uma forma de pneumopatia que ocorre no RN como consequência de algum agravo pulmonar nos primeiros dias de vida. É definida como necessidade persistente de uso de oxigenoterapia acima de 28 dias de vida; sua gravidade é avaliada pela dependência à oxigenoterapia na idade gestacional (IG) corrigida de 36 semanas (em RN com IG ao nascimento de 32 semanas ou menos) ou aos 56 dias de vida pós-natal (em RNs que nasceram com mais de 32 semanas de IG). A partir desta avaliação, a DPC do RN é classificada como leve nos pacientes que já não precisam de oxigenoterapia, moderada naqueles que necessitam de FiO_2 até 30%, e grave naqueles que necessitam de concentração de O_2 maior que 30% ou estejam em uso de pressão positiva contínua nas vias respiratórias (CPAP, *continuous positive airway pressure*) nasal ou ventilação mecânica.

Uma "nova" displasia broncopulmonar vem sendo descrita em RN de extremo baixo peso e IG média de 28 semanas ao nascimento, os sobreviventes da "era pós-surfactante", e ocorre naqueles que tiveram um quadro respiratório inicial leve ou que, até mesmo, não necessitaram de oxigenoterapia inicialmente, mas evoluíram com esta demanda no decorrer de sua progressão clínica. Acredita-se que esta forma de DPC do RN esteja relacionada com a imaturidade pulmonar em RN prematuros extremos e caracterizada histopatologicamente, nos não sobreviventes, por diminuição da alveolização.

■ Fisiopatologia

A fisiopatologia básica da DPC do RN está associada ao reparo do tecido pulmonar lesionado durante o processo de ventilação mecânica ou simplesmente à exposição ao O_2, gerando mudanças estruturais como interrupção no desenvolvimento dos alvéolos e da microvasculatura associada. Isto gera septação pulmonar deficiente e menor quantidade de alvéolos que, estruturalmente, são maiores, porém, têm menor superfície para trocas gasosas, além de redução da rede capilar pulmonar, o que pode facilitar o aparecimento de hipertensão pulmonar. Evolutivamente, vai ocorrer diminuição da complacência tecidual pulmonar, aumento da resistência da árvore brônquica e prejuízo na função de trocas gasosas.

■ Epidemiologia

A incidência de DPC do RN é influenciada por vários fatores, o mais importante dos quais é a imaturidade pulmonar. A incidência aumenta com a diminuição do peso ao nascer e chega a afetar até 30% dos RN com peso inferior a 1.000 g. Outros fatores que influenciam diretamente a incidência de DPC do RN são as práticas clínicas, principalmente as que dizem respeito ao manejo da ventilação mecânica.

Os principais fatores de risco são prematuridade, sexo masculino, corioamnionite, raça branca e aumento da sobrevida de RN de extremo baixo peso. Outros fatores de risco são a presença de persistência de canal arterial sintomática, sepse neonatal, sofrimento respiratório, oxigenoterapia, colonização traqueal por *Ureaplasma*, deficiência de vitamina A e história familiar de atopia. Sugere-se, ainda, que a atividade alterada de algumas enzimas antioxidantes, a diminuição de inositol plasmático e a alteração na concentração de alguns hormônios, como vasopressina e hormônio natriurético atrial, possam contribuir para o desenvolvimento de DPC do RN.

■ Quadro clínico

A apresentação clínica caracteriza-se por deterioração progressiva da função pulmonar com aumento da necessidade de O_2 e de suporte ventilatório e, em casos graves, edema pulmonar, hiper-reatividade brônquica e deficiência no crescimento somático.

Ao exame físico, o RN com DPC pode apresentar-se com desconforto respiratório, em oxigenoterapia e suscetível a episódios de apneia, com ruídos adventícios à ausculta pulmonar e evidências de tempo expiratório prolongado, sinais de insuficiência cardíaca e *cor pulmonale*, fígado rebaixado, tanto pela insuficiência cardíaca direita como por hiperinsuflação pulmonar.

■ Diagnóstico

Exames laboratoriais

Os exames laboratoriais são usados para acompanhar a evolução ou agudização de quadros leves de DPC do RN. Dentre os exames de sangue, destaca-se a gasometria arterial, em que podem ser detectados, em quadros mais crônicos, pH sanguíneo pouco abaixo do normal (em torno de 7,25) e aumento discreto do bicarbonato sérico, geralmente associado à retenção de dióxido de carbono. Quando em uso de diurético, é importante a análise periódica dos eletrólitos sanguíneos para pesquisa de hipopotassemia, hiponatremia ou hipocloremia.

Exames radiológicos

Na radiografia de tórax, é possível encontrar achados radiológicos muito variados, como hipoinsuflação ou hiperinsuflação pulmonar, áreas de atelectasias ao lado de áreas hiperinsufladas, trabeculações e fibroses intersticiais, entre outras. Como essas alterações persistem por longos períodos, achados de, por exemplo, infecção secundária podem ser difíceis de detectar sem a comparação de radiografias anteriores. A tomografia computadorizada de tórax vem sendo cada vez mais utilizada para avaliação do diagnóstico inicial e acompanhamento evolutivo da DPC do RN.

Ecocardiograma

Outro exame essencial para acompanhamento da DPC do RN é o ecocardiograma, indicado para pesquisar insuficiência cardíaca ou hipertensão pulmonar e para determinar mudanças no tratamento medicamentoso.

Prova de função pulmonar

Exame complementar interessante para o acompanhamento de pacientes com DPC do RN. Os achados mais frequentes são diminuição da complacência pulmonar e aumento da resistência das vias brônquicas. Evolutivamente, podem-se encontrar: diminuição do fluxo respiratório forçado, aumento da capacidade funcional residual e aumento do volume residual, entre outros.

■ Prevenção

A principal ação deve ser direcionada para diminuição da prematuridade, com melhora na assistência pré-natal.

Outra ação recomendada é o incentivo à corticoterapia antenatal, que vem permitindo diminuição importante do sofrimento respiratório e da exposição à oxigenoterapia, além de proporcionar condições para uma ventilação menos agressiva, minimizando as lesões provocadas pelo barotrauma, volutrauma, atelectrauma e biotrauma.

Administração prudente de líquidos, acompanhamento rigoroso dos quadros de persistência do canal arterial, administração precoce de surfactante pulmonar, uso de ventilação não invasiva, reposição de vitamina A, uso de cafeína pré-extubação como medida preventiva de apneias ou reintubações em RN prematuros extremos, além de manejo nutricional adequado, são essenciais para prevenir ou diminuir a incidência de DPC do RN.

Uma vez instalado o quadro, é essencial prevenir a piora evolutiva pulmonar, proporcionando suporte ventilatório mínimo necessário para manter uma função pulmonar adequada, prevenir *cor pulmonale* e incrementar a nutrição para permitir crescimento e desenvolvimento adequados.

■ Tratamento

Oxigenoterapia

Deve ser a mínima necessária para manter oxigenação corporal adequada e evitar a progressão de hipertensão pulmonar induzida por hipoxia, *cor pulmonale*, broncospasmo e atraso do crescimento. A maneira mais fácil de monitorar a oxigenação de um RN é por meio da saturação transcutânea de oxigênio. No entanto, ainda não há consenso na literatura sobre quais níveis de saturação de O_2 devem ser mantidos nos RN. Recentes estudos revelaram que aceitar saturações de O_2 mais baixas (entre 85 e 92%) pode aumentar a mortalidade em RN de extremo baixo peso. Manter uma saturação entre 90 e 94% parece ser a conduta mais aceita atualmente.

Ventilação mecânica

O uso da ventilação mecânica também deve ser restringido ao mínimo necessário. Quando indicada, recomendam-se frequências ventilatórias mais baixas e tempos inspiratórios e expiratórios mais prolongados, tolerando uma Pa_{CO_2} entre 50 e 60 mmHg. Há, também, uma tendência a priorizar o uso da CPAP nasal nos RN com DPC, não apenas no período pós-extubação, mas como substituto da ventilação invasiva.

Fármacos

Outra maneira de tentar melhorar a função pulmonar é por meio do uso de diuréticos ou de restrição hídrica. Manter uma taxa hídrica em torno de 120 mℓ/kg/dia pode requerer estratégias nutricionais adicionais, como o uso de fórmulas lácteas concentradas e o enriquecimento dessas fórmulas com adição de gorduras (triglicerídios de cadeia média, óleo de milho entre outros) e carboidratos.

O uso de diuréticos, como a furosemida (1 a 2 mg/kg/dose, IV, ou até 6 mg/kg/dose, VO), hidroclorotiazida (1 a 2 mg/kg/dose, 12/12 horas, VO) e espironolactona (1 a 3 mg/kg/dose, 1 vez/dia, VO), ajudam a manter a volemia restrita. Há uma tendência a utilizar a furosemida por períodos curtos, pois ela está relacionada com mais efeitos colaterais (distúrbios hidreletrolíticos, calciúria, ototoxicidade), e utilizar a combinação hidroclorotiazida e espironolactona como substituta da furosemida quando se pretende usar diuréticos por mais tempo.

Broncodilatadores (beta-2-agonistas inalatórios) estão indicados nos casos em que o broncospasmo predomina na apresentação clínica. Seus efeitos são tempo-dependentes e seus efeitos colaterais (taquicardia, hipertensão, hiperglicemia e arritmias) limitam o uso contínuo. Apresentações inalatórias costumam ser bem toleradas (salbutamol, 0,2 mg/kg/dose em nebulização a cada 2 ou 8 horas, de acordo com a necessidade) e geralmente é recomendada a associação com agentes anticolinérgicos (brometo de ipratrópio – 2 a 4 inalações a cada 6 ou 8 horas com espaçador).

As metilxantinas também mostram benefícios na DPC do RN. Dentre eles, destacam-se relaxamento da musculatura lisa brônquica, aumento da contratilidade diafragmática, estímulo do centro respiratório (prevenção de apneias) e leve efeito diurético. Efeitos colaterais como irritabilidade, refluxo gastresofágico e irritação gastrintestinal devem ser monitorados.

Embora eficiente, a corticoterapia pós-natal deve ser limitada aos casos graves. Antes do seu uso, os pais devem ser informados sobre seus riscos, como atraso no desenvolvimento e no crescimento somático e aumento da incidência de paralisia cerebral. Além desses, destaca-se ainda: infecção, hipertensão arterial, úlcera gástrica, hiperglicemia, supressão adrenocortical e miocardiopatia hipertrófica. Vários esquemas terapêuticos são propostos na literatura, com destaque para o uso de dexametasona. Ainda são recomendadas metilprednisolona, hidrocortisona e prednisolona.

As doses recomendadas variam de acordo com cada instituição, podendo ser de ciclo curto (até 7 dias, precocemente, com foco principal na extubação) ou ciclos mais prolongados. A corticoterapia inalatória vem se mostrando muito eficiente no tratamento e até mesmo na prevenção de maiores lesões pulmonares relacionadas com a DPC do RN, com a vantagem de produzir menos efeitos colaterais. Um dos mais utilizados é a beclometasona (100 a 200 mcg/dia em 2 a 4 vezes por nebulização). Apesar de não aprovada para uso em menores de 1 ano, a fluticasona vem sendo utilizada em vários serviços neonatais nas mesmas doses da beclometasona, porém com uso de espaçador.

Nutrição

Deve ser considerada item de destaque no tratamento da DPC do RN, pois o crescimento orgânico é essencial para que o pulmão recupere sua capacidade funcional. As necessidades calóricas de RN com DPC geralmente são superiores a 150 kcal/kg/dia, por conta do gasto metabólico aumentado. A concentração de fórmulas lácteas e o uso de complementação com gorduras e carboidratos são, muitas vezes, medidas necessárias para que se mantenha uma taxa calórica que, ao mesmo tempo que permita o crescimento do RN, não o sobrecarregue com líquidos.

Faltam estudos que comprovem os benefícios da complementação de vitamina A, vitamina E e de suplementação com elementos como o zinco, cobre e selênio para a prevenção da DPC do RN.

■ Alta hospitalar

Deve ser planejada e discutida com a família. Há uma tendência a acreditar que a não necessidade de oxigenoterapia seja um bom indicador do momento mais adequado para a alta hospitalar, mas não há consenso. Se a família apresentar condições sociais e econômicas para manter vigilância constante e arsenal terapêutico no lar, incluindo balas de oxigênio e visitas médicas domiciliares, pode-se planejar a alta hospitalar antes do desmame do uso de oxigênio.

O ideal é que esteja garantida saturação de O_2 maior do que 90% em atividades básicas como alimentação e sono, além de ganho ponderal satisfatório e estado clínico pulmonar estável. O envolvimento dos pais nos cuidados é essencial; eles devem ser treinados para reconhecer sinais clínicos alterados e para atuar em emergências até que um suporte mais especializado esteja disponível.

NÃO ESQUEÇA

Um bom pré-natal, o uso de corticoterapia antenatal sempre que indicado, o uso de surfactante pulmonar precocemente e a "ventilação gentil" têm sido consideradas as ações mais importantes para a prevenção da doença pulmonar crônica do recém-nascido.

■ Bibliografia

Clohert JP, Eichenwald EC, Hansen AR et al. Manual of neonatal care. 7. ed. Lippincott Williams & Wilkins, a Wolters Kluwer business; 2012.

Jobe AH. The new bronchopulmonary dysplasia. Curr Opin Pediatr. 2011; 23(2):167-72.

Lacy T, Cunningham MD, Eyal FG. Neonatology – management, procedures, on-call problems, diseases, and drugs. 6. ed. The McGraw-Hill companies; 2009.

Pfister RH, Soll RF. Pulmonary care and adjunctive therapies for prevention and amelioration of bronchopulmonary dysplasia. NeoReviews. 2011; 12:e635-44.

Watterberg KL. American Academy of Pediatrics, Committee on Fetus and Newborn. Policy statement – postnatal corticosteroids to prevent or treat bronchopulmonary dysplasia. Pediatrics. 2010; 126(4):800-8.

NEONATOLOGIA

8 DISTÚRBIOS ELETROLÍTICOS

Jaqueline Serra Brand

■ Introdução

A manutenção de um equilíbrio hidreletrolítico adequado faz parte dos cuidados básicos ao recém-nascido (RN). Os distúrbios hidreletrolíticos são comuns e exigem reconhecimento e manejo adequados, já que encerram risco de morte ou sequelas.

A transição da vida fetal para a neonatal está associada a grandes mudanças na homeostase hídrica e eletrolítica. Antes do nascimento, o equilíbrio hidreletrolítico fetal é uma função materna, na qual a placenta é a maior responsável. Após o nascimento, o recém-nascido assume este controle. Já os RNs pré-termo apresentam dificuldade para manter este equilíbrio, pois apresentam rins ainda imaturos e grande perda hídrica insensível, principalmente através da pele.

■ Constituição corporal

O corpo do recém-nascido compõe-se principalmente de água, que corresponde a 75 a 80% do seu peso, sendo dividida em dois compartimentos:
- Volume intracelular: 55%
- Volume extracelular: 45%, subdivididos nos compartimentos intravascular (7 a 8%) e intersticial (37 a 38%).

■ Distúrbios específicos

Cálcio

Encontrado no tecido ósseo (99%) e regulado principalmente pela vitamina D e pelo paratormônio (PTH). Durante o período intrauterino, ocorre maior transferência de cálcio no 3º trimestre da gestação através da placenta. Caso o nascimento seja prematuro, observa-se aumento do PTH e da vitamina D para compensar a interrupção deste aporte. O Quadro 8.1 apresenta os distúrbios de cálcio.

Potássio

É o principal cátion intracelular envolvido no equilíbrio acidobásico e na regulação da atividade neuromuscular. Os rins mantêm os níveis através de sua habilidade de filtrar, reabsorver e excretar potássio, responsáveis por 90% da excreção diária de potássio. O Quadro 8.2 apresenta os distúrbios de potássio.

QUADRO 8.1 Distúrbios de cálcio (Ca).

Definição	Fatores de risco	Manifestações clínicas	Tratamento
Hipocalcemia			
■ A termo < 8 mg/dℓ ■ Pré-termo < 7 mg/dℓ ■ Ca ionizável < 4,4 mg/dℓ (a termo/prematuro)	■ Prematuridade ■ CIUR ■ Asfixia grave ■ Hipomagnesemia ■ Exsanguinotransfusão total ■ Mãe diabética insulinodependente ■ Uso materno de anticonvulsivantes/narcóticos ■ Uso de lipídios intravenosos ■ Furosemida	■ Apneia ■ Cianose ■ Recusa alimentar ■ Vômitos ■ Distensão abdominal ■ Tremores ■ Convulsões generalizadas ou focais	■ Sintomático: gliconato de cálcio a 10%, a 100 a 200 mg/kg, IV, 5 a 10 min. Monitorar FC Manutenção: 200 mg/kg/dia ■ Assintomático: gliconato de cálcio a 10%, a 100 a 200 mg/kg/dia, IV, 24 h; ou VO dividido em 4 tomadas
Hipercalcemia			

■ Ca sérico > 11 mg/dℓ
■ Ca ionizável > 5,5 mg/dℓ
	■ Nutrição parenteral prolongada
	■ Hipotireoidismo congênito
	■ Ingestão materna excessiva de vitamina D
		■ Letargia/irritabilidade
		■ Dispneia
		■ Poliúria
		■ Desidratação
		■ Vômito
		■ Constipação intestinal
		■ Hipertensão arterial
		■ Convulsões
		■ Nefrocalcinose
			■ Casos agudos:
			  ○ Soro fisiológico a 0,9%, a 10 a 20 mg/kg, IV, + furosemida 2 mg/kg. Pode repetir cada 4 a 6 h
			  ○ Controle hidreletrolítico rigoroso
			  ○ Controle de causas subjacentes

CIUR: crescimento intrauterino retardado; FC: frequência cardíaca; IV: via intravenosa; VO: via oral.

DISTÚRBIOS ELETROLÍTICOS

QUADRO 8.2 — Distúrbios de potássio (K).

Definição	Fatores de risco	Manifestações clínicas	Tratamento
Hiperpotassemia			

■ K sérico > 6 mEq/ℓ
■ Correção quando K > 7 mEq/ℓ
	■ Administração excessiva
	■ Destruição tecidual (trauma, asfixia, hipotermia)
	■ Insuficiência renal
	■ Hiperplasia congênita suprarrenal
	■ Hemorragia intracraniana
	■ Transfusão sanguínea
	■ Exsanguinotransfusão total
	■ Fármacos (digitálicos, α-agonistas, betabloqueadores)
		■ Arritmias cardíacas – onda T espiculada, estreita e simétrica, achatamento da onda P, complexo QRS alargado	■ Restringir ou suspender potássio
			■ Corrigir fatores causais
			■ Toxicidade cardíaca (não reduz níveis de K$^+$)
			  ○ Gliconato de cálcio a 10%, a 100 a 200 mg/kg, IV, em 15 min
			  ○ Monitorar ECG
			■ Redistribuição K$^+$
			  ○ Bicarbonato de sódio – 1 a 2 mEq/kg, IV
			  ○ Glicoinsulinoterapia – glicose 0,5 a 1 g/kg + 1 U insulina para cada 4 g de glicose, IV, em 30 min
			■ Aumentar eliminação K$^+$
			  ○ Furosemida (na ausência de anúria)
			  ○ Resina de troca (não é bem tolerada no período neonatal, grande risco de enterocolite necrosante) – 0,5 a 1 g/kg, em água ou SG5%, a cada 4 a 6 h, VO ou SNG (VR em caso de vômitos)
			■ Diálise peritoneal

Hipopotassemia			
■ K sérico < 3,5 mEq/ℓ	■ Alcalose ■ Ingestão diminuída ■ Excreção renal aumentada (diurese osmótica, diuréticos, hiperaldosteronismo, acidose tubular renal) ■ Leucemia ■ Drenagem gástrica ou ileostomia ■ Fármacos (penicilina/vancomicina/anfotericina B) ■ Uso crônico de diuréticos	■ Sonolência/irritabilidade ■ Confusão mental ■ Fraqueza muscular ■ Diminuição ruídos hidroaéreos/distensão abdominal ■ Alterações ECG: depleção do segmento ST, diminuição onda T, prolongamento PR	■ Leve (K: 3 a 3,5 mEq/mℓ) ○ Reposição KCl xarope a 6% (0,8 mEq/mℓ) – 3 mEq/kg/dia, 6/6 h

ECG: eletrocardiograma; IV: via intravenosa; SNG: sonda nasogástrica; VO: via oral; VR: via retal.

Sódio

Principal cátion extracelular, responsável pelo movimento da água através da membrana celular. Sua excreção é regulada pela aldosterona, hormônio antidiurético, e pelos rins (pelo mecanismo de concentração e diluição da urina). O Quadro 8.3 apresenta os distúrbios de sódio.

Magnésio

É o segundo eletrólito mais importante no meio intracelular, armazenado nos ossos (67%) e nas células (31%). Sua função é relacionada com as atividades enzimáticas celulares, como a glicólise. Inibe o afluxo de cálcio e compete com seus sítios de ligação, reduzindo a liberação do cálcio. O Quadro 8.4 apresenta os distúrbios de magnésio.

> **NÃO ESQUEÇA**
>
> O manejo hidreletrolítico adequado deve ser conduzido para cada caso individualmente, já que as necessidades hídricas e eletrolíticas basais de cada recém-nascido variam de acordo com seu peso, metabolismo e as perdas ativas. Portanto, a administração de eletrólitos deve ser individualizada e reavaliada periodicamente para fazer os ajustes apropriados.

QUADRO 8.3 — Distúrbios de sódio (Na).

Definição	Fatores de risco	Tratamento
Hiponatremia		

Na sérico < 130 mEq/ℓ	Hipoxia
	Síndrome de desconforto respiratório
	Hiperbilirrubinemia
	Policitemia
	SIADH
	Diarreia/vômito
	Hidrocefalia com DVE
	Hiperplasia adrenal congênita
	Fármacos (furosemida, dopamina, aminofilina)
	Excesso de aporte hídrico
		Fórmula correção
		  ∘ mEq de Na = peso (kg) × 0,6 × (130 − Na desejado)
		  ∘ Usar NaCl a 3% − (89 mℓ SF 0,9% + 11 mℓ NaCl 20% − concentração final = 0,5 mEq/mℓ)
		Casos agudos: Na desejado = 130
		Casos crônicos: Na desejado = 120
		Taxa de infusão: 10 mℓ/kg/h, aguda; e 5 mℓ/kg/h, crônica

Hipernatremia		
Na sérico > 150 mEq/ℓ	Falta de reposição adequada de água para suprir as grandes perdas insensíveis na 1ª semana de vida, principalmente nos RNs com PN < 1.500 g e/ou IG < 28 semanas Fototerapia, calor radiante, febre, desidratação Pós-operatório prolongado	Aumentar a oferta de água livre − 2,5 mℓ/kg para cada mEq que se deseja reduzir

DVE: derivação ventricular esquerda; IG: idade gestacional; PN: peso ao nascimento; RN: recém-nascido; SIADH: síndrome de secreção inapropriada de hormônio antidiurético.

QUADRO 8.4 — Distúrbios de magnésio (Mg).

Definição	Fatores de risco	Manifestações clínicas	Tratamento
Hipomagnesemia			

Mg < 1,5 mEq/ℓ
Tratar quando < 1,2 mEq/ℓ + sintomas
	Asfixia
	CIUR
	Exsanguinotransfusão total
	Diarreia crônica
		Tremores
		Hiper-reflexia
		Convulsões
			Sintomático
			  ∘ Sulfato de magnésio a 50% (4 mEq/mℓ) − 0,25 mEq/kg, a cada 6 h, IV ou IM
			Assintomático
			  ∘ 0,3 a 0,4 mEq/kg/dia, VO

Hipermagnesemia			
Mg > 2,8 mEq/ℓ	Uso de sulfato de magnésio na gestante	Letargia Hipotonia Hiporreflexia	Gliconato de cálcio a 10%, a 200 mg/kg, IV Furosemida

CIUR: crescimento intrauterino retardado; IM: via intramuscular; IV: via intravenosa; VO: via oral.

Bibliografia

Brasil. Ministério da Saúde. Administração de líquidos e eletrólitos. In: Brasil. Ministério da Saúde. Atenção à saúde do recém-nascido: guia para os profissionais de saúde; volume 2. Brasília: Ministério da Saúde; 2011. p. 49-57.

Bruno F, Santana JCB, Lago P et al. Distúrbios hidroeletrolíticos na criança. In: Piva JP, Garcia PCR (eds.) Terapia Intensiva em Pediatria. 1 ed. Rio de Janeiro: Revinter; 2005. p. 317-32.

Delgado MM, Rohati R, Khan S et al. Sodium and potassium clearances by the maturing kidney: clinical-metabolic correlates. Pediatr Nephrol. 2003; 18:759-67.

Hartnoll G, Bétrémieux P, Modi N. Randomized controlled trial of postnatal sodium supplementation on body composition in 25 to 30 week gestation age infants. Arch Dis Child. 2000; 82:F24-8.

Lorenz JM. Fluid and electrolyte therapy in the very low birthweight neonate. NeoReviews. 2008; 9:102-8.

Lorenz JM, Kleinman LI, Kotagal UR et al. Water balance in very low birth weight infants: relationship to water and sodium intake and effect on outcome. J Pediatr. 1982; 101:423-32.

Modi N, Bétrémieux P, Midgley J et al. Postnatal weight loss and contraction of the extracellular compartment is triggered by atrial natriuretic peptide. Early Hum Devel. 2000; 59:201-98.

NEONATOLOGIA

9 ENTEROCOLITE NECROSANTE

Jaqueline Serra Brand

■ Introdução

A enterocolite necrosante (ECN) é uma doença inflamatória do intestino caracterizada por lesão necrótica difusa da mucosa e da submucosa da parede intestinal, podendo afetar todo o sistema digestório, mais frequentemente o íleo terminal e o cólon ascendente. Acomete, principalmente, os recém-nascidos (RNs) pré-termo de muito baixo peso ao nascer (< 1.500 g). Apresenta alta taxa de mortalidade (10 a 50%), e sua incidência varia de 5 a 10%, sendo inversamente proporcional à idade gestacional e ao peso do nascimento. Nas últimas décadas, houve aumento da incidência devido aos avanços na assistência perinatal, os quais permitiram que RNs pré-termo tivessem um aumento suficiente da sobrevida para o desenvolvimento da ECN.

■ Fisiopatologia

Trata-se de uma doença multifatorial, com 4 requisitos importantes para o início da lesão intestinal: prematuridade, alimentação por fórmula, isquemia e colonização bacteriana (Figura 9.1). Tais fatores estimulam a ativação da cascata inflamatória e consequente necrose do intestino. A ECN pode advir de uma resposta exacerbada do intestino e do sistema imune imaturo, associada à nutrição enteral e à presença de bactérias.

Os RNs a termo também podem manifestar ECN, cuja patogenia difere daquela no pré-termo (Quadro 9.1).

■ Quadro clínico

A ECN pode apresentar-se com quadro fulminante, ou de forma insidiosa, com piora clínica em 24 a 48 horas.

■ Diagnóstico

O diagnóstico baseia-se no quadro clínico e nos achados radiológicos. Exames laboratoriais podem ajudar, porém são inespecíficos (Quadro 9.2). A Figura 9.1 resume a apresentação e a conduta para os casos de ECN.

Deverá apresentar pelos menos dois dos seguintes *sinais e sintomas*, sem outra causa reconhecida:
- Vômito
- Resíduo gástrico aumentado
- Distensão abdominal
- Sangue nas fezes (micro ou macroscópico).

E uma das seguintes *alterações radiológicas abdominais*:
- Pneumoperitônio
- Pneumatose intestinal
- Alças intestinais fixas (sem alterações em exames seriados).

É fundamental o controle radiológico seriado a cada 6 horas, por meio das radiografias nas incidências anteroposterior e raios horizontais, para avaliar a evolução da doença.

A classificação da doença, também conhecida como *estadiamento de Bell*, correlaciona os achados clínicos e radiológicos, sendo dividida em 3 estágios (I – suspeito; II – pneumatose; III – pneumoperitônio) (Quadro 9.3).

■ Diagnóstico diferencial

O início do quadro clínico da ECN pode ser semelhante a diversos distúrbios comuns nos prematuros, como: *intolerância alimentar transitória*, *apneia da prematuridade* e *sepse* (com foco indeterminado). Causas obstrutivas que levam à necrose intestinal são mais raras, como a *doença de Hirschsprung* e *má rotação*.

Nos RNs pré-termo, pode ocorrer *perfuração intestinal espontânea*, que é distinta do processo infeccioso, já que não se observa pneumatose e há uma área de necrose intestinal bem delimitada, tendo assim melhor prognóstico.

■ Tratamento

Composto por duas partes: clínica e cirúrgica.

A tríade básica do tratamento clínico consiste em: dieta zero, antibioticoterapia e nutrição parenteral total (NPT).

Dieta

O RN geralmente permanece em dieta zero por 5 dias, ou de acordo com a evolução clinicorradiográfica. Por conta da pausa alimentar, é fundamental o suporte nutricional adequado, mediante nutrição parenteral (iniciar aporte proteico adequado, com 3 a 4 g/kg/dia, a fim de manter balanço nitrogenado positivo e permitir reparo da lesão intestinal. Aporte calórico com lipídios, 2 a 3 g/kg/dia, e a maior taxa de infusão de glicose (TIG) tolerada, até no máximo 12 mg/kg/min. Quando da reintrodução da dieta, deve-se dar prioridade para o leite materno.

Antibioticoterapia

De amplo espectro, com cobertura para gram-positivos e negativos (ampicilina + gentamicina) e anaeróbios (metronidazol) quando houver perfuração, *ou* piperacilina-tazobactam (tem boa ação anaerobicida, portanto pode ser usado como monoterapia), por um período de 7 a 10 dias.

Medidas de suporte

Usar fármacos ou medidas para assegurar estabilidade hemodinâmica, equilíbrio metabólico, hidreletrolítico e analgesia.

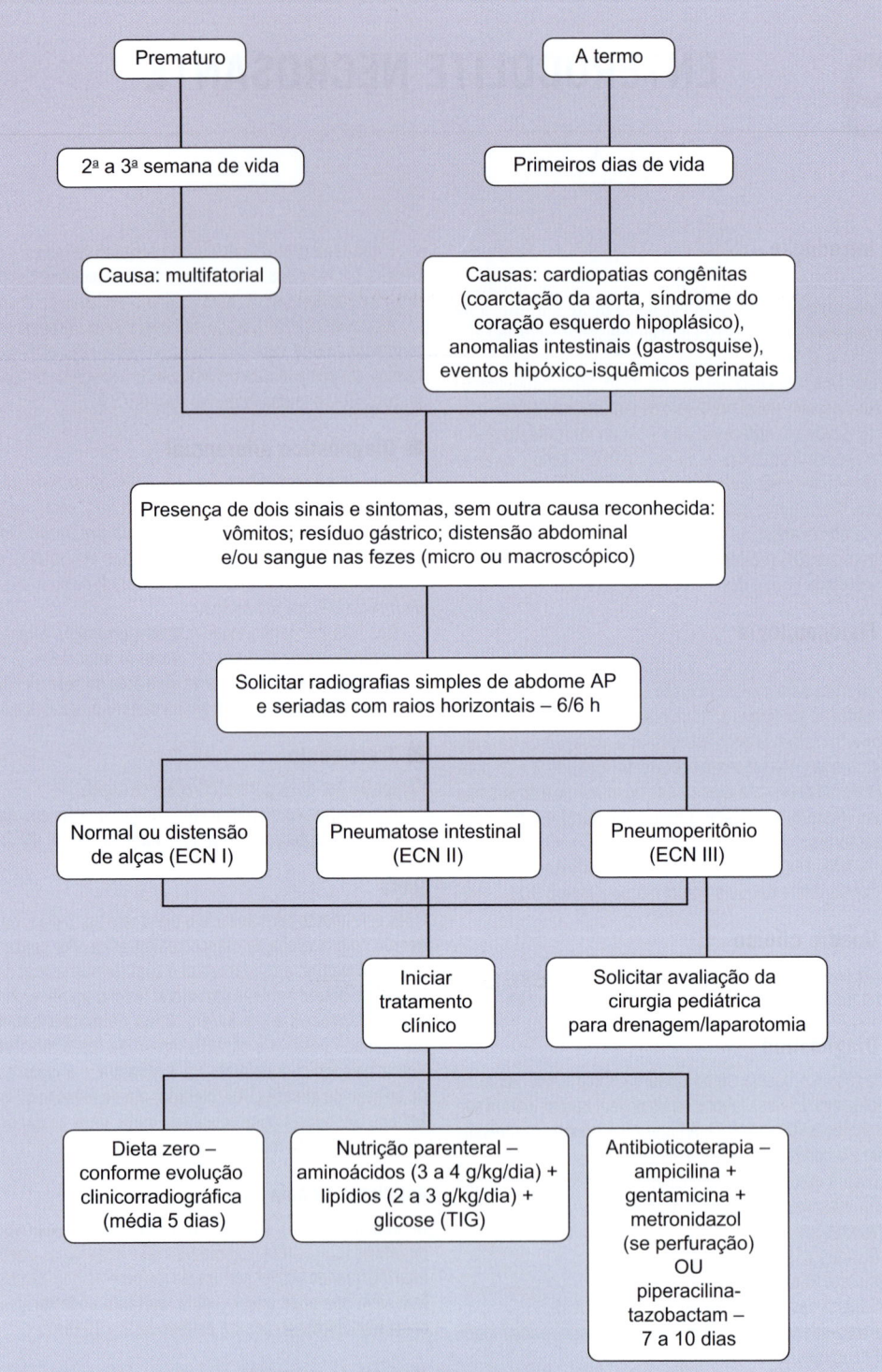

Figura 9.1 Fisiopatologia da enterocolite necrosante (ECN). AP: projeção anteroposterior; TIG: taxa de infusão de glicose.

QUADRO 9.1 — Patogenia da enterocolite necrosante nos recém-nascidos (RNs).

	RN a termo	RN pré-termo
Incidência	10 a 15% dos casos	85 a 90% dos casos
Início	Primeiros dias de vida	2ª a 3ª semana de vida
Causa	Cardiopatias congênitas (coarctação da aorta, síndrome do coração esquerdo hipoplásico), anomalias intestinais (gastrosquise), eventos hipóxico-isquêmicos perinatais	Multifatorial, conforme descrito

QUADRO 9.2 — Sinais e sintomas da enterocolite necrosante.

Clínico	Distensão abdominal (70 a 98%); intolerância alimentar (> 70%); sangramento micro ou macroscópico (25 a 63%) nas fezes
Laboratorial	Trombocitopenia (87%); leucopenia (37%); aumento da proteína C reativa; alterações da coagulação (tempo de protrombina ampliado; hipofibrinogenemia); distúrbios eletrolíticos; hipo ou hiperglicemia; acidose metabólica
Radiológico	Dilatação das alças intestinais (Figura 9.2); níveis líquidos (em decúbito); pneumatose (Figura 9.3); pneumoperitônio (Figura 9.4)

QUADRO 9.3 — Estadiamento de Bell.

Estágio	Sinais sistêmicos	Sinais intestinais	Sinais radiológicos
IA – suspeito	Instabilidade térmica, apneia, bradicardia, letargia	Aumento do resíduo gástrico, vômitos, Distensão abdominal moderada	Alças intestinais normais ou dilatadas, íleo paralítico
IB – suspeito	Instabilidade térmica, apneia, bradicardia, letargia	Sangramento retal vivo	Alças intestinais normais ou dilatadas, íleo paralítico
IIA – leve	Instabilidade térmica, apneia, bradicardia, letargia	IB + diminuição dos ruídos hidroaéreos e dor abdominal	Íleo paralítico, pneumatose intestinal
IIB – moderado	IA + acidose metabólica e trombocitopenia	IIA + celulite (ou não), massa abdominal (ou não)	IIA + gás no sistema porta, com ou sem ascite
IIIA – grave	IIB + hipotensão, bradicardia, acidose mista	IIB + peritonite, dor e distensão abdominal	IIB + ascite
IIIB – muito grave	IIIA	IIIA	IIIA + pneumoperitônio

Tratamento cirúrgico

Cerca de 30 a 40% dos RN necessitam de intervenção cirúrgica. A principal e absoluta indicação para tratamento cirúrgico é a perfuração intestinal, caracterizada pelo pneumoperitônio (ver Figura 9.4). Outros achados podem necessitar de intervenção cirúrgica, como alça sentinela (alça fixa inalterada nas radiografias seriadas por 24 a 36 horas) e gás na veia porta. Nos casos de perfuração intestinal, preconiza-se a drenagem peritoneal anteriormente à laparotomia, para melhor estabilidade clínica, assim como a diminuição do processo inflamatório, e, consequentemente, menor área de ressecção.

■ Complicações

A complicação pós-enterocolite mais frequente é a estenose cicatricial, que ocorre em até 30% dos casos, sendo o cólon a região mais acometida.
Outras complicações:
- Síndrome do intestino curto: em decorrência da ressecção extensa de alças intestinais necróticas (> 50%), leva à má absorção intestinal grave e, em consequência, desnutrição
- Sepse: maior risco de translocação bacteriana, infecção pela presença de cateteres centrais e uso prolongado de nutrição parenteral

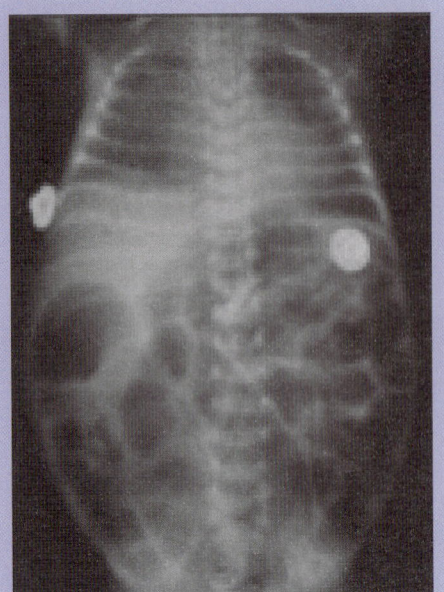

Figura 9.2 Radiografia simples do abdome em decúbito dorsal demonstrando distensão das alças intestinais. (Cortesia da Dra. Beatriz Regina Alvares. Fotógrafo Neder Piagentini do Prado – ASTEC/CAISM/UNICAMP.)

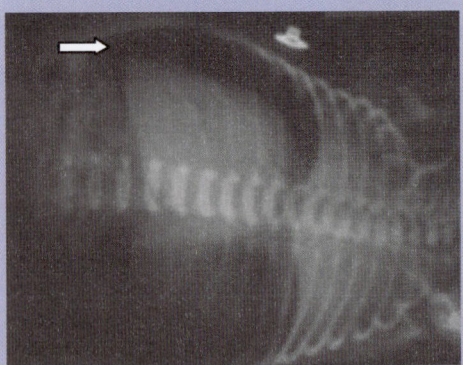

Figura 9.4 Radiografia de abdome em decúbito lateral esquerdo com raios horizontais, observando-se pneumoperitônio entre o fígado e a parede. (Cortesia da Dra. Beatriz Regina Alvares. Fotógrafo Neder Piagentini do Prado – ASTEC/CAISM/UNICAMP.)

- Doença hepática colestática: em decorrência do tempo prolongado de pausa alimentar, associado ao quadro infeccioso.

■ Prevenção

Diversas ações são indicadas para a prevenção da ECN, no entanto algumas são mais efetivas do que outras. São elas:

- Prevenção do parto prematuro: ação mais efetiva, podendo reduzir em até 90% a incidência de ECN
- Utilização do leite materno: ação protetora eficaz e mais acessível
- Uso precoce dieta trófica nos RNs pré-termo: associada à diminuição da incidência, juntamente com protocolo de progressão diária e segura do volume da dieta – 20 a 30 mℓ/kg/dia. Portanto, deve-se abandonar a prática do jejum prolongado como medida preventiva
- Uso de probióticos (*Lactobacillus acidophilus* e *Bifidobacterium infantis*): recentemente associado à diminuição da incidência e à gravidade da ECN pela prevenção da colonização por patógenos, maturação da barreira mucosa do intestino imaturo, aprimoramento da função de defesa da barreira, modulação do sistema imune intestinal e regulação da resposta inflamatória.

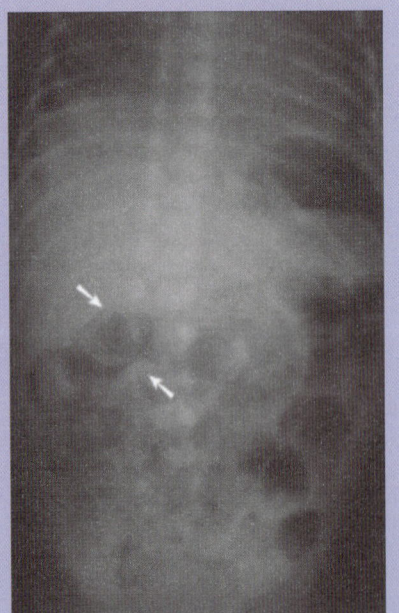

Figura 9.3 Radiografia simples do abdome em decúbito dorsal demonstrando ar na parede intestinal – pneumatose (*setas*). (Cortesia da Dra. Beatriz Regina Alvares. Fotógrafo Neder Piagentini do Prado – ASTEC/CAISM/UNICAMP.)

NÃO ESQUEÇA

Na suspeita clínica de ECN, é fundamental o controle radiográfico seriado a intervalos de 6 horas + dieta zero (no mínimo 5 dias) + nutrição parenteral total + antibioticoterapia + medidas de suporte (analgesia, controle hemodinâmico e ventilatório). Em caso de perfuração intestinal, alça sentinela ou gás na veia porta, deve-se convocar, imediatamente, o serviço de cirurgia pediátrica para intervenção cirúrgica.

Bibliografia

Alfaleh K et al. Probiotics for prevention of necrotizing enterocolitis in preterm infants. Cochrane Database Syst Rev. 2011; 16:CD005496.

Alvares BR et al. Aspectos radiológicos relevantes no diagnóstico da enterocolite necrosante e suas complicações. Radiol Bras. 2007; 40(2):127-30.

Caplan MS, Jiling T. The Pathophysiology of Necrotizing Enterocolitis. Neoreviews. 2001; 2:103-9.

Chu A, Hageman JR, Caplan MS. Necrotizing enterocolitis: predictive markers and preventive strategies. Neoreviews. 2013; 14:113-20.

Dimmitt RA, Moss RL. Clinical management of necrotizing enterocolitis. Neoreviews. 2001; 2:110-7.

Grave GD, Nelson SA, Walker WA et al. New therapies and preventive approaches for necrotizing enterocolitis: report of a research planning workshop. Pediatr Res. 2007; 62(4):510-4.

Jesse N, Neu J. Necrotizing enterocolitis: relationship to innate immunity, clinical features, and strategies for prevention. Neoreviews. 2006; 7:143-50.

Lee JH. An update on necrotizing enterocolitis: pathogenesis and preventive strategies. Korean J Pediatr. 2011; 54(9):368-72.

Lin H, Su B, Chen A et al. Oral probiotics reduce the incidence and severity of necrotizing enterocolitis in very low birth weight infants. Pediatrics. 2005; 115:1-4.

Moss RL, Das JB, Raffensperger JG. Necrotizing enterocolitis and total parenteral nutrition associated cholestasis. Nutrition. 1996; 12:340-3.

Raval MV, Moss RL. Surgical necrotizing enterocolitis: a primer for the neonatologist. Neoreviews. 2013; 14:393-401.

NEONATOLOGIA

10 HIPOGLICEMIA E HIPERGLICEMIA

Alan Araujo Vieira

■ Hipoglicemia

Introdução

Apesar do reconhecimento dos graves danos que a hipoglicemia pode causar aos recém-nascidos (RNs), ainda não há consenso sobre qual nível de glicose exige tratamento no período neonatal. Há uma tendência a se individualizar a avaliação, levando-se em conta, principalmente, o tempo de vida, os fatores de risco associados e o nível sanguíneo de insulina. No entanto, não há dúvida da necessidade de instituir tratamento imediato aos RNs que apresentam sinais clínicos de hipoglicemia.

Às vezes, as causas são óbvias, como em casos de filhos de mães diabéticas ou em RNs com restrição do crescimento intrauterino, outras vezes, não. De um modo geral, a meta imediata é manter o RN em estado de normoglicemia; após manter o nível de glicose sérica estável, inicia-se a investigação para reconhecer as causas da hipoglicemia.

Diagnóstico pelos níveis glicêmicos

Definições antigas relacionavam a hipoglicemia a níveis de glicose inferiores a 30 mg% nas primeiras 24 horas de vida e menores que 45 mg% após, independentemente da idade gestacional. Posteriormente, esses níveis foram ajustados para níveis séricos de glicose inferiores a 45 mg%. Atualmente, muitas instituições estabeleceram um ponto de corte de 50 mg%, algumas até 60 mg%, nas primeiras 24 horas de vida.

Recente estudo comprovou que, para RNs sem fatores de risco para hipoglicemia, pode-se considerar a existência de um nadir fisiológico dos níveis séricos de glicose nas primeiras 2 horas de vida (até 28 mg%) e elevação gradual nas próximas horas, e recomendou que níveis séricos menores que 60 mg%, após 72 horas de vida, mereceriam monitoramento cuidadoso, e níveis menores que 50 mg%, instituição de tratamento e investigação.

Quando se comprova um estado hiperinsulinêmico, a causa mais comum de hipoglicemia grave e persistente no período neonatal, o nível sérico considerado hipoglicemia é de 60 mg%.

A hipoglicemia pode ser transitória, recorrente ou persistente; é chamada recorrente ou persistente quando as instabilidades dos níveis glicêmicos se mantêm por 7 dias ou mais.

Diagnóstico laboratorial

Na maioria das vezes, a medição da glicemia se dá por fita Dextrostix® ou glicosímetro portátil, por ser de fácil manuseio e com resultados imediatos. No entanto, há comprovação de grande variação dos resultados quando comparados os resultados das análises laboratoriais, podendo esta variabilidade ser explicada por inabilidade do profissional em manusear a fita, por utilização de quantidade de sangue insuficiente, baixa acurácia das fitas quando os níveis séricos estão abaixo de 40 mg%, ou uso de fitas velhas, entre outros. Por isso, a glicemia deve ser avaliada e comprovada a partir de medições séricas e a decisão de instituir tratamento só deve ser embasada após esta avaliação.

Etiologia

Várias patologias podem estar relacionadas com o aparecimento de hipoglicemia neonatal e algumas delas estão presentes desde a vida fetal. O diabetes materno, tanto gestacional quanto pré-gestacional, é responsável por aproximadamente 40% dos casos de hipoglicemia neonatal. A grande variação da glicemia materna, refletida na glicemia fetal, gera hiperplasia das células pancreáticas fetais e consequente aumento na produção de insulina. Após o nascimento, o corte abrupto do aporte de glicose pela placenta associado à manutenção da alta produção de insulina fetal gera a hipoglicemia.

Outro fator frequentemente associado à hipoglicemia neonatal em RN em dieta oral zero é o erro no cálculo da taxa de infusão de glicose. Um RN necessita, salvo variações individuais, de uma taxa de infusão de glicose (TIG) entre 5 e 7 mg/kg/min.

Quadro clínico

Os sinais que podem estar relacionados com hipoglicemia incluem apneia, respirações irregulares, taquipneia, taquicardia, bradicardia, cianose, instabilidade térmica, hipotonia, dificuldade de sucção, vômito, irritabilidade, choro anormal, hiper-reflexia, tremores, palidez, convulsão, letargia e coma. No entanto, os RNs podem ter hipoglicemia documentada laboratorialmente na ausência de sinais clínicos.

No exame físico, deve-se atentar aos sinais relacionados com as doenças que podem causar hipoglicemia, como sepse neonatal, choque, malformações congênitas, policitemia, classificação do RN de acordo com a adequação do peso ao nascer à idade gestacional, visceromegalias, entre outros (Quadro 10.1).

Diagnóstico

Laboratorial

A Figura 10.1 apresenta a avaliação e a conduta para um RN suspeito de hipoglicemia. Em relação ao quadro laboratorial, é mandatória a confirmação dos testes de triagem

HIPOGLICEMIA E HIPERGLICEMIA

QUADRO 10.1 Causas de hipoglicemia.

Hipoglicemia transitória		Estresse perinatal; sepse neonatal; asfixia; hipotermia; policitemia; choque; diabetes materno gestacional ou pré-gestacional; erro na administração de glicose; uso materno de medicamentos (terbutalina, hidroclorotiazida, propranolol, clorpropamida etc.); exsanguinotransfusão; RN grande para a idade gestacional (percentil > 90)
Diminuição dos estoques de glicogênio		Restrição do crescimento intrauterino ou pequeno para a idade gestacional; prematuridade ou pós-maturidade; oferta insuficiente de calorias
Hipoglicemia recorrente ou persistente	Hiperinsulinismo	Síndrome de Beckwith-Wiedemann (visceromegalia, macroglossia e hipoglicemia); adenoma de células da ilhota; adenomatose; hiperplasia ou displasia de células beta; nesidioblastose
	Deficiência hormonal	Deficiência de hormônio do crescimento (GH); insensibilidade ao hormônio adrenocorticotrófico; deficiência da tireoide; deficiência de epinefrina; deficiência de glucagon; deficiência de cortisol (tanto por hemorragia da suprarrenal quanto por síndrome adrenogenital); hipoplasia pituitária ou aplasia da pituitária anterior; hipoplasia congênita do nervo óptico; deficiência de hormônios hipotalâmicos; malformações da linha média do sistema nervoso central
	Defeitos hereditários no metabolismo de carboidratos	Doença de depósito de glicogênio tipo 1; intolerância à frutose; galactosemia; deficiência da glicogênio-sintetase; deficiência da frutose-1,6-bifosfatase
	Defeitos hereditários no metabolismo de aminoácidos	Doença da urina em xarope de bordo; acidemia propiônica; acidemia metilmalônica; tirosinose; deficiência da enzima 3-hidróxi-3-metilglutaril-CoA
	Defeitos hereditários no metabolismo de ácidos graxos	

RN: recém-nascido.

glicêmica por meio de medições séricas de glicose. O hemograma completo ajuda a afastar ou determinar causas infecciosas ou policitemia.

Nos casos de hipoglicemia persistente, recomenda-se, inicialmente, além da medição sérica de glicose, a avaliação dos níveis de insulina e de corpos cetônicos. Uma relação insulina/glicose (I/G) maior que 0,3 indica hipoglicemia não relacionada com hiperinsulinemia. Por outro lado, corpos cetônicos séricos baixos ou ausentes estão relacionados com quadro de hipoglicemia por hiperinsulinemia.

A investigação laboratorial deve ser iniciada durante a crise hipoglicêmica e consta, inicialmente, de uma "amostra crítica" de sangue e urina. Nestas, devem ser medidos: glicose plasmática, gasometria arterial ou venosa, eletrólitos

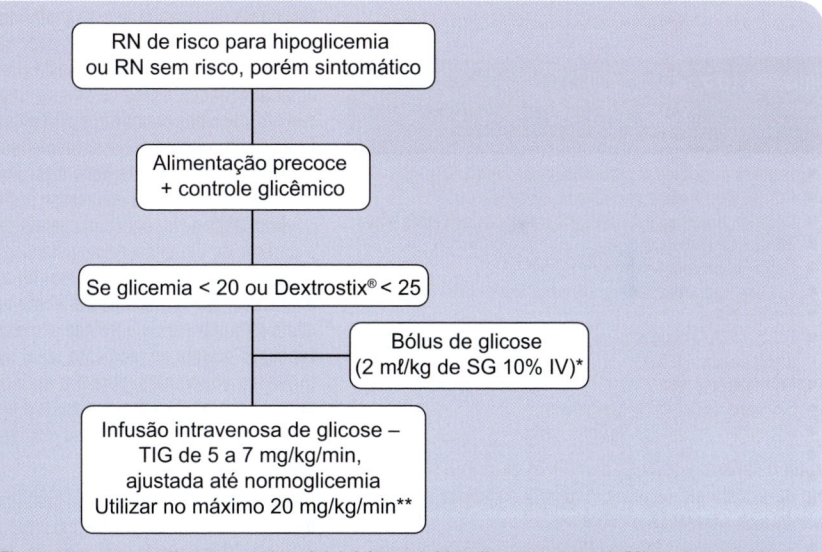

Figura 10.1 Fluxograma para avaliação e conduta inicial frente à hipoglicemia neonatal. RN: recém-nascido; SG: soro glicosado; TIG: taxa de infusão de glicose. *O uso de bólus de glicose é controverso na literatura, com tendência atual à não utilização. **Para uso de medicações, ver texto.

(sódio, potássio e cloro), cetonemia, lactato, amônia, ácido úrico, transaminases, insulina, cortisol, GH, ACTH, perfil de acilcarnitinas e cromatografia de aminoácidos e de ácidos orgânicos. Deve-se manter uma amostra de soro para investigações adicionais, quando necessário.

A realização do estímulo com glucagon, logo após a coleta da amostra crítica, é importante para o diagnóstico da hipoglicemia hiperinsulinêmica – quando a glicemia estiver abaixo de 40 mg%, administra-se 0,03 mg/kg de glucagon, por via intravenosa ou muscular, e monitora-se a glicemia a cada 10 minutos por 40 minutos. Se houver aumento da glicemia superior a 30 mg% em relação ao nível basal, o diagnóstico de hiperinsulinismo é fortemente cogitado. Se isto não ocorrer após 20 minutos, deve-se interromper o teste e iniciar infusão intravenosa de glicose.

Radiológico
Exames radiológicos como ultrassonografias ou tomografias computadorizadas podem ser úteis para avaliação de hepatomegalia ou alterações pancreáticas.

Rastreio neonatal
Atualmente recomenda-se rastrear os RNs de risco para hipoglicemia (Quadro 10.2). RNs a termo sadios não necessitam de rastreamento, a menos que exibam clínica sugestiva ou estejam sob risco reconhecido. Segundo estudos recentes, os RNs a termo alimentados exclusivamente ao seio materno toleram concentrações mais baixas de glicose sem nenhuma manifestação clínica ou sequelas neurológicas.

Tratamento

Dieta
Inicialmente, os RNs de risco para hipoglicemia devem ser alimentados tão logo possível e a cada 2 ou 3 horas posteriormente, e a glicemia conferida após 30 minutos. O controle glicêmico deve ser mantido por 24 horas nos filhos de mães diabéticas, nos grandes para a idade gestacional, em RNs pequenos para a idade gestacional e nos pré-termo tardios. O acompanhamento glicêmico após as primeiras 24 horas somente será necessário naqueles que mantiverem glicemia inferior a 50 mg%. Recomendações mais antigas sugerem acompanhamento por até 48 horas após o nascimento, com espaçamento progressivo dos intervalos entre as medições (2, 4, 6, 12, 24 e 48 horas após o nascimento).

Restrições dietéticas são recomendadas em alguns casos de erros inatos do metabolismo, como a intolerância hereditária à frutose e galactosemia.

Glicose
Nos RNs que apresentarem glicemia inferior a 25 mg% em glicosímetros portáteis ou a 20 mg% em análises laboratoriais, deve-se iniciar infusão intravenosa de glicose na taxa de 5 a 7 mg/kg/min, mesmo nos RNs assintomáticos, e deve-se ajustar a TIG para manter a normoglicemia. Alguns autores sugerem não realizar bólus de glicose em RNs assintomáticos, pelo risco de hipoglicemia reacional, mas indicam esta prática em RNs sintomáticos (2 ml de glicose a 10% por kg de peso corporal à taxa de 1 ml/min). Nos RNs com glicemia superior aos limites mencionados e sem fatores de risco, deve-se iniciar dieta enteral prontamente e monitorar seus níveis de glicemia; se estes se mantiverem baixos, deve-se iniciar a infusão intravenosa de glicose.

$$\text{Fórmula para cálculo da TIG} = \frac{\%\ \text{do soro glicosado} \times m\ell/kg/dia}{144}$$

A maior concentração de glicose que pode ser infundida por acesso venoso periférico é 12,5%. Se forem necessárias infusões de soluções com maiores concentrações de glicose, deve-se instalar um acesso venoso profundo (cateter venoso central de inserção periférica [PICC], cateter umbilical etc.). Nos casos em que um acesso profundo não é possível imediatamente, o uso de glucagon pode ser considerado, principalmente nos RNs com estoque de glicogênio e massa muscular adequados; os PIG ou os com crescimento intrauterino restrito, além dos prematuros extremos, podem não se beneficiar desta conduta. A dose recomendada é de 300 mcg/kg, não excedendo 1 mg de dose total por via subcutânea ou intramuscular, até que um acesso profundo seja obtido.

Nos casos de hipoglicemia persistente, deve-se solicitar o parecer de um endocrinologista pediátrico. A infusão de glicose é continuada a fim de manter a glicemia adequada, e a TIG pode ser aumentada até 20 mg/kg/min (valores acima deste patamar geralmente não são recomendados). Não há consenso quanto ao momento ideal de se iniciar o uso de fármacos adjuvantes, porém a maioria dos autores recomenda esperar até 7 dias, de modo a permitir que as formas transitórias de hipoglicemia se resolvam.

Glucagon
Costuma ser efetivo em RN sem hiperinsulinismo. É utilizado na dose de 3 a 200 mcg/kg ou em infusão contínua em doses de 20 a 40 mcg/kg/h, até máximo de 1 mg/dia. Pode-se observar hiponatremia e plaquetopenia com o uso de glucagon, além de um risco aumentado de oclusão dos cateteres de infusão quando diluído em pequenos volumes.

QUADRO 10.2 — Situações de risco para hipoglicemia neonatal nas quais o monitoramento glicêmico é recomendado.

- Pequeno para a idade gestacional (percentil < 10)
- Grande para a idade gestacional (percentil > 90)
- Gemelar discordante – peso 10% inferior ao do gêmeo maior
- RN de mãe diabética
- Baixo peso ao nascer (inferior a 2.500 g)
- Estresse perinatal: acidose grave ou síndrome hipóxico-isquêmica
- Hipotermia
- Policitemia: hematócrito venoso maior que 70% e sinais de hiperviscosidade
- Eritroblastose fetal
- Síndrome de Beckwith-Wiedemann
- Micropênis ou defeitos da linha média
- Suspeita de infecção
- Desconforto respiratório
- Suspeita ou diagnóstico de erros inatos do metabolismo ou doenças endócrinas
- Uso de medicação materna (terbutalina, propranolol, hipoglicemiantes orais)
- Sintomatologia sugestiva de hipoglicemia

RN: recém-nascido.

Corticosteroide
Apesar de serem recomendados por alguns autores, não há evidências em favor do uso dos glicocorticoides no tratamento da hipoglicemia que não seja causada por insuficiência suprarrenal primária ou secundária (hidrocortisona, 10 mg/kg/dia, por via intravenosa, 12/12 horas, em média por 3 a 5 dias).

Diazóxido
Atua bem nos quadros de hiperinsulinismo. As doses são entre 7 e 10 mg/kg/dia fracionadas em duas vezes. Alguns autores relatam um efeito sinérgico do diazóxido e da hidroclorotiazida.

A octreotida e o nifedipino também podem atuar na hipoglicemia neonatal de difícil controle, no entanto mais estudos são necessários para sua recomendação.

Cirúrgico
Recomendado em casos de hipertrofia das células beta pancreáticas e nesidioblastose. Em casos de hiperinsulinismo, a remoção de pelo menos 95% do pâncreas é necessária. Síndromes familiares de hipoglicemia hiperinsulinêmica da infância podem responder ao tratamento com diazóxido e somatostatina.

■ Hiperglicemia

Introdução
Hiperglicemia é definida como nível de glicose no sangue total superior a 125 mg% ou no soro acima de 150 mg%, independentemente da idade gestacional, do tempo de vida ou do peso. Há autores que discutem a elevação deste nível em RN de extremamente baixo peso, correlacionando este diagnóstico à diurese osmótica, que geralmente ocorre com níveis de glicose maiores que 216 mg% no sangue total. Também vale ressaltar que a glicemia está diretamente relacionada com a osmolaridade sanguínea – cada 18 mg% de aumento da glicose no sangue gera aumento de 1 mOsm/ℓ na osmolaridade sanguínea.

Geralmente, o nível de glicemia nos RNs é avaliado por meio de fita Dextrostix®, o que pode gerar aferições incorretas (pouca quantidade de sangue, fitas velhas, entre outros). Por isso, recomenda-se a confirmação laboratorial dos níveis sanguíneos de glicose por meio de coleta de sangue total ou soro, antes de iniciar tratamento específico.

Baixo peso ao nascer é o principal fator de risco relacionado com a hiperglicemia, seja qual for a idade gestacional. Há relatos de incidência de 2% em RNs com peso inferior a 2.000 g, de 45% em RNs com peso inferior a 1.000 g e de até 80% em RN com peso inferior a 750 g. Outros fatores de risco são prematuridade, idade inferior a 72 horas, hipoxia e infecção.

Em RN de extremo baixo peso, é descrita a associação entre hiperglicemia e aumento da mortalidade, hemorragia intracraniana, enterocolite necrosante estágios II e III, sepse neonatal, retinopatia da prematuridade e comprometimento no desenvolvimento neurológico. Comprovadamente, a hiperglicemia causa hiperosmolaridade sérica, diurese osmótica e desidratação. Um aumento de 25 a 40 mOsm no sangue (hiperglicemia maior que 450 a 720 mg%) gera fluxo de líquido do compartimento intracelular para o extracelular; ocorre, então, contração dos volumes teciduais que, no cérebro, está relacionada com hemorragia intracraniana.

Etiologia
A hiperglicemia pode estar relacionada com excesso de administração de glicose, estímulo à gliconeogênese, secreção inadequada de insulina, resistência à insulina, intolerância à glicose e alterações no controle glicorregulatório hormonal.

A causa mais comum de hiperglicemia é o excesso de administração de glicose, principalmente por erro no cálculo das infusões intravenosas. Em geral, RNs em dieta zero necessitam de uma TIG em torno de 5 a 7 mg/kg/min, respeitando-se variações individuais. Em RNs muito pequenos, há grande dificuldade em lidar com a homeostase hídrica e o fato de ter de aumentar ou restringir rapidamente a taxa hídrica pode ser um fator indutor ao erro nas infusões de glicose.

A intolerância à glicose é comum em RNs de extremo baixo peso, nos quais observa-se inabilidade para metabolizar a glicose administrada, geralmente associada ao uso de nutrição parenteral ou a quadros de infecção neonatal. Associado a esta inabilidade, os prematuros extremos apresentam imaturidade renal, o que gera grande perda de água corporal. Para evitar uma perda excessiva de água, refletida em uma grande perda de peso, é necessário administrar grandes volumes de líquidos, geralmente associados à glicose. Concomitantemente, há imaturidade no controle hormonal da produção da glicose, levando à manutenção de gliconeogênese mesmo após a instituição de infusão parenteral contínua de glicose. Todos esses fatores colaboram para a grande inabilidade do RN de extremo baixo peso em lidar com a glicose.

A infusão de lipídios na nutrição parenteral pode gerar aumento da glicemia, pois a emulsificação das gorduras é feita com uma solução de dextrana. Associado a isto, os lipídios podem inibir a ação da insulina e diminuir a utilização de glicose pelos tecidos.

O uso, pelo RN, de medicamentos com cafeína, teofilina, corticosteroides, fenitoína e prostaglandina pode gerar hiperglicemia, assim como o uso materno de diazóxido.

O aumento sérico de catecolaminas está na base fisiopatológica de várias situações que cursam com hiperglicemia, como estresse pós-cirúrgico, dor, hipoxia, sofrimento respiratório, sepse neonatal, ventilação mecânica, convulsões, entre outros.

Também deve-se pensar na possibilidade de diabetes melito neonatal transitório, um quadro raro (1:400.000) que geralmente acomete RNs pequenos para a idade gestacional e que se inicia entre 2 dias e 6 semanas de idade, persiste por pelo menos 2 semanas e caracteriza-se por hiperglicemia, desidratação, glicosúria, poliúria, emagrecimento progressivo, hipoinsulinismo e acidose. Há história familiar em 33% dos casos e o nível de peptídio C pode estar normal ou um pouco diminuído no sangue ou na urina. Geralmente, é necessário o uso de insulinoterapia nesses casos, para controle da glicemia, e metade deles evolui para diabetes insulinodependente. Outra afecção rara associada à hiperglicemia é a alteração genética 46,XX Dq-, isto é, deleção no braço longo do cromossomo 13.

Diagnóstico

A hiperglicemia neonatal não causa sinais clínicos, portanto o exame físico não detecta este quadro; seu diagnóstico é puramente laboratorial. No entanto, o exame físico pode ajudar a detectar o quadro patológico causador da hiperglicemia. Outro ponto importante é detectar nos antecedentes familiares a presença de diabetes, além de investigar o uso de medicamentos pela mãe ou pelo próprio RN.

Em relação à avaliação laboratorial, é importante ressaltar a confirmação da alteração detectada inicialmente pela fita com o envio de sangue para medição da glicemia no laboratório. A detecção de glicose na urina é preocupante por confirmar a diurese osmótica. A avaliação laboratorial completa para diagnóstico infeccioso deve ser prontamente realizada, conforme protocolo clínico institucional, além de avaliação eletrolítica, importante nos quadros de desidratação pós-diurese osmótica. Os níveis séricos de insulina ajudam no diagnóstico de diabetes melito neonatal transitório.

A princípio, nenhum exame radiológico é necessário para a avaliação de hiperglicemia neonatal, exceto no diagnóstico de patologias associadas ou causadoras, como sofrimento respiratório, enterocolite necrosante, entre outros.

Tratamento

A primeira atitude frente ao diagnóstico de hiperglicemia é verificar a quantidade de glicose que está sendo administrada ao RN. Normalmente, o RN em dieta zero recebe uma taxa de 5 a 7 mg/kg/min de glicose por via intravenosa. Outro fator determinante de hiperglicemia em RN é o estresse inflamatório causado por doenças, trauma ou uso de medicamentos, e devem ser prontamente investigados.

O tratamento da hiperglicemia deve levar em conta a necessidade de manter a terapia nutricional dos acometidos, principalmente dos muito prematuros ou os de extremo baixo peso, pois estes são de grande risco para a desnutrição extrauterina, quando já não nascem desnutridos. A introdução precoce de alimentação enteral, sempre que possível, é obrigatória em neonatologia e está relacionada com a diminuição da incidência de hiperglicemia por estimular a produção de insulina. Alguns aminoácidos presentes nas soluções de nutrição parenteral também estimulam a produção de insulina.

Quando se detecta qualquer patologia associada ou causadora da hiperglicemia, como sepse, dor, enterocolite necrosante etc., deve-se instituir o tratamento específico imediatamente, conforme protocolo da instituição onde o RN está internado.

Primeiramente, deve-se reduzir a infusão de glicose ao mínimo necessário para evitar a diurese osmótica. O acompanhamento da presença de glicosúria é necessário e pode guiar uma tolerância a níveis mais elevados de glicose sanguínea, principalmente em RN de extremo baixo peso.

Deve-se evitar o uso de soluções de glicose com concentração menor que 4,7%, pois sua baixa osmolaridade pode resultar em hemólise e aumento das concentrações séricas de potássio.

Insulinoterapia

Se persistirem níveis séricos de glicose maiores do que 250 mg%, ou menores, porém acompanhados de glicosúria, deve-se avaliar a administração de insulina. A insulinoterapia promove melhor aproveitamento energético por gerar tolerância à infusão de glicose.

Pode ser administrada de várias formas, entre elas:
- 0,05 a 0,1 UI/kg/dose em 15 a 20 minutos, a cada 4 ou 6 horas, conforme a necessidade
- 0,1 UI/kg/dose em 15 a 20 minutos como dose de ataque, seguida de manutenção de 0,02 a 0,1 UI/kg/h em infusão contínua. É importante saturar o equipo plástico de infusão de soluções previamente à administração
- 0,05 a 0,1 UI/kg por via subcutânea a cada 6 horas.

Dentre estas alternativas, a infusão contínua é a mais indicada na literatura. Deve-se controlar, além dos níveis séricos de glicose a cada 30 ou 60 minutos, o nível sérico de potássio. Nos casos de desidratação causada pela diurese osmótica, reidratação deve ser iniciada prontamente. Deve-se avaliar individualmente a possibilidade de interromper o uso de medicamentos relacionados com a hiperglicemia, como cafeína, teofilina, fenitoína e esteroides, assim como o uso de diazóxido pela mãe. As "diretrizes" de insulinoterapia são controversas e próprias de cada instituição.

> **NÃO ESQUEÇA**
>
> A instituição de tratamento para a hipo ou hiperglicemia deve ser baseada nos níveis séricos de glicose.

Bibliografia

Adamkin DH. Metabolic screening and postnatal glucose homeostasis in the newborn. Pediatr Clin North Am. 2015; 62(2):385-409. doi: 10.1016/j.pcl.2014.11.004. Epub 2015 Jan 13.

Clohert JP, Eichenwald EC, Hansen AR et al. Manual of neonatal care. 7. ed. Lippincott Williams & Wilkins, a Wolters Kluwew business; 2012.

Gomella TL, Cunningham D, Eyal FG. Neonatology – management, procedures, on-call problems, diseases, and drugs. 6. ed. The McGraw-Hill companies; 2009.

Stanley CA, Rozance PJ, Thornton PS et al. Re-evaluating "transitional neonatal hypoglycemia": mechanism and implications for management. J Pediatr. 2015; 166(6): e11520-5. doi: 10.1016/j.jpeds.2015.02.045. Epub 2015 Mar 25.

Tin W. Defining neonatal hypoglycaemia: a continuing debate. Seminars in Fetal & Neonatal Medicine. 2014; 19(1):27-32. http://dx.doi.org/10.1016/j.siny.2013.09.003.

NEONATOLOGIA

11 HIPERTENSÃO PULMONAR PERSISTENTE

Maria Elisabeth Moreira

■ Introdução

A hipertensão pulmonar persistente (HPP) é uma causa importante de falência respiratória em recém-nascidos (RNs) a termo e próximos do termo, podendo acontecer como uma condição primária de má adaptação à vida extrauterina (persistência de circulação fetal) ou ainda como uma doença de evolução dramática, caracterizada por muscularização de pequenas arteríolas pulmonares, que acontece ainda na vida intrauterina. A HPP também pode ser secundária a outras doenças, como doença da membrana hialina, aspiração de mecônio, pneumonia e hérnia diafragmática, entre outras.

■ Fisiopatologia

A fisiopatologia da HPP não é clara. Postula-se que seja um resultado de hipoxia crônica, que acarretaria o espessamento da barreira alveolocapilar, consequente à hipertrofia e à muscularização de pequenas arteríolas pulmonares. Entretanto, essas alterações não explicam a HPP logo após o nascimento. Uma explicação alternativa seria a redução dos capilares intra-acinares, resultando em obstrução mecânica do fluxo arteriovenoso.

O endotélio vascular produz vários produtos vasoativos, incluindo óxido nítrico (NO) e endotelina-1. O NO exerce um efeito potente no tônus e na reatividade muscular das arteríolas pulmonares, e pode modular o crescimento do endotélio e da musculatura lisa dos vasos sanguíneos. A endotelina-1 desempenha importante papel no desenvolvimento cardiovascular. Na sua ausência, as estruturas do coração e dos grandes vasos se tornam acentuadamente anormais.

Os mecanismos que contribuem para a alta resistência pulmonar incluem: falha da interface gás-líquido, baixa tensão de oxigênio, baixa produção basal de vasodilatadores (prostaciclina e óxido nítrico), alta produção de vasoconstritores (incluindo endotelina-1 e leucotrienos) e reatividade muscular alterada (incluindo uma intensa resposta miogênica). A resistência vascular pulmonar é capaz de responder a diferentes estímulos com vasodilatação (resposta a hiperoxia, acetilcolina e outros agentes farmacológicos) ou vasoconstrição (resposta à hipoxia e a outros vasoconstritores). Contudo, essa resposta é transitória, e o fluxo sanguíneo volta à linha de base posteriormente.

Logo após o nascimento, a circulação pulmonar sofre rápida e acentuada vasodilatação, e a queda da resistência vascular propicia um aumento de 10 vezes no fluxo sanguíneo pulmonar. Essas mudanças são imprescindíveis para que o pulmão possa assumir seu papel nas trocas gasosas. O sucesso desses eventos depende de uma série de fatores bem coordenados que caracterizam o crescimento normal e a maturação da circulação pulmonar.

Observa-se queda marcante do tônus vascular pulmonar em resposta a estímulos relacionados com o nascimento, que incluem estabelecimento da interface gás-líquido, distensão pulmonar, aumento nas tensões de oxigênio e alteração na produção de substâncias vasoativas. Quando essas modificações não acontecem, temos um quadro de insuficiência respiratória em decorrência da alta resistência vascular pulmonar.

■ Diagnóstico

Quadro clínico

O diagnóstico deve ser considerado quando um quadro de desconforto respiratório e cianose se iniciar precocemente, algumas vezes sem fatores de risco prévios. O RN se mostra lábil ao manuseio, agitado e necessita de oxigênio suplementar. Na gasometria, a hipoxemia é o achado mais frequente (Quadro 11.1). Pode haver diferenças na saturação de hemoglobina pré- e pós-ductal.

QUADRO 11.1 Mecanismos de hipoxemia em recém-nascidos a termo.

Mecanismos	Condições associadas	Resposta ao oxigênio a 100%
Distúrbios da V/Q V/Q alta = aumento do espaço morto V/Q baixa = baixa ventilação alveolar	Aspiração de mecônio, edema pulmonar, enfisema intersticial	Pa_{O_2} aumentada
Shunt direita-esquerda intrapulmonar V/Q zero = shunt através de áreas pulmonares não ventiladas	Atelectasias, mecônio, circulação brônquica colateral	Pouca resposta ao O_2
Shunt direita-esquerda extrapulmonar	Hipertensão pulmonar com shunt através do forame oval ou canal arterial ou cardiopatia congênita	Pouca resposta ao O_2

V/Q = relação ventilação/perfusão. (Adaptado de Kinsela e Abman, 2005.)

Ecocardiograma

O diagnóstico definitivo é firmado pelo ecocardiograma, no qual medidas indiretas da pressão na artéria pulmonar se mostram mais altas do que nas pressões sistêmicas. *Shunt* direita-esquerda pelo canal arterial está presente. A exclusão de cardiopatias congênitas é fundamental para o tratamento correto.

Radiografia

A radiografia de tórax pode ser normal, com silhueta cardíaca e vasculatura pulmonar normal, podendo mostrar pulmões pouco vascularizados.

■ Diagnóstico diferencial

Deve ser considerado com outras doenças que cursam com arquitetura pulmonar anormal, como linfangiectasia pulmonar, displasia alveolocapilar e hipoplasia pulmonar. O diagnóstico diferencial de cardiopatia congênita cianótica é o mais importante.

■ Classificação

A HPP pode ser classificada em:
- Aguda
  - Reversível
    - Pulmonar: doença de membrana hialina, aspiração de mecônio, taquipneia transitória, recém-nascidos de mães diabéticas, hérnia diafragmática etc.
    - Não pulmonar: hipoxia, malformação arteriovenosa, secundária a fármacos anti-inflamatórios não hormonais usados na gravidez etc.
  - Tardia: pós-enterocolite, insuficiência suprarrenal, infecção
  - Irreversível: hipoplasia pulmonar, displasia alveolocapilar, linfangiectasia interstisial
- Crônica: doença pulmonar crônica, hérnia diafragmática, hipoplasia pulmonar, patologias genéticas como trissomias.

■ Tratamento

Estratégias

- Iniciar oxigenoterapia (por meio de *hood* ou pressão positiva contínua nas vias respiratórias [CPAP] por via nasal)
- Obedecer a parâmetros para intubação e ventilação mecânica
- Monitorar pré- e pós-ductal, cateterismo arterial umbilical, veia profunda, pressão arterial invasiva
- Tratar doença de base: estabelecer diagnóstico e iniciar tratamento (surfactante para doença de membrana hialina, antibioticoterapia para pneumonia etc.)
- Aumentar níveis de pressão sistêmica e, se existente, tratar disfunção cardíaca
- Usar vasodilatador específico pulmonar: óxido nítrico
- Outros vasodilatadores podem ser necessários: a prostaciclina inalada é controversa
- Corrigir acidose, tendo cuidado com a sedação (quedas na pressão arterial).

Ventilação mecânica

A ventilação mecânica é indicada em casos de necessidades crescentes de oxigênio (fração inspirada de oxigênio [F_{IO_2}] > 60% com bebê na CPAP nasal) apneias e acidose metabólica.

Estratégias para ventilação mecânica:
- Inicie com uma F_{IO_2} conforme necessário
- Mantenha ventilação mandatória intermitente (IMV, *intermittent mandatory ventilation*) com frequência de incursões em torno de 40 mmHg (controlar com P_{CO_2} – manter P_{CO_2} entre 45 e 50 mmHg)
- PIP (*peak inspiratory pressure*), pressão inspiratória máxima – não ultrapassar 20 cm H_2O. Veja a movimentação do tórax. Se for necessário mais que isso, mude a estratégia para ventilação com frequência alta ou respirador de alta frequência
- Pressão expiratória final positiva (PEEP, *positive end expiratory pressure*) – 4 cm H_2O
- Tempo inspiratório – entre 0,5 e 0,6.

Se essa estratégia não funcionar, mudar para ventilação com frequência alta:
- F_{IO_2}: 100%
- PEEP: 0
- PIP: 20
- IMV: 100
- Tempo inspiratório: 0,3.

Se essa estratégia ainda não funcionar, use o respirador de alta frequência. Use estratégias predefinidas de acordo com a patologia da criança e a idade gestacional.

Óxido nítrico

O uso de NO em RN a termo e próximo do termo já é bem recomendado, tendo como base evidências científicas fortes. Entretanto, o uso em pré-termo ainda é controverso, principalmente pela possibilidade do aumento de risco de hemorragia intraventricular. Estratégias para uso do NO:
- Inicie quando o índice de oxigenação (IO) apurado em duas medidas consecutivas em um intervalo de 20 minutos for maior do que 20
- Inicie com 20 ppm e, assim que possível, diminua para 10 e então 5
- Mantenha em 5 ppm até que a F_{IO_2} chegue a 70%
- Descontinue gradativamente até retirar.

Fórmula para cálculo do IO:

$$IO = \frac{MAP \times F_{IO_2} \times 100}{P_{O_2}}$$

Fórmula para cálculo do fluxo de NO:

$$\text{Fluxo de NO} = \frac{\text{NO desejado} \times \text{fluxo do respirador}}{\text{NO cilindro} - \text{NO desejado}}$$

> **NÃO ESQUEÇA**
>
> A HPP representa uma falha na queda da resistência vascular pulmonar, o que deverá constituir a base para a terapêutica. As estratégias terapêuticas devem se concentrar na otimização do recrutamento pulmonar, na vasodilatação pulmonar e no apoio ao débito cardíaco. O ecocardiograma neonatal específico pode fornecer informações fisiológicas, particularmente quando o tratamento padrão se mostrar ineficaz.

■ Bibliografia

Aggarwal S, Natarajan G. Echocardiographic correlates of persistent pulmonary hypertension of the newborn. Early Hum Dev. 2015; 91(4):285-9.

Askie LM, Ballard RA, Cutter GR, Dani C, Elbourne D, Field D et al. Meta-analysis of preterm patients on inhaled nitric oxide collaboration inhaled nitric oxide in preterm infants: an individual-patient data meta-analysis of randomized trials. Pediatrics. 2011; 128(4):729-39.

Bendapudi P, Rao GG, Greenough A. Diagnosis and management of persistent pulmonary hypertension of the newborn. Paediatr Respir Rev. 2015; 16(3):157-61.

Jain A, McNamara PJ. Persistent pulmonary hypertension of the newborn: advances in diagnosis and treatment. Semin Fetal Neonatal Med. 2015; pii:S1744 165X(15)00037-2.

Kinsella JP, Abman SH. Inhaled nitric oxide therapy in children. Paediatr Respir Rev. 2005; 6(3):190-8.

Mourani PM, Sontag MK, Younoszai A, Miller JI, Kinsella JP, Baker CD et al. Early pulmonary vascular disease in preterm infants at risk for bronchopulmonary dysplasia. Am J Respir Crit Care Med. 2015; 191(1):87-95.

NEONATOLOGIA

12 HIPERBILIRRUBINEMIA

Jaqueline Serra Brand

■ Introdução
A hiperbilirrubinemia é definida como o acúmulo de bilirrubina no sangue, quando seus níveis ultrapassam 2 mg/dℓ.

A bilirrubina, principal componente dos pigmentos biliares, é o produto final da destruição da porção heme da hemoglobina (80 a 85%) e de outras hemoproteínas.

■ Metabolismo da bilirrubina
Quando hemácias alcançam sua sobrevida máxima (±120 dias), tornam-se muito frágeis e suas membranas rompem-se e liberam a hemoglobina (Hb) que, fagocitada pelos macrófagos teciduais no sistema reticuloendotelial (SRE), divide-se em 2 frações: heme e globina.

A primeira substância formada a partir da fração heme é a biliverdina, transformada em bilirrubina livre que, no plasma, combina-se fortemente com a albumina, formando a *bilirrubina indireta* (não conjugada) – insolúvel em água, passando por 3 fases:
- Fase de captação: a bilirrubina indireta chega ao hepatócito e liga-se a proteínas citoplasmáticas, impedindo seu retorno ao plasma
- Fase de conjugação: para que a bilirrubina indireta possa ser excretada do hepatócito para a bile, deve ser convertida em *bilirrubina direta* (conjugada/hidrossolúvel) através da enzima glicuronil-transferase
- Fase de excreção: após a conjugação, a bilirrubina é excretada pela bile, considerada a etapa limitante no metabolismo da bilirrubina.

■ Etiologia
A hiperbilirrubinemia pode ser causada por qualquer alteração no seu metabolismo, como apresentado no Quadro 12.1.

■ Fatores de risco para hiperbilirrubinemia
Os fatores de risco para hiperbilirrubimenia estão elucidados na Figura 12.1.

■ Manifestações clínicas
O significado clínico da hiperbilirrubinemia no recém-nascido refere-se a sua propensão ao depósito na pele e nas mucosas, caracterizando a icterícia.

A icterícia pode apresentar-se ao nascimento ou aparecer em qualquer momento durante o período neonatal. Geralmente, inicia-se na face e, conforme o nível sérico de bilirrubina, aumenta, estende-se ao abdome e aos pés na chamada progressão cefalocaudal, e é classificada de acordo com as *zonas de Kramer* (Figura 12.2).

Pode haver o depósito de bilirrubina não conjugada nas células cerebrais, caracterizando *kernicterus*, que se manifesta inicialmente com letargia, recusa alimentar e perda do reflexo de Moro, evoluindo para opistótono, contrações da face e membros e choro agudo estridente. Os RNs pré-termo são mais suscetíveis a desenvolver esta síndrome neurológica, cujo nível sanguíneo tóxico é imprevisível.

■ Diagnóstico
O diagnóstico é basicamente clinicolaboratorial. Para investigação da hiperbilirrubinemia neonatal, é importante a realização de exames laboratoriais, como:
- Bilirrubina total e frações
- Hemoglobina, hematócrito, reticulócitos
- Tipagem sanguínea da mãe e do RN – sistemas ABO e Rh
- Coombs direto no sangue de cordão ou no recém-nascido
- Pesquisa de anticorpos anti-D (Coombs indireto), se a mãe tiver Rh (D ou Du) negativo
- Nível de glicose-6-fosfato desidrogenase
- Nível de hormônio tireoidiano e TSH (exame do pezinho).

Em casos de hiperbilirrubinemia direta, é fundamental a realização de ultrassonografia abdominal para investigação de malformação das vias biliares.

■ Diagnóstico diferencial
No Quadro 12.2 são apresentadas as diferenças entre a icterícia fisiológica e a patológica.

QUADRO 12.1 Etiologia da hiperbilirrubinemia.

Superprodução	Diminuição da conjugação	Alteração da excreção	Obstrução biliar
■ Hemólise – Incompatibilidade por Rh e ABO, deficiência G6PD ■ Infecção ■ Hemorragia intracraniana, céfalo-hematoma ■ Policitemia	■ Icterícia fisiológica ■ Síndrome de Gilbert ■ Síndrome de Crigler-Najjar I e II	■ Colestase ■ Infecção ■ Síndrome de Dubin-Johnson ■ Síndrome de Rotor	■ Estenose ■ Tumor ■ Corpo estranho

G6PD: glicose-6-fosfato desidrogenase.

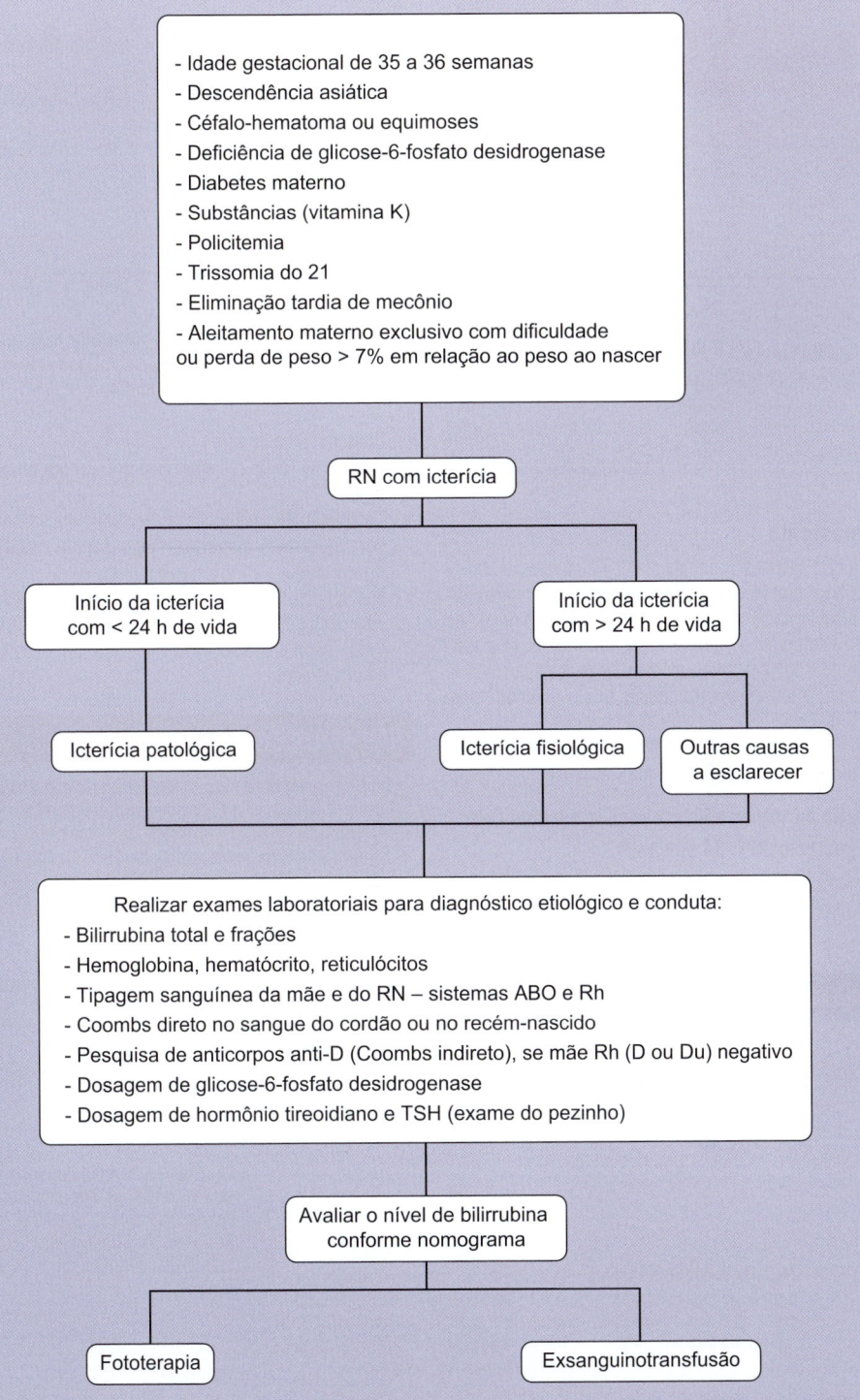

Figura 12.1 Fatores de risco para hiperbilirrubinemia. RN: recém-nascido; TSH: hormônio tireoestimulante.

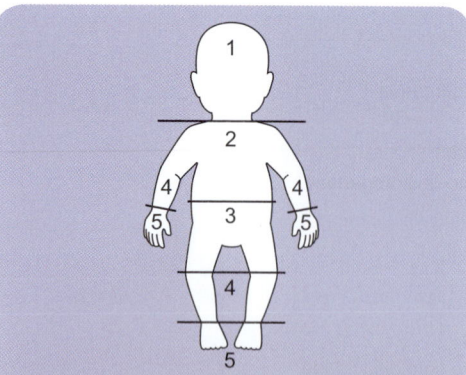

Figura 12.2 Zonas de Kramer para estimar o nível de hiperbilirrubinemia: **1.** icterícia de cabeça e pescoço; **2.** icterícia até o umbigo; **3.** icterícia até os joelhos; **4.** icterícia até os tornozelos e/ou antebraço; **5.** icterícia até a região plantar e palmar.

■ Tratamento

A Figura 12.3 descreve a conduta diante de um recém-nascido ictérico. Seja qual for a etiologia da hiperbilirrubinemia indireta, o objetivo é impedir níveis neurotóxicos. Recomenda-se o uso da fototerapia e, para os casos refratários, da exsanguinotransfusão total. Com a modernização dos aparelhos de fototerapia, a exsanguinotransfusão total é indicada com menos frequência.

Nos casos de hiperbilirrubinemia direta, deve-se proceder à investigação etiológica e tratar diretamente a causa.

Indicação da fototerapia em recém-nascido com idade gestacional < 34 semanas

No Quadro 12.3 são listadas as principais indicações para a fototerapia e a exsanguinotransfusão.

A eficácia da fototerapia depende principalmente dos seguintes fatores:
- Comprimento de onda da luz: a ideal compreende a faixa azul, de 425 a 475 nm
- Irradiância espectral: verifica a intensidade da luz. Valor convencional 8 a 10 mW/cm^2/nm
- Superfície corporal exposta à luz: quanto maior a superfície corporal exposta à luz, mais eficaz será a fototerapia.

Exsanguinotransfusão

Sua principal indicação é a doença hemolítica grave associada à incompatibilidade por Rh.

Procedimento a ser realizado por equipe experiente, em ambiente asséptico, com o RN sob monitoramento contínuo da temperatura e dos sinais vitais. Observações:
- Acesso venoso: central
- Duração: 60 a 90 min
- Volume de troca: recomendado 160 mℓ/kg (duas volemias)
- Complicações: metabólicas, hemodinâmicas, infecciosas, vasculares, hematológicas, além das reações pós-transfusional e enxerto-*versus*-hospedeiro
- Acompanhamento: manter RN em fototerapia contínua, com controle rigoroso da glicemia, eletrólitos (Na, K, Ca e Mg), equilíbrio acidobásico, bilirrubinas, hemoglobina e hemograma.

NÃO ESQUEÇA

- Diante de um RN ictérico, é fundamental o controle laboratorial da hiperbilirrubinemia para definição do tratamento e da resposta a este
- É importante definir o diagnóstico etiológico da hiperbilirrubinemia, pela evolução de cada caso e pela investigação por meio de exames laboratoriais e/ou de imagem.

QUADRO 12.2 Diferenças para diagnóstico da icterícia fisiológica e patológica.

	Icterícia fisiológica	Icterícia associada ao aleitamento materno	Icterícia patológica
Início	2º e 3º dia de vida; pico no 2º e no 4º dia; queda entre o 5º e o 7º dia	4º ao 7º dia; pico na 2ª e na 3ª semana (até 30 mg/dℓ)	Antes das 24 h de vida Elevação da bilirrubina > 5 mg/dℓ/24 h Bilirrubina > 12 mg/dℓ em RN a termo ou > 15 mg/dℓ em RNs prematuros Persistência após 2ª semana de vida Bilirrubina direta > 2 mg/dℓ
Causa	Maior produção de bilirrubina pela degradação de hemácias, associada à limitação transitória da conjugação	Presença de 3α,20β-prenanediol ou ácidos graxos de cadeia longa não esterificados que inibem ação da glicuroniltransferase. Queda rápida com a interrupção do aleitamento materno por 1 a 2 dias	–
Diagnóstico	De exclusão	–	–

RN: recém-nascido.

HIPERBILIRRUBINEMIA

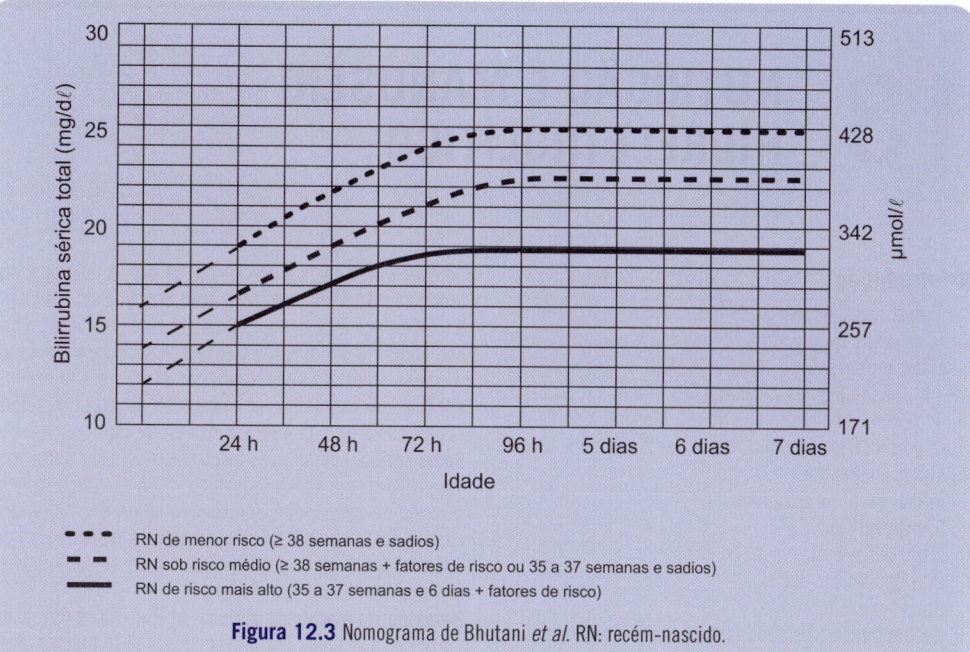

Figura 12.3 Nomograma de Bhutani *et al*. RN: recém-nascido.

- - - RN de menor risco (≥ 38 semanas e sadios)
– – RN sob risco médio (≥ 38 semanas + fatores de risco ou 35 a 37 semanas e sadios)
—— RN de risco mais alto (35 a 37 semanas e 6 dias + fatores de risco)

QUADRO 12.3 Valores de bilirrubina total (BT) (mg/dℓ) para indicação de fototerapia e exsanguinotransfusão em recém-nascido < 34 semanas de idade gestacional.

Peso ao nascer (g)	Bilirrubina total (mg/dℓ)	
	Fototerapia	Exsanguinotransfusão
1.001 a 1.500	6 a 8	11 a 13
1.501 a 2.000	8 a 10	13 a 15
2.001 a 2.500	10 a 12	15 a 17

Adaptado de Brasil, 2011.

■ Bibliografia

American Academy of Pediatrics. Subcommittee on hyperbilirubinemia. Management of hyperbilirubinemia in the newborn infant 35 or more weeks of gestation. Pediatrics. 2004; 114:297-316.

Bhutani VK. Committee on Fetus and Newborn, American Academy of Pediatrics. Phototherapy to prevent severe neonatal hyperbilirubinemia in the newborn infant 35 or more weeks of gestation. Pediatrics. 2011; 128:e1046-52.

Bhutani VK, Johnson L, Sivieri EM. Predictive ability of a predischarge hour-specific serum bilirubin for subsequent significant hyperbilirubinemia in healthy-term and near-term newborns. Pediatrics. 1999; 103:6-14.

Brasil. Ministério da Saúde. Icterícia. In: Brasil. Ministério da Saúde. Atenção à saúde do recém-nascido: guia para os profissionais de saúde; volume 1. Brasília: Ministério da Saúde; 2011. p. 59-77.

Ding GF, Piao MH. Intervention criteria for neonatal jaundice. Zhonghua Er Ke Za Zhi. 2001; 39:185-7.

Keren R, Bhutani VK, Luan X et al. Identifying newborns at risk of significant hyperbilirubinaemia: a comparison of two recommended approaches. Arch Dis Child. 2005; 90:415-21.

Kliegman RM. Icterícia e hiperbilirrubinemia no recém-nascido. In: Nelson WE, Behrman RE, Kliegman RM et al. (eds.). Tratado de pediatria. v. 1. 15. ed. Rio de Janeiro: Guanabara Koogan; 1996. p. 574-80.

Maisels MJ. Neonatal hyperbilirubinemia and kernicterus – not gone but sometimes forgotten. Early Hum Dev. 2009; 85:727-32.

Maisels MJ, Bhutani VK, Bogen D et al. Hyperbilirubinemia in the newborn infant > or = 35 weeks' gestation: an update with clarifications. Pediatrics. 2009; 124:1193-8.

Maisels MJ, McDonagh AF. Phototherapy for neonatal jaundice. N Engl J Med. 2008; 358:920-8.

Morris BH et al. NICHD Neonatal Research Network. Aggressive vs. conservative phototherapy for infants with extremely low birth weight. N Engl J Med. 2008; 359:1885-96.

NEONATOLOGIA

13 NUTRIÇÃO E MANUSEIO HIDRELETROLÍTICO

Maria Elisabeth Moreira

■ Introdução

O objetivo inicial do manuseio hidreletrolítico é diminuir a perda de peso, mantendo a tonicidade e o volume intravascular normais. Esse objetivo refletir-se-á na pressão arterial, na frequência cardíaca, no débito urinário, nos níveis séricos de eletrólitos e no pH. A escolha do volume a ser administrado inicialmente deverá basear-se nos seguintes elementos:
- Asfixia intra- ou extraútero
- Doença respiratória
- Idade gestacional e peso ao nascer
- Dias de vida pós-natal
- Umidificação fornecida.

Quanto menor for a idade gestacional, maior será a perda insensível de água pela pele e maior deverá ser o volume ofertado inicialmente. Após os primeiros dias de vida, essa oferta poderá ser diminuída com o amadurecimento da pele. O mesmo ocorre quando o recém-nascido (RN) é atendido em ambiente com alto teor de umidificação. A doença respiratória e a asfixia exigem diminuição na taxa hídrica.

Na literatura em geral, as sugestões de oferta de água são fornecidas por faixas, considerando o peso ao nascer. Qualquer uma dessas sugestões pode ser aceita como ponto de partida. Os ajustes devem ser individualizados e fundamentados nas situações clínicas do RN e nas práticas da unidade. Inicialmente, a taxa hídrica fornecida é igual à produção de urina mais as perdas insensíveis, sendo essas o principal determinante do balanço de água em RNs muito prematuros (Quadro 13.1).

■ Prescrição

As prescrições deverão ser baseadas nos elementos descritos a seguir.

Peso. Quanto mais prematuro o RN, mais vezes ao dia ele deverá ser pesado. Esse manuseio é muito facilitado quando o RN está em uma incubadora com balança acoplada. Se a perda de peso for superior a 2% ao dia, aumente a taxa hídrica em 10 a 20 mℓ/kg/dia. Até o 5º dia de vida, aumente a taxa hídrica (em mℓ/kg/dia) calculando pelo peso ao nascer. Após o 5º dia, a perda transepidérmica terá diminuído, e o peso atual nos cálculos diários poderá ser utilizado. A ausência de perda de peso ou o ganho de peso nas primeiras 48 horas de vida indicam excesso de líquido.

Sódio sérico. Em geral, as medições devem ser feitas mais vezes quanto mais prematuro for o RN. Inicie o sódio quando a perda de peso for de aproximadamente 6% do peso ao nascer, por volta do 3º dia de vida, se este estiver menor que 135 mmol/ℓ. A hiponatremia sugere excesso de líquido e a hipernatremia, restrição de líquido.

Hematócrito e proteína sérica. Aumento no hematócrito e na proteína (dosada por micrométodo) pode indicar hemoconcentração e necessidade de aumento na taxa hídrica.

Densidade urinária e diurese horária. Tente manter a diurese entre 2 e 4 mℓ/kg/h e a densidade urinária em torno de 1.008 a 1.012. Considere ambos ao aumentar ou diminuir a oferta hídrica.

Diurese menor que 1 mℓ/kg/h deve ser investigada e diurese acima de 5 mℓ/kg/h sugere comprometimento da concentração urinária ou oferta hídrica excessiva.

Excreção fracionada de sódio (EFNa). Pode ser usada no manuseio hidreletrolítico. Em condições normais, deverá ser mantida em torno de 1 a 2%. O uso de diuréticos pode afetá-la.

Dias de vida e evolução clínica do RN. À medida que os dias passam, as perdas transepidérmicas diminuem e os volumes ofertados podem ser diminuídos.

Pressão arterial. Expansão com volumes é uma das práticas não baseadas em evidências mais usadas nas unidades de terapia intensiva neonatal. Contudo, nem todo RN hipotenso necessita dela. O diagnóstico clínico de hipovolemia é muito impreciso, e a expansão volumétrica tem menos efeito na pressão arterial do que a dopamina. Embora possam realmente salvar vidas em algumas situações, em outras as expansões podem ser deletérias. Não podemos

QUADRO 13.1 Taxas hídricas iniciais (mℓ/kg/dia) e tipo de líquido de acordo com o peso ao nascer.

Idade	Peso ao nascer				
	≤ 750 g	750 a 1.000 g	1.001 a 1.500 g	1.501 a 2.500 g	≥ 2.500 g
1º dia	90 a 120: SG 5%	90 a 120: SG 5%	80 a 100: SG 10%	70 a 90: SG 10%	60 a 70: SG 10%
2º dia	100 a 150: SG 5%	100 a 130: SG 5%	100 a 120: SG 10%	90 a 110: SG 10%	80 a 90: SG 10%
3º dia	120 a 160: SG 5%	120 a 150: SG 5%	120 a 140: SG 10%	100 a 140: SG 10%	100 a 110: SG 10%

SG: soro glicosado. (Adaptado da rotina neonatal da Johns Hopkins Division of Neonatology.)

esquecer de que existem outros componentes além da hipovolemia que afetam a pressão arterial. Há também, na literatura, estudos consistentes mostrando que não há relação entre pressão arterial e volume sanguíneo. Em situações nas quais há comprometimento cardiocirculatório, o ecocardiograma ajuda a definir melhor a hemodinâmica e a necessidade ou não de reposição volumétrica. Está indicada, portanto, quando realmente houver perda hídrica. Uma revisão sistemática recente encontrou quatro estudos randomizados comparando o uso de expansores volumétricos precoces com nenhum tratamento. A metanálise envolvendo 940 prematuros não mostrou diferenças no número de óbitos nos pré-termos sem comprometimento cardíaco.

■ Objetivos da nutrição

- Diminuir a perda de proteína endógena nos primeiros dias de vida
- Proporcionar uma perda ponderal mínima nos primeiros dias de vida
- Proporcionar um ganho ponderal de 14 g/kg/dia após a recuperação do peso ao nascer
- Evitar que o RN alcance o termo com peso abaixo do percentil 5.

■ Tipos de nutrição

Nutrição parenteral total (NPT)

- Indicada em todos os RNs de muito baixo peso ao nascer impossibilitados de se alimentar por via enteral por mais do que 24 horas (Quadro 13.2)
- Manter até que o suporte nutricional por via enteral em quantidades suficientes para promover crescimento adequado seja possível.

Nutrição enteral mínima

- Iniciar o mais precocemente possível associada a NPT
- O leite preferido é o materno
- O volume a ser administrado depende do peso e da idade gestacional do RN. Infusão contínua de 0,5 mℓ/hora costuma ser bem tolerada, assim como volumes baixos intercalados
- Manter volumes baixos até que o RN esteja estável o suficiente para tolerar a progressão da dieta.

Nutrição enteral

- O leite de escolha é o materno
- O leite humano proveniente dos bancos de leite humano obtido por meio de doadoras (mães de RNs pré-termo – idade gestacional correspondente) é a segunda escolha. Outros leites de banco são aceitáveis quando o crematócrito estiver disponível e acima de pelo menos 60
- Aditivos de leite humano devem ser usados em todos os RNs com peso abaixo de 1.500 g. Os bebês com peso ≥ 1.500 g não necessitam obrigatoriamente de aditivos, exceto se o ganho de peso for ruim
- No caso em que o ganho de peso for ruim, antes de suspender o leite humano tente usar o segundo leite ou leite posterior da própria mãe. Deve-se monitorar o crematócrito do leite oriundo dos bancos de leite imediatamente antes de oferecê-lo ao RN. Se o crematócrito estiver baixo, solicite outra amostra do banco de leite. Estimule a mãe para que o leite dela esteja sempre disponível.

Algumas práticas podem melhorar o conteúdo energético do leite da mãe e possibilitar melhor ganho de peso ao pré-termo (Quadro 13.3). A mãe deve ser estimulada a massagear a mama e fazer ordenhas periódicas logo após o nascimento, mesmo que o RN não possa receber o leite. Todo o aporte familiar e da equipe da saúde pode ser necessário para que a manutenção da produção de leite seja possível por longos períodos. O conteúdo energético do leite pode ser estimado pelo crematócrito, que é um método fácil, estando as técnicas necessárias para sua utilização disponíveis na maioria das unidades neonatais. Atualmente, utiliza-se a fórmula simplificada proposta por Wang *et al.* (1999):

Leite fresco: energia (kcal/dℓ) = 5,99 × crematócrito (%) + 32,5

Leite congelado: energia (kcal/dℓ) = 6,2 × crematócrito (%) + 35,1

O crematócrito é obtido através da porcentagem do comprimento da coluna de gordura separada do leite por meio da centrifugação. Usando um tubo de vidro do micro-hematócrito, obtém-se uma amostra. O capilar é fechado em uma das pontas e centrifugado por 15 minutos em uma centrífuga a 3.000 rpm. Mede-se o comprimento do tubo preenchido através da régua usada para hematócrito e a coluna de gordura que se separa do leite, obtendo-se, então, a porcentagem. Por meio da fórmula acima, tem-se uma estimativa do conteúdo calórico do leite.

Se o conteúdo calórico for baixo, a mãe deve ser orientada sobre a retirada do segundo leite, que contém maior quantidade de gordura. Em geral, após coletas sucessivas, a mãe é capaz de perceber o momento em que o leite muda a coloração e a consistência. Nesse momento, esse leite deve ser reservado para uso preferencial. Se os exames da mãe em relação à infecção congênita no último trimestre forem negativos, prefere-se usar o leite fresco quando ele for coletado em ambiente adequado, imediatamente antes de ser oferecido ao RN. Se isso não for possível, o leite será pasteurizado e congelado. Antes do uso, ele é descongelado e oferecido ao RN após homogeneização.

■ Via de alimentação

A melhor via de alimentação para o RN é o seio materno. Quando for incapaz de sugar, o pré-termo deverá receber alimentação por sonda. A administração pode ser feita por gavagem (bólus) ou infusão contínua. Prefere-se a alimentação por bólus, reservando-se a infusão contínua para os RNs com tempo de esvaziamento gástrico prolongado. Bombas infusoras peristálticas não devem ser usadas para infusões de leite porque a gordura permanece nos equipos, aumentando a perda significativamente. As bombas de seringa são melhores para essa finalidade, devendo ser mantidas na posição horizontal.

QUADRO 13.2	Recomendações para nutrição parenteral total (NPT) em recém-nascido (RN) pré-termo.

Princípios gerais

- A NPT estará indicada sempre que as necessidades nutricionais e metabólicas não puderem ser atendidas pela via enteral
- Iniciar a NPT precocemente após o nascimento (dentro de horas, não de dias)
- As necessidades nutricionais e metabólicas dos RN pré-termo são iguais ou maiores que as dos fetos
- Iniciar a NPT no RN pré-termo em uma linha separada dos outros volumes

Água

- A água é necessária continuadamente
- Não há evidências de que uma super-hidratação seja benéfica (ganho de peso devido à retenção hídrica somente), mas há algumas evidências de que ela possa ser ruim (acidose dilucional e PCA)
- Desidratação leve é aceitável (não mais que uma perda do peso ao nascer em torno de 5 a 15%)
- A chave do sucesso para o manuseio da água é pesar frequentemente o RN

Glicose

- Instituir TIG de 5 a 7 mg/kg/min após o nascimento e tentar atingir 10 mg/kg/min
- Ajustar a TIG para manter glicemia maior do que 60 e menor do que 120
- Glicemias altas (> 200 a 250 mg/dℓ) devem ser tratadas primeiro com redução da TIG (8 → 6 → 4)
- Uma boa alternativa para o manuseio da hiperglicemia é fornecer altas concentrações de aminoácidos (3 a 4 g/kg/dia). Altas concentrações de aminoácidos plasmáticos aumentam a secreção de insulina
- A infusão de insulina em baixas doses pode ser necessária (0,03 U/kg/hora) nas hiperglicemias graves (> 300 mg/dℓ), principalmente se também houver hiperpotassemia. Nesses casos, deve-se adicionar 1 mℓ de albumina a 5% para cada 10 mℓ de solução
- Não há evidências de que a adição de insulina para melhorar o aporte de glicose na NPT e melhorar a oferta calórica seja benéfica. Pelo contrário, essa abordagem pode ser prejudicial

Lipídios

- Iniciar precocemente 1 g/kg/dia no primeiro dia e aumentar até 3 g/kg/dia em 2 a 3 dias
- Manter os triglicerídios séricos < 150 mg/dℓ
- Há concentrações suficientes de ácidos graxos essenciais nas soluções de lipídios. Entretanto, é necessário que o RN esteja recebendo taxas calóricas adequadas. Do contrário, esses ácidos graxos serão oxidados e o RN se tornará deficiente em ácidos graxos essenciais
- Soluções a 20% devem ser preferencialmente utilizadas para diminuir os efeitos adversos da hipercolesterolemia e hipertrigliceridemia secundárias ao uso das soluções a 10%
- A carnitina pode ser útil em RN sob NPT há mais de 3 a 4 semanas
- Soluções de lipídios contendo óleo de peixe estão disponíveis no mercado e podem ser importantes para o fornecimento de DHA para os pré-termos

Aminoácidos

- Iniciar logo após o nascimento com o máximo de aminoácidos possível
- Misturas que contenham aminoácidos essenciais para RNs pré-termo são preferíveis
- A ureia provavelmente estará mais alta quando forem utilizadas altas concentrações de aminoácidos, mas a amônia não será um problema se forem usadas taxas calóricas adequadas. A amônia é um derivado da ureia que pode aumentar se for dada proteína demais com calorias de menos
- Não há nenhuma vantagem na oferta de calorias não proteicas maiores que 60 a 80 kg/dia para promover retenção adequada de nitrogênio. O objetivo é fornecer proteína a taxa mínima de 3 g/kg/dia
- Jamais utilizar concentrações muito baixas de aminoácidos em soluções contendo cálcio e fósforo, pois eles podem precipitar
- Para manter uma velocidade de crescimento semelhante à intrauterina, o pré-termo necessitará de 3,5 a 4 g/kg/dia de proteína. Portanto, a oferta intravenosa só deve ser diminuída quando por via oral puderem ser providenciadas quantidades semelhantes

DHA: ácido docosaexanoico; PCA: persistência do canal arterial; TIG: taxa de infusão de glicose. (Fonte: Hay, 2014.)

QUADRO 13.3	Sugestões de alimentação por via enteral.

- Iniciar nutrição enteral mínima o mais precocemente possível (20 mℓ/kg/dia)
- Iniciar sempre com colostro ou leite materno
- Aumentar lentamente em 20 mℓ/kg/dia, dependendo da tolerância
- Usar preferencialmente alimentação por bólus quando o RN for incapaz de sugar. Deixar a infusão contínua para os casos com retardo do esvaziamento gástrico
- Aditivar o leite materno em todos os bebês com peso ao nascer inferior a 1.500 g tão logo eles alcancem 100 mℓ/kg/dia
- Se após a recuperação do peso ao nascer o ganho de peso não estiver adequado (no mínimo 15 g/kg/dia) relatado em 1 semana, estimular a mãe a tentar o segundo leite (analisar o crematócrito)
- Se a estratégia anterior não funcionar, verificar se há alguma razão para o ganho de peso deficiente (pesquisar infecção, sódio e bicarbonato sérico, uso de diuréticos em demasia)
- Se não houver nenhum fator de risco e o crematócrito do leite usado for baixo, substituir algumas mamadas por fórmula para pré-termo
- Assim que possível (idade gestacional corrigida acima de 34 semanas e estabilidade do quadro clínico), iniciar a sucção ao seio, suspendendo progressivamente a fórmula, tendo como objetivo que o RN receba alta com leite materno exclusivo

RN: recém-nascido.

Em relação à alimentação suplementar ao seio, em geral ela pode ser oferecida por copinho quando o bebê já for capaz de fazer protrusão lingual para sorver o leite no copinho.

■ Ausência do leite humano ou ganho de peso insuficiente apesar das tentativas de adição e do uso do leite fresco, leite posterior e monitoramento com crematócrito

Se o leite da mãe estiver disponível, nunca o suspenda totalmente. Mantenha pelo menos 50% do volume diário com o leite da mãe ou outro leite humano. Se necessário, use uma das fórmulas comerciais para pré-termo, as quais tentam copiar o perfil do conteúdo do leite humano. A proteína predominante é a do soro. A quantidade de proteína por 100 mℓ é maior do que nas fórmulas para RN a termo, e fornece cerca de 3,6 g/kg/dia quando se utiliza um volume acima de 150 mℓ/kg/dia.

■ Monitoramento nutricional

O monitoramento nutricional no RN pré-termo é feito a partir da obtenção de medidas antropométricas como peso, comprimento, perímetro cefálico e cálculo da velocidade de ganho de peso em g/kg, as quais são registradas em gráficos. Atualmente, utilizam-se as curvas do estudo de Erhernkrans *et al.* (1999), que proporcionam, conforme visto na prática clínica, perda inicial de peso, recuperação do peso ao nascer e ganho de peso médio de 14 g/kg/dia após essa recuperação.

■ Bibliografia

Agostoni C, Buonocore G, Carnielli VP et al. ESPGHAN Committee on Nutrition. Enteral nutrient supply for preterm infants: commentary from the European Society of Paediatric Gastroenterology, Hepatology and Nutrition Committee on Nutrition. J Pediatr Gastroenterol Nutr. 2010; 50(1):85-91.

Bonet M, Forcella E, Blondel B et al. Approaches to supporting lactation and breastfeeding for very preterm infants in the NICU: a qualitative study in three European regions. BMJ Open. 2015; 5(6):e006973.

Chow JM, Douglas D. Fluid and electrolyte management in the premature infant. Neonatal Network. 2008; 27(6):379-86.

Committee on Fetus and Newborn, Adamkin DH. Postnatal glucose homeostasis in late-preterm and term infants. Pediatrics. 2011; 127(3):575-9.

Erhernkrans RA et al. Longitudinal growth of hospitalized very low birth weight infants. Pediatrics. 1999; 104 (2): 280-9.

Hay W. Lessons from the fetus for nutricion of the preterm infant. In: 24 [th] Annual International Conference. - Neonatology 2000 - Challenges for the New Century. Miami, 2000.

Hay WW Jr. Agressive nutrition of the preterm infant. Curr Pediatr Rep. 2013; 1(4).

Koletzko B, Poindexter B, Uauy R. Nutritional care of preterm infants: scientific basis and practical guidelines. Basel: Karger; 2014.

Rayyan M, Rommel N, Allegaert K. The fate of fat: pre-exposure fat losses during nasogastric tube feeding in preterm newborns. Nutrients. 2015; 7(8):6213-23.

Wang CD et al. Creamatocrit and nutrient composition of human milk. Journal of Perin Atology. 1999; 19 (5): 343-6.

NEONATOLOGIA

14 PERSISTÊNCIA DO CANAL ARTERIAL

Aurea Azevedo Grippa e Arnaldo Costa Bueno

■ Introdução

A persistência do ducto arterioso ou canal arterial (PCA) consiste em uma das alterações mais frequentes nos recém-nascidos pré-termo (RNPT), principalmente naqueles com peso ao nascer abaixo de 1.500 g ou 32 semanas de idade gestacional. A sua repercussão pode ser branda ou devastadora, acarretando complicações hemodinâmicas pulmonares, intestinais e cerebrais; e o entendimento da fisiologia de adaptação pós-natal contribuiu para inúmeras discussões a respeito da sua abordagem terapêutica.

■ Classificação

De maneira prática, a PCA pode ser classificada quanto à sua repercussão hemodinâmica e às suas características à inspeção ecocardiográfica (principalmente o diâmetro, a velocidade e a direção do fluxo). O PT ainda assintomático poderá apresentar PCA moderada ao ecocardiograma na dependência das pressões que regem a adaptação pós-natal nas primeiras 6 semanas de vida (resistência vascular sistêmica [RVS] versus resistência vascular pulmonar [RVP]). Na avaliação ecocardiográfica, os parâmetros observados encontram-se resumidos no Quadro 14.1 e têm sido utilizados como uma das ferramentas na decisão terapêutica. Essa avaliação de múltiplos parâmetros e os achados clínicos de cada paciente propiciam a individualização do tratamento da PCA.

■ Epidemiologia

A PCA é a cardiopatia congênita de maior incidência no período neonatal, mas em PTs apresenta particularidades em sua epidemiologia e apresentação. Dentre os PTs com peso ao nascer inferior a 1.000 g, observamos elevada incidência e grande relevância na instalação de inúmeras comorbidades como hemorragia pulmonar, displasia broncopulmonar, enterocolite necrosante, hemorragia intracraniana e insuficiência renal.

■ Etiologia

A etiologia é multifatorial, alguns estudos demonstraram que as liberações de citocinas maternas e a doença de membrana hialina são fatores independentes para a sua predisposição. Entretanto, também podemos entender a PCA como uma extensão da fisiologia intrauterina nestes pacientes, portanto, de certo modo necessária nesta fase

QUADRO 14.1 Resumo dos parâmetros ecocardiográficos utilizados na classificação do canal arterial persistente (PCA).

Parâmetro	Variável	Efeito no shunt	Valores de corte (mm)
Tamanho	Diâmetro absoluto (mm)	↑	Pequeno (< 1,5); moderado (entre 1,5 e 2) e amplo (≥ 2)
	Razão PCA/APE	↑	Pequeno (< 0,5); moderado (entre 0,5 e 1) e amplo (≥ 1)
	Diâmetro da PCA pelo peso (mm/kg)	↑	≥ 1,4
Fluxo	Razão entre o pico diastólico final e sistólico por meio da PCA	↓	< 0,5
Aumento do fluxo pulmonar	Razão entre o diâmetro AE/Ao	↑	≥ 1,5
	Razão entre DDFVE/Ao	↑	≥ 2,1
	IVRT do VE	↓	< 35
	Velocidade média na AP	↑	≥ 42
	Velocidade do fluxo diastólico final na AP	↓	≥ 20
Redução do fluxo sistêmico	Padrão de fluxo diastólico nas artérias sistêmicas (aorta descendente, celíaca, mesentérica superior e cerebral média)	↑	Pequeno (fluxo diastólico anterógrado moderado (não há fluxo diastólico) e amplo (fluxo diastólico retrógrado)
	Razão do fluxo VSVE/VCS	↓	≥ 4

AE: átrio esquerdo; Ao: aorta; AP: artéria pulmonar; APE: artéria pulmonar esquerda; DDFVE: diâmetro diastólico final do ventrículo esquerdo; IVRT: *isovolumetric relaxation time* – tempo de relaxamento isovolumétrico; VCS: veia cava superior; VE: ventrículo esquerdo; VSVE: via de saída do ventrículo esquerdo.

da vida. O principal estímulo para o fechamento do ducto nas primeiras 48 horas é a elevação da Pa_{O_2} que ocorre imediatamente após o nascimento. Seguindo este raciocínio, podemos entender com maior facilidade a sua presença nos pacientes que sofreram asfixia perinatal ou comprometimento pulmonar nas primeiras horas de vida. A sepse precoce e a presença de cardiopatias ducto-dependentes ou não também podem ser consideradas fatores contribuintes.

■ Fisiopatologia

Na fisiologia intrauterina, observamos a liberação materna de prostaglandinas vasodilatadoras do canal arterial até cerca da 32ª semana gestacional. A partir deste período, as prostaglandinas constritoras iniciam um processo de adaptação do tecido ductal. Em algumas situações particulares, como o uso materno de substâncias ricas em flavonoides e anti-inflamatórios, pode ocorrer a constrição intrauterina precoce do ducto que tem sido vista como fator de risco para a hipertensão pulmonar persistente do RN. Na fisiologia normal, após o nascimento, por um pequeno período de tempo observamos fluxo bidirecional no ducto arterioso até que a queda da RVP promova a inversão para um pequeno *shunt* esquerda-direita concomitante ao momento de mais intensa constrição do ducto. Nesta fase, que ocorre cerca de 24 a 36 horas após o nascimento, é possível ouvir, em alguns recém-nascidos, um discreto sopro sistólico traduzindo este estreitamento ductal. Após este fenômeno de constrição, inicia-se o processo de trombose local e o fechamento inicial do ducto se dá por oclusão trombótica. A fibrose e transformação em ligamento arterioso se darão ao longo do primeiro mês de vida. Este mecanismo descrito parece sofrer uma falha nos PTs menores de 32 semanas de idade gestacional em decorrência do predomínio das prostaglandinas vasodilatadoras próprias da sua fisiologia normal. As condições ideais de transição da vida fetal para neonatal favorecem os mecanismos descritos, sendo observadas na maioria dos recém-nascidos (RNs) a termo.

■ Quadro clínico

A variedade de apresentação clínica correlaciona-se ao tamanho da PCA, à idade e ao peso do paciente e às suas características de adaptação pós-natal. Os sinais clínicos podem ser sutis nos pacientes com peso superior a 1.500 g e com PCA pequena. Muitas vezes, apenas um sopro sistólico de média intensidade é audível na parte superior da borda esternal esquerda. Nos pacientes com PCA com repercussão hemodinâmica, podemos observar alterações na amplitude dos pulsos e na dinâmica do precórdio e uma ausculta pulmonar com sinais de edema. A necessidade de incremento na oxigenoterapia também é um importante sinal clínico, o que acaba por gerar um ciclo de difícil interrupção desencadeado pela utilização de oxigênio (O_2) em frações inspiradas (F_{IO_2}) superiores a 40%. A vasodilatação exercida pelo O_2 eleva o fluxo sanguíneo pulmonar, o que acarreta piora dos sinais clínicos de edema pulmonar e ocasionais hemorragias pulmonares na PCA ampla.

■ Diagnóstico

Clínico

Ao exame clínico, os achados mais frequentes são:
- Inspeção do precórdio: a presença de pulso precordial difuso visível é um sinal importante da PCA moderada e ampla. É possível observar no 3º e 4º espaços intercostais as impulsões difusas características geradas pela sobrecarga do ventrículo esquerdo
- Pulsos: o aumento da amplitude dos pulsos pode ser observado na PCA moderada e ampla. A pesquisa de pulso palmar e plantar além de pulsação da fontanela anterior também é recomendada para melhor interpretação dos sinais clínicos. Em PT extremos, muitas vezes é possível observar à inspeção a pulsação da fontanela anterior. Os sinais se assemelham aos achados no exame físico dos quadros de insuficiência aórtica grave, podendo estar presentes também pulso pupilar e sopro diastólico na aorta abdominal
- Sopro: a PCA pequena pode apresentar-se como um sopro sistólico de baixa intensidade, ou sopro contínuo de maior intensidade na PCA ampla. Os principais focos de ausculta são a borda esternal esquerda superior e o dorso superior.

Laboratorial

O peptídio natriurético cerebral tem sido levantado como um possível marcador para a avaliação da repercussão da PCA. Alguns estudos já mostram a correlação entre seus valores e a magnitude da PCA (PCA pequena – 0 a 118 pg/mℓ; PCA moderada – 5 a 451 pg/mℓ e PCA ampla – 33 a 4.510 pg/mℓ). Estes valores ainda se encontram em pesquisa, porém a maioria sugere que valores superiores a 550 pg/mℓ tenham grande correlação com repercussão hemodinâmica e necessidade de tratamento.

Por imagem

A radiografia de tórax tem pouco valor no diagnóstico específico da PCA nos recém-nascidos, entretanto apresenta importância no comprometimento pulmonar tanto como fator causal, quanto órgão de repercussão clínica. É possível observar sinal de sobrecarga esquerda, aumento da trama vascular pulmonar e edema (Figura 14.1).

O ecocardiograma com dopplerfluxometria colorida é o padrão-ouro para o diagnóstico e o acompanhamento da PCA (Figura 14.2). A medição do diâmetro do ducto, a direção do fluxo (bidirecional ou esquerda-direita) e a velocidade do fluxo (baixas velocidades traduzem ductos de maior magnitude) através do ducto, o aumento do fluxo na artéria pulmonar, o aumento do diâmetro das cavidades esquerdas e a redução do fluxo na aorta abdominal e veia cava inferior são os principais achados na PCA moderada e ampla.

■ Diagnóstico diferencial

O quadro inicial da descompensação hemodinâmica pelo PCA é, muitas vezes, semelhante ao da sepse. Sinais de baixo débito sistêmico e piora do quadro respiratório podem confundir o diagnóstico inicial. Entretanto, os achados de

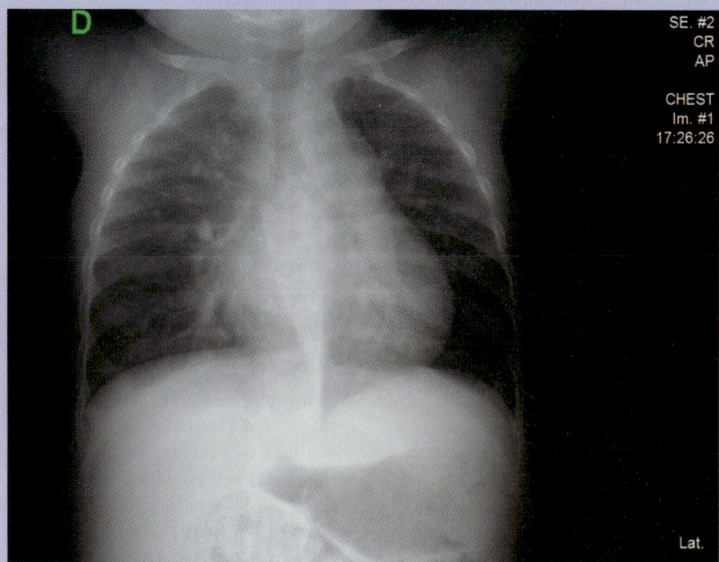

Figura 14.1 Radiografia de tórax em projeção anteroposterior mostra abaulamento do arco médio, aumento da trama vascular pulmonar, padrão alveolar sugestivo de edema e aumento do átrio esquerdo.

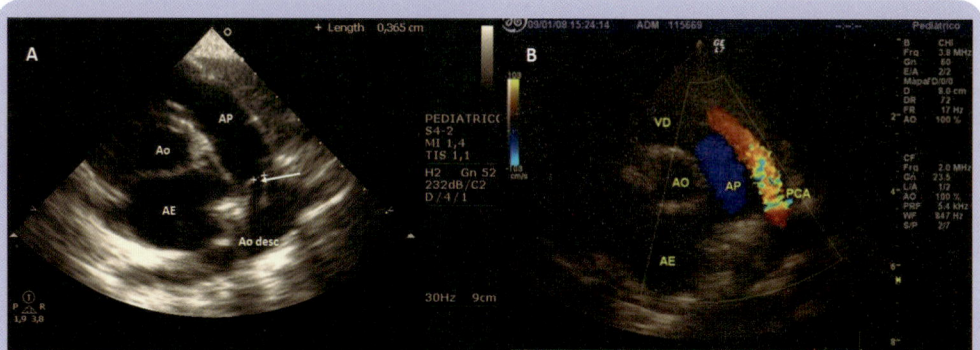

Figura 14.2 A. Corte paraesternal em eixo curto no nível da persistência do canal arterial (PCA) mostra a medição do diâmetro absoluto do ducto (*seta*). **B.** O mesmo corte com mapeamento por Doppler colorido evidencia o fluxo retornando à artéria pulmonar (AP) através da PCA.

hemograma e nível de proteína C reativa normais corroboram o diagnóstico de descompensação pela PCA.

■ Tratamento

Medidas gerais

O tratamento conservador (diminuição e fechamento espontâneos do ducto) tem sido uma das formas de condução atual. Para tanto são essenciais o acompanhamento com ecocardiografia e o manuseio clínico reforçando as medidas gerais de terapia hídrica e ventilação. O cuidado na abordagem hídrica dos PTs é um grande desafio, principalmente nos PTs extremos. A dificuldade no cálculo das perdas diárias e a necessidade de ajuste da taxa hídrica são metas que devem ser alcançadas. Nos PTs sem grandes perdas diárias, a manutenção de 2/3 das necessidades diárias poderá favorecer a diminuição do *shunt* através do canal. Entretanto, ainda não há evidências científicas de que tal conduta seja eficaz para a diminuição da morbimortalidade.

Os cuidados gerais ao PT, como manutenção de temperatura adequada e medidas ventilatórias protetivas, também devem ser empregados. A terapia nutricional também encerra grande controvérsia. Durante o período de instabilidade hemodinâmica e da terapêutica medicamentosa, é recomendada a suspensão da dieta enteral ou manutenção apenas da dieta trófica.

Fármacos

A terapêutica farmacológica baseia-se no conhecimento do ciclo das prostaglandinas vasoconstritoras, sendo utilizados dois fármacos: indometacina e ibuprofeno. A indometacina, inibidora da prostaglandina E2, é utilizada em esquema de 3 doses de 0,1 a 0,2 mg/kg/dose. A sua eficácia no fechamento da PCA alcança 82 a 88% de sucesso, porém sua utilização em mais de um ciclo não é recomendada em decorrência do aumento de isquemias intestinais, leucomalacia periventricular, insuficiência renal e diminuição na agregação plaquetária, resultando em hemorragias. A apresentação disponível no mercado nacional é intravenosa. O ibuprofeno é um inibidor não seletivo da ciclo-oxigenase que não altera os fluxos cerebral, intestinal e renal. O ciclo de 3 dias tem dose inicial de 10 mg/kg/dose no primeiro dia, seguido de 5 mg/kg nas doses subsequentes por via intravenosa. Sua eficácia é de 95% na maioria dos estudos e seu uso oral tem sido relacionado com hemorragias intestinais e necessidade de segundo ciclo para o completo fechamento da PCA. O paracetamol é um inibidor da conversão da prostaglandina G2 em prostaglandina H2 mediada pela peroxidase; seu uso ainda requer estudos adicionais para comprovação da sua eficácia. Apresenta hepatotoxicidade elevada e interfere no sistema termorregulador, acarretando efeitos hemodinâmicos.

Outras intervenções

O fechamento cirúrgico é indicado para os casos de maior dificuldade de manuseio terapêutico farmacológico e não demonstrou diferença na mortalidade em relação aos que não sofreram ligadura cirúrgica, estando relacionado com a falência ventricular esquerda no pós-operatório imediato em um grande número de casos.

Os pacientes que se mantêm estáveis com a condução clínica podem sofrer o fechamento espontâneo dentro do primeiro ano de vida ou ser submetidos ao cateterismo intervencionista, com a implantação de dispositivos oclusores.

■ Complicações

As complicações advindas da PCA refletem as alterações de débito sanguíneo nas áreas comprometidas. A enterocolite necrosante consequente à isquemia intestinal por reajuste da circulação esplâncnica é um achado frequente. Também podemos observar hemorragia pulmonar, hemorragia intracraniana, insuficiência renal e, pelo aumento da necessidade de O_2, a displasia broncopulmonar mais tardiamente.

■ Prevenção

As medidas preventivas da PCA começam na gestação. O acompanhamento pré-natal regular com identificação precoce dos fatores de risco ao parto PT, além da busca contínua de infecção materna, pode contribuir para o fechamento fisiológico do ducto. Após o nascimento, é necessário o manuseio de terapia hídrica, evitando excessos de líquidos ou expansões volêmicas quando possível, e a oferta adequada de oxigênio nas primeiras horas de vida.

NÃO ESQUEÇA

O aumento da amplitude dos pulsos e a necessidade de oxigenoterapia são sinais importantes na descompensação hemodinâmica da PCA e devem ser monitorados pelo menos 2 vezes/dia na avaliação de todo recém-nascido PT.

■ Bibliografia

Condò M, Evans N, Bellù R et al. Echocardiographic assessment of ductal significance:retrospective comparison of two methods. Arch Dis Child Fetal Neonatal. 2012; 97:F35-8.

El-Khuffash AF, JainA, McNamara PJ. Enhancing the care of preterm infants undergoing surgical ligation of a patent ductus arteriosus. Neonatol Today. 2011; 6(8):2-8.

Evans N. Diagnosis of the preterm patent ductus arteriosus: clinical signs, biomarkers, or ultrasound? Semin Perinatol. 2012; 36:114-22.

Hammerman C, Bin-Nun A, Kaplan M. Managing the patent ductus arteriosus in the premature neonate: a new look at what we thought we knew. Semin Perinatol. 2012; 36:130-8.

Jain A, Shah PS. Diagnosis, evaluation, and management of patent ductus arteriosus in preterm neonates. JAMA Pediatr. 2015; 13:E1-10.

Kim ES, Kim EK, Choi CW. Ductus arteriosus patency after cyclooxygenase inhibition in extremely low birth weight infants. J Pediatr. 2010; 157:745-50.

Zonnenberg I, Waal K. The definition of a haemodynamic significant duct in randomized controlled trials: a systematic literature review. Acta Pædiatrica. 2012; 101:247-51.

NEONATOLOGIA

15 CARDIOPATIAS CONGÊNITAS

Ana Flávia Malheiros Torbey

■ Introdução

Os recém-nascidos (RNs) com suspeita de cardiopatia congênita (CC) devem ser avaliados com muita atenção, pois após o nascimento ocorrem alterações hemodinâmicas importantes na transição da circulação fetal para a neonatal. As alterações se devem principalmente ao início da ventilação pulmonar e à interrupção da circulação placentária, com queda da resistência vascular pulmonar e consequente aumento do fluxo sanguíneo para os pulmões e da resistência vascular sistêmica. Assim, estruturas como o forame oval patente e o canal arterial, que no período fetal eram essenciais, perdem sua função após o nascimento e iniciam seu processo de fechamento. Geralmente, o quadro clínico ocorre com cianose ou insuficiência cardíaca com choque cardiogênico. As cardiopatias ducto-dependentes são as principais responsáveis por estas manifestações.

■ Definição de cardiopatia ducto-dependente

São cardiopatias congênitas aquelas em que o fluxo sanguíneo sistêmico (para a aorta) ou pulmonar depende da presença do canal arterial aberto. Quando ocorre o fechamento do canal arterial, há choque ou queda acentuada da saturação de O_2 em decorrência da interrupção do fluxo sanguíneo.

O Quadro 15.1 mostra as principais cardiopatias com apresentação clínica no período neonatal.

■ Classificação

As CCs podem ser classificadas segundo a sua fisiopatologia ou alteração anatômica. Assim as cardiopatias são frequentemente classificadas em acianóticas ou cianóticas, com fluxo pulmonar aumentado ou diminuído. A Figura 15.1 expõe as principais classificações das cardiopatias congênitas.

■ Epidemiologia

As CCs estão entre as malformações mais comuns detectadas no período neonatal, afetando 8 em cada 1.000 nascimentos. Um terço destas cardiopatias são consideradas críticas e podem ter desfecho fatal caso não sejam diagnosticadas e tratadas adequadamente.

■ Etiologia

As CCs estão frequentemente associadas a uma síndrome genética, sendo as trissomias (dos cromossomos 18 e 21) e as síndromes de Turner, Noonan, Williams e DiGeorge os exemplos mais comuns. Assim, acredita-se que cerca de 8%

QUADRO 15.1 Principais cardiopatias com apresentação clínica no período neonatal.

Cardiopatia	Início dos sintomas	Ducto-dependente	Cianose	Choque cardiogênico	ICC
SHCE	1ª semana	Sim	+	+++	+++
Interrupção do arco aórtico, coarctação da aorta crítica	1ª semana	Sim	+	+++	+++
Atresia pulmonar	1ª semana	Sim	+++	–	–
Atresia tricúspide com estenose ou atresia pulmonar	1ª semana	Sim	+++	–	–
Transposição dos grandes vasos	1ª semana	Sim	+++	–	++
Anomalia de Ebstein grave	Pode manifestar-se desde o período intrauterino	Sim	+++	–	++
Drenagem anômala total das veias pulmonares	1ª semana	Não	+++	–	++
Ventrículo único	1ª semana	Não	+++	–	+
Truncus arteriosus	1ª semana	Não	++	–	++
Comunicação interventricular, defeito total do septo atrioventricular	Após a segunda semana de vida, início gradual dos sintomas, cuja intensidade depende do tamanho do defeito	Não	–	–	++

–: ausente; +: leve; ++: moderado; +++: intenso; ICC: insuficiência cardíaca congestiva; SHCE: síndrome de hipoplasia do coração esquerdo.

CARDIOPATIAS CONGÊNITAS

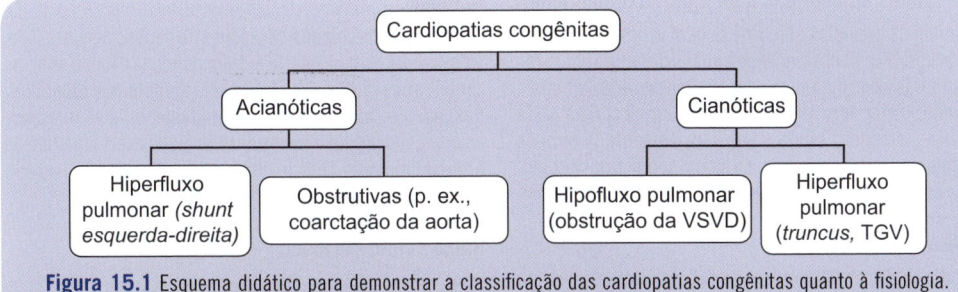

Figura 15.1 Esquema didático para demonstrar a classificação das cardiopatias congênitas quanto à fisiologia. VSVD: via de saída de ventrículo direito; TGV: transposição dos grandes vasos.

das CCs se devam a alterações cromossômicas ou genéticas, 2% estejam relacionadas com teratógenos e 90% sejam de origem multifatorial.

■ Fisiopatologia

A fisiopatologia irá depender da alteração anatômica da cardiopatia em questão, conforme descrição a seguir.

Cardiopatias cianóticas com hipofluxo pulmonar

A alteração anatômica é obstrução na via de saída de ventrículo direito. O quadro clínico principal deve-se à diminuição do fluxo sanguíneo para o pulmão como ocorre em *tetralogia de Fallot*, *atresia pulmonar* e *estenose pulmonar crítica*. Esta redução será traduzida clinicamente por cianose. Como a via de saída do ventrículo direito está obstruída, o fluxo sanguíneo deverá seguir outra direção e tornar-se invertido no nível do forame oval patente ou no nível dos ventrículos, se houver uma comunicação interventricular (CIV). Nessas situações, o fluxo sanguíneo pulmonar depende da presença de um canal arterial pérvio.

Cardiopatias cianóticas com hiperfluxo pulmonar

Os principais exemplos são *truncus arteriosus* e transposição dos grandes vasos.

Cardiopatias acianóticas com obstrução na via de saída de ventrículo esquerdo

O quadro clínico principal deve-se à redução do fluxo sanguíneo sistêmico, clinicamente traduzido por sinais e sintomas de insuficiência cardíaca, baixo débito cardíaco, acidose metabólica e choque cardiogênico. Os principais exemplos são *coarctação da aorta*, *interrupção do arco aórtico*, *estenose aórtica* e *síndrome de hipoplasia do coração esquerdo (SHCE)*. Nessas situações, o fluxo sanguíneo sistêmico depende do canal arterial (Figura 15.2).

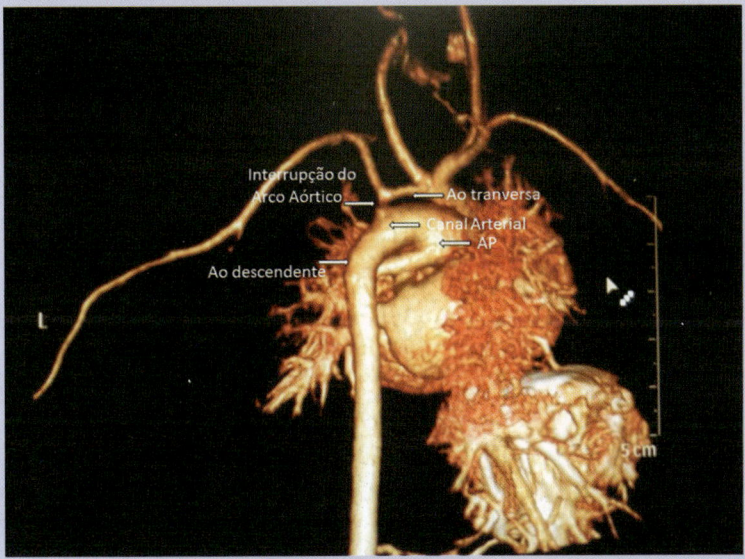

Figura 15.2 Exemplo de cardiopatia ducto-dependente – interrupção do arco aórtico. Observe que o fluxo na aorta descendente é totalmente dependente do canal arterial, que tem o mesmo diâmetro da artéria pulmonar. AP: artéria pulmonar principal; Ao: aorta. (Imagem de angiotomografia. Serviço de Radiologia da UFF.)

Cardiopatias acianóticas com hiperfluxo pulmonar

Os principais exemplos são: *CIV, defeito do septo atrioventricular (DSAV)* e *persistência do canal arterial (PCA)*. Estas cardiopatias apresentam-se com "*shunt* esquerda-direita", que pode ocorrer no nível atrial, ventricular ou entre a aorta e artéria pulmonar. O fluxo sanguíneo aumentado para os pulmões provoca congestão pulmonar e sobrecarga de cavidades esquerdas, com consequente insuficiência cardíaca.

■ Quadro clínico

O quadro clínico do RN portador de CC é geralmente inespecífico, podendo manifestar-se por meio de cianose, insuficiência cardíaca, choque cardiogênico, alteração na perfusão capilar periférica em virtude de baixo débito cardíaco e alteração na função renal.

Idade de apresentação

A idade em que o quadro clínico se instala varia de acordo com a etiologia, podendo ocorrer logo após o nascimento ou até a segunda ou terceira semana de vida. A determinação do início das manifestações clínicas é fundamental. O canal arterial fecha-se por volta de 48 a 72 horas de vida; assim, se os sintomas surgirem após este período e durante a primeira semana de vida, o mais provável é a ocorrência de cardiopatia ducto-dependente.

Taquipneia e esforço respiratório aumentado

A taquipneia é um sintoma frequente e inespecífico no neonato e pode estar associada a doença pulmonar, infecção, alterações metabólicas e doenças cardíacas. Quando a taquipneia está associada a cardiopatia, geralmente deve-se a cardiopatias com hiperfluxo pulmonar, cujo quadro clínico se inicia após a segunda semana de vida. Pacientes com cardiopatias cianóticas, por redução de fluxo pulmonar, apresentam taquipneia, geralmente sem aumento do esforço respiratório. No caso das cardiopatias obstrutivas do ventrículo esquerdo, a taquipneia pode decorrer de acidose metabólica por baixo débito cardíaco.

Cianose

As causas mais comuns de cianose no período neonatal são, sem dúvida, as doenças de origem pulmonar. Entretanto, as cardiopatias cianóticas devem ser rapidamente identificadas, pois, se não tratadas adequadamente, podem evoluir ao óbito. Outra causa importante de cianose é a hipertensão arterial pulmonar. O teste da hiperoxia (Figura 15.3) auxilia no diagnóstico diferencial da cianose no RN.

Baixo débito cardíaco

É a principal manifestação das cardiopatias com obstrução da via de saída do ventrículo esquerdo (VSVE). Frequentemente está associado a acidose metabólica, alteração da perfusão capilar periférica e choque cardiogênico.

■ Exame físico

Iniciamos o exame físico observando se o RN apresenta-se ativo ou não, alimenta-se sem esforço respiratório excessivo, manifesta cianose e se há algum grau de dispneia. Deve-se observar a coloração da pele e, na presença de cianose, é importante diferenciá-la entre as origens central (mucosas cianóticas) ou periférica (que é comum nos primeiros dias de vida por instabilidade vasomotora ou frio em RN sem cardiopatia congênita). A avaliação da perfusão capilar periférica é importante e pode estar alentecida em pacientes com baixo débito cardíaco, hipoxemia ou acidose metabólica.

A palpação dos pulsos deve ser realizada nos quatro membros. Pulsos diminuídos nos membros inferiores implicam anomalias no arco aórtico (coarctação da aorta, interrupção do arco aórtico e hipoplasia aórtica), entretanto se a PCA estiver presente, esta diferença pode não ser observada. A diminuição global da amplitude do pulso traduz diminuição do débito cardíaco.

A inspeção do precórdio pode revelar um *ictus* de ventrículo direito visível e palpável em cardiopatias com obstrução da via de saída do ventrículo direito (VSVD), transposição dos grandes vasos, síndrome da hipoplasia do ventrículo esquerdo (SHVE) ou hipertensão arterial pulmonar.

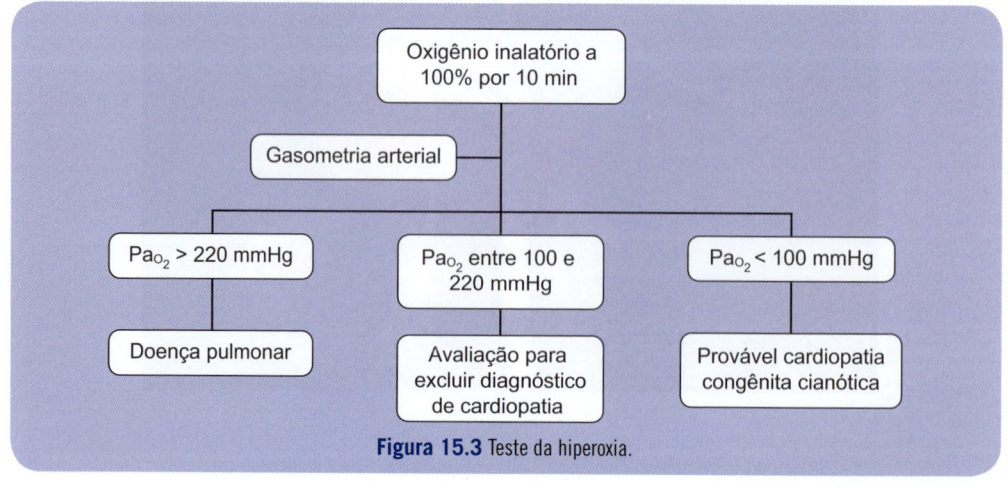

Figura 15.3 Teste da hiperoxia.

Um ritmo cardíaco em galope com B3 e ausculta de sopro cardíaco são sugestivos de cardiopatias, embora a ausência de sopro no exame físico não as exclua. Alguns pacientes terão um sopro apenas após a 1ª ou 2ª semana de vida, pois o *shunt* intracardíaco torna-se significativo após a queda da resistência vascular pulmonar.

A hepatomegalia pode estar associada à insuficiência cardíaca congestiva, ao passo que pacientes com lesões obstrutivas de ventrículo esquerdo (VE) podem apresentar alteração na perfusão mesentérica com isquemia e evolução para enterocolite.

■ Exames complementares

A oximetria de pulso (teste de oximetria ou "teste do coraçãozinho") faz parte da *triagem neonatal* e tem o objetivo de afastar cardiopatias graves no RN. O Quadro 15.2 mostra as principais cardiopatias detectadas pela oximetria de pulso.

Idealmente deve ser realizada entre 24 e 48 horas de vida, mas pode ser antecipada no caso do RN em investigação de cianose. O teste consiste em medir a saturação de O_2 nas regiões pré e pós-ductal (membro superior direito e membro inferior, respectivamente) por um período de dois minutos. A Figura 15.4 mostra como proceder de acordo com o resultado da oximetria.

QUADRO 15.2 Principais cardiopatias detectadas pelo teste da oximetria.

- Síndrome de hipoplasia do coração esquerdo
- Atresia pulmonar
- Tetralogia de Fallot
- Drenagem anômala total das veias pulmonares
- Transposição dos grandes vasos
- Atresia tricúspide
- Coarctação da aorta
- Interrupção do arco aórtico
- Anomalia de Ebstein
- Dupla via de saída de ventrículo direito
- Ventrículo único
- *Truncus arteriosus*

■ Outros exames

Radiografia de tórax

Exame de fácil acesso e de grande auxílio na abordagem do RN com suspeita de CC. Faz o diagnóstico diferencial com doenças de origem pulmonar (pneumonia, pneumotórax, doença de membrana hialina, derrame pleural) e contribui no diagnóstico de cardiopatia congênita, em que dois aspectos devem ser analisados:

- Trama vascular pulmonar: encontra-se aumentada nas patologias com *shunt* sistêmico-pulmonar (cardiopatias

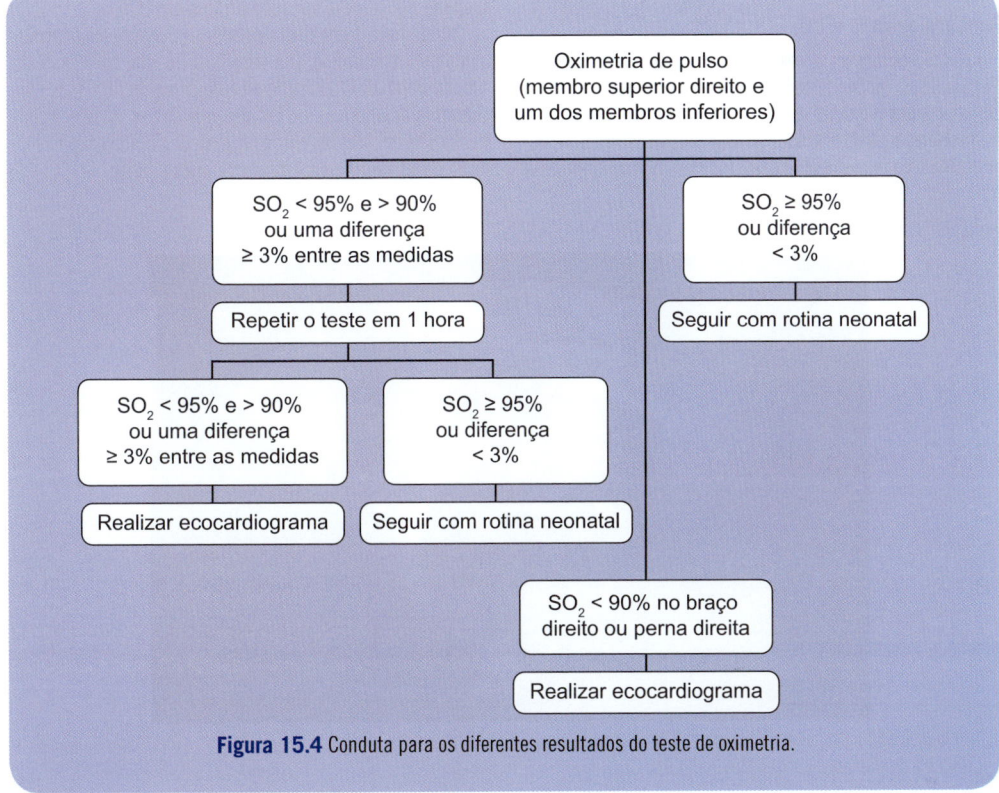

Figura 15.4 Conduta para os diferentes resultados do teste de oximetria.

com hiperfluxo pulmonar) e reduzida naquelas com obstrução da via de saída do ventrículo direito
- Área cardíaca: pode estar aumentada ou apresentar silhueta cardíaca característica
    - Coração em "bota": este aspecto deve-se ao tronco pulmonar escavado associado à hipertrofia do ventrículo direito. O principal exemplo é a tetralogia de Fallot, mas também pode estar presente na atresia pulmonar
    - Coração em "ovo deitado": típico da transposição dos grandes vasos; decorre da alteração na relação entre a aorta e a artéria pulmonar e da ausência do timo
    - Coração em "boneco de neve ou oito": característico da drenagem anômala das veias pulmonares. Esta alteração é observada se o diagnóstico for tardio
    - Área cardíaca aumentada: pode advir de cardiopatia congênita ou por miocardite e derrame pleural. A anomalia de Ebstein da valva tricúspide apresenta área cardíaca muito aumentada, que pode ser observada logo após o nascimento (Figura 15.5). As comunicações interventriculares amplas apresentam aumento da área cardíaca após as primeiras semanas de vida.

Eletrocardiograma (ECG)

Útil quando não é possível fazer um ecocardiograma. Na atresia tricúspide, por exemplo, observa-se eixo do QRS desviado para a esquerda com hipertrofia de ventrículo esquerdo, enquanto na transposição dos grandes vasos há desvio para a direita.

Ecocardiograma (ECO)

É o padrão-ouro para a confirmação do diagnóstico de CC (Figura 15.6), podendo ser realizado à beira do leito. Além de determinar o defeito estrutural, contribui determinando se há sobrecarga de cavidades ou disfunção ventricular. Por intermédio do mapeamento com Doppler colorido, indica se

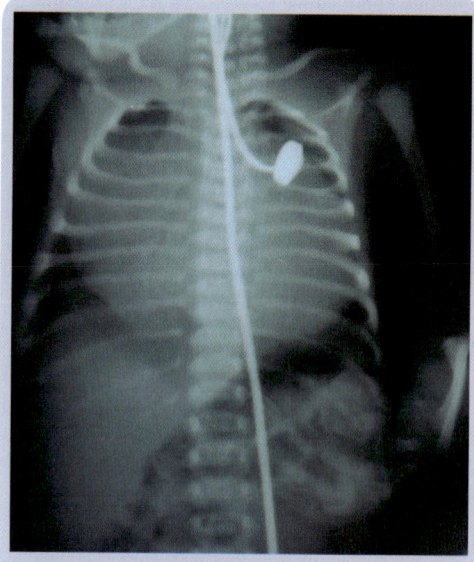

Figura 15.5 Radiografia de tórax mostra cardiomegalia significativa na doença de Ebstein.

há *shunt* entre as cavidades e qual a sua direção, além de determinar se há alteração nos fluxos valvares. Todo RN com suspeita de CC deve ser submetido a um ECO.

Atualmente, é possível estabelecer o diagnóstico intrauterino pela ecocardiografia fetal com Doppler colorido. Este método determina o diagnóstico de cerca de 90% das cardiopatias acianóticas e 95% das cianóticas. Assim, é possível planejar o nascimento e programar as intervenções que serão necessárias imediatamente após o parto.

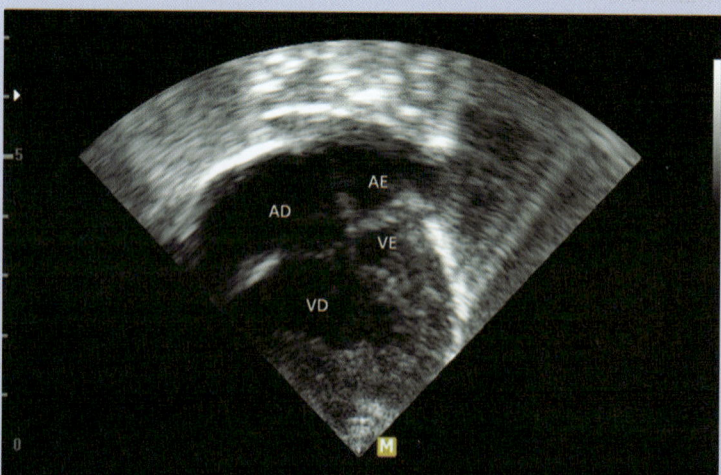

Figura 15.6 Diagnóstico ecocardiográfico de síndrome de hipoplasia do ventrículo esquerdo (VE). AD: átrio direito; AE: átrio esquerdo; VD: ventrículo direito.

Angiotomografia/angiorressonância

São métodos complementares não invasivos que têm se mostrado muito úteis no estudo de alterações anatômicas do arco aórtico e dos vasos pulmonares, contribuindo para as decisões terapêuticas que auxiliam o cirurgião.

■ Diagnóstico diferencial

Os principais diagnósticos diferenciais são: sepse, hipoglicemia, alterações hidreletrolíticas e doenças pulmonares.

■ Tratamento

Medidas de suporte

São as medidas gerais para os RNs criticamente enfermos, com controle da temperatura, controle glicêmico, suporte nutricional e balanço hídrico rigoroso.

Infusão de prostaglandina E_1 (PGE_1)

Tão logo se suspeite que um RN tem cardiopatia ducto-dependente, deve-se instituir imediatamente uma infusão de prostaglandina. Não é necessário aguardar a realização do ECO para confirmar o diagnóstico. A resposta é observada clinicamente com melhora do débito sistêmico (melhora da pressão arterial e os pulsos periféricos tornam-se palpáveis) e da saturação de O_2.

A dose recomendada é de 0,05 a 0,1 mcg/kg/min para abrir o canal arterial, mas a infusão de 0,01 mcg/kg/min é geralmente suficiente para mantê-lo pérvio. O principal objetivo de seu uso nas cardiopatias com obstrução da VSVE é manter o fluxo sistêmico através de um ducto-patente, enquanto nas cardiopatias com obstrução da via de saída do ventrículo direito é manter o fluxo pulmonar.

O uso da prostaglandina permite que o RN possa aguardar com segurança a sua transferência ao centro de referência, onde será realizada a intervenção cirúrgica. Seu principal efeito colateral é apneia, que pode ocorrer com menor frequência quando doses menores forem usadas, outros efeitos adversos encontrados são: hipotensão, febre e exantema (Figura 15.7).

Oxigenoterapia

A intubação orotraqueal e a ventilação mecânica muitas vezes serão necessárias. Entretanto, o uso do oxigênio deve ser feito com muita cautela, principalmente nos pacientes com SHVE e interrupção do arco aórtico, pois concentrações elevadas de O_2 são prejudiciais, já que provocam queda da resistência vascular pulmonar, causando roubo de fluxo através do canal arterial com aumento do fluxo sanguíneo pulmonar e redução do sistêmico, o que leva a baixo débito cardíaco, acidose metabólica e congestão pulmonar.

Cateterismo intervencionista

Valvoplastia percutânea

Estenoses pulmonar ou aórtica críticas necessitam de intervenção hemodinâmica com valvoplastia por cateter-balão.
Atriosseptostomia por balão (*procedimento de Rashkind*). Indicada nas patologias que dependem do fluxo através do forame oval patente. O principal exemplo é a transposição dos grandes vasos (TGV), onde a realização deste procedimento melhora a mistura sanguínea no nível atrial com consequente aumento da saturação de oxigênio, o que possibilita que o paciente seja submetido ao tratamento cirúrgico em melhores condições clínicas.
Colocação de *stent* no canal arterial. Medida paliativa para cardiopatias ducto-dependentes.

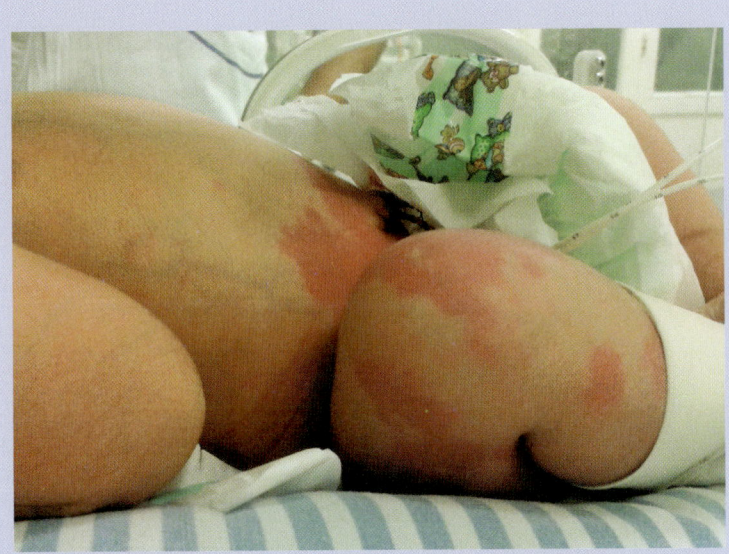

Figura 15.7 Neonato portador de atresia pulmonar com exantema por uso de prostaglandina.

Intervenção cirúrgica

A grande maioria dos RNs portadores de CC crítica necessitará de cirurgia ainda durante o período neonatal, seja uma cirurgia corretiva, como no caso da transposição dos grandes vasos, em que é realizada a cirurgia de Jatene *(switch arterial)* ou uma cirurgia paliativa com a realização de um *shunt* sistêmico-pulmonar na atresia pulmonar.

> **NÃO ESQUEÇA**
>
> Todo RN necessita, ao nascer e no período imediatamente subsequente, de um exame físico completo e oximetria de pulso para afastar o diagnóstico de CC, e este diagnóstico, quando confirmado, deve ter o tratamento instituído o mais precocemente possível.

■ Bibliografia

Costello JM, Almodovar MC. Emergency care for infants and children with acute cardiac disease. Clin Ped Emerg. 2007; 8:145-55.

Fillipps DJ, Bucciarelli RL. Cardiac evaluation of the newborn. Pediatr Clin N America. 2015; (62):471-89.

Fleiner S. Recognition and stabilization of neonates with congenital heart diseases. Newborn and Infant Nursing Reviews. 2006; 6(3)137-50.

Kay JD, Colan SD, Graham TP. Congestive heart failure in Pediatric patients. Am Heart J. 2001; 142:923-8.

Krishnan US. Approach to congenital heart disease in the neonate. Indian Journal of Pediatrics. 2002; 69:501-5.

Tin W, Lal M. Principles of pulse oximetry and its clinical application in neonatal medicine. Seminars in Fetal & Neonatal Medicine. 2015; 20:192-7.

NEONATOLOGIA

16 PREVENÇÃO E TRATAMENTO DA DOR E DO ESTRESSE

Arnaldo Costa Bueno

■ Justificativa

O justificado avanço tecnológico com repercussões positivas na morbidade e na mortalidade neonatal já está amplamente estudado e disseminado pelas unidades neonatais. O reconhecimento do estresse e da dor em recém-nascidos (RNs) pré-termo e a termo e a constatação da enorme quantidade de procedimentos invasivos, necessários durante internações prolongadas, tornam esse tema sempre presente na equipe que cuida destes pacientes graves. Em diversas situações, a dor não é tratada, principalmente pela dificuldade em diagnosticar e avaliar o seu grau no período neonatal.

■ Respostas fisiológicas fetais e neonatais à dor

Embora o estresse e a dor não sejam diagnosticados frequentemente nos períodos fetal e neonatal, há evidências dos seus efeitos nocivos no desenvolvimento cerebral e geral, assim como a administração de analgesia pode suprimir essas respostas indesejáveis.

No início do desenvolvimento, estímulos de baixo limiar podem provocar resposta exacerbada à dor, possivelmente por terminações nervosas sobrepostas, criando, assim, áreas superexcitáveis.

As respostas fisiológicas do RN à dor são causadas principalmente pelo aumento das catecolaminas circulantes, sendo observados aumento da frequência cardíaca, da pressão arterial e da pressão intracraniana e diminuição da saturação de oxigênio e da motilidade gástrica. Nos RNs pré-termo, os marcadores autônomos podem apresentar-se menos competentes em suas respostas em comparação com os RNs a termo. No pré-termo, portanto, as alterações nos sinais vitais frequentemente associadas a dor e estresse, como choro ou movimentação, podem estar atenuadas ou ausentes, o que não significa ausência de dor. Isso dificulta muito o diagnóstico.

■ Desfechos clínicos da dor

Situações frequentes em RNs graves, como hipoxia, hipercapnia, acidose metabólica, hiperglicemia e desconforto respiratório, podem acentuar-se na presença de dor.

Existem evidências que apontam a dor e o estresse no período neonatal como modificadores do neurodesenvolvimento. Ao mesmo tempo, a prevenção dessas situações pode ser benéfica para esta população.

Exposição prolongada ou intensa à dor pode aumentar a morbidade e a mortalidade neonatais. Há evidências de aparecimento de hiperalgesia (resposta aumentada à dor) e de alodinia (sensação de dor proveniente de estímulos não dolorosos) após exposição repetitiva ou prolongada a episódios dolorosos.

■ Avaliação da dor e do estresse neonatal

Apesar das extensas evidências científicas sobre o assunto, estima-se que em somente 3% dos procedimentos dolorosos haja medidas de alívio da dor. Provavelmente a dificuldade de avaliar a dor em lactente pré-verbal seja a causa mais importante para tal situação. Há consenso na literatura de que a avaliação da dor deve ser baseada em escalas.

A maioria das escalas de avaliação de dor são baseadas nas mudanças fisiológicas, comportamentais e hormonais.

Existem diversas escalas na literatura, algumas bastante específicas para determinadas situações, assim a escolha da escala deve ser discutida e decidida com a equipe. Algumas sugestões:

- NIPS (*Neonatal Infant Pain Scale*): sugere-se que a escala seja aplicada quando se verificarem os sinais vitais. Quando da avaliação do item "choro" em RNs intubados, dobra-se a pontuação da "expressão facial" e não se avalia o item "choro" (Quadro 16.1)

QUADRO 16.1	Escala de dor para recém-nascidos e lactentes (NIPS – *Neonatal Infant Pain Scale*).		
Parâmetro	0 ponto	1 ponto	2 pontos
Expressão facial	Relaxada	Contraída	–
Choro	Ausente	Resmungos	Vigoroso
Respiração	Relaxada	Diferente do basal	–
Braços	Relaxados	Flexão ou extensão	–
Pernas	Relaxadas	Flexão ou extensão	–
Estado de alerta	Dormindo ou calmo	Desconfortável	–

Define-se dor quando a pontuação for maior ou igual a 4.

- EDIN (*Echelle de Douleur et D'inconfort du Nouveau-né*): Escala de Dor e Desconforto do RN
- BIIP (*Behavioral Indicators of Infant Pain*): Indicadores Comportamentais da Dor no Lactente
- Escala *COMFORT*.

■ Indicações de analgesia

Não existem indicações absolutas para analgesia no período neonatal. Estas indicações devem ser individualizadas, mas nunca esquecidas.

As situações mais frequentemente encontradas em unidades neonatais que podem causar dor e estresse nos pacientes são: drenagem torácica, intubação eletiva, inserção de cateteres centrais e de diálise, punção lombar, punções venosas e arteriais, procedimentos cirúrgicos, cirurgia a *laser*, enterocolite necrosante, tocotraumatismos etc.

Situação comum encontrada nas unidades é a ventilação mecânica, porém o uso de analgesia com opioides, nestes casos, é controverso. Alguns estudos descreveram desfechos desfavoráveis quando pacientes intubados receberam essas medicações.

■ Manejo da dor

Analgesia não farmacológica

As abordagens ambientais e comportamentais devem ser sempre utilizadas pois apresentam eficácia comprovada, baixo risco para o RN e baixo custo operacional para sua realização. As intervenções devem ser realizadas em conjunto, pois ajudam a criança a se organizar antes e após os estímulos dolorosos, minimizando a sensação e o tempo de dor. As mais estudadas são:
- Contato pele a pele entre mãe e filho (método Canguru): reduz a atividade facial indicativa de dor
- Solução glicosada por via oral: soluções adocicadas liberam endorfinas endógenas. Vários estudos relataram que durante coleta de sangue por punção capilar ou venosa e outros procedimentos dolorosos, estas substâncias diminuem o tempo de choro, atenuam a mímica facial de dor e reduzem a resposta fisiológica à dor. Recomenda-se a administração, na parte anterior da língua, de glicose (1 ml de SG a 25%) por via oral 2 minutos antes dos procedimentos dolorosos
- Sucção não nutritiva: este procedimento, possivelmente pela liberação de serotonina no sistema nervoso central, pode inibir a hiperatividade do RN submetido a processos dolorosos, assim como modula o desconforto. Este procedimento pode substituir o uso de chupetas em unidades neonatais
- Amamentação: quando realizada antes e durante os episódios dolorosos, diminui o tempo de choro e a ativação comportamental
- Diminuição dos estímulos externos: diminuir a luminosidade, o barulho e manuseios frequentes, proteger o sono, fazer contenção ou envolvimento em mantas e evitar procedimentos dolorosos repetidos. Dar respostas contingentes aos comportamentos do bebê, dar atenção individualizada ao bebê e à sua família.

Analgesia farmacológica

Anti-inflamatórios não hormonais

Inibem as ações das prostaglandinas e do tromboxano liberados durante uma lesão tecidual; indicados principalmente quando houver processo inflamatório. O paracetamol é a única medicação desta classe segura para uso no período neonatal. Apresenta baixa hepatotoxicidade e não interfere na agregação plaquetária, mas é contraindicado para portadores de deficiência de G6PD. Recomendam-se 10 a 15 mg/kg/dose por via oral a cada 6 horas para RNs a termo e 10 mg/kg/dose a cada 8 horas para pré-termos. Não existe apresentação para uso intravenoso desta medicação no Brasil. Nenhum outro fármaco desta classe está liberado para o período neonatal com esta finalidade.

Opioides

Atuam inibindo a aferência da dor na medula espinal e ativam as vias corticais descendentes inibitórias da dor. Fármacos amplamente utilizados nas unidades neonatais, embora possam desencadear depressão respiratória, íleo adinâmico, retenção urinária, náuseas, vômitos, tolerância e dependência física. A tolerância (necessidade de doses crescentes do medicamento a fim de obter o efeito desejado) do RN a esta classe de medicamentos deve sempre ser lembrada e diagnosticada, devendo ser manuseada com aumentos graduais das doses preconizadas para alívio da dor.

Muito cuidado com uso de opioides em RN com hipotensão e/ou hipovolemia, pois esta associação está relacionada com piores desfechos neonatais.

Fentanila

Opioide de ação rápida, dose 0,5 a 4 mcg/kg/dose, a cada 2 a 4 horas, por via intravenosa, ou por infusão contínua 0,5 a 1,0 mcg/kg/hora. A infusão rápida da medicação pode causar rigidez muscular, principalmente na caixa torácica. Para intubação eletiva há a recomendação do uso de fentanila na dose de 1 a 3 mcg/kg. Esquema de desmame: se uso por até 3 dias pode-se suspender imediatamente; se uso entre 4 e 7 dias: retirar 20% da dose inicial por dia a cada tentativa; uso por 8 a 14 dias: retirar 10% da dose inicial por dia até suspensão total; uso por mais de 14 dias: retirar 10% da dose inicial a cada 48 horas até suspensão total.

Morfina

Dose de 0,05 a 0,2 mg/kg, a cada 4 horas por via intravenosa, ou por infusão contínua na dose de 5 a 10 mcg/kg/hora para RN a termo, e 2 a 5 mcg/kg/hora para pré-termo. Recomenda-se suspensão gradativa, conforme descrito anteriormente. A morfina apresenta efeitos sedativos mais pronunciados e menor tolerância quando comparada à fentanila.

Anestésicos locais

A mistura de lidocaína com prilocaína e a ametocaína pertencem a esta classe de medicamentos. O efeito anestésico só é conseguido no mínimo 60 minutos após aplicação na pele intacta e há relatos de complicações quando utilizados de forma repetida, não sendo por estas razões utilizados com frequência. A infiltração subcutânea local de lidocaína a 0,5% sem vasoconstritor na dose de 5 mg/kg é indicada quando de punção lombar, inserção de cateter central e colocação de dreno torácico, dentre outras.

Analgesia pós-operatória

Todo RN apresenta respostas fisiológicas marcantes após procedimentos cirúrgicos, e a diminuição do grau destas alterações endócrinas e metabólicas está diretamente relacionada com melhores desfechos neonatais. A analgesia preventiva é a base do controle da dor pós-operatória. A administração de analgésicos no pós-operatório imediato, impedindo a dor aguda ao acordar, pode resultar em diminuição no uso de analgésicos a longo prazo. Há preferência pelo uso de opioides no pós-operatório de cirurgias de porte moderado a grande.

O tempo de uso de analgesia pós-operatória deve ser baseado em escalas de dor e enquanto a avaliação clínica indicar. Mesmo no pós-operatório, devem-se empregar medidas não farmacológicas.

■ Sedativos

Podem diminuir a atividade, a agitação e a ansiedade dos RNs, porém não atuam em processos dolorosos. O objetivo mais importante é o alívio da dor, por isto dá-se preferência ao uso de analgésicos à sedação sem analgesia. Podem ser utilizados quando da agitação motora em RN em ventilação mecânica e associados a analgésicos no pós-operatório, reduzindo a utilização destes e seus efeitos colaterais. A indicação mais frequente desta classe de medicamentos em neonatologia é durante a realização de procedimentos que necessitem de imobilização: tomografia computadorizada, ressonância magnética, eletroencefalograma, RNs em pós-operatório que necessitem de imobilização por períodos prolongados ou ainda naqueles com patologias respiratórias com hipoxemia e necessidade de ventilação com parâmetros agressivos.

Hidrato de cloral

Dose de 25 a 100 mg/kg/dose por via oral. Sedativo hipnótico utilizado para realização de procedimentos de curta duração. Pouco utilizado devido a diversos efeitos colaterais: possíveis efeitos carcinogênicos, acidose metabólica, hiperbilirrubinemia, depressão miocárdica, arritmias, obstrução das vias respiratórias por sonolência e depressão respiratória.

Diazepínicos

Sedativos, ansiolíticos e indutores de amnésia. Podem induzir depressão respiratória, hipotensão e excitabilidade paradoxal, principalmente quando associados aos opioides.

Diazepam

Além da ação sedativa, tem efeito anticonvulsivante. Dose de 0,1 a 0,2 mg/kg, por via intravenosa. Não é muito utilizado em neonatologia, pois suscita tolerância muito rapidamente e interfere na ligação da bilirrubina-albumina.

Midazolam

Duas a quatro vezes mais potente que o diazepam. Dose de 0,05 a 0,15 mg/kg, a cada 2 ou 4 horas, por via intravenosa, ou infusão contínua 0,1 a 0,6 mcg/kg/min. A associação desta medicação com opioides deve ser prescrita com muita cautela, pois há relatos de encefalopatia, diminuição da atenção visual e coreoatetose quando usados por tempo superior a 5 dias.

NÃO ESQUEÇA

RNs sentem dor e estresse. A avaliação da dor deve ser considerada como o quinto sinal vital nas unidades neonatais e deve ser sempre considerada com finalidade terapêutica. Ainda não existem indicações absolutas para analgesia no período neonatal. Essas indicações devem ser individualizadas, porém jamais esquecidas.

■ Bibliografia

American Academy of Pediatrics Committee on Fetus and Newborn, American Academy of Pediatrics Section on Surgery, Canadian Paediatric Society Fetus and Newborn Committee. Prevention and management of pain in the neonate: an update. Pediatrics. 2006; 118(5):2231-41.

Brasil. Ministério da Saúde. Secretaria de Atenção à Saúde. Departamento de Ações Programáticas e Estratégicas. Atenção à saúde do recém-nascido: guia para os profissionais de saúde/Ministério da Saúde, Secretaria de Atenção à Saúde, Departamento de Ações Programáticas e Estratégicas. Brasília: Ministério da Saúde, 2011. 4 v.: il.(Série A. Normas e Manuais Técnicos.)

Debillon T, Zupan V, Ravault N et al. Development and initial validation of the EDIN scale, a new tool for assessing prolonged pain in preterm infants. Arch Dis Child Fetal Neonatal. 2001; 85:36-41.

Lefrak L, Lund C H. Práticas de enfermagem na unidade de terapia intensiva neonatal. In: Fanaroff A. Alto risco em neonatologia. 6. ed. Rio de Janeiro: Elsevier; 2015. p. 219-37.

Sociedade Brasileira de Pediatria. Departamento de Neonatologia. Documento científico: A linguagem da dor no recém-nascido. Disponível em http://www.sbp.com.br/src/uploads/2015/02/doc_linguagem-da-dor-out2010.pdf. Acesso em 30/07/2015.

Turnage C S, LaBrecque. Controle da dor e do estresse. In: Cloherty J P. Manual de neonatologia. 7. ed. Rio de Janeiro: Guanabara Koogan; 2015. p. 696-706.

Yamada J et al. A review of systematic reviews on pain intervention in hospitalized infants. Pain Res Manag. 2008; 13(5):413-20.

NEONATOLOGIA

17 PRINCÍPIOS DE VENTILAÇÃO MECÂNICA

Patricia de Padua Andrade Campanha

■ Introdução

A introdução da ventilação mecânica (VM) na neonatologia foi importante para aumentar a sobrevida dos recém-nascidos (RNs), porém proporcionou um aumento na incidência das sequelas pulmonares e neurológicas, principalmente nos RNs pré-termo.

A assistência ventilatória tem o objetivo de promover melhora da oxigenação e das trocas gasosas e redução do trabalho respiratório, pelo aumento da capacidade pulmonar, da adequação da relação ventilação/perfusão e do recrutamento alveolar. As indicações de VM estão descritas no Quadro 17.1. As causas que indicam suporte ventilatório podem ser pulmonares, cardiovasculares, sistêmicas ou neuromusculares.

Para oferecer assistência adequada às necessidades específicas, de acordo com a idade gestacional, o peso e o diagnóstico, com menor risco de complicações, é importante compreender a fisiologia pulmonar e a fisiopatologia dos distúrbios respiratórios, bem como conhecer as modalidades de assistência ventilatória e os parâmetros ventilatórios indicados.

■ Fisiologia pulmonar neonatal

A compreensão dos conceitos da fisiologia respiratória é fundamental para uma assistência ventilatória adequada (Quadro 17.2).

O RN apresenta maior vulnerabilidade e suscetibilidade à disfunção respiratória, em virtude das características anatômicas e fisiológicas que aumentam o trabalho respiratório desses pacientes, com elevação do gasto energético e das demandas de oxigênio e ventilação (Quadro 17.3).

■ Modalidades de assistência ventilatória

Devido ao maior risco de complicações com a VM invasiva (com cânula traqueal), sempre deve ser considerada a possibilidade da utilização de estratégias não invasivas de suporte ventilatório antes de intubar o paciente (Quadro 17.4).

QUADRO 17.1	Indicações de ventilação mecânica.

- $Pao_2 < 50$ mmHg (hipoxemia) com $Fio_2 \geq 0,6$
- $Paco_2 > 50$ a 60 mmHg (hipercapnia)
- pH < 7,25 (acidose respiratória ou metabólica)
- Apneias frequentes ou prolongadas
- Doenças neuromusculares, hipertensão intracraniana, cirurgias, anestesia geral
- Iniciação de terapia exógena em recém-nascido com síndrome do desconforto respiratório

Os modos ventilatórios da VM convencional são classificados a partir de três parâmetros:
- Como a inspiração é iniciada
  - Ventilação controlada: a ventilação é iniciada independentemente da vontade do paciente
  - Ventilação assistida: a ventilação é iniciada pelo esforço respiratório do paciente
- Como o fluxo de gás é controlado durante a inspiração

QUADRO 17.2	Conceitos da fisiologia respiratória.
Complacência	É uma dimensão da elasticidade ou da distensibilidade do sistema respiratório (forças elásticas da caixa torácica e do parênquima pulmonar). É medida pela relação entre a mudança de volume e a variação de pressão necessária para obtê-la (complacência = $\Delta V/\Delta P$). As doenças com baixa complacência, como a doença de membrana hialina (DMH), a pneumonia e a atelectasia, têm necessidade de gradiente de pressão elevado para manter um volume corrente adequado
Resistência	Alteração na pressão por unidade de alteração do fluxo. É a medida da capacidade inerente das vias respiratórias de resistir à entrada de ar (resistência = pressão/fluxo). Nas doenças com resistência aumentada, como a síndrome de aspiração meconial (SAM) e a bronquiolite, quanto maior a resistência, maior o gradiente de pressão necessário para movimentar o mesmo fluxo de ar
Constante de tempo (CT)	Indica com que velocidade um compartimento irá alterar o seu volume em função de mudança da pressão. Tempo necessário para a insuflação ou desinsuflação dos pulmões. Durante a ventilação, o tempo para inspiração e expiração deve ser de aproximadamente 3 a 5 vezes a CT. Se a CT estiver inadequada: na fase inspiratória os pulmões receberão um volume corrente insuficiente; na fase expiratória a eliminação incompleta desse volume acarreta aprisionamento de ar e aumento da capacidade residual funcional (CRF). Constante de tempo = complacência × resistência
Volume-minuto (VM)	(Volume corrente − espaço morto) × FR. Relacionado com a Pco_2
Volume-corrente (VC)	Volume adequado de 4 e 6 mℓ/kg (entre a CRF e a capacidade pulmonar total). O VC varia de acordo com a complacência, a resistência, o espaço morto e extravasamento de ar

- Por pressão: o ajuste do fluxo de gás durante a inspiração é realizado por um nível predeterminado de pressão
- Por volume: o ajuste do fluxo de gás durante a inspiração é realizado por um nível predeterminado de volume corrente

QUADRO 17.3 Características anatômicas e fisiológicas dos pulmões do recém-nascido.

- Aumento do trabalho respiratório (diafragma horizontalizado, fibras musculares com menor força de contração e maior propensão à fadiga)
- Complacência pulmonar diminuída (precursores alveolares com parede espessa, menor número de alvéolos, menor quantidade de elastina, menor raio alveolar, deficiência de surfactante com tendência ao colabamento alveolar, ventilação colateral menos eficiente). Retração elástica aumentada, com necessidade de maiores pressões para expandir o pulmão e mantê-lo insuflado; propensão à atelectasia
- Complacência da caixa torácica aumentada (arcos costais horizontalizados e menos rígidos, musculatura intercostal pouco desenvolvida)
- Aumento da resistência das vias respiratórias (maior comprimento das vias respiratórias em relação ao diâmetro reduzido)

QUADRO 17.4 Ventilação não invasiva.

Pressão positiva contínua nas vias respiratórias (CPAP)

Técnica de fácil aplicação, com custo reduzido e menos lesiva para o pulmão. Pode ser utilizada com várias interfaces, sendo a mais comum a pronga nasal. A CPAP NASAL pode ser realizada com a maioria dos ventiladores convencionais ou por meio do "CPAP de bolha" (utilizando-se um misturador de gases, acoplado a um fluxômetro e um sistema de umidificação e aquecimento, com a extremidade do circuito imersa em água – a pressão é determinada pela profundidade da imersão do circuito na água). Utiliza-se uma pressão de 5 a 7 cmH$_2$O, fluxo de 6 a 8 ℓ/min e F$_{IO_2}$ mínima para os objetivos de SatO$_2$. Efeitos: diminui a resistência nas vias respiratórias; aumenta a área de trocas gasosas; aumenta a CRF, prevenindo o colapso alveolar na falta de surfactante; diminui o *shunt* intrapulmonar e a resistência vascular pulmonar por melhora na relação ventilação/perfusão; estabiliza o diafragma. Em prematuros recomenda-se o uso de CPAP nasal precoce, ainda na sala de parto

Ventilação por pressão positiva intermitente nasal/ventilação nasal/ventilação não invasiva

Fornecimento de pressão positiva em ambas as fases do ciclo respiratório, utilizando os mesmos parâmetros da ventilação invasiva (Quadro 17.5), sem a necessidade de intubação traqueal. A exemplo do CPAP, a interface mais utilizada é a pronga nasal. Pode ser utilizada em prematuros imediatamente após extubação, em RN que mantém episódios frequentes de apneia, mesmo em CPAP nasal, quando há retenção de CO$_2$ sob CPAP. Melhora a função respiratória; reduz as taxas de reintubação, aumenta a CRF, reduz o trabalho respiratório, aumenta a pressão média nas vias respiratórias e promove recrutamento alveolar

- Como ocorre a mudança da fase inspiratória para a expiratória (ciclagem)
  - Ventilação ciclada a tempo: o começo da expiração ocorre após um intervalo de tempo preestabelecido
  - Ventilação ciclada a fluxo: a ciclagem ocorre quando o fluxo cai a um nível predeterminado.

A maioria dos respiradores utilizados em unidades neonatais são ciclados a tempo e limitados a pressão, com fluxo contínuo. Os modos ventilatórios estão descritos no Quadro 17.5.

■ Parâmetros ventilatórios

A assistência ventilatória deve ser gentil, com os parâmetros mínimos necessários para atingir os objetivos (Quadro 17.6), reduzindo os riscos de lesão pulmonar.

Os parâmetros ventilatórios da ventilação convencional estão descritos no Quadro 17.7. Para o ajuste adequado dos parâmetros ventilatórios devem-se considerar a idade gestacional, o peso e a doença de base. A Figura 17.1 resume as etapas na assistência ao RN que necessita de ventilação mecânica.

Sugestão de ajustes dos parâmetros ventilatórios na ventilação convencional:
- Hipoxemia: a variação de Pa$_{O_2}$ depende principalmente da MAP e da F$_{IO_2}$ => aumentar F$_{IO_2}$, aumentar PEEP, aumentar Ti, aumentar fluxo
- Hipercapnia: a variação na Pa$_{CO_2}$ depende do volume-minuto => aumentar a FR (cuidado com aumento excessivo da FR com redução de Ti, que leva a retenção de CO$_2$), aumentar PIP, diminuir PEEP para aumentar ΔP, reduzir espaço morto (p. ex., encurtar o tubo)

■ Desmame ventilatório

Deve-se tentar o desmame sempre que possível, assim que houver melhora clínica e gasométrica. Diminui-se inicialmente o parâmetro mais prejudicial, escolhendo um parâmetro por vez, evitam-se mudanças drásticas e bruscas e documenta-se a resposta do paciente a cada mudança (Quadro 17.8).

■ Cuidados gerais com o recém-nascido sob assistência ventilatória

No Quadro 17.9 listamos algumas orientações para a assistência ventilatória do recém-nascido.

■ Complicações da ventilação mecânica

- Lesão pulmonar aguda e crônica induzida pela ventilação mecânica (Quadro 17.10)
- Toxicidade pelo oxigênio (displasia broncopulmonar, retinopatia da prematuridade)
- Alterações em órgãos e sistemas (sistema nervoso central – alterações no fluxo sanguíneo cerebral levando a hemorragia intraventricular e leucomalacia periventricular; sistema renal – diminuição do débito urinário, da depuração de creatinina e aumento dos níveis de hormônio antidiurético; sistema cardiovascular –

QUADRO 17.5 — Modos ventilatórios em neonatologia.

Modo controlado	Apenas ventilações mandatórias; aparelho insensível aos esforços do paciente
Modo assistido-controlado (A/C)	O aparelho libera volume ou pressão disparado por um esforço respiratório do paciente. Quando a ventilação espontânea é insuficiente ou gera uma pressão menor do que a preestabelecida na sensibilidade, o aparelho entra de forma controlada a uma frequência predefinida
Modo assistido	Todos os movimentos ventilatórios são desencadeados pelo paciente e toda a ventilação é liberada pelo aparelho a uma pressão ou a um volume predeterminados. A ventilação assistida é ofertada pela pressão de suporte. O aparelho determina o início da inspiração por um critério de pressão ou fluxo, mas o ciclo só é iniciado com o esforço inspiratório do paciente, que aciona o aparelho de acordo com a sensibilidade predeterminada. O tempo expiratório e a frequência respiratória são determinados pelo paciente, enquanto o volume corrente é determinado de acordo com a ciclagem programada
Ventilação mandatória intermitente (VMI)	Utilizada com os ventiladores ciclados a tempo e limitados a pressão, com fluxo contínuo. O aparelho libera um número determinado de ventilações mandatórias, e o fluxo contínuo permite que o paciente tenha respirações espontâneas entre as ventilações mecânicas. A principal desvantagem desta ventilação é que o volume corrente não é controlado diretamente (depende da pressão inspiratória [PIP] e complacência). Se ocorrer alteração na complacência, o volume corrente liberado muda. A melhora da complacência pulmonar pode levar a um volume corrente excessivo e provocar lesão pulmonar. A piora da complacência pode levar a hipoventilação e perda de volume pulmonar
Ventilação mandatória intermitente sincronizada (SIMV)	Possibilita ventilações mandatórias e espontâneas, porém faz com que algumas respirações sejam sincronizadas ao esforço do paciente
Ventilação com pressão de suporte (PSV)	A pressão de suporte fornece uma "ajuda" durante a ventilação espontânea do paciente e é liberada quando uma variação de pressão abaixo da linha de base é detectada. Se o paciente inspirou e não conseguiu atingir o volume corrente preestabelecido, a pressão de suporte será liberada para adequar o volume corrente estabelecido. Não garante a frequência respiratória
Ventilação com volume pré-selecionado	Ventiladores ciclados a volume liberam um volume corrente predeterminado, geralmente no modo de fluxo contínuo, gerando a pressão necessária para liberar o gás nos pulmões
Ventilação com volume garantido (VG)	Pode ser combinada com SIMV, A/C ou PSV. Modo volume-controlado, ciclado a tempo ou fluxo e limitado a pressão. São selecionados o volume corrente e o limite de pressão superior. O aparelho ajusta a pressão para manter o VC-alvo. Conforme a complacência melhora, a PIP necessária para fornecer o volume corrente-alvo cai, permitindo autodesmame da pressão
Pressão regulada com volume controlado (PRVC)	Modo de ventilação limitada à pressão e ciclada a tempo. As respirações podem ser iniciadas pelo paciente ou pelo aparelho. O aparelho ajusta a pressão a cada respiração de acordo com a resistência das vias respiratórias e alterações da complacência pulmonar, para fornecer um VC pré-selecionado
Ventilação de alta frequência (VAF)	Utiliza-se frequência superior à fisiológica, entre 5 e 20 Hz (300 a 1.200 ciclos/min – 1 Hz = 60 ciclos/min) com volume corrente inferior ao espaço morto fisiológico (< 2 mℓ/kg). Existem três tipos de equipamentos de VAF: ventiladores por jatos de alta frequência, ventiladores oscilatórios de alta frequência (mais utilizados em neonatologia) e ventiladores de alta frequência por interrupção de fluxo. A VAF está indicada como "tratamento de resgate", quando a ventilação convencional é ineficaz no controle da insuficiência respiratória ou quando são necessários parâmetros muito elevados para atingir as metas ventilatórias, e nos casos de escape de ar. A VAF promove recrutamento alveolar, diminui o *shunt* intrapulmonar e reduz a lesão pulmonar induzida pela ventilação mecânica. Parâmetros ventilatórios da VAF: F_{IO_2} mínima para manter a $SatO_2$ desejada; pressão média nas vias respiratórias (PMVR) 2 cmH$_2$O maior que o que se utilizava na VC – controle radiológico com 8 espaços intercostais; frequência – iniciar com 10 a 15 Hz; tempo inspiratório 33% (relação I:E – 1:2); amplitude – iniciar com nível mínimo e aumentar gradativamente até visualizar vibrações no tórax. Ajustes: (1) Para melhorar oxigenação: ↑ F_{IO_2}, ↑ PMVR. (2) Para melhorar eliminação de CO_2: ↑ Amplitude, ↓ Frequência (o aumento da frequência reduz o volume corrente e o volume-minuto, com retenção de CO_2)
Ventilação assistida com ajuste neuronal (NAVA)	Modo de ventilação assistida que utiliza a atividade elétrica do diafragma (medida por sensores em cateter transesofágico) para o controle do ciclo inspiratório e expiratório, e do perfil da assistência inspiratória mecânica

- comprometimento hemodinâmico secundário ao aumento da pressão intratorácica)
- Infecção (pneumonia associada à ventilação mecânica)
- Outras (estenose subglótica; lesão de cordas vocais; sulco no palato; dano aos bulbos dentários).

PRINCÍPIOS DE VENTILAÇÃO MECÂNICA

QUADRO 17.6 Objetivos da ventilação mecânica.

- Pao_2 de 50 a 70 mmHg
- $Paco_2$ de 50 a 55 mmHg
- pH > 7,2
- $SatO_2$ de 88 a 93%

QUADRO 17.7 Parâmetros ventilatórios da ventilação convencional.

Fração inspirada de oxigênio (Fio_2)	Concentração de O_2 no ar inspirado. Interfere na oxigenação alveolar e arterial. *Utilizar a Fio_2 necessária para manter a $SatO_2$ entre 88 e 93%*
Pressão inspiratória (PIP)	Promove a expansão pulmonar com aumento da Pao_2 e diminuição da $Paco_2$. PIP muito baixa pode levar à hipoventilação, e PIP muito elevada pode levar a síndrome de escape de ar e aumento da resistência vascular pulmonar. *Utilizar a menor PIP possível para expandir adequadamente a caixa torácica;* evitar excesso de expansão; evitar PIP > 20 cmH_2O
Pressão expiratória final positiva (PEEP)	Mantém o volume residual e previne o colapso alveolar, melhorando a relação ventilação/perfusão e a PaO_2. PEEP muita baixa pode levar a atelectrauma. PEEP muito elevada (> 7 cm H_2O) pode deixar o pulmão hiperinsuflado, com maior risco de síndrome de escape de ar e diminuir o retorno venoso com comprometimento hemodinâmico; pode ainda levar a expiração incompleta e retenção de CO_2. *Ajustar em 4 a 6 cmH_2O*
Frequência respiratória (FR)	Deve ser suficiente para elevar a Pao_2 e diminuir a $Paco_2$, sempre respeitando a relação I:E. FR baixa é mais fisiológica e favorece o desmame da ventilação mecânica, mas pode necessitar de PIP alta para corrigir a hipoxemia e hipercapnia. FR elevada permite a utilização de pressão e Fio_2 mais baixas, mas os tempos inspiratório e expiratório ficam curtos, causando, respectivamente, hipoventilação (com retenção de CO_2) e auto-PEEP. Deve-se ter cuidado com a hipocapnia (causa vasoconstrição cerebral). *Inicialmente, utiliza-se FR entre 20 e 30 ciclos por minuto, ajustando de acordo com os objetivos da Pco_2.* Avaliar hipercapnia permissiva nos pacientes crônicos (tolerar Pco_2 até 55 a 65 mmHg se pH $\geq 7,2$)
Tempo inspiratório (Ti)	Depende da constante de tempo do pulmão do RN ventilado. Quando a complacência pulmonar é baixa, a constante de tempo é curta; quando a complacência se encontra próxima ao normal, a constante de tempo é mais prolongada. Ti muito curto pode levar a hipoventilação e hipercapnia. Ti muito longo pode corrigir uma situação de hipoxemia refratária, porém está associado à síndrome de escape de ar. *Utilizar Ti entre 0,3 e 0,5 de acordo com a patologia/constante de tempo e idade gestacional*
Tempo expiratório (Te)	Também relacionado com a constante de tempo. Inexiste um limite superior para o ajuste do Te. Te muito curto pode levar a esvaziamento pulmonar incompleto ao final da expiração, acarretando auto-PEEP, aumento da pressão alveolar e alterações hemodinâmicas
Relação I:E	Consequência do ajuste da FR e Ti. *Utiliza-se a relação mais próxima da fisiológica – entre 1:1,5 e 1:3.* Evitar relação invertida (excepcionalmente por ser utilizada em situações de hipoxemia grave refratária)
Fluxo	Determina como a pressão atingirá as vias respiratórias. Fluxos mais baixos (4 a 6 ℓ/min) determinam ondas sinusoidais, mais fisiológicas e menos lesivas, com elevação gradual das pressões no nível alveolar. Fluxos mais altos provocam o aparecimento das chamadas ondas quadradas, nas quais a pressão alveolar eleva-se rapidamente por tempo prolongado; mais eficaz para corrigir a hipoxemia, porém com maior lesão pulmonar. *Ajustar fluxo entre 6 e 8 ℓ/min*
Sensibilidade	Limiar que deve ser alcançado pelo paciente para que seu esforço respiratório seja detectado pelo aparelho. Determina quando será liberado o fluxo inspiratório. *Ajuste 0,2 a 1,0 –* de acordo com o peso do RN (quanto menor o peso, menor a sensibilidade)
Pressão média das vias respiratórias (PMVR = K (PIP × Ti + PEEP × Te)/Ti + Te)	Representa todo o conjunto de pressões a que está sendo submetido o pulmão. PMVR adequada é necessária para manter o volume pulmonar e prevenir microatelectasias difusas que levam a desequilíbrio da ventilação-perfusão e hipoxemia
Diferencial de pressão (ΔP = PIP – PEEP)	Relacionado com a manutenção do volume corrente e, portanto, da ventilação. A diminuição da PEEP aumenta o ΔP e melhora a ventilação

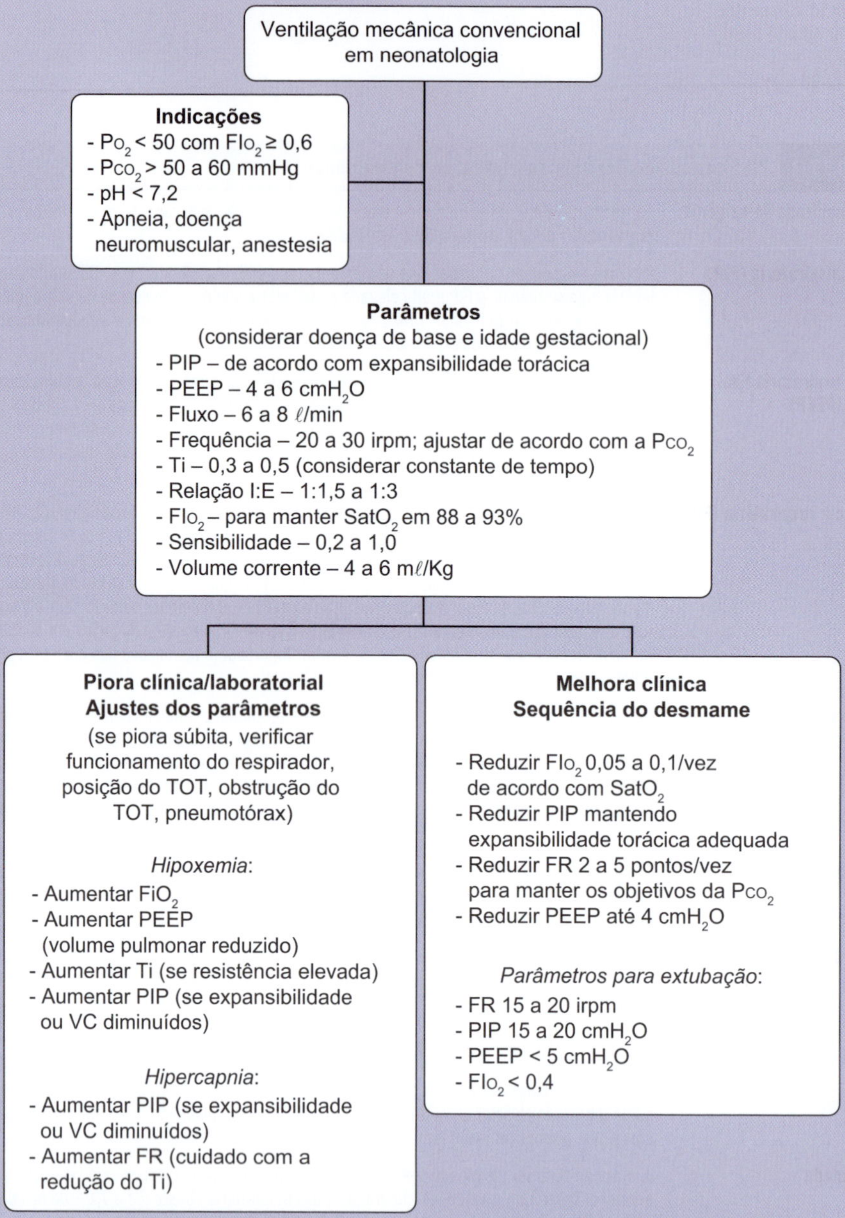

```
┌─────────────────────────────────┐
│  Ventilação mecânica convencional │
│       em neonatologia            │
└─────────────────────────────────┘
```

Indicações
- Po_2 < 50 com Fio_2 ≥ 0,6
- Pco_2 > 50 a 60 mmHg
- pH < 7,2
- Apneia, doença neuromuscular, anestesia

Parâmetros
(considerar doença de base e idade gestacional)
- PIP – de acordo com expansibilidade torácica
- PEEP – 4 a 6 cmH_2O
- Fluxo – 6 a 8 ℓ/min
- Frequência – 20 a 30 irpm; ajustar de acordo com a Pco_2
- Ti – 0,3 a 0,5 (considerar constante de tempo)
- Relação I:E – 1:1,5 a 1:3
- Fio_2 – para manter $SatO_2$ em 88 a 93%
- Sensibilidade – 0,2 a 1,0
- Volume corrente – 4 a 6 mℓ/Kg

Piora clínica/laboratorial
Ajustes dos parâmetros
(se piora súbita, verificar funcionamento do respirador, posição do TOT, obstrução do TOT, pneumotórax)

Hipoxemia:
- Aumentar FiO_2
- Aumentar PEEP (volume pulmonar reduzido)
- Aumentar Ti (se resistência elevada)
- Aumentar PIP (se expansibilidade ou VC diminuídos)

Hipercapnia:
- Aumentar PIP (se expansibilidade ou VC diminuídos)
- Aumentar FR (cuidado com a redução do Ti)

Melhora clínica
Sequência do desmame

- Reduzir Fio_2 0,05 a 0,1/vez de acordo com $SatO_2$
- Reduzir PIP mantendo expansibilidade torácica adequada
- Reduzir FR 2 a 5 pontos/vez para manter os objetivos da Pco_2
- Reduzir PEEP até 4 cmH_2O

Parâmetros para extubação:
- FR 15 a 20 irpm
- PIP 15 a 20 cmH_2O
- PEEP < 5 cmH_2O
- Fio_2 < 0,4

Figura 17.1 Ventilação mecânica convencional em neonatologia. FC: frequência respiratória; PIP (*peak inspiratory pressure*): pressão inspiratória máxima; PEEP (*positive end expiratory pressure*): pressão expiratória final positiva; Ti: tempo inspiratório; TOT: tubo orotraqueal; VC: volume cardíaco.

PRINCÍPIOS DE VENTILAÇÃO MECÂNICA

QUADRO 17.8 Orientações para o desmame.

- Diminuir a F_{IO_2} em 0,05 a 0,1 por vez. Controlar a $SatO_2$
- Diminuir a PIP 1 a 2 cmH_2O por vez, observando a expansibilidade torácica
- Diminuir a PEEP até 4 cmH_2O
- Diminuir a FR em 2 a 5 pontos por vez

QUADRO 17.9 Orientações gerais para o recém-nascido (RN) em assistência ventilatória.

- Todo RN em assistência ventilatória deve estar sob monitoramento contínuo de saturação de O_2 e frequência cardíaca, e com controle da pressão arterial. Realizar controle com gasometria arterial e radiológico
- Tratamento específico para a doença de base. Administrar surfactante nos casos indicados
- Utilizar cafeína para os pré-termos
- Suporte nutricional e hidreletrolítico
- Avaliar a necessidade de sedação e analgesia
- Atenção rigorosa aos parâmetros ventilatórios (se estão de acordo com os programados) e funcionamento dos ventiladores
- Deve-se utilizar sempre oxigênio aquecido e umidificado
- Não deixar acumular água dentro do circuito
- Quando em ventilação não invasiva utilizando a pronga nasal: escolher o tamanho apropriado da pronga nasal de acordo com o peso do RN (< 1.000 g: 00 ou 0; 1.000 a 2.000 g: 0 ou 1; 2.000 g a 3.000 g: 2); cuidados para prevenção de necrose do septo nasal (atenção ao ajuste da pronga nas narinas, manter afastada do septo nasal, usar hidrocoloide para proteger o septo, massagear narinas frequentemente); aspirar vias respiratórias superiores sempre que necessário; aspirar o ar do estômago para prevenir distensão abdominal
- Atenção para o tamanho adequado da cânula traqueal de acordo com o peso do bebê (< 1.000 g: 2,5; 1.000 a 2.000 g: 3; 2.000 a 3.000 g: 3,5; > 3.000 g: 3,5 a 4), posicionamento (T2-T3 na radiografia) e fixação da cânula traqueal
- Em caso de piora clínica súbita, avaliar as causas mais comuns: deslocamento da cânula traqueal, obstrução das vias respiratórias/cânula, pneumotórax, falha no equipamento, distensão abdominal

NÃO ESQUEÇA

A assistência ventilatória deve ser gentil, com os parâmetros mínimos necessários de acordo com as características do RN e a patologia apresentada, sempre considerando a possibilidade de estratégias não invasivas e o início do desmame tão logo possível, a fim de reduzir os riscos de lesão pulmonar.

■ Bibliografia

Berger TM et al. The journey towards lung protective respiratory support in preterm neonates. Neonatology. 2013; 104:265-74.

QUADRO 17.10 Mecanismos de agressão ao parênquima pulmonar pela ventilação mecânica.

Barotrauma	Secundário a pressão excessiva levando ao rompimento de paredes alveolares em formação e vias respiratórias terminais, com síndrome de escape de ar (enfisema intersticial, pneumotórax, pneumomediastino)
Volutrauma	Hiperexpansão do parênquima pulmonar devido ao volume corrente excessivo (maior do que a capacidade pulmonar total), levando a lesão pulmonar por estiramento, migração de leucócitos para os pulmões e aumento da permeabilidade capilar, com edema intersticial e alveolar, e ativação da cascata inflamatória
Atelectrauma	Hipoexpansão pulmonar por volume corrente insuficiente (abaixo da capacidade residual funcional). A lesão pulmonar está associada à instabilidade alveolar (episódios de colabamento e reabertura dos alvéolos), que provocam lise da estrutura intersticial pulmonar e desencadeamento de resposta inflamatória
Biotrauma	A liberação de mediadores inflamatórios (secundária ao volutrauma ou atelectrauma) pode provocar lesões em órgãos a distância. A lesão pulmonar permite que ocorra translocação bacteriana e liberação de endotoxinas, agravando o processo inflamatório

Bhandari V. Nasal intermitente positive pressure ventilation in the newborn: Review of literature and evidences based guidelines. J Perinatol. 2010; 30:505-12.

Carvalho WB et al. Ventilação pulmonar mecânica em pediatria e neonatologia. 2. ed. Atheneu; 2005.

Clark RH et al. Lung injury in neonates: causes, strategies for prevention, and long term consequences. J Perinat. 2001; 139:478-86.

Cools F et al. Elective high-frequency oscillatory versus conventional ventilation in preterm infants: a systematic review and meta-analysis of individual patients' data. Lancet. 2010; 375(9731):2082-91.

Henderson-Smart DJ et al. High frequency oscillatory ventilation versus conventional ventilation for infants with severe pulmonar dysfunction born at or near term. Cochrane Database Syst Rev. 2009; 3:CD001974.

Keszler M. State of art in conventional mechanical ventilation. J Perinatol. 2009; 29:262-75.

Steven MD et al. Mechanical ventilation of the neonate: should we target volume or pressure? Respir Care. 2009; 54(9):1236-43.

NEONATOLOGIA

18 SÍNDROME DO DESCONFORTO RESPIRATÓRIO

José Roberto de M. Ramos e Carlos A. Bhering

■ Introdução

A síndrome do desconforto respiratório (SDR) do recém-nascido (RN) é uma das causas mais frequentes de insuficiência respiratória no período neonatal. Está associada à deficiência primária de surfactante e afeta, particularmente, o RN pré-termo (RNPT): cerca de 5% dos pré-termos tardios, 30% dos menores de 30 semanas e 60% daqueles com menos de 28 semanas de idade gestacional. Além da prematuridade, outros fatores de risco aumentam a incidência da doença (Quadro 18.1). Nos últimos anos, é indiscutível a grande contribuição do corticosteroide antenatal e da reposição de surfactante exógena na melhoria dos resultados da SDR. Entretanto, com a maior sobrevida dos RNPT extremos, a SDR permanece como importante causa de morbidade neonatal.

■ Função pulmonar e fisiopatologia

Esta síndrome é também denominada doença de membranas hialinas (DMH), que traduz um quadro anatomopatológico. A microscopia revela a presença de membrana típica, formada por matriz fibrinosa, resultado de maciça exsudação de proteínas plasmáticas, em associação a restos celulares provenientes de lesão epitelial, localizadas principalmente na junção de bronquíolos respiratórios e ductos alveolares. Isto se deve à deficiência de surfactante, substância fosfolipídica cuja produção pelos pneumócitos do tipo II começa na 20ª semana de gestação e alcança o auge por volta da 35ª semana. Vários fatores podem interferir na síntese de surfactante e gerar uma série de consequências fisiopatológicas. Neste caso, os pulmões se tornarão menos complacentes e necessitarão de maiores pressões de insuflação para manter o volume, o que aumenta o trabalho respiratório. Além disso, a caixa torácica menos complacente exerce menor resistência às forças de contração dos pulmões, acarretando redução na capacidade residual funcional (CRF), alteração da relação ventilação/perfusão (V/Q) e aumento do *shunt* direita-esquerda (D-E), o que favorece a insuficiência respiratória progressiva e hipoxemia grave (Figura 18.1).

■ Quadro clínico

As manifestações são muito variáveis e dependem diretamente do grau de imaturidade do RN. Os sinais e sintomas clínicos podem inicialmente ser discretos e apresentar caráter progressivo, tanto em intensidade como em gravidade. A maioria dos RNs inicia o quadro respiratório na sala de parto ou nas primeiras horas de vida. Este desconforto respiratório progressivo se caracteriza principalmente por taquipneia, que comumente surge no primeiro momento, acompanhado de gemido expiratório, cianose, batimentos de asas do nariz, tiragem intercostal, subcostal e retração esternal. À ausculta pulmonar há diminuição global da entrada de ar. A progressão desse quadro clínico, sem interferência do surfactante exógeno, conduz a falência respiratória e/ou óbito na maioria dos casos, nas primeiras 72 horas de vida.

A ausculta de um sopro proveniente da persistência do canal arterial (PCA) pode ser audível na fase de recuperação da SDR, pois, com a melhora, ocorrerá aumento do fluxo pulmonar.

■ Diagnóstico

O diagnóstico baseia-se na idade gestacional e nos fatores de risco, além da evolução clínica e radiológica após o nascimento.

Radiológico

A radiografia (Figura 18.2) apresenta alterações variáveis de acordo com o grau de comprometimento dos pulmões. Podemos observar baixo volume pulmonar, condensações reticulo granulares (aspecto "em vidro moído") e aerobroncogramas que geralmente são simétricos em ambos os pulmões.

Laboratorial

A utilização de exames laboratoriais, como a gasometria arterial, é importante para avaliar a gravidade e a resposta à terapia de suporte, bem como a evolução às medidas terapêuticas. Outros exames contribuem para o acompanhamento evolutivo, bem como ajudar no diagnóstico diferencial, principalmente das infecções pelo *Streptococcus* do grupo B.

■ Tratamento

A conduta terapêutica da SDR (Figura 18.3) engloba a utilização de corticosteroide antenatal, em gestante em trabalho de parto prematuro, métodos de ventilação assistida,

---

QUADRO 18.1 — Fatores de risco da síndrome do desconforto respiratório.

- Prematuridade (< 30 semanas)
- Gemelaridade
- Asfixia
- Descolamento prematuro de placenta
- Infecção materna
- Sexo masculino
- Diabetes materno
- Cesariana eletiva
- Uso de anestésico e/ou analgésico

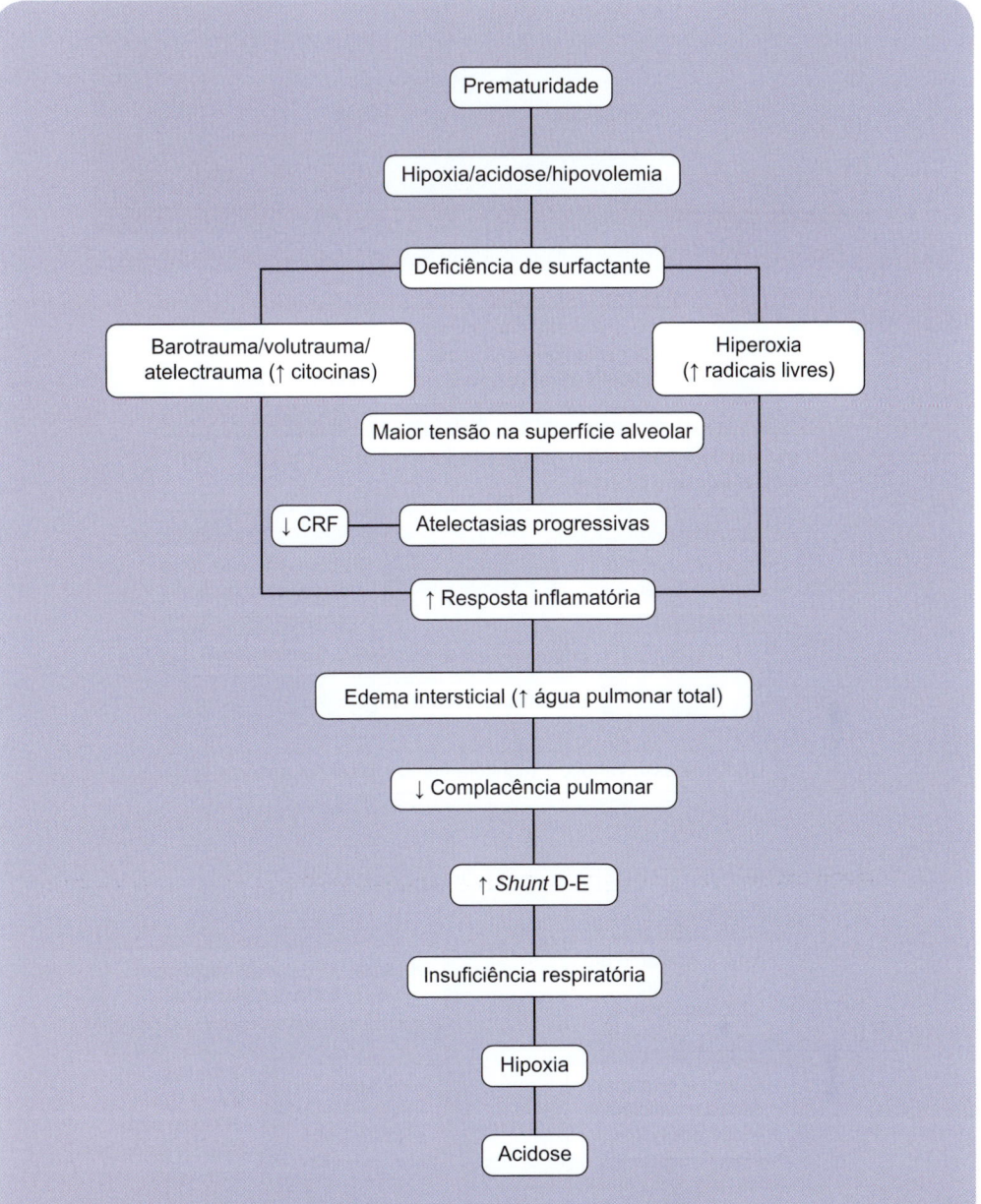

Figura 18.1 Alterações fisiopatológicas na síndrome do desconforto respiratório. CRF: capacidade residual funcional; D-E: direita-esquerda.

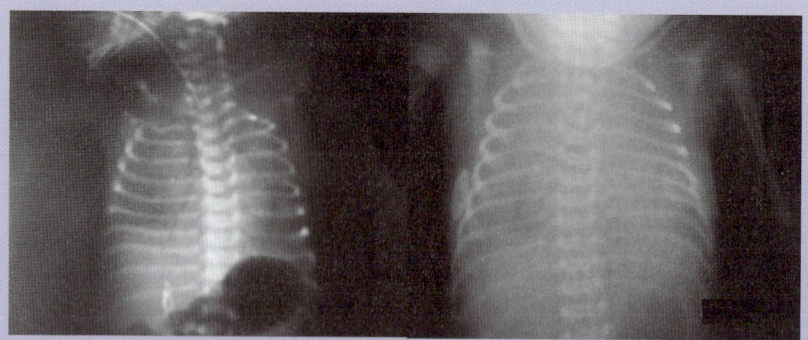

Figura 18.2 Aspectos radiológicos da síndrome do desconforto respiratório do recém-nascido.

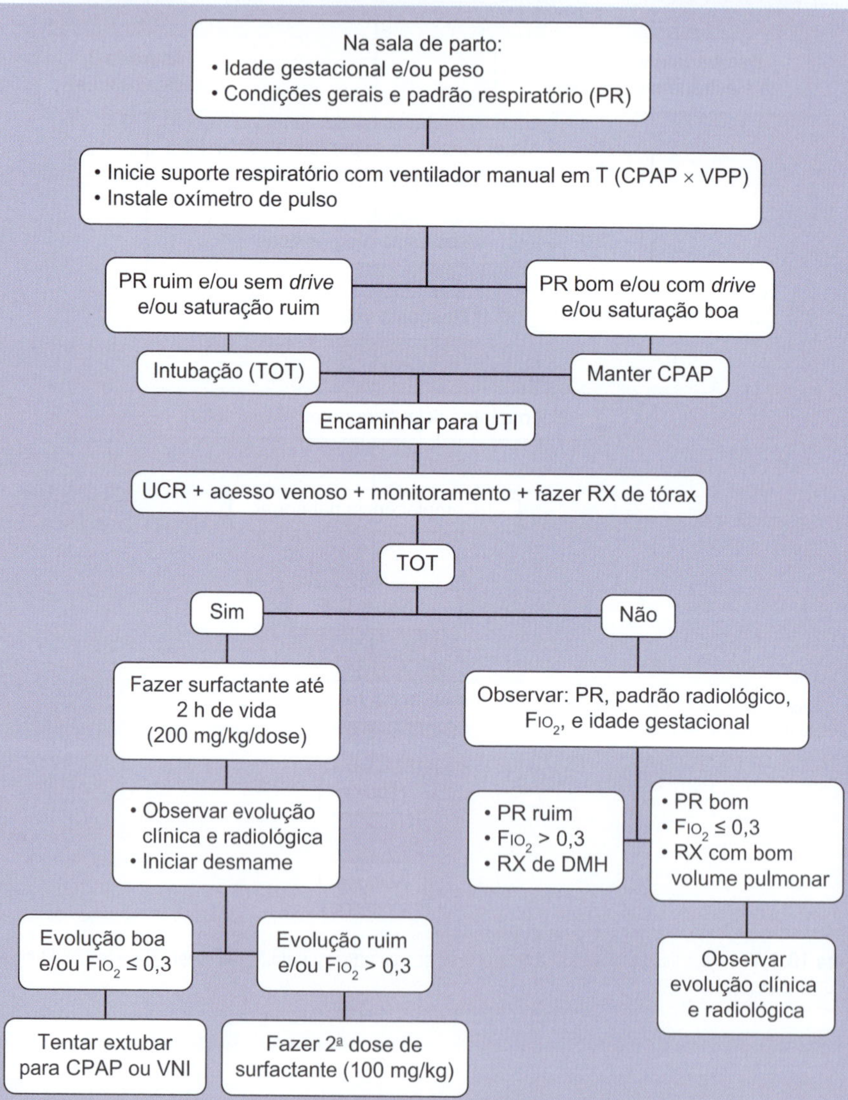

```
Na sala de parto:
• Idade gestacional e/ou peso
• Condições gerais e padrão respiratório (PR)
            │
• Inicie suporte respiratório com ventilador manual em T (CPAP × VPP)
• Instale oxímetro de pulso
            │
   ┌────────┴────────┐
PR ruim e/ou sem drive    PR bom e/ou com drive
e/ou saturação ruim        e/ou saturação boa
   │                              │
Intubação (TOT)              Manter CPAP
            │
   Encaminhar para UTI
            │
UCR + acesso venoso + monitoramento + fazer RX de tórax
            │
          TOT
   ┌──────┴──────┐
  Sim           Não
   │             │
Fazer surfactante até    Observar: PR, padrão radiológico,
2 h de vida              FIO₂, e idade gestacional
(200 mg/kg/dose)
   │                  ┌──────────────┬──────────────┐
• Observar evolução   • PR ruim       • PR bom
  clínica e radiológica • FIO₂ > 0,3   • FIO₂ ≤ 0,3
• Iniciar desmame     • RX de DMH     • RX com bom
                                        volume pulmonar
   ┌──────┴──────┐                          │
Evolução boa   Evolução ruim            Observar
e/ou FIO₂≤0,3  e/ou FIO₂>0,3           evolução clínica
   │                │                   e radiológica
Tentar extubar  Fazer 2ª dose de
para CPAP ou VNI surfactante (100 mg/kg)
```

Figura 18.3 Etapas no tratamento do recém-nascido com síndrome do desconforto respiratório. CPAP: pressão positiva contínua nas vias respiratórias; DMH: doença de membranas hialinas; PR: padrão respiratório; RX: radiografia; TOT: tubo orotraqueal; UCR: unidade de calor radiante; UTI: unidade de terapia intensiva; VNI: ventilação não invasiva; VPP: ventilação com pressão positiva.

terapêutica com surfactante exógeno, bem como medidas gerais de controle térmico, metabólico, hídrico e, quando necessário, suporte hemodinâmico. É importante ressaltar a importância de um suporte nutricional agressivo e precoce.

A manutenção de boa oxigenação é meta primordial para estes RNs. Para que isso ocorra, é necessário que haja manutenção das áreas inicialmente ventiladas e um rápido e efetivo recrutamento daquelas já colapsadas. A intenção é diminuir a necessidade de suporte ventilatório, reduzir as necessidades de oxigênio e, consequentemente, maior agressão pulmonar.

Uma reanimação adequada na sala de parto, com a utilização de ventilador manual, possibilita o uso de pressão positiva final, facilitando não só a manutenção das unidades alveolares abertas, como também um recrutamento mais adequado das áreas já colapsadas. Esta medida também melhora a função do surfactante alveolar. Na UTI, o RN deverá receber cuidados gerais de suporte, incluindo manutenção da temperatura corporal, acesso vascular, controle hidreletrolítico, metabólico e suporte ventilatório.

Assistência ventilatória

A ventilação mecânica (VM) invasiva é utilizada há bastante tempo e tem possibilitado a sobrevida de RNPT com doenças mais graves. Entretanto, é importante que se busquem estratégias que sejam ao mesmo tempo eficientes e protetoras. Embora a ventilação mandatória intermitente (VMI) por meio dos ventiladores convencionais ciclados a tempo, limitados à pressão e com fluxo contínuo ainda seja um modo bastante usado, atualmente tem-se dado preferência por modos sincronizados, os quais diminuem o trabalho respiratório do RN.

Atualmente, a ventilação não invasiva (VNI) e a pressão positiva contínua das vias respiratórias (CPAP, *continuous positive airway pressure*) vêm sendo adotadas, em alguns casos, como métodos de primeira escolha para a assistência respiratória. Em ambas as técnicas, um dispositivo funciona como interface paciente/ventilador, em substituição à cânula endotraqueal, e tem como objetivos reduzir o trabalho respiratório, a necessidade de ventilação, a falha na extubação e a frequência de apneias, desse modo minimizando a lesão pulmonar. É importante entender que a pressão inspiratória positiva (PIP) funciona como uma ferramenta de recrutamento e a pressão expiratória final positiva (PEEP), como uma ferramenta de estabilização alveolar. Devemos utilizar parâmetros mínimos no respirador, reservando a utilização de altas pressões médias das vias respiratórias (PMVR ou MAP, *mean airway pressure*) para os casos mais graves.

A CPAP, por meio de pronga nasal, pode ser instituída como assistência respiratória inicial ou no desmame da VM. Geralmente utiliza-se pressão inicial de 5 cmH$_2$O (no máximo, 8 cmH$_2$O) e fluxo contínuo de 6 a 8 ℓ/min. Deve-se iniciá-la precocemente no RN com desconforto, que tenha uma boa respiração espontânea. Atualmente, recomenda-se o uso precoce, muitas vezes na sala de parto, para prevenir colapso dos alvéolos ainda abertos. Isto reduziria a necessidade de suporte ventilatório no curso da doença. O uso profilático tem sido mais empregado em RNPTs menores de 30 semanas. Nestes RNs, devemos ser mais criteriosos em retirar a CPAP, deixando-os pelo menos 1 semana com F$_{IO_2}$ de 0,21, eupneicos e livres de apneias.

Surfactante exógeno

A terapia de reposição de surfactante exógeno tem sido estudada em vários ensaios clínicos controlados. Demonstrou-se que a instilação endotraqueal de surfactante exógeno reduz a mortalidade em 30 a 40%. Desde o início, tem sido utilizada com duas finalidades principais: profilática, que tem sido mais indicada em microprematuros dentro de 10 a 20 minutos após o nascimento; e no tratamento da doença estabelecida. Apesar das várias recomendações para sua utilização, o método ideal de utilização em RNPT ainda não está totalmente estabelecido.

Após a instilação do surfactante exógeno na via respiratória proximal, o objetivo é que ele se espalhe de maneira homogênea a fim de exercer plenamente sua função pulmonar. O efeito desejado depende de sua atuação na interface ar-líquido. Geralmente, após a aplicação, ocorre melhora aguda da oxigenação dentro das primeiras horas. Entretanto, a melhora da complacência pulmonar ocorre mais lentamente (após 24 horas). Espera-se uma redução progressiva das necessidades de O$_2$ e do esforço respiratório, graças à melhora da mecânica respiratória e do volume pulmonar. Isso diminuirá os parâmetros de ventilação mecânica. Inicialmente, consegue-se reduzir a F$_{IO_2}$, seguida pela redução na PIP. Todos os esquemas de utilização parecem reduzir a incidência de escape de ar.

O surfactante pulmonar é um complexo predominantemente lipídico proteico cuja composição engloba cerca de 90 a 95% de lipídios, 5 a 10% de apoproteínas (SP-A, SP-B, SP-C e SP-D) e uma pequena porcentagem de carboidratos. Os fosfolipídios constituem a maior porcentagem de lipídios do surfactante pulmonar, sendo a fosfatidilcolina, na forma saturada, a mais importante. Atua diminuindo a tensão alveolar, a necessidade de altas pressões para manter os alvéolos abertos durante a expiração e a manutenção da estabilidade alveolar. A administração precoce, com até 2 horas de vida nos RNPTs extremos que necessitam de intubação e VM, parece ser mais efetiva, devido a melhor distribuição do surfactante nos pulmões, com mais unidades ainda aeradas. O surfactante aplicado na traqueia formará uma coluna líquida que precisa chegar aos alvéolos, onde exercerá compressão no surfactante endógeno, fazendo com que haja redução mais rápida da tensão na superfície alveolar. Portanto, esta prática de aplicação mais precoce parece reduzir a necessidade de repetir o tratamento, em comparação com a utilização mais tardia. Por outro lado, é incerto se o uso profilático na sala de parto tem alguma vantagem em relação ao uso precoce após reanimação e estabilização. Se considerarmos as possíveis falhas de aplicação por posicionamento de tubo orotraqueal (TOT) ou o uso desnecessário em RNs que não teriam SDR, já que um percentual de RNPTs jamais precisarão ser intubados, concluímos não ser a conduta mais indicada.

Alguns estudos avaliaram estratégias para RNPTs extremos, com respiração espontânea e não intubados na sala de parto. Dentre essas estratégias, podemos destacar:
- Utilização precoce de CPAP e intubação seletiva
- Surfactante profilático e VM
- Estratégia conhecida como INSURE (intubação-surfactante-extubação).

Os resultados mostram que um percentual significativo de RNPTs extremos podem ser colocados em CPAP e apenas metade deles precisarão ser intubados para utilização de surfactante. Apenas uma parte desses RNs irá precisar de VM nos primeiros dias de vida. O uso de surfactante profilático não foi superior às outras estratégias. Entretanto, a estratégia INSURE mostrou que os RNs necessitaram de menos VM, tiveram menos pneumotórax e precisaram de menos tratamento repetido com surfactante quando comparados ao grupo de CPAP.

Outra questão importante a ser discutida diz respeito ao método de aplicação do surfactante nos pulmões. O método ideal ainda é bastante discutido. Uma recente revisão da literatura destacou alguns pontos relevantes sobre os diversos aspectos na utilização do surfactante, que podem influenciar a resposta. Os autores concluíram que a melhor maneira de se usar o surfactante exógeno seria a instilação em bólus, associada a algumas estratégias ventilatórias antes, durante e depois (Quadro 18.2).

A dose inicial varia de 100 a 200 mg/kg, e uma dose adicional (100 mg/kg) deve ser administrada se, 6 horas depois, o RN continuar em VM e com F_{IO_2} acima de 0,3.

Os estudos mostraram que a infusão lenta de surfactante, com intuito de amenizar efeitos colaterais, pode resultar em má distribuição nos pulmões. Ademais, o fracionamento em várias alíquotas para RNPTs extremos em VM e com os mesmos parâmetros pré-instilação da substância aumenta a chance de obstrução de vias respiratórias.

QUADRO 18.2	Método sugerido de aplicação do surfactante.

- Manter o RN em decúbito dorsal
- Aumentar a pressão em 1 a 2 cmH_2O no respirador, 5 min antes da aplicação, ou utilizar ventilador manual com 1 a 2 cmH_2O acima da pressão utilizada previamente
- Desconectar o TOT
- Aplicar no terço médio da traqueia, em bólus (durante 10 a 20 s), em 1 a 2 alíquotas com intervalo de 30 a 60 s entre elas
- Ventilar com frequência de 60 incursões por minuto e pressão suficiente para empurrar a coluna líquida para dentro das vias respiratórias
- Tentar não aspirar o TOT nas 2 h seguintes, a menos que surjam sinais de obstrução das vias respiratórias

RN: recém-nascido; TOT: tubo orotraqueal.

Os efeitos colaterais incluem queda transitória da saturação de oxigênio, bradicardia, obstrução das vias respiratórias, hemorragia pulmonar e hipertensão pulmonar.

■ Prevenção

Corticosteroide antenatal

Outra medida importante é a administração de corticosteroides para gestantes entre 24 e 34 semanas quando houver risco de parto prematuro, pelo menos 24 horas e até 7 dias antes do parto. A combinação de corticosteroide (maturação estrutural) e surfactante exógeno (melhora funcional) é altamente positiva. Entretanto, a melhor forma de prevenir a SDR e suas complicações é uma assistência pré-natal adequada, a fim de evitar o trabalho de parto prematuro (TPP). Consultas médicas regulares e um pré-natal de boa qualidade podem detectar e prevenir causas evitáveis de TPP.

NÃO ESQUEÇA

- Na necessidade do uso de surfactante, a primeira dose deve ser feita o mais precocemente possível, no período de até 2 horas de vida
- As evidências mais atuais recomendam como estratégia respiratória para otimizar a distribuição do surfactante o aumento da pressão em 1 a 2 cmH_2O no respirador 5 minutos antes da aplicação, ou a utilização do ventilador manual com 1 a 2 cmH_2O acima da pressão utilizada previamente
- A aplicação do surfactante deve ser realizada no terço médio da traqueia, em bólus (durante 10 a 20 segundos), fracionado em 1 a 2 alíquotas com intervalo de 30 a 60 segundos entre elas

■ Bibliografia

Brasil. Ministério da Saúde. Secretaria de Atenção à Saúde. Departamento de Ações Pragmáticas Estratégicas. Atenção à saúde do recém-nascido: guia para os profissionais de saúde. 2. Ed. Brasília: Atual; 2014.

Nouraeyan N, Lambrinakos-Raymond A, Leone M et al. Surfactant administration in neonates: A review of delivery methods. Can J Respir Ther. 2014; 50(3):91-4.

Polin RA, Carlo WA. Committee on Fetus and Newborn; American Academy of Pediatrics. Surfactant replacement therapy for preterm and term neonates with respiratory distress. Pediatrics. 2014; 133:156-63.

Sandri F, Plavka R, Ancora G et al. Prophylactic or early selective surfactant combined with nCPAP in very preterm infants for the CURPAP Study Group. Pediatrics. 2010; 125(6):1403.

Support Study Group of the Eunice Kennedy Shriver NICHD Neonatal Research Network. Early CPAP versus surfactant in extremely preterm infants, N Eng J Med. 2010; 362:1970.

Tarawneh A, Kaczmarek J, Bottino MN et al. Severe airway obstruction during surfactant administration using a standardized protocol: a prospective, observational study. J Perinatol. 2012; 32:270-5.

NEONATOLOGIA

19 SEPSE NEONATAL

Arnaldo Costa Bueno e Rosana Maria Rangel dos Santos

■ Introdução

Há muito as infecções relacionadas com a assistência à saúde (IRAS) de origem hospitalar em Neonatologia foram consideradas um problema inerente ao pré-termo, portanto teriam caráter inevitável. As IRAS não devem mais ser consideradas como um desfecho comum e esperado, mas como um evento "sentinela" em relação ao manuseio dos recém-nascidos (RNs).

■ Epidemiologia

Já está documentada na literatura a ampla variação nas taxas de IRAS de origem hospitalar entre unidades neonatais. Esta variação comprova que práticas diversas tendem a resultados diferentes, ficando clara a necessidade de uniformizar protocolos de prevenção, diagnóstico, tratamento e uso racional de antibióticos.

As taxas nacionais (2012) de infecções primárias da corrente sanguínea (IPCS) relacionadas com cateter vascular central (CVC) confirmadas laboratorialmente no Brasil foram 11,2, 10,3, 12,1, 10,5 e 9,7 por 1.000 cateteres-dia, respectivamente em RN com peso ao nascimento (PN) < 750 g, entre 750 e 999 g, 1.000 e 1.499 g, 1.500 e 2.499 g e ≥ 2.500 g.

■ Definições

Na tentativa de uniformizar dados, a Anvisa/Ministério da Saúde publicou em 2013 um manual ("Critérios Diagnósticos de Infecções Relacionadas com a Assistência à Saúde") que traça diretrizes e definições, as quais seguiremos neste texto. As IRAS tardias de origem hospitalar são definidas como "infecções cujas evidências diagnósticas (clínicas/laboratoriais/microbiológicas) ocorrem após 48 horas de vida"; antes deste período, é definida como IRAS precoce ou de provável origem materna.

As IPCS são consideradas associadas ao CVC se este estiver presente no momento do diagnóstico, ou se a infecção surgir dentro de 48 horas após a sua remoção.

Segundo Mermel *et al.* (2001), é considerada IPCS relacionada com o CVC uma das seguintes situações:
- Hemocultura central e periférica positiva para a mesma espécie de microrganismo, com resultados idênticos no antibiograma, e crescimento na amostra central com diferença de tempo de positividade maior que 2 horas na amostra periférica. Este critério só pode ser aplicado quando forem utilizados métodos automatizados para hemocultura
- Ponta do CVC (5 cm) com o mesmo microrganismo da hemocultura periférica (crescimento ≥ 15 UFC/campo pela técnica semiquantitativa)
- Presença de IPCS e purulência no sítio de inserção do CVC.

A IPCS com confirmação microbiológica deve preencher um dos seguintes critérios:
- Critério 01: uma ou mais hemoculturas positivas por microrganismos não contaminantes da pele e o microrganismo não relacionado com infecção em outro sítio
- Critério 02: pelo menos um dos seguintes sinais e sintomas sem outra causa não infecciosa reconhecida e sem relação com infecção em outro local:
  - Instabilidade térmica, bradicardia, apneia, intolerância alimentar, piora do desconforto respiratório, intolerância à glicose, instabilidade hemodinâmica, hipoatividade/letargia.

E pelo menos um dos seguintes:
  - Microrganismos contaminantes comuns da pele (difteroides, *Propionibacterium* spp., *Bacillus* spp., *Staphylococcus* coagulase-negativo ou micrococos) cultivados em pelo menos duas hemoculturas coletadas em dois locais diferentes, com intervalo máximo de 48 horas entre as coletas
  - *Staphylococcus* coagulase-negativo cultivado em pelo menos uma hemocultura periférica de paciente com CVC.

Para ser definida como IPCS, uma infecção deverá apresentar pelo menos um dos sinais e sintomas constantes no Quadro 19.1, sem outra causa desconhecida, e todos os seguintes critérios:
- Hemograma com 3 parâmetros ou mais alterados e/ou proteína C reativa quantitativa alterada
- Hemocultura não realizada ou negativa
- Sem evidência de infecção em outro sítio
- Terapia antimicrobiana instituída e mantida pelo médico-assistente.

A hemocultura negativa não exclui o diagnóstico de IPCS, desde que os demais critérios anteriores estejam presentes.

QUADRO 19.1 Sinais e sintomas das infecções primárias da corrente sanguínea.

- Instabilidade térmica
- Piora do desconforto respiratório
- Apneia
- Intolerância à glicose
- Bradicardia
- Hipoatividade/letargia
- Intolerância alimentar
- Instabilidade hemodinâmica

Fatores de risco

Diversos fatores de risco para a aquisição de IRAS hospitalares são inerentes ao próprio paciente (peso ao nascer, idade gestacional) e difíceis de serem modificados. Outros são relacionados com o suporte invasivo (quantidade e qualidade de manuseio) do qual os RNs necessitam; estes frequentemente passíveis de serem controlados e otimizados. São diversos os fatores de risco relacionados com IRAS de origem hospitalar na unidade neonatal (prematuridade, baixo ou muito baixo peso ao nascer, procedimentos invasivos, cateteres intravasculares, ventilação mecânica, medicações, administração prolongada de nutrição parenteral total [NPT], administração de lipídios na NPT, demora no início da alimentação por via enteral, alimentação com fórmulas, superlotação na unidade com inadequação do número de profissionais, baixa adesão à higienização das mãos etc.).

Etiologia

O *Staphylococcus aureus* permanece como agente frequente na etiologia de sepse neonatal em países em desenvolvimento, sendo responsável por 8 a 22% das infecções da corrente sanguínea em diversas regiões do mundo.

O *Enterococcus* sp. está relacionado com surtos de IRAS em unidades neonatais.

Bastonetes gram-negativos (BGN) são os principais agentes etiológicos de sepse neonatal de aquisição hospitalar nos países em desenvolvimento.

As infecções fúngicas invasivas são mais comuns nos pré-termos extremos (peso ao nascer menor que 1.000 g), sendo fatores de risco: exposição a antimicrobianos de largo espectro, longos ciclos de antibioticoterapia, ventilação mecânica prolongada, uso frequente de cateteres venosos, retardo no início da dieta enteral, uso de lipídios e de bloqueadores da secreção gástrica.

Bactérias anaeróbias devem ser consideradas nas patologias do sistema digestório, como a enterocolite necrosante (ECN) com pneumatose ou perfuração intestinal.

Diagnóstico

Clínico

Pela inespecificidade dos sinais e sintomas apresentados no período neonatal, podendo estes fazer parte do quadro clínico de outras afecções próprias deste período, o diagnóstico clínico de infecção no RN por vezes é difícil.

No Quadro 19.2 estão listados os sinais e sintomas mais frequentes no RN séptico.

A queda do estado geral, ou o RN que "não está bem", frequentemente observada pela equipe deve ser sempre valorizada como sinal precoce de um quadro mais grave. A distermia (temperatura cutânea menor que 36°C ou maior que 37,5°C) pode estar presente no RN com sepse, porém frequentemente está ausente. Em RN pré-termo, a hipotermia é o evento mais comum.

Hiperglicemia (níveis de glicose acima de 125 mg% no sangue total) pode ser observada, podendo estar presente em outras situações no período neonatal. Desconforto respiratório após o nascimento pode ser confundido com diversas patologias frequentes neste período.

QUADRO 19.2	Sinais e sintomas frequentes na sepse neonatal.

- Queda do estado geral
- Instabilidade térmica
- Apneia
- Desconforto respiratório
- Instabilidade hemodinâmica
- Parada ou perda de peso
- Icterícia
- Distúrbios gastrintestinais
- Convulsão
- Hiperbilirrubinemia
- Hiperglicemia
- Intolerância alimentar
- Irritabilidade
- Distúrbios da coagulação

Nos RNs que já estejam recebendo dieta oral, os distúrbios gastrintestinais (resíduo gástrico volumoso, resíduos biliosos, vômitos, distensão abdominal, alças visíveis no abdome etc.) podem ser sinais precoces de infecção.

Sangramentos e coagulação intravascular disseminada podem fazer parte do quadro de sepse grave com evolução para distúrbios hemodinâmicos.

O aumento da bilirrubina, geralmente indireta, em pacientes com fatores de risco sempre deve ser investigado como possível IRAS. A colestase, embora possa surgir tardiamente, também pode estar presente e merece diagnóstico diferencial minucioso.

Os sinais e sintomas de infecção localizada (impetigo, celulite, onfalite, otite média, meningite, osteomielite etc.) podem preceder a sepse.

Laboratorial

Hemograma

Dentre os escores hematológicos, o de Rodwell *et al.* (1988) ainda é muito utilizado. Os autores propõem escala de 7 parâmetros, sendo atribuído 1 ponto para cada alteração (Quadros 19.3 e 19.4).

Proteína C reativa

É uma globulina sintetizada no fígado e tem sido relacionada com patologias que causam inflamação tecidual, dentre elas as infecções. A elevação deste marcador tem sido observada

QUADRO 19.3	Escores hematológicos para identificação de infecção neonatal.

- Leucócitos: $\leq 5.000/mm^3$ ou $\geq 25.000/mm^3$ ao nascimento; $\geq 30.000/mm^3$ entre 12/24 h de vida; $\geq 21.000/mm^3$ a partir de 48 h de vida
- Aumento do índice neutrofílico
- Aumento ou diminuição do número de neutrófilos
- Plaquetas $\leq 150.000/mm^3$
- Aumento dos neutrófilos imaturos
- Relação neutrófilos imaturos/maduros $\geq 0,3$
- Alterações degenerativas nos neutrófilos

Pontuação maior ou igual a 3: 96% de sensibilidade e 78% de especificidade para o diagnóstico de infecção; pontuação menor que 3: 99% de chance de não haver infecção (valor preditivo negativo).

QUADRO 19.4	Valores de neutrófilos (por mm³) em recém-nascidos.					
	Neutropenia		Neutrofilia Neutrófilos totais		Neutrófilos imaturos	Relação imaturos/ totais
	PN < 1,5 kg	PN > 1,5 kg	PN < 1,5 kg	PN > 1,5 kg		
Nascimento	< 500	< 1.800	> 6.300	> 5.400	> 1.100	> 0,16
12 h	< 1.800	< 7.800	> 12.400	> 14.500	> 1.500	> 0,16
24 h	< 2.200	< 7.000	> 11.600	> 12.600	> 1.280	> 0,16
36 h	< 1.800	< 5.400	> 9.000	> 10.600	> 1.100	> 0,15
48 h	< 1.100	< 3.600	> 6.000	> 8.500	> 850	> 0,13
60 h	< 1.100	< 3.000	> 6.000	> 7.200	> 600	> 0,13
72 h	< 1.100	< 1.800	> 6.000	> 7.000	> 550	> 0,13
120 h	< 1.100	< 1.800	> 6.000	> 5.400	> 500	> 0,12
4º ao 28º dia	< 1.100	< 1.800	> 6.000	> 5.400	> 500	> 0,12

PN: peso ao nascimento. (Adaptado de Manroe et al., e Mouzinho et al., 1994.)

na presença de patologias não infecciosas (síndrome do desconforto respiratório, asfixia neonatal, hemorragia intracraniana, ruptura prematura das membranas ovulares, aspiração de mecônio etc.). Dos marcadores inflamatórios, esta proteína é a que mais rapidamente pode ser verificada no plasma após o insulto. Deve ser avaliada por meio de métodos quantitativos, sendo detectada entre 6 e 18 horas e o pico observado entre 8 e 60 horas após iniciado o processo inflamatório; nos RNs que respondem à terapia os níveis séricos declinam entre 5 e 10 dias. O alto valor preditivo negativo deste exame permite a suspensão dos antibióticos iniciados de forma empírica quando nos deparamos com valores seriados negativos.

Hemocultura

Padrão-ouro para o diagnóstico de sepse neonatal. O acompanhamento da positividade deste exame junto ao laboratório é imprescindível; aproximadamente 88% das hemoculturas positivam em até 48 horas da incubação e 98% em até 72 horas.

Recomenda-se coleta de duas amostras antes do início da antibioticoterapia ou no vale do nível sérico do fármaco (antes da próxima dose de antibiótico).

Liquor

Nos casos de IRAS tardia de origem hospitalar, recomenda-se a punção lombar com a finalidade de diagnóstico de acometimento do sistema nervoso central assim como a adequação ao esquema de antibióticos a ser utilizado. Se o RN estiver grave a ponto de contraindicar o procedimento, este deverá ser realizado tão logo sua condição clínica permitir.

Urinocultura

Nas IRAS de origem hospitalar, a investigação deve incluir a urinocultura. A urina deve ser obtida pela técnica asséptica, sendo a punção suprapúbica o método de eleição em RN. A coleta por cateter vesical é segura, desde que haja assepsia adequada do períneo. Amostras de urina coletada por meio de saco coletor são inadequadas para a cultura e só têm valor preditivo se o resultado for negativo.

Outros testes

A velocidade de hemossedimentação (VHS) pode estar alterada em diversas patologias não infecciosas do período neonatal, apresentando baixo valor preditivo negativo.

Medições de citocinas como as interleucinas 1, 6, 8 e fator de necrose tumoral mostraram resultados promissores para o diagnóstico na IRAS precoce, mas pouca aplicabilidade clínica na IRAS tardia.

A detecção de antígenos bacterianos pela imunoeletroforese, teste de aglutinação em látex e reação em cadeia da polimerase (PCR) pode auxiliar na detecção de vários patógenos, por exemplo no liquor.

■ Diagnóstico diferencial

Etiologias não infecciosas devem ser consideradas no diagnóstico diferencial. Sintomas de desconforto respiratório devem ser diferenciados de outras afecções respiratórias, como a síndrome do desconforto respiratório, taquipneia transitória, aspiração meconial etc.

Na presença de sinais neurológicos, patologias como hemorragia intracraniana, erros inatos do metabolismo, malformações cerebrais e síndrome de abstinência devem ser também investigados.

Obstrução intestinal, malformações gastrintestinais, perfurações gástricas, dentre outras, também devem ser consideradas.

■ Prevenção

Os indicadores de estrutura da unidade (proporção de recursos físicos, humanos e de equipamentos em relação ao número de pacientes e sua complexidade) são determinantes para melhores resultados.

Prevenção do parto prematuro. Mundialmente, as taxas de prematuridade continuam inalteradas, havendo ainda relatos de aumento nas regiões mais desenvolvidas. Estudos e protocolos na área perinatal são necessários na tentativa de evitar a prematuridade.

Visita dos familiares. Quando a visita de familiares é bem organizada, não está associada ao aumento de taxas de IRAS de origem hospitalar. Algumas recomendações: parentes não podem ter história recente de exposição a doenças transmissíveis, não devem apresentar febre ou quaisquer sintomas de doenças agudas, as crianças devem ser supervisionadas e preparadas por seus pais ou um adulto responsável durante toda a visita.

Higienização das mãos. É um dos fatores com maior impacto na prevenção das IRAS. Há maior eficácia das soluções alcoólicas glicerinadas para a higienização em comparação com todos os sabões existentes. Recomenda-se o uso de solução alcoólica antes e após o contato com o RN e seus dispositivos além de todo o seu entorno. A lavagem com água e sabão deve ser reservada para momentos nos quais houver sujidade ou matéria orgânica, após o uso do banheiro, após as refeições e ao ingressar na unidade neonatal.

Cuidados com o sistema respiratório. Não há estudos que comprovem que a aspiração com sistema fechado reduza a incidência de pneumonia associada à ventilação mecânica. No entanto, sob o ponto de vista de biossegurança, o procedimento é mais seguro do que a aspiração em sistema aberto. Não há rotina de troca dos circuitos ventilatórios, devendo ser realizada apenas se houver matéria orgânica ou sujidade.

Cuidados com cateter. A IPCS associada a um CVC é a mais frequente infecção relatada em unidades neonatais. Cateteres umbilicais ainda têm indicação frequente em neonatologia, porém seu uso deve ser o mais curto possível. O tipo de material do cateter influencia o risco de IPCS secundária a CVC, devendo ser preferidos os de silicone ou de poliuretano.

Uso racional de antimicrobianos. Indica-se a suspensão dos antibióticos empíricos na suspeita inicial de sepse, quando da presença de leucogramas normais, proteína C reativa com valores não ascendentes, hemoculturas com resultados negativos em 48 a 72 horas e boa evolução clínica do paciente.

Uso de material individual/desinfecção de materiais. O uso coletivo de qualquer tipo de material ou equipamento está fortemente associado à transmissão cruzada de microrganismos, logo deve ser evitado.

Uso de leite materno (LM). O LM é considerado a primeira e melhor opção para a dieta dos RNs, mesmo para os de muito baixo peso ao nascer. Com uso de LM observa-se menor risco de ECN, menor tempo de nutrição parenteral e de hospitalização e diminuição do risco da síndrome metabólica na vida adulta, dentre outros benefícios.

Método canguru. Modelo de assistência perinatal objetivando a melhoria da qualidade do cuidado para os RNs de baixo peso ao nascer, associado a menores taxas de IRAS e inúmeras outras vantagens para o RN, sua família e todo o serviço de saúde.

Alojamento conjunto. Práticas como manuseio mínimo ao nascimento podem contribuir para diminuir as taxas de IRAS em RNs sadios, por isto devem ser encorajadas.

Imunoterapia. O fator estimulante de colônias de granulócitos e monócitos promove aumento do número total de neutrófilos, mas não se traduz em diminuição da mortalidade. Nos casos de sepse com neutropenia grave, este tratamento pode diminuir as taxas de mortalidade.

Profilaxia da infecção fúngica com fluconazol. Recomenda-se uso de fluconazol (3 mg/kg), 2 vezes/semana, para os prematuros com menos de 1.000 g ou idade gestacional inferior a 27 semanas, e que estejam invadidos com cateter vascular central. Deve-se manter esta profilaxia até que o cateter seja removido.

■ Tratamento

- IRAS precoce ou de provável origem materna: 1ª opção – ampicilina + gentamicina.

Todos os protocolos a seguir se referem a IRAS tardia ou de origem hospitalar.

- Infecção primária da corrente sanguínea
  - 1ª opção: oxacilina + amicacina
  - Tempo de tratamento
    - Sem comprovação microbiológica: 7 a 10 dias
    - Com comprovação
      - Bastonetes gram-negativos: 10 dias
      - *Staphylococcus aureus*: 14 dias
- Infecção primária da corrente sanguínea associada a cateter vascular central
  - 1ª opção: oxacilina + amicacina
  - 2ª opção: piperacilina-tazobactam + vancomicina ou cefepima + vancomicina
  - Tempo de tratamento:
    - Sem comprovação microbiológica: 7 a 10 dias
    - Com comprovação microbiológica
      - *Staphylococcus* coagulase-negativo: 7 dias
      - *Staphylococcus aureus:* 14 dias
      - Bastonetes gram-negativos: 10 dias
- Pneumonia não associada à ventilação mecânica
  - 1ª opção: oxacilina + amicacina
  - 2ª opção: piperacilina-tazobactam ou cefepima
  - Tempo de tratamento: 7 a 10 dias
- Pneumonia associada à ventilação mecânica
  - 1ª opção: piperacilina-tazobactam
  - 2ª opção: cefepima (avaliar associação de vancomicina se houver chance de o agente etiológico ser *Staphylococcus aureus* resistente à meticilina [MRSA])
  - Tempo de tratamento: 10 dias
- Enterocolite necrosante
  - 1ª opção: ampicilina + amicacina + metronidazol (este último apenas se houver pneumatose ou pneumoperitônio)
  - 2ª opção: piperacilina-tazobactam
  - Tempo de tratamento: 7 a 14 dias (avaliar individualmente, segundo a gravidade do caso e necessidade de intervenção cirúrgica)
- Infecção do sítio cirúrgico
  - 1ª opção: oxacilina (avaliar necessidade de associação de amicacina)

- Tempo de tratamento: 7 a 10 dias (avaliar a gravidade do paciente e extensão da infecção, reservando tempo mais prolongado para aquelas infecções profundas e cavitárias)
- Meningoencefalite
  - 1ª opção: cefepima ou cefotaxima
  - Tempo de tratamento
    - Sem comprovação microbiológica: 14 dias
    - Com comprovação microbiológica
      - Bastonetes gram-positivos: 14 dias
      - Bastonetes gram-negativos: 21 dias
- Meningoencefalite associada à derivação ventriculoperitoneal (DVP)
  - 1ª opção: cefepima + vancomicina
  - Tempo de tratamento
    - Sem comprovação microbiológica: 14 a 21 dias (avaliar evolução do paciente, normalização do liquor e persistência da DVP)
    - Com comprovação microbiológica
      - Bastonetes gram-positivos: 14 dias
      - Bastonetes gram-negativos: 21 dias
- Infecção do sistema urinário
  - 1ª opção: ampicilina + amicacina
  - 2ª opção: cefepima (tempo de tratamento: 7 a 10 dias, avaliar a gravidade do paciente)
- Infecção de pele e partes moles
  - 1ª opção: oxacilina (sinais de gravidade: oxacilina + vancomicina ou linezolida)
  - Tempo de tratamento: 7 a 10 dias; se hemocultura positiva para *S. aureus*: 14 dias
- Artrite séptica/osteomielite
  - 1ª opção: oxacilina + amicacina (se sinais de gravidade: oxacilina + vancomicina + amicacina; se falha terapêutica: cefepima + vancomicina)
  - Tempo de tratamento de artrite séptica: 21 dias; da osteomielite: 28 dias.

Terapia antimicrobiana direcionada por microrganismo

- Enterobactérias do grupo CESPM (gêneros *Citrobacter, Enterobacter, Serratia, Providencia/Proteus, Morganella*)
  - 1ª opção: cefepima
  - 2ª opção: meropeném
- Enterobactérias produtoras de betalactamase de espectro estendido (ESBL): meropeném (em ITU, avaliar amicacina se ESBL sensível)
- *Staphylococcus aureus* sensível à oxacilina: oxacilina
- *Staphylococcus aureus* resistente à oxacilina: vancomicina.

Terapia antimicrobiana para IRAS causadas por Candida sp.

- Paciente estável sem exposição prévia ao fluconazol: fluconazol
- Paciente com doença moderada a grave ou exposição prévia ao fluconazol: desoxicolato de anfotericina B. Candidemia persistente/falha terapêutica à anfotericina B: micafungina.

NÃO ESQUEÇA

- Devemos estar sempre atentos para o diagnóstico rápido e tratamento precoce da IRAS no período neonatal
- É imprescindível trabalhar junto à Comissão de Controle de Infecção Hospitalar para traçar metas e tempo adequado de antibioticoterapia, assim como descartar o diagnóstico e suspender o tratamento quanto indicado.

■ Bibliografia

Brasil. Ministério da Saúde. Agência Nacional de Vigilância Sanitária. Boletim Segurança do Paciente e Qualidade em Serviços de Saúde. Ano III nº 06 – Dezembro de 2013. Indicador Nacional de Infecção Hospitalar – Infecção Primária de Corrente Sanguínea Associada a Cateter Venoso Central: Análise dos dados das Unidades de Terapia Intensiva Brasileiras no ano de 2012.

Brasil. Ministério da Saúde. Agência Nacional de Vigilância Sanitária. Neonatologia: Critérios Nacionais de Infecções Relacionadas com a Assistência à Saúde. Brasília, DF, 2010.

Brasil. Ministério da Saúde. Agência Nacional de Vigilância Sanitária. Resolução Diretoria Colegiada (RDC) nº 26 de 11 de maio de 2012.

Brasil. Ministério da Saúde. Secretaria de Atenção à Saúde. Departamento de Ações Programáticas Estratégicas. Atenção Humanizada ao recém-nascido de baixo peso: Método Canguru/Ministério da Saúde. 2. ed. Brasília: Editora do Ministério da Saúde, 2011.

Gleason CA, Devaskar SU. Avery's diseases of the newborn. 9. ed. Philadelphia: Elsevier; 2012.

Manroe BL, Weinberg AG, Rosenfeld CR, Browne R. The neonatal blood count in health and diseases. I. Reference values for neutrophilic cells. J Pediatr. 1979; 95:89-98.

Mermel LA, Allon M, Bouza E, Craven DE, Flynn P, O'Grady NP et al. IDSA Guidelines. Clinical practice guidelines for the diagnosis and management of intravascular catheter-related infection: 2009 Update by the Infectious Diseases Society of America. Clinical Infectious Diseases. 2009; 49:1-45.

Rodwell RL, Leslie AL, Tudehope D. Early diagnosis of neonatal sepse using a hematologic scoring system. J Pediatr. 1988; 112:761-7.

Schulman J, Stricof R, Stevens TP, Horgan M, Gase K, Holzman IR et al. and the New York State Regional Perinatal Care Centers. Statewide NICU central-line-associated bloodstream infection rates decline after bundles and checklists. Pediatrics. 2011;127:436-44.

NEONATOLOGIA

20 SÍNDROME DA ASPIRAÇÃO MECONIAL

José Roberto de M. Ramos e Carlos A. Bhering

■ Introdução

A síndrome da aspiração meconial (SAM) resulta da aspiração intrauterina de líquido amniótico contendo mecônio e, em geral, acomete recém-nascidos (RNs) a termo e pós-termo, os pequenos para a idade gestacional (PIGs) e os descendentes africanos e asiáticos. A presença de mecônio no líquido amniótico ocorre em cerca de 10 a 20% das gestações, e 1 a 2% desses conceptos apresentarão a doença que se caracteriza por desconforto respiratório decorrente da pneumonia aspirativa.

■ Fatores predisponentes

- Gravidez com idade gestacional superior a 40 semanas
- Recém-nascido que sofreu asfixia perinatal
- Pré-eclâmpsia e eclâmpsia
- Hipertensão arterial materna
- Recém-nascido PIG
- Tabagismo durante a gestação.

■ Fisiopatologia

A SAM está intrinsecamente associada à presença de sofrimento fetal.

Sofrimento fetal → estresse → aumento do trânsito intestinal → liberação esfincteriana → eliminação de mecônio

As respirações irregulares do feto com asfixia ainda *in utero* ou durante o trabalho de parto podem levar a inalação de grande quantidade de mecônio, obstruindo a traqueia e, posteriormente, podendo atingir as pequenas vias respiratórias. A apresentação clínica da doença será decorrente do processo fisiopatológico demonstrado na Figura 20.1.

Todos esses processos resultam em áreas de hiperinsuflação alternadas com atelectasias, associadas ao quadro de hipertensão pulmonar, ocasionando alterações importantes na relação ventilação-perfusão com consequente hipoxemia, hipercapnia e acidose.

Na Figura 20.2 apresentamos um resumo do que ocorre nessa síndrome.

■ Diagnóstico

Para estabelecer o diagnóstico, é importante saber os seguintes aspectos na anamnese:
- RN nasceu a termo ou pós-termo?
- Trabalho de parto prolongado?
- Trabalho de parto com sofrimento fetal?
- Líquido amniótico tinto de mecônio?

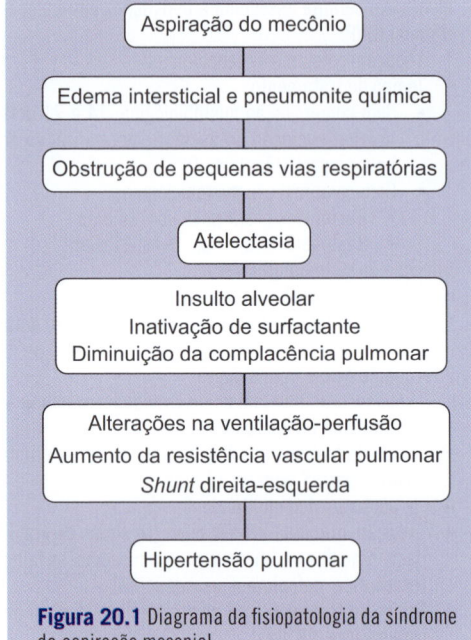

Figura 20.1 Diagrama da fisiopatologia da síndrome da aspiração meconial.

No exame físico, são aspectos importantes:
- Taquipneia e gemido
- Desconforto respiratório logo após o parto, com piora progressiva nas primeiras 24 horas
- Cianose significativa
- Pele impregnada de mecônio.

Na radiografia, procure por:
- Áreas de atelectasia e hiperinsuflação
- Infiltrado grosseiro bilateral difuso
- Pneumotórax ou pneumomediastino
- Diafragma retificado.

Clínico

Os sintomas respiratórios se caracterizam por serem precoces e progressivos com taquipneia, gemidos e cianose grave. Quando não se observam complicações decorrentes de barotrauma ou hipertensão pulmonar, o mecônio é gradativamente absorvido com melhora do processo inflamatório e resolução do quadro em 5 a 7 dias. No entanto, em algumas situações, a taquipneia prolonga-se por mais de 1 semana.

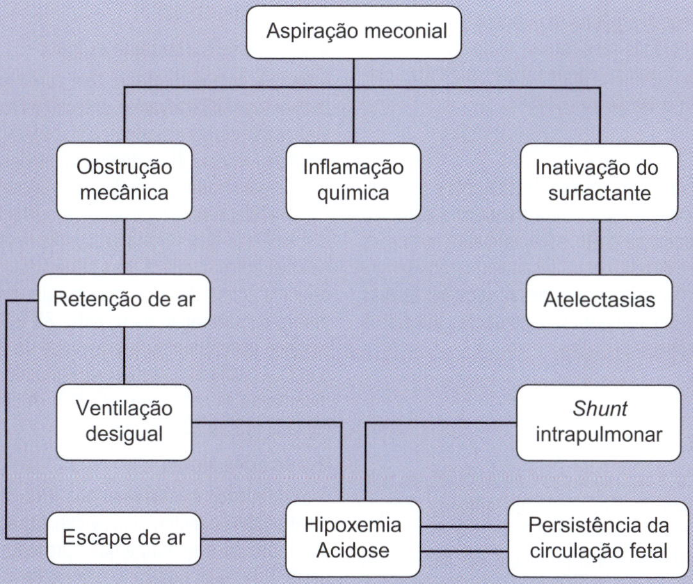

SÍNDROME DA ASPIRAÇÃO MECONIAL

```
                    Aspiração meconial
          ┌──────────────┼──────────────┐
     Obstrução      Inflamação     Inativação do
     mecânica        química        surfactante
         │                              │
   Retenção de ar                   Atelectasias
         │                              │
    Ventilação                      Shunt
    desigual                        intrapulmonar
         │                              │
   Escape de ar ── Hipoxemia ── Persistência da
                   Acidose       circulação fetal
```

Figura 20.2 Resumo das alterações presentes na síndrome da aspiração meconial. (Fonte: Murphy *et al.*, 1981.)

Radiológico

O diagnóstico radiológico confirma as suspeitas (Figura 20.3), evidenciando, na maioria das vezes, áreas de atelectasia com aspecto granular grosseiro, estendendo-se do hilo para a periferia alternadas com áreas de hiperinsuflação pulmonar com retificação do diafragma. Podemos ainda observar o surgimento de áreas de consolidação lobar, enfisema intersticial e, ainda, em 10 a 30% dos casos, pneumomediastino e/ou pneumotórax.

Laboratorial

A gasometria arterial evidencia hipoxemia e hipercapnia.

Ecocardiograma

O ecocardiograma pode revelar hipertensão pulmonar secundária à doença respiratória e exclui as cardiopatias congênitas.

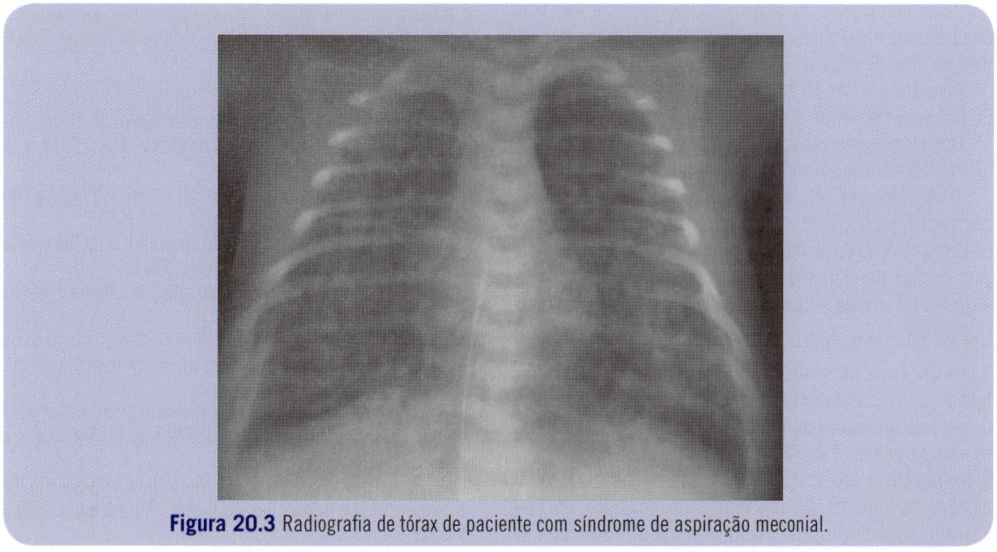

Figura 20.3 Radiografia de tórax de paciente com síndrome de aspiração meconial.

■ Diagnóstico diferencial

O diagnóstico diferencial engloba taquipneia transitória do recém-nascido, adaptação respiratória prolongada, pneumonia congênita, septicemia, cardiopatias congênitas cianóticas e pneumotórax por outras causas.

■ Prevenção

A prevenção continua sendo o melhor tratamento e pode ser feita com monitoramento rigoroso da frequência cardíaca fetal durante o trabalho de parto, especialmente nos casos de pós-maturidade e de retardo do crescimento intrauterino. Modificações do perfil biofísico fetal, desacelerações tardias à cardiotocografia e acidose fetal são indicações imediatas para o parto operatório.

■ Tratamento

Na sala de parto

- Papel do obstetra: a aspiração das vias respiratórias pelo obstetra não é mais indicada; quando indicada, a aspiração deve ser realizada pelo pediatra
- Papel do pediatra: seguir o protocolo de reanimação segundo o "Programa de Reanimação Neonatal – Sociedade Brasileira de Pediatria".

Na UTI neonatal

Cuidados gerais

Manter a temperatura corporal e a pressão arterial adequada, a hidratação venosa e o controle glicêmico e corrigir a anemia são fundamentais para o sucesso do suporte ventilatório destes RNs. O sofrimento respiratório causado pela SAM é apenas um dos marcadores de inúmeros problemas decorrentes da asfixia perinatal.

Suporte respiratório

Hipoxemia é uma das alterações mais frequentes da SAM, seguida de hipercapnia e acidose. A necessidade de halo ou capacete de oxigênio, pressão positiva contínua nas vias respiratórias (CPAP) nasal ou ventilação mecânica dependerá do grau de oxigenação arterial.

A meta é manter pH entre 7,25 e 7,45; $Paco_2$ entre 40 e 60 mmHg; e Pao_2 entre 50 e 70 mmHg.

Quando houver necessidade de ventilação mecânica, estes RNs geralmente se beneficiam de ventilação sincronizada.

A ventilação de alta frequência pode ser útil naqueles que não respondem bem à ventilação convencional (resgate) ou com o objetivo de proteção pulmonar para os que evoluem com escape de ar (pneumotórax ou pneumomediastino), assim como o óxido nítrico inalatório.

Uso de antimicrobianos

A introdução de antibióticos ainda é controversa na literatura e só está indicada nos casos de infecção secundária. O mecônio presente nas vias respiratórias e nos alvéolos apresenta potencial significativo de colonização por bacilos gram-negativos e o risco de pneumonia é considerável, principalmente naqueles RNs sob ventilação mecânica. Em RNs assintomáticos que apresentam imagens radiológicas compatíveis apenas com SAM, não se recomenda o uso rotineiro de antibióticos.

Reposição de surfactante exógeno

A terapia com surfactante tem como objetivo restaurar a tensão superficial alveolar, prevenir o colapso das pequenas vias respiratórias e diminuir a viscosidade do muco impregnado de mecônio. No entanto, em modelos animais seu uso tem demonstrado resultados controversos.

Considera-se a reposição de surfactante em casos de insuficiência respiratória grave que necessitam de ventilação mecânica invasiva. Nas situações com necessidade de oxigênio acima de 40% para manter a Pao_2 entre 50 e 70 mmHg ou saturação de O_2 entre 88 e 93%, o surfactante exógeno pode diminuir a gravidade da doença respiratória e está associado a menor necessidade de oxigenação por membrana extracorpórea (ECMO). A dose recomendada é elevada (150 a 200 mg/kg).

Uso de óxido nítrico

O óxido nítrico é reservado aos RNs com confirmação de hipertensão pulmonar com evidências ecocardiográficas de *shunt* direita-esquerda e que apresentam índice de oxigenação (IO) maior que 25. O cálculo do índice de oxigenação baseia-se na seguinte fórmula:

$$IO = MAP/PVMR \times Fio_2/Pao_2,$$

Em que Fio_2 representa fração inspirada de oxigênio, Pao_2 a pressão parcial de oxigênio arterial pós-ductal e MAP/PVMR, pressão média das vias respiratórias.

Sugerimos iniciar com 20 ppm de óxido nítrico.

NÃO ESQUEÇA

- Para as condutas de reanimação na sala de parto, não mais se considera o tipo de mecônio encontrado no líquido amniótico e sim a vitalidade do RN
- A prevenção continua sendo o melhor tratamento e pode ser feita com monitoramento rigoroso da frequência cardíaca fetal durante o trabalho de parto, especialmente nos casos de pós-maturidade.

■ Bibliografia

Brasil. Ministério da Saúde. Atenção à saúde do recém-nascido: Guia para profissionais de saúde. 2. ed. 2014. v. 3. p. 21-4.

Kopelmn BI et al. Clínica de perinatologia: aparelho respiratório em neonatologia parte 2. Medsi; 2001. v. 1 e 2.

Lopes FA, Campos Jr. D et al. Tratado de pediatria da Sociedade Brasileira de Pediatria. 2. ed. Manole; 2010.

Moreira ME et al. O recém-nascido de alto risco: teoria e arte do cuidar. Fiocruz; 2004. p. 109-38.

Murphy JD, Rabinovith M, Goldstein JD et al. The structural basis of persistent pulmonary hypertension in the newborn infant. J Pediatr. 1981; 98:962-7.

Soll R, Dagarville P. Surfactant for meconium aspiration syndrome in full term infants. Cochrane Database of Systematic Review; 2000.

Walsh MC, Fanaroff JM. Meconium stained fluid approach to the mother and the baby. Clin Perinatol. Philadelphia, 2007; 34:653-65.

Seção 2

NUTRIÇÃO E METABOLISMO

Sumário

21. Alimentação da Criança Sadia, 97
22. Distúrbios Hidreletrolíticos e Acidobásicos, 101
23. Hipovitaminoses e Profilaxia de Carências, 118
24. Nutrição do Paciente em Estado Grave, 123
25. Nutrição Parenteral, 128
26. Manejo Nutricional e Alimentar no Pós-operatório de Cirurgias do Sistema Digestório, 132
27. Manejo das Doenças Metabólicas em Situações Emergenciais, 135
28. Obesidade Infantojuvenil, 138

Coordenador: Hélio Rocha

NUTRIÇÃO E METABOLISMO

21 ALIMENTAÇÃO DA CRIANÇA SADIA

Maria Carolina Batista Cunha e Hélio Rocha

■ Introdução

A alimentação da criança sadia deve promover a nutrição necessária para que ela cresça e se desenvolva no máximo de seu potencial genético e garantir mais tempo de vida com qualidade, evitando as doenças degenerativas preveníveis pela boa alimentação a longo prazo.

■ Aleitamento materno

O leite materno, além de atender a todas as necessidades nutricionais até os 6 meses de vida, oferece proteção imunológica, reduzindo a morbimortalidade infantil, a prevalência de doenças alérgicas, melhorando o vínculo mãe-filho, e tem repercussões positivas no desenvolvimento cognitivo e emocional.

O aleitamento materno exclusivo é recomendado pela Organização Mundial da Saúde, pelo Ministério da Saúde do Brasil e pela Sociedade Brasileira de Pediatria até os 6 meses de vida e deve ser complementado até 2 anos ou mais. Define-se aleitamento materno exclusivo quando a criança recebe apenas leite materno, sem nenhum outro líquido ou sólido, direto da mama, ou leite humano ordenhado.

A constituição nutricional do leite materno inclui componentes essenciais ao crescimento e desenvolvimento adequados.

Dos carboidratos, a lactose é um dissacarídeo que oferece energia e acidificação do cólon. Os pré-bióticos são oligossacarídeos que não são absorvíveis, funcionam como fibras, alimento para bactérias específicas e modulação de receptores epiteliais do intestino.

Os lipídios são a principal fonte de energia dos lactentes. Destacam-se os ácidos graxos essenciais, ômega 6 e ômega 3. Estes atuam como precursores dos ácidos graxos poli-insaturados de cadeia longa (LC-pufas) como o ácido araquidônico (ARA) e o ácido docosa-hexaenoico (DHA). Fornecem componentes para cérebro, retina, membranas celulares, transporte de componentes lipídicos no plasma e participação na absorção das vitaminas lipossolúveis.

As proteínas são importantes componentes da estrutura celular e atuam como enzimas, carreadoras de substâncias, hormônios e vitaminas. As proteínas dividem-se em proteínas do soro (alfalactoalbumina e betalactoglobulina) e caseína. A predominância de proteínas do soro possibilita melhor digestibilidade.

O ferro é um mineral essencial e no leite materno apresenta alta biodisponibilidade. Outros minerais, como cálcio e fósforo, são importantes na formação e manutenção da saúde óssea. O cálcio exibe menor concentração se comparado ao leite de vaca, porém tem melhor absorção.

As vitaminas são nutrientes essenciais no metabolismo de lipídios e proteínas. Porém é necessário a mãe dispor de quantidades adequadas para fornecer ao lactente.

Desde o nascimento, o leite materno evolui do colostro ao leite de transição, até tornar-se leite maduro ao final da segunda semana de vida. O colostro é produzido em menor volume, apresenta altas concentrações de IgA secretória e outras imunoglobulinas, que protegem o indivíduo até que a flora bacteriana se estabeleça. Apresenta menor concentração de gorduras e maior de proteínas se comparado ao leite maduro.

O bebê deve mamar em livre demanda, sem horários prefixados. O esvaziamento completo da mama é importante por estimular a produção de leite e pela composição do leite variar ao longo da mamada. O leite posterior, presente ao final da mamada, apresenta maior concentração de gordura, o que garante saciedade e ganho ponderal.

■ Fórmulas infantis

Na impossibilidade do aleitamento materno (Quadro 21.1), deve-se optar pelo uso de fórmula infantil que atenda aos requerimentos nutricionais para o desenvolvimento saudável do lactente. As fórmulas de partida são recomendadas para lactentes até o 6º mês, e a partir desta idade usa-se a fórmula infantil de seguimento.

As fórmulas infantis são compostos nos quais se utiliza proteína do leite de vaca ou soja adaptadas à digestão e ao adequado fornecimento de aminoácidos para se obter um adequado valor biológico, e os demais nutrientes são modulados para atender aos requerimentos nutricionais do lactente. Itens são acrescidos nas quantidades e proporções adequadas para o lactente. Por meio de processos industriais, o leite é modificado para se adequar às necessidades fisiológicas da criança em qualidade e à quantidade de proteínas, gorduras, carboidratos, vitaminas e minerais.

O uso de leite de vaca não modificado não está indicado no primeiro ano de vida, pela limitação ao atendimento às necessidades nutricionais e pelo risco de carências de diversos

QUADRO 21.1	Contraindicações ao aleitamento materno.
Relativas à mãe	Infecções maternas por HTLV-1 e/ou 2 e pelo HIV
Relativas ao recém-nascido	Galactosemia, doença da urina do xarope de bordo, fenilalanina*

*Quando não for possível monitorar os níveis séricos de fenilalanina.
(Fonte: Ministério da Saúde, 2009.)

nutrientes essenciais, além de contribuir para o desenvolvimento de alergia alimentar em crianças geneticamente predispostas. O conteúdo proteico elevado também contribui para o aumento da carga renal de soluto.

■ Alimentação complementar

A alimentação complementar é realizada como acréscimo ao aleitamento materno, que deverá ser mantido até os 2 anos de vida. A partir dos 6 meses de idade, a maioria das crianças apresenta desenvolvimento e maturação adequados que habilitam iniciar a alimentação complementar. A oferta de alimentos deve ter textura e qualidade para que progressivamente seja implementada em conteúdo, textura e sabores até a substituição completa para a dieta da família, em torno dos 12 meses.

O uso da colher deve ser iniciado com o lactente no colo da mãe ou do cuidador, evitando-se a passagem traumática para uma cadeira e um instrumento (colher) totalmente desconhecido pelo bebê. Esta técnica é mais bem recebida pelo lactente quando se preserva o colo na transição. As frutas, *in natura*, devem ser oferecidas amassadas, na consistência de papas, sempre em colheradas. Os sucos naturais devem ser evitados, e podem ser oferecidos após refeições, com o objetivo de contribuir na absorção do ferro, e não como substituição da fruta. O tipo de fruta deve ser escolhido respeitando-se a sazonalidade e a cultura local.

A primeira papa principal (Quadro 21.2) deve ser oferecida no horário de almoço ou jantar, conforme o horário em que a família estiver reunida.

A papa principal deve ser planejada seguindo a proporção 3:1:1:1, sendo 3 partes do alimento base (cereal, raiz ou tubérculo), 1 porção de leguminosa, 1 porção de proteína e 1 porção de hortaliça.

A preparação dos alimentos requer higiene das mãos, dos alimentos e dos utensílios e cuidado no preparo e armazenamento e na conservação dos alimentos. Não é permitido o uso de temperos industrializados, devem ser usados cebola e alho natural no preparo, sem adição de sal. O uso de óleo vegetal é recomendado na proporção de 3 a 3,5 mℓ por 100 g da preparação pronta, adicionado no prato. Não se deve refogar a papa com óleo.

Os alimentos devem ser amassados com o garfo e oferecidos, na colher, com consistência de purê; nunca peneirá-los nem liquidificá-los. A carne deve ser desfiada ou picada, e não moída.

Inicialmente, podem-se oferecer os alimentos misturados, mas conforme a aceitação, deve-se oferecê-los individualmente para que o lactente possa desenvolver preferências e paladares diversos. Em média, são necessárias de 8 a 15 exposições a um dado alimento para que ele seja plenamente aceito.

A alimentação complementar, embora com horários mais regulares que os da amamentação, deve permitir pequena liberdade inicial, permitindo a atuação do mecanismo fisiológico de regulação da ingestão, mantendo a percepção correta das sensações de fome e saciedade, necessárias para a nutrição adequada, sem excessos ou carências.

Por volta dos 9 meses, a criança pode começar a receber gradativamente a alimentação da família, na dependência do desenvolvimento neuropsicomotor. Nos primeiros dias, é normal a criança derramar ou cuspir o alimento, portanto tal fato não deve ser interpretado como rejeição ao alimento. Pequenas porções são oferecidas em colher de chá, aumentando-se o volume conforme a aceitação.

Além disso, há um período crítico para a introdução de sólidos na alimentação do lactente. Nos casos em que não ocorrer até os 10 meses, o risco de dificuldades na alimentação será maior, com impacto negativo nos hábitos dietéticos em idades maiores.

Ao iniciar a alimentação complementar (Quadro 21.3), deve-se oferecer água ao lactente.

Aos 12 meses, a criança deve receber 2 papas principais, 1 fruta e o leite materno ou, no caso de não estar em aleitamento materno, 3 refeições com fórmula infantil.

A família é o modelo para o desenvolvimento de preferências e hábitos alimentares, portanto, o estilo de vida saudável deve ser praticado por todos os familiares. O ambiente na hora da refeição deve ser calmo, sem a televisão ligada ou quaisquer outras distrações, como brincadeiras ou jogos, por exemplo.

Deve-se evitar oferecer alimentos industrializados, ricos em gorduras, em especial as gorduras incluindo *trans* (como biscoitos recheados e a maioria dos bolos prontos comercializados), os açúcares simples e dissacarídeos (como a sacarose encontrada no açúcar refinado e nos doces em geral) e o sal, a fim de prevenir doenças crônicas não transmissíveis no adulto.

Uma alimentação variada é importante por conter quantidades de nutrientes necessários à criança. Deve-se considerar a interação dos nutrientes, pois o consumo de um determinado alimento pode prejudicar a absorção de outro.

QUADRO 21.2 Composição da papa principal.

Cereais ou tubérculos	Leguminosas	Proteínas	Hortaliças
■ Arroz	■ Feijão	■ Carne bovina	■ Verduras
■ Milho	■ Soja	■ Vísceras	■ Legumes
■ Macarrão	■ Ervilha	■ Carne de aves	
■ Batata	■ Lentilhas	■ Carne suína	
■ Mandioca	■ Grão-de-bico	■ Peixe	
■ Inhame		■ Ovo	
■ Cará			

Adaptado de Sociedade Brasileira de Pediatria, 2012.

QUADRO 21.3	Esquema para introdução dos alimentos complementares.
Faixa etária	**Tipo de alimento**
Até 6 meses	Leite materno exclusivo
No 6º mês	Frutas + papa principal
No 7º e 8º mês	Segunda papa principal
Do 9º ao 11º mês	Gradativamente, passar para a refeição da família com ajuste da consistência
No 12º mês	Comida da família

Adaptado de Weffort, 2014.

QUADRO 21.5	Porcentagem de ferro elementar nas preparações farmacêuticas.
Preparação farmacêutica	**Ferro elementar (%)**
Sulfato ferroso	20
Fumarato ferroso	33
Ferro quelato	20
Gliconato ferroso	12
Ferromaltose	30

Um exemplo é o cálcio, que exerce efeitos negativos na absorção do ferro heme e não heme, reduzindo em até 60% a absorção deste. Já a vitamina C doa elétrons para o ferro no estado férrico, o reduz em cerca de 75 a 98%, passando o ferro trivalente a divalente, tornando-o mais solúvel e bem absorvido.

Não deve haver restrição de gordura e colesterol durante os 2 primeiros anos de vida, mesmo na presença de dislipidemia. Somente nos casos graves de dislipidemia familiar, deve-se encaminhar a criança ao especialista para dietas controladas.

■ Suplementação de vitaminas e ferro

Em algumas situações específicas, a alimentação, mesmo adequada, não supre todas as necessidades nutricionais da criança, sendo necessária a suplementação de vitaminas (Quadro 21.4) e ferro (Quadro 21.5) para evitar a deficiência desses elementos.

O ferro é um micronutriente fundamental na dieta do lactente; quando deficiente leva à anemia e a prejuízos no desenvolvimento neuropsicomotor e cognitivo.

A suplementação de ferro é indicada em recém-nascidos a termo em aleitamento materno a partir do 6º mês, ou quando da introdução de alimentos até o 24º mês de vida, na dose de 1 mg ferro elementar/kg/dia.

■ Alimentação na fase pré-escolar

O período pré-escolar compreende a idade de 2 a 6 anos e caracteriza-se por diminuição do ritmo de crescimento e, consequentemente, diminuição das necessidades energéticas.

O pediatra deve estar atento e não confundir redução fisiológica na ingestão alimentar com doença.

Na fase pré-escolar, há um comportamento típico de seletividade alimentar, que se caracteriza por recusa alimentar, pouco apetite e desinteresse pelos alimentos. A recusa na aceitação de novos alimentos é chamada de neofobia alimentar e também está presente neste período.

A orientação alimentar consiste em oferecer uma alimentação variada, evitando as consequências de carências nutricionais e possibilitando o crescimento e o desenvolvimento adequados. Tudo isto deve ser monitorado nas consultas periódicas de puericultura.

As refeições devem ter horários fixos, com intervalo de 2 a 3 horas, evitando-se alimentos fora do horário da refeição, para que não interfiram no apetite no momento da refeição.

As refeições recomendadas pela Sociedade Brasileira de Pediatria (2012) são:
- Desjejum
- Lanche matinal (colação)
- Almoço
- Lanche vespertino
- Jantar
- Lanche antes de dormir (ceia)

É importante que a criança tenha contato com o alimento e coma com as mãos; não se deve cobrar limpeza da criança no momento da refeição. Existe a técnica conhecida como *baby-led weaning*, ou BLW, que consiste em oferecer alimentos sólidos desde o início da alimentação complementar, sem o uso de colher, permitindo à criança desfrutar cores, cheiros, formas e texturas, ainda aguardando o comprometimento das sociedades pediátricas, e parece ser uma interessante opção. Estabelecer um horário limite para o tempo

QUADRO 21.4	Recomendação de suplementação de vitaminas.	
Vitamina	**Idade**	**Dose**
Vitamina K	Ao nascimento	1 mg IM
Vitamina D	A partir da 1ª semana	400 UI/dia
	12 a 24 meses	600 UI/dia
Vitamina A*	6 a 12 meses	100.000 UI, a cada 4 a 6 meses
	12 a 72 meses	200.000 UI, a cada 4 a 6 meses

IM: via intramuscular. *Alta prevalência de deficiência. (Adaptado de Ministério da Saúde, 2009 e Sociedade Brasileira de Pediatria, 2014.)

das refeições, e, caso a criança não aceite algum dos alimentos, este deve ser retirado e ser oferecido novamente apenas na próxima refeição. Não se deve oferecer leite ou outro alimento em substituição à refeição.

A oferta de líquidos nos horários das refeições deve ser controlada, por distender o estômago e dar o estímulo de saciedade precocemente. O ideal é oferecer água à vontade nos intervalos das refeições para que a criança não sinta necessidade de ingerir líquidos na hora de comer. Os sucos naturais podem ser dados eventualmente, devendo-se estimular o consumo de frutas como sobremesa.

Avaliar a qualidade da gordura consumida, limitando o uso de gorduras tipo *trans* e saturadas, e estimular o consumo de gorduras monossaturadas e poli-insaturadas, principalmente na forma de ômega-3, que se encontram em várias sementes e peixes.

Oferecer alimentos ricos em ferro, cálcio, vitamina A, D e zinco, pois são essenciais nesta fase da vida.

■ Alimentação na fase escolar

As crianças na fase escolar, idade entre 7 e 10 anos, têm intensa atividade física e ritmo de crescimento constante, sendo o ganho ponderal proporcionalmente maior do que o crescimento estatural.

A família continua a exercer influência nas práticas alimentares, e a escola passa a desempenhar papel de destaque na manutenção da saúde da criança.

A dieta deve ser composta de 50 a 55% carboidratos, 25 a 35% gordura e 5 a 20% de proteínas.

O consumo apropriado de cálcio, atendido por cerca de 600 mℓ de leite/dia ou derivados, é importante para formação adequada de massa óssea e prevenção da osteoporose na idade adulta.

As crianças devem aprender a escolher os alimentos adequados a fim de adquirirem melhor qualidade de vida. É essencial o incentivo à prática de atividades físicas e lúdicas, explorando brincadeiras ao ar livre e com muita atividade. E a limitação do tempo gasto com o uso de computadores, TV, a, no máximo, 2 h/dia, criando hábitos que não permitam o sedentarismo.

O controle do consumo de sal mediante redução do sal de adição (< 6 g/d), dos alimentos industrializados, visa diminuir o risco de hipertensão arterial sistêmica futura.

■ Alimentação na adolescência

A faixa etária de 10 a 20 anos compreende a adolescência, que requer hábitos alimentares saudáveis e maior demanda nutricional no período da puberdade, em que há um ritmo elevado de crescimento.

Compreende um período vulnerável, devido à preferência por alimentação na forma de lanches e não de refeições completas, o que pode afetar a ingestão de macronutrientes, vitaminas e minerais essenciais.

A melhor forma de evitar déficits ou excessos alimentares é promover uma alimentação variada, que inclua todos os grupos alimentares, mantendo-se o consumo de frutas, verduras e legumes e restringindo o consumo de gorduras, saturadas e *trans*, açúcar e sal. O adolescente tem propensão a ingerir os mesmos alimentos que os seus amigos da mesma idade. Este comportamento de "tribo" é comum e muito difícil de ser superado. Deve-se lhes oferecer educação nutricional em todas as oportunidades, em especial nas consultas médicas. Deve-se também estimular a prática de atividade física regular; nesta indicação costuma ser bem recebida a procura conjunta de uma atividade que seja prazerosa para eles, bem como aquelas que lhes proporcionarão melhor aparência física (muito apreciada nesta faixa etária).

■ Bibliografia

Brasil. Ministério da Saúde. Dez passos para uma alimentação saudável – Guia alimentar para crianças menores de dois anos. Um guia para o profissional da saúde na atenção básica. 2. ed. Brasília, DF, 2013. 76 p.

Brasil. Ministério da Saúde. Secretaria de Atenção à Saúde. Departamento de Atenção Básica. Saúde da criança: nutrição infantil: aleitamento materno e alimentação complementar. 1. ed. Brasília, DF. 2009. 112 p.

Cameron SL, Heath A-LM, Taylor RW. How feasible is baby-led weaning as an approach to infant feeding? A Review of the evidence. Nutrients. 2012; 4(11):1575-609.

Cançado RD, Lobo C, Friedrich JR. Tratamento da anemia ferropriva com ferro por via oral. Rev Bras Hematol Hemoter. 2010; 32(2):114-20.

Giugliani ERJ. Tópicos básicos em aleitamento materno. In: Campos Junior D, Burns DAR, Lopes FA (Org). Tratado de Pediatria: Sociedade Brasileira de Pediatria. 3. ed. Barueri: Manole; 2014. p. 461-73.

Sarni ROS. Alimentação no primeiro ano de vida. Pediatr Mod. 2007; 43(3):p. 121-9.

Sociedade Brasileira de Pediatria (SBP). Deficiência de vitamina D em crianças e adolescentes. Sociedade Brasileira de Pediatria. Departamento de Nutrologia, 2014. 8 p.

Sociedade Brasileira de Pediatria (SBP). Manual de Orientação para alimentação do lactente, do pré-escolar, do escolar, do adolescente e na escola. Sociedade Brasileira de Pediatria. Departamento de Nutrologia, 3. ed. Rio de Janeiro, RJ, 2012. 148 p.

Stettler N et al. Alimentando lactentes, crianças e adolescentes saudáveis. In: Kliegman RM et al. Nelson Tratado de Pediatria. v. 1. 19. ed (tradução). Philadelphia: Saunders Elsevier; 2010. p. 160-5.

Weffort VRS et al. Alimentação do lactente ao adolescente. In: Campos Junior D, Burns DAR, Lopes FA (Org). Tratado de Pediatria: Sociedade Brasileira de Pediatria. 3 ed. Barueri: Manole; 2014. p. 1989-98.

NUTRIÇÃO E METABOLISMO

22 DISTÚRBIOS HIDRELETROLÍTICOS E ACIDOBÁSICOS

Laura Ohana M. C. de Carvalho e Hélio Rocha

■ Distúrbios do sódio

Introdução

O sódio é o principal cátion extracelular, sendo fundamental na manutenção do volume intravascular. Seu nível sérico normal varia de 135 a 145 mEq/ℓ.

Os níveis de sódio sofrem influência de sua concentração na dieta, de hormônios mineralocorticoides e hormônio antidiurético (ADH) e, em pequena parcela, das perdas gastrintestinais e pelo suor. Mas os fatores mais importantes no balanço do sódio são a excreção e a retenção deste íon nos rins.

Os distúrbios no metabolismo do sódio ocorrem em virtude, majoritariamente, de um desequilíbrio na regulação da água corporal. A volemia, e não a concentração de sódio sérico, irá determinar a quantidade de sódio na urina.

Hiponatremia

Classificação

É definida como sódio sérico inferior a 135 mEq/ℓ, mas em geral torna-se sintomática quando o nível sérico apresenta-se abaixo de 125 mEq/ℓ.

A hiponatremia aguda se instala em menos de 48 horas e a crônica, em mais de 48 a 72 horas.

É considerada grave quando a natremia situa-se abaixo de 115 mEq/ℓ.

Epidemiologia

É o distúrbio hidreletrolítico mais comum na clínica pediátrica.

Etiologia e fisiopatologia

A hiponatremia existe quando a proporção de água está aumentada em relação ao sódio. Esta condição pode ocorrer com níveis corporais baixos, normais ou altos de sódio. Da mesma forma, a água corporal pode estar baixa, normal ou alta. É importante descartar a pseudo-hiponatremia (decorrente de viés laboratorial induzido por hiperlipidemia ou hiperproteinemia) ou hiponatremia factícia (dilucional, causada por substâncias osmoticamente ativas no plasma, por exemplo, a glicose) (Quadro 22.1).

Quadro clínico

As alterações da osmolaridade são responsáveis pelos sinais e sintomas de hiponatremia e também pelas possíveis complicações do tratamento.

Sintomas do sistema nervoso central, que podem variar de sonolência até coma, predominam, mas também pode haver alterações cardiovasculares e musculoesqueléticas.

A sintomatologia varia conforme a fisiopatologia da hiponatremia. Na hiponatremia hipervolêmica, os sintomas são clássicos de desidratação. No caso de volemia normal, os sintomas relacionados com o sistema nervoso central predominam. E quando ocorre hipervolemia, a clínica costuma ser de edema associado a sintomas relacionados com a doença de base.

Se a hiponatremia for aguda, ocorre edema cerebral. Quando se instala lentamente, ocorrem adaptação cerebral e proteção contra a formação de edema.

Diagnóstico

Clínico

A história é importante no direcionamento diagnóstico do paciente com hiponatremia. Alguns dados presentes podem sugerir a causa da redução de sódio sérico.

Laboratorial

A osmolaridade sérica e o sódio urinário podem sugerir a causa da hiponatremia (Figura 22.1).

Tratamento

Fármacos

O tratamento é feito com a administração de NaCl a 3% (1 mℓ = 0,5 mEq), calculado pela fórmula a seguir:

QUADRO 22.1	Causas de hiponatremia.
Pseudo-hiponatremia	Hiperosmolalidade (hiperglicemia, hipertrigliceridemia) ou iatrogênica (manitol, sacarose)
Hiponatremia hipovolêmica	Perdas extrarrenais de sódio: gastrintestinais, pela pele ou para o terceiro espaço; fibrose cística
	Perdas renais de sódio: primárias ou induzidas por fármacos ou hormônios (tubulopatias por diuréticos, insuficiência suprarrenal e acidose tubular renal); síndrome de perda cerebral de sódio
Hiponatremia normovolêmica	Síndrome da secreção inapropriada de ADH; hipotireoidismo; intoxicação hídrica
Hiponatremia hipervolêmica	Anasarca (insuficiência cardíaca congestiva, cirrose, síndrome nefrótica) Insuficiência renal aguda ou crônica Alteração da permeabilidade capilar devido à sepse Hipoalbuminemia devida à doença gastrintestinal (enteropatia perdedora de proteínas)

ADH: hormônio antidiurético.

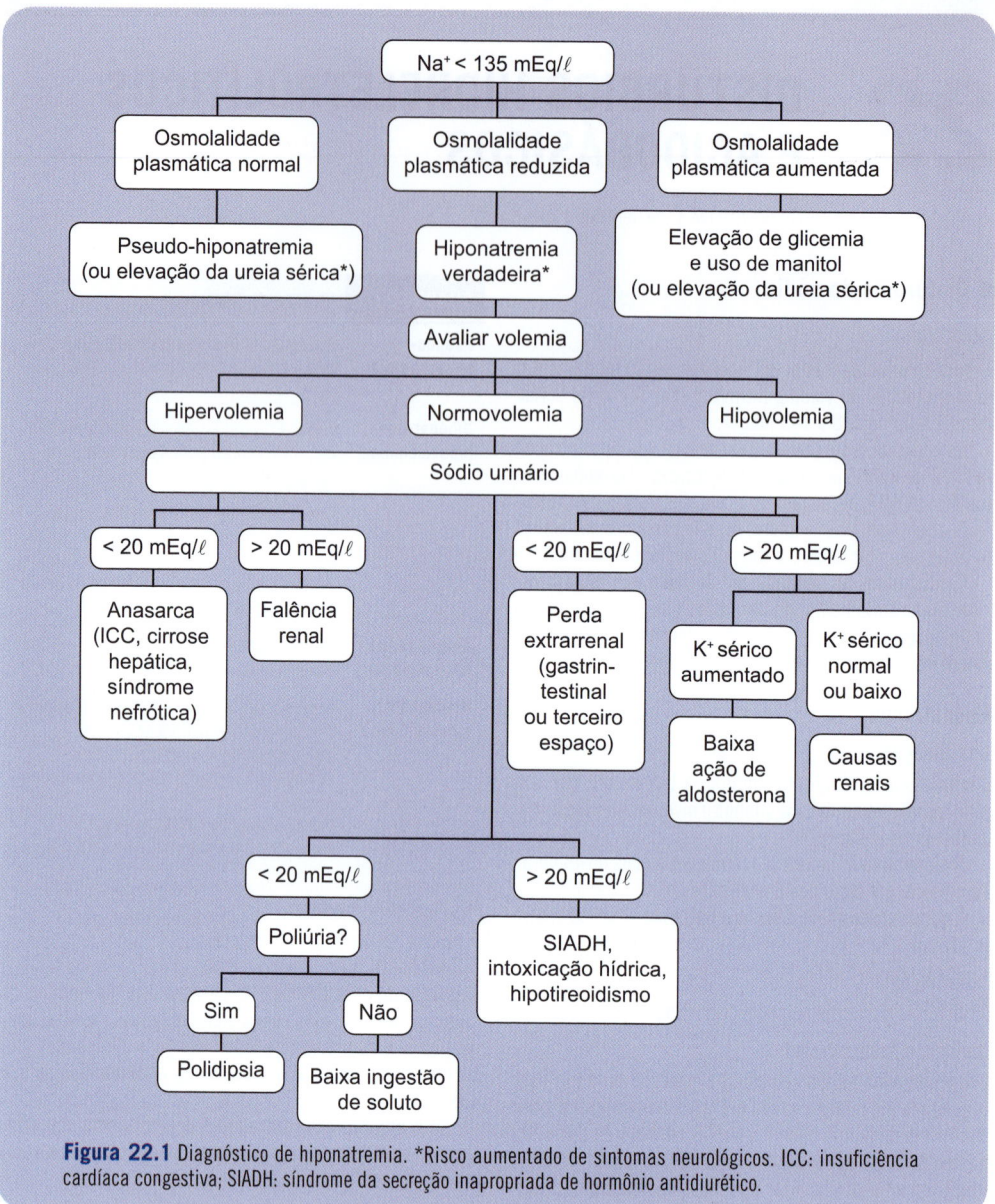

Figura 22.1 Diagnóstico de hiponatremia. *Risco aumentado de sintomas neurológicos. ICC: insuficiência cardíaca congestiva; SIADH: síndrome da secreção inapropriada de hormônio antidiurético.

Recomenda-se que a correção seja calculada objetivando elevar o sódio para 125 a 130 mEq/ℓ. Porém, é importante titular a taxa de infusão de modo que o nível sérico de sódio não suba mais rápido do que 0,5 mEq/kg/h (ou 12 mEq/ℓ/24 h).

Na^+ (mEq/ℓ) = Na^+ desejado − Na^+ atual × 0,6 × peso

100 mℓ de NaCl a 3% = 15 mℓ de NaCl 20% + 85 mℓ de água destilada

O estado volêmico da criança norteará o tratamento específico.

Na *hiponatremia hipovolêmica*, o paciente apresenta sinais de desidratação, sendo indicadas a administração de solução salina isotônica (SF a 0,9%) e a correção da hiponatremia.

Pacientes com *hiponatremia normovolêmica* devem ser submetidos à restrição hídrica em 50 a 75% das necessidades hídricas diárias. E, em casos da síndrome de secreção inapropriada de ADH ou de intoxicação hídrica aguda, pode ser indicada a administração de furosemida (1 mg/kg/dose por via intravenosa [IV], podendo ser repetida), seguida de reposição salina com NaCl a 3%.

O manejo da *hiponatremia hipervolêmica* é mais difícil, consistindo na restrição tanto de sódio quanto de água. A administração de furosemida (1 mg/kg/dose IV, podendo ser repetida), pode ajudar, aumentando a excreção de sódio e de água.

Casos crônicos e com sintomas leves devem ser corrigidos em 24 a 48 horas.

Complicações

Na hiponatremia crônica, o cérebro se adapta às condições hipo-osmolares, de modo que uma correção da hiponatremia pode levar a um rápido efluxo de água a partir de tecido cerebral, resultando em desidratação das células cerebrais, a chamada síndrome de desmielinização osmótica (SDO). A desmielinização cerebral, principalmente da ponte, manifesta-se por deterioração neurológica 2 a 7 dias após a correção abrupta da hiponatremia. O quadro de mielinólise pontina se caracteriza por confusão mental, agitação, disartria, tetraparesia espástica ou flácida, ataxia, coma e morte, e é uma das causas da síndrome de encarceramento.

Hipernatremia

Classificação

A hipernatremia é uma concentração de sódio > 145 a 150 mEq/ℓ, sendo considerada grave quando a concentração de sódio > 160 mEq/ℓ.

É aguda quando se instala em menos de 48 horas e crônica quando em mais de 48 horas.

Epidemiologia

É a causa mais comum de hipertonicidade do plasma, ocorrendo mais frequentemente no ambiente intra-hospitalar, onde pode ser iatrogênica.

Os pacientes com restrição de acesso à água, como recém-nascidos e lactentes, pessoas acamadas e com lesão do centro da sede tendem a evoluir mais comumente com o quadro de hipernatremia pela dificuldade de ingestão de líquidos hipotônicos.

Etiologia e fisiopatologia

Tem origem na perda de líquidos hipotônicos ou, mais raramente, na oferta aumentada de sódio (Quadro 22.2). Pode estar presente em situações de hipovolemia, euvolemia ou hipervolemia.

Quadro clínico

Apesar da desidratação, ocorre melhor conservação do volume intravascular, mantendo a pressão arterial e o débito urinário. Por isso, os sinais de desidratação encontram-se atenuados, predominando os sinais neurológicos como choro irritado, letargia, confusão mental, convulsão e coma.

Diagnóstico

Clínico

É sempre importante avaliar se o paciente está euvolêmico, hipovolêmico (desidratado) ou hipervolêmico (hiperidratado, hipertenso).

Laboratorial

Um nível sérico de sódio maior que 145 mEq/ℓ define o diagnóstico de hipernatremia, mas a avaliação da osmolaridade urinária e do sódio urinário ajudam a nortear o diagnóstico (Figura 22.2).

Tratamento

Medidas gerais

O tratamento dependerá da gravidade do quadro, do tempo de instalação e do estado volêmico.

Usa-se a seguinte fórmula para calcular o déficit de água livre (déficit de água livre em litros, Na$^+$ atual em mEq/ℓ, peso atual em kg):

Déficit de água livre = [1− (145 ÷ Na$^+$ atual)] × 0,6 × peso

Quando a hipernatremia tiver duração maior que 48 horas ou se houver dúvida quanto ao seu período de duração, a correção deverá ser feita em 48 horas, infundindo-se apenas metade do volume nas primeiras 24 horas de tratamento.

A redução do sódio sérico jamais deve ser mais rápida do que 12 mEq/ℓ a cada 24 horas, ou 0,5 mEq/ℓ/h. Os níveis séricos de sódio devem ser monitorados a cada 4 horas.

Fármacos

Os fluidos a serem utilizados na reposição de água livre são descritos no Quadro 22.3.

QUADRO 22.2 Causas de hipernatremia segundo a fisiopatologia.

Hipervolêmica	Ganho de sódio	Soluções de reidratação oral em excesso; aporte alto de salina hipertônica ou bicarbonato de sódio intravenoso; ingestão de água do mar ou de cloreto de sódio; envenenamento intencional por sal (maus-tratos infantis ou síndrome de Munchausen por procuração); hiperaldosteronismo
Hipovolêmica	Déficit de água	Diabetes insípido nefrogênico/central; aumento das perdas insensíveis (prematuros, berços aquecidos, fototerapia); ingestão inadequada (amamentação ineficaz, negligência ou maus-tratos); adipsia; dano hipotalâmico (trauma, tumor, hidrocefalia)
	Déficit de água e sódio	Perdas gastrintestinais (diarreia, vômito, laxativos osmóticos – lactulose); perdas cutâneas (queimaduras, sudorese excessiva); perdas renais (diuréticos osmóticos – manitol); diabetes melito; doença renal crônica (displasia e uropatia obstrutiva); fase poliúrica da necrose tubular aguda; diurese pós-obstrutiva
Euvolêmica	Disfunção de osmorreceptores hipotalâmicos	Hipernatremia essencial
	Translocação	Rabdomiólise; convulsão

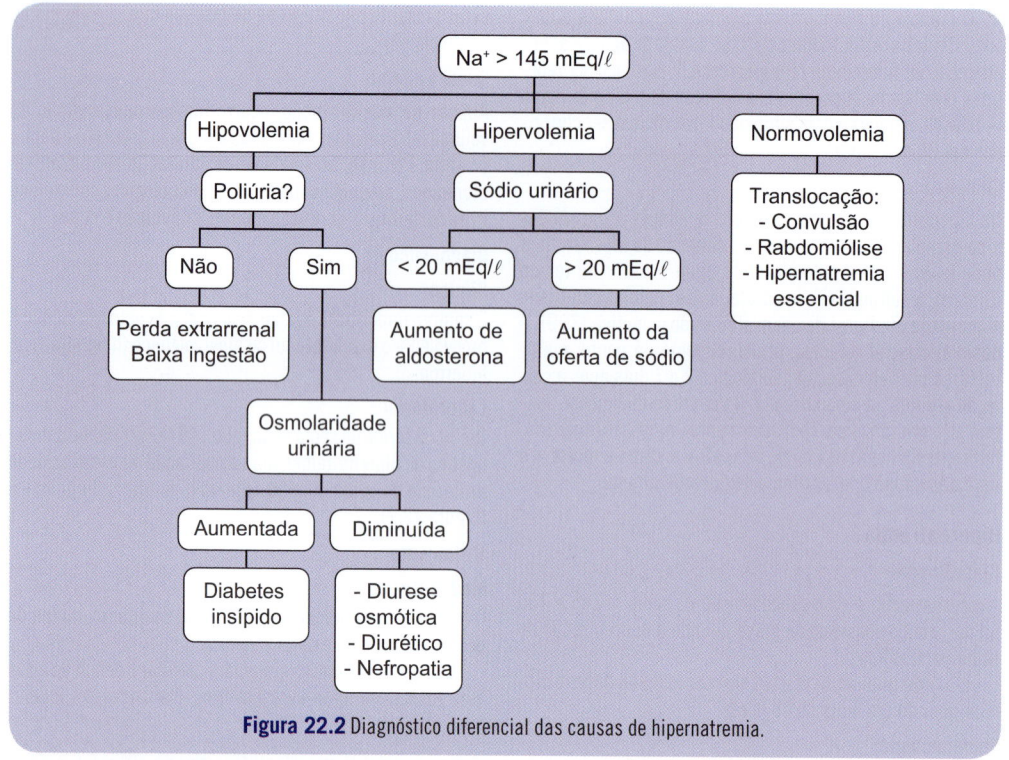

Figura 22.2 Diagnóstico diferencial das causas de hipernatremia.

QUADRO 22.3	Soluções para reposição hídrica na hipernatremia.
Fluido	**Quando utilizar**
SF a 0,9%	Se o paciente está hipotenso (etapas de 10 a 20 mℓ/kg) até restauração do volume intravascular
NaCl 0,45% ou 0,2%	Na desidratação hipernatrêmica, visando impedir a oferta excessiva de água livre e a diminuição muito rápida da concentração de sódio no soro
SG a 5%	Em casos de hipernatremia causada pela sobrecarga de sódio. Diurético de alça pode ser adicionado
SG a 2,5%	Em casos de hiperglicemia associada. O tratamento com insulina não é recomendado porque a diminuição aguda na glicose diminui a osmolaridade do plasma, podendo precipitar edema cerebral

SF: soro fisiológico; SG: soro glicosado.

Complicações

São possíveis complicações da hipernatremia: hemorragias subaracnóideas, subdurais e do parênquima e complicações trombóticas.

Correção excessivamente rápida da hipernatremia com soros hipo-osmolares pode resultar em edema cerebral e crises convulsivas. Nessa eventualidade, deve-se interromper a infusão de soluções hipotônicas e infundir NaCl a 3% a fim de elevar o sódio sérico e minorar o edema cerebral (Quadro 22.3).

■ Distúrbios do potássio

Introdução

O potássio é o cátion intracelular mais abundante. Apresenta uma concentração plasmática de 3,5 a 5,5 mEq/ℓ. A Na^+, K^+-ATPase mantém a concentração intracelular de potássio elevada por transporte de sódio para fora da célula e de potássio para dentro da célula.

O rim é o principal responsável pela regulação do potássio.

A secreção do potássio pode ser estimulada pela aldosterona e inibida por fatores como espironolactona, acidose e calciúria. Insulina, alcalose e agonistas beta-adrenérgicos estimulam a entrada do potássio para o meio intracelular. O aumento da osmolaridade plasmática, a acidose, o exercício e os agonistas alfa-adrenérgicos atuam promovendo a saída do potássio para o meio extracelular.

O potássio é necessário para a resposta elétrica de células nervosas e musculares e para a contratilidade dos músculo cardíaco, esquelético e liso, o que torna estas células muito suscetíveis a alterações nos níveis de potássio no soro.

Hipopotassemia

Classificação

A hipopotassemia, ou hipocalemia, caracteriza-se por nível de potássio sérico menor que 3,5 mEq/ℓ, sendo considerada grave quando menor que 2,5 mEq/ℓ.

Epidemiologia
É comum em crianças em virtude da labilidade hidreletrolítica, ocorrendo mais frequentemente nos casos de gastrenterite.

Etiologia e fisiopatologia
A hipopotassemia pode se dar por redução do potássio corporal total ou por transferência do potássio extracelular para o intracelular.

Existem quatro mecanismos básicos de hipopotassemia:
- Hipopotassemia espúria (em pacientes com leucemia e contagem de leucócitos muito elevadas, ocorre consumo do potássio sérico quando o plasma para análise é deixado em temperatura ambiente)
- Desvio intracelular do potássio
- Diminuição da ingestão
- Perdas renais e extrarrenais (Quadro 22.4).

Quadro clínico
As manifestações variam desde fraqueza muscular até arritmias cardíacas, incluindo as:
- Neuromusculares: fraqueza, cãibras e paralisias
- No sistema urinário: diminuição da capacidade de concentrar a urina, queda do ritmo de filtração glomerular, produção renal de amônia, retenção urinária
- Gastrintestinais: náuseas, vômito, hipomotilidade gástrica e íleo paralítico
- Hepáticas: insuficiência hepática
- Metabólicas: distúrbios na secreção de insulina
- Cardiovasculares: hipotensão postural, bradicardia, arritmias.

Diagnóstico
Laboratorial
Os seguintes exames podem auxiliar na condução do paciente com hipopotassemia:
- Dosagem de eletrólitos: alterações eletrolíticas podem ocorrer simultaneamente ao distúrbio do potássio ou prejudicar o sucesso do tratamento
- Gasometria arterial: alcalose pode induzir hipopotassemia, e o tratamento de acidose pode piorar hipopotassemia existente

QUADRO 22.4	Causas de hipopotassemia conforme a fisiopatologia.
Aumento das perdas	Renais: doença tubular, uso de fármacos (diuréticos, penicilinas, anfotericina B, aminoglicosídios), excesso de mineralocorticoides (hiperaldosteronismo primário e secundário), cetoacidose diabética, nefrite intersticial, síndrome de Gitelman, síndrome de Bartter, síndrome de Liddle Extrarrenais: gastrintestinais (vômito, diarreia e uso de laxantes), sudorese
Desvio intracelular	Insulina, alcalose, uso de agonistas alfa-adrenérgicos, fármacos/toxinas (teofilina, hidroxicloroquina), paralisia periódica hipopotassêmica
Baixa ingestão	Desnutrição energético-proteica, administração insuficiente, anorexia nervosa
Espúria	Aumento do número de leucócitos

- Avaliação das suprarrenais (cortisol, hormônio adrenocorticotrófico [ACTH], atividade de renina e aldosterona séricos) em caso de suspeita da síndrome de Cushing, ou hiperplasia suprarrenal por defeito na 11-beta-hidroxilase
- Dosagem de insulina e peptídio C na suspeita de hiperinsulinismo. A insulina sérica elevada sem elevação do peptídio C sugere a administração de insulina exógena (o que sugere a síndrome de Munchhausen por procuração).

Eletrocardiografia
Depressão do segmento ST, prolongamento do intervalo QT, inversão da onda T e surgimento de onda U. Nos casos de hipopotassemia (diferentemente da hiperpotassemia), as alterações eletrocardiográficas não costumam se correlacionar com a gravidade do quadro (Figura 22.3).

Imagem
Ultrassonografia (USG) e tomografia computadorizada (TC) de abdome devem ser consideradas na suspeita de tumor suprarrenal.

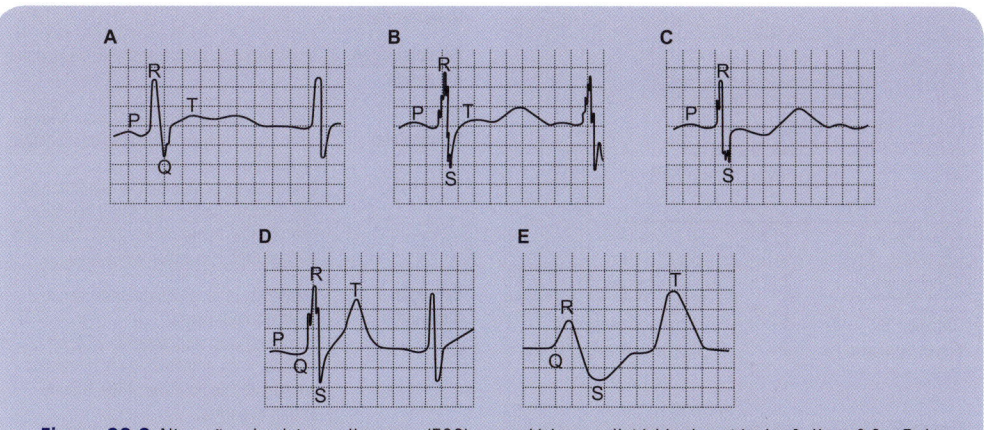

Figura 22.3 Alterações do eletrocardiograma (ECG) secundárias ao distúrbio do potássio. **A**: K^+ = 3,9 mEq/ℓ (normal); **B**: K^+ = 2,7 mEq/ℓ; **C**: K^+ = 1,3 mEq/ℓ; **D**: K^+ = 6,8 mEq/ℓ; **E**: K^+ = 8,4 mEq/ℓ.

Ressonância magnética (RM) de crânio e sela turca deve ser solicitada quando houver suspeita de tumor hipofisário como causa de hipercortisolismo.

Tratamento

Medidas gerais
Identificar e tratar a causa da hipopotassemia, assim como os fatores que dificultam a sua correção (doenças renais e distúrbios acidobásicos).

Em casos de hipopotassemia de difícil tratamento, pesquisar e corrigir hipomagnesemia (ver Seção "Distúrbios do magnésio", mais adiante).

Fármacos
A forma de reposição do potássio dependerá da intensidade da hipopotassemia:
- Hipopotassemia leve a moderada (2,5 a 3,5 mEq/ℓ) – aumentar a oferta de potássio no soro de manutenção ou reposição oral do potássio com KCl a 6% solução oral (0,78 mEq/mℓ) na dose de 2 a 6 mEq/kg/dia
- Hipopotassemia grave (< 2,5 mEq/ℓ) – reposição venosa de 0,2 a 0,6 mEq/kg/h em 2 a 6 horas. Atentar para a concentração máxima de potássio de 60 mEq/ℓ em acesso venoso periférico ou 80 a 120 mEq/ℓ em acesso central. Monitoramento cardíaco e medição do potássio sérico a cada 2 horas são indicados.

Em pacientes dependentes de diuréticos, tentar substituir por poupadores de potássio (Figura 22.4).

Outras intervenções
É importante pesquisar e tratar qualquer hipomagnesemia concomitante.

Complicações
A arritmia cardíaca é um potencial complicador da hipopotassemia.

O tratamento da hipopotassemia pode levar a efeitos indesejáveis como hiperpotassemia devida à reposição excessiva ou rápida de potássio.

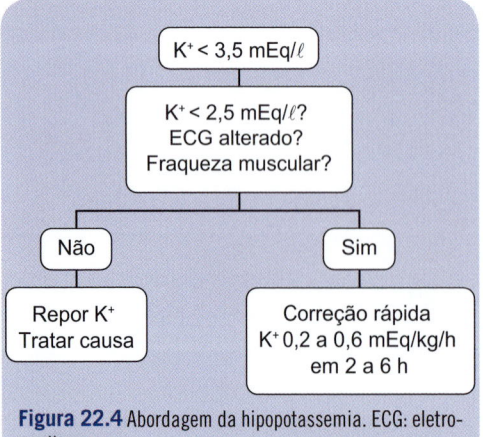

Figura 22.4 Abordagem da hipopotassemia. ECG: eletrocardiograma.

NÃO ESQUEÇA

No tratamento da hipopotassemia grave, a reposição venosa de potássio requer monitoramento cardíaco e medição do potássio sérico a cada 2 horas. A concentração máxima de potássio em acesso venoso periférico é de 60 mEq/ℓ, ou de 80 a 120 mEq/ℓ em acesso central.

Hiperpotassemia

Classificação
A hiperpotassemia caracteriza-se por potássio sérico maior que 5,5 mEq/ℓ. É classificada como grave quando K^+ > 6,5 mEq/ℓ.

Epidemiologia
Ocorre mais comumente em prematuros de muito baixo peso. Em pacientes pediátricos costuma ocorrer naqueles com insuficiência renal, acidose e doenças que envolvam defeitos de mineralocorticoide, aldosterona e função da insulina.

Etiologia e fisiopatologia
A hiperpotassemia verdadeira ocorre em virtude de 3 mecanismos distintos. Administração excessiva de potássio, diminuição da excreção e trocas transcelulares de potássio (principalmente por entrada do íon hidrogênio dentro da célula, com diminuição da absorção do potássio) (Quadro 22.5).

A pseudo-hiperpotassemia em geral decorre do extravasamento do líquido intracelular para o sangue.

Quadro clínico
A hiperpotassemia crônica é geralmente mais bem tolerada do que a aguda. E os sintomas podem ser fraqueza muscular, formigamento, fadiga respiratória e até arritmias e assistolia.

QUADRO 22.5	Causas de hiperpotassemia conforme a fisiopatologia.
Pseudo-hiperpotassemia (laboratorial)	Hemólise, trombocitose, leucocitose
Administração excessiva	Intravenosa ou oral, transfusões de sangue
Troca transcelular	Troca de íons: acidose, hiperosmolaridade, deficiência de insulina, betabloqueadores, digitálicos Lesão celular: rabdomiólise, síndrome de lise tumoral, necrose tecidual, hemólise, hematomas, hemorragias gastrintestinais Outras: exercício, hipertermia maligna
Excreção diminuída	Insuficiência renal, hipoaldosteronismo, doença tubular renal Medicamentos: inibidores da ECA, bloqueadores da angiotensina II, diuréticos poupadores de potássio, AINH, trimetoprima, heparina

AINH: anti-inflamatórios não hormonais; ECA: enzima conversora da angiotensina.

DISTÚRBIOS HIDRELETROLÍTICOS E ACIDOBÁSICOS

Diagnóstico
Clínico
A história deve focar inicialmente a ingestão de potássio, os fatores de risco para desvios transcelulares de potássio, os medicamentos que causam hiperpotassemia e a presença de sinais de insuficiência renal, como oligúria e edema.

Alguns achados clínicos podem direcionar o diagnóstico:
- O débito urinário e a ingestão hídrica
- A coloração da urina (podendo indicar glomerulonefrite aguda)
- Fezes com sangue (sugestivo de síndrome hemolítico-urêmica)
- Medicamentos acessíveis à criança, como preparações de potássio, digoxina e diuréticos
- História de trauma (lesões por esmagamento ou queimaduras)
- Atentar para sinais de diabetes e síndromes adrenogenitais.

Laboratorial
Alguns exames laboratoriais podem direcionar o diagnóstico etiológico da hiperpotassemia: função renal, eletrólitos, EAS, gasometria (distúrbios acidobásicos), ácido úrico e fósforo (síndrome de lise tumoral), creatinofosfoquinase (CPK) e cálcio (rabdomiólise), hemograma (leucocitose, trombocitose), osmolaridade plasmática, osmolaridade urinária, potássio e eletrólitos urinários.

Eletrocardiografia
Alterações no eletrocardiograma (ECG) tendem a refletir a gravidade do quadro (Quadro 22.6).

Por imagem
Não é geralmente indicado.

Tratamento
Medidas gerais
É importante confirmar o real aumento do potássio por meio de nova análise laboratorial, especialmente quando o distúrbio for pouco provável.

Realizar eletrocardiograma (ECG) quando o potássio > 6 mEq/ℓ ou em casos de elevação rápida do potássio.

A conduta varia conforme a gravidade do caso:
- Hiperpotassemia leve
  - Redução do potássio corporal total
  - Restrição da oferta de potássio
  - Corrigir causas
  - Monitoramento cardíaco
  - Manter diurese adequada
  - Medição do potássio sérico a cada 12 horas

- Hiperpotassemia grave
  - Suspender completamente oferta de potássio
  - Corrigir causas
  - Monitoramento cardíaco
  - Tratamento específico por meio de medicamentos.

Fármacos
Os objetivos do tratamento são três, e podem ser feitos com os seguintes fármacos:
- Estabilização da membrana celular cardíaca
  - Gliconato de cálcio a 10%, por via intravenosa, na dose de 0,5 a 1 mℓ/kg em 10 minutos (o efeito perdura por 30 minutos a 2 horas) — administrar apenas quando houver alterações de ECG significativas (p. ex., alargamento de QRS ou perda de ondas P, mas não se houver apenas onda T apiculada), arritmias graves, ou se potássio > 7 mEq/ℓ
- Promoção da entrada do potássio para o meio intracelular
  - Glicose 0,5 g/kg associada a insulina 0,1 U/kg (máximo 10 U), por via intravenosa, em 30 minutos
  - Bicarbonato de sódio a 8,4% = 1 mEq/kg, por via intravenosa, em 10 a 15 minutos
  - β_2-agonista (salbutamol ou terbutalina) = 10 mcg/kg, por via intravenosa, em 10 minutos
- Eliminação do potássio corporal
  - Resina de troca (poliestirenosulfonato de cálcio) 1 g/kg, por via oral, sonda nasogástrica ou via retal, a cada 4 ou 6 horas (máximo de 30 g)
  - Furosemida, 1 mg/kg, por via intravenosa, de 6/6 horas
  - Diálise (peritoneal ou hemodiálise).

Complicações
Se não for tratada, a hiperpotassemia grave pode resultar em arritmia cardíaca ou morte.

O tratamento de pseudo-hiperpotassemia pode resultar em hipopotassemia.

> **NÃO ESQUEÇA**
>
> É importante confirmar o aumento do potássio quando o distúrbio for pouco provável, uma vez que a hemólise no momento da coleta é a causa comum de elevação laboratorial do potássio.

■ Distúrbios do cálcio

Introdução
O cálcio total no plasma oscila de 8 a 11 mg/dℓ e o cálcio iônico de 4,4 a 5,1 mg/dℓ. Cerca de 99% do cálcio corporal estão no esqueleto e apenas 1% no plasma, sendo 50% deste na forma de cálcio ionizado, 40% ligado a proteínas e 10% na forma de complexos.

A vitamina D, o paratormônio (PTH), a calcitonina e os níveis de fósforo e magnésio exercem efeito sobre a disponibilidade sérica do cálcio no sangue. O PTH disponibiliza cálcio para o sangue a partir dos ossos e da reabsorção renal e induz a formação da forma ativa da vitamina D que, por sua vez, atua induzindo a absorção intestinal e a reabsorção renal de cálcio. A calcitonina aumenta o depósito de cálcio nos ossos.

QUADRO 22.6	Alterações no eletrocardiograma e gravidade do quadro.
K$^+$ = 5,5 a 6,5 mEq/ℓ	Eletrocardiograma normal Ondas T estreitas e apiculadas Diminuição do intervalo QT
K$^+$ = 6,5 a 8 mEq/ℓ	QRS alargado Onda P reduzida ou ausente
K$^+$ > 8 mEq/ℓ	Fusão do QRS com onda T e fibrilação ventricular

Hipocalcemia

Classificação
Definida como concentração sérica de cálcio total inferior a 8 mg/dℓ (ou cálcio iônico < 4,4 mg/dℓ) em recém-nascidos a termo ou crianças, ou < 7 mg/dℓ em prematuros com menos de 34 semanas de idade gestacional.

Epidemiologia
Observada especialmente em pacientes pediátricos neonatais de muito baixo peso ao nascer (< 1.500 g), em recém-nascidos de mães diabéticas e bebês expostos a asfixia perinatal. Em crianças maiores, a hipocalcemia é geralmente associada a doenças graves.

Etiologia e fisiopatologia
O mecanismo da hipocalcemia varia conforme a faixa etária (Quadro 22.7) e o evento desencadeante. Em recém-nascidos de mães diabéticas, a hipomagnesemia grave altera a secreção e a ação do PTH.

A asfixia perinatal pode suscitar insuficiência renal, acidose, diminuição da secreção ou resistência ao PTH ou elevação da calcitonina.

Os recém-nascidos prematuros podem estar submetidos à interrupção precoce do influxo placentário de cálcio ou mesmo a pouca oferta na dieta.

A hipocalcemia neonatal tardia está relacionada com a oferta de leites ricos em fosfato e fitatos e a baixa ingestão materna de vitamina D durante a gestação.

A alcalose sérica aumenta a fração ligada do cálcio, reduzindo o cálcio iônico, que poderá ser sintomático.

Na transfusão de sangue, o citrato de sódio, presente nas bolsas de sangue, forma complexos com o cálcio sérico, podendo levar à hipocalcemia.

Na insuficiência renal, ocorre hiperfosfatemia que leva ao desvio do fluxo de cálcio para os ossos, além de diminuir a síntese de calcitriol (vitamina D di-hidroxilada).

Quadro clínico
Mais comumente observam-se espasmos musculares, fraqueza, parestesias, tetania, hiper-reflexias e até convulsões. Alterações hemodinâmicas como hipotensão e parada cardíaca também podem ocorrer.

QUADRO 22.7	Causas de hipocalcemia conforme a faixa etária.
Neonatal	Precoce (48 a 72 h de vida): prematuridade, asfixia perinatal, filhos de mães diabéticas, crescimento intrauterino retardado Tardia (3 a 7 dias de vida): sobrecarga de fosfato exógeno, deficiência de vitamina D, imunodeficiência primária (síndrome de diGeorge), outras causas (uso de gentamicina, hipoparatireoidismo do recém-nascido ou materno, transfusão de sangue, fototerapia, hipomagnesemia)
Lactentes e crianças	Insuficiência renal, deficiência de vitamina D, hipoparatireoidismo, hiperfosfatemia, má absorção, alcalose, pancreatite, síndrome do osso faminto, pseudo-hipocalcemia (por hipoalbuminemia)

Diagnóstico

Clínico
Sinais de Chvostek (percussão da pele sobre o nervo facial induz contração ipsolateral do músculo facial) e Trousseau (manutenção do manguito inflado 20 mmHg acima da pressão sistólica do paciente por 3 a 5 minutos leva ao espasmo carpal) podem estar presentes na hipocalcemia.

Laboratorial
Dosagem de cálcio total e iônico, fósforo, magnésio, eletrólitos, PTH, fosfatase alcalina, vitamina D e metabólitos (25-hidroxivitamina D e 1,25-di-hidroxivitamina D) séricos, além de cálcio, magnésio, fósforo e creatinina urinários ajudam a direcionar o diagnóstico.

Eletrocardiografia
Bradicardia, QT prolongado (> 0,4 s), segmento ST prolongado e anormalidades da onda T podem estar presentes (Figura 22.5).

Por imagem
- Radiografia de tórax: avaliação do timo, que pode estar ausente na síndrome de diGeorge
- Radiografia de tornozelo e punho: extremidades distais alargadas, côncavas e desgastadas no raquitismo.

Tratamento

Medidas gerais
Deve ser instituído em crianças sintomáticas.

Nas crianças com distúrbio do magnésio, é fundamental a correção do mesmo (ver Seção "Distúrbios do magnésio", adiante).

Fármacos
Em crianças sintomáticas ou recém-nascidos com cálcio total menor que 6 mg/dℓ (ou cálcio iônico < 3,5 mg/dℓ), administrar cálcio, por via intravenosa (gliconato de cálcio a 10%, 1 a 2 mℓ/kg, em 5 a 15 minutos), mantendo monitoramento cardíaco. Deve-se medir o cálcio ionizado 30 minutos após a correção. Após estabilização do quadro pode-se iniciar suplementação com carbonato de cálcio, por via oral, fracionado em 2 a 4 tomadas ao dia.

Na hipocalcemia crônica, o uso de vitamina D ou do seu metabólito ativo (calcitriol) é preconizado, além da reposição de cálcio.

Complicações
O tratamento com gliconato de cálcio, por via intravenosa, está associado a complicações como alterações do ritmo cardíaco, hipertensão arterial, náuseas, vômito, rubor cutâneo e extravasamento do cálcio para o tecido extravascular, causando necrose. Em situações de hiperfosfatemia a administração de cálcio pode induzir calcificação metastática. Um resultado da multiplicação dos níveis de cálcio e de fósforo (Ca × P) maior que 80 sugere a necessidade de diálise.

> **NÃO ESQUEÇA**
>
> Nas crianças com distúrbio do magnésio, a correção do mesmo é determinante no sucesso do tratamento da hipocalcemia.

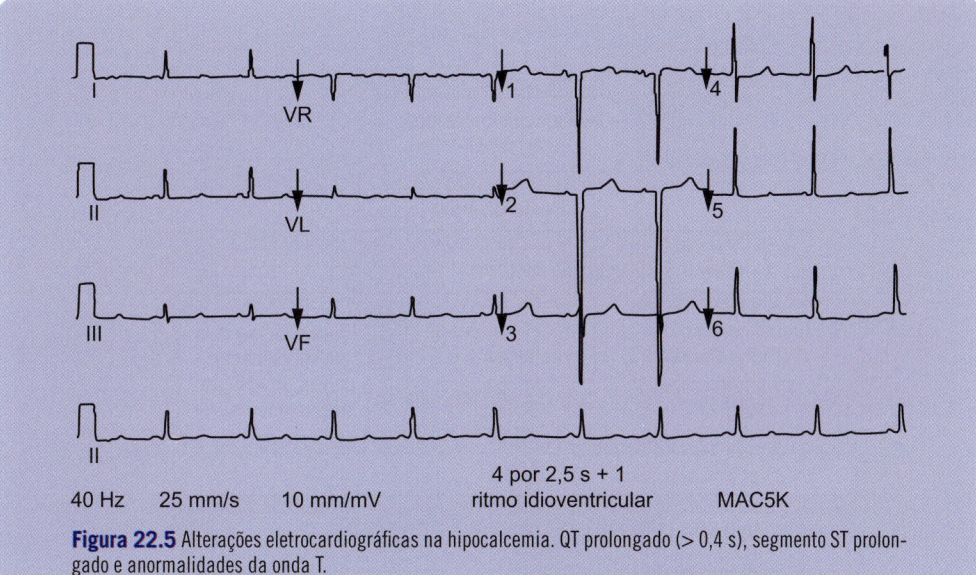

Figura 22.5 Alterações eletrocardiográficas na hipocalcemia. QT prolongado (> 0,4 s), segmento ST prolongado e anormalidades da onda T.

Hipercalcemia

Classificação
É definida como concentração de cálcio total no soro superior a 11 mg/dℓ (ou cálcio iônico > 5,8 mg/dℓ).

Epidemiologia
Hipercalcemia é um problema incomum em crianças, podendo estar presente em determinadas síndromes ou heranças familiares. É mais comum em adultos, quando costuma se associar à presença de neoplasias malignas.

Etiologia e fisiopatologia
A fisiopatologia varia conforme a causa do distúrbio hidreletrolítico, apresentando-se por etiologias diferentes conforme a faixa etária (Quadro 22.8).

Quadro clínico
A hipercalcemia pode causar os seguintes sintomas:
- Neurológicos
  - Fadiga
  - Letargia
  - Coma
  - Perda dos reflexos tendíneos profundos
- Cardiovasculares
  - Hipertensão
  - Distúrbios do ritmo cardíaco
- Renais
  - Poliúria
  - Nefrolitíase
  - Nefrocalcinose
- Gastrintestinais
  - Anorexia
  - Náuseas
  - Dor abdominal
  - Constipação intestinal
  - Pancreatite.

QUADRO 22.8	Causas de hipercalcemia.
Recém-nascidos	Hiperparatireoidismo neonatal; recém-nascido de mãe com doença de Graves
Lactentes	Necrose do tecido adiposo subcutâneo (mediada por prostaglandina E e produção de 1,25-di-hidroxivitamina D pelos macrófagos)
Escolares	Hiperparatireoidismo hereditário ou secundário a adenoma de paratireoide; neoplasia endócrina múltipla tipo 1 (NEM 1) – hiperparatireoidismo, tumores pancreáticos, tumores hipofisários
Fatores gerais	Neoplasias; iatrogenias (uso inadequado de nutrição parenteral total, vitamina D, vitamina A, diuréticos, lítio, tamoxifeno, contraceptivos orais, antiácidos com cálcio na formulação, dieta deficiente em fosfato); tireotoxicose; insuficiência renal (fase oligúrica); doenças granulomatosas (sarcoidose, tuberculose, doença de Wegener, beriliose, pneumonia por *Pneumocystis jirovecii*)

Diagnóstico

Clínico
A coleta de dados sobre os antecedentes dietéticos, uso de medicamentos, história familiar e história gestacional no caso de recém-nascidos direcionam o diagnóstico clínico e a avaliação laboratorial.

Laboratorial
O diagnóstico da hipercalcemia na infância baseia-se nos seguintes exames: níveis de cálcio (total e ionizado) e fósforo, fosfatase alcalina, hemograma, proteína total e frações, ureia, creatinina e PTH (Figura 22.6).

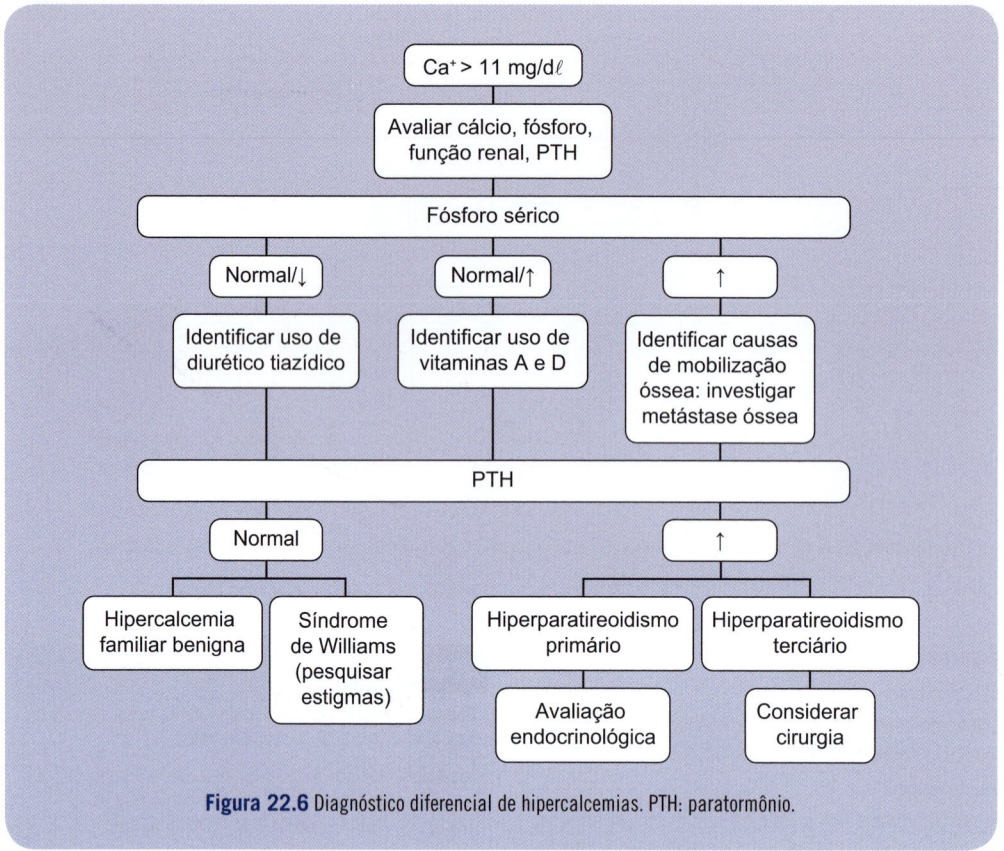

Figura 22.6 Diagnóstico diferencial de hipercalcemias. PTH: paratormônio.

Eletrocardiografia
Bradicardia sinusal, bloqueio atrioventricular e arritmias ventriculares.

Por imagem
- Radiografia simples pode revelar desmineralização, fraturas patológicas, cistos ósseos e metástases ósseas
- Ultrassonografia de vias urinárias, tomografia computadorizada e urografia excretora podem revelar evidências de calcificações ou litíase
- Ultrassonografia das paratireoides pode detectar hiperplasia ou adenoma
- Outros exames de imagem podem ser necessários para excluir diagnósticos como litíase biliar ou pancreatite hipercalcêmica ou tumor maligno se o os achados laboratoriais ou a história sugerirem.

Tratamento
Medidas gerais
Todos os pacientes com cálcio sérico > 13 mg/dℓ devem ser tratados.
Os objetivos do tratamento são: restabelecimento da volemia, aumento da excreção renal de cálcio, redução da absorção intestinal de cálcio, diminuição da mobilização de cálcio ósseo e tratamento da doença subjacente.

Fármacos
Aumento da excreção renal de cálcio: administração de soro fisiológico (SF) a 0,9% = 10 a 20 mℓ/kg, seguido de furosemida, 1 mg/kg.
Redução da mobilização óssea de cálcio: administração de calcitonina (1 a 5 U/kg/dose 12/12 horas IV) ou etidronato (7,5 mg/kg/dia).
Redução da absorção intestinal de cálcio: uso de corticosteroides, como hidrocortisona (4 a 8 mg/kg/dia 6/6 horas IV) ou prednisona (1 a 2 mg/kg/dia 6/6 horas, por via oral), além da limitação da oferta de cálcio na dieta.

Outras intervenções
O tratamento da doença subjacente com paratireoidectomia, terapia antitumoral, cirurgia, irradiação ou quimioterapia auxiliarão na resolução da hipercalcemia.

> **NÃO ESQUEÇA**
> Hipercalcemia na infância está mais comumente associada a síndromes ou a heranças familiares.

■ Distúrbios do magnésio
Introdução
O magnésio é o segundo cátion mais abundante no líquido intracelular. Participa de processos fisiológicos importantes,

particularmente daqueles que requerem ATP. Cerca de 60% do magnésio corporal reside nos ossos, 40% nos tecidos moles e apenas 1% no meio extracelular (55 a 65% na forma ionizada livre, 20 a 30% como complexos orgânicos e 5 a 20% ligado a proteínas). O magnésio tem homeostase paralela à do cálcio, sendo seus distúrbios também correlacionados.

A concentração sérica normal está entre 1,5 e 2,5 mEq/ℓ.

Hipomagnesemia

Classificação
Caracteriza-se por nível sérico de magnésio inferior a 1,5 mg/dℓ.

Epidemiologia
Hipomagnesemia é relativamente comum em pacientes hospitalizados, embora a maioria dos casos seja assintomática.

Etiologia e fisiopatologia
A hipomagnesemia pode ser decorrente de alguns mecanismos, como baixa absorção intestinal, baixa ingestão ou administração, perdas aumentadas ou mesmo os efeitos do PTH ou do cálcio sobre o metabolismo do magnésio (Quadro 22.9).

Quadro clínico
Os sinais e sintomas da hipomagnesemia estão frequentemente mascarados pelas manifestações da alteração básica que causou a depleção de magnésio. Manifestações clínicas costumam surgir quando o nível de magnésio cai abaixo de 1 mEq/ℓ.

As principais manifestações incluem distúrbios neuromusculares e alterações do comportamento, como anorexia, náuseas, tetania, fraqueza, tremores, espasmos, convulsões, hipotermia e arritmias cardíacas.

Diagnóstico
Clínico
A história de distúrbios gastrintestinais, a alimentação e o uso de medicamentos podem auxiliar na investigação da hipomagnesemia.

QUADRO 22.9	Causas de hipomagnesemia conforme a fisiopatologia.
Baixa absorção	Síndrome do intestino curto, má absorção intestinal
Baixa oferta	Administração intravenosa insuficiente, desnutrição proteico-calórica
Aumento das perdas	Fístulas digestivas, insuficiência renal crônica, uso de diuréticos
Efeito direto ou indireto de PTH e cálcio	Hiperparatireoidismo, hipoparatireoidismo, excesso de vitamina D
Mecanismo desconhecido	Tireotoxicose

PTH: paratormônio.

Laboratorial
A avaliação do magnésio sérico permite o diagnóstico, mas os níveis séricos de cálcio, fósforo e potássio são importantes para detectar distúrbios associados.

Eletrocardiografia
Prolongamento de QT, alargamento e diminuição da amplitude da onda T, encurtamento do segmento ST.

Diagnóstico diferencial
Hipocalcemia e hipopotassemia.

Tratamento
Medidas gerais
Em casos leves, uma dieta rica em magnésio ajuda a repor o mineral.

Fármacos
Casos sintomáticos ou causados por má absorção requerem reposição parenteral com sais de magnésio 0,2 mEq/kg/dose (0,1 mℓ/kg do sulfato de magnésio a 24%) de 6 em 6 horas. Em recém-nascidos, recomenda-se a dose de 0,25 mℓ/kg/dose de sulfato de magnésio a 50% de 1 a 2 vezes/dia.

Nos casos de convulsão, arritmia grave ou tetania, deve-se administrar o sulfato de magnésio a 50% na dose de 0,05 a 0,1 mℓ/kg e pesquisar outros distúrbios hidreletrolíticos.

Complicações
A queda do magnésio pode acarretar hipopotassemia e hipocalcemia, dificultando a correção destes distúrbios.

> **NÃO ESQUEÇA**
>
> A hipomagnesemia deve ser suspeitada em toda criança com hipocalcemia ou hipopotassemia refratária ao tratamento inicial.

Hipermagnesemia

Classificação
Caracterizada por concentração plasmática de magnésio maior que 2,5 mEq/ℓ.

Epidemiologia
Mais comum em recém-nascidos de mães com pré-eclâmpsia tratadas com sulfato de magnésio.

Etiologia e fisiopatologia
A hipermagnesemia ocorre mais comumente por oferta aumentada de magnésio, mobilização rápida de magnésio a partir de tecidos moles ou ainda outras causas (Quadro 22.10).

Quadro clínico
Os sinais e sintomas costumam acontecer quando o magnésio está acima de 4 mEq/ℓ, podendo manifestar-se por bloqueio neuromuscular periférico e depressão do sistema nervoso central.

Níveis acima de 10 mEq/ℓ podem acarretar paralisia flácida, insuficiência respiratória e parada cardiorrespiratória.

QUADRO 22.10	Causas de hipermagnesemia conforme a fisiopatologia.
Iatrogênicas	Recém-nascidos de mães com eclâmpsia ou pré-eclâmpsia tratadas com sulfato de magnésio; ingestão excessiva de magnésio em pacientes com insuficiência renal; uso de enema de sulfato de magnésio
Translocação do magnésio para o meio extracelular	Trauma, choque, parada cardíaca, queimaduras
Outras causas	Insuficiência suprarrenal

Diagnóstico
Laboratorial
A medição do cálcio, do fósforo e do potássio séricos e a avaliação do magnésio sérico possibilitam o diagnóstico da hipermagnesemia e de distúrbios associados.
Obter ureia e creatinina para determinar a presença de insuficiência renal e CPK na suspeita de rabdomiólise.
Provas de função tireóidea e pelo menos uma medição do cortisol sérico matinal em casos recorrentes ou refratários.

Eletrocardiografia
Aumento do intervalo PR, alargamento do QRS e aumento da amplitude da onda T quando magnésio maior que 5 mEq/ℓ ou bloqueio atrioventricular quando superior a 12 mEq/ℓ.

Tratamento
Medidas gerais
Deve-se suspender toda a oferta de magnésio.

Fármacos
Gluconato de cálcio a 10%, 1 mℓ/kg, por via intravenosa, durante 20 minutos, auxiliará na reversão do quadro clínico.
Diuréticos de alça (furosemida, 0,5 a 1 mg/kg) e hidratação intravenosa (SF a 0,9%, 10 a 20 mℓ/kg) ajudarão a remover o excesso de magnésio circulante.

Outras intervenções
A diálise peritoneal é outra opção terapêutica.

Complicações
A hipermagnesemia pode causar hipocalcemia por supressão do PTH e da reabsorção tubular de cálcio não mediada por PTH.

NÃO ESQUEÇA
Recém-nascidos de mães com pré-eclâmpsia tratadas com sulfato de magnésio estão sob maior risco de hipermagnesemia.

■ Distúrbios do fósforo
Introdução
O fósforo é o ânion intracelular mais abundante no organismo.
A fração depositada nos ossos corresponde a 85% do total, enquanto 14% se encontra nos tecidos moles e somente 1% no meio extracelular.

É um componente do ATP, sendo fundamental na geração de energia celular.
A absorção do fósforo contido na dieta é inibida pela ingestão aumentada de cálcio e elevada pela ação da vitamina D.
PTH, calcitonina, glicocorticoides e glicose aumentam a fosfatúria.
Os níveis normais de fósforo sérico variam conforme a faixa etária, da seguinte forma:
- Recém-nascidos: 4,2 a 9 mg/dℓ
- Crianças de 1 a 5 anos: 3,5 a 6,5 mg/dℓ
- Crianças > 5 anos: 2,5 a 4,5 mg/dℓ.

Hipofosfatemia
Classificação
A definição de hipofosfatemia varia conforme o nível mínimo considerado para a faixa etária.
Pode ser classificada como moderada quando o fósforo sérico está entre 1,5 e 2,5 mg/dℓ e grave quando menor que 1,5 mg/dℓ.

Etiologia e fisiopatologia
As principais causas de hipofosfatemia são a translocação para o meio intracelular, que se dá principalmente em situações de estímulo ao anabolismo que resulta em necessidade de fósforo no meio intracelular; baixa absorção intestinal; e perda de fósforo através do rim ou da pele (Quadro 22.11).

Quadro clínico
As manifestações clínicas costumam acontecer quando o fósforo sérico apresenta-se abaixo de 1,5 mg/dℓ.
Podem ocorrer desconforto respiratório, fraqueza muscular, redução da atividade miocárdica, sintomas neurológicos como irritabilidade, parestesias, convulsão e coma, além de alterações hematológicas como anemia hemolítica, queda na capacidade fagocítica e disfunção plaquetária.

Diagnóstico
Clínico
A história deve buscar informações a respeito da nutrição, do uso de medicamentos e de doença familiar. Hipofosfatemia e raquitismo em uma criança sem outras doenças sugerem um defeito genético na conservação renal de fósforo e síndrome de Fanconi.

QUADRO 22.11	Causas de hipofosfatemia conforme a fisiopatologia.
Translocação do fósforo para o meio intracelular	Alcalose metabólica; síndrome de realimentação do desnutrido grave; nutrição parenteral; tratamento da cetoacidose diabética
Perda de fósforo	Hiperparatireoidismo; acidose metabólica; síndrome de Fanconi; queimadura extensa
Baixa ingestão ou baixa absorção intestinal	Fórmulas pobres em fósforo; prematuros; uso de antiácidos
Mistas	Deficiência de vitamina D; álcool

Laboratorial

Os níveis de 25-hidroxivitamina D e 1,25-di-hidroxivitamina D, cálcio e PTH ajudam a diferenciar entre as várias causas de deficiência de vitamina D e perda renal primária de fosfato. O hiperparatireoidismo apresenta níveis séricos elevados de PTH e de cálcio. O paciente com síndrome de Fanconi geralmente tem acidose metabólica, glicosúria, aminoacidúria e baixo nível sérico de ácido úrico.

Tratamento

Medidas gerais
A hipofosfatemia leve não necessita de tratamento, a menos que a situação clínica sugira cronicidade ou perdas ativas.

Fármacos
Fósforo intravenoso está disponível como fosfato de sódio (4 mEq de Na^+ e 3 mmol de P por mℓ) ou fosfato de potássio (4,4 mEq de K^+ e 3 mmol de P por mℓ), e a escolha entre estas duas apresentações geralmente se baseia no nível sérico de potássio. As doses iniciais são 0,08 a 0,16 mmol/kg infundido em pelo menos 6 horas. A posologia oral de manutenção é 2 a 3 mmol/kg/dia dividida em três ou quatro tomadas. A reposição oral é preferível.

Complicações
A reposição intravenosa de fosfato está mais associada a complicações como hiperfosfatemia, hipomagnesemia, hipocalcemia e hipotensão.

NÃO ESQUEÇA
A reposição oral de fosfato é preferível, a fim de evitar complicações.

Hiperfosfatemia

Classificação
A hiperfosfatemia caracteriza-se pelo fósforo sérico maior do que o valor de referência para a faixa etária conforme descrito anteriormente.

Epidemiologia
A hiperfosfatemia não é um distúrbio muito frequente em pacientes criticamente enfermos.

Etiologia e fisiopatologia
As causas de hiperfosfatemia decorrem mais comumente de mecanismos como diminuição da excreção de fósforo, redistribuição do fósforo para o meio extracelular ou sobrecarga por elevação da absorção intestinal ou oferta aumentada (Quadro 22.12).

Quadro clínico
Os principais sintomas da hiperfosfatemia advêm da hipocalcemia associada e da formação de complexos fosfato-cálcico, como convulsão, coma, arritmia e parada cardíaca.

Diagnóstico
Clínico
A história deve se concentrar na ingestão de fósforo e na presença de doenças crônicas que possam causar hiperfosfatemia.

QUADRO 22.12	Causas de hiperfosfatemia conforme a fisiopatologia.
Desvio para o meio extracelular	Síndrome de lise tumoral; rabdomiólise; hemólise aguda; cetoacidose diabética e acidose láctica
Sobrecarga de fósforo	Enemas e laxantes; uso de leite de vaca em lactentes; tratamento de hipofosfatemia; intoxicação por vitamina D
Excreção reduzida	Insuficiência renal; hipoparatireoidismo ou pseudo-hipoparatireoidismo; acromegalia; hipertireoidismo

Laboratorial
Ureia e creatinina devem ser avaliadas em todo paciente hiperfosfatêmico. Os níveis de potássio, ácido úrico, cálcio, lactato desidrogenase (LDH), bilirrubina, CPK podem estar indicados na suspeita de rabdomiólise, lise do tumor, ou hemólise. Na presença de hiperfosfatemia leve e hipocalcemia significativa, o nível de PTH sérico ajuda a distinguir entre hipoparatireoidismo e pseudo-hipoparatireoidismo.

Tratamento
Medidas gerais
Apesar da difícil execução, a restrição dietética de fósforo é importante para doenças que causam hiperfosfatemia crônica.

Fármacos
Se a função renal estiver preservada, a hidratação intravenosa com SF a 0,9%, 10 a 20 mℓ/kg, ajuda a aumentar a excreção renal de fósforo.

Nos casos leves, quelantes orais de fósforo como hidróxido de alumínio, 5 a 10 mℓ após as refeições, são eficazes (evitar nos casos de insuficiência renal). Carbonato de cálcio é uma alternativa eficaz em caso de hipocalcemia concomitante.

Em pacientes com lise tumoral ou rabdomiólise, o uso de ligante de fósforo, por via oral, e a hidratação que permita manter um alto fluxo urinário auxiliam na excreção contínua de fósforo.

Se não houver resposta ao tratamento conservador, deve-se considerar a diálise.

Complicações
A hiperfosfatemia prolongada pode ocasionar depósito tecidual de fosfato de cálcio (na córnea, vasos, pele e rins).

NÃO ESQUEÇA
A diminuição da absorção do fósforo pela redução da ingestão e da administração de quelantes, e o aumento da excreção pela hidratação, visando manter fluxo urinário alto, são os pilares do tratamento da hiperfosfatemia.

■ Acidose metabólica

Introdução
O estudo dos distúrbios acidobásicos requer alguns conceitos fundamentais. Um ácido é uma substância capaz de

doar íons hidrogênio (H⁺); e uma base é capaz de receber H⁺. Um ácido forte ioniza-se completamente nos líquidos corporais, enquanto um ácido fraco sofre ionização parcial.

O equilíbrio acidobásico do organismo é minuciosamente regulado mediante eliminação de CO_2 na respiração e da excreção renal de HCO_3^- a fim de manter a concentração sanguínea de H⁺ dentro de uma estreita faixa de equilíbrio. A regulação do sistema é promovida por tampões, substâncias que ajudam a manter o pH estável. No organismo humano, o principal tampão é ácido carbônico/bicarbonato, ilustrado pela equação:

$$H_2O + CO_2 \leftrightarrow H_2CO_3 \leftrightarrow H^+ + HCO_3^-$$

A acidose metabólica é um distúrbio acidobásico que se caracteriza por diminuição do pH sanguíneo em virtude da redução na concentração plasmática de bicarbonato ou do aumento da concentração de H⁺.

Classificação
É definida como pH sérico < 7,35.

Epidemiologia
É o distúrbio acidobásico mais comum em crianças gravemente enfermas.

Etiologia e fisiopatologia
Decorre de três mecanismos que podem atuar de maneira isolada ou combinada: aumento da produção de ácidos, diminuição da excreção de ácidos, ou perda de bases (Quadro 22.13).

Quadro clínico
Na tentativa de reduzir a quantidade total de CO_2 e reduzir a disponibilidade de formação de H_2CO_3 (menor quantidade de H⁺), sobrevém taquipneia, com consequente redução da Pa_{CO_2}. Efeitos cardiovasculares como taquicardia, vasodilatação arterial e redução da contratilidade cardíaca podem estar presentes, assim como redução no peristaltismo.

Diagnóstico
Clínico
História de doenças gastrintestinais, distúrbios neurológicos e metabólicos, déficit no crescimento, história sugestiva de diabetes melito, ingestão de toxina, acidose láctica secundária ao choque hipovolêmico, sepse, insuficiência cardíaca, anafilaxia, choque medular ou distúrbios renais podem estar na gênese da acidose metabólica.

Um padrão de incursões respiratórias profundas e rápidas (respiração de Kussmaul) caracteriza a acidose, principalmente quando o pH < 7,2.

Laboratorial
Para melhor avaliação do quadro de acidemia, a gasometria arterial mede as alterações dos gases sanguíneos. Outros exames laboratoriais básicos devem incluir os níveis de eletrólitos (incluindo o cloreto), ureia, creatinina e glicose, bem como o EAS, a fim de ampliar a investigação das causas.

O *gap* aniônico ajuda a identificar a causa de acidose metabólica. Ele reflete a presença de ânions como a albumina e proteínas plasmáticas e sais de ácidos orgânicos e inorgânicos que não são facilmente dosáveis, daí o sinônimo de ânions não medidos. É calculado pela diferença entre os dois principais cátions e os dois principais ânions no sangue, de acordo com a seguinte fórmula:

$$Gap \text{ aniônico} = (Na^+ + K^+) - (HCO_3^- + Cl^-)$$

O valor normal é de 6 a 16 mEq/ℓ.

O nível sérico de K⁺ merece atenção especial, pois a acidose metabólica aguda com *gap* aniônico normal acarreta hiperpotassemia. Isso decorre da passagem dos íons K⁺ intracelulares para o meio extracelular em troca por H⁺, e da redução da excreção renal de K⁺. Por outro lado, nas acidoses crônicas pode haver hipopotassemia.

A acidose leva à dissociação do cálcio, com aumento da fração ionizada e redução da fração ligada à albumina e aumento da excreção de cálcio.

Diagnóstico diferencial
A acidose metabólica com *gap* aniônico normal (hiperclorêmica) decorre da perda de bases.

Um *gap* aniônico aumentado ocorre mais comumente quando há aumento da produção de ácidos ou redução da excreção de ácidos, como na insuficiência renal.

QUADRO 22.13 — Etiologia da acidose metabólica conforme a fisiopatologia e o *gap* aniônico.

Fisiopatologia	Etiologia	*Gap* aniônico
Aumento de ácidos	Endógenos: acidose láctica (por baixa oxigenação tecidual ou por alteração da função mitocondrial) e cetoacidose diabética	Aumentado
	Exógenos: intoxicação por HCl⁻	Normal
Diminuição da excreção de ácidos	Insuficiência renal	Aumentado
	Acidose tubular renal distal	Normal
Perda de bases	Renal: tubulopatias, uso de topiramato	Normal
	Gastrintestinal: diarreia, drenagem de líquidos pancreático e biliar, derivação do fluxo urinário para o trato gastrintestinal	Normal

Adaptado de Carvalho *et al.*, 2010.

Tratamento

Medidas gerais

O reconhecimento e, se possível, a resolução da causa da acidose são muito importantes no tratamento.

É importante avaliar se há um componente respiratório piorando a acidose, situação que deve ser corrigida.

A fórmula a seguir permite detectar se está ocorrendo compensação respiratória adequada:

$$Pa_{CO_2} \text{ esperada} = (1,5 \times [HCO_3^-]) + 8 \pm 2$$

Uma Pa_{CO_2} mais elevada do que o nível esperado indica que o paciente não está sendo capaz de fazer a compensação respiratória adequada.

Fármacos

A reposição de bicarbonato pode não ser necessária, se a doença subjacente for tratada de forma adequada.

Quando pH < 7,1 e HCO_3^- < 10 mEq/ℓ, recomenda-se reposição de bicarbonato, a partir da seguinte fórmula:

$$(HCO_3^- \text{ desejado} - HCO_3^- \text{ atual}) \times Peso \times 0,3$$

Sendo:

$$HCO_3^- \text{ desejado} = 15 \text{ mEq}/\ell$$

Peso em kg.

A fórmula anterior calcula a quantidade de mEq de bicarbonato a ser reposta, que é convertida em volume da solução de bicarbonato de sódio a 8,4%, sabendo-se que 1 mℓ dessa solução contém 1 mEq.

Administra-se o volume de reposição em 1 a 2 horas, após diluição, até formar uma solução isosmolar ($NaHCO_3$ a 1,4%).

Outras intervenções

A administração de cristaloides é necessária nos casos de desidratação, choque e insuficiência renal.

O uso de insulina, hidratação e terapia de reposição eletrolítica constituirão o tratamento da cetoacidose diabética.

Hemodiálise pode ser necessária no tratamento de anormalidades metabólicas hereditárias, intoxicação, ou insuficiência renal.

As crianças com acidose láctica causada por insuficiência circulatória, deficiência de tiamina ou choque séptico requerem tratamento de apoio apropriado, reanimação hídrica, suporte inotrópico e antibióticos.

Complicações

Se não tratada, a acidose metabólica grave pode levar a depressão miocárdica, convulsões, choque e falência de múltiplos órgãos.

No tratamento da acidose metabólica deve-se atentar para:
- Queda do potássio extracelular
- Redução da fração ionizada do cálcio, que estava aumentada pela acidose. A queda abrupta da fração ionizada pode gerar arritmias cardíacas, tetania e convulsões.

A administração de bicarbonato pode causar algumas complicações, como:

- Alcalose metabólica, principalmente quando houver rápida reversão do distúrbio inicial
- Aumento do risco de edema cerebral durante o tratamento de cetoacidose diabética
- Aumento do lactato sérico no tratamento da acidose láctica.

NÃO ESQUEÇA

É importante garantir que não haja componente respiratório contribuindo para a acidose, uma vez que nestas situações a infusão de bicarbonato agravaria a hipercapnia.
Deve-se evitar o bicarbonato para correção da acidose na cetoacidose diabética.

■ Alcalose metabólica

Introdução

A alcalose metabólica é o distúrbio acidobásico reconhecido pela elevação simultânea de pH e bicarbonato sanguíneos. Decorre da perda de ácidos não voláteis ou da sobrecarga de bicarbonato do espaço extracelular.

Classificação

É definida como pH sanguíneo > 7,45.

Epidemiologia

A alcalose metabólica é o segundo distúrbio acidobásico mais comum em pacientes hospitalizados, sendo menos comum em crianças, quando comparadas a adultos.

Fisiopatologia e etiologia

Pode se dar em duas fases: gênese e manutenção.

A gênese da alcalose pode advir da depleção de cloro (a hipocloremia estimula a reabsorção renal de bicarbonato) ou por meio de hipopotassemia (quando há aumento de mineralocorticoides, aumentando a secreção de H^+ e a reabsorção de HCO_3^-). As perdas gastrintestinais de H^+ em estados de vômito intenso e diarreia também podem colaborar para a alcalose (Quadro 22.14).

A manutenção da alcalose se dá pela incapacidade do rim de excretar o bicarbonato sobressalente, mantendo ainda a reabsorção deste íon.

Quadro clínico

A alcalose metabólica causa sintomas respiratórios, como hipoventilação com tendência à hipercapnia. Pode causar hipoxemia mesmo na ausência de cianose. Podem surgir sintomas cardiovasculares como contração arteriolar e predisposição a taquiarritmias, além de letargia, convulsão, constipação intestinal, anorexia e déficit de crescimento.

Sintomas relacionados com distúrbios metabólicos decorrentes também podem estar presentes.

Diagnóstico

Clínico

Checar perdas gastrintestinais, uso de diuréticos e investigar sinais e sintomas de hiperaldosteronismo.

QUADRO 22.14	Etiologia da alcalose metabólica conforme fisiopatologia e concentração urinária de cloro.
Depleção de cloro	Perdas gastrintestinais (vômito, diarreia, estenose hipertrófica do piloro, sondagem gástrica, fibrose cística); uso de diuréticos depletores de cloro
Hipopotassemia/ excesso de mineralocorticoides	Hiperaldosteronismo primário (idiopático, adenoma, hiperplasia suprarrenal congênita por deficiência de 11β e 17α-hidroxilase) Hiperaldosteronismo secundário (síndromes de Cushing, Bartter e Gitelman)
Outros	Administração exagerada de bicarbonato; estados hipercalcêmicos; hipoalbuminemia

Adaptado de Carvalho et al., 2010.

Laboratorial

A gasometria revela pH aumentado com HCO_3 total e $Pa{CO_2}$ elevadas.

Os níveis séricos de eletrólitos podem revelar associação de hipopotassemia, hipercalcemia, hipocloremia, ou hiponatremia.

A medição do cloreto urinário ajuda a nortear o tratamento. Níveis de cloreto urinários menores que 10 mEq/ℓ indicam alcalose metabólica responsiva ao tratamento com cloreto (perdas gastrintestinais, uso de diuréticos). Níveis de cloreto na urina superiores a 20 mEq/ℓ indicam alcalose metabólica resistente ao tratamento com reposição de cloreto pela incapacidade renal de reter o cloreto ofertado (excesso de mineralocorticoides).

Tratamento

Medidas gerais

Corrigir a alcalemia e estimular o rim a eliminar o excesso de bicarbonato.

Fármacos

Alcalose metabólica leve a moderada raramente requer correção.

O pH e nível de bicarbonato almejados inicialmente para correção são de aproximadamente 7,55 e 40 mmol/ℓ, respectivamente.

O tratamento da alcalose metabólica pode variar conforme os diferentes grupos: cloretorresponsivo (Cl urinário ≤ 10 mEq/ℓ) e cloretorresistente (Cl urinário ≥ 20 mEq/ℓ).

Cloretorresponsivo. Reposição com soluções contendo cloreto varia de acordo com situações específicas. O sal mais utilizado é o NaCl, devendo, no entanto, ser evitado no contexto de insuficiência cardíaca. O KCl está indicado nos casos de hipopotassemia grave. O uso de HCl deve ser restrito aos poucos casos em que a correção da alcalose precisa ser imediata e o tratamento com NaCl e KCl está contraindicado.

A acetazolamida pode ser utilizada em casos em que ocorra associação com insuficiência cardíaca congestiva, sendo importante atentar para a necessidade de reposição de potássio.

Cloretorresistente. Corrigir a causa de excesso de mineralocorticoides sempre que possível, assim como os distúrbios hidreletrolíticos presentes.

Quando houver aumento primário da atividade mineralocorticoide, o uso de espironolactona deverá ser indicado no tratamento inicial.

Outras intervenções

Hemodiálise pode ser necessária na correção de alcalose metabólica em pacientes com insuficiência renal.

Complicações

A alcalose metabólica reduz o estímulo para o aumento da ventilação pulmonar em resposta à elevação do $Pa{CO_2}$, levando à hipoventilação com tendência à hipercapnia; torna a hemoglobina mais ávida por oxigênio, reduzindo sua oferta para os tecidos.

Distúrbios metabólicos também podem decorrer da alcalose, como hipopotassemia, queda na fração ionizada do cálcio, hipomagnesemia e hipofosfatemia.

NÃO ESQUEÇA

As causas comuns de alcalose metabólica incluem perdas gastrintestinais e excesso de mineralocorticoides.

■ Bibliografia

Distúrbios do sódio

Carvalho WB, Hirschheimer MR, Matsumoto T. Terapia intensiva pediátrica. 3. ed. Atheneu; 2006. p. 709-30.
Elenberg E et al. Pediatric hypernatremia. Atualizado em 12/02/2014. Disponível em www.emedicine.com/ped/topic1082.htm.
Kliegman RM, Stanton BF, Geme JWS et al. Nelson textbook of pediatrics. 19. ed. Elsevier Saunders; 2011. Chap. 52.3.
Oliveira FLC, Leite HP, Sarni ROS, Palma D. Manual de terapia nutricional pediátrica. 1. ed. Manole; 2014. p. 93-9.
Sterns RH. Etiology and evaluation of hypernatremia. Disponível desde 16/10/2013, em http://www.uptodate.com/contents/etiology-and-evaluation-of-hypernatremia.
Vellaichamy M et al. Pediatric hyponatremia. 2014. www.emedicine.com/ped/topic1124.htm.

Distúrbios do potássio

Carvalho WB, Hirschheimer MR, Matsumoto T. Terapia intensiva pediátrica. 3. ed. Atheneu; 2010. p. 730-41.
Kliegman RM, Stanton BF, Geme JWS et al. Nelson textbook of pediatrics. 19. ed. Elsevier Saunders; 2011. Chap. 52.4.
Oliveira FLC, Leite HP, Sarni ROS et al. Manual de Terapia Nutricional Pediátrica. 1. ed. Manole; 2014. p. 99-103.
Somers MJ et al. Management of hyperkalemia in children. UptoDate. Wolters Kluwer Health; 2014.
Verive JM et al. Pediatric hyperkalemia. 2013. Medscape. Disponível em www.emedicine.com/ped/topic1076.htm.
Verive JM et al. Pediatric hypokalemia. 2013. Medscape. Disponível em www.emedicine.com/ped/topic1121.htm.

Distúrbio do cálcio

Carvalho WB, Hirschheimer MR, Matsumoto T. Terapia intensiva pediátrica. 3. ed. Atheneu; 2010. p. 743-63.
Claudius IA et al. Pediatric hypercalcemia. Medscape. 2014. Disponível em www.emedicine.com/ped/topic1062.htm.

George SJ, Wolfsdorf JI, Hoppin AG. Etiology of hypocalcemia in infants and children. UptoDate. Wolters Kluwer Health; mar 2014.
Malhotra Y*et al.*, Pediatric hypocalcemia. Medscape. 2014. Disponível em www.emedicine.com/ped/topic1111.htm.
Molina PE. Fisiologia endócrina. 4. ed. Mc Graw-Hill; 2014. p. 111-23.
Oliveira FLC, Leite HP, Sarni ROS *et al.* Manual de terapia nutricional pediátrica. 1. ed. Manole; 2014. p. 100-6.

Distúrbios do magnésio

Carvalho WB, Hirschheimer MR, Matsumoto T. Terapia intensiva pediátrica. 3. ed. Atheneu; 2010. p. 743-63.
Diaz-Thomas A. Pediatric hypermagnesemia. Medscape. 2014. Disponível em www.emedicine.com/ped/topic1080.htm.
Fulop T. Hypomagnesemia. Medscape. 2014. Disponivel em www.emedicine.com/ped/topic1122.htm.
Kliegman RM, Stanton BF, Geme JWS *et al.* Nelson textbook of pediatrics. 19. ed. Elsevier Saunders; 2011. Chap. 52.6.
Oliveira FLC, Leite HP, Sarni ROS, Palma D. Manual de terapia nutricional pediátrica. 1. ed. Manole; 2014. p. 93-113.

Distúrbios do fósforo

Carvalho WB, Hirschheimer MR, Matsumoto T. Terapia intensiva pediátrica. 3. ed. Atheneu; 2010. p. 743-63.
Kliegman RM, Stanton BF, Geme JWS *et al.* Nelson textbook of pediatrics. 19. ed. Elsevier Saunders; 2011. Chap. 52.6.
Oliveira FLC, Leite HP, Sarni ROS *et al.* Manual de terapia nutricional pediátrica. 1. ed. Manole; 2014. p. 93-113.
Taketomo CK, Hodding JN, Kraus DM. Pediatric & neonatal dosage handbook. 19. ed. Lexcomp; 2012.

Acidose metabólica

Carvalho WB, Hirschheimer MR, Matsumoto T. Terapia intensiva pediátrica. 3. ed. Atheneu; 2010. p. 765-77.
Delgado AF, Kimura HM, Troster EJ. Terapia intensiva (Pediatria. Instituto da Criança HC-FMUSP). 1. ed. Manole; 2010. vol. 11. p. 185-92.
Huang LH *et al.* Pediatric metabolic acidosis. 2015. Disponível em www.emedicine.com/ped/topic15.htm.

Alcalose metabólica

Carvalho WB, Hirschheimer MR, Matsumoto T. Terapia intensiva pediátrica. 3. ed. Atheneu; 2010. p. 765-77.
Huang LH *et al.* Pediatric metabolic alkalosis. Medscape. 2013. Disponível em www.emedicine.com/ped/topic69.htm.

NUTRIÇÃO E METABOLISMO

23 HIPOVITAMINOSES E PROFILAXIA DE CARÊNCIAS

Aline Magnino Rodrigues Balieiro e Hélio Rocha

■ Introdução

Vitaminas são compostos orgânicos essenciais, utilizados para auxiliar na regulação e na promoção de reações e processos químicos, o que facilita diversas atividades metabólicas do organismo, atuando como coenzimas, antioxidantes e indutores da síntese de proteínas.

São necessárias em pequenas quantidades, e podem ser obtidas por meio da dieta ou sob a forma de suplementos, exceto a vitamina D, a única que o organismo é capaz de sintetizar.

■ Definição

Hipovitaminoses são situações de carências em que determinado micronutriente não se encontra no nível adequado, seja por erro alimentar, doenças ou outros fatores interferentes como medicamentos.

A ingestão diária de referência (IDR) para lactentes e crianças é sugerida conforme o Quadro 23.1, seguida por órgãos oficiais dos EUA, do Canadá e do Reino Unido.

■ Classificação

De acordo com sua formação química diferenciada, as vitaminas podem ser classificadas em hidrossolúveis ou lipossolúveis.

As vitaminas lipossolúveis são compostas por carbono, hidrogênio e oxigênio, e são absorvidas junto com a gordura da dieta; são as vitaminas A, D, E e K, que circulam na corrente sanguínea ligadas a proteínas específicas (A e D) ou a lipoproteínas (E e K). Elas requerem bile para a digestão e quilomícron para o transporte por via linfática e armazenam-se no fígado (vitamina A) ou no tecido adiposo (vitaminas D e E).

As vitaminas hidrossolúveis são aquelas do complexo B e a C; diluem-se e circulam na corrente sanguínea e atuam no metabolismo dos carboidratos, lipídios e ácidos nucleicos.

■ Epidemiologia

As carências de vitaminas constituem um grande problema de saúde pública atual, principalmente nos países subdesenvolvidos, pois acarretam graves consequências à saúde infantil, tais como: diminuição do crescimento e do desenvolvimento, déficit imunológico e aumento da morbimortalidade relacionada com infecções respiratórias ou intestinais.

A mais prevalente é a hipovitaminose A, da qual encontramos alto índice em pré-escolares, principalmente na Ásia, África e América Latina.

A Organização Mundial da Saúde (OMS) considera o Brasil uma área de risco da carência subclínica da vitamina A.

■ Vitamina A

Características

Micronutriente essencial, lipossolúvel, termoestável, fotossensível.

Manifestações clínicas na deficiência de vitamina A

Alterações visuais (xeroftalmia, fotofobia, nictalopia, cegueira, manchas de Bitot), déficit imunológico, malformação de epífises ósseas, retardo do crescimento, defeitos no esmalte dentário, sinais cutâneos (frinoderma, xerodermia).

Fontes dietéticas

Fontes de provitamina A – retinóis ou carotenoides: vegetais verdes, frutas e vegetais amarelos, óleos vegetais, peixe, leite integral.

Diagnóstico de deficiência em vitamina A

Inquérito alimentar, sinais clínicos e medição do nível sérico, de acordo com os critérios propostos pelo Interdepartmental Committee on Nutrition for National Defense (Quadro 23.2).

Tratamento

Em desnutridos graves, deve-se fornecer megadose no primeiro dia de internação: 50.000 UI em menores de 6 meses, 100.000 UI de 6 a 12 meses, 200.000 UI em maiores de 12 meses. A dose inicial deve ser repetida no segundo dia e após 2 semanas.

■ Vitaminas do complexo B

Tiamina (B_1)

Termossensível e fotoinstável, atua como coenzima, ajudando na liberação de energia a partir dos carboidratos, além de atuar no metabolismo de proteínas, gorduras e ácidos nucleicos, evitar a degeneração de nervos periféricos e entrar na síntese de acetilcolina. Encontrada em carnes, legumes e cereais.

Tratamento. De 5 a 20 mg/dia até o desaparecimento dos sintomas.

Riboflavina (B_2)

Termoestável e fotossensível. Essencial ao crescimento e à respiração celular, apresenta sinergismo com a vitamina A e influencia a utilização do ferro para síntese de hemoglobina.

QUADRO 23.1 — Dietary Reference Intakes – recomendação de ingestão diária de vitaminas.

Grupo e faixa etária	Vitamina A (µg/d)	Vitamina C (mg/d)	Vitamina D (µg/d)	Vitamina E (µg/d)	Vitamina K (µg/d)	Tiamina (mg)	Riboflavina (mg)	Niacina (mg)	Vitamina B$_6$ (mg)	Folato (µg/d)	Vitamina B$_{12}$ (mg)	Ácido pantotênico (mg)	Biotina (µg/d)	Colina (mg)
Lactentes														
0 a 6 meses	400	40	10	4	2	0,2	0,3	2	0,1	65	0,4	1,7	5	125
6 a 12 meses	500	50	10	5	2,5	0,3	0,4	4	0,3	80	0,5	1,8	6	150
Crianças														
1 a 3 anos	300	15	15	6	30	0,5	0,5	6	0,5	150	0,9	2	8	200
4 a 8 anos	400	25	15	7	55	0,6	0,6	8	0,6	200	1,2	3	12	250
Homens														
9 a 13 anos	600	45	15	11	60	0,9	0,9	12	1,0	300	1,8	4	20	375
14 a 18 anos	900	75	15	15	75	1,2	1,3	16	1,3	400	2,4	5	25	550
19 a 30 anos	900	90	15	15	120	1,2	1,3	16	1,3	400	2,4	5	30	550
31 a 50 anos	900	90	15	15	120	1,2	1,3	16	1,3	400	2,4	5	30	550
51 a 70 anos	900	90	15	15	120	1,2	1,3	16	1,7	400	2,4	5	30	550
+ 70 anos	900	90	20	15	120	1,2	1,3	16	1,7	400	2,4	5	30	550
Mulheres														
9 a 13 anos	600	45	15	11	60	0,9	0,9	12	1,0	300	1,8	4	20	375
14 a 18 anos	700	65	15	15	75	1,0	1,0	14	1,2	400	2,4	5	25	400
19 a 30 anos	700	75	15	15	90	1,1	1,1	14	1,3	400	2,4	5	30	425
31 a 50 anos	700	75	15	15	90	1,1	1,1	14	1,3	400	2,4	5	30	425
51 a 70 anos	700	75	15	15	90	1,1	1,1	14	1,5	400	2,4	5	30	425
+ 70 anos	700	75	20	15	90	1,1	1,1	14	1,5	400	2,4	5	30	425
Gravidez														
14 a 18 anos	750	80	15	15	75	1,4	1,4	18	1,9	600	2,6	6	30	450
19 a 30 anos	770	85	15	15	90	1,4	1,4	18	1,9	600	2,6	6	30	450
31 a 50 anos	770	85	15	15	90	1,4	1,4	18	1,9	600	2,6	6	30	450
Lactação														
14 a 18 anos	1.200	115	15	19	75	1,4	1,6	17	2,0	500	2,8	7	35	550
19 a 30 anos	1.300	120	15	19	90	1,4	1,6	17	2,0	500	2,8	7	35	550
31 a 50 anos	1.300	120	15	19	90	1,4	1,6	17	2,0	500	2,8	7	35	550

Fonte: Food and Nutrition Information Center, órgão do Ministério da Agricultura dos EUA.

QUADRO 23.2	Vitamina A – parâmetros diagnósticos.
Deficiente	Menor que 10 mcg/dℓ
Baixo	Entre 10 e 19,9 mcg/dℓ
Normal	Entre 20 e 49,9 mcg/dℓ
Alto	Maior que 50 mcg/dℓ

Adaptado de Weffort, 2009.

Encontrada em leite e derivados, vegetais folhosos, frutas, ovos, leguminosas e cereais.
Tratamento. Correção dietética + administração de 1 a 3 mg/dia de riboflavina oral, até a melhora dos sintomas.

Niacina (B_3)

Termoestável e fotoestável. Auxilia no metabolismo de carboidratos, lipídios e proteínas, além de participar como coenzima nos processos intracelulares de transformação e liberação de energia. Estudos demonstraram importante atuação anti-hiperlipidêmica.
Encontrada em carnes vermelhas, peixes, aves, leguminosas e grãos de cereais.
Tratamento. Correção dietética (alimentos ricos em triptofano) + nicotinamida (10 mg/dia ou 50 a 100 mg em casos graves).

Ácido pantotênico (B_5)

Termoestável e fotoestável. Apresenta funções no ciclo de Krebs, participa da síntese de aminoácidos, ácidos graxos, hormônios esteroides e hemoglobina.
Encontrado em carnes vermelhas, vísceras, peixes e legumes.

Piridoxina (B_6)

Termoestável e fotoestável. Participa do processo de transaminação de aminoácidos e de síntese de neurotransmissores e de hemoglobina.
Encontrado em carnes, vísceras, ovos e leite.
Tratamento. Correção dietética + piridoxina 20 a 200 mg/dia ou piridoxal fosfato 20 m/kg/dia.

Biotina (B_7)

Auxilia como coenzima na fixação de CO_2 em determinados eventos metabólicos, como a síntese de ácidos graxos e de ácido ribonucleico (RNA) e o metabolismo de proteínas e carboidratos.
Encontrada principalmente em carnes, gema de ovo, leite e vísceras.
Tratamento. Correção dietética + biotina 10 mg/dia.

Ácido fólico (B_9)

Termossensível, atua como coenzima na síntese de ácidos nucleicos, das purinas e das pirimidinas, atua no equilíbrio das funções neurológicas, na formação medular e no amadurecimento dos glóbulos vermelhos e brancos.

Encontrado em feijão, folhas escuras, leite, vísceras e ovos.
Tratamento. Correção dietética (atentar que o leite de cabra é deficiente nesta vitamina e alguns medicamentos apresentam ação antifolato) + ácido fólico 1 a 5 mg/dia.

Cobalamina (B_{12})

Hidrossolúvel, termossensível e fotossensível. Auxilia na formação da porção heme da hemoglobina, na maturação dos glóbulos vermelhos e na formação da mielina do sistema nervoso.
Encontrada em carnes, feijão, vísceras, peixe, gema de ovo.
Tratamento. Consiste na suplementação de cobalamina, com dose dependente do grau de deficiência. Se moderada (130 a 200 ng/ℓ): 500 mcg/semana por 6 semanas; se grave (< 130 ng/ℓ): 250 a 1.000 mcg/diário por 1 a 2 semanas, seguida de dose semanal por 4 semanas ou até a normalização dos sintomas. Por via oral é tão efetivo quanto por via intramuscular, desde que não haja nenhum prejuízo à sua absorção. A primeira opção deve ser preferida, quando possível, por apresentar melhor tolerância e menor custo.

Quadro clínico da deficiência do complexo vitamínico B

- Carência B_1: beribéri – anorexia, perda de peso, fadiga, vômitos e diarreia; beribéri seco – manifestações neurológicas e cardíacas
- Carência B_2: queilose, estomatite, glossite, palidez de mucosas, dermatite seborreica e manifestações oculares
- Carência B_3: pelagra – dermatite, diarreia, depressão, glossite
- Carência B_5: perda de peso, déficit do crescimento, cefaleia, distúrbios de comportamento
- Carência B_6: dermatites perioculares, anemia microcítica e hipocrômica com ferro sérico aumentado
- Carência B_7: hiperestesia, dermatites, mialgias, adinamia
- Carência B_9: defeitos de fechamento do tubo neural, doença vascular coronariana e cerebral, predisposição a aterosclerose, anemia microcítica, esplenomegalia, anorexia
- Carência B_{12}: anemia megaloblástica, síndrome neurológica complexa pela degeneração combinada subaguda da medula espinal, do nervo óptico, da substância branca cerebral e dos nervos periféricos.

■ Vitamina C

Características

Hidrossolúvel, facilmente oxidável, termossensível, fotossensível.

Mecanismo de ação

Ação antioxidante, auxilia em: absorção intestinal do ferro, biossíntese do colágeno, dos ácidos biliares e da carnitina, metabolismo da tirosina e da fenilalanina, transferência do ferro para a ferritina; além disso, transforma ácido fólico em folínico.

Manifestações clínicas na deficiência
Escorbuto: petéquias, púrpura, cicatrização deficiente de feridas, equimoses, hemorragias gengivais, artralgias e fraqueza muscular.

Fontes dietéticas
Frutas e hortaliças de folhas verdes.

Diagnóstico de deficiência em vitamina C
História alimentar, achados radiológicos (halo epifisário, linha branca escorbútica, esporão de Pelkan), medição laboratorial do ácido ascórbico na urina e no sangue (inferior a 0,2 mg%).

Tratamento
Ácido ascórbico 300 a 500 mg, por via oral, em 2 a 3 doses diárias até a cura radiológica (3 a 4 semanas depois).

■ Vitamina D
Características
Lipossolúvel, estável ao calor. Representada em duas formas ativas: D_2 (ergocalciferol) – obtido pela irradiação ultravioleta do ergosterol vegetal; e D_3 (colecalciferol) – derivado de um precursor presente na pele e em alguns alimentos. Única vitamina sintetizada pelo organismo.

Mecanismo de ação
Atua na regulação do metabolismo do fósforo e do cálcio, propiciando a mineralização, a adequada formação óssea, as funções nervosas e musculares.

Manifestações clínicas na deficiência
Convulsões, tetania e laringospasmo secundários à hipocalcemia, atraso no crescimento pôndero-estatural, raquitismo (craniotabes, escoliose, lordose, alargamento epifisário, encurvamento da diáfise).

Fontes naturais e dietéticas
Exposição à luz solar, peixes, leites, cereais.

Diagnóstico de deficiência em vitamina D
Anamnese + diagnóstico laboratorial (diminuição do fósforo, cálcio normal, aumento do paratormônio), nível de 25(OH)D (Quadro 23.3).

Tratamento
Megadose: 300.000 a 600.000 UI, dose única ou fracionada ou 4.000 a 10.000 UI diariamente.
    Deve-se estar atento também à necessidade de reposição de cálcio (500 a 800 mg de cálcio elementar/dia).

■ Vitamina E
Características
Lipossolúvel, pertence a um grupo de oito elementos denominados tocoferóis e tocotrienóis.

QUADRO 23.3	Vitamina D – parâmetros diagnósticos de acordo com o nível sérico de 25-OH- vitamina D.
Raquitismo	Abaixo de 12,5 nmol/ℓ
Insuficiência de vitamina D (hiperpatireoidismo secundário)	Entre 12,5 e 50 nmol/ℓ
Hipovitaminose D	Entre 50 e 100 nmol/ℓ
Níveis adequados	Entre 100 e 200 nmol/ℓ
Intoxicação	Acima de 250 nmol/ℓ

Mecanismo de ação
Tem ação antioxidante. Promove a redução do índice de radicais livres e protege a integridade das estruturas enzimáticas celulares (importante na manutenção estrutural das membranas celulares), protege os ácidos graxos poli-insaturados da oxidação, exercendo papel importante na fragilidade das hemácias.

Manifestações clínicas na deficiência
Maiores achados em recém-nascidos prematuros, pois apresentam menores reservas – anemia hemolítica, trombocitose, edema nas pálpebras, membros inferiores e genitália. Crianças maiores podem cursar com neuropatia periférica, oftalmoplegia, retinite pigmentosa e ataxia.

Fontes dietéticas
Azeite de oliva, óleos vegetais, sementes, nozes, cereais, gordura animal, folhas verdes, margarina.

Diagnóstico de deficiência em vitamina E
A OMS recomenda ingestão diária aceitável de 0,15 a 2 mg de alfatocoferol/kg de peso, conforme a faixa etária.

Tratamento
Recomenda-se a reposição de doses de 50 a 200 mg/dia para estados carenciais.

■ Vitamina K
Características
Lipossolúvel, estável ao calor e aos agentes redutores, pode tornar-se hidrossolúvel quando transformada em sais orgânicos.

Mecanismo de ação
Auxilia na síntese hepática dos fatores de coagulação: II, VII, IX e X. Sua carência ocorre quando há restrição dietética e modificação da flora intestinal (uso prolongado de antibioticoterapia, má absorção de lipídios e doenças hepáticas colestáticas).

Manifestações clínicas na deficiência
Distúrbios da coagulação, desencadeando hemorragias espontâneas ou provocadas, com manifestações cutâneas,

nasais, gastrintestinais, geniturinárias e pós-cirúrgicas; aumento do tempo de coagulação.

Fontes dietéticas
Vegetais de folhas verdes, alguns legumes – vitamina K_1; vitamina K_2 – é sintetizada pelas bactérias intestinais.

Diagnóstico de deficiência em vitamina K
A deficiência de vitamina K é caracterizada principalmente por hipoproteinemia e alargamento do TAP (tempo de protrombina). A avaliação do TAP de forma isolada não é específica. O sangramento consequente desta hipovitaminose é confirmado por TAP e TTPa (tromboplastina parcial ativada) alterados, aliados a um dos seguintes critérios: contagem de plaquetas normal ou aumentada, fibrinogênio normal e ausência de produtos de degradação da fibrina, normalização do TAP após administração da vitamina K e níveis de PIVKA (proteína induzida pela ausência da vitamina K) aumentados. A concentração de vitamina K varia de 0,2 a 1 ng/mℓ, e consiste principalmente na vitamina K1, cuja dosagem requer cromatografia líquida de alta pressão.

Tratamento
Tratamento da deficiência consiste na administração em dose única de vitamina K (por via intramuscular ou intravenosa), 5 mg. Em alguns casos, mais graves, há necessidade da administração de plasma ou sangue total fresco.

■ Hipervitaminoses
- Vitamina A: retinol (alopecia, hepatomegalia, hiperostose); carotenoides (carotenemia)
- Niacina: rubor, prurido, alterações hepáticas
- Piridoxina: neuropatia
- Vitamina C: cálculos renais, náuseas, dor abdominal
- Vitamina D: hipercalcemia, azotemia, vômito, nefrocalcinose
- Vitamina K: hiperbilirrubinemia.

■ Prevenção contra carências vitamínicas
Atualmente é comprovada a necessidade da prevenção de carências vitamínicas em diversas regiões, seja por deficiência de ingestão, seja por patologias e absorções deficitárias.

A vitamina A é o maior exemplo de campanha para prevenção no Brasil. Desde 1983, o Ministério da Saúde implementou uma campanha, que foi ampliada em 2004 com o nome de "Vitamina A mais", por meio da qual há distribuição de cápsulas de 100.000 UI de vitamina A para crianças de 6 a 11 meses e de 200.000 UI para crianças de 12 a 59 meses, nos estados da região Nordeste e em Minas Gerais.

Há indicação profilática em diversas outras vitaminas, como a vitamina K_1, que de acordo com o Comitê de Nutrição da Academia Americana de Pediatria (AAP), deve ser administrada na dose de 0,5 a 1 mg, por via intramuscular, a todo recém-nascido, a fim de evitar a doença hemorrágica do recém-nascido. A vitamina E deve ser fornecida como profilaxia para prematuros em oxigenoterapia (prevenção da retinopatia da prematuridade ou lesões já estabelecidas), em doses orais de 25 UI/dia.

O departamento de Nutrologia da Sociedade Brasileira de Pediatria recomenda a profilaxia de vitamina D com 400 UI diariamente, por via oral, em crianças de 10 dias até o primeiro ano de vida, e 600 UI até os 2 anos, independentemente do aleitamento materno.

■ Bibliografia
Ministério da Saúde. Cadernos de Atenção Básica: Carências de Micronutrientes. Brasília, 2007.
Nelson *et al.* Tratado de pediatria. 19. ed. Rio de Janeiro: Elsevier; 2013.
Sociedade Brasileira de Pediatria. Departamento de Nutrologia. Avaliação nutricional da criança e do adolescente – Manual de orientação – São Paulo: SBP; 2009.
Sociedade Brasileira de Pediatria. Departamento de Nutrologia. Manual de orientação para a alimentação do lactente, do pré-escolar, do escolar, do adolescente e na escola. 3. ed. Rio de Janeiro: SBP; 2012.
Weffort VR. Nutrição em pediatria: da neonatologia a adolescência. 1. ed. Barueri: Manole; 2009.

NUTRIÇÃO E METABOLISMO

24 NUTRIÇÃO DO PACIENTE EM ESTADO GRAVE

Roberta Flavia Zahra e Hélio Rocha

■ Introdução

Um paciente é classificado como em estado grave quando apresenta instabilidade de um ou mais sistemas orgânicos, com risco de morte. Essa instabilidade pode ser transitória ou permanente.

O suporte nutricional deve ser estabelecido precocemente no período de 1 a 5 dias, dependendo da idade e do grau de instabilidade, em todo paciente em estado grave, independentemente da doença, com os objetivos de evitar a desnutrição e diminuir o tempo de internação e o seu custo. Sabemos que o jejum prolongado causa atrofia da mucosa intestinal e, dessa forma, a integridade imunológica do sistema digestório se rompe, elevando o risco de translocação bacteriana. Por isso, é importantíssimo manter, sempre que possível, alguma nutrição por via digestória, ainda que apenas para manter o trofismo da mucosa. Este conceito faz do alimento um importante estímulo para preservar a função e a estrutura da mucosa intestinal, liberando secreções pancreáticas, biliares e fatores hormonais, além de auxiliar no controle de infecções.

Faz parte da avaliação a escolha da via de suporte e seus cuidados, como as vias venosas na nutrição parenteral e a altura da sonda (gástrica ou jejunal) na nutrição enteral, quando houver riscos de restrição respiratória ou aspiração. A Figura 24.1 resume os fatores que são considerados na abordagem inicial do paciente em estado grave.

■ Vias de administração da dieta

Oral. Esta via é usada quando o paciente está vígil, não tem risco de broncoaspiração, pode nutrir-se pela boca de maneira satisfatória e não tem comprometimento do sistema digestório. Raramente é usada na criança em estado grave.

Enteral. Consiste em alimentar o paciente por sonda ou estomias digestivas. Sua via proximal pode ser oral ou nasal, sendo a nasal contraindicada em pacientes com lesões de trauma da face, do maxilar ou na base do crânio. Sua via distal pode ser o estômago ou o intestino (jejuno ou duodeno). O posicionamento da sonda é definido pela condição clínica da criança. A via gástrica é mais fisiológica e possibilita maior flexibilidade de horários, oferta do volume de acordo com a capacidade gástrica e maior osmolalidade da dieta. Induz diarreia com menor frequência e, diferente da intestinal, não provoca a síndrome de *dumping*. É de fácil posicionamento de tubos e bem tolerada nos pacientes que não têm risco elevado de broncoaspiração. A dieta por via enteral será a mais estudada neste capítulo.

Parenteral. Consiste na dieta oferecida por acesso intravenoso. Pode ser em via central ou periférica, de acordo com o tipo de acesso utilizado. É considerada uma opção para os pacientes que ficarão longos períodos com sondas ou quando a dieta enteral não é eficaz ou mesmo pela condição clínica grave do paciente. Seu objetivo é recuperar ou manter o estado nutricional, sendo indicada cada vez mais precocemente para este fim. É bem mais cara e apresenta riscos de complicações metabólicas, infecciosas e mecânicas. Deve sempre ser indicada levando-se em consideração também estes problemas (ver *Capítulo 25*).

A escolha da via de administração da dieta na criança em estado grave está resumida na Figura 24.2, retirada e traduzida de um artigo publicado em 2014.

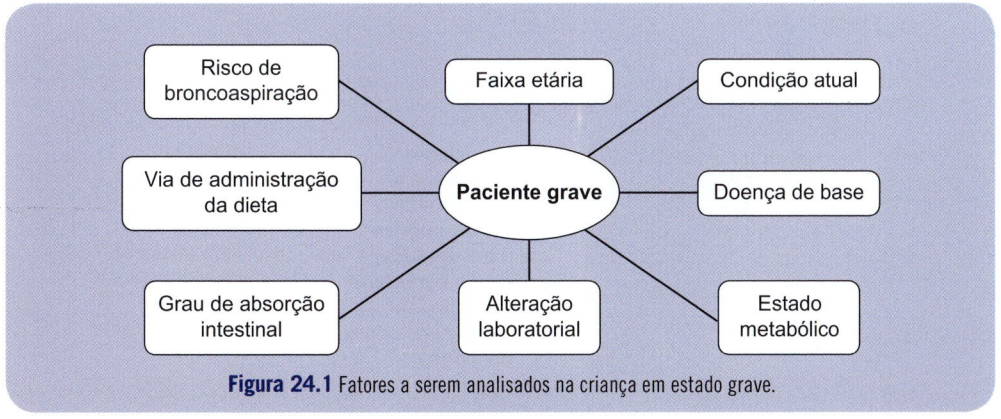

Figura 24.1 Fatores a serem analisados na criança em estado grave.

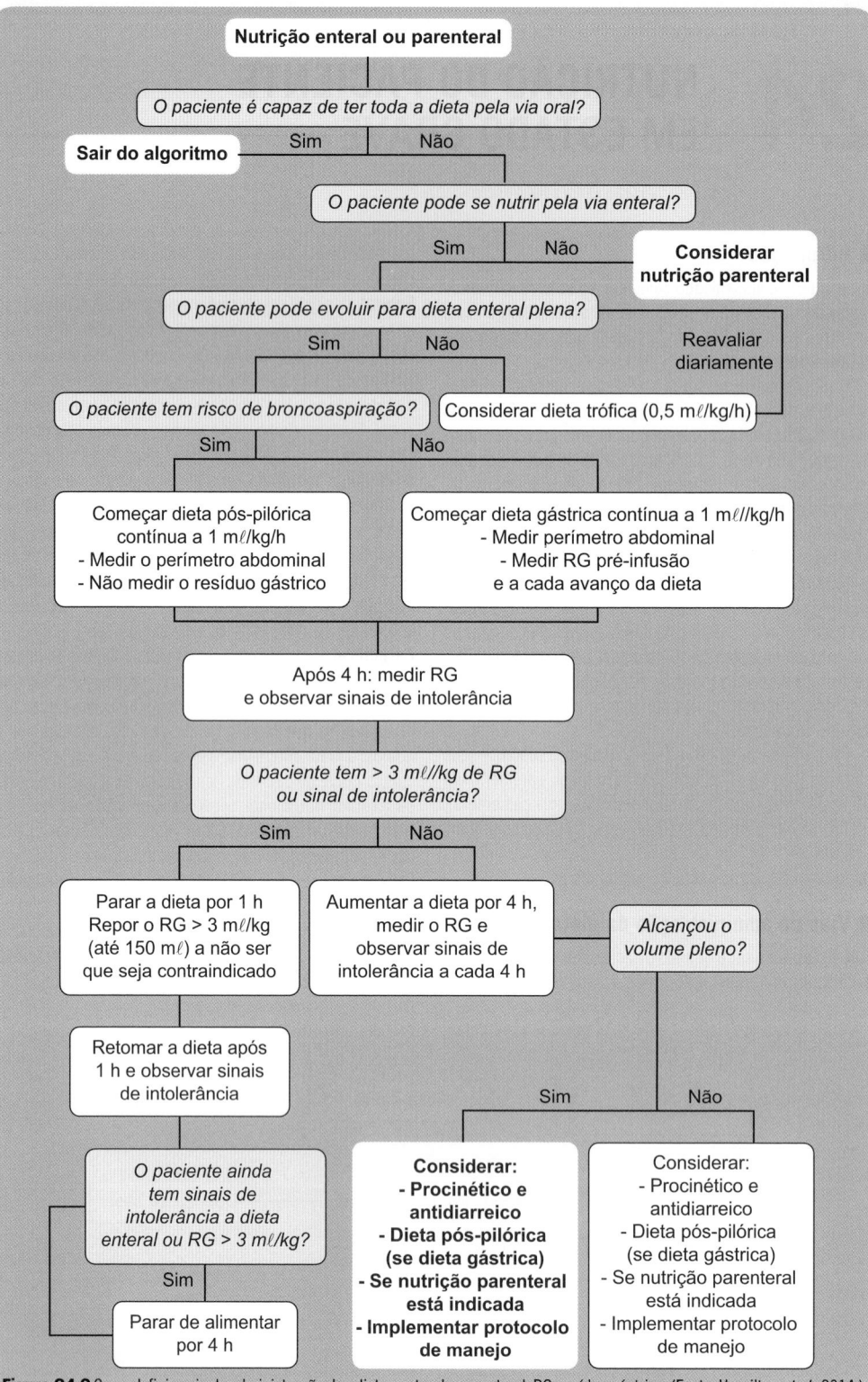

Figura 24.2 Como definir a via de administração das dietas enteral e parenteral. RG: resíduo gástrico. (Fonte: Hamilton *et al.*, 2014.)

■ Complicações da via de administração enteral

As complicações desta via de administração são divididas em quatro tipos:
- Mecânicas: lesões de mucosas, infecções do trato respiratório superior, estenose esofágica, obstrução, deslocamento do dispositivo. E são relacionadas com o dispositivo
- Gastrintestinais: náuseas, vômito e distensão abdominal. A diarreia tem destaque importante e pode advir da taxa de administração, do excesso de volume e da osmolalidade da dieta, assim como da forma de diluição e do risco de contaminação. A hipoalbuminemia deve ser monitorada porque sua presença é um fator para baixa tolerância à dieta enteral. A intolerância à lactose pode demandar outros preparos de dieta. As dietas contendo fibras, em especial olissacarídios na forma de pré-bióticos, propiciam o crescimento de bactérias metabolicamente ativas no cólon e são importantes para o crescimento da flora intestinal
- Metabólicas: desidratação, distúrbios hidreletrolíticos, alteração da glicemia e da glicosúria. Estas situações devem ser corrigidas antes da instituição da dieta, e devem-se prescrever as fórmulas com os cuidados para não ocasioná-las ou agravá-las
- Respiratórias: regurgitação e broncoaspiração. São consideradas as complicações de maior gravidade e podem ser evitadas com o estrito controle do posicionamento da sonda.

■ Dieta enteral

A dieta enteral consiste em alimentos líquidos ou liquidificados, quando é artesanal, ou fórmulas industrializadas específicas. Pode ser modificada de acordo com a condição clínica do paciente e de sua necessidade atual, além de variar de acordo com o posicionamento da sonda. É ministrada em quantidades variáveis de acordo com a gravidade e a demanda do quadro. Pode ser usada para manter o trofismo gastrintestinal.

Indica-se a dieta enteral quando: (1) a dieta oral estiver contraindicada ou insuficiente, (2) o sistema digestório estiver íntegro e (3) o tempo estimado da dieta for curto, ou seja, de até 6 semanas.

As dietas enterais podem ser classificadas como polimérica, oligomérica e monomérica (Quadro 24.1). As dietas poliméricas são oferecidas a pacientes com plenas capacidades de digestão e absorção, enquanto as formas oligoméricas e elementares são indicadas para diversos quadros, inclusive quando há comprometimento do sistema digestório, porque são de alta digestibilidade e hipoalergênicas.

A administração desta dieta pode ser intermitente, em bolo, ou contínua. A via intermitente é mais fisiológica, pois permite que o paciente fique menos restrito ao leito, e é escolhida naqueles com esvaziamento gástrico normal e naqueles com dieta domiciliar. A forma contínua é reservada aos pacientes sob risco de aspiração pulmonar, como os gravemente enfermos, com sepse e com prótese ventilatória e para os que não toleram volumes maiores de infusão. Na prática, uma maneira de tornar a dieta contínua mais próxima da fisiológica é dando um intervalo de algumas horas entre suas infusões.

■ Cuidados com o dispositivo enteral

- As sondas siliconizadas ou de poliuretano devem ser sempre indicadas, pois apresentam parede maleável e fina e podem permanecer posicionadas por meses sem causar dano à mucosa esofágica
- Cuidados no processo de colocação do dispositivo: deve-se ter cautela para não transfixar a parede da mucosa esofágica, gástrica ou intestinal
- Diminuir conexões
- Instalação da dieta imediatamente após a chegada do frasco no setor
- Respeitar a taxa de infusão da dieta de acordo com o material usado: as dietas artesanais ou manipuladas no local devem ser administradas em no máximo 2 horas, sob o risco de expor o paciente à infecção
- As dietas em circuito fechado podem ficar expostas por até 24 horas, após abertas
- Manuseio adequado de frascos e equipos: com frascos mantidos de forma estéril e equipos trocados a cada 24 horas, no máximo
- Antes de administrar as dietas enterais, deve-se medir o resíduo gástrico e observar seu aspecto, para, então, avaliar necessidade de interromper a dieta
- Posicionamento do paciente: em decúbito lateral direito ou com cabeceira elevada de 30 a 45°.

■ Necessidades nutricionais da criança em estado grave

Após avaliar a criança em estado grave e escolher a via de administração da dieta e o tipo de dieta que será mais bem tolerada, deve-se calcular as taxas hídrica e calórica diárias por meio da fórmula de Holliday-Segar apresentada no Quadro 24.2.

A necessidade energética de uma criança em estado grave deve ser estimada com o requerimento energético basal ajustado ao seu estado metabólico ou à situação de estresse do paciente, conforme apresentado nos Quadros 24.3 e 24.4.

QUADRO 24.1	Dietas enterais – definições dos tipos.
Tipo de dieta	Definição
Polimérica	Os macronutrientes, principalmente a proteína, estão presentes em sua forma intacta
Oligomérica ou semielementar	Os nutrientes estão pré-digeridos, com a proteína em sua forma parcialmente hidrolisada – os oligopeptídios
Monomérica ou elementar	A composição proteica está na forma totalmente hidrolisada – os aminoácidos

QUADRO 24.2	Fórmula de Holliday-Segar.
Peso (kg)	kcal/dia ou mℓ/dia
3 a 10	100 mℓ/kg/dia
11 a 20	1.000 mℓ + 50 × peso (entre 10 e 20 kg/dia)
> 20	1.500 mℓ + 20 × peso (> 20 kg/dia)

Fonte: Holliday e Segar, 1957.

QUADRO 24.3	Cálculo do gasto energético basal.		
Sexo masculino		**Sexo feminino**	
Idade (anos)	Consumo energético (kcal/kg/dia)	Idade (anos)	Consumo energético (kcal/kg/dia)
0 a 3	60,9 × peso − 54	0 a 3	61 × peso − 51
3 a 10	22,7 × peso + 495	3 a 10	22,4 × peso + 499
10 a 18	12,2 × peso + 746	10 a 18	17,5 × peso + 651

Fonte: OMS, 1985.

QUADRO 24.4	Fatores de correção do gasto energético basal para a situação de estresse.
Doença de base	Fator de correção
Ausente	1
Pós-operatório	1,1 a 1,3
Sepse	1,3
Trauma	1,2 a 1,6
Queimadura	1,2 a 2

A forma mais precisa de se calcular o gasto energético é pessoal e por um método não invasivo, que é a calorimetria indireta. Como nem sempre a calorimetria indireta está disponível, existem mais de 200 equações para estimar o gasto energético basal (GEB), sendo a mais usada na prática clínica a equação de Harris-Benedict, a seguir:

Homens: GEB = 66,4730 + (13,7516 × peso) + (5,0033 × altura) − (6,7550 × idade)

Mulheres: GEB = 655,0955 + (9,5634 × peso) + (1,8496 × altura) − (4,6756 × idade)

Segundo a Organização Mundial da Saúde, em 1985, foi estabelecida uma outra maneira de estimar o gasto energético de crianças gravemente enfermas, por meio das fórmulas expostas no Quadro 24.3, nas quais o peso deve ser colocado em kg e a estatura em cm. Estima-se o gasto energético das situações de estresse como apresentado no Quadro 24.4.

A taxa de proteína na nutrição da criança em estado grave deve ser maior que na criança sadia, porque na condição de estresse metabólico há aumento da degradação e da síntese de proteínas. Dessa forma, tende-se ao balanço nitrogenado e proteico negativos que resultam em perda de massa muscular esquelética, perda de peso e disfunção imunológica.

Com relação ao aporte de carboidratos, sabe-se que a criança em estado grave em situação de jejum prolongado tende a intensificar a gliconeogênese para produzir glicose. Deve-se manter um controle glicêmico rigoroso nas fases mais instáveis.

Os lipídios são uma fonte de energia bastante consumida na resposta metabólica ao estresse, por meio do aumento da oxidação da gordura. A baixa ingesta de lipídios pode estar associada a dermatites, alopecia, trombocitopenia e maior suscetibilidade a infecção.

O aporte de micronutrientes para crianças e adolescentes deve ser definido segundo a *Dietary reference intake* (DRI), publicada pelo Institute of Medicine (IOM) desde 1997.

O Quadro 24.5 mostra as recomendações diárias de água e eletrólitos.

Um erro trivial é achar que nos estados catabólicos deve-se hipernutrir uma criança com o objetivo de obter melhor resultado. Porém, o efeito é a deterioração clínica e o aumento da mortalidade. Em situações de estresse, o corpo gasta menos energia, pois não há crescimento nem atividade física e determinados medicamentos influenciam a atividade metabólica (p. ex., bloqueadores neuromusculares).

Diante de um paciente desnutrido grave, com longo período sem dieta adequada ou mesmo em jejum, deve-se atentar para a síndrome de realimentação, que consiste em distúrbios do sódio, da glicose e hídrico, além de hipofosfatemia, hipomagnesemia e hipopotassemia. Isto ocorre porque há maior utilização de carboidratos, aumento da liberação de insulina, maior consumo celular de glicose e íons intracelulares, com consequente redução de suas concentrações plasmáticas. Como a insulina tem efeito natriurético no rim, também há excreção de sódio e água. Podem sobrevir manifestações clínicas de cada um destes distúrbios.

Para os casos de síndrome de realimentação, devemos iniciar a terapia nutricional com 25 a 75% da taxa metabólica basal. Em adolescentes, calcula-se em torno de 20 kcal/kg ou 1.000 kcal/dia. O aumento da dieta deve ser gradual, na taxa de 10 a 25%/dia, durante 4 a 7 dias, até que a meta energética desejada seja alcançada, com estreito monitoramento dos distúrbios eletrolíticos e seu tratamento. Não podemos esquecer que, nas crianças em estado muito grave, os efeitos da realimentação podem ser impactantes. Logo, a dieta enteral deve ser trófica em associação à nutrição parenteral, até que essas crianças tolerem a realimentação.

QUADRO 24.5 Valores recomendados (*Dietary reference intake*) para potássio, sódio e cloreto.

Idade	Água total (ℓ/dia)	Líquidos (ℓ/dia)	Potássio (g/dia)	Sódio (g/dia)	Cloreto (g/dia)
Lactentes					
0 a 6 meses	0,7 (LH)	–	0,4	0,12	0,18
7 a 12 meses	0,8	0,6	0,7	0,37	0,57
Crianças					
1 a 3 anos	1,3	0,9	3,0	1,0	1,5
4 a 8 anos	1,7	1,2	3,8	1,2	1,9
Masculino					
9 a 13 anos	2,4	1,8	4,5	1,5	2,3
14 a 18 anos	3,3	2,6	4,7	1,5	2,3
Feminino					
9 a 13 anos	2,1	1,6	4,5	1,5	2,3
14 a 18 anos	2,3	1,8	4,7	1,5	2,3

LH: leite humano. (Fonte: Valores de DRI para água e eletrólitos [IOM, 2003]).

■ Bibliografia

American Society for Enteral and Parenteral Nutrition (ASPEN). Guidelines for the use of parenteral and enteral nutrition in adult and pediatric patients. JPEN J Parenter Enteral Nutr. 2002; 26:1SA-138SA.

Carvalho WB. Terapia intensiva pediátrica. 3. ed. Rio de Janeiro: Atheneu; 2010. p. 1483-559.

Fivez T, Kerklaan D, Verbruggen S *et al*. Impact of withholding early parenteral nutrition completing enteral nutrition in pediatric critically ill patients (PEPaNIC trial): study protocol for a randomized controlled trial. Trials. 2015; 16:202.

Hamilton S, McAleer DM, Ariagno K *et al*. A stepwise enteral algorithm for critically ill children helps achieve nutrient delivery goals. Pediatr Crit Care Med. 2014; 15(7):583-9.

Holliday MA, Segar WE. The maintenance need for water in parenteral fluid therapy. Pediatrics. 1957; 19:823-32.

Leite HP, Iglesias SBO. Nutrição parenteral. In: Oliveira FLC, Leite HP, Sarni ROS *et al*. Manual de terapia nutricional pediátrica. Barueri: Manole; 2014.

Meta NN, Compher C, ASPEN Board of Directors. Clinical guidelines: nutrition support of the critically ill child. Journal of Parenteral Nutrition and Enteral Nutrition, 2009; 33(3):260-76.

Sociedade Brasileira de Nutrição Parenteral e Enteral. Projeto Diretrizes, Associação Médica Brasileira e Conselho Federal de Medicina, 2011.

Souza FIS, Sarni ROS. Terapia nutrológica parenteral em pediatria. In: Filho DR, Suen VMM. Tratado de nutrologia. Barueri: Manole; 2013.

NUTRIÇÃO E METABOLISMO

25 NUTRIÇÃO PARENTERAL

Bruna Barros e Hélio Rocha

■ Introdução

Terapia nutricional (TN) é o conjunto de procedimentos terapêuticos para manutenção ou recuperação do estado nutricional do paciente por meio da nutrição parenteral (NP) e/ou enteral (NE). A prescrição da TN em pediatria deve considerar a situação clínica e a faixa etária do paciente, que se estende do prematuro extremo ao adolescente. Esse cenário diversificado explica por que as necessidades de fluidos e nutrientes são extremamente variáveis nessa população.

■ Indicações e contraindicações

A NP consiste em uma formulação que pode ser do tipo 2 em 1, incluindo aminoácidos e glicose, além de eletrólitos, vitaminas e oligoelementos, ou do tipo 3 em 1, quando acrescenta-se lipídio, caracterizando uma emulsão.

Está indicada em situações em que não há possibilidade de utilização do sistema digestório ou quando a demanda de macro e micronutrientes do paciente não é alcançável pela via enteral (Figura 25.1). O momento em que a NP deverá ser iniciada depende das circunstâncias clínicas, do estado nutricional e da idade da criança. São candidatos à NP:
- Eutróficos sem nutrição enteral efetiva há 5 a 7 dias
- Lactentes e crianças desnutridas sem nutrição enteral efetiva há 3 a 5 dias.

São contraindicações à NP:
- Instabilidade hemodinâmica
- Hiperglicemia grave
- Sistema digestório funcionante e acesso para uso da via enteral
- Distúrbios hidreletrolíticos e/ou acidobásicos graves.

■ Vias de acesso

A utilização da via de acesso da NP deve ser exclusiva. O acesso venoso pode ser periférico ou central, de acordo com o tempo de uso e a osmolaridade da solução.

Acesso periférico. Deve ser usado por período inferior a 2 semanas e a osmolaridade da solução deve ser menor ou igual a 600 mOsm/ℓ. Entre 600 e 900 mOsm/ℓ há maior risco de complicações, como flebite e extravasamento. Para diminuir a probabilidade de intercorrências, recomenda-se trocar o acesso venoso a cada 48 horas.

Acesso central. Permite osmolaridade igual ou maior que 900 mOsm/ℓ, volumes que não são alcançados pela via periférica, ou quando há perspectiva de uso prolongado de NP.

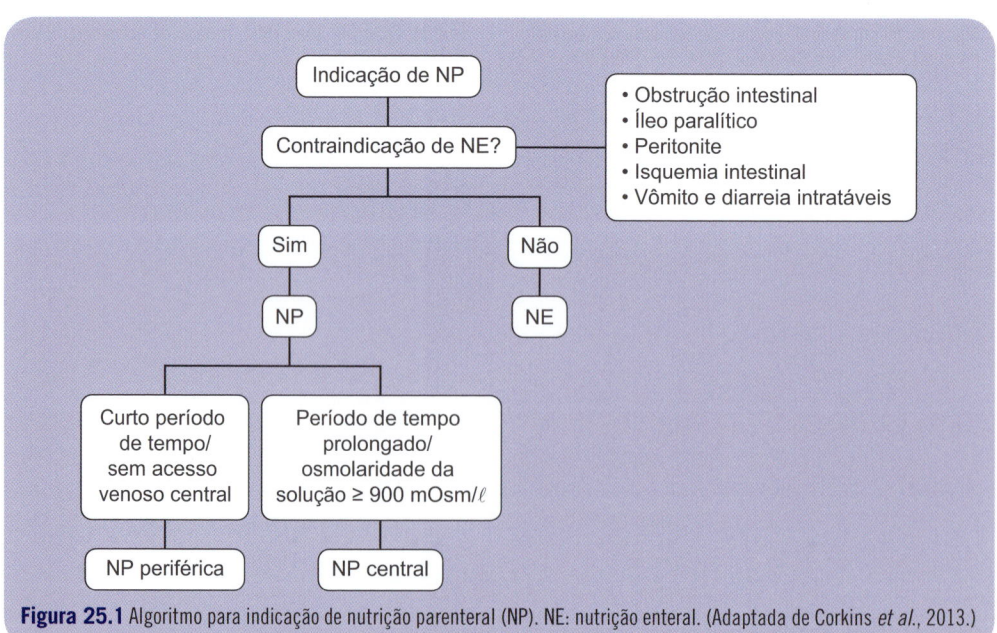

Figura 25.1 Algoritmo para indicação de nutrição parenteral (NP). NE: nutrição enteral. (Adaptada de Corkins et al., 2013.)

Há risco de complicações infecciosas e mecânicas e de trombose venosa profunda. Pode ser obtido por punção ou dissecção de vaso periférico calibroso ou profundo. O cateter venoso central de inserção periférica (PICC) produz menor risco de trombose e infecção em relação à flebotomia. Na NP prolongada, como no tratamento de pacientes com síndrome do intestino curto, considera-se o uso de cateter central totalmente ou semi-implantável. A fórmula a seguir foi validada para estimar a osmolaridade da NP em crianças.

Osmolaridade (mOsm/ℓ) = (A × 8) + (G × 7) + (Na × 2) + (P × 0,2) − 50

Em que A: aminoácidos (mg/ℓ); G: glicose (g/ℓ); Na: sódio (mEq/ℓ); P: fósforo (mg/ℓ).

■ Necessidade hídrica

O método padrão de cálculo da necessidade hídrica diária para crianças foi descrito por Holliday e Segar e encontra-se no Quadro 25.1. O valor encontrado refere-se ao volume total a ser infundido. Isto é, devem-se considerar, além da NP, medicações parenterais e hidratação intravenosa que estejam prescritas.

■ Necessidade energética

A necessidade energética é o somatório das necessidades para manter o metabolismo basal, a atividade e o crescimento. Em crianças sadias, a taxa metabólica basal (TMB), energia necessária para manter os processos vitais do organismo, representa aproximadamente 50% do gasto energético total; a atividade e o crescimento representam os outros 50%. Para a estimativa das necessidades de energia em crianças que não estejam em estresse metabólico (sepse grave, politrauma, pós-operatório de cirurgia de grande porte), são adotadas recomendações que estão no Quadro 25.2.

A correta oferta energética previne complicações. O seu excesso pode resultar em hiperglicemia e esteatose hepática, e o déficit está frequentemente associado à desnutrição e à resposta imunológica prejudicada. Durante o estresse metabólico, não há consumo de energia para crescimento e atividade física. Se não for possível medir o gasto energético, estima-se a taxa metabólica basal (TMB) pela fórmula de Seashore:

TMB (kcal/dia) = (55 − 2 × idade em anos) × (peso em kg).

QUADRO 25.1	Necessidade hídrica diária, conforme o peso.
Peso corporal (kg)	**Volume**
≤ 10	100 mℓ/kg
> 10 a 20	1.000 mℓ + 50 mℓ/kg para cada kg acima de 10 kg
> 20	1.500 mℓ + 20 mℓ/kg para cada kg acima de 20 kg

Adaptado de Holliday e Segar, 1957.

QUADRO 25.2	Necessidades energéticas por via parenteral.
Idade	**Taxa calórica recomendada/kg de peso**
0 a 1 ano	90 a 100
1 a 7 anos	75 a 90
7 a 12 anos	60 a 75
12 a 18 anos	30 a 60

Adaptado de Koletzko et al., 2005.

Para a oferta de energia e cálculo da contribuição de cada macronutriente, sabe-se que:
- 1 g de glicose (hidratada, como aparece nas soluções glicosadas): 3,4 kcal
- 1 g de proteína: 4 kcal
- 1 g de lipídio: 9 kcal.

A distribuição das calorias totais segue as seguintes proporções:
- Carboidratos: 40 a 50%
- Lipídios: 25 a 40%
- Proteínas: 8 a 20%.

A oferta energética e a relação de calorias obtidas das proteínas e dos substratos não proteicos (carboidratos e lipídios) variam de acordo com a condição clínica do paciente. A relação entre gramas de nitrogênio e calorias não proteicas (apresentada na fórmula a seguir, "Terapia Nutrológica Parenteral em Pediatria", in Tratado de Nutrologia ABRAN [2013]), em situações de estresse metabólico, deve ser maior, isto é, as proteínas devem corresponder a 15 a 20% do valor energético total, ou ter uma relação em torno de 1/90 (gramas de nitrogênio/calorias não proteicas). Em condições de anabolismo, esse percentual é geralmente menor, 10 a 15% do valor energético total, ou uma relação em torno de 1/250.

Relação g de nitrogênio/kcal não proteica = kcal lipídios + kcal glicose × 6,25 proteína(g)

Após oferta energética calculada, sugere-se iniciar com 1/3 dessa taxa calórica, com progressão a cada 2 a 3 dias até o objetivo final, a fim de observar se há intolerância.

Oferta de carboidratos

Os carboidratos são o principal componente da NP, representados pela glicose. Se o cateter for central, concentrações de 25% são toleradas, enquanto, em veia periférica, a concentração final da solução não deve ultrapassar 12%. A taxa de infusão de glicose (TIG) em miligramas por quilo de peso/minuto deve ser iniciada em 2 a 5 mg/kg/min (2 a 4 mg/kg/min em adolescentes e 4 a 5 mg/kg/min em crianças menores). Para saber o total de glicose em gramas infundido em um dia, efetua-se a multiplicação:

TIG × peso (kg) × 1,44 (60 × 24/1.000)

Oferta de aminoácidos

As necessidades proteicas variam conforme o estado clínico e a faixa etária da criança (Quadro 25.3). Para as crianças

QUADRO 25.3	Quantidades recomendadas de aminoácidos segundo a faixa etária.
Idade	g/kg/dia
Lactentes	2 a 3
Crianças de 1 a 10 anos	1 a 2,5
Adolescentes	0,8 a 1,5

Adaptado de Koletzko et al., 2005.

até 12 meses de idade, as soluções pediátricas estão indicadas, por terem maiores quantidade dos aminoácidos semiessenciais – cisteína, taurina e tirosina –, e menores de fenilalanina e metionina.

Oferta de lipídios

As fontes são óleos de soja associados ou não a triglicerídios de cadeias média e longa (emulsão do tipo TCM/TCL). As emulsões lipídicas a 20% são preferíveis, por facilitarem a manipulação com menor volume e maior teor energético e pela melhor relação fosfolipídio/triglicerídio, resultando em níveis mais adequados de trigliceridemia. As novas emulsões lipídicas com adições de óleo de oliva (azeite) e óleo de peixe (ômega 3) podem ser benéficas por terem menor efeito oxidativo e inflamatório e reforçarem a imunidade celular. Embora haja relatos de benefícios, em especial nas colestases, ainda não há evidências que apoiem seu uso rotineiro em NP. A quantidade mínima de ácido linoleico para se prevenir deficiência de ácidos graxos essenciais em crianças é de 0,1 g/kg/dia (2 a 4% das calorias). A quantidade mínima de ácido alfalinolênico ainda não está definida.

Recomendações:
- Oferta máxima de 3 g/kg/dia. Doses superiores podem causar síndrome de sobrecarga: hiperlipidemia, febre prolongada, convulsões, leucocitose, hepatoesplenomegalia e sangramento
- Emulsões de lipídios estão formalmente contraindicadas quando existir hiperlipidemia, alergia a ovo e nefrose lipídica
- Emulsões de lipídios devem ser usadas com cautela em pacientes com insuficiência hepática, sepse, distúrbios da coagulação, ou pancreatite
- Nos casos de sepse ou insuficiência respiratória, preferencialmente usar emulsão do tipo TCM/TCL.

Oferta de eletrólitos

O Quadro 25.4 resume as necessidades de eletrólitos. Perdas anormais de eletrólitos em situações como diarreia, saída aumentada de fluidos por ostomias, entre outras devem ser corrigidas em um acesso venoso paralelo à da NP. A relação cálcio:fósforo deve ser 1,3:1 a 1,7:1, pelo risco de incompatibilidade entre eles nas soluções. As restrições volumétricas podem favorecer a precipitação destes íons se for utilizado o fósforo inorgânico (fosfato de potássio 2 mEq/mℓ). Para se evitar o risco, é preferível utilizar o fósforo orgânico, que tem menor potencial de dissociação e ligação ao fosfato.

QUADRO 25.4	Recomendações diárias de eletrólitos por via parenteral.	
Eletrólito	Lactentes/crianças	Adolescentes e crianças > 50 kg
Sódio	2 a 5 mEq/kg	1 a 2 mEq/kg
Potássio	2 a 4 mEq/kg	1 a 2 mEq/kg
Cálcio	0,5 a 4 mEq/kg	10 a 20 mEq/dia
Fósforo	0,5 a 2 mmol/kg	10 a 40 mEq/dia
Magnésio	0,3 a 0,5 mEq/kg	10 a 30 mEq/dia

Adaptado de Leite e Iglesias, 2014.

Oferta de vitaminas e oligoelementos

As vitaminas e os oligoelementos devem compor todas as formulações de NP. Se houver colestase, as ofertas de cobre e manganês devem ser reduzidas; na insuficiência renal pode ser necessário reduzir a oferta de selênio, cromo, vitaminas A e C.

■ Complicações

As complicações dividem-se em:
- Relacionadas com o cateter venoso: infecção, oclusão, trombose venosa central, embolia pulmonar, quebra do cateter, flebite e extravasamento
- Metabólicas
  - Hiperglicemia (> 150 mg/dℓ): a conduta inicial é reduzir a infusão de glicose (concentração ou velocidade) e tratar a causa básica (p. ex., sepse). Não há evidências de vantagens do controle glicêmico rígido com o uso de insulina em crianças. Se ultrapassar 180 mg/dℓ (ou 216 mg/dℓ), deve-se considerar a infusão de insulina na dose de 0,01 a 0,05 U/kg/h, na diluição de 0,1 U/mℓ
  - Hipertrigliceridemia: deve-se reduzir a oferta de lipídios se a trigliceridemia for maior do que 250 mg/dℓ em lactentes ou maior do que 400 mg/dℓ em crianças maiores. Nos pacientes com hipertrigliceridemia, deve-se considerar o uso de carnitina
- Doença hepática associada à NP: pode ocorrer em crianças que estão em NP prolongada. Os fatores de risco são jejum prolongado, substâncias hepatotóxicas, excesso de glicose, toxicidade de aminoácidos (metionina), emulsões lipídicas à base de soja (efeito pró-inflamatório de fitoesteróis e ácidos graxos ômega 6), excesso de oligoelementos (Cu, Cr, Mn), medicações e déficit de taurina, colina e ácidos graxos. A interrupção da NP pode reverter a colestase. Quando não for possível, recomenda-se:
  - Retirar a NP por um período do dia
  - Evitar o fornecimento de excesso de calorias sob a forma de glicose
  - Administrar soluções de aminoácidos para uso pediátrico
  - Suspender temporariamente a emulsão lipídica ou utilizar emulsões contendo óleos de oliva e ômega 3.

É essencial iniciar a nutrição por via enteral, mesmo com volumes mínimos, para estimular a função digestiva e a liberação de hormônios entéricos que melhoram o fluxo biliar e reduzem a colestase.

NUTRIÇÃO PARENTERAL

QUADRO 25.5 Monitoramento da criança em nutrição parenteral.

Parâmetros	Período inicial	Período estável
Exame físico, sinais vitais, peso, balanço hídrico	Diário	Diário
Triglicerídios	A cada aumento de infusão de 0,5 a 1/kg/dia	Semanal
Glicemia (Dextro)	Diário (3 vezes)	Diário (1 vez)
Eletrólitos (Na, K, Cl, Ca, P, Mg) e pH	3 a 4 vezes/semana	Semanal
Ureia e creatinina	2 a 3 vezes/semana	Semanal
Albumina e transaminases	Semanal	Semanal
Hemograma	Semanal	Semanal
Vitaminas e oligoelementos	Quando indicado	3 a 12 meses

Adaptado de Souza e Sarni, 2013.

■ Monitoramento

Os principais parâmetros a serem monitorados são mostrados no Quadro 25.5.

■ Bibliografia

American Society for Parenteral and Enteral Nutrition (ASPEN). Guidelines for the use of parenteral and enteral nutrition in adult and pediatric patients. JPEN J Parenter Enteral Nutr. 2002; 26:1SA-138SA.

Corkins MR, Griggs KC, Groh-Wargo S et al. Task Force on Standards for Nutrition Support: Pediatric Hospitalized Patients; American Society for Parenteral and Enteral Nutrition Board of Directors; American Society for Parenteral and Enteral Nutrition. Standards for nutrition support: pediatric hospitalized patients. Nutr Clin Pract. 2013; 28(2):263-76.

Holliday MA, Segar WE. The maintenance need for water in parenteral fluid therapy. Pediatrics. 1957; 19(5).

Koletzko B, Goulet O, Hunt J et al. Guidelines on Paediatric Parenteral Nutrition of the European Society of Paediatric Gastroenterology, Hepatology and Nutrition (ESPGHAN) and the European Society for Clinical Nutrition and Metabolism (ESPEN), Supported by the European Society of Paed. J Pediatr Gastroenterol Nutr. 2005; 41(Suppl2):S1-87.

Leite HP, Iglesias SBO. Nutrição parenteral. In: Oliveira FLC, Leite HP, Sarni ROS et al. Manual de terapia nutricional pediátrica. Barueri: Manole; 2014. p. 77-92.

Lima LAM, Spolidoro JVN, Ottoni CMC et al. Terapia nutricional enteral e parenteral. In: Campos junior D, Burns DAR, Lopez FA. (Org). Tratado de pediatria: Sociedade Brasileira de Pediatria. 3 ed. Barueri: Manole; 2014. p. 2723-32.

Ministério da Saúde. Secretaria de Vigilância Sanitária do Ministério da Saúde. Regulamento técnico para terapia de nutrição parenteral. Portaria MS/SNVS nº 272, de 8 abril de 1998. Diário Oficial de União; Poder Executivo, Brasília, 1998.

Souza FIS, Sarni ROS. Terapia nutrológica parenteral em pediatria. In: Filho DR, Suen VMM. Tratado de nutrologia. Barueri: Manole; 2013. p. 229-40.

NUTRIÇÃO E METABOLISMO

26 MANEJO NUTRICIONAL E ALIMENTAR NO PÓS-OPERATÓRIO DE CIRURGIAS DO SISTEMA DIGESTÓRIO

Rosane Caetano e Hélio Rocha

■ Introdução

O planejamento do suporte nutricional no pós-operatório do paciente pediátrico deve considerar as peculiaridades da criança, que apresenta necessidades nutricionais elevadas em virtude de seu processo fisiológico de crescimento e desenvolvimento. Acrescente-se o estado de hipermetabolismo causado pela alta demanda nutricional e a necessidade basal aumentada, próprias do paciente cirúrgico.

O reconhecimento do tempo necessário para o sistema digestório se tornar disponível para reintrodução da alimentação é fundamental no planejamento nutricional pós-operatório.

Alguns procedimentos cirúrgicos, como aqueles envolvidos na *enterocolite necrosante*, *gastrosquise*, *apendicite perfurada* e *ressecção intestinal*, exigem cuidadoso suporte nutricional. Outra situação que inviabiliza a reintrodução precoce da dieta é a presença de *anastomoses de risco*, como aquelas realizadas na correção primária da atresia de esôfago.

■ Etapas

O suporte nutricional no pós-operatório deve seguir várias etapas, a saber: *avaliação nutricional do paciente*, *necessidade nutricional individualizada* e *terapia nutricional* propriamente dita.

Avaliação nutricional

A avaliação nutricional deve incluir obrigatoriamente:
- Anamnese
- Exame físico
- Antropometria
- Exames laboratoriais.

Os parâmetros antropométricos incluem peso, estatura, perímetros cefálico e braquial, além das pregas cutâneas.

Na avaliação global subjetiva do estado nutricional, deve-se estar atento a:
- Dados sobre possível perda de peso anterior ao evento atual
- Ocorrência de vômito e/ou anorexia
- Evidências clínicas de diminuição do tecido gorduroso e/ou muscular
- Observação do estado de consciência e outros sinais que demonstrem alteração do sistema nervoso central.

A avaliação bioquímica inclui a medição das proteínas plasmáticas, como albumina, pré-albumina e proteína ligada ao retinol.

Necessidade nutricional individualizada

Como estimar a necessidade energética para crianças no pós-operatório?

O gasto energético poderia ser avaliado pelo método da calorimetria indireta, inexistente na prática clínica.

Regra geral, a oferta de energia se baseia em fórmulas preditivas, como a da Organização Mundial da Saúde (OMS) (ver Quadro 24.3) ou a da Seashore.

É necessário um aumento entre 50 e 100% do equivalente à taxa metabólica basal (TMB) para se alcançar o anabolismo e restaurar a massa magra no período de convalescença ou pós-operatório.

$$\text{TMB (kcal/dia)} = (55 - [\text{idade em anos} \times 2]) \times (\text{peso em kg})$$

Como estimar a necessidade de líquidos no pós-operatório?

Fórmula prática para o cálculo da necessidade hídrica (Holliday *et al.*, 1957):

100 mℓ/kg para criança de 3 a 10 kg

1.000 mℓ/kg + 50 kcal para cada kg acima de 10 kg para criança de 10 a 20 kg

1.500 mℓ/kg + 20 mℓ/kg para cada kg acima de 20 kg

Qual a recomendação de proteínas?

Essenciais para a manutenção da massa magra, as proteínas são utilizadas continuamente durante o período de estresse e/ou trauma.

Na prática, estima-se a necessidade proteica do paciente por meio de referências padronizadas e, periodicamente, mede-se a albumina sérica, marcador bioquímico clássico na verificação de estados de comprometimento nutricional (Quadro 26.1).

Qual a recomendação de lipídios?

Os lipídios apresentam 2 funções básicas: aporte de ácidos graxos essenciais e fornecimento de energia.

A diminuição da ingestão de gordura pode resultar na baixa oferta de ácidos graxos essenciais, acarretando: dermatite, hipopigmentação, hipotonia, aumento do metabolismo, alteração da homeostase hídrica, aumento da fragilidade e da permeabilidade das membranas celulares, alterações eletrocardiográficas e eletroencefalográficas e maior suscetibilidade a infecções.

QUADRO 26.1 — Estimativa da necessidade proteica.

Idade	Taxa de proteína (g/kg/dia)
Recém-nascido de baixo peso	3 a 4
Recém-nascido a termo	2 a 3
1 a 10 anos	1 a 1,2
Adolescente masculino	0,9
Adolescente feminino	0,8
Criança/adolescente grave	1,5 g/kg

A ingestão de gordura deve variar entre 20 e 60% da taxa calórica total.

Qual a recomendação de carboidratos?

O fornecimento de glicose na fase hipermetabólica da resposta ao trauma *não* interrompe o processo de gliconeogênese a partir dos aminoácidos. Portanto, deve-se considerar que o paciente sob estresse cirúrgico apresenta um limiar de tolerância à glicose diminuído e que o fornecimento de carboidratos além deste limite pode ter efeitos deletérios, como esteatose hepática, hipertrigliceridemia, diurese osmótica e desidratação.

A recomendação de carboidrato é de 40 a 50% do valor energético total (VET) da dieta.

Recomendações de eletrólitos, vitaminas e oligoelementos (por kg de peso) por dia

- Sódio: 3 a 5 mEq
- Potássio: 3 a 5 mEq
- Magnésio: 0,3 a 0,5 mEq
- Cálcio: 2 a 4 mEq (pré-termo: 4 a 6 mEq/kg)
- Fósforo: 1 a 2 mEq
- Zinco: 150 a 200 mg (pré-termo, 400 a 600 mg)
- Cobre: 10 a 20 mg
- Ferro: 1 mg
- Vitamina A: 233 UI
- Vitamina C: 6 mg
- Vitamina D: 66 UI
- Vitamina E: 0,66 UI
- Vitamina B_1 (tiamina): 0,055 mg
- Vitamina B_2 (riboflavina): 0,07 mg
- Vitamina B_3 (niacina): 0,9 mg
- Vitamina B_5 (ácido pantotênico): 0,3 mg
- Vitamina B_6 (piridoxina): 0,05 mg
- Vitamina B_7 (biotina): 30 mg
- Ácido fólico (vitamina B_9): 8 mg
- Vitamina B_{12} (cianocobalamina): 0,04 mg.

Terapia nutricional propriamente dita

Tipos de terapia nutricional

Os tipos de terapia nutricional são: nutrição enteral (NE) e nutrição parenteral (NP).

Sempre que possível, a terapia nutricional a ser implementada no pós-operatório deverá ser por via enteral, por ser mais fisiológica, econômica, de administração mais fácil e com menor índice de complicações metabólicas.

Quando indicar a nutrição enteral no pós-operatório de cirurgias abdominais?

- Depende do tempo para a resolução do íleo paralítico
- A resolução da distensão abdominal + evacuação significa presença de peristaltismo → início da dieta enteral
- O início da realimentação no pós-operatório deve ser decidido em conjunto com o cirurgião.

Nutrição enteral

Gastrostomia e jejunostomia

- Sondas com calibre entre 9 e 20 *French* (Quadros 26.2 e 26.3)
- Instaladas nas crianças por meio de fluoroscopia, endoscopia ou cirurgia (Quadro 26.4)
- Indicadas principalmente em: nutrição estimada por mais de 2 meses, anomalias congênitas, estenose de esôfago.

Critérios para interrupção da nutrição enteral

- Distensão abdominal significativa
- Sangramento digestivo
- Resíduo gástrico 25 a 50% do volume infundido em 2 a 3 tomadas
- Vômito ou resíduo bilioso
- Apneia ou bradicardia
- Instabilidade cardiopulmonar.

Nutrição parenteral

Indicações

As situações que indicam a necessidade de NP no pós-operatório de cirurgias do sistema digestório no paciente pediátrico incluem:

- Anastomoses de risco
- Íleo paralítico
- Pancreatite
- Instabilidade hemodinâmica
- Sangramento gastrintestinal ativo
- Gastrosquise.

Tipo de acesso

Existem *2 tipos de vias de acesso* venoso para infusão da NP: *periférica ou central*. Seja qual for a via escolhida, esta deve ser exclusiva para administração da NP (Quadro 26.5).

QUADRO 26.2 — Sondas utilizadas em nutrição enteral (silicone ou poliuretano).

- Curta duração (até 6 semanas)
  - Nasogástrica
  - Nasoenteral
- Longa duração (> 6 semanas)
  - Gastrostomia
  - Jejunostomia

QUADRO 26.3 — Calibre das sondas nasogástricas utilizadas em nutrição enteral.

Recém-nascidos e lactentes	Pré-escolar e escolar
3,5 a 8 F	10 a 12 F

QUADRO 26.4	Nutrição enteral no pós-operatório de criança.*		
Peso da criança (kg)	Distância total da inserção (cm)		Calibre da sonda (*French*)
< 1	13 a 21		4,2
1 a 2	21 a 26		4,2
1,5 a 3,5	23 a 34		5
3 a 10	30 a 40		5
8 a 12	42		5
> 12	> 40		7,5

*Sonda nasoenteral (possibilita maior oferta calórica/indicada no pós-operatório de cirurgia do sistema digestório superior).

QUADRO 26.5	Tipos de acesso na nutrição parenteral.	
	Acesso periférico	Acesso central
Vantagens	Procedimento simples, baixo custo, menos invasivo, menor risco de complicações	Permite uso de soluções hiperosmolares (> 1.000 mOsm/ℓ) Permite o uso de concentração de glicose superior a 12,5% até o máximo de 40% nos casos de restrição hídrica acentuada
Desvantagens	Não permite utilização de soluções hiperosmolares (1.000 mOsm/ℓ) Concentração de glicose não deve ultrapassar 12,5% Troca frequente do sítio de punção (máximo de 96 h) Risco de necrose tecidual por extravasamento Elimina muitos acessos venosos	Procedimento complexo, alto custo e risco elevado de infecção Possibilidade de trombose venosa profunda se o cateter não estiver bem localizado (veia cava superior, próximo à entrada do átrio direito) Risco de complicações inerentes ao procedimento (embolia gasosa, pneumotórax e outros)
Indicação	Curtos períodos de tempo Quando a via central está contraindicada	Períodos de nutrição parenteral > 2 semanas Necessidade proteico-calórica elevada Acesso periférico prejudicado

Adaptado de Weffort e Lamounier, 2010.

NÃO ESQUEÇA

- O tipo de procedimento cirúrgico vai determinar a escolha do suporte nutricional mais adequado
- A cirurgia por si só causa incremento na resposta aguda ao estresse, aumentando o catabolismo e propiciando a mobilização dos macronutrientes (proteína, lipídio e carboidrato)
- O efeito catabólico é potencializado pelo crescimento somático típico da criança sadia
- A resposta ao trauma é variável e depende da idade, do estado nutricional prévio do paciente e da gravidade da patologia cirúrgica em questão
- Um suporte nutricional adequado e individualizado (Quadro 26.6) no período pré- e pós-operatório diminui a morbidade e a mortalidade.

■ Bibliografia

American Academy of Pediatrics (AAP). Committee on Nutrition. Pediatric nutrition handbook. 5. ed. New York: AAP Press; 2004.
Falcão MC, Tannuri U. Nutrition for the pediatric surgical patient: approach in the perioperative period. Rev Hosp Clin Fac Med São Paulo. 2002; 57(6):299-308.
Lund CH. Gastroschisis: incidence, complications, and clinical management in the neonatal intesive care Unit. J Perinat Neonatal Nurs. 2007; 21:63-8.
Powell TJ. Perioperative nutritional support: does it reduce hospital complications or shorten convalescence? Gut. 2000; 46(6):749-50.
Secker DJ, Jeejeebhoy KN. Subjective global nutrition assessment for children. Am J Clin Nutr. 2007; 85(4):1083-9.
Sigalet D, Boctor D et al. Elements of successful intestinal rehabilitation. J Pediatric Surg. 2011; 46(1):150-6.

QUADRO 26.6	Monitoramento da nutrição parenteral.
Parâmetro	Frequência
Entrada e saída de fluidos	Diária
Peso corporal	Diária
Estatura	Semanal
Perímetro cefálico	Semanal
Circunferência braquial e prega tricipital	Semanal
Glicemia capilar	2 a 3 vezes/dia
Glicosúria	2 a 3 vezes/dia
Eletrólitos séricos	2 a 3 vezes/semana
Triglicerídios, albumina, pré-albumina	15/15 dias
Balanço nitrogenado – se disponível	Semanal
Calorimetria indireta – se disponível	15/15 dias

NUTRIÇÃO E METABOLISMO

27 MANEJO DAS DOENÇAS METABÓLICAS EM SITUAÇÕES EMERGENCIAIS

Maria Costa e Hélio Rocha

■ Introdução

Os erros inatos do metabolismo (EIM) são um grupo de doenças genéticas caracterizadas por defeitos enzimáticos em alguma via metabólica. Podem causar falha na síntese (anabolismo), na degradação (catabolismo), no armazenamento ou no transporte de moléculas no organismo. A descompensação (fatores apresentados no Quadro 27.1) desse grupo de doenças pode acontecer de forma repentina e com evolução desfavorável rápida.

■ Classificação

Os EIM podem ser divididos didaticamente em três grupos, segundo Saudubray et al. (2012):
- Grupo I: doenças de moléculas complexas, que causam sintomas permanentes e progressivos, como doenças lisossômicas (mucopolissacaridoses) ou peroxossômicas
- Grupo II: doenças que cursam com intoxicação, pois causam acúmulo de componentes tóxicos do metabolismo intermediário. Acidemias orgânicas, aminoacidopatias, doenças do ciclo da ureia e do metabolismo dos carboidratos são exemplos
- Grupo III: doenças que envolvem o metabolismo energético, como as glicogenoses, acidemias lácticas, mitocondriopatias e defeitos da betaoxidação dos ácidos graxos.

■ Epidemiologia

Individualmente são raras, mas quando reunidas em grupo, com aproximadamente 500 distúrbios conhecidos, as doenças metabólicas podem alcançar uma incidência de 1 para 5.000 nascidos vivos.

■ Etiologia

São doenças, em sua maioria, de herança autossômica recessiva.

■ Quadro clínico

As primeiras manifestações ocorrem, classicamente, no período neonatal, com sintomas agudos, fazendo diagnóstico diferencial com sepse. No entanto, os EIM podem apresentar-se depois, de 29 dias de vida até a idade adulta, na forma de sintomas agudos, crônicos intermitentes, ou progressivos.

Os quadros de descompensação podem ser desencadeados por situações como infecções, jejum, febre, estresse psíquico, ou mudanças na dieta, como na introdução da alimentação complementar.

QUADRO 27.1 Fatores desencadeantes de descompensação metabólica em pacientes com erros inatos do metabolismo.

Fator desencadeante	Erro inato do metabolismo
Ingestão de proteína	Defeitos do ciclo da ureia Doença da urina do xarope de bordo Aminoacidopatias Acidemias orgânicas
Ingestão de frutose	Deficiência de frutose-1,6-difosfatase
Ingestão de galactose	Galactosemia
Ingestão de carboidrato	Deficiência de piruvato-desidrogenase Mitocondriopatias Hiperinsulinismo
Jejum, infecção, febre, catabolismo	Aminoacidopatias Acidemias orgânicas Defeitos da oxidação dos ácidos graxos Defeitos do ciclo da ureia Glicogenoses
Cirurgias	Eventos tromboembólicos na homicistinúria Qualquer doença listada acima
Medicamentos	Deficiência de glicose-6-fosfato-desidrogenase

Adaptado de Saudubray et al., 2012.

Em geral, ocorrem recusa alimentar, vômito, letargia, irritabilidade e hipotonia muscular. A evolução prossegue para coma, crises convulsivas, taquipneia, acidose metabólica e parada respiratória.

Particularmente no período neonatal ou nos primeiros meses de vida, o paciente afetado pode abrir o quadro com encefalopatia aguda (alteração aguda da consciência). Os principais EIM implicados são as acidemias orgânicas, os defeitos do ciclo da ureia, a doença da urina em xarope de bordo, a hiperglicinemia não cetótica e a deficiência do cofator de molibdênio.

■ Diagnóstico

Clínico

Anamnese e exame físico completos são essenciais para instruir a investigação laboratorial da criança suspeita de um EIM. Dentre outros aspectos, é preciso atentar para odores incomuns na pele ou urina do paciente, pois determinadas doenças metabólicas produzem odores característicos (Quadro 27.2).

Laboratorial

- Gasometria arterial, para confirmar a acidose metabólica ou o consumo de bicarbonato
- Eletrólitos (sódio, potássio e cloro), para cálculo do ânion gap, que está aumentado nas acidemias orgânicas e aminoacidopatias
- Amônia, que aumenta nas doenças do ciclo da ureia, acidemias orgânicas, lácticas e aminoacidopatias. Defeitos na betaoxidação dos ácidos graxos também podem elevar a amônia levemente. Valores normais ficam abaixo de 50 μmol/ℓ. Resultados falso-positivos podem advir do garroteamento do membro para a coleta da amostra de sangue. A elevação do nível sérico de amônia só é considerada relevante quando ultrapassa o triplo do normal
- Glicose. Doenças do metabolismo das proteínas, lipídios e carboidratos podem causar hipoglicemia. Em alguns casos, encontra-se hiperglicemia associada a um EIM
- Lactato sérico. Elevado nas acidemias lácticas primárias ou secundárias a diversos EIM, como a doença de Leigh, doença de depósito de glicogênio do tipo 1, deficiência de frutose-1,6-difosfatase, intolerância hereditária à frutose, deficiência de biotinidase e aminoacidopatias. Porém, deve-se ressaltar que a acidose láctica pode advir de outras situações clínicas, como o choque, a cardiomiopatia, a hipertensão pulmonar ou, em recém-nascidos, a simples infusão de glicose acima de 12 mg/kg/minuto.

Por imagem

Os achados nos exames de neuroimagem podem, raramente, levar à suspeita de um determinado EIM. São exemplos:
- Tomografia computadorizada de crânio: alargamento intenso das fissuras de Sylvius sugere a acidemia glutárica do tipo 1; calcificação dos núcleos base e/ou tálamo pode decorrer da doença de Krabbe ou mitocondriopatias, como MELAS ou síndrome de Kearns-Sayre

QUADRO 27.2 Odores característicos de determinados erros inatos do metabolismo.

Odor de	Sugestivo de
Caramelo ou açúcar queimado	Doença da urina em xarope de bordo
Lúpulo seco	Síndrome de má absorção de metionina
Mofo	Fenilcetonúria
Peixe podre	Trimetilaminúria
Pés suados	Acidúria isovalérica ou acidúria glutárica tipo II
Repolho	Tirosinemia do tipo I

- Ressonância magnética do encéfalo: nas imagens pesadas em T2, áreas simétricas de hipersinal no globo pálido medial com hipointensidade circundante (o chamado "olho de tigre") sugerem a neurodegeneração associada à pantotenato-quinase (PKAN)
- Espectroscopia por ressonância magnética de prótons do cérebro: a detecção de acúmulo de ácido láctico leva à suspeita da doença de Leigh; e uma elevação acentuada do pico de N-acetil-aspartato (NAA) sugere a doença de Canavan.

■ Diagnóstico diferencial

As infecções fazem diagnóstico diferencial com a descompensação metabólica ou podem ser o gatilho deflagrador desta.

■ Tratamento

Medidas gerais

- Suporte ventilatório para os pacientes com acidose metabólica grave e proteção de vias respiratórias para os pacientes com rebaixamento do nível de consciência
- Correção da acidose metabólica com bicarbonato de sódio
- Pacientes em crise metabólica frequentemente têm infecção associada. Investigar e tratar
- Interromper a ingestão de proteínas por 2 a 3 dias ou até a compensação metabólica. Reiniciar com 0,5 a 1 g/kg/dia de proteína
- Estimular o anabolismo com infusão venosa de solução de glicose a 10% e eletrólitos. Manter hidratação vigorosa
- Lipídios podem ser ofertados caso não se trate de defeito na betaoxidação de ácidos graxos. Os lipídios também têm a finalidade de aumentar o anabolismo e com isto diminuir a degradação. Em alguns casos, está indicada a insulinoglicoterapia para produzi-los
- Correção da hiperamonemia, com benzoato de sódio 200 a 400 mg/kg/dia, a cada 6 horas. O objetivo é manter a amônia com valores abaixo de 80 μmol/ℓ. Valores acima de 400 μmol/ℓ indicam diálise peritoneal pelo risco de edema cerebral agudo
- Quando este quadro for causado por acúmulo de substâncias tóxicas no sistema nervoso central (SNC), hidratação e diureses forçadas, bem como uso de "quelantes", como o benzoato de sódio, na hiperamonemia ou hiperglicinemia.

Fármacos

Cofatores recomendados:
- Biotina 10 mg/dia por via oral: indicada na deficiência de biotinidase, deficiência de holocarbaxilase-sintetase e na acidemia propiônica
- Tiamina (vitamina B_1) 200 mg/dia por via oral ou intravenosa: indicada na deficiência de piruvato-carboxilase (um tipo de acidemia láctica) e na doença da urina em xarope de bordo

- L-carnitina 25 mg/kg a cada 6 horas por via oral ou intravenosa: indicada tanto por tratar doença de sua deficiência primária, quanto pela deficiência secundária que vários EIM causam. Seu uso tem duas funções: promover a formação de acilcarnitinas orgânicas para restabelecer os níveis de coenzima A, importantes para o metabolismo mitocondrial; e ligar-se aos ácidos orgânicos livres, para serem filtrados e excretados pelos rins. Eficácia no tratamento de algumas acidemias orgânicas e nas doenças mitocondriais
- Vitamina C 100 mg/kg/dia por via oral
- Riboflavina (vitamina B_2) 100 a 300 mg/dia por via oral ou intravenosa: indicada na acidemia glutárica
- Piridoxina (vitamina B_6) 10 a 100 mg/dia por via oral ou intravenosa: indicada em convulsões dependentes de piridoxina e na homocistinúria
- Cobalamina (vitamina B_{12}) 1 mg/dia por via intramuscular: indicada na homocistinúria e na acidemia metilmalônica
- Ácido folínico 20 mg/dia por via oral.

■ **Bibliografia**

Husny AS et al. Erros inatos do metabolismo: revisão de literatura Rev Para Med. 2006; 20(2):41-5.

Jardim LB, Ashton-Prolla P. Erros inatos do metabolismo em crianças e recém-nascidos agudamente enfermos: guia para o seu diagnóstico e manejo. Jornal de Pediatria. 1996; 72(2):63-70.

Sarafoglou K, Hoffmann G, Roth K. Pediatric endocrinology and inborn errors of metabolism. 1. ed. New York: McGraw-Hill, 2008.

Saudubray JM, Bergh G, Walter JH. Inborn metabolic disease. 5. ed. New York: Springer, 2012.

Schwartz IV et al. Tratamento de erros inatos do metabolismo. Jornal de Pediatria. 2008; 84(4):S8-19.

Scriver C, Beaudet A, Sly W, Valle D. The metabolic and molecular bases of inherited disease. 8. ed. New York: McGraw-Hill, 2001.

Zschocke J, Hoffman GF. Vademecum metabolicum: manual de pediatria metabólica. 2. ed. Heidelberg: Segmento Farma, 2004.

28 OBESIDADE INFANTOJUVENIL

Mônica de Araujo Moretzsohn e Hélio Rocha

■ Introdução

A obesidade é o acúmulo anormal ou excessivo de gordura que acarreta graves repercussões orgânicas e psicossociais, segundo a Organização Mundial da Saúde (OMS). É considerada fator de risco maior para doenças crônicas não transmissíveis (DCNT) como diabetes, doenças cardiovasculares, dislipidemia e câncer.

■ Classificação

Pode ser classificada em obesidade primária e secundária:
- Primária: resulta de uma associação de fatores genéticos, ambientais e comportamentais e ocorre em 95% dos casos
- Secundária: corresponde a 5% dos casos e está associada a síndromes genéticas raras (síndromes de Prader-Willi, Laurence-Moon-Biedl, Carpenter e Kallmann), distúrbios endócrinos (hipotireoidismo, síndrome de Cushing, hipogonadismo) e uso de medicamentos (corticosteroides, valproato de sódio, cloridrato de cipro-heptadina).

■ Epidemiologia

Dados da Pesquisa de Orçamento Familiar de 2008 e 2009 mostraram que 33,5% das crianças de 5 a 9 anos apresentavam excesso de peso e 14,3% eram obesas. Na população de 10 a 19 anos, 1/5 dos adolescentes apresentavam excesso de peso, sendo que em 5,9% dos meninos e 4% das meninas foram diagnosticados com obesidade. O aumento de peso em adolescentes foi contínuo nos últimos 34 anos, com maior prevalência nas áreas urbanas do que nas rurais e nas regiões Sul, Sudeste e Centro-Oeste. A transição nutricional observada, com redução da desnutrição e aumento da obesidade em proporções epidêmicas, tem relação com a queda da mortalidade infantil, aumento da expectativa de vida, melhor distribuição de renda e mudanças no padrão alimentar (caracterizado por baixo consumo de frutas, grãos, legumes e verduras).

■ Etiologia

Fatores genéticos, ambientais e comportamentais estão envolvidos na gênese da obesidade. A herança genética é poligênica e tem clara associação com a distribuição de gordura corporal, o gasto energético e a susceptibilidade ao ganho de peso. Sabe-se que quando o pai e a mãe são obesos, o risco de o filho se tornar obeso é de 80%. Se apenas um genitor for obeso, o risco cai para 50%. Se ambos forem magros, a probabilidade é de 8%.

A predisposição genética associada a um alto consumo de alimentos processados, ricos em gorduras e açúcares, e estilo de vida sedentário contribuiu para o aumento na prevalência da doença no mundo inteiro, alcançando todas as faixas etárias independentemente de sexo, etnia e poder aquisitivo.

■ Fisiopatologia

Mais de 400 genes ligados à obesidade foram isolados e codificam componentes que influenciam o equilíbrio energético, agindo na ingestão alimentar, no gasto energético ou em ambos. São eles: insulina, leptina, neuropeptídios orexígenos e anorexígenos, colecistoquinina, grelina, adiponectina, adipsina e citocinas inflamatórias.

A leptina é uma proteína secretada pelo tecido adiposo na proporção do conteúdo de gordura corporal, e atua no hipotálamo diminuindo a ingestão alimentar e estimulando o gasto energético. Os neuropeptídios orexígenos, particularmente o NPY que é muito potente, são estimuladores da ingestão alimentar e aumentam quando os estoques de gordura diminuem.

A grelina, produzida pelo estômago, está elevada antes das refeições e diminui logo depois. A adiponectina é a única substância produzida pelo tecido adiposo que tem sua produção diminuída na obesidade e possui efeitos antiaterogênicos, antidiabéticos e anti-inflamatórios.

As citocinas são liberadas pelos adipócitos durante processos inflamatórios e estão aumentadas no paciente obeso provavelmente em virtude da massa de tecido adiposo aumentada, daí o conceito de obesidade como processo inflamatório.

■ Diagnóstico

Clínico

O diagnóstico da obesidade é clínico, com base em:
- Anamnese (coletar os seguintes dados)
  - História da obesidade: início e fatores desencadeados (Quadro 28.1)
  - Antecedentes pessoais: peso ao nascer, tempo de aleitamento materno, alimentação complementar, uso de medicamentos
  - Antecedentes familiares: obesidade e doença cardiovascular nos pais, avós e tios
  - Hábitos alimentares: recordatório de 24 horas, em que são realizadas as refeições, se na presença dos pais e o tempo despendido com a alimentação

OBESIDADE INFANTOJUVENIL

QUADRO 28.1	Fatores desencadeados pela obesidade.
Dermatológicos	Acantose *nigricans*, estrias, celulite, acne, hirsutismo, furunculose
Ortopédicos	Dor ou edema nas articulações (epifisiólise de cabeça de fêmur, osteocondrite, artrites degenerativas), joelho valgo, pés planos
Cardiovasculares	Hipertensão arterial
Respiratórios	Apneia do sono, asma, fadiga aos esforços
Hepáticos	Dor abdominal (doença gordurosa não alcoólica, colelitíase)
Gastrintestinais	Dor retroesternal (refluxo gastresofágico), dor abdominal (constipação intestinal)
Geniturinários	Alterações menstruais (síndrome dos ovários policísticos); estadiamento puberal – Tanner (pubarca precoce); infecção urinária
Sistema nervoso	Problemas psicossociais

- Comportamento na escola, em família, atividade física, tempo de tela (TV, *videogames*, computadores)
- Exame físico: pesquisar sinais clínicos específicos relacionados com doenças nos pacientes com obesidade ou sobrepeso, a saber:
  - Dados antropométricos
    - Aferição de peso e estatura para cálculo do índice de massa corporal (IMC):

    IMC = peso (em kg)/altura (em m)^2

    O diagnóstico de excesso de peso baseia-se em gráficos específicos para idade e sexo (OMS, 2007), que utilizam percentis ou escores Z do IMC/idade de 0 a 19 anos (Quadro 28.2). Nas crianças de 0 a 5 anos, também se pode utilizar o gráfico de peso/estatura ("Anexo C", ao final do livro).
    - Circunferência abdominal (CA): a avaliação da CA mede indiretamente a gordura visceral e está associada a resistência insulínica, hipertensão arterial, dislipidemia e maior risco cardiovascular quando acima do percentil 90 para o sexo e a idade (Quadro 28.3). Para medir a CA, marca-se o ponto médio entre a última costela fixa (décima) e a borda superior da crista ilíaca e mede-se a circunferência com fita extensível
    - Podem ser utilizadas outras técnicas para medir a adiposidade, como: medida das pregas cutâneas, bioimpedância, tomografia computadorizada, densitometria e ressonância magnética.

Laboratorial

Nas crianças e adolescentes com excesso de peso, os exames mencionados no Quadro 28.4 devem ser solicitados como triagem universal.

Nos pacientes que apresentam morbidades associadas ou na investigação de causas secundárias da obesidade, pode-se ampliar a investigação (teste oral de tolerância à glicose, TSH, T4 livre, insulina, cariótipo).

■ Diagnóstico diferencial

Na obesidade secundária a doenças genéticas ou endócrinas, a obesidade é incomum nos familiares, geralmente há baixa estatura com atraso da idade óssea e pode haver malformações. Na síndrome de Cushing, a distribuição de gordura é centrípeta e pode haver policitemia, estrias, osteoporose e crescimento lento com atraso da idade óssea, ao contrário da obesidade exógena. Nesta, o excesso de peso é comum nos familiares, o exame físico é normal, a estatura é elevada e a idade óssea é normal.

■ Tratamento

Medidas gerais

O tratamento da obesidade envolve uma abordagem dietética, mudanças no estilo de vida e estímulo à prática de atividade física. Nas crianças de 2 a 7 anos, com sobrepeso ou obesas, sem morbidades associadas está indicada a manutenção de peso. Nas crianças menores de 7 anos com morbidades associadas e nas maiores de 7 anos, está indicada a perda gradual de peso. Nos adolescentes que completaram o estirão puberal, a orientação nutricional visa à perda de 0,5 kg/semana.

A abordagem dietética deve ser realizada em etapas e visa à redução das calorias ingeridas e ao conhecimento sobre alimentação saudável. Deve envolver toda a família para garantir o sucesso do tratamento. As seguintes

QUADRO 28.2	Índices antropométricos para crianças de 0 a 19 anos.			
Percentis		Índices antropométricos		
		Crianças de 0 a < 5 anos		Crianças e adolescentes de 5 a 19 anos
Valores críticos		Escore Z	Peso para estatura	IMC para idade
> 85 e ≤ 97		> +1 e ≤ +2	Risco de sobrepeso	Sobrepeso
> 97 e ≤ 99,9		> +2 e ≤ +3	Sobrepeso	Obesidade
> 99,9		> +3	Obesidade	Obesidade grave

IMC: índice de massa corporal.

QUADRO 28.3 Circunferência abdominal e percentil de acordo com a etnia e a o sexo.

	Brancos						Negros					
	Meninos			Meninas			Meninos			Meninas		
		Percentil			Percentil			Percentil			Percentil	
Idade	N	50	90	N	50	90	N	50	90	N	50	90
5	28	52	59	34	51	57	36	52	56	34	52	56
6	44	54	61	60	53	60	42	54	60	52	53	59
7	54	55	61	55	54	64	53	56	61	52	56	67
8	95	59	75	75	58	73	54	58	67	54	58	65
9	53	62	77	84	60	73	53	60	74	56	61	78
10	72	64	88	67	63	75	53	64	79	49	62	79
11	97	68	90	95	66	83	58	64	79	67	67	87
12	102	70	89	89	67	83	60	68	87	73	67	84
13	82	77	95	78	69	94	49	68	87	64	67	81
14	88	73	99	54	69	96	62	72	85	51	68	92
15	58	73	99	58	69	88	44	72	81	54	72	85
16	41	77	97	58	68	93	41	75	91	34	75	90

Adaptado de Obesidade na Infância e Adolescência: Manual de Orientação, SBP, 2012.

QUADRO 28.4 Exames para verificar excesso de peso.

Exame	Valores de referência
Glicemia em jejum (de 8 h)	< 100 mg/dℓ: adequado 100 a 126 mg/dℓ: limítrofe (solicitar teste oral de tolerância à glicose) > 126 mg/dℓ: diabetes melito
Perfil lipídico (jejum de 12 h) (menores de 2 anos)	Colesterol total – < 150 mg/dℓ: ■ LDL-c < 100 mg/dℓ ■ HDL-c > 45 mg/dℓ Triglicerídios < 100 mg/dℓ
Alanina-aminotransferase ou transaminase glutâmico-pirúvica	< 40 U/ℓ

Fonte: Departamento Científico de Nutrologia da Sociedade Brasileira de Pediatria.

orientações, visando às mudanças nos hábitos alimentares e à prevenção de doenças, são válidas:
• Diminuir o consumo de gorduras
• Restringir o consumo de sal para 6 gramas por dia ou 2.400 mg de sódio
• Estimular o consumo de 5 porções diárias de frutas e hortaliças
• Reduzir a ingestão de bebidas ricas em carboidratos, assim como bebidas alcóolicas
• Estimular o consumo de aves, carnes vermelhas magras e peixe pelo menos 2 vezes/semana.

A Associação Americana de Cardiologia recomenda 60 minutos diários de atividade física moderada ou vigorosa, que inclui natação, futebol, vôlei, andar de bicicleta, *skate* etc.) e diminuição do tempo de atividades sedentárias a 2 horas por dia como TV, *videogames*, computador e telefone. Crianças devem ser incentivadas a praticar atividade lúdica e recreativa com a participação dos pais desde os primeiros anos, reduzindo o sedentarismo e contribuindo para a manutenção de um peso adequado.

A Figura 28.1 resume a abordagem ao paciente com obesidade/sobrepeso.

Fármacos

Podem-se utilizar fármacos em situações específicas como nos casos de depressão, compulsão alimentar e resistência à insulina. Os fármacos que atuam diretamente na perda de peso, como sibutramina e orlistate, não são liberados para uso em crianças e adolescentes (Quadro 28.5).

Outras intervenções

O SUS reduziu a idade mínima para realização da cirurgia bariátrica de 18 para 16 anos (Portaria nº 424 de 19 de março de 2013 do Ministério da Saúde). Está indicada quando:
• IMC = 50 kg/m²
• IMC > 40 kg/m² com ou sem comorbidades (alto risco cardiovascular, diabetes, hipertensão arterial de difícil controle, apneia do sono, artrites degenerativas) quando houve falha no tratamento clínico por 2 anos

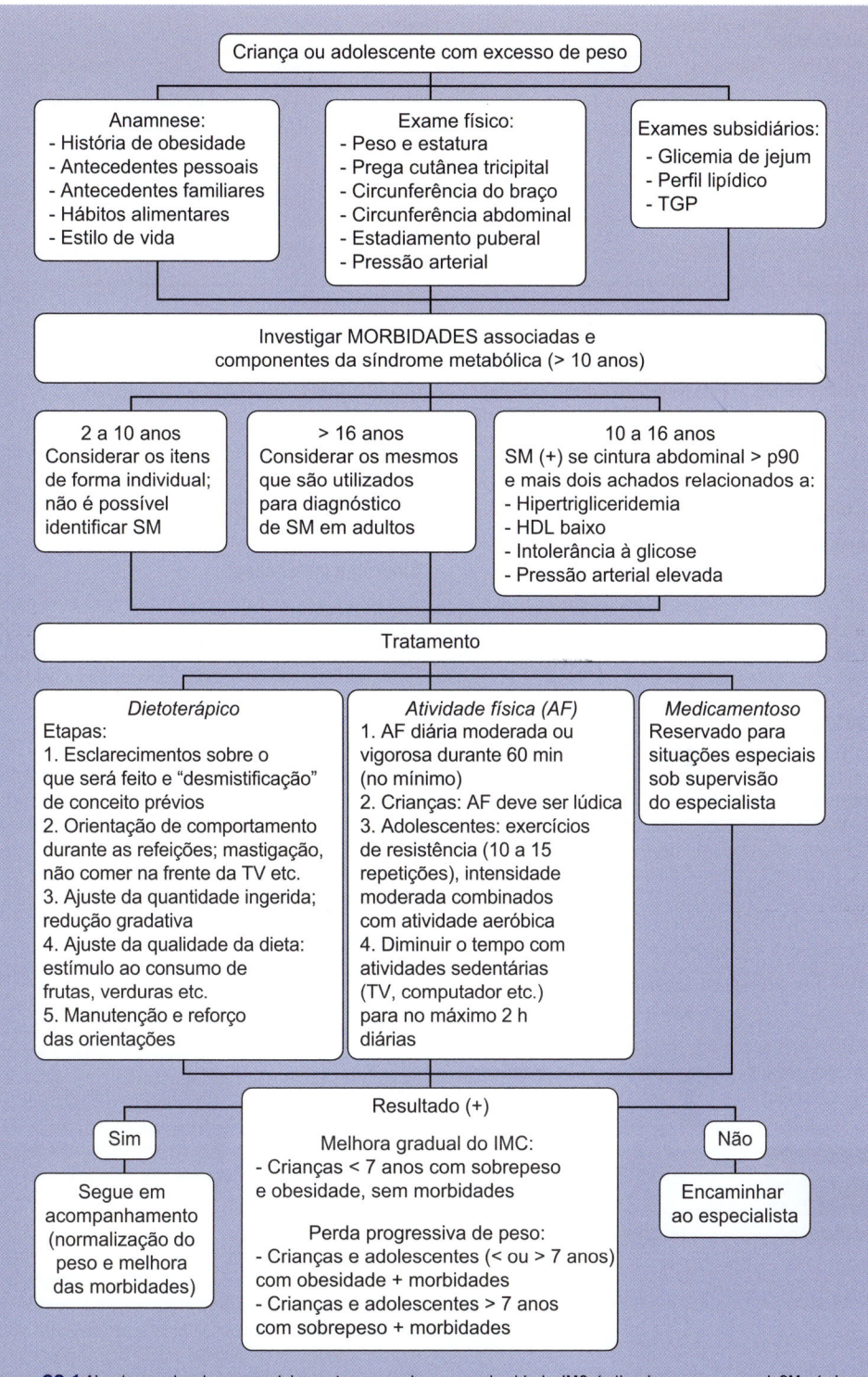

Figura 28.1 Abordagem de crianças e adolescentes com sobrepeso e obesidade. IMC: índice de massa corporal; SM: síndrome metabólica; TGP: transaminase glutâmico-pirúvica.

QUADRO 28.5	Medicamentos usados para combate à obesidade.			
Medicamento	**Indicação**	**Apresentação**	**Dose**	**Idade de liberação**
Sibutramina	Indução de saciedade	Comprimidos 10 e 15 mg	10 a 15 mg 1 vez/dia	Uso adulto
Orlistate	Bloqueia em 30% absorção de gordura	Comprimidos 120 mg	120 mg 3 vezes/dia	Uso adulto
Fluoxetina	Depressão	Comprimidos 20 mg e gotas (1 mg/gota)	10 mg/dia, dose inicial	A partir de 8 anos
Sertralina	Compulsão	Comprimidos 25, 50 e 100 mg	25 mg/dia, dose inicial	A partir de 6 anos
Metformina	Melhora sensibilidade à insulina	Comprimidos 500 e 850 mg	500 mg/dia, dose inicial	Indefinida

- IMC > 35 kg/m² com comorbidades associadas sem sucesso no tratamento clínico por 2 anos
- Jovens entre 16 e 18 anos com IMC no escore Z + 4 poderão ter indicação cirúrgica desde que as epífises de crescimento estejam consolidadas.

■ Complicações

Hipertensão arterial

Cerca de 30% das crianças e adolescentes com excesso de peso podem apresentar hipertensão (Quadro 28.6). A aferição da pressão arterial deve ser realizada em toda consulta com manguitos adequados e classificada de acordo com tabelas específicas ("Anexo D").

Diabetes melito

Estima-se que 20 a 25% de crianças e adolescentes obesos apresentem intolerância à glicose, que pode levar ao diabetes tipo 2. A resistência insulínica é uma incapacidade do organismo de responder a ação da insulina e está diretamente associada ao desenvolvimento de diabetes tipo 2, hipertensão arterial, dislipidemia e doença cardiovascular.

O índice HOMA-IR pode ser utilizado para avaliar a resistência insulínica e é calculado por meio da fórmula:

HOMA-IR = glicemia em jejum (mmol/ℓ) × insulina em jejum (μU/mℓ) 22,5

Para converter glicemia de mg/dℓ para mmol/ℓ, multiplicar valor por 0,05. Valores acima de 3,45 são considerados hiperinsulinismo.

QUADRO 28.6	Valores de referência para verificação de hipertensão.
Classificação	**Percentil para PAS e PAD**
Normal	< P90
Pré-hipertensão	P90 a < P95 ou se > 120/80 mmHg
Hipertensão estágio 1	P95 a P99 + 5 mmHg
Hipertensão estágio 2	> P99 + 5 mmHg

PAS: pressão arterial sistólica; PAD: pressão arterial diastólica. (Adaptado de Tratado de Pediatria, SBP, 2014.)

Dislipidemia

As alterações lipídicas associadas à obesidade se caracterizam por aumento dos níveis de triglicerídios e VLDL, diminuição dos níveis de HDL-c e por partículas de LDL-c menores e mais densas, portanto mais aterogênicas.

O Quadro 28.7 mostra os valores de referência para indivíduos de 2 a 19 anos (SBP, 2012).

Síndrome metabólica

Representa um conjunto de fatores de risco para doenças cardiovasculares. A Federação Internacional de Diabetes define SM em adolescentes entre 10 e 16 anos como circunferência abdominal > percentil 90 associada a pelo menos duas das anormalidades a seguir:
- Hipertrigliceridemia > 150 mg/dℓ
- HDL-c < 40 mg/dℓ
- Hipertensão arterial sistólica ≥ 130 mmHg e diastólica ≥ 85 mmHg
- Intolerância à glicose: glicemia em jejum > 100 mg/dℓ ou DM tipo 2.

Não existem critérios definidos para menores de 10 anos. Nos maiores de 16 anos, utilizam-se os critérios de adultos.

Esteatose hepática

A esteatose hepática não alcóolica se caracteriza por infiltração gordurosa do fígado, na qual estão envolvidos resistência insulínica e aumento de ácidos graxos circulantes. A lesão é progressiva e pode evoluir para esteato-hepatite e cirrose. Suspeita-se da doença no paciente obeso que apresenta sinais de resistência insulínica (acantose *nigricans*, hiperinsulinismo) e aumento de TGP. É altamente sugestiva sua associação destes com aumento da ecogenicidade na ultrassonografia hepática, mas o diagnóstico definitivo é feito por meio de biopsia.

■ Prevenção

Os períodos críticos para desenvolver obesidade são o intrauterino, primeiros 2 anos de vida e adolescência. As estratégias de prevenção incluem estimular o aleitamento materno exclusivo por 6 meses e até 2 anos com adequada introdução da alimentação complementar, estimular hábitos de vida saudáveis e identificar os pacientes de risco. A obesidade é uma doença de difícil tratamento em virtude de sua complexidade e causa grande prejuízo psíquico e social, além de graves repercussões na saúde.

QUADRO 28.7	Valores de referência para verificação de dislipidemia.		
Lipoproteínas (mg/dℓ)	Desejáveis	Limítrofes	Aumentados
Colesterol total	< 150	150 a 169	> 170
LDL-c	< 100	100 a 129	> 130
HDL-c	> 45	–	–
Triglicerídios	< 100	100 a 129	> 130

■ Bibliografia

IBGE. Pesquisa de Orçamentos familiares 2008-2009. Antropometria e estado nutricional de crianças, adolescentes e adultos no Brasil. Publicado em 30/11/2010. Disponível em http://www.ibge.gov.br/home/estatistica/populacao/condicaodevida/pof/2008_2009_encaa/default.shtm.

Ministério da Saúde. Portaria nº 424, de 19 de março de 2013. http://bvsms.saude.gov.br/bvs/saudelegis/gm/2013/prt0424_19_03_2013.html.

Obelar MS et al. Obesidade na Infância e Adolescência. In: Campos Junior D, Burns DAR, Lopez FA (Org.). Tratado de Pediatria: Sociedade Brasileira de Pediatria. 3. ed. Barueri: Manole, 2014. p. 2065-74.

Sociedade Brasileira de Pediatria. Obesidade na infância e Adolescência - Manual de Orientação. Departamento Científico de Nutrologia. 2. ed. São Paulo: SBP, 2012.

Weffort VR. Nutrição em pediatria: da neonatologia a adolescência. 1. ed. Barueri: Manole, 2009.

Seção 3

VACINAS

Sumário

29. Calendário de Vacinação | Recomendações para Crianças e Adolescentes, 147
30. Eventos Adversos | Vigilância, Notificação e Atendimento, 157
31. Impacto das Doenças Imunopreviníveis na Infância e na Adolescência, 166

Coordenadora: Isabella Ballalai

VACINAS

29 CALENDÁRIO DE VACINAÇÃO I RECOMENDAÇÕES PARA CRIANÇAS E ADOLESCENTES

Isabella Ballalai

■ Introdução

A prática da vacinação em massa como estratégia para a redução de morbidade e mortalidade relacionadas com as doenças infecciosas só se iniciou efetivamente no século 20. Apesar da curta história, desde a época de Edward Jenner, a vacinação possibilitou que doenças como varíola, difteria, tétano, febre amarela, coqueluche, doenças causadas pelo *Haemophilus influenzae* tipo b, poliomielite, sarampo, caxumba, rubéola, febre tifoide, raiva, rotavírus e hepatite B fossem erradicadas, eliminadas ou controladas em boa parte do planeta.

Segundo a Organização Mundial da Saúde (OMS), a cada ano, as vacinas evitam mais de 2,5 milhões de mortes causadas por doenças infecciosas em todo o mundo. Os resultados mundiais obtidos em termos das reduções de casos, hospitalizações e óbitos relacionados com as doenças imunopreveníveis só foram possíveis onde altas coberturas vacinais foram alcançadas, graças à vacinação em massa.

No entanto, com base no princípio básico da vacinação – impedir que pessoas adoeçam é melhor, em todos os sentidos, do que tratá-las –, inúmeras sociedades médicas recomendam, para a proteção individual, calendários de vacinação que vão além do previsto pela saúde pública, até que a vacinação em massa e gratuita seja possível.

Poucas ações e poucos investimentos em saúde trouxeram retorno tão eficaz e transformador em todas as nações quanto a vacinação. Os benefícios diretos e indiretos gerados com ações de imunizações são incontestáveis e inúmeras evidências demonstram seu potencial de redução da mortalidade entre as crianças e os adultos, melhoria das condições de saúde e bem-estar das populações, além de representar economia para a sociedade, tanto por meio de redução de custos com consultas, tratamentos e hospitalizações decorrentes das doenças, como da diminuição do absenteísmo escolar e ocupacional.

Desse modo, o grande desafio atual é ampliar não só as faixas etárias a serem vacinadas, mas também as doenças que sejam imunopreveníveis, assim como desconstruir mitos criados em momentos infelizes da história da humanidade que, por muitas vezes, atrapalharam a credibilidade da vacinação.

■ Considerações sobre doenças imunopreveníveis na infância e na adolescência

Crianças

A infância caracteriza-se por maior suscetibilidade a muitas doenças agudas e infecciosas decorrentes de diferenças fisiológicas com relação aos adultos, como a uretra, os canais auditivos mais curtos e a maior labilidade hidreletrolítica. Dados epidemiológicos mostram maior suscetibilidade a doenças infecciosas nos primeiros meses de vida, em parte pela imaturidade imunológica. Observam-se maiores taxas de complicações por infecções, como coqueluche, *influenza* e hepatite B, entre outras, nas crianças infectadas no período perinatal e nos lactentes menores.

O objetivo primário dos programas de vacinação infantil é reduzir a morbidade e a mortalidade infantis pela prevenção das doenças infecciosas imunopreveníveis e, desde o início do século 20, tem sido importante iniciativa preventiva de saúde. O aumento global da expectativa de vida observado nas últimas décadas deve-se, em grande parte, ao aumento na sobrevida infantil associado à redução na mortalidade por doenças infecciosas, sobretudo em virtude da imunização.

Para alcançar seus objetivos, um programa de vacinação infantil precisa buscar, além de boa resposta imunológica em todas as faixas etárias, altas coberturas vacinais. Na elaboração do calendário que norteará a vacinação de crianças, alguns fatos devem ser considerados:

- Em geral, a procura por cuidados médicos diminui após o primeiro ano de vida e, por isso, estratégias para manter a adesão dos maiores de 1 ano e, principalmente, dos maiores de 5 anos, são necessárias
- A imunização precoce é fundamental para proteger contra as doenças causadas por agentes patogênicos, cuja exposição ocorra no início da vida, que resultam em morbidade e mortalidade altas
- A imunização de gestantes é atualmente a estratégia que possibilita proteger o lactente em seus primeiros meses de vida, antes que possa estar protegido pela sua vacinação, e é adotada para hepatite B, tétano, coqueluche e *influenza*, e também não permite que a mãe seja fonte dessas infecções para seu filho
- A imunização de mulheres em idade fértil possibilita que a mãe não seja fonte de infecção para o bebê e deve considerar, além das vacinas recomendadas na gestação, a vacinação das suscetíveis contra sarampo, caxumba, rubéola e varicela
- No primeiro ano de vida, os anticorpos de origem materna interferem na resposta a vacinas atenuadas; por esse motivo, doses dessas vacinas, quando aplicadas antes dessa idade, devem ser desconsideradas (p. ex., tríplice viral e varicela)
- O número de vacinas atualmente disponível é grande e tende a aumentar, de modo que a inclusão de vacinas no calendário infantil deve buscar a otimização das

aplicações e o uso de vacinas combinadas, a fim de reduzir o número de injeções e de idas aos serviços de vacinação, facilitando a adesão da população.

Prematuros

Vários fatores colaboram para a relativa deficiência da imunidade do recém-nascido pré-termo (RNPT): maior fragilidade da pele, carência dos produtos de ativação do sistema complemento, menor *pool* de reserva de precursores de neutrófilos na medula óssea e menor quimiotaxia, menor aderência e atividade enzimática neutrofílica. Ocorrem, ainda, reduzida citotoxicidade linfocitária, menor produção de citocinas pelos linfócitos T, menor cooperação entre células T e B e menor síntese de anticorpos pelos linfócitos B. Assim, em consequência da imaturidade de diversos componentes da imunidade, os prematuros extremos são altamente suscetíveis a infecções.

Some-se a esses fatos o de que, dependendo da idade gestacional, a quantidade de anticorpos transferidos pela mãe pode estar bastante prejudicada, e, por esse motivo, as concentrações séricas de IgG materna nos RNPTs são inferiores às dos recém-nascidos a termo (RNT), o que aumenta sua suscetibilidade no primeiro ano de vida.

Além das características imunológicas, os RNPTs apresentam outras particularidades que aumentam o risco de infecções: intervenções médicas no período neonatal, uso frequente de medicamentos, em especial corticosteroides, administração de derivados do sangue e imunoglobulinas e longo tempo de internação.

A imunização do RNPT é estratégia hoje reconhecida e recomendada para sua proteção, mas algumas considerações são importantes em relação a eficácia, segurança, esquemas de vacinação e melhor época para vacinar.

Saliou *et al.* publicaram, em 2002, um estudo sobre a eficácia e a tolerância na vacinação de RNPTs, no qual foi verificado que a maturação imunológica depende mais da idade cronológica do que da idade gestacional e que, com exceção da vacina BCG, nem a duração da imunidade nem a segurança das vacinas são modificadas pela prematuridade. Contudo, outros estudos anteriores mostraram que, quando se trata de prematuros extremos (< 1.000 g e idade gestacional < 29 semanas), pode ocorrer diminuição da resposta imune a algumas vacinas, embora os níveis de anticorpos produzidos ainda sejam apropriados para induzir imunidade e prevenir doença. Outros estudos demonstraram que a estabilidade clínica da criança, com ganho regular de peso, tem melhor valor preditivo da resposta imunológica do que o peso ao nascer isoladamente.

De qualquer modo, com idade cronológica de 1 mês de idade, todos os RNPTs, independentemente do peso ao nascer, responderão tão adequadamente às vacinas quanto os nascidos com peso apropriado.

Com relação ao número e ao volume de doses para imunização de RNPTs e de RNs de baixo peso, devem ser os mesmos recomendados para os RNTs, com exceção da vacina anti-hepatite B, quando quatro doses são necessárias para RNPT (considerando que a primeira tenha sido aplicada nas primeiras 12 h de vida naqueles com menos de 2.000 g) e três doses são suficientes para RNT. As doses também não devem ser fracionadas. Alguns cuidados podem ser tomados para minimizar o dano muscular, como adequar o tamanho das agulhas à escassa massa muscular.

Com relação à incidência de efeitos adversos, a relativa imaturidade do sistema imune pode diminuir a reatogenicidade de várias vacinas, ocasionando menor incidência de reações indesejáveis. No entanto, existem relatos de apneia até 72 h após a administração da vacina tríplice bacteriana de células inteiras em RNPTs com menos de 31 semanas de idade gestacional, o que não é observado após a vacina acelular. Crise convulsiva febril benigna também foi relatada mais frequentemente em lactentes nascidos prematuros do que nos nascidos a termo que receberam a vacina pneumocócica heptavalente concomitantemente à tríplice bacteriana de células inteiras (DPTw) e a vacina *Haemophilus influenzae* do tipo b.

Hoje é consenso que os RNPTs (mesmo os extremos) podem e devem ser vacinados respeitando-se a idade cronológica de indicação de cada vacina e que, portanto, a idade gestacional e o peso ao nascer não devem ser considerados motivos para adiar a vacinação. A exceção se dá para a vacina BCG, um consenso brasileiro de adiar até que seja alcançado o peso de 2.000 g e para a vacina anti-hepatite B, que terá uma dose a mais acrescida ao esquema de imunização para aqueles nascidos com menos de 2.000 g e/ou com menos de 33 semanas de gestação.

Adolescentes

A adolescência apresenta características peculiares em comparação com as demais etapas da vida, pois o crescimento e o desenvolvimento físico e psicossocial ocorrem de modo intenso em curto período de tempo. Os jovens apresentam, com frequência, atitudes consideradas de risco para as doenças infecciosas, tanto as transmitidas por vias respiratórias como as sexualmente transmitidas. A vacinação desse grupo visa à proteção do indivíduo e, muitas vezes, de seus contactantes (adolescentes ou não).

Não raramente, os jovens são os principais atingidos durante surtos, como assistimos na pandemia de *influenza* de 2009, nos surtos esporádicos de caxumba em várias regiões do globo e nos surtos de doença meningocócica, como recentemente na Bahia.

Dentre diversas estratégias de ampliar a proteção de crianças contra a coqueluche, inclui-se a vacinação de adolescentes, que representam um grupo importante na transmissão da doença. Destaca-se também a importância do adolescente como fonte da infecção da doença meningocócica, inclusive no Brasil, onde estudo em Campinas-SP demonstrou prevalência global de colonização pelo meningococos de 9,9% com dominância do sorogrupo C (1,32%), seguido pelos sorogrupos B (0,99%), E (0,74%), Y (0,49%) e W (0,25%).

No entanto, a imunização na adolescência representa um grande desafio em todos os níveis: individual, familiar e social. Assim como existe dificuldade de adesão a tratamentos longos, esquemas vacinais compostos de várias doses podem facilitar o descumprimento do calendário vacinal, tornando um jovem saudável suscetível a uma doença imunoprevenível, assim como um potencial portador de disseminação de doenças.

Embora a maioria dos adolescentes responda de maneira satisfatória à vacinação, desde que devidamente informados e considerando-se ocorrer uma abordagem conforme exposto anteriormente, é preciso saber que há possibilidade de haver manifestações clínicas e psicológicas que podem atingir não apenas o jovem, mas também o grupo social ou escolar a que pertence. Sinais de ansiedade, agitação, queixas de cefaleia, náuseas, dor abdominal ou tontura podem manifestar-se muito antes do ato vacinal, tendo início desde o momento em que o adolescente é informado que será vacinado. Os mesmos sintomas podem ocorrer durante ou após a administração do imunobiológico, desde os primeiros instantes até dias depois. Com tal diversidade de apresentação clínica e variabilidade temporal, é fundamental que os profissionais da saúde estejam cientes e preparados para identificar e diferenciar as causas dessas manifestações.

Crianças e adolescentes com condições crônicas de saúde

A doença infecciosa em pacientes portadores de comorbidades e/ou imunodeficientes pode ser fator desencadeante de descompensação da doença de base, além de geralmente cursar com mais gravidade e riscos de hospitalização e óbito. Por esse motivo, além das vacinas indicadas para sua faixa etária, para tais pacientes pode haver recomendações de vacinas consideradas especiais para cada grupo de patologia. Por outro lado, também podem existir cuidados especiais e contraindicações específicas.

É preciso considerar que a vacinação pode ser menos eficaz em situação de imunocomprometimento, e a administração de vacinas inativadas durante período de imunodepressão pode levar à necessidade de novas doses após melhora da resposta imune. Já as vacinas vivas atenuadas são contraindicadas e podem exigir adiamento até o restabelecimento da função imunológica.

Portanto, em caso de crianças e adolescentes portadores de doenças crônicas e/ou imunocomprometimento, deve-se avaliar o grau de deficiência da resposta imune para consideração da segurança e eficácia das vacinas, especialmente quando novas modalidades terapêuticas estão sendo utilizadas e não existem informações sobre a segurança e a eficácia das vacinas usadas concomitantemente.

Na dependência do grau de imunodeficiência, vacinas atenuadas, de modo geral, são contraindicadas, e as inativadas podem ter sua imunogenicidade comprometida.

Os contatos domiciliares e outros contatos próximos também devem estar em dia com seus calendários vacinais, especialmente quanto às vacinas contraindicadas para imunodeprimidos (tríplice viral, varicela), para proteção da criança ou do adolescente imunocomprometido, que não poderá receber essas vacinas. Os vírus vacinais, em geral, não são transmissíveis para contatos, não sendo necessárias precauções específicas, exceto no caso de aparecimento de exantema após vacinação contra a varicela, quando o contato direto deve ser evitado até que a erupção desapareça. Além dessas vacinas, familiares e outros contatos próximos devem receber vacinação contra a *influenza* e todas as vacinas inativadas.

■ Vacinação de adultos para proteção das crianças

O adulto pode ser fonte de infecções para o lactente (principalmente se este não recebeu anticorpos maternos), transmitindo os vírus da *influenza*, da varicela, do sarampo, da coqueluche e da rubéola. Logo, a vacinação dos adultos que convivem com crianças deve ser considerada uma estratégia de prevenção de infecções na infância, principalmente no primeiro ano de vida.

A varicela é de alto risco para a gestante e seu feto. Estudos alemães e norte-americanos demonstraram que 3 a 9% das mulheres em idade fértil não apresentavam IgG antivaricela. Cerca de 10% dos fetos de mães com varicela na gestação contraem infecção intrauterina. Portanto, a vacinação, que é contraindicada na gestação, deve ser considerada na pré-concepção.

A vacinação de gestantes é atualmente estratégia importante para a proteção do feto e do lactente. Durante a gravidez estão recomendadas as vacinas *influenza*, tríplice bacteriana do tipo adulto (dTpa) e hepatite B.

A vacinação de gestantes contra coqueluche com a vacina dTpa é recomendada e deve-se repetir a cada gestação, entre a 27ª e a 36ª semana de gestação (possibilitando a transferência de maior quantidade de anticorpos maternos para o feto).

A vacinação de gestantes contra a *influenza* tem como objetivo, além de proteger a grávida, proteger os lactentes dessa infecção mediante transferência de anticorpos maternos pela via transplacentária e pelo leite materno, além de evitar o risco de transmissão mãe-lactente.

Além dos adultos que convivem com o lactente, os profissionais da saúde também são fonte de infecção para crianças. Todos aqueles lotados na Unidade Neonatal devem ser vacinados para *influenza*, varicela (se suscetíveis), e receber uma dose da vacina tríplice acelular do tipo adulto (dTpa), a fim de evitar a transmissão dessas infecções ao RN. O Programa Nacional de Imunizações (PNI) recomenda essa vacinação e disponibiliza essas vacinas para esses grupos.

■ Vacinação de crianças para proteção dos adultos

A criança também é fonte de doenças infecciosas para o adulto. Vacinar crianças em idade escolar contra a *influenza*, por exemplo, pode reduzir as taxas de ataque da doença na população. Além de causar doenças de variada intensidade em crianças, a *influenza* causa impacto nas famílias: a presença de crianças infectadas no domicílio é considerada um importante fator de risco para contrair a infecção.

Conviver com crianças pequenas é um fator de risco também para a doença pneumocócica em adultos, principalmente idosos. Um estudo brasileiro publicado em 2010, realizado com 1.192 crianças de 2 a 59 meses não imunizadas contra o pneumococo e frequentadoras de creche, mostrou que 57,6% delas eram portadoras de pneumococos e que 25,9% das cepas encontradas eram resistentes à penicilina. Nos EUA, a vacinação em massa de crianças menores de 5 anos com a vacina pneumocócica heptavalente nos primeiros 7 anos reduziu substancialmente a incidência da doença invasiva em populações não vacinadas, tendo a maior redução da taxa absoluta ocorrido entre aqueles com 65 anos ou mais.

Países que adotaram a vacinação de crianças contra a hepatite A experimentaram uma evidente redução da doença na faixa etária pediátrica, com índices cerca de 90% menores se comparados aos anos anteriores à introdução da vacina. Além disso, o benefício para a imunidade coletiva ou de rebanho também ficou demonstrado: em Israel, onde foi adotado em 1999 o esquema vacinal de duas doses para crianças de 18 a 24 meses, a redução da ocorrência da doença nas faixas etárias não vacinadas foi de 91% em indivíduos de 15 a 64 anos, e de até 77% naqueles acima de 65 anos. Estudos norte-americanos e argentinos com resultados semelhantes reforçam a importância da vacinação como forte estratégia na prevenção da hepatite A.

■ Principais diferenças entre os calendários de vacinação brasileiros

Os calendários de vacinação são diferentes, mas têm em comum o objetivo de elaborar estratégias considerando a proteção do indivíduo com base em evidências científicas atualizadas, nas características de cada vacina, em dados epidemiológicos e na relação custo/benefício individual e coletiva.

Nos calendários de vacinação dos Programas de Vacinação dos diferentes países estão incluídas as vacinas recomendadas pelas autoridades de saúde como rotina para grupos de risco, aquelas de responsabilidade dos governos e ofertadas gratuitamente ao maior número possível de cidadãos.

São vários os critérios considerados para a tomada de decisão de introduzir novas vacinas em um programa público de vacinação, dentre eles, os fatores políticos e programáticos, as questões relacionadas com a implementação da decisão, os dados epidemiológicos, as especificações das vacinas existentes, as fontes de suprimento das vacinas, a análise de custo-efetividade e a logística das operações, além da sustentabilidade econômica do programa com a introdução da nova vacina. Portanto, a decisão de incluir ou não uma vacina no calendário de imunizações ultrapassa os limites de uma análise puramente técnico-científica sobre qual é a melhor vacina. Implica, muitas vezes, a oferta da vacina para parte da população (considerada de maior risco ou estratégica para controle da doença no país) ou a adoção de esquemas de doses alternativos. Questões estratégicas, políticas e econômicas que precisam ser consideradas têm implicações na segurança sanitária do país a curto, médio e longo prazos.

Já os calendários de vacinação das sociedades médicas recomendam, além das vacinas incluídas nos programas públicos de vacinação, aquelas consideradas benéficas para a saúde do indivíduo de acordo com análises técnico-científicas, considerando sua eficácia e segurança, e a epidemiologia local e os riscos especiais a que esses indivíduos possam estar expostos. Pretendem servir de orientação para o médico na definição do programa de vacinação para seu paciente.

Segundo o Código de Ética Médica Brasileiro (CEM) "o médico deve respeitar a autonomia do paciente, não devendo tomar decisões pelo paciente a não ser em risco iminente de vida" e "comete falta ética o médico que realiza procedimento não autorizado pelo paciente desobedecendo ao princípio da autonomia, ainda que movido por boas intenções". O CEM também estabelece que o médico deve aprimorar continuamente seus conhecimentos e usar o melhor do progresso científico em benefício do paciente.

Portanto, o paciente deve receber informações justas, claras e adequadas sobre todos os imunobiológicos recomendados para ele e, assim, poder tomar suas decisões.

Os calendários públicos e das sociedades médicas têm pontos de vista diferentes, mas um objetivo comum: a prevenção primária de doenças infecciosas potencialmente graves e de risco para cada grupo-alvo, por faixa etária ou riscos específicos. De um lado, a responsabilidade dos governos em investir na saúde da coletividade, de outro a responsabilidade médica com a proteção individual.

■ Conceitos relacionados com a vacinação

Imunidade coletiva (ou de rebanho). A resposta ideal a uma vacina depende de vários fatores, incluindo o tipo de vacina, a idade e o *status* imune do paciente, a presença de doenças crônicas, entre outros. Por outro lado, o indivíduo imunizado não apenas estará protegido, como, também, não irá transmitir a doença, causando, assim, um declínio na prevalência do patógeno na coletividade. Portanto, apesar da alta eficácia da maioria das vacinas disponíveis, nem todo indivíduo vacinado se torna imunizado, e conviver com pessoas vacinadas diminui o risco de exposição. Em larga escala, isso possibilita o que chamamos de imunidade coletiva ou proteção de rebanho: a alta cobertura vacinal permite a proteção dos poucos não vacinados ou vacinados não respondedores à vacina.

Cobertura vacinal. Quando altas coberturas vacinais são obtidas, os efeitos benéficos da vacinação não estão limitados às pessoas que foram vacinadas. A vacinação em massa permite, na maioria das vezes, não somente proteção individual, mas também a proteção de toda a população, reduzindo a incidência de doenças e impedindo a contaminação de pessoas suscetíveis.

Intervalos entre as doses. A recomendação de idades, número de doses e intervalos entre doses de vacinas baseia-se em estudos clínicos, de custo-eficácia e de custo-efetividade, além de considerar as características das diferentes vacinas e a melhor forma de cumprir os esquemas vacinais. Os calendários de vacinação, portanto, refletem a melhor relação de eficácia e proteção, tornando importante a observância das recomendações e respeito aos intervalos entre doses de uma mesma vacina ou entre vacinas diferentes. Entretanto, pode ser necessário um encurtamento dos intervalos recomendados, por motivos epidemiológicos, por necessidades médicas (p. ex., antes de um transplante ou de terapia imunossupressora) ou mesmo para aproveitar oportunidades de vacinação. Neste caso, é essencial respeitar os intervalos mínimos entre as doses e a idade mínima de administração da primeira dose.

Intervalo mínimo entre doses de uma mesma vacina. Doses administradas muito próximas ou em uma idade abaixo ou acima da recomendada podem levar a uma resposta imune não ideal. Por esse motivo é preciso respeitar o intervalo mínimo para considerarmos uma dose como válida. As doses administradas com intervalo ou idade inferior não devem ser consideradas válidas e devem ser repetidas. Por outro lado, o encurtamento do intervalo entre doses pode ainda aumentar o risco de reações adversas, provavelmente em decorrência da formação de grande quantidade de complexos antígeno-anticorpo. O Conselho Consultivo sobre Práticas de Imunização (ACIP) recomenda que doses administradas até 4 dias antes do intervalo mínimo ou idade recomendados sejam consideradas válidas (com exceção da vacinação antirrábica).

Intervalo máximo entre doses de uma mesma vacina. Intervalos superiores ao estabelecido no calendário vacinal não interferem na concentração final de anticorpos, ou seja, na proteção obtida ao término do esquema de vacinação, de modo que uma interrupção apenas requer que se complete o esquema estabelecido, independentemente do tempo decorrido desde a administração da última dose, não demandando o seu reinício ou a adição de doses extras. No entanto, a proteção desejada só será alcançada após a finalização do esquema.

Intervalos entre doses de vacinas com antígenos diferentes. A necessidade de intervalos entre vacinas diferentes depende do tipo de vacina: atenuadas ou inativadas (Quadro 29.1). A resposta imunológica a uma vacina atenuada injetável pode comprometer a resposta a outra vacina atenuada injetável, se for administrada com menos de 4 semanas de intervalo. Assim, a administração de duas ou mais vacinas atenuadas injetáveis deve ser feita no mesmo dia ou com intervalo mínimo de 4 semanas. Já as vacinas atenuadas orais, por desencadearem diferente processo imunológico, não interferem nas respostas a qualquer vacina injetável e podem ser administradas simultaneamente ou em qualquer momento antes ou depois de outra vacina. Pode haver alguma interferência entre as respostas imunes a duas vacinas atenuadas orais (antipólio e rotavírus) quando administradas simultaneamente, mas pelo risco de perda de oportunidade de vacinação, a vacinação simultânea não é contraindicada. As vacinas inativadas não interferem na resposta imunológica a outras vacinas (atenuadas ou inativadas), de modo que podem ser administradas com qualquer intervalo, simultaneamente ou em qualquer momento antes ou depois de outra vacina.

Vacinas combinadas. Chama-se vacina combinada aquela composta por dois ou mais antígenos de agentes infecciosos diferentes em uma única preparação, diferente do que ocorre com a aplicação simultânea de vacinas, pois, nesse último caso, embora sejam administradas ao mesmo tempo, as vacinas são aplicadas separadamente, em diferentes sítios anatômicos e/ou por vias de administração distintas. Outro conceito relacionado é o de vacinas "valentes", ou seja, aquelas que contêm sorogrupos, tipos ou cepas diferentes de um mesmo agente infeccioso, como as vacinas contra a poliomielite (oral ou injetável), que são trivalentes (contêm poliovírus 1, 2 e 3), as pneumocócicas conjugadas 7, 10 ou 13-valentes (contêm 7, 10 ou 13 sorogrupos de pneumococos), rotavírus monovalente ou pentavalente (contêm 1 ou 5 cepas de rotavírus), entre outras. O crescente número de imunobiológicos disponíveis, a necessidade de vacinar tão cedo quanto possível (nos primeiros 6 ou 12 meses de vida) contra o maior número possível de agentes infecciosos e a limitação anatômica para aplicação de diferentes vacinas são fatores que tornam as vacinas combinadas uma necessidade, e não apenas um conforto para o paciente. Para serem licenciadas, as vacinas devem ter demonstrado segurança e eficácia nos estudos clínicos. Quando o resultado com os diversos componentes aplicados isoladamente (como ocorre com as vacinas combinadas disponíveis no Brasil) é bem conhecido, o procedimento para o estudo de uma nova vacina combinada consiste em comparar resultados de imunogenicidade e segurança da nova vacina candidata com os resultados obtidos com as vacinas isoladas, ou mesmo em combinação similar já licenciada. A maioria dos órgãos regulatórios tem critérios semelhantes para a avaliação dos parâmetros que definem se uma combinação de produtos farmacêuticos pode ser licenciada. Isso se dá quando a combinação dos ingredientes ativos não diminui o grau de pureza, potência, segurança ou eficácia de qualquer um dos componentes ativos.

Vacinação na pós-exposição. A vacinação pós-exposição é o procedimento realizado após exposição e possível infecção do hospedeiro. Induz a formação de anticorpos específicos antes de o agente invasor se replicar e causar a doença. As vacinas contra o sarampo, a varicela, a raiva e as hepatites A e B podem ser utilizadas com esse propósito. É preciso notar que todas as vacinas são utilizadas para evitar doenças provocadas por infecções com períodos de incubação mais longos. As vacinas febre amarela, meningocócica, *pertussis* (coqueluche), *influenza*, entre outras, não se prestam à vacinação pós-exposição, pois os patógenos causadores dessas infecções se caracterizam por um curto período de incubação.

Uso de antitérmico e vacinação. Febre é um dos eventos adversos sistêmicos mais comuns envolvidos na vacinação de crianças e, assim como as manifestações no local de aplicação (dor, rubor e edema), é parte do processo inflamatório esperado após a vacinação. Antitérmicos podem

QUADRO 29.1	Intervalos entre a administração de vacinas de antígenos diferentes.
Antígenos	**Intervalo mínimo entre doses**
≥ 2 inativados	Nenhum. Podem ser aplicados simultaneamente ou com qualquer intervalo
≥ 2 atenuados injetáveis	Podem ser aplicados no mesmo dia ou com intervalo mínimo de 4 semanas entre as doses
Atenuados + inativados	Nenhum. Podem ser aplicados simultaneamente ou com qualquer intervalo

reduzir a reação inflamatória desejada e, consequentemente, a imunogenicidade de algumas vacinas. Entretanto, esta imunogenicidade reduzida não necessariamente prejudicaria a eficácia clínica das vacinas, mas, no caso das vacinas pneumocócicas conjugadas, poderia trazer prejuízos na redução de colonização e, portanto, na imunidade de rebanho desejada. Diante desse fato, a recomendação passou a ser a de evitar o uso profilático de paracetamol (e outros antipiréticos, analgésicos ou anti-inflamatórios) e apenas recomendar o uso desses medicamentos para tratamento clínico da febre efetivamente manifestada após a aplicação das vacinas. No entanto, recentemente, estudos com a nova vacina meningocócica B (4CMenB), que também avaliaram o uso de paracetamol profilático tanto com o objetivo de verificar a eficácia na redução da febre pós-vacina como de avaliar a interferência desse tratamento na resposta imunológica à vacina, demonstraram eficácia na redução da febre e não interferência na imunogenicidade da vacina. O consenso hoje é evitar, de modo geral, o uso profilático de paracetamol antes das vacinas, exceto no caso da aplicação da vacina 4CMenB, quando se recomenda, nesse caso, o uso profilático de paracetamol.

■ Vacinas recomendadas para crianças e adolescentes

As recomendações para a vacinação de crianças e adolescentes estão no Quadro 29.2.

QUADRO 29.2 Recomendações para a vacinação de crianças e adolescentes.

Vacina	Esquemas de doses e recomendações			Disponibilização gratuita na rede pública	Disponibilização em clínicas privadas
	Crianças	Adolescentes	Comentários		
BCG ID	Vacina para tuberculose. Dose única ao nascer. Menores de 5 anos não vacinados devem se vacinar	Não há indicação para adolescentes que vivem no Brasil, mesmo que não vacinados anteriormente, exceto para contactantes de hanseníase	Deverá ser aplicada o mais precocemente possível, de preferência ainda na maternidade, em recém-nascidos com peso maior ou igual a 2 kg	Sim	Sim
Hepatite B	Primeira dose ao nascer. Segunda dose aos 2 meses de vida. Terceira dose aos 6 meses de vida	Recomendada para adolescentes não vacinados anteriormente. Três doses: a segunda 1 mês após a primeira e a terceira 6 meses após a primeira	Aplicar a primeira dose nas primeiras 12 h de vida. O esquema de quatro doses também pode ser utilizado quando se usam vacinas combinadas a DTPw ou DTPa no primeiro ano de vida	Sim	Sim
Tríplice bacteriana infantil (DTPw ou DTPa)	Vacina para difteria, tétano e coqueluche para crianças menores de 7 anos. Esquema primário: três doses, sendo aos 2, 4 e 6 meses de vida. Doses de reforço: entre 15 e 18 meses de vida e aos 5 anos de idade	Contraindicadas para maiores de 7 anos. Adolescentes devem receber a vacina do tipo adulto (dTpa). Ver adiante	O uso da vacina DTPa é preferível ao da DTPw, pois os eventos adversos associados a sua administração são menos frequentes e intensos. Ambas fazem parte das diferentes combinações: vacina quíntupla de células inteiras (DTPw-HB/Hib); vacina quíntupla acelular (DTPa-VIP/Hib; vacina sêxtupla acelular (DTPa-VIP-HB/Hib)	Sim, DTPw e quíntupla de células inteiras	Sim, DTPa, quíntupla e sêxtupla acelulares
Haemophilus influenzae b (Hib)	Esquema primário: três doses, sendo aos 2, 4 e 6 meses de vida. Dose de reforço: entre 15 e 18 meses de vida	Não há indicação para adolescentes, exceto para portadores de comorbidades, como asplenia anatômica ou funcional e imunodeprimidos	Recomenda-se o reforço entre 15 e 18 meses de vida, principalmente quando for utilizada a DTPa e suas combinações, no esquema primário. Faz parte das diferentes combinações: vacina quíntupla de células inteiras (DTPw-HB/Hib); vacina quíntupla acelular (DTPa-VIP/Hib; vacina sêxtupla acelular (DTPa-VIP-HB/Hib). Também disponível em vacina isolada (Hib)	Sim, apenas para as três primeiras doses — vacina quíntupla de células inteiras. Vacina Hib nos CRIEs	Sim, vacinas DTPa, quíntupla e sêxtupla acelulares

(Continua)

CALENDÁRIO DE VACINAÇÃO | RECOMENDAÇÕES PARA CRIANÇAS E ADOLESCENTES

QUADRO 29.2 Recomendações para a vacinação de crianças e adolescentes. *(continuação)*

Vacina	Esquemas de doses e recomendações			Disponibilização gratuita na rede pública	Disponibilização em clínicas privadas
	Crianças	Adolescentes	Comentários		
Poliomielite (vírus inativado – VIP)	Vacina para paralisia infantil. Esquema primário: três doses, sendo aos 2, 4 e 6 meses de vida. Doses de reforço: entre 15 e 18 meses de vida e entre 4 e 5 anos de idade	Não há indicação para adolescentes, exceto para aqueles que viajam para regiões onde a poliomielite seja endêmica	A SBIm recomenda que todas as doses sejam com a vacina de vírus inativado (VIP). Entretanto, no sistema público o reforço dos 4 aos 5 anos é feito com a VOP. A VIP faz parte das diferentes combinações: vacina quíntupla acelular (DTPa-VIP/Hib; vacina sêxtupla acelular (DTPa-VIP-HB/Hib)	Sim, VIP nas 3 primeiras doses, VOP para reforço dos 4 a 5 anos	Sim, apenas VIP
Rotavírus (monovalente e pentavalente)	Vacina monovalente: duas doses, aos 2 e 4 meses de vida. Vacina pentavalente: três doses, aos 2, 4 e 6 meses de vida	Contraindicada em adolescentes	Atenção aos limites de idade da criança para a administração das vacinas. A primeira dose de ambas pode ser feita a partir de 6 semanas e no máximo até 3 meses e 15 dias de vida. A última dose até no máximo 7 meses e 29 dias de vida	Sim, apenas a monovalente	Sim, monovalente e pentavalente
Pneumocócicas conjugadas (10-valente – VPC10 e 13-valente – VPC13)	Esquema primário: três doses, aos 2, 4 e 6 meses de vida. Dose de reforço: entre 12 e 15 meses	Não há indicação para adolescentes, exceto para portadores de comorbidades, como asplenia anatômica ou funcional e imunodeprimidos, pneumopatas, cardiopatas, com diabetes melito, entre outras	Crianças de até 5 anos com esquema completo de VPC10 podem se beneficiar com uma dose adicional de VPC13, com o objetivo de ampliar a proteção	Sim, apenas VPC10 para menores de 4 anos ou nos CRIEs para menores de 5 anos	Sim, VPC10 e VPC13
Meningocócicas conjugada ou MenACWY	O esquema primário padrão varia com a vacina utilizada. MenC: duas doses aos 3 e 5 meses de idade e reforço entre 12 e 15 meses. MenACWY-CRM: três doses aos 3, 5 e 7 meses de idade e reforço entre 12 e 15 meses Para crianças que não receberam MenC e que iniciam a vacinação em atraso com MenACWY, os esquemas também variam. Com MenACWY-CRM, iniciando entre 7 e 23 meses de idade: duas doses (a segunda deve ser obrigatoriamente aplicada após a idade de 1 ano [mínimo 2 meses de intervalo entre elas]); iniciando após os 24 meses de idade: uma dose. MenA-CWY-TT iniciando após 12 meses de idade: uma dose.	MenACWY: para não vacinados na infância – duas doses com intervalo de 5 anos; para vacinados na infância – reforço aos 11 anos ou cinco anos após o último reforço na infância. Na indisponibilidade da vacina MenACWY, substituir pela vacina MenC	Sempre que possível, preferir a vacina MenACWY, inclusive para reforços de crianças previamente vacinadas com MenC. No Brasil, para crianças a partir dos 2 meses de idade, estão licenciadas as vacinas conjugadas: MenC e MenACWY-CRM. A vacina MenACWY-TT está licenciada a partir de 1 ano de idade	Sim, MenC e MenACWY	Sim

(Continua)

QUADRO 29.2 — Recomendações para a vacinação de crianças e adolescentes. (*continuação*)

Vacina	Esquemas de doses e recomendações — Crianças	Adolescentes	Comentários	Disponibilização gratuita na rede pública	Disponibilização em clínicas privadas
	Crianças com vacinação completa com MenC podem se beneficiar com uma ou mais doses adicionais (dependendo do produto e da idade) de MenACWY, com o objetivo de ampliar a proteção. Respeitar o intervalo mínimo de dois meses da última dose de MenC. Em todos os casos, em virtude da rápida redução dos títulos de anticorpos protetores, reforços são necessários a cada cinco anos, abrangendo toda a infância e a adolescência				
Meningocócica B	Esquema primário: três doses aos 3, 5 e 7 meses de vida. Dose de reforço: entre 12 e 15 meses	Recomendada para os não vacinados anteriormente. Duas doses com intervalo de 1 a 2 meses entre elas	O esquema de doses pode variar de acordo com a idade da criança no início da vacinação	Não	Sim
Influenza – gripe (trivalente – 3V e quadrivalente – 4V)	Dose anual, a partir dos 6 meses de vida. Na primeira vacinação de crianças menores de 9 anos de idade são necessárias duas doses, com intervalo de 30 dias	Dose anual	A vacina 4V é preferível à vacina 3V por conferir maior cobertura para os vírus circulantes	Sim, apenas a 3V até 5 anos	Sim, 3V e 4V
Febre amarela	Primeira dose aos 9 meses de vida e segunda dose aos 4 anos de idade	Recomendada para os não vacinados anteriormente. Duas doses com intervalo de 10 anos entre elas	Recomendada para residentes ou viajantes para áreas com indicação da vacina (de acordo com classificação do Ministério da Saúde). Pode ser recomendada para atender às exigências sanitárias de determinadas viagens internacionais. Vacinar 10 dias antes da viagem	Sim	Sim
Hepatite A	Primeira dose aos 12 meses e a segunda dose aos 18 meses de vida	Recomendada para adolescentes não vacinados anteriormente. Duas doses: a segunda 6 meses após a primeira	Disponível em clínicas privadas, a vacina combinada *hepatite A+B* pode ser utilizada a partir dos 12 meses de vida naqueles que não receberam hepatite B na idade recomendada	Sim, apenas dose única para crianças de 12 meses até 23 meses, 29 dias	Sim
Tríplice viral (sarampo, caxumba e rubéola)	Primeira dose aos 12 meses e segunda dose entre 15 e 24 meses	Recomendada para adolescentes não vacinados anteriormente. Uma ou duas doses, na dependência de ter recebido pelo menos uma dose anterior	Em situação de risco – por exemplo, surto de sarampo ou exposição domiciliar – a primeira dose pode ser antecipada para antes de 1 ano de idade. Nesses casos,	Sim	Sim

(*Continua*)

CALENDÁRIO DE VACINAÇÃO | RECOMENDAÇÕES PARA CRIANÇAS E ADOLESCENTES

QUADRO 29.2 Recomendações para a vacinação de crianças e adolescentes. *(continuação)*

Vacina	Esquemas de doses e recomendações		Comentários	Disponibilização gratuita na rede pública	Disponibilização em clínicas privadas
	Crianças	Adolescentes			
			a aplicação de mais duas doses após a idade de 1 ano ainda será necessária. Vacina quádrupla viral (vacina tríplice viral + varicela) é uma opção quando coincidir a indicação dessas duas vacinas para menores de 12 anos		
Varicela (catapora)	Primeira dose aos 12 meses e segunda dose entre 15 e 24 meses	Recomendada para adolescentes não vacinados anteriormente. Uma ou duas doses, na dependência de ter recebido pelo menos uma dose anterior. Para os nunca vacinados: duas doses. Para menores de 13 anos: intervalo de 3 meses entre elas. Para maiores de 13 anos: intervalo de 1 a 2 meses entre as doses	É considerada protegida a criança que tenha duas doses da vacina após 1 ano de idade. Em situação de risco – por exemplo, surto de varicela ou exposição domiciliar – a primeira dose pode ser aplicada a partir de 9 meses de idade. Nesses casos, a aplicação de mais duas doses após a idade de 1 ano ainda será necessária. Vacina quádrupla viral (vacina tríplice viral + varicela) é uma opção quando coincidir a indicação dessas duas vacinas para menores de 12 anos	Sim, apenas dose única aos 15 meses (vacina quádrupla viral)	Sim
HPV quadrivalente – tipos 6, 11, 16, 18 – HPV bivalente – tipos 16 e 18	Vacina quadrivalente: indicada para meninos e meninas a partir de 9 anos de idade. Vacina bivalente: indicada para meninas a partir de 9 anos de idade. Primeira dose deve ser dada na data de escolha do paciente. Segunda dose deve ser aplicada de 1 a 2 meses depois da primeira e a terceira dose depois de 6 meses da primeira (Esquema 0, 1 a 2 meses e 6 meses)	Recomendada para adolescentes não vacinados anteriormente. Três doses: a segunda 1 a 2 meses após a primeira e a terceira 6 meses após a primeira	O Ministério da Saúde adotou a vacina quadrivalente com esquema de vacinação alternativo (0 a 6 meses)	Sim, apenas a vacina quadrivalente para meninas de 9 anos	Sim
Tríplice bacteriana do tipo adulto (dTpa)	Vacina para difteria, tétano e coqueluche para maiores de 3 anos. Esquema primário: três doses, sendo aos 2, 4 e 6 meses de vida. Doses de reforço: entre 15 e 18 meses de vida, aos 5 e aos 10 anos de idade	A SBIm antecipou o reforço dos 15 anos para os 10 anos de idade pela perda da proteção da coqueluche	A vacina dTpa-VIP pode ser usada no reforço dos 5 anos de idade. Atualizar dTpa independente de intervalo prévio de vacina contra tétano. Para indivíduos que pretendem viajar para países nos quais a poliomielite é endêmica, ou na falta de dTpa, recomendar a vacina dTpa combinada à pólio inativada (dTpa-VIP)	Sim, apenas para gestantes	Sim

Sociedade Brasileira de Imunizações. Calendários de vacinação. Disponível em http://sbim.org.br/calendarios-de-vacinacao. Último acesso: 09/02/2017.
CRIEs: Centros de Referência para Imunobiológicos Especiais.

Bibliografia

Ballalai I. Manual prático de imunizações. 2. ed. São Paulo: AC Farmacêutica; 2016.

Ballalai I. Vacinando adultos para proteger crianças. In: Ballalai I. Manual Prático de Imunizações. 2. ed. São Paulo: AC Farmacêutica; 2016.

Basta NE, Chao DL, Halloran ME, Matrajt M, Longini Jr. IM. Strategies for pandemic and seasonal influenza vaccination of schoolchildren in the United States. Am J Epidemiol. 2009; 170:679-86.

Bravo F. Vacinação de crianças. In: Ballalai I. Manual prático de imunizações. 2. ed. – São Paulo: AC Farmacêutica; 2016.

Bricks LF. Crianças saudáveis devem receber a vacina contra influenza? Pediatria. 2004; 26(1):49-58.

Carvalho AP, Faria SM. Artigo de revisão: Vacinação da criança e adolescente. Residência Pediátrica. 2014; 4(3)(Supl. 1):S10-22.

Cassio J et al. Prevalence, risk factors and molecular characteristics of meningococcal carriage among Brazilian adolescents. Pediatr Infect Dis J. 2015; 34(11):1197-202.

Centers for Disease Control and Prevention (CDC). Direct and indirect effects of routine vaccination of children with 7-valent pneumococcal conjugate vaccine on incidence of invasive pneumococcal disease --- United States, 1998-2003. MMWR. September 16, 2005/54(36); 893-897. Disponível em http://www.cdc.gov/mmwr/preview/mmwrhtml/mm5436a1.htm. Último acesso em 15.08.15.

Feijó R. Vacinação de adolescentes. In: Ballalai I. Manual prático de imunizações. 2. ed. São Paulo: AC Farmacêutica; 2016.

Moraes-Pinto M, Iazzetti A, Farhat C. Transporte transplacentário de anticorpos: implicações na proteção do recém-nascido e em estratégias de imunização. Revista Paulista de Pediatria. 2001; 19:87-92.

Plotkin SL, Plotkin SA. A short history of vaccination. In: Vaccines. 6. ed. Elsevier; 2013.

Rades E, Bittar R, Zugaib M. Determinantes diretos do parto prematuro eletivo e os resultados neonatais. Rev Bras Ginecol Obstet. 2004; 26(8).

Saliou P, Ajjan N, Guérin N. Efficacy and tolerance of vaccinations in premature infants. Arch Pediatr. 2002; 9(6):629-37.

World Health Organization (WHO). Global Vaccine Action Plan 2011-2020. Disponível em http://www.who.int/immunization/global_vaccine_action_plan/GVAP_doc_2011_2020/en/. Último acesso em 15.08.15.

VACINAS

30 EVENTOS ADVERSOS | VIGILÂNCIA, NOTIFICAÇÃO E ATENDIMENTO

Flávia Bravo e Isabella Ballalai

■ Introdução

A vacinação representa uma das mais importantes histórias de sucesso em termos de saúde pública, mas como qualquer produto farmacêutico, nenhuma vacina é completamente segura ou eficaz. Na imensa maioria das vezes os eventos adversos após vacinação são leves e autolimitados, porém, algumas vacinas são associadas a eventos graves, porém raros.

Os recentes surtos de doenças imunopreveníveis ao redor do mundo demonstram que as pessoas permanecem em risco de adoecer se não houver cobertura vacinal adequada à população. A vacinação em massa possibilitou o controle e a redução na incidência de doenças e, consequentemente, a sensação de que as doenças imunopreveníveis não representam ameaça e o medo dos eventos adversos pós-vacinação tornaram-se mais importantes. Ou seja, o próprio sucesso da vacinação aumentou a atenção pública sobre os potenciais riscos associados às vacinas e acabou ameaçando as coberturas vacinais necessárias.

Manter a confiança pública nas imunizações é fundamental para prevenir um declínio nas taxas de vacinação, que pode resultar em surtos de doenças. Como regra, a população exige um padrão de segurança mais elevado em relação a vacinas do que com outros medicamentos ou outras intervenções médicas porque, em contraste com a maioria dos produtos farmacêuticos que são administrados a pessoas doentes, vacinas são administradas em pessoas geralmente saudáveis. A tolerância a reações adversas é muito menor, o que demanda uma necessidade maior de vigilância e investigação de possíveis causas para estes eventos.

Assim, a segurança das vacinas representa uma preocupação mundial, tanto para a população que será vacinada, como para os programas nacionais de vacinação, para os fabricantes e para os serviços de imunização. O objetivo maior dos cientistas e laboratórios fabricantes é produzir vacinas cada vez mais eficazes e seguras, isto é, menos reatogênicas. Os riscos não podem ser maiores que os benefícios, o que precisa estar comprovado cientificamente. A ampla divulgação de informações precisas e oportunas sobre a segurança das vacinas para os profissionais de saúde e para a população em geral deve ser prioritária para que alcancemos um efeito positivo sobre a adesão aos programas de vacinação.

■ Definição

De acordo com o *Manual de Vigilância de Eventos Adversos Pós-Vacinação* do Ministério da Saúde (edição de 2014), evento adverso (EA) é "qualquer ocorrência médica indesejada após a vacinação e que, não necessariamente, apresenta relação causal com o uso de uma vacina ou outro imunobiológico (imunoglobulinas e soros heterólogos). Um evento adverso pós-vascinação (EAPV) pode ser qualquer evento indesejável ou não intencional, isto é, sintoma, doença ou um achado laboratorial anormal" (CIOMS; WHO, 2012)."

O *Guia de Farmacovigilância para Detentores de Registro de Medicamentos* salienta que, ao se classificar um EA é importante utilizar o termo "temporalmente associado", até que o indivíduo seja submetido a avaliação clínica e laboratorial que confirme uma relação causal entre o evento indesejável ocorrido e a utilização do produto. Apenas após essa avaliação, o EA pode ser classificado como relacionado ou não com o imunobiológico administrado.

O manual *Causality Assessment of an Adverse Event Following Immunization* (AEFI), publicado pela Organização Mundial da Saúde (OMS), define "causalidade" de um EA como uma relação estabelecida entre uma causa e um efeito e que muitos são os desafios para definir tal relação entre um EA e uma determinada vacina.

O fato de um EA ter ocorrido em um curto período de tempo após a administração de uma vacina não significa necessariamente que ela seja a responsável por tal evento: a definição da causalidade depende de uma revisão sistemática dos dados e a qualidade dessa avaliação está diretamente relacionada à qualidade das informações coletadas por meio das notificações e da avaliação médica e laboratorial.

A avaliação de causalidade deve seguir quatro passos:
- Passo 1 – elegibilidade: tem o objetivo de determinar se o EAPV satisfaz os critérios mínimos de avaliação de causalidade
- Passo 2 – *check-list*: revisão sistemática dos dados relevantes para a possível correlação de causalidade
- Passo 3 – algoritmo: sugere matematicamente se há uma tendência da causalidade com a informação recolhida no *check-list*
- Passo 4 – classificação: categoriza a associação do EAPV com a vacina ou vacinação, com base no algoritmo, em graves, moderados ou leves. Essa classificação permite associar ou descartar a relação do evento com a vacina administrada, evitando que as vacinas sejam equivocadamente responsabilizadas por muitos desfechos. A farmacovigilância é voltada para os eventos moderados e graves.

Uma avaliação feita com seriedade, critério e cautela confirma se a segurança dos imunobiológicos está de acordo com os resultados dos ensaios clínicos e colabora na adesão da população.

■ Classificação

De acordo com o *Manual de Vigilância Epidemiológica de Eventos Adversos Pós-Vacinação* do Ministério da Saúde, os eventos adversos são classificados como a seguir.

Quanto à gravidade

- Evento adverso grave (EAG): são consideradas graves as situações que:
  - Requerem hospitalização por pelo menos 24 horas ou prolongamento de hospitalização já existente
  - Causem disfunção significativa e/ou incapacidade persistente (sequela)
  - Resultem em anomalia congênita
  - Causem risco de morte (ou seja, induzem a necessidade de uma intervenção clínica imediata para evitar o óbito)
  - Causem o óbito
- Evento adverso não grave (EANG): qualquer outro evento que não esteja incluído nos critérios de evento adverso grave (EAG).

Eventos clinicamente relevantes em pacientes que não necessitem de internação, como broncospasmo, discrasias sanguíneas, convulsões febris, por terem um potencial de gravidade, devem ser investigados e acompanhados.

É muito importante diferenciar-se "gravidade" e "intensidade" (esta última inadequadamente traduzida em alguns textos como gravidade). Um evento pode ser leve, moderado ou intenso, independentemente de ser ou não grave, por exemplo, uma hiperemia local intensa.

Quanto à causalidade

- Reação inerente ao produto: EAPV causado ou precipitado pela vacina ou por um ou mais de seus componentes. "Produto" é todo ou qualquer dos componentes que compõem uma vacina; incluem o imunógeno (que provoca a resposta imune) e outros que podem estar presentes como os adjuvantes e outros aditivos utilizados, durante o processo de produção, responsáveis pela qualidade/estabilidade (sais de sódio ou de potássio, albumina, gelatina), crescimento e purificação dos imunógenos (proteínas do ovo, leveduras, antibióticos) ou formaldeído
- Reação inerente à qualidade das vacinas: EAPV causado ou precipitado por desvio (alteração) de qualidade de uma vacina, incluindo as embalagens (ampolas, frascos, frasco-ampola etc.) e acessórios (agulhas, conta-gotas, diluentes, seringas etc.) utilizados para a administração das mesmas

- Erro de imunização: EAPV causado por manuseio, prescrições e/ou administração inadequadas sendo, portanto, prevenível
- Reação de ansiedade relacionada com a vacinação: EAPV motivado por ansiedade ao processo de vacinação. Inclui síncopes vagovagais, reações de hiperventilação ou reações consequentes a transtornos psiquiátricos
- Coincidentes: é um EAPV causado por outro(s) motivo(s) que não é (são) o produto (vacina), a reação de ansiedade.

No Quadro 30.1 constam os eventos adversos segundo essa classificação.

■ Sistema Nacional de Vigilância Epidemiológica de Eventos Adversos Pós-vacinação

A Vigilância Epidemiológica de Eventos Adversos Pós-vacinação (VEAPV) foi instituída no Brasil em 1998. A partir de 2005, com a Portaria nº 33 da Secretaria de Vigilância em Saúde do Ministério da Saúde (MS) (revogada pela Portaria MS/GM nº 1.271, de 6 de junho de 2014), os eventos adversos pós-vacinação passaram a ser considerados de notificação compulsória. Em 2000, foi implantado o Sistema de Informação da Vigilância Epidemiológica de Eventos Adversos Pós-vacinação (SI-VEAPV) e as informações vêm sendo coletadas e analisadas nacionalmente.

O Programa Nacional de Imunizações (PNI) estruturou o Sistema Nacional de Vigilância Epidemiológica de Eventos Adversos Pós-vacinação (SNVEAPV), cujos objetivos são:

- Normatizar o reconhecimento e a conduta diante dos casos suspeitos de EAPV
- Possibilitar maior conhecimento sobre a natureza dos EAPV
- Dar subsídios ou sinalizar a necessidade de realização de pesquisas pertinentes e realizá-las
- Identificar EAPV novos e/ou raros
- Possibilitar a identificação de imunobiológicos ou lotes com desvios de qualidade na produção que resultem em produtos ou lotes mais reatogênicos, bem como decidir quanto à utilização ou à suspensão de tais produtos

QUADRO 30.1 Classificação de evento adverso segundo a causalidade.

	Consistente	Indeterminada	Inconsistente/coincidente
Informação adequada disponível	A1. Reações inerentes ao produto, conforme literatura	B1. Relação temporal consistente, mas sem evidências na literatura para se estabelecer relação causal*	C1. Condições preexistentes ou emergentes
	A2. Reações inerentes à qualidade do produto	B2. Os dados da investigação são conflitantes em relação à causalidade	C2. Condições causadas por outros fatores e não por vacinas
	A3. Erros de imunização	–	–
	A4. Reações de ansiedade relacionadas com a imunização	–	–
Informação adequada indisponível	D. Inclassificável (especificar informações adicionais necessárias para a classificação)		

*Pode tratar-se de um sinal em potencial. Considerar a investigação. Fonte: Tradução CIOMS/OMS Publications, 2012.

- Identificar possíveis falhas nas etapas de transporte, armazenamento, manuseio ou administração (erros programáticos) que resultem em EAPV
- Estabelecer ou descartar, quando possível, a relação de causalidade com a vacina
- Promover a consolidação e a análise dos dados de EAPV ocorridos no país em um sistema único e informatizado
- Assessorar os processos de capacitação ligados à área de imunizações, visando ao aspecto dos EAPV e promovendo supervisões e atualizações científicas
- Assessorar os profissionais da assistência na avaliação, no diagnóstico e na conduta diante dos EAPV
- Avaliar de maneira contínua a relação risco-benefício referente ao uso dos imunobiológicos
- Contribuir para a manutenção da credibilidade do PNI junto à população e aos profissionais de saúde
- Prover, regularmente, informações pertinentes à segurança dos imunobiológicos disponíveis no programa nacional.

O SNVEAPV tem como instrumentos o formulário próprio de investigação/notificação, o manual de vigilância e sistemas informatizados para a coleta e tratamento das informações sobre EAPV (Sistema de Informação do Programa Nacional de Imunizações, Módulo "Eventos Adversos Pós-vacinação" [SIEAPV] e Notivisa), que possibilitam a comunicação *on-line* entre as instâncias municipais, estaduais e federal. As unidades notificadoras com acesso aos sistemas no âmbito municipal são as unidades básicas de saúde (UBS)/salas de vacinação, unidades de pronto-atendimento (UPA), prontos-socorros e hospitais. É obrigação de todas as unidades públicas ou privadas notificarem a ocorrência de EAPV.

■ Fluxo de notificação de EAPV

Após identificação do EA moderado ou grave, o profissional de saúde do estabelecimento no qual o paciente recebeu a vacinação (público ou privado) deve preencher a ficha de notificação específica e encaminhá-la à Vigilância Epidemiológica local. Essa notificação, já em meio eletrônico (SI-VEAPV), será encaminhada à instância regional de saúde, que, após análise, encaminhará aos níveis estadual e, depois, nacional.

■ Principais eventos adversos na prática clínica | Considerações e condutas

Reação inflamatória local

Evento adverso mais comum, principalmente quando aplicadas vacinas inativadas que, contêm adjuvante que potencializa o efeito inflamatório com o objetivo de induzir resposta imunológica mais robusta. É benigno e autolimitado e sem necessidade de notificar ou investigar.

Para minimizar as chances e intensidades dessas reações locais (dor, rubor, edema e enduração), recomenda-se o uso da técnica em "Z" para aplicação de vacinas contendo adjuvante. Esta técnica de aplicação para injeções intramusculares é indicada quando medicações irritantes podem infiltrar-se para tecidos subcutâneos e pele. Para aliviar os sintomas recomenda-se o uso de compressas geladas e analgésico, se necessário.

Abscesso estéril

É manifestação local geralmente bem demarcada e com limites palpáveis, podendo ser visível (elevado ou baixo relevo em relação à pele circundante), muitas vezes endurecida ao toque e tem forma plana (*versus* o formato arredondado de um nódulo). A enduração pode ser melhor percebida deslizando-se os dedos suavemente ao longo da pele. Sua evolução até o desaparecimento costuma ser longa, mas também é autolimitado.

Febre

A febre é um dos eventos adversos sistêmicos mais comuns envolvidos na vacinação de crianças e, assim como as manifestações no local de aplicação (dor, rubor e edema), é parte do processo inflamatório esperado na pós-vacinação. Quando a febre se deve à vacinação, o quadro em geral é benigno e autolimitado. Febre alta com duração de mais de 24 horas ou que se inicia após as primeiras 24 horas da vacinação deve ser avaliada com cuidado devido à possibilidade de infecção não relacionada com a vacina.

Estima-se que 35 a 60% das crianças que receberem a vacina tríplice bacteriana infantil de células inteiras (DTPw) ou acelular (DTPa), ou vacinas combinadas a elas, apresentarão manifestações locais e que mais de 30% delas apresentarão febre baixa a moderada nas primeiras 24 a 72 horas (habitualmente, entre 3 e 12 horas), principalmente quando da aplicação da primeira dose. Febre alta ocorre mais raramente, com incidência de até 17 casos/mil doses aplicadas da vacina DTPw-HB/Hib e de três casos/mil doses aplicadas da DTPa e suas combinações. Em relação às vacinas pneumocócicas conjugadas (VPC10 e VP13), estima-se que, em média, 30 a 40% das crianças vacinadas apresentarão dor, vermelhidão e edema locais e que 10% delas apresentarão febre.

Estudos comprovam que o uso profilático do paracetamol é eficaz na redução da incidência da febre pós-vacinação. No entanto, o uso de paracetamol, provavelmente por inibir a resposta inflamatória, interfere na resposta imunológica das crianças, em especial para as vacinas DTPa-VHB-VIP/Hib e VPC10, com redução do nível de anticorpos obtidos. Resultados de diminuição da imunogenicidade da vacina relacionada ao uso profilático de antitérmico também já foram relatados em adultos que receberam a vacina contra hepatite B. Diante desses resultados, a recomendação é evitar o uso profilático de paracetamol (e outros antipiréticos ou analgésicos) e apenas recomendar o uso desses medicamentos para tratamento clínico da febre manifestada após a aplicação das vacinas.

No entanto, os estudos recentes com a vacina meningocócica B (4CMenB), que também avaliaram o uso de paracetamol profilático tanto com o objetivo de verificar a eficácia na redução da febre pós-vacina, como de avaliar a interferência desse tratamento na resposta imunológica à vacina, demonstraram eficácia na redução da febre e não interferência na imunogenicidade do imunobiológico. Nesse caso, o uso de paracetamol profilático pode ser considerado, principalmente para lactentes.

Eventos adversos pós-BCG

A vacina BCG pode causar eventos adversos locais, regionais ou sistêmicos, que podem ser decorrentes do tipo de cepa utilizada, da quantidade de bacilos atenuados administrada, da técnica de aplicação e da presença de imunodeficiência primária ou adquirida. As complicações podem ser classificadas segundo lesões locais e regionais mais frequentes, como:
- Úlcera com diâmetro maior do que 1 cm
- Abscesso subcutâneo frio
- Abscesso subcutâneo quente
- Granuloma
- Linfadenopatia regional não supurada maior que 3 cm
- Linfadenopatia regional supurada
- Cicatriz queloide
- Reação lupoide.

Os eventos adversos locais e regionais (úlcera com diâmetro maior que 1 cm, abscesso, linfadenopatia regional não supurada maior que 3 cm, linfadenopatia regional supurada e granuloma), em geral, não estão relacionados com imunodeficiência e podem, em alguns casos, estar ligados à técnica incorreta de administração da vacina. Resolvem-se, na grande maioria das vezes, com a instituição da conduta e do tratamento propostos descritos no Quadro 30.2.

Há, entretanto, algumas situações que merecem atenção e uma conduta individualizada. São elas: ausência de resposta à isoniazida após um período de 3 a 4 meses; recidiva da lesão do evento adverso após a suspensão da isoniazida. Sinais de disseminação do evento adverso: presença de febre persistente, hepatoesplenomegalia, acometimento pulmonar, falta de ganho de peso, presença de infecções prévias ou concomitantes ao quadro de

QUADRO 30.2 Eventos adversos associados à vacina BCG – lesões locais e regionais.

Evento adverso	Descrição	Tempo decorrente da aplicação/do evento	Frequência	Conduta	Exame
Úlcera maior do que 1 cm	Úlcera grande e profunda que aparece no local da aplicação e que não está evoluindo para cicatrização após 12 semanas	Ocorre com mais frequência nos seis primeiros meses	1:2.500 vacinados	Notificar, investigar, acompanhar No caso da não cicatrização: isoniazida, na dose de 10 mg/kg/dia (dose máxima de 400 mg), até a regressão completa da lesão. Manter acompanhamento de três meses da suspensão da isoniazida Evitar medicamentos tópicos	–
Abscessos subcutâneos frios	São frios, indolores e tardios. Em torno do local da aplicação da vacina aparece uma área de flutuação ou não (dependendo do tempo de evolução). Podem fistulizar	Nos primeiros três meses	1:2.500 vacinados	Notificar, investigar, acompanhar Isoniazida na dose de 10 mg/kg/dia (dose máxima de 400 mg), até a regressão completa da lesão Manter acompanhamento de três meses da suspensão da isoniazida	–
Abscessos subcutâneos quentes	São quentes, vermelhos e dolorosos. Em torno do local da aplicação podem aparecer sinais de flutuação e fistulização. Neste caso, houve contaminação por germes piogênicos	Podem ocorrer precocemente até o 15º dia	1:2.500 vacinados	Notificar, investigar, acompanhar Considerar o uso de antimicrobiano sistêmico para processo infeccioso agudo, inespecífico da pele	–
Granulomas	Lesões de aspecto verrucoso que aparecem durante a evolução da cicatriz da BCG	Nos primeiros três meses	Não conhecida	Notificar, investigar, acompanhar No caso de não cicatrização: isoniazida na dose de 10 mg/kg/dia (dose máxima de 400 mg) até regressão completa da lesão. Manter acompanhamento até três meses da suspensão da isoniazida	–
Linfadenopatia regional não supurada	Linfonodos hipertrofiados com mais de 3 cm sem evidência de supuração (flutuação e/ou fistulização)	Em geral, nos três primeiros meses	1:2.500 vacinados	Notificar e acompanhar Orientar retorno, pois pode ocorrer supuração Não puncionar e não administrar isoniazida	–

(Continua)

QUADRO 30.2 — Eventos adversos associados à vacina BCG – lesões locais e regionais. (continuação)

Evento adverso	Descrição	Tempo decorrente da aplicação/do evento	Frequência	Conduta	Exame
Linfadenopatia regional supurada	Caracteriza-se por linfonodos hipertrofiados axilares, inicialmente endurecidos, podem alcançar mais de 3 cm de diâmetros, seguindo-se a formação de abscesso com amolecimento central que poderá sofrer drenagem espontânea, podendo originar um trajeto sinusal residual (fístula)	Em geral, nos três primeiros meses	1:2.500 vacinados	Notificar, investigar e acompanhar Esses gânglios não devem ser incisados; não fazer exérese Isoniazida na dose de 10 mg/kg/dia (dose máxima de 400 mg/dia), até o desaparecimento da supuração e da diminuição significativa do tamanho do gânglio Manter acompanhamento até três meses da suspensão da isoniazida	–
Reação queloide	Trata-se de processo de cicatrização anormal, independente da presença de bacilos vacinais no local	Após a cicatrização	Não conhecida	Conduta expectante Se necessário, indicar avaliação com especialista	–
Reação lupoide	Seu aparecimento é muito raro. Surge após cicatrização da úlcera, formando grandes placas com características lupoides	Tardia	Menos de 1 em 10 milhões de vacinados	Notificar, investigar e acompanhar Esquema tríplice com isoniazida (10 mg/kg/dia), rifampicina (10 mg/kg/dia), etambutol (25 mg/kg/dia, por dois meses), seguido de isoniazida (10 mg/kg/dia) e rifampicina (10 mg/kg/dia, por quatro meses),	Biopsia de fragmentos de pele: exame bacteriológico direto,* cultura, tipificação, exame histopatológico

*Exame bacteriológico: baciloscopia, cultura, tipificação e antibiograma.

evento adverso ao BCG; localização pouco usual de lesão do tipo nodular que pode sugerir diagnóstico diferente de linfadenopatia (lipoma, por exemplo); aparecimento de linfadenopatia em outras cadeias ganglionares. Nessas situações, pode ser necessária investigação laboratorial para excluir imunodeficiência primária ou secundária e, eventualmente, indicar procedimento cirúrgico para realização de biopsia e investigação de diagnóstico diferencial de linfadenopatia (hamartoma, lipoma etc.).

Em caso de aparecimento de gânglios em outras regiões, proceder à investigação criteriosa visando afastar tuberculose ganglionar.

Reativação do BCG

Trata-se de situação em que uma lesão de BCG já cicatrizada volta a apresentar atividade. O quadro varia desde hiperemia na região da cicatriz até uma franca reativação, com possibilidade de disseminação. Este fenômeno tem sido descrito em indivíduos com diferentes condições de base ou mesmo sem nenhuma comorbidade, com ou sem fator desencadeante reconhecido.

Entre as comorbidades já relacionadas com a reativação do BCG, destacam-se:
- Infecção pelo HIV (tanto em fases avançadas com comprometimento imunológico importante quanto na situação de reconstituição imune pós-introdução de terapia antirretroviral potente)
- Pós-transplante de células-tronco hematopoéticas
- Uso de medicação imunossupressora pós-transplante de órgãos sólidos
- Como parte das manifestações da doença de Kawasaki
- Pós-infecções virais leves
- Pós-vacinação.

A conduta diante de uma reativação do BCG depende do quadro clínico e da condição imunológica do indivíduo acometido. Assim, na presença do evento adverso em um paciente com infecção pelo HIV e naqueles transplantados de células-tronco hematopoéticas e de órgãos sólidos, deve-se instituir medicação específica para a cepa do BCG.

Nos casos de evento locorregional em pacientes sem comprometimento extenso do sistema imune, pode-se iniciar isoniazida e observar a resposta. Naqueles com comprometimento imunológico importante no momento do diagnóstico, recomenda-se a associação de fármacos, como no tratamento de casos de disseminação do BCG.

A reativação do BCG no indivíduo sem condição de base que comprometa o sistema imune geralmente não necessita de tratamento, visto que muitas vezes só ocorre hiperemia no local da cicatriz. Este é caso dos pacientes com reativação do BCG pós-infecções virais leves e naqueles pós-imunização.

A reativação do BCG na situação de doença de Kawasaki deve ser também observada, com tratamento para o Kawasaki de acordo com as orientações.

Tanto os eventos adversos como a reativação do BCG devem ser notificados e acompanhados até a sua resolução.

Reações anafiláticas (hipersensibilidade do tipo I)

Constituem as reações de hipersensibilidade mais frequentes que ocorrem no contexto da administração de vacinas e podem ser ocasionadas por diferentes antígenos: meios de cultivo biológico (p. ex., proteínas do ovo), estabilizadores (p. ex., gelatina); conservantes (p. ex., timerosal), antimicrobianos (p. ex., neomicina), adjuvantes (sais de alumínio), antígenos bacterianos (toxoide tetânico) e proteínas do látex da borracha natural (presentes no frasco da vacina). Estas reações ocorrem tipicamente dentro de alguns minutos após a aplicação da vacina. Os sintomas mais comuns incluem urticária e angioedema, podendo ocorrer também congestão nasal, tosse, estridor, sibilos, vômitos, dor abdominal, diarreia ou hipotensão. O quadro mais temido é a anafilaxia, em função do risco de morte associado a este evento. Entretanto, estudos epidemiológicos apontam para uma incidência rara destas reações, com risco de 0,65 a 1,53 caso por milhão de doses. A rapidez do tratamento é fator crítico para a recuperação do paciente e o atraso na administração de epinefrina é identificado como um fator relacionado ao desfecho desfavorável. Após a fase aguda, pode ocorrer uma fase tardia, após 6 a 12 horas com reaparecimento dos sintomas. Portanto, os pacientes devem permanecer supervisionados na unidade de saúde por pelo menos 12 horas. Anafilaxia à dose da vacina contraindica a aplicação de doses subsequentes. A notificação desse evento adverso deve ser realizada.

Reações alérgicas às proteínas do ovo

Algumas vacinas são cultivadas em material derivado de ovos embrionados. Como exemplos citamos a influenza e a febre amarela. A vacina contra o sarampo ou a SCR (sarampo, caxumba e rubéola) é cultivada em fibroblastos de frango. A quantidade de proteína do ovo é desprezível e, portanto, vários estudos demonstram a segurança do uso desta vacina mesmo em pacientes alérgicos ao ovo.

Em relação à vacina contra influenza, o cultivo é realizado em fluido alantoide de ovos embrionados de galinha, podendo a quantidade de proteínas do ovo variar de 0,2 a 42 µg/mℓ. Observou-se que as vacinas com maior conteúdo destas proteínas teriam maior probabilidade de ocasionar reações adversas e, atualmente, a quantidade de proteínas de ovo nas vacinas comercializadas é menor de 1,2 µg/mℓ. Estes estudos sugerem que a vacina influenza pode ser administrada a pacientes alérgicos ao ovo e que o teste cutâneo com a vacina não está recomendado, pois não é preditivo de reações. Portanto, a conduta recomendada é a aplicação da vacina em dose total, com a assistência médica adequada e em ambiente preparado para socorro de possível anafilaxia. Recomenda-se observar o paciente por 30 minutos e utilizar vacinas com conteúdo de ovoalbumina menor de 0,7 mcg/0,5 mℓ.

Em relação à vacina contra febre amarela, ocorre o cultivo em ovos embrionados de galinha, com a permanência de maior quantidade de proteínas. Foram relatados casos de erupção cutânea, urticária, broncospasmo e reações anafiláticas, inclusive com choque, surgindo após a aplicação da vacina contra febre amarela. A taxa de incidência por milhão de doses aplicadas no SI-EAPV, no período 2001-2003 foi de 1,9 reação (hipersensibilidade de todos os tipos) e 0,2 reação por milhão para choque anafilático. Em estudos de pós-comercialização a taxa de reações de hipersensibilidade foi de 7,7 por milhão de vacinados.

Reações alérgicas a conservantes | Timerosal

Em estudo realizado com 175 pacientes, concluiu-se que a alergia ao timerosal deve-se ao mercúrio ou ao ácido tiossalicílico. O timerosal é um conservante que contém etilmercúrio, usado desde 1930 como aditivo para produtos biológicos e vacinas, com o intuito de prevenir a sua contaminação por bactérias e fungos. É também encontrado em soluções para lentes de contato, colírios oculares e auriculares e em antissépticos cutâneos. A prevalência da hipersensibilidade ao timerosal varia de 1 a 26% e é mais frequente em países em que os antissépticos contendo mercúrio são largamente utilizados. As vacinas que contêm timerosal apresentam a formulação multidose, em que o timerosal é usado como conservante. Os indivíduos alérgicos ao timerosal normalmente toleram a sua presença nas vacinas, existindo apenas em 1 a 20% dos casos reações locais ligeiras. Desta forma, a hipersensibilidade a este composto não constitui contraindicação absoluta para a vacinação.

Reações alérgicas a antimicrobianos

Os antimicrobianos neomicina, estreptomicina, polimixina B e tetraciclina encontram-se em algumas vacinas. Nenhuma das vacinas atualmente comercializadas contém penicilina, sulfamidas ou seus derivados. A história prévia de reação anafilática a um antibiótico constitui contraindicação absoluta à administração de vacinas contendo esse antibiótico, não sendo recomendada a realização de testes cutâneos nestes doentes e não tendo sido propostos quaisquer protocolos de indução de tolerância. A neomicina é o antibiótico que mais frequentemente tem sido associado a reações adversas nas vacinas. Está presente na tríplice viral, poliomielite inativada (VIP), poliomielite oral (VOP) e na vacina contra varicela, em quantidades de cerca de 25 µg/dose, quantidade esta que é aproximadamente quatro vezes inferior à necessária para desencadear uma resposta cutânea alérgica de contato. A dermatite de contato à neomicina existe em cerca de 1% da população e não constitui contraindicação à imunização com vacinas contendo neomicina. No entanto, alguns indivíduos alérgicos à neomicina podem desenvolver uma reação de hipersensibilidade tardia local nas 48 a 96 horas após a administração das mesmas, de intensidade leve.

Reações a sais de alumínio

Os sais de alumínio (hidróxido de alumínio e fosfato de alumínio) são largamente utilizados como adjuvantes nas vacinas inativadas e não há nenhum caso descrito de anafilaxia associada ao seu uso.

Reações alérgicas a antígenos vacinais

A maioria das reações de hipersensibilidade às vacinas ocorre pelos aditivos, entretanto, o próprio antígeno vacinal pode, em raros casos, ser o agente causal. Estão descritas reações locais à vacina toxoide tetânico em 13% dos casos e reações sistêmicas em 0,2% das administrações. As reações locais surgem, em 50 a 85% dos casos, entre 2 e 8 horas após a administração. Alguns autores sugerem a hipótese da hiperimunização como causa destas reações adversas, uma vez que se relacionam com o número de imunizações prévias e o título de anticorpos protetores. As reações sistêmicas são geralmente não IgE-mediadas, mas já foram descritos raros casos de anafilaxia com testes cutâneos e dosagem de IgE específica positivos para o toxoide tetânico. Está contraindicada a imunização com a vacina antitetânica em indivíduos com história de anafilaxia à vacina.

Reação alérgica à gelatina

A gelatina é um produto de propriedades espessantes que se obtém por meio do tratamento físico-químico do colágeno, principalmente de origem bovina e suína, utilizada no preparo de muitos alimentos e formulações farmacêuticas; é um dos constituintes de várias vacinas existentes no mercado e funciona como estabilizador (influenza, varicela, tríplice viral, pertússis, poliomielite, raiva, febre tifoide, febre amarela, rotavírus). A quantidade de colágeno nas vacinas varia de 250 a 15.000 mcg/0,5 mℓ. Hipersensibilidade a gelatina não é uma contraindicação absoluta e pode ser manejada com procedimentos de dessensibilização sob condições controladas se vacinas livres de gelatinas não estivem disponíveis.

Reações alérgicas ao látex

O látex é derivado da árvore *Hevea brasiliensis* e as proteínas desse vegetal têm o potencial de desencadear reações alérgicas, inclusive anafiláticas, principalmente em certos grupos de risco que incluem: pacientes portadores de espinha bífida e outras malformações urogenitais, profissionais da saúde, pacientes expostos a múltiplas cirurgias e profissionais do setor de limpeza e de indústrias de manufatura da borracha. Embora raro, os pacientes com anafilaxia pelo látex podem apresentar reações com a exposição a injeções cujas agulhas tenham penetrado tampão de borracha ou quando a seringa possui êmbolo de borracha. Um estudo demonstrou a prevalência de 28 casos em uma série de 160.000 eventos adversos relatados.

Hipersensibilidade tipo III (complexos imunes) | Fenômeno de Arthus

A reação de hipersensibilidade do tipo III caracteriza-se pela formação de complexos imunes em portadores de um número muito elevado de anticorpos contra o antígeno vacinal, provocando inflamação local por uma vasculite de pequenos vasos da pele. Esta reação, quando localizada no sítio de aplicação de vacinas ou soros, caracteriza o fenômeno de Arthus. Manifesta-se por dor, calor, tumefação e rubor em diferentes intensidades, podendo estender-se e afetar todo o membro. Nas formas graves o infiltrado inflamatório dos tecidos profundos causa hemorragia e necrose tecidual. Naqueles com exposição prévia ao antígeno, a reação tem início após 2 horas com resposta máxima após 4 a 10 horas e naqueles sem exposição prévia a reação ocorre depois de 2 a 3 semanas. O quadro é autolimitado, frequentemente benigno e evolui bem após alguns dias. Podem ser utilizadas compressas frias locais, e nos casos mais graves anti-histamínicos e/ou anti-inflamatórios não esteroidais sistêmicos. A sua ocorrência não contraindica doses subsequentes da vacina, mas indica uma precaução de adiar a próxima dose para um intervalo de tempo maior, como 10 anos para as vacinas contra difteria e tétano. O fenômeno de Arthus pode ocorrer após inúmeras doses das vacinas contra difteria e tétano, porém estudos recentes vêm demonstrando que a associação com a vacina contra coqueluche não aumenta o risco desta ocorrência, o que embasa a recomendação atual de aplicar a vacina tríplice bacteriana do tipo adulto (dTpa) após qualquer intervalo de tempo da vacina dT. Esta reação, quando generalizada, caracteriza a doença do soro que pode ocorrer associada também ao uso de soros heterólogos.

Não raramente é confundida com celulite; portanto, diante de paciente que recebeu vacina, com sinais e sintomas de celulite, o diagnóstico diferencial deve ser considerado.

Hipersensibilidade tipo II (citotóxica) | Guillain-Barré

Reações ligadas à formação de anticorpos que se fixam a células do organismo, destruindo-as por ação do complemento e por linfócitos que se fixam aos anticorpos, provocando destruição celular. Esse mecanismo provavelmente está envolvido na destruição da bainha de mielina dos nervos que pode ocorrer após certas vacinas, ocasionando doenças como a síndrome de Guillain-Barré (SGB).

Ainda não é totalmente compreendido por que algumas pessoas desenvolvem SGB; muitas infecções e mais raramente vacinas podem ativar o sistema imunológico e assim causar danos às células nervosas. A SGB pode se manifestar após infecções, como influenza, citomegalovírus e por vírus Epstein-Barr entre outras) e, em raras ocasiões, dias ou semanas após receber uma vacinação.

Qualquer pessoa pode desenvolver SGB, mas é mais comum entre os adultos do que crianças. A incidência de SGB aumenta com a idade de 50 anos. A cada ano, em média, cerca de 3.000 a 6.000 pessoas nos EUA desenvolvem SGB, tendo recebido ou não dose de vacina – ou seja, 1 a 2 pessoas em cada 100.000 pessoas.

Esse evento adverso deve ser notificado e investigado.

Choro persistente

Após administração de vacinas injetáveis, vários padrões de choro têm sido descritos. Na maioria das vezes, o choro tem início imediato, é de curta duração (0,5 a 2 minutos de duração, em média), tem características acústicas típicas e é visto pelos pais e pessoal médico como normal. No entanto, estudos têm descrito outro tipo de choro prolongado, persistente, incomum, agudo, incontrolável e inconsolável, ininterrupto (não episódico) por 3 horas ou mais, dentro de 48 horas após a vacinação. Pouco se sabe sobre a fisiopatologia deste tipo de choro, um evento raro, mais comumente relacionado à vacina DTP de células inteiras e que deve ser notificado.

Reação de ansiedade e vacinação | Episódios de transtornos psicogênicos

Sinais de ansiedade, agitação, queixas de cefaleia, náuseas, dor abdominal ou tonturas podem manifestar-se muito antes do ato vacinal, tendo início desde o momento em que o indivíduo é informado de que será vacinado. Os mesmos sintomas podem ocorrer durante ou após a administração do imunobiológico, desde os primeiros instantes até dias após. Com tal diversidade de apresentação clínica e variabilidade temporal, é fundamental que os profissionais da saúde estejam cientes e preparados para identificar e diferenciar as causas dessas manifestações.

Visto que a resposta à dor da aplicação da vacina pode variar desde um desconforto local até síncope devido à síndrome vasovagal (com taxas de 8,2/100.000 vacinados), deve-se observar atentamente o comportamento do indivíduo desde o início do procedimento, oferecendo oportunidade para que ele expresse seus sentimentos e, no caso de apresentar alguma sintomatologia, oferecer local apropriado para atendimento.

Episódios de transtornos psicogênicos em massa relacionados à vacinação são descritos na literatura desde 1992, pelo menos. O comportamento dos jovens é, com frequência, influenciado pelo grupo com o qual se identifica, sejam amigos ou colegas de escola; por essa razão, muitas alterações comportamentais associadas à vacinação têm sido descritas independentemente de questões culturais ou socioeconômicas.

O conceito desses episódios é baseado na manifestação de sintomas que sugeriam doença orgânica sem uma causa identificada, atingindo um grupo de indivíduos durante determinado período de tempo. Esse comportamento tem sido relatado em diferentes culturas e locais, como escolas e ambientes de trabalho, e também durante atividades militares, como consequência de uma sensação de ameaça por algum agente que causa envenenamento/intoxicação, como alimentos, gases ou agentes químicos.

Episódios de transtornos psicogênicos podem rapidamente atingir grandes proporções por intermédio dos meios de comunicação, disseminando informações e dificultando o manejo dessas situações. Esses eventos de reação em massa, de fácil manifestação em grupos de adolescentes e adultos, não são vistos no comportamento de lactentes e crianças, mesmo quando vacinados junto a grupos da mesma idade.

Um dos primeiros episódios de transtornos psicogênicos em massa relatados na literatura científica ocorreu na Jordânia em 1998, quando 160 adolescentes de 15 anos foram vacinados na escola com a vacina dupla do tipo adulto (difteria e tétano). No dia seguinte à vacinação, um jovem vacinado tropeçou na escola e caiu, ferindo o rosto. Os professores, preocupados por acharem que o jovem havia desmaiado, encaminharam-no ao hospital. Poucas horas depois, outro estudante (que apresentara mal-estar no dia anterior) teve episódio de desmaio na escola. A partir desse momento, uma situação de pânico disseminou-se na escola e na comunidade, envolvendo autoridades governamentais que recomendaram hospitalização por suspeita da vacinação.

Os meios de comunicação (jornais, televisão e rádio) divulgaram o episódio rapidamente, e, no segundo dia, 806 estudantes apresentavam sintomas semelhantes e 122 foram hospitalizados. Por não estarem preparados para uma situação assim, os profissionais envolvidos no atendimento a esses jovens recomendaram tratamento hospitalar com hidrocortisona e anti-histamínicos antes que fosse realizada uma avaliação clínica adequada. A investigação oficial foi realizada rapidamente e de maneira subjetiva, sem planejamento de instrumentos e informações a pesquisar. Mesmo após investigação ter afastado outros agentes externos e não tendo sido identificada nenhuma alteração na vacina, a forma como o episódio foi conduzido resultou em desastrosas consequências no que se refere à adesão da população. Tais resultados poderiam ser evitados com adequado preparo prévio.

Episódio hipotônico-hiporresponsivo

A ocorrência de episódio hipotônico-hiporresponsivo (EHH) tem sido relatada após imunização com as vacinas contra difteria, tétano, *Haemophilus influenzae* tipo b, hepatite B, entre outras. Entretanto, a maioria dos episódios ocorreu após a administração de vacinas com o componente pertússis e foram relacionados mais frequentemente com as vacinas de células inteiras que com as vacinas acelulares. Também tem sido observado mais frequentemente durante a série primária de imunizações, principalmente após a primeira dose. As taxas relatadas após vacinas combinadas celulares e acelulares, incluindo o componente pertússis, podem variar de 21 a 71 episódios e 7 a 36 episódios por 100 mil doses, respectivamente.

A mediana de tempo para início dos sinais após imunização é de 3 a 4 horas, mas varia de imediatamente a 48 horas após a imunização, e a duração desses sinais é geralmente de 6 a 30 minutos. Raramente os pais podem relatar uma duração maior que essa. Febre em associação com EHH é relatada em até 1/3 dos casos.

A patogenia do EHH é desconhecida e tem sido mal estudada em virtude das limitações de investigação, sendo condição rara e que resulta em sinais transitórios. É provável que seja multifatorial e resulte de fatores idiossincrásicos à criança ou inerentes às vacinas.

A maioria dos casos é relatada em crianças com menos de 2 anos de idade. Não há dados que sugiram que o EHH não possa ocorrer em indivíduos de maior idade.

A conduta é conservadora: manter em observação com cuidados para evitar broncoaspiração. A ocorrência de EHH deve ser notificada.

Convulsões

Pelo menos 5% das crianças terá uma convulsão febril em algum momento de sua vida. Convulsões febris acontecem em crianças entre as idades de 6 meses e 5 anos, com a maioria ocorrendo entre 14 e 18 meses de idade. Cerca de 1 em cada 3 crianças que têm uma convulsão febril terá pelo menos mais uma durante a infância.

As convulsões que ocorrem logo após a imunização de crianças são, na sua maioria, desencadeadas pela febre induzida pela vacina ou não relacionada à vacinação. Seu prognóstico é idêntico ao de outros tipos de convulsões febris benignas.

Estudos mostraram um pequeno aumento do risco de convulsões febris durante os 5 a 12 dias depois que a criança recebeu sua primeira dose de vacina tríplice viral (SCR). O risco é um pouco maior com a vacina quadriviral (SCR-V) mas ainda é pequeno. Estudos não demonstraram um risco aumentado de convulsões febris após a vacina varicela isolada. Está descrito também um pequeno aumento do risco de convulsões febris, quando a vacina influenza é aplicada concomitantemente com a vacina pneumocócica conjugada ou DTPa.

Convulsões podem ocorrer nas primeiras 72 horas após a vacinação com DTPw de células inteiras (1/1.750 doses aplicadas) ou tetravalente (DTPw-Hib) (1/5.266 doses aplicadas), tanto no esquema inicial quanto após a administração de dose de reforço.

Diante de quadro de convulsão após a aplicação de dose de vacina é importante e imprescindível que se faça investigação criteriosa que considere:
- A história clínica detalhada do episódio convulsivo, incluindo temperatura corporal, estado de sonolência após o episódio e evolução clínica do caso
- Data do início: momento das primeiras observações ou sintomas após a vacinação
- Atenção aos antecedentes clínicos do vacinado: se portador de diagnóstico prévio de doença clínica ou neurológica, uso de medicamentos ou episódios convulsivos em vacinações anteriores
- Atenção especial ao diagnóstico diferencial entre as crises convulsivas generalizadas e síncope ou mioclonias:
  - Síncope é a perda transitória da consciência e do tônus postural causada pela diminuição do fluxo sanguíneo no cérebro
  - Mioclonias são movimentos involuntários súbitos, de curta duração, semelhantes a choques, causados por contrações musculares ou inibições de contração, podendo ser restritas a um grupo de fibras musculares, envolvem todo o músculo ou um grupo deles.

Invaginação intestinal

Em agosto de 1998, a American Home Products liberou uma vacina tetravalente de vírus vivo atenuado, derivado do rearranjo de uma cepa *rhesus* com a inserção do RNA da proteína de superfície VP7 da cepa humana (RRV-TV). Esta vacina, que parecia capaz de prevenir quase 100% de episódios de diarreia grave por rotavírus, permaneceu em uso por apenas 1 ano, sendo retirada do mercado devido a uma associação com invaginação intestinal. Um risco aumentado de invaginação de 3 a 14 dias após a primeira dose de RRV-TV foi encontrado em análise de caso-controle (*odds ratio* [OR] ajustada, 21,7, intervalo de confiança [IC] 95%, 9,6 a 48,9) e concluiu-se que, assumindo a implementação de um programa nacional de vacinação com RRV-TV, era estimado um caso de invaginação para cada 4.670 a 9.474 crianças vacinadas.

Entre 2008 e 2010, o Centers for Disease Control and Prevention (CDC) colaborou com um estudo da vacina monovalente, no México e no Brasil. No México, houve um pequeno aumento no risco de invaginação, na primeira semana após a primeira dose da vacina. No Brasil, o relato foi feito após a segunda dose. No entanto, quando o mesmo banco de dados do estudo citado foi analisado, ajustando-se a outras exposições, a vacina contra rotavírus não se sobressai a outros fatores de risco. Foram somente relacionados à invaginação intestinal: a introdução de alimentos sólidos antes dos 2 meses de idade, tanto com o aleitamento materno (*adjusted odds ratio* [AOR]: 11,3; IC 95%: 5,6 a 23), quanto com alimentação artificial (AOR: 14,4; IC 95%: 7,6 a 27,3) e a ocorrência de diarreia anteriormente à invaginação (AOR: 2,8; IC 95%: 1,1 a 7,5) (Manish *et al.*, 2011).

Nos EUA, entre 2006 e 2012, 47 milhões de doses da vacina pentavalente foram distribuídas. Durante este tempo, o Sistema de Informação de Eventos Adversos Pós-Vacinação (*Vaccine Adverse Event Reporting System*, VAERS) recebeu 584 notificações de invaginação confirmadas após a vacinação e com incidência entre 3 e 6 dias após a primeira dose da vacina. No mesmo período, 6,1 milhões de doses da vacina monovalente foram distribuídas e oito notificações de invaginação confirmadas após a vacinação, observadas durante a primeira semana após a administração.

Com base em estudos descritos na literatura, supõe-se um risco aumentado de um a três casos de invaginação por 100 mil crianças vacinadas, um risco muito menor que com a vacina *rhesus* retirada do mercado em 1999. Este relato de pequeno aumento de casos de invaginação é, também, muito menor que o risco de hospitalização e óbitos após gastrenterite por rotavírus.

■ Bibliografia

Ballalai I. Manual prático de imunizações. 2. ed. São Paulo: AC Farmacêutica; 2016.

Brasil. Ministério da Saúde. Fundação Nacional de Saúde. Manual de vigilância epidemiológica de eventos adversos pós-vacinação. 3. ed. Brasília: Ministério da Saúde/Funasa; 2014.

Centers for Disease Control and Prevention (CDC). Epidemiology and prevention of vaccine-preventable diseases. The Pink Book: Course Textbook – 13th ed. 2015.

Fernandes FR, Ballalai I, Levi M, Kfouri R. Guia de imunização SBIm/ASBAI – asma, alergia e imunodeficiências 2015-2016. Setembro 2015. Disponível em Http://www.sbim.org.br/wp-content/uploads/2015/10/Guia-SBIm-ASBAI-151110-Bx.Pdf. Último acesso em 18/12/2015.

Manish et al. Intussusception risk and health benefits of rotavirus vaccination in Mexico and Brazil. N Engl J Med. 2011; 364:2283-92.

World Health Organization (WHO). Causality assessment of adverse event following immunization (AEFI). 2013.

VACINAS

31 IMPACTO DAS DOENÇAS IMUNOPREVENÍVEIS NA INFÂNCIA E NA ADOLESCÊNCIA

Isabella Ballalai

■ Introdução

Segundo estimativas da Organização Mundial da Saúde (OMS), a vacinação salva 2 a 3 milhões de vidas a cada ano.

A taxa mundial de mortalidade de menores de 5 anos, que em 1990 era de 90 mortes por 1.000 nascimentos, em 2013 caiu para 46. Decerto, a vacinação contribuiu substancialmente para isso.

No mundo, quase 3 milhões de bebês morrem todos os anos em seu primeiro mês de vida e uma quantidade semelhante são natimortos. Mais da metade das mortes de menores de 5 anos ocorre devido a doenças que são preveníveis e tratáveis por meio de intervenções simples e acessíveis. Cuidados básicos, incluindo a vacinação da gestante, são importantes e impactam positivamente na redução dessa taxa.

Para algumas das doenças mais letais da infância, como sarampo, poliomielite, difteria, tétano, coqueluche, diarreia por rotavírus, pneumonia, doença meningocócica, infecção pelo *Haemophilus influenzae* tipo b e *Streptococcus pneumoniae*, existem vacinas seguras e eficazes e capazes de proteger as crianças da doença e da morte.

■ Doenças imunopreveníveis de impacto na infância e na adolescência

Caxumba

A parotidite epidêmica, mais comumente conhecida como caxumba, foi descrita pela primeira vez no século 5 a.C. por Hipócrates, que observou o surto de uma doença caracterizada por inchaço e dores no pescoço, abaixo das orelhas, unilateral ou bilateral – alguns pacientes também apresentavam dor e edema de testículos.

A doença, na maioria das vezes, acomete crianças e adolescentes com até 15 anos de idade, podendo ocorrer casos de infecção em adultos. É endêmica e cursa com surtos epidêmicos, em intervalos de 2 a 3 anos que podem ocorrer em todas as estações do ano, porém com maior frequência, no final do inverno e da primavera.

O ser humano é o único hospedeiro natural conhecido; 30 a 40% dos indivíduos infectados apresentam uma infecção inaparente e constituem importante papel na disseminação da doença. Surtos de caxumba entre escolares com altas coberturas vacinais têm sido descritos na literatura internacional, reconhecendo-se que as falhas primárias são responsáveis pela manutenção da cadeia de transmissão.

A doença quase sempre apresenta um quadro inicial de mal-estar e febre baixa, edema e dor em uma ou ambas as parótidas. As glândulas submandibulares podem estar envolvidas em 10 a 15% dos casos. A infecção pelo paramixovírus pode causar algumas complicações como: meningoencefalomielite, em cerca de 10% dos casos; orquite, em aproximadamente 20 a 40% dos casos, especialmente em adultos jovens; pancreatite, em 4% dos infectados; nefrite; tireoidite; miocardite – complicação observada ocasionalmente em adultos, alterações eletrocardiográficas em até 15% dos casos; mastite, em mulheres adultas; surdez – complicação frequente após meningoencefalite pelo vírus caxumba; complicações oculares; poliartrite migratória; púrpura trombocitopênica, anemia hemolítica; malformações congênitas, quando acomete gestantes – fibroelastose endocárdica, ânus imperfurado, *spina* bífida e deformidades auditivas e óticas; outras complicações neurológicas, neurite facial, mielite e encefalite pós-infecciosa; diabetes melito do tipo I – acredita-se que o paramixovírus induza uma reação autoimune no pâncreas, causando a destruição das células beta das ilhotas, o que levaria em última instância ao aparecimento do diabetes melito tipo 1; ooforite em mulheres acima de 15 anos. Estas complicações, provavelmente, são decorrentes do tropismo do vírus pelos tecidos glandular e nervoso.

A incidência da doença diminuiu sensivelmente em todo o mundo, após a introdução da vacina tríplice viral (SCR, sarampo, caxumba e rubéola). Na era pré-vacina, a caxumba foi uma das causas mais comuns de meningite asséptica e surdez neurossensorial na infância. Em 2002, a vacina contra a caxumba foi incluída no calendário vacinal de rotina de 121 países. Nos países em que a vacinação foi introduzida e alta cobertura foi sustentada, a incidência da doença caiu tremendamente. Nos países em que a vacinação não foi introduzida, a incidência de caxumba permanece elevada, principalmente em crianças com idade entre 5 e 9 anos.

No entanto, surtos de caxumba continuam sendo registrados, mesmo em países com alta cobertura para duas doses da vacina SCR, quando a proporção de casos entre pessoas vacinadas pode ser elevada, o que pode não significar que a vacina não seja eficaz. A eficácia da vacina é avaliada comparando-se a taxa de ataque em pessoas vacinadas e não vacinadas. Na ocorrência de surtos em populações com alta cobertura vacinal, pessoas não vacinadas contra caxumba geralmente têm uma taxa de ataque da infecção muito maior do que aquelas corretamente vacinadas (com duas doses).

O Centro de Controle e Prevenção de Doenças (CDC, Center for Disease Control and Prevention) apresenta o seguinte exemplo como forma de demonstrar o que ocorre durante surtos em populações com alta cobertura vacinal:

"Suponha que um surto ocorra em uma comunidade de 1.000 pessoas e que, dessas, 950 tenham recebido duas doses da vacina e 50 não sejam vacinadas (cobertura vacinal, portanto de 95%), a taxa de ataque entre os não vacinados (50) seria de 30% e 15 pessoas não vacinadas adoeceriam. Entre as pessoas vacinadas (950), a taxa de ataque seria de 3%, e 29 pessoas vacinadas adoeceriam. Por conseguinte, das 44 pessoas que adoeceriam durante esse surto, a maioria (29, ou 66%) estava entre os vacinados. Isso não implica que a vacinação não tenha sido eficaz. Na verdade, pessoas não vacinadas tiveram 10 vezes mais chances de contrair a doença do que aquelas adequadamente vacinadas; no entanto, o número de vacinados em populações com boa cobertura vacinal é muito maior. Além disso, se nenhuma das 1.000 pessoas fosse vacinada, o surto teria resultado em 300 casos a não em apenas 44 casos."

A imunização depois da exposição (vacinação de bloqueio) não tem sido útil na proteção contra a disseminação da doença. No entanto, recomenda-se a vacinação da comunidade em surto na tentativa de diminuir o número de suscetíveis e proteger futuras exposições.

Coqueluche

O agente etiológico da coqueluche é a *Bordetella pertussis*, um cocobacilo gram-negativo que tem o ser humano como seu único hospedeiro.

A introdução de vacinas contendo o componente pertússis (vacina DTP de células inteiras ou acelulares e suas combinações) nos programas de vacinação para crianças em todo o mundo resultou em uma redução substancial na incidência da doença. No entanto, apesar de sustentados altos níveis de cobertura dessas vacinas, assistimos o ressurgimento da coqueluche, com aumento das taxas entre adolescentes e adultos, em diferentes partes do mundo, particularmente na última década.

Em todos estes lugares, uma observação comum: as maiores taxas de incidência foram observadas em lactentes, principalmente naqueles com menos de 3 meses de idade, faixa etária na qual as taxas de hospitalizações, complicações e óbitos também foram significativamente maiores. Em geral, mais de 90% de todas as mortes associadas à coqueluche ocorreram em crianças muito jovens, antes que completassem a série básica de imunização contra coqueluche (3 doses a partir dos 2 meses de idade), na maioria dos países.

No Brasil, desde a década de 1990, houve importante redução na incidência dos casos da doença, na medida em que se ampliaram as coberturas vacinais para vacinas com componente pertússis. No entanto, a partir de meados de 2011, observou-se um aumento súbito do número de casos da doença no país, cuja incidência quadruplicou em relação ao ano anterior (2010), chegando a 2,8/100.000 habitantes, em 2013.

Segundo os registros do Sistema de Informação de Agravos de Notificação (SINAN), no período de 2007 a 2013, foram confirmados 17.532 casos de coqueluche no país, dos quais 11.316 (64,5%) ocorreram em menores de 1 ano de idade. Na faixa etária até 3 meses de vida concentram-se 71% dos casos (8.032). Em relação à mortalidade por coqueluche no mesmo período (2007 a 2013), dos 301 óbitos por coqueluche, 295 (98%) ocorreram em menores de 1 ano de idade, sendo que 270 (89%) em menores de 3 meses. Ao analisar a taxa de letalidade média no período de 2007 a 2013, em menores de 1 ano, esta taxa é maior em crianças menores de 3 meses de vida, especialmente as menores de 1 mês (5%), o que sugere uma transmissão recente e ativa da coqueluche nesta faixa etária, confirmando desta forma que os menores de 3 meses idade são as crianças mais afetadas pelo pior desfecho da coqueluche, o óbito.

A razão para o ressurgimento da coqueluche ainda não está bem estabelecida. Algumas hipóteses foram levantadas para explicar esse fenômeno, incluindo o uso de melhores técnicas de diagnóstico (particularmente a disponibilidade de uso rotineiro de reação em cadeia da polimerase); maior sensibilização entre os trabalhadores da saúde; alterações genéticas de cepas da *Bordetella pertussis*; rápida perda da imunidade com o uso das vacinas tríplices bacterianas acelulares e suas combinações.

Mas, como bem coloca Marco Aurélio Sáfadi em seu editorial para a *Expert Reviews Vaccines*:

"É intrigante, no entanto, que o ressurgimento da coqueluche também tem sido relatado em lugares como a América do Sul, com limitada disponibilidade generalizada das ferramentas de diagnóstico mais sensíveis e onde as vacinas pertússis de células inteiras continuam a ser rotineiramente utilizadas."

De acordo com a OMS, as evidências disponíveis apontam que vacinas pertússis acelulares ou de células inteiras têm eficácia inicial equivalente na prevenção da coqueluche no primeiro ano de vida, no entanto, a proteção conferida pelas vacinas acelulares se perde mais rapidamente e, possivelmente, com um impacto mais limitado na transmissão.

Adolescentes e adultos geralmente cursam com formas clínicas atípicas da doença, como tosse de evolução prolongada, persistente e não específica, além disso, a coqueluche pouco é lembrada como diagnóstico diferencial das doenças respiratórias nessa faixa etária. Recentemente, estudo americano, em contraste aos resultados de estudos anteriores, demonstrou que as fontes mais comuns da infecção para lactentes jovens nos EUA eram irmãos (35,5%), seguidos de mães (20,6%) e de pais (10%). No geral, a média de idade da fonte de infecção (FI) foi de 14 anos (intervalo: 0 a 74 anos), sendo que a idade mediana dos irmãos foi de 8 anos.

A imunidade conferida pelas vacinas DTPw e DTPa para o componente pertússis decresce com o tempo. Diferentes estudos no mundo têm revelado que a proteção dessas vacinas diminui de 6 a 12 anos após o esquema de vacinação. Em metanálise desenvolvida por McGirr *et al.* foram encontradas provas de diminuição da imunidade para a vacina DTPa e duração média de proteção de cerca de 3 anos, assumindo 85% de eficácia. Os autores concluem que com a aplicação de um reforço de DTPa entre 4 e 6 anos de idade, muito poucas crianças ao longo de 10 anos estariam protegidas contra coqueluche, sinalizando a necessidade de antecipar o reforço com dTpa na adolescência.

Apesar da clara demonstração na literatura de que crianças, adolescentes e adultos são fonte de infecção para o lactente, a estratégia de saúde pública de vacinar contactantes próximos de lactentes, incluindo os profissionais da saúde, com o objetivo de evitar a transmissão da doença para este grupo vulnerável mostrou ter impacto limitado no cenário do mundo real. Isto se deve ao grande desafio para se atingir ampla cobertura vacinal entre todos os potenciais contatos do recém-nascido.

Já a vacinação de gestantes no terceiro trimestre de gestação, além de reduzir o risco de transmissão domiciliar (protegendo a mãe), permite a transferência de anticorpos maternos para o feto e a consequente proteção do lactente nos 2 a 3 primeiros meses de vida, período em que a taxa de incidência da coqueluche é maior, assim como a de hospitalizações e óbitos pela doença.

Portanto, para proteção do recém-nascido e do lactente, além da indicação da vacina para as gestantes, o nosso Programa Nacional de Imunizações (PNI) considera fundamental a vacinação dos profissionais de saúde – médicos anestesistas, ginecologistas, neonatologistas, obstetras, pediatras, enfermeiros e técnicos de enfermagem – que atuam em maternidades e em unidades de internação neonatal (UTI/UCI convencional e UCI Canguru) atendendo recém-nascidos. A vacinação de contactantes próximos a lactentes, do ponto de vista individual, é recomendada pela SBIm (Sociedade Brasileira de Imunizações) e pela Sociedade Brasileira de Pediatria (SBP), visto permitir proteção do lactente, apesar de não se mostrar uma estratégia efetiva em larga escala. Diante do fato de que as vacinas acelulares protegem por 5 a 8 anos, a antecipação do reforço com dTpa para a partir dos 10 anos de idade deve ser considerada, principalmente para aqueles vacinados na infância com DTPa, de acordo com os calendários de vacinação da SBIm.

Dengue

A dengue é uma arbovirose febril causada por um flavivírus que compreende quatro sorotipos (DEN-1, DEN-2, DEN-3 e DEN-4). É transmitido pelo mosquito do gênero *Aedes* e pode atingir, hoje, quase metade da população mundial, sobretudo nas faixas tropicais e subtropicais do planeta. Mais de 100 países são endêmicos para essa infecção. A Organização Mundial da Saúde (OMS) estima que o número de casos anuais de dengue esteja entre 50 e 100 milhões, mas estudos retrospectivos recentes calculam que esse número seja de 390 milhões (intervalo de confiança [IC] 95%, 284 a 528 milhões), sendo 96 milhões de casos sintomáticos (IC 95%, 67 a 136 milhões).

No Brasil, os casos de dengue notificados de 1998 a 2013 correspondem a 70% de toda a América Latina. A incidência de dengue no país nos anos de 2002, 2008, 2010 e 2013 foi, respectivamente, de 401,4, 334,7, 530 e 761,4 por 100 mil habitantes.

A dengue é, atualmente, a mais importante infecção transmitida por vetor em escala mundial. Com a urbanização crescente da população e a adaptação do vetor a esse meio, quase metade da população global está sob risco de contrair dengue, dentro de uma faixa que vai da latitude 35° N até a latitude 35° S do planeta. América Latina e África Subsaariana (em menor grau) são as regiões mais atingidas. São notificados de 50 a 100 milhões de casos anuais de febre de dengue, mas cálculos matemáticos sugerem que esse número possa ser bem maior.

A letalidade da dengue é variável nas diferentes epidemias e regiões acometidas, situando-se globalmente em 5% das formas graves. O perfil da doença é endemoepidêmico, com picos nos períodos das chuvas, quando a população de mosquitos aumenta. O número de casos da doença nas formas mais brandas e graves, assim como a letalidade, varia em função dos sorotipos reintroduzidos na área, a suscetibilidade por idade, entre outros. No Brasil, as epidemias urbanas começaram a ocorrer nos anos 1980, e, a partir de então, os diferentes sorotipos foram introduzidos progressivamente. A doença, antes mais frequente em adultos, passou a acometer um número maior de indivíduos com mais de 15 anos, principalmente a partir de 2007 e na epidemia do Rio de Janeiro, em 2008, quando ocorreu a reintrodução do DEN-2. Em 2010 ocorreram mais de um milhão de casos prováveis no país, em virtude da recirculação do DEN-1, com 63% dos casos nas regiões Centro-Oeste e Sudeste. O aumento das hospitalizações foi observado no grupo de maiores de 60 anos. A análise dos óbitos por dengue evidenciou uma mediana de 30 anos, com mais de 25% ocorrendo em menores de 15 anos entre 2007 e 2009. Em 2010, a mediana de óbitos subiu para 42 anos. Atualmente, o Brasil convive com os quatro sorotipos do DENV.

A indústria farmacêutica vem investindo em pesquisas em busca de uma vacina contra a dengue. As vacinas tetravalentes contra dengue atualmente em estudo e que se encontram em fase clínica de avaliação da segurança, imunogenicidade e/ou eficácia de campo são: a vacina quimérica DENVax, do Instituto Takeda (fase 2 finalizada), a vacina recombinante Δ-30 TV0003, do Instituto NIH/Butantan (fase 3 em andamento), e as vacinas inativadas: de proteínas de superfície E e prM purificadas com adjuvante DPIV da empresa WRAIR/GlaxoSmithKline/Bio-Manguinhos (em fase 2), e vacina recombinante de fração de antígeno E (DEN-80E), do laboratório Merck (em fase 1 a 2). A vacina quimérica CYD-TDV, do laboratório Sanofi Pasteur, foi licenciada em dezembro 2015 no México, nas Filipinas e no Brasil.

O estudo clínico da vacina da Sanofi Pasteur envolveu mais de 35.000 crianças com idade entre 2 e 16 anos em países da Ásia e América Latina. Em julho de 2015, o *New England Journal of Medicine* (NEJM) publicou uma análise combinada de eficácia e segurança dos estudos de fase III da vacina contra dengue da Sanofi Pasteur que concluiu que a vacina tem eficácia de 66% para indivíduos com 9 anos ou mais contra os quatro sorotipos da dengue, proporcionando proteção ainda maior quando considerados dois desfechos importantes, a dengue grave (93% de eficácia) e hospitalizações por dengue (80% de eficácia) durante o período de 25 meses de acompanhamento. A vacina protegeu os participantes do estudo com idade a partir de 9 anos que foram anteriormente expostos à dengue (82% de eficácia), bem como aqueles que ainda não haviam contraído a doença (52,5% de eficácia). Este estudo de acompanhamento a longo prazo reafirmou a eficácia e segurança da vacina contra dengue da Sanofi Pasteur em indivíduos com idade a partir de 9 anos. Com base nessas informações, a Sanofi Pasteur decidiu sugerir a indicação de idade-alvo da vacina a partir dos 9 anos de idade em países endêmicos, onde a combinação da carga da doença e o impacto do perfil comprovado da vacina nesta faixa etária demonstram o grande potencial para reduzir a dengue nestes países.

Recentemente (dezembro de 2015), a Anvisa, no Brasil, licenciou a vacina contra dengue da Sanofi Pasteur, atenuada e quadrivalente para crianças, adolescentes e adultos com idade entre 9 e 45 anos (WHO, 2016).

Difteria

A difteria é uma doença infecciosa causada pelo bacilo aeróbico gram-positivo polimórfico não móvel *Corynebacterium diphtheriae*, que primariamente infecta a garganta e vias respiratórias superiores e produz uma toxina que afeta outros órgãos, sendo fatal em 5 a 10% dos casos, com maior taxa de mortalidade em crianças pequenas.

A vacinação contra difteria reduziu drasticamente a mortalidade e a morbidade pela doença, no entanto ela ainda é um problema de saúde infantil para os países onde a cobertura vacinal é baixa. No Brasil a cobertura vacinal para crianças é de cerca de 99%, entretanto, nas últimas décadas, casos de difteria ainda têm ocorrido em alguns estados brasileiros.

Em 1990, foram notificados 640 casos no Brasil, com coeficiente de incidência de 0,45 caso/100 mil habitantes, número que foi progressivamente decaindo até atingir coeficiente de incidência de 0,03/100 mil habitantes (56 casos) em 1999 e de 0,03/100 mil habitantes (58 casos) no ano 2000. Em 2008, confirmaram-se sete casos da doença, com coeficiente de incidência de 0,003/100 mil habitantes. Entre 1997 e 2006, apesar de ter sido observada uma tendência constante de queda da incidência e da mortalidade em todas as faixas etárias, a letalidade apresentou um aumento nos últimos anos: sendo de 11% entre 2000 e 2004, e de 22% entre 2005 e 2006, o que pode estar relacionado a diminuição do número de casos, suspeição diagnóstica tardia, qualidade da assistência deficiente e consequente piora do prognóstico.

Em 2007, ocorreram cinco casos da doença; em 2008, oito casos; e, em 2009, seis casos. Em 2010, em três municípios do estado do Maranhão, onde a cobertura vacinal era de cerca de 56%, foram confirmados 27 casos de difteria (com três óbitos), sendo a maioria em crianças com esquema de vacinação completo. Em 2011, foram registrados cinco casos. Em 2012, não foram confirmados casos de difteria no Brasil. Em 2013, foram confirmados quatro casos da doença, sendo dois no estado de São Paulo, um em Pernambuco e outro no Paraná.

Doença meningocócica

Ainda no século 21, a doença meningocócica (DM) continua sendo um problema de saúde pública mundial. Ocorre de modo endêmico em todos os países do mundo e seu grande potencial de causar epidemias é de conhecimento de todos. É causada por um comensal normal da nasofaringe humana, a bactéria *Neisseria meningitidis*, ou meningococo, um diplococo gram-negativo aeróbico, cuja estrutura e imunogenicidade da cápsula polissacarídica determinam a classificação em 13 sorogrupos diferentes. Os sorogrupos A, B, C, X, Y e W são os causadores de mais de 95% das infecções invasivas no ser humano.

As formas clínicas mais graves são as infecções invasivas que consistem em meningite e meningococcemia (forma septicêmica), ou ambas. No Brasil, a meningite meningocócica é a forma clínica mais comum de apresentação da doença e meningococcemia sem meningite tem incidência de 5 a 20% dos casos. As apresentações menos comuns da doença são as formas localizadas, como pneumonia (5 a 15% dos casos), artrite séptica (2%), otite média (1%), epiglotite (menos de 1%), conjuntivite, endocardite, miocardite, pericardite, uretrite, cervicite, bacteriemia oculta febril e meningococcemia crônica (duração de 6 a 8 semanas). A taxa de sequelas permanentes da doença é de 11 a 19%, sendo elas: perda auditiva, sequelas neurológicas, amputação de extremidades, extensas cicatrizes cutâneas, entre outras.

A taxa de mortalidade da doença meningocócica sem tratamento é de 70 a 90%. Dados recentes mostram que, em países desenvolvidos, a mortalidade é de 7 a 13% nos períodos endêmicos e acima de 20% nos períodos epidêmicos. As meningococcemias isoladas atingem 40% de taxa de mortalidade. O óbito ocorre mais frequentemente entre 12 e 48 horas do início dos sintomas e está associado a baixa idade, ausência de meningite, coma, hipotensão, leucopenia e trombocitopenia.

O ser humano é o único hospedeiro natural e obrigatório da *Neisseria meningitidis*. A bactéria permanece de maneira assintomática na nasofaringe de 8 a 25% da população, parcela que constitui os chamados portadores assintomáticos. As maiores taxas de portadores assintomáticos são encontradas entre adolescentes, adultos jovens e nas populações de menor poder aquisitivo, considerados os principais reservatórios da bactéria na população e, portanto, os principais responsáveis pela sua propagação. Podem permanecer colonizados por um período que varia de dias até 2 anos, mantendo a circulação do patógeno na população. Poucas crianças pequenas são portadoras assintomáticas.

A primeira epidemia de meningite meningocócica foi descrita por Vieusseux, em Geneva, Suíça, em 1805. A doença, ainda hoje, ocorre em todos os países e tem potencial de causar a doença tanto na forma endêmica durante todo o ano, quanto surtos epidêmicos, com grande variabilidade de incidência e distribuição dos diferentes sorotipos a cada região geográfica, a cada época do ano ou mesmo de ano a ano. Sua expressão epidemiológica depende de diferentes fatores, como virulência da cepa da *Neisseria meningitidis*, existência de aglomerados populacionais, características socioeconômicas dos grupos populacionais, do meio ambiente (clima) e características imunes do indivíduo e/ou população, dentre outros. Dessa forma, comportamento flutuante e imprevisível em cada região geográfica e época é característico da DM.

O "cinturão africano da meningite" – países da África Subsaariana, desde a Etiópia, ao leste, até o Senegal, a oeste – apresenta a maior incidência anual da doença do mundo.

O sorogrupo A é o mais predominante, mas há ocorrência de surtos pelos sorogrupos C, W e X. Nessa região, a cada 5 a 10 anos, ocorrem epidemias devastadoras e imprevisíveis, alcançando taxas de até 1.000 casos por 100 mil habitantes por ano. Na Europa, a incidência é de 0,2 a 14 casos por 100 mil habitantes por ano e há predomínio do sorogrupo B, especialmente nos países que adotaram a vacina meningocócica C conjugada na rotina. Um padrão semelhante ocorre na Austrália e Nova Zelândia. Nos EUA, há predomínio dos sorogrupos B, C e Y, sendo o W muito raro. Nas Américas, a incidência é de 0,3 a 4 casos por 100 mil habitantes por ano. Os dados da Ásia são muito limitados, sugerindo um predomínio dos sorogrupos A e C.

No Brasil, a DM é endêmica, com ocorrência de casos durante todo o ano, e frequentes surtos comunitários ou institucionais. Pessoas de qualquer idade são suscetíveis, mas a doença apresenta maior coeficiente de incidência em crianças menores de 5 anos, sem diferenciação entre as diversas regiões geográficas do país. Durante surtos comunitários, observam-se mudanças nas faixas etárias mais acometidas, com aumento de casos entre adolescentes e adultos jovens.

Nos últimos anos, o coeficiente de incidência da DM no Brasil tem-se mantido em torno de 1,5 a 2 casos por 100 mil habitantes por ano, sendo o maior encontrado na América Latina. De acordo com dados recentes do Ministério da Saúde (MS), a letalidade da doença no Brasil tem sido de 18 a 20%, o que é considerado um índice elevado. Devido à grande proporção de meningites notificadas sem identificação do agente etiológico, é provável que a incidência real da doença no Brasil seja maior que a relatada.

No país, nas décadas de 1970 e 1980, ocorreram epidemias em várias cidades causadas pelos sorogrupos A e C, e, posteriormente, pelo sorogrupo B. A partir da década de 1990, registrou-se uma diminuição proporcional do sorogrupo B e um aumento progressivo do sorogrupo C. Desde então, surtos isolados do sorogrupo C têm ocorrido em diversas regiões e/ou instituições do país.

A doença meningocócica é a principal causa de meningite bacteriana (40% dos casos) no Brasil, sendo o sorogrupo C o de maior prevalência na maioria das regiões e o responsável pela maioria dos surtos notificados desde 2006. Dados do MS mostram que, em 2009, os casos de DM confirmados por sorologia foram: sorogrupo C = 75,33%; sorogrupo B = 17,21%; sorogrupo W13 = 5,38%; sorogrupo Y = 1,15%; outros (A, D, 29E) = 0,93%. Com a introdução da vacina meningocócica C conjugada no calendário público, em 2001, para os menores de 2 anos, observou-se uma queda substancial da DM causada pelo sorogrupo C na faixa etária-alvo da vacinação (queda de cerca de 70%) e o meningococo B passou a ser, para os menores de 5 anos, responsável por 40 a 50% dos casos de DM. Não houve redução de casos para as outras faixas etárias, para a qual o meningococo C continua sendo o mais prevalente.

Desde o ano de 2001, chama a atenção das autoridades sanitárias brasileiras a crescente ascensão do sorogrupo W (clone hipervirulento ST11/ET37). O Brasil registrava, até o ano de 2005, 2% dos casos; em 2014, dados preliminares do MS registraram entre 0 e 24% dos casos de doença meningocócica de acordo com a região brasileira. Essa ascensão do sorogrupo W é uma tendência registrada nos países do Cone Sul, nos quais, em 2012, foram registrados, para o sorogrupo W, 58% dos casos de doença meningocócica no Chile e 55% na Argentina.

No Brasil, para crianças a partir dos 2 meses de idade, estão licenciadas as vacinas conjugadas: MenC e MenACWY-CRM. A vacina MenACWY-TT está licenciada a partir de 1 ano de idade.

O esquema primário padrão varia com a vacina utilizada. MenC – duas doses, aos 3 e 5 meses de idade e reforço entre 12 e 15 meses; MenACWY-CRM – três doses aos 3, 5 e 7 meses de idade e reforço entre 12 e 15 meses.

Para crianças que não receberam MenC e que iniciam a vacinação em atraso com MenACWY, os esquemas também variam. Com MenACWY-CRM, iniciando entre 7 e 23 meses de idade: duas doses, e a segunda deve ser obrigatoriamente aplicada após a idade de 1 ano (mínimo de 2 meses de intervalo entre elas); iniciando após os 24 meses de idade: uma dose. MenACWY-TT iniciando após 12 meses de idade: uma dose.

Em todos os casos, em virtude da rápida redução dos títulos de anticorpos protetores, reforços são necessários a cada 5 anos, abrangendo toda a infância e a adolescência. Crianças com vacinação completa com MenC podem se beneficiar com uma ou mais doses adicionais (dependendo do produto e da idade) de MenACWY, com o objetivo de ampliar a proteção. Respeitar o intervalo mínimo de dois meses da última dose de MenC.

Doença pneumocócica

O *Streptococcus pneumoniae* (pneumococo) é um coco gram-positivo encapsulado, anaeróbio facultativo, que se apresenta aos pares (diplococos) ou em pequenas cadeias. Há mais de 90 sorotipos identificados pela diferença na composição de seus polissacarídeos capsulares, que são a base primária da patogenicidade desse microrganismo e cerca de 10 deles causam mais de 62% das infecções bacterianas invasivas em todas as faixas etárias.

As manifestações clínicas graves de infecção pneumocócica incluem doenças invasivas, como bacteriemia, meningite e pneumonia com bacteriemia em crianças, e pneumonia adquirida na comunidade em adultos. Os pneumococos também são a causa bacteriana mais comum de doenças localizadas de grande incidência, como otite média aguda (OMA), sinusite, mastoidite e traqueobronquite. Outras infecções ocasionalmente causadas por esse agente são celulite periorbital, endocardite, osteomielite, pericardite, peritonite, artrite piogênica, infecção de tecidos moles e sepse neonatal.

Os pneumococos são responsáveis por elevadas taxas de morbimortalidade em diferentes faixas etárias. A OMS estima que, a cada ano, 700 mil a 1 milhão de mortes por doença pneumocócica ocorram em crianças menores de 5 anos, a maioria delas em países pobres. Nos EUA, são estimadas 175 mil internações por pneumonia pneumocócica em adultos, sendo 36% das infecções adquiridas na comunidade e 50% em ambiente hospitalar, com letalidade de 5 a 7%, podendo ser maior na população idosa. Em crianças, bacteriemia por pneumococo é a principal manifestação de doença invasiva, correspondendo a 70% dos casos.

No Brasil, entre 2004 e 2006, a pneumonia pneumocócica foi responsável por 65% das hospitalizações; a sepse, por 12%; e a meningite, por 9%. A distribuição das hospitalizações de acordo com as faixas etárias mostrou curva em "U", com maior frequência entre crianças menores de 1 ano (110 a 136,9/100 mil crianças/ano), e a letalidade hospitalar foi mais alta entre idosos, por meningite e sepse. Outro estudo brasileiro estimou a ocorrência anual de mais de três milhões de casos de OMA e mais de 300 mil de pneumonia em crianças menores de 5 anos, sendo parte deles causada pelo pneumococo. Conforme os autores, a bactéria foi responsável por 1.200 casos/ano de meningite e 364 casos/ano de sepse nesse grupo etário, que resultaram em aproximadamente 72 mil hospitalizações e 340 mil consultas médicas. Outro aspecto importante com relação à meningite pneumocócica é a forte associação entre a patologia e complicações neurológicas agudas, além de sequelas.

Os grupos considerados de maior risco para aquisição de doença invasiva e de morbimortalidade pelo pneumococo são indivíduos com menos de 2 anos e com mais de 65 anos, portadores de doenças crônicas cardíacas, pulmonares, hepáticas, fibrose cística, diabetes melito, asplenia e anemia falciforme; portadores de imunodeficiências congênitas e adquiridas, insuficiência renal crônica e síndrome nefrótica; portadores de fístula liquórica, fratura de crânio, síndrome de Down; recém-nascidos pré-termo; moradores ou frequentadores de ambientes com aglomeração ou ventilação precária (creches, presídios, quartéis, abrigos); indivíduos que fazem uso de álcool e tabaco, afetados por desnutrição e anemia; e pessoas com infecções respiratórias virais.

Febre amarela

A febre amarela é uma doença hemorrágica viral aguda, transmitida por mosquitos infectados e letal em até 50% dos doentes não tratados. Segundo a OMS, estima-se que ocorram anualmente 130 mil casos e 44 mil mortes devido a esta doença em países endêmicos da África, onde ocorrem 90% dos casos.

Endêmica em áreas tropicais da África e da América Latina, coloca em risco uma população de mais de 900 milhões de pessoas, segundo dados da OMS. O número de casos cresceu nas duas últimas décadas devido à diminuição da imunidade da população para esta infecção, do desmatamento, da urbanização, da migração da população e de mudanças climáticas.

Estudos epidemiológicos possibilitaram a delimitação de duas áreas para a febre amarela silvestre no Brasil: uma sujeita a ondas epidêmicas; e outra na qual a doença não tem ocorrido. Na primeira área, estão incluídos o estado de Minas Gerais e determinadas regiões de São Paulo, Paraná, Santa Catarina e Rio Grande do Sul, além das regiões Norte e Centro-Oeste.

No Brasil, a doença ocorre esporadicamente, com registros de casos humanos isolados nas áreas consideradas endêmicas (região amazônica), assim como na forma de surtos de maior ou menor magnitude, quando ocorre na região extra-amazônica. Casos humanos isolados em área considerada endêmica foram registrados durante o período sazonal da doença no país, ressaltando a importância de intensificar as ações de prevenção, sobretudo grupos populacionais com maior risco de exposição, considerando os hábitos individuais ligados ao lazer, turismo e trabalho em áreas rurais ou de mata onde o vírus ocorre.

A vacinação é a principal medida preventiva contra a febre amarela. A vacina é segura, acessível e muito eficaz. Apesar de a OMS considerar que uma única dose é suficiente para conferir imunidade a longo prazo e a proteção para toda a vida, baseado em dados de falha vacinal, o MS no Brasil mantém a recomendação de pelo menos uma dose de reforço.

Haemophilus influenzae do tipo b

O *Haemophilus influenzae* tipo b (Hib) é bactéria responsável por pneumonia grave, meningite e outras doenças invasivas, quase que exclusivamente em crianças com menos de 5 anos. Também é de risco para pessoas de qualquer idade portadoras de comorbidades, como a asplenia anatômica ou funcional, entre outras.

É transmitido através do sistema respiratório de infectados para indivíduos suscetíveis. Hib também provoca infecções inflamatórias potencialmente graves da face, boca, sangue, epiglote, articulações, coração, ossos, peritônio e traqueia. Embora este problema ocorra em todo o mundo, o fardo da doença Hib era consideravelmente mais elevado nos países pobres em recursos, antes da introdução da vacina nos seus programas nacionais de imunização.

A introdução da vacina contra Hib conjugada na rotina de imunização infantil reduziu a carga da doença, hoje muito rara em nosso país.

Influenza

A influenza (ou gripe) é uma doença respiratória aguda, causada por um vírus RNA da família dos Orthomyxoviridae e se subdivide em três tipos antigenicamente distintos; A, B e C. Os vírus influenza A e B são os responsáveis pela doença endêmica, sendo o tipo A de caráter epidêmico ou mesmo pandêmico.

Os vírus A são classificados de acordo com os tipos de proteínas da sua superfície: hemaglutinina – HA (H1, H2, H3) e neuraminidase – NA (N1 e N2), caracterizando os subtipos do vírus. As moléculas de HA e de NA sofrem, de um ano para outro, pequenas modificações, gerando leve variação na sua antigenicidade (*drift*), sem mudança no seu subtipo. Mudanças mais expressivas ocasionalmente surgem (*shift*), por rearranjos genéticos ou pequenas sucessivas mutações, mudando o sorotipo, podendo produzir pandemias, devido à suscetibilidade das populações aos novos subtipos. A mudança antigênica pode ocorrer quando um animal é infectado ao mesmo tempo por uma cepa animal da influenza A e uma cepa humana. As cepas pandêmicas também podem aparecer quando os vírus da gripe animal se adaptam diretamente aos humanos.

Os vírus da influenza B não sofrem muitas mudanças de um ano para outro, porque o seu espectro de hospedeiro é mais limitado (humanos) e as cepas circulantes pertencem sempre a duas linhagens: Yamagata e Victória. As duas cepas B circulam anualmente em todo o planeta sendo que, na última década, observou-se a não coincidência da cepa

B circulante com aquela prevista na vacina influenza trivalente. Desse modo, a vacina quadrivalente (contendo duas cepas B, além das cepas A) vem sendo gradativamente adotada no mundo, de forma a melhorar a efetividade da vacinação, já que, muitas vezes, não se consegue prever a cepa B que predominará em cada região do planeta.

As pandemias são caracterizadas pela rápida disseminação de um vírus novo virulento da influenza A para o qual há pouca ou nenhuma imunidade existente no seio da população. Foram registradas quatro pandemias de influenza desde 1900, sendo a mais recente em 2009, causada pelo vírus A(H1N1). Vírus influenza animal, incluindo o A(H5N1) e o A(H7N9) vem causando doença em seres humanos, ocasionalmente.

No Brasil, o padrão de sazonalidade varia entre as diversas regiões, sendo mais marcado naquelas com estações climáticas bem definidas, ocorrendo com maior frequência nos meses de frio, em locais de clima temperado, ou no período chuvoso, em locais de clima tropical. A maioria dos casos ocorre entre junho e outubro.

Segundo a OMS, cerca de 5 a 15% da população mundial se infecta com o vírus influenza anualmente, o que resulta em 3 a 5 milhões de casos graves e 250.000 a 500.000 mortes anuais.

A influenza pode apresentar-se como uma doença leve a grave, e não raramente é causa de exacerbações de doença de base ou de infecções bacterianas secundárias. Algumas pessoas apresentam um risco maior para as formas graves e para as complicações, como as gestantes, os idosos, as crianças com menos de 5 anos e pessoas com condições de saúde crônicas.

Imunização é a melhor intervenção para prevenir a infecção pelo vírus influenza. Idealmente, deveria ser universal, como ocorre nos EUA, por exemplo, uma maneira de diminuir a circulação do vírus (e assim proteger também o grupo considerado de risco que muitas vezes não fica imunizado, apesar de vacinado) e diminuir o grande impacto socioeconômico da doença.

Segundo estudo de Chaves et al., em 2014, crianças menores de 3 meses de idade apresentam maior risco de hospitalizações por influenza do que aquelas de 3 a 12 meses; nesses casos, a maioria das internações foi registrada em crianças saudáveis (75%), cerca de 10% na UTI e 4% apresentaram insuficiência respiratória. Essas proporções foram 2 a 3 vezes maiores em crianças com condições de alto risco (menores de 3 meses). Lactentes com menos de 6 meses de idade tiveram risco 40% maior de serem hospitalizados em UTI em comparação com bebês com idade entre 6 e 12 meses. A vacinação de gestantes é considerada prioritária pela OMS, pois beneficia a mãe e o bebê, particularmente, os menores de 6 meses de idade, que não podem receber a vacina.

Frequentemente, a influenza causa exacerbação de doenças crônicas cardiovasculares, pulmonares (DPOC, asma), metabólicas (particularmente diabetes), pode desencadear infarto agudo do miocárdio e acidente vascular cerebral, causar miocardite, pericardite, miosite, rabdomiólise e diversas manifestações neurológicas (convulsão, encefalite, síndrome de Guillain-Barré). Durante o pico de atividade da influenza, existe nítido aumento das hospitalizações e mortes por doença cardíaca isquêmica e acidente vascular cerebral. De acordo com o CDC, as mortes causadas por infarto agudo do miocárdio, doença vascular e diabetes não são contabilizadas entre as mortes por pneumonia e influenza. Como a infecção viral prévia é fator de risco para essas mortes, o impacto da influenza certamente é subestimado. É importante destacar que as prevalências de doenças cardíacas, pulmonares, metabólicas e neoplásicas aumentam com a idade, que frequentemente existe associação de comorbidades e que os pacientes com doenças crônicas muitas vezes não são vacinados por não estarem cientes de sua condição de risco ou por falta de recomendação médica.

Os vírus influenza são os mais frequentemente identificados nos casos de síndrome gripal e também nos casos de síndrome respiratória aguda grave (SRAG), mas a infecção pode causar sintomas que se confundem com os encontrados em diversas outras infecções virais e bacterianas. Lactentes e idosos podem não apresentar febre quando infectados pela influenza. Embora pessoas infectadas pelos vírus influenza apresentem com frequência comprometimento das vias respiratórias superiores, com congestão nasal, rinorreia, tosse, rouquidão, as manifestações sistêmicas, como febre, mal-estar, mialgia são mais frequentes e a duração dos sintomas é maior do que a observada nas infecções por outros vírus causadores de infecções respiratórias agudas, como rinovírus e vírus sincicial respiratório. Em relação às gestantes, o risco de complicações é muito alto, principalmente no terceiro trimestre de gestação, mantendo-se elevado no primeiro mês após o parto.

A OMS estima que cerca de 1,2 bilhão de pessoas apresentam risco elevado para complicações da influenza: 385 milhões de idosos acima de 65 anos de idade, 140 milhões de crianças, e 700 milhões de crianças e adultos com doença crônica.

Hepatite A

A doença é causada por um sorotipo único do vírus da hepatite A (VHA), da família Picornaviridae. As manifestações clínicas têm correlação direta com a faixa etária acometida pelo vírus. Abaixo dos 6 anos, predomina a forma assintomática, e apenas 10% desses indivíduos apresentarão icterícia. Já nas crianças maiores, o sintoma está presente em 40 a 50% dos casos e, em adultos, chega a 80%.

Apesar da evolução geralmente autolimitada, a morbidade e a letalidade da hepatite A têm impacto significativo se considerarmos o número de dias de afastamento da escola e do trabalho, além da maior possibilidade de falência hepática aguda (FHA) que, embora rara, com média de 0,3%, pode alcançar até 2% nos indivíduos acima de 40 anos com letalidade descrita de até 35% dos casos. Mesmo rara, a hepatite A fulminante em pacientes pediátricos é responsável por expressiva proporção de transplantes hepáticos e foi relatada como a causa mais frequente em estudo realizado em centros de transplante na Argentina.

A hepatite A está associada à falta de água potável e saneamento, condição não rara em nosso país, mesmo em centros urbanos desenvolvidos. A disseminação do VHA ocorre principalmente por via fecal-oral, de indivíduo a indivíduo, ou por ingestão de água e alimentos contaminados. Os menores de 6 anos constituem um grupo potencial disseminador da doença no ambiente doméstico e em escolas. A ocorrência de surtos por contaminação da água ou de alimentos é menos frequente hoje e, em geral, está relacionada ao consumo de alimentos malcozidos, como mariscos, e à manipulação destes por um indivíduo infectado. Em menor proporção, a transmissão pode ocorrer por transfusões sanguíneas, uso de drogas injetáveis e em homens que fazem sexo com homens.

Em relação à epidemiologia da hepatite A, classificam-se as diferentes regiões do planeta da seguinte forma:
- Regiões de alta endemicidade: com altas taxas de infecção. Nos países em desenvolvimento, pobres, onde higiene e saneamento não são adequados, a maioria das crianças (90%) se infectam antes da idade de 10 anos e, por esse motivo, a população envelhece imunizada naturalmente e, portanto, poucos casos da doença são registrados. Nesse cenário, epidemias são pouco frequentes e são baixas as taxas de morbidade
- Regiões de endemicidade intermediária: com taxas intermediárias de infecção. Nos países em desenvolvimento, com economias em transição e áreas onde as condições sanitárias são variáveis, as crianças muitas vezes escapam da infecção durante a infância. Paradoxalmente, estas melhores condições econômicas e sanitárias levam a maior suscetibilidade em idades mais avançadas e nas classes mais altas e consequentes maiores taxas de morbidade e registros de surtos
- Regiões de baixa endemicidade: com baixas taxas de infecção. Nos países desenvolvidos, onde as condições de higiene e saneamento são boas, as taxas de infecção são baixas. A doença pode ocorrer em adolescentes e adultos pertencentes a grupos de alto risco, tais como usuários de drogas ilícitas injetáveis, homossexuais do sexo masculino e viajantes para áreas de alta endemicidade.

O Brasil é considerado uma região de endemicidade intermediária. O aumento na idade de aquisição da doença, com acréscimo nas hospitalizações e complicações causadas pela hepatite A, é relacionado também com maior gravidade da doença nessa faixa etária. Estudos nacionais do perfil de soroprevalência em crianças de 1 a 15 anos mostram a presença de anticorpos contra VHA em cerca 20%, ou seja, uma suscetibilidade de cerca de 80% e a consequente possibilidade de doença em idades mais avançadas.

A OMS recomenda que a vacinação contra a hepatite A faça parte de um plano abrangente para combater a doença. O esquema de vacinação de duas doses de vacina contra a hepatite A é o adotado na maioria dos países, mas outros, como a Argentina e o Brasil, adotaram o de dose única na infância.

Hepatite B

A hepatite B é um dos grandes problemas atuais da saúde pública mundial. Estima-se que 780 mil pessoas morrem a cada ano devido às consequências agudas ou crônicas dessa doença, principalmente por cirrose e hepatocarcinoma. Cerca de 240 milhões de pessoas sofrem de infecção crônica pelo vírus da hepatite B (definido como a positividade para o antígeno de superfície da hepatite B, por pelo menos 6 meses).

O risco de cronificação da infecção pelo VHB depende da idade em que o indivíduo é infectado. Crianças com menos de 6 anos de idade são as mais propensas a desenvolver infecções crônicas. Desenvolverão a infecção crônica: 80 a 90% dos lactentes infectados durante o primeiro ano de vida; 30 a 50% das crianças infectadas antes dos 6 anos de idade; 15% dos adultos saudáveis. Cerca de 15 a 25% de adultos que se tornam cronicamente infectados durante a infância morrem de câncer de fígado ou cirrose relacionados.

A hepatite B é uma doença sexualmente transmissível, mas que também pode ser transmitida pela exposição a sangue de agulhas e seringas compartilhadas por usuários de drogas ilícitas, hemodiálise, exames invasivos, cirurgias, acidente com objetos contaminados por material biológico (tatuagens, *piercings*, acupunturas, profissionais de saúde acidentados por instrumentos perfurocortantes) ou durante o trabalho de parto (pelo contato do bebê com o sangue materno ou líquido amniótico). Embora uma quantidade muito pequena de VHB seja detectada no leite materno, não há nenhuma evidência de que a hepatite B seja transmitida na amamentação.

Nos países com baixas taxas de prevalência média de hepatite B, o contato sexual é a principal forma de transmissão do vírus em adolescentes e adultos. Em regiões de alta endemicidade, a forma mais comum de transmissão é a vertical, de mãe para filho durante o parto ou de criança para criança. Essas formas de transmissão também podem representar mais de 1/3 das infecções crônicas nas áreas de baixa endemicidade, mas a transmissão sexual e o uso de agulhas contaminadas, especialmente entre os usuários de drogas ilícitas injetáveis, são as principais rotas de infecção.

No Brasil, de acordo com o boletim epidemiológico de hepatites virais de 2013 do Ministério da Saúde, no período de 1999 a 2011, foram notificados 120.343 casos confirmados de hepatite B no Brasil no Sinan, sendo a maior parte nas regiões Sudeste (36,3%) e Sul (31,6%). A partir de 1999, observa-se aumento gradual da taxa de detecção de casos de hepatite B, atingindo 6,5 casos por 100 mil habitantes em 2005 e mantendo-se estável com algumas oscilações entre 2005 e 2010. Em 2010, a região Sul apresentou a maior taxa de detecção (14,3), seguida da região Norte (11,0), enquanto a região Nordeste apresentou a menor taxa de detecção (2,5) para esse ano.

Em relação à distribuição dos casos por faixa etária, em 2010 observou-se a maior taxa de detecção por 100 mil habitantes na faixa etária de 35 a 39 anos (11,4), seguida pelas faixas de 40 a 44 anos (11,3), 45 a 49 anos (11,3) e 30 a 34 anos (10,8). Segundo a forma clínica, considerando os casos de hepatite B notificados entre 1999 e 2011, e excluídos os 10,3% notificados com campo ignorado/em branco, 78,3% foram formas crônicas, enquanto 21,4% foram agudas e 0,3%, fulminantes. Porém, destaca-se que nas faixas etárias dos menores de 15 anos a frequência de formas agudas aumentou, correspondendo a 37,9% dos casos entre 10 e 14 anos, 59,8% entre 5 e 9 anos, e 44,3% em menores de 5 anos.

A vacinação universal contra hepatite B é reconhecida como a estratégia mais adequada para todos os países para controle a longo prazo da infecção crônica pelo vírus da hepatite B e de suas sequelas. No Brasil, o Ministério da Saúde recomenda a vacinação de todo recém-nascido nas primeiras 12 horas de vida e para todo brasileiro, inclusive os maiores de 60 anos, ainda não vacinados.

Papilomavírus humano

O papilomavírus humano (HPV) representa um grupo de vírus extremamente comuns no mundo. São mais de 100 tipos de HPV que infectam o ser humano, cerca de 40 infectam o trato genital e, destes, pelo menos 13 são oncogênicos.

O HPV é o vírus sexualmente transmissível mais prevalente no mundo. De acordo com a literatura médica, 2 a 3 anos após o início da atividade sexual, 46% das mulheres e 60% dos homens são positivos para a infecção pelo HPV; e cerca de 20 a 25% das meninas com 1 ano de atividade sexual com um único parceiro já apresentam alteração histopatológica. A infecção geralmente acontece no final da adolescência e início dos 20 anos, mas toda pessoa sexualmente ativa terá contato com HPV em algum momento da vida. A maioria das infecções será naturalmente debelada pelo organismo, antes de causarem lesões. A aquisição de nova infecção pelo HPV diminui com a idade na mulher, mas não varia dessa forma no homem.

Segundo a OMS, dos 12,7 milhões de casos de câncer que acometem homens e mulheres em todo mundo, 610 mil (cerca de 5%) são atribuíveis ao HPV. Os HPVs são causa de câncer em vários sítios anatômicos. Segundo o CDC, eles respondem por: 100% dos casos de câncer do colo do útero (sendo 70% deles causados pelos HPVs 16 e 18); 91% dos casos de câncer anal; 75% dos casos de câncer de vagina; 72% dos casos de câncer de orofaringe; 69% dos casos de câncer vulvar; e 63% dos casos de câncer de pênis.

O câncer cervical é o terceiro tipo de câncer mais comum entre as mulheres brasileiras, segundo o Instituto Nacional de Câncer (INCA), são 15 mil novos casos e 5 mil óbitos por ano. Ainda segundo o INCA, as estimativas de novos casos anuais por sítio anatômico são: câncer anal – 539 em homens e 1.078 em mulheres; câncer de cavidade oral – 11.280 em homens e 4.010 em mulheres; câncer de pênis – 4.637.

As verrugas genitais também têm impacto negativo na saúde de mulheres e homens, principalmente os mais jovens. No Brasil são estimados cerca de 1,9 milhão de casos anuais da doença.

Estima-se que até 2014, 44 milhões de mulheres haviam recebido o esquema completo de três doses da vacina HPV nos programas nacionais de imunização, 30 milhões delas em países desenvolvidos e 14 milhões em países em desenvolvimento. Hoje mais de 60 países adotam a vacinação contra o HPV para as meninas. Alguns, como a Austrália, depois do sucesso dessa vacinação, incluíram os meninos entre os beneficiados pela vacina.

Na Austrália, onde as vacinas contra HPV-6, -11, -16 e -18 são oferecidas para meninas de 12 a 21 anos, observou-se, desde 2007, que as verrugas genitais tornaram-se raras nas mulheres e nos homens heterossexuais australianos 7 anos após essa introdução (redução de 18,4% para 1,1% nas mulheres < 21 anos; de 11,3% para 2,8% nos homens < 21 anos. Houve redução mínima entre homens que fazem sexo com outros homens e nos homens > 32 anos. Entre as mulheres com mais de 32 anos a incidência passou de 4% para 8,5%; houve redução de 46% da incidência de NIC2/3 e AIS confirmada histologicamente.

Segundo dados do Datasus, até dezembro de 2015 foram aplicadas 6.252.550 de doses da vacina quadrivalente contra o HPV apenas na rede pública, desde o início da vacinação em 2014, nas pessoas do sexo feminino de 9 a 26 anos de idade (Datasus, 2015).

Pneumonia

A pneumonia é a principal causa infecciosa de mortalidade infantil. Segundo a OMS, estima-se que 15% dos óbitos de crianças menores de 5 anos ocorram devido à pneumonia, sendo que, em 2013, a doença foi causa de 922 mil óbitos de crianças nessa faixa de idade.

É causada por uma série de agentes infecciosos, bactérias, vírus ou fungos, sendo os mais comuns: *Streptococcus pneumoniae* – o patógeno mais frequente na origem de pneumonia bacteriana em crianças; *Haemophilus influenzae* tipo b (Hib) – segundo agente bacteriano mais comum; vírus sincicial respiratório (VSR) – o agente viral mais prevalente como causa de pneumonia viral; *Pneumocystis jiroveci* – principal causa de pneumonia em crianças menores de 6 meses infectadas por HIV – responsável por pelo menos um quarto das mortes entre crianças HIV-positivas.

A prevenção é possível graças à vacinação, alimentação adequada e melhorias de fatores ambientais. A OMS considera estratégica para a redução da mortalidade infantil a disponibilização das vacinas contra o Hib, pneumocócicas conjugadas, sarampo e coqueluche para os menores de 5 anos.

Poliomielite

A poliomielite afeta principalmente crianças menores de 5 anos. Uma entre cada 200 infecções conduz à paralisia irreversível. Entre pacientes paralisados, 5 a 10% morrem por paralisia dos músculos respiratórios. O número de casos de poliomielite teve redução de mais de 99% desde 1988, de 350.000 casos para 74 relatados em 2015. Esta diminuição é o resultado de um esforço global para erradicar esta doença. A infecção, hoje, é endêmica em apenas dois países (Afeganistão e Paquistão), enquanto em 1988 ela ocorria em mais de 125.

No entanto, enquanto uma única criança permanecer infectada, todas as outras no mundo continuam em risco de contrair a doença. Falha na erradicação conquistada nas últimas décadas poderia provocar 200 mil novos casos anuais durante os próximos 10 anos. Portanto, a ação global de vacinação contra a pólio é estratégia fundamental para a manutenção do *status* de erradicação da doença.

Rotavírus

O rotavírus é o principal agente etiológico causador de gastrenterite aguda (GEA) grave em lactentes e crianças pequenas no mundo. Dados do período que precedeu a introdução das vacinas de rotavírus em programas de imunização rotineira de lactentes estimavam que ocorria, anualmente, um total de 125 milhões de casos, resultando em cerca de 2 milhões de internações e 600 mil óbitos.

Antes da introdução da vacinação em massa, praticamente todas as crianças infectavam-se antes de completar 5 anos e, mesmo em locais desenvolvidos, com boas condições sanitárias e de higiene, o rotavírus permanecia sendo o mais importante patógeno causador de hospitalização por gastrenterite e o responsável por muitas mortes de crianças. No Brasil, antes da introdução rotineira da vacinação, estimava-se que a GEA causada pelo rotavírus resultava em 3.525.063 casos anuais de diarreia, 92.453 hospitalizações e 850 mortes em crianças menores de 5 anos.

De grande relevância sob o prisma da saúde pública, a vacinação gerou a redução de internações por gastrenterite de qualquer causa em crianças menores de 1 ano. No estudo conduzido pela GSK na América Latina, a vacina contra rotavírus monovalente humana reduziu em 42% as internações por diarreia aguda nessa população, enquanto no estudo conduzido pela MSD nos EUA e na Finlândia, a vacina pentavalente bovino-humana reduziu em 63% as internações durante o primeiro ano de vida. Esses resultados de redução significativa de hospitalizações por diarreia de qualquer causa superaram as mais otimistas previsões com relação à proteção oferecida por essas vacinas.

Na América Latina, os resultados de avaliação dos programas de imunização com as vacinas de rotavírus também corroboram aqueles obtidos nos principais estudos de eficácia na região, com redução significativa de hospitalização por GEA de todas as causas e GEA causada pelo rotavírus em diversos países além do Brasil, como El Salvador, Panamá, México e Nicarágua. Evidências de proteção indireta, com redução da doença em grupos etários não vacinados, também foram observadas nesses países.

Rubéola

A rubéola é uma infecção viral contagiosa, geralmente benigna que afeta principalmente crianças e adultos jovens. Na gravidez, pode causar a morte do feto ou malformações congênitas (síndrome da rubéola congênita). Estima-se que, no mundo, 100.000 crianças por ano nasçam com síndrome da rubéola congênita (SRC).

Durante a última década, a vacinação contra a rubéola em larga escala reduziu drasticamente ou eliminou a rubéola e a SRC em muitos países desenvolvidos e em alguns países em desenvolvimento. Em 2015, a rubéola e a SRC foram consideradas erradicadas das Américas pela OMS. A manutenção da vacinação de crianças e adultos não vacinados anteriormente é estratégia fundamental para manter erradicada a doença em nosso país.

Sarampo

O sarampo é uma doença infecciosa aguda, causada por um vírus RNA chamado *Morbillivirus*, da família Paramyxoviridae. É uma condição grave, transmissível e extremamente contagiosa. A viremia causada pela infecção provoca vasculite generalizada, responsável pelas diversas manifestações clínicas, incluindo a perda considerável de eletrólitos e proteínas, gerando o quadro espoliante da infecção. Além disso, as complicações infecciosas contribuem para a gravidade do sarampo, principalmente em crianças desnutridas e em menores de 1 ano de vida. O sarampo é uma das principais doenças responsáveis pela mortalidade infantil em países em desenvolvimento.

A OMS estima que ocorram cerca de 20 milhões de casos de sarampo por ano, e, apesar da grande redução do número de mortes — cerca de 78% (de 562 mil mortes no ano 2000 para 122 mil mortes em 2012, principalmente em menores de 5 anos) —, o índice ainda é bastante expressivo. A maioria das mortes (mais de 95%) ocorre em países de baixa renda *per capita* e infraestrutura de saúde deficiente. Mais da metade desses óbitos ocorre na Índia.

Na década de 1990, o sarampo era endêmico no Brasil e causava surtos a cada 2 ou 3 anos. Apesar de controlado no país a partir do ano 2000, casos importados eram registrados, sendo que, entre 2011 e 2014, em média, 2,5 estados brasileiros notificavam casos anualmente. Em 2013, ocorreu o maior número de casos relatado desde o controle da doença: 220.

No período de março de 2013 a março de 2014, foram confirmados 224 casos de sarampo no estado de Pernambuco, sendo 44,6% em indivíduos menores de 1 ano de vida. Ocorreu o óbito de uma menina de 7 meses de vida, portadora de doenças imunossupressoras (HIV e sífilis).

No estado do Ceará, entre dezembro de 2013 e maio de 2014, foram notificados 681 casos de sarampo e 252 foram confirmados. A cobertura vacinal do estado do Ceará para a vacina SCR era de 95%, mas com coberturas baixas em cerca de 15% (27 de 184) dos municípios. Durante o surto no Ceará, as crianças menores de 1 ano foram as mais afetadas (27,5% dos casos), seguidas dos jovens com idade entre 20 e 29 anos (19,2% dos casos) e de 15 a 19 anos (14,4% dos casos). Em relação à história de vacinação dos doentes: 22,2% dos menores de 1 ano e 31,3% daqueles com mais de 1 ano não eram vacinados; 27,4% tinham histórico desconhecido; 18,7% receberam uma única dose da vacina. Não foram registrados óbitos. Os sintomas mais relatados foram: *rash* cutâneo (100%), febre (100%), tosse (84,5%), coriza (68,2%), e conjuntivite (60,3%).

Tanto em Pernambuco como no Ceará o genótipo identificado foi o D8, o mesmo circulante na Europa, sendo que a cobertura vacinal não homogênea, provavelmente, explica a ocorrência do surto sustentado que ocorreu no Ceará.

O sarampo continua sendo uma ameaça no mundo; cinco das seis regiões da OMS continuam a sofrer grandes surtos e as regiões europeias, africanas e o Mediterrâneo oriental são, provavelmente, incapazes de cumprir as metas de eliminação do sarampo. Essas três regiões também têm o maior número de crianças que não receberam a primeira dose da vacina contra a doença em 2012 e correspondem a 98% dos casos globais de sarampo e da carga de mortalidade estimada.

A vacinação é a forma mais eficaz de prevenção e está disponível na rede pública brasileira para crianças a partir de 12 meses, adolescentes e também para mulheres de até 49 anos e homens de até 39 anos.

Tétano

O tétano é uma doença infecciosa, com referências já em papiros egípcios que datam de 1500 a.C. É uma condição não contagiosa causada pela tetanospasmina, uma potente exotoxina produzida pelo *Clostridium tetani*, largamente encontrado na natureza sob a forma de esporo, sobretudo no solo e nas fezes de animais herbívoros. Também é encontrado em águas putrefeitas, pregos e latas enferrujadas, plantas, entre outros. O tétano não é transmitido entre pessoas.

Tétano acidental

O tétano acidental constitui um agravo de distribuição mundial, tendo maior incidência em países subdesenvolvidos, caracterizados por baixa cobertura vacinal. Trata-se de uma doença rara nos países da Europa e América do Norte. Nos EUA, no período de 2001 a 2008, ocorreram 233 casos com incidência de 0,001/100 mil habitantes, com letalidade de 13,2%. No Brasil, verifica-se uma tendência de declínio das taxas médias de incidência, sendo que o coeficiente de incidência na década de 1980 foi de 1,8 por 100 mil habitantes. Em 1992, ocorreram 1.312 casos, uma incidência de 0,88/100 mil habitantes. Em 1998, houve uma redução de 58%, chegando a 0,44 por 100 mil habitantes. No período de 2001 a 2010, foram confirmados 4.357 casos de tétano acidental no Brasil. Em 2001, observou-se uma taxa de 0,33/100 mil habitantes relacionada com 572 casos confirmados da doença. Em 2010, foram 282 casos, representando uma incidência de 0,15 caso por 100 mil habitantes; em 2011, 326 casos e incidência de 0,17 caso a cada 100 mil habitantes. Em 2012 e 2013, foram confirmados 314 e 263 casos em todo território nacional, respectivamente. A letalidade, nesse mesmo período, foi de 34 e 33%, sendo considerada elevada quando comparada com os países desenvolvidos, cujo índice é de 10 a 17%.

Em relação à faixa etária, de acordo com dados do Sistema de Informação de Agravos de Notificação (Sinan), no período de 2000 a 2008, 51% dos casos estavam concentrados na faixa etária entre 25 e 54 anos e 17% em indivíduos de 55 a 64 anos. Conforme dados da Secretaria de Saúde do estado de São Paulo, a letalidade do tétano acidental mantém-se estável, em torno dos 35% (em países desenvolvidos, esse índice é de 10 a 17%).

Tétano neonatal

O tétano neonatal é uma doença infecciosa aguda e grave, também conhecida como tétano umbilical ou "mal dos 7 dias". É uma condição não contagiosa que ocorre no recém-nascido nos primeiros 28 dias de vida. O agente etiológico é o *Clostridium tetani*, que produz a toxina tetanospasmina; o tétano neonatal apresenta, assim, a mesma fisiopatologia do tétano acidental.

A infecção ocorre por contaminação do coto umbilical, quando são utilizados instrumentos cortantes contaminados para secção do cordão umbilical ou por uso de substâncias contaminadas na ferida umbilical, como teia de aranha, pó de café, esterco, entre outras. Não há transmissão pessoa a pessoa.

Conforme dados da OMS, em 1988 estimou-se que 787 mil recém-nascidos morreram de tétano neonatal. No final da década de 1980, a estimativa de mortalidade anual global foi de aproximadamente 6,7 mortes por mil nascidos vivos, evidenciando um problema de saúde pública. Em 2010, foram estimadas 58 mil mortes de recém-nascidos, representando uma redução de 92 e 93%, respectivamente, quando comparada aos dados do final da década de 1980. Conforme dados mais recentes, em junho de 2014 o número de países que não conseguiram o *status* de eliminação do tétano neonatal era 24, inclusive o Brasil, com três casos relatados em 2013, um relatado até agosto de 2014.

No Brasil, tem acontecido uma importante redução do número de casos confirmados de tétano neonatal, e mantém-se a letalidade em torno de 43,7%. Desde 1989, o Brasil elaborou e implantou o Plano Nacional de Eliminação, tendo por estratégias principais a vacinação de 100% das mulheres em idade fértil, de 15 a 49 anos, que moram em áreas de risco, melhora da cobertura e qualidade do pré-natal, parto e puerpério, e o cadastramento e capacitação das parteiras atuantes em locais de difícil acesso, visando eliminar a ocorrência da doença.

Tuberculose

Estima-se que cerca de 1/3 da população mundial esteja infectada com o *M. tuberculosis*, e que ocorra uma nova infecção por segundo.

Segundo a OMS, a tuberculose (TB), como causa mais comum de óbitos provocados por um agente infeccioso, só perde para HIV/AIDS. Em 2012, 8,6 milhões de pessoas adoeceram com TB e 1,3 milhão morreu como consequência. Mais de 95% dessas mortes ocorreram em países de baixa e média renda, onde a TB figura entre as três principais causas de morte de mulheres com idade entre 15 e 44 anos. Em 2012, cerca de 530 mil crianças adoeceram com TB e 74 mil crianças soronegativas para o HIV morreram de tuberculose.

A TB é a principal causa de óbitos entre pessoas infectadas pelo HIV, respondendo por 1/5 de todas as mortes nesse grupo. A TB multirresistente (MDR-TB) está presente em praticamente todos os países do mundo.

Ainda segundo a OMS, o número estimado de novos casos de tuberculose a cada ano está em declínio, embora muito lentamente, o que significa que o mundo está no caminho certo para atingir a meta de desenvolvimento do milênio para reverter a disseminação da TB. A taxa de mortalidade por TB caiu 45% entre 1990 e 2012. Visando priorizar as ações de controle, a OMS definiu 22 países onde ocorrem os maiores números de casos, entre eles o Brasil. Nesses países estão concentrados 80% dos novos casos que ocorrem anualmente.

No Brasil, a cada ano, são notificados aproximadamente 70 mil novos casos de TB e ocorrem cerca de 4,6 mil mortes em decorrência da doença. O Brasil ocupa o 17º lugar entre os 22 países responsáveis por 80% do total de casos de tuberculose no mundo.

Nos últimos 17 anos, em nosso país, a tuberculose apresentou queda de 38,7% na taxa de incidência e 33,6% na de mortalidade. A tendência de queda em ambos os indicadores vem se acelerando ano após ano em um esforço nacional, coordenado pelo MS, o que pode determinar o efetivo controle da TB em futuro próximo, quando a doença poderá deixar de ser um problema para a saúde pública.

Varicela

A varicela é consequência da infecção primária pelo vírus varicela-zóster (VVZ) e normalmente afeta crianças de 2 a 8 anos. O VVZ tem a capacidade de persistir como uma infecção latente nos gânglios dos nervos sensoriais, e a reativação do vírus causa a doença conhecida como herpes-zóster.

A varicela apresenta mundialmente elevada morbidade, e, apesar de a evolução da doença ser geralmente benigna em crianças, pode resultar em hospitalizações, complicações graves e óbitos, tanto em pacientes imunocomprometidos como em imunocompetentes. Estima-se que 2 a 6% dos casos de varicela atendidos ambulatorialmente possam resultar em complicações: infecção cutânea bacteriana secundária (particularmente pelo estreptococo beta-hemolítico do grupo A); pneumonia; meningoencefalite; distúrbios hemorrágicos; hepatite; artrite séptica; e síndrome de Reye. Os adultos são responsáveis por apenas 5% de todos os casos de varicela, mas apresentam com mais frequência doença grave e risco de morte 25 vezes maior do que as crianças. Indivíduos imunocomprometidos também tendem a apresentar quadros mais graves da doença.

No Brasil, estima-se que, antes de instituído o programa de vacinação contra varicela para menores de 2 anos, ocorriam anualmente cerca de 3 milhões de casos de varicela, 880 mil consultas ambulatoriais, 4.500 hospitalizações e 120 óbitos decorrentes de complicações da doença, representando um custo total anual de aproximadamente R$ 14,5 milhões para o sistema de saúde brasileiro e um ônus social de mais R$ 27,5 milhões.

Crianças que frequentam creches apresentam maior risco para complicações e óbito quando contraem varicela, possivelmente pelo aumento do inóculo quando o tempo de exposição é prolongado e em decorrência da maior virulência do agente a cada nova infecção. No estado de São Paulo, no ano de 2003, foram notificados 7.132 surtos com 51.629 casos de varicela e 60 óbitos, sendo 60% dos casos e 71,6% dos óbitos em crianças menores de 4 anos, geralmente acompanhando o padrão de sazonalidade da doença (final de inverno e toda a primavera). Já em 2011, foram registrados 2.685 surtos, com 16.853 casos e 25 óbitos, evidenciando um decréscimo de aproximadamente três vezes, mas apresentando ainda um grande número de casos e surtos.

A partir de setembro de 2013, o MS, por meio do PNI, passou a oferecer uma única dose da vacina contra varicela na rotina da rede pública de saúde do Brasil, exclusivamente para crianças de 15 a 23 meses de vida que já tenham recebido a primeira dose da vacina tríplice viral, estimando uma redução de 80% das hospitalizações por varicela no Brasil.

Estudos pós-licenciamento demonstraram que uma dose da vacina possibilita prevenir cerca de 85% de qualquer forma de apresentação da varicela e que a vacinação é altamente efetiva (97 a 100%) para prevenir casos graves da doença.

Em um estudo de base populacional, a chance de crianças vacinadas com uma dose da vacina contra varicela desenvolverem varicela moderada ou grave (definida como ≥ 50 lesões de pele) foi 13 vezes menor em relação a crianças não vacinadas, além de metade da probabilidade de apresentar complicações da doença. Os indivíduos vacinados apresentaram 67% menos hospitalizações do que pessoas não vacinadas. Nos EUA, dos 77 óbitos relatados ao CDC entre 1997 e 2005, apenas dois ocorreram em crianças previamente vacinadas com uma dose, sendo que ambas estavam em corticosteroidoterapia por apresentarem outra doença de base.

Um estudo publicado em 2011 evidenciou que nos EUA, durante os 12 anos do programa de vacinação com uma dose da vacina varicela, os óbitos associados à varicela diminuíram 88% em comparação com os anos pré-vacina. A queda ocorreu em todos os grupos etários, com uma redução altíssima entre crianças e adolescentes menores de 20 anos (97%) e de 96% entre indivíduos com menos de 50 anos.

No entanto, casos e surtos da doença continuam existindo nos países que adotaram esquema de dose única da vacina e, por esse motivo, os EUA, o Paraguai, entre outros adotaram esquema de duas doses da vacina com intervalo mínimo de 3 meses entre elas. Nos EUA, a efetividade dessa estratégia com duas doses da vacina varicela foi de 98,3% nos 2,5 primeiros anos após a recomendação da aplicação de rotina da segunda dose da vacina, com grande potencial para eliminar a ocorrência de óbitos por varicela grave ou complicada.

Vírus sincicial respiratório

O vírus sincicial respiratório (VSR) é um vírus RNA, não segmentado, altamente prevalente e que causa infecção aguda do sistema respiratório em indivíduos de todas as idades. Estima-se que praticamente todas as crianças serão infectadas pelo VSR ao menos uma vez até o final do 2º ano de vida. Reinfecções ocorrerão durante toda a vida, mas o acometimento de vias respiratórias inferiores predomina na primoinfecção.

O VSR é o principal agente causador de infecção respiratória aguda em lactentes, sendo responsável, de acordo com a OMS, por cerca de 60 milhões de infecções com 160 mil mortes anuais em todo o mundo. No Brasil, embora não haja vigilância epidemiológica oficial para o VSR, estudos em diversas regiões do país e dados de hospitalização por bronquiolite – a principal manifestação clínica da doença – indicam que a carga da doença entre a população brasileira assemelha-se aos relatos mundiais.

Os fatores de risco para VSR são prematuridade, cardiopatia congênita e doença pulmonar crônica (DPC) da prematuridade.

A prematuridade é o principal fator de risco para hospitalização pelo VSR, que se explica principalmente pela imaturidade do sistema imune do prematuro e a reduzida transferência de anticorpos maternos – aspectos associados ao reduzido calibre de vias respiratórias; mas também pelas frequentes infecções, anemia, uso de corticosteroides e ausência de aleitamento materno. O risco de hospitalização decresce com o aumento da idade gestacional.

As cardiopatias congênitas, especialmente as associadas à hipertensão pulmonar, relacionam-se com quadros mais graves de infecções pelo VSR, com risco aumentado de hospitalização e admissão em terapia intensiva. A hiper-reatividade vascular pulmonar e a hipertensão pulmonar são responsáveis pela maior gravidade do quadro, com taxas de hospitalização até três vezes maiores que a da população sem doença de base, com internação em terapia intensiva duas a cinco vezes mais frequente, requerendo três vezes mais ventilação mecânica e maior tempo de hospitalização, além de ter maior taxa de letalidade (3,4%) quando comparada à população em geral (0,5%).

A doença pulmonar crônica (DPC) da prematuridade se caracteriza quando uma condição adversa pulmonar se estabelece em um pulmão imaturo e requer necessidade de suplementação de oxigênio e outras terapias medicamentosas. Muitos estudos demonstram maior suscetibilidade de bebês prematuros em desenvolver infecções graves pelo VSR. Além desse maior risco de hospitalização, crianças portadoras de DPC necessitam mais de ventilação mecânica, permanecem mais tempo hospitalizadas (11 *versus* 4 dias) e são admitidas com mais frequência em terapia intensiva (4 *versus* 0,2 dia) quando acometidas por infecções pelo VSR, comparadas com crianças previamente saudáveis, respectivamente. A infecção pelo VSR é a principal causa de hospitalização em bebês com DPC.

■ Bibliografia

Brasil. Ministério da Saúde. Secretaria de Vigilância em Saúde. Boletim Epidemiológico. 2014; 45(7):1-10.

Brasil. Ministério da Saúde. Sistema de Informação do Programa Nacional de Imunizações. Datasus. Estratégia de Vacinação contra HPV – 2015. Disponível em http://pni.datasus.gov.br/consulta_hpv_15_c23.php.

Chaves SS, Perez A, Farley MM, Miller L, Schaffner W, Lindegre ML *et al*. The burden of influenza hospitalizations in infants from 2003-2012. United States. Pediatr Infect Dis J. 2014; 33(9):912-9.

Cherry JD. Epidemic pertussis in 2012 – the resurgence of a vaccine preventable disease. N Engl J Med. 2012; 367:785-7. DOI: 10.1056/NEJMp1209051.

McGirr A, Fisman DN. Duration of pertussis immunity after dtap immunization: a meta-analysis. pediatrics.aappublications.org. Published online January 5, 2015 (doi: 10.1542/peds.2014-1729).

Sinan. DataSUS. Disponível em: <http://dtr2004.saude.gov.br/sinanweb/tabnet/tabnet?sinannet/meningite/bases/meninbrnet.def.> Acesso em: 22 set. 2014.

Leitura recomendada

Ballalai I. Manual prático de imunizações. 2. ed. São Paulo: AC Farmacêutica; 2016.

Seção 4

EMERGÊNCIAS PEDIÁTRICAS

Sumário

32. Alteração do Estado Mental, 181
33. Convulsões, 186
34. Desidratação Aguda, 190
35. Dispneia e Insuficiência Respiratória, 193
36. Distúrbios Eletrolíticos, 198
37. Dor Abdominal, 201
38. Febre, 205
39. Fraqueza Muscular Aguda, 210
40. Intoxicações Exógenas, 214
41. Parada Cardiorrespiratória, 220
42. Púrpuras, 234
43. Queimaduras, 237
44. Traumatismo Cranioencefálico, 242

Coordenador: Marcelo Ruiz Lucchetti

EMERGÊNCIAS PEDIÁTRICAS

32 ALTERAÇÃO DO ESTADO MENTAL

Alexandre R. Fernandes

■ Introdução

A associação entre as alterações do estado mental e as disfunções cerebrais graves é reconhecida desde a Grécia Antiga. Quando estamos diante de um paciente com tais sintomas, uma abordagem sistematizada e direcionada torna possível determinar a etiologia e promover o início rápido da terapêutica mais adequada, com repercussões diretas sobre a morbidade e a mortalidade. O objetivo deste capítulo é fazer uma breve revisão sobre as principais alterações do estado mental, por meio de uma abordagem racional com exames clínicos e complementares.

No contexto clínico, o estado mental, ou consciência, é definido pela absoluta percepção de si próprio e pelo estabelecimento de interações adequadas com o ambiente. Apresenta dois componentes: a vigília e a percepção e/ou compreensão. A primeira depende das funções de ativação cortical por meio da formação reticular ascendente e está relacionada com o nível do sensório. Já a segunda engloba um conjunto de funções cognitivas e emocionais.

As alterações da consciência podem ser agudas ou crônicas. Dentre as agudas, podemos dizer que existem aquelas com alterações do sensório (estupor e coma) e sem alterações do sensório (delírios e alucinações). Entre as alterações crônicas (ou subagudas, segundo alguns autores), estão a demência, o estado minimamente consciente e o estado vegetativo crônico persistente. No contexto deste capítulo, cujo objetivo é discutir as alterações do estado mental na emergência, daremos maior ênfase às alterações agudas da consciência com alterações da vigília, em especial o estupor e o coma não traumático.

O estupor é definido pela sonolência excessiva, em que a manutenção da vigília depende da constância de um estímulo externo vigoroso. Quando acordado, o paciente parece ter aspecto confuso e, cessado o estímulo, adormece logo em seguida. O coma, cujo significado em grego é sono profundo ou transe, é um estado em que o paciente permanece inconsciente e dormindo, não conseguindo ser despertado mesmo quando submetido à estimulação vigorosa e adequada.

O coma não traumático apresenta múltiplas etiologias. Na infância, as principais causas são as doenças infecciosas do sistema nervoso central (SNC), as encefalopatias tóxico-metabólicas (por hipoxia, coma hiperosmolar, cetoacidose diabética, intoxicações exógenas, encefalopatia hepática ou urêmica etc.) e as lesões estruturais do SNC (tumores, hematomas, hidrocefalia, entre outras). Uma série de casos publicados em 2003 indicou que as infecções do SNC (principalmente as meningites bacterianas e a encefalite herpética) foram responsáveis por cerca de 30% das causas de coma não traumático. A mortalidade foi de 22,1% e os pacientes cujo coma foi causado por infecção ou hidrocefalia apresentaram as maiores taxas de óbito. Sequelas ocorreram em 37,5% das crianças avaliadas, e as causas infecciosas também se relacionaram com maior ocorrência de morbidade.

■ Avaliação clínica

Diante de uma criança com alteração do sensório é importante definir se a causa do coma é metabólica ou estrutural para que uma decisão terapêutica seja tomada em tempo hábil, prevenindo a ocorrência de sequelas. A semiologia clínica é bastante eficaz para auxiliar na determinação das causas e da gravidade da condição.

Deve-se obter uma anamnese dirigida com o acompanhante ou responsável que trouxe a criança para a emergência e, em seguida, realizar um exame físico criterioso. Procure obter informações a respeito dos fatores a seguir.

Forma de instalação

Em geral, episódios agudos e sem nenhuma queixa anterior se relacionam com etiologias vasculares (hemorragia intracraniana e acidentes vasculares isquêmicos). Já os pacientes que exibem alteração do sensório no decorrer de algumas horas ou dias costumam apresentar condições que acometem o SNC de modo mais ou menos insidioso, como nas doenças infecciosas ou nos processos expansivos.

Fatores precipitantes

Pergunte de modo claro aos acompanhantes sobre quaisquer fatores que possam ter precipitado a alteração do sensório. Traumas, acidentes, administração recente de vacinas, o consumo de alimentos estranhos à dieta e a possibilidade do acesso a bebidas alcoólicas, produtos químicos ou medicamentos depressores do SNC.

Sintomas associados

Procure na história de cada criança a ocorrência de sintomas gerais, como febre, cefaleia, vômitos, alterações motoras, queixas respiratórias, diarreia, exantemas, artralgia, entre outros. Muitas vezes, a ocorrência de sintomas sistêmicos concomitantemente ou algumas semanas antes das alterações do sensório indica a possibilidade de doença infecciosa ou pós-infecciosa do SNC, respectivamente, ou ainda a possibilidade de algum processo expansivo intracraniano.

História pregressa

Pesquise condições que possam predispor à ocorrência de alteração da consciência. Inquira diretamente sobre diabetes melito, doença renal, hepática, cardíaca ou reumatológica. Ainda na história pregressa, busque pela ocorrência de sintomas semelhantes ocorridos anteriormente, pois alguns erros inatos do metabolismo (EIM) podem apresentar quadros recorrentes de alteração do sensório.

História familiar

Consanguinidade entre os pais e fenômenos semelhantes em parentes próximos também são indicadores de doenças genéticas e podem estar relacionadas com encefalopatias metabólicas causadas por EIM.

Exame físico

Dados dos sinais vitais podem indicar a presença de hipertensão intracraniana e do envolvimento sistêmico. Observe ainda a presença de estigmas de doenças crônicas (edema, icterícia, hepatomegalia, sopro cardíaco etc.), indícios de trauma (equimoses, escoriações, fraturas etc.) e alterações sugestivas de doença infecciosa em SNC (rigidez de nuca, petéquias etc.)

Cumprida essa etapa, é importante avaliar as funções do sistema nervoso a partir de um exame neurológico clínico criterioso e direcionado. Tal exame pode (e deve) ser realizado pelo médico assistente do setor de emergência e tem o objetivo de determinar: a intensidade da alteração de consciência por meio de escalas específicas; a localização da lesão causadora do coma; e a natureza da lesão causadora, se metabólica ou estrutural. Para tanto é necessário observar cinco aspectos do exame neurológico: o padrão respiratório; a posição dos olhos; as reações pupilares; os reflexos do tronco encefálico; e o exame motor.

Intensidade da alteração do sensório

Várias escalas foram propostas para verificar a intensidade das alterações do nível de consciência, mas a escala de Glasgow (Quadro 32.1) é a mais utilizada tanto na prática clínica como em estudos científicos. Apesar de ter sido desenvolvida para avaliação do coma em pacientes com traumatismo cranioencefálico, seu uso em crianças com coma não traumático é bastante eficaz para determinar a intensidade da alteração do sensório. Contudo, o seu emprego para fins de avaliação prognóstica é controverso e requerer cautela.

Avaliação do padrão respiratório

Observar os movimentos respiratórios pode ajudar a determinar a localização da lesão causadora do coma. Procure avaliar o ritmo respiratório por meio dos movimentos espontâneos. Quando o paciente estiver em ventilação mecânica, se as condições clínicas permitirem, desconecte a prótese ventilatória por alguns segundos e observe o ritmo da respiração. Pacientes com lesões corticais ou subcorticais difusas não costumam apresentar alterações do ritmo respiratório ou podem exibir arritmia do tipo Cheyne-Stokes, especialmente aqueles com encefalopatias metabólicas (acidose metabólica, uremia e encefalopatia hepática). Já a presença de algumas anormalidades do ritmo respiratório pode indicar a presença de lesões estruturais no diencéfalo

QUADRO 32.1 Escala modificada de coma de Glasgow.*

	Abertura dos olhos	
Escore	> 1 ano	< 1 ano
4	Espontânea	Espontânea
3	A um comando verbal	A um grito
2	À dor	À dor
1	Nenhuma	Nenhuma

	Melhor resposta verbal		
Escore	> 5 anos	2 a 5 anos	0 a 23 meses
5	Orientado e conversa	Palavras e frases apropriadas	Sorrisos e balbucios apropriados
4	Desorientado, mas conversa	Palavras impróprias	Choro; consolável
3	Palavras impróprias	Choro ou gritos persistentes	Choro ou gritos impróprios e persistentes
2	Sons incompreensíveis	Gemidos	Gemidos; agitado ou inquieto
1	Nenhuma	Nenhuma	Nenhuma

	Melhor resposta motora	
Escore	> 1 ano	< 1 ano
6	Obedece a comandos	Espontânea
5	Localiza dor	Localiza dor
4	Flexão – retirada	Flexão – retirada
3	Flexão – anormal (decorticação)	Flexão – anormal (decorticação)
2	Extensão anormal (descerebração)	Extensão anormal (descerebração)
1	Nenhuma	Nenhuma

Observação: pontuação mínima - 3; pontuação máxima - 15. *(Adaptado de Teasdale e Jennett, 1974.)

(Cheyne-Stokes), no mesencéfalo (hiperventilação central reflexa), na ponte (respiração apnêustica ou em salvas) ou no bulbo (*gasping* e respiração atáxica ou de Biot).

Posição dos olhos em repouso

Desvios do olhar são sugestivos de lesão estrutural localizada. Desvios conjugados laterais podem indicar lesão destrutiva ou irritativa em regiões corticais. O desvio conjugado do olhar para baixo sugere compressão do mesencéfalo ou hipertensão intracraniana e os desvios não conjugados podem indicar lesões no tronco encefálico, com acometimento de um ou mais nervos cranianos responsáveis pela movimentação ocular.

Reações pupilares

O tamanho das pupilas e sua reatividade à luz trazem informações relevantes sobre a localização da lesão. Pacientes com lesões difusas (sejam corticais e/ou subcorticais) ou de causa metabólica costumam apresentar pupilas de tamanho pequeno e com reação à luz preservada. Pacientes com anisocoria e ausência de resposta à luz na pupila midriática costumam apresentar lesões mesencefálicas laterais, com compressão do III nervo craniano. Já aqueles com lesão central do mesencéfalo apresentam pupilas de tamanho normal, mas sem resposta à luz. Vale ressaltar que a utilização de substâncias sedativas (como o midazolam) e de barbitúricos pode interferir diretamente nessa resposta.

Reflexos do tronco encefálico

Existem três reflexos que apresentam suas vias aferentes e eferentes no tronco encefálico, em especial na ponte: o reflexo corneopalpebral, o reflexo oculocefálico e o reflexo oculovestibular. Sua presença indica a integridade dessa estrutura, e a sua ausência, bilateral ou unilateralmente, indica a possibilidade de uma lesão estrutural.

Exame motor

O exame motor do paciente em coma visa definir as alterações do tônus, dos reflexos tendíneos e a identificação de anormalidades específicas (p. ex., hemiplegia). Em geral, pacientes com lesões difusas corticais ou subcorticais apresentam hipotonia muscular, reflexos normais e são capazes de localizar o estímulo doloroso quando o coma não é tão profundo. Os pacientes com lesões no mesencéfalo apresentam tetraparesia com sinal de Babinski bilateral e resposta de decorticação quando recebem algum estímulo álgico. Já nas lesões da ponte, a resposta motora ao estímulo álgico é a postura de descerebração.

A combinação dessas informações, reunidas no Quadro 32.2, facilita a localização da causa do coma e é capaz de indicar a possibilidade de lesões estruturais ou difusas. Veja alguns exemplos:

- Pré-escolar de 3 anos entra em coma súbito, no terceiro dia de uma doença febril com estomatite, apresenta exame sem arritmia respiratória, com pupilas isocóricas, reagentes à luz, com olhos na linha média, reflexos corneopalpebral e oculocefálico preservados e hipotonia muscular e localiza o estímulo álgico bilateralmente. Tal paciente não apresenta sinais indicadores de lesão focal e seu coma é difuso, de localização cortical ou subcortical. Tendo em vista as alterações do exame clínico e a história de uma provável doença viral antecedendo a alteração do sensório, a possibilidade de meningoencefalite viral com edema cerebral difuso é fortalecida

QUADRO 32.2 Abordagem à criança com alteração do estado mental.

Localização	Etiologia	Padrão respiratório	Pupilas	Reflexos de tronco	Sintoma motor	Resposta motora
Cortical ou subcortical difuso	Encefalopatia tóxica, metabólica, edema cerebral e outras causas	Sem arritmia ou Cheyne-Stokes	Isocóricas e reagentes à luz	Preservados	Tetraparesia	Localiza estímulo tátil ou álgico
Cortical ou subcortical com localização	Lesão estrutural (tumor, hematoma ou outras causas)	Sem arritmia ou Cheyne-Stokes	Isocóricas e reagentes à luz	Preservados	Tetra-, hemi- ou monoparesia	Localiza estímulo tátil ou álgico
Mesencéfalo – região central	Herniação central ou lesão estrutural	Hiperventilação central primária	Isocóricas e não reagentes à luz	Abolidos bilateralmente	Tetraparesia	Decorticação
Mesencéfalo – região lateral	Lesão compressiva lateral (herniação de úncus)	Hiperventilação central primária	Anisocóricas e não reagentes à luz	Abolidos unilateralmente	Tetraparesia	Decorticação
Ponte	Lesão compressiva ou estrutural	Respiração em salvas	Isocóricas, puntiformes	Abolidos bilateralmente	Tetraparesia	Descerebração
Bulbo	Lesão compressiva ou estrutural	Respiração em salvas ou ritmo de Biot ou *gasping*	Isocóricas e não reagentes à luz	Abolidos bilateralmente	Tetraparesia	Descerebração ou ausência de resposta

- Adolescente de 12 anos apresentou crise convulsiva e coma sem nenhuma história de trauma ou de qualquer outra anormalidade. Ao exame físico, há hiperpneia em salvas, pupilas anisocóricas (midríase à direita), sem fotorreação à direita, com desvio lateral do olho direito, reflexo corneopalpebral abolido, tetraparesia com hiper-reflexia, sinal de Babinski bilateral e postura de decorticação. Considerando as anormalidades do exame, fica evidente a presença de lesão localizada, estrutural, no tronco encefálico (mesencéfalo). Considerando o início súbito e com crise convulsiva, deve-se investigar a possibilidade de hemorragia intracraniana ou de uma lesão expansiva.

■ Exames complementares

A utilização de exames complementares tem o objetivo de determinar a causa e avaliar a extensão das lesões. A solicitação de exames deve ser priorizada de acordo com a suspeita clínica: por exemplo, exames de neuroimagem, como a tomografia computadorizada (TC) do crânio, são mais urgentes naquelas crianças com suspeita de lesão estrutural.

Nos casos suspeitos de doença infecciosa do SNC, o hemograma, a proteína C reativa (PCR), a hemocultura e o exame de liquor são essenciais. Entre os diversos exames possíveis no liquor, a cultura e a pesquisa viral por PCR não devem ser esquecidas.

Considerando a possibilidade de encefalopatia tóxica ou metabólica, uma bioquímica ampla que inclua glicemia, escórias nitrogenadas, função hepática, gasometria, amônia e lactato constitui uma boa e ampla triagem. Na suspeita de encefalopatias metabólicas causadas por EIM, as triagens amplas devem ser solicitadas em amostras de plasma e urina, incluindo os seguintes testes: espectrometria de massas dos ácidos orgânicos em urina congelada e perfil em *tandem* de aminoácidos e acilcarnitinas em gota seca de sangue, coletada em papel-filtro.

A neuroimagem é particularmente útil. Nas crianças com forte suspeita de lesão estrutural, esse exame deve ser prioritário. A TC do crânio é amplamente disponível e de execução rápida, o que é bastante significativo quando a criança apresenta instabilidade clínica e hemodinâmica. A TC é capaz de detectar hidrocefalia, hemorragia intracraniana ou processos expansivos.

A ressonância magnética é menos disponível e requer mais tempo para realização, o que pode ser um fator limitante nas crianças sob ventilação mecânica ou com grave instabilidade clínica. É capaz de definir a presença de lesões inflamatórias ou isquêmicas precoces, pequenas e que podem passar despercebidas na TC. Além disso, por meio da técnica da espectroscopia por emissão de prótons, é possível realizar um estudo químico do SNC, determinando anormalidades metabólicas antes mesmo do surgimento de sintomas clínicos.

Os exames neurofisiológicos também são importantes na avaliação da criança em coma. O eletroencefalograma (EEG) determina a presença de distúrbios epilépticos e do estado de mal não motor, uma causa relativamente frequente de coma não traumático em 15 a 20% das crianças. Além do EEG convencional, o monitoramento contínuo da atividade elétrica com EEG à beira do leito pode ser inestimável no acompanhamento desses pacientes. Os potenciais evocados, auditivo e somatossensorial, quando disponíveis à beira do leito, também são capazes de definir lesão em tronco encefálico.

■ Orientações terapêuticas

O tratamento da criança em coma não traumático começa no momento em que chega para o atendimento, já na admissão no setor de emergência. A terapêutica específica está relacionada com a etiologia do coma em cada paciente. Determinadas causas, como processos expansivos, hidrocefalia e hematomas localizados, exigem avaliação diligente por um neurocirurgião.

A base do tratamento clínico consiste em manter as vias respiratórias pérvias e a perfusão tecidual adequada e corrigir as anormalidades bioquímicas e metabólicas, iniciando-se, se possível, o tratamento da doença que causa o distúrbio (Quadro 32.3). Em geral, recomenda-se a intubação orotraqueal naqueles pacientes com pontuação igual ou inferior a 8 na escala de Glasgow, mas essa indicação ainda é alvo de discussão por parte de alguns autores para os pacientes com coma não traumático. A indicação de intubação deve levar em conta outras variáveis, como a gasometria e a função ventilatória. Manter a perfusão tecidual implica manter e tratar o choque com a reposição apropriada de líquidos e, se necessário, o uso de fármacos vasoativos.

QUADRO 32.3	Etiologias do coma não traumático.		
Tóxico-metabólicas	**Alterações estruturais**	**Doenças inflamatórias do SNC (infecções, doenças autoimunes etc.)**	**Distúrbios epilépticos**
■ Encefalopatia hipóxico-isquêmica	■ Tumores	■ Meningoencefalite bacteriana	■ Estado de mal não motor
■ Coma hiperosmolar	■ Hematomas	■ Meningoencefalite viral	■ Estado de mal de ausência
■ Cetoacidose diabética	■ Infartos	■ Encefalomielite disseminada aguda	■ Encefalopatias epilépticas
■ Encefalopatia séptica		■ Vasculites do SNC	
■ Erros inatos do metabolismo		■ Granulomas	
■ Encefalopatia hepática		■ Abscessos	
■ Encefalopatia urêmica			

SNC: sistema nervoso central.

A correção das anormalidades metabólicas inclui desde o uso empírico de glicose hipertônica intravenosa enquanto se aguarda o resultado da glicemia, até a correção dos distúrbios eletrolíticos e acidobásicos.

As convulsões, quando presentes, devem ser tratadas com fármacos antiepilépticos de uso intravenoso (valproato de sódio, fenitoína ou fenobarbital). Quando houver infecção do SNC, institui-se terapia antimicrobiana adequada (antibióticos e/ou antivirais).

Por fim, a hipertensão intracraniana, se presente, pode requerer tratamento com manitol e hiperventilação e graus variáveis de monitoramento, em alguns casos até mesmo com sensor invasivo (*bolt*) da pressão intracraniana.

Bibliografia

Baterman DE. Neurological assessment of coma. J Neurol Neurosurg Psichiatry. 2001; 71(suppl. 1):i13-7.

Khajeh A, Miri-Aliabad G, Payyazi A *et al*. Non-traumatic coma in children in South-east of Iran. J Compr Ped. 2014; 5(4):e25049.

Kirkham FJ. Non-traumatic coma in children. Arch Dis Chil. 2001; 85:303-12.

Löhr A, Liberalesso PBN, Luzzi GCR *et al*. Etiologia e a morbimortalidade do coma aguda em crianças. Arq Neuropsiq. 2003; 61(3-A):621-4.

Posner JB, Saper CB, Schiff ND *et al*. Plum and Posner's diagnosis of stupor and coma: pathophysiology of signs and symptoms of coma. 4. ed. New York: Oxford University Press; 2007. p. 3-87.

Taylor D, Ashwal S. Impairment of consciousness and coma. In: Swaiman, KF, Ashwal S, Ferriero DM, Schor NF (ed.). Swaiman's pediatric neurology principles and practice. 5. ed. Philadelphia: Elsevier Saunders; 2012.

Teasdale G, Jennett B. Assessment of coma and impaired consciousness: a practical scale. Lancet. 1974; 2:81-4.

EMERGÊNCIAS PEDIÁTRICAS

33 CONVULSÕES

Luciana G. A. Vasconcelos

■ Introdução
Crise epiléptica é um episódio involuntário, paroxístico e autolimitado de disfunção do córtex cerebral, causado por atividade elétrica anormal, provocada ou não provocada, que pode manifestar-se clinicamente com perda da consciência, atividade motora anormal, distúrbios sensitivos, anormalidades do comportamento ou disfunção autonômica.

■ Abordagem inicial
A primeira pergunta que o pediatra deve responder é se o episódio foi realmente uma crise ou se foi um paroxismo não epiléptico (Quadro 33.1).

A segunda pergunta é se a convulsão esteve ou não acompanhada de febre.

Em virtude da sua alta frequência, descreveremos primeiro as crises febris.

■ Crise febril

Definição
Crise associada à febre, geralmente ocorre entre 6 meses a 5 anos. Excluem-se as causas por infecção do sistema nervoso central (SNC) ou outras causas definidas.

Etiologia/epidemiologia
- Acomete 2 a 5% das crianças sadias
- Na maioria das vezes ocorre nas primeiras 24 horas de febre
- A convulsão febril pode ser de qualquer tipo, porém é mais comum a crise tônico-clônica ou tônica
- A causa é desconhecida

QUADRO 33.1 Exemplos de paroxismos não epilépticos.

- Síncope
- Mioclonia não epiléptica
- Síndrome do QT longo
- Vertigem paroxística
- Transtornos do sono
- Distúrbios do movimento
- Distúrbios gastrintestinais (p. ex., síndrome de Sandifer)
- Enxaqueca
- Episódios de estremecimento
- Perda de fôlego
- Mioclonia benigna do lactente
- Pseudoconvulsão

- Existe um forte componente genético
- As infecções das vias respiratórias superiores são as mais associadas à crise febril.

Outras causas incluem o exantema súbito, infecção por *Shigella*, infecção urinária e pneumonias.

Classificação da crise febril

Simples
Todos os critérios a seguir devem estar presentes:
- Febre
- Idade de 6 meses a 5 anos
- Duração máxima de 15 minutos
- Crise generalizada
- Exame neurológico normal passado o período pós-ictal imediato.

Complexa
Apenas um dos critérios a seguir é necessário (além da febre):
- Febre
- Duração maior de 15 minutos
- Duas ou mais crises em 24 horas
- Início focal
- Exame neurológico alterado.

Crise febril simples

Conduta
- A maior parte dos pacientes chega à emergência no período pós-ictal. Mas se a criança chegar em crise, as prioridades são estabilizar o paciente e tratar a febre e a crise
- Com a criança estabilizada, deve-se fazer anamnese detalhada e exame físico completo a fim de definir o foco da febre
- A crise febril é um episódio que assusta muito os pais, então é muito importante a orientação quanto à benignidade do quadro, sobre como agir em caso de nova crise (ficar calmo, tirar a roupa da criança, colocá-la em decúbito lateral, não se preocupar com a língua da criança) (Quadro 33.2) e o risco de recorrência
- Um terço das crises febris simples vão recorrer. O Quadro 33.3 lista os fatores que elevam o risco de recorrência.

Exames complementares
- Exame de sangue: não é recomendado fazer de rotina, apenas se houver alguma alteração ao exame físico ou suspeita diagnóstica que o justifique
- Punção lombar: é recomendada em lactentes de até 18 meses e nas crianças que estavam fazendo uso de antibiótico

CONVULSÕES

QUADRO 33.2	Indicações de profilaxia na crise febril.

- Crise febril complexa
- Mais de 4 crises no ano
- Três ou mais crises em 6 meses
- Ansiedade intensa dos pais
- Além desses critérios, existem outras situações em que a profilaxia é indicada. Ela deve ser avaliada caso a caso

QUADRO 33.3	Fatores que elevam o risco de recorrência da crise febril.

- Idade inferior a 18 meses
- Crise na abertura do quadro febril
- Crise com febre baixa
- História familiar de crise febril

- Exames de imagem: não são recomendados
- Eletroencefalograma: não é recomendado.

Crise febril complexa

Conduta

- Estabilizar o paciente, tratar a febre e a crise (se chegar em crise)
- Anamnese dirigida, exames físico e neurológico detalhados
- Definir o foco da febre
- Avaliar a necessidade de internação para investigação.

Exames complementares

- Exames laboratoriais: hemograma completo, glicemia, eletrólitos, funções hepática e renal, cálcio, magnésio, fósforo e fosfatase alcalina
- Tomografia de crânio (TC): deve ser solicitada
- Punção lombar: em caso de suspeita de infecção do SNC, após realização da tomografia computadorizada de crânio
- Eletroencefalograma (EEG): deve ser solicitado, mas pode ser feito ambulatorialmente.

■ Crise afebril

No primeiro episódio de crise afebril, o paciente deve ser avaliado com cuidado, pois pode se tratar de um quadro grave.

Conduta

- Exames físico (não esquecer da inspeção da pele à procura de lesões, manchas ou evidências de trauma, inspeção dos olhos e fundoscopia, medição do perímetro cefálico, pressão arterial) e neurológico completos e anamnese breve
- Pesquisar causas com risco à vida, como infecções do SNC, sepse, distúrbios metabólicos, doenças inflamatórias, distúrbios neurodegenerativos, malformação do SNC, erros inatos do metabolismo (EIM), trauma, intoxicação exógena e medicações (uso de fármacos pró-convulsivantes [antidepressivos, neurolépticos, isoniazida, imipeném, meperidina, teofilina] ou uso indevido dos antiepilépticos)
- Anamnese detalhada, se possível com entrevista da pessoa que viu o episódio. É importante direcionar as perguntas porque foi assustador para quem presenciou e a pessoa perde a noção do tempo. Saber o que a criança estava fazendo antes de começar o episódio, se ela se queixou de algo antes da crise, como foi o início da crise. Duração? Estado pós-ictal? Liberação de esfíncteres? A criança lembrou do que aconteceu? Pesquisar ingestão de medicamentos, doenças crônicas ou vacinação
- Classificar o tipo de crise epiléptica
- Parecer do neuropediatra.

Classificação da crise afebril

A crise é classificada de acordo com os fatores:
- Idade
- Manifestações da crise
- Início focal ou generalizado
- Duração
- Sintomas associados.

Exames complementares

- Exame de sangue: hemograma completo, glicose, eletrólitos, funções hepática e renal, cálcio, magnésio, fósforo e fosfatase alcalina
- Tomografia computadorizada de crânio
- Eletroencefalograma
- Punção lombar em caso de pós-ictal prolongado, alteração do nível de consciência ou suspeita de infecção do SNC.

Epilepsia já diagnosticada

- Está usando a medicação corretamente? Está reduzindo as doses? Houve mudança recente no tratamento?
- Avaliar a adequação da dose em mg/kg/dia
- Medir o nível sérico das medicações, além dos exames anteriores.

■ Estado de mal epiléptico

É uma emergência médica. O tipo de crise mais comum é a generalizada e associada à febre.

Definição

Crise epiléptica contínua que dure mais de 5 minutos ou ocorrência de crises em série, entre as quais não haja recuperação da consciência.

Causas

Febre (a causa mais comum), infecções, distúrbios hidreletrolíticos, hipoglicemia, hipertensão arterial, infecção congênita, malformação do SNC, trauma, hipoxia, hemorragias intracranianas, acidente vascular encefálico (AVE), intoxicação, neoplasias, doenças degenerativas, doenças desmielinizantes, uso incorreto da medicação anticonvulsivante.

Etapas do tratamento

- Estabilização inicial
- Avaliação detalhada do paciente

- Pesquisa de causas reversíveis, como hipoglicemia ou distúrbios hidreletrolíticos
- Tratamento da crise
- Diagnóstico e tratamento da causa subjacente.

Manejo do estado de mal epiléptico de acordo com a duração da crise

A Figura 33.1 esquematiza a conduta em caso de estado de mal epiléptico.

Exames complementares

- TC de crânio: essencial após a estabilização (se o paciente tiver epilepsia e fizer uso de medicação, pode ser desnecessária). Se estiver disponível, a ressonância magnética é preferível à TC, exceto nos casos de trauma
- EEG: imprescindível.

Considerações especiais

- Em caso de suspeita de infecção do SNC, iniciar tratamento empírico imediato. Não é necessário esperar a realização da punção lombar para iniciar o tratamento
- Em menores de 2 anos: administrar empiricamente piridoxina 100 mg pela via intravenosa
- Iniciar manitol pela via intravenosa se houver hipertensão intracraniana.

A Figura 33.2 esquematiza como agir em caso de suspeita de crise epiléptica.

■ Bibliografia

Riviello JJ, Ashwal Jr S, Hirtz D et al. Practice parameter: diagnostic assessment of the child with status epilepticus (an evidence-based review): report of the quality standards subcommittee of the Chid Neurology Society. Neurology. 2006; 67:1542-50.

Santillanes G, Luc Q. Emergency department management of seizures in pediatric patients. Pediatr Emerg Med Pract. 2015; 12(3):1-25, quiz 26-7. Review.

Steering Committee on Quality Improvement and Management, Subcommittee on Febrile Seizures. Febrile seizures: clinical practice guideline for the long-term management of the child with simple febrile seizures. Pediatrics. 2008; 121:1281-5.

Subcommittee on Febrile Seizures. Febrile seizures: guideline for the neurodiagnostic evaluation of the child with a simple febrile seizure. Pediatrics. 2011; 127:389-93.

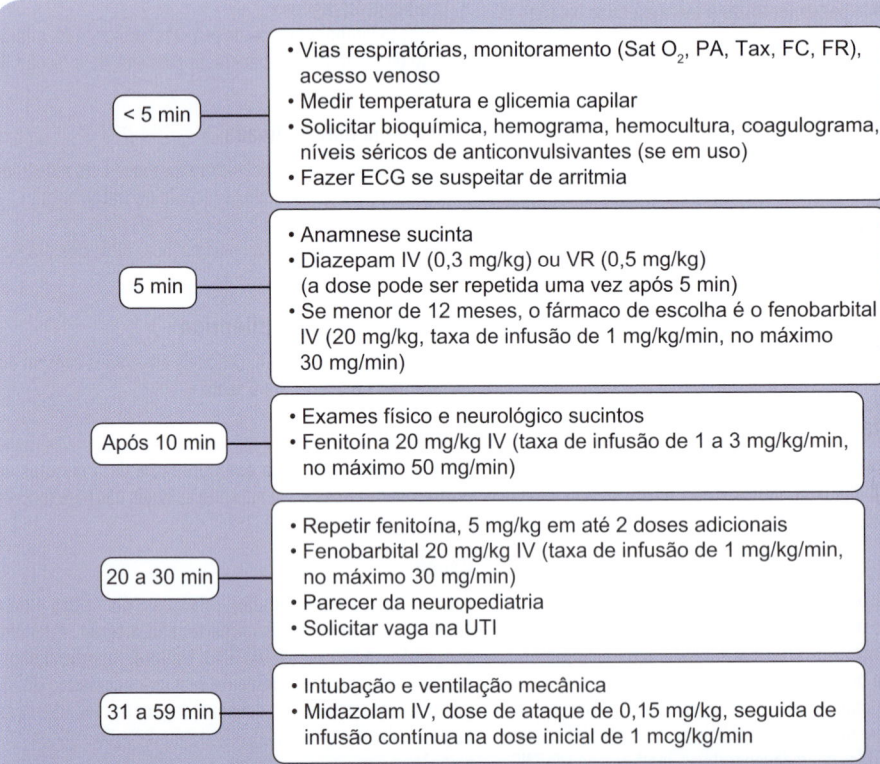

Figura 33.1 Manejo do mal epiléptico. ECG: eletrocardiograma; FC: frequência cardíaca; FR: frequência respiratória; IV: via intravenosa; PA: pressão arterial; Sat O$_2$: saturação arterial de oxigênio; Tax: temperatura axilar; UTI: unidade de terapia intensiva; VR: via retal.

CONVULSÕES

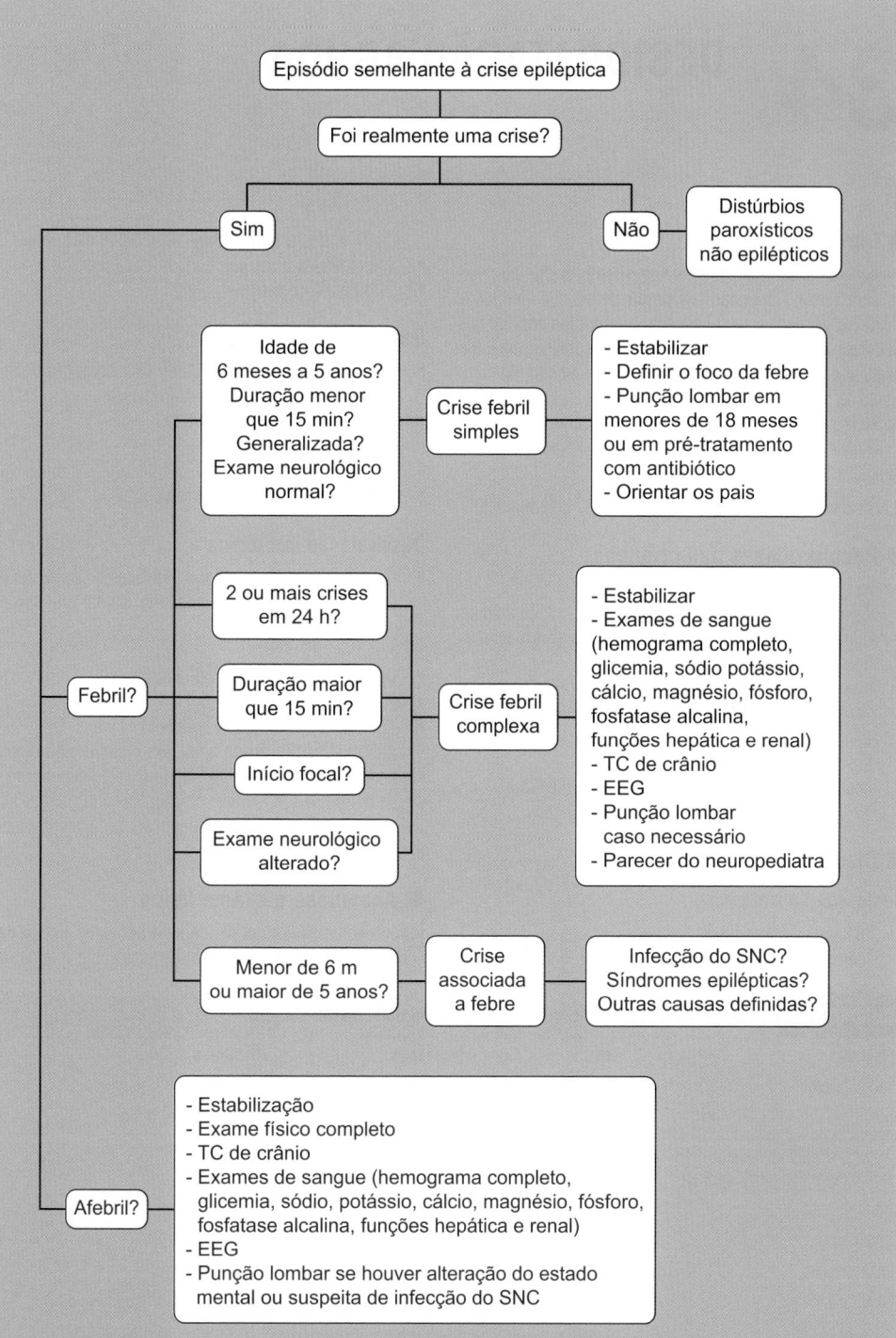

Figura 33.2 Abordagem ao paciente com suspeita de crise epiléptica. EEG: eletroencefalograma; SNC: sistema nervoso central; TC: tomografia computadorizada.

EMERGÊNCIAS PEDIÁTRICAS

34 DESIDRATAÇÃO AGUDA

Gustavo Freitas da Silva Guimarães e Marcelo Ruiz Lucchetti

■ Introdução

O estado de desidratação instala-se quando ocorre um desequilíbrio entre a ingestão e a perda de água e eletrólitos. Dividimos o líquido corporal em dois compartimentos: intracelular e extracelular. O meio extracelular é subdividido em intravascular e interstício. A membrana celular e o endotélio constituem as barreiras que separam tais meios e com seus perfis de seletividade mantêm suas composições características.

O sódio é o principal íon extracelular e responsável pela osmolaridade plasmática:

Osmolaridade = (Na × 2) + (glicose/18) + (ureia/2,8)

■ Peculiaridades nas crianças
- Maior porcentagem de água corporal
- Maior porcentagem de água corporal no espaço extracelular (maior labilidade hídrica e alguns sinais clínicos mais evidentes)
- Área de superfície corporal relativamente maior do que a dos adultos, com aumento das perdas insensíveis
- Imaturidade renal (> necessidade de água para excreção de solutos)
- Incapacidade de ingestão de água sem auxílio
- Perdas aumentadas em processos infecciosos.

■ Classificação

Desidratação isotônica
- Tipo mais comum (80% dos casos)
- Ocorre em casos de diarreia e vômito
- Perda de água proporcional à perda de eletrólitos
- Sódio normal
- Osmolaridade normal.

Desidratação hipertônica
- Causada por diabetes insípido, administração de manitol, reposição de soluções hipertônicas
- Osmolaridade plasmática alta
- Perdas: água > eletrólitos
- Sódio > 145 mEq/ℓ
- Contração do volume intracelular.

Desidratação hipotônica
- Causas: reposição com soluções hipotônicas na desidratação isotônica, em vômito e diarreia em crianças desnutridas graves
- Sódio < 135 mEq/ℓ
- Osmolaridade baixa: < 280 mOsm/ℓ
- Perdas: eletrólitos > água
- Aumento do volume intracelular.

A desidratação ainda pode ser classificada em leve, moderada e grave (Quadro 34.1). O reconhecimento dos sinais de gravidade, o início precoce do tratamento e a reavaliação periódica são fundamentais para restabelecer o estado volêmico.

■ Anamnese e exame físico

Durante a abordagem inicial devem-se buscar na história dados sobre vômito ou diarreia, tempo de evolução e a quantidade

QUADRO 34.1 Sinais e sintomas de acordo com a gravidade da desidratação.

Sintoma	Leve	Moderada	Grave
Perda de peso	< 5%	6 a 10%	> 10%
Sede	Normal	Sedento	Incapaz de beber
Nível de consciência	Normal	Irritado	Deprimido
Tempo de reenchimento capilar	< 2 s	2 a 4 s	> 4 s
Olhos	Normais	Encovados	Encovados
Lágrimas	Presentes	Diminuídas	Ausentes
Boca e língua	Úmidas	Secas	Muito secas
Pulsos	Normais	Normais/diminuídos	Diminuídos/impalpáveis
Sinal da prega	Imediata	Recolhe em menos de 2 s	Recolhe em mais de 2 s
Débito urinário	Normal	Diminuído	Ausente
Frequência cardíaca	Normal	Aumentada	Aumentada ou diminuída
Respiração	Normal	Normal/taquipneia	Profunda

de episódios ocorridos até o atendimento. É importante definir se há diminuição da diurese, perguntando-se o horário da última micção.

Ao exame físico, alguns itens devem ser observados para avaliar o grau da desidratação (ver Quadro 34.1). Alterações neurológicas, como irritabilidade ou sonolência, e alterações hemodinâmicas indicam maior gravidade do quadro. Sempre que possível, deve-se pesar a criança para estimar o grau de desidratação (Figura 34.1) e avaliar a recuperação.

■ Tratamento

Nos casos de diarreia aguda o soro caseiro é uma importante ferramenta para manutenção da hidratação, no entanto não está indicado para o tratamento de desidratação e sim como medida preventiva. O seu preparo pode ser realizado das seguintes formas:
- Com a colher-medida: 200 mℓ água filtrada ou fervida; 1 medida rasa de sal; 2 medidas rasas de açúcar
- Sem a colher-medida: 200 mℓ água filtrada ou fervida; 1 colher (café) ou 1 pitada de sal; 1 colher (sopa) ou 1 punhado de açúcar.

A utilização da via oral é a primeira opção para o tratamento da desidratação leve e moderada. Nestes pacientes, deve-se fornecer o soro de reidratação oral (SRO) (Quadro 34.2) na dose de 50 a 100 mℓ/kg nas primeiras 6 horas, sempre em pequenas alíquotas ofertadas com grande frequência. Na reavaliação do paciente, devem-se observar o débito urinário, o peso corporal e os sinais de gravidade (alteração neurológica, perfusão capilar periférica alentecida, pulsos finos). A gastróclise está indicada em caso de vômito ou dificuldade na ingestão do SRO (p. ex., estomatite), sendo iniciada com velocidade de 15 a 30 mℓ/kg/h por 4 a 6 horas. Em lactentes, a oferta de SRO deve ocorrer juntamente com o aleitamento materno.

Nos casos de desidratação grave, a hidratação intravenosa está sempre indicada, e o tratamento divide-se em 3 etapas: fase de reanimação volêmica, fase de manutenção e fase de reposição. Durante a avaliação inicial, deve ser solicitada a coleta de exames laboratoriais (sódio, potássio, gasometria e glicemia). A desidratação grave pode levar ao quadro de choque hipovolêmico, condição na qual o volume intravascular encontra-se depletado, levando à redução do retorno venoso e da pré-carga, havendo redução do débito cardíaco. Devido a mecanismos compensatórios, a frequência cardíaca e a resistência vascular periférica aumentam, mantendo assim a pressão arterial na faixa de normalidade. Portanto, a hipotensão é um sinal tardio no quadro de choque hipovolêmico. Após o diagnóstico de choque hipovolêmico, deve-se assegurar uma ventilação adequada, oferecer oxigênio e puncionar acesso venoso ou intraósseo.

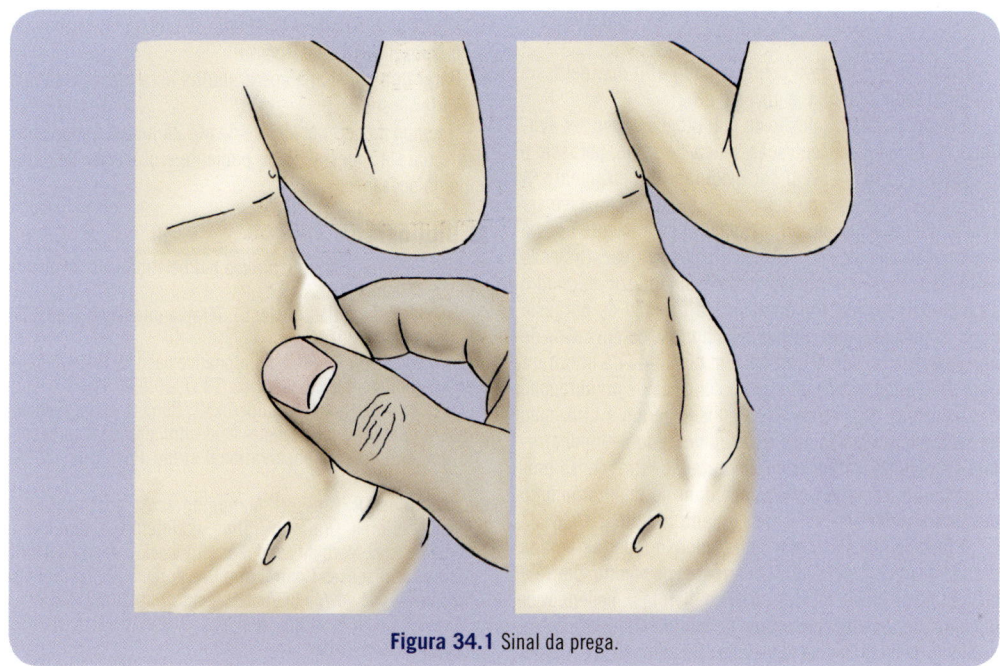

Figura 34.1 Sinal da prega.

QUADRO 34.2	Composição do soro de reidratação oral.		
Sódio (mEq/ℓ)	Potássio (mEq/ℓ)	HCO$_3$	Osmolaridade
75	20	30	245

Inicia-se a etapa de reanimação volêmica, que deve ser realizada com solução isotônica (NaCl a 0,9% [soro fisiológico] ou Ringer com lactato) na dose de 20 mℓ/kg em 20 minutos. A reavaliação periódica do paciente é mandatória durante esta fase, observando dados como débito urinário, frequência cardíaca, pressão arterial, perfusão capilar periférica e alterações neurológicas. Caso o paciente não apresente resposta após expansão com 40 mℓ/kg de solução cristaloide, deve-se avaliar se o paciente sofreu complicações como sepse, disfunção miocárdica, pneumotórax, efusão pericárdica, isquemia intestinal, hipertensão pulmonar e insuficiência suprarrenal.

Como descrito antes, os quadros de desidratação podem ser acompanhados de distúrbios eletrolíticos, especialmente do sódio (Na). Nos casos de desidratação hipertônica, devido ao risco de edema cerebral, a queda do Na sérico não deve ultrapassar 12 mEq/ℓ em 24 horas. Já nos casos de desidratação hipotônica a correção do Na sérico também deve respeitar o valor de 12 mEq/ℓ em 24 horas para evitar o quadro de mielinólise pontina.

Após a restauração da volemia nestes pacientes, a fase de manutenção deve ser iniciada, tendo como objetivo repor as perdas diárias normais de água e eletrólitos. O cálculo mais comumente realizado é o proposto por Holliday-Segar:

Peso < 10 kg: 100 mℓ/kg

Peso 10 a 20 kg: 1.000 mℓ + 50 mℓ para cada kg acima de 10 kg

Peso > 20 kg: 1.500 mℓ + 20 mℓ para cada kg acima de 20 kg

A solução inicial deve conter a cada 100 mℓ: potássio – 2 mEq; sódio – 3 mEq; e glicose – 8 g.

A composição da solução de manutenção deve ser avaliada conforme a concentração sérica de sódio, potássio e glicemia, as quais devem ser medidas rotineiramente. A utilização do potássio na solução de manutenção deve ser avaliada de acordo com a função renal do paciente após a reanimação volêmica pois o paciente pode apresentar lesão do tipo pré-renal e a infusão de potássio induzir ao quadro de hiperpotassemia. Sendo assim, a infusão de potássio deve ser iniciada após presença de diurese ou em casos de hipopotassemia. Vários autores têm discutido na literatura qual seria a tonicidade ideal para soluções de manutenção dos pacientes hospitalizados. Alguns sugerem a utilização de soluções isotônicas pelo risco aumentado de hiponatremia em algumas crianças sob hidratação intravenosa prolongada. Em comum, todos concordam no monitoramento dos níveis séricos de sódio para guiar a terapia hídrica.

A fase de reposição tem como objetivo repor as perdas diárias de água e eletrólitos decorrentes de vômito, diarreia ou drenagens (p. ex., resíduo gástrico, fístulas), podendo ser iniciada juntamente com a fase de manutenção. Utiliza-se o cálculo de 50 mℓ/kg de reposição com solução 1:1 (partes iguais de soro glicosado a 5% e soro fisiológico) para reposição em 24 horas. É comum ocorrerem distúrbios eletrolíticos quando há perdas de grande volume ou por tempo prolongado, sendo os níveis de eletrólitos essenciais para avaliar a reposição desses íons. Em pacientes com altos débitos de secreções por via digestiva, especialmente as oriundas do intestino, a reposição "mEq a mEq" de eletrólitos (sódio e potássio) e "volume a volume" pode ser necessária para a manutenção do equilíbrio hidreletrolítico.

Assim que o estado volêmico for restabelecido e não houver contraindicação ao uso da via enteral, deve-se reiniciar a dieta por via oral ou por sondas e reduzir a oferta hídrica parenteral até a sua suspensão.

Acesso intraósseo

A obtenção de um acesso venoso para a infusão de líquidos e medicamentos pode ser muito difícil e, considerando que o tempo em que se inicia a reanimação volêmica do paciente em choque é fundamental para seu prognóstico e redução da morbimortalidade, o acesso intraósseo deve ser utilizado quando a via venosa periférica não for obtida rapidamente ou após 3 tentativas. Apresenta as seguintes características:

- Vantagem anatômica da medula óssea (não colaba na hipovolemia [veia rígida])
- Possibilita a infusão de líquidos, fármacos e derivados sanguíneos.

Resumidamente, pode-se definir a técnica de punção intraóssea tibial da seguinte forma:

- Colocar coxim debaixo do joelho com leve rotação externa coxofemoral
- O local de acesso é a linha média da face anterior medial da tíbia, cerca de 1 a 3 cm abaixo da tuberosidade tibial
- A agulha deve ser direcionada levemente inclinada (15 a 30°) para a parte distal (a fim de proteger a cartilagem de crescimento metafisária)
- Parar quando sentir que a agulha está atravessando o córtex ósseo.

O tempo de permanência é de até 24 horas, tempo suficiente para a hidratação do paciente e obtenção de outra linha de acesso venosa.

■ Bibliografia

Barbosa AP, Stajnbok J. distúrbios hidroeletrolíticos. J Pediatr. 1999; 75(supl. 2):S223-33.

Delgado AF, Kimura HM, Troster EJ. Terapia intensiva. 1. ed. São Paulo: Manole; 2010.

Holliday MA, Segar ME. The maintenance need for water in parenteral fluid therapy. Pediatrics. 1957; 19:823-32.

Hoorn EJ, Geary D, Robb M, Halperin ML, Bohn D. Acute hyponatremia related to intravenous fluid administration in hospitalized children: an observational study. Pediatrics. 2004; 113:1279-84.

King CK, Glass R, Breese J. Managing acute gastroenteritis among children. Oral rehydration, maintenance, and nutritional therapy. Morbidity and mortality weekly report (MMWR). Center for Diseases Control and Preventions. Disponível em http://www.cdc.gov/mmwr/preview/mmwrhtmL/rr5216a1.htm.

La Torre FP, Cesar R, Storni JG et al. UTI pediátrica. 1. ed. São Paulo: Manole; 2015.

Neville K, Verge C, Rosenberg A, O'Meara M, Walker J. Isotonic is better than hypotonic saline for intravenous rehydration of children with gastroenteritis: a prospective randomised study. Arch Dis Child. 2006; 91:226-32.

Piva JP, Garcia PCR. Medicina intensiva em pediatria. 2. ed. Rio de Janeiro: Revinter, 2014.

Zimmerman JJ, Fuhrman BP et al. Pediatric critical care. 4. ed. Philadelphia: Elsevier; 2011.

EMERGÊNCIAS PEDIÁTRICAS

35 DISPNEIA E INSUFICIÊNCIA RESPIRATÓRIA

Marcio Moacyr Vasconcelos

■ Introdução

Dispneia significa dificuldade para respirar. É dividida classicamente em duas categorias:
- Subjetiva: aquela mencionada pelo próprio paciente. Naturalmente, crianças pequenas não têm dispneia subjetiva.
- Objetiva: é identificada pelo médico, portanto é sinônimo de dificuldade, desconforto, ou angústia respiratória.

Quando a dispneia ocorre apenas em decúbito, denomina-se *ortopneia*.

Algumas crianças dispneicas apresentam outros sinais clínicos que induzem a impressão clínica de *sofrimento respiratório*. Mas o pediatra diagnostica *insuficiência respiratória* apenas quando existem evidências clínicas e laboratoriais de que o sistema respiratório esteja sendo incapaz de proporcionar oxigenação e/ou ventilação eficazes, isto é, estão ocorrendo hipoxemia e hipercapnia.

O pediatra deve ter em mente que a dispneia é um sinal de alerta, e o paciente pode evoluir para insuficiência respiratória, a qual pode ser vista como incapacidade do sistema pulmonar de satisfazer as necessidades metabólicas teciduais.

■ Definições

A avaliação adequada de uma criança ou de um adolescente com sintomas respiratórios requer familiaridade com determinados conceitos da fisiologia respiratória.

Impulso ou *drive*. Provêm do sistema nervoso central e determina a frequência respiratória habitual do indivíduo (Quadro 35.1).

Esforço. Expresso pelo movimento dos músculos respiratórios; sinônimo de trabalho da respiração.

QUADRO 35.1	Frequência respiratória normal de acordo com a faixa etária.
Idade	Incursões respiratórias por minuto (irpm)
Recém-nascido	30 a 60
1 a 6 meses	30 a 50
6 a 12 meses	24 a 46
1 a 4 anos	20 a 30
4 a 6 anos	20 a 25
6 a 12 anos	16 a 20
> 12 anos	12 a 16

Fonte: Strange *et al.*, 1998.

Complacência pulmonar. Definida pela relação entre o volume pulmonar e a pressão transpulmonar.

Estridor. Costuma ser um sinal de obstrução das vias respiratórias extratorácicas.

Sibilância. Costuma ser um sinal de obstrução das vias respiratórias intratorácicas.

Taquipneia. Significa frequência respiratória acima do limite normal (Quadro 35.1).

Hiperpneia. Aumento da profundidade das incursões respiratórias.

A definição tradicional de insuficiência respiratória baseia-se na presença de pressão parcial de oxigênio (Pao_2) inferior a 60 mmHg e/ou pressão parcial de dióxido de carbono ($Paco_2$) superior a 50 mmHg, porém o quadro clínico (Quadro 35.2) é mais relevante do que os achados laboratoriais, pois é fundamental prever a evolução para insuficiência respiratória.

QUADRO 35.2	Quadro clínico da insuficiência respiratória aguda.	
Manifestações respiratórias	Manifestações neurológicas	Manifestações cardíacas
■ Gemência ■ Taquipneia ■ Hiperpneia ■ Retrações intercostais, subcostais e supraclaviculares ■ Sibilância ■ Estridor ■ Cianose ■ Batimento das asas do nariz ■ Apneia	■ Apreensão ■ Inquietude ■ Irritabilidade ■ Sonolência ou letargia ■ Cefaleia ■ Convulsões ■ Respiração paradoxal ■ Confusão ■ Coma	■ Taquicardia ■ Hipertensão arterial ■ Hipotensão ■ Má distribuição da vasculatura periférica ■ Parada cardíaca ■ Pulso paradoxal

Classificação

A dispneia é classificada em três categorias segundo sua duração: dispneia contínua, paroxística, ou de esforço.

A dispneia de esforço é graduada de acordo com a intensidade do esforço físico que a desencadeia; assim, podemos ter dispneia aos pequenos, médios, ou grandes esforços. O agravamento do distúrbio clínico pode tornar contínua a dispneia de esforço.

A insuficiência respiratória pode ser classificada em hipóxica (deficiência da oxigenação) ou hipercápnica (deficiência da ventilação).

A insuficiência respiratória *aguda* tem duração inferior a 7 dias.

Quando o quadro clínico de insuficiência respiratória hipoxêmica acompanha-se de edema pulmonar bilateral, com ou sem derrame pleural, em consequência de uma lesão pulmonar sofrida há menos de 7 dias, pode-se usar o termo *síndrome de angústia ou desconforto respiratório agudo* (SARA), antigamente chamada pulmão de choque.

Epidemiologia

Dispneia pode ser o único sinal clínico de pneumonia, que atualmente é a principal causa de morte de crianças menores de 5 anos em nosso país.

A incidência de insuficiência respiratória é inversamente proporcional à idade, pois 2/3 dos casos acometem menores de 1 ano.

Etiologia

O Quadro 35.3 apresenta uma lista parcial das causas de dispneia e insuficiência respiratória de acordo com a localização anatômica.

Fisiopatologia

Uma série de fatores relacionados com o desenvolvimento predispõe recém-nascidos, lactentes e pré-escolares à disfunção respiratória; por exemplo, imaturidade do controle neural da respiração, pequeno calibre das vias respiratórias, flexibilidade aumentada do gradil costal, fraqueza relativa dos músculos respiratórios e frequência respiratória elevada. Em consequência, a reserva da função respiratória é limitada.

O recém-nascido conta com 60 milhões de alvéolos, e este número cresce principalmente durante os primeiros 2 anos de vida, mas o número de alvéolos de um adulto chega a 375 milhões e só é alcançado aos 8 a 12 anos de idade.

O pequeno calibre das vias respiratórias facilita a ocorrência de doença obstrutiva.

A função respiratória pode ser comprometida por redução das trocas gasosas; por exemplo, hipoventilação, espessamento da parede alveolar ou redução da circulação nos capilares pulmonares. A oxigenação depende da pressão parcial do ar no interior das vias respiratórias, enquanto a eliminação de CO_2 depende da ventilação-minuto, isto é, do volume de ar que entra e sai dos pulmões em um minuto.

Na presença de disfunção respiratória, quimiorreceptores nos corpos carotídeos e no bulbo captam a queda da Pa_{O_2} e a elevação da Pa_{CO_2}, enquanto mecanorreceptores nos

QUADRO 35.3 Causas de dispneia e insuficiência respiratória de acordo com a localização anatômica.

Vias respiratórias superiores
- Epiglotite
- Laringospasmo (p. ex., angioedema, efeito colateral da cetamina, tetania hipocalcêmica)
- Obstrução (p. ex., atresia das côanas, hipertrofia das adenoides e amígdalas, pólipos)

Vias respiratórias inferiores
- Asma
- Anomalias congênitas (p. ex., fístula traqueoesofágica, anel vascular, enfisema lobar, hemangioma)
- Aspiração do conteúdo gástrico ou corpo estranho
- Bronquiolite
- Discinesia ciliar primária
- Laringotraqueobronquite
- Traqueíte bacteriana

Parede torácica
- Cifoescoliose
- Derrame pleural ou empiema
- Eventração diafragmática
- Hérnia diafragmática
- Pneumotórax, piopneumotórax, ou hemotórax
- Raquitismo
- Tórax instável

Parênquima pulmonar
- Atelectasia
- Doença da membrana hialina
- Pneumonia
- Hipoplasia pulmonar (p. ex., síndrome de Potter)
- Edema pulmonar
- Fibrose cística
- Taquipneia transitória do recém-nascido

Vasculatura pulmonar
- Embolia
- Hipertensão pulmonar
- Sequestro pulmonar

Sistema nervoso central
- Dispneia emocional (um diagnóstico de exclusão)
- Herniação cerebral
- Intoxicação por fármacos depressores (p. ex., benzodiazepínicos) ou estimulantes (p. ex., salicilatos, teofilina) do centro respiratório
- Uso de drogas ilícitas (p. ex., cocaína, anfetaminas)
- Meningite ou encefalite
- Tétano
- Traumatismo cranioencefálico
- Tumor do tronco encefálico

Sistema nervoso periférico
- Botulismo
- Distrofias musculares
- Intoxicação exógena
- Miastenia *gravis*
- Miopatias congênitas
- Síndrome de Guillain-Barré

(Continua)

DISPNEIA E INSUFICIÊNCIA RESPIRATÓRIA

QUADRO 35.3 — Causas de dispneia e insuficiência respiratória de acordo com a localização anatômica. (*continuação*)

Sistema cardiovascular

- Cardiopatias congênitas
- Derrame pericárdico e/ou tamponamento cardíaco
- Insuficiência cardíaca
- Miocardite
- Pericardite

Mediastino

- Pneumomediastino
- Tumores do mediastino

Sistema renal

- Acidose metabólica
- Acidose tubular renal

Pâncreas

- Cetoacidose diabética
- Pancreatite

Fígado

- Hiperamonemia

pulmões e na parede torácica sinalizam dificuldades da mecânica respiratória. Em consequência, os centros respiratórios no sistema nervoso central acionam os mecanismos de compensação e recrutam os músculos respiratórios acessórios, elevando o esforço respiratório e, no decorrer do tempo, produzem dispneia. Se a dispneia for longa ou intensa o suficiente, sobrevirá insuficiência respiratória.

■ Anamnese e exame físico

À frente de uma criança com dispneia ou insuficiência respiratória iminente, o pediatra deve utilizar sua habilidade investigativa para, por meio da anamnese dirigida, delinear o início, o ritmo e os desdobramentos do quadro clínico. Quanto mais hábil for a anamnese, maiores as chances de o exame físico e alguns exames complementares confirmarem as hipóteses diagnósticas levantadas. Por exemplo, deve-se inquirir sobre presença de febre e suas características, tosse produtiva ou improdutiva, grau de esforço necessário para despertar falta de ar, ruídos respiratórios incomuns como estridor ou chiado, dor torácica à inspiração, recusa alimentar, queda do nível de atividade física, redução da tolerância ao exercício e início e periodicidade de edema.

O ritmo de evolução dos sintomas pode sugerir um diagnóstico. A exacerbação dos sintomas por mudanças climáticas ou por contato com pelos de animais sugere asma. Dispneia de início súbito sem quaisquer sintomas respiratórios precedentes pode originar-se de um traumatismo não testemunhado ou exposição indevida a fármacos ou outras substâncias tóxicas. Se o quadro respiratório for o primeiro episódio agudo da criança, a possibilidade de infecções agudas é fortalecida. Por outro lado, se for crônico ou recorrente, asma, fibrose cística, cardiopatias congênitas e doenças metabólicas ganham peso.

Na presença de dispneia ou insuficiência respiratória, podem-se observar as manifestações clínicas citadas no Quadro 35.2.

O exame físico instruído pela anamnese deve estimar o grau de comprometimento da função respiratória e pesquisar indícios da etiologia. A inspeção cuidadosa da criança possibilita detectar os sinais de dificuldade respiratória ("Manifestações respiratórias" no Quadro 35.2) e dá ao pediatra uma noção do tempo disponível para avaliar o paciente antes de instituir o tratamento.

Uma boa ausculta pulmonar é valiosa, pois a detecção de sibilância ou estertores crepitantes facilitará a investigação laboratorial e o tratamento.

A *gemência*, um sinal de dificuldade respiratória observável em recém-nascidos e lactentes, decorre do fechamento da glote ao final da expiração, o que gera pressão expiratória final positiva, impedindo o colapso de alvéolos. Como regra, a gemência reflete doença das vias respiratórias inferiores e acrescenta gravidade ao caso clínico.

Cianose também é um sinal funesto e demonstra deficiência da oxigenação ou do transporte de oxigênio para os tecidos.

Baqueteamento digital sugere uma pneumopatia crônica; por exemplo, fibrose cística, ou cardiopatia crônica, como malformações congênitas do coração.

■ Diagnóstico

Clínico

O diagnóstico clínico baseia-se na presença dos sinais e dos sintomas descritos no Quadro 35.2.

Laboratorial

Além dos exames laboratoriais iniciais, como a bioquímica básica, o hemograma e as avaliações de funções renal e hepática, a gasometria arterial auxilia na classificação da insuficiência respiratória e do grau de comprometimento. Quando se deseja avaliar apenas a adequação da ventilação e do pH, a gasometria de uma amostra de sangue venoso é satisfatória, tendo em vista que a oxigenação é continuamente avaliada pela oximetria de pulso.

As provas de função pulmonar, ou espirometria, definem se a disfunção respiratória decorre de anormalidades obstrutivas, restritivas ou da difusão. Embora não diagnostiquem uma determinada doença, são úteis na avaliação da resposta ao tratamento.

Por imagem

A radiografia de tórax, nas incidências posteroanterior e de perfil, é imprescindível quando se suspeita de uma doença pulmonar.

A ultrassonografia ajuda a detectar derrame pleural e avaliar a mobilidade do diafragma.

A tomografia computadorizada de alta resolução dos pulmões é solicitada quando a radiografia de tórax demonstra pneumopatia, mas não a distingue claramente.

Histopatológico

O exame histopatológico raramente é solicitado, mas pode ser útil na investigação de lesão expansiva intratorácica.

Diagnóstico diferencial

O quadro clínico de dispneia e insuficiência respiratória é típico e, em geral, não se confunde com outros distúrbios. Por outro lado, o diagnóstico diferencial das possíveis causas é vasto (Quadro 35.3). O pediatra deve envidar todos os esforços para esclarecer rapidamente a etiologia da disfunção respiratória.

Tratamento

Medidas gerais

A abordagem inicial do paciente consiste nas medidas básicas incluídas no ABC do suporte à vida (*Capítulo 41*).

Deve-se sempre ter em mente que muitas crianças, seja por imaturidade ou por doenças subjacentes, não toleram a sobrecarga de um esforço respiratório aumentado, isto é, dificuldade respiratória, por longos períodos de tempo.

O paciente deve ser mantido na posição mais confortável, e sua oxigenação monitorada por meio de oximetria de pulso.

As crianças pequenas, sobretudo recém-nascidos e lactentes, devem permanecer em ambiente térmico neutro, com temperatura corporal adequada.

A administração de oxigênio geralmente é necessária, e no atendimento de emergência, o objetivo deve ser manter a saturação de O_2 acima de 95%. De acordo com a gravidade dos sintomas, podem-se usar diferentes técnicas de administração, que oferecem frações crescentes de oxigênio inspirado (Quadro 35.4).

Se a criança sentir-se ameaçada pelo equipamento utilizado e se a situação clínica permitir, deve-se deixá-la no colo da mãe e aproximar dela a ponta do tubo de borracha que provém do umidificador.

A hidratação não deve ser esquecida, e se a criança estiver respirando com frequência superior a 60 incursões por minuto, a hidratação por via intravenosa é preferível.

Deve-se tomar a decisão de internar o paciente com dispneia se qualquer um dos critérios adiante estiver presente:
- Idade < 3 meses
- Hipoxia persistente
- Sinais de dificuldade respiratória a despeito das medidas iniciais
- História de prematuridade, apneia, cardiopatia, imunodeficiência, ou doença neurológica incapacitante
- Impossibilidade de manter a ingestão oral, seja por vômito ou disfagia
- Causa da dispneia não esclarecida
- Na criança asmática, história de episódios graves.

Fármacos

O tratamento farmacológico depende naturalmente da etiologia. A administração de antitérmicos, broncodilatadores e/ou antibióticos pode ser oportuna.

Nos recém-nascidos e nos lactentes pequenos sob risco de apneia, pode-se fornecer cafeína ou teofilina. O citrato de cafeína é ministrado com uma dose de ataque de 20 mg/kg, seguida após 24 horas por doses diárias únicas de 5 mg/kg/dia. A alternativa é fornecer uma dose de ataque de 5 a 7 mg/kg de teofilina (oral) ou aminofilina (intravenosa), seguida 6 a 12 horas depois por doses de manutenção de 1 a 2 mg/kg, por via oral ou intravenosa, a cada 6 a 12 horas.

Outras intervenções

Se a criança mantiver-se com hipoxemia e/ou hipoventilação a despeito das medidas iniciais, a intubação endotraqueal e a ventilação mecânica estão indicadas. Deve-se escolher um tubo endotraqueal de acordo com a idade da criança (Quadro 35.5). Também pode-se calcular o diâmetro interno do tubo traqueal adequado a partir da seguinte fórmula:

$$\text{Diâmetro} = (\text{idade [anos]}/4) + 4$$

O procedimento de intubação endotraqueal deve ser iniciado somente após verificação de todo o equipamento necessário e preparação do monitoramento do paciente. O equipamento mínimo inclui máscara adequada à idade, ambu de tamanho adequado, laringoscópio, sonda de aspiração de secreções, 2 tubos endotraqueais do tamanho escolhido e 1 tubo de cada tamanho imediatamente maior e menor. Logo antes do procedimento, é importante pré-oxigenar bem o paciente.

Após a intubação, deve-se obter a radiografia de tórax a fim de confirmar a posição adequada do tubo, cuja extremidade deve situar-se a meio caminho entre a glote e a carina.

QUADRO 35.4	Vias de administração de oxigênio.	
	Fluxo de O_2 (ℓ/min)	F_{IO_2}
Prongas nasais	2 a 4	24 a 28
Máscara facial	6 a 10	35 a 60
Tenda facial	10 a 15	35 a 40
Máscara com reinalação	10 a 12	50 a 60
Capacete	10 a 15	80 a 90
Máscara sem reinalação	10 a 12	90 a 95

F_{IO_2}: fração de oxigênio inspirado.

NÃO ESQUEÇA

- Dispneia pode ser a única manifestação de pneumonia aguda no lactente
- A intubação endotraqueal deve ser tempestiva, ou seja, antes que a criança esteja em insuficiência respiratória franca.

QUADRO 35.5	Tamanho apropriado do tubo traqueal de acordo com a idade.		
Idade	Diâmetro interno (mm)	Profundidade do tubo orotraqueal (cm)	Profundidade do tubo nasotraqueal (cm)
Prematuro	2 a 3	8 a 9	0 a 10
RN a termo	3 a 3,5	10	11
6 meses	4	11	13
12 a 24 meses	4,5	13 a 14	16 a 17
4 anos	5	15	17 a 18
6 anos	5,5	17	10 a 20
8 anos	6	19	21 a 22
10 anos	6,5	20	22 a 23
12 anos	7	21	23 a 24
14 anos	7,5	22	24 a 25
Adulto	8 a 9	23 a 25	25 a 28

RN: recém-nascido. (Fonte: Sarnaik et al., 2016.)

Bibliografia

Cloutier MM. Pulmonary diseases. In: Dworkin PH. Pediatrics. 4. ed. Baltimore: Lippincott Williams & Wilkins; 2000. p. 421-44.

Nitu ME, Eigen H. Respiratory failure. Pediatrics in Review. 2009; 30(12):470-7.

Sarnaik AP, Clark JA, Sarnaik AA. Respiratory distress and failure. In: Kliegman RM, Stanton BF, Geme JWS et al. Nelson textbook of pediatrics. 20. ed. Philadelphia: Elsevier; 2016. p. 528-45.

Strange GR et al. The pediatric emergency medicine course. 3. ed. Elk Grove Village: AAP; 1998.

EMERGÊNCIAS PEDIÁTRICAS

36 DISTÚRBIOS ELETROLÍTICOS

Gustavo Freitas da Silva Guimarães e Marcelo Ruiz Lucchetti

■ Introdução

Os distúrbios hidreletrolíticos são frequentemente observados em crianças atendidas nas unidades de emergência pediátrica, principalmente aqueles relacionados com sódio (Na^+) e potássio (K^+). O reconhecimento de seus sinais, a pesquisa laboratorial e o tratamento adequado são fundamentais para o desfecho clínico, pois alterações significativas podem levar a complicações graves e óbito.

■ Distúrbios do sódio

Conhecimentos básicos

O Na^+ é o principal cátion extracelular e a sua faixa de normalidade é de 135 a 145 mEq/mL. É fator determinante da osmolaridade plasmática, havendo mecanismos reguladores que incluem aldosterona, peptídio natriurético atrial e hormônio antidiurético para a manutenção de sua concentração plasmática. É fundamental que seja observado o estado volêmico do paciente e o Na^+ corporal total para definição das causas de hipernatremia e hiponatremia. O uso de soluções de hidratação de manutenção para crianças hospitalizadas tem sido alvo de estudos que discutem qual seria a osmolaridade ideal para evitar os distúrbios iatrogênicos do Na^+. É importante destacar que, independentemente da solução escolhida, o monitoramento dos níveis séricos do Na^+ nestas crianças é fundamental para que os devidos ajustes sejam feitos a tempo.

Hipernatremia

Definição
Na^+ sérico > 145 mEq/ℓ.

Classificação
A hipernatremia é considerada aguda quando sua instalação ocorre em até 24 horas e crônica quando este tempo é superior a 24 horas.

Causas
- Perda de água livre: aumento de perdas insensíveis, diabetes insípido, diabetes insípido nefrogênico, ingestão de etanol, queimaduras
- Ganho de Na^+: infusão de bicarbonato de sódio, afogamento em água salgada, síndrome de Cushing, hiperaldosteronismo primário, aumento da ingestão de Na^+
- Perda de líquido hipotônico: vômito, diurese osmótica, laxativos, fístulas enterocutâneas.

Clínica
- Sinais precoces: sede, confusão, irritabilidade, fraqueza, febre, náuseas ou vômito
- Sinais tardios: convulsão, trombose de seios venosos cerebrais, hemorragia subaracnóidea, coma.

As complicações mais temidas são as relacionadas com o sistema nervoso central (SNC). Na hipernatremia, ocorre elevação da osmolaridade sérica causando desvio de água e liquor do interstício cerebral e neurônios, levando a ingurgitamento e estiramento vascular, podendo ocorrer hemorragia no SNC. Os sintomas mais graves podem surgir quando a concentração sérica do sódio se encontra acima de 158 mEq/ℓ.

Tratamento
Deve-se, inicialmente, tentar identificar a causa. Nos casos acompanhados de depleção do volume intravascular, deve-se corrigir com solução isotônica (soro fisiológico [SF] a 0,9% ou Ringer com lactato [RL]), independentemente da natremia, até a diurese ser restabelecida. Após a fase de expansão, calcula-se o déficit de água livre pela fórmula:

$$\text{Déficit de água livre (litros)} = \frac{0,6 \times \text{peso (kg)} \times (Na^+ \text{ plasmático} - 140)}{140}$$

A fórmula a seguir é uma maneira alternativa de correção da natremia. Por ela, calcula-se a mudança de Na^+ (mEq/ℓ) esperada quando 1 ℓ da solução escolhida for administrado. Com o resultado obtido, calcula-se, por regra de três, o volume necessário para a mudança do Na^+ esperada.

$$\text{Mudança no sódio sérico (mEq/}\ell\text{)} = \frac{(Na^+ \text{ da infusão} - Na^+ \text{ sérico})}{(0,6 \times \text{peso}) + 1}$$

Concentração de sódio nas soluções: soro glicosado — zero; SF a 0,9% a 134 mEq/ℓ; solução salina a 0,45% a 77 mEq/ℓ; Ringer com lactato — 130 mEq/ℓ.

A correção do Na^+ deve respeitar a mudança de 0,5 mEq/ℓ/h nas hipernatremias crônicas e 1 mEq/ℓ/h nas agudas.

Juntamente com a infusão da solução hipotônica, deve-se administrar fluidoterapia de manutenção com 30 mEq/ℓ/dia de Na^+ na hipernatremia aguda e 50 mEq/ℓ/dia na crônica. As complicações estão relacionadas ao nível sérico de sódio e à velocidade de correção, podendo ocorrer edema cerebral, hemorragia subaracnóidea, trombose de seio venoso dural e danos cerebrais irreversíveis.

Hiponatremia

Definição
Na^+ < 135 mEq/ℓ.

Classificação e causas

As hiponatremias são classificadas quanto à tonicidade (isotônica, hipertônica e hipotônica), e a hiponatremia hipotônica pode ser ainda subdividida de acordo com o estado volêmico do paciente, conforme a seguir:
- Isotônica: hiperproteinemia, hiperlipidemia
- Hipertônica: hiperglicemia, contraste, manitol
- Hipotônica
   - Hipovolêmica
      - Na^+ urinário > 20 mEq/ℓ – causas renais: diuréticos, IECA, insuficiência renal moderada/grave, doença de Addison, síndrome perdedora de sal
      - Na^+ urinário < 20 mEq/ℓ – causas extrarrenais: diarreia, vômito, desidratação, drenagem gástrica
   - Hipervolêmica: insuficiência cardíaca congestiva, síndrome nefrótica, insuficiência renal crônica, iatrogenia
   - Normovolêmica: síndrome de secreção inapropriada de hormônio antidiurético (SIADH, do inglês, *syndrome of inappropriate antidiuretic hormone secretion*), deficiência de corticosteroide, polidipsia.

Clínica

A hiponatremia reduz a osmolaridade sérica criando um fluxo de água para o compartimento intracelular, podendo levar ao edema cerebral. Devido a tal fenômeno, as manifestações clínicas da hiponatremia são neurológicas. Os sintomas de maior gravidade surgem com natremia inferior a 125 mEq/ℓ. Os sinais precoces são letargia, vômito, cefaleia, convulsão; os sinais tardios, hipertensão intracraniana, coma.

Tratamento

A hiponatremia hipovolêmica é a mais comum e devem-se avaliar sinais de instabilidade hemodinâmica e iniciar a expansão com soluções cristaloides até que a estabilidade seja obtida. Após esta etapa, inicia-se a correção do sódio com solução hipertônica (NaCl a 3%) segundo a fórmula:

Déficit de sódio (mEq) = (Na^+ desejado – natremia atual) × 0,6 × peso (kg)

Para obter NaCl a 3% (0,5 mEq/mℓ):

89 mℓ SF a 0,9% + 11 mℓ NaCl a 20%

Assim como na hipernatremia, podemos utilizar a seguinte fórmula:

$$\text{Mudança no Na}^+ \text{ sérico (mEq/}\ell\text{)} = \frac{(Na^+ \text{ da infusão} - Na^+ \text{ sérico})}{(0,6 \times \text{peso}) + 1}$$

O resultado obtido por tal fórmula será correspondente à mudança do Na^+ sérico após infusão de 1 ℓ da solução escolhida. Por meio de regra de três será encontrado o volume da solução para que a correção respeite os limites de segurança na mudança do sódio.

Concentração de sódio nas soluções: NaCl a 0,9% – 154 mEq/ℓ; NaCl a 3% – 513 mEq/ℓ; NaCl a 5% – 855 mEq/ℓ.

Nas hiponatremias, a correção do Na^+ sérico deve respeitar o limite de 12 mEq/ℓ em 24 horas e 18 mEq/ℓ em 48 horas devido ao risco da síndrome de desmielinização osmótica (mielinólise pontina e extrapontina).

Nos casos de encefalopatia hiponatrêmica, administra-se 1 a 3 mℓ/kg de NaCl a 3% em 10 minutos seguido de manutenção com 1 a 3 mℓ/kg em infusão contínua até melhora dos sinais.

No caso das hiponatremias normovolêmicas e hipervolêmicas, deve-se iniciar restrição hídrica e avaliar o uso de diurético de alça.

■ Distúrbios do potássio

Conhecimentos básicos

O K^+ é o principal cátion no meio intracelular, com apenas 2% no meio extracelular, e a sua faixa de normalidade encontra-se entre 3,5 e 5,5 mEq/ℓ. Vital para manutenção da homeostase celular, sua concentração intracelular é mantida pela ATPase de sódio-potássio. Alterações na concentração sérica do K^+ podem levar às suas complicações mais graves – as arritmias cardíacas.

Hiperpotassemia

Definição

K^+ > 5,5 mEq/ℓ.

Causas

- Redistribuição: acidose, betabloqueadores, succinilcolina, intoxicação digitálica
- Aporte aumentado de K^+
- Fontes endógenas: queimadura, trauma, rabdomiólise, síndrome de lise tumoral
- Retenção de K^+: insuficiência renal, diuréticos poupadores de potássio, hiperplasia congênita das suprarrenais.

Clínica

Sintomas neuromusculares e cardíacos: íleo paralítico metabólico, astenia, fraqueza, parestesias, arritmia cardíaca, síncope, parada cardíaca em assistolia.

Alterações eletrocardiográficas na dependência do nível sérico do potássio:
- 5,5 a 6,5 mEq/ℓ (leve): onda T apiculada
- 6,5 a 8 mEq/ℓ (moderada): prolongamento do intervalo PR, onda P achatada, QRS alargado
- > 8 mEq/ℓ (grave): ausência de onda P, bloqueio intraventricular, fibrilação ventricular, assistolia.

Tratamento

No tratamento da hiperpotassemia, primeiramente devemos observar:
- Fator desencadeante
- Sintomatologia
- Alterações eletrocardiográficas
- Tempo de instalação do distúrbio (agudo ou crônico)

Nos casos com hiperpotassemia leve assintomática, a diminuição da ingesta ou aporte venoso do íon, além da interrupção de substâncias que possam elevar seu nível sérico (espironolactona), podem ser as únicas medidas necessárias.

Nos casos de hiperpotassemia sintomática, há três mecanismos de abordagem:
- Redistribuição do K^+ (fluxo para o meio intracelular):
  - Insulinoterapia: insulina regular 0,1 U/kg (máximo de 10 U) + 0,5 a 1 g/kg de glicose. Exemplo: 10 U insulina regular + 500 mℓ SG 10% (0,02 U/mℓ); infundir 5 mℓ/kg durante 30 minutos. Pode ser repetido em 4 horas. Manter controle glicêmico rigoroso
  - Beta-2-agonista: fenoterol, salbutamol aerossol ou salbutamol venoso. Devido à maior segurança e à facilidade de administração, a via inalatória deve ser preferida à via venosa. Nebulização: 0,1 a 0,3 mg/kg; aerossol: dose usual de 4 a 8 jatos (1 jato a cada 2 kg, máximo de 10 jatos); via intravenosa: 5 mcg/kg em 20 minutos
  - Bicarbonato de sódio a 8,4% (1 mEq/mℓ): fazer 1 mEq/kg (máximo de 50 mℓ) em 5 minutos. Eficaz somente nos casos com acidose metabólica associada
- Estabilização de membrana celular:
  - Gliconato de cálcio a 10%: administrar 1 mℓ/kg (máximo de 20 mℓ/dose) em infusão lenta durante 5 a 10 minutos em vigência de monitoramento eletrocardiográfico (risco de bradicardia). Pode ser repetido em 5 minutos se mantiver alterações no eletrocardiograma. Preferir acesso venoso central pelo risco de necrose tecidual. O efeito é transitório, durando cerca de 30 minutos, e tem como objetivo principal a proteção miocárdica
- Eliminação de K^+:
  - Poliestirenossulfonato de cálcio (Sorcal®): fazer 1 g/kg (máximo de 30 g) por via oral ou retal. Diluir cada grama em 4 mℓ de SG 10%. Não deve haver contraindicações da via enteral. Pode ser repetido até de 4/4 horas
  - Diuréticos de alça: furosemida na dose de 1 mg/kg (máximo de 40 mg/dose). Avaliar estado volêmico do paciente e necessidade de repor perdas com solução isotônica
  - Diálise: em casos de insuficiência renal, a hemodiálise é o método de escolha devido à rápida resposta. A escolha do método dialítico deve levar em consideração o estado hemodinâmico do paciente e a experiência do serviço.

Hipopotassemia

Definição
$K^+ < 3,5$ mEq/ℓ.

Causas
- Redistribuição: alcalose metabólica, excesso de insulina, beta-2-adrenérgicos
- Perdas:
  - Renais: medicamentosa (diuréticos de alça, anfotericina B), manitol, acidose tubular renal
  - Extrarrenais: baixa ingestão, perdas (vômito, diarreia, drenagem gástrica).

Clínica
- Sintomas neuromusculares: fraqueza, astenia, dor muscular, náuseas, vômito, íleo paralítico metabólico, retenção urinária, arritmias
- Sintomas cardiovasculares: alterações eletrocardiográficas (achatamento ou inversão de onda T, aumento da amplitude da onda U, prolongamento do intervalo PR, depressão do segmento ST e alargamento do QRS), arritmias (extrassístole supraventricular, bradicardias, fibrilação ventricular).

Tratamento
- Hipopotassemia assintomática: aumentar aporte de K^+ (enteral ou parenteral) e avaliar início de diuréticos poupadores de potássio
- Hipopotassemia sintomática: iniciar reposição venosa de potássio na dose de 0,3 a 0,5 mEq/kg/h por 4 a 6 horas, respeitando a concentração da solução (60 mEq/ℓ em veia periférica e 200 mEq/ℓ em cateter venoso central).

■ Bibliografia

Alves JTL, Troster EJ, Oliveira CAC. Solução salina isotônica como fluidoterapia de manutenção intravenosa para prevenir hiponatremia adquirida em crianças hospitalizadas. J Pediatr. 2011; 87(6):478-86.

Barbosa AP, Stajnbok J. Distúrbios hidroeletrolíticos. J Pediatr. 1999; 75(supl.2):S223-33.

Delgado AF, Kimura HM, Troster EJ. Terapia intensiva. 1. ed. Barueri: Manole; 2010.

Holliday MA, Friedman A, Segar ME, Chesney R, Finberg L. Acute hospital-induced hyponatremia in children: a physiologic approach. J Pediatr. 2004; 145:584-7.

Hoorn EJ, Geary D, Robb M, Halperin ML, Bohn D. Acute hyponatremia related to intravenous fluid administration in hospitalized children: an observational study. Pediatrics. 2004; 113:1279-84.

La Torre FP, Stomi JG et al. UTI pediátrica. 1. ed. Barueri: Manole, 2012.

Lopes RD. Equilíbrio ácido-base e hidroeletrolítico. 3. ed. Rio de Janeiro: Atheneu; 2009.

Piva JP, Garcia PCR. Medicina intensiva em pediatria. 2. ed. Rio de Janeiro: Revinter; 2014.

Zimmerman JJ, Fuhrman BP et al. Pediatric critical care. 4. ed. Philadelphia: Elsevier; 2011.

EMERGÊNCIAS PEDIÁTRICAS

37 DOR ABDOMINAL

Lisieux Eyer de Jesus

■ Introdução

Dor abdominal grave em crianças é um problema em vários aspectos: causa sofrimento à criança, estresse na família e na equipe de saúde e sinaliza a possibilidade de uma doença grave, com eventual necessidade de cirurgia e riscos de morbimortalidade. Para o pediatra existem outras dificuldades ligadas à multiplicidade de etiologias incluídas no diagnóstico diferencial, que são diferentes em cada faixa etária.

■ Classificação

Muitas formas de classificar os quadros de dor abdominal têm sido propostas, as principais são segundo a faixa etária (que determina a frequência e a apresentação das várias causas possíveis) e o tratamento necessário (cirúrgico ou clínico).

■ Epidemiologia

Dor abdominal é uma queixa muito comum nas emergências pediátricas, mas a maioria dos casos é de resolução simples e não operatória. É fundamental identificar entre os pacientes a minoria de crianças que apresentam doenças cirúrgicas antes da ocorrência de complicações ou de aumento nos níveis de risco envolvidos.

■ Etiologia

Muitas etiologias são possíveis em crianças, algumas de incidência muito alta e outras bastante incomuns. Tipicamente variam com a faixa etária (Quadro 37.1).

■ Fisiopatologia

Depende da etiologia. Não podemos esquecer que no caso de doenças inflamatórias ou infecciosas intraperitoneais a compartimentalização da área enferma é importante para conter as manifestações da doença, mas este mecanismo está prejudicado nas crianças muito pequenas, seja por imaturidade imunológica, por evolução rápida do processo da doença ou pela ineficiência dos mecanismos de bloqueio epiploico. Nas crianças menores, o quadro inicial de dor pode evoluir rapidamente para peritonite difusa e toxemia grave/sepse. Duas condições típicas dos primeiros 3 meses de vida (hérnia inguinal estrangulada e vólvulo de intestino médio) estão associadas à isquemia visceral e exigem atenção cirúrgica imediata. Crianças com vólvulo de intestino médio precisam ser operadas em um tempo máximo de 6 horas, sob pena de ter como sequela a síndrome do intestino curto.

QUADRO 37.1 — Etiologia e tratamento das doenças mais comuns causadoras de dor abdominal aguda em crianças, por faixa etária.

Idade	Causas frequentes	Indicação cirúrgica
Neonato	Enterocolite necrosante	Cerca de 1/3 dos casos
	Vólvulo do intestino médio	Sempre uma grande emergência
	Obstruções intestinais congênitas	Sempre
Lactente	Invaginação intestinal	Casos sem solução radiológica
	Infecção urinária	Não
	Hérnia inguinal complicada	Casos com redução manual impraticável → emergência
Pré-escolar	Constipação intestinal	Não
	Apendicite	Maioria
	Infecção urinária	Não
	Verminose	Não
	Pneumonia	Não
Escolar	Apendicite	Maioria
Adolescente	Apendicite	Maioria
	Doença ginecológica	Minoria

■ Quadro clínico

Devem-se explorar as seguintes características do quadro de dor:
- Evolução temporal
- Caráter contínuo ou em cólica
- Resposta a analgésicos
- Associação a movimentos, vômitos, refeições ou evacuação
- Irradiação.

Outros sinais devem ser investigados. São eles:
- Características dos vômitos e das evacuações
- Parada de eliminação de gases e fezes
- Febre
- Alterações nas micções ou nas características macroscópicas da urina
- Sintomas respiratórios
- Nos adolescentes, problemas ginecológicos, gravidez e exposição a doenças sexualmente transmissíveis (DST).

A história pregressa do paciente não deve ser esquecida; por exemplo, história de trauma, uropatias congênitas, doenças caracterizadas por constipação intestinal crônica e passado cirúrgico podem ser dados imediatamente importantes para o diagnóstico do problema atual.

O quadro típico das várias doenças causadoras de abdome agudo varia conforme a faixa etária: sintomas menos objetivos são típicos das crianças menores, nas quais é relativamente comum um quadro pouco específico de toxemia progressiva, distensão e dor abdominal como apresentação de várias doenças diferentes. Obter uma boa anamnese depende da narrativa dos pais ou cuidadores nas crianças menores, mas a história contada pela criança deve ser considerada sempre que possível, coletada com linguagem e metodologia adequadas à idade. Nos adolescentes, a privacidade da conversa entre médico e paciente deve ser oferecida e é legalmente defendida, embora possa suscitar, em alguns casos, dificuldades na relação com os responsáveis.

As doenças cirúrgicas são mais prováveis se o paciente apresentar:
- Piora progressiva do estado geral ou da queixa álgica, apesar do tratamento inicial de apoio
- Distensão abdominal intensa
- Vômitos biliosos repetitivos, em especial se evoluírem para fecaloides
- Contratura muscular abdominal reflexa (defesa)
- Hemorragia
- História de trauma grave
- Massa abdominal palpável.

É necessário ter paciência, perseverança e, eventualmente, fazer várias tentativas para obter uma história completa e realizar um bom exame físico nas crianças pequenas ou muito assustadas. Convém acalmar a criança e os pais, ganhando sua confiança e colaboração. A dor deve ser tratada e o local doloroso examinado por último, a fim de garantir a máxima cooperação da criança. Em alguns pacientes o exame físico pode ser feito no colo da mãe, conseguindo resultados melhores, com a criança mais confiante.

■ Diagnóstico

Clínico

Depende fundamentalmente da história atual e pregressa e do exame físico, conforme descrito. É essencial:
- Excluir doenças extra-abdominais que possam ter relação causal com o quadro álgico (viroses, doenças respiratórias e neurológicas)
- Evitar manobras que provoquem dor (quando inevitáveis, devem ser deixadas para o final do exame físico)
- Incluir no exame físico a avaliação da região inguinal e da genitália.

Notadamente, um quadro clínico de dor abdominal cíclica associado a sinais de puberdade e massa abdominal em adolescentes jovens do sexo feminino exige a exclusão de imperfuração himenal ou anomalias mullerianas causadoras de retenção total ou parcial do fluxo menstrual. Nestes casos, o quadro típico associa dor abdominal e imperfuração himenal (ou palpação de uma vagina distendida através do exame retal) em uma menina em plena puberdade. É possível, inclusive, o relato de sangramento vaginal, se houver duplicidade vaginal.

Laboratorial

O hemograma e a avaliação dos marcadores inflamatórios são fundamentais para detectar as síndromes inflamatórias e infecciosas, apesar de terem especificidade muito baixa. Eventualmente serão usados de forma seriada em quadros duvidosos. O EAS é útil para descartar ou diagnosticar infecções urinárias. Testes bioquímicos com níveis séricos de enzimas auxiliam no diagnóstico de hepatites e pancreatites.

Por imagem

Nas salas de emergência contemporâneas, as radiografias do tipo rotina de abdome agudo (radiografia de tórax em PA + abdome ortostático em AP + abdome deitado) têm perdido espaço para os exames de ultrassonografia, mas ainda têm lugar quando é importante excluir problemas pulmonares, pneumoperitônio, constipação intestinal extrema, cálculos urinários e obstrução intestinal. Ainda é fundamental seu uso nos neonatos sob suspeita de enterocolite necrosante, de forma seriada. A ultrassonografia é atualmente o exame de imagem mais comum na avaliação de dor abdominal na criança. Isso se deve aos bons resultados do exame nesta faixa etária, em especial se realizados por operadores especializados em Pediatria, à flexibilidade do exame, à facilidade de repetição e à ausência de radiação.

A TC não deve ser considerada rotineira na dor abdominal pediátrica e deve ser reservada para os casos que não possam ser esclarecidos pela ultrassonografia. Deve-se minimizar o nível de radiação (com tomadas seccionais e menos repetições do exame), considerando que os riscos envolvidos na exposição à radiação das crianças são muito maiores do que em adultos, com relação à determinação futura de neoplasias.

Qualquer criança em quem haja a possibilidade diagnóstica de vólvulo de intestino médio (obstrução intestinal alta com vômitos biliosos recorrentes em lactente previamente sadio, em especial durante o primeiro mês de vida) deve ser considerada uma grande emergência. Está indicado o exame contrastado do trato digestivo alto sempre que possível, de forma imediata. O exame mostra, nestes doentes, parada de progressão do contraste na segunda porção do duodeno, frequentemente com um desenho espiralado.

Histopatológico
Relevante em situações específicas ou para confirmação pós-operatória do diagnóstico.

■ Diagnóstico diferencial
O diagnóstico diferencial da dor abdominal pediátrica é extremamente amplo e pode ser difícil (Figura 37.1).

Como já dissemos previamente, o vólvulo de intestino médio é doença típica de recém-nascidos (75% dos casos são no primeiro mês de vida), manifestando-se como quadro súbito de obstrução intestinal alta (vômitos biliosos repetitivos) em bebês previamente sadios. Sinais de irritação peritoneal, toxemia e sangramento nas fezes são tardios e sinalizam que já há necrose intestinal e a intervenção será tardia. Estes sinais não devem ser esperados se pretendermos resultados melhores nestas crianças.

O diagnóstico específico pode ser dado pelo exame contrastado de trato digestivo superior, mas se o exame não for obtido em tempo hábil, estas crianças devem ser operadas em um prazo máximo de seis horas. A morbidade de uma laparotomia diagnóstica é certamente menor do que a de uma criança sequelada pela síndrome do intestino curto.

■ Tratamento
Medidas gerais
O tratamento da dor é fundamental em todos os casos, inclusive se potencialmente cirúrgicos. Repouso, hidratação intravenosa e jejum serão convenientes em muitas crianças. Nos pacientes com sepse grave, protocolos de atendimento à sepse pediátrica e internamento em terapia intensiva estão indicados.

Os casos de constipação intestinal grave poderão ser resolvidos com clisteres evacuativos.

Quadros de obstrução intestinal têm indicação de drenagem naso/orogástrica, como medida de conforto (resolve a distensão abdominal e os vômitos de repetição) e terapêutica (pode ser o único tratamento necessário nas suboclusões por brida).

Fármacos
Serão utilizados conforme o caso e o diagnóstico. Antibióticos são de uso comum, empregados em todas as doenças causadas por infecções ou com a possibilidade de complicações infecciosas. Os analgésicos são usados conforme a

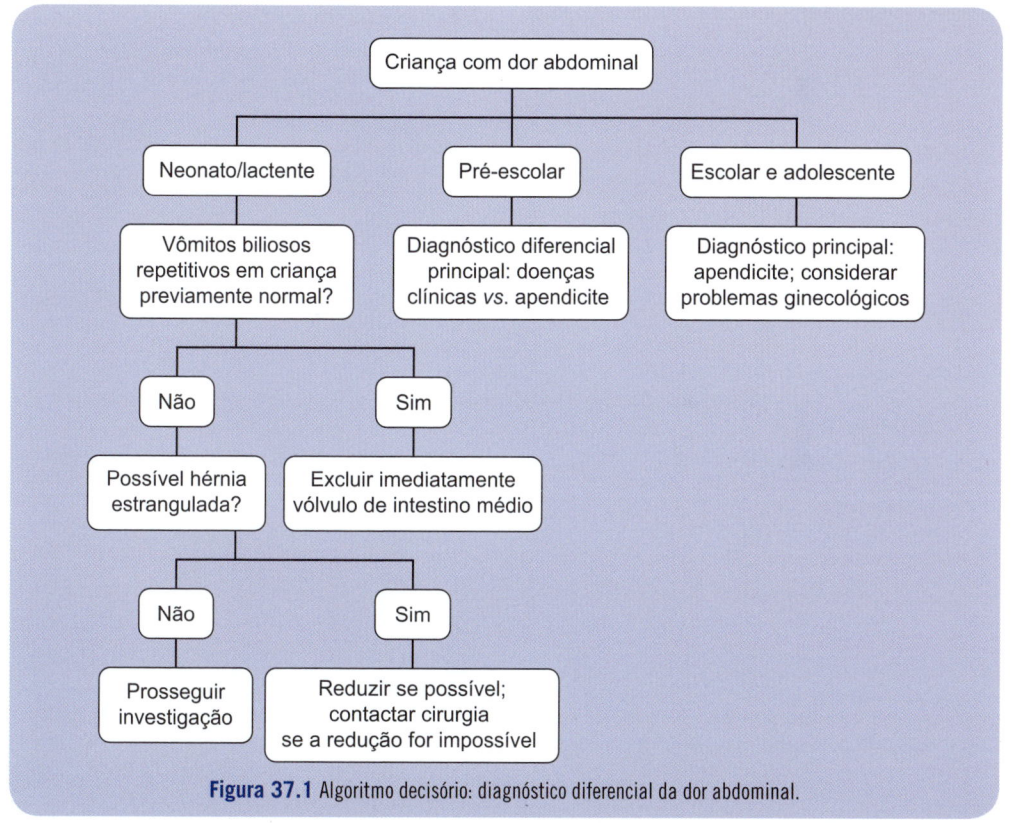

Figura 37.1 Algoritmo decisório: diagnóstico diferencial da dor abdominal.

necessidade individual e podem ser imprescindíveis. Os antieméticos podem ser úteis para alguns pacientes. A hidratação intravenosa será avaliada individualmente. Outras terapias específicas serão usadas conforme a etiologia e a avaliação de cada paciente.

Outras intervenções

Redução de hérnias inguinais encarceradas e redução radiológica de invaginações intestinais são manobras não cirúrgicas indicadas para determinados casos. Algumas das doenças necessitarão de tratamento cirúrgico ou por radiologia intervencionista (drenagem de coleções). Na apendicite, vale comentar que o tratamento contemporâneo admite condutas não operatórias, em especial nas crianças de risco cirúrgico proibitivo ou apresentando apendicite protraída na forma de plastrão abdominal extenso ou com abscessos intraperitoneais bem definidos. Estes casos são muito comuns no nosso meio, e atualmente a literatura considera o tratamento conservador (antibioticoterapia → drenagem percutânea de coleções) melhor do que o cirúrgico para muitos casos, citando que esta conduta evita a morbidade de cirurgias extensas e de alto risco e que a cirurgia torna-se necessária na fase aguda em menos de 1/3 dos pacientes.

■ Complicações

Dependem da etiologia e da presteza do diagnóstico e do tratamento. Muitas complicações graves são evitáveis pelo atendimento precoce, diagnóstico correto e tratamento eficaz e tempestivo, em especial no que se refere a doenças relacionadas à isquemia visceral ou síndromes sépticas.

■ Prevenção

Também depende da etiologia, mas devemos lembrar sempre que o tratamento precoce de condições que podem complicar previsivelmente (p. ex., cirurgia eletiva precoce das hérnias dos lactentes pequenos) e o controle de condições crônicas (p. ex., constipação intestinal) podem diminuir a incidência de quadros emergenciais secundários.

■ Bibliografia

Bailey B, Bergeron S, Gravel J, Bussieres JF, Bensoussan A. Efficacy and impact of intravenous morphine before surgical consultation in children with right lower quadrant pain suggestive of appendicitis: a randomized controlled trial. Ann Emerg Med. 2007; 50(4):371-8.

Bundy DG, Byerley JS, Liles EA, Perrin EM, Katznelson J, Rice HE. Does this child have appendicitis? JAMA. 2007; 298(4):438-51.

Clyde C, Bax T, Merg A, MacFarlane M, Lin P, Beyersdorf S et al. Timing of intervention does not affect outcome in acute appendicitis in a large community practice. Am J Surg. 2008; 195(5):590-2.

Holcomb GW 3rd; St Peter SD. Current management of complicated appendicitis in children. Eur J Pediatr Surg. 2012; 22(3):207-12.

Van Heum LW, Pakarinen MP, Wester T. Contemporary management of abdominal surgical emergencies in infants and children. Br J Surg. 2014; 101(1):e24-33.

EMERGÊNCIAS PEDIÁTRICAS

38 FEBRE

Ivete M. Gomes

■ Introdução

Febre é um sintoma comum em criança, mas nem sempre indica infecção. A maioria das crianças pequenas com febre sem foco aparente tem infecções virais autolimitadas, resolvidas sem tratamento e não associadas a sequelas. No entanto, uma pequena proporção dos lactentes com febre, que não aparentam estar gravemente enfermos, podem estar no início de uma infecção bacteriana grave ou ter bacteriemia oculta.

O principal objetivo do pediatra no atendimento da criança febril no serviço de emergência deve ser diferenciar a criança que tem uma doença benigna autolimitada daquela com doença grave incipiente e que necessita de intervenção médica mais invasiva.

■ Definições

Febre. Aumento da temperatura corporal acima da variação diária normal medida com um termômetro. Em nosso meio, habitualmente, a temperatura é medida na região axilar, e considera-se normal a variação de 36,5°C a 37,5°C. Deve-se acrescentar 0,8°C ou 0,5°C, respectivamente, se a temperatura for medida no reto (temperatura retal) ou na boca (sublingual), locais que refletem com maior precisão a temperatura corporal, pois estão menos sujeitos às variações de temperatura e umidade ambientes.

Sinais de toxemia. Hipoatividade, hiporreatividade, cianose, palidez, alentecimento da perfusão periférica, gemência, irritabilidade, taquipneia, taquicardia. Indicam infecção bacteriana grave.

Febre sem foco aparente (FSFA). Também denominada "febre sem sinais de localização", é a ocorrência de febre sem a causa ter sido identificada em uma criança após anamnese e exame físico cuidadosos. Conceitualmente, essa febre deve ter menos de 7 dias de duração, mas, na prática, a maioria dos casos apresenta febre há menos de 72 horas. Em sua maioria, evoluem para uma infecção aguda viral autolimitada.

Febre de origem indeterminada (FOI). Doenças febris com duração igual ou superior a 14 dias (para alguns autores, 3 semanas) nas quais a história, o exame físico e os recursos diagnósticos iniciais não revelam a causa da febre.

Infecção bacteriana grave (IBG). Qualquer infecção que ofereça risco de morte se não for tratada precocemente, por exemplo, bacteriemia oculta, pneumonia, infecção do trato urinário, meningite, artrite séptica, osteomielite e celulite.

Bacteriemia oculta (BO). Infecção na corrente sanguínea, isto é, presença de bactérias na hemocultura em uma criança com febre, sem um foco identificável, e que esteja clinicamente bem (sem sinais de toxemia).

■ Epidemiologia e etiologia

A BO ocorre em cerca de 3% de crianças menores de 3 anos com FSFA com temperatura retal ≥ 39°C, e em cerca de 10% das crianças com FSFA com temperatura ≥ 39,5°C e contagem de leucócitos totais ≥ 15.000/mm^3. Uma infecção bacteriana oculta inclui infecção do trato urinário (ITU), bacteriemia, pneumonia oculta e, mais raramente, meningite bacteriana.

As infecções de trato urinário (ITU) são quase sempre ocultas em crianças menores de 2 anos. Nos primeiros 6 meses de vida, ocorrem mais nos meninos em virtude do maior número de malformações congênitas. Após o primeiro ano de vida, o predomínio se transfere às meninas. No Brasil, a ITU foi a infecção mais encontrada na investigação de FSFA em crianças de até 36 meses de vida atendidas em emergência. Em um estudo recente que envolveu 36 departamentos americanos de emergência pediátrica, 12% dos neonatos febris internados apresentaram infecção grave, sendo a maior causa a ITU, seguida de meningite e/ou encefalite (principalmente viral), sepse/bacteriemia, infecções da pele e tecidos moles e, por último, pneumonia.

O agente etiológico de BO mais comum é o *Streptococcus pneumoniae*. O risco de uma criança com bacteriemia pneumocócica oculta apresentar mais tarde meningite é de aproximadamente 3% e, felizmente, com o uso generalizado da vacina pneumocócica a incidência da BO ficará cada vez menor. Até 3 meses de vida destacam-se a *Escherichia coli* e o *Streptococcus* do grupo B. Atualmente, o *Haemophilus influenzae* tipo b é causa rara de infecção grave em virtude da drástica diminuição da circulação desta bactéria após o advento da vacina no primeiro ano de vida. O *Staphylococcus aureus* resistente à meticilina adquirido na comunidade tem cada vez mais levado crianças aos serviços de emergência com infecções graves, mas, geralmente, com foco identificável (p. ex., pele, partes moles, pulmões). Outras causas importantes de IBG são *Neisseria meningitidis* e *Salmonella* spp.

A FOI, entidade de menor frequência nos serviços de emergência pediátrica, ocorre mais em crianças escolares do que em lactentes. Quando investigada, as causas infecciosas representam 50% das etiologias, as doenças inflamatórias crônicas 20 a 30%, as neoplasias são reveladas em 10 a 20%, e 10 a 20% permanecem sem definição diagnóstica. Não devemos esquecer que doenças autoimunes e parasitárias invasivas também cursam com febre prolongada.

■ Fisiologia

Na febre, o aumento da temperatura corporal advém da elevação do ponto de regulação térmica, comandada pelo "centro termorregulador" localizado na área pré-óptica do hipotálamo.

As alterações fisiológicas que se iniciam para retenção e produção de calor como vasoconstrição periférica, diminuição da perfusão da pele e tremores musculares resultam no quadro clínico característico da febre: elevação da temperatura corporal, extremidades frias, ausência de sudorese, sensação subjetiva de frio, taquicardia, taquipneia e tremores.

Como resposta às agressões externas, a temperatura corporal aumenta para que os mecanismos de defesa do organismo tenham melhor desempenho: maior mobilidade dos leucócitos, potencialização da atividade bactericida dos neutrófilos, facilitação da produção de anticorpos, diminuição dos níveis séricos de ferro inibindo o crescimento bacteriano e intensificação da atividade metabólica e do consumo de oxigênio. Ocorre uma complexa reação desencadeada por pirógenos exógenos que podem ser infecciosos (vírus, fungos, bactérias e suas toxinas) ou não infecciosos (antígenos resultantes de destruição celular, complexos antígeno-anticorpo) que, via macrófagos teciduais, linfócitos e monócitos circulantes, resultará na síntese de pirógenos endógenos (fator de necrose tumoral, interleucinas, interferona), que irão, por sua vez, ativar o centro termorregulador. O hipotálamo anterior, então, produz prostaglandina E_2, induzindo uma série de mecanismos fisiológicos de aumento da temperatura. Para a temperatura corporal não atingir níveis muito elevados, com o ônus de alterar funções enzimáticas fundamentais à manutenção da vida, hormônios como os glicocorticoides e o antidiurético são liberados com a função de modular esse aumento, sendo que raramente a febre ultrapassa a marca de 41°C.

■ Anamnese

Deve incluir informações sobre:
- Idade: quanto menor, maior o risco de IBG e BO
- Febre: duração (mais de 72 horas, provavelmente não viral), repercussão sobre o estado geral. A graduação, embora não seja consenso, pode ter relação direta com o risco para gravidade da doença. Especialmente na FOI, é importante a evolução da febre desde o seu aparecimento e medidas tomadas
- Sinais e sintomas associados: respiratórios, geniturinários, gastrintestinais, neurológicos, dermatológicos e humor durante os períodos febril e afebril
- Antecedentes pessoais: doenças crônicas ou imunodeficiências, alergias
- Medicações utilizadas recentemente: antibióticos, imunossupressores
- Viagens, contato com pessoas enfermas, internação recente
- Vacinação prévia e recente para avaliar a proteção a doenças infecciosas e reação vacinal
- Dados obstétricos e perinatais, especialmente para os menores de 3 meses.

■ Exame físico

Realizar o exame com a criança despida. As avaliações devem ser registradas em ficha de atendimento. Principais pontos:
- Sinais vitais: frequência cardíaca, frequência respiratória, temperatura, pressão arterial (nos lactentes, quando houver suspeita de hipotensão), oximetria de pulso (para alguns autores, um preditor mais confiável do que a frequência respiratória para o diagnóstico de infecção pulmonar). O termômetro de mercúrio deve permanecer por cerca de 5 minutos para medir a temperatura axilar
- Cor da pele (palidez, cianose), exantemas, petéquias (presença de petéquias abaixo da região dos mamilos sugere meningococcemia)
- Atitude geral (alerta ou não), apatia, reação à manipulação, tipo de choro
- Estado de hidratação
- Ausculta cardiorrespiratória e exame de ouvidos, nariz e orofaringe
- Palpação: pulsos, perfusão periférica, adenomegalias, hepatomegalia, esplenomegalia, mobilidade articular
- Sinais de irritação meníngea.

■ Exames complementares

As alterações sugestivas (e não diagnósticas) de infecção bacteriana podem ser observadas por meio dos seguintes exames e resultados:
- Hemograma: leucometria total acima de 15.000 células/mm^3 ou abaixo de 5.000 células/mm^3, ou contagem das formas jovens acima de 500 células/mm^3
- Velocidade de hemossedimentação (VHS): acima de 30 mm/h
- Proteína C reativa quantitativa (PCR): valores normais abaixo de 0,5 mg/dℓ. Valores acima de 40 mg/dℓ indicam risco para IBG (sensibilidade [S]: 85%; especificidade [E]: 78%)
- Procalcitonina: marcador biológico mais precoce, mais sensível e mais específico de IBG em crianças de até 36 meses de vida do que a PCR. Concentração sérica normal: < 0,1 ng/mℓ. Risco para IBG: > 0,4 ng/mℓ (S: 95%; E: 86%); alto risco para IBG: > 8 ng/mℓ (S: 99%; E: 89%)
- Elementos anormais e sedimento urinário: contagem de leucócitos superior a 10 por campo ou a 10.000/mℓ (leucocitúria); estearase leucocitária reativa e nitrito positivo; cilindros leucocitários sugerem pielonefrite
- Liquor (LCR): citologia global e específica, bioquímica, bacterioscopia, cultura
- Radiografia de tórax
- Exames confirmatórios de infecção bacteriana
  - Hemocultura: idealmente duas coletas de sítios diferentes, antes da infusão da primeira dose de antimicrobiano. Na FOI, se nas primeiras 48 horas não houver crescimento bacteriano, repetir mais 2 coletas para cultura de bactérias, micobactérias e fungos. O volume deve ser o especificado pelo fabricante do frasco. A coleta deve ser feita com antissepsia adequada. Solicitar também o teste de sensibilidade antimicrobiana (TSA ou antibiograma)
  - Urocultura: coletar por punção suprapúbica em menores de 2 anos. Interpretação: o resultado é positivo para qualquer crescimento em amostras obtidas através de punção suprapúbica; $\geq 10^4$ UFC/mℓ em amostras obtidas através de cateterismo vesical; $\geq 10^4$ UFC/mℓ em amostras obtidas através de jato médio em meninos; $\geq 10^5$ UFC/mℓ em amostras obtidas através de jato médio em meninas.

■ Diagnóstico diferencial

Hipertermia. É o aumento da temperatura corporal resultante de um ambiente muito aquecido, excesso de roupas ou de atividade física, pouca ingestão de água ou ingestão de soluções concentradas (p. ex., erro na diluição das fórmulas lácteas), entre outras causas. Na hipertermia, em contraste com a febre, há necessidade de se perder calor corporal, ocorrendo vasodilatação periférica.

▶ **Manifestações.** Extremidades quentes, sudorese, sensação subjetiva de calor e ausência de tremores. O tratamento consiste em remoção da causa, hidratação, uso de pouca roupa e utilização de banhos e compressas frias.

■ Tratamento

Apesar de benéfica para os mecanismos de defesa do organismo, o aumento da temperatura corporal pode ser muito prejudicial em alguns pacientes, sendo necessário o emprego de antitérmicos. Estes estão indicados quando: o paciente apresenta desconforto físico exagerado decorrente da febre; a temperatura axilar é superior a 39°C, podendo afetar a resposta imunológica; o quadro de pneumopatia é grave e o aumento do consumo de oxigênio e a taquipneia, secundários à febre, possam oferecer risco de insuficiência respiratória; o paciente tem história de convulsão; a criança é portadora de cardiopatia, considerando que a taquicardia (aumento de até 15 bpm a cada 1°C de elevação da temperatura) incrementa a sobrecarga cardíaca. O uso de antitérmicos também auxilia o pediatra na avaliação da criança febril, pois se após a redução da febre os sinais clínicos como taquipneia, taquicardia e adinamia persistirem, pode-se concluir que se trata de uma doença grave.

Segundo a OMS, na ausência de outros sintomas, o antitérmico não está indicado quando a temperatura axilar estiver abaixo de 38,2°C e recomenda, como medicação preferencial a ser utilizada em crianças, o paracetamol.

Outros: dipirona e ibuprofeno, este último, um anti-inflamatório. Outros anti-inflamatórios não hormonais não devem ser utilizados como antitérmicos. Não se devem intercalar doses de antitérmicos diferentes com o intuito de aumentar a eficácia.

A melhor abordagem para a criança febril combina risco estimado, cuidadosa avaliação clínica, acompanhamento da criança e uso criterioso dos recursos diagnósticos.

O uso de antibióticos rotineiramente para tratar uma possível BO na criança febril não está isento de riscos. Além de aumentarem o custo financeiro, os agentes antimicrobianos apresentam eventos adversos conhecidos e mesmo imprevisíveis, selecionam microrganismos resistentes e resultam em infecção parcialmente tratada, assim dificultando a interpretação de exames complementares. Todos estes fatores aumentam a frequência da hospitalização desnecessária e o uso de testes laboratoriais e antibióticos.

Por isso, uma anamnese que investigue histórias da doença atual, pregressa e epidemiológica e um exame físico completo são cruciais na avaliação da criança febril. Com isso conseguiremos identificar a causa da maioria dos quadros febris e tratá-los.

Se a anamnese e o exame físico minucioso não localizarem um foco infeccioso ou outro evento que justifique a febre, podemos lançar mão de exames laboratoriais e nos perguntamos o seguinte:

- Quando e quais?
- Que critérios devemos levar em conta para uma criança febril, sem sinais de toxemia, ser hospitalizada para investigar a causa?
- Quais são as crianças consideradas de baixo risco para infecção grave?
- Devemos usar antibiótico precocemente? Qual?

Vários autores tentaram responder a estas perguntas criando protocolos que são muito úteis para determinar condutas para identificação precoce das infecções graves e, assim, reduzir o número de crianças hospitalizadas desnecessariamente. Porém, são poucas vezes adotados pelos serviços de emergência pediátrica. As escalas de Yios e de Yale, por exemplo, utilizam pontuação para identificar o lactente sob risco de IBG. Os critérios de Rochester (apresentados no Quadro 38.1), criados em 1985, classificam as crianças febris com menos de 3 meses de idade com baixo risco para bacteriemia oculta e adicionam na avaliação o exame de fezes para pesquisa de glóbulos brancos como um preditor de infecção oculta por *Salmonella*.

O protocolo de Baraff et al., publicado em 1993, estratifica as crianças por idade e pelo risco (baixo e alto) para IBG mediante parâmetros clínicos e laboratoriais. A partir dele, até hoje são elaborados protocolos no intuito de padronizar a abordagem das crianças com FSFA. Assim, foram estabelecidas, considerando maior ou menor dificuldade para identificar um foco infeccioso e risco de evolução para sepse, estratégias diferentes para cada faixa etária: neonatos (do nascimento aos 29 dias), lactentes menores (1 a 3 meses de idade) e crianças de 3 a 36 meses (Quadro 38.1). As crianças maiores de 3 anos dificilmente apresentam bacteriemia

QUADRO 38.1	Critérios de Rochester para afastar risco de infecção bacteriana grave em crianças febris menores de 36 meses.
Critérios clínicos	■ Previamente saudável: nascido a termo sem complicações e sem hospitalizações ■ Sem doença crônica ■ Sem sinais de toxemia ■ Sem localização da infecção após anamnese e exame físico
Critérios laboratoriais	■ Contagem de leucócitos totais entre 5.000 e 15.000/mm^3 ■ Contagem absoluta de neutrófilos jovens < 1.500/mm^3 ■ Microscopia de sedimento urinário com contagem ≤ 10 leucócitos por campo ■ Microscopia de fezes com contagem ≤ 5 leucócitos/campo (nas crianças com diarreia)

Interpretação: baixo risco para infecção bacteriana grave ou bacteriemia oculta se a criança satisfizer todos estes critérios.

oculta, isto é, na ausência de sinais de toxemia, o risco de erro na tomada de decisão após avaliação da criança nesta faixa etária é menor.

A Figura 38.1 apresenta um guia de atuação, adaptado por uma equipe de pediatras brasileiros atuantes em emergência pediátrica, que pode ser adotado, tendo-se em mente que a prática dos protocolos só resultará em melhores atendimentos e custo-benefício se houver:

- Conduta uniformizada entre os profissionais do mesmo serviço

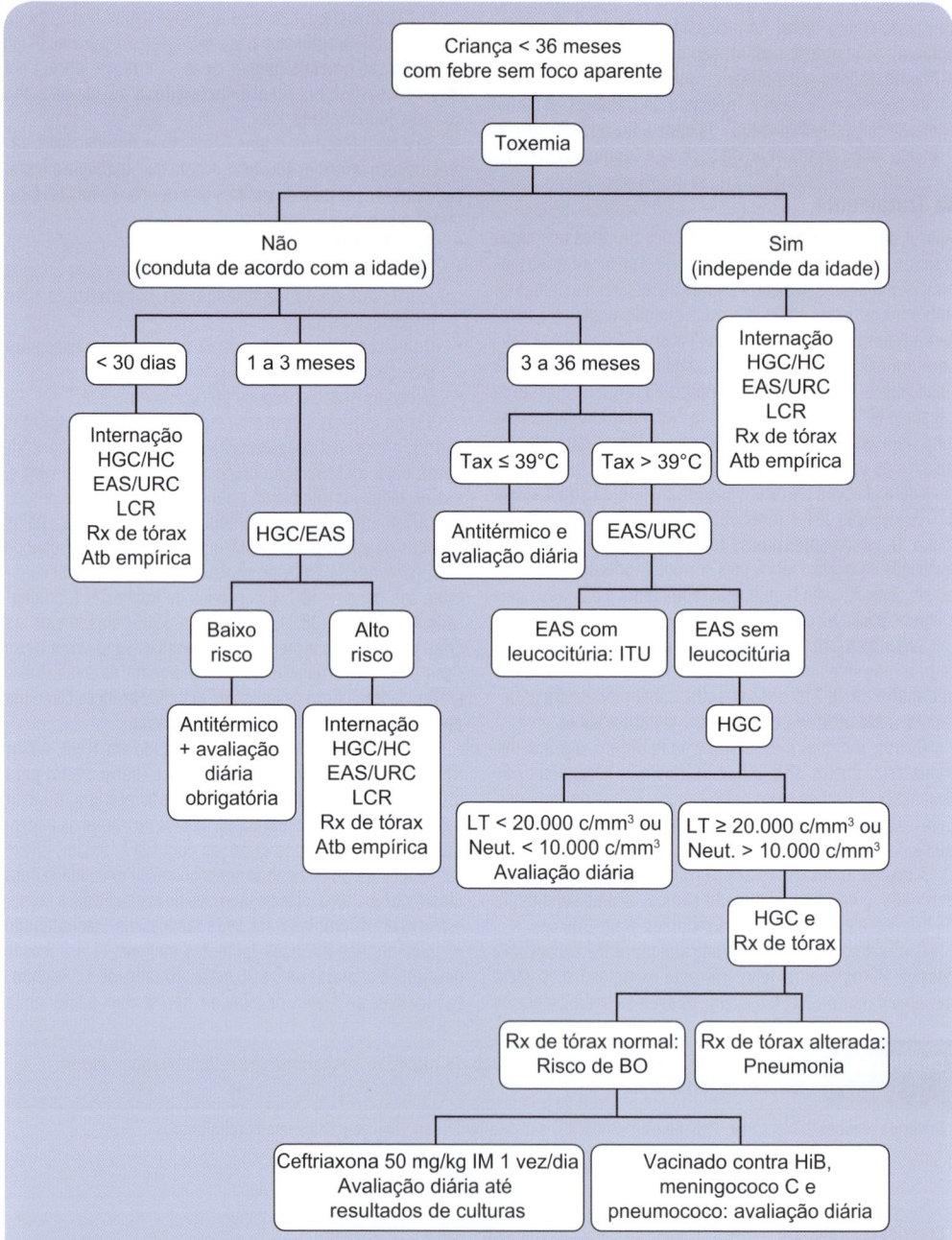

Figura 38.1 Sugestão de protocolo para investigação de febre sem foco aparente em crianças menores de 36 meses. HC: hemocultura; HGC: hemograma completo; EAS: elementos anormais e sedimento urinário; URC: urocultura; LCR: líquido cefalorraquidiano obtido a partir de punção lombar; Rx tórax: radiografia de tórax; Atb: antibioticoterapia; ITU: infecção do trato urinário; LT: contagem de leucócitos totais; Neut.: contagem absoluta de neutrófilos; BO: bacteriemia oculta; Hib: *Haemophilus influenzae* tipo B. (Fonte: Machado, 2009.)

- Qualidade do laboratório para confiabilidade e rapidez nos resultados (a hemocultura não deve ultrapassar 48 horas para não prolongar o uso empírico de antibióticos)
- Escolha da antibioticoterapia em consonância com o perfil local, evitando aumento de resistência microbiana
- Estabelecimento de um fluxo de atendimento para reavaliação da criança não hospitalizada.

NÃO ESQUEÇA

- A avaliação e a atuação inicial da criança febril requerem interpretação adequada dos sinais e sintomas que acompanham a febre. É fundamental excluir os sinais de alarme ou de gravidade, distinguindo a criança que deve ser hospitalizada daquela que pode ser observada no domicílio ou acompanhada ambulatorialmente
- Exames complementares jamais substituirão a avaliação clínica minuciosa da criança pelo pediatra
- A IBG também pode cursar com hipotermia, principalmente nos neonatos e lactentes.

■ Bibliografia

Araujo MRE. Hemocultura: recomendações de coleta, processamento e interpretação dos resultados. J Infect Control. 2012; 1(1):8-19.

Baraff LJ, Schriger DL, Bass JW et al. Practice guideline for the management of infants and children 0 to 36 months of age with fever without source. Pediatrics. 1993; 92(1):1-12.

Bruel AV, Thompson MJ, Haj Hassan T et al. Diagnostic value of laboratory tests in identifying serious infections in febrile children: systematic review. BMJ. 2011; 342:d3082.

Byington CL, Reynolds CC, Korgenski K et al. Costs and infant outcomes after implementation of a care process model for febrile infants. Pediatrics. 2012; 130:e16-24.

Galetto-Lacour A, ZamoraSA, Andreola B et al. Validation of a laboratory risk index score for the identification of severe bacterial infection in children with fever without source. Arch Dis Child. 2010; 95:968-73.

Jain S, Cheng J, Alpern ER et al. Management of febrile neonates in US pediatric emergency departments. Pediatrics. 2014; 133(2):187-95.

Machado B, Cardoso DM, Paulis M et al. Febre sem sinais localizatórios: avaliação de um protocolo de atendimento. J. Pediatr. (Rio de Janeiro) [Internet]. 2009; 85(5):426-32. Disponível em http://www.scielo.br/scielo.php?script=sci_arttext&pid=S0021-75572009000500010&lng=en.

_____ Programme for the Control of Acute Respiratory Infections. The management of fever in young children with acute respiratory infections in developing countries. Geneva: World Health Organization; 1993. Disponível em whqlibdoc.who.int/hq/1993/WHO_ARI_93.30.pdf.

Silvestrini WS. Febre. In: Farhat CK, Carvalho LHFR, Succi RCM (eds). Infectologia pediátrica. São Paulo: Atheneu; 2007. p. 25-33.

Soult-Rubio JA. Síndrome febril en el niño. Validación y actuación inicial. Vox Paediatrica. 2005; 13(2):10-4.

39 FRAQUEZA MUSCULAR AGUDA

Adriana Rocha Brito e Marcelo Ruiz Lucchetti

■ Introdução

Fraqueza muscular aguda em uma criança previamente hígida é uma condição que exige extrema atenção na procura de indícios na história clínica, nos sintomas associados e no exame físico, os quais são essenciais para elucidação do diagnóstico (Figura 39.1). A síndrome de Guillain-Barré é a causa mais comum de paralisia flácida aguda na infância, desde o advento da erradicação da poliomielite no Brasil em 1989.

■ Principais diagnósticos diferenciais na infância

Síndrome de Guillain-Barré, poliomielite e outras enteroviroses, miastenia *gravis*, paralisias periódicas, botulismo, miopatias inflamatórias associadas a infecções, encefalomielite disseminada aguda (ADEM), mielite transversa aguda, mielinólise pontina e extrapontina, transtornos psiquiátricos.

■ Síndrome de Guillain-Barré

Introdução
É uma polirradiculoneuropatia desmielinizante inflamatória aguda, descrita em mais detalhes no *Capítulo 157*.

Fisiopatologia
Pesquisas recentes indicaram se tratar de doença autoimune frequentemente desencadeada por infecção recente. Cerca de 2/3 dos pacientes acometidos apresentam história de infecção respiratória ou gastrintestinal (especialmente por *Campylobacter jejuni*) 2 a 4 semanas antes do início da fraqueza. A criança produz resposta imune contra sua própria mielina, gerando inflamação e desmielinização de raízes e nervos periféricos. Em alguns casos, ocorre degeneração axônica.

Quadro clínico
Fraqueza simétrica ascendente com arreflexia.

Podem estar presentes ataxia, sintomas sensitivos (dor e disestesias), disfunção autonômica (hipotensão ortostática, hipertensão, taquicardia, sudorese, disfunção pupilar, gastrintestinal e incontinência ou retenção urinária e fecal) e paralisias de nervos cranianos (disfagia, fraqueza da musculatura facial).

Evolução em 1 a 2 semanas seguida da estabilização do quadro. A recuperação se inicia geralmente de 2 a 4 semanas após a estabilização.

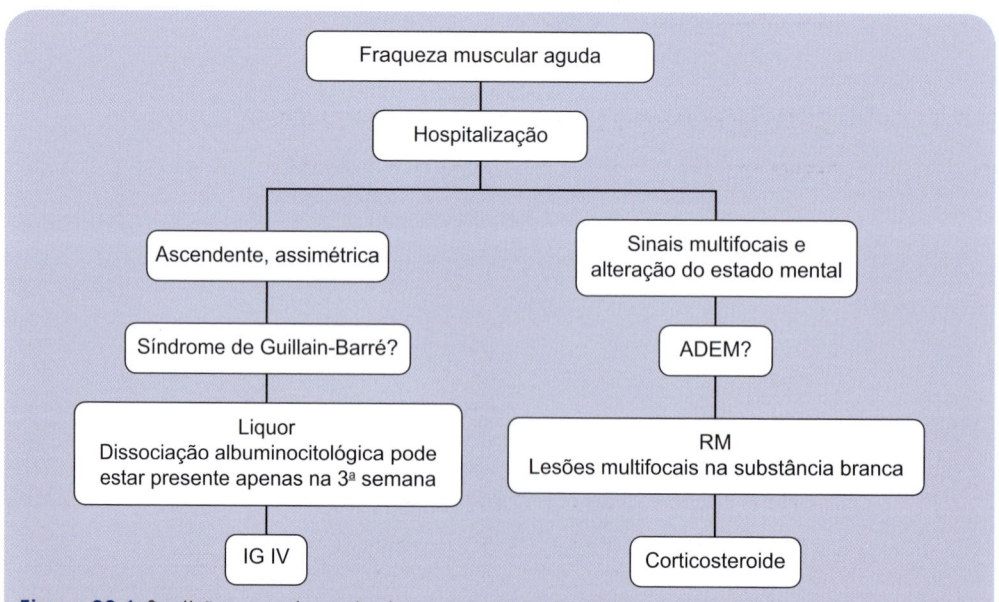

Figura 39.1 Condições que exigem abordagem terapêutica imediata em caso de fraqueza muscular aguda. ADEM: encefalomielite disseminada aguda; IG IV: imunoglobulina intravenosa; RM: ressonância magnética.

Exames complementares

Liquor
Dissociação albuminocitológica (aumento do nível de proteína com contagem celular normal ou levemente aumentada). O aumento da proteína deve acontecer dentro de 3 semanas após o início da fraqueza. Ou seja, uma punção lombar normal no início da fraqueza não exclui o diagnóstico.

Eletroneuromiografia
A eletroneuromiografia (ENM) detecta a redução da velocidade ou o bloqueio da condução nos nervos motores, latências distais prolongadas e respostas F ausentes ou prolongadas.

Tratamento

Medidas gerais
- Hospitalização e monitoramento cardiorrespiratório, pois a criança pode evoluir para insuficiência respiratória de forma rápida
- Vigiar sinais de disfunção autonômica
- Prevenção de escaras.

Fármacos
A imunoglobulina intravenosa (IG IV) na dose de 400 mg/kg/dia durante 5 dias consecutivos reduz a gravidade e a duração dos sintomas.

Outras intervenções
Uma opção ao uso de IG IV é a realização de plasmaférese. A criança deve receber atendimento fisioterápico e psicológico desde o início.

Prognóstico
Excelente, na maioria dos casos com recuperação completa, mas, algumas vezes, demora meses.

■ Botulismo

Introdução
É causado pela toxina de *Clostridium botulinum*.
Existem 3 formas:
- Botulismo infantil
- Botulismo clássico (a partir de alimentos contaminados)
- Botulismo a partir da contaminação de feridas.

O botulismo infantil é o tipo mais comum da doença e acomete crianças com idade entre 1 e 38 semanas.

Fisiopatologia
Após a ingestão de esporos de *Clostridium botulinum* existentes no solo ou a contaminação de feridas, ocorre sua germinação, multiplicação e produção da toxina botulínica. Pode ocorrer ainda a ingestão da toxina contida em alimentos contaminados. A toxina chega às junções neuromusculares através do sangue e se liga de forma irreversível, produzindo um bloqueio pré-sináptico da liberação de acetilcolina.

Quadro clínico
Paralisia flácida aguda simétrica e descendente, que se inicia pelos músculos inervados pelos nervos cranianos. A toxina botulínica acomete apenas nervos motores, não havendo manifestações sensitivas ou do estado mental.

Constipação intestinal é o sintoma de apresentação usual nos lactentes, seguida por múltiplas paralisias bulbares, dificuldade alimentar, fraqueza facial, choro fraco, sucção débil, mas geralmente não há febre associada. Pode haver fraqueza generalizada, hipotonia e hiporreflexia.

Nos casos de origem alimentar, as manifestações ocorrem dentro de 12 a 36 horas após a ingestão da comida contaminada e incluem visão turva, diplopia, ptose, disfagia, disartria e redução do reflexo nauseoso.

Nos casos a partir da contaminação de feridas, as manifestações ocorrem 4 a 14 dias após a infecção.

Diagnóstico

Laboratorial
Demonstração da toxina botulínica no soro ou do microrganismo ou da toxina nas fezes ou em feridas.
Exame do liquor: normal.

Eletroneuromiografia
A estimulação repetitiva de baixa frequência produz um decremento, mas, na estimulação de alta frequência, observa-se facilitação com aumento da amplitude dos potenciais de ação.

Tratamento

Medidas gerais
O tratamento principal é de apoio.
Nutrição nasogástrica ou parenteral se houver dificuldade alimentar.
Quando os reflexos da tosse e nauseoso estão comprometidos, isso predispõe à aspiração e à insuficiência respiratória.

Fármacos
A antibioticoterapia é contraindicada para o botulismo infantil e aqueles de origem alimentar, mas alguns especialistas recomendam o uso de antibióticos (penicilina G ou metronidazol são os mais utilizados) nos casos de botulismo por contaminação de feridas, após administração da antitoxina, ou nos casos de infecção secundária.

Outras intervenções
Em até 20% dos casos de uso da antitoxina, há risco de efeitos adversos graves relacionados com a fonte a partir de soro equino. Uma opção é a antitoxina botulínica de origem humana.
A antitoxina não reverte a paralisia já estabelecida.

Prevenção
O consumo de mel é desaconselhado no 1º ano de vida, pois tem sido associado ao botulismo infantil.
Adoção de métodos seguros de conservação dos alimentos em casa, eliminação de alimentos suspeitos e aquecimento dos alimentos a 80°C por no mínimo 10 minutos (é uma neurotoxina termolábil).

Prognóstico
Bom prognóstico, com recuperação completa (na ausência de complicações graves), mas pode levar vários meses.

> **NÃO ESQUEÇA**
>
> A administração de aminoglicosídios ou de bloqueadores neuromusculares pode potencializar o bloqueio neuromuscular e precipitar insuficiência respiratória.

■ Paralisias periódicas

Introdução
São miopatias metabólicas raras causadas por anormalidades nos canais iônicos dos músculos. Causam fraqueza muscular episódica. São classificadas em hipopotassêmicas, normopotassêmicas ou hiperpotassêmicas.

Fisiopatologia
A maioria dos casos é geneticamente determinada (herança autossômica dominante). A paralisia hipopotassêmica pode ser secundária a condições pediátricas que causam perda urinária ou gastrintestinal de potássio e tireotoxicose, enquanto a paralisia hiperpotassêmica pode estar associada a insuficiência renal ou suprarrenal.

Quadro clínico
Caracterizado por episódio agudo e reversível de fraqueza muscular, predominantemente da musculatura proximal, o qual é concomitante a alterações no nível sérico de potássio.
Paralisia hipopotassêmica. A maioria dos pacientes inicia os ataques antes dos 16 anos, cuja duração varia de horas até 8 dias. Pode haver flutuação diurna na força muscular, com fraqueza mais intensa à noite ou pela manhã e melhora no decorrer do dia.
Paralisia hiperpotassêmica. Comumente os ataques começam antes dos 10 anos de idade, as crises duram menos de 4 horas, em geral menos de 1 hora. Geralmente, as crises começam com a sensação de peso no dorso ou nos membros inferiores, seguida de fraqueza muscular, que varia de leve a intensa.
 Hipo ou arreflexia profunda durante ataques de fraqueza intensa. O acometimento da musculatura respiratória é raro.

Diagnóstico
Fatores precipitantes
Paralisia hipopotassêmica. Alimentação rica em carboidrato, repouso após exercício, frio, estresse.
Paralisia hiperpotassêmica. Repouso após o exercício, ingestão de potássio, frio e estresse.
Laboratorial
Alterações no nível de potássio durante os episódios de fraqueza muscular. É possível que o aumento ou a diminuição dos níveis de potássio não ultrapasse os limites da normalidade.
 O nível de creatinofosfoquinase pode elevar-se um pouco durante o episódio agudo.

Histopatológico
Pode-se demonstrar miopatia vacuolar à biopsia muscular durante a crise de fraqueza.

Tratamento
Medidas gerais
Monitorar os níveis de potássio sérico e realizar eletrocardiograma (ECG).
 Exercícios leves no músculo fraco ajudam na recuperação.

Fármacos
Ataques leves ou breves quase nunca necessitam de medicação, apresentando resolução espontânea.
Paralisia hipopotassêmica. Nas crises mais intensas, administração de cloreto de potássio por via oral.
Paralisia hiperpotassêmica. Nas crises mais intensas, ministrar glicose oral 2 g/kg e 15 a 20 unidades de insulina cristalina subcutânea.
 O uso profilático contínuo de acetazolamida pode prevenir os ataques de paralisia hipo e hiperpotassêmica.

Outras intervenções
Evitar os fatores precipitantes.

> **NÃO ESQUEÇA**
>
> As anormalidades do nível de potássio acontecem somente durante a crise aguda e são acompanhadas das alterações típicas no traçado do ECG.

■ Miastenia *gravis*

Introdução
Doença autoimune caracterizada por fraqueza muscular flutuante e fatigabilidade (*Capítulo 154*). De acordo com a localização dos músculos afetados, pode ser classificada em ocular ou generalizada.

Fisiopatologia
Causada pela presença de autoanticorpos contra o receptor da acetilcolina na membrana pós-sináptica do músculo, diminuindo a quantidade de receptores funcionantes.
 Está associada ao timoma em 5% dos casos.

Quadro clínico
A queixa inicial costuma ser fraqueza muscular localizada, principalmente da musculatura extraocular e/ou ptose. É raro apresentar-se com fraqueza generalizada sem qualquer comprometimento da musculatura ocular.
 A fraqueza é flutuante, isto é, tende a piorar ao longo do dia e também com o exercício e melhora com o repouso. Acomete musculatura ocular (ptose e diplopia), facial, bulbar (disfagia e dispneia) e esquelética, especialmente musculatura proximal.

Diagnóstico
Teste com anticolinesterásico
A neostigmina intramuscular 0,025 a 0,04 mg/kg melhora a força muscular temporariamente.

Laboratorial

Anticorpos contra o receptor da acetilcolina estão presentes em 1/3 dos adolescentes.

Realizar testes sorológicos para doenças autoimunes e avaliação da tireoide.

Eletroneuromiografia

Diminuição da amplitude dos potenciais de ação motora à estimulação repetitiva do nervo.

Por imagem

Avaliação de timoma.

Tratamento

Fármacos

Administração de piridostigmina (anticolinesterásico) 1 mg/kg é efetiva na maioria dos casos, com bom prognóstico.

A prednisona é usada como agente imunossupressor de 1ª escolha por se tratar de doença autoimune.

Na crise miastênica ou nos casos refratários, a imunoglobulina intravenosa ou a plasmaférese podem ser benéficas.

Cirúrgico

A presença de timoma é indicação absoluta de timectomia, mas esta intervenção deve ser considerada em todas as crianças com miastenia generalizada que não obtenham controle com fármacos anticolinesterásicos.

> **NÃO ESQUEÇA**
>
> Alguns medicamentos podem piorar a miastenia ou interferir na transmissão neuromuscular e deverão ser evitados: aminoglicosídios, eritromicina, tetraciclina, penicilina, sulfonamidas, clindamicina, fenitoína, betabloqueadores e lítio, entre outros.

■ Encefalomielite disseminada aguda

Introdução

A encefalomielite disseminada aguda (ADEM, *acute disseminated encephalomyelitis*), descrita em detalhes no *Capítulo 145*, é uma doença inflamatória multifocal autolimitada que atinge preferencialmente crianças menores de 10 anos.

Fisiopatologia

É uma doença desmielinizante inflamatória presumivelmente autoimune que compromete a mielina do sistema nervoso central (SNC). Em 70 a 80% dos casos, há história de infecção viral, bacteriana, e mais raramente vacinação, cerca de 2 a 40 dias antes do surgimento das manifestações clínicas.

Quadro clínico

Os sinais e sintomas multifocais mais comuns são alteração do nível de consciência, paralisias ou paresias, inclusive de pares cranianos, sinais piramidais, ataxia, parestesias, convulsões e sintomas vesicais. São frequentes sintomas de cefaleia, febre, vômitos e meningismo.

Diagnóstico

Liquor

Pode ser normal ou apresentar pleocitose com predomínio de linfócitos e/ou níveis de proteína levemente aumentados, glicorraquia normal. A pesquisa de bandas oligoclonais é geralmente negativa (são típicas da esclerose múltipla).

Por imagem

A ressonância magnética é o exame de escolha e mostra lesões multifocais desmielinizantes da substância branca (podem estender-se à substância cinzenta) que são hiperintensas nas sequências T2 e FLAIR.

Fármacos

Esteroides são a 1ª escolha para o tratamento: metilprednisolona 20 a 30 mg/kg/dia (máximo de 1 g) por 3 a 5 dias, seguido por 1 a 2 mg/kg/dia de prednisolona por 1 a 2 semanas com retirada em 2 a 6 semanas. Imunoglobulina intravenosa, 2 g/kg divididos em 2 a 5 dias de tratamento, representa a segunda linha de tratamento dos casos resistentes.

Outras intervenções

Plasmaférese em casos fulminantes ou refratários após uso de corticoterapia e/ou imunoglobulina.

> **NÃO ESQUEÇA**
>
> A desmielinização aguda do SNC pode representar uma doença como a ADEM, em geral monofásica, mas também pode ser o 1º ataque de uma doença crônica como a esclerose múltipla, sendo muito importante o acompanhamento atento ao paciente.

■ Bibliografia

Barbosa AP, D'Elia C. Condutas de urgência em pediatria. Atheneu; 2006. p. 343-58.

DiFazio MP, Patel NC, Patel MN *et al*. Pediatric Guillain-Barré syndrome. eMedicine. 2014; disponível em: http://emedicine.medscape.com/article/1180594-overview.

Esposito S, Di Pietro GM, Madini B *et al*. A spectrum of inflammation and demyelination in acute disseminated encephalomyelitis (ADEM) of children. Autoimmunity Reviews. 2015; http://dx.doi.org/10.1016/j.autrev.2015.06.002.

Fenichel GM. Fenichel's clinical pediatric neurology: a signs and symptoms approach. 7. ed. Sauders; 2013. p. 170-94.

Kliegman RM, Stanton BMD, St Geme J *et al*. Nelson textbook of pediatrics. 20. ed. Philadelphia; 2015. 2 volumes.

Reed UC. Doenças neuromusculares. Jornal de Pediatria. 2002; 78(suppl. 1):S89-103.

Shah AK, Goldenberg WD. Myasthenia Gravis. eMedicine. 2014. Disponível em http://emedicine.medscape.com/article/1171206-overview.

Sripathi N. Periodic Paralysis. eMedicine. 2014. Disponível em http://emedicine.medscape.com/article/1171678-overview.

Swaiman KF, Ashwal S, Ferriero DM *et al*. Swaiman's pediatric neurology. 5. ed. Elsevier; 2012. v. 2. p. 1463-689.

Waseen M, Gernsheimer JR. Pediatric Botulism. eMedicine. 2015. Disponível em http://emedicine.medscape.com/article/961833-overview.

40 INTOXICAÇÕES EXÓGENAS

Lília Ribeiro Guerra

"Existe algo que não seja tóxico? Tudo é tóxico e nada é isento de toxicidade. Somente a dose determina se uma substância é ou não tóxica". (Paracelsus, 1493-1541)

■ Introdução

As intoxicações agudas são as intoxicações mais frequentes que levam ao atendimento médico nos serviços de emergências pediátricas e, em determinados casos, exigem avaliação clínica precisa e terapia rápida e correta. Os casos mais graves requerem internação em unidades de terapia intensiva (UTI) para assistência e monitoramento adequados.

Os Centros de Informação Toxicológica (CIT) são centros especializados que funcionam, ininterruptamente, 24 horas por dia para fornecer informações e assessoria, via telefone ou videoconferência, especialmente na área de toxicologia clínica. A consulta de rotina a um CIT pode auxiliar no diagnóstico e tratamento, assim como prevenir internações desnecessárias.

Não é nossa intenção, e nem seria possível em um breve capítulo, descrever todos os conhecimentos que envolvem a toxicologia clínica, mas tentaremos abordar os principais procedimentos para o diagnóstico e as medidas gerais no atendimento aos pacientes com intoxicação aguda, bem como as medidas de prevenção.

■ Epidemiologia

As crianças são as principais vítimas das intoxicações agudas, em especial na faixa etária entre 1 e 4 anos. No entanto, são aquelas que apresentam os quadros mais leves de intoxicação uma vez que a maioria das exposições ocorre pela via oral, envolvendo substâncias de baixa toxicidade e em pequenas doses. Por outro lado, as intoxicações agudas nos adolescentes têm como principal circunstância a tentativa de suicídio e o uso abusivo de drogas ilícitas, por conseguinte, apresentam quadros mais graves.

Na faixa etária pediátrica, em circunstâncias acidentais, os medicamentos são as principais substâncias envolvidas nas intoxicações, seguidos de saneantes domésticos e produtos químicos como hidrocarbonetos (gasolina, querosene). Nas tentativas de suicídio, os medicamentos continuam sendo as substâncias mais utilizadas, predominando os sedativos e antidepressivos, seguidos dos pesticidas (no Brasil, denominados agrotóxicos) e saneantes domésticos.

Em relação às intoxicações que evoluem para o óbito, os agrotóxicos de uso agrícola são as principais substâncias implicadas, seguidos por medicamentos, drogas de abuso e acidentes com animais peçonhentos, correspondendo a uma taxa de letalidade em torno de 0,46% (SINITOX, 2000-2010).

No Brasil, ainda há uma alta taxa de subnotificação e, para melhorar os dados epidemiológicos, o Ministério da Saúde (MS), por meio da Portaria nº 104 GM/MS, de 25 de janeiro de 2011, incluiu as intoxicações como agravos à saúde de notificação compulsória, determinando que as notificações passem a ser realizadas pelo médico assistente diretamente no Sistema de Informação de Agravos de Notificação (SINAN).

■ Diagnóstico e medidas gerais no atendimento ao paciente intoxicado

A simples exposição a uma substância não necessariamente significa que haverá intoxicação clínica ou laboratorial. A absorção sistêmica e a interação do agente com o organismo determinarão o efeito adverso (tóxico) da substância. Por outro lado, as substâncias cáusticas ou corrosivas (ácidos e bases), mesmo em baixas doses, podem causar irritações e queimaduras químicas de intensidade variável pelo contato com a pele e as mucosas, nas vias respiratórias, quando inaladas, ou no trato gastrintestinal, quando ingeridas.

O diagnóstico clínico das intoxicações baseia-se na história detalhada da exposição ao agente tóxico e no exame físico minucioso. A identificação da substância e a caracterização da exposição (via, dose e tempo entre a exposição e o atendimento médico) são indispensáveis à avaliação do risco toxicológico e, consequentemente, à determinação dos possíveis efeitos tóxicos da substância.

Geralmente, a falta de dados sobre a exposição a uma determinada substância é o principal desafio do médico no serviço de emergência, pois dificulta bastante o seu diagnóstico. Ele deverá estar atento ao diagnóstico de uma intoxicação que necessite de antídoto de uso imediato, cujo atraso na administração poderia causar danos irreversíveis ao paciente e até levar à morte. Por outro lado, não deverá concluir precocemente um diagnóstico de intoxicação sem a caracterização adequada da exposição ou quando esta não condiz com o quadro clínico apresentado, pois poderá deixar de diagnosticar uma patologia que necessite de tratamento específico. O conhecimento das principais síndromes tóxicas ou toxíndromes (Quadro 40.1) facilitará o diagnóstico de algumas intoxicações.

As medidas gerais de suporte avançado à vida para manutenção das vias respiratórias pérvias e estabilização cardiorrespiratória (Protocolos ABC, ATLS ou ACLS) deverão ser iniciadas de imediato, independentemente da substância envolvida na intoxicação e da administração de antídotos específicos. O tratamento de convulsão, hipotensão, hipertermia ou hipoglicemia, quando presente, deverá ser instituído de imediato.

O Quadro 40.2 mostra as principais etapas que deverão ser seguidas na abordagem ao paciente em uma emergência toxicológica.

INTOXICAÇÕES EXÓGENAS

QUADRO 40.1 Principais síndromes tóxicas, agentes e manifestações clínicas.

Síndromes tóxicas	Principais agentes	Manifestações clínicas
Síndrome anticolinérgica por inibição dos receptores muscarínicos	Atropina, escopolamina, benztropina, homatropina e outros alcaloides derivados da beladona; anti-histamínicos;* antidepressivos tricíclicos;* fenotiazínicos;* plantas e cogumelos alucinógenos	Midríase; taquicardia e hipertensão; pele ruborizada, seca e quente; íleo paralítico; retenção urinária; hipertermia; psicose tóxica: *delirium* e alucinações; movimentos coreoatetoicos, agitação, hipertonia; convulsões; coma
Síndrome anticolinérgica por inibição da liberação de acetilcolina	Toxina botulínica: proteína produzida pelo *Clostridium botulinum*; bungarotoxina – proteína contida na peçonha de serpentes da família das Najas	Boca seca; visão turva e midríase; pele seca e hiperemiada; hipertermia; *delirium* e alucinações; convulsões e coma; taquicardia e hipertensão; arritmias cardíacas; dificuldade de deglutição; paralisia muscular progressiva com paralisia da musculatura respiratória
Síndrome anticolinérgica por inibição dos receptores nicotínicos	Agentes bloqueadores neuromusculares usados em anestesia cirúrgica: competitivos – d-tubocurarina, pancurônio, atracúrio, vecurônio, pipecurônio, mivacúrio e outros; despolarizantes – succinilcolina e decametônio	Apneia prolongada devido à paralisia dos músculos respiratórios; colapso cardiovascular (hipotensão e bradicardia); broncospasmo (efeito histamínico); hipertermia maligna (distúrbio autossômico dominante da musculatura esquelética) – pode ocorrer com os miorrelaxantes despolarizantes, como a succinilcolina
Síndrome colinérgica muscarínica por agentes agonistas dos receptores muscarínicos (somente sintomas muscarínicos estão presentes)	Alcaloides colinérgicos naturais derivados de plantas e cogumelos (pilocarpina – plantas do gênero *Pilocarpus*; muscarina – cogumelos das espécies *Amanita*, *Inocybe* e *Clitocybe*; psilocibina – cogumelos das espécies *Psilocybe* e *Panaeolus*; arecolina – amêndoas *Areca catechu*; outros)	Miose; bradicardia; hipotensão; broncorreia; broncospasmo; sudorese; hiperperistalse; sialorreia; incontinência urinária
Síndrome colinérgica por inibidores da enzima acetilcolinesterase (sintomas muscarínicos e nicotínicos podem estar presentes)	Fisostigmina (inibidor reversível); pesticidas carbamatos (inibidor reversível); pesticidas organofosforados: inibidor irreversível	Miose puntiforme; sudorese, sialorreia, lacrimejamento; diarreia com cólicas, incontinência urinária; bradicardia, hipotensão; taquicardia, hipertensão (sintomas nicotínicos, menos frequente); broncospasmo, broncorreia; convulsões, coma; miofasciculações (sintomas nicotínicos); fraqueza e paralisia muscular, principalmente da musculatura respiratória (mais comum nas intoxicações por organofosforado)
Síndrome alfa-adrenérgica	Fenilpropanolamina; fenilefrina; metoxamina; nafazolina	Midríase; hipertensão com bradicardia ou BAV reflexo; hipertensão grave que pode levar a cefaleia, confusão mental, convulsões e hemorragia intracraniana
Síndrome beta-adrenérgica	Terbutalina; metaproterenol; isoproterenol	Taquicardia; hipotensão (efeito β_2); agitação, tremores; convulsões; hipopotassemia; hiperglicemia, acidose láctica
Síndrome alfa e beta-adrenérgica (mista) ou síndrome estimulante do sistema nervoso central (SNC)	Cocaína; anfetamina; fenciclidina (PCP); metilenodioximetanfetamina (MDMA, *ecstasy*); outras drogas derivadas da anfetamina; cafeína (xantinas)	SNC: euforia, liberação da fala, ansiedade, insônia, agitação, convulsões e coma AVE: taquicardia, hipertensão, isquemia miocárdica e IAM Outros: midríase, sudorese, tremores, hiper-reflexia
Síndrome depressora do sistema nervoso central	Benzodiazepínicos; barbitúricos; antipsicóticos; etanol; opioides (morfina, metadona, codeína, propoxifeno, heroína, meperidina)	Miose inicialmente seguida de midríase no caso de barbitúrico; miose puntiforme no caso de opioide; hipotensão; bradicardia, hipotermia, sedação, estupor e coma; hiporreflexia; depressão respiratória (apneia); pode apresentar delírios ou alucinações
Meta-hemoglobinemia	Benzocaína, lidocaína; cloroquina, primaquina; dapsona, sulfonamidas; fenazopiridina, fenacetina; nitritos e nitratos; anilina; aminofenol; óxido de nitrogênio; nitroglicerina; naftalina (também causa hemólise); outros	As manifestações clínicas estão relacionadas com os níveis sanguíneos de MeHb; cefaleia, sonolência e náuseas; dispneia progressiva com aumento da MeHb; confusão mental, convulsões e coma; cianose "chocolate" predominante nas unhas, lábios e orelhas Correlação de sintomas e níveis de MeHb: < 15% – geralmente assintomático 15 a 20% – cianose e sintomas leve 20 a 45% – cianose mais acentuada e sintomas moderados 45 a 70% – cianose grave e sintomas graves > 70% – geralmente fatal
Síndrome extrapiramidal	Haloperidol; fenotiazínicos; metoclopramida	Coreoatetose, hiper-reflexia, trismo, opistótono, rigidez muscular e tremores

(Continua)

QUADRO 40.1	Principais síndromes tóxicas, agentes e manifestações clínicas. (*continuação*)	
Síndromes tóxicas	Principais agentes	Manifestações clínicas
Salicilatos	Ácido acetilsalicílico e derivados	Vômito; zumbido; hiperpneia; letargia; alcalose respiratória, inicialmente, seguida de acidose metabólica; intoxicação grave; coma; convulsões; hipoglicemia; hipertermia; edema pulmonar; colapso cardiovascular

AVE: acidente vascular encefálico; BAV: bloqueio atrioventricular; IAM: infarto agudo do miocárdio. *Alguns medicamentos destes grupos têm atividade bloqueadora dos receptores muscarínicos da acetilcolina.

QUADRO 40.2	Principais etapas na abordagem inicial do paciente intoxicado.
Etapas	Procedimentos
1. Estabilização do paciente	■ Protocolo ABC de reanimação ■ Oxigênio: não fornecer nas intoxicações por paraquat ■ Avaliar a necessidade de intubação orotraqueal e ventilação mecânica ■ Convulsão: benzodiazepínicos, de preferência ■ Hipoglicemia: glicose intravenosa ■ Hipotensão: administração de solução cristaloide ■ Arritmias cardíacas: protocolo de arritmias ■ Naloxona: coma por opioides
2. Anamnese e exame físico minuciosos	■ Coletar história detalhada sobre uso de medicamentos, antecedentes de tentativa de suicídio, do cenário onde o paciente foi encontrado inconsciente ou da exposição. Exame clínico detalhado para identificação de síndrome tóxica
3. Prevenção da absorção de acordo com a via de exposição	■ Descontaminação cutânea com água corrente ■ Descontaminação ocular com soro fisiológico ou água corrente ■ Descontaminação gástrica: lavagem gástrica e/ou carvão ativado
4. Uso de antídoto, se disponível	■ Administrar, quando necessário, antídotos de uso imediato, tais como: atropina; *kit* cianeto, n-acetilcisteína, etanol
5. Remoção do tóxico absorvido	■ Alcalinização da urina nos casos de intoxicação por barbitúrico ou salicilatos ■ Diálise ou hemoperfusão, quando indicado
6. Monitoramento clinicolaboratorial dos efeitos adversos	■ Tratamento de suporte e sintomáticos dos efeitos adversos: arritmias cardíacas, BAV, reposição de eletrólitos, analgesia, hipertermia e outros
7. Consulta ao Centro de Informação Toxicológica	■ Telefone nacional: 08007226001
8. Alta hospitalar	■ Educação preventiva. Encaminhamento à psiquiatria em caso de tentativa de suicídio

BAV: bloqueio atrioventricular.

A descontaminação gástrica, que serve para impedir que a substância seja absorvida a partir da ingestão, deve ser avaliada caso a caso, pois, além de sua eficácia ser questionável em muitas situações, existem contraindicações absolutas e relativas para tal procedimento. Nas últimas décadas, a indicação da lavagem gástrica tem sido cada vez mais restrita, devendo ser realizada somente quando houver ingestão de substância em dose potencialmente tóxica e absorvível pelo trato gastrintestinal e, preferencialmente, até 60 minutos após a ingestão. Há contraindicações absolutas e relativas para a lavagem gástrica (Quadro 40.3).

O carvão ativado, considerado por alguns autores como antídoto universal, pode ser administrado em dose única ou em múltiplas doses de acordo com a substância, o tempo decorrido e a dose ingerida. O uso do carvão ativado vem substituindo a lavagem gástrica nas últimas décadas, principalmente após 1 hora da ingestão. A maioria das substâncias é adsorvida pelo carvão ativado, porém existem contraindicações absolutas ao seu uso (Quadro 40.4).

Os catárticos (salinos, manitol) atualmente só são indicados para evitar constipação intestinal quando houver administração de múltiplas doses de carvão ativado, por exemplo, na intoxicação por antidepressivos tricíclicos, fenobarbital e outras substâncias que apresentem circulação êntero-hepática.

QUADRO 40.3	Contraindicações da lavagem gástrica.
	■ Anomalias cranioencefálicas ■ Traumatismo craniano concomitante ■ Depressão do nível de consciência sem proteção adequada das vias respiratórias ■ Convulsões ■ Risco de broncoaspiração (substâncias de baixa viscosidade: hidrocarbonetos) ■ Risco de hemorragias ou perfuração gastrintestinal (coagulopatias ou cirurgia recente em trato gastrintestinal) ■ Ingestão de substâncias cáusticas (ácida ou básica) ■ Pacientes agitados e não cooperativos (contraindicação relativa)

INTOXICAÇÕES EXÓGENAS

QUADRO 40.4 — Contraindicações do uso de carvão ativado.

- Risco de broncoaspiração sem proteção das vias respiratórias
- Presença de íleo paralítico ou obstrução intestinal
- Ingestão de substâncias cáusticas (ácida ou básica)
- Ingestão de solventes orgânicos: querosene, gasolina, cetonas, álcool e outros
- Cirurgia recente em trato gastrintestinal

A descontaminação gástrica por meio de irrigação intestinal com solução eletrolítica de polietilenoglicol só está indicada nos casos de ingestão de altas doses de substâncias não adsorvida pelo carvão ativado (ferro, lítio) e de pacotes de cocaína.

A indução de êmese, como método de esvaziamento gástrico, não está indicada nos serviços de emergência.

Frente aos novos conhecimentos sobre a pouca eficácia dos procedimentos de descontaminação gastrintestinal e para que os riscos não superem os benefícios da lavagem gástrica ou do uso de carvão ativado, algumas questões deverão ser respondidas antes da tomada de decisão (Quadro 40.5).

A existência de um antídoto para determinada intoxicação não significa que este deverá ser utilizado de forma indiscriminada, e alguns critérios devem ser estabelecidos para o seu uso (Quadro 40.6).

No Brasil, ainda não existe uma política do MS para a criação de Banco de Antídotos, por isso, são poucos aqueles disponíveis nos serviços de emergência. O Quadro 40.7 mostra alguns antídotos para uso no serviço de emergência com eficácia comprovada, suas respectivas doses e indicações.

A dose deverá ser repetida a cada 10 a 15 minutos até que não haja mais broncospasmos e broncorreia. Não administrar em bomba infusora carbamatos e organofosforados.

Só deve ser administrado se houver sintomas muscarínicos que causem distúrbios cardiorrespiratórios, com monitoramento clínico a cada dose.

QUADRO 40.5 — Questionamentos básicos para a realização da descontaminação gástrica.

- Existe contraindicação formal à realização do procedimento?
- Paciente vomitou? E foi suficiente para eliminar uma quantidade significativa da substância ingerida?
- A substância ingerida é absorvida pelo trato gastrintestinal?
- Ainda há tempo hábil para a lavagem gástrica e/ou o uso de carvão ativado e efetivamente diminuir a absorção da substância?
- A substância é adsorvida pelo carvão ativado?
- A toxicidade da substância e a dose ingerida superam os riscos do procedimento?
- O paciente já apresenta sinais e sintomas da intoxicação devido à absorção da substância no momento do atendimento?

QUADRO 40.6 — Critérios para o uso de antídotos.

- Especificidade de ação e eficácia comprovada por critérios de evidências científicas
- Condições clínicas que justifiquem o seu uso (intoxicação grave ou prognóstico de gravidade)
- Concentração sanguínea do tóxico em nível de acarretar um potencial risco letal
- Benefícios terapêuticos devem superar os possíveis riscos
- Ausência de contraindicação ao paciente em questão
- Eficiência e disponibilidade do antídoto

É importante ressaltar que o diagnóstico de uma intoxicação exógena não se resume ao conhecimento do agente toxicante envolvido, pois a via e a dose de exposição associadas às manifestações clínicas são indispensáveis para alcançar o diagnóstico clínico correto. Os exames toxicológicos nem sempre estão disponíveis na grande maioria dos serviços de emergência. Portanto, não se deve esperar para se iniciarem as medidas gerais de tratamento ao paciente intoxicado.

Informações sobre a toxicocinética e a toxicodinâmica da substância, quando disponíveis na literatura, deverão ser consideradas para auxiliar no manejo do paciente intoxicado crítico. A prevenção de efeitos adversos também deve ser o objetivo terapêutico e, para tanto, é importante consultar um CIT, pois o conhecimento atualizado e a experiência em toxicologia clínica dos profissionais deste serviço irão ajudar na adoção de medidas mais objetivas e rápidas, assim como na realização de procedimentos terapêuticos mais adequados, evitando ou reduzindo a possibilidade de iatrogenias.

Algumas recomendações no manejo do paciente intoxicado são baseadas em evidências científicas, mas a maioria dos estudos na área de toxicologia clínica consiste, principalmente, de publicações de relatos de casos, o que torna os estudos epidemiológicos, resultantes das notificações detalhadas dos casos de intoxicação exógena com acompanhamento da evolução dos mesmos, essenciais ao conhecimento dos efeitos adversos das substâncias à saúde humana. Logo, é importante enfatizar a importância do papel dos Centros de Informação Toxicológica e da notificação dos casos de intoxicação atendidos em todos os níveis de assistência à saúde.

Considerando que a maioria das intoxicações pediátricas é acidental, medidas de prevenção são essenciais para que este quadro seja mudado, tais como:

- Manter os produtos químicos e medicamentos fora do alcance das crianças
- A prescrição médica deve ser legível e de fácil entendimento
- Evitar automedicação
- Não guardar medicamentos depois do término do tratamento
- Não reaproveitar embalagens de produtos químicos
- Não utilizar produtos clandestinos ou sem rótulos
- Dar preferência a embalagens com fechamento de segurança para crianças

QUADRO 40.7 — Antídotos de uso em emergência pediátrica: dose, indicação e precauções.

Antídoto	Dose	Indicação e precauções
Atropina	Criança: 0,015 a 0,05 mg/kg/dose, IV Adulto: 1 a 2 mg/dose, IV A dose deverá ser repetida a cada 10 a 15 min até que não haja mais broncospasmos e broncorreia. *Não administrar em bomba infusora*	Carbamatos e organofosforados. Só deve ser administrado se houver sintomas muscarínicos que causem distúrbios cardiorrespiratórios, com monitoramento clínico a cada dose
Azul de metileno a 1%	Criança: 1 a 2 mg/kg, IV, ou 0,1 mℓ/kg Adulto: 7 mℓ, IV	Meta-hemoglobinizantes. Paciente sintomático ou meta-hemoglobina > 25%
Bicarbonato de sódio	1 mEq/kg, manter pH: 7,50	Antidepressivos tricíclicos
Carvão ativado	Criança: 0,5 g/kg, máximo de 25 g, VO Adulto: 25 a 50 g, VO	Maioria das substâncias ingeridas. Não utilizar em ingestão de substâncias cáusticas, solventes e metais (ferro, lítio)
Cloreto ou gliconato de cálcio a 10%	Criança: 0,2 a 0,25 mℓ/kg, IV Adulto: 10 mℓ, IV	Antagonistas dos canais de cálcio. Fluoretos
Desferroxamina	Criança: 10 a 15 mg/kg/h, IV, máximo de 1 g/dia Adulto: 15 mg/kg/h, IV, máximo de 6 a 8 g/dia	Ferro
Difenidramina	1 a 2 mg/kg, dose máxima de 50 mg, IV ou IM	Haloperidol, metoclopramida e outros fenotiazínicos
Etanol (solução a 10% para administração por via intravenosa)	10 mℓ/kg, IV, durante 30 min, seguido de 1,2 mℓ/kg/h	Metanol, etilenoglicol
Fisostigmina	Criança: 0,02 mg/kg, IV Adulto: 0,5 a 2 mg lentamente, IV	Agentes anticolinérgicos
Flumazenil	Criança: 0,01 a 0,02 mg/kg, IV Adulto: 0,2 mg IV	Benzodiazepínicos
Fomepizol	15 mg/kg, IV, seguida de 10 mg/kg, a cada 12 h	Metanol, etilenoglicol
Glucagon	Criança: 50 a 150 mcg/kg, IV Adulto: 3 a 10 mg, IV	Betabloqueadores
Hidroxicobalamina	70 mg/kg, IV (não exceder 5 g) durante 30 min; pode repetir até 3 vezes	Cianetos
N-acetilcisteína	140 mg/kg de ataque, VO, seguido de 70 mg/kg, VO, a cada 4 h em um total de 17 doses ou 150 mg/kg de ataque, IV, durante 60 min, seguido de 50 mg/kg, IV, durante 4 h e, em seguida, 100 mg/kg, IV, durante 16 h	Paracetamol (acetaminofeno). Tem que ser administrado de imediato, em caso de ingestão de dose potencialmente tóxica, 150 a 200 mg/kg (criança) ou 7 g total (adulto)
Naloxona	0,01 mg/kg, IV; dose máxima de 2 mg	Opioides
Octreotida	Criança: 1 mcg/kg, SC, a cada 6 h Adulto: 50 a 100 mcg, SC, a cada 6 h	Hipoglicemia refratária após ingestão de agente hipoglicemiante oral (sulfonilureia)
Vitamina K_1	1 a 5 mg cada 6 a 8 h, IM ou IV	Raticidas cumarínicos e varfarina

IM: via intramuscular; IV: via intravenosa; VO: via oral; SC: via subcutânea.

Bibliografia

American Academy of Clinical Toxicology; European Association of Poisons Centres and Clinical Toxicologists. Position paper: single-dose activated charcoal. Clinical Toxicology. 2005; 43:61-87.

Barile FA. Clinical toxicology: principles and mechanisms. EUA: Taylor & Francis e-Library; 2005.

Benson BE. Position paper update: gastric lavage for gastrintestinal decontamination. Clinical Toxicology. 2013; 51:140-6.

Borron SW, Baud FJ. Antidotes for acute cyanide poisoning. Current Pharmaceutical Biotechnology. 2012; 13:1940-8.

Bradberry S, Allister V. Management of poisoning: antidotes. Medicinal. 2012; 40(2):69-70.

Hack JB, Hoffman RS. Chapter 170. General management of poisoned patients. In: Tintinalli JE, Stapczynski J, Ma O, Cline DM, Cydulka RK, Meckler GD T (eds). Tintinalli's emergency medicine: a comprehensive study guide. 7. ed. New York: McGraw-Hill; 2011. Disponível em http://accessmedicine.mhmedical.com/content.aspx?bookid=348&Sectionid=40381650. Acesso em 09 de julho de 2015.

Klaassen CD. Casarett and Doull's toxicology the basic science of poisons. 8. ed. EUA: McGraw-Hill Companies; 2013.

Leikin JB, Paloucek ГР. Poisoning and toxicology handbook. 4. ed. Informa Healthcare; 2007. 1386 p.

Marraffa JM, Cohen V, Howland MA. Antidotes for toxicological emergencies: a practical review. Am J Health-Syst Pharm. 2012; 69:199-212.

McMahon A, Brohan J, Donnelly M, Fitzpatrick GJ. Characteristics of patients admitted to the intensive care unit following self-poisoning and their impact on resource utilisation. Ir J Med Sci. 2013.

Morgan DL, Borys DJ. Chapter 47. Poisoning. In: Stone C, Humphries RL (eds). Current diagnosis & treatment emergency medicine. 7. ed. New York: McGraw-Hill; 2011. Disponível em http://accessmedicine.mhmedical.com/content.aspx?bookid=385&Sectionid=40357263. Acesso em 26 de julho de 2015.

Nelson LS, Lewin NA, Howland MA, Hoffman RS, Goldfrank LR, Flomenbaum NE, eds. Goldfrank's toxicologic emergencies. 9. ed. New York: McGraw-Hill; 2011.

Olson KR. Management of the Poisoned Patient. In: Katzung BG, Trevor AJ (eds). Basic & clinical pharmacology. 13. ed. New York: McGraw-Hill; 2015. Disponível cm http://accessmedicine.mhmedical.com/content.aspx?bookid=1193&Sectionid=69113282. Acesso em 26 de julho de 2015.

Olson KR. Poisoning. In: Papadakis MA, McPhee SJ, Rabow MW (eds). Current medical diagnosis & treatment 2015. New York: McGraw-Hill; 2014. Disponível em http://accessmedicine.mhmedical.com/content.aspx?bookid=1019&Sectionid=57668631. Acesso em 26 de julho de 2015.

Osterhoudt KC, Penning TM. Chapter 4. Drug toxicity and poisoning. In: Brunton LL, Chabner BA, Knollmann BC (eds). Goodman & Gilman's the pharmacological basis of therapeutics. 12. ed. New York: McGraw-Hill; 2011. Disponível em http://accessmedicine.mhmedical.com/content.aspx?bookid=374&Sectionid=41266209. Acesso em 26 de julho de 2015.

Sinitox. Sistema Nacional de Informações Tóxico-Farmacológicas. Ministério da Saúde. Fiocruz. Disponível em http://www.fiocruz.br/sinitox_novo/cgi/cgilua.exe/sys/start.htm?tpl=home.

Vale A, Bradberry S. Assessment and diagnosis of the poisoned patient. Medicine. 2012; 40(2):48-66.

EMERGÊNCIAS PEDIÁTRICAS

41 PARADA CARDIORRESPIRATÓRIA

Gláucia Macedo de Lima

■ Introdução

Parada cardiorrespiratória (PCR) é a interrupção da circulação sanguínea, como resultado da ausência ou ineficiência das funções cardíaca e/ou respiratória.

Caracteriza-se pela falta de resposta a estímulos (paciente irresponsivo) e/ou apneia e/ou ausência de pulsos detectáveis.

O modelo de consenso atual destaca a importância da abordagem no ciclo *avaliação – categorização – decisão – ação* – para evitar a progressão ou mesmo a instalação do quadro de PCR em crianças.

As diretrizes atuais de reanimação cardiorrespiratória (AHA, 2010; 2015) ressaltam ainda:
- Corrente da sobrevivência: representação de elos entre o suporte básico de vida (SBV) e o suporte avançado de vida em Pediatria (SAVP) (Figura 41.1)
- Ênfase contínua na alta qualidade em reanimação cardiopulmonar (RCP): a compressão torácica por minuto durante a massagem cardíaca na RCP de crianças maiores (≥ 8 anos), adolescentes e adultos é determinante do retorno da circulação espontânea e da sobrevida com boa função neurológica
  - A frequência das compressões aumentou para no mínimo 100 e até 120/min, assim como nos adultos
  - A profundidade da compressão aumentou para pelo menos 5 cm ou 2" (diretrizes anteriores preconizavam profundidade de 4 a 5 cm), podendo alcançar 6 cm ou 2,4" de profundidade para compressões torácicas em adolescentes e cerca de 4 cm ou 1,5" em recém-nascido (RN), objetivando comprimir pelo menos 1/3 do diâmetro anteroposterior do tórax
  - Devem-se minimizar as interrupções às compressões, permitindo-se o recuo completo do tórax após cada compressão
- RCP por apenas compressão
  - Mudança na sequência A-B-C para "C-A-B" em crianças, adolescentes e adultos, para assegurar, como resultado das compressões, que o sangue circulante permaneça bem oxigenado. A: abertura de vias respiratórias; B: boa respiração; e C: circulação e controle de hemorragia
  - Há necessidade das compressões torácicas e da ventilação no suporte de vida pediátrico, devendo-se iniciar a RCP com compressões: 30 (socorrista atuando sozinho) ou 15 (compressões com dois socorristas), em vez de iniciar com duas ventilações de resgate, exceto para RN e lactente, em que a massagem cardíaca só deve ser iniciada quando a ventilação estiver bem estabelecida)
  - Dispositivos de resposta à RCP: as diretrizes ressaltam que a massagem cardíaca e a desfibrilação precoces otimizadas possibilitam que o cuidado com a ventilação seja adiado até que se conclua o primeiro ciclo de compressões
- Educação, implementação e treinamento em equipe
- Como estratégia de desfibrilação, além do desfibrilador externo automático (DEA) ou o desfibrilador automático elétrico (DAE), as compressões devem ser interrompidas apenas antes e depois das tentativas de desfibrilação
- Nos cuidados após RCP:
  - Monitorar pressão intra-arterial para manter pressão sistólica acima do 5º percentil/idade e, para tal, usar fluidos e inotrópicos vasopressores
  - A febre em crianças comatosas deve ser tratada agressivamente, mas não há necessidade de hipotermia (32 a 34°C) terapêutica

Figura 41.1 Representação simbólica de iniciativas e condutas que visam melhorar sobrevida e qualidade de vida das crianças. Primeiro elo: prevenção do trauma e das doenças prevalentes; segundo elo: reanimação cardiorrespiratória precoce; suporte básico de vida (SBV); terceiro e quarto elos: acesso precoce ao sistema de emergência com vários socorristas na era da telefonia celular; quinto elo: suporte avançado de vida em Pediatria (SAVP). (Fonte: AHA, 2010; 2015.)

- Manter saturação de oxi-hemoglobina de 94 a 99% com normoxemia (PaO_2 60 a 300 mmHg)
- Na reanimação neonatal, as diretrizes de 2015 do ILCOR destacam que:
  - A ventilação continua sendo o foco da reanimação inicial, constituindo a marca do primeiro minuto de vida – o "minuto de ouro", condição em que o RN deve ter obrigatoriamente estabelecido a sua respiração, mesmo que tenha que ter sido à custa de ventilação manual, quando necessário
  - Quando houver líquido amniótico meconial em RN não vigoroso, deve-se instituir ventilação com pressão positiva (VPP) nas vias respiratórias, sendo que a aspiração traqueal do mecônio nesses casos não é a mais indicada
  - A frequência cardíaca deve ser monitorada por traçado ECG de 3 derivações, além da saturação arterial por meio da oximetria pré-ductal
  - Uma máscara laríngea pode ser usada em RN com mais de 34 semanas de idade gestacional
  - Quando necessitar de compressão torácica, o RN deve ser ventilado com O_2 a 100%.

■ Epidemiologia

Importante salientar que, em Pediatria, a PCR em RN, lactentes e pré-escolares, em geral, resulta de deterioração respiratória progressiva e/ou circulatória com choque, tendo a assistolia como desfecho. Em escolares e adolescentes, costuma advir de distúrbios do ritmo, causadores de colapso súbito com arritmia cardíaca.

As causas predominantes de PCR em Pediatria são:
- Fora do cenário hospitalar: trauma, síndrome de morte súbita do lactente, afogamento, intoxicação, sufocamento, asma grave e pneumonia
- No hospital, complicando um distúrbio subjacente: sepse, insuficiência respiratória, intoxicação medicamentosa, distúrbios metabólicos e congênitos.

■ Quadro clínico

No Quadro 41.1 são apresentadas as faixas de referência para os sinais vitais em pacientes pediátricos.

■ Diagnóstico e conduta

Nas Figuras 41.2 a 41.6 são apresentados diagnóstico e conduta na parada cardiorrespiratória.

■ Tratamento

Os Quadros 41.2 a 41.9 e as Figuras 41.7 a 41.10 orientam para a melhor conduta a ser aplicada em cada caso.

QUADRO 41.1	Referências para o quadro clínico do paciente pediátrico.
Idade	irpm
Frequência respiratória (FR)	
< 1 ano	30 a 60
1 a 3 anos	24 a 40
4 a 5 anos	22 a 34
6 a 12 anos	18 a 30
13 a 18 anos	12 a 16
Frequência cardíaca (FC)	
< 3 meses	85 a 205
3 meses a 2 anos	100 a 190
2 a 10 anos	60 a 140
> 10 anos	60 a 100
Hipotensão na criança	
RN a termo	< 60
1 a 12 meses	< 70
1 a 10 anos	< 70 + (2 × idade)
> 10 anos	< 90

irpm: incursões respiratórias por minuto.

Quando a pá é proporcionalmente grande para a criança, deve-se colocar uma anterior precordial esquerda, e outra abaixo da escápula, atrás do coração. Anuncie o momento do choque para que todos se afastem do paciente e observe o traçado após o procedimento.

■ Conclusão

O sucesso da RCP na PCR em Pediatria depende da qualidade da reanimação, da excelência das compressões torácicas, do trabalho harmônico em equipe, e da decisão tempestiva de aplicar choques em ritmos cardíacos "chocáveis".

Nos recém-nascidos e nos lactentes, a ventilação pulmonar continua sendo o procedimento mais importante e efetivo na reanimação cardiorrespiratória. Quanto maior a demora para iniciar a reanimação, mais difícil ela se torna e mais elevado é o risco de lesão cerebral.

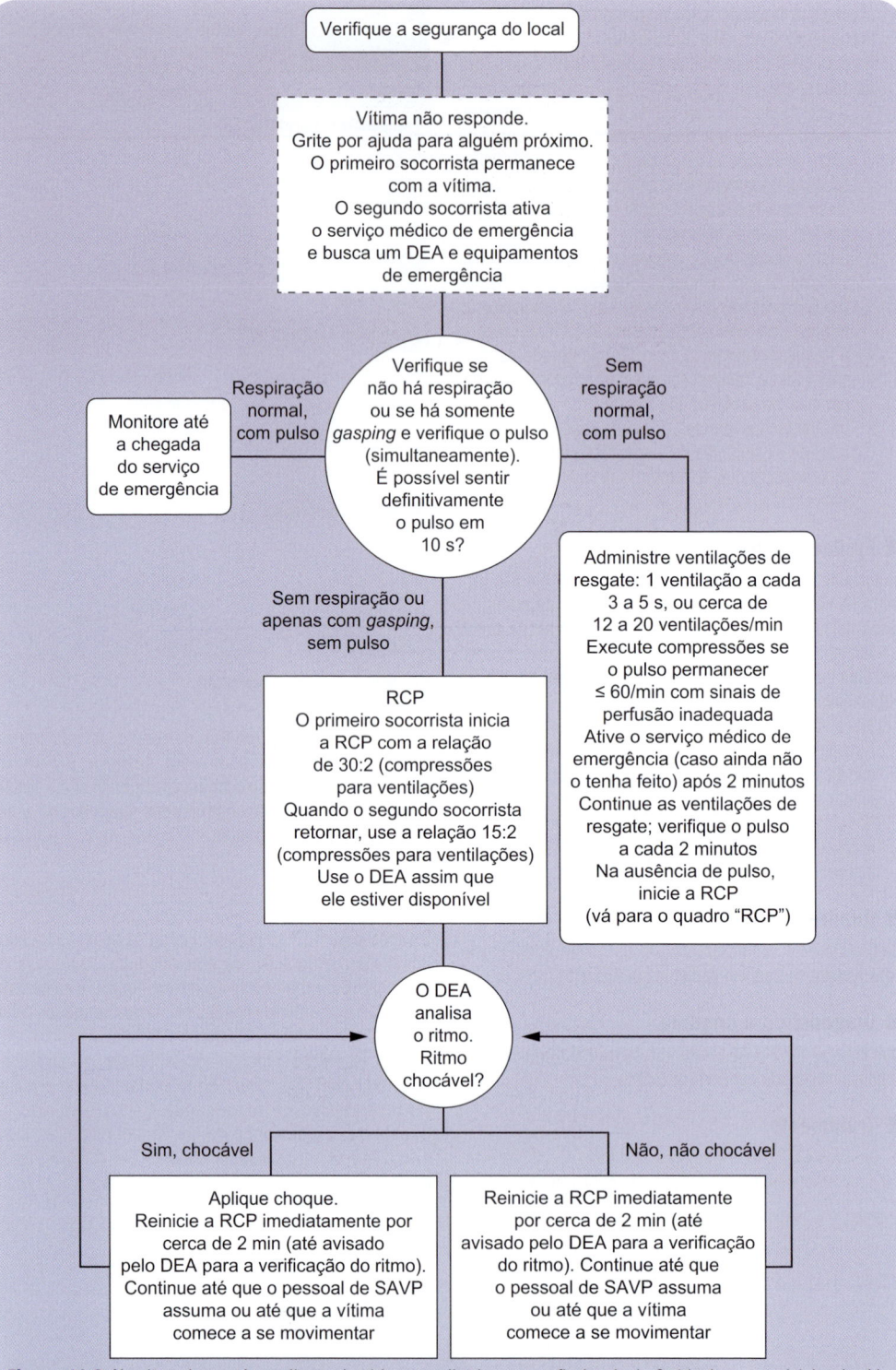

Figura 41.2 Algoritmo de parada cardiorrespiratória em pediatria para profissionais da Saúde de suporte básico de vida (atualização em 2015). DEA: desfibrilador externo automático; RCP: reanimação cardiopulmonar; SAVP: suporte avançado de vida em Pediatria. (Fonte: AHA, 2015.)

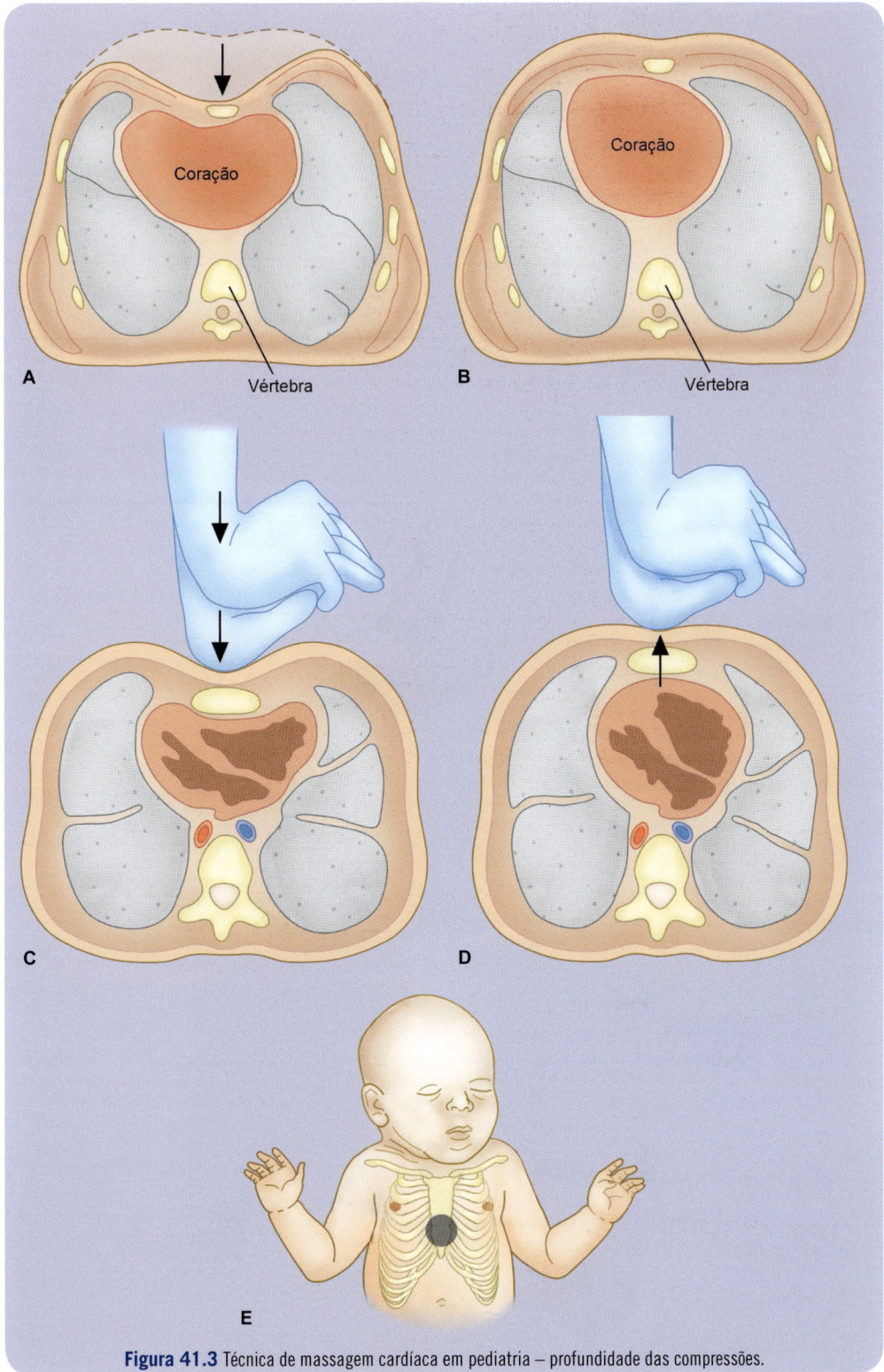

Figura 41.3 Técnica de massagem cardíaca em pediatria – profundidade das compressões.

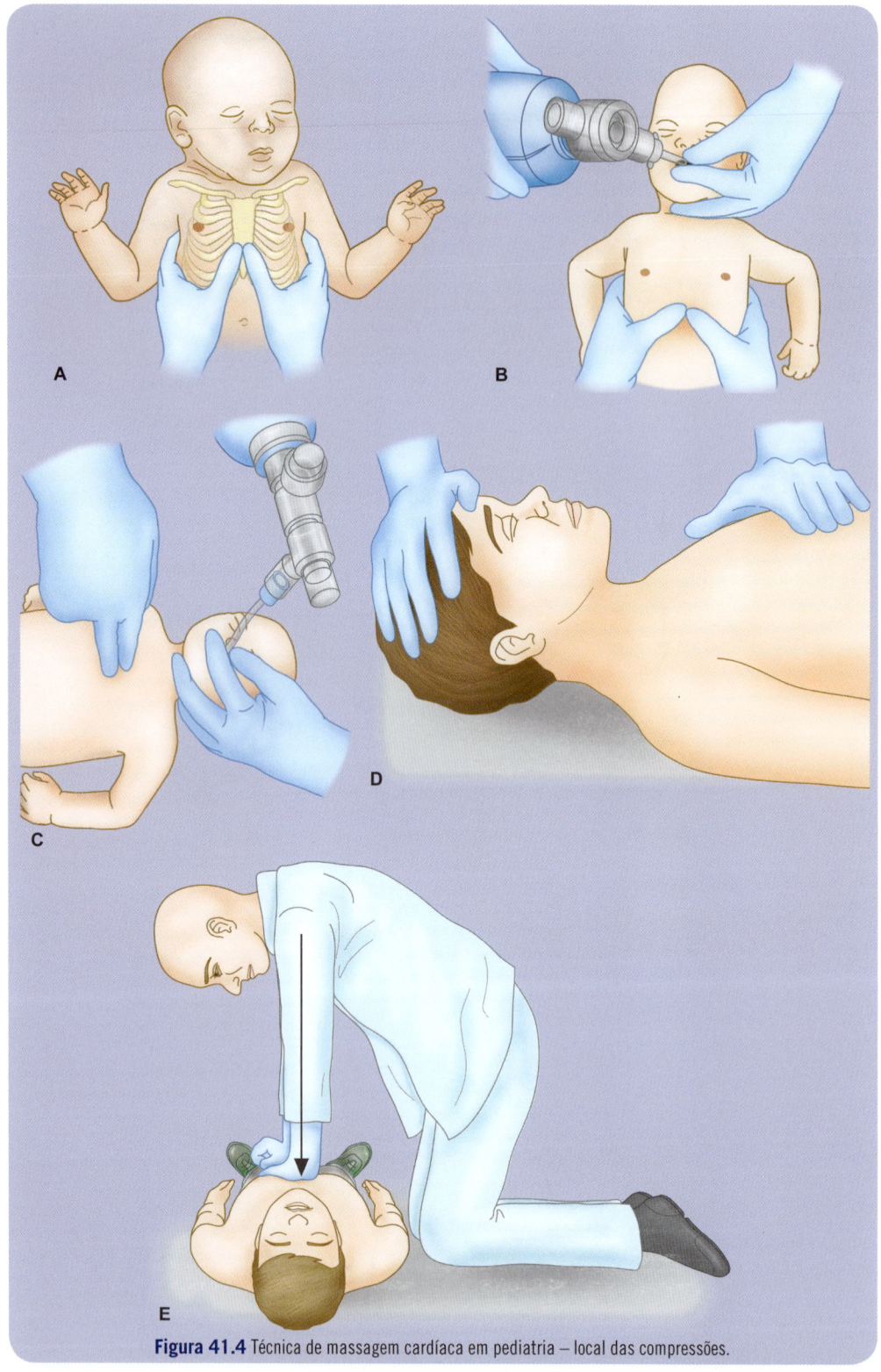

Figura 41.4 Técnica de massagem cardíaca em pediatria – local das compressões.

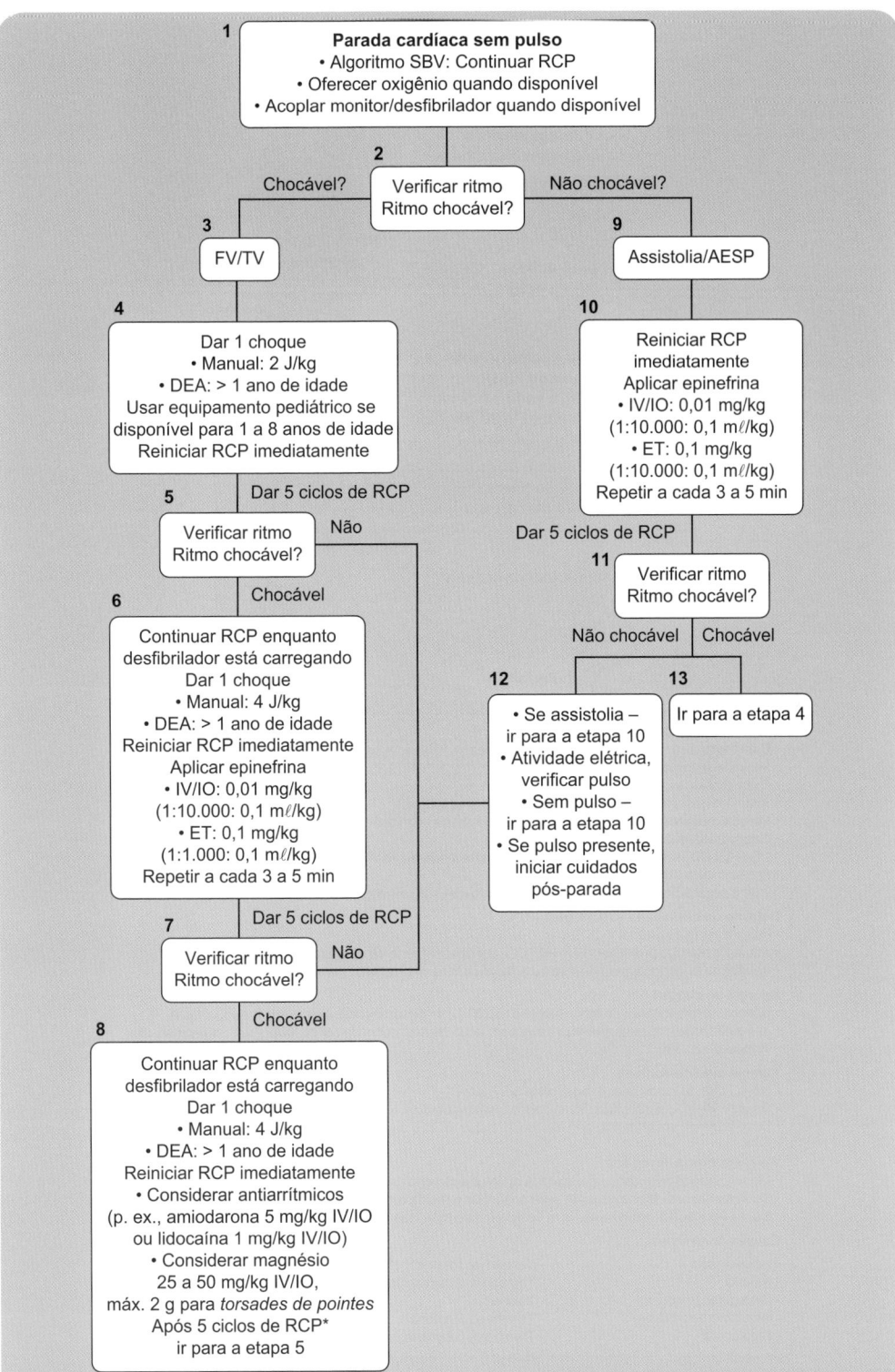

Figura 41.5 Reanimação cardiopulmonar – suporte avançado de vida em Pediatria: parada cardíaca sem pulso. AESP: atividade elétrica sem pulso; DEA: desfibrilador externo automático; ET: endotraqueal; FV: fibrilação ventricular; IO: intraósseo; IV: intravenoso; RCP: reanimação cardiopulmonar; SBV: suporte básico de vida; TV: taquicardia ventricular. (Fonte:AHA, 2015.)

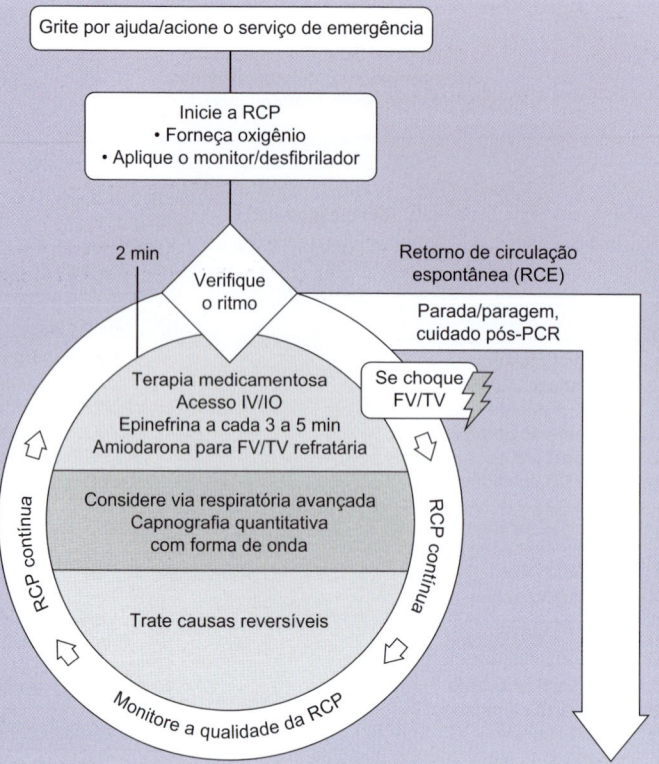

Figura 41.6 Reanimação cardiopulmonar (RCP) – suporte avançado de vida em Pediatria: monitoramento. FV: fibrilação ventricular; IO: intraóssea; IV: intravenosa; PCR: parada cardiorrespiratória; TV: taquicardia ventricular. (Fonte: AHA, 2010.)

PARADA CARDIORRESPIRATÓRIA

QUADRO 41.2	Diagnóstico e conduta: avaliação – categorização.			
Reconheça a PCR ↓ Triângulo de acesso ↓ Avaliação ↓ Categorização ↓ Decisão ↓ Ação	Avaliação geral ↓ ABCDE C-A-B ↓ Exames físico e complementar (avaliações secundária e terciária: gasometria; hematócrito/ hemoglobina; lactato; glicemia; Sat O_2; CO_2 expirado; RX tórax)	*Airway*: abertura de vias respiratórias *Breathing*: boa respiração *Circulation*: circulação/controle de hemorragia *Disability*: distúrbio neurológico *Exposure*: exposição		Reconheça a PCR ↓ Triângulo de acesso ↓ Avaliação geral Respiração Circulação ↓ Categorize ↓ Decida, Atue
Avaliação geral (Figura 41.2)	**Avaliação respiratória (ver Quadro 41.1)**	**Avaliação da circulação (ver Quadro 41.1)**		**Categorização**
▪ Vítima inconsciente? ▪ Pulsos centrais fracos?	▪ Taquipneia: FR > 60 irpm ▪ Apneia ou *gasping* ▪ Esforço respiratório ▪ Batimento de asas nasais ▪ Retrações torácicas ▪ Ausculta respiratória ▪ Estridor ▪ Gemência	▪ Ritmo cardíaco, FC, PA ▪ Pulsos periféricos (braquial, radial, pedioso e tibial posterior) e centrais (axilar, carotídeo e femoral) ▪ Enchimento capilar, perfusão cutânea (cor e temperatura da pele), débito urinário ▪ Sensório		▪ Comprometimento: respiratório, circulatório? ▪ Grau: desconforto, falência? ▪ Choque? ▪ Compensado? ▪ Descompensado? ▪ PCR

FC: frequência cardíaca; FR: frequência respiratória; PA: pressão arterial; PCR: parada cardiorrespiratória; RX: radiografia.

QUADRO 41.3	Diagnóstico e conduta: decisão – ação.		
Decisão	**Ação 1**	**Ação 2**	**Ação 3**
PCR ↓ RCP ↓ Compressões torácicas (ver Figura 41.2)	Técnica de massagem cardíaca de acordo com a *profundidade das compressões* (Figura 41.3)	Técnica de massagem cardíaca de acordo com a *faixa etária*: RN e lactente – Figura 41.4A, B e C Pré-escolar – Figura 41.4D Escolar e adolescente: Figura 41.4E	Principais *componentes* SBV (Figura 41.5) Ênfase às compressões torácicas fortes, rápidas, sem parar, no mínimo 100 vezes por minuto. Permitir que tórax retorne à posição normal, minimizando as interrupções Reavaliar após 5 ciclos ou 2 minutos
Ver Figura 41.2	Vítima inconsciente? *Algoritmo de SBV simplificado (adulto) e aplicado à Pediatria* Todos os socorristas devem, no mínimo, aplicar compressões torácicas em vítimas de PCR. Além disso, se o socorrista leigo treinado puder realizar ventilações de resgate, as compressões e as ventilações devem ser aplicadas na relação de 30 compressões para cada 2 ventilações em crianças maiores. O socorrista deve continuar a RCP até a chegada e a preparação de um desfibrilador externo automático (DEA) ou de desfibrilador automático elétrico (DAE) para categorização do ritmo cardíaco		
Ver Figura 41.3	Técnica de massagem cardíaca em Pediatria: *profundidade das compressões* O esterno deve ser comprimido por no mínimo 4 cm no RN, e a 2" e 5 cm nas crianças maiores e adolescentes no terço inferior do esterno, poupando o apêndice xifoide (ver Figura 41.4)		
Ver Figura 41.4 Figura 41.4A	Técnica de massagem cardíaca em Pediatria: *local das compressões* Figura 41.4A, B e C: em *RN e lactentes*, as compressões torácicas só devem ser iniciadas após o estabelecimento da ventilação pulmonar Compressões no esterno, um dedo abaixo da linha intermamilar com a esternal		
Figura 41.4B	Usar as mãos para circundar o tórax. Os polegares ficam posicionados lado a lado, no ponto exato da compressão		
Figura 41.4C	Utilizar a ponta de dois ou três dedos, junto ao local de compressão. Com a outra mão, estender a cabeça e passar no dorso do bebê. Esta massagem requer a colocação da criança sobre a mão e o antebraço do socorrista		
Figura 41.4D	Crianças pré-escolares: massagem esternal, dois dedos acima do apêndice xifoide. Na dependência do tamanho da criança, a compressão é feita com a região hipotenar da mão ou com a ponta dos dedos. A cabeça é posicionada em extensão pela outra mão do socorrista		
Figura 41.4E	Em escolares e adolescentes, a base de uma das mãos fica sobre o ponto de pressão e a base da outra mão sobre a primeira mão. Deve-se empurrar o esterno e soltar a pressão e nunca dobrar o braço. Um ritmo inferior a 100/ minuto não gera fluxo sanguíneo ideal		

PCR: parada cardiorrespiratória; RCP: reanimação cardiopulmonar; RN: recém-nascido; SBV: suporte básico de vida.

QUADRO 41.4 — Tratamento: avaliação – categorização – decisão – ação.

Medidas gerais SAVP
- Ver Figuras 41.5 e 41.6: RCP-SAVP
- Reanimação cardiopulmonar
- Oxigênio 100%; oximetria de pulso
- Via respiratória segura; ventilação adequada

Intervenções
- Via respiratória avançada: ver Quadro 41.5
- Acesso à circulação sistêmica para infusão de fármacos e líquidos: intravenoso (IV) – ver Quadro 41.6 – e/ou intraósseo (IO) – ver Figura 41.9

Fármacos
- Epinefrina a cada 3 a 5 minutos – Quadro 41.8
- Amiodarona para FV/TV refratárias – Quadro 41.8

FV: fibrilação ventricular; RCP: reanimação cardiopulmonar; SAVP: suporte avançado de vida em Pediatria; TV: taquicardia ventricular.

QUADRO 41.5 — Intubação orotraqueal (IOT): avaliação – categorização – decisão – ação.

Avaliação	Categorização	Decisão	Ação

- IOT
- RCP-SAVP
- Técnica da IOT: posição da cabeça
- Ver Figura 41.7: centralizar a cabeça do paciente, oferecer oxigênio, monitorar FC e oximetria e/ou DEA
	- Técnica da IOT:
	  ○ Em *RN e lactentes*: deve-se posicionar com ligeira extensão da cabeça. Ver Figuras 41.7A e 41.8D
	  ○ Em *crianças maiores e adolescentes* deve-se inclinar a cabeça para trás (ver Figura 41.7B)
	- Em caso de *trauma*, deve-se anteriorizar a mandíbula (Figura 41.7C)
		- Técnica da IOT: ventilação prévia à IOT com pressão positiva com ambu, máscara e O_2 100%
		- Posição da máscara em "C" na mão do socorrista
		- Selecionar TOT (ver Figura 41.8: RCP-SAVP)
			Sequência IOT
			Pré-oxigenar com ambu, máscara e O_2 100% e monitorar FC, oximetria e/ou DEA
			↓
			Tentar intubação 30"
			(ver Figura 41.8A, B, C e D)
			↓
			Caso sem êxito e/ou queda da FC < 60 bpm
			↓
			Interromper e reiniciar a sequência IOT

DEA: desfibrilador externo automático; FC: frequência cardíaca; RCP: reanimação cardiopulmonar; SAVP: suporte avançado de vida em Pediatria; TOT: tamanho de diâmetro interno de tubo traqueal em mm: (16 + idade em anos)/4 ou (idade/4) + 4; TOT "com balonete": (idade/4) + 3.

QUADRO 41.6 — Acesso à circulação sistêmica para infusão de fármacos e líquidos pelas vias endotraqueal, intravenosa e intraóssea.

Avaliação	Categorização 1	Categorização 2
PCR-RCP-SAVP 3 tentativas ou 90" de acesso venoso sem êxito? Sim ↓ Infundir fármacos em tubo traqueal ET? Sim ↓ *Fármacos* via ET ↓ Naloxona, epinefrina lidocaína, atropina	PCR em progressão em < 6 anos Infusão de fármacos e líquidos? Sim ↓ *Decisão – ação:* Infusão intraóssea (ver Figura 41.9) *Categorização* Infusão de fármacos e líquidos em > 6 anos? Sim ↓ *Com ou sem trauma?*	PCR em progressão em > 6 anos *vítima de trauma* Infusão de fármacos e líquidos? Sim ↓ *Decisão – ação* Veia femoral/safena PCR em progressão em > 6 anos *sem trauma* Infusão de fármacos e líquidos? Sim ↓ *Decisão – ação* Veias femoral, jugular interna e externa, subclávia

ET: endotraqueal; PCR: parada cardiorrespiratória; RCP: reanimação cardiopulmonar; SAVP: suporte avançado de vida em Pediatria.

PARADA CARDIORRESPIRATÓRIA

QUADRO 41.7	Tratamento: avaliação – categorização – decisão – ação.
Medidas gerais SAVP	■ Ver Figura 41.6: RCP-SAVP ■ Reanimação cardiopulmonar (RCP) ■ Oxigênio 100%; oximetria de pulso ■ Via respiratória segura; ventilação adequada
Intervenções	■ Via respiratória avançada – ver Quadro 41.5 ■ Acesso à circulação sistêmica para infusão de fármacos e líquidos: intravenoso (IV) – ver Quadro 41.6 – e/ou intraósseo (IO) (Figura 41.9)
Fármacos	■ Epinefrina a cada 3 a 5 minutos – Quadro 41.8 ■ Amiodarona para arritmia refratária ao choque – Quadro 41.8

SAVP: suporte avançado de vida em Pediatria.

QUADRO 41.8	Fármacos – avaliação – categorização – decisão – ação.*			
Infusão	■ De acordo com o efeito objetivado após avaliação – categorização – decisão – ação			
"Em bólus" na PCR	■ Epinefrina: 0,01 mg/kg (0,1 mℓ/kg 1:10.000) IV/IO a cada 3 a 5'; dose máxima: 1 mg – 0,1 mg/kg (0,1 mℓ/kg 1:1.000) ET (uso único); dose máxima ET = 10 mg ■ Amiodarona: 5 mg/kg (0,1 mℓ/kg) IV/IO. Repetir até 15 mg/kg/dia; máximo: 300 mg para arritmia cardíaca, FV refratária ao choque, assim como a lidocaína a 1%: 1 mg/kg IV ou IO (0,1 mℓ/kg); máximo:100 mg. ET: 2 a 3 mg ■ Adenosina (bólus) 1ª dose: 0,1 mg/kg (0,03 mℓ/kg); 2ª dose = 0,2 mg/kg (0,06 mℓ/kg); máximo: 12 mg para TSV refratária ao choque ■ Naloxona: 0,1 mg/kg IV/IO/ET ■ Atropina: 0,02 mg/kg (0,1 mℓ/kg) IV/IO; 0,03 mg/kg (0,2 mℓ/kg) ET			
Infusão contínua pós-PCR	**Catecolamina**	**Dose**	**Beta-adrenérgico**	**Alfa-adrenérgico**
	Epinefrina	0,1 a 1 µg/kg/minuto	< 0,3 µg/kg/minuto	> 0,3 µg/kg/minuto
	Dopamina	0,5 a 2 µg/kg/minuto	5 a 15 µg/kg/minuto	10 a 20 µg/kg/minuto
	Dobutamina	2 a 20 µg/kg/minuto	Até 15 µg/kg/minuto	
	(Neurotransmissor – norepinefrina)	0,1 a 2 µg/kg/minuto	Ativa receptores alfa e beta-adrenérgicos	
	Outras: vasopressina, rinonas (anrinona, milrinona, vesnarinona)			

*Ver Figuras 41.5 e 41.6. ET: endotraqueal; FV: fibrilação ventricular; IO: intraóssea; IV: intravenosa; TSV: taquicardia supraventricular.

QUADRO 41.9	Parada cardiorrespiratória (PCR) e ritmos associados: avaliação – categorização – decisão – ação.		
PCR Ritmos "chocáveis"	Assistolia; atividade elétrica sem pulso Fibrilação ventricular (FV) Taquicardia ventricular sem pulso (TV)		
Avaliação / Ação	**Ação**	**Avaliação**	**Categorização/decisão**
FV ou TV *Categorização* ↓ Ritmo chocável? ↓ Sim *Decisão* ↓ Choque Preparar DEA* (ver Figura 41.10)	Monitoramento cardíaco; oxigênio acessível Choque inicial com 2 J/kg + RCP após os choques (5 ciclos) *Categorização* ↓ Mantém ritmo chocável? Sim ↓ Choque com 4 J/kg (máx. 10 J/kg) + epinefrina Mantém ritmo chocável? Sim ↓ Considerar antiarrítmicos – Quadro 41.8	Assistolia, atividade elétrica sem pulso? Sim ↓ *Categorização* Não chocável – RCP ↓ *Decisão – ação* ↓ Monitoramento O₂ acessível Epinefrina: 0,01 mg/kg (IO/IV); 0,1 mg/kg ET Repetida IO ou IV a cada 3 a 5' se precisar Após 5 ciclos de RCP, checar o ritmo	Mantém assistolia ou atividade elétrica sem pulso? Sim ↓ *Decisão* Monitoramento; O₂ acessível ↓ *Ação* Epinefrina 0,01 mg/kg (IO/IV); 0,1 mg/kg ET Repetir a dose IO ou IV a cada 3 a 5' se precisar *Ação* ↓ Após 5 ciclos de RCP, checar o ritmo

ET: endotraqueal; IO: via intraóssea; IV: via intravenosa; RCP: reanimação cardiopulmonar.

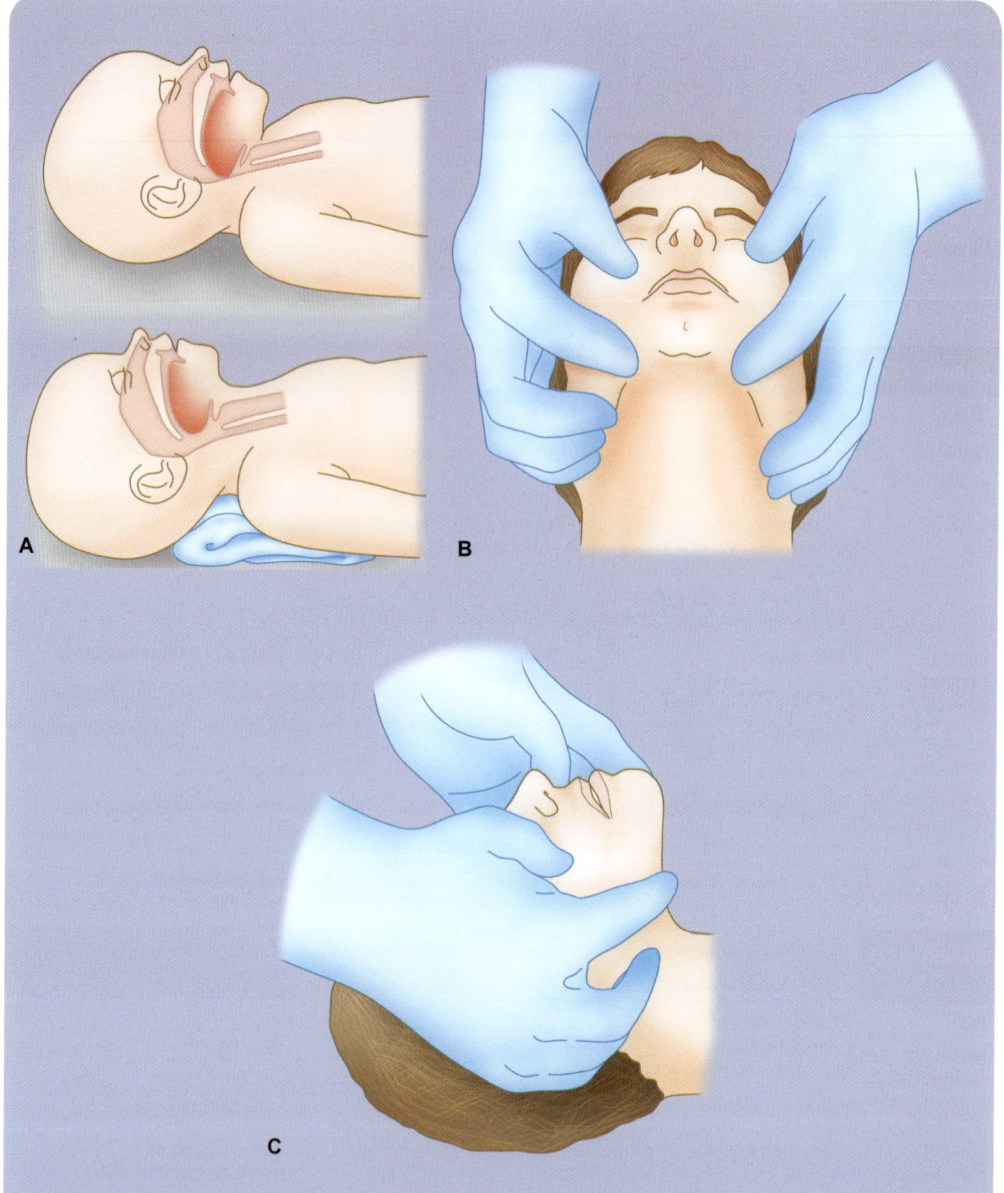

Figura 41.7 Técnica da intubação orotraqueal – posição da cabeça. Centralizar a cabeça do paciente. Recém-nascidos e crianças pequenas devem ser posicionados com ligeira extensão da cabeça (**A**). Em crianças maiores e adolescentes deve-se inclinar a cabeça (**B** e **C**) e, em caso de trauma, deve-se anteriorizar a mandíbula.

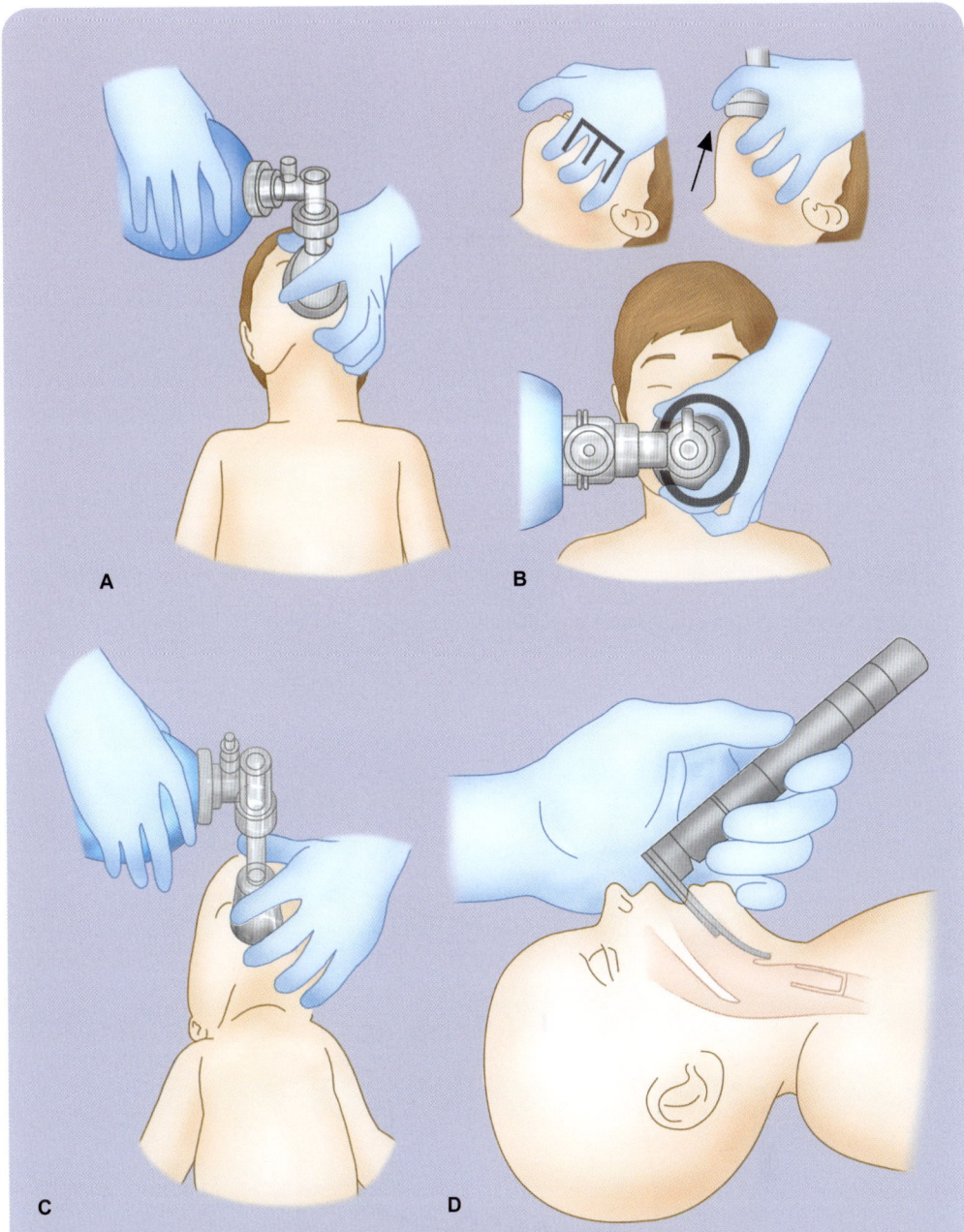

Figura 41.8 Reanimação cardiopulmonar – suporte avançado de vida em Pediatria: intubação orotraqueal. Ventilação com pressão positiva com ambu e máscara. Posição da máscara em **C** na mão do socorrista.

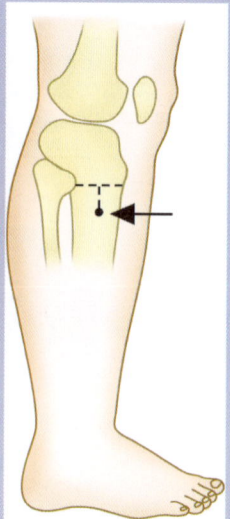

Figura 41.9 Reanimação cardiopulmonar – suporte avançado de vida em Pediatria: infusão intraóssea. Tíbia proximal: principal sítio de implantação de linha intraóssea na infância. Ponto de penetração da agulha: linha média da face medial anterior, 1 a 3 cm abaixo da tuberosidade da tíbia.

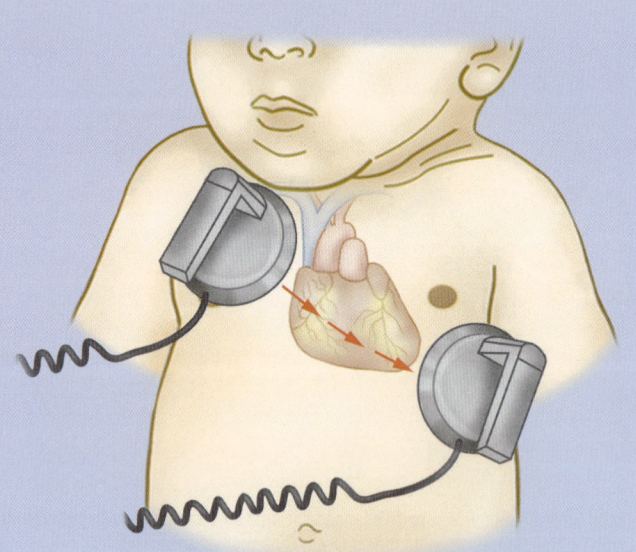

Figura 41.10 Reanimação cardiopulmonar – suporte avançado de vida em Pediatria: desfibrilador automático externo (DAE)/desfibrilador elétrico automático (DEA). DAE permite identificar o ritmo e descarrega imediatamente 200 J, sendo, portanto, indicado para maiores de 8 anos: Protocolo de 1 choque *versus* sequência de 3 choques em casos de fibrilação ventricular (FV). Ligar o aparelho e carregar 2 a 4 J/kg ou 10 a 15 J/ano de idade. Deixar no modo "não sincronizado" se FV e no modo "sincronizado" se taquicardia ventricular (TV) com pulso. Colocar os eletrodos para posicionar uma pá à direita do esterno abaixo da clavícula e a outra à esquerda abaixo do mamilo.

Bibliografia

AHA. Pediatric Advanced Life Support: 2010 American Heart Association. Guidelines for Cardiopulmonary Resuscitation and Emergency Cardiovascular Care. Circulation. 2010; 122; S876-908. Published by the American Heart Association.

AHA. Pediatric Advanced Life Support: 2015 American Heart Association. Guidelines for Cardiopulmonary Resuscitation and Emergency Cardiovascular Care. Circulation. 2015; 122; S876-908; published by the American Heart Association.

Figueiredo Jr. I, Lima GM, Carvalho MV. Infusão intra-óssea: revisão do procedimento. Pediatria Atual. 2011; 14(4):34-42.

Kliegman RM, Stanton B, St. Geme J et al. Nelson – Textbook of pediatrics. 19. ed. Philadelphia: Elsevier, 2011.

Lopes FA, Campos Jr. D. Tratado de pediatria. 3. ed. Sociedade Brasileira de Pediatria. São Paulo: Manole, 2014.

Nagler J, Krauss B. Intraosseous catheter placement in children. N Engl J Med. 2011; 364:e14.

Piva JP, Celiny PRG. Ressuscitação cardiopulmonar. In: Medicina intensiva em pediatria. 2. ed. Rio de Janeiro: Revinter, 2014.

Sociedade Brasileira de Pediatria (SBP). Programa Reanimação Neonatal. SBP 2013. Revisado em 2016. http://www.sbp.com.br/pdfs/PRN-SBP-ReanimaçãoNeonatal-atualização-1abr2013.pdf.

Sociedade Brasileira de Pediatria (SBP). Reanimação do recém-nascido ≥ 34 semanas em sala de parto: Diretrizes 2016 da SBP Reanimação do Prematuro < 34 semanas em sala de parto: Diretrizes 2016 da SBP.

EMERGÊNCIAS PEDIÁTRICAS

42 PÚRPURAS

Olga M. D. Pereira

■ Introdução

As púrpuras se caracterizam por manifestações hemorrágicas localizadas principalmente na pele (petéquias e equimoses) e nas mucosas (epistaxe, gengivorragia, hemorragia digestiva, hipermenorreia). Também apresentam um risco potencial de sangramento no sistema nervoso central e após cirurgias ou extrações dentárias.

As púrpuras são causadas por alteração na hemostasia primária, que é uma função das plaquetas. São classificadas em trombocitopênicas e não trombocitopênicas (Figura 42.1).

■ Púrpuras trombocitopênicas

As púrpuras trombocitopênicas se caracterizam por contagens plaquetárias baixas (inferiores a 150.000/mm^3). Entretanto, as manifestações hemorrágicas só aparecem quando a contagem apresenta queda abaixo de 50.000/mm^3, e são mais frequentes e espontâneas com plaquetometrias inferiores a 20.000/mm^3. O risco de hemorragias pulmonares, gastrintestinais e intracranianas graves e potencialmente fatais é maior quando a contagem de plaquetas é inferior a 5.000/mm^3.

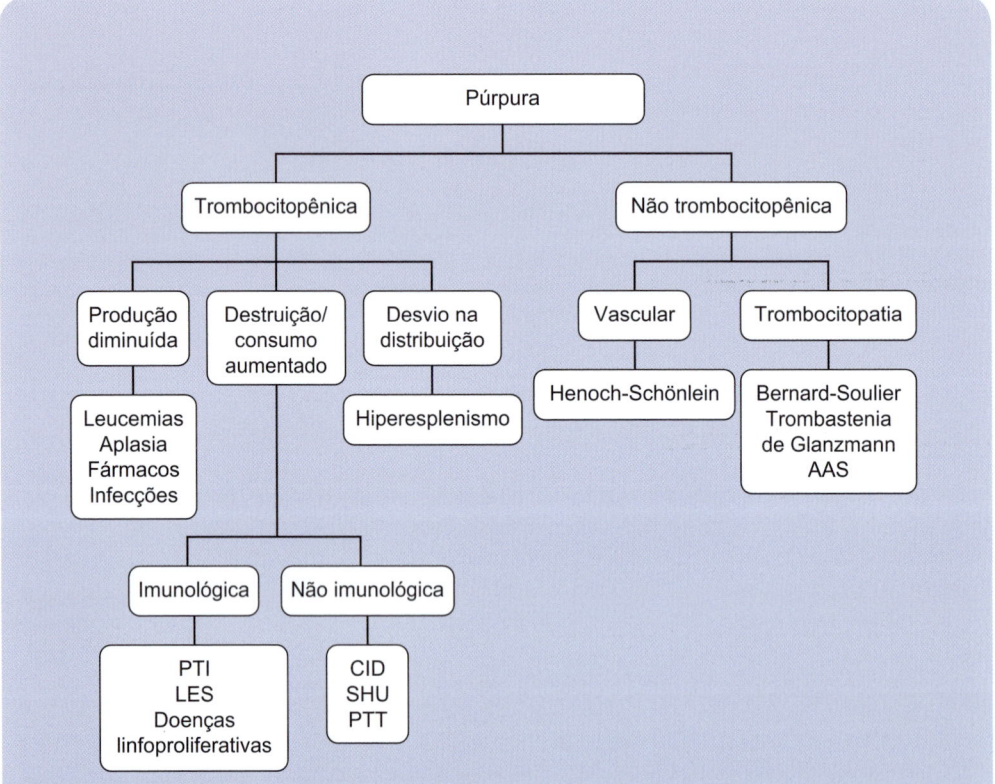

Figura 42.1 Classificação das púrpuras. AAS: ácido acetilsalicílico; CID: coagulação intravascular disseminada; LES: lúpus eritematoso sistêmico; PTI: púrpura trombocitopênica idiopática; PTT: púrpura trombocitopênica trombótica; SHU: síndrome hemolítico-urêmica.

PÚRPURAS

A trombocitopenia pode ser causada por três mecanismos (Quadro 42.1): produção diminuída, destruição ou consumo aumentado e desvio na distribuição das plaquetas.

■ Púrpuras não trombocitopênicas

As púrpuras não trombocitopênicas se caracterizam por contagens plaquetárias normais. Podem ser causadas por alterações qualitativas das plaquetas (trombocitopatias) ou ter origem vascular.

As trombocitopatias podem ser hereditárias (doença de Bernard-Soulier, trombastenia de Glanzmann, doença de von Willebrand) ou adquiridas (uso de antiagregantes plaquetários como o ácido acetilsalicílico [AAS]).

A púrpura de Henoch-Schönlein é uma vasculite sistêmica mediada por IgA (Capítulo 143, *Vasculites*). Acomete preferencialmente crianças e se caracteriza por púrpura, artrite, dor abdominal e lesão glomerular renal.

■ Avaliação do paciente com púrpura

Anamnese

São dados importantes da história clínica do paciente:
- Data de início dos sintomas
- História pregressa de sangramento
- Exposição a fármacos ou agentes tóxicos
- Infecções recentes.

Exame físico

São achados importantes ao exame físico:
- Petéquias e equimoses: indolores, não pruriginosas, não associadas a pústulas ou vesículas; poupam palmas e plantas, exceto na púrpura de Henoch-Schönlein, em que podem ser elevadas
- Esplenomegalia: presente no hiperesplenismo e alguns tipos de leucemia; ausente na maioria das púrpuras por destruição aumentada de plaquetas
- Febre e/ou palidez: podem estar presentes nos casos de leucemia, aplasia, infecções e doenças autoimunes.

Avaliação laboratorial

A avaliação laboratorial de um paciente com púrpura requer os seguintes exames:
- Hemograma completo: avaliar a contagem de plaquetas (inferior a 150.000/mm^3 nas púrpuras trombocitopênicas) e a possível associação a alterações das hemácias e dos leucócitos
- Tempo de sangramento: prolongado tanto nas trombocitopenias como nas trombocitopatias
- TAP (tempo de ativação da protrombina) e TTP (tempo de tromboplastina parcial): prolongados nas trombocitopenias por destruição ou consumo aumentado de plaquetas devido à associação a alterações da hemostasia secundária
- Mielograma: avaliar número e aspecto morfológico dos megacariócitos, além de possíveis alterações dos eritroblastos e mieloblastos nas patologias primárias da medula óssea.

■ Púrpura trombocitopênica imunológica

Dentre todas as causas de púrpura na infância, a púrpura trombocitopênica imunológica (PTI) é uma das mais frequentes. Origina-se de um autoanticorpo que se desenvolve em pacientes sem sinais de doença subjacente ou de exposição significativa a fármacos. Pode ocorrer em qualquer idade, porém é mais frequente em crianças e mulheres jovens. Em crianças, a PTI é frequentemente limitada a um simples episódio agudo, o que sugere que ela decorra da síntese passageira de autoanticorpos depois de uma infecção viral. Em adultos, a PTI é muitas vezes crônica ou recorrente. Alguns pacientes apresentarão lúpus eritematoso sistêmico posteriormente.

As manifestações clínicas incluem:
- Início súbito de petéquias, equimoses e sangramento de mucosas
- Ausência de um agente precipitante identificado
- Ausência de outros sintomas além da púrpura; o paciente encontra-se afebril e o baço é impalpável
- Hemograma com plaquetopenia acentuada; pode haver anemia normocítica e normocrômica após sangramento importante
- Mielograma com hiperplasia dos megacariócitos.

QUADRO 42.1	Mecanismos da trombocitopenia.	
Produção diminuída de plaquetas		■ Leucemias ■ Aplasia de medula óssea ■ Depressão medular por fármacos, agentes físicos ou químicos, agentes infecciosos ■ Trombocitopenias hereditárias ■ Anemia megaloblástica
Destruição ou consumo aumentado das plaquetas	Imunológicas (destruição causada por anticorpos)	■ Autoimunes: púrpura trombocitopênica imunológica aguda e crônica, púrpura secundária ao lúpus eritematoso sistêmico, linfomas ou leucemia linfoide crônica ■ Isoimunes: trombocitopenia neonatal, púrpura pós-transfusional
	Não imunológicas	■ Coagulopatias de consumo (coagulação intravascular disseminada [CID]) ■ Doenças microangiopáticas (síndrome hemolítico-urêmica, púrpura trombocitopênica trombótica)
Desvio na distribuição das plaquetas		■ Hiperesplenismo

A PTI aguda é uma doença benigna com evolução espontânea para a cura dentro de 4 a 6 semanas. O tratamento com corticosteroides é facultativo, restringindo-se aos casos em que há plaquetopenia muito grave e sangramento ativo importante. Quando indicado, geralmente se utiliza a prednisona (1 a 2 mg/kg/dia, por 2 a 4 semanas). A PTI crônica requer terapia imunossupressora por tempo prolongado, com corticosteroides ou outros agentes. Pode-se empregar a prednisona ou esquemas de pulsoterapia com doses elevadas de prednisolona. A imunoglobulina intravenosa na dose de 1 a 2 g/kg/dia durante 3 dias é igualmente eficaz como terapia de primeira linha. Porém, devido ao custo elevado, é geralmente reservada aos casos de ausência de resposta aos corticosteroides. Nos casos de falha terapêutica ou recidivas frequentes, indica-se esplenectomia.

■ Terapia transfusional nas púrpuras

Nas trombocitopenias e trombocitopatias com hemorragias mais graves pode ser necessária a transfusão de concentrados de plaquetas. Estas transfusões devem ser evitadas ao máximo, restringindo-as aos casos de hemorragias graves e antes de procedimentos invasivos, em caráter profilático. Devem ser evitadas principalmente nos casos de púrpura trombocitopênica imunológica, pois as plaquetas transfundidas são destruídas rapidamente e podem provocar uma estimulação antigênica adicional, podendo aumentar o título de autoanticorpos.

Transfusões de concentrados de hemácias podem ser eventualmente necessárias nos casos de anemia sintomática secundária a hemorragias intensas. Transfusões de plasma também são eventualmente indicadas quando houver associação a distúrbios da hemostasia secundária, sendo necessária a reposição de fatores da coagulação.

■ Bibliografia

Arnold DM. Positioning new treatments in the management of immune trombocytopenia. Pediatr Blood Cancer. 2013; 60:S19-22.
Goodnight SH, Hathaway WE. Disorders of hemostasis and thrombosis: a clinical guide. New York: McGraw-Hill, 2001.
Hillyer CD, Shaz BH, Zimring JC et al. (eds). Transfusion medicine and hemostasis – clinical and laboratory aspects. 1. ed. Burlington: Elsevier, 2009.
Lorenzi TF. Manual de hematologia – propedêutica e clínica. 2. ed. Rio de Janeiro: Medsi, 1999.
Santana LM, Neves T, Fenilli AC et al. Trombocitopenia autoimune em crianças: revisão das recomendações do último consenso. Bol Cient Pediatr. 2013; 2(3):77-82.

EMERGÊNCIAS PEDIÁTRICAS

43 QUEIMADURAS

Marcelo Ruiz Lucchetti

■ Introdução

As queimaduras são feridas traumáticas causadas principalmente por agentes térmicos, químicos e elétricos, levando a lesões com destruição parcial ou total da pele e de seus anexos e, não raramente, ao comprometimento de camadas mais profundas como o tecido celular subcutâneo, músculos e ossos. O impacto deste tipo de trauma na criança não se restringe ao risco de suas complicações clínicas, mas também exerce efeito direto sobre as consequências psicológicas de uma internação prolongada. A dor, a incapacidade física, a possível alteração de imagem (desfiguração) e o distanciamento dos hábitos sociais podem ser desastrosos. O reconhecimento da necessidade de abordagem precoce, a criação de centros especializados de tratamento de queimados (CTQ) e a individualização para a faixa etária pediátrica têm melhorado o prognóstico, reduzindo-se a morbimortalidade por este tipo de acidente.

■ Epidemiologia

Estima-se que aproximadamente metade das queimaduras ocorra em crianças, sendo as principais causas de mortalidade por acidente doméstico em crianças de 1 a 9 anos de idade. A maioria dos acidentes envolve crianças pré-escolares. Os agentes de queimaduras mais frequentes são os líquidos superaquecidos, que causam acidentes por escaldadura. Com o aumento da idade, as crianças se tornam mais expostas aos agentes inflamáveis e estes surgem com importância estatística. No Brasil, a fácil obtenção do álcool líquido a 90° aumenta a sua prevalência.

■ Fisiopatologia

No paciente com queimaduras pequenas, a reação é apenas local, ao contrário dos pacientes com grandes queimaduras, especialmente naqueles com superfície corporal queimada (SCQ) acima de 20%, nos quais se estabelece uma resposta inflamatória sistêmica. Nestes casos, a exposição do colágeno no tecido queimado provoca a ativação de vários mecanismos que culminam no principal evento inicial do paciente com grande queimadura, o aumento da permeabilidade capilar (APC). O edema tecidual de áreas queimadas e não queimadas e a hipovolemia serão, então, consequências deste evento fisiopatológico. Este evento pode perdurar por alguns dias, porém o auge se dá nas primeiras 24 horas. Ocorre, ainda, uma resposta metabólica à lesão. A fase inicial (*Ebb phase*) caracteriza-se por redução do metabolismo, dura em torno de 72 horas e é substituída por uma fase de hipermetabolismo, o que ocasiona catabolismo intenso. Esse processo pode levar à desnutrição e podemos observar quebra de proteínas musculares, aumento das proteínas da fase aguda e redução das proteínas de transporte. O gasto calórico e o catabolismo proteico que ocorrem no paciente com grande queimadura são os mais intensos dentre todos os estresses fisiopatológicos.

■ Sistemas e órgãos acometidos

- Respiratório: inalação de fumaça, queimaduras das vias respiratórias superiores, síndrome de angústia respiratória, pneumonias
- Cardiovascular: choque, depressão miocárdica, endocardite infecciosa (uso prolongado de cateteres)
- Renal: necrose tubular aguda por hipoperfusão, mioglobinúria (queimaduras elétricas), nefrite (uso prolongado de antibióticos)
- Gastrintestinal: íleo paralítico metabólico, gastroparesia, úlcera, hemorragia digestiva
- Hematológico: anemia por sangramentos nas feridas, redução da sobrevida das hemácias, coletas repetidas de exames, hemólise. Pode haver leucopenia como um efeito adverso da sulfadiazina de prata
- Neurológico: consequentes à hipoxia e ao choque
- Imunológico: redução da resposta imune, perda da barreira física da pele.

■ Peculiaridades nas crianças

- Dependência de um adulto cuidador para reagir a uma lesão
- Interesse em explorar ambientes
- Não reconhece risco de ambientes ou ocasiões inseguras
- Maior superfície corporal em relação ao peso
- Maior labilidade circulatória e maior risco de desidratação
- Menor capacidade de regulação da temperatura corporal
- Tendência aumentada à formação de edema
- Tecido celular subcutâneo menos espesso, elevando o risco de queimaduras mais profundas
- Maior risco de infecções graves
- Grupo de risco para maus-tratos
- Doses pediátricas individualizadas.

■ Classificação

As queimaduras podem ser classificadas segundo a porcentagem de SCQ ou sua profundidade.

Extensão

É mais bem avaliada utilizando-se o diagrama de Lund-Browder (Quadro 43.1) levando-se em conta os percentuais referentes a cada segmento corporal para aquela faixa etária.

QUADRO 43.1	Tabela de Lund-Browder para estimativa da superfície corporal queimada.				
Área	1 ano (%)	1 a 4 anos (%)	5 a 9 anos (%)	10 a 16 anos (%)	Adulto (%)
Cabeça	19	17	13	11	7
Pescoço	2	2	2	2	2
Tronco anterior	13	13	13	13	13
Tronco posterior	13	13	13	13	13
Nádega direita	2,5	2,5	2,5	2,5	2,5
Nádega esquerda	2,5	2,5	2,5	2,5	2,5
Genitália	1	1	1	1	1
Braço direito	4	4	4	4	4
Braço esquerdo	4	4	4	4	4
Antebraço direito	3	3	3	3	3
Antebraço esquerdo	3	3	3	3	3
Mão direta	2,5	2,5	2,5	2,5	2,5
Mão esquerda	2,5	2,5	2,5	2,5	2,5
Coxa direita	5,5	6,5	8	8,5	9,5
Coxa esquerda	5,5	6,5	8	8,5	9,5
Perna direita	5	5	5,5	6	7
Perna esquerda	5	5	5,5	6	7
Pé direito	3,5	3,5	3,5	3,5	3,5
Pé esquerdo	3,5	3,5	3,5	3,5	3,5
Total	100	100	100	100	100

As lesões de primeiro grau são excluídas no cálculo. As áreas dispersas pelo corpo são estimadas pela medida da palma da mão da criança, a qual corresponde a aproximadamente 1% de sua superfície corporal (SC). Pode-se usar a "regra dos nove" na emergência para um cálculo mais rápido, ou quando não se dispõe do diagrama. Nesta regra, consideramos que a cabeça e o pescoço de uma criança representam 18% da SC e cada membro inferior representa 14% da SC.
Atenção. É importante destacar que, com frequência, a área é superestimada, porque o examinador, ao calcular a SCQ de um determinado segmento corporal, por exemplo, o tronco anterior, registra erroneamente todo o segmento como queimado mesmo que apenas uma parte dele esteja comprometida (apenas o tórax, ou apenas o abdome ou parte de uma destas áreas).

Profundidade

São classificadas em primeiro, segundo, terceiro e quarto graus de acordo com as seguintes características:
- Primeiro grau: lesão dolorosa. Corresponde ao comprometimento da epiderme, com membrana basal (MB) íntegra. O agente principal são os raios solares. Não há formação de flictenas ou bolhas
- Segundo grau: lesões subdivididas em superficial e profunda. Na superficial, há destruição parcial da membrana basal. É dolorosa e há formação de flictenas e eritema. Na profunda, há destruição completa da MB. Os folículos cutâneos estão preservados
- Terceiro grau: geralmente, lesões insensíveis à dor por lesão nervosa, há destruição completa da epiderme e da derme com possível comprometimento do tecido celular subcutâneo
- Quarto grau: lesão de tecidos mais profundos como músculos, nervos, ossos, tendões.

Extensão e profundidade

Considerando a extensão e a profundidade, a queimadura pode ser:
- Pequena queimadura: 1º grau, 2º grau inferior a 10% da SCQ e 3º grau inferior a 2% da SCQ
- Queimadura média: 2º grau entre 10 e 20% da SCQ e 3º grau entre 3 e 10% da SCQ
- Grande queimadura: 2º grau superior a 20% e 3º grau acima de 10%.

■ Tratamento de queimaduras leves

No local do acidente

- Colocar a queimadura debaixo d'água
- Queimaduras químicas devem ser lavadas copiosamente
- Enrolar em toalha e dirigir-se ao hospital.

Atendimento hospitalar resumido

- Analgésico leve
- Limpeza da ferida com água corrente
- Soluções degermantes (clorexidina)
- Retirada dos tecidos desvitalizados
- Tratamento tópico (vaselina ou sulfadiazina de prata na dependência da profundidade e do aspecto da lesão)
- Profilaxia contra o tétano (orientação do Ministério da Saúde)
- Ambiente limpo, evitar exposição solar
- Queimadura dos membros: manter elevado o membro lesionado
- Acompanhamento ambulatorial.

■ Indicações de internação

- Lesões de segundo grau com SCQ > 10 a 15%
- Lesões de terceiro grau com SCQ > 5%
- Áreas especiais: face, pescoço, mãos, pés, períneo, genitália
- Queimaduras por descarga elétrica/química
- Queimaduras circulares
- Queimaduras em ambiente fechado
- Lesões associadas (traumatismo cranioencefálico, traumatismo em geral)
- Patologias preexistentes: nefropatias, cardiopatias, diabetes, doença falciforme
- Condições socioeconômicas desfavoráveis
- Ambiente hostil/negligência familiar (maus-tratos).

■ Cuidados e tratamento pré-hospitalares

O tratamento do paciente queimado muitas vezes se inicia no local do acidente. Os pais ou o substituto responsável pela criança, se bem informados, farão o resfriamento da lesão com água corrente fria logo no início da lesão, reduzindo a temperatura local. Deve-se atentar para áreas extensas de queimadura, em que um resfriamento prolongado pode levar a hipotermia e consequente piora da condição clínica.

A expansão volumétrica com consequente restituição da condição hemodinâmica de um paciente queimado é alcançada, ou ao menos, iniciada, obtendo-se um bom acesso venoso periférico e instituindo-se a infusão de soluções cristaloides (Ringer com lactato [RL] ou soro fisiológico [SF]) na maioria das vezes. Desta forma, não é necessário aparato muito especializado nesta fase inicial. O paciente só deve ser transportado, então, após a estabilização de seu quadro. Não é raro um paciente queimado chegar a uma unidade especializada sem os cuidados iniciais indicados ao tratamento do traumatizado (ABC do trauma), porém com a divulgação do bom resultado que proporciona o atendimento inicial adequado, esta situação vem-se tornando menos frequente.

■ Atendimento inicial

No atendimento inicial do paciente com grande queimadura, atenção aos seguintes pontos:
- História do acidente
- Avaliação da lesão
- Perviedade das vias respiratórias
- Sinais de lesão por inalação de fumaça
- Cateterismo intravenoso de bom calibre
- Expansão com SF ou RL – 20 mℓ/kg a cada 20 min
- Cateterismo vesical (SCQ > 15 a 20%)
- Monitoramento hemodinâmico não invasivo/diurese
- Identificação de lesões associadas
- Analgesia
- Cálculo da área de SCQ e avaliação da profundidade
- Desbridamento das lesões
- Profilaxia do tétano
- Profilaxia da hemorragia digestiva.

Importante. A lesão por inalação de fumaça é um dos principais fatores de morbimortalidade, e deve ser suspeitada quando o paciente apresenta os seguintes sinais: história de fogo em ambiente fechado, queimaduras de lábios ou nariz ou presença de fuligem, queimaduras de pelos nasais, ruídos respiratórios (estridor, rouquidão), ou dispneia.

Os pacientes com queimaduras das vias respiratórias superiores ou com sinais de inalação de fumaça que apresentem ou possam evoluir com edema maciço devem ser avaliados quanto à necessidade de intubação orotraqueal precoce, principalmente se forem submetidos ao transporte para outra unidade hospitalar.

■ Tratamento de queimaduras graves

Expansão volêmica

A expansão volêmica, indicada na maioria dos casos para crianças com queimaduras com SCQ > 10%, modificou o prognóstico, prevenindo o *burn shock*, e permitiu maior sobrevida durante a fase inicial destes pacientes, além de evitar a hipoperfusão das feridas e seu consequente aprofundamento. Há algumas fórmulas propostas para a reanimação volêmica do paciente nas primeiras 24 a 48 horas de queimadura. Algumas sugerem o uso de coloide (fórmula de Evans), porém a maioria dos serviços em todo o mundo prefere utilizar as soluções cristaloides, considerando, principalmente, que as proteínas, como a albumina, na fase inicial do trauma, poderiam atravessar os vasos para o interstício devido ao APC e agravar ainda mais o edema das feridas. Assim, as soluções preconizadas são as seguintes:

- Soluções cristaloides isotônicas – SF a 0,9%, solução de RL
- Soluções hipertônicas
- Soluções cristaloides-coloides.

A grande maioria dos autores tem preferido utilizar a solução de RL nas primeiras 24 horas de queimadura, apesar de ser levemente hipotônica, por ser uma solução salina balanceada. Ademais, o bicarbonato derivado da metabolização do lactato no fígado tampona a acidose metabólica secundária ao choque do queimado.

Assim, a fórmula mais utilizada é a de Parkland, na qual o volume infundido nas primeiras 24 horas de queimadura resulta da seguinte equação:

$$4 \text{ m}\ell \times \text{peso} \times \text{SCQ} = \text{volume em solução de RL}$$

Fórmula de Parkland | Aspectos importantes

- Deve-se infundir metade do volume calculado nas primeiras 8 horas de queimadura, a outra metade nas 16 horas seguintes
- O total de líquidos infundido baseia-se na SCQ, sem limite máximo
- Não é apropriada para recém-nascidos e lactentes, pois as necessidades hídricas basais são maiores em relação ao peso em comparação com crianças maiores
- Nas últimas décadas, há um consenso de que as fórmulas sejam apenas um guia para a hidratação, devendo haver bom senso no seu uso. A diurese deve ser mantida em torno de 1 mℓ/kg/hora, sem grandes excessos que poderiam acarretar aumento do edema tecidual. Nas queimaduras elétricas, deve-se manter diurese acima de 2 mℓ/kg/hora para evitar a lesão tubular consequente ao depósito de mioglobina nos túbulos renais e resultante insuficiência renal.

Soluções hipertônicas

- A solução a 1,5% é a mais utilizada e é constituída da seguinte forma:
  - RL: 460 mℓ
  - Bicarbonato de sódio a 8,4%: 30 mℓ
  - Cloreto de sódio a 20%: 10 mℓ
- Alguns autores a preferem, alegando que menores volumes são necessários para a expansão da volemia. O volume de líquidos infundidos é reduzido em torno de 30%
- Apresentam indicações mais precisas para crianças com lesões significativas da face, em queimaduras circulares nos membros ou no tórax ou nos que chegam em choque, necessitando de reanimação rápida
- Não deve ser usada em menores de 3 anos
- Deve-se monitorar a natremia (maior risco de hipernatremia)
- As soluções a 7,5% não são usadas em crianças devido aos riscos de hipernatremia e hemorragia cerebral, principalmente nas crianças de baixa idade.

Uso de albumina humana

A albumina humana tem sido utilizada no paciente queimado como o coloide de eleição naqueles com choque refratário à utilização de soluções cristaloides, bem como nos pacientes que necessitam de resgate do líquido extravascular após a fase de expansão volumétrica. Na prática, a temos utilizado nas crianças com edema facial significativo (risco de obstrução respiratória), naquelas com edemas circulares dos membros e tórax e risco de compressão e obstrução vasculares e nos pacientes em anasarca pós-expansão até que a reposição proteica por via entérica seja efetiva. O custo de sua utilização tem sido um problema em alguns hospitais. Os riscos relacionados com a sua perda para o interstício, agravando o edema, têm sido minimizados quando postergamos seu uso para após o período de 24 horas de queimadura. Suas indicações continuam ainda controversas e não devem estar relacionadas apenas ao nível sérico, pois na fase aguda do trauma, há desvio da produção hepática para proteínas da fase aguda. Estas também apresentam efeito coloidosmótico, pois tem-se verificado pacientes que, mesmo com níveis séricos baixos de albumina, não apresentam edema significativo.

Analgesia e sedação

Queimaduras leves

Nestes casos, o uso de analgésicos não narcóticos administrados pela via oral é o suficiente para evitar ou, ao menos, reduzir a dor. A dipirona e o paracetamol são os agentes mais utilizados, bem como prescritos para uso domiciliar. Em alguns casos, também pode-se utilizar o tramadol (1 mg/kg), a meperidina (1 mg/kg) ou a morfina (0,1 mg/kg).

Queimaduras mais graves

Os pacientes costumam estar internados, com acesso venoso puncionado na maioria das vezes. A expectativa enquanto se espera pelo curativo diário provoca grande ansiedade no paciente queimado, sobretudo naqueles com curativos extensos, prolongados e que permanecerão por muito tempo internados. A associação de medicação sedativa, como o midazolam (0,1 a 0,2 mg/kg), a um analgésico mais potente, da classe dos opiáceos (morfina, fentanila), ou à cetamina (0,5 a 2 mg/kg) tem sido utilizada com frequência nos CTQ para a realização de curativos diários. Além de ter um efeito sedativo, o midazolam proporciona amnésia anterógrada e, quando associado à cetamina, reduz o risco de alucinações que podem ocorrer com o uso deste anestésico dissociativo. Evita-se o uso de midazolam no primeiro curativo do paciente com grande queimadura, no qual ainda não há garantia de boa condição hemodinâmica, porque pode provocar depressão miocárdica.

Balneoterapia

O local ideal para sua realização deve ser semelhante a um centro cirúrgico, com bom espaço de circulação da equipe, dotado de gases medicinais, fonte de água tratada e clorada com ducha, bom sistema de drenagem da água e separação dos resíduos. Nos CTQ, há ainda uma mesa de banho, tipo Morgani, que possibilita o acesso ao paciente e escoamento dos detritos derivados da balneoterapia.

Os degermantes mais utilizados são a clorexidina a 2% e a solução de polivinil-pirrolidona-iodo (PVPI) a 10%.

Desta forma, realiza-se a remoção do tecido desvitalizado (inclusive bolhas), a limpeza da ferida e a retirada de pomadas, de outras substâncias utilizadas anteriormente e de corpos estranhos.

Curativos e terapia tópica

Utilizam-se preferencialmente os curativos abertos na face e no pescoço, áreas que necessitarão de tratamento tópico mais frequente e que apresentam maior dificuldade técnica de oclusão. As outras áreas são tratadas, na maioria das vezes, com curativos oclusivos. A terapia tópica visa ao controle da colonização e à prevenção de infecção. Os agentes mais utilizados devem exercer atividade antimicrobiana, ser de fácil aplicação, apresentar boa penetração na ferida (escara), baixa absorção sistêmica e baixa toxicidade, ter vida média longa e, preferencialmente, ser de baixo custo. O mais amplamente utilizado é a sulfadiazina de prata a 1% (Dermazine®), que exibe um amplo espectro antimicrobiano (*S. aureus*, *P. aeruginosa*, *Klebsiella* sp., *Enterobacter* sp., *C. albicans*). Seu efeito adverso mais frequente é a leucopenia. Outros agentes utilizados são o nitrato de prata, o acetato de mafenide, o nitrato de cério associado à sulfadiazina de prata e os curativos impregnados com prata. Em feridas sem necessidade de cobertura antimicrobiana, especialmente com boa evolução, podem-se empregar outras substâncias como os hidrocoloides, o alginato de cálcio e os hidrogéis.

Recomenda-se o monitoramento das feridas 1 vez/semana com biopsias dos tecidos lesionados para avaliar risco de infecção. No entanto, este parâmetro não é possível em alguns serviços. Assim, o monitoramento clínico e o aspecto da ferida passam a ser ainda mais relevantes.

Importante. Atualmente, o conceito da escarectomia mecânica precoce (nos primeiros 4 dias pós-queimadura) com cobertura cutânea o mais rapidamente possível já está estabelecido na maioria dos grandes CTQ e a separação espontânea da escara é coisa do passado, pois aumenta a morbimortalidade dos pacientes queimados.

Escarotomias e fasciotomias

Podem ser indicadas nas queimaduras circulares e profundas (espessura total) no tórax e nos membros. Às vezes, a escara garroteia os tecidos subjacentes, causando constrição nesses segmentos corporais, que ainda podem estar edemaciados devido ao APC do paciente com grande queimadura. Alterações de comprometimento vascular grave e neurológico em um membro são indicativas da necessidade de intervenção cirúrgica, bem como a redução da expansibilidade da caixa torácica com desconforto respiratório. A fasciotomia é mais comumente indicada em alguns casos de queimadura elétrica muito grave, nas quais pode ocorrer edema sob a fáscia sem que haja queimadura de toda a circunferência do segmento corporal. O procedimento de escarotomia e fasciotomia consiste em incisão da ferida, realizada por profissional habilitado em centro cirúrgico sob anestesia.

■ Infecção

O objetivo deste capítulo é orientar o atendimento inicial do paciente queimado, no entanto a infecção atualmente é a principal causa de mortalidade no paciente queimado. Por conseguinte, algumas considerações em relação a este tópico são oportunas, a saber:
- A condição imunológica prévia do paciente deve ser obtida na história coletada à admissão. Crianças desnutridas ou com risco de infecção grave, por exemplo, devem ser avaliadas quando à necessidade de internação mesmo tendo SCQ menores
- A antibioticoterapia profilática é controversa e não tem sido utilizada rotineiramente na maioria dos serviços
- Febre isolada pode não ser sinal de infecção no paciente com grande queimadura. Alteração da curva térmica com outros sinais podem ser mais significativos

- Alterações do aspecto da ferida como a sua coloração, drenagem de secreção purulenta, celulite perilesional, separação rápida da escara e aprofundamento são sinais de alerta fidedignos
- O exame histopatológico da ferida obtido por biopsia é o padrão-ouro para diagnóstico de infecção da ferida e de risco aumentado para bacteriemia e sepse. A cultura quantitativa com crescimento de mais de 100.000 UFC/g de tecido também é preditiva
- A cobertura antimicrobiana inicial deve ser direcionada a bactérias gram-positivas com cobertura para *S. aureus* e bactérias gram-negativas, especialmente *P. aeruginosa*, agentes comuns na infeção do paciente com grande queimadura.

■ Nutrição

O paciente com grande queimadura apresenta hipercatabolismo intenso. Sua dieta deve ser iniciada o mais cedo possível, quando já obtida a estabilização hemodinâmica. A nutrição é a melhor fonte de obtenção de proteínas e outros elementos que serão fundamentais na recuperação geral e da ferida. A via enteral é a preferida, por via oral ou por sonda enteral, nos grandes queimados com necessidades proteicas e calóricas aumentadas. A nutrição parenteral é rarissimamente utilizada no suporte de poucos pacientes por período curto em que a via entérica seja proibitiva. Deve ser evitada ao máximo.

■ Equipe multiprofissional

O paciente com grande queimadura dever ser acompanhado por vários profissionais de saúde, como médicos (clínicos, anestesistas e cirurgiões), enfermeiros, fisioterapeutas, terapeutas ocupacionais, nutricionistas, psicólogos e assistentes sociais. Desta forma, embora o atendimento inicial possa e deva ser iniciado em qualquer ambiente extra ou intra-hospitalar, os centros de tratamento de queimados são os locais mais apropriados para seu tratamento e acompanhamento após a fase inicial.

■ Bibliografia

Barrow RE, Spies M, Barrow LN *et al*. Influence of demographics and inhalation injury on burn mortality in children. Burns. 2004; 30(1):72-7.

Berry MG, Evison D, Roberts AH. The influence of body mass index on burn surface area estimated from the area of hand. Burns. 2001; 27(6):591-4.

Chan QE, Barzi F, Cheney L. Burn size estimation in children: still a problem. Emerg Med Australas. 2012; 24(2):181-6.

Maciel E, Serra MC. Tratado de queimaduras. 1. ed. São Paulo: Atheneu, 2004.

Ritzmann SE, Daniels JC, Larson SL. Diagnostic interpretation of serum protein abnormalities in thermal burns. Am J Clin Pathol. 1973; 60:135-44.

Sheridan RL, Tompkins RG, Burke JF. Management of burn wounds with prompt excision and immediate closure. Journal of Intensive Care Medicine. 1994; 9(1):6-17.

Werneck GL, Reichenheim ME. Pediatric burns and associated risk factors in Rio de Janeiro, Brazil. Burns. 1997; 23(6): 478-83.

EMERGÊNCIAS PEDIÁTRICAS

44 TRAUMATISMO CRANIOENCEFÁLICO

Pollyane Alfradique

■ Introdução

O traumatismo cranioencefálico (TCE) é uma das principais causas de morte e invalidez na maioria dos países ocidentais. Nas últimas duas décadas, os cuidados ao paciente com TCE grave têm sido padronizados por diretrizes internacionais com o objetivo de melhorar a conduta e facilitar o prognóstico. O tratamento deverá ser multidisciplinar com suporte neurocirúrgico, especialmente para aqueles que vão para a UTIP (unidade de terapia intensiva pediátrica). Oitenta por cento dos TCE são classificados como leves.

■ Classificação

A classificação de traumatismo craniano em crianças entre 2 e 20 anos pode ser baseada na escala de coma de Glasgow (ESCG) como se segue (Quadro 44.1):
- Traumatismo de crânio leve: ESCG > 14
- Traumatismo de crânio moderado: ESCG entre 9 e 13
- Traumatismo de crânio grave: ESCG < 9.

Deve-se ser mais cuidadoso com crianças menores de 2 anos porque, nesta faixa etária, o exame clínico é mais difícil, as lesões intracranianas podem ser assintomáticas, traumatismos cranioencefálicos importantes podem ocorrer por traumatismo menor, e os maus-tratos ocorrem mais frequentemente. Para esta faixa etária, utilizamos a escala modificada descrita no Quadro 32.1.

Traumatismo craniano leve
Definição

Crianças em bom estado geral, exame físico normal no momento do atendimento cuja avaliação obedeça aos seguintes critérios:
- ESCG > 14
- Fundoscopia normal
- Ausência de qualquer dos sinais e sintomas a seguir:
  - Perda da consciência ou com perda da consciência menos que 1 min
  - Convulsão
  - Perda da memória
  - Cefaleia
  - Vômito
  - Suspeita de lesão da coluna cervical
  - Antecedentes de doenças hemorrágicas tais como hemofilia e outras
  - Sinais clínicos de fratura – depressões da calota craniana, equimose retroauricular, hemotímpano, otorreia ou rinorreia liquórica
  - Sinais neurológicos focais.

Em crianças menores que 2 anos, o exame clínico é mais difícil, as lesões intracranianas podem ser assintomáticas, podem ocorrer fraturas de crânio ou TCE importante por traumatismo menor e maus-tratos infantis acontecem mais frequentemente.

Quadro clínico

Na história clínica destes pacientes, além da idade, é importante saber as condições do traumatismo, se foi testemunhado, se houve perda da consciência e por quanto tempo, se ocorreu convulsão, perda de memória, letargia, cefaleia ou vômito e se há doença hemorrágica ou neurológica prévia.

Ao exame físico, além do ABCDE – vias respiratórias, respiração, circulação, deficiência neurológica e exposição (despir a criança buscando outros sinais de traumatismo) –, devemos estimar o escore da escala de Glasgow. Proceder ao exame neurológico com a avaliação da respiração, dos reflexos pupilares, dos reflexos superficiais e profundos, do exame dos pares cranianos, da força e do movimento (déficits focais). Ademais, buscar os sinais de fratura da base do crânio como depressões da calota craniana, equimose retroauricular (sinal de Battle), hemotímpano e otorreia e/ou rinorreia liquóricas bem como verificar, à fundoscopia, a presença de hemorragias retinianas.

QUADRO 44.1	Escala de coma de Glasgow.	
Parâmetro	**Resposta**	**Escore**
Abertura ocular	Espontânea	4
	Ao comando verbal	3
	Ao estímulo doloroso	2
	Sem abertura	1
Resposta verbal	Orientada	5
	Confusa	4
	Inapropriada	3
	Incompreensível	2
	Sem resposta	1
Resposta motora	Obedece a comando	6
	Localiza dor	5
	Movimento inespecífico (reflexo de retirada)	4
	Flexão à dor	3
	Extensão à dor	2
	Sem resposta	1

Devemos buscar, ainda, sinais de lesão à coluna cervical, déficits neurológicos focais, estado de consciência alterado, evidências de intoxicação exógena, dor em outros locais que possam mascarar a dor cervical.

Importante. Em crianças, sempre devemos prestar atenção aos maus-tratos, buscando evidências de outras lesões atuais ou antigas.

Diagnóstico por imagem

A tomografia computadorizada de crânio, quando indicada, é o exame de eleição para a avaliação de lesões intracranianas. Suas indicações são as seguintes:

- ESCG < 15 após 2 horas do traumatismo
- Fratura suspeita ou depressão da calota craniana
- História de cefaleia que vem aumentando a intensidade
- Irritabilidade no exame clínico
- Algum sinal de fratura de base de crânio (hemotímpano, olhos de guaxinim, otorreia ou rinorreia de liquor, sinal de Battle)
- Hematoma grande do couro cabeludo
- Traumatismo de risco: batida de carro, queda de altura maior que 90 cm ou 5 degraus, queda de bicicleta sem capacete.

A radiografia de crânio não é recomendada rotineiramente pelo seu valor limitado. Pode ser usada quando a tomografia computadorizada de crânio não está disponível em um paciente com traumatismo de crânio leve com perda da consciência. No entanto, não substitui o período de observação.

Conduta

Nos pacientes diagnosticados como TCE leve, apenas a observação clínica e cuidados superficiais são recomendados. O período de observação é de 24 a 72 horas e pode ser feito no hospital ou em casa. Poderá ser realizado em casa se os pais forem capazes de compreender o que vão monitorar e tenham condições de acesso fácil ao estabelecimento de saúde. Na dúvida, o paciente deverá ser mantido em observação intra-hospitalar. É importante que as orientações para a observação em domicílio sejam dadas por escrito. Levar a criança imediatamente ao hospital nas próximas 72 horas, caso apareça qualquer um dos sinais a seguir:

- Qualquer comportamento estranho
- Desorientação, principalmente quanto a nome e lugar
- Incapacidade de acordar a criança
- Sonolência incomum
- Mais de 2 episódios de vômito
- Convulsões.

Traumatismo craniano moderado a grave

Fisiopatologia

Lesão primária

Resultado de um dano mecânico direto no momento do traumatismo. Pode ser focal ou difusa. As lesões focais são decorrentes de "batida" na cabeça ocasionando fraturas cranianas, contusões, comoção, concussão, laceração e hematomas cerebrais extradurais, subdurais ou parenquimatosos. A lesão difusa, chamada de lesão axonal difusa, é causada por forças inerciais, por energia cinética de cisalhamento, torção ou tosquia como, por exemplo, no acidente de trânsito. Os dois tipos de lesão podem coexistir.

Lesão secundária

Este tipo de lesão ocorre depois do traumatismo inicial e é definido como o dano devido às respostas fisiológicas ou patológicas à lesão primária. Após o traumatismo inicial, há liberação de um grande número de mediadores químicos, incluindo radicais livres e aminoácidos excitatórios como o glutamato, causando deterioração e falência da membrana da célula, além de transferências iônicas, que, mais tarde, danificam o cérebro. As maiores causas de lesão cerebral secundária são a hipotensão e a hipoxia.

Pressão de perfusão cerebral

A caixa craniana é um espaço fixo e fechado, com tecidos incompressíveis incluindo tecido cerebral, líquido cefalorraquidiano (LCR), líquido intersticial e sangue. Após o traumatismo craniano, o volume dentro da caixa craniana aumenta devido ao sangue e edema tecidual. Esgotados os recursos de compensação com retirada de liquor e sangue, a pressão intracraniana (PIC) aumenta agudamente. A hipertensão intracraniana não causa danos, a menos que aumente a ponto de a pressão de perfusão cerebral (PPC) diminuir, chegando a valores críticos. A isquemia cerebral leva ao dano neural e ao edema cerebral, que aumenta ainda mais a PIC, podendo causar dano neurológico irreversível.

A média do fluxo sanguíneo cerebral (FSC) em humanos é de aproximadamente 50 mℓ/100 g de tecido cerebral/min. O dano neuronal irreversível ocorre se o FSC cai abaixo de 18 mℓ/100 g de tecido cerebral/min por um período de tempo prolongado. O FSC é diretamente proporcional à PPC, que é definida como a diferença entre a pressão arterial média (PAM) e a PIC:

$$PPC = PAM - PIC$$

O FSC é inversamente proporcional à viscosidade sanguínea e à resistência vascular cerebral e, como não pode ser medido clinicamente, a PPC é usada como guia para estimar a perfusão cerebral. Os valores mínimos da PPC variam de acordo com a faixa etária (Quadro 44.2). Uma PIC alta é definida como a que se eleva acima de 20 mmHg, persistindo por tempo maior que 5 minutos.

Quadro clínico

As manifestações clínicas são principalmente associadas ao quadro de hipertensão intracraniana (HIC) e podem ser divididas em gerais, focais e síndrome de herniação (Quadro 44.3). Os sintomas gerais da HIC são cefaleia, provavelmente mediada por fibras dolorosas do trigêmeo na dura-máter e nos vasos sanguíneos, vômito e diminuição do nível da consciência, estas últimas por pressão na

QUADRO 44.2	Valores mínimos da pressão de perfusão cerebral (PPC).
Faixa etária	**PPC mínima (mmHg)**
Recém-nascidos e lactentes	30 a 40
Crianças	50 a 60
Adolescentes e adultos	60 a 70

QUADRO 44.3	Síndromes de herniação.
Hipertensão intracraniana	- Cefaleia (se consciente) - Diminuição do nível de consciência - Tríade de Cushing (hipertensão arterial, bradicardia e irregularidade respiratória)
Hérnia uncal	- Piora progressiva do nível de consciência - Midríase ipsolateral - Hemiplegia e sinal de Babinski contralateral
Hérnia transtentorial central	- Piora maior do nível de consciência (coma profundo) - Perda progressiva dos reflexos de tronco - Atitude de decorticação seguida de descerebração
Hérnia tonsilar	- Coma profundo - Tetraplegia flácida - Parada respiratória

Apud Rea Neto *et al.*, 2014.

substância reticular mesencefálica. Inclui também papiledema (por diminuição no transporte axonal no nervo óptico e congestão venosa), paralisia de pares cranianos, principalmente o VI par, e a tríade de Cushing constituída de hipertensão arterial, bradicardia e depressão respiratória. A presença da tríade de Cushing significa compressão grave do tronco encefálico, e indica intervenção urgente. Os sinais focais da HIC podem ser causados pelos efeitos locais com efeito de massa ou pelas síndromes de herniação (Quadro 44.3). As herniações ocorrem quando um gradiente de pressão se desenvolve entre duas regiões intracranianas.

Neurocheck

O *neurocheck* é uma avaliação neurológica rápida e não substitui o exame neurológico completo. Compõe-se de:
- Escala de coma de Glasgow
- Tamanho, simetria e reação fotomotora das pupilas
- Tipo de respiração
- Déficits neurológicos focais.

A ausência de anormalidades no *neurocheck* sugere boa evolução e qualquer variação nessa rápida avaliação neurológica é sinal de piora. Neste caso, deve ser seguido de exame neurológico completo e de medidas diagnósticas para esclarecer a causa da piora e as medidas terapêuticas recomendadas devem ser instituídas. O *neurocheck* pode ser obtido em intervalos de 15 minutos a 4 horas, sendo recomendada uma frequência maior no pós-operatório imediato ou menor após a extubação do paciente (Quadro 44.4).

Conduta

Atendimento pré-hospitalar

O objetivo principal é evitar hipotensão e hipoxia, os maiores insultos que podem levar à lesão secundária do TCE.

Ao primeiro atendimento de qualquer paciente deve-se estabilizar a coluna cervical, estabelecer via respiratória e ventilação adequadas e conseguir acesso venoso para reposição volêmica. O exame primário inclui, ainda, a determinação do nível de consciência e o exame das pupilas.

O exame secundário é completado após estabilização inicial do paciente e inclui um completo exame neurológico. A gravidade do traumatismo é vista pela ESCG. Deve-se ter precaução com paciente suspeito de intoxicação por álcool, fármacos ou drogas ilícitas.

A intubação traqueal precoce, recomendada em pacientes com ESCG < 9, deve ser feita por pessoal treinado. A prevenção de hipotensão é obtida por adequada reposição volêmica, utilizando-se soluções cristaloides isotônicas.

Atendimento hospitalar na emergência

- Deve-se proceder à intubação orotraqueal nos pacientes com ESCG < 8 ou aos que estejam incapacitados de proteger suas vias respiratórias, tomando-se as precauções em pacientes com coluna cervical não avaliada. Faz-se uma rápida indução anestésica para evitar aumento da PIC que ocorre com a estimulação das vias respiratórias. Os pacientes devem receber lidocaína (1 a 1,5 mg/kg) por via intravenosa 3 minutos antes da intubação, além de fentanila (2 a 4 mcg/kg) para sedação e rocurônio (1 mg/kg) como bloqueador neuromuscular, já que este é um relaxante muscular não despolarizante de curta duração, com poucos efeitos hemodinâmicos. Nos hemodinamicamente estáveis, além destes fármacos, pode-se usar o midazolam (0,1 a 0,2 mg/kg). O etomidato é indicado na hipertensão intracraniana de pacientes com instabilidade hemodinâmica, porém este fármaco aumenta o risco de supressão adrenal, e, na prática clínica pediátrica, não é muito utilizado
- Coloca-se em oxigênio a 100%, evitando-se a hiperventilação porque, apesar de reduzir a PIC, a hiperventilação causa vasoconstrição cerebral, reduzindo o FSC. O alvo desejado da P_{CO_2} está na faixa entre 35 e 40 mmHg
- Restauração da pressão arterial e do volume normal da circulação. Reanimação volêmica rápida é necessária no choque hipovolêmico. Soluções isotônicas como o soro fisiológico (NaCl a 0,9%) ou o concentrado de hemácias devem ser administradas se necessário. Devem-se evitar soluções hipotônicas porque podem piorar o edema cerebral. Embora ainda sejam necessários maiores estudos, pode-se usar

QUADRO 44.4	Sugestão de frequência do *neurocheck*.			
	Glasgow	Pupilas	Respiração	Déficit focal
Paciente intubado	A cada 15 min	A cada 15 min	–	–
Paciente extubado (primeiras 6 h)	A cada 30 min	A cada 30 min	A cada 30 min	A cada 30 min
Paciente extubado (após 6 h)	A cada 1 h	A cada 1 h	A cada 1 h	A cada 1 h

Apud Rea Neto *et al.*, 2014.

o NaCl a 3% em pacientes com choque hipovolêmico e sinais de hipertensão intracraniana. A solução salina hipertônica (NaCl a 3%) pode ser usada em bólus de 1 a 6 mℓ/kg e/ou infusão contínua de 0,1 a 1 mℓ/kg/h
- Exames de imagem: o exame de tomografia computadorizada de crânio (TCC) é recomendado para todos os pacientes com alto risco de traumatismo intracraniano. A tomografia sem contraste é suficiente para a maioria dos traumas. Tomografia alterada associada à hipertensão intracraniana inclui hematomas subdurais, hemorragia subaracnóidea, hematomas intracerebrais, infartos cerebrais, traumatismo craniano difuso e edema cerebral. As alterações mais frequentes no exame são: a mudança de posição das estruturas da linha média, o apagamento dos sulcos corticais, cisternas e cissuras, além de compressão com diminuição do volume ventricular. TCC normal inicial não exclui hipertensão intracraniana
- Avaliação neurocirúrgica – após estabilização inicial do paciente, é feita a avaliação pela neurocirurgia. A indicação cirúrgica vai depender do *status* neurológico e do resultado da TCC. As indicações de intervenção cirúrgica são as seguintes:
  - Hematomas extra-axiais agudos com 1 cm ou mais de espessura
  - Hematoma subdural ou extradural maior que 5 mm de espessura com um desvio equivalente da linha média em paciente com ESCG < 9
  - Hemorragia intraparenquimatosa (HIP) > 15 mℓ na região supratentorial e > 3 mℓ na região infratentorial, ambas com efeito de massa
  - Fraturas de crânio compostas, abertas e com afundamento.

Tratamento no centro de terapia intensiva pediátrica

Medidas gerais

A cabeça deve ficar em posição neutra para evitar obstrução da veia jugular e deve estar elevada a 30° para otimizar a perfusão cerebral. A cabeceira elevada a 30° ainda diminui o risco de pneumonia associada à ventilação mecânica.

Evitar a hipertermia. A hipotermia não está indicada porque os estudos não comprovaram sua eficácia.

Monitoramento

Monitoramento contínuo da oximetria de pulso, cardioscópio, capnógrafo e pressão arterial invasiva.

O monitoramento de pressão intracraniana é indicado aos pacientes com TCE grave, ao paciente comatoso (ESCG < 9) e que apresenta alterações tomográficas. Os métodos disponíveis são os cateteres extradurais, subdurais, intraparenquimatosos e intraventriculares. O cateter intraventricular, quando possível, é o preferido porque, além de permitir a medição contínua da PIC, possibilita a drenagem do liquor, diminuindo a PIC e permitindo a dosagem do nível do lactato liquórico. Quando há edema cerebral importante com diminuição dos ventrículos, tecnicamente fica difícil colocar o cateter intraventricular.

A saturação venosa do bulbo da jugular (SvjO$_2$) é indicada em adultos, ainda com falta de estudos dos benefícios em crianças.

A eletroencefalografia contínua permite detectar convulsões sem manifestações clínicas.

A análise biespectral permite o monitoramento da consciência e minimiza a dose dos sedativos.

Reposição volêmica e terapia hiperosmolar

Manter reposição volêmica agressiva para manter a pressão arterial média normal para idade. Usar vasopressores se necessário.

Na terapia hiperosmolar é usada solução salina hipertônica (NaCl a 3%). Tem o mesmo efeito do manitol, reduzindo a viscosidade sanguínea e assim promovendo a vasoconstrição reflexa das arteríolas por autorregulação, diminuindo o volume sanguíneo cerebral e a PIC, e o efeito osmótico. A vantagem da solução salina hipertônica é que pode ser usada mesmo em pacientes hemodinamicamente instáveis, enquanto o manitol pode piorar a depleção volêmica e causar hipotensão. Evitar que a osmolaridade sérica ultrapasse o limite de 320 mOsm/ℓ. Outro efeito adverso do uso da solução salina hipertônica seria a mielinólise pontina aguda.

Ventilação mecânica

Manter Paco$_2$ entre 35 e 40 mmHg e Pao$_2$ > 70 mmHg. Não é indicada a hiperóxia. A PEEP deve-se manter a mais baixa possível, porém prevenindo o colapso alveolar (5 cmH$_2$O). A hiperventilação leve (Paco$_2$ entre 30 e 35 mmHg) é indicada quando há hipertensão intracraniana refratária às outras medidas (sedação, analgesia, bloqueio neuromuscular, drenagem liquor e terapia hiperosmolar). A hiperventilação grave (Paco$_2$ < 30 mmHg) é somente utilizada quando há risco de herniação.

Sedação e analgesia

Mesmo que os pacientes estejam em coma, eles ainda respondem a estímulos nocivos, frequentemente com aumento da PIC. A fentanila é o analgésico mais utilizado, por ter mínimos efeitos hemodinâmicos. O midazolam, associado à fentanila, é a sedação contínua mais utilizada em crianças com traumatismo grave nas unidades de terapia intensiva. O propofol em infusão contínua tem propriedades benéficas como diminuição da atividade cerebral, inibição da peroxidação lipídica, dentre outras, mas é contraindicado em crianças menores que 3 anos. A cetamina não é utilizada rotineiramente por aumentar a pressão intracraniana, porém isto não foi demonstrado em um estudo realizado. O etomidato, embora indicado para sedação em pacientes com hipertensão intracraniana, não é usado de rotina pelos casos relatados de supressão suprarrenal induzida por este medicamento. As doses dos sedativos devem ser ajustadas pela clínica, pelos escores de sedação e, se possível, pelo aparelho de índice biespectral (BIS).

Bloqueadores neuromusculares

Os bloqueadores neuromusculares (BNM) são utilizados para diminuir o consumo cerebral de oxigênio e estão indicados os não despolarizantes como vecurônio, rocurônio, atracúrio ou cisatracúrio. Quando se utiliza BNM, deve-se monitorar com EEG para afastar estados convulsivos.

Profilaxia de convulsões no TCE grave

Indicada por pelo menos 7 dias após o insulto. Indica-se o uso de fenitoína intravenosa na dose de ataque de 20 mg/kg

e manutenção de 5 mg/kg/dia dividida em 3 doses (8/8 horas):
- ESCG inicial entre 13 e 15: em crise convulsiva após insulto; pacientes em uso atual de anticonvulsivante
- ESCG inicial entre 9 e 12: história pregressa de convulsões; crise convulsiva após insulto; pacientes em uso atual de anticonvulsivante
- ESCG inicial < 9: todos os pacientes.

Suporte nutricional
Para hidratação intravenosa não devem ser utilizadas soluções hipotônicas porque aumentam o edema cerebral. O paciente deve ser acompanhado com monitoramento da glicemia 4/4 horas e, se necessário, acrescenta-se glicose à solução isotônica intravenosa.

O suporte nutricional deve ser iniciado pelo menos até o final da primeira semana por sonda enteral preferencialmente.

Infecção e coagulação intravascular disseminada
O tratamento antimicrobiano se justifica apenas nos casos de fraturas de crânio com soluções de continuidade (abertas ou compostas).

Deve-se administrar a vacina antitetânica quando indicado (checar o cartão de vacina).

A coagulação intravascular disseminada (CID) pode estar presente, necessitando de tratamento agressivo com plasma e fatores da coagulação.

Corticosteroides
No traumatismo cranioencefálico grave *não* está indicado o uso rotineiro de corticosteroides, mesmo quando há sinais graves de hipertensão intracraniana. São inúteis para o tratamento, além de apresentarem efeitos adversos.

Profilaxia de trombose venosa profunda
A profilaxia de trombose venosa profunda (TVP) será realizada de forma individualizada conforme o risco encontrado. Recomenda-se, quando indicado, iniciar enoxaparina 72 horas após o traumatismo sem sangue ou 48 horas após estabilização do sangramento, comprovado pela TCC.

Manejo da hipertensão intracraniana estabelecida
Se a PIC permanecer acima de 20 mmHg, apesar da sedação e da elevação da cabeceira, medidas adicionais são necessárias para diminuir a PIC. A hipertensão intracraniana é considerada significativa quando a PIC estiver entre 20 e 24 mmHg por 30 minutos, entre 25 e 29 por 10 minutos ou 30 por um minuto. O tratamento divide-se sistematicamente em 3 fases.

Fase I – abordagem geral. Além da intervenção cirúrgica imediata quando indicada, deve-se tomar medidas clínicas como: avaliação da ventilação, oxigenação, pressão arterial e perfusão tecidual. Deve-se minimizar a elevação da PIC na intubação orotraqueal com posicionamento correto do paciente e sedação adequada. A abordagem na emergência, em pacientes com sinais de herniação cerebral é: elevação da cabeceira a 30° e posição neutra da cabeça; manitol intravenoso 1 a 2 g/kg; e hiperventilação otimizada para manter P_{CO_2} em 20 a 30 mmHg.

Fase II – tratamento de primeira linha. Drenagem liquórica se possível; osmoterapia – a solução salina hipertônica (NaCl a 3%) tem sido preferida ao manitol. O manitol tem muitos efeitos deletérios, principalmente a hipovolemia; é contraindicado quando há sinais de insuficiência renal. Deve-se evitar mais que 3 doses diárias.

Fase III – tratamento de segunda linha. A hiperventilação é considerada uma intervenção de emergência com evidências de síndromes de herniação. Manter PIC entre 26 e 30 mmHg inicialmente. Se insuficiente, manter entre 20 e 25 com o monitoramento concomitante da saturação de oxigênio na veia jugular (Sj_{O_2}) e pode ser tentado por 15 minutos. O efeito da hiperventilação é imediato, mas seu efeito é de curta duração (1 a 12 horas). A alcalose respiratória induzida pela hiperventilação é o que determina o efeito, e se perde com o tempo pela compensação renal, através da perda de bicarbonato. Após a hiperventilação terapêutica, a frequência respiratória do ventilador mecânico deve ser normalizada lentamente nas primeiras horas para evitar aumento rebote da PIC.

Os barbitúricos têm capacidade de reduzir o metabolismo cerebral e o FSC, diminuindo a PIC. É usado o tiopental na dose de ataque de 3 a 10 mg/kg em bólus, seguido de infusão contínua de 1 a 4 mg/kg/h. O tratamento deve ser monitorado pela resposta na PIC, na PPC. Atentar que o tiopental pode causar hipotensão. Deve ser mantido por 24 horas após o controle da PIC e retirado lentamente nas 24 horas seguintes.

A craniectomia descompressiva é indicada em pacientes com HIC refratária e quando o prognóstico ainda pode ser bom com o controle da PIC e a otimização da PPC. É feita removendo-se parte dos limites rígidos do crânio, permitindo que o maior volume intracraniano exerça menor pressão, assim aumentando a complacência cerebral e diminuindo a PIC.

O monitoramento da Sj_{O_2} é indicado se a PIC permanecer alta, mesmo após as medidas gerais e o uso de manitol, e para auxiliar na escolha da melhor terapêutica a partir de então.

■ Bibliografia

Abend NS, Helfaer MA. Pediatric neurocritical care. New York: Demosmedical, 2013.

American Academy of Pediatrics. Committee on quality improvement: the management of minor closed head injury in children. Pediatrics. 1999; 104:1407-15.

Barbosa AP, D'Elia C. Condutas de urgência em pediatria. São Paulo: Atheneu, 2006.

Kochanek PM, Carney N, Adelson PD et al. Guidelines for acute medical management of severe traumatic brain injury in infants, children and adolescents. Pediatr Crit Care Med. 2012; 13(Suppl. 1):S1-82.

Kuppermann N, Holmes JF, Dayan OS et al. Identification of children at very low risk of clinically – important brain injuries after head trauma: a prospective cohort study. Lancet. 2009; 374(9696):1160.

Réa A, Maciel FMB, Paranhos JL et al. Manual do curso de imersão em terapia intensiva neurológica (CTIN). AMIB, 2014.

Seção 5

INFECTOLOGIA

Sumário

45. AIDS, 249
46. Dengue, 252
47. Doenças Exantemáticas, 256
48. Infecções Bacterianas e Antibioticoterapia, 264
49. Sepse, 275
50. Infecções Congênitas, 279
51. Malária, 296
52. Meningite e Encefalite, 299
53. Raiva, 303
54. Tuberculose, 306

Coordenador: Priscila de Mattos Sillero

INFECTOLOGIA

45 AIDS

Sylvio Furtado e Priscila de Mattos Sillero

■ Introdução

A síndrome da imunodeficiência adquirida (AIDS) é causada pelo retrovírus HIV. A doença cursa com imunossupressão e surgimento de doenças oportunistas que podem causar graves sequelas e até óbito em qualquer faixa etária, tendo evolução mais desfavorável quanto mais jovem for o paciente. No primeiro momento de infecção pelo HIV, quando o paciente é assintomático, diz-se que ele é portador do HIV. O paciente sairá do estado de portador de HIV para ter AIDS quando apresentar doenças definidoras da síndrome.

■ Epidemiologia

A infecção pelo HIV é doença de notificação compulsória no Brasil. De acordo com o último boletim epidemiológico do Ministério da Saúde de 2015, o total de casos de AIDS registrados no Brasil desde o início da epidemia foi de 798.366, dos quais 20.978 eram crianças de 0 até 9 anos de idade. A grande maioria das crianças adquire o vírus por transmissão vertical, portanto toda gestante deve ser testada para o HIV. A incidência em gestantes no último levantamento foi de 2,6 por mil nascidos vivos. Nos adolescentes, o número de novos casos por transmissão sexual e uso de drogas ilícitas injetáveis vem aumentando nos últimos anos.

■ Fisiopatologia

A AIDS é causada pelo estado de imunossupressão induzido pelo HIV. Este retrovírus se replica dentro dos linfócitos T CD4+, destruindo-os. Com a diminuição do número dessas células, a imunidade natural contra diversas doenças é prejudicada, levando às doenças oportunistas. Além disso, o vírus causa disfunção em outras áreas do sistema imunológico, o que piora ainda mais o cenário.

■ Quadro clínico

O quadro clínico baseia-se principalmente nas doenças definidoras de AIDS:
- Síndrome consumptiva associada ao HIV (perda involuntária de mais de 10% do peso habitual) associada à diarreia crônica (dois ou mais episódios por dia com duração ≥ 1 mês) ou fadiga crônica e febre ≥ 1 mês
- Pneumonia por *Pneumocystis jirovecii*
- Pneumonia bacteriana recorrente (dois ou mais episódios em 1 ano)
- Herpes simples com úlceras mucocutâneas (duração > 1 mês) ou visceral em qualquer localização
- Candidíase esofágica ou de traqueia, brônquios ou pulmões
- Tuberculose extrapulmonar
- Sarcoma de Kaposi
- Doença por citomegalovírus (retinite ou outros órgãos, exceto fígado, baço ou linfonodos)
- Neurotoxoplasmose
- Encefalopatia pelo HIV
- Criptococose extrapulmonar
- Infecção disseminada por micobactérias não *M. tuberculosis*
- Leucoencefalopatia multifocal progressiva
- Criptosporidiose intestinal crônica (duração > 1 mês)
- Isosporíase intestinal crônica (duração > 1 mês)
- Micoses disseminadas (histoplasmose, coccidioidomicose)
- Septicemia recorrente por *Salmonella* não *thyphi*
- Linfoma não Hodgkin de células B ou primário do sistema nervoso central
- Carcinoma cervical invasivo
- Reativação da doença de Chagas (meningoencefalite e/ou miocardite)
- Leishmaniose atípica disseminada
- Nefropatia ou cardiomiopatia sintomática associada ao HIV.

■ Diagnóstico

Clínico

Além das doenças definidoras de AIDS, deve-se pensar no diagnóstico de HIV/AIDS em crianças com quadros como infecções de repetição, desnutrição crônica, hepatoesplenomegalia, linfadenomegalias e doenças cutâneas crônicas. Todas as crianças com história de doenças sexualmente transmissíveis (DST), violência sexual, exposição de risco (p. ex., aleitamento cruzado), história materna desconhecida e os recém-nascidos de mães HIV-soropositivas devem iniciar investigação diagnóstica.

Menores de 18 meses

Todos os recém-nascidos de mães soropositivas para o HIV menores de 18 meses devem iniciar investigação diagnóstica, independentemente do momento do diagnóstico materno e das profilaxias realizadas pela gestante (durante o pré-natal e trabalho de parto) e pelo recém-nascido (RN). No Brasil realizamos 2 cargas virais (exame virológico e quantitativo PCR-RNA), a primeira a partir de 1 mês e a segunda a partir de 4 meses de vida. Resultados positivos devem ser repetidos assim que possível para confirmação diagnóstica. Recém-nascidos sintomáticos devem realizar carga viral em qualquer momento para o início precoce do tratamento.

Resultados negativos em dois exames excluem a infecção pelo HIV na criança, porém um último exame sorológico (ELISA) deve ser realizado a partir de 12 meses; caso positivo ou indeterminado, deve ser repetido em 3 meses para confirmar ou não o diagnóstico. No caso de o resultado do exame ser negativo, a criança recebe alta do acompanhamento para exposição vertical. Devido à alta sensibilidade do exame sorológico e à persistência de anticorpos maternos, é comum crianças entre 12 e 18 meses terem resultados positivos ou indeterminados, o que leva alguns serviços a postergarem esta coleta até depois de 18 meses de idade.

Maiores de 18 meses

As crianças maiores de 18 meses expostas ao HIV, sendo por via materna ou não, devem realizar a investigação diagnóstica semelhante às populações adultas. Nesta faixa etária, o diagnóstico é feito pelo exame sorológico (ELISA), respeitando-se a possível janela imunológica de 6 meses do contato, quando o exame ainda pode ser falso-negativo. No caso de resultado positivo, o exame deve ser confirmado por outra técnica, geralmente *Western blot* (também sorológica) ou carga viral (virológico). Confirmado o diagnóstico, a criança deve ser encaminhada para serviço de referência, onde iniciará acompanhamento.

■ Tratamento

Medidas gerais

A descoberta e o uso do esquema antirretroviral altamente efetivo (TARV, em inglês HAART [*highly active antiretroviral therapy*]) propiciaram quedas drásticas no surgimento de doenças oportunistas e na mortalidade pela AIDS. Cada vez mais o esquema antirretroviral tem sido indicado precocemente, pois a progressão da doença na infecção pelo HIV é mais rápida em crianças do que em adultos e os parâmetros laboratoriais são menos sensíveis para predizer o risco de progressão, especialmente em menores de 12 meses. Todas as crianças e adolescentes com HIV/AIDS têm indicação de receber terapia antirretroviral, seja qual for a faixa etária, a carga viral, a contagem de células CD4 ou o *status* clínico.

O Ministério da Saúde define como esquema de primeira linha para o tratamento do HIV esquema triplo com dois inibidores da transcriptase reversa nucleosídico (geralmente zidovudina com lamivudina ou tenofovir com lamivudina nas crianças com mais de 35 kg e adolescentes) e um inibidor da transcriptase reversa não nucleosídico (nevirapina nos menores de 3 anos e efavirenz nos maiores de 3 anos). O Ministério da Saúde sugere que se solicite genotipagem do HIV antes da introdução da terapia antirretroviral inicial em crianças, mas não é necessário aguardar o resultado para início da TARV.

O uso de quimioprofilaxias geralmente depende da quantidade de células T CD4+ do paciente. As principais doenças que levam à profilaxia são a pneumocistose, a toxoplasmose e a micobacteriose atípica.

Fármacos

Inibidores nucleosídicos da transcriptase reversa

Atuam na enzima transcriptase reversa, incorporando-se à cadeia de DNA criada pelo vírus. Tornam essa cadeia defeituosa, impedindo que o vírus se reproduza.

Fármacos. Abacavir, didanosina, estavudina, lamivudina, tenofovir, zidovudina e a combinação lamivudina/zidovudina.

Inibidores não nucleosídicos da transcriptase reversa

Bloqueiam diretamente a ação da enzima e a multiplicação do vírus.

Fármacos. Efavirenz, nevirapina e etravirina.

Inibidores de protease

Atuam na enzima protease, bloqueando sua ação e impedindo a produção de novas cópias de células infectadas com HIV.

Fármacos. Atazanavir, darunavir, fosamprenavir, indinavir, lopinavir/r, nelfinavir, ritonavir, saquinavir e tipranavir.

Inibidores de fusão

Impedem a entrada do vírus na célula e, por isso, ele não se reproduz.

Fármaco. Enfuvirtida.

Inibidores da integrase

Bloqueiam a atividade da enzima integrase, responsável pela inserção do DNA do HIV no DNA humano. Assim, inibem a replicação do vírus e sua capacidade de infectar novas células.

Fármaco. Raltegravir.

■ Prevenção

Como a forma mais comum de transmissão do HIV na faixa etária pediátrica é por via vertical, a melhor prevenção é o tratamento da gestante. Toda mulher grávida deve realizar sorologias para diversas doenças infecciosas durante o pré-natal, incluindo o HIV. Se o teste anti-HIV for positivo, a gestante deve continuar pré-natal em serviço especializado e iniciar esquema antirretroviral o quanto antes, independentemente dos resultados de genotipagem, exames virológicos ou da contagem de células T CD4+. A paciente deve ser monitorada em relação à carga viral, podendo realizar parto vaginal se esta for inferior a 1.000 cópias; cargas acima desse valor indicam parto cesáreo. No momento do parto, a mulher deve receber zidovudina intravenosa e o RN também deve receber antirretroviral, de acordo com o histórico da mãe durante o pré-natal (Quadro 45.1).

Prevenção de doenças oportunistas

- Pneumocistose: a prevenção da pneumonia por *Pneumocystis jirovecii* é instituída em toda criança exposta sem *status* do HIV conhecido e em toda criança HIV-positiva até 1 ano de idade; nas crianças de 1 a 5 anos de idade com CD4 < 500 células ou < 15%; e nas crianças ≥ 6 anos de idade com infecção comprovada e CD4 < 200 células/$\mu\ell$ ou < 15%. O fármaco de escolha para profilaxia é o sulfametoxazol-trimetoprima (750 mg/m^2/dia – 12/12 horas 3 vezes/semana). Alternativa: crianças > 5 anos: pentamidina aerossol (300 mg 1 vez/mês) ou dapsona (1 mg/kg/dia) ou pentamidina (4 mg/kg, por via intravenosa, a cada 2 a 4 semanas)
- Toxoplasmose: todo paciente deve ter seu *status* imunológico para *Toxoplasma gondii* conhecido (sorologia IgM e IgG antitoxoplasmose). A profilaxia é indicada nos

QUADRO 45.1	Indicação de tratamento antirretroviral (TARV) no recém-nascido (RN) para a profilaxia da transmissão vertical do vírus da imunodeficiência adquirida (HIV).		
Indicação	Medicação	Posologia	Duração
Uso de TARV no pré-natal e periparto, com carga viral documentada < 1.000 cópias/mℓ no 3º trimestre	Zidovudina (AZT)	RN com 35 semanas de idade gestacional ou mais: 4 mg/kg/dose, de 12/12 h RN entre 30 e 35 semanas de idade gestacional: 2 mg/kg/dose, de 12/12 h por 14 dias e 3 mg/kg/dose de 12/12 h a partir do 15º dia RN com menos de 30 semanas de idade gestacional: 2 mg/kg/dose, de 12/12 h	4 semanas
Não utilização de TARV durante a gestação, independente do uso de AZT periparto Uso de TARV na gestação, mas carga viral desconhecida ou maior ou igual a 1.000 cópias/mℓ no 3º trimestre (fazer as 2 medicações em conjunto)	Zidovudina (AZT)	RN com 35 semanas de idade gestacional ou mais: 4 mg/kg/dose, de 12/12 h RN entre 30 e 35 semanas de idade gestacional: 2 mg/kg/dose, de 12/12 h nos primeiros 14 dias e 3 mg/kg/dose de 12/12 h a partir do 15º dia RN com menos de 30 semanas de idade gestacional: 2 mg/kg/dose, de 12/12 h	4 semanas
	Nevirapina (NVP)	Peso ao nascer > 2 kg: 12 mg/dose (1,2 mℓ) Peso ao nascer 1,5 a 2 kg: 8 mg/dose (0,8 mℓ) Peso ao nascer < 1,5 kg: não usar NVP	1ª dose: primeiras 48 h de vida 2ª dose: 48 h após 1ª dose 3ª dose 96 h após 2ª dose

pacientes com IgG positiva e contagem de CD4 < 100 ou < 15% nos menores de 6 anos de idade. O fármaco de escolha é o sulfametoxazol-trimetoprima diário (750 mg/m²/dia – 12/12 horas diariamente). Alternativa: sulfadiazina (75 mg/kg/dia 12/12 horas) + pirimetamina (1 mg/kg/dia, 1 vez/dia) + ácido folínico (5 a 10 mg/dia, 3 vezes/semana) ou dapsona (2 mg/kg/dia, 1 vez/dia) + pirimetamina (1 mg/kg/dia, 1 vez/dia) + ácido folínico (5 a 10 mg/dia, 3 vezes/semana)
- Infecções bacterianas: crianças vivendo com HIV/AIDS são mais propensas a infecções bacterianas de repetição, como pneumonias e otites, independentemente da contagem de linfócitos T CD4+. A principal forma de prevenção destas infecções é a vacinação. Outras medidas preventivas possíveis são o uso do sulfametoxazol-trimetoprima (750 mg/m²/dia – 12/12 horas) diário ou a imunoglobulina humana intravenosa (Ig IV, 400 mg/kg, 1 vez/mês) nos casos de intolerância ao fármaco ou naqueles com níveis séricos de IgG < 400 mg/dℓ.

■ Bibliografia

Brasil. Ministério da Saúde. Protocolo clínico e diretrizes terapêuticas para manejo da infecção pelo HIV em crianças e adolescentes. Brasília: Ministério da Saúde, 2014.
Brasil. Ministério da Saúde. Protocolo clínico e diretrizes terapêuticas para manejo da infecção pelo HIV em adultos. Brasília: Ministério da Saúde, 2013.
Brasil. Ministério da Saúde. Recomendações para profilaxia da transmissão vertical do hiv e terapia antirretroviral em gestantes. Brasília: Ministério da Saúde, 2010.
Kimberlin DW, Brady MT, Jackson MA et al. American Academy of Pediatrics. HIV. In: Red Book, 2015. Report of the Committee on Infectious Diseases, 30. ed. Elk Grove Village, IL 2015.

INFECTOLOGIA

46 DENGUE

Daniele Andrade e Priscila de Mattos Sillero

■ Introdução

Dengue é uma arbovirose transmitida por fêmeas de mosquitos, principalmente da espécie *Aedes aegypti* e, em menor extensão, pelo *A. albopictus*. É amplamente distribuída entre os trópicos, com variações locais relacionadas com chuva, temperatura e urbanização rápida e não planejada.

É uma infecção viral sistêmica habitualmente autolimitada que exibe amplo espectro clínico, incluindo desde formas oligossintomáticas até quadros graves com choque e disfunção de órgãos, podendo evoluir para o óbito (Quadro 46.1).

■ Classificação

De acordo com o Ministério da Saúde:
- Grupo A: ausência de sinais de alarme e de manifestações hemorrágicas espontâneas ou induzidas (prova do laço negativa). Sem comorbidades, grupo de risco ou condições clínicas especiais
- Grupo B: ausência de sinais de alarme, mas com sangramento de pele espontâneo (petéquias) ou induzido (prova do laço positiva). Condições clínicas especiais e/ou de risco social ou comorbidades: menores de 2 anos, doenças crônicas pulmonares, renais, cardiovasculares graves ou hematológicas (principalmente anemia falciforme e púrpuras), doença acidopéptica, hepatopatias, diabetes melito e doenças autoimunes
- Grupo C: presença de algum sinal de alarme. Manifestações hemorrágicas presentes ou ausentes
- Grupo D: presença de sinais de choque, desconforto respiratório ou disfunção grave de órgãos. Manifestações hemorrágicas presentes ou ausentes.

De acordo com a Organização Mundial da Saúde:
- Dengue não grave: pacientes se recuperam sem maiores complicações. Com ou sem sinais de alarme
- Dengue grave: extravasamento plasmático grave resultando em choque, acúmulo de líquidos serosos suficiente para causar desconforto respiratório; e/ou sangramento importante; e/ou grave falência de órgãos (transaminase glutâmico-oxalacética [TGO] ou transaminase glutâmico-pirúvica [TGP] > 1.000, alteração do nível de consciência, insuficiência cardíaca etc.).

■ Epidemiologia

A situação epidemiológica da dengue no Brasil é caracterizada pelo número crescente de casos graves e óbitos nos últimos 10 anos.

A região Sudeste do Brasil tem registrado o maior número de casos prováveis de dengue (64,5%) em relação ao total do país, seguida das regiões Nordeste, Centro-Oeste, Sul e Norte, com maior incidência nas regiões Centro-oeste e Sudeste.

O isolamento viral ocorre em aproximadamente 45 a 50% das amostras enviadas para exame, sendo o DENV1 o sorotipo mais isolado, seguido de DENV4, DENV2 e DENV3.

■ Etiologia

Dengue é um vírus de RNA com 4 sorotipos do gênero *Flavivirus* (família *Flaviviridae*). O vírus e a proteína NS1 codificada por ele estão presentes no sangue durante a fase aguda. Altos e precoces níveis de viremia e antigenemia NS1 estão associados às formas mais graves.

■ Fisiopatologia

O vírus da dengue é introduzido na pele pela picada de um mosquito fêmea infectado. O mosquito não infectado pode adquirir o vírus após se alimentar de um indivíduo infectado durante o período virêmico.

A viremia é detectada em humanos 6 a 18 horas antes do início dos sintomas e termina quando a febre se resolve.

A infecção com 1 dos 4 sorotipos do vírus da dengue (infecção primária) gera imunidade duradoura contra este mesmo sorotipo (sorotipo-específica). Entretanto, a imunidade contra os outros sorotipos (imunidade cruzada) é fraca e transitória e os indivíduos podem ser infectados subsequentemente por outro sorotipo.

QUADRO 46.1	Sinais de gravidade da dengue.
Sinais de alarme	**Sinais de choque**
■ Dor abdominal intensa e contínua ■ Vômito persistente ■ Hipotensão postural e/ou lipotimia ■ Hepatomegalia dolorosa ■ Sangramento por mucosa ou hemorragias importantes (hematêmese e/ou melena) ■ Sonolência e/ou irritabilidade ■ Diminuição da diurese ■ Diminuição repentina da temperatura corporal para hipotermia ■ Aumento repentino do hematócrito ■ Queda abrupta da contagem plaquetária ■ Desconforto respiratório	■ Extremidades frias, cianose ■ Enchimento capilar lento (> 2 s) ■ Pulso rápido e fino ■ Oligúria (diurese < 0,5 mℓ/kg/h) ■ Taquicardia/bradicardia ■ Taquipneia ■ Agitação ou torpor ■ Pressão arterial (PA) convergente (PA diferencial ≤ 20 mmHg) ■ Hipotensão arterial para a idade

DENGUE

O risco de dengue grave é significativamente maior durante a infecção secundária pelo vírus da dengue do que durante a infecção primária.

Os sintomas tipicamente surgem entre 4 e 7 dias após a picada do mosquito infectado, mas o período de incubação varia de 3 a 14 dias. O extravasamento plasmático, devido ao aumento da permeabilidade capilar (por disfunção das células endoteliais), é o sinal mais importante da dengue grave, e não está presente na dengue clássica. Começa a se evidenciar no período de 24 horas antes e 24 horas após a defervescência. O período de maior risco de choque é entre o 3º e o 7º dia da doença, o que tende a coincidir com a resolução da febre.

■ Quadro clínico

A dengue na criança pode ser assintomática ou apresentar sinais e sintomas inespecíficos: fadiga, sonolência, recusa alimentar e hídrica, náuseas, vômito, diarreia e sintomas respiratórios (tosse, dor de garganta, congestão nasal).

A febre é geralmente alta (39 a 40°C), de início abrupto, com duração média de 5 a 7 dias. Pode ter um padrão bifásico com um segundo período febril durante 1 a 2 dias em 5% dos pacientes.

Em crianças maiores a febre está associada a cefaleia, dor retro-orbitária, fadiga, mialgias e artralgias.

Em menores de 2 anos as queixas álgicas podem se manifestar como choro persistente, fadiga, irritabilidade, podendo ser confundidas com outros quadros infecciosos febris, próprios da faixa etária.

O exantema está presente em 50% dos casos e é predominantemente do tipo macular ou maculopapular na face, tronco e membros, não poupando plantas e palmas, com ou sem prurido, surgindo 2 a 5 dias após o início da febre.

As manifestações hemorrágicas mais comuns são: petéquias, equimoses, epistaxe, gengivorragia, sangramento gastrintestinal, metrorragia, hematúria, que podem ser observadas em todas as apresentações clínicas da dengue, devendo alertar o médico para o risco de o paciente evoluir para as formas graves da doença.

Entre o 3º e o 7º dia da doença, quando ocorre a defervescência, pode haver um súbito agravamento do quadro, surgindo sinais e sintomas como vômito intenso e frequentes, dor abdominal forte e contínua, hepatomegalia dolorosa, desconforto respiratório, sonolência ou irritabilidade excessiva, hipotermia, sangramento por mucosas, diminuição da sudorese e derrames cavitários (pleural, pericárdico, ascite).

■ Diagnóstico

Clínico

Caso suspeito de dengue. Toda pessoa que viva ou tenha viajado nos últimos 14 dias para área onde esteja ocorrendo transmissão da dengue ou abrigue o *A. aegypti*, que apresente febre, em geral entre 2 e 7 dias, e apresente ou não as seguintes manifestações: náuseas, vômito; exantema; mialgias, artralgia; cefaleia, dor retro-orbitária; petéquias ou prova do laço positiva; leucopenia.

Laboratorial/exames específicos

Sorologia

O período adequado para sua realização é a partir do 6º dia de doença. O ELISA IgM costuma tornar-se positivo a partir do 6º dia de doença; e o ELISA IgG costuma tornar-se positivo a partir do 9º dia de doença na infecção primária, e já está detectável desde o 1º dia da infecção secundária.

Teste rápido. Baseia-se na detecção qualitativa e diferencial de anticorpos IgM e IgG.

Isolamento viral

Detecção do vírus ou antígenos virais. O período adequado para sua realização é até o 5º dia de doença, principalmente nos primeiros 3 dias.

NS1

Teste qualitativo usado na antigenemia NS1 da dengue pela técnica ELISA de captura. A sensibilidade pode ultrapassar 90% na infecção primária, porém está reduzida na secundária (60 a 80%).

Hemograma completo

Leucograma variável. Leucopenia é comum, entretanto leucocitose não afasta a doença.

Hemoconcentração indica provável alteração da permeabilidade capilar (extravasamento plasmático). É definida como aumento do hematócrito em mais de 10% acima do valor basal ou, na ausência deste, acima de 42% em crianças (> 44% em mulheres e > 50% em homens).

Plaquetopenia não necessariamente constitui um fator de risco para sangramento em pacientes com suspeita de dengue, mas a queda progressiva de plaquetas indica a necessidade de acompanhamento mais atento, sendo considerada um sinal de alarme.

Bioquímica (para grupos B, C e D)

Albumina sérica e transaminases.

Leves elevações das transaminases séricas (aumento de 2 a 5 vezes o limite do normal) são comuns tanto na dengue leve quanto na grave. Porém, os níveis são significativamente maiores no quadro grave (5 a 15 vezes).

Outros exames conforme a necessidade: glicose, ureia, creatinina, eletrólitos, gasometria, tempo e atividade de protrombina (TAP), tempo de tromboplastina parcial ativada (TTPA).

Por imagem

- Radiografia de tórax: PA, perfil e incidência de Laurell
- Ultrassonografia de abdome: mais sensível para detectar derrames cavitários
- Ecocardiograma: conforme a necessidade.

■ Diagnóstico diferencial

Síndrome febril

Influenza, adenovírus e outras viroses respiratórias, hepatites virais, malária, febre tifoide.

Síndrome exantemática febril

Rubéola, sarampo, escarlatina, eritema infeccioso, exantema súbito, enteroviroses, mononucleose infecciosa, parvovirose, citomegalovirose, outras arboviroses como chikungunya e zika, farmacodermias, doença de Kawasaki.

Síndrome hemorrágica febril

Hantavirose, febre amarela, leptospirose, malária grave, riquetsioses e púrpuras.

Síndrome dolorosa abdominal

Apendicite, obstrução intestinal, abscesso hepático, abdome agudo, pneumonia, infecção urinária, colecistite aguda.

Síndrome do choque

Meningococcemia, septicemia, síndrome do choque tóxico e choque cardiogênico (miocardites).

■ Tratamento

Medidas gerais

O sucesso do tratamento do paciente com dengue depende do reconhecimento precoce dos sinais de alarme, do contínuo acompanhamento, do reestadiamento dos casos (dinâmico e contínuo) e da pronta e adequada reposição volêmica, melhorando assim o prognóstico dos pacientes.

Não há tratamento específico atualmente, o tratamento é de suporte com ênfase na hidratação cuidadosa.

Sintomáticos

- Antitérmicos/analgésicos: dipirona, paracetamol. Atenção: os salicilatos (como o AAS) são contraindicados e não devem ser administrados, pois podem causar ou agravar sangramentos. Os anti-inflamatórios não hormonais e os fármacos com potencial hemorrágico *não* devem ser utilizados
- Antieméticos: bromoprida, metoclopramida, ondansetrona
- Antipruriginosos: anti-histamínicos
- Repouso.

Grupo A

- Hidratação oral: orientar hidratação no domicílio, com soro de reidratação oral (SRO) (1/3 das necessidades hídricas basais), oferecido com frequência sistemática, independentemente da vontade da criança
- Completar a hidratação oral com líquidos caseiros (2/3 das necessidades hídricas basais), tais como água, sucos de frutas naturais, chás e água de coco; evitar uso de refrigerantes e alimentos como beterraba e açaí
- Para crianças < 2 anos, oferecer 50 a 100 mℓ de cada vez; para crianças > 2 anos, 100 a 200 mℓ de cada vez
- Em caso de vômito e recusa da ingestão do soro oral, recomenda-se a hidratação intravenosa
- Retorno imediato na presença de sinais de alarme ou a critério médico.

Grupo B

- Hidratação oral conforme recomendado para o grupo A, até o resultado do exame
- Hematócrito normal, seguir condutas do grupo A. Tratamento em regime ambulatorial com reavaliação clínica diária
- Hemoconcentração: oferecer SRO supervisionado (50 a 100 mℓ/kg em 4 horas). Se necessário, hidratação intravenosa: soro fisiológico (SF) ou lactato Ringer (RL) – 40 mℓ/kg em 4 horas
- Reavaliação clínica e de hematócrito em 4 horas (após a etapa de hidratação): hemoconcentração ou surgimento de sinais de alarme: seguir conduta do grupo C
- Hematócrito normal: tratamento em regime ambulatorial, com reavaliação clínica diária
- Retorno diário para reclassificação do paciente, com reavaliação clínica e laboratorial, até 48 horas após a queda da febre ou imediato na presença de sinais de alarme ou a critério médico.

Grupo C

Internação hospitalar. Hidratação intravenosa. Fase de expansão: SF ou RL 20 mℓ/kg/h durante 2 horas. Reavaliação clínica e de hematócrito em 2 horas (após a etapa de hidratação).

Repetir a fase de expansão até 3 vezes, se não houver melhora do hematócrito ou dos sinais hemodinâmicos. Se a resposta continuar inadequada após as três fases de expansão, reclassificar o paciente como grupo D e atualizar a conduta.

Se houver melhora clínica e laboratorial após as fases de expansão, iniciar a fase de manutenção: necessidade hídrica basal (NHB) segundo a regra de Holliday-Segar:

- Até 10 kg: 100 mℓ/kg/dia
- 10 a 20 kg: 1.000 mℓ + 50 mℓ/kg/dia para cada kg acima de 10 kg
- \> 20 kg: 1.500 mℓ + 20 mℓ/kg/dia para cada kg acima de 20 kg
- Sódio: 2 a 3 mEq/kg/dia ou 80 a 120 mOsmol
- Potássio: 2 a 5 mEq/kg/dia.

Fase de reposição de perdas estimadas (causadas pela fuga capilar) com SF ou RL: 50% das NHB, em Y com dupla via ou em dois acessos diferentes.

Após preencher os critérios de alta, o retorno para reavaliação clínica e laboratorial segue orientação conforme o grupo B.

Grupo D

Internação em unidade de terapia intensiva.

Reposição volêmica: iniciar imediatamente a fase de expansão rápida intravenosa, SF 20 mℓ/kg em até 20 minutos.

Se necessário, repetir por até 3 vezes, de acordo com a avaliação clínica.

Reavaliação clínica a cada 15 a 30 minutos e de hematócrito em 2 horas.

Se houver melhora clínica e laboratorial após as fases de expansão, retornar para a fase de expansão do grupo C e seguir a conduta recomendada para este grupo.

Se a resposta for inadequada, avaliar se há hemoconcentração.

Hematócrito em ascensão e choque, após reposição volêmica adequada – utilizar expansores plasmáticos (albumina 0,5 a 1 g/kg); hematócrito em queda e choque – investigar hemorragias e coagulopatia de consumo, considerar a administração de agentes inotrópicos; hematócrito em queda sem sangramentos: reavaliação da reposição volêmica; avaliar a necessidade de suporte com inotrópicos e diuréticos.

Atenção

O período de extravasamento plasmático e choque leva de 24 a 48 horas, devendo o médico estar atento à rápida mudança das alterações hemodinâmicas. Monitoramento estreito é essencial, pois choque recorrente pode acontecer nas primeiras 24 horas após a reanimação inicial.

Reavaliar periodicamente: pressão arterial, pulso, enchimento capilar, cor da pele, estado de hidratação das mucosas, nível de consciência, diurese (normal: 1,5 a 4 mℓ/kg/h), auscultas pulmonar e cardíaca, aumento ou surgimento de hepatomegalia e hematócrito.

Fazer controle radiológico e/ou ultrassonográfico nos derrames cavitários para identificar o início da melhora (reabsorção) do derrame (pleural, pericárdico e/ou peritoneal) e, assim, diminuir o volume oferecido pela hidratação intravenosa, evitando-se uma das causas de hiper-hidratação.

Evitar procedimentos invasivos desnecessários, como toracocentese, paracentese, pericardiocentese.

Hemoderivados

Indicações da transfusão de concentrado de plaquetas:
- Plaquetopenia < 50.000/mm³, com suspeita de sangramento dentro do sistema nervoso central, ou de locais de risco como sangramentos no trato gastrintestinal (hematêmese e enterorragia)
- Plaquetopenia < 20.000/mm³, na presença de sangramentos ativos importantes.

Não se recomenda transfusão profilática de plaquetas na ausência de sangramento ativo.

Transfusão de plasma fresco congelado: sangramentos com alterações de TAP e TTPA (atividade < 40%, INR > 1,25).

Transfusão de concentrado de hemácias: em caso de hemorragias importantes, com descompensação hemodinâmica.

■ Indicações de hospitalização

- Presença de sinais de alarme
- Recusa na ingestão de alimentos e líquidos
- Comprometimento respiratório ou outros sinais de gravidade
- Plaquetas < 20.000/mm³, independentemente de manifestações hemorrágicas
- Impossibilidade de acompanhamento ou retorno à unidade de saúde
- Comorbidades descompensadas como diabetes melito, hipertensão arterial, insuficiência cardíaca, uso de dicumarínicos, crise asmática etc.
- Outras situações a critério clínico.

■ Critérios de alta hospitalar

Todos os 5 devem estar presentes:
- Estabilização hemodinâmica há no mínimo 48 horas
- Ausência de febre por 48 horas
- Melhora visível do quadro clínico
- Hematócrito normal e estável por 24 horas
- Plaquetas em elevação e acima de 50.000/mm³.

■ Complicações

- Insuficiência cardíaca, miocardite, choque cardiogênico
- Síndrome da angústia respiratória aguda (SARA), insuficiência respiratória
- Hepatite, icterícia, insuficiência hepática, distúrbios de coagulação e encefalopatia hepática
- Meningite linfomonocítica, encefalite e síndrome de Reye, polirradiculoneurite. Depressão, irritabilidade, psicose, demência, amnésia, sinais meníngeos, paresias, paralisias, polineuropatias (síndrome de Guillain-Barré)
- Insuficiência renal aguda.

■ Prevenção

O controle do mosquito é a forma mais efetiva de prevenir a transmissão da dengue, por meio do uso de inseticidas e vigilância intensiva do mosquito.

A partir de 2016, dispomos de uma vacina recombinante atenuada contra os quatro sorotipos do vírus da dengue. A Dengvaxia® (Sanofi Pasteur) é indicada para indivíduos de 9 a 45 anos de idade e deve ser administrada por via subcutânea em três doses a intervalos de 6 meses. Embora a vacina não seja 100% eficaz na prevenção de uma futura infecção, seu maior benefício está na diminuição da gravidade da dengue nos indivíduos vacinados que a contraiam.

NÃO ESQUEÇA

- Cuidado! Queda do hematócrito pode significar necessidade de reposição volêmica adequada ou perda de sangue. No último caso, o paciente não melhora clinicamente
- É importante ressaltar que os pacientes podem evoluir para o choque sem evidências de sangramento espontâneo ou prova do laço positiva, reforçando que o fator determinante das formas graves da dengue são as alterações do endotélio vascular, com extravasamento plasmático, que leva ao choque, expressas por meio de hemoconcentração, hipoalbuminemia e/ou derrames cavitários.

■ Bibliografia

Brasil. Ministério da Saúde. Secretaria de Vigilância em Saúde. Diretoria Técnica de Gestão. Dengue: diagnóstico e manejo clínico: adulto e criança. 4a. ed. 2013. 80p.

Simmons CP, Farrar JJ, Nguyen V, Wills B. Dengue. N Engl J Med. 2012; 366:1423.

World Health Organization. Dengue: guidelines for diagnosis, treatment, prevention and control. Geneva: World Health Organization, 2009.

INFECTOLOGIA

47 DOENÇAS EXANTEMÁTICAS

Priscila de Mattos Sillero e Mariana Frossard

■ Introdução

Doenças exantemáticas são um grupo de enfermidades geralmente infectocontagiosas; porém outras doenças inflamatórias, intoxicações alimentares e/ou medicamentosas e processos alérgicos também podem causar erupções cutâneas. Neste capítulo abordaremos as doenças exantemáticas infecciosas, cujo diagnóstico é essencialmente clínico e o exantema é variável, de acordo com o tipo de afecção.

■ Classificação

Os exantemas podem ser classificados, segundo seus aspectos clínicos, em:
- Maculopapular: manifestação cutânea mais comum nas doenças infecciosas sistêmicas. Costuma ser associado a vírus, mas também é observado em várias infecções bacterianas, parasitoses, riquetsioses, micoplasmose e intoxicações medicamentosas ou alimentares
- Morbiliforme: pequenas maculopápulas eritematosas (3 a 10 mm), avermelhadas, lenticulares ou numulares, permeadas por pele sã, podendo confluir. É o exantema típico do sarampo, mas pode estar presente na rubéola, no exantema súbito, nas enteroviroses, nas riquetsioses, na dengue, na leptospirose, na toxoplasmose, na hepatite viral, na mononucleose, na síndrome de Kawasaki e em reações medicamentosas
- Escarlatiniforme: eritema difuso, puntiforme, vermelho-vivo, áspero (sensação de lixa), sem solução de continuidade, poupando a região perioral. Pode ser denominado micropapular. É a erupção típica da escarlatina, porém pode ser observada na rubéola, na síndrome de Kawasaki, em reações medicamentosas, na miliária e em queimaduras solares
- Rubeoliforme: semelhante ao morbiliforme, porém de coloração rósea, com pápulas um pouco menores. É o exantema presente na rubéola, em enteroviroses, em viroses respiratórias e no micoplasma
- Urticariforme: erupção papuloeritematosa de contornos irregulares. É mais típico em algumas reações medicamentosas, alergias alimentares e em certas coxsackioses, mononucleose e malária. Pode ser observado em infecções por parvovírus B19 associado ou não a edema articular
- Papulovesicular: presença de pápulas e lesões elementares de conteúdo líquido (vesículas). É comum a transformação sucessiva de maculopápulas em vesículas, vesicopústulas, pústulas e crostas. Pode ser localizado (p. ex., herpes simples e zóster) ou generalizado (p. ex., varicela, varíola, impetigo, estrófulo, enteroviroses, dermatite herpetiforme, molusco contagioso, brucelose, tuberculose, fungos, candidíase sistêmica)
- Petequial ou purpúrico: alterações vasculares com ou sem distúrbios das plaquetas ou da coagulação. Pode estar associado a infecções graves como meningococcemia, septicemias bacterianas, febre purpúrica brasileira e febre maculosa. Também pode surgir em outras infecções como citomegalovirose, rubéola, enteroviroses, sífilis, dengue e em reações por substâncias.

■ Rubéola

Etiologia e meio de transmissão

Doença viral aguda causada pelo rubivírus – vírus de RNA da família Togaviridae. Transmitida por contato por meio de secreções nasofaríngeas de pessoas infectadas. Na gestação é transmissível ao feto, podendo causar a síndrome da rubéola congênita.

Faixa etária

Acomete principalmente crianças e adultos jovens.

Quadro clínico

Período de incubação de 14 a 23 dias. A maioria dos casos de rubéola é subclínica (25 a 50% dos casos são assintomáticos). Em crianças geralmente não há pródromo. Os adultos podem apresentar sintomas leves, predominando febre baixa, cefaleia e mal-estar, geralmente 5 dias antes do aparecimento do exantema. Linfadenopatia está quase sempre presente, principalmente nas regiões retroauricular e occipital. Exantema maculopapular róseo, difuso e discreto, distribuição craniocaudal, máxima intensidade no 2º e 3º dias, desaparecendo até o 6º dia, sem descamação (Figura 47.1).

Podem-se observar conjuntivite leve e enantema da mucosa palatal. Poliartrite e poliartralgia são muito raras em crianças, mas bastante comuns em adolescentes e adultos jovens. As principais complicações são encefalite (1:5.000 casos) e trombocitopenia (1:3.000 casos).

Transmissibilidade

De 5 a 7 dias antes a 7 dias após o início do exantema.

Diagnóstico laboratorial

Sorologia com IgM reagente (por ELISA) na fase aguda, ou títulos crescentes de IgG em amostras pareadas (fases aguda e convalescente).

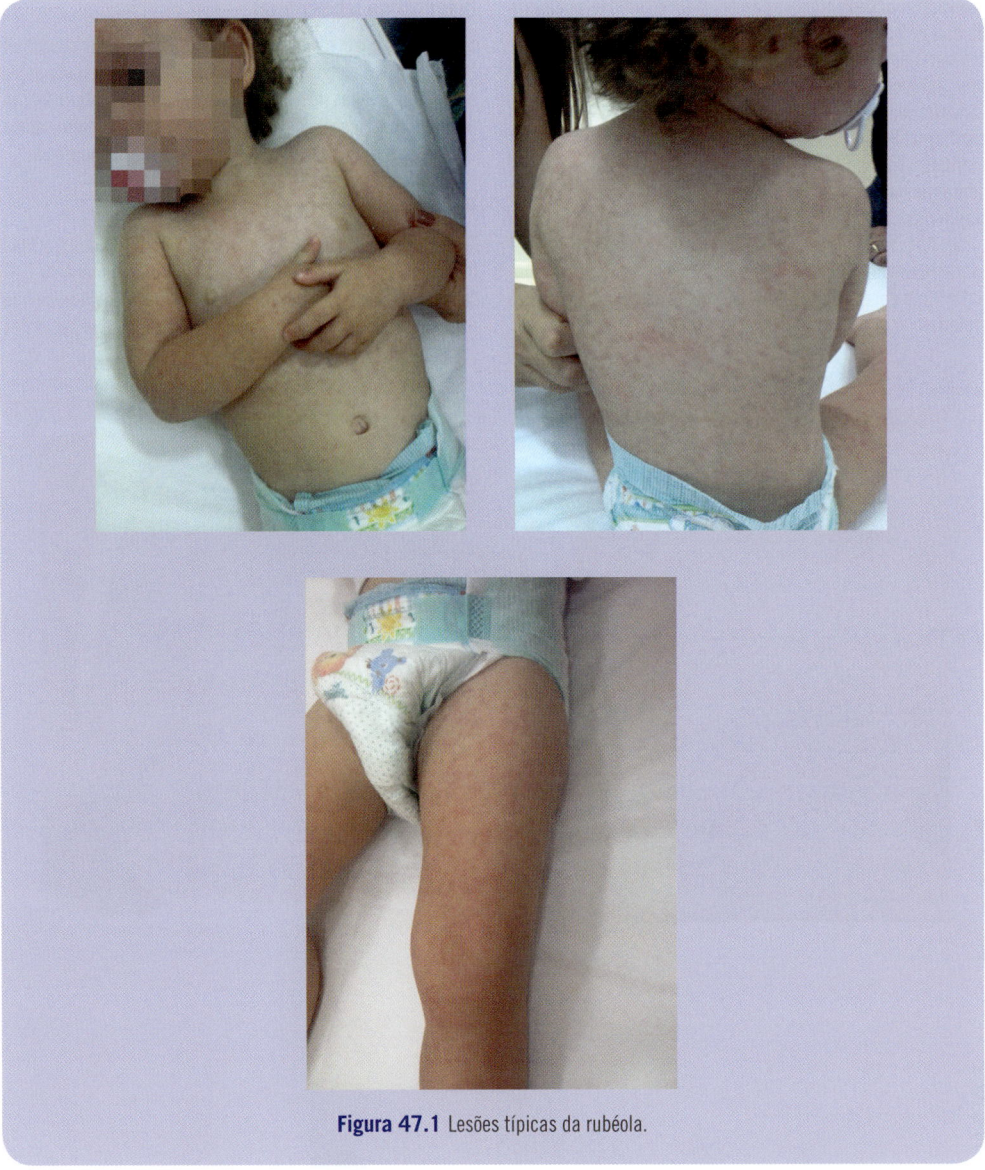

Figura 47.1 Lesões típicas da rubéola.

Prevenção e tratamento

Não há tratamento específico. A vacina é a única forma eficaz de prevenção. Duas doses após o primeiro ano de vida conferem imunidade de 95 a 98%. Deve-se fazer reforço vacinal na adolescência e/ou em surtos. Deve-se evitar exposição a outros indivíduos até 7 dias após aparecimento do exantema.

■ Parvovírus B19 (eritema infeccioso)

Etiologia e meio de transmissão

Doença viral causada pelo parvovírus humano B19, um vírus de DNA da família Parvoviridae, com replicação dentro dos precursores eritrocitários humanos. Transmissão por contato com secreções respiratórias, produtos sanguíneos ou através da placenta de mães infectadas. Surtos escolares no início da primavera são muito comuns.

Faixa etária

Acomete principalmente crianças após o 1º ano de vida (pré-escolar e escolar) e adolescentes.

Quadro clínico

Período de incubação variável (4 a 20 dias). O quadro apresenta-se geralmente sem pródromo, podendo ocorrer sintomas inespecíficos como cansaço, febre (15 a 30% dos pacientes), mialgia e cefaleia 7 a 10 dias antes do aparecimento do exantema. O exantema aparece na face, intenso, em forma de asa de borboleta ou lembrando o aspecto de face esbofeteada (Figura 47.2A), distribuindo-se em seguida nos membros e tronco (exantema em "meias e luvas", Figura 47.2B e C), variando entre exantema micropapular, petequial ou urticariforme. Pode reaparecer ou intensificar-se com irritantes cutâneos, alteração da temperatura ou exposição ao sol por semanas ou meses após a infecção. Não há descamação. A transmissibilidade é máxima antes do aparecimento do exantema. Após o início do *rash*, não há mais necessidade de isolamento escolar. Em crianças o risco de poliartropatia é raro, entretanto em adolescentes e adultos pode acontecer artrite isolada com ou sem exantema.

Diagnóstico laboratorial

Sorologia com IgM reagente (ELISA) em amostras de sangue de fase aguda ou incremento de títulos de IgG em sorologias de amostras pareadas (fases aguda e convalescente). Na avaliação de infecção crônica pelo parvovírus, o uso da reação em cadeia da polimerase (PCR) é mais indicado pela melhor acurácia.

Prevenção e tratamento

Deve-se evitar a exposição de indivíduos infectados a outros indivíduos no período prodrômico. Não há vacina nem tratamento específico. Cuidado com mulheres grávidas devido ao risco de hidropisia fetal e anemia congênita. Os pacientes

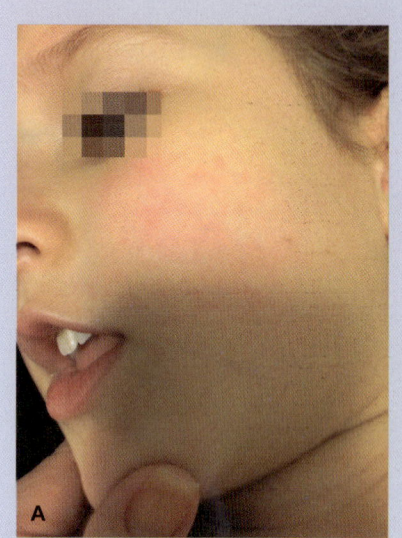
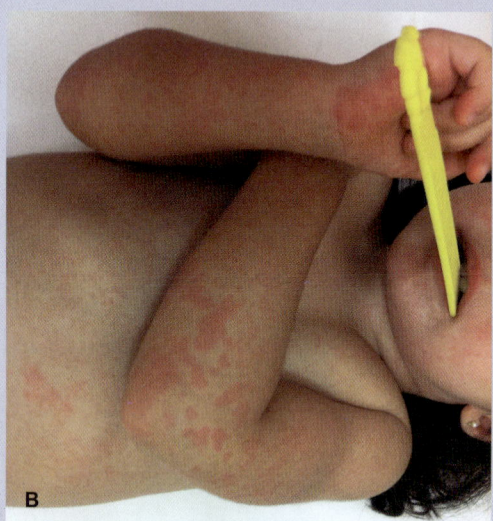
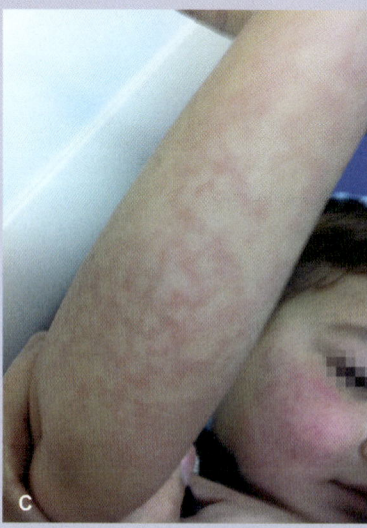

Figura 47.2 Eritema infeccioso. **A.** "Face esbofeteada". **B** e **C.** Exantema no tronco e nos membros.

DOENÇAS EXANTEMÁTICAS

imunossuprimidos também devem evitar contato com pessoas infectadas pelo parvovírus em virtude do risco de anemia crônica e aplasia eritroide. Nos pacientes com anemia falciforme, há risco aumentado de crise aplásica.

■ Exantema súbito | Roséola infantil

Etiologia e meio de transmissão

Doença viral, causada pelos herpes-vírus humanos 6 e 7 (HHV6 e HHV7, membros da família Herpesviridae). Transmissão por meio de secreções de um portador assintomático a um contato próximo.

Faixa etária

Acomete crianças menores de 4 anos, principalmente entre 6 meses e 2 anos.

Quadro clínico

Doença aguda com período médio de incubação entre 9 e 10 dias. O período prodrômico dura 3 a 4 dias com febre alta (> 39,5°C) e irritabilidade. O exantema em geral maculopapular difuso não pruriginoso inicia-se no tronco logo após o desaparecimento da febre (Figura 47.3). Desaparece rapidamente, em questão de horas até 3 dias, sem descamação. Cerca de 20% das crianças infectadas apresentarão somente síndrome febril inespecífica. Pode estar ou não associada a crise convulsiva febril em 10 a 15% dos casos (crianças suscetíveis ou com história de crise febril), encefalite e síndrome semelhante à mononucleose.

Diagnóstico laboratorial

São utilizados testes de imunofluorescência indireta (IFI) para detecção de IgM e IgG em amostras de sangue ou líquor coletadas nas fases aguda e convalescente.

Prevenção e tratamento

Tratamento de suporte; não há vacina.

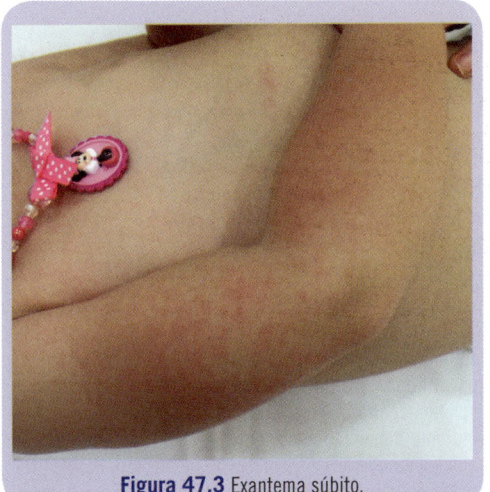

Figura 47.3 Exantema súbito.

■ Sarampo

Etiologia e meio de transmissão

Doença viral aguda, causada pelo morbilivírus (família Paramyxoviridae). A transmissão ocorre por contato com aerossóis respiratórios e gotículas. Pico de incidência no final do inverno e na primavera.

Faixa etária

Todas, principalmente crianças e adultos jovens.

Quadro clínico

Período de incubação entre 8 e 12 dias desde a exposição até o início dos sintomas. Período prodrômico característico, com 3 a 5 dias de febre alta, tosse, coriza e conjuntivite. Pode haver anorexia e diarreia. O sinal de Koplik, caracterizado por pontos esbranquiçados circundados por uma aréola vermelha (enantema) na mucosa oral na altura do segundo molar inferior, geralmente precede o exantema em 2 a 3 dias. O exantema maculopapular aparece entre o 3º e 7º dias de doença, é morbiliforme, com início atrás das orelhas, distribuição centrífuga para todo o corpo, porém sem acometer palmas e plantas. Intensidade máxima depois de 3 dias, dura de 4 a 7 dias e desaparece com descamação leve (furfurácea). As complicações, incluindo otite média, broncopneumonia e laringotraqueobronquite (crupe), são mais comuns em lactentes e pré-escolares. Encefalite aguda ocorre em 1:1.000 casos. Panencefalite esclerosante subaguda é uma complicação rara caracterizada por degeneração do sistema nervoso central. Mortalidade de 1 a 3:1.000 casos, principalmente por complicações respiratórias e neurológicas. A transmissibilidade estende-se desde 7 dias antes até 4 dias após o início do exantema.

Diagnóstico laboratorial

Sorologia com IgM reagente (ELISA) em amostras de sangue da fase aguda ou incremento de títulos de IgG em sorologias de amostras pareadas (fases aguda e convalescente). Após 72 horas do surgimento do exantema, os títulos de IgM começam a declinar. É possível também identificar o vírus em amostras de urina, saliva e líquor.

Prevenção e tratamento

Não há tratamento específico. O uso de ribavirina em pacientes gravemente enfermos vem sendo estudado. A OMS (Organização Mundial da Saúde) recomenda a administração de vitamina A para todas as crianças diagnosticadas com sarampo nas regiões onde exista a deficiência desta vitamina. A vacina é o único meio eficaz de prevenção. Uma dose confere imunidade de 95% e uma segunda dose, de 99%. Isolamento do paciente até o 4º dia após o início do *rash* é mandatório. Se o paciente for hospitalizado, o isolamento aéreo, além das medidas gerais de precaução, é necessário.

■ Escarlatina

Etiologia e meio de transmissão

Causada pelo *Streptococcus pyogenes*, bactéria β-hemolítica do grupo A, produtora de toxina eritrogênica. A transmissão se dá por contato com secreções respiratórias.

Faixa etária

Acomete principalmente crianças de 3 a 10 anos de idade, com reincidência na adolescência.

Quadro clínico

Período de incubação de 2 a 5 dias. Concomitante ou após faringoamigdalite membranosa, apresenta-se com febre alta e mal-estar, exantema eritematoso puntiforme (pele áspera como uma lixa, palidez peribucal (sinal de Filatov), linhas marcadas nas dobras de flexão (sinal de Pastia), enantema no palato (Figura 47.4A) e língua em framboesa. Descamação extensa nas mãos (Figura 47.4B) e nos pés (em dedos de luva) que tem início após 1 semana. Transmissibilidade de 10 a 21 dias em pacientes não tratados e sem complicações. As complicações podem ocorrer dentro de 1 a 5 semanas e incluem glomerulonefrite aguda e febre reumática aguda. Complicações tardias incluem coreia de Sydenham e cardiopatia reumática.

Diagnóstico laboratorial

O diagnóstico laboratorial pode ser realizado por teste rápido (aglutinação de látex) em secreção coletada da orofaringe.

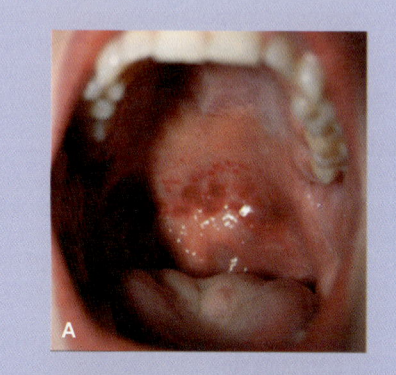
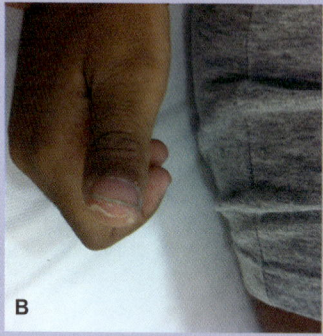

Figura 47.4 Escarlatina. **A.** Enantema típico. **B.** Descamação na mão.

Prevenção e tratamento

Tratamento específico com antibióticos, como amoxicilina 50 mg/kg/dia durante 10 dias ou dose única de penicilina benzatina, reduz o risco de complicações. Não há vacina. Contatantes portadores devem ser tratados.

■ EBV (vírus Epstein-Barr)

Etiologia e meio de transmissão

Doença viral causada pelo vírus Epstein-Barr, um herpesvírus. A transmissão ocorre principalmente de pessoa a pessoa por meio de contato com saliva de pessoas infectadas. Crianças pequenas podem infectar-se por contato com saliva em objetos ou mãos. O beijo facilita a transmissão.

Faixa etária

Acomete crianças e adolescentes.

Quadro clínico

Em 50% dos casos a infecção é subclínica ou assintomática. Em pacientes com a forma clínica, o pródromo é muito discreto ou ausente. O quadro clínico típico é de febre persistente, linfadenopatia principalmente cervical, amigdalite membranosa e esplenomegalia. Pode haver um exantema variável e inconstante que está associado ao uso de antibióticos (penicilinas, cefalosporinas e seus derivados). O hemograma pode apresentar atipia linfocitária, anemia e plaquetopenia. O acometimento medular pelo EBV pode cursar com síndrome hemofagocítica, anemia hemolítica, agranulocitose e trombocitopenia. As complicações de SNC costumam ser graves e com sequelas importantes, a saber: meningite asséptica, neurite óptica, mielite transversa, encefalite e síndrome de Guillain-Barré. Linfoma de Burkitt e os linfomas de Hodgkin e não Hodgkin também podem ter associação à infecção pelo EBV. Dez por cento dos casos de mononucleose infecciosa pelo EBV evoluem com síndrome de fadiga pós-infecciosa. Período de incubação de 4 a 6 semanas. O período de transmissibilidade é prolongado, podendo estender-se por 1 ano ou mais.

Diagnóstico laboratorial

Sorologia para detecção de anticorpos IgM contra o antígeno de capsídio viral (anti-VCA) em sangue coletado na fase aguda (1ª e 2ª semanas de doença) e IgG antiantígeno nuclear (anti-EBNA) em sangue da fase convalescente (após 2ª e 3ª semanas de doença). Um teste de anticorpos (monoteste) é capaz de diagnosticar a doença em 85% dos casos em crianças maiores de 4 anos.

Prevenção e tratamento

Não há tratamento específico. O uso de corticosteroides (prednisona, 1 mg/kg/dia) por curto período em pacientes com inflamação amigdaliana importante (Figura 47.5), esplenomegalia maciça, miocardite, anemia hemolítica ou síndrome hemofagocítica tem sido indicado. Estudos com valaciclovir e aciclovir demonstraram eficácia *in vitro*. Nos pacientes imunossuprimidos e após transplante, o uso de

DOENÇAS EXANTEMÁTICAS

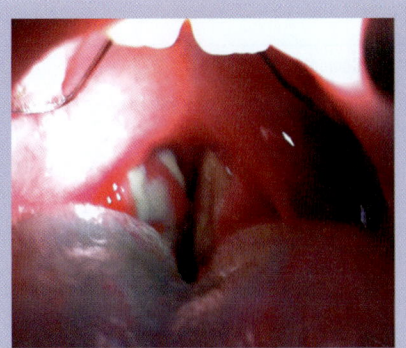

Figura 47.5 Amigdalite na mononucleose infecciosa (infecção por EBV).

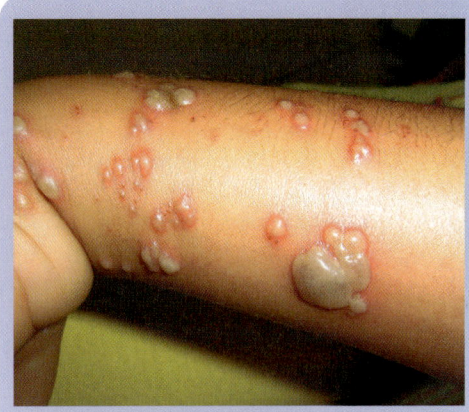

Figura 47.6 Exantema vesicopapular da varicela.

antiviral associado ou não a imunoglobulina intravenosa (IGIV) é necessário. Não há vacina. Orientar os contatos próximos, minimizar o contato com saliva do indivíduo com mononucleose e evitar esportes de contato são as medidas de precaução mais importantes.

■ Varicela

Etiologia e meio de transmissão

Infecção causada pelo vírus varicela-zóster da família dos herpes-vírus. A transmissão ocorre por contato direto com o conteúdo das vesículas ou por transmissão respiratória. Pode haver transmissão placentária, causando sérias complicações ao feto. O caso secundário em geral é mais grave que o caso-índice de varicela. Maior incidência na primavera e no inverno.

Faixa etária

Pode ocorrer em qualquer idade, mas a incidência é maior entre 2 e 8 anos. Rara em < 3 meses, possivelmente graças à proteção por anticorpos maternos.

Quadro clínico

Sintomas prodrômicos como febre e astenia geralmente surgem junto com o exantema vesicopapular típico ("gotas de orvalho sobre pétala de rosa"), variando desde poucas lesões até mais de 500 lesões que podem ser restritas à pele (Figura 47.6) ou acometer diversas mucosas (oral, conjuntival e genital) e órgãos (esôfago, fígado, pâncreas, rins, ureteres, útero e suprarrenais). As lesões costumam ser centrípetas, com evolução em surtos e diferentes estágios de evolução até que todas virem crostas, geralmente após o 5º dia de início do *rash*. O período de contágio varia de 1 a 2 dias antes do surgimento da primeira lesão até a última lesão virar crosta. O período de incubação é de 14 a 21 dias, podendo se estender até 28 dias em pacientes que receberam profilaxia com imunoglobulina antivaricela-zóster ou IGIV. Nos recém-nascidos de mães com varicela ativa na hora do parto, o período de incubação da varicela neonatal é de 1 a 16 dias após o parto.

Complicações

Infecção bacteriana secundária geralmente causada por contaminação da pele por estafilococos ou estreptococos: impetigo, erisipela, celulite, septicemia, fasciite necrosante. Manifestações hemorrágicas geralmente são gravíssimas e de difícil manejo clínico, por exemplo, púrpura fulminante e coagulação intravascular disseminada (CIVD). Podem ocorrer também encefalite (3 a 8 dias após o exantema), ataxia cerebelar, pneumonia, nefrite, hepatite, artrite e trombocitopenia. Os casos mais graves e com maiores complicações costumam acontecer em adolescentes, adultos e pacientes imunocomprometidos, inclusive com alta mortalidade neste último grupo.

Diagnóstico laboratorial

O Quadro 47.1 apresenta os recursos disponíveis para definir o diagnóstico.

Prevenção e tratamento

Sintomático na maioria dos casos. Medidas gerais de higiene como banho regular, uso de cremes à base de calamina tópica e manter as unhas bem cortadas são muito importantes para diminuir o risco de infecção cutânea. Pacientes com prurido se beneficiam do uso de anti-histamínico. Pacientes que estejam em uso de corticosteroide devem reduzir a dose a níveis fisiológicos (20 a 50 mg de cortisona/m^2/dia). O uso de aciclovir (30 mg/kg/dia) é indicado em pacientes imunocomprometidos, adolescentes > 13 anos e adultos, contatante infectado do caso-índice, sendo este grave, neonato infectado (< 1 mês), pacientes com varicela grave e/ou com complicações da varicela. Deve-se ter em mente que o uso de salicilatos é contraindicado em pacientes com varicela em virtude do risco da síndrome de Reye. O uso da vacina antivaricela é de grande importância no impacto da morbimortalidade da doença. O esquema com duas doses de vacina após o primeiro ano de vida confere imunidade próxima a 96%. Para pacientes expostos à varicela, indica-se o uso da vacina ou imunoglobulina antivaricela (VZIG)

QUADRO 47.1 — Recursos para o diagnóstico de varicela.

Teste	Espécime	Comentário
Cultura viral	Conteúdo vesicular; liquor; biopsia tecidual	Capaz de distinguir vírus varicela de herpes-vírus. Alto custo
PCR	*Swab* ou raspado de vesícula ativa; crosta de lesão; liquor; biopsia tecidual	Método de rápido diagnóstico. Muito sensível e específico para vírus varicela
Imunofluorescência direta	*Swab* ou raspado de lesão (contendo células)	Mais rápido e sensível que a cultura. Menos sensível que a PCR
Citologia pelo método Tzanck	*Swab* ou raspado de lesão (contendo células)	Não específico para vírus varicela. Menores sensibilidade e acurácia do que a imunofluorescência direta
ELISA	Sangue nas fases aguda e convalescente — IgM/IgG	Alta especificidade e sensibilidade. Diagnóstico de infecção recente e resposta vacinal

PCR: reação em cadeia de polimerase.

como meio de bloqueio até 96 horas após a exposição. Alguns especialistas sugerem o uso profilático de aciclovir por 7 dias em pacientes não elegíveis ao uso de VZIG ou da vacina.

> **NÃO ESQUEÇA**
>
> Crianças que tiveram varicela com menos de 1 ano de idade e pacientes imunocomprometidos têm maior risco de herpes-zóster após a infecção por varicela pela latência dos vírus em gânglios da raiz dorsal.

■ Doença mão–pé–boca

Etiologia e meio de transmissão

Doença infecciosa causada pelos vírus enterovírus não pólio: Coxsackie A (24 sorotipos) e menos frequentemente pelo enterovírus 71. Altamente infecciosa e contagiosa em crianças, com transmissão fecal-oral e respiratória. Devido à longa permanência do vírus no meio ambiente, a transmissão por meio de fômites é descrita. Surtos escolares são bastante comuns.

Faixa etária

Principalmente lactentes e pré-escolares.

Quadro clínico

Período de incubação é de 3 a 6 dias. Início do quadro com sintomas gerais como mal-estar, náuseas, vômitos e inapetência. A febre é de intensidade variável, mas alguns casos não a exibem. Quando a sintomatologia típica da doença mão–pé–boca se instala, a criança passa a apresentar manchas vermelhas com vesículas branco-acinzentadas no centro na boca, nas amígdalas e na faringe que podem evoluir para ulcerações muito dolorosas de estomatite (aftas) e linfonodos aumentados no pescoço. Surgem, a seguir, nos pés e nas mãos, lesões vesiculares branco-acinzentadas com base avermelhada, não pruriginosas e indolores (Figura 47.7). As lesões podem aparecer também na área das fraldas. Alguns pacientes apresentam um exantema micropapular difuso não pruriginoso no tronco e membros. Na maioria dos casos, o curso é benigno, regredindo em 5 a 7 dias de doença. Complicações como infecção secundária das lesões e encefalite são raras, mas estão descritas.

Diagnóstico laboratorial

É possível isolar o vírus por meio de cultura celular de sangue, urina, fezes, secreção de orofaringe e liquor (se houver meningite), apesar do baixo índice de crescimento do Coxsackie A *in vitro*. A identicação viral por PCR é possível no liquor, sendo mais rápido e mais sensível em comparação com a cultura.

Prevenção e tratamento

Não existe terapia antiviral específica. Instituem-se medidas de suporte sintomático para alívio da dor e febre. Nos casos em que ocorre o comprometimento grave de mucosa oral com prejuízo da hidratação e alimentação, deve-se realizar internação para prover hidratação intravenosa. Atualmente o uso de terapia com *laser* oral realizado por dentistas especializados tem sido indicado para controle da dor e cicatrização das lesões orais. Não existe vacina.

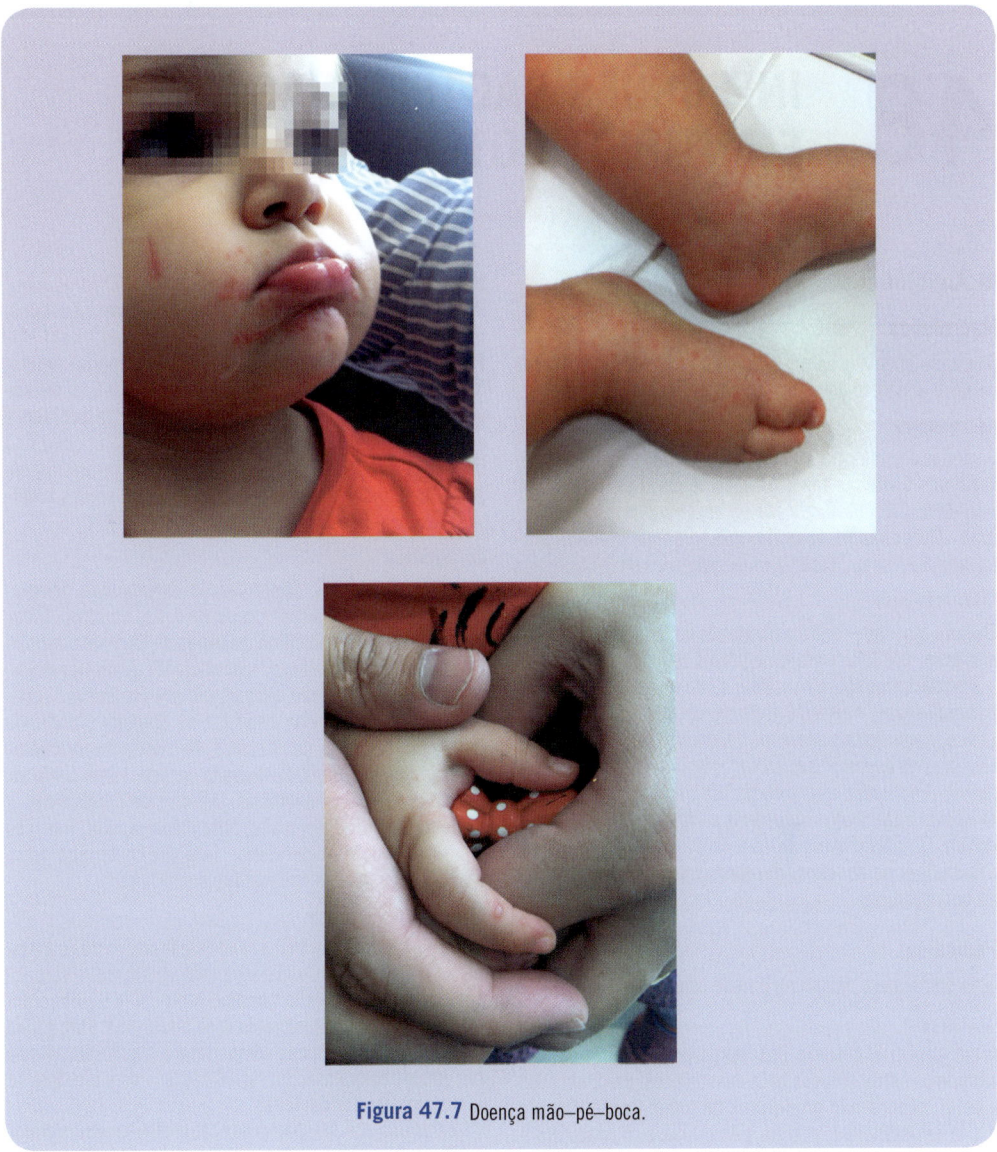

Figura 47.7 Doença mão–pé–boca.

Bibliografia

American Academy of Pediatrics, Baker CJ. Red book atlas of pediatric infectious disease. 2. ed. Illinois: AAP, 2013.

Brasil. Ministério da Saúde. Manual de Doenças Infecciosas e Parasitárias. Brasília, MS, 2010.

Cherry J, Demmler-Harrison GJ, Kaplan SI et al. Feigin and Cherry's textbook of pediatric infectious diseases: Expert Consult. 7. ed. Philadelphia: Elsevier Saunders, 2014.

Long SS, Pickering LK, Prober CG. Sarah Long's principles and practice of pediatric infectious diseases: Expert Consult. 4. ed. Philadelphia: Elsevier Saunders, 2012.

INFECTOLOGIA

48 INFECÇÕES BACTERIANAS E ANTIBIOTICOTERAPIA

Priscila de Mattos Sillero e Daniele Andrade

■ Antibióticos

Macrolídios

Sua ação pode ser bactericida ou bacteriostática. Atuam inibindo a síntese de proteínas nas bactérias.

Azitromicina

Bactérias aeróbias gram-positivas; bactérias aeróbias gram-negativas; bactérias anaeróbias; bactérias atípicas (*Borrelia burgdorferi, Chlamydia pneumoniae, Mycoplasma pneumoniae, Mycoplasma hominis, Ureaplasma urealyticum, Campylobacter* sp., *Listeria monocytogenes* etc.).

Claritromicina

Elevada atividade contra uma grande variedade de organismos gram-positivos e gram-negativos aeróbios e anaeróbios – *Streptococcus* sp.; *Haemophilus influenzae; Haemophilus parainfluenzae; Neisseria gonorrhoeae; Listeria monocytogenes; Legionella pneumophila; Pasteurella multocida; Mycoplasma pneumoniae; Helicobacter pylori; Campylobacter jejuni; Chlamydia trachomatis; Chlamydia pneumoniae; Moraxella catarrhalis; Bordetella pertussis; Borrelia burgdorferi; Staphylococcus aureus; Propionibacterium acnes; Clostridium perfringens; Peptococcus niger; Bacteroides melaninogenicus*.

Penicilinas

Ação bactericida. Atuam na parede celular.

Oxacilina

Ativa contra a maioria dos cocos gram-positivos, incluindo os estreptococos beta-hemolíticos, pneumococos e estafilococos não produtores de penicilinase. Devido à sua resistência à enzima penicilinase, a oxacilina é ativa também contra estafilococos produtores de penicilinase.

Principal uso. Infecções causadas por *Staphylococcus* sp. resistentes à penicilina. Impetigo bolhoso, celulite flegmonosa, síndrome da pele escaldada, furunculose generalizada, broncopneumonia, osteomielite, meningites, sepse, abscesso, artrite séptica e endocardite.

Ampicilina

Estreptococos alfa e beta-hemolíticos, *Streptococcus pneumoniae*, estafilococos não produtores de penicilinase, *Bacillus anthracis*, *Clostridium* spp. e outros; gram-negativos: *Haemophilus influenzae; Neisseria gonorrhoeae; Neisseria meningitidis; Proteus mirabilis* e muitas cepas de *Salmonella* (incluindo *Salmonella typhi*); *Shigella, Escherichia coli*.

Microrganismos resistentes. *Klebsiella-Enterobacter, Proteus* indol-positivos, *Serratia, Pseudomonas*, riquétsias, micoplasmas e clamídias.

Principal uso. Infecção respiratória, otite média aguda, rinossinusite, faringite bacteriana, infecção urinária, meningite, febre tifoide e sepse neonatal precoce (associada a aminoglicosídio). Fármaco de escolha para a maioria das infecções enterocócicas. Nas infecções respiratórias em geral, prefere-se a amoxicilina, que tem menos efeitos adversos e esquema posológico mais favorável.

Amoxicilina

Enterococus faecalis, Streptococcus pneumoniae, Streptococcus pyogenes, Streptococcus viridans, Staphylococcus aureus sensível à penicilina, espécies de *Corynebacterium, Bacillus anthracis, Listeria monocytogenes*; gram-negativos: *Haemophilus influenzae, Escherichia coli, Proteus mirabilis*, espécies de *Salmonella*, espécies de *Shigella, Bordetella pertussis*, espécies de *Brucella, Neisseria gonorrhoeae, Neisseria meningitidis, Pasteurella septica, Vibrio cholerae, Helicobacter pylori*; anaeróbios: espécies de *Clostridium*.

Principal uso. Rinossinusite, otite média aguda, infecção urinária, infecções respiratórias, faringite bacteriana, febre tifoide e profilaxia da endocardite bacteriana.

Ampicilina/sulbactam

Ampicilina/sulbactam é uma combinação composta de ampicilina, um antibiótico sensível à betalactamase, e sulbactam, inibidor de betalactamase. A adição de sulbactam amplia o espectro antimicrobiano da ampicilina. Esta é uma penicilina semissintética e compartilha o mesmo mecanismo das demais penicilinas, ou seja, é bactericida e interfere na parede celular das bactérias.

Apresenta amplo espectro de ação contra bactérias gram-positivas e gram-negativas, incluindo: *Staphylococcus aureus* e *epidermidis* (incluindo cepas penicilino-resistentes e algumas meticilino-resistentes); *Streptococcus pneumoniae, Streptococcus faecalis* e outros *Streptococcus* spp.; *Haemophilus influenzae* e *parainfluenzae* (tanto cepas beta-lactamase-positivas como negativas); *Moraxella catarrhalis*; anaeróbios, incluindo *Bacteroides fragilis* e espécies relacionadas; *Escherichia coli, Klebsiella* spp., *Proteus* spp.; *Morganella morganii, Citrobacter* spp., *Enterobacter* spp., *Neisseria meningitidis* e *Neisseria gonorrhoeae*.

Principal uso. Infecções respiratórias, sinusite, otite, amigdalite e celulite. Opção para tratamento de infecção de tecidos moles com envolvimento de flora mista e infecções intra-abdominais (associadas a aminoglicosídios). Boa alternativa para tratamento de infecções por *Acinetobacter* sensível.

INFECÇÕES BACTERIANAS E ANTIBIOTICOTERAPIA

Amoxicilina/clavulanato

Staphylococcus aureus, *Staphylococcus* coagulase-negativos (incluindo *Staphylococcus epidermidis*), *Enterococcus faecalis*, *Enterococcus faecium*, *Streptococcus* sp., *Corynebacterium* spp., *Bacillus anthracis*, *Listeria monocytogenes*. Anaeróbias – *Clostridium* spp., *Peptococcus* spp., *Peptostreptococcus* spp.; gram-negativos: *Haemophilus influenzae*, *Moraxella catarrhalis*, *Escherichia coli*, *Klebsiella* spp., *Proteus mirabilis*, *Proteus vulgaris*, *Neisseria gonorrhoeae*, *Neisseria meningitidis*, *Salmonella* spp., *Shigella* spp., *Bordetella pertussis*, *Brucella* spp., *Vibrio cholerae*, *Pasteurella multocida*, *Gardnerella vaginalis*, *Helicobacter pylori*, *Legionella* spp., *Yersinia* enterocolítica; anaeróbias – *Bacteroides* spp. (incluindo o *B. fragilis*) e *Fusobacterium* spp.

Principal uso. Infecções respiratórias, otite, amigdalite e celulite. Opção para o tratamento de infecção de tecidos moles com envolvimento de flora mista e infecções intra-abdominais (associadas a aminoglicosídios).

Penicilina G benzatina

Exerce ação bactericida durante o estágio de multiplicação ativa dos microrganismos sensíveis. Atua por inibição da biossíntese do mucopeptídio da parede celular.

Desempenha elevada atividade *in vitro* contra estafilococos (exceto as cepas produtoras de penicilinase), estreptococos (grupos A, C, G, H, L e M) e pneumococos. Ação em tratamento de: *Neisseria gonorrhoeae*, *Actinomyces bovis*, *Streptobacillus moniliformis*, *Listeria monocytogenes* e *Leptospira*, *Treponema pallidum*.

Em níveis séricos elevados pode atuar contra *Escherichia coli*, *Proteus mirabilis*, *Salmonella* e *Shigella*, e algumas cepas de *Enterobacter aerogenes* (*Aerobacter aerogenes*) e *Alcaligenes faecalis* e alguns estreptococos do grupo D.

Principal uso. Tratamento da faringite, do impetigo estreptocócico e da sífilis e profilaxia primária e secundária de febre reumática.

Penicilina G cristalina

Streptococcus sp., *N. meningitidis*, *N. gonorrhoeae*, *Clostridium tetani*, *Treponema pallidum* e outros.

Principal uso. Erisipela, pneumonia, sífilis, endocardite bacteriana, infecções da pele e tecidos moles.

Penicilina G procaína potássica

Apresenta atividade contra estreptococos dos grupos A – C – G – H – L – M, *N. gonorrhoeae*, *C. diphtheriae*, *Treponema pallidum*.

Principal uso. Pneumonia pneumocócica (somente cepas plenamente sensíveis), sífilis, faringite e celulite estreptocócica.

Piperacilina/tazobactam

Exerce atividade bactericida pela inibição da formação do septo e síntese da parede celular.

Espectro de ação. Gram-negativos: *Escherichia coli*, *Citrobacter* spp., *Klebsiella* spp., *Enterobacter* spp., *Proteus vulgaris*, *Proteus mirabilis*, *Providencia rettgeri*, *Providencia stuartii*, *Plesiomonas shigelloides*, *Morganella morganii*, *Serratia* spp., *Salmonella* spp., *Shigella* spp., *Pseudomonas aeruginosa* e outras *Pseudomonas* spp., *Xanthomonas maltophilia*, *Neisseria gonorrhoeae*, *Neisseria meningitidis*, *Moraxella* spp., *Acinetobacter* spp., *Haemophilus influenzae*, *H. parainfluenzae*, *Pasteurella multocida*, *Yersinia* spp., *Campylobacter* spp., *Gardnerella vaginalis*; gram-positivos: estreptococos (*S. pneumoniae*, *S. pyogenes*, *S. bovis*, *S. agalactiae*, *S. viridans*, grupo C, grupo G), enterococos (*E. faecalis*, *E. faecium*), *Staphylococcus aureus* (*S. aureus* não resistente à meticilina), *S. saprophyticus*, *S. epidermidis* (estafilococos coagulase-negativo), *Corynebacteria*, *Listeria monocytogenes*, *Nocardia* spp.; anaeróbias – *Bacteroides* spp., *Peptostreptococcus* spp., *Fusobacterium* spp., grupo *Eubacterium*, *Clostridium* spp., *Veillonella* spp. e *Actinomyces* spp.

Principal uso. Infecções graves por bactérias sensíveis gram-negativas como sepse, pneumonias, pielonefrite, infecções da pele, dos ossos e das articulações e infecções ginecológicas.

Cefalosporinas

Ação bactericida.

Cefalotina (primeira geração)

Staphylococcus aureus (incluindo cepas produtoras de penicilinase); *Staphylococcus epidermidis*; estreptococos beta-hemolíticos do grupo A e outras cepas de estreptococos (muitas cepas de enterococos são resistentes); *Streptococcus pneumoniae*; *Klebsiella* spp.; *Escherichia coli*; *Enterobacter aerogenes*; *Proteus mirabilis*; *Haemophilus influenzae*.

Microrganismos resistentes. Estafilococos meticilina-resistentes (MRSA) são uniformemente resistentes à cefalotina. A maioria das cepas de *Proteus* indol-positivas (*Proteus vulgaris*), *Enterobacter cloacae*, *Morganella morganii* e *Providencia rettgeri* é resistente. *Serratia*, *Pseudomonas*, *Mima*, *Herellea* são quase uniformemente resistentes à cefalotina.

Principal uso. Pneumonias, infecções urinárias, infecções da pele e de tecidos moles, infecções das vias respiratórias superiores e profilaxia cirúrgica.

Cefazolina (primeira geração)

Staphylococcus aureus (incluindo cepas produtoras de penicilinase); *Staphylococcus epidermidis*; estreptococos beta-hemolíticos do grupo A e outras cepas de estreptococos (muitas cepas de enterococos são resistentes); *Streptococcus pneumoniae*; *Klebsiella* spp.; *Escherichia coli*; *Enterobacter aerogenes*; *Proteus mirabilis*; *Haemophilus influenzae*.

Microrganismos resistentes. Estafilococos meticilina-resistentes são uniformemente resistentes à cefazolina. A maioria das cepas de *Proteus* indol-positivas (*Proteus vulgaris*), *Enterobacter cloacae*, *Morganella morganii* e *Providencia rettgeri* é resistente. *Serratia*, *Pseudomonas*, *Mima*, *Herellea* são quase uniformemente resistentes à cefazolina.

Principal uso. Profilaxia cirúrgica, pneumonias, infecções do trato urinário, infecções de pele e tecidos moles e infecções das vias respiratórias superiores.

Cefoxitina (segunda geração)

Estafilococos, estreptococos beta-hemolíticos do grupo A, estreptococos beta-hemolíticos do grupo B, *Streptococcus pneumoniae* e outros estreptococos (exceto os estreptococos

do grupo D), incluindo os enterococos, pois muitas de suas cepas são resistentes; gram-negativos: *Neisseria gonorrhoeae* e *Neisseria meningitidis, Escherichia coli, Haemophilus influenzae, Klebsiella* spp., *Klebsiella pneumoniae, Proteus, Morganella morganii, Proteus vulgaris, Proteus mirabilis, Providencia* spp., *Providencia rettgeri, Salmonella* e *Shigella* spp. e *Serratia marcescens. Bacteroides* spp., *Bacteroides fragilis, Bacteroides melaninogenicus* e *Fusobacterium* spp., *Acinetobacter calcoaceticus* var. *anitratum, Acinetobacter calcoaceticus* var. lwoffi, *Alcaligenes faecalis, Citrobacter* spp., *Enterobacter* spp. e *Flavobacterium* spp., *Pseudomonas* spp., a maioria das cepas de enterococos, muitas cepas de *Enterobacter cloacae*, estafilococos resistentes à meticilina e *Listeria monocytogenes*; anaeróbios gram-positivos: *Clostridium* spp., *Clostridium perfringens, Eubacterium* spp., *Propionibacterium acnes*; anaeróbios gram-negativos: *Veillonella* spp.
Principal uso. Profilaxia em cirurgias colorretais, infecções intra-abdominais.

Cefuroxima (segunda geração)
Apresenta atividade bactericida contra uma extensa gama de patógenos comuns. A ação bactericida resulta da inibição da síntese da parede celular bacteriana através da ligação a proteínas-alvo essenciais.
Espectro de ação. Aeróbios gram-negativos – *Escherichia coli; Klebsiella* spp., *Proteus mirabilis, Providencia* spp., *Proteus rettgeri, Haemophilus influenzae, Haemophilus parainfluenzae, Moraxella catarrhalis, Neisseria gonorrhoeae, Neisseria meningitidis* e *Salmonellae* spp. etc.; aeróbios gram-positivos – *Staphylococcus aureus* e *Staphylococcus epidermidis, Streptococcus pyogenes, Streptococcus* do grupo B, *Streptococcus mitis* e *Bordetella pertussis*; anaeróbios – cocos gram-negativos e gram-positivos (incluindo espécies de *Peptococcus* e *Peptostreptococcus*).
Microrganismos resistentes. *Clostridium difficile, Pseudomonas* spp., *Campylobacter* spp., *Acinetobacter calcoaceticus, Listeria monocytogenes*, linhagens de *Staphylococcus aureus* e de *Staphylococcus epidermidis* resistentes à meticilina, e de *Legionella* spp. *Enterococus (Streptococcus) faecalis, Morganella morganii, Proteus vulgaris, Enterobacter* spp., *Citrobacter* spp., *Serratia* spp., *Bacteroides fragilis.*
Principal uso. Infecções de pele e tecidos moles, artrite séptica, osteomielite, celulite periorbitária e infecções de vias respiratórias.

Cefotaxima (terceira geração)
Aeromonas hydrophila; Bacillus subtilis; Bordetella pertussis; Borrelia burgdorferi; Moraxella catarrhalis; Citrobacter diversus; Citrobacter freundii; Clostridium perfringens; Corynebacterium diptheriae; Escherichia coli; Enterobacter spp.; *Erysipelothix insidiosa; Eubacterium*; cepas de *Haemophilus* produtoras de penicilinase, incluindo ampi-R; *Klebsiella pneumoniae; Klebsiella oxytoca; Staphylococcus* sensível à meticilina, incluindo cepas produtoras e não produtoras de penicilinase; *Morganella morganii;* cepas de *Neisseria gonorrhoeae* produtoras e não produtoras de penicilinase; *Neisseria meningitidis; Propionibacterium; Proteus mirabilis, P. vulgaris; Providencia; Streptococcus pneumoniae; Salmonella; Serratia* spp.; *Shigella; Streptococcus* spp.; *Veillonella; Yersinia.*
Microrganismos resistentes. *Acinetobacter baumannii; Bacteroides fragilis; Clostridium difficile* e *Enterococcus, Listeria monocytogenes; Staphylococcus* resistente à meticilina; *Pseudomonas aeruginosa; Pseudomonas cepacia; Stenotrophomonas maltophilia.*
Principal uso. Pneumonias, infecções urinárias, meningites, infecções intra-abdominais (em associação a anaerobicidas), infecções de vias respiratórias superiores, sepse neonatal tardia e bacteriemias.

Ceftazidima (terceira geração)
Bactericida. É inibidor da síntese da parede celular bacteriana e resistente à maioria das betalactamases produzidas por organismos gram-positivos e gram-negativos e, portanto, ativo contra muitas cepas resistentes à ampicilina e à cefalotina.
Espectro de ação. Gram-negativos – *Pseudomonas* sp., *Klebsiella* spp., *Proteus mirabilis, Proteus vulgaris, Morganella morganii (Proteus morganii), Proteus rettgeri, Providencia* spp., *Escherichia coli, Enterobacter* spp., *Citrobacter* spp., *Serratia* spp., *Salmonella* spp., *Shigella* spp., *Yersinia enterocolitica, Pasteurella multocida, Acinetobacter* spp., *Neisseria gonorrhoeae, N. meningitidis, Haemophilus influenzae* e *H. parainfluenzae*; gram-positivos – *Staphylococcus aureus* e *Staphylococcus epidermidis, Micrococcus* spp., *Streptococcus* spp.; anaeróbios – *Peptococcus* spp., *Peptostreptococcus* spp., *Streptococcus* spp., *Propionibacterium* spp., *Clostridium perfringens, Fusobacterium* spp., *Bacteroides* spp.
Microrganismos resistentes. Estafilococos resistentes à meticilina, *Enterococcus (Streptococcus) faecalis* e muitos outros enterococos, *Listeria monocytogenes, Campylobacter* spp. e *Clostridium difficile.*
Principal uso. Pneumonias, infecções urinárias, meningites, infecções intra-abdominais (em associação a anaerobicidas), infecções por *Pseudomonas aeruginosa* e bacteriemias.

Ceftriaxona (terceira geração)
Agente bactericida que age por inibição da síntese da parede celular bacteriana.
Espectro de ação. Ativo contra grande parte dos cocos gram-positivos; boa atividade contra gram-negativos.
Principal uso. Pneumonia, infecções urinárias, meningites, infecções intra-abdominais e ginecológicas (deve ser usada em associação a anaerobicidas), bacteriemias, gonorreia e sífilis. Usada preferencialmente na meningite e na profilaxia da doença meningocócica em gestantes.

Cefepima (quarta geração)
Agente bactericida que age por inibição da síntese da parede celular bacteriana.
Espectro de ação. Gram-positivos aeróbios – *Staphylococcus aureus, Staphylococcus epidermidis*, outros estafilococos, entre os quais *S. hominis* e *S. saprophyticus, Streptococcus pyogenes, Streptococcus agalactiae, Streptococcus pneumoniae*, outros estreptococos beta-hemolíticos, *S. bovis* e *Streptococcus viridans*; gram-negativos aeróbios –

Acinetobacter calcoaceticus; *Aeromonas hydrophila*; *Capnocytophaga* spp.; *Citrobacter* spp., entre os quais *C. diversus* e *C. freundii*; *Campylobacter jejuni*, *Enterobacter* spp., entre os quais *E. cloacae*, *E. aerogenes* e *E. sakazakii*; *Escherichia coli*; *Gardnerella vaginalis*; *Haemophilus ducreyi*, *Haemophilus influenzae*, *Haemophilus parainfluenzae*; *Hafnia alvei*, *Klebsiella* spp., entre os quais *K. pneumoniae*, *K. oxytoca* e *K. ozaenae*; *Legionella* spp.; *Morganella morganii*; *Moraxella catarrhalis*; *Neisseria gonorrhoeae*, *Neisseria meningitidis*, *Pantoea agglomerans* (anteriormente conhecido como *Enterobacter agglomerans*), *Proteus* spp., *Providencia* spp., *Pseudomonas* spp., *Salmonella* spp., *Serratia*, *Shigella* spp. *Yersinia enterocolitica*; anaeróbios – *Bacteroides* spp., *Clostridium perfringens*, *Fusobacterium* spp., *Mobiluncus* spp., *Peptostreptococcus* spp., *Prevotella melaninogenica*, *Veillonella* spp.
Microrganismos resistentes. *Bacteroides fragilis* e *Clostridium difficile*.
Principal uso. Pneumonias, infecções urinárias, infecções intra-abdominais (em associação a anaerobicidas), septicemias e febre em neutropênicos.

Carbapenêmicos

Ertapeném

Inibidor da síntese da parede celular bacteriana e bactericida contra um amplo espectro de patógenos – gram-positivos e gram-negativos aeróbios e anaeróbios.
Espectro de ação. Cocos gram-positivos em geral, excluindo estafilococos oxacilina-resistentes e a maioria dos enterococos; bacilos gram-negativos em geral, excluindo *Acinetobacter*, *H. influenzae*, *Stenotrophomonas* e *Pseudomonas*, anaeróbios em geral.
Principal uso. Infecções graves por germes multirresistentes, especialmente gram-negativos produtores de betalactamases.

Imipeném/cilastatina

Potente inibidor da síntese da parede celular bacteriana e é bactericida contra um amplo espectro de patógenos – gram-positivos e gram-negativos aeróbios e anaeróbios.
Espectro de ação. Ativo contra gram-negativos, gram-positivos; anaeróbios; e outros.
Microrganismos resistentes. *Xanthomonas maltophilia* e algumas cepas de *Pseudomonas cepacia*, *Enterococcus faecium* e estafilococos resistentes à meticilina.

Meropeném

Exerce sua ação bactericida por meio da interferência na síntese da parede celular bacteriana.
Espectro de ação. Ativo contra gram-positivos; gram-negativos; e anaeróbios.
Principal uso. Infecções nosocomiais por microrganismos multirresistentes, particularmente causadas por *Citrobacter freundii*, *Acinetobacter* sp. e *Enterobacter* spp. Tratamento empírico de pacientes previamente tratados com múltiplos antibióticos. Infecções polimicrobianas, infecções intra-abdominais e de partes moles, osteomielites, infecções complicadas do trato urinário e infecções causadas por germes resistentes a outros agentes. É o fármaco de escolha para tratamento de infecções do sistema nervoso central e para tratamento de pacientes com história prévia de convulsão.

Aminoglicosídios

Amicacina

Ação bactericida altera a síntese proteica.
Espectro de ação. *Pseudomonas* spp., *Escherichia coli*, *Proteus* spp. *Providencia* spp., *Klebsiella-Enterobacter-Serratia* spp., *Acinetobacter* spp. (anteriormente grupo *Mima-Herellea*) e *Citrobacter freundii*, *Streptococcus pyogenes*, enterococos, *Streptococcus pneumoniae* e estafilococos produtores ou não de penicilinase.
Principal uso. Infecções por microrganismos resistentes a outros aminoglicosídios. Tratamento de infecções por *N. asteroides* e micobacterioses (em associação a outros fármacos).

Gentamicina

Ação bactericida.
Espectro de ação. Bacilos gram-negativos aeróbios, como *Serratia* sp., *Proteus* sp., *Pseudomonas* sp., *Klebsiella* sp., *Enterobacter* sp. e *Escherichia coli*. É ativa contra *Staphylococcus aureus*.
Principal uso. É o aminoglicosídio de escolha em instituições nas quais as taxas de resistência dos gram-negativos são baixas. Associada à ampicilina, à penicilina ou à vancomicina no tratamento de encocardite por *Enterococcus* sp. ou por *Streptococcus viridans*; associada à vancomicina e à rifampicina no tratamento de endocardite por *Staphylococcus* coagulase-negativo em válvula proteica e à penicilina para o tratamento de endocardite por *Corynebacterium* spp.

Quinolonas

Ciprofloxacino

A ação bactericida do ciprofloxacino resulta da inibição da topoisomerase bacteriana do tipo II (DNA-girase) e topoisomerase IV, necessárias para a replicação, transcrição, reparo e recombinação do DNA bacteriano.
Espectro de ação. Gram-positivos aeróbios – *Bacillus anthracis*, *Enterococcus faecalis* (muitas cepas são somente moderadamente sensíveis), *Staphylococcus* spp., *Streptococcus pneumoniae*; gram-negativos aeróbios – *Burkholderia cepacia*, *Klebsiella pneumoniae*, *Providencia* spp., *Campylobacter* spp., *Klebsiella oxytoca*, *Pseudomonas* spp., *Citrobacter freundii*, *Moraxella catarrhalis*, *Enterobacter* spp., *Morganella morganii*, *Serratia marcescens*, *Neisseria gonorrhoeae*, *Shigella* spp., *Escherichia coli*, *Proteus mirabilis*, *Haemophilus influenzae*, *Proteus vulgaris*.
Microrganismos resistentes. *Staphylococcus aureus* (resistente à meticilina) e *Stenotrophomonas maltophilia*.
Principal uso. Infecções complicadas do trato urinário que envolvam bactérias gram-negativas resistentes, como *Pseudomonas aeruginosa*; prostatite bacteriana crônica refratária a outros antibióticos orais; osteomielite crônica causada por múltiplas bactérias, incluindo gram-negativas resistentes, e infecções de pele e de tecidos moles em diabéticos; diarreias bacterianas, incluindo a "diarreia do viajante"; febre tifoide; otite externa invasiva em pacientes com

diabetes e exacerbações infecciosas em pacientes com fibrose cística. É eficaz na erradicação do meningococo da orofaringe.

Levofloxacino
Ação bactericida por inibição da síntese de DNA.
Espectro de ação. Ativo contra um amplo espectro de bactérias aeróbias e anaeróbias gram-positivas e gram-negativas, entre outras bactérias atípicas.
Principal uso. Em pediatria, limita-se o uso a infecções graves não responsivas aos tratamentos usuais.

Norfloxacino
Ação bactericida por inibição da síntese de DNA.
Espectro de ação. A maioria das Enterobacteriaceae spp. são sensíveis, assim como outros gram-negativos; ativa contra *Pseudomonas aeruginosa*, *Ureaplasma urealyticum*, *Mycoplasma hominis* e *Chlamydia trachomatis*.
Principal uso. Só atinge níveis terapêuticos na urina, nas fezes e na próstata. Pode ser o agente preferido nas infecções do trato urinário que envolvam bactérias gram-negativas resistentes, como *Pseudomonas aeruginosa*, e na prostatite bacteriana crônica refratária a outros antibióticos orais.

Anfenicóis

Cloranfenicol
Age, principalmente, como bacteriostático, interferindo na síntese proteica bacteriana.
Espectro de ação. Ativo contra gram-positivos, gram-negativos e anaeróbios.
Principal uso. Atualmente o uso é muito restrito em virtude do alto nível de toxicicidade.

Sulfonamidas

Sulfadiazina
Atua por ação bacteriostática. As sulfonamidas (sulfametoxazol, sulfassalazina, sulfadiazina) são análogos estruturais do PABA, essencial à síntese de ácido fólico nas bactérias, que por sua vez é importante na síntese dos precursores do DNA e do RNA. A trimetoprima atua como antagonista do folato, competindo pela di-hidrofolato-redutase.
Espectro de ação. Ativo contra *H. ducreyi*, *Nocardia* sp., *Actinomyces* sp., *Calymmatobacterium granulomatis* e *Toxoplasma gondii*.
Principal uso. Nocardiose e toxoplasmose.

Sulfametoxazol/trimetoprima
Atua por ação bacteriostática.
Espectro de ação. Cocos — *Moraxella catarrhalis*; gram-negativos — *Haemophilus influenzae* (betalactamase-positivo, betalactamase-negativo), *Haemophilus parainfluenzae*, *E. coli*, *Citrobacter freundii*, *Citrobacter* spp., *Klebsiella* spp., *Enterobacter cloacae*, *Enterobacter aerogenes*, *Hafnia alvei*, *Serratia* spp., *Proteus mirabilis*, *Proteus vulgaris*, *Morganella morganii*, *Shigella* spp., *Yersinia enterocolitica*, outras *Yersinia* spp., *Vibrio cholerae*, *Edwardsiella tarda*, *Alcaligenes faecalis*, *Pseudomonas cepacia*, *Burkholderia* (*Pseudomonas*) *pseudomallei*; outros — *Brucella*, *Listeria monocytogenes*, *Nocardia asteroides*, *Pneumocystis jirovecii*, *Cyclospora cayetanensis*.

Parcialmente sensíveis. *Staphylococcus* spp. (coagulase-negativo), *Streptococcus pneumoniae* (penicilino-sensíveis, penicilino-resistentes), *Haemophilus ducreyi*, *Providencia rettgeri*, outras *Providencia* spp., *Salmonella typhi*, *Salmonella enteritidis*, *Stenotrophomonas maltophilia* (anteriormente denominado *Xanthomonas maltophilia*), *Acinetobacter lwoffii*, *Acinetobacter anitratus* (principalmente *A. baumannii*), *Aeromonas hydrophila*.
Microrganismos resistentes. *Mycoplasma* spp., *Mycobacterium tuberculosis*, *Treponema pallidum*.
Principal uso. Infecções respiratórias, gastrintestinais e urinárias, sinusite, otite média, prostatite, orquite e epididimite. Infecções por *Nocardia asteroides*, uretrite ou cervicite por *N. gonorrhoeae*, linfogranuloma venéreo e cancroide. Tratamento e profilaxia das infecções por *P. jirovecii*. Profilaxia da "diarreia do viajante", de infecções urinárias e de exacerbações de infecções agudas em pacientes com bronquite crônica. Brucelose, infecções do trato biliar, osteomielite aguda e crônica, infecções por *Paracoccidioides brasiliensis*.

Glicopeptídios

Teicoplanina
Inibição de síntese proteica.
Espectro de ação. Ativo contra gram-positivos como *Streptococcus* sp., *Enterococcus* sp., *Staphylococcus* sp., *Clostridium* sp., *Corynebacterium* sp., *Propionibacterium* sp. e *Listeria* sp.
Principal uso. Infecções graves por gram-positivos hospitalares resistentes a betalactâmicos. Atualmente o uso tem sido cada vez mais limitado por não haver nível terapêutico bem estabelecido.

Vancomicina
Inibição de síntese proteica.
Espectro de ação. Cocos gram-positivos (*Streptococcus* sp., *Staphylococcus* sp. e *Enterococcus* sp.). Boa atividade contra *Clostridium difficile*, *Listeria monocytogenes* e *Corynebacterium jeikeium*. Ativa contra *Chriseobacterium meningosepticum* e *Rhodococcus* sp.
Principal uso. Infecções hospitalares por germes gram-positivos, colite pseudomembranosa não responsiva a metronidazol e endocardite bacteriana em pacientes alérgicos à penicilina.

Nitroimidazólicos

Metronidazol
Atua na redução dos grupos nitro na bactéria, formando metabólitos tóxicos que rompem o DNA bacteriano.
Espectro de ação. Ativo contra a maioria dos anaeróbios; apresenta atividade também contra *Entamoeba hystolitica*, *Giardia lamblia*, *Trichomonas vaginalis*, *Helicobacter pylori* e *Gardnerella vaginalis*.
Principal uso. Infecções por germes anaeróbios.

Lincosamidas

Clindamicina
Bacteriostático por inibição da síntese proteica.

Espectro de ação. Cocos aeróbios gram-positivos – *Staphylococcus* sp. (cepas produtoras e não produtoras de penicilinase); estreptococo (exceto *Streptococcus faecalis*) e pneumococo; bacilos anaeróbios gram-negativos – *Bacteroides* spp.; *Fusobacterium* spp.; bacilos anaeróbios gram-positivos não formadores de esporos – *Propionibacterium, Eubacterium, Actinomyces* spp.; cocos anaeróbios e microaerófilos gram-positivos – *Peptococcus* spp.; *Peptostreptococcus* spp. e microaerófilos sp.
Microrganismos resistentes. *Clostridium* – clostrídios são mais resistentes que os outros microrganismos anaeróbios à clindamicina. Muitos *Clostridium perfringens* são suscetíveis.
Principal uso. Infecções por germes anaeróbios, principalmente, pélvicas ou respiratórias. Alternativa à penicilina em pacientes alérgicos. Infecções por *Streptococcus* sp. e *Staphylococcus* sp. sensíveis. Em associação à pirimetamina para o tratamento da toxoplasmose em pacientes com AIDS alérgicos a sulfonamidas. Em associação ao quinino para pacientes infectados por *Babesia microti* e por *Plasmodium falciparum* resistente à cloroquina.

Polimixinas

Polimixina B

Ação antimicrobiana bactericida; atua primariamente nas membranas externa e citoplasmática.
Espectro de ação. A polimixina B exerce ação bactericida contra quase todos os bacilos gram-negativos, com exceção de *Proteus* spp.
Microrganismos resistentes. Todas as bactérias gram-positivas, fungos e cocos gram-negativos, *N. gonorrhoeae* e *N. meningitidis*, apresentam resistência ao sulfato de polimixina B.
Principal uso. Infecções graves por bactérias resistentes a alternativas menos tóxicas. Tem sido usada, principalmente, nas infecções por *Pseudomonas aeruginosa* e *Acinetobacter* resistentes a todas as alternativas disponíveis. Também usada, por via inalatória, para manejo de pacientes com fibrose cística colonizados por *Pseudomonas aeruginosa*.

Colistina

Ação *in vitro* contra *Acinetobacter* spp. e *Pseudomonas* spp.
Microrganismos resistentes. *Proteus, Serratia, Providencia, Burkholderia, Stenotrophomonas,* cocos gram-negativos, organismos gram-positivos e anaeróbios.
Principal uso. Manejo de infecção grave por *Acinetobacter* e *Pseudomonas* MDR (resistente a múltiplos fármacos).

Oxazolidinona

Linezolida

Inibe seletivamente a síntese proteica bacteriana.
Espectro de ação. Microrganismos gram-positivos aeróbios – *Enterococcus* sp.; *Staphylococcus* sp.; *Streptococcus* sp.; *Streptococcus* do grupo C; *Streptococcus* do grupo G; microrganismos gram-positivos anaeróbios – *Clostridium perfringens*; *Peptostreptococcus* sp.
Microrganismos resistentes. *Haemophilus influenzae*; *Moraxella catarrhalis*; *Neisseria* sp.; Enterobacteriaceae; *Pseudomonas* sp.
Principal uso. Infecções por cocos gram-positivos, especialmente em casos de resistência aos tratamentos convencionais. Excelente penetração pulmonar. Não deve ser usado em monoterapia para sepse, bacteriemia e endocardite. Não usar como profilaxia.

Glicilciclina

Tigeciclina

Inibe a tradução proteica nas bactérias ligando-se à subunidade ribossômica 30S e bloqueando a entrada de moléculas aminoacil-tRNA no sítio A do ribossomo.
Espectro de ação. Gram-positivos – *Enterococcus* spp., *Listeria monocytogenes, Staphylococcus* spp., *Streptococcus pyogenes*, estreptococos do grupo *viridans*; gram-negativos – *Acinetobacter baumannii, Aeromonas hydrophila, Citrobacter* spp., *Enterobacter* spp., *Escherichia coli* (incluindo as cepas produtoras de betalactamases de espectro estendido [ESBL]), *Haemophilus influenzae, Klebsiella* spp., *Moraxella catarrhalis, Neisseria* spp., *Pasteurella multocida, Salmonella* spp., *Shigella* spp., *Serratia marcescens, Stenotrophomonas maltophilia*; anaeróbias – *Bacteroides* spp., *Clostridium* spp., *Peptostreptococcus* spp., *Porphyromonas* spp., *Prevotella* spp.; atípicas – *Mycobacterium abscessus, Mycobacterium chelonae, Mycobacterium fortuitum*.
Microrganismo resistente. *Pseudomonas aeruginosa*.
Principal uso. Infecções intra-abdominais complicadas, infecções complicadas da pele e dos tecidos moles; infecções por germes multirresistentes.

Lipopeptídios

Daptomicina

Eficaz contra a maioria das cepas de estafilococos e estreptococos, incluindo MRSA e enterococos resistentes à vancomicina (VRE). Não tem ação contra organismos gram-negativos.
Principal uso. Bacteriemia e endocardite (por estafilococos MRSA ou estafilococos coagulase-negativos resistentes à meticilina) em pacientes com falha terapêutica ou alergia à vancomicina. Tratamento de infecções por VRE. Não deve ser usada no tratamento de pneumonia (a daptomicina é inativada pelo surfactante pulmonar) e na colonização por VRE do sistema urinário, sistema respiratório e de feridas.

■ Síndromes infecciosas e antibioticoterapia

O Quadro 48.1 resume as principais síndromes e o tratamento com o antibiótico mais adequado.

QUADRO 48.1 — Síndromes infecciosas e antibioticoterapia.

Diagnóstico	Tratamento empírico	Comentários
Abscesso cerebral (flora das vias respiratórias, flora da pele ou do trato intestinal, dependendo da patogenia da infecção, com base na doença associada subjacente e na origem da bacteriemia)	Meropeném (120 mg/kg/dia IV, 8/8 h, máx. 6 g/dia); ou oxacilina (200 mg/kg/dia IV, 6/6 h, máx. 12 g/dia) e ceftriaxona (100 mg/kg/dia IV, 12/12 h, máx. 4 g/dia), ou cefotaxima (200 a 300 mg/kg/dia IV, 6/6 h, máx. 12 g/dia) e metronidazol (30 mg/kg/dia IV, 8/8 h, máx. 1,5 g/dia) Se houver suspeita de *S. aureus* resistente à meticilina associado à comunidade (CA-MRSA), acrescentar vancomicina (60 mg/kg/dia IV, 6/6 h) com/sem rifampicina (20 mg/kg/dia IV, 12/12 h), enquanto se aguardam os resultados das culturas	Cirurgia para abscessos com diâmetro ≥ 2 cm Se for secundário à otite crônica, incluir meropeném ou cefepima no esquema por causa da sua atividade contra *Pseudomonas* Acompanhar o tamanho do abscesso pela TC Tratamento: 2 a 3 semanas após drenagem bem-sucedida (dependendo do patógeno, do tamanho do abscesso e da resposta ao tratamento). Ciclo mais longo se não for realizada cirurgia (3 a 6 semanas)
Adenite bacteriana aguda (*S. aureus*, incluindo CA-MRSA, e estreptococos do grupo A. Considerar *Bartonella* – doença da arranhadura do gato, nos casos subagudos)	Oxacilina (150 mg/kg/dia IV, 6/6 h), ou cefazolina (100 mg/kg/dia IV, 8/8 h), ou cefalexina (50 a 75 mg/kg/dia, VO, 8/8 h) CA-MRSA: clindamicina (30 mg/kg/dia, IV ou VO, 8/8 h), ou vancomicina (40 mg/kg/dia IV, 6/6 h)	Pode ser necessário realizar drenagem cirúrgica Opções para CA-MRSA: SMX/TMP ou linezolida Tratamento oral para estreptococos do grupo A: amoxicilina Tratamento IV + VO: total 7 a 10 dias
Amigdalite/faringite (estreptococos do grupo A)	Amoxicilina (50 a 75 mg/kg/dia, 12/12 h, durante 10 dias), ou penicilina benzatina (600.000 U IM para < 27 kg, 1.200.000 U IM para > 27 kg, dose única)	Alérgicos à penicilina: eritromicina (40 mg/kg/dia VO 2 a 4 vezes/dia durante 10 dias), ou azitromicina (12 mg/kg/dia VO 24/24 h durante 5 dias, máx. 500 mg/dia)
Artrite séptica bacteriana (*S. aureus*, incluindo CA-MRSA, estreptococos do grupo A, *Kingella kingae* de 3 meses a 3 anos, pneumococo, *H. influenzae* tipo B em não imunizados)	Oxacilina (MSSA) ou clindamicina (MRSA) com ou sem cefazolina (*Kingella*) CA-MRSA: clindamicina (40 mg/kg/dia IV, 6/6 h, máx. 2,7 g/dia), ou vancomicina (40 a 60 mg/kg/dia IV, 6/6 h, máx. 4 g/dia), ou linezolida (30 mg/kg/dia IV, 8/8 h) MSSA: oxacilina (150 mg/kg/dia IV, 6/6 h, máx. 12 g/dia), ou cefazolina (100 mg/kg/dia IV, 8/8 h, máx. 6 g/dia) *Kingella*: cefazolina (100 mg/kg/dia IV, 8/8 h, máx. 6 g/dia), ou ampicilina (200 a 400 mg/kg/dia IV, 6/6 h, máx. 12 g/dia), ou ceftriaxona (50 mg/kg/dia IV, 12/12 h ou 24/24 h, máx. 4 g/dia), ou cefotaxima (150 a 200 mg/kg/dia IV, 6/6 h ou 8/8 h, máx. 12 g/dia) Pneumococo ou estreptococos do grupo A pen-S: penicilina G (250.000 a 400.000 U/kg/dia IV, 4/4 h ou 6/6 h, máx. 24 milhões U/dia) Pneumococo ou *Haemophilus* pen-R: ceftriaxona (80 a 100 mg/kg/dia IV, 12/12 h ou 24/24 h, máx 4 g/dia), ou cefotaxima (150 a 200 mg/kg/dia IV, 6/6 h ou 8/8 h, máx. 12 g/dia)	Passar para VO em altas doses quando houver melhora clínica e redução da proteína C reativa Opções para transição parenteral-oral: CA-MRSA (clindamicina ou linezolida); MSSA (cefalexina, 100 mg/kg/dia VO 8/8 h); *Kingella* (penicilinas ou cefalosporinas) Tratamento IV + VO: total 3 semanas com VHS normal
Botulismo infantil (Toxinas de *Clostridium botulinum*)	Imunoglobulina antibotulismo (50 mg/kg IV, 1 dose)	Deve-se evitar o uso de aminoglicosídios, visto que eles potencializam o efeito neuromuscular da toxina botulínica

(*Continua*)

# INFECÇÕES BACTERIANAS E ANTIBIOTICOTERAPIA

QUADRO 48.1 Síndromes infecciosas e antibioticoterapia. (continuação)

Diagnóstico	Tratamento empírico	Comentários
Celulite (S. aureus, incluindo CA-MRSA, e estreptococos do grupo A)	Oxacilina (150 mg/kg/dia IV, 6/6 h), ou cefazolina (100 mg/kg/dia IV, 8/8 h), ou cefalexina (50 a 75 mg/kg/dia, VO, 8/8 h) CA-MRSA: clindamicina (30 mg/kg/dia, IV ou VO, 8/8 h), ou vancomicina (40 mg/kg/dia IV, 6/6 h)	Opção: amoxicilina/clavulanato (45 mg/kg/dia, VO, 12/12 h) Opções para CA-MRSA: SMX/TMP ou linezolida Para celulite periorbitária ou oral, considerar Streptococcus pneumoniae ou Haemophilus influenzae em pacientes não imunizados completamente Tratamento IV + VO: total 7 a 10 dias
Celulite oral (lactentes e pré-escolares não imunizados, H. influenzae)	Cefotaxima (100 a 150 mg/kg/dia IV, 8/8 h), ou ceftriaxona (50 mg/kg/dia IV, 12/12 h, ou IM, 24/24 h)	Tratamento parenteral por 2 a 7 dias antes de passar para VO Excluir meningite Alérgicos à penicilina: levofloxacino IV/VO Tratamento VO: amoxicilina/clavulanato (45 mg/kg/dia VO 12/12 h) ou cefalosporina de 2ª ou 3ª geração
Celulite orbitária secundária à sinusite (flora das vias respiratórias e S. aureus, incluindo CA-MRSA)	Cefotaxima (150 mg/kg/dia IV, 8/8 h, máx. 12 g/dia), ou ceftriaxona (50 mg/kg/dia IV, 12/12 h, ou 24/24 h, máx. 4 g/dia) Acrescentar (S. aureus, incluindo CA-MRSA: clindamicina (30 mg/kg/dia IV, 6/6 h, máx. 2,7 g/dia), ou vancomicina (40 mg/kg/dia IV, 6/6 h, máx. 4 g/dia)	Se isolado MSSA: oxacilina (150 mg/kg/dia IV 6/6 h, máx. 12 g/dia) ou cefazolina (100 mg/kg/dia IV, 8/8 h, máx. 6 g/dia) Drenagem cirúrgica se coleções maiores de pus Tratamento IV: total 10 a 14 dias após drenagem, até 21 dias Confirmar cura com TC
Celulite periorbitária associada à lesão da pele no local da entrada (S. aureus, incluindo CA-MRSA, estreptococos do grupo A)	Oxacilina (150 mg/kg/dia IV 6/6 h, máx. 12 g/dia), ou cefazolina (100 mg/kg/dia IV 8/8 h, máx. 6 g/dia) CA-MRSA: clindamicina (30 mg/kg/dia IV 6/6 h, máx. 2,7 g/dia), ou vancomicina (40 mg/kg/dia IV 6/6 h, máx. 4 g/dia)	Antibiótico oral para infecção leve ou para transição parenteral-oral: cefalexina (50 a 75 mg/kg/dia VO 8/8 h) Tratamento IV + VO: total 10 dias
Celulite periorbitária idiopática (sem local de entrada, em lactentes não imunizados contra pneumococo ou H. influenzae tipo B)	Ceftriaxona (50 mg/kg/dia IV, 12/12 h ou 24/24 h, máx. 4 g/dia), ou cefotaxima (100 a 150 mg/kg/dia IV 8/8 h, máx. 12 g/dia), ou cefuroxima (150 mg/kg/dia IV 8/8 h, máx. 6 g/dia)	Excluir a possibilidade de meningite. Alternativas: cefalosporinas de 2ª, 3ª ou 4ª geração Tratamento IV + VO: total 10 dias
Celulite periorbitária (edema periorbitário sem celulite verdadeira, não alérgico, habitualmente associada à sinusite)	Ceftriaxona (50 mg/kg/dia IV, 12/12 h ou 24/24 h, máx. 4 g/dia), ou cefotaxima (100 a 150 mg/kg/dia IV, 8/8 h, máx. 12 g/dia), ou cefuroxima (150 mg/kg/dia IV 8/8 h, máx. 6 g/dia) Acrescentar: clindamicina (30 mg/kg/dia IV, 6/6 h, máx. 2,7 g/dia) para infecção mais grave com suspeita de S. aureus, incluindo CA-MRSA ou para sinusite crônica (anaeróbios)	Para a sequência parenteral-oral: amoxicilina/clavulanato (90 mg/kg/dia de amoxicilina e 6,4 mg/kg/dia de clavulanato, VO, 12/12 h, máximo de 4 g/dia de amoxicilina) ou cefuroxima (30 mg/kg/dia VO 12/12 h, máximo 1 g/dia) Tratamento IV + VO: total 14 a 21 dias ou 7 dias após resolução dos sintomas
Coqueluche (Bordetella pertussis)	Azitromicina (10 mg/kg/dia, VO, por 5 dias, máximo de 500 mg/dia ou claritromicina (15 mg/kg/dia, VO, 12/12 h durante 7 dias, máx. 1 g/dia), ou eritromicina (40 mg/kg/dia, 6/6 h, durante 14 dias, máx. 2 g/dia)	Eritromicina está associada ao risco de estenose hipertrófica de piloro em lactentes pequenos Fazer profilaxia para os contatantes

(Continua)

QUADRO 48.1	Síndromes infecciosas e antibioticoterapia. (continuação)	
Diagnóstico	**Tratamento empírico**	**Comentários**
Difteria (*Corynebacterium diphtheriae*)	Eritromicina (40 a 50 mg/kg/dia, VO, 6/6 h, durante 14 dias, máx. 2 g/dia), ou penicilina cristalina (150.000 U/kg/dia IV, 6/6 h, durante 14 dias. MAIS soro antitoxina diftérica (SAD): formas leves (nasal, cutânea, amigdaliana): 40.000 UI IV; formas laringoamigdalianas ou mistas: 60.000 a 80.000 UI IV; formas graves ou tardias: 80.000 a 120.000 UI IV Diluir em 100 mℓ de SF 0,9%, dose única	A antibioticoterapia é medida auxiliar ao SAD A finalidade do SAD é inativar a toxina circulante, portanto sua administração deve ser feita o mais cedo possível, frente a uma suspeita clínica Não tem ação sobre a toxina já impregnada no tecido É um soro heterólogo de cavalo e sua administração pode causar reações alérgicas. Desse modo, faz-se necessária a realização de provas de sensibilidade antes da sua administração. Caso a prova seja positiva, deve-se realizar dessensibilização
Doença da arranhadura do gato (*Bartonella henselae*)	Azitromicina (10 mg/kg/dia, VO, 24/24 h, durante 5 dias, máx. 500 mg/dia)	
Doença inflamatória pélvica (*Chlamydia*, gonococos, anaeróbios)	Cefoxitina 2 g IV, 6/6 h, e doxiciclina 100 mg, VO ou IV, 12/12 h; ou clindamicina 900 mg IV, 8/8 h, e gentamicina 5 mg/kg, durante 14 dias	Iniciar IV até obter melhora clínica durante 24 h, seguidos de doxiciclina 100 mg, VO, 12/12 h, e clindamicina 450 mg, 6/6 h Tratamento IV + VO: total 14 dias Opção: ceftriaxona 250 mg IM dose única e doxiciclina 100 mg VO 12/12 h Com/sem metronidazol 500 mg VO 12/12 h, durante 14 dias
Epiglotite (*H. influenzae* tipo B em não imunizados; raramente, pneumococo, *S. aureus*)	Ceftriaxona (50 mg/kg/dia IV, 12/12 h ou 24/24 h, máx. 4 g/dia), ou cefotaxima (150 a 200 mg/kg/dia IV, 6/6 h ou 8/8 h, máx. 12 g/dia)	Emergência: providenciar via respiratória pérvia Tratamento total: 7 a 10 dias Para *S. aureus* (5% dos casos), considerar clindamicina (40 mg/kg/dia IV, 6/6 h, máx. 2,7 g/dia)
Erisipela (estreptococos)	Penicilina G (100.000 a 200.000 U/kg/dia IV, 4/4 h ou 6/6 h), ou penicilina V (100 mg/kg/dia, VO, 6/6 h ou 8/8 h), ou amoxicilina (50 mg/kg/dia, VO, 12/12 h)	Tratamento IV + VO: total 10 dias
Escarlatina (estreptococos do grupo A)	Amoxicilina (50 a 75 mg/kg/dia, 12/12 h, durante 10 dias), ou penicilina benzatina (600.000 U IM para < 27 kg, 1.200.000 U IM para > 27 kg, dose única)	Alérgicos à penicilina: eritromicina (40 mg/kg/dia, VO, 2 a 4 vezes/dia durante 10 dias), ou azitromicina (12 mg/kg/dia, VO, 24/24 h, durante 5 dias, máx. 500 mg/dia)
Fasciite necrosante (os patógenos variam dependendo da idade e localização: estreptococo do grupo A, *Clostridium* spp., *S. aureus*, incluindo CA-MRSA, *Pseudomonas aeruginosa*, *Vibrio* spp., *Aeromonas*, *Bacteroides* spp., outros anaeróbios)	Ceftazidima (150 mg/kg/dia IV, 8/8 h, máx. 6 g/dia), ou cefepima (150 mg/kg/dia IV, 8/8 h, máx. 6 g/dia), ou cefotaxima (200 mg/kg/dia IV, 6/6 h, máx. 12 g/dia), e clindamicina (40 mg/kg/dia IV, 8/8 h, máx. 2,7 g/dia) Opções: meropeném (60 mg/kg/dia IV, 8/8 h, máx. 6 g/dia), ou piperacilina/tazobactam (400 mg/kg/dia de piperacilina IV, 6/6 h, máx. 18 g/dia)	Desbridamento agressivo e emergencial da ferida Acrescentar clindamicina para inibir a síntese de toxinas em nível ribossômico Se houver suspeita de CA-MRSA, associar vancomicina (40 a 60 mg/kg/dia IV, 6/6 h, máx. 4 g/dia) Se microrganismos aeróbios/anaeróbios/gram-negativos mistos: meropeném ou piperacilina/tazobactam e clindamicina
Furunculose (*S. aureus*, incluindo CA-MRSA, estreptococos do grupo A)	Cefalexina (50 a 75 mg/kg/dia, VO, 8/8 h), ou amoxicilina/clavulanato (45 mg/kg/dia, VO, 12/12 h) CA-MRSA: clindamicina (30 mg/kg/dia, VO, 8/8 h), ou SMX/TMP (8 mg/kg/dia de TMP, VO, 12/12 h)	Incisão e drenagem quando indicado IV para infecções graves Para prevenção de infecções recorrentes por CA-MRSA: banhar com sabão de clorexidina diariamente ou em dias alternados e descolonização com mupirocina

(Continua)

INFECÇÕES BACTERIANAS E ANTIBIOTICOTERAPIA

QUADRO 48.1 Síndromes infecciosas e antibioticoterapia. *(continuação)*

Diagnóstico	Tratamento empírico	Comentários
Impetigo (*S. aureus*, incluindo CA-MRSA, em certas ocasiões estreptococos do grupo A)	Mupirocina creme ou pomada a 2% uso tópico 3 vezes/dia, ou retapamulina pomada a 1% uso tópico 3 vezes/dia Para lesões mais extensas: cefalexina (50 a 75 mg/kg/dia, VO, 8/8 h), ou amoxicilina/clavulanato (45 mg/kg/dia, VO, 12/12 h) CA-MRSA: clindamicina (30 mg/kg/dia, VO, 8/8 h), ou SMX/TMP (8 mg/kg/dia de TMP, VO, 12/12 h)	Lavar a área infectada com água e sabão Tratamento total: 5 a 7 dias
Impetigo bolhoso (*S. aureus*, incluindo CA-MRSA)	Cefalexina (50 a 75 mg/kg/dia, VO, 8/8 h), ou amoxicilina/clavulanato (45 mg/kg/dia, VO, 12/12 h) CA-MRSA: clindamicina (30 mg/kg/dia, VO, 8/8 h), ou SMX/TMP (8 mg/kg/dia de TMP, VO, 12/12 h)	Nos casos leves, pode-se optar por tratamento tópico com mupirocina ou retapamulina Tratamento total: 5 a 7 dias
Osteomielite bacteriana aguda (*S. aureus*, incluindo CA-MRSA, estreptococos do grupo A, *Kingella kingae*)	Oxacilina (MSSA) ou clindamicina (MRSA) com ou sem cefazolina (*Kingella*) CA-MRSA: clindamicina (40 mg/kg/dia IV, 6/6 h, máx. 2,7 g/dia), ou vancomicina (40 a 60 mg/kg/dia IV, 6/6 h, máx. 4 g/dia), ou linezolida (30 mg/kg/dia IV, 8/8 h) MSSA: oxacilina (150 mg/kg/dia IV, 6/6 h, máx. 12 g/dia), ou cefazolina (100 mg/kg/dia IV, 8/8 h, máx. 6 g/dia) *Kingella*: cefazolina (100 mg/kg/dia IV, 8/8 h, máx. 6 g/dia), ou ampicilina (200 a 400 mg/kg/dia IV, 6/6 h, máx. 12 g/dia), ou ceftriaxona (50 mg/kg/dia IV, 12/12 h ou 24/24 h, máx. 4 g/dia), ou cefotaxima (150 a 200 mg/kg/dia IV, 6/6 h ou 8/8 h, máx. 12 g/dia) Pneumococo ou estreptococos do grupo A pen-S: penicilina G (250.000 a 400.000 U/kg/dia IV, 4/4 h ou 6/6 h, máx. 24 milhões U/dia) Pneumococo ou *Haemophilus* pen-R: ceftriaxona (80 a 100 mg/kg/dia IV, 12/12 h ou 24/24 h, máx 4 g/dia), ou cefotaxima (150 a 200 mg/kg/dia IV, 6/6 h ou 8/8 h, máx. 12 g/dia)	Passar para VO em altas doses quando houver melhora clínica e redução da proteína C reativa Opções para transição parenteral-oral: CA-MRSA (clindamicina ou linezolida); MSSA (cefalexina, 100 mg/kg/dia, VO, 8/8 h); *Kingella* (penicilinas ou cefalosporinas) Tratamento IV + VO: total 4 a 6 semanas com VHS normal e radiografia no final do tratamento). Pode ser necessário tratamento mais longo para CA-MRSA
Osteomielite do pé (osteocondrite após ferida por punção: *P. aeruginosa*, em certas ocasiões, *S. aureus*, incluindo CA-MRSA)	Ceftazidima (150 mg/kg/dia IV, 8/8 h, máx. 6 g/dia), e gentamicina (5 a 7,5 mg/kg/dia, 24/24 h), ou cefepima (150 mg/kg/dia IV, 8/8 h, máx. 6 g/dia), ou meropeném (60 mg/kg/dia IV, 8/8 h, máx. 6 g/dia) Acrescentar vancomicina (40 mg/kg/dia IV, 6/6 h, máx. 4 g/dia) para infecção grave (por CA-MRSA), enquanto aguarda resultados das culturas	Necessidade de desbridamento cirúrgico completo Transição parenteral-oral: ciprofloxacino Tempo total: 10 dias após cirurgia

(Continua)

QUADRO 48.1 Síndromes infecciosas e antibioticoterapia. (continuação)

Diagnóstico	Tratamento empírico	Comentários
Otite média aguda – OMA (pneumococo, *H. influenzae* não tipável e *Moraxella catarrhalis*) Risco de resistência: uso de betalactâmicos nos últimos 30 dias, conjuntivite purulenta associada ou história de otite média recorrente sem resposta à amoxicilina	Amoxicilina (90 mg/kg/dia, VO, 12/12 h, máx. 4 g/dia) Se alto risco para resistência: amoxicilina/clavulanato (90 mg/kg/dia de amoxicilina e 6,4 mg/kg/dia de clavulanato, VO, 12/12 h, máx. 4 g/dia de amoxicilina) Alergia grave a betalactâmicos (anafilaxia, broncospasmo, angioedema ou urticária): claritromicina (15 mg/kg/dia, VO, 12/12 h, máx. 1 g/dia), ou azitromicina (10 mg/kg/dia, VO, no 1º dia, máx. 500 mg, depois 5 mg/kg/dia, máx. 250 mg, 24/24 h do 2º ao 5º dia), ou clindamicina (10 a 25 mg/kg/dia em 3 doses diárias para infecções leves a moderadas e 30 a 40 mg/kg/dia em 3 doses diárias para infecções graves, máximo 1,8 g/dia)	Opções para casos de resistência: cefuroxima (30 mg/kg/dia, VO, 12/12 h, máximo 1 g/dia); ou ceftriaxona (50 mg/kg/dia, IM, por 1 a 3 dias, máximo 1 g/dia); ou levofloxacino (20 mg/kg/dia, VO, 12/12 h para crianças < 5 anos e 10 mg/kg/dia, VO, 24/24 h para ≥ 5 anos, máx. 750 mg/dia) – reservar para OMA refratária a outros fármacos Obs.: resistência a macrolídios e lincosamidas é comum (25 a 35% dos isolados de *S. pneumoniae* e geralmente não são efetivos contra *H. influenzae*) Tratamento total: 10 dias. Pode-se fazer um curso menor de 5 a 7 dias em crianças ≥ 2 anos sem perfuração da membrana timpânica e sem história de OMA de repetição
Otite externa (*P. aeruginosa*, *S. aureus*, incluindo CA-MRSA)	Antibióticos tópicos: neomicina/polimixina B/hidrocortisona, ou ciprofloxacino, ou ofloxacino	Tratamento adequado com 5 a 7 dias de antibiótico tópico
Peritonite (primária: pneumococo ou estreptococos do grupo A; secundária: infecção do cateter de demora de diálise peritoneal: estreptocócica, gram-negativos entéricos, leveduras)	Primária: ceftriaxona (50 mg/kg/dia IV, 12/12 h ou 24/24 h, máx. 4 g/dia), ou cefotaxima (150 a 200 mg/kg/dia IV, 6/6 h ou 8/8 h, máx. 12 g/dia) Secundária: acréscimo de antibiótico ao dialisado em concentrações que se aproximem daquelas alcançadas no soro para doença sistêmica (p. ex., gentamicina 4 μ/mℓ; vancomicina 25 μ/mℓ; cefazolina 125 μ/mℓ; ciprofloxacino 25 μ/mℓ) após 1 dose de ataque maior	Outros antibióticos de acordo com os resultados da cultura e dos testes de sensibilidade Escolha do antibiótico de acordo com o patógeno isolado do líquido peritoneal; antibióticos sistêmicos na peritonite secundária se houver bacteriemia/fungemia associada
Sinusite aguda (pneumococo, *H. influenzae* não tipável e *Moraxella catarrhalis*)	Tratamento igual ao da otite média aguda, visto que os patógenos são semelhantes	As diretrizes da IDSA recomendam amoxicilina/clavulanato, enquanto as da AAP recomendam amoxicilina Tratamento total: completar esquema de antibiótico por 7 dias após a melhora clínica
Tétano (*Clostridium tetani*)	Metronidazol (30 mg/kg/dia IV, 8/8 h, máximo de 1,5 g/dia) ou penicilina G (100.000 U/kg/dia IV, 6/6 h) e imunoglobulina antitetânica (3.000 a 6.000 U IM perilesional – dose terapêutica)	É essencial o desbridamento das feridas. A Ig IV pode fornecer anticorpos contra a toxina se a imunoglobulina antitetânica estiver indisponível Tratamento total: 10 a 14 dias A infecção por tétano não resulta em imunidade, de forma que as vacinas antitetânicas devem ser iniciadas durante o período de convalescença

AAP: American Academy of Pediatrics; CA-MRSA: *Staphylococcus aureus* resistente à meticilina associado à comunidade; IDSA: Infectious Disease Society of America; Ig: imunoglobulina; IM: via intramuscular; IV: via intravenosa; MSSA: *Staphylococcus aureus* sensível à meticilina; Pen-S: sensível à penicilina; Pen-R: resistente à penicilina; SAD: soro antitoxina diftérica; SMX/TMP: sulfametoxazol/trimetoprima; TC: tomografia computadorizada; VO: via oral.

■ Bibliografia

Antibiotics Guideline 2015-2016. Treatment recommendations for adults inpatients. Acesso em insidehopkinsmedicine.org/amp.
Bradley J, Kimberlin DW. Nelson's pediatric antimicrobial therapy. 21. ed. American Academy of Pediatrics, 2015.
Cherry J, Gail J. Feigin and Cherry's textbook of pediatric infectious diseases: expert consult. 7. ed. Elsevier, 2014.
Long S. Principles and practice of pediatric infectious diseases: expert consult. 4. ed. Elsevier, 2012.

INFECTOLOGIA

49 SEPSE

João Henrique Macedo e Priscila de Mattos Sillero

■ Introdução

O quadro clínico de sepse, particularmente em sua apresentação mais grave – o choque séptico –, se caracteriza pelo desequilíbrio simultâneo de diversas funções orgânicas. Podemos observar alterações da função cardiovascular, do estado volêmico, da função respiratória, da regulação imunológica/inflamatória e das funções renal, hepática e metabólica, além de distúrbios de coagulação. A gravidade destas alterações é muito variável e depende de fatores ligados ou não ao hospedeiro, como predisposição genética, comorbidades, agente etiológico, estado imunológico prévio e tipo de tratamento recebido.

A complexidade dos quadros sépticos requer uma abordagem clínica sistemática, além da compreensão dos mecanismos fisiopatológicos envolvidos e das estratégias de tratamento a serem utilizadas.

■ Classificação

Ainda que o pediatra ou o intensivista experientes saibam identificar com precisão o paciente séptico, faz-se necessária a definição precisa dos critérios de classificação da sepse. Isso se justifica pela necessidade de critérios únicos para serem utilizados como embasamento para pesquisas epidemiológicas e ensaios clínicos. Além disso, uma definição precisa facilita o diagnóstico mesmo por médicos menos experientes.

Em 2002, a Conferência Internacional de Consenso em Sepse e Disfunção Orgânica Pediátrica estabeleceu critérios e definições específicas para pediatria da SIRS (síndrome da resposta inflamatória sistêmica), sepse, sepse grave e choque séptico.

SIRS

Caracteriza-se por um conjunto de sinais e sintomas baseados em um estado de ativação inflamatória/imunológica relativa. A presença de dois ou mais dos seguintes critérios define SIRS (sendo um deles alteração da temperatura ou da contagem de leucócitos):
- Temperatura central maior que 38,5°C ou menor que 36°C
- Taquicardia, definida como frequência cardíaca média > 2 desvios padrão acima do normal para a idade, ou, em menores de 1 ano, bradicardia, definida como frequência cardíaca média < percentil 10 para a idade (na ausência de outras justificativas, como comorbidade ou causada por medicamento)
- Taquipneia, definida como frequência respiratória média > 2 desvios padrão acima do normal para a idade, ou necessidade de ventilação mecânica não relacionada com doenças neuromusculares ou anestesia geral
- Leucocitose ou leucopenia (exceto induzida por quimioterapia), ou mais de 10% de neutrófilos imaturos.

Vale lembrar que diversas situações clínicas podem cursar com SIRS, como pancreatite, queimaduras, trauma, pós-operatório de grandes cirurgias, entre outras, sem necessariamente ter evolução para sepse.

Sepse

É estabelecida em todo paciente que apresente critérios de SIRS secundária a um quadro infeccioso, seja comprovado ou apenas suspeito.

Sepse grave

É definida pelo critério de sepse associada à disfunção cardiovascular ou síndrome do desconforto respiratório agudo (SDRA) induzida obrigatoriamente pela sepse.

Choque séptico

É definido pela associação de sepse e disfunção cardiovascular irresponsiva à expansão volêmica, necessitando de medicações vasopressoras para estabilização da pressão arterial.

■ Epidemiologia

Até o momento, há poucos dados precisos sobre a epidemiologia da sepse, particularmente em crianças. Isso se justifica em parte pelo uso de critérios de classificação diferentes em determinados estudos, principalmente aqueles realizados antes da Conferência Internacional de Consenso em Sepse e Disfunção Orgânica Pediátricas. Ainda assim, podemos ressaltar a importância dos quadros sépticos dentro do sistema de saúde, particularmente no ambiente de terapia intensiva. Estudos estimaram a prevalência de sepse nas unidades de terapia intensiva pediátricas entre 23 e 35%, com mortalidade por volta de 10%. Apesar da existência desses dados, é clara a necessidade de estudos mais precisos sobre a epidemiologia da sepse e do choque séptico, particularmente com desfechos diferentes da mortalidade, muito mais baixa em crianças quando comparadas à população adulta.

■ Etiologia

Seja qual for o agente etiológico, qualquer infecção pode gerar uma síndrome inflamatória sistêmica, configurando sepse. Entretanto, certos patógenos têm maior associação a quadros mais graves, como fungos e bactérias como *Streptococcus pneumoniae* e *Neisseria meningitidis*. Por outro lado, a imunização contra estas espécies tem alterado o perfil etiológico dos casos de sepse, aumentando a proporção de infecções estafilocócicas e nosocomiais.

Quanto à localização, as infecções do sistema respiratório e bacteriemia primária são as apresentações mais frequentes na população pediátrica.

■ Fisiopatologia

Inúmeros estudos têm tentado esclarecer os mecanismos fisiopatológicos da sepse. A partir desses estudos, três hipóteses fisiopatológicas principais foram levantadas. A primeira, a hipótese de uma resposta pró-inflamatória exacerbada, compatível com o conceito de SIRS. Apesar de esta hipótese ter respaldo experimental, tentativas de inibir este processo não alteraram positivamente o curso clínico da sepse, levando ao surgimento de hipóteses alternativas. Uma destas defende que haveria uma falha no processo fisiológico conhecido como síndrome de resposta anti-inflamatória compensatória (CARS, *compensatory anti-inflammatory response syndrome*). Esta falha permitiria que uma resposta pró-inflamatória ao insulto infeccioso se instalasse, sem contraponto orgânico. Finalmente, há também a hipótese da imunoparalisia, que postula que a sepse não está relacionada com a desregulação inflamatória, mas sim com uma imunodeficiência adquirida, não permitindo a eliminação eficaz de patógenos, levando à disfunção orgânica.

É provável que os três paradigmas citados se entrelacem de alguma forma na construção do quadro fisiopatológico da sepse, particularmente considerando a heterogeneidade do quadro clínico associado.

Ainda que os mecanismos não estejam totalmente esclarecidos, não há dúvida de que o momento de disparo do processo é o reconhecimento do patógeno pelas células do sistema imunológico e a transdução deste sinal. O reconhecimento de padrões moleculares associados a patógenos (PAMP, *pathogen-associated molecular patterns*), como lipopolissacarídeos em bactérias gram-negativas, por receptores de membrana, particularmente os receptores *toll-like* (TLR, *toll-like receptors*), dispara as vias de sinalização intracelular. Estas diversas vias, como a do fator de transcrição NF-κB, das MAP-quinases e das fosfatases, determinam a produção de citocinas pró e anti-inflamatórias, sofrendo influência tanto de fatores externos quanto de fatores genéticos. Dentre as citocinas pró-inflamatórias, destacam-se, na fase inicial da sepse, o TNF-α e a IL-1. Já na fase tardia, relacionada com a disfunção orgânica, o HMG-box1 exibe um papel importante. Já no grupo das citocinas anti-inflamatórias, a IL-10 tem a maior relevância fisiológica.

Após o disparo do processo inflamatório da sepse, com a liberação das citocinas, diversos processos regionais e sistêmicos se iniciam. Moléculas de adesão contribuem para a migração de neutrófilos para os tecidos; o aumento na produção de óxido nítrico pode gerar disfunção miocárdica, vasodilatação sistêmica e alteração da função mitocondrial; a relação estreita entre as vias inflamatórias e a cascata de coagulação contribuem para a instalação de coagulação intravascular disseminada e a manutenção da inflamação.

Até o momento, as tentativas terapêuticas que visavam ao controle da resposta inflamatória pela inibição de citocinas, ou de suas ações, não mostraram benefícios reais no tratamento da sepse.

Finalmente, é importante citar o número cada vez maior de estudos sobre fatores genéticos relacionados com a sepse, e principalmente, a sua gravidade. Alguns trabalhos mostraram associação entre polimorfismos de nucleotídio único (SNP, *single nucleotide polymorphism*) em genes que regulam a inflamação e quadros infecciosos mais graves, com pior prognóstico. É provável que cada vez mais nos deparemos com evidências do papel de características genéticas no mecanismo inflamatório que leva à sepse, podendo ser um caminho para futuras intervenções terapêuticas.

■ Quadro clínico

Principais disfunções orgânicas na sepse:
- Cardiovascular: hipotensão com pressão arterial sistólica (PAS) e/ou pressão arterial média (PAM) inferiores aos limites próprios de cada faixa etária
- Respiratória: lesão pulmonar aguda com hipoxemia. Relação $Pa_{O_2}/F_{IO_2} < 300$
- Renal: oligúria (diurese $< 0,5$ mℓ/kg/h por pelo menos 2 horas, mesmo após reanimação volêmica ou aumento de creatinina)
- Hepática: hiperbilirrubinemia direta (bilirrubina total > 2 mg/dℓ); alteração da coagulação (INR [*international normalized ratio*] $> 1,5$ ou TTPa [tempo de tromboplastina parcial ativada] > 60 segundos)
- Hematológica: plaquetopenia ($< 100.000/mm^3$ ou queda de $> 50\%$ da contagem nas últimas 72 horas)
- Sistema nervoso central: encefalopatia/alteração do nível de consciência (agitação psicomotora, confusão, rebaixamento do sensório, *delirium*)
- Metabólica: pH $< 7,30$ ou excesso de base < -5 mEq/ℓ com lactato plasmático $> 1,5$ vez o limite do valor de normalidade.

■ Estratégia clínica e laboratorial

Reconhecimento precoce

Identificação imediata dos casos suspeitos de sepse – pacientes com foco infeccioso presumido ou confirmado associado a pelo menos dois sinais de SIRS.

Lactato

Coletar lactato sérico em *todos* os pacientes com suspeita de sepse grave a fim de otimizar o tratamento e acompanhar a resposta clínica.

Hemocultura

Coletar pelo menos duas amostras de hemocultura (o ideal são três), sem intervalos entre as coletas, preferencialmente de sítios diferentes e antes do início da antibioticoterapia, desde que não haja atraso no início da terapia com antibióticos.

Coleta de exames

Gasometria arterial, hemograma, bioquímica e eletrólitos, glicemia, função renal e hepática.

Culturas diversas

Urinocultura, aspirado traqueal, rastreamento microbiológico com pesquisa de germes multirresistentes (*swab* nasal, *swab* de ostomias e retal para pesquisa de colonização).

■ Tratamento

Medidas gerais

Conforme evolui o conhecimento sobre a resposta biológica à sepse, será possível estratificar o paciente de acordo com o fenótipo apresentado. Isso possibilitará tratamentos mais específicos para os quadros sépticos. Entretanto, no momento atual o tratamento clínico da sepse engloba quatro alvos principais, relacionados principalmente com medidas de suporte clínico: reanimação inicial, eliminação de patógenos, manutenção da oferta de oxigênio e regulação da resposta inflamatória.

Reanimação inicial

O paciente séptico tende a apresentar algum grau de hipovolemia, seja pela diminuição da ingestão hídrica, seja pela perda de volume intravascular para o terceiro espaço, devido ao extravasamento capilar. Desta forma, reposição volêmica precoce e rápida, em alíquotas de 20 ml/kg de solução cristaloide, é fundamental no início da abordagem ao paciente séptico. Os protocolos de tratamento do choque séptico recomendam totalizar em torno de 60 ml/kg de reposição volêmica na primeira hora de tratamento. Entretanto, esta reposição deve ser individualizada, podendo totalizar valores mais elevados, de até 200 ml/kg. Pacientes não responsivos à expansão volêmica, que mantenham sinais de instabilidade hemodinâmica, podem necessitar de suporte inotrópico e vasopressor (Figura 49.1).

Eliminação do patógeno

Já está plenamente estabelecida a importância da antibioticoterapia precoce. Antibióticos de amplo espectro devem

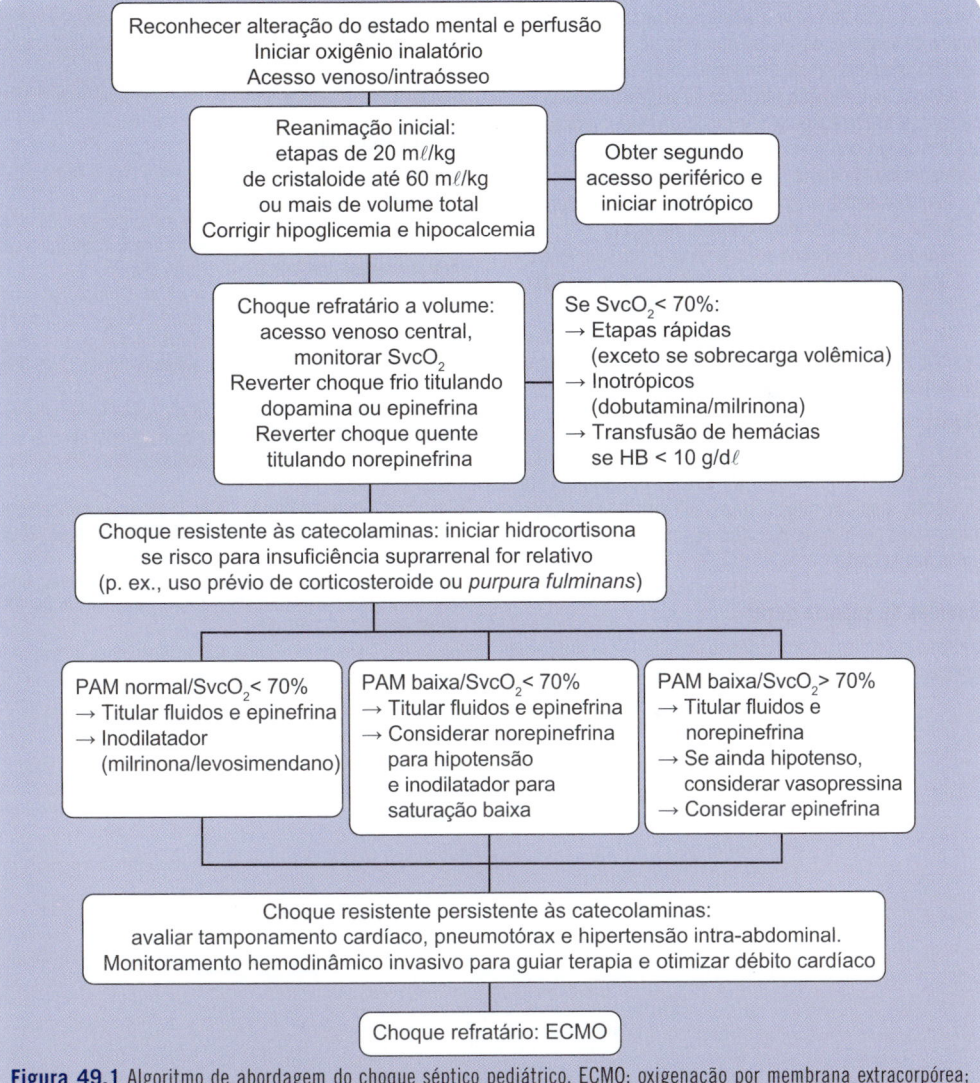

Figura 49.1 Algoritmo de abordagem do choque séptico pediátrico. ECMO: oxigenação por membrana extracorpórea; HB: hemoglobina; PAM: pressão arterial média; $SvcO_2$: saturação venosa central de O_2.

ser iniciados na primeira hora do reconhecimento da sepse, idealmente após a obtenção de culturas. A terapia antimicrobiana empírica deve incluir uma ou mais medicações com atividade contra os principais patógenos (bacterianos ou fúngicos) e com penetração no sítio provável da infecção. A escolha das medicações deve ser guiada pelos perfis de suscetibilidade da comunidade e do hospital. O esquema escolhido deve ser reavaliado após 48 a 72 horas de tratamento baseado em dados clínicos e microbiológicos, com objetivo de reduzir o espectro, diminuindo toxicidade e indução de resistência. A duração do tratamento deve ser de 7 a 10 dias, guiada pela resposta clínica. Além da antibioticoterapia, em caso de coleções e/ou abscessos, a abordagem cirúrgica precoce também está indicada para obter resposta terapêutica mais rápida.

Manutenção da oferta de oxigênio

Durante o curso da sepse, é importante manter oferta adequada de oxigênio, devido ao aumento do consumo. Ainda que não seja possível até o momento interferir em situações de redução da utilização periférica de oxigênio (hipoxia citopática), a otimização da oferta de oxigênio segue como medida importante no manejo da sepse. Entre as estratégias para aumento da oferta de oxigênio, podemos destacar:
- Aumento do débito cardíaco (agentes inotrópicos [dobutamina, norepinefrina]/expansão volêmica)
- Aumento do conteúdo arterial de oxigênio (oxigênio inalatório/ventilação invasiva/transfusão de hemácias)
- ECMO (oxigenação por membrana extracorpórea).

Já com objetivo de reduzir o consumo de oxigênio, medidas como evitar hipertermia e adequação da sedação e bloqueio neuromuscular devem ser adotadas.

Regulação da resposta inflamatória

Como já descrito, as citocinas inflamatórias têm papel fundamental na fisiopatologia da sepse. Entretanto, até o momento, medidas direcionadas ao controle do processo inflamatório por inibição das citocinas não mostraram resultados adequados.

Medidas de suporte geral

Controle glicêmico, aporte calórico adequado e reposição de corticosteroides em pacientes sob risco de insuficiência suprarrenal relativa têm se mostrado eficazes em controlar parcialmente o quadro inflamatório.

■ Prevenção

Não existe medida de prevenção mais eficaz do que a *higienização das mãos*. Está mais que comprovado que essa simples medida é capaz de diminuir drasticamente as infecções no ambiente hospitalar. Deve-se higienizar as mãos preferencialmente com gel alcóolico antes e após manusear o paciente e todo o seu mobiliário e equipamentos. A lavagem das mãos com sabão e água é indicada quando houver sujidade visível nas mãos, após o uso do banheiro e quando houver contato com excrementos dos pacientes.

NÃO ESQUEÇA

- Antibiótico precoce (preferencialmente até 45 minutos após o diagnóstico de sepse) está diretamente relacionado com a diminuição da mortalidade por sepse
- Manter as mãos sempre limpas salva vidas.

■ Bibliografia

Angus DC, Poll T. Severe sepsis and septic shock. NEJM. 2013; 369:840-51.

Annane D, Bellissant E, Bollaert PE *et al*. Corticosteroids in the treatment of severe sepsis and septic shock in adults: a systematic review. JAMA. 2009; 301(22):2362-75.

Brierley J, Carcillo JA, Choong K *et al*. Clinical practice parameters for hemodynamic support of pediatric and neonatal septic shock: 2007 update from the American College of Critical Care Medicine. Crit Care Med. 2009; 37(2):666-88.

Dellinger RP, Levy MM, Rhodes A *et al*. Surviving sepsis campaign: International guidelines for management of sever sepsis and septic shock, 2012. Intensive Care Med. 2013; 39(2):165-228.

Goldstein B, Giroir B, Randolph A *et al*. International pediatric sepsis consensus conference. Ped Crit Care Med. 2005; 6(1):2-8.

Provonost P, Needham D, Berenholtz S *et al*. An intervention to decrease catheter-related bloodstream infections in the ICU. NEJM. 2006; 355:2725-32.

Watson RS, Carcillo JA. Scope and epidemiology of pediatric sepsis. Ped Crit Care Med. 2005; 6(3):3-5.

INFECTOLOGIA

50 INFECÇÕES CONGÊNITAS

Natalie Del-Vecchio Costa, Sylvia Reis G. Nehab e Marcio Moacyr Vasconcelos

■ Sífilis

Introdução
Sífilis é uma doença infecciosa sexualmente transmissível causada pela bactéria espiroqueta *Treponema pallidum*.

A forma congênita decorre da transmissão vertical do *Treponema pallidum* da gestante não tratada ou inadequadamente tratada para seu concepto.

Mais da metade dos recém-nascidos (RNs) infectados são assintomáticos ao nascer, o que mostra a importância da triagem sorológica da gestante no pré-natal. Quando a gestante não é diagnosticada e não recebe tratamento adequado, a infecção congênita pode levar a consequências graves com o acometimento de órgãos nobres no RN.

Para o diagnóstico da doença é necessário empreender uma cuidadosa avaliação epidemiológica, clínica e laboratorial.

Epidemiologia
A sífilis continua sendo um grande problema de saúde pública no Brasil.

A OMS estima em 1 milhão de casos de sífilis por ano entre as gestantes no mundo.

A sífilis congênita é uma doença de fácil prevenção, mediante o acesso precoce à testagem durante o pré-natal e o tratamento adequado das gestantes positivas, incluindo o tratamento do parceiro.

É uma doença de notificação compulsória, incluída no SINAN (Sistema de Informações de Agravos de Notificações) desde 1986.

Segundo o Ministério da Saúde, no Boletim Epidemiológico Sífilis 2016, de 1998 a junho de 2016, em 18 anos, foram notificados ao SINAN 142.961 casos de sífilis congênita em menores de 1 ano de idade. Com relação à incidência de sífilis congênita em 2015 observou-se uma taxa de 6,5 casos por 1.000 nascidos vivos no Brasil. Nos últimos 10 anos, houve um progressivo aumento na taxa de incidência de sífilis congênita: em 2004 a taxa era de 1,7 caso por 1.000 nascidos vivos e em 2013 subiu para 4,7 casos por 1.000 nascidos vivos. O Brasil adotava, até 2014, um modelo sensível, no qual o critério de definição de casos englobava praticamente todas as crianças que nasciam de mães que houvessem sido diagnosticadas com a doença, mesmo que a gestante tivesse sido tratada, por falta de informações de tratamento de seus parceiros.

Os abortamentos, os natimortos e as mortes perinatais podem ocorrer em 40% de gestantes não tratadas. Considera-se natimorto por sífilis o óbito fetal com mais de 22 semanas de gestação ou peso maior que 500 g, de gestantes não tratadas ou inadequadamente tratadas para sífilis. O aborto por sífilis é considerado quando ocorre o parto com menos de 22 semanas, ou peso fetal menor que 500 g de gestantes não tratadas ou inadequadamente tratadas.

Fisiopatologia
A sífilis congênita é transmitida, principalmente, por disseminação hematogênica, da placenta de gestantes não tratadas, ou inadequadamente tratadas, para o seu concepto. A taxa de infecção vertical do feto a partir de gestantes não tratadas é de 70 a 100%.

A transmissão pode ocorrer também pelo canal de parto, se houver lesões genitais da sífilis, ou raramente por meio da amamentação, se houver alguma lesão por sífilis na mama.

A infecção transplacentária se dá em qualquer fase da gestação, e em qualquer estágio da infecção materna, porém o risco é maior nas gestantes com sífilis primária ou secundária.

Quadro clínico
Sífilis congênita precoce
Pode ser assintomática ao nascimento (em 60% dos casos) e/ou os sintomas aparecerem nos primeiros 2 anos de vida.

Os principais sinais e sintomas da sífilis congênita precoce são: prematuridade, baixo peso ao nascer; hepatomegalia, esplenomegalia; lesões cutâneas – pênfigo palmoplantar, condiloma plano, púrpura, petéquias, fissuras peribucais; alterações ósseas – periostite ou osteíte (pseudoparalisia de Parrot nos membros inferiores), osteocondrite; pneumonia, taquidispneia, rinite serossanguínea; linfadenopatia generalizada, principalmente epitroclear; icterícia, anemia, trombocitopenia; hidropisia, edema; convulsões, meningite.

Sífilis congênita tardia
Manifesta-se após o segundo ano de vida.

As manifestações clínicas são raras e resultantes da cicatrização da doença sistêmica precoce.

As principais são: tíbia em lâmina de sabre, nariz em sela, fronte olímpica, articulações de Clutton (edema indolor e persistente dos joelhos causado por osteocondrite crônica), dentes de Hutchinson (dentes incisivos superiores deformados), rágades periorais, queratite intersticial, surdez neurossensorial, dificuldade do aprendizado.

Diagnóstico
Clínico
Qualquer um dos sinais e sintomas descritos anteriormente deve levantar a suspeita de sífilis congênita.

Laboratorial

Pesquisa direta do *Treponema pallidum*

Não é um método de rotina, devido à maioria dos pacientes ser assintomática. O exame consiste na observação em campo escuro ou na técnica de imunofluorescência direta de material coletado de lesões de pele ou mucosa, biopsia ou necropsia.

O exame de PCR (reação em cadeia da polimerase) para *Treponema pallidum* também pode ser feito em material de lesões e secreções corporais.

Testes sorológicos

Testes não treponêmicos

VDRL (*veneral diseases research laboratories*) e RPR (reagina plasmática rápida) – são usados na triagem sorológica de gestantes e nos RNs suspeitos.

Têm alta sensibilidade e podem ser titulados, ajudando no acompanhamento terapêutico.

A avaliação sorológica para sífilis deve ser solicitada nas gestantes durante o pré-natal (primeiro trimestre e início do terceiro trimestre). Deve-se repeti-la na internação para o parto, se o último exame no pré-natal tiver sido coletado há mais de 1 mês. Resultados falso-positivos e falso-negativos são as principais desvantagens.

No RN pode haver a passagem transplacentária de anticorpos IgG maternos. Então é necessário comparar o título de VDRL da mãe com o da criança. Títulos do RN maiores que os da mãe fortalecem a suspeita de sífilis congênita. Os títulos começam a cair a partir dos 3 meses de vida e tornam-se negativos aos 6 meses. Mas o exame com resultado negativo no RN não exclui a infecção, principalmente quando esta ocorreu no último mês de gestação.

Testes treponêmicos

TPHA (*treponema pallidum hemaglutination*), FTA-Abs (*fluorescent treponemal antibody-absorption*) e ELISA. São testes que confirmam a infecção, e afastam os resultados falso-positivos dos testes não treponêmicos. Têm elevada especificidade, mas a sensibilidade é menor que os testes não treponêmicos. A pesquisa de anticorpos IgM no RN pode ser falso-positiva em 10% dos casos e falso-negativa em 20 a 40%. Então, o uso destes testes é para acompnhamento a partir dos 18 meses de vida, quando os anticorpos adquiridos passivamente da mãe deixam de ser detectáveis.

Exame do liquor

A punção lombar para coleta de liquor serve para detectar ou excluir a neurossífilis. Presença de leucocitose (mais de 25 leucócitos) e elevada taxa de proteínas (acima de 150 mg/dℓ) no liquor do RN podem ser dados adicionais.

Na neurossífilis, o VDRL no liquor é positivo.

Por imagem

Uma radiografia dos ossos longos pode mostrar achados de osteocondrite e periostite.

Tratamento

Medidas gerais

Gestante

Em gestantes, o tratamento baseia-se no antibiótico penicilina G benzatina em dose adequada para o estágio da doença:

- Sífilis primária: dose única total de 2.400.000 UI IM
- Sífilis secundária ou latente com menos de 1 ano de evolução: dose total de 4.800.000 UI (2 doses de 2.400.000 UI com intervalo de 1 semana)
- Sífilis terciária ou com mais de 1 ano de duração, ou duração desconhecida: dose total 7.200.000 UI (3 doses de 2.400.000 UI com intervalos sucessivos de 1 semana).

O título do VDRL deve ser acompanhado mensalmente.

As pacientes alérgicas à penicilina deverão ser dessensibilizadas.

O tratamento da gestante é inadequado quando: é feito por qualquer outro antibiótico que não a penicilina, número insuficiente de doses do antibiótico, tratamento instituído menos de 1 mês antes do parto, sorologia não treponêmica sem queda de títulos, evidências de reinfecção e omissão do tratamento do parceiro sexual.

Recém-nascido

O tratamento convencional deve ser seguido segundo o Manual do Ministério da Saúde – Diretrizes para o controle da sífilis congênita – SVS – Programa Nacional DST/AIDS 2006:

- A: nos RNs de mães com sífilis não tratadas ou inadequadamente tratadas, independente do exame de VDRL do RN, devem-se obter um hemograma completo, radiografia dos ossos longos, punção lombar (análise do liquor) e outros exames quando clinicamente indicado. Na impossibilidade de realizar a punção lombar, trata-se sempre como neurossífilis
    - A1: se houver alterações clínicas e/ou sorológicas e/ou radiológicas e/ou hematológicas, tratamento com penicilina cristalina na dose de 50.000 U/kg/dose IV, a cada 12 horas nos primeiros 7 dias, e a cada 8 horas após 7 dias de vida, ao longo de 10 dias; ou penicilina G procaína, 50.000 U/kg/dia em dose única diária IM durante 10 dias
    - A2: se houver alteração no liquor, o tratamento deve ser feito com penicilina cristalina na dose de 50.000 U/kg/dose IV, a cada 12 horas nos primeiros 7 dias de vida, e a cada 8 horas após 7 dias de vida, por 10 dias
    - A3: se não houver alterações clínicas, radiológicas, hematológicas e/ou do liquor e a sorologia for negativa no RN, o tratamento baseia-se na penicilina G benzatina via IM, na dose única de 50.000 U/kg. O acompanhamento é obrigatório, incluindo o acompanhamento sérico do VDRL com 1 e 3 meses de vida. Se o acompanhamento não for garantido, o tratamento deve seguir o esquema A1
- B: nos RNs de mães adequadamente tratadas, realiza-se o VDRL em amostra do sangue periférico neonatal; se este for reagente com titulação maior que a materna e/ou na presença de alterações clínicas, obtém-se hemograma, radiografia dos ossos longos e punção lombar
    - B1: se houver alterações clínicas e/ou radiológicas e/ou hematológicas, tratar como A1
    - B2: se houver alteração do liquor, tratar como A2
- C: nos RNs de mães adequadamente tratadas, deve-se realizar o VDRL em amostra de sangue periférico do RN
    - C1: se for assintomático e o VDRL não for reagente, procede-se apenas ao acompanhamento clínico e laboratorial. Na impossibilidade de garantir o acompanhamento, deve-se instituir o tratamento com penicilina G benzatina IM, na dose única de 50.000 UI/kg

- C2: se for assintomático e tiver o VDRL reagente, com título igual ou menor que o materno, acompanhar clinicamente. Na impossibilidade do acompanhamento clínico, investigar e tratar como A1 (sem alterações no liquor) ou A2 (com alterações no liquor).

O tratamento deve ser reiniciado se houver interrupção de 1 dia ou mais do antibiótico.

Em tempos de escassez de penicilina, quando a penicilina cristalina e/ou procaína não estiver disponível, o antibiótico ceftriaxona (na dose apropriada para a idade e o peso ao nascer) pode ser considerado, mas é necessário acompanhamento clínico e laboratorial sorológico cuidadoso. As evidências são insuficientes para garantir o uso de ceftriaxona na sífilis congênita.

Nas crianças sintomáticas, realiza-se o exame oftalmológico de fundo de olho.

As crianças com mais de 1 mês de vida, com quadro clínico e exame sorológico sugestivos de sífilis congênita devem ser avaliadas com exame de liquor, além das recomendações anteriores. Uma vez confirmado o diagnóstico, inicia-se o tratamento, respeitando o intervalo das doses da penicilina cristalina, a cada 4 horas, ou da penicilina G procaína, a cada 12 horas, mantendo o mesmo esquema de dose recomendado anteriormente.

Acompanhamento

Todas as crianças com sífilis congênita ou nascidas de mães com sífilis na gestação devem ter um acompanhamento ambulatorial. Essas consultas devem ser mensais até os 6 meses de vida e depois bimensais de 6 a 12 meses de vida.

Deve-se realizar o exame de VDRL com 1, 3, 6, 12 e 18 meses de vida. Pode-se interromper o acompanhamento quando dois exames consecutivos de VDRL forem negativos.

As crianças com VDRL positivo ao nascimento que não foram tradadas (porque a sífilis congênita era pouco provável), os títulos de VDRL devem cair a partir de 3 meses, e tornar-se negativos com 6 meses de vida. Se o VDRL continuar positivo depois de 6 meses de vida, o lactente deve estar infectado e deve ser tratado.

As crianças com VDRL negativo ao nascimento, cuja sorologia materna foi negativa no momento do parto, devem repetir o exame aos 3 meses de vida, para excluir sífilis congênita incubada ao nascimento.

Quando o VDRL persiste com títulos positivos aos 6 a 12 meses de vida, o exame do liquor deve ser feito ou repetido a fim de avaliar neurossífilis.

Nos casos em que o exame do liquor estiver alterado, deve-se realizar nova punção lombar a cada 6 meses, até a normalização.

O exame TPHA ou FTA-Abs para sífilis é solicitado após 18 meses de vida para confirmação do caso.

O acompanhamento oftalmológico, neurológico e audiológico semestral deve prosseguir por 2 anos.

Gestantes coinfectadas com HIV, mesmo quando adequadamente tratadas para sífilis, podem apresentar maior demora na queda de títulos laboratoriais. Devido ao maior risco de falha terapêutica e de envolvimento do sistema nervoso central (SNC), estas mulheres e seus RNs, expostos ao HIV, devem ser acompanhados com maior cuidado e atenção.

Diagnóstico diferencial

A sífilis era chamada de "a grande imitadora" devido à ocorrência de formas atípicas. Qualquer uma das apresentações citadas na sífilis congênita precoce ou tardia deve suscitar uma investigação. Por outro lado, os demais agentes etiológicos do TORCH também devem ser considerados.

Prevenção

A prevenção baseia-se na promoção da saúde com a divulgação de informações, educação da população sobre as doenças sexualmente transmissíveis e a prática de sexo protegido com o uso de preservativos masculinos e femininos.

Toda mulher deve ter um pré-natal adequado, e ser investigada para sífilis no início da gestação, repetindo o exame de VDRL com 28 a 32 semanas e ao nascimento. O RN não deve receber alta hospitalar antes do resultado do VDRL materno.

O tratamento imediato e adequado de todas as gestantes diagnosticadas com sífilis e de seus parceiros sexuais é fundamental.

A Figura 50.1 mostra um esquema de abordagem perante a gestante com sífilis.

■ Herpes simples neonatal

Introdução

A infecção pelo herpes-vírus simples (HSV) no RN é incomum, com estimativa de 1.500 casos diagnosticados anualmente nos EUA. Em contraste, a infecção genital pelo HSV é muito comum em adultos. É raro ter que tratar um RN com infecção neonatal pelo HSV, mas temos que identificar e abordar os RNs expostos ao HSV no momento do parto, para prevenção da doença no período neonatal e de suas graves e devastadoras sequelas. O risco de transmitir o HSV para o RN durante o parto é determinado, em parte, pela história prévia da imunidade materna ao HSV. Mulheres com infecção primária genital que estão disseminando o HSV no momento do parto apresentam 10 a 30 vezes mais chance de transmitir o vírus em relação às mulheres com infecção recorrente.

Herpes genital materno

Terminologia

Infecção primária se refere à aquisição do vírus HSV tipo 1 ou 2, sem exposição prévia aos dois tipos de vírus, portanto na ausência de anticorpos. Infecção não primária refere-se à aquisição do vírus tipo 1 em um indivíduo com imunidade prévia ao tipo 2, ou vice-versa. Reativação é o isolamento do vírus na lesão genital, com imunidade prévia ao mesmo tipo de vírus. Disseminação do vírus de forma sintomática refere-se à presença de lesão característica de herpes genital e a detecção do HSV-1 ou 2 nas lesões a partir de cultura ou PCR. A disseminação assintomática ocorre quando se isola o HSV-1 ou 2 da mucosa genital, por cultura ou PCR, mas na ausência de lesões.

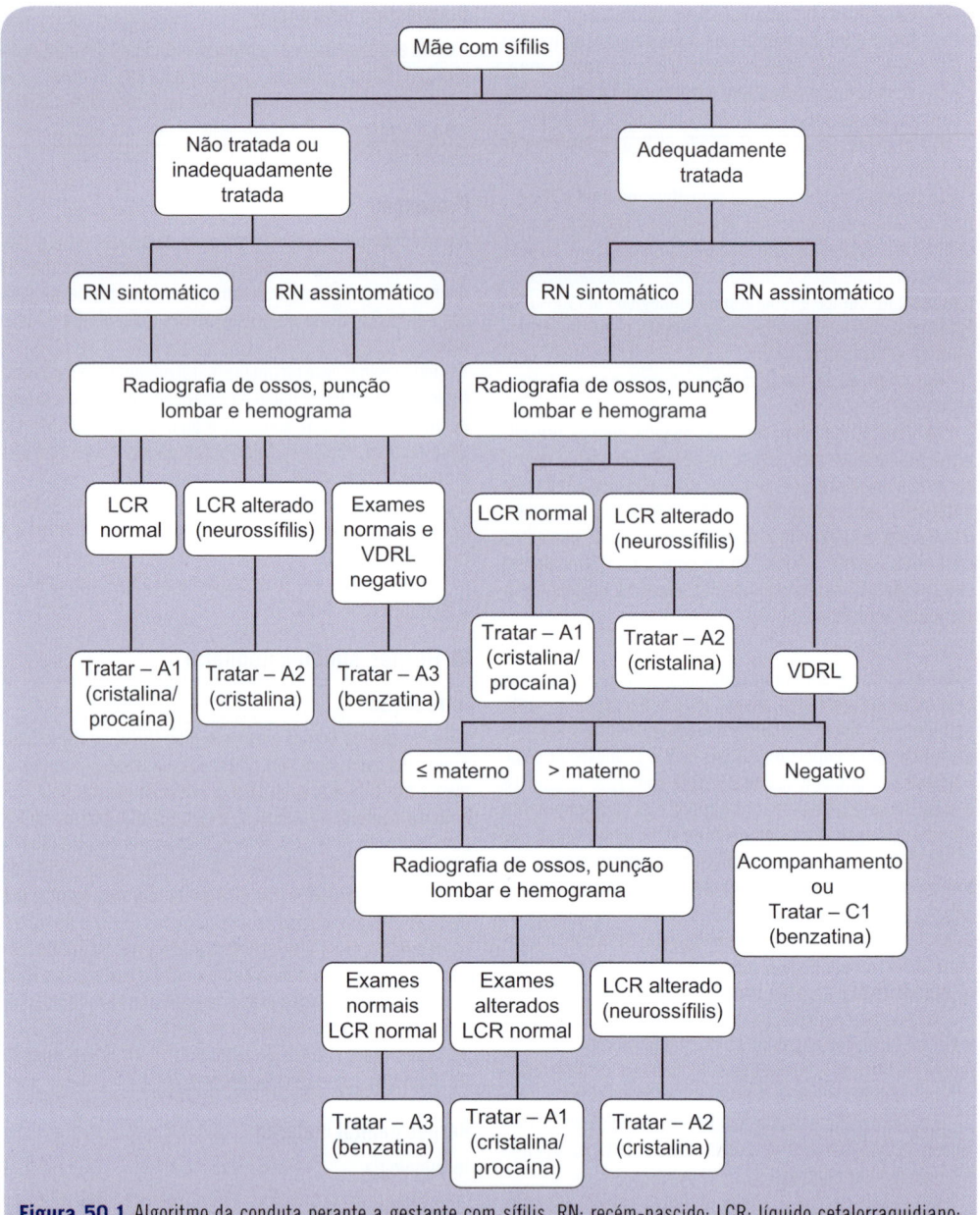

Figura 50.1 Algoritmo da conduta perante a gestante com sífilis. RN: recém-nascido; LCR: líquido cefalorraquidiano; VDRL: *venereal disease research laboratory*. (Adaptada do Ministério da Saúde, 2006.)

Epidemiologia das infecções genitais durante a gestação

A infecção por herpes genital é causada pelo HSV tipo 1 ou 2, e a maioria das infecções é assintomática. Assim como mulheres não grávidas, 2/3 das gestantes que adquirem infecção genital pelo HSV são assintomáticas ou apresentam poucos sintomas. Nas mulheres com HSV adquirido antes da gestação, 75% apresentam pelo menos 1 episódio de reativação durante a gestação e 14% apresentam lesões no momento do parto. Para que a transmissão neonatal ocorra, a mulher deve estar disseminando o vírus de forma sintomática ou assintomática, no momento do parto.

O risco de transmissão do HSV para o RN permanece alto na infecção primária materna próxima ao parto quando comparado ao risco quando a infecção é recorrente (50 a 60% na infecção primária e < 3% nas infecções recorrentes), principalmente pela baixa aquisição transplacentária de anticorpos e exposição a altos títulos do vírus no canal de parto.

Herpes neonatal

Epidemiologia e transmissão

A infecção neonatal pelo HSV é incomum com taxa de ocorrência de 1 em 3.200 partos, com uma estimativa de 1.500 casos por ano nos EUA.

A infecção pelo HSV no RN pode ocorrer por 3 vias distintas: intrauterina, intraparto (perinatal) e pós-parto (pós-natal). A transmissão do HSV-1 ou 2 para a maioria dos RNs ocorre no período intraparto (85%). Aproximadamente 10% dos RNs infectados adquire o HSV-1 no período pós-natal e 5% são infectados pelo HSV-1 ou 2 *in utero*.

Cinco fatores conhecidos influenciam a transmissão do HSV da mãe para o RN:
- Tipo de infecção materna (primária × recorrente)
- *Status* sorológico materno
- Duração da ruptura de membranas
- Integridade da barreira mucocutânea (como o uso de eletrodo fetal)
- Via de parto (cesáreo *vs.* vaginal).

Classificação e manifestação clínica

A infecção pelo HSV é classificada nos tipos a seguir, e a classificação é preditiva de morbidade e mortalidade (Quadro 50.1).

Infecção intrauterina

A infecção *in utero* pelo HSV é rara, com ocorrência em 1 para 300.000 partos. RNs infectados apresentam uma tríade: cutânea (cicatrizes, exantema, aplasia cútis, hiperpigmentação ou hipopigmentação); oftalmológica (microftalmia, coriorretinite, atrofia óptica); e neurológica (calcificações intracranianas, microcefalia, encefalomalacia).

Doença disseminada

Representa 25% das formas de herpes neonatal e sua apresentação clínica se dá em torno de 10 a 12 dias de vida. Envolve múltiplos órgãos como SNC, pulmões, fígado, suprarrenais, pele, mucosa e membranas mucosas. Dois terços dos RNs apresentam encefalite. Cerca de 20% dos RNs com doença disseminada não exibem exantema vesicular.

Sistema nervoso central

Aproximadamente 30% dos casos de herpes neonatal apresentam-se como encefalite e é classificada como doença do SNC com ou sem envolvimento da pele e apresenta-se de forma tardia em torno de 16 a 19 dias de vida. Convulsões focais ou generalizadas, letargia, irritabilidade, dificuldade de alimentação, instabilidade térmica e fontanela abaulada são manifestações da doença. Aproximadamente 60 a 70% dos RNs apresentam lesões da pele.

SEM (*skin, eye or mouth*)

Representa 45% dos casos. Manifesta-se ao redor de 10 a 12 dias de vida e aproximadamente 80% apresentam exantema vesicular.

Diagnóstico de herpes-vírus simples neonatal

O isolamento do HSV por cultura permanece o padrão-ouro para estabelecer o diagnóstico de herpes neonatal. *Swabs* são coletados de superfícies como conjuntiva, nasofaringe, boca e ânus e enviados para cultura, na qual os efeitos citopáticos serão monitorados. O HSV também pode ser pesquisado por cultura no sangue e liquor, entretanto a positividade é maior em cultura de pele ou conjuntiva.

O diagnóstico da doença de SNC pelo HSV tem sido realizado principalmente por PCR no liquor, o qual atualmente é o método de escolha para documentar envolvimento de SNC em RN com doença pelo HSV. A sensibilidade da PCR no liquor é de 75 a 100%. A análise de PCR no liquor determina o tempo de terapia intravenosa. A detecção de DNA do HSV no liquor após término do tratamento indica prognóstico ruim. A PCR no sangue para HSV tem sido pouco estudada.

Os testes sorológicos são inúteis no diagnóstico de HSV neonatal, porque a transferência placentária de imunoglobulina G (IgG) acontece na maioria dos RNs, devido à alta prevalência de anticorpos na população adulta.

Exames para serem realizados antes da terapia antiviral:
- Liquor para análise, cultura bacteriana e PCR para o DNA do HSV
- *Swab* para cultura viral da base de vesículas e lesões em membranas mucosas; PCR pode ser realizada em conjunto com a cultura
- *Swab* da boca, nasofaringe, conjuntiva e reto para cultura viral; PCR também pode ser realizada
- PCR para o DNA do HSV no sangue
- TGP (transaminase glutâmico-pirúvica/alanina-aminotransferase) sérica.

QUADRO 50.1 Apresentação clínica da doença neonatal pelo herpes-vírus simples.

Característica clínica	Doença disseminada	Doença do SNC	Doença SEM
Frequência (%)	25	30	45
Regiões envolvidas	SNC, fígado, pulmão, suprarrenal, pele, olhos, membranas mucosas	SNC com ou sem envolvimento da pele	Pele, olhos e membranas mucosas
Apresentação	Encefalite, insuficiência respiratória, insuficiência hepática, coagulação intravascular disseminada com ou sem *rash*	Convulsão, letargia, irritabilidade, dificuldade de alimentação, temperatura com ou sem *rash*	Com ou sem *rash* vesicular
Mortalidade (%)	29	4	–
Desenvolvimento normal com 1 ano após tratamento (%)	83	31	100

SEM: *skin, eyes or mouth*; SNC: sistema nervoso central.

Tratamento

A recomendação atual para o tratamento de todos os RNs com doença pelo HSV é aciclovir parenteral na dose de 60 mg/kg/dia, dividido em três doses diárias, por 14 dias para RN com doença SEM e 21 dias para aqueles com doença do SNC ou disseminada. Todos os RNs com PCR HSV positiva no liquor no início da terapia devem receber nova punção lombar ao final da terapia, a fim de avaliar a negativação da PCR. Se esta permanecer positiva, a terapia antiviral deve ser continuada até que o DNA do HSV se torne negativo.

Terapia supressora após tratamento

O prognóstico do herpes neonatal depende da extensão da doença. Aproximadamente 20% dos sobreviventes com doença disseminada apresentam sequelas neurológicas comparados com 70% dos RNs com doença do SNC. O uso da terapia supressora com aciclovir oral por 6 meses após o término do tratamento tem demonstrado boas evidências na resposta do neurodesenvolvimento de RN com doença herpética do SNC e na diminuição da recidiva de lesões cutâneas em RN com doença SEM. A recomendação atual é o uso do aciclovir oral por 6 meses na dose de 300 mg/m^2/dose, 3 vezes/dia. A contagem absoluta de neutrófilos deve ser monitorada com 2 e 4 semanas e mensalmente após o início da terapia supressora.

Manejo do recém-nascido assintomático de mãe com lesões ativas e história positiva

Para as mulheres com história de herpes genital antes da gestação, a chance de as lesões serem recorrentes é alta e o risco de transmissão para o RN é baixo (< 3%) (Figura 50.2). Com 24 horas após o nascimento, devem-se coletar culturas de superfícies (conjuntiva, boca, nasofaringe, reto) ou PCR, se desejado, e sangue para PCR DNA HSV. Não se deve iniciar o aciclovir nesse momento. Se os estudos de superfícies e sangue forem negativos com 5 dias, nova avaliação só será necessária se o RN manifestar sinais de doença pelo HSV nas próximas 6 semanas.

Se os estudos de cultura ou PCR de superfície ou de sangue forem positivos, sugerindo infecção pelo HSV, recomenda-se nova avaliação com liquor (parâmetros liquóricos e PCR HSV) e sangue (TGP) para determinar a presença e extensão da doença. A terapia com aciclovir deve ser iniciada.

Se os resultados da nova avaliação forem negativos (liquor e TGP normais) sugerindo infecção neonatal pelo HSV, terapia deve ser continuada por 10 dias (tratamento preemptivo), para evitar a progressão da infecção para doença pelo HSV. Se os resultados forem positivos (liquor com parâmetros anormais e PCR HSV positiva ou TGP elevada), o tratamento com aciclovir deve ser continuado por 21 dias para a doença do SNC e doença disseminada, seguido de terapia supressora com aciclovir oral por 6 meses (Figura 50.3).

Manejo do recém-nascido assintomático de mãe com lesões ativas e história negativa

Para mulheres sem história de herpes genital antes da gestação, é necessário definir qual o tipo de infecção. A informação obtida com a sorologia materna para HSV-1 e HSV-2 em conjunto com a cultura viral/PCR HSV da lesão irão determinar o tipo da infecção materna e guiar o manejo do RN. A presença de herpes genital no momento do parto pode representar uma infecção primária (> 50% de risco de transmissão para o RN); infecção não primária (25% de risco de transmissão); ou recorrente (< 3% de risco de transmissão).

Com 24 horas após o nascimento, culturas de superfícies (conjuntiva, boca, nasofaringe, reto) ou PCR, se desejado, sangue para PCR DNA HSV, liquor (parâmetros liquóricos e PCR para DNA do HSV) e TGP sérica devem ser coletados. A terapia com aciclovir deve ser instituída imediatamente.

Se os exames maternos indicarem uma infecção recorrente e o RN permanecer assintomático, sem evidências de infecção ou doença (todos os exames negativos), suspende-se a terapia com aciclovir, com orientações em relação ao aparecimento de sinais da doença.

Se os exames maternos indicarem infecção primária ou não primária e o RN permanecer assintomático sem evidências de infecção ou doença (todos os exames normais), completar 10 dias com aciclovir parenteral (terapia preemptiva). Para os RNs com evidências de infecção ou doença pelo HSV, recomenda-se tratamento com aciclovir intravenoso por 14 dias para doença SEM e 21 dias para doença do SNC ou disseminada.

Diagnóstico diferencial

Várias condições infecciosas e não infecciosas podem simular a doença pelo HSV, como as doenças bacterianas (*Streptococcus* do grupo B, *Listeria monocytogenes*, *Staphylococcus aureus*, *Escherichia coli* e outras bactérias gram-negativas) e virais (varicela-zóster, sepse por enterovírus e citomegalovírus). Doenças cutâneas como o eritema tóxico e a incontinência pigmentar também devem ser consideradas.

Prognóstico

Na era pré-antiviral, 85% dos RNs com doença disseminada e 50% dos RNs com doença do SNC morriam até 1 ano de idade. Atualmente, com o uso de altas doses de aciclovir, a mortalidade declinou para 29% na doença disseminada e 4% na doença do SNC.

Estratégias para prevenção de herpes neonatal

O parto cesáreo realizado em mulheres com lesão genital ativa pode reduzir o risco de o RN adquirir HSV e é recomendado quando lesões genitais ou sintomas prodrômicos estão presentes no momento do parto, apesar de não eliminar completamente o risco de HSV neonatal.

Em gestantes com história de herpes genital recorrente, a terapia supressora com aciclovir/valaciclovir iniciada com 36 semanas de idade gestacional tem se associado a diminuição de lesões genitais no momento do parto e diminuição de detecção viral por cultura ou PCR. Entretanto, permanece desconhecido se o uso da terapia supressora na gestante evitará a doença neonatal, necessitando de mais pesquisas.

Atualmente nenhuma vacina está disponível para prevenir a aquisição do HSV.

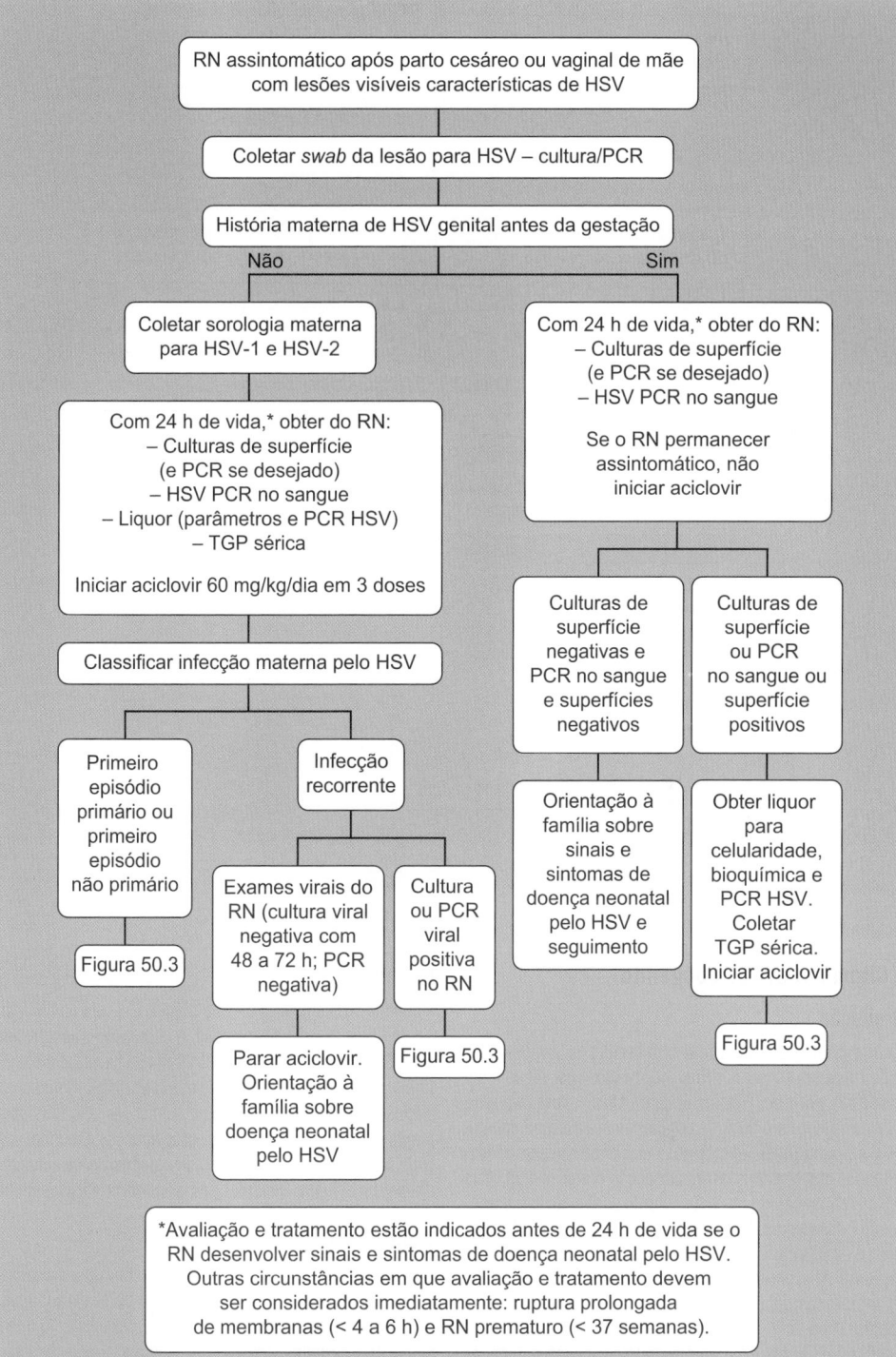

Figura 50.2 Algoritmo para avaliação do recém-nascido assintomático nascido de parto cesáreo ou vaginal e gestante com lesão ativa de herpes genital. HSV: herpes-vírus simples; PCR: reação em cadeia de polimerase; RN: recém-nascido; TGP: transaminase glutâmico-pirúvica.

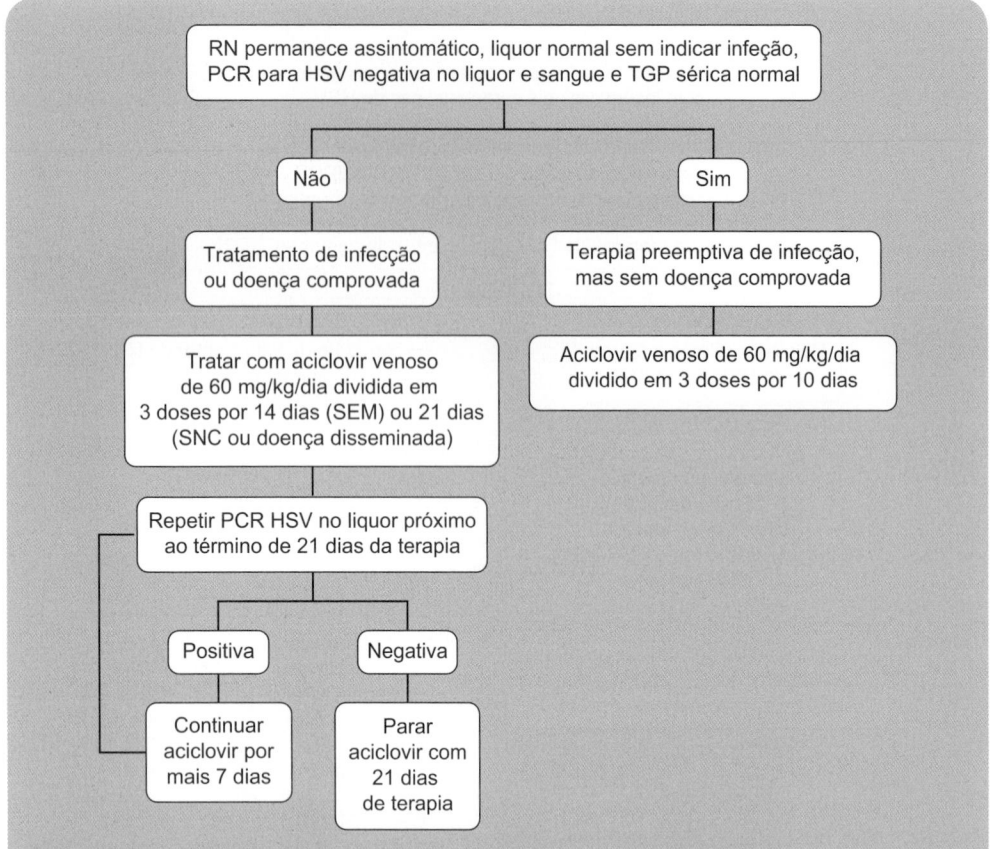

Figura 50.3 Algoritmo para tratamento do recém-nascido assintomático nascido de parto cesáreo ou vaginal e gestante com lesão ativa de herpes genital. HSV: herpes-vírus simples; PCR: reação em cadeia de polimerase; RN: recém-nascido; SEM: *skin, eye or mouth*; SNC: sistema nervoso central; TGP: transaminase glutâmico-pirúvica.

■ Citomegalovírus congênito

Introdução

O citomegalovírus (CMV) pertence à família do herpes-vírus, sendo transmitido por contato interpessoal por intermédio de saliva, sangue, secreções genitais, urina ou leite materno. Infecta até 90% da população até a oitava década de vida e permanece latente nos monócitos e granulócitos. A infecção materna primária, reinfecção materna com vírus novo ou reativação de um vírus latente podem levar a transmissão intrauterina. No mundo, a prevalência de CMV congênito é de 7 por 1.000 nascimentos, tornando-o a infecção congênita viral mais comum. Aproximadamente 12,7% de RNs infectados pelo CMV tornam-se sintomáticos ao nascimento. A sequela neurológica mais comum é surdez neurossensorial. De fato, o CMV é a principal causa não genética de surdez neurossensorial. A principal maneira de se evitar a infecção fetal é com medidas de higiene, como higienização das mãos e prevenção do contato com fontes potenciais de CMV.

Epidemiologia

A maioria dos indivíduos é eventualmente exposta ao CMV e não existe sazonalidade da infecção. A população que apresenta elevada incidência de infecção primária inclui bebês amamentados, lactentes e profissionais que trabalham em creches e adolescentes sexualmente ativos. A infecção pelo CMV geralmente é assintomática em pacientes imunocompetentes, mas pode se apresentar como uma síndrome semelhante à mononucleose em 10% das infecções primárias em crianças e adultos.

Transmissão

O único reservatório para transmissão humana é o próprio ser humano. O principal fator de risco para a transmissão do CMV em mulheres em idade fértil é a exposição a urina e saliva de crianças. Crianças que frequentam creches são o principal reservatório de CMV.

A transmissão vertical pode ocorrer por três vias: intraparto ou aleitamento materno (perinatal) ou transplacentária (congênita). A via transplacentária é a principal via de transmissão, porque pode resultar em infecção congênita e sequelas neurológicas. Aproximadamente 1% (0,2 a 2,5%) de todos os RNs nascem infectados pelo CMV. A transmissão perinatal pode ocorrer secundária à exposição à secreção cervical durante a passagem pelo canal vaginal ou pela ingestão de leite humano contendo CMV, mas geralmente este tipo não está associado a doença ou sequelas, exceto em prematuros extremos. A aquisição pós-natal do CMV pelo leite materno tem pouca importância, não está associada a sequelas a longo prazo e raramente causa sinais clínicos de doença em RN a termo. Ao contrário, os RNs prematuros de baixo peso apresentam risco significativo de doença pelo CMV após aquisição pelo leite materno. O CMV também pode causar doença em bebês prematuros quando adquirido por transfusão.

A infecção congênita pode advir tanto da infecção materna primária (taxa de transmissão vertical de 40 a 50%) como de recorrência (taxa de transmissão vertical de 0,5 a 2%). Entretanto, as formas sintomáticas são quase exclusivas de RNs de mães com infecção primária na gestação (Figura 50.4).

Apresentação clínica

A infecção congênita ocorre por via transplacentária e pode resultar em infecção sintomática ou assintomática no RN. A chance de ocorrer a transmissão fetal é maior na infecção materna primária, quando comparada à infecção materna não primária pelo CMV. Estima-se que 1 a 4% das mulheres soronegativas para CMV serão infectadas na gestação, e que 30 a 40% dessas mulheres infectadas transmitirão o vírus ao feto. A infecção materna não primária também pode resultar em infecção fetal.

A infecção congênita pelo CMV é na maioria das vezes assintomática. Os sinais clássicos de doença sintomática pelo CMV incluem crescimento intrauterino retardado (CIUR), hidropisia, petéquias, púrpura, trombocitopenia, icterícia, hepatoesplenomegalia, pneumonite, microcefalia, calcificações periventriculares, convulsão, coriorretinite, perda auditiva neurossensorial, anormalidades ósseas e dentição anormal (Quadro 50.2).

Anormalidades cerebrais podem ser detectadas em exames de imagem (ultrassonografia transfontanela [USTF], tomografia computadorizada [TC] ou ressonância magnética [RM]). Essas anormalidades incluem leucomalacia periventricular, calcificações periventriculares, ventriculomegalia, vasculite com calcificações vasculares e anormalidades da migração neuronal (como polimicrogiria e hidranencefalia).

Anormalidades oftalmológicas, incluindo coriorretinite, atrofia óptica e perda visual central, também podem ocorrer. Alguns pacientes manifestam estrabismo.

Anormalidades dentárias como hipoplasia e hipocalcificação do esmalte dentário são comuns em crianças com infecção congênita pelo CMV.

Sequelas ocorrem na doença congênita sintomática ou assintomática, com maior frequência e gravidade em bebês sintomáticos. Aproximadamente 40 a 58% dos bebês que são sintomáticos ao nascimento terão sequelas como perda auditiva neurossensorial, perda visual, retardo mental, convulsão, paralisia cerebral, defeitos visuais ou atraso do desenvolvimento. Aproximadamente 13,5% dos RNs assintomáticos ao nascimento podem manifestar atraso do neurodesenvolvimento, mais comumente manifestado como perda auditiva. A perda auditiva que ocorre nas infecções congênitas sintomáticas ou assintomáticas é geralmente progressiva,

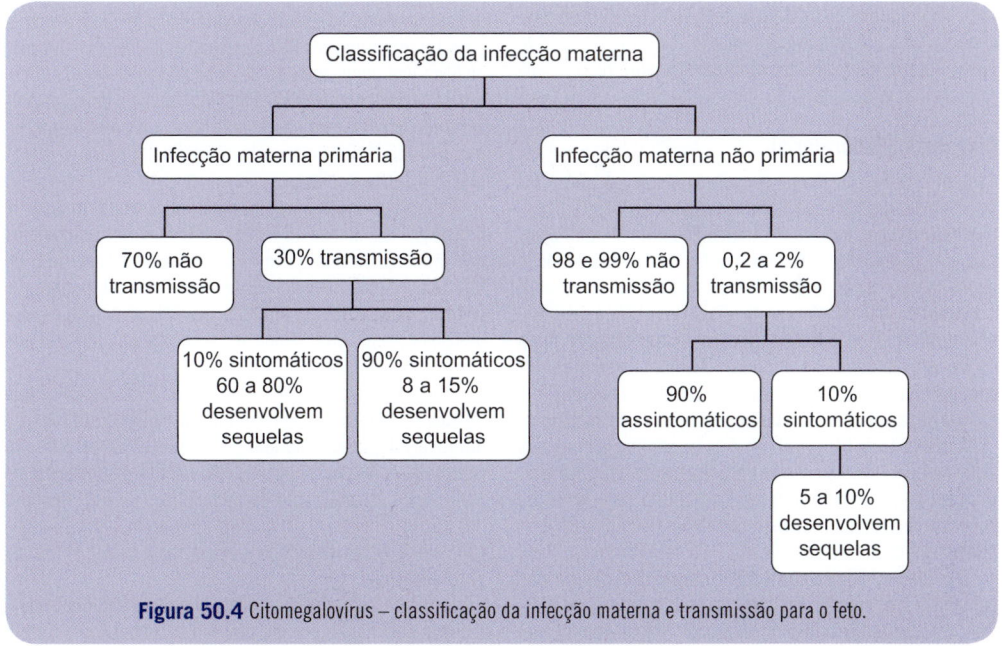

Figura 50.4 Citomegalovírus – classificação da infecção materna e transmissão para o feto.

QUADRO 50.2 — Anormalidades clínicas e laboratoriais na infecção congênita pelo citomegalovírus.

Achados	Frequência (%)
Petéquias	76
Neurológicos	68
Microcefalia	53
Letargia/hipotonia	27
Sucção ruim	19
Convulsões	7
Icterícia	67
Hepatoesplenomegalia	60
Pequeno para idade gestacional	50
Prematuridade	34
Aumento de TGP sérica	83
Trombocitopenia	
$< 100 \times 10^3/mm^3$	77
$< 50 \times 10^3/mm^3$	53
Hiperbilirrubinemia conjugada	
Bilirrubina direta (2 mg/dℓ)	81
Bilirrubina direta (4 mg/dℓ)	69
Hemólise	51
Aumento de proteína/líquor > 120 mg/dℓ	46

pode ser unilateral ou bilateral e pode estar ausente ao nascimento, manifestando-se somente na infância tardia, necessitando, portanto, de acompanhamento regular nos primeiros anos de vida.

Diagnóstico laboratorial

Gestantes podem ser diagnosticadas com infecção pelo CMV por meio da soroconversão da imunoglobulina G (IgG) negativa para IgG positiva, ou por imunoglobulina M (IgM) positiva, se confirmada com baixa avidez da IgG (a IgM pode permanecer positiva por 6 a 9 meses após a infecção aguda).

O diagnóstico de infecção congênita pelo CMV é realizado pelo isolamento ou detecção do vírus em amostras de urina ou saliva coletadas nas primeiras 3 semanas de vida. RN com infecção congênita apresentam altos títulos virais, e a cultura se tornará positiva dentro de 1 a 3 dias de incubação.

A detecção do DNA viral na urina ou sangue por meio da PCR também tem sido usada para diagnóstico. O DNA viral também pode ser detectado em papel-filtro seco, podendo sugerir a possibilidade de rastreamento no futuro de RN com infecção congênita pelo CMV.

O estudo sorológico não é útil ao diagnóstico da infecção congênita. A população em geral apresenta anticorpos anti-CMV, e o resultado positivo no bebê pode refletir a passagem transplacentária de anticorpos IgG. A presença de anticorpos IgM anti-CMV no RN sugere infecção congênita. Entretanto, deve-se perseguir um resultado confirmatório por meio de cultura viral ou PCR para o DNA do CMV.

Outros exames

São necessários exames laboratoriais adicionais, exames de imagem, avaliação oftalmológica e auditiva (potenciais evocados auditivos, ou BERA) após a confirmação do diagnóstico.

Hemograma completo, provas de função hepática e coagulograma devem ser realizados, uma vez que CMV pode causar pancitopenia e hepatite. A função renal também deve ser analisada antes do início do tratamento com ganciclovir (GCV).

Exames de neuroimagem são importantes na avaliação do RN. A USTF é um bom exame de imagem inicial para pesquisar anormalidades cerebrais como calcificação, mas a RM é recomendada, principalmente nos RNs com USTF anormal, microcefalia ou achados neurológicos.

Avaliações oftalmológica e auditiva devem ser realizadas em todo RNs com diagnóstico de CMV congênito.

A avaliação oftalmológica deve ser realizada no momento do diagnóstico. RN assintomáticos não necessitam de avaliações posteriores. Entretanto, o RN sintomático deve receber avaliação oftalmológica anual até a idade de 5 anos, para pesquisa de coriorretinite.

A surdez neurossensorial pode estar ausente ao nascimento, é progressiva e, portanto, avaliações auditivas regulares são necessárias nos primeiros anos de vida. A avaliação deve ser realizada a cada 6 meses nos primeiros 3 anos, depois anualmente até 6 anos de idade.

Tratamento

O tratamento da infecção congênita pelo CMV com antiviral deve ser instituído nos RNs com evidências de envolvimento do SNC, incluindo perda auditiva neurossensorial, microcefalia e outras anormalidades do SNC. Também deve ser considerado em RN com doença sintomática como hepatite, pneumonite, trombocitopenia refratária, síndrome semelhante à sepse e colite.

O fármaco usado é o ganciclovir intravenoso na dose de 6 mg/kg/dose, a cada 12 horas, por 6 semanas, iniciado no primeiro mês de vida. Deve-se acompanhar a toxicidade do fármaco, especialmente neutropenia e plaquetopenia, que pode ser observada em até 60% dos RNs. A função renal e a dose do ganciclovir devem ser monitoradas, uma vez que sua excreção é renal.

Um estudo pioneiro demonstrou que 84% de 25 RN que receberam ganciclovir apresentaram melhora auditiva ou mantiveram audição normal com 6 meses de estudo. Em contraste, somente 59% dos 17 RNs controles apresentaram melhora ou estabilização da audição ($p < 0,01$). Nenhum dos 25 que receberam ganciclovir apresentou piora da audição com 6 meses do estudo, em contraste com 7 (41%) do grupo-controle.

Uma alternativa ao ganciclovir IV para os RNs que podem receber medicação por via oral é o valganciclovir. Este é muito bem absorvido após administração oral e rapidamente metabolizado em ganciclovir. A dose é de 16 mg/kg/dose, a cada 12 horas, por 6 meses.

Outros agentes antivirais estão disponíveis, incluindo foscarnet e cidofovir, mas existe pouca experiência em RN.

Prevenção

O desenvolvimento da vacina anti-CMV é uma estratégia promissora para melhorar o problema da infecção congênita, mas ainda está em estudo.

Estratégias para imunização passiva, com a administração de imunoglobulina anti-CMV (HIG), para gestantes com risco de transmitir CMV ao feto, também estão em pesquisa. Um estudo randomizado com administração de HIG para mulheres com infecção primária pelo CMV demonstrou redução significativa das anormalidades patológicas da placenta, e regressão de anormalidades cerebrais estruturais em alguns RN. Mais estudos serão necessários para validar o efeito protetor da HIB nas gestantes.

■ Toxoplasmose congênita

Introdução

A toxoplasmose é uma infecção aguda causada pelo *Toxoplasma gondii*, protozoário parasita intracelular obrigatório que infecta mais de um terço da população mundial. Os hospedeiros definitivos são os felinos, sendo o gato doméstico o representante mais importante.

A infecção primária em imunocompetentes geralmente é assintomática; 10 a 20% apresentam linfadenopatia ou sintomas gripais e o curso clínico é benigno e autolimitado, com resolução em poucos meses a 1 ano. Em imunodeprimidos, a reativação de uma infecção latente pode causar complicações, como encefalite e coriorretinite, encerrando risco à vida. A infecção durante a gravidez pode causar sérias complicações para o feto ou até aborto.

Prevalência

A prevalência de toxoplasmose congênita nos EUA é estimada em 1 por 10.000 nascidos e 85% das mulheres em idade reprodutiva são suscetíveis à infecção aguda pelo *Toxoplasma gondii*. No Brasil, 50 a 80% das mulheres em idade fértil já foram infectadas e a prevalência de toxoplasmose congênita é estimada em 1 por 3.000 nascimentos.

Transmissão

A transmissão em humanos geralmente decorre da ingestão de água ou alimentos contaminados (vegetais e frutas cruas ou mal lavadas) com oocistos excretados nas fezes por gatos infectados, da ingestão de carne crua ou malcozida (principalmente porco, carneiro e cordeiro) contendo cistos, do transplante de órgãos ou transfusão sanguínea ou por transmissão congênita (transplacentária).

Transmissão congênita

Há risco de transmissão materno-fetal de toxoplasmose quando a mulher sofre primoinfecção durante a gravidez ou tem a infecção reativada nesse período por imunossupressão. O risco de doença congênita é baixo (10 a 25%) quando a infecção materna ocorre no 1º trimestre e alto (60 a 90%) no 3º trimestre (Quadro 50.3). Entretanto, quanto mais precoce for a infecção na gestante, mais grave será a infecção congênita. A infecção materna não impõe risco ao feto se ocorrer até 3 meses antes da gestação.

Diagnóstico e acompanhamento na gestante

Devido à alta prevalência da toxoplasmose no Brasil, toda gestante deve realizar investigação sorológica no início do pré-natal, por meio de imunoglobulina G (IgG) e imunoglobulina M (IgM) específicos. No Brasil, mulheres com sorologia IgG negativa devem realizar sorologia durante a gravidez mensalmente ou a cada trimestre (10ª a 12ª semana, 20ª a 22ª semana e a termo). Com a triagem sorológica inicial, podemos identificar 4 grupos de gestantes:

- IgM–/IgG+ infecção prévia, sem risco fetal (mínimo há 6 meses de infecção)
- IgM–/IgG– suscetível à infecção na gestação
- IgM+/IgG– fase aguda da infecção?
  - Dentro de 2 semanas da infecção, IgG, IgM, IgA e IgE contra *T. gondii* já são detectáveis
  - IgM pode durar até 18 meses
- IgM+/IgG+ infecção prévia ou início da gestação atual?

Situação 1 | Gestante imune (IgG positiva e IgM negativa). Esse resultado, no início da gestação (< 18 semanas), sugere que a infecção ocorreu antes da gestação atual. O risco de toxoplasmose congênita é essencialmente zero, a menos que a paciente seja imunocomprometida. Nenhuma avaliação ou acompanhamento é necessário.

Situação 2 | Gestante suscetível (IgG negativa e IgM negativa). Orientação à gestante: cozinhar carnes em temperaturas seguras para garantir o cozimento adequado, evitar tocar membranas mucosas da boca e olhos enquanto manipula carne crua e lavar as mãos após manipular carne crua, lavar as superfícies da cozinha e utensílios que entraram em contato com carne crua, lavar frutas e vegetais antes do consumo, evitar contato com materiais potencialmente

QUADRO 50.3	Taxa de transmissão da toxoplasmose congênita e apresentação clínica.		
	1º trimestre (%)	2º trimestre (%)	3º trimestre (%)
Toxoplasmose congênita	9	27	59
Subclínica	22	74	90
Sintomática	78	16	10
Natimorto ou morte perinatal	5	2	0

contaminados por fezes de gato, usar luvas durante a técnica de jardinagem, contato com o solo e para manipular caixas de fezes de gatos e, após, lavar as mãos, e ingerir água tratada.

Repetir sorologia mensal ou trimestral. Antecipar a coleta da sorologia caso a gestante manifeste sintomas compatíveis com toxoplasmose.

Situação 3 | Gestante com provável infecção aguda (IgG negativa e IgM positiva)

- Repetir sorologia IgG e IgM em 1 a 3 semanas
- Se IgG negativa e IgM positiva: considerar IgM falso-positivo e acompanhar a gestante como na situação 2
- Se IgG positiva e IgM positiva: ocorreu soroconversão. O tratamento deve ser iniciado e amniocentese para pesquisa de *Toxoplasma gondii* no líquido amniótico (LA) por PCR deve ser considerada com 18 semanas de idade gestacional ou mais. Ultrassonografia (USG) fetal deve ser realizada.

Situação 4 | Gestante com IgG positiva e IgM positiva

- Coletar imunoglobulina A (IgA), marcador de fase aguda, e teste de avidez da IgG (a avidez baixa indica infecção aguda)
- Indica-se realizar o teste de avidez da IgG no primeiro trimestre de gestação. Teste com alta avidez indica infecção há mais de 3 meses e um teste com alta avidez nas primeiras 12 a 16 semanas exclui infecção aguda na gestação. A combinação de IgM positiva e baixa avidez da IgG evidenciou uma especificidade de 99% e sensibilidade de 95% para o diagnóstico de infecção aguda.

Diagnóstico no feto

Reação em cadeia de polimerase

A amniocentese com 18 semanas ou mais de idade gestacional para detecção do DNA específico do *Toxoplasma* deve ser realizada em todas as gestantes com diagnóstico confirmado ou altamente suspeito de toxoplasmose adquirida na gestação, em gestantes nas quais as anormalidades na USG são sugestivas de toxoplasmose congênita ou em gestantes cronicamente infectadas pelo *T. gondii*, nas quais reativação do parasita possa ter ocorrido na gestação devido à imunossupressão. Apresenta especificidade e valor preditivo positivo de 100%. A sensibilidade e o valor preditivo negativo variam de acordo com o período gestacional, em torno de 64% e 80%, respectivamente. Assim, uma PCR negativa no líquido amniótico não exclui infecção fetal.

Ultrassonografia fetal

A gestante com infecção aguda deve ser acompanhada por meio de USG seriadas para detectar alterações sugestivas de toxoplasmose congênita, como hidrocefalia, calcificação intracraniana e hepática, calcificação do plexo coroide, ascite, hepatoesplenomegalia e pericardite.

Exame da placenta

Alterações histológicas sugestivas ou isolamento do *Toxoplasma gondii*.

Manifestações clínicas

A maioria dos RNs com toxoplasmose congênita ao nascimento é assintomática. Estima-se que somente 20 a 30% das crianças infectadas apresentem evidências de doença ao nascimento. Uma gama de apresentações clínicas tem sido descrita no feto e nos RNs, desde morte *in utero* até ausência completa de sintomas.

As manifestações clínicas incluem: coriorretinite, encefalite, convulsões, perímetro cefálico anormal (microcefalia, macrocefalia e hidrocefalia), nistagmo, hipotonia, paralisia, espasticidade, calcificações cerebrais ou hepáticas, acometimento intelectual ou psicomotor, hepatomegalia, esplenomegalia, ascite, pericardite, pneumonite, hipotermia, icterícia, petéquias, exantema, perda auditiva e crescimento intrauterino retardado. A tríade clássica de coriorretinite, hidrocefalia e calcificação cerebral é altamente sugestiva, mas não necessariamente diagnóstica de toxoplasmose congênita. As sequelas incluem retardo psicomotor, acometimento visual e auditivo. O acometimento visual é a sequela mais comum e pode diminuir a qualidade de vida das crianças acometidas.

Diagnóstico diferencial

As manifestações clínicas da toxoplasmose também podem ser observadas em outras doenças infecciosas, como citomegalovírus, herpes simples, rubéola, sífilis, parvovírus B19 e listeriose.

Diagnóstico de toxoplasmose congênita no recém-nascido

O diagnóstico definitivo de toxoplasmose congênita pode ser confirmado com o uso de testes sorológicos e PCR. Uma IgG positiva para toxoplasmose em lactente de 12 meses de idade é considerada diagnóstica para toxoplasmose congênita. Em contraste, IgG negativa para toxoplasmose em lactente com 12 meses ou antes, sem estar recebendo terapia antitoxoplasmose, descarta a possibilidade de toxoplasmose congênita.

O diagnóstico sorológico também pode ser feito com IgM ou imunoglobulina A (IgA) positivas, com 5 ou 10 dias de vida, respectivamente (para evitar contaminação com sangue materno).

Análise do liquor também deve ser realizada nas crianças suspeitas de infecção pelo *T. gondii* ou aquelas que apresentem sinais clínicos e exames de imagem sugestivos de envolvimento do SNC. Pode-se realizar exame sorológico (IgM e IgG), PCR e exames de rotina. A toxoplasmose congênita é uma das raras doenças que apresentam no liquor eosinofilia ou aumento importante da proteína.

Exames de imagem cerebral podem revelar calcificações ou hidrocefalia.

Avaliação oftalmológica ao nascimento é rotineira: recomendada a cada 3 meses até 18 meses de vida e a cada 6 a 12 meses até 18 anos, ou a qualquer momento se algum novo sinal ou sintoma surgir.

Avaliação auditiva deve ser realizada periodicamente durante o primeiro ano.

Podem apresentar leucocitose, leucopenia, linfocitose periférica, monocitose e/ou eosinofilia; anemia e trombocitopenia; aumento de enzimas hepáticas e bilirrubina indireta.

Tratamento da gestante e do recém-nascido

Infecção altamente sugestiva
Quando a infecção materna é altamente sugestiva ou ocorreu há menos de 3 meses da gestação ou durante a gravidez, mas antes de 18 semanas de idade gestacional, ou mulheres imunocomprometidas com suspeita de reativação na gravidez atual.
Objetivo. Prevenir a infecção fetal.
Medicação. Espiramicina 1 g a cada 8 horas.
Indicações para continuar ou alterar o regime de tratamento. Se as USG do feto forem normais e a PCR no LA for negativa, continuar com espiramicina até o final da gestação. Se USG fetal anormal (sugerindo toxoplasmose congênita) ou PCR no LA positiva, trocar espiramicina para pirimetamina/sulfadiazina/ácido folínico e tratar até o final da gestação.

Infecção materna altamente suspeita
Quando a infecção materna é altamente suspeita ou ocorreu durante a gravidez, mas após 18 semanas de idade gestacional.
Objetivo. Tratamento da infecção fetal.
Medicação. Pirimetamina (50 mg a cada 12 horas, por 2 dias, seguidos de 50 mg/dia); sulfadiazina (dose inicial de 75 mg/kg, seguida de 50 mg/kg a cada 12 horas, no máximo 4 g/dia); ácido folínico (10 a 20 mg/dia, administrados até 1 semana após o término da pirimetamina).
Indicações para continuar ou alterar o esquema terapêutico. A infecção congênita é altamente suspeita ou documentada por USG e/ou PCR positiva no LA. Nesse caso, o tratamento é recomendado até o final da gestação. Se a infecção congênita não parecer provável (PCR no LA e USG seriadas normais), considerar troca para espiramicina.

Infecção congênita do recém-nascido altamente suspeita
Quando a infecção congênita do RN é altamente suspeita (sinais clínicos sugestivos de toxoplasmose congênita e RN de gestante com provável história de toxoplasmose durante a gravidez) ou toxoplasmose congênita confirmada no RN.
Objetivo. Tratamento da infecção no RN.
Medicação. Pirimetamina (1 mg/kg a cada 12 horas, por 2 dias, seguido de 1 mg/kg por 6 meses, seguido pela mesma dose, mas 3 vezes/semana até completar 1 ano; sulfadiazina (50 mg/kg a cada 12 horas); ácido folínico (10 mg, 3 vezes/semana e administrado até 1 semana após o término da pirimetamina); corticoide (prednisona ou prednisolona 1 mg/kg a cada 12 horas em caso de coriorretinite ou proteína no liquor > 1 g/dℓ). A duração do tratamento para toxoplasmose congênita é 1 ano.
Observações:
- A pirimetamina é teratogênica e não deve ser usada antes de 14 semanas de gestação; neutropenia reversível é o efeito tóxico mais comum; também pode causar anemia e trombocitopenia
- A sulfadiazina pode causar hemólise em pacientes com deficiência de G6PD, supressão da medula óssea, reações alérgicas e insuficiência renal.

Prevenção da toxoplasmose na gravidez
- Cozinhar comidas em uma temperatura segura de 71,1°C
- Frutas e vegetais devem ser descascados e muito bem lavados antes de consumidos
- Utensílios de cozinha e as mãos devem ser lavados com sabão e água quente após contato com carne crua
- Usar luvas para jardinar ou mexer com o solo. Depois, lavar as mãos
- Evitar manipular fezes de gatos. Usar luvas, caso necessário. Trocar o recipiente de fezes diariamente; o oocisto requer mais de 1 dia para se tornar infectante.

Prognóstico
O prognóstico de crianças não tratadas com toxoplasmose congênita é ruim. RNs não tratados com infecção subclínica podem manifestar coriorretinite, convulsões e retardo psicomotor grave.

Nas crianças tratadas, o prognóstico ocular geralmente é satisfatório, embora possam surgir lesões de início tardio na retina e recorrências anos após o nascimento. O tratamento pode resultar em diminuição ou resolução das calcificações intracranianas. Pode haver recorrência de lesão ocular e de SNC após o término do tratamento. A coriorretinite pode resultar em perda visual, logo deve ser acompanhada regularmente.

Fatores de risco para prognóstico ruim incluem: diagnóstico e início de tratamento tardios, hidrocefalia não corrigida em tempo certo, proteína no liquor > 1 g/dℓ, atrofia cerebral e acometimento visual extenso.

■ Vírus Zika

Introdução
O vírus Zika (ZIKV) foi descoberto em macacos Rhesus na floresta Zika, em Uganda, em 1947. O isolamento do vírus ocorria apenas na África e no Sudeste Asiático e era raro; até que em 2007, observou-se um surto na ilha de Yap, no Oceano Pacífico. Em seguida, a Polinésia Francesa sofreu um surto com 294 casos confirmados por detecção do RNA. Acreditava-se que a infecção pelo ZIKV fosse benigna, mas neste último surto estabeleceu-se uma associação clínica e epidemiológica entre o vírus e complicações neurológicas, a partir da detecção de 72 casos de doença neurológica, incluindo 40 casos de síndrome de Guillain-Barré.

O primeiro caso nas Américas foi confirmado na ilha de Páscoa, Chile, em fevereiro de 2014. No primeiro semestre de 2015, diversos pacientes apresentaram-se no norte do Brasil com febre, exantema, conjuntivite, cefaleia e mialgias, um quadro clínico semelhante ao da dengue. A investigação laboratorial por meio de cadeia da polimerase por transcrição reversa (RT-PCR) excluiu a etiologia do vírus da dengue (DENGV) e do vírus da Chikungunya (CHIKV), mas detectou o ZIKV em oito casos.

Tais casos marcaram o início da epidemia brasileira do ZIKV, cuja associação à síndrome de Guillain-Barré e a outras malformações fetais foi confirmada. No último caso observou-se que, quando uma gestante é infectada, há desfecho de microcefalia congênita secundária e múltiplas malformações cerebrais.

Classificação

A infecção congênita é classificada no grupo TORCH.

A infecção adquirida é uma arbovirose, pois o agente etiológico é transmitido por artrópodes (*arthropod-borne virus*).

A infecção pelo ZIKV é considerada uma doença emergente desde 2007.

Epidemiologia

Estudos filogenéticos vincularam os casos autóctones daqui com os surtos nas ilhas do Oceano Pacífico. O vírus teria chegado ao Brasil durante um evento esportivo internacional de canoagem em agosto de 2014, o qual contou com competidores oriundos daquelas ilhas.

O vírus é transmitido por mosquitos *Aedes*. No Brasil, o *Aedes aegypti* é o principal vetor.

Estima-se que ocorreram mais de 1,5 milhão de casos na recente epidemia brasileira, e o ZIKV estendeu-se a toda a América do Sul e Central e ao Caribe. A rápida expansão do vírus levou a Organização Mundial da Saúde (OMS) a declará-lo uma emergência de saúde pública em 1º de fevereiro de 2016. Segundo a OMS, desde 2015, a epidemia estendeu-se a 67 países.

Em setembro de 2015, descreveu-se um aumento significativo no número de casos de microcefalia congênita. A associação epidemiológica entre o ZIKV e o elevado número de casos de microcefalia foi depois comprovada por meio de PCR no tecido cerebral fetal após aborto eletivo em uma gestante eslovena que contraíra a infecção em Natal, RN.

O aumento do número de casos da síndrome de Guillain-Barré em associação ao ZIKV foi de 5 vezes no estado de Pernambuco.

Etiologia

O ZIKV é um arbovírus da família Flaviviridae, gênero *Flavivirus*, o qual abrange os vírus da dengue e da febre amarela, endêmicos no Brasil, e o vírus do oeste do Nilo.

Fisiopatologia

Assim como os demais flavivírus, o ZIKV exibe neurotropismo e transpõe a barreira hematencefálica, o que explica a incidência elevada de complicações neurológicas.

Quadro clínico

Acredita-se que 1 em cada 4 pessoas infectadas pelo ZIKV apresente sintomas, que surgem 2 a 12 dias após a picada de mosquito *Aedes*.

As manifestações clínicas incluem febre, conjuntivite, artralgias, mialgias e exantema maculoso ou maculopapuloso, que pode ser pruriginoso. Outros sintomas são cefaleia, dor retro-orbital, edema periférico e alterações gastrintestinais.

Em uma série de 88 gestantes infectadas, o exantema acompanhou-se de prurido em 94% das pacientes.

O quadro clínico persiste por até 7 dias e confunde-se com dengue e Chikungunya.

Diagnóstico

Clínico

O quadro clínico descrito possibilita a suspeita da infecção por ZIKV.

É importante solicitar uma avaliação oftalmológica em todos os RNs e lactentes com microcefalia, à procura de pigmentação focal da retina, atrofia coriorretiniana, coloboma da íris, ou anormalidades do nervo óptico.

Laboratorial

O diagnóstico da infecção por ZIKV fundamenta-se em testes sorológicos e exames moleculares; ambos podem ser realizados por meio de amostras de soro e no liquor. Os primeiros medem o título de imunoglobulinas M (IgM) contra o vírus pelas técnicas ELISA e neutralização (PRNT). Embora dispendiosa, a técnica PRNT detecta anticorpos neutralizantes anti-ZIKV específicos, excluindo a reação cruzada com outros flavivírus.

Uma questão relevante é o risco de resultados falso-positivos, pois pode haver reação cruzada com os anticorpos dirigidos contra o vírus da dengue, da febre amarela ou da Chikungunya. Por essa razão, esses anticorpos também devem ser pesquisados.

Os exames moleculares devem ser realizados na fase aguda da infecção, idealmente nos primeiros 7 dias, e consistem em RT-PCR. O teste pode ser executado em amostras do soro, liquor ou líquido amniótico.

No período neonatal, a investigação deve ser realizada em recém-nascidos com calcificações cerebrais ou microcefalia, ou naqueles cujas mães demonstraram resultados positivos ou inconclusivos para a infecção por ZIKV. O exame molecular deve ser realizado em amostra do cordão umbilical ou nos primeiros dois dias de vida.

Por imagem

A TC de crânio pode detectar evidências favoráveis ao diagnóstico, como calcificações do parênquima cerebral, que podem ter localização preferencial na junção córtex-substância branca subcortical, bem como atrofia difusa e hidrocefalia (Figura 50.5).

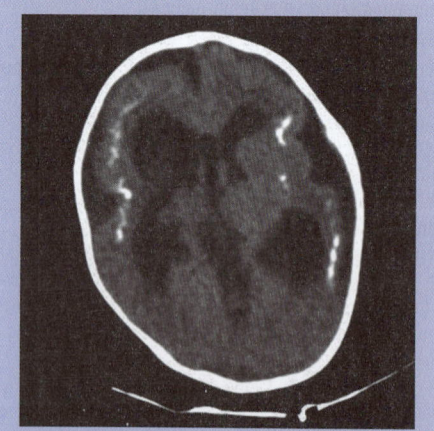

Figura 50.5 Tomografia computadorizada de crânio de lactente aos quatro meses de idade cuja mãe contraiu uma doença exantemática no terceiro mês de gestação. A gravidez evoluiu com oligoidrâmnio. Na idade gestacional estimada de 29 semanas e 2 dias, a mãe deu à luz um bebê do sexo masculino com peso de 890 g e perímetro cefálico de 24 cm. A imagem mostra calcificações do córtex e da substância branca cerebrais, atrofia difusa, dilatação dos ventrículos laterais e paquigiria.

INFECÇÕES CONGÊNITAS

Porém, a ressonância magnética do encéfalo delineia melhor o conjunto de malformações cerebrais secundárias à infecção pelo ZIKV, como lisencefalia, polimicrogiria ou paquigiria (Figura 50.6).

Histopatológico
Pode-se considerar a imuno-histoquímica em amostras teciduais fixadas da placenta ou do cordão umbilical à procura de antígeno do RNA viral.

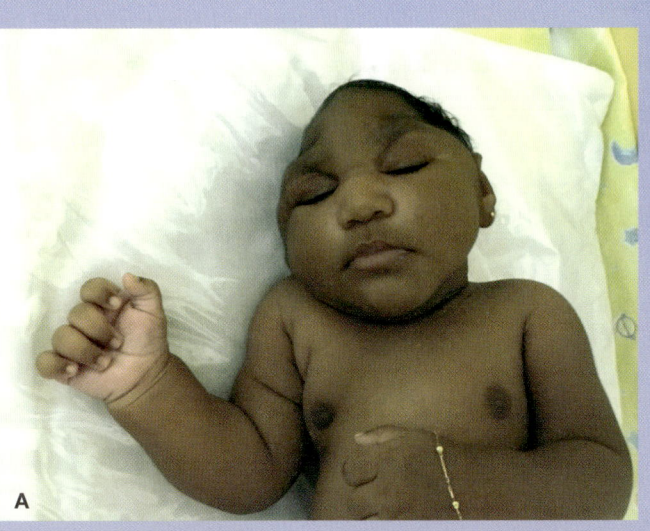
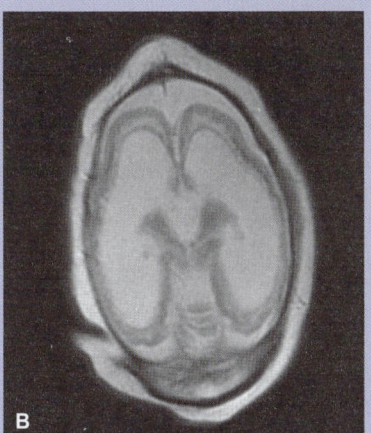
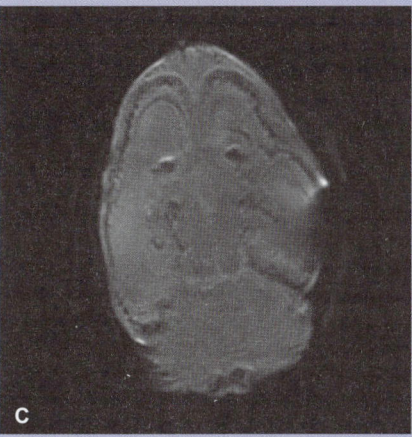

Figura 50.6 Gestante primípara apresentou uma doença exantemática com prurido cutâneo na 15ª semana de gestação. A ultrassonografia fetal na 22ª semana evidenciou dilatação dos ventrículos laterais e pés tortos. Na idade gestacional de 40 semanas, a mãe deu à luz uma menina com peso corporal de 3.160 g, comprimento de 48,5 cm e perímetro cefálico de 29 cm. Ao nascimento, a paciente apresentou sucção débil, o que adiou a alta hospitalar até 7 dias de vida. A reação em cadeia da polimerase (PCR) para o ZIKV no líquor foi negativa. Na idade de 50 dias (**A**), o exame neurológico mostrou um perímetro cefálico de 29 cm (percentil < 2), hipoatividade, hipertonia muscular e hiper-reflexia dos membros inferiores, artrogripose dos quadris e pés tortos congênitos. Obteve-se ressonância magnética do encéfalo aos dois meses de idade: a imagem pesada em T2 (**B**) evidenciou dilatação maciça dos ventrículos, lisencefalia, atrofia cerebral difusa e alterações marcantes na substância branca. A imagem SWI (**C**) revelou focos difusos de calcificações no córtex cerebral (pontos negros).

Outros

Os testes sorológicos para as infecções TORCH são oportunos.

Todos os RNs e lactentes suspeitos de infecção por ZIKV devem ser submetidos à triagem auditiva por meio das emissões otoacústicas ou pelo exame de potenciais evocados auditivos (BERA).

Diagnóstico diferencial

O diagnóstico diferencial abrange dengue, Chikungunya, febre amarela e, no RN, as demais infecções incluídas no acrônimo TORCH.

Tratamento

Medidas gerais

A base do tratamento são medidas sintomáticas para minorar a febre, o prurido, as artralgias e mialgias.

Fármacos

Não existe um fármaco específico que seja eficaz contra o ZIKV.

Outras intervenções

Na eventualidade de uma complicação neurológica, como a síndrome de Guillain-Barré, o paciente deve receber o tratamento habitualmente indicado.

Complicações

Estima-se que o aumento da incidência de microcefalia neonatal durante a epidemia em 2015-2016 tenha sido da ordem de 20 vezes.

Até 23 de julho de 2016, o Ministério da Saúde confirmou 1.749 casos de microcefalia congênita, 85% dos quais provieram do Nordeste do Brasil, principalmente de Pernambuco, Bahia e Paraíba. Não existe uma explicação científica consensual para a concentração desproporcional de casos no Nordeste, mas especula-se que poderia estar relacionada com deficiências nutricionais ou presença de toxinas.

Outras complicações observadas em recém-nascidos com a infecção congênita por ZIKV foram artrogripose e pés tortos.

As demais complicações neurológicas abrangem a síndrome de Guillain-Barré e mielite aguda.

Prevenção

Não existe uma vacina contra a infecção por ZIKV.

As medidas preventivas baseiam-se na imposição de barreiras à exposição aos mosquitos *A. aegypti*, seja por meio de repelentes de insetos, mosquiteiros ou peças do vestuário.

A eliminação de pequenas coleções de água parada próximo às habitações também é eficaz.

> **NÃO ESQUEÇA**
> - O ZIKV entrou para o grupo de agentes etiológicos das infecções congênitas TORCH
> - Durante a epidemia recente em 2015-2016, o ZIKV tornou-se uma causa relevante de microcefalia congênita e síndrome de Guillain-Barré
> - O risco de microcefalia e outras anomalias congênitas é mais alto quando a infecção por ZIKV ocorre no primeiro trimestre de gravidez.

■ Bibliografia

Sífilis

American Academy of Pediatrics. Red Book 2015. Report of the Committe on Infectious diseases, 29. ed. Syphilis. p. 755-68.

Brasil. Ministério da Saúde. Secretaria de Vigilância em Saúde. Departamento de DST, AIDS e Hepatites Virais. Boletim Epidemiológico Sífilis. 2015 ano IV, número 1.

Brasil. Ministério da Saúde. Secretaria de Vigilância em Saúde. Programa Nacional de DST e AIDS. Diretrizes para controle da Sífilis congênita, 2006. Manual de bolso. p. 59.

Brasil. Serviço de Vigilância Epidemiológica, Coordenação do Programa Estadual DST. AIDS-SP. Controle de doenças-CCD, Secretaria de Estado da Saúde – SES-SP. Revista Saúde Pública. 2008; 42(4):768-72.

Center for Disease Control and Prevention (CDC). Division of STD Prevention, National Center for HIV/AIDS, viral hepatites, STD, and TB Prevention, 2015 sexually transmitted diseases treatment guidelines – Congenital Syphilis. www.cdc.gov/std/tg2015/congenital.htm.

Herpes-vírus simples

American Academy of Pediatrics. Herpes simplex. In: Pickering LK, Baker CJ, Kimberlin DW et al. (eds.). Red Book: 2012 Report of the Committee on Infectious Diseases. 29. ed. Elk Grove Village, IL: American Academy of Pediatrics; 2012:398-408.

Brown ZA, Benedetti J, Ashley R et al. Neonatal herpes simplex virus infection in relation to asymptomatic maternal infection at the time of labor. N Engl J Med. 1991; 324(18):1247-52.

Brown ZA, Wald A, Morrow RA et al. Effect of serologic status and cesarean delivery on transmission rates of herpes simplex virus from mother to infant. JAMA. 2003; 289(2):203-9.

Fleming DT, McQuillan GM, Johnson RE et al. Herpes simplex virus type 2 in the United States, 1976 to 1994. N Engl J Med. 1997; 337(16):1105-11.

Kimberlin DW, Baley J. Guidance on management of asymptomatic neonates born to women with active genital herpes lesions. Pediatr. 2014; 131 (e635):635-46.

Pinninti S, Kimberlin DW. Neonatal herpes simplex virus infections. Pediatr Clin N Am. 2013; 60:351.

Prober CG, Sullender WM, Yasukawa LL et al. Low risk of herpes simplex virus infections in neonates exposed to the virus at the time of vaginal delivery to mothers with recurrent genital herpes simplex virus infections. N Engl J Med. 1987; 316(5):240-4.

Xu F, McQuillan GM, Kottiri BJ et al. Trends in herpes simplex virus type 2 infection in the United States. In: 42nd Annual Meeting of the Infectious Diseases Society of America; September 30–October 3, 2004; Boston, MA. Abstract 739.

Yeager AS, Arvin AM. Reasons for the absence of a history of recurrent genital infections in mothers of neonates infected with herpes simplex virus. Pediatrics. 1984; 73(2):188-93.

Yeager AS, Arvin AM, Urbani LJ. Relationship of antibody to outcome in neonatal herpes simplex virus infections. Infect Immun. 1980; 29(2):532-8.

Citomegalovírus congênito

Dollard SC, Grosse SD, Ross DS. New estimates of the prevalence of neurological and sensory sequelae and mortality associated with congenital cytomegalovirus infection. Rev Med Virol. 2007; 17:355-63.

Fowler KB, Dahle AJ, Boppana SB. Newborn hearing screening: will children with hearing loss caused by congenital cytomegalovirus infection be missed? J Pediatr. 1999; 135:60-4.

Horwitz CA, Henle W, Henle G et al. Clinical and laboratory evaluation of cytomegalovirus induced mononucleosis in previously healthy individuals. Report of 82 cases. Medicine (Baltimore). 1986; 65(2):124-34.

Kadambari S, Williams EJ, Luck S et al. Evidence based management guidelines for detection and treatment of congenital CMV. Early Human Development. 2011; 87:723-28.

Kimberlin DW, Jester PM, Sanchez PJ et al. Valganciclovir for symptomatic congenital cytomegalovirus disease. N Engl J Med. 2015; 372(10):933-43.

Kimberlin DW, Lin CY, Sanchez PJ et al. Effect of ganciclovir therapy on hearing in symptomatic congenital cytomegalovirus disease involving the central nervous system: a randomized, controlled trial. J Pediatr. 2003; 143(1):16-25.

Leung AK, Sauve RS, Davies HD. Congenital cytomegalovirus infection. J Natl Med Assoc. 2003; 95(3):213-8.

Nigro G, Adler SP, La Torre R et al. Passive immunization during pregnancy for congenital cytomegalovirus infection. N Engl J Med. 2005; 353(13):1350-62.

Remington JS, Mcleod R, Wilson CB et al. Toxoplasmosis. In: Remington JS & Klein JO (ed.). Infectious diseases of the fetus and the newborn infant. 7. ed. Philadelphia: WB Saunders, 2011. p. 706-55.

Stagno S, Reynolds DW, Pass RF et al. Breast milk and the risk of cytomegalovirus infection. N Engl J Med. 1980; 302(19):1073-6.

Staras AS, Dollard SC, Radford KW et al. Seroprevalence of cytomegalovirus infection in the United States, 1988-1994. Clin Infect Dis. 2006, 43(9):1143-51.

Swanson EC, SChleiss MR. Congenital cytomegalovirus infection. New prospects for prevention and therapy. Pediatr Clin N Am. 2013; 60:335-49.

Toxoplasmose congênita

Andrade GMK et al. Toxoplasmose congênita: orientação prática sobre prevenção e tratamento. Revista Med Minas Gerais. 2004; 14(Supl. 3):585-91.

Bahia-Oliveira LMG et al. Toxoplasmosis in southeastern Brazil: an alarming situation of highly endemic acquired and congenital infection. In: Peterson E, Pollak A, Owona IR. Recent trends in research on congenital toxoplasmosis. Intern J Parasitol. 2001; 31:115-44.

Guerina GN, Lee J, Lynfield R. Congenital toxoplasmosis: treatment, outcome, and prevention. Up to date 2015.

Moncada PA, Montoya JG. Toxoplasmosis in the fetus and newborn: an update on prevalence, diagnosis and treatment. Expert Review of Anti-Infective Therapy. 2012; 10:815-28.

Montoya JG, Liesenfed O. Toxoplasmosis. Lancet. 2004 jun 12; 363(9425):1965-76.

Montoya JG, Rosso F. Diagnosis and management of toxoplasmosis. Clin Perinatol. 2005; 32:705-26.

Remington JS, Mcleod R, Wilson CB et al. Toxoplasmosis. In: Remington JS & Klein JO (ed.). Infectious diseases of the fetus and the newborn infant. 7. ed. Philadelphia: WB Saunders, 2011. p. 918-1041.

Roberts A, Hedman K, Luyasu V et al. Multicenter evaluation of strategies for serodiagnosis of primary infection with Toxoplasma gondii. Eur J Clin Microbiol Inf Dis. 2001; 20:467-74.

Vírus Zika

Aragao MFV, van der Linden V, Brainer-Lima AM et al. Clinical features and neuroimaging (CT and MRI) findings in presumed Zika virus related congenital infection and microcephaly: retrospective case series study. BMJ. 2016; 353:i1901.

Basarab M, Bowman C, Aarons EJ, Cropley I. Zika virus. BMJ. 2016; 352:i1049.

Brasil P, Pereira JP, Gabaglia CR et al. Zika virus infection in pregnant women in Rio de Janeiro – preliminary report. N Engl J Med. 2016; 1-11.

Brito C. Zika virus: a new chapter in the history of medicine. Acta Med Port. 2015; 28(6):679-80.

Freitas BP, Dias JRO, Prazeres J et al. Ocular findings in infants with microcephaly associated with presumed Zika virus congenital infection in Salvador, Brazil. JAMA Ophthalmology. 2016; 134(5):529-35.

Mlakar J, Korva M, Tul N et al. Zika virus associated with microcephaly. N Engl J Med. 2016; 374(10):951-8.

Nunes ML, Carlini CR, Marinowic D et al. Microcephaly and Zika virus: a clinical and epidemiological analysis of the current outbreak in Brazil. J Pediatr (Rio J). 2016; 92(3):230-40.

Solomon T, Baylis M, Brown D. Zika virus and neurological disease – approaches to the unknown. Lancet Infect Dis. 2016; 16(4):402-4.

Staples JE, Dziuban EJ, Fischer M et al. Interim guidelines for the evaluation and testing of infants with possible congenital Zika virus infection – United States, 2016. MMWR. 2016; 65(3):63-7.

Zanluca C, Melo VCA, Mosimann ALP et al. First report of autochthonous transmission of Zika virus in Brazil. Mem Inst Oswaldo Cruz. 2015; 110(4):569-72.

INFECTOLOGIA

51 MALÁRIA

Priscila de Mattos Sillero e Maria Isabel Brandão Pires e Albuquerque

■ Introdução

Malária é uma parasitose febril aguda também conhecida popularmente por paludismo, febre intermitente, febre terçã benigna e febre terçã maligna.

■ Epidemiologia

A distribuição mundial da malária é bem determinada, principalmente nas regiões tropicais. No Brasil, a região amazônica abriga o maior número de casos. As três principais espécies em ordem de apresentação dos casos brasileiros são: *P. falciparum*, *P. vivax* e *P. malariae*. O *P. ovale* é responsável pelas infecções nos continentes africanos, correspondendo a menos de 1% dos casos de malária. O *P. knowlesi* é um parasito originalmente dos macacos, porém já foi identificado em seres humanos em regiões da Malásia, Filipinas e Tailândia.

■ Etiologia

Doença parasitária causada por protozoários do gênero Plasmodium – cinco espécies diferentes são responsáveis pela malária humana: *Plasmodium falciparum*, *Plasmodium vivax*, *Plasmodium malariae*, *Plasmodium ovale* e *Plasmodium knowlesi*.

■ Fisiopatologia

A infecção inicia-se quando os parasitos (esporozoítos) são inoculados na pele pela picada do vetor (fêmea do mosquito *Anopheles*), e irão invadir os hepatócitos. Nessas células multiplicam-se e dão origem a milhares de novos parasitos (merozoítos), que rompem os hepatócitos e, caindo na circulação sanguínea, invadem as hemácias, dando início à segunda fase do ciclo, chamada de esquizogonia sanguínea. É nessa fase sanguínea que aparecem os sintomas da malária.

■ Quadro clínico

Após o período de incubação surge um quadro clínico variável, que inclui calafrios, febre alta (no início contínua, depois frequentemente a cada 3 dias), sudorese e cefaleia. Podem ocorrer também mialgias, taquicardia, esplenomegalia e, por vezes, delírio.

Na infecção por *P. falciparum*, existe o risco da chamada malária cerebral, responsável por cerca de 80% dos casos letais da doença. Na malária cerebral, além da febre, pode haver cefaleia, ligeira rigidez na nuca, perturbações sensoriais, desorientação, sonolência ou excitação, convulsões, vômito e, em alguns casos, coma.

Se o agente causador da malária for da espécie *P. vivax*, os sintomas incluem mal-estar, calafrios, febre inicialmente diária (com o tempo, a febre apresenta um padrão de intervalo a cada 2 dias), seguida de sudorese intensa e prostração. O quadro clínico da infecção por *P. malariae* é bem semelhante, mas geralmente com febre mais baixa que se repete a cada 3 dias.

Deve-se suspeitar de malária grave quando:
- Febre acima de 40,5°C
- Convulsão
- Hiperparasitenemia (> 200.000 parasitos/mm^3)
- Vômito repetido
- Oligúria (diurese < 0,5 mℓ/kg/h)
- Taquipneia
- Anemia intensa
- Icterícia
- Hemorragias
- Hipotensão arterial.

Condições que, somadas aos sintomas de gravidade para malária, indicam hospitalização:
- Crianças com idade inferior a 1 ano
- Idosos com mais de 70 anos
- Todas as gestantes
- Pacientes imunodeprimidos.

■ Diagnóstico

Clínico

O diagnóstico de malária requer rapidez e acurácia para que o tratamento seja estabelecido.

Os objetivos do diagnóstico são: estabelecer a presença ou ausência de infecção; determinar qual ou quais espécies de malária estão presentes; quantificar a parasitenemia e monitorar a resposta aos tratamentos antimaláricos (cura ou recaída).

Anamnese. Viagem recente para regiões endêmicas nos últimos 12 meses. Suspeita clínica dos pacientes com febre sem sinais de localização acompanhada ou não de esplenomegalia, plaquetopenia e hiperbilirrubinemia.

Laboratorial

- Hemograma (anemia leve a moderada; nas infecções por *P. falciparum* pode-se observar anemia grave)
- Plaquetopenia acentuada principalmente nas infecções por *P. vivax*
- Bioquímica completa e coagulograma devem ser sempre solicitados
- Microscopia (gota espessa é o método mais utilizado no diagnóstico e acompanhamento da malária, detecta os

parasitos por meio da coloração Giemsa no esfregaço de sangue periférico; parasitenemias muito baixas [5 a 10 parasitos/mℓ de sangue] não são detectáveis)
- Testes rápidos (são testes qualitativos, não quantificam a parasitenemia; excelentes para o diagnóstico rápido, mas não servem para acompanhamento terapêutico; por serem cepa-específicos, o custo se torna elevado em regiões com mais de 2 cepas)
- Testes moleculares – PCR (uso limitado por exigir laboratórios específicos; mais utilizado em pesquisas epidemiológicas; padrão-ouro no estudo de fármacos antimaláricos, vacinas e na validação dos outros métodos diagnósticos).

Por imagem

São inespecíficos no diagnóstico da malária, porém de grande valia durante o tratamento das complicações nos casos graves.

■ Diagnóstico diferencial

Dengue

Mialgia mais intensa e período de febre mais curto. Diagnóstico sorológico com NS1 e ELISA IgM e IgG para dengue.

Meningite

Sinais de irritação meníngea bem definidos. Necessidade de punção lombar para análise do liquor.

Febre tifoide

Febre intensa associada a disautonomia cardíaca. Solicitar coprocultura e sangue para identificação da *Salmonella typhi*.

Leptospirose

Efusões hemorrágicas, plaquetopenia e contrações musculares intensas. Sorologia para *Leptospira* e a história epidemiológica ajudam no diagnóstico diferencial.

Outros

Arboviroses, sepse bacteriana, pneumonia.

■ Tratamento

Medidas gerais

O tratamento da malária deve ser iniciado o mais rapidamente possível, visando à diminuição da parasitenemia. O tratamento imediato com antimalárico – até 24 horas após o início da febre – é fundamental para prevenir as complicações.

Fármacos

Diversos esquemas terapêuticos são propostos pelo Ministério da Saúde para o tratamento da malária, devendo-se levar em conta os seguintes aspectos:
- Espécie de plasmódio: dependendo da espécie de plasmódio, o paciente vai receber um tipo de tratamento
- Gravidade da doença: pela necessidade de fármacos injetáveis de ação mais rápida sobre os parasitos, visando reduzir a letalidade
- Deve-se atingir o parasito em pontos-chave de seu ciclo evolutivo
  ○ Interrupção da esquizogonia sanguínea, responsável pela patogenia e manifestações clínicas da infecção
  ○ Destruição de formas latentes do parasito no ciclo tecidual (hipnozoítos) das espécies *P. vivax* e *P. ovale*, evitando assim as recaídas tardias
  ○ Interrupção da transmissão do parasito, pelo uso de fármacos que impeçam o desenvolvimento de formas sexuadas dos parasitos (gametócitos).

Esquemas sugeridos:
- Infecções pelo *P. vivax* ou *P. ovale*: cloroquina por 3 dias e primaquina por 7 dias (esquema curto)
- Infecções pelo *P. vivax* ou *P. ovale*: cloroquina por 3 dias e primaquina por 14 dias (esquema longo)
- Infecções pelo *P. malariae* para todas as idades e das infecções por *P. vivax* ou *P. ovale* em gestantes e crianças menores de 6 meses: cloroquina por 3 dias
- Infecções por *Plasmodium falciparum*: combinação fixa de artemeter + lumefantrina por 3 dias
- Infecções por *Plasmodium falciparum*: combinação fixa de artesunato + mefloquina por 3 dias e primaquina em dose única
- Infecções não complicadas por *Plasmodium falciparum* no primeiro trimestre da gestação e crianças com menos de 6 meses: quinina por 3 dias e clindamicina por 5 dias
- Segunda escolha recomendada para o tratamento das infecções por *Plasmodium falciparum*: quinina por 3 dias + doxiciclina por 5 dias + primaquina no 6º dia
- Esquema recomendado para prevenção das recaídas frequentes por *Plasmodium vivax* ou *P. ovale*: cloroquina semanal por 12 semanas.

Outras intervenções

Recomenda-se o controle de cura – observação da redução progressiva da parasitenemia, eficácia do tratamento e identificação precoce de possíveis recaídas – por meio de exame da gota espessa para todos os casos de malária por *P. falciparum* da seguinte forma:
- *P. falciparum*: exame no 3º, 7º, 14º, 21º, 28º e 42º dia após início do tratamento
- *P. vivax* ou malária mista: 3º, 7º, 14º, 21º, 28º, 42º e 63º dia após início do tratamento.

■ Prevenção

O controle do vetor tem papel importante na prevenção da doença; atualmente estuda-se o controle genético do mosquito produzindo insetos incapazes de transmitir a doença aos humanos.

A proteção pessoal contra a picada de mosquito é o repelente externo para as casas (diclorodifeniltricloroetano e organofosforado) e roupas de uso pessoal. A profilaxia antimalárica instituída aos que viajam para áreas de risco é realizada conforme epidemiologia local. A vacina antimalárica está ainda em fase de estudos.

NÃO ESQUEÇA

- Não existem sinais e sintomas patognomônicos da malária, portanto, deve-se investigar qualquer pessoa com síndrome febril sem sinais de localização e história de viagem recente a áreas endêmicas
- Se o teste de diagnóstico não estiver acessível nas primeiras duas horas de atendimento de casos com forte suspeição de malária, deve-se instituir o tratamento com antimaláricos com base no quadro clínico e epidemiológico do paciente.

■ Bibliografia

Bailey JW, Williams J, Bain BJ et al. Guideline: the laboratory diagnosis of malaria. General Haematology Task Force of the British Committee for Standards in Haematology. Br J Haematol. 2013; 163:573.

Brasil. Ministério da Saúde. Guia prático de tratamento da malária no Brasil. Brasília, DF: Ministério da Saúde/Secretaria de Vigilância em Saúde. 2010.

Gomes AP, Vitorino RR, Costa AP et al. Malária grave por Plasmodium falciparum. Rev Bras Ter Intensiva. 2011; 23(3):358-69.

Maroushek SR, Aguilar EF, Stauffer W et al. Malaria among refugee children at arrival in the United States. Pediatr Infect Dis J. 2005; 24:450.

World Health Organization. WHO guidelines for the treatment of malaria. 2. ed. 2010.

INFECTOLOGIA

52 MENINGITE E ENCEFALITE

Silvia Granata e Priscila de Mattos Sillero

■ Introdução

A *meningite* é a inflamação da membrana que cobre o cérebro e a medula espinal. É uma das mais sérias infecções e está associada a um índice de mortalidade em torno de 20%, além de alta taxa de complicações.

As *encefalites* se diferenciam das meningites por caracterizarem alteração *funcional* neurológica. Apesar dessa diferenciação teórica, as apresentações clínicas são frequentemente mistas, sendo assim, muitos utilizam o termo meningoencefalite.

■ Classificação

A classificação das meningites e meningoencefalites é etiológica, a saber: bacteriana, viral, tuberculosa, fúngica, asséptica e autoimune.

■ Epidemiologia

A transmissão da *meningite* geralmente ocorre de pessoa para pessoa, por meio das vias respiratórias, por gotículas e secreções da nasofaringe, havendo necessidade de contato íntimo (residentes no mesmo domicílio, pessoas que compartilham o mesmo dormitório ou alojamento, comunicantes de creche ou escola, namorado) ou contato direto com as secreções respiratórias do paciente.

O período de incubação é de 2 a 10 dias, e a suscetibilidade é geral.

A transmissão da *meningoencefalite viral* por enterovírus depende da prevalência local, já que a disseminação se dá entre pessoas; é mais comum no verão e tem período de incubação de 4 a 6 dias.

■ Etiologia

Os germes mais comuns da *meningite bacteriana*, fora da faixa neonatal, são: *Haemophilus influenzae* tipo b – na população abaixo de 2 anos não imunizada; *Streptococcus pneumoniae*; e *Neisseira meningitidis*.

As *meningoencefalites* são geralmente de etiologia viral: os enterovírus são os germes mais comuns. O herpes simples, frequentemente diagnosticado, tem localização cerebral focal e evolução para coma ou morte em 70% dos casos não tratados. Os herpes-vírus simples (HSV) tipo 2, varicela-zóster, citomegalovírus, vírus Epstein-Barr e herpes simples tipo 6 (HHV-6) têm menor frequência de diagnóstico.

Outros vírus também podem ser responsáveis pela meningoencefalite:
- Arbovírus (vírus de diferentes famílias, que causam manifestações neurológicas graves).
- Vírus respiratórios (adenovírus, influenza, parainfluenza).
- Vírus da caxumba, da rubéola, do sarampo e da raiva.

As meningoencefalites também podem ser de origem autoimune. A encefalomielite disseminada aguda (ADEM) será descrita em capítulo próprio (*Capítulo 145*). A encefalite secundária a anticorpos contra o receptor de N-metil-D-aspartato (NMDA) é outra possibilidade etiológica.

■ Fisiopatologia

A *meningite bacteriana* acontece em geral por disseminação hematogênica a partir de um sítio distante. A colonização da nasofaringe geralmente origina-se da bacteriemia (estreptococo e meningococo). A bactéria entra no sistema nervoso central (SNC) por meio do plexo coroide nos ventrículos laterais e circula nos espaços extracerebral e subaracnóideo. Multiplica-se rapidamente pela quantidade inadequada de anticorpos e complemento.

Na *encefalite* temos duas vias principais pelas quais os vírus causam manifestações neurológicas:
- Por invasão direta do tecido cerebral, como em uma encefalite viral aguda. A invasão direta pode ocorrer como uma extensão da meningite viral, secundária a viremia ou via difusão retrógrada pelos nervos periféricos (p. ex., raiva, herpes-vírus simples).
- Evocação de uma resposta autoimune, causando encefalites pós-infecciosas, por exemplo, ADEM.

■ Quadro clínico

A *meningite* pode apresentar-se de duas principais formas:
- A primeira, menos comum e mais dramática, tem início súbito com rápida manifestação de choque, púrpura, coagulação intravascular disseminada, redução do nível de consciência, progressão para coma e morte em 24 horas.
- A segunda é precedida por alguns dias de febre acompanhada de sintomas respiratórios ou gastrintestinais, seguidos de sinais inespecíficos de infecção do sistema nervoso (letargia, irritabilidade).

Os sinais e sintomas inespecíficos da meningite estão associados ao comprometimento sistêmico (febre, anorexia, mialgias, artralgias, sintomas respiratórios, cefaleia, taquicardia, petéquias, *rash* macular); já os sinais de irritação meníngea são rigidez de nuca, dor nas costas, sinal de Kernig e sinal de Brudzinski (presentes em 75% das crianças).

A *meningoencefalite* revela início geralmente agudo dos sinais e sintomas neurológicos (cefaleia, mal-estar e alteração do nível de consciência), precedido de quadro febril inespecífico. Há três apresentações:
- Encefalite focal: conforme a localização cerebral, causa convulsão focal, déficit motor, afasia, mudança

de comportamento ou de personalidade, déficit visual e lesão de nervo craniano
- Encefalite difusa: mediante a disseminação hematogênica, o vírus atravessa a barreira hematencefálica; há alteração do estado mental, convulsões generalizadas, hipertensão intracraniana e coma
- Encefalite leve: pode ser focal ou difusa, sem comprometimento significativo e com exame neurológico normal após a recuperação.

A encefalite antirreceptor de NMDA (*Capítulo 159*) pode manifestar sintomas psiquiátricos no início da evolução, e muitos pacientes exibem distonia, discinesia oral e coreoatetose.

■ Diagnóstico

Clínico

Exame físico que inclui sinais vitais, aparência geral, estado mental, pesquisa de sinais de irritação meníngea, exame neurológico e inspeção da pele (Figura 52.1).

Laboratorial

Exame de sangue

Hemograma completo com diferencial e contagem de plaquetas e duas hemoculturas aeróbicas. Eletrólitos séricos,

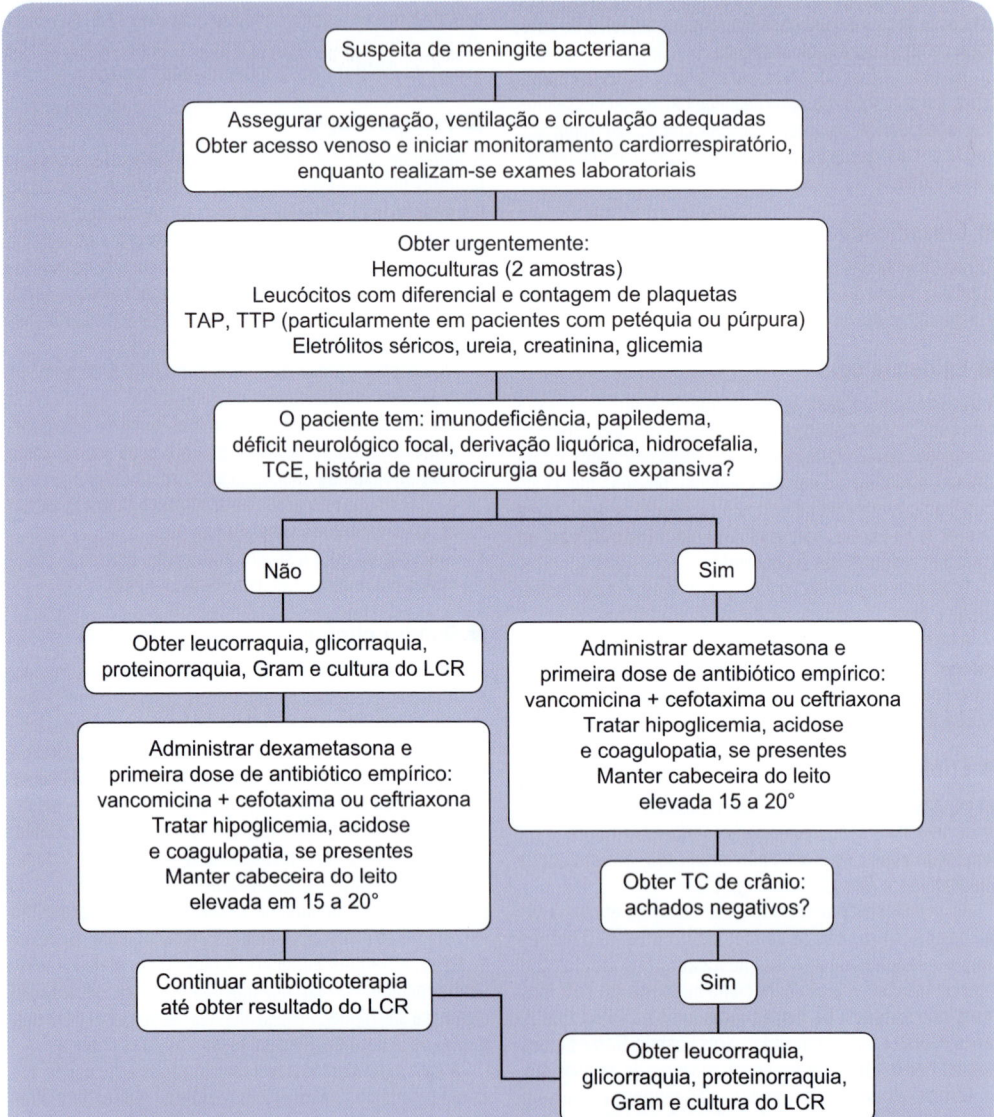

Figura 52.1 Manejo na suspeita de meningite. LCR: líquido cefalorraquidiano; TAP: tempo de atividade de protrombina; TC: tomografia computadorizada; TCE: traumatismo cranioencefálico; TTP: tempo de tromboplastina parcial.

glicose, ureia, creatinina. Avaliação dos fatores de coagulação é indicada especialmente em casos de petéquias ou lesões purpúricas. Anticorpos anti-HIV, anticorpo antinuclear e outros de acordo com a epidemiologia local. Hemoculturas são positivas na metade dos pacientes com meningite bacteriana.

Exame do liquor

É fundamental para o diagnóstico de meningite e a diferenciação entre a forma bacteriana e outras etiologias. A punção lombar deve ser realizada em toda criança na qual o diagnóstico de meningite seja suspeitado, a menos que haja contraindicações específicas.

As contraindicações à punção lombar incluem comprometimento cardiopulmonar, sinais de pressão intracraniana aumentada, papiledema, dispneia, sinais neurológicos focais e infecção da pele no sítio da punção lombar.

O exame do liquor deve incluir celularidade total e específica, glicose, proteína, coloração de Gram e cultura. PCR para diagnóstico de etiologia viral (p. ex., enterovírus, herpes-vírus, Epstein-Barr, CMV).

Por imagem

As indicações de imagem (tomografia computadorizada) antes da punção lombar em crianças com suspeita de *meningite bacteriana* aguda incluem:
- Coma
- Presença de derivação liquórica (derivação vetriculoperitoneal [DVP], derivação ventricular externa [DVE])
- História de hidrocefalia
- História recente de traumatismo ou neurocirurgia
- Papiledema
- Déficit neurológico focal.

O eletroencefalograma (EEG), a tomografia computadorizada (TC) e a ressonância magnética (RM) são úteis no diagnóstico de *encefalite*. O EEG mostra lentidão difusa do traçado, mas é inespecífico, exceto quando revela foco temporal com descargas epileptiformes características, o que sugere o HSV como etiologia. Também é importante para diferenciar de quadro de estado de mal epiléptico não motor.

A TC de crânio pode continuar normal nas primeiras 24 horas da encefalite, mas depois pode demonstrar edema cerebral progressivo. Embora forneça menos informações que a RM, sua relativa facilidade de obtenção é vantajosa para o monitoramento do paciente.

A RM, quando disponível, é muito mais sensível para identificar as anormalidades cerebrais da encefalite, além de permitir o diagnóstico de ADEM.

Histopatológico

A biopsia cerebral, antigamente empregada para definir o agente etiológico das infecções do SNC, é indicada em raríssimos casos.

■ Diagnóstico diferencial

Os achados clínicos e laboratoriais da meningite bacteriana sobrepõem-se aos da meningite causada por vírus, micobactérias, fungos ou protozoários. Outros processos que podem simular a meningite bacteriana incluem abscesso cerebral, empiema subdural e tumor cerebral. Diferenciar esses quadros requer cuidadoso exame do liquor (Quadro 52.1) e técnicas de neuroimagem.

■ Tratamento

Medidas gerais

O manejo imediato de criança com suspeita de meningite inclui:
- Assegurar ventilação e perfusão cardíaca adequadas
- Iniciar monitoramento hemodinâmico e suporte ao mesmo tempo em que se obtêm estudos laboratoriais apropriados (sangue e liquor)

QUADRO 52.1 Avaliação liquórica.

Situação	Leucócitos	Glicose (mg/dℓ)	Proteína (mg/dℓ)	Observação
Normal	< 10 – > 75% de linfócitos	> 50 > 75% sérica	< 50	–
Meningite bacteriana	300 a 2.000 Predominância de PMN	< 50	100 a 500	Gram
Meningite bacteriana parcialmente tratada	10 a 2.000 (geralmente > 1.000) Predominância em geral de PMN	Baixa (pode ser normal)	100 a 500	Considerar antígeno
Meningite viral	< 1.000 Predominância de linfócitos	Normal	Normal	PCR
Meningite tuberculosa	10 a 500 Predominância de linfócitos	< 50	100 a 3.000	PCR
Meningite por fungo	10 a 500 Predominância de linfócitos	< 50	25 a 500	Cultura
Abscesso cerebral	10 a 200 Predominância de linfócitos	Normal	75 a 500	–

PCR: reação em cadeia de polimerase; PMN: neutrófilos polimorfonucleares.

- Estabelecimento de acesso venoso
- Administração de fluidos necessários para tratar choque séptico, se presente
- Administração de glicose 0,25 g/kg para hipoglicemia documentada
- Tratamento de acidose e coagulopatia, se presentes.

Fármacos

Meningite bacteriana

O tratamento empírico deve incluir cobertura para *S. pneumoniae* e *N. meningitidis* resistentes à penicilina, as duas causas mais frequentes de meningite bacteriana em lactentes e crianças.

Um regime empírico apropriado inclui altas doses de uma cefalosporina de terceira geração (cefotaxima ou ceftriaxona) e de vancomicina, como informado a seguir:
- Cefotaxima, 300 mg/dia, por via intravenosa (dose máxima 12 g/dia), divididos em 3 ou 4 doses diárias ou ceftriaxona, 100 mg/kg/dia, por via intravenosa (dose máxima 4 g/dia), em 1 ou 2 doses diárias; mais
- Vancomicina, 60 mg/kg/dia, por via intravenosa (dose máxima 4 g/dia), divididos em 4 doses diárias.

Alguns estudos sugerem adicionar rifampicina ao tratamento empírico se a dexametasona for administrada, pois esta diminui a penetração da vancomicina através da barreira hematencefálica.

No caso da dexametasona, não se utiliza o corticoide de rotina.

Pode ser benéfica em crianças com meningite por Hib se administrada prévia ou concomitantemente com a primeira dose da terapia antimicrobiana e em lactentes e crianças maiores que 6 semanas com meningite pneumocócica. A dose é 0,15 mg/kg, a cada 6 horas, por 2 a 4 dias. Dois dias parecem ser tão efetivos e menos tóxicos quanto ciclos maiores.

Viral

O tratamento é de suporte, com exceção da meningoencefalite herpética (e por varicela-zóster), que deve ser tratada com aciclovir.

A dose recomendada é de 20 mg/kg/dose, a cada 8 horas em < 12 anos, e 10 mg/kg/dose, a cada 8 horas em > 12 anos por 14 a 21 dias.

No caso de citomegalovírus, deve-se utilizar ganciclovir 5 mg/kg, a cada 12 horas, por 14 a 21 dias.

Na encefalite por HHV-6, particularmente em imunossuprimidos e crianças que receberam transplante de medula óssea ou células-tronco, pode-se considerar o ganciclovir ou foscarnet em altas doses.

Outras intervenções

Na criança grave com meningite ou encefalite complicada por hipertensão intracraniana, o monitoramento invasivo da pressão intracraniana na unidade de terapia intensiva pode ser imprescindível ao manejo do paciente.

■ Complicações

A *meningite bacteriana* apresenta como complicações:
- Convulsões
- Hipertensão intracraniana (HIC)
- Paralisia de nervo craniano
- Acidente vascular encefálico (AVE)
- Herniação cerebral ou cerebelar
- Trombose de seio venoso
- Coleção subdural
- Síndrome de secreção inapropriada de hormônio antidiurético
- Ventriculite com lesão de III, VI e VIII pares cranianos
- Febre prolongada (> 10 dias)
- Diminuição da acuidade sensorial, por exemplo, surdez
- Coagulação intravascular disseminada.

■ Prevenção

Isolamento | Precaução universal

Precaução de gotículas são recomendadas aos pacientes com meningite por *N. meningitidis* e *H. influenzae* tipo B (Hib) até completarem 24 horas de tratamento efetivo (afastados até 1 metro dos outros pacientes e o *staff* hospitalar deve usar máscara facial de procedimento).

Quimioprofilaxia

Em caso de *Neisseria*, para todos aqueles que tiveram contato direto. No que se refere ao *Haemophilus*, é indicado em todo contato domiciliar com idade < 48 meses ou em imunocomprometido com qualquer idade.

Doses. *Neisseria*: rifampicina 10 mg/kg, a cada 12 horas, por 2 dias, o mais breve possível; *Haemophilus*: rifampicina 20 mg/kg/dia, 1 vez/dia, durante 4 dias. O uso de dose única de ceftriaxona intramuscular também pode ser instituído.

Vacinas. *Anti-Hib* (tetravalente) – aos 2, 4 e 6 meses pelo calendário básico do MS; *meningocócica C conjugada* – aos 3, 5 e 15 meses pelo calendário básico do MS; *meningocócica tetravalente ACWY reforço* aos 5 anos e na adolescência e *Meningocócica B* aos 3, 5, 7, 15 meses; *pneumocóccica 10-valente conjugada* – aos 2, 4, 6 e 12 meses pelo calendário básico do MS; *pneumocóccica 23-valente* – nos CRIE para os adultos suscetíveis (incluem-se: HIV/AIDS, transplantados, asplenia anatômica ou funcional, fístula liquórica, implante de cóclea etc.).

> **NÃO ESQUEÇA**
> - A suspeita de meningite é uma urgência médica, que requer rápido diagnóstico e antibioticoterapia empírica imediata
> - É de responsabilidade de todo serviço de saúde notificar cada caso suspeito às autoridades municipais de saúde.

■ Bibliografia

Bruno F, Piva JP. Meningites e meningoencefalites na infância. Protiped ciclo 2, módulo 3. p. 43-68.

Hardarson HS. Acute viral encephalitis in children and adolescents: pathogenesis and etiology. Up To Date, 2015.

Kaplan SL. Bacterial meningites in children older than one month: clinical features and diagnosis. Up To Date, 2015.

Kaplan SL. Bacterial meningites in children older than one month: treatment and prognosis. Up To Date, 2015.

Vanderlinde G, Gouvêa EF. Diretrizes clínicas para o manejo de meningoencefalites. Serviço de Doenças Infecciosas e Parasitárias do Hospital Universitário Clementino Fraga Filho, Universidade Federal do Rio de Janeiro, s/d.

INFECTOLOGIA

53 RAIVA

Mariana Frossard e Priscila de Mattos Sillero

■ Introdução

A raiva é uma antiga doença, tendo sido retratada por Homero, na Ilíada, quando mencionou os cães raivosos. No século 1, o médico romano Cornelius Celsus provavelmente foi o primeiro a descrever a doença de modo mais preciso, fazendo a relação entre os cães raivosos e os seres humanos infectados. E mesmo sendo uma doença tão antiga, a raiva humana permanece como um grave problema de saúde pública mundial e é responsável por cerca de 55.000 casos fatais ao ano.

■ Transmissão

O vírus é excretado nas glândulas salivares e por esse motivo é encontrado em grande quantidade na saliva dos mamíferos. Desse modo, a transmissão se dá por mordeduras ou arranhaduras na pele íntegra ou por lambeduras de mucosas ou pele lesionada.

O vírus não é capaz de penetrar através da pele íntegra, mas é capaz de fazê-lo através de mucosas, mesmo intactas.

Há uns poucos relatos de casos em que a transmissão se deu pelo contato indireto da pele lesionada com a saliva infectante.

A taxa de transmissão gira em torno de 35 a 50% nos seres humanos que não tenham recebido a profilaxia após exposição. Essa taxa aumenta quando as lesões causadas pelos animais infectados ocorrem em áreas com alta densidade de nervos, como a face e as mãos.

■ Epidemiologia

A raiva é uma zoonose presente em todos os continentes, exceto na Antártida.

É uma doença de mamíferos, únicos animais que podem ser infectados e transmitir o vírus.

Espécies de alto risco

Cães e gatos de áreas onde a raiva não é controlada e todos os animais silvestres, como raposas, onças e morcegos.

Espécies de médio risco

Animais de criação, como gado, ovelhas e porcos.

Espécies de baixo risco

Roedores urbanos, como ratos e coelhos.

Qualquer mamífero é capaz de transmitir o vírus para os seres humanos, mas em cerca de 90% dos casos humanos a transmissão se deu a partir de cães domésticos.

Os reservatórios do vírus são os grandes mamíferos carnívoros e os morcegos insetívoros.

■ Etiologia

O vírus da raiva é um vírus de RNA encapsulado, pertencente à família Rhabdoviridae, gênero *Lyssavirus*.

■ Fisiopatologia

Após ser introduzido no organismo, o vírus passa por um período de replicação lenta dentro do músculo, o que explica o longo período de incubação da doença.

Após esse período, o vírus penetra nos nervos motores e sensitivos e ascende em direção ao sistema nervoso central (SNC) pelo transporte axonal, cruzando as sinapses.

Há disseminação rápida pelo sistema nervoso central (SNC), porém o primeiro local em que o vírus se aloja e se concentra é no tronco encefálico, o que justifica os intensos sintomas autonômicos com relativa preservação da cognição.

Após atingir o SNC, o vírus se espalha para todos os órgãos inervados do organismo. E é desse modo que ele alcança as glândulas salivares.

■ Quadro clínico

Período de incubação

De 1 a 3 meses, mas há relatos de que varia de 5 dias a mais de 6 meses.

Período prodrômico

De 2 a 10 dias; é marcado pelo surgimento de sintomas inespecíficos, como fadiga, febre, odinofagia, cefaleia, náuseas, vômito, vertigem, mal-estar geral, entre outros. Esses sintomas são acompanhados por parestesias e prurido no local da lesão, podendo se estender para todo o membro.

Período neurológico

De 2 a 7 dias; nessa fase dominam os sintomas de disfunção do SNC.

A raiva encefalítica ou furiosa caracteriza-se por hiperatividade desencadeada por estímulos diversos. Há uma alternância entre lucidez e períodos de intensa agitação, alucinações e comportamento bizarro. Aqui se fazem presentes a hidrofobia e a aerofobia, sinais notórios da doença. Acaba por evoluir para o coma e a morte.

A raiva paralítica ou silenciosa acomete cerca de 20% dos pacientes e manifesta-se por fraqueza ou paralisia motora ascendente, além de algum grau de encefalopatia. Também evolui para morte.

■ Diagnóstico

Clínico
O quadro clínico em conjunto com a história epidemiológica são os alicerces do diagnóstico da raiva.

Laboratorial
Habitualmente, os pacientes morrem antes que os resultados de exames laboratoriais possam confirmar o diagnóstico clínico.

A detecção do RNA do vírus por RT-PCR em amostras de saliva e de tecido nervoso é o exame mais sensível existente.

Outra forma de dianóstico laboratorial é a detecção de anticorpos específicos contra o vírus da raiva no sangue ou no liquor. Porém, esses anticorpos também estão presentes nas pessoas que receberam a vacina antirrábica.

Por imagem
Os achados da ressonância magnética do encéfalo são tardios e não são de grande ajuda.

Histopatológico
O diagnóstico histopatológico se dá por imunofluorescência, que é capaz de detectar os corpúsculos de Negri em amostras de tecido nervoso.

■ Diagnóstico diferencial
Infecções cerebrais graves, tétano, intoxicações, acidentes com animais peçonhentos, uso abusivo de drogas e transtornos psiquiátricos.

■ Tratamento

Medidas gerais
A raiva é uma doença geralmente fatal. Há relato de cerca de 5 sobreviventes após o uso do Protocolo de Milwaukee.

Esse protocolo se baseia em sedoanalgesia profunda com midazolam associado à fentanila ou, preferencialmente, à cetamina, com o objetivo de evitar a disautonomia. Além do emprego de dieta hipercalórica e hiperproteica, manutenção de normovolemia e ventilação mecânica invasiva.

O paciente deve ser mantido sob monitoramento contínuo: sinais vitais, eletrocardiograma e eletroencefalograma ou emprego do índice biespectral (BIS).

Fármacos
Antes do diagnóstico definitivo, deve-se usar o nimodipino, como profilaxia do espasmo vascular cerebral, e vitamina C. Após a confirmação do diagnóstico, deve-se associar: amantadina e biopterina. A ribavirina deve ser evitada.

Outras intervenções
Tanto a imunoglobulina quanto a vacina não devem ser usadas uma vez que os sintomas já tenham surgido, pois são incapazes de alterar o curso da doença.

■ Complicações
Distúrbios do sódio (hiper ou hiponatremia), diabetes insípido, síndrome cerebral perdedora de sal, hipertensão intracraniana, disautonomias, vasospasmo cerebral e convulsões.

■ Prevenção

Geral
Deve ser pautada no controle da raiva animal.

Pré-exposição
Pessoas com elevado risco de se infectarem devem ser vacinadas; por exemplo, veterinários, pesquisadores, espeleologistas etc.

O esquema vacinal é composto por três doses nos dias 0, 7 e 28 e reforços a cada 6, 12 ou 24 meses, variando de acordo com o risco de cada profissional.

A Organização Mundial da Saúde preconiza que os títulos dos anticorpos devem sempre ser mantidos acima de 0,5 UI/mℓ.

Pós-exposição
Para determinar o tipo de profilaxia secundária, deve-se avaliar o tipo de acidente, o tipo de animal envolvido e se há a possibilidade de observação do animal agressor (Quadro 53.1).

> **NÃO ESQUEÇA**
> - A taxa de transmissão da raiva é mais alta quando a lesão produzida por um animal infectado incide na face ou nas mãos
> - O período de incubação é de 1 a 3 meses, mas pode chegar a 6 meses
> - O diagnóstico baseia-se no quadro clínico e na história epidemiológica.

■ Bibliografia
Brasil. Ministério da Saúde. Manual de diagnóstico laboratorial da raiva. Brasília: Ministério da Saúde, 2008.
Brasil. Ministério da Saúde. Normas técnicas de profilaxia da raiva humana. Brasília: Ministério da Saúde, 2011.
Brasil. Ministério da Saúde, Secretaria de Vigilância em Saúde. Normas técnicas de profilaxia da raiva humana. 1. ed. 2014. p. 23-4.
Brasil. Ministério da Saúde. Protocolo de tratamento da raiva humana no Brasil. Brasília: Ministério da Saúde, 2011.
Farhat CK et al. Infectologia pediátrica. 3. ed. Capítulo 54. p. 695-708.
Kliegman RM et al. Nelson tratado de pediatria. 19. ed. Capítulo 266. p. 1152-5.
Protocolo de Milwaukee, www.mcw.edu/rabies.

QUADRO 53.1 Esquema de profilaxia da raiva humana conforme tipo de exposição e condições do animal agressor.

Tipo de exposição	Condições do animal agressor		
	Cão ou gato sem suspeita de raiva no momento da agressão	Cão ou gato clinicamente suspeito de raiva no momento da agressão	Cão ou gato raivoso, desaparecido ou morto, animais silvestres[5] (inclusive os domiciliados), animais domésticos de interesse econômico ou de produção
Contato indireto	Lavar com água e sabão Não tratar	Lavar com água e sabão Não tratar	Lavar com água e sabão Não tratar
Acidentes leves	Lavar com água e sabão	Lavar com água e sabão	
Ferimentos superficiais, pouco extensos, geralmente únicos, em tronco e membros (exceto mãos e polpas digitais e planta dos pés); podem acontecer em decorrência de mordeduras ou arranhaduras causadas por unha ou dente	Observar o animal durante 10 dias após a exposição Se o animal permanecer sadio no período de observação, encerrar o caso Se o animal morrer, desaparecer ou se tornar raivoso, administrar 5 doses de vacina (dias 0, 3, 7, 14 e 28)	Iniciar esquema profilático com 2 (duas) doses, uma no dia 0 e outra no dia 3 Observar o animal durante 10 dias após a exposição[1] Se a suspeita de raiva for descartada após o 10º dia de observação, suspender o esquema profilático e encerrar o caso	Lavar com água e sabão Iniciar imediatamente o esquema profilático com 5 (cinco) doses de vacina administradas nos dias 0, 3, 7, 14 e 28
Lambedura de pele com lesões superficiais		Se o animal morrer, desaparecer ou se tornar raivoso, completar o esquema até 5 (cinco) doses. Aplicar uma dose entre o 7º e o 10º dia e uma dose nos dias 14 e 28	
Acidentes graves	Lavar com água e sabão	Lavar com água e sabão	Lavar com água e sabão
Ferimentos na cabeça, face, pescoço, mãos, polpas digitais e/ou planta do pé	Observar o animal durante 10 dias após exposição[1,2]	Iniciar o esquema profilático com soro[3] e 5 doses de vacina nos dias 0, 3, 7, 14 e 28	Iniciar imediatamente o esquema profilático com soro[3] e 5 (cinco) doses de vacina administradas nos dias 0, 3, 7, 14 e 28
Ferimentos profundos, múltiplos ou extensos, em qualquer região do corpo	Iniciar esquema profilático com duas doses, uma no dia 0 e outra no dia 3	Observar o animal durante 10 dias após a exposição	
Lambedura de mucosas	Se o animal permanecer sadio no período de observação, encerrar o caso	Se a suspeita de raiva for descartada após o 10º dia de observação, suspender o esquema profilático e encerrar o caso	
Lambedura de pele onde já existe lesão grave	Se o animal morrer, desaparecer ou se tornar raivoso, dar continuidade ao esquema profilático, administrando o soro[3,4] e completando o esquema até 5 (cinco) doses. Aplicar uma dose entre o 7º e o 10º dia e uma dose nos dias 14 e 28		

Fonte: Brasil. Ministério da Saúde, Secretaria de Vigilância em Saúde. Normas Técnicas de Profilaxia da Raiva Humana. 1. ed. 2014. p. 23-4.
[1]É necessário orientar o paciente para que ele notifique imediatamente a Unidade de Saúde se o animal morrer, desaparecer ou se tornar raivoso.
[2]É preciso avaliar sempre os hábitos do cão e do gato e os cuidados recebidos. Podem ser dispensadas do esquema profilático as pessoas agredidas por esses animais, desde que, com certeza, não corram risco de contrair a infecção rábica.
[3]O soro deve ser infiltrado na(s) porta(s) de entrada. Quando não for possível infiltrar toda a dose, aplicar o máximo possível, e a quantidade restante, a mínima possível, aplicar pela via intramuscular (podendo ser utilizada a região glútea).
[4]Nos casos em que se conheça tardiamente a necessidade do uso do soro antirrábico ou quando este não estiver disponível no momento, aplicar a dose recomendada antes da 3ª dose da vacina de cultivo celular. Após esse período, o soro não é mais necessário.
[5]Nas agressões por morcegos, indica-se a sorovacinação, independentemente da gravidade da lesão, ou a conduta de reexposição.

INFECTOLOGIA

54 TUBERCULOSE

Sylvio Furtado e Priscila de Mattos Sillero

■ Introdução

A tuberculose é doença causada pelo *Mycobacterium tuberculosis*, bacilo fracamente positivo ao Gram, aeróbico e causador de enorme morbimortalidade em todas as faixas etárias, especialmente na infância. Enquanto em outras idades as manifestações clínicas são mais comuns e o diagnóstico menos difícil, a tuberculose na infância sempre é um diagnóstico possível que deve ser lembrado tendo-se em mente as suas vastas manifestações clínicas.

■ Classificação

Existem três condições clínicas decorrentes do convívio do ser humano com o *M. tuberculosis*: exposição, infecção e doença.

A *exposição* acontece quando o indivíduo entra em contato com um paciente acometido por tuberculose pulmonar bacilífera. Este contato ocorre mais frequentemente no domicílio, mas também na escola, na igreja e em outros ambientes. Nesta fase, o teste cutâneo tuberculínico, ou derivado proteico purificado (PPD, *purified protein derivative*), é em geral negativo e o indivíduo está assintomático.

A *infecção* está presente após a inalação do *M. tuberculosis* em gotículas respiratórias. Por definição, o PPD é positivo e o indivíduo continua livre de sintomas.

A partir do aparecimento de sinais ou sintomas ou anormalidades radiográficas decorrentes da infecção, chegamos à *doença*.

Nem todos os indivíduos infectados manifestam a doença, mas qualquer evento associado à imunodepressão, por exemplo, infecção pelo HIV ou uso de fármacos imunossupressores, pode precipitar a evolução para a tuberculose-doença.

■ Epidemiologia

A tuberculose tem íntima relação com o nível socioeconômico da população devido a má nutrição, densidade urbana e comorbidades como diabetes e AIDS/HIV. Em 2012, surgiram 71.230 novos casos de tuberculose no Brasil, e o estado do Rio de Janeiro exibiu a maior taxa nacional de incidência com 67 casos por 100.000 habitantes. De fato, as taxas de incidência e mortalidade tiveram leve queda na última década, mas ainda deixando o nosso país com 17º lugar em número de casos no mundo. A OMS afirma que cerca de 7% dos casos acometem a faixa pediátrica. As crianças sempre são infectadas por adultos. Especialmente as menores de 5 anos desenvolvem tuberculose após a infecção primária mais rapidamente, o que é importante do ponto de vista epidemiológico para investigação da comunidade, pois servem como casos-sentinela para adultos doentes ao seu redor.

■ Quadro clínico

A forma pulmonar com adenopatia intratorácica é a manifestação mais comum na infância e nas outras faixas etárias. Sintomas comuns mas inespecíficos incluem tosse crônica (durante mais de 3 semanas), febre acima de 38°C e perda de peso ou atraso do crescimento. Entretanto, quanto mais jovem for a criança, maior a chance de manifestação extrapulmonar da tuberculose. As formas extrapulmonares mais comuns são a linfadenite e a meningite, com manifestações características destes sítios.

A linfadenite tuberculosa, ou escrófula, costuma envolver os linfonodos cervicais unilaterais, que aumentam lentamente e no início são indolores à palpação. Com o avanço da doença, os nós podem formar um emaranhado e aderir aos tecidos circundantes.

A meningite tuberculosa é mais comum na faixa etária entre 6 meses e 4 anos de idade. Sucede a disseminação hematogênica da infecção primária e costuma ter evolução subaguda. Com frequência, há envolvimento de nervos cranianos e hidrocefalia.

■ Diagnóstico

Clínico

O diagnóstico de tuberculose na infância é na maioria das vezes clínico. O acometimento pulmonar em crianças é geralmente paucibacilar e associado a doença não cavitária, dificultando o isolamento do bacilo e a confirmação bacteriológica da doença, o que é alcançado nos melhores centros em menos de 50% das crianças. Para obtenção de escarro e realização da baciloscopia direta (pesquisa do bacilo álcool-acidorresistente [BAAR] por meio do método de Ziehl-Nielsen) e cultura em crianças, as técnicas possíveis são o escarro induzido ou o aspirado gástrico, preferido em nosso meio, cuja positividade ainda é baixa. O lavado broncoalveolar é de pouco uso na faixa pediátrica para fins diagnósticos. Nas formas extrapulmonares, a coleta de materiais para bacterioscopia e cultura pode ser feita de qualquer sítio onde a infecção seja suspeitada. A cultura deve ser realizada independentemente do resultado da baciloscopia.

Crianças menores de 12 meses com tuberculose pulmonar ou extrapulmonar devem realizar punção lombar, na presença ou não de sinais meníngeos.

Como o diagnóstico etiológico é difícil, existem técnicas relativamente indiretas para ajudar no diagnóstico da tuberculose.

O exame mais conhecido é o teste PPD ou teste tuberculínico, que demonstra apenas se a pessoa teve ou não contato com a micobactéria, cuja interpretação deve ser muito criteriosa. A avaliação da leitura do PPD, 48 a 72 horas após a inoculação, deve levar em conta o tempo decorrido desde que a criança recebeu a vacina BCG, seu *status* imunológico, se ela tem contato comprovado com paciente bacilífero ou se ela é sintomática. Infelizmente na população pediátrica ainda não se conseguiu padronização de exames do tipo IGRA (estudos baseados em interferona gama), mas no futuro próximo teremos mais esta opção diagnóstica. Para tentar resumir todas essas informações, o Ministério da Saúde recomenda no Brasil a utilização de um escore para ajudar no diagnóstico de tuberculose na infância (Figura 54.1 e Quadro 54.1).

Por imagem

Exames de imagem ajudam no diagnóstico, mas não são tão específicos como na população adulta, pois raramente uma criança terá cavitações, podendo apresentar qualquer imagem na radiografia de tórax. Adenopatia hilar é um achado que ajuda muito no diagnóstico na infância, pois poucas doenças tão prevalentes quanto a tuberculose causam esta alteração; tomografia computadorizada (TC) eventualmente é necessária para confirmação deste achado. Nas crianças com sintomas neurológicos, a TC de crânio é mandatória, pois a tuberculose meníngea cursa com hidrocefalia e eventualmente hipertensão intracraniana.

Histopatológico

Na linfadenite, a biopsia de um linfonodo afetado fornece o diagnóstico. Os achados são inflamação granulomatosa e necrose caseosa.

■ Tratamento

Medidas gerais

Uma vez definido o diagnóstico clínico ou etiológico de tuberculose, deve-se iniciar o quanto antes o tratamento específico,

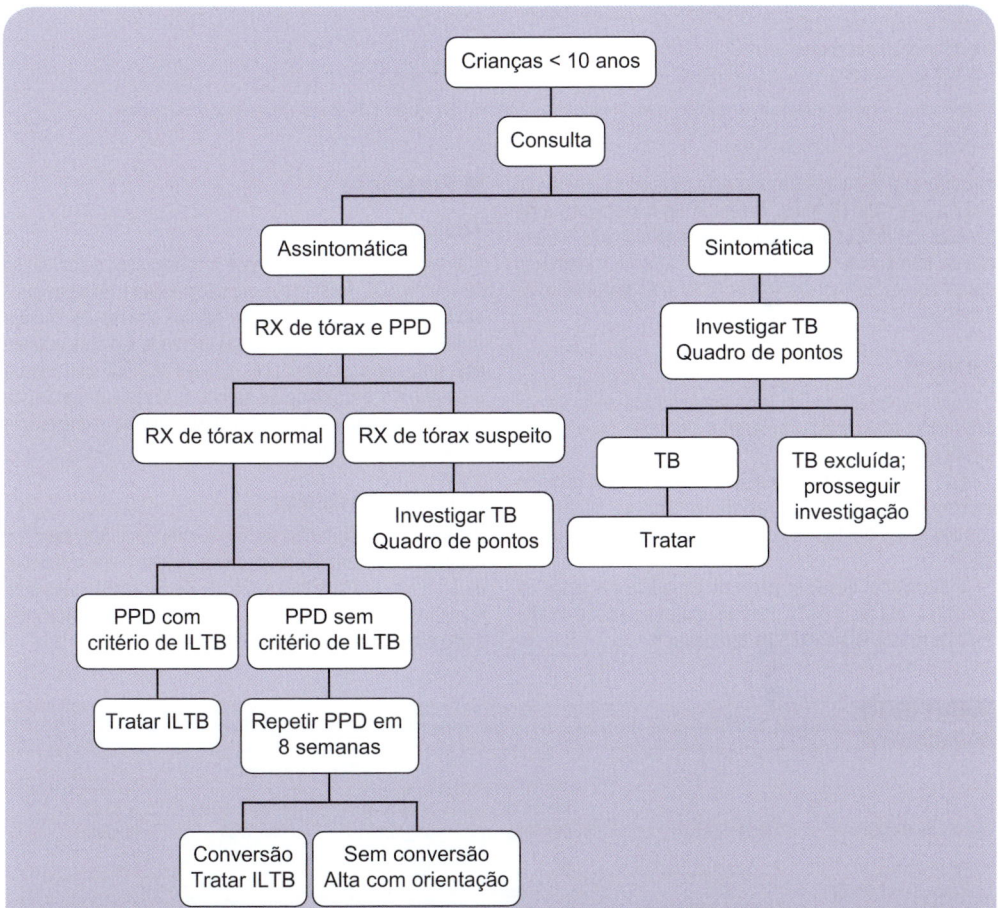

Figura 54.1 Organograma para auxílio diagnóstico em crianças menores de 10 anos, segundo o Ministério da Saúde. ILTB: infecção latente da tuberculose; PPD: *purified protein derivative*, teste tuberculínico (reator: > 5 mm [crianças não vacinadas com BCG ou vacinadas há mais de 2 anos ou portadoras de condição imunossupressora] ou > 10 mm [crianças vacinadas com BCG há menos de 2 anos]); RX: radiografia; TB: tuberculose.

QUADRO 54.1 — Escore clínico para facilitar o diagnóstico de tuberculose na infância.

Quadro clinicorradiológico		Contato com adulto tuberculoso	Teste tuberculínico	Estado nutricional
Febre ou sintomas como tosse, adinamia, expectoração, emagrecimento, sudorese > 2 15 pontos	Adenomegalia hilar ou padrão miliar Condensação ou infiltrado (com ou sem escavação) inalterado > 2 semanas Condensação ou infiltrado (com ou sem escavação) inalterado > 2 semanas, evoluindo com piora, ou sem melhora com antibióticos para germes comuns 15 pontos	Próximo nos últimos 2 anos 10 pontos	≥ 5 mm em não vacinados com BCG; vacinados ≥ 2 anos; imunossuprimidos ou ≥ 10 mm em vacinados < 2 anos 15 pontos	Desnutrição grave 5 pontos
Assintomático ou com sintomas < 2 semanas	Condensação ou infiltrado de qualquer tipo < 2 semanas 5 pontos	Ocasional ou negativo 0 ponto	0 a 4 mm 0 ponto	— 0 ponto
Infecção respiratória com melhora após uso de antibióticos para germes comuns ou sem antibióticos	Radiografia normal			

Interpretação: ≥ 40 pontos – diagnóstico muito provável; 30 a 35 pontos – diagnóstico possível; ≤ 25 pontos – diagnóstico pouco provável.

que difere na população adulta pelo não uso do etambutol nos menores de 10 anos. O tempo de tratamento é de 6 meses nas formas pulmonares e extrapulmonares, à exceção da forma meníngea, em que a 2ª fase do tratamento dura 7 em vez de 4 meses (duração total do tratamento de 9 meses).

Fármacos

O esquema preferencial de tratamento baseia-se no uso de 3 fármacos: rifampicina, isoniazida e pirazinamida (esquema RIP, Quadro 54.2).

Esquemas alternativos são importantes quando ocorre falha terapêutica, resistência aos antimicrobianos ou impossibilidade do paciente em receber o esquema RIP.

O etambutol deve ser parte do esquema em todos os pacientes com mais de 10 anos de idade em virtude do alto risco de resistência com falha terapêutica.

■ Prevenção

Vacinação

A primeira maneira de prevenir a tuberculose é com o uso da vacina BCG. Mesmo que ela não previna a doença, comprovadamente ela previne as formas graves da doença (tuberculose miliar e meníngea), devendo ser aplicada em dose única ao nascimento nos maiores de 2.000 g ou em sua primeira ida à unidade de saúde. O Ministério da Saúde recomenda revacinação após 6 meses apenas naqueles que não geraram cicatriz vacinal.

Isolamento hospitalar

Durante sua hospitalização, o paciente bacilífero deve ser mantido sob precaução respiratória. Porém, a criança menor de 10 anos, por sua incapacidade de gerar gotículas com número suficiente de bacilos, não é considerada infectante e não precisa permanecer em isolamento.

QUADRO 54.2 — Esquema de tratamento da tuberculose pulmonar, segundo o Ministério da Saúde.

Fases do tratamento	Fármacos	Peso do paciente			
		Até 20 kg (mg/dia)	> 21 a 35 kg (mg/dia)	> 36 a 45 kg (mg/dia)	> 45 kg (mg/dia)
Fase de ataque 2 meses de RIP (RHZ)	R – rifampicina	10	300	450	600
	I ou H – isoniazida	10	200	300	400
	P ou Z – pirazinamida	35	1.000	1.500	2.000
Fase de manutenção 4 meses de RI (RH)	R – rifampicina	10	450	450	600
	I ou H – isoniazida	10	300	300	400

Manejo da criança contatante

Ao contrário dos adultos, crianças menores de 10 anos que entram em contato com pacientes bacilíferos têm até 50% de chances de desenvolver formas sintomáticas de tuberculose, possivelmente até formas graves. Por isso, esta população recebe atenção especial no Serviço Público, podendo receber profilaxia com isoniazida por 6 meses em casos selecionados (Figura 54.1). A dose é de 5 a 10 mg/kg/dia, no máximo 300 mg/dia. Todos os pacientes HIV-positivos contatantes recebem profilaxia com isoniazida, devendo realizar radiografia de tórax para descartar a doença.

O recém-nascido que mora em domicílio com paciente bacilífero deve iniciar prontamente a profilaxia com isoniazida e postergar a vacinação com BCG. Aos 3 meses de idade, ele deve realizar PPD: se este for negativo, deve-se suspender a profilaxia e administrar a vacina BCG; se este for positivo, deve-se manter a profilaxia até 6 meses de idade e adiar a vacina. Se a pessoa bacilífera for a mãe, o aleitamento materno não deve ser suspenso, devendo-se estimular a extração do leite pela própria mãe para o seu bebê em vez de leite artificial, até que ela seja BAAR-negativa.

A busca ativa de novos casos de tuberculose por investigação e acompanhamento dos contatos ou comunicantes de um paciente recém-diagnosticado com tuberculose é fundamental para diminuir as lamentáveis taxas de incidência em nosso país. Além de efetuar a notificação compulsória de seus casos, o pediatra deve certificar-se de que aquelas famílias foram devidamente investigadas.

■ Bibliografia

American Academy of Pediatrics. Tuberculosis. In: Kimberlin DW, Brady MT, Jackson MA et al. (eds.). Red Book. 2015. Report of the Committee on Infectious Diseases. 30. ed. p. 805.
Brasil. Ministério da Saúde. Manual de recomendações para o controle da tuberculose no Brasil. Brasília, DF: Ministério da Saúde, 2011.
Brasil. Ministério da Saúde. Panorama da tuberculose no Brasil. Indicadores epidemiológicos e operacionais. Brasília, DF: Ministério da Saúde, 2014.
Starke JR, Adams LV. Tuberculosis disease in children. Uptodate. com. Acesso em julho de 2015.

Seção 6

GASTRENTEROLOGIA

Sumário

55. Doença do Refluxo Gastresofágico, 313
56. Diarreia Aguda, 320
57. Diarreia Persistente e Diarreia Crônica, 326
58. Intolerância à Lactose, 331
59. Alergia ao Leite de Vaca, 335
60. Doença Celíaca, 342
61. Doença Inflamatória Intestinal, 346
62. Constipação Intestinal, 352
63. Parasitoses Intestinais, 359
64. Colestase Neonatal, 363
65. Hepatites por Vírus, 368
66. Insuficiência Hepática, 373

Coordenadora: Sheila Pércope

GASTRENTEROLOGIA

55 DOENÇA DO REFLUXO GASTRESOFÁGICO

Fernanda Pércope e Sheila Pércope

■ Introdução

A doença do refluxo gastresofágico (DRGE) é o distúrbio esofágico mais comum em crianças de todas as faixas etárias. É diferente de refluxo gastresofágico (RGE). RGE é definido como o movimento retrógrado do conteúdo gástrico pelo esfíncter esofágico inferior (EEI) de volta para o esôfago. Ocorre várias vezes por dia e geralmente está associado a relaxamentos transitórios do próprio EEI, independentemente da deglutição. Episódios ocasionais de refluxo são fisiológicos, mas se produzirem sinais e sintomas além de regurgitação e vômito, passamos a ter uma situação patológica (DRGE). Manifestações adicionais requerem mais investigação e tratamento, portanto o pediatra deve ser capaz de distinguir as duas ocorrências. Os sintomas e as condições associados à DRGE podem ser gastrintestinais ou nutricionais (baixo ganho ponderal, disfagia, dor abdominal/substernal/retroesternal e sinais de esofagite) ou se manifestar fora do sistema digestório (sintomas respiratórios estabelecidos – tosse, laringite e asma; erosões dentárias; faringite; sinusite e otite média recorrente). Podem ainda ocorrer complicações como a esofagite de refluxo, menos comumente estenoses e raramente esôfago de Barrett e adenocarcinoma. Existem crianças que estão sob maior risco de DRGE (como apresentado no Quadro 55.1). Mudanças de estilo de vida são o tratamento de primeira linha para o RGE e a DRGE. Medicamentos só estão indicados em pacientes com DRGE, com discussões sobre o uso de procinéticos e prescrições inapropriadas de inibidores de bomba de prótons (IBP).

■ Definições

Regurgitação é a passagem do conteúdo gástrico refluído para a faringe ou a boca e, em algumas vezes, saída do conteúdo pela boca.

QUADRO 55.1 População pediátrica com maior risco de desenvolvimento de doença do refluxo gastresofágico e suas complicações.

- Alterações neurológicas
- Obesidade
- História de atresia esofágica (corrigida)
- Hérnia hiatal
- Acalasia
- Doenças respiratórias crônicas:
  - Displasia broncopulmonar
  - Fibrose intersticial idiopática
  - Fibrose cística
- História de transplante pulmonar
- Prematuridade

Vômito é a expulsão forte e rápida do conteúdo gástrico pela boca, associada à contração característica da musculatura torácica e abdominal.

O vômito quase sempre é precedido de náuseas, embora possa ocorrer sem ela. No vômito, as náuseas são seguidas de ânsia de vômito até que o processo se complete com a expulsão do conteúdo gástrico, em virtude do gradiente de pressão gerado pelas contrações ativas e repetidas da musculatura abdominal. Vômito é um processo fisiológico complexo com componentes voluntários e involuntários.

RGE é o retorno fisiológico do conteúdo gástrico para o esôfago ocasionado por diversos fatores e pode ou não ser evidenciado pela presença de regurgitações e vômito. Os demais sintomas e as lesões teciduais compõem a DRGE, quando o refluxo do conteúdo gástrico causa complicações esofágicas, respiratórias e nutricionais.

■ Epidemiologia

Metade das crianças sadias de 2 a 8 meses de idade regurgita 2 ou mais vezes/dia. Este RGE ou regurgitação infantil (RI) se resolve espontaneamente, em 90% dos casos, até 18/24 meses de idade.

Os sintomas em crianças maiores tendem a ser crônicos, mas resolvem-se espontaneamente em mais da metade dos casos.

■ Fisiopatologia

Os fatores que determinam as manifestações esofágicas do refluxo incluem: duração da exposição esofágica (produto da frequência e da duração dos episódios de refluxo), acidez do refluxo e suscetibilidade do esôfago ao dano. Com elevação da pressão intra-abdominal, ocorrem episódios de refluxo pelo tônus insuficiente do EEI, pela frequência anormal de relaxamentos de EEI e por hérnia de hiato (crianças maiores e adolescentes). O relaxamento transitório do EEI (RTEEI) ocorre principalmente por distensão gástrica (pós-prandial ou decorrente de esvaziamento gástrico anormal ou por deglutição de ar). Outros fatores envolvidos são: aumento da pressão intra-abdominal sem aumento concomitante da pressão do EEI, redução crônica da pressão em repouso do EEI, parte intra-abdominal pequena do esôfago (poucos mm de extensão ao nascimento, crescendo após alguns anos até 3 a 6 cm) e ângulo de His menos agudo em recém-nascidos.

Os processos anteriores podem ser exacerbados quando acompanhados de retardo no esvaziamento gástrico.

■ Diagnóstico

Clínico

A DRGE é frequente em prematuros, mas geralmente não é ácida e melhora com o crescimento. Em lactentes, nenhum sintoma é diagnóstico de DRGE. Em crianças maiores e adolescentes, a história e o exame físico podem ser suficientes para o diagnóstico. O pediatra deve solicitar a participação ativa das crianças destas faixas etárias na anamnese, em vez de apenas acreditar no relato dos pais.

Suspeitar de DRGE havendo os sintomas descritos no Quadro 55.2.

Lactentes

Irritabilidade, transtornos do sono (sono agitado), anorexia, recusa alimentar, vômito recorrente, atraso do crescimento, baixo ganho ponderal, soluços excessivos, disfagia, deglutição dolorosa presumida e arqueamento das costas durante as refeições, anemia por deficiência de ferro, manifestações respiratórias (engasgos, sufocação, tosse, estridor, asma, infecções respiratórias de repetição, apneia).

Crianças de 1 a 5 anos

Regurgitação, vômito, dor abdominal, anorexia, recusa alimentar. Em raros casos de aversão alimentar, pode ocorrer baixo ganho ponderal e até desnutrição.

Crianças maiores e adolescentes

Dor abdominal/pirose, queimação na faringe, eructação ácida, dor retroesternal, dor noturna, dor epigástrica, disfagia, sensação de corpo estranho, ruminação, vômito recorrente, asma, pneumonia recorrente, sintomas de vias respiratórias superiores (tosse crônica noturna, rouquidão, sinusite crônica, laringite), erosões dentárias.

O diagnóstico é clínico e testes diagnósticos e exames complementares devem ser realizados em casos extremos ou para diagnóstico diferencial. Além disso, seu uso deve ser criterioso, pois não há um exame que diga se há ou não DRGE. Prova terapêutica, com supressão ácida, pode ser feita por 4 semanas, em crianças maiores e adolescentes, porém a melhora dos sintomas não confirma o diagnóstico de DRGE.

No Quadro 55.2 são listados os sintomas em crianças de faixas etárias diferentes.

Laboratorial

A avaliação de fluidos no orelha média, nos pulmões e no esôfago *não é recomendada*.

Por imagem

Seriografia

Exame radiográfico com contraste, em geral com bário, do esôfago e do trato gastrintestinal (TGI) superior. Realizado pela obtenção de uma série de imagens fluoroscópicas de bário deglutido até que o ligamento de Treitz seja visualizado. Avalia deglutição, esvaziamento gástrico, anormalidades anatômicas (acalasia, estreitamentos, estenoses esofágicas, hérnia hiatal, obstrução da saída gástrica ou intestinal). Não é útil para o diagnóstico de DRGE, pois não diferencia entre RGE fisiológico e DRGE. Confirma ou descarta anormalidades anatômicas do TGI superior que podem causar sintomas que simulam DRGE.

Cintigrafia com tecnécio 99m

Detecta a presença do tecnécio no esôfago ou pulmão após a administração do material. Avalia refluxo não ácido pós-prandial, esvaziamento gástrico retardado, aspiração pulmonar. Usado na avaliação de aspiração pulmonar em pacientes com sintomas respiratórios crônicos e refratários. Teste negativo não exclui a possibilidade de aspiração (sensibilidade muito baixa). Estudos de esvaziamento gástrico estão indicados em indivíduos com sintomas de gastroparesia.

Ultrassonografia esofagogástrica

Não é recomendada e não tem valor diagnóstico. Apenas para avaliar a presença de estenose hipertrófica de piloro, caso haja suspeita.

pH-metria

Monitoramento prolongado do pH no esôfago distal. Medida quantitativa e sensível da exposição ácida. É útil para correlacionar sintomas com os episódios de refluxo ácido e para avaliação da eficácia da supressão ácida durante o tratamento. Não é útil para diagnósticos de refluxo não ácido.

Impedanciometria intraluminal multicanal associada à pH-metria

Detecta refluxos ácidos, não ácidos e fracamente ácidos, devido a vários sensores e a um sensor de pH distal.

Estudos de motilidade

Podem ser úteis para diagnosticar alterações da motilidade em pacientes que não respondem à supressão ácida e que tenham endoscopia normal.

Histopatológico

Endoscopia com biopsia para avaliar esofagite erosiva endoscópica e complicações como estreitamentos e esôfago de Barrett e identificar ou afastar outras causas de esofagite como esofagite eosinofílica e doença de Cröhn. Alterações na mucosa esofágica distal são a evidência mais confiável de esofagite de refluxo. Biopsias esofágicas eliminam causas alérgicas, inflamatórias e infecciosas. Raramente são necessárias, e empregam-se medidas mais conservadoras

---

QUADRO 55.2	Sintomas da doença do refluxo gastresofágico.
Lactentes	**Crianças com mais de 1 ano/ adolescentes**
• Recusa alimentar • Vômito recorrente • Baixo ganho ponderal • Irritabilidade • Transtornos do sono • Sintomas respiratórios	• Dor abdominal/pirose • Vômito recorrente • Disfagia • Asma • Pneumonia recorrente • Sintomas de vias respiratórias superiores (tosse crônica, rouquidão)

Adaptado de Lightdale e Gremse, 2013.

antes de considerar o uso de testes invasivos. O diagnóstico de esofagite eosinofílica só se faz com endoscopia e biopsia.

■ Diagnóstico diferencial

Alergia à proteína do leite de vaca ou a outros alimentos, esofagite eosinofílica, estenose hipertrófica do piloro, obstrução intestinal (principalmente má rotação com vólvulo intermitente), doenças inflamatórias não esofágicas, infecções, erros inatos do metabolismo, hidronefrose, hipertensão intracraniana, doenças neurológicas, ruminação e bulimia.

■ Tratamento

Nas Figuras 55.1 a 55.3 mostram-se fluxogramas para rastreamento de possível DRGE.

Lactentes
Medidas gerais

Pais fumantes devem ser orientados sobre as influências da exposição ao fumo na DRGE. Orientação e apoio a familiares podem ser suficientes em lactentes sadios, com peso e estatura normais e sintomas de RGE fisiológico.

Medidas dietéticas

Diminuir o volume das mamadas e aumentar sua frequência; evitar sucção não nutritiva por períodos prolongados; o uso de fórmulas espessadas não está indicado em crianças com DRGE, mas pode ser considerado naquelas com regurgitação recorrente sem complicações.

Manobras posturais

A posição sentada piora o refluxo; posições prona, lateral esquerda ou vertical diminuem os episódios de RGE, porém

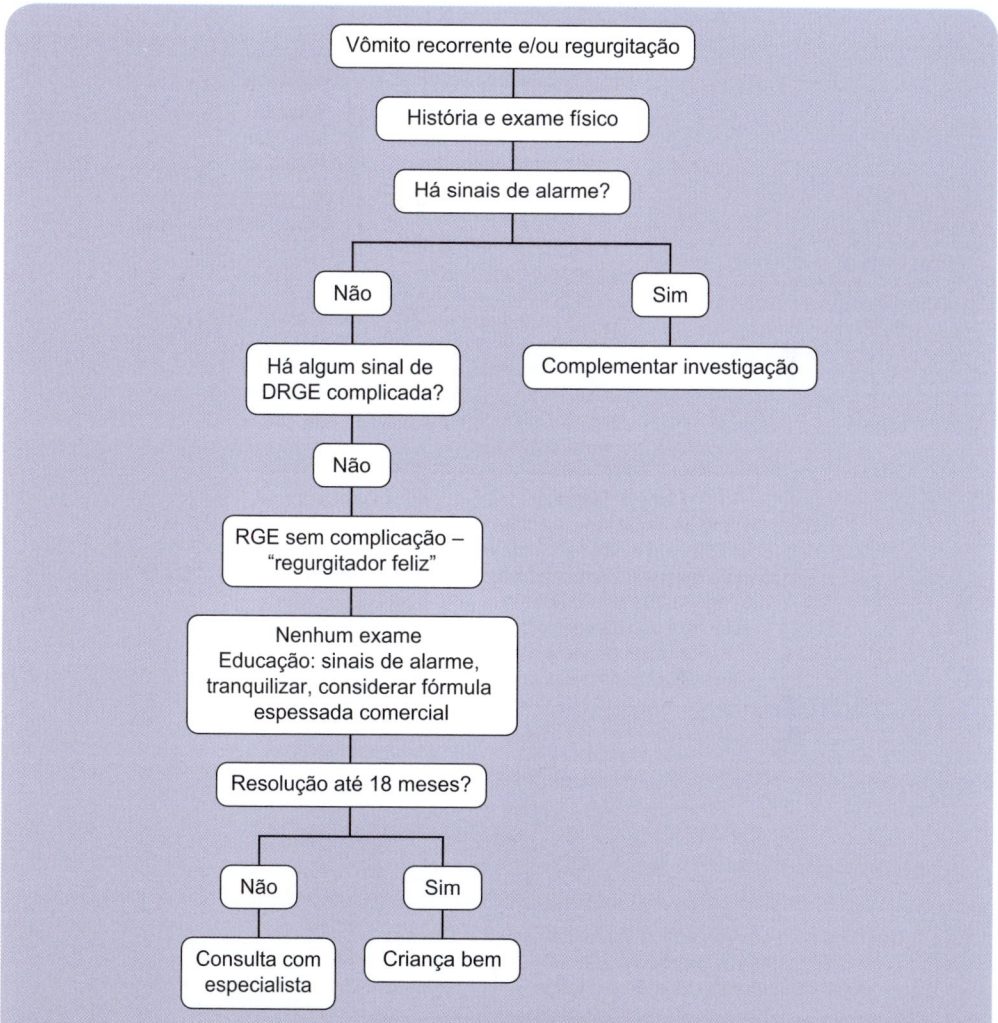

Figura 55.1 Rastreamento de vômito recorrente e/ou regurgitação. DRGE: doença do refluxo gastresofágico; RGE: refluxo gastresofágico.

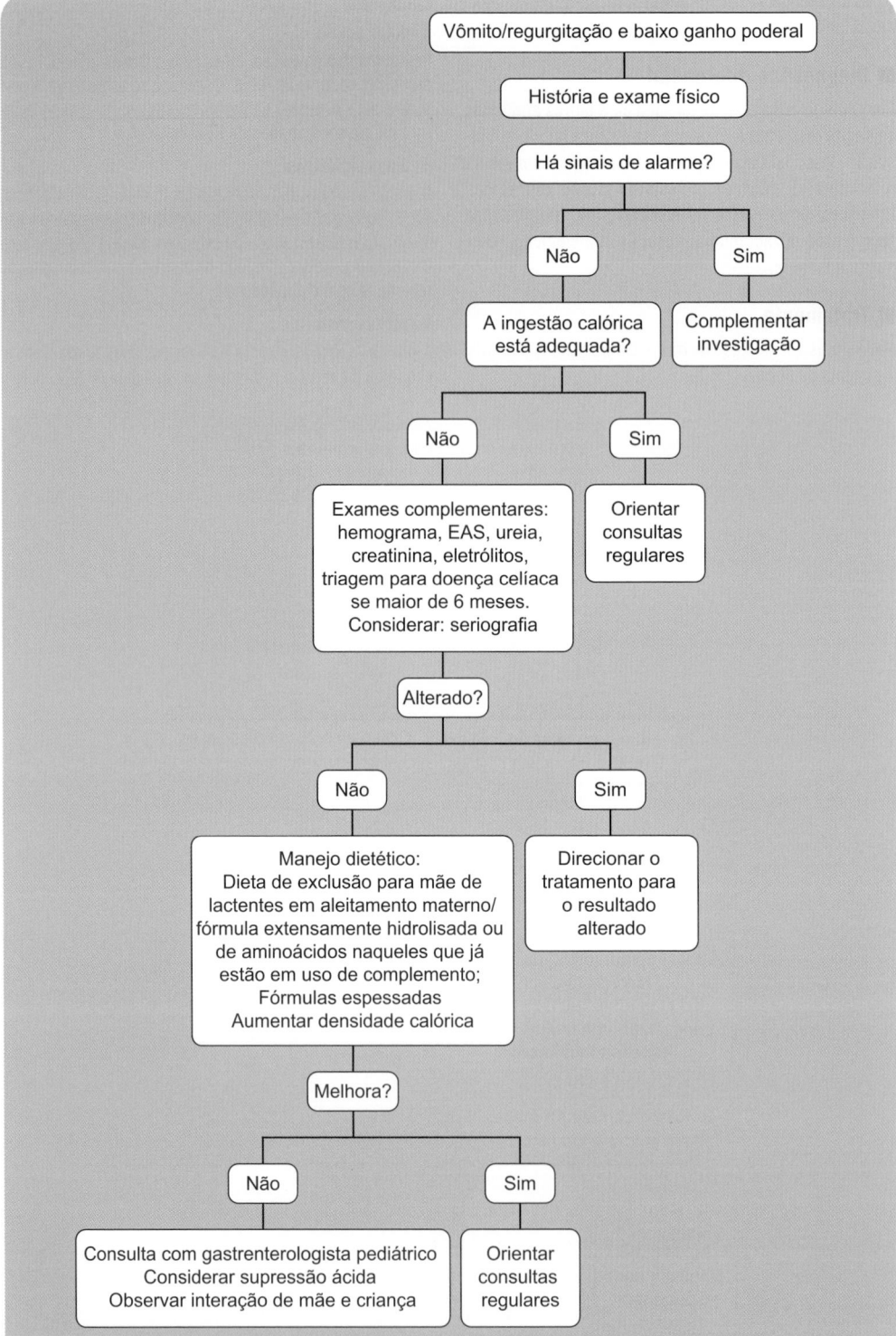

Figura 55.2 Rastreamento de vômito recorrente e/ou regurgitação associado a baixo ganho ponderal. EAS: elementos anormais e sedimentos.

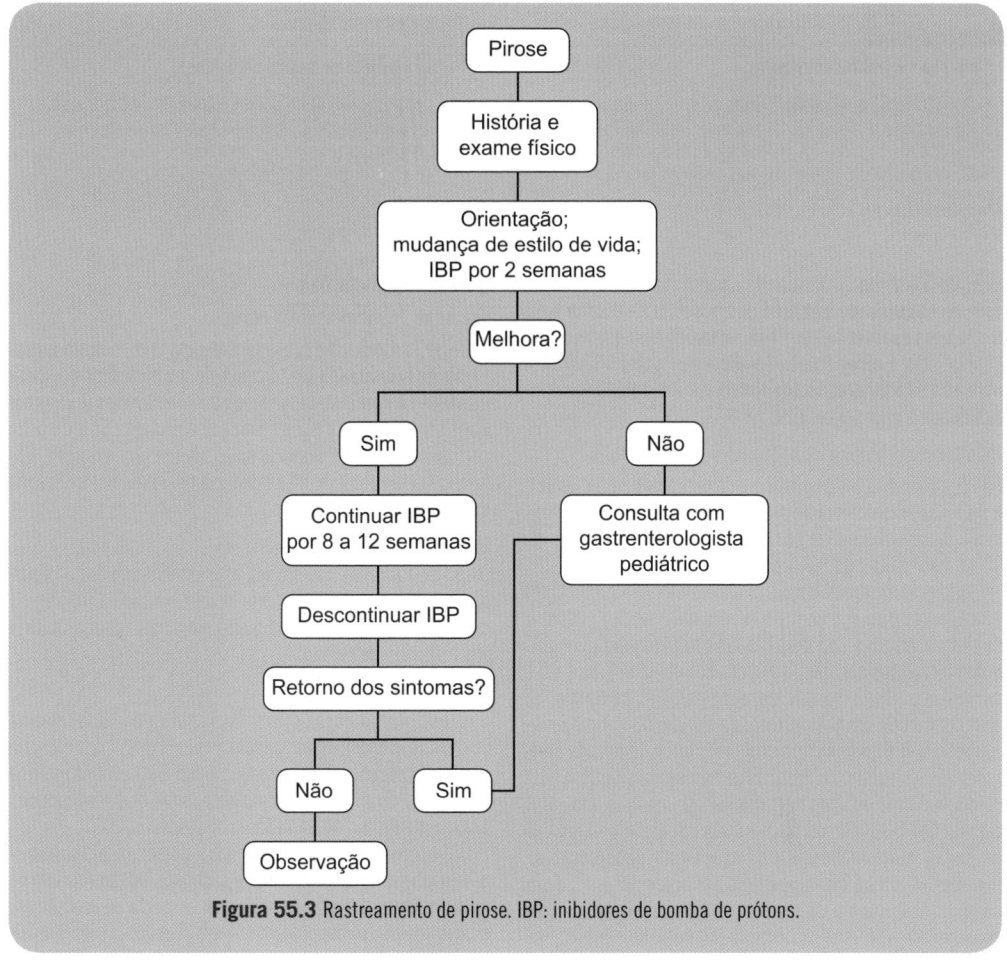

Figura 55.3 Rastreamento de pirose. IBP: inibidores de bomba de prótons.

posições prona e lateral esquerda não são recomendadas devido ao risco de "síndrome de morte súbita do lactente", a menos que o lactente esteja acordado e sob supervisão; durante o sono sem supervisão, deve-se adotar a posição supina.

Concluindo, deve-se recomendar que o lactente permaneça com tronco e cabeça elevados por 20 minutos após a mamada, colocando-o para dormir em decúbito dorsal com elevação de 30°. Porém, estudos mostraram que esta medida tem efeito discreto na redução dos episódios de refluxo.

Crianças e adolescentes

Medidas gerais

O paciente obeso ou com sobrepeso deve perder peso. Também deve-se eliminar a exposição ao fumo.

Medidas dietéticas

O adolescente deve diminuir o consumo de álcool. Evitar: cafeína, chocolate, tomate, menta, sucos, bebidas gaseificadas e alimentos condimentados.

Manobras posturais

Evidências sugerem benefício do decúbito lateral esquerdo e elevação da cabeça durante o sono. A elevação da cabeça deve ser realizada por meio da elevação da cabeceira da cama, pois outras medidas podem levar a flexão e compressão abdominal, com piora do refluxo.

Fármacos

No Quadro 55.3 constam os fármacos mais utilizados no tratamento da DRGE.

Antiácidos, alginatos e sucralfato

São úteis em caso de emergência, mas não devem ser utilizados de forma crônica devido aos feitos colaterais de diarreia (antiácidos de magnésio) e de constipação intestinal (alumínio). Há ainda raras descrições de efeitos colaterais mais sérios. Promovem alívio rápido, mas transitório.

Bloqueadores de receptor H2

Diminuem a secreção de ácido por meio da inibição do receptor 2 de histamina na célula parietal gástrica. O efeito de

QUADRO 55.3	Medicamentos prescritos para doença do refluxo gastresofágico.
Bloqueadores de receptor H2	**Inibidores de bomba de prótons**
• Cimetidina: 30 a 40 mg/kg/dia em quatro tomadas (acima de 16 anos) • Ranitidina: 5 a 10 mg/kg/dia em duas a três tomadas (acima de 1 mês) • Famotidina: 1 mg/kg/dia em duas tomadas (acima de 1 ano) • Nizatidina: 10 mg/kg/dia em duas tomadas (acima de 12 anos)	• Omeprazol: 0,7 a 3,3 mg/kg/dia (acima de 2 anos) • Lansoprazol: 0,7 a 3 mg/kg/dia (acima de 1 ano) • Esomeprazol: 0,7 a 3,3 mg/kg/dia (acima de 1 ano) • Rabeprazol: 20 mg/dia (acima de 12 anos)

Adaptado de Lightdale e Gremse, 2013.

inibição ácida dura aproximadamente 6 horas. Taquifilaxia, com necessidade de aumento das doses, pode ocorrer após 6 semanas de tratamento. Pode ser usado em caso de emergência, pois o pH gástrico começa a aumentar 30 minutos após sua administração. Efeitos colaterais: sonolência, irritabilidade e choro excessivo.

Inibidores de bomba de prótons

São superiores aos bloqueadores de receptor H2 e diminuem a secreção ácida mediante inibição da H$^+$, K$^+$-APase no canalículo da célula parietal gástrica; a administração deve ser 30 minutos antes da refeição, uma vez/dia.

Não está aprovado para uso em menores de 1 ano. Como são agentes que apresentam labilidade à acidez gástrica, suas formulações são preparadas em cápsulas com grânulos acidorresistentes, solúveis em pH maior que seis, permitindo sua absorção no duodeno. Em pediatria, as apresentações mais seguras são as *multiple unit pellet system* (MUPS), constituídas de microgrânulos com invólucro acidorresistente. Nenhuma formulação líquida está disponível para qualquer um dos IBP. As crianças, em geral, metabolizam os IBP de forma mais rápida e necessitam de doses mais elevadas em relação ao peso corporal. Algumas vezes há falha do efeito antiácido noturno, o que exige fracionamento da dose para 2 vezes/dia, ou mesmo emprego do IBP matinal e anti-H2 noturno, raramente. Podem ocorrer: reações idiossincrásicas, interações medicamentosas, hipergastrinemia, hipocloridria, cefaleia, diarreia, constipação intestinal e náuseas. Além disso, seu uso pode ser fator de risco para infecções do trato gastrintestinal e do sistema respiratório e, talvez, para alergia a proteínas heterólogas.

Procinéticos

Domperidona, bromoprida, metoclopramida, betanecol, baclofeno e eritromicina. Os efeitos adversos dos medicamentos atualmente disponíveis são mais importantes que os possíveis benefícios. Efeitos adversos foram demonstrados em 11 a 34% dos pacientes tratados com metoclopramida, incluindo sonolência, irritabilidade e reações extrapiramidais. Em 2009, a FDA vinculou o uso crônico de metoclopramida com discinesia tardia, um distúrbio do movimento raramente reversível. A domperidona apresenta menor possibilidade de atravessar a barreira hematencefálica madura mas pode levar, com frequência, a sintomas extrapiramidais naquelas crianças com a barreira imatura. Esses sintomas são muito frequentes em idades inferiores a 6 meses. Nessas, seu uso deve ser evitado. Podem ocorrer, no entanto, em crianças maiores.

Outras intervenções

Exclusão de alimentos da dieta

Pode-se instituir uma prova terapêutica com fórmula extensamente hidrolisada ou fórmula de aminoácidos ou dieta materna de exclusão de leite de vaca e derivados (e ovo) por 2 a 4 semanas, pois a sensibilidade à proteína do leite pode ser causa de choro inexplicado e vômito em crianças. Em crianças maiores, não há evidências em favor da eliminação de quaisquer alimentos.

Uso de fórmulas

O uso de fórmulas comerciais espessadas diminui a regurgitação visível, mas não resulta em diminuição da frequência dos episódios de refluxo. E pode piorar as manifestações respiratórias do refluxo.

Tratamento cirúrgico

Indicado para crianças com sintomas intratáveis ou aquelas com complicações ameaçadoras à vida. Exemplos: esofagite grave e refratária ao tratamento clínico; desnutrição intensa sem resposta ao tratamento clínico; sintomas respiratórios graves; síndrome de Sandifer; estenoses.

As opções cirúrgicas são variadas, porém a mais comum é a fundoplicatura, quando o fundo gástrico é rodado em volta do esôfago distal, prevenindo refluxo por aumento da pressão em repouso do EEI, diminuição do número de relaxamentos transitórios do EEI, aumento do comprimento do esôfago intra-abdominal, acentuação do ângulo de His etc. A fundoplicatura pode ou não ser acompanhada de gastrostomia para alimentação ou descompressão. Os procedimentos cirúrgicos estão associados a alta morbidade e não impedem que haja aspiração direta do conteúdo oral. Um dos riscos da fundoplicatura é que esta se torne "apertada demais" (produzindo disfagia ou retenção de gases) ou "frouxa demais" (não funcionante). Estudos a longo prazo sugerem que as fundoplicaturas frequentemente se tornam incompetentes em crianças, com índices de recorrência de refluxo de até 14% para Nissen e até 20% para os outros tipos.

■ Complicações

Esofágicas

Esofagite e sequelas | Estenoses, esôfago de Barrett, adenocarcinoma

A esofagite pode manifestar-se como irritabilidade, arqueamento e recusa alimentar em lactentes; dor torácica ou epigástrica em crianças maiores; e, raramente, como hematêmese, anemia ou síndrome de Sandifer em qualquer idade.

Esofagite prolongada e grave leva à formação de estenoses, geralmente localizadas no esôfago distal, produzindo disfagia.

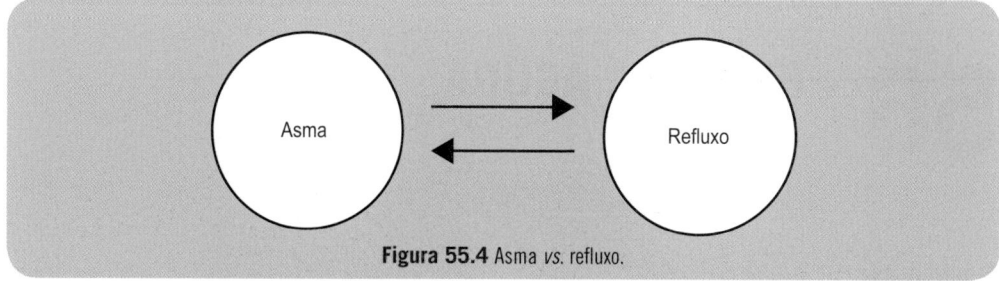

Figura 55.4 Asma vs. refluxo.

A esofagite de longa duração predispõe à transformação metaplásica do epitélio escamoso normal do esôfago em epitélio colunar intestinal, o chamado esôfago de Barrett, um precursor do adenocarcinoma esofágico. O adenocarcinoma é raro na infância.

Extraesofágicas | Apneia, asma, pneumonia recorrente e tosse)

Até o momento, as evidências sugerem que, para a maioria dos lactentes com apneia, a DRGE não é a causa.

Doenças de vias respiratórias reativas

Asma

Mecanismos de agravamento da asma pelo refluxo (Figura 55.4):
- Inflamação direta das vias respiratórias por aspiração do conteúdo gástrico
- Hiper-responsividade das vias respiratórias desencadeada por aspiração para vias respiratórias inferiores de pequenas quantidades de ácido
- Espasmo brônquico ou laríngeo mediado por reflexo vagal
- Inflamação por mediação neural.

Mecanismo de agravamento do refluxo pela asma:
- A hiperinsuflação pulmonar e a obstrução ao fluxo aéreo podem elevar a pressão intratorácica negativa, o que aumenta o gradiente de pressão através do diafragma e promove refluxo.

Não há evidências em favor da terapia empírica com IBP em todos os pacientes pediátricos com broncospasmo ou asma, porém pacientes selecionados podem beneficiar-se de medidas terapêuticas, principalmente aqueles com: sintomas de DRGE, sintomas noturnos de asma, asma de difícil controle e dependência de esteroides.

Pneumonia recorrente

A pneumonia recorrente e a doença intersticial pulmonar podem ser complicações de refluxo, desde que haja falência dos mecanismos protetores das vias respiratórias contra aspiração do conteúdo gástrico.

Nenhum exame pode comprovar que o refluxo é a causa da pneumonia.

Uma pH-metria alterada aumenta a probabilidade de o refluxo ser a causa da pneumonia recorrente, mas não confirma o diagnóstico. Uma pH-metria normal não exclui o refluxo como causa da pneumonia, pois se os mecanismos de proteção das vias respiratórias estiverem alterados, mesmo episódios breves de refluxo, que estejam dentro da faixa normal, podem estar associados à aspiração. Aspiração durante a deglutição é muito mais comum que aspiração de material refluído. Em alguns casos, a cintigrafia nuclear pode detectar conteúdo gástrico aspirado se as imagens forem obtidas 24 horas após a administração enteral de uma refeição marcada.

Atenção: a aspiração também ocorre em indivíduos sadios, principalmente durante o sono.

Os benefícios em potencial da terapia antissecretora em crianças encefalopatas com pneumonia recorrente devem ser contrabalançados com o risco inerente da terapia com IBP de aumentar a incidência de pneumonia comunitária nesses pacientes, da mesma forma que em crianças sadias.

Em pacientes com função pulmonar muito comprometida, pode-se considerar a cirurgia antirrefluxo na tentativa de prevenir maior dano pulmonar, mas não há provas de que o refluxo seja a causa da doença pulmonar.

Sintomas de vias respiratórias superiores | Tosse

A maioria dos estudos controlados com placebo e das metanálises não mostrou efeito positivo do tratamento antirrefluxo. Extrapolação de estudos com adultos mostra que os IBP não beneficiam a maioria das crianças com sintomas de vias respiratórias superiores.

■ Bibliografia

Junqueira JCF, Santana SF. Refluxo gastresofágico. In: Liberal E, Vasconcelos MM, Pércope S, Pércope F et al. Gastroenterologia, Séries SOPERJ. 1. ed. Rio de Janeiro: Guanabara Koogan, 2012. p. 81-9.

Khan S, Orenstein SR. Doença do refluxo gastroesofágico (DRGE). In: Kliegman RM et al. Nelson tratado de pediatria. Rio de Janeiro: Elsevier, 2014, volume 2. p. 1410-3.

Lightdale JR, Gremse DA. Section on Gastroenterology, Hepatology and Nutrition. Gastroesophageal Reflux: Management guidance for the pediatrician. Pediatrics. 2013; 131:e1684.

Litalien C, Théoret Y, Faure C. Pharmacokinetics of proton pump inhibitors in children. Clin Pharmacokinet. 2005; 44(5):441-65.

Loots C, Smits M, Omari T et al. Effect of lateral positioning on gastroesophageal reflux (GER) and underlying mechanisms in GER disease (GERD) patients and healthy controls. Neurogastroenterol Motil. 2013; 25(3):222-9; e161-2.

Omari TI, Barnett CP, Benninga MA et al. Mechanisms of gastroesophageal reflux in preterm and term infants with reflux disease. Gut. 2002; 51(4):475-9.

Vandenplas Y, Rudolph CD. Committee members: Di Lorenzo C, Hassal E, Liptak G et al. Pediatric Gastroesophageal Reflux Clinical Practice Guidelines: Joint Recommendations of the North American Society of Pediatric Gastroenterology, Hepatology, and Nutrition (NASPGHAN) and the European Society of Pediatric Gastroenterology, Hepatology, and Nutrition (ESPGHAN). Journal of Pediatric Gastroenterology and Nutrition. 2009; 49:498-547.

GASTRENTEROLOGIA

56 — DIARREIA AGUDA

Sheila Pércope e Fernanda Pércope

■ Introdução

O sistema digestório mantém equilíbrio entre secreção e absorção de solutos por meio de vários mecanismos que dependem, basicamente, da integridade da unidade funcional (cripta – vilosidade) do intestino delgado e do bom funcionamento do cólon (como mostrado na Figura 56.1).

A cripta é sítio de secreção e a vilosidade, de absorção. Normalmente, a superfície de absorção é bem maior que a de secreção, pelo desdobramento da mucosa intestinal na presença de vilosidades. A área das vilosidades corresponde a cerca de 4 a 5 vezes aquela das criptas.

O intestino grosso exerce, também, papel muito importante nesse equilíbrio.

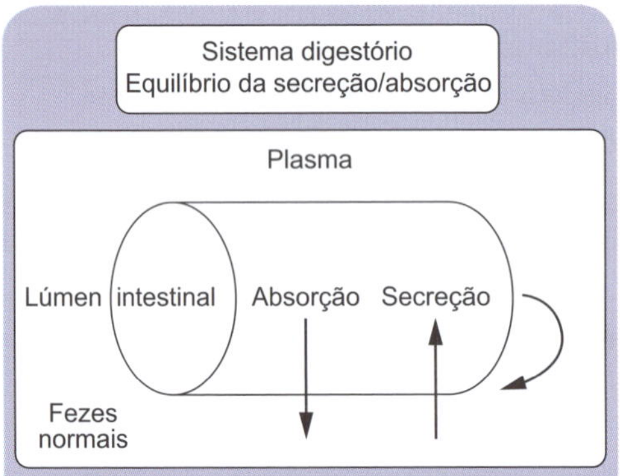

Normalmente chegam ao ceco dos adultos cerca de 2.500 ml de líquidos por dia. O cólon normal absorve quase tudo e só restam 100 ml nas fezes sem a ocorrência de diarreia.

Nas doenças do intestino delgado, o cólon pode controlar esse fluxo, sem ocorrer diarreia ou a sua capacidade de controle pode ser superada pelo grande volume, com aparecimento de diarreia. Nas doenças do intestino grosso, o controle é perdido e, em alguns casos, o cólon colabora com secreção adicional (Figura 56.2).

O movimento de água acompanha o de solutos, quer tenham sido ingeridos, mal absorvidos ou secretados. Quando o equilíbrio se altera por aumento da secreção e/ou diminuição da absorção, ocorre diarreia.

Várias são as definições de diarreia. Considerando a fisiopatologia e as diversas definições, podemos afirmar: *diarreia aguda consiste na mudança nos hábitos intestinais de uma criança, com aumento da secreção de água acompanhando quantidades aumentadas de solutos no lúmen intestinal, levando a diminuição da consistência das fezes e/ou aumento da frequência para três ou mais evacuações ao dia. Geralmente é processo autolimitado, no máximo em 2 semanas.*

■ Classificação

Quebra do equilíbrio entre secreção e absorção, com aparecimento de quadro agudo; dá-se por mecanismos osmóticos, secretórios, invasivos. Podem aparecer em conjunto, com predomínio de um deles.

Figura 56.1 Equilíbrio entre secreção/absorção.

	Normal	Doenças do intestino delgado			Doenças do cólon
Diarreia	Não	Não	Sim	Sim	Sim
Fluxo ileocecal	2.500 ml	5.000 ml	7.200 ml	2.500 ml	2.500 ml
Água nas fezes	100 ml	100 ml	1.500 ml	1.500 ml	3.000 ml

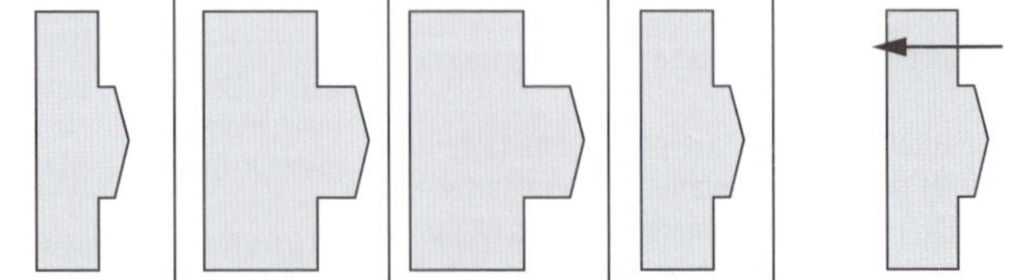

Figura 56.2 Papel do intestino grosso no equilíbrio entre secreção/absorção.

DIARREIA AGUDA

Mecanismo osmótico. Ingestão de carga osmótica que supera a capacidade de digestão e absorção intestinal ou adesão do agente à mucosa com maior ou menor lesão dos enterócitos levando à redução da atividade das dissacaridases. Há consequente retenção de líquidos dentro do lúmen intestinal, devido a solutos osmoticamente ativos, que carreiam água para compensação osmótica. Esses solutos são metabolizados por bactérias pela via anaeróbica com produção de radicais ácidos e gases.

Mecanismo secretor. Adesão e liberação de enterotoxina que bloqueia o transporte ativo de eletrólitos no enterócito, ocasionando aumento da secreção intestinal, principalmente de ânions cloreto e bicarbonato, acompanhados por água.

Mecanismo invasor. Lesão da célula epitelial do intestino impede a absorção. Nesta situação pode haver, também, componente secretor, uma vez que a mucosa invadida produz substâncias (bradicinina e histamina) que estimulam a secreção de eletrólitos para o lúmen intestinal. Com a invasão da mucosa há presença de muco, pus e sangue nas fezes. Pode haver invasão da lâmina própria, com disseminação hematogênica e sintomas sistêmicos, na presença de alguns agentes etiológicos.

■ Epidemiologia

A incidência de diarreia aguda é de 0,5 a 2 episódios por criança por ano na Europa, em menores de 3 anos. No Brasil, sem dados recentes de atualização pelo Ministério da Saúde, é considerada importante causa de morbimortalidade, com incidência elevada na infância, principalmente nas áreas de precária condição de saneamento. Mortalidade foi diminuída pela prática da reidratação oral, mas a morbidade ainda é importante causa de desnutrição e retardo do crescimento.

Rotavírus é agente frequente, mas está sendo seguido de perto pelo norovírus, após a vacina de rotavírus entrar no programa de vacinação oficial de alguns países. Bactérias assumem papel importante nas regiões de baixo saneamento e higiene.

Diarreia aguda é uma das principais causas de mortalidade nos países em desenvolvimento, especialmente em crianças menores de 6 meses.

Nesses países, incentivo e facilitação ao uso da terapia de reidratação oral, maior frequência e duração do aleitamento materno, melhor nutrição, melhores condições sanitárias e de higiene e aumento da cobertura vacinal para sarampo diminuíram o perfil da morbimortalidade nas últimas décadas.

■ Etiologia

Agentes infecciosos: vírus, bactérias e protozoários são os principais responsáveis pelos episódios de diarreia aguda.

■ Fisiopatologia

Diarreia determinada por vírus

Rotavírus, adenovírus entérico, astrovírus, calicivírus (norovírus, sapovírus) e outros levam à diarreia por mecanismo semelhante. Há, basicamente, aumento de solutos no lúmen intestinal por diminuição de digestão e absorção pelo enterócito maduro lesado. Células renovadas são imaturas, com redução da atividade das dissacaridases, da absorção de glicose e, às vezes, em casos graves, da absorção de sódio acoplado à glicose. Esse é o mecanismo principal, osmótico, causador de diarreia por vírus; mecanismo secundário, secretor, é determinado pela proteína viral NSP4.

A patogenia básica pode ser resumida em:
- Evento inicial: invasão do enterócito maduro na vilosidade intestinal
- Efeito na mucosa intestinal: lesão do enterócito
- Mecanismo patogênico principal: renovação do epitélio com células imaturas com má absorção de di e monossacarídios, em graus variados
- Mecanismo patogênico secundário: proteína viral NSP4, ocasionando secreção.

Aparecimento de diarreia, na maioria dos casos, líquida, volumosa, sem sangue, dá-se após período de sinais prodrômicos, febre e vômito. Pela fisiopatologia vemos que ela se instala depois e em consequência, principalmente, de lesão do enterócito em diferentes graus. À medida que o epitélio se recupera e amadurece o quadro se autolimita.

Diarreia determinada por bactérias

Bactérias promovem diarreia por diversos mecanismos, mas todos eles iniciados pela sua aderência à mucosa intestinal. Sem aderência não há doença diarreica.

Resumimos a patogenia dividindo as bactérias em três grupos. Algumas têm modos de produção de diarreia ainda pouco conhecidos e outras atuam por mais de um mecanismo.

Grupo I
- Evento inicial: aderência (sempre necessária)
- Efeito na mucosa intestinal: célula epitelial intacta
- Mecanismo patogênico principal: produção de enterotoxinas com aumento das concentrações de cAMP e/ou GMPc, aumentando secreção
- Bactérias que assim agem: *Vibrio cholerae*, *Escherichia coli* enterotoxigênica.

Não há lesão do enterócito, apenas há aderência da bactéria com produção de enterotoxinas. Por isso não existem pródromos. Vômito e febre são secundários à desidratação pela diarreia líquida e volumosa. Não há sinais sistêmicos prévios porque a bactéria fica no lúmen intestinal, no exterior do organismo.

Grupo II
- Evento inicial: aderência (sempre necessária)
- Efeito na mucosa intestinal: lesão do epitélio em graus variáveis
- Mecanismos patogênicos: (a) alteração da borda em escova; (b) citotoxicidade; (c) invasão celular
- Bactérias que agem assim: (a) *Escherchia coli* enteropatogênica, *Escherichia coli* enteroaderente, *Escherichia coli* enteroagregativa; (b) *Clostridium difficile*, *Escherichia coli* êntero-hemorrágica; (c) *Shigella*, *Escherichia coli* enteroinvasiva.

QUADRO 56.1 — Classificação da desidratação e planos de ação.

1. Observe			
Condição	Bem, alerta	Irritado, intranquilo	Comatoso, hipotônico
Olhos	Normais	Fundos	Muito fundos
Lágrimas	Presentes	Ausentes	Ausentes
Boca e língua	Úmidas	Secas	Muito secas
Sede	Bebe normalmente	Sedento, bebe rápido e avidamente	Bebe mal ou não é capaz
2. Explore			
Sinal da prega	Desaparece rapidamente	Desaparece lentamente	Desaparece muito lentamente
Pulso	Cheio	Rápido, débil	Muito débil ou ausente*
Enchimento capilar	Normal	Prejudicado (3 a 5 s)	Muito prejudicado* (> 5 s)
3. Decida			
	Não tem desidratação	Se apresentar dois ou mais sinais mencionados anteriormente, tem desidratação	Se apresentar dois ou mais sinais mencionados anteriormente, incluindo pelo menos um sinal com "*", tem desidratação grave
4. Trate			
	Diarreia sem desidratação. Use plano A: o paciente é atendido e dispensado com orientações de cuidados domiciliares, levando sais hidratantes para casa	Diarreia com desidratação. Use plano B: o paciente é mantido em observação e recebe terapia de reidratação oral (TRO).	Diarreia com desidratação grave. Use plano C: reidratação intravenosa.

Fonte: Ministério da Saúde do Brasil.

Quanto mais profunda a penetração da mucosa pelo patógeno, mais intensos serão os sinais anteriores à diarreia (com febre e vômito antes da desidratação). Como sinal desta invasão, aparecem células do sangue nas fezes (leucócitos e hemácias) e piócitos.

Grupo III

- Evento inicial: aderência (sempre necessária)
- Efeito na mucosa intestinal: invasão da mucosa
- Mecanismo patogênico principal: (a) penetração da mucosa, lâmina própria e linfonodos mesentéricos; (b) infecção generalizada
- Bactérias que agem assim: (a) *Salmonella* não tifoide, *Escherichia coli* enteroinvasiva, *Yersinia enterocolitica*, *Campylobacter jejuni*; (b) *Salmonella typhi*, *Salmonella paratyphi*.

Nesse grupo a infecção não se restringe ao sistema digestório, manifestações sistêmicas são mais intensas e ocorrem antes da diarreia. De acordo com as condições de defesa do paciente, as bactérias podem ser mais invasivas, com mudança do grupo II para o grupo III. Condições de defesa, imunológicas ou não, interferem, também, na autolimitação da diarreia aguda, além das propriedades do microrganismo envolvido.

Diarreia determinada por protozoários

Protozoários (*Giardia lamblia, Entamoeba histolytica, Cryptosporidium*) lesam o intestino com inflamação, por mecanismos diversos (Figura 56.3). Intensidade e duração do quadro dependem da capacidade imunológica do paciente.

■ Quadro clínico

O quadro clínico varia de acordo com o agente, como visto na fisiopatologia.

Vírus e bactérias invasivas iniciam o quadro com pródromos, como febre e vômito, em graus variáveis. Nesses, o organismo toma conhecimento do agente antes da diarreia, pois não ficam restritos ao lúmen intestinal. Podem abrir o quadro com febre alta e até convulsões, como nas shigeloses. Apenas depois, são seguidos por diarreia sem sinais de invasão, no caso de vírus, e com sinais de invasão, no caso das bactérias que levam à disenteria.

Bactérias não invasivas geralmente não apresentam pródromos. Ficam restritas ao lúmen intestinal e o organismo não toma conhecimento delas. Febre e vômito são secundários à desidratação e melhoram com o controle dela.

O mais importante na avaliação clínica é verificar o estado de hidratação do paciente (Quadro 56.1 e Figura 56.4), o que norteará a parte mais importante do tratamento: a manutenção da hidratação ou a reidratação.

■ Diagnóstico

O diagnóstico da diarreia aguda é, geralmente, clínico, com pouco uso do laboratório. Deve-se dar prioridade à avaliação do grau de desidratação e desnutrição do paciente. A etiologia, já sugerida pelas manifestações clínicas, pode ser confirmada com a escolha racional de exames.

Várias classificações de diarreia aguda facilitam o diagnóstico clínico e visam ajudar no diagnóstico etiológico, sem utilização de exames laboratoriais,

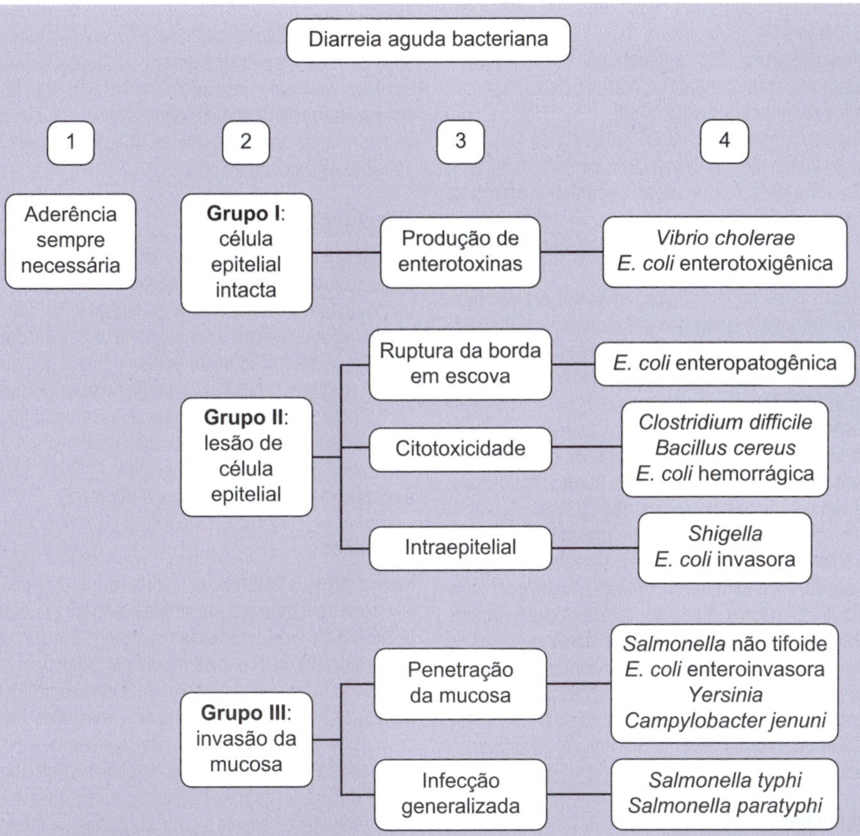

DIARREIA AGUDA

```
                    Diarreia aguda bacteriana

      1              2                 3                        4

  Aderência      Grupo I:         Produção de          Vibrio cholerae
   sempre         célula          enterotoxinas        E. coli enterotoxigênica
  necessária     epitelial
                  intacta

                                  Ruptura da borda     E. coli enteropatogênica
                                    em escova

                 Grupo II:                              Clostridium difficile
                 lesão de         Citotoxicidade        Bacillus cereus
                  célula                                E. coli hemorrágica
                 epitelial
                                   Intraepitelial       Shigella
                                                        E. coli invasora


                                                        Salmonella não tifoide
                                   Penetração           E. coli enteroinvasora
                                   da mucosa            Yersinia
                 Grupo III:                             Campylobacter jenuni
                 invasão da
                  mucosa            Infecção            Salmonella typhi
                                   generalizada         Salmonella paratyphi
```

Figura 56.3 Mecanismos de produção de diarreia aguda por bactérias: 1. evento inicial; 2. efeito na mucosa intestinal; 3. mecanismo patogênico principal; 4. agentes.

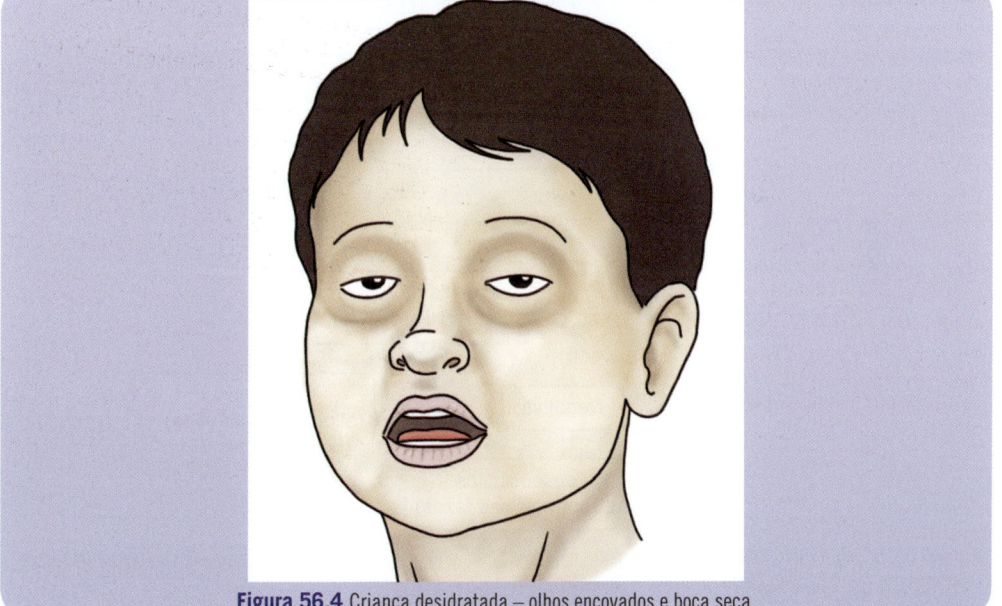

Figura 56.4 Criança desidratada – olhos encovados e boca seca.

desnecessários na maioria dos casos. Algumas classificações consideram:

- Topografia: diarreia alta (agentes que agridem principalmente intestino delgado) e diarreia baixa (agentes que agridem principalmente cólon)
- Fisiopatologia: não inflamatórias (ausência de leucócitos nas fezes) e inflamatórias (presença de leucócitos nas fezes).

As não inflamatórias incluem mecanismo osmótico, secretor e por alteração da motilidade. As inflamatórias incluem as causadas por agentes que invadem ou lesam, por meio de toxinas, a mucosa intestinal.

Com essas observações clínicas evitamos exames desnecessários em uma doença que geralmente se autolimita e que o tratamento etiológico requer menos atenção, em grande parte dos casos, do que o controle da hidratação e do estado nutricional.

Geralmente, quando recebemos uma cultura de fezes, o quadro já se autolimitou. A cultura será útil nos casos em que suspeitamos que vá ocorrer (baixa idade, desnutrição, imunodeficiência) ou não houve a autolimitação.

Agentes, como a *Shiguella*, morrem rapidamente e a cultura deve ter semeadura imediata. Normalmente, laboratórios de rotina não fazem a tipagem da *Escherichia coli* que, como vimos, são várias e temos, ainda, as não causadoras de diarreia (saprófitas). Certas bactérias exigem meios especiais de cultura, geralmente não disponíveis em laboratórios de rotina (p. ex., *Yersinia enterocolitica*, *Campylobacter jejuni*).

Portanto, a cultura pouco ajuda, a não ser nos casos causados por *Salmonella typhi* ou *Salmonella paratyphi*.

Podemos utilizar para orientação a Figura 56.5.

■ Tratamento

Hidratação

Podemos considerar como a maior descoberta do século passado a constatação de que a absorção do sódio acoplado à glicose não se altera na maioria dos casos de diarreia aguda. Isso permitiu reduzir a morbidade e a mortalidade por diarreia, além de simplificar e reduzir o custo da hidratação em nível populacional, com o soro de reidratação oral. Hidratação venosa fica restrita àqueles poucos casos em que a terapia de reidratação oral não pode ser utilizada desde o início ou na falha desta (Quadro 56.1).

Alimentação

Em crianças que só mamam o leite materno deve ser mantido, mesmo durante a reidratação. O leite artificial é suspenso apenas durante a fase de reidratação, que deve ser rápida, retornando com a expansão da volemia. Crianças que recebem alimentação mista podem retornar, após a reidratação, ao alimento habitual, corrigindo-se os possíveis erros.

Escolha do plano de hidratação e esquema de alimentação é feita de acordo com normas do Ministério da Saúde que divide os casos em três grupos: A, B e C (*Manual de Assistência e Controle da Doença Diarreica*).

Fármacos

Praticamente, o tratamento medicamentoso se restringe ao uso de antimicrobianos em situações como: giardíase, amebíase, cólera e disenteria com comprometimento sistêmico após reidratação. Nas disenterias por *Shigella* a recomendação da Organização Mundial da Saúde em 2007 é: ciprofloxacino (5 dias), em maiores de 2 meses de idade, sem desnutrição grave e sem sinais de septicemia, e ceftriaxona em menores de 2 meses de idade com desnutrição grave e sinais de septicemia. Azitromicina, no entanto, é considerada fármaco de escolha para shigeloses e infecções por *Campylobacter* spp., *E. coli* enterotoxigênica e *V. cholerae*.

Qualquer medicamento que interfira no peristaltismo intestinal deve ser evitado por favorecer a aderência bacteriana.

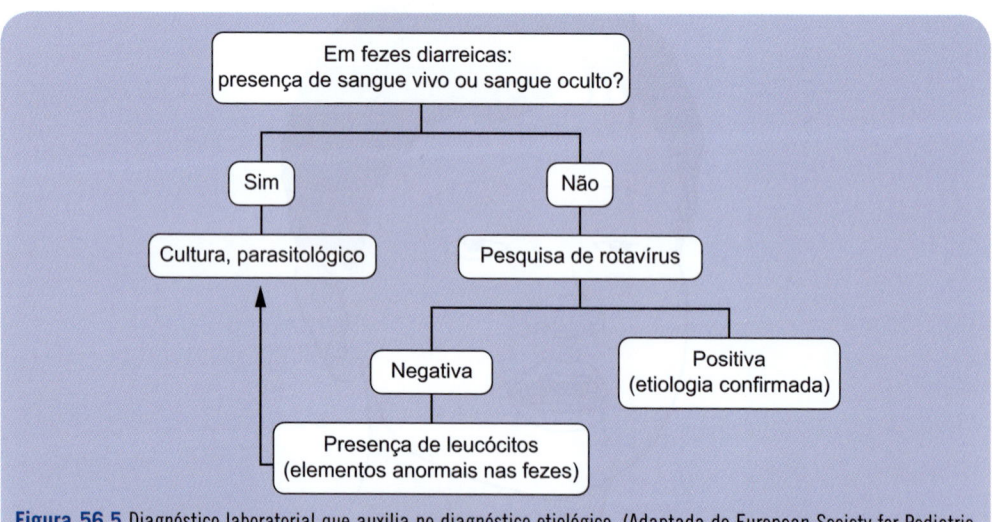

Figura 56.5 Diagnóstico laboratorial que auxilia no diagnóstico etiológico. (Adaptada de European Society for Pediatric Gastroenterology, Hepatology, and Nutrition [ESPGHAN], 2014).

Probióticos atuam muito pouco no curso da diarreia aguda. Algumas cepas de probióticos (*Lactobacillus rhamnosus* GG e *Saccharomycis boulardii*) encurtam o tempo de diarreia aguda em 24 horas. Outros medicamentos devem ser evitados, principalmente aqueles que deprimem o sistema nervoso, interferindo no processo de hidratação oral e de alimentação. Zinco é indicado rotineiramente no Brasil.

O racecadotril promove real diminuição da perda de água e de eletrólitos. É o primeiro fármaco liberado, após proibição da utilização dos chamados antidiarreicos, em Pediatria, pela Secretaria Nacional de Vigilância Sanitária.

Nas diarreias causadas por *Escherichia coli* êntero-hemorrágica (diarreia com sangue vivo), principalmente o sorotipo O157:H7, produtor de verotoxina ou Shiga-toxina, antibioticoterapia aumenta o risco de síndrome hemolítico-urêmica e a mortalidade.

Em suma, a ESPGHAN (Guarino *et al.*, 2014) e o Ministério da Saúde preconizam:
- Reidratação: sim
- Dieta normal: sim
- Antiemético (ondansetrona): pode ser considerado. Em crianças com idade superior a 6 meses, dose de 0,2 a 0,4 mg/kg/dose, 2 vezes/dia, ou inicial de 0,15 mg/kg, por via intravenosa, sem ultrapassar os 8 mg por essa via
- Probiótico (com eficácia documentada): pode ser considerado
- Racecadotril: pode ser considerado
- Esmectita: pode ser considerada
- Subsalicilato de bismuto: não
- Medicações antidiarreicas (loperamida): não
- Zinco: não na Europa e sim em países em desenvolvimento. Dose de 4 mg/dia sob a forma de sulfato de zinco. Zinco elementar: crianças menores de 6 meses – 10 mg e crianças maiores de 6 meses – 20 mg
- Tanato de gelatina: não
- Antimicrobianos: excepcionalmente.

■ Complicações

Desidratação (ver Figura 56.4), choque hipovolêmico, desnutrição e diarreia persistente (*Capítulo 57*).

■ Prevenção

Saneamento, melhora das condições de higiene e nutrição e vacinação básica.

■ Bibliografia

Armon K, Stephenson T, MacFaul R et al. An evidence and consensus based guideline for acute diarrhea management. Archives of Disease in Childhood. 2001; 85:132-42.

Brasil. Ministério da Saúde. Capacitação em monitorização das doenças diarreicas – MDDA. Brasília: Ministério da Saúde. 2010.

Guarino A, Ashkenazi S, Gendrel D et al. European Society for Pediatric Gastroenterology, Hepatology, and Nutrition/European Society for Pediatric Infeccious disease. Evidence guidelines for the management of acute gastroenteritis in children in Europe: Update 2014. J Pediatr Gastroenterol Nutr. 2014; 59:132-52.

Guerrant RL, Van Gilder T, Thielman NM et al. Diseases Society of America. Practice guidelines for the management of infectious diarrhea. Clinical Infectious Disease. 2001; 32:331-51.

Khuffash FA, Sethi SK, Shaltout AA. Acute gastroenteritis: clinical features according to etiologic agents. Clinical Pediatrics. 1988; 27:365-8.

Panashar UD, Nelson EA, Kang G. Diagnosis, management and prevention of rotavirus gastroenteritis in children. BMJ. 2013; 347:7204.

Pércope S. Diarreia aguda. Pediatria Moderna. 2015; 4:141-8.

Rocha MS, Tesch C, Pestana D. Diarreia viral e bacteriana. In: Liberal E, Vasconcelos MM, Pércope S et al. Gastroenterologia, Séries SOPERJ. 1. ed. Rio de Janeiro: Guanabara Koogan, 2012. p. 27-42.

World Health Organization. Diarrhoea treatment guidelines for clinical based healthcare workers. Geneva: WHO, 2005.

World Health Organization. The treatment of diarrhoea: a manual for physicians and others senior health workers. 4. ed. Geneva: WHO, 2005.

GASTRENTEROLOGIA

57 DIARREIA PERSISTENTE E DIARREIA CRÔNICA

Sheila Pércope e Fernanda Pércope

■ Diarreia persistente

A maioria dos casos de diarreia aguda na infância não ultrapassa 1 semana de duração e, geralmente, estes casos são facilmente tratados por meio de terapia de reidratação oral, além de manutenção de dieta apropriada para a idade. No entanto, existem situações de maior duração. Recebem o nome de *diarreia persistente*. Têm, presumivelmente, início em episódio infeccioso agudo, que não se autolimita em 14 dias, como na diarreia aguda, levando à desnutrição e risco de morte. Embora seja bem menos frequente do que a diarreia aguda, a diarreia persistente tem índice de mortalidade maior: 36 a 56% dos óbitos por diarreia.

A diarreia persistente dura mais do que 14 dias por vários motivos, que levam à lesão do epitélio intestinal impedindo a autolimitação. Pode ultrapassar os 30 dias e ser, de algum modo, considerada como causa de *diarreia crônica*. Recebeu, anteriormente, vários nomes: diarreia aguda prolongada, diarreia protraída, síndrome pós-enterite e diarreia intratável (casos mais graves).

■ Diarreia crônica

Tem duração acima de 30 dias. Geralmente, o início é insidioso. Várias são as causas que envolvem múltiplos mecanismos, como distúrbios de motilidade, deficiências de digestão e absorção de nutrientes, secreção e reabsorção inadequada de eletrólitos, processos inflamatórios e processos metabólicos (Quadro 57.1).

■ Classificação

Podemos dividir a diarreia crônica em:
- Grupo 1: "criança sadia que evacua mal". Não existe má absorção de alimentos
- Grupo 2: "criança enferma que evacua mal". Com impedimento na digestão e na absorção.

A diarreia persistente pode ser considerada no segundo grupo, na maioria das vezes.

■ Epidemiologia

A epidemiologia é específica de cada etiologia.

QUADRO 57.1	Causas de diarreia crônica por faixa etária.	
Faixa etária	**Causas frequentes**	**Causas raras**
Neonatos	Síndrome do intestino curto Doença de Hirschsprung Colestase prolongada (*Capítulo 10*) Fibrose cística Hiperplasia suprarrenal congênita Deficiência secundária de dissacaridases (*Capítulo 4*)	Deficiência de sacarase-alfadextrinase Deficiência de enteroquinase Cloridorreia congênita Intolerância hereditária à frutose Alactasia congênita (praticamente inexistente)
Lactentes	Diarreia persistente Alergia alimentar (*Capítulo 5*) Síndrome do intestino irritável (diarreia funcional) Doença celíaca (*Capítulo 6*) Fibrose cística Deficiências imunológicas (p. ex., AIDS, deficiência de IgA secretória)	Deficiências imunológicas primárias Atrofia vilosa familiar Tumores secretores Cloridorreia congênita Acrodermatite enteropática Linfangiectasia intestinal Abetalipoproteinemia Gastrenterite eosinofílica Síndrome do intestino curto Enteropatia autoimune
Crianças com mais de 2 anos	Intolerância ontogenética à lactose Síndrome do intestino irritável Diarreia persistente Alergia alimentar (*Capítulo 5*) Doença celíaca (*Capítulo 6*) Doença inflamatória intestinal (*Capítulo 7*) Deficiências imunológicas (p. ex., AIDS, deficiência de IgA secretória)	Deficiências imunológicas adquiridas Tumores secretores Pseudo-obstrução

AIDS: síndrome da imunodeficiência adquirida.

A diarreia persistente é semelhante à diarreia aguda, pois sucede esse quadro agudo como consequência de vários fatores.

■ Etiologia

As várias causas de diarreia crônica por faixa etária são citadas no Quadro 57.1. Podemos de certa forma considerar a diarreia persistente como parte do grupo das diarreias crônicas, quando ultrapassa 30 dias.

■ Fisiopatologia

A fisiopatologia é, também, individual para cada etiologia. No Quadro 57.1, as doenças destacadas em negrito serão discutidas em capítulos próprios.

Diarreia persistente e diarreia aguda são, presumivelmente, aspectos evolutivos de uma mesma doença.

Vários fatores, ligados ao hospedeiro ou ao agente infeccioso, favorecem a maior gravidade da doença e a não autolimitação do quadro agudo como: baixa idade, baixo peso ao nascer, desnutrição, episódios anteriores de diarreia, desmame precoce, tipo de agente que determinou o quadro agudo, estado imunológico, ambiente, manejo inadequado da doença aguda e educação dos pais ou responsáveis. Os agentes mais envolvidos na agressão inicial que não se autolimita são: rotavírus, norovírus, astrovírus, *Escherichia coli* enteroagregativa, *E. coli* atípica, *Giardia*, *Cryptosporidium* e *Entamoeba histolytica* (Figura 57.1).

Os mecanismos envolvidos na persistência são: intolerância aos carboidratos (principalmente lactose), intolerância secundária a proteínas heterólogas (alergia alimentar em geneticamente predispostos), alteração da flora e do metabolismo dos sais biliares, alteração da motilidade do sistema digestório e permanência do agente etiológico.

Intolerância aos carboidratos é o mecanismo mais frequente, principalmente, má absorção de lactose e, em alguns casos, de sacarose e outros, dependendo do grau de agressão ao intestino. A lactase tem sua atividade nas células maduras do topo das vilosidades intestinais, local facilmente agredido em outras várias etiologias, também, de diarreia crônica.

Com grande frequência, intolerância à lactose é a única alteração que exige abordagem terapêutica na diarreia persistente. Algumas vezes os cinco mecanismos estão presentes, mas persistência do agente etiológico e intolerância à proteína heteróloga (alergia alimentar após agressão infecciosa em crianças geneticamente predispostas) são bem menos frequentes. A Figura 57.2 resume os vários componentes fisiopatológicos que regerão as condutas terapêuticas.

■ Diagnóstico

Algumas características das *fezes normais* de crianças, por processo de amadurecimento, podem levar ao diagnóstico errôneo de diarreia crônica. Em crianças normais, a frequência de evacuações pode exceder 3 por dia (tempo de trânsito menor que no adulto). A consistência das fezes é pastosa ou semilíquida (5 vezes mais água nas fezes por kg de peso/dia do que no adulto). Podem conter restos alimentares (70% das crianças com 1 ano, 50% das crianças com 2 anos, 30% das crianças com 3 anos, 20% das crianças com 4 anos) e serem esverdeadas (bile não metabolizada por causa do tempo de trânsito menor que no adulto).

Diarreia persistente. O diagnóstico é basicamente clínico. Evidências de quadro agudo infeccioso, cujos sintomas persistem por mais do que 2 semanas, sugerem ou praticamente confirmam o diagnóstico. Exames de apoio podem ser feitos para avaliação nutricional, detectar o agente infeccioso, se ainda presente (ver diagnóstico de diarreia aguda) e tentar determinar que tipo de alteração no aproveitamento dos nutrientes surgiu em consequência do agravo infeccioso inicial. Mas estes exames costumam ser desnecessários. Apenas ajudam no tratamento em que o *suporte nutricional é o mais importante*.

Diarreia crônica. Terá diagnóstico individualizado.

■ Diagnóstico diferencial

O diagnóstico diferencial será entre as várias causas de diarreia crônica.

Separamos em dois grupos, inicialmente: "Criança sadia que evacua mal" e "Criança enferma que evacua mal".

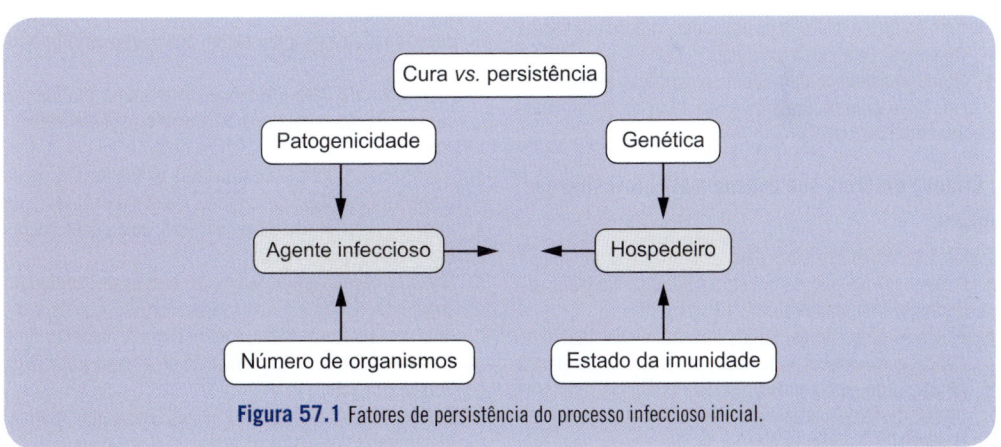

Figura 57.1 Fatores de persistência do processo infeccioso inicial.

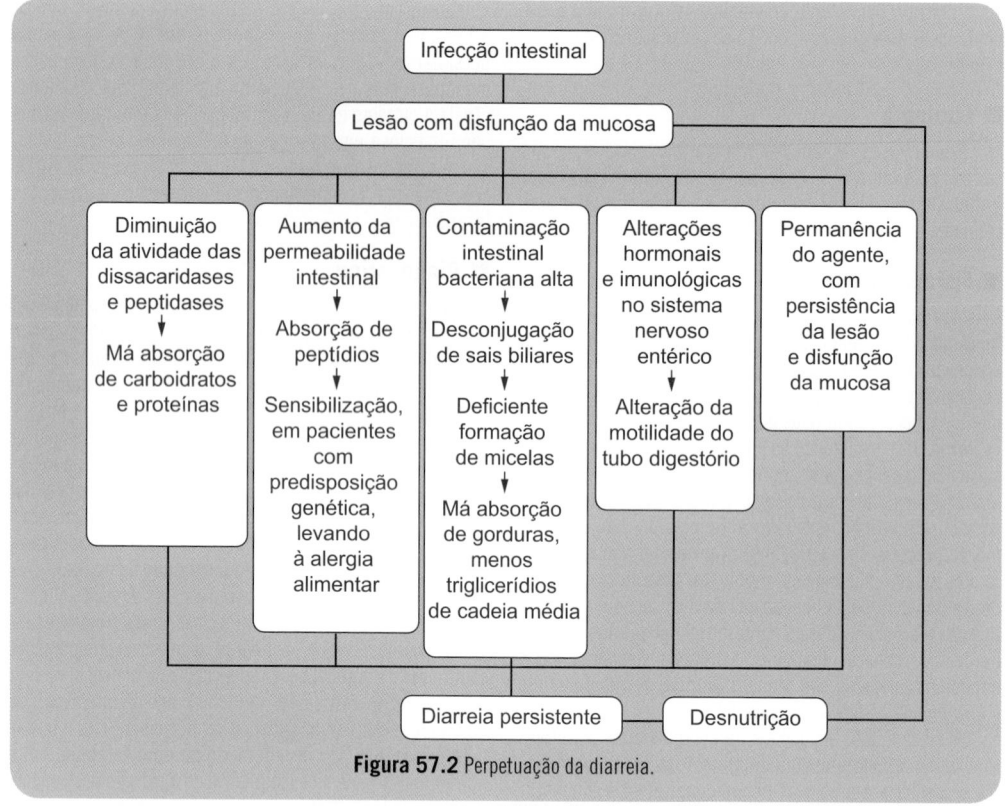

Figura 57.2 Perpetuação da diarreia.

"Criança sadia que evacua mal" | Investigação inicial

- pH fecal menor que 5,5 e substâncias redutoras nas fezes maiores que 1 – componente osmótico: intolerância a carboidratos (lactose? sacarose? frutose?), consequente ou não da lesão do enterócito
- Leucócitos e hemácias presentes nas fezes: processos inflamatórios – colite ou retocolite alérgica, retocolite ulcerativa em fase inicial
- Parasitológico de fezes positivo: parasitoses intestinais (algumas, geralmente no início)
- Exame radiológico de abdome mostrando acúmulo fecal: falsa diarreia (incontinência fecal na constipação intestinal funcional).

"Criança enferma que evacua mal" | Investigação inicial

Testes que podem ser feitos para avaliar função intestinal:
- Integridade da mucosa intestinal: D-xilosemia (sangue), Sudan III® ou microesteatócrito (fezes)
- Absorção de gorduras: Sudan III® ou microesteatócrito (fezes), gordura fecal pelo método de Van der Kamer (fezes)
- Absorção de carboidratos: pH e substâncias redutoras (fezes), teste de tolerância oral ao carboidrato (sangue), H_2 expirado (ar expirado)
- Perda proteica intestinal: alfa-1-antitripsina (fezes), albumina marcada com ^{51}Cr (fezes)
- Função pancreática exócrina: elastase fecal (fezes), dosagem da quimiotripsina fecal.

A investigação complementar será feita de acordo com as seguintes etiologias sugeridas pela clínica e exames iniciais:
- Hipersensibilidades alimentares: alergia a proteínas alimentares, doença celíaca
- Doenças imunes/inflamatórias: enteropatia autoimune, doença inflamatória intestinal; doença do enxerto/hospedeiro
- Alterações da flora intestinal: enteropatia ambiental, contaminação bacteriana alta, colite pseudomembranosa
- Alterações da motilidade intestinal: aganglionose, pseudo-obstrução intestinal crônica, intestino irritável
- Infecções em imunodeficientes: AIDS, imunodeficiências (IgA, agamaglobulinemia)
- Doenças genéticas autossômicas recessivas: cloridorreia congênita, doença de inclusão de microvilosidades, diarreia perdedora de sódio, intolerância a dissacarídios (sacarose, lactose), má absorção de glicose-galactose, fibrose cística
- Outras: fármacos, radiação, insuficiência pancreática, hepatopatias colestáticas etc.

Tratamento

Tratamento da diarreia crônica

O tratamento é individualizado, com dietas especiais e fármacos para cada etiologia. Alguns deles serão vistos em capítulos próprios.

Tratamento da diarreia persistente | Quebra do ciclo

Lesão com disfunção de mucosa intestinal ↔ desnutrição é a base do tratamento, que pode ser resumido em manutenção da hidratação e nutrição adequada a cada caso. Raramente são usados antimicrobianos. As condições para seu uso são as mesmas da diarreia aguda. Algumas cepas de probióticos (*Lactobacillus rhamnosus* GG e *Saccharomyces boulardii*) encurtam o tempo de diarreia aguda em 24 horas, mas não há evidências de eficácia na diarreia persistente e no tempo de hospitalização.

Na escolha de alimentos, modo e via de administração em crianças portadoras de diarreia persistente, deve-se levar em conta o tipo de alteração na digestão e absorção presentes, bem como o estado da flora intestinal. Institui-se suporte nutricional, respeitando-se o grau de lesão do tubo digestório. A sequência de opções na Figura 57.3 pode ser seguida.

Progressão para a fase anterior será feita, o mais rápido possível, com a melhora da função intestinal da criança. Suplementação com vitaminas, sais minerais e, principalmente zinco. Convém aumentar a quantidade de óleos vegetais na alimentação para controle da motilidade alterada.

A Figura 57.4 pode ser usada para orientar o tipo e a via de alimentação na maioria dos casos de diarreia persistente e/ou diarreia crônica em que existam lesão e disfunção do sistema digestório. Partimos de um ponto que supomos ser tolerado pela criança, com progressão para alimentação mais ou menos complexa, dependendo de bom ou mau resultado obtido no início e da recuperação de processos se aproveitamento dos alimentos. Nas diversas etiologias vistas, respeita-se a característica de cada uma, como: não uso da proteína agressora nas alergias alimentares, não uso de glúten na doença celíaca, terapia de nutrição enteral, aminossalicilatos, corticosteroides, imunomoduladores, imunossupressores e agentes biológicos na doença inflamatória intestinal, enzimas pancreáticas na fibrose cística etc.

NÃO ESQUEÇA

- Alergia alimentar pode ser confundida com vários quadros não alérgicos. Cuidado para não fazer diagnóstico onde ela não existe
- Doença celíaca deve ter diagnóstico comprovado antes da retirada do glúten da alimentação da criança. Não fazer, nunca, prova terapêutica
- Doença inflamatória intestinal pode ter manifestações iniciais sutis, como atraso de desenvolvimento (peso e altura), puberdade retardada. Cuidado para não fazer diagnóstico tardio
- Fibrose cística já pode ser suspeitada com o teste do pezinho (tripsina imunorreativa)
- Não confunda com doença a ampla variação do padrão de evacuações das crianças normais

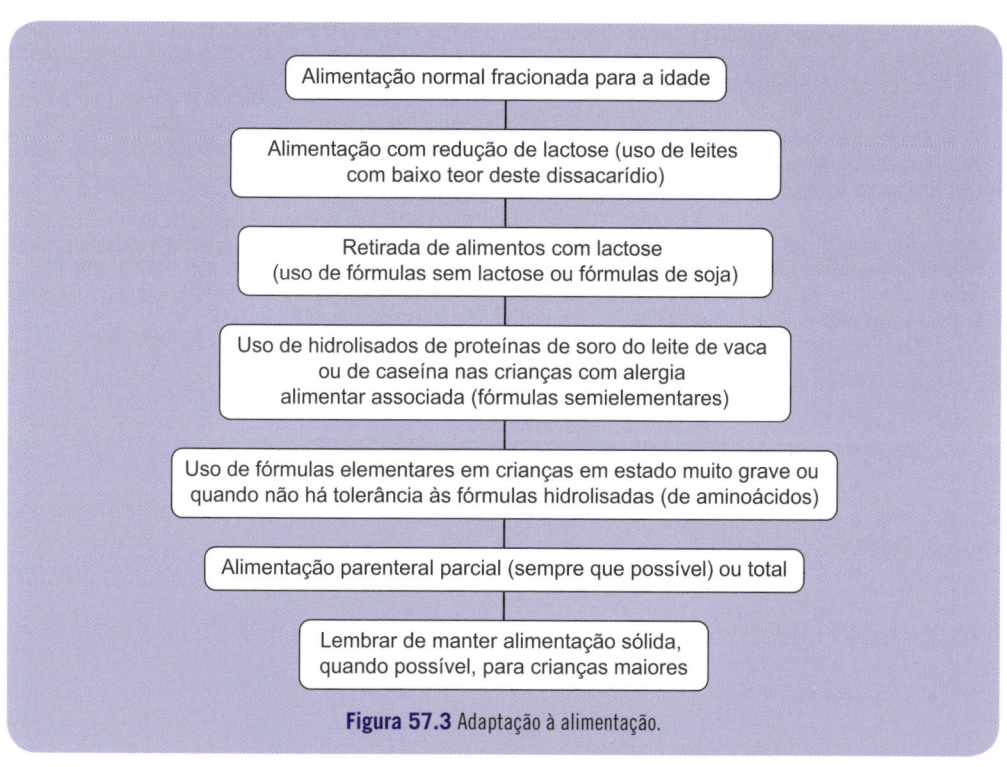

Figura 57.3 Adaptação à alimentação.

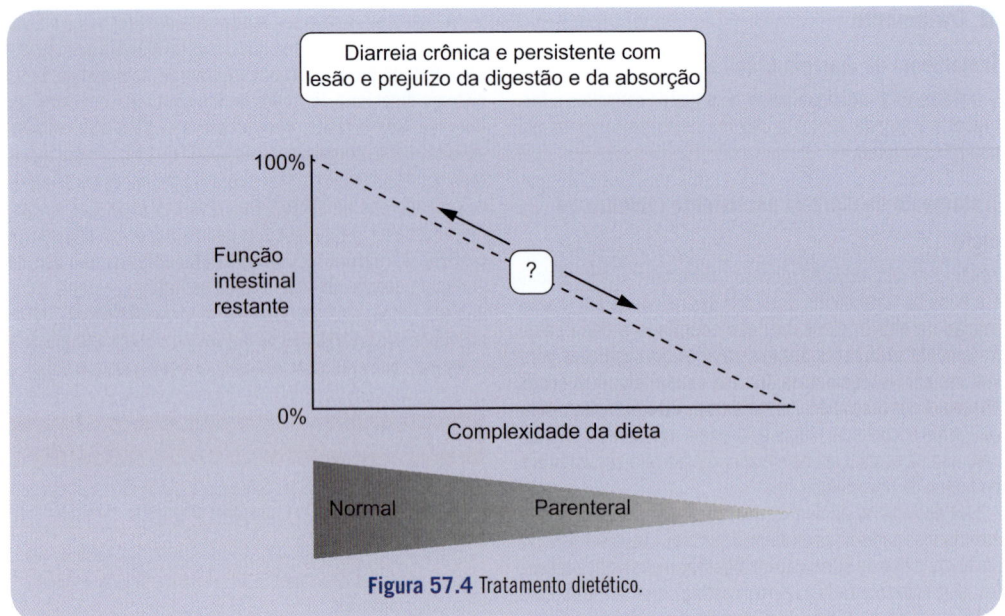

Figura 57.4 Tratamento dietético.

■ Bibliografia

Andrade JAB, Fagundes Neto U. Persistent diarrhoea: still an important challenge for the pediatrician. J Pediatr (Rio). 2011; 87:199-203.

Bhutta ZA, Ghishan F, Lindley K et al. Persistent and chronic diarrhea and malabsortion working group report of the Second World Congress of Pediatric Gastroenterology, Hepatology and Nutrition. J Pediatr Gastroenterol Nutr. 2004; 39:S711-6.

Bhutta ZA, Nelson EA, Lee WS et al. Persistent Diarrhea Working Group. Recent advances and evidence gaps in persistent diarrhea. J Pediatr Gastroenterol Nutr. 2008; 47:260-5.

Binder HJ. Causes of chronic diarrhea. N Eng J Med. 2006; 355:236-9.

Guarino A, Asquenaze S, Gendrel D et al. European Society for Pediatric Gastroenterology, Hepatology, and Nutrition/European Society for Pediatric Infeccious disease. Evidence guidelines for the management of acute gastroenteritis in children in Europe: Update 2014. J Pediatr Gastroenterol Nutr. 2014; 59:132-52.

Kun Song Lee, Dong Soo Kang, Jeesuk Yu et al. How to do in persistent diarrhea of children? Concepts and treatments of chronic diarrhea. Pediatric Gastroenterology, Hepatology & Nutrition. 2012; 15:229-36.

[No authors listed]. Persistent Diarrhoea in Children in Developing Countries: Memorandum from WHO Meeting. Bull World Health Organ. 1988; 66:707-17.

Rocha MS, Oliveira VS. Abordagem diagnóstica da diarreia crônica. In: Liberal E, Vasconcelos MM, Pércope S et al. Gastroenterologia. 1. ed. Séries SOPERJ. Rio de Janeiro: Guanabara Koogan, 2012. p. 27-42.

Walker JS. Chronic Diarrhea and Malabsorption (Including Short Gut Syndrome): Working group report of the First World Congress of Pediatric Gastroenterology, Hepatology and Nutrition. J Pediatr Gastroenterol Nutr. 2002; 35:S98-105.

Weaver LT. Bowel habit from birth to old age. J Pediatr Gastroenterol Nutr. 1988; 7:637-40.

GASTRENTEROLOGIA

58 INTOLERÂNCIA À LACTOSE

Fernanda Pércope e Sheila Pércope

■ Introdução

Os carboidratos da dieta são polissacarídios (amido e celulose), dissacarídios (lactose e sacarose) e monossacarídios (frutose, glicose, galactose). As células epiteliais somente são capazes de absorver monossacarídios, portanto, os polissacarídios e dissacarídios devem sofrer ação de enzimas para a liberação de monossacarídios, que serão assimilados.

A intolerância aos carboidratos advém de má digestão dos polissacarídios e/ou dissacarídios e/ou má absorção dos monossacarídios. As deficiências enzimáticas que acarretam a intolerância incluem as de sacarase-alfadextrinase (sacarase-isomaltase), maltase e lactase. A intolerância à lactose é a mais comum.

■ Conceitos úteis

Lactose. Dissacarídio que consiste em uma molécula de glicose e uma de galactose. A lactose é produzida exclusivamente pela glândula mamária dos mamíferos durante a lactação.

Lactase. A lactase hidrolisa somente a lactose e é encontrada abundantemente no jejuno.

Leites de mamíferos. Fluido biológico complexo composto de constituintes diversos, entre eles, carboidratos e proteínas. O leite de vaca tem 4,8 g lactose/dℓ, enquanto o leite materno tem 7 g lactose/dℓ (Quadro 58.1). A lactose não tem especificidade por espécie, ao contrário do conteúdo proteico.

Intolerância alimentar. Reações adversas não tóxicas e não imunomediadas, desencadeadas por ingestão de determinado alimento em consequência à atividade enzimática diminuída.

Intolerantes aos carboidratos. Indivíduos que, por deficiência na digestão e/ou absorção, tornam-se temporária ou definitivamente suscetíveis a certas manifestações clínicas após a ingestão de carboidratos.

■ Definição

Intolerância à lactose são as manifestações clínicas após a ingestão de lactose por indivíduos com deficiência na digestão e/ou absorção do dissacarídio.

QUADRO 58.1	Conteúdo de lactose no leite materno *versus* leite de vaca.
Leite materno maduro	Leite de vaca
7 g lactose/dℓ	4,8 g lactose/dℓ

■ Classificação

No Quadro 58.2 são listados os tipos de intolerância à lactose.

Alactasia congênita/deficiência primária de lactase

Rara e grave, mais comum no sexo masculino. Diarreia ácida ao nascimento, após introdução do leite materno. Pode haver hiperemia perianal, desidratação, desequilíbrio hidreletrolítico, desnutrição e ameaça de morte. Herança autossômica recessiva. Era uma condição fatal antes das fórmulas isentas de lactose. A biopsia de intestino delgado, se realizada, tem aspecto morfológico normal, mas com concentrações muito baixas ou ausentes de lactase.

Má absorção neonatal temporária de lactose

A capacidade de absorver lactose é transitoriamente limitada em até 10% dos recém-nascidos (RNs) a termo e, principalmente, nos pré-termo. Essa má absorção fisiológica, relativa, ocorre mais em RNs alimentados ao seio devido ao grande conteúdo de lactose do leite materno.

Deficiência ontogenética de lactase

Também conhecida como deficiência de lactase de início tardio/hipolactasia do tipo adulto/deficiência primária de lactase/intolerância à lactose de início tardio/não persistência primária de lactase/deficiência de lactase do adulto; ocorre em 2/3 da população mundial. Início dos sintomas desde menos de 5 anos até a adolescência e a idade adulta. O único sintoma pode ser aversão ao leite. Herança autossômica recessiva.

QUADRO 58.2	Classificação quanto à intolerância à lactose.
Tipo	Patogenia
Congênita/primária	Atividade enzimática ausente ou reduzida desde o nascimento
Secundária	Atividade enzimática reduzida devido à lesão do sistema digestório
Deficiência de lactase de início tardio	Diminuição nos níveis de lactase com o desmame
Má absorção temporária de lactose do RN	Má absorção fisiológica em lactentes alimentados ao seio

Deficiência temporária/secundária de lactase

Dano às células que produzem lactase em virtude de gastrenterite aguda, desnutrição, doença celíaca, giardíase, alergia à proteína do leite de vaca e substâncias como a neomicina e quimioterápicos. Ocorre mais frequentemente em lactentes pequenos que não melhoram de um quadro diarreico inicial ou, na reintrodução da lactose, apresentam recidiva da diarreia. Pode persistir por semanas a meses.

■ Genética

Dois polimorfismos no gene da lactase foram associados à persistência da lactase: C/T13910 e G/A22018. Estão presentes nos indivíduos que toleram a lactose e que se recuperam totalmente após agressão das vilosidades intestinais, por qualquer dos motivos citados.

■ Epidemiologia

A prevalência é maior que 50% em América do Sul, África e Ásia, alcançando cerca de 100% em alguns países asiáticos. Diz-se que, em geral, 2/3 da população mundial adulta não toleram lactose.

■ Fisiopatologia

Os alimentos ingeridos são quebrados e transformados em nutrientes absorvíveis pelo sistema digestório por solubilização no lúmen intestinal, hidrólise na membrana do enterócito e captação para a corrente sanguínea e linfática. Não há como falar da digestão e absorção da lactose sem elucidar alguns pontos sobre a digestão e a absorção dos outros carboidratos da dieta:

- Amido vegetal ou amilopectina é a principal fonte de carboidratos na maioria das dietas humanas. A amilopectina é uma molécula ramificada de alto peso molecular (maior que 10^6) formada por monômeros da glicose
- Amilose é um polímero linear da glicose
- Glicogênio é um amido animal ramificado
- Sacarose, lactose e maltose são dissacarídios
- Glicose, frutose e galactose são monossacarídios.

A maltose é secundária ao desdobramento do amido e a galactose, secundária ao desdobramento da lactose.

As oligossacaridases são:
- Lactase: digere a lactose em glicose + galactose
- Sacarase: digere a sacarose em frutose + glicose
- Alfadextrinase (isomaltase): desramifica as dextrinas alfalimite
- Glicoamilase: fraciona os malto-oligossacarídios em unidades simples de glicose.

A glicose e a galactose são captadas ativamente pelas células epiteliais da borda em escova pela SGLT1 (proteína 1 para transporte de sódio-glicose), utilizando energia do gradiente de sódio. Ou seja, a glicose e a galactose competem pelo transporte.

A frutose é transportada isoladamente pelo GLUT 5.

As dissacaridases estão presentes nas células que revestem a borda em escova do intestino delgado e têm um importante papel na digestão dos carboidratos da dieta.

A atividade das dissacaridases está associada aos enterócitos vilositários maduros e não às células imaturas das criptas.

A deficiência de dissacaridase pode ser primária (hereditária) ou secundária (adquirida) e essa diferenciação é facilitada pela aparência histológica da mucosa duodenal. Baixa atividade de dissacaridase com histologia duodenal normal sugere deficiência primária (irreversível), enquanto a deficiência secundária envolve uma ou mais dissacaridases, está associada a alteração histológica da mucosa duodenal e pode ser reversível.

Há duas classes principais de dissacaridases: betaglicosidase (lactase) e alfaglicosidases (sacarase-α-dextrinase, maltase-glicoamilase e trealase). A lactase é a de mais baixa concentração e a mais vulnerável, por estar mais perifericamente inserida na membrana vilositária.

Se a atividade de lactase estiver baixa, a lactose não pode ser digerida. A lactose não digerida permanece no intestino e cria efeito osmótico, levando água e íons para dentro do intestino. Tal efeito estimula a peristalse, acelerando o tempo de trânsito e diminuindo a absorção. O aumento do volume do conteúdo intestinal leva a borborigmo, dor abdominal e cólica. A lactose passa ao cólon, onde é fermentada por bactérias, produzindo uma variedade de gases, principalmente CO_2 e H_2, ácidos orgânicos e outros irritantes químicos. Há menor resgate colônico e as fezes se tornam acidificadas, líquidas e explosivas, levando a hiperemia perianal e distensão abdominal.

Resgate colônico

Fisiologicamente, a má absorção de carboidratos absorvíveis é compensada pelo resgate colônico. Os carboidratos, quando não digeridos e/ou não absorvidos, acumulam-se no lúmen do intestino delgado e criam um gradiente osmótico que leva água e eletrólitos para o lúmen intestinal, provocando aumento do peristaltismo e sua passagem para o intestino grosso. Lá, parte dos produtos não digeridos e/ou não absorvidos é excretada inalterada nas fezes, e outra parte é fermentada por bactérias (bacteroides, lactobacilos anaeróbicos e *Clostridium*). Os polissacarídios são hidrolisados pelas alfa-amilases bacterianas em dextrinas e, posteriormente, em dissacarídios e oligossacarídios. Os dissacarídios sofrem a ação das dissacaridases bacterianas, resultando na formação de monossacarídios. Da digestão bacteriana dos monossacarídios resultam ácidos orgânicos e gases. No cólon, os ácidos orgânicos são metabolizados e absorvidos, assim como grande quantidade de água é reabsorvida. Esse mecanismo diminui a perda calórica e atenua ou evita a diarreia, desde que o limite não seja ultrapassado.

■ Quadro clínico

Distensão abdominal, flatulência, borborigmo, cólicas, dor abdominal e diarreia. As fezes são normalmente aquosas, volumosas e espumosas. Menos frequentemente, as crianças também apresentam náuseas, vômito e constipação intestinal.

Outros sintomas não gastrintestinais: cefaleia, dores articulares e musculares, edema e enrijecimento das articulações e cansaço.

■ Diagnóstico

Clínico
O diagnóstico é principalmente clínico, por meio de anamnese completa, a fim de correlacionar os sintomas (distensão abdominal, flatulência/borborigmo, cólicas, dermatite perianal (Figura 58.1), diarreia explosiva e, raramente, desidratação, acidose metabólica e comprometimento do crescimento pôndero-estatural) com o consumo da lactose.

Laboratorial

Medida do pH fecal e de substâncias redutoras
pH menor ou igual a 5 nas fezes, por meio de fitas de pH com valores que variam de 1 a 10 e presença de substâncias redutoras maior ou igual a 0,5 g% (Clinitest®). A presença de substâncias redutoras é indicada por modificação da coloração da fita. O pH fecal diminui porque a fermentação da lactose não digerida gera ácido láctico e outros ácidos.

Recém-nascido e lactente pequeno em aleitamento materno habitualmente apresentam pH fecal menor ou igual a 5 sem ter qualquer doença.

Teste do H_2 expirado
Hidrogênio no ar expirado é medido antes e após sobrecarga de lactose (2 g/kg). Aumento de 20 ppm acima da linha de base (jejum) é sugestivo de intolerância à lactose. Limitações do teste: é dependente da presença de bactérias colônicas produtoras de hidrogênio, e 2 a 20% das pessoas têm flora colônica não produtora de hidrogênio. Sacarose, maltose ou amido mal digeridos podem gerar resultados semelhantes.

Teste de glicose sanguínea (teste de absorção por sobrecarga oral)
Medição dos níveis de glicose antes e depois da ingestão de lactose. Se não houver aumento na glicemia, a intolerância à lactose é confirmada.

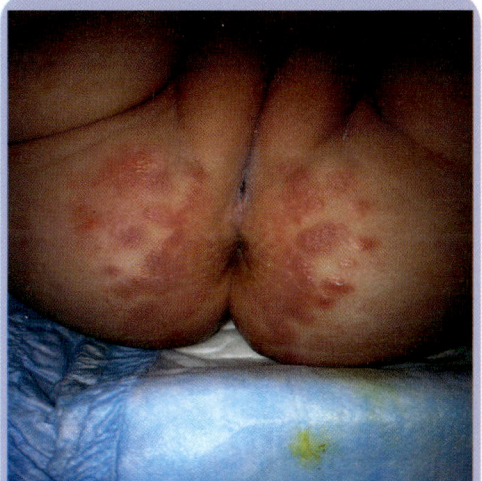

Figura 58.1 Assadura perianal em criança com intolerância à lactose.

Teste genético
A presença das mutações C/T-13 910 e G/A-22 018 identifica os indivíduos tolerantes à lactose.

Histopatológico
Biopsia de jejuno e verificação da atividade de lactase em fragmentos da mucosa intestinal: avaliação da atividade de lactase no espécime biopsiado. Geralmente, não é realizada, já que o diagnóstico é clínico e o teste, muito invasivo (biopsia perioral ou por endoscopia digestiva alta).

■ Diagnóstico diferencial
Alguns sintomas da alergia à proteína do leite de vaca e da intolerância à lactose são similares, mas não podemos confundi-las (Quadro 58.3). A intolerância à lactose é uma reação adversa não tóxica e não imunomediada, já a alergia alimentar decorre de mecanismo imunológico.

Outra situação que pode levar à confusão com intolerância à lactose é o alto consumo de carboidratos fermentáveis na dieta. São os chamados FODMAPs (*fermentable oligosaccharides, disaccharides, monosaccharides, and polyols*), carboidratos fermentáveis não digeridos pelo sistema digestório humano. São alimentos com alta osmolaridade ou que apresentam substratos rapidamente fermentados por microrganismos intestinais. A lactose faz parte deste grupo, mas há outros carboidratos que podem estar sendo consumidos e serem responsáveis pelos sintomas apresentados:
- Oligossacarídios: fruto-oligossacarídios (FOS) e os galacto-oligossacarídios (GOS)
- Monossacarídios: frutose
- Polióis: sorbitol e manitol.

A fisiopatologia é a mesma já explicada para a intolerância à lactose. A alta osmolaridade "puxa" água para o intestino delgado, levando à diarreia.

Substratos rapidamente fermentados por bactérias no intestino grosso geram distensão abdominal, flatulência e cólicas devido à produção de gases.

■ Tratamento

Medidas gerais

Primária
Dieta sem lactose, suplementação de cálcio.

Início tardio
Dieta sem lactose ao diagnóstico até a resolução dos sintomas. Então, reintroduz-se a lactose na dieta para determinar a quantidade tolerada sem causar sintomas. Criança sintomática mesmo com pequenas porções pode beneficiar-se de suplementação enzimática.

Secundária
Dieta restrita em lactose por um período até que haja recuperação da mucosa.

Má absorção temporária de lactose pelo RN
Não exige tratamento, uma vez que é situação fisiológica. Se os sintomas forem muito exacerbados, pode-se pensar em suplementação enzimática.

QUADRO 58.3	Alergia alimentar *versus* intolerância à lactose.	
	Alergia alimentar	**Intolerância à lactose**
Causa	Reação imunológica à proteína do leite	Sintomas produzidos devido à lactose não absorvida
Sintomas	Diarreias persistentes, vômito, *rash* cutâneo, irritabilidade excessiva, baixo ou nenhum ganho de peso, flatulência, broncospasmo, *failure to thrive*	Distensão abdominal, flatulência, diarreia, cólicas, dor abdominal
Tratamento	Retirar leite e seus derivados da dieta	Evitar produtos que contenham lactose

Lembrar: prova terapêutica é método de diagnóstico e tratamento. O sintoma desaparece rapidamente, uma vez que o mecanismo fisiopatogênico é osmótico.

Existem fórmulas infantis sem lactose e leites com baixo teor de lactose (crianças maiores). Os derivados do leite também devem ser restringidos inicialmente, ou a suplementação enzimática deve ser instituída.

Dieta sem lactose

Produtos contendo leite, leite em pó, queijo, aroma de queijo, queijo coalho, soro de leite, nata, manteiga e margarina devem ser evitados. Ácido láctico, lactoalbumina, lactato e caseína não contêm lactose e podem ser consumidos. Iogurtes podem ser tolerados por alguns pacientes, pois contêm bactérias que produzem lactase, não havendo, no entanto, metabolização total da lactose. Alimentos com pouca lactose, como queijos duros, também podem ser ingeridos geralmente, sem gerar sintomas.

Outras intervenções

Suplementação de cálcio e vitamina D. Pacientes com intolerância à lactose podem ter a possibilidade de deficiência de cálcio a longo prazo por causa de baixa ingestão ou porque a lactose aumenta a absorção de cálcio. Assim, o paciente com intolerância à lactose deve ser investigado para a deficiência de cálcio e vitamina D regularmente e receber suplementação.

■ Bibliografia

Barrett JS, Gibson PR. Fementable oligosacchardes, disaccharides, monosaccharides and polyols (FODMAPs) and non allergic food intolerance: FODMAPs or food chemicals? Therap Adv Gastroenterol. 2012; 5(4):261-8.
Branski D. Distúrbios de má absorção. In: Kliegman RM et al. Tratado de pediatria Nelson. Rio de Janeiro: Elsevier, 2014. p. 1315-7.
Koda YKL. Intolerância aos carboidratos. In: Carvalho E, Silva LR, Ferreira CT. Gastroenterologia e nutrição em pediatria. Barueri. São Paulo: Manole, 2012. p. 340-57.
Marcason W. What is the FODMAP diet? J Academy of Nutrition and Dietetics. 2012; 112(10):1696.
Marsillac ME, Perello, Gracia J. Intolerância aos hidratos de carbono. In: Liberal E, Vasconcelos MM, Pércope S, Pércope F, Gracia J. Gastroenterologia. 1. ed. Séries SOPERJ. Rio de Janeiro: Guanabara Koogan. 2012. p. 127-4.
Tomar BS. Lactose intolerance and other disacccharidase deficiency. Indian J Pediatr. 2014; 81(9):876-80.

GASTRENTEROLOGIA

59 ALERGIA AO LEITE DE VACA

Fernanda Pércope e Sheila Pércope

■ Introdução
Considerando a prevalência de alergia à proteína do leite de vaca (APLV) na infância, é necessário conhecer suas manifestações clínicas e instituir medidas de diagnóstico e tratamento adequadas. Mediante capacitação do pediatra geral, pode-se evitar submeter a criança a dietas desnecessárias e, quando houver dúvidas, encaminhá-la ao especialista.

■ Classificação
As manifestações alérgicas relacionadas com alimentos, incluindo APLV, podem ser divididas em imediatas (ocorrem segundos até duas horas após a exposição ao alimento implicado) e tardias (podem demorar horas ou dias para se tornarem clinicamente evidentes). Segundo o mecanismo imunológico, são classificadas em reações:
- Mediadas por IgE: após sensibilização aos alergênios alimentares são formados anticorpos específicos da classe IgE em número excessivo. O contato, após sensibilização inicial, com o alimento implicado gera liberação de mediadores vasoativos (histaminas, prostaglandinas e leucotrienos) e uma resposta de hipersensibilidade imediata
- Não mediadas por IgE: tardias, por hipersensibilidade mediada por células
- Mistas: tardias, combinam reações IgE-mediadas com participação de linfócitos T e citocinas pró-inflamatórias (Quadro 59.1).

■ Definição
As reações adversas aos alimentos podem ser tóxicas e não tóxicas. Dentre as não tóxicas, há as imunomediadas e as não imunomediadas (intolerâncias alimentares). A APLV é uma reação adversa às proteínas do leite de vaca, imunologicamente mediada, dependente ou não de IgE.

■ Epidemiologia
Alergia alimentar é mais comum em crianças e sua prevalência está aumentando. Dentre as crianças com outros tipos de alergia ou história familiar de alergia, a incidência é ainda maior. A APLV tende a ser controlada na infância.

■ Reações cruzadas
Alguns alimentos produzem reações cruzadas, ou seja, uma mesma sequência de aminoácidos que é alergênica para o indivíduo está presente em dois alimentos diferentes (Quadro 59.2). Proteínas do soro do leite animal são mais alergênicas, como a betalactoglobulina e a alfalactoalbumina. A caseína é menos alergênica, mas determina casos mais duradouros.

■ Fisiopatologia
O sistema digestório, por estar permanentemente em contato com proteínas alergênicas e substâncias infectantes, desenvolveu mecanismos de defesa que se dividem em inespecíficos ou não imunológicos e específicos ou imunológicos.
Inespecíficos. Barreira mecânica (epitélio e junção firme entre as células epiteliais), flora intestinal, ácido gástrico, secreções biliares e pancreáticas, muco e motilidade intestinal.
Específicos. Tecido linfoide associado ao trato gastrintestinal (GALT) e IgA secretora.
O transporte transepitelial dos antígenos alimentares pode ocorrer por 3 vias:
- Via paracelular: peptídios com até 11 aminoácidos passam entre as células
- Via transcelular: a proteína passa através do enterócito, sofrendo digestão total ou parcial e chega à membrana basolateral
- Via célula M: o GALT possui células com papel de barreira imunológica contra bactérias, vírus, parasitos, antígenos alimentares e outras substâncias que penetram no organismo por via oral. Seus componentes são as amígdalas, adenoides, placas de Peyer, agregados linfoides no

QUADRO 59.1	Manifestações alérgicas conforme o mecanismo imunológico envolvido.	
Imediatas/Th2/mastócitos – IgE	**Intermediárias/IgE/eosinófilos/células**	**Tardias/Th1/Linfócitos T**
■ Urticária aguda	■ Dermatite atópica	■ Dermatite herpetiforme
■ Anafilaxia e rinite alérgica	■ Asma	■ Hemossiderose (Heiner)
■ Anafilaxia intestinal e alergia oral	■ Esofagite e gastrenterite eosinofílicas	■ Enterocolite, colite, proctite e doença celíaca

Dermatite herpetiforme e doença celíaca envolvem autoimunidade.

QUADRO 59.2 Exemplos de reações cruzadas entre alimentos.

Alimento	Alimentos com possível reação cruzada	Risco de reação cruzada (%)	Proteína comum
Leite de vaca	Carne bovina	10	Albumina sérica bovina
	Leite de cabra	92	Caseínas, proteínas do soro
Látex	Frutas (kiwi, abacate, banana)	35	Proteínas de transferência de lipídios

esôfago, estômago, apêndice e intestino grosso e células linfoides e plasmáticas distribuídas na lâmina própria intestinal. O epitélio que recobre a placa de Peyer (FAE – epitélio associado ao folículo) é formado por células denominadas células M, as quais facilitam a entrada de antígenos/macromoléculas do lúmen intestinal para o folículo linfoide. Após ser captado pela célula M, o antígeno é levado por células apresentadoras de antígenos às células T auxiliares inexperientes (Th0) presentes no GALT. As células Th0 então se diferenciam em Th1 ou Th2, dependendo da alergenicidade do antígeno e das células presentes no local de apresentação. As células apresentadoras de antígenos também ativam células T regulatórias que produzem TGF-β e IL-10, os quais inibem a resposta Th2 e resultam no desenvolvimento de tolerância oral. O TGF-β é o principal indutor da mudança de linfócitos B à produção de IgA na mucosa. A IgA secretora incorporada ao muco de revestimento inibe a adesão bacteriana às células epiteliais, neutraliza vírus e toxinas e previne a penetração de antígenos alimentares na barreira epitelial.

Considerando as características do trato gastrintestinal e sabendo que lactentes e neonatos são imunologicamente imaturos, fica fácil compreender por que essa faixa etária é mais propensa à sensibilização – a barreira é mais permeável e há produção diminuída de IgA secretora específica. O aleitamento materno, pela similaridade antigênica e pelos fatores protetores carreados, contribui para o desenvolvimento de tolerância oral. A indução e a manutenção do estado de tolerância oral dependem da natureza e da dose do antígeno, da frequência de exposições e dos intervalos entre estas, das experiências imunológicas prévias, idade em que o primeiro contato com o antígeno ocorreu e fatores genéticos (Figura 59.1).

■ Fatores de risco

Genética

História familiar de alergia alimentar ou outros tipos de doenças alérgicas, como asma e rinite, elevam o risco de seu aparecimento na prole. Se um dos pais ou irmãos tiver doença atópica, o risco aumenta para 20 a 40%; se ambos os pais forem atópicos, para 40 a 60%.

Dieta

A resposta imunológica a antígenos administrados por via oral depende dos altos níveis de produção de IgA pelos tecidos mucosos e do favorecimento à tolerância do linfócito T,

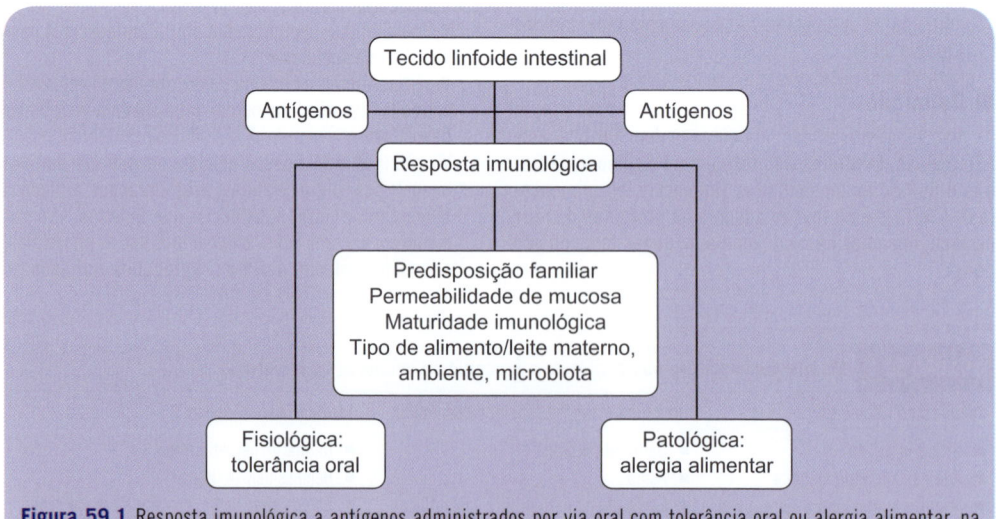

Figura 59.1 Resposta imunológica a antígenos administrados por via oral com tolerância oral ou alergia alimentar, na dependência de múltiplos fatores.

em vez de sua ativação. Crianças não alimentadas ao seio têm maior risco de atopia, uma vez que a IgA está presente em grande quantidade no leite materno, além de o aleitamento materno estimular a produção de IgA salivar.

Flora intestinal

Quando equilibrada pode processar antígenos alimentares diminuindo sua alergenicidade, restaurar a permeabilidade intestinal e modular a resposta inflamatória: promove melhor balanço entre as respostas Th2 e Th1, diminuindo a intensidade da reação mediada por IgE e aumentando, em contrapartida, a ativação de células B e a produção de interleucinas IL-6, IL-12 e interferona (IFN). Em indivíduos não atópicos, predominam lactobacilos, enquanto nos atópicos prevalecem *Staphylococcus aureus*, Enterobacteriaceae e *Clostridium* sp., sobrepujando os bacteroides, e *Bifidobacterium*. A redução proporcional das bifidobactérias diminui a capacidade de neutralizar as proteínas antigênicas.

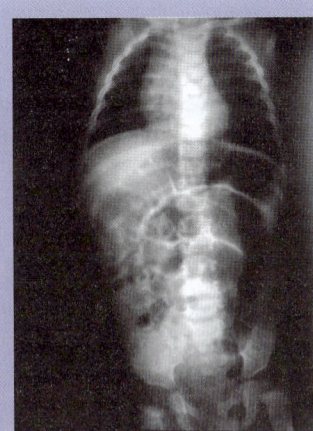

Figura 59.2 Alteração de motilidade por alergia alimentar em refluxo gastresofágico e constipação intestinal com cólicas. Espasmo de piloro e reto com distensão do restante do tubo digestório.

■ Quadro clínico

Dismotilidades. Ocorrem principalmente no primeiro ano de vida.

Doença do refluxo gastresofágico (DRGE). De 15 a 21% das crianças com DRGE (suspeita ou comprovada) ou APLV sofrem de ambas as condições. De 16 a 42% das crianças com DRGE apresentam sinais e sintomas de APLV. Assim, como os sinais e sintomas da DRGE sem APLV e com APLV são muito semelhantes, muitas vezes é necessário instituir dieta de exclusão de leite de vaca e derivados e posterior reexposição para firmar o diagnóstico. Estigmas de atopia e familiares com alergia respiratória ou alimentar podem indicar aquelas crianças que deverão ser testadas.

Constipação intestinal. Início dos sintomas após introdução do leite de vaca, ausência de resposta a tratamentos adequados, associação a dermatite perineal, friabilidade da mucosa anal, presença de fissuras e proctocolite. Resolução depois de retirada do alimento e recidiva na reintrodução (Figura 59.2).

Hipersensibilidade gastrintestinal imediata. Reação imunológica mediada por IgE. Náuseas, vômito, dor abdominal e diarreia ocorrem minutos até duas horas após a ingestão do alergênio.

Síndrome da alergia oral (síndrome pólen-fruta). Reação imunológica mediada por IgE. Restrita à orofaringe com início de edema, hiperemia, prurido e sensação de queimação nos lábios, língua, palato e garganta imediatamente após a ingestão do alimento implicado. Podem sobrevir edema de glote e anafilaxia.

Esofagite eosinofílica alérgica. Reação imunológica do tipo misto. Doença inflamatória crônica do esôfago, mediada imunologicamente e caracterizada por sintomas relacionados com disfunção e infiltração esofágica por eosinófilos. Os sintomas simulam a DRGE (regurgitação e vômito frequentes, choro e irritabilidade persistente, problemas de alimentação ou recusa alimentar, atraso no desenvolvimento), além de diarreia e eczema associados a disfagia e impactação esofágica de alimentos em crianças maiores. Não há, habitualmente, resposta aos inibidores de bomba de prótons, fato útil no diagnóstico diferencial com esofagite péptica. Só pequena parte das esofagites eosinofílicas respondem a esse tratamento.

Endoscopia digestiva alta demonstra (não obrigatoriamente): estrias longitudinais, pontos esbranquiçados na mucosa e anéis concêntricos no esôfago médio (Figura 59.3). Histologia: processo inflamatório eosinofílico nas camadas mucosa, muscular e serosa. O critério diagnóstico exige pelo menos 15 eosinófilos por campo de grande aumento.

Gastrite eosinofílica alérgica. Reação imunológica do tipo misto. Vômito, dor abdominal, anorexia, saciedade precoce, hematêmese, baixo ganho ponderal ou emagrecimento e sintomas de obstrução antral caracterizam o quadro. Sem resposta ao tratamento com inibidor de bomba de prótons ou bloqueadores H2. Histologia: processo inflamatório eosinofílico nas camadas mucosa, muscular e/ou serosa do estômago.

Gastrenterocolite eosinofílica alérgica. Reação imunológica do tipo misto. Sintomas de má absorção e de enteropatia perdedora de proteínas com déficit de peso e estatura, hipogamaglobulinemia e edema generalizado devido à hipoalbuminemia. Histologia: processo inflamatório eosinofílico nas camadas mucosa, muscular e/ou serosa do estômago e intestino.

Enteropatia induzida por proteína alimentar. Reação imunológica não mediada por IgE. Diarreia crônica de instalação mais lenta com distensão abdominal associada a vômito, má absorção e déficit pôndero-estatural. Enteropatia perdedora de proteínas leva a anemia e edema secundário à hipoalbuminemia. Histologia: atrofia vilositária, alongamento de criptas, aumento de linfócitos intraepiteliais e poucos eosinófilos.

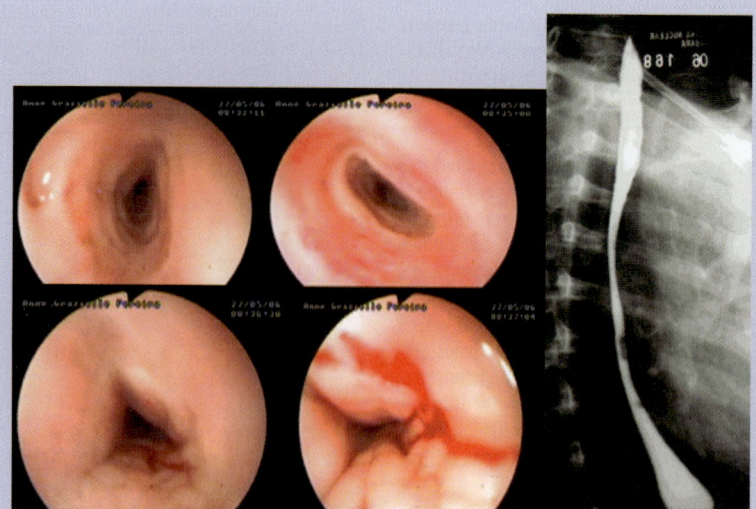

Figura 59.3 Imagem de endoscopia alta e estudo radiológico do esôfago de paciente com esofagite eosinofílica. Inflamação e estreitamento, levando à dificuldade de ingestão de alimentos e impactações no esôfago.

Proctite/proctocolite induzida por proteína alimentar. Reação imunológica não mediada por IgE. Ocorre frequentemente nos primeiros 2 a 3 meses de vida em uma criança em bom estado geral, com apetite preservado e evacuações com muco e sangue em pequena quantidade ("raias"/"estrias") – proctite. Diarreia mucossanguinolenta, muitas vezes acompanhada de cólica, irritabilidade e choro excessivo – proctocolite (Figura 59.4). A perda de sangue pode suscitar anemia. Proteínas ingeridas pela mãe são excretadas no leite materno (principalmente a betalactoglobulina), portanto não é necessário o uso de fórmula. Cinquenta por cento estão em aleitamento materno exclusivo. Na colonoscopia, podem-se observar enantema, erosões e ulcerações de mucosa. Histologia: infiltrado de eosinófilos com mais de 20 eosinófilos por campo, e alguns pacientes apresentam hiperplasia nodular linfoide.

Enterocolite induzida por proteína alimentar. Reação imunológica não mediada por IgE. Quadro mais grave, com envolvimento inflamatório do delgado e cólon. Irritabilidade, cólicas, diarreia profusa e vômito, podendo evoluir para desidratação, acidose metabólica e hipotensão. A persistência do quadro sem tratamento pode resultar em diarreia com sangue, anemia, distensão abdominal e déficit pôndero-estatural. Histologia: atrofia vilositária, aumento do número de linfócitos, eosinófilos, mastócitos e plasmócitos produtores de IgM e IgA.

Síndrome da enterocolite induzida por proteína alimentar (FPIES). Reação imunológica não mediada por IgE, mas com manifestações clínicas precoces como vômito repetido e copioso, diarreia com muco e sangue, desidratação, letargia, choque, sepse. Podem ocorrer também reações tardias como diarreia, constipação intestinal, dor abdominal e déficit pôndero-estatural.

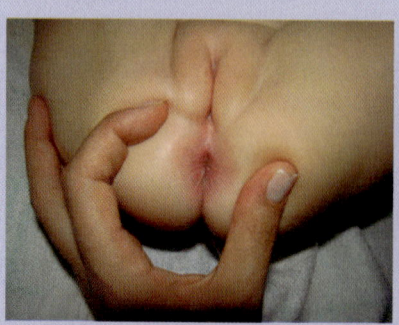
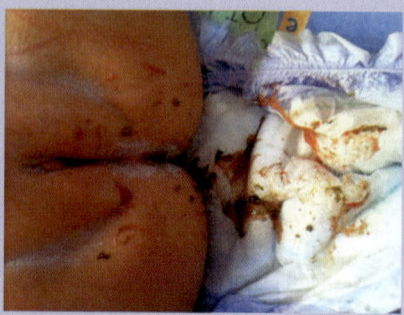

Figura 59.4 Proctocolite alérgica. Ânus hiperemiado e diarreia com muco e sangue.

Diagnóstico

Clínico

Dieta de eliminação da proteína do leite de vaca com posterior teste de provocação oral. Este consiste na oferta da proteína do leite de vaca em doses crescentes a intervalos regulares até que seja observada manifestação clínica ou que se tenha tempo suficiente de observação para considerá-lo negativo.

Pode ser aberto (paciente e médico cientes da substância), simples-cego (apenas o médico ciente) ou duplo-cego e controlado com placebo (médico e paciente desconhecem o preparado a ser testado). Na prática, utiliza-se o teste aberto que, em crianças menores de 1 ano, tem fidedignidade semelhante à do teste duplo-cego. O paciente deve estar em dieta de exclusão de leite de vaca e derivados há pelo menos 2 semanas, não estar em uso de anti-histamínicos ou medicamentos para asma. Se a reação for sabidamente tardia, não houver evidência de anticorpos IgE específicos ou de reações imediatas e graves, o teste pode ser realizado no lar.

Laboratorial

Como a sintomatologia apresentada pode ser vaga e as informações de terceiros podem sofrer vieses, alguns exames laboratoriais podem ser úteis se solicitados com critério e considerando os mecanismos imunológicos envolvidos.

A determinação de IgE específica indica apenas sensibilização ao alimento e a vigência de um processo imunológico mediado por IgE, não alergia.

Existem testes *in vivo* e *in vitro*.

In vivo

São os testes cutâneos de hipersensibilidade imediata que utilizam extratos padronizados. Seu maior valor é quando o resultado é negativo e o mecanismo implicado é mediado por IgE (valor preditivo negativo de até 95%). Podem ser realizados a partir dos 6 meses de idade. A positividade depende de que haja formação de pápula de 3 mm ou mais de diâmetro, a reação com a solução de histamina seja positiva (controle positivo) e não haja formação de pápula com a solução controle (controle negativo).

Uma variação do teste que utiliza alergênios *in natura* é chamada de *prick to prick*.

O teste de contato alérgico (*patch test*) ainda não tem padronização adequada.

In vitro

Ainda não foram determinados valores séricos de IgE específica que possam auxiliar na decisão para realização do teste de provocação oral, porém quanto mais alto o título de anticorpos, maior é a probabilidade de haver reação à proteína do leite e persistência da alergia.

Histopatológico

Raramente é necessário, considerando que envolve exames invasivos e a base do diagnóstico é a anamnese, o exame físico e o teste de provocação oral.

Endoscopia digestiva alta (EDA). Indicada nos casos suspeitos de esofagite e gastrenterite eosinofílicas.
Endoscopia digestiva baixa (colonoscopia). Auxilia no diagnóstico diferencial de sangramento digestivo baixo. Pode confirmar a colite e demonstrar hiperplasia nodular linfoide.

Diagnóstico diferencial

Anomalias estruturais. Refluxo gastresofágico, hérnia hiatal, estenose pilórica, doença de Hirschsprung, fístula traqueoesofágica.
Deficiências enzimáticas. Deficiência de dissacaridases, galactosemia, fenilcetonúria; neoplasia maligna; doença celíaca; insuficiência pancreática; doenças da vesícula biliar; úlcera péptica.
Casos de sangramento retal. Fissuras anais, colite infecciosa, coagulopatias, doença inflamatória intestinal, pólipos intestinais, lesões vasculares da mucosa intestinal, divertículo de Meckel.

Tratamento

Medidas gerais

Exclusão do leite de vaca e derivados da dieta. Isso envolve a adoção de um comportamento ativo por parte dos pais, que devem ler rótulos, evitar situações de risco e tornar a alimentação da criança ou da mãe (se em aleitamento materno) o mais próximo possível do normal com alimentos de valor nutricional semelhante. Em relação à rotulagem, é importante estar atento a: nomenclaturas de difícil interpretação; modificações na composição de alimentos com o passar do tempo; e presença de traços do alimento.

Em lactentes, deve-se manter o aleitamento materno exclusivo até 6 meses de idade, com a mãe em dieta de exclusão de leite de vaca e laticínios. Na impossibilidade de manter o aleitamento materno exclusivo, indica-se uma fórmula hipoalergênica. As fórmulas hipoalergênicas atualmente disponíveis são aquelas de proteína extensamente hidrolisada e aminoácidos. As fórmulas à base de proteína isolada de soja podem ser utilizadas em casos selecionados, mas não devem ser usadas em menores de 6 meses. Após essa idade, podem ser consideradas nas alergias mediadas por IgE. É importante lembrar sempre da sensibilização concomitante à soja e da possibilidade de eventos adversos relacionados com a presença das isoflavonas, fitatos e fraca ação estrogênica. O hidrolisado proteico tem eficácia em 80 a 90% dos casos. Após confirmação do diagnóstico, a dieta de exclusão deve ser prolongada por pelo menos 6 meses ou até 9 a 12 meses de idade antes de novo teste de provocação.

A suplementação de vitaminas e minerais profilática deve considerar a vitamina D até 18 meses e o sulfato ferroso até 24 meses. Lactentes que recebem ao menos 600 mℓ de fórmula ética e alimentação complementar saudável não necessitam de suplementação extra de cálcio.

Mães em dieta de exclusão de leite de vaca e derivados devem receber suplemento de carbonato de cálcio (1.000 mg/dia).

A Figura 59.5 sugere um algoritmo para diagnóstico e tratamento da alergia à proteína do leite de vaca.

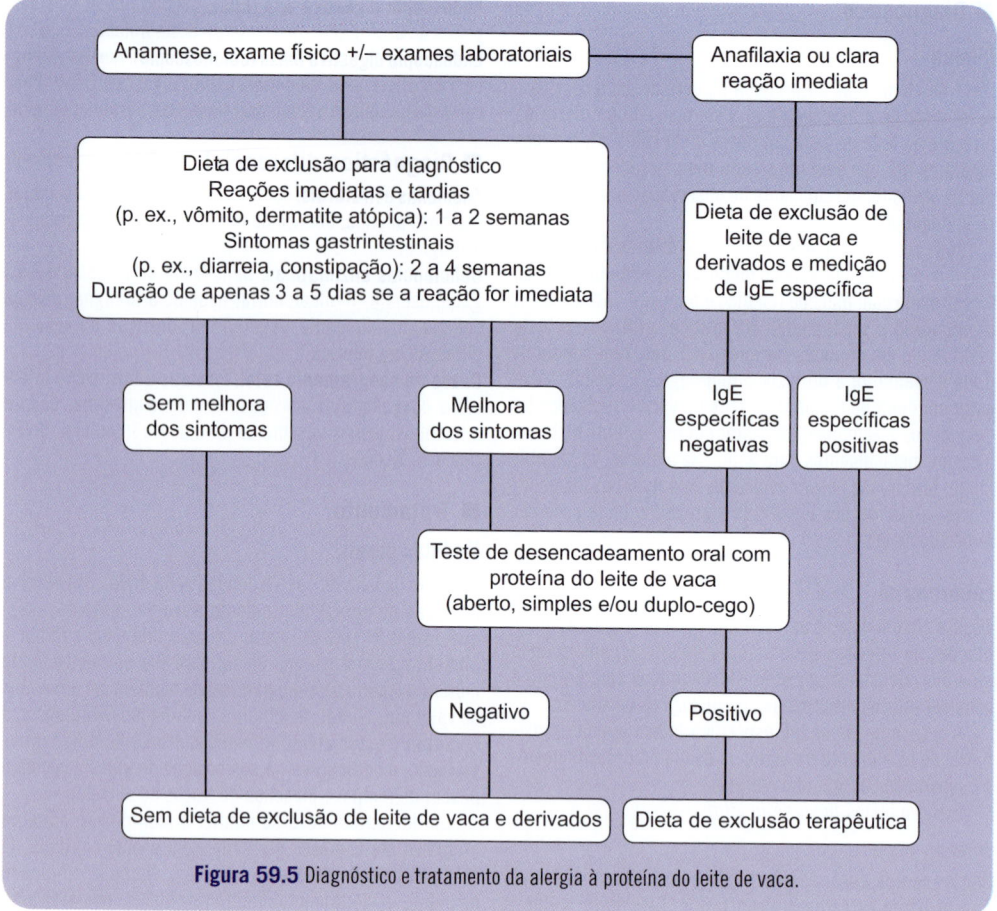

Figura 59.5 Diagnóstico e tratamento da alergia à proteína do leite de vaca.

Fármacos

Anti-histamínicos podem ser usados para alívio dos sintomas da síndrome de alergia oral. Corticosteroides sistêmicos são eficazes na esofagite e gastrenterite eosinofílicas. Corticosteroides administrados por meio de aerossóis dosificadores e deglutidos também têm sucesso comprovado no tratamento da esofagite eosinofílica.

Outras intervenções

Se não houver resposta à dieta de exclusão de leite de vaca e derivados, considerar a retirada de ovo, carne bovina, soja e outras alimentos alergênicos que possam estar relacionados com os sintomas.

■ Prevenção

Não há evidências que suportem dieta materna durante a gestação ou exclusão de antígenos alimentares durante a lactação.

Em crianças de alto risco para doença atópica (com pelo menos um parente de primeiro grau com doença alérgica), o aleitamento materno exclusivo por pelo menos 4 meses, quando comparado com alimentação com proteína do leite de vaca sem processamento, diminui o índice cumulativo de alergia ao leite de vaca nos primeiros 2 anos de vida. Se necessário complementar o aleitamento materno, utilizam-se fórmulas hipoalergênicas. O uso de fórmula de aminoácido com esse intuito não foi estudado e não há evidências em favor do uso da fórmula de soja.

Embora alimentos sólidos não devam ser introduzidos antes de 4 a 6 meses de idade, não há evidência de que o atraso na introdução após esse período tenha efeito protetor significativo.

■ Prognóstico

A alergia alimentar por mecanismo não mediado por IgE desenvolve tolerância em idade menor do que aquela secundária ao mecanismo mediado por IgE. Em relação ao leite de vaca, ocorre perda da sensibilidade progressiva com a idade: 50% até 1 ano; 70% até os 2 anos e 85% até os 3 anos de vida. A sensibilização à caseína é mais duradoura do que às proteínas do soro do leite.

■ Bibliografia

Consenso Brasileiro sobre Alergia Alimentar 2007. Rev Bras Alerg Imunopatol. 2008; 31(2):64-89.

Elia CCS, Souza HSP. Imunologia da mucosa intestinal: da bancada ao leito. São Paulo, Rio de Janeiro, Belo Horizonte: Atheneu, 2001.

Ferreira CT, Seidman E. Food allergy: a practical update from the gastroenterological viewpoint. J Pediatr. 2007; 83(1):7-20.

Greer FR, Sicherer SH, Burks AW. American Academy of Pediatrics Committee on Nutrition and the Committee on Nutrition. Section on Allergy and Immunology. Pediatrics. 2008; 121:183-91.

Husby S. Food allergy as seen by a paediatric gastroenterologist. J Pediatr Gastroenterol Nutr. 2008; 47:S48-52.

Kalliomaki M, Isolauri E. Role of intestinal flora in the development of allergy. Curr Opin Allergy Clin Imunol. 2003; 3(1):15-20.

Koletzko S, Niggemann B, Arato A et al. Diagnostic approach and management of cow's milk protein allergy in infants and children: ESPGHAN GI Committee Practical Guidelines. Journal of Paediatric Gastroenterology Hepatology and Nutrition. 2012; 55:221-9.

Liacouras CA et al. Eosinophilic esophagits: updated consensus recommendations for children and adults. J Allergy Clin Immunol. 2011; 128:3-20.

Tesh C, Oliveira VS, Pércope F. Manifestações alérgicas do trato digestório. In: Liberal E, Vasconcelos MM, Pércope S et al. Gastrenterologia. 1. ed. Séries SOPERJ. Rio de Janeiro: Guanabara Koogan, 2012. p. 127-40.

Vandenplas Y, Brueton M, Dupont C et al. Guidelines for the diagnosis and management of cow's milk protein allergy in infants. Arch Dis Child. 2007; 92:902-8.

GASTRENTEROLOGIA

60 DOENÇA CELÍACA

Sheila Pércope e Fernanda Pércope

■ Introdução

Doença celíaca significa intolerância imunomediada, permanente, induzida pelo glúten, principal fração proteica presente no trigo, centeio e cevada, e por outras prolaminas relacionadas. Expressa-se por enteropatia e várias combinações de manifestações clínicas, anticorpos específicos e haplótipos HLA-DQ2 ou HLA-DQ8. A lesão é resultado de resposta imunológica mediada por células, em indivíduos geneticamente predispostos.

As manifestações clínicas podem ser intestinais e, também, extraintestinais. A enteropatia caracteriza-se por atrofia vilositária e hipertrofia das criptas do intestino delgado. É a única doença autoimune na qual se conhece o autoantígeno transglutaminase, exposto por agressão imunológica iniciada pela sensibilidade ao glúten. As alterações histológicas são reversíveis com a retirada *permanente* do glúten da dieta. Sempre que o autoantígeno for exposto, há autoagressão com lesão da mucosa intestinal.

■ Classificação

A doença celíaca é classificada, clinicamente, nas seguintes formas:
- Sintomática clássica ou típica
- Sintomática não clássica ou atípica
- Assintomática ou silente
- Latente
- Em potencial.

As formas *sintomáticas* são consideradas a ponta reduzida de um *iceberg*. Correspondem a pequena fração dos doentes celíacos.

Nas três primeiras há lesão da mucosa intestinal, mesmo sem sintomas. Na forma *silente*, há positividade sorológica, presença de marcadores genéticos, mas sem sintomas suficientes para o diagnóstico (lesão da mucosa intestinal está presente).

Na forma *latente*, os marcadores genéticos estão presentes, mas não é detectada, pelos métodos atuais de rotina, lesão da mucosa intestinal. O paciente com a forma latente pode ter tido enteropatia dependente de glúten manifestada em alguma época da vida e apresentar ou não marcadores sorológicos. A *doença celíaca em potencial* apresenta anticorpos específicos e marcadores genéticos, sem alteração histológica na mucosa duodenal. A enteropatia poderá ou não se manifestar algum dia (Figura 60.1).

■ Epidemiologia

Rastreamento populacional na Europa verificou prevalência de aproximadamente um caso de doença celíaca para cada 100 a 200 indivíduos. Resultados semelhantes foram encontrados nos EUA, África e Ásia. Na América do Sul, encontrou-se, em vários estudos, prevalência com ampla variação de 1:143 a 1:2.000, de acordo com a região estudada.

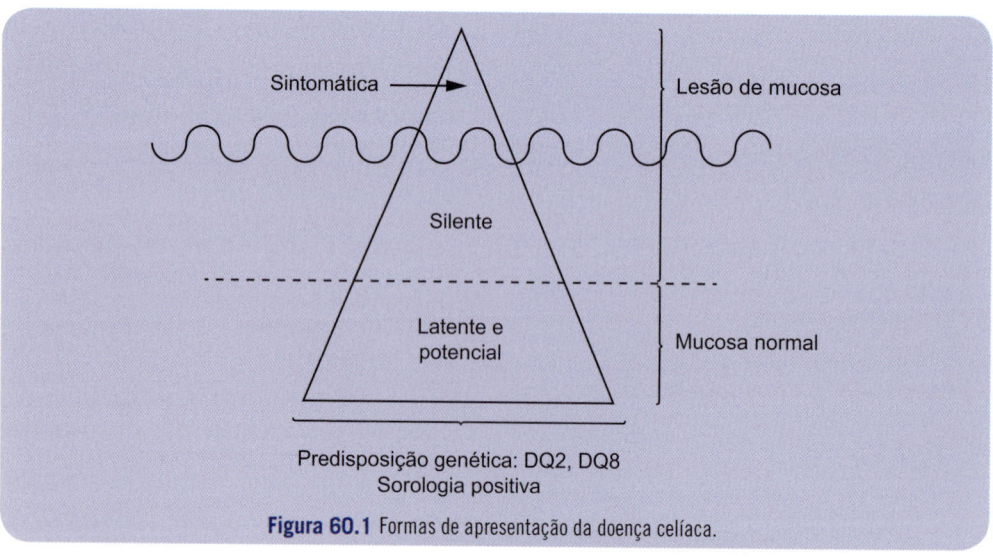

Figura 60.1 Formas de apresentação da doença celíaca.

Etiologia

Há reação imunológica inapropriada, em indivíduos geneticamente predispostos, aos alimentos trigo, centeio e cevada pela presença de gliadina e de outras prolaminas tóxicas, com altas concentrações de resíduos de: prolina (aproximadamente 20%) e de glutamina (aproximadamente 38%). Há baixa digestibilidade com permanência de resíduos antigênicos e tóxicos desses alimentos: pa2(57-68), pα9 (62-75), p31-43 ("tóxico").

Nas prolaminas da aveia, que seriam toleradas pelos celíacos, a concentração de resíduos de prolina é de apenas 10%. Poderia, mas não deve, ser usada em nosso meio, por conta da contaminação com os outros cereais em culturas e silos mistos.

Fisiopatologia

Agressão imunológica autoimune ao intestino (enteropatia) e a outros órgãos, levando a variadas manifestações clínicas. A agressão se segue à exposição à gliadina do glúten e a outras prolaminas tóxicas em pessoas geneticamente predispostas.

A suscetibilidade genética é determinada pela presença de determinados antígenos de histocompatibilidade (HLA). Cerca de 90% dos pacientes com doença celíaca são positivos para o HLA DQ2 e 5% dos pacientes que não apresentam HLA DQ2 apresentam HLA DQ8. Vale ressaltar que 30% da população geral é DQ2-positiva. A ausência desses marcadores genéticos tem valor preditivo negativo.

Lesão sempre ocorrerá, mesmo após recuperação total (com dietas isentas dos alimentos agressores), com a reexposição. A intolerância é *permanente*, em geneticamente predispostos, diferente da alergia ao trigo, transitória, que pode ser controlada com a idade, como nas outras alergias alimentares.

Quadro clínico

A clássica manifestação clínica ou típica gastrintestinal está cada vez mais rara, por motivos ainda não esclarecidos. O Boxe a seguir descreve um caso clínico clássico.

A idade mais comum de aparecimento é aos 6 a 24 meses e se apresenta com: diarreia crônica ou recorrente, distensão abdominal, anorexia, irritabilidade, crescimento insuficiente ou perda de peso.

Podem ocorrer, também, dor abdominal, vômitos e constipação intestinal. Raramente acontece uma crise celíaca. A crise celíaca ocorre principalmente entre o primeiro e o segundo ano de vida. Pode ser fatal e a criança apresenta diarreia grave com distensão abdominal importante, letargia, desidratação hipotônica com desequilíbrio hidreletrolítico e hipopotassemia. Podem ocorrer hemorragias e tetania. Ocorre em atrasos no diagnóstico e no tratamento e é frequentemente desencadeada por infecções.

CASO CLÍNICO CLÁSSICO

RMS, sexo masculino, 3 anos, natural do Rio de Janeiro e residente em Madureira.

QP: diarreia.

HDA: após 6 meses de idade, passou a apresentar distensão abdominal progressiva. Houve, também, emagrecimento a partir de 1 ano, associado a anorexia, irritabilidade e diarreia. As fezes eram semipastosas, cinzentas, brilhantes, de grande volume, sem muco e sem sangue.

HCD: sustentou a cabeça aos 2 meses. Sentou com 5 meses. Andou com apoio aos 9 meses. Após isto, houve atraso no desenvolvimento e só andou com 1 ano e 5 meses. Segundo a mãe, até mais ou menos 9 meses era um bebê robusto, chegando a pesar 11 kg (mãe trouxe fotos confirmando o fato).

História alimentar: leite materno exclusivo até 5 meses. Leite de vaca engrossado com maisena aos 8 meses. Sopa de legumes com arroz ou macarrão ou músculo aos 5 meses. Frutas aos 5 meses amassadas com biscoito Maizena® (que contém trigo). Atualmente, alimentação caseira bem balanceada recusada pela criança, por anorexia rebelde.

História familiar: pai, mãe e irmãos saudáveis. Avó materna apresentava diarreia crônica.

História social: pai comerciante. Casa de alvenaria, com água e esgoto. Boas condições de higiene.

Vacinação: completa.

Exame físico: mau estado geral, irritado, emagrecido; distensão abdominal; tecido celular subcutâneo escasso; glúteos diminuídos; mucosas hipocoradas; abdome globoso; timpanismo acentuado. Peso: 8,2 kg; altura: 82 cm.

As manifestações não gastrintestinais (forma sintomática não clássica ou atípica) costumam acometer crianças maiores e adultos. Nessa forma, a doença celíaca pode se manifestar como: dermatite herpetiforme ("doença celíaca da pele", Figura 60.2), hipoplasia do esmalte dos dentes definitivos, osteopenia/osteoporose, baixa estatura, puberdade tardia, anemia ferropriva resistente a ferro oral, hepatite (aumento de transaminases sem causa aparente), artralgia, artrite e epilepsia de difícil controle com calcificações occipitais.

Diagnóstico

Clínico

Anamnese e exame físico cuidadosos, levando-se em consideração a existência de formas: sintomática clássica ou típica, sintomática não clássica ou atípica, assintomática ou silente, latente e em potencial. A possibilidade de formas assintomáticas deve ser lembrada nos pacientes com diabetes tipo 1, síndrome de Down, deficiência seletiva de IgA, síndrome de Turner e parentes de primeiro grau de celíacos, pela maior presença da doença entre eles. Deve-se dar atenção especial à anamnese alimentar nas formas gastrintestinais típicas por haver confusão com outras formas semelhantes de diarreia crônica, com má absorção, não associadas ao glúten.

Laboratorial

Devem ser pedidos marcadores sorológicos e genéticos, além do nível sérico da IgA total. O último exame é importante

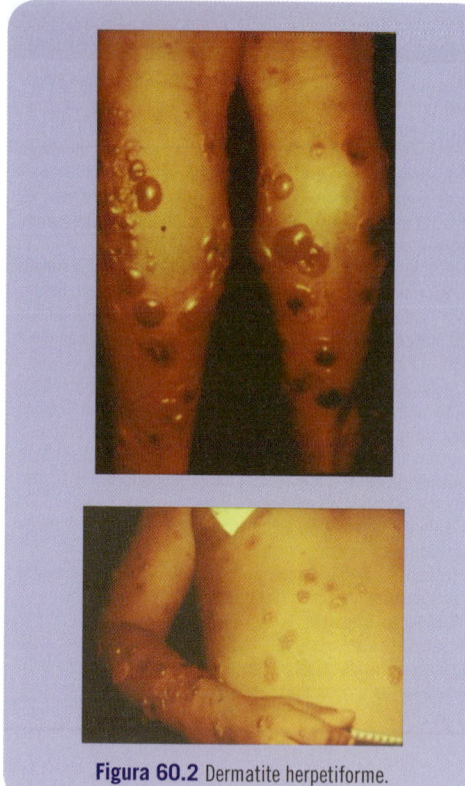

Figura 60.2 Dermatite herpetiforme.

devido à associação possível entre doença celíaca e deficiência seletiva de IgA sérica, lembrando que os marcadores sorológicos de rotina são IgA.

Os testes sorológicos são usados para:
- Selecionar pacientes sintomáticos para biopsia intestinal
- Triagem de pacientes assintomáticos em grupos de risco
- Ajudar no diagnóstico (associados à biopsia intestinal)
- Controlar a adesão à dieta.

O Quadro 60.1 apresenta a especificidade e a sensibilidade de cada teste sorológico. O valor dos testes sorológicos aumenta quando são realizados em conjunto. A positividade de dois ou mais dos testes sorológicos resulta em uma chance próxima de 100% de o indivíduo ser um paciente celíaco.

QUADRO 60.1 Comparação dos testes sorológicos.

	Sensibilidade (%)	Especificidade (%)
AGA-IgG (IgG antigliadina)	69 a 85	73 a 90
AGA-IgA (IgA antigliadina)	75 a 90	82 a 95
EMA-IgA (IgA antiendomísio)	85 a 98	97 a 100
TTG-IgA (IgA antitransglutaminase)	90 a 98	94 a 97

Na prática diária, realiza-se a triagem por meio da antitransglutaminase IgA por ter sensibilidade e especificidade de quase 100% e não ser método dispendioso e subjetivo como o antiendomísio. Em crianças portadoras de deficiência de IgA sérica, usamos os marcadores IgG, menos específicos.

Mas o diagnóstico, até o presente momento, exige biopsia intestinal.

Os marcadores genéticos são os antígenos de histocompatibilidade (HLA DQ2 e DQ8), de valor preditivo negativo.

Histopatológico

O diagnóstico ainda requer análise histológica da mucosa duodenal, o que dificulta a avaliação da forma latente e da forma em potencial. A histologia da mucosa obtida por biopsia intestinal mostra atrofia das vilosidades, alongamento das criptas, aumento dos linfócitos intraepiteliais (> 30/100 enterócitos), infiltrado de plasmócitos na lâmina própria, perda da polaridade do núcleo, ausência da borda em escova e alterações morfológicas das células epiteliais que se tornam cuboides e achatadas.

Marsh propôs em 1992 uma classificação, atualmente utilizada, que mostra graus variados de lesão, até chegar à atrofia total das vilosidades.

■ Diagnóstico diferencial

Na enteropatia, o diagnóstico diferencial deve englobar todas as formas de diarreia crônica com má absorção: "Criança enferma que evacua mal." (*Capítulo 57*).

■ Tratamento

Dieta sem trigo, centeio e cevada para o resto da vida. A aveia deve ser evitada por causa de contaminação em culturas e silos mistos. No início do tratamento da enteropatia, adaptar a dieta, principalmente em relação às dissacaridases, em especial à lactose, ao grau do dano da mucosa intestinal (ver Figura 57.2, *Capítulo 57*). Com a retirada do glúten, a recuperação da criança é rápida, com melhora do humor, apetite e ganho de peso).

Deve-se instituir reposição adequada de vitaminas e oligoelementos.

■ Complicações

Desnutrição, carências de vitaminas e oligoelementos. A doença pode ser complicada com osteoporose, esterilidade, transtornos neurológicos e psiquiátricos. Também podem acontecer complicações malignas como linfoma, carcinoma de esôfago e faringe e adenocarcinoma de intestino delgado. O risco de complicações está associado a baixa adesão à dieta isenta de glúten, o que justifica prescrição de dieta totalmente isenta de glúten, durante toda a vida, a todos os pacientes com doença celíaca, independentemente do tipo de manifestação clínica.

A crise celíaca pode ocorrer como complicação muito grave, mas, felizmente, muito rara.

■ Prevenção

Não existe, ainda, conduta comprovada para prevenção. A época de introdução do glúten na alimentação de crianças geneticamente predispostas parece não interferir no aparecimento da doença. A introdução precoce, entre 4 e 6 meses de idade, com ou sem aleitamento materno, não se mostrou eficaz. Introdução tardia está associada ao desenvolvimento tardio da doença celíaca, mas não à redução do risco total.

■ Bibliografia

Abdulkarim AS, Murray JA. Review article: the diagnosis of coeliac disease. Aliment Pharmacol Ther. 2003; 17(8):987-95.

Abel EK. The rise and fall of celiac disease in the United States. J Hist Med Allied Sci. 2009; 65(1):81-105.

Brandt KG, Silva GAP. Doença celíaca. In: Ferreira CT, Silva E, Silva LR (eds.). Gastroenterologia e hepatologia em pediatria – diagnóstico e tratamento. Medsi. 2003; 10:161-74.

Collin P, Kaukinen K. Associated disorders in celiac disease. In: Lohiniemi S, Collin P, Mäki M (eds.). Changing features of coeliac disease. Tampere: s.n., 1999:89-9.

Fasano A. Clinical presentation of celiac disease in the pediatric population. Gastroenterology. 2005; 28:S68-73.

Husby S, Koletzko S, Korponay-Szabó IR et al. For the ESPGHAN Working Group on Coeliac Disease Diagnosis, on behalf of the ESPGHAN Gastroenterology Committee. European Society for Pediatric Gastroenterology, Hepatology, and Nutrition Guidelines for the Diagnosis of Coeliac Disease. J Pediatr Gastroenterol Nutr. 2012; 54:136-60.

Junqueira JCF, Tortori CJA, Vaz C. In: Liberal E, Vasconcelos MM, Pércope S et al. Gastroenterologia. 1. ed. Séries SOPERJ. Rio de Janeiro: Guanabara Koogan, 2012. p. 141-53.

Marsh MN. Grains of truth: evolutionary changes in small intestinal mucosa in response to environmental antigen challenge. Gut. 1990; 31:111-4.

Rubio-Tapia A, Murray JA. Celiac disease. Curr Opin Gastroenterol. 2010; 26(2):116-22.

Szajewska H, Shamir R, Chmielewska A et al. Systematic review with meta-analysis: early infant feeding and coeliac disease – update 2015. Aliment Pharmacol Ther. 2015; 41(11):1038-54.

GASTRENTEROLOGIA

61 DOENÇA INFLAMATÓRIA INTESTINAL

Fernanda Pércope e Sheila Pércope

■ Introdução

Doenças inflamatórias intestinais (DIIs) são doenças crônicas associadas à inflamação do trato gastrintestinal. Podem ocorrer, também, manifestações extraintestinais. Há participação importante do sistema imunológico, mas, apesar dos avanços em imunologia intestinal, a etiologia continua desconhecida.

Em muitas crianças o diagnóstico é retardado por serem doenças com pico de incidência na segunda década de vida, mas estão ocorrendo em idades cada vez menores.

Há tendência mundial no aumento da incidência, a exemplo das alergias alimentares. A causa desse aumento é desconhecida, mas provavelmente envolve a participação da teoria de higiene entre as muitas possibilidades. Fatores que interferem no aparecimento das DIIs estão esquematizados na Figura 61.1.

O diagnóstico de DII é fácil nos casos graves. O principal desafio é separar sintomas funcionais da doença orgânica. Quando os sintomas são inespecíficos, o diagnóstico é retardado. Mesmo os sinais de alerta para doença orgânica em crianças com dor abdominal crônica, descritos nos critérios de Roma II e III, não resistiram à validação. Sintomas de alarme foram encontrados em 57,5% dos casos avaliados (56% em causas orgânicas e 61% em causas funcionais). A conclusão foi de que, pelos critérios de Roma II e III, sintomas de alarme não são tão confiáveis para diagnóstico diferencial entre causas orgânicas e causas funcionais de dor abdominal crônica, pois há sobreposições. Daí o retardo do diagnóstico e a necessidade de se pensar na possibilidade de DII.

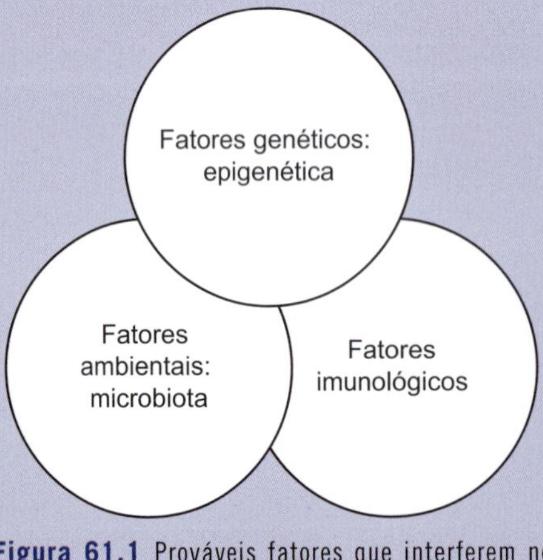

■ Classificação

A DII, doença crônica do trato gastrintestinal, pode se apresentar como retocolite ulcerativa (RCU), doença de Crohn (DC) e colite indeterminada (CI). A RCU e a DC são as duas formas mais comuns do grupo. Em 5 a 10% não há como diferenciá-las (pelas características clínicas, endoscópicas e histológicas), então usa-se o termo colite indeterminada (CI) ou DII indeterminada (DII I).

Classicamente, a RCU é doença inflamatória crônica caracterizada por inflamação difusa da mucosa intestinal limitada ao cólon e reto, e envolve apenas a mucosa, de forma contínua. Pode se apresentar, segundo a extensão do envolvimento colônico, como:

- Colite distal: quando afeta apenas reto (proctite) ou reto e sigmoide (proctossigmoidite). Cerca de 30 a 50% das colites distais em crianças acabam se estendendo ao cólon proximal com o passar do tempo
- Colite do lado esquerdo: a lesão se estende do reto à flexura esplênica
- Colite extensa: quando a lesão transpõe a flexura esplênica
- Pancolite: quando envolve todo o cólon
- Ileíte por refluxo: apesar de ser doença do cólon, RCU pode se estender por uns poucos centímetros íleo adentro, sem, no entanto, se associar à doença do intestino delgado.

O Quadro 61.1 demonstra a localização topográfica das lesões encontradas em crianças do Instituto de Puericultura e Pediatria Martagão Gesteira (IPPMG/UFRJ).

A DC é doença inflamatória crônica caracterizada por inflamação difusa da mucosa intestinal que pode acometer todas as suas camadas, inclusive a serosa, e envolve todos os segmentos do sistema digestório, da boca ao ânus.

Entretanto, a classificação da DII é complexa e abrange muitos fenótipos raros que são atípicos ou incomuns. É importante reconhecer as características típicas da DC e da RCU e identificar os fenótipos atípicos, que dificultam a diferenciação. Existem pelo menos cinco manifestações atípicas da RCU que levam à confusão com a DC.

■ Epidemiologia

Dados recentes, principalmente europeus, registraram aumento na incidência de RCU na faixa pediátrica, cujas taxas passaram de 0,5/100.000 crianças/ano há 3 décadas para 3,2/100.000 crianças/ano na década de 1990.

Figura 61.1 Prováveis fatores que interferem no surgimento das doenças inflamatórias intestinais.

DOENÇA INFLAMATÓRIA INTESTINAL

QUADRO 61.1	Localização topográfica das lesões em crianças do Instituto de Puericultura e Pediatria Martagão Gesteira (IPPMG/UFRJ).				
Classificação topográfica	Todos (%)	RCU (%)	DC (%)	CI (%)
Proctite	5,4	0	5	0
Proctossigmoidite	8,1	5,3	25	0
Colite esquerda	8,1	10,5	12,5	0
Colite direita	10,8	10,5	0	33,3
Pancolite	32,4	47,4	12,5	33,3
Pancolite + ileíte	18,9	26,3	25	0
Ileíte	5,4	0	12,5	16,7

CI: colite indeterminada; DC: doença de Crohn; RCU: retocolite ulcerativa.

A RCU é comum nos EUA e noroeste da Europa. É menos comum no sul da Europa, África do Sul e Austrália. É rara na Ásia, África e América do Sul. No IPPMG – UFRJ não há diferença de incidência em relação ao sexo das crianças, como na literatura mundial. A maioria teve início da doença antes de 10 anos de idade.

A DC está aumentando em incidência, atingindo 4,9/100.000 crianças em alguns países da Europa. É um pouco mais frequente no sexo feminino. Apresenta um pico de incidência na 2ª e 3ª décadas e outro na 6ª e 7ª décadas de vida. Embora acometa lactentes, a maioria dos casos pediátricos se concentra aos 14 a 15 anos de idade.

Em crianças atendidas no IPPMG – UFRJ, as três formas de DII correspondem a menos de 1% das doenças gastrintestinais (RCU: 50%; DC: 36,48%; CI: 13,51%). A idade média da primeira consulta foi: todos os pacientes – 112,73 meses; RCU – 116,13 meses; DC – 104,64 meses; e CI – 123,03 meses.

■ Etiologia

A DII não tem cura e se estende por toda a vida do paciente. A etiologia é indefinida e a provável etiopatogenia é multifatorial, com complexa interação de fatores genéticos (predisponentes) e ambientais (desencadeantes). O Quadro 61.2 resume esses fatores. O único fator bem conhecido é o genético.

■ Quadro clínico

Diarreia sanguinolenta é o sintoma mais comum de apresentação na RCU, enquanto na DC, dor abdominal, diarreia, anemia, febre, emagrecimento e/ou atraso de crescimento são os sintomas encontrados.

A clássica tríade de dor abdominal, diarreia e perda de peso ocorre em apenas 25% dos pacientes com DC.

Manifestações extraintestinais podem estar presentes, no momento do diagnóstico, tanto na RCU quanto na DC. Podem ocorrer manifestações:

- Musculoesqueléticas: artropatia periférica, espondilite anquilosante, sacroileíte, entesopatia, osteoartropatia hipertrófica e redução da densidade óssea*
- Cutâneas: pioderma gangrenoso, eritema nodoso, acne,* alopecia*
- Oftálmicas: episclerite, uveíte, catarata,* hipertensão intraocular*
- Hepatobiliares: esteatose hepática,* colangite esclerosante, hepatite autoimune, colelitíase
- Hematológicas: alterações da coagulação,* anemia ferropriva, anemia hemolítica autoimune,* neutropenia,* trombocitose, púrpura trombocitopênica autoimune
- Renais: nefrolitíase
- Pancreáticas: pancreatite*

*Podem ser secundárias a medicamentos.

QUADRO 61.2	Fatores de risco para doença inflamatória intestinal.*
Fatores ambientais	Desmame precoce, infecções perinatais, alergia alimentar (RCU), países industrializados, dieta ocidental, fumo, contraceptivo oral
Permeabilidade intestinal	Parentes de primeiro grau de pacientes com DC apresentam permeabilidade intestinal aumentada
Fatores genéticos	Alta concordância em gemelares monozigóticos e associação com outras doenças genéticas. Parentes de primeiro grau com doença inflamatória intestinal
Agentes infecciosos	Ausência de controle para determinados agressores??? Perda de tolerância para componentes da flora normal???
Mecanismos imunológicos	Citocinas pró-inflamatórias em excesso (ILs e TNF-α); deficiência relativa de anti-inflamatórias (IL-10 e TGF-β)

RCU: retocolite ulcerativa; DC: doença de Crohn. *O único fator de risco bem conhecido é o genético.

- Cardiorrespiratórias: pericardite,* pneumonite*
- Alteração no crescimento e no desenvolvimento: atraso do crescimento,* atraso puberal.

Ainda, úlceras orais recorrentes e sintomas psiquiátricos podem ser manifestações não clássicas da DC. O Quadro 61.3 resume algumas manifestações gastrintestinais e extraintestinais nas DIIs.

■ Diagnóstico

O diagnóstico preciso da DII deve se basear em combinação de história, exame físico, laboratório, esofagogastroduodenoscopia e ileocolonoscopia, com histologia e exames de imagem do intestino.

Investigação inicial: hemograma (hemoglobina,** plaquetas**); VHS;** proteína C reativa;** albumina;** imunoglobulinas séricas; transaminases e gama-GT; sorologia para doença celíaca (em alguns casos); avaliação pancreática (em alguns casos); elementos anormais nas fezes; calprotectina** ou lactoferrina; culturas e exame parasitológico de fezes; avaliação oftalmológica.

Alguns testes não invasivos podem ser usados para uma possível triagem de DII: calprotectina (mais sensível, no início, do que PCR e VHS; é inespecífica) e/ou lactoferrina; pANCA/ASCA (ajuda na discriminação RCU × DC; sensibilidade entre 60 e 80%); ultrassonografia com Doppler (para rastreamento, avaliar atividade e presença de malformações). O pANCA é o ANCA perinuclear + DNAse sensível, específico para RCU. O antígeno é histona H1 (nuclear). ASCA – anticorpo anti-*Saccharomyces cerevisiae*. É específico para DC. O antígeno da parede celular tem reatividade cruzada com oligomanosídeos.

*Podem ser secundárias a medicamentos.
**Se estes exames tiverem alteração, o resultado sugerirá DII.

É de fundamental importância excluir infecções entéricas por: *Salmonella, Shigella, Yersinia, Campylobacter, Clostridium difficile, Entamoeba hystolitica, Giardia lamblia* e vírus. O achado não afasta DII.

Exames de imagens do intestino devem ser obtidos em todos os casos suspeitos de DII no momento do diagnóstico, a não ser na RCU típica.

Os exames de imagem são particularmente importantes na suspeita de DC, em pacientes cujo íleo não pode ser intubado, em pacientes com colite ulcerosa com apresentações atípicas e em pacientes com colite indeterminada.

As Figuras 61.2 e 61.3 resumem o roteiro geral e as etapas no diagnóstico das DIIs.

Pacientes com RCU podem ter alterações histológicas como inflamação do íleo, gastrite histológica, inflamação periapêndice, lesões descontínuas e ausência de alterações no reto no momento do diagnóstico. Esses achados não podem levar à mudança do diagnóstico de RCU para DC. Outros achados microscópicos como "pedras de calçamento", colite segmentar, estenose ileal, doença perianal e granulomas no intestino delgado ou no cólon são mais sugestivos de DC.

Os Quadros 61.4 e 61.5 resumem as alterações no exame físico das regiões oral e anal, características endoscópicas e histológicas das DIIs.

Os dados encontrados em crianças do IPPMG/UFRJ se encontram no Quadro 61.3.

■ Diagnóstico diferencial

A RCU pode ser confundida com:
- Colite infecciosa: o início é agudo, geralmente com febre e, às vezes, vômito. Raramente dura mais de 3 semanas

QUADRO 61.3	Sinais e sintomas intestinais e extraintestinais nas doenças inflamatórias intestinais.			
Sinais e sintomas	Todos (%)	RCU (%)	DC (%)	CI (%)
Dor abdominal	75,7	65	80	100
Diarreia	75,7	85	70	57,1
Sangue nas fezes	81,1	100	60	57,1
Tenesmo	18,9	20	20	14,3
Febre	29,7	25	30	42,9
Vômito	18,9	20	10	28,6
Anorexia	19,7	25	30	42,9
Astenia	24,3	25	20	28,6
Emagrecimento	51,4	50	50	57,1
Aftas	18,9	0	40	42,9
Artralgias	40,5	30	40	42,9
Eritrema nodoso	0	0	0	0
Pioderma grangrenoso	0	0	0	0
Lesão perianal	16,2	0	60	0

CI: colite indeterminada; DC: doença de Crohn; RCU: retocolite ulcerativa. Levantamento feito a partir do atendimento de crianças no Instituto de Puericultura e Pediatria Martagão Gesteira (IPPMG/UFRJ).

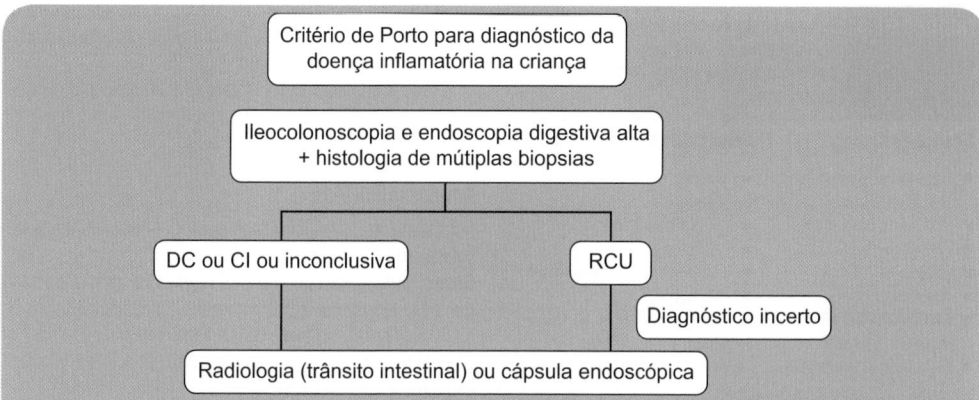

Figura 61.2 Roteiro geral para diagnóstico da doença inflamatória intestinal em crianças e adolescentes. CI: colite indeterminada; DC: doença de Crohn; RCU: retocolite ulcerativa. (ESPEGHAN, 2005; Levine *et al.*, 2014.)

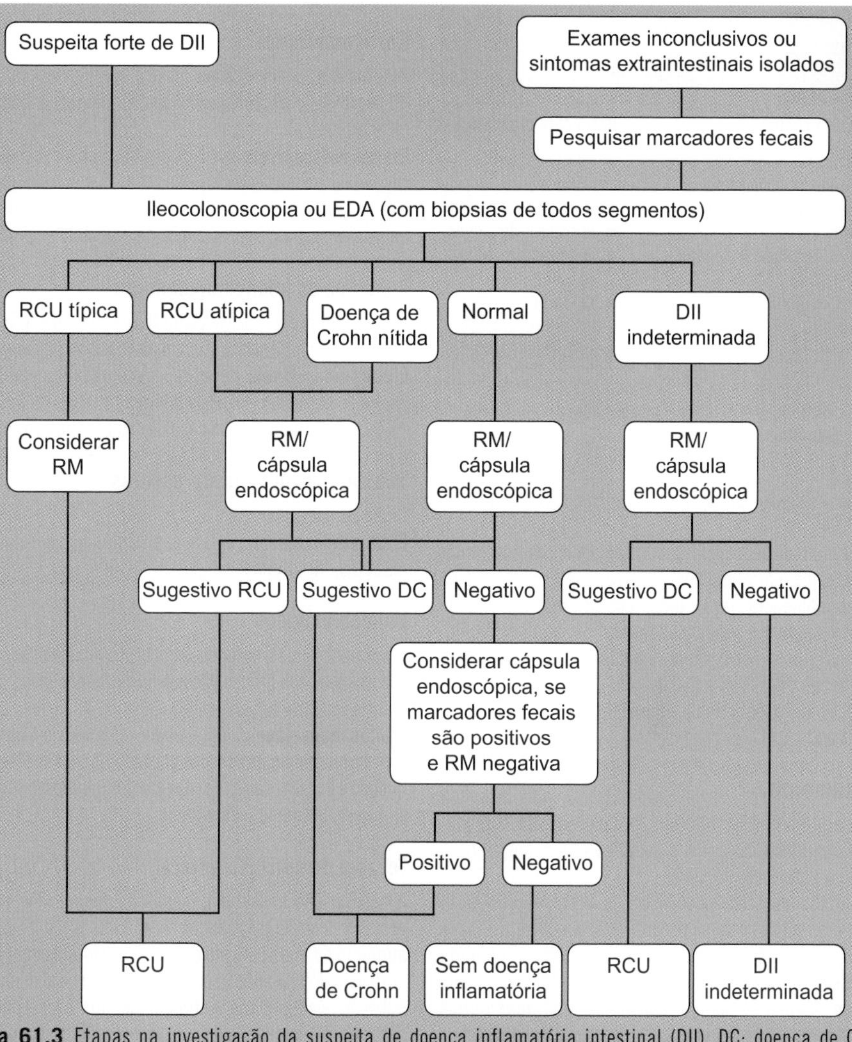

Figura 61.3 Etapas na investigação da suspeita de doença inflamatória intestinal (DII). DC: doença de Crohn; EDA: endoscopia digestiva alta; RCU: retocolite ulcerativa; RM: ressonância magnética.

QUADRO 61.4 — Achados mostrados em exames de imagem das regiões oral e/ou perianal nas doenças inflamatórias intestinais.

Doença de Crohn	Retocolite ulcerativa
▪ Úlceras (aftosas lineares ou estelares) ▪ "Pedra de calçamento" ▪ Lesões descontínuas ▪ Estenoses ▪ Fístulas ▪ Anormalidades em regiões anal e/ou oral ▪ Distribuição segmentar	▪ Úlceras ▪ Eritema ▪ Perda do padrão vascular ▪ Friabilidade ▪ Sangramentos espontâneos ▪ Pseudopólipos ▪ Lesões contínuas com extensão proximal variável desde o reto

Fonte: IBD Working Group of the European Society for Paediatric Gastroenterology, Hepatology and Nutrition.

QUADRO 61.5 — Comparação dos achados histológicos entre a doença de Crohn e a retocolite ulcerativa.

Doença de Crohn	Retocolite ulcerativa
▪ Envolvimento submucoso (biopsia com material submucoso suficiente) ou transmural (material cirúrgico) ▪ Úlceras, distorção de criptas ▪ Abscessos de criptas ▪ Granulomas (não caseosos, não mucosos) ▪ Alterações focais (dentro da biopsia) ▪ Distribuição *patch* (biopsias)	▪ Envolvimento mucoso ▪ Distorção de criptas ▪ Abscessos de criptas ▪ Depleção de células caliciformes ▪ Granulomas mucinosos (raros) ▪ Distribuição contínua

Fonte: IBD Working Group of the European Society for Paediatric Gastroenterology, Hepatology and Nutrition.

- Colite alérgica: em crianças de baixa idade (*Capítulo 59*)
- Vasculite (rara): associada à inflamação extraintestinal (pele, olhos e articulações)
- Imunodeficiência (rara): início nos primeiros meses de vida, geralmente com envolvimento perianal, foliculite, eczema e infecções bacterianas e fúngicas. Associada a alterações de IL-10R e IL-10.

Na DC, o principal dilema diagnóstico é a diferenciação com RCU e CI.

■ Tratamento

A base para um bom resultado é, principalmente, entrosamento e comunicação entre o pediatra que acompanha a criança e o gastrenterologista.

Não existe uma "receita de bolo". As diretrizes científicas ajudam, mas têm que ser constantemente ajustadas. Cada paciente é único. O especialista deve escolher a conduta terapêutica inicial e estar atento para alterá-la no momento adequado. Alguns pacientes respondem bem, mas outros são refratários a quase todas as propostas terapêuticas.

Não há cura definitiva da doença inflamatória intestinal.

O objetivo do tratamento é induzir e manter "remissão clínica" e histológica, com escolha adequada do esquema terapêutico para cada caso.

O sucesso requer que a criança e o adolescente atinjam seu potencial intelectual e de crescimento, sem privá-lo de uma vida social normal.

Aminossalicilatos

Sulfassalazina, olsalasina (componente ativo 5-ASA) e 5-ASA (mesalasina), uso oral ou tópico.

Doses. Sulfassalazina – 40 a 60 mg/kg/dia (máximo de 3 g/dia, podendo chegar a 100 mg/kg/dia); mesalazina oral – 50 a 100 mg/kg/dia (máximo de 3 a 4 g/dia) e tópica – 1 a 2 g/dia (em colites leves e moderadas acometendo cólon esquerdo e em proctites).

Efeitos indesejáveis. Cefaleia, náuseas, reações de hipersensibilidade, hepatotoxicidade, pancreatite, granulocitopenia e trombocitopenia.

Corticosteroides

Prednisona, prednisolona (1 a 2 mg/kg/dia, máximo de 40 mg/dia), hidrocortisona tópica (enema) e budesonida (oral ou tópica).

Efeitos indesejáveis. Acne, face de lua cheia, estrias, interrupção do crescimento, hipertensão arterial, necrose asséptica ou fraturas ósseas, alterações do humor e sono, osteopenia, miopatia e insuficiência da glândula suprarrenal.

Substâncias imunomoduladoras

6-mercaptopurina, azatioprina (pró-fármaco é a 6-mercaptopurina) e metotrexato (pouco avaliado em crianças).

Efeitos indesejáveis. Hepatite, pancreatite, leucopenia, teratogênese (metotrexato). Pela demora no início da ação eficaz, estes medicamentos não são usados para induzir remissão.

Substâncias imunossupressoras

Ciclosporina e tacrolimo.

Efeitos indesejáveis. Cefaleia, parestesias, nefrotoxicidade, diabetes, hirsutismo.

Imunobiológicos

Infliximabe e adalimumabe. Anticorpos monoclonais anti-TNF são usados para remissão e manutenção em casos especiais na criança e no adolescente.

Efeitos indesejáveis. Reações de hipersensibilidade tardia com formação de anticorpos contra o agente biológico, reativação e disseminação de tuberculose, síndrome semelhante ao lúpus, linfomas e estenoses.

Terapia de nutrição enteral

A desnutrição está quase sempre presente nos pacientes portadores de DII por redução do apetite; aumento de perdas; aumento do metabolismo e das necessidades energéticas e proteicas. Inflamação com disfunção da mucosa leva a desnutrição, e esta leva a disfunção de mucosa perpetuando o ciclo. Na DC, a desnutrição ocorre em até 80% dos pacientes internados e em até 50% nos ambulatoriais.

Na RCU, a desnutrição ocorre em até 60 a 70% dos pacientes internados e em até 40% nos ambulatoriais.

A nutrição enteral pode ser instituída por via oral, enteral ou parenteral.

A indução da remissão na DC pode ser pode ser feita em grande parte dos casos com sucesso por meio da terapia de nutrição enteral (TNE). Ao mesmo tempo diminuímos a inflamação e tratamos a desnutrição, sem efeitos colaterais.

São usadas fórmulas monoméricas, oligoméricas ou poliméricas (com TGF-β) com resultados semelhantes àqueles com uso de corticosteroides ou agentes biológicos: polimérica, à base de proteínas íntegras; oligomérica (semielementar), à base de oligopeptídios (di e tripeptídios); e monomérica (elementar, essencial), à base de aminoácidos.

Os resultados com TNE revelam em metanálises que: corticosteroides são superiores à TNE para induzir remissão na DC, mas em crianças e adolescentes os resultados da TNE são melhores e comparáveis aos com corticosteroide. Com a TNE atingimos melhor os objetivos do tratamento da DC nas crianças e adolescentes para induzir e manter "remissão clínica" e histológica, atingindo o potencial intelectual e de crescimento, sem privação de vida social normal. Pode ser usada como terapia suplementar ao uso de imunossupressores e agentes biológicos, quando necessário.

Antibióticos, probióticos, hormônio do crescimento

Para doença perianal recomendam-se metronidazol (7,5 mg/kg/dose, 3 vezes/dia) e ciprofloxacino (5 mg/kg/dose, 2 vezes/dia).

Tratamento cirúrgico

Deve ser indicado em falha da terapia medicamentosa, hemorragia, perfuração, obstrução, fístulas, colite fulminante com ou sem megacólon tóxico, doença perianal intratável, atraso do crescimento, carcinoma, displasia e dependência de corticosteroides e intolerância aos imunossupressores na RCU.

■ Complicações

Na RCU a principal complicação é o megacólon tóxico. Consiste em dilatação não obstrutiva total ou segmentar do cólon associada a toxicidade sistêmica. A criança apresenta febre, distensão abdominal, abdome tenso e doloroso, podendo haver sinais de irritação peritoneal. Nos casos mais avançados, taquicardia, sinais de desidratação e hipotensão. Diminuição da diarreia pode significar mais dismotilidade do megacólon do que melhora clínica. Podem ocorrer perfuração e sepse por gram-negativo e hemorragia maciça. É provavelmente multifatorial, com a inflamação se estendendo até a muscular da mucosa e ao plexo mioentérico, levando a paralisia da musculatura lisa colônica. Alguns fatores de risco incluem medicamentos que alteram a motilidade, como anticolinérgicos (agentes antidiarreicos), narcóticos para analgesia e antidepressivos com efeitos anticolinérgicos. Colonoscopia e clister opaco, que dilatam o cólon, podem alterar o fluxo sanguíneo, aumentando absorção de produtos bacterianos tóxicos desencadeando o quadro. A interrupção súbita de corticosteroide e ácido 5-aminossalicílico pode ser outro fator de risco.

Na doença de Crohn, as principais complicações são hemorragia gastrintestinal, obstruções em qualquer nível do tubo digestório, perfurações, abscessos, formação de fístulas, megacólon tóxico, carcinoma tanto de cólon quanto de intestino delgado e linfoma.

NÃO ESQUEÇA

- Tratamento da RCU e CI ou DII I esquema inicial
  ° Indução da remissão: aminossalicilato ou sulfassalazina na doença leve; corticosteroides, na doença moderada ou grave
  ° Manutenção da remissão: aminossalicilatos
- Recorrência ou resistência: azatioprina ou 6-mercaptopurina (segunda linha)
- Tratamento da DC I Esquema inicial
  ° Indução da remissão: nutrição enteral exclusiva por 6 semanas ou corticosteroides associados ou não aos aminossalicilatos
  ° Manutenção da remissão: aminossalicilatos
  ° Recorrência ou resistência: azatioprina ou 6-mercaptopurina. Metotrexato? (segunda linha); agentes biológicos, ciclosporina (terceira linha).

■ Bibliografia

Degraeuwe PL, Beld MP, Ashorn M et al. Faecal calprotectin in suspected paediatric inflammatory bowel disease. J Pediatr Gastroenterol Nutr. 2015; 60(3):339-46.

European Society for Pediatric Gastroenterology, Hepatology, and Nutrition and North American Society for Pediatric Gastroenterology, Hepatology, and Nutrition. Differentiating ulcerative colitis from crohn disease in children and young adults: report of a Working Group of the North American Society for Pediatric Gastroenterology, Hepatology, and Nutrition and the Crohn's and Colitis Foundation of America. J Pediatr Gastroenterol Nutr. 2007; 44:653-74.

Gijsbers CFM, Benninga MA, Schweizer JJ et al. Validation of the Rome III Criteria and alarm symptoms for recurrent abdominal pain in children. J Pediatr Gastroenterol Nutr. 2014; 58:779-85.

IBD Working Group of the European Society for Paediatric Gastroenterology, Hepatology and Nutrition (ESPGHAN). Inflammatory Bowel Disease in Children and Adolescents: Recommendations for Diagnosis – The Porto Criteria. J Pediatr Gastroenterol Nutr. 2005; 41:1-7.

Levine A, Koletzko S, Turner D et al. ESPGHAN Revised Porto Criteria for the diagnosis of inflammatory bowel disease in children and adolescents. J Pediatr Gastroenterol Nutr. 2014; 58:795-806.

Ruemmele FM, Veres G, Kolho KL et al. Consensus guidelines of ECCO/ESPGHAN on the medical management of pediatric Crohn's disease. Journal of Crohn's and Colitis. 2014; 8:1179-207.

Sandhu BK, Fell JME, Beattie RM et al. Guidelines for the management of inflammatory bowel disease in children in the United Kingdom. J Pediatr Gastroenterol Nutr. 2010; 50:S1-13.

Turner D, Levine A, Escher JC et al. Management of pediatric ulcerative colitis: joint ECCO and ESPGHAN evidence-based consensus Guidelines. J Pediatr Gastroenterol Nutr. 2012; 55:340-61.

Tonassi c, Gracia J, Tavares de Souza AP. Doença inflamatória intestinal na criança e no adolescente. In: Liberal E, Vasconcelos MM, Pércope S, Pércope F, Gracia J. Gastrenterologia. 1. ed. Séries SOPERJ. Rio de Janeiro: Guanabara Koogan, 2012. p. 154-70.

GASTRENTEROLOGIA

62 CONSTIPAÇÃO INTESTINAL

Fernanda Pércope e Sheila Pércope

■ Introdução

Constipação intestinal é uma causa importante de consultas pediátricas em serviços de saúde primários, secundários e terciários (3% das consultas ao pediatra geral e cerca de 30% das consultas ao gastrenterologista pediátrico). Cerca de 17 a 40% dos casos iniciam-se no primeiro ano de vida. Frequentemente está associada a evacuação infrequente e/ou dolorosa, incontinência fecal e dor abdominal, causando estresse para a criança e os familiares, além de ter impacto significativo nos custos dos sistemas de saúde. A maioria das crianças não tem uma doença responsável pelo sintoma.

■ Conceitos úteis

Escape fecal (*soiling*). Perda involuntária de fezes em casos de constipação intestinal funcional com retenção voluntária.
Encoprese. Evacuação completa, extemporânea, com sequência fisiológica.
Continência fecal. Habilidade de reconhecer quando a ampola retal está cheia, discriminando se o conteúdo é formado por fezes, fezes líquidas ou gás e reter esse conteúdo até que o esvaziamento da ampola seja apropriado.
Incontinência fecal. O grupo PACCT (Paris Consensus on Childhood Constipation Terminology Group) sugeriu usar o termo incontinência fecal no lugar de *soiling* e encoprese e o define como eliminação fecal em lugar não apropriado. Pode ser resultado de:
- Incontinência orgânica resultante de dano neurológico ou anomalias do esfíncter anal
- Incontinência funcional, que pode ser dividida em:
  - Constipação intestinal associada à incontinência fecal (retenção voluntária que leva ao escape de fezes)
  - Incontinência fecal não retentiva (quando uma criança com idade mental de 4 anos ou mais, sem história de constipação intestinal, evacua em local inadequado, sujando-se).

Disquezia infantil. Tensão e choro prolongados (por mais de 10 minutos) antes da eliminação de fezes pastosas, em menores de 6 meses, na ausência de outros problemas de saúde.
Impactação fecal. Massa endurecida no abdome inferior identificada ao exame físico ou reto dilatado com grande quantidade de fezes ao toque retal, ou radiografia abdominal com excesso de fezes no cólon distal.

■ Definição

A definição mais utilizada atualmente é a dos critérios de Roma III. Estes são divididos em dois grupos: crianças menores e maiores de 4 anos (Quadro 62.1). A dor abdominal é um sintoma frequente, mas não foi incluída nos critérios e às vezes é a única queixa na primeira consulta.

■ Classificação

A constipação intestinal pode ser classificada em aguda e crônica. A aguda ocorre em situações pontuais com resolução espontânea. São exemplos: viagens, doenças agudas com redução do consumo alimentar ou uso de medicamentos constipantes. A constipação intestinal crônica é classificada segundo os critérios de Roma III conforme visto anteriormente.

■ Etiologia

A Figura 62.1 mostra os principais fatores etiológicos responsáveis pela constipação intestinal e sua perpetuação. Em relação à constipação intestinal funcional, existem três períodos da vida da criança que são mais propensos ao seu aparecimento:
- Introdução da alimentação complementar, principalmente quando há uso de fórmulas infantis
- Treinamento esfincteriano
- Início da escola.

QUADRO 62.1 — Critérios de Roma III para constipação intestinal funcional.

Em crianças com menos de 4 anos, não havendo patologia orgânica, dois ou mais dos seguintes devem ocorrer:*
- Menos de duas evacuações por semana
- Pelo menos um episódio de incontinência por semana após aquisição de controle esfincteriano
- História de retenção fecal excessiva
- História de movimentos intestinais dolorosos ou endurecidos
- Presença de grande massa fecal no reto
- História de fezes com diâmetro aumentado que podem obstruir o vaso sanitário

Para crianças a partir de 4 anos de idade com critérios insuficientes para a síndrome do intestino irritável:**
- Menos de duas evacuações em vaso sanitário por semana
- Pelo menos um episódio de incontinência fecal por semana
- História de postura retentiva ou retenção voluntária de fezes excessiva
- História de movimentos intestinais dolorosos ou endurecidos
- Presença de grande massa fecal no reto
- História de fezes com diâmetro aumentado que podem obstruir o vaso sanitário

*Os critérios devem ser satisfeitos por, pelo menos, 1 mês. **Os critérios devem ser satisfeitos pelo menos 1 vez/semana, por 2 meses antes do diagnóstico.
(Fonte: Tabbers *et al.*, 2014.)

CONSTIPAÇÃO INTESTINAL

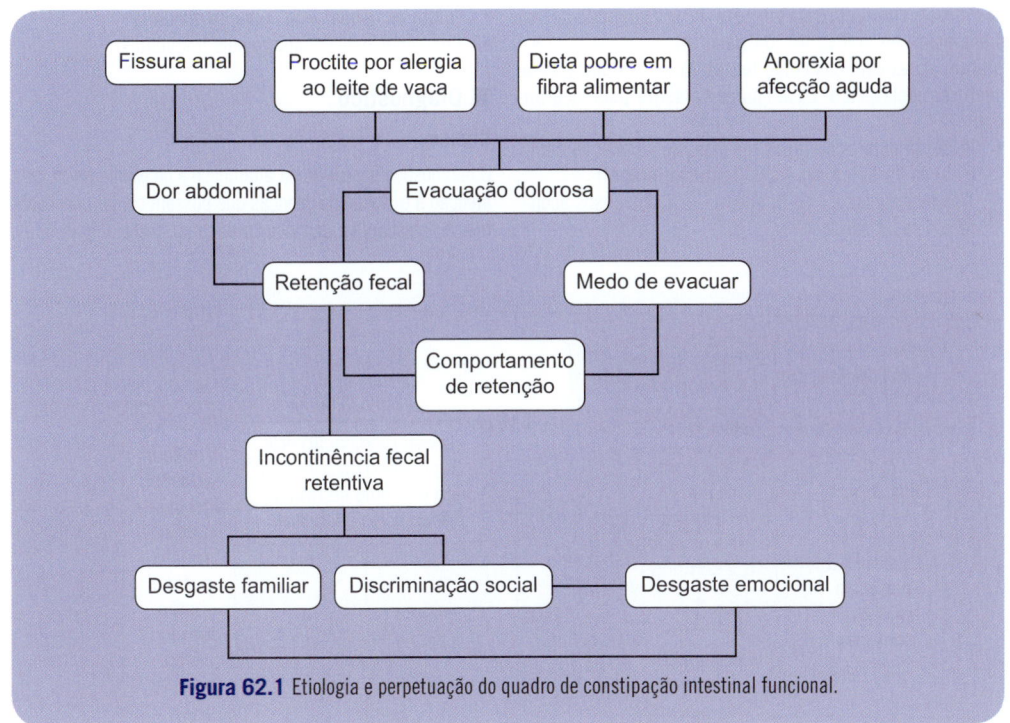

Figura 62.1 Etiologia e perpetuação do quadro de constipação intestinal funcional.

■ Anatomia e fisiologia do intestino

O intestino apresenta duas camadas de células musculares lisas, uma longitudinal e outra circular. Fatores como estiramento, acetilcolina, estimulação parassimpática e hormônios gastrintestinais tornam a membrana muscular mais excitável. Epinefrina ou norepinefrina e a estimulação dos nervos simpáticos inibem sua excitação. A inervação é feita pelos plexos mioentérico (de Auerbach), com função excitatória e inibitória, e submucoso (de Meissner), responsável por secreção e fluxo sanguíneo. Há ainda, na parede intestinal, as células de Cajal, mesenquimais, não neurais, ricamente inervadas, que geram e propagam ondas lentas.

Regulação inconsciente dos movimentos intestinais ocorre após o nascimento. A partir de cerca de 2 anos e 4 meses, a criança adquire consciência dessa regulação, o que é chamado de continência fecal.

As estruturas responsáveis pela continência e defecação são: esfíncter anal externo, músculo puborretal, esfíncter anal interno e reto. O esfíncter anal externo é musculatura estriada que contrai reflexamente quando o reto está cheio. O musculo puborretal forma um anel em forma de "U" ao redor da junção anorretal.

O processo de evacuação inicia quando o material colônico é liberado para a ampola retal, normalmente vazia e colapsada, distendendo-a, o que leva ao relaxamento reflexo do esfíncter anal interno (prolongamento da musculatura lisa circular do reto), tonicamente contraído. Com o enchimento do reto, os receptores da mucosa do canal anal detectam a presença e a consistência das fezes e em sequência ocorre a contração do reto. Se for hora e local adequados para evacuar, há aumento da pressão intrarretal e relaxamento da musculatura puborretal (descida do assoalho pélvico) com retificação do ângulo anorretal e relaxamento do esfíncter externo, além do aumento da pressão intra-abdominal pela contração da parede do abdome, fixação do diafragma e fechamento da glote. Se não for hora e local, o esfíncter anal externo e o músculo puborretal se contraem, sob ação voluntária, e o reto inicia o processo para acomodação do conteúdo, a estimulação dos receptores da mucosa diminui e a sensação de vontade de evacuar cessa.

■ Quadro clínico

Constipação intestinal consiste na eliminação habitual de fezes ressecadas (cilíndricas com rachaduras ou cíbalos ou pedaços pequenos enrugados), em geral, de pequeno volume. Grandes volumes podem ser eliminados em intervalos variáveis. A frequência das evacuações não é o mais importante. O ato de defecar é difícil e pode acarretar dor.

Pode haver constipação intestinal oculta com retenção fecal e sintomas de dor abdominal recorrente, vômito, incontinência fecal, enurese, infecção urinária, sangramento por fissura anal e surtos de semioclusão intestinal.

Pode ocorrer por motivos variados.

A retenção fecal consiste em comportamentos típicos na criança, que incluem contração dos músculos glúteos, enrijecendo as pernas enquanto está deitada, segurar

nos móveis enquanto está em pé ou ficar agachada silenciosamente em um canto. Os pais, muitas vezes, interpretam esses esforços como tentativa de evacuar e isso deve ser esclarecido. Esse comportamento pode ocorrer por:
- Medo da defecação (após episódio de defecação dolorosa) ou da forma das fezes (fantasia infantil)
- Treinamento no uso do banheiro (25% dos casos acontecem nesta situação)
- "Falta de tempo" (em crianças maiores)
- Problemas emocionais (menos frequentes).

■ Diagnóstico

Clínico

O diagnóstico baseia-se na anamnese e no exame físico, com atenção à exclusão de doenças que possam cursar com constipação intestinal e à identificação de complicações (Figura 62.2).

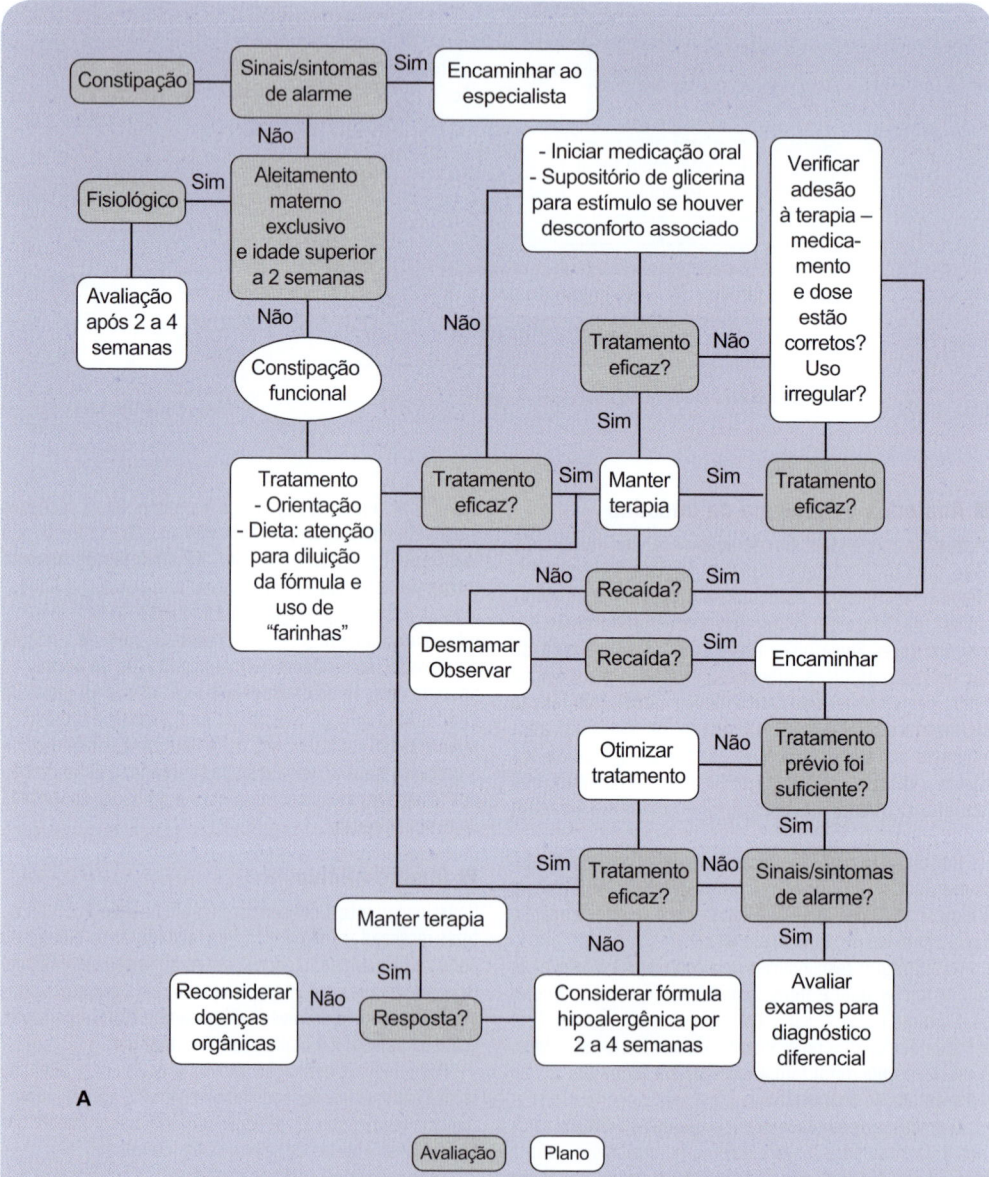

Figura 62.2 Algoritmo para avaliação e tratamento da constipação intestinal. **A.** Em menores de 6 meses. (Fonte: Tabbers et al., 2014.) (*Continua*)

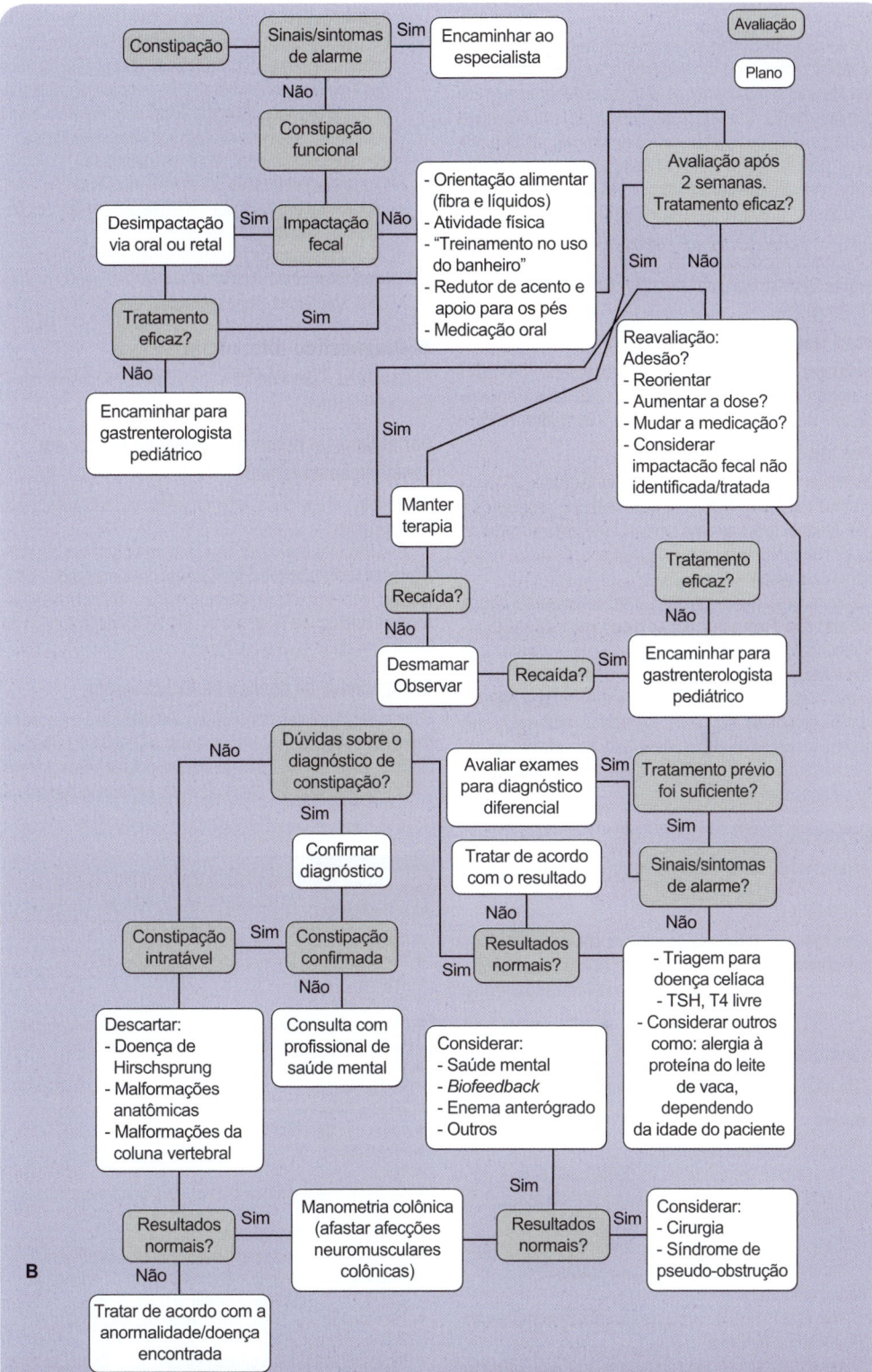

Figura 62.2 (*Continuação.*) Algoritmo para avaliação e tratamento da constipação intestinal. **B.** Em maiores de 6 meses. TSH: hormônio tireoestimulante; T4: tiroxina. (Fonte: Tabbers *et al.*, 2014.)

Anamnese

Idade de início dos sintomas, sucesso ou falha na aquisição de controle esfincteriano, frequência e consistência das fezes, dor e/ou sangramento ao evacuar, coexistência de dor abdominal ou incontinência fecal (verificar se também ocorre durante a noite), comportamento de retenção, história alimentar (com atenção à ingestão de líquidos), mudanças no apetite, náuseas, vômito e perda de peso.

Perguntar ainda sobre tratamentos prévios e atuais, como uso de laxantes orais, enemas, supositórios e outros.

A história psicossocial e do desenvolvimento também é relevante. Deve-se avaliar a interação com familiares e pares e temperamento.

História familiar

Doenças gastrintestinais (doença de Hirschsprung [DH], alergia alimentar, doença inflamatória intestinal, doença celíaca) e de outros órgãos (tireoide, paratireoides, rins).

Exame físico

Deve avaliar os parâmetros do crescimento, exame abdominal (tônus muscular, distensão, massa fecal), inspeção da região perianal (posição anal, presença de fezes ao redor do ânus ou na roupa íntima, eritema, plicoma, fissuras anais) e exame da região lombossacra.

O toque retal avalia a presença de estenose ou massa fecal, mas não é suficiente para o diagnóstico de constipação intestinal funcional.

Os reflexos anal e cremastérico e o exame neurológico dos membros inferiores, incluindo tônus, força e reflexos tendíneos profundos, devem ser realizados. Medo excessivo durante a inspeção anal e/ou fissuras e hematomas associados a história de incontinência fecal devem levantar suspeita de abuso sexual.

Laboratorial

Parasitológico de fezes, EAS e urinocultura + antibiograma.

Por imagem

O exame radiológico simples do abdome não deve ser usado de rotina para diagnóstico de constipação intestinal funcional, assim como enema baritado, tempo de trânsito colônico (TTC) e ultrassonografia retal transabdominal.

Histopatológico

Biopsia retal para afastar DH – quase nunca é necessária.

Sugestões

- O toque retal deve ser realizado:
  - Se somente um dos critérios de Roma III estiver presente e o diagnóstico de constipação intestinal funcional não estiver claro
  - Se houver sintomas ou sinais de alarme ou em pacientes com constipação intestinal intratável
- Radiografia abdominal:
  - Não está indicada para o diagnóstico de constipação intestinal funcional
  - Deve ser usada em uma criança na qual haja suspeita de impactação fecal com exame físico não confiável ou impossível de ser realizado. Os estudos de trânsito colônico não são recomendados para o diagnóstico de constipação intestinal funcional, mas podem ser úteis ao diagnóstico diferencial entre constipação intestinal funcional e incontinência fecal não retentiva e nas situações em que o diagnóstico não esteja claro
- A ultrassonografia retal não é recomendada
- Em caso de constipação intestinal intratável:
  - A manometria colônica está indicada antes de considerar intervenção cirúrgica
  - O uso rotineiro da ressonância magnética de coluna vertebral não é recomendado se não houver outras anormalidades neurológicas.

■ Diagnóstico diferencial

No Quadro 62.2 são listados os principais achados em constipação intestinal.

Dor abdominal recorrente | Quando pensar em constipação intestinal?

Dor abdominal em cólica, interrompendo momentaneamente as atividades.

Quando inquiridos, os pais podem negar constipação intestinal, mas descrevem fezes de calibre aumentado, endurecidas, com história pregressa positiva. O paciente apresenta inquietação e meteorismo. Piora de acordo com o tipo de alimentação.

Aganglionose ou doença de Hirschsprung

O início dos sintomas em crianças menores de 1 mês leva à suspeita de causas orgânicas, como a DH. Os detalhes da eliminação de mecônio são relevantes nesses casos, porque a eliminação após 48 horas de vida em recém-nascido a

---

QUADRO 62.2 — Diagnóstico diferencial de constipação intestinal.

- Doença celíaca
- Hipotireoidismo, hipercalcemia, hipopotassemia
- Diabetes melito
- Alergia alimentar
- Drogas: opiáceos, anticolinérgicos, antidepressivos, quimioterapia, ingestão de metal pesado
- Intoxicação por vitamina D
- Botulismo
- Fibrose cística
- Doença de Hirschsprung
- Acalasia anal
- Inércia colônica
- Malformações anatômicas: ânus imperfurado e estenose anal
- Massa pélvica (teratoma sacral)
- Anomalias da medula espinal, trauma, medula ancorada
- Musculatura abdominal anormal (síndrome de *prune belly*, gastrósquise, síndrome de Down)
- Pseudo-obstrução (neuropatias viscerais, miopatias, mesenquimopatias)
- Neoplasia endócrina múltipla tipo 2B

Fonte: Tabbers *et al.*, 2014.

termo sugere a necessidade de exames complementares para descartar o diagnóstico de DH. A evacuação de fezes explosivas após o toque retal é sugestiva de DH e advém de um esfíncter hipertônico.

Exames complementares. Radiografia simples do abdome; clister opaco "sem preparo"; manometria anorretal para avaliação do reflexo anal inibitório; eletromiografia; biopsia retal é o padrão-ouro para o diagnóstico de DH (quando não há células ganglionares nos plexos mioentérico [Auerbach] e submucoso [Meissner]; hipertrofia de nervos; método histoquímico positivo para acetilcolinesterase).

Alergia alimentar

Testes alérgicos não devem ser realizados para o diagnóstico de alergia à proteína do leite de vaca em crianças com constipação intestinal funcional, porém em casos selecionados (constipação intestinal intratável associada a outros sinais sugestivos de alergia alimentar), pode-se indicar uma dieta de exclusão do leite de vaca e derivados por 2 a 4 semanas para observação.

Hipotireoidismo, doença celíaca e hipercalcemia

Não há necessidade de exames laboratoriais de rotina em crianças com constipação intestinal na ausência de sinais de alarme.

O Quadro 62.3 descreve os sinais de alarme que devem alertar para a possibilidade de doença orgânica responsável pela constipação intestinal.

■ Tratamento

Medidas gerais

Orientação alimentar (para a criança e a família):
- Ingestão de quantidade normal de fibra. Não há evidências em favor do uso de fibra suplementar como tratamento
- Ingestão de volume normal de líquidos
- Atividade física normal para a idade.

Desmistificar, explicar e guiar "treinamento no uso do banheiro" (em crianças com mais de 4 anos).

Para crianças que já adquiriram controle esfincteriano, sentar no vaso por 5 a 10 minutos após as refeições é medida útil devido ao reflexo gastrocólico deste período, com redutor de acento e apoio para os pés.

Fármacos

O pediatra geral tende a não usar medicamentos no tratamento da constipação intestinal ou os usa em doses baixas, o que faz com que 40% das crianças continuem sintomáticas após 2 meses de terapia.

O tratamento inicial deve ser sempre medicamentoso, com atenção especial para não deixar de identificar a presença de fecalomas. Polietilenoglicol (PEG, também chamado de macrogol) por via oral e enemas podem ser usados para alívio das impactações. Apesar de o PEG em altas doses estar mais associado a incontinência fecal durante o tratamento da impactação fecal quando comparado ao enema, seu uso por via oral torna-o preferível à desimpactação por via retal.

O PEG com ou sem eletrólitos na dose de 1 a 1,5 g/kg/dia durante 3 a 6 dias é o tratamento de primeira linha para desimpactação fecal em crianças. No Brasil, o PEG 4000 sem eletrólitos só está disponível em farmácias de manipulação. O PEG 3350 está disponível em farmácias convencionais com o sabor de limão, o que pode dificultar a aceitação de grandes volumes. Se o PEG não puder ser utilizado por via oral, deve-se realizar enema 1 vez/dia durante 3 a 6 dias.

Tratamento de manutenção

Podemos usar óleo mineral, lactulose, PEG e leite de magnésia (até o estabelecimento de hábitos intestinais normais), sendo o PEG o mais eficaz. A dose inicial é de 0,4 g/kg/dia, devendo ser ajustada de acordo com a resposta clínica. O uso do PEG não é recomendado em crianças com idades inferiores a 2 anos. A adição de enemas, ao uso crônico do PEG, não deve ser feita em crianças.

A lactulose é segunda opção caso o PEG não esteja disponível. Tem efeitos colaterais indesejáveis.

O óleo mineral, cujo uso vem sendo abandonado, não está indicado em menores de 2 anos e em crianças com refluxo gastroesofágico ou encefalopatias. Se houver aspiração do óleo mineral, há o risco de pneumonia lipoídica, uma complicação grave e de difícil tratamento.

O tratamento de manutenção deve ser feito por, pelo menos, 2 meses, mas geralmente é muito mais prolongado. Todos os sintomas de constipação intestinal devem ter se resolvido há pelo menos 1 mês antes que o tratamento seja descontinuado, diminuindo-se a dose gradativamente. Deve-se interromper o tratamento somente quando a criança estiver treinada no uso do banheiro.

Desimpactação fecal

Via oral. PEG 4000 – 1 a 1,5 g/kg/dia (máximo de 6 dias consecutivos); PEG 3350 – 1 a 1,5 g/kg/dia (máximo de 6 dias consecutivos).

QUADRO 62.3 Sinais e sintomas de alarme na constipação intestinal.

- Constipação intestinal de início precoce (antes de 1 mês de idade)
- Eliminação de mecônio após 48 h de vida
- História familiar de DH
- Fezes em fita
- Sangue nas fezes na ausência de fissura anal
- *Failure to thrive*
- Febre
- Vômito bilioso
- Anormalidades da glândula tireoide
- Distensão abdominal grave
- Fístula perianal
- Anormalidades da posição anal
- Ausência do reflexo anal ou cremastérico
- Reflexo/tônus/força diminuídos nos membros
- Tufo de pelos sobre a coluna vertebral
- *Dimple* sacral
- Desvio da fenda glútea
- Medo excessivo durante inspeção anal
- Cicatrizes anais

DH: doença de Hirschsprung. Fonte: Tabbers et al., 2014.

Via retal. "Lavagem", se PEG não estiver disponível; solução salina glicerinada a 12% a 10 a 20 mℓ/kg/vez/dia (máximo de 6 dias consecutivos).

Outras intervenções

Psicoterapia (em alguns casos) e tratamento da fissura anal (quando presente).

Não há evidências em favor do uso de pré ou probióticos, terapia comportamental, *biofeedback* e uso rotineiro de equipe multiprofissional no tratamento da constipação intestinal na infância.

Em casos selecionados de constipação intestinal intratável, pode-se usar enema anterógrado.

■ Complicações

A constipação intestinal funcional sem tratamento eficaz por períodos longos pode levar a megarreto ou megacólon funcional, o que além de dificultar o tratamento, às vezes se confunde com DH. Pacientes com incontinência fecal frequentemente sofrem *bullying* na escola ou são alvo de comentários vexatórios mesmo no ambiente intrafamiliar (p. ex., por irmãos, primos). Ademais, os cuidadores podem não entender que a defecação não é um ato totalmente consciente, e adotar medidas agressivas que só pioram o quadro. O entupimento do vaso sanitário também é motivo de vergonha e pode piorar o comportamento de retenção. Tais pacientes podem precisar de apoio psicoterápico por um período.

■ Prevenção

O consumo de fibras alimentares e água deve ser estimulado tendo em vista uma alimentação saudável, própria para a idade. Além disso, a prática de atividades físicas também deve ser orientada como para qualquer outra criança. Os pais devem ficar atentos ao padrão de evacuações, sem alardes, para que a criança não fique mais de 1 dia sem evacuar, provocando mais uma evacuação dolorosa, o que poderia desencadear um círculo vicioso de dor e retenção.

■ Prognóstico

Entre as crianças encaminhadas ao gastrenterologista pediátrico, 50% melhoram e se livram do uso de medicamentos laxativos após 6 a 12 meses. Cerca de 10% ficam bem em uso de laxantes e 40% continuam sintomáticas mesmo em uso de laxantes. Aproximadamente 50% melhoram após os 5 anos de idade, e 80% após os 10 anos.

■ Bibliografia

Borowitz SM, Ox DJ, Kovatchev B et al. Treatment of chidhood constipation by primary care physicians: efficacy and predictors of outcome. Pediatrics. 2005; 115:873-7.

Carvalho SR, Tortori JA, Souza APT. Constipação intestinal. In: Liberal E, Vasconcelos MM, Pércope S et al. Gastroenterologia. 1. ed. Séries SOPERJ. Rio de Janeiro: Guanabara Koogan, 2012. p. 127-4.

Finkel Y (ESPGHAN), Alonso E, Rosenthal P (NASPGHAN). The Paris Consensus on Childhood Constipation Terminology (PACCT) Group. J Pediatr Gastroenterol and Nutr. 2005; 40:273-5.

Liacouras CA, Fiorino KN. Constipação funcional. In: Kliegman RM et al. Tratado de pediatria Nelson. Rio de Janeiro: Elsevier, 2014. volume 2. p. 1282.

Loening-Baucke V. Constipation and encopresis. In: Wyllie R, Hyams JS. Pediatric gastrointestinal and liver disease. Elsevier, 2006. p. 177-91.

Maffei HVL, Morais MB. Constipação crônica. In: Porta G, Koda YKL. Gastroenterologia e hepatologia. São Paulo: Manole, 2011. p. 573-82.

Morais MB, MAffei HVL, Tahan S. Constipação intestinal. In: Carvalho E, Silva LR, Ferreira CT. Gastroenterologia e nutrição em pediatria. Barueri: Manole, 2012. p. 466-93.

Schiller LR. Information from your family doctor. Help for your child's constipation. Am Fam Physician. 2006; 73:481-2.

Smith D, Derrett S. Constipation services for children: the role of health visitor teams. Br J Nurs. 2006; 15:193-5.

Tabbers MM, DiLorenzo, Berger MY et al. Evaluation and treatment of functional constipation in infants and children: evidence-based recommendations from ESPGHAN and NASPGHAN. Journal of Pediatric Gastroenterology and Nutrition. 2014; 58:258-74.

GASTRENTEROLOGIA

63 PARASITOSES INTESTINAIS

Sheila Pércope e Fernanda Pércope

■ Introdução

Parasitoses intestinais ou enteroparasitoses, causadas por protozoários e/ou helmintos, representam grave problema de saúde pública, principalmente nos países subdesenvolvidos, onde se apresentam muito disseminadas e com alta prevalência, por causa das más condições de higiene, estado nutricional e saneamento nas camadas populacionais mais carentes. Fatores que interferem na não eliminação e patogenicidade do parasita, resultando em doença com graus variáveis de manifestação, podem ser vistos na Figura 57.1 do Capítulo 57.

Há possibilidade de que o uso de medicação profilática, sem real comprovação da necessidade, poderia mascarar condições sanitárias e educacionais inadequadas. Haveria baixa prevalência de parasitoses à custa de repetidos tratamentos e não pela implementação de outras medidas profiláticas efetivas, como a melhora das condições de saneamento básico e a educação sanitária da população. Haveria, também, possível prejuízo imunológico para os pacientes. Infelizmente não dispomos de dados oficiais, concretos e conclusivos. Helmintos podem sobreviver no hospedeiro por vários anos ou décadas, desenvolvendo estratégias de sobrevivência que incluem a capacidade de modular e manipular seu sistema imune.

Helmintos e nosso sistema imune. Amigos ou inimigos? A convivência, por milênios, entre helmintos e o sistema imune humano traria efeito benéfico no controle de autoimunidade e outras respostas inflamatórias excessivas. Poderiam participar de novas terapêuticas anti-inflamatórias? (Helmby, 2009). Ausência de helmintíase intestinal colaboraria para aumento de doenças alérgicas, inflamatórias e autoimunes em países desenvolvidos? (Figura 63.1).

■ Quadro clínico

Parasitas intestinais colonizam crianças e adultos em todos os países. São organismos bem adaptados aos seus hospedeiros. Habitualmente não causam sintomas. Alguns causam doença grave, mas não é o mais frequente. A maioria dos indivíduos colonizados por parasitas intestinais não apresenta doença. Bem adaptados, parecem agir mais como comensais do que como patógenos, com interação imunológica com o hospedeiro.

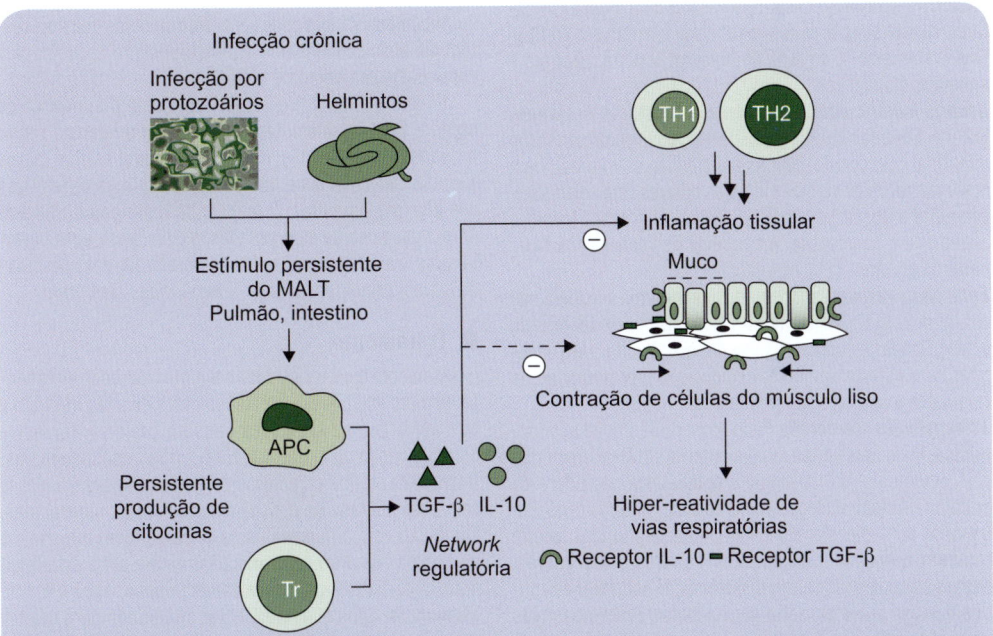

Figura 63.1 Propôs-se que a convivência entre helmintos e o sistema imune humano poderia trazer benefícios no controle de respostas inflamatórias excessivas. (Adaptada de Yazdanbakhsh et al., 2001.)

A seguir listamos os principais patógenos.

Entamoeba histolytica. A infecção em geral é assintomática ou com sintomas gastrintestinais leves e inespecíficos, como distensão abdominal, gases, constipação intestinal e, às vezes, diarreia. Pode manifestar-se como colite aguda com ou sem sangue nas fezes ou com sintomas mais intensos como cólicas/tenesmo, cefaleia, febre. Em alguns casos, há abscesso hepático, pulmonar ou cerebral. Medicação sem confirmação do diagnóstico pode protelar diagnósticos mais sérios, como doença inflamatória intestinal.

Giardia lamblia. Geralmente a infecção é assintomática. Pode haver quadro de má absorção de graus variados, com esteatorreia e desnutrição. Às vezes há alternância de diarreia e constipação intestinal. Tratamento sem confirmação pode mascarar casos de doença celíaca, contaminação bacteriana alta (que também responde temporariamente ao tratamento para giardíase por agir em bactérias anaeróbicas) e síndrome do intestino irritável.

Cryptosporidium parvum. Pode causar diarreia esporádica em todas as idades, diarreia aguda em crianças e diarreia dos viajantes. O quadro é autolimitado em indivíduos imunocompetentes. Em imunodeprimidos determina enterite grave com diarreia aquosa, acompanhada de dor abdominal, mal-estar, anorexia, náuseas, vômito e febre. Pode ocorrer diarreia crônica e intensa, acompanhada de desnutrição, desidratação e morte. Nessa situação, podem ser atingidos os pulmões, trato biliar ou surgir infecção disseminada.

Ancylostoma duodenale **e** ***Necator americanus.*** Pode ocorrer prurido intenso, pápulas e vesículas na pele por infestação pelas larvas encontradas em solos quentes e úmidos. As larvas passam pelo pulmão determinando a síndrome de Löefler. Na fase adulta, os vermes se fixam na mucosa intestinal, sugam sangue causando anemia ferropriva significativa ("amarelão"), ao lado de hipoproteinemia, diarreia e sintomas dispépticos.

Ascaris lumbricoides. Geralmente a infestação é assintomática. Em altas cargas parasitárias, pode ocorrer oclusão intestinal com vômito, cólicas e distensão abdominal, bem como migração de vermes para vias biliares com colecistite, colangite e abscesso hepático. Outras migrações levam a apendicite e pancreatite. A síndrome de Löefler pode fazer parte do quadro.

Enterobius vermicularis. Prurido anal noturno e insônia são os sintomas mais frequentes. As meninas podem ter prurido vulvar. Fêmeas fecundadas saem do ceco, à noite, para depositar os ovos externamente. Recidivas e contaminação de familiares e contatos são frequentes.

Strongyloides stercoralis. Pode ocorrer infestação assintomática. Pode apresentar-se com enterite catarral, hemorragias petequiais, má absorção e enteropatia perdedora de proteínas. Autoexoinfecção aumenta a carga parasitária. Em usuários de corticosteroides e em imunodeprimidos, ocorre também autoendoinfecção, com quadros mais graves. Nessas situações pode haver disseminação pulmonar e hepática e sepse grave causada por bactérias gram-negativas carreadas pelo verme.

Tratamento sem confirmação da etiologia pode não detectar outras doenças, dentre elas a fibrose cística.

Schistosoma mansoni. A fase aguda ocorre em indivíduos que não residem em áreas endêmicas (pápulas, eritema e prurido intenso no local de penetração das cercárias liberadas pelo caramujo, hospedeiro intermediário). Pode cursar com: febre, anorexia, inapetência, diarreia, cólicas, vômito, hepatomegalia dolorosa e esplenomegalia. Na fase crônica, não é habitual a febre. Existem quatro tipos de apresentação crônica: hepatointestinal ou intestinal; hepatoesplênica (com fibrose hepática e hipertensão portal); pulmonar; renal/medular/cerebral/pancreática e outras.

Taenia saginata **e** ***Taenia solium.*** Frequentemente a infestação é assintomática. Quando sintomática, produz cefaleia, dor abdominal, constipação intestinal, diarreia, astenia, apetite excessivo, náuseas e vômito. Na doença causada por *Taenia saginata*, há saída de proglotes móveis pelo ânus entre as evacuações, uma das poucas manifestações específicas das parasitoses.

Trichiuris trichiura. Geralmente a infestação é assintomática. Causa enterorragia em lactentes, acompanhada de diarreia crônica e mucoide. Crianças pequenas e desnutridas podem sofrer prolapso retal.

A maioria dos sinais e sintomas de todas as parasitoses intestinais é inespecífica. Tratamento sem confirmação da etiologia, apenas pelos sinais e sintomas, pode adiar o tratamento de doenças graves que simulam as parasitoses.

■ Diagnóstico

O hemograma pode mostrar anemia em algumas parasitoses e eosinofilia naquelas que cursam com ciclo sistêmico: *Necator americanus, Ancylostoma duodenale, Strongyloides stercoralis, Ascaris lumbricoides* e *Schistosoma mansoni* (NASAS).

Hipoalbuminemia pode ser encontrada nas que apresentam má absorção intestinal e principalmente naquelas com enteropatia perdedora de proteínas.

O exame parasitológico de fezes faz o diagnóstico de certeza. Existem diferentes métodos com diferentes sensibilidades e dependentes, na maioria, do profissional que os executa. Detectam ovos, larvas, cistos e formas vegetativas dos diversos parasitas. O método de Hoffmann é utilizado para a pesquisa de ovos pesados, e o de Faust, para detectar ovos leves. O Baermann-Moraes é utilizado para pesquisa de larvas, principalmente de *Strongyloides stercoralis*.

■ Tratamento

O tratamento deve ter em foco o agente causador, evitando-se, sempre que possível, medicamentos de ação múltipla e que em algumas situações causam prejuízo, inclusive com alteração da flora intestinal e suas consequências. Tratamento profilático, como visto, tem vantagens duvidosas com possibilidade de consequências futuras indesejadas. Em países com alta prevalência de parasitoses intestinais, as medidas de prevenção primárias devem ser a estratégia mais importante junto com a saúde pública, água e esgoto disponíveis, água clorotada, lugar apropriado para dejetos animais e educação para a saúde.

Deve ser lembrado sempre o fator risco/benefício, em tratamentos de massa.

Nas helmintíases, dispomos de medicamentos eficazes e bem avaliados.

Nas protozooses ainda encontramos certo grau de resistência aos fármacos disponíveis, havendo necessidade da procura de novos medicamentos.

A nitazoxanida é o primeiro medicamento novo para tratamento da giardíase em mais de 20 anos com necessidade de múltiplas doses, como o albendazol, e o indesejável amplo espectro de ação.

Orientações de medicamentos e condutas do Ministério da Saúde (2010), em ordem de opção, para infecções ou infestações por parasitas, a seguir.

Entamoeba histolytica

Secnidazol. Dose única de 30 mg/kg, "máximo de 2 g" (adultos).
Metronidazol. 5 dias, três tomadas, 35 mg/kg/dia, "máximo de 500 mg/dose" (adultos). Formas graves: 10 dias, três tomadas, 50 mg/kg/dia, "máximo de 750 mg/dose".
Tinidazol. 2 dias, dose única de 50 mg/kg/dia, "máximo de 2 g/dose" (adultos). Formas graves: mesmo tratamento/3 dias.
Teclozana. 5 dias, três tomadas, 15 mg/kg/dia. Máximo, 1 dia, 3 tomadas, 500 mg/dose (adultos).

Giardia lamblia

Estudos sobre o tratamentos da giardíase (Cochrane, 2011), comparando medicamento com placebo ou com outro medicamento, mostraram que, nos pacientes portadores de *Giardia* nas fezes, fica clara a diminuição da infecção com os diversos tratamentos. A melhora dos sintomas é de observação indireta e depende da constatação de que a *Giardia lamblia* frequentemente produz sintomas. Os trabalhos não dão indicação de como tratar as formas oligo ou assintomáticas. Doses únicas facilitam a adesão ao tratamento e são preferíveis. No momento, o tinidazol parece ser a melhor opção para tratamento das formas sintomáticas, até que se prove o contrário. O tratamento com albendazol é, até o momento, desapontador.
Secnidazol. Dose única de 30 mg/kg, "máximo de 2 g" (adultos).
Tinidazol. Dose única de 30 mg/kg/dia, "máximo de 2 g" (adultos).
Metronidazol. 5 dias, duas tomadas, 15 mg/kg/dia, "máximo de 250 mg/dose" (adultos). Controle de cura no 7º, 14º e 21º dias após o tratamento, com exame parasitológico de fezes. O diagnóstico deve ser feito com exame de fezes.

Cryptosporidium parvum

Reidratação e correção de distúrbios hidreletrolíticos, suplementação nutricional. Em indivíduos imunocompetentes, a doença é autolimitada.

Na imunodeficiência relacionada com o HIV, imunoglobulina hiperimune pode ser útil, associada à zidovudina.

Trabalhos randomizados (Cochrane) sobre intervenção para tratamento ou prevenção da criptosporidiose em imunodeprimidos (com avaliação da diarreia e ausência de eliminação de oocistos) confirmaram a falta de evidências para agentes efetivos no manejo da criptosporidiose. Os resultados indicam que a nitazoxanida reduz a carga de parasitas e pode ser útil em imunocompetentes. Seu uso deve ser considerado em imunodeprimidos, pela gravidade da situação. A ausência de terapia efetiva destaca a necessidade de profilaxia. Infelizmente não existem evidências da eficácia e do custo/benefício das intervenções preventivas.
Azitromicina. 900 a 1.200 mg/dia, pode ser benéfica para alguns pacientes imunocompetentes.
Roxitromicina. 4 semanas, duas tomadas, 5 a 10 mg/kg/dia, "máximo de 300 mg/dose" (adultos).

Ancylostoma duodenale e *Necator americanus*

Mebendazol. 3 dias, duas tomadas de 100 mg/dia.
Albendazol. Dose única de 2 comprimidos ou 10 ml da suspensão.
Pamoato de pirantel. 3 dias, 20 a 30 mg/kg/dia. Controle de cura é realizado no 7º, 14º e 21º dia, após o tratamento, com exame parasitológico de fezes. O diagnóstico deve ser feito com exame de fezes.

Ascaris lumbricoides

Albendazol. Dose única de 10 mg/kg, "máximo de 400 mg/dia" (adultos). É medicamento ovocida, larvicida e vermicida.
Mebendazol. 3 dias, duas tomadas de 100 mg.
Levamisol. Dose única de 40 mg (menores de 8 anos) e de 80 mg (maiores); "máximo de 150 mg (adultos)".
Tratamento da obstrução intestinal. Óleo mineral, 40 a 60 ml/dia, antiespasmódicos, hidratação, sonda nasogástrica, jejum e mebendazol: 3 dias, duas tomadas, 200 mg/dia.

Enterobius vermicularis

Pamoato de pirvínio. Dose única de 10 mg/kg.
Pamoato de pirantel. Dose única de 10 mg/kg.
Mebendazol. 3 dias, duas tomadas de 100 mg.
Albendazol. Dose única de 10 mg/kg, "máximo de 400 mg" (adultos). Tratar familiares e contatos.

Strongyloides stercoralis

Tratamento profilático é indicado antes do uso de corticosteroides e imunossupressores.

Controle de cura com parasitológicos de fezes após 7, 14 e 21 dias do tratamento. O diagnóstico deve ser feito com exame de fezes.
Cambendazol. Dose única, 5 mg/kg.
Tiabendazol. 50 mg/kg/dia em dose única à noite ou em duas tomadas, 5 a 7 dias, "máximo de 0,3 g" (adultos); 10 mg/dia durante 30 dias, em situações de autoendoinfecção e imunodeficiência celular.
Albendazol. 400 mg/dia durante 3 dias.
Ivermectina. Dose única de 150 a 200 mcg/kg. Não usar em crianças com menos de 15 kg.

Schistosoma mansoni

Praziquantel. Dose única de 60 mg/kg (crianças) e de 50 mg/kg (adultos).
Oxamniquina. Dose única de 20 mg/kg (crianças) e de 15 mg/kg (adultos).

É doença de notificação compulsória, em áreas não endêmicas. Recomenda-se, também, notificar todas as formas graves nas áreas endêmicas.

Taenia saginata e Taenia solium

Mebendazol. Duas tomadas diárias de 100 mg por 3 dias em crianças.
Niclosamida ou clorossalicilamida. 1 g/dia, em 2 tomadas (criança de 2 a 8 anos); dose única de 2 g (criança maior de 8 anos e adultos).
Praziquantel. Dose única de 5 a 10 mg/kg.
Albendazol. 400 mg/dia durante 3 dias.

Neurocisticercose

Tratamento prolongado com praziquantel por 21 dias ou albendazol por 30 dias, associados à dexametasona.

Trichiuris trichiura

Mebendazol. Duas tomadas diárias de 100 mg por 3 dias.
Albendazol. Dose única de 400 mg.
Tiabendazol. Duas tomadas diárias de 25 mg/kg/dia durante 2 dias.
Ivermectina. Dose única de 150 a 200 mcg/kg. Não usar em crianças com menores de 15 kg.

Revisões sistemáticas (Cochrane BVS) verificaram:
- Medicamentos para desinfestação usados em comunidades-alvo podem ser efetivos em relação ao peso em algumas circunstâncias, mas não em outras. Não foi demonstrado nenhum efeito na capacidade cognitiva e no rendimento escolar
- Tratamento com anti-helmínticos resulta em modesto aumento da concentração de hemoglobina, o que pode significar baixa taxa de anemia nas populações com prevalência relativamente alta de helmintíase intestinal.

■ Prevenção

Melhora das condições de higiene, estado nutricional e saneamento nas camadas populacionais mais carentes, nas quais a prevalência e a gravidade são maiores. Medicação profilática preconizada para algumas áreas poderia mascarar condições sanitárias e educacionais inadequadas. A baixa prevalência de parasitoses em indivíduos dessas áreas ocorreria à custa de repetidos tratamentos e não pela implementação de outras medidas profiláticas, como a melhora das condições de saneamento básico e a educação sanitária da população. O fato daria falsa impressão para os responsáveis por esse setor que não procurariam melhorá-lo.

Deve-se instituir tratamento medicamentoso quando o parasito é detectado, nas formas sintomáticas ou não, a fim de evitar disseminação no meio ambiente.

■ Bibliografia

Abubakar Ibrahim I, Aliyu Sani H, Chitra A et al. Prevention and treatment of cryptosporidiosis in immunocompromised patients. Cochrane Database of Systematic Reviews. In: The Cochrane Library, Issue 08, Art. No. CD004932. DOI:10.1002/14651858. CD004932.pub1.

Brasil. Ministério da Saúde. Guia de bolso – Doenças infecciosas e parasitárias. 8. ed. Revista Brasília: Ministério da Saúde, 2010.

Frei F, Juncansen C, Ribeiro-Paes JT. Levantamento epidemiológico das parasitoses intestinais: viés analítico decorrente do tratamento profilático. Cad Saúde Pública (on line). 2008; 24(12):2919-25.

Helmby H. Hemminths and our imune system: Friend or foe? Parasitology international. 2009; 58:121-7.

Hewitson JP, Grainger JR, Maizels RM. Helminth immunoregulation: the role of parasite secreted proteins inmodulating host immunity. Molecular & Biochemical Parasitology. 2009; 167:1-11.

Taylor-Robinson DC, Jones Ashley P, Garner. Deworming drugs for treating soil-transmitted intestinal worms in children: effects on growth and school performance. Cochrane Database of Systematic Reviews. In: The Cochrane Library, Issue 06, Art. No. CD000371. DOI: 10.1002/14651858. CD000371.pub2.

van Riet E, Hartgers FC, Yazdanbakhsh M. Chronic helminth infections induce immunomodulation: Consequences and mechanisms. Immunobiology. 2007; 212:475-90.

Yazdanbakhsh M, Van den Biggelaar A, Maizels RM. Th2 responses without atopy: immunoregulation in chronic helminth infections and reduced allergic disease. Trends in Immunology. 2001; 22:372-7.

Zaat Joost, Mank THG, Assendelft WJJ. Drugs for treating giardiasis. Cochrane Database of Systematic Reviews. In: The Cochrane Library, Issue 06, Art. No. CD000217. DOI: 10.1002/14651858.CD000217.pub1.

GASTRENTEROLOGIA

64 COLESTASE NEONATAL

Sheila Pércope e Fernanda Pércope

■ Introdução

Nos primeiros meses de vida a criança tem propensão a icterícia. O recém-nascido/lactente jovem manifesta icterícia com maior frequência, seja por aumento da bilirrubina indireta ou da direta (colestase neonatal).

As hiperbilirrubinemias indiretas se devem ao metabolismo da bilirrubina alterado por provável adaptação à vida intrauterina. Quem elimina a bilirrubina para o feto, até a hora do nascimento, é a mãe, através da placenta. Desse modo, a bilirrubina deve permanecer sob forma indireta, não conjugada, lipossolúvel, para atravessar camadas lipídicas da barreira celular íntegra da placenta, pois a bilirrubina direta não atravessa a barreira lipídica placentária por ser hidrossolúvel e insolúvel em lipídios. Até o momento do parto, esse processo de eliminação pela mãe é tão eficaz que quase nunca um bebê nasce ictérico.

■ Icterícia no primeiro dia de vida é sempre patológica

Embora a maior parte das icterícias do período neonatal se deva à hiperbilirrubinemia indireta, o pediatra deve estar atento à possibilidade do diagnóstico de colestase diante de todo recém-nascido cuja icterícia persista além dos 14 dias de vida.

A icterícia fisiológica no recém-nascido a termo raramente ultrapassa as duas primeiras semanas de vida. De forma imperceptível ao observador pouco atento, pode ser seguida por uma das situações causadoras de hiperbilirrubinemia direta (colestase). Deve-se estar vigilante à passagem sutil de uma forma para outra, como, por exemplo, icterícia fisiológica em crianças com atresia de vias biliares extra-hepáticas.

As hiperbilirrubinemias diretas (colestase neonatal) se devem à imaturidade da excreção biliar (sistema excretor hepatobiliar em amadurecimento anatômico e funcional) e à agressão por etiologias variadas no lactente ou obstrução mecânica ao fluxo de bile.

A principal manifestação de todas as doenças que cursam com hiperbilirrubinemia nos primeiros meses de vida é a icterícia. O primeiro passo para o diagnóstico é separar as causas de aumento da fração indireta e da direta, pois a conduta diagnóstica, as causas, as complicações e o tratamento são totalmente distintos nos dois grupos. No primeiro, a preocupação principal são os níveis da bilirrubina, o *kernicterus*. No segundo, a estase biliar intra-hepática e consequente cirrose biliar (Figura 64.1).

Clinicamente, separamos os dois grupos pela presença de colúria (somente a bilirrubina direta, conjugada, hidrossolúvel aparece na urina), hipocolia e acolia. A urina da criança nos primeiros meses de vida deve ser incolor, tipo "água de rocha". Qualquer coloração significa anormalidade e é motivo de preocupação. Colúria e hipocolia ou acolia são sempre sinal de doença.

A princípio, não existe colestase benigna. Bilirrubina conjugada na urina é sempre anormal, secundária a hemólise intensa (raramente) ou colestase.

Podemos definir colestase como elevação da bilirrubina direta, conjugada, acima de 20% do total da bilirrubina sanguínea, ou quando os níveis forem maiores do que 5 mg/dℓ, ou se os níveis de bilirrubina total forem inferiores a 5 mg/dℓ e os de bilirrubina direta superiores a 1 mg/dℓ (NASPGHAN).

As hiperbilirrubinemias diretas (colestase) são as que se prolongam com maior frequência no recém-nato e no lactente jovem.

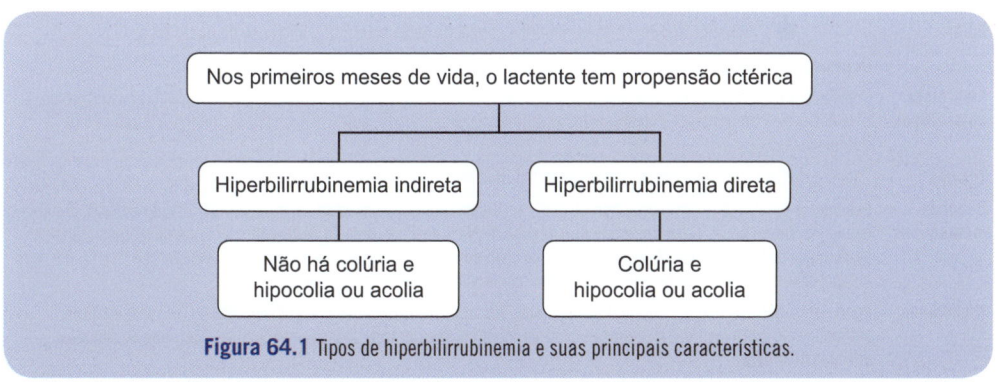

Figura 64.1 Tipos de hiperbilirrubinemia e suas principais características.

■ Classificação

As causas de colestase neonatal são muitas, e entre elas existem algumas *curáveis* como as infeciosas (infecções do trato urinário, sepse, tuberculose, sífilis, toxoplasmose etc.), algumas *cirúrgicas* (cisto de colédoco), algumas *controláveis com dietas especiais* (frutosemia, galactosemia) e medicamentos, outras *de conduta expectante*. Em alguns casos não se conhece a etiologia e são rotuladas de *hepatite neonatal idiopática*. Esse termo tem sido cada vez menos usado, graças ao avanço no entendimento das bases moleculares nas síndromes colestáticas, com novos meios de diagnóstico e tratamento que levam em consideração a genética do paciente. Infelizmente, ainda não estão disponíveis em nossa rotina.

Podem também ser classificadas, de acordo com a etiologia e o local de agressão, em:
- Causas extra-hepáticas: atresia das vias biliares extra-hepáticas, obstrução de ductos hepáticos por lama biliar e cisto do colédoco com lama biliar
- Causas intra-hepáticas: colestase associada a infecções bacterianas, infecções virais, etiologia idiopática (hepatite neonatal idiopática), alterações anatômicas (hipoplasia biliar), processos metabólicos ou endócrinos, doenças genéticas ou cromossômicas (colestase intra-hepática familiar progressiva), choque e hipoperfusão hepática e outras situações como nutrição parenteral total.

■ Etiologia

No período neonatal e no lactente jovem, as causas são variadas. Algumas só determinam colestase nessa faixa etária por causa da imaturidade do fígado e dos ductos excretores de bile (Quadro 64.1).

■ Fisiopatologia

A Figura 64.2 resume a fisiopatologia.

■ Quadro clínico

Diante de uma criança com sinais de colestase (icterícia, colúria e hipocolia ou acolia), temos duas situações:
- Icterícia colestática associada a evidências de outras doenças: a investigação deve ser direcionada
- Icterícia colestática isolada: requer investigação completa.

A apresentação clínica está resumida na Figura 64.2.

Prurido e principalmente xantomas e xantelasmas estarão presentes nas icterícias colestáticas prolongadas devido à presença de sais biliares e colesterol aumentados no sangue e/ou em depósitos na pele.

Hepatomegalia e esplenomegalia irão depender, em tamanho e consistência, da doença que determinou a colestase. Esplenomegalia precoce fala a favor de doença infecciosa, enquanto a tardia pode significar cirrose com hipertensão portal.

Outros sinais de hipertensão portal requerem certo tempo de duração da doença para que surjam: ascite, circulação colateral, sangramentos por varizes esofágicas e fígado de consistência endurecida e superfície irregular.

■ Diagnóstico

Clínico

Anamnese completa com verificação cuidadosa de: peso ao nascer, infecções neonatais, história de consanguinidade, infecções maternas na gestação, uso de medicamentos ou drogas, internação na UTI, sepse, cor das fezes e da urina, evacuações intestinais, vômitos, irritabilidade, letargia,

QUADRO 64.1	Causas de colestase neonatal.	
Hepatite neonatal	Idiopática	–
	Vírus	Citomegalovírus, herpes, rubéola, reovírus tipo 3, adenovírus, enterovírus, parvovírus B19, vírus da imunodeficiência humana
	Bactérias e parasitos	Sepse bacteriana, listeriose, tuberculose, toxoplasmose, sífilis, malária
Obstrução do ducto biliar	Colangiopatias	Atresia biliar, cisto de colédoco, hipoplasia biliar intra-hepática não sindrômica, síndrome de Alagille, colangite esclerosante neonatal, perfuração espontânea de ductos biliares, doença de Caroli (com colangite), fibrose hepática congênita (com colangite), estenose de ducto biliar
	Outras causas	Bile espessa, colelitíase, tumores ou massas (intrínsecas ou extrínsecas)
Síndromes colestáticas		Colestase intra-hepática familiar progressiva, colestase hereditária com linfedema (síndrome de Aagenaes), colestase dos índios americanos, colestase dos esquimós da Groenlândia, colestase recorrente benigna, síndrome de Dubin-Johnson
Tóxicas		Substâncias, nutrição parenteral, intoxicação por alumínio
Doenças metabólicas		Deficiência de alfa-1-antitripsina, fibrose cística, hemocromatose, hipopituitarismo (displasia septo-óptica), hipotireoidismo, tirosinemia, hipermetioninemia, doença de Nieman-Pick, doença de Gaucher, doença de Wolmen, doença de depósito dos ésteres do colesterol, doença do ciclo da ureia, galactosemia, frutosemia, glicogenose tipo IV, doenças mitocondriais, doenças por peroxissomas, defeitos da síntese dos ácidos biliares
Miscelânea		Choque/hipoperfusão, lúpus eritematoso neonatal, trissomias autossômicas, doença enxerto *vs.* hospedeiro, linfohistiocitose eritrofagocítica, oxigenação extracorpórea por membrana, doença venoclusiva, síndrome de Donahue, eritroblastose fetal

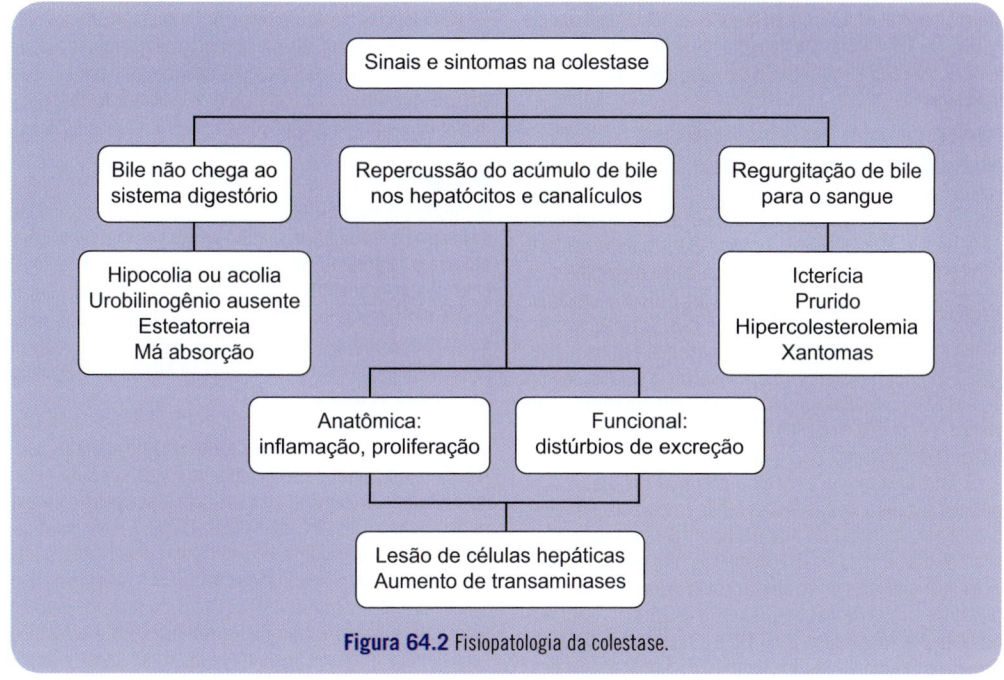

Figura 64.2 Fisiopatologia da colestase.

incompatibilidade ABO ou Rh em gestações anteriores e tipo sanguíneo materno, ultrassonografia fetal, sangramentos e casos semelhantes na família.

No exame físico, sinais vitais e dados antropométricos, fácies típica (trissomias e síndrome de Alagille), olhos (formato, catarata, embriotoxo posterior), icterícia, sinais de insuficiência cardíaca e sopros, tamanho e consistência do fígado e baço, pele (exantemas, petéquias e hematomas), função neurológica, presença de malformações, cor da urina e fezes verificadas no momento da consulta pelo pediatra e resultado do teste do pezinho. Os sinais de hipertensão portal (ascite, distensão abdominal, circulação colateral abdominal) podem ser precoces, antes da instalação da cirrose.

Na avaliação clínica, *o principal objetivo é afastar, nas primeiras 8 semanas de vida, a atresia de vias biliares extra-hepáticas* e evitar estase biliar intra-hepática com medicamentos como fenobarbital e ácido ursodesoxicólico, desde a primeira consulta. Atraso no diagnóstico constitui a maior causa de transplante hepático nas crianças, nem sempre com bons resultados.

Crianças portadoras de atresia de vias biliares extra-hepáticas têm, geralmente, aspecto saudável e não parecem enfermas no início da vida.

Às vezes são consideradas portadoras de icterícia fisiológica prolongada. Esta pode estar presente no início da vida e, de modo imperceptível, ser seguida pelos sinais gradativos de atresia de vias biliares extra-hepáticas. Por isso, a importância da consulta de retorno precoce após o nascimento e a orientação, pelo pediatra, do uso dos dados do "alerta amarelo" na caderneta da criança.

Laboratorial

O fígado desempenha papel central e variado em muitos processos metabólicos essenciais.

Sua função é bastante complexa e qualquer dano às suas células levará a alterações, às vezes, mais importantes do que as da doença subjacente. As provas funcionais hepáticas variam com o grau e o tempo de duração do dano e não com a causa dele. O conjunto de alterações no sangue decorrentes da disfunção do hepatócito, da produção e drenagem da bile e da liberação, por necrose, de produtos intracelulares constitui o que denominamos de provas de função hepática, que raramente contribuem para o diagnóstico etiológico.

Permitem iniciar o diagnóstico diferencial entre doenças biliares e parenquimatosas.

Provas de função hepática mais utilizadas:
- Alteradas nas doenças hepatocelulares: aminotransferases ou transaminases, albumina, tempo de protrombina (TP), tempo de tromboplastina parcial (TTP), bilirrubina, gamaglutamiltransferase (GGT), colesterol. Aumentam por lesão celular
- Alteradas nas doenças hepatobiliares: fosfatase alcalina, bilirrubina, gamaglutamiltransferase (GGT); 5' nucleotidase colesterol, sais biliares. Aumentam por estase biliar (colestase). Algumas, como visto, aumentam nos dois tipos de alterações (bilirrubina, GGT, colesterol).

Investigação inicial

Tem como finalidade estabelecer a presença da colestase, definir a gravidade da doença hepática e detectar doenças de tratamento imediato (hemograma completo e plaquetas, bilirrubina total e frações, transaminases, fosfatase alcalina e GGT, TP, TTP, fatores da coagulação, albumina, amônia, glicose, colesterol, cultura de sangue, urina e outras, se indicadas).

Investigação para diagnóstico específico

Ultrassonografia, cintigrafia com Tc99, tubagem duodenal, colangiorressonância magnética (em casos selecionados); medição da alfa-1-antitripsina sérica e fenótipos; sorologias para HbsAg, TORCHS, vírus Epstein-Barr, parvovírus B19, herpes-vírus humano 6, HIV e outros; sódio e cloro no suor, rastreamento metabólico (aminoácidos séricos e urinários, ácidos orgânicos na urina), T4 livre e TSH, ferro sérico e ferritina, sais biliares e precursores no sangue e urina, galactose 1-P-uridiltransferase nas hemácias e outros. Alguns desses exames ainda não estão disponíveis em nossa rotina clínica. Em certos casos, o teste do pezinho já nos fornece informações iniciais.

A *ultrassonografia fetal* ou a neonatal faz diagnóstico precoce de dilatações na árvore biliar, como o cisto do colédoco. Com ela, evitamos diagnósticos tardios. Ajuda, também, no diagnóstico de atresia de vias biliares extra-hepáticas pela ausência de visualização da vesícula biliar após *jejum*. Na atresia de vias biliares extra-hepáticas, o aprimoramento dos especialistas em US e a melhor definição nos aparelhos de última geração permitiram identificar uma imagem de forma triangular ou tubular, com densidade ecogênica na bifurcação da veia porta, correspondendo ao cone fibroso denominado "cordão triangular".

A correção da atresia de vias biliares antes dos 2 meses de idade é de melhor prognóstico. Se no final de 8 semanas de investigação não se encontrar outra causa e as evidências apontarem para atresia de vias biliares extra-hepáticas, a criança deve ser submetida a biopsia a céu aberto e colangiografia peroperatória. Antes da cirurgia deve-se afastar a possibilidade de deficiência de alfa-1-antitripsina sérica (quando a agressão cirúrgica poderia agravar o quadro) e de síndrome de Alagille (pode ser confundida durante o ato cirúrgico com atresia extra-hepática, levando à retirada de ductos extra-hepáticos em crianças com hipoplasia dos ductos intra-hepáticos).

■ Diagnóstico diferencial

Com as causas de icterícia por aumento predominante da bilirrubina indireta e entre as diversas causas de aumento da bilirrubina direta (colestase). O diagnóstico diferencial mais importante, nos aumentos da bilirrubina direta, é entre causas cirúrgicas e não cirúrgicas em menos de 8 semanas de vida para não aumentar a fila de transplantes hepáticos em crianças.

■ Tratamento

Tratamento etiológico das principais doenças causadoras de colestase no período neonatal que são tratáveis e/ou controláveis como: infecções (sífilis congênita, toxoplasmose, infecções bacterianas, sepse, listeriose, infecções por herpes-vírus e citomegalovírus); causas endócrinas (hipotireoidismo); metabólicas (galactosemia, tirosinemia) e iatrogênicas (nutrição parenteral, medicamentos).

Na colestase crônica, a retenção de substâncias normalmente excretadas na bile e a ausência ou quantidade insuficiente de bile no lúmen intestinal acarretam consequências clínicas que devem ser tratadas, em busca de melhor qualidade de vida para a criança.

Nutrição

A diminuição ou a ausência de sais biliares para produção de micelas e absorção de gordura provoca desnutrição, esteatorreia e retardo do crescimento e do desenvolvimento. O catabolismo é acentuado nos casos de colestase crônica. Ocorre deficiência de vitaminas lipossolúveis (A, D, E e K), levando a cegueira noturna e pele espessa (A), osteopenia (D), degeneração neuromuscular (E) e hipoprotrombinemia e distúrbios de coagulação (K).

A dieta deve ser hipercalórica (125 a 150% da quota diária recomendada). No caso de aleitamento materno, considera-se adicionar complemento se o ganho ponderal for insatisfatório. O complemento e a dieta hipercalórica devem conter triglicerídios de cadeia média (TCM), absorvidos diretamente sem necessidade de emulsificação pela bile. A utilização de fórmulas hidrolisadas com TCM é uma opção. Em recém-nascidos ainda sem resultados do teste do pezinho para galactosemia e com disfunção hepática e colestase persistentes, a utilização de fórmulas sem lactose é aconselhável. Deve-se ainda oferecer suplementação das vitaminas A, D, E e K em 1,5 a 2 vezes as doses recomendadas para a idade.

Fármacos

Anti-histamínicos e fenobarbital (como indutor enzimático) para controle do prurido, ainda de etiopatogenia não totalmente compreendida (acúmulo de sais biliares?). Fenobarbital pode causar sedação e deve ser administrado à noite. Dose de 3 a 4 mg/kg/dia.

Colestiramina e quelante de sais biliares devem ser usados cuidadosamente por causar alcalose hiperclorêmica e diminuir absorção de vitaminas lipossolúveis. Dose de 0,06 g/kg/dose, 2 a 4 vezes/dia, máximo de 0,36 g/kg/dia.

Ácido ursodesoxicólico para promover colerese e melhorar a função excretora do fígado. Dose de 5 a 10 mg/kg/dia.

Consequências da cirrose hepática

Ascite e varizes esofágicas, com ou sem sangramento, devem receber o tratamento de apoio adequado.

Cirurgia

Nos casos em que a causa da colestase permanece em dúvida após investigação clínica, devem-se solicitar pareceres especializados da gastrenterologia e da cirurgia pediátrica o mais rápido possível para que o tempo ideal para a cirurgia de Kasai (portoenterostomia) não seja ultrapassado. No ato cirúrgico, são feitas biopsia com material analisado por congelação e colangiografia operatórias para decidir a conduta cirúrgica. Se houver atraso no procedimento ou não houver condição para a cirurgia de Kasai, a criança é encaminhada para ser acompanhada em centros de transplante hepático em ocasião adequada.

■ Prevenção

Bom pré-natal e consulta pediátrica com 2 semanas de vida. Lembrar, sempre, de orientar os pais para consultarem a página do Alerta Amarelo na caderneta da criança.

NÃO ESQUEÇA

- Icterícia no primeiro dia de vida é sempre patológica
- A criança portadora de atresia de vias biliares extra-hepáticas tem, geralmente, aspecto saudável e não parece enferma no início da vida
- Todo recém-nascido com peso normal e fezes acólicas por mais de 5 dias, com US mostrando ausência de vesícula biliar após jejum e "cordão triangular", tem 95% de chance de ter atresia de vias biliares extra-hepáticas. Evitar ao máximo a laparotomia exploradora antes de se afastar deficiência de alfa-1-antitripsina e síndrome de Alagille
- Se a portoenterostomia for realizada antes das 6 a 8 semanas de vida, o fluxo biliar ocorre em até 80% dos casos, evitando, ou protelando para idades maiores, o transplante hepático.

■ Bibliografia

Balistreri WF. Intrahepatic cholestasis. J Pediatr Gastroenterol Nutr. 2002; 35(Suppl.1):S17-23.

Balistreri WF, Bezerra JA. Whatever happened to "neonatal hepatitis"? Clin liver Dis. 2006; 10(1):27-53.

Benchimol EI, Walsh CM, Ling SC. Early diagnosis of neonatal cholestatic jaundice test at 2 weeks. Can Fam Physician. 2009; 55:1184-92.

Carvalho E, Pontes Ivantes CA, Bezerra JA. Extrahepatic biliary atresia: current concepts and future directions/Atresia das vias biliares extra-hepáticas: conhecimentos atuais e perspectivas futuras. J Pediatr. 2007; 83(2):105-20.

Cauduro SM. Atresia biliar extra-hepática: métodos diagnósticos/Extrahepatic biliary atresia: diagnostic methods. J Pediatr. 2003; 79(2):107-14.

De Bruyne R, Van Biervliet S, Vandel Velde S et al. Clinical practice: neonatal cholestasis. Eur J Pediatr. 2011; 170(3):279-84.

Deirdre AK, Davenport M. Current management of biliary atresia. Arch Dis Child. 2007; 92:1132-35.

Heathcote EJ. Diagnosis and management of cholestatic liver disease. Clin Gastroenterol Hepatol. 2007; 5(7):776-82.

Moyer V, Freese DK, Whitington PF et al. Guideline for the evaluation of cholestatic jaundice in infants: recommendations of the North American Society for Pediatric Gastroenterology, Hepatology and Nutrition. J Pediatr Gastroenterol Nutr. 2004; 39:115-28.

Valladares MAB, Aboim MA. Colestase no recém-nascido e lactente. In: Liberal E, Vasconcelos MM, Pércope S et al. Gastroenterologia. 1. ed. Séries SOPERJ. Rio de Janeiro: Guanabara Koogan, 2012. p. 196-203.

GASTRENTEROLOGIA

65 HEPATITES POR VÍRUS

Sheila Pércope e Fernanda Pércope

■ Introdução

A hepatite consiste em inflamação e necrose do tecido hepático. Os desencadeantes da inflamação são variados: infecciosos, metabólicos, tóxicos e autoimunes. A inflamação e a necrose podem evoluir de forma aguda ou crônica, qualquer que seja a causa.

As hepatites agudas causadas por agentes virais, com possibilidades de cronificação em algumas delas, constituem um grande problema de saúde pública no Brasil e no mundo.

As manifestações clínicas dependem, basicamente, da intensidade e do tipo de agressão, com pouca variação nas infecções pelos vários vírus hepatotrópicos. Apresentam características clínicas, epidemiológicas e laboratoriais semelhantes, mas com algumas peculiaridades.

Os vírus hepatotrópicos têm distribuição universal com predomínio de um ou mais tipos em algumas regiões. No Brasil, as diversas hepatites por vírus apresentam grande variação na prevalência regional. A prevalência vem mudando nos últimos anos pela utilização de vacinas que integram o calendário vacinal recomendado pela Sociedade Brasileira de Imunizações e Sociedade Brasileira de Pediatria e liberadas nos programas de vacinação na rede pública.

■ Classificação

A hepatite por vírus pode ser *aguda* (assintomáticas, sintomáticas, fulminantes) e *crônica*. A evolução depende de vários fatores e do tipo de vírus hepatotrópico. Os principais vírus hepatotrópicos são: vírus da hepatite A-VHA (hepatite A), família Picornaviridae (RNA, sem envelope); vírus da hepatite B-VHB (hepatite B), família Hepadnaviridae (DNA, com envelope); vírus da hepatite C-VHC (hepatite C), família Flaviviridae (RNA, com envelope); vírus da hepatite D-VHD (hepatite delta), família Deltaviridae (RNA defectivo, com envelope do vírus B) e vírus da hepatite E-VHE (hepatite E), não pertence a nenhuma família definida (RNA, sem envelope).

■ Epidemiologia

Os mecanismos de transmissão dos vírus hepatotrópicos são:
• Hepatite A: fecal-oral, água, alimentos, interpessoal, raramente sangue
• Hepatite B: sangue e derivados, secreções (contato sexual, saliva, leite materno), contato direto (crianças institucionalizadas, familiares), vertical (mãe-filho)
• Hepatite C: sangue, secreções (rara), vertical, contato direto
• Hepatite D: sangue, secreções, vertical (rara)
• Hepatite E: fecal-oral, água, alimentos.

A transmissão dos vírus hepatotrópicos não envelopados se dá preferencialmente por via fecal-oral, e a dos envelopados, por via parenteral. A via de transmissão determina a prevalência de cada uma das hepatites em diferentes regiões e populações.

■ Etiologia

Hepatites podem ser causadas por vírus hepatotrópicos e por agentes não hepatotrópicos diretos. A infecção pelo vírus Epstein-Barr pode se manifestar com quadro de hepatite. Quadro semelhante pode ocorrer na infecção pelo citomegalovírus (CMV). Hepatite pós-transfusional pelo CMV é rara e pode evoluir como doença disseminada em pacientes imunodeprimidos e recém-nascidos. Herpes-vírus tipos 1, 2 e 6, Coxsackie A tipo IV, adenovírus 5 e vírus varicela-zóster podem ser responsáveis por hepatite em lactentes e indivíduos imunodeprimidos.

As hepatites por drogas e medicamentos podem se confundir com as hepatites por vírus.

As hepatopatias crônicas podem abrir a sintomatologia com quadro agudo, simulando hepatites por vírus. É muito importante pesquisar evidências clínicas e/ou laboratoriais sugestivas de doença crônica nas crianças com manifestações clínicas de hepatite aguda por vírus.

Um quadro hepático semelhante também pode ser causado por: esteatose hepática não alcoólica, brucelose, colelitíase/colecistite, colangite esclerosante, colestase reacional, dengue, febre amarela, hepatite por substâncias tóxicas (álcool, solventes químicos etc.), doenças granulomatosas do fígado, neoplasia (primária ou metastática) do fígado, herpes simples, leptospirose, riquetsiose, sífilis secundária, toxoplasmose.

■ Fisiopatologia

O fígado desempenha papel central e variado em muitos processos metabólicos essenciais. É a única fonte de albumina e de muitas outras proteínas séricas. É, também, única fonte de glicose após a fase de absorção intestinal, graças à reserva de glicogênio. Sede principal da síntese de lipídios e fonte de lipoproteínas plasmáticas, modula suas concentrações séricas. Realiza processos de destoxificação de várias substâncias exógenas e endógenas (amônia, fármacos, toxinas, hormônios esteroides). Tem papel especial no metabolismo da bilirrubina e de sais biliares. É, ainda, órgão de reserva de vitaminas lipossolúveis e vitamina B_{12}. Exceto nos períodos de absorção intestinal, a glicemia é mantida pelo fígado (glicogenólise e gliconeogênese). A glicose oriunda do glicogênio, aminoácidos e pequena parte dos lipídios é utilizada pelo fígado e por outros tecidos na produção de energia (ciclo de Krebs). Os lipídios são utilizados no fígado para a formação de triglicerídios (reserva hepática) e a produção de energia (oxidação). Esses dois processos se mantêm em equilíbrio. O fígado é a única fonte de sais biliares e a principal fonte de colesterol endógeno, que se une ao exógeno para formação do *pool* metabolicamente ativo.

O tecido hepático sintetiza várias proteínas plasmáticas (exceto as imunoglobulinas): albumina, fatores de coagulação (V, VII, IX, X e parte do fator VIII, fibrinogênio, protrombina), transferrina, alfa-1-antitripsina, lipoproteínas (alfa e beta) não alimentares, haptoglobina, ceruloplasmina, proteína C reativa, alfa-2-globulina, antitrombina 3 e componentes do sistema fibrinolítico. A síntese de cada uma delas é regulada por mecanismo específico, mas depende da integridade celular, do mecanismo de transcrição no núcleo celular, do transporte intracelular, do retículo endoplasmático rugoso e do aparelho de Golgi. Alguns hormônios são catabolizados no fígado e isso interfere em sua ação: insulina, glucagon, hormônio do crescimento, corticosteroides, estrogênios e hormônios da paratireoide. Os fármacos são transformados em produtos inativos ou em metabólitos que têm realmente a função desejada ou em produtos tóxicos ao próprio fígado. As toxinas também são transformadas, como a amônia, bilirrubina etc. em produtos não tóxicos. A solubilização hepática de fármacos e toxinas, como uma etapa do metabolismo, facilita sua eliminação na bile e urina.

A função hepática é, portanto, bastante complexa e qualquer dano às suas células, regentes da homeostasia do organismo, levará a alterações que algumas vezes são clinicamente mais importantes do que a doença básica.

As hepatites levam a distúrbios celulares de graus variados, com alteração de todo o metabolismo hepático: as hepatites agudas benignas, em menor grau; as agudas fulminantes, em grau mais intenso e rápido; as crônicas alteram progressivamente o metabolismo chegando, em alguns casos, até a falência total.

■ Quadro clínico

Os sinais e os sintomas que levam o pediatra a suspeitar de hepatite por vírus são muito diversificados, variando de formas assintomáticas à insuficiência hepática grave aguda. Em geral, encontramos características comuns a uma infecção viral (fadiga, anorexia, náuseas, mal-estar e adinamia) com acometimento hepático (colúria, acolia e icterícia). As hepatites por vírus podem evoluir de forma assintomática, como ocorre em grande número de crianças com hepatite por vírus A. Podem assumir evolução crônica, com participação de processos imunológicos. Às vezes, cursam como hepatite fulminante, com lesão maciça de hepatócitos e consequências metabólicas graves, podendo evoluir para morte.

O Quadro 65.1 resume as características clínicas e sorológicas das hepatites por vírus.

QUADRO 65.1 Características clínicas e sorológicas das hepatites.

Vírus	Antígeno	Anticorpos	Marcador de replicação	Mortalidade na fase aguda (%)	Letalidade (%)	Cronicidade	Propagação*	Incubação	Vacina
A	VHAAg	Anti-VHA (IgG e IgM)	RNA-VHA		0,1 a 0,4	Nenhuma	Fecal-oral	15 a 45 dias	Sim
B	HBsAg, HBcAg, HBeAg (HBxAg, HBAg pré-S1 e HBAg pré-S2)	Anti-HBs, Anti-HBc, Anti-HBe (Anti-HBx, Anti-HB pré-S1 e Anti-HB pré-S2)	DNA-VHB, DNA-polimerase	Menos de 1	15	10 a 90% (em recém-nascidos) e 5 a 10% (após 5 anos)	Parenteral, secreções, perinatal	30 a 180 dias	Sim
C	VHCAg	Anti-VHC	RNA-VHC	0,2	–	70 a 85%	Parenteral, secreções, perinatal	15 a 150 dias	Ainda não
D	VHDAg	Anti-VHD (IgG e IgM)	RNA VHD	2 a 20	–	2 a 70%	Parenteral, secreções, perinatal	30 a 180 dias; 14 a 56 dias na infecção secundária	Contra hepatite B
E	VHEAg	Anti-VHE (IgG e IgM)	Partículas semelhantes a vírus	0,2% (20% em grávidas)	Semelhante à hepatite A. A mortalidade em grávidas pode chegar a 20%	Nenhuma	Fecal-oral	15 a 60 dias	Sim

*Na hepatite por vírus C, as reinfecções são frequentes.

Na hepatite A, curiosamente, crianças de menor idade têm, com o início da icterícia, acentuada melhora dos sintomas, o que significa bom prognóstico. Adultos e crianças maiores se comportam diferente, com piora sintomática. Crianças são mais propensas que os adultos (60% contra 20%) a ter diarreia, o que pode confundir com gastrenterite aguda nos serviços de emergência.

Sinais de alerta: vômito persistente, mesmo após o início da icterícia, febre prolongada, hálito hepático, desorientação, irritabilidade, hiperventilação, prolongamento do tempo de protrombina/hemorragias espontâneas e sinais de encefalopatia hepática (sonolência e/ou agitação psicomotora, asterixe, torpor e coma).

Por envolvimento de fatores imunológicos e provavelmente genéticos e ambientais, o vírus B leva ao aparecimento de portadores assintomáticos e de hepatite crônica. Há tendência ao prolongamento da doença pelo vírus B.

A persistência de evidências clínicas e bioquímicas de disfunção hepática por mais de 6 meses sugere evolução para cronicidade, que ocorre em 5 a 10% dos indivíduos adultos infectados. Formas altamente agressivas, sugerindo alta replicação viral, mesmo na presença de anti-HBe, marcador que assinala o fim desta replicação, levam a pensar em infeção por mutante do HB e Ag (mutante pré-core). A possibilidade de evolução para câncer hepático é independente do desenvolvimento de cirrose, a qual é considerada pré-requisito nos casos de carcinoma hepatocelular nas demais infecções virais crônicas.

Na hepatite C, a fase aguda caracteriza-se por manifestações leves ou inaparentes e, em mais de 2/3 dos casos, os pacientes se mostram assintomáticos e anictéricos. Apenas cerca de 20% apresentam icterícia e 10%, quadro grave. Alguns indivíduos infectados apresentam múltiplos episódios de hepatite aguda, o que pode ser resultado de reinfecção com cepas diferentes do VHC ou falta de imunidade completa, resultando em reinfecção (ou reativação) com uma cepa homóloga.

■ Diagnóstico

As aminotransferases estão aumentadas (até dez vezes o limite superior da normalidade), demonstrando lesão parenquimatosa, mas não são específicas de nenhuma hepatite. Outras alterações inespecíficas são: hemograma com alterações para infecção por vírus, hiperbilirrubinemia e elevação da fosfatase alcalina, 5'-nucleotidase e gamaglutamiltranspeptidase (denotando colestase, que pode acompanhar o quadro e depende do grau de comprometimento dos ductos biliares). O mais importante é diferenciar os vários tipos de hepatites por vírus hepatotrópicos, sempre considerando os agentes não hepatotrópicos e outra etiologias. Para isso, usamos a investigação sorológica, específica para cada tipo (Quadros 65.2 a 65.6).

Tanto os testes sorológicos quanto os moleculares são úteis para o diagnóstico das hepatites por vírus, mas testes moleculares ainda não são rotina nas hepatites agudas. Na hepatite B, podem ajudar no diagnóstico na janela imunológica e na verificação de persistência de viremia. Tornam

QUADRO 65.2 Hepatite A – interpretação dos resultados sorológicos.

Anti-VHA total	Anti-VHA IgM	Interpretação
+	+	Infecção recente pelo vírus da hepatite A
+	−	Infecção passada pelo vírus da hepatite A
−	−	Ausência de contato com o vírus da hepatite A, não imune

QUADRO 65.3 Hepatite B – Interpretação dos resultados sorológicos.

Interpretação	HBsAg	HBeAg	Anti-HBc IgM	Anti-HBc IgG	Anti-HBe	Anti-Hbs
Suscetível	−	−	−	−	−	−
Incubação	+	−	−	−	−	−
Fase aguda	+	+	+	+	−	−
Fase aguda final ou hepatite crônica	+	+	−	+	−	−
	+	−	−	+	+	−
	+	−	−	+	−	−
Início fase convalescente	−	−	+	+	−	−
Imunidade, infecção passada recente	−	−	−	+	+	+
Imunidade, infecção passada	−	−	−	+	−	+
Imunidade, infecção passada	−	−	−	+	−	−*
Imunidade, resposta vacinal	−	−	−	−	−	+

*O anti-HBs pode estar em níveis indetectáveis pelos testes sorológicos.

QUADRO 65.4	Hepatite C – Interpretação dos resultados sorológicos.
Marcador	Significado
Anti-VHC	Contato prévio com o vírus da hepatite C. Pode ser infecção aguda, pregressa ou cronificação

Apenas uma pequena proporção dos indivíduos infectados com o VHC são crianças, e há poucas manifestações desta doença durante a infância.

QUADRO 65.5	Hepatite D – Interpretação dos resultados sorológicos.				
Interpretação	HbsAg	Anti-HBc IgM	HDVAg	Antidelta IgM	Antidelta IgG
Coinfecção ou superinfecção recente	+	–	+	–	–
Coinfecção recente	+	+	–	+	–
Superinfecção recente	+	–	+	+	–
	+	–	–	+	–
Superinfecção antiga	+	–	–	–	+
Imunidade	–	–	–	–	+

QUADRO 65.6	Hepatite E – Interpretação dos resultados sorológicos.	
Anti-VHE total	Anti-VHE IgM	Interpretação
+/–	+	Infecção recente pelo vírus da hepatite E
+	–	Exposição prévia ao vírus da hepatite E
–	–	Sem contato com o vírus da hepatite E

mais segura a escolha de doadores e, nas formas crônicas, servem para monitorar resposta a medicamentos antivirais. O papel mais importante dos testes moleculares é na hepatite pelo vírus C. Nela, os testes sorológicos não diferenciam infecções passadas, recentes ou replicativas.

■ Tratamento

Nenhuma medida ou medicamento tem valor confirmado. Deve-se evitar o uso de medicamentos hepatotóxicos, como o paracetamol. Repouso não é essencial, mas pode ser feito no período em que a criança se sente pior. Recomenda-se repouso relativo até que haja normalização das aminotransferases. As dietas hiperglicídicas surgiram da constatação de hipoglicemia por alterações metabólicas em lesões celulares importantes, mas não têm sua eficácia comprovada. Lipídios podem ser usados livremente, desde que sejam bem aceitos pela criança (sem náuseas e sem anorexia). Na verdade, a dieta pobre em gorduras e rica em carboidratos é mais agradável ao paciente anorético.

A hospitalização está indicada nas formas mais graves para manejo de vômito com desidratação, sangramentos com alterações na atividade de protrombina e insuficiência hepática fulminante. Nestas, medidas intensivas de suporte deverão ser adotadas.

■ Prevenção

Baseia-se no diagnóstico precoce e em medidas que impeçam transmissão fecal-oral naquelas hepatites em que esta via é importante. Controle do sangue e derivados do plasma, além do cuidado com secreções corporais, é importante na prevenção das hepatites B e C.

Hepatite A

Lactentes e escolares com hepatite A podem retornar às creches e às atividades normais 2 semanas após o início dos sintomas ou 1 semana após o início da icterícia (término de excreção fecal do vírus A, na maioria dos casos) sem a normalização dos exames, que às vezes demora a acontecer.

Vacina contra hepatite A está disponível, sendo realizada a partir de 12 meses de idade.

A prevenção com imunoglobulina padrão é útil na hepatite A, tanto pré-exposição quanto após exposição a um caso índice. A dose é de 0,02 a 0,04 ml/kg com proteção por 3 meses, aproximadamente, se aplicada, no máximo, 2 semanas após exposição. Imunoglobulina padrão deve ser sempre lembrada, para proteção de não vacinados e não imunes, em familiares, creches e instituições fechadas.

Hepatite B

A indicação de cesariana em mães HBsAg-positivas, visando prevenir infecção no recém-nascido, é controversa, assim como a suspensão do aleitamento materno. Estes problemas vão se diluindo à medida que toda a população infantil e adulta estiver vacinada.

Na imunização ativa usa-se vacina produzida por engenharia genética, com proteção em 95 a 99% dos casos.

Vacinação constitui a maior estratégia de controle da hepatite B. Deve ser instituída em todos os recém-nascidos, preferencialmente nas primeiras 12 horas após o parto. Naqueles sabidamente expostos ao VHB, o CDC (Center for Disease Control), nos EUA, recomenda profilaxia passivo-ativa, com aplicação de imunoglobulina hiperimune anti-hepatite B (HBIG), o mais rápido possível, preferencialmente na sala de parto, na dose de 0,5 mℓ, por via intramuscular, associada à aplicação simultânea da primeira dose da vacina, em grupos musculares diferentes. Segunda dose da vacina é feita com 1 mês e a terceira, com 6 meses de idade. Imunoglobulina aplicada após 48 horas de vida tem valor muito limitado ou ausente e a segunda dose deve ser repetida após 30 dias. Para outros casos de necessidade de imunização passiva (acidentes com perfurocortantes, contato sexual), a dose é de 0,06 mℓ/kg (até 5 mℓ), dose intramuscular única, imediatamente após o contato.

A vacinação anti-hepatite B reduz a ocorrência de carcinoma hepatocelular.

Hepatite C

Crianças expostas acidentalmente ao vírus C devem receber imunoglobulina padrão na dose de 0,06 mℓ/kg, mas o efeito é discutido. Vacinas ainda não estão disponíveis.

Hepatite D

A prevenção contra o vírus D é a mesma contra o vírus B, já que aquele depende deste para determinar uma doença hepática. A vacinação contra a hepatite B também impede doença pelo vírus D. Está indicada em grupos e áreas de risco e é muito importante para evitar transmissão vertical (mãe-filho).

Hepatite E

Existe uma vacina recombinante licenciada apenas na China desde 2011 para administração a indivíduos de 16 a 65 anos de idade. Como os dados disponíveis sobre a vacina são insuficientes, a Organização Mundial da Saúde (OMS) atualmente não recomenda seu uso rotineiro.

■ Bibliografia

Brasil. Ministério da Saúde. Secretaria de Vigilância em Saúde. Departamento de Vigilância Epidemiológica. Hepatites virais: o Brasil está atento/Ministério da Saúde, Secretaria de Vigilância em Saúde, Departamento de Vigilância Epidemiológica. 3. ed. Brasília: Ministério da Saúde, 2008.

Carlson AL, Pearl TM. Health Care workers as source of hepatitis B and C virus transmission. Clin Liver Dis. 2010; 14(1):153-68.

Chang MH, Hadzic D, Rouassant et al. Acute and chronic hepatitis: Working Group report of the second World Congress of Pediatric Gastroenterology, Hepatology, and Nutrition. J Pediatr Gastroenterol Nutr. 2004; 39:S584-8.

Dhawan A. Etiology and prognosis of acute liver failure in children. Liver Transpl. 2008; 14(Suppl 2):S80-4.

Ferreira CT, da Silveira TR. Viral hepatitis prevention by immunization. J Pediatr (Rio J). 2006; 82(Suppl 3):S55-66.

Maheshwari A, Thuluvath PJ. Management of acute hepatitis C. Clin Liver Dis. 2010; 14(1):169-76.

Mauss S, Berg T, Rockstroh J et al. Hepatology. A clinical textbook. 4. ed. Bernd Sebastian Kamps, Associate Editor. 2013.

Michelin A, Henderson DK. Infection control guidelines for prevention of health care-associated transmission of hepatitis B and C viruses. Clin Liver Dis. 2010; 14(1):119-36.

Ozaras R, Tahan V. Acute hepatitis C: prevention and treatment. Expert Rev Anti Infect Ther. 2009; 7(3):351-61.

Pércope F, Pércope S, Tonassi C. In: Liberal E, Vasconcelos MM, Pércope S et al. Gastroenterologia. 1. ed. Séries SOPERJ. Rio de Janeiro: Guanabara Koogan, 2012. p. 205-26.

Sharma SD. Hepatitis C virus: molecular biology & current therapeutic options. Indian J Med Res. 2010; 131:17-34.

Yeung LT, Roberts EA. Current issues in the management of pediatric viral hepatitis. Liver Int. 2010; 30(1)5-18.

Zein NN. Hepatitis C in children: recent advances. Curr Opin Pediatr. 2007; 19(5):570-4.

GASTRENTEROLOGIA

66 INSUFICIÊNCIA HEPÁTICA

Fernanda Pércope e Sheila Pércope

■ Introdução

Insuficiência hepática aguda (IHA) é uma síndrome clínica que resulta de necrose ou deficiência funcional grave dos hepatócitos em um indivíduo sem doença hepática anterior. Outras nomenclaturas utilizadas são: insuficiência ou falência hepática fulminante, hepatite fulminante ou necrose hepática aguda.

■ Definição

A definição inclui exames laboratoriais de bioquímica que demonstrem falência hepática, nenhuma evidência de doença hepática crônica e coagulopatia definida por:
- Tempo de protrombina (TP) maior que 15 s, *international normalized ratio* (INR) maior que 1,5, não corrigida pela vitamina K, na presença de encefalopatia hepática clínica, ou
- TP maior que 20 s ou INR maior que 2, independentemente da presença de encefalopatia hepática clínica.

A possibilidade de ausência da encefalopatia deve ser lembrada devido à maior dificuldade em reconhecê-la em crianças e por seu início mais tardio, entre 8 a 28 semanas após o início da icterícia, em alguns casos de insuficiência hepática.

O *Pediatric Acute Liver Failure Study Group* (PALFSG) define os seguintes critérios para IHA em crianças:
- Evidências bioquímicas de lesão hepática aguda
- Ausência de evidências de doença hepática crônica conhecida
- Coagulopatia refratária à vitamina K
- INR maior que 1,5 na presença de qualquer grau de encefalopatia clínica, ou maior que 2 na ausência de encefalopatia clínica.

■ Etiologia

A etiologia varia de acordo com a idade e a região. As principais causas são citadas no Quadro 66.1.

Infecções

Hepatites virais A, B, D, E (risco aumentado nas infecções combinadas B + D). Pacientes com hepatite crônica estão em risco de desenvolverem infecção secundária com vírus da hepatite A. Vírus Epstein-Barr, herpes-vírus simples (HSV), adenovírus, enterovírus, citomegalovírus, rubéola, toxoplasmose, parvovírus B19, herpes-vírus humano 6, vírus da varicela-zóster.

Medicamentos e substâncias químicas hepatotóxicas

Tetracloreto de carbono, cogumelo *Amanita phalloides*, superdose de paracetamol, halotano, isoniazida, valproato

QUADRO 66.1 Principais etiologias de insuficiência hepática aguda.

Causas infecciosas	Virais	Hepatite viral (A, B, B+D e E); HSV-1 e HSV-2; HHV-6; CMV, enterovírus, adenovírus, vírus ECHO, EBV
	Bacteriana	Salmonelose, tuberculose, leptospirose, septicemia
	Outros agentes	Malária
Doenças metabólicas		Tirosinemia tipo 1; distúrbios da cadeia respiratória mitocondrial; defeitos do ciclo da ureia; galactosemia; defeito da oxidação dos ácidos graxos; intolerância hereditária à frutose; erros inatos da síntese dos ácidos biliares; distúrbio congênito da glicosilação; doença de Niemann-Pick tipo C; hipocortisolismo; doença de Wilson; hemocromatose neonatal
Doenças infiltrativas		Linfo-histiocitose hemofagocítica; leucemia; tumores
Fármacos		Paracetamol; halotano; isoniazida-rifampicina; anti-inflamatórios não hormonais; fenitoína; valproato de sódio; carbamazepina; antibióticos: penicilina, eritromicina, tetraciclina, sulfonamida, quinolonas, amoxicilina + ácido clavulânico; sulfametoxazol + trimetoprima; cetoconazol; antirretrovirais; alopurinol; propiltiouracila; amiodarona
Doenças autoimunes		Hepatite autoimune; hepatite de células gigantes com anemia hemolítica Coombs-positiva
Doenças cardiovasculares/isquêmicas		Síndrome de Budd-Chiari; insuficiência circulatória aguda; insuficiência cardíaca aguda; hipoxemia/isquemia; hipertermia; cardiomiopatias

Fonte: Kieling, 2012.

de sódio, suplementos alimentares e fitoterápicos (Quadro 66.2).

Isquemia e hipoxia
Resultantes da oclusão vascular hepática, insuficiência cardíaca grave, cardiopatia congênita cianótica, choque circulatório.

Distúrbios metabólicos
Doença de Wilson, esteatose hepática aguda da gravidez, galactosemia, tirosinemia hereditária, intolerância hereditária à frutose, doença neonatal de depósito de ferro, defeitos na betaoxidação dos ácidos graxos; deficiência de transporte mitocondrial de elétrons.

Miscelânea
Hepatite autoimune (HAI); linfo-histiocitose hemofagocítica, doenças causadas por vários defeitos genéticos, infecções virais na maior parte da família dos herpes-vírus e uma variedade de outras condições, incluindo transplante de órgãos e neoplasias.

Idiopática
A causa é indeterminada em 90% dos transplantados por falência hepática aguda.

■ Fisiopatologia
Seja qual for o evento inicial que gerou a lesão dos hepatócitos, a patogenia da insuficiência hepática pode estar relacionada com uma série de situações, como alteração de regeneração do hepatócito ou de perfusão do parênquima, endotoxemia e redução da função hepática reticuloendotelial.

Coagulopatia
Alteração na contagem (diminuição da produção, aumento da destruição e/ou sequestro das plaquetas) e na função das plaquetas.
Diminuição da síntese tanto dos fatores que estimulam a coagulação (II, V, VII e fibrinogênio) como de proteínas anticoagulantes (antitrombina, proteínas C e S). O tempo de protrombina ou o INR aumentados decorrem da perda de função de síntese do fígado, mas como há também diminuição de fatores anticoagulantes, há uma baixa frequência de sangramento espontâneo.

Encefalopatia
Aumento de neurotoxinas circulantes, como a amônia. Mediadores inflamatórios e infecção também têm sido implicados devido ao seu efeito sobre a permeabilidade endotelial e alteração no fluxo cerebral. Outros: falsos neurotransmissores, aminas, aumento da atividade do receptor do ácido gama-aminobutírico (GABA) ou aumento de compostos endógenos semelhantes a benzodiazepínicos.

■ Quadro clínico
Icterícia progressiva, hálito hepático, febre, anorexia, vômito e dor abdominal. Podem sobrevir hemorragias e ascite. A encefalopatia hepática divide-se em 4 estágios (Quadro 66.3). O estado mental deve ser avaliado clinicamente várias vezes ao dia.

■ Diagnóstico

Clínico
O diagnóstico é suspeitado a partir do quadro clínico.

Laboratorial (básico e etiológico)
No Quadro 66.4 são listados os principais exames usados no diagnóstico de insuficiência hepática.
Hiperbilirrubinemia direta e indireta, aumento de aminotransferases (não é diretamente proporcional à gravidade da doença) e amônia. Prolongamento de TP e INR (acima de 1,5) sem melhora após administração de vitamina K. Queda dos fatores I, II, V, VII, IX e X (sintetizados pelo fígado). Hipoglicemia em lactentes. Hipopotassemia, hiponatremia, alterações nos níveis séricos de cálcio, fósforo e magnésio, acidose respiratória ou metabólica ou alcalose respiratória ou metabólica. A albumina, inicialmente normal, tende a cair com a progressão da doença.

Histopatológico
Biopsia hepática percutânea é raramente realizada devido ao risco de hemorragia e ao fato de dificilmente alterar a conduta. Se indicada (p. ex., hepatite autoimune), a via mais segura é a transjugular. Os padrões mais encontrados na IHA são: necrose hepatocelular maciça e esteatose micro e macrovesicular.

■ Classificação
Intervalo entre o aparecimento da icterícia e a encefalopatia:
- Insuficiência hepática fulminante: até 2 semanas
- Subfulminante: superior a 2 semanas e inferior a 3 meses
- Início tardio: entre 8 e 24 semanas.
Taxas de sobrevida (em crianças):
- Hiperaguda: até 10 dias
- Aguda: superior a 10 e inferior a 30 dias
- Subaguda: maior que 30 dias e menor que 6 meses.

QUADRO 66.2 Fitoterápicos ou suplementos alimentares potencialmente hepatotóxicos.

- Kava (*kava fava, awa, kew*)
- Chaparral (*creosote bush, gobernadora, larrea tridentata*)
- Ma huang (éfedra)
- Folhas de confrei (alcaloides pirrolizidínicos)
- Extrato de camédrio
- Valeriana com *skullcap*
- Cogumelo (*Amanita phalloides*, galerina)
- Lipokinetix (fenilpropanolamina, usinato sódico, di-ioditironina, iombina, cafeína)

Fonte: Suchy, 2014.

QUADRO 66.3	Estágios de encefalopatia hepática.			
	I	II	III	IV
Sintomas	Períodos de letargia, euforia; inversão do ciclo de sono e vigília; pode estar alerta	Sonolência, comportamento inadequado, agitação, ampla alteração do humor, desorientação	Estupor, porém acordado; confuso, fala incoerente	Coma IVA responde aos estímulos dolorosos; IVB sem resposta
Sinais	Problemas em desenhar figuras, realizar tarefas mentais	Asterixe, halitose adocicada, incontinência	Asterixe, hiper-reflexia, sinal de Babinski presente, rigidez	Arreflexia, sem asterixe, flacidez
Eletroencefalograma	Normal ou ondas lentas, ritmo teta, ondas trifásicas	Desaceleração generalizada, ondas Q	Acentuadamente anormal, ondas trifásicas	Desaceleração bilateral acentuadamente anormal, ondas D, silêncio eletrocortical

Adaptado de Suchy, 2014.

QUADRO 66.4	Avaliação laboratorial na insuficiência hepática aguda/avaliação básica.
Bioquímica sérica	Bilirrubinas, aminotransferases, fosfatase alcalina e gamaglutamil-transpeptidase, albumina, ureia, creatinina, sódio, potássio, cloro, cálcio, fósforo, magnésio, bicarbonato, glicose e lactato, gasometria arterial, amônia
Hematológica	Hemograma, contagem de plaquetas, TP/INR, TTPA, fator V ou VII, tipagem sanguínea, hemocultura e urocultura
Radiológica	Radiografia de tórax e US abdominal com Doppler
Neurofisiológica	EEG e avaliação diagnóstica (etiologia)
Sangue/soro	Ceruloplasmina, autoanticorpos (FAN, AML, anti-LKM), imunoglobulinas, aminoácidos, amilase, lipase, sorologia ou biologia molecular (anti-HAV IgM, HBsAg, anti-HBc IgM, anti-HCV, anti-HEV, EBV, CMV, HSV, HIV, leptospirose, outros vírus), paracetamol, análise toxicológica, alfa-1-antitripsina sérica, teste de gravidez, ferritina, ferro e transferrina
Urina	Análise toxicológica, metabólitos tóxicos, aminoácidos, succinilacetona, ácidos orgânicos, açúcares redutores
Biopsia hepática	
Tomografia computadorizada de abdome	

Fonte: Kieling, 2012.

■ Diagnóstico diferencial

A identificação da causa da insuficiência hepática é importante, pois pode ter valor prognóstico, além de algumas doenças terem tratamento específico.

■ Tratamento

Medidas gerais

Idealmente, transferência para instituição que realize transplante hepático e disponha de unidade de terapia intensiva.

Suporte

- Evitar manipulação excessiva e sedação, exceto para ventilação mecânica e procedimentos invasivos. Intubação endotraqueal pode ser necessária para evitar aspiração, reduzir edema cerebral com hiperventilação e facilitar a higiene pulmonar. Suas indicações são:
  - Hipoxia
  - Encefalopatias graus I/II
  - Coma graus III e IV
- Realizar monitoramento contínuo dos sinais vitais
- Evitar hipoglicemia. Hipoglicemia deve ser evitada com altas taxas de infusão de glicose (TIG), podendo chegar a 10 a 15 mg/kg/min. Esses valores de TIG necessitam de cateteres venosos centrais
- A ingestão proteica deve ser restrita de acordo com o grau de encefalopatia
- Na ingestão energética. Os pacientes são catabólicos, portanto, devem receber suporte nutricional
- No tratamento da encefalopatia hepática, os seguintes fatores podem agravar ou precipitar a encefalopatia: sedativos, hemorragia gastrintestinal, infecção, constipação intestinal, desequilíbrio eletrolítico e hipovolemia. Além da redução de estímulos e limitação do uso de sedativos e da ingestão proteica, deve-se tratar uma possível sepse. Deve-se administrar lactulose a cada 2 a 4 horas por via oral ou por sonda nasogástrica até ocorrer diarreia. Então, ajusta-se a dose para produzir várias evacuações pastosas diárias

- Administração oral ou retal de um antibiótico não absorvível como a rifaximina ou a neomicina pode reduzir a quantidade de bactérias entéricas responsáveis pela produção de amônia. Atenção ao risco de ototoxicidade e nefrotoxicidade ao usar neomicina oral
- O flumazenil, antagonista dos benzodiazepínicos, pode reverter temporariamente a encefalopatia hepática precoce
- A coagulopatia deve ser tratada com administração parenteral de vitamina K. Pode ser necessário infusão de plasma fresco congelado, crioprecipitados e plaquetas. Plasmaférese é uma opção para evitar a sobrecarga de volume. Fator recombinante VIIa para a coagulopatia refratária e se houver necessidade de realizar procedimentos invasivos.

Fármacos

Indicação de medicamentos

N-acetilcisteína. Nas intoxicações por paracetamol. Foi eficaz, também, na melhora do desfecho de pacientes com insuficiência hepática aguda não associada a esse medicamento. Pode ser administrada por via oral (dose inicial de 140 mg/kg diluídos a 5%, doses subsequentes de 70 mg/kg a cada quatro horas) e intravenosa (dose inicial de 150 mg/kg diluídos em glicose 5%, seguida de 50 mg/kg a cada 4 horas ou 12,5 mg/kg/hora por 4 horas seguidos de 6,25 mg/kg/hora).
Aciclovir. Nos casos associados a infecções por herpes-vírus simples.
Penicilina. Na insuficiência desencadeada por cogumelos *Amanita*.
Lamivudina. Quando a causa é o vírus da hepatite B.
Prednisona. Para o vírus da hepatite A.
Pleconarila. Nos quadros associados a infecções por enterovírus.

Outras intervenções

O transplante hepático ortotópico (HO) pode salvar a vida de pacientes que atingem estágios mais avançados (III, IV) do coma hepático. Aloenxertos de tamanho reduzido e os transplantes de doador vivo foram avanços importantes no tratamento de lactentes com insuficiência hepática. O transplante de fígado ortotópico ou heterotópico parcial auxiliar foi bem-sucedido em um pequeno número de crianças e, em alguns casos, possibilitou a regeneração do fígado nativo e subsequente suspensão da imunossupressão. No transplante auxiliar, um enxerto parcial é implantado heterotopicamente ou ortotopicamente, e todo ou parte do fígado nativo é preservado em seu lugar.

■ Complicações

Edema cerebral e hipertensão intracraniana

O edema cerebral é uma complicação gravíssima da encefalopatia hepática, apesar de não ser seu resultante direto, pois nem todos os pacientes com encefalopatia hepática manifestam hipertensão intracraniana. Responde mal a medidas como administração de corticosteroide e diurese osmótica. O monitoramento da pressão intracraniana pode ser útil na prevenção do edema cerebral grave, na manutenção da perfusão cerebral e no estabelecimento da adequação de um paciente para transplante de fígado.
Prevenção. Manutenção do paciente livre de sepse e sob sedação adequada.
Tratamento. Manipulação cuidadosa do paciente, restrição hídrica, elevação da cabeceira do leito, otimização da sedação, utilização de manitol ou de bólus de solução salina hipertônica e hiperventilação durante a ventilação mecânica. Casos refratários podem ser tratados com indometacina, hipotermia e tiopentona.

Hipotensão

Prevenção e tratamento. Infusões de líquidos isotônicos e hemoderivados.

Disfunção renal

Disfunção renal pode resultar de desidratação, necrose tubular aguda ou insuficiência renal funcional (síndrome hepatorrenal).
Prevenção. Evitar o uso de substâncias nefrotóxicas, manter o volume circulante (insuficiência renal pré-renal).
Tratamento. Corrigir a volemia e a pressão arterial sistêmica. Hemodiálise e hemofiltração estão associadas a melhor estabilidade hemodinâmica e metabólica. A síndrome hepatorrenal é revertida após o transplante de fígado.

Alterações metabólicas

Hiponatremia. A hiponatremia normalmente resulta de diluição e não de depleção de sódio.
Hipopotassemia. Diluição, ascite ou perda renal.
Hipofosfatemia. Insuficiência renal ou regeneração hepática. Hiperfosfatemia também pode ocorrer. A suplementação com cálcio, fósforo e magnésio pode ser necessária.
Distúrbios do equilíbrio acidobásico. Alcalose respiratória por hiperventilação; acidose respiratória por insuficiência ventilatória; alcalose metabólica por hipopotassemia; acidose metabólica pela necrose hepática, choque ou metabolismo anaeróbio aumentado.

Alterações hematológicas

Alterações na medula óssea – pancitopenia leve até anemia aplásica.

Alterações gastrintestinais

Hemorragia digestiva por erosões ou úlceras, varizes de esôfago ou gastropatia da hipertensão portal. Ascite por hipoalbuminemia, excesso de administração de líquidos e infecção.

O tratamento da ascite deve ser reservado aos pacientes com restrição respiratória ou desconforto e inclui restrição hídrica e administração de diuréticos, principalmente espironolactona. Furosemida pode ser necessária.

Infecções

Os pacientes devem ser monitorados para infecção (sepse, pneumonia, peritonite, infecção urinária), principalmente por gram-positivos, mas infecções gram-negativas e fúngicas também são observadas. Eles são particularmente suscetíveis por conta da disfunção imunológica.

■ Prevenção

Vacinação contra as hepatites A e B. Utilização criteriosa de medicamentos e o armazenamento em local adequado e seguro de fármacos e outros produtos químicos.

■ Prognóstico

A mortalidade ultrapassa 70% dos casos. Nos pacientes que evoluem para o coma em estágio IV, o prognóstico é reservado. Os seguintes fatores aumentam a mortalidade: complicações como sepse, hemorragia grave ou insuficiência renal; idade menor que 1 ano; encefalopatia de estágio IV; INR maior que 4; e necessidade de diálise antes do transplante.

Os pacientes que se recuperam de insuficiência hepática fulminante apenas com cuidados de suporte não costumam apresentar cirrose ou doença hepática crônica.

■ Bibliografia

Devictor D, Tissieres P, Afanetti M et al. Acute liver failure in children. Clin Res Hepatol Gastroenterol. 2011; 35:430-7.

Horslen S. Acute liver failure and transplantation in children. S Afr Med J. 2014; 104:808-12.

Kieling O. Insuficiência hepática aguda. In: Silva LR, Ferreira, Carvalho E. Hepatologia em pediatria. São Paulo: Manole, 2012. p. 479-508.

Miura IK. Insuficiência hepática aguda. In: Porta G, Koda YKL. Gastroenterologia e hepatologia. São Paulo: Manole, 2011. p. 573-82.

Nguyen NT, Vierling. Acute liver failure. Curr Opin Organ Transplant. 2011; 16:289-96.

Santalucia J, Valladares MAB. Transplante hepático. In: Liberal E, Vasconcelos MM, Pércope S et al. Gastroenterologia. 1. ed. Séries SOPERJ. Rio de Janeiro: Guanabara Koogan, 2012. p. 255-64.

Suchy FJ. Insuficiência hepática fulminante. In: Kliegman RM et al. Tratado de pediatria Nelson. Rio de Janeiro: Elsevier, 2014. Volume 2. p. 1410-3.

Seção 7

ALERGIA E IMUNOLOGIA

Sumário

67. Alergia Alimentar, 381
68. Reações Adversas a Medicamentos, 385
69. Anafilaxia, 389
70. Dermatite Atópica | Aspectos Imunológicos, 394
71. Imunodeficiências Primárias, 400
72. Rinite Alérgica, 403
73. Urticária, 410

Coordenadora: Solange Valle

ALERGIA E IMUNOLOGIA

67 ALERGIA ALIMENTAR

Norma Rubini

■ Introdução

Nas últimas décadas vem sendo observado aumento na prevalência, na incidência e na gravidade da alergia alimentar. Além disso, novas manifestações clínicas foram identificadas, como é o caso da esofagite eosinofílica (EoE) e da síndrome de enterocolite induzida por proteína alimentar (FPIES). A alergia alimentar frequentemente é superestimada por leigos e não especialistas, resultando em restrições alimentares desnecessárias, que podem acarretar comprometimento nutricional e grande impacto negativo na qualidade de vida de pacientes e familiares. Isto ocorre porque manifestações clínicas de intolerância alimentar (p. ex., intolerância à lactose, intoxicação alimentar etc.), sem a participação de mecanismos imunológicos, são confundidas com alergia.

■ Epidemiologia

Atualmente, de acordo com dados internacionais, estima-se que a alergia alimentar acometa 8% da população pediátrica e 4% dos adultos. A alergia alimentar é a principal causa de anafilaxia em crianças. A alergia alimentar é mais frequente em pacientes atópicos, sendo estimado que acometa 30% dos pacientes com dermatite atópica moderada a grave. Outros fatores de risco incluem aleitamento artificial, dieta materna, doenças gastrintestinais, deficiência de IgA e hábitos alimentares. Por isso, a prevalência de alergia alimentar, bem como os principais alergênios alimentares, sofre a influência de diferenças na dieta entre regiões geográficas diversas. Infelizmente, não dispomos de estudos epidemiológicos com dados conclusivos em relação à prevalência de alergia alimentar em nosso país.

■ Etiologia

A sensibilização aos alimentos pode ocorrer por trato gastrintestinal, via inalatória e pele. A sensibilização pelo trato gastrintestinal (TGI) é a mais frequente e melhor estudada. Os principais alergênios alimentares da sensibilização por TGI incluem o leite de vaca, o amendoim, as nozes, o ovo, a soja, o trigo, os crustáceos e os peixes. Na sensibilização por via inalatória, os alimentos mais frequentes são o trigo, as frutas e os legumes. Em pacientes com rinite alérgica por sensibilização aos polens, pode ocorrer reatividade cruzada entre alergênios dos polens e alimentos do reino vegetal, resultando na síndrome pólen–alimentos e manifestações extrarrespiratórias. Os alimentos relacionados à sensibilização cutânea incluem peixes, legumes e frutas. Esta forma de sensibilização ocorre mais frequentemente no contexto da exposição ocupacional e a principal manifestação clínica é a dermatite de contato. Os principais alimentos relacionados à anafilaxia em crianças são o amendoim e o leite de vaca, correspondendo, respectivamente, a 85% e 8% dos óbitos por anafilaxia alimentar em crianças, segundo dados internacionais. A população leiga tende a valorizar excessivamente os aditivos alimentares, em especial os corantes artificiais; contudo, as reações aos aditivos são muito raras e em sua maioria não envolvem a participação de mecanismos imunológicos. A única exceção é o corante natural carmina, derivado de insetos, e que pode resultar em reação mediada por IgE. Recentemente, têm sido relatados casos de urticária e/ou angioedema e anafilaxia associados à carne vermelha por sensibilização IgE-específica à galactose-alfa-1,3-galactose (alfa-gal).

■ Classificação imunológica e manifestações clínicas

A alergia alimentar pode ser mediada por reação de hipersensibilidade imediata do tipo I (mediada por IgE), não mediada por IgE (mediada por imunidade celular) ou envolvendo mecanismos mistos. Nos Quadros 67.1 a 67.3 encontram-se descritas as manifestações clínicas comprovadamente relacionadas com a alergia alimentar e os respectivos mecanismos imunológicos operantes.

QUADRO 67.1	Manifestações clínicas mediadas por IgE.
	Manifestações
Trato gastrintestinal	Síndrome de alergia oral, anafilaxia gastrintestinal
Pele	Urticária/angioedema, erupção morbiliforme, *flushing*
Sistema respiratório	Rinoconjuntivite aguda, broncospasmo
Sistêmica	Anafilaxia

IgE: imunoglobulina E.

QUADRO 67.2	Manifestações clínicas mediadas por IgE e/ou imunidade celular.
	Manifestações
Trato gastrintestinal	Esofagite eosinofílica alérgica, gastrenterite eosinofílica alérgica
Pele	Dermatite atópica
Sistema respiratório	Asma

IgE: imunoglobulina E.

QUADRO 67.3	Manifestações clínicas mediadas por imunidade celular.
	Manifestações
Trato gastrintestinal	Enterocolite induzida por proteína alimentar, proctocolite induzida por proteína alimentar, síndromes enteropáticas induzidas por proteína alimentar, doença celíaca
Pele	Dermatite de contato, dermatite herpetiforme

■ Diagnóstico

O diagnóstico é um desafio em virtude de amplo espectro de manifestações clínicas, diversidade de mecanismos imunológicos envolvidos e ausência de métodos laboratoriais com boa acurácia diagnóstica.

Clínico

Na anamnese, devem ser considerados o tipo de manifestação clínica, os fatores de risco, a relação de causa e efeito entre o alimento e a reação, o tempo entre a ingestão do alimento e a ocorrência dos sintomas, a relação temporal com a introdução do(s) alimento(s) na dieta e o desenvolvimento da manifestação clínica, os hábitos alimentares e os fatores associados à reação adversa (p. ex., exercício físico, medicamentos, infecções etc.).

Métodos

Os métodos disponíveis na prática clínica para a investigação do agente etiológico nas alergias alimentares potencialmente mediadas por IgE são os testes cutâneos de leitura imediata (puntura e *prick to prick*), a dosagem de IgE específica, o diagnóstico molecular (*component-resolved diagnostic, CRD*), os testes de provocação oral (aberto, simples-cego e duplo-cego placebo-controlado) e as dietas de eliminação e reintrodução do(s) alimento(s) suspeito(s). O método considerado padrão-ouro é o teste de provocação duplo-cego placebo-controlado; que deve sempre ser realizado por profissional capacitado e em unidade de saúde com recursos para o tratamento de reações adversas graves (p. ex., anafilaxia). O *prick-to-prick* está indicado na investigação de alergia a frutas, legumes e verduras, em especial, na síndrome de alergia oral.

A evidenciação de sensibilização IgE-específica para alimentos não significa necessariamente alergia clínica. Assim sendo, é necessário cuidado na interpretação dos resultados destes métodos. Múltiplas sensibilizações e valores positivos limítrofes ou muito baixos, em geral, não têm significado clínico. Assim sendo, na prática clínica, utilizam-se os testes cutâneos e a dosagem de IgE específica, selecionando os alergênios suspeitos com base na anamnese, como etapa inicial na investigação diagnóstica. A confirmação do diagnóstico deve ser realizada por dieta de eliminação e reintrodução ou teste de provocação oral, de acordo com o tipo de manifestação clínica.

Nas reações anafiláticas, a detecção de IgE específica contra o alergênio suspeito confirma o diagnóstico e não deve ser realizado teste de provocação oral para a confirmação diagnóstica, devido aos riscos para o paciente.

Estudos internacionais indicam que determinados níveis da dosagem de IgE específica contra alergênios são altamente preditivos de alergia alimentar, com valor preditivo positivo (VPP) estimado em 95% ou mais. Assim sendo, resultados iguais ou superiores a estes valores considerados como *cut-offs* de alta probabilidade de alergia clínica podem, quando associados a dados sugestivos da anamnese, dispensar os testes de provocação e/ou as dietas de eliminação (Quadro 67.4).

Nas manifestações não mediadas por IgE, os métodos que investigam sensibilização IgE-específica não estão indicados e os principais recursos para o diagnóstico são as dietas de exclusão e reintrodução e os testes de provocação oral.

Nas manifestações gastrintestinais, é indicada, na maioria dos casos, a realização de endoscopia digestiva alta e baixa, de acordo com o sítio acometido, de biopsia e análise histopatológica, antes e após a dieta de eliminação.

As principais indicações das dietas de eliminação como método inicial ou único de diagnóstico são nas doenças não mediadas por IgE, indisponibilidade de métodos de investigação de sensibilização IgE específica e impossibilidade de realização de testes de provocação oral. As dietas de eliminação devem ser realizadas por períodos variáveis entre 2 e 4 semanas, dependendo do tipo de manifestação clínica. Nas manifestações não mediadas por IgE ou mistas, o recomendável é o período de 4 semanas. Não ocorrendo melhora clínica, o diagnóstico de alergia alimentar é excluído. No caso da eliminação de múltiplos alimentos, os alimentos devem ser reintroduzidos separadamente, com intervalos iguais ao do período da dieta de eliminação. Não havendo recorrência dos sintomas com a reintrodução do(s) alimento(s) suspeito(s), o diagnóstico de alergia alimentar também está excluído.

QUADRO 67.4	Valores de dosagem de IgE sérica altamente preditivos de alergia alimentar.	
Alergênio	**Dosagem de IgE sérica (KU/ℓ)**	**VPP (%)**
Leite	15	95
(< 2 anos)	5	95
Ovo	7	98
(< 2 anos)	2	95
Amendoim	14	100
Nozes	15	95
Peixe	20	100
Soja	30	73

IgE: imunoglobulina E; VPP: valor preditivo positivo.

O CRD é um método recente e não deve ser utilizado indiscriminadamente. Este método está indicado, principalmente, na investigação de reatividade cruzada em pacientes polissensibilizados e, em casos selecionados, para a avaliação do risco de reações sistêmicas graves (p. ex., alergia a amendoim).

■ Tratamento

O tratamento da alergia alimentar é a dieta de eliminação do(s) alimento(s) alergênico(s) e também daqueles com alto risco de reação cruzada (p. ex., leite de vaca e leite de cabra, camarão e demais frutos do mar). No Quadro 67.5 estão descritas as reatividades cruzadas entre os principais alimentos alergênicos. Nos casos de baixo risco de reatividade cruzada, podem ser realizados testes de provocação oral para a liberação de alimentos com potencial reatividade cruzada. É importante alertar os familiares/cuidadores sobre a importância da leitura de rótulos de produtos industrializados e os riscos de contaminação no preparo de alimentos, em especial em restaurantes.

Nos casos de alergia ao leite de vaca em lactentes, é importante a escolha correta da fórmula substituta ideal, para evitar o risco de novas sensibilizações e reações, bem como o aporte nutricional adequado (Quadro 67.6). As fórmulas de soja não devem ser utilizadas em lactentes com idade inferior a 6 meses. No caso de dietas com várias restrições alimentares ou eliminação de alimentos de uso amplo e frequente em nossa cultura alimentar (p. ex., esofagite eosinofílica, FPIES e enteropatia perdedora de proteínas, doença celíaca) é fundamental a participação de nutricionista na orientação dietética.

Nos quadros agudos (p. ex., urticária, diarreia, anafilaxia), deve ser realizado o tratamento padrão destas manifestações clínicas.

Os pacientes com histórico de anafilaxia alimentar e seus familiares/cuidadores devem ser orientados para o reconhecimento dos sinais e dos sintomas precoces de uma reação anafilática e sobre o uso de autoaplicador de epinefrina.

■ História natural

A maioria das crianças com alergia alimentar evolui com resolução espontânea do quadro após períodos variáveis, em geral, entre 2 e 6 anos. Alguns alimentos são mais relacionados à alergia persistente, como o amendoim, as nozes e os frutos do mar. Assim sendo, é importante monitorar periodicamente se o paciente desenvolveu tolerância ao alimento sensibilizante. No caso das alergias mediadas por IgE, recomenda-se a realização anual de métodos para a investigação dos níveis de sensibilização IgE-específica. Igualmente importante como fator preditor de provável tolerância é o relato de familiares de ingestão acidental do alimento alergênico sem a ocorrência de manifestação clínica. Havendo dados clínicos e/ou laboratoriais sugestivos de provável tolerância, deve ser realizado o teste de provocação oral, que, sendo negativo, possibilita a liberação da dieta.

Atualmente, estão em investigação diversos protocolos para a dessensibilização a alimentos e também imunoterapia oral e sublingual com alimentos, em especial, o leite de vaca e o amendoim. Contudo, como não existem dados conclusivos com relação a eficácia, padronização de procedimentos, durabilidade do período de tolerância e riscos de médio e longo prazos, estes procedimentos estão restritos aos centros de pesquisa e não estão recomendados para uso rotineiro na prática clínica.

QUADRO 67.5 Risco potencial de reação cruzada entre alimentos.

Alimento	Alimentos com potencial reação cruzada	Risco de alergia clínica (%)
Amendoim	Ervilha, lentilha, feijão e soja	5
Nozes	Castanha-do-pará, avelã e castanha de caju	37
Salmão	Peixe-espada e linguado	50
Camarão	Caranguejo, siri e lagosta	75
Trigo	Centeio e cevada	20
Leite de vaca	Leite de cabra	92
	Carne bovina	10

QUADRO 67.6 Recomendação para fórmulas substitutas do leite de vaca.

	Primeira escolha	Segunda escolha	Terceira escolha
Baixo risco de anafilaxia	Fórmula hipoalergênica extensamente hidrolisada	Fórmula de aminoácidos	Fórmula de soja
Alto risco de anafilaxia	Fórmula de aminoácidos	Fórmula hipoalergênica extensamente hidrolisada	Fórmula de soja
Não mediada por IgE	Fórmula hipoalergênica extensamente hidrolisada	Fórmula de aminoácidos	–
Esofagite eosinofílica	Fórmula de aminoácidos	–	–

Fonte: Fiocchi et al., 2010.

Prevenção

Várias estratégias visando à prevenção do desenvolvimento de alergia alimentar, em especial, ao leite de vaca, foram investigadas. Contudo, poucos dados são conclusivos e existem discordâncias entre os diferentes consensos internacionais. O Consenso Brasileiro sobre Alergia Alimentar recomenda, como principal estratégia, o aleitamento materno exclusivo até os 6 meses de vida. Em crianças com alto risco para alergia alimentar (histórico familiar) e na impossibilidade de aleitamento materno, está recomendado o uso de fórmula hipoalergênica extensamente hidrolisada.

Bibliografia

Associação Brasileira de Alergia e Imunopatologia e Sociedade Brasileira de Alimentação e Nutrição (ASBAI). Guia prático de diagnóstico e tratamento da alergia às proteínas do leite de vaca mediada pela imunoglobulina E. Rev Bras Alergia e Imunopatologia. 2012; 35:203-25.

Associação Brasileira de Alergia e Imunopatologia e Sociedade Brasileira de Pediatria. Consenso Brasileiro sobre Alergia Alimentar: 2007. Rev Bras Alergia Imunopatol. 2008; 31:64-89.

Burks AW, Land MH. Long-term follow-up of IgE-mediated food allergy: determining persistence versus clinical tolerance. Annals Allergy Asthma Immunol. 2014; 112:200-6.

Canonica GW, Ansotegui IJ, Pawankar R et al. WAO – ARIA – GA2 LEN consensus document on molecular-based allergy diagnostics. World Allergy Organization Journal. 2013; 6:17.

Chinthrajah RS, Tupa D, Prince BT et al. Diagnosis of food allergy. Ped Clin N America. 2015; 62:1393-408.

Du Toit G, Tsakok T, Lack S et al. Prevention of food allergy. J Allergy Clin Immunol. 2016; 137:998-1010.

Fiocchi A, Brozek J, Schnemann H et al. World Allergy Organization (WAO). Diagnosis and rationale for Action against Cow's Milk Allergy (DRACMA) Guidelines. Ped Allergy Immunol. 2010; 21:1-125.

Groetch M, Nowak-Wegrzyn A. Practical approach to nutrition and dietary intervention in pediatric food allergy. Ped Allergy Immunol. 2013; 24:212-21.

Jones SM, Burks W, Dupont C. State of the art on food allergen immunotherapy: oral, sublingual, and epicutaneous. J Allergy Clin Immunol. 2014; 133:318-23.

Luyt D, Ball H, Makwana N et al. BSACI guideline for the diagnosis and management of cow's milk allergy. Clin Exp Allergy. 2014; 44:642-72.

Sampson HA, Aceves S, PhD, Bock SA et al. Food allergy: a practice parameter update – 2014. J Allergy Clin Immunol. 2014; 134:1016-25.

Sicherer SH, Sampson HA. Food allergy: epidemiology, pathogenesis, diagnosis, and treatment. J Allergy Clin Immunol. 2014; 133:291-307.

ALERGIA E IMUNOLOGIA

68 REAÇÕES ADVERSAS A MEDICAMENTOS

Albertina V. Capelo

■ Introdução

As reações adversas aos medicamentos (RAMs) constituem um grupo heterogêneo de fenótipos clínicos e fisiopatológicos, principalmente quando consideramos as reações de hipersensibilidade a medicamentos. É considerado problema de saúde pública, responsável por significativas morbidade e mortalidade, incluindo a população pediátrica. Além disso, são doenças de grande desafio no seu manejo, particularmente na infância, devido às dificuldades na definição, na identificação das reações, na investigação diagnóstica e nos conhecimentos dos seus mecanismos fisiopatológicos.

De acordo com a Organização Mundial da Saúde (OMS), as reações adversas aos medicamentos são definidas como "qualquer efeito indesejável, nocivo ou inesperado do medicamento, que ocorre em doses usuais utilizadas para tratamento, diagnóstico ou prevenção".

■ Classificação

As reações por fármacos são classificadas em dois grupos: as reações do tipo A, consideradas previsíveis, comuns e relacionadas às suas ações farmacológicas; e as do tipo B, definidas como imprevisíveis, incomuns, e geralmente não relacionadas às ações farmacológicas do medicamento (Quadro 68.1).

Cerca de 80% das reações aos medicamentos são do tipo A, incluindo reações de toxicidade, efeitos colaterais, efeitos secundários e interações medicamentosas.

As reações do tipo B, menos comuns, incluem reações de intolerância (efeito indesejável em doses usuais ou reduzidas do fármaco), idiossincrasia (reações não características, inexplicáveis, baseadas nas ações farmacológicas do medicamento) e reações de hipersensibilidade mediadas por mecanismo imunológico.

■ Epidemiologia

Até o momento, os estudos epidemiológicos publicados são insuficientes para estabelecer a prevalência das reações de hipersensibilidade aos medicamentos na infância, consideradas menos frequentes que nos adultos, tendo como principais desencadeantes os antibióticos betalactâmicos e os anti-inflamatórios não esteroidais (AINEs). Muitas das histórias das reações não são confirmadas após os testes de investigação, e os estudos diferem nas populações e nos critérios diagnósticos. Além disso, as RAMs variam com o tempo, na dependência de seus padrões de consumo, e a introdução de novos medicamentos e novas indicações.

Embora os medicamentos, particularmente os antibióticos betalactâmicos, sejam implicados na causa da maioria dos exantemas maculopapulares ou de urticária na infância, a maioria dessas alterações cutâneas é de causa infecciosa viral, comumente por enterovírus. Portanto, as reações alérgicas têm sido superdiagnosticadas, não sendo reproduzíveis por testes de provocação, aumentando os custos socioeconômicos, a resistência aos antibióticos e o risco do tratamento com medicamentos menos eficazes.

Frequentemente, as reações aos medicamentos na infância são diagnosticadas nos serviços de cuidados primários ou pelos pais, mas não são investigadas. A prevalência de reações relatadas aos betalactâmicos na criança varia de 1,7 a 5,2%, sendo a amoxicilina (1,4%), outras penicilinas (1,2%) e as cefalosporinas (0,7%) os fármacos mais implicados. A maioria das reações são cutâneas e não imediatas, de leve a moderada gravidade, ocorrendo em crianças menores de 4 anos de idade. Somente 7 a 16% das reações aos betalactâmicos suspeitas são confirmadas como alérgicas após investigação na criança.

Entretanto, ainda nos baseamos nos mesmos consensos utilizados na investigação de alergia medicamentosa nos adultos, e neste aspecto a história clínica é o alicerce para estabelecer a conduta diagnóstica.

■ Fisiopatologia

As reações de hipersensibilidade a medicamentos incluem reações mediadas por mecanismo imunológico específico e não específico. As reações específicas podem ser mediadas

---

QUADRO 68.1 Classificação das reações adversas a medicamentos.

Tipo A (relacionadas com a farmacologia)	Tipo B (não relacionadas com a farmacologia)

■ Toxicidade
■ Efeitos colaterais
■ Efeitos secundários
■ Interações medicamentosas
	■ Intolerância medicamentosa
	■ Idiossincrasia
	■ Reações de hipersensibilidade
	   ○ Mecanismo alérgico (IgE-mediada; reações mediadas por linfócito T)
	   ○ Mecanismo não alérgico (intolerância cruzada a AINEs)

AINEs: anti-inflamatórios não esteroidais. (Adaptado de Doña et al., 2004.)

por anticorpos por mecanismo IgE-dependente (alérgico) ou outros isótipos de anticorpos (IgG e IgM fármaco-específico) ou mediada por linfócitos T. As reações mediadas pela IgE são descritas como reações do tipo I e são imediatas, ocorrendo, portanto, em menos de 1 hora após a administração do fármaco, com características clínicas típicas como urticária e anafilaxia. As reações do tipo II, denominadas citotóxicas, e as reações do tipo III, mediadas por imunocomplexos, têm mecanismo dependente de anticorpos IgG e IgM fixadores de complemento, cujas manifestações clínicas clássicas são a anemia hemolítica e a doença do soro, respectivamente. As reações do tipo IV, dependentes de linfócitos T, são reações não imediatas e geralmente ocorrem entre 24 e 48 horas após a exposição ao medicamento, sendo o exantema maculopapular a apresentação clínica mais frequente. De acordo com a classificação de Gell e Coombs foram descritos 4 subtipos de reações do tipo IV: IVa, IVb, IVc e IVd (Quadro 68.2).

Este último mecanismo é responsável pelas reações cutâneas graves a fármacos (RCGAF), consideradas um grupo heterogêneo de reações de hipersensibilidade tardia, tipo B, raras, que acometem indivíduos geneticamente suscetíveis, não relacionadas com o efeito farmacológico do medicamento. Essas reações têm sido notificadas por intermédio de um registro internacional, o *International Register of Severe Cutaneous Adverse Reactions* (RegiSCAR).

Os principais fenótipos das RCGAF são: a síndrome de Stevens-Johnson/necrólise epidérmica tóxica (SSJ/NET), a síndrome de hipersensibilidade a fármacos (SHF) ou erupção a fármacos com eosinofilia e sintomas sistêmicos, conhecida como *drug reaction with eosinophilia and systemic symptoms* (DRESS) e a pustulose exantemática generalizada aguda (PEGA). Essas reações acometem 1/1.000 pacientes internados, com mortalidade de até 40% dos casos, sendo os anticonvulsivantes aromáticos os mais envolvidos nestes fenótipos. Além disso, podem deixar sequelas graves, com grande impacto na qualidade de vida dos pacientes acometidos, além de desencadear reativação viral, aumentando a morbidade da doença.

Alguns fatores são associados ao aumento do risco no desenvolvimento de reação de hipersensibilidade aos medicamentos, incluindo idade, gênero, polimorfismos genéticos identificados por alelos no antígeno leucocitário humano (HLA), algumas infecções virais e fatores relacionados ao medicamento, como frequência de exposição, via de administração e peso molecular.

As reações desencadeadas por mecanismo imunológico não específico são mais heterogêneas. Nas reações a AINEs, por exemplo, a maioria dos pacientes apresenta intolerância cruzada, sendo proposto como principal mecanismo a inibição da ciclo-oxigenase, com liberação da via da lipo-oxigenase, e consequente aumento de histamina e leucotrienos.

■ Quadro clínico

As vias de administração tópica, intramuscular e intravenosa, comparadas com a via oral, são as mais comuns no desencadeamento de reações alérgicas a fármacos. As reações de hipersensibilidade, e, portanto, mediadas por mecanismo imunológico, podem ser classificadas, dependendo do tempo de aparecimento dos sintomas, em imediatas e não imediatas. As reações imediatas ocorrem em menos de 1 hora da exposição ao fármaco e as reações não imediatas ocorrem geralmente entre 24 e 48 horas, embora o tempo possa ser menor em alguns casos (em torno de 1 a 2 horas), após período de exposição de 48 horas ou superior a este.

Reações imediatas

A pele é o órgão mais frequentemente envolvido tanto nas reações de hipersensibilidade a fármacos imediatas quanto nas reações tardias, destacando-se como características clínicas das reações imediatas o *rash* maculopapular (55%) e a urticária (35%). Entretanto, também podem ocorrer sintomas sistêmicos e respostas órgão-específicas.

QUADRO 68.2	Classificação das reações de hipersensibilidade revisada por Gell e Coombs.						
	Tipo I	Tipo II	Tipo III	Tipo IVa	Tipo IVb	Tipo IVc	Tipo IVd
Reagente imunológico	IgE	IgG	IgG	IFN-γ, TNF-alfa, (células Th1)	IL-5, IL-4, IL-13, (células Th2)	Perforina, granzima B, ligante de Fas (LTC)	IL-8, GM-CSF (células T)
Antígeno	Antígeno solúvel	Antígeno associado a membrana	Antígeno solúvel	Antígeno solúvel apresentado por células ou estimulação direta da célula T	Antígeno solúvel apresentado por células ou estimulação direta da célula T	Antígeno associado a células ou estimulação direta da célula T	Antígeno solúvel apresentado por células ou estimulação direta da célula T
Mecanismo efetor	Ativação mastocitária	Células com FcR (fagócitos, células NK)	Células com FcR Complemento	Ativação de macrófagos	Eosinófilos	Células T	Neutrófilos
Exemplo de reação	Rinite alérgica, asma, anafilaxia sistêmica	Anemia hemolítica, trombocitopenia	Doença do soro, reação de Arthus	Reação à tuberculina e dermatite de contato	Asma e rinite alérgica crônica Exantema maculopapular com eosinófilos	Dermatite de contato, exantema maculopapular e bolhoso, hepatite	PEGA, doença de Behçet

FcR: receptor do fragmento Fc da IgG; GM-CSF: fator estimulante de colônias de granulócitos-macrófagos; Ig: imunoglobulina; IL: interleucina; IFN: interferona; LTC: linfócito T citotóxico; NK: *natural killer*; PEGA: pustulose exantemática generalizada aguda; TNF: fator de necrose tumoral. (Fonte: Pichler, 2007.)

Nas reações sistêmicas, destaca-se a anafilaxia, descrita como reação aguda com envolvimento simultâneo de vários órgãos, particularmente a pele, as vias respiratórias, o sistema cardiovascular e o sistema respiratório. Entretanto, a ausência de sintomatologia cutânea não exclui o diagnóstico de anafilaxia. Qualquer medicamento pode causar anafilaxia; nas crianças as reações anafiláticas são mais frequentes por antibióticos, estimando-se risco de 0,7 a 10% de anafilaxia na população geral americana.

Reações não imediatas

Nas reações não imediatas, embora a manifestação clínica mais comum seja o exantema maculopapular, seguido da urticária em menor frequência, reações graves também podem ocorrer, como SSJ, NET, DRESS e PEGA, já descritas. Os diferentes fenótipos clínicos dependem da população das células T envolvidas.

Manifestações clínicas como nefrite, pneumonite e citopenias podem ocorrer como manifestação de reação de citotoxicidade. As reações por imunocomplexos podem desencadear doença do soro, vasculite, urticária, febre e glomerulonefrite, e as reações que envolvem linfócitos T manifestam-se, principalmente, como dermatite de contato (IVa e IVc), eritema fixo e exantemas. O eritema fixo na criança não é comum, e a SSJ, além de rara, é geralmente causada por infecções virais, como a doença do soro e o eritema multiforme.

Porém, as reações graves mediadas por células T, embora raras, também podem ocorrer em crianças, sendo em alguns casos precedidas de febre e faringite. Podem se manifestar por *rash* morbiliforme doloroso, máculas que coalescem, formando bolhas e descolando a epiderme, e pústulas. Além disso, podem ocorrer aumento de nódulos linfáticos, comprometimento de órgão interno (fígado, rim, músculo, coração e pâncreas), anormalidades hematológicas como linfocitose ou linfopenia, eosinofilia, trombocitopenia, neutrofilia e alterações da disfunção hepática.

As manifestações das reações aos AINEs diferem quanto ao tipo de reação e envolvem 5 classificações com apresentações clínicas peculiares (Quadro 68.3).

■ Diagnóstico

A história clínica é fundamental para o manejo do diagnóstico. O diagnóstico consiste em testes *in vitro* e *in vivo*.

Testes cutâneos são indicados para reações IgE-mediadas. Nas reações IgE-mediadas, os testes cutâneos têm pouca utilização. Os testes intradérmicos são desconfortáveis para crianças, e os testes cutâneos não são úteis para reações de hipersensibilidade não IgE ou não mediadas por linfócitos T.

A IgE específica para betalactâmicos nas reações imediatas nas crianças precisa de mais estudos.

O teste de provocação oral é o padrão-ouro para o diagnóstico de reações alérgicas por medicamentos e a melhor ferramenta para diagnóstico de lesões benignas cutâneas em crianças. Os testes de provocação oral em crianças sem história de anafilaxia e com *rash* são considerados seguros. Na maioria das vezes as reações são mais leves que a reação inicial e são resolvidas com o uso de anti-histamínicos e corticosteroides. Prorrogar o teste de provocação por mais alguns dias parece aumentar sua positividade. Portanto, tem sido proposto teste de provocação prolongado com medicamentos nas crianças com reações leves a moderadas não imediatas. Neste caso, a primeira administração deve ser feita no hospital, seguida por um período de pelo menos 2 horas, antes da continuação do fármaco em ambiente domiciliar por tempo prolongado. Concluindo, crianças com reações de hipersensibilidade não imediatas, com testes cutâneos intradérmicos de leitura tardia negativos, podem

QUADRO 68.3 Classificação das reações induzidas por anti-inflamatórios não esteroidais (AINEs).

Tipo de reação	Manifestações clínicas	Início da reação	Doença associada	Reação cruzada		Mecanismo desencadeante
Doença respiratória exacerbada por AINEs (DREA)	Broncospasmo, dispneia, e/ou congestão nasal/rinorreia	Aguda (geralmente imediata, até algumas horas após uso)	Asma/rinossinusite	Reação cruzada	Não alérgico	Inibição da COX-1
Doença cutânea exacerbada por AINEs (DCEA)	Pápulas e/ou angioedema	Aguda (geralmente imediata, reação cruzada até algumas horas após uso)	Urticária crônica	Reação cruzada	Não alérgico	Inibição da COX-1
Urticária/angioedema induzida por AINEs (UAIA)	Pápulas e/ou angioedema	Aguda (geralmente imediata, reação cruzada até algumas horas após uso)	Sem doença crônica associada	Reação cruzada	Não alérgico	Desconhecido; provável inibição da COX-1
Urticária/angioedema ou anafilaxia induzida por AINEs (UAAIA)	Pápulas e/ou angioedema/anafilaxia	Aguda (geralmente imediata, reação cruzada até algumas horas após uso)	Sem doença crônica associada	Sem reação cruzada	Alérgico	IgE-mediada
Reações tardias induzidas por um AINE (RTIA)	Vários sintomas e órgãos envolvidos (erupção fixa, SJS, NET, nefrite)	Tardia (geralmente após mais de 24 h de exposição)	Sem doença crônica associada	Sem reação cruzada	Alérgico	Mediado por linfócito T

AINE: anti-inflamatório não esteroidal; COX-1: ciclo-oxigenase 1; NET: necrólise epidérmica tóxica; SJS: síndrome de Stevens-Johnson. (Fonte: Kowalski *et al.*, 2013.)

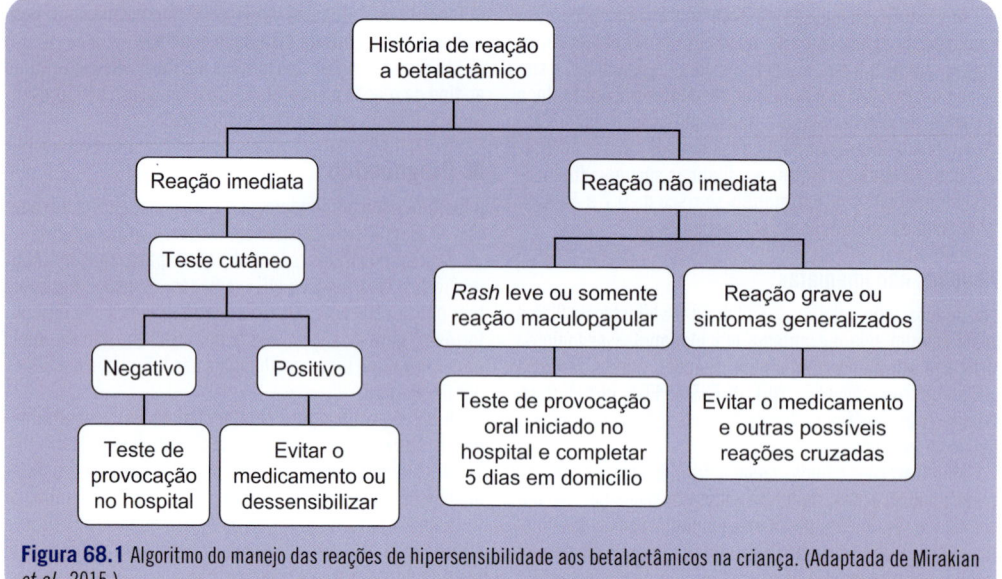

Figura 68.1 Algoritmo do manejo das reações de hipersensibilidade aos betalactâmicos na criança. (Adaptada de Mirakian et al., 2015.)

ser submetidas a teste de provocação. Exceção são as reações graves como SSJ, NET e DRESS, quando são contraindicados os testes de provocação, podendo ser realizados testes de contato com o fármaco diluído e profissional experiente (Figura 68.1).

O teste de ativação de basófilos tem sido estudado no diagnóstico das RAMs, porém ainda não está padronizado.

■ Diagnóstico diferencial

Os principais diagnósticos diferenciais das RAMs são doenças autoimunes, diagnóstico diferencial entre as diferentes formas de apresentação nas RCGAF, infecções e síndrome da pele escaldada por estafilococos, mastocitose, síndrome carcinoide, doença do enxerto versus hospedeiro, picada de insetos e psoríase.

■ Tratamento

O tratamento das reações de hipersensibilidade a medicamentos consiste, particularmente, na utilização de corticosteroides e anti-histamínicos sistêmicos. Nas RCGAF ainda poderão ser utilizadas imunoglobulina intravenosa, ciclosporinas, antagonistas de fator de necrose tumoral, antivirais, entre outros.

Além disso, no caso das reações alérgicas, mediadas pela IgE, em que não haja opção para o tratamento, os pacientes poderão ser submetidos à dessensibilização. Porém, depois que o paciente suspendeu a medicação, se houver necessidade de nova exposição ao fármaco, nova dessensibilização deverá ser realizada.

Ademais, quando não for possível a realização de testes in vivo, como no caso das reações graves ou com sintomas sistêmicos, devem-se evitar o fármaco e outras possíveis reações cruzadas.

■ Bibliografia

Canto G. Trends in hypersensitivity drug reactions: more drugs, more response patterns, more heterogeneity. J Investig Allergol Clin Immunol. 2014; 24(3):143-53.

Caubet JC, Kaiser L, Lemaître B, Fellay B, Gervaix A, Eigenmann PA. The role of penicillin in benign skin rashes in childhood: a prospective study based on drug rechallenge. J Allergy Clin Immunol. 2011; 127(1):218-22.

Doña I, Barrionuevo E, Blanca-Lopez N, Torres MJ, Fernandez TD, Mayorga C, Johansson SG, Bieber T, Dahl R, Friedmann PS, Lanier BQ et al. Revised nomenclature for allergy for global use: report of the nomenclature review Committee of the World Allergy Organization, October 2003. J Allergy Clin Immunol. 2004; 113(5):832-6.

Kowalski ML, Asero R, Bavbek S, Blanca M, Blanca-Lopes N, Bochenek G et al. Classification and practical approach to the diagnosis and management of hypersensitivity to nonsteroidal anti-inflammatory drugs. Allergy. 2013; 68(10):1219-32.

Mirakian R, Leech SC, Krishna MT, Richter AG, Huber PA et al. Standards of care committee of the British Society for Allergy and Clinical Immunology. Clin Exp Allergy. 2015; 45(2):300-27.

Pichler WJ. Drug hypersensitivity. Basel: Karger, 2007. p. 168-89.

Ponvert C, Perrin Y, Bados-Albiero A, Le Bourgeois M, Karila C et al. Allergy to betalactam antibiotics in children: results of a 20-year study based on clinical history, skin and challenge tests. Pediatr Allergy Immunol. 2011; 22(4):411-8.

Rawlins M, Thompson W. Mechanisms of adverse drug reactions. In: Davies D; editor. Texbook of adverse drug reactions. New York: Oxford University Press; 1991. p. 18-45.

Rebelo Gomes E, Fonseca J, Araujo L, Demoly P. Drug allergy claims in children: from self-reporting to confirmed diagnosis. Clin Exp Allergy. 2008; 38(1):191-8.

Wester K, Jönsson AK, Spigset O, Druid H, Hägg S. Incidence of fatal adverse drug reactions: a population based study. Br J Clin Pharmacol. 2008; 65(4):573-9.

World Health Organization. International drug monitoring: the role of the hospital. Geneva: The Organization; 1966.

ALERGIA E IMUNOLOGIA

69 ANAFILAXIA

Marcio Moacyr Vasconcelos e Solange Valle

■ Introdução

A anafilaxia é uma reação de hipersensibilidade sistêmica e potencialmente fatal, caracterizada por instalação rápida e manifestações graves. Estas decorrem da liberação de mediadores por mastócitos, basófilos e outras células inflamatórias. Diversos agentes podem suscitá-la, como alimentos, medicamentos, insetos, látex e vacinas. Há ainda relatos de anafilaxia induzida por exercício, geralmente precedido pela ingestão de alimentos.

O diagnóstico baseia-se na anamnese e no exame físico. A suspeição é crucial para instituir o tratamento precocemente.

Este tema ganhou relevância crescente, uma vez que a prevalência de doenças alérgicas está aumentando no mundo todo.

■ Classificação

As reações anafiláticas podem ser classificadas quanto à evolução em:
- Unifásicas: os sinais e os sintomas da reação isolada geralmente se manifestam em 30 minutos após a exposição a um dado alergênio e resolvem-se em 1 a 2 horas
- Bifásicas: os sinais e os sintomas iniciais são sucedidos, após sua resolução, por uma segunda reação que costuma ocorrer em 8 horas após o início. Acredita-se que até 20% dos pacientes exibam uma reação bifásica, daí a importância da vigilância durante esse período. Podem resultar de doses inadequadas de epinefrina no tratamento inicial ou de atraso na sua administração
- Prolongadas: o paciente sofre uma reação grave que se arrasta por muitas horas, por exemplo, 24 a 48 horas, a despeito do tratamento.

Segundo o mecanismo fisiopatológico, podem ser divididas em:
- Reações imunológicas mediadas por imunoglobulina (IgE): o paciente foi sensibilizado por uma ou mais exposições prévias ao antígeno, e a reação é desencadeada pela produção de IgE específica
- Reações imunológicas não mediadas por IgE: o paciente apresenta liberação de mediadores inflamatórios por mecanismos não IgE-mediados, como por exemplo, acúmulo de leucotrienos após uso de ácido acetilsalicílico ou anti-inflamatórios não hormonais
- Reações não imunológicas: não há necessidade de exposição prévia, pois a substância induz a liberação direta de mediadores por mastócitos e basófilos. Podem ser desencadeadas por estímulos físicos, como exercício e frio, ou por agentes como opioides
- Reações idiopáticas: quando o agente desencadeante não é identificado.

As manifestações clínicas não se distinguem entre esses grupos.

■ Epidemiologia

A taxa de incidência de anafilaxia em diferentes estudos europeus variou entre 1,5 e 32 casos por 100.000 pessoas-ano. Nos EUA, a taxa de incidência estimada é de 50 casos por 100.000 pessoas-ano, mas na faixa de 0 a 19 anos, alcança 70 por 100.000.

Como os episódios de anafilaxia são de intensidade variável e podem sofrer resolução espontânea, acredita-se que seja subdiagnosticada e subnotificada.

Em um estudo britânico, a anafilaxia respondeu por 0,1% das internações pediátricas e 0,3% das internações de pacientes adultos.

Parecer haver influência da localização geográfica na incidência, pois os casos são mais frequentes nas zonas rurais que nas urbanas. Nos EUA, a incidência de anafilaxia de origem alimentar nos estados ao norte é o dobro da taxa nos estados sulinos. Atribui-se essa influência da latitude a um possível efeito protetor de níveis séricos de vitamina D mais altos.

O local mais comum de exposição aos alergênios continua a ser a residência do paciente.

Foram descritos alguns fatores de risco para a ocorrência de anafilaxia, como a presença de asma ou dermatite atópica, doença cardiovascular, distúrbio dos mastócitos (mastocitose/síndrome de ativação mastocitária), exposição a aeroalergênios, febre, estresse emocional, infecção aguda e período pré-menstrual. Os fármacos citados mais frequentemente como cofatores são os anti-inflamatórios não esteroidais, inibidores da enzima conversora de angiotensina e betabloqueadores. Outros fatores de risco propostos foram sexo feminino e nível socioeconômico mais alto.

Os lactentes são um grupo de risco devido ao subdiagnóstico e ao sub-reconhecimento dos sintomas nesta faixa etária. Adolescentes e adultos jovens também são suscetíveis à anafilaxia devido ao comportamento de risco.

■ Etiologia

Alergia alimentar (Quadro 69.1) é a causa mais frequente. No ambiente hospitalar, os principais alergênios são os medicamentos e o látex.

As penicilinas são os medicamentos mais comumente implicados, seguidas por outros betalactâmicos, sulfonamidas, ácido acetilsalicílico e anti-inflamatórios não esteroidais.

QUADRO 69.1	Alimentos mais implicados em 163 casos pediátricos de anafilaxia, em ordem decrescente de frequência.

- Leite de vaca
- Ovo de galinha
- Avelã
- Amendoim
- Kiwi
- Nozes
- Pinhão
- Peixe
- Trigo
- Soja
- Camarão
- Damasco
- Gergelim

Fonte: Panesar et al., 2013.

Os insetos implicados pertencem à ordem dos himenópteros, incluindo abelhas, vespas ou marimbondos e formigas-de-fogo. O veneno dos insetos contém enzimas e outras proteínas que podem ser alergênicas.

O látex contém pelo menos 13 proteínas distintas que podem ser alergênicas. Os pacientes alérgicos ao látex também podem manifestar reações de hipersensibilidade a certos alimentos que contêm proteínas homólogas. Segundo a American Latex Allergy Association, os seguintes alimentos estão associados à reação cruzada com o látex, listados de acordo com o grau de associação:
- Forte: abacate, banana, castanha, kiwi
- Moderada: maçã, cenoura, aipo, melão, mamão papaia, batata, tomate
- Fraca: damasco, cereja, abacaxi, morango, manga etc.

Fisiopatologia

A maioria dos casos de anafilaxia pediátrica está associada à ação da IgE previamente sensibilizada a um determinado alergênio nos mastócitos e basófilos. Quando o indivíduo é reexposto àquele alergênio, as células efetoras liberam uma série de substâncias mediadoras, como histamina, citocinas e triptase que, por sua vez, exercerão seus efeitos nos órgãos-alvo.

Menos comumente, a IgE não participa da reação anafilática. São exemplos a ativação direta das células efetoras por medicamentos, meios de contraste e hemoderivados ou por intermédio do complemento ou IgG.

Quadro clínico

As manifestações clínicas podem ser cutâneas, respiratórias, cardiovasculares, neurológicas e/ou gastrintestinais. Na maioria dos casos, envolvem dois ou mais sistemas.

As manifestações cutâneas são observadas na maioria dos casos, mas não são obrigatórias. Em uma série de 2.012 pacientes pediátricos e adultos, a apresentação clínica envolveu a pele em 84% dos casos, o sistema cardiovascular em 72% e o sistema respiratório em 68%.

Os sintomas respiratórios são mais frequentes em crianças, e os sintomas cardiovasculares afetam os adultos com maior frequência.

Nas reações graves, em geral há obstrução respiratória por edema da laringe.

Podemos descrever o quadro clínico por órgãos e sistemas:
- Pele: eritema, placas urticadas, prurido, angioedema
- Sistema respiratório: obstrução respiratória por edema da língua, orofaringe ou laringe, rouquidão, tosse, broncospasmo, sibilos, espirros e coriza
- Trato gastrintestinal: dor abdominal, náuseas/vômito, diarreia
- Sistema cardiovascular: hipotensão, síncope, choque hipovolêmico, arritmias, dor torácica
- Olhos: edema palpebral, eritema conjuntival, prurido, lacrimejamento
- Sistema geniturinário: cólicas uterinas, urgência ou incontinência urinária
- Sistema nervoso central: alteração ou perda da consciência.

Diagnóstico

Clínico

Não se deve aguardar a presença de choque para definir o diagnóstico de anafilaxia.

Os critérios de diagnóstico clínico dependem da identificação prévia de um alergênio para aquele paciente (Quadro 69.2).

Laboratorial

O nível sérico de triptase reflete a degranulação dos mastócitos, logo pode ser útil à confirmação do diagnóstico. Deve ser coletada entre 30 minutos e 2 horas após o evento inicial. A dosagem dos níveis basais de triptase deve ser realizada pelo menos 24 horas depois do evento, com o objetivo de afastar o diagnóstico de distúrbio de mastócitos.

QUADRO 69.2	Critérios de diagnóstico de anafilaxia.

A. Se um alergênio for desconhecido, o diagnóstico é provável se uma doença aguda manifestar-se em poucos minutos a horas, acometer pele e/ou mucosas e for acompanhada de mais um dos seguintes critérios:
- Sinais e sintomas respiratórios (dispneia, estridor, broncospasmo)
- Queda da PA ou sintomas associados dos órgãos-alvo (p. ex., síncope, incontinência)

B. Se um alergênio for provável, dois ou mais dos seguintes critérios devem ser satisfeitos:
- Envolvimento de pele e/ou mucosas
- Sinais e sintomas respiratórios (dispneia, estridor, broncospasmo)
- Queda da PA ou sintomas associados (p. ex., síncope, incontinência)
- Sintomas gastrintestinais persistentes

C. Se um alergênio estiver identificado, um único critério é suficiente:
- Queda da PA após exposição ao alergênio conhecido

PA: pressão arterial. (Adaptado de Muraro et al., 2014.)

A triptase não costuma elevar-se nos pacientes que manifestam anafilaxia secundária a alimentos.

O nível sérico de histamina eleva-se no início, mas sua instabilidade reduz a utilidade clínica.

Testes de provocação

Devem ser realizados por especialistas com o objetivo de identificar o agente desencadeante.

Por imagem

Não há indicação de exames de imagem para a confirmação do diagnóstico de anafilaxia.

■ Diagnóstico diferencial

O diagnóstico diferencial da anafilaxia é amplo e inclui entidades distintas, como síncope vasovagal, epilepsia, outras formas de choque, angioedema hereditário, crise hipertensiva, arritmias cardíacas, obstrução respiratória por laringotraqueíte, reações ao etanol ou a opiáceos, transtornos psiquiátricos, como crises de pânico ou transtornos de ansiedade, e endocrinopatias como feocromocitoma, hipoglicemia ou hipertireoidismo.

■ Tratamento

Medidas gerais

O manejo clínico do paciente (Figura 69.1) deve ser diligente, pois o tratamento da anafilaxia é uma emergência médica. O paciente pode evoluir rapidamente para uma situação grave, com risco à vida.

Assim, a abordagem inicial do paciente consiste em avaliar a adequação da via respiratória, a respiração, a circulação e a perfusão. Deve-se pesquisar sucintamente a

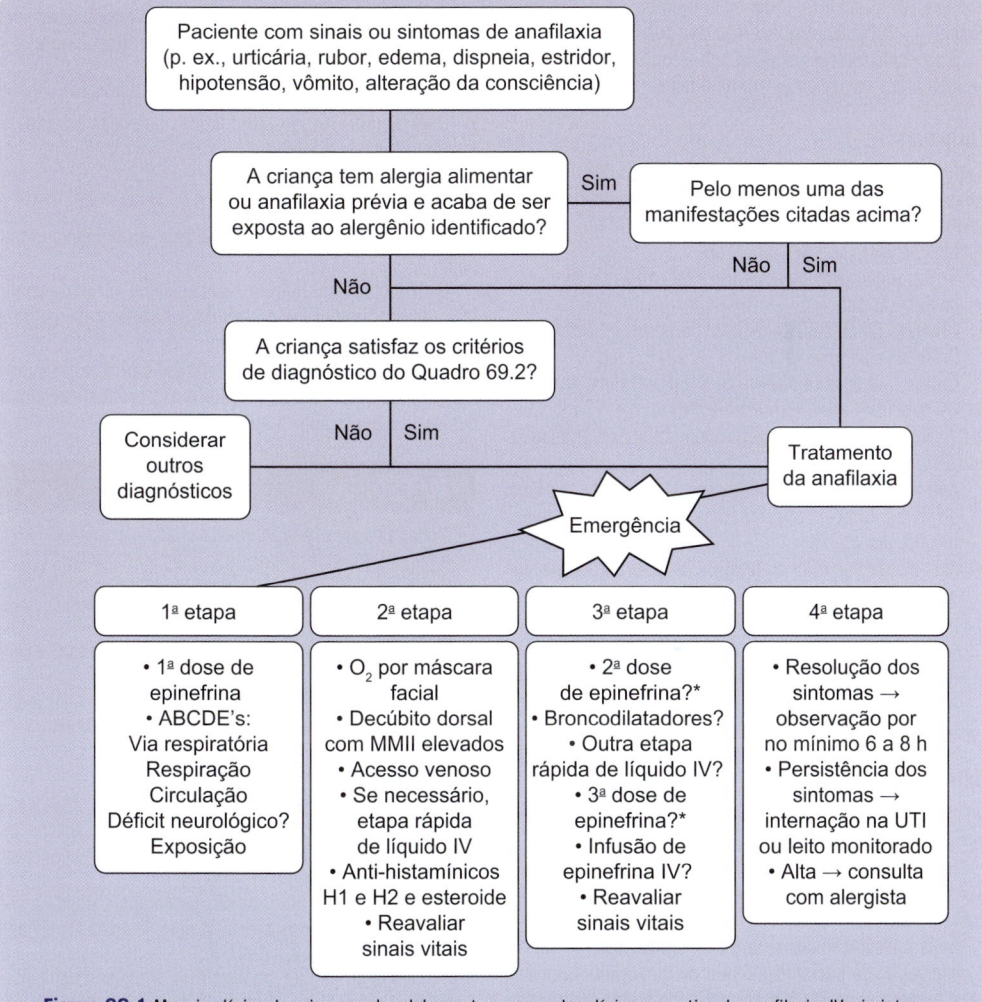

Figura 69.1 Manejo clínico da criança e do adolescente com quadro clínico sugestivo de anafilaxia. IV: via intravenosa; MMII: membros inferiores; O_2: oxigênio. *Intervalo mínimo de 5 minutos entre as doses de epinefrina.

QUADRO 69.3 Posologia da epinefrina no tratamento da anafilaxia.	
Administração intramuscular (epinefrina diluída em solução 1:1.000)	**Administração intravenosa (epinefrina diluída em solução 1:10.000)**
▪ Primeira dose: 0,01 mg/kg, máximo 0,5 mg ▪ Pode-se repetir a dose em intervalos de 5 a 15 min por 2 a 3 vezes ▪ A injeção é fornecida no terço médio da face lateral da coxa	▪ Se não houver acesso IV, pode-se usar a via intratraqueal ou IO ▪ Primeira dose: 50 μg (ou 0,5 mℓ da solução 1:10.000) ▪ Infusão IV ou IO se a situação exigir: 0,1 μg/kg/min ▪ Via preferida se o paciente estiver em choque ou uma parada cardiorrespiratória for iminente

IV: via intravenosa; IO: via intraóssea.

presença de déficits neurológicos e despir o paciente à procura de sinais cutâneos adicionais.

O monitoramento contínuo do paciente é fundamental, incluindo pressão arterial, frequências cardíaca e respiratória, oximetria de pulso e traçado eletrocardiográfico.

Se houver qualquer sugestão de edema das vias respiratórias, por exemplo, estridor ou rouquidão, deve-se providenciar a intubação traqueal logo que possível.

É oportuno oferecer oxigênio em alto fluxo por máscara facial a todos os pacientes em anafilaxia.

Fármacos

A administração intramuscular ou intravenosa de epinefrina é a medida mais importante e prioritária. O Quadro 69.3 descreve a posologia da epinefrina. O paciente pode necessitar de mais de uma dose de epinefrina.

Se um autoinjetor de epinefrina for utilizado, as doses recomendadas são:
- Crianças de 10 a 30 kg de peso corporal: 0,15 mg
- Crianças com peso corporal > 30 kg: 0,3 mg.

Outros fármacos também são administrados, mas não devem substituir a epinefrina, pois atuam como coadjuvantes. Assim, devem ser fornecidos somente após a 1ª dose de epinefrina:
- Anti-histamínico H1: difenidramina, 1 a 5 mg/kg, máximo de 50 mg. Também pode-se fornecer outro anti-histamínico H1 por via oral
- Anti-histamínico H2: cimetidina, 5 a 10 mg/kg por via intravenosa
- Corticosteroides: têm início de ação lento, de 4 a 6 horas, mas teoricamente podem minorar uma reação bifásica. Administra-se a metilprednisolona, 1 a 2 mg/kg por via intravenosa até no máximo 100 mg, ou a prednisona, 1 mg/kg, por via oral até no máximo 50 mg.

Outras intervenções

No paciente com broncospasmo persistente, pode-se recorrer à nebulização com β_2-agonista inalatório.

Se houver instabilidade cardiovascular ou choque, etapas rápidas de reidratação por via intravenosa são essenciais.

Após a resolução dos sinais e sintomas, recomenda-se a observação do paciente na sala de emergência por um período mínimo de 6 a 8 horas a fim de tratar adequadamente uma reação bifásica.

▪ Complicações

A taxa de letalidade da anafilaxia é baixa, estimada em 0,001%.

Os pacientes sob risco de anafilaxia grave, portanto suscetíveis a complicações e ao êxito letal, apresentam qualquer um dos seguintes fatores:
- Alergia conhecida a amendoim, nozes e amêndoas
- Doença respiratória ou cardiovascular preexistente
- Asma
- Administração tardia de epinefrina
- Uma ou mais reações anafiláticas bifásicas prévias
- Distúrbio dos mastócitos.

▪ Prevenção

A chave da prevenção está na exclusão do alergênio implicado.

Os pacientes que sofreram um episódio inicial de anafilaxia devem receber instruções para levarem consigo uma dose de epinefrina em autoinjetor.

Aqueles com anafilaxia induzida por exercício associado a alimentos devem ser orientados a não praticar exercícios dentro de 3 horas após a alimentação.

NÃO ESQUEÇA

- A principal causa de anafilaxia em crianças e adolescentes é a alergia alimentar
- O diagnóstico baseia-se nos sinais e nos sintomas, no contexto clínico do paciente, como os fatores de risco, e na identificação do alergênio responsável
- O tratamento de primeira linha da anafilaxia é a epinefrina por via intramuscular ou intravenosa
- Até 20% dos pacientes exibem uma reação bifásica, que pode ocorrer até 8 horas após o início do quadro clínico.

▪ Bibliografia

Campbell RL, Li JTC, Nicklas RA, Sadosty AT et al. Emergency department diagnosis and treatment of anaphylaxis: a practice parameter. Annals of Allergy, Asthma and Immunology. 2014; 113:599-608.

Dinakar C. Anaphylaxis in children: current understanding and key issues in diagnosis and treatment. Current Allergy and Asthma Reports. 2012; 12:641-9.

Keet C. Recognition and management of food induced anaphylaxis. Pediatric Clinics of North America. 2011; 58(2):377.

Koplin JJ, Martin PE, Allen KJ. An update on epidemiology of anaphylaxis in children and adults. Current Opinion in Allergy and Clinical Immunology. 2011; 11:492-6.

Lieberman PL. Recognition and first-line treatment of anaphylaxis. The American Journal of Medicine. 2014; 127:S6-11.

Muraro A, Roberts G, Worm M et al. Anaphylaxis: guidelines from the European Academy of Allergy and Clinical Immunology. Allergy. 2014; 69:1026-45.

Panesar SS, Silva JD, Nwaru BI et al. The epidemiology of anaphylaxis in Europe: a systematic review. Allergy. 2013; 68:1353-61.

Sampson HA, Wang J, Sicherer SH. Anaphylaxis. In: Kliegman RM et al. Nelson textbook of pediatrics. 20. ed. Philadelphia: Elsevier, 2016. p. 1132-6.

Simons FER, Ardusso LRF, Bilò MB, Cardona V et al. International consensus on (ICON) anaphylaxis. World Allergy Organization Journal. 2014; 7:9.

Simons FER, Ebisawa M, Sanchez-Borges M, Thong BY et al. 2015 update of the evidence base: World Allergy Organization anaphylaxis guidelines. World Allergy Organization Journal. 2015; 8:32.

ALERGIA E IMUNOLOGIA

70 DERMATITE ATÓPICA I ASPECTOS IMUNOLÓGICOS

Ekaterini Goudouris e Evandro Prado

■ Introdução

A dermatite atópica (DA) é uma doença inflamatória da pele, crônica e recidivante, caracterizada por lesões eczematosas bem pruriginosas, iniciando-se geralmente na infância precoce, podendo persistir até a idade adulta, com localização típica variando com a idade do paciente e comumente associada a outras doenças atópicas, no próprio paciente ou em seus familiares.

É uma doença que compromete de maneira significativa a qualidade de vida dos pacientes e de toda a família e que, quando moderada a grave, representa um verdadeiro desafio terapêutico.

■ Epidemiologia

Diferentes estudos demonstram ampla variação na prevalência ao redor do mundo (entre 0,6 e 20,5%). O Estudo ISAAC (*International Study of Asthma and Allergies in Childhood*) também apresentou resultados variáveis. Na América Latina, a prevalência de DA variou entre 5 e 15%. No Brasil, entre os adolescentes, a primeira fase do ISAAC mostrou prevalência do diagnóstico médico de DA entre 10 e 14%.

A prevalência da dermatite atópica é maior entre as crianças até os 5 anos de idade e tende a diminuir no adulto jovem. O início do quadro clínico costuma ser precoce: em 45% dos casos, nos primeiros 6 meses de vida; em 60%, no primeiro ano de vida; e em 85%, antes dos 5 anos de idade.

■ Etiologia

A grande maioria dos pacientes apresenta altos níveis de IgE (cerca de 85%), como é característico de pacientes atópicos. Entretanto, alguns poucos (15%) apresentam níveis de IgE normais para a idade. Nestes casos, tem-se dado o nome de dermatite não atópica ou dermatite atópica intrínseca ou, ainda, dermatite atópica pura. Não há diferença em termos de manifestações clínicas nem diferença histológica entre estes dois tipos. Ainda não se sabe qual o significado desta diferenciação e talvez exista uma relação dinâmica entre as duas formas, de modo que pacientes com dermatite intrínseca podem, com o passar dos anos, passar a apresentar testes cutâneos positivos.

Segundo o conceito de marcha atópica esta doença costuma ser a primeira manifestação clínica dos indivíduos atópicos, iniciando-se já nos primeiros meses ou anos de vida. Alguns pacientes podem apresentar também quadro clínico de alergia alimentar nessa faixa etária. Com o passar dos anos, observa-se melhora do quadro cutâneo e inicia-se o desenvolvimento de manifestações de hipersensibilidade no sistema respiratório, como rinite e asma. Estudos revelam que 50 a 80% das crianças com dermatite atópica desenvolvem posteriormente quadros de rinite e/ou asma e que os pacientes com as formas moderada e grave da doença na infância são aqueles com maior predisposição para persistirem com a doença na vida adulta.

■ Fisiopatologia

A doença é produto de uma complexa interação de genes de suscetibilidade, alterações da barreira cutânea, resposta imunológica e fatores ambientais.

Predisposição genética

A herança genética é de natureza poligênica e complexa, envolvendo predisposição para as diferentes manifestações atópicas.

Existem muitos trabalhos tentando relacionar os genes que possam determinar o desenvolvimento de dermatite atópica. Os genes relacionados à disfunção da barreira cutânea (particularmente relacionados à produção de filagrina ou estrutura das *tight junctions*) e os genes que determinam alterações em respostas inatas e adaptativas na pele são os mais estudados.

Alterações da barreira cutânea

As alterações da barreira cutânea parecem ser um dos aspectos mais importantes na patogênese da dermatite atópica. A doença é caracterizada por pele seca, com poucas ceramidas no extrato córneo, aumento de enzimas proteolíticas e maior perda transepidérmica de água, mesmo em áreas não afetadas.

O extrato córneo tem a função de impedir a perda de água pela epiderme, protegendo contra o ressecamento da pele e contra agressões do meio ambiente (alergênios, agentes infecciosos e irritantes). Os lipídios (ácidos graxos, ceramidas e colesterol) formam um cimento intercelular, componente importante desta barreira cutânea. *Tight junctions* garantem a integridade desta parede, regulando a seletividade de sua permeabilidade.

São diversos os mecanismos que levam à formação de poucos ácidos graxos na pele. Um dos mais citados nos últimos anos é a deficiência de filagrina, proteína estrutural da pele que, a partir de ação enzimática, migra na direção do extrato córneo e se transforma em ácidos graxos na camada mais superficial. Nos últimos anos, evidências surgiram associando mutações do gene da filagrina à dermatite atópica: cerca de 50% dos pacientes com DA moderada/grave apresentam deficiência de filagrina.

Alterações na expressão de proteínas relacionadas às *tight junctions* e à produção de umectantes naturais da pele também têm sido relatadas.

Resposta imunológica

A resposta imunológica na pele, de natureza inflamatória, que caracteriza a DA é decorrente de uma disfunção imunorregulatória com alterações da imunidade inata e adaptativa.

Sabemos pouco sobre como se inicia o processo inflamatório. Evidenciou-se que a pele dos pacientes com dermatite atópica só apresenta alterações após o ato de coçar vigorosamente, portanto, o ciclo prurido–aparecimento de lesões parece ser importante para o desenvolvimento da dermatite. A princípio, o prurido seria o fator que inicia o processo. O trauma, que desencadeia um dano tissular, produziria liberação de citocinas e quimiocinas que recrutariam leucócitos para o local.

Dentre as *células dendríticas* (apresentadoras de antígenos), as células de Langerhans (LC) têm um papel predominante na fase mais precoce da resposta alérgica, uma vez que transformam células T *naïve* em células do tipo Th2, com alta capacidade de produção de IL-4 e consequente aumento na produção de IgE. A estimulação de receptores de alta afinidade para IgE na superfície das células de Langerhans por alergênios induz a liberação de sinais quimiotáticos e recrutamento de outro tipo de células dendríticas denominadas de IDEC (células epidérmicas dendríticas inflamatórias) que não são encontradas na pele normal. Estas células predominam na fase crônica da DA, liberam citocinas pró-inflamatórias e podem ser responsáveis pelo *switch* de resposta Th2 para Th1.

Na fase mais aguda da doença, predominam os *linfócitos* Th2, secretores de citocinas e quimiocinas que promovem um ambiente de inflamação alérgica. À medida que a doença cronifica, passa a haver um predomínio de linfócitos Th1, com o desenvolvimento de um processo de remodelamento cutâneo.

Estudos nas últimas duas décadas têm mostrado que os *eosinófilos* têm papel fundamental no processo inflamatório da dermatite atópica, assim como em outras doenças alérgicas, como a rinite e a asma. O acúmulo e a ativação de eosinófilos pode ser responsável pelo *switch* Th2 para Th1 que acontece na fase de cronicidade da DA. Além disso, a ativação de eosinófilos é capaz de desencadear a liberação de proteínas tóxicas, ressaltando-se a proteína catiônica eosinofílica (ECP) e os mediadores químicos, contribuindo sobremaneira para a inflamação tecidual.

Peptídios antimicrobianos (*AMP*) são polipeptídios secretados em superfícies epiteliais que representam a primeira linha de defesa contra a invasão de patógenos, sendo reconhecidos como importantes componentes da imunidade inata na pele. Por conta da ação de citocinas de perfil Th2, estes peptídios estão reduzidos na pele, o que predispõe a colonizações por agentes microbianos e a infecções secundárias.

Os *queratinócitos* são células integradas à estrutura do extrato córneo e formadoras de ceramidas; apresentam um papel importante na resposta inata, uma vez que expressam receptores *toll-like* e produzem peptídios antimicrobianos. Dano a estas células promovido pelo processo inflamatório ou por trauma altera a função da barreira cutânea.

Ambiente

Diversos agentes do meio externo podem produzir sintomas em pacientes com DA. Alguns são alergênios, desencadeando uma resposta imunologicamente mediada; outros são fatores irritantes ou desencadeantes de sintomas (sem envolvimento do sistema imunológico).

Pacientes com DA apresentam muito frequentemente (em torno de 80%) sensibilização alimentar, ou seja, produzem IgE específica para diversos alimentos. Entretanto, nem todos os pacientes sensibilizados apresentam quadro clínico compatível com alergia alimentar, com desencadeamento de prurido ou lesões urticariformes pruriginosas, assim como o aparecimento das lesões características da DA, quando expostos a estes alimentos. Em crianças de baixa faixa etária, alergia alimentar está associada em 33 a 39% dos casos, particularmente nos quadros moderados a graves. Os alimentos mais comumente envolvidos são: leite de vaca, ovo, soja, trigo e amendoim. Estudos não comprovam que aditivos alimentares estejam envolvidos.

A partir dos 3 anos de idade, diminui a participação de alimentos na patogênese da doença e aumenta a participação de aeroalergênios, sendo os ácaros os mais relevantes em nosso meio. Fungos, antígenos de insetos e de animais são menos importantes.

Agentes irritantes (sabonetes, tipo de vestuário), alterações climáticas (calor/suor ou frio/ressecamento) e fatores emocionais comumente atuam como fatores desencadeantes de sintomas em pacientes com DA.

■ Quadro clínico

Classicamente, a DA manifesta-se principalmente com xerose cutânea, eczema e prurido. O eczema é a lesão cutânea mais característica e pode se apresentar em forma aguda, subaguda e crônica, sequencial ou simultaneamente em um mesmo paciente. No eczema agudo há prurido intenso, edema, pápulas eritematosas, vesículas, escoriações com exsudato seroso (Figura 70.1). O eczema subagudo se apresenta com pápulas eritematosas, crostas e descamação, com menos edema (Figura 70.2). No eczema crônico, há placas de pele espessada, não eritematosas, com liquenificação, descamação e, às vezes, hipercromia (Figura 70.3).

A distribuição do eczema costuma variar de acordo com a faixa etária, predominando em face nos lactentes, em áreas extensoras, região cervical e tronco no pré-escolar e em regiões de dobras, em crianças, adolescentes e adultos (Figuras 70.4 e 70.5). Na prática, nem sempre encontramos este padrão clássico, uma vez que pacientes em idade precoce podem ter lesões flexurais e pacientes em idade escolar ou adolescentes, lesões malares.

Alguns pacientes apresentam manifestações do tipo eczema numular, lesões liquenoides ou nodulares (Figuras 70.6 e 70.7). Outras manifestações cutâneas bastante prevalentes, tais como a xerose cutânea, são comuns a todos os pacientes atópicos, não somente em pacientes portadores de DA.

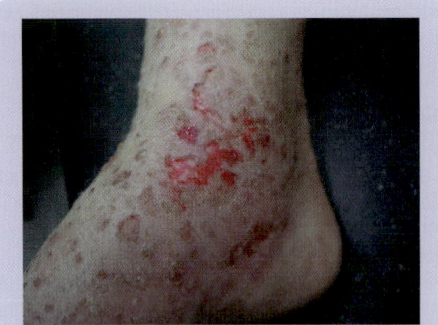

Figura 70.1 Eczema agudo.

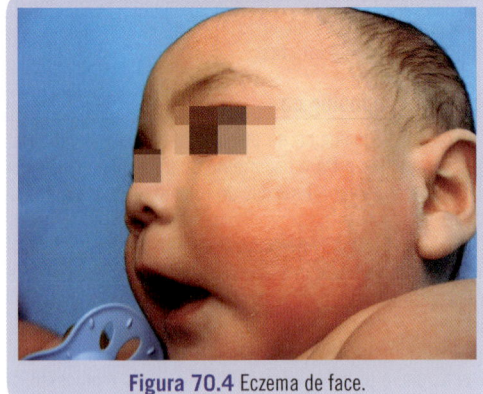

Figura 70.4 Eczema de face.

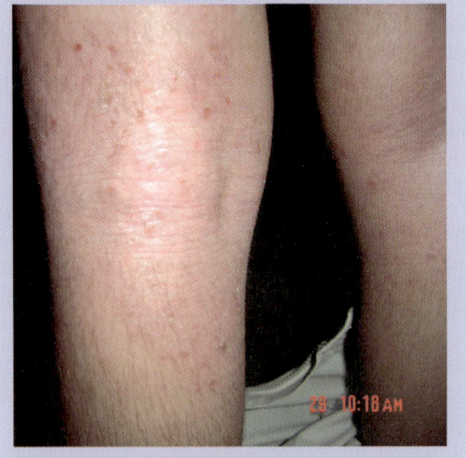

Figura 70.2 Eczema subagudo.

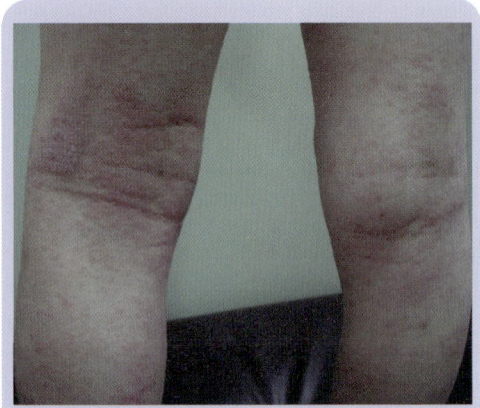

Figura 70.5 Eczema flexural.

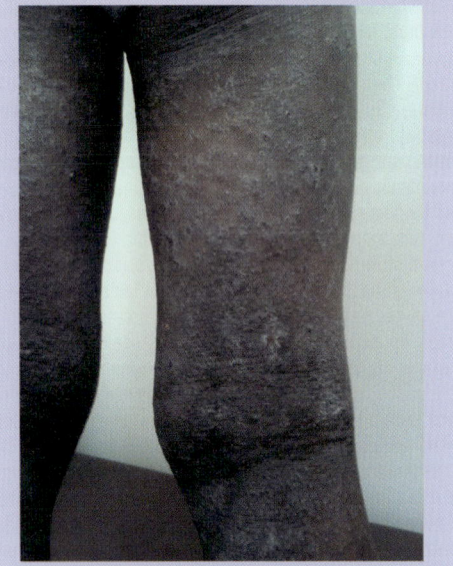

Figura 70.3 Eczema crônico.

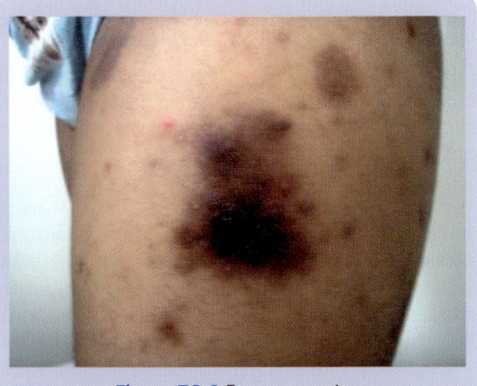

Figura 70.6 Eczema numular.

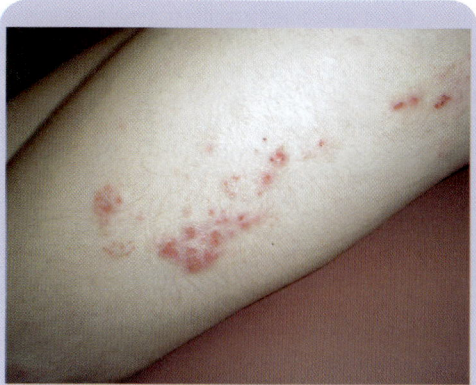

Figura 70.7 Prurigo nodular de Besnier.

O prurido é a manifestação mais importante, que provoca intensa morbidade, interferindo no sono e no humor dos pacientes e de seus cuidadores.

■ Classificação

A classificação da DA mais comumente utilizada relaciona-se à gravidade da doença. Dois importantes índices são o *Severity Scoring of Atopic Dermatitis* (SCORAD) e o *Eczema Area and Severity Index* (EASI). Em nosso meio, o SCORAD tem sido mais comumente usado no acompanhamento dos pacientes. Neste índice são computadas a intensidade e a área corporal acometida por xerose, eritema, edema, exsudação, lesões de coçadura e liquenificação, assim como sintomas subjetivos de alteração do sono e intensidade de prurido. Resultados abaixo de 24 tornam possível classificar a DA como leve; entre 25 e 50, moderada; e acima de 51, DA grave.

■ Diagnóstico

O diagnóstico é feito basicamente por meio de história clínica cuidadosa e exame físico detalhado, evidenciando lesões cutâneas características e de distribuição típica. Os exames complementares pouco contribuem tanto para o diagnóstico quanto para o manejo dos pacientes.

Clínico

Os critérios diagnósticos de Rajka e Hanifin, publicados em 1980, são clássicos e eficientes (Quadro 70.1). Entretanto, um conjunto de critérios de mais fácil uso foi publicado por Williams *et al.*, em 1994, destinado a pacientes com idade superior a 4 anos (Quadro 70.2).

Laboratorial

Exames complementares usados, apesar da utilidade limitada, são: dosagem de IgE sérica total, dosagem de IgE sérica específica para inalantes, dosagem de IgE sérica específica para alimentos, teste de pintura de leitura imediata para inalantes e alimentos, teste de contato para inalantes e alimentos.

QUADRO 70.1 Critérios diagnósticos de dermatite atópica estabelecidos por Rajka e Hanifin.

Critérios maiores (3 ou mais)
- Prurido
- Morfologia e distribuição típicas
- Dermatite crônica e recidivante
- História pessoal e/ou familiar de atopia

Critérios menores (3 ou mais)

Exame de pele
- Asteatose (ou xerose cutânea)
- Ictiose vulgar, hiperlinearidade palmar, queratose pilar
- Linhas de Dennie-Morgan
- Ptiríase alba (ou dartro volante)
- Dermografismo branco
- Eczema numular
- Palidez/eritema de face
- Queilite
- Eczema mamilar
- Pregas anteriores cervicais
- Escurecimento periorbitário

História clínica
- Início precoce
- Tendência a infecções cutâneas
- Conjuntivite recorrente
- Pruridermia com suor
- Curso influenciado por fatores ambientais ou por fatores emocionais
- Dermatite inespecífica de pés e mãos
- Hipersensibilidade alimentar
- Intolerância à lã ou sabonetes

Dados complementares
- Aumento de IgE sérica
- Teste cutâneo positivo
- Catarata subcapsular anterior
- Ceratocone

QUADRO 70.2 Critérios diagnósticos de dermatite atópica estabelecidos por Williams *et al.*

- Prurido cutâneo + 3 ou mais dos seguintes:
  - Lesão flexural e cervical
  - História de asma ou rinite, pessoal ou familiar
  - Xerose cutânea
  - Início precoce, com menos de 2 anos de idade

A dosagem de IgE sérica total é inespecífica e sabe-se que pacientes com quadros de dermatite atópica costumam apresentar os valores mais elevados dentre os pacientes atópicos.

Nem sempre é possível e válida a realização dos testes cutâneos de leitura imediata dada a extensão do acometimento cutâneo, o que interfere sobremaneira no resultado do exame. Assim é que, muitas vezes, recorremos à dosagem de IgE sérica específica. Os alergênios solicitados são os antígenos inaláveis (ácaros, fungos, epitélio de cão e gato, baratas) acrescidos dos alergênios alimentares, particularmente em crianças de mais baixa idade e portadoras de dermatite atópica moderada a grave.

Entretanto, para que se confirme o diagnóstico de alergia alimentar na DA, deve-se proceder a dietas de exclusão e reexposição ao alimento suspeito. Lembramos que dietas excessivamente restritas podem causar perda de peso e carência nutricional, portanto a dieta de exclusão deve ser cuidadosamente indicada, baseando-se em dados clínicos e laboratoriais, e ser sempre acompanhada por adequado suporte nutricional.

Mais recentemente, tem-se sugerido a realização de testes de contato com alergênios inalatórios e alimentares. Alguns estudos têm demonstrado resultados positivos para esses alergênios em pacientes com resultados negativos nos demais testes. Entretanto, ainda não conhecemos o real significado clínico deste exame.

■ Diagnóstico diferencial

Importante considerar no diagnóstico diferencial: dermatite seborreica (principalmente em menores de 6 meses de idade), dermatite de contato, escabiose, ictiose, psoríase, deficiência de zinco, histiocitose e linfoma cutâneo. Em casos de eczema mais extenso, principalmente se em associação a infecções de repetição, devemos lembrar da possibilidade de imunodeficiências primárias, como síndrome de Wiskott-Aldrich (eczema, plaquetopenia com plaquetas pequenas e infecções sinopulmonares recorrentes), síndrome de hiper-IgE (fácies típica, infecções cutâneas e sinopulmonares) ou síndrome de Ommen (imunodeficiência combinada grave).

■ Tratamento

É uma doença que compromete de maneira significativa a qualidade de vida dos pacientes acometidos e de toda a família. O tratamento das formas moderadas e graves costuma representar um grande desafio para o médico.

As medidas terapêuticas devem ser individualizadas de acordo com área corporal acometida, tipo de alergênios envolvidos, idade do paciente, intensidade dos sintomas de pele e intensidade dos sintomas subjetivos (prurido e alteração do sono), assim como resposta e tolerância às medidas implementadas.

O principal sintoma a ser abordado é o prurido, sintoma esse que pode interferir de maneira extremamente importante no dia a dia do paciente, independentemente de sua idade; além de ser conhecido fator amplificador das lesões cutâneas, agravando ou desencadeando seu aparecimento. Em alguns pacientes, o prurido está relacionado a ganhos secundários e se sedimenta como um hábito difícil de manejar.

Do mesmo modo que acontece no tratamento de qualquer doença crônica, é fundamental o estabelecimento de relação de confiança entre médico, paciente e familiares, que permita educação do paciente e/ou seus cuidadores, e consequente melhor adesão às medidas recomendadas.

O tratamento compõe-se de medidas gerais e medicamentos para tratamento tópico e tratamento sistêmico.

As medidas gerais visam evitar o ressecamento da pele e o contato com alergênios e irritantes, além do controle de fatores psicossociais. Recomenda-se o uso de roupas de tecidos leves (algodão) e claros; banhos rápidos, com água morna a fria, usando sabonetes não alcalinos que produzam menor ressecamento da pele (brancos, oleosos) de preferência usados apenas 1 vez/dia; exposição à radiação solar em horários adequados (cedo pela manhã ou fim da tarde); medidas de controle ambiental de aeroalergênios e dietas de exclusão, quando há evidências de alergia alimentar. Em muitos casos a gravidade da doença e/ou sua cronicidade produzem importantes repercussões psicológicas no paciente e em seus responsáveis, sendo de grande importância o suporte psicoterápico da família.

O mais importante tratamento tópico é a hidratação, usando creme Lanette®, lactato de amônio 12 a 20%, creme de ureia a 3,5 ou 10% (na dependência da tolerância do paciente que muitas vezes sente ardência com sua aplicação) ou óleos (girassol, amêndoas doces a 4%, semente de uva a 4%). Há produtos comerciais com misturas de vários agentes umectantes que são bastante eficazes, mas de alto custo. Fatores que devem ser considerados em sua prescrição: custo, acessibilidade, tolerância e eficácia, que variam bastante entre os pacientes.

Os corticosteroides tópicos são os medicamentos mais prescritos para o tratamento tópico do eczema. São classificados em 6 grupos de acordo com a sua potência: do grupo I, os mais potentes (clobetasol), ao grupo VI, os menos potentes (hidrocortisona a 1%). São bastante eficazes se usados em quantidade e potência adequadas. Existe, no entanto, o risco de efeitos colaterais locais e sistêmicos, principalmente com o uso prolongado e em extensa superfície corporal. Para uso em face ou região genital deve-se prescrever apenas os corticosteroides de baixa potência.

Medicamentos inibidores da calcineurina, tacrolimo e pimecrolimo têm demonstrado segurança e eficácia em vários estudos. Não apresentam os efeitos colaterais dos corticosteroides. O tratamento proativo é uma estratégia que se tem utilizado em pacientes maiores de 2 anos de idade e consiste na aplicação regular em lesões cutâneas crônicas ou quando houver recorrência frequente, reservando-se os corticosteroides tópicos para os períodos de agudização.

Os anti-histamínicos de administração oral são os medicamentos de tratamento sistêmico mais frequentemente usados, preferencialmente os de primeira geração, mais sedantes. Casos de prurido resistente ao tratamento habitual são um desafio terapêutico e outros fármacos têm sido estudados (doxepina e gabapentina, por exemplo), mas sem eficácia ou segurança estabelecidas na faixa etária pediátrica.

Corticosteroides administrados por via oral, por conta dos potenciais efeitos colaterais e da possibilidade de ocorrer rebote, devem ser usados apenas em exacerbações agudas por um período curto, de até 7 dias.

Diante da ineficácia das medidas anteriores e do risco do uso de corticosteroides, casos mais graves de dermatite atópica exigem o uso de drogas imunossupressoras. A ciclosporina A, administrada por via oral, é a medicação imunossupressora mais usada, produz melhora rápida dos sintomas e requer que o paciente seja monitorado de perto, principalmente com relação a aferição de pressão arterial e avaliação da função renal. A azatioprina também tem sido bastante usada, produz melhora clínica mais lenta e pode provocar mielossupressão. Metotrexato, tacrolimo (por via oral) e micofenolato de mofetila também podem ser utilizados, principalmente em casos sem melhora com a ciclosporina A.

Fototerapia ou fotoquimioterapia (com psoraleno) pode ser indicada em situações específicas, em pacientes mais graves, acima da idade escolar, com má resposta aos demais tratamentos ou com efeitos colaterais importantes.

Alguns estudos têm demonstrado boa resposta com o uso de imunoterapia alergênio-específica por vias subcutânea ou sublingual.

O uso de medicações antifúngicas ou antibióticas está indicado somente quando houver evidências de processo infeccioso por estes agentes.

Resultados promissores têm sido alcançados em pacientes graves com imunobiológicos anti-IL-4 e anti-IL-13. Omalizumabe (anti-IgE) e modificadores de leucotrienos têm demonstrado eficácia controversa nos estudos feitos até o presente momento.

Óleos por via oral, probióticos, vitamina E e zinco não têm eficácia comprovada.

■ Complicações

A colonização por bactérias (*S. aureus*) e fungos (*M. furfur*, *P. ovale*, *T. rubrum*) é bastante comum em pacientes com dermatite atópica. A colonização por fungos deve ser suspeitada em pacientes com lesões mais importantes em região cervical e face. Exotoxinas do *S. aureus* podem funcionar como superantígenos, agravando o processo inflamatório e promovendo exacerbações agudas ou inflamação persistente e resistente ao tratamento.

Infecções secundárias por fungos, vírus e bactérias também são bastante comuns. Os pacientes com DA são mais suscetíveis a verrugas, molusco contagioso e herpes simples.

As complicações oculares, ainda que incomuns, são potencialmente graves. Blefarite crônica, ceratoconjuntivite atópica, ceratocone e catarata subcapsular anterior foram descritos.

■ Prevenção

Ainda não há comprovação de que dietas de exclusão em gestantes ou lactantes sejam capazes de prevenir o surgimento da DA. O uso de probióticos mostrou-se capaz de prevenir o aparecimento de DA em alguns estudos.

NÃO ESQUEÇA

- Quadros moderados a graves de DA em crianças de baixa idade podem estar associados a alergia alimentar
- Colonização e infecção secundária podem estar associadas a agudizações resistentes ao tratamento habitual
- A abordagem do prurido é o ponto fundamental do tratamento, assim como o mais difícil
- Cuidados gerais com a pele, particularmente hidratação, são itens importantes no manejo a longo prazo
- O uso de corticosteroide sistêmico deve ser restrito às exacerbações agudas, por tempo limitado.

■ Bibliografia

Akdis CA, Akdis M, Bieber T, Bindslev-Jensen C, Boguniewicz M, Eigenmann P et al. Diagnosis and treatment of atopic dermatitis in children and adults: European Academy of Allergology and Clinical Immunology/American Academy of Allergy, Asthma and Immunology/PRACTALL Consensus Report. Allergy. 2006; 61:969-87.

Boguniewski M, Leung DYM. Atopic dermatitis. In: Adkinson NF et al. Middleton's allergy principles and practice. 8. ed. Philadelphia: Elsevier, 2014. Chapter 34. p. 540-64.

Boguniewski M, Leung DYM. Management of atopic dermatitis. In: Leung DYM, Szefler SJ, Bonilla FA, Akdis CA, Sampson HA (ed). Pediatric allergy. 3. ed. Philadelphia: Elsevier, 2016. Chapter 51. p. 448-57.

Camelo-Nunes IC, Wandalsen GF, Melo KC, Naspitz CK, Solé D. Prevalence of atopic eczema and associated symptoms in school children. J Pediatr RJ. 2004; 80:60-4.

Caubet JC, Nowak-Wegrzyn A. Atopic dermatitis in infants and young children. In: Sampson HA ed. Allergy and clinical immunology – Mount Sinai Expert Guides. West Sussex, UK: Wiley Blackwell, 2015. Chapter 1. p. 3-14.

European Task Force on Atopic Dermatitis. Severity Scoring of Atopic Dermatitis: The SCORAD Index. Dermatology. 1993; 186:23-31.

Hanifin JM, Rajka G. Diagnostic features of atopic dermatitis. Acta Derm Venereal (Stockh). 1980; 60(92):44-7.

Novak N, Leung DYM. Role of barrier disfunction and immune response in atopic dermatitis. In: Leung DYM, Szefler SJ, Bonilla FA, Akdis CA, Sampson HA (ed). Pediatric allergy. 3. ed. Philadelphia: Elsevier, 2016. Chapter 50. p. 438-47.

Simpson EL, Hanifin JM. Atopic dermatitis. Periodic sinopsis. Journal of American Academy of Dermatology. 2005; 53:115-28.

Welch K, Sampson HA. Food allergy and atopic dermatitis. In: Sampson HA (ed). Allergy and clinical immunology – Mount Sinai expert guides. West Sussex, UK: Wiley Blackwell, 2015. Chapter 17. p. 148-54.

Williams HC, Burney PGJ, Hoy RJ et al. The U.K. Working Party's Diagnostic Criteria for Atopic Dermatitis. BR J Dermatol. 1994; 131(3):383-96.

ALERGIA E IMUNOLOGIA

71 IMUNODEFICIÊNCIAS PRIMÁRIAS

Aluce Loureiro Ouricuri e Maria Luiza Oliva Alonso

■ Introdução

As imunodeficiências primárias (IDPs) representam um grupo heterogêneo de doenças genéticas, decorrentes de mutações em um ou vários genes, afetando o desenvolvimento e/ou a função do sistema imune. Atualmente, cerca de 300 IDPs foram identificadas, com 34 novas mutações descritas nos últimos 2 anos.

A maioria dos casos de IDP inicia-se na infância. No entanto, em alguns casos podem manifestar-se apenas na vida adulta. As IDPs apresentam gravidade variável e fenótipos diversos. Há maior suscetibilidade às infecções recorrentes, persistentes e/ou graves, doenças autoimunes e neoplasias. Associação à atopia pode ocorrer.

Outras condições que predispõem o indivíduo às infecções de repetição devem ser investigadas, como: infecção pelo vírus da imunodeficiência humana (HIV), doença do refluxo gastresofágico, atopia, desnutrição, fibrose cística, exposição ao tabagismo, exposição em creches/escolas, entre outros. O uso de medicamentos capazes de diminuir a resposta imune também deve ser sempre avaliado.

A maioria das crianças com infecções de repetição não apresenta patologias de base, nem defeito primário do sistema imune e mostra bom desenvolvimento pôndero-estatural. O aumento da frequência de infecções é decorrente da grande exposição antigênica à qual seu sistema imune imaturo é submetido. Por outro lado, isso pode dificultar o reconhecimento das IDPs nos primeiros anos de vida.

O advento da antibioticoterapia possibilitou a queda acentuada da morbimortalidade em pacientes com infecção, possibilitando que fossem identificados pela primeira vez aqueles pacientes com IDPs que não apresentavam resposta adequada à terapêutica. Apesar dos avanços nos últimos 20 anos na caracterização clínica e molecular das IDPs, alguns pacientes permanecem não diagnosticados ou há atraso no diagnóstico, aumentando a morbimortalidade.

A anamnese e o exame físico detalhados, a idade de início dos sintomas, o patógeno envolvido e a história familiar de imunodeficiência ajudam a pensar no diagnóstico de IDP. O tipo de agente infeccioso encontrado pode indicar imunodeficiência específica, por exemplo, *Aspergillus* e *B. cepacia* e doença granulomatosa crônica e *P. jirovecii* e imunodeficiência combinada grave (SCID).

■ Classificação

Em 1970, a Organização Mundial da Saúde (OMS) constituiu um comitê para definir e classificar as imunodeficiências primárias. Por meio de reuniões sucessivas, novas doenças foram incluídas. Mais recentemente, o Comitê de Classificação das Imunodeficiências Primárias da União Internacional das Sociedades de Imunologia Clínica (IUIS) reúne-se a cada 2 anos para atualizar a classificação das IDPs, sendo a última realizada em 2015 (Quadro 71.1).

■ Epidemiologia

A incidência varia, dependendo do tipo de IDP, sendo as deficiências predominantemente de anticorpos as mais prevalentes. Esse grupo inclui deficiência seletiva de IgA, agamaglobulinemia ligada ao X (ALX), imunodeficiência comum variável, deficiência específica de anticorpos com imunoglobulinas normais, hipogamaglobulinemia transitória da infância, entre outras.

As deficiências combinadas de linfócitos T (imunidade celular) e linfócitos B (imunidade humoral) compreendem um grupo de diferentes doenças que apresentam gravidade variável. A imunodeficiência combinada grave (SCID, *severe combined immunodeficiency*) representa uma emergência pediátrica, cuja chance de cura depende do diagnóstico precoce e transplante de medula óssea.

As "fenocópias" de IDPs englobam os casos clinicamente semelhantes às IDPs bem definidas, porém, nos quais não se encontram as mutações específicas.

■ Etiopatogenia

As IDPs podem ocorrer por herança autossômica recessiva, autossômica dominante ou ligada ao X, resultando em alterações quantitativas e/ou funcionais das células do sistema imune.

Algumas doenças são causadas por mutação dos genes necessários para o funcionamento adequado da linhagem celular madura, por exemplo, tirosinoquinase de Bruton (BTK) para o desenvolvimento das células B, como ocorre na ALX.

QUADRO 71.1 Classificação das imunodeficiências primárias (IDPs).

- Imunodeficiências combinadas (celular e humoral)
- IDPs combinadas associadas a síndromes ou defeitos sindrômicos
- Deficiências predominantemente de anticorpos
- Doenças de desregulação imune
- Defeitos congênitos do número e/ou da função de fagócitos
- Defeitos da imunidade inata e intrínseca
- Doenças autoinflamatórias
- Deficiências do complemento
- "Fenocópias" de IDP

Adaptado de Picardi *et al.*, 2015.

Outras são causadas por mutações em genes necessários ao desenvolvimento e função de múltiplas linhagens celulares derivadas de precursor comum, por exemplo, a cadeia γ comum para as células T, B e *natural killer* (NK), como na SCID. Podem ainda ocorrer doenças em que os genes mutados são expressos em múltiplos tecidos, resultando em uma doença multissistêmica, como na ataxia-telangiectasia.

■ Quadro clínico

As manifestações clínicas dependerão do tipo e da gravidade do comprometimento do sistema imune. O padrão das infecções, o tipo de patógeno, em especial patógenos de baixa virulência, reações graves às vacinas vivas atenuadas, resposta lenta e/ou inadequada à antibioticoterapia, importante déficit pôndero-estatural, complicações e hospitalizações frequentes são alguns dos sinais que devem nos alertar para a possibilidade de IDP (Quadro 71.2). A história familiar de imunodeficiência, de infecções recorrentes e/ou graves, óbitos precoces, reações vacinais graves ou consanguinidade parental, quando presente, também é um importante alerta para IDP.

Alguns sinais e sintomas e determinadas alterações nos exames laboratoriais iniciais, como o hemograma, também podem ser importantes sinais para pensar na possibilidade de IDP, conforme descrito nos Quadros 71.3 e 71.4. O encaminhamento para avaliação pelo especialista é fundamental sempre que houver suspeita de imunodeficiência.

As IDPs apresentam grande variabilidade de expressão clínica, sendo assim, sinais de alerta específicos para especialidades médicas também estão disponíveis, visando ampliar a possibilidade diagnóstica e o encaminhamento precoce desses pacientes para o imunologista.

| QUADRO 71.3 | Sinais de alerta para imunodeficiências primárias adaptados ao nosso meio. |

- Duas ou mais pneumonias no último ano
- Quatro ou mais novas otites no último ano
- Estomatites de repetição ou moniliase por mais de 2 meses
- Abscessos de repetição ou ectima
- Um episódio de infecção sistêmica grave (meningite, osteoartrite, septicemia)
- Infecções intestinais de repetição/diarreia crônica
- Asma grave, doença do colágeno ou doença autoimune
- Efeito adverso ao BCG e/ou infecção por micobactérias
- Fenótipo clínico sugestivo de síndrome associada a imunodeficiência
- História familiar de imunodeficiência

Adaptado da Fundação Jeffrey Modell e Cruz Vermelha Americana.

■ Diagnóstico

Laboratorial

Quando anamnese, exame físico e/ou antecedentes familiares são sugestivos de imunodeficiência primária, deve-se proceder à avaliação laboratorial inicial deste paciente, por meio de exames como hemograma completo, níveis séricos de imunoglobulinas ou, caso estes não estejam disponíveis, eletroforese de proteínas (uma fração gama muito baixa sugere hipogamaglobulinemia).

QUADRO 71.2	Características clínicas das imunodeficiências primárias (IDPs).			
	Deficiências celulares/combinadas	Deficiências predominantemente de anticorpos	Deficiência de fagócitos	Deficiências do complemento
Idade de início	Precoce (primeiros meses de vida) SCID = emergência pediátrica	XLA – 5 a 6 meses (após catabolização da IgG materna) ICV – crianças maiores e adultos	Precoce Neutropenias DGC LAD	Qualquer idade
Patógenos mais frequentes	Micobactérias Pseudômonas Citomegalovírus Epstein-Barr Varicela-zóster Cândida *P. jirovecii*	*S. pneumoniae* *Hemophilus influenzae* B *S. aureus* *Campylobacter* Enterovírus *Giardia lamblia*	*S. aureus* Pseudômonas *S. marcencens* *B. cepacia* Klebsiella Aspergillus Cândida Nocardia	C3 – infecções piogênicas C5-C9 – *Neisseria meningitidis*
Manifestações clínicas	Déficit pôndero-estatural Infecções graves, oportunistas Reação grave a BCG Diarreia Candidíase Eczema/eritrodermia Doença do enxerto-hospedeiro	Infecções sinopulmonares Sintomas gastrintestinais Artrites Meningoencefalite Autoimunidade Neoplasias Paralisia pela pólio oral Doença pulmonar crônica	Periodontite Celulite Abscessos Adenite Osteomielite Retardo na queda do coto umbilical Dificuldade de cicatrização	Primeiros componentes – LES, infecções C3 – infecções sinopulmonares C5-C9 – meningococcemia Meningite C1-INH – angioedema (angioedema hereditário)

C1-INH: inibidor de C1; DGC: doença granulomatosa crônica; ICV: imunodeficiência comum variável; LAD: deficiência de adesão leucocitária; SCID: imunodeficiência combinada grave; XLA: agamaglobulinemia ligada ao X. (Adaptado de Woroniecka e Ballow, 2000.)

> **QUADRO 71.4 Sinais de alerta para imunodeficiências primárias no primeiro ano de vida.**
>
> - Infecções fúngicas, virais e/ou bacterianas persistentes ou graves
> - Reações adversas a vacinas vivas, em especial BCG
> - Diabetes melito persistente ou outra doença autoimune e/ou inflamatória
> - Quadro febril, sepse-símile, sem identificação de agente infeccioso
> - Lesões cutâneas extensas
> - Diarreia persistente/crônica
> - Cardiopatia congênita, em especial anomalias dos vasos da base
> - Atraso na queda do coto umbilical (> 30 dias)
> - História familiar de imunodeficiência ou óbitos precoces por infecção
> - Linfocitopenia (< 2.500 células/mm^3), ou outra citopenia, ou leucocitose sem infecção, persistentes
> - Hipocalcemia com ou sem convulsão
> - Ausência de timo na radiografia de tórax
>
> BCG: vacina contra tuberculose. (Adaptado de Carneiro-Sampaio et al., 2011.)

Deve-se considerar a idade da criança durante a interpretação dos exames, já que alterações fisiológicas e transitórias são possíveis. Além disso, uma avaliação quantitativa normal não exclui IDP, sendo fundamental analisar também a função do sistema imune, como, por exemplo, a resposta específica de anticorpos.

Deve-se sempre descartar a possibilidade de infecção pelo HIV devido à sua alta prevalência.

Atualmente, o exame de triagem neonatal (teste do pezinho) para SCID (TRECs, *T-cell receptor excision circles*) está disponível em alguns laboratórios de análises clínicas. A análise consiste na quantificação do número de círculos excisados de receptores de células T (TRECs), os quais são marcadores do desenvolvimento normal dos linfócitos T. Portanto, baixo número ou níveis indetectáveis de TRECs são sugestivos de SCID ou de outras linfopenias T, por exemplo, a síndrome de DiGeorge.

Os casos com alterações nos exames iniciais de triagem ou com resultados duvidosos devem ser encaminhados ao especialista, o qual avaliará a necessidade de exames mais específicos.

Por imagem

A ausência de imagem tímica à radiografia de tórax em crianças pequenas é um importante sinal de alerta para IDP.

■ Tratamento

Medidas gerais

A abordagem terapêutica inclui prevenção das infecções, medidas gerais de higiene e nutrição, apoio psicológico para o paciente e sua família, cuidados com a vacinação do paciente e de seus contactantes.

As vacinas vivas atenuadas estão contraindicadas nas formas graves de IDP. As vacinas inativadas são seguras, mas podem ser ineficazes, dependendo do grau de imunodeficiência.

O diagnóstico precoce é fundamental para uma abordagem mais adequada e para a escolha e o início do tratamento mais indicado em cada tipo de imunodeficiência primária, visando diminuir a morbimortalidade e melhorar a qualidade de vida.

Fármacos

A terapêutica específica depende do tipo de IDP, devendo ser precoce nas formas graves. A reposição de imunoglobulina humana por via intravenosa ou, em casos selecionados, por via subcutânea, nas deficiências graves de anticorpos reduz as infecções e as hospitalizações, com melhora da qualidade de vida desses pacientes.

Outras intervenções

O transplante de células hematopoéticas representa a chance de cura para os casos de imunodeficiências combinadas, como a SCID ou a síndrome de Wiskott-Aldrich. Quanto mais precoce o transplante, melhores os resultados.

■ Bibliografia

Cant A, Battersby A. When to think of immunodeficiency? Adv Exp Med Biol. 2013; 764:167-77.
Carneiro-Sampaio M, Jacob CM, Leone CR. A proposal of warning signs for primary immunodeficiencies in the first year of life. Pediatr Allergy Immunol. 2011; 22(3):345-6.
Costa-Carvalho BT, Grumach AS, Franco JL, Espinosa-Rosales FJ et al. Attending to warning signs of primary immunodeficiency diseases across the range of clinical practice. J Clin Immunol. 2014; 34:10-22.
Grupo Brasileiro de Imunodeficiências Primárias (BRAGID). Os 10 Sinais de Alerta para Imunodeficiência Primária na Criança adaptados da Fundação Jeffrey Modell e Cruz Vermelha Americana. http://www.imunopediatria.org.br. Acesso Dezembro, 2016.
Notarangelo LD. Primary immunodeficiencies. J Allergy Clin Immunol. 2010; 125(2 Suppl 2):S182-94.
O'Keefe AW, Halbrich M, Ben-Shoshan M, McCusker C. Primary immunodeficiency for the primary care provider. Paediatr Child Health. 2016; 21(2):e10-4.
Ouricuri AL, Garcez A. Imunodeficiências primárias: quando suspeitar. In: Geller M, Scheinberg M. Diagnóstico e tratamento das doenças imunológicas. 2. ed. Rio de Janeiro: Elsevier; 2015. p. 199-202.
Picardi C et al. Primary immunodeficiency diseases: an update on the Classification from the International Union of Immunological Societies Expert Committee for Primary Immunodeficiency. J Clin Immunol. 2015; 35:696-726.
Stiehm ER, Ochs HD, Winkelstein JA. Immunodeficiency disorders: general considerations. In: Stiehm ER, Ochs HD, Winkelstein JA (eds). Immunologic disorders in infants and children. 5. ed. Philadelphia: WB Saunders; 2004. p. 289-355.
Woroniecka M, Ballow M. Office evaluation of children with recurrent infection. Pediatric Clinics of North America. 2000; 47:1211-23.

ALERGIA E IMUNOLOGIA

72 RINITE ALÉRGICA

Fábio Kuschnir, Natalia Rocha do Amaral Estanislau e Renata Caetano Kuschnir

■ Introdução

A rinite alérgica (RA) é uma inflamação da mucosa nasal mediada pela imunoglobulina E (IgE) e caracterizada clinicamente pela presença de um ou mais dos seguintes sintomas: coriza hialina, crises de espirros, obstrução e prurido nasal. É considerada a doença crônica mais comum da infância e da adolescência, constituindo importante problema de saúde pública mundial. Pode interferir de modo significativo na qualidade do sono, nas atividades de lazer e escolares, determinando uma pobre qualidade de vida nos pacientes e seus familiares. Apesar da sua relevância, a RA ainda é frequentemente subestimada pelos médicos, gerando subdiagnóstico e consequente falha terapêutica.

■ Classificação

A RA é classificada de acordo com a frequência e a gravidade dos seus sintomas. Em relação ao primeiro aspecto, pode ser persistente ou intermitente. É considerada leve quando apresenta pouco ou nenhum impacto na qualidade do sono e nas atividades de lazer e/ou escolares. Por outro lado, quando resulta em sono anormal e prejuízo nas atividades diárias é classificada como moderada/grave (Figura 72.1).

■ Epidemiologia

Acomete igualmente os sexos. Pode se iniciar em qualquer período da vida, porém é incomum antes dos 12 meses de idade. A partir daí apresenta incidência progressiva até a adolescência, período em que pode atingir importante parcela da população. No Brasil, o International Study of Asthma and Allergies in Childhood (ISAAC) mostrou uma prevalência média de RA entre escolares (6 e 7 anos) e adolescentes (13 e 14 anos), respectivamente, de 12,5% e 20,5%.

■ Etiologia

Os aeroalergênios domiciliares, como ácaros da poeira, pelos de animais domésticos, baratas e fungos, são os principais fatores desencadeantes. Polens de árvores e gramíneas devem ser considerados nas áreas em que as estações do ano são mais bem definidas, como na região Sul do país. Fatores irritantes inespecíficos, como poluentes ambientais, mudanças de temperatura e principalmente o tabagismo, passivo e ativo, podem agravar os sintomas da RA.

■ Fisiopatologia

A compreensão acerca das principais células e dos mediadores envolvidos, assim como das respectivas características clínicas das diferentes fases da doença, facilita a instituição da terapia mais adequada para cada caso. A fisiopatologia da RA encontra-se detalhada na Figura 72.2.

■ Diagnóstico

Clínico

O diagnóstico da RA baseia-se na anamnese e no exame físico. Na história ambiental devem-se buscar relações de causa-efeito entre as exposições a aeroalergênios e o aparecimento dos sintomas. A descrição do dormitório é de

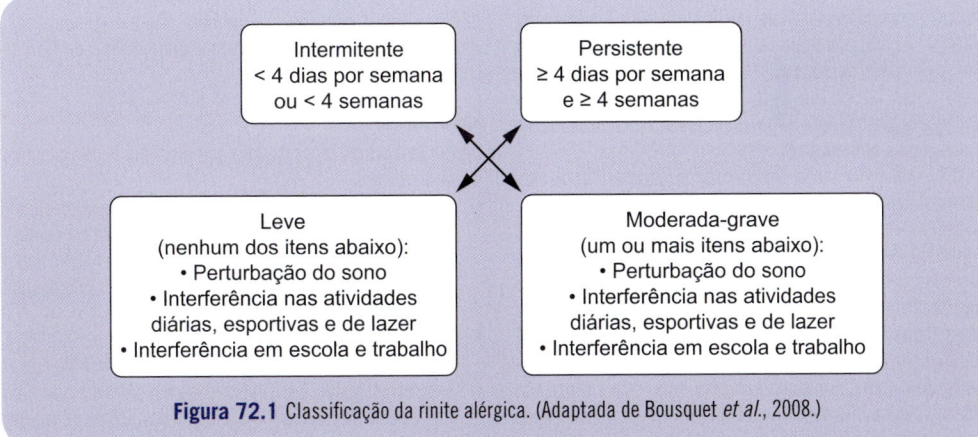

Figura 72.1 Classificação da rinite alérgica. (Adaptada de Bousquet et al., 2008.)

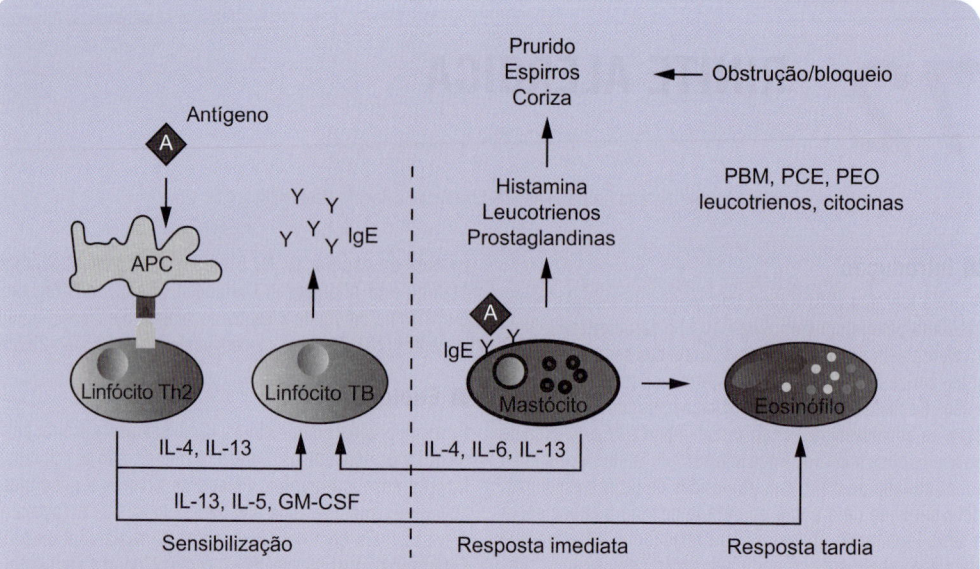

Figura 72.2 Fisiopatologia da rinite alérgica. Em resposta à sensibilização a um determinado antígeno, ocorre a formação de anticorpos IgE específicos, que se ligam a receptores de alta afinidade na superfície de mastócitos da mucosa nasal. Os sintomas da chamada resposta imediata, como os espirros e o prurido, ocorrem imediatamente após o contato do alergênio na mucosa nasal previamente sensibilizada e são em grande parte mediados pela histamina liberada pelos mastócitos. Este mediador contribui também de modo significativo para a rinorreia por meio da estimulação por via neural da secreção glandular nasal. De um modo geral esses sintomas são bem controlados pelos anti-histamínicos (anti-H1). No entanto, a obstrução nasal (bloqueio), principal característica clínica da resposta tardia e presente nos casos crônicos, está relacionada em grande parte à inflamação da mucosa nasal resultante da infiltração celular, em especial pelos eosinófilos. Este sintoma em geral apresenta pobre resposta aos anti-H1, porém é bem controlado por medicamentos anti-inflamatórios como os corticosteroides tópicos intranasais. APC: célula apresentadora de antígeno; GM-CSF: fator estimulador de colônias de granulócitos e macrófagos; IL: interleucinas; PBM: proteína básica maior; PCE: proteína catiônica eosinofílica; PEO: peroxidase eosinofílica. (Adaptada de Solé et al., 2012.)

grande importância, uma vez que colchões e travesseiros são os grandes reservatórios domiciliares dos ácaros, cuja principal fonte de alimento é a descamação de pele humana. Do mesmo modo, o contato com fatores irritantes e as alterações ambientais devem ser explorados na anamnese. Como em outras doenças alérgicas, a RA apresenta forte caráter genético. Assim, a história familiar de atopia ou os antecedentes pessoais de dermatite atópica e asma também são importantes fatores de risco para o desenvolvimento da doença. Por outro lado, a RA raramente está relacionada com os alergênios alimentares.

O exame físico pode revelar os chamados "estigmas atópicos", como o escurecimento periorbitário (olheiras) e as pregas infrapalpebrais ("linha de Dennie-Morgan") (Figura 72.3A). Nas crianças em idade escolar e nos adolescentes, o repetido ato de coçar o nariz, conhecido como "saudação alérgica" pode ocasionar o aparecimento de prega transversa no dorso nasal (Figura 72.3B e C). A visualização da cavidade nasal (rinoscopia anterior), utilizando uma fonte luminosa simples como uma lanterna, poderá revelar mucosa nasal hiperemiada com secreção hialina mucoide (aspecto de "clara de ovo") e cornetos nasais inferiores hipertrofiados na RA aguda (Figura 72.4A). Na doença crônica a mucosa pode adquirir coloração pálido-violácea. Devem-se ainda observar alinhamento do septo nasal, presença e aspecto das secreções, úlceras, perfurações, cistos, corpo estranho, tumores e pólipos. A presença destes últimos em crianças, embora não patognomônicos, deve alertar para a possibilidade diagnóstica de fibrose cística (Figura 72.4B).

Laboratorial

Dentre os exames laboratoriais que auxiliam no diagnóstico da rinite, temos:
- Testes *in vivo* – testes cutâneos alérgicos de leitura imediata (TCLI): apresentam alta sensibilidade e especificidade na identificação dos alergênios responsáveis pela RA. São considerados o "padrão-ouro" para o diagnóstico da doença
- Testes *in vitro* – IgE específica sérica (ImmunoCap®): é menos sensível que os testes *in vivo*, porém correlaciona-se bem com estes. Está indicado, principalmente, quando não é possível realizar o TCLI, como no caso de dermatite atópica extensa ou uso contínuo de anti-histamínicos.

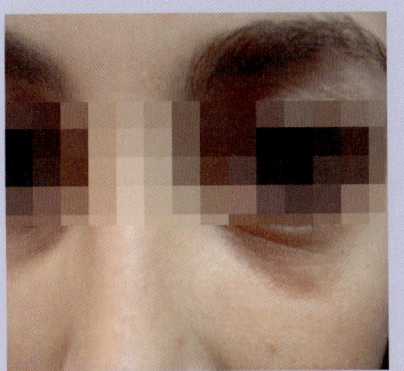

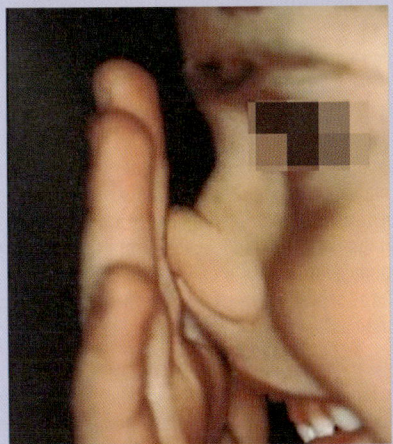

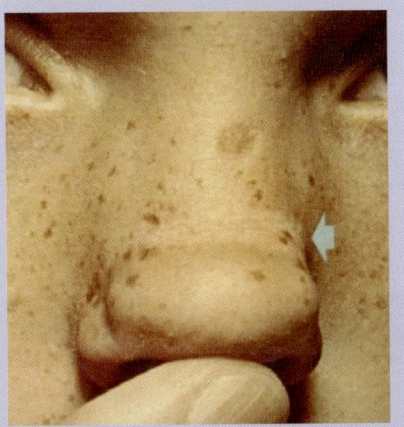

Figura 72.3 Sinais e sintomas característicos da rinite alérgica.

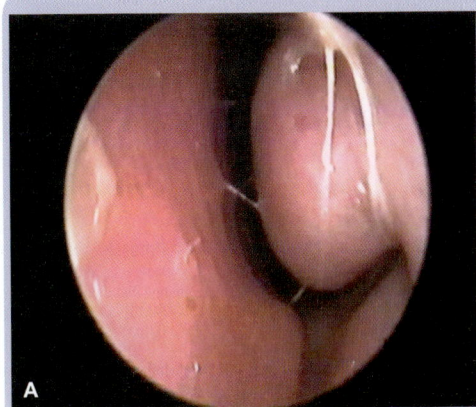

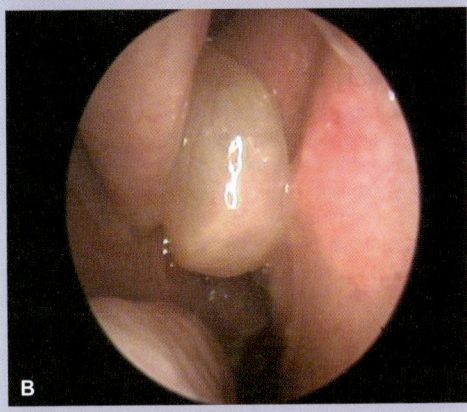

Figura 72.4 Rinoscopia nasal anterior. **A.** Rinite alérgica aguda: mucosa nasal hiperemiada, hipertrofia de cornetos nasais e secreção mucoide (aspecto de "clara de ovo"); **B.** Pólipo nasal.

Por imagem

De um modo geral exames de imagem não são recomendados para avaliação inicial da RA.

■ Diagnóstico diferencial

O diagnóstico diferencial da rinite alérgica é amplo, abrangendo rinites de diferentes etiologias cujas principais características clínicas e histopatológicas são demonstradas no Quadro 72.1. Em sua maioria, as rinites infecciosas são causadas por vírus (resfriado comum e gripes) e bactérias (rinossinusite bacteriana), constituindo a principal causa de sintomas nasais nos dois primeiros anos de vida. Soluções nasais vasoconstritoras contendo agonistas alfa-adrenérgicos como a nafazolina e a oximetazolina são as principais causas da rinite medicamentosa cujo principal sintoma é a obstrução nasal que ocorre após a interrupção do medicamento (obstrução nasal "de rebote"). Outros diagnósticos diferenciais importantes na infância são as alterações anatômicas e mecânicas, como a imperfuração coanal, a presença de corpo estranho nasal e a hipertrofia adenoidiana.

Valores normais para a idade de IgE total não devem excluir o diagnóstico. A presença de eosinofilia sanguínea é um achado inespecífico na rinite alérgica.

QUADRO 72.1 — Diagnóstico diferencial das rinites.

Tipo	Idade de início	Desencadeantes	Sintomas/sinais	Citologia nasal
Alérgica	Infância	Aeroalergênios	Prurido, espirros, coriza hialina	Eosinófilos
RENA	Adolescência, idade adulta	Ácido acetilsalicílico e outros AINEs	Obstrução, anosmia, pólipos nasais	Eosinófilos, pode haver neutrófilos
Infecciosa	Qualquer idade	Vírus ou bactérias	Secreção purulenta, tosse noturna, febre	Neutrófilos
Rinopatia não alérgica*	Idade adulta, rara em crianças	Irritantes, gatilhos inespecíficos	Obstrução, rinorreia	Não característica
Ocupacional	Adolescentes, idade adulta	Animais de laboratório, farinhas (trigo), enzimas, látex	Prurido, espirros, coriza hialina	Eosinófilos

RENA: rinite eosinofílica não alérgica; AINEs: anti-inflamatórios não esteroidais. *Anteriormente chamada rinite vasomotora.

■ Tratamento

Medidas gerais

O tratamento da RA compreende, além da farmacoterapia, a educação do paciente e de sua família acerca dos fatores desencadeantes e a proteção do ambiente. As medidas de controle ambiental visam principalmente à redução de ácaros do dormitório. Entre elas, a proteção do colchão e do travesseiro com tecidos impermeáveis (p. ex., TNT, polietileno, napa, curvim, vulcouro, poliuretano), juntamente com a lavagem das roupas de cama com água aquecida (> 60°C), pelo menos 1 vez/semana, parecem as mais eficazes. Além disso, devem-se evitar animais domésticos com pelos no interior da casa, assim como o tabagismo e o contato com odores fortes (p. ex., desinfetantes, inseticidas etc.).

Fármacos

Anti-histamínicos H1 (anti-H1)

São considerados medicamentos de primeira linha no tratamento da RA aliviando de modo eficaz os sintomas da sua fase imediata. No entanto, têm pouco efeito sobre a obstrução nasal. Os anti-H1 intranasais são mais efetivos no controle deste último sintoma em relação aos de apresentação oral. Podem ser classificados como clássicos ou de primeira geração (sedantes) e não clássicos ou de segunda geração (não sedantes) em função de sua passagem através da barreira hematencefálica e consequente atividade sobre o sistema nervoso central. Em virtude de seu excelente perfil de segurança e das vantagens terapêuticas no tratamento da rinite (Quadro 72.2), os anti-H1 de segunda geração devem ser sempre priorizados em relação aos compostos mais antigos em todas as faixas etárias. Os principais anti-H1 utilizados no tratamento da RA e suas respectivas posologias são descritos no Quadro 72.3.

Corticosteroides intranasais (CINs)

São os medicamentos mais eficazes no tratamento de todos os sintomas da rinite alérgica. Seu início de ação é variável e, dependendo do composto, pode ocorrer entre 3 e 36 horas após a primeira dose. O controle clínico dos sintomas pode ser rápido; entretanto, para a supressão da inflamação nasal crônica deve ser utilizado por um período mínimo de 60 a 90 dias. A biodisponibilidade sistêmica dos CINs é muito baixa, especialmente em relação a fluticasona, mometasona e ciclesonida. Raramente apresentam efeitos adversos, sendo mais comuns aqueles de natureza local como irritação, epistaxe, espirros, ressecamento e ardência que podem ser minimizados pela aplicação correta do medicamento (apontando o jato do *spray* em direção às asas nasais, em oposição ao septo). Os principais CINs disponíveis em nosso meio estão listados no Quadro 72.4.

Corticosteroides orais (COs)

Não são indicados de rotina na RA, exceto quando há necessidade de reversão da obstrução nasal persistente (bloqueio nasal), muitas vezes resistente aos CINs. Neste caso podemos considerar um curso curto, de 4 a 5 dias, de prednisolona ou prednisona, 1 a 2 mg/kg/dia, preferencialmente em dose única pela manhã.

Antagonistas dos receptores dos leucotrienos

Não devem ser utilizados como terapia isolada na RA, mas podem ser úteis em pacientes com asma e rinite associadas. O único composto existente em nosso meio é o montelucaste de sódio.

QUADRO 72.2 — Vantagens dos anti-H1 de segunda geração.

- Bloqueio potente e não competitivo de receptores H1
- Não sedantes (similares ao placebo)
- Em geral sem interferência de alimentos e/ou medicamentos (p. ex., antifúngicos/antibióticos macrolídios)
- Sem efeitos anticolinérgicos (ressecamento nasal e ocular, retenção urinária etc.)
- Não aumentam o apetite ou causam ganho de peso
- Rápido início de ação
- Efeito terapêutico prolongado (meia-vida de 12 a 24 h)
- Maior comodidade posológica (em geral a administração se dá em dose única diária)
- Não causam tolerância (taquifilaxia)

RINITE ALÉRGICA

QUADRO 72.3 — Principais anti-histamínicos de segunda geração.

Nome farmacológico	Nome comercial	Apresentação	Posologia
Cetirizina	Zyrtec® Zetir® Cetrizim®	Sol. oral 1 mg/mℓ Gotas 10 mg/mℓ Comp. 10 mg	2 a 6 anos: 2 mg a cada 12 h 6 a 12 anos: 5 mg a cada 12 h > 12 anos: 10 mg/dia
Levocetirizina	Zyxem®	Gotas 5 mg/mℓ Comp. 5 mg	2 a 6 anos: 5 gotas a cada 12 h > 6 anos: 20 gotas ou 1 comp. 1 vez/dia
Loratadina	Claritin® Loralerg® Loranil®	Xarope 1 mg/mℓ Comp. 10 mg	Maiores de 2 anos < 30 kg: 5 mg/dia ≥ 30 kg: 10 mg/dia
Desloratadina	Desalex® Esalerg®	Xarope 0,5 mg/mℓ Gotas 1,25 mg/mℓ Comp. 5 mg	6 meses a 2 anos: 1 mg 1 vez/dia (2 mℓ ou 16 gotas) 2 a 6 anos: 1,25 mg 1 vez/dia (2,5 mℓ ou 20 gotas) 6 a 12 anos: 2,5 mg 1 vez/dia (5 mℓ ou 40 gotas) > 12 anos: 5 mg/dia (10 mℓ ou 80 gotas)
Fexofenadina	Allegra®	Susp. oral 6 mg/mℓ Comp. 60, 120 e 180 mg	6 meses a 2 anos: 15 mg (2,5 mℓ) a cada 12 h 2 a 11 anos: 30 mg (5 mℓ) a cada 12 h 6 a 12 anos: 60 mg/dia > 12 anos: 120 mg/dia
Ebastina	Ebastel®	Sol. oral 1 mg/mℓ Comp. 10 mg	2 a 6 anos: 2,5 mg 1 vez/dia 6 a 12 anos: 5 mg 1 vez/dia > 12 anos: 10 mg/dia
Bilastina	Alektos®	Comp. 20 mg	≥ 12 anos: 20 mg/dia 1 h antes ou 2 h após refeições
Rupatadina	Rupafin®	Comp. 10 mg	≥ 12 anos: 10 mg/dia
Cetotifeno	Asmen® Asmalgerin® Zaditen®	Xarope 1 mg/5 mℓ Sol. oral 1 mg/mℓ Gotas 1 mg/mℓ Comp. 1 mg e 2 mg	6 meses a 3 anos: 0,05 mg/kg 2 vezes/dia > 3 anos: 1 mg/12 h
Anti-histamínicos tópicos nasais			
Azelastina	Rino-Lastin® Rino-Azetin®	Spray nasal 1 mg/mℓ	Acima de 5 anos: 1 jato em cada narina 12/12 h
Levocabastina	Livostin®	Spray nasal 0,5 mg/mℓ	2 jatos em cada narina 12/12 h
Associação anti-H1 + descongestionantes orais			
Cetirizina + pseudoefedrina	Zyrtec D®	Cápsulas 5 mg/120 mg	≥ 12 anos: 1 cápsula a cada 12 h
Loratadina + pseudoefedrina	Claritin D® Loremix D® Loranil D®	Xarope 1 mg/120 mg/mℓ Comp. 5 mg/120 mg	Adultos e crianças > 6 anos acima de 30 kg: 5 mℓ a cada 12 h ≥ 12 anos: 1 comp. a cada 12 h
	Claritin D® 24 h	Comp. 10 mg/240 mg	≥ 12 anos: 1 comp. a cada 24 h
Desloratadina + pseudoefedrina	Desalex D12®	Comp. 2,5 mg/120 mg	≥ 12 anos: 1 comp. a cada 12 h
Fexofenadina + pseudoefedrina	Allegra D®	Comp. 60 mg/120 mg	≥ 12 anos: 1 comp. a cada 12 h
Ebastina + pseudoefedrina	Ebastel D®	Comp. 10 mg/120 mg	≥ 12 anos: 1 comp. a cada 24 h

Comp.: comprimido; sol.: solução; susp.: suspensão.

QUADRO 72.4 Principais corticosteroides intranasais (CINs).

Nome farmacológico	Nome comercial	Apresentação	Posologia
Beclometasona	Beclosol® *spray* nasal aquoso Clenil® *spray* nasal aquoso	50 mcg/dose	6 a 12 anos: 1 a 2 jatos/narina 12/12 h > 12 anos: 2 jatos/narina 12/12 h
Budesonida	Busonid® *spray* nasal Noex® *spray* nasal Budecort® aqua *spray* nasal	32/50 mcg/dose 32/50/100 mcg/dose 32/64 mcg/dose	≥ 6 anos: 1 a 2 jatos/narina 12/12 h
Propionato de fluticasona	Flixonase® Plurair®	*Spray* 50 mcg/dose	4 a 11 anos: 1 jato, 1 a 2 vezes/dia > 11 anos: 2 jatos, 1 a 2 vezes/dia
Furoato de fluticasona	Avamys®	*Spray* 27,5 mcg/dose	2 a 11 anos: 1 jato 1 vez/dia ≥ 12 anos: 2 jatos 1 vez/dia
Furoato de mometasona	Nasonex®	*Spray* 50 mcg/dose	2 a 11 anos: 1 jato 1 vez/dia ≥ 12 anos: 2 jatos 1 vez/dia
Ciclesonida	Omnaris®	*Spray* 50 mcg/dose	> 6 anos: 2 jatos 1 vez/dia
Triancinolona	Nasacort® Airclin®	*Spray* 55 mcg/dose *Spray* 50 mcg/dose	4 a 12 anos: 1 jato/narina 1 vez/dia ≥ 12 anos: 2 jatos/narina 1 vez/dia
Associação CIN + anti-H1 intranasal			
Propionato de fluticasona + azelastina	Dymista®	*Spray* 50 mcg/FLU 137 mcg/AZE dose	≥ 12 anos: 1 jato/narina 2 vezes/dia

AZE: azelastina; FLU: fluticasona.

Descongestionantes tópicos intranasais (DTs)

Produzem vasoconstrição por meio da ativação de receptores alfa-adrenérgicos, produzindo alívio rápido da obstrução nasal. Devem ser utilizados, com cautela, no máximo por cinco dias. Além de rinite medicamentosa de rebote, podem causar importantes efeitos cardiovasculares e do sistema nervoso central, sendo contraindicados em crianças menores de 6 anos de idade.

Descongestionantes orais (DOs)

Atuam sobre a obstrução nasal. São preferíveis em relação aos DTs não apresentando efeito rebote, no entanto, podem causar insônia, irritabilidade, cefaleia, palpitações e taquicardia. No Brasil os DOs como a pseudoefedrina e fenilefrina só estão disponíveis em associação com anti-histamínicos.

Cromonas (cromoglicato dissódico)

Atuam topicamente como estabilizadores da membrana dos mastócitos, impedindo a sua degranulação. São úteis no controle da coriza, espirros e prurido nasal, atuando pouco sobre a obstrução nasal. Embora sejam muito menos eficazes que os anti-H1 e CINs, apresentam excelente perfil de segurança, tornando-se uma alternativa terapêutica em crianças pequenas com rinite leve. Deve ser administrado de 4 a 6 vezes/dia, o que dificulta a adesão ao tratamento.

Anticolinérgicos

São substâncias que inibem os receptores muscarínicos, importantes na produção de secreção nasal. O composto mais utilizado é o brometo de ipratrópio intranasal. São indicados para pacientes cujo sintoma principal é a rinorreia (coriza) não controlada pelos anti-H1, DOs ou CINs.

As ações dos medicamentos mais utilizados no tratamento da RA nos principais sintomas da doença são demonstradas no Quadro 72.5.

Outras intervenções

Imunoterapia específica

Deve ser considerada quando o tratamento farmacológico não controla satisfatoriamente os sintomas da RA ou na impossibilidade de se realizar o controle adequado do ambiente. De um modo geral, está indicada em crianças maiores de 2 anos de idade nas quais existe comprovadamente uma reação IgE mediada para um alergênio inalável. É terapêutica eficaz e segura quando realizada sob orientação do especialista, consistindo na administração de extrato alergênico padronizado em doses progressivas por via subcutânea ou sublingual.

Plano terapêutico

Embora o tratamento e as medidas preventivas devam ser individualizados para cada caso, a abordagem terapêutica baseada nas Diretrizes ARIA (*Allergic Rhinitis Impact on Asthma*), apresenta utilidade prática, sendo descrita de modo resumido no Quadro 72.6.

■ Comorbidade e complicações

É comum a presença de sintomas oculares associados (hiperemia conjuntival, prurido, lacrimejamento e fotofobia) em até 50% dos casos, além de tiques faciais, como o piscar frequente dos olhos. Alterações no crescimento craniofacial como face alongada ("fácies adenoidiana"), palato em ogiva, má oclusão dentária, aumento da incidência de infecções respiratórias altas e hipertrofia linfoide, principalmente das adenoides, podem ocorrer em função da respiração oral de suplência crônica. Esta última pode levar a quadros de apneia obstrutiva e distúrbios do sono, causando sonolência diurna e dificuldade de concentração que podem interferir no rendimento escolar da criança. A RA persistente também

QUADRO 72.5	Controle farmacológico da rinite alérgica.			
Medicamento	Prurido	Espirros	Rinorreia	Obstrução
Anti-histamínicos orais	++	++	++	±
Anti-histamínicos tópicos	++	++	++	++
Corticosteroides tópicos	++	+++	+++	+++
Descongestionantes tópicos	–	–	–	+++
Cromoglicato dissódico	+	+	±	±
Antileucotrienos	–	+	+	+
Brometo ipratrópio	–	–	+++	–

QUADRO 72.6	Tratamento da rinite alérgica passo a passo.
Rinite intermitente leve	■ Anti-H1 não sedante oral ou tópico intranasal
Rinite intermitente moderada/grave	■ CIN ○ *Se necessário após 1 semana de tratamento acrescentar*: anti-H1 não sedante oral + DO ou anti-H1 tópico intranasal (> 5 anos) ou ○ *Considerar*: curso curto de CO
Rinite persistente leve	■ Anti-H1 não sedante oral ou tópico ○ *Considerar*: CIN em baixas doses
Rinite persistente grave	■ CIN ○ *Se necessário acrescentar*: anti-H1 tópico intranasal ○ *Considerar*: curso curto de CO

O controle ambiental deverá constar de todas as etapas de tratamento. Anti-H1: anti-histamínico H1; CIN: corticosteroide intranasal; CO: corticosteroide oral; DO: descongestionante oral.

está associada a maior incidência de otite média crônica causada pela disfunção da tuba de Eustáquio e interferência na ventilação da orelha média, podendo ocasionar deficiências auditivas temporárias ou permanentes. As vias respiratórias superiores e inferiores estão intimamente relacionadas (hipótese das "vias respiratórias unidas") e cerca de 80% dos pacientes asmáticos apresentam RA. Por outro lado, pacientes com rinite persistente devem ser sempre avaliados para asma.

NÃO ESQUEÇA

- A RA é a doença alérgica mais comum e apresenta importante impacto na qualidade de vida dos pacientes e de seus familiares
- É rara em recém-nascidos e lactentes. Outras causas de obstrução nasal devem ser consideradas nesta faixa etária
- É importante classificar a doença para instituir o tratamento mais adequado
- Os anti-histamínicos sedantes (primeira geração) não têm lugar no tratamento da RA. Os compostos não sedantes, de segunda geração, devem ser priorizados em qualquer idade
- O uso de CIN a longo prazo, mínimo de 60 a 90 dias, é essencial para a redução do processo inflamatório nasal e consequente controle e prevenção dos sintomas
- O controle ambiental deve sempre ser parte integrante do plano terapêutico da RA.

■ Bibliografia

Bousquet J, Khaltaev N, Cruz AA, Denburg J, Fokkens WJ, Togias A et al. Allergic rhinitis and its impact on asthma (ARIA) 2008 update (in collaboration with the World Health Organization, GA(2)LEN and AllerGen). Allergy. 2008; 63(Suppl 86):8-160.

Bousquet J, Schünemann HJ, Samolinski B, Demoly P, Baena-Cagnani CE, Bachert C et al. Allergic rhinitis and its impact on asthma (ARIA): achievements in 10 years and future needs. J Allergy Clin Immunol. 2012; 130(5):1049-62.

Grumach AS, Malaman MF. Rinossinusopatia alérgica: conceito, epidemiologia, fisiopatologia e diagnóstico. In: Grumach AS (ed.). Alergia e imunologia na infância e na adolescência. São Paulo: Atheneu, 2009. p. 137-77.

Nunes ICC. Rinite alérgica: epidemiologia, fisiopatologia e quadro clínico. In: Solé D, Prado E, Weckx LLM (eds.). Obstrução nasal: o direito de respirar pelo nariz. São Paulo: Atheneu, 2013. p. 141-9.

Seidman MD, Gurgel RK, Lin SY, Schwartz SR, Baroody FM, Bonner JR et al. Clinical practice guideline: allergic rhinitis executive summary. Otolaryngol Head Neck Surg. 2015; 152(2):197-206.

Solé D, Mello Júnior JF, Weckx LLM, Rosário NA, Associação Brasileira de Alergia e Imunopatologia, Associação Brasileira de Otorrinolaringologia e Cirurgia Cérvico-facial, Sociedade Brasileira de Pediatria, Academia Brasileira de Rinologia et al. II Consenso Brasileiro sobre Rinites. Rev Bras Alerg Imunopatol. 2006; 29(1):S1-58.

Solé D, Sakano E, Associação Brasileira de Alergia e Imunopatologia, Associação Brasileira de Otorrinolaringologia e Cirurgia Cérvico-facial et al. III Consenso Brasileiro sobre Rinites. Braz J Otorhinolaryngo. 2012; 75(6):S1-52.

ALERGIA E IMUNOLOGIA

73 URTICÁRIA

Solange Valle, Sérgio Duarte Dortas Junior

■ Introdução

A urticária é uma enfermidade conhecida na cultura ocidental desde a época de Hipócrates e ainda representa um desafio na prática médica. A urticária e o angioedema agudos podem ser partes do espectro clínico da anafilaxia e representam grande potencial de letalidade se não tratados. A urticária crônica, por sua vez, é uma afecção com grande impacto negativo na qualidade de vida dos pacientes. Nas últimas décadas houve grande avanço na compreensão da fisiopatologia da urticária, o que auxiliou no desenvolvimento e/ou na melhora do manejo da doença.

■ Definição

A urticária é caracterizada pelo rápido aparecimento de urticas e/ou angioedema.

A urtica (Figura 73.1) consiste em três características típicas: edema central de tamanho variado, quase que invariavelmente circundado por um eritema reflexo; prurido associado e às vezes sensação de queimação; natureza fugaz, com a pele retornando ao seu aspecto normal geralmente em 1 a 24 horas.

O angioedema (Figura 73.2) é definido por: edema súbito e pronunciado da derme profunda e região subcutânea; maior frequência do sintoma de dor em relação ao prurido; acometimento frequente das membranas mucosas; e resolução do quadro em aproximadamente 72 horas.

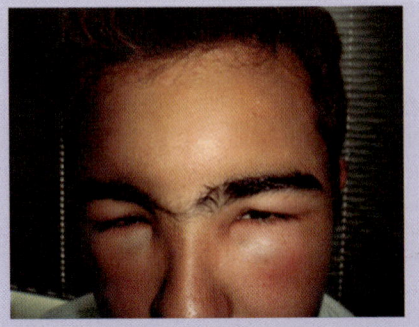

Figura 73.2 Criança em idade escolar, do sexo masculino, com angioedema envolvendo principalmente as pálpebras.

■ Classificação

Na criança, a classificação do ponto de vista temporal também é utilizada; tendo a urticária aguda os sintomas com duração inferior a 6 semanas e a crônica quando ultrapassa esse período. Esta classificação é útil na prática clínica diária, pois ela tem implicações diagnósticas, uma vez que existem diferenças significativas entre a forma aguda e a crônica quanto às etiologias.

A urticária aguda é mais frequente na infância e na adolescência, e a crônica é mais prevalente a partir da idade escolar. A urticária crônica é atualmente classificada segundo o Quadro 73.1.

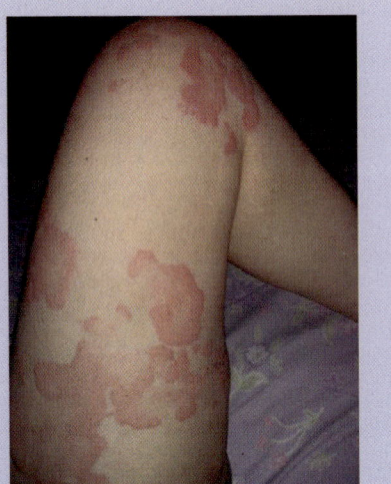

Figura 73.1 Lesões de urtica no membro inferior de criança com urticária, caracterizadas por edema central e eritema periférico.

QUADRO 73.1	Classificação da urticária crônica.
Urticária crônica espontânea	
Aparecimento espontâneo de urticas, angioedema ou ambos por período igual ou superior a 6 semanas devido a causas conhecidas ou não conhecidas	
Urticárias induzidas	
Dermografismo, frio, pressão tardia, sol, calor, vibratória, colinérgica, contato, aquagênica	

■ Epidemiologia

A urticária é manifestação clínica comum na infância. A maioria dos trabalhos se refere a urticária em adultos, mas estima-se uma prevalência entre 2,1 e 6,7% em crianças e adolescentes.

O quadro pode estar associado a angioedema em 8,8% das crianças com urticária aguda.

Alguns casos de urticária crônica em crianças podem cursar também com angioedema: Volonakis et al. mostraram que em um total de 226 crianças com urticária crônica, aproximadamente 15% apresentavam associação com angioedema.

Curiosamente, as evidências sugerem que 20 a 30% das crianças com urticária aguda (a maioria de causa infecciosa) irão desenvolver urticária crônica.

■ Fisiopatologia

O mecanismo patogênico da urticária ainda não está totalmente esclarecido. Entretanto, houve um grande avanço na última década em relação ao mecanismo de ativação dos mastócitos que são as células que desempenham papel central na fisiopatologia da doença (Figura 73.3). Os mastócitos podem ser ativados por diversos fatores e vão liberar a histamina, que é o principal mediador da doença. Além da histamina, outras substâncias químicas são liberadas dos mastócitos, como: leucotrienos, prostaglandinas, citocinas e quimiocinas.

■ Etiologia

Urticária aguda

É a forma mais frequente na criança, sendo uma condição clínica muito comum nos consultórios assim como nas salas de emergência. É importante diferenciar a urticária aguda da anafilaxia que envolve outros órgãos e sistemas, cursando com outras manifestações clínicas, como dispneia, queda da pressão arterial ou perda de consciência. O médico deve estar atento para esta possibilidade.

Os principais fatores desencadeantes da urticária aguda são as infecções, seguidas dos medicamentos e alimentos.

Um estudo recente mostrou que, no período de maior incidência de infecções virais respiratórias, também aumenta a incidência de erupções urticariformes na criança, sugerindo uma relação de causa-efeito.

Algumas crianças com infecção viral fazem uso de beta-lactâmicos e evoluem com urticária, sendo comum que se defina o medicamento como fator causal. Entretanto, Caubet et al. realizaram, em pacientes nesta situação, testes de provocação oral com os medicamentos possivelmente causadores do quadro, tendo evidenciado que estes eram negativos na quase totalidade dos casos, sugerindo que a infecção em si era o mais provável agente desencadeante da urticária.

Infecções bacterianas também podem estar relacionadas à urticária. Um estudo de Bilbao et al. mostrou que 40% de 32 crianças com urticária apresentava faringite estreptocócica. Há casos relacionados a infecções por germes atípicos, como *Mycoplasma pneumoniae*.

Em relação aos alimentos nas crianças de baixa idade ou em lactentes, deve-se pensar na possibilidade de sensibilização para proteínas heterólogas de leite de vaca, ovo, soja, amendoim e trigo; e nas crianças a partir da idade escolar, em sensibilização para peixe, frutos do mar, nozes, castanhas e amendoim.

Dentre os medicamentos, os antibióticos e anti-inflamatórios não hormonais são os mais comumente relacionados com as urticárias agudas na criança.

Urticária crônica

A urticária crônica é menos frequente na criança. Entretanto, assim como nos adultos, o diagnóstico etiológico é mais complexo.

As urticárias induzidas são as formas mais frequentes de urticária crônica na infância e na adolescência. Os resultados obtidos de um estudo de Khakoo et al. acompanhando 82 crianças com urticária crônica mostraram que

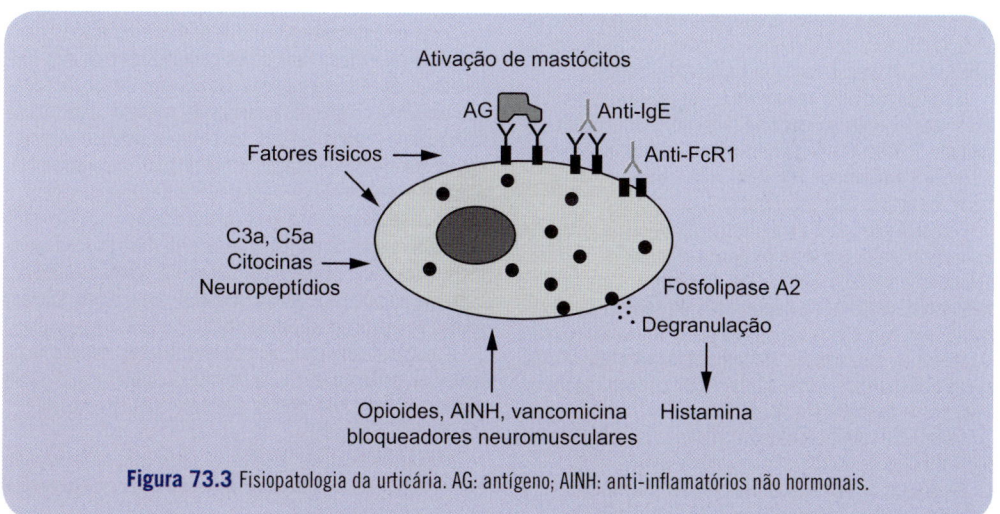

Figura 73.3 Fisiopatologia da urticária. AG: antígeno; AINH: anti-inflamatórios não hormonais.

38% apresentavam dermografismo, 19% urticária colinérgica e aproximadamente 17% dos pacientes apresentavam a associação de dermografismo e urticária colinérgica.

As urticárias crônicas espontâneas (UCE) podem ser decorrentes de reações autoimunes e, embora este mecanismo não esteja totalmente esclarecido, aproximadamente 30% das crianças com UCE apresentam teste do soro autólogo positivo.

Brunetti et al. demonstraram que crianças também podem produzir autoanticorpos contra a cadeia alfa do receptor de alta afinidade para a IgE ou contra a própria IgE.

Em crianças e, particularmente, em adolescentes, a urticária crônica pode estar associada a doenças autoimunes tais como tireoidite, lúpus eritematoso sistêmico ou artrite reumatoide juvenil, apresentando-se como o primeiro sinal destas doenças.

Ainda não sabemos exatamente quais fatores são mais importantes na eclosão do quadro de urticária crônica em crianças e adultos, mas o desenvolvimento de novas técnicas laboratoriais deve possibilitar que cheguemos mais facilmente ao diagnóstico etiológico naqueles casos considerados atualmente como de urticária crônica espontânea de causa desconhecida.

■ Diagnóstico

O diagnóstico sindrômico é relativamente fácil; dá-se a partir do aspecto clínico das lesões cutâneas. Entretanto, quanto ao diagnóstico etiológico, são muitos os fatores etiológicos envolvidos, assim como são vários os mecanismos fisiopatológicos, nem sempre semelhantes ao que conhecemos em relação à faixa etária dos adultos.

Os consensos atuais apresentam poucas informações sobre a faixa etária pediátrica. É aconselhável que se produzam e se utilizem dados obtidos a partir de estudos realizados com crianças.

O diagnóstico da urticária aguda ou crônica na criança, acompanhada ou não por angioedema, é feito prioritariamente por meio de história e exame físico. Os exames laboratoriais iniciais consistem em hemograma completo, dosagem de proteína C reativa e velocidade de hemossedimentação (VHS). Os demais exames complementares devem ser solicitados de acordo com a suspeita diagnóstica.

Na urticária aguda, raramente é necessária alguma outra investigação, uma vez que habitualmente tem curso autolimitado. A pesquisa de processos infecciosos ou de sensibilização a alimentos e fármacos está indicada em alguns casos, de acordo com a história clínica.

O padrão-ouro para o diagnóstico de alergia a alimentos ou medicamentos é o teste de provocação duplo-cego controlado com placebo. Entretanto, na prática, uma história compatível, se houver comprovação de sensibilização ao agente suspeito, além de ausência de recorrência do quadro mantendo-se sua exclusão, são suficientes para que se estabeleça o diagnóstico, particularmente em crianças pequenas e nos casos de maior gravidade.

Os testes de provocação para urticárias induzidas devem ser realizados de acordo com a história clínica.

A dosagem de autoanticorpos deve ser solicitada na suspeita de doenças autoimunes ou de urticária autoimune.

O teste intradérmico com soro autólogo deve ser realizado como exame de triagem para a urticária de etiologia autoimune, reduzindo a prevalência de indivíduos com urticária de etiologia desconhecida de 52% para 29%. Uma opção *in vitro* seria o teste de liberação de histamina de basófilos com o soro do próprio paciente. Entretanto, ainda não há exames que forneçam diagnóstico de certeza da urticária autoimune.

Os anticorpos antitireóideos podem ser detectados no sangue de crianças com urticária autoimune em níveis muito mais elevados do que em crianças com tireoidite sem urticária.

A biopsia de pele fica reservada para os casos suspeitos de vasculite.

■ Tratamento

Urticária aguda

Recomenda-se o uso de anti-histamínicos de segunda geração (não sedantes) para o tratamento da urticária aguda. Cetirizina, levocetirizina, desloratadina, fexofenadina e loratadina estão aprovadas para o uso pediátrico.

No caso de lesões disseminadas por todo o corpo, cursos curtos de corticosteroides podem ser necessários.

A epinefrina deve ser prescrita quando o diagnóstico de anafilaxia não puder ser excluído.

Urticária crônica

O algoritmo recomendado para o tratamento da urticária crônica em crianças segue as orientações do consenso para adultos (Figura 73.4), ajustando-se a dose para a faixa etária. Os anti-histamínicos de segunda geração (não sedantes) são a primeira e segunda linhas de tratamento. Cetirizina, levocetirizina, desloratadina, fexofenadina e loratadina são seguras a longo prazo na população pediátrica.

Devido ao risco de toxicidade com anti-histamínicos que sofrem metabolismo hepático (loratadina e desloratadina), deve-se evitar o seu uso em doses superiores às recomendadas.

As substâncias hidrossolúveis que são excretadas pelos rins são mais seguras nas crianças e devem ser preferidas. Dentre elas incluem-se cetirizina, levocetirizina e fexofenadina.

O uso de anti-histamínicos de primeira geração (sedantes) deve ser evitado. Nas doses padronizadas, os anti-histamínicos de primeira geração são capazes de causar sedação, prejuízo na cognição, aprendizado, memória, assim como alterações comportamentais. Lactentes e crianças menores podem apresentar excitação, irritabilidade, hiperatividade, alucinações e convulsões geralmente na superdosagem, o que pode ser acompanhado por coma e depressão respiratória. Outros efeitos adversos incluem distúrbios do sono, arritmias, boca seca, constipação intestinal, retenção urinária, aumento do apetite e ganho ponderal. Além disso, existem relatos de morte por superdosagem acidental e homicídio.

A adição de antagonistas de leucotrienos, como o montelucaste, pode prover algum benefício, embora estudos que avaliaram a eficácia desses agentes tenham apresentado resultados conflitantes.

Apesar de existirem relatos de caso com sucesso, não existem grandes estudos que apoiem o uso de ciclosporina como opção terapêutica.

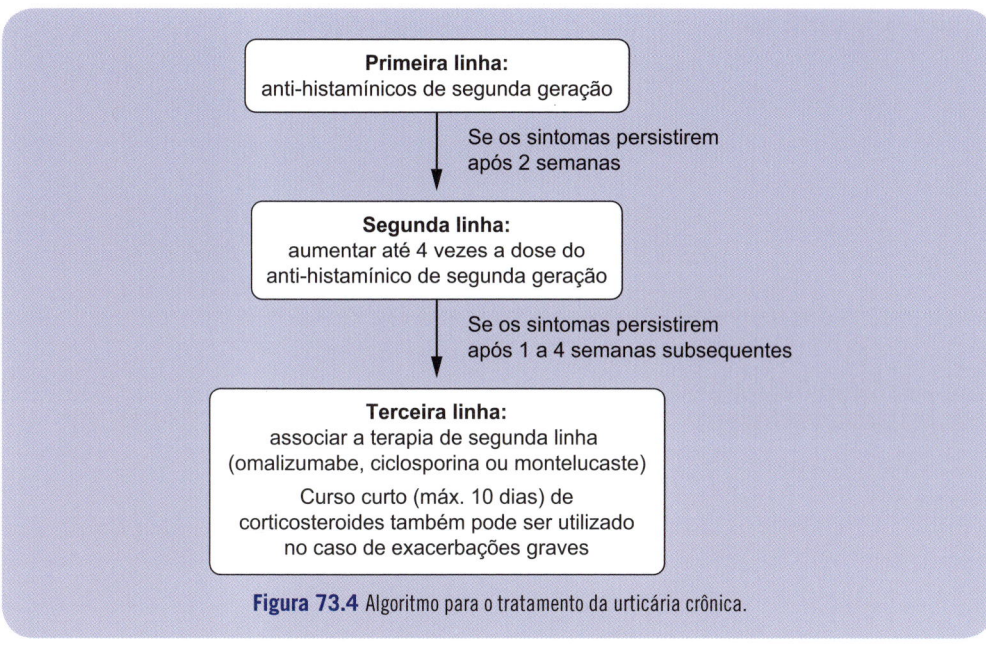

Figura 73.4 Algoritmo para o tratamento da urticária crônica.

Em uma publicação recente, quatro pacientes pediátricos apresentando urticária crônica espontânea grave, associada ou não à urticária por pressão tardia, obtiveram remissão completa após tratamento com omalizumabe. As doses utilizadas variaram de 150 mg a cada 4 semanas, até um caso que necessitou de 300 mg a cada 2 semanas.

■ Prognóstico

O curso da urticária aguda é autolimitado e o da urticária crônica é mais favorável do que em adultos. Em 18% dos casos as lesões desaparecem após 1 ano e em 54% após 3 anos.

A urticária crônica tem impacto significativo na qualidade de vida dos pacientes. Pode comprometer mais a qualidade de vida do que as doenças crônicas como diabetes ou neuropatias, constituindo-se em importante causa de absenteísmo escolar, com consequente possível déficit de aprendizado. Além disso, acarreta transtornos na estrutura familiar, comprometendo o desempenho no trabalho, na escola e no lazer.

O monitoramento da atividade da doença é necessário. O UAS7 é uma ferramenta confiável para determinar a atividade da urticária e baseia-se no reconhecimento, por parte do paciente, do número de lesões diárias e na intensidade do prurido para, mediante um sistema de pontos, determinar a atividade da doença. É a ferramenta mais utilizada na prática clínica.

Faltam ferramentas validadas, como, por exemplo, um questionário de qualidade de vida específico para urticária, para crianças e cuidadores. O uso de *Children's Dermatology Life Quality Index* (CDLQI) pode ser considerado. A urticária crônica é conhecida por afetar o desempenho escolar, levando o paciente ao absenteísmo escolar e os pais a deixarem de trabalhar.

■ Bibliografia

Bilbao A, García JM, Pocheville I et al. Round Table: Urticaria in relation to infections. Allergol Immunopathol (Madr). 1999; 27(2):73-85.
Brunetti L, Francavilla R, Miniello VL, Platzer MH, Rizzi D, Lospalluti ML et al. High prevalence of autoimmune urticaria in children with chronic urticaria. J Allergy Clin Immunol. 2004; 114(4):922-7.
Caubet JC, Kaiser L, Lemaitre B, Fellay B, Gervaix A, Eigenmann PA. The role of penicillin in benign skin rashes in childhood: a prospective study based on drug rechallenge. J Allergy Clin Immunol. 2011; 127(1):218-22.
Church MK, Weller K, Stock P, Maurer M. Chronic spontaneous urticaria in children: itching for insight. Ped Allergy Immunol. 2011; 22:1-8.
Frigas E, Park MA. Acute urticaria and angioedema: diagnostic and treatment considerations. Am J Clin Dermatol. 2009; 10(4):239-50.
Goudouris E, Prado E. Urticária na infância. In: França AT, Valle SOR. Urticária e angioedema: diagnóstico e tratamento. Revinter, 2014. p. 99-105.
Khakoo G, Sofianou-Katsoulis A, Perkin MR, Lack G. Clinical features and natural history of physical urticaria in children. Pediatr Allergy Immunol. 2008; 19(4):363-6.
Marrouche N, Grattan C. Childhood urticaria. Curr Opin Allergy Clin Immunol. 2012; 12:485-90.
Pite H, Wedi B, Borrego LM, Kapp A, Raap U. Management of childhood urticaria: current knowledge and practical recommendations. Acta Derm Venereol. 2013; 93(5):500-8.
Staubach P, Zuberbier T, Vestergaard C, Siebenhaar F, Toubi E, Sussman G. Controversies and challenges in the management of chronic urticaria. J Eur Acad Dermatol Venereol. 2016; 30(Suppl 5):16-24.
Volonatis M, Katsarou-Katsari A, Stratigos J. Etiologic factors in childhood chronic urticaria. Ann Allergy. 1992; 69(1):61-5.
Weller K, Zuberbier T, Maurer M. Chronic urticaria: tools to aid the diagnosis and assessment of disease status in daily practice. J Eur Acad Dermatol Venereol. 2015 Jun; 29(Suppl 3):38-44.
Zuberbier T, Aberer W, Asero R et al. The EAACI/GA²LEN/EDF/WAO Guideline for the definition, classification, diagnosis and management of urticaria. The 2013 revision and update. Allergy. 2014; 69:868-87.

Seção 8

PNEUMOLOGIA

Sumário

74. Resfriado Comum e Faringite Aguda, 417
75. Otite Média Aguda e Sinusite Bacteriana Aguda, 421
76. Obstrução Inflamatória Aguda das Vias Respiratórias Superiores, 425
77. Lactente Sibilante, 431
78. Asma, 433
79. Bronquiolite Aguda, 439
80. Pneumonias Adquiridas na Comunidade, 443
81. Pneumonia Necrosante e Abscesso Pulmonar, 449
82. Derrames Pleurais, 454
83. Fibrose Cística, 459
84. Corpo Estranho nas Vias Respiratórias, 464
85. Síndromes Aspirativas, 469

Coordenadora: Mônica de Cássia Firmida

PNEUMOLOGIA

74 RESFRIADO COMUM E FARINGITE AGUDA

Mônica de Cássia Firmida e Izabel Maria Teixeira Araujo

■ Resfriado comum

Introdução
Resfriado comum (ou rinossinusite viral) é uma doença habitualmente benigna e autolimitada que acomete as vias respiratórias superiores e se manifesta principalmente por dor de garganta, obstrução nasal, espirros e rinorreia.

Epidemiologia
O resfriado ocorre o ano inteiro, porém é mais frequente no outono e no inverno. A incidência vai diminuindo da infância até a idade adulta. Menores de 5 anos têm, em média, 6 a 8 resfriados por ano. Este número costuma ser maior quando elas frequentam creches, podendo chegar a mais de 12 por ano. Em adultos a média é de 2 a 3 por ano.

Etiologia
Mais de 200 tipos de vírus podem causar resfriado. Os rinovírus são os mais comuns. Outros agentes são parainfluenza, vírus sincicial respiratório (VSR), vírus *influenza*, adenovírus, metapneumovírus e coronavírus.

Fisiopatologia
Os vírus são transmitidos por micropartículas suspensas no ar, por contaminação direta através de partículas maiores expelidas por pessoas resfriadas após espirro ou tosse ou pelas mãos contaminadas em contato com olhos, nariz ou boca. A infecção do epitélio nasal, com ou sem destruição deste, provoca uma resposta inflamatória que é a responsável pelos sintomas. A excreção viral tem seu pico entre 3 e 5 dias após a infecção, mas pode persistir por até 15 dias em indivíduos sadios e por mais tempo em imunodeprimidos.

Quadro clínico
História de contato com pessoas resfriadas nos últimos 2 a 3 dias é comum. O quadro se caracteriza por início súbito de dor ou irritação na garganta, rinorreia, espirros, obstrução nasal e tosse. Febre, se presente, costuma ocorrer no início da doença. A rinorreia inicialmente hialina (coriza) pode evoluir para secreção mais espessa, variando de branca a esverdeada. Esta mudança resulta de lesão do epitélio respiratório e ocorre mesmo sem infecção bacteriana associada. Sintomas sistêmicos mais intensos, como febre alta e mialgia, são infrequentes. Ao exame físico são comuns edema e hiperemia dos cornetos nasais, além de rinorreia. Também podem ocorrer hiperemia conjuntival e linfadenopatia cervical anterior. A maioria das pessoas se recupera em 7 a 10 dias. A tosse pode persistir por mais 1 a 2 semanas, principalmente em indivíduos atópicos ou asmáticos.

Diagnóstico
Clínico
O diagnóstico é clínico.

Laboratorial
Não há exames confirmatórios de resfriado. Métodos de detecção viral não se justificam.

Por imagem
Exames de imagem não estão indicados.

Diagnóstico diferencial
Os principais diagnósticos diferenciais são gripe, rinossinusite bacteriana e rinites alérgica, vasomotora e medicamentosa. A história clínica ajuda nesta distinção. Na gripe o quadro geral é mais intenso do que no resfriado (Quadro 74.1).

Tratamento
Medidas gerais
Não há antivirais para tratar resfriado. O tratamento é inespecífico e visa ao alívio dos sintomas.

Fármacos
Lavagem nasal com soro fisiológico e soluções salinas tópicas pode ajudar a desobstruir o nariz e pode ser usada em indivíduos de qualquer idade.

Medicamentos antitussígenos, descongestionantes e antialérgicos não estão indicados e podem causar sérios efeitos colaterais, principalmente em menores de 6 anos. Antibióticos e corticoides sistêmicos ou inalatórios também não são recomendados.

Outras intervenções
Uma hidratação oral adequada ajuda a fluidificar as secreções. Não há evidências suficientes de benefícios para se recomendar inalação de vapor, umidificação do ar ou suplementação de vitamina C no tratamento do resfriado.

Complicações
Otite média aguda, sinusite bacteriana e crise de asma são as complicações mais comuns. A otite pode ser suspeitada quando surgem otalgia e febre durante a evolução do resfriado. Sinusite bacteriana se torna suspeita nos casos com

QUADRO 74.1	Diferenças entre resfriado e gripe.	
	Resfriado comum	**Gripe**
Etiologia	Rinovírus (mais comum) ou outros vírus	Vírus *influenza*
Sintomas	Mais brandos	Mais intensos
Febre	Se ocorrer, geralmente é no início do quadro e mais baixa	Sintoma importante, costuma ser alta e durar em torno de 3 dias
Outros sintomas	Irritação ou dor de garganta, obstrução nasal, rinorreia, espirros e tosse. Mialgia menos frequente e mais branda	Mialgia, dor de garganta, cefaleia, coriza e tosse
Complicações	Menos frequentes. Otite, sinusite, crise de asma	Mais frequentes e mais intensas, principalmente em determinados grupos de risco (pneumopatas, diabéticos, gestantes, lactentes e idosos). Pneumonia e dificuldade respiratória

tosse prolongada por mais de 2 semanas, especialmente se associada a piora da rinorreia, cefaleia, febre, sonolência e dor na face.

Prevenção

A principal medida preventiva é a lavagem das mãos com água e sabão ou a higienização com soluções desinfetantes à base de álcool a 70%. Também são úteis evitar tocar os olhos, nariz e boca e manter-se distante de pessoas resfriadas, quando possível. A vacina contra a gripe (anti-*influenza*) não evita resfriados. Alguns estudos sugeriram um possível benefício de probióticos na prevenção de episódios recorrentes, mas até o momento não há evidências suficientes para que esta medida seja recomendada.

NÃO ESQUEÇA

- Resfriados são mais frequentes em crianças menores, principalmente nas que frequentam creche
- O rinovírus é o agente mais comum
- Os sintomas mais comuns são irritação de garganta, rinorreia, obstrução nasal, espirros e tosse
- O diagnóstico é clínico, e o tratamento, sintomático
- Geralmente a evolução é benigna, com resolução em 7 a 10 dias em média
- Otite média aguda, rinossinusite bacteriana e crise de asma podem ser complicações
- A lavagem das mãos é a principal medida preventiva.

■ Faringite aguda

Introdução

Faringite é a inflamação da faringe, com ou sem acometimento de estruturas adjacentes (p. ex., faringoamigdalite), cujo sintoma principal é dor de garganta.

Classificação

As faringites agudas podem ser infecciosas ou não infecciosas, embora a imensa maioria pertença ao primeiro grupo. As causas não infecciosas podem estar relacionadas com exposições ambientais ao tabaco, poluentes e alergênios ou a outros agentes irritantes, corpo estranho e algumas doenças inflamatórias. As doenças inflamatórias que podem causar faringite incluem síndrome febril periódica com estomatite, faringite e adenite aftosas (síndrome PFAPA – *periodic fever, adenitis, pharyngitis, aphtous stomatitis*), estomatite herpética, doença de Kawasaki, doença inflamatória intestinal, síndrome de Stevens-Johnson e doença de Behçet.

Epidemiologia

A dor de garganta é um motivo comum de procura por atendimento médico e sua causa principal é a faringite.

Em lactentes as faringites são identificadas no contexto das infecções respiratórias agudas e são de etiologia viral na quase totalidade dos casos.

Acima dos 3 anos de idade, embora a etiologia viral ainda predomine, o reconhecimento e o tratamento adequado das faringites por *Streptococcus* beta-hemolítico do grupo A (SBHGA) são fundamentais para a prevenção de febre reumática (FR). Estima-se que ocorram cerca de 10 milhões de casos de faringite estreptocócica por ano no Brasil, com pico de incidência entre 5 e 18 anos de idade, que causam 30.000 casos de febre reumática (FR), dos quais 15.000 resultam em cardiopatia reumática.

Etiologia

Diversos vírus são responsáveis por até 80% dos casos de faringite aguda infecciosa, incluindo adenovírus, parainfluenza, *influenza*, rinovírus, coronavírus, enterovírus, vírus Epstein-Barr e herpes-vírus simples. O SBHGA é o principal agente bacteriano e causa 15 a 20% das faringites agudas. Outro agente bacteriano que tem se destacado nos últimos anos é o *Fusobacterium necrophorum*, anaeróbio gram-negativo que acomete predominantemente adolescentes e adultos. Outras bactérias abrangem *Haemophilus influenzae, Staphylococcus aureus, Moraxella catarrhalis, Bordetella pertussis, Neisseria gonorrhoeae, Corynebacterium diphteriae* e *Francisella tularensis*, entre outras.

Quadro clínico

Dor de garganta de início súbito, frequentemente acompanhada de febre, é um sintoma universal. Espirros, coriza, obstrução nasal, conjuntivite, tosse e diarreia são mais frequentes em quadros virais. Alguns vírus causam síndromes clínicas mais específicas (Quadro 74.2). Febre alta, mal-estar geral e dor abdominal são mais frequentes quando a etiologia é bacteriana. Petéquias no palato, com hiperemia acentuada da orofaringe, exsudato amigdaliano e adenomegalias cervicais anteriores são mais frequentes na faringite estreptocócica. A mononucleose infecciosa causa faringoamigdalite eritematopultácea, com hipertrofia tonsilar e linfadenopatia cervical, facilmente confundida com faringite estreptocócica.

Diagnóstico

Clínico

Um dos objetivos principais da descrição clínica cuidadosa é avaliar a possibilidade de a faringite ser estreptocócica. Alguns escores, como o de McIsaac (Quadro 74.3), foram criados com esta finalidade. Embora não sejam seguros para a definição etiológica precisa, eles podem auxiliar na seleção de pacientes que devem ser submetidos a exames específicos, aumentando a sensibilidade pré-teste. Pacientes com pontuação ≥ 4 no escore de McIsaac têm maior probabilidade de ter teste rápido para SBHGA positivo. Por outro lado, aqueles com síndrome clínica muito sugestiva de etiologia viral não devem ser testados.

Laboratorial

Testes rápidos para a identificação de antígenos estreptocócicos têm alta especificidade e sensibilidade e permitem o diagnóstico em poucas horas. No entanto, têm sensibilidade menor do que a cultura de orofaringe, que ainda é o padrão-ouro. O resultado da cultura é obtido em 24 a 48 horas. O tratamento específico para SBHGA previne a FR quando iniciado até o 9º dia da faringite clínica. Embora haja distinções nas diretrizes em diferentes países, todas destacam que exames de sangue (antiestreptolisina O, proteína C reativa e leucograma) não são necessários ao diagnóstico de faringite estreptocócica.

Diagnóstico diferencial

O diagnóstico diferencial com condições potencialmente graves é o principal desafio: epiglotite, abscessos periamigdalianos ou retrofaríngeos e difteria, entre outros.

QUADRO 74.3	Escore de McIsaac (1998).
Critério	**Pontuação**
Temperatura > 38°C	1
Ausência de tosse	1
Adenopatia cervical anterior dolorosa	1
Edema ou exsudato amigdaliano	1
Idade entre 3 e 14 anos	1
Idade entre 15 e 44 anos	0
Idade ≥ 45 anos	−1

Tratamento

Medidas gerais

O tratamento sintomático é importante na faringite. Antipiréticos/analgésicos são recomendados no tratamento da febre e da dor de garganta. *Sprays* e pastilhas anestésicos também podem ser úteis em crianças capazes de usá-los. Não se recomenda corticoterapia para a maioria dos casos de faringite.

Fármacos

O tratamento com antibiótico vai depender da bactéria suspeita ou identificada. Os SBHGA são sensíveis à penicilina. O Quadro 74.4 descreve as opções recomendadas para o tratamento da faringite estreptocócica. A penicilina benzatina em dose única IM é preferencial por ser barata, eficaz e administrada em dose única. Algumas diretrizes, como nos EUA, apresentam a opção de tratamento da faringite estreptocócica com amoxicilina 1 vez/dia. Até o momento, esta posologia não é recomendada no Brasil. Macrolídios devem ser reservados para pacientes alérgicos à penicilina a fim de evitar o surgimento de resistência. Cefalosporinas de primeira geração (cefalexina ou cefadroxila) podem ser opções terapêuticas principalmente quando não há resposta ao tratamento com penicilina ou nas faringites recorrentes. O *Fusobacterium necrophorum* costuma responder ao tratamento com penicilinas, betalactâmicos com inibidores de betalactamases ou cefalosporinas.

QUADRO 74.2	Síndromes clínicas específicas.	
Vírus	**Síndrome clínica**	**Características**
Adenovírus	Febre faringoconjuntival	Pode ser epidêmica ou esporádica; febre alta (39 a 40°C), conjuntivite e faringite
Coxsakievírus	Herpangina	Febre, dor de garganta e lesões papulovesiculares ou ulcerações na orofaringe posterior
	Síndrome mão-pé-boca	Vesículas ou úlceras em orofaringe, plantas e palmas. Às vezes acomete tronco e extremidades
Herpes simples	Gengivoestomatite herpética	Febre alta, odinofagia, gengivoestomatite, lesões vesiculares na orofaringe anterior e lábios
Vírus Epstein-Barr	Mononucleose infecciosa	Febre insidiosa, mal-estar geral, cefaleia. Faringite dolorosa, com exsudato, adenomegalias cervicais ou generalizadas, hepatoesplenomegalia, exantema

QUADRO 74.4 Recomendações para o tratamento da faringite estreptocócica.

Medicamento/opção	Esquema	Duração
Penicilina G benzatina	Peso < 27 kg = 600.000 UI IM Peso ≥ 27 kg = 1.200.000 UI IM	Dose única
Penicilina V	25 a 50.000 U/kg/dia VO 8/8 h ou 12/12 h Adulto 500.000 U 8/8 h	10 dias
Amoxicilina	30 a 50 mg/kg/dia VO 8/8 h ou 12/12 h Adulto 500 mg 8/8 h	10 dias
Ampicilina	100 mg/kg/dia VO 8/8 h	10 dias
Em caso de alergia à penicilina		
Estearato de eritromicina	40 mg/kg/dia VO 8/8 h ou 12/12 h Dose máxima 1 g/dia	10 dias
Clindamicina	15 a 25 mg/kg/dia VO 8/8 h	10 dias
Azitromicina	20 mg/kg/dia VO 1 vez/dia Dose máxima 500 mg/dia	3 dias

IM: via intramuscular; VO: via oral.

Complicações

Os quadros virais, à exceção da mononucleose, geralmente são benignos e autolimitados. As complicações supurativas da faringite incluem adenite cervical, abscesso periamigdaliano ou retrofaríngeo, otite média e sinusite. Sequelas não supurativas da faringite estreptocócica incluem febre reumática, glomerulonefrite pós-estreptocócica, artrite reativa e transtornos psiquiátricos autoimunes associados a infecções estreptocócicas (PANDA, *pediatric autoimmune neuropsychiatric disorders associated with streptococcal infections*). O *Fusobacterium necrophorum* pode causar a síndrome de Lemierre, complicação séria e potencialmente fatal caracterizada por tromboflebite da veia jugular e disseminação da infecção por êmbolo séptico.

Prevenção

Quadros virais podem ser prevenidos evitando-se aglomerados ou contato íntimo com pessoas sintomáticas e mediante lavagem das mãos. Vacinas contra SBHGA vêm sendo estudadas, mas ainda não estão disponíveis.

NÃO ESQUEÇA

- A faringite aguda pode ser causada por diferentes agentes, predominando os vírus
- A abordagem diagnóstica objetiva identificar agentes que requeiram tratamento específico, destacando-se o SBHGA
- Embora não sejam capazes de distinguir com segurança alguns casos de faringite viral de bacteriana, os dados clínicos auxiliam na escolha de quem deve ser testado e aumentam a sensibilidade pré-teste
- Testes rápidos e cultura de *swab* da orofaringe são métodos usados para confirmar a etiologia na faringite estreptocócica
- Quando iniciado até o 9º dia de sintomas clínicos, o tratamento específico é eficaz para prevenir a FR
- *Fusobacterium necrophorum* é um anaeróbio gram-negativo que causa inúmeros casos de faringite bacteriana, principalmente em adolescentes e adultos, e pode ter complicações graves, como a síndrome de Lemierre.

■ Bibliografia

Resfriado comum

Ballenge CR, Turner RB. Supportive treatment for children with common cold. Current Opinion in Pediatrics. 2014; 26(1); 114-8.

De Sutter AIM, van Driel ML, Kumar AA et al. Oral antihistamine-decongestant-analgesic combinations for the common cold. Cochrane Database of Systematic Reviews. In: The Cochrane Library. 2015; Issue 5, Art. No. CD004976. DOI: 10.1002/14651858.CD004976.pub2.

Yang M, So TY. Revisiting the safety of over the counter cough and cold medications in the pediatric population. Clinical Pediatrics. 2014; 53(4);326-30.

Faringite aguda

Barbosa PJB, Müller RE, Latado AL et al. Diretrizes brasileiras para diagnóstico, tratamento e prevenção da febre reumática da Sociedade Brasileira de Cardiologia, da Sociedade Brasileira de Pediatria e da Sociedade Brasileira de Reumatologia. Arq Bras Cardiol. 2009; 93(Supl. 4):1-18.

Chiappini E, Regoli M, Bonsignori F et al. Analysis of different recommendations from international guidelines for the management of acute pharyngitis in adults and children. Clinical Therapeutics. 2011; 33(1):48-58.

Hedin K, Bieber L, Lindh M et al. The etiology of pharyngotonsilitis in adolescents and adults – Fusobacterium necrophorum is commonly found. Clinical Microbiology and Infection. 2015; 21(3):263.e1-263.e7.

McIsaac JM, White D, Tannenbaum D et al. A clinical score to reduce unnecessary antibiotic use in patients with sore throat. Canadian Medical Association Journal. 1998; 158(1):75-83.

Nascimento-Carvalho CM, Marques HHS. Recomendação do departamento de infectologia da Sociedade Brasileira de Pediatria para conduta de crianças e adolescentes com faringoamigdalites agudas. Jornal de Pediatria (Rio J). 2006; 82(1):79-82.

Shamriz O, Engelhard D, Temper V et al. Infection caused by Fusobacterium in children: a 14 year single-center experience. Infection. 2015; 43(6):663-70.

PNEUMOLOGIA

75 OTITE MÉDIA AGUDA E SINUSITE BACTERIANA AGUDA

Paulo Marostica

■ Otite média aguda

Introdução
Otite média aguda (OMA) é o processo inflamatório da orelha média, de etiologia viral ou bacteriana, comumente secundária a uma infecção viral prévia das vias respiratórias superiores (IVRS).

Definições e classificação
OMA é a inflamação da orelha média com início rápido de sintomas. OMA grave é aquela em que ocorre otalgia de intensidade moderada a grave e febre igual ou maior que 39°C.

OMA recorrente é diagnosticada quando ocorrem 3 ou mais episódios separados de OMA em 6 meses ou 4 ou mais episódios no último ano, sendo pelo menos um episódio nos últimos 6 meses.

Otite média com efusão (OME) é a inflamação da orelha média com a presença de líquido, sem sinais de infecção aguda.

Efusão na orelha média (EOM) é a presença de líquido na orelha média sem referência a etiologia, patogenia ou duração.

Otorreia é a presença de secreção no conduto externo que pode ser proveniente do próprio conduto, da orelha média, da mastoide, da orelha interna ou da cavidade intracraniana.

Otite externa é a infecção do conduto externo.

Epidemiologia
Cerca de 90% das crianças têm pelo menos um episódio de OMA até os 5 anos de idade. O pico de ocorrência vai dos 6 aos 24 meses. OMA é a principal causa de prescrição de antibióticos em Pediatria na maioria dos países. Esse uso tem declinado nos últimos anos, graças ao uso difundido de vacinas pneumocócicas e anti-influenza, além da conscientização dos médicos quanto à natureza viral de muitas infecções pediátricas e à distinção entre OMA e OME.

Etiologia
A OMA pode ser causada por vírus ou bactérias. A causa mais frequente é uma infecção viral do trato respiratório superior que causa inflamação da tuba auditiva, o que predispõe à entrada de bactérias patogênicas da nasofaringe para dentro da orelha média. Os três agentes mais frequentes da OMA são *Streptococcus pneumoniae*, *Haemophilus influenzae* não tipável e *Moraxella catarrhalis*. Antes da introdução das vacinas contra o pneumoco, este era o agente mais prevalente. Atualmente, o *H. influenzae* é o agente mais frequente na maioria das séries com avaliação microbiológica da secreção de orelha média, embora o *S. pneumoniae* ainda seja bastante frequente, em geral representado por cepas não contidas na vacina utilizada.

Fisiopatologia
A OMA geralmente ocorre secundariamente a uma disfunção da tuba auditiva resultante de IVRS ou quadro atópico. A OME pode ser residual de uma OMA ou uma consequência da disfunção tubária mencionada. A OME pode ser vista como um *continuum* com a OMA.

Quadro clínico
O sintoma mais frequente da OMA é otalgia. Em lactentes, esse sintoma pode ser percebido pelo choro intenso e mobilização e coçadura do pavilhão auditivo. Hipoacusia e principalmente febre costumam estar presentes. O quadro clínico se instala rapidamente, em geral após IVRS. Quando presente, a otorreia denota supuração a partir de perfuração da membrana timpânica (MT).

Diagnóstico
Não há padrão-ouro para o diagnóstico de OMA. O diagnóstico acurado de OMA é fundamental, tanto para o manejo clínico como para pesquisas. Diretrizes de 2004 da Academia Americana de Pediatria (AAP) sugeriram o diagnóstico baseado na associação de início abrupto dos sintomas, presença de efusão na orelha média e sinais de inflamação da orelha média. Esses critérios dificultavam a diferenciação entre OMA e OME. Nas diretrizes atuais, são requeridos abaulamento moderado a intenso da MT ou otorreia não devida a otite externa aguda. Também são critérios abaulamento leve da MT associado a otalgia iniciada há menos de 48 horas ou estar associado a eritema intenso. Para a criança que não fala, os atos de pegar, mexer ou esfregar a orelha são indicativos de dor. Estudos mostraram que a acurácia diagnóstica da OMA é maior quando há MT abaulada e opaca associada a diminuição de sua mobilidade, MT muito vermelha (mas não, pouco vermelha) ou hemorrágica. A mobilidade da MT é pesquisada por meio da otoscopia pneumática.

Diagnóstico diferencial
Otite externa, ocorrendo otorreia, mas o comprometimento se restringe ao conduto auditivo externo; OME e mastoidite.

Tratamento
Fármacos
O controle da dor é importante componente do tratamento de crianças com OMA. O uso de antibióticos não proporciona

alívio nas primeiras 24 horas de tratamento e a dor pode persistir com intensidades variáveis por mais alguns dias. Analgésicos aliviam a dor nas primeiras 24 horas e devem ser prescritos, independentemente da decisão de prescrever antimicrobianos. Paracetamol e ibuprofeno são fármacos recomendados e codeína pode ser prescrita para quadros com dor mais intensa, guardadas as devidas precauções em crianças muito pequenas. O uso de analgésicos tópicos tem efeitos menos consistentes.

Segundo recomendações da AAP, o tratamento da OMA com antimicrobianos sistêmicos deve ser imediatamente iniciado nos menores de 6 meses e nas crianças a partir de 6 meses de idade com otalgia moderada a intensa há pelo menos 48 horas ou com febre maior que 38,9°C (sintomas graves). Crianças menores de 24 meses com OMA bilateral, mesmo sem sintomas graves, devem receber antimicrobianos. Crianças menores de 24 meses de idade com OMA unilateral, sem sintomas graves, podem receber antimicrobianos ou ser observadas; em caso de conduta expectante, a criança deve ser reavaliada entre 48 e 72 horas e, caso haja piora ou persistência do quadro, antibióticos devem ser prescritos.

Crianças a partir de 2 anos de idade com OMA (uni ou bilateral) sem sintomas graves podem ser observadas ou receber antimicrobianos; na conduta expectante, a criança deve ser reavaliada entre 48 e 72 horas e, caso haja piora ou persistência do quadro, antibióticos devem ser prescritos. Em uma revisão da Cochrane, observou-se que o uso de antibióticos para OMA esteve associado a redução leve da dor e que a maioria dos casos resolvia-se espontaneamente. Os antibióticos foram mais benéficos em menores de 2 anos e naqueles com otorreia. Cerca de 1/3 das crianças assistidas com conduta expectante precisa receber antimicrobianos no curso do quadro clínico.

O antibiótico de escolha para o tratamento das otites é a amoxicilina, a menos que o paciente o tenha recebido nos últimos 30 dias, ou tenha conjuntivite purulenta (geralmente associada a *H. influenzae*) ou tenha um histórico de OMA recorrente e refratária à amoxicilina. Nesses casos, deve-se empregar um antibiótico com resistência às betalactamases.

Os pacientes devem ser reavaliados entre 48 e 72 horas, para determinar se estão melhorando. Do contrário, uma troca de antimicrobiano deve ser efetuada.

A maioria dos pneumococos é sensível à amoxicilina, mesmo nas doses convencionais de 50 mg/kg/dia, porém algumas cepas com sensibilidade intermediária ou resistentes exigem o dobro dessa dose. As recomendações da AAP sugerem doses iniciais de 90 mg/kg/dia, mas o perfil de sensibilidade do pneumococo em cada região deve ser levado em consideração na escolha da dose. Metade das cepas de *Haemophilus influenzae* e praticamente todas as de *Moraxella catarrhalis* são produtoras de beta-lactamase. Escolhas alternativas devem ser feitas no caso de alergia ao antibiótico, uso da mesma substância nos últimos 30 dias ou na presença de conjuntivite purulenta. Nesses casos, pode-se usar a associação de amoxicilina com clavulanato, nas doses 40 ou 90 mg/kg/dia, conforme o perfil regional de sensibilidade do pneumococo. Observe que no caso da escolha da dose mais alta, deve-se usar uma preparação com proporção de 14:1 de amoxicilina:clavulanato, para evitar diarreia. Escolha alternativa seria a cefuroxima na dose de 30 mg/kg/dia em duas tomadas, e essa é uma boa escolha para crianças alérgicas às penicilinas, pois a taxa de reação cruzada é baixa. Não obstante, recomenda-se que seja evitada no caso de reações graves a penicilinas. A ceftriaxona, 50 mg/kg dose, é uma alternativa para casos de refratariedade aos antibióticos empregados (3 dias) ou na impossibilidade de se usar a via oral (1 a 3 dias). Os macrolídios apresentam taxas elevadas de resistência de *H. influenzae* e *S. pneumoniae*, logo devem ser evitados.

Os casos que não melhoram após 2 a 3 dias de antibióticos devem ser avaliados. Deve-se considerar a possibilidade de etiologia viral isolada ou associada, explorando outros sinais clínicos. Nos pacientes com sintomas persistentes e ausência de regressão dos sinais de OMA, a troca de antibióticos deve ser considerada. Se o tratamento inicial foi com amoxicilina, deve-se recorrer à amoxicilina com clavulanato e considerar um aumento da dose de amoxicilina, caso ela tenha sido instituída na dose de 40 mg/kg/dia. Casos irresponsivos também podem ser tratados com ceftriaxona por 3 dias.

A duração recomendada do tratamento é de 10 dias para crianças menores de 2 anos e de 7 dias para as maiores.

Complicações

De 10 a 25% das crianças ainda apresentam OME 3 meses após o tratamento de OMA. Essas crianças devem ser encaminhadas ao otorrinolaringologista, pelo comprometimento auditivo e repercussão no desenvolvimento cognitivo que poderá ocorrer em alguns casos. Crianças com OMA recorrente (3 ou mais episódios em 6 meses ou 4 ou mais episódios em 12 meses) também merecem encaminhamento ao otorrinolaringologista, para avaliar a possibilidade de profilaxia antimicrobiana ou a colocação de tubos de ventilação (carretéis) nas membranas timpânicas.

Prevenção

As vacinas contra o vírus influenza e o pneumococo são recomendáveis segundo o calendário vacinal. Outras medidas preventivas importantes são estimular o aleitamento materno, combater a exposição ao tabagismo e evitar o uso de mamadeiras na posição horizontal. O uso de chupetas também está associado a OMA recorrente, portanto deve-se propor sua retirada nesses casos.

> **NÃO ESQUEÇA**
>
> - As otites são complicações frequentes de quadros virais das vias respiratórias superiores e devem ser lembradas nas crianças em que não há resolução do quadro em poucos dias, principalmente naquelas que persistem com febre, dor e hipoacusia
> - Na evolução da OMA, pode haver efusão residual na orelha média que não deve ser interpretada como nova OMA, na ausência de abaulamento moderado a intenso da MT ou sinais de doença aguda.

■ Sinusite bacteriana aguda

Introdução

A sinusite bacteriana aguda ou, como é mais conhecida, rinossinusite bacteriana aguda (RBA) é uma complicação frequente de IVRS ou de rinite alérgica. Embora grande parte da literatura denomine a doença como sinusite aguda, optamos por empregar RBA pois a cavidade nasal está acometida na grande maioria dos casos, assim como por ocorrer seu acometimento no início da grande maioria dos quadros.

Nos casos de IVRS somente, ocorre secreção nasal de característica hialina, mas que pode se tornar mucopurulenta, durante o curso da doença, durando essa alteração alguns dias, quando pode voltar a ser hialina ou desaparecer. Podem ocorrer febre no início do quadro, em geral nos primeiros dias, e sintomas constitucionais, como febre e mialgia. Esse quadro costuma estar resolvido em até 10 dias, mas em alguns casos pode ser prolongado.

Classificação

A rinossinusite aguda dura até 4 semanas, a subaguda, de 4 a 12 semanas e a crônica, mais de 12 semanas. O presente capítulo aborda somente a rinossinusite aguda.

Epidemiologia

A RBA é uma complicação frequente das IVRS e da rinite alérgica. IVRS são muito prevalentes em crianças pequenas, sendo muito frequente ocorrerem 6 a 8 episódios anuais, mesmo em crianças normais. Entre 6 e 7% das crianças que procuram consulta por queixas respiratórias apresentam quadro clínico consistente com RBA. Em uma coorte de crianças menores de 3 anos, 8% dos quadros de IVRS foram complicados por RBA.

Etiologia

Avaliações de aspiração dos seios paranasais, ainda do final do século 20, encontraram *Streptococcus pneumoniae* em 30%, *Haemophilus influenzae* não encapsulado e *Moraxella catarrhalis* em cerca de 10 a 20%. Não há estudos semelhantes realizados no atual século e os agentes etiológicos são extrapolados a partir de culturas da orelha média. Na otite média, com a introdução das vacinas pneumocócicas, tem se reduzido a parcela de casos atribuídos ao *Streptococcus pneumoniae*. Na escolha do antimicrobiano, é importante conhecer o perfil de resistência dos agentes provavelmente implicados. Na maior parte do Brasil, a prevalência de *Streptococcus pneumoniae* com perfil de resistência intermediária ou alta à penicilina costuma ser baixa. A resistência do *Haemophilus influenzae* aos betalactâmicos é elevada e da *Moraxella catarrhalis*, praticamente universal. Raramente, *Staphylococcus aureus* e anaeróbicos estão envolvidos.

Fisiopatologia

A inflamação das fossas nasais e dos seios paranasais, secundária a infecção viral ou rinite alérgica, acompanhada de dano ao epitélio ciliado, é fator predisponente para o crescimento bacteriano secundário e surgimento das RBA.

Os seios etmoidais e maxilares já estão aerados ao nascimento e os demais vão se tornando aerados até a idade escolar.

Quadro clínico

Os sintomas da RBA podem coincidir com os citados para as IVRS, mas é a sua duração mais prolongada, acima de 10 a 14 dias, que sugere o diagnóstico. Os sintomas persistentes mais associados são secreção nasal, de qualquer natureza, e tosse. Outros sintomas podem ocorrer, porém são menos específicos. O exame físico não ajuda a diferenciar entre IVRS e RBA. Culturas nasofaríngeas também não predizem a ocorrência de RBA.

Somente cerca de 6 a 8% das crianças que apresentam IVRS evoluem para RBA. Assim, é importante diferenciar o paciente que tem sintomas persistentes em comparação com aquele que tem episódios recorrentes de IVRS.

Outra apresentação das RBA é uma piora na evolução dos sintomas, como secreção ou congestão nasal, ou tosse, no momento em que se esperaria redução de sintomas, cerca de 1 semana após o início do quadro.

Além das apresentações mencionadas, algumas crianças com RBA podem se apresentar com quadro agudo e intenso de febre alta, mal-estar e secreção nasal purulenta.

Rinites alérgicas e não alérgicas são causas predisponentes de RBA. Da mesma maneira, seu quadro clínico pode confundir-se com aquele das RBA, que devem ser consideradas nos quadros de evolução mais prolongada ou de piora após apresentação inicial. Geralmente, há história familiar de atopia e história patológica pregressa de eczema e prurido nasal.

Diagnóstico

O diagnóstico de RBA baseia-se nos sinais e nos sintomas, levando-se em consideração seus padrões de temporalidade, conforme descrito. A realização de radiografia de seios paranasais não é mais indicada para a confirmação do diagnóstico de RBA. Os achados são indistinguíveis daqueles das IVRS e dos quadros alérgicos. Da mesma maneira, são frequentes achados casuais na tomografia computadorizada dos seios paranasais, sem qualquer correlação com doença clínica. Assim, tanto as radiografias simples como as tomografias computadorizadas ou até os exames de ressonância magnética frequentemente estão alterados em crianças com um episódio autolimitado, por isso não devem ser solicitados rotineiramente.

Diagnóstico diferencial

IVRS e rinite alérgica diferenciam-se principalmente pela duração e intensidade dos sintomas. Asma pode ser diferenciada pela história e por provas de função pulmonar. Traqueobronquites podem ocorrer concomitantemente às RBA, mas podem apresentar-se isoladamente e, nesse caso, não há sintomas nasais.

Tratamento

Medidas gerais

Uma revisão recente da Cochrane não comprovou benefício do uso de irrigação nasal com solução fisiológica.

Fármacos

O tratamento pode ser expectante no quadro clínico em que a criança não melhorou (tosse e secreção nasal) em cerca de 10 dias. No entanto, crianças que estão com secreção nasal purulenta e com febre de pelo menos 39°C há pelo menos 3 dias ou com piora do quadro inicial devem receber antibióticos. Há evidências de maiores taxas de recuperação nos quadros de piora ou de sintomas intensos, mas não é tão clara a relação risco/benefício do antibiótico para aquelas crianças com sintomas persistentes, uma vez que seu uso pode estar associado a efeitos adversos e a indução de resistência bacteriana. Nesses casos, a decisão de iniciar antibiótico ou de esperar pode ser compartilhada com a família. Leva-se em conta a intensidade dos sintomas e como eles estão impactando o bem-estar da criança, uso recente de antibióticos e efeitos colaterais previamente ocorridos, além de dificuldades na administração para aquela criança. Certamente, crianças com comorbidades, aquelas com outras infecções concomitantes ou com suspeita de complicações apontam para o início imediato da antibioticoterapia.

Os antibióticos de primeira linha para o tratamento de RBA são amoxicilina ou amoxicilina-clavulanato. A amoxicilina persiste como o antibiótico de escolha para o tratamento da RBA não complicada, quando não há suspeição de resistência. Crianças que frequentam creche ou que usaram antibióticos nos últimos 30 dias têm risco aumentado de portarem germes resistentes. Do contrário, pode-se prescrever a amoxicilina na dose de 50 mg/kg/dia, dividida em duas tomadas. A literatura internacional recomenda a dose de 80 a 90 mg/kg/dia, dividida em duas doses, quando há prevalência > 10% de *S. pneumoniae* resistente à penicilina naquela comunidade. Para pacientes menores de 2 anos, frequentadores de creches, ou que receberam antimicrobianos nos últimos 30 dias, recomenda-se usar a associação amoxicilina-clavulanato na dose de 80 a 90 mg/kg/dia de amoxicilina e 6,4 mg/kg/dia de clavulanato em 2 tomadas.

Uma dose única de 50 mg/kg de ceftriaxona IV ou IM pode ser usada nas crianças que não aceitam o antibiótico oral. Doses adicionais são necessárias se a criança não estiver melhor. No caso de melhora e de aceitação oral a partir do segundo dia, o tratamento deve ser continuado com os antimicrobianos orais.

Pacientes com histórico de alergias às pencilinas podem ser tratados com cefuroxima oral, pois o risco de reação cruzada com cefalosporinas de segunda ou terceira geração é baixo. Nas reações anafiláticas às penicilinas, essa escolha é mais complexa e é recomendável uma avaliação com alergista antes da administração. Nessa circunstância pode-se considerar uma associação de clindamicina com cefalosporina de segunda geração, ou uma quinolona. Não existe consenso a respeito da duração do tratamento, recomendações variando entre 10 e 28 dias. Uma sugestão alternativa seria o uso por 7 dias após a melhora clínica.

Pacientes em mau estado geral podem necessitar de internação para tratamento intravenoso com cefalosporina de terceira geração.

Os pacientes devem ser reavaliados dentro de 3 dias. Caso não melhorem ou haja piora, eles requerem troca do esquema antimicrobiano ou introdução, naqueles casos em que a conduta fora expectante. Para aqueles pacientes em uso de amoxicilina, a recomendação é dar amoxicilina em dose alta associada a clavulanato e, se já estiver recebendo essa opção, associar clindamicina a uma cefalosporina de segunda geração ou quinolona.

Outras intervenções

Descongestionantes e anti-histamínicos não têm eficácia comprovada no tratamento da RBA.

Complicações

A complicação mais frequente da RBA é o envolvimento orbital (celulite orbitária) em crianças menores de 5 anos com acometimento etmoidal. O quadro deve ser suspeitado quando houver edema ocular, principalmente quando acompanhado de proptose ou disfunção da mobilidade ocular. O quadro é mais bem diagnosticado por TC contrastada da órbita. Mais raramente podem ocorrer complicações intracranianas mais graves, sobretudo em adolescentes. Devem ser suspeitadas no paciente que apresenta cefaleia intensa, convulsões, fotofobia ou outros achados neurológicos focais. A TC com contraste ou ressonância magnética são os exames indicados.

Prevenção

Evitar exposição a tabagismo é muito importante. A vacinação pneumocócica reduz a incidência de sinusite.

NÃO ESQUEÇA

Secreção nasal espessa e de aspecto purulento pode estar presente na evolução normal de uma IVRS. A duração prolongada, a piora do quadro ou sintomas agudos estão associados à RBA.

■ Bibliografia

Otite média aguda

Lieberthal AS, Carroll AE, Chonmaitree T et al. The diagnosis and management of acute otitis media. Pediatrics. 2013; 131:e964-99.
Rothman R, Owens T, Simel DL. Does this child have acute otitis media? JAMA. 2003; 290(12):1633-40.
Venekamp RP, Sanders SL, Glasziou PP et al. Antibiotics for acute otitis media in children. Cochrane Database Syst Rev. 2015; 6:CD000219.

Sinusite bacteriana aguda

Asher MI, Grant CC. Infections of the upper respiratory tract. In: Taussig LM, Landau LI, Le Souëf PN et al. (ed.). Pediatric respiratory medicine. 2. ed. Philadelphia: Elsevier, 2008.
Marom T, Alvarez-Fernandez PE, Jennings K et al. Acute bacterial sinusitis complicating viral upper respiratory tract infection in young children. Pediatr Infect Dis J. 2014; 33:803-8.
Wald ER, Applegate KE, Bordley C et al. Clinical practice guideline for the diagnosis and management of acute bacterial sinusitis in children aged 1 to 18 years pediatrics. 2013; 132:e262-80.

PNEUMOLOGIA

76 OBSTRUÇÃO INFLAMATÓRIA AGUDA DAS VIAS RESPIRATÓRIAS SUPERIORES

Mônica de Cássia Firmida e Izabel Maria Teixeira Araujo

■ Introdução

As obstruções agudas inflamatórias das vias respiratórias superiores, que vão da região epiglótica às regiões infraglóticas (Figura 76.1), são comuns na prática pediátrica. As causas são predominantemente infecciosas. No entanto, outras causas devem ser lembradas no diagnóstico diferencial (Quadro 76.1).

Crianças têm vias respiratórias mais estreitas e menos rígidas do que os adultos, sendo mais propensas à obstrução. Pequenas alterações no diâmetro interno das vias respiratórias superiores aumentam muito a resistência ao fluxo aéreo e provocam grande repercussão no trabalho respiratório.

Estes distúrbios têm início agudo. Embora existam casos leves, estas doenças têm grande potencial de ameaçarem a vida.

A avaliação médica visa principalmente identificar a gravidade da dificuldade respiratória e direcionar as intervenções que garantam a ventilação e evitem a morte.

QUADRO 76.1	Causas de obstrução aguda das vias respiratórias.
Infecciosas	**Não infecciosas**
■ Crupe viral ■ Traqueíte bacteriana ■ Epiglotite ■ Difteria ■ Abscesso retrofaríngeo ■ Abscesso amigdaliano ou periamigdaliano ■ Angina de Ludwig ■ Mononucleose infecciosa	■ Corpo estranho ■ Anafilaxia ■ Angioedema hereditário ■ Trauma ■ Queimadura (térmica ou cáustica) ■ Disfunção da corda vocal, incluindo hipocalcemia ■ Perda neurológica do controle das vias respiratórias devido ao comprometimento da consciência

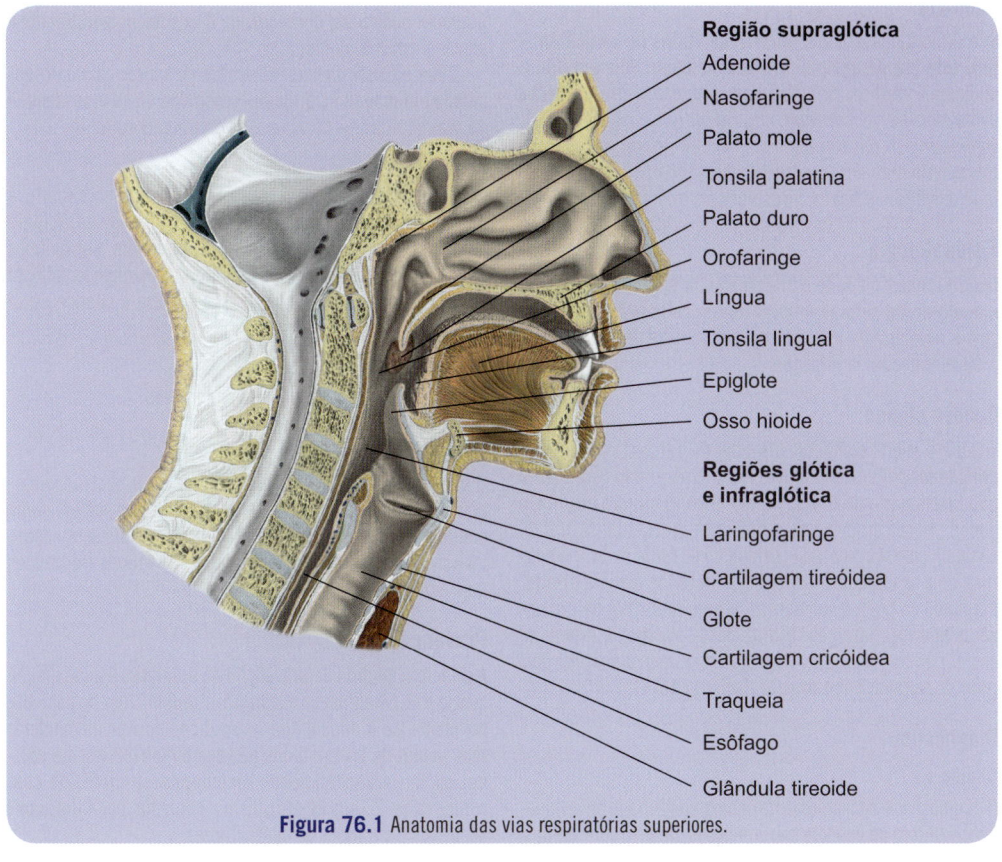

Figura 76.1 Anatomia das vias respiratórias superiores.

Classificação

De acordo com o sítio e a extensão do acometimento, estas doenças são classificadas como epiglotite (ou supraglotite), laringite, laringotraqueíte ou laringotraqueobronquite e traqueíte. O termo *crupe* muitas vezes é usado para se referir à síndrome clínica de estridor, dificuldade respiratória, tosse e rouquidão, comum aos processos que envolvem a laringe.

Epiglotite

Definição

Também chamada de supraglotite, corresponde à inflamação aguda da epiglote, pregas ariepiglóticas e estruturas adjacentes, resultante de bacteriemia ou invasão direta da barreira epitelial pelo agente infeccioso. É quadro grave e potencialmente fatal.

Epidemiologia

Na época em que a principal etiologia era o *Haemophilus influenzae* do tipo B (HiB), a epiglotite acometia predominantemente crianças de 1 a 7 anos. Atualmente é evento mais raro e atinge indivíduos maiores, que podem ter apresentação mais atípica. Mas casos "clássicos" ainda ocorrem em indivíduos não vacinados ou suscetíveis às infecções por HiB.

Etiologia

Sua principal etiologia é bacteriana. Antes da vacina anti-HiB, este era o principal agente etiológico. Hoje em dia, a etiologia é variada: *Streptococcus pyogenes, Streptococcus pneumoniae, S. aureus, H. influenzae* não tipável, *Haemophilus parainfluenzae, Pseudomonas aeruginosa* (principalmente em imunodeficientes), *Klebsiella pneumoniae, Candida albicans*, vírus varicela-zóster e outros.

Fisiopatologia

Ocorre aumento súbito e acentuado da epiglote por edema e acúmulo de células inflamatórias, causando obstrução grave. A riqueza da irrigação vascular nessa região favorece a disseminação da infecção.

Quadro clínico

O início é súbito com febre alta, dor de garganta, disfagia e dificuldade respiratória grave. Tosse e rouquidão geralmente não fazem parte do cortejo sintomático. O quadro evolui em poucas horas e ao exame o paciente apresenta-se tóxico, ansioso, com voz abafada, salivação e "fome de ar". A postura com a cabeça e o tronco projetados para a frente, apoiando os braços nas pernas, é uma tentativa de promover a abertura laríngea. Diante deste quadro, *o exame da orofaringe com abaixador de língua está contraindicado* pelo risco de agravar subitamente a obstrução!

Diagnóstico

Clínico

O diagnóstico é eminentemente clínico, confirmado pela visualização direta da epiglote sob condições ideais e controladas. Recomenda-se a visualização no momento da intubação, realizada por profissionais altamente capacitadas como anestesistas ou broncoscopistas.

Laboratorial

Hemocultura pode ajudar na identificação do agente etiológico.

Por imagem

Por tratar-se de emergência, as medidas terapêuticas são prioritárias. Não se recomenda radiografia do pescoço para tomada de decisões. Porém, a epiglote edemaciada aparece na radiografia lateral do pescoço como "sinal do dedo de luva".

Diagnóstico diferencial

Os diagnósticos diferenciais principais são traqueíte bacteriana e abscesso periamigdaliano, que também provocam obstrução alta grave e toxemia. Quadros sem síndrome infecciosa, mas que causam obstrução semelhante, incluem corpo estranho na via respiratória superior e edema de glote por anafilaxia.

Tratamento

Medidas gerais

Com frequência, a criança precisa ser intubada. Se a intubação for inexequível, cricoidotomia ou traqueostomia de urgência podem ser necessárias. A extubação geralmente é possível em 2 a 3 dias.

Deve-se instituir oxigenoterapia de acordo com a necessidade individual. As principais medidas são a manutenção da via respiratória pérvia e a antibioticoterapia.

Fármacos

A antibioticoterapia deve ser intravenosa, com cobertura para os agentes mais prováveis. As opções principais incluem cefotaxima, ceftriaxona e meropeném. Antibióticos anti-*Staphylococcus aureus* resistente à meticilina (MRSA) podem ser considerados nos casos em que a chance deste agente for alta.

Outras intervenções

Epinefrina e corticosteroide são ineficazes.

Complicações

O principal risco da epiglotite é a morte por obstrução respiratória. Bacteriemia e infecções de outros sítios, como pneumonia, adenite e otite, podem ocorrer. Outras infecções invasivas por HiB, como meningite, são menos frequentes hoje em dia.

Prevenção

A principal medida de prevenção da epiglotite é a vacinação contra HiB. Se algum contactante intradomiciliar do paciente for menor de 4 anos e sua imunização estiver incompleta, tiver menos de 1 ano e ainda não completou o esquema vacinal ou for imunodeficiente, recomenda-se profilaxia com rifampicina, 20 mg/kg até 600 mg 1 vez/dia, por 4 dias consecutivos para todos os contactantes.

NÃO ESQUEÇA

- A epiglotite por Hib se tornou rara desde o advento da vacinação
- Outros agentes se tornaram mais frequentes, como S. pyogenes, S. pneumoniae e S. aureus
- Deve-se pensar neste diagnóstico em casos de obstrução alta aguda, com evolução rápida, febre alta, toxemia, salivação, voz abafada e angústia respiratória
- Nestes casos, o exame de orofaringe está contraindicado
- Recomenda-se prontidão para possível intubação, em ambiente seguro e por pessoas altamente habilitadas
- Hemocultura pode ajudar na identificação do agente etiológico
- O tratamento antimicrobiano tem como opções principais cefotaxima, ceftriaxona e meropeném.

Crupe

Definição

Corresponde às síndromes clínicas encontradas na laringite, na laringotraqueíte e na laringotraqueobronquite, cuja manifestação principal é estridor.

Epidemiologia

É causado predominantemente por infecção viral. Predomina no outono e no inverno, mas ocorre o ano todo. É a principal causa de obstrução aguda das vias respiratórias superiores e estridor em crianças.

A maioria dos casos ocorre entre 1 e 6 anos de idade, com pico de incidência aos 18 meses, mas pode acometer indivíduos desde a infância até a idade adulta.

Nos adultos, o acometimento habitualmente fica restrito à laringe, sendo rouquidão ou afonia as manifestações principais.

Na maioria das vezes a evolução do crupe é benigna, mas pode causar obstrução respiratória grave.

Etiologia

O vírus parainfluenza, principalmente o sorotipo 1, é o principal agente etiológico. No entanto, os sorotipos 2 e 3 também se destacam. Adenovírus é causa frequente de laringite em comunidades fechadas ou surtos. Influenza é outro agente que se destaca, mas vários outros podem estar envolvidos, incluindo coronavírus, vírus sincicial respiratório (RSV), metapneumovírus, enterovírus, entre outros. O *Mycoplasma pneumoniae* é uma causa bacteriana.

Fisiopatologia

A infecção viral se inicia na nasofaringe, podendo se estender da laringe à árvore traqueobrônquica. A inflamação leva a edema mucoso, que obstrui as vias respiratórias. A extensão do acometimento é a principal responsável pelas manifestações clínicas.

Quadro clínico

O espectro clínico é amplo. O paciente típico tem pródromo de coriza, rouquidão e tosse leve. Febre pode ocorrer. Evolutivamente podem surgir estridor, tosse ladrante e dificuldade respiratória em graus variados. Nos casos mais graves há retração inspiratória na fúrcula esternal e nas regiões sub e intercostais. O estridor é caracteristicamente inspiratório, mas quando a traqueia é acometida pode ser bifásico, ocorrendo também na expiração. Sibilos são frequentes na laringotraqueobronquite. Caracteristicamente, os sintomas pioram na madrugada ou quando a criança se agita e podem recorrer por dias seguidos. A gravidade é maior em lactentes e crianças pequenas. A fase mais intensa da doença costuma durar 2 a 5 dias, com remissão em 1 a 2 semanas, em média.

O uso do escore de Westley (Quadro 76.2) é útil para a identificação da gravidade do quadro e para direcionar o tratamento.

Diagnóstico

Clínico

O diagnóstico é clínico.

Por imagem

Embora não seja recomendada na maioria dos casos, a radiografia posteroanterior do pescoço pode apresentar o "sinal da ponta do lápis" ou "sinal do campanário", formado pelo estreitamento da coluna aérea na região subglótica edemaciada (Figura 76.2). Este sinal tem pouco valor, pois pode ser encontrado até em crianças sadias, pelo estreitamento anatômico normal da região subglótica. A radiografia pode ser útil quando se suspeita de corpo estranho.

QUADRO 76.2 — Escore de Westley para crupe.

Sintoma	Descritor	Pontuação
Estridor	Nenhum	0
	Quando agitado	1
	Em repouso	2
Retrações	Nenhuma	0
	Leves	1
	Moderadas	2
	Graves	3
Entrada de ar	Normal	0
	Reduzida	1
	Muito reduzida	2
Cianose em ar ambiente	Nenhuma	0
	Quando agitado	4
	Em repouso	5
Nível de consciência	Normal	0
	Desorientado	5
Escore total		0 a 17

Crupe leve: escore 1 a 2; crupe moderado: escore 3 a 8; crupe grave: escore > 8. (Fonte: Fitzgerald, 2006.)

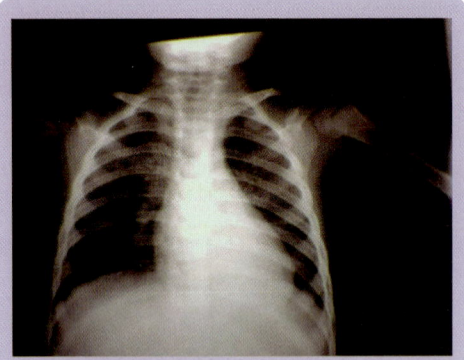

Figura 76.2 Sinal da ponta do lápis encontrado na laringite aguda.

Diagnóstico diferencial

Laringite estridulosa ou espasmódica, traqueíte bacteriana e epiglotite devem ser lembradas. Nestas últimas, o quadro é grave e a criança apresenta toxemia. Entre as causas não infecciosas destacam-se anafilaxia, angioedema hereditário e aspiração de corpo estranho.

Tratamento

Medidas gerais

A umidificação do ar, apesar de usada, não tem eficácia comprovada.

Fármacos

Seguindo as recomendações de acordo com a gravidade (Figura 76.3 e Quadro 76.3), podem ser indicados os fármacos/outros descritos a seguir.

Epinefrina (adrenalina). Seu uso por nebulização é uma medida importante, podendo ser usada epinefrina racêmica, geralmente não disponível em nosso meio, ou a epinefrina pura (L) (epinefrina 1:1.000), dose de 0,5 mℓ a cada 1 a 2 kg até 5 mℓ. O paciente atendido em pronto-socorro deve permanecer por pelo menos 2 a 4 horas após este tratamento para ser reavaliado após seu efeito cessar.

Costicosteroides. Importante para a redução do edema. A dexametasona é o fármaco de escolha. Pode ser usada pela via oral ou intramuscular. Dose de 0,6 mg/kg, máxima de 10 mg. Prednisolona ou prednisona podem ser alternativas por via oral, na dose de 1 mg/kg.

Oxigênio. De acordo com a necessidade individual, está indicado na hipoxemia.

Outras intervenções

Heliox. É uma mistura de hélio (40%) e oxigênio (60%) que visa diminuir a resistência ao fluxo aéreo nas vias respiratórias superiores e facilitar a oxigenação. Há alguma evidência de benefício quando inalado por curto período no crupe moderado a grave em crianças que também receberam dexametasona.

Intubação. Na maioria das vezes é desnecessária no crupe. Porém, se considerada necessária, recomenda-se que o tubo orotraqueal seja 0,5 mm menor do que o apropriado para a idade da criança.

Prevenção

A principal forma de prevenção das doenças respiratórias virais é evitar contato do doente com outras pessoas suscetíveis. Quando a criança frequenta creche, por exemplo, afastar-se até sua recuperação é a melhor opção.

A lavagem das mãos antes e depois de contato com o paciente ou com fômites também é fundamental. Quando visivelmente sujas, as mãos devem ser lavadas com água e sabão; quando não, a higiene pode ser feita com soluções à base de álcool a 70%.

Para pacientes internados, recomenda-se isolamento em quarto privativo ou, se não for possível, a formação de coorte (crianças com quadros semelhantes na mesma enfermaria) com distância mínima de um metro entre os leitos. O ideal é que profissionais de saúde que cuidem destas crianças sejam exclusivamente dedicados a elas. As precauções requerem o uso de luvas e capote exclusivos à manipulação de cada paciente, além da lavagem das mãos antes e após tirar as luvas. Quando se prevê contato com secreções, recomenda-se também o uso de máscaras, proteção ocular e gorros. As visitas devem ser restringidas e qualquer pessoa que precise ter contato com as crianças (pais, profissionais de saúde etc.) e que apresente sintomas de infecção respiratória deve, além das recomendações já citadas, usar máscaras e trocá-las sempre que estiverem úmidas.

> **NÃO ESQUEÇA**
> - Crupe corresponde à síndrome decorrente de obstrução da laringe, encontrada na laringite, na laringotraqueíte e na laringotraqueobronquite
> - A causa é predominantemente viral
> - Predomina na faixa de 1 a 6 anos de idade, com pico de incidência aos 18 meses
> - Tosse, disfonia, estridor e dificuldade respiratória são comuns
> - A gravidade depende da extensão do acometimento e do grau de obstrução das vias respiratórias
> - O escore de Westley auxilia na classificação da gravidade do quadro e direciona a conduta terapêutica
> - Casos leves podem ser tratados no domicílio
> - Casos moderados a graves são tratados principalmente com epinefrina inalada e corticosteroide
> - Oxigenoterapia pode ser necessária.

■ Traqueíte bacteriana

Introdução

Traqueíte bacteriana é uma infecção bacteriana exsudativa invasiva de tecidos moles da traqueia. O acometimento em geral se estende para vias mais acima e abaixo, por isto o termo mais correto deveria ser "laringotraqueobronquite bacteriana".

Epidemiologia

É mais comum em crianças do que em adultos.

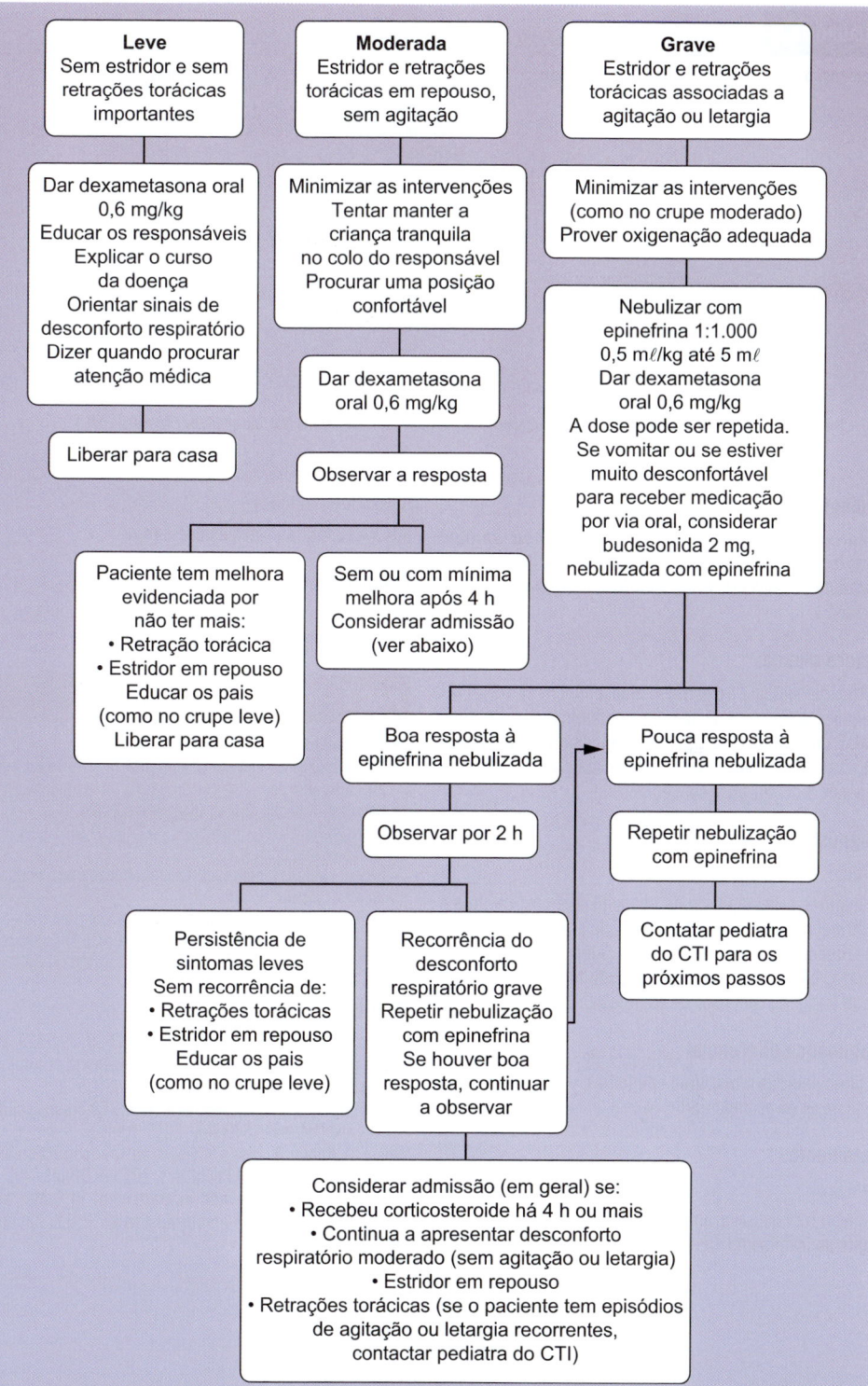

Figura 76.3 Algoritmo para a abordagem do crupe no pronto-socorro. CTI: centro de terapia intensiva. (Adaptada de Bjornson e Johnson, 2008.)

QUADRO 76.3	Tratamento farmacológico do crupe moderado a grave.*		
Medicação	Gravidade do crupe	Dose	Notas
Corticosteroide sistêmico	Moderada a grave	Dexametasona, 0,3 a 0,6 mg/kg ou prednisolona/prednisona, 1 mk/kg; VO/IV/IM	Ação em 1 h. Pode ser repetido a cada 12 a 24 h
Corticosteroide por nebulização	Moderada a grave	Budesonida, 2 mg (4 mℓ)	Ação em 30 min. Considerar se vomitar corticosteroide oral. Pode ser repetido a cada 12 h por 2 dias
Epinefrina por nebulização	Moderada a grave	0,5 mℓ/kg de 1:1.000 até o máximo de 5 mℓ, por nebulização	Ação em minutos. Dar também corticosteroide. Pode precisar repetir a dose em crupe grave
Oxigênio	Grave (satO$_2$ < 92%), muito grave com cianose central	Máscara com fluxo mínimo de 4 ℓ/min	Dar também epinefrina e corticosteroide sistêmico

*Crupe leve não requer tratamento farmacológico. IM: via intramuscular; IV: via intravenosa; VO: via oral. (Adaptado de Fitzgerald, 2006.)

Etiologia

Os principais agentes são *Staphylococcus aureus*, *Streptococcus pneumoniae*, *Streptococcus* do grupo A, *Moraxella catarrhalis*, *Haemophilus influenzae* e bactéria anaeróbia.

Quadro clínico

O principal sintoma é o estridor, além de febre alta e secreção espessa. Pode ocorrer após um quadro sugestivo de crupe viral. É um quadro com gravidade semelhante à da epiglotite, mas cuja evolução costuma ser mais arrastada. Não responde à nebulização com epinefrina.

Diagnóstico

Clínico

As manifestações ajudam na suspeita diagnóstica, que é confirmada pela visualização direta da traqueia por laringotraqueoscopia ou broncoscopia. Além da inflamação intensa, há secreção copiosa, podendo formar uma membrana traqueal, com risco de obstrução.

Diagnóstico diferencial

Os principais são crupe viral, epiglotite e corpo estranho na traqueia ou no esôfago.

Tratamento

Fármacos

Requer tratamento com antibiótico de amplo espectro, semelhante ao tratamento da epiglotite.

Outras intervenções

Intubação muitas vezes é necessária.

Complicações

As principais complicações são sepse e obstrução alta grave, levando a parada cardiorrespiratória.

NÃO ESQUEÇA

- Traqueíte bacteriana é grave
- Geralmente ocorre após um quadro viral; *S. aureus* é seu agente etiológico principal
- Caracteriza-se por obstrução grave e toxemia
- Secreção copiosa e/ou membrana na traqueia são sinais importantes ao diagnóstico
- Requer cuidados intensivos, com intubação e antibióticos de amplo espectro
- Epinefrina e corticosteroide não têm efeito no seu tratamento
- As principais complicações são sepse e parada cardiorrespiratória por obstrução alta.

■ Bibliografia

Bjornson C, Johnson DW. Croup. Lancet. 2008; 371:329-39.
Fitzgerald DA. The assessment and management of croup. Paed Resp Reviews. 2006; 7:73-81.
Irene M, Nancy S, Treasure McG et al. Heliox for croup in children. Cochrane Database Syst Rev. 2015. Issue 6.
Mandal A, Kabra SK, Lodha R. Upper airway obstruction in children. Indian Journal of Pediatrics. 2015; 82(8):737-44.
Primhak R. Evaluation and management of upper airway obstruction. Pediatric and Child Health. 2012; 23(7):301-6.

PNEUMOLOGIA

77 LACTENTE SIBILANTE

Paulo Marostica

■ Introdução

A síndrome do lactente sibilante (SLS) caracteriza-se por episódios recorrentes ou persistentes de sibilância ao longo de pelo menos 1 mês em criança menor de 24 meses. Há certa variação na definição dessa faixa etária, principalmente por conta do termo em inglês *wheezy infant*, uma vez que *infant* refere-se a crianças de 1 a 12 meses de idade.

■ Epidemiologia

A SLS é causada por um grupo variado de etiologias e cerca de 2/3 delas tornam-se assintomáticas com o crescimento. Muitas delas apresentam causas específicas, mas a maioria dos casos está associada aos diversos fenótipos de sibilância na infância, bem descritos por Martinez *et al.* em coorte de crianças nascidas no Arizona, além de em diversas outras. Dentro desse grupo de apresentações sem uma causa específica, alguns apresentam sibilância transitória, geralmente associada a quadros virais, que desaparece na idade escolar ou adolescência. Em outros, esses sintomas persistem, associados a outras manifestações de atopia, sendo, na verdade, as primeiras manifestações de asma. Um terceiro grupo, precoce e transitório, relaciona-se com a exposição ao fumo na gestação, com crianças apresentando redução do fluxo aéreo, antes mesmo de terem tido qualquer quadro de sibilância.

Baseado nessa coorte, Castro-Rodriguez desenvolveu o índice preditivo de asma, no qual as crianças que tivessem episódios recorrentes de sibilância nos primeiros anos de vida, associados a eczema diagnosticado por médico ou asma nos pais, ou ainda a 2 dos 3 seguintes critérios: eosinofilia > 4%, rinite alérgica diagnosticada por médico ou sibilos fora de episódios virais teriam chance de 77% de serem asmáticas entre os 6 e 13 anos. Naquelas que não apresentavam esse índice positivo aos 3 anos, a chance de asma na idade escolar seria de 3%.

■ Etiologia

Exposição ao fumo na gestação e após o nascimento, infecções virais, predisposição genética a doenças atópicas.

Diversas causas menos frequentes podem desencadear a SLS e são abordadas a seguir na seção de investigação.

■ Fisiopatologia

Inflamação das vias respiratórias, com retenção de muco e componente variável de broncoconstrição nos casos sem etiologia específica. Nos demais, há uma plêiade de causas que serão mencionadas a seguir.

■ Quadro clínico

Episódios recorrentes ou persistentes de sibilância em lactente.

Sibilos são ruídos adventícios pulmonares, musicais, agudos e contínuos, que se assemelham a um assobio. São causados por obstrução parcial das vias respiratórias inferiores, quando o fluxo aéreo torna-se turbulento e ruidoso. Ocorrem mais comumente na fase expiratória, mas podem acometer ambas as fases quando a obstrução é mais grave. Na SLS, a causa mais frequente é obstrução intrínseca da via respiratória, geralmente associada a inflamação e, em menor grau, a broncoconstrição. Outras causas podem estar implicadas, particularmente quando houver obstrução extrínseca ou localizada e associação a outras doenças.

A confirmação da ocorrência de sibilância pode ser difícil nos casos em que ela já não está presente no momento da avaliação médica, já que este termo é usado por pais para descrever diferentes ruídos, como roncos, roncos de transmissão e estridor. Respiração ruidosa é comum em crianças pequenas, mas somente uma parcela delas tem de fato sibilância.

■ Diagnóstico

Clínico

Constatação de episódios recorrentes ou persistentes de sibilância. No quesito persistência, a maioria dos pneumologistas delimita o prazo de 30 dias.

Nos casos em que a criança está se desenvolvendo bem, com períodos intercrise assintomáticos, sibilância difusa e polifônica, associada a quadros virais e a exacerbação de doença atópica e sem crises graves, não há necessidade de investigação adicional e muitas vezes se procede a um teste terapêutico com fármacos destinados a controle da hiper-responsividade brônquica. O diagnóstico nesses casos será de síndrome do lactente sibilante associada a hiper-reatividade brônquica desencadeada por vírus ou por asma.

Outro quadro descrito é aquele do lactente cuja mãe foi fumante durante a gestação e que nasceu com fluxos aéreos reduzidos, possivelmente por redução do calibre das vias respiratórias, que costuma se resolver com o crescimento, antes da adolescência.

Os fatores desencadeantes de crises são diversos, mas especial menção nessa faixa etária deve ser feita para infecções virais e exposição ao tabagismo. A exposição a vírus está associada a quadros agudos de sibilância e determina risco aumentado de asma na idade escolar, particularmente o rinovírus e o vírus respiratório sincicial.

Laboratorial

Nos casos que diferem das apresentações mencionadas, há necessidade de investigação adicional. Crianças que não se desenvolvem bem sugerem doenças graves como fibrose cística, imunodeficiências e refluxo gastresofágico (RGE). Pacientes com dano neurológico são propensos à aspiração por distúrbio da deglutição e RGE. Cardiopatas, principalmente aqueles com hiperfluxo pulmonar, podem ter sibilância por retenção hídrica nos pulmões. Sibilos localizados sugerem a possibilidade de obstrução localizada, como nas malformações, nas adenomegalias com compressão brônquica ou na aspiração de corpo estranho. Sibilância persistente sugere bronquiolite obliterante, traqueomalacia ou broncomalacia e anel vascular, além de outras obstruções. Quando há obstrução localizada, habitualmente a sibilância é monofônica, diferentemente dos casos em que há obstrução difusa das pequenas vias respiratórias. Cada uma dessas condições pressupõe uma investigação adicional.

Como regra geral, nos pacientes que não estão bem, os níveis de eletrólitos no suor, teste anti-HIV, imunoglobulinas e PPD devem ser considerados de acordo com o quadro clínico.

Por imagem

A radiografia de tórax pode sugerir o diagnóstico. Útil nas adenomegalias, malformações congênitas e aspiração de corpo estranho (incluindo incidências em inspiração e em expiração).

A tomografia computadorizada de tórax auxilia nos casos de suspeita de anel vascular, bronquiolite obliterante e para esclarecer os achados da radiografia simples.

O videodeglutograma deve ser solicitado nos casos de suspeita de aspiração.

Ecocardiograma nas suspeitas de cardiopatia.

Outros

pH-metria esofágica na suspeita de refluxo gastresofágico, fibrobroncoscopia na suspeita de traqueomalacia ou broncomalacia ou de outras obstruções localizadas.

■ Diagnóstico diferencial

As diferentes causas de estridor podem se confundir com sibilância. A SLS pode estar associada a diferentes etiologias, que devem entrar no diagnóstico diferencial. Entre elas anel vascular, discinesia de laringe, disfunção de cordas vocais, doença respiratória crônica da prematuridade, fibrose cística, incoordenação da deglutição, infecções virais e bacterianas, insuficiência cardíaca, massas mediastinais, incluindo adenomegalias, e refluxo gastresofágico.

■ Tratamento

Medidas gerais

Evitar exposição ao fumo, queima de madeira. Se possível, postergar a ida à creche.

Fármacos

Baseia-se no controle da inflamação, na manutenção da função pulmonar, da qualidade de vida e na prevenção de exacerbações.

O tratamento de prevenção nessa faixa etária pode ser feito com montelucaste na dose de 4 mg/dia por via oral. Corticosteroides devem ser reservados preferencialmente para crianças maiores de 12 meses, e em doses baixas (correspondentes à dose de beclometasona de 200 mcg/dia).

Para as crises, pode-se tentar um beta-agonista inalado, preferencialmente por *spray* com o uso de espaçadores valvulados com máscara. Recomenda-se reavaliar o tratamento após 8 a 12 semanas e se a resposta for negativa, aumentar a dose da medicação, ou realizar associação de fármacos, ou, então, rever o diagnóstico.

NÃO ESQUEÇA

- Nem todas as crianças que apresentam sibilância recorrente ou persistente nos dois primeiros anos de vida são ou serão asmáticas. Outros fenótipos associados a infecções virais ou a calibre reduzido das vias respiratórias como os nascidos prematuramente e expostos ao fumo *in utero* também podem ocorrer
- Deve-se prestar especial atenção às crianças que não estão se desenvolvendo bem ou aquelas com sintomas localizados ou persistentes, pois podem ter outras causas associadas que demandam diagnóstico e manejos específicos.

■ Bibliografia

Castro-Rodriguez JA. The asthma predictive index: a very useful tool for predicting asthma in young children. J Allergy Clin Immunol. 2010; 126:212-6.
Eid NS, Morton RL. Rational approach to the wheezy infant. Paediatr Respir Rev. 2004; 5(Suppl A):S77-9.
Firmida MC. Abordagem clínica de lactentes sibilantes. Pulmão. 2013; 22(3):3-8.
Martinez FD, Wright AL, Taussig LM et al. Asthma and wheezing in the first six years of life. N Engl J Med. 1995; 332(3):133-8.
Sociedade Brasileira de Pneumologia e Tisiologia. Diretrizes da Sociedade Brasileira de Pneumologia e Tisiologia para o Manejo da Asma. J Bras Pneumol. 2012; 38(Suppl 1):S1-46.
Stein RT, Martinez FD. Asthma phenotypes in childhood: lessons from an epidemiological approach. Paediatr Respir Rev. 2004; 5(2):155-61.

PNEUMOLOGIA

78 ASMA

Paulo Kussek

■ Introdução

Asma é a doença crônica mais comum na infância, com evolução variável durante o crescimento da criança, que pode ser controlada, mas não curada. É um problema sério de saúde pública, pois leva à busca frequente do sistema de saúde e provoca absenteísmo escolar, bem como limitação de atividades físicas e sociais.

■ Classificação

A sibilância manifesta-se sob diferentes fenótipos de acordo com a idade da criança, principalmente nos lactentes e pré-escolares. Podem ser classificados em sibilantes transitórios, sibilantes não atópicos e os verdadeiramente asmáticos.

■ Epidemiologia

A prevalência da asma depende de fatores genéticos modificados por fatores ambientais e culturais. Aleitamento materno, tabagismo materno, imunizações, sensibilização a alergênios e poluição ambiental explicam parte desta variabilidade.

■ Fisiopatologia

As principais características da asma são: inflamação crônica, hiper-responsividade das vias respiratórias e reversibilidade da obstrução brônquica.

A doença cursa com exacerbações (ou crises) envolvendo três mecanismos, que norteiam o entendimento e o tratamento:
- Broncoconstrição (estreitamento das vias respiratórias) decorrente de espasmo muscular
- Espessamento da parede das vias respiratórias (edema)
- Aumento do muco (hipersecreção).

Apesar de o mecanismo fisiopatológico da inflamação ainda não estar totalmente elucidado, a inflamação da asma é classicamente dividida em 3 fenótipos imunopatológicos: *eosinofílica*, desencadeada por aeroalergênios, presente na infância, cujos pacientes são atópicos e respondem aos corticosteroides; *neutrofílica*, com quadros mais agressivos e difíceis de obter controle, presente sobretudo na idade adulta, cujos pacientes geralmente não respondem a corticosteroides; e *paucigranulocítica*, em que a infiltração neutrofílica e eosinofílica é baixa.

Os sintomas nos pacientes asmáticos frequentemente agravam-se na presença de alergênios como polens, pelos de animais, poeira/ácaros, bolor, irritantes como fumaça de cigarro e ar frio, os quais aumentam o processo inflamatório. Tanto em asmáticos adultos como crianças, o principal desencadeante da asma é uma infecção viral, principalmente, pelo rinovírus, que provoca o sistema imune causando uma reação inflamatória ainda mais intensa.

Atividade física aeróbica também é outro potente desencadeador, pois promove a liberação de histamina, triptase, leucotrienos, eosinófilos e mastócitos. A ativação dos nervos sensoriais, bem como a desidratação das vias respiratórias durante a taquipneia, é outro mecanismo implicado.

■ Quadro clínico

A doença é reconhecida pelos seus sintomas típicos como sibilância, falta de ar, aperto no peito e tosse que variam ao longo do tempo em frequência e intensidade, desencadeados ou agravados por infecções virais, inalação de alergênios, fumaça de cigarro, atividade física e estresse. Geralmente é mediada por IgE.

■ Diagnóstico

Clínico

O diagnóstico é essencialmente clínico (Quadro 78.1).

QUADRO 78.1	Sintomatologia e diagnóstico da asma.
Sibilância induzida por vírus	■ Sintomas de tosse, sibilância e falta de ar por menos de 10 dias durante quadros de infecção viral das vias respiratórias superiores ■ 2 a 3 episódios por ano ■ Sem sintomas no período intercrise
Sintomatologia limítrofe	■ Sintomas de tosse, sibilância e falta de ar por mais de 10 dias durante quadros de infecção viral das vias respiratórias superiores ■ > 3 episódios por ano ou episódios graves e/ou noturnos ■ No período intercrise, apresenta tosse, sibilância ou dispneia ocasionalmente
Provável asma ou sibilância que responde ao corticosteroide inalatório	■ Sintomas de tosse, sibilância e falta de ar por mais de 10 dias durante quadros de infecção viral das vias respiratórias superiores ■ > 3 episódios por ano ■ No período intercrise, apresenta tosse, sibilância ou dispneia durante esporte ou riso ■ Atopia ou história de asma em parente de 1º grau

Laboratorial

A prova de função pulmonar (espirometria) pode ser utilizada quando houver dúvidas, seja na quantificação do processo obstrutivo, seja na reversibilidade. É um recurso muito importante para monitorar o controle da asma, pois é mais sensível do que quando utilizamos apenas os dados clínicos. A idade é uma limitação à espirometria, pois sua execução requer o entendimento e a colaboração da criança, raramente obtida antes dos 6 anos de idade.

Na asma prevalece um distúrbio ventilatório obstrutivo (Figura 78.1), representado por um valor de VEF1 (volume expiratório forçado no primeiro segundo) abaixo de 80%, capacidade pulmonar plena acima de 80% e baixo índice de Tiffeneau em três manobras expiratórias reprodutíveis. A melhora do VEF1 acima de 12% em relação à medida obtida antes do broncodilatador ou acima de 10% do valor preditivo são índices de reversibilidade típicos da asma.

Alguns pacientes asmáticos podem ter espirometria normal. Nestes casos, podem ser usados testes de broncoprovocação por meio da inalação de substâncias como a histamina ou a metacolina, inalação iônica de solução salina hipertônica a 4,5% ou fisiológica durante esforço físico, em que uma queda do VEF1 entre 15 e 20% confirma a suspeita diagnóstica.

Por imagem

A radiografia de tórax pode ser normal ou mostrar espessamento peribrônquico e aprisionamento de ar (diafragma rebaixado ou retificado, horizontalização dos arcos costais, aumento do espaço claro retrosternal e silhueta cardíaca alongada e verticalizada).

■ Diagnóstico diferencial

Infecções. Rinossinusite crônica, tuberculose e infecções recorrentes em crianças agrupadas nas escolas e creches.
Problemas congênitos. Traqueomalacia, fibrose cística, displasia broncopulmonar, discinesia ciliar, imunodeficiência, cardiopatia congênita.
Fatores mecânicos. Aspiração de corpo estranho, doença do refluxo gastresofágico.

■ Tratamento

Medidas gerais

O ponto de partida é a educação do paciente e da família sobre conceitos básicos da doença, fatores desencadeantes, medicamentos e dispositivos utilizados, desmitificando conceitos pré-adquiridos e promovendo a adesão ao tratamento prescrito.

O ambiente é essencial para o controle da asma, logo o paciente deve evitar locais empoeirados, embolorados, com fumaça de cigarro, odor forte de produtos de limpeza e perfumes.

Fármacos

Destacamos os conceitos de medicamentos de *alívio*, que são os broncodilatadores de curta duração (na sigla em inglês SABA) e os corticosteroides sistêmicos; e os medicamentos ditos *controladores*, que são os corticosteroides inalatórios, antileucotrienos, broncodilatadores de longa duração (na sigla em inglês LABA) e teofilina.

O tratamento de alívio é o voltado para a exacerbação, que pode ser identificada por:
- Piora da sibilância ou falta de ar
- Piora da tosse, principalmente à noite
- Redução da tolerância ao exercício ou fadiga.

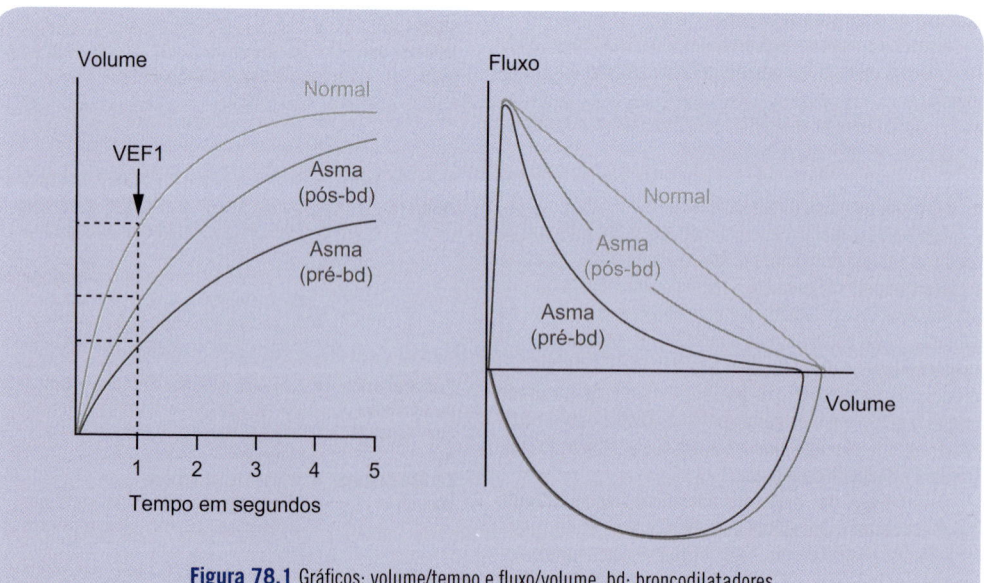

Figura 78.1 Gráficos: volume/tempo e fluxo/volume. bd: broncodilatadores.

Exacerbação da asma | Conduta

No domicílio, inicia-se o uso de beta-agonista (SABA) de alívio na dose de 2 a 10 jatos,* podendo repetir por 3 vezes na primeira hora, e a intervalos curtos, conforme a resposta clínica. Os corticosteroides controlam a inflamação, mas não alteram o calibre das vias respiratórias, nem previnem o broncospasmo, por isto, devem estar sempre associados aos broncodilatadores. Se a criança não melhorar após 24 horas, ou a mãe observar movimentos torácicos intensos durante a respiração, deve-se buscar atendimento médico emergencial.

No atendimento emergencial, o médico deverá identificar a gravidade do quadro (Quadro 78.2), e iniciar o tratamento rapidamente (Figura 78.2), mantendo o uso de broncodilatadores e associando o corticosteroide sistêmico oral ou intravenoso, com observação atenta aos sinais clínicos e laboratoriais de piora.

O uso de antibióticos não está indicado nas exacerbações da asma, exceto nos pacientes portadores de comorbidades como pneumonia e sinusite. Há excesso de prescrição de antibióticos por erros diagnósticos, por exemplo, dificuldade em diferenciar entre sinusite e síndrome gripal, interpretação incorreta das imagens radiológicas do tórax (proeminência do hilo direito e atelectasias), ou ausculta de estertores localizados, desviando o raciocínio clínico para o diagnóstico de pneumonia.

Nos pacientes com histórico de sibilância de repetição em mais de 3 episódios ao ano ou episódio grave com internação, devemos iniciar o tratamento de manutenção, segundo as diretrizes padronizadas de acordo com a faixa etária (Figuras 78.3 a 78.5). Como base terapêutica em todas as idades, utilizam-se *corticosteroides inalatórios*, e na falta de controle, associar os *antileucotrienos* e, nas crianças maiores de 4 anos, acrescentar os *broncodilatadores β_2 de ação prolongada* (formoterol ou salmeterol).

Para o uso de corticosteroide inalatório (CI), é necessário o conhecimento de sua farmacodinâmica e farmacocinética. Apesar de o CI ser a forma mais eficiente de tratamento para as vias respiratórias com menor efeito colateral, todo medicamento inalatório alcança a circulação sistêmica, seja por depósito oral/deglutição, seja por absorção nas vias respiratórias através da vascularização pulmonar. Buscando um balanço entre alta eficácia e baixa ação sistêmica, devemos buscar um CI com baixa disponibilidade oral e alta afinidade ao receptor glicocorticoide, sempre em doses baixas (Quadro 78.3).

Após 3 meses de uso contínuo dos medicamentos, devemos perguntar ao paciente ou ao seu cuidador se houve redução dos sintomas diurnos e dos despertares noturnos, das limitações durante as atividades físicas e da frequência de uso dos medicamentos de alívio (broncodilatadores). Após a melhora, devemos sempre buscar a menor dose de CI que mantenha o paciente sob controle.

Para o controle da asma devemos observar a remissão dos sintomas aliada, sempre que possível, a uma medida objetiva da função pulmonar.

O tratamento de manutenção visa reduzir as exacerbações e principalmente a inflamação crônica, principal agente causador do remodelamento brônquico, em que o paciente apresenta obstrução fixa refratária aos broncodilatadores.

Utilizamos a faixa etária como critério para a escolha do dispositivo inalatório. Abaixo de 3 anos de idade, utilizamos aerossol dosimetrado associado a espaçador com máscara, ou excepcionalmente, nebulizador a jato. Acima de 3 anos, aerossol dosimetrado com espaçador com bocal, alternativamente espaçador com máscara e excepcionalmente nebulizador. Acima de 6 anos podemos também indicar o uso de medicamentos em pó.

A escolha do melhor tratamento medicamentoso e dispositivo deve ser individualizada conforme a capacidade de entendimento do uso correto, condições financeiras para aquisição e a preferência do paciente, fundamentais para a boa adesão ao tratamento.

Modo de usar os aerossóis (Figura 78.6):
- 1º – agite o aerossol e encaixe-o no adaptador do espaçador
- 2º – coloque o bocal do espaçador na boca ou a máscara bem adaptada
- 3º – pressione o aerossol uma vez para liberar a dose do medicamento
- 4º – respire normalmente durante 10 a 20 segundos (para melhorar o depósito do medicamento)

---

*Conforme Lyttle *et al.* (2014), há variação significativa de doses dos broncodilatadores entre os centros de atendimento pediátrico pesquisados no Reino Unido e na Irlanda. Tal fato reflete a falta de evidências nos estudos clínicos, mas neste houve tendência (60% dos centros) à utilização de dose fixa independentemente da faixa etária da criança.

QUADRO 78.2	Avaliação inicial do paciente na exacerbação da asma.		
Sintomas	**Leve**	**Moderada**	**Grave**
Alteração da consciência	Não	Não	Agitado ou confuso
Oximetria de pulso	> 95%	< 95% e > 92%	< 92%
Fala	Frases completas	Frases curtas	Palavras
Frequência cardíaca	< 100 bpm/minuto	Entre limites	> 180 bpm (> 5 anos; > 120 bpm)
Cianose central	Ausente	Ausente	Geralmente presente
Intensidade da sibilância	Variável	Pode ser audível externamente	Intensa, mas pode haver silêncio torácico
Retração esternal	Ausente	Moderada	Acentuada

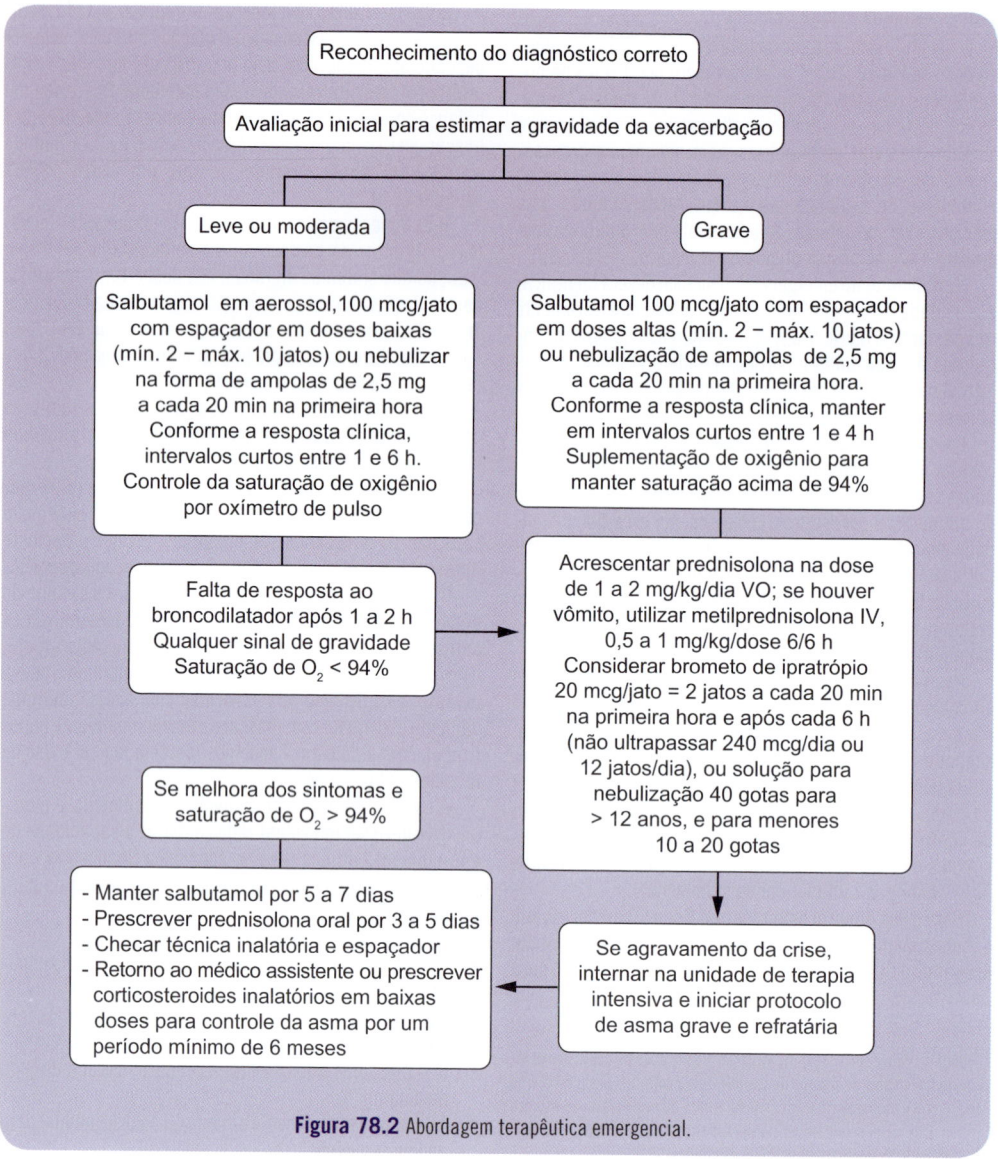

Figura 78.2 Abordagem terapêutica emergencial.

- 5º – repita esta operação imediatamente, quantas vezes forem solicitadas pelo médico, de acordo com a prescrição
- 6º – lavar a boca após o uso dos medicamentos à base de corticosteroides.

Observação. Nas crianças maiores que já obedecem a comandos e não apresentam um grau de dispneia importante, é possível solicitar a inspiração profunda seguida por apneia durante 10 s.

GINA (*The Global Initiative for Asthma*) orienta a sequência de conduta para o controle da asma por meio da técnica inalatória, conforme descrito a seguir.

Escolher. Escolha um dispositivo considerando a disponibilidade dos medicamentos, as habilidades e a capacidade financeira de aquisição.

Checar. Verifique a técnica em todas as oportunidades para identificar os possíveis erros. "Você pode me mostrar como usa o dispositivo prescrito?"

Corrigir. Mostre a maneira correta de utilizá-lo; tenha sempre um mostruário dos dispositivos que você prescreve.

Confirmar. Resuma a técnica rapidamente, salientando os pontos mais importantes, como encaixe perfeito da máscara ao rosto, lavar a boca após o uso de CI e higienização. Tranquilize os cuidadores do paciente, derrubando mitos como "bombinha vicia, causa dependência", ou "corticosteroide faz mal".

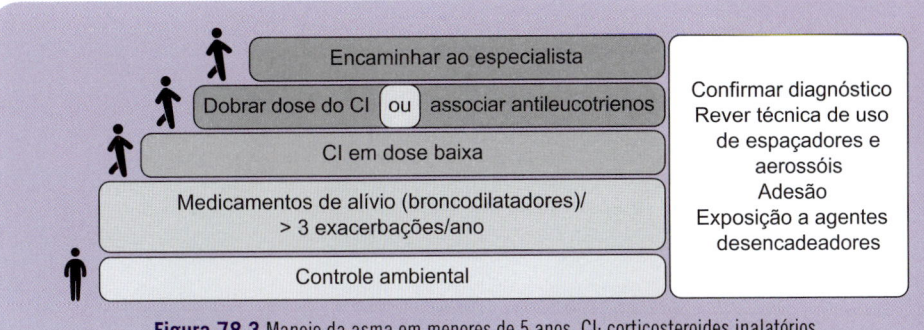

Figura 78.3 Manejo da asma em menores de 5 anos. CI: corticosteroides inalatórios.

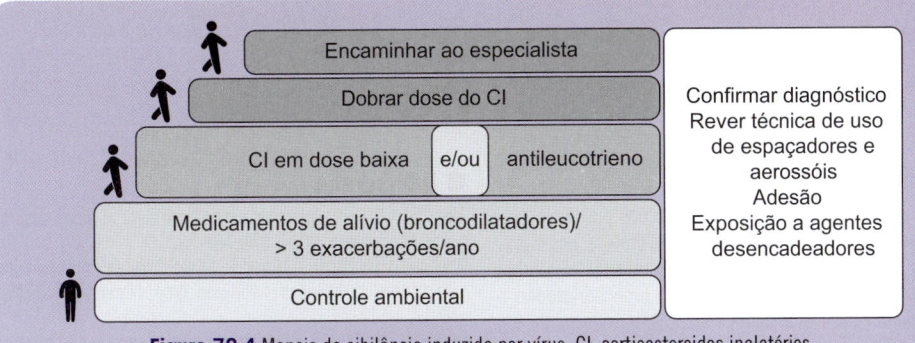

Figura 78.4 Manejo da sibilância induzida por vírus. CI: corticosteroides inalatórios.

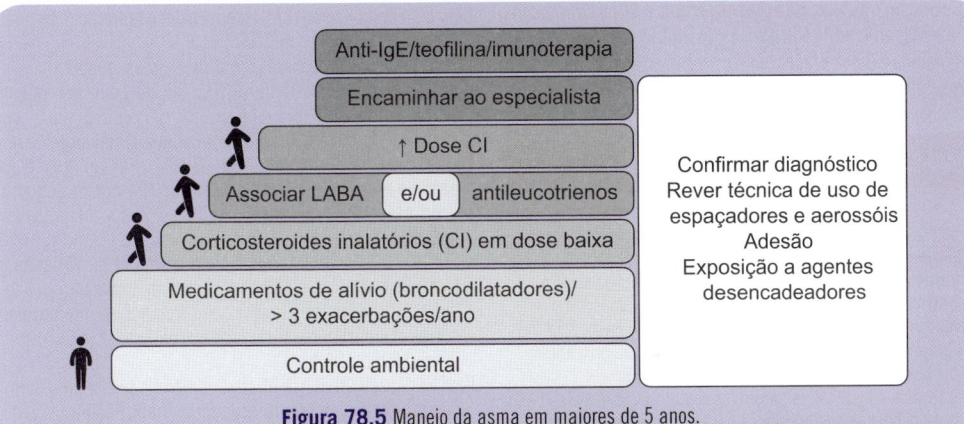

Figura 78.5 Manejo da asma em maiores de 5 anos.

QUADRO 78.3	Características dos corticosteroides inalatórios.						
				Afinidade	Doses aproximadas		
Corticosteroides inalatórios	Apresentação	Disponbilidade oral %		do receptor	Dose baixa	Dose média	Dose alta
Beclometasona	Pó/aerossol	15		53	< 200	< 500	> 500
Budesonida	Pó	11		935	< 400	< 800	> 800
Fluticasona	Pó/aerossol	< 1		1.800	< 250	< 500	> 500
Ciclesonida	Aerossol	< 1		12	< 160	< 320	> 320
Mometasona	Pó	< 1		2.200	< 220	< 440	> 440

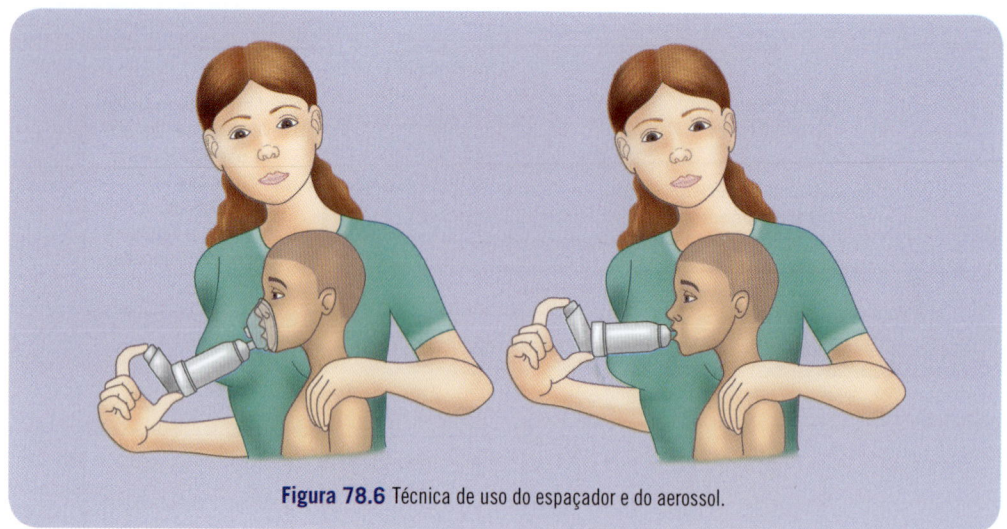

Figura 78.6 Técnica de uso do espaçador e do aerossol.

■ Complicações

Durante uma exacerbação, as complicações possíveis são: atelectasia, infecção, pneumotórax e até óbito. E nos casos crônicos: remodelamento das vias respiratórias (distúrbio ventilatório obstrutivo fixo refratário ao broncodilatador) e *cor pulmonale* nos casos avançados.

■ Prevenção

A prevenção das exacerbações da asma é feita com o controle ambiental, retirando alergênios ambientais, uso correto dos medicamentos preventivos e imunização completa com ênfase ao uso da vacina da gripe, vacina para *Haemophilus influenzae* e vacinas antipneumocóccicas.

NÃO ESQUEÇA

- A asma como doença crônica deve ser abordada visando ao controle dos sintomas agudos, bem como à prevenção de recidivas e complicações a longo prazo
- Para o tratamento utilizam-se os medicamentos de alívio para o controle dos sintomas agudos, na forma de broncodilatadores inalatórios e corticosteroides sistêmicos; e medicamentos controladores, que são os corticosteroides inalatórios, antileucotrienos e broncodilatadores de longa duração
- A técnica do uso dos dispositivos inalatórios e a adesão ao tratamento são pontos críticos para o sucesso terapêutico.

■ Bibliografia

Alangari AA. Corticosteroids in the treatment of acute asthma. Ann Thorac Med. 2014; 9(4):187-92.
Benedictis FM, Bush A. Concise clinical review corticosteroids in respiratory diseases in children. Amer J Resp Crit Care Med. 2012; 12:12-23.
Derendorf H, Nave R, Drollmann A et al. Relevance of pharmacokinetics and pharmacodynamics of inhaled corticosteroids to asthma. 2006; 28(5):1042-50.
Eber E, Midulla F (eds). ERS Handbook of paediatric respiratory medicine. Sheffield, UK: ERS, 2013.
https://www.chegadeasma.com.br/uso-do-espacador.
Global initiative for asthma (GINA). Pocket guide for asthma management and prevention (for children 5 years and younger). Updated 2015. http://www.ginasthma.org.
Global initiative for asthma (GINA). Pocket guide for asthma management and prevention (for adults and children older than 5 years). Updated 2015. http://www.ginasthma.org.
Lyttle MD, O'Sullivan R, Doull I, Hartshorn S et al. Variation in treatment of acute childhood wheeze in emergency departments of the United Kingdom and Ireland: an international survey of clinician practice. Archives of Disease in Childhood. 2015; 100(2):121-5.
Paul IM, Maselli JH, Hersh AL et al. Antibiotic prescribing during pediatric ambulatory care visits for asthma. Pediatrics. 2011; 127(6):1014-21.

PNEUMOLOGIA

79 BRONQUIOLITE AGUDA

Izabel Teixeira e Mônica de Cássia Firmida

■ Introdução

A bronquiolite aguda resulta na maioria das vezes de uma infecção viral, predominantemente pelo vírus sincicial respiratório (VSR), por isto o termo bronquiolite viral aguda (BVA) é comumente usado como sinônimo. Caracteristicamente atinge crianças de até 2 anos, com predomínio nos menores de 12 meses. É diagnosticada clinicamente por quadro de sibilância associada a uma infecção prévia do trato respiratório superior.

■ Epidemiologia

A BVA é muito frequente e pode ter alta morbidade. Embora a maioria dos casos seja tratada fora do ambiente hospitalar, esta doença é a principal causa de internação em menores de 1 ano, excluindo-se as causas de internação no período neonatal.

Em algumas regiões, a sazonalidade é bem definida. Nos países de clima temperado, a incidência predomina nos meses de inverno. Nos países tropicais, a sazonalidade é menos marcante, com casos distribuídos do outono ao verão.

Nem todos os lactentes com infecção respiratória viral manifestam bronquiolite. Sua ocorrência e gravidade são determinadas por diferentes fatores, que incluem a virulência do agente, a predisposição do indivíduo e fatores ambientais.

A BVA é mais frequente em meninos, crianças expostas a tabagismo durante a gestação e/ou após o nascimento, não amamentadas ao seio materno, com aglomeração domiciliar ou que frequentam creches. Pacientes menores de 3 meses ou com comorbidades como prematuridade, displasia broncopulmonar, cardiopatia congênita, fibrose cística, doença neuromuscular ou imunodeficiência tendem a evoluir com maior gravidade.

■ Etiologia

O VSR é responsável por mais da metade dos casos de BVA. Rinovírus, parainfluenza, influenza, adenovírus, metapneumovírus e coronavírus também causam BVA. O adenovírus está associado a quadros mais graves. Coinfecções com mais de um tipo de vírus podem ocorrer e modificar a apresentação e a gravidade do quadro clínico. O metapneumovírus e o coronavírus têm sido identificados como coinfectantes do VSR. *Mycoplasma pneumoniae* é o principal agente de bronquiolite aguda não viral.

■ Fisiopatologia

O contágio se dá pelo contato direto com partículas virais por meio de mãos, secreções respiratórias ou objetos contaminados. As portas de entrada mais frequentes são a conjuntiva e a mucosa nasal. A replicação viral inicia-se na nasofaringe, onde os vírus alcançam altas concentrações e depois afetam as pequenas vias respiratórias. Nestas ocorre inflamação aguda com edema da submucosa e necrose de células epiteliais, broncoconstrição e formação de tampões mucosos que obstruem os bronquíolos. A obstrução aumenta a resistência das vias respiratórias e leva ao aprisionamento aéreo (hiperinsuflação pulmonar). A obstrução total do bronquíolo pode provocar áreas de atelectasia. Inicialmente, a hipoxemia ocorre por alteração da ventilação-perfusão. Hipercapnia é encontrada quando a obstrução é mais intensa ou diante de esforço respiratório grave, evoluindo para fadiga respiratória.

■ Quadro clínico

A história de contato com pessoas com infecção respiratória viral de vias respiratórias superiores na semana que antecede o início do quadro é muito comum.

O pródromo da BVA é de infecção viral das vias respiratórias superiores, com coriza e espirros às vezes acompanhados de febre. Em um intervalo de 1 a 3 dias, o quadro evolui para tosse com taquipneia, dispneia e irritabilidade. A dispneia pode dificultar a alimentação e a aceitação de líquidos e provocar vômitos e desidratação.

A obstrução pela secreção nasal pode aumentar muito o trabalho respiratório, principalmente nos lactentes menores. Lavar e aspirar superficialmente as narinas pode aliviar muito a criança e melhorar a qualidade do exame físico.

A frequência respiratória deve ser contada preferencialmente durante 1 minuto. Além dos sinais de dificuldade respiratória em graus variados (tiragem subcostal, intercostal, retração da fúrcula e batimento de asas do nariz), o exame físico pode detectar um tempo expiratório prolongado, sibilos difusos e crepitações. Sibilos são o sinal semiológico mais frequente, mas podem estar ausentes nos casos de obstrução muito grave e nos lactentes que estejam evoluindo para fadiga respiratória. Devido ao aprisionamento aéreo e resultante hiperinsuflação pulmonar, podemos encontrar fígado rebaixado e baço palpável ao exame do abdome. Cianose e alteração da perfusão capilar periférica estão presentes em alguns casos graves.

Em prematuros e lactentes menores de 2 meses, apneia pode ser a única ou a principal manifestação inicial de BVA.

■ Diagnóstico

Clínico
O diagnóstico é primordialmente clínico, com base em dados epidemiológicos, tipos e cronologia dos sintomas e detalhes

do exame físico. O primeiro episódio de sibilância em lactente com história de contato com pessoa resfriada é altamente sugestivo de BVA.

A tomada de decisões na bronquiolite baseia-se principalmente na definição da gravidade do quadro e na identificação de fatores de risco para doença grave (Quadro 79.1). A oximetria de pulso pode ajudar a identificar hipoxemia com necessidade de oxigenoterapia, principalmente quando abaixo de 92%.

Laboratorial

O hemograma na maioria das vezes é normal.

A gasometria arterial é útil para identificar, além da hipoxemia, retenção de CO_2 decorrente de obstrução grave ou falência respiratória.

Exames para identificação viral não ajudam na tomada de decisões e não modificam o curso clínico da doença. Por isto não estão indicados de rotina, principalmente nos casos de tratamento ambulatorial. Nas crianças hospitalizadas, contudo, ajudam a evitar o tratamento desnecessário com antibióticos e são úteis quando se pensa em tratamento com antivirais específicos. Nas crianças que recebem mensalmente profilaxia com palivizumabe, a determinação do agente causal tem importância epidemiológica.

Aspirado nasal pode ser usado para detectar VSR. Testes rápidos que detectam antígenos virais estão disponíveis para VSR, parainfluenza, influenza e adenovírus.

Outros recursos diagnósticos para identificação viral incluem a reação em cadeia da polimerase (PCR), imunofluorescência e cultura viral. Todos estes testes devem ser interpretados com cautela, sempre levando em consideração as manifestações clínicas do paciente. PCR, por exemplo, pode detectar excreção viral antiga, sem relação com o quadro atual, principalmente quando o agente identificado é o rinovírus. Nos casos de identificação do VSR pela PCR, quase sempre é ele o responsável pelo quadro daquele momento.

QUADRO 79.1	Fatores de risco para bronquiolite viral aguda grave.

- Idade menor de 3 meses
- Prematuridade
- Cardiopatia congênita hemodinamicamente instável
- Doenças pulmonares crônicas:
  - Displasia broncopulmonar
  - Fibrose cística
  - Anomalias congênitas
- Imunodeficiência
- Doença neuromuscular

Por imagem

Não há indicação absoluta de radiografia de tórax na BVA. Deve-se reservá-la para os casos com esforço respiratório intenso, cuja gravidade seja indicativa de hospitalização, especialmente se houver risco da necessidade de terapia intensiva, ou com suspeita de complicações, por exemplo, pneumotórax.

O achado mais frequente é hiperinsuflação pulmonar (Figura 79.1). Atelectasia segmentar também é comum (Figura 79.2).

A radiografia também pode ser útil na exclusão de outras causas de sibilância em lactentes, como tuberculose e malformações congênitas.

■ Diagnóstico diferencial

O principal diagnóstico diferencial inicial é com crise de asma desencadeada por infecção viral. Outros diagnósticos diferenciais incluem síndromes aspirativas agudas, pneumonia

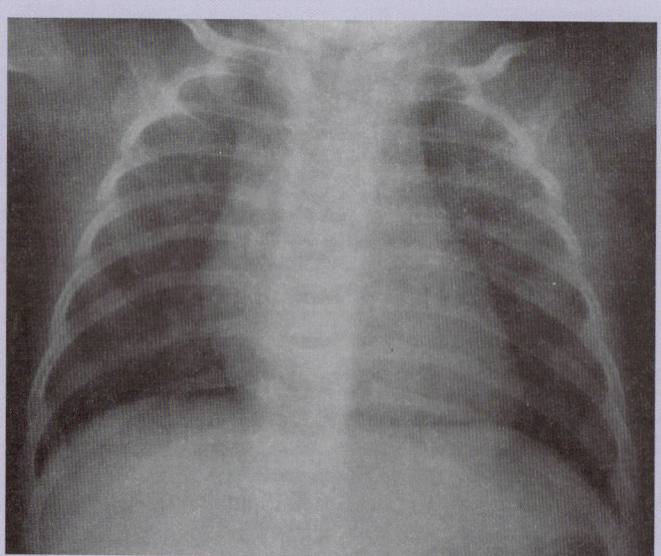

Figura 79.1 Radiografia de criança com bronquiolite viral aguda mostrando hiperinsuflação pulmonar.

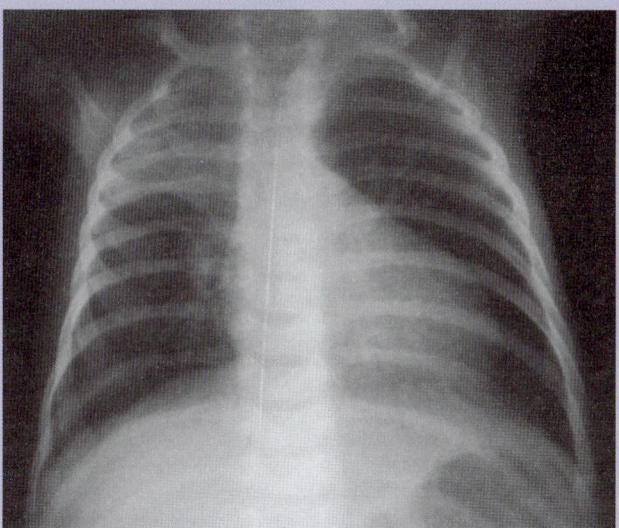

Figura 79.2 Radiografia de criança com bronquiolite viral aguda mostrando hiperinsuflação pulmonar e atelectasia segmentar em lobo superior direito.

afebril do lactente, coqueluche e outras doenças crônicas que podem cursar com sibilância (p. ex., displasia broncopulmonar, tuberculose, doença do refluxo gastresofágico, insuficiência cardíaca, fibrose cística e malformações congênitas; ver Capítulo 77). A avaliação clínica cuidadosa é o melhor recurso para o diagnóstico diferencial.

■ Tratamento

Medidas gerais

Na maioria das vezes o tratamento é domiciliar, mas é importante avaliar a capacidade da família de acompanhar o tratamento da criança. A evolução da bronquiolite é muito dinâmica e imprevisível. Recomenda-se, se possível, reavaliar a criança dentro de 24 horas.

Deve-se dar especial atenção para alguns procedimentos, como apresentado a seguir.

Hidratação adequada. Avaliar o grau de hidratação pelo volume de líquidos oferecidos, número de fraldas molhadas, presença de lágrimas e o grau de atividade da criança, bem como perdas por piora do esforço respiratório ou vômitos.

Desobstrução nasal. Lavagem nasal com soro fisiológico ou solução salina a 3% e aspiração superficial, quando necessário. A criança pode ficar mais confortável se mantiver a cabeceira e o tórax elevados em um ângulo de 30°.

Prevenção da broncoaspiração. Recomenda-se suspender a dieta oral de crianças com taquipneia acima de 60 a 70 irpm e alimentá-las por via enteral.

Fármacos

Broncodilatadores

Até recentemente, embora não houvesse evidências suficientes de benefícios, seu uso era opcional para pacientes que não apresentassem piora com este tratamento. Em diretrizes mais recentes (2014), a Academia Americana de Pediatria enfatizou que, com base em evidências atuais, eles não são recomendáveis nem como opcionais. No entanto, os indivíduos com sibilância recorrente e maior probabilidade de terem asma como doença de base podem se beneficiar deste tratamento.

Epinefrina

Não recomendada como rotina no tratamento, a epinefrina inalatória pode ser considerada como potencial agente de resgate em crianças internadas com BVA grave. Mais estudos são necessários para evidenciar benefícios.

Corticoterapia

Corticosteroide sistêmico não causa benefício e aumenta o tempo de excreção viral em crianças com BVA. Corticosteroide inalatório prescrito para a doença aguda não muda o curso clínico da doença nem evita sibilância recorrente posterior. Portanto, até o momento a corticoterapia sistêmica ou inalatória é contraindicada na BVA.

Ribavirina

Antiviral específico para VSR, administrado por via inalatória e de uso considerado para alguns pacientes com cardiopatia congênita, doença pulmonar crônica ou imunodeficiência, tem sido cada vez menos usado devido à carência de evidências de benefício e ao potencial teratogênico para o profissional que administra a medicação.

Antibioticoterapia

Indicada somente nos casos que apresentam infecções bacterianas concomitantes comprovadas ou com forte suspeita ou em pacientes que necessitem de ventilação mecânica em consequência da falência respiratória.

Sedativos
Não devem ser usados em crianças não ventiladas pelo risco de depressão respiratória. O principal motivo de irritabilidade de criança com BVA é hipoxemia.

Outras intervenções
Fisioterapia respiratória não é recomendada na BVA.

Oxigenoterapia
Indicada em todos os pacientes hospitalizados com hipoxia, isto é, saturação de O_2 inferior a 92%. No entanto, a medição contínua da saturação não é recomendada como medida universal às crianças hospitalizadas, podendo aumentar o tempo de internação e a oxigenoterapia desnecessariamente.

Solução salina hipertônica
Embora as evidências ainda sejam controversas, a Academia Americana de Pediatria considera a nebulização com solução salina a 3% segura e eficaz para crianças internadas por BVA, na tentativa de reduzir sintomas e o tempo de hospitalização.

■ Complicações
As complicações mais frequentes de BVA são:
- Na fase aguda: insuficiência respiratória, pneumonia bacteriana e infecção urinária. Pneumonia bacteriana é incomum. Infecção urinária deve ser pensada especialmente em lactentes menores de 2 meses, com febre e bronquiolite por VSR
- Após a fase aguda: hiper-reatividade pós-viral e bronquiolite obliterante. Esta última é causada principalmente por adenovírus.

■ Prevenção
Lavagem das mãos
É a melhor forma de prevenir a transmissão nosocomial, bem como em ambientes domiciliares. Recomenda-se utilizar álcool gel ou, na ausência deste, água e sabão antes e após contato direto com os pacientes, com objetos utilizados por estes e após a remoção de luvas.

Palivizumabe
O anticorpo monoclonal anti-VSR é administrado com o objetivo de evitar internações por bronquiolite em crianças de risco. A Academia Americana de Pediatria reviu as recomendações de uso recentemente (Quadro 79.2). A posologia recomendada de palivizumabe é 15 mg/kg de peso corporal, por via intramuscular, administrados uma vez por mês durante o período de maior prevalência do VSR previsto na respectiva comunidade, no total de, no máximo, cinco aplicações mensais consecutivas, dentro do período sazonal, que é variável em diferentes regiões do Brasil. A ampola contém 1 ml com 100 mg. Quando a dose ultrapassa 100 mg, devem-se administrar duas injeções, uma em cada lado da região glútea. A primeira dose deve ser administrada preferencialmente um mês antes do início do período de sazonalidade do VSR e as quatro doses subsequentes devem ser administradas com intervalos de 30 dias durante este período, perfazendo até 5 doses. O número total de doses em cada criança dependerá do mês de início das aplicações, variando, assim, de 1 a 5 doses. O medicamento não é administrado fora do período de sazonalidade do VSR.

QUADRO 79.2 — Recomendações para profilaxia de vírus sincicial respiratório com palivizumabe.

No primeiro ano de vida
- Prematuros que nasceram com menos de 29 semanas de idade gestacional
- Portadores de displasia broncopulmonar
- Portadores de cardiopatia congênita

No segundo ano de vida
- Portadores de displasia broncopulmonar que nos 6 meses que antecedem a sazonalidade encontram-se em pelo menos uma destas condições:
  - Dependentes de oxigênio
  - Em terapia crônica com corticosteroide
  - Em uso regular de diuréticos

Outras medidas importantes
Evitar a exposição ao tabaco e promover o aleitamento materno exclusivo até o 6º mês de vida.

NÃO ESQUEÇA
- A BVA é uma das principais afecções do sistema respiratório em menores de 2 anos
- É a principal causa de internação em menores de 1 ano
- O agente etiológico principal é o VSR
- O diagnóstico é clínico e epidemiológico
- A decisão por tratamento domiciliar ou hospitalar depende basicamente do grau de dificuldade respiratória e de fatores de risco para evolução grave
- O tratamento é principalmente de apoio
- A lavagem das mãos é a principal medida para evitar sua transmissão
- Profilaxia com palivizumabe está indicada principalmente para prematuros com idade gestacional inferior a 29 semanas e portadores de displasia broncopulmonar ou de cardiopatia congênita.

■ Bibliografia
American Academy of Pediatrics. Committee on infectious diseases and bronchiolitis guidelines committee. Update guidance for palivizumab prophylaxis among infants and young children at increased risk of hospitalization for respiratory syncytial virus infection. Pediatrics. 2014; 134(2):415-20.

Hendaus MA, Alhammadi AH, Khalifa MS et al. Risk of urinary tract infection in infants and children with acute bronchiolitis. Paediatr Child Health. 2015; 20(5):e25-9.

Mansbach JM, Piedra PA, Teach SJ et al. MARC-30 Investigators. Prospective multicenter study of viral etiology and hospital length to stay in children with severe bronchiolitis. Archives of Pediatric Adolescent Medicine. 2012; 166(8):700-6.

Ralston SL, Lieberthal AS, Meissner HC et al. American Academy of Pediatrics. Clinical practice guideline: the diagnosis, management, and prevention of bronchiolitis. Pediatrics. 2014; 134(5):e1474-502.

Teshome G, Gattu R, Borwn R. Acute bronchiolitis. Pediatric Clinics of North America. 2013;60:1019-34.

PNEUMOLOGIA

80 PNEUMONIAS ADQUIRIDAS NA COMUNIDADE

Mônica de Cássia Firmida e Flávia dos Santos Dias

■ Classificação

As pneumonias adquiridas na comunidade (PAC) são aquelas que ocorrem fora do ambiente hospitalar, enquanto as pneumonias nosocomiais são as adquiridas no hospital.

■ Epidemiologia

A descrição da incidência de pneumonias é algo imprecisa, pois varia de acordo com a definição usada, os exames realizados e os objetivos dos investigadores. No entanto, sabe-se que representam a principal causa mundial de morte por doença infecciosa em crianças, sendo responsáveis por 15% dos óbitos em menores de 5 anos. Em 2013, 935.000 crianças nesta faixa etária morreram por pneumonia. A OMS destaca que muitas destas mortes poderiam ser evitadas com medidas simples de promoção de saúde, diagnóstico e tratamento adequados da pneumonia e reconhecimento das situações de risco (Quadro 80.1). Visando mudar esta realidade até 2025, a OMS criou o Plano Integrado de Ação Global para Pneumonia e Diarreia, o qual está disponível com acesso livre em seu *site*.

No Brasil, segundo dados do Ministério da Saúde (MS), as pneumonias são responsáveis por 8,1% das internações e 5% dos óbitos em menores de 5 anos, e 27% e 12%, respectivamente, quando se consideram os menores de 1 ano.

■ Etiologia

As pneumonias infecciosas podem ser causadas por bactérias, vírus, fungos e protozoários. O Quadro 80.2 cita os agentes etiológicos mais relacionados às PAC. Causas não infecciosas incluem aspiração (de conteúdo gástrico, substâncias lipoides ou corpo estranho), por reações de hipersensibilidade e exposição a substâncias tóxicas, como drogas ou radiação.

A idade é um dos principais preditores da etiologia (Quadro 80.3). Os vírus causam 30 a 67% dos casos e são mais comuns em crianças pequenas: 77% das pneumonias em menores de 1 ano e 59% acima dos 2 anos são causadas por vírus. Cerca de 1/3 das PAC (23 a 33%) corresponde a infecções mistas, envolvendo vírus e bactérias. Com o avançar da idade, as bactérias se tornam mais comuns e as infecções mistas, menos frequentes.

Entre os vírus, o sincicial respiratório (VSR) é o principal, seguido dos vírus parainfluenza e influenza. Outros vírus

QUADRO 80.1	Fatores de risco para ocorrência e gravidade das pneumonias.

- Baixa idade: menores de 6 meses, especialmente os menores de 3 meses
- Comorbidades: doenças cardiopulmonares, imunodeficiência congênita ou adquirida, algumas doenças gastrintestinais (refluxo gastroesofágico [RGE], fístula traqueoesofágica), paralisia cerebral, doenças neuromusculares etc.
- Vacinação incompleta
- Condições socioeconômicas precárias
- Ausência de aleitamento materno ou desmame precoce
- Baixo peso ao nascer: peso < 2.500 g
- Condições ambientais desfavoráveis: aglomeração, tabagismo etc.
- Sibilância ou pneumonias prévias
- Crianças frequentadoras de creches

QUADRO 80.2	Agentes mais comumente relacionados com pneumonias adquiridas na comunidade em crianças.
Categorias	**Agentes etiológicos**
Vírus	Vírus sincicial respiratório, influenza A ou B, parainfluenza, adenovírus
Micoplasma	*Mycoplasma pneumoniae*
Clamídia	*Chlamydia trachomatis, Chlamydia pneumoniae*
Bactérias	*Streptococcus pneumoniae, Mycobacterium tuberculosis, Staphylococcus aureus, Haemophilus influenzae*

Fonte: SBPT, 2007.

QUADRO 80.3	Agentes mais comuns de pneumonia comunitária aguda de acordo com a faixa etária.
Faixa etária	**Agentes**
Recém-nascidos	*Streptococcus* do grupo B, bactérias gram-negativas entéricas
1 a 3 meses	*Chlamydia trachomatis, Ureaplasma urealyticum*, vírus; *Bordetella pertussis*
3 a 12 meses	*Streptococcus pneumoniae, Haemophilus influenzae, Staphylococcus aureus, Moraxella catarrhalis*
1 a 5 anos	*Streptococcus pneumoniae, Mycoplasma pneumoniae, Chlamydia pneumoniae*
Acima de 5 anos	*Streptococcus pneumoniae, Mycoplasma pneumoniae, Chlamydia pneumoniae*

Fonte: Maróstica e Stein, 20072.

incluem adenovírus, rinovírus, varicela-zóster, citomegalovírus (CMV), herpes simples, metapneumovírus, bocavírus e coronavírus, entre outros. *Streptococcus pneumoniae*, *Haemophilus influenzae* do tipo B e *Staphylococcus aureus* sempre se destacaram entre as bactérias causadoras de pneumonia grave. No entanto, desde a disponibilidade de imunização contra *S. pneumoniae* e *H. influenzae*, houve uma importante queda na frequência de pneumonias por estes agentes, principalmente por este último. Recentemente, tem-se destacado na etiologia de pneumonias graves: *S. pneumoniae*, *S. aureus* produtores de leucocidina Panton-Valentine (PVL-SA) e *S. aureus* resistentes à meticilina (MRSA), em especial os MRSA oriundos da comunidade (CA-MRSA).

O *S. pneumoniae* permanece como principal causador de pneumonia bacteriana, ao passo que em escolares e adolescentes as infecções por *Mycoplasma pneumoniae* e *Chlamydia pneumoniae* também são muito prevalentes. Germes atípicos, como *M. pneumoniae* e *C. pneumoniae*, causam 1/3 das pneumonias.

Fungos, como *Histoplasma*, *Coccidioides*, *Blastomyces* e *Cryptococcus*, podem ser agentes de PAC em indivíduos imunocomprometidos, mas raramente em imunocompetentes. *Mycobaterium tuberculosis* e não *tuberculosis* também devem ser sempre lembrados como causas de PAC, sobretudo nos países com alta prevalência.

■ Fisiopatologia

As pneumonias ocorrem quando o agente infeccioso atinge os pulmões. A via mais comum é descendente, por aspiração das vias respiratórias superiores. Para que a pneumonia ocorra, o microrganismo tem que vencer os diversos mecanismos de defesa do sistema respiratório do indivíduo. Estes têm a função de inativar partículas e microrganismos inalados.

A barreira anatômica é um dos primeiros mecanismos de defesa. Partículas maiores se depositam na superfície da mucosa do trato respiratório anterior e são posteriormente removidas por reflexo da tosse ou pelo espirro, enquanto partículas pequenas chegam até os ductos alveolares e alvéolos. Gases e partículas muito pequenas alcançam os alvéolos, podendo ser eliminados pelo ar expirado.

Os cílios estão presentes no epitélio do sistema respiratório, com exceção do vestíbulo nasal, região olfatória do nariz, pequenas áreas da nasofaringe, orofaringe, laringe, traqueia e alvéolos. Em condições normais nunca estão parados e seu batimento tem como função o transporte de muco para a orofaringe (mecanismo de defesa mucociliar).

Os macrófagos alveolares exercem função fagocitária sobre partículas orgânicas e inorgânicas no tecido intersticial do septo alveolar e no lúmen do alvéolo, sendo provenientes da diferenciação de monócitos sanguíneos, após atravessarem as células endoteliais. Após completarem a fagocitose do agente invasor, alcançam os bronquíolos, sendo eliminados pelo sistema mucociliar ou penetram no septo intralveolar, alcançando os vasos linfáticos.

Os anticorpos também são responsáveis por uma importante barreira contra a invasão de microrganismos. No trato respiratório superior predomina a defesa por imunoglobulina A (IgA), enquanto nos pulmões a imunidade humoral é exercida principalmente pela imunoglobulina G (IgG).

As infecções virais das vias respiratórias superiores assumem papel relevante na quebra dos mecanismos de defesa do sistema respiratório. O aumento da quantidade de secreção produzida possibilita a reprodução bacteriana nas vias respiratórias inferiores, diminuição dos batimentos mucociliares e alteração na produção de anticorpos locais e na atividade bactericida dos macrófagos alveolares, possibilitando que as bactérias atinjam os alvéolos por meio de aspiração de secreções orofaríngeas. Esta é a via de aquisição mais frequente das pneumonias, mas elas também podem surgir por via hematogênica, inalação, microaspiração ou aspiração grosseira e por contiguidade.

■ Quadro clínico

A duração do quadro, a descrição dos sintomas e sua cronologia são fundamentais.

É comum que as pneumonias bacterianas sejam precedidas por quadro sugestivo de infecção respiratória alta viral que evolui com piora. Tosse e dificuldade respiratória, com ou sem febre, são os principais sinais. A taquipneia é o sinal mais sensível e específico de pneumonia radiologicamente confirmada. A definição de taquipneia pela OMS de acordo com a faixa etária é:

- Em menores de 2 meses: acima de 60 incursões respiratórias por minuto
- De 2 meses até 1 ano: acima de 50 incursões respiratórias por minuto
- De 1 a 5 anos: acima de 40 incursões respiratórias por minuto
- A partir dos 5 anos: acima de 20 incursões respiratórias por minuto.

Destaca-se a importância de a contagem ser feita durante 60 segundos e após tratamento da febre e/ou da sibilância. A frequência respiratória pode aumentar em 10 incursões por cada grau Celsius que a temperatura se eleva, mesmo em crianças que não tenham pneumonia.

Hipoxemia é um sinal de gravidade. Recomenda-se a aferição por oximetria de pulso em toda criança com dificuldade respiratória.

Dor abdominal é comum nas pneumonias de base, enquanto rigidez de nuca pode ocorrer por meningismo nas pneumonias do ápice pulmonar. Lactentes pequenos com pneumonia grave podem apresentar sintomas menos específicos, como dificuldade para beber ou comer, alterações do nível de consciência, hipotermia ou convulsões.

À ectoscopia, podem-se observar comprometimento do estado geral, tosse e sinais de desconforto respiratório (taquipneia, tiragem, retração da fúrcula esternal, batimento de asas do nariz etc.). São fundamentais observação e descrição cuidadosas da frequência respiratória e do grau de dispneia, objetivamente identificado pelos sinais semiológicos de tentativa de compensar a hipoxemia (tiragem subcostal, tiragem intercostal, retração de fúrcula esternal, batimento de asas do nariz). A ausculta pulmonar pode identificar diminuição do murmúrio vesicular (MV), estertores finos, roncos, sopro tubário e broncofonia. Dor pleurítica, com posição antálgica, macicez à percussão, abolição do MV e redução da ressonância vocal sugerem derrame pleural parapneumônico.

Diagnóstico

Clínico

O diagnóstico de pneumonia é predominantemente clínico. As diretrizes brasileiras incentivam a confirmação radiográfica da pneumonia, enquanto as *guidelines* americanas e britânicas informam que não há necessidade de radiografia para pacientes sem sinais de gravidade ou de complicações, em condições de serem tratados no lar.

Laboratorial

Para pacientes internados, podem ser úteis:
- Hemograma: auxilia na avaliação clínica geral. Leucocitose acentuada, acima de 20.000/mm^3, é comum na pneumonia pneumocócica. Eosinofilia às vezes está presente na pneumonia afebril por *Chlamydia trachomatis* no lactente
- Marcadores da resposta inflamatória: reagentes da fase aguda como velocidade de hemossedimentação (VHS), proteína C reativa e concentração sérica de procalcitonina não devem ser usados para distinguir pneumonias virais de bacterianas. Estes exames podem ser úteis na avaliação clínica evolutiva de pacientes mais graves
- Sódio, potássio, ureia e creatinina séricos: importantes para avaliar desidratação e possíveis distúrbios eletrolíticos associados. A secreção inapropriada de hormônio antidiurético (SIADH) está associada a algumas pneumonias.

Os exames microbiológicos são:
- Hemocultura: apesar do baixo percentual de positividade (em torno de 10%), quando positiva permite o uso de antibióticos mais direcionados ao agente. A identificação do agente e do seu perfil de suscetibilidade antimicrobiana também têm importância epidemiológica
- Cultura de escarro: mais difícil de ser obtida em crianças, é menos útil em pediatria do que na clínica de adultos devido à grande chance de contaminação por patógenos das vias respiratórias superiores
- PCR (reação em cadeia da polimerase) em tempo real: as técnicas evoluíram muito e possibilitam detectar vírus e bactérias na secreção nasofaríngea, escarro, sangue, entre outros materiais. A interpretação do resultado deve ser cuidadosa, principalmente nas secreções das vias respiratórias superiores, pois nem sempre o agente identificado é o responsável pelo quadro atual
- Imunofluorescência em secreção nasofaríngea ou *swab* nasal: também pode ser utilizada para detecção de vírus
- Sorologias: podem ser úteis, pareando-se nas fases aguda e convalescente, principalmente na suspeita de *Mycoplasma* ou *Chlamydia*
- Pesquisa de antígenos pneumocócicos urinários: *não* tem valor em pacientes pediátricos. Resultados falso-positivos são frequentes por flora saprófita
- Exames do líquido pleural: devem ser solicitados quando possível, conforme abordado no *Capítulo 82*.

Por imagem

Radiografia de tórax

A radiografia confirma a pneumonia, documenta sua extensão e permite a identificação de complicações. Deve ser solicitada para pacientes com dificuldade respiratória importante, sinais de hipoxemia, sem resposta a tratamento antimicrobiano extra-hospitalar e com suspeita de complicações (p. ex., derrame pleural). Nestas circunstâncias, as incidências posteroanterior (PA) e perfil possibilitam visualizar todo o parênquima e ajudam na identificação de complicações, como derrame pleural. Há controvérsias entre as diretrizes, quanto à recomendação da radiografia em perfil. Esta incidência ajuda a avaliar o lobo inferior esquerdo, os diafragmas e o mediastino (Figura 80.1). Embora nenhum padrão seja patognomônico da etiologia, as principais apresentações radiológicas são infiltrado intersticial, pneumonia lobar e broncopneumonia.

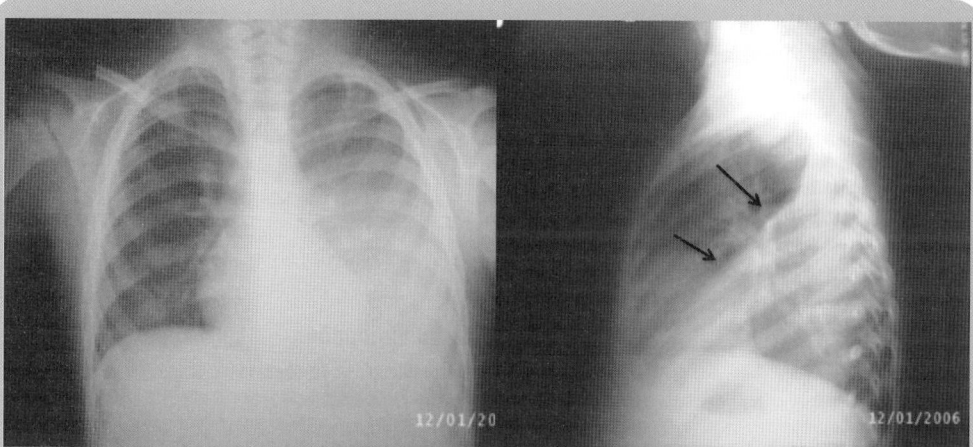

Figura 80.1 Exemplo de contribuição da radiografia em perfil no diagnóstico de pneumonia. Nesse casos, a incidência em perfil possibilitou identificar que a opacidade é limitada pela linha intercissural (*setas*) e corresponde à pneumonia lobar, no lobo inferior esquerdo.

Radiografias seriadas ou de controle de cura não são indicadas para pacientes sem complicações que tenham evolução satisfatória.

Aqueles com persistência da febre após 48 a 72 horas de internação, com piora da síndrome respiratória ou da síndrome infecciosa devem ser submetidos a nova radiografia.

Nos indivíduos com pneumonias de repetição, atelectasia, suspeita de malformações congênitas, aspiração de corpo estranho ou massa de tórax, recomenda-se repetir a radiografia em 4 a 6 semanas.

Nas pneumonias complicadas, a completa resolução radiológica pode demorar até 3 a 6 meses.

Ultrassonografia de tórax

Exame não invasivo e inócuo, é muito útil principalmente na avaliação de derrame pleural parapneumônico. Estudos mais recentes evidenciaram seu papel também no diagnóstico primário de pneumonia e na elucidação de dúvidas à radiografia de tórax, por exemplo, quanto à presença ou não de abscesso pulmonar.

Tomografia de tórax

Não indicada de rotina, pode ser de grande valia na suspeita de complicações como abscesso pulmonar, encarceramento ou outras.

Outros exames

A gasometria arterial é recomendada para pacientes mais graves, com sinais de insuficiência respiratória e sob terapia intensiva.

Exames mais invasivos como broncoscopia, lavado brônquico ou broncoalveolar e biopsia pulmonar podem ser necessários em casos selecionados, principalmente nos de maior gravidade e naqueles com doenças de base, como imunodeprimidos.

■ Diagnóstico diferencial

Bronquiolite viral aguda, asma, pneumonites aspirativas, tuberculose, dispneia de origem cardíaca, doença intersticial pulmonar, entre outras.

■ Tratamento

Medidas gerais

Um dos passos mais importantes na abordagem de crianças com pneumonia é a decisão pelo tratamento domiciliar ou hospitalar.

Podem ser indicativos de internação:
- Crianças com dificuldade respiratória moderada a grave e saturação de oxigênio abaixo de 92%
- Lactentes menores de 6 meses. Lactentes menores de 2 meses devem sempre ser internados pelo maior potencial de gravidade
- Crianças com pneumonia de etiologia confirmada por agente de alta virulência como o CA-MRSA
- Crianças cuja família não tenha condições de observar e tratar em casa.

Quando a criança for tratada no domicílio, recomenda-se reavaliação médica em 48 horas, ou a qualquer momento em caso de piora dos sintomas, persistência da febre ou ausência de resposta ao tratamento.

Medidas gerais em pacientes hospitalizados incluem cuidados para evitar broncoaspiração, hidratação adequada, antipiréticos/analgésicos e suplementação de oxigênio para manter a saturação acima de 92%.

Fármacos
Antibióticos

Antivirais não são recomendados para o tratamento de pneumonias virais, à exceção da pneumonia por influenza, em que se recomenda o tratamento com oseltamivir. Antibióticos estão indicados no tratamento das pneumonias bacterianas. A escolha é geralmente empírica, baseada nos agentes mais prováveis em cada caso e na suscetibilidade antimicrobiana regional.

Para pacientes previamente hígidos em tratamento ambulatorial, a primeira escolha é amoxicilina, que dá cobertura para pneumococos e outros agentes mais comuns. As diretrizes brasileiras recomendam dose habitual de 50 mg/kg/dia, com intervalo de 8/8 horas, enquanto nas diretrizes internacionais a dose sugerida é de 90 mg/kg/dia, de 12/12 horas, com base no perfil de suscetibilidade do pneumococo. O tempo médio de tratamento é de 10 dias. A penicilina procaína é uma opção para administração injetável (IM) em pacientes ambulatoriais. Amoxicilina com clavulanato é uma opção quando se deseja cobrir germes produtores de betalactamase, como o *Haemophilus influenzae*. Os macrolídios (p. ex., azitromicina: 10 mg/kg no primeiro dia e 5 mg/kg por mais 4 dias, em dose única diária) podem ser usados na suspeita de pneumonia atípica.

Pacientes hospitalizados são tratados inicialmente com antibioticoterapia empírica, com escolha baseada na idade, na gravidade do quadro e na existência ou não de doença de base. O antibiótico de escolha para crianças previamente sadias internadas por PAC é penicilina cristalina. A amoxicilina com clavulanato é uma boa opção quando se deseja cobertura para germes produtores de betalactamase. A associação a macrolídios pode ser adotada quando se deseja cobrir também germes atípicos. Oxacilina ou vancomicina são as principais opções para *S. aureus* sensíveis e resistentes à meticilina, respectivamente. Quando se identificam o agente etiológico e o perfil de suscetibilidade em culturas, o tratamento deve ser direcionado ao agente. Opções terapêuticas recomendadas nas diretrizes brasileiras podem ser consultadas nos Quadros 80.4 e 80.5.

■ Complicações

As complicações da pneumonia podem ser consultadas no Quadro 80.6.

■ Prevenção

As pneumonias são preveníveis por meio de imunização adequada, bom estado nutricional e promoção de ambientes saudáveis.

QUADRO 80.4 — Tratamento da pneumonia para pacientes internados.

Idade	Patógeno	Antibiótico
Todas as idades	Vírus	Sem indicação
Recém-nascidos — Menores de 3 dias	Estreptococos do grupo B/bacilos gram-negativos (BGN) *Listeria* (raro)	Penicilina cristalina ou ampicilina associada a amicacina ou gentamicina
Maiores de 3 dias	*S. aureus/S. epidermidis*/BGN	
1 a 3 meses Pneumonia afebril	*S. pneumoniae, H. influenzae, S. aureus, Chlamydia trachomatis/Ureaplasma urealyticum*	Betalactâmicos (penicilina cristalina, amoxicilina) Cloranfenicol (suspeita de *H. influenzae*) Oxacilina (suspeita de *S. aureus*) Macrolídios
3 meses a 5 anos	*S. pneumoniae, H. influenzae, S. aureus*	Betalactâmicos (penicilina cristalina, amoxicilina) Cloranfenicol (suspeita de *H. influenzae*) Oxacilina (suspeita de *S. aureus*)
6 a 18 anos	*S. pneumoniae* + *Mycoplasma pneumoniae/Chlamydia pneumoniae*	Betalactâmicos (penicilina cristalina, amoxicilina) Macrolídios

Fonte: SBPT, 2007.

QUADRO 80.5 — Antibioticoterapia recomendada.

Medicamento	Dose
Amicacina	15 mg/kg/dia (8/8 ou 12/12 h, IV)
Amoxicilina	50 mg/kg/dia (8/8 h, VO)
Ampicilina	100 mg/kg/dia (6/6 h, VO); 200 mg/kg/dia (6/6 h, IM/IV)
Cefalotina	100 a 200 mg/kg/dia (6/6 h, IV)
Cefalexina	50 mg/kg/dia (6/6 h, VO)
Ceftriaxona	50 a 100 mg/kg/dia (12/12 h, IV)
Cefuroxima	30 a 100 mg/kg/dia (12/12 h, IV) ou (8/8 ou 12/12 h, IM)
Cloranfenicol	50 a 70 mg/kg/dia; máximo de 1 g/dia (6/6 h, VO ou IV)
Oxacilina	100 a 200 mg/kg/dia (6/6 h, IV)
Eritromicina	30 a 40 mg/kg/dia (6/6 h, VO)
Gentamicina	5 a 7,5 mg/kg/dia (8/8 h, IV)
Penicilina G Cristalina	100.000 U/kg/dia (4/4 ou 6/6 h, IV)
Penicilina G Procaína	50.000 U/kg/dia (12/12 ou 24/24 h, IM)
Sultametoxazol-trimetoprima	40 mg/kg/dia de SMZ ou 8 mg/kg de TMP (12/12 h, VO)

IM: via intramuscular; IV: via intravenosa; VO: via oral; SMZ: sulfametoxazol; TMP: trimetoprima. (Fonte: SBPT, 2007.)

Objetivamente, recomenda-se:
- Aleitamento materno exclusivo até os 6 meses de vida e complementação adequada após esta idade
- Vacinação adequada, especialmente contra *Streptococcus pneumoniae, Haemophilus influenzae* do grupo B, sarampo, coqueluche e *influenza*
- A vacinação anti-influenza tem impacto na redução das pneumonias por este agente e na pneumonia secundária por CA-MRSA
- Para crianças com indicação específica (p. ex., prematuros, com broncodisplasia ou cardiopatia congênita), anticorpos monoclonais anti-VSR (palivizumabe[Synagis®]) reduzem o risco de pneumonia grave e hospitalização por VSR.

NÃO ESQUEÇA

- Pneumonia é inflamação pulmonar, predominantemente de causa infecciosa
- Vírus são os agentes etiológicos mais comuns em lactentes e bactérias são mais comuns em maiores de 5 anos
- Cerca de 1/3 das pneumonias decorre de infecções mistas, envolvendo vírus e bactérias
- A definição da OMS, baseada na presença de tosse e taquipneia, é útil pela sensibilidade elevada e acessibilidade, objetivando evitar a morte por pneumonia
- A decisão pelo tratamento ambulatorial ou hospitalar deve levar em consideração a idade da criança, a gravidade da dificuldade respiratória e da síndrome infecciosa, além da existência ou não de doença de base
- A amoxicilina permanece como o fármaco de primeira escolha no tratamento ambulatorial das pneumonias bacterianas. Quando se deseja cobertura para germes atípicos, podem-se usar macrolídios
- Para pacientes internados a primeira escolha é penicilina G cristalina
- Germes específicos, quando identificados, devem ter o tratamento direcionado a eles.

QUADRO 80.6 Complicações da pneumonia.		
Pulmonares	**Metastáticas**	**Sistêmicas**
- Derrame pleural ou empiema - Pneumotórax - Abscesso pulmonar - Fístula broncopleural - Pneumonia necrosante - Insuficiência respiratória aguda	- Meningite - Abscesso de sistema nervoso central - Pericardite - Endocardite - Osteomielite - Artrite séptica	- Síndrome de resposta inflamatória sistêmica ou sepse - Síndrome hemolítico-urêmica

Fonte: Bradley et al., 2011.

Bibliografia

Bradley JS, Byington CL, Shah SS et al. The management of community-acquired pneumonia in infants and children older than 3 months of age: clinical practice guidelines by Pediatric Infectious Diseases Society and Infectious Diseases Society of America. CID. 2011; 53(7):e25-76.

Harris M, Clark J, Coote N et al. British Thoracic Society guidelines for the management of community acquired pneumonia in children: update 2011. Thorax. 2011; 66:ii1-23.

Ho MC, Ker CR, Hsu JH et al. Usefulness of lung ultrasound in diagnosis of community-acquired pneumonia in children. Pediatrics and Neotatology. 2015; 56:40-5.

Maróstica PJC, Stein RT. Community-acquired bacterial pneumonia. In: Kendig and Chernick's disorders of the respiratory tract in children. 8. ed. Elsevier Saunders. 2012; p. 461-72.

Organização Mundial da Saúde. Ending preventable child deaths from pneumonia and diarrhea by 2025. The integrated global action plan for pneumonia and dairrhoea (GAPPD). 2013. Disponível em: http://www.who.int/maternal_child_adolescent/documents/global_action_plan_pneumonia_diarrhoea/en/.

Sociedade Brasileira de Pneumologia e Tisiologia. Diretrizes brasileiras em pneumonia adquirida na comunidade em pediatria. J Bras Pneumol. 2007; 33(Supl 1):S31-50.

Tam PYI. Approach to common bacterial infections: community-acquired pneumonia. Pediatr Clin N Am. 2013; 60:437-53.

PNEUMOLOGIA

81 PNEUMONIA NECROSANTE E ABSCESSO PULMONAR

Mônica de Cássia Firmida

■ Introdução

Pneumonia necrosante e abscesso pulmonar são complicações da pneumonia nas quais ocorre necrose do parênquima pulmonar, com consequente formação de cavidades. O envolvimento pleural é muito frequente, com empiema e risco de fístula broncopleural.

■ Classificação

O termo *pneumonia necrosante* é usado quando a infecção resulta em múltiplas cavidades pulmonares. Quando a cavidade é única, seu diâmetro é maior ou igual a 2 cm e sua parede é espessa, em geral com nível hidroaéreo, denomina-se *abscesso pulmonar*. O abscesso pulmonar pode ser primário ou secundário. O *abscesso pulmonar primário* é resultado direto da progressão de uma infecção pulmonar, enquanto o *secundário* ocorre em crianças com doenças de base predisponentes. Condições que predispõem a aspiração, como encefalopatias crônicas, distúrbios da deglutição e distrofias musculares, são particularmente favorecedoras de abscesso pulmonar, principalmente em indivíduos com dentes em mau estado de conservação. Imunodeficiências primárias ou adquiridas, doenças supurativas crônicas (p. ex., fibrose cística) e lesões estruturais localizadas (p. ex., malformação adenoide cística, cisto broncogênico) também são fatores de risco para abscesso pulmonar.

■ Epidemiologia

Pneumonias agudas adquiridas na comunidade (PAC) são eventos muito comuns. Dados recentes demonstraram que as formas graves de PAC têm aumentado no mundo todo, sendo motivo frequente de hospitalização, internação prolongada e morte, sobretudo nos países em desenvolvimento.

A pneumonia necrosante e o abscesso pulmonar (Figuras 81.1 e 81.2) são eventos considerados raros em crianças, mas vêm acompanhando esta tendência epidemiológica.

A mortalidade pediátrica é menor do que na faixa etária de adultos, mas pode chegar a 5,5 a 7%, embora a maioria exiba recuperação completa.

■ Etiologia

Diversos agentes infecciosos podem causar necrose pulmonar (Quadro 81.1). O *Streptococcus pneumoniae* é o mais comum. Há mais de 90 sorotipos de pneumocócicos causadores de diferentes tipos de doença. Alguns sorotipos de *S. pneumoniae* não cobertos pela imunização se destacaram como causas de pneumonia grave após a introdução da vacina pneumocócica heptavalente (contra os sorotipos 4, 6B, 9V, 14, 18C, 19F e 23F) em diferentes locais do mundo. O sorotipo 19A mostrou-se particularmente virulento, associado a pneumonia necrosante grave, e também resistente a múltiplos antibióticos. A disponibilidade posterior das vacinas decavalente (com proteção adicional aos sorotipos 1, 5 e 7F) e 13-valente (incluindo os sorotipos 1, 3, 5, 6A, 7F e 19A) permitiu cobertura para outros sorotipos, com a expectativa de serem capazes de reduzir os

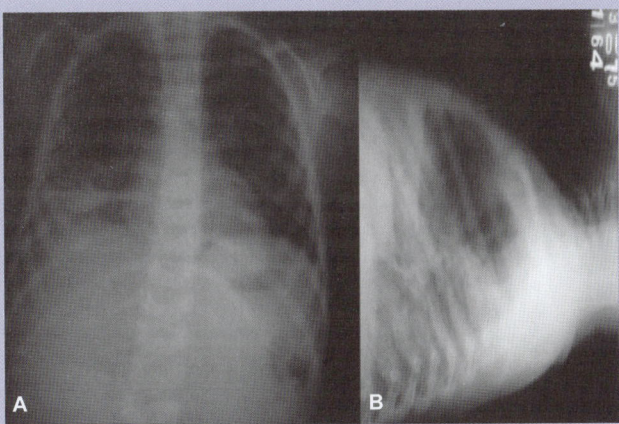

Figura 81.1 A. Radiografia de tórax em projeção anteroposterior de criança de 4 anos com pneumonia necrosante – evidência de cavidades no parênquima pulmonar e piopneumotórax. **B.** No perfil, as múltiplas cavidades e o nível líquido são vistos com maior facilidade.

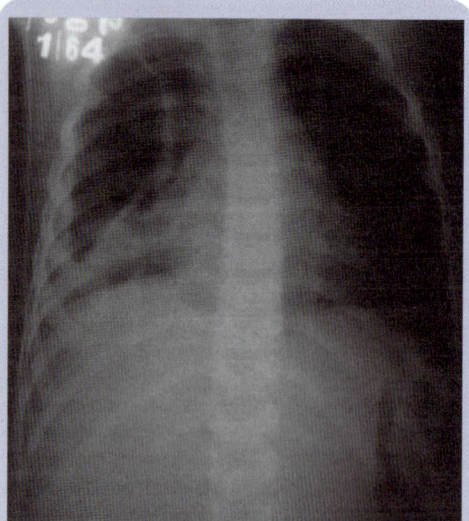

Figura 81.2 Radiografia em decúbito lateral direito mostra que o líquido encontra-se livre na cavidade. A linha pleural está bem visível, assim como as cavidades no parênquima.

■ Fisiopatologia

Suspeita-se que a necrose pulmonar e a formação de cavidades resultem de um processo infeccioso e vascular combinado. A infecção pode levar a trombose vascular, com necrose do parênquima e formação de cavidade(s). Ocorre necrose por microrganismos que causam putrefação da área acometida com liquefação de cor marrom, esverdeada ou preta (gangrena pulmonar) e liberação de gás de odor muito fétido.

■ Quadro clínico

Crianças com pneumonia necrosante têm sintomas iniciais semelhantes aos de outras com pneumonia aguda não complicada. A evolução pode ser marcada por piora rápida, com consolidação parenquimatosa e formação de derrame pleural. Persistência de febre por mais de 48 a 72 horas de tratamento, com tosse, dispneia, dor torácica e/ou abdominal, escoliose antálgica, diminuição da expansibilidade torácica do lado afetado e redução do murmúrio vesicular e da ressonância vocal do lado acometido são sinais que alertam para a possibilidade de derrame pleural. A febre pode ser prolongada.

Vale destacar a síndrome clínica da pneumonia necrosante por PVL-SA. O quadro se caracteriza por pródromo de síndrome gripal ("semelhante à influenza"), que evolui rapidamente para choque séptico, insuficiência respiratória e, às vezes, hemoptise. Radiologicamente, ocorre condensação multilobar, derrame pleural e hemorragia pulmonar. Leucopenia e trombocitopenia são sinais de prognóstico reservado. A mortalidade é elevada, podendo chegar a 40 a 60% dos casos. Estudos não evidenciaram diferença clínica entre pneumonias necrosantes causadas por PVL-SA sensíveis (MSSA) ou resistentes (MRSA) à meticilina, mas relatos de casos de MRSA PVL-positivos adquiridos na comunidade (CA-MRSA PVL-positivos) têm sido frequentes. O CA-MRSA tem maior probabilidade de ser produtor de PVL do que o MRSA hospitalar (HA-MRSA). Outras infecções invasivas por PVL-SA incluem fasciite necrosante, osteomielite, artrite séptica, polimiosite e púrpura fulminante.

O abscesso pulmonar também pode provocar sintomas inicialmente difíceis de distinguir de pneumonias comunitárias habituais. No entanto, há uma tendência do quadro a se arrastar com febre, tosse, halitose, dor torácica, mal-estar geral e emagrecimento. A halitose pode ser muito acentuada, em algum momento com eliminação de

casos de pneumonia necrosante por este agente. A vacina 23-valente inclui ainda outros sorotipos, mas não pode ser dada em menores de 2 anos de idade. Outro agente de grande destaque há longa data é o *Staphylococcus aureus*. Recentemente tem-se dado especial atenção aos *S. aureus* produtores de leucocidina *Panton-Valentine* (PVL-SA) e aos resistentes à meticilina (MRSA). Conhecidos como causadores de infecções recorrentes da pele e tecidos moles, os PVL-SA, em especial os MRSA oriundos da comunidade (CA-MRSA), têm se destacado na etiologia de pneumonia necrosante e hemorrágica em indivíduos previamente sadios. Microrganismos gram-negativos (*Pseudomonas* spp., *Klebsiella pneumoniae*) e anaeróbios (*Peptostreptococcus, Fusobacterium, Prevotella, Bacteroides*) também devem ser lembrados como agentes etiológicos de pneumonia necrosante e abscesso pulmonar, principalmente em pacientes com doenças subjacentes e risco de aspiração. Fungos raramente são implicados em indivíduos imunocompetentes, mas devem ser considerados nos imunodeprimidos.

QUADRO 81.1 Agentes infecciosos associados à pneumonia necrosante.		
Bactérias	**Vírus**	**Fungos***
■ *Streptococcus pneumoniae* ■ *Staphylococcus aureus* ■ *Streptococcus mitis* sp. ■ *Streptococcus pyogenes* (*Streptococcus* do grupo A) ■ *Mycoplasma pneumoniae* ■ *Pseudomonas* spp. ■ *Fusobacterium* spp.	■ Influenza ■ Adenovírus ■ Grupo dos herpes-vírus, incluindo citomegalovírus (CMV), varicela-zóster (VZV) e vírus Epstein-Barr (EBV)	■ *Aspergillus* spp. ■ *Candida* spp. ■ *Histoplasma capsulatum* ■ *Coccidioides* spp. ■ *Blastomyces* spp. ■ *Cryptococcus neoformans*

*Uma causa fúngica primária é rara em indivíduos imunocompetentes, mas deve ser considerada nos pacientes imunossuprimidos ou imunodeficientes.
(Fonte: Spencer e Thomas, 2014.)

secreção marrom, de odor pútrido e em grande volume (vômica). Hemoptise em crianças é menos frequente do que em adultos.

■ Diagnóstico

Clínico
A descrição cuidadosa dos sintomas e de sua cronologia são fundamentais para sugerir o diagnóstico de pneumonia necrosante e abscesso pulmonar.

Laboratorial
Hemograma, proteína C reativa, níveis séricos de eletrólitos, ureia, creatinina, função hepática e gasometria arterial podem auxiliar na caracterização do quadro clínico geral e ajudar na abordagem terapêutica. Hemoculturas auxiliam na identificação do agente etiológico, assim como exames do líquido pleural.

Investigações da imunidade devem ser consideradas, principalmente em crianças com história de infecções de repetição.

Por imagem

Radiografia de tórax
Deve ser solicitada em todos os casos. Muitas vezes é o aspecto radiográfico que identifica ou sugere a presença de abscesso pulmonar, mostrando condensação pulmonar com cavidades, ou uma cavidade de parede espessa com nível hidroaéreo e derrame pleural. Porém, as cavidades nem sempre são vistas na radiografia de tórax inicial.

Ultrassonografia
É um importante método para ajudar a esclarecer o diagnóstico, principalmente quando há grandes áreas de necrose pulmonar e/ou derrame pleural.

Tomografia computadorizada
A tomografia computadorizada (TC) de tórax com contraste é o padrão-ouro, pois é o exame mais sensível para detectar as lesões necróticas no parênquima pulmonar e no espaço pleural. Pode detectar alterações que não tenham sido vistas à radiografia e ajuda a pesquisar malformações congênitas. Às vezes estes quadros evoluem rapidamente e requerem novas avaliações. Alerta-se para a realização deste exame preferencialmente em tomógrafos ultrarrápidos, com baixa dose de radiação e, se possível, sem sedação (Figura 81.3).

■ Diagnóstico diferencial
Infecção em malformações císticas congênitas, tuberculose, cisto hidático, pseudocisto traumático, entre outros.

■ Tratamento

Medidas gerais
Com frequência, a gravidade do quadro infeccioso e/ou dificuldade respiratória exige tratamento em unidades de terapia intensiva. A gravidade do quadro e sua evolução devem ser rigorosamente avaliadas.

Hidratação adequada também é uma medida importante.

Fármacos

Antibióticos
O tratamento inicial deve ser intravenoso, com cobertura ampla, especialmente para *S. pneumoniae* e *S. aureus*. A cobertura antimicrobiana para aeróbios e anaeróbios pode ser feita, por exemplo, com um agente anti-*S. aureus* resistente à penicilinase e clindamicina, ou piperacilina associada a betalactâmico ou meropeném. Deve-se acrescentar um aminoglicosídio quando a cobertura para gram-negativos for desejável. O tempo total de tratamento é prolongado, em média de 4 a 6 semanas. No entanto, não é necessário que o tratamento seja todo parenteral. Na maioria dos casos, a administração parenteral é mantida por 2 a 3 semanas, completando-se com tratamento por via oral.

Diretrizes disponíveis para o tratamento da pneumonia necrosante por PVL-SA recomendam a adição de linezolida ou clindamicina ao esquema antimicrobiano inicial. Se houver deterioração do quadro, sugere-se o tratamento com imunoglobulina intravenosa (IGIV) e rifampicina.

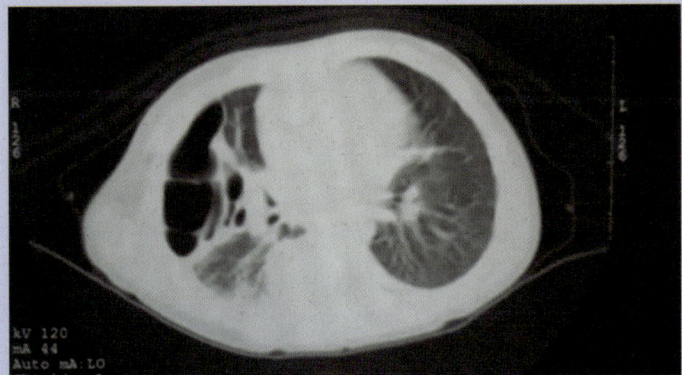

Figura 81.3 Tomografia mostrando o acometimento pleural, com ar e pontes de fibrina, além de cavidades no parênquima.

Analgesia

O controle da dor, muito frequente nos casos de acometimento pleural, é fundamental.

Outras intervenções

Em 80 a 90% dos casos, o abscesso pulmonar responde ao tratamento clínico, incluindo antibióticos e drenagem postural. No entanto, aspiração percutânea por técnica minimamente invasiva e, raramente, ressecção cirúrgica são imprescindíveis em alguns casos.

Alguns pacientes com pneumonia necrosante muito grave, dependentes de suporte ventilatório, respondem ao tratamento com circulação extracorpórea (ECMO).

■ Complicações

Precoces

- Empiema ou piopneumotórax (Figura 81.4): o acometimento pleural é muito frequente, ocorrendo em mais da metade dos casos
- Fístula broncopleural: sua incidência não é bem conhecida em Pediatria, mas sabe-se que a maioria dos casos resulta de pneumonia necrosante, principalmente quando o derrame pleural não é adequadamente drenado. A presença de piopneumotórax ou de fuga aérea na drenagem pleural em selo d'água (borbulhas no frasco), muitas vezes com saída de líquido serossanguinolento ou purulento, sugere fístula. Persistência da febre, mal-estar e dispneia podem acompanhar este quadro. Tomografia computadorizada de tórax e, algumas vezes, broncoscopia são recursos úteis na investigação. O tratamento é cirúrgico e deve ser individualizado. São opções: colocação da drenagem em aspiração contínua, fechamento da fístula por videotoracoscopia, minitoracotomia, toracotomia convencional com decorticação pleural e, em casos extremos, lobectomia
- Hiponatremia: é vista com certa frequência nas crianças com pneumonia grave, secundária à desidratação ou à secreção inapropriada de hormônio antidiurético (SIADH).

Tardias

O prognóstico a longo prazo em geral é bom, embora a recuperação seja um processo demorado quando comparada a de crianças com pneumonias não complicadas. Na maioria dos casos, há resolução radiológica completa em 1 a 3 meses, com limite esperado de 6 meses. No entanto, anormalidades permanentes podem ocorrer, incluindo:

- Bronquiectasias: em Pediatria, as pneumonias graves são uma das principais causas de bronquiectasias não causadas por fibrose cística
- Bronquiolite obliterante: complicação mais comum após quadros virais graves, especialmente por adenovírus, mas outros agentes podem estar implicados na etiologia.

■ Prevenção

As principais medidas preventivas são imunização adequada, além de boa saúde bucal e prevenção da aspiração em pacientes de risco. Maiores detalhes sobre este assunto estão no capítulo sobre síndromes aspirativas pulmonares (*Capítulo 85*).

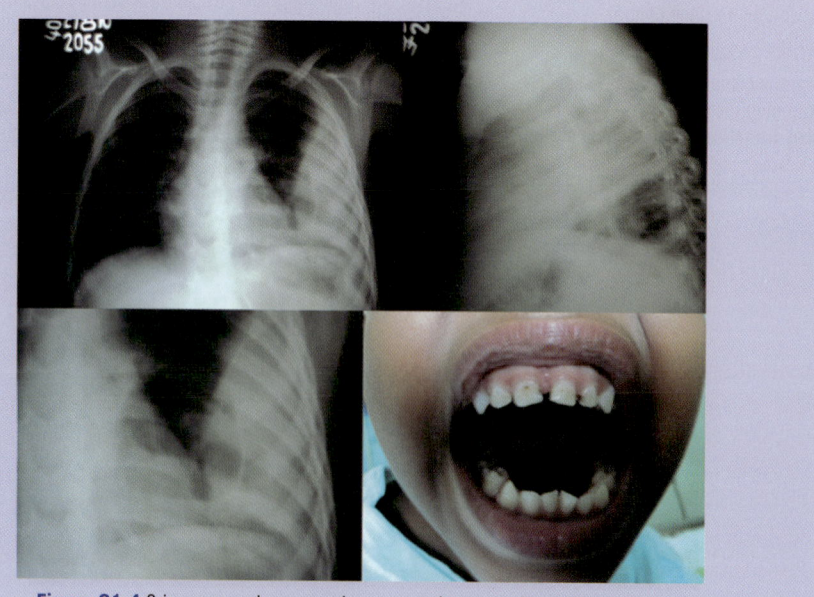

Figura 81.4 Criança com abscesso pulmonar, empiema e muitas cáries dentárias.

NÃO ESQUEÇA

- A pneumonia necrosante e o abscesso pulmonar se tornaram mais frequentes do que no passado
- As pneumonias necrosantes caracterizam-se pela presença de múltiplas cavidades, enquanto o abscesso pulmonar consiste em uma única cavidade com diâmetro superior a 2 cm e parede espessa
- O *S. pneumoniae* é o agente mais frequente destas infecções necrosantes, seguido pelo *S. aureus*
- PVL-SA e MRSA têm aumentado e associam-se muitas vezes a quadros graves e às vezes letais. Destaca-se o CA-MRSA produtor de PVL
- Principalmente nos abscessos secundários, é importante também lembrar da possibilidade etiológica de gram-negativos, anaeróbios e fungos
- O tratamento antimicrobiano geralmente é prolongado, de 4 a 6 semanas.

■ Bibliografia

Guidance on the diagnosis and management of PVL-associated Staphylococcus aureus infections (PVL-SA) in England. 2nd ed., 2008. Disponível em: https://www.gov.uk/government/uploads/system/uploads/attachment_data/file/322857/Guidance_on_the_diagnosis_and_management_of_PVL_associated_SA_infections_in_England_2_Ed.pdf.

Lai SH, Wong KS, Liao SL. Value of lung ultrasonography in the diagnosis and outcome prediction of pediatric community-acquired pneumonia with necrotizing change. PLoS ONE. 2015; 10(6):e0130082.doi:10.1371/journal.pone.0130082.

Principi N, Esposito S. Management of severe community-acquired pneumonia of children in developing and developed countries. Thorax. 2011; 66:815-22.

Spencer DA, Thomas MF. Necrotising pneumonia in children. Paed Resp Reviews. 2014; 15:240-5.

Thomas MF, Wort A, Spencer DA. Management and complications of pneumonia. Paediatrics and Child Health. 2014; 24(4):172-8.

PNEUMOLOGIA

82 DERRAMES PLEURAIS

Paulo Kussek e Mônica de Cássia Firmida

■ Introdução

Derrame pleural é o acúmulo anormal de líquido no espaço pleural. O diagnóstico e o tratamento adequados desta complicação e/ou de sua causa são fundamentais para proporcionar um bom prognóstico.

■ Fisiopatologia

O espaço pleural é um espaço virtual delimitado pela pleura parietal, que reveste internamente a parede torácica e o diafragma, e a pleura visceral, que reveste a superfície pulmonar e as fissuras interlobares, separadas por uma fina camada de líquido. A pleura parietal consiste em uma única camada de células mesoteliais cuboides planas, com 1 a 4 mm de espessura, sustentada por tecido conjuntivo frouxo, com irrigação arterial pelas artérias intercostais e artérias mamárias internas, drenagem venosa pela circulação sistêmica e inervada pelos nervos intercostais e nervo frênico. O líquido pleural previne a fricção entre as pleuras.

O controle do líquido extravascular difere entre os órgãos e compartimentos corporais, variando de baixo controle nos músculos e fígado, para controle afinado e ajustado de modo a manter o volume a um mínimo no espaço pleural. O líquido pleural é exposto a uma pressão negativa de 5 cmH$_2$O na capacidade respiratória residual funcional. O líquido pleural move-se a uma velocidade de 0,2 mℓ/kg/h, sendo totalmente renovado em 1 hora em condições normais, e sua composição é descrita a seguir (Quadro 82.1).

O acúmulo anormal ocorre quando há desequilíbrio entre a produção e a reabsorção do líquido pleural, geralmente causado por aumento da pressão hidrostática intravascular, redução da pressão oncótica, aumento da permeabilidade dos vasos sanguíneos ou redução da drenagem por vasos linfáticos. Muitas vezes decorre de acidente de punção da veia subclávia ou jugular em acesso venoso profundo com infusão de líquidos exógenos.

■ Classificação

Os derrames pleurais são classificados em transudatos e exsudatos, de acordo com suas características físico-químicas.

A retirada do líquido pleural confirma a suspeita clínica, em que a presença de líquido claro, amarelado e translúcido sugere transudato, e a presença de líquido espesso sugere exsudato. A presença de exsudato indica que a membrana pleural foi rompida, seja por inflamação, infecção ou malignidade mediastinal, com extravasamento de proteínas e outras substâncias A aspiração de líquido de aspecto de leite branco e opalescente sugere líquido quiloso proveniente de lesão de canais linfáticos seja por neoplasia, tuberculose, cirurgia ou espontânea, como no quilotórax congênito. O mecanismo de formação do derrame pleural varia conforme fisiopatologia da doença associada (Quadro 82.2).

De acordo com os critérios de Light, um derrame é identificado como exsudato quando apresenta concentração de proteína maior que 3 g/dℓ, relação da proteína do derrame com a sérica > 0,5, relação da desidrogenase láctica (LDH) do derrame com a sérica > 0,6.

■ Epidemiologia

Na criança previamente hígida, derrame pleural geralmente decorre de pneumonia bacteriana aguda e, menos frequentemente, de infecção crônica, como a tuberculose pulmonar. Outras causas são comuns em adultos, mas infrequentes nas crianças (Quadro 82.3).

■ Diagnóstico

Clínico

Os sintomas clínicos dependem da doença de base que causou o derrame pleural. O acúmulo de líquido pleural pode ser assintomático, mas comumente causa dispneia, com ou sem dor torácica. No exame físico encontra-se a síndrome do derrame pleural, que se caracteriza por redução da expansibilidade torácica, redução do timpanismo até macicez na percussão torácica, bem como sons abafados e até inaudíveis à ausculta pulmonar. No início dos processos inflamatórios pleurais, antes da separação dos folhetos pleurais pelo acúmulo de líquido, pode ser encontrado atrito pleural.

QUADRO 82.1	Composição normal média do líquido pleural.
Proteínas	1,5 g/dℓ
pH	7,6
LDH (desidrogenase láctica)	Menos de 50% da LDH plasmática (105 a 333 UI/ℓ)
Glicose	Similar ao nível plasmático (70 a 100 mg/dℓ)
Celularidade (1.700 células/mm^3)	Macrófagos 75%; linfócitos 23% e células mesoteliais 2%

DERRAMES PLEURAIS

QUADRO 82.2 Mecanismo de formação de líquido pleural nas diferentes condições clínicas.

Mecanismo primário	Apresentação clínica	Derrame pleural
Aumento da permeabilidade capilar	Infecção pleuropulmonar, lúpus eritematoso sistêmico, artrite reumatoide, sarcoidose, tumor, hepatite viral	Exsudato
Aumento da pressão hidrostática capilar	Hiper-hidratação, insuficiência cardíaca congestiva, hipertensão venosa, pericardite	Transudato
Baixa pressão oncótica plasmática	Hipoalbuminemia, cirrose hepática, insuficiência renal	Transudato
Fluxo linfático inadequado	Cirrose hepática com ascite, diálise peritoneal, síndrome da veia cava superior, pericardite, tuberculose, linfoma, linfedema hereditário, quilotórax congênito, linfadenopatia mediastinal, obstrução do ducto torácico	Exsudato/transudato
Lesão vascular	Trauma, erosão por neoplasia, doença hemorrágica	Exsudato/transudato

QUADRO 82.3 Acometimentos da pleura e doenças associadas.

Origem do acometimento	Exemplos
Doença primária de pleura	
Neoplasia	Mesotelioma
Trauma	Após cirurgia cardiotorácica, aspiração pulmonar, biopsia pleural, escoliose, radioterapia torácica, cateterização da artéria subclávia
Estruturas contíguas	
Infecção pulmonar	Pneumonia bacteriana, tuberculose, infecção fúngica, viral, micoplasma, fístula broncopleural
Parede torácica/abdominal	Contusão torácica, abscesso, abscesso intra-abdominal (subdiafragmático), pancreatite
Infecção ou neoplasia mediastinal	Mediastinite (ruptura esofágica, tumores)
Doenças sistêmicas	
Septicemia	–
Malignidade	Linfoma, leucemia, neuroblastoma, mieloma múltiplo
Obstrução vascular	Infarto pulmonar
Doença do tecido conjuntivo	Lúpus eritematoso sistêmico, poliarterite, granulomatose de Wegener, febre reumática, esclerodermia
Doença granulomatosa	Sarcoidose

Por imagem

Radiografia de tórax

A radiografia de tórax posteroanterior (ou anteroposterior em menores de 6 anos) detecta líquido pleural acumulado a partir de um determinado volume. O primeiro sinal é o apagamento do seio costofrênico do lado acometido. Em derrames maiores, a opacidade acomete área mais extensa, podendo formar uma linha curva, com aumento do espaço intercostal e desvio do mediastino para o lado oposto. Utilizando técnicas especiais de imagem como radiografia com raios horizontais em decúbito lateral do mesmo lado do acometimento, pode-se demonstrar a quantidade e a movimentação do derrame. Derrame livre sem septações irá, pela gravidade, movimentar-se para uma posição mais inferior. Caso isto não ocorra, deduz-se que há loculação.

Derrames muito volumosos causam hemitórax opaco, também com aumento dos espaços intercostais e desvio do mediastino para o lado oposto.

A punção pleural (toracocentese) confirma o derrame pleural e ajuda no diagnóstico etiológico.

Ultrassonografia

A ultrassonografia do tórax é útil para localizar o derrame, visualizar septações e auxiliar na punção torácica.

Tomografia computadorizada

Não deve ser usada de rotina. Pode ser útil para avaliar o parênquima pulmonar adjacente em grandes derrames pleurais, quando se suspeita da presença de abscesso pulmonar ou tumor, por exemplo.

A ressonância magnética não demonstra vantagens adicionais sobre a tomografia para o diagnóstico de doenças pleurais.

Outros métodos

Punção torácica

O aspecto macroscópico do líquido pleural pode sugerir a etiologia, derrames purulentos (empiema), leitosos (quilotórax) ou hemorrágicos (hemotórax). A análise laboratorial do líquido pleural ajuda na diferenciação entre transudato e exsudato. Nas amostras obtidas devem ser solicitadas dosagens de proteínas, glicose e LDH, celularidade e pesquisas microbiológicas conforme suspeita etiológica.

Biopsia pleural

Pode ser necessária para esclarecimento diagnóstico de alguns casos, como na suspeita de tuberculose pleural ou tumor.

■ Diagnóstico diferencial

O derrame pleural é visualizado na radiografia de tórax como uma opacidade que ocupa parte ou a totalidade do hemitórax. A interpretação da imagem radiográfica de um hemitórax totalmente branco ou opaco deve ser baseada no posicionamento das estruturas mediastinais:
- Se há desvio do mediastino para o mesmo lado da opacidade, as possibilidades são atelectasia, pneumectonia ou agenesia pulmonar
- Se há desvio contralateral do mediastino, o provável diagnóstico será pneumonia, derrame pleural ou tumores
- Sem desvio, as causas são tumores, pneumonias com derrame ou atelectasia.

■ Derrame parapneumônico

Introdução

O aumento do líquido pleural ocorre por incremento da permeabilidade pleural resultante de processo infeccioso pulmonar (pneumonia). Quando bactérias causadoras da infecção atingem o espaço pleural, a resposta inflamatória é a formação de empiema (derrame pleural purulento).

Fisiopatologia

A fisiopatologia do derrame pleural parapneumônico ocorre em 3 estágios:
- Exsudativo com derrame com baixo número de células
- Fibrinopurulento com presença de pus, leucócitos e formação de loculações. Derrame complicado que exige drenagem
- De organização, formada de fibroblastos e exsudato muito espesso.

Etiologia

As bactérias que causam o derrame parapneumônico são as mesmas que causam as pneumonias: *Streptococcus pneumoniae*, *Staphylococcus aureus*, *Haemophilus influenzae*, *Mycobacterium*, *Pseudomonas aeruginosa*, *Mycoplasma pneumoniae*, anaeróbios e fungos. O *Streptococcus pneumoniae* é o agente etiológico mais frequente. Por outro lado, por sua maior virulência, a probabilidade de uma pneumonia causada por *Staphylococcus aureus* evoluir para derrame pleural complicado é maior do que a pneumonia pneumocócica.

Quadro clínico

A criança apresenta sintomas clássicos de pneumonia como tosse, febre, falta de ar e dor torácica. Dor abdominal é frequente nas pneumonias de lobos inferiores. A suspeita de derrame pleural pode ocorrer também diante de crianças com pneumonia que pioram evolutivamente, principalmente se não respondem após 48 horas de antibioticoterapia adequada. Ao exame físico pode haver desconforto respiratório em graus variados, e sinais de consolidação pulmonar, em uma área localizada: à palpação – frêmito toracovocal aumentado, à percussão – macicez ou submacicez, à ausculta – murmúrio reduzido com estertores e sopro tubário – à ausculta da voz – broncofonia (voz sem nitidez), egofonia (voz anasalada e metálica) e pectorilóquia fônica (voz nítida), pectorilóquia afônica (ausculta-se a voz cochichada). Estes pacientes evoluem com a síndrome do derrame pleural descrita anteriormente.

Diagnóstico

Clínico

Suspeita diagnóstica por história clínica e semiologia.

Laboratorial

Hemoculturas devem ser obtidas, apesar da baixa positividade (10 a 15%).

Toda amostra do líquido pleural deve ser encaminhada para análise bioquímica, citológica e microbiológica, apesar da dificuldade em encontrar o agente etiológico decorrente do uso prévio de antibióticos, na maioria das vezes.

A análise do líquido pleural tem como principais objetivos identificar se o derrame encontra-se infectado (complicado) ou não. É considerado derrame parapneumônico complicado quando a glicose for menor de 40 mg/dℓ, pH menor de 7, e LDH > 1.000 UI/ℓ.

Por imagem

A radiografia e a ultrassonografia de tórax são importantes na tomada de decisão diante dos derrames pleurais parapneumônicos. Têm como finalidades principais confirmar e localizar do derrame, além de definir se o líquido está livre ou organizado (loculado) (Figura 82.1).

Tratamento

Medidas gerais

A criança com derrame pleural deve ser internada.

Derrames muito pequenos podem ser reabsorvidos apenas com o tratamento antimicrobiano da pneumonia.

Em derrames maiores, a punção pleural, além de auxiliar no diagnóstico, é uma medida de alívio do desconforto, principalmente nos derrames mais volumosos. Diante de derrames complicados, a drenagem torácica com dreno em selo d'água está indicada.

A abordagem cirúrgica do derrame pleural pode ser feita de diferentes maneiras, conforme disponibilidade na unidade e a condição clínica de cada criança.

Videotoracoscopia. Cirurgia videoassistida com visualização direta do processo, permitindo desbridamento do material fibrinoso, desarranjo das loculações, drenagem do material purulento da cavidade pleural. Costuma ser o procedimento de escolha quando disponível.

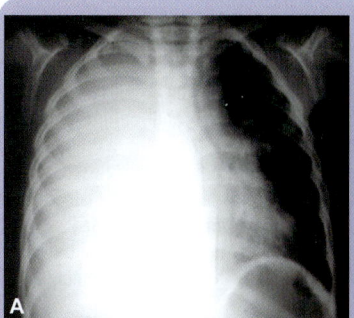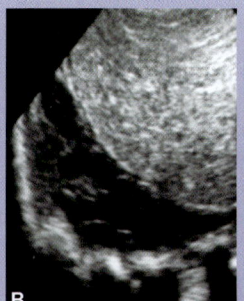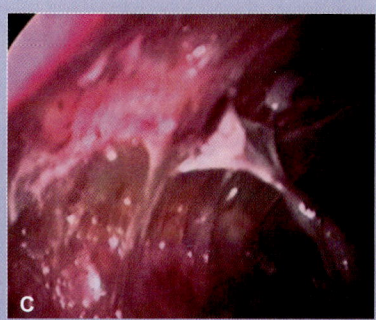

Figura 82.1 Pneumonia com derrame pleural septado à direita. **A**. Radiografia de tórax. **B**. Ultrassonografia. **C**. Imagem de videotoracoscopia.

Drenagem pleural com instilação de fibrinolíticos. A uroquinase é o fibrinolítico mais utilizado e deveria ser infundido 2 vezes/dia durante 3 dias na dose de 40.000 UI diluídas em 40 mℓ de solução salina fisiológica 0,9% para crianças maiores de 10 kg, e 10.000 UI diluídas em 10 mℓ de soro fisiológico, nas crianças menores, com clampeamento do dreno por 4 horas. É uma alternativa à vídeotoracoscopia ou um procedimento coadjuvante. Ainda há controvérsias na literatura a respeito da eficácia desta medida.

Minitoracotomia. Permite desbridamento e drenagem do material através de uma pequena incisão torácica.

Toracotomia com abertura extensa na região posterolateral do tórax. Permite desbridamento mais amplo e até ressecção do tecido pulmonar necrótico nos casos de empiema organizado não responsivo ao tratamento convencional. Esse procedimento cirúrgico foi erroneamente denominado no passado de decorticação, pois o pulmão anatomicamente não apresenta córtex e nem há remoção da pleura, mas sim a limpeza de todo o conteúdo intrapleural, e muitos autores defendem o uso do termo "empiemectomia". Nesta modalidade, a recuperação pós-operatória é mais lenta e dolorosa ao paciente.

Fármacos

Destacamos a importância do uso de antibióticos específicos para as bactérias mais prevalentes nas pneumonias e analgesia em crianças com dreno torácico.

Evolução e complicações

Diariamente, a criança com drenagem torácica em selo d'água deve ser avaliada quanto à funcionalidade do dreno (oscilação com a respiração), observando volume e aspecto do líquido drenado.

Na evolução favorável, o líquido vai se tornando cada vez mais límpido e menos volumoso, até que há parada da drenagem, quando o dreno pode ser retirado. Nas paradas de drenagem muito precoces, especialmente nos empiemas, deve-se afastar a possibilidade de obstrução do dreno.

Quando se formam borbulhas no selo d'água, identificadas mais facilmente após a tosse ou respiração forçada, significa que há fístula broncopleural. Esta complicação do derrame pleural parapneumônico pode requerer drenagem por tempo mais prolongado ou outras técnicas para sua resolução, como drenagem em aspiração contínua e, nos casos de difícil resolução, a pleurostomia (drenagem aberta).

Outra complicação do empiema é o paquipleuriz com encarceramento pulmonar. Este quadro decorre de aprisionamento do pulmão pela pleura espessada e requer tratamento cirúrgico, por toracotomia.

■ Quilotórax

Introdução

É o acumulo do quilo dentro do espaço pleural, geralmente decorrente de uma lesão do ducto torácico. Embora raro, se não for apropriadamente diagnosticado e tratado, o quilotórax pode causar muita morbidade, resultando em desnutrição e imunodeficiência (linfopenia e hipogamaglobulinemia).

Etiologia

As causas são:
- Trauma, cirurgia (cirurgia cardiotorácica e cirurgia ortopédica para escoliose)
- Não traumático (causas congênitas como linfangiectasia, linfangiomatose, agenesia do ducto torácico, malformação pulmonar e cardíaca, síndromes genéticas como a síndrome de Noonan, quadros infecciosos como TORCH, tuberculose, histoplasmoses, pós-cirurgia de Fontan e neoplasias, como linfoma, sarcoma e neuroblastoma).

Diagnóstico

O quilo obtido pela punção pleural é branco, inodoro, parecendo leite.

A confirmação se dá medindo-se o nível de triglicerídios no líquido pleural (acima de 110 mg/dℓ) e a relação do colesterol do líquido pleural com o sérico (< 1). A presença de elevado grau de triglicerídios, acima de 110 mg/dℓ, é indicativa.

Os diagnósticos diferenciais principais são pseudoquilotórax e empiema. Pseudoquilotórax são derrames antigos, que já duram anos, de aspecto turvo ou leitoso e que contêm grande quantidade de colesterol e complexos de lecitina-globulina. A relação do colesterol do pseudoquilotórax com o sérico é > 1. No pseudoquilotórax muitas vezes a pleura visceral encontra-se espessada e com calcificações. Quando a análise ainda gera dúvidas, pode ser feita a pesquisa de quilomícrons por análise de lipoproteínas que, se presentes, confirmam o diagnóstico de quilotórax.

Na investigação da causa do quilotórax, outros exames podem ser necessários como tomografia computadorizada, linfangiografia e linfocintigrafia.

Tratamento

Punção torácica com esvaziamento do tórax e modificação na dieta são as principais medidas terapêuticas no quilotórax.

A drenagem pleural contínua é necessária em alguns casos.

A dieta deve ser livre de gorduras com adição de triglicerídios de cadeia média, pois este é absorvido diretamente pelo sistema porta, diminuindo a produção do líquido pleural e favorecendo a cura espontânea da lesão do ducto. Várias fórmulas de dietas enterais já têm esta composição. Quando não há melhora em 2 semanas, pode ser necessário interromper a alimentação oral e instituir nutrição parenteral.

Somatostatina ou octreotida (análogo da somatostatina de ação prolongada) podem ajudar no tratamento, embora seu mecanismo de ação ainda não seja completamente esclarecido. Ambas podem ser administradas por infusão intravenosa contínua ou dividida em duas doses ao dia. Outros agentes que podem ser usados incluem óxido nítrico e etilefrina.

A abordagem cirúrgica é opção nos casos que não respondem ao tratamento clínico. A pleurodese e a ligadura do ducto torácico são as técnicas indicadas.

■ Hemotórax

Introdução

O acúmulo de sangue no espaço pleural raramente é encontrado nas crianças, pois geralmente decorre de trauma penetrante ou contundente no tórax. Sua gravidade depende do volume e da velocidade do acúmulo do derrame.

Etiologia

Geralmente decorre da lesão dos vasos intercostais ou vasos superficiais do periósteo nas fraturas das costelas, e mais raramente de contusão do parênquima pulmonar.

Quadro clínico

Além da síndrome de derrame pleural ocorre insuficiência respiratória aguda, com taquipneia, dispneia associada a hipoxemia e, nos casos mais graves, sinais de hipovolemia e até choque.

Diagnóstico

Devido à posição supina do paciente, o sangue no espaço pleural difunde-se por todo o campo pulmonar, formando uma imagem de opacidade extensa.

A ultrassonografia de tórax é um exame rápido que pode avaliar a área cardíaca e contusões pulmonares, mas a tomografia é o exame de escolha para avaliação dos vasos localizados no tórax.

Tratamento

Na suspeita deve-se primeiramente dar suporte ventilatório e iniciar a infusão de líquidos por via intravenosa. O sangue acumulado no tórax deve ser removido através de uma drenagem pleural utilizando dreno de grande calibre, pelo risco de colapso pulmonar. Na maioria dos casos, a drenagem do tórax é suficiente, pois o sangramento cessa espontaneamente, e nos casos de sangramento persistente, isto é, perda sanguínea pelo dreno de tórax na quantidade de 2 a 3 mℓ/kg/hora ou 200 a 300 mℓ/hora no adolescente por um período acima de 4 horas, indica-se toracotomia de emergência.

Evolução e complicações

Nos casos graves, a evolução é rápida para insuficiência respiratória, choque hipovolêmico, falha renal, perda da consciência e até parada cardíaca, necessitando uma intervenção imediata em unidade de emergência. As complicações tardias da contusão torácica são pneumonia, síndrome da angústia respiratória aguda e, caso não haja drenagem do hemotórax, empiema pleural.

> **NÃO ESQUEÇA**
>
> - Na criança previamente sadia, o derrame pleural mais frequente é o parapneumônico. Uso de antibióticos é o principal tratamento e, nos casos de empiema pleural, a drenagem pleural é obrigatória
> - No derrame quiloso, a drenagem torácica com modificação na dieta do paciente é o principal tratamento
> - Na suspeita de hemotórax, deve-se primeiramente dar suporte ventilatório, oxigenoterapia e infusão de líquidos por via intravenosa, seguida pela drenagem torácica do sangue, importante para reexpansão pulmonar e prevenção do empiema.

■ Bibliografia

Islam S, Calkins CM, Goldin AB et al. APSA Outcomes and Clinical Trials Committee, 2011-2012. The diagnosis and management of empyema in children: a comprehensive review from APSA outcomes and clinical trials committee. Journal of Pediatric Surgery. 2012; 47:2101-10.

Jaffé A, Balfour-Lynn IM. Management of empyema in children. Pediatric Pulmonology. 2005; 48:148-56.

Light RW. A new classification of parapneumonic effusions and empyema. Chest 1995; 108:299-301.

Marchuenda C, Barceló C, Fuentes I et al. Urokinase versus VATS for treatment of empyema: a randomized multicenter clinical trial. Pediatrics. 2014; 134(5):e1301-7.

Miserocchi G. Mechanisms controlling the volume of pleural fluid and extravascular lung water. Eur Respir Rev. 2009; 18(114):244-52.

Moréno-Pérez D, Martin AA, Garcia AT et al. Neumonía adquirida en la comunidad: tratamiento de los casos complicados y en situaciones especiales. Documento de consenso de la Sociedad Española de Infectología Pediátrica (SEIP) y Sociedad Española de Neumología Pediátrica (SENP). An Pediatr (Barc.). 2015; 83(3):217-e1-11.

Segura RM. Useful clinical biological markers in diagnosis of pleural effusions in children. Paediatric Respiratory Reviews. 2004; 5(Suppl A):S205-12.

Tutor JD. Chylothorax in infants and children. Pediatrics. 2014; 133(4):722-33.

Wilmott RW et al. Kendig & Chernick's disorders of the respiratory tract in children. 8. ed. Elsevier, 2012.

PNEUMOLOGIA

83 FIBROSE CÍSTICA

Paulo Kussek

■ Introdução
A fibrose cística (FC) é uma doença sistêmica e progressiva, de origem genética, que resulta da disfunção de uma proteína de superfície celular e acomete as glândulas exócrinas, provocando muco espesso e perda de eletrólitos no suor. Seu quadro clínico caracteriza-se predominantemente por manifestações respiratórias, gastrintestinais e nutricionais.

■ Epidemiologia
É a doença gênica autossômica recessiva mais comum nas populações brancas, com uma incidência estimada na população brasileira de 1:10.000 nascidos vivos.

■ Etiologia
As mutações ocorrem no cromossomo 7, no gene que codifica a síntese da proteína CFTR (*cystic fibrosis transmembrane conductance regulator*). A sigla CFTR é usada tanto em referência ao gene quanto à proteína. Para a manifestação clínica da doença, é necessário herdar 2 cópias dos genes defeituosos, uma provinda do pai e outra da mãe. As pessoas com apenas uma cópia do gene defeituoso não apresentam a doença. Os pais portadores do gene defeituoso apresentam 25% de chance do nascimento de um filho com FC em cada gestação. Já foram descritas mais de 1.800 mutações relacionadas com a doença, mas nem todas com importância clínica definida. As mutações são classificadas segundo o grau de déficit funcional da proteína CFTR, sendo que três classes produzem perda funcional total (classes I, II e III) ou parcial (classes IV, V e VI). Mutações das classes I (G542X, 621+1 G>T, 3905insT), II (F508 del, N1303 K, P574 H*) e III (G551D, G551S) estão relacionadas com expressão fenotípica mais grave da FC. A mutação F508 del é a de maior prevalência. Mutações das classes IV a VI costumam causar quadros mais brandos de FC.

■ Fisiopatologia
O gene *CFTR* codifica a proteína homônima, responsável pelo transporte de íons sódio e cloro na superfície celular das glândulas sudoríparas e salivares, sistemas respiratório, digestório e reprodutor, fígado e pâncreas. Na mucosa respiratória, sob condições normais, o sódio é secretado, seguido pelo cloro e, então, pela água. Na FC, o sódio é secretado, porém o canal de cloro está bloqueado, então o sódio e a água retornam para o interior das células a fim de manter a eletroneutralidade. Em consequência, sobrevêm desidratação e espessamento do muco, o que provoca obstrução das vias respiratórias e favorece infecção e inflamação.

Nas glândulas sudoríparas, a proteína CFTR defeituosa inibe a absorção do cloreto no ducto, resultando em suor concentrado e salgado. Estas anormalidades funcionais geram diferentes níveis de insuficiência do órgão afetado, podendo variar de indivíduos totalmente assintomáticos a casos gravíssimos. O grau de funcionalidade do canal CFTR está relacionado com a classe de mutação presente no gene *CFTR*.

■ Quadro clínico
O quadro clínico clássico da FC está fundamentado na tríade: doença sinopulmonar, desnutrição (secundária a insuficiência pancreática exócrina) e elevação de cloretos no suor (suor salgado). A apresentação clínica da FC pode ser precoce, como a manifestação de íleo meconial no recém-nascido, mas geralmente é de aparecimento tardio, de forma assintomática, evoluindo com o aparecimento de sintomas típicos de produção excessiva de escarro, tosse crônica, baqueteamento digital e anormalidades persistentes nas radiografias de tórax (deformidade torácica, infiltrações e consolidações pneumônicas) associadas a sinais de hipoxemia.

O sistema respiratório torna-se colonizado por bactérias como o *Staphylococcus aureus*, *Haemophilus influenzae*, *Pseudomonas aeruginosa* mucoide e não mucoide e *Burkholderia cepacia*. As manifestações pulmonares podem ou não estar associadas a anormalidades gastrintestinais e nutricionais, como prolapso retal, pancreatite crônica, cirrose biliar, desnutrição proteico-calórica, hipoproteinemia, edema neonatal, além da síndrome de perda de sal e desidratação. Estes sintomas são comuns a outras doenças como asma, diarreia por alergia à proteína do leite de vaca ou intolerância à lactose etc. A falta de experiência clínica do médico em reconhecer os sinais e sintomas da FC, bem como a falta de acesso ao padrão-ouro para o diagnóstico – o teste de suor (TS) –, podem retardar ainda mais o diagnóstico. Outro desafio ao diagnóstico são as apresentações "atípicas", mais recentemente denominadas distúrbios relacionados com o *CFTR* (CFTR *related disorders*). São manifestações atribuídas a disfunções do *CFTR*, isoladas ou leves, de aparecimento tardio com teste do suor limítrofe ou normal. Os pacientes apresentam suficiência pancreática, com gene da classe funcional IV, V ou VI. São exemplos: pancreatite "idiopática", infertilidade masculina (azoospermia obstrutiva) e sinusopatia crônica.

■ Diagnóstico
Clínico
O diagnóstico pode ser feito pela análise clínica dos sinais e sintomas típicos da doença, pela triagem neonatal ou por história familiar de FC, principalmente nos irmãos.

Laboratorial

O teste do suor confirma o diagnóstico na maioria das vezes. O diagnóstico se baseia na concentração de cloretos. O suor é coletado por estimulação elétrica da pele por iontoforese com pilocarpina.

Utilizam-se 2 técnicas de medição:
- Por condutividade, o suor é coletado em tubos capilares de plástico (Macroduct®) e o equipamento mede a capacidade do suor de conduzir corrente elétrica em miliamperes. Além de íons sódio e cloreto, o suor também contém concentrações consideráveis de íons potássio, bicarbonato e lactato. Dessa forma, o valor resultante é levemente mais alto do que o valor obtido por análise química direta dos íons cloreto e sódio pelo teste clássico. Segundo o fabricante os valores variam de normal (0 a 60 mmol/ℓ), limítrofe (60 a 80 mmol/ℓ) a anormal (> 80 mmol/ℓ)
- Quantitativa, o teste clássico ainda é o mais confiável, baseado na técnica de iontoforese por pilocarpina, descrito por Gibson e Cooke em 1959, teste padrão-ouro para o diagnóstico de FC. Por esse método, deve-se coletar um mínimo de 50 mg de suor (ideal > 75 mg) para se obter um resultado confiável, o que pode ser difícil em lactentes menores de 2 meses. Uma concentração de cloro no suor igual ou maior que 60 mEq/ℓ é compatível com o diagnóstico em pelo menos duas medidas. Quando o resultado se situa na faixa entre 40 e 59 mEq/ℓ ou, em menores de 6 meses de idade, na faixa de 30 a 59 mEq/ℓ, o teste é considerado indeterminado ou duvidoso e outros recursos devem ser usados para confirmar ou descartar a FC. Além da FC, outras doenças podem elevar a concentração dos íons cloro no suor, isto é, geram resultados falso-positivos:
  - Dermatite atópica
  - Hipogamaglobulinemia
  - Glicogenose do tipo I
  - Mucopolissacaridose
  - Diabetes insípido nefrogênico
  - Pseudo-hipoaldosteronismo
  - Doença celíaca
  - Insuficiência suprarrenal
  - Hipotireoidismo.

Os resultados falso-negativos estão relacionados com:
- Edema
- Desidratação
- Desnutrição grave
- Distúrbios metabólicos de sódio e cloro
- Uso de mineralocorticoides.

Os erros técnicos podem gerar tanto resultados falso-positivos como falso-negativos.

Triagem neonatal. Baseia-se na medição da tripsina imunorreativa no sangue do recém-nascido. O ideal é que este ensaio seja realizado na primeira semana de vida e, segundo o Programa Nacional de Triagem Neonatal do Ministério da Saúde, valores acima de 70 ng/mℓ devem ser confirmados por meio de uma nova coleta antes dos 30 dias de vida. Duas medidas elevadas caracterizam a suspeita de FC, que será confirmada ou não pelo teste de suor. A pesquisa de mutações genéticas no sangue confirma o diagnóstico quando 2 mutações causadoras de FC são encontradas.

Teste fisiológico. É outra forma de se documentar a disfunção de *CFTR* em que verificamos o defeito de transporte iônico no canal de cloro, por meio da pesquisa de diferença de potencial nasal (DPN) ou medida transepitelial na biopsia da mucosa retal. Este recurso ainda não está disponível em laboratórios comerciais.

Teste genético. Busca de 2 cópias de mutações com valor clínico em amostra sanguínea.

Por imagem

Embora não confirmem a FC, os exames de imagem podem ajudar na suspeita ou construção da síndrome clínica.

Radiografia de tórax. Hiperinsuflação, espessamento peribrônquico, atelectasias, bronquiectasias.

Radiografia de seios da face. Pansinusite.

Tomografia (de seios da face e tórax). Pansinusite, polipose nasal, bronquiectasias, impactação mucoide etc. As bronquiectasias, com predomínio nos lobos superiores, muitas vezes são o que levam à suspeita de FC.

Ultrassonografia de abdome. Ocasionalmente, pode identificar hepatopatia, litíase biliar, alterações pancreáticas, entre outras.

Outros exames

Prova de função pulmonar. Tradicionalmente a FC é uma doença obstrutiva, mas, com sua progressão, pode haver padrão restritivo associado.

Cultura de escarro ou, nas crianças não produtoras de escarro, *swab* **de orofaringe ou escarro induzido pela inalação de solução salina hipertônica a 3%.** Ajuda a identificar a colonização respiratória por bactérias frequentemente encontradas na FC.

Pesquisa de gordura fecal em fezes de 72 horas (método de Van de Kamer) ou medição da elastase pancreática fecal. Exames usados para diagnosticar a insuficiência pancreática exócrina.

■ Diagnóstico diferencial

São inúmeros diagnósticos diferenciais, sendo os mais relevantes na prática clínica:
- Pulmonares: asma, síndrome do lactente chiador, DPOC, AIDS, tuberculose, bronquiectasia idiopática, bronquiolite obliterante
- Digestivos: síndromes de má absorção, prolapso retal, edema, icterícia prolongada no período neonatal, doença do refluxo gastresofágico
- Nutricionais: desnutrição, baixa estatura por déficit de hormônio do crescimento
- Infertilidade.

■ Tratamento

Medidas gerais

O tratamento em centros especializados é muito importante pela otimização de recursos e experiência do corpo clínico.

Um dos grandes avanços na longevidade do indivíduo com FC está no acompanhamento por equipe multiprofissional, que inclui pneumologista, gastrenterologista, nutricionista, fisioterapeuta, enfermeiro, psicólogo e assistente social, podendo ser estendida agregando-se geneticista, farmacêutico e microbiologista.

Fármacos

O tratamento fundamenta-se nos seguintes pilares (Figura 83.1):
- Abordagem respiratória: desobstrução, tratamento anti-inflamatório e antimicrobiano
- Abordagem gastrintestinal e nutricional: reposição enzimática, suplementação vitamínica e nutricional, controle metabólico e tratamento de outras manifestações de FC como hepatopatia, diabetes relacionado com FC (DRFC), osteopenia/osteoporose etc.

A doença pulmonar na FC é caracterizada por períodos de estabilidade e exacerbação pulmonar.

O tratamento da exacerbação requer antibióticos orais, inalatórios ou intravenosos.

A terapêutica respiratória varia conforme o estágio da doença.

Estágio inicial

Geralmente acomete o lactente ou pré-escolar, população tradicionalmente excluída dos estudos clínicos, e por isto de difícil manuseio. A maioria dos medicamentos está disponível somente para a faixa etária acima de 6 anos. A fisioterapia respiratória está indicada para a limpeza do escarro acumulado nas vias aeríferas. A inalação de solução salina hipertônica promove a hidratação do muco viscoso nas vias aeríferas e melhora a limpeza mucociliar, sendo utilizada em concentrações entre 5 e 7%, terapia bem tolerada, mas exige uma medicação broncodilatadora prévia, principalmente nos pacientes com hiper-responsividade brônquica. O monitoramento das infecções respiratórias consiste na análise bacteriológica do escarro coletado a uma frequência mínima de 3/3 meses, cuja suscetibilidade orienta a escolha do antibiótico, principal ferramenta no controle da progressão da infecção e consequente dano pulmonar (Figura 83.2).

Estágio intermediário

Geralmente acomete o escolar, em que usamos a alfadornase (Pulmozyme® – 2,5 mg 1 vez/dia), agente mucolítico enzimático com eficácia comprovada na redução de exacerbações e na melhora da função pulmonar. O medicamento azitromicina é usado cronicamente com a função de anti-infeccioso e anti-inflamatório, cuja eficiência consiste na redução do biofilme, essencial à persistência de *Pseudomonas aeruginosa*. Os costicosteroides por via inalatória ou por via sistêmica não são indicados, exceção feita à aspergilose broncopulmonar alérgica (ABPA), tratamento de primeira linha quando utilizados em altas doses e sistemicamente.

As infecções respiratórias crônicas contribuem com um declínio do VEF_1 (volume expiratório forçado no primeiro segundo) na ordem de 2% ao ano, sendo a principal indicação

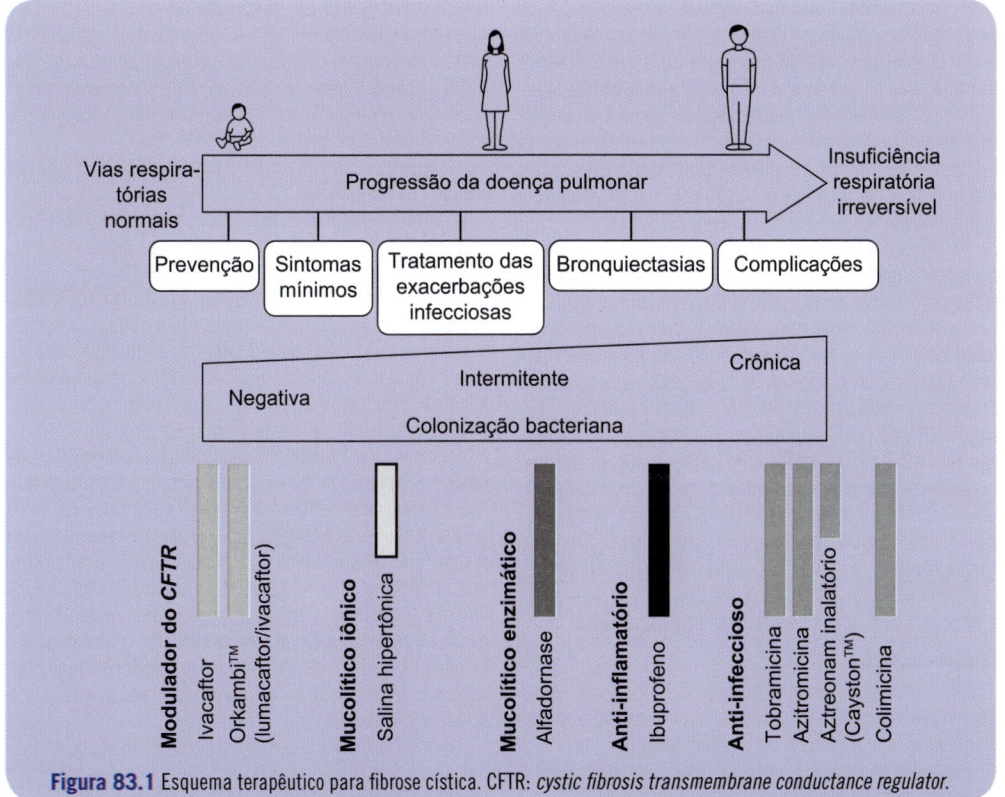

Figura 83.1 Esquema terapêutico para fibrose cística. CFTR: *cystic fibrosis transmembrane conductance regulator*.

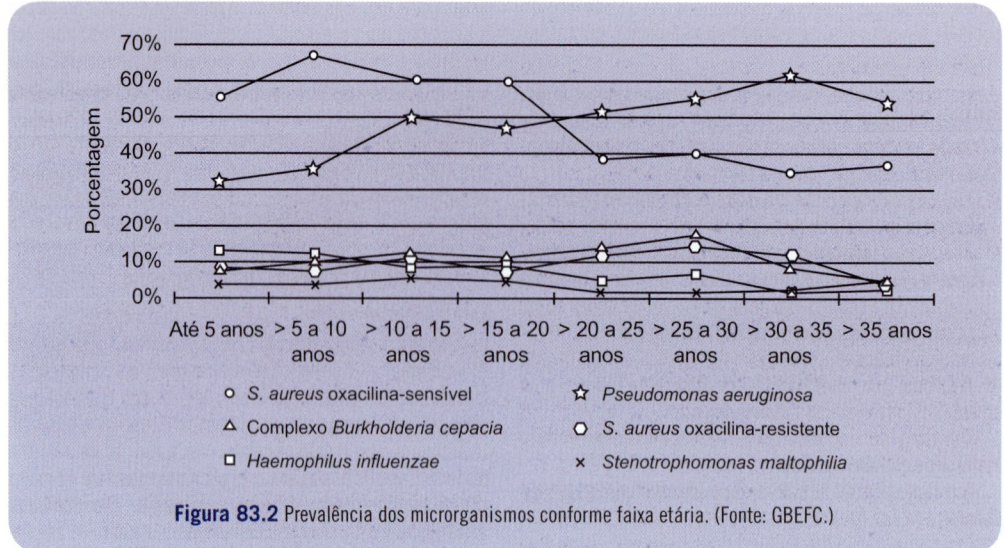

Figura 83.2 Prevalência dos microrganismos conforme faixa etária. (Fonte: GBEFC.)

dos antibióticos inalatórios, pois alcançam altas concentrações nas vias respiratórias com baixa toxicidade sistêmica, sendo exemplos tobramicina (300 mg, 2 vezes/dia, por 4 semanas em meses alternados), colimicina (dose 1 a 2 milhões de UI vezes/dia) e mais recentemente o aztreonam (75 mg, 3 vezes/dia, durante 4 semanas em meses alternados). O uso de antibiótico intravenoso está indicado nos pacientes com apresentação mais grave ou quando a doença não está sendo controlada no ambulatório. Então, utiliza-se uma combinação de dois antibióticos, um betalactâmico com aminoglicosídeo, buscando erradicar *Pseudomonas* nas fases iniciais e redução da contagem de colônias nas fases tardias, reservando o ciprofloxacino como opção oral para tratamento domiciliar, por um período não inferior a 15 dias.

As infecções clássicas por *Pseudomonas aeruginosa*, complexo *Burkholderia cepacia* e *Staphylococcus aureus* estão sendo suplementadas com o aparecimento de novas e emergentes bactérias, como o *Staphylococcus aureus* resistente à meticilina (MRSA), micobactérias não tuberculosas, *Achromobacter* spp. (*A. xylosoxidans*, *A. ruhlandii*) e *Stenotrophomonas maltophilia*; raramente observadas em outras doenças, previamente eram reconhecidas como benignas, mas hoje podem contribuir para a progressão da doença.

A infecção fúngica como a causada pelo *Aspergillus fumigatus* (ABPA), cuja relevância ainda não está totalmente esclarecida, deve ser considerada em todo paciente com piora clínica refratária à antibioticoterapia. Para o diagnóstico da ABPA, utilizam-se teste cutâneo de sensibilidade ao *Aspergillus* e medição da IgE sérica e específica anti-*Aspergillus*.

Estágios tardios

Quadros avançados em adolescentes e adultos, nos quais haja possibilidade de terapia suplementar de oxigênio, transplante pulmonar e controle da hipertensão pulmonar.

Em todos os estágios da FC, a reposição enzimática é essencial, bem como a suplementação vitamínica.

A reposição enzimática deve ser feita no meio e ao final de cada refeição, principalmente na ingestão de alimentos gordurosos, para os pacientes ditos insuficientes pancreáticos (aqueles com sintomas de perda de gordura fecal, diarreia e baixo ganho de peso corporal), não excedendo a quantidade de 10.000 UI lipase/kg/peso/dia ou 3.000 UI lipase por 120 mℓ de fórmula láctea, pelo risco de colonopatia fibrosante. A hiperacidez gástrica pode degradar as enzimas antes de chegarem ao duodeno, por isto, em alguns pacientes, é necessário acrescentar os medicamentos antagonistas H_2 ou inibidores de bomba de prótons.

A reposição das vitaminas lipossolúveis (ADEK) deve ser iniciada ao diagnóstico.

O controle metabólico das enzimas hepáticas, da glicemia e da densidade óssea são medidas que reduzem a morbidade da fibrose cística.

As taxas energéticas devem ser adaptadas aos gastos mantendo-se um aporte mínimo de 110 a 150% das necessidades calóricas diárias em relação ao indivíduo normal. Recomenda-se a suplementação de sódio a todos os pacientes, principalmente em lactentes, nos meses mais quentes, nos quadros febris e durante a prática esportiva.

Íleo meconial é a manifestação mais precoce da FC, ocorrendo em 20% dos recém-nascidos afetados, traduzida pelo acúmulo anormal de mecônio viscoso no lúmen intestinal. O tratamento pode ser clínico com a ingestão de enema hiperosmolar, ou cirúrgico com ressecção intestinal e enterostomia temporária. Nos adolescentes e adultos, ocorre a síndrome de obstrução intestinal distal, na qual material fecal acumula-se no cólon. O tratamento inclui lavagem com polietilenoglicol, e no insucesso, opta-se por tratamento cirúrgico. Intussuscepção intestinal e prolapso retal são eventos raros no paciente fibrocístico.

As manifestações hepáticas mais comumente encontradas são cirrose, hipertensão portal e varizes esofágicas. Alguns casos necessitam até de transplante hepático.

Diabetes associado à FC acomete adolescentes e adultos, cujo tratamento é a reposição de insulina. Osteoporose é um problema comum em adultos, mas inicia-se na fase pediátrica, sendo uma combinação de desnutrição, deficiência de vitamina D e uso de corticosteroides em altas doses.

O tratamento mais atual na fibrose cística e o grande foco das pesquisas é a terapia gênica, cujos fármacos prometem a melhora da expressão do *CFTR* na superfície celular, buscando o controle nas mutações mais graves (classes I a III). O primeiro produto desenvolvido é o ivacaftor (Kalydeco®) (previamente VX-770) para a mutação da classe III – G551D, presente em menos de 4% dos pacientes, disponível na formulação oral. Ele demonstrou melhora da função pulmonar, redução da concentração salina no suor e aumento do peso corporal. Outros fármacos estão sendo desenvolvidos, como ataluren (classe I – G542X), lumacaftor (classe II – F508 del) e mais recentemente a FDA aprovou o medicamento Orkambi™ (lumacaftor/ivacaftor) para tratamento de pacientes maiores de 12 anos com 2 cópias da mutação F508 del.

Outra intervenção

Transplante pulmonar

Indicado para os pacientes em estágio final ou com deterioração pulmonar rápida. Deve-se encaminhar a um centro de transplante pulmonar quando o paciente apresentar rápido declínio pulmonar, apesar do uso correto dos medicamentos, prova de função pulmonar com VEF_1 abaixo de 30%, hospitalizações frequentes, dependência crônica de oxigênio, hemoptises recorrentes mesmo após embolizações e pneumotórax recorrente. São contraindicações absolutas ao procedimento: malignidade em menores de 2 anos, acometimento intratável em outro órgão (exceção quando houver possibilidade de duplo transplante), doença infecciosa crônica como hepatite e síndrome de imunodeficiência humana, tuberculose ativa, baixa adesão ao tratamento, deformidade grave do tórax ou coluna vertebral e colonização por *Burkholderia cepacia*.

NÃO ESQUEÇA

- A fibrose cística é caracterizada por doença pulmonar supurativa crônica, associada a problemas gastrintestinais e nutricionais
- A confirmação diagnóstica é pelo nível de cloretos no teste do suor em laboratório certificado e experiente
- Diagnóstico precoce, acompanhamento por equipe multiprofissional e uso de fármacos específicos em um centro de referência constituem a abordagem ideal do paciente

Bibliografia

Conway S, Balfour-lynn IM, Rijcke K *et al*. European Cystic Fibrosis Society standards of care: framework for the cystic fibrosis centre. Journal of Cystic Fibrosis. 2014; 13:S3-22.

Elborn JS, Hodson M, Bertram C. (2009). Implementation of European standards of care for cystic fibrosis – control and treatment of infection. Journal of Cystic Fibrosis. 2009; 8(3):211-7.

Grupo Brasileiro de Estudos de Fibrose Cística (GBEFC). http://www.gbefc.org.br/gbefc/Registro_Portugues.pdf. Disponível para download gratuito.

Parkins MD, Floto RA. Emerging bacterial pathogens and changing concepts of bacterial pathogenesis in cystic fibrosis. Journal of Cystic Fibrosis. 2015; 14(3):293-304.

Salvatore D, Buzzetti R, Baldo E *et al*. An overview of international literature from cystic fibrosis registries. Part 3. Disease incidence, genotype/phenotype correlation, microbiology, pregnancy, clinical complications, lung transplantation, and miscellanea. Journal of Cystic Fibrosis. 2011; 10(2):71-85.

Smyth AR, Bell SC, Bojcin S *et al*. European Cystic Fibrosis Society standards of care: best practice guidelines. Journal of Cystic Fibrosis: Official Journal of the European Cystic Fibrosis Society. 2014; 13(Suppl 1):S23-42.

U.S. Food and Drug aministration (FDA). www.fda.org-ORKAMBI™. Acesso em julho 2015.

Waters V, Smyth A. Cystic fibrosis microbiology: advances in antimicrobial therapy. Journal of Cystic Fibrosis. 2015; 14(5):551-60.

PNEUMOLOGIA

84 CORPO ESTRANHO NAS VIAS RESPIRATÓRIAS

Izabel Maria Teixeira Araujo e Mônica de Cássia Firmida

■ Introdução

Aspiração de corpo estranho (ACE) nas vias respiratórias é um evento ameaçador à vida que pode ocorrer em qualquer idade. É uma importante causa de morbimortalidade em lactentes e pré-escolares que procuram a emergência em todo o mundo, assim como uma causa importante de problemas respiratórios persistentes na infância. Pode se tornar fatal, dependendo do grau de obstrução e do tempo decorrido entre a aspiração e o início do tratamento.

■ Epidemiologia

O maior número de casos ocorre nos menores de 5 anos, com um pico de incidência entre 10 e 24 meses. Os meninos são os mais atingidos (proporção de 2:1). Os materiais mais aspirados são os orgânicos, principalmente nas crianças pequenas, enquanto os inorgânicos são mais comuns em crianças maiores. No Brasil os materiais orgânicos aspirados com maior frequência são grãos, destacando-se o amendoim, o milho e o feijão. Entre os inorgânicos, os mais comuns são moedas, tampas de caneta, brincos e balões de borracha.

■ Fisiopatologia

Lactentes e crianças em fase pré-escolar são mais propensos à ACE. Nesta fase do desenvolvimento, a oralidade é uma característica natural e colocar coisas na boca é uma maneira de explorar o ambiente. Ademais, outras características desta faixa etária são predisponentes: falha no reflexo de fechamento da laringe, controle inadequado da deglutição e falta de dentes molares ou pré-molares, o que leva a mastigação inadequada dos alimentos e dificulta a deglutição de pedaços maiores. Hábitos comuns como correr, chorar e brincar com objetos na boca também contribuem para o risco de ACE.

A gravidade do quadro dependerá da localização do corpo estranho, do grau de obstrução e do intervalo de tempo entre o evento e o atendimento médico.

A presença de um corpo estranho nas vias respiratórias provoca alterações inflamatórias locais, com edema, infiltrado inflamatório, ulceração e formação de tecido de granulação. Estas alterações podem persistir mesmo após a remoção do corpo estranho.

Abaixo da obstrução pode haver aprisionamento de ar, levando a enfisema, atelectasia, vasoconstrição – hipoxia, pneumonia obstrutiva, pneumonia necrosante ou abscesso e pneumonia supurativa, podendo ocasionar bronquiectasias.

Uma vez aspirados, os corpos estranhos orgânicos continuam se expandindo por horas ou dias, portanto, a obstrução pode se agravar. Levam à formação de tecido de granulação e podem causar infecção local e até supuração, que podem se tornar irreversíveis mesmo após a remoção do corpo estranho.

Os brônquios são o principal sítio de obstrução por ACE. Em crianças na posição supina verificamos maior alojamento do corpo estranho no brônquio-fonte direito, por questões anatômicas e efeito da gravidade.

■ Quadro clínico

O espectro clínico é amplo, variando desde assintomático, como pode ocorrer nos casos de aspiração de pequenos objetos localizados nos brônquios, até insuficiência respiratória e morte, principalmente quando os objetos se depositam na laringe e/ou causam obstrução completa de uma via respiratória superior.

A história de ACE presenciada ou possível nem sempre é revelada. Logo, um alto índice de suspeita clínica é muito importante, principalmente diante de episódio súbito de tosse incontrolável e desconforto respiratório, em criança sem infecção e sem antecedentes de asma ou histórico familiar de atopias. Outros achados são: rouquidão, estridor, roncos, dispneia, taquipneia, retração supraesternal e cianose perilabial, podendo chegar a asfixia. Atentar para algumas situações:

- Se o corpo estranho se localizar no espaço subglótico, podemos encontrar estridor e alteração da voz
- Se o corpo estranho se encontrar na área extratorácica da traqueia, iremos encontrar ruídos inspiratórios à ausculta pulmonar
- Se o corpo estranho se alojar na traqueia intratorácica, iremos observar um estridor expiratório ou bifásico à ausculta pulmonar bilateralmente
- Se o corpo estranho estiver no brônquio, pode haver diminuição do murmúrio vesicular do lado afetado e sibilância localizada
- Se a criança apresentar febre no início do quadro, deve-se considerar a possibilidade de o corpo estranho estar contaminado ou apresentar substâncias químicas ativas.

Algumas vezes os sintomas iniciais de ACE são sucedidos por um período assintomático, erroneamente entendido como resolução do quadro.

A evolução crônica provoca sintomas persistentes ou recorrentes como tosse e sibilância, comumente confundidos com asma. Febre, supuração e hemoptise, por pneumonia secundária, também são motivos comuns de tratamento antimicrobiano e diagnóstico de pneumonias de repetição. Abscesso pulmonar, atelectasia e bronquiectasias são complicações comuns.

■ Diagnóstico

Clínico

O diagnóstico nem sempre é fácil, visto que na maioria das vezes os pais ou cuidadores não presenciaram a aspiração.

Uma boa anamnese e a presença de observador do quadro de engasgo são determinantes para uma intervenção rápida e sucesso na terapêutica.

Deve-se avaliar: a idade do paciente, o tipo de material aspirado, o tempo decorrido desde a aspiração e a localização do objeto.

Por imagem

Radiografia de tórax

Em todo paciente com suspeita clínica de aspiração ou naqueles pacientes com quadro de tosse de início súbito, mas persistente, deve-se realizar radiografia de tórax com inclusão da área cervical na imagem. Os objetos metálicos são rapidamente identificados (Figura 84.1).

Devem-se pesquisar sinais indiretos de aspiração como colapso segmentar ou lobar do pulmão, áreas de hiperinsuflação devido ao aprisionamento aéreo, desvio do mediastino, atelectasias lobares ou segmentares (aparecem mais tardiamente), pneumomediastino, pneumotórax e enfisema subcutâneo, infiltrado lobar ou segmentar.

A *radiografia em expiração* é um importante recurso para demonstrar o aprisionamento de ar, nem sempre perceptível na radiografia convencional, em inspiração.

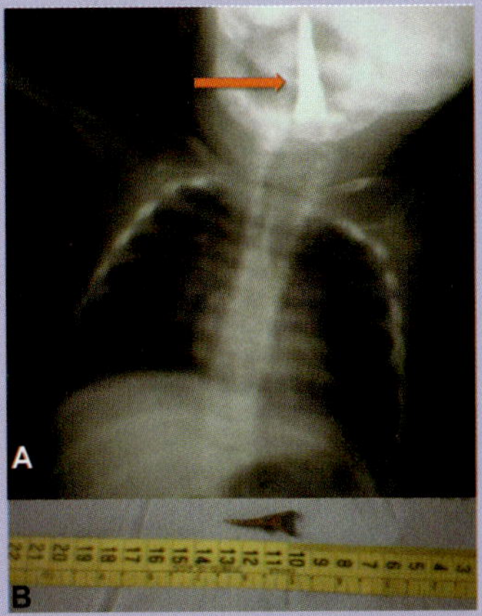

Durante a expiração, o corpo estranho localizado na altura do brônquio obstrui a saída de ar do pulmão, com insuflação pulmonar e rebatimento do mediastino para o outro lado.

Nos pacientes que não colaboram para expirar, podemos realizar a *radiografia em decúbito lateral* com este mesmo objetivo.

O Quadro 84.1 apresenta um resumo das alterações radiológicas.

Laringoscopia

Pode ajudar na visualização e remoção do corpo estranho situado na laringe.

Broncoscopia

É o padrão-ouro nos casos suspeitos ou confirmados de aspiração do corpo estranho. Visa à remoção do corpo estranho e à restauração do fluxo respiratório. É um procedimento diagnóstico e terapêutico. Utiliza-se um broncoscópio rígido, pois este tem lúmen de maior calibre do que o flexível, permitindo a passagem do corpo estranho, com menor risco de complicações.

A broncoscopia flexível pode ser utilizada em circunstâncias especiais, como corpos estranhos muito pequenos e periféricos. Tem a vantagem de alcançar as vias respiratórias mais periféricas e os brônquios segmentares dos lobos superiores. Entretanto, se o corpo estranho for detectado, sua remoção deve ser realizada por meio de broncoscópio rígido.

A broncoscopia deve ser realizada sob anestesia geral. Realiza-se o procedimento sob ventilação espontânea, com suporte de oxigênio se necessário.

Devem-se identificar a localização anatômica, a forma do corpo estranho e se há presença de edema ou tecido de granulação.

Contraindicações relativas à broncoscopia. Broncospasmo grave e hipoxemia.

Complicações. Pneumomediastino e parada cardiorrespiratória. Obs.: se após a broncoscopia com remoção do corpo estranho e avaliação da árvore traqueobrônquica as queixas clínicas persistirem, pode ser necessário repetir a broncoscopia.

Outros métodos de imagem

Tomografia computadorizada de tórax com broncoscopia virtual

Não deve ser usada como primeiro método diagnóstico. Pode ser indicada na suspeita clínica de aspiração em crianças

Figura 84.1 A. Lactente de 2 meses com história de tosse e dificuldade respiratória de início súbito. A radiografia detecta uma imagem radiopaca na via respiratória superior (*seta*). **B.** Corpo estranho visto ao exame da orofaringe e retirado por laringoscopia: presilha de cabelo, inserida por irmão de 1 ano e meio.

QUADRO 84.1	Achados radiológicos na aspiração de corpo estranho.

- Radiografia de tórax normal
- Aprisionamento de ar
- Desvio do mediastino
- Atelectasia
- Pneumonia
- Colapso lobar
- Consolidação
- Corpo estranho radiopaco

com radiografia de tórax normal ou em casos de apresentação atípica e discrepância entre os achados clínicos e radiológicos. Se a radiografia de tórax for positiva para aspiração de corpo estranho, a TC é desnecessária. É uma técnica não invasiva com boa sensibilidade e especificidade. Observa-se o lúmen da árvore traqueobrônquica e detectam-se corpos estranhos radiolucentes, permitindo definir sua localização. A TC oferece melhor visualização do parênquima e das vias respiratórias distais à obstrução.

Fluoroscopia
Pode ser solicitada quando se pretende avaliar melhor o movimento do diafragma, o mediastino e o aprisionamento aéreo, em casos de dúvida.

Ressonância magnética
Só é indicada nos casos de suspeita de aspiração de amendoim. Permite a diferenciação entre o amendoim e outros achados indiretos como granulação e atelectasia. Na TC, estas alterações aparecem com a mesma densidade.

Cintigrafia nuclear
Avalia os defeitos na perfusão pulmonar. Pode ser útil no pré-operatório, quando há destruição de um lobo pulmonar, por exemplo, com proposta de ressecção cirúrgica.

TC de tórax, broncoscopia virtual, ressonância magnética, fluoroscopia e cintigrafia não são usadas regularmente e não excluem a necessidade de realização da broncoscopia.

Outros exames
A *gasometria arterial* e o *hemograma* podem auxiliar na avaliação de hipoxemia e infecção, respectivamente.

■ Diagnóstico diferencial
Crupe, asma, pneumonia, bronquite, compressão externa de vias respiratórias (p. ex., adenomegalias) e neoplasia pulmonar.

■ Tratamento

Medidas gerais
Manobras para remoção do corpo estranho – utilizadas como medida extrema para a remoção do corpo estranho nos pacientes que entram em insuficiência respiratória. Deve-se evitar estas manobras nas crianças capazes de falar e tossir; neste caso, a melhor conduta é levar o paciente imediatamente para o hospital. Observações:
- Nas crianças maiores: *manobra de Heimlich* (compressões repetidas abaixo das costelas de baixo para cima abraçando o paciente por trás, até o corpo estranho ser removido ou a criança tornar-se responsiva) (Figura 84.2)
- Nos lactentes: *compressões torácicas e tapas* (5 percussões com a mão espalmada nas costas com a criança com a cabeça virada para baixo, seguida de 5 compressões na frente até o objeto ser expelido ou a criança tornar-se responsiva) (Figura 84.3).

Se o objeto for facilmente removido e o paciente estiver assintomático, recomenda-se observação hospitalar por 24 a 48 horas, seguida de alta com orientações para retornar ao hospital em caso de piora.

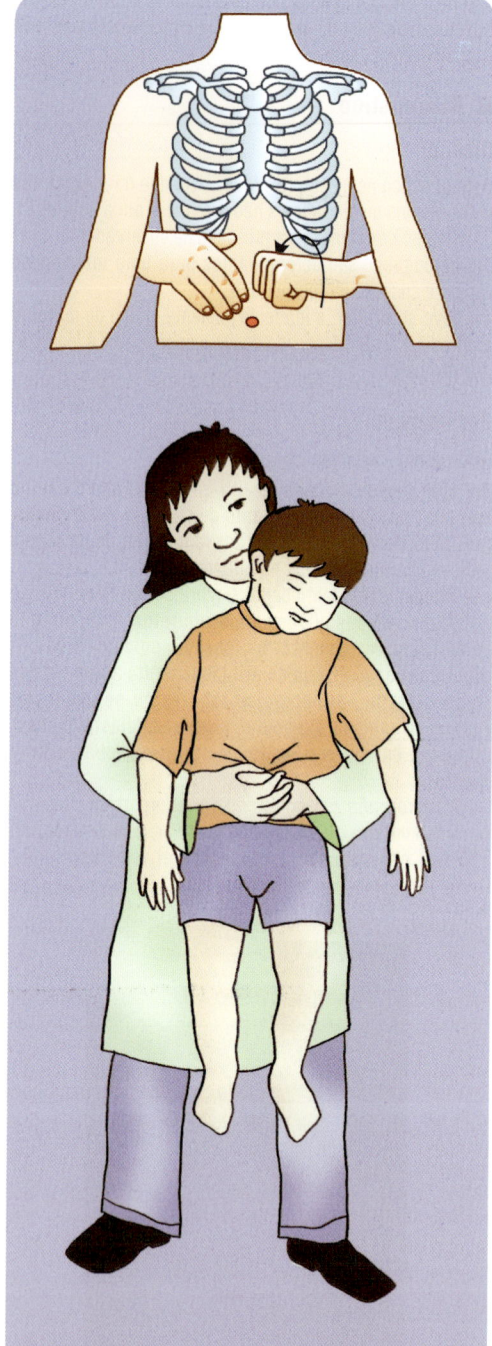

Figura 84.2 Manobra de Heimlich usada em crianças maiores de 1 ano.

Quando as manobras de remoção não surtem o efeito desejado, laringoscopia ou broncoscopia são medidas fundamentais no tratamento, conforme mencionado.

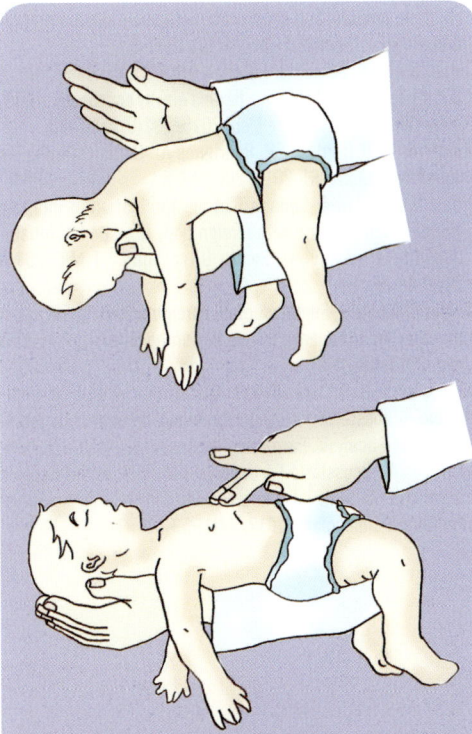

Figura 84.3 Manobra para expelir corpo estranho aspirado em lactentes.

Outras intervenções

Oxigenoterapia
Medida de apoio para pacientes hipoxêmicos.

Corticoterapia
Mesmo quando a broncoscopia tem sucesso na remoção do corpo estranho, o uso de corticoide sistêmico por 2 a 3 dias ajuda na redução do edema de vias respiratórias.

Antibioticoterapia
Indicada quando houver infecção secundária (pneumonia).

Nos pacientes em que foi impossível remover o corpo estranho devido ao processo inflamatório, quadro de supuração da mucosa ou broncospasmo, mesmo que estáveis do ponto de vista clínico, indicam-se antibioticoterapia e corticoide sistêmicos, seguidos de nova broncoscopia em 48 a 72 horas.

Traqueostomia
Pode ser necessária nos casos em que manobras e broncoscopia não foram efetivas na retirada do corpo estranho e o paciente tem obstrução alta grave.

Toracotomia com ressecção segmentar/lobar
Pode ser útil quando ocorrer destruição parenquimatosa pulmonar secundária à obstrução brônquica, especialmente nos quadros crônicos.

■ Complicações

A principal complicação é obstrução total das vias respiratórias levando a insuficiência respiratória e alto risco de parada cardiorrespiratória e morte.

Na tentativa de remoção do corpo estranho, este pode mover-se e piorar a obstrução.

A probabilidade de complicações aumenta após 24 a 48 horas da aspiração, tornando obrigatória a remoção do corpo estranho.

O diagnóstico tardio, como ocorre nos casos de aspirações ocultas, pode levar a lesões estruturais permanentes do parênquima pulmonar (p. ex., bronquiectasias), com necessidade de intervenção cirúrgica.

■ Prevenção

Para a prevenção de complicações, diagnóstico e tratamento diligentes são fundamentais.

A Academia Americana de Pediatria recomenda que crianças menores de 5 anos não consumam balas duras, não masquem chicletes e que lhes sejam oferecidos apenas vegetal ou frutas picados em pedaços muito pequenos.

Programas educacionais dirigidos aos pais, cuidadores e às crianças visando à orientação de bons hábitos de alimentação e noções básicas de técnicas de desobstrução também são importantes. Os responsáveis devem ser orientados a acompanharem a alimentação de crianças menores de 5 anos e afastá-las de moedas e de brinquedos ou outros objetos que contenham peças pequenas.

CASO CLÍNICO

Adolescente de 13 anos, sexo masculino, apresenta história de pneumonia persistente e bronquiectasias na base do pulmão esquerdo. A broncoscopia revelou processo inflamatório acentuado e secreção purulenta saindo do brônquio oriundo do lobo inferior esquerdo, mas nenhum corpo estranho foi encontrado. Após tratamento antimicrobiano e fisioterapia intensiva, houve eliminação espontânea de uma tampa de caneta hidrocor (Figura 84.4), aspirada há mais de 1 ano. Até então, essa história não fora revelada.

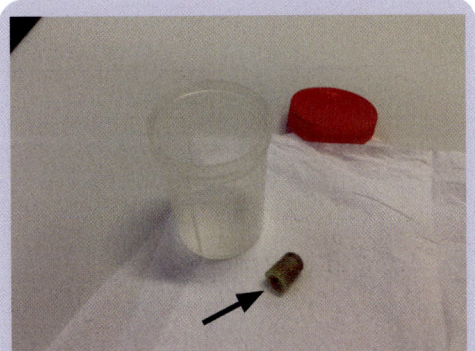

Figura 84.4 Tampa de caneta hidrocor (*seta*) expelida pelo adolescente, após tratamento antimicrobiano e fisioterapia intensiva.

NÃO ESQUEÇA

- A história de aspiração presenciada ou suspeita nem sempre está presente, por isto a suspeição diagnóstica é muito importante
- Deve-se pensar na possibilidade de aspiração de corpo estranho em crianças com crises de tosse súbita, principalmente nas menores de 5 anos
- Deve-se solicitar radiografia de tórax em inspiração e expiração, além de radiografia do pescoço em alguns casos
- A broncoscopia é o exame/tratamento padrão-ouro nos casos de aspiração do corpo estranho
- Medidas educativas são o principal recurso na prevenção da ACE.

Bibliografia

Cakir E, Torun E, UyanZS et al. An unusual case of foreign body aspiration mimicking cavitary tuberculosis in adolescent patient: tread aspiration. Ital J Pediatr. 2012; 38:17.

Chai J, Wu XY, Han N et al. A retrospective study of anesthesia during rigid bronchoscopy for airway foreign body removal in children: propofol and sevoflurane with spontaneous ventilation. Paediatr Anesth. 2014; 24(10):1031-6.

Faro A, Wood RE, Schechter MS et al. Official American Thoracic Society Technical Standards: flexible airway endoscopy in children. Am J Resp Crit Care Med. 2015; 191(9):1066-80.

Gonçalves MEP, Cardoso SR, Rodrigues AJ. Corpo estranho em via aérea. Pulmão RJ. 2011; 20(2):54-8.

Grassi R, Faggian A, Somma F et al. Application of imaging guidelines in patients with foreign body ingestion or inhalation: literature review. Semin Ultrasound CT MR. 2015; 36(1):48-56.

Gregori D, Morra B, Snidero S et al. Foreign bodies in the upper airways: the experience of two Italian hospitals. J Prev Med Hyg. 2007; 48:24-6.

Liu Y, Chen L, Li S. Controlled ventilation or spontaneus respiration in anesthesia for tracheobronquial foreign body removal: a meta-analysis. Paediatric Anesth. 2014; 24(10):1023-30.

Rodrigues AJ, Scussiatto EA, Jacomelli M et al. Bronchoscopic techniques for removal of foreign bodies in children's airways. Pediatric Pulmonology. 2012; 47(1):59-62.

PNEUMOLOGIA

85 SÍNDROMES ASPIRATIVAS

Izabel Maria Teixeira Araujo e Mônica de Cássia Firmida

■ Introdução

A aspiração de materiais estranhos, como alimentos e líquidos, para o interior das vias respiratórias inferiores é uma causa importante de morbidade e mortalidade em crianças. O espectro clínico das síndromes aspirativas é amplo. Varia desde aspiração maciça, geralmente de conteúdo gástrico, provocando quadros agudos e graves, até a aspiração pulmonar crônica por passagem de alimentos, refluxo gastresofágico (RGE) ou saliva, algumas vezes silenciosos, levando a sintomas respiratórios recorrentes ou crônicos. Termos como pneumonia ou pneumonite aspirativa são algumas vezes usados como sinônimos de variadas formas de síndromes aspirativas.

A epidemiologia da aspiração em crianças é muito difícil de ser determinada, mas é causa comum de pneumonia aguda ou de repetição, motivo frequente de internação e a principal causa de morte em crianças com afecções neurológicas graves. O Quadro 85.1 apresenta as condições predisponentes à aspiração em crianças. A associação com refluxo gastresofágico (RGE) é bastante comum, podendo ser primária ou secundária (Quadro 85.2).

■ Classificação

As síndromes aspirativas são classificadas em:
- Aspiração de corpo estranho (abordada no *Capítulo 84*)
- Síndromes aspirativas agudas
- Síndromes aspirativas crônicas.

■ Síndromes aspirativas agudas

Fisiopatologia

A aspiração oculta e sem repercussões clínicas é comum em indivíduos sadios, principalmente durante o sono. As síndromes aspirativas agudas resultam geralmente de aspiração de conteúdo gástrico, em situações que comprometem o reflexo da tosse, o qual protege contra a aspiração. Isto é comum, por exemplo, quando há diminuição do nível de consciência.

As consequências dependem principalmente do volume, do tamanho das partículas e do pH do conteúdo aspirado.

QUADRO 85.1 Condições predisponentes à doença pulmonar aspirativa.

Anatômicas	Funcionais	Mecânicas	Neuromusculares
■ Micrognatia ■ Macroglossia ■ Fenda palatina ■ Fenda laríngea ■ Fístula traqueoesofágica ■ Anéis vasculares	■ Acalasia (cricofaríngea, esofágica) ■ Refluxo gastresofágico ■ Doenças vasculares do colágeno (esclerodermia, dermatomiosite) ■ Tumores, massas, corpo estranho	■ Sonda nasoentérica ■ Tubo endotraqueal ■ Traqueostomia	■ Diminuição da consciência (p. ex., anestesia geral, intoxicação por drogas, trauma de crânio, convulsões, infecção do sistema nervoso central) ■ Prematuridade (imaturidade da deglutição) ■ Paralisia cerebral ■ Hipertensão intracraniana ■ Paralisia de cordas vocais ■ Disautonomia ■ Distrofia muscular ■ Polirradiculite ■ Doença de Werdnig-Hoffman

Fonte: Benedictis *et al*., 2009.

QUADRO 85.2 Mecanismos da associação entre refluxo gastresofágico (RGE) e doença pulmonar.

RGE que causa doença respiratória	Doença respiratória que causa RGE

■ Aspiração
  ○ Efeito direto: traqueíte, bronquite, pneumonia, atelectasia
  ○ Efeito indireto: processo inflamatório levando a hiper-reatividade brônquica
■ Mecanismo reflexo: reflexo esôfago-vias respiratórias
	■ Alterações do diafragma e mudanças do gradiente de pressão intratorácica
	■ Diminuição da pressão do esfíncter esofágico inferior associada ao uso de medicamentos (p. ex., teofilina)
	■ Efeito colateral da fisioterapia respiratória

Fonte: Benedictis *et al*., 2009.

A aspiração de hidrocarbonetos, muitas vezes por ingestão acidental em crianças, pode ter repercussões bastante graves. Estas substâncias (p. ex., gasolina, querosene e terebintina) têm alta volatilidade e baixa viscosidade, sendo facilmente aspiradas. Óleo mineral, usado no tratamento de suboclusão intestinal por *Ascaris lumbricoides*, no tratamento da constipação intestinal ou por ingestão acidental, pode ser causa de pneumonia lipoide exógena aguda, embora com maior frequência cause quadro crônico.

Quadro clínico

As manifestações podem ocorrer logo em seguida ou horas após o evento aspirativo. Tendem a ser mais precoces e mais graves quando o volume é grande (acima de 1 mℓ/kg), quando o conteúdo é mais ácido (pH inferior a 2,5) e nas aspirações de materiais particulados.

As manifestações clínicas iniciais incluem tosse, sibilância e desconforto respiratório. Nos quadros mais graves, apneia e bradicardia podem ser as principais manifestações. Podemos encontrar ainda: cianose, edema pulmonar e insuficiência respiratória.

O comprometimento dos mecanismos de defesa respiratórios pela aspiração favorece a ocorrência de pneumonia bacteriana secundária, que deve ser suspeitada quando houver piora clínica, com febre e leucocitose, depois de melhora inicial.

Os hidrocarbonetos voláteis, como gasolina e querosene, são de alto risco para pneumonite grave, lesão pulmonar aguda e morte por asfixia. Podem também ter repercussões sistêmicas em órgãos do sistema gastrintestinal, olhos, coração e sistema nervoso central (SNC). Minerais mais leves e óleos combustíveis causam quadros mais brandos.

Diagnóstico

Clínico

O diagnóstico, predominantemente clínico, é mais fácil quando há história de vômitos, engasgos ou alimentação seguidos de tosse. Pode ser confirmado por aspiração traqueal de conteúdo gástrico. A broncoscopia pode ser útil eventualmente para diferenciar entre aspiração de líquido e de conteúdo particulado, quando pode ser também terapêutica.

Por imagem

Radiografia de tórax

Mesmo nas grandes aspirações, a radiografia do tórax pode levar 6 a 8 horas para mostrar alterações, enquanto nas aspirações menores este tempo pode ser de 24 a 48 horas. As alterações mais comuns são hiperinsuflação pulmonar, infiltrados pulmonares localizados ou difusos e atelectasias. As regiões mais acometidas são o segmento posterior dos lobos superiores e o segmento superior dos lobos inferiores. Áreas de consolidação e formação de abscesso podem ser verificadas quando ocorre processo infeccioso secundário.

Tomografia computadorizada de tórax

Pouco útil nas aspirações agudas.

Laboratorial

Gasometria arterial

Útil para identificar a gravidade da hipoxemia e direcionar o suporte ventilatório.

Diagnóstico diferencial

O principal diagnóstico diferencial é entre síndromes aspirativas de conteúdo gástrico, corpo estranho e aspiração de hidrocarbonetos. Muitas vezes é difícil diferenciar a lesão pulmonar por aspiração das pneumonias bacterianas também.

Tratamento

Medidas gerais

As medidas emergenciais têm como objetivos desobstruir as vias respiratórias, melhorar a oxigenação e evitar lesões pulmonares ou disseminação do material aspirado.

Dependendo da gravidade de cada caso, podem ser especialmente úteis: aspiração das vias respiratórias, que pode inclusive confirmar o diagnóstico, oxigenoterapia e ventilação mecânica.

Após avaliação clínica cuidadosa, a observação em casa pode ser a única medida para crianças assintomáticas. Os familiares devem ser orientados a retornar ao hospital caso surjam anormalidades como dispneia, tosse intensa ou febre.

A maioria dos pacientes com síndrome aspirativa aguda se recupera dentro de 2 a 3 semanas.

Na aspiração de hidrocarbonetos, o esvaziamento gástrico é contraindicado e o tratamento deve ser apenas de suporte. Há relatos de tratamento com surfactante pulmonar exógeno.

Fármacos

Broncodilatadores. Podem ser usados, mas as evidências de benefícios são limitadas.

Antibioticoterapia. Não é indicada como medida profilática, mas é essencial quando há pneumonia bacteriana secundária. A antibioticoterapia empírica deve cobrir germes anaeróbios e, em pacientes hospitalizados ou crônicos, *Staphylococcus aureus*, *Pseudomonas* e outros gram-negativos entéricos.

Complicações

As principais complicações das aspirações agudas são atelectasias, insuficiência respiratória e pneumonia bacteriana.

Prevenção

Deve-se estar atento às medidas preventivas em situações ou pacientes de risco como:
- Em pacientes graves, em CTI: cabeceira elevada a 30 a 45°, alimentação por sonda enteral, higiene oral adequada, minimizar o uso de sedativos, monitorar resíduos gástricos, entre outras
- No pré-operatório: suspender dieta e líquidos orais por horas antes da cirurgia, de acordo com o Quadro 85.3
- Os períodos apresentados no Quadro 85.3 são intervalos mínimos de jejum. Pode ser necessário ampliar o período de jejum, por exemplo, na criança com retardo do esvaziamento gástrico, enfermidade grave, ou politraumatismo.

SÍNDROMES ASPIRATIVAS

QUADRO 85.3	Suspensão progressiva da dieta no pré-operatório.
Tempo antes da cirurgia (h)	**Alimentos suspensos**
8	Alimentos sólidos
6	Leite em fórmula, sucos, gelatina, sorvete
4	Leite materno
2	Água

Os pacientes com alterações de consciência devem sempre ser considerados de alto risco para aspiração.

■ Síndromes aspirativas crônicas

Fisiopatologia

As síndromes aspirativas crônicas resultam da aspiração recorrente de material gástrico, alimento ou saliva.

Dentre as causas destacam-se incoordenação da deglutição, disfagia, doença do refluxo gastrosofágico (DRGE), afecções neurológicas e malformações congênitas.

Em pacientes com história de constipação intestinal crônica, o tratamento com óleo mineral, fortemente desencorajado, ainda é uma prática encontrada. Seu uso também é frequente no tratamento de suboclusão intestinal por *Ascaris lumbricoides*. Outros produtos, como gotas nasais, podem ter óleo em sua composição e causar pneumonia lipoide. Esta substância é viscosa, inibe o reflexo da tosse e de engasgo, e é facilmente aspirada para os pulmões até em indivíduos sadios, causando pneumonia lipoide exógena.

Este risco é ainda maior em crianças com comprometimento neurológico, distúrbios da deglutição, ou refluxo gastresofágico, entre outras condições favorecedoras de aspiração.

O comprometimento pulmonar progressivo por aspiração crônica pode resultar em inflamação granulomatosa, pneumonite intersticial, fibrose pulmonar, pneumonia lipoide, bronquiectasias e bronquiolite obliterante.

Quadro clínico

Tosse crônica e sibilância são as manifestações mais comuns de aspiração crônica. Por meio da anamnese cuidadosa pode-se identificar engasgos ou asfixia durante a alimentação, vômito, tosse noturna, entre outros dados que dão pistas diagnósticas, assim como história de bronquite, pneumonias de repetição, respiração ruidosa, apneia, laringospasmo e comprometimento do desenvolvimento neurológico e/ou nutricional. Respiração ruidosa, laringospasmo, sibilância, roncos pulmonares e estertores são alguns dos achados possíveis ao exame físico. Na dependência da causa, sinais de doença neurológica crônica e alterações dismórficas, como micrognatia e macroglossia, e desnutrição podem estar presentes. A observação da alimentação bem como a realização de ausculta pulmonar após a alimentação são importantes mecanismos na avaliação da deglutição.

A pneumonia por aspiração de óleo mineral é subdiagnosticada e sua identificação depende muito da suspeição clínica. A clínica pode variar desde assintomática ou com sintomas leves e inespecíficos, como tosse e taquipneia, até quadros graves, com insuficiência respiratória. Radiograficamente expressa-se como opacidade persistente no parênquima pulmonar, sem resposta a tratamentos para pneumonia comunitária e tuberculose (Figura 85.1). Diante

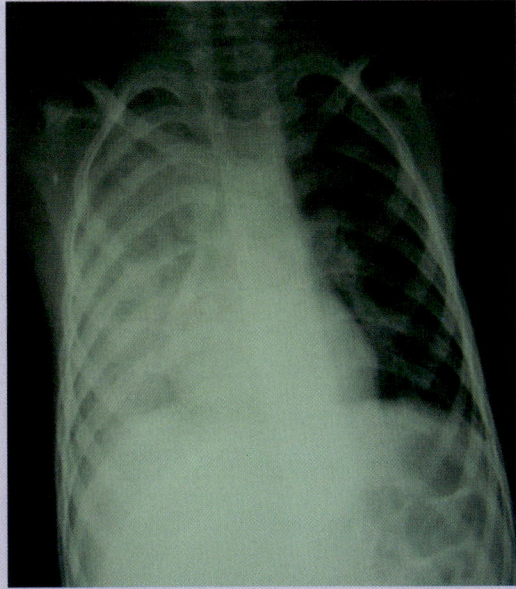

Figura 85.1 Pneumonia lipoide por aspiração crônica de óleo mineral, o qual fora prescrito para constipação intestinal em criança com encefalopatia crônica após asfixia.

deste quadro, a história de uso de óleo mineral deve ser pesquisada na anamnese. A pneumonia lipoide exógena é um importante diagnóstico diferencial de pneumonia arrastada, crônica ou "de repetição".

Diagnóstico

Não existe um padrão-ouro para diagnosticar aspiração pulmonar crônica. Existem poucos testes com boas especificidade e sensibilidade.

Podemos encontrar mais de um mecanismo envolvido.

Clínico
A avaliação clínica cuidadosa é a que mais auxilia na tomada de decisões. Deve-se estar especialmente atento à identificação de fatores predisponentes da aspiração crônica.

Por imagem
A radiografia e a tomografia computadorizada de tórax têm papel na identificação da lesão pulmonar e no acompanhamento da progressão da doença.

Radiografia de tórax
Apresenta uma grande variedade de achados possíveis, como infiltrados difusos, lobares ou segmentares, espessamento peribrônquico, atelectasias e bronquiectasias. Os segmentos pulmonares mais envolvidos são os segmentos superiores dos lobos inferiores e os posteriores do lobo superior.

Tomografia computadorizada de tórax
É mais sensível para detectar lesões nas vias respiratórias e no parênquima pulmonar causadas pela aspiração.

Os achados são inespecíficos, mas associados à clínica auxiliam no diagnóstico. Podem ser identificados: espessamento peribrônquico, aprisionamento aéreo, bronquiectasias, opacidades em vidro fosco e opacidades centrolobulares (árvore em brotamento). Pode ajudar na identificação da causa da aspiração, em casos como de fístula traqueoesofágica ou traqueopulmonar. Nas pneumonias lipoídicas, por exemplo, por aspiração de óleo mineral, o aspecto tomográfico também auxilia no diagnóstico.

Broncoscopia
Broncoscopia flexível com pesquisa de macrófagos com gordura no lavado broncoalveolar (LBA)
O conteúdo gástrico frequentemente contém lipídios. O índice de macrófagos com gordura no LBA auxilia na avaliação da aspiração. Porém, é inespecífico. Pode estar aumentado também em outras situações, por exemplo, fibrose cística, embolia gordurosa e bronquiolite obliterante. O diagnóstico de pneumonia lipoide é confirmado pelo LBA. O aspecto macroscópico é opalescente, com gordura sobrenadante, e a confirmação se dá pelo Sudan, que cora em laranja a gordura presente no meio extracelular e nos vacúolos citoplasmáticos dos macrófagos. A depuração do óleo mineral dos pulmões é difícil e lenta e sua permanência pode levar a fibrose pulmonar. Broncoscopias repetidas com LBA são também um dos recursos terapêuticos da pneumonia lipoide exógena.

Broncoscopia rígida
Para avaliação de casos suspeitos de fenda laríngea ou fístula traqueoesofágica.

Diagnóstico de mecanismos específicos

Disfagia

Videofluoroscopia (videodeglutograma)
É o padrão-ouro para avaliação das diferentes fases da deglutição e de suas anormalidades. Técnicas normais de alimentação da criança são avaliadas. Utiliza-se sulfato de bário como contraste nos alimentos e observa-se a alimentação dinamicamente através de um aparelho que utiliza raios X, sendo tudo gravado em vídeo. Este exame, por ser gravado, permite assistir todo o processo quantas vezes for necessário e expõe o paciente a menos radiação do que o deglutograma sem vídeo, em que são realizadas várias radiografias que registram apenas momentos do processo.

Endoscopia com fibra óptica
Avalia as fases orais e faríngeas da deglutição, mas não avalia os eventos depois da contração faríngea.

A videofluoroscopia e a endoscopia se complementam na avaliação clínica dos pacientes com suspeita de aspiração. Também podem ajudar na definição dos procedimentos de alimentação e das técnicas de deglutição a serem instituídas.

Refluxo gastresofágico

pH-metria
Monitoramento do pH esofágico por 24 horas. Tem sido considerada a peça-chave no diagnóstico de RGE, mas só avalia refluxos ácidos, sendo necessária sua associação com outros exames. Não documenta os refluxos não ácidos que possam ocorrer e causar doença pulmonar.

Impedância intraluminal e monitoramento do pH
Avalia todas as formas de refluxo. Mede a impedância elétrica em vários níveis do esôfago, o movimento de líquidos e a passagem de ar. O pH é medido simultaneamente (diferenciando entre material ácido e não ácido).

Cintigrafia gastresofágica (*milk scan*)
Usa o radiofármaco tecnécio-99. Considerado um método de detecção fisiológica de refluxo e aspiração, mas não discrimina aspiração direta de aspiração por refluxo.

Esofagograma por bário
Útil para anormalidades anatômicas, como anel vascular, hérnia de hiato e fístula traqueoesofágica. Também dá informações qualitativas sobre a motilidade do esôfago. É de observação rápida e pouco sensível.

Aspiração de saliva

Salivograma com radionuclídeo
Útil na avaliação do conteúdo do esôfago. Muito estudado em pacientes com paralisia cerebral, disfunção laríngea após cirurgia, disfunção orofaríngea associada a outras comorbidades e prematuridade.

Útil para identificar aqueles pacientes cuja intervenção cirúrgica possa minimizar o risco de aspiração.

Aspirado traqueobrônquico
Só realizado em pacientes traqueostomizados.

Tratamento

Clínico
Deve ser direcionado à causa básica. Busca-se diminuir o risco de aspiração por técnicas de nutrição e hidratação individualizadas.

Na disfagia
A disfagia deve ser avaliada de forma multidisciplinar (pediatras, otorrinolaringologistas, neurologistas, psicólogos, gastrenterologistas, pneumologistas e cirurgiões) para definir a conduta adequada, como medidas posturais e melhor consistência dos alimentos.

A gastrostomia ou a jejunostomia pode estar indicada nos pacientes que não conseguem receber a taxa calórica necessária por via oral. A fundoplicatura também pode ser necessária, especialmente nas encefalopatias crônicas.

Nos casos de disfagia leve, medidas posturais e mudança da consistência e do volume alimentar podem ser suficientes.

Alimentação por sonda é um recurso útil de forma temporária em alguns casos.

No refluxo

Medidas dietéticas
Restrição de volume e modificação na consistência dos alimentos.

Inibidores da secreção ácida
- Ranitidina: grande eficácia em crianças com refluxo leve
- Inibidores da bomba de prótons (omeprazol, lansoprazol): diminuem as secreções ácidas gástricas e aumentam o pH intragástrico. Mais eficazes do que a ranitidina.

Agentes procinéticos
- Domperidona: aumenta a motilidade e o esvaziamento gástrico. Tem mostrado pouca eficácia na redução dos sintomas de refluxo em crianças
- Eritromicina: aumenta a motilidade gastrintestinal por agir diretamente nos receptores de motilina, hormônio secretado no trato gastrintestinal durante o jejum. Requer mais estudos.

Fundoplicatura
Procedimento antirrefluxo mais utilizado em crianças com sintomas respiratórios graves e persistentes e aspiração por refluxo.

Deve-se ter cuidado especial com a presença de dismotilidade esofágica antes de realizar a fundoplicatura porque pode resultar no acúmulo de secreção oral no esôfago, o que elevaria o risco de aspiração.

Por saliva

Agentes anticolinérgicos orais
Reduzem a morbidade e os efeitos colaterais da sialorreia.

Glicopirrolato ou escopolamina
Reduzem a salivação, mas existem poucos estudos sobre sua ação a longo prazo.

Toxina botulínica
Injetada dentro das glândulas salivares para controle da sialorreia em crianças com paralisia cerebral. Há bons resultados, mas ainda precisa ser mais bem estudada.

Outras opções
Nos casos mais graves, podem ser úteis: ligação ductal submandibular e parotídea, excisão de glândula submandibular e ligação do ducto parotídeo.

A traqueostomia é importante para crianças encefalopatas com aspiração salivar frequente, facilitando a toalete das vias respiratórias.

Outro procedimento nos casos graves é a separação laringotraqueal. Ela elimina definitivamente a aspiração, mas provoca uma série de sequelas.

> **NÃO ESQUEÇA**
> - As síndromes aspirativas podem ser agudas ou crônicas
> - As agudas são em sua maioria de conteúdo gástrico
> - Em casos de piora evolutiva, é importante pensar na possibilidade de pneumonia bacteriana secundária
> - Aspiração aguda de hidrocarbonetos voláteis (gasolina, querosene etc.), geralmente por ingestão acidental, é especialmente grave. Nestes casos, a aspiração gástrica é contraindicada
> - O óleo mineral deve ser evitado em crianças pelo risco de causar pneumonia lipoide, que é uma pneumonia crônica, de instalação silenciosa e difícil tratamento
> - Aspirações crônicas são geralmente de alimentos, conteúdo gástrico ou saliva
> - Podem ser silenciosas, mas comumente acabam levando a sintomas recorrentes ou crônicos, entre os quais se destacam tosse e sibilância
> - Causam lesões pulmonares permanentes e progressivas e são a principal causa de morte em encefalopatas crônicos
> - Os mecanismos podem ser múltiplos, como disfagia, RGE e aspiração de saliva
> - A investigação e o tratamento devem ser individualizados.

■ Bibliografia

Benedictis FM, Carnielli VP, Benedictis D. Aspiration lung disease. Pediatr Clin N Am. 2009; 56:173-90.

Durvasula VSPB, O'Neill AC, Richter GT. Otopharyngeal dysphagia in children. Mechanism, source and management. Otolaryngol Clin N Am. 2014; 47:691-720.

Joliff HA, Fletcher E, Roberts KJ et al. Pediatric hydrocarbon-related injuries in the United States: 2000-2009. Pediatrics. 2013; 131(6):1139-47.

Mastropietro CW, Valentine K. Early administration of intratracheal surfactante (Calfactant) after hydrocarbon aspiration. Pediatrics. 2011; 127(6):e1600-4.

Sias SMA, Ferreira AS, Daltro PA et al. Evolução de pneumonia lipoide exógena em crianças: aspectos clínicos e radiológicos e o papel da lavagem broncoalveolar. J Bras Pneumol. 2009; 35(9):839-45.

Seção 9

CARDIOLOGIA

Sumário

86. Criança com Sopro Cardíaco, 477
87. Dor Torácica, 483
88. Hipertensão Arterial na Infância, 487
89. Febre Reumática, 493
90. Arritmias, 498
91. Cardiopatias Congênitas Acianóticas, 503
92. Cardiopatias Congênitas Cianóticas, 516
93. Endocardite Infecciosa, 527
94. Miocardite Aguda, 534
95. Pericardite, 539
96. Insuficiência Cardíaca, 544
97. Choque Cardiogênico, 548

Coordenadora: Ana Flávia Malheiros Torbey

CARDIOLOGIA

86 CRIANÇA COM SOPRO CARDÍACO

Aurea Azevedo Grippa e Ana Flávia Malheiros Torbey

■ Introdução

Os sopros cardíacos são achados comuns no exame clínico de pacientes pediátricos. Estima-se que ao longo da infância e da adolescência 50 a 60% das crianças apresentarão sopro cardíaco, a despeito da incidência de cardiopatia congênita corresponder a 0,8 a 1% na população geral. A abordagem inapropriada dos sopros na infância acarreta impacto social, psicológico e clínico ao paciente. A sistematização da avaliação do paciente com sopro possibilita ao pediatra uma abordagem mais objetiva e eficaz. Neste capítulo objetiva-se fornecer ferramentas que possibilitem a distinção entre os sopros patológicos e os funcionais ("inocentes"), facilitando a decisão entre uma abordagem diagnóstica de urgência ou ambulatorial.

■ Classificação

Os sopros podem ser classificados, de forma prática, em relação à apresentação no ciclo cardíaco, à intensidade e à localização (Figura 86.1).

Apresentação no ciclo cardíaco

Sopros sistólicos

Podem ocupar o início (*proto*), o meio (*meso*), o fim (*tele*) ou toda (*holo*) a sístole. Exemplos: sopro protossistólico (sopro vibratório ou de Still); sopro holossistólico (sopro da comunicação interventricular); sopro telessistólico (sopro de ejeção pulmonar ou de Evans).

Sopros diastólicos

Não há ocorrência de sopro funcional nesta fase do ciclo cardíaco. O achado de sopro diastólico caracteriza a presença de cardiopatia. Exemplo: sopro mesodiastólico – estenose valvar mitral comum na evolução tardia da febre reumática (ou de Carey-Coombs).

Sopros contínuos

Ocupam a sístole e a diástole. Alguns sopros funcionais podem se apresentar como contínuos. Exemplo: funcional (zumbido venoso), patológico (persistência do canal arterial [PCA]; também chamado de sopro de Gibson).

Intensidade

Classificação de Levine (6 graduações):
- +: muito sutil, auscultado em sua maioria por especialista (muitas vezes detectável somente com manobras semióticas)
- ++: baixa intensidade, auscultado em todas as posições (ortostática ou decúbito)
- +++: moderada intensidade, bem audível, sem frêmito
- ++++: maior intensidade e associada a frêmito
- +++++: grande intensidade, presença de frêmito e audível somente com a borda do estetoscópio
- ++++++: grande intensidade, presença de frêmito e audível mesmo com o estetoscópio afastado do tórax (sem tocar a pele).

Localização

Restrito a um foco de ausculta

Audível em um único foco precordial (comum nos sopros funcionais).

Irradiado a um ou mais focos

Maior intensidade em um foco com irradiação aos demais (mais comum nos sopros patológicos).

■ Epidemiologia

A maior causa de sopro assintomático é o sopro funcional, sendo menor que 1% a incidência de cardiopatia nos pacientes que apresentam sopro ao longo da infância. Além disso, estatísticas mostram que 61% dos pacientes encaminhados ao cardiologista pediátrico apresentavam sopro funcional. No período neonatal, algumas cardiopatias congênitas podem se apresentar sem sopro, porém cianose persistente apesar do uso de oxigênio ou sinais de baixo débito e choque são sinais clínicos significativos. Após o período neonatal, todas as cardiopatias congênitas têm como manifestação o sopro cardíaco que se apresenta, frequentemente, associado a dispneia, dificuldade de ganho ponderal, insuficiência cardíaca ou cianose, conforme a sua fisiopatologia de hiperfluxo ou hipofluxo pulmonar.

■ Etiologia

Os sopros patológicos apresentam importante significado na infância pois requerem acompanhamento e tratamento especializados. A etiologia deve-se à presença de cardiopatia estrutural congênita (comunicação interatrial [CIA], comunicação interventricular [CIV], persistência do canal arterial, coarctação da aorta, estenose e atresia pulmonar, estenose e atresia aórtica, transposição dos grandes vasos) bem como suas cirurgias (corretivas ou paliativas); adquirida ao longo da infância (febre reumática, miocardite, miocardiopatia hipertrófica) ou doenças sistêmicas de repercussão cardiovascular (colagenoses, insuficiência renal crônica, doença pulmonar obstrutiva crônica) – descritos nos *Capítulos 91* e *92*.

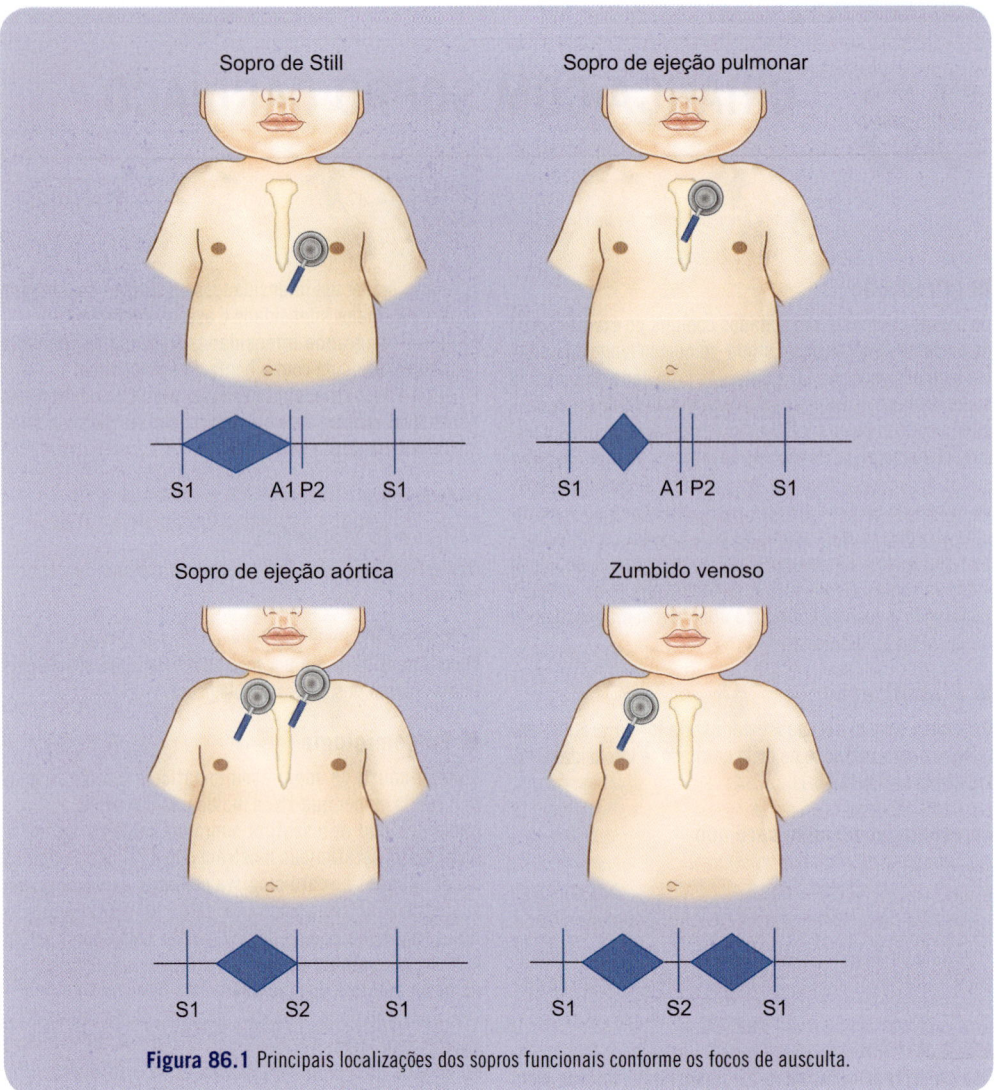

Figura 86.1 Principais localizações dos sopros funcionais conforme os focos de ausculta.

Devido à alta prevalência dos sopros na infância, à possibilidade de um diagnóstico cardiovascular causar estresse e ansiedade ao paciente e seus familiares e à importância do reconhecimento e do tratamento precoce de alguns sopros patológicos, enfatizaremos as principais características etiológicas dos sopros funcionais:

- Sopro vibratório ou de Still
    - Incidência entre 2 e 6 anos de idade
    - Da região média para baixo à esquerda do esterno
    - Característica musical (como "apito de navio" ou "órgão de tubo"), pois sua origem relaciona-se com a vibração das cordas tendíneas da valva mitral
- Sopro de ejeção pulmonar
    - Pode ser auscultado ao longo de toda a infância e persistir pela adolescência
    - Sua localização principal é na borda esternal esquerda superior
    - Tem característica auscultatória de sopro curto de ejeção sistólica e é provocado pela passagem do fluxo sanguíneo através do anel valvar em crescimento
    - Comum nas anemias e situações de hiperdinamismo (febre, infecção, doenças inflamatórias, taquicardia)
- Sopro de ejeção aórtica
    - Observa-se em crianças e adolescentes, podendo permanecer na idade adulta
    - Audível na borda esternal direita, região supraclavicular (regiões do foco aórtico)
    - Apresenta-se como um sopro curto, ejetivo, no início da sístole (protossistólico)

- Apresenta o mesmo mecanismo do sopro de ejeção pulmonar
- Comum nas mesmas situações do sopro de ejeção pulmonar.

Fisiopatologia

Os sopros funcionais provêm de eventos hemodinâmicos fisiológicos do coração em desenvolvimento. O alongamento das câmaras cardíacas e cordoalhas tendíneas, o aumento progressivo do fluxo através da valva pulmonar decorrente da queda da resistência vascular pulmonar após os 2 meses de idade, o alto fluxo proveniente do cérebro em desenvolvimento através das veias jugulares e as mudanças posturais ocasionadas pelo desenvolvimento psicomotor normal são os principais fatores implicados na gênese dos sopros fisiológicos.

Em contrapartida, os sopros patológicos apresentam como fisiopatologia os curtos-circuitos (*shunts*) entre as cavidades cardíacas, obstruções ao fluxo (estenoses) ou refluxo sanguíneo por incompetência valvar (insuficiência ou regurgitação). Consideremos as doenças cardiovasculares mais comuns na infância.

PCA. *Shunt* aortopulmonar presente na sístole e diástole cardíacas devido à baixa pressão na artéria pulmonar em relação à aorta constatada em todo o ciclo cardíaco, resultando em sopro contínuo.

CIA. *Shunt* entre cavidades de baixa pressão (átrios) que gera aumento do volume às cavidades direitas (átrio e ventrículo), dando origem a ruído diastólico na valva tricúspide (ruflar) e sopro sistólico pulmonar por passagem de grande volume pelos anéis valvares.

CIV. *Shunt* entre cavidades de alta pressão (ventrículos) que gera ruído intenso na presença de orifício pequeno (grande turbulência do sangue) e ruído de baixa intensidade nos grandes defeitos (fluxo livre entre as cavidades com baixa turbulência do sangue). Portanto, nesta situação o ruído é inversamente proporcional à gravidade.

Estenose valvar. Aceleração do fluxo promovendo turbilhonamento quando em passagem pelo orifício valvar de menor diâmetro. Quando ocorrendo nas valvas atrioventriculares (tricúspide e mitral), apresenta-se como diastólico, e nas valvas semilunares (pulmonar e aórtica), como sopro sistólico.

Insuficiência valvar. Retorno de parte do fluxo sanguíneo à cavidade de origem após cada fase do ciclo cardíaco. Nas regurgitações mitral e tricúspide, o sopro é sistólico em seus respectivos focos. A irradiação observada na insuficiência mitral demonstra o trajeto do fluxo regurgitante. Por exemplo, na lesão reumática o sopro geralmente tem irradiação para a linha axilar ou circunda o tórax à esquerda, demonstrando o grande retorno de fluxo para a região posterior do átrio esquerdo por lesão do folheto mitral posterior. Na insuficiência tricúspide grave, observa-se aumento da congestão da veia cava superior, observada ao exame físico como turgência jugular e pulso jugular.

O conhecimento destes mecanismos propicia melhor investigação dos achados ao exame clínico por meio de manobras propedêuticas e correlação com o ciclo cardíaco.

Quadro clínico

Nos sopros funcionais, a despeito da presença do sopro cardíaco, os demais parâmetros do exame clínico do paciente encontram-se normais. Seu achado pode ser concomitante à presença de doenças sistêmicas agudas como infecções, febre, anemias, doenças inflamatórias, em que observaremos o predomínio dos sinais e sintomas de tais condições clínicas.

Nas cardiopatias congênitas ou adquiridas, a apresentação clínica poderá ocorrer com seguintes achados: insuficiência cardíaca, hipertensão arterial, taquicardia, taquipneia, cianose, baixo débito, déficit de ganho ponderal, palidez cutânea, infecção respiratória de repetição ou a associação de mais de um desses sinais ou sintomas.

Diagnóstico

Clínico

A realização de uma anamnese completa visa esclarecer a presença de antecedentes que sugiram cardiopatias congênitas ou adquiridas. É comum em pacientes com histórico de prematuridade, principalmente os que nasceram com peso inferior a 1.500 g, a persistência do canal arterial, bem como pacientes com histórico de quadro viral nas 3 ou 4 semanas que antecedem a ausculta patológica necessitarem afastar a instalação de miocardite viral.

O exame clínico deve contemplar inspeção geral, oximetria de pulso, palpação dos pulsos e precórdio, aferição da pressão arterial com interpretação pela tabela idade × estatura (Anexo D), a ausculta minuciosa dos focos precordiais e a realização de manobras propedêuticas que auxiliem no diagnóstico diferencial dos sopros.

Inspeção geral. Afastar fácies sugestiva de síndromes genéticas, cianose ou palidez cutânea. As síndromes genéticas apresentam maior possibilidade de cardiopatia congênita e, na sua suspeita, o paciente deverá ser submetido à avaliação cardiovascular especializada tão logo possível. Nos pacientes com síndrome de Down, a avaliação cardiovascular deverá ser realizada ainda no 1º mês de vida, pois 60% deles têm uma cardiopatia congênita.

Palpação dos pulsos. Palpar todos os pulsos periféricos e centrais realizando análise comparada entre os dimídios e também entre membros superiores e inferiores. Achados patológicos: diferença de pulsos entre segmentos sugere coarctação da aorta (também se apresenta com hipertensão arterial sistêmica). Pulsos difusamente diminuídos são comuns na estenose aórtica ou nas síndromes de baixo débito. Pulsos de amplitude aumentada podem estar presentes na persistência do canal arterial, associados ao sopro contínuo.

Aferição da pressão arterial. A aferição da pressão arterial como parte rotineira do exame clínico pediátrico favorece a detecção de doenças adquiridas e, em uma primeira avaliação, a exclusão de doenças congênitas. Pressão arterial acima do P99 para a idade nos membros superiores e a presença de sopro em foco aórtico ou dorso superior podem orientar ao diagnóstico da coarctação da aorta. Nesta situação, a medida da pressão arterial nos membros inferiores será útil, observando-se a diminuição de 20 a 30 mmHg em relação aos membros superiores.

Sugere-se que, na presença de sopro em foco aórtico, a pressão arterial seja aferida, com a técnica apropriada, nos quatro membros, para exclusão de coarctação aórtica.

Ausculta cardíaca e manobras propedêuticas. A ausculta associada a manobras semiológicas é especialmente útil no diagnóstico dos sopros funcionais.

Essas manobras visam modificar as condições de fluxo cardíaco em cada cavidade para melhor observação da repercussão sobre a intensidade e duração dos sopros. São elas:

- Suave compressão da veia jugular externa direita: inicialmente é possível perceber um discreto frêmito na jugular e, em seguida, com o aumento da pressão sobre a mesma, observa-se o desaparecimento do sopro contínuo ou a persistência de um discreto sopro sistólico infraclavicular direito (diagnóstico de provável "zumbido venoso")
- Flexão sobre o tórax ou elevação dos membros inferiores: promove o aumento da resistência vascular periférica e torna os sopros vibratório e de ejeção aórtica mais intensos. Também promove aumento do sopro de ejeção pulmonar por aumento do retorno venoso ao coração direito
- Posição ortostática: propicia a diminuição dos sopros ejetivo aórtico e vibratório
- Inspiração profunda seguida de apneia (manobra de Rivero Carvalho): promove o desaparecimento do desdobramento fisiológico da segunda bulha e o aumento do sopro de ejeção pulmonar por aumento do retorno venoso ao coração direito
- Expiração profunda seguida de apneia (manobra de Valsalva): promove diminuição do sopro de ejeção aórtica por diminuição do enchimento ventricular.

Oximetria de pulso. Particularmente útil no rastreio das cardiopatias congênitas no período neonatal, quando também é conhecida como teste de oximetria ou teste do coraçãozinho. Consiste na aferição da saturação de oxigênio ($SatO_2$) nos recém-nascidos entre 36 e 48 horas de vida, por 2 minutos em cada membro direito (superior e inferior), objetivando identificar as cardiopatias ducto-dependentes. Uma $SatO_2 > 96\%$ afasta as cardiopatias ducto-dependentes e a interpretação da $SatO_2 \leq 95\%$ é realizada conforme a Figura 86.2. Entretanto, nas situações em que houver dúvida sobre a existência de uma doença cianótica (eventual crise cianótica e seus diagnósticos diferenciais), os pacientes poderão ser rastreados por este método em qualquer idade. A maioria das doenças cianóticas apresenta-se no período neonatal, mas uma $SatO_2 \leq 95\%$ nas crianças maiores, na ausência de doença pulmonar, pode representar comprometimento cardiovascular.

Laboratorial

Os exames laboratoriais iniciais visam afastar condições secundárias que levem ao sopro, principalmente as anemias carenciais, que são achados comuns da infância. Outros exames laboratoriais visam esclarecer a suspeita de doenças sistêmicas com repercussão cardiovascular, como por exemplo, velocidade de hemossedimentação (VHS), proteína C reativa (PCR) ou provas de atividade reumatológica quando houver suspeita de doenças do colágeno.

Por imagem

Radiografia de tórax

Contribui afastando as alterações do tamanho das cavidades cardíacas, da distribuição da vasculatura pulmonar e as doenças pulmonares concomitantes.

Eletrocardiograma

Apresenta pequena contribuição no diagnóstico das cardiopatias congênitas, entretanto, pode ajudar a excluir arritmias,

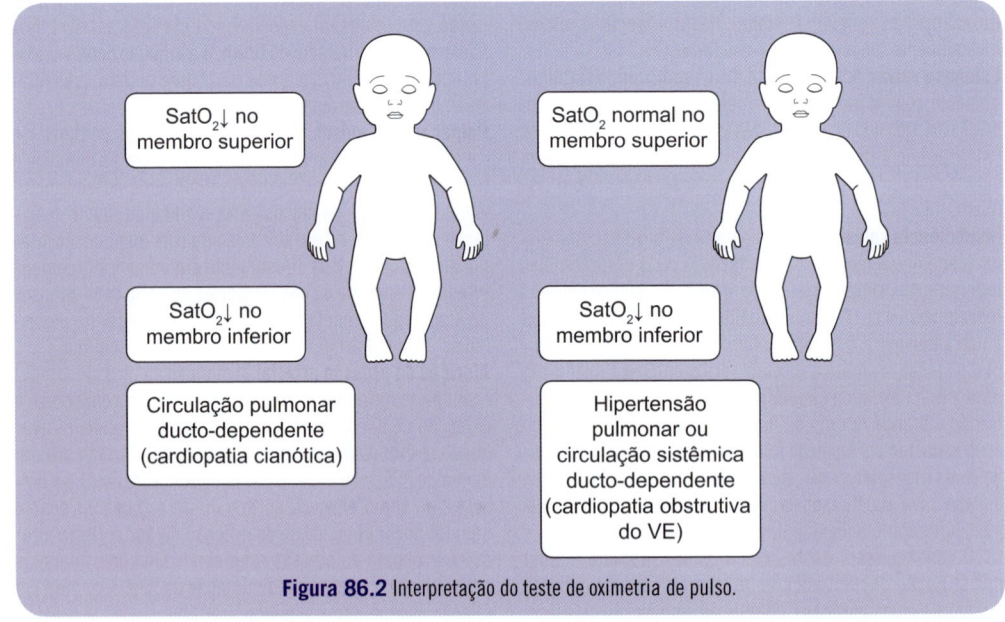

Figura 86.2 Interpretação do teste de oximetria de pulso.

ou fornecer pistas para o diagnóstico de miocardite e derrame pericárdico (bloqueio atrioventricular de 1º grau, desnível do segmento ST e/ou baixa voltagem em todas as derivações podem estar presentes nestas situações).

Ecocardiograma bidimensional com Doppler colorido
"Padrão-ouro" para o diagnóstico estrutural e funcional cardíaco.

Diagnóstico diferencial

Apesar da possibilidade de os sopros funcionais serem facilmente confundidos com algumas doenças cardiovasculares, estas em sua maioria caracterizam-se por baixa morbidade, propiciando tempo hábil ao diagnóstico efetivo sem prejuízo ao paciente.

Diagnóstico diferencial dos sopros funcionais:
- Zumbido venoso: PCA
- Ejeção aórtica: estenose aórtica (EAo)
- Ejeção pulmonar: estenose pulmonar (EP) ou CIA
- Vibratório ou de Still: CIV ou insuficiência mitral (IM).

Situações que sugerem doença cardiovascular:
- Sopros diastólicos
- Sopros holossistólicos
- Sopros telessistólicos
- Sopros com frêmito
- Sopros contínuos de alta frequência
- Outras alterações na ausculta ou no exame clínico (sinais de insuficiência cardíaca, cianose, hipertensão arterial, aumento ou diminuição dos pulsos, estalidos, hiperfonese de bulhas e frêmitos).

Tratamento

Medidas gerais

O acompanhamento clínico pode ser inicialmente realizado pelo pediatra. Nos sopros funcionais, não há necessidade de acompanhamento pelo cardiopediatra após a conclusão de tal diagnóstico. Nas situações de sopros patológicos, o acompanhamento conjunto é aconselhado para melhor manuseio tanto do crescimento e desenvolvimento saudáveis da criança quanto para avaliação e controle da sua cardiopatia específica.

Fármacos

O tratamento das causas secundárias pode propiciar o desaparecimento, a médio e longo prazos, do sopro funcional. A compensação clínica medicamentosa ou transfusional nas situações de anemia carencial ferropriva ou das anemias crônicas hemolíticas pode determinar o desaparecimento do sopro. Nas demais situações de sopro funcional, não há indicação terapêutica farmacológica.

Outras intervenções

Acompanhamento especializado com o cardiopediatra em conjunto com o pediatra, para o planejamento de intervenções terapêuticas medicamentosas, cirúrgicas ou intervencionistas por hemodinâmica, é recomendado nos sopros patológicos, ou seja, na presença de cardiopatia congênita ou adquirida (Figura 86.3).

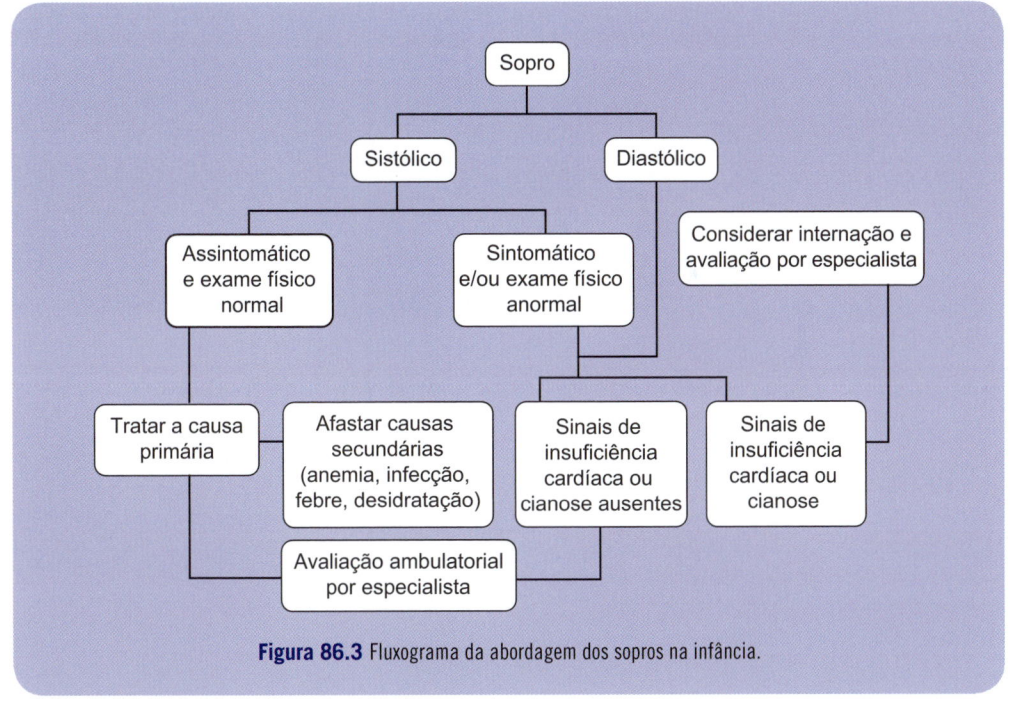

Figura 86.3 Fluxograma da abordagem dos sopros na infância.

Bibliografia

Chizner MA. Cardiac auscultation: rediscovering the lost art. Curr Probl Cardiol. 2008; 33:326-408.

Etoom Y, Ratnapalan S. Evaluation of children with heart murmurs. Clin Pediatr. 2014; 53(2):111-7.

Frank JE, Jacobe KM. Evaluation and management of heart murmurs in children. Am Fam Physician. 2011; 84(7):793-800.

Mackie AS, Jutras LC, Dancea AB et al. Can cardiologists distinguish innocent from pathologic murmurs in neonates? J Pediatr. 2009; 154:50-4.

Mahle WT, Martin GR, Beekman RH et al. Endorsement of health and human services recommendation for oximetry screening for pulse critical congenital heart disease. Pediatrics. 2012; 129:190-2.

Manning D, Paweletz A, Robertson JL. Management of asymptomatic heart murmurs in infants and children. Paediatrics Child Health. 2008; 19(1):25-9.

Naik RJ, Shah NC. Teenage heart murmurs. Pediatr Clin N Am. 2014; 61:1-16.

Niccolls C. Examination of the newborn: the innocent heart murmur. J Neonatal Nurs. 2009; 15:38-46.

CARDIOLOGIA

87 DOR TORÁCICA

Ana Flávia Malheiros Torbey

■ Introdução

A dor torácica é uma queixa relativamente comum entre crianças e adolescentes e, apesar de alarmar os pais, na maioria das vezes é benigna na faixa etária pediátrica. A sua abordagem cuidadosa é importante, pois o diagnóstico diferencial é amplo e uma doença grave pode estar presente (Figura 87.1).

■ Classificação e epidemiologia

A dor torácica pode ser classificada como de origem cardíaca ou não cardíaca, esta última corresponde a até 98% dos casos. Cerca de 0,3 a 0,6% dos atendimentos na emergência pediátrica são referentes à dor torácica e não há diferença significativa entre os sexos: a relação entre meninos e meninas varia de 1:1 a 1:1,6. A idade média de início é entre 12 e 13 anos.

■ Etiologia

As causas de dor torácica na infância são inúmeras (Quadros 87.1 e 87.2).

A origem musculoesquelética é a principal causa de dor torácica de etiologia não cardíaca, geralmente estando associada a distensões musculares, trauma físico e deformidades ósseas; a dor é localizada, pode aumentar de intensidade à respiração profunda e à palpação e, na maioria dos casos, é de curta duração e autolimitada. O principal exemplo é a costocondrite.

As causas respiratórias correspondem a até 11% e devem ser avaliadas com cuidado, pois muitas vezes é necessário instituir tratamento adequado imediato, como na asma brônquica e na pneumonia. Dor aguda associada à hipoxemia pode decorrer de pneumotórax ou tromboembolia pulmonar. A asma induzida pelo exercício deve ser lembrada, pois a presença de dor durante a atividade física é sempre motivo de preocupação e existe uma tendência em associá-la ao sistema cardiovascular. Os pacientes portadores de anemia falciforme podem apresentar dor torácica devido a síndrome torácica aguda ou infartos pulmonares.

Refluxo gastresofágico, úlcera péptica e espasmo esofágico são as principais causas de dor torácica de origem gastrintestinal. É importante ressaltar que a colescistite pode apresentar-se com dor torácica.

Pacientes com ansiedade podem queixar-se de dor precordial atípica. A origem psicogênica está presente em até 1/3 dos adolescentes com esta queixa, geralmente associada a situação de estresse familiar ou escolar.

Causas cardíacas de dor torácica

As causas de origem cardiovascular são raras na infância e adolescência, com prevalência inferior a 6%. A presença de taquicardia, palidez, tontura e síncope associadas à dor aumentam a possibilidade da etiologia cardíaca.

Causas inflamatórias. A pericardite e a miocardite são abordadas em capítulos próprios (*Capítulos 94 e 95*).

Aumento da demanda e redução da oferta de oxigênio ao miocárdio. Pacientes portadores de obstrução na via de saída do ventrículo esquerdo apresentam débito reduzido para as coronárias, o que gera isquemia no miocárdio, provocando dor precordial típica. Os principais exemplos são a miocardiopatia hipertrófica e as estenoses aórticas que podem localizar-se na própria valva aórtica, acima ou abaixo do plano valvar. Nas taquiarritmias, a frequência cardíaca muito elevada aumenta o consumo de oxigênio e também pode diminuir o fluxo coronário pois o tempo de enchimento ventricular se reduz, levando à redução do débito cardíaco; assim, sintomas e sinais de baixo débito acompanham a dor.

Anomalia nas artérias coronárias. As alterações congênitas nas artérias coronárias são raras e potencialmente graves. Em alguns casos o único sintoma é a morte súbita. A dor é do tipo angina e deve-se à isquemia miocárdica. Lactentes que têm origem anômala da coronária esquerda a partir da artéria pulmonar apresentam irritabilidade intensa, alteração da perfusão, sudorese e choque cardiogênico.

Os aneurismas de coronária que se desenvolveram em consequência da doença de Kawasaki podem, a longo prazo, evoluir com estenose de coronária e causar redução da perfusão miocárdica, produzindo angina e infarto agudo do miocárdio.

Outras causas

Pacientes portadores da síndrome de Marfan têm maior risco de evoluírem com dissecção de aneurisma aórtico, que provoca dor intensa de início súbito e irradiada para o pescoço e dorso. Aqueles com a síndrome de Turner ou Ehlers-Danlos tipo IV ou homocistinúria também estão sob risco aumentado de formação de aneurisma na aorta.

Algumas cirurgias cardíacas encerram maior risco de evoluírem com arritmias no pós-operatório.

O prolapso da valva mitral pode estar associado a arritmias, e o movimento alterado da cúspide mitral pode produzir isquemia endocárdica raramente.

O uso de drogas como cocaína e anfetamina, bem como o uso de simpaticomiméticos em descongestionantes, também pode contribuir para dor precordial secundária a isquemia e arritmias.

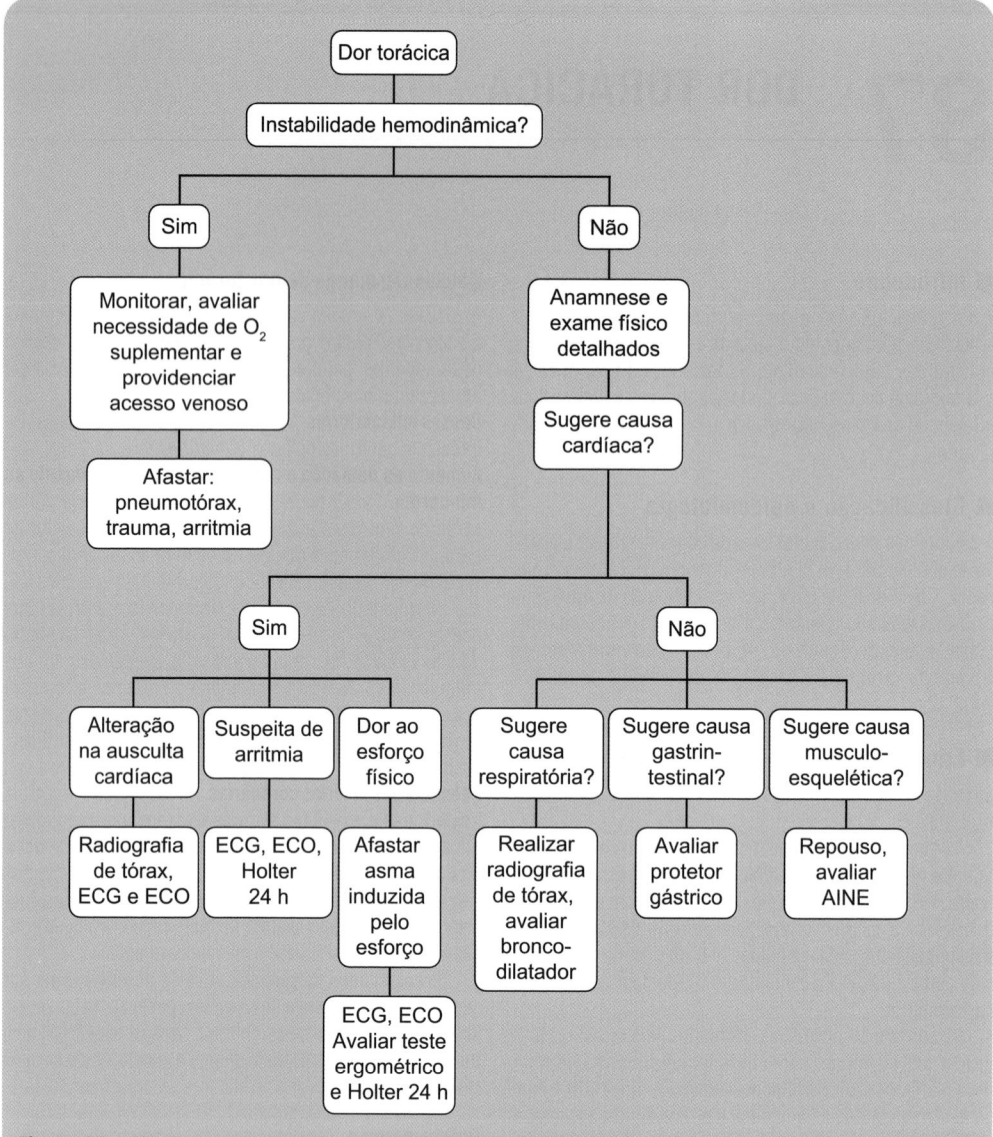

Figura 87.1 Abordagem da dor torácica na infância e na adolescência. ECG: eletrocardiograma; ECO: ecocardiograma; AINE: anti-inflamatório não esteroidal.

QUADRO 87.1	Causas não cardiológicas de dor torácica na infância.		
Musculoesqueléticas	**Respiratórias**	**Gastrintestinais**	**Outras**
■ Costocondrite ■ Síndrome de Tietze ■ Trauma ■ Estiramento muscular ■ Dor xifoide ■ Crise álgica (anemia falciforme) ■ Dor na parede torácica (origem idiopática)	■ Asma ■ Asma induzida pelo exercício ■ Pneumonia ■ Pleurisia ■ Pneumotórax ■ Tromboembolia pulmonar ■ Crise torácica aguda	■ Refluxo gastresofágico ■ Espasmo esofágico ■ Úlcera péptica ■ Esofagite ■ Gastrite ■ Colecistite	■ Transtorno de pânico ■ Hiperventilação ■ Condições relacionadas com a mama ■ Herpes-zóster ■ Compressão neural

| QUADRO 87.2 | Causas cardiológicas de dor torácica na infância. |

Inflamatórias
- Pericardite: infecciosa e não infecciosa
- Miocardite

Aumento da demanda miocárdica ou redução da perfusão
- Cardiomiopatia dilatada ou hipertrófica
- Obstrução na via de saída do ventrículo esquerdo (estenose aórtica valvar, supravalvar ou subaórtica)
- Arritmias

Alterações nas artérias coronárias
- Congênita (origem anômala da coronária esquerda a partir da artéria pulmonar, coronária esquerda anômala e fístulas coronárias)
- Adquirida (doença de Kawasaki, pós-operatório, hipercolesterolemia familiar)

Substâncias
- Cocaína
- Superdosagem de simpaticomiméticos

Outras
- Dissecção aórtica
- Ruptura de aneurisma da aorta
- Hipertensão pulmonar
- Mixoma atrial
- Prolapso de valva mitral

| QUADRO 87.3 | Questionamentos para caracterizar a dor torácica. |

- Onde se localiza?
- Irradia-se?
- Como começou?
- Qual a duração?
- Há fatores agravantes?
- Há fatores atenuantes?
- Com que frequência ocorre?
- Existem sintomas associados, como taquicardia/palpitações, síncope/tontura, sudorese, palidez, náuseas/vômito?

| QUADRO 87.4 | Anamnese dirigida na dor torácica. |

- História pregressa: doença de Kawasaki, asma, cardiopatia, cirurgia torácica e abdominal, hipercolesterolemia, colagenose e anemia falciforme
- História alimentar: abuso de alimentos gordurosos, condimentados e bebidas gaseificadas
- História familiar
- Morte súbita: cardiomiopatia hipertrófica ou dilatada, arritmias e hipercolesterolemia familiar
- Síndromes genéticas: Marfan, Turner, Ehlers-Danlos tipo IV
- História de trauma
- Consumo de drogas (cocaína, anfetaminas); uso de medicamentos que contenham simpaticomiméticos
- Estresse psicológico

■ Diagnóstico

A avaliação do pediatra mediante anamnese e exame físico bem realizados é, na maioria das vezes, suficiente para que o diagnóstico seja determinado, além de indicar a necessidade ou não de exames complementares.

Anamnese

A história clínica deve ser detalhada na descrição da dor (Quadro 87.3). Dor de início agudo pode estar associada a trauma, asma, tromboembolia pulmonar e causas cardíacas como anomalia das coronárias e dissecção aórtica. A dor de evolução crônica geralmente deve-se a causas musculoesqueléticas, gastrintestinais e psicogênicas. A presença de irradiação também é útil ao se determinar a origem: irradiação para o ombro direito está associada à colecistite, para o ombro esquerdo à pericardite; se advier de isquemia miocárdica, a dor pode irradiar-se para o pescoço, região mentoniana e ombros; enquanto na dissecção aórtica a irradiação é para a região interescapular. Os fatores que precipitam a dor também auxiliam no diagnóstico: dor torácica associada à alimentação, náuseas e vômito sugere causa gastrintestinal, enquanto as causas cardíacas e respiratórias podem ser precipitadas pela atividade física. A presença de síncope, taquicardia e palidez sugere origem cardiovascular.

As histórias pregressa e familiar também são fundamentais (Quadro 87.4).

Exame físico

O exame físico minucioso deve ser realizado, evitando-se focar apenas no exame cardiovascular. A avaliação inicial deve determinar se o paciente apresenta sinais de gravidade que exijam tratamento imediato, como, por exemplo, se houver pneumotórax, taquiarritmias, suspeita de dissecção aórtica ou isquemia cardíaca.

Os sinais vitais devem ser aferidos: a hipotensão pode advir de baixo débito cardíaco, a frequência cardíaca acima de 180 bpm sugere taquiarritmia, sendo a mais comum a taquicardia supraventricular (ver *Capítulo 90*). É importante diferenciar se o paciente apresenta taquipneia por esforço respiratório ou se é hiperventilação secundária a um quadro psicogênico. Febre associada a dor torácica deve-se mais frequentemente à pneumonia, mas pode ocorrer na pericardite e na miocardite. A perfusão capilar periférica alentecida também sugere baixo débito cardíaco.

Em lactentes, a queixa pode ser inespecífica e sinais de recusa alimentar, sudorese, palidez e alteração da perfusão, associados a choro intenso que não se pode consolar, sugerem isquemia miocárdica, que pode ocorrer por taquiarritmia ou anomalia de coronária. Crianças maiores vão saber informar sobre as características da dor e sempre devem participar da anamnese.

A ectoscopia é de grande valor; características de uma síndrome genética podem ser observadas, bem como a presença de sinais que indiquem ansiedade. Um exantema cutâneo e artrite sugerem colagenose, enquanto alteração do exame abdominal indica dor torácica referida.

O exame do tórax deve ser realizado cuidadosamente: na inspeção devemos buscar sinais de trauma e assimetria torácica que pode ocorrer devido a cardiomegalia, escoliose ou aumento de uma das mamas. A palpação da parede torácica que reproduz a dor indica origem musculoesquelética. A ausculta respiratória pode revelar estertores, sibilos e diminuição do murmúrio vesicular, ao passo que a ausculta cardíaca pode mostrar sopros, atrito pericárdico, arritmias ou bulhas cardíacas hipofonéticas.

Exames laboratoriais

Como já mencionado, na maioria dos casos, uma boa abordagem clínica inicial é capaz de determinar a causa da dor torácica, bem como de indicar quais exames devem ser realizados (Quadro 87.5).

A radiografia de tórax, além de mostrar alterações no parênquima pulmonar, é útil ao demostrar se há cardiomegalia. O eletrocardiograma (ECG) deve ser avaliado de acordo com a faixa etária, podendo mostrar arritmia, pré-excitação, hipertrofia e sobrecarga de cavidades cardíacas. Também pode revelar achados típicos da pericardite. O ecocardiograma (ECO) deve ser solicitado na investigação de cardiopatias congênitas, suspeita de miocardiopatia hipertrófica, miocardite, pericardite e na avaliação da função cardíaca.

■ Tratamento

O tratamento irá depender da causa.

Dor de origem musculoesquelética geralmente é autolimitada e melhora com o repouso; em alguns casos o uso de anti-inflamatórios não esteroidais (AINEs) é oportuno: o ibuprofeno, na dose de 5 a 10 mg/kg/dose de 3 a 4 vezes/dia pode ser utilizado (não se deve ultrapassar 200 mg/dose). Quando a suspeita é de causa gastrintestinal como esofagite e doença do refluxo gastresofágico, devemos iniciar protetores gástricos (ranitidina ou omeprazol). O tratamento adequado da asma deve ser feito e as infecções repiratórias devem ser tratadas.

As causas cardiológicas apresentam tratamentos específicos e, nesta situação, o paciente deve ser encaminhado ao cardiologista pediátrico (Quadro 87.6).

QUADRO 87.6 Situações de encaminhamento do paciente com dor torácica ao cardiologista.

- Alteração no exame cardiovascular
- Dor torácica associada a atividade física
- Síncope associada a atividade física
- Dor torácica associada a palpitações/taquicardia
- História familiar de morte súbita, miocardiopatia hipertrófica, arritmias ou hipercolesterolemia
- História de doença de Kawasaki
- História de intervenção cardíaca prévia

QUADRO 87.5 Exames complementares na investigação do paciente com dor torácica.

Exame	Indicações
Radiografia de tórax	História de trauma, febre, tosse e dispneia, início agudo da dor, suspeita de aspiração de corpo estranho (moedas, baterias), características da síndrome de Marfan, ou alteração na ausculta respiratória ou cardíaca
Eletrocardiograma (ECG)	Dor associada a atividade física, taquicardia/palpitações, síncope/tontura, alteração na ausculta cardíaca, história de abuso de drogas (cocaína), considerar em pacientes com febre, ou história de doença de Kawasaki ou cirurgia cardíaca
Ecocardiograma	Alteração na ausculta cardíaca, história de cardiopatia, radiografia de tórax com área cardíaca anormal, ou alteração no ECG
Holter 24 h	Suspeita de arritmia, síncope inexplicada

NÃO ESQUEÇA

- A dor torácica é benigna na maioria das vezes; entretanto, nunca deve ser subestimada, pois, apesar de rara, uma doença grave pode estar presente
- Na maioria dos casos, a anamnese e o exame físico são suficientes para a identificação da origem da dor torácica
- Exames complementares devem ser solicitados de maneira racional, guiados pelos achados da anamnese e do exame físico

■ Bibliografia

Drossner DM, Hirsh DA, Sturm JJ et al. Cardiac disease in pediatric patients presenting to a pediatric ED with chest pain. Am J Emerg Med. 2011; 29:632-8.
Pfeiffer MET. Dor torácica na infância e adolescência: por que, quando e como avaliar o coração? Rev DERC. 2012; 18(3):86-90.
Selbst, M S. Approach to the child with chest pain. Pediatr Clin N Am. 2010; 57:221-34.
Thull-Freedman J. Evaluation of chest pain in pediatric patient. Med Clin N Am. 2010; 94:327-47.
Veeran SR, Singh HR. Chest pain in children and adolescentes. Pediatrics in Review. 2010; 31(1):e1-9.

CARDIOLOGIA

88 HIPERTENSÃO ARTERIAL NA INFÂNCIA

Ana Flávia Malheiros Torbey

■ Introdução

A hipertensão arterial sistêmica (HAS) é a doença crônica que apresenta maior prevalência no mundo, além de ser fator de risco independente para doença cardiovascular, doença renal e acidente vascular encefálico (AVE). Entretanto, apenas nos últimos 35 anos, esse agravo tem recebido a devida atenção do pediatra. Em 2004, publicou-se o *Fourth Report on the Diagnosis, Evaluation, and Treatment of High Blood Pressure in Children and Adolescents* com o objetivo de padronizar as recomendações no diagnóstico, acompanhamento e tratamento de crianças e adolescentes hipertensos.

■ Definição e classificação

A HAS na infância é definida segundo a idade, o sexo e o percentil do comprimento ou da estatura. As tabelas de percentis de HAS podem ser consultadas no Anexo F.

A HAS é classificada quanto à etiologia como secundária, quando se determina a causa da HAS, ou primária (essencial), e também pode ser estratificada em estágios. O Quadro 88.1 mostra os principais conceitos da HAS na infância.

■ Epidemiologia

A HAS acomete cerca de 3% das crianças, entretanto a sua prevalência pode ter aumentado nos últimos anos devido ao maior número de crianças obesas, com hábito de vida sedentário e com dieta baseada em alimentos hipercalóricos, com altos teores de sódio. Estudos epidemiológicos demonstraram que crianças com níveis tensionais elevados têm maior risco de se tornarem adultos hipertensos, ademais a hipertensão na infância é fator de risco importante para o desenvolvimento de doenças cardiovasculares na idade adulta.

■ Aferição da pressão arterial

Para que se obtenham resultados confiáveis na aferição da pressão arterial (PA) em pacientes pediátricos, é necessário respeitar as padronizações da técnica e do equipamento.

Quando aferir?

Todos os pacientes com idade superior a 3 anos de idade devem ter sua PA aferida nas consultas pediátricas de rotina, assim como os menores de 3 anos que apresentem condições específicas que elevem o risco de hipertensão (Quadro 88.2). A aferição deve ser realizada em ambiente tranquilo com o paciente em repouso há pelo menos 3 a 5 minutos, na posição sentada e com os pés apoiados.

Como aferir?

A escolha do tamanho do manguito é fundamental (Quadro 88.3). Um manguito pequeno pode resultar em PA falsamente elevada. Por convenção, a largura da bolsa de borracha deve equivaler a no mínimo 40% da circunferência do braço, a meio caminho entre o olécrano e acrômio, e o seu comprimento deve cobrir 80 a 100% da circunferência do braço. Na ausência de um manguito adequado, deve-se optar por

QUADRO 88.1	Definições da hipertensão arterial na infância.
Pressão arterial normal	PA sistólica e/ou diastólica < percentil 90
Pré-hipertensão	PA sistólica e/ou diastólica ≥ percentil 90 e < percentil 95
Hipertensão estágio 1	PA sistólica e/ou diastólica ≥ percentil 95 e < percentil 99 + 5 mmHg
Hipertensão estágio 2	PA sistólica e/ou diastólica ≥ percentil 99 + 5 mmHg
Hipertensão do "jaleco branco"	Se a criança tiver PA > percentil 95 em consultório médico ou clínica, mas for normotensa fora de um ambiente clínico, diz-se que ela tem hipertensão do jaleco branco. O monitoramento ambulatorial da pressão arterial (MAPA) é geralmente necessário para confirmar este diagnóstico

PA: pressão arterial.

QUADRO 88.2	Quando aferir a pressão arterial (PA) em pacientes com idade inferior a 3 anos.

- História de prematuridade, muito baixo peso ao nascer ou outra complicação neonatal que tenha exigido UTI
- Cardiopatia congênita (corrigida ou não)
- Infecções urinárias recorrentes, hematúria ou proteinúria
- Malformações renais ou urológicas
- História familiar de doença renal congênita
- Transplante de órgão ou de medula óssea
- Tratamento com fármacos que elevem a PA
- Doenças associadas à HAS, por exemplo, neurofibromatose ou esclerose tuberosa
- Evidências de hipertensão intracraniana

HAS: hipertensão arterial sistêmica.

QUADRO 88.3	Dimensões recomendadas do manguito.		
Faixa etária	Largura (cm)	Comprimento (cm)	Circunferência máxima do braço (cm)
Recém-nascido	4	8	10
Lactente	6	12	15
Criança	9	18	22
Adulto pequeno	10	24	26
Adulto	13	30	34
Adulto grande	16	38	44

Fonte: The Fourth Report on the Diagnosis, Evaluation, and Treatment of High Blood Pressure in Children and Adolescents.

um de tamanho maior. O método auscultatório é o de escolha, em que o primeiro ruído de Korotkoff determina a pressão sistólica e o desaparecimento dos ruídos, a pressão diastólica.

Preferencialmente deve-se escolher o braço direito, pois pacientes com coarctação da aorta podem ter a PA normal no membro superior esquerdo.

■ Etiologia

As causas de HAS na infância são múltiplas e variam segundo a faixa etária (Quadro 88.4):
- Hipertensão secundária
  - Quanto menor a idade, maior a chance de se encontrar uma origem secundária
  - Geralmente apresenta-se no estágio II de HAS
  - A principal causa é a renovascular (estenose de artéria renal, lesão do parênquima renal, coarctação da aorta)
- Hipertensão primária (essencial)
  - Mais frequente em escolares e adolescentes
  - Mais frequente em pacientes com sobrepeso e obesos
  - História familiar positiva para HAS
  - Geralmente apresenta-se no estágio I de HAS.

■ Fisiopatologia

Os mecanismos envolvidos na determinação da hipertensão arterial de um indivíduo são multifatoriais e incluem fatores genéticos e ambientais. A ingestão elevada de sódio e reduzida de potássio, o baixo peso ao nascer e a alimentação durante o primeiro ano de vida são fatores que estão diretamente relacionados com o maior risco de elevação da PA.

Em pacientes portadores de doença renal crônica, o aumento da atividade do sistema renina-angiotensina-aldosterona e o aumento da volemia estão ligados à elevação da PA.

A fisiopatologia da HAS essencial ainda não é completamente compreendida. Sabe-se que fatores genéticos, ambientais e hábitos de vida estão diretamente implicados, sendo a obesidade um dos principais fatores.

■ Quadro clínico

O paciente pode apresentar-se assintomático ou com quadro grave de emergência hipertensiva. Neste caso, pode haver sinais de encefalopatia hipertensiva, como cefaleia intensa, alterações visuais, vômito e crises convulsivas.

Em lactentes é comum haver quadro associado de insuficiência cardíaca congestiva (ICC) com dificuldade respiratória, cansaço às mamadas, hepatomegalia e dificuldade de ganho ponderal.

Sinais de doenças sistêmicas podem estar presentes, ajudando a identificar a origem da HAS (Quadro 88.5).

QUADRO 88.4	Principais causas de hipertensão arterial sistêmica segundo a faixa etária.
Recém-nascidos	Trombose de artéria renal, estenose de artéria renal, trombose venosa renal, anormalidades renais congênitas; coarctação da aorta, displasia broncopulmonar (menos comum), PCA (menos comum), hemorragia intraventricular (menos comum)
Primeiro ano de vida	Coarctação da aorta, doença renovascular, doença do parênquima renal
De 1 a 6 anos	Doença do parênquima renal, doença renovascular, coarctação da aorta, hipertensão essencial, causas endócrinas (menos comuns)
De 6 a 12 anos	Doença do parênquima renal, doença renovascular, hipertensão essencial, coarctação da aorta, iatrogenia (menos comum), causas endócrinas (menos comuns)
De 12 a 18 anos	Hipertensão essencial, iatrogenia, doença do parênquima renal, causas endócrinas (menos comuns), coarctação da aorta (menos comum)

PCA: persistência do canal arterial.

HIPERTENSÃO ARTERIAL NA INFÂNCIA

QUADRO 88.5 Principais achados semiológicos e a possível etiologia da hipertensão arterial sistêmica (HAS).

	Achado	Possível etiologia
Sinais vitais	Taquicardia	Hipertireoidismo, feocromocitoma, neuroblastoma, HAS primária
	Pulsos/PA diminuída em MMII	Coarctação da aorta
Olhos	Retinopatia	HAS grave, mais associada à secundária
ORL	Hipertrofia das adenoides	Associação com apneia do sono
Peso/altura	Atraso do crescimento	Doença renal crônica
	Obesidade (aumento do IMC)	Hipertensão primária
	Obesidade de tronco	Síndrome de Cushing/resistência à insulina
Cabeça/pescoço	Face de lua cheia	Síndrome de Cushing
	Fácies de elfo	Síndrome de Williams (estenose supra-aórtica)
	Pescoço alado	Síndrome de Turner (coarctação da aorta)
	Aumento da tireoide	Hipertireoidismo
Extremidade	Artrite	LES, colagenoses
Pele	Sudorese, rubor, *flushing*	Feocromocitoma
	Acne, hirsurtismo, estrias	Síndrome de Cushing, abuso de esteroides
	Manchas café com leite	Neurofibromatose
	Adenoma sebáceo	Esclerose tuberosa
	Exantema malar	LES
	Acantose *nigricans*	Diabetes tipo 2
Tórax	Sopro sistólico	Coarctação da aorta
	Tórax em escudo	Síndrome de Turner
	Derrame pericárdico	LES/insuficiência renal com uremia
Abdome	Massa	Tumor de Wilms, neuroblastoma, feocromocitoma
	Sopro abdominal	Estenose de artéria renal
	Rins palpáveis	Rim policístico, hidronefrose
Genitália	Ambígua/virilização	Hiperplasia suprarrenal

IMC: índice de massa corporal; LES: lúpus eritematoso sistêmico; MMII: membros inferiores; ORL: otorrinolaringologia; PA: pressão arterial.

■ Diagnóstico

Anamnese

A anamnese é fundamental e pode ser suficiente para indicar a causa secundária da HAS, ou se é essencial.

Devemos inquirir sobre a história gestacional e do nascimento, se o paciente foi prematuro, apresentou baixo peso ao nascer, necessitou de internação na UTI neonatal ou usou cateter umbilical. Se houver dificuldade de ganho ponderal, o paciente pode ter doença renal ou ICC associada. História de infecção urinária, nefropatia por refluxo, hematúria e edema devem ser pesquisados.

A história alimentar é essencial, e todas as medicações utilizadas devem ser listadas; em adolescentes é importante questionar sobre uso de anticoncepcionais, tabagismo e consumo de bebidas alcoólicas, anabolizantes e drogas ilícitas.

Na história familiar devemos detectar condições de caráter hereditário, por exemplo, rins policísticos, neurofibromatose, hipertensão e obesidade.

Exame físico

O exame físico deve ser minucioso e os sinais vitais devem ser aferidos cuidadosamente. É fundamental utilizar as tabelas de percentis da PA (Anexo D). Os dados antropométricos não devem ser esquecidos e o cálculo do índice de massa corpórea (IMC), realizado. O Quadro 88.5 mostra as principais alterações no exame físico e as possíveis causas de HAS.

Clínico

Para que um paciente seja diagnosticado como hipertenso, são necessárias, ao menos, três aferições superiores ao percentil 95, seja para a PA sistólica e/ou diastólica, em situações distintas. A anamnese e o exame físico detalhados irão apontar para a causa da hipertensão, bem como irão indicar os exames complementares necessários na investigação etiológica.

Os pacientes que se mantêm com níveis elevados de PA devem ser submetidos a exames laboratoriais básicos como hemograma completo, análise urinária e cultura de urina, níveis séricos de ureia, creatinina e eletrólitos e ultrassonografia renal. Quando houver alteração em um destes exames, a cintigrafia renal deve ser avaliada. Os pacientes com sobrepeso e PA acima do percentil 90 devem ser avaliados para síndrome metabólica por meio do lipidograma, glicemia em jejum e nível de insulina.

O ecocardiograma com Doppler colorido é útil para identificar o efeito da HAS sobre o sistema cardiovascular, traduzido por hipertrofia do ventrículo esquerdo (VE). Também pode definir sua etiologia se demonstrar coarctação da aorta.

Nos lactentes e crianças abaixo de 10 anos de idade, é mais provável que a HAS tenha etiologia secundária. Portanto, deve-se realizar uma avaliação laboratorial mais detalhada com níveis séricos de renina, aldosterona e cortisol, estudo dos hormônios da tireoide e pesquisa de catecolaminas na urina de 24 horas.

Os portadores de alterações nos mineralocorticoides apresentam níveis de atividade de renina muito baixos ou indetectáveis associados a hipopotassemia, enquanto pacientes portadores de estenose das artérias renais apresentam atividade de renina elevada. Naqueles com suspeita de doença renovascular, a arteriografia renal é o padrão-ouro para o diagnóstico, embora seja um exame invasivo. A angiotomografia e angiorressonância das artérias renais podem auxiliar no diagnóstico da estenose ou outras malformações dos vasos renais.

A cintigrafia com meta-iodo-benzila-guanidina é utilizada no diagnóstico de pacientes com suspeita de feocromocitoma, além da medição das catecolaminas urinárias. A polissonografia é realizada quando se suspeita de apneia do sono. O monitoramento ambulatorial da pressão arterial (MAPA) deve ser solicitado quando houver a hipótese de hipertensão do "jaleco branco".

■ Lesões de órgãos-alvo

Na infância, os portadores de HAS estão sob risco cardiovascular. A aterosclerose se desenvolve precocemente e a hipertrofia do VE está presente em até 55% dos pacientes. Evolutivamente, pode haver aumento do átrio esquerdo, que se deve à sobrecarga de volume e à disfunção diastólica presente nos pacientes com hipertrofia de VE. Portanto, o ecocardiograma deve ser realizado não apenas no momento do diagnóstico da HAS, como também ao longo do acompanhamento. Os vasos da retina também são atingidos; assim, o exame do fundo de olho é essencial. Os rins são considerados como potenciais órgãos-alvo, podendo ocorrer microalbuminúria e insuficiência renal. A encefalopatia hipertensiva com crises convulsivas e o AVE também podem ocorrer em crianças e adolescentes hipertensos (Figura 88.1).

■ Tratamento

O objetivo do tratamento é reduzir os níveis tensionais para valores inferiores ao percentil 90, por meio de mudanças no estilo de vida e tratamento farmacológico.

O Quadro 88.6 mostra como devemos acompanhar o paciente hipertenso de acordo com o estágio da doença, segundo as recomendações do *Fourth Report on the Diagnosis, Evaluation, and Treatment of High Blood Pressure in Children and Adolescents*.

Mudanças no hábito de vida

É o tratamento inicial para os pacientes com HAS no estágio I e que não apresentem alterações em órgão-alvo. Principais intervenções: redução do peso corporal com o objetivo de diminuir os níveis tensionais relacionados com a obesidade; incentivar a prática diária de atividade física por 30 a 60 min, durante 5 dias por semana; implementar mudanças nos hábitos alimentares, tais como redução de alimentos hipercalóricos e restrição de sal. Além disso, é necessário abordar os adolescentes em questões como tabagismo e consumo de bebidas alcoólicas. Para que se obtenha sucesso com estas medidas, é necessário engajar toda a família. Quando estas não são suficientes para melhorar nos níveis pressóricos, institui-se o tratamento farmacológico.

Fármacos

Devem ser iniciados naqueles pacientes que são sintomáticos, apresentam HAS secundária, alguma evidência de lesão em órgão-alvo, como hipertrofia do VE, retinopatia ou insuficiência renal e nos portadores de diabetes. O tratamento medicamentoso deve ser acompanhado de mudanças no estilo de vida.

A escolha do medicamento deve basear-se em gravidade da hipertensão, presença de comorbidades e uso de outras medicações. No início do tratamento, deve-se prescrever a menor dose terapêutica de apenas uma medicação (Quadro 88.7).

Os principais anti-hipertensivos utilizados na infância são os inibidores da enzima conversora de angiotensina (captopril e enalapril), os inibidores do canal de cálcio (anlodipino e nifedipino) e os diuréticos.

Pacientes portadores de doença renal e diabetes com microalbuminúria devem utilizar os inibidores da enzima conversora de angiotensina (ECA) ou bloqueadores do receptor de angiotensina (losartana) devido a seu efeito nefroprotetor. O uso de betabloqueadores (propranolol, atenolol) é preferido nos portadores de enxaqueca.

■ Emergência hipertensiva

Deve-se dar atenção especial ao tratamento da emergência hipertensiva, pois a pressão arterial deve ser rapidamente abordada com o objetivo de evitar lesão de órgão-alvo. Por outro lado, a redução da PA não pode ser rápida demais pois há risco de isquemia cerebral.

Idealmente, o paciente deve estar internado em unidade de terapia intensiva para receber terapia anti-hipertensiva, que será administrada de modo contínuo IV, com monitoramento adequado. A programação da redução da PA, durante

HIPERTENSÃO ARTERIAL NA INFÂNCIA

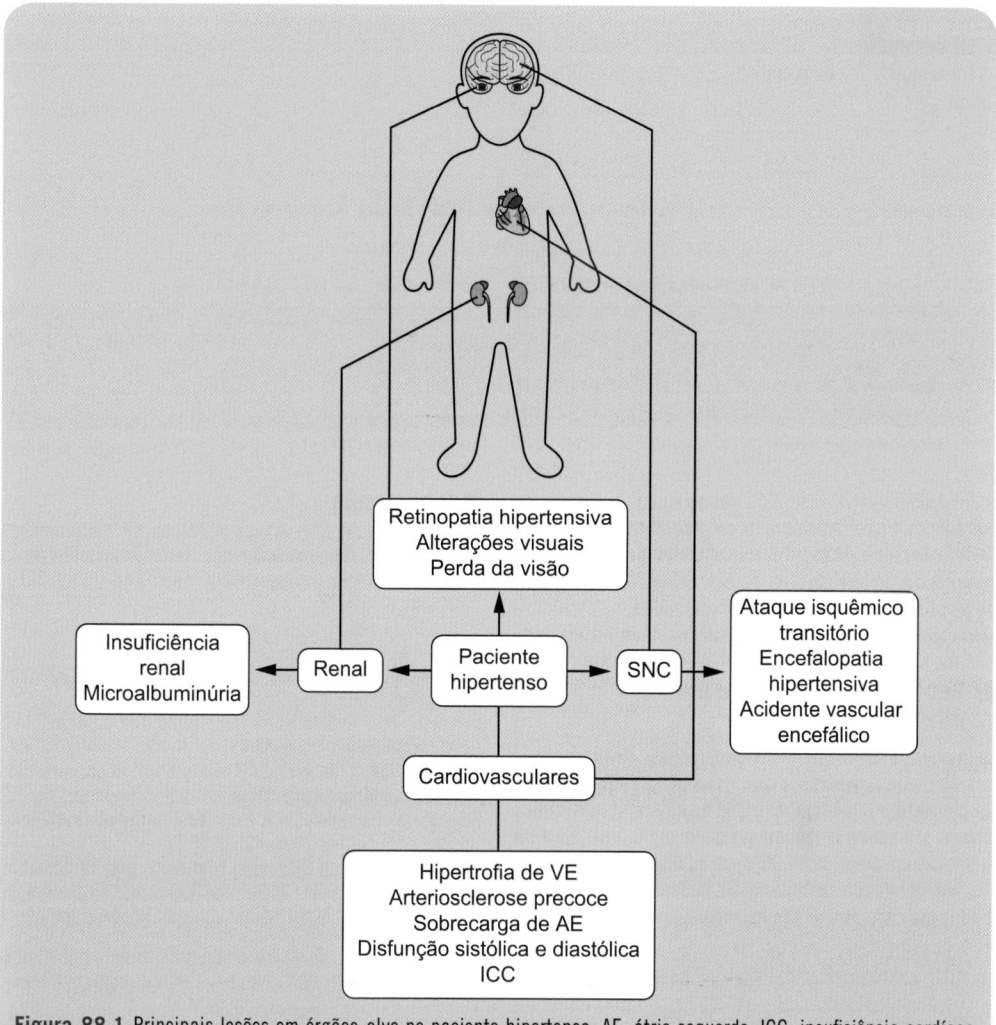

Figura 88.1 Principais lesões em órgãos-alvo no paciente hipertenso. AE: átrio esquerdo; ICC: insuficiência cardíaca congestiva, SNC: sistema nervoso central; VE: ventrículo esquerdo.

QUADRO 88.6 Acompanhamento do paciente hipertenso.

Percentil da PAS ou PAD	Frequência da medida da PA	Mudanças no hábito de vida	Tratamento medicamentoso
< P90 = normal	Reavaliar na próxima consulta	Incentivar hábitos de vida saudáveis	–
Entre os P90 e 95 ou se a PA > 120/80 mmHg Pré-hipertensão	Reavaliar em 6 meses	Controle do peso; iniciar atividade física e dieta	Nenhum, a menos que haja diabetes melito, doença renal, ICC ou HVE
P95 ao P99 + 5 mmHg Hipertensão estágio 1	Reavaliar em 1 a 2 semanas ou antes se o paciente estiver sintomático	Controle do peso; iniciar atividade física e dieta	Iniciar tratamento
> P99 + 5 mmHg Hipertensão estágio 2	Reavaliar em 1 semana ou iniciar tratamento imediatamente se sintomático	Controle do peso; iniciar atividade física e dieta	Iniciar tratamento

PA: pressão arterial; PAS: pressão arterial sistólica; PAD: pressão arterial diastólica; HVE: hipertrofia do ventrículo esquerdo; ICC: insuficiência cardíaca congestiva.

QUADRO 88.7	Posologia dos principais anti-hipertensivos utilizados em Pediatria.
Fármaco	Dose oral
Captopril	Dose inicial: 0,15 a 0,5 mg/kg/dose a cada 8 a 24 h; dose usual: 2,5 a 6 mg/kg/dia; dose máxima: 6 mg/kg/dia, divididos em 2 ou 4 doses
Enalapril	Dose inicial: 0,05 a 0,1 mg/kg/dose, a cada 12 a 24 h; dose máxima: 0,5 mg/kg/dia
Hidroclorotiazida	Dose usual: 2 mg/kg/dia, em 1 ou 2 doses; dose máxima: 200 mg, independente do peso
Furosemida	VO: 1 a 6 mg/kg/dia, a cada 6 a 12 h; IM ou IV: 0,25 a 2 mg/kg/dose de 6 a 12 h
	IV em infusão contínua: dose inicial - 0,05 mg/kg/h; dose usual - 0,1 a 0,4 mg/kg/h
Propranolol	Dose inicial: 0,5 mg/kg/dose 2 vezes/dia; aumento da dose: é possível aumentar 0,25 mg/kg/dose a cada 2 a 4 semanas; dose máxima: 1,5 mg/kg/dose, 2 vezes/dia

IM: via intramuscular; IV: via intravenosa; VO: via oral. (Adaptado de Munoz et al., 2008.)

a crise hipertensiva, é de 25% nas primeiras oito horas de tratamento e o restante durante as próximas 24 a 48 horas. O nitroprussiato de sódio é um vasodilatador utilizado na emergência hipertensiva na dose de 0,5 a 10 mcg/kg/min; se for utilizado por mais de 72 horas ou no caso de insuficiência renal, deve-se monitorar o nível de cianeto do paciente.

■ Recomendações para a prática de atividade física

Toda criança deve ser estimulada a realizar atividades físicas. Pacientes hipertensos com níveis pressóricos inferiores ao percentil 99 não têm restrição à prática de atividades físicas, a menos que tenham lesão em órgão-alvo. Se a PA estiver acima do percentil 99, deve-se restringir as atividades esportivas até controlá-la. Se houver lesão em órgão-alvo, cada caso será analisado individualmente.

■ Bibliografia

Lurbe E, Cifkova R, Cruickshank JK. Manejo de la hipertensíon arterial en ninos y adolescentes: recomendaciones de la Sociedad Europea de Hipertension. An Pediatr (Barc). 2010; 73(1):51.e1-51.e28.

Maron BJ, Zipes DP. 36th Bethesda Conference Eligibility Recommendations for Competitive Athletes With Cardiovascular Abnormalities. Journal of the American College of Cardiology. 2005; 45(8):1318-21.

Mitsnefes MM. Hypertension in children and adolescents. Pediatr Clin N Am. 2006; 53:493-512.

Munoz R, Schmitt CG, Roth, SJ et al. Handbook of pediatric cardiovascular drugs. 1. ed. 2008.

Salgado CM, Carvalhaes, JTA. Hipertensão arterial na infância. Jornal de Pediatria. 2003; 79(1):115-24.

The Fourth Report on Diagnosis, Evaluation and Treatment of High Blood Pressure in Children and Adolescents. Disponível em http://www.nhlbi.nih.gov/health/prof/heart/hbp/hbp_ped.pdf.

CARDIOLOGIA

89 FEBRE REUMÁTICA

Gesmar Volga Haddad Herdy e Ana Flávia Malheiros Torbey

■ Introdução

A febre reumática (FR) e a cardiopatia reumática crônica são complicações não supurativas da faringoamigdalite aguda estreptocócica.

■ Conceito

A faringoamigdalite estreptocócica aguda causada pelo *Streptococcus* beta-hemolítico do grupo A (SBHGA) da classificação de Lancefield é incomum antes de 3 anos de idade, mas torna-se muito frequente entre 5 e 15 anos. Apenas alguns pacientes têm predisposição para desenvolver essa complicação. É preciso haver um período de latência de 15 a 20 dias após a infecção aguda para que o sistema imunológico reaja e desencadeie as manifestações clínicas. A FR é considerada uma doença autoimune.

■ Epidemiologia

É a forma mais comum de cardiopatia adquirida em todas as faixas etárias e corresponde a 50% das internações de causa cardiológica nos países em desenvolvimento. No Brasil, houve um declínio da doença graças ao melhor acesso aos serviços de saúde em algumas regiões.

Os sorotipos de SBHGA reumatogênicos são M1, M5, M6 e M19. A incidência dos episódios iniciais e das recorrências atinge seu pico máximo na faixa etária de 5 a 15 anos. Pesquisas recentes mostraram associação entre a presença de marcadores HLA e aloantígenos das células B. Em várias populações, a presença do antígeno D8/17 na membrana dos linfócitos B reflete a tendência a adquirir FR após exposição ao SBHGA sem a devida erradicação. Há também uma hipótese recente de que uma ligação da porção N-terminal da proteína M ao colágeno tipo IV estimularia a formação de anticorpos contra o colágeno, resultando em resposta inflamatória nas áreas subendoteliais como valvas cardíacas e miocárdio.

A doença pode se manifestar de forma benigna, com artrite migratória geralmente fugaz que melhora com anti-inflamatórios não hormonais. A forma mais grave é a cardite reumática, que deixa sequelas se não tratada adequadamente.

■ Fisiopatologia

A antigenicidade de vários componentes da bactéria, epítopos extracelulares e a reatividade imunológica cruzada entre tecidos de mamíferos são a base da patogenicidade da doença pela hipótese do mimetismo molecular. Assim, a proteína M da parede celular dos sorotipos reumatogênicos compartilha epítopos com tropomiosina e miosina humanas, carboidratos da parede celular produzem reação cruzada com a glicoproteína das valvas, a mucoproteína com a sinóvia e a membrana protoplasmática bacteriana com o citoplasma do núcleo caudado (Figura 89.1).

■ Manifestações clínicas e diagnóstico

Os critérios de Jones para o diagnóstico da febre reumática foram descritos em 1944 e revisados em várias ocasiões. A revisão mais recente, de 2015, foi realizada pela American Heart Association, acrescentou a cardite subclínica como critério maior e dividiu os pacientes em populações de alto e baixo risco, conforme o Quadro 89.1.

Os critérios incluem cinco sinais maiores (cardite, poliartrite migratória, eritema marginado, nódulos subcutâneos e coreia), quatro menores (clínicos: artralgia e febre; laboratoriais: reagentes de fase aguda [VHS e proteína C reativa] e intervalo PR aumentado no eletrocardiograma) associados à evidência de infecção recente pelo SBHGA, como cultura positiva ou teste rápido de antígeno estreptocócico ou títulos de anticorpos estreptocócicos elevados. O diagnóstico é definido quando há dois critérios maiores, ou um maior e dois menores, tanto para o primeiro surto como para os recorrentes. Em um surto recorrente, pode-se considerar o diagnóstico na presença de três sinais menores e evidência de infecção estreptocócica recente. Nessa última revisão, a cardite subclínica é identificada quando o ecocardiograma mostra lesão valvar na ausência de sopro.

O Quadro 89.2 mostra algumas circunstâncias em que o diagnóstico pode ser feito sem obedecer aos critérios de Jones.

Critérios maiores

A *poliartrite migratória* é a manifestação mais frequente (75% dos casos) e envolve grandes articulações (joelhos, tornozelos, cotovelos, punhos e quadris); caracteriza-se por dor, edema, calor e rubor associados a impotência funcional e exibe caráter migratório. Pode ser fugaz e durar alguns dias e ceder rapidamente com uso de anti-inflamatórios não hormonais (AINHs); raramente ocorre monoartrite. É autolimitada, mesmo sem tratamento farmacológico, com resolução em torno de 4 semanas.

Atualmente, os AINHs são de fácil acesso e seu uso é comum antes de uma avaliação clínica adequada, o que pode modificar a manifestação da poliartrite migratória; assim, na última revisão dos critérios de Jones foi proposto incluir a poliartralgia como critério maior nos pacientes que vivem em um meio com elevada incidência de febre reumática. É importante excluir outras causas de artralgia (Quadro 89.3).

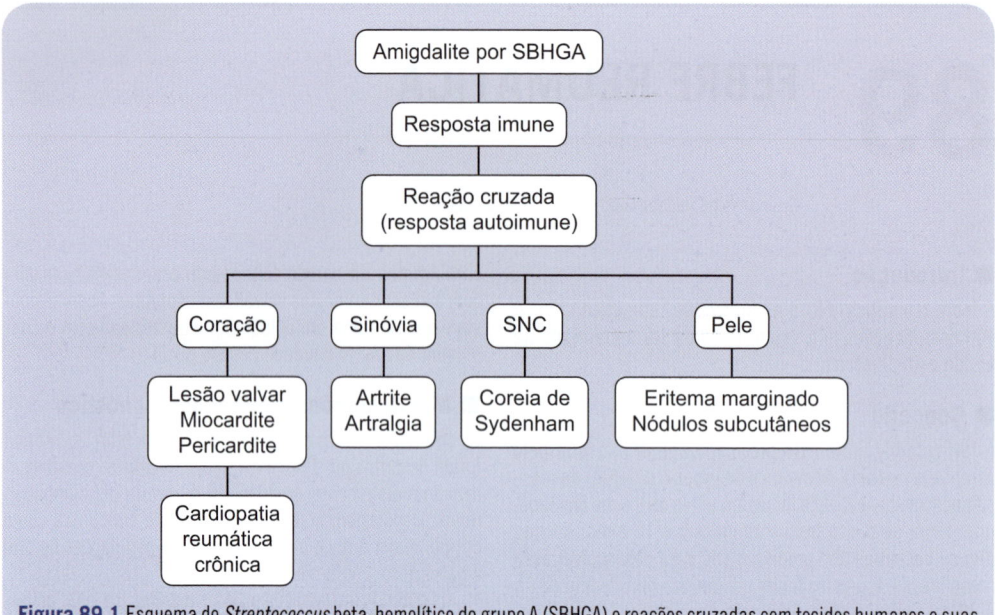

Figura 89.1 Esquema do *Streptococcus* beta-hemolítico do grupo A (SBHGA) e reações cruzadas com tecidos humanos e suas manifestações clínicas. SNC: sistema nervoso central.

QUADRO 89.1	Critérios de Jones revisados para o diagnóstico da febre reumática.		
Sinais maiores		**Sinais menores**	
População de baixo risco*	**População de alto risco**	**População de baixo risco***	**População de alto risco**
Cardite (clínica ou subclínica)	Cardite (clínica ou subclínica)	Poliartralgia	Monoartralgia
Poliartrite migratória	Monoartrite ou poliartrite; poliartralgia**	Febre (> 38,5°C)	Febre (> 38°C)
	Eritema marginado	Elevação de agentes da fase aguda (VHS, PCR)	
	Nódulos subcutâneos	Intervalo PR aumentado no ECG	
	Coreia		

Diagnóstico: dois critérios maiores ou um critério maior e dois menores associados à evidência de infecção prévia pelo SBHGA (cultura positiva de *swab* de orofaringe ou teste rápido de antígeno estreptocócico ou títulos de anticorpos estreptocócicos elevados). VHS: velocidade de hemossedimentação; PCR: proteína C reativa, ECG: eletrocardiograma. *População de baixo risco: incidência de febre reumática ≤ 2 por 100.000 crianças escolares. **A inclusão de poliartralgia como critério maior só deve ser considerada nas populações de alto risco e após a exclusão de outras causas de poliartralgia.
Fonte: Gewitz *et al.*, 2015.

QUADRO 89.2	Diagnóstico de febre reumática sem necessidade de utilizar os critérios de Jones.
Coreia de Sydenham; cardite reumática de início insidioso	
Não é exigida a presença de outra manifestação maior ou evidência de infecção estreptocócica anterior	
Lesões valvares crônicas da cardiopatia reumática crônica: diagnóstico inicial de estenose mitral pura ou dupla lesão de mitral e/ou doença na valva aórtica, com características de envolvimento reumático	
Não há necessidade de critérios adicionais para o diagnóstico	

QUADRO 89.3	Principais diagnósticos diferenciais da artralgia na febre reumática.
Causas infecciosas	Virais (rubéola, caxumba, hepatite); bacterianas (gonococos, meningococos, endocardite bacteriana)
Causas reativas	Pós-entéricas ou pós-infecção urinária
Doenças reumáticas	Lúpus eritematoso sistêmico, artrite idiopática juvenil, vasculites, púrpura de Henoch-Schönlein
Doenças hematológicas	Anemia falciforme; neoplasias (leucemia linfoblástica aguda, linfoma)

A *cardite* ocorre em 50% dos casos; pode ser clínica com os sinais de valvite traduzidos por sopro sistólico mais frequentemente na valva mitral, podendo ser acompanhado de sopro diastólico na mesma valva, irradiado para axila e dorso, ou subclínica (sem sopro observado no exame clínico). Neste caso, o diagnóstico é selado pelo ecocardiograma (regurgitação mitral com espessamento dos folhetos e diminuição da mobilidade). O envolvimento da valva aórtica isolada ocorre mais raramente, pois em geral acompanha a valvite mitral. A Figura 89.2 ilustra a lesão mitral reumática de um paciente com cardite aguda. Pode haver pancardite, quando as três camadas do coração são comprometidas. A miocardite em geral não ocorre isolada na FR e a pericardite geralmente é acompanhada de efusão ou derrame pericárdico. Nas cardites moderadas e graves ocorre taquicardia em repouso, cansaço e sinais de insuficiência cardíaca (cardiomegalia, hepatomegalia e congestão pulmonar). O Quadro 89.4 mostra as principais manifestações clínicas da cardite.

A *coreia* ocorre entre 10 e 15% dos casos, com preferência no sexo feminino. Frequentemente é sutil, com movimentos rápidos, desordenados e involuntários, associados à labilidade emocional; podem ocorrer nos músculos da face, língua e pálpebra, melhoram ou desaparecem durante o sono e pioram com o estresse. Ocasionalmente pode ser unilateral. O período de latência entre a infecção pelo estreptococo e a coreia é geralmente bem maior do que o da artrite e da cardite. Os movimentos podem ser visualizados pelo examinador ao se solicitar que o paciente estenda os braços e as mãos. Também a escrita se torna difícil. O diagnóstico é baseado nos dados clínicos e possivelmente com a presença dos anticorpos antiestreptocócicos. Raramente torna-se crônica ou deixa sequela.

O *eritema marginado* ocorre em aproximadamente 1 a 5% dos casos. É um eritema serpiginoso com centro pálido e bordas nítidas, não pruriginoso, no tronco e membros. Tem curta duração.

Os *nódulos subcutâneos* também são raros (1%). São firmes, indolores e cobertos por pele normal, medem cerca de 1 cm e localizam-se nas superfícies dos tendões extensores e próximos às proeminências ósseas. Sua presença está associada à cardite grave.

Critérios menores

São inespecíficos como poliartralgia e febre em torno de 38,5°C. Os sinais laboratoriais incluem os reagentes da fase aguda, com VHS em torno de 60 mm/h e elevação da PCR. Também pode haver prolongamento do intervalo PR no eletrocardiograma, o que representa atraso na condução do estímulo durante a passagem pelo nó atrioventricular.

A comprovação da infecção recente por SBHGA pode ser pela cultura positiva da bactéria na orofaringe ou o teste de aglutinação das partículas de látex para SBHGA (teste rápido). Em termos práticos, o mais frequente é a presença dos anticorpos contra a bactéria. O mais comum é a antiestreptolisina O (ASO), que é positiva em 80% dos casos. Com a solicitação de outros títulos de anticorpos, anti-DNase B e anti-hialuronidase, a positividade é de 100%. Geralmente o pico da elevação dos anticorpos coincide com o início do quadro clínico (2 a 4 semanas após a faringite pelo SBHGA).

■ Diagnóstico diferencial

A artrite deve ser diferenciada de outras doenças como artrite idiopática juvenil, lúpus eritematoso sistêmico, artrite reativa pós-estreptocócica, doença do soro, doença falciforme, artrite piogênica, doença de Lyme (infecção por *Borrelia burgdorferi*) e artrite reativa a infecções intestinais (*Shigella, Salmonella, Yersinia*). A cardite deve ser diferenciada de miopericardite viral, endocardite infecciosa, doença de Kawasaki, sopro inocente e prolapso da valva mitral. Quando há coreia isolada, devem-se excluir coreia de Huntington (hereditária), doença de Wilson, lúpus eritematoso, tumor cerebral da fossa posterior, encefalite aguda, tiques e transtorno de déficit de atenção/hiperatividade.

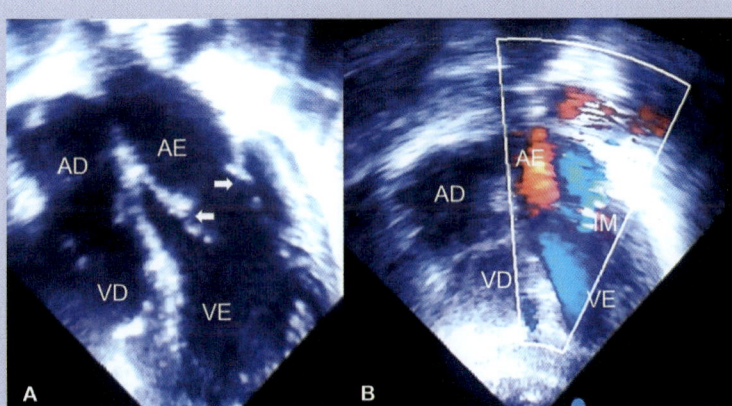

Figura 89.2 A. Ecocardiograma 2D, corte apical das quatro câmaras, mostra espessamento dos folhetos mitrais típico de lesão reumática (*setas*). **B.** Doppler colorido demonstra insuficiência mitral grave. AE: átrio esquerdo; AD: átrio direito; VD: ventrículo direito; VE: ventrículo esquerdo; IM: insuficiência mitral.

QUADRO 89.4	Classificação da cardite reumática.
Subclínica	Exame físico e radiografia de tórax normais com ECO com IAo ou IM leves e ECG com intervalo PR alterado
Leve	Taquicardia, abafamento da primeira bulha, sopro sistólico mitral, área cardíaca normal na radiografia de tórax, intervalo PR alterado; regurgitações leves ou leves/moderadas ao ECO com ventrículo esquerdo de dimensões normais
Moderada	ICC, cardiomegalia leve e congestão pulmonar discreta na radiografia de tórax; extrassístoles, alterações de ST-T, baixa voltagem, prolongamento dos intervalos PR e QTc no ECG; ao ECO, a IM é leve a moderada, isolada ou associada à IAo (leve a moderada) e com aumento das câmaras esquerdas em grau leve a moderado
Grave	ICC; arritmias, pericardite e sopros relacionados com graus mais graves de IM e IAo; cardiomegalia e sinais de congestão pulmonar significativos na radiografia de tórax; o ECG demonstra sobrecarga de VE e, às vezes, VD; ao ECO IM e/ou IAo de grau moderado/intenso, e as câmaras esquerdas mostram, no mínimo, aumento moderado

ECG: eletrocardiograma; ECO: ecocardiograma; IAo: insuficiência aórtica; ICC: insuficiência cardíaca congestiva; IM: insuficiência mitral; VD: ventrículo direito; VE: ventrículo esquerdo.

■ Tratamento

O objetivo do tratamento na fase aguda é diminuir o processo inflamatório a fim de minimizar o comprometimento cardiovascular, articular e cerebral.

Medidas gerais

Hospitalização. Indicada nos pacientes com cardite moderada a grave, artrite incapacitante e naqueles com coreia.
Repouso. Repouso relativo no leito está indicado para os pacientes na fase aguda por um período de 2 semanas e, se houver cardite moderada/grave, o tempo aumenta para 4 semanas. O retorno às atividades é gradual e depende da melhora das provas de atividade inflamatória.
Controle da temperatura. Prefere-se paracetamol ou dipirona. Os AINHs não são recomendados até a confirmação do diagnóstico, pois podem mascarar o quadro.

Erradicação do estreptococo

Penicilina benzatina em dose intramuscular única (600.000 U em menores de 27 kg e 1.200.000 U acima de 27 kg) ou penicilina oral (25 a 50.000 U/dia em 3 tomadas) por 10 dias. Pode-se usar amoxicilina oral (30 a 50 mg/kg/dia em 3 tomadas). Em pacientes alérgicos à penicilina, pode-se obter a erradicação com eritromicina (40 mg/kg/dia em 3 tomadas) ou clindamicina (15 a 25 mg/kg/dia em 3 tomadas) por 10 dias ou azitromicina (20 mg/kg/dia em 1 tomada) por 5 dias. Depois, deve-se instituir a *profilaxia secundária* com penicilina benzatina na mesma dose da erradicação, a cada 21 dias, e nos alérgicos com eritromicina 250 mg a cada 12 horas ou dose única de sulfadiazina 500 mg até 30 kg e 1 g em maiores desse peso.

Tratamento da artrite/artralgia

Anti-inflamatórios. A melhora ocorre em 24 a 48 horas.
Ácido acetilsalicílico. De 60 a 100 mg/kg/dia em 4 tomadas durante 4 semanas. Após 2 semanas, recomenda-se reduzir a dose para 60 mg/kg/dia.
Naproxeno. De 10 a 20 mg/kg/dia em duas tomadas por 4 semanas.
Se houver cardite associada à indicação de uso de corticosteroide, não é necessário o uso do AINH.

Tratamento da cardite

Baseia-se no controle do processo inflamatório, dos sinais de insuficiência cardíaca e das arritmias.
Controle da inflamação. Para controle da inflamação há as seguintes opções:
- Prednisona: 2 mg/kg/dia durante 3 semanas. De acordo com o controle clínico e laboratorial (queda de VHS e PCR), realiza-se uma redução gradual (20 a 25% da dose) a cada semana. Na cardite moderada a grave, recomenda-se um tempo total de tratamento em torno de 12 semanas e, na cardite leve, 4 a 8 semanas. Quando a dose chegar a 5 mg/dia, acrescenta-se o ácido acetilsalicílico, 50 mg/kg/dia, por mais 1 semana para evitar rebote
- Pulsoterapia: realizada com metilprednisolona intravenosa (30 mg/kg/dia) em ciclos semanais intercalados. Está indicada nos casos de cardite reumática grave, refratária ao tratamento inicial, naqueles pacientes que necessitam de cirurgia cardíaca em caráter emergencial e nos com quadro clínico muito grave, sem condições clínicas de receber corticoide oral
- Tratamento da insuficiência cardíaca (ver *Capítulo 96*): medidas gerais como restrição de sódio e líquidos, uso de diuréticos (furosemida, 1 a 6 mg/kg/dia; espironolactona, 1 a 3 mg/kg/dia), captopril (1 a 2 mg/kg/dia) ou enalapril (0,5 a 1 mg/kg/dia).

Tratamento da coreia

Nos quadros leves recomendam-se repouso e permanência em ambientes calmos, podendo-se associar o uso de benzodiazepínicos. Nos casos graves, institui-se tratamento específico e a hospitalização pode ser necessária. Utiliza-se o haloperidol (0,01 a 0,03 mg/kg/dia em 2 tomadas) ou o ácido valproico (10 mg/kg/dia) ou ainda a carbamazepina (7 a 10 mg/kg/dia). Nos casos mais graves, podem-se associar corticosteroides por algumas semanas.

Monitoramento da resposta terapêutica

- Melhora das manifestações clínicas
- Normalização das provas inflamatórias (PCR e/ou VHS), que devem ser medidas quinzenalmente

- Ecocardiograma, radiografia de tórax e eletrocardiograma 4 semanas após o início do quadro, nos pacientes que tiveram envolvimento cardíaco.

■ Complicações

As complicações da febre reumática sempre acometem o coração. Se o tratamento da cardite for retardado, pode sobrevir lesão valvar definitiva: espessamento de cordoalhas, diminuição da motilidade dos folhetos, falha na coaptação dos folhetos, estenose ou regurgitação ou ambas. A valva mais frequentemente comprometida é a mitral, depois a aórtica e em terceiro lugar a tricúspide. Regurgitação mitral é a complicação mais frequente da cardite aguda, podendo ser acompanhada de estenose, isto é, *dupla lesão valvar*. Nos casos graves há necessidade de tratamento cirúrgico, com plastia da valva ou substituição por uma valva mecânica ou biológica. Outra complicação temida é a endocardite infecciosa, que pode ocorrer nas valvas defeituosas, quando há um foco bacteriano, manipulações dentárias (dentes definitivos) ou cirúrgicas, ou exposição a drogas intravenosas. Nessas situações recomenda-se a profilaxia com antibióticos antes de cirurgias.

■ Prognóstico

Depende das manifestações clínicas, da prontidão no tratamento da cardite e da manutenção da profilaxia secundária. Quando o tratamento da cardite é bem conduzido, a recuperação é completa em 50 a 70% dos casos. Os pacientes que não tiveram cardite no primeiro episódio podem ter lesões graves nos surtos recorrentes.

■ Prevenção

A prevenção primária baseia-se no tratamento da faringite por SBHGA com erradicação da bactéria através da penicilina benzatina (1 dose), penicilina V, ampicilina, amoxicilina, ou eritromicina nos alérgicos aos betalactâmicos.

A prevenção secundária, para evitar novos surtos de faringoamigdalite por SBHGA, deve ser feita do seguinte modo:
- Penicilina benzatina, 600.000 UI nas crianças com peso ≤ 27 kg e 1.200.000 UI nas crianças maiores a cada 21 dias ou penicilina V (oral) 250 mg 12/12 h diariamente
- Nos alérgicos à penicilina, pode-se usar a eritromicina, 250 mg 12/12 h, ou sulfadiazina, 500 mg/dia até 30 kg e 1 g em crianças maiores.

A prevenção deve ser feita até 21 anos nos pacientes com lesões de pequena gravidade. Naqueles com lesão moderada ou grave ou nos que tiverem valvas artificiais, a prevenção é vitalícia. Nos casos de artrite (forma articular) sem lesão cardíaca, a prevenção deve ser mantida por até 5 anos após o último episódio.

> **NÃO ESQUEÇA**
>
> O título dos anticorpos pode permanecer elevado por longo período após a infecção pelo SBHGA, logo o diagnóstico de febre reumática não deve ser feito sem os outros sinais e sintomas.

■ Bibliografia

Barbosa Junior AR, Di Lorenzo Oliveira C, Fontes MJF et al. Diagnóstico da faringoamigdalite estreptocócica em crianças e adolescentes. Rev Paulista de Ped. 2014; 32:285-91.

Gewitz MH, Baltimore RS, Tani LY et al. Revision of the Jones Criteria for the diagnosis of acute rheumatic fever in the era of Doppler echocardiography: a scientific statement from the American Heart Association. Circulation. 2015; 131(20):1806-18.

Herdy GVH. Desafio da profilaxia na febre reumática. Arq Bras Cardiol. 1996; 67:317.

Herdy GVH, Gomes RS, Silva A E, Silva L, Lopes VGS. Follow-up of rheumatic carditis treated with steroids. Cardiology in the Young. 2012; 22:263-9.

Herdy GVH, Pinto CA, Olivaes, MC, Amabile E, Tchou H, Cosendey R. Rheumatic carditis treated with high doses of pulsetherapy methylprednisolone. Results in 70 children over 12 years. Arq Bras Cardiol. 1999; 72(5):601-3.

Herdy GVH, Pinto CAM, Carrinho M et al. Estudo clínico e ecocardiográfico das alterações do aparelho mitral em crianças com cardite reumática grave. Aspecto de prolapso ou ruptura. Arq Bras Cardiol. 1996; 66:125-8.

Herdy GVH, Souza DC, Barros PB, Pinto CAM. Profilaxia secundária na febre reumática. Antibioticoterapia oral *versus* penicilina benzatina. Arq Bras Cardiol. 1996; 67:331-3.

Herdy GVH, Zabrieskie J, Chapman F et al. A rapid test for the detection of B-cell marker(D8/17) in rheumatic fever patients. Brazilian J Med and Biological Research. 1992; 25:789-94.

Shulman ST. Rheumatic fever. In: Kliegman RM. Nelson textbook of pediatrics. 20th ed. Philadelphia: Elsevier, 2016. p. 1332-7.

Silva AR, Herdy GVH, Simões LC. Plastia mitral cirúrgica em crianças com febre reumática. Arq Bras Cardiol. 2009; 92(6):433-8.

Sociedade Brasileira de Cardiologia. Diretrizes Brasileiras para o diagnóstico e tratamento e prevenção da febre reumárica. Arq Bras Cardiol. 2009; 93(Supp. 4):1-18.

Travancas PR, Simões LC, Herdy GVH. Comparison of mechanical and biological prosthesis to replace heart valves in children and adolescents. Cardiology in the Young. 2009; 19:192-7.

CARDIOLOGIA

90 ARRITMIAS

Aurea Azevedo Grippa e Ana Flávia Malheiros Torbey

■ Introdução
As arritmias são manifestações das alterações do ritmo cardíaco que podem ocorrer no coração estruturalmente normal ou anormal. O reconhecimento do tipo de arritmia através do eletrocardiograma e a sua repercussão clínica delineada pelo exame clínico são os elementos essenciais para a instituição de um tratamento eficaz.

■ Classificação
As arritmias podem ser classificadas segundo:
- A região de origem: acima ou abaixo do nó atrioventricular, sendo, portanto, atriais (sinônimo, supraventriculares) ou ventriculares
- A sua frequência: bradiarritmias e taquiarritmias.

■ Epidemiologia
Algumas arritmias apresentam alta prevalência na população infantil, predominando a taquicardia sinusal. Entretanto, não existem estudos epidemiológicos que descrevam estatísticas da prevalência mundial.

■ Etiologia
As bradiarritmias e as taquiarritmias podem ocorrer em resposta a eventos fisiológicos da criança. É comum encontrarmos taquicardia nas situações de maior demanda hemodinâmica como anemia, insuficiência cardíaca, tireotoxicose, hipovolemia, choque hipovolêmico, febre, exercício físico, choro e estresse emocional. As taquiarritmias, mais comumente as taquicardias paroxísticas supraventriculares (TPSV) como o *flutter* atrial (Figura 90.1) e a fibrilação atrial, podem advir da presença de feixes anômalos no sistema de condução (como na síndrome de Wolff-Parkinson-White), distúrbios hidreletrolíticos, pós-operatório imediato ou tardio de cirurgias cardíacas, miocardites e idiopática. Nestes casos, também poderá ocorrer a taquicardia ventricular (TV) – Figura 90.2. A bradicardia pode aparecer de forma sintomática, como uma característica individual de predominância de estimulação vagal. Também podemos encontrar bradicardia no hipotireoidismo congênito ou adquirido (Figura 90.3), hipertensão intracraniana, hipotermia e hipoxia. O ritmo ao eletrocardiograma é sempre sinusal com intervalo PR normal e frequência cardíaca abaixo do limite inferior para a idade. Bradicardia sinusal sintomática pode ser observada nas intoxicações exógenas e requer abordagem individualizada. Nas intoxicações também podemos observar bradicardia com vários graus de bloqueio atrioventricular. A intoxicação por organofosforados, substâncias antiarrítmicas (como betabloqueadores, digitálicos, amiodarona, entre outras) e gases neurotóxicos, como o gás sarin, são capazes de promover bradicardia acentuada. Os bloqueios atrioventriculares podem surgir por comprometimento congênito (Figura 90.4) ou malformação em diversos graus do

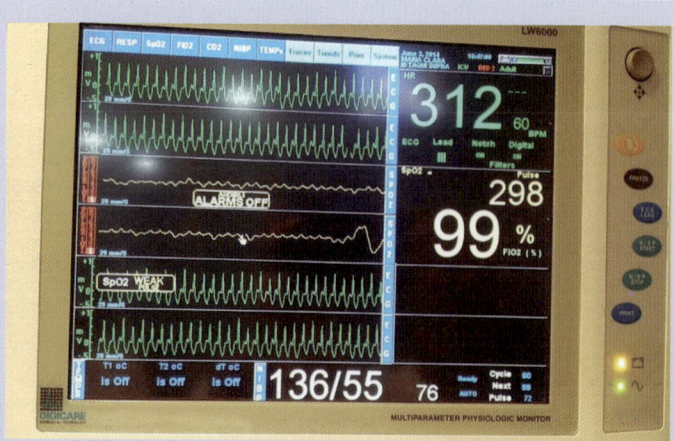

Figura 90.1 Registro de monitor cardíaco multiparamétrico no momento em que o lactente de 8 meses apresenta episódio de taquicardia paroxística supraventricular (tipo *flutter atrial*, com frequência cardíaca de 312 bpm e resposta hipertensiva (pressão arterial de 136 × 55 mmHg).

ARRITMIAS

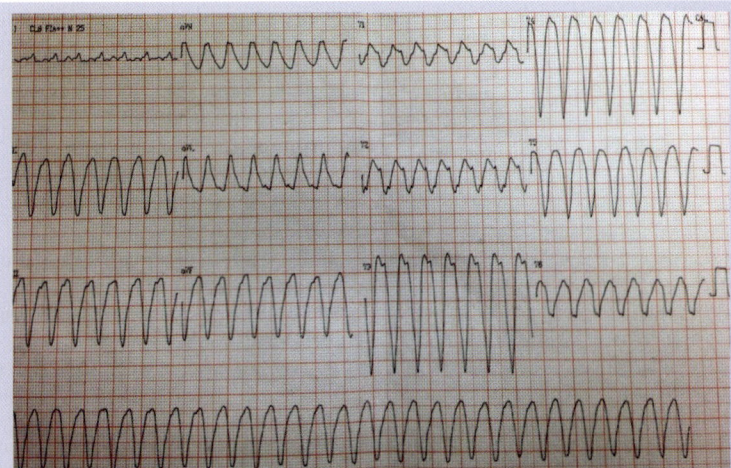

Figura 90.2 Traçado eletrocardiográfico de criança em fase escolar submetida à cirurgia para correção da tetralogia de Fallot. Apresenta episódio de taquicardia ventricular sustentada monomórfica.

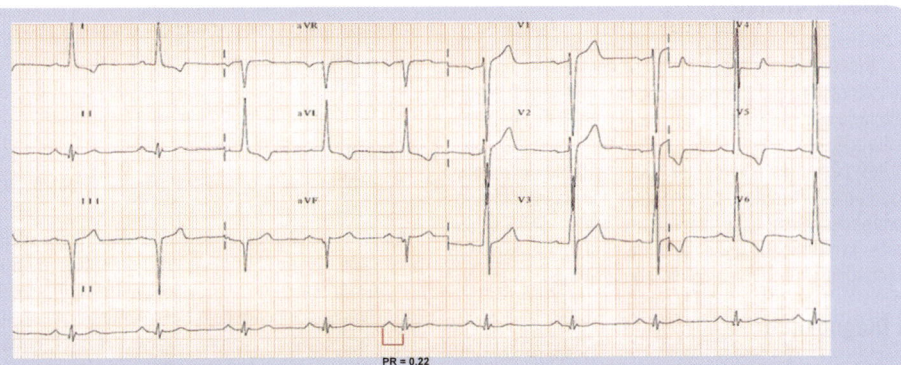

Figura 90.3 Eletrocardiograma de paciente de 1 ano de idade com comunicação interventricular e hipotireoidismo, mostrando bradicardia sinusal com frequência cardíaca variável de 70 a 75 bpm e PR aumentado para a idade (0,22 s). Bloqueio atrioventricular de 1º grau.

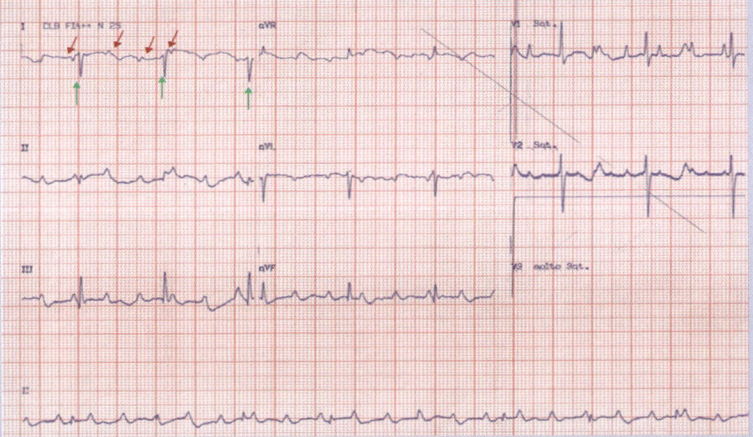

Figura 90.4 Eletrocardiograma de recém-nascido do sexo feminino com diagnóstico intrauterino de bloqueio atrioventricular total. Mãe portadora de lúpus eritematoso sistêmico com alto título de anticorpos anti-Ro. Observam-se ondas P isoladas (*setas vermelhas*) sem qualquer relação com os complexos QRS (*setas verdes*), frequências atrial de 150 bpm e ventricular de 66 bpm.

nó atrioventricular, ou são adquiridos por isquemia ou inflamação miocárdica, como nas miocardites, pericardites e na febre reumática.

Fisiopatologia

As arritmias são provocadas por alterações em qualquer segmento do sistema de condução (nó sinusal, nó atrioventricular [AV], feixe de His ou ramos direito ou esquerdo). O nó sinusal é o marca-passo natural do coração. O estímulo nele gerado se distribui pelos átrios, alcançando o nó AV, onde sofre alentecimento para então dissipar-se pelo feixe de His e ramos para estimulação ventricular. As bradiarritmias resultam da diminuição do estímulo do nó sinusal ou bloqueio da condução no nó AV. As taquiarritmias pode acontecer por hiperestímulo do nó sinusal, mecanismos de reentrada do estímulo através de vias anômalas que levam à perpetuação da estimulação ventricular independente do comando do nó sinusal (TPSV), e por estimulação celular ventricular espontânea, mais comum nas taquicardias ventriculares (TV).

Quadro clínico

Os pacientes podem se apresentar com exame clínico normal, exceto pela presença de frequência abaixo ou acima dos limites para a idade. Nestes casos, a frequência de pulso é alterada sem que haja comprometimento da sua amplitude ou duração.

Nos pacientes com comprometimento hemodinâmico, observamos diminuição da amplitude dos pulsos periféricos e profundos, hipotensão arterial, taquipneia, palidez, hipoxemia, irritabilidade, cianose e até perda da consciência, principalmente nos quadros de taquiarritmia.

Diagnóstico

Clínico

A anamnese dirigida deve ser obtida imediatamente visando ao diagnóstico de possíveis causas para o quadro. As medidas de identificação de intoxicação exógena devem ser reforçadas, principalmente quando houver a disponibilidade de drogas lícitas ou ilícitas no ambiente onde a criança se encontrava.

O monitoramento cardíaco para avaliação da frequência exata, a oximetria de pulso e a aferição da pressão arterial devem ser obtidos logo na avaliação inicial do paciente.

Laboratorial

Recomenda-se a obtenção de hemograma completo e proteína C reativa para afastar as causas infecciosas. Os níveis séricos de eletrólitos e a avaliação da função renal podem afastar os distúrbios eletrolíticos. Tanto nos quadros de bradi- e taquicardia, a avaliação da função tireóidea deve ser realizada tão logo possível por meio dos níveis de T3, T4 livre e TSH.

Por imagem

O eletrocardiograma de 12 derivações é imprescindível para a identificação correta da arritmia. A avaliação requer observação do ritmo, frequência cardíaca, intervalos PR, R-R, QT e QTc e morfologia do complexo QRS.

O ecocardiograma com Doppler colorido também deverá ser realizado para afastar cardiopatias congênitas, disfunção ventricular, derrame pericárdico e complicações pós-operatórias nas cirurgias cardíacas.

Tratamento

Medidas gerais

Bradiarritmias

- Avaliar a situação hemodinâmica (pesquisar hipotensão arterial e sinais de baixo débito)
- As bradicardias sem instabilidade hemodinâmica não exigem tratamento
- Obtenção do registro eletrocardiográfico para definição de bradicardia sinusal e afastar os bloqueios atrioventriculares totais
- Tratamento da causa subjacente – as intoxicações por anticolinérgicos (anti-histamínicos, antiespasmódicos, antidepressivos), organofosforados e antiarrítmicos requerem conduta orientada pelos serviços de centros de intoxicações regionais. Em geral, a lavagem gástrica com solução fisiológica e atropinização são as recomendações iniciais. Na suspeita de miocardite ou pericardite, recomenda-se avaliação ecocardiográfica
- O monitoramento do paciente é necessário.

Taquiarritmias

- Avaliar a situação hemodinâmica (hipotensão arterial e sinais de baixo débito)
- As taquicardias sinusais geralmente provocam algum grau de desconforto aos pacientes, porém não se observam sinais de comprometimento hemodinâmico, sendo recomendado o tratamento da causa subjacente (febre, anemia, choro intenso, dor etc.). Entretanto, as intoxicações por agentes colinérgicos e simpaticomiméticos (anfetaminas, cocaína, iMAO) necessitam de tratamento orientado pelos centros de intoxicações regionais
- O monitoramento do paciente é recomendado
- Taquiarritmias com frequência cardíaca superior a 220 bpm (Figura 90.5), possíveis *flutter* e fibrilação atriais com alta resposta ventricular requerem tratamento por manobra vagal (ver adiante) e cardioversão elétrica (CVE) ou medicamentosa específica (fluxograma de decisões na Figura 90.6).

A manobra vagal com gelo na face – *classe IIa* (Figura 90.7) é recomenda para recém-nascidos, lactentes e pré-escolares. Nos escolares e adolescentes pode-se realizar a manobra de Valsalva ou do mergulho, bem como a massagem do seio carotídeo (classe IIb) sob orientação e supervisão. A manobra não deve retardar a terapêutica medicamentosa ou CVE:

- Monitoramento cardíaco
- Material: saco plástico com pedras de gelo e água
- Técnica: apoiar a cabeça do paciente com uma das mãos e recobrir a região frontal, os olhos, o nariz, os malares e a boca por um período de 10 s
- Retirar e avaliar o ritmo de resposta, podendo repetir se necessário.

ARRITMIAS

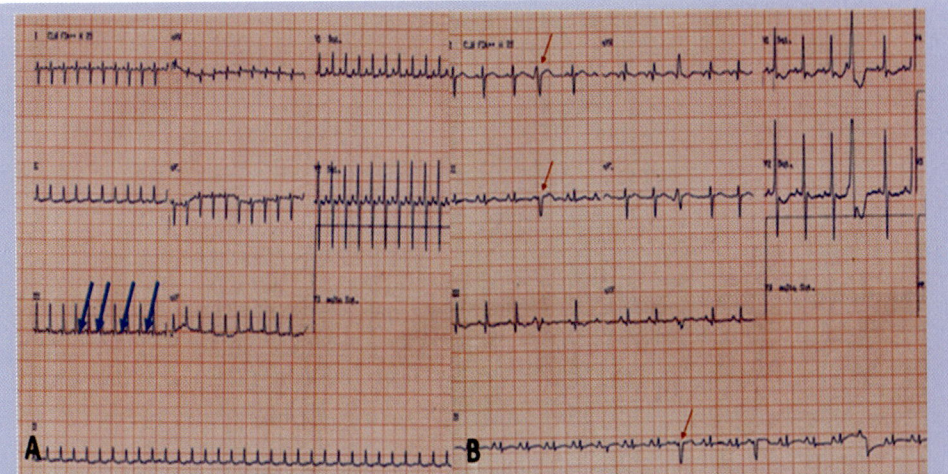

Figura 90.5 Recém-nascido com 24 horas de vida apresentando taquipneia, pulsos débeis e perfusão alentecida. O eletrocardiograma mostra frequência cardíaca de 300 bpm com ondas P após o complexo QRS e antecedendo a onda T (*setas azuis*) (**A**) e ritmo sinusal com raras extrassístoles (*setas vermelhas*) após manobra vagal com gelo na face (**B**).

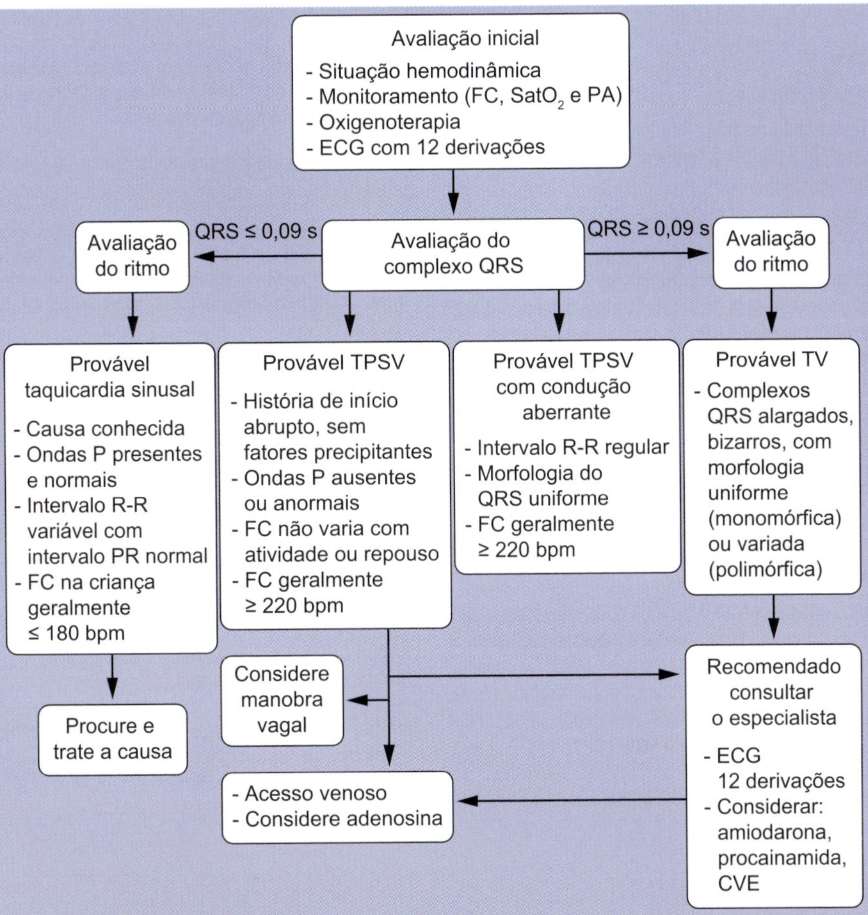

Figura 90.6 Fluxograma de decisões para o paciente com taquiarritmia. CVE: cardioversão elétrica; ECG: eletrocardiograma; FC: frequência cardíaca; PA: pressão arterial; TPSV: taquicardias paroxísticas supraventriculares; TV: taquicardia ventricular.

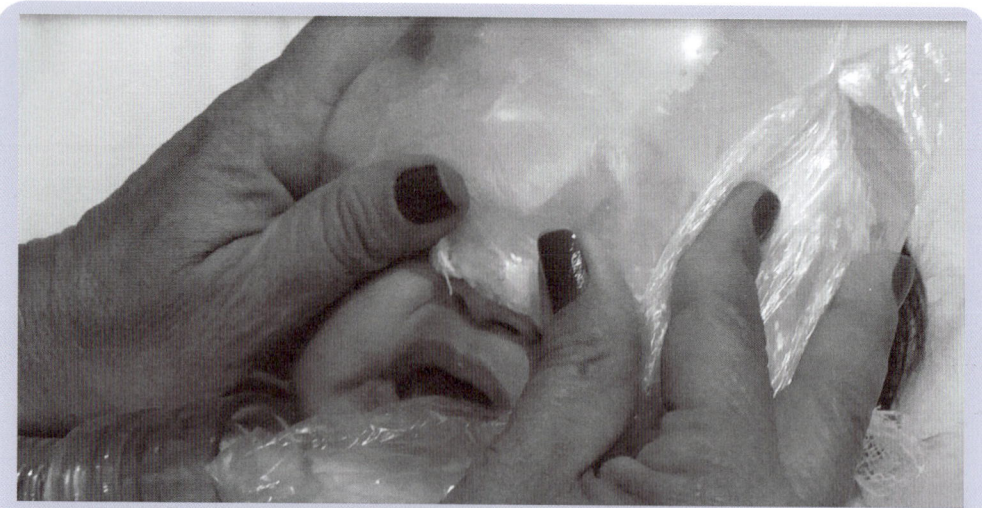

Figura 90.7 Realização de manobra vagal com gelo sobre a face em lactente de 8 meses de idade para tratamento de taquicardias paroxísticas supraventriculares.

Fármacos

Bradicardias sintomáticas

Para atropinização, usar 0,1 mg/kg/dose em intervalos de 30 minutos até alcançar a frequência desejada e estabilidade hemodinâmica.

Taquiarritmias (*flutter* e fibrilação atriais com alta resposta ventricular)

- Adenosina: primeira dose 0,1 mg/kg IV (dose máxima: 6 mg) e segunda dose 0,2 mg/kg IV (dose máxima: 12 mg; dose máxima acumulada: 18 mg)
- Amiodarona: 1ª dose – 5 mg/kg IV em 30 minutos; 2ª dose – 5 mg/kg em 2 horas
- Procainamida: 15 mg/kg IV durante 30 a 60 minutos.

Outras intervenções

CVE com 0,5 a 1 J/kg de dose inicial (aumentando até 2 J/kg).

■ Complicações

As taquiarritmias e as bradiarritmias podem levar a quadro de baixo débito grave, predispondo a isquemias cerebral e miocárdica. Perda de consciência e crises convulsivas podem ocorrer caso a arritmia persista, tanto em bradiarritmias quanto em taquiarritmias. O acidente vascular cerebral isquêmico consiste em um evento raro, porém possível nas arritmias que permaneçam por longos períodos. Na musculatura cardíaca, a elevada frequência cardíaca das taquiarritmias (FC > 220 bpm) pode levar a lesões isquêmicas crônicas com fibrose e dilatação ventricular, quadro conhecido com taquicardiomiopatia.

NÃO ESQUEÇA

A intoxicação exógena consiste em causa importante de arritmia na infância e deve ser afastada exaustivamente em todos os quadros, principalmente naqueles em que haja comprometimento hemodinâmico ou manifestações colinérgicas ou simpaticomiméticas.

■ Bibliografia

Hanash CR, Crosson JE. Emergency diagnosis and management of pediatric arrhythmias. J Emerg Trauma Shock. 2010; 3(3):251-60.
Jat KR, Lodha R, Kabra SK. Arrhythmias in children. Indian J Pediatr. 2011; 78:211-8.
Kleinman ME, Caen AR, Chameides L et al. Part 10: Pediatric basic and advanced life support: 2010 international consensus on cardiopulmonary and emergency cardiovascular care science with treatment recommendations. Circulation. 2010; 122:S466-515.
Ladusans EJ. Diagnosis, evaluation and treatment of cardiac arrhythmias. Paediatrics and Child Health. 2008; 19(1):30-6.
Skinner JR. Detection of dangerous arrhythmias. Paediatrics and Child Health. 2011; 21:369-77.
Wren C. Concise guide to pediatric arrhythmias. West Sussex: John Wiley & Sons, 2012.

CARDIOLOGIA

91 CARDIOPATIAS CONGÊNITAS ACIANÓTICAS

Aurea Azevedo Grippa e Ana Flávia Malheiros Torbey

■ Introdução

As cardiopatias acianóticas são as malformações mais comuns entre as cardiopatias congênitas, sendo a comunicação interventricular (CIV), a persistência do canal arterial (PCA) e a comunicação interatrial (CIA) responsáveis por cerca de 50% dos defeitos neste grupo. O conhecimento da sua fisiopatologia e da apresentação clínica inicial é essencial para a suspeita diagnóstica e a conduta adequada.

■ Classificação

As cardiopatias congênitas acianóticas podem ser divididas em dois grandes grupos: as de hiperfluxo pulmonar e as obstrutivas. O primeiro grupo compreende as cardiopatias com *shunt* esquerda-direita e fluxo pulmonar elevado, como CIV, CIA, PCA, além dos defeitos do septo atrioventricular, formas parcial ou total (DSAVP ou DSAVT). Dentre as doenças obstrutivas, as mais comuns são a coarctação da aorta (CoAo), a valva aórtica bicúspide com ou sem estenose e a estenose pulmonar (EP).

Cardiopatias de hiperfluxo pulmonar

Comunicação interventricular

As CIVs podem se apresentar em três regiões distintas do septo interventricular: perimembranoso (relação com a aorta), muscular apical (próximo à ponta do ventrículo) e muscular trabecular (posterior com relação às valvas atrioventriculares, médio próximo ao septo perimembranoso ou anterior próximo ao infundíbulo pulmonar). Também são classificadas pelo seu tamanho: pequenos (sem sobrecarga do átrio [AE] ou ventrículo esquerdos [VE]), médios e grandes (de acordo com a repercussão hemodinâmica e sua relação com o diâmetro do anel da aorta). As CIVs também podem ser múltiplas, ocorrendo em mais de uma região do septo interventricular (Figura 91.1).

Comunicação interatrial

O septo interatrial apresenta duas regiões: *primum* e *secundum*. Os defeitos do septo *primum* são típicos dos DSAV total, mas a sua ocorrência isolada caracteriza a forma chamada de DSAV parcial. Os defeitos do tipo *secundum* (Figura 91.2) são os mais comuns, aparecendo em 80% dos casos, e caracterizam-se por um defeito na formação do septo na região da fossa oval ou nas demais regiões do septo *secundum* (porção superior com relação à veia cava superior, e porção inferior com relação à veia cava inferior). Assim como as CIVs, as CIAs podem ser classificadas em tamanhos de acordo com o seu diâmetro e a sobrecarga atrial (AD) e ventricular direitas (VD) que proporcionam. Também podem apresentar associação de dois tipos diferentes de defeitos interatriais. O forame oval patente não constitui uma cardiopatia, sendo considerado apenas uma falha no fechamento da membrana da *fossa oval* após o nascimento. Nos pacientes portadores de trombofilias e doenças tromboembólicas, o forame oval patente pode favorecer a ocorrência de acidente vascular cerebral tromboembólico na presença de *shunt* reverso direita-esquerda, que ocorre em situações como a manobra de Valsalva.

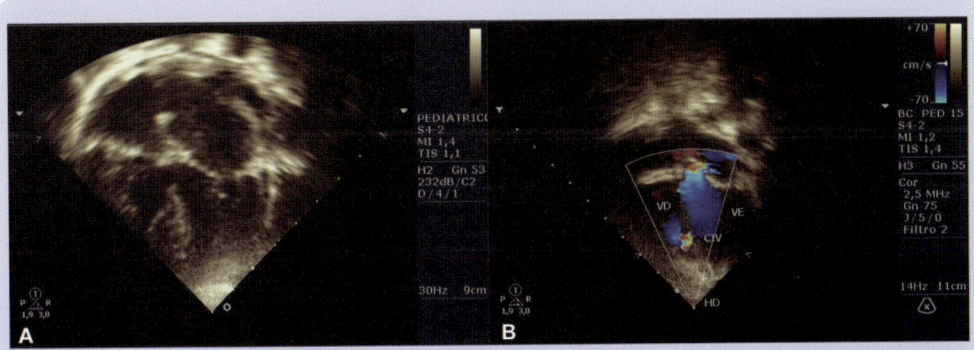

Figura 91.1 Imagem ecocardiográfica em quatro câmaras mostrando comunicação interventricular (CIV) na região perimembranosa (**A**) e CIV na região muscular trabecular (**B**). AD: átrio direito; AE: átrio esquerdo; VD: ventrículo direito; VE: ventrículo esquerdo.

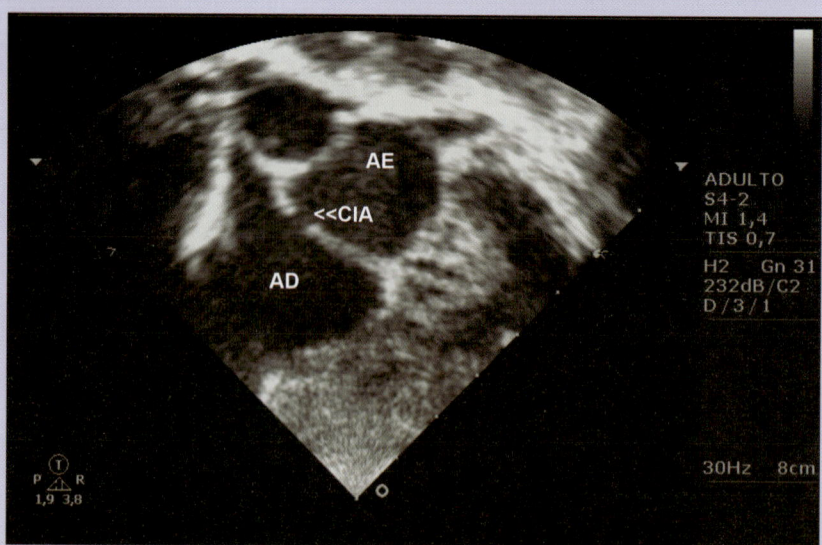

Figura 91.2 Imagem ecocadiográfica em duas câmaras atriais mostrando a pequena comunicação interatrial (CIA) tipo *ostium secundum*. AD: átrio direito, AE: átrio esquerdo.

Persistência do canal arterial

Caracteriza-se pela falta de constrição do ducto arterioso no período neonatal, favorecendo a manutenção de *shunt* da aorta para a artéria pulmonar, o que impede a sua obliteração e a formação do ligamento arterioso. Sua categorização quanto ao tamanho corresponde ao grau de comprometimento hemodinâmico representado pela sobrecarga de átrio e ventrículo esquerdos e dilatação da artéria pulmonar (Figura 91.3).

Defeito do septo atrioventricular

Também conhecido como *defeito do coxim endocárdico*, pode se manifestar com ausência total do septo atrioventricular levando a CIA tipo *ostium primum* e comunicação interventricular com inexistência da "cruz cardíaca" (Figura 91.4), ou pela malformação parcial em que observamos a ausência de CIV com a presença de CIA *ostium primum* (Figura 91.5).

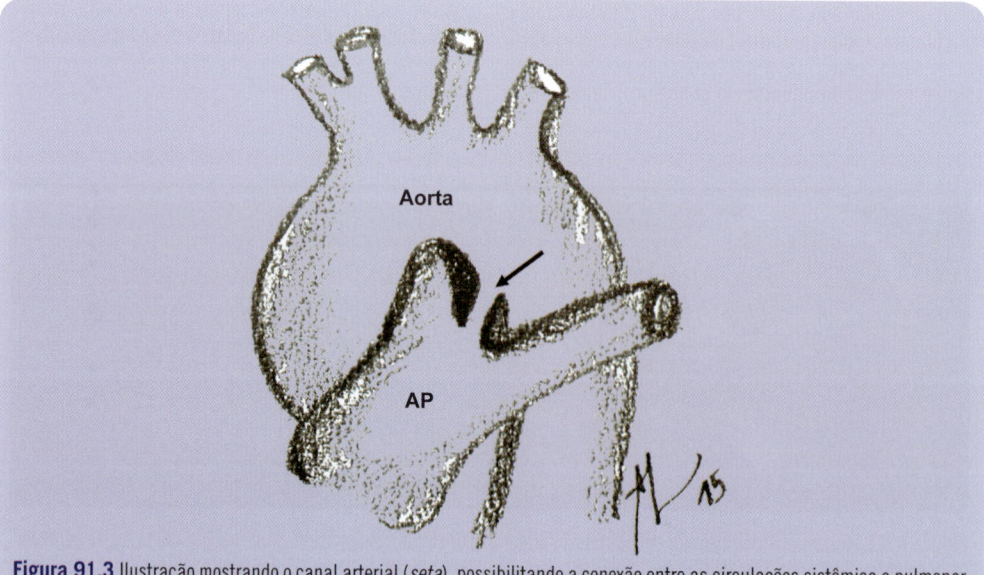

Figura 91.3 Ilustração mostrando o canal arterial (*seta*), possibilitando a conexão entre as circulações sistêmica e pulmonar. AP: artéria pulmonar. (Desenho da Profª. Aurea Azevedo Grippa.)

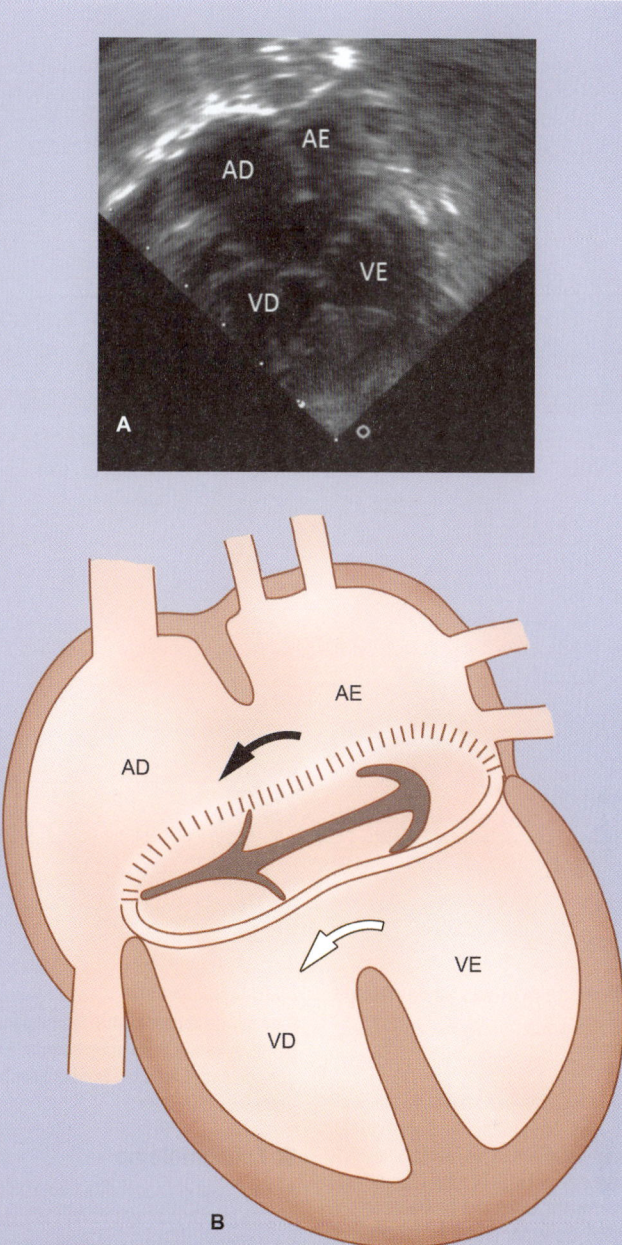

Figura 91.4 A. Defeito do septo atrioventricular, forma total (DSAVT). **B.** Representação esquemática. AD: átrio direito; AE: átrio esquerdo; VD: ventrículo direito; VE: ventrículo esquerdo.

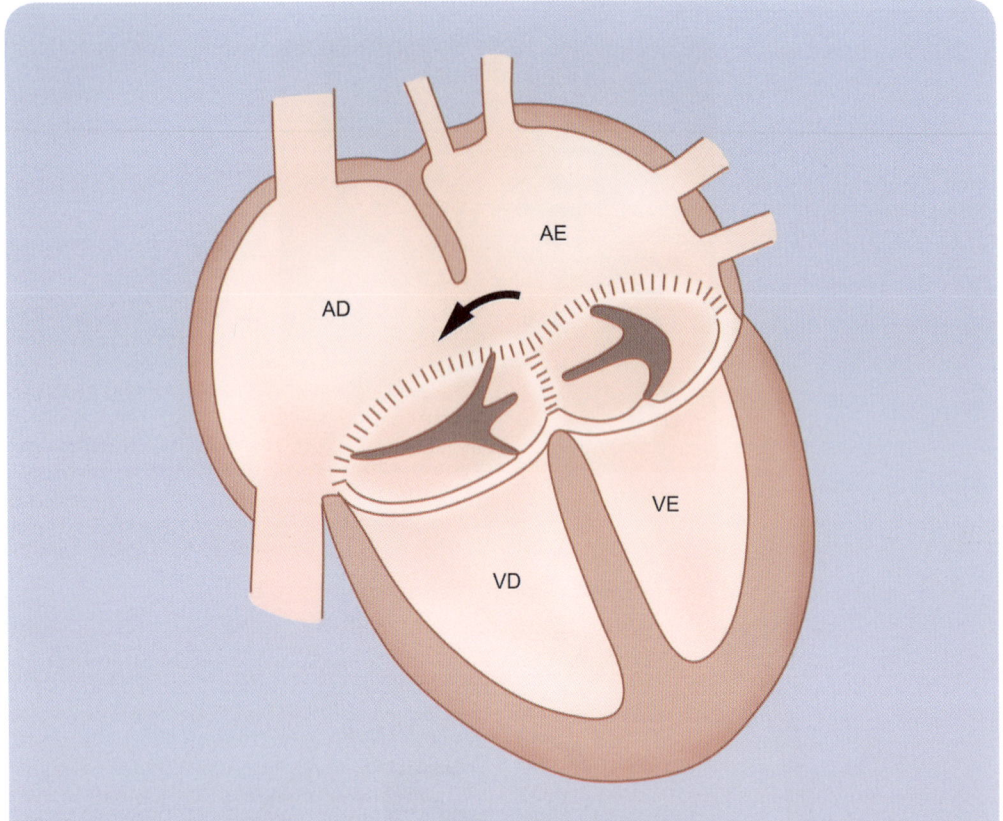

Figura 91.5 Representação esquemática do defeito do septo atrioventricular, forma parcial (DSAVP). AD: átrio direito; AE: átrio esquerdo; VD: ventrículo direito; VE: ventrículo esquerdo.

Cardiopatias acianóticas obstrutivas ao ventrículo esquerdo ou direito

Estenose pulmonar

Pode se apresentar como uma estenose abaixo do anel valvar, valvar (por fusão das cúspides) ou supravalvar. Apresentam-se como lesões assintomáticas, não promovendo cianose nem insuficiência cardíaca (IC), sem repercussão na função pulmonar ou cardíaca, exceto na forma de EP crítica neonatal (*Capítulo 92*). Pode ser classificada em leve, moderada ou grave, de acordo com o diferencial pressórico encontrado na região da estenose.

Valva aórtica bicúspide

Pode ocorrer isoladamente, entretanto, é comum em associação à CoAo. Observam-se fusão da comissura e resultante turbilhonamento à passagem do fluxo. O orifício final de passagem pode ser estreito, dando origem à estenose aórtica, que assim como a EP pode ser classificada em leve, moderada ou grave de acordo com o diferencial pressórico encontrado na região da estenose. Também podemos observar associação a estenose subvalvar e supravalvar.

Coarctação da aorta

Apresenta-se como uma zona estenótica na aorta descendente. A localização mais comum é próxima à desembocadura do canal arterial, também conhecida como coarctação justaductal (Figura 91.6).

■ Epidemiologia

As cardiopatias congênitas apresentam incidência de 0,8 a 1% na população geral. As CIVs correspondem a 40% do total de cardiopatias. A PCA é a segunda lesão de maior ocorrência, sendo o seu diagnóstico de extrema importância nos prematuros (*Capítulo 14*). As CIAs podem ser assintomáticas na infância e o seu diagnóstico pode ser tardio; entretanto, correspondem a 30% dos diagnósticos. A despeito de apresentarem incidência e prevalência elevadas como lesões isoladas, esses três defeitos podem ser encontrados também em associação a outras cardiopatias complexas, acianóticas e cianóticas. Um defeito particularmente importante é o DSAV, comum nos pacientes com síndrome de Down – é encontrado em 50 a 60% daqueles que apresentam esta síndrome genética. A EP e a valva aórtica bicúspide também

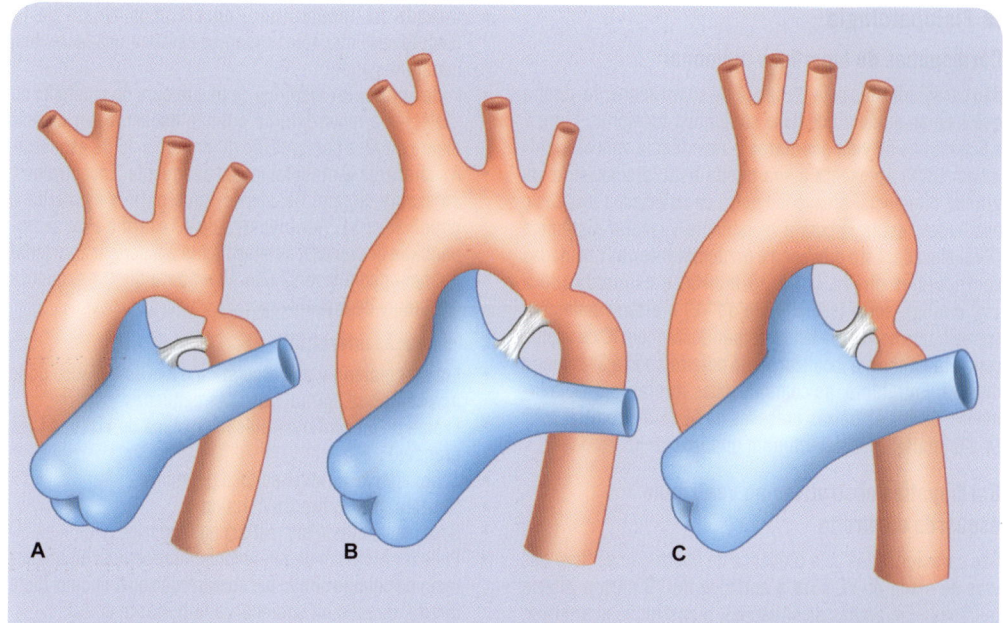

Figura 91.6 Ilustrações mostrando os três tipos de coarctação da aorta: (**A**) pré-ductal, (**B**) justaductal e (**C**) pós-ductal.

são achados comuns nos exames ecocardiográficos. Ambas se apresentam de forma assintomática e o principal achado no exame clínico é a identificação do sopro sistólico em seu foco correspondente. Representam importantes diagnósticos diferenciais dos sopros fisiológicos, tendo em vista a possibilidade de progressão daquelas lesões ao longo da vida. A CoAo constitui 5 a 10% dos diagnósticos nos pacientes sob suspeita de cardiopatia congênita. Sua forma mais grave é a neonatal, podendo manifestar-se inicialmente por choque e alta mortalidade. Nas crianças maiores, o achado concomitante de hipertensão arterial sistêmica e sopro sistólico é o marco para o diagnóstico.

■ Etiologia

A despeito do conhecimento de diversos fatores ambientais, genéticos e teratogênicos implicados na gênese das cardiopatias congênitas, a sua etiologia é considerada multifatorial. Uma relação genética mais estreita pode ser deduzida na ocorrência concomitante de síndromes cromossômicas e cardiopatias (Quadro 91.1). Diabetes gestacional, uso de imunossupressores, lítio, álcool, cocaína, cumarínicos, entre outros, podem ser citados como os principais eventos gestacionais que elevam a ocorrência de cardiopatias. Algumas cardiopatias acianóticas apresentam maior ocorrência familiar, como as CIAs e PCAs, entretanto, não há estudo, até o momento, confirmando a transmissão genética.

QUADRO 91.1	Principais associações entre cardiopatias e síndromes genéticas.
Situação	**Cardiopatia**
Síndrome de Down (trissomia 21)	DSAV, CIV, CIA, PCA
Síndrome de Alagille	EP, AP
Síndrome de Fryns	CIV, CIA, cardiopatias complexas
Síndrome de Patau (trissomia 13)	CIV, tetralogia de Fallot, cardiopatias complexas
CHARGE	CIV, CIA, AT, cardiopatias complexas
Síndrome de Edwards (trissomia 18)	CIV, tetralogia de Fallot, cardiopatias complexas
Síndrome de Noonan	EP
Síndrome de Turner	EAo, CoAo
Síndrome de Marfan	Prolapso de valva mitral ou aórtica, ectasia aórtica
Síndrome de Holt-Oram	CIA

AP: atresia pulmonar; cardiopatias complexas – associações entre 2 ou mais efeitos cardíacos; AT: atresia tricúspide; CIA: comunicação interatrial; CIV: comunicação interventricular; CoAo: coarctação da aorta; DSAV: defeito do septo atrioventricular; EAo: estenose da aorta; EP: estenose pulmonar; PCA: persistência do canal arterial.

Fisiopatologia

Cardiopatias de hiperfluxo pulmonar

São caracterizadas pela presença de *shunt* esquerda-direita que leva ao aumento do fluxo sanguíneo pulmonar. Entre 4 e 6 semanas de vida pós-natal, a resistência vascular pulmonar (RVP) apresenta a sua queda final, promovendo um grande diferencial pressórico entre as cavidades direitas e esquerdas, estas já com a resistência vascular sistêmica (RVS) elevada. Esta diferença é predominante nas cavidades ventriculares direita (20 a 25 mmHg) e esquerda (80 a 100 mmHg), aorta (semelhante ao VE) e artéria pulmonar (semelhante ao VD), podendo se manifestar com IC de acordo com o tamanho e a localização do defeito após a 3ª semana de vida. Entretanto, as comunicações interatriais isoladamente, devido às baixas pressões no AE (6 a 8 mmHg) e AD (4 a 6 mmHg), não determinam quadros de IC.

Cardiopatias obstrutivas ao ventrículo esquerdo ou direito

São caracterizadas pela presença de obstrução ao fluxo nas vias de saída do VE para a aorta ou do VD para a artéria pulmonar. Em ambas as situações, a obstrução acarretará, conforme a sua gravidade, hipertrofia ventricular inicial seguida de dilatação e disfunção tardias. A hipertrofia promove desproporção do fluxo coronário, gerando isquemia miocárdica. Nas situações de valva aórtica bicúspide com estenose moderada a grave, pode haver zonas de isquemia e morte súbita por arritmia. Na CoAo, a hipertensão arterial sistêmica (HAS) decorrente da obstrução leva a aumento dos vasos sanguíneos com formação de circulação colateral (comumente nas intercostais) e malformação vascular. As malformações vasculares podem se associar à CoAo, precipitando eventos vasculares cerebrais na adolescência e na idade adulta.

Quadro clínico

Os pacientes com defeitos pequenos podem se apresentar assintomáticos durante boa parte da infância. Ao exame clínico, o sopro sistólico no foco correspondente pode ser o único achado. A hipertensão arterial está presente nos pacientes com a CoAo após o período neonatal.

Diagnóstico

Clínico

A anamnese e o exame clínico nos ajudam a diferenciar entre as cardiopatias de hiperfluxo e as obstrutivas.

Comunicação interventricular

- A sintomatologia depende do tamanho da CIV e da sua repercussão hemodinâmica
- Quanto menor a CIV, mais intenso será o sopro e o paciente assintomático
- Sopro sistólico é rude, holossistólico e pode variar ++ a +++++/6+
- Frêmito presente nas CIVs pequenas
- Audível em toda a borda esternal esquerda
- Quando há repercussão, observamos sinais de IC (taquipneia, dispneia, sudorese cefálica nos lactentes, hepatomegalia)
- Pode apresentar histórico de pneumonia de repetição ou atelectasia recorrente no pulmão esquerdo por crescimento do AE e compressão do brônquio-fonte esquerdo
- A sobrecarga ventricular inicial é esquerda. Encontramos, ao exame clínico, desvio do *ictus* para a esquerda e impulsão do VE. A sobrecarga do VD é tardia e, se acompanhada de cianose, é consequente à hipertensão arterial pulmonar com inversão do *shunt* para direita-esquerda (síndrome de Eisenmenger).

Comunicação interatrial

- Em sua maioria é assintomática e o exame clínico pode apresentar-se normal nas CIAs pequenas
- Exame do precórdio: impulsão sistólica do VD (nas CIAs grandes)
- Sopro ejetivo variável no foco pulmonar
- Desdobramento fixo da 2ª bulha
- Sopro mesodiastólico (ruflar) no foco tricúspide
- Pode ter histórico de pneumonia de repetição ou atelectasia no pulmão direito por compressão do brônquio-fonte direito, quando há sobrecarga importante do AD.

Persistência do canal arterial

- Também pode ser assintomática
- Em algumas situações, a PCA é um achado ao ecocardiograma sem que haja ausculta ou sintoma sugestivo. Nesta situação é chamada de PCA silenciosa
- Nos canais moderados e amplos, um sopro contínuo pode ser auscultado no foco pulmonar e podem ser observados sinais de sobrecarga do VE (desvio e aumento da propulsão do *ictus*)
- Sinais de IC podem estar presentes no recém-nascido e no lactente, porém são incomuns na criança e no adolescente.

Defeito do septo atrioventricular, forma total

- Os sinais e sintomas manifestam-se após 3ª a 4ª semanas de vida e tendem a piorar conforme há queda da RVP
- Precórdio hiperdinâmico, *ictus* difuso
- Desdobramento fixo da 2ª bulha
- Hiperfonese da 2ª bulha
- Sopro holossistólico de baixa a média intensidade na borda esternal esquerda
- Sinais de IC podem estar presentes.

Defeito do septo atrioventricular, forma parcial

- Sinais clínicos semelhantes à CIA
- Pode haver sopro sistólico em foco mitral, pois é comum a presença de malformação da valva (*mitral cleft*) causando insuficiência valvar em alguns indivíduos
- Também é mais comum nos pacientes com síndrome de Down, como o DSAVT.

Estenose pulmonar

- Assintomática
- Em sua maioria apresenta curso benigno fora do período neonatal

- Sopro sistólico ejetivo variando de ++ a ++++/6+ conforme o grau de estenose
- Estalido valvar pode estar presente
- Nas estenoses moderadas a graves, a impulsão do VD pode estar presente à palpação do precórdio.

Valva aórtica bicúspide
- Assintomática
- Presença de sopro sistólico em foco aórtico e aórtico acessório. Nas estenoses, o sopro pode ser audível também nas carótidas bilateralmente
- Pode haver estalido valvar
- Nas estenoses graves pode haver diminuição difusa dos pulsos periféricos e impulsão do VE na palpação do precórdio
- Hipotensão, pulsos periféricos finos ou impalpáveis e sinais de baixo débito ocorrem na estenose aórtica grave do recém-nascido, e se instalam após o fechamento do canal arterial em torno do 3º ao 7º dia de vida. Nesta apresentação, é considerada uma cardiopatia ducto-dependente, isto é, após o fechamento do canal arterial não há passagem de fluxo sanguíneo à aorta. Com o canal aberto, o *shunt* segue da artéria pulmonar para a aorta descendente e retrogradamente à aorta ascendente, provendo fluxo às carótidas, subclávias, além de irrigar os intestinos, rins e membros inferiores (*Capítulo 86*).

Coarctação da aorta
A forma neonatal exibe apresentação clínica semelhante à estenose aórtica grave, com sinais de baixo débito cardíaco. Também é considerada uma cardiopatia ducto-dependente e, assim como a estenose aórtica grave, sua mortalidade é elevada após o fechamento do canal arterial, sendo necessária a rápida suspeita diagnóstica para a introdução das medidas medicamentosas até a correção cirúrgica.

Após o período neonatal, a CoAo manifesta-se principalmente por HAS nos membros superiores com diminuição de 20 mmHg ou mais nos membros inferiores, sopro sistólico que pode ser audível na parte superior do dorso à esquerda ou no foco aórtico. Os pulsos são diminuídos ou ausentes nos membros inferiores e um atraso digitofemoral pode ser percebido na palpação simultânea dos pulsos braquial e femoral. Em alguns casos, observam-se sinais de IC.

Laboratorial
As análises laboratoriais não são específicas no diagnóstico das cardiopatias acianóticas, mas auxiliam na avaliação das complicações e comorbidades.

Hemograma completo
A anemia representa importante fator na descompensação das cardiopatias de hiperfluxo pulmonar. Pacientes portadores de CIV e PCA amplas com hemoglobina inferior a 10 mg/dℓ sofrem piora dos sinais de IC, acentuação da dificuldade de ganho ponderal e maior sobrecarga ventricular. Nos pacientes com estenose aórtica grave e CoAo, a anemia pode resultar em maior isquemia ventricular, aumentando o risco de arritmias e morte súbita. A exclusão das infecções como causa de descompensação destes pacientes também tem grande relevância.

Níveis de eletrólitos
A hiponatremia e a hipotassemia são observadas nos pacientes em IC ou em uso de diuréticos em altas doses. A hiperpotassemia também pode estar presente e ocorre com o uso de diuréticos poupadores de potássio e inibidores da enzima de conversão. As alterações do cálcio e do magnésio são menos comuns, mas hipocalcemia e hipomagnesemia podem ser documentadas no uso crônico de diuréticos de alça.

Peptídio natriurético cerebral (BNP)
É secretado em resposta ao aumento das pressões ou sobrecarga de volume dos ventrículos direito ou esquerdo. Níveis de BNP > 100 pg/mℓ estão relacionados com descompensação da insuficiência ventricular. Podem ser acompanhados como marcadores de resposta na otimização da terapêutica medicamentosa.

Função renal
Os níveis de ureia e creatinina são especialmente úteis na avaliação da repercussão das lesões da aorta que podem diminuir o débito renal, causando isquemia e insuficiência renais. Também são oportunos no acompanhamento dos pacientes em uso de altas doses de diuréticos devido aos potenciais danos causados.

Por imagem
Radiografia de tórax
Na CIA ampla observamos sinais sobrecarga de AD, VD e dilatação da AP (abaulamento do arco médio) – Figura 91.7. Observa-se sobrecarga das cavidades esquerdas (AE e VE) na presença de CIV e PCA (Figuras 91.8 e 91.9). No DSAV podemos observar sobrecarga das quatro cavidades. Na EP, exceto na sua forma crítica neonatal, não observamos sinais característicos na radiografia.

Eletrocardiograma
Reflete a sobrecarga de cavidades em cada doença. Na CIA é comum a presença de bloqueio de ramo direito completo ou incompleto, com desvio do eixo para a direita.

Ecocardiograma com Doppler colorido
É o método capaz de definir com precisão a anatomia dos defeitos, sendo o padrão-ouro para o diagnóstico. Também é capaz de avaliar a repercussão hemodinâmica determinada pelo defeito, como a sobrecarga de cavidades, hiperfluxo pulmonar e remodelamento ventricular (Figura 91.10).

Cateterismo cardíaco
Utilizado para o diagnóstico das complicações hemodinâmicas, como hipertensão pulmonar e também como terapêutica para implante de dispositivos destinados ao fechamento dos defeitos. Atualmente, a CIA, a PCA e alguns tipos de CIV podem ser fechados de forma eficaz por intervenção hemodinâmica.

Angiotomografia computadorizada (angio-TC)
Particularmente útil nas lesões de vasos como a CoAo. Auxilia tanto no diagnóstico preciso (localização e extensão da constrição) quanto no acompanhamento tardio pós-operatório (Figura 91.11).

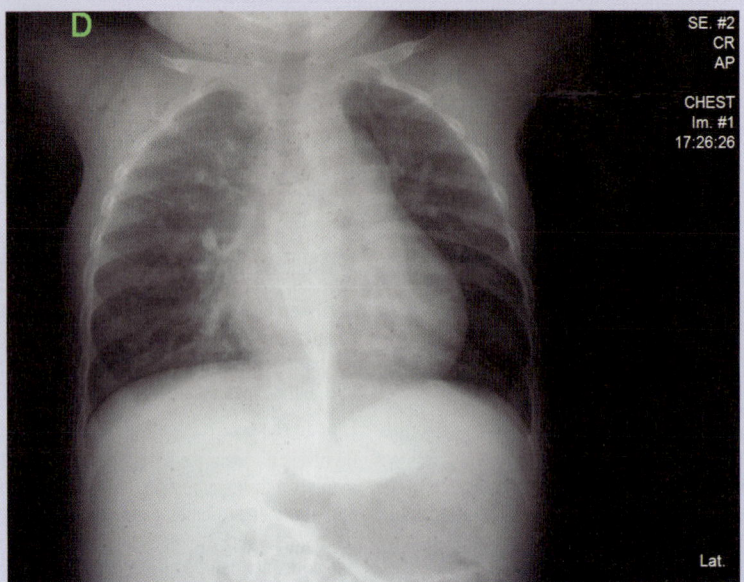

Figura 91.7 Radiografia em projeção posteroanterior de paciente de 10 anos com comunicação interatrial ampla, mostrando aumento do arco médio (projeção da artéria pulmonar) e do ventrículo direito (ponta levantada).

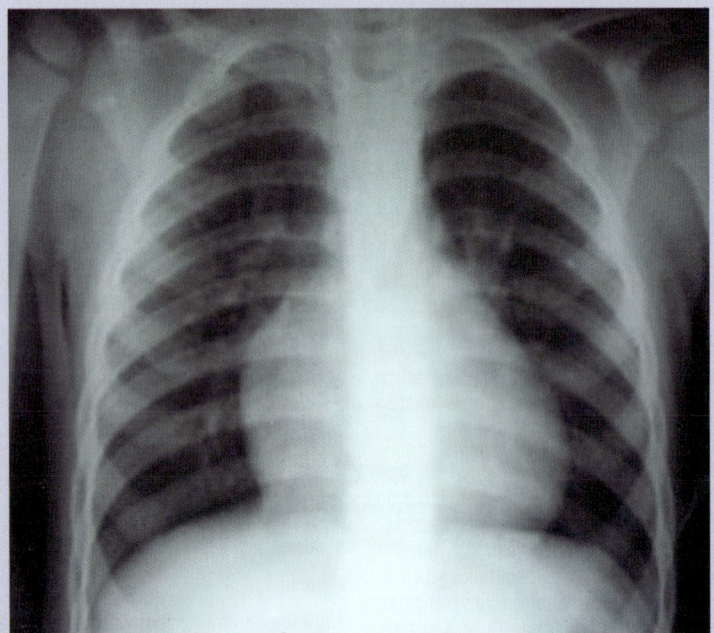

Figura 91.8 Radiografia em projeção posteroanterior de paciente de 8 anos com comunicação interventricular ampla, mostrando aumento do átrio e do ventrículo esquerdos.

CARDIOPATIAS CONGÊNITAS ACIANÓTICAS

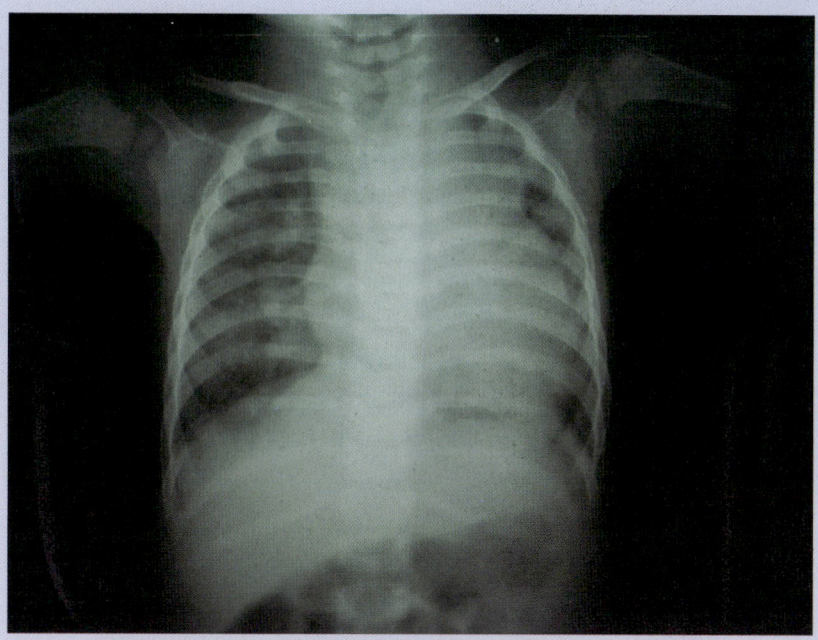

Figura 91.9 Radiografia em projeção posteroanterior de paciente de 6 meses portador de defeito do septo ventricular total, mostrando cardiomegalia e aumento da trama vascular pulmonar, sugerindo edema pulmonar.

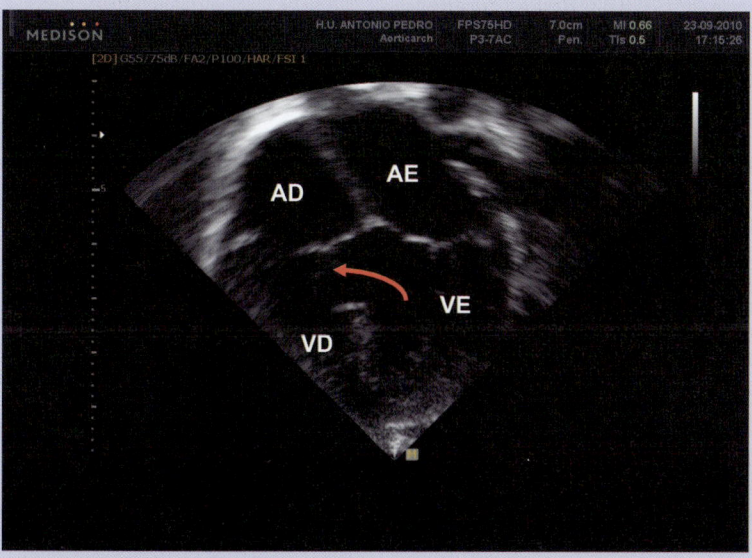

Figura 91.10 Imagem ecocardiográfica em quatro câmaras, mostrando a falha no septo interventricular (comunicação interventricular ampla). AD: átrio direito; AE: átrio esquerdo; VD: ventrículo direito; VE: ventrículo esquerdo.

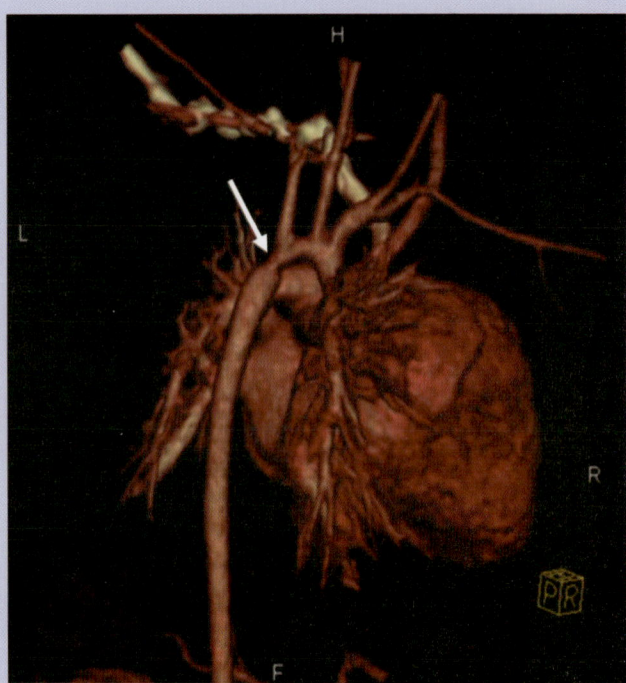

Figura 91.11 Reconstrução tridimensional angiotomográfica cardíaca e de vasos arteriais que mostra dextrocardia e região de coarctação da aorta (*seta*) após emergência da artéria subclávia esquerda; o canal arterial está fechado.

Ressonância magnética (RM)

Assim como a angio-TC, a RM tem se mostrado um excelente recurso para o diagnóstico e a avaliação evolutiva das cardiopatias congênitas tratadas. Em relação à angio-TC, a sua vantagem é a capacidade de avaliação funcional, principalmente do ventrículo direito.

■ Diagnóstico diferencial

Nas cardiopatias acianóticas assintomáticas, o principal diagnóstico diferencial é o sopro funcional. Nos casos das cardiopatias sintomáticas, a descompensação hemodinâmica da CoAo, particularmente no recém-nascido, pode confundir-se com um quadro de baixo débito por choque séptico.

■ Tratamento

Medidas gerais

As medidas gerais visam a maior ganho ponderal e manutenção do crescimento adequado do paciente. Nas cardiopatias sem repercussão hemodinâmica, os pacientes não apresentam comprometimento pôndero-estatural. Entretanto, nas lesões moderadas e amplas e na CoAo grave, é possível observar o déficit de ganho ponderal proporcionado pelo alto gasto energético da IC. Os pacientes também exibem algum grau de má absorção dos alimentos devido à atrofia das vilosidades intestinais que pode se instalar pela desnutrição crônica. Ademais, a dispneia resulta em diminuição da ingestão de alimentos, principalmente nos lactentes, por fadiga e piora do desconforto respiratório.

A dificuldade de absorção de nutrientes leva à acentuação da anemia fisiológica da lactância, resultando em piora do ganho de peso. A reposição de ferro oral deve ser precoce e com objetivo terapêutico, tão logo seja diagnosticada a queda da hemoglobina. As transfusões de concentrados de hemácias são recomendadas nos pacientes com lesões com comprometimento hemodinâmico e hemoglobina inferior a 10 g/dℓ.

Fármacos

A utilização de diuréticos, inibidores da enzima conversora (iECA), digital e betabloqueadores tende a respeitar a fisiopatologia de cada lesão. Inicialmente, os pacientes com descompensação hemodinâmica têm boa resposta ao uso de diuréticos de alça (furosemida) e poupadores de potássio (espironolactona) como fármacos adjuvantes. As doses preconizadas variam segundo a resposta clínica do paciente. A furosemida pode ser iniciada nos recém-nascidos e lactentes na dose de 1 a 2 mg/kg/dia fracionada de 2 a 4 doses conforme o grau de descompensação do paciente. Os pré-escolares e escolares podem necessitar de doses maiores, 2 a 4 mg/kg/dia fracionados em 3 a 4 doses. Para que não se acentuem os distúrbios eletrolíticos resultantes das doses acima de 2 mg/kg/dia, recomenda-se que se associe a espironolactona, em dose única diária de 1 a 3 mg/kg/dia. Na introdução dos diuréticos e no uso de doses elevadas, é comum observar-se acentuação da dificuldade do ganho de peso, principalmente em recém-nascidos e lactentes. Nos escolares e adolescentes, a dose diária não deve exceder 80 mg/dia durante períodos prolongados. Doses elevadas podem levar à perda também de magnésio, resultando, neste grupo de pacientes, em aparecimento de cãibras.

Os digitálicos, em particular a digoxina, têm sido utilizados há mais de 4 décadas no tratamento da IC em crianças. Os efeitos cronotrópico negativo e inotrópico positivo, a posologia facilitada e a apresentação em solução oral possibilitaram o uso em larga escala. Entretanto, os estudos atuais concluem não haver melhora na sobrevida dos pacientes submetidos a esta terapêutica, a despeito de diminuir as reinternações por descompensação. As indicações atuais se resumem aos pacientes com contraindicação ao uso de betabloqueadores, sensibilidade aos iECA ou que apresentem arritmias associadas. A dose preconizada é de 50 a 100 mg/kg/dia (fracionada em duas doses).

O carvedilol é inibidor beta-adrenérgico não seletivo com efeito antagonista alfa-adrenérgico. Alguns estudos sugerem diminuição da mortalidade, necessidade de transplante e melhora dos parâmetros clínicos e ecocardiográficos. A dose inicial é de 0,01 mg/kg/dose, podendo ser aumentada até 0,05 mg/kg/dose. Devido à sua farmacocinética, pode ser utilizado a cada 12 horas nos maiores de 4 anos e a cada 8 horas nos menores de 4 anos.

Os iECA mais utilizados na população pediátrica são o captopril e o enalapril. Apresentam efeito vasodilatador, reduzindo a pós-carga e facilitando o trabalho ventricular, evitando assim o remodelamento do músculo. A dose preconizada de 1 a 3 mg/kg/dia (fracionados em 3 a 4 doses) deve ser manuseada de acordo com os níveis de creatinina dos pacientes.

Em geral, as lesões que apresentam repercussão hemodinâmica (CIV e PCA moderados e amplos, CoAo grave, DSVAT) requerem uma abordagem terapêutica combinada, levando em conta a classe funcional do paciente e seus aspectos ecocardiográficos (*Capítulo 96*). As CIAs, mesmo amplas, devido à grande complacência do AD e do VD, de um modo geral não produzem IC. O uso de diurético se reserva a situações muito especiais de sobrecarga importante dessas câmaras.

Outras intervenções

Atualmente, a correção cirúrgica é a única opção para o DSVAT e as CIVs moderadas e amplas (Figuras 91.12 e 91.13).

A CoAo com apresentação no período neonatal (CoAo crítica) também é uma lesão cirúrgica e dependente da infusão de prostaglandina E1 (PGE1) para a manutenção do PCA, favorecendo o fluxo à aorta descendente. Os pacientes com apresentação tardia ou CoAo moderada podem aguardar a realização de aortoplastia percutânea possível após o 3º mês de vida. Na adolescência, é possível a aortoplastia percutânea com implante de *stent*, podendo ser utilizado na lesão primária ou nas recoarctações pós-operatórias tardias.

CIA e PCA são lesões tratáveis por cateterismo intervencionista em quase sua totalidade. O implante de dispositivos de oclusão (ampulhetas ou molas) propicia uma recuperação rápida e com excelentes resultados.

A valvoplastia percutânea pulmonar é o procedimento de escolha para as EP moderadas e graves, apresentando resultados satisfatórios a longo prazo.

A valva aórtica bicúspide isolada pode ser tratada inicialmente por valvoplastia percutânea, entretanto os resultados são controversos, sendo a troca valvar o mais recomendado, principalmente, na associação de estenose com insuficiência valvar.

■ Complicações

A endocardite é sempre a complicação mais temida. Entretanto, em CIA, CIV e DSAVT não operados não há indicação de profilaxia (*Capítulo 93*). Após a cirurgia, a profilaxia está indicada nos seis primeiros meses após a intervenção. A valva aórtica bicúspide, a estenose pulmonar e a CoAo necessitam de profilaxia. O cuidado com a saúde oral deve começar antes mesmo da primeira dentição desses pacientes, e as recomendações de higiene e visitas regulares ao dentista devem ser reforçadas a cada consulta.

As infecções respiratórias de repetição são complicações comuns e podem agravar o quadro de IC, dificultando a programação cirúrgica desses pacientes. As atelectasias resultantes de compressões brônquicas extrínsecas podem favorecer infecções recorrentes e alterações na dinâmica ventilatória desses pacientes.

> **NÃO ESQUEÇA**
>
> A presença de sopro acompanhado por dispneia, taquipneia ou infecções respiratórias de repetição devem ser pistas para a investigação de cardiopatias acianóticas subjacentes.

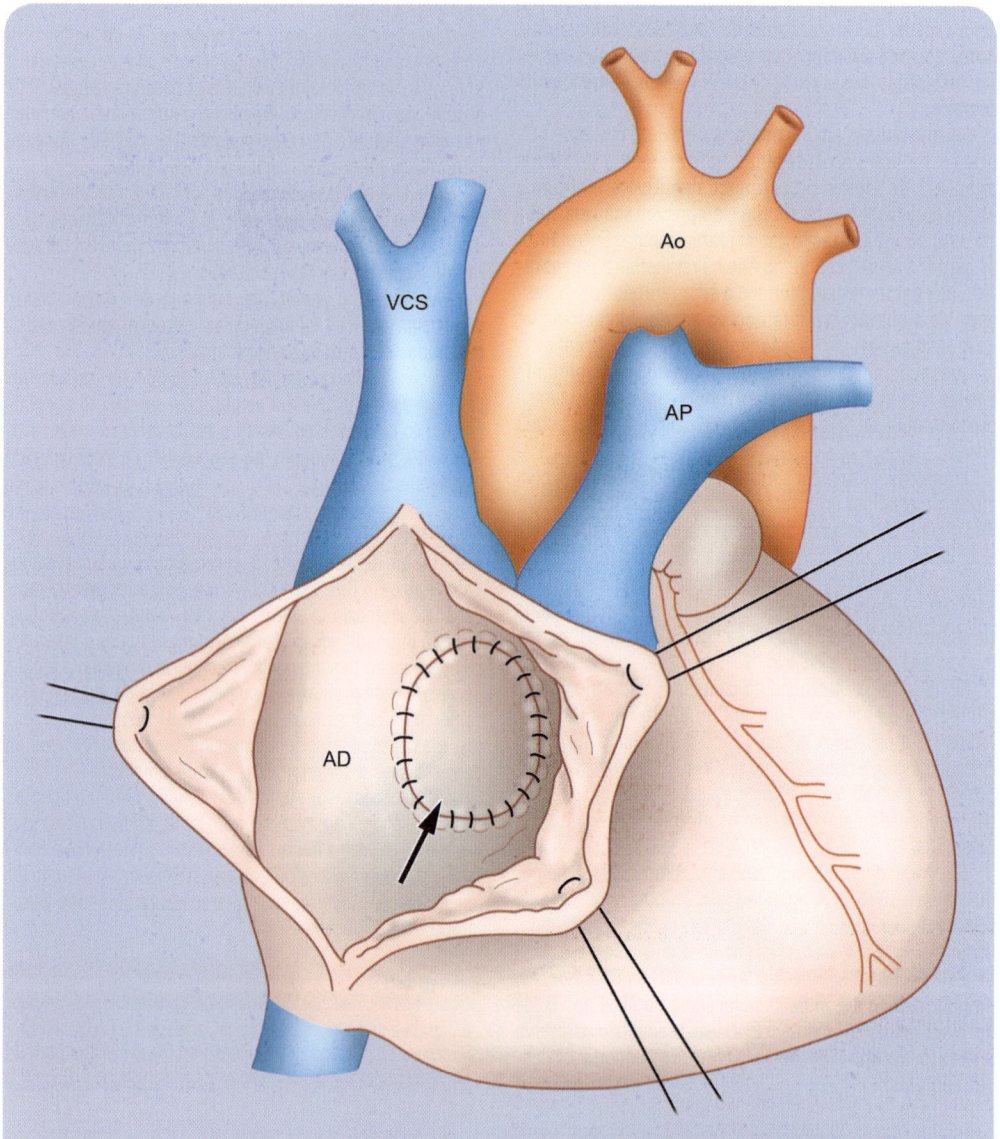

Figura 91.12 Ilustração mostrando retalho de pericárdio (*seta*) ocluindo a comunicação interatrial do tipo *ostium secundum* após a atriosseptoplastia cirúrgica. AD: átrio direito; Ao: aorta; AP; artéria pulmonar; VCS: veia cava superior.

CARDIOPATIAS CONGÊNITAS ACIANÓTICAS

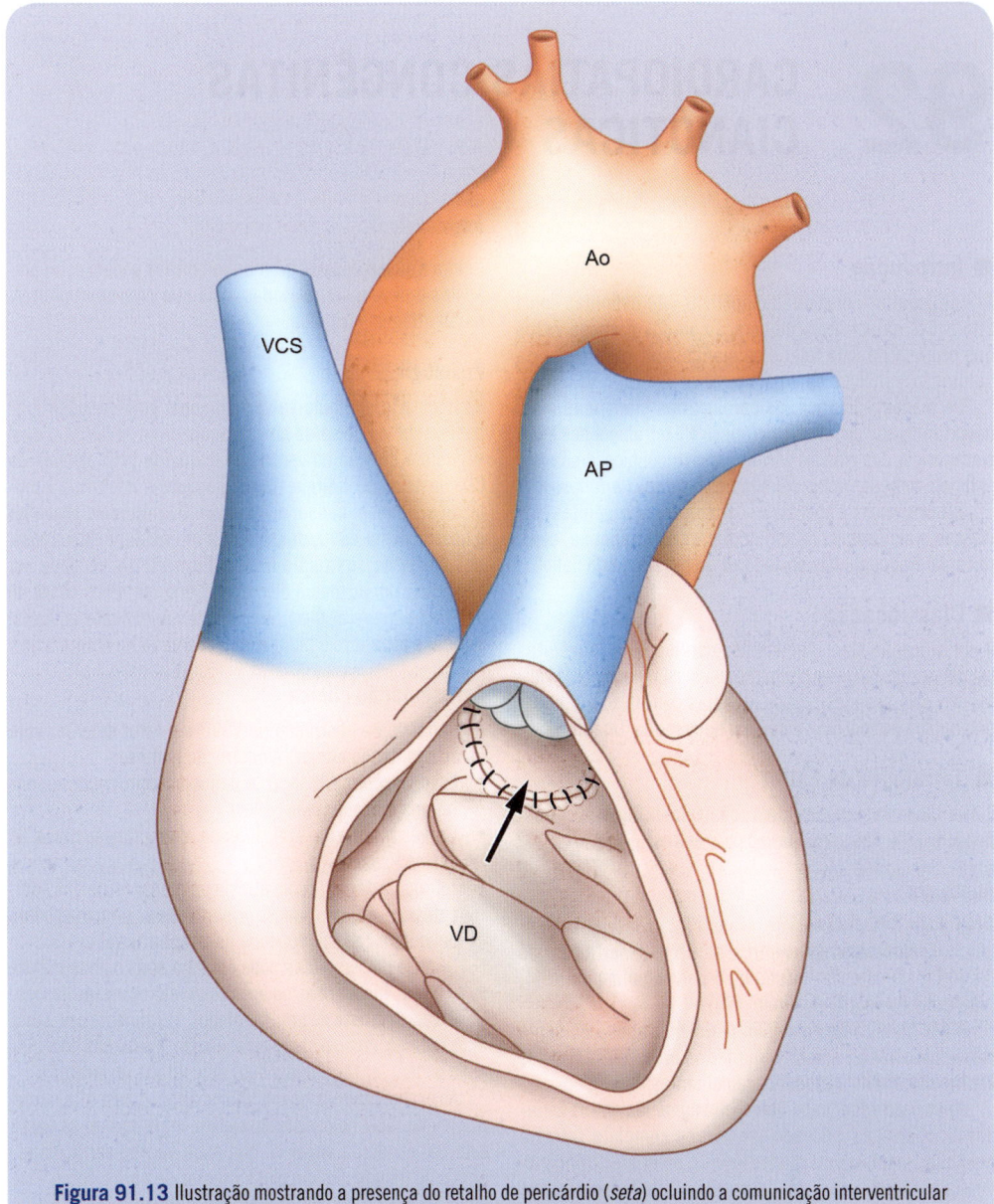

Figura 91.13 Ilustração mostrando a presença do retalho de pericárdio (*seta*) ocluindo a comunicação interventricular após a ventriculosseptoplastia cirúrgica. AD: átrio direito; Ao: aorta; AP: artéria pulmonar; VCS: veia cava superior.

■ Bibliografia

Barnes N, Archer N. Understanding congenital heart disease. Current Paediatrics. 2005; 15:421-8.

Bishnoi RN, Coulson JD et al. Recent advances in interventional pediatric cardiology. Adv Pediatr. 2013; 60:187-200.

Hoffman JIE, Kaplan S. The incidence of congenital heart disease. J Am Col Cardiol. 2002; 39(12):1890-900.

Kantor PF, Lougheed J, Dancea A et al. Presentation, diagnosis, and medical management of heart failure in children: Canadian Cardiovascular Society guidelines. Canadian J Cardiol. 2013; 29:1535-52.

Marder L, Tulloh R et al. Cardiac problems in Down syndrome. Paed Child Health. 2015; 25(1):23-9.

Penny D, Vick III WG. Venticular septal defect. Lancet. 2011; 377:1103-12.

Singh Y, Chee Y et al. Evaluation of suspected congenital heart disease. Paed Child Health. 2015; 25(1):7-12.

Tal Geva JDM, Wald RM. Atrial septal defect. Lancet. 2014; 383:1921-32.

CARDIOLOGIA

92 CARDIOPATIAS CONGÊNITAS CIANÓTICAS

Ana Flávia Malheiros Torbey

■ Introdução

As cardiopatias congênitas cianóticas são definidas como alterações na estrutura do coração ou dos grandes vasos que ocorrem na vida fetal e se manifestam com queda da saturação sistêmica de oxigênio.

De maneira didática, as cardiopatias cianóticas mais importantes são chamadas de "cinco T": **t**etralogia de Fallot, **t**ransposição dos grandes vasos, atresia **t**ricúspide, drenagem anômala **t**otal das veias pulmonares e *truncus arteriosus*.

Este capítulo irá abordar as cardiopatias congênitas cianóticas mais comuns na infância e a crise cianótica, complicação frequente nos portadores de tetralogia de Fallot.

■ Classificação

A classificação mais simples das cardiopatias congênitas cianóticas baseia-se na fisiopatologia, assim podemos dividi-las em dois grandes grupos: aquelas com fluxo pulmonar diminuído e as com fluxo pulmonar aumentado (Quadro 92.1).

■ Tetralogia de Fallot

É a cardiopatia cianótica mais comum na infância e corresponde a 10% das cardiopatias congênitas.

Anatomia

A tetralogia de Fallot consiste na associação de quatro defeitos: (1) comunicação interventricular (CIV); (2) dextroposição da aorta; (3) estenose infundíbulo-valvar-pulmonar; e (4) hipertrofia do ventrículo direito (VD).

A CIV localiza-se na região perimembranosa do septo interventricular e é ampla, tornando as pressões dentro dos ventrículos direito e esquerdo semelhantes.

A estenose infundíbulo-valvar-pulmonar tem graus variados de obstrução, podendo ser leve ou completa (atresia pulmonar); muitas vezes, as artérias pulmonares principal, direita e esquerda têm seu desenvolvimento reduzido e são hipoplásicas.

A comunicação interatrial é o defeito associado mais comum (83%); em 1/4 dos pacientes o arco aórtico está à direita e alterações nas artérias coronárias podem estar presentes e devem ser relatadas, pois sua presença interfere na abordagem cirúrgica.

Fisiologia

A estenose infundíbulo-valvar-pulmonar promove obstrução ao fluxo da via de saída do ventrículo direito (VSVD), o qual segue em direção ao ventrículo esquerdo (VE) através da CIV; deste modo, sangue não oxigenado se mistura à circulação sistêmica, causando cianose. Quanto mais grave for a obstrução na VSVD, maior será a intensidade da cianose. Nos casos de obstrução leve, o fluxo VD → VE pode ser pequeno, com ausência de cianose, enquanto nos casos de obstrução grave, o fluxo pulmonar é dependente do canal arterial e a cianose é facilmente observada no exame físico.

Apresentação clínica

A gravidade da obstrução na VSVD é o fator determinante da apresentação clínica. A obstrução pode ser:
- Leve: o *shunt* VD → VE é pequeno, com pouca ou nenhuma cianose (*pink* Fallot)
- Grave: *shunt* VD → VE intenso, com cianose óbvia ao exame físico
- Tetralogia de Fallot com atresia pulmonar (10% dos pacientes com Fallot): cianose grave desde as primeiras horas de vida; a criança depende do canal arterial.

O início dos sintomas pode ser logo após o nascimento, se a obstrução for grave, ou após os primeiros meses de vida. Observa-se cianose de graus variados, geralmente com piora após esforço, como o choro ou a sucção. Pacientes com cianose podem ter taquipneia sem dificuldade respiratória.

Ao exame observa-se precórdio calmo. A ausculta cardíaca revela sopro holossistólico ejetivo, mais audível na borda esternal esquerda superior, que pode ou não ser acompanhado de frêmito. O sopro pode irradiar-se para o dorso. Este sopro relaciona-se com a estenose pulmonar e não a CIV; quanto mais grave a estenose, menor é sua duração e intensidade, podendo estar ausente durante a crise cianótica. Crianças maiores que ainda não foram submetidas à correção cirúrgica podem apresentar baqueteamento digital e constantemente assumem a posição de cócoras. Essa posição eleva a resistência vascular periférica, o que reduz o *shunt* VD → VE e melhora o fluxo pulmonar.

Diagnóstico

Confirmado pelo *ecocardiograma (ECO)* com Doppler colorido, pode ser realizado no pré-natal com o *ECO fetal*. O ECO confirma as alterações anatômicas e determina a gravidade

---

QUADRO 92.1	Cardiopatias congênitas cianóticas.
Fluxo pulmonar reduzido	**Fluxo pulmonar aumentado**
■ Tetralogia de Fallot	■ Transposição dos grandes vasos
■ Atresia pulmonar	■ *Truncus arteriosus*
■ Atresia tricúspide	■ Drenagem anômala das veias pulmonares
■ Anomalia de Ebstein	■ Ventrículo único

da obstrução, além de determinar as dimensões das artérias pulmonares. Quando não é possível esclarecer detalhes anatômicos dos vasos pulmonares ou suspeita-se de alterações coronarianas, indica-se a realização de *cateterismo cardíaco* ou *angiotomografia* ou *angiorressonância*. O Quadro 92.2 mostra outras alterações laboratoriais. A radiografia típica da tetralogia de Fallot pode ser observada na Figura 92.1A.

Tratamento

Em geral, realiza-se a cirurgia durante o primeiro ano de vida com o fechamento da CIV (ventriculosseptoplastia), a ampliação da VSVD com plastia na valva e artérias pulmonares (Figura 92.2). Quando a anatomia pulmonar é desfavorável (vasos hipoplásicos), opta-se por procedimento paliativo com a construção do *shunt* sistêmico-pulmonar de Blalock-Taussig modificado. Coloca-se um tubo entre a artéria pulmonar (direita ou esquerda) e a artéria subclávia do mesmo lado (Figura 92.3). Este procedimento tem por objetivo garantir o fluxo pulmonar até que seja possível a realização de cirurgia definitiva.

Pacientes portadores de atresia pulmonar associada têm indicação de prostaglandina após o nascimento para manter o canal arterial pérvio até que a cirurgia de Blalock-Taussig modificada se torne viável.

■ Crise cianótica (crise hipoxêmica)

Consiste em episódios de piora da cianose com hipoxemia grave. Pode ocorrer inclusive nos pacientes com cianose leve ou ausente (*pink* Fallot). Geralmente ocorre após o despertar (pois há aumento da atividade e resultante aumento do consumo de oxigênio). Fatores que aumentem a resistência pulmonar (espasmo do infundíbulo, choro intenso) ou reduzam a resistência sistêmica (febre, desidratação, dias muito quentes) podem precipitar a crise. Anemia é outro fator de risco para a crise cianótica.

O quadro clínico caracteriza-se por queda importante da saturação de oxigênio acompanhada de hiperpneia e irritabilidade, que pode evoluir para letargia, síncope, crises convulsivas e até mesmo o óbito. O episódio pode ser autolimitado e durar apenas alguns minutos, mas se o quadro se prolongar, há acidose metabólica com aumento da resistência vascular pulmonar e redução do fluxo sanguíneo pulmonar com aumento do fluxo VD → VE e piora da hipoxemia (Figura 92.4). Durante a crise cianótica, o exame físico mostra diminuição da intensidade e duração do sopro, que pode

QUADRO 92.2	Principais cardiopatias cianóticas e alterações no eletrocardiograma (ECG) e na radiografia de tórax.	
Cardiopatia	**Radiografia de tórax**	**Eletrocardiograma**
Tetralogia de Fallot	Coração em "bota" (tronco da artéria pulmonar escavado e aumento do VD); redução da trama vascular pulmonar	Desvio do eixo do QRS para direita, sobrecarga de VD
Atresia pulmonar com septo íntegro	Tronco pulmonar escavado, redução da trama vascular pulmonar	Eixo do QRS normal, aumento de AD
Transposição dos grandes vasos	Coração em "ovo deitado"; a vasculatura pulmonar pode ser normal ou aumentada	Sobrecarga do VD, que pode ser característica normal no neonato
Atresia tricúspide	Não há padrão característico: comumente a trama vascular pulmonar é reduzida, mas pode estar normal ou aumentada, e pode-se observar aumento do átrio direito e tronco da artéria pulmonar escavado	Desvio do eixo do QRS para a esquerda, aumento do átrio direito
Drenagem pulmonar anômala total de veias pulmonares	Congestão pulmonar, área cardíaca aumentada (AD e VD), se o diagnóstico for tardio podemos observar o coração em formato de boneco de neve. Na forma obstrutiva, a área cardíaca pode ser normal, entretanto há intensa congestão pulmonar	Sobrecarga de átrio e ventrículo direitos, presença de rsR´em V1
Truncus arteriosus	Área cardíaca aumentada, aumento da trama vascular pulmonar	Pode haver sobrecarga de VD ou VE
Ventrículo único	Depende do fluxo pulmonar. Se aumentado: área cardíaca e trama vascular pulmonar aumentada. Se reduzido: a área cardíaca pode ser normal e a trama vascular, reduzida	Hipertrofia ventricular (depende do tipo) podendo ser à custa de VD, VE ou ambos. Alterações na onda Q, devido a anormalidades na despolarização septal
Anomalia de Ebstein	Área cardíaca muito aumentada, à custa do AD. A trama vascular pulmonar pode ser normal ou reduzida	Sobrecarga do AD, pode haver síndrome de Wolf-Parkinson-White (intervalo PR curto e onda delta)

AD: átrio direito; VD: ventrículo direito; VE: ventrículo esquerdo.

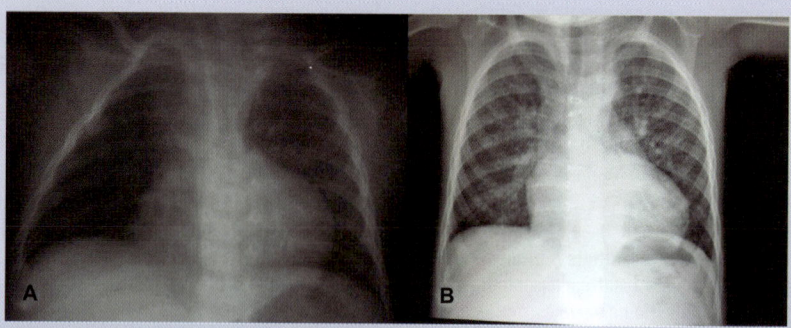

Figura 92.1 Radiografia de tórax. **A.** Tetralogia de Fallot com arco aórtico à direita; observe o tronco escavado da artéria pulmonar e a redução da trama vascular pulmonar. **B.** Atresia pulmonar com comunicação interventricular e colaterais aortopulmonares; há escavamento do tronco da artéria pulmonar, com sobrecarga de ventrículo esquerdo e aumento da trama vascular pulmonar, devido ao fluxo pulmonar aumentado pela presença das colaterais.

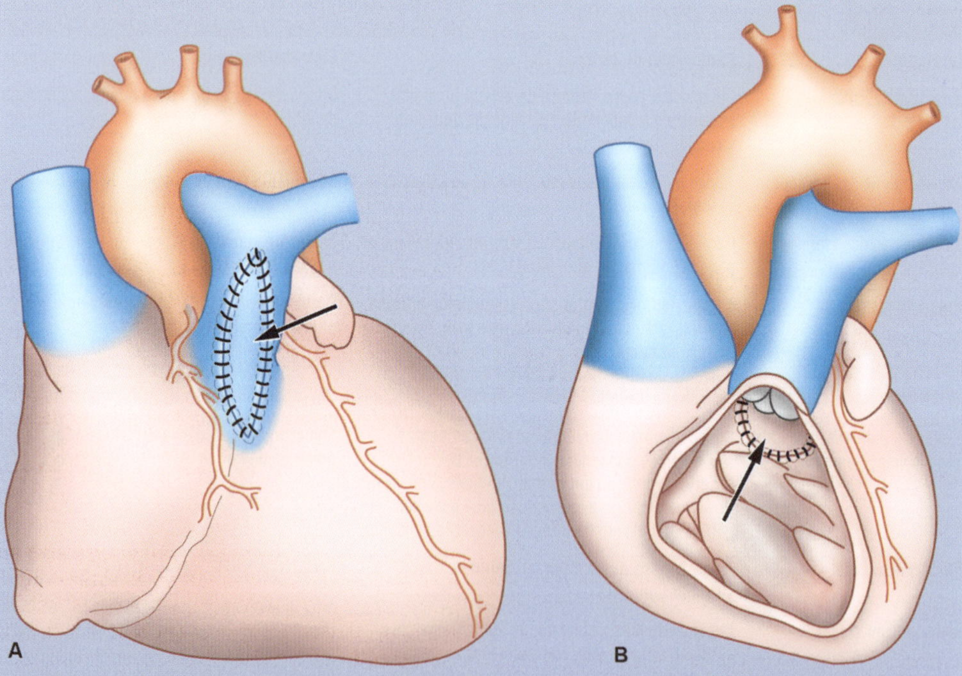

Figura 92.2 Correção cirúrgica da tetralogia de Fallot. **A.** Ampliação da via de saída do ventrículo direito. **B.** Ventriculosseptoplastia.

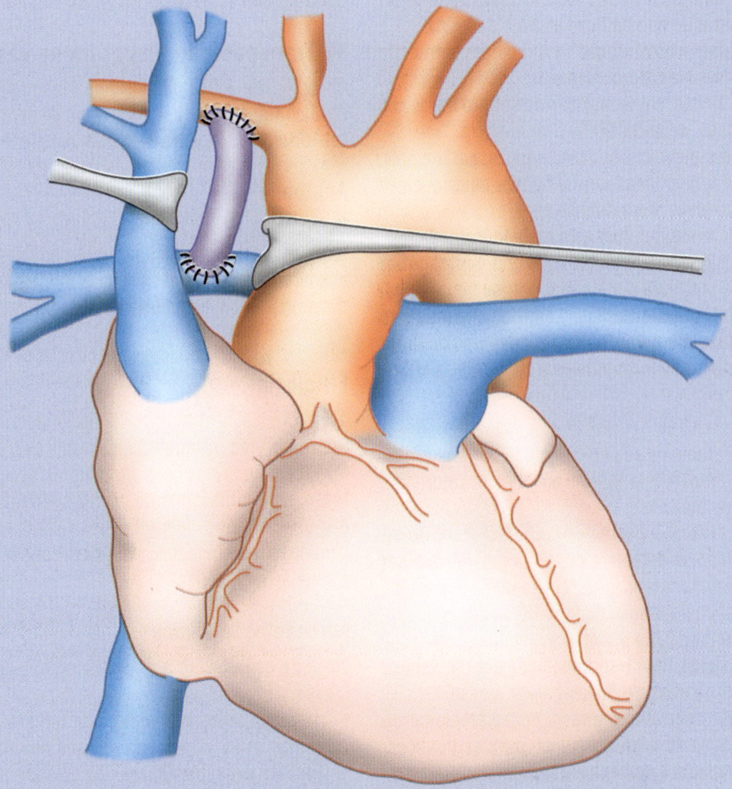

Figura 92.3 *Shunt* sistêmico-pulmonar de Blalock-Taussig modificado à direita.

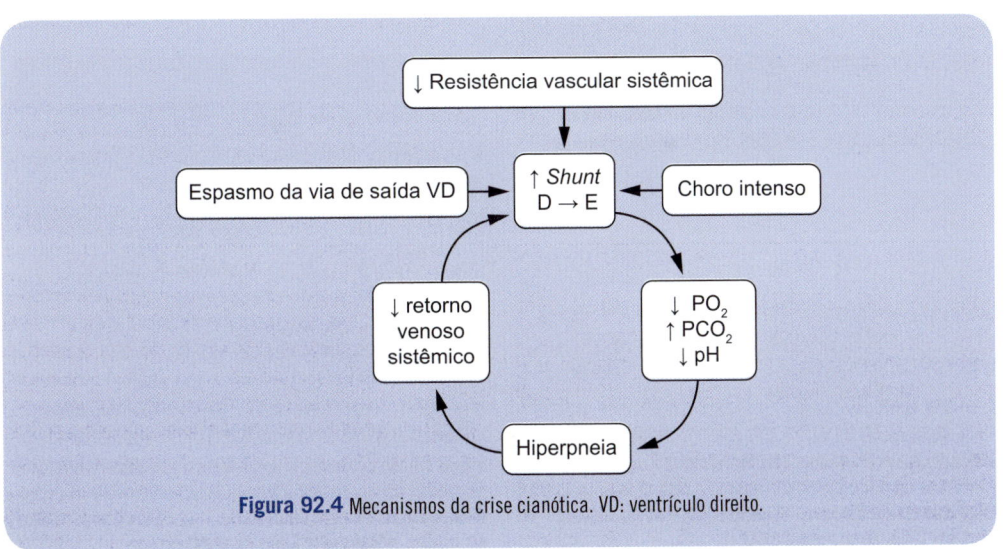

Figura 92.4 Mecanismos da crise cianótica. VD: ventrículo direito.

até mesmo desaparecer, devido à redução significativa do fluxo pulmonar. Quando a crise cessa, o sopro volta a ser audível, demonstrando que há fluxo através da VSVD.

Existem algumas medidas que auxiliam no controle da ocorrência de crises cianóticas. São elas:
- Controle da anemia, com reposição de sulfato ferroso ou hemotransfusão, se necessário
- Evitar situações que causem vasodilatação, por exemplo, os pacientes são orientados a evitar banhos muito quentes
- Evitar estresse com choro intenso
- O paciente deve manter bom estado de hidratação
- Uso de betabloqueador: o propranolol (2 a 4 mg/kg/dia) é utilizado na tentativa de se evitar a crise hipoxêmica, pois com a redução da frequência cardíaca há aumento do enchimento ventricular (aumento do tempo de diástole) com melhora do fluxo pulmonar.

Tratamento

Os objetivos do tratamento são melhorar o fluxo para os pulmões e reduzir o *shunt* VD → VE com melhora da saturação. Alguns procedimentos são:
- Posição genupeitoral: o paciente deve ser colocado nessa posição tão logo se detecte a crise (os pais devem ser instruídos sobre como realizá-la); ela aumenta a resistência sistêmica, com redução do fluxo VD → VE
- Sulfato de morfina, 0,1 a 0,2 mg/kg por via intramuscular ou subcutânea (evita-se puncionar acesso venoso nesta fase pois o estresse pode agravar a crise)
- Oxigenoterapia: tem valor limitado, pois o problema na crise é a redução do fluxo sanguíneo para os pulmões; se esta terapia induzir aumento da irritabilidade do paciente, pode-se interrompê-la
- Hidratação intravenosa: realizar etapas rápidas
- Correção da acidose com bicarbonato de sódio
- Avaliar necessidade de hemotransfusão.

Existem situações extremas em que o paciente não responde às medidas descritas e pode ser necessário o uso de betabloqueador por via intravenosa (esmolol ou metaprolol) e uma cirurgia de urgência, com a criação do *shunt* sistêmico-pulmonar de Blalock-Taussig modificado.

■ Transposição dos grandes vasos (TGV)

Corresponde a 5% das cardiopatias congênitas, sendo a cardiopatia cianótica mais comum de apresentação neonatal (*Capítulo 15*). É mais comum em meninos (3:1).

Anatomia

Consiste na alteração da concordância ventrículo-arterial, em que a artéria pulmonar está conectada ao ventrículo esquerdo e a aorta, ao ventrículo direito. Pode haver outros defeitos anatômicos, como estenose pulmonar, coarctação da aorta e CIV.

Fisiologia

A Figura 92.5 mostra a circulação em paralelo típica da TGV. Durante a vida intrauterina, o forame oval e o canal arterial fazem com que não ocorram manifestações no feto; entretanto, após o nascimento ocorre o fechamento fisiológico destas estruturas, de forma que não há fluxo de sangue oxigenado para a circulação sistêmica, causando cianose grave e acidose metabólica.

Apresentação clínica

Varia de acordo com a presença ou não de defeitos associados:
- TGV com septo interventricular íntegro: o início dos sintomas se dá na primeira semana de vida, podendo ocorrer nas primeiras horas. Há cianose progressiva com taquipneia e dificuldade progressiva de sucção. Se o diagnóstico não for definido para início imediato do tratamento, há acidose metabólica persistente e evolução para o óbito
- TGV com CIV: se a CIV for ampla, o início do quadro pode ser mais gradual, após a primeira semana de vida, e a cianose, menos intensa. Há insuficiência cardíaca (IC)

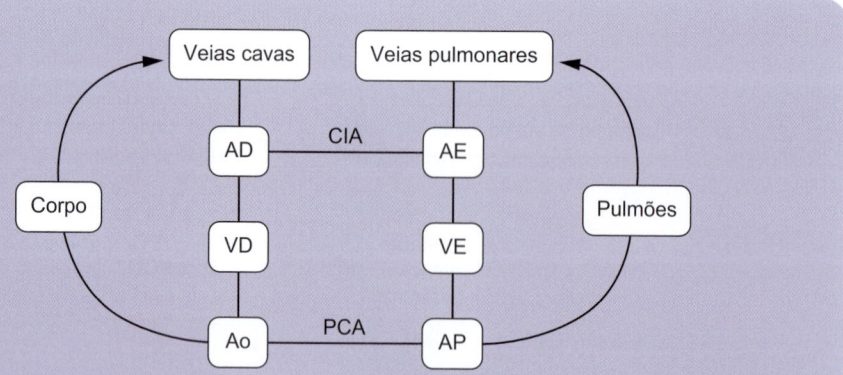

Figura 92.5 Esquema didático que mostra a circulação em paralelo na transposição dos grandes vasos; a mistura sanguínea depende da presença da CIA e da PCA. AD: átrio direito; AE: átrio esquerdo; Ao: aorta; AP: artéria pulmonar; CIA: comunicação interatrial; VD: ventrículo direito; VE: ventrículo esquerdo; PCA: persistência do canal arterial.

associada à hipoxemia. Se a CIV for pequena, a diferença de pressões entre os ventrículos não permite mistura de sangue adequada ao nível ventricular, por isso ainda é necessária a presença da CIA e da PCA.

O exame físico na TGV com septo íntegro pode ser inespecífico, sendo necessário um elevado grau de suspeita para se realizar o diagnóstico. Os recém-nascidos apresentam peso adequado para a idade gestacional e, em geral, boa pontuação na escala de Apgar. A cianose pode surgir nas primeiras horas de vida, acompanhada de taquipneia. Se não houver coarctação associada, os pulsos periféricos apresentam boa amplitude e a pressão arterial é normal. À inspeção do precórdio pode notar-se o *ictus* do VD presente (pois o VD está trabalhando com a pressão sistêmica). A ausculta cardíaca é inespecífica, com ausência de sopros na TGV sem defeitos associados. No caso de outras alterações anatômicas presentes, pode haver um sopro sistólico, por exemplo, CIV – sopro sistólico na borda esternal esquerda inferior; estenose pulmonar – sopro sistólico na borda esternal esquerda superior, podendo irradiar-se para o dorso. A segunda bulha é hiperfonética devido ao componente aórtico (a aorta está anterior à artéria pulmonar). Naqueles com CIV associada, pode haver alterações típicas de insuficiência cardíaca (IC), como taquidispneia e hepatomegalia.

Diagnóstico

A suspeita do diagnóstico deve ser clínica. Nestes pacientes, o teste da oximetria é alterado, a radiografia de tórax e o ECG podem auxiliar no diagnóstico (Quadro 92.2) que é confirmado com o ECO (Figura 92.6). O diagnóstico fetal permite o planejamento após o nascimento com início precoce de prostaglandina, antes que sobrevenha hipoxemia grave, o que melhora o prognóstico do paciente.

Tratamento

Infusão de prostaglandina tão logo se suspeite do diagnóstico (*Capítulo 15*), para manter o canal aberto, permitindo mistura de sangue. O procedimento de *atriosseptostomia percutânea por balão* ajuda a manter a mistura no nível dos átrios, sendo salvador em muitos casos. Estes procedimentos permitem que o paciente aguarde o tratamento cirúrgico.

A *cirurgia de Jatene* (*switch* arterial) é a cirurgia corretiva desta patologia. Deve ser realizada ainda no período neonatal, antes que o VE perca as suas características devido à queda da resistência pulmonar. Neste procedimento os vasos são reposicionados e reconectados aos respectivos ventrículos. Se houver outro feito associado, como estenose pulmonar, outras técnicas cirúrgicas são empregadas.

■ Atresia tricúspide (AT)

Representa 1 a 2% dos pacientes portadores de cardiopatia congênita.

Anatomia

Consiste na ausência da valva tricúspide, assim não há comunicação entre o AD e o VD. Comumente há hipoplasia do ventrículo direito e da artéria pulmonar e uma CIV, que pode ser ampla ou restritiva. O Quadro 92.3 mostra as principais alterações anatômicas associadas e sua classificação.

QUADRO 92.3	Classificação anatômica da atresia tricúspide.
Tipo I	■ Atresia tricúspide com vasos normorrelacionados
Tipo II	■ Atresia tricúspide com transposição dos grandes vasos
A	■ Atresia pulmonar
B	■ Estenose pulmonar
C	■ Artéria pulmonar normal

Os tipos I e II podem ser subclassificados como A, B ou C, de acordo com a anatomia da artéria pulmonar.

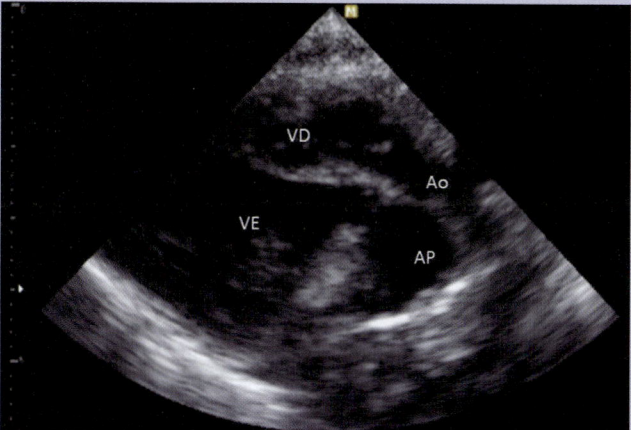

Figura 92.6 Ecocardiograma com diagnóstico de transposição dos grandes vasos (TGV). Visão longitudinal do ventrículo esquerdo. Observe a relação paralela dos vasos na TGV. Na situação normal os vasos se cruzam e não podem ser vistos no mesmo plano. Ao: aorta; AP: artéria pulmonar; VD: ventrículo direito; VE: ventrículo esquerdo.

Fisiologia

Há ausência de fluxo entre o AD e o VD, assim, é obrigatória a presença de uma comunicação interatrial (CIA) por onde o fluxo do AD alcançará o AE. Assim, todo o débito do ventrículo esquerdo será constituído de sangue insaturado, responsável pela cianose. O tamanho da CIV irá determinar o volume de fluxo para a artéria pulmonar. Quanto menor a CIV, maior a restrição ao fluxo pulmonar. Se a CIV for pequena ou inexistente (septo íntegro), o fluxo pulmonar será dependente do canal arterial, e o mesmo ocorre se houver atresia ou estenose pulmonar grave. A Figura 92.7 mostra o esquema didático dos fluxos no paciente com atresia tricúspide.

Apresentação clínica

Depende do volume de fluxo pulmonar. Apresenta-se como:
- Cianose grave nos primeiros dias de vida: ocorre nos pacientes com CIV restritiva e atresia ou estenose pulmonar grave. São dependentes do canal arterial. Podem apresentar crise cianótica nos primeiros meses de vida
- Cianose associada a hiperfluxo pulmonar com sintomas de IC: ocorre nos pacientes com CIV ampla e artéria pulmonar normal. Estes pacientes apresentam cianose leve associada a taquipneia, dificuldade alimentar, infecções respiratórias de repetição e ganho ponderal prejudicado.

Exame físico

Nos pacientes com *fluxo pulmonar diminuído* há cianose importante, o precórdio é calmo e a presença de sopro não é obrigatória. É possível auscultar sopro sistólico se a CIV for restritiva ou houver estenose pulmonar. Na atresia pulmonar há ausência de sopros. Se houver restrição ao fluxo em nível atrial (CIA restritiva), há aumento do AD e pode-se observar presença de "onda a" na jugular, além de hepatomegalia. Quando há *fluxo pulmonar aumentado* observam-se taquipneia e taquicardia, há congestão pulmonar com estertoração subcrepitante. Sinais de IC estarão presentes.

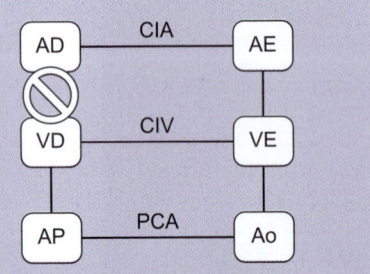

Figura 92.7 Esquema didático que mostra a circulação na atresia tricúspide. Note que a presença da CIA é obrigatória e o fluxo pulmonar depende da CIV e da PCA. Ao: aorta; AP: artéria pulmonar; CIA: comunicação interatrial; CIV: comunicação interventricular; PCA: persistência do canal arterial; VD: ventrículo direito; VE: ventrículo esquerdo.

Diagnóstico

Se o ecocardiograma não estiver disponível, o ECG é característico em um neonato com cianose e a radiografia de tórax não tem padrão específico (Quadro 92.2). Além de confirmar a atresia tricúspide, o ECO determina qual o padrão do fluxo pulmonar (se a CIV é ampla ou restritiva e as características da artéria pulmonar), demonstra se há ou não restrição ao fluxo através da CIA e também determina a relação entre a aorta e a artéria pulmonar.

Tratamento

No caso do neonato com cianose grave, o uso da prostaglandina está indicado para que o fluxo pulmonar seja garantido através do canal arterial; posteriormente realiza-se o *shunt* de Blalock-Taussig modificado (ver Figura 92.3). Ao contrário, se houver hiperfluxo pulmonar, realiza-se a bandagem da artéria pulmonar a fim de reduzir o hiperfluxo e proteger o pulmão para a realização da cirurgia definitiva que consiste no *shunt* cavopulmonar total (procedimento de Fontan).

Após o período neonatal e a realização dos procedimentos paliativos (bandagem pulmonar ou *shunt* de Blalock-Taussig modificado, dependendo da fisiologia), alguns pacientes podem necessitar da realização de atriosseptostomia percutânea por balão.

O paciente deve ser acompanhado para que seja realizada a cirurgia de Glenn (Figura 92.8) na idade entre 6 meses e 1 ano, que consiste na anastomose da cava superior à artéria pulmonar. Posteriormente realiza-se a cirurgia de Fontan (*shunt* cavopulmonar total), que é considerada a "correção" fisiológica desta patologia. A faixa etária em que se realiza o Fontan depende da experiência do Serviço, podendo ser realizada a partir de 3 anos de idade. Para que estas cirurgias possam ser realizadas, é necessário que as pressões nas artérias pulmonares não estejam elevadas, o que é avaliado com estudo hemodinâmico.

Truncus arteriosus

Corresponde a menos de 1% de todas as cardiopatias congênitas.

Anatomia e fisiopatologia

Há um único tronco arterial, o qual é responsável pela circulação sistêmica, pulmonar e coronariana. Sempre haverá a presença de uma comunicação interventricular ampla. A arborização pulmonar a partir deste tronco comum pode ser variada (Quadro 92.4). O arco aórtico está à direita em 30% dos casos e também se observam alterações nas coronárias.

A pressão no *truncus* é sistêmica, assim há fluxo aumentado para o leito vascular pulmonar; clinicamente haverá sinais de IC associados a cianose.

Quadro clínico

O início dos sintomas ocorre no período neonatal. Como há fluxo pulmonar adequado, a cianose pode ser leve. Após 2 semanas de vida, os sintomas de IC são observados e isto se deve à queda da resistência vascular pulmonar. Há taquipneia, taquicardia, dificuldade de sucção e baixo ganho ponderal.

CARDIOPATIAS CONGÊNITAS CIANÓTICAS

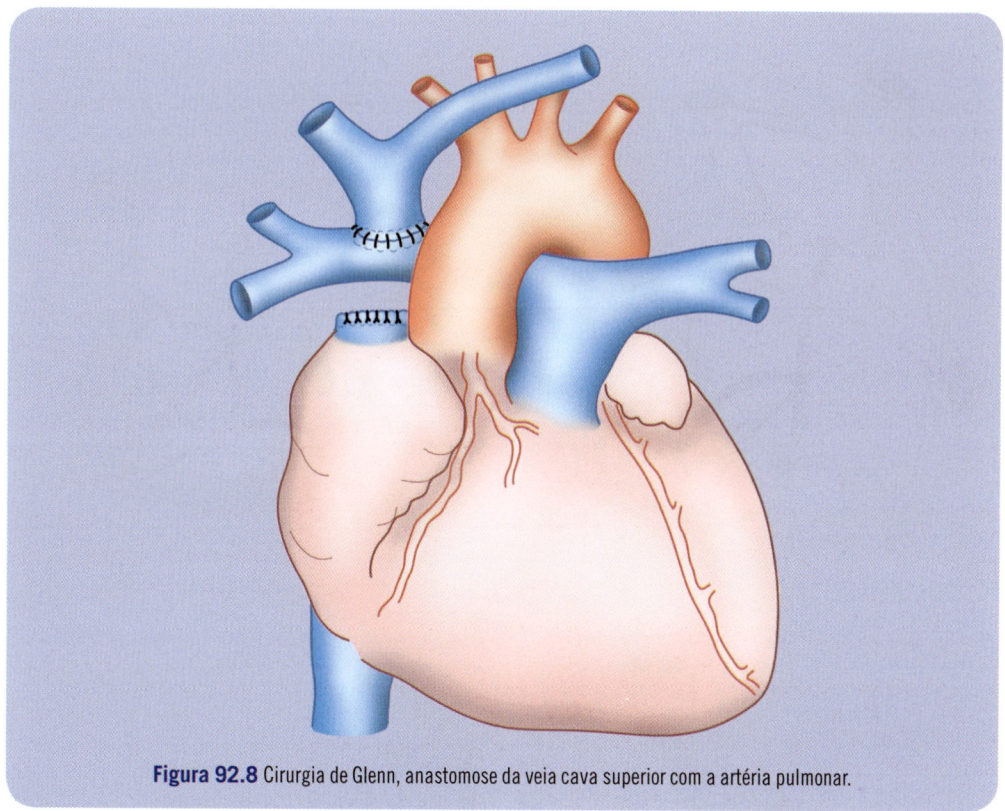

Figura 92.8 Cirurgia de Glenn, anastomose da veia cava superior com a artéria pulmonar.

QUADRO 92.4	Classificação anatômica do *truncus arteriosus*.
Tipo I (60%)	▪ Artéria pulmonar principal se origina do *truncus*, dando origem às duas artérias pulmonares
Tipo II (20%)	▪ Artérias pulmonares direita e esquerda se originam separadamente, em geral na região posterior do *truncus*
Tipo III (10%)	▪ Artérias pulmonares se originam na região lateral do *truncus*, separadamente
Tipo IV (10%)	▪ Não é considerado um *truncus*; é uma forma extrema de tetralogia de Fallot com atresia pulmonar e colaterais sistêmico-pulmonares que suprem os pulmões

A ausculta cardíaca pode revelar sopro sistólico devido à CIV. Se a valva truncal for incompetente, um sopro diastólico pode ser observado.

Diagnóstico

Pode ser realizado no pré-natal. O ECO confirma o diagnóstico e determina a segmentação pulmonar, e a angiotomografia pode ser útil, auxiliando na decisão cirúrgica.

Tratamento

Medidas anticongestivas, como o uso do diurético, são necessárias até a realização da cirurgia. Tratamento como a bandagem da artéria pulmonar pode ser realizado com o objetivo de reduzir o hiperfluxo pulmonar, porém a mortalidade é elevada e o resultado, insatisfatório. A cirurgia corretiva tem sido realizada com bons resultados. Deve ser realizada antes dos 3 meses de vida, incluindo fechamento da CIV, redirecionamento da "neoaorta" para o VE e colocação de um tubo valvado entre o ventrículo direito e a artéria pulmonar. A mortalidade é em torno de 30%.

■ Drenagem anômala total das veias pulmonares (DATVP)

Incidência inferior a 1% das cardiopatias congênitas, com predomínio do sexo masculino.

Anatomia e fisiopatologia

Nesta patologia, as veias pulmonares não estão conectadas ao átrio esquerdo. O retorno venoso pulmonar será recebido pelo AD. As formas mais comuns de drenagem anômala total são (Figura 92.9):
- Supracardíaca (50%): os vasos pulmonares drenam na veia cava superior, através de um saco coletor que comunica com a VCS pela veia vertical

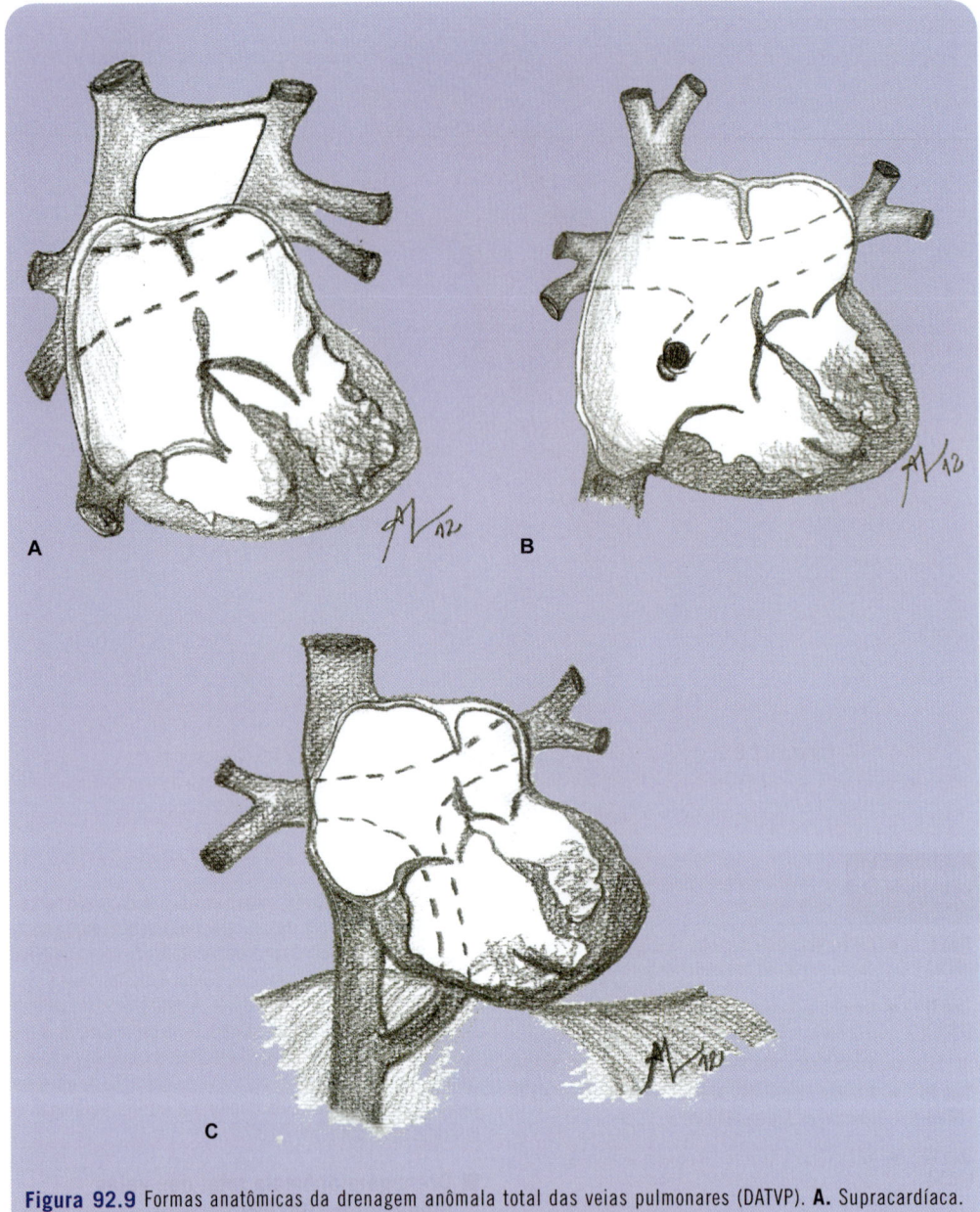

Figura 92.9 Formas anatômicas da drenagem anômala total das veias pulmonares (DATVP). **A.** Supracardíaca. **B.** Cardíaca. **C.** Infradiafragmática. (Desenhos cortesia da Profª. Aurea Azevedo Grippa.)

- Cardíaca (20%): os vasos pulmonares drenam no seio coronariano, cujo fluxo é direcionado ao AD
- Infradiafragmática (20%): as veias pulmonares fazem um trajeto descendente e desembocam no sistema porta
- Mista (10%): as veias pulmonares se conectam a diferentes sítios.

Independentemente da forma anatômica, o retorno venoso pulmonar irá terminar no AD, assim é fundamental a presença de uma CIA para que o fluxo sanguíneo alcance o lado esquerdo do coração. AD e VD estão com o volume aumentado, a artéria pulmonar torna-se dilatada e as cavidades esquerdas podem ter tamanho normal ou reduzido. Pode haver apresentação com ou sem obstrução ao retorno venoso sistêmico pulmonar.

Quadro clínico

Clinicamente haverá cianose e aumento do fluxo pulmonar com sinais de IC. Na forma sem obstrução, a cianose pode ser leve pois o volume de sangue oxigenado que alcança o AE é grande. Por outro lado, se houver obstrução à drenagem venosa pulmonar, a cianose é grave e tem apresentação nas primeiras semanas de vida, associada a congestão pulmonar. O exame físico revela *ictus* de VD palpável, com a presença ou não de sopro sistólico (mais comum na forma não obstrutiva).

Diagnóstico

O quadro clínico de cianose associado a insuficiência cardíaca congestiva (ICC) leva à suspeita diagnóstica. A radiografia de tórax e o ECG (Quadro 92.2) contribuem, enquanto o ECO confirma o diagnóstico e o estudo hemodinâmico pode fornecer detalhes anatômicos úteis no procedimento cirúrgico.

Tratamento

Estes pacientes necessitam de suporte clínico com medidas anticongestivas. O tratamento cirúrgico é realizado tão logo se defina o diagnóstico, não havendo medidas paliativas. Seja qual for o tipo anatômico, o objetivo do tratamento é redirecionar as veias pulmonares ao átrio esquerdo.

■ Anomalia de Ebstein

Representa menos de 1% das cardiopatias congênitas. A valva tricúspide é malformada e seus folhetos (septal e posterior) encontram-se deslocados para o interior do VD e muitas vezes estão aderidos à parede do VD. Assim, a cavidade ventricular é funcionalmente hipoplásica e o AD encontra-se muito aumentado de tamanho, algumas vezes com dilatações aneurismáticas. A presença da CIA proporciona o *shunt* átrio direito → átrio esquerdo, o que gera cianose. A regurgitação tricúspide é importante e o débito do ventrículo direito para a artéria pulmonar pode estar reduzido. Se o folheto septal obstruir a VSVD, pode haver atresia pulmonar funcional ou verdadeira e a apresentação ocorre no período neonatal, com necessidade do uso da prostaglandina para manutenção do canal arterial. Pode haver sinais de IC associados e ser necessário o uso de medidas anticongestivas. Alguns pacientes apresentam um quadro leve ou são assintomáticos.

O tratamento depende da gravidade da doença e pode variar de acordo com a experiência do centro. Atualmente, a técnica desenvolvida pelo Dr. José Pedro da Silva consiste na reconstrução cônica da valva tricúspide, visando à sua reconstrução à semelhança da valva normal. A mortalidade é baixa, corrigindo a insuficiência tricúspide sem exigir substituição valvar, o que resulta em boa evolução clínica e restauração da área funcional do ventrículo direito.

■ Ventrículo único (VU)

Representa menos de 1% das cardiopatias congênitas. Consiste em uma cavidade ventricular única com comunicação com as duas valvas atrioventriculares, o que denominamos de "dupla via de entrada". Assim, ocorre mistura de sangue oxigenado e não oxigenado em nível ventricular. Há uma cavidade ventricular rudimentar. A forma mais comum de VU é o tipo esquerdo (80%). A apresentação clínica depende basicamente da saída dos grandes vasos. Pode haver estenose pulmonar com cianose intensa ou atresia pulmonar e necessidade de prostaglandina ao nascimento, bem como da criação do *shunt* de Blalock-Taussig modificado. Se não houver estenose pulmonar, a clínica de IC predomina, exigindo medidas anticongestivas e bandagem da artéria pulmonar. Pode haver coarctação da aorta e interrupção do arco aórtico, que devem ser prontamente corrigidos.

■ Atresia pulmonar com septo íntegro

A valva pulmonar é atrésica e não há CIV. Representa menos de 1% de todas as cardiopatias congênitas. É dependente do canal arterial e do fluxo entre AD e AE através de uma CIA. Há diferentes graus de hipoplasia ventricular, e pode haver sinusoides entre as coronárias e a cavidade ventricular direita. A regurgitação tricúspide pode ser responsável por um sopro sistólico. A apresentação clínica é semelhante à atresia tricúspide. Após o nascimento, há cianose intensa com necessidade de infusão de prostaglandina; realiza-se o *shunt* de Blalock-Taussig (ver Figura 92.3) e posteriormente a cirurgia de Glenn (ver Figura 92.8) e o cavopulmonar total.

■ Conclusão

Todas as patologias descritas são passíveis de diagnóstico através do ECO fetal, o que reduz a morbidade do neonato, já que é feito um plano terapêutico para o nascimento, com início precoce de prostaglandina quando indicado.

Atualmente, os pacientes portadores de cardiopatias congênitas cianóticas têm apresentado melhor sobrevida graças à melhora das técnicas cirúrgicas e da assistência pós-operatória. O acompanhamento cardiológico destes pacientes deve ser mantido mesmo após o tratamento cirúrgico a fim de observar a presença de defeitos cirúrgicos residuais. A prática de atividades físicas deve ser avaliada individualmente e encorajada quando não houver contraindicações. Ademais, o acompanhamento pediátrico também é fundamental, com orientação de imunizações específicas e acompanhamento do desenvolvimento, já que muitos pacientes portadores de cardiopatias hipoxêmicas poderão apresentar dificuldades de aprendizado, e correção de problemas comuns como a anemia. O Quadro 92.5 mostra os problemas comuns nos pacientes portadores de cardiopatias cianóticas e o Quadro 92.6 mostra as principais complicações no pós-operatório.

QUADRO 92.5 — Problemas comuns nas crianças com cardiopatia cianótica.

Problema	Comentários
Anemia	Apesar do hematócrito normal ou elevado, pode haver deficiência de ferro, o qual deve ser reposto
Policitemia	A hipoxemia crônica estimula a medula óssea na produção de eritrócitos, que clinicamente é traduzido por hematócrito elevado. Pode haver hiperviscosidade sanguínea com sintomas neurológicos (cefaleia, confusão mental e acidente vascular encefálico [AVE]). Por isso, estes pacientes devem sempre ser bem hidratados; em alguns casos é necessário exsanguinotransfusão parcial
Risco de endocardite infecciosa	Boa higiene oral deve ser incentivada e a profilaxia realizada no caso de procedimentos cirúrgicos ou odontológicos
Risco de AVE	Hiperviscosidade sanguínea ou anemia e hipoxemia crônica aumentam o risco
Infecções respiratórias	Vacinação anual contra a gripe Vacinação antipneumocócica Portadores de cardiopatia cianótica com idade inferior a 2 anos têm indicação de receber o palivizumabe (Synagis® anticorpo monoclonal do vírus sincicial respiratório – VSR) pelo risco elevado de complicações na bronquiolite

QUADRO 92.6 — Acompanhamento no pós-operatório das principais cardiopatias congênitas cianóticas.

Cardiopatia	O que observar no pós-operatório?
Tetralogia de Fallot	Insuficiência pulmonar ou estenose pulmonar residual; sobrecarga do ventrículo direito e arritmias (tardio)
Transposição dos grandes vasos	Pós-cirurgia de Jatene: estenose supravalvar pulmonar, insuficiência ou estenose aórtica; obstrução coronariana (isquemia)
Drenagem anômala total das veias pulmonares	Obstrução ao retorno venoso pulmonar; arritmias atriais podem ocorrer
Atresia tricúspide	Pós-cirurgia de Fontan: arritmias, hepatomegalia, enteropatia perdedora de proteína, ascite e estenose nos locais das anastomoses
Anomalia de Ebstein	Arritmias
Truncus	Insuficiência da valva truncal (neoaorta), necessidade de troca do tubo entre o ventrículo direito e artéria pulmonar

■ Bibliografia

Grifk RG. Cyanotic congenital heart disease with increased pulmonary blood flow. Pediatric Clinics of North America. 1999; 76(2):405-25.

Gupta P. Caring for a teen with congenital heart disease. Pediatric Clinics of North America. 2014; 61:207-28.

Park MK. The pediatric cardiology handbook. 3. ed. Mosby Elservier; 2003.

Rao PS. Diagnosis and management of cyanotic congenital heart disease: part I. Indian Journal of Pediatrics. 2009; 76:57-70.

Rao PS. Diagnosis and management of cyanotic congenital heart disease: part II. Indian Journal of Pediatrics. 2009; 76:297-308.

Silva JP, Silva LF, Moreira LFP et al. Técnica do cone para anomalia de Ebstein. Arq Bras Cardiol. 2011; 97(3):199-208.

Waldman JD, Wernly JA. Cyanotic congenital heart disease with decreased pulmonary blood flow in children. Pediatric Clininics of North America. 1999; 46(2):385-404.

CARDIOLOGIA

93 ENDOCARDITE INFECCIOSA

Ana Flávia Malheiros Torbey

■ Introdução

A endocardite infecciosa (EI) é uma doença rara na infância, porém com elevada morbidade e mortalidade. Suas características clínicas, laboratoriais e prognósticas diferem da idade adulta. O reconhecimento precoce é de fundamental importância a fim de possibilitar o tratamento adequado e, assim, evitar possíveis complicações.

■ Definição

A EI consiste na infecção das superfícies endocárdicas do coração, podendo envolver as valvas cardíacas, os defeitos do septo, o endocárdio mural, as próteses valvares, os *patchs* intracardíacos, os *shunts* cirúrgicos e os cateteres intravenosos.

■ Epidemiologia

A incidência da EI na infância é de difícil determinação pois não é uma doença de notificação compulsória. Nos EUA, representa aproximadamente uma a cada 1.280 internações pediátricas ao ano. Acredita-se que o número de casos de endocardite esteja aumentando devido à maior sobrevida de pacientes com doença cardiovascular, ao avanço nas terapêuticas cirúrgicas e clínicas nos pacientes com cardiopatia congênita e aos avanços na assistência oferecida nas unidades de terapia intensiva pediátrica e neonatal.

As cardiopatias congênitas são um fator de risco importante para a endocardite, correspondendo a 70% dos casos. No período neonatal, a maioria dos casos está associada a cateteres intravasculares. No Brasil, a febre reumática também é fator de risco importante. Aproximadamente 50% dos pacientes portadores de cardiopatia congênita com endocardite infecciosa já foram submetidos a algum tratamento cirúrgico, principalmente a realização de *shunts* paliativos ou reparos intracardíacos complexos. Pacientes com coração estruturalmente normal também podem apresentar EI, perfazendo 8 a 10% dos casos, os quais geralmente estão associados a cateteres profundos e à bacteriemia por *Staphylococcus aureus*.

■ Classificação

A EI era classificada como aguda ou subaguda, refletindo as diferentes formas de apresentação clínica de acordo com a virulência do agente etiológico em questão. Atualmente, observa-se que este método de classificação é pouco útil, visto que um germe com baixa virulência pode causar EI aguda, enquanto uma bactéria altamente virulenta pode levar a um quadro subagudo da doença.

A endocardite pode ser classificada quanto ao agente etiológico (bacteriana *versus* fúngica) e em relação à localização anatômica da vegetação.

■ Etiologia

Os microrganismos mais frequentemente envolvidos são o *S. viridans* (20 a 50%) e o *S. aureus* (35 a 39%). Em pacientes submetidos a tratamento cirúrgico e neonatos pode-se encontrar *Enterococcus*, estafilococo coagulase-negativo e fungos. A presença de *Streptococcus pneumoniae* e *Haemophilus influenzae* tende a diminuir graças ao programa de imunizações. Os microrganismos reconhecidos pelo acrônimo HACEK (**H**aemophilus parainfluenzae, **H**aemophilus aphrophilus e **H**aemophilus paraphrophilus, **A**ctinobacillus **A**ggregatibacter, **C**ardiobacterium, **E**ikenella e **K**ingella) são de crescimento lento e necessitam de cerca de 3 a 4 semanas para desenvolver-se no meio de cultura. Outros microrganismos mais raros como *Legionella* e *Brucella* necessitam de condições especiais de crescimento.

■ Fisiopatologia

Para que as vegetações se formem, uma série de eventos deve ocorrer (Figura 93.1). O endotélio cardíaco íntegro não permite a aderência de microrganismos, assim uma lesão inicial é necessária, que pode ser gerada por fluxo turbulento decorrente de defeitos cardíacos estruturais (cardiopatia congênita ou febre reumática) ou por agressão direta ao endocárdio produzida por cateteres intracardíacos. Uma vez presente, a lesão endotelial estimula a trombogênese e a formação de um trombo que ainda não se encontra infectado. Em seguida, há aderência de bactérias ou fungos que se multiplicam e tornam-se recobertos de fibrina, plaquetas e células sanguíneas, formando a vegetação.

■ Quadro clínico

A apresentação clínica da EI na infância é inespecífica, com um período de vários dias ou semanas de fadiga, fraqueza, artralgia, mialgia, perda de peso, anorexia e sudorese. Febre baixa e prolongada é frequente, presente em aproximadamente 90% dos casos. Os achados clínicos da EI pediátrica estão relacionados com quatro fenômenos: bacteriemia ou fungemia, valvite, resposta imunológica e fenômenos embólicos.

A valvite pode modificar a ausculta cardíaca ou resultar em insuficiência cardíaca congestiva. A presença de um sopro cardíaco novo ou uma mudança de um sopro antigo tem baixa especificidade para o diagnóstico da EI e deve ser avaliada com cautela, já que é elevada a incidência de crianças que apresentam sopro inocente novo ou mais alto no

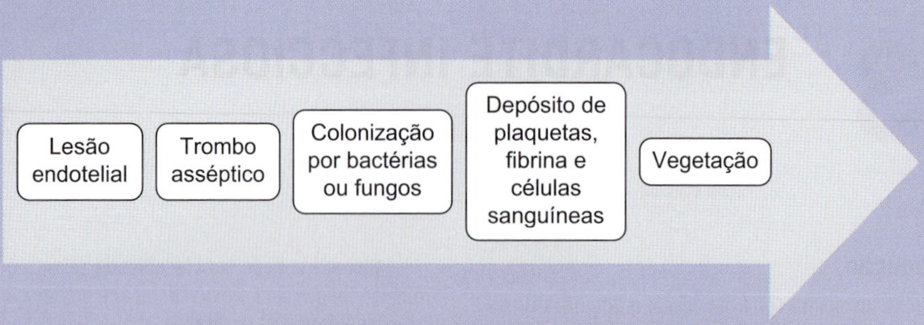

Figura 93.1 Esquema da fisiopatologia da endocardite infecciosa que leva à formação de vegetações.

Fluxo: Lesão endotelial → Trombo asséptico → Colonização por bactérias ou fungos → Depósito de plaquetas, fibrina e células sanguíneas → Vegetação

contexto de febre. Sinais e sintomas de insuficiência cardíaca são comuns e ocorrem em torno de 30 a 40% dos casos. A formação de imunocomplexos pode gerar diversas manifestações, como glomerulonefrite, manchas de Roth, alteração observada na fundoscopia, quando há depósito na retina, formação de nódulos subcutâneos dolorosos conhecidos como nódulos de Osler e fator reumatoide positivo na circulação. Os fenômenos tromboembólicos podem produzir um acidente vascular encefálico (AVE), infarto renal e as manchas de Janeway (Figura 93.2), que são consideradas manifestações vasculares provavelmente secundárias ao fenômeno de microembolismo; estas lesões são máculas irregulares, eritematosas e dolorosas, localizadas nas regiões tenares e hipotenares de mãos e pés e nas faces palmares e plantares dos dedos; raramente apresentam-se como um exantema difuso. Tais achados periféricos da EI são menos frequentes em crianças que em adultos. Hemorragias longitudinais diminutas no leito ungueal ocorrem em 20% dos pacientes.

Esplenomegalia é um achado inespecífico, o qual torna-se presente quando a doença já existe por algumas semanas; as petéquias também são vistas frequentemente, porém são inespecíficas. Em alguns pacientes, as manifestações clínicas podem ser caracterizadas por complicações embólicas da doença; em outras crianças a EI é fulminante.

■ Diagnóstico

A suspeita diagnóstica é clínica e confirmada por exames complementares. Os *critérios de Duke* (Quadros 93.1 e 93.2) estratificam os pacientes suspeitos de EI em três categorias: *casos definitivos*, identificados tanto por meio de achados clínicos como patológicos (achados de necropsia ou de material cirúrgico); *casos possíveis* (que não apresentam critérios para o diagnóstico definitivo de EI) e os *casos rejeitados* (que não apresentam evidência patológica de EI, evoluem com melhora rápida do quadro clínico, seja por um período curto do tratamento ou na ausência deste, ou apresentam diagnóstico alternativo).

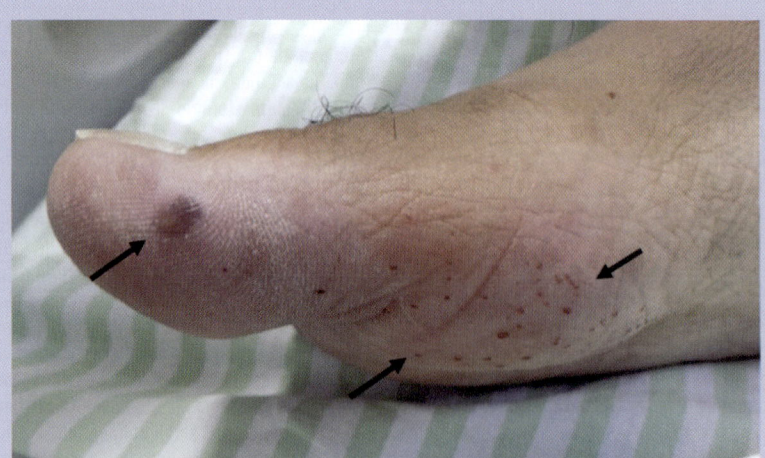

Figura 93.2 Manchas de Janeway (*setas*) em paciente com endocardite infecciosa. (Cortesia da Professora Aurea Azevedo Grippa.)

ENDOCARDITE INFECCIOSA

QUADRO 93.1	Definição da endocardite infecciosa (EI) de acordo com os critérios de Duke modificados.

EI definitiva	■ Critério patológico:
	   ○ Microbiológico: demonstração de microrganismos, por meio de hemocultura ou de histologia de uma vegetação, de uma vegetação que embolizou ou de abscesso intracardíaco
	   ○ Lesões patológicas: vegetações, abscesso intracardíaco, confirmado por histologia que mostra endocardite ativa
	■ Critérios clínicos: dois critérios maiores *ou* um critério maior e três critérios menores ou cinco critérios menores

EI possível	■ Um critério maior e um critério menor, ou três critérios menores
EI rejeitada	■ Diagnóstico alternativo confirmado para as manifestações de endocardite ■ Melhora das manifestações de endocardite com menos de 4 dias de antibioticoterapia ■ Ausência de evidências patológicas de EI após cirurgia ou necropsia, após menos de 4 dias de antibioticoterapia

QUADRO 93.2	Definição dos termos utilizados nos critérios de Duke modificados pela Sociedade Europeia de Cardiologia em 2015.

Critérios maiores	Hemocultura positiva para EI:
	■ Microrganismo típico coletado em duas amostras separadas
	   ○ *Streptococcus viridans, Streptococcus bovis*, ou grupo HACEK
	   ○ *Staphylococcus aureus ou* enterococos adquiridos na comunidade, na ausência de foco primário *ou*
	■ Microrganismo típico de hemocultura persistentemente positiva definida como:
	   ○ Duas ou mais hemoculturas positivas coletadas com intervalo maior que 12 h ou
	   ○ Todas de 3 ou mais que 4 culturas coletadas separadamente, com intervalo maior que 1 h
	   ○ Hemocultura única positiva para *Coxiella burnetii* ou títulos de anticorpos IgG antifase > 1:800.
	Imagem positiva para endocardite:
	■ Ecocardiograma positivo
	   ○ Vegetações
	   ○ Abscessos, pseudoaneurisma ou fístula cardíaca
	   ○ Perfuração valvar ou aneurisma
	   ○ Nova deiscência de prótese valvar
	■ Atividade anormal em torno da prótese valvar detectada pela FDG PET-TC (apenas se a prótese foi implantada há mais de 3 meses ou SPECT-TC com leucócitos radiomarcados)
	■ Lesões paravalvares detectadas pela tomografia computadorizada

Critérios menores	■ Lesão cardíaca predisponente ou uso de drogas intravenosas ■ Febre prolongada > 38°C ■ Fenômenos vasculares, incluindo os detectados apenas por estudo de imagem: lesões de Janeway, embolia arterial, infarto pulmonar séptico, aneurismas micóticos, hemorragias conjuntivais ■ Fenômenos imunológicos (glomerulonefrite, nódulos de Osler, manchas de Roth, fator reumatoide positivo) ■ Evidência microbiológica: hemocultura positiva que não preenche um critério maior ou evidência sorológica de infecção em atividade de organismo consistente com EI.

FDG: fluordesoxiglicose; PET-TC: tomografia por emissão de pósitrons; SPECT-TC: *single photon emission computed tomography*.

Os critérios de Duke foram propostos para serem um guia no diagnóstico da EI e não para substituir o discernimento clínico. Mesmo na presença de hemoculturas negativas, o diagnóstico da EI deve ser estabelecido para pacientes que apresentem achados clínicos e ecocardiográficos fortemente sugestivos da doença (Figura 93.3).

■ Exames complementares

Hemocultura

É um dos principais procedimentos para a investigação do diagnóstico da EI. Sua positividade varia de 47 a 90% dos pacientes com diagnóstico de EI. As crianças com hemoculturas negativas geralmente foram submetidas a tratamento prévio com antimicrobiano. Recomenda-se a coleta de no mínimo três amostras de sítios diferentes, o que reduz o risco de contaminação de todas as culturas por um mesmo organismo. Com o paciente hemodinamicamente estável, é aconselhável aguardar o início da antibioticoterapia até que todas as amostras sejam coletadas.

Ecocardiograma

Determina o local da infecção, a gravidade da lesão valvar, bem como se há disfunção ventricular e a presença de lesões associadas como derrame pericárdico ou abscesso miocárdico. O Doppler colorido é um meio sensível para determinar o grau da lesão valvar, podendo influenciar as decisões clínicas e cirúrgicas. O ecocardiograma (ECO) deve ser realizado sempre que houver suspeita de EI. Com uma sensibilidade de 81%, o ecocardiograma transtorácico (ETT) é mais sensível em pacientes pediátricos que em adultos, porém existem situações em que a imagem

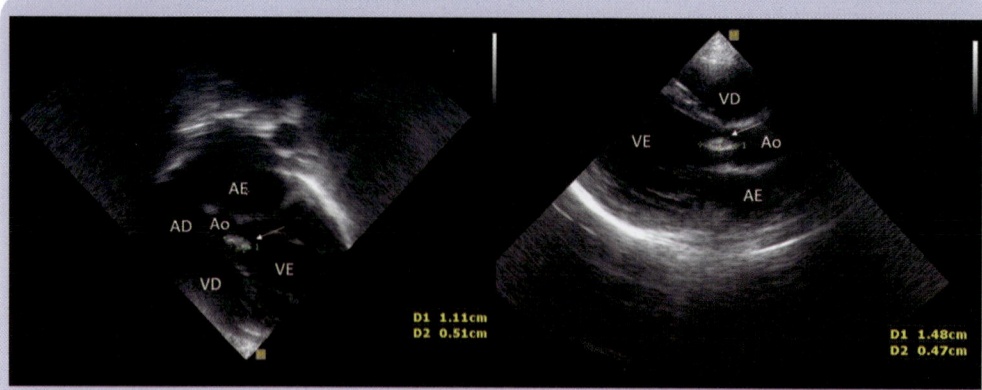

Figura 93.3 Imagem de ecocardiograma em 2D nos cortes apical das 4 câmaras e longitudinal de ventrículo esquerdo, mostrando imagem de vegetação em valva aórtica (setas).

pode ser prejudicada quando houver pouca penetração do ultrassom, como ocorre em pacientes obesos, no pós-operatório de cirurgia cardíaca, em pacientes com função respiratória comprometida ou hiperinsuflação pulmonar. Nestas situações, o ecocardiograma transesofágico (ETE) pode ser valioso.

Tomografia computadorizada, PET-TC e ressonância magnética

Possibilitam o diagnóstico de eventos embólicos ou de envolvimento cardíaco quando o ecocardiograma foi negativo ou duvidoso, aumentando a sensibilidade dos critérios de Duke.

Hemograma completo

A anemia, um achado frequente, pode ocorrer por hemólise ou por anemia de doença crônica. Leucocitose não é um achado consistente na EI, entretanto, a presença de células imaturas poderá ser evidenciada em amostras de sangue periférico. O leucograma está normal em até 60 a 71% dos pacientes com EI.

Marcadores da fase aguda

A VHS e a PCR frequentemente estão elevadas nos pacientes com EI.

Exame simples de urina

Hematúria associada a proteinúria, as quais podem estar relacionadas com a glomerulonefrite por imunocomplexos.

■ Complicações

A EI na infância tem elevada morbidade. O Quadro 93.3 mostra os principais fatores de risco para complicações nestes pacientes.

Insuficiência cardíaca congestiva. A insuficiência cardíaca congestiva (ICC) aguda é causada por perfuração de um folheto valvar nativo ou de prótese biológica, ruptura de cordoalha mitral infectada, pelo desenvolvimento de deiscência perivalvar em portadores de próteses valvares, por obstrução valvar causada pela vegetação ou ainda pelo desenvolvimento um shunt devido à formação de um trajeto fistuloso. Nos pacientes com EI de valva nativa, a ICC aguda desenvolve-se mais frequentemente em infecções da valva aórtica (29%) do que da valva mitral (20%) ou doença tricúspide (8%). A ICC progressiva pode surgir de maneira mais insidiosa, apesar do tratamento antimicrobiano adequado, e deve-se a piora de regurgitação valvar, acompanhada de disfunção ventricular, o que aumenta a mortalidade.

Embolização. Acredita-se que embolização sistêmica ocorra em 22 a 50% dos casos de EI, causando infarto cerebral, renal, esplênico, hepático, ósseo, dentre outros, dependendo do local acometido. A maioria ocorre entre a segunda e a quarta semana de tratamento. Os fenômenos embólicos também podem ocorrer antes que o diagnóstico de EI seja definido; assim, nos pacientes com infecções piogênicas dos tecidos profundos de etiologia desconhecida, deve-se ter em mente o diagnóstico de EI, pois esta pode ter se desenvolvido a partir de um êmbolo séptico.

QUADRO 93.3 Principais fatores de risco para complicações em crianças com endocardite infecciosa.

- Prótese valvar
- Endocardite fúngica
- Endocardite causada por *Staphylococcus aureus*
- Presença de vegetação nas cavidades esquerdas
- Sintomas clínicos prolongados por mais de 3 meses
- Endocardite prévia
- Cardiopatia cianótica
- Pacientes com *shunt* sistêmico-pulmonar
- Resposta insatisfatória ao tratamento antimicrobiano

Acredita-se que mesmo na ausência de embolização prévia, vegetações maiores que 10 mm tenham valor preditivo elevado para embolização. A localização da vegetação também é considerada fator de risco. Em pacientes adultos, taxas elevadas de embolização estão associadas à lesão mitral quando comparadas a vegetações aórticas (25% contra 10%, respectivamente), com risco mais elevado quando a vegetação se encontra no folheto anterior da valva mitral (37%). Infecções fúngicas e estafilocócicas também correm risco elevado de embolia, independentemente de localização ou tamanho da vegetação.

Formação de abscessos. A presença de bacteriemia persistente ou recorrente, febre persistente, ou outros sinais sugestivos de sepse sugere formação de abscessos. O abscesso esplênico ocorre em torno de 5% dos pacientes. Nestes casos, a tomografia computadorizada e a ressonância magnética são os melhores exames para o diagnóstico de abscesso esplênico, em que ambos os métodos atingem sensibilidade e especificidade de 90 a 95%.

Formação de aneurismas micóticos. É uma complicação incomum que pode ocorrer em qualquer artéria sistêmica. Resultam de êmbolos sépticos para os *vasa vasorum* ou para a região intraluminal arterial, com subsequente propagação da infecção para a íntima. Ocorre arterite focal com necrose e formação do aneurisma. Os aneurismas micóticos não são estéreis e contêm microrganismos que podem ser semeados em meio de cultura. Na maioria das vezes, o aneurisma como uma complicação da endocardite é indicação de cirurgia. Os aneurismas micóticos desenvolvem-se mais frequentemente nas artérias cerebrais, seguidas pelas artérias viscerais, de membros superiores e inferiores.

Complicações neurológicas. São comuns (20 a 40% dos pacientes). Dois terços destas complicações correspondem a fenômenos embólicos e apresentam-se como AVE. Cerca de 30% dos pacientes, em vigência de tratamento antimicrobiano, apresentam alterações neurológicas no exame físico.

Complicações renais. Ocorrem em 18 a 25% dos casos, sendo a complicação renal mais comum a hematúria, a qual pode estar ou não associada à proteinúria e geralmente deve-se a glomerulonefrite por imunocomplexos. Porém, síndrome nefrótica, insuficiência renal ou hipertensão arterial são raras em adultos e em crianças.

■ Diagnóstico diferencial

A EI infecciosa faz parte do grupo de diagnósticos diferenciais dos pacientes em investigação de febre de origem obscura. Além disso, deve ser diferenciada da febre reumática recorrente em paciente portador de cardiopatia reumática e quadro de sepse bacteriana ou fúngica. No ecocardiograma, a imagem sugestiva de vegetação deve ser diferenciada de um trombo não infectado.

■ Tratamento

O tratamento deve ser baseado nos resultados das hemoculturas (Quadro 93.4), se o paciente não apresentar hemocultura positiva; a terapia empírica baseia-se nos agentes mais comuns de EI na infância (estreptococos e estafilococos), utilizando-se ampicilina, oxacilina e gentamicina. Um período prolongado de tratamento é necessário pois microrganismos causadores da EI estão envoltos em uma matriz de fibrina e plaquetas presentes na vegetação, em elevada concentração e metabolismo diminuído, o que gera menor suscetibilidade aos betalactâmicos e outros antibióticos que atuam na parede celular. Em geral, o tratamento deve estender-se por 4 semanas, mas pode ser necessário prolongá-lo até 6 ou 8 semanas no caso de os sintomas terem durado mais de 3 meses, ou se o paciente for portador de prótese. Alguns pacientes podem necessitar de cirurgia cardíaca, cujas principais indicações estão no Quadro 93.5.

■ Profilaxia

Em 2007, as indicações de profilaxia para EI foram revisadas pela American Heart Association, depois disso algumas recomendações foram modificadas, estando a profilaxia indicada apenas para pacientes sob alto risco de EI (Quadro 93.6) submetidos a procedimento odontológico que envolva manipulação do tecido gengival ou da região periapical dentária ou perfuração da mucosa oral. A administração de antibióticos para prevenir a endocardite não é mais recomendada para pacientes que realizam procedimentos do trato gastrintestinal ou geniturinário, a menos que haja infecção relacionada ou colonização por enterococos. Também não há mais recomendação para procedimentos do trato respiratório, a menos que envolva incisão da mucosa respiratória como amigdalectomia ou adenoidectomia em pacientes de risco elevado. Em 2015, a Sociedade Europeia de Cardiologia manteve a posição de indicar a profilaxia apenas para pacientes com risco elevado de desenvolver endocardite.

Acredita-se que a bacteriemia transitória e repetida, resultante das atividades diárias como o ato de escovar os dentes, possua maior risco de EI que a bacteriemia intermitente causada por procedimentos odontológicos, gastrintestinais ou geniturinários ocasionais. Portanto, a manutenção de boa higiene oral deve reduzir a incidência de bacteriemia originária das atividades diárias, sendo mais importante que os antibióticos profiláticos para procedimento odontológicos, em reduzir o risco de EI.

As principais indicações de profilaxia estão no Quadro 93.6 e os esquemas antimicrobianos no Quadro 93.7. As novas recomendações consistem em alterações bastante abruptas para a maioria dos pacientes portadores de doença valvar cardíaca. Portanto, considerações sobre essas mudanças entre médicos e pacientes devem ser feitas, discutindo-as, inclusive sobre a falta de evidências científicas em favor do benefício da profilaxia da EI. É compreensível que alguns médicos e pacientes prefiram manter a profilaxia.

QUADRO 93.4	Principais agentes infecciosos da endocardite, suas características e tratamento.	
Agente etiológico	Características clínicas	Tratamento
Streptococcus viridans ou estreptococos alfa-hemolíticos	Correspondem a 50% dos casos de EI Comensais normais de cavidade oral, pele, sistemas respiratório e gastrintestinal. Os *S. viridans* geralmente apresentam uma evolução mais subaguda da doença. Alguns estudos mostram que estes agentes etiológicos são mais frequentes em pacientes maiores de 16 anos portadores de cardiopatia acianótica e sem cirurgia cardíaca prévia	**Valva nativa:** penicilina cristalina – 4 semanas ou ampicilina no caso de não haver penicilina disponível É recomendada associação da gentamicina à penicilina durante as 2 semanas iniciais de tratamento **Prótese valvar:** prolongar o tratamento por 6 semanas
S. pneumoniae	É infrequente (3%), está associado a maior morbidade e mortalidade, se comparado ao *S. viridans*. Geralmente é um quadro agudo e agressivo, com complicações frequentes como instabilidade hemodinâmica e embolia. Podem estar associados a meningite e pneumonia	Período de 4 a 6 semanas de penicilina ou cefalosporina de terceira geração. Recomenda-se a associação de gentamicina nas primeiras 2 semanas de tratamento
S. aureus	EI por *S. aureus* vem se elevando; isto se deve provavelmente ao aumento do número de cirurgias em pacientes com cardiopatias complexas, nas quais geralmente é necessário o uso de material protético. A prevalência de EI em crianças com bacteriemia por *S. aureus* ocorre em torno de 12%. Os portadores de cardiopatias congênitas estão sob maior risco de EI durante bacteriemia estafilocócica, entretanto, crianças com o coração estruturalmente normal também estão sob este risco, já que o estafilococo é responsável pela maioria dos casos de endocardite em pacientes sem fator de risco. A mortalidade é elevada (40%), assim como a morbidade. Alguns especialistas recomendam considerar o diagnóstico de endocardite em pacientes com bacteriemia por *S. aureus* e a realização de ecocardiografia, a menos que se conheça o foco da infecção	**Estafilococos sensíveis à meticilina:** oxacilina com período de no mínimo 6 semanas. Pacientes que não podem receber derivados betalactâmicos devem receber vancomicina; o uso do aminoglicosídio não é mais recomendado devido ao risco aumentado de lesão renal **Estafilococos resistentes à meticilina:** devem ser tratados com vancomicina por um período mínimo de 6 semanas
Estafilococos coagulase-negativos	Causa mais comum de infecção de próteses cardíacas, seu papel na endocardite de valva nativa também está bem documentado. A EI em próteses cardíacas causada por este agente etiológico eleva o risco de mortalidade precoce	**EI de prótese valvar com infecção** por estafilococo coagulase-negativo: o tratamento de escolha deve ser vancomicina associada à rifampicina e à gentamicina. O uso de vancomicina e rifampicina deve ocorrer por um período mínimo de 6 semanas, enquanto a gentamicina deve ser administrada em dose única diária (a fim de reduzir a lesão renal) durante as duas primeiras semanas de tratamento
Fungos: *Candida* sp. *Aspergillus*	A endocardite fúngica está associada à formação de vegetações grandes e friáveis, o que aumenta o risco de embolização, levando a complicações importantes. *Candida* sp. é vista como causa frequente de endocardite entre os recém-nascidos	O tratamento da endocardite fúngica, para a maioria dos pacientes, consiste na combinação de antifúngicos com cirurgia cardíaca. A anfotericina B permanece como o antifúngico de primeira escolha para o tratamento deste tipo de EI. As formas lipossomais de anfotericina estão indicadas para os pacientes com alteração na função renal

EI: endocardite infecciosa.

ENDOCARDITE INFECCIOSA

QUADRO 93.5 — Principais indicações de cirurgia cardíaca em portadores de endocardite infecciosa (EI) em prótese valvar ou valva nativa.

Insuficiência cardíaca	Infecção não controlada	Prevenção de embolismo
- EI de valva mitral ou aórtica com regurgitação grave aguda, obstrução ou fístula causando edema pulmonar refratário ou choque cardiogênico - EI de valva mitral ou aórtica com regurgitação grave ou obstrução causando sintomas de insuficiência cardíaca ou sinais ecocardiográficos de comprometimento hemodinâmico	- Abscesso, falso aneurisma, fístula, vegetação em crescimento - Infecção causada por fungo ou microrganismo multirresistente - Hemoculturas positivas apesar de antibioticoterapia adequada e controle adequado de infecção a distância - Infecção em prótese valvar causada por estafilococos ou bactérias gram-negativas não HACEK	- Vegetação mitral ou aórtica > 10 mm após 1 episódio de embolização apesar de antibioticoterapia adequada - Vegetação mitral ou aórtica > 10 mm, associada a estenose ou regurgitação valvar grave e baixo risco operatório - Vegetação mitral ou aórtica > 30 mm, isoladas - Vegetação mitral ou aórtica > 15 mm, isoladas e outra indicação cirúrgica

Adaptado de ESC Guidelines for the management of infective endocarditis The Task Force for the Management of Infective Endocarditis of the European Society of Cardiology (ESC).

QUADRO 93.6 — Indicações de profilaxia para endocardite infecciosa (EI).

Profilaxia indicada	Não há indicação de profilaxia
- Prótese valvar cardíaca - EI prévia - Cardiopatia cianótica - Cardiopatia congênita corrigida com material protético nos 6 primeiros meses após a correção - Cardiopatia congênita corrigida com defeitos residuais - Pacientes submetidos a transplante cardíaco com lesão valvar - Cardiopatia reumática com prótese valvar ou material protético utilizado na cirurgia	- Comunicação interatrial - Comunicação interventricular - Persistência do ducto arterioso - Prolapso de valva mitral - Doença de Kawasaki prévia - Coarctação da aorta - Cardiomiopatia hipertrófica - Estenose valvar pulmonar

QUADRO 93.7 — Regime de profilaxia para procedimento odontológico.

Situação	Medicação	Dose
Oral	Amoxicilina	50 mg/kg
Incapaz de fazer uso de medicação oral	Ampicilina	50 mg/kg, IM ou IV
	Cefazolina ou ceftriaxona	50 mg/kg, IM ou IV
Alérgicos à penicilina (oral)	Cefalexina	50 mg/kg
	Clindamicina	20 mg/kg
	Azitromicina ou claritromicina	15 mg/kg
Alérgicos à penicilina incapazes de realizar medicação oral	Cefazolina ou ceftriaxona	50 mg/kg, IM ou IV
	Clindamicina	20 mg/kg, IM ou IV

IM: via intramuscular; IV: via intravenosa. Administrar a medicação 30 a 60 minutos antes do procedimento.

Bibliografia

Allen U. Canadian paediatric society, infectious diseases and immunization committee. infective endocarditis: updated guidelines. Can J Infect Dis Med Microbiol. 2010; 21(2):74-7.

Baddour ML, Wilson WR, Bayer AS et al. Infective endocarditis diagnosis, antimicrobial therapy, and management of complications. A Statement for Healthcare Professionals From the Committee on Rheumatic Fever, Endocarditis, and Kawasaki Disease, Council on Cardiovascular Disease in the Young, and the Councils on Clinical Cardiology, Stroke, and Cardiovascular Surgery and Anesthesia, American Heart Association. Circulation. 2005; 14:394-434.

Duval X, Leport C. Prophylaxis of infective endocarditis: current tendencies, continuing controversies. Lancet Infect Dis. 2008; 8:225-32.

Ferrieri P, Gewitz M, Gerber MA et al. Unique features of infective endocarditis in childhood. Pediatrics. 2002; 109 (5):931-94.

Habib G, Lancellotti P, Antunes MJ et al. 2015 ESC Guidelines for the management of infective endocarditis. The Task Force for the Management of Infective Endocarditis of the European Society of Cardiology (ESC). European Heart Journal. 2015; 36:3075-123.

Horskotte D, Follath F, Gutschik E et al. Guidelines on prevention and treatment of infective endocarditis. Executive Summary. European Heart Journal. 2004; 25:267-76.

Lockhart PB, Brennan MT, Sasser HC et al. Bacteremia associated with toothbrushing and dental extraction. Circulation. 2008; 117: 3118-25.

Nishimura RC, Carabello BA, Faxon DP et al. ACC/AHA 2008 Guideline update on valvular heart disease: focused update on infective endocarditis a report of the American College of Cardiology/American Heart Association Task Force on Practice Guidelines. Circulation. 2008; 18:887-96.

Valente AM, Jain R, Scheurer M et al. Frequency of infective endocarditis among infants and children with Staphylococcus aureus bacteriemia. Pediatrics. 2005; 115:15-9.

Wilson W, Taubert KA, Gewitz M et al. Prevention of infective endocarditis guidelines from the American Heart Association. A Guideline from the American Heart Association Rheumatic Fever, Endocarditis, and Kawasaki Disease Committee, Council on Cardiovascular Disease in the Young, and the Council on Clinical Cardiology, Council on Cardiovascular Surgery and Anesthesia, and the Quality of Care and Outcomes Research Interdisciplinary Working Group. Circulation. 2007; 9:1736-54.

CARDIOLOGIA

94 MIOCARDITE AGUDA

Gesmar Volga Haddad Herdy e Ana Flávia Malheiros Torbey

■ Definição
Miocardite é a inflamação do músculo cardíaco que pode ocorrer após qualquer agressão, incluindo lesão isquêmica, trauma mecânico, exposição a drogas, toxinas e cardiomiopatias genéticas. Os agentes infecciosos são os principais causadores, sendo a miocardite viral a mais frequente.

■ Etiologia

Vírus
Adenovírus, parvovírus, citomegalovírus, Coxsackie B, vírus Epstein-Barr, vírus da hepatite C, vírus do sarampo, varicela-zóster, herpes-vírus 6, HIV, influenza, caxumba.

Bactérias
Micobactérias, estreptococos, micoplasma, treponema, *Corynebacterium diphtheriae*, *Borrelia burgdorferi*, *Ehrlichia*.

Fungos
Aspergillus, *Candida*, *Coccidioides*, *Cryptococcus*, *Histoplasma*.

Protozoários
Trypanosoma cruzi, *Toxoplasma gondii*.

Parasitas
Schistosoma, larva *migrans* visceral.

Autoantígenos
Síndrome de Churg-Strauss, doença inflamatória do intestino, miocardite de células gigantes, diabetes melito, sarcoidose, lúpus eritematoso disseminado, tireotoxicose, arterite de Takayasu, síndrome de Kawasaki, doença celíaca, doença de Whipple.

Hipersensibilidade
Granulomatose com poliangiites, sulfonamidas, cefalosporinas, diuréticos, antidepressivos tricíclicos, dopamina.

Tóxicas
Antraciclinas, cocaína, interleucina 2, etanol, metais pesados, picada de aranha, cobra ou escorpião, choque elétrico.

■ Epidemiologia
Apesar de ser considerada uma doença rara na infância, a miocardite é acompanhada de elevadas morbidade e mortalidade. Estudos de necropsia em pacientes com suspeita de síndrome de morte súbita do lactente mostraram a presença de miocardite em até 20% dos casos; o mesmo ocorre entre adolescentes, em que até 17% dos pacientes apresentaram a miocardite aguda como causa da morte súbita. Ademais, 27% dos casos podem evoluir para miocardiopatia dilatada, com insuficiência cardíaca grave.

■ Fisiopatologia
A miocardite clássica se refere à inflamação do músculo cardíaco como resultado da exposição a agentes externos (vírus, bactérias etc.), que desencadeiam a ativação autoimune contra os antígenos próprios.

Miocardite viral
A patogenia é o modelo de lesão cardíaca seguida de resposta imunológica do hospedeiro à inflamação. A evolução clínica depende desta resposta: se for apropriada, ocorre cura ou o quadro é leve e o paciente pode ser assintomático; se a inflamação for devastadora com necrose aguda do miocárdio, a miocardite pode ser fulminante e o óbito pode ocorrer em alguns dias ou haver o remodelamento do coração, com cardiomiopatia dilatada e insuficiência cardíaca ou arritmias graves. Na maioria dos pacientes, a inflamação é autolimitada. Receptores específicos para vírus Coxsackie e adenovírus têm sido identificados em miócitos humanos, o que explica a alta incidência de miocardite nessas infecções.

Nas pesquisas com modelo murino verificou-se que o agente provocador, tal como o vírus, entra no miócito e se multiplica, levando a necrose focal e inflamação do miocárdio. Os mediadores inflamatórios como macrófagos, linfócitos T (citotóxicos e *natural killer*), interleucinas e fator de necrose tumoral (TNF-α) são produzidos e limitam a replicação viral. Essa fase dura 7 a 10 dias. Dependendo de fatores do hospedeiro, como nutrição, exercícios, genética e estado imune, a inflamação permanece limitada. Entretanto, algumas situações, como exercícios exaustivos na fase aguda da inflamação ou predisposição genética, podem levar à manutenção do RNA viral nos miócitos e perpetuar o processo, levando à inflamação crônica (Figuras 94.1 e 94.2). Algumas proteínas virais compartilham epítetos com células do hospedeiro, resultando em lesão autoimune ao miócito antigenicamente relacionado. As linfocinas TNF-α e interleucina 1 são inibidores da resposta do miócito ao estímulo adrenérgico, resultando em diminuição da função cardíaca; o resultado final é a miocardiopatia dilatada.

MIOCARDITE AGUDA

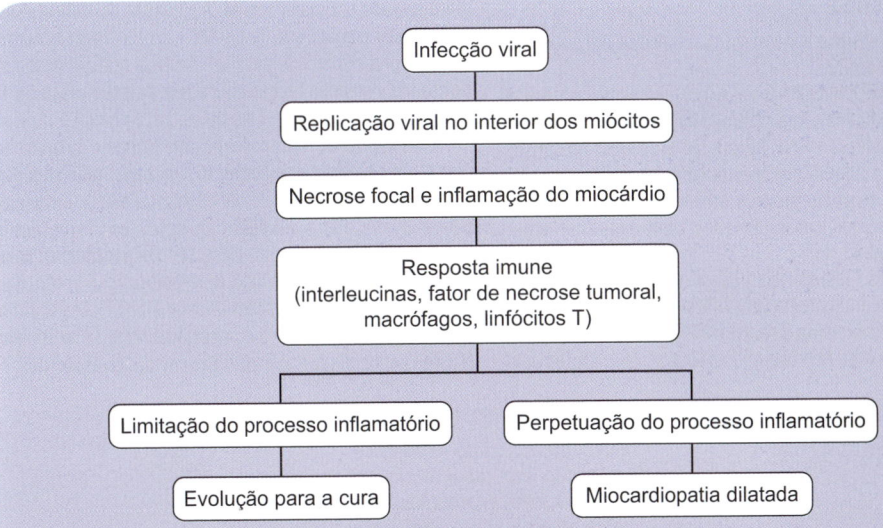

Figura 94.1 Esquema que mostra a evolução a partir da invasão viral, levando à miocardite com necrose, lesão crônica, perpetuação do genoma viral até a cardiomiopatia dilatada. Os miócitos infectados liberam linfocinas e aumento de moléculas de adesão intracelular (ICAM) que interagem com os linfócitos *killer*, os quais expressam perforina. Esses fatores lesionam e destroem os miócitos.

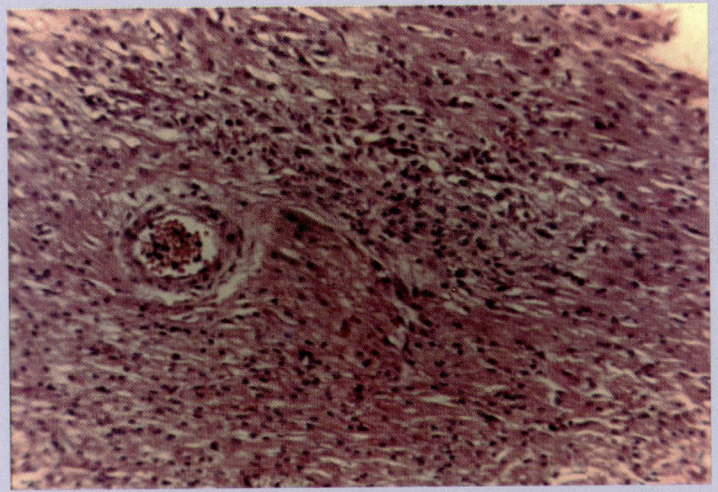

Figura 94.2 Corte histológico (hematoxilina-eosina) em caso grave de miocardite por vírus Coxsackie B. Há infiltrado inflamatório de células mononucleares, edema interfibrilar, áreas de necrose, desarranjo das fibras e arterite de ramo da artéria coronária. (Cortesia da Prof.ª Vania Gloria Silami Lopes, Serviço de Patologia da UFF.)

■ Quadro clínico

O quadro clínico tem um espectro variável, podendo passar despercebido ou ser muito grave, já abrindo o quadro com choque cardiogênico. Na anamnese, em geral há história de infecção viral prévia ao desenlace da insuficiência cardíaca, podendo ser gastrenterite aguda ou infecção das vias respiratórias superiores. Em lactentes, as manifestações costumam ser mais graves, com febre, dispneia, taquicardia, hipotensão e ritmo de galope. Hepatomegalia é frequente. Sopros cardíacos são incomuns, mas podem advir de regurgitação da mitral ou tricúspide quando há dilatação de um dos ventrículos. Quando ocorre pericardite associada, geralmente há choro intenso e, ao exame, atrito pericárdico. Pode haver exantema ou outros sinais de infecção viral.

Diagnóstico

A Figura 94.3 resume a investigação clínica de um caso suspeito de miocardite.

O diagnóstico inicial baseia-se no quadro clínico, no qual há sinais de insuficiência cardíaca ou arritmia após o quadro de uma infecção viral. Devem ser afastadas as causas de miocardite aguda, por exemplo, por bactérias como na difteria (que também provoca arritmias graves e necrose miocárdica) ou doenças autoimunes, como o lúpus eritematoso disseminado.

Os exames laboratoriais podem mostrar alterações no hemograma e aumento na velocidade de hemossedimentação (VHS) e da proteína C reativa (PCR). Nas causas virais, os marcadores de necrose miocárdica se mantêm em um platô elevado por maior tempo. A elevação de troponinas (I ou T) é mais comum que da CK-MB e níveis elevados conferem pior prognóstico. Se possível, deve-se realizar pesquisa de vírus por meio da reação em cadeia da polimerase (RCP) no aspirado da traqueia, sangue, secreção nasal e fezes.

A radiografia de tórax pode mostrar aumento da área cardíaca, principalmente se houver ICC ou pericardite com derrame. Pode haver sinais de congestão pulmonar e derrame pericárdico. As alterações eletrocardiográficas são inespecíficas, com taquicardia atrial, extrassistolia ventricular, baixa voltagem do QRS e mudança na repolarização ventricular (ondas T negativas e alterações do segmento ST). O ecocardiograma (Figura 94.4) mostra diminuição da função ventricular, efusões pericárdicas e aumento das cavidades esquerdas.

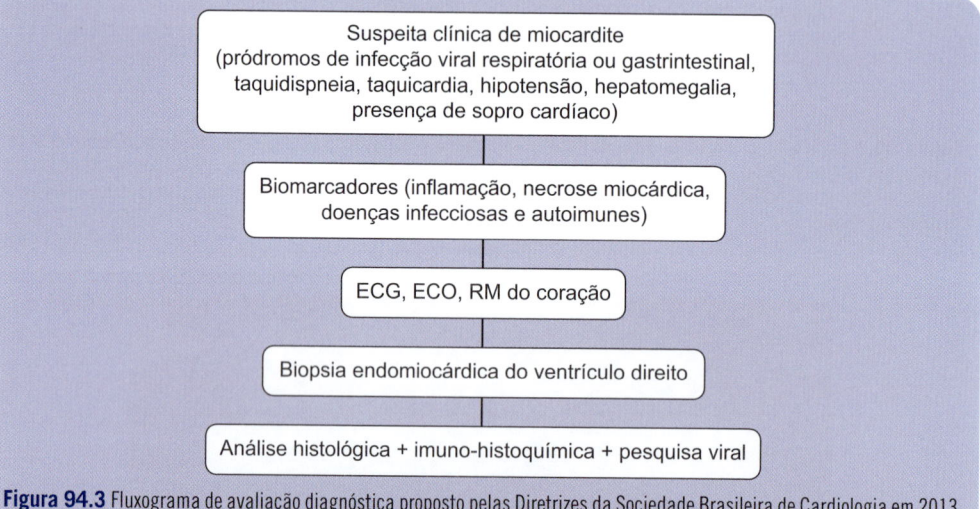

Figura 94.3 Fluxograma de avaliação diagnóstica proposto pelas Diretrizes da Sociedade Brasileira de Cardiologia em 2013. ECG: eletrocardiograma; ECO: ecocardiograma; RM: ressonância magnética.

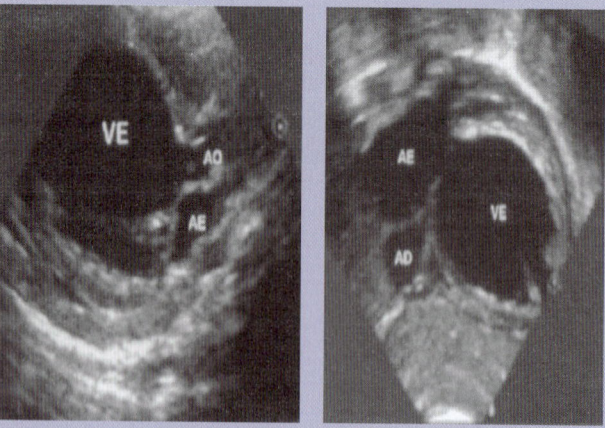

Figura 94.4 Ecocardiograma bidimensional de caso de miocardite grave cronificada com miocardiopatia dilatada. AD: átrio direito; AE: átrio esquerdo; AO: aorta; VE: ventrículo esquerdo. (Cortesia do Dr. Francisco Chamie.)

MIOCARDITE AGUDA

A ressonância magnética (RM) do coração é o melhor exame de imagem, principalmente quando se faz com a técnica do realce tardio com gadolínio evidenciando edema das fibras com necrose, disfunção ventricular e efusão pericárdica na miocardite aguda e áreas de fibrose na crônica. Deve ser realizada precocemente ao se suspeitar do diagnóstico.

A medicina nuclear (cintigrafia) usando-se o gálio-67 pode avaliar função ventricular esquerda, presença de inflamação cardíaca, identificação de subtipos de miocardites e monitoramento da resposta terapêutica.

A biopsia endomiocárdica (BEM) é o método considerado padrão-ouro para o diagnóstico da miocardite, pesquisa de persistência viral cardíaca e miocardite crônica, assim como de outras doenças não inflamatórias. Pode estabelecer o diagnóstico de inflamação miocárdica com ou sem persistência viral para definir o tratamento adequado (as principais indicações estão no Quadro 94.1). O cateter é posicionado no ventrículo direito, e devem-se retirar pelo menos dez fragmentos do músculo (para coloração com hematoxilina-eosina, técnica de imuno-histoquímica e seis para pesquisa viral). Para confirmação do diagnóstico é preciso haver infiltrado inflamatório. Por ser um procedimento invasivo e com elevado risco de complicações em pacientes jovens, é preferível utilizar exames não invasivos para que seja confirmada a suspeita clínica inicial.

Recentemente tem-se proposto que o diagnóstico histológico de inflamação se faça mediante contagem de linfócitos, macrófagos e expressão HLA-DR pela técnica de imuno-histoquímica. É possível diferenciar os vários tipos de miocardite: fulminante, linfocítica aguda, de células gigantes, necrosante, eosinofílica e crônica ativa. Para aumentar a sensibilidade da imuno-histoquímica deve-se usar o painel de anticorpos monoclonais (CD3, linfócitos T, anti-CD68, macrófagos e anti-HLA-DR). O estudo viral é feito mediante análise molecular com extração de DNA-RNA e amplificação RT-RCP do genoma viral.

As miocardites por bactérias, protozoários, fungos, bem como as autoimunes ou tóxicas devem receber abordagem específica.

■ Diagnóstico diferencial

Algumas doenças podem simular a miocardite, por exemplo, deficiência de carnitina, doenças metabólicas com distúrbio na geração de energia, hereditárias, mitocondriopatias, cardiomiopatia dilatada idiopática, pericardite, fibroelastose endocárdica e anomalias das artérias coronárias.

■ Tratamento

Medidas de apoio

Repouso, tratamento da insuficiência cardíaca (ver *Capítulo 96*), estabilização hemodinâmica e hidratação cuidadosa com restrição de sal. Os casos de miocardite fulminante (Quadro 94.2) podem exigir o uso de balão intra-aórtico ou dispositivos de circulação assistida. Pode estar indicado o uso de vasodilatadores, como nitroglicerina ou nesiritida, para melhorar o débito cardíaco e baixar a pressão de enchimento ventricular. Para a insuficiência cardíaca estão indicados diuréticos, inibidores da enzima conversora de angiotensina (IECA) ou de receptor de angiotensina (como enalapril ou losartana, respectivamente) e betabloqueadores. Os IECA diminuem a ação das moléculas de aderência no endotélio e têm atividade anti-inflamatória. Recomenda-se associação à espirolactona, que diminui a fibrose miocárdica.

Opções de tratamento

O tratamento antiviral é ainda controverso. Há várias pesquisas, como exposto a seguir.

Terapia com IGIV. Nos primeiros 14 dias após início da virose. Recomendam-se 2 g/kg em 24 horas. O efeito é notado com a diminuição das citocinas (TNF-α, IFN-γ, interleucina). Com isso há diminuição do grau de necrose e do infiltrado inflamatório de linfócitos T. Segundo Kishimoto, esse tratamento alcançou a cura em 10/25 crianças infectadas com adenovírus e enterovírus.

Interferona β em crianças. Pawschinger et al. eliminaram o genoma viral em todas por efeito virostático e imunomodelador.

Terapia de imunoadsorção por meio de plasmaférese seletiva. Visa à retirada de autoanticorpos específicos associada à terapia com IGIV para imunomodulação inflamatória das citocinas e da produção dos autoanticorpos.

Aciclovir, ganciclovir e valaciclovir. Podem ser usados em pacientes com infecção por herpes-vírus ou citomegalovírus.

Imunossupressão com azatioprina e corticosteroides. Indicação discutida em crianças, nas quais geralmente há recaídas. A terapêutica imunossupressora na miocardite tem como objetivo suprimir a resposta inflamatória e a atividade autoimune, com consequente melhora clínica e da função ventricular, além de redução da mortalidade. Faz-se necessária a comprovação de atividade inflamatória miocárdica por meio de biopsia e *pesquisa viral negativa*.

QUADRO 94.1 Principais indicações de biopsia endomiocárdica.

- ICC de início recente (menos de 2 semanas) sem causa definida, não responsiva ao tratamento usual e com deterioração hemodinâmica
- ICC de início recente, sem causa definida e com arritmias ventriculares ou bloqueios de segundo ou terceiro graus

ICC: insuficiência cardíaca congestiva.

QUADRO 94.2 Principais características clínicas da miocardite fulminante.

- Colapso cardiovascular evidente
- Choque cardiogênico
- Insuficiência cardíaca de difícil tratamento
- Risco elevado de evolução para o óbito

Prognóstico

O prognóstico é variado assim como o quadro clínico, podendo ocorrer cura total sem sequelas, até miocardite fulminante (que se bem conduzida pode curar sem sequelas) ou tornar-se subaguda e crônica. Nesses dois últimos casos há evolução para cardiomiopatia dilatada, levando a ICC grave e necessidade de transplante cardíaco. A recuperação da função ventricular ocorre em 10 a 50% dos casos.

■ Bibliografia

Caforio AL, Pankuweit S, Arbustini E *et al.* Current state of knowledge on aetiology, diagnosis, management and therapy of myocarditis: a position statement of European Society of cardiology Working group on myocardial and pericardial diseases. Eur Heart J. 2013; 34(33):2636-48. http://dx.doi.org.ez24.periodicos.capes.gov.br/10.1093/eurheartj/eht210 – publicado online: 03 de julho de 2013.

Haque A, Bhatti S, Siddiqui F. Intravenous immune globulin for severe acute myocarditis in children. Indian Pediatr. 2009; 46:810-1.

Herdy GVH. Miocardite viral. Rev Pediatria da Soperj. 2002; 3:20-7.

Herdy GVH, Al Odeh CS, Cunha JOP *et al.* Coxsackievirus in children with acute myocarditis. Arq Bras Cardiol. 1991; 56:201-5.

Herdy GVH, Coelho AP, Pinheiro LAF *et al.* Miocardites infecciosas: sinais eletrocardiográficos e anatomopatológicos de necrose miocárdica. Arq Bras Med. 1986; 60:203-8.

Herdy GVH, Lopes VGS. Complicações cardíacas da infecção por herpes simples em crianças. Ped Moderna. 2001; 256-60.

Kishimoto C, Shiozi K, Hashimoto T *et al.* Therapy with immunoglobulin in patients with acute myocarditis and cardiomopathy analysis of leukocyte balance. Heart Vessels. 2014; 29(3):336-42.

Liu P, Baughman KL. Myocarditis. In: Braunwald's heart diseases: a textbook of cardiovascular medicine. Philadelphia: Elsevier, 2012. p. 1594-8.

Montera MW, Mesquita ET, Colafranceschi AS *et al.* Sociedade Brasileira de Cardiologia. I Diretriz Brasileira de miocardites e pericardites. Arq Bras Cardiol. 2013; 100(4 Supl. 1):1-36.

Pauschinger M, Chandrasekharan K, Noutsias M *et al.* Viral heart disease: molecular diagnosis, clinical prognosis, and treatment strategies. Med Microbiol Immunol. 2004; 193:65-9.

Robinson JL, Hartling L, Crumley E *et al.* A systematic review of intravenous gamma globulin for therapy of acute myocarditis. BMC Cardiovasc Disor. 2005; 5:12-5.

Spicer RL, Ware SM. Myocarditis. In: Nelson textbook of pediatrics. 20. ed. Philadelphia: Elsevier, 2016. p. 2277-9.

Yamini Duran Y, Giordano K, Goudie B. Myocarditis and pericarditis in children. Pediatr Clin N Am. 2010; 57:1281-303.

CARDIOLOGIA

95 PERICARDITE

Ana Flávia Malheiros Torbey

■ Introdução
A maioria dos casos tem evolução autolimitada e benigna, entretanto, podem ocorrer complicações como tamponamento cardíaco, choque cardiogênico, pericardite recorrente e pericardite constritiva.

■ Definição
Inflamação do pericárdio com aumento do líquido pericárdico.

■ Epidemiologia
A incidência da pericardite aguda é de difícil determinação. Em adultos hospitalizados corresponde a 0,1% das internações e a 5% dos casos atendidos na emergência de precordialgia de origem não isquêmica, além de ser responsável por até 15% das elevações do segmento ST-T no eletrocardiograma (ECG). Em crianças, é mais comum nos pacientes do sexo masculino e em adolescentes.

Apesar de sua etiologia ser indeterminada em 37 a 68% dos casos (pericardite idiopática), a pericardite viral é a principal etiologia e corresponde a 40 a 75% dos casos agudos. A pericardite purulenta é gravíssima, com taxa de mortalidade de até 75%; cerca de 80% decorrem da infecção por *Staphylococcus aureus*. Em menores de 18 anos, a tuberculose está presente em 25% dos casos e, se não tratada, leva 90% dos pacientes ao óbito. A pericardite recorrente acomete 15 a 40% dos pacientes.

■ Classificação e etiologia
A classificação da pericardite pode ser de acordo com a etiologia (Quadro 95.1) ou a evolução. A etiologia pode ser infecciosa ou não infecciosa, quando está associada a quadros como neoplasia, doenças reumatológicas, trauma e distúrbios metabólicos. Em relação à evolução, a pericardite pode ser aguda, subaguda, crônica ou recorrente.

■ Anatomia e fisiopatologia
O pericárdio consiste em um saco com duas camadas, a visceral e a parietal, que envolve todo o coração até o início dos grandes vasos. Entre essas duas camadas existe uma quantidade de líquido seroso que normalmente varia de 15 a 35 mℓ, responsável pela lubrificação durante a contração cardíaca. Cada camada possui 1 a 2 mm de espessura, e o pericárdio visceral tem continuidade com o miocárdio, formando o epicárdio.

Quando ocorre inflamação, há infiltrado de linfócitos e granulócitos com aumento da permeabilidade vascular,

QUADRO 95.1	Classificação etiológica da pericardite.
Infecciosa	Viral: Coxsakie, adenovírus, vírus ECHO, citomegalovírus, HIV, influenza, Epstein-Barr; bacteriana: *Staphylococcus aureus*, *Streptococcus pneumoniae*, *Streptococcus pyogenes*, *Neisseria meningitidis*, *Mycoplasma pneumoniae*, *Haemophilus influenzae*, *Mycobacterium tuberculosis*; fúngica: histoplasmose e paracoccidioidomicose
Autoimune	Lúpus eritematoso sistêmico, artrite reumatoide, febre reumática
Oncológica	Neoplasias, radioterapia do mediastino
Alterações metabólicas	Uremia, hipotireoidismo
Trauma torácico	Pós-pericardiectomia (cirurgia cardíaca)
Iatrogênica	Relacionada com cateter
Idiopática	Indeterminada

o que permite maior fluxo de proteínas e líquido para o interior da cavidade pericárdica. A elevação da pressão na cavidade pericárdica, seja pelo aumento do volume de líquido pericárdico ou por constrição, altera a dinâmica do ciclo cardíaco, elevando as pressões nas cavidades cardíacas e reduzindo o enchimento diastólico e o débito cardíaco, o que pode levar ao choque cardiogênico quando não tratada adequadamente.

A velocidade do acúmulo de líquido está diretamente relacionada com a gravidade do quadro. Quando o líquido se acumula rapidamente, pode sobrevir tamponamento cardíaco. O acúmulo gradual é mais bem tolerado.

A pericardite constritiva ocorre quando há espessamento fibrótico das camadas do pericárdio, o que prejudica o relaxamento ventricular e reduz o enchimento diastólico, ocorrendo disfunção diastólica e, mais tarde, insuficiência cardíaca.

■ Quadro clínico
A apresentação clínica pode ser inespecífica na pericardite não complicada. Nestes casos, o paciente pode relatar desconforto ou dor precordial e pode haver febre baixa e taquicardia.

Embora rara na infância, a dor precordial secundária a pericardite deve ser considerada. Suas características devem ser pesquisadas, pois geralmente indicará a suspeita de pericardite (Quadro 95.2).

QUADRO 95.2	Características da dor precordial no quadro de pericardite aguda.

- Intensidade elevada e início abrupto
- Em "pontada"
- Piora à inspiração profunda e no decúbito
- Melhora na posição sentada e quando a criança inclina o corpo para a frente
- Pode irradiar-se para o ombro esquerdo e o pescoço

Outros sintomas frequentes são tosse, dor abdominal, vômito, dispneia e febre. A anamnese deve indagar sobre processos virais associados e a presença de doenças associadas à pericardite (Quadro 95.1).

O exame físico é característico: taquicardia, taquipneia, abafamento das bulhas cardíacas, atrito pericárdico, turgência jugular, pulso com amplitude reduzida, redução da pressão de pulso e presença de pulso paradoxal. O atrito pericárdico pode estar ausente se o derrame pericárdico for volumoso.

O pulso paradoxal caracteriza-se pela redução exagerada da pressão sistólica durante a inspiração (10 mmHg). Uma queda acima de 20 mmHg é fortemente sugestiva de tamponamento cardíaco na infância.

Nos quadros graves, há sinais de baixo débito, como perfusão capilar periférica alentecida, extremidades frias, agitação, alteração do nível de consciência e taquicardia compensatória. A tríade de Beck é típica de tamponamento cardíaco – turgência jugular, abafamento das bulhas cardíacas e hipotensão arterial.

O exame do abdome pode mostrar hepatomegalia pulsátil e, nos casos graves associados ao tamponamento, ascite.

Cerca de 30% dos pacientes se recuperam em 1 semana de doença e 80% em até 3 semanas.

■ Diagnóstico

Clínico

A história e o exame físico são importantes na suspeita de pericardite. No paciente com dor retroesternal de início agudo que se irradia para o ombro e a região do trapézio, associada a atrito pericárdio, abafamento das bulhas cardíacas, turgência jugular e pulso paradoxal, a pericardite aguda é bastante provável (Figura 95.1).

Laboratorial

Velocidade de hemossedimentação e proteína C reativa
Na pericardite de origem viral podem estar levemente elevadas, enquanto nas doenças autoimunes e tuberculose estão muito elevadas.

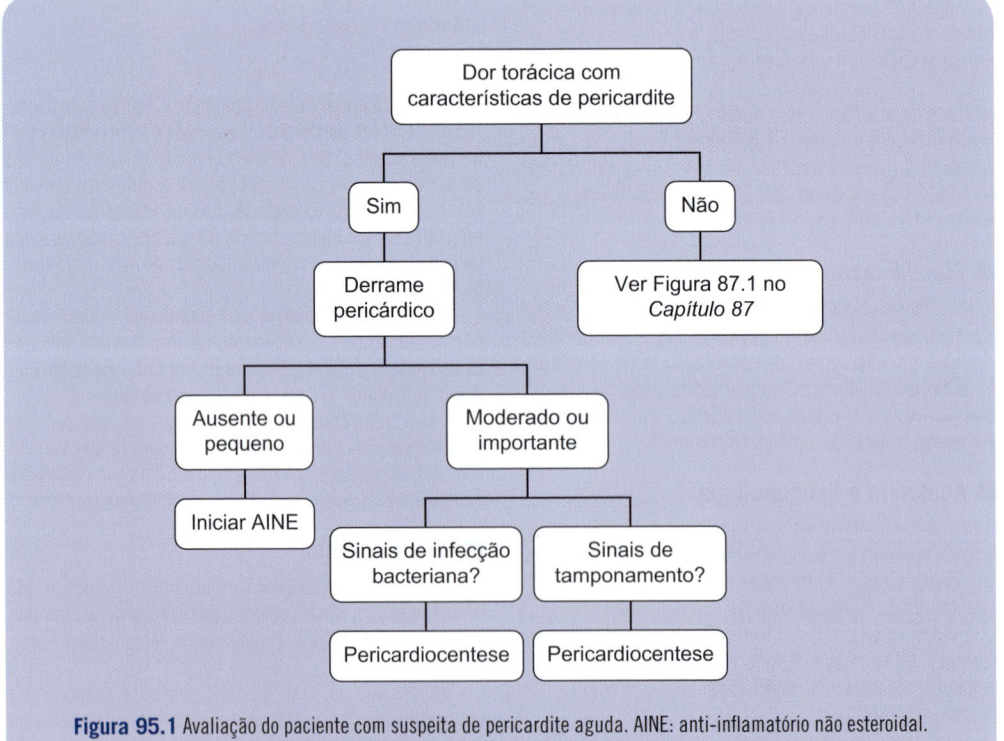

Figura 95.1 Avaliação do paciente com suspeita de pericardite aguda. AINE: anti-inflamatório não esteroidal.

Hemograma completo
Na pericardite viral há leucocitose discreta com predomínio de linfócitos, se houver leucocitose intensa devemos pensar em outras causas.

Troponina/creatinoquinase (CK-MB)
Elevam-se na presença de lesão miocádica associada.

Estudo do líquido pericárdico
Apesar de não ser realizado rotineiramente, é muito útil no diagnóstico, devendo-se analisar: celularidade total e específica; presença de células neoplásicas; nível de proteína; nível de glicose; coloração de Gram; cultura para bactérias, micobactéria, vírus; PCR para vírus; nível de adenosina deaminase.

Eletrocardiograma (ECG)
Está alterado em até 90% dos pacientes. Suas alterações ocorrem desde o início da doença e são características. Inicialmente há elevação do segmento ST em DI, DII, DIII, AVL, AVF, V2-V6. Em seguida, o segmento ST retorna à linha de base, acompanhado por achatamento e posterior inversão da onda T. Semanas ou meses depois, o ECG retorna ao normal. Nos pacientes com grandes derrames pode haver redução das voltagens dos complexos QRS (Figura 95.2).

Por imagem
Radiografia de tórax
Pode ser normal na pericardite aguda; o aumento da área cardíaca sugere derrame pericárdico (Figura 95.3).

Ecocardiograma (ECO)
Seu objetivo é detectar o derrame pericárdico, quantificá-lo (Figura 95.4) e avaliar sinais de tamponamento cardíaco. Entretanto, o ECO pode ser normal se não houver acúmulo de líquido ou se o líquido estiver em uma região de difícil visualização. Além disso, o ECO determina se há miocardite associada e também é útil no diagnóstico de pericardite constritiva.

Tomografia computadorizada e ressonância magnética
São úteis nos casos em que o ECO foi inconclusivo, podem auxiliar em determinar a natureza do líquido pericárdico, se há espessamento e no diagnóstico diferencial entre pericardite constritiva e miocardiopatia restritiva.

■ Tratamento
A maioria dos casos tem evolução benigna e autolimitada. O principal objetivo do tratamento é controlar a dor e o processo inflamatório; assim, os anti-inflamatórios não esteroidais (AINEs) são a primeira escolha na abordagem terapêutica. Os mais utilizados são o ácido acetilsalicílico (AAS), 80 a 100 mg/kg/dia divididos em quatro doses diárias, e o ibuprofeno, 30 a 40 mg/kg/dia divididos em três ou quatro doses ao dia. A colchicina tem sido recentemente utilizada nos casos de pericardite recorrente. Geralmente, o tratamento se prolonga por 2 a 4 semanas, devendo-se acompanhar a redução dos marcadores inflamatórios.

O uso de corticosteroide (0,5 a 1 mg/kg/dia) deve ser criterioso, estando reservado a situações especiais como no

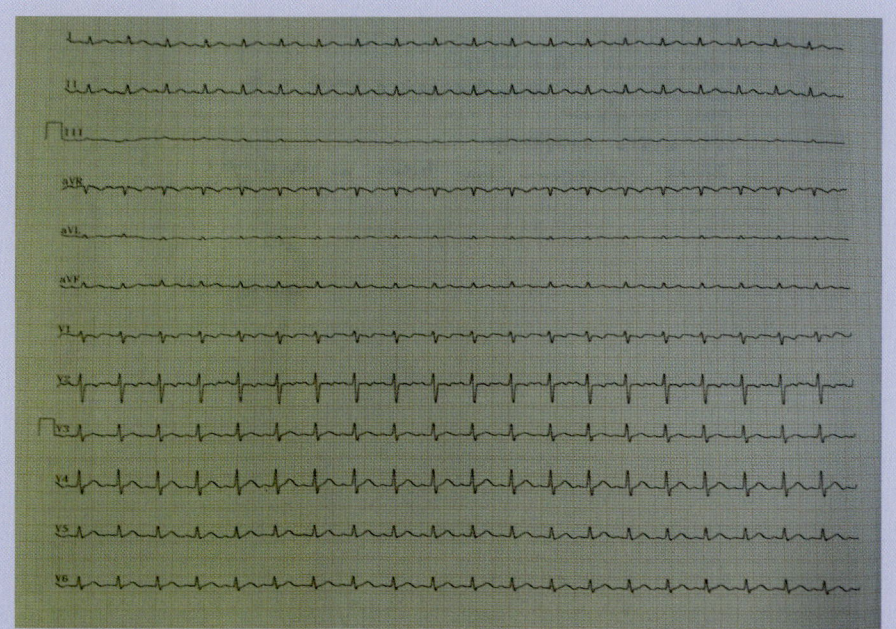

Figura 95.2 Eletrocardiograma mostrando redução das amplitudes dos complexos QRS em paciente com derrame pericárdico moderado.

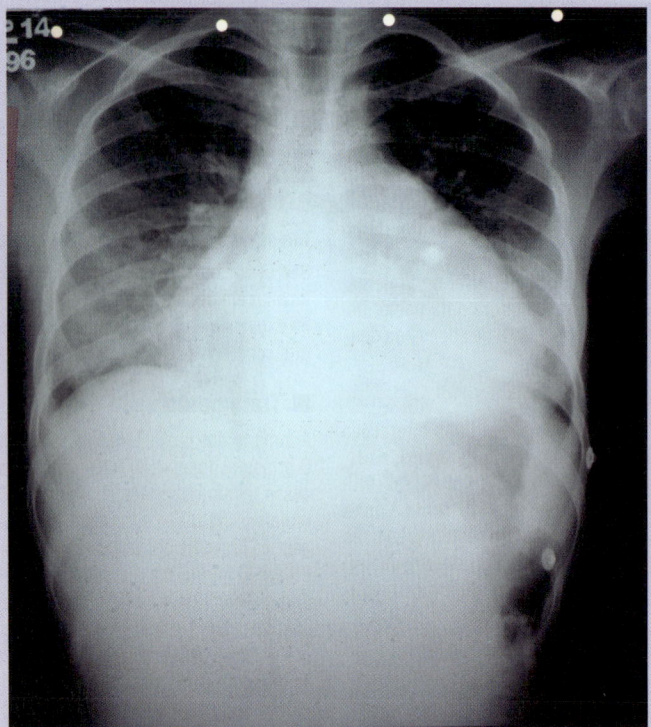

Figura 95.3 Radiografia de tórax em projeção anteroposterior mostrando aumento da área cardíaca devido ao derrame pericárdico significativo.

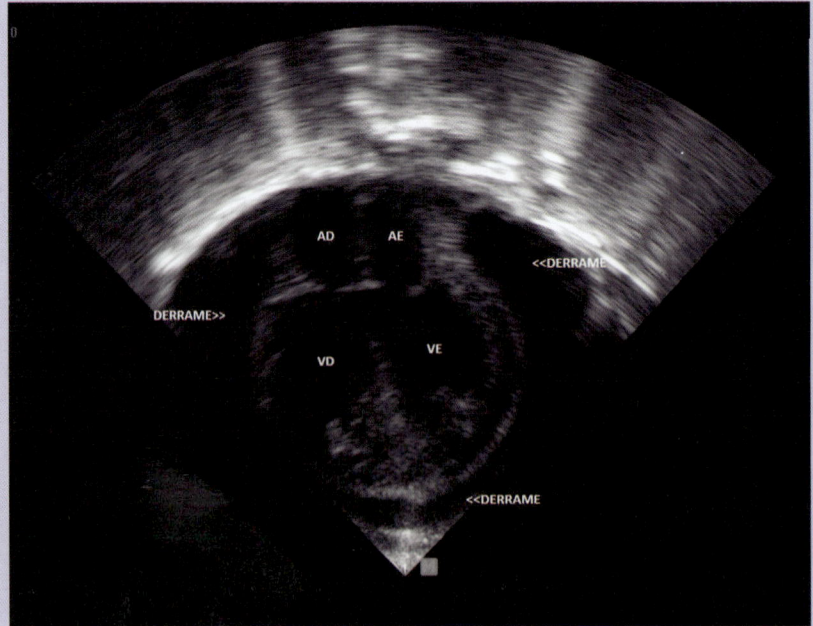

Figura 95.4 Ecocardiograma bidimensional em corte apical 4 câmaras mostrando derrame pericárdico volumoso. AD: átrio direito; AE: átrio esquerdo; VD: ventrículo direito; VE: ventrículo esquerdo.

pós-operatório de cirurgia cardíaca e na pericardite da febre reumática associada a cardite moderada a grave e alguns casos de pericardite recorrente.

Se a suspeita for de pericardite purulenta, o início de antimicrobiano deverá ser imediato e direcionado aos estafilococos, além de ser realizada a pericardiocentese.

A pericardiocentese é um procedimento invasivo, que apesar de útil no diagnóstico e tratamento, não é realizada de rotina, devendo-se respeitar as indicações (Quadro 95.3). As complicações mais frequentes são: arritmia atrial ou ventricular, punção do miocárdio, pneumotórax e episódio vasovagal grave. Durante a pericardiocentese deve-se infundir soro fisiológico, com o objetivo de elevar a pressão venosa sistêmica a fim de aumentar o enchimento ventricular e o débito cardíaco.

A pericardiectomia está indicada nos casos de pericardite constritiva; quanto mais precocemente realizada, melhor o prognóstico.

■ Diagnóstico diferencial

O diagnóstico diferencial da pericardite aguda deve ser feito com as principais causas de dor torácica na infância (ver o *Capítulo 87*).

■ Complicações

As principais complicações da pericardite aguda são: derrame pericárdico, pericardite constritiva, pericardite recorrente e tamponamento cardíaco. O Quadro 95.4 mostra os principais fatores relacionados com um pior prognóstico. Até 30% dos pacientes apresentarão dor recorrente, acompanhada de atrito pericárdico. Esses casos podem se beneficiar do uso de corticosteroides.

QUADRO 95.3	Indicações da pericardiocentese.

- Pericardite purulenta
- Evidências de tamponamento cardíaco
- Necessidade de determinar a etiologia quando houver dúvida no diagnóstico

QUADRO 95.4	Fatores que se correlacionam a pior prognóstico na pericardite.

- Sexo feminino
- Febre > 38°C
- Derrame pericárdico volumoso
- Tamponamento cardíaco
- Ausência de resposta ao AINE
- Início subagudo

AINE: anti-inflamatório não esteroidal.

■ Bibliografia

Celente M. Pericardite. In: Silva AEA (org.). Cardiologia. Série Pediatria SOPERJ. 1. ed. Rio de Janeiro: Guanabara Koogan, 2012. Capítulo 13, p. 145-52.
Durani Y, Giordano K, Goudie B. Myocarditis and pericarditis in children. Pediatr Clin N Am. 2010; 57:1281-303.
Roodpeyma S, Sadeghian N. Acute pericarditis in childhood: a 10-year experience. Pediatr Cardiol. 2000; 21:363-7.
Shakt D, Hehn R, Gauvreau K *et al.* Idiopathic pericarditis and pericardial effusion in children: contemporary epidemiology and management. Journal of the American Heart Association. 2014; 3:e1-7.
Talwar S, Nair VV, Choudhary SK *et al.* Pericardiectomy in children < 15 years of age. Cardiology in the Young. 2014; 24:616-22.

CARDIOLOGIA

96 INSUFICIÊNCIA CARDÍACA

Maria de Fátima M. P. Leite e Ana Flávia Malheiros Torbey

■ Introdução

A insuficiência cardíaca (IC) pode ser definida como uma síndrome clínica em que há incapacidade do coração em atender às demandas metabólicas do organismo, ou as atende com altas pressões de enchimento. Em crianças, tais demandas incluem o crescimento e o desenvolvimento. A IC ocorre em pacientes com cardiopatias congênitas ou com cardiomiopatias, principalmente as dilatadas, secundárias a miocardites. Mas, também pode ser secundária a doenças sistêmicas que afetem o coração, como anemias e estados infecciosos agudos ou crônicos.

■ Classificação

Algumas classificações estimam a gravidade da insuficiência cardíaca em adultos, das quais a mais utilizada é a da New York Heart Association que pode ser usada para crianças maiores e adolescentes (Quadro 96.1). A classificação de Ross foi criada para lactentes, mas também pode ser utilizada para crianças maiores (Quadro 96.2).

■ Epidemiologia

Estima-se a incidência de cardiopatias congênitas entre 5 e 8 por 1.000 nascidos vivos. Nos EUA, o registro pediátrico de cardiomiopatias estima uma incidência de 1,13 caso por 100.000 crianças/ano.

QUADRO 96.1	Classificação da insuficiência cardíaca segundo a New York Heart Association.
Classe funcional	Descrição
I	Sem limites para atividade física, atividades físicas comuns não causam desconforto, fadiga, palpitação ou dispneia
II	Limitação leve às atividades físicas. Confortável em repouso, mas atividades físicas de rotina causam fadiga, palpitações ou dispneia
III	Limitação importante às atividades físicas. Confortável em repouso, mas atividades físicas menores que as de rotina causam fadiga, palpitações ou dispneia
IV	Incapacidade de realizar qualquer atividade física sem desconforto. Sintomas de insuficiência cardíaca em repouso. Piora do desconforto se qualquer atividade física for realizada

QUADRO 96.2	Classificação de Ross da insuficiência cardíaca em lactentes.
Classe funcional	Descrição
I	Sem limitações ou sintomas
II	Taquipneia leve ou sudorese às mamadas. Dispneia aos esforços em crianças mais velhas. Sem prejuízo do crescimento
III	Importante taquipneia ou sudorese às mamadas ou esforços. Prolongamento do período de alimentação. Atraso no crescimento devido à insuficiência cardíaca
IV	Sintomas em repouso com taquipneia, retrações, gemidos e sudorese

■ Etiologia

A etiologia varia de acordo com a faixa etária, podendo ser secundária a defeitos congênitos do coração, defeitos intrínsecos do músculo, como as cardiomiopatias que podem ser de origem genética ou adquirida, e secundárias a disfunção ventricular ou sobrecarga volumétrica em lesões residuais do pós-operatório de cirurgias cardíacas corretivas ou paliativas. No nosso meio é importante lembrar que a causa mais comum de insuficiência cardíaca adquirida em escolares e adolescentes é a febre reumática. Embora seja uma doença de fácil prevenção, mediante tratamento das faringites estreptocócicas, a febre reumática ainda ocupa um lugar de destaque. O Quadro 96.3 mostra as principais causas de apresentação da insuficiência cardíaca por faixa etária.

■ Fisiopatologia

A fisiopatologia da insuficiência cardíaca em crianças difere muito daquela do adulto, principalmente devido à extensa variação de etiologias. Na maioria das vezes, o principal fator desencadeante é a sobrecarga volumétrica, secundária a defeitos congênitos do coração, principalmente nas crianças menores, ficando a doença intrínseca do músculo, como as cardiomiopatias, principalmente na sua forma adquirida, em segundo plano. As cardiomiopatias são mais frequentes em crianças maiores, como escolares e adolescentes. Os sintomas da insuficiência cardíaca são secundários a uma interação de anormalidades da circulação, do sistema neuro-hormonal e moleculares.

INSUFICIÊNCIA CARDÍACA

QUADRO 96.3	Principais causas de insuficiência cardíaca de acordo com a faixa etária à apresentação.

Primeiro dia de vida/feto

Asfixia, fístulas arteriovenosas sistêmicas, doenças hematológicas, metabólicas, arritmias, anomalia de Ebstein

Primeira semana de vida

Estenose pulmonar ou aórtica crítica, hipoplasia de ventrículo esquerdo, insuficiência adrenal, transposição simples, drenagem anômala de veias pulmonares obstrutivas, coarctação da aorta, hipertensão arterial, causas do primeiro dia

Segunda semana de vida

Comunicação interventricular ampla, defeito do septo atrioventricular, drenagem anômala de veias pulmonares não obstrutivas, persistência do canal arterial ampla

1 a 2 meses

Comunicação interventricular, drenagem anômala de veias pulmonares não obstrutivas, transposição e malposições complexas, trajeto anômalo das coronárias, persistência do canal arterial, janela aortopulmonar

2 a 6 meses

Causas de 1 a 2 meses, coarctação da aorta, estenose aórtica

Crianças maiores

Complicações congênitas, cardiomiopatias, *truncus*, estenose pulmonar, insuficiência tricúspide, taquicardiomiopatia, cardiopatia reumática, sequelas de pós-operatório, transposição congenitamente corrigida

Tudo começa com a queda do débito cardíaco, que induz uma série de mecanismos compensatórios que levarão a um círculo vicioso. Este, ao final, perpetua e piora os sintomas, se a causa primária não for removida. Uma das causas mais comuns de insuficiência cardíaca na infância é a sobrecarga volumétrica do lado esquerdo do coração, que eleva a pressão diastólica final do ventrículo esquerdo, com consequente aumento da pressão atrial esquerda e capilar pulmonar. Esse aumento, por sua vez, causa edema pulmonar, que provoca dispneia e taquipneia. Na tentativa de compensação, os sistemas adrenérgico e renina-angiotensina-aldosterona entram em ação; com isso, se a sobrecarga não for corrigida ou tratada, haverá maior retenção de sódio e água, o que agrava ainda mais a sobrecarga volumétrica do coração, que já trabalhava no seu limite, tendendo assim à descompensação. Este é o mecanismo das cardiopatias com *shunt* esquerda-direita como a comunicação interventricular (CIV) ampla e a persistência do canal arterial (PCA). Mas situações com baixo débito, como uma doença primária do miocárdio, têm o mesmo mecanismo, só que deflagrado pelo baixo débito causado pela disfunção ventricular, a qual em geral é sistólica.

■ Quadro clínico

Seja qual for a faixa etária, um dos primeiros sinais de insuficiência cardíaca é a intolerância aos esforços, que se manifesta como dispneia ou taquidispneia aos esforços. No bebê, isso se traduz por dificuldade para sugar e, na criança maior, a dispneia surge aos esforços propriamente ditos. Ademais, temos a taquicardia em repouso e, nos menores, hepatomegalia; já na criança maior o quadro pulmonar é mais exuberante com estertoração e hepatomegalia mais tardia. Na criança, à diferença do adulto, o edema de membros inferiores é inexistente, ou mais tardio, nas fases mais terminais. A apresentação clínica do paciente depende da maior ou menor gravidade da doença subjacente e do tempo entre o início dos sintomas e a instituição do tratamento.

■ Diagnóstico

Clínico

A história clínica deve ser detalhada. Observar a idade atual do paciente e o início do quadro clínico é fundamental, já que tais informações ajudam a determinar a provável etiologia (Quadro 96.3). A história familiar também pode fornecer pistas importantes, pois doenças familiares ou maternas como o diabetes e o lúpus podem levar a cardiopatias congênitas ou cardiomiopatias familiares. As histórias fetal e perinatal também são relevantes, principalmente com o advento da ecocardiografia fetal. História patológica pregressa de quadro respiratório viral sugere miocardite, assim como no escolar e no adolescente uma infecção recente da orofaringe sugere febre reumática. No exame físico, o estado geral do paciente dá ideia da gravidade e muitas vezes cronicidade. Pacientes com insuficiência cardíaca crônica grave em geral têm baixo ganho ponderal, anemia e aspecto emaciado, muitas vezes com dispneia ou taquipneia em repouso. A frequência cardíaca em geral está aumentada.

Na palpação, os pulsos podem ser normais ou aumentados nos pacientes com sobrecarga volumétrica. Se os pulsos estiverem diminuídos de maneira difusa, suspeitamos que o paciente esteja gravemente descompensado. Se a diminuição envolver apenas uma dada região, como os membros inferiores, lembramos da coarctação da aorta, ou se afetar um membro isolado, suspeitamos da arterite de Takayasu. A inspeção e a palpação do precórdio fornecem informações úteis, como a presença de desvio do *ictus* para a esquerda, sugerindo aumento do ventrículo esquerdo. A palpação do ventrículo direito na região anterior do tórax ou na região subcostal sugere aumento desta cavidade, principalmente nos defeitos do septo atrioventricular.

A ausculta cardíaca pode revelar irregularidades no ritmo cardíaco sugestivas de arritmias, devendo-se prestar atenção aos extremos de frequência, que chamam a atenção para bradi ou taquiarritmias. Além disso, é comum o ritmo de galope com terceira bulha patológica. A presença de sopros cardíacos não é obrigatória, não sendo raros quadros de insuficiência cardíaca grave em que eles estão totalmente ausentes. Quando há hiperfluxo, pode haver sopro ejetivo pulmonar ou aórtico e, na presença de cardiopatias congênitas, o sopro característico da doença em questão. Nos pacientes com grande aumento da área cardíaca, sopros de regurgitação mitral e tricúspide podem ser auscultados e são secundários à dilatação do anel destas valvas. Pacientes com quadros agudos de insuficiência cardíaca, devido a derrame pericárdico ou síndromes restritivas, podem apresentar um precórdio calmo, e nos derrames volumosos, abafamento das bulhas cardíacas. A palpação abdominal em geral revela aumento do fígado. Ascite é incomum; sua presença sugere gravidade extrema e, em muitos casos, um quadro terminal da doença.

Laboratorial

O objetivo da avaliação laboratorial deve ser diagnosticar causas de insuficiência cardíaca ou alterações que favoreçam a sua descompensação. O Quadro 96.4 mostra os principais exames laboratoriais que devem ser solicitados diante de um paciente com insuficiência cardíaca aguda em investigação diagnóstica. Após este período agudo, se nenhum diagnóstico etiológico for encontrado, devem-se solicitar outras avaliações como a pesquisa de doenças metabólicas, genéticas e moleculares.

Por imagem

Os principais exames de imagem são a radiografia de tórax, o eletrocardiograma e o ecocardiograma. Exames como ressonância magnética, cateterismo cardíaco e angiotomografia podem ser necessários em situações específicas.

A radiografia de tórax é, dentre os exames de imagem, o mais barato, de mais fácil realização e aquele que pode dar informações fundamentais, não só para o diagnóstico, como também para o diagnóstico diferencial das causas de insuficiência cardíaca. As alterações clássicas são aumento da área cardíaca, principalmente à custa de átrio e ventrículo esquerdos, e congestão pulmonar. Casos mais graves também podem mostrar derrame pleural.

O eletrocardiograma revela o ritmo cardíaco, sinusal ou não, e critérios para sobrecarga atrial esquerda e ventricular esquerda. Pode ainda mostrar sinais sugestivos da doença de base, como nas arritmias ou cardiopatias congênitas.

O ecocardiograma é o exame mais importante para diagnóstico e quantificação da insuficiência cardíaca, pois por meio dele é possível determinar a doença de base, assim como quantificar o grau de disfunção ventricular do paciente. A medição das frações de ejeção e encurtamento, além de outras técnicas como o Doppler tecidual e o *strain*, auxiliam nesta avaliação.

■ Diagnóstico diferencial

Os principais diagnósticos diferenciais são as doenças infecciosas, principalmente pulmonares, e a sepse. Deve-se ter em mente que pacientes com insuficiência cardíaca crônica têm maior risco de infecções respiratórias de repetição que, por sua vez, podem descompensar a insuficiência cardíaca.

A insuficiência renal aguda também pode simular a insuficiência cardíaca, também piorá-la ou apresentá-la no seu curso evolutivo.

■ Tratamento

Medidas gerais

O tratamento deve começar pelas medidas gerais, pois são elas que evitam a piora do quadro e permitem que se obtenha o melhor desempenho dos fármacos cardiovasculares. São elas:
- Evitar hipo e hipertermia
- Corrigir anemia
- Hidratar adequadamente, evitando a sobrecarga volumétrica, sem desidratar o paciente
- Corrigir os distúrbios metabólicos e de equilíbrio acidobásico
- Manter adequada oxigenação, sempre que necessário ofertando O_2 sob cateter ou máscara, evitando a piora do desconforto do paciente
- Elevar a cabeceira do leito

QUADRO 96.4 Exames laboratoriais para diagnóstico e acompanhamento de pacientes com insuficiência cardíaca.

Exame	Função	Como afeta?
Hemograma	Avaliar presença de anemia ou infecção	Ambas as situações podem provocar ou descompensar a insuficiência cardíaca
Dosagem dos eletrólitos	Buscar alterações nos níveis principalmente de Na^+, K^+, Ca^{+2}, Mg^{+2}	Atuam nas funções relacionadas com despolarização, repolarização e contratilidade do coração. Seu desequilíbrio pode provocar arritmias e disfunção ventricular
Gasometria arterial e lactato	Saturação de O_2 e níveis de bicarbonato e acidose láctica	Hipoxemia e acidose refletem gravidade da insuficiência cardíaca. Acidose metabólica inibe a ação de diversas substâncias inotrópicas, interferindo no tratamento
Avaliação da função renal	Níveis de ureia e creatinina inicialmente para diagnóstico de insuficiência renal	Alterações da função renal podem causar ou descompensar a insuficiência cardíaca
Marcadores cardíacos (CK, CK-MB e troponina)	Investigação de isquemia miocárdica	Diferentemente do adulto, na criança as principais causas de insuficiência cardíaca não são isquêmicas; a solicitação destes marcadores se justifica quando há suspeita de dano miocárdico direto, como asfixia, miocardite aguda, doença de Kawasaki com disfunção ventricular, anomalias congênitas das coronárias
Marcadores de insuficiência cardíaca	BNP (peptídio natriurético)	Muito usados em adultos; a distensão da parede atrial libera este hormônio. Ainda é pouco utilizado em crianças

- Diminuir o estresse do paciente, se necessário com sedação, desse modo minorando a descarga adrenérgica
- Garantir alimentação e taxa calórica adequadas.

Estas medidas são simples e podem auxiliar em muito o tratamento destes pacientes.

Fármacos

A primeira linha de fármacos no tratamento da insuficiência cardíaca são os diuréticos.

Furosemida. Diurético de alça, auxilia no tratamento da insuficiência cardíaca aguda e crônica. Nos pacientes internados pode ser usada por via intravenosa. A dose varia de 0,5 a 4 mg/kg/dia (via intravenosa ou oral).

Espironolactona. É usada em associação aos diuréticos de alça, potencializando seu efeito; há também estudos que demonstram efeitos sobre fibrose e remodelamento miocárdicos. A dose varia de 1 a 2 mg/kg/dia e requer a via oral.

Inibidores da enzima conversora de angiotensina – captopril. O mais estudado em crianças. Trabalhos mostraram que seu uso aumenta a sobrevida e diminui fibrose e remodelamento miocárdicos. A dose oral varia de 0,5 a 4 mg/kg/dia fracionada em 3 tomadas.

Betabloqueadores. São mais utilizados no controle da insuficiência cardíaca secundária a disfunção ventricular. Não são habitualmente utilizados nas cardiopatias congênitas ou adquiridas com sobrecarga volumétrica. Os trabalhos em crianças ainda são poucos, mas sua indicação está bem estabelecida em adultos. Têm sido cada vez mais utilizados em crianças. O mais estudado é o carvedilol. A dose inicial é de 0,05 mg/kg/dose em duas tomadas diárias, devendo ser aumentada lentamente até chegar a 0,5 mg/kg/dose.

Digoxina. Ainda amplamente utilizada nos EUA como inotrópico, nos trabalhos em adultos não demonstrou melhora da sobrevida. Na Europa é pouco utilizada. Além disso, tem a dose tóxica muito próxima da terapêutica, o que aumenta o risco de intoxicação. Porém, na presença de insuficiência cardíaca com instabilidade elétrica atrial pode ser uma boa opção de tratamento. A dose de manutenção é 0,01 mg/kg/dia em duas tomadas. Devido ao risco de intoxicação, evita-se o uso em pacientes com miocardite aguda. As arritmias ventriculares podem piorar com digoxina.

Terapia intravenosa. Alguns pacientes com insuficiência cardíaca descompensada necessitam de inotrópicos em infusão contínua. Dois fármacos muito utilizados no intuito de melhorar a contratilidade cardíaca são:
- Milrinona: é um inibidor da fosfodiesterase; por suas propriedades sobre a contratilidade miocárdica e seu efeito vasodilatador, é conhecido como inodilatador. A dose para infusão IV é 0,5 mcg/kg/min. Pode-se ministrar uma dose de ataque de 50 mcg/kg/min nos primeiros 10 minutos da infusão. Os principais efeitos colaterais são hipotensão e efeito pró-arritmogênico, mas ela costuma ser muito segura em crianças. Se necessário, pode-se associar um agente vasopressor como a norepinefrina
- Dobutamina: é um beta-agonista não seletivo que em baixas doses (< 5 mcg/kg/min) atua principalmente como vasodilatador capilar pulmonar, inotrópico positivo, aumentando o débito cardíaco e a pressão arterial. Em doses maiores (> 5 mcg/kg/min), eleva a frequência cardíaca. A resistência vascular periférica se mantém ou cai. Tem como efeitos indesejados o aumento do consumo de oxigênio miocárdico, o que produz efeitos negativos sobre o miocárdio. Também possui efeito pró-arritmogênico.

Os fármacos básicos para tratamento da insuficiência cardíaca são os abordados anteriormente. Outros fármacos, como epinefrina, norepinefrina e levosimendana, são mais utilizados no paciente em choque cardiogênico e serão abordados no *Capítulo 97*.

Ainda é discutido o uso de antiagregação plaquetária e de anticoagulação em pacientes com insuficiência cardíaca em que há grave disfunção ventricular.

Outras intervenções

Pacientes com insuficiência cardíaca na infância associada a cardiopatia congênita podem necessitar de cateterismo intervencionista ou de cirurgia cardíaca para controle e tratamento definitivos.

Pacientes com dano miocárdico grave, sem indicação cirúrgica, ainda têm como opções terapêuticas a ressincronização cardíaca e o suporte circulatório mecânico, que ainda não são amplamente estudados em crianças, mas poderiam ser considerados antes da opção pelo transplante cardíaco.

■ Prevenção

Não há formas de prevenir a insuficiência cardíaca propriamente dita, mas quando esta é secundária a doenças como a febre reumática, a prevenção da doença de base é fundamental.

■ Prognóstico

Na presença de cardiopatias congênitas simples como CIV e PCA, o prognóstico é bom com a correção dos defeitos, lembrando que muitas vezes as CIV se fecham espontaneamente. Nas cardiopatias complexas em que há necessidade de correção paliativa, como as correções univentriculares, o prognóstico é mais reservado. Já as cardiomiopatias dilatadas, principalmente na sua forma idiopática, têm o prognóstico ainda mais reservado, sendo melhor o prognóstico das miocardites virais, que melhoram ou remitem espontaneamente em cerca de 50% dos pacientes.

■ Bibliografia

Azeka E, Vasconcelos LM, Cippiciani TM et al. Insuficiência cardíaca congestiva em crianças: do tratamento farmacológico ao transplante cardíaco. Rev Med (São Paulo). 2008; 87(2):99-104.

Burns KM, Byrne BJ, Gelb BD et al. Challenges and opportunities in pediatric heart failure and transplantation. New mechanistic an therapeutic targets for pediatric heart failure. Report from a National Heart, Lung and Blood Institute working group. Circulation. 2014; 130:79-86.

Chaturvedi V, Saxena A. Heart failure in children: clinical aspect and management. Indian J of Pediatr. 2009; 76(2):195-205.

Hu DT, Pearson GD. Heart failure in children. Part I: history, etiology and pathophysiology. Circ Heart Fail. 2009; 2:63-70.

Kantor PF, Lougheed J, Dancea A et al. Presentation, diagnosis and medical management of heart failure in children: Canadian Cardiovascular Society guidelines. Can J Cardiol. 2013; 29(12):1535-52.

CARDIOLOGIA

97 CHOQUE CARDIOGÊNICO

Maria de Fátima M. P. Leite e Ana Flávia Malheiros Torbey

■ Introdução

Choque é uma síndrome clínica em que há disfunção circulatória com falha no suprimento das demandas metabólicas dos tecidos periféricos. No caso do choque cardiogênico, há um processo complexo de falência no transporte de oxigênio, acompanhado de falência de múltiplos órgãos, causados por falência da bomba cardíaca a despeito do volume intravascular adequado. É a forma mais grave de insuficiência cardíaca aguda.

■ Classificação

O choque cardiogênico é classificado como choque frio, devido à vasoconstrição periférica provocada pela liberação de neuro-hormônios secundária ao baixo débito cardíaco. Também pode ser classificado como compensado ou descompensado, com base na pressão arterial sistêmica. Enquanto os mecanismos de compensação garantirem a manutenção da pressão arterial em níveis normais, o choque é chamado de compensado, mas quando há queda da pressão arterial, fala-se em choque descompensado.

■ Epidemiologia

O choque cardiogênico é comum em adultos, principalmente nas vítimas de infarto agudo do miocárdio. Em crianças é raro, sendo, no entanto, uma causa frequente de internação nas unidades de terapia intensiva. No período neonatal, a hipoplasia de cavidades esquerdas é uma das causas, mas com o advento do diagnóstico pré-natal, a terapêutica precoce com prostaglandinas tem evitado o choque como apresentação desta doença, ficando o pós-operatório de cirurgias cardíacas como a forma mais frequente. Em crianças maiores, a miocardite viral é uma causa importante.

■ Etiologia

No adulto, a forma mais comum de apresentação do choque cardiogênico é o infarto agudo do miocárdio, em que, devido à isquemia, há disfunção ventricular que, quando grave, leva ao choque com deterioração progressiva dos sistemas que, se não corrigida, pode levar à morte. Na criança, a causa mais comum de disfunção ventricular por falência de bomba é a miocardite, que pode ser viral ou bacteriana. Porém, assim como na insuficiência cardíaca, as causas variam com a idade. Logo, nas primeiras semanas de vida as principais causas são a asfixia neonatal, as cardiomiopatias e os distúrbios do ritmo cardíaco e cardiopatias congênitas como a hipoplasia de cavidades esquerdas e a origem anômala das artérias coronárias. Doenças como coarctação da aorta, estenose aórtica crítica e estenose pulmonar crítica, embora tenham sua apresentação inicial como choque, são classificadas como choque obstrutivo.

Em crianças maiores, as cardiomiopatias, principalmente as miocardites, as arritmias cardíacas e, cada vez mais, atualmente, o pós-operatório de cirurgia cardíaca são situações em que pode haver choque cardiogênico. O Quadro 97.1 mostra as principais causas de choque cardiogênico na infância.

■ Fisiopatologia

O choque cardiogênico é deflagrado por dano direto ao miocárdio, que induz disfunção miocárdica e insuficiência cardíaca. A diminuição do débito cardíaco, por sua vez, leva a redução e má distribuição do volume intravascular, com aumento da resistência vascular sistêmica e da resistência vascular pulmonar, com disfunção capilar e presença de *shunt* arteriovenoso. A queda do débito cardíaco diminui a perfusão coronariana, mecanismos de adaptação como a taquicardia e o sistema neuro-hormonal entram em ação (renina-angiotensina-aldosterona) e, consequentemente, há aumento do consumo miocárdico de O_2. A função ventricular piora ainda mais, criando um círculo vicioso que acarreta hipoxemia tecidual, acidose e morte, se a causa da disfunção não for removida.

QUADRO 97.1 Causas de choque cardiogênico em crianças.

- Cardiopatias congênitas (hipoplasia de cavidades esquerdas, origem anômala das coronárias, fístulas coronarianas)
- Isquemia (prematuridade, asfixia, doença de Kawasaki)
- Cardiomiopatias (obstrutivas – cardiomiopatia hipertrófica; infecções – miocardite bacteriana e viral; agentes tóxicos – veneno de escorpião, quimioterápicos como a ciclofosfamida e as antraciclinas – por exemplo, daunorrubicina e doxorrubicina)
- Radiação
- Arritmia (bloqueio atrioventricular total, taquicardias supraventricular e ventricular)
- Pós-operatório de cirurgia cardíaca
- Hipotermia
- Sepse
- Trauma (contusão miocárdica, ruptura valvar)

CHOQUE CARDIOGÊNICO

■ Quadro clínico

Inicialmente, o paciente apresenta sinais de insuficiência cardíaca, como taquicardia, taquidispneia e hepatomegalia. É comum sudorese fria secundária a descarga adrenérgica, provocada pelos mecanismos neuro-hormonais de compensação. Quando a causa não é removida, o quadro evolui com sinais de baixo débito cardíaco, os pulsos vão se tornando fracos, com aumento do tempo de enchimento capilar, extremidades frias e mal perfundidas. Se a causa não for removida, há queda da pressão arterial (que é tardia na criança), queda do débito urinário e acidose metabólica e, por fim, morte.

■ Diagnóstico

Clínico

A anamnese pode não ser muito rica. Nos casos de miocardite aguda, pode haver relato de quadro respiratório viral 1 semana a 15 dias antes do aparecimento dos sintomas de insuficiência cardíaca. Em lactentes com origem anômala das coronárias, deve-se investigar se havia choro tipo cólica, durante as mamadas, pois o bebê pode ter angina aos esforços. História familiar de cardiomiopatia e de morte súbita também oferece pistas para a suspeita clínica. No exame físico cardiovascular propriamente dito, a presença de taquicardia com FC acima de 180 bpm pode levar a suspeita de arritmias, principalmente na criança previamente hígida, que abre o quadro de forma aguda. O precórdio pode ser dinâmico ou calmo, com desvio do *ictus* à esquerda. Na presença de hipoplasia de cavidades esquerdas, palpa-se o ventrículo direito aumentado. Quando o choque já está instalado, os pulsos estão universalmente diminuídos. A ausculta cardíaca mostra bulhas abafadas pela disfunção ventricular, a presença de terceira bulha é comum e sopros de regurgitação mitral e tricúspide podem estar presentes. Na criança a pressão arterial costuma se manter estável até fases adiantadas do choque, não sendo um parâmetro para o diagnóstico inicial. Ou seja, à diferença do adulto, a criança chocada pode ter pressão arterial normal. Sinais de congestão pulmonar são comuns, com estertoração e taquidispneia, assim como a hepatomegalia reflete congestão sistêmica. A avaliação do débito urinário também é importante, pois pode haver insuficiência renal pré-renal.

Laboratorial

Os exames laboratoriais têm como objetivo a detecção e o controle da evolução dos pacientes em choque cardiogênico. Os principais estão listados no Quadro 97.2.

Por imagem

A radiografia de tórax é a ferramenta diagnóstica de mais fácil obtenção e fundamental para o diagnóstico e o diagnóstico diferencial do choque cardiogênico. Mostra aumento da área cardíaca e congestão pulmonar, ambos presentes na maioria dos pacientes.

O eletrocardiograma também é fundamental, pois uma causa comum de choque cardiogênico em crianças são as

QUADRO 97.2	Exames laboratoriais para diagnóstico e acompanhamento de pacientes com choque cardiogênico.	
Exame	**Função**	**Como afeta?**
Hemograma	Avaliar presença de anemia ou infecção	A anemia aumenta o consumo de O_2 miocárdico e piora a função ventricular. A infecção, além de hipercinesia, pode ser a causa da disfunção ventricular e também ajuda no diagnóstico diferencial entre choque cardiogênico e séptico
Níveis de eletrólitos	Buscar alterações principalmente nos níveis de Na^+, K^+, Ca^{+2}, Mg^{+2}	Atuam nas funções relacionadas com despolarização, repolarização e contratilidade do coração. Seu desequilíbrio pode provocar arritmias e disfunção ventricular
Gasometria arterial e nível de lactato	Saturação de O_2 e níveis de bicarbonato e acidose láctica	Hipoxemia e acidose refletem a gravidade do choque, refletindo as alterações da perfusão tecidual. Acidose metabólica inibe a ação de diversas substâncias inotrópicas, interferindo no tratamento
Avaliação da função renal	Ureia e creatinina	A presença de insuficiência renal de origem pré-renal não é rara no choque cardiogênico
Marcadores de isquemia miocárdica	Troponina, CK e CKMB	Avaliam dano miocárdico agudo e podem estar positivas nas miocardites agudas e na presença de anormalidades das coronárias (coronária anômala e doença de Kawasaki). A troponina I é a mais específica, e deve ser medida sempre que disponível
PCR	Marcador inflamatório	Orienta na evolução clínica, nas miocardites virais agudas e auxilia na avaliação da melhora do processo inflamatório
Marcadores de insuficiência cardíaca	BNP (peptídio natriurético)	Muito usados em adultos, a distensão da parede atrial libera este hormônio. Ainda é pouco utilizado em crianças

PCR: proteína C reativa.

arritmias, principalmente supraventriculares. Além disso, o ECG pode demonstrar sinais de sobrecarga cardíaca, sugerindo disfunção ventricular e corrente de lesão na presença de coronariopatia (congênita ou adquirida). Deve ser realizado na admissão do paciente e repetido, se houver suspeitas de alteração do ritmo cardíaco.

O ecocardiograma é a ferramenta mais específica no diagnóstico e na quantificação da disfunção ventricular. Mostra também malformações cardíacas congênitas ou adquiridas, como a origem anômala das coronárias, os aneurismas e ectasias das coronárias na doença de Kawasaki.

A angiotomografia computadorizada do coração, a ressonância magnética cardíaca e o cateterismo cardíaco são outros exames complementares que podem ser utilizados na avaliação, mas não podem ser realizados dentro da unidade de terapia intensiva, são de custo alto e nem sempre estão disponíveis no hospital onde a criança está internada. Fornecem poucas informações além das que o eletrocardiograma e o ecocardiograma são capazes de avaliar. Assim, devem ficar reservados para situações específicas.

Histopatológico

A realização de biopsia miocárdica é vetada nas fases agudas do choque, sendo reservada para situações específicas, quando houver dúvidas ao longo da evolução clínica do paciente. Porém, é um método muito invasivo e perigoso; logo, deve-se avaliar muito bem sua relação risco-benefício.

■ Diagnóstico diferencial

O diagnóstico diferencial com outras formas de choque é muito importante, até porque muitas vezes eles se sobrepõem, como o choque séptico que cursa com disfunção miocárdica grave.

■ Tratamento

Medidas gerais

As medidas gerais são o primeiro passo para o tratamento do paciente. Na criança em choque, muitas vezes o tratamento necessita ser iniciado com a reanimação (ABC), que pode salvar o paciente. Portanto, garantir a via respiratória e a ventilação e obter acesso venoso adequado contribuem reduzindo o consumo de oxigênio miocárdico e diminuindo o dano a este músculo. A correção de anemia e dos distúrbios hidreletrolíticos também ajuda a evitar deterioração do quadro, como as arritmias, e permitindo que os fármacos inotrópicos funcionem de maneira mais adequada.

Outros fatores auxiliares na diminuição do consumo de O_2 são prevenção de hipo e hipertermia, sedação e manutenção de um ambiente calmo.

Fármacos

Após as medidas gerais, o tratamento do choque cardiogênico consiste em remover a causa do choque, convertendo por exemplo o ritmo cardíaco ao ritmo sinusal. Quando isso não é possível, o uso de fármacos que melhorem a perfusão periférica e o inotropismo cardíaco é fundamental. São utilizados fármacos inotrópicos, vasodilatadores e vasoconstritores. O uso preferencial de dobutamina ou milrinona como fármaco inotrópico e vasodilatador varia de serviço para serviço, de acordo com a experiência individual. Os dois fármacos em doses adequadas apresentam tanto efeito inotrópico positivo, como também efeito vasodilatador, diminuindo a pós-carga e melhorando o débito cardíaco. Nas formas mais tardias do choque, quando há hipotensão arterial, fármacos vasopressores como a norepinefrina e a epinefrina podem ser necessários. Casos de choque refratário podem exigir o uso de vasopressina, que é mais utilizada no tratamento da fase quente do choque séptico e no choque vasoplégico após circulação extracorpórea durante cirurgia cardíaca, lembrando, porém, que este fármaco é vasopressor, aumenta a pós-carga e pode diminuir o débito cardíaco. Novos agentes que atuam na contratilidade do miocárdio são a levosimendana e a nesiritida. Também vêm sendo empregados com relativo sucesso em crianças, prinicipalmente no pós-operatório de cirurgia cardíaca. O Quadro 97.3 apresenta os principais fármacos utilizados no tratamento do choque cardiogênico em crianças.

Outras intervenções

Os dispositivos de assistência ventricular esquerda extracorporal são cada vez mais utilizados em pacientes com choque refratário, no pós-operatório de cirurgia cardíaca e naqueles que necessitam de transplante cardíaco. Não estão disponíveis em todos os serviços, mas vêm sendo cada vez mais difundidos, sendo utilizados como manutenção de vida até a conduta final, que é o transplante cardíaco.

■ Prevenção

Poucas são as formas de prevenção do choque cardiogênico (Figura 97.1). O ecocardiograma fetal propiciou a prevenção do choque no período neonatal por meio do diagnóstico pré-natal das cardiopatias ducto-dependentes, permitindo assim o uso precoce de prostaglandina, o que evita o choque por fechamento do canal.

QUADRO 97.3	Principais fármacos usados no tratamento do choque cardiogênico.		
Fármaco	**Mecanismo de ação**	**Efeito fisiológico**	**Dose**
Dopamina	Agonista dos receptores dopaminérgicos D_1 e D_2 e receptores β_1 e β_2	Inotrópico positivo, aumenta a resistência vascular periférica. Em doses baixas tem efeito vasodilatador, agindo nos receptores dopaminérgicos. Doses altas têm efeito vasoconstritor	Dose varia de 3 a 20 mcg/kg/min Doses de 3 a 5 mcg/kg/min têm efeito dopaminérgico Doses acima de 10 mcg/kg/min têm efeito vasoconstritor
Dobutamina	Predominantemente β_1 agonista	Melhora a contratilidade sem aumentar a resistência vascular periférica. Ação em receptores beta produz vasodilatação e taquicardia, aumenta o consumo de O_2	3 a 20 mcg/kg/min Meia-vida: 2,4 min
Epinefrina (adrenalina)	Efeito α_1, α_2, β_1 e β_2	Aumenta a contratilidade, mas aumenta também a resistência vascular periférica quando usada em altas doses. Tem efeito vasoconstritor, aumentando a pressão arterial e a frequência cardíaca. Aumenta o consumo de O_2 miocárdico. Primeira escolha para a síndrome de baixo débito cardíaco com grave hipoperfusão	0,01 a 0,1 mcg/kg/min Meia-vida: 2 min
Norepinefrina (noradrenalina)	Agonista α_1, α_2, β_1	Age principalmente em receptores alfa e aumenta a pressão arterial por vasoconstrição	0,2 a 1 mcg/kg/min. Doses maiores provocam dessensibilização dos receptores Meia-vida: 3 min
Vasopressina	Agonista do ADH nas arteríolas	Restitui os níveis basais de vasopressina na hipotensão grave. Mais utilizada no choque séptico, mas pode ser alternativa na hipotensão refratária. Cuidado com o débito cardíaco, pois aumenta a pós-carga	0,018 a 0,12 U/kg/h Meia-vida: 6 min
Terlipressina	Agonista do ADH	Análogo à vasopressina com maior meia-vida	Dose inicial 0,04 mg/kg e doses seguintes de 0,02 mg/kg a cada 6 h Meia-vida: 6 h
Milrinona	Inibidor da fosfodiesterase III	Efeito inodilatador (efeito inotrópico positivo e vasodilatador). Pode ter efeito pró-arritmogênico e causar hipotensão	0,5 a 0,75 mg/kg/min
Levosimendana	Sensibilizador do cálcio	Efeito inotrópico independente dos receptores beta. Aumenta a sensibilidade da troponina C ao cálcio intracelular	0,3 mg/kg em 6 mℓ/kg de glicose a 5%, infundir a 1,5 mℓ/kg/h por 10 min Então, 0,24 mℓ/kg/h por 24 h
Nesiritida	Renal	Peptídio natriurético beta; relaxa a musculatura lisa arterial, com vasodilatação, aumenta a filtração glomerular, inibe a reabsorção tubular de sódio e inibe a liberação de norepinefrina e endotelina-1	0,01 mcg/kg/min (0,005 a 0,03 mcg/kg/min)

ADH: hormônio antidiurético.

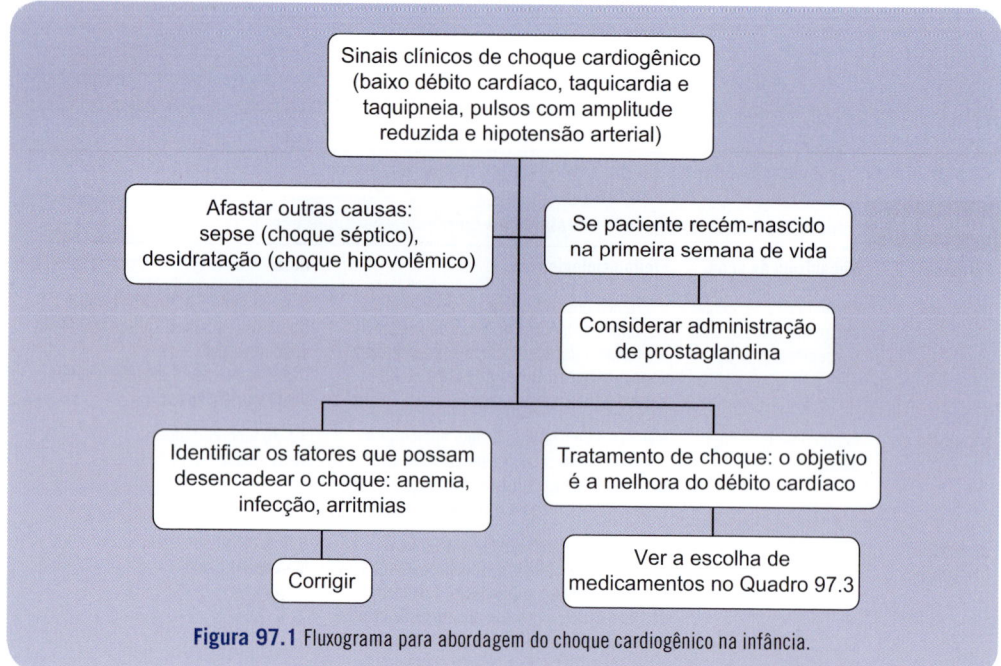

Figura 97.1 Fluxograma para abordagem do choque cardiogênico na infância.

■ Bibliografia

Azeka E, Vasconcelos LM, Cippiciani TM et al. Insuficiência cardíaca congestiva em crianças: do tratamento farmacológico ao transplante cardíaco. Rev Med (São Paulo). 2008; 87(2):99-104.

Carlotti APCP. Choque em crianças. Medicina (Ribeirão Preto). 2012; 45(2):197-207.

Francis GS, Bartos JA, Adatya S. Inotropes. JACC. 2014; 63(20):2069-78.

Jung C, Lauten A, Ferrari M. Microcirculation in cardiogênico shock: from scientific bystander to therapy target. Crit Care. 2010; 14:193-5.

Meyer S, Gortner L, Mcguire W et al. Vasopressin in catecholamine-refractory shock in children. Anaesthesia, 2008; 63:228-34.

Piastra M, Luca E, Mensi S et al. Inotropic and vasoactive drugs in pediatric ICU. Current Drugs Targets. 2012; 13(7):900-5.

Top APC, Tasker RC, Ince C. The microcirculation of the critically ill pediatric patient. Crit Care. 2011; 15:213-9.

Seção 10

HEMATOLOGIA E ONCOLOGIA

Sumário

- **98.** Avaliação do Hemograma e do Coagulograma, 555
- **99.** Anemias e Diagnóstico Diferencial, 560
- **100.** Doença Falciforme, 565
- **101.** Distúrbios Hemorrágicos, 570
- **102.** Trombose, 574
- **103.** Transfusão de Hemocomponentes e Hemoderivados, 578
- **104.** Leucemias, 592
- **105.** Linfomas, 595
- **106.** Histiocitose de Células de Langerhans, 599
- **107.** Tumores do Sistema Nervoso Central, 602
- **108.** Neuroblastoma, 607
- **109.** Tumor de Wilms, 611
- **110.** Sarcomas de Partes Moles, 614
- **111.** Retinoblastoma, 619
- **112.** Emergências Oncológicas, 623
- **113.** Toxicidade do Tratamento Quimioterápico, 628
- **114.** Complicações Infecciosas em Pacientes Pediátricos com Câncer, 637
- **115.** Cuidados Paliativos e Manejo da Dor em Oncologia Pediátrica, 642
- **116.** O Que Avaliar na Criança em Controle de Tratamento Oncológico, 647

Coordenadora: Sima Ferman

98 AVALIAÇÃO DO HEMOGRAMA E DO COAGULOGRAMA

Ana Paula S. Bueno, Anna Beatriz Willemes Batalha e Elaine Sobral da Costa

■ Introdução

O hemograma é um exame que avalia de forma quantitativa e qualitativa os componentes celulares em uma amostra de sangue periférico. Vale ressaltar que o exame reflete o sangue periférico em um determinado momento da vida de um indivíduo. Uma quantidade muito grande de informações é obtida por meio dele. A avaliação quantitativa consiste nas contagens absolutas das três séries (hemácias, plaquetas e leucócitos); contagem de reticulócitos, nível de hemoglobina e hematócrito, velocidade de hemossedimentação, distribuição relativa dos subtipos de leucócitos, distribuição do volume eritrocitário (VCM – volume corpuscular médio; e dispersão/índice de anisocitose, RDW – *red cell distribution width*), bem como medidas de avaliação da hemoglobina intraeritrocitária. Por fim, a avaliação qualitativa é realizada através de microscópio óptico, e se refere às características morfológicas de todos estes elementos citados. Vale ressaltar que os valores de referência nas séries vermelha e branca variam conforme a idade do paciente, enquanto a contagem de plaquetas tem valores de referência mais estáveis ao longo da vida. A hematoscopia do sangue periférico realizada por um hematologista não é necessária para todos os pacientes, porém deve ser solicitada diante de: anemias hemolíticas, trombocitopenias e se houver descrição de anormalidades morfológicas nos leucócitos ou presença de blastos.

■ Série vermelha

Nível de hemoglobina (Hb)

É o exame que melhor reflete a massa eritrocitária; assim, é o melhor parâmetro para diagnosticar anemia. Quando há diminuição da hemoglobina, dizemos que há anemia. Quando há aumento da hemoglobina, afirmamos que há policitemia. Seus valores de referência variam bastante de acordo com a idade (Quadro 98.1).

Hematócrito (Ht)

É o volume percentual a que corresponde o setor eritroide. Valor relativo, depende do volume plasmático e do volume de anticoagulante utilizado na amostra. A presença de poiquilocitose eleva o Ht, porque as hemácias com diferentes formas não se empilham perfeitamente. Seu uso é muito restrito na avaliação da série vermelha. Utiliza-se apenas para cálculo do VCM e da concentração de hemoglobina corpuscular média (CHCM) nos hemogramas manuais. Os aparelhos automatizados para a realização do hemograma medem o volume de cada hemácia, calculam o VCM e estimam o Ht. Seus valores de referência variam bastante de acordo com a idade (Quadro 98.1).

Contagem de hemácias (Hm)

É o número absoluto de hemácias por microlitro ($\mu\ell$). Não reflete a massa eritrocitária porque varia de acordo com o volume das hemácias. Nas talassemias, a contagem de hemácias pode ser alta mesmo em pacientes com anemia. É útil para cálculo do número absoluto de reticulócitos. Usada para o cálculo de VCM e HCM em hemogramas manuais.

Contagem de reticulócitos (RET)

É fundamental na análise do hemograma porque reflete a produção medular dos eritrócitos, portanto é recomendável solicitá-la junto ao hemograma. Em pessoas sem anemia, os valores de reticulócitos devem variar entre 0,5 e 1,5% do total de eritrócitos. Em pacientes com anemia, devemos corrigir a contagem de reticulócitos pela hemoglobina, antes de interpretar seus valores. Isso se faz por meio da seguinte fórmula:

$$\text{Contagem de reticulócitos corrigida} = \frac{\%\text{RET encontrado} \times \text{Hb encontrada}}{\text{Hb desejada}}$$

Volume corpuscular médio (VCM)

É o volume médio das hemácias. Nos hemogramas realizados manualmente, calcula-se da seguinte forma: Ht/Hm. Atualmente, a maioria dos hemogramas é realizada por aparelhos automatizados que medem o volume hemácia a hemácia e calculam não só o VCM a partir daí, mas também uma medida de dispersão das hemácias de acordo com o volume, a chamada RDW ou índice de anisocitose. Há microcitose quando o VCM é menor do que a referência para a idade, e macrocitose quando o VCM é maior do que o valor de referência para a idade. Caso esteja dentro dos valores de referência, há normocitose. A presença de hemácias de tamanhos diferentes (anisocitose) pode levar a um valor médio (VCM) normal. Deve-se ressaltar que os valores de referência para o VCM na infância variam amplamente (Quadro 98.1).

Concentração de hemoglobina corpuscular média (CHCM)

É a concentração média de hemoglobina por hemácia. Nos hemogramas realizados manualmente, é calculada assim: Hb/Ht. Correlaciona-se bem com a coloração das hemácias que visualizamos ao microscópio. Valores diminuídos são referidos como hipocromia; valores normais ou aumentados, como normocromia. Os valores de referência praticamente não variam com a idade. Valores diminuídos acontecem com frequência na anemia ferropriva e nas talassemias enquanto a esferocitose cursa com valores de CHCM aumentados.

QUADRO 98.1 — Valores de referência para o hemograma pediátrico.

Idade	Hemoglobina (g/dℓ) Média	Hemoglobina (g/dℓ) −2 DP	Hematócrito (%) Média	Hematócrito (%) −2 DP	VCM (fℓ) Média	VCM (fℓ) −2 DP	HCM (pg) Média	HCM (pg) −2 DP	CHCM (g/dℓ) Média	CHCM (g/dℓ) −2 DP	Leucócitos Totais (células/mm³) Média	Leucócitos Totais (células/mm³) Faixa
Nascimento (sangue de cordão)	16,5	13,5	51	42	108	98	34	31	33	30	18.100	9.000 a 30.000
1ª semana	17,5	13,5	54	42	107	88	34	28	33	28	12.200	5.000 a 21.000
2ª semana	16,5	12,5	51	39	105	86	34	28	33	28	11.400	5.000 a 20.000
1 mês	14	10	43	31	104	85	34	28	33	29	10.800	5.000 a 19.500
2 a 6 meses	11,5	9,5	35	29	91	74	30	25	33	30	11.900	6.000 a 17.500
6 meses a 1 ano	12	10,5	36	33	78	70	27	23	33	30	11.400	6.000 a 17.500
1 a 2 anos	12	10,5	36	33	78	70	27	23	33	30	10.600	6.000 a 17.000
2 a 6 anos	12,5	11,5	37	34	81	75	27	24	34	31	9.100	5.000 a 17.000
6 a 12 anos	13,5	11,5	40	35	86	77	29	25	34	31	8.300	4.500 a 13.500
12 a 18 anos (meninas)	14	12	41	36	90	78	30	25	34	31	7.800	4.500 a 13.000
12 a 18 anos (meninos)	14,5	13	43	37	88	78	30	25	34	31	7.800	4.500 a 13.000

CHCM: concentração de hemoglobina corpuscular média; HCM: hemoglobina corpuscular média; VCM: volume corpuscular médio. (Adaptado de Orkin et al., 2012.)

Hemoglobina corpuscular média (HCM)

Avalia a quantidade de hemoglobina que há em média em cada hemácia. Não se correlaciona bem com o que visualizamos ao microscópio porque não leva em consideração o volume das hemácias. Nos hemogramas realizados manualmente, calcula-se da seguinte forma:

$$\frac{Hb}{Hm}$$

Os valores de referência praticamente não variam com a idade.

Hematoscopia

Faz parte do hemograma e deve ser realizada por profissionais experientes. Na avaliação da série vermelha, é útil tanto para detectar padrões na morfologia do conjunto das hemácias quanto para detectar alterações na morfologia das hemácias individualizadas. Dentre os padrões que podem ser observados na hematoscopia da série eritroide, estão alterações no volume das hemácias (microcitose ou macrocitose), na coloração (normocromia ou hipocromia), além de *anisocitose* (hemácias de tamanhos distintos), *poiquilocitose* (hemácias de formas distintas) e *policromasia* ou *policromatofilia* (hemácias de cores variadas). Este último achado se relaciona com a reticulocitose. Podem-se ainda identificar as infecções parasitárias, por exemplo, a malária. Dentre as alterações na morfologia das hemácias individualmente, citamos algumas causas:

- Drepanócitos (hemácias em foice): doença falciforme (não no traço falcêmico)
- Esferócitos (hemácias pequenas sem halo claro central): na esferocitose hereditária ou em outras anemias hemolíticas
- Eliptócitos (hemácias em elipse): na eliptocitose hereditária, na anemia ferropriva grave
- Dacriócitos (hemácias em lágrimas): anemia ferropriva, mielofibrose, talassemias
- Codócitos (hemácias em alvo): nas talassemias, hemoglobinopatia C, doença hepáticas
- Hemácias em capacete: anemias microangiopáticas, por exemplo, síndrome hemolítico-urêmica (SHU), púrpura trombocitopênica trombótica (PTT) etc.
- Acantócitos (hemácias espiculadas): abetalipoproteinemia, hepatopatias crônicas, pós-esplenectomia

- Esquizócitos (hemácias completamente disformes): nas anemias hemolíticas adquiridas (SHU, PTT, CIVD – coagulação intravascular disseminada)
- Pontilhado basofílico (precipitado de ribossomos): talassemias, intoxicação por chumbo
- Corpúsculos de Howell-Jolly (núcleo remanescente): asplenia, anemia megaloblástica
- *Rouleaux* (empilhamento de hemácias): relaciona-se com a elevação das globulinas séricas (afecções inflamatórias, infecciosas, neoplásicas).

■ Série branca

Os leucócitos são células do sistema imune que atuam na defesa do organismo nas mais variadas situações. Cada tipo leucocitário apresenta um mecanismo regulatório e de maturação específico, seguindo o estímulo e a necessidade do momento, possuindo meias-vidas distintas. Exceto os linfócitos, todas as demais células possuem um fluxo da medula óssea (produção), para o sangue periférico (circulação) e depois um dos tecidos (local de atuação). Apenas os neutrófilos têm reserva maturativa na medula óssea (MO). No sangue periférico, distribuem-se em dois compartimentos: aproximadamente metade dos leucócitos adere ao endotélio vascular (*pool* "marginal") e a outra metade está circulando (*pool* "circulante"). As contagens de leucócitos obtidas no hemograma refletem este último compartimento. Por meio da microscopia óptica, por convenção, realiza-se a contagem da lâmina/esfregaço de sangue periférico pela identificação morfológica de 100 leucócitos em objetiva de imersão. Os valores absolutos de cada tipo leucocitário são obtidos por uma regra de três simples, considerando-se a contagem global dos leucócitos (leucometria) e os valores relativos (percentual) de cada tipo observado no esfregaço. Os contadores eletrônicos obtêm a contagem diferencial por análise de um número bem maior de células do que a microscopia óptica. Para amostras normais, a análise automatizada é mais precisa. Quando estamos diante da presença de células jovens, atípicas ou blastos, a microscopia óptica torna-se a referência. Isto é verdadeiro na análise não só dos leucócitos, mas também de hemácias e plaquetas. Os esfregaços ideais são realizados em lâminas limpas, com sangue recém-coletado e sem anticoagulantes.

A leucometria varia com a raça e a idade, sobretudo nos primeiros anos de vida (Quadro 98.1). Valores absolutos maiores que o esperado para a faixa etária configuram *leucocitose*, e valores menores, *leucopenia*. As alterações podem ser agudas ou crônicas e resultar em elevação ou redução de um ou mais tipos de leucócitos. O sangue periférico possui um espectro de leucócitos que inclui: neutrófilos, eosinófilos, basófilos, monócitos e linfócitos. As quantidades absolutas de cada um destes componentes, mais do que a porcentagem relativa de cada um, é que orientam o diagnóstico, tratamento e prognóstico das variadas patologias. O Quadro 98.2 apresenta os valores absolutos que definem cada uma das alterações leucocitárias (aumento ou redução do número absoluto de cada um dos tipos de leucócitos) e causas comuns.

QUADRO 98.2	Valores absolutos que definem cada uma das alterações leucocitárias e suas causas comuns de aumento ou redução do número absoluto de cada um dos tipos de leucócitos.	
	Nº absoluto: células/mm³	Causas
Neutrofilia	> 7.700	Aumento de produção (reativo, hereditário, doenças clonais); aumento da mobilização/liberação da medula óssea (fármacos, infecções agudas, hipoxia); mobilização do *pool* marginal (exercícios, fármacos); asplenia
Neutropenia	< 1.000, até 1 ano e < 1.500, maiores de 1 ano	Redução de produção (fisiológica/racial, hereditária, imunodeficiências, doenças metabólicas, doenças infecciosas,* falência medular congênita ou adquirida, infiltração medular primária ou secundária); aumento da destruição periférica (imune ou não imune); aumento da marginação dos neutrófilos; redução da liberação medular da medula óssea
Linfocitose	> 8.000, até 1 ano; e > 4.800, maiores de 1 ano	Fisiológicas (4 meses a 4 anos); infecciosas (agudas: rubéola, caxumba, varicela, mononucleose infecciosa, infecção por citomegalovírus, toxoplasmose, coqueluche; ou crônicas: tuberculose, sífilis); leucemia; doenças granulomatosas; fármacos; pós-vacinação
Linfopenia	< 2.500, até 1 ano e < 1.000, maiores de 1 ano	Imunodeficiências (congênitas ou adquiridas)
Eosinofilia	> 400	Reativas (quadros alérgicos/dermatológicos, infecção parasitária, doenças imunes/reumatológicas, pós-esplenectomia, secundária a doenças hematológicas – doença de Hodgkin, leucemias agudas, síndrome de Kostmann) e hipereosinofilia idiopática (configurando a síndrome hipereosinofílica idiopática se houver acometimento sistêmico)
Basofilia	> 200	Reações de hipersensibilidade (fármacos, alimentos); doenças mieloproliferativas; inflamação/infecção (tuberculose, *influenza*, varicela, artrite reumatoide, colite ulcerativa)
Monocitose	> 800	Infecciosas (tuberculose, sífilis, endocardite subaguda); hematológicas (leucemias, mielodisplasias, linfomas); reumatológicas (lúpus eritematoso sistêmico, artrite reumatoide); doença inflamatória intestinal; sarcoidose; pós-esplenectomia
Monocitopenia	< 100	Uso de corticosteroides, infecções graves

*Virais, bacterianas (febre tifoide, tuberculose, brucelose, riquétsias).

Leucocitose é definida quando a leucometria é maior que dois desvios padrão acima do valor de referência. Em crianças, este valor deverá ser avaliado de acordo com as referências para cada idade. Quando há eritroblastos circulantes, comuns nas anemias hemolíticas, deve-se fazer correção da leucometria, uma vez que os contadores automáticos contam todas as células nucleadas. Esta correção, por convenção, deve ser realizada quando tal contagem excede 5% de eritroblastos circulantes. *Desvio para a esquerda* é quando há aumento do número de bastões acima de 700 células/mm³. *Reação leucemoide* é definida quando a contagem global é maior que 50.000 células/mm³. Comumente ocorre por aumento do número de neutrófilos (neutrofilia). É frequentemente caracterizada pelo aparecimento de células jovens na periferia (mielócitos e metamielócitos) associado ao aumento do número de bastões. Raramente se veem promielócitos e mieloblastos. Nas *reações leucemoides*, a medula óssea mostra proliferação de todos os elementos mieloides normais, enquanto nas leucemias agudas predominam formas imaturas.

Leucopenia é definida quando a leucometria é menor que 4.000/mm³. Pode também resultar em redução de um ou mais tipos celulares. *Leucopenia* isolada resultando em redução de todas as classes de leucócitos é incomum. Os neutrófilos são os leucócitos mais numerosos. Para a contagem absoluta de neutrófilos, somam-se apenas os percentuais de segmentados e bastões (células com capacidade fagocítica), a saber: leucometria global (células/mm³) × percentual (segmentados + bastões) ÷ 100. Em brancos, *neutropenia*, entre 2 meses e 1 ano de vida, é definida por contagens menores que 1.000/mm³ e 1.500/mm³ para maiores de 1 ano. A raça negra apresenta valores de referência de neutrófilos entre 200 e 600 neutrófilos/mm³ menores do que em indivíduos brancos para a mesma faixa etária. Pode ser transitória e autolimitada, frequente nos quadros virais, ou crônica, quando persiste por mais de 6 meses. Gravidade, tempo de instalação e duração da neutropenia se correlacionam com a suscetibilidade a infecções. A gravidade da neutropenia é definida conforme as contagens: leve (menor que 1.500 células/mm³); moderada (entre 500 e 1.000 células/mm³) e grave (menor que 500 células/mm³). Neste último grupo, febre pode ser o único sinal de infecção e a abordagem com antibioticoterapia presuntiva de amplo espectro pode estar indicada.

■ Série plaquetária e coagulograma

O processo de coagulação ocorre didaticamente em duas etapas: hemostasia primária e secundária. A hemostasia primária envolve a formação do tampão branco pela adesão das plaquetas ao endotélio vascular. Na secundária, os fatores de coagulação atuam para formação da rede de fibrina. Vale ressaltar que a história clínica é fundamental na investigação de coagulopatias. As amostras obtidas por venopunção traumática ou oriundas de cateter frequentemente são inadequadas para exames da coagulação. A proporção entre as quantidades de sangue e anticoagulante é a causa mais comum de resultados inadequados. O padrão de sangramento tem características distintas de acordo com a etapa da hemostasia acometida (Quadro 98.3 e Figura 98.1).

Hemostasia primária

O *tempo de sangramento de Ivy* é o único exame que avalia a hemostasia *in vivo*, todos os demais são realizados *in vitro*. A *contagem plaquetária* total varia de 150.000/dℓ até 450.000/dℓ. Sua distribuição consiste em 1/3 no baço e 2/3 na circulação. Apresentam meia-vida de 9 a 10 dias. Microcoágulos na amostra consomem plaquetas, falseando sua contagem para menos. O mesmo ocorre quando o ácido etilenodiaminotetracético (EDTA) adere às plaquetas ao redor dos neutrófilos. Por estes motivos, a avaliação do esfregaço de sangue periférico deve ser realizada para orientar o diagnóstico e confirmar a contagem plaquetária. Há condições em que a função plaquetária está alterada apesar de contagens normais. A função plaquetária é avaliada pelas curvas de agregação plaquetária.

Trombocitopenia

Pode advir de destruição periférica (hiperesplenismo, púrpura trombocitopênica imune [PTI], CIVD) ou por insuficiência na produção medular (aplasia de medula, infiltração medular por tumores sólidos ou hematológicos etc.). A trombocitopenia induzida por fármacos (anticonvulsivantes,

QUADRO 98.3 Distinção entre alterações da hemostasia primária e secundária.

Achados clínicos	Hemostasia primária (síndromes purpúricas)*	Hemostasia secundária (distúrbios da coagulação)**	Alterações purpúricas**
Petéquias	Característico	Raramente	Característico
Equimoses	Característico – pequena – única ou disseminada	Comum – única de tamanho aumentado ou muitas	Característico – pequena – única ou disseminada
Hematoma de partes moles	Raro	Característico	Raro
Sangramento articular	Muito raro	Característico	Muito raro
Sangramento prolongado	Raro	Comum	Raro
História familiar de sangramento	Raro	Comum	Raro
Sexo	Predominantemente feminino	Predominantemente masculino	Predominantemente feminino

*Alterações plaquetárias e de vasos sanguíneos, incluindo doença de von Willebrand. **Hemofilia e outros distúrbios da coagulação.

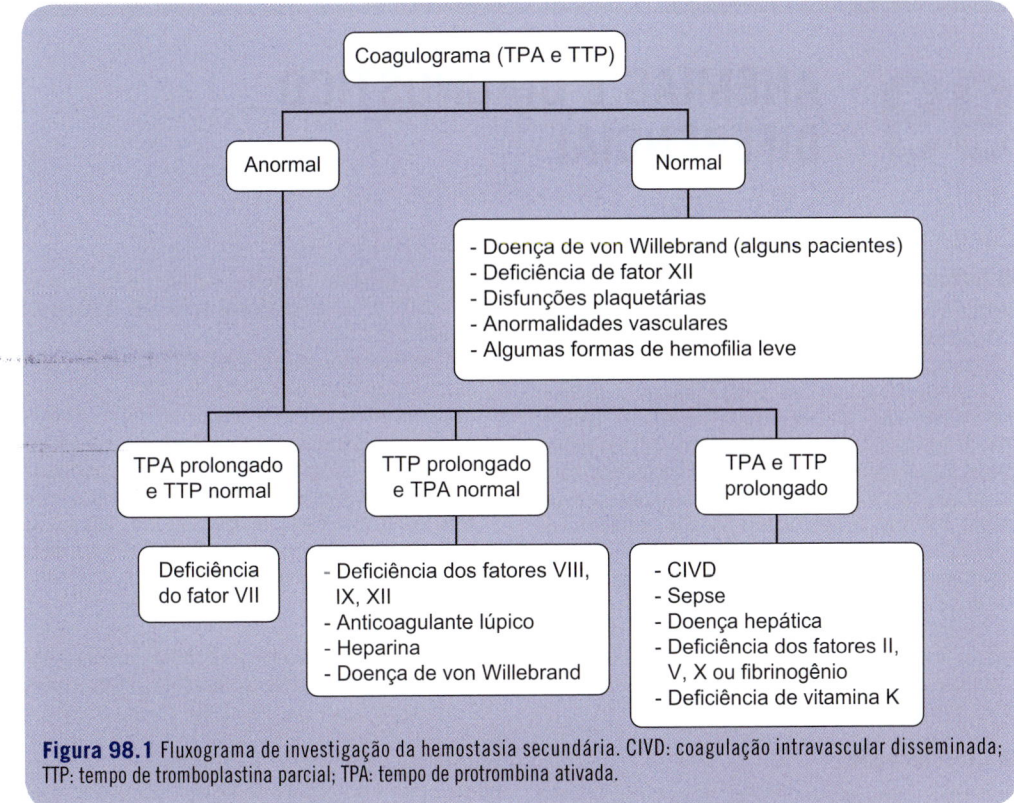

Figura 98.1 Fluxograma de investigação da hemostasia secundária. CIVD: coagulação intravascular disseminada; TTP: tempo de tromboplastina parcial; TPA: tempo de protrombina ativada.

anti-inflamatórios não esteroides, anti-hipertensivos etc.) tem fisiopatologia multifatorial. Suspeita-se de PTI na trombocitopenia isolada sem alterações das outras séries do hemograma, associada a ocasionais macroplaquetas no esfregaço de sangue periférico, história de infecção viral prévia e exame físico normal. Quando as trombocitopenias hereditárias são associadas a macroplaquetas, deve-se investigar a síndrome de Bernard-Soulier, anomalia de May-Hegglin etc. Já o achado de plaquetas pequenas sugere a síndrome de Wiskott-Aldrich ou trombocitopenia ligada ao X.

Trombocitose

Definida por contagem plaquetária acima de dois desvios padrão dos valores de referência. É comum em crianças pequenas, mas geralmente é transitória, benigna e relacionada a processo infeccioso ou secundária a anemia ferropriva. Acontece também com o uso de corticosteroides, em doenças reumatológicas, por exemplo, doença de Kawasaki, nas anemias hemolíticas e pós-esplenectomia. As síndromes mieloproliferativas causam trombocitose, mas são raras em crianças, ocorrendo em aproximadamente 1/1.000.000 crianças.

Hemostasia secundária

É avaliada inicialmente com o tempo de tromboplastina parcial ativada (TTPa) e o tempo de protrombina (TP), que refletem respectivamente a *via intrínseca* (fatores XII, XI, IX, VIII, pré-calicreína, cininogênio de alto peso molecular, fosfolipídios) e a *via extrínseca* da coagulação (fator VII). Alterações de fatores da *via comum* (fosfolipídios, fator X, fator V, protrombina ou fator II, fibrinogênio) levam ao aumento destes dois exames. Ver *Capítulo 101*.

■ Bibliografia

Arroyo ME, Tabernero MD, Garcia-Marcos MA, Orfao A. Analytic performance of the PENTRA 80 automated blood cell analyzer for the evaluation of normal and pathologic WBCs. Am J Clin Pathol. 2005; 123:206-14.

Bain BJ. Diagnosis from the blood smear. N Engl J Med. 2005; 353:498.

Barnes PW, McFadden SL, Machin SJ, Simson E. International Consensus Group for Hematology. The International Consensus Group for Hematology review: suggested criteria for action following automated CBC and WBC differential analysis. Lab Hematol. 2005; 11(2):83-90.

Greer JP, Arber DA, Glader B. Wintrobe's clinical hematology. 13. ed. Lippincott Williams & Wilkins, 2014.

Hermiston ML, Mentzer WC. A practical approach to the evaluation of the anemic child. Pediatr Clin North Am. 2002; 49(5):877-91.

Lanzkowsky P. Manual of pediatric hematology and oncology. 5. ed. Elsevier, 2010.

Orkin SH, Nathan DG, Ginsburg D, Look AT, Fisher DE, Lux S. Nathan & Oski's hematology of infancy and childhood. 8. ed. Elsevier, 2012.

99 ANEMIAS E DIAGNÓSTICO DIFERENCIAL

Daniela B. Leite

■ Introdução

Anemia é definida como a situação em que ocorre redução na massa eritrocitária ou na concentração de hemoglobina no sangue.

A principal função dos eritrócitos é transportar e liberar quantidades adequadas de oxigênio aos tecidos. Assim, o nível de hemoglobina considerado normal pode não corresponder às demandas metabólicas de determinados pacientes, ou seja, um paciente pode ser "funcionalmente anêmico" mesmo com nível de hemoglobina dentro do parâmetro de normalidade (p. ex., nas crianças com cardiopatias cianóticas, insuficiência respiratória crônica ou hemoglobinopatias mutantes com afinidade por oxigênio modificada).

Ademais, os níveis normais de hemoglobina são definidos por uma média da população e é necessário levar em conta que alguns indivíduos podem estar fora da curva. Esses níveis também variam de acordo com o sexo e a idade.

■ Classificação

As anemias podem ser classificadas segundo a fisiologia ou a morfologia (Figura 99.1). Uma combinação desses dois parâmetros é a melhor forma para direcionar o diagnóstico. Na infância e na adolescência, deve-se considerar também se as anemias são congênitas ou adquiridas.

A melhor abordagem para compreender os múltiplos distúrbios capazes de causar anemia e separar as causas em duas categorias de distúrbios funcionais:
- Distúrbios da produção, quando a taxa de produção dos glóbulos vermelhos está reduzida (deficiência, insuficiência de medula óssea congênita e adquirida, infiltração de medula óssea, anemias diseritropoéticas)
- Distúrbios em que há perda ou aumento da destruição (hemolíticas – defeito corpuscular e extracorpuscular) (Quadro 99.1). Não obstante, esses mecanismos não são mutuamente exclusivos. Mais de um mecanismo pode estar presente em algumas situações.

■ Avaliação do paciente anêmico

Na avaliação inicial de paciente anêmico, uma história detalhada, exame físico cuidadoso e um mínimo de exames laboratoriais são muito úteis para perscrutar a causa da anemia e orientar o tratamento.

Investigação da anemia

A anamnese precisa ser completa, começando por idade, etnia, sexo e local de moradia/procedência. É importante detalhar:
- Início dos sintomas de anemia
- História de cirurgias e transfusões prévias
- História alimentar completa, incluindo ocorrência de transtorno (pica), antecedentes familiares, consanguinidade
- História epidemiológica (contato com substâncias tóxicas, medicações, contato com animais)
- Sintomas associados (infecções de repetição, vômitos, diarreia, emagrecimento, dores ósseas, icterícia, alterações urinárias [sangramento, colúria], atraso no desenvolvimento, sangramentos, aumento de linfonodos, febre persistente, sonolência, fadiga, anorexia, redução da capacidade escolar, capacidade laborativa e sintomas neurológicos como parestesia).

Exame físico

Os sinais e os sintomas decorrentes da diminuição da capacidade de transportar oxigênio dependem do grau da anemia e da instalação aguda ou crônica. Na anemia moderada podem ocorrer palidez, intolerância ao exercício, fadiga, taquicardia e sopro sistólico. A anemia de evolução aguda e intensa pode suscitar dispneia, tontura, hipotensão, ritmo cardíaco de galope, insuficiência cardíaca e choque. Algumas alterações no exame físico podem sugerir uma etiologia, como queilite angular (anemia ferropriva), icterícia, esplenomegalia, história familiar (anemias hemolíticas), petéquias, púrpuras, sangramentos ou infecções (anemias aplásicas, leucemias).

Exames laboratoriais

Os exames laboratoriais devem ser direcionados a partir da anamnese e do exame físico completos.

Hemograma com níveis de hemoglobina, hematócrito, contagem de reticulócitos, índices hematológicos: volume corpuscular médio, hemoglobina corpuscular média e concentração de hemoglobina corpuscular média. O exame deve incluir a contagem e a morfologia de leucócitos e de plaquetas para avaliar se o paciente apresenta somente anemia ou alteração de mais de uma série hematopoética.

Morfologia eritroide

É importante para definir se há macrocitose, normocitose ou microcitose, além de alterações morfológicas como a presença de esferócitos, hemácias afoiçadas, em alvo, anisocitose etc.

Contagem de reticulócitos

A contagem de reticulócitos é um exame simples e de muito valor no esclarecimento das anemias. Sua elevação é o reflexo de hiperplasia compensatória da medula óssea.

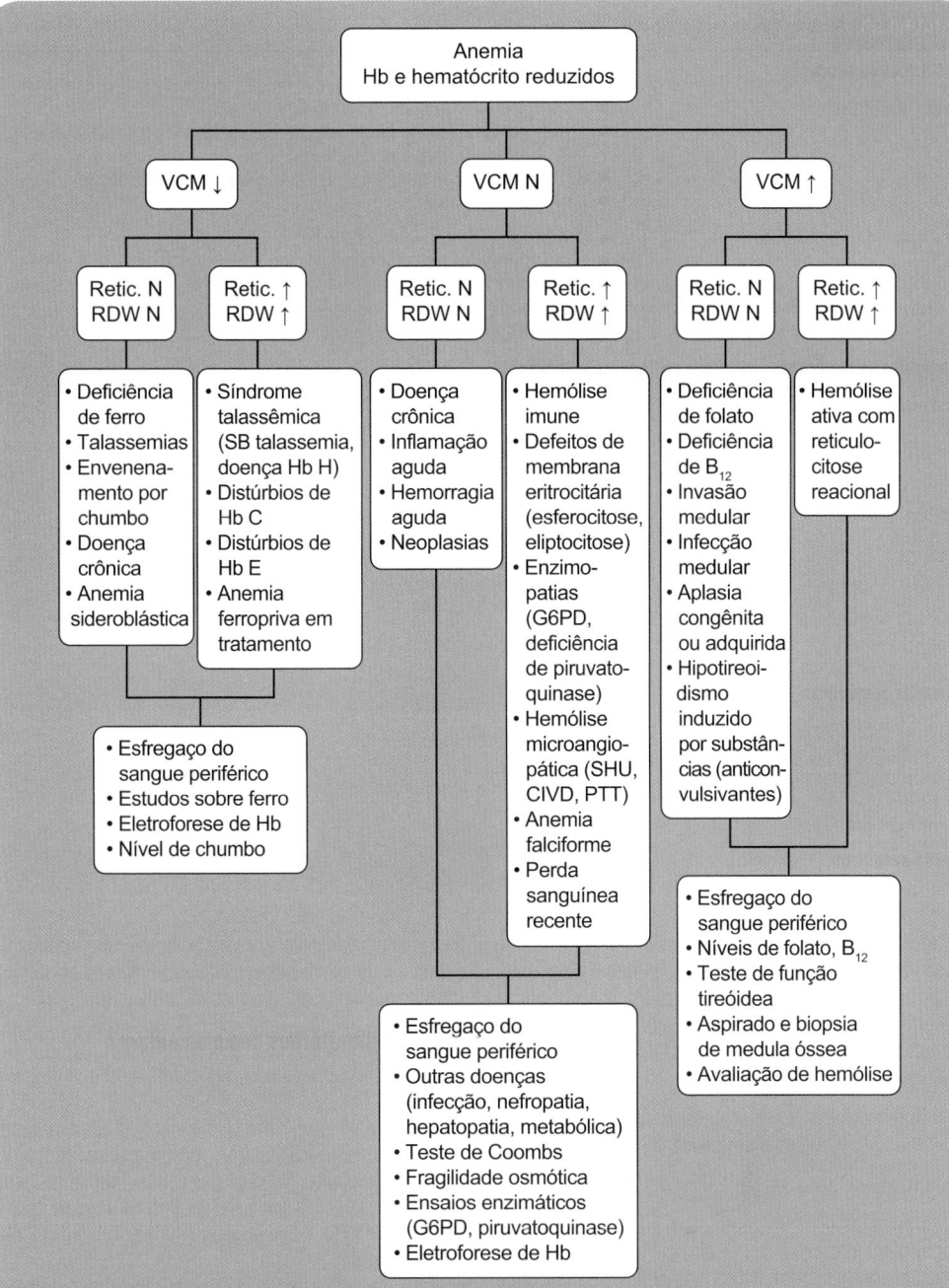

Figura 99.1 Classificação das anemias de acordo com morfologia, reticulócitos e índice de anisocitose (RDW). CIVD: coagulação intravascular disseminada; G6PD: glicose-6-fosfato desidrogenase; Hb: hemoglobina; N: normal; PTT: púrpura trombocitopênica trombótica; Retic.: reticulócitos; SHU: síndrome hemolítico-urêmica; VCM: volume corpuscular médio.

QUADRO 99.1	Classificação fisiológica das anemias.
Distúrbios da produção	
Falência medular	■ Anemia aplásica congênita ou adquirida ■ Aplasia eritroide pura: congênita (síndrome de Blackfan-Diamond), adquirida (eritroblastopenia transitória da infância) ■ Substituição medular: neoplasias malignas, osteopetrose, mielofibrose ■ Insuficiência pancreática
Produção reduzida de eritropoetina	■ Doença renal crônica ■ Hipotireoidismo, hipopituitarismo ■ Inflamação crônica ■ Desnutrição proteica ■ Hemoglobinas mutantes com baixa afinidade por oxigênio
Distúrbios na maturação eritroide e eritropoese ineficaz	
Anormalidades da maturação citoplasmática	■ Deficiência de ferro ■ Talassemias ■ Anemia sideroblástica ■ Intoxicação por chumbo
Anormalidades da maturação nuclear	■ Deficiência de vitamina B_{12} ■ Deficiência de folato ■ Anemia megaloblástica responsiva à tiamina ■ Defeitos hereditários do metabolismo de folato
Anemias diseritropoéticas primárias	
Porfiria	
Anemias hemolíticas	
■ Defeitos da hemoglobina ■ Defeitos da membrana dos eritrócitos ■ Defeitos do metabolismo dos eritrócitos ■ Mediada por anticorpos ■ Hemoglobinúria paroxística noturna	
Perda sanguínea	

Reflete a proporção de hemácias jovens, com restos de ácido ribonucleico (RNA) em relação às formas maduras. A interpretação do resultado da contagem de reticulócitos requer avaliação em relação aos níveis de anemia apresentados. Portanto, é necessário realizar o cálculo do índice reticulocitário:

IR = % reticulócitos × hematócrito observado/hematócrito normal para a idade

IR baixo: < 1,0%; normal: 1,0 a 1,5%; alto: > 1,5%.

As anemias dividem-se em dois grandes grupos, de acordo com a contagem de reticulócitos (Quadro 99.2):
- Anemias com IR alto refletem uma resposta eritropoética aumentada devido a hemólise ou perda sanguínea
- Anemias com IR normal ou baixo refletem deficiência na produção de hemácias, isto é, uma resposta medular reduzida à anemia.

Red cell distribution width (RDW)

Também chamada de índice de anisocitose, é uma medida da dispersão das hemácias de acordo com o volume (VGM). Na medida em que o VCM é resultado da média de tamanho das hemácias, isoladamente, o VCM pode dar uma informação imprecisa. Na anemia ferropriva, por exemplo, há anisocitose intensa (hemácias de tamanhos distintos – RDW alto).

Exames laboratoriais complementares

Os exames complementares que podem auxiliar o diagnóstico são:
- Cinética do ferro (ferro sérico, capacidade de ligação ao ferro, saturação de transferrina) para avaliação do ferro circulante. Sabe-se que existem anemias ferroprivas causadas por defeitos enzimáticos de transporte de ferro, o que impede a formação de depósitos adequados
- Ferritina para estimar os depósitos de ferro, lembrando que pode estar aumentado em infecções e inflamações (proteína de fase aguda)
- Eletroforese de hemoglobinas para o diagnóstico diferencial de hemoglobinopatias
- Coombs direto e indireto para avaliação de anticorpos circulantes, como na anemia hemolítica autoimune
- Curva de fragilidade osmótica para avaliar redução ou resistência dos eritrócitos ao aumento da osmolaridade, que ocorre nos defeitos da membrana

ANEMIAS E DIAGNÓSTICO DIFERENCIAL

QUADRO 99.2 Classificação com base na morfologia e na contagem de reticulócitos.

Anemias com índice reticulocitário alto (maior que 1,5%)	
Microcítica	Hemoglobinopatias, como talassemia *major*, nemaglobinopatia S-betatalassemia, hemoglobinopatia C ou H, anemia ferropriva em tratamento
Normocítica	Hemoglobinopatias (anemia falciforme, doença falciforme SC), defeitos da membrana eritrocitária (esferocitose, eliptocitose, hemoglobinúria paroxística noturna), enzimopatias (deficiência de piruvatoquinase e glicose-6-fosfato desidrogenase), defeitos extracelulares (hemólise isoimune – teste de Coombs positivo; microangiopatias – CIVD, SHU, hemangioma cavernoso, PTT, queimaduras), perda sanguínea recente
Anemias com índice reticulocitário normal (1 a 1,5%) ou baixo (< 1%)	
Microcítica (VCM baixo)	Deficiência de ferro, talassemias, intoxicação pelo chumbo, anemia sideroblástica, anemia de doença crônica (insuficiência renal crônica, infecções crônicas, por exemplo, tuberculose, artrite reumatoide, colagenose, câncer, hipotireoidismo)
Normocítica ou macrocítica (VCM N ou ↑)	Aplasia adquirida (secundária a fármacos, substâncias tóxicas, infecções ou idiopática), aplasia congênita, invasão medular (leucemias, linfomas, doenças de depósito, histiocitose, mielofibrose, osteopetrose), infecção medular (fungos, calazar, tuberculose, parvovírus, citomegalovírus, sarampo), redução do estímulo à eritropoese (insuficiência renal, hepatopatia crônica, hipotireoidismo, deficiência de hormônio do crescimento), hemorragia aguda, múltiplas deficiências nutricionais
Macrocíticas	Deficiência de ácido fólico: desnutrição carencial alimentar; medicamentos (fenitoína, fenobarbital, metotrexato, pentamidina, pirimetamina); má absorção, necessidades aumentadas (hemólise crônica) Deficiência de vitamina B_{12}: anemia perniciosa carencial, má absorção familiar, espru tropical, gastrectomia, doença ileal

CIVD: coagulação intravascular disseminada; N: normal; PTT: púrpura trombocitopênica trombótica; SC: heterozigose composta das hemoglobinopatias S e C; SHU: síndrome hemolítico-urêmica; VCM: volume corpuscular médio.

- Níveis de enzimas eritrocitárias
- Mielograma para avaliação da produção dos precursores hematopoéticos
- Biopsia da medula óssea que complementa a avaliação do mielograma, mostrando o arcabouço medular
- Níveis de ácido fólico e vitamina B_{12} (nas deficiências)
- Avaliação de função renal (importante para afastar doença renal, microangiopatias)
- Avaliação da função hepática, nas hepatopatias
- Sorologias virais
- Pesquisa de sangramento gastrintestinal (pesquisa de sangue oculto nas fezes) e urinário que possa justificar anemias mantidas
- Avaliação da função hormonal (hormônios tireóideos e sexuais).

■ Anemia ferropriva

É uma das carências nutricionais mais comuns. Afeta todos os sexos e idades, mas as crianças (especialmente, lactentes e pré-escolares) são mais suscetíveis. A coexistência de desnutrição, falta de saneamento básico, desigualdade de renda e alta morbidade infantil elevam os casos da doença sobremodo.

Em muitos casos, a suspeita advém de palidez cutaneomucosa, associada a queixas associadas de pica, adinamia e irritabilidade. Algumas vezes observam-se sopros cardíacos leves ou taquicardia. A história alimentar é fundamental e mesmo diante de relato de reposição oral de ferro é importante determinar a formulação utilizada, horários de administração e doses, já que não raro, o que vemos é o uso incorreto de formulações orais, que muitas vezes requerem pH ácido para sua absorção.

A anemia manifesta-se laboratorialmente por hipocromia e microcitose, podendo haver normocromia e normocitose nas fases iniciais. O RDW é aumentado e a contagem de reticulócitos, normal (o problema não é no número de reticulócitos, e sim na sua hemoglobinização). Frequentemente há trombocitose. É necessário afastar a presença de verminoses.

O tratamento deve ser iniciado com 4 a 6 mg/kg/dia de Fe^{+3}, em qualquer formulação, observando-se nas formulações a necessidade de jejum prévio e uso de sucos ácidos para acidificação gástrica.

Outras anemias carenciais menos frequentes na infância

A deficiência de ácido fólico em geral é acompanhada de deficiência de proteína e outros nutrientes. A administração prolongada de alguns medicamentos como fenobarbital, difenil-hidantoína, trimetoprima e pirimetamina pode ocasionar anemia megaloblástica. Pode estar associada a neutropenia, plaquetopenia e plurissegmentação de neutrófilos.

A carência de vitamina B_{12} é rara na infância, porque as reservas corpóreas são em geral suficientes para a pequena demanda diária. Podem ocorrer, em casos raros, deficiências enzimáticas (algumas vezes familiares), sem a coexistência de outros fatores causais. Mas nas crianças maiores deve-se realizar endoscopia digestiva e seguir a propedêutica da investigação de anemia perniciosa em adultos.

■ Anemias hemolíticas

De modo geral, o diagnóstico é sugerido pela presença de icterícia e esplenomegalia. Nos defeitos congênitos intraeritrocitários, observa-se anemia desde o nascimento (esferocitose) ou a partir dos 4 a 6 meses de vida (doença falciforme e talassemia). O hemograma mostra hemácias anormais, frequentemente heterogêneas. O número de reticulócitos é aumentado e há elevação nos níveis de bilirrubina indireta. Lembre-se de que transfusões prévias podem prejudicar o diagnóstico. São elas:

- Doença falciforme (será tratada no *Capítulo 100*)
- Esferocitose: a anemia crônica é de grau variável e há presença de baço aumentado em quase 100% dos pacientes. É causada por alteração estrutural na espectrina, que ocasiona um defeito no citoesqueleto eritrocitário. Os esferócitos têm meia-vida reduzida por sua rápida depleção de energia e da permeabilidade aumentada ao sódio (por isso, o exame diagnóstico definitivo é a curva de fragilidade osmótica, em que se expõe a amostra a diferentes concentrações de NaCl, observando-se lise em concentrações menores que os controles). Por serem mais rígidos, são sequestrados pelos capilares esplênicos
- Deficiência de glicose-6-fosfato desidrogenase: sugerida por episódios agudos de hemólise, com longos períodos de normalidade, em crianças do sexo masculino (herança ligada ao X). A enzima atua sobre a glicose-6-fosfato, gerando o NAPH associado ao metabolismo da glutationa que previne o estresse oxidativo. As crises, portanto, são precipitadas por estresse oxidativo, como infecções, distúrbios metabólicos, cirurgias e pelo uso de alguns medicamentos (p. ex., primaquina, sulfonamidas, cloranfenicol, nitrofurantoína). O diagnóstico é confirmado pela pesquisa da atividade enzimática
- Síndromes talassêmicas: constituem um grupo heterogêneo de distúrbios genéticos em que a produção de hemoglobina normal é parcial ou completamente suprimida, porque a síntese de uma ou mais cadeias de globina está prejudicada. Nas condições fisiológicas, um adulto tem suas hemácias constituídas de cerca de 98% de HbA (alfa-2 beta-2), traços de HbF (alfa-2 gama-2) e 2% HbA2 (alfa-2 ômega-2). A HbF, que predomina ao nascimento, vai caindo ao longo dos primeiros meses de vida. De acordo com a cadeia da globina afetada, são descritos diversos tipos de talassemias. A intensidade dos sintomas varia conforme a cadeia acometida e a quantidade (cadeia globina alfa: portador silencioso, traço alfatalassêmico, doença da hemoglobina H, hidropisia fetal; cadeia globina beta: portador silencioso, traço talassêmico ou talassemia beta *minor*, talssemia *intermedia* e talassemia *major*)
- Anemias hemolíticas autoimunes: constituem um grupo de doenças cuja característica comum é a presença de autoanticorpos que diminuem a sobrevida dos eritrócitos. Nas primárias, é achado clínico único, sem doença de base. As secundárias ocorrem no contexto de doenças sistêmicas, como lúpus eritematoso sistêmico, doença secundária a linfomas. Os autoanticorpos podem ser quentes (em geral IgG) ou frios (em geral IgM). A anemia está presente em graus varáveis, podendo chegar a muito graves. O tratamento consiste em imunossupressão com corticoides, imunoglobulina ou esplenectomia. Não está indicada a transfusão de concentrado de hemácias, exceto em casos graves.

■ Anemias por doenças medulares

Na hipoplasia ou aplasia medular há sintomas e alterações que correspondem à redução da hematopoese com um todo – trombocitopenia, neutropenia e suas manifestações.

Nas infiltrações medulares por doenças malignas, linfoproliferativas ou não, igualmente observam-se sinais e sintomas compatíveis com tais doenças – massas e queda na contagem de plaquetas e leucócitos.

■ Bibliografia

Marks PW, Glader B. Approach to anemia in adults and child. In: Hoffbrand VA, Pettit JE, Moss P (eds.). Hematology: basic principles and practice. 4. ed. Amsterdam: Elsevier, 2005.

Oski FA. Diferencial diagnosis of anemia. In: Nathan DG, Oski FA (eds.). Hematology of infancy and childhood. Philadelphia: WB Saunders, 1993. vol I.

Stockman III JA, Honig GR. Diseases of the blood. In: Behrman RE, Kliegman RM, Nelson WA, Vaughan VC (eds.). Nelson textbook of pediatrics. 14. ed. Philadelphia: WB Saunders, 1992.

HEMATOLOGIA E ONCOLOGIA

100 DOENÇA FALCIFORME

Simone Maia Manzano e Soraia Rouxinol

■ Introdução

A doença falciforme é uma anemia hemolítica hereditária, autossômica recessiva, caracterizada pela presença de uma hemoglobina mutante, denominada hemoglobina S (HbS), que resulta da troca do ácido glutâmico pela valina na posição 6 da cadeia beta da hemoglobina.

Essa mutação faz com que em situações de estresse, como hipoxia, infecção, desidratação e variação de temperatura, o eritrócito (hemácia) se deforme, assumindo um formato de foice (Figura 100.1). Este fato favorece a obstrução vascular, resultando em isquemia, episódios recorrentes de dor, uma variedade de disfunções orgânicas e hemólise constante.

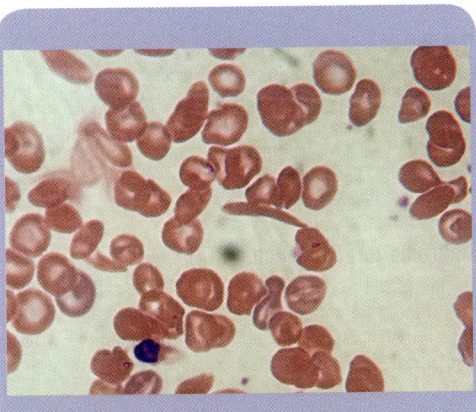
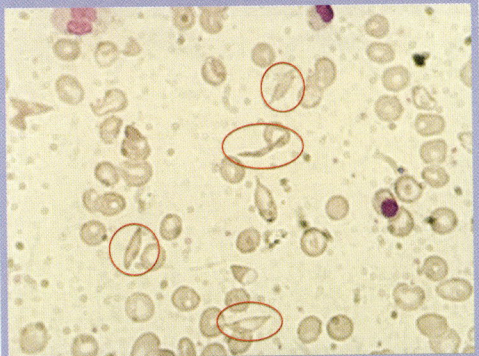

Figura 100.1 Hematoscopia sob diferentes aumentos mostra eritrócitos em formato de foice.

A anemia falciforme é a homozigose para a hemoglobina S (HbSS) e a doença falciforme é definida pelas associações de HbS a outras hemoglobinas que não impedem o afoiçamento (D, C, talassemias e outras). O paciente portador do traço S é heterozigoto para a HbS e assintomático.

O diagnóstico de anemia falciforme pode ser sugerido com base na história clínica, no hemograma completo, em achados no sangue periférico, e confirmado pela eletroforese de hemoglobina (Quadro 100.1).

No recém-nascido (RN) realiza-se a triagem neonatal para as hemoglobinopatias no "teste do pezinho". O RN normal apresentará fenótipo com hemoglobina fetal e do adulto (FA). O paciente heterozigoto assintomático poderá ser FAS, FAC ou FAD. O paciente com doença falciforme terá fenótipo FS, FSC ou FSD.

Laboratorialmente, o paciente apresenta anemia, reticulocitose de 3 a 15%, volume corpuscular médio (VCM) normal a alto, aumento de desidrogenase láctica (LDH) e bilirrubina indireta (BI), com queda dos níveis de haptoglobina. A leucometria e a contagem de plaquetas podem estar aumentadas. Na hematoscopia, notam-se hemácias em foice, policromasia e corpúsculos de Howell-Jolly, demonstrando hipoesplenia.

■ Apresentações clínicas agudas

Crise álgica

Os episódios de dor, também chamados de crises vasoclusivas, constituem os sintomas mais frequentes em maiores de 2 anos e o primeiro sintoma em mais de 25% dos pacientes. São causados por isquemia secundária à obstrução do fluxo sanguíneo pelas hemácias afoiçadas. A dor pode ser tanto aguda e episódica quanto persistente.

O episódio inicial em crianças pequenas comumente acomete ossos pequenos das mãos e dos pés. A dactilite, conhecida como "síndrome mão-pé", tem início súbito, com dor e edema.

São causadas por vasoclusão e consequente dano tecidual isquêmico. Infecções comumente precedem episódios de crise vasoclusiva em crianças, além de outros fatores como exposição ao frio, acidose e desidratação. No entanto, na maioria das vezes, a etiologia não é identificada. Qualquer parte do corpo pode ser afetada, mais comumente tórax, membros e abdome, podendo durar alguns dias. Pode ser acompanhada de discreta exacerbação da anemia e leucocitose.

Muitos casos podem ser tratados com sucesso em ambiente domiciliar com hidratação, analgesia oral e repouso.

QUADRO 100.1 Características clínicas e laboratoriais das doenças falciformes.

Diagnóstico	Gravidade clínica	Hb (g/dℓ)	Hto (%)	VCM (μm)	Reticulócito (%)	Morfologia	Eletroforese Hb (%)
SS	Moderada a grave	7,5 (6 a 9)	22 (18 a 30)	93	11 (4 a 30)	Frequentes hemácias em foice, em alvo e eritroblastos	S: 80 a 90 F: 2 a 20 A2: < 3,5
SC	Leve a moderada	11,0 (9 a 14,1)	30 (26 a 40)	80	3 (1,5 a 6)	Frequentes hemácias em alvo e raras em foice	S: 45 a 55 C: 45 a 55 F: 0,2 a 8
S/btal+	Leve a moderada	11 (8 a 13)	32 (25 a 40)	76	3 (1,5 a 6)	Discreta hipocromia, microcitose, hemácias em foice	S: 55 a 75 A1: 15 a 30 F: 1 a 20 A2: > 3,6
S/btal0	Leve a grave	8 (7 a 10)	25 (30 a 36)	69	8 (3 a 18)	Acentuada hipocromia e microcitose, hemácias em alvo e em foice	S: 50 a 85 F: 2 a 30 A2: > 3,6
AS	Assintomático	Normal	Normal	Normal	Normal	Normal	S: 38 a 45 A1: 55 a 60 A2: 1 a 3

AS: traço falcêmico; SC: hemoglobinopatias S e C em heterozigose composta; SS: homozigoto para hemoglobinopatia S; S/btal+: heterozigoto para hemoglobinopatia S e betatalassemia+; S/btal0: heterozigoto para hemoglobinopatia S e betatalassemia 0. (Fonte: Hemorio/Nupad.)

Durante a avaliação médica, devem-se identificar:
- O gatilho da crise e possíveis complicações
- Exame físico completo, laboratorial e radiológico
- Sinais de risco como febre, dor abdominal, sintomas respiratórios, neurológicos, edema articular, palidez, vômitos recorrentes
- História da dor: experiências anteriores, analgésicos e tratamentos prévios devem orientar no ajuste individual para o controle da dor. Deve-se definir a terapêutica específica de acordo com os sinais de infecção, desidratação, localização da dor, intensidade e duração. Escalas de avaliação de intensidade de dor são de grande utilidade na escolha do tratamento (Figura 100.2).

Tratamento

Para o adequado controle da dor, as medicações devem ser administradas em intervalos regulares, usar a via de administração mais apropriada ao paciente, tratamento individualizado e monitoramento dos efeitos colaterais. Os opioides usados por um período de 7 a 14 dias devem ser retirados lenta e gradualmente (Figura 100.3).

Síndrome torácica aguda (STA)

Acometimento pulmonar associado a dor torácica, hipoxemia, febre e sintomas respiratórios. A radiografia ou TC de tórax mostra infiltrado pulmonar. O hemograma pode mostrar queda súbita da hemoglobina, com aumento da

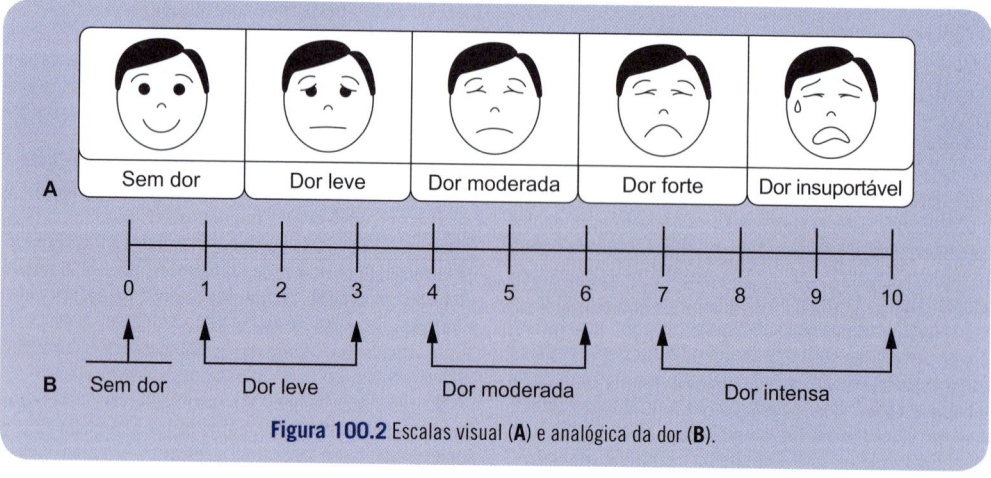

Figura 100.2 Escalas visual (**A**) e analógica da dor (**B**).

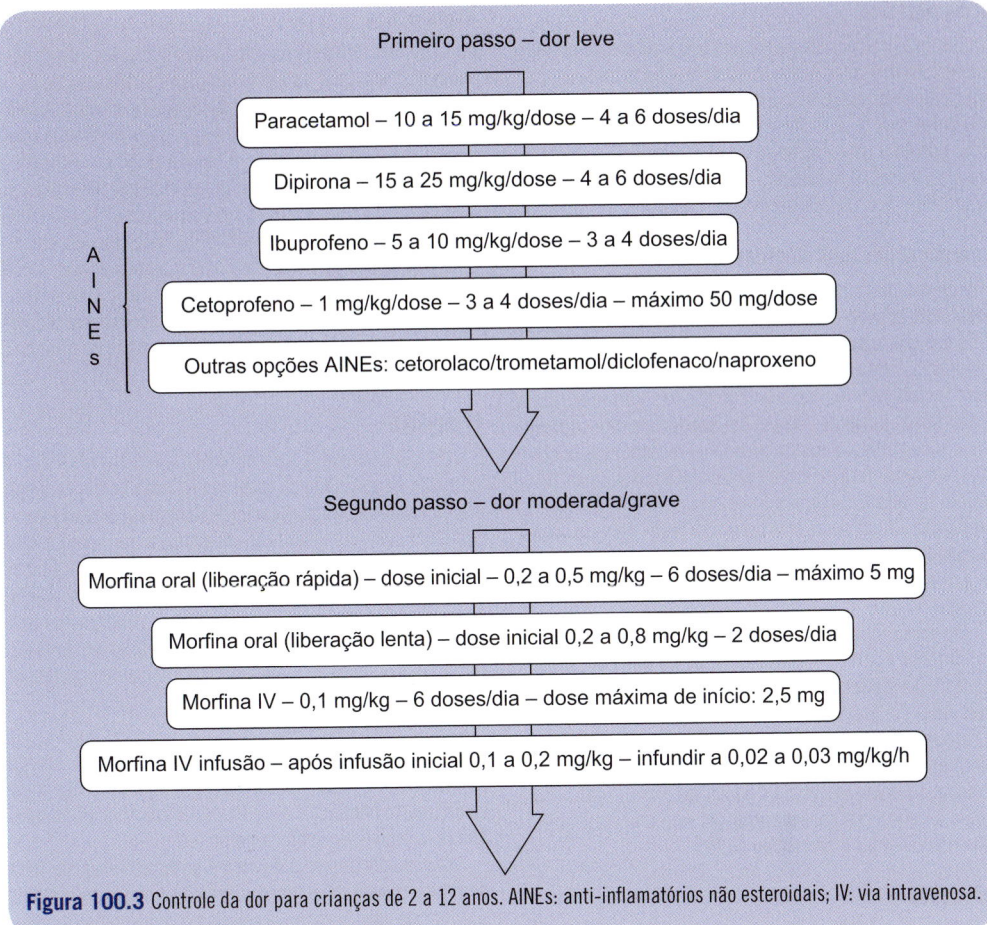

Figura 100.3 Controle da dor para crianças de 2 a 12 anos. AINEs: anti-inflamatórios não esteroidais; IV: via intravenosa.

contagem de plaquetas e leucócitos. A etiologia pode ser vasoclusão, infarto pulmonar, embolia de medula óssea necrótica e infecção.

Tratamento
- Internação
- Exames laboratoriais e de imagem (hemograma completo, hemocultura, reticulócitos, gasometria arterial, sorologia para micoplasma, RX de tórax e TC de tórax)
- Antibioticoterapia (pela dificuldade de diferenciar entre causa infecciosa e infarto pulmonar, o antibiótico deve ser iniciado, podendo incluir cobertura para germes atípicos)
- Oxigenoterapia, terapia transfusional e rápido controle da dor.

Sequestro esplênico

É uma importante causa de mortalidade. Consiste no acúmulo repentino de grandes volumes de sangue dentro do baço, acompanhado de queda súbita da hemoglobina em pelo menos 2 g/dℓ dos níveis basais, com reticulocitose. Ocorre mais comumente entre 5 e 24 meses e muitas vezes está associada a infecção. O paciente subitamente sente-se fraco, dispneico e apresenta aumento do volume abdominal, acentuação da esplenomegalia, piora da palidez, podendo evoluir para sinais de choque.

Tratamento
- Restaurar o volume intravascular com hidratação, transfusão de concentrado de hemácias e/ou exsanguinotransfusão parcial. Deve-se ter cuidado com a hiperviscosidade, pois, 48 a 72 horas após o quadro, cerca de 20% do sangue represado no baço voltam à circulação
- A família deve ser orientada a palpar regularmente o abdome da criança para detectar precocemente o aumento súbito do baço. Neste caso deverá procurar atendimento médico imediato, pois a recorrência é comum até 5 a 6 anos de idade
- Os pacientes menores de 2 anos permanecem em regime de hipertransfusão até 2 anos, quando a esplenectomia eletiva costuma ser recomendada, dependendo da gravidade do caso. Indica-se esquema vacinal contra bactérias encapsuladas antes da esplenectomia.

Crise aplásica

A crise aplásica consiste na supressão transitória da eritropoese, geralmente após processo infeccioso bacteriano ou viral, principalmente relacionado ao parvovírus B19, levando a anemia grave, sem reticulocitose, sem aumento esplênico ou icterícia. Costuma ser autolimitada com recuperação espontânea em 7 a 10 dias. O tratamento é sintomático com hidratação, oxigenoterapia e, quando necessário, transfusão de hemácias.

Complicações neurológicas

O acidente vascular encefálico (AVE) é uma das complicações mais graves da doença falciforme, acometendo 6 a 17% das crianças e adultos jovens com a doença, com maior incidência na faixa etária entre 5 e 10 anos. O quadro clínico pode incluir manifestações neurológicas variadas, até o coma. Esses pacientes devem ser imediatamente submetidos a tomografia computadorizada ou ressonância magnética de crânio, para distinguir entre ataque isquêmico transitório, trombose cerebral ou hemorragia, e um parecer da neurologia. Em paciente com cefaleia e febre, deve-se excluir meningite. Em menores de 1 ano com febre e crise convulsiva, a punção lombar ajuda a excluir infecção do sistema nervoso central.

Deve ser realizada exsanguinotransfusão para manter a HbS inferior a 30%. Após recuperação do quadro agudo, o paciente deverá ser mantido em regime de transfusões regulares, pois o episódio tende a se repetir.

A partir de 2 anos de idade, anualmente, os pacientes são submetidos ao Doppler transcraniano para rastreamento de doença cerebrovascular. Os pacientes classificados como médio ou alto risco devem entrar em esquema de transfusões regulares para prevenção do AVE.

Infecções

A infecção é uma importante causa de morbidade e mortalidade, principalmente em menores de 5 anos. A presença de hipoesplenismo ou asplenia facilita algumas infecções bacterianas, principalmente por germes encapsulados, como *Streptococcus pneumoniae* e *Haemophilus influenzae*.

A prevenção é a grande estratégia no manejo das infecções. Identificação precoce e início imediato do tratamento reduzem complicações. A profilaxia com penicilina V oral deve ser iniciada aos 3 meses de idade e mantida até 5 anos. O programa de vacinação deve incluir as vacinas contra *S. pneumoniae* polissacarídica, varicela, hepatite A e influenza, além da vacinação básica preconizada pelo Ministério da Saúde.

Em crianças menores de 5 anos com febre, procurar sinais de alerta como desconforto respiratório, sinais de meningite, sepse, esplenomegalia, dor óssea localizada, realizar exame físico completo e solicitar exames laboratoriais como hemograma, reticulócitos, bioquímica, VHS, PCR, hemocultura, urinocultura, coprocultura se houver diarreia, radiografias e oximetria de pulso. Deve-se instituir antibioticoterapia específica de acordo com o foco. Os menores de 3 anos com febre ou de qualquer idade com queda do estado geral recebem a mesma avaliação, devendo ser internados e receber antibioticoterapia. Os pacientes sem gravidade devem receber a mesma avaliação e reavaliação em 48 horas.

Transfusões

Os pacientes com anemia falciforme costumam tolerar bem anemia crônica, por isso as transfusões simples ou de troca são utilizadas para tratar complicações da doença. A seleção dos hemocomponentes deve seguir alguns critérios como fenotipagem, leucorredução e compatibilidade ABO-Rh e pesquisa de hemoglobina S no concentrado de hemácias. Ao final da transfusão, a Hb não deve ultrapassar 10 g/dℓ, evitando a hiperviscosidade que facilita crises vasoclusivas.

A transfusão de troca tem como objetivo reduzir o nível de HbS para menos de 30% sem aumentar a viscosidade, portanto sendo indicada para as complicações ameaçadoras à vida, com risco de lesão tecidual irreversível ou quando a transfusão simples não foi eficaz.

Priapismo

É a ereção dolorosa e sustentada do pênis na faixa etária acima de 10 anos. Não há consenso no tratamento. Para episódios agudos e curtos, o paciente é orientado a fazer exercícios leves como caminhada ou ciclismo, banho morno, hidratação e analgesia. Se não apresentar melhora em poucas horas, o paciente deverá receber hidratação e analgesia venosa; se ainda assim não houver melhora, indicam-se medidas anestésico-cirúrgicas, transfusão simples ou de troca. Nesse caso há risco de sequelas, principalmente impotência.

Fígado e vias biliares

As anormalidades hepatobiliares são comuns na doença falciforme. São múltiplas causas para disfunção hepática, como infarto hepático, colestase, sequestro hepático, colelitíase, colecistite e sobrecarga de ferro.

A avaliação das vias biliares e do fígado deve ser feita de rotina com exames laboratoriais e radiológicos e testes sorológicos para hepatite. A colecistectomia eletiva é preferencial em pacientes assintomáticos com litíase biliar.

Preparo para anestesia

O preparo para a anestesia e para o procedimento cirúrgico deve englobar no mínimo uma transfusão simples, com o objetivo de elevar a Hb para 10 g/dℓ para todos os pacientes com HbSS, avaliação da função renal e hepática, glicemia, hemograma, coagulograma, risco cirúrgico cardiológico, radiografia de tórax e medição de HbA e S.

Pacientes com disfunção pulmonar ou história de múltiplas internações devem ser internados 24 horas antes para hidratação venosa. Durante o procedimento cirúrgico e no pós-operatório, deve-se dar atenção redobrada a oxigenação, hidratação, temperatura corporal, equilíbrio acidobásico e posição do paciente.

■ Apresentação clínica crônica

A hidroxiureia é utilizada nos pacientes falcêmicos por aumentar a produção de hemoglobina fetal (HbF), reduzir a leucometria, diminuir a expressão de moléculas de adesão, reduzindo fenômenos inflamatórios e de vasoclusão. É um medicamento que comprovadamente reduz as complicações da doença falciforme, tendo papel fundamental na prevenção de complicações agudas e disfunção crônica.

Em alguns centros de referência, o transplante de medula óssea tem sido utilizado com bons resultados na cura de pacientes de evolução grave com irmãos compatíveis não portadores de anemia falciforme.

■ Conclusão

Avanços no manejo da doença falciforme têm alterado drasticamente a perspectiva e a qualidade de vida desses pacientes. A sobrevida média há 40 anos ficava em torno de 14 anos, mas atualmente alcança 50 anos de idade.

A implementação de medidas de prevenção de infecções e estratégias para manejo, vacinação, avanços na terapia de transfusão, utilização de hidroxiureia, triagem para detecção de lesões de órgãos-alvo com intervenção precoce têm ampliado a expectativa e a qualidade de vida.

■ Bibliografia

Booth C, Inusa B, Obaro SK. Infection in sickle cell disease: a review. International Journal of Infectious Diseases. 2010; 14:e2-e12.

Brasil. Ministério da Saúde. Doença falciforme: condutas básicas para tratamento. Brasília: Secretaria de Atenção Básica à Saúde, 2012.

Claster S, Vichinsky EP. Managing sickle cell disease. BMJ. 2003; 327:1151-5.

Hoffman R, Benz EJ, Shattil SJ, Furie B, Silberstein L, McGlave P et al. Hematology: basic principles and pratice. 5th ed. Elsevier, 2009.

Orkin S, Nathan D, Ginsburg D, Look AT, Fisher DE, Lux SE. Nathan and Oski's hematology and oncology of infancy and childhood. 7th ed. Philadelphia: Saunders Elsevier, 2009.

Sobota A, Sabharwal V, Fonebi G, Steinberg M. How to prevent and manage infection in sickle cell disease. British Journal of Haematology. 2015; 170(6):757-67.

Strouse JJ, Heeney MM. Hydroxyurea for the treatment of sickle cell disease: efficacy, barriers, toxicity and management in children. Pediatr Blood Cancer. 2012; Aug 59(2):365-71.

World Health Organization. WHO guidelines on the pharmacological treatment of persisting pain in children with medical illness. Geneva: WHO. 2012.

HEMATOLOGIA E ONCOLOGIA

101 DISTÚRBIOS HEMORRÁGICOS

Ludmila Coutinho de Aguiar e Soraia Rouxinol

■ Introdução

Hemostasia é o nome dado ao processo fisiológico que permite estancar o sangramento. Graças à hemostasia, é possível controlar um sangramento e manter a integridade vascular.
De forma didática, dividimos a hemostasia em 4 fases:
- Resposta vascular: contração do vaso
- Hemostasia primária: formação do tampão plaquetário
- Hemostasia secundária: estabilização do trombo plaquetário pela formação de uma rede de fibrina
- Fibrinólise.

■ Tipos de sangramento
Alterações plaquetárias

Manifestações principais em pele e mucosas, como petéquias (Figura 101.1A), púrpuras, epistaxe, equimoses (Figura 101.1B), menorragia e hemorragia do trato gastrintestinal.

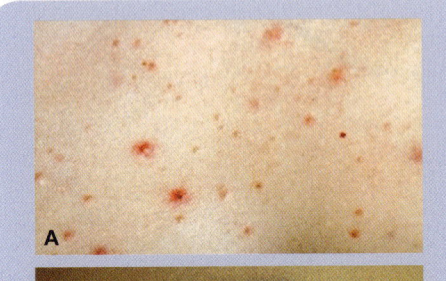
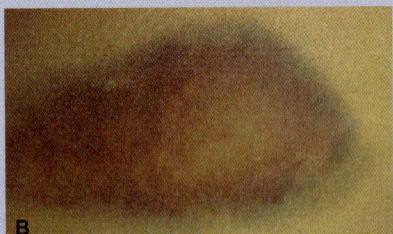
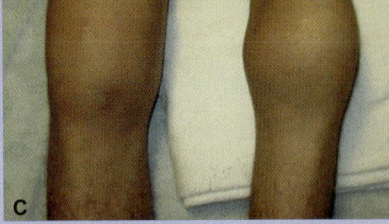

Figura 101.1 Manifestações hemorrágicas. **A.** Petéquias. **B.** Equimose. **C.** Hemartrose.

Alterações da fase secundária da coagulação

Predominam em órgãos e tecidos internos. As alterações mais frequentes são hemartrose (Figura 101.1C), hematoma dissecante profundo, hematomas musculares.

■ Causas de sangramento

As hemorragias podem ocorrer por situações que causem alterações na via primária e/ou secundária (Quadro 101.1).

■ Distúrbios na hemostasia primária

Constituem alterações de vasos e plaquetas. As plaquetas são fragmentos celulares que derivam do citoplasma de megacariócitos. Quando reduzidas em número ou com defeito na função, podem ocasionar sangramento. As plaquetas apresentam vida média de 7 a 10 dias. O valor normal varia de 150.000 a 450.000/mm^3.

Abordagem ao paciente com plaquetopenia

- Anamnese: tipo de sangramento relatado, evolução, tempo de manifestação, uso de substâncias, relato de febre, história familiar
- Exame físico: devem-se avaliar hepatoesplenomegalia e o local de apresentação do sangramento cutaneomucoso (áreas de traumas apenas ou sangramentos difusos)

QUADRO 101.1 Causas de sangramentos.

Distúrbios primários
- Distúrbios imunes: PTI, púrpura neonatal, colagenose (doenças autoimunes)
- Disfunções plaquetárias: trombastenia de Glanzmann, síndrome de Bernard-Soulier, distúrbios de grânulos plaquetários, uso de substâncias
- Diminuição de produção: malignidades, aplasias, displasias, plaquetopenias congênitas, infecções
- Consumo acelerado: CIVD, SHU(a), hiperesplenismo, hemangiomas gigantes (síndrome de Kasabach-Merritt)
- Doença de von Willebrand
- Pseudoplaquetopenias: agregados

Distúrbios secundários
- Diminuição de fatores da coagulação: hemofilia, hepatopatias, deficiência de vitamina K (hereditárias ou adquiridas)
- Aumento de consumo: CIVD
- Uso de substâncias: antagonistas da vitamina K

CIVD: coagulação intravascular disseminada; SHU(a): síndrome hemolítico-urêmica atípica; PTI: púrpura trombocitopênica idiopática.

- Hemograma e esfregaço de sangue periférico: avaliar se as demais séries sanguíneas estão normais. No esfregaço é possível observar o tamanho das plaquetas, grumos plaquetários e/ou pseudoplaquetopenia
- Sorologias: HIV, hepatite B, hepatite C, vírus Epstein-Barr (EBV), citomegalovírus (CMV), dengue
- Coagulograma pode ajudar quando se suspeita de coagulação intravascular disseminada (CIVD) ou meningococcemia.

Púrpura trombocitopênica imune (PTI)

Doença adquirida, com produção de anticorpos contra antígenos da superfície das plaquetas, sendo as plaquetas destruídas de forma precoce pelo sistema reticuloendotelial. Há sangramento cutaneomucoso (petéquias, púrpuras, epistaxes, gengivorragias, sangramento na cavidade oral, sangramento conjuntival, no trato gastrintestinal ou geniturinário e menos comumente hemorragia no sistema nervoso central [menos de 1%]). Estima-se uma incidência de 1 em 10.000 crianças por ano. Pico de incidência entre 2 e 8 anos de idade, sem predileção sexual. O diagnóstico é feito após exclusão de outras causas de redução de plaquetas. Não há hepatoesplenomegalia e o paciente apresenta bom estado geral. Em geral ocorre 2 a 3 semanas após quadros virais ou vacinação. A plaquetopenia varia de moderada a forte intensidade, mas os sangramentos graves são raros com plaquetometria superior a 10.000/mm³.

A PTI classifica-se em aguda (menos de 3 meses de evolução); aguda persistente (entre 3 e 6 meses de evolução) e crônica (mais de 6 meses de evolução). Na criança, a PTI aguda é a mais comum. Em geral, limitada e de bom prognóstico em mais de 80% dos casos.

Diagnóstico

- < 100 mil plaquetas/mm³ (há centros que consideram 150 mil/mm³)
- Bom estado geral
- Ausência de hepatoesplenomegalia
- Medula óssea com aumento de megacariócitos. A necessidade de mielograma na PTI aguda ainda está em debate. Existe um consenso de que esse exame não é necessário se o manejo inicial for observacional ou com o uso de imunoglobulinas
- É um diagnóstico de exclusão.

Tratamento

Na maioria dos casos, a doença é autolimitada, não necessitando de terapia. O principal objetivo na PTI é manter um valor plaquetário capaz de prevenir sangramentos graves. Não há consenso em relação ao valor mínimo plaquetário que estabeleça o início de tratamento. O paciente deve ser avaliado individualmente. Entre os medicamentos comumente utilizados, os mais frequentes são:
- Glicocorticoide: prednisona 1 a 2 mg/kg/dia durante 2 a 3 semanas (em muitos serviços, primeira opção de tratamento)
- Imunoglobulina humana intravenosa (IGIV): usada em casos de sangramento, risco à vida e/ou plaquetas inferiores a 10 mil/mm³. Dose total de 2 g/kg, dividida em 2 a 5 dias
- Metilprednisolona: dose de 30 mg/kg/dia nos refratários à prednisona e à IGIV.

Principalmente nos pacientes de evolução aguda persistente e crônicos há necessidade de acompanhamento regular na hematologia. Em casos de traumas e acidentes, deve-se procurar serviço de emergência. Pode haver recuperação da contagem plaquetária após vários anos, entretanto, em alguns casos raros, há indicação de esplenectomia.

Plaquetopenia neonatal aloimune

Advém da presença de aloanticorpos maternos que cruzam a barreira placentária e se ligam a antígenos na membrana das plaquetas. A sensibilização materna pelos antígenos presentes nas plaquetas do feto pode ocorrer ainda na primeira gravidez. Clinicamente são, em sua maioria, assintomáticos. Podem ocorrer sangramentos nas plaquetopenias acentuadas (< 20 mil/mm³). Os neonatos com sangramento e/ou plaquetopenia inferior a 30 mil/mm³ devem receber transfusão de plaquetas fenotipadas ou maternas. Mais de 80% evoluem com recuperação nas semanas seguintes ao nascimento.

Síndrome hemolítico-urêmica (SHU)

Anemia hemolítica microangiopática caracterizada por trombose capilar e necrose por isquemia. Os rins são o órgão-alvo mais intensamente afetado, mas outros órgãos também podem ser lesionados, como intestino e sistema nervoso. Tipicamente sucede uma doença diarreica com sangramento provocada pela *Escherichia coli* e mais frequentemente atingindo lactentes e crianças pequenas. Outros patógenos produtores de verotoxina também podem estar associados, como *Shigella*, *Salmonella* e *Campylobacter*. Insuficiência renal aguda após episódio de diarreia êntero-hemorrágica, aumento de lactato desidrogenase (LDH), anemia microangiopática e trombocitopenia sugerem o diagnóstico clássico de SHU. O tratamento clássico constitui-se em medidas de apoio para manter boa função renal e antibioticoterapia específica.

Síndrome hemolítico-urêmica atípica (SHUa)

Doença semelhante ao quadro de SHU, porém sem antecedente de diarreia sanguinolenta com possibilidade de história familiar, STECH-SHU negativa (ausência de associação a infecção por *E. coli*), atividades de ADAMTS-13 > 5%. O tratamento mais recente com melhor resultado indica o uso de anticorpo monoclonal, eculizumabe, e medidas de apoio.

Pseudoplaquetopenias

A contagem plaquetária está falsamente reduzida. Ocorre a formação de grumos plaquetários *in vitro* induzida por anticoagulantes, como o EDTA. O diagnóstico pode ser feito com uso de outros anticoagulantes, leitura imediata após a coleta (sem o uso de anticoagulantes) e contagem manual de plaquetas. A avaliação da hematoscopia com lâmina sem anticoagulante é indispensável ao diagnóstico.

Doenças do *pool* plaquetário

Constituem síndromes de deficiência no conteúdo dos grânulos plaquetários que podem causar sangramento: síndrome de Wiskott-Aldrich (eczemas, plaquetopenias e infecções recorrentes); síndrome de Chédiak-Higashi (infecções recorrentes, alterações nos fagócitos, tendência a sangramentos); síndrome de Hermansky-Pudlak (albinismo oculocutâneo parcial, alterações nos macrófagos e tendência a sangramentos). Há plaquetopenia leve a moderada com tempo de sangramento aumentado e teste de agregação plaquetária alterado. Em casos de sangramentos indica-se transfusão de plaquetas.

Plaquetopenias por fármacos

Várias medicações podem levar à plaquetopenia com ou sem sangramentos: diazepam, sulfonamidas, heparina, quinina, rifampicina, penicilina, entre outros, por formação de anticorpos contra o complexo formado entre as plaquetas e as medicações. A suspensão da medicação normaliza as plaquetas na maioria das vezes. Alguns pacientes, porém, necessitam de corticosteroides e transfusão de plaquetas.

Sequestro esplênico

Decorre de fagocitose e destruição precoce de plaquetas. Ocorre sequestro de mais de 50% das plaquetas circulantes. Podem levar a esta situação: esplenomegalias como em linfomas; mielofibrose, doença de Gaucher, leucemia mieloide crônica (LMC), esquistossomose, leishmaniose, entre outros.

Antiagregantes plaquetários

O uso do AAS (ácido acetilsalicílico) atua com inativação na enzima ciclo-oxigenase, e reduz a produção de tromboxano, alterando a agregação plaquetária. O clopidogrel e a ticlopidina atuam de forma diferente do AAS, bloqueando o receptor de ADP das plaquetas. Podem levar também a plaquetopenia, além da disfunção. Devem ser suspensos 7 a 10 dias antes de procedimentos invasivos.

Doença de von Willebrand (DvW)

É a coagulopatia hereditária mais frequente no mundo (cerca de 1% da população). Representa um defeito qualitativo e/ou quantitativo do fator de von Willebrand (FvW). Sangramentos mucocutâneos, principalmente epistaxe, hemorragias na cavidade oral e menorragia são características clínicas. A história familiar é bastante relevante para o diagnóstico.

O fator de Von Willebrand é uma proteína multimérica produzida no endotélio e nos megacariócitos. Atua formando pontes entre as glicoproteínas plaquetárias e o endotélio, iniciando a adesão plaquetária e o processo de formação do trombo plaquetário. O FvW forma um complexo com o fator VIII, protegendo-o de degradação e inativação.

Subtipos da DvW. Tipo 1 – deficiência quantitativa parcial do FvW (70% dos casos); tipo 2 – deficiência qualitativa do FvW – subdividido em 2A; 2B; 2M e 2N; tipo 3 – deficiência quantitativa quase completa do FvW, com grave repercussão clínica.

Laboratório
- Hemograma: anemia hipocrômica com reticulocitopenia (sangramentos frequentes)
- Plaquetas normais ou reduzidas

- Tempo de tromboplastina parcial ativada (TTPa) pode estar prolongado
- Tempo de sangramento e função plaquetária (alta sensibilidade e especificidade baixa)
- Antígeno do FvW, função do fator VIII, atividade do cofator de ristocetina, agregação plaquetária induzida pela ristocetina; teste de ligação ao FVIII; análise multimérica.

Tratamento
- Medidas locais
- Antifibrinolíticos
- Estrógenos e progestógenos
- Desmopressina (DDAVP®)
- Concentrados de FvW-VIII.

Púrpura trombocitopênica trombótica (PTT)

Deficiência na enzima ADAMTS-13, que cliva o FvW em moléculas menores. Esses grandes multímeros potencializam o efeito da adesão e agregação plaquetárias ao endotélio. Caracteriza-se por anemia hemolítica microangiopática, plaquetopenia, febre, alterações neurológicas e renais. É rara na infância. O tratamento utiliza plasmaférese.

Síndrome de Bernard-Soulier

Doença autossômica dominante, rara, com plaquetopenia, produção de plaquetas gigantes (macroplaquetas) e diminuição da adesão e da agregação plaquetárias. O tempo de sangramento é prolongado e há aumento de megacariócitos na medula óssea. Ocorrem sangramentos cutaneomucosos, gastrintestinais e menorragias. Nas hemorragias indica-se transfusão de plaquetas.

■ Distúrbios na hemostasia secundária

As deficiências dos fatores de coagulação podem ocorrer de forma isolada ou combinada, provocando ou não distúrbios hemorrágicos, e podem ser hereditárias ou adquiridas. Os fatores da coagulação mais frequentemente identificados como deficientes são os fatores VIII e IX que caracterizam as hemofilias. Outras deficiências de fatores de coagulação podem ocorrer e necessitam de reposição por meio de complexos de fatores no caso de hemorragias ou procedimentos invasivos. Nos casos em que complexos de fatores não estejam disponíveis ou sejam fabricados, é indicada a reposição com plasma fresco ou crioprecipitado, conforme o fator deficiente.

Hemofilia A/deficiência de fator VIII (FVIII)

Doença genética, ligada ao cromossomo X, com incidência de 1 caso para 10 mil. A doença nem sempre é herdada (30% dos casos são adquiridos). Existe uma subdivisão em grave (FVIII < 1%), moderada (FVIII entre 1 e 5%) e leve (fator VIII entre 5 e 30%).

Na doença grave, podem ocorrer manifestações hemorrágicas intensas, ainda no primeiro ano de vida. Os sangramentos podem comprometer as articulações, músculos, mucosas e até mesmo o sistema nervoso central. O coagulograma mostra tempo de atividade de protrombina (TAP) normal e TTPa alongado (relação paciente/padrão > 1,3). O diagnóstico pode ser confirmado pelo nível de FVIII. O tratamento consiste em transfusões do fator deficiente.

Hemofilia B/deficiência do fator IX (FIX)

Doença genética ligada ao cromossomo X, incidência de 1 caso em 60 mil. Há deficiência do fator IX. O sangramento ocorre nos casos graves.

Coagulograma. TAP normal e TTPa alterado. O nível de fator IX confirma o diagnóstico. O tratamento consiste em infusão do concentrado do fator IX.

Deficiência de vitamina K

Existem fatores de coagulação que dependem da vitamina K. Nas situações em que há deficiência dessa vitamina, há diminuição desses fatores com possibilidade de sangramentos. Há uma redução na carboxilação dos fatores II, VII, IX, X, proteínas C e S. Há TAP alongado e TTPa normal.

Coagulação intravascular disseminada (CIVD)

Situação em que há ativação conjunta dos sistemas de coagulação e fibrinolítico. Ocorre depósito intravascular de fibrina, resultando em complicações trombóticas e consumo associado de plaquetas e fatores da coagulação, com sangramento intenso. Associa-se microangiopatia a disfunção orgânica e choque.

Etiologia
Sepse, lesão tecidual difusa, malignidades, toxinas, SHU, PTT e outras.

Diagnóstico
Aumento de TAP e TTPa com diminuição do número de plaquetas.

Tratamento
Medidas de apoio para manutenção da vida, transfusões e resolução da causa subjacente.

■ Bibliografia

Blanchette V, Bolton-Maggs P. Childhood immune thrombocytopenic purpura: diagnosis and management. Hematol Oncol Clin North Am. 2010; 24(1):249-73.

British Committee for Standards in Haematology. General Haematology Task Force. Guidelines for the investigation and management of idiopathic thrombocytopenic purpura in adults, children and in pregnancy. Br J Haematol. 2003; 120(4):574-96.

Orkin SH, Nathan DG, Ginsburg D et al. Nathan and Oski's hematology of infancy and childhood. 7. ed. Philadelphia: Saunders Elsevier, 2009.

Rodeghiero F et al. Standardization of terminology, definitions and outcome criteria in imune thrombocytopenic purpura in adults and children: report from an international working group. Blood. 2009; 113(11):2386-93.

HEMATOLOGIA E ONCOLOGIA

102 TROMBOSE

Danielle Tavares Vianna Jácome e Soraia Rouxinol

■ Introdução

O termo "trombose" é empregado para designar a formação de massa sólida composta pelos elementos do sangue no interior de um vaso sanguíneo (venoso ou arterial) ou mesmo em uma cavidade circulatória (p. ex., câmaras cardíacas). É um evento raro na infância, com incidência estimada de 0,07 a 0,14 caso por 10.000 crianças, acometendo principalmente lactentes menores de 1 ano e adolescentes. A trombose arterial é ainda mais rara. A taxa de mortalidade direta associada a um evento trombótico na infância é de 1,5 a 2,2% com significativa morbidade, como a síndrome pós-trombótica, déficit de crescimento, perda de função orgânica após oclusão arterial ou déficits neurológicos e neurocognitivos secundários a um evento trombótico cerebral. É resultado do desequilíbrio entre os elementos anticoagulantes e pró-coagulantes, responsáveis por manter a fluidez do sangue no interior dos vasos. Classicamente, três fatores podem contribuir para a perda desse equilíbrio: estase sanguínea, lesão da parede vascular e estados de hipercoagulabilidade – conhecidos como *tríade de Virchow*. Essas condições podem ser adquiridas ou hereditárias.

■ Diagnóstico

Anamnese

Devem-se avaliar a presença de um evento trombótico prévio e as condições do evento (tipo, localização, associação ou não a fatores de riscos), informações sobre sangramentos prévios, comorbidades renais e hepáticas, entre outros. Também deve-se investigar a história familiar de trombofilias hereditárias, tromboses idiopáticas, infartos agudos do miocárdio e/ou acidentes vasculares encefálicos isquêmicos em parentes com menos de 40 anos e abortamentos recorrentes.

Exame físico

A trombose pode se manifestar com uma ampla gama de sinais e sintomas clínicos, dependendo do vaso acometido (Quadro 102.1).

Exames de imagem
- Ecocardiograma com Doppler colorido – ultrassonografia
- Tomografia computadorizada
- Ressonância magnética
- Cintigrafia de ventilação/perfusão.

Exames laboratoriais na apresentação aguda
- Hemograma completo
- Coagulograma
- D-dímero
- Funções renal e hepática.

■ Diagnóstico de trombofilia

O termo "trombofilia" caracteriza um estado de hipercoagulabilidade com tendência aumentada à trombose. Em geral, nas trombofilias hereditárias, a deficiência em controlar a geração de trombina ou a incapacidade de neutralizar a sua ação contribuem para o mau funcionamento do sistema natural de anticoagulação, favorecendo a ocorrência de trombose (Quadro 102.2).

■ Tratamento

A terapia antitrombótica em crianças com trombose venosa profunda (TVP) objetiva reduzir o risco de morte devido a trombose extensa ou embolização, reduzir a incidência de retrombose, reduzir a incidência de síndrome pós-trombótica e manter a perviedade do vaso onde isso for clinicamente relevante.

Anticoagulação

Em crianças com primeiro evento de TVP, a anticoagulação (Quadro 102.3) inicialmente deve ser feita com heparina não fracionada (HNF) ou heparina de baixo peso molecular (HBPM) por pelo menos 5 dias, quando se pode iniciar o uso de antagonistas da vitamina K (AVK – cumarínicos), que apesar de serem administrados por via oral e, portanto, dispensarem a necessidade de infusão venosa, exigem ajustes frequentes da dose por meio de medição de INR – o que pode ser um problema na população pediátrica. Além disso, apresentam absorção errática e influenciada pela alimentação, maior risco de sangramentos e contraindicação no período neonatal. O uso de HBPM tem sido preferido em neonatos, em pacientes com necessidade de anticoagulação e alto risco de sangramento, além de pacientes com dificuldade de acesso venoso para administração e monitoramento da terapia com HNF (Quadro 102.4). Em nosso serviço, optamos pelo anticoagulação inicial com HBPM, mantida de acordo com a situação pelo tempo necessário (Quadro 102.5). Quando necessário terapia por tempo prolongado, optamos pela substituição por AVK com controle de INR por Coagulocheck® (Roche), que dispensa a punção venosa, diminuindo a chance de erros de coleta – comuns nesse período. Quando não disponível essa metodologia, os AVK deverão ser controlados pelo INR (Quadro 102.6). Ainda no início da anticoagulação, após 72 horas de uso de HBPM em dose plena a cada 12 horas, aplicamos a dose total a cada 24 horas. Quando em uso de HNF, não utilizamos dose de ataque.

QUADRO 102.1 — Sinais e sintomas em relação ao sítio da trombose e exames de imagem sugeridos.

Sítio da trombose	Sinais e sintomas	Sugestão de exames de imagem
TVP de membros superiores/inferiores	Dor, edema, alteração da cor, circulação colateral, calor, alterações de sensibilidade, déficit funcional do membro; pode ser assintomática	USG com Doppler;* TC com contraste/RM;** venografia***
Síndrome de veia cava superior, TVP de jugular e intratorácica	Dor e edema cervical e em face ± sintomas associados à TVP em membro superior; pode ser assintomática	USG com Doppler (baixa sensibilidade para TVP intratorácica);* TC com contraste/RM;** venografia (maior sensibilidade para TVP intratorácica)***
TVP de veia cava inferior e veia ilíaca comum	Dor lombar, em nádegas e/ou abdome ± sintomas associados a TVP em membro inferior; pode ser assintomática	USG com Doppler;* TC com contraste/RM;** venografia***
Trombose em átrio direito	Bradicardia, taquiarritmia, sopro cardíaco novo, dispneia, insuficiência cardíaca; pode ser assintomática	Ecocardiograma
Tromboembolismo pulmonar	Dor torácica inexplicada ou respiração com falta de ar, dor torácica pleurítica, tosse, hemoptise, taquipneia, taquicardia, choque; pode ser asintomática	TC espiral,* scan V/Q,** RM/angiografia pulmonar***
Trombose de veia porta/hepática/mesentérica/esplênica	Dor abdominal localizada e/ou difusa ± hepatoesplenomegalia, circunferência abdominal aumentada ± ascite; pode ser assintomática	USG com Doppler;* TC com contraste/RM**
Trombose de veia renal	Dor abdominal/flancos, hematúria, oligúria, massa abdominal e plaquetopenia	USG com Doppler*
Trombose arterial de membros superiores/inferiores	Dor, palidez, redução da temperatura local, ausência de pulso ou necrose (sinal tardio)	USG com Doppler*
Trombose do SNC, infarto isquêmico arterial, trombose de seio venoso	Sintomas neurológicos gerais: cefaleia, alteração do nível de consciência, náuseas, êmese, convulsão (comum em recém-nascidos) e/ou déficit neurológico focal	RM;* TC com contraste venoso** RM;* TC com contraste arterial**

RM: ressonância magnética; SNC: sistema nervoso central; TC: tomografia computadorizada; TVP: trombose venosa profunda; USG: ultrassonografia. *Primeira opção. **Segunda opção. ***Terceira opção. (Adaptado de Blanchette et al., 2013.)

QUADRO 102.2 — Principais mecanismos fisiopatológicos de trombofilia e exames laboratoriais relacionados.

Fatores pró-coagulantes elevados	Fatores anticoagulantes naturais reduzidos	Resistência ao mecanismo de anticoagulação natural	Mediadores bioquímicos de lesão endotelial	Atividade antifibrinolítica aumentada
▪ Fator VIII elevado ▪ Mutação G20210A da protrombina	▪ Deficiência de proteína C ▪ Deficiência de proteína S ▪ Deficiência de antitrombina III	▪ Fator V de Leiden (resistência à proteína C ativada)	▪ Anticoagulante lúpico ▪ Anticorpos anticardiolipina ▪ Anticorpos anti-β_2-glicoproteína 1 ▪ Homocisteína aumentada	▪ Lipoproteína (a) aumentada

Novos anticoagulantes orais

Recentemente, novos anticoagulantes foram aprovados para prevenção e tratamento de trombose venosa e fibrilação atrial em adultos. Entretanto, sua utilização na população pediátrica ainda está em estudo. Eles podem ser administrados por via parenteral ou oral e podem ser divididos em dois grandes grupos: inibidores diretos de trombina (bivalirudina e argatrobana – via parenteral; e dabigatrana – via oral) e inibidores do FXa (fondaparinux – via parenteral; e rivaroxabana – via oral). Para crianças com TIH, a argatrobana tem sido apontada como melhor opção para anticoagulação.

A duração da terapia de anticoagulação varia de acordo com as circunstâncias clínicas no momento do evento trombótico. Se o evento ocorreu na presença de fatores de risco (infecção, uso de cateteres profundos, câncer, síndrome nefrótica etc.), a anticoagulação deve ser feita até remoção do fator de risco e pelo período mínimo de 3 meses. Nos casos de TVP idiopática, a duração deve ser de 6 meses a 1 ano. Nos pacientes com dois eventos trombóticos ou com síndrome de anticorpos antifosfolipídicos, a anticoagulação tende a ser vitalícia.

Dentre as principais complicações do uso de anticoagulantes, destacam-se:
- Hemorragias: hemorragias secundárias ao uso de heparina podem ser corrigidas com o uso do antídoto sulfato de protamina intravenoso (mais efetivo para neutralização de hemorragias relacionadas ao uso de HNF); hemorragias secundárias ao uso de cumarínico podem ser

QUADRO 102.3	Principais anticoagulantes usados em pediatria.			
	Mecanismo de ação	Dose	Monitoramento do tratamento	Complicações/ advertências
Heparina não fracionada	Catalisa a ação da antitrombina III	Dose inicial: 75 U/kg IV em 10 min Dose de manutenção: ■ ≤ 1 ano de idade: 28 U/kg/hora ■ > 1 ano de idade: 20 U/kg/hora	TTP 4 h após dose inicial e monitorar dose de heparina para manter TTP 2,5 vezes o valor normal (Quadro 102.4)	Hemorragia Trombocitopenia induzida por heparina
Heparina de baixo peso molecular	Catalisa a ação da antitrombina III – com alta inibição do FXa (atividade anti-FXa)	< 2 meses de idade: ■ Dose terapêutica: 1,5 mg/kg SC a cada 12 h ■ Dose profilática: 1,5 mg/kg SC 1 vez/dia > 2 meses de idade: ■ Dose terapêutica: 1 mg/kg SC a cada 12 h ■ Dose profilática: 1 mg/kg SC 1 vez/dia	Anti-FXa após 3 doses; depois disso, 1 vez/semana 3 a 4 h após administração da HBPM (Quadro 102.5)	Hemorragia Trombocitopenia induzida por heparina (TIH) Ajuste em pacientes com insuficiência renal
Cumarínico (varfarina)	Inibição da formação dos fatores vitamina K-dependentes (II, VII, IX e X)	Dose inicial: 0,2 a 0,1 mg/kg (máximo de 10 mg) 1 vez/dia durante 3 a 5 dias Dose manutenção: ■ Lactentes: 0,32 mg/kg/dia ■ Adolescentes: 0,09 mg/kg/dia	INR do TP (Quadro 102.6)	Hemorragia Efeito pró-trombótico inicial

FXa: fator Xa; HBPM: heparina de baixo peso molecular; INR: razão normalizada internacional; IV: via intravenosa; SC: via subcutânea; TP: tempo de protrombina; TTP: tempo de tromboplastina parcial.

QUADRO 102.4	Ajuste da dose de heparina não fracionada de acordo com o tempo de tromboplastina parcial ativada (TTPa).			
TTPa vezes o normal	Bólus (unidades/kg)	Mudança na dose (unidades/kg/h)	Intervalo de monitoramento do TTPa (horas)	
< 2	50	Aumentar em 20%	4	
2	–	Aumentar em 10%	4	
> 2	–	Não mudar	4	
2,5	–	Não mudar	24	
> 2,5	–	Reduzir em 20%	4	
> 3	–	Reduzir em 10%	4	

TTPa: tempo de tromboplastina parcial ativada. (Fonte: Lanzkowisky, 2011.)

revertidas com uso de vitamina K. Nos casos graves, o uso de plasma fresco congelado pode ser necessário
- Trombocitopenia induzida por heparina (TIH): complicação incomum que se inicia 5 a 15 dias após o início do uso de heparina, com significativa morbimortalidade. Pode estar associada a eventos trombóticos. A interrupção do uso de heparina resultará na normalização da plaquetometria.

Trombólise e trombectomia

O uso de trombolíticos na infância é reservado para os casos graves de trombose arterial ou venosa com risco à vida ou de perda do membro ou do órgão afetado. A trombólise pode ser feita de forma sistêmica ou por cateter e é contraindicada em pacientes com sangramento ativo, com lesão na cabeça, traumatismo/cirurgia recente, reanimação cardiopulmonar recente, distúrbios de sangramento hereditários e hipertensão arterial sistêmica (HAS) descontrolada. Dentre as opções de trombolíticos estão: rt-PA, uroquinase e estreptoquinase. A trombectomia pode ser uma opção terapêutica em casos de trombos no pós-operatório imediato de cirurgia cardíaca, trombose aórtica, entre outros. Tanto em casos de trombólise quanto de trombectomia, é necessário o uso simultâneo de terapia de anticoagulação.

Meias compressivas

Em adultos com trombose nos membros inferiores é consenso o uso diário de meias elásticas compressivas por pelo menos 2 anos após o evento trombótico a fim de reduzir o risco de síndrome pós-trombótica. Entretanto, essa orientação ainda não é consenso na infância.

QUADRO 102.5	Ajuste da dose de heparina de baixo peso molecular (HBPM) de acordo com nível de anti-FXa.
Nível de anti-FXa (unidades/mℓ)*	Mudança na dose
< 0,35	Aumentar em 25%
< 0,5	Aumentar em 10%
0,5 a 1	Não mudar
> 1	Reduzir em 20%
> 1,5	Reduzir em 30%
> 2	Suspender a dose por 24 h

*Dosar o nível do anti-FXa 4 h após cada dose de HBPM até alcançar 0,5 a 1 unidade/mℓ, depois 1 vez/semana, 4 h após a dose. (Fonte: Lanzkowisky, 2011.)

QUADRO 102.6	Ajuste da dose de manutenção do cumarínico de acordo com INR.
INR	Mudança na dose
1,1 a 1,4	Aumentar em 20%
1,5 a 1,9	Aumentar em 10%
2 a 3	Não mudar
3,1 a 3,5	Reduzir em 10%
> 3,5	Suspender a dose até INR < 3,5; retornar com dose 20% menor

INR: razão normalizada internacional. (Fonte: Lanzkowisky, 2011.)

Filtro de veia cava

O uso de filtro na veia cava inferior objetiva evitar tromboembolismo pulmonar em pacientes com contraindicação à anticoagulação ou, quando, apesar da anticoagulação adequada, ocorre progressão da trombose no membro inferior ou comprova-se a ocorrência de microembolização pulmonar. Porém, por dificuldades técnicas, não é empregado em menores de 12 anos.

■ Trombose venosa neonatal

Os recém-nascidos constituem um grupo de maior risco para ocorrência de trombose venosa devido à diminuição natural da atividade de fatores anticoagulantes (antitrombina III, proteína C e proteína S) e da fibrinólise (níveis plasmáticos de plasminogênio mais baixos). Trombose de veia renal é o evento trombótico espontâneo mais comum, também podendo ocorrer trombose das veias cava, porta e hepática. Mais de 80% dos eventos trombóticos venosos em neonatos são relacionados a cateteres venosos centrais. Em especial nesta população, o risco de sangramento e os benefícios obtidos da anticoagulação ou trombólise precisam ser cuidadosamente avaliados para definir a melhor conduta.

■ Trombose venosa relacionada com cateter

Nos casos de trombose relacionada com cateter venoso central, idealmente o cateter deve ser removido após 3 a 5 dias de terapia de anticoagulação, que deve ser mantida pelo período de 3 meses. Entretanto, se o cateter não puder ser removido e estiver funcionando, a anticoagulação profilática deve ser mantida até que sua remoção seja possível. Antes da remoção, a realização de novo exame de imagem é aconselhável para evitar secção e embolização de parte do trombo, caso este não tenha se estabilizado.

■ Conclusão

A maioria das condutas em trombose e anticoagulação na infância são extrapoladas de estudos em adultos e muitas dessas experiências são frutos da vivência de cada serviço de forma individualizada. Experiências isoladas com novos anticoagulantes orais em crianças deverão ser publicadas em curto período. Todos os esforços devem ser voltados para diminuir os riscos de mortalidade e morbidade, mas também diminuir danos futuros permanentes que afetem a qualidade de vida, como nas síndromes pós-trombóticas. As inúmeras dificuldades relacionadas com a anticoagulação perene nessa faixa etária com AVK e a falta de apresentação adequada das HBPM para uso em neonatos e lactentes são problemas adicionais encontrados pelos pediatras.

■ Bibliografia

Blanchette VS et al. Sickkids handbook of pediatric thrombosis and hemostasis. Canada. 2013.
Lanzkowisky P. Manual of pediatric hematology and oncology. 5. ed. USA. 2011.
Monagle P et al. Antithrombotic therapy in neonates and children guideline. 9th ed. ACCP guidelines. Chest. 2012; vol. 141.

HEMATOLOGIA E ONCOLOGIA

103 TRANSFUSÃO DE HEMOCOMPONENTES E HEMODERIVADOS

Elisabeth Frossard

■ Introdução

A medicina transfusional, área da ciência que teve seu cunho científico no ano de 1900 com a descoberta dos grupos sanguíneos do sistema ABO por Karl Landsteiner, vem se tornando cada vez mais específica e tecnológica. O século 20 foi marcado por muitos avanços nesta especialidade, com as descobertas de outros sistemas de grupos sanguíneos, mas também de doenças que podem ser transmitidas pela transfusão de sangue. Com o início do século 21, o aprimoramento de testes sorológicos e imuno-hematológicos tornaram a transfusão de sangue mais segura. Neste contexto, abre-se um olhar ainda mais refinado, que é a transfusão em pacientes pediátricos portadores de doenças que podem ser curadas e que no decorrer deste tratamento necessitam de terapia transfusional com componentes ou derivados sanguíneos. A finalidade é transfundir com menos risco possível e com mais benefícios para os pequenos pacientes. Deve haver exposição ao menor número possível de doadores e com maior compatibilidade entre os grupos sanguíneos eritrocitários, diminuindo assim as chances de doenças transmissíveis e aloimunizações, respectivamente. Os efeitos colaterais ou reações transfusionais estão descritos no tópico "Hemoderivados" deste capítulo.

■ Classificação

Os produtos do arsenal hemoterápico são os *hemocomponentes* e *hemoderivados*. Os hemocomponentes são obtidos de uma unidade de sangue total (ST), por meio de processos físicos (centrifugação, refrigeração, congelamento e descongelamento) no próprio serviço de medicina transfusional. São eles: concentrado de hemácias (CH), plasma (PL), concentrado de plaquetas (CP), crioprecipitado (CRIOPPT) e concentrado de granulócitos (CG). Há outra forma mais complexa e específica de adquirir estes hemocomponentes mediante coleta por aférese. Os hemoderivados são produtos feitos em escala industrial e os que estão disponíveis para uso no Brasil são: albumina, cola de fibrina, complexo protrombínico, fator IX, fator VIII, fator VIII recombinante, fator de von Willebrand e imunoglobulina.

Transfusões de sangue em crianças com peso corporal de até 10 kg devem ser aliquotadas em bolsas pediátricas, por sistema fechado e de um único doador. Isto reduz a exposição ao sangue de vários doadores. Em crianças maiores, nem sempre é possível utilizar o sangue de um mesmo doador mais de uma vez. É importante que este manejo seja avaliado por um médico hemoterapeuta.

■ Sangue total

As indicações para transfusões de sangue total são restritas, pois após a coleta os hemocomponentes são separados e colocados em temperatura adequada a cada um, preservando assim suas capacidades fisiológicas. Por isso, o uso do sangue total reconstituído pela junção de uma unidade de concentrado de hemácias compatível com o plasma fresco congelado tem o mesmo benefício. As indicações estão descritas no Quadro 103.1.

Volume. Na exsanguinotransfusão, duas trocas de volemia do paciente removem em torno de 85% da bilirrubina sérica. Em recém-nascido com 3 kg e volemia de 80 mℓ/kg, seria necessária uma unidade de sangue total.

■ Hemocomponentes

As indicações do hemocomponentes são diferenciadas pelas suas propriedades e estão contidas no Quadro 103.2.

Concentrado de hemácias (CH)

A transfusão de CH é uma terapia importante para um desfecho de sucesso no tratamento de muitas crianças prematuras, no tratamento do câncer, nas doenças hematológicas, nos receptores de transplantes e nos pacientes submetidos a cirurgias. Embora salve vidas, a transfusão de CH não é isenta de risco, ou seja, o risco e o benefício de uma transfusão devem ser bem avaliados. O CH deve ser compatível e homólogo (mesmo grupo sanguíneo). As complicações de uma transfusão de CH podem levar a morbidades que devem ser consideradas por se tratar de crianças que têm possibilidade de uma vida longa, por isso maiores serão os custos. Além disto, as complicações pós-transfusão têm risco aumentado de mortalidade. Os acordos científicos referem que a transfusão de CH deve ser feita quando a capacidade de carrear oxigênio para os tecidos estiver diminuída. Normalmente o gatilho para indicar uma transfusão de CH em crianças é menor que nos adultos. As crianças toleram

---

QUADRO 103.1 Indicações para transfusão de sangue total.

- Exsanguinotransfusão (doença hemolítica do recém-nascido, hiperbilirrubinemia com risco de *kernicterus*)
- *Bypass* cardiopulmonar (conduta controversa)
- Oxigenação por membrana extracorpórea (não há protocolos definidos)

TRANSFUSÃO DE HEMOCOMPONENTES E HEMODERIVADOS

QUADRO 103.2 Indicações e volume para transfusão de hemocomponentes.

Hemocomponentes	Indicação	Volume
Concentrado de hemácias	Aumentar a capacidade de transporte de oxigênio	10 a 15 mℓ/kg
Concentrado de plaquetas (CP)	Tratamento de sangramentos por baixa de plaquetas, nas trombocitopenias graves e nas doenças por defeitos qualitativos de plaquetas	5 a 10 mℓ/kg (aférese) ou 1 CP a cada 10 kg. Cada unidade de CP está suspensa em 65 mℓ de plasma, portanto recomenda-se calcular 10 mℓ/kg de peso deste volume para pacientes menores de 6 quilos
Plasma fresco congelado	Tratamento dos sangramentos por deficiência de múltiplos fatores da coagulação	10 a 15 mℓ/kg
Crioprecipitado	Na deficiência dos fatores XIII e I (hipofibrinogenemia ou disfibrinogenemia), em que há sangramento ou na realização de processos invasivos, caso não haja concentrado liofilizado de fatores XIII e I, respectivamente. Na deficiência de fator de von Willebrand (FvW), se a vasopressina for contraindicada ou não houver concentrado liofilizado de FvW disponível	1 a 2 U a cada 10 kg de peso
Concentrado de granulócitos	Neutropenia (neutrófilos < 500/mm³) com infecção documentada e não responsiva ao tratamento por 24 a 48 h em pacientes com hipoplasia mieloide responsiva. Coletado por aférese com melhor quantidade em doadores estimulados com corticosteroide. Deve ser irradiado antes de ser transfundido e a transfusão realizada o mais rápido possível	1×10^9/kg com boa resposta

níveis de hemoglobina (Hb) e hematócrito (Ht) menores, pois a maioria não apresenta doenças cardiorrespiratórias ou vasculares concomitantes à doença de base. A decisão de realizar uma transfusão de CH baseia-se no contexto clínico e suas causas (infiltração da medula óssea, eritropoese ineficaz, perda sanguínea, hemólise e outros), mas deve levar em conta os exames laboratoriais. E a partir da indicação e escolha do produto, devemos perguntar: O paciente terá melhora? Existe uma terapia alternativa? Os benefícios serão maiores que os riscos? Os Quadros 103.3 e 103.4 resumem as indicações de CH em lactentes menores de 4 meses e maiores de 4 meses, respectivamente.

Volume. A transfusão de CH é calculada em um volume de 10 mℓ/kg de peso corporal de concentrado de hemácias. Isto eleva a Hb em 2 a 4 g/dℓ ou Ht entre 6 e 12%, se o paciente não estiver sangrando. Este cálculo é feito para pacientes com peso corporal até 20 kg já que uma unidade de CH tem em torno de 200 mℓ de hemácias. Acima de 20 kg recomenda-se uma unidade de CH, que deve elevar o hematócrito em 3 a 5%. Se a bolsa de sangue contiver solução de SAG-M, o aumento de Ht será menor, pois este CH tem em torno de 60% de hematócrito. Nos pacientes com cardiopatias, recomenda-se um volume de 5 mℓ/kg.

Os procedimentos especiais como fenotipagem eritrocitária, aférese, desleucocitação, irradiação e lavagem do hemocomponentes estão descritos adiante em "Procedimentos especiais para transfusão de hemocomponentes".

Tempo de infusão. A transfusão de CH tem que ser bem acompanhada durante todo o procedimento, com avaliação dos sinais vitais e temperatura axilar a cada 15 minutos na primeira hora e a cada 30 minutos na segunda hora em diante.

QUADRO 103.3 Indicações para transfusão de concentrado de hemácias em pacientes < 4 meses de idade.

Hb < 7 g/dℓ / Ht < 20%	■ Com baixa contagem de reticulócitos e sintomas de anemia (taquicardia, taquipneia, sucção débil)
Hb < 10 g/dℓ / Ht < 30%	■ Com < 35% de O_2 em capacete (*hood*) ou com cateter de O_2 nasal
	■ Sob pressão aérea positiva contínua (CPAP)/ventilação controlada intermitente (VMI) com ventilação mecânica com P média < 6 cmH_2O
	■ Apneia significativa ou bradicardia
	■ Taquicardia significativa ou taquipneia (FC > 180 bpm por 24 h)
	■ Perda sanguínea aguda
	■ Ganho reduzido de peso (ganho < 10 g/dia durante 4 dias, recebendo = 100 kcal/kg/dia)
Hb < 12 g/dℓ / Ht < 36%	■ Sob capacete (*hood*) de O_2 > 35%
	■ Com CPAP/VMI com P média = 6 a 8 cmH_2O
Hb < 15 g/dℓ / Ht < 45%	■ Sob oxigenação de ECMO
	■ Com cardiopatia congênita cianótica
	■ RN < 1 semana e muito baixo peso

CPAP: pressão positiva contínua nas vias respiratórias; ECMO: oxigenação por membrana extracorpórea; Hb: hemoglobina; Ht: hematócrito; RN: recém-nascido; VMI: ventilação mandatória intermitente.

QUADRO 103.4	Indicações para transfusão de concentrado de hemácias (CH) em pacientes > 4 meses de idade.
Hb < 8 g/dℓ/ Ht < 24%	Anemia sintomática. Em pacientes assintomáticos a transfusão de CH é realizada quando Hb atinge 7 g/dℓ
Hb < 13 g/dℓ/ Ht < 39%	Doença pulmonar grave
	Oxigenação por membrana extracorpórea
Perda sanguínea aguda > 15% da volemia total	
Anemia pré-operatória significativa sem outras terapêuticas corretivas disponíveis	

Uma transfusão deve ser realizada em no máximo 4 horas. A aloimunização é um efeito colateral que pode ser evitado, realizando transfusões de CH compatível no fenótipo Rh e Kell, que são os sistemas de grupos sanguíneos mais imunogênicos, naqueles pacientes com anemias hereditárias como a doença falciforme.

Concentrado de plaquetas

As transfusões de CP estão indicadas nas trombocitopenias. No Quadro 103.5 estão os distúrbios associados à trombocitopenia. Ao transfundir plaquetas, deve-se respeitar o grupo sanguíneo do sistema ABO. As plaquetas não têm antígeno Rh, mas os CP podem conter um pouco de hemácias dentro da bolsa, e mesmo que haja menos de 1 mℓ, este volume de hemácias é capaz de aloimunizar um paciente. Embora se tenha alguns estudos (ensaios) do limiar clínico hemostático em crianças, que indique transfusão de plaquetas, a maioria deles ainda se baseia em estudos de adultos. O Quadro 103.6 mostra o "gatilho" para indicação de CP em recém-nascidos e crianças maiores de 4 meses a escolares, e o Quadro 103.7 em crianças com contagem de plaquetas normais. Fatores como febre, sangramento ativo, alterações de coagulação e procedimentos cirúrgicos podem levar ao não aproveitamento da transfusão de plaquetas e assim não permitindo o alcance do limiar esperado. Pacientes politransfundidos com CP podem produzir anticorpos contra os antígenos do sistema HLA e os antígenos plaquetários específicos. Isso pode ocasionar uma refratariedade plaquetária, e o paciente passa a não aproveitar as transfusões de CP, ou seja, não eleva o número de plaquetas.

Volume. Normalmente se indica 1 (uma) unidade de CP para cada 10 kg de peso corporal. Cada unidade de plaquetas eleva em 10.000/mm^3 o número de plaquetas em um indivíduo adulto, mas em crianças este aumento pode ser maior, principalmente em neonatos e lactentes. O nível clínico de plaquetas difere de acordo com a idade. Os prematuros têm limiar de plaquetas mais alto que os recém-nascidos a termo. Se as plaquetas forem *obtidas por aférese* – plaquetaférese – recomendam-se 10 mℓ/kg de peso, pois as plaquetas colhidas por aférese estão suspensas em plasma, um volume aproximado de 300 mℓ.

Tempo de infusão. Cada unidade de CP (suspenso em 65 mℓ de plasma) em pacientes pediátricos deve ser infundida por 15 a 20 minutos em média. A coleta de plaquetas por aférese (plaquetaférese) está contida em um volume maior de plasma, em torno de 300 mℓ plasma. Neste caso o tempo de infusão do CP será maior.

QUADRO 103.5	Distúrbios associados à trombocitopenia em crianças.		
Infecções	▪ Viral	Imunes	▪ PTI
	▪ Bacteriana		▪ LES
	▪ Fúngica		▪ Síndrome de Evans
	▪ CIVD		▪ Púrpura pós-transfusão
Medicamentos	▪ Antibióticos		▪ Indução pela heparina
	▪ Anti-histamínicos		
	▪ Antimaláricos	Congênita	▪ Trombocitopenia sem irradiação
	▪ Antiepilépticos		▪ Trombocitopenia amegacariocítica
	▪ Antineoplásicos		▪ Anemia de Fanconi
Neoplasias	▪ Leucemia		▪ Síndrome de Wiskott-Aldrich
	▪ Linfoma		▪ Síndrome de Felty
	▪ Neuroblastoma		▪ Anomalia de May-Heglin
	▪ Rabdomiossarcoma		▪ Síndrome de Sebastian
	▪ Sarcoma de Ewing		▪ Síndrome de Bernard-Soulier
	▪ Meduloblastoma		▪ Síndrome de Alport

CIVD: coagulação intravascular disseminada; LES: lúpus eritematoso sistêmico; PTI: púrpura trombocitopênica imune.

TRANSFUSÃO DE HEMOCOMPONENTES E HEMODERIVADOS

QUADRO 103.6	Indicações para transfusão de plaquetas.	
Recém-nascido		
A termo	< 10.000/mm³	Contagens de plaquetas < 10.000/mm³ com falha de produção. Se o paciente tiver um risco maior para sangramento, este valor pode ser considerado mais alto
	< 30.000/mm³	Falha na produção
Recém-nascido prematuro enfermo		
Estável clinicamente	< 50.000/mm³	Com sangramento ativo
		Se submetidos a procedimentos invasivos e com falha de produção
Com risco de sangramento intracraniano ou CIVD	100.000/mm³	Com risco de sangramento intracraniano. Este "gatilho" é usado por alguns autores como conduta, devido a falta de evidências
Lactentes > 4 meses a escolares		
Profilático	5.000 a 10.000/mm³	Falha na produção
Com sangramento	50.000/mm³	Se submetido a grande cirurgia ou sangramento ativo
	50.000 a 100.000/mm³	Hemorragia, CIVD e outros problemas de coagulação
	≥ 100.000/mm³	Se sistema nervoso central
Procedimentos cirúrgicos ou invasivos	> 20.000 a 50.000/mm³	Punção lombar para coleta de liquor ou quimioterapia
Crianças em qualquer idade		
Tratamento de malignidade (oncológico)	< 10.000/mm³	Febril, séptico, ou com sangramento vivo
	30.000 a 50.000/mm³	Em tratamento intensivo, com mucosite
	< 50.000/mm³	Punção lombar
	50.000 a 100.000/mm³	Procedimentos cirúrgicos ou invasivos moderados

CIVD: coagulação intravascular disseminada.

Plasma fresco congelado (PFC)

A transfusão de PFC tem sua indicação em caso de sangramento por deficiência de múltiplos fatores da coagulação com coagulograma alterado, mostrando tempo de protrombina (TP) e/ou tempo de tromboplastina parcial ativado (TTPa) com relação paciente/controle maior que 1,3. Outras indicações estão descritas no Quadro 103.8. Nos casos de sangramento são indicadas as soluções coloides e cristaloides. O PFC tem indicação se houver sangramento com perda de uma a duas volemias, pois a partir deste volume podemos ter comprometimento da hemostasia por deficiência de fatores da coagulação. O uso de hemostáticos farmacológicos deve ser considerado nestes casos. Cada unidade de fator da coagulação está contida em 1 mℓ de plasma e sabe-se que 50% de atividade dos fatores de coagulação é capaz de manter a hemostasia. Os fatores da coagulação V e VIII são chamados de fatores lábeis, pois têm meia-vida em torno de 8 horas. O fator VIII contém duas frações: uma anticoagulante e outra o fator de von Willebrand, que participa na adesão e agregação plaquetárias. As contraindicações ao uso de PFC estão descritas no Quadro 103.9.

Volume. Geralmente administram-se 10 mℓ/kg de peso corporal até 20 kg. A partir deste peso, faz-se uma unidade de PFC. A transfusão deve ser iniciada mais lentamente e observados os sinais vitais, em um tempo entre 2 e 4 horas. Se houver alargamento dos tempos de coagulação e sangramento, a indicação é administrar plasma a cada 8 horas, devido à meia-vida dos fatores lábeis da coagulação. Neste caso, mantemos a transfusão por 3 dias, pois o fator de von Willebrand participa na adesão e na agregação plaquetárias e este tempo é importante à formação do trombo plaquetário.

QUADRO 103.7	Indicações para transfusão de plaquetas em pacientes com contagem de plaquetas normal.
Sangramento ativo em associação a defeito qualitativo das plaquetas	Com qualquer contagem
Sangramento excessivo e inexplicável em paciente a ser submetido ao *bypass* cardiopulmonar	Com qualquer contagem
Paciente em ECMO	< 100.000/mm³
	Alta contagem de plaquetas e sangrando

ECMO: oxigenação por membrana extracorpórea.

QUADRO 103.8	Indicações para transfusão de plasma fresco congelado.
Sangramento ativo	CIVD, falência hepática, TTPa alargado
Procedimento invasivo	TP e TTPa alargados (relação P/C > 1,3)
Situações emergenciais com necessidade de reversão da anticoagulação	Uso de varfarina
Hemoderivados específicos não disponíveis	Antitrombina III, deficiência de proteína C ou S, FII, FV, FX e FXI
Plasmaférese terapêutica	Reposição de fatores se houver alargamento dos tempos de coagulação

CIVD: coagulação intravascular disseminada; TP: tempo de protrombina; TTPa: tempo de tromboplastina parcial ativada.

QUADRO 103.9	Contraindicações para transfusão de plasma fresco congelado.

- Expansor volêmico
- Fonte de imunoglobulina
- Sangrias por poliglobulia
- Sangramentos sem coagulopatia ou sem alteração dos fatores da coagulação
- Correção do coagulograma sem sangramento
- Septicemias
- Imunodeficiências
- Grandes queimados
- Reposição de albumina
- Hipovolemias agudas (com ou sem hipoalbuminemia)

Crioprecipitado

É proveniente de uma unidade de plasma fresco congelado que, quando descongelado a 4°C, forma uma camada de precipitação que contém fator XIII (fator estabilizante de fibrina), fator VIII – fração coagulante e de von Willebrand, fator I (fibrinogênio) e fibronectina. Atualmente seu uso está restrito devido aos hemoderivados liofilizados específicos para tratamento da hemofilia, da doença de von Willebrand e da hipofibrinogenemia ou afibrinogenemia. A transfusão de CRIOPPT está indicada quando o paciente tem nível de fibrinogênio menor que 80 mg/dℓ, como nos casos de infecções graves como septicemia e CIVD, em que há consumo de fibrinogênio. O seu uso transfusional para tratamento da doença de von Willebrand é indicado somente em casos de falta do fator de von Willebrand.

Volume. Está contido em 15 a 20 mℓ de plasma e uma unidade contém em torno de 180 a 250 mg de fibrinogênio que tem meia-vida de 4 a 6 dias. Normalmente se faz 1 unidade para cada 10 kg de peso corporal.

Concentrado de granulócitos (CG)

O CG é adquirido por meio de coleta em máquina de aférese. O doador de aférese recebe uma injeção de dexametasona ou fator de crescimento (G-CFS) para aumentar a quantidade de granulócitos circulantes. A transfusão de CG tem indicação restrita a pacientes com neutropenia profunda e prolongada (< 500 neutrófilos/mm^3) e infecção documentada e refratária à terapia por pelo menos 24 a 48 horas, em um cenário de hipoplasia mieloide reversível (Brasil, 2014). Outros estudos randomizados indicam que os benefícios da transfusão de CG ainda não estão bem comprovados, mostrando que há controvérsias.

■ Procedimentos especiais para transfusão de hemocomponentes

Alguns cuidados na clínica hemoterápica, embora tenham um custo adicional para um atendimento adequado ao paciente, são extremamente benéficos, pois evitam reações transfusionais e permitem melhor aproveitamento do componente. Dependendo da doença de base, do tratamento que está sendo realizado ou do medicamento que está em uso, esses procedimentos especiais têm sua indicação. São eles:
- *Fenotipagem eritrocitária* (Quadro 103.10) do paciente e doador, evitando assim aloimunização
- *Aférese transfusional* que coleta os hemocomponentes do doador de sangue para transfusão no receptor através de máquina para aféreses. A plaquetaférese é o procedimento mais comum e permite uma transfusão com maior quantidade do componente em menor volume. A aférese terapêutica que remove um hemocomponente específico do paciente para fins de tratamento tem indicações precisas. São classificadas em quatro categorias (Schwartz *et al.*, 2013). São elas:
  ○ Categoria I: doenças em que a aférese é aceitável como terapia de primeira linha, tanto com único tratamento como em conjunto com outras modalidades terapêuticas

QUADRO 103.10	Indicações para transfusão de hemocomponentes fenotipados.
Mulher em idade fértil com pesquisa para anticorpos irregulares (PAI) contra eritrócitos negativa	Respeitar o fenótipo para sistemas Rh e Kell
Receptor com PAI positiva	Realizar transfusão de concentrado de hemácias (CH) antígeno negativo para o anticorpo
Transfusões simples em pacientes portadores de doença falciforme	Respeitar o fenótipo para antígenos mais imunogênicos dos sistemas Rh (C, c, E, e) e Kell (K)
Transfusões de troca em pacientes portadores de doença falciforme	Respeitar o fenótipo para antígenos mais imunogênicos dos sistemas Rh (C, c, E, e) e Kell (K) e também o sistema Kidd (JK^a, JK^b), pois fixa complemento e pode causar hemólise

- Categoria II: doenças em que a aférese é aceitável como terapia de segunda linha, tanto como único tratamento como em conjunto com outras modalidades terapêuticas
- Categoria III: o papel da aférese não está bem estabelecido. A decisão deve ser individualizada
- Categoria IV: doenças em que evidências publicadas demonstram ou sugerem que a aférese seja ineficaz ou danosa.

A *plasmaférese* é o procedimento mais comum. Citamos no Quadro 103.11 doenças que se incluem nas Categorias I e II, tratamentos de primeira e segunda linhas:
- *Desleucocitação* (Quadro 103.12) realizada através do uso de filtros, que retiram os leucócitos dos CH e CP, evitando assim a formação de anticorpos contra antígenos do sistema HLA
- *Irradiação* (Quadro 103.13) – os CH e CP são irradiados com raios gama na dose 2.500 cGy, evitando reações

QUADRO 103.11	Indicações para plasmaférese terapêutica – primeira e segunda linhas.
Primeira linha	
Categoria I Doenças em que a aférese é aceitável como terapia de primeira linha, tanto como único tratamento como em conjunto com outras modalidades terapêuticas	■ Síndrome de Guillain-Barré (polineuropatia desmielinizante inflamatória aguda) ■ Vasculites associadas ao ANCA (anticorpos IgG contra antígenos no citoplasma de granulócitos neutrófilos), *diálise-dependente* e hemorragia pulmonar difusa: doença de Wegener (granulomatose), glomerulonefrite rapidamente progressiva, poliangiite microscópica ■ Síndrome de Goodpasture (doença antimembrana basal glomerular) diálise-independente com hemorragia pulmonar difusa ■ Polirradiculoneuropatia desmielinizante inflamatória crônica ■ Crioglobulinemia (grave e sintomática) ■ Glomerulosclerose segmentar focal (transplante renal recorrente) ■ Síndrome hemolítico-urêmica (autoanticorpo para fator H) ■ Hiperviscosidade em gamopatias monoclonais sintomáticas e por profilaxia com rituximabe ■ Transplante de fígado ABO-*incompatível* (dessensibilização de doador vivo) ■ Miastenia *gravis* (moderada a grave, pré-timectomia) ■ Polineuropatias associadas a paraproteinemia por IgG, IgA, IgM ■ Exacerbação de PANDAS (transtornos neuropsiquiátricos autoimunes pediátricos associados a infecções por *Streptococcus*); coreia de Sydenham ■ Transplante renal ABO-*compatível* (rejeição mediada por anticorpos, dessensibilização de doador vivo e prova cruzada positiva devido a anticorpo específico anti-HLA) ■ Transplante renal ABO-*incompatível* (dessensibilização de doador vivo) ■ Microangiopatia trombótica associada ao medicamento ticlopidina (antiagregante plaquetário) ■ Púrpura trombocitopênica trombótica ■ Doença de Wilson fulminante
Segunda linha	
Categoria II Doenças em que a aférese é aceitável como terapia de segunda linha, tanto como único tratamento como em conjunto com outras modalidades terapêuticas	■ Encefalomielite disseminada aguda ■ Anemia hemolítica autoimune por anticorpos frios e risco à vida ■ Síndrome de anticorpos antifosfolipídio com manifestações catastróficas (grave, com falência de múltiplos órgãos devido à trombose) disseminada e resistente ao tratamento com anticoagulantes ■ Transplante alogênico de células-tronco de medula óssea e periféricas com incompatibilidade por ABO ■ Síndrome hemolítico-urêmica atípica com mutações em proteínas reguladoras da via alternativa do complemento ■ Síndrome miastênica de Lambert-Eaton ■ Esclerose múltipla com desmielinização aguda do SNC ■ Mieloma múltiplo associado a nefropatia ■ Síndrome de Devic (neuromielite óptica aguda; autoimune) ■ Intoxicação ou envenenamento por cogumelos ■ Doença de Refsum – doença autossômica recessiva por aumento de ácido fitânico no plasma (ácido graxo) ■ Lúpus eritematoso sistêmico grave ■ Anticorpos contra canais de potássio dependentes da voltagem (doenças autoimunes – neuromiotomia ou síndrome de Isaacs)

HLA: antígeno leucocitário humano.

QUADRO 103.12	Indicações para transfusão de hemocomponentes desleucocitados.
Reduzir aloimunização por HLA e evitar reação transfusional febril não hemolítica, reação transfusional enxerto-hospedeiro e imunossupressão	▪ Hemoglobinopatias ▪ Anemias hemolíticas hereditárias ▪ Síndromes de imunodeficiências congênitas ▪ Transplante de medula óssea ▪ Aplasia de medula ▪ Leucemia mieloide aguda
Prevenção de infecção por CMV	▪ Paciente HIV-positivo com sorologia negativa para CMV ▪ Candidato a transplante de órgãos e medula óssea se doador e receptor forem negativos para CMV ▪ Transfusão intrauterina ▪ Recém-nascidos prematuros e de baixo peso (1.200 g) de mães CMV-negativas ou com sorologia desconhecida
História de duas reações febris não hemolíticas	
Doenças onco-hematológicas graves até esclarecimento diagnóstico	

CMV: citomegalovírus; HIV: vírus da imunodeficiência humana; HLA: antígeno leucocitário humano; SNC: sistema nervoso central.

graves de altas morbidade e mortalidade como a reação transfusional do tipo enxerto contra hospedeiro
- *Lavagem dos CH e CP em soro fisiológico* a fim de remover a maior quantidade possível de proteínas plasmáticas dos hemocomponentes. Este procedimento é realizado em sistema fechado preferencialmente, ou se por sistema aberto, em condições que possibilitem o menor risco de contaminação. Neste caso, o produto deve ser usado o mais rápido possível. As indicações para este procedimento estão descritas no Quadro 103.14.

▪ Efeitos colaterais das transfusões de hemocomponentes

As transfusões de hemoderivados não estão isentas de reações transfusionais. Citamos as reações no Quadro 103.15.

▪ Hemoderivados

Os hemoderivados são produtos provenientes do fracionamento do plasma humano, produzidos em escala industrial, que utilizam tecnologias de pasteurização, solvente/detergente, tratamento pelo calor, purificação ou tecnologia de DNA recombinante para tratamento de coagulopatias hereditárias graves ou deficiência de proteínas coagulantes. A tecnologia utilizada produz inativação viral e permite o uso do produto com mais segurança. As características, indicações, contraindicações e efeitos colaterais dos produtos industriais mais utilizados estão descritos no Quadro 103.16.

QUADRO 103.13	Indicações para transfusão de hemocomponentes irradiados.
Fetos/crianças de 0 a 1 ano	
▪ Transfusão intrauterina ▪ Recém-nascidos prematuros (inferior a 28 semanas) e/ou de baixo peso (1.200 g) ▪ Imunodeficiências congênitas ▪ Pacientes submetidos a exsanguinotransfusão devido a DHRN	
Crianças > 1 ano/adultos	
▪ Imunodeficiências congênitas ▪ Receptor de concentrado de plaquetas HLA-compatíveis ▪ Receptor com qualquer grau de parentesco com o doador ▪ Lúpus ou qualquer condição que requeira tratamento com fludarabina, cladribina, desoxicoformicina ▪ Receptor de transplante de órgãos sólidos em uso de imunossupressores ▪ Pós-transplante de medula óssea autóloga ou alogênico; de célula progenitora hematopoética (CPH) de cordão umbilical ou placenta ▪ Linfomas, leucemia mieloide aguda e anemia aplásica em tratamento quimioterápico ou imunossupressor (ou recente, em geral < 6 meses)	

DHRN: doença hemolítica do recém-nascido; HLA: antígeno leucocitário humano.

QUADRO 103.14	Indicações para transfusão de hemocomponentes lavados.
Risco de hiperpotassemia	▪ Transfusão de grande volume (> 20 mℓ/kg) ou se realizada em pequeno espaço de tempo ▪ Neonatos e crianças pequenas com falência renal, grave acidose e hiperpotassemia
Pacientes com infecções graves com possibilidade de ativação dos antígenos T da cripta das hemácias e reação com anticorpo anti-T do plasma de indivíduos adultos	▪ Enterocolite necrosante, principalmente os que requeiram cirurgias ▪ Crianças septicêmicas que requeiram cirurgias ▪ Síndrome hemolítico-urêmica associada a infecção por *Streptococcus pneumoniae*
Reações alérgicas graves com história prévia associadas a transfusões anteriores	▪ Se não responderem ao uso de anti-histamínico e corticosteroides
Reação anafilática com história prévia associadas a transfusões anteriores	▪ Pacientes com deficiência em IgA, haptoglobina ou transferrina

TRANSFUSÃO DE HEMOCOMPONENTES E HEMODERIVADOS

QUADRO 103.15 Reações transfusionais não infecciosas.

Tipo de reação			Etiologia	Sinais/sintomas	Tratamento
Imunes	Imediata	Hemolítica aguda	Reação entre antígenos e anticorpos da classe IgM	Calafrio, febre, ansiedade, dor torácica e ao longo da infusão venosa, hemoglobinúria, hipotensão, oligúria, CIVD (sangramento pelos pontos de punção)	Hidratação adequada: soro fisiológico, lactato de Ringer Diurético: furosemida – 1 a 2 mg/kg – para aumentar fluxo em córtex renal. Manitol pode ser usado. Deve-se manter fluxo urinário maior que 100 mℓ/hora nas 24 h seguintes Corticosteroide: hidrocortisona Dopamina: pode ser necessária (baixas doses, 5 mℓ/kg/min aumenta débito cardíaco e vascularização renal) Manutenção do equilíbrio eletrolítico, da pressão arterial e perfusão periférica Manutenção do débito urinário (observar a cor da urina) Oxigenação e, se necessário, broncodilatadores Manutenção dos níveis de hemoglobina e hematócrito Transfusão de sangue compatível Manutenção da temperatura corporal dentro da normalidade Solicitação de coagulograma, observando parâmetros para o caso de se desenvolver coagulação intravascular disseminada Heparinização para evitar CIVD Se houver sinais de insuficiência renal aguda (oligúria, anúria), iniciar tratamento com diálise Caso se desenvolva CIVD, transfusão de plasma fresco congelado, concentrado de plaquetas e crioprecipitado podem ser necessários
		Febril não hemolítica	Elevação da temperatura axilar até 37,8°C se paciente inicia transfusão sem febre ou elevação > 1°C da temperatura inicial se paciente estiver com febre	Febre, calafrio, palidez, cefaleia, vômito	Antitérmico, transfusões de sangue desleucocitadas
		Alérgica	Anticorpos da classe IgG ou IgE contra proteínas do plasma do doador ou do receptor	Lesões urticariformes, rubor	Anti-histamínico oral, IM ou IV, broncodilatadores ou corticosteroides nas reações graves, hemácias e plaquetas lavadas
		Anafilática	Anticorpos da classe IgA contra proteínas do plasma do doador	Tosse, dispneia, náuseas, vômito, broncospasmo, eritema, dor torácica, hipotensão, diarreia, edema periorbitário, choque, dispneia, edema de laringe	Anti-histamínico oral, IM ou IV, broncodilatadores ou corticosteroides nas reações graves, hemácias e plaquetas lavadas. Epinefrina (adrenalina) solução 1:1.000 – iniciar com 0,01 mℓ, subcutânea, imediatamente, com intervalos de 5 a 15 min. Em caso de maior gravidade, aplicar IV. Broncodilatador (aminofilina ou nebulização) e anti-histamínicos. Corticosteroide IV – evita o risco de recorrência. Estabilizar pressão arterial (hipotensão). Uso de expansor plasmático (soluções coloides e cristaloides). Intubação endotraqueal e oxigenoterapia, se necessário. Transfusão de componentes sanguíneos isentos de IgA (hemácias lavadas ou congeladas)

(Continua)

QUADRO 103.15 Reações transfusionais não infecciosas. (Continuação)

Tipo de reação			Etiologia	Sinais/sintomas	Tratamento
Imunes	Imediata	Edema pulmonar não cardiogênico	Anticorpos contra antígenos leucocitários no sangue do doador (anti-HLA classe I ou II) ou anticorpos contra neutrófilos, com liberação de histamina e serotonina e ativação do sistema de complemento	Hipoxemia, falência respiratória, hipotensão, febre, edema pulmonar bilateral	Antibioticoterapia para gram-negativo e positivo. Terapia para choque: esteroides e vasopressores como dopamina, ventilação respiratória, manter função renal e equilíbrio hidreletrolítico
		Bystander hemolysis	Reação imune devido a reação antígeno-anticorpo que provoca lise da hemácia (citólise), inclusive das que não têm o antígeno correspondente e mesmo as autólogas. Parece haver participação de complemento	Icterícia, anemia e hemólise	Corticosteroide (prednisona). Sangue compatível
	Tardia	Hemolítica tardia	Resposta anamnéstica ou resposta imunológica secundária, com rápida produção de anticorpos pelo linfócito de memória do receptor contra os antígenos estranhos do doador	Esplenomegalia, hepatomegalia, palidez cutânea que se intensificam nas 48 e 72 h, aparecendo posteriormente icterícia e queda do hematócrito e hemoglobina, podendo ter febre	Transfusão de sangue fenotipado, compatível. Estudo imuno-hematológico a cada transfusão. Observar urina
		Aloimunização	Resposta imunológica primária do organismo, resultante da exposição por parte do receptor aos antígenos eritrocitários estranhos do doador após uma ou mais transfusões de concentrado de hemácias	Mau aproveitamento da transfusão, esplenomegalia, hepatomegalia, palidez cutânea, queda do hematócrito e/ou hemoglobina	De acordo com a gravidade dos sintomas. Em geral são mais leves. Controle da diurese. Evitar o dano renal – hemoglobinúria. Manter níveis de Hb/Ht e transfusão compatível
		Púrpura pós-transfusão	Produção de aloanticorpo como resposta anamnéstica ou resposta imune secundária, contra o antígeno HPA-1a (PIA)	Queda abrupta de plaquetas para em torno de 10.000/mℓ 10 a 15 dias após transfusão de plaquetas, hematúria, melena e sangramento vaginal	Avaliar contagem de plaquetas e fazer coagulograma. Avaliar hemoglobina e/ou hematócrito. Transfusão de plaquetas com antígeno HPA-1a negativo (2%). Informar ao SMT o quadro de púrpura pós-transfusão
		Reação E × H	Os linfócitos T do doador reagem com expansão clonal agredindo os tecidos do receptor imunologicamente suscetível, levando a uma pancitopenia refratária com sangramento e complicações infecciosas	Eritrodermia ou dermatite descamativa, que se inicia em palma das mãos, lóbulo da orelha e face, enterocolite com diarreia aquosa, hepatite, pancitopenia, febre	Realizar tipagem antigênica confirmando presença de linfócitos do doador na circulação do receptor. Irradiação de todos os componentes sanguíneos com 25 Gy de irradiação gama – césio-137 ou cobalto-60 antes da transfusão

(Continua)

TRANSFUSÃO DE HEMOCOMPONENTES E HEMODERIVADOS

QUADRO 103.15 Reações transfusionais não infecciosas. *(Continuação)*

Tipo de reação			Etiologia	Sinais/sintomas	Tratamento
Não Imunes	Imediata	Contaminação bacteriana	Causada por endotoxinas de bactérias após transfusão de sangue, principalmente plaquetas	Febre, calafrio, hipotensão, pele seca e ruborizada, dor muscular, dor abdominal, vômito, diarreia com sangue, hemoglobinúria, choque, insuficiência renal e coagulação intravascular disseminada	Antibioticoterapia para gram-negativo e positivo. Terapia para choque: esteroides e vasopressores como dopamina, ventilação respiratória, manter função renal e equilíbrio hidreletrolítico
		Sobrecarga circulatória	Infusão rápida de sangue em pequeno espaço de tempo levando a sobrecarga circulatória	Dispneia, ortopneia, tosse, taquicardia, hipertensão sistólica com elevação da pressão em mais de 50 mmHg, dispneia, anormalidades eletrocardiográficas, mostrando contrações ventriculares prematuras, cefaleia, dor precordial e tosse	Diurético intravenoso. Sangria nos casos graves
		Hemólise (dano físico/químico à hemácia)	Uso de soluções hipotônicas (glicose 5% em água) e hipertônicas (glicose a 50%) que correm em Y (ípsilon), provocando destruição do eritrócito	Hemoglobinemia e/ou hemoglobinúria	Baseia-se, principalmente, em evitar dano renal. O suporte a ser dado dependerá da gravidade dos sinais e sintomas desencadeados. Hidratação, diurético, corticosteroide, controle da diurese, manter equilíbrio hidreletrolítico e níveis de Ht e Hb. Pacientes sob anestesia, observar hipotensão
	Tardia	Sobrecarga de ferro	Múltiplas transfusões de concentrado de hemácias (mais de 100) elevando a carga de ferro em patologias dependente de transfusões	Diabetes, cirrose, miocardiopatia	Deferasirox – quelante do ferro VO

CIVD: coagulação intravascular disseminada; Hb: hemoglobina; Ht: hematócrito; IM: via intramuscular; IV: via intravenosa; SMT: serviço médico transfusional; VO: via oral.

QUADRO 103.16	Derivados do plasma sanguíneo, características, indicações e contraindicações.				
Hemoderivado	Característica/ apresentação/dose	Indicações aprovadas (FDA)	Indicações geralmente aceitas (sem comprovação científica)	Contraindicações	Efeitos adversos
Imunoglobulina	Concentrado de gamaglobulinas plasmáticas em uma solução aquosa, provenientes de um *pool* de plasma tratado com solvente/detergente para inativação viral Frasco-ampola de liofilizado para diluente (água para injetáveis): 0,6 g/10 mℓ, 3 g/50 mℓ, 9 g/150 mℓ Dose: em média é de 400 mg/kg/dia durante 2 a 5 dias até 1 g/kg/dia Na doença de Kawasaki se faz a 2 g/kg/dia, dose única As doses de manutenção podem ser administradas em intervalos de 2 a 8 semanas	Deficiências imunes primárias (hipo/agamaglobulinemia, deficiência seletiva de anticorpo e infecção recorrente com deficiência de classe ou subclasse de globulinas) Deficiências imunes secundárias (leucemia linfocítica crônica; prevenção de pneumonia por citomegalovírus após transplante de células-tronco hematopoéticas e redução de infecção bacteriana em criança com AIDS) Imunocitopenias (púrpura trombocitopênica idiopática crônica, agudas em crianças) Doenças autoimunes (doença de Kawasaki)	Imunocitopenias (aplasia pura de células vermelhas); doenças autoimunes (síndrome de Guillain-Barré, miastenia *gravis*, dermatomiosites)	De acordo com o processo da doença, o produto deve ser usado com cautela e monitoramento. Nos pacientes com insuficiência renal, deficiência de IgA, comprometimento pulmonar ou sobrecarga de volume	Sintomas leves e transitórios: cefaleia, febre, rubor, hipotensão. Sintomas mais graves: taquicardia, dor lombar, dispneia, vômitos, insuficiência renal, meningite asséptica, reação anafilática grave, edema pulmonar, eczema, artrite, aperto no peito, lesão pulmonar aguda relacionada à transfusão, tromboembolismo, trombose arterial (infarto agudo do miocárdio, AVE), sobrecarga de volume, CIVD
Albumina	A partir de *pool* de plasma preparado por processo com álcool frio seguido de inativação pelo calor de 60°C por 10 h, para inativar os vírus de hepatite e HIV Frasco-ampola a 20% (200 mg/mℓ) com 50 mℓ (10 g de albumina) Dose: 0,5 a 1 g/kg, que pode ser feita 2 vezes/dia, com infusão de 2 a 4 h	Síndrome nefrótica resistente a diuréticos potentes; reposição de volume na plasmaférese	Síndrome da angústia respiratória do adulto; circulação extracorpórea com bomba de descompressão; reanimação volêmica em choque não responsivo a soluções cristaloides e coloides; sepse, queimaduras; kernicterus neonatal; na redução de intolerância da alimentação enteral; pancreatite necrosante grave; concentrações de albumina < 2 g/dℓ em pacientes com diarreia > 2 ℓ/dia	Correção de hipoalbuminemia ou hipoproteinemia; deficiência nutricional, nutrição parenteral total; suspensão de células vermelhas do sangue; expansão da volemia (cirurgia, queimaduras); cicatrização de feridas	Hipertensão devido a sobrecarga hídrica, hipotensão devido a reação de hipersensibilidade, febre, calafrios, náuseas, vômito e erupções cutâneas
Concentrado de fator VIII	Atualmente preparado por tecnologia de DNA recombinante. Se preparado a partir do *pool* de plasma sofre tratamento de pasteurização, tratamento com solvente/detergente ou purificação monoclonal para inativar e eliminar contaminação viral. No final o produto é liofilizado	Hemofilia A		Em pacientes com níveis intermediários de inibidores para fator VIII Neste caso temos o fator VIII de origem porcina com bom controle hemostático	Reações alérgicas como urticária, prurido; trombose; anafilaxia Produção de inibidores do fator VIII

(*Continua*)

TRANSFUSÃO DE HEMOCOMPONENTES E HEMODERIVADOS

QUADRO 103.16 Derivados do plasma sanguíneo, características, indicações e contraindicações. *(Continuação)*

Hemoderivado	Característica/ apresentação/dose	Indicações aprovadas (FDA)	Indicações geralmente aceitas (sem comprovação científica)	Contraindicações	Efeitos adversos
	Substitui o uso do crioprecipitado no tratamento da hemofilia A Frasco-ampola de 250, 500 e 1.000 UI Dose: 10 a 50 UI/kg, dependendo do tipo de sangramento, local e procedimento				
Concentrado de fator IX	Desenvolvido por tecnologia recombinante e purificação de anticorpo monoclonal Frasco-ampola 250 e 500 UI Dose: 20 a 100 UI/kg, dependendo do tipo de sangramento, local e procedimento	Hemofilia B			Reações alérgicas; trombose Produção de inibidores contra fator IX
Fator VIII de von Willebrand	Atualmente preparado por tecnologia de DNA recombinante. Se preparado a partir do *pool* de plasma sofre tratamento de pausterização, tratamento com solvente/detergente ou purificação monoclonal para inativar e eliminar contaminação viral. No final o produto é liofilizado. Substitui o uso do crioprecipitado no tratamento da doença de von Willebrand Frasco-ampola de 500 e 1.000 UI Dose: 20 a 60 UI/kg, dependendo do tipo de sangramento, local e procedimento	Doença de von Willebrand		Em pacientes com doença de von Willebrand tipo I que respondem a desmopressina (1-deamino-8-D-arginina vasopressina ou DDAVP) ou quando as concentrações alcançadas após o uso desse fármaco são inadequadas para a situação em questão	Reações alérgicas como urticária, prurido; trombose; anafilaxia Produção de inibidores contra fator VIII de von Willebrand
Concentrado de complexo protrombínico e CCPa	Preparado a partir de *pool* de plasma e absorção dos fatores II, VII, IX, X, dependentes de vitamina K, a partir do uso de sulfato de bário ou hidróxido de alumínio, e posteriormente é liofilizado e inativado contra vírus por meio da técnica solvente/detergente Frasco-ampola de 200 e 600 UI e diluente	Atualmente nas deficiências de fatores II e X, para os quais não há fatores liofilizados da coagulação Hemofilia B quando houver falta do fator IX recombinante	Hepatopatia; intoxicação por cumarínicos com sangramento incontrolável; discrasia em pacientes que não toleram reposição volêmica excessiva e tenham hemostasia prejudicada devido a deficiência dos fatores II, VII e X	Pacientes com história de tromboembolia, infarto do miocárdio, AVE, trombocitopenias induzidas por heparina	Reações alérgicas; trombose. Produção de inibidores contra fator IX

(Continua)

QUADRO 103.16	Derivados do plasma sanguíneo, características, indicações e contraindicações. (*Continuação*)				
Hemoderivado	Característica/ apresentação/dose	Indicações aprovadas (FDA)	Indicações geralmente aceitas (sem comprovação científica)	Contraindicações	Efeitos adversos
	Acompanha material necessário para injeção estéril Dose: depende da quantidade do fator e aquela que se quer obter. Geralmente se aplica uma fórmula – dose inicial (unidades requeridas) do fator = peso (kg) × aumento desejado do fator (%) × 1,2				
Fator VIIa (ativado) recombinante	Preparado a partir de tecnologia de DNA recombinante. Frasco de vidro com fator liofilizado (em pó) e um frasco com diluente (água para diluição) para reconstituição com 60, 120, 240 UI/ por frasco. Acompanha material necessário para injeção estéril Dose: inicial de 4,5 KUI (90 µg) por kg de peso corpóreo, em injeção em bólus IV A faixa de dose varia de 3 a 6 KUI (60 a 120 µg)/kg, com intervalo de dose inicial a cada 2 a 3 h. Com a melhora clínica, o intervalo de dose pode ser aumentado para cada 4, 6, 8 ou 12 h	Em pacientes com hemofilias A e B portadores de inibidores	Sangramento intracraniano em traumatismos cranioencefálicos importantes e hematomas cerebrais. Sangramentos que impõem risco de morte: traumas, transfusão maciça, transplante de fígado; hemorragias após implante de aparelhos de assistência ventriculares		Risco aumentado de trombose e tromboembolia
Concentrado de fibrinogênio	Preparado a partir de *pool* de plasma humano, é um concentrado liofilizado (em pó), que sofre inativação viral Frasco-ampola com 1.000 mg de fibrinogênio liofilizado mais solução injetável para reconstituição Dose: 1.000 a 2.000 mg/dia	Afibrinogenemias, hipofibrinogenemias	Hemorragias obstétricas, cirurgias cardíacas	Uso de crioprecipitado, exceto na falta do concentrado de fibrinogênio	Reações alérgicas e de hipersensibilidade (anafilaxia); eventos tromboembólicos

(*Continua*)

QUADRO 103.16	Derivados do plasma sanguíneo, características, indicações e contraindicações. (Continuação)				
Hemoderivado	Característica/ apresentação/dose	Indicações aprovadas (FDA)	Indicações geralmente aceitas (sem comprovação científica)	Contraindicações	Efeitos adversos
Antitrombina III	Proveniente do plasma humano, sofre inativação viral, é inibidor fisiológico da coagulação sanguínea Frasco-ampola de 500 e 1.000 UI e diluente Dose: 50 UI/kg para deficiências congênitas de ATIII Nas deficiências ATIII adquiridas a dose pode ser maior – 25 a 100 UI/kg	Deficiência congênita de ATIII	Profilaxia e tratamento de distúrbios trombóticos ou tromboembólicos. Por perda (síndrome nefrótica), queda na produção (tratamento com L-asparaginase), aumento no consumo (CIVD, traumas e cirurgias)	Nas deficiências adquiridas, devido a benefícios não comprovados. Pacientes em uso de anticoagulantes orais	Reações alérgicas, anafiláticas, sangramentos

AVE: acidente vascular encefálico; CCPa: concentrado de complexo protrombínico ativado; CIVD: coagulação intravascular disseminada; IM: via intramuscular; IV: via intravenosa.

■ Bibliografia

Bolton-Maggs PHB, Murphy MF. Blood transfusion. Archives of Disease in Childhood. 2004; 89(1):4-7.
Brasil. Portaria nº 2.712, de 12 de novembro de 2013. Publicada no Diário Oficial da União nº 221, de 13 de novembro de 2013, Seção 1, página 106. Redefine o regulamento técnico de procedimentos hemoterápicos.
Brasil. Ministério da Saúde. Secretaria de Atenção a Saúde. Coordenação de Sangue e Hemoderivados. Guia para uso de Hemocomponentes. 2. ed. 2014.
dos Santos AM, Guinsburg R, de Almeida MF et al. Red blood cell transfusions are independently associated with intra-hospital mortality in very low birth weight preterm infants. Brazilian Network on Neonatal Research. J Pediatr. 2011; 159(3):371.
Fung MK, Grossman JB, Hillyer CD et al. In: Technical manual. 18. ed. American Association of Blood Banking, 2014. 840 p.
Hillyer CD, Strauss RG, Luban NLC. In: Pediatrics transfusion medicine. 1. ed. San Diego: Elsevier, 2004. p. 397.
Klein HG, Anstee DJ. In: Mollison's. Blood transfusion in clinical medicine. 11. ed. Malden: Blackwell Science, 2005. p. 891.
Roseff SD, Luban NLC, Manno CS. Guidelines for assessing appropriateness of pediatrics transfusion. Bethesda: American Association of Blood Banking Transfusion. 2002; 42:1398-413.
Schwartz J, Winters JL, Padmanabhan A. Guidelines on the use of therapeutic apheresis in clinical practice – evidence-based approach from the writing committee of the American Society for Apheresis: the sixth special issue. Journal of Clinical Apheresis. 2013; 28:145-284.

HEMATOLOGIA E ONCOLOGIA

104 LEUCEMIAS

Cristina Wiggers e Soraia Rouxinol

■ Introdução

A leucemia é uma doença maligna dos glóbulos brancos (leucócitos) cuja fisiopatologia consiste em mutação das células progenitoras linfoides (B ou T) ou mieloides; e na expansão clonal com acúmulo de células jovens anormais na medula óssea (blastos) que substituem o tecido hematopoético normal, causando transtornos de todas as séries hematopoéticas: hemácias, leucócitos e plaquetas. As leucemias são o câncer mais frequente da infância, representando 30% dos casos, e a morbidade pode ser influenciada pelo atraso no diagnóstico. Entretanto, o comportamento clínico e a resposta terapêutica estão diretamente relacionados com as características das células clonais.

As leucemias podem ser classificadas como agudas ou crônicas, de origem linfoide (B ou T) ou mieloide, linhagem mista ou indiferenciada (Quadro 104.1).

A leucemia linfoide aguda (LLA) é a mais comum na infância, compreendendo aproximadamente 75% dos casos, com um pico de incidência de 2 a 5 anos de idade, e taxa de cura em torno de 80% dos casos. As leucemias de linhagem T que correspondem a 15 a 20% dos casos estão associadas a idade maior ao diagnóstico, alta leucometria inicial e presença de doença extramedular. Entre os fatores que determinam um pior prognóstico nas LLA estão a idade (menores de 1 ano e maiores de 10 anos), leucometria inicial > 50.000/mm^3, LLA T, comprometimento de sistema nervoso central e alterações citogenéticas e moleculares.

A leucemia mieloide aguda (LMA) é menos comum – 20% dos casos – com um pico de incidência em menores de 1 ano (devido às leucemias congênitas) e na adolescência (10 a 15 anos). A taxa de cura é inferior quando comparada à LLA. Fatores como o subtipo M3 (leucemia aguda promielocítica), alterações citogenéticas específicas (inv(16) e t(8;21)) e LMA na síndrome de Down encerram prognóstico mais favorável.

A leucemia mieloide crônica (LMC) é rara na faixa etária pediátrica, constituindo cerca de 2% dos casos (60% em maiores de 6 anos). É classificada como uma doença mieloproliferativa que acarreta hiperplasia do setor mieloide na medula óssea, hematopoese extramedular, leucocitose e presença de blastos na hematoscopia. Mais de 90% dos casos apresentam uma alteração citogenética específica – cromossomo Philadelphia (Ph) – resultante de translocação recíproca entre os cromossomos 9 e 22. Sua evolução clínica pode passar por três fases: crônica, acelerada e crise blástica, sendo esta última uma condição grave e com prognóstico bastante reservado.

Os pacientes com síndrome de Down podem apresentar inúmeras manifestações hematológicas, com risco aumentado de leucemia linfoide aguda, leucemia mieloide aguda e distúrbio mieloproliferativo transitório.

Leucemia transitória é uma proliferação clonal de blastos mieloides com características megacarioblásticas ou eritroblásticas que acomete 5 a 10% das crianças com síndrome de Down. Costuma ser autolimitada e desaparece no primeiro mês de vida. Os pacientes podem ser assintomáticos e recebem conduta expectante. Os pacientes que apresentam leucocitose superior a 50.000/mm^3 e trombocitopenia, associada a disfunção hepática e sinais de colestase, devem receber quimioterapia. De 13 a 33% dos pacientes com leucemia transitória desenvolvem LMA nos primeiros 4 anos de vida. A fase mielodisplásica frequentemente precede a LMA. Deve-se realizar um aspirado de medula óssea para o diagnóstico, evidenciando contagem de blastos superior a 30% na leucemia. Na síndrome de Down, a LLA tem pior prognóstico que nos pacientes sem a síndrome.

A leucemia mielomonocítica juvenil é classificada, segundo a OMS, como uma sobreposição de uma síndrome mielodisplásica e uma doença mieloproliferativa. É uma neoplasia maligna mieloide agressiva com pouca resposta ao tratamento convencional. Os sintomas estão relacionados com infiltração maciça dos órgãos pelas células leucêmicas, ocasionando hepatoesplenomegalia, linfonodomegalia e exantema. De 10 a 20% das crianças evoluem para uma crise blástica compatível com LMA. Os critérios diagnósticos são complexos e envolvem critérios clínicos, laboratoriais e genéticos como esplenomegalia, monocitose maior que 1.000/mm^3 e ausência de translocação 9;22.

A leucemia promielocítica aguda (LMA-M3) caracteriza-se por diferenciação anormal das células mieloides desencadeadas por uma translocação entre os cromossomos 15 e 17 com fusões dos genes PML-RARα, resultando na produção de uma proteína que bloqueia a diferenciação ("amadurecimento") do promielócito. É caracterizada pela presença de grave coagulopatia na fase inicial que configura alta morbidade nessa fase, porém apresenta melhor prognóstico que as LMA em geral.

QUADRO 104.1	Classificação das leucemias.
Leucemias agudas (97%)	■ Linfoide (LLA) – 75% (B: 80% e T: 15 a 20%) ■ Mieloide (LMA) – 20% ■ Linhagem mista/indiferenciadas – < 0,5%
Leucemias crônicas (3%)	■ Mieloide (LMC) ■ Leucemia mielomonocítica juvenil (LMMJ)

Etiologia

A etiologia das leucemias é desconhecida, mas alguns fatores estão associados a aumento da incidência, conforme listado no Quadro 104.2.

Quadro clínico

O quadro clínico das leucemias é variável e depende do grau de infiltração medular e do acometimento extramedular. Febre, palidez e fadiga estão presentes em mais de 40 a 60% dos casos. As infiltrações do sistema nervoso central (SNC) e testicular ao diagnóstico são infrequentes e ocorrem, respectivamente, em 5% e 10 a 23%. O Quadro 104.3 descreve os principais sintomas das leucemias de acordo com o local de acometimento.

Diagnóstico

O diagnóstico das leucemias nem sempre é fácil, uma vez que seus sinais e sintomas estão presentes em inúmeras outras condições clínicas na infância. Assim, uma boa anamnese e um exame físico minucioso são de extrema importância para a confirmação da suspeita clínica e imediato diagnóstico. Nos Quadros 104.4 e 104.5 são listados o diagnóstico diferencial das leucemias e os exames laboratoriais e por imagem.

Tratamento

Ao diagnóstico, os pacientes podem apresentar desidratação, anemia, sangramento, infecção e outras complicações decorrentes da infiltração pelas células leucêmicas nos órgãos, como alteração das funções renal e hepática, entre outros. Portanto, o suporte clínico rigoroso associado a um suporte transfusional adequado diminui as chances de complicações graves como hemorragias, sepse e distúrbios hidreletrolíticos. No diagnóstico das leucemias agudas é mandatória a internação hospitalar em centro especializado para início imediato dos cuidados iniciais e do tratamento indicado. O tratamento é complexo e exige equipe multiprofissional especializada. O paciente deve receber hiper-hidratação com aproximadamente 3 $\ell/m^2/dia$ de soro glicosado, com adição de cloreto de sódio e sem potássio, para manter uma boa diurese e diminuir as chances de lesão renal. Devem ser coletados hemograma e bioquímica completa diariamente ou mais frequentemente, se indicado, visando avaliar a necessidade transfusional, o grau de imunossupressão, as funções renal e hepática e os distúrbios hidreletrolíticos. Pela alta chance de síndrome de lise tumoral, o paciente deve ser monitorado de perto com reavaliações clínicas frequentes (ver *Capítulo 112*). No caso de neutropenia febril (ver tópico "Neutropenia febril" no *Capítulo 114*), deve-se instituir antibioticoterapia de largo espectro imediatamente.

QUADRO 104.3 Quadro clínico das leucemias.

Local	Sintomas
Medula óssea	■ Anemia: palidez, fadiga, taquicardia ■ Neutropenia: febre, infecção ■ Trombocitopenia: sangramentos
Sistema linfático	■ Linfonodomegalia ■ Hepatomegalia ■ Esplenomegalia
Sistema nervoso central	■ HIC: cefaleia, vômitos matinais, papiledema ■ Envolvimento parenquimatoso: convulsão, hemiparesia, paralisia de nervos cranianos etc. ■ Síndrome hipotalâmica: polifagia, hirsutismo ■ Diabetes insípido ■ Cloroma ("massa de blastos") ■ Hemorragia: secundária a trombocitopenia, leucostase e coagulopatia
Testículos	■ Dor e aumento de volume
Trato gastrintestinal	■ Sangramento/enteropatia necrosante
Ossos	■ Dor (sintoma inicial em 25% dos casos) ■ Lesões osteolíticas/aumento de densidade das metáfises ■ Bandas radiolucentes metafisárias ■ Formação óssea subperiosteal
Pele	■ Nódulos (mais comum na LMA e na neonatal)

HIC: hipertensão intracraniana; LMA: leucemia mieloide aguda.

QUADRO 104.2 Fatores relacionados com a incidência de leucemia.

Fatores prejudiciais	Falência medular	Fatores genéticos
■ Benzeno ■ Pesticidas ■ Agentes alquilantes ■ Epipodofilotoxinas ■ Radiação ionizante ■ Antraciclinas	■ Síndrome de Kostmann ■ Anemia de Blackfan-Diamond ■ Síndrome de Schwachman	■ Síndrome de Down ■ Anemia de Fanconi ■ Síndrome de Bloom ■ Neurofibromatose tipo I ■ Síndrome de Klinefelter ■ Síndrome de Turner ■ Monossomia familiar do cromossomo 7 ■ Ataxia-telangiectasia ■ Histiocitose de células de Langerhans ■ Agamaglobulinemia congênita ■ Síndrome de Li-Fraumeni (mutação no gene *p53*) ■ Gêmeos idênticos

QUADRO 104.4 Diagnóstico diferencial das leucemias.

Infecções	Doenças genéticas	Outros
- Vírus Epstein-Barr - Citomegalovírus - Histoplasma - Micobactérias - Toxoplasmose - Herpes-vírus tipo 6 (HHV-6) - Reação leucemoide da coqueluche - Infecção aguda	- Anemia de Fanconi - Síndrome de Kostmann - Síndrome de Shwachman - Síndrome de Down	- Histiocitose de células de Langerhans classe I - Hemofagocitose linfo-histiocítica - Artrite reumatoide juvenil* - Púrpura trombocitopênica imunológica* - Lúpus eritematoso sistêmico* - Febre reumática* - Anemia megaloblástica - Citopenias autoimunes - Aplasia de medula óssea - Neutropenia congênita adquirida - Tumores sólidos que invadem a medula óssea - Síndrome hipereosinofílica

*Se houver suspeita de doença reumatológica ou púrpura trombocitopênica, deve-se iniciar o corticosteroide somente após a realização de um mielograma.

QUADRO 104.5 Diagnóstico laboratorial e exames de imagem.

Exames laboratoriais	Exames de imagem
- Hemograma/hematoscopia - Mielograma (imunofenotipagem/citogenética/biologia molecular) - Bioquímica completa com ácido úrico, K, P, Ca, funções renal e hepática, LDH - Sorologias virais - Coagulograma e fibrinogênio - Liquor: avaliar doença no sistema nervoso central	- Radiografia de tórax - US abdominal e vias urinárias - Ecocardiograma e eletrocardiograma - Fundo de olho - TC ou RM de crânio se houver sintomas neurológicos

LDH: lactato desidrogenase; RM: ressonância magnética; TC: tomografia computadorizada; US: ultrassonografia.

A intensidade do tratamento das leucemias na infância baseia-se nas características biológicas das células doentes e de fatores prognósticos. Consiste primariamente em poliquimioterapia (QT), sendo que a radioterapia (RT) é associada raramente, em casos específicos. Em linhas gerais, o tratamento das leucemias agudas consiste em indução à remissão, consolidação, profilaxia do sistema nervoso central e quimioterapia de manutenção. Diversos protocolos são eficientes para o tratamento com resultados semelhantes, utilizando os mesmos fármacos, em sua maioria, porém com doses e combinações variadas. Alguns fármacos-alvo têm sido empregados com melhora dos resultados finais, como inibidores de tirosinoquinases (imatinibe, dasatinibe, nilotinibe – usados nos portadores de t(9;22)) ou de agentes promotores da diferenciação celular (ácido transretinoico e trióxido de arsênico – usados na leucemia mieloide pró-mielocítica – M3).

As indicações de transplantes na infância são raras como opção primária e bastante específicas, dependendo do protocolo empregado.

Conclusão

Nos últimos 40 anos, graças a melhores medidas de suporte, diagnóstico mais preciso e à introdução de substâncias específicas, houve um progresso importante no resultado do tratamento. Atualmente 80% das crianças com LLA e 60% das crianças com LMA podem ser curadas. Muitos estudos em andamento buscam melhorar ainda mais esses resultados, além de diminuir futuras sequelas deixadas pelo tratamento.

Bibliografia

Hoelzer D, Bassan R. Modern therapy of acute lymphoblastic leukemia. Clin Oncol. 2011; 29:532-43.
Hoffman R, Benz EJ, Silberstein LE et al. Hematology: basic principles and practice. 6. ed. Philadelphia: Elsevier Saunders, 2013.
Klusmann JH, Creutzig U et al. Treatment and prognostic impact of transient leukemia in neonates with Down syndrome. Blood. 2008; 111(6):2991-8.
Lanzkowsky P. Manual of pediatric hematology and oncology. 5. ed. London: Academic Press, 2011.
Marieke H, van der Linden, Creemers S, Pieters R. Diagnosis and management of neonatal leukaemia. Seminars in Fetal & Neonatal Medicine. 2012; p. e192-5.
Mignon LL. Childhood myelodysplastic syndrome: focus on the approach to diagnosis and treatment of juvenile myelomonocytic leukemia. Department of Pediatrics and the Comprehensive Cancer Center, University of California, San Francisco, San Francisco, CA. 2010.
Rubnitz JE. How I treat pediatric acute myeloid leukemia. Blood. 2012; 119(25):5980-8.

HEMATOLOGIA E ONCOLOGIA

105 LINFOMAS

Bianca A. Santana e Soraia Rouxinol

■ Introdução

Os linfomas são neoplasias causadas pela transformação maligna das células que constituem o sistema imune. No cenário internacional, os linfomas de Hodgkin e não Hodgkin correspondem à terceira neoplasia mais comum em crianças e adolescentes. No Brasil, de acordo com o registro de câncer de base populacional (RCBP) do Instituto Nacional de Câncer, representam a segunda neoplasia mais frequente na infância.

■ Linfadenopatia

É definida como qualquer linfonodomegalia, em qualquer localização, que ultrapasse 2 cm de diâmetro. Representa processo autolimitado infeccioso ou não.

O sistema linfoide está amplamente distribuído pelo corpo humano, sendo constituído pelos órgãos linfoides primários e secundários e pelos linfócitos B e T, com funções fisiológicas específicas, incluindo a defesa contra os diversos agentes infecciosos. Compõe-se dos linfonodos, baço, tecidos linfoides associados a mucosas, nódulos linfáticos, apêndice, tonsilas e placas de Peyer.

O aumento linfonodal pode ser causado por diversas etiologias: proliferação dos linfócitos intrínsecos, processo infeccioso, distúrbio imunoproliferativo, migração e infiltração por células inflamatórias extrínsecas ou por células malignas (Quadro 105.1).

O pediatra tem relevante papel na distinção entre um linfonodo inflamatório ou neoplásico e na indicação de biopsia (Figura 105.1).

Avaliação da criança com linfadenopatia

- História: duração da adenopatia, associação a outros sintomas, evidências de infeccção recente de regiões drenadas por aquele linfonodo, contato com gatos, roedores ou medicações, contato com tuberculose
- Exame físico: tamanho linfonodal, localização (o linfonodo supraclavicular é sempre patológico), aderência a planos profundos, consistência e organomegalias associadas
- Exames complementares
  ○ Hemograma com avaliação do esfregaço de sangue periférico
  ○ Velocidade de hemossedimentação, proteína C reativa
  ○ LDH, ácido úrico
  ○ Sorologia para vírus Epstein-Barr, herpes-vírus, citomegalovírus, toxoplasmose, rubéola, HIV e outros, quando indicados
  ○ PPD
  ○ Radiografia de tórax: avaliar a presença associada de massa de mediastino
  ○ US (pesquisa de linfonodos intra-abdominais e organomegalias)
  ○ Tomografia computadorizada e ressonância magnética, quando indicadas.

■ Linfoma

Os linfomas são subdivididos em linfoma de Hodgkin e não Hodgkin.

QUADRO 105.1 Etiologia das linfadenomegalias.

- Infecciosas: bacterianas (*Staphylococcus aureus, Streptococcus pyogenes* [grupo A], brucelose etc.), virais (EBV, CMV, HIV, sarampo, rubéola), micobactérias, protozoários (toxoplasmose) e fungos (histoplasmose, aspergilose)
- Doenças autoimunes: artrite reumatoide juvenil, lúpus eritematoso sistêmico, doença do soro
- Doenças de depósito: doença de Gaucher, doença de Niemann-Pick
- Medicações: fenitoína
- Malignidades: linfomas, leucemias, metástases de tumores sólidos (neuroblastoma, câncer de nasofaringe, rabdomiossarcoma, carcinoma de tireoide e outros)
- Histiocitoses
- Síndromes relacionadas com imunodeficiência
- Outros (sarcoidose, doença de Kawasaki, doença de Kikuchi, doença de Castleman, doença da arranhadura do gato)

CMV: citomegalovírus; EBV: vírus Epstein-Barr; HIV: vírus da imunodeficiência humana.

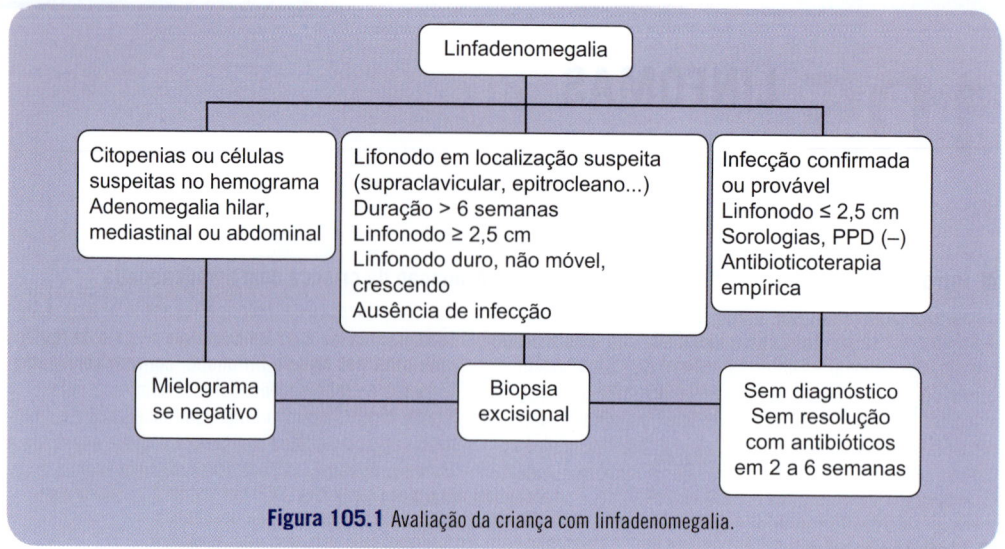

Figura 105.1 Avaliação da criança com linfadenomegalia.

Linfomas não Hodgkin

Os linfomas não Hodgkin representam 8 a 10% de todas as malignidades entre 5 e 19 anos de idade e correspondem a 60% de todos os linfomas da infância, atingindo mais meninos do que meninas.

Quadro clínico

Os sítios mais comuns de acometimento da doença são pescoço, mediastino e abdome. As linfonodomegalias não apresentam sinais inflamatórios, são aderidas a planos profundos e de consistência pétrea.

O envolvimento do mediastino ocorre em 26% dos casos e pode causar sintomas relacionados a doença mediastinal como tosse, dispneia e ortopneia (Figura 105.2). As massas mediastinais são em sua maioria correspondentes a doenças malignas.

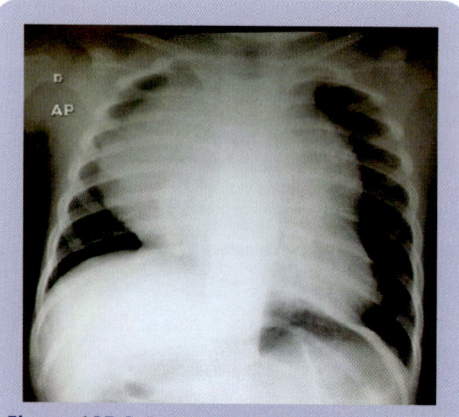

Figura 105.2 Radiografia de tórax com massa de mediastino.

O diagnóstico diferencial das massas de mediastino inclui linfomas, outras malignidades e doenças infecciosas, granulomatosas ou não (tuberculose, sarcoidose, histoplasmose etc.).

Outros sítios menos comumente acometidos são: ossos, tecidos moles, rins, pele, testículos (em 5% dos meninos com aumento uni ou bilateral indolor) e ovários.

Pode haver sinais de semiobstrução intestinal em paciente com doença abdominal.

Podem ocorrer sintomas sistêmicos como febre prolongada, sudorese noturna, perda de peso acima de 10%, fadiga e/ou prurido. Também pode haver hepatoesplenomegalia.

Quando há envolvimento do sistema nervoso central, seja por localização primária do tumor seja por disseminação, podemos encontrar sinais associados a hipertensão intracraniana (cefaleia, náuseas, vômito, alterações visuais e/ou comprometimento de pares cranianos).

Menos de 25% das crianças acometidas por linfoma não Hodgkin têm envolvimento da medula óssea.

Diagnóstico

- História clínica (presença ou ausência de sintomatologia sistêmica e tempo de evolução)
- Exames complementares (hemograma, LDH, coagulograma, eletrólitos, prova de função hepática e renal, sorologias, radiografia de tórax, US de abdome, TC de tórax e abdome)
- Estudo do liquor (realizar imagem de crânio e neuroeixo na presença de sintomas neurológicos para avaliar possibilidade de realização de punção lombar)
- Mielograma e biopsia de medula óssea
- PET *scan* e cintigrafia óssea são úteis no estadiamento e no acompanhamento.

Na maioria das vezes o diagnóstico do linfoma é dado a partir da biopsia incisional ou excisional, dependendo posteriormente da análise da morfologia e imuno-histoquímica.

A classificação histológica da Organização Mundial da Saúde (OMS) inclui 4 subtipos histológicos principais, que comumente ocorrem na infância: linfoma difuso de grandes células B, linfoma linfoblástico, linfoma de Burkitt e linfoma anaplásico de grandes células.

Estadiamento

No estadiamento dos linfomas não Hodgkin, investiga-se a extensão da doença com exames de imagem, avaliam-se os órgãos extralinfáticos e solicitam-se exames bioquímicos.

Tratamento

O tratamento inicial deve ser a abordagem das urgências oncológicas relacionadas com alargamento do mediastino, manejo da síndrome da veia cava e tratamento da obstrução respiratória. É importante estar atento à possibilidade da síndrome de lise tumoral causada por degradação das células tumorais (*Capítulo 112*).

Tratamento quimioterápico. A quimioterapia é a principal modalidade terapêutica. Existem inúmeros protocolos de abordagem quimioterápica, sendo os principais fármacos utilizados: doxorrubicina, bleomicina, vincristina, etoposídeo, prednisona, vimblastina, mercaptopurina, L-asparaginase, ciclofosfamida, metotrexato e fármacos-alvo.

Radioterapia. A radioterapia não é indicada como tratamento inicial e é reservada para casos específicos.

Abordagem cirúrgica. O manejo cirúrgico é limitado à biopsia inicial ou ao diagnóstico de doença ativa em massas residuais.

Prognóstico

O diagnóstico precoce tem importante papel no prognóstico. O pediatra é o principal responsável por essa fase. Depende também das características da célula envolvida e do uso adequado de cada protocolo a ser ministrado por uma equipe com experiência para executá-lo. Em geral, a sobrevida livre de doença está em torno de 75 a 85%.

Linfoma de Hodgkin

Corresponde a cerca de 8% dos cânceres infantis abaixo dos 20 anos de idade, com pico de incidência aos 15 a 35 anos.

Fisiopatologia

Caracteriza-se pela presença de células gigantes multinucleadas (células de Reed-Sternberg) ou células grandes variantes mononucleares (células linfocíticas e histiócitos) associadas a base inflamatória.

Quadro clínico

O Quadro 105.2 apresenta as principais manifestações clínicas associadas ao linfoma de Hodgkin.

A apresentação clínica mais frequente é com linfadenomegalia cervical (Figura 105.3) ou supraclavicular. A frequência da apresentação dos sintomas mais encontrados em crianças e adolescentes são:
- Linfadenopatia: 90%
- Adenopatia mediastinal: adolescentes e adultos jovens (75%); crianças menores de 10 anos (25%)
- Esplenomegalia: 25%
- Sintomas B (perda de peso, sudorese noturna, febre, prurido): 20%
- Sintomas pulmonares (tosse e dispneia): 10%
- Dor induzida por álcool: 5%.

QUADRO 105.2 Características clínicas do linfoma de Hodgkin.

- Massa linfonodal com perda da contiguidade de evolução de semanas ou até meses
- Linfadenomegalias supradiafragmáticas com adenopatia indolor (60 a 80%), envolvimento do mediastino (60%), *bulky disease* (presença de conglomerado linfonodal maior que 10 cm)
- 1/3 dos pacientes tem sintomas B como febre (≥ 38°C), sudorese noturna e perda de peso inexplicável maior que 10% por até 6 meses antes do diagnóstico
- Pode levar a síndrome da veia cava superior e lesões pulmonares por contiguidade ou por doença mediastinal, peribroncovascular, subpleural ou intraparenquimatosa
- Esplenomegalia pode ser detectada ao exame físico. A medula óssea está infiltrada em 5% dos casos, levando a anemia, leucopenia e trombocitopenia
- Doenças hepática e renal podem estar presentes, levando ao aumento de enzimas hepáticas, obstrução uretral, disfunção renal, hipercalcemia e hiperuricemia
- Podem ocorrer síndromes paraneoplásicas como nefrite, polimiosite, colestase e anemia hemolítica

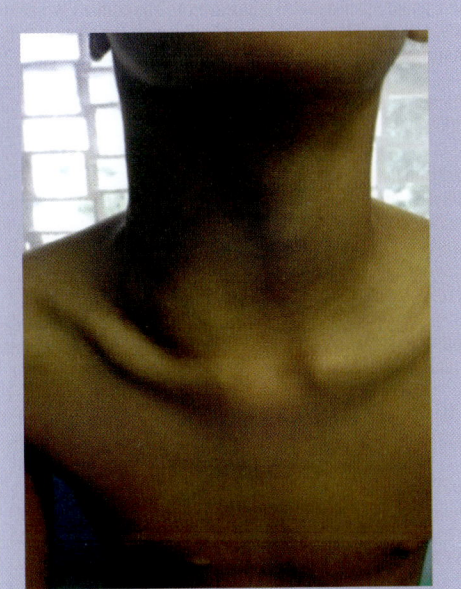

Figura 105.3 Linfadenomegalia cervical em paciente com doença de Hodgkin.

Diagnóstico

Assim como nos demais linfomas, o diagnóstico baseia-se em história clínica, exame físico, exames de imagem que mais recentemente indicam como bom marcador a PET-TC e, como exame final, biopsia da massa encontrada. Ao exame físico, a adenomegalia tem consistência fibroelástica, aderida a planos profundos e sem sinais inflamatórios.

Tratamento

O tratamento consiste em quimioterapia. A necessidade de uso de radioterapia complementar é direcionada de acordo com o caso.

■ Bibliografia

Allen CE, Kelly KM, Bollard CM. Pediatric lymphomas and histiocytic disorders of childhood. Pediatr Clin N Am. 2015; 62:139-65.

Braga JAP, Tone LG, Loggeto SR. Hematologia para o pediatria. São Paulo: Atheneu, 2007.

Cheson BD, Fisher RI, Barrington SF, Cavalli F, Schwartz LH, Zucca E et al. Recommendations for initial evaluation, staging, and response assessment of Hodgkin and non-Hodgkin lymphoma: The Lugano Classification. J Clin Oncol. 2014; 32:3059-67.

Clare J, Michael PL. Assessment of lymphadenopathy in Children. Pediatr Clin N Am. 2002; 49:1009-25.

Lanzkowsky PMB. Manual of pediatric hematology and oncology. 5. ed. San Diego: Academic Press, 2011.

Orkin SH, Nathan DG, Ginsburg D. Hematology and oncology of infancy and childhood. 8. ed. Philadelphia: Elsevier Saunders, 2015.

Reis RS, Santos MO, Thuler LCS. Incidência de linfoma no Brasil. Rev Bras Cancerol. 2007; 53(1):5-10.

Terezakis SA, Metzger ML et al. ACR Appropriateness criteria pediatric Hodgkin lymphoma. Pediatric Blood Cancer. 2014; 61:1305-12.

HEMATOLOGIA E ONCOLOGIA

106 HISTIOCITOSE DE CÉLULAS DE LANGERHANS

Fernando de A. Werneck

■ Introdução

Sob o nome de histiocitose de células de Langerhans (HCL), entende-se um grupo heterogêneo de doenças anteriormente citadas como histiocitose X, granuloma eosinofílico (Figura 106.1), doença de Abt-Letterer-Siwe (Figura 106.2) e doença de Hand-Schuller-Christian, que podem se apresentar em qualquer faixa etária, e com forma de gravidade variável, desde a cura espontânea, até a morte por doença rapidamente progressiva comprometendo órgãos e funções vitais.

■ Classificação

A classificação baseia-se na extensão dos sistemas orgânicos envolvidos, na sua localização e disfunção orgânica, a saber:
- Monossistêmica (SS-HCL) com um órgão/sistema envolvido (uni ou multifocal)

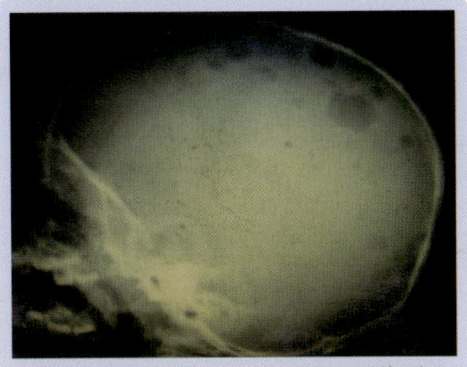

Figura 106.1 Granuloma eosinofílico multifocal.

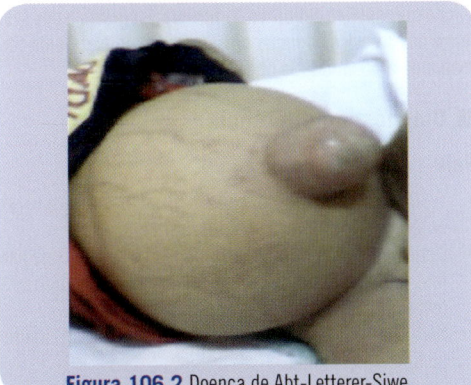

Figura 106.2 Doença de Abt-Letterer-Siwe.

- Multissistêmica (MS-LCH) com dois ou mais órgãos/sistemas envolvidos, com ou sem envolvimento de "órgãos de risco". Os "órgãos de risco" na HCL incluem fígado, baço e medula óssea
- Sítios especiais são lesões vertebrais com crescimento intraespinal ou que comprometem ossos craniofaciais, com exceção da abóboda craniana e maxilares.

O pulmão atualmente não é mais considerado como "órgão de risco" e seu comprometimento isolado é mais observado em adultos, correlacionado principalmente com o uso de tabaco.

A HCL neurodegenerativa parece ser uma entidade isolada de comportamento semelhante à esclerose múltipla.

■ Epidemiologia

A doença é considerada rara e pode comprometer indivíduos desde o nascimento até a velhice, com predomínio no sexo masculino. Estima-se sua incidência em 5 casos por 1 milhão por ano e sua prevalência é de 1 em 50 mil crianças.

■ Etiologia

Sua etiologia é desconhecida. É determinada pelo acúmulo de células dendríticas com características similares às células de Langerhans epidérmicas nos diversos órgãos ou sítios.

■ Fisiopatologia

Clonalidade de células dendríticas com marcadores imunohistoquímicos para CD1a foram definidos por Wilman em 1994, sem que isto, no entanto, definisse a doença como uma neoplasia. Mutações pontuais no gene *BRAF-V600E* foram identificadas em 38 a 57% das lesões em pacientes com HCL.

■ Quadro clínico

Dada sua heterogeneidade, a apresentação clínica vai depender dos órgãos ou sítios acometidos, bem como da faixa etária. Lactentes apresentam com frequência a forma anteriormente chamada de doença de Abt-Letterer-Siwe, caracterizada por comprometimento cutâneo sob a forma de aparente dermatite seborreica, *rash* cutâneo na região das axilas, períneo e petéquias denunciando comprometimento hematológico. Hepatoesplenomegalia é frequente.

Crianças maiores (pré-escolares e escolares) costumam apresentar comprometimento ósseo isolado (granuloma eosinofílico) correspondendo a SS-HCL podendo ser uni ou multifocal, geralmente não comprometendo outros órgãos ou sistemas além da pele e da glândula hipófise. Entretanto, reativações são mais comumente observadas nas formas multifocais.

O comprometimento da hipófise ocorre principalmente como sequência do acometimento de ossos do crânio como mastoide, temporal e órbitas. Nesta situação pode se instalar um quadro de diabetes insípido, que é irreversível e caracteriza a forma conhecida como doença de Hand-Schuller-Christian.

A doença também pode ocorrer com comprometimento isolado da pele, dos pulmões ou do sistema nervoso central (SNC).

O comprometimento linfonodal isolado é raríssimo, e quando presente deve-se afastar a possibilidade de outras doenças histiocíticas, como a doença de Rosai-Dorfman.

■ Diagnóstico

Clínico

O diagnóstico é clinicopatológico e somente deve ser feito na presença de dados clínicos significativos para evitar erro diagnóstico na presença de células de Langerhans reativas, principalmente em linfonodos.

As manifestações clínicas ocorrem principalmente em pele, ossos, pulmões, fígado e SNC. Sintomas específicos a serem considerados são: dor, edema local, febre, erupção cutânea, otorreia, inapetência, pouco ganho ponderal, falha de crescimento, polidipsia, poliúria, irritabilidade, sintomas respiratórios, distúrbios neurológicos e de comportamento.

Laboratorial

O diagnóstico é feito por biopsia do sítio comprometido. Existem situações de exceção com relação à biopsia, em que o risco do procedimento se sobrepõe ao benefício como acontece em casos de vértebra plana (Figura 106.3) ou de comprometimento hipofisário.

O diagnóstico de comprometimento de órgãos de risco fundamenta-se nos seguintes dados laboratoriais:
- Comprometimento hepático: hipoproteinemia total abaixo de 5,5 g/dℓ e/ou albumina inferior a 2,5 g/dℓ; hiperbilirrubinemia acima de 1,5 mg/dℓ, não atribuída a hemólise; gama-GT > 2 vezes o normal; AST/ALT > 3 vezes o normal; hepatomegalia > 3 cm da margem costal na linha hemiclavicular; edema; ascite; massa nodular intra-hepática

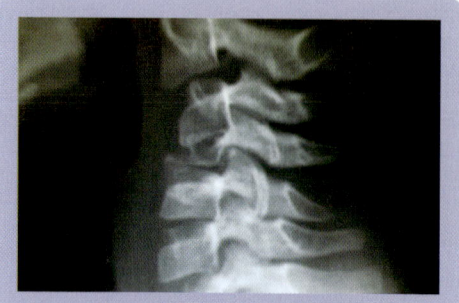

Figura 106.3 Vértebra plana (C3).

- Comprometimento hematológico: anemia (nível de hemoglobina inferior a 10 g/dℓ, não atribuível a deficiência de ferro ou infecção subjacente), trombocitopenia inferior a 100.000 plaquetas/mm³
- Baço palpável abaixo de 3 cm da margem costal esquerda.

Por imagem

O método de excelência para o diagnóstico das lesões ósseas ainda é a radiografia simples do esqueleto, que revela lesões líticas em saca-bocado, sem evidência de esclerose marginal ou reação periosteal. A cintigrafia do esqueleto com tecnécio 99 não é indicada, assim como a TC ou a RM. O PET *scan* tem se mostrado o teste de sensibilidade funcional mais eficaz na identificação de lesões e avaliação da resposta, embora ainda se encontre em fase de estudos, exponha o paciente a elevada dose de irradiação, seja muito dispendioso e não esteja facilmente acessível.

A típica imagem de comprometimento pulmonar são nódulos ou cistos observados à TC.

Nos sítios especiais, como vértebras e ossos craniofaciais (órbitas, temporal, mastoide, esfenoide, zigomático, etmoide), além do diabetes insípido, ou comprometimento mais grave do SNC, a RM é considerada o exame de escolha.

Observações importantes
- O método de imagem utilizado no diagnóstico não deve ser substituído por outro no controle do tratamento
- Alterações na cintigrafia de esqueleto ou na RM não correspondentes com a clínica do paciente ou imagem radiológica não devem ser consideradas.

Histopatológico

O exame histopatológico revela lesão granulomatosa com predomínio de células dendríticas (células de Langerhans), eosinófilos e linfócitos, com a presença frequente de células gigantes multinucleadas e ausência de características fagocíticas. A complementação com estudo imuno-histoquímico é considerada fundamental para o diagnóstico de certeza, com a positividade para os marcadores CD1a e langerina (também chamada de CD207). A presença de positividade para a proteína S-100 ou à lecitina de amendoim também pode ser utilizada, embora não seja considerada suficiente para o diagnóstico definitivo da doença. A presença dos grânulos de Birbeck evidenciados à microscopia eletrônica corresponde à positividade da langerina.

■ Diagnóstico diferencial

Pele
- Vesículas e bolhas (mais comuns em recém-nascidos): eritema tóxico, herpes simples, varicela
- Dermatite (mais comum em lactentes) nas áreas de axilas, fraldas e couro cabeludo: dermatite seborreica (eczema geralmente não petequial)
- Nódulos: mastocitose, xantogranuloma juvenil, neuroblastoma, leucemia
- Prurido: escabiose.

Ossos

- Vértebra plana: sarcoma de Ewing, osteomielite aguda ou crônica, leucemia, linfoma, cisto ósseo aneurismático, xantogranuloma juvenil, osteoporose
- Osso temporal: otite média crônica, mastoidite, colesteatoma, sarcoma de partes moles
- Órbita: celulite, cisto dermoide, rabdomiossarcoma, neuroblastoma, pseudotumor inflamatório, doença de Erdheim-Chester
- Lesões líticas de ossos longos: osteomielite aguda ou crônica, cisto ósseo aneurismático, angiomatose óssea, displasia fibrosa, infecção por micobactérias atípicas, sarcoma osteogênico, sarcoma de Ewing,

Pulmões

- Sintomas sistêmicos e nódulos pulmonares cavitados
- Infecção cavitária por *Pneumocystis jirovecii*, infecções pulmonares e por micobactérias, sarcoidose, êmbolo séptico.

Fígado

- Icterícia e hiperbilirrubinemia direta, hipoalbuminemia: colangite crônica destrutiva, doença metabólica, hepatite, neoplasia obstrutiva do trato biliar, deficiência hereditária de conjugação da bilirrubina, tóxica (síndrome de Reye), doença inflamatória intestinal crônica, hemocromatose neonatal, paracoccidioidomicose.

Sistema endócrino

- Diabetes insípido: hipofisite, tumor de células germinativas do SNC.

■ Tratamento

Medidas gerais

Nas formas sistêmicas graves com comprometimento de órgãos de risco, é comum necessitar de terapia intensiva, com acesso venoso central.

Fármacos

O tratamento das formas localizadas unifocais pode ser feito com curetagem cirúrgica, embora possa ocorrer regressão espontânea. A radioterapia também tem sido utilizada no tratamento de lesões localizadas em alguns casos, levando-se em conta as restrições decorrentes dos efeitos colaterais desta terapêutica em crianças.

Nas formas com comprometimento de mais de um órgão ou sistema, procura-se utilizar o protocolo de tratamento LCH IV da Histiocyte Society, baseado no emprego de vimblastina, 6-mercaptopurina e prednisona.

Outras intervenções

Aos casos mais graves, resistentes ao uso de cladribina e citarabina, o recurso preconizado é o transplante de medula óssea como medida extrema para salvamento destas crianças. O transplante hepático também tem sido indicado nos casos de colangite esclerosante grave.

■ Complicações

A falência de órgãos de risco é a expressão mais grave dos casos que acontecem principalmente em lactentes, portadores das formas graves da doença de Abt-Letterer-Siwe, com elevada taxa de mortalidade.

■ Prevenção

Não há.

NÃO ESQUEÇA

O comprometimento da medula óssea frequentemente não é observado ao mielograma, e a presença excessiva de histiócitos não é considerada evidência de disfunção medular.

■ Bibliografia

Haupt R, Minkov M, Astigarraga I et al. Langerhans cell histiocytosis (LCH): guidelines for diagnosis, work-up, and treatment for patients till the age of 18 years. Pediat Blood Cancer. 2013; 60:175-84.

Ronceray L, Potschger U, Janka G. Pulmonary involvement in pediatric-onset multisystem langerhans cell histiocytosis: effect on course and outcome. J Pediatr. 2012; 161:129-33.

Vaiselbuh SR, Bryceson YT, Allen CE et al. Updates on histiocytic disorders. Pediat Blood Cancer. 2014; 61:1329-35.

Vassalo R, Ryu JH, Colby TV et al. Pulmonary Langerhans-cell histiocytosis. N Engl J Med. 2000; 342(26):1969-78.

HEMATOLOGIA E ONCOLOGIA

107 TUMORES DO SISTEMA NERVOSO CENTRAL

Marilia Fornaciari Grabois e Sima Ferman

■ Introdução

Os tumores do sistema nervoso central (SNC) compreendem o segundo tumor maligno mais comum e o tumor sólido mais frequente da infância, representando aproximadamente 25% de todas as neoplasias malignas pediátricas. Englobam uma variedade de subtipos histológicos que, somados a outros critérios, tais como a classificação pela Organização Mundial da Saúde (OMS), norteiam o tratamento, o prognóstico e a sobrevida.

A taxa de mortalidade causada por tumores do SNC está entre as mais altas para câncer pediátrico. No entanto, a sobrevida global para as crianças acometidas aumentou de 17%, no período de 1975-1979, para aproximadamente 74%, no período de 1996 a 2003.

A morbidade associada aos tumores do SNC e ao seu tratamento pode implicar significativo déficit físico e neuropsicológico, e sequelas neuroendócrinas. O manejo de crianças com tumor do SNC impõe tremendos desafios e requer uma abordagem multidisciplinar, e essas crianças são mais bem assistidas em centros pediátricos equipados com recursos materiais, tecnológicos e humanos necessários. Dos profissionais envolvidos no manejo dos pacientes, incluem-se neurocirurgião, oncologista, radioterapeuta, neuropediatra, radiologista, neuropatologista e endocrinologista; todos com formação em pediatria, além de profissionais da equipe multiprofissional. O aprimoramento do tratamento visa minimizar as sequelas e aumentar a sobrevida.

■ Epidemiologia

Os tumores cerebrais têm pico de incidência na primeira década de vida, com um segundo pico nos adultos idosos. O sexo masculino é o mais afetado no primeiro pico de incidência. Globalmente, a maioria dos tumores cerebrais é de localização infratentorial, entretanto a distribuição da localização varia com a idade: os tumores supratentoriais predominam durante os dois primeiros anos de vida e as lesões infratentoriais são mais frequentes no restante da primeira década de vida (Figura 107.1). Na fase tardia da adolescência e na vida adulta prevalecem lesões de localização supratentorial.

Os três subtipos histológicos de tumores do SNC mais comuns na infância e na adolescência são: astrocitomas, meduloblastomas e ependimomas (Figura 107.2).

Os astrocitomas são gliomas que podem ser de baixo ou alto grau, supratentoriais ou infratentoriais. É o tipo mais frequente, correspondendo a 50% do total de tumores do SNC diagnosticados em crianças entre o nascimento e 19 anos de idade, predominando em todas as idades.

Os meduloblastomas correspondem a 10 a 20% dos tumores do SNC; surgem no cerebelo e são mais comuns em menores de 10 anos.

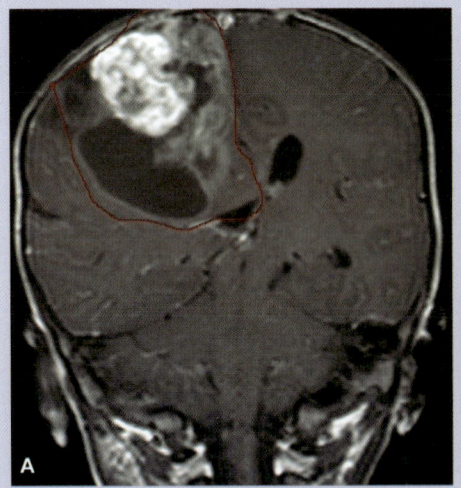 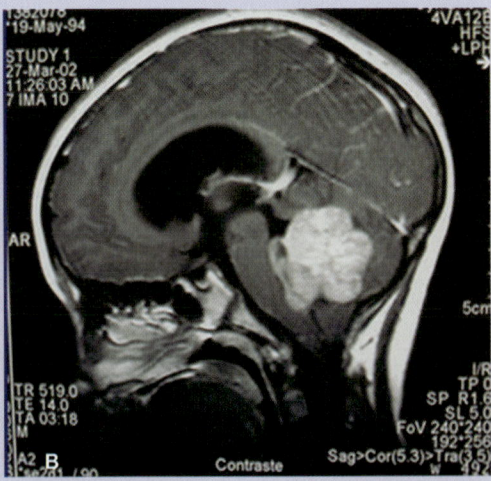

Figura 107.1 Imagens de ressonância magnética do encéfalo mostram tumores do sistema nervoso central de localização supratentorial (**A**) ou infratentorial (**B**).

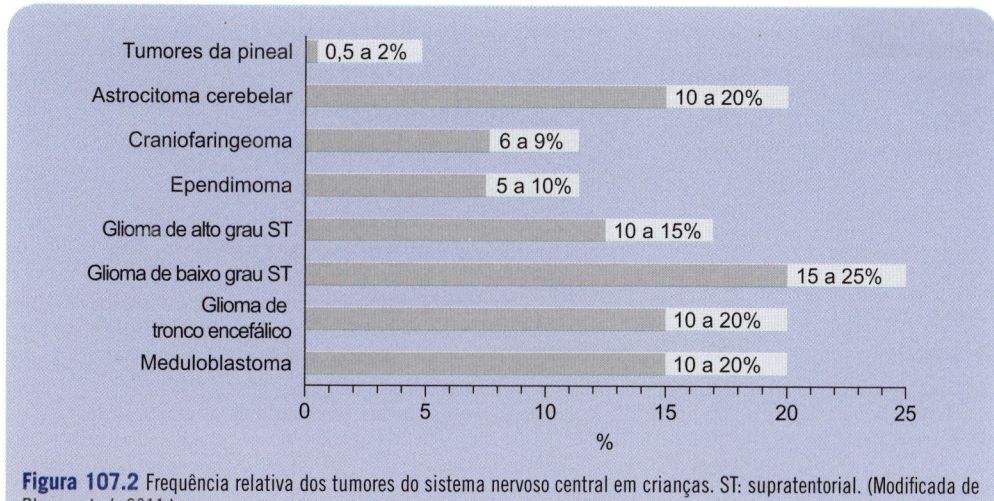

Figura 107.2 Frequência relativa dos tumores do sistema nervoso central em crianças. ST: supratentorial. (Modificada de Blaney et al., 2011.)

Os ependimomas são o terceiro tumor cerebral mais frequente em crianças, contabilizando 5 a 10%. A maioria deles é intracraniana (90%), e até 2/3 ocorrem na fossa posterior (infratentoriais). O pico de incidência é nos primeiros 7 anos de vida, com um segundo pico na terceira e quarta décadas de vida.

Os ependimomas podem ser de localização supratentorial ou infratentorial, e na fossa posterior ocupam o 4º lugar em frequência.

■ Etiologia

A etiologia é desconhecida na maioria dos casos, mas algumas condições podem predispor a certos tipos de tumores cerebrais. Apenas dois fatores estão consistentemente associados ao aumento do risco para neoplasia maligna do SNC: afecções genéticas e exposição à irradiação ionizante.

Associação a síndromes hereditárias

A maioria dos tumores do SNC é esporádica e apenas uma minoria (menos de 10%) está associada a uma afecção genética hereditária. Essas síndromes, embora raras, também estão associadas ao aumento do risco de outros tumores. Todas as síndromes atualmente conhecidas associadas ao aumento do risco de tumores do SNC têm um padrão de hereditariedade autossômico dominante. Mutações somáticas foram identificadas em genes específicos para cada síndrome. O Quadro 107.1 resume as síndromes que podem estar associadas a tumores do SNC.

Associação à irradiação ionizante

Exposição à irradiação ionizante é uma causa bem documentada de tumores cerebrais. Crianças tratadas com radioterapia para *tinea capitis* nas décadas de 1940 e 1950 tiveram um risco aumentado de meningiomas, gliomas e tumores da bainha neural, 22 a 34 anos após a exposição. Mais recentemente, há relatos de surgimento de tumores cerebrais após irradiação craniana em pacientes com leucemia linfoblástica aguda (LLA).

■ Fisiopatologia e classificação

Os tumores do SNC são classificados pelo tipo histológico (morfológico) e pela Organização Mundial da Saúde (OMS). A classificação da OMS para esses tumores inclui uma "escala de malignidade" que varia de grau I (baixo grau de malignidade) a IV (alto grau de malignidade). Essa gradação histológica ajuda a predizer o comportamento biológico da neoplasia. Particularmente no cenário clínico, o grau do tumor é um dos fatores que influenciam na escolha do tratamento complementar à cirurgia, como radioterapia e protocolos de quimioterapia específicos.

A maioria dos tumores cerebrais (50%) surge das células gliais e tende a não enviar metástases para fora do SNC.

A classificação grau I aplica-se a lesões com baixo potencial proliferativo e possibilidade de cura após ressecção cirúrgica exclusiva. As lesões designadas como grau II são geralmente infiltrativas e frequentemente recidivam, apesar da baixa atividade proliferativa. Alguns tumores grau II tendem a progredir para alto grau de malignidade, por exemplo, astrocitomas difusos de baixo grau que se transformam em astrocitoma anaplásico e glioblastoma. Transformação semelhante ocorre nos oligodendrogliomas e oligoastrocitomas. A designação OMS grau III é reservada para lesões com evidências histológicas de malignidade, incluindo atipia nuclear e atividade mitótica acelerada. Na maioria dos contextos, pacientes com tumores grau III recebem radioterapia adjuvante e/ou quimioterapia. A classificação OMS grau IV é atribuída a neoplasias citologicamente malignas, índice de mitose muito ativo e propensão à necrose, tipicamente associadas a rápida evolução de doença. Exemplos de neoplasias grau IV incluem glioblastomas e a maioria das neoplasias embrionárias.

QUADRO 107.1	Afecções hereditárias associadas a tumores do sistema nervoso central (SNC).	
Síndrome	Gene(s)	Tumor do SNC
Cowden	PTEN	Gangliocitoma displásico de cerebelo (Lhermitte-Duclos)
Li-Fraumeni	TP53	Vários tipos de tumores cerebrais, mais comumente PNET supratentorial, meduloblastoma e astrocitoma
Neurofibromatose tipo 1	NF-1	Neurofibroma, glioma do nervo óptico, astrocitoma
Neurofibromatose tipo 2	NF-2	Schwannoma do acústico e periférico, meningioma, ependimoma espinal
Carcinoma basocelular nevoide (síndrome de Gorlin)	PTCH	Meduloblastoma, meningioma
Rubinstein-Taybi	CBP	Meduloblastoma, meningioma, oligodendroglioma
Esclerose tuberosa	TSC1, TSC2	Astrocitoma subependimário de células gigantes
Turcot	APC	Meduloblastoma (mais comum)
	hMLH1	Astrocitoma e ependimoma
von Hippel-Lindau	VHL	Hemangioblastoma

PNET: tumor neuroectodérmico primitivo. (Modificado de Blaney et al., 2011.)

Infiltração generalizada do tecido circundante e propensão para disseminação cranioespinal caracterizam algumas neoplasias grau IV. Os gliomas graus I e II da OMS são considerados de baixo grau e aqueles graus III e IV da OMS, de alto grau.

Meduloblastomas são tumores embrionários de células pequenas, azuis e redondas, altamente invasivos, de alto grau de malignidade, classificados como grau IV da OMS e originam-se no cerebelo. Apresentam tendência a disseminar-se por todo o SNC no início da doença.

Ependimomas são tumores que surgem do revestimento ependimário do sistema ventricular ou do canal central da medula espinal, e variam de baixo a alto grau de malignidade (Quadro 107.2).

■ Quadro clínico

A apresentação clínica depende da localização do tumor, do tipo histológico, do tamanho do tumor, da rapidez de seu crescimento e da idade do paciente (Quadros 107.3 e 107.4). Os sinais e sintomas mais comuns estão relacionados com hipertensão intracraniana (Capítulo 112) e déficits neurológicos.

Os sinais e sintomas podem ser resultado direto de infiltração tumoral no cérebro adjacente e/ou medula espinal ou consequente à obstrução do fluxo de líquido cefalorraquidiano com resultante aumento da pressão intracraniana (PIC).

Os tumores supratentoriais apresentam déficits focais, convulsões e hemiparesias. Tumores que se originam na linha média de localização hipotalâmico-quiasmática apresentam alterações endócrinas (diabetes insípido, distúrbios do crescimento), devido aos efeitos sobre o hipotálamo ou a hipófise, e/ou alterações visuais devido ao comprometimento das vias ópticas, além da hipertensão intracraniana (HIC). Tumores da região da pineal causam compressão ou destruição da região tectal do tronco encefálico, e resultam na síndrome de Parinaud, manifestada por paralisia ou paresia do olhar para cima, sinal do sol poente, pupilas dilatadas com reação fotomotora reduzida e retração das pálpebras. Para tumores infratentoriais, os sintomas mais comuns são aqueles da HIC (náuseas, cefaleia, letargia). Tumores do tronco encefálico apresentam déficit de nervos cranianos (diplopia, fala arrastada, distúrbios da deglutição).

A síndrome diencefálica pode ser vista em pacientes com idade entre 6 meses e 3 anos com tumores cerebrais, que apresentam falha súbita do desenvolvimento e emagrecimento. A síndrome é causada por um tumor hipotalâmico na porção anterior do hipotálamo ou no andar anterior do terceiro ventrículo.

■ Diagnóstico por imagem

A avaliação pré-operatória por imagem do tipo de tumor e extensão baseia-se na combinação da localização anatômica, caracterização tecidual e padrão de realce do contraste com a história clínica. A ressonância magnética (RM) substituiu a tomografia computadorizada (TC) como ferramenta diagnóstica de escolha para tumores do SNC (cerebrais e medulares). As vantagens da RM incluem a facilidade de imagens em múltiplos planos (multiplanar), sem necessidade de mover o paciente, gerando imagens tridimensionais de forma não invasiva, com maior resolução para visualizar as estruturas anatômicas, sendo obtida sem exposição à irradiação ionizante. No entanto, a avaliação de crianças com tumores cerebrais frequentemente começa com uma TC sem contraste. Sempre que a RM estiver prontamente disponível em tempo hábil, evita-se a TC com contraste iodado por causa de sua inferioridade para determinar a extensão do tumor, em comparação à RM com gadolínio.

TUMORES DO SISTEMA NERVOSO CENTRAL

QUADRO 107.2 Sistema de gradação histológica da OMS para os principais tumores do sistema nervoso central.

Histologia	Gradação histológica			
	I	II	III	IV
Tumores astrocíticos				
Astrocitoma subependimário de células gigantes	X			
Astrocitoma pilocítico	X			
Astrocitoma pilomixoide		X		
Astrocitoma difuso		X		
Xantoastrocitoma pleomórfico		X		
Astrocitoma anaplásico			X	
Glioblastoma				X
Glioblastoma de células gigantes				X
Gliossarcoma				X
Tumores oligodendrogliais				
Oligodendroglioma		X		
Oligodendroglioma anaplásico			X	
Tumores ependimais				
Subependimoma	X			
Ependimoma mixopapilar	X			
Ependimoma		X		
Ependimoma anaplásico			X	
Tumores da pineal				
Pineocitoma	X			
Tumor do parênquima da pineal de diferenciação intermediária		X	X	
Pineoblastoma				X
Tumor papilar da região da pineal		X	X	
Tumores embrionários				
Meduloblastoma				X
Tumor neuroectodérmico primitivo (PNET)				X
Tumor teratoide/rabdoide atípico				X
Tumores do plexo coroide				
Papiloma do plexo coroide	X			
Papiloma atípico do plexo coroide		X		
Carcinoma do plexo coroide			X	
Tumores da região selar				
Craniofaringeoma	X			
Tumor de células granulares da neuro-hipófise	X			
Pituicitoma	X			
Oncocitoma de células fusiformes da adeno-hipófise	X			

Modificado de Louis *et al.*, 2007.

QUADRO 107.3 Sinais e sintomas gerais de tumores intracranianos.

- Cefaleia: muitas vezes é pior na parte da manhã, melhorando ao longo do dia
- Vômito
- Distúrbios da marcha e do equilíbrio
- Hemiparesia
- Anormalidades dos nervos cranianos
- Alterações da visão
- Diplopia (paresia do VI nervo craniano). Em crianças pequenas, pode haver diplopia intermitente, com piscar frequente, ou estrabismo intermitente
- Papiledema devido a hipertensão intracraniana (HIC) pode apresentar-se como visão turva intermitente
- Síndrome de Parinaud
- Alterações do estado mental ou da cognição – sonolência, irritabilidade, mudanças de personalidade ou comportamental, ou mudança no desempenho escolar
- Convulsões
- Distúrbios endócrinos
- Aumento do perímetro cefálico em lactentes com fontanela aberta (característica de HIC)
- Síndrome diencefálica

QUADRO 107.4 Sinais e sintomas mais frequentes dos tumores da medula espinal.

- Dor no dorso (50% dos casos pioram na posição em decúbito ou sob a manobra de Valsalva)
- Resistência a flexão do tronco, espasmo muscular paraespinal
- Distúrbio da marcha, fraqueza, alteração dos reflexos tendíneos
- Diminuição da sensibilidade (nível sensitivo) abaixo do nível do tumor (30%)
- Sinal de Babinski
- Déficit esfincteriano (vesical e/ou anal)

■ Tratamento

O tratamento dos tumores do SNC depende de histologia, grau, localização, tamanho e outros fatores prognósticos. Para a maioria dos tumores do SNC, a intervenção cirúrgica é a etapa inicial, fornecendo material para o diagnóstico histopatológico e, quando possível, ressecção macroscópica completa do tumor, evitando dano ao tecido sadio. A ressecção total ou quase total dos tumores cerebrais está associada às melhores taxas de sobrevida. Quimioterapia e/ou radioterapia subsequente dependem do tipo e grau do tumor e da extensão da ressecabilidade. O tratamento adequado depende de esforços coordenados dos especialistas pediátricos no campo de neurocirurgia, neuropatologia, radioterapia e oncologia pediátrica em centros especializados.

■ Complicações

Crianças tratadas para tumores cerebrais estão sob alto risco de morbidade e mortalidade a longo prazo. As complicações neurológicas tardias observadas em estudos de acompanhamento de sobreviventes em 5 anos incluem aparecimento de convulsões, fraqueza dos membros, cegueira e perda auditiva. As crianças que recebem radioterapia sobre o eixo hipotálamo-hipofisário frequentemente apresentam déficits neuroendócrinos, incluindo deficiência de hormônio de crescimento, hipotireoidismo e atraso da menarca. A radioterapia craniana, especialmente quando usada em crianças muito pequenas, também pode resultar em déficits neurocognitivos e um risco aumentado de segundas neoplasias nos sobreviventes de tumores malignos do SNC.

■ Bibliografia

Bagatell R. Central nervous system malignancies. In: Lanzkowsky P. Manual of pediatric hematology and oncology. 5. ed. London: Academic Press, 2011.

Blaney SM, Haas-Kogan D, Poussaint TY, Santi M, Gilbertson R, Parsons DW et al. Gliomas, ependymomas, and other nonembryonal tumors of the central nervous system. In: Pizzo PA, Poplack DG (eds.). Principles and practice of pediatric oncology. 6. ed. Philadelphia: Lippincott Williams & Wilkins, 2011.

Louis DN, Ohgaki H, Wiestler OD, Cavence WK, Burger PC, Jouvet A et al. The 2007 WHO classification of tumours of the central nervous system. Neuropathol. 2007; 114:97-109.

Nallasamy K, Singhi SC, Singhi P. Approach to headache in emergency department. Indian J Pediatr. 2012; 79(3):376-80.

Ward E, DeSantis C, Robbins A, Kohler B, Jemal A. Childhood and adolescent cancer statistic 2014. CA: A Cancer Journal for Clinicians. 2014; 64(2):83-103.

HEMATOLOGIA E ONCOLOGIA

108 NEUROBLASTOMA

Arissa Ikeda

■ Introdução

Neuroblastoma (NB) é o tumor sólido extracraniano mais comum na infância. Origina-se de células da crista neural, portanto é uma neoplasia derivada do sistema nervoso simpático. Por ter um comportamento clínico extremamente heterogêneo, tem sido foco de pesquisas laboratoriais e clínicas, por vários anos, com o objetivo de esclarecer esta diversidade. Atualmente, sabe-se que a evolução clínica que o paciente apresenta pode ser explicada pelas análises genéticas e moleculares específicas do tumor. As características biológicas permitem realizar uma classificação mais personalizada da doença, assim como o aprimoramento no planejamento do tratamento multimodal.

■ Epidemiologia

O NB corresponde a 8 a 10% dos casos de neoplasias na infância, com prevalência de 1 caso a cada 7.000 nascidos vivos. É responsável por 15% de todos os óbitos por tumores pediátricos. Nos EUA, conforme o registro SEER – *Surveillance, Epidemiology and End Results*, são diagnosticados 650 casos novos de NB por ano, principalmente em lactentes e crianças até 10 anos de idade. A idade mediana é 19 meses, sendo que mais de 80% dos casos são menores de 5 anos de idade ao diagnóstico. A faixa etária mais propensa é representada por crianças menores, em especial abaixo de 1 ano. Segundo o *SEER*, nos lactentes, o NB é o câncer mais comum, com o dobro da incidência em relação à leucemia, sendo considerada a malignidade mais frequente no primeiro ano de vida.

O reconhecimento de que os estágios mais limitados e a menor idade (abaixo de 1 ano) afetavam o prognóstico de forma favorável constituiu a base dos programas populacionais de detecção precoce (*screening*) em neonatos e lactentes, através da medição urinária de ácido vanilmandélico (VMA) no Japão, Europa e América do Norte. Embora os programas de detecção precoce tenham elevado a incidência da doença, especialmente em lactentes, não houve redução no número de casos de formas avançadas em qualquer idade, tampouco o prognóstico melhorou.

■ Etiologia

A etiologia é desconhecida. Ainda não foram identificados fatores ambientais ou exposições maternas que possam ter influência na ocorrência da doença. O NB ocorre mais frequentemente na forma esporádica. Apenas 1 a 2% dos casos são familiares, as crianças têm a idade mediana ao diagnóstico em torno de 9 meses e podem se apresentar como doença suprarrenal bilateral ou doença multifocal.

O NB pode estar associado a doenças relacionadas com o desenvolvimento de tecidos da crista neural, como a doença de Hirschsprung e a neurofibromatose tipo 1.

■ Quadro clínico

Os sinais e sintomas podem variar segundo a localização do tumor. O NB pode surgir nas regiões cervical, torácica, abdominal e pélvica, seguindo o trajeto de toda a cadeia do sistema nervoso simpático e das glândulas suprarrenais.

Pacientes com doença locorregional podem ser relativamente assintomáticos, enquanto aqueles com doença metastática podem se apresentar com febre, emagrecimento, dor e irritabilidade. A disseminação pode ocorrer por via linfática ou hematogênica para linfonodos, medula óssea, osso, fígado, pele, órbitas, dura-máter e, raramente, pulmões e sistema nervoso central. Nesse grupo, podem ser observadas equimoses periorbitárias (sinal do guaxinim; Figura 108.1) devido à infiltração tumoral dos ossos, além da febre, anemia ou sangramentos em virtude de infiltração medular pelo tumor. Nos lactentes, há um padrão de metástase especial (MS) que se caracteriza por nódulos subcutâneos e/ou infiltração hepática difusa com hepatomegalia associada a acometimento de medula óssea menor que 10% (Figura 108.2).

O sítio mais frequente do NB é o abdome, correspondendo a 65% dos casos, principalmente na glândula suprarrenal (em 40% das crianças e em 25% dos lactentes) (Figura 108.3). Distensão abdominal, associada a dor e

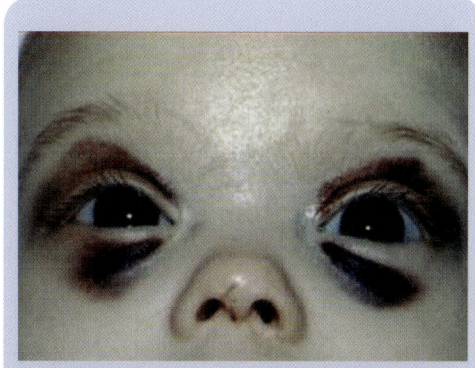

Figura 108.1 Sinal do guaxinim – metástase na região orbitária. (Fonte: Instituto Nacional de Câncer. Seção de Oncologia Pediátrica.)

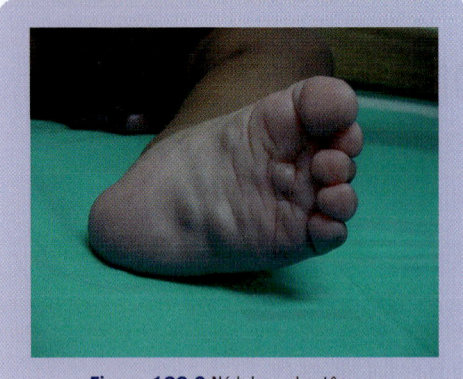

Figura 108.2 Nódulos subcutâneos.

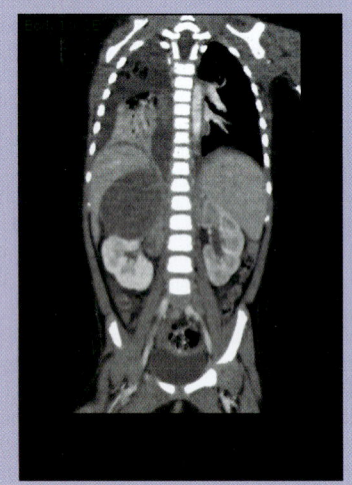

Figura 108.3 Neuroblastoma abdominal. Localização no polo superior do rim direito. Origem na região suprarrenal.

massa palpável ao exame físico, requer investigação imediata. Devem-se avaliar o tamanho e a localização tumorais e o acometimento de outras estruturas, como hepatomegalia, linfonodomegalias e outros sinais de metástase da doença. A presença de hepatomegalia maciça ao diagnóstico pode levar a quadro de insuficiência respiratória, principalmente nos lactentes (síndrome de Pepper).

Os tumores cervicotorácicos são mais observados em lactentes, e os NB cervicais são diagnosticados com frequência por meio da investigação de adenomegalia cervical.

NB torácicos apresentam-se como massas no mediastino posterior, alguns diagnosticados acidentalmente mediante achado radiológico, como síndrome de Claude Bernard-Horner (miose, ptose unilateral e anidrose) ou como síndrome da veia cava superior.

Nos casos de tumores paravertebrais, é importante observar e detectar sinais de compressão medular, como paraplegia aguda e subaguda, disfunção intestinal ou urinária, ou dor radicular. Este quadro é considerado uma emergência médica, sendo necessários internação e tratamento imediatos.

O NB tem relação com as seguintes síndromes paraneoplásicas:
- Síndrome de opsoclonia-mioclonia (movimentos oculares conjugados, com ou sem ataxia cerebelar)
- Diarreia causada pela secreção tumoral de uma substância denominada peptídio intestinal vasoativo (VIP), que provoca diarreia secretora crônica com alterações hidreletrolíticas e desidratação.

Diagnóstico e estadiamento

O diagnóstico é realizado por meio da presença de tecido tumoral característico por microscopia óptica, com ou sem imuno-histoquímica positiva, ou presença de células tumorais no material de aspirado de medula óssea, e/ou de biopsia de medula óssea com aumento das catecolaminas urinárias ou séricas. Vários exames são realizados para avaliar a extensão da doença (Quadros 108.1 e 108.2).

Devido a sua origem noradrenérgica, os NBs são produtores de catecolaminas, porém há um defeito na síntese, resultando em acúmulo e excreção dos metabólitos ácido homovanilmandélico (HVA), VMA e dopamina. Esses metabólitos são excretados na urina e estão elevados em 90 a 95% dos pacientes portadores de NB. A medição urinária desses metabólitos é uma técnica não invasiva de detecção, servindo como marcadores de atividade tumoral. Esses marcadores permitem o acompanhamento de resposta ao tratamento e a detecção de recaída da doença após término do tratamento.

Estágio

A eficácia da classificação de estágio pelo INSS para definir subgrupos de prognóstico foi estudada pelos grupos cooperativos internacionais POG e CCG. Em um estudo realizado pelo grupo cooperativo POG, 596 crianças foram analisadas, resultando em uma sobrevida livre da doença semelhante para lactentes com estágios INSS 2A, 2B e 3. Crianças maiores de 1 ano com INSS 2A/2B tiveram melhor sobrevida livre da doença quando comparadas com aquelas em estágio 3. Esse critério permitiu uma informação prognóstica que é equivalente ou superior aos sistemas de estadiamento utilizados previamente, sendo possível o seu uso em análises multivariadas para classificar os pacientes em grupos de risco.

Futuramente, o INSS será substituído pela classificação do sistema de estadiamento INRG, uma vez que está validado prospectivamente em estudos clínicos em andamento.

Biologia

A diversidade no fenótipo clínico da doença parece ser explicada por determinantes biológicos presentes nesse tumor, que incluem: conteúdo de DNA da célula tumoral, amplificação do gene *MYCN* (Figura 108.4), deleção terminal do

NEUROBLASTOMA

QUADRO 108.1	Exames para avaliação da extensão e biologia da doença.	
Exames laboratoriais	**Exames de imagem**	**Estudos biológicos**
■ Hemograma completo ■ Provas de função hepática ■ Níveis de lactato desidrogenase (LDH) e ferritina ■ Medição urinária dos ácidos vanilmandélico (VMA) e homovanilmandélico (HMA) ■ Medição da dopamina urinária caso VMA ou HMA sejam negativos	■ Tomografia computadorizada (TC) e/ou ressonância magnética (RM) do sítio primário ■ Cintigrafia por ^{123}I-MIBG (meta-iodobenzilguanidina)	■ Exames de biologia molecular pelo método de FISH/PCR ■ Pesquisa de amplificação do oncogene *NMYC* ■ Pesquisa da deleção de 11q ■ Ploidia

QUADRO 108.2	Estadiamento pelo INSS (*International Neuroblastoma Staging System*).
Estágio	**Definição**
1	Tumor localizado com excisão macroscópica completa com ou sem doença residual microscópica; linfonodos ipsilaterais microscopicamente negativos (nódulos aderidos ao tumor e removidos com ele podem ser positivos)
2A	Tumor localizado com ressecção macroscópica incompleta; linfonodos ipsilaterais não aderentes negativos microscopicamente
2B	Tumor localizado com ou sem ressecção macroscópica completa, com linfonodos ipsilaterais não aderentes positivos. Alargamento de linfonodos contralaterais pode ser negativo microscopicamente
3	Tumor unilateral irressecável cruzando e infiltrando a linha média, com ou sem envolvimento de linfonodos; ou tumor unilateral localizado com envolvimento de linfonodo contralateral regional; ou tumor de linha média com extensão bilateral por infiltração (irressecável) ou por envolvimento de linfonodo
4	Qualquer tumor primário com disseminação para linfonodos distantes, osso, medula óssea, fígado, pele e/ou outros órgãos (exceto como os definidos como 4S)
4S	Tumor primário localizado (como definido para os estágios 1, 2A ou 2B), com disseminação limitada para pele, fígado e/ou medula óssea (limitado para crianças < 1 ano de idade)

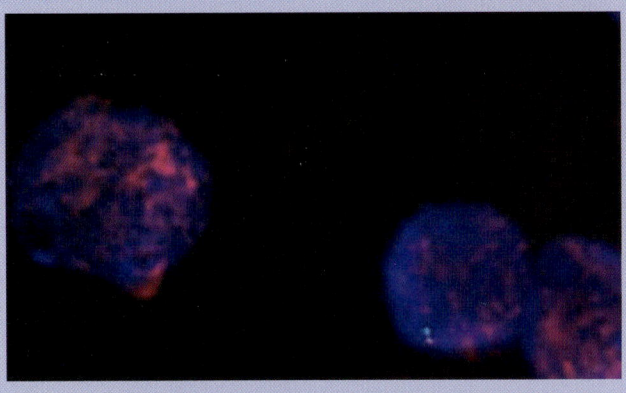

Figura 108.4 Pesquisa de amplificação do oncogene *MYCN* pelo método FISH.

braço curto do cromossomo 1, deleção do braço longo do cromossomo 11, ganho do braço longo do cromossomo 17 e expressão de receptores neurotróficos como *TRKA* (receptores da tirosinoquinase A), além de outras anomalias citogenéticas como perda da heterozigosidade nas regiões 2q, 3p, 4p, 9p e 14q.

A classificação mais atual do INRG (*International Neuroblastoma Risk Group*) define os grupos de risco de acordo com os dados clínicos, estadiamento, histopatologia e biologia. Esta classificação norteia o tratamento que será realizado em cada paciente. O manejo destes pacientes é complexo e deve ser realizado em centro especializado no tratamento de crianças com câncer com equipe multiprofissional especializada. O tratamento abrange quimioterapia, cirurgia e radioterapia em casos selecionados. Transplante autólogo de medula óssea (TAMO), MIBG terapêutico e agentes biológicos estão indicados nos pacientes de alto risco (Quadro 108.3).

QUADRO 108.3	Grupo de risco, tratamento e prognóstico.	
Grupo de risco	Tratamento	Sobrevida global em 5 anos (%)
Baixo risco	Cirurgia	> 90
Risco intermediário	Quimioterapia + cirurgia	80 a 90
Alto risco	Quimioterapia Cirurgia Transplantes autólogos de medula óssea MIBG terapêutico e agentes biológicos (ácido retinoico)	< 30

MIBG: metaiodobenzilguanidina.

Bibliografia

Brodeur GM et al. Neuroblastoma. In: Pizzo PA, Poplack DG (eds.). Principles and practice of pediatric oncology. 6. ed. Philadelphia: Lippincott Willians & Wilkins, 2011. p. 886-922.

Matthay KK, Castel V, Cohn SL et al. The International Neuroblastoma Risk Group (INRG) classification system: An INRG task force report. J Clin Oncol. 2009; 27(2): 289-97.

Matthay KK, Reynolds P, Seeger RC et al. Long-term results for children with high risk neuroblastoma treated on randomized trial of myeloablative therapy followed by 13-cis-retinoic acid: a children's oncology group study. J Clin Oncol. 2009; 27(7):1007-13.

Matthay KK, Villablanca JG, Seeger RC, Stram D, Harris RE, Ramsay RK et al. Treatment of high-risk neuroblastoma with intensive chemotherapy, radiotherapy, autologous bone marrow transplantation, and 13-cis-retinoic acid. Children's Cancer Group. N Engl J Med. 1999; 341(16):1165-73.

Meredith SI, Julie RP. Neuroblastoma: paradigm for precision medicine. Pediatr Clin N Am. 2015; 62:225-56.

Woods WG, Gao RN, Shuster JJ, Robison LL, Bernstein M, Weitzman S et al. Screening of infants and mortality due to neuroblastoma. N Engl J Med. 2002; 346(14):1041-6.

109 TUMOR DE WILMS

Beatriz de Camargo

■ Introdução

O tumor de Wilms (TW), também chamado de nefroblastoma, é o tumor renal maligno mais frequente na infância. Outros tumores que ocorrem com muito menor frequência são os sarcomas de células claras, o tumor rabdoide e o nefroma mesoblástico. O carcinoma renal é raro na criança.

■ Epidemiologia

Existe uma pequena variação geográfica na incidência desses tumores, parecendo mais baixa no Japão e em Cingapura e mais alta na Escandinávia, alguns países da África e no Brasil. Resultados recentes dos registros de câncer de base populacional no Brasil (RCBP) demonstraram que as maiores taxas de incidência ajustada por idade foram encontradas em Goiânia (1999-2003) com 18,03 por milhão, e em Porto Alegre (1998-2002), com 13,6 por milhão, e as menores taxas médias de incidência ajustada por idade foram observadas em Curitiba (1998-2002), com 5,76 por milhão, e em Natal (1998-2001), com 5,18 por milhão. A taxa da incidência mediana ajustada por idade foi de 9,48. O pico de incidência em relação à idade varia entre o 2° e o 3° ano de vida, sendo que 75% dos pacientes têm menos de 5 anos de idade e 90%, menos que 7 anos. É raro em recém-nascidos e em adultos. Dados do primeiro estudo do Grupo Cooperativo Brasileiro para o Tratamento do Tumor de Wilms (GBTTW) mostram que a idade média para o sexo masculino foi de 37 meses, e para o sexo feminino foi de 46 meses. É descrito que pacientes com anomalias congênitas apresentam-se em idade menor. Este fato não foi observado na casuística do GBTTW, o que nos levou a supor que os pais das crianças portadoras de anomalias congênitas eram menos sensíveis à observação de sintomas e sinais que denotam cuidados à saúde. Esse comportamento seria mais provável em famílias de nível socioeconômico e cultural baixos, frequentes no nosso meio. Esses tumores estão associados a anomalias congênitas tais como aniridia, hemi-hipertrofia e malformações geniturinárias, principalmente rim em ferradura, displasia renal, doença cística renal bilateral, hipospadia, criptorquidia e duplicação do sistema pielocalicial. Também há maior incidência de TW em pacientes portadores de neurofibromatose, síndrome de Beckwith-Wiedemann e síndrome de Denys-Drash. O risco estimado para a síndrome de Beckwith-Wiedemann é de 5 a 10%. Na síndrome de Denys-Drash, o risco estimado do TW é de 30 a 50% (caso não seja considerada na síndrome a ocorrência obrigatória de TW). Discute-se atualmente qual deveria ser a periodicidade dos exames nessas crianças para possível detecção precoce. Tem sido recomendado realizar urina tipo I para pesquisa de hematúria e ultrassonografia abdominal a cada 3 meses, acompanhado de exame físico cuidadoso a cada 6 meses até a idade de 7 anos.

■ Etiologia

Diversos eventos genéticos estão envolvidos na gênese do TW. A análise da região 11p13 em pacientes com síndrome de WAGR levou à identificação do primeiro e principal gene relacionado com a patogenia do TW, o gene *WT1*. Este, geralmente considerado um gene supressor de tumor, codifica um fator de transcrição do tipo zinco-digital e atua como regulador da transcrição durante a diferenciação renal, regulando a transcrição de diversos outros genes. Mutações ou deleções específicas de *WT1* na linhagem germinativa estão associadas ao TW em pacientes que também apresentam defeitos renais e geniturinários na síndrome WAGR (Wilms, aniridia, anomalias geniturinárias, retardo mental), na síndrome de Denys-Drash e na síndrome de Frasier. Outra região denominada *locus WT2* foi identificada a partir da observação da associação à síndrome de Beckwith-Wiedemann com perda de heterozigose (LOH) da região cromossômica 11p15, sugerindo a existência de um segundo gene associado ao TW localizado no *locus WT2*. Esta região apresenta mecanismo epigenético responsável pelo silenciamento de um dos alelos de um gene, paterno ou materno, resultando na expressão monoalélica parental preferencial deste gene. Mutações em outros genes como *CTNNB1* e *TP53* também são descritas. Mutações do gene *TP53*, localizado em 17p13.1, que codifica a proteína P53, são vistas em aproximadamente 5% dos TW, e estão associadas a histologia desfavorável, presença de anaplasia e pior prognóstico. Também identificou-se mutação no gene supressor *WTX*, sendo o primeiro gene supressor de tumor identificado no cromossomo X, com localização em Xq11.1. Observou-se mutação em *WTX* em 10 a 30% dos TW. Recentemente identificaram-se mutações de gene *DROSPHA* em 12% dos casos de TW. Estudos de casos-controle investigando fatores ambientais e perinatais foram realizados. Exposição materna a pesticidas, alto peso ao nascimento e prematuridade foram relatados como fatores de risco. Maiores investigações são necessárias.

■ Quadro clínico e diagnóstico

A suspeita diagnóstica se inicia no exame físico, que geralmente detecta massa regular no flanco preenchendo a loja renal, podendo ultrapassar a linha média. A criança geralmente se encontra em excelente estado geral e a massa é palpada pelos próprios familiares ou em exame pediátrico de rotina. Devem-se solicitar exames hematológico, bioquímico e de urina tipo I. É aconselhável verificar a excreção urinária de catecolaminas (HVA, VMA e DOPA) para excluir o diagnóstico diferencial de massa suprarrenal, o neuroblastoma. A ultrassonografia abdominal deve ser o primeiro exame solicitado. Permite caracterizar a origem da massa, sua consistência, a extensão local e presença de trombos na veia renal, cava inferior e/ou intracardíaco. Na maioria das vezes, a ultrassonografia permite o diagnóstico correto. É importante também verificar a função do rim contralateral, e a tomografia computadorizada com contraste fornece essas informações. Metástases pulmonares devem ser investigadas por meio de radiografia de tórax e tomografia computadorizada, porém lesões pequenas devem sempre que possível ser biopsiadas para confirmar o diagnóstico. Duas outras entidades renais, o sarcoma de células claras e o tumor rabdoide, correspondem a 10% dos tumores renais da infância. Esses tumores encerram pior prognóstico. Atualmente sabe-se que o tumor rabdoide tem origem neuroectodérmica e não ocorre somente no rim; é extremamente agressivo e tem um prognóstico muito reservado. Corresponde somente a 2% dos tumores renais da infância. O sarcoma de células claras está relacionado com metástases ósseas e cerebrais. Corresponde a 5% dos tumores renais primários da infância. É raro antes dos 6 meses de idade, e exibe predominância no sexo masculino. Pode ocorrer doença bilateral, denominada estágio V. O TW bilateral sincrônico, isto é, aparecimento de ambas lesões simultaneamente, ocorre em 4 a 6% dos pacientes. Alguns pacientes portadores de síndromes associadas ao tumor de Wilms parecem ter um risco aumentado de lesão bilateral. A ocorrência de lesão metacrônica, aparecimento de ambas lesões não concomitantes, está ao redor de 1 a 2%. O estadiamento é sempre clínico, cirúrgico e patológico.

■ Fatores prognósticos e tratamento

Os fatores prognósticos mais importantes no TW são a histologia e o estágio. Cerca de 90% dos pacientes com TW têm histologia favorável, ou seja, formada por componente trifásico, que é composto de células blastematosas, mesenquimais e epiteliais em proporções e arranjos variados. A presença de extrema atipia nuclear (anaplasia) é o fator histológico de pior prognóstico. A anaplasia está associada a resistência ao tratamento e não agressividade da doença. Em relação ao estadiamento clínico, cirúrgico e histológico, crianças em estágios I e II têm sobrevida em torno de 90%, enquanto aquelas em estágios III e IV, 70%. A idade do paciente já foi um importante fator do prognóstico, e crianças menores de 2 anos apresentam menor índice de recaída do que crianças maiores. Sabemos que os fatores de agressividade tumoral, como anaplasia, invasão de vasos, seio ou cápsula renal, estão menos presentes em crianças menores de 2 anos. O peso do tumor também já foi associado com maior taxa de recaída e óbito, entretanto, com o tratamento diminuiu o seu valor, mas não desapareceu totalmente. Outro fator importante ao prognóstico é a resposta à quimioterapia antes da cirurgia. O componente blastema é quimiossensível, porém se ele persistir após o tratamento quimioterápico, apresenta um prognóstico pior, indicando resistência ao tratamento. Fatores moleculares têm sido descritos como importantes marcadores de recaída, por exemplo, a perda da heterozigose dos cromossomos 16q e 1p, ganho de 1q, mutação do *p53* etc. Atualmente os estudos vêm tentando redefinir grupos de risco utilizando marcadores moleculares, com o objetivo de identificar os pacientes com maior probabilidade de recaída. Porém, a identificação no momento do diagnóstico de biomarcadores de pior prognóstico continua sendo um grande desafio. O tratamento do TW consiste em um exemplo de sucesso terapêutico na oncologia pediátrica, devido ao tratamento multidisciplinar (cirurgia, quimioterapia e radioterapia) e formação de grupos cooperativos. Consiste em um dos tumores pediátricos com a maior taxa de cura. Esse progresso se deve aos trabalhos realizados por grupos cooperativos. O objetivo atual do tratamento do TW é curar com a menor morbidade possível em 90% dos casos e utilizar tratamento mais agressivo somente em 10% dos casos de pior prognóstico. A cirurgia é o ponto fundamental no tratamento dos pacientes com TW. Tem por objetivo promover a retirada completa do tumor sem que haja ruptura, por meio da nefrectomia nos tumores unilaterais. Durante o ato cirúrgico, deve-se avaliar a cavidade abdominal a fim de realizar o estadiamento de forma correta, para que se possa instituir o tratamento adequado. Para isso se faz necessário ressecção dos linfonodos e biopsia de qualquer leão suspeita. O tratamento quimioterápico pré-operatório é controverso. O GBTTW e o grupo internacional da SIOP (Société Internationale d'Oncologie Pédiatrique) sempre recomendam a quimioterapia pré-operatória. Já o grupo norte-americano COG (Children Oncology Group) só a utiliza em alguns casos esporádicos. Os casos em que ambos os grupos a recomendam são: TW bilaterais, invasão da veia cava, crianças portadoras de anomalias congênitas que apresentem maior chance de doença bilateral e tumores considerados irressecáveis pelo cirurgião. O GBTTW demonstrou que é possível organizar um grupo cooperativo em nosso país com a colaboração de diversos profissionais da área, interessados no progresso da oncologia pediátrica. De modo randômico, demonstrou-se a possibilidade de reduzir o custo do tratamento, utilizando dose única de actinomicina D. A sobrevida livre de doença em 4 anos foi semelhante em ambos os braços terapêuticos. As crianças que receberam o tratamento com actinomicina D em dose única fizeram 1.921 visitas hospitalares a menos do que aquelas que receberam o esquema previsto com doses fracionadas de actinomicina D. O tratamento quimioterápico deve ser sempre realizado e os três fármacos classicamente usados são a actinomicina D, a vincristina e a adriamicina; aos pacientes de estágios I e II com histologia favorável recomenda-se a administração de duas substâncias (actinomicina D e vincristina). Nos estágios III a IV, a adição de adriamicina é necessária para obter resultados semelhantes aos estágios localizados. Outras substâncias que também demonstram resposta são ciclofosfamida, ifosfamida, carboplatina e etoposídeo. A duração do tratamento varia de 10 semanas a 12 meses. Nos tumores com histologia desfavorável (anaplasia – com exceção do estágio I; e sarcoma de células claras) sempre está indicada complementação do tratamento com radioterapia, na dose que varia de 1.200 a 4.000 cGy. Nos tumores de estágio III está indicada radioterapia abdominal total, porém com comprometimento linfonodal a radioterapia pode ser restrita ao leito operatório.

Radioterapia em pulmão e fígado é recomendada nos casos de doença metastática para esses órgãos, em complementação ao tratamento quimioterápico. Nos TW bilaterais, a conduta inicial sempre é quimioterapia pré-operatória. Biopsia inicial é controversa. A cirurgia conservadora, com nefrectomias parciais ou até mesmo enucleações, está sempre indicada, no intuito de preservar a função renal bilateral. O objetivo atual do tratamento do TW bilateral, além de manter uma sobrevida alta, é a preservação de ambos os parênquimas renais. Recomenda-se quimioterapia com administração dos três fármacos: actinomicina, adriamicina e vincristina. O tratamento pós-operatório dependerá dos resultados do estadiamento e histologia individual de cada lado. Dados de instituições isoladas demonstram que na grande maioria dos TW bilaterais é possível a preservação de parênquima renal bilateral. Apesar de diferentes abordagens, a sobrevida global e a sobrevida livre de eventos obtidas pelos dois grupos cooperativos são semelhantes. O GBTTW faz parte do atual grupo internacional da SIOP, o Renal Tumor Study Group (RTSG) (*http://web.visu.uni-saarland.de/rtsg/*), recomendando o tratamento proposto por esse grupo.

■ Bibliografia

Camargo B, Franco EL. A randomized clinical trial of single-dose versus fractionated-dose dactinomycin in the treatment of Wilms' tumor. Results after extended follow-up. Brazilian Wilms' Tumor Study Group. Cancer. 1994; 73(12):3081-6.

Camargo B, Oliveira Ferreira JM, Reis RS, Ferman S, Oliveira MS, Pombo-de-Oliveira MS. Socioeconomic status and the incidence of non-central nervous system childhood embryonic tumours in Brazil. BMC Cancer. 2011; 5(11):160.

Chu A, Heck JE, Ribeiro KB, Brennan P, Boffetta P, Buffler P *et al.* Wilms' tumour: a systematic review of risk factors and meta-analysis. Paediatr Perinat Epidemiol. 2010; 24(5):449-69.

Dome JS, Perlman EJ, Graf N. Risk stratification for Wilms tumor: current approach and future directions. Am Soc Clin Oncol Educ Book. 2014. p. 215-23.

Franco EL, de Camargo B, Saba L, Marques LA. For the Brazilian Wilms Tumor Study Group. Epidemiological and clinical correlations with genetic characteristics of Wilms tumor: results of the Brazilian Wilms' Tumor Study Group. Int J Cancer. 1991; 48:641-6.

Malkan AD, Loh A, Bahrami A, Navid F, Coleman J, Green DM *et al.* An approach to renal masses in pediatrics. Pediatrics. 2015; 135(1):142-58.

Parkin DM, Stiller CA, Draper GJ, Bieber CA, Terracini B, Young JL. International incidence of childhood cancer. v. I. Lyon: IARC/WHO; 1988. (IARC Scientific Publications, 87).

Pritchard-Jones K. Molecular genetic pathways to Wilms tumor. Crit Rev Oncog. 1997; 8(1):1-27.

Scott RH, Walker L, Olsen ØE, Levitt G, Kenney I, Maher E *et al.* Surveillance for Wilms tumour in at-risk children: pragmatic recommendations for best practice. Arch Dis Child. 2006; 91(12):995-9.

Weirich A, Leuschner I, Harms D *et al.* Clinical impacts of histologic subtypes in localized non-anaplastic nephoblastoma treated according to the trial and study SIOP-9/GPOH. Am Oncol. 2001; 12:311-9.

HEMATOLOGIA E ONCOLOGIA

110 SARCOMAS DE PARTES MOLES

Sima Ferman e Larissa Lima Martins Uemoto

■ Introdução

Sarcomas em crianças e adolescentes compreendem um grupo heterogêneo de tumores malignos que ocorrem nas partes moles e nos ossos.

Os sarcomas de partes moles se originam do mesênquima primitivo, com comportamento clínico e biológico diverso. Esta denominação abrange um grande número de tumores de diferentes histologias, de acordo com o tecido que os origina: tecidos adiposo, fibroblástico/miofibroblástico, fibro-histiocítico, músculo liso, músculo estriado, vasos (sanguíneos e linfáticos), sistema nervoso periférico, osso e cartilagem. Aproximadamente 7,4% de todas as malignidades correspondem a sarcomas de partes moles em menores de 20 anos, sendo que cerca de 50% correspondem a rabdomiossarcomas (RMS, tumor oriundo do músculo estriado) em crianças. Cerca de 2/3 dos casos de RMS ocorrem em crianças menores de 6 anos, com um pico menor de incidência no início da adolescência. Outros sarcomas de partes moles diferentes do rabdomiossarcoma (SNRMS) representam um grupo heterogêneo de diferentes malignidades mesenquimais, classificadas com base na histologia, de acordo com o tecido de partes moles com o qual se assemelham. A distribuição do sítio primário do tumor varia de acordo com a idade; abaixo de 10 anos de idade os tumores na cabeça e no pescoço predominam.

No passado essas doenças eram incuráveis, mas com o progresso no tratamento do câncer na infância e na adolescência, elas se tornaram potencialmente curáveis. Entretanto, é necessário que o diagnóstico seja precoce e o tratamento realizado em centros especializados na terapêutica destes tipos de tumores, com equipes multiprofissionais especializadas.

Os sarcomas de partes moles constituem o quinto tumor sólido mais comum na infância, sendo o rabdomiossarcoma o mais comum.

■ Etiologia e genética

A maioria dos casos de sarcoma ocorre esporadicamente, a causa é desconhecida e não há fator de risco ou fator predisponente reconhecido. Entretanto, estão descritas associações a síndromes constitucionais familiares, como a síndrome de Li-Fraumeni, síndrome de Beckwith-Wiedemann, síndrome de Costello e neurofibromatose do tipo 1. Estas crianças estão sob risco aumentado de sarcomas de partes moles e outros tipos de tumores. Crianças com retinoblastoma que apresentam mutação germinativa no gene Rb também correm risco aumentado de sarcoma.

■ Rabdomiossarcoma

Quadro clínico

O RMS pode ocorrer em qualquer parte do corpo em que haja tecido mesenquimal. Os sítios primários mais comuns incluem a cabeça e o pescoço, seguidos de aparelho geniturinário e membros. Os sinais e os sintomas são mais frequentemente relacionados com a presença de massa aumentada ou sintomas de compressão ou infiltração de órgãos adjacentes, sendo que pode haver dor. As manifestações clínicas de apresentação variam segundo o sítio primário e a presença ou não de metástase a distância (Quadro 110.1 e Figura 110.1).

Lesões parameníngeas, como as que ocorrem na cavidade nasal, nos seios paranasais, na nasofaringe e na orelha média, podem se estender à fossa craniana média em 35% dos casos

QUADRO 110.1 Sinais e sintomas do rabdomiossarcoma segundo o local de apresentação.

Localização	Sinais e sintomas
Cavidade orbitária	Massas assintomáticas, proptose ou alteração dos movimentos dos músculos extraoculares
Orelha média	Massa polipoide e/ou hemorragia no conduto auditivo, otalgia, otite média crônica
Nasofaringe	Obstrução nasal, secreção sanguinolenta, obstrução das vias respiratórias, dor local, sinusite, epistaxe ou disfagia
Seios paranasais	Sinusite, secreção nasal unilateral, dor local e epistaxe
Geniturinário	Bexiga e próstata (retenção urinária, hematúria, projeções polipoides uretrais), vagina (sangramento vaginal e projeções polipoides vaginais em crianças pequenas), colo uterino e útero (massa com ou sem sangramento vaginal), região paratesticular (massa escrotal unilateral indolor)
Tronco e membros	Massas assintomáticas ou dolorosas, retenção urinária e fecal e sintomas por disseminação a distância para pulmões, osso, medula óssea e linfonodos

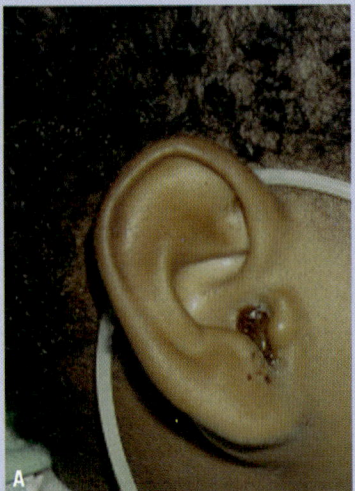 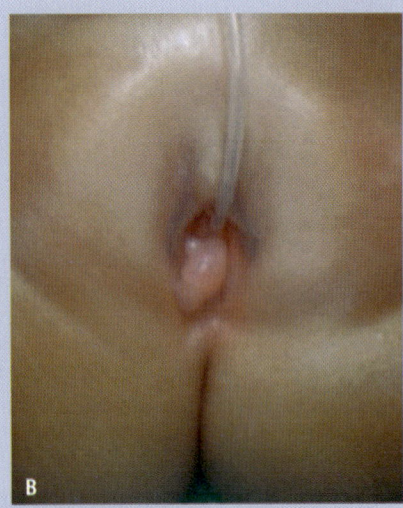

Figura 110.1 A. Massa polipoide no conduto auditivo direito em paciente com rabdomiossarcoma da orelha média. **B.** Massa polipoide na vagina. (Fonte: Instituto nacional de Câncer. Serviço de Oncologia Pediátrica.)

e resultar em paralisia de nervos cranianos, sintomas meníngeos e sinais de compressão do tronco encefálico.

Pacientes com doença metastática podem apresentar dor óssea, dificuldade respiratória secundária a nódulos pulmonares ou derrame pleural ou alteração no hemograma secundária à infiltração da medula óssea.

O rabdomiossarcoma pode surgir em qualquer local e em qualquer tecido do corpo, exceto os ossos, e surgir como massa ou nódulo em qualquer região.

Diagnóstico

Histopatologia

O RMS da infância apresenta dois subtipos principais: embrionário (RMSe) e alveolar (RMSa). O estudo de imunohistoquímica mostra expressão intranuclear de proteínas miorreguladoras, como myoD1 e miogenina.

O subtipo embrionário é responsável por 60 a 70% dos RMS da infância. Apresenta-se em crianças com < 10 anos de idade, ocorre mais na cabeça e no pescoço, no trato geniturinário e no retroperitônio, estando associado com prognóstico favorável. O RMSa acomete principalmente adolescentes e adultos jovens, localiza-se mais no tronco e membros e tem prognóstico desfavorável em virtude da pior resposta à quimioterapia e do aparecimento de metástases.

O RMSa está associado à translocação t(2;13) ou t(1;13), que resulta na fusão do domínio de ligação com DNA dos fatores de transcrição do desenvolvimento neuromuscular, codificados por *PAX3* no cromossomo 2 e *PAX7* no cromossomo 1, com o domínio de ativação transcricional do fator de transcrição *FOXO 1*, no cromossomo 13. O gene de fusão gerado por esta translocação é um potente ativador de transcrição e parece estar envolvido na patogenia do RMSa. Entretanto, cerca de 23% dos casos de RMSa não contêm a translocação.

O subtipo embrionário geralmente exibe perda de heterozigoticidade na banda 1p15.5, o que sugere a presença de gene supressor tumoral nesta região.

Testes genéticos demonstraram que um prognóstico reservado no RMSa se relaciona mais provavelmente à presença dos genes de fusão *PAX-FOXO1* e não ao subtipo histológico. Os pacientes com RMSa que são fusão negativa têm prognóstico melhor, semelhante ao RMSe.

A confirmação da histologia e a avaliação do estadiamento são essenciais antes de iniciar o tratamento.

Diagnóstico e estadiamento

Pacientes com massa aumentada e suspeita de malignidade devem realizar biopsia ou ressecção para coleta de material, estudo histopatológico e confirmação diagnóstica. Antes de uma biopsia ou ressecção da massa tumoral suspeita, deve-se proceder à avaliação clínica e aos exames laboratoriais e radiológicos. A ressecção cirúrgica só deverá ser realizada se o cirurgião considerar que a massa é completamente ressecável sem acarretar morbidade inaceitável ao paciente. Caso contrário, deve-se obter uma biopsia da tumoração. Uma vez confirmado o diagnóstico de rabdomiossarcoma, é necessário investigar a extensão da doença antes de instituir o tratamento (Quadro 110.2).

O tumor primário deve ser avaliado por tomografia computadorizada (TC) ou ressonância magnética (RM) a fim de determinar localização, tamanho, invasividade e limites anatômicos, que delimitarão o tratamento local. A tomografia por emissão de pósitrons (PET) com flúor-18-fluorodesoxiglicose (FDG-PET) tem sido utilizada mais recentemente em estudos pediátricos e pode ser uma ferramenta sensível e específica na determinação clínica da extensão da doença nos sarcomas pediátricos, principalmente quando combinados com a TC. Os sistemas de grupos clínicos do IRS e de estadiamento TNM são utilizados para definir as estratégias de tratamento (Quadros 110.3 e 110.4).

QUADRO 110.2	Avaliação inicial de paciente com suspeita de rabdomiossarcoma e exames de estadiamento após o diagnóstico.
História de exame físico	Avaliação da massa, estruturas adjacentes, linfonodos regionais
Exames laboratoriais	Exames de sangue, desidrogenase láctica, avaliação metabólica incluindo as funções renal e hepática, coagulação, exame de urina
Estudos radiológicos	A TC é útil para avaliar erosão óssea e adenopatia abdominal, enquanto a RM é preferível para lesões nos membros, pelve e região paravertebral
Exames sítio-específicos	Parameníngeo e cabeça e pescoço (RM de crânio) Bexiga e próstata (ultrassonografia e uretrocistoscopia) Compressão da medula espinal (RM da coluna vertebral)
Pesquisa de metástases	TC de tórax, cintigrafia óssea, mielograma e biopsia de medula óssea bilateral. Punção lombar nos tumores parameníngeos

RM: ressonância magnética; TC: tomografia computadorizada.

QUADRO 110.3	Classificação de grupos clínicos do IRS baseada na extensão da doença e na ressecção cirúrgica inicial.
Grupo	Extensão da doença/resultado cirúrgico
Grupo I – doença localizada, completamente ressecada	A. Confinado ao músculo ou órgão de origem B. Comprometimento contíguo – infiltração fora do músculo ou órgão de origem; linfonodos regionais negativos
Grupo II – ressecção macroscópica completa com evidências de disseminação regional	A. Doença residual microscópica com linfonodos regionais negativos B. Doença regional com linfonodos comprometidos completamente ressecados, sem doença residual microscópica C. Doença regional com comprometimento dos linfonodos, macroscopicamente ressecados, mas com doença residual microscópica e/ou comprometimento histológico do linfonodo regional mais distal ao tumor primário
Grupo III – ressecção incompleta (doença macroscópica residual)	A. Após biopsia B. Após ressecção incompleta do tumor primário ($\geq 50\%$)
Grupo IV – metastática	Metástase a distância: pulmão, fígado, osso, medula óssea, cérebro, músculo e linfonodo e/ou citologia positiva no LCR, líquido pleural ou ascítico ou implantes pleural ou peritoneal

IRS: *Intergroup Rhabdomyosarcoma Study Group*; LCR: líquido cefalorraquidiano.

QUADRO 110.4	Estadiamento TNM do rabdomiossarcoma pré-tratamento, determinado clinicamente pela localização, pelo tamanho do tumor primário, pelo estado linfonodal e pela presença ou não de metástases.				
Estágio	Sítio	T	Tamanho	N	M
1	Órbita; cabeça e pescoço, exceto parameníngeo; GU, exceto bexiga/próstata	T_1 ou T_2	a ou b	N_0 ou N_1 ou N_x	M_0
2	Bexiga/próstata; membros; parameníngeo; outros (tronco, retroperitônio)	T_1 ou T_2	a	N_0 ou N_x	M_0
3	Bexiga/próstata; membros; parameníngeo; outros	T_1 ou T_2	a ou b	N_1, N_0 ou N_1 ou N_x	M_0
4	Todos	T_1 ou T_2	a ou b	N_0 ou N_1	M_1

GU: geniturinário; T_1: confinado ao sítio anatômico de origem (a: diâmetro ≤ 5 cm; b: diâmetro > 5 cm); T_2: extensão e/ou fixação ao tecido adjacente (a: diâmetro ≤ 5 cm; b: diâmetro > 5 cm); N_0: linfonodos regionais não comprometidos; N_1: linfonodos regionais clinicamente positivos para o tumor; N_x: estado clínico dos linfonodos regionais desconhecido; M_0: sem metástase a distância; M_1: metastático. (Fonte: Lawrence, 1997.)

Fatores do prognóstico

O prognóstico para uma criança ou adolescente com RMS pode estar relacionado com as características do tumor (p. ex., sítio, estágio, tamanho, características patológicas e biológicas), do paciente (p. ex., idade, sexo ou características biológicas), ou do tratamento instituído (tipo, dose, duração). A maioria dos estudos mostrou que os fatores mais importantes do prognóstico são estágio, sítio, histopatologia e idade.

Tratamento

O tratamento de crianças com RMS é multimodal e compreende a utilização racional de tratamento sistêmico (quimioterapia) e local (cirurgia e/ou radioterapia). O tratamento é complexo e deve ser realizado em centros especializados em câncer infantojuvenil. A avaliação por uma equipe multiprofissional, incluindo o oncologista pediátrico, cirurgiões de várias especialidades e radioterapeuta é crítica para o planejamento adequado do tratamento. A intensidade do tratamento é guiada por fatores prognósticos conhecidos, a fim de otimizar o tratamento e limitar os efeitos tardios do tratamento.

Antes da década de 1970, o resultado do tratamento do RMS era muito ruim, com apenas 25 a 30% das crianças curadas. Atualmente, cerca de 70% das crianças com doença não metastática são curadas. O progresso do tratamento ocorreu a partir de estudos clínicos multi-institucionais. Nos EUA, desde 1972, os estudos têm sido coordenados pelo *Intergroup Rhabdomyosarcoma Study Group* (IRS), atualmente denominado Comitê de Sarcoma de Partes Moles do *Children's Oncology Group* (COG). Na Europa os grupos SIOP-MMT e o AIEOP-STSC se juntaram para formar o Grupo de Estudo Europeu para Sarcoma de Partes Moles Pediátrico (EpSSG). A base dos tratamentos é a mesma, embora haja algumas diferenças no manejo e na filosofia da abordagem terapêutica entre eles.

A quimioterapia é um componente essencial do tratamento do RMS, associada a cirurgia e/ou radioterapia para o controle local. A sobrevida está relacionada com o grupo de risco.

Tratamento local

O tratamento local constitui parte essencial do tratamento multidisciplinar para curar crianças com RMS e pode ser realizado com cirurgia e/ou radioterapia. Quando é possível a ressecção cirúrgica completa do tumor, o prognóstico é melhor, especialmente no RMSe, em que se evita a radioterapia. Entretanto, o RMS surge em várias localizações nas quais a ressecção completa inicial é impossível ou encerra alto risco de morbidade ou perda de função. Nestes casos inicialmente administra-se a quimioterapia sistêmica para redução tumoral e tentativa de ressecção cirúrgica secundária e radioterapia. É importante ressaltar que o tumor pode ocorrer em múltiplas localizações com particularidades no manuseio.

Tratamento sistêmico

A quimioterapia constitui a base do tratamento para todos os pacientes a fim de erradicar a doença micrometastática ao diagnóstico. Várias combinações de fármacos têm se mostrado eficazes no tratamento do RMS. Os regimes considerados padrão-ouro no tratamento do RMS incluem vincristina, actinomicina D e ciclofosfamida (VAC), utilizado nos protocolos da América do Norte (COG), e o esquema IVA, adotado pelos grupos na Europa, em que a ifosfamida substitui a ciclofosfamida.

Efeitos tardios

Com o aumento da sobrevida e cura dos pacientes, tem havido uma preocupação com os sobreviventes do tratamento do câncer infantojuvenil. Sobreviventes de RMS apresentam risco elevado de sequelas visuais, endócrinas, cardiopulmonares, neurossensoriais e neuromotoras, mais de 5 anos após o diagnóstico e tratamento, em decorrência do tratamento recebido. A radioterapia está associada a várias destas alterações e ao risco de neoplasia maligna secundária, no campo irradiado, com um período de latência em torno de 7 anos. A irradiação de tecidos moles e ossos também pode levar a deformidade esquelética e retardo do crescimento. A irradiação da pelve pode provocar infertilidade.

Os pacientes devem ser acompanhados em clínica de seguimento a longo prazo, para que possam ser avaliadas e detectadas precocemente as possíveis complicações do tratamento e instituída precocemente a abordagem terapêutica possível, visando a melhor qualidade de vida.

■ Sarcomas não rabdomiossarcomas

Os sarcomas de partes moles não rabdomiossarcomas (SNRMS) perfazem cerca de 4% dos tipos de câncer pediátrico e atingem cerca de 500 pacientes com menos de 20 anos anualmente nos EUA. Mais de 75% dos casos de SNRMS acometem pacientes com 15 a 19 anos de idade.

Os SNRMS em crianças e adolescentes representam um grupo heterogêneo de tumores de partes moles que se originam do mesênquima primitivo, com comportamento clínico e biológico diverso. Dentro desta denominação são incluídos um grande número de tumores de diferentes histologias, dependendo do tecido de origem: tecidos adiposos, fibroblástico/miofibroblástico, fibro-histiocítico, músculo liso, músculo estriado, vasos (sanguíneos e linfáticos), sistema nervoso periférico, osso e cartilagem. Alguns subtipos de SNRMS são: sarcoma sinovial, lipossarcoma, fibrossarcoma, sarcoma alveolar de partes moles, leiomiossarcoma e tumor maligno da bainha de nervo periférico.

O subtipo histológico de SNRMS mais comum em lactentes é o fibrossarcoma, e em crianças maiores, os histiotipos mais frequentes são dermatofibrossarcoma protuberante, sarcoma sinovial, fibro-histiocitoma maligno e tumor maligno da bainha do nervo periférico.

Alguns aspectos do manejo ainda são controversos, especialmente o papel da quimioterapia.

Patologia

Os SNRMS incluem muitas entidades histológicas e biológicas distintas, que são todas derivadas de células do mesênquima primitivo. A maioria é denominada de acordo com o tecido maduro a que se assemelham. Os tumores malignos de tecidos de partes moles incluem: fibrossarcoma (tecido fibroso), lipossarcoma (tecido adiposo), leiomiossarcomas (músculo liso), angiossarcoma e hemangiopericitoma (vasos sanguíneos), sarcoma sinovial (tecido sinovial) e condrossarcoma (cartilagem). Em pacientes pediátricos predominam os histiotipos sarcomas sinoviais, fibrossarcomas e tumores malignos da bainha de nervos periféricos.

O diagnóstico preciso é crucial para o planejamento do tratamento. Consequentemente, uma biopsia é essencial para estabelecer a malignidade, avaliar o grau histológico e determinar o subtipo histológico específico.

A classificação da Organização Mundial da Saúde (OMS) recomenda dividir os tumores em quatro categorias de acordo com o potencial biológico: benigno, intermediário (localmente agressivo), intermediário (raramente metastatizante) e maligno.

Quadro clínico

O sarcoma não RMS comumente se apresenta com massa em qualquer parte do corpo. Os lugares mais comuns são os membros seguidos pelo tronco, região abdominal, tórax, cabeça e pescoço. Nos membros ocorre mais frequentemente nos membros inferiores. Massa indolor é a forma mais comum de apresentação clínica. Quando há invasão local de estruturas adjacentes, pode haver dor ou fraqueza. Estes tumores podem ter crescimento lento, sendo que há necessidade de alto índice de suspeição para o diagnóstico precoce. Em estudo retrospectivo de crianças com câncer, aquelas com SNRMS tiveram um tempo mediano de início de sintomas ao diagnóstico de 9,5 semanas.

Avaliação e diagnóstico

Inicialmente devem-se obter a história da doença atual, assim como de doenças e tratamentos prévios, e um exame físico com avaliação de massas ou qualquer outra anormalidade física. Os exames de imagem são importantes para o estadiamento e planejamento do tratamento, incluindo TC com contraste e RM. A RM é considerada a modalidade de escolha para avaliar a doença local e regional, pois oferece uma resolução superior das partes moles. A TC ajuda a delinear a doença metastática pulmonar e alguns tumores abdominais.

Tratamento

A cirurgia é a base do tratamento dos SNRMS. Envidam-se todos os esforços para ressecar o tumor com margens livres. A ressecção cirúrgica primária da massa é possível quando o tumor é pequeno ou situado em localização na qual a ressecção seja exequível sem risco ou deformidade funcional. Pacientes que têm tumor totalmente ressecado de baixo grau ou de alto grau com menos de 5 cm têm um prognóstico favorável, com sobrevida superior a 80%. Quando há dúvidas quanto à situação da margem de ressecção, é possível realizar uma reexcisão primária. Pacientes com tumores de alto grau com margens positivas recebem radioterapia adjuvante. Pacientes com SNRMS maior que 5 cm e não ressecado com doença localizada têm um prognóstico intermediário. Aqueles com doença metastática ao diagnóstico apresentam um prognóstico desfavorável. Ainda não está totalmente estabelecido o papel da quimioterapia nestes tumores.

Nos SNRMS, a cirurgia é a base do tratamento, com ou sem radioterapia. O papel da quimioterapia ainda é incerto.

Para obtenção de melhores resultados em pacientes com sarcomas de partes moles é necessário que o tratamento seja coordenado por uma equipe multiprofissional especializada compreendendo oncologista pediátrico, cirurgião pediátrico e radioterapeuta. O tratamento deve ser realizado em centro especializado no tratamento do câncer infanto-juvenil.

■ Bibliografia

Arndt CA, Rose PS, Folpe AL, Laack NN. Common musculoskeletal tumors of childhood and adolescence. Mayo Clin Proc. 2012; 87(5):475-87.

Dasgupta R, Rodeberg DA. Update on rhabdomyosarcoma. Semin Pediatr Surg. 2012; 21(1):68-78.

Hayes-Jordan A, Andrassy R. Rhabdomyosarcoma in children. Curr Opin Pediatr. 2009; 21:373-8.

Lawrence W JR, Anderson Jr., Gehan EA, Maurer H. Pretreatment TNM staging of childhood rhabdomyosarcona: a report of the Intergroup Rhabdomyosarcoma Study Group. Children's Cancer Study Group Pediatric Oncology Group. Cancer. 1997; 80(6):1165-70.

Loeb DM, Thornton K, Shokek O. Pediatric soft tissue sarcomas. The Surgical Clinics of North America. 2008; 88(3):615-27, vii.

Meyer WH, Spunt SL. Soft tissue sarcomas of childhood. Cancer Treat Rev. 2004; 30(3):269-80.

Saab R, Ferrari A. Non-rhabdomyosarcoma soft tissue sarcomas of childhood. oncopedia. 2008. Disponível em: http://www.cure4kids.org/ums/oncopedia/case_detail/chapter/?id=9. Acesso em 25 de janeiro de 2012.

HEMATOLOGIA E ONCOLOGIA

111 RETINOBLASTOMA

Evandro Lucena, Clarissa Mattosinho e Nathalia Grigorovski

■ Introdução

O retinoblastoma (RB) é um tumor originado da membrana neuroectodérmica da retina embrionária, sendo a neoplasia intraocular mais frequente da infância. Representa de 2 a 4% dos tumores malignos pediátricos. O RB costuma ser um tumor agressivo que, se não tratado, cresce rapidamente, levando a cegueira e óbito. É a neoplasia cujo prognóstico está mais relacionado à precocidade do diagnóstico.

■ Epidemiologia

A incidência é de 1 caso por 15.000 a 20.000 nascidos vivos, correspondendo a cerca de 9.000 casos novos por ano no mundo. Não há predisposição por sexo ou raça. Há evidências de que este tumor ocorra com maior frequência nos países em desenvolvimento, como na América Latina. Nesses países, muitas vezes o diagnóstico é tardio, geralmente a doença já tem disseminação extraocular e o prognóstico é sombrio.

■ Classificação e genética

O RB pode ser classificado como esporádico ou hereditário. Na forma esporádica, o tumor é unilateral (afeta apenas um olho) e corresponde a 60 a 70% dos casos. Na forma hereditária, o tumor é geralmente bilateral (os dois olhos são afetados) e pode ser unilateral em apenas 10 a 15% dos casos. Dentre os casos bilaterais, cerca de 25% são familiares. Existe uma forma rara de apresentação em que tumores uni ou bilaterais ocorrem associados a lesões pineais, supra e/ou parasselares, o chamado RB trilateral.

O RB acomete crianças pequenas e a idade de apresentação se relaciona com a lateralidade e com a demora no diagnóstico. Nos pacientes com RB bilateral, a apresentação ocorre mais precocemente (geralmente antes de 1 ano de vida); já nos pacientes com RB unilateral, a apresentação ocorre no segundo ou terceiro ano de vida.

O RB é causado pela mutação do gene *RB1*, gene supressor tumoral localizado no cromossomo 13 (13q14). O *RB1* foi o primeiro gene supressor tumoral a ser identificado e codifica uma proteína importante na regulação do ciclo celular, também envolvida em outros cânceres, como o osteossarcoma.

O padrão de herança do retinoblastoma foi explicado por Knudson em 1971 ao propor a clássica descrição da hipótese de duplo evento (*two hits*) para esclarecer como o gene *RB1* mutado sofre inativação do segundo alelo em um tecido somático suscetível, como a retina em desenvolvimento.

Assim, todos os pacientes devem ser encaminhados para investigação dos casos hereditários para aconselhamento genético.

■ Sinais clínicos

Os sinais e os sintomas do retinoblastoma dependem do seu tamanho e da sua localização. A leucocoria (reflexo pupilar branco substituindo o reflexo vermelho-alaranjado normal) é o sinal inicial mais comum, ocorrendo em 50 a 60% dos casos. A leucocoria está associada ao RB em 50% dos pacientes que apresentam a pupila branca e qualquer relato familiar como "olho de gato" ou "brilho na pupila" deve imediatamente ser referido ao oftalmologista pediátrico com experiência em retinoblastoma. Em certas ocasiões, a leucocoria pode ser percebida, inicialmente, em fotografias com *flash* (Figura 111.1). A segunda manifestação inicial mais comum é o estrabismo em aproximadamente em 20% dos casos e acontece quando há comprometimento macular (região central da retina) pela doença (Figura 111.2). Outras manifestações mais raras incluem: pseudocelulite, hiperemia conjuntival, baixa visual e glaucoma. Quando o retinoblastoma encontra-se em estado mais avançado, a clínica depende dos locais acometidos e apresenta-se frequentemente como massa orbitária provocando proptose (Figura 111.3). Quando há metástase para o sistema nervoso central, o tumor pode cursar com cefaleia, vômito, anorexia e irritabilidade.

■ Rastreamento

O retinoblastoma é o único câncer rastreado rotineiramente na população geral, por meio do teste do reflexo vermelho (TRV) descrito pela primeira vez em 1962 por Bruckner, e informalmente conhecido como "teste do olhinho".

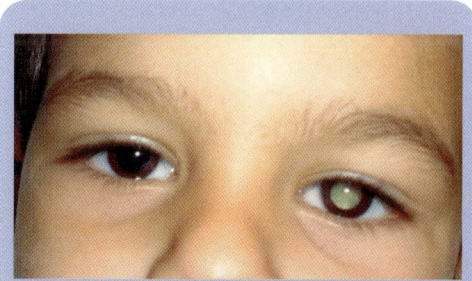

Figura 111.1 Leucocoria no olho esquerdo. (Fonte: Instituto Nacional de Câncer. Setor de Oncologia Ocular.)

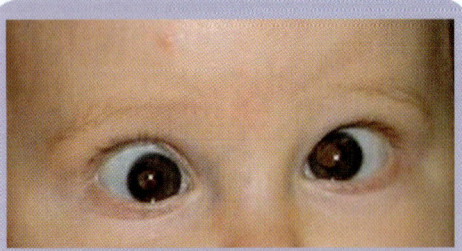

Figura 111.2 Estrabismo. (Fonte: Instituto Nacional de Câncer. Setor de Oncologia Ocular.)

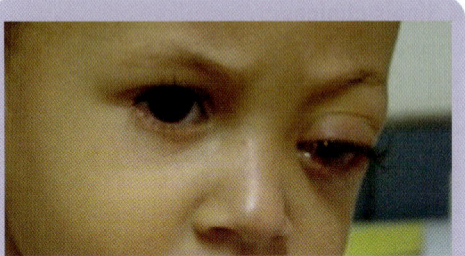

Figura 111.3 Retinoblastoma extraocular com proptose. (Fonte: Instituto Nacional de Câncer. Setor de Oncologia Ocular.)

É o teste de triagem mais importante para identificar alterações na transparência da córnea, no cristalino e no vítreo, além de problemas na retina. É capaz de identificar as principais causas de cegueira na infância. O exame é realizado de rotina em todo recém-nascido na alta da maternidade e deve ser repetido nas consultas pediátricas e/ou oftalmológicas, visto que algumas doenças como o RB podem não estar presentes nos primeiros 30 dias de vida e manifestar-se posteriormente. Esse exame deve ser realizado por pediatras, neonatologistas e médicos da saúde da família.

O médico da atenção primária é geralmente o primeiro a ser confrontado com o problema, portanto seu papel é essencial e o prognóstico da criança dependerá do grau de suspeição e rapidez de encaminhamento.

As técnicas de realização devem ser respeitadas, enfatizando a necessidade de redução da luz ambiente e intensidade apropriada da luz do oftalmoscópio. A valorização das queixas dos pais é de suma importância. Apesar da orientação para a realização rotineira do TRV em todas as consultas de puericultura, a maioria dos casos tem seus sinais iniciais detectados por um membro da família. O contato frequente dos familiares permite a observação em diversos ângulos, facilitando a detecção de alterações sutis no reflexo ocular e no alinhamento dos olhos, as quais são de difícil reprodução no ambiente ambulatorial ou hospitalar. Existem diversas recomendações sobre a frequência de realização do TRV de acordo com os diversos órgãos e sociedades médicas (Quadro 111.1).

A história familiar é essencial, com atenção especial a casos de enucleação dos pais na infância, pois muitos deles desconhecem o motivo da cirurgia e a possibilidade de transmissão para a sua prole. Nos casos familiares, o rastreamento deve ser feito por meio de fundoscopias periódicas desde o nascimento. Também é indicado o rastreamento fundoscópico dos irmãos dos pacientes com RB.

■ Diagnóstico

O diagnóstico é essencialmente clínico e confirmado pela fundoscopia (Figura 111.4) com dilatação pupilar. Nos casos

QUADRO 111.1 Recomendações de órgãos oficiais para a realização do teste do reflexo vermelho (TRV).

Órgão oficial e legislação	Recomendações
Academia Americana de Pediatria, 2008 (www.pediatrics.aappublications.org/content/122/6/1401.full.pdf)	TRV em todos os RNs antes da alta e em todas as consultas de puericultura
Academia Americana de Oftalmologia, 2008 (www.aao.org/about/policy/red-reflex-testing-2008.pdf)	TRV em todos os RNs antes da alta e em todas as consultas de puericultura
Leis RJ nº 3.931 de 2002 e nº 4.582 de 2005	TRV em todos os RNs antes da alta
Carteira de Serviços. Atenção centrada na criança e adolescente. SMSDC/RJ/2011	TRV nos RNs antes da alta, aos 2, 6, 12 meses
Caderno de Atenção Básica. Rastreamento nº 29/2010 (MS/Brasil)	TRV em todas as consultas rotineiras de pediatria e/ou oftalmologia
Rede Cegonha. Portaria nº 1.459/GM/MS, de 24 de junho de 2011 – MS/Brasil.	TRV logo após o nascimento, aos 4, 6, 12 e 25 meses
Sociedade Brasileira de Oftalmologia Pediátrica (www.sbop.com.br)	TRV em todos os RNs antes da alta da maternidade e deve ser repetido em todas as consultas pediátricas e/ou oftalmológicas. Consulta completa de oftalmologia com dilatação pupilar a cada 6 meses até completar 2 anos de vida
Sociedade Brasileira de Pediatria (www.sbp.com.br)	TRV logo ao nascimento e nas consultas regulares de avaliação com periodicidade definida pelo médico

RNs: recém-nascidos.

RETINOBLASTOMA

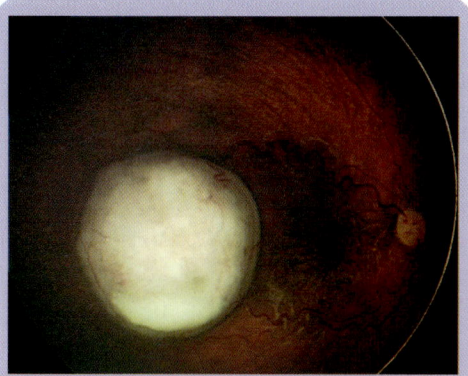

Figura 111.4 Fundoscopia mostrando retinoblastoma em fase inicial. (Fonte: Instituto Nacional de Câncer. Setor de Oncologia Ocular.)

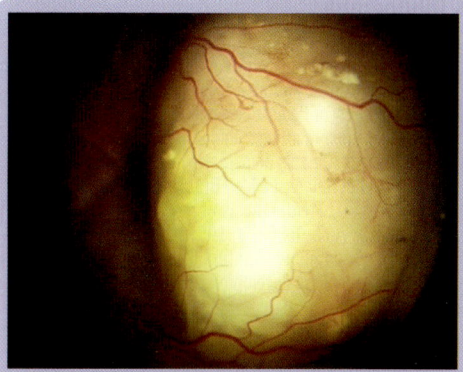

Figura 111.5 Fundoscopia mostrando retinoblastoma avançado. (Fonte: Instituto Nacional de Câncer. Setor de Oncologia Ocular.)

mais difíceis, exames de imagem como a ultrassonografia do globo ocular auxiliam no diagnóstico. Trata-se de um exame barato, inofensivo e altamente específico para detectar calcificações intratumorais, que são alterações típicas do RB. Outros exames de imagem como tomografia computadorizada e ressonância magnética são úteis para confirmação diagnóstica e necessários para avaliação da extensão do tumor. A realização destes exames não deve retardar o pronto encaminhamento de casos suspeitos aos centros de referência de tratamento (Figuras 111.4 e 111.5).

■ Diagnóstico diferencial

O diagnóstico diferencial inclui outras doenças da infância que apresentam leucocoria, como a *persistência do vítreo primário hiperplásico*, doença de Coats (malformação vascular retiniana), catarata congênita, toxocaríase e toxoplasmose.

■ Estadiamento

Existem várias formas de estadiamento do RB de acordo com a apresentação intra ou extraocular. O estadiamento inicial definirá os exames necessários para a avaliação da extensão da doença ao diagnóstico e a proposta terapêutica.

■ Tratamento

Os objetivos do tratamento dos pacientes com retinoblastoma são: preservação da vida e, sempre que possível, preservação da visão do paciente. O tratamento do retinoblastoma é programado de acordo com a extensão da doença (tumor intra ou extraocular), a lateralidade (uni ou bilateral) e a presença ou não de metástases.

As modalidades terapêuticas disponíveis para o tratamento do RB são diversas, tais como: laserterapia (fotocoagulação a *laser* ou termoterapia transpupilar – TTT); braquiterapia (colocação de placa radioativa extraescleral); crioterapia (congelamento das lesões); quimioterapia intra-arterial superseletiva da artéria oftálmica; quimioterapia intravítrea; quimioterapia intravenosa; quimioterapia periocular; radioterapia externa; e enucleação (retirada do globo ocular).

A indicação de cada uma destas modalidades depende das características da doença, como sua localização e estadiamento, e também de sua disponibilidade nos centros de referência.

A sobrevida para pacientes com retinoblastoma tem melhorado muito nos últimos anos, devido aos avanços das opções terapêuticas e à melhora do diagnóstico precoce.

O sucesso do tratamento do retinoblastoma depende da habilidade dos pais e médicos em detectar a doença quando ela ainda é intraocular, encaminhando a criança precocemente ao centro de referência para tratamento adequado, no intuito de preservar não só a vida da criança como também a funcionalidade do olho acometido (Figura 111.6).

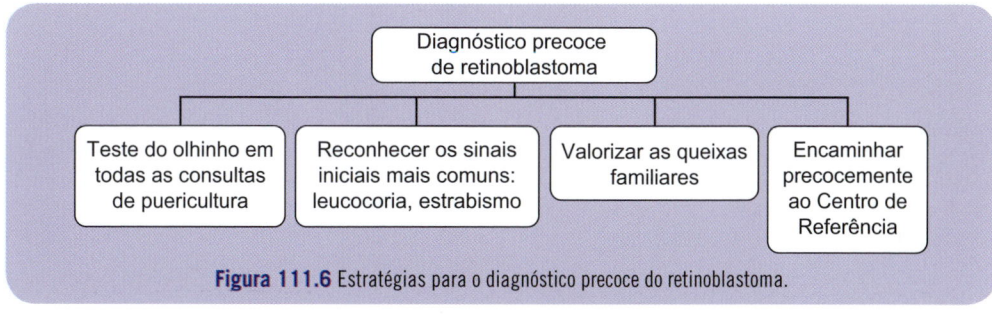

Figura 111.6 Estratégias para o diagnóstico precoce do retinoblastoma.

Bibliografia

Abramson DH, Beaverson K, Sangani P et al. Screening for retinoblastoma: presenting signs as prognosticators of patient and ocular survival. Pediatrics. 2003; 112:1248-55.

American Academy of Pediatrics. Section on Ophthalmology. Red reflex examination in infants. Pediatrics. 2002; 109:980-1.

Antoneli CBG et al. O papel do pediatra no diagnóstico precoce do retinoblastoma. Rev Assoc Med Bras. 2004; 50(4):400-2.

Chantada G et al. Late diagnosis of retinoblastoma in a developing country. Arch Dis Child. 1999; 80:171-4.

Chantada GL, Qaddoumi I, Canturk S et al. Strategies to manage retinoblastoma in developing countries. Ped Blood Cancer. 2011; 56:341-8.

Consenso Sociedade Brasileira de Oftalmologia Pediátrica (SBOP). Teste do olhinho. Disponível em: <http://www.sbop.com.br>.

Knudson AG Jr. Mutation and cancer: statistical study of retinoblastoma. Proc Natl Acad Sci USA. 1971; 68:820-3.

Murphree AL. Intraocular retinoblastoma: the case for a new group classification. Ophthalmol Clin North Am. 2005; 18:41-53.

Rodrigues KE, Camargo B. Diagnóstico precoce do câncer infantil: responsabilidade de todos. Rev Assoc Med Bras. 2003; 49(1):29-34.

Rodriguez-Galindo C et al. Retinoblastoma: one world, one vision. Pediatrics. 2008; 122(3):763-70.

HEMATOLOGIA E ONCOLOGIA

112 EMERGÊNCIAS ONCOLÓGICAS

Licia Neves Portela e Maria Ourinda M. da Cunha

■ Introdução

As emergências em pacientes oncológicos podem ocorrer como a primeira manifestação clínica da doença ou a qualquer tempo durante o tratamento, devido à própria doença ou como consequência das intervenções. O manejo clínico das emergências tem importância significativa quanto ao melhor prognóstico e à morbimortalidade das neoplasias.

■ Hiperleucocitose

Definição

Leucometria maior que 100.000/mm³. Porém, as manifestações clínicas ocorrem quando a leucocitose é superior a 200.000/mm³ nos pacientes portadores de leucemia mieloide aguda e acima de 300.000/mm³ naqueles com leucemia linfoblástica aguda.

Manifestações clínicas

Muitas crianças com hiperleucocitose permanecem assintomáticas. A sintomatologia da hiperleucocitose decorre do aumento da viscosidade sanguínea. As células blásticas secretam citocinas, causando lesão endotelial e consequente agregação dessas células e formação de trombos, que obstrui a microvasculatura, e, por sua vez, piora a perfusão tecidual, causando piora da lesão e maior secreção de citocinas e toxinas. Esta lesão tecidual também pode desencadear hemorragias. Os sintomas são, então, decorrentes da obstrução da microvasculatura dos diversos órgãos e sistemas, podendo ocasionar trombose e hemorragias, sendo as complicações mais graves observadas no sistema nervoso central (SNC), como cefaleia, visão turva, sonolência, confusão mental, papiledema, convulsão, coma, trombose e hemorragia, e nos alvéolos pulmonares, como dispneia, hipoxemia, cianose e acidose. Outros sinais e sintomas observados são hemorragia digestiva, priapismo, dactilite e insuficiência renal, entre outros.

Tratamento

O tratamento da hiperleucocitose abrange tanto a diminuição do número de células tumorais circulantes quanto a redução da viscosidade sanguínea, além da prevenção e do tratamento das complicações. Este tratamento inclui hiper-hidratação, alcalinização e uso de fármacos para reduzir os níveis de ácido úrico, que também são usados no tratamento da síndrome de lise tumoral, como será abordado adiante. Ademais, a terapêutica específica da doença, em alguns casos, leucoaférese ou exsanguinotransfusão, são utilizadas no manejo da hiperleucocitose. É importante manter a contagem plaquetária acima de 20.000/mm³, devido ao risco de hemorragia no SNC, e corrigir distúrbios da coagulação (com uso de plasma fresco, crioprecipitado e/ou vitamina K). Deve-se evitar o uso de diuréticos e transfusão de concentrados de hemácias, se possível, pois estas medidas aumentam a viscosidade sanguínea.

■ Síndrome de lise tumoral

Definição

A síndrome de lise tumoral (SLT) é um distúrbio metabólico resultante da morte celular com liberação maciça de seu conteúdo nuclear e citoplasmático, como íons, ácidos nucleicos, proteínas e seus metabólitos, para a circulação sanguínea, levando a complicações (sendo a principal a insuficiência renal) que podem culminar em óbito. Ocorre principalmente em pacientes com tumores de alta taxa de proliferação celular, grande volume de células tumorais, maior disseminação da doença e altamente sensíveis à terapia citotóxica. Pode ocorrer de maneira espontânea ou com o início do tratamento específico, este principalmente nas primeiras 12 a 72 horas após início da citorredução.

A lise celular libera principalmente potássio, fosfatos – as células malignas contêm maior concentração de fosfato – e ácidos nucleicos. A degradação de ácidos nucleicos (p. ex., purinas), pela enzima xantina-oxidase, em hipoxantina, xantina e ácido úrico leva, por consequência, à hiperuricemia. Então, explica-se a tríade observada na SLT: hiperuricemia, hiperpotassemia e hiperfosfatemia. Em decorrência da hiperfosfatemia (tanto pela liberação de fosfatos quanto pelo seu efluxo celular devido a acidose metabólica), com o aumento do produto (cálcio × fósforo) acima de 60, ocorre a precipitação de fosfato de cálcio na microcirculação, levando a hipocalcemia secundária e insuficiência renal.

Normalmente, o rim é capaz de excretar o excesso de íons (K e P) e ácido úrico. Porém, pode haver um desequilíbrio do mecanismo de homeostase, desencadeando um distúrbio metabólico. A insuficiência renal aguda é multifatorial. A presença de massas tumorais pode levar a uma uropatia obstrutiva por compressão extrínseca. Além disso, pode ocorrer infiltração renal por células neoplásicas. A hiperuricemia leva à precipitação de cristais de ácido úrico nos ductos coletores dos túbulos renais e ureteres, onde o pH é mais ácido devido à excreção de excessos de radicais ácidos, levando a obstrução do fluxo urinário. Ocorre também a precipitação de fosfato de cálcio na microvasculatura e nos túbulos renais. A desidratação, por sua vez, também piora os distúrbios metabólicos.

Manifestações clínicas

Podem ser inespecíficas e decorrentes das alterações eletrolíticas da síndrome. São elas: vômito, diarreia, dor abdominal, desidratação, anorexia, espasmos musculares, tetania, convulsão, alteração do nível de consciência, oligúria, alterações eletrocardiográficas, arritmia cardíaca, prurido cutâneo e gangrena.

Conduta

A avaliação laboratorial nos pacientes com fatores de risco para SLT é mandatória e deve ser tão mais frequente quanto maior o risco da síndrome, podendo variar a cada 4 horas até 1 vez/dia. Os exames solicitados incluem: hemograma, coagulograma, ureia, creatinina, sódio, potássio, cloro, cálcio, fósforo, magnésio, bicarbonato, proteínas totais e frações, ácido úrico, LDH, EAS, radiografia de tórax, ultrassonografia de abdome/vias urinárias e eletrocardiograma.

Tratamento

Quanto mais precoce a intervenção, menor a morbimortalidade (Quadro 112.1).

Hidratação vigorosa, com 3 $\ell/m^2/dia$, que não deve incluir reposição de potássio ou de cálcio (exceto em caso de hipocalcemia sintomática), pelo risco de piorar a hiperpotassemia e favorecer a precipitação de fosfato de cálcio se houver hiperfosfatemia, é essencial para garantir um bom fluxo urinário. Deve-se objetivar diurese acima de 100 m$\ell/m^2/h$ e densidade urinária $\leq 1,010$. Às vezes, é necessário o uso de diuréticos, porém estes devem ser evitados nos casos de hipovolemia.

A alcalinização urinária, acrescentando bicarbonato de sódio, 100 mEq/m²/dia na hidratação venosa, para manter pH urinário entre 7 e 7,5 e bicarbonato sérico < 30 mEq/ℓ, é questionável. Apesar de aumentar a solubilidade do ácido úrico, permitindo sua excreção renal, pode favorecer a precipitação da xantina e hipoxantina (pH > 7,5) e cristalização de fosfato de cálcio (pH > 8), também levando a insuficiência renal. Por isso, alguns estudos recentes não preconizam a alcalinização, uma vez que a hiper-hidratação já se mostra bastante eficaz.

O controle dos níveis de ácido úrico é alcançado com uso de alopurinol ou rasburicase. O alopurinol inibe a xantina-oxidase, diminuindo a produção de ácido úrico, porém à custa do acúmulo de xantina e hipoxantina, que também podem precipitar-se no rim. O alopurinol é usado na dose de 300 mg/m²/dia por via oral. Seus efeitos colaterais principais são exantema e hipersensibilidade. A rasburicase (urato-oxidase) é capaz de converter o ácido úrico em alantoína, que é altamente solúvel, com uma ação rápida, porém é uma medicação de alto custo e contraindicada para pacientes com deficiência de G6PD (glicose-6-fosfatodesidrogenase). A dose

QUADRO 112.1	Tratamento da síndrome de lise tumoral.
Identificar fatores de risco (número de células tumorais, taxa de proliferação celular, quimiossensibilidade, ↑ LDH, ↑ ácido úrico) e solicitar exames laboratoriais	■ Hemograma, coagulograma, ureia, creatinina, sódio, potássio, cloro, cálcio, fósforo, magnésio, LDH, ácido úrico, EAS, radiografia de tórax, ultrassonografia de abdome/vias urinárias
Hiper-hidratação	■ 3 $\ell/m^2/dia$ (adaptado às condições clínicas do paciente), sem potássio ou cálcio ■ Manter diurese > 100 m$\ell/m^2/h$, DU $\leq 1,010$ ■ Furosemida (0,5 a 1 mg/kg) e manitol (0,5 g/kg), se necessário
Alcalinização	■ $NaHCO_3$ 8,4% 100 mEq/m²/dia ■ Manter pH urinário entre 7 e 7,5 e HCO_3 sérico < 30 mEq/ℓ
Redução do ácido úrico	■ Alopurinol 300 mg/m²/dia VO ■ Rasburicase 0,2 mg/kg/dia, nos pacientes com alto risco
Alterações metabólicas	■ Monitorar eletrólitos a cada 4 a 24 h
Hiperpotassemia	■ Não administrar K ■ Monitorar a função renal e o eletrocardiograma ■ Glicoinsulinoterapia (SG a 25% 2 mℓ/kg e insulina 0,1 U/kg) ■ Gliconato de cálcio 100 a 200 mg/kg ■ $NaHCO_3$, 1 a 2 mEq/kg ■ Diálise
Hiperfosfatemia	■ Não administrar fosfatos ■ Hidróxido de alumínio 15 mℓ 4 a 8 h
Hipocalcemia	■ Se sintomática: gliconato de cálcio, 50 a 100 mg/kg IV lento
Insuficiência renal	■ Ajuste hidreletrolítico ■ Controle dos níveis de ácido úrico e fosfatos ■ Ajuste de doses de substâncias com excreção renal ■ Diálise (se hipervolemia e/ou distúrbio eletrolítico refratário)

DU: densidade urinária; EAS: exame de elementos e sedimentos anormais; IV: via intravenosa; LDH: exame de lactato desidrogenase; SG: soro glicosado; VO: via oral.

da rasburicase é 0,2 mg/kg/dia, por via intravenosa, podendo ser usada durante 5 a 7 dias, e é indicada em pacientes com alto risco de SLT e no tratamento da SLT. Quando a rasburicase é administrada, a alcalinização não está indicada, uma vez que a rasburicase é altamente eficaz na eliminação do ácido úrico e o objetivo da alcalinização seria aumentar a solubilidade deste último, mas poderia favorecer a precipitação de xantina e hipoxantina e a cristalização de fosfato de cálcio.

A hiperpotassemia é corrigida com suspensão da oferta de potássio, uso de furosemida, glicoinsulinoterapia (promove influxo celular de potássio), gliconato de cálcio (aumenta a condução miocárdica e acarreta influxo celular de potássio) e alcalinização. Neste caso, é primordial o monitoramento eletrocardiográfico. A hiperfosfatemia pode ser controlada com administração de hidróxido de alumínio ou com diálise. A hipocalcemia assintomática não requer tratamento. Nos casos sintomáticos, pode-se administrar gliconato de cálcio, com cautela, devido ao risco de precipitação de fosfato de cálcio quando há hiperfosfatemia concomitante.

■ Síndrome da veia cava superior

Definição

A síndrome da veia cava superior (SVCS) decorre de compressão, obstrução ou trombose da veia cava superior, dificultando o retorno venoso do segmento cefálico, membros superiores e tórax. Tumores ou infecções em linfonodos mediastinais ou timo podem comprimir a veia cava superior e evoluir com SVCS.

Etiologia

São causas possíveis de SVCS as doenças trombóticas (que podem estar associadas a cateteres venosos profundos), doenças cardíacas, complicações pós-operatórias, infecções e neoplasias. Dentre as neoplasias, as que mais comumente estão implicadas são LLA, linfomas de Hodgkin e não Hodgkin, neuroblastoma, tumores de células germinativas e sarcomas.

Manifestações clínicas

Os sinais e os sintomas podem ser insidiosos ou de evolução rápida, dependendo da etiologia da SVCS. Os principais sinais e sintomas são dispneia, tosse, estridor, ortopneia, dor torácica, cefaleia, ansiedade, confusão mental, letargia, tontura, desmaios, disfagia, edema facial, palidez súbita, cianose labial, derrame pleural e pericárdico, petéquias subconjuntivais, distensão das jugulares, circulação colateral na parede torácica e papiledema. Os sinais e sintomas se agravam com a manobra de Valsalva ou o decúbito dorsal. A posição genupeitoral diminui os sintomas.

Diagnóstico

A anamnese e o exame físico são primordiais. Exames complementares auxiliam no diagnóstico etiológico e no tratamento. Devem ser solicitados: exames laboratoriais, como hemograma, bioquímica para lise tumoral, coagulograma, D-dímero, gasometria arterial e sorologias, bem como radiografia e/ou tomografia de tórax para identificar alargamento de mediastino, desvio de traqueia, derrame pleural ou sinais de derrame pericárdico, ecocardiograma, ultrassonografia e/ou tomografia de abdome e pelve e ultrassonografia com Doppler. Deve-se ter cuidado com os procedimentos sob anestesia ou sedação nos pacientes, uma vez que essas medicações podem proporcionar relaxamento da musculatura respiratória e piora do quadro respiratório do paciente, além de vasodilatação periférica com piora do retorno venoso.

Uma vez delineada a massa tumoral, pode-se proceder à biopsia para definição etiológica, seja aberta ou guiada por ultrassonografia ou tomografia computadorizada. Caso se evidencie linfonodomegalia periférica, a abordagem menos invasiva desta é preferencial em virtude dos riscos anestésicos.

Se houver derrame pleural, pode-se realizar toracocentese, seja como forma de aliviar os sintomas, seja para elucidação diagnóstica, uma vez que a análise do líquido pleural, com citopatologia ou imunofenotipagem e citogenética, por vezes pode revelar as células tumorais, sem necessidade de procedimentos invasivos como a biopsia.

Tratamento

O tratamento da SVCS depende da etiologia e da gravidade do paciente. Instituem-se medidas de suporte iniciais como manter o paciente calmo, cabeceira elevada, oxigenoterapia suplementar e suporte ventilatório adequado, hidratação venosa e diurese adequadas. A SVCS é uma emergência oncológica e, às vezes, é necessário tratamento empírico com corticoterapia ou radioterapia local. Sempre que possível, deve-se investigar a causa antes de tomar medidas terapêuticas, uma vez que o tratamento empírico pode dificultar o diagnóstico. O tratamento da doença de base se faz necessário sempre, seja com quimioterapia, radioterapia e/ou cirurgia.

Nesses pacientes, por causa da compressão da veia cava superior e do risco de estase venosa e hemorragia, recomenda-se um acesso venoso profundo nos membros inferiores.

A ressecção cirúrgica pode ser necessária. A radioterapia pode acarretar edema das vias respiratórias e agravar os sintomas. Neste caso, recomenda-se o uso de corticoide sistêmico.

No caso de doença trombótica, o uso de anticoagulantes é oportuno.

Avalia-se a presença de outras síndromes associadas como hiperleucocitose e síndrome de lise tumoral, e procede-se com o tratamento adequado.

■ Compressão medular

A compressão medular aguda ocorre em 3 a 5% das crianças com câncer. Um tumor primário da medula espinal, vértebra ou tumor paravertebral ou metástases de vários outros tumores pediátricos podem ser a causa da síndrome de compressão medular aguda. O tumor pode acometer a medula espinal, o cone medular e/ou a cauda equina, comprimindo o espaço epidural (o principal local acometido, resultando da infiltração do tumor pelo forame intervertebral), subaracnoide ou o próprio parênquima da medula espinal, levando a sintomatologia de acordo com a região afetada (Quadro 112.2). A compressão do plexo venoso vertebral causa edema vasogênico, hemorragia e isquemia.

O principal sintoma da síndrome de compressão medular (SCM) é dor nas costas ou dor radicular, que pode ser aguda ou insidiosa. Sintomas associados como fraqueza progressiva, alterações da sensibilidade, paresias, incontinência fecal e urinária podem ser evidenciados, e as lesões neurológicas às vezes são irreversíveis. Anamnese e exames físico e neurológico cuidadosos são essenciais e podem contribuir para a delimitação do nível acometido. A SCM tem como diagnósticos diferenciais outras causas de dores na região dorsal e outros distúrbios neurológicos. O exame complementar padrão-ouro para o diagnóstico da SCM é a ressonância magnética de coluna vertebral, e deve ser realizado com urgência.

O tratamento precoce visa reduzir a probabilidade de disfunção neurológica grave e permanente. Deve-se iniciar precocemente a dexametasona (dose de ataque de 1 a 2 mg/kg, seguida por doses de manutenção para os pacientes com lesão neurológica aguda, ou dose de 0,25 a 0,5 mg/kg/dose a cada 6 horas nos casos subagudos). A dexametasona atua reduzindo o edema vasogênico ocasionado pelo tumor, mas não acarreta descompressão medular. Para isso, é necessário cirurgia, radioterapia e/ou quimioterapia, de acordo com a possibilidade, resposta terapêutica e morbidade relacionada com o tratamento. Nos casos em que não se tem o diagnóstico etiológico, preferencialmente procede-se à cirurgia para diagnóstico/biopsia e descompressão. Quando a etiologia já é conhecida, avalia-se, de acordo com a histologia do tumor, o melhor tratamento em cada caso e de acordo com a idade. O tratamento combinado teria melhor prognóstico.

■ Hipertensão intracraniana

Diversas patologias podem elevar a pressão intracraniana, seja por disfunção dinâmica do liquor, aumento do volume do tecido cerebral, aumento do volume sanguíneo cerebral ou por efeito de massa, como infecções do SNC, abscessos, pseudotumor cerebral, hidrocefalia, acidente cerebrovascular, traumatismos cranianos e tumores cerebrais, seja por tumor primário ou metástases.

Os tumores primários do SNC são os tumores sólidos mais comuns da infância. Os tumores podem acarretar hipertensão intracraniana (HIC) por efeito de massa direto (compressão das estruturas cerebrais), indireto por obstrução das vias de drenagem do liquor ou devido ao aumento da permeabilidade vascular rompendo a barreira hematencefálica. Dificulta e impede o fluxo do liquor devido a bloqueio mecânico, principalmente no 3º e 4º ventrículos (hidrocefalia obstrutiva), ou comprime o cerebelo e tronco encefálico, acarretando herniação através do forame magno. O aumento difuso da pressão intracraniana pode causar herniação central, com falência progressiva. Tumores laterais podem ocasionar herniação do unco com compressão do III par craniano e do mesencéfalo.

Sintomatologia

Variável. Pode-se encontrar alteração do comportamento, irritabilidade e letargia, cefaleia, vômito, atraso ou perda dos marcos do desenvolvimento e convulsão. Aumento do perímetro cefálico, veias proeminentes e estrabismo também podem ser evidenciados em crianças menores. Em crianças maiores e adolescentes, o sintoma mais comum é cefaleia, que em geral é intermitente no início, mas rapidamente progressiva e intensa, principalmente na região occipital, ao acordar, e associada a vômito (que aliviam a dor). Também podem-se evidenciar diplopia, estrabismo, nistagmo, papiledema, ataxia, hemiparesia e alterações da fala. Mais tardiamente, observam-se alteração no padrão respiratório, reação pupilar débil, hipertonia, sinal de Babinski que evolui para rigidez, midríase paralítica e postura de descerebração. O desfecho da HIC é a herniação cerebral (central ou uncal).

Diagnóstico

Deve ser definido com auxílio da tomografia computadorizada de crânio com contraste de urgência ou ressonância magnética de crânio.

Tratamento

Faz-se necessário de maneira precoce para minimizar a evolução da doença e a morbimortalidade relacionada. O tratamento visa manter a pressão intracraniana controlada e

QUADRO 112.2	Compressão medular.		
	Localização		
Sinais	**Medula espinal**	**Cone medular**	**Cauda equina**
Fraqueza	Simétrica, profunda	Simétrica, variável	Assimétrica, moderada
Reflexos tendíneos	Aumentados ou ausentes	Patelares aumentados, aquileus diminuídos	Diminuídos, assimétricos
Sinal de Babinski	Presente	Presente	Ausente
Sensibilidade	Simétrica, nível sensitivo	Simétrica	Assimétrica, radicular
Alteração dos esfíncteres	Poupados até tardiamente	Envolvimento precoce	Podem estar preservados
Progressão	Rápida	Variável	Variável

Adaptado de Rheingold e Lange, 2006.

uma perfusão cerebral adequada. Medidas gerais devem ser instituídas a fim de minorar os danos. Cuidados na aspiração e na manutenção das vias respiratórias (avaliar intubação endotraqueal), posicionamento da cabeça (cabeceira elevada a 30°), controle hemodinâmico, controle de temperatura corporal, profilaxia e tratamento adequado de convulsões, analgesia e sedação, suporte nutricional e hidreletrolítico são essenciais. Pacientes com suspeita clínica de HIC devem ser medicados com dexametasona, na dose de ataque de 1 a 2 mg/kg/dose seguida por doses de manutenção de 0,25 a 0,5 mg/kg a cada 6 horas, e manitol, 1 a 2 g/kg por via intravenosa em 30 a 60 minutos, com cuidado para não desestabilizar o estado hemodinâmico. É necessária a abordagem neurocirúrgica para drenagem liquórica (ventriculostomia) e ressecção do tumor, que é a terapia definitiva, sempre que possível.

■ Bibliografia

Coiffier B, Altman A, Pui CH, Younes A, Cairo MS. Guidelines for the management of pediatric and adult tumor lysis syndrome: an evidence-based review. Journal of Clinical Oncology. 2008; 26:2767-78.

George TI. Malignant or benign leukocytosis. Hematology. 2012; 475-84.

Howard SC, Jones DP, Pui CH. The tumor lysis syndrome. N Engl J Med. 2011; 364:1844-54.

Kelly KM, Lange B. Emergências oncológicas. In: Link MP. Clínicas pediátricas da América do Norte. Oncologia Pediátrica. 1997; 4:813-34.

Kelly KM, Lange B. Oncologic emergencies. Pediatr Clin North Am. 1997; 44(4):809-30. Review. PubMed PMID: 9286286.

Lattore MRDO. Epidemiologia dos tumores da infância. In: Camargo B, Lopes LF. Pediatria oncológica. Noções fundamentais para o pediatra. 1. ed. Lemar, 2000. p. 7-27.

Mangini C, Lamelas RG, Hayashi M, Salateo RB, Santos RA. Tratamento de suporte. In: Camargo B, Lopes LF. Pediatria oncológica. Noções fundamentais para o pediatra. 1. ed. Lemar, 2000. p. 251-72.

Melaragno R. Emergências em oncologia pediátrica. In: Melaragno R, Camargo B. Oncologia pediátrica. Diagnóstico e tratamento. 1. ed. Atheneu. p. 79-88.

Prusakowski MK, Cannone D. Pediatric oncologic emergencies. Emerg Med Clin North Am. 2014; (32):527-48.

Rheingold SR, Lange BJ. Oncologic emergencies. In: Pizzo PA, Poplack DG (eds). Principles and practice of pediatric oncology. 5. ed. Lippincott Williams & Wilkins; 2006. p. 1202-30.

Seth R, Bhat AS. Management of common oncologic emergencies. Indian J Pediatr. 2011; 78:709-17.

Tubergen DG, Bleyer A. Leucemias. In: Behrman KJ. Tratado de pediatria. 17. ed. Elsevier, 2005. p. 1798-802.

HEMATOLOGIA E ONCOLOGIA

113 TOXICIDADE DO TRATAMENTO QUIMIOTERÁPICO

Fernanda Ferreira da Silva Lima e Flavia Vasconcellos

■ Introdução

O tratamento de crianças e adolescentes com câncer evoluiu ao longo dos anos. As toxicidades, a curto, médio e longo prazos do tratamento oncológico em pediatria, são motivo de preocupação por causa das altas taxas de cura e perspectiva de vida dos pacientes tratados com sucesso.

■ Agentes quimioterápicos

Os agentes antineoplásicos atualmente utilizados atuam no processo de divisão celular (Figura 113.1). Por conseguinte, além de atuar nos tecidos patológicos, resultam em danos aos tecidos normais que se dividem rapidamente.

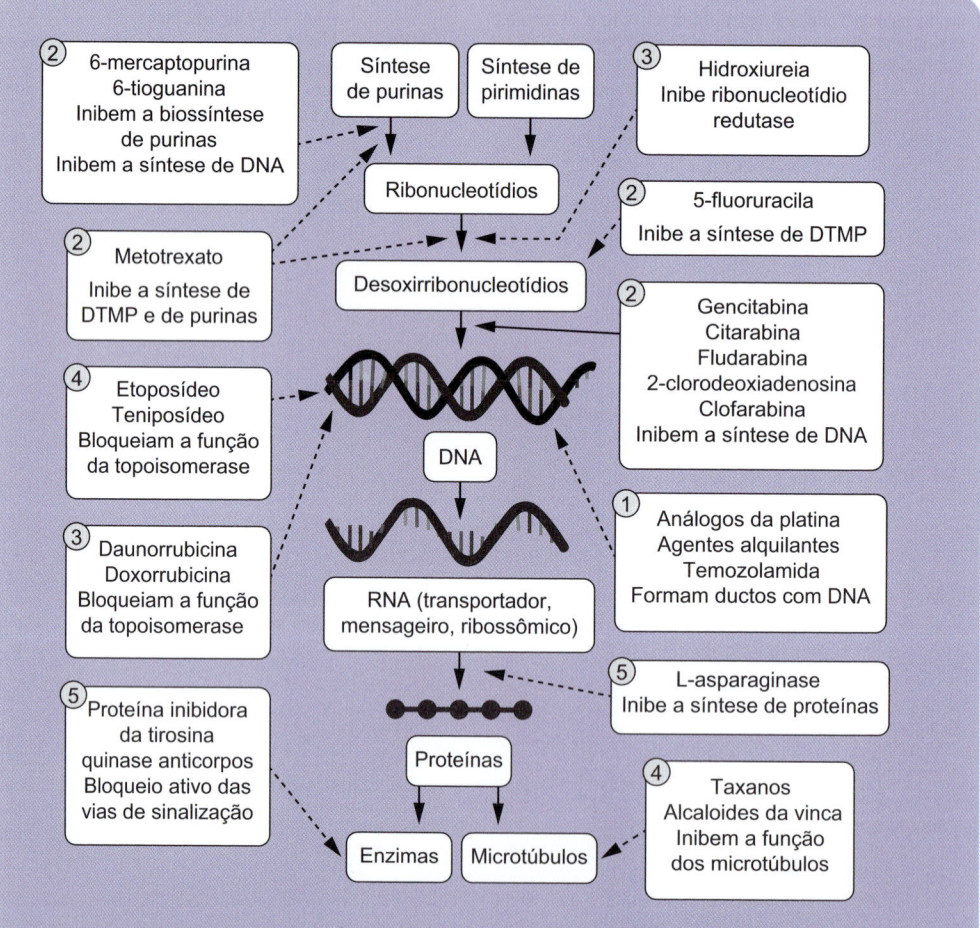

Figura 113.1 Resumo dos principais agentes quimioterápicos e locais de ação nas células em divisão: (1) agentes alquilantes; (2) antimetabólicos; (3) antibióticos antitumorais; (4) produtos de plantas; (5) miscelânea. DTMP: desoxitimidilato. (Adaptada de Chabner *et al.*, 2007.)

Principais toxicidades relacionadas com o tratamento quimioterápico

A maioria dos agentes antineoplásicos não apresenta especificidade para as células tumorais e atua sobre células em divisão. Mielotoxicidade, toxicidade gastrintestinal e alopecia são frequentemente observadas durante a quimioterapia.

A via de eliminação pode contribuir para a toxicidade. Por exemplo, compostos de platina são amplamente eliminados pelo rim, e isto explica a sua toxicidade renal específica. A incapacidade do miocárdio em remover espécies reativas de oxigênio produzidas durante a terapia, por exemplo, com antraciclinas, pode explicar a toxicidade cardíaca específica destes agentes.

Descrevemos as toxicidades agudas dos principais quimioterápicos no Quadro 113.1.

Toxicidades dos quimioterápicos em órgãos e sistemas

Toxicidade gastrintestinal

Mucosite

Mucosite é a inflamação do epitélio oral, que evolui para ulceração e perda da sua integridade que pode afetar todo o trato gastrintestinal, desde a boca até o ânus, como consequência do tratamento quimioterápico, radioterápico ou transplante de medula óssea. Pode se apresentar em vários graus de intensidade (Quadro 113.2).

Tratamento

O manejo da mucosite inclui o tratamento sintomático (analgesia), nutricional e das infecções. Essas medidas incluem: diminuir a carga microbiana com boa higiene oral e o uso

QUADRO 113.1 Principais toxicidades de quimioterápicos.

Fármaco	Sinônimo/sigla	Via	Toxicidade
Agentes alquilantes			
Meclorectamina	Mostarda nitrogenada	IV	M, N&V, A, flebite, vesicante e mucosite
Ciclofosfamida	CTX	IV	M, N&V, A, cistite, retenção hídrica e cardíaca (AD)
Ifosfamida	IFO	VO e IV	M, N&V, A, cistite, NT, renal e cardíaca (AD)
Melfalana	l-PAM	VO e IV	M, N&V, A, mucosite e diarreia (AD)
Lomustina	CCNU	VO	M, N&V, renal e pulmonar
Carmustina	BCNU	IV	M, N&V, renal e pulmonar
Bussulfano	Mylueran®	VO	M, A, pulmonar, N&V, mucosite, NT, hepática (AD)
Cisplatina	CDDP	IV	M (leve), N&V, A, renal, NT, ototoxicidade, RHS
Carboplatina	CBDCA	IV	M (Plaq), N&V, A, hepática (leve), RHS
Oxaliplatina	Eloxatin®	IV	NT
Dacarbazina	DTIC	IV	M (leve), N&V, síndrome *flu-like*, hepática
Temozolomida	TMZ	VO	M, N&V
Procarbazina	PCZ	VO	M, N&V, NT, *rash*, mucosite
Antimetabólicos			
Metotrexato	MTX	VO, IM e SC	M (leve), mucosite, *rash*, hepática, renal, NT (AD)
Mercaptopurina	6-MP	VO	M, hepática, mucosite
Tioguanina	6-TG	VO	M, N&V, mucosite, hepática (DVO)
Fosfato de fludarabina	F-ara-AMP	VO, IV	M, infecção oportunista, NT (AD)
Cladribina	2-CdA	IV	M, infecção oportunista
Citarabina	Ara-C	IV e SC	M, N&V, mucosite, síndrome *flu-like*, NT, ocular, pele (AD)
Fluoruracila	5-FU	IV	M (*bolus*), mucosite, N&V, diarreia, pele, NT, ocular, cardíaca
Antibióticos antitumorais			
Doxorrubicina	ADR	IV	M, mucosite, N&V, A, diarreia, vesicante, cardíaca (aguda, crônica)
Daunomicina	Daunorrubicina	IV	M, mucosite, N&V, diarreia, A, vesicante, cardíaca (aguda, crônica)
Idarrubicina	IDA	IV	M, mucosite, N&V, diarreia, A, vesicante, cardíaca (aguda, crônica)

(Continua)

QUADRO 113.1 — Principais toxicidades de quimioterápicos. *(continuação)*

Fármaco	Sinônimo/sigla	Via	Toxicidade
Antibióticos antitumorais			
Mitoxantrona	MITO	VO e IV	M, mucosite, N&V, A, coloração azulada da urina, veias, esclera e unhas
Bleomicina	BLEO	IV, IM e SC	Pulmão, pele, febre, mucosite, A, hipersensibilidade, Raynaud, N&V
Dactinomicina	ACT-D, actinomicina D	IV	M, N&V, A, mucosite, vesicante, hepática (DVO)
Produtos de plantas			
Vincristina	VCR	IV	NT, A, SIADH, hipotensão, vesicante
Vimblastina	VLB	IV	M, A, mucosite, NT leve, vesicante
Vinorelbina	Navelbine®	IV	M, NT leve, A, vesicante
Etoposídeo	VP-16	IV	M, A, N&V, mucosite, NT leve, hipotensão, RHS, leucemia secundária, diarreia
Teniposídeo	VM-26	IV	M, A, N&V, mucosite, NT leve, hipotensão, RHS
Paclitaxel	Taxol®	IV	M, RHS, A, NT, mucosite, cardíaca
Docetaxel	Taxotere®	IV	M, RHS, A, NT, *rash*, edema, mucosite
Topotecana	Hycamtin®	IV	M, diarreia, mucosite, N&V, A, *rash*, hepática
Irinotecana	CPT-11, Camptosar	IV	M, diarreia, N&V, A, hepática, desidratação, íleo
Miscelânea			
Asparaginase	l-ASP	IV, IM	RHS, coagulopatia, pancreatite, hepática, NT
PEG-Asparaginase	PEG-ASP	IV, IM	RHS, coagulopatia, pancreatite, hepática, NT
Ácido transretinoico	ATRA, tretinoína	VO	Síndrome do ácido retinoico, pseudotumor cerebral, queilite, conjuntivite, pele seca, triglicerídeos
Ácido 13-cis-retinoico	13 cRA, isotretinoína	VO	Queilite, conjuntivite, xerostomia, xerose, prurido, cefaleia, dores nos ossos e articulações, triglicerídeos, Ca^{++}
Imatinibe, mesilato de	STI-571	VO	N&V, fadiga, cefaleia, GI, hepática, M

A: alopecia; M: mielossupressão; Plaq: plaquetas; N&V: náuseas e vômito; NT: neurotoxicidade; AD: alta dose; RHS: reação de hipersensibilidade; SIADH: secreção inapropriada de hormônio antidiurético; DVO: doença venoclusiva hepática; VO: via oral; IV: via intravenosa; IM: via intramuscular; SC: via subcutânea.

QUADRO 113.2 — Graduação de mucosite.

Escala de classificação	Grau 0	Grau 1	Grau 2	Grau 3	Grau 4
Definição	Normal	Eritema da mucosa	Ulcerações irregulares e pseudomembrana	Ulcerações confluentes ou pseudomembranas. Sangramento ao mínimo trauma	Necrose dos tecidos, sangramento espontâneo, complicações ameaçadoras à vida

de enxaguantes bucais, diminuir ou suprimir a dor com o uso de analgésicos, assegurar o consumo de uma dieta nutricionalmente adequada e hidratação, diagnóstico e tratamento das complicações infecciosas e sangramento (Quadros 113.3 e 113.4).

O alívio sintomático dos pacientes com mucosite leve a moderada pode ser conseguido por cloridrato de benzidamina. Quando é mais grave, um enxaguatório bucal de lidocaína 2% é de grande valor e bochechos de ácido acetilsalicílico-mucaína antes das refeições podem ajudar a combater a disfagia.

Outros métodos de tratamento podem ainda ser de grande valor na prevenção/tratamento. A crioterapia causa vasoconstrição local, diminuindo o fluxo sanguíneo para a mucosa oral, reduzindo assim o dano às células da mucosa, principalmente na quimioterapia. A laserterapia de baixa intensidade acelera a regeneração tecidual, diminuindo a inflamação e a dor também.

QUADRO 113.3 — Medidas tópicas para reduzir a carga microbiana.

Mucosite	Enxágues	Tratamento local
Grau 1	A cada 6 h	Enxágue bucal com solução salina (SS), solução bicarbonatada (SB). Uso de solução de gliconato de clorexidina (0,12% a cada 12 h) e enxaguantes bucais
Grau 2	A cada 4 h	SS, SB, enxaguantes bucais
Grau 3	A cada 2 h	SB, Caphosol® (ou Biotène®)
Grau 4	A cada 2 h	SB, Caphosol® (ou Biotène®)

Solução enxaguante bucal: lidocaína a 2%, difenidramina oral (Benadryl®) e antiácido oral (Mylanta®) na proporção 1:1:1.

QUADRO 113.4 — Medidas gerais no manejo da mucosite.

Mucosite	Analgesia	Vias de nutrição	Alimentação
Grau 1	Analgesia local: benzidamina, difenidramina tópica	Oral normal, se o paciente tolerar e não tiver contraindicações	Dar comidas suaves: purês, comidas geladas e pastosas. Evitar irritantes (ácidas, amargas, salgadas, picantes, secas)
Grau 2	Analgesia local: benzidamina Analgesia sistêmica: tramadol	Oral normal, se o paciente tolerar e não tiver contraindicações	Dar comidas suaves: purês, comidas geladas e pastosas. Evitar irritantes (ácidas, amargas, salgadas, picantes, secas)
Grau 3	Analgesia local: lidocaína, benzocaína Analgesia sistêmica: morfina	Sonda nasoenteral ou nutrição parenteral	Dieta líquida, fria, sem sólidos ou dieta zero
Grau 4	Analgesia local e analgesia sistêmica: morfina	Nutrição parenteral	Dieta zero

Prevenção

A prevenção da instalação ou do agravamento da mucosite é muito importante. As intervenções antimicrobianas podem controlar a cascata de eventos que dão origem à mucosite oral. Manutenção de boa higiene bucal, controle da xerostomia e tratamento de infecções oportunistas são essenciais. O uso do *laser* de baixa intensidade diminui a duração da mucosite e reduz a sintomatologia.

Náuseas e vômito

Náuseas são a sensação desagradável da necessidade de vomitar, habitualmente acompanhada de sintomas autonômicos como sudorese fria e sialorreia. Náuseas e vômito podem ser classificados segundo o início do quadro:
- Agudos: nas primeiras 24 horas após a infusão do agente quimioterápico
- Tardios: após 24 horas, podendo persistir por 4 a 6 dias
- Antecipatórios: ocorrem temporalmente longe de seu estímulo e podem ser desencadeados por lembranças do tratamento ou do ambiente em que ocorria o estímulo emetogênico
- Refratários: persistem apesar das medidas profiláticas e terapêuticas instituídas.

Etiologia

Os agentes quimioterápicos utilizados na terapia oncológica apresentam como principais toxicidades náuseas e vômito. O grau de emetogenicidade dos agentes é dado de acordo com a incidência de náuseas e vômito associada à sua utilização e gera uma classificação apresentada nos Quadros 113.5 e 113.6.

Quadro clínico

Na avaliação da criança com náuseas ou vômito, deve-se estar atento aos diversos fatores coexistentes no paciente oncológico, a fim de identificar e tratar a causa corretamente (Quadro 113.7). Na história clínica e no exame físico deve-se dar atenção especial a:
- Uso recente de medicamentos (antineoplásicos, antimicrobianos, opioides)
- Infecções sistêmicas
- Alterações metabólicas: hipercalcemia e hiponatremia
- Insuficiência adrenocortical
- Hipertensão intracraniana
- Alterações gastrintestinais: irritações e/ou ulcerações gástricas, presença de massas abdominais, constipação intestinal, obstrução intestinal, refluxo gastresofágico e estase gástrica
- Alterações psicológicas como ansiedade e estresse emocional.

■ Prevenção e tratamento de acordo com o grau de emetogenicidade dos quimioterápicos

Emetogenicidade alta

A prevenção aguda e tardia deve conter a combinação de corticosteroide (geralmente dexametasona), associada a antagonista 5-HT3 e aprepitanto no dia da quimioterapia, seguido de dexametasona por mais 3 dias e aprepitanto por mais 2 dias. Uma alternativa em situações em que o aprepitanto não esteja disponível é a utilização de antagonista

QUADRO 113.5	Potencial emetogênico dos quimioterápicos usados por via intravenosa.
Grau de emetogenicidade	Agente
Alto (> 90%)	Carmustina, ciclofosfamida > 1,5 g/m², cisplatina, dacarbazina
Moderado (90 a 30%)	Carboplatina, ciclofosfamida < 1,5 g/m², citarabina > 1,0 g/m², daunorrubicina, doxorrubicina, epirrubicina, idarrubicina, ifosfamida, irinotecano, oxaliplatina
Baixo (10 a 30%)	5-fluoruracila, cetuximabe, citarabina < 1,0 g/m², docetaxel, doxorrubicina lipossomal, etoposídeo, gencitabina, metotrexato, mitoxantrona, paclitaxel, panitumumabe, temsirolimo, topotecana
Mínimo (< 10%)	Bevacizumabe, bleomicina, bussulfano, fludarabina, vimblastina, vincristina, vinorelbina

QUADRO 113.6	Potencial emetogênico dos quimioterápicos usados por via oral.
Grau de emetogenicidade	Agente
Alto (> 90%)	Lomustina
Moderado (90 a 30%)	Ciclosfamida, imatinibe, procarbazina, temozolamida, vinorelbina
Baixo (10 a 30%)	Capecitabina, etoposídeo, everolimo, fludarabina, lapatinibe, sunitinibe, talidomida
Mínimo (< 10%)	6-tioguanina, clorambucila, hidroxiureia, melfalana, metotrexato, sorafenibe

QUADRO 113.7	Classificação da gravidade das náuseas e do vômito (CTCAE- versão 4.0).			
	Grau 1	Grau 2	Grau 3	Grau 4
Náuseas	Perda de apetite, sem alteração dos hábitos alimentares	Ingestão reduzida, sem desidratação, perda de peso ou desnutrição	Ingestão calórica ou líquida inadequada, necessidade de fluidos intravenosos, nutrição enteral ou parenteral	Consequências fatais
Vômito	Um episódio em 24 h	De 2 a 5 episódios em 24 h	Seis ou mais episódios em 24 h, necessitando fluidos intravenosos, nutrição enteral ou parenteral	Consequências fatais

5-HT3 associado a dexametasona por via intravenosa no dia da quimioterapia, seguido desta combinação por mais 3 dias por via oral. Quando o antiemético utilizado é a palonosetrona, este deve ser utilizado somente no dia da quimioterapia devido a sua longa meia-vida.

Emetogenicidade moderada
Recomenda-se a combinação de antagonista 5-HT3 com dexametasona no dia da quimioterapia, seguido de dexametasona por 2 a 3 dias, ou do agonista 5-HT3.

Emetogenicidade baixa
Apenas a utilização rotineira de dexametasona é recomendada.

Emetogenicidade mínima
Não há recomendação para a utilização de antiemético.

Pacientes em quimioterapia de múltiplos dias devem receber um antagonista 5-HT3 mais dexametasona para prevenção de náuseas e vômito agudo e dexametasona para prevenção dos sintomas tardios.

Alguns pacientes, apesar da terapia profilática instituída, evoluem com episódios de vômito pós-quimioterapia refratários. Nestes casos devem ser reavaliados a emetogenicidade do tratamento, os fatores de risco do paciente, a situação atual da doença, comorbidades e medicações em uso. Considerar a adição de lorazepam ou alprazolam, ou a substituição do antagonista 5-HT3 por metoclopramida em altas doses.

■ Cardiotoxicidade
A doxorrubicina e a daunorrubicina são os dois principais agentes quimioterápicos cardiotóxicos capazes de provocar lesão gradativa do músculo cardíaco, sendo na maioria dos casos irreversível. A cardiotoxicidade provocada por estes medicamentos pode resultar em cardiomiopatia, insuficiência cardíaca congestiva e falência cardíaca.

A incidência da cardiomiopatia associada ao uso da doxorrubicina está diretamente relacionada a sua dose cumulativa. Por conta do seu efeito cardiotóxico dose-dependente, os protocolos de tratamento do câncer em pediatria limitam a exposição a antraciclinas a 450 mg/m². Esta dose está associada a uma incidência de 5% de cardiotoxicidade.

Outros agentes quimioterápicos também estão associados com o surgimento de cardiotoxicidade: epirrubicina, ciclofosfamida em altas doses, mitoxantrona, placlitaxel e fluorouracila.

Fatores de risco para cardiotoxicidade

- Dose cumulativa de agentes cardiotóxicos
- Sexo feminino
- Idade menor
- Trissomia do cromossomo 21
- Radioterapia de tórax prévia ou concomitante
- Exposição a agentes alquilantes
- Doença cardíaca preexistente
- Associação de substâncias cardiotóxicas.

Quadro clínico

Toxicidade aguda

Ocorre durante ou logo após a administração do agente cardiotóxico. Por não ser dose-dependente, ou seja, não estar relacionada com o acúmulo de doses da substância, em geral não há necessidade de suspensão das doses posteriores.

Quadro clínico: mal-estar, falta de ar, palpitações, anormalidades de pulso/pressão arterial e alterações eletrocardiográficas transitórias (taquicardia sinusal, alterações nas ondas T e ST e extrassístoles ventriculares).

Toxicidade subaguda

Surge em algumas semanas após a administração do agente cardiotóxico. Clinicamente se manifesta como miocardite com disfunção diastólica.

Toxicidade crônica

Sua manifestação clínica pode acontecer desde 1 mês após o uso do agente cardiotóxico a períodos de 10 ou 30 anos, conforme visto na literatura. Este tipo de toxicidade é dose-dependente.

Monitoramento

A avaliação da toxicidade cardíaca relacionada ao tratamento oncológico é repleta de desafios. É preciso ter em mente o diagnóstico diferencial e excluir causas comuns de sintomas cardíacos.

Devem ser realizados avaliação cardíaca, ECG, ecocardiograma com avaliação da fração de ejeção e de encurtamento sistólico e radiografia de tórax.

Tratamento

- Monitoramento de sinais vitais, peso corporal e balanço hídrico
- Posição preferencialmente Fowler no intuito de reduzir a sobrecarga cardíaca e pulmonar
- O manejo da toxicidade cardíaca relacionada com o tratamento oncológico é similar ao das alterações cardíacas induzidas por outras causas. As manifestações da insuficiência cardíaca congestiva geralmente respondem à terapia. Entretanto, há um grande número de indivíduos refratários ao tratamento.

Prevenção

Se possível, evitar a exposição a agentes antineoplásicos cardiotóxicos em pacientes com histórico de hipertensão grave, cardiomegalia, cardiomiopatia preexistente ou insuficiência cardíaca congestiva.

Avaliação rigorosa com ECO e ECG antes de cada ciclo com substância cardiotóxica.

Não se deve exceder a dose máxima cumulativa permitida para cada substância cardiotóxica.

Alguns estudos apontam para o uso de fármacos cardioprotetores como o dexrazoxano.

De acordo com a FDA (Food and Drug Administration), a doxorrubicina deve ser descontinuada, em crianças, se houver:
- Queda na fração de encurtamento em um valor ≥ 10 pontos percentuais ou se abaixo de 29%
- Redução da fração de ejeção do ventrículo esquerdo (FEVE) em 10 pontos percentuais, ou se o valor da FEVE abaixo de 55%.

■ Neurotoxicidade

Os agentes antineoplásicos mais comumente associados a neurotoxicidade são vimblastina, vinorelbina, vincristina, cisplatina, asparaginase, oxaliplatina, etoposídeo, tenipo-sídeo, paclitaxel e docetaxel. Estudos também descrevem encefalopatia com o uso de metotrexato, asparaginase, citarabina intratecal e outros.

A neuropatia periférica ocorre principalmente com a vincristina e, em menor grau, com a vimblastina e a cisplatina. Os sintomas de neurotoxicidade induzida pela cisplatina surgem com dose cumulativa de 300 a 400 mg/m^2.

Fatores de risco para neurotoxicidade

- Idade
- Dose e via de administração do agente antineoplásico
- Tratamento radioterápico concomitante do sistema nervoso central
- Função hepática
- Função renal
- Uso de substâncias neurotóxicas.

Fisiopatologia

Neurotoxicidade central

Toxicidade do sistema nervoso central é um acontecimento infrequente, principalmente por causa da incapacidade de muitos agentes quimioterápicos de atravessar a barreira hematencefálica. Os pacientes tratados com ifosfamida, no entanto, podem apresentar sintomas como sonolência e alucinações. Esta encefalopatia reversível é dose e regime-dependente e é causada pela geração de metabólitos neurotóxicos lipofílicos, tais como a acroleína e o aldeído cloro-acético.

Neuropatia autonômica

Os alcaloides da vinca podem provocar disfunção do sistema nervoso autônomo, caracterizada por constipação intestinal, cólica abdominal e, em alguns casos, disfunção urinária e impotência. O quadro pode ser confundido com obstrução intestinal.

Neuropatia periférica

A vincristina e a cisplatina induzem a neuropatia sensitiva periférica, afetando as fibras sensitivas. Parestesias e propriocepção prejudicada levando a ataxia são os sintomas mais comuns.

Quadro clínico

- Encefalopatia: sonolência, confusão, agitação, depressão, tonturas e cefaleia
- Síndrome cerebelar: ataxia, fala pastosa, dismetria, nistagmo, vertigem e vômito
- Convulsões: é manifestação rara de neurotoxicidade
- Neuropatia periférica: parestesias nas mãos e pés, formigamento e dormência nos membros, mialgias, fraqueza muscular, diminuição dos reflexos tendíneos profundos, dor na mandíbula e impotência
- Neuropatia autonômica: constipação intestinal, alterações urinárias, atonia vesical, retenção urinária, tetraparesias e paraparesias
- Aracnoidite e irritação meníngea: náuseas, vômito, rigidez de nuca, cefaleia, febre, tontura e, em alguns casos, encefalopatia e paralisias
- Neuropatia craniana: perda do paladar, ototoxicidade e neurorretinite óptica.

Monitoramento

- Tomografia computadorizada de crânio sem contraste (afastar a possibilidade de hemorragia, hidrocefalia, hérnia e massa cerebral)
- Eletroencefalograma (afastar estado de mal epiléptico não motor)
- Ressonância magnética (avaliar leucoencefalopatia)
- Eletromiografia e estudos da condução nervosa
- Exames clínico e laboratoriais para excluir causas infecciosas.

Tratamento

- Interromper todas as infusões intravenosas, particularmente agentes antineoplásicos e narcóticos
- Estabilizar o paciente com medidas de suporte (oxigênio e hidratação, caso necessário)
- Controlar a dor mandibular com o uso de analgésicos e antidepressivos tricíclicos, como amitriptilina, desipramina e nortriptilina
- Anticonvulsivantes como a carbamazepina e a gabapentina
- O azul de metileno e a tiamina têm sido utilizados no tratamento e na prevenção da encefalopatia induzida por ifosfamida.

No caso de neuropatia periférica grave, considera-se a descontinuação da substância quando ocorrerem parestesias dos dedos das mãos e dos pés e os reflexos profundos estiverem diminuídos ou ausentes nos membros inferiores. A continuação da medicação resultará em queda do pé e comprometimento neurológico mais grave.

■ Toxicidade geniturinária

A cisplatina é o principal agente antineoplásico responsável pela insuficiência renal. Entretanto, a toxicidade renal pode estar associada a outras substâncias, como metotrexato, ifosfamida, ciclofosfamida, carboplatina, dacarbazina, estreptozotocina, asparaginase, mercaptopurina, mitomicina e, mais raramente, doxorrubicina, daunorrubicina e nitrosureias.

Fatores de risco

- Idade
- Condição nutricional
- Uso concomitante de substâncias nefrotóxicas (p. ex., alguns antibióticos, aciclovir e os anti-inflamatórios não esteroidais)
- Disfunção renal preexistente
- Substâncias quimioterápicas nefrotóxicas.

Fisiopatologia

Cisplatina

As altas concentrações de cisplatina nos rins induzem lesão tubular proximal e distal. Ao microscópio é possível ver necrose, edema intersticial e dilatação tubular. Clinicamente, pode repercutir em uma diminuição na depuração da creatinina e perda de magnésio renal. Toxicidade renal tanto aguda quanto cumulativa induzida pela cisplatina é dose-dependente e, na maioria dos casos, irreversível.

Metotrexato

O metotrexato e também os seus metabólitos são excretados principalmente na urina. A nefrotoxicidade induzida por altas doses de metotrexato é provavelmente causada pela solubilidade limitada da substância na urina, em pH ácido, o que resulta na cristalização nos túbulos renais e danos do parênquima renal.

Ciclofosfamida e ifosfamida

A ciclofosfamida e a ifosfamida são agentes alquilantes que podem induzir a cistite hemorrágica, provavelmente por meio da geração de metabólitos. A ifosfamida em altas doses também pode causar insuficiência renal pela geração de metabólitos nefrotóxicos. A utilização prévia de cisplatina é um fator de risco para a toxicidade renal por ifosfamida. De um modo geral, as manifestações agudas são controladas de forma rápida com a interrupção da substância. Entretanto, a hematúria microscópica pode persistir durante meses.

Além disso, com o tratamento oncológico pode haver rápida destruição das células com extenso catabolismo das purinas, podendo ocorrer precipitação de uratos nos túbulos renais, resultando em lesão renal.

Diagnóstico diferencial

Inúmeras possibilidades podem estar relacionadas com o surgimento de insuficiência renal aguda no paciente oncológico, a saber:
- Obstrução das vias urinárias pelo tumor
- Síndrome hepatorrenal
- Hipovolemia
- Tumores linfoproliferativos (insuficiência cardíaca congestiva)
- Síndrome nefrótica

- Substâncias nefrotóxicas
- Obstrução das vias urinárias por fibrose retroperitoneal.

Prevenção

Medidas gerais

- Avaliar as dosagens séricas de ureia, creatinina, eletrólitos e depuração de creatinina, antes e depois da administração do quimioterápico
- Hiper-hidratação por via oral e intravenosa antes da administração de agentes antineoplásicos passíveis de toxicidade renal e vesical, de acordo com o protocolo quimioterápico
- Balanço hídrico rigoroso e monitoramento do débito urinário
- Orientar para que o paciente evite alimentos irritantes como café, chá, chocolate, e o uso de álcool e tabaco.

Medidas específicas

Em pacientes que recebem ifosfamida e ciclofosfamida em altas doses, a administração de mesna é necessária para prevenir cistite hemorrágica.

No caso da cisplatina, está indicada a administração de substâncias estimuladoras da diurese como o manitol.

No caso da administração de metotrexate em altas doses, alcalinização urinária, monitoramento do nível sérico do metotrexato e administração de ácido folínico reduzem os riscos de toxicidade.

Tratamento

Medidas gerais

- Interromper a infusão do fármaco
- Caso seja possível, suspender e/ou reduzir a dose de medicamentos nefrotóxicos
- Hiper-hidratação (exceto em casos de anúria)
- Monitoramento do balanço hídrico
- Níveis de eletrólitos, creatinina e ureia
- Controle da dor com analgésicos e antiespasmódicos
- Diálise se necessário.

Medidas específicas

O manejo da toxicidade ocasionada pelo metotrexato consiste em hiper-hidratação, alcalinização da urina para manter o pH urinário ≥ 7 e aumento da dose do ácido folínico. Administração de carboxipeptidase-G2 é importante, embora não disponível ainda no nosso país.

A hemorragia maciça, com repercussão hemodinâmica, causada pela ciclofosfamida é rara. Nesses casos, há necessidade de lavagem vesical com acetilcisteína ou formalina a 5 a 10% e transfusão de hemoderivados. Além disso, a instalação de uma sonda de Foley com irrigação vesical pode ser útil em casos de hematúria obstrutiva e retenção urinária subsequente.

■ Reações alérgicas aos quimioterápicos e anafilaxia

A anafilaxia pode ser caracterizada como uma reação sistêmica aguda grave que acomete vários órgãos e sistemas simultaneamente, sendo provocada pela atividade farmacológica de mediadores liberados após ativação de mastócitos e basófilos. A intensidade da liberação destas substâncias e a sensibilidade individual determinam a repercussão clínica do fenômeno. Anafilaxia é habitualmente classificada como uma reação imunológica, geralmente mediada por IgE, mas também pode ocorrer por outros mecanismos.

Manifestações clínicas

Manifestações cutâneas são as mais frequentes e se caracterizam por rubor; prurido com ou sem lesões urticariformes; urticária; angioedema; prurido e hiperemia ocular, palidez, sudorese e cianose dos membros. As manifestações respiratórias podem envolver a laringe, o nariz e os brônquios. No caso de acometimento da laringe, o paciente pode referir prurido e sensação de aperto na garganta, disfagia, disfonia ou rouquidão, estridor laríngeo e tosse improdutiva. Manifestações nasais como obstrução, coriza, espirros e prurido também podem estar presentes. Tosse, opressão torácica, sibilância e dispneia estão associadas ao comprometimento das vias respiratórias inferiores.

Tratamento

Os principais agentes quimioterápicos que causam reação alérgica são análogos da platina (principalmente carboplatina), paclitaxel e rituximabe. Os compostos de platina podem causar reações alérgicas em 10 a 30% dos pacientes, todavia a incidência dessas reações tende a aumentar após múltiplos ciclos de tratamento. A abordagem inicial inclui a suspensão imediata da infusão da substância antineoplásica. O tratamento farmacológico deve ser orientado conforme a gravidade do quadro clínico (Quadros 113.8 e 113.9). Reações imediatas mais brandas (como urticária menos extensa e angioedema palpebral) em geral respondem bem aos anti-histamínicos anti-H_1 orais. Já as reações mais graves como anafilaxia requerem tratamento de urgência: manutenção da via respiratória, uso de epinefrina, anti-histamínicos anti-H_1 e anti-H_2 e corticosteroides. A epinefrina é a medicação de escolha para o tratamento, sendo as outras medicações consideradas como adjuvantes. Nenhum estudo randomizado e controlado para o tratamento da anafilaxia aguda foi publicado, mas a injeção de epinefrina permanece com melhores evidências do que os anti-histamínicos H_1 ou H_2 e corticosteroides no tratamento inicial da anafilaxia.

O médico precisa verificar junto ao paciente sobre a ocorrência de reação prévia à medicação. A reação anterior deve ser bem caracterizada para que o paciente seja adequadamente assistido. Para crianças com reação leve ao quimioterápico, tratamento antes da QT com corticosteroide e anti-histamínicos pode permitir a continuidade do tratamento. Os casos de alergia grave exigem suspensão definitiva do fármaco.

■ Conclusão

Ao longo dos anos tem havido uma preocupação em reduzir os riscos de toxicidade, no intuito de tornar o tratamento mais tolerável e aumentar a sua segurança.

O profissional de saúde deve conhecer as possíveis toxicidades relacionadas com o tratamento oncológico e as medidas de controle e prevenção. Estas informações são indispensáveis ao manejo adequado dos pacientes.

QUADRO 113.8 Doses e vias de administração de epinefrina na anafilaxia.

Vias de administração	Diluição	Idade	Dose
Intramuscular	1:1.000	12 anos e adultos	0,01 mg/kg/dose até: 500 µg (0,5 mℓ)
		6 a 12 anos	300 µg (0,3 mℓ)
		< 6 anos	150 µg (0,15 mℓ)
Intravenosa ou intraóssea	1:10.000	Adultos	50 µg (0,5 mℓ)
		Crianças	1 µg/kg/dose
Epinefrina autoaplicável	1:1.000	Adultos	300 µg (0,3 mℓ)
		Crianças com 10 a 25 kg	150 µg (0,15 mℓ)
		Crianças com > 25 kg	300 µg (0,3 mℓ)

QUADRO 113.9 Doses e vias de administração de anti-histamínicos (anti-H_1) e corticosteroides na anafilaxia.

Fármaco	Vias de administração	Idade	Dose
Difenidramina	IV, IM e VO	Adultos	25 a 50 mg
		Crianças	0,5 a 1 mg/kg
Prometazina	IM e IV em casos graves	Adultos	50 mg
		Crianças > 2 anos*	0,5 mg/kg/dose, máx. 10 mg
Hidrocortisona	IM ou IV	Adultos e > 12 anos	200 mg
		6 a 12 anos	100 mg
		6 meses a 6 anos	50 mg
		< 6 meses	25 mg
Metilprednisona	IV	Adultos e crianças	1 a 2 mg/kg/dose, máx. 60 a 80 mg
Prednisona	VO	Adultos e crianças	1 a 2 mg/kg/dose, máx. 60 a 80 mg

IM: via intramuscular; IV: via intravenosa; VO: via oral. *Não usar em < 2 anos pelo risco de depressão respiratória.

Bibliografia

Albuquerque AC, Marta MS, Daniel FS. Mucosite oral: patobiologia, prevenção e tratamento. Com Ciências e Saúde; 2010; 21(2):133-8.

Associação Brasileira de Cuidados Paliativos (ABCP). Consenso Brasileiro de Náusea e Vômitos. Revista Brasileira de Cuidados Paliativos. 2011; 3(3). Suplemento 2.

Barnett GC, West CM, Dunning AM, Elliott RM, Coles CE, Pharoah PD et al. Normal tissue reactions to radiotherapy: towards tailoring treatment dose by genotype. Nat Rev Cancer. 2009; 9(2):134-42.

Bonassa EMA, Santana TR. Enfermagem em terapêutica oncológica. São Paulo: Atheneu; 2005.

Brunton LL, Lazo JS, Parker KL. Goodman & Gilman. As bases farmacológicas da terapêutica. 11. ed. Rio de Janeiro: McGraw-Hill Interamericana do Brasil, 2007.

Cefalo MG, Ruggiero A, Maurizi P et al. Pharmacological management of chemotherapy induced nausea and vomiting in children with cancer. Journal of Chemotherapy. 2009; 21(6):605-10.

Kuhn A. Aplicação do laser de baixa intensidade no tratamento da mucosite oral induzida por quimioterapia e ou radioterapia. Dissertação de mestrado. Programa de pós-graduação em ciências médicas; pediatria. Universidade Federal do Rio Grande do Sul. Porto Alegre, 2007.

Livshits Z, Rao RB, Smith SW. An approach to chemotherapy-associated toxicity. Emerg Med Clin North Am. 2014; 32(1):167-203.

Plenderleith IH. Treating the treatment: toxicity of cancer chemotherapy. Can Fam Physician. 1990; 36:1827-30.

Santos PS, Messagp AC, Mantesso A et al. Porto Alegre, RGO. 2009; 57(3):339-44.

Tabori U, Revach G, Nathan PC, Strahm B, Rachlis A, Shago M et al. Toxicity and outcome of children with treatment related acute myeloid leukemia. Pediatr Blood Cancer. 2008; 50(1):17-23.

HEMATOLOGIA E ONCOLOGIA

114 COMPLICAÇÕES INFECCIOSAS EM PACIENTES PEDIÁTRICOS COM CÂNCER

Marianne Monteiro e Ana Lucia Munhoz C. de Albuquerque

■ Introdução

Crianças e adolescentes em quimioterapia por tumores sólidos ou hematológicos apresentam algumas particularidades relacionadas à frequência de síndromes e agentes infecciosos. Vários fatores estão associados ao aumento da susceptibilidade às infecções:
- Depleção da imunidade celular e humoral
- Quebra de barreira mucosa e cutânea
- Utilização de dispositivos invasivos
- Histórico de internações hospitalares.

Pacientes pediátricos com câncer apresentam maior chance de infecções graves e estas são importantes causas de óbito. Diante disso, faz-se necessário um diagnóstico rápido com o pronto estabelecimento de tratamento antimicrobiano adequado. O objetivo deste capítulo é orientar a abordagem inicial, assim como o diagnóstico e o tratamento empírico de algumas síndromes infecciosas que são mais frequentes nessa população.

■ Anamnese e exame físico

Durante a abordagem inicial, além das informações habituais sobre a história da doença atual (data de início do quadro e principais sintomas) e do exame físico completo com o paciente despido à procura dos sinais de alerta de infecção (Quadro 114.1), deve-se dar atenção a algumas questões de importância relacionadas também com a doença de base, como a seguir.

Doença em atividade ou em remissão. Pacientes com doença em remissão têm chance muito inferior de apresentarem doenças infecciosas graves quando comparados aos com doença em atividade.

Data da última quimioterapia. Existe um período crítico denominado "nadir da quimioterapia". Nesse período, o paciente apresenta-se neutropênico e muitas vezes com mucosite, facilitando a ocorrência de doenças infecciosas. O início e a duração desse período dependem tanto do agente quimioterápico quanto da doença de base.

QUADRO 114.1 Sinais de alerta ao exame físico.

- Taquicardia desproporcional à intensidade da anemia
- Perfusão periférica superior a 3 s
- Pulsos filiformes ou hipotensão arterial
- Alteração do nível de consciência
- Diminuição do débito urinário
- Mucosite, dor perianal ou diarreia

Presença de cateter de longa duração. Infecção relacionada com cateter de longa duração é uma complicação frequente em pacientes onco-hematológicos. Na presença de doença febril sem outro foco definido em pacientes que possuam cateter, este será sempre suspeito da infecção. Mesmo que o paciente não se queixe de dor ou outra anormalidade, o sítio de inserção e o trajeto do dispositivo devem ser examinados.

Presença de outros dispositivos invasivos ou próteses. Cateter vesical, prótese ortopédica ou válvulas no sistema nervoso central são dispositivos invasivos que representam fatores de risco para as infecções associadas à assistência médica em seus respectivos sítios.

Procedimento cirúrgico recente. Mesmo quando eletivos, tais procedimentos ocasionam lesões de barreiras anatômicas e potencializam a deficiência imunológica preexistente. Nestas situações, o exame físico deve incluir inspeção da cicatriz para avaliar infecção de sítio cirúrgico. No caso de esplenectomia, há risco de infecções por microrganismos encapsulados, como *Streptococcus pneumoniae*, *Haemophilus influenzae* e *Neisseria meningitidis*.

Internação prévia com utilização de antibióticos. Pacientes com internações prévias e utilização de antibióticos têm mais chance de contrair infecções por bactérias multirresistentes.

Colonização prévia por patógenos multirresistentes. De acordo com a gravidade do quadro clínico, deve-se ampliar a cobertura antibiótica no sentido de contemplar esses patógenos.

Uso de corticosteroide sistêmico (dose superior a 1 mg/kg/dia de prednisona, ou equivalente). Pacientes em uso de dose imunossupressora de corticosteroide têm, além da probabilidade de doenças infecciosas em geral, maior chance de apresentar estrongiloidíase disseminada e pneumocistose.

■ Exames complementares iniciais

Hemograma
Inicialmente, avaliar neutropenia.

Hemoculturas
Pacientes com cateter de longa permanência devem coletar pelo menos uma amostra em cada via e uma amostra em acesso periférico. Pacientes sem cateter devem coletar duas amostras por punções distintas. O ideal é

que as coletas sejam feitas antes ou concomitantes ao início da antibioticoterapia para que não ocorra perda de sensibilidade do exame. Crianças com peso inferior a 40 kg devem coletar as amostras em frascos pediátricos (3 a 5 mℓ de sangue por frasco), já as maiores devem coletar em frascos de adulto (8 a 10 mℓ de sangue por frasco). Convém utilizar técnica asséptica e preparo da pele com soluções antissépticas, de preferência clorexidina. Nunca coletar amostra única, pois do contrário torna-se difícil distinguir entre contaminações e infecções verdadeiras.

Radiografia de tórax

Está indicada na vigência de sintomas respiratórios e alterações da ausculta pulmonar. Imunocomprometidos, principalmente os neutropênicos, podem apresentar sintomatologia respiratória frustra ou mesmo não ter sintomas a despeito de alterações radiológicas. Essas alterações são importantes para o diagnóstico etiológico e devem ser levadas em conta quando do estabelecimento da terapêutica.

Culturas de outros espécimes clínicos I Urinocultura e cultura de liquor

Devem ser coletadas na suspeita de infecção urinária e do sistema nervoso central, respectivamente, ou na presença de dispositivos invasivos (cateter vesical ou derivação ventricular) com febre sem foco definido. Secreções obtidas por *aspiração de abscesso* também devem ser enviadas para cultura.

Outros exames de imagem

Não se deve hesitar em solicitar exames de imagem (tomografia, ultrassonografia, ressonância magnética) se houver suspeita de abscesso em planos profundos ou quadros abdominais indefinidos. O atraso do diagnóstico gera atraso da abordagem cirúrgica, piorando o prognóstico.

Outros exames laboratoriais I Hepatograma, ureia, creatinina e eletrólitos

Devem ser solicitados para avaliar a gravidade e ajustar a terapêutica. É de grande utilidade a coleta de marcadores inflamatórios como a *proteína C rcativa* e a *velocidade de hemossedimentação (VHS)*. Sabe-se que valores muito elevados são mais compatíveis com infecção bacteriana, ademais eles têm valor no acompanhamento do tratamento. A avaliação da troca gasosa com *gasometria arterial* deve ser feita durante um quadro respiratório, se houver taquidispneia.

■ Neutropenia febril

Entende-se por febre, no contexto da neutropenia, temperatura axilar maior ou igual a 38°C em única tomada ou acima de 37,8°C por uma hora contínua ou em dois episódios nas últimas 12 horas. Neutropenia refere-se à contagem de neutrófilos abaixo de 500 células/mm^3 ou < 1.000 células/mm^3 com previsão de queda nas próximas 48 horas. Neutropenia grave ou profunda, com maior risco infeccioso, é a contagem de neutrófilos menor que 100 células/mm^3. A Figura 114.1 descreve a abordagem inicial da neutropenia febril, e a Figura 114.2 descreve a conduta de acordo com a duração da febre.

Em termos de antibioticoterapia, se o paciente apresentar diarreia ou dor abdominal, associar metronidazol ao cefepima ou dar preferência a piperacilina/tazobactam. Deve-se considerar o uso de meropeném e até mesmo associar polimixina B ou colistina ao esquema inicial de pacientes com instabilidade hemodinâmica e colonização prévia ou internação em hospital com alta endemicidade de bastonete gram-negativo produtor de betalactamase de espectro estendido (ESBL) ou produtor de carbapenemase (ERC).

Deve-se ter em mente que o paciente muito imunodeprimido pode apresentar vasodilatação periférica e outros sinais de instabilidade clínica, na ausência de febre, e mesmo assim estar infectado. Esse paciente deve ser tratado de maneira idêntica àquele febril.

> **NÃO ESQUEÇA**
>
> A febre em paciente neutropênico é uma urgência médica, portanto o tratamento antimicrobiano deverá ser iniciado precocemente.

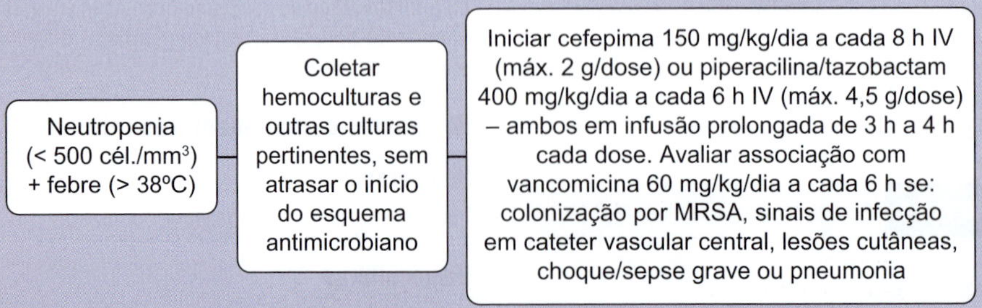

Neutropenia (< 500 cél./mm^3) + febre (> 38°C) → Coletar hemoculturas e outras culturas pertinentes, sem atrasar o início do esquema antimicrobiano → Iniciar cefepima 150 mg/kg/dia a cada 8 h IV (máx. 2 g/dose) ou piperacilina/tazobactam 400 mg/kg/dia a cada 6 h IV (máx. 4,5 g/dose) – ambos em infusão prolongada de 3 h a 4 h cada dose. Avaliar associação com vancomicina 60 mg/kg/dia a cada 6 h se: colonização por MRSA, sinais de infecção em cateter vascular central, lesões cutâneas, choque/sepse grave ou pneumonia

Figura 114.1 Abordagem inicial da neutropenia febril do paciente onco-hematológico. IV: via intravenosa; MRSA (*methicillin-resistant Staphylococcus aureus*): *Staphylococcus aureus* resistente à meticilina.

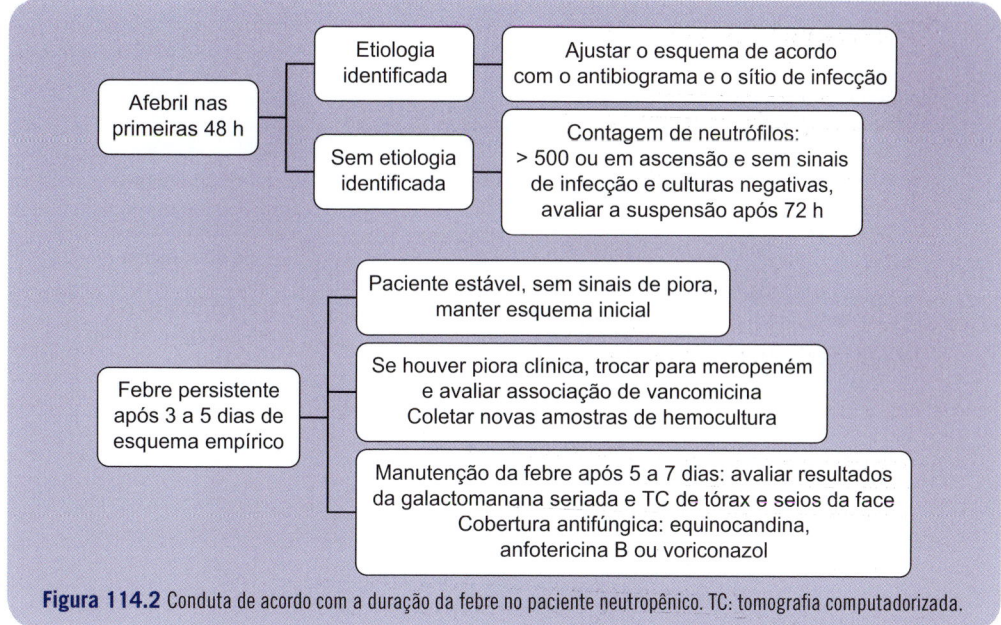

Figura 114.2 Conduta de acordo com a duração da febre no paciente neutropênico. TC: tomografia computadorizada.

■ Infecções associadas aos cateteres venosos centrais de longa permanência (CVCLP)

Os dispositivos intravasculares de longa permanência são fontes frequentes de infecção bacteriana e fúngica, principalmente quando manipulados com frequência para infusão de quimioterapia, analgesia e coleta de sangue. Deve-se suspeitar de infecção primária da corrente sanguínea relacionada com cateter quando houver qualquer sinal de flogose (inclusive apenas dor) no sítio de inserção e no trajeto do dispositivo ou quando não houver outro foco infeccioso evidente. Esta infecção pode gerar um cenário dramático no atendimento inicial, já que as crianças podem se apresentar com bacteriemia relacionada com cateter e não possuírem outro acesso venoso. Em situações como essa, que exigem a troca do acesso e, ao mesmo tempo, a instituição de terapia venosa, é necessário contatar prontamente a equipe cirúrgica ou profissionais habilitados para obtenção de novo acesso venoso. O diagnóstico etiológico é feito a partir da coleta de hemoculturas, da maneira descrita anteriormente, mas o tratamento empírico deve ser instituído antes dos resultados. Existem duas situações em que a retirada do cateter por infecção está indicada, mesmo antes do resultado das hemoculturas: presença de sinais de instabilidade hemodinâmica e pacientes apresentando infecção no trajeto do dispositivo. A Figura 114.3 mostra um fluxograma de condutas antes dos resultados das hemoculturas.

Os agentes etiológicos variam de acordo com a instituição, porém os mais frequentemente envolvidos são *S. epidermidis*, *S. aureus* e entre as bactérias gram-negativas têm destaque *E. coli* e *P. aeruginosa*. Para terapêutica sistêmica inicial, antes dos resultados das hemoculturas, estão indicados os antibióticos: *vancomicina IV 60 mg/kg/dia a cada 6 horas + cefepima 150 mg/kg/dia a cada 8 horas*.

NÃO ESQUEÇA

- A infusão de vancomicina deve ser feita em tempo superior a 60 minutos para evitar a "síndrome do homem vermelho"
- Está indicado o aumento de cobertura com meropeném com ou sem associação de polimixina B ou colistina se o paciente já for sabidamente colonizado por gram-negativos multirresistentes ou se o paciente estiver grave e internado em hospital de grande prevalência destas bactérias
- Está indicada a cobertura antifúngica com equinocandinas se o sítio do cateter suspeito for femoral, se o paciente já estiver em uso de antibióticos de amplo espectro ou nutrição parenteral, se possuir colonização prévia por *Candida* spp. O fluconazol pode ser utilizado caso o paciente não tenha feito uso prévio do mesmo e quando não houver histórico de colonização prévia por *C. glabrata* ou *C. cruzei*
- Após os resultados das hemoculturas, a terapia e a permanência do cateter devem ser reavaliadas de acordo com os isolados
- Em caso de instabilidade clínica em qualquer momento do tratamento, está indicada a retirada do cateter

■ Infecções respiratórias

As infecções respiratórias agudas são as doenças infecciosas mais frequentes e os vírus respiratórios são os agentes etiológicos mais comuns dessas infecções. As crianças menores de 5 anos são as mais acometidas, o mesmo ocorrendo naquelas em tratamento quimioterápico. Esses agentes podem causar várias síndromes clínicas, com acometimento do trato respiratório superior e

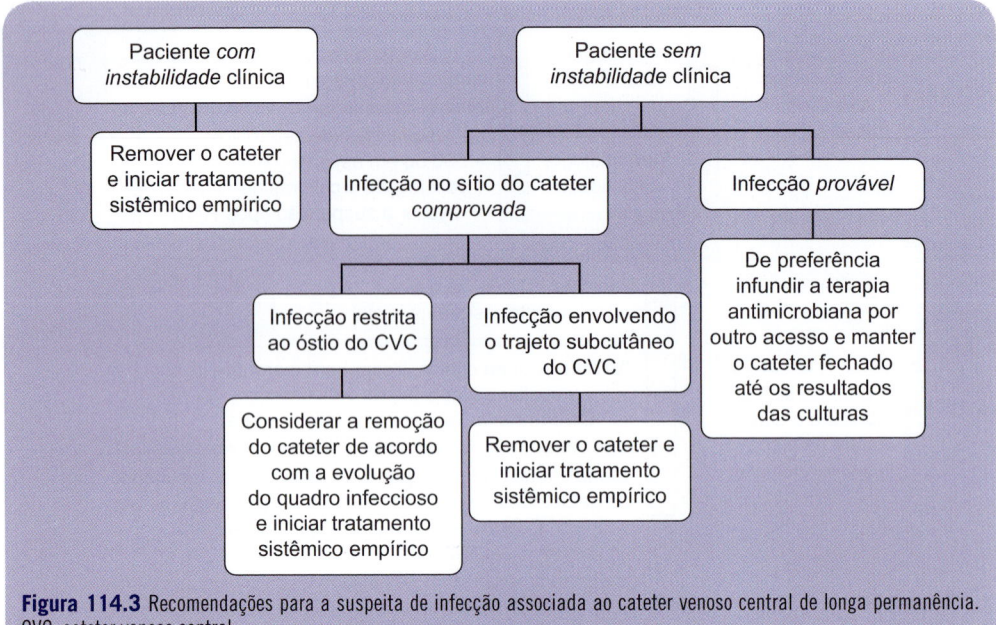

Figura 114.3 Recomendações para a suspeita de infecção associada ao cateter venoso central de longa permanência. CVC: cateter venoso central.

inferior. O vírus sincicial respiratório e outros vírus respiratórios adquiridos na comunidade, incluindo o parainfluenza, o influenza e o adenovírus, estão com frequência associados a pneumonia e quadros sistêmicos graves em pacientes pediátricos com leucemia. A progressão de uma infecção respiratória alta para pneumonia pode ser rápida e fatal.

Muitas vezes o diagnóstico da pneumonia em pacientes imunossuprimidos é comprometido pela escassez de sinais inflamatórios nos períodos de neutropenia pós-quimioterapia. A secreção brônquica pode estar ausente e não fornecer achados físicos sugestivos, como estertorações ou broncofonia. A radiografia de tórax pode não apresentar condensação típica. A tomografia de alta resolução é recomendada para o diagnóstico de infecções pulmonares, particularmente na neutropenia prolongada com febre recorrente ou persistente. A ação tóxica provocada pelo tratamento quimioterápico na medula óssea dificulta a realização de métodos diagnósticos mais invasivos. Quando a contagem de plaquetas puder ser elevada por meio de transfusões, é importante a realização de lavado broncoalveolar (LBA) para pesquisa microscópica e microbiológica do agente etiológico. Através do LBA pode-se realizar cultura para germes comuns, micobactérias e fungos, como *Aspergillus* spp. A pesquisa da galactomanana no LBA também é uma ferramenta importante para o diagnóstico da aspergilose pulmonar invasiva no neutropênico.

A possibilidade de pneumonia por *Pneumocystis jirovecii* pode existir em pacientes sem profilaxia com sulfametoxazol/trimetoprima que manifestem infiltrado pulmonar bilateral, tosse, dispneia e hipoxemia. Testes sorológicos auxiliam no diagnóstico de infecções por *Mycoplasma*, *Chlamydia* e *Legionella*. Pela dificuldade diagnóstica, a terapia empírica é a regra.

Orientações terapêuticas

Ambulatorial

O paciente sem neutropenia ou sem a possibilidade de tornar-se neutropênico nos próximos dias, e sem sinais clínicos de pneumonia grave, poderá ser tratado com amoxicilina associada ao clavulanato por via oral em regime ambulatorial.

Hospitalar

Indicado para o paciente neutropênico, paciente com sinais e sintomas de gravidade (taquipneia, dificuldade respiratória, cianose ou saturação de $O_2 < 92\%$ em ar ambiente), pacientes com imagens extensas ou derrame pleural ou aqueles com piora evolutiva durante o tratamento ambulatorial. Crianças que não toleram medicação oral também têm indicação de internação. Na admissão, coletar hemoculturas e avaliar a necessidade de tomografia de tórax de alta resolução, testes sorológicos, pesquisa de vírus respiratórios em *swab* de secreção nasofaríngea e até métodos mais invasivos como LBA e biopsia pulmonar.

Esquemas antimicrobianos recomendados

Amoxicilina com clavulanato 90 mg/kg/dia (dose máxima 3 g/dia) por via intravenosa, nos pacientes não neutropênicos, sem sinais de gravidade e que não toleram medicação por via oral.

Cefepima 150 mg/kg/dia por via intravenosa a cada 8 horas ou piperacilina/tazobactam 400 mg/kg/dia por via intravenosa a cada 6 horas nos pacientes neutropênicos ou com sinais de gravidade.

Deve-se avaliar cobertura para MRSA com vancomicina ou linezolida nos pacientes graves com suspeita de pneumonia necrosante.

Um macrolídio deve ser associado ao esquema nos casos graves ou nos pacientes com tosse intensa, mialgia e febre baixa, quando se suspeita de pneumonia atípica. Pode-se utilizar a azitromicina, na dose de 10 mg/kg 1 vez/dia.

Crianças e adolescentes onco-hematológicos com pneumonia de origem hospitalar devem ter seus esquemas adequados ao perfil microbiológico da unidade onde se encontram.

A. fumigatus e A. flavus são as espécies de Aspergillus que mais acometem pacientes profunda e prolongadamente neutropênicos. Esses microrganismos entram no hospedeiro por colonização das vias respiratórias e subsequentemente invadem os vasos sanguíneos, causando necrose intensa e inibição da formação de novos vasos sanguíneos. Pacientes com doença invasiva por este fungo filamentoso podem apresentar lesões necróticas no nariz e no palato duro, que necessitam de desbridamento cirúrgico para avaliação histopatológica e cultura, à procura do agente etiológico. No paciente com lesão pulmonar, as queixas são de dor pleurítica e febre, em um contexto de neutropenia de longa duração (> 10 dias). A presença de hemoptise pode ser um sinal de mau prognóstico. A radiografia de tórax pode revelar um infiltrado novo e a tomografia computadorizada pode mostrar a presença de macronódulos ($\geq$ 1 cm de diâmetro), circundados por infiltrado em vidro fosco (sinal do halo) caracterizando a invasão dos vasos sanguíneos. O fármaco de escolha para a aspergilose pulmonar invasiva é o voriconazol.

Na presença de síndrome gripal está indicado o uso do oseltamivir.

■ **Outras infecções comuns**

Infecção do trato urinário

É bastante comum em pacientes com cateter vesical de longa permanência. Estes pacientes frequentemente já possuem sedimentoscopia urinária alterada e bacteriúria. Só existe a necessidade de tratamento na presença de sintomas relacionados com disúria, dor abdominal ou somente febre sem outro foco. Não está indicado o tratamento de bacteriúria assintomática, exceto se o paciente estiver prestes a ser submetido a cirurgia urológica ou tratar-se de uma gestante. A urinocultura deve ser coletada antes do início do tratamento, que pode ser feito com quinolonas (ciprofloxacino) ou cefalosporinas (cefepima) e posteriormente ajustado pelo resultado do exame. Lembrando que em pacientes graves ou previamente colonizados já está indicada a ampliação do espectro (meropeném).

Diarreias

Na maioria das vezes são virais, mas em pacientes com sinais de gravidade ou com quadros muito intensos estão indicados a coprocultura com pesquisa de Shigella, Salmonella e Listeria e o tratamento bacteriano empírico logo na abordagem inicial. Este pode ser feito com ciprofloxacino ou ceftriaxona. Em pacientes com alguns fatores de risco como imunossupressão grave, internação prolongada e principalmente já em uso de antibioticoterapia de amplo espectro, deve-se suspeitar de colite pseudomembranosa. Nesse caso, que tem o pior prognóstico em termos de diarreia infecciosa, deve-se coletar fezes para a pesquisa de toxina A e B de Clostridium difficile ou, dependendo da disponibilidade, PCR do patógeno. O tratamento inicial é feito com metronidazol ou vancomicina por via oral ou por sonda nasoentérica. Os pacientes com esse diagnóstico devem permanecer em precaução de contato e os profissionais de saúde em contato direto devem ser orientados a substituir a utilização do álcool gel por lavagem das mãos com água e sabão para eliminação de esporos.

■ **Bibliografia**

Alison G, Freifeld EJ, Bow KA, Sepkowitz MJ, Boeckh JI, Craig A et al. Clinical practice guideline for the use of antimicrobial agents in neutropenic patients with cancer: 2010 Update by the infectious diseases society of America. Clinical Infectious Diseases. 2011; 52(4):e56-93.

Averbuch D, Orasch C, Cordonnier C et al. On behalf of ECIL 4, a joint venture of EBMT, EORTC, ICHS, ESGICH/ESCMID and ELN – European guidelines for empirical antibacterial therapy for febrile neutropenic patients in the era of growing resistance: summary of the 2011 4th European Conference infections in leukemia. Haematologica. 2013; 98(12):1826-35.

Mendes AVA, Sapolnik R, Mendonça N. New guidelines for the clinical management of febrile neutropenia and sepsis in pediatric oncology patients. Novas diretrizes na abordagem clínica da neutropenia febril e da sepse em oncologia pediátrica. J Pediatr. 2007; 83(2 Suppl):S54-63.

Mermel LA, Allon M, Bouza E, Craven DE, Flynn P, O'Grady NP et al. Clinical practice guidelines for the diagnosis and management of intravascular catheter-related infection: 2009 Update by the infectious diseases society of America. Clinical Infectious Diseases. 2009; 49:1-45.

Pizzo PA, Poplack DG. Principles and practice of pediatric oncology. 5. ed. Philadelphia: Lippincott, Williams & Wilkins, 2006.

115 CUIDADOS PALIATIVOS E MANEJO DA DOR EM ONCOLOGIA PEDIÁTRICA

Débora W. F. Gomes de Mattos, Cristina Carvalho e Sima Ferman

■ Introdução

De acordo com a Organização Mundial da Saúde, cuidados paliativos consistem na assistência promovida por uma equipe multiprofissional, que objetiva a melhoria da qualidade de vida do paciente e seus familiares, diante de uma doença que ameace a vida, por meio da prevenção e alívio do sofrimento, da identificação precoce, avaliação impecável e tratamento de dor e demais sintomas físicos, sociais, psicológicos e espirituais.

Os cuidados paliativos nos pacientes pediátricos com câncer devem ser introduzidos ao diagnóstico, pois está comprovado que este modelo de cuidado obtém melhores resultados, conforme demonstrado na Figura 115.1. É especialmente importante para evitar o tratamento fútil nos pacientes fora de possibilidade de cura, como internação em unidade de terapia intensiva, emprego de inúmeros esquemas de quimioterapia, suporte avançado de vida, uso indiscriminado de antibióticos/hemoderivados e outras intervenções.

■ Cuidado ao fim da vida

Graças aos esforços cooperativos de vários países, o tratamento contra o câncer tem melhorado significativamente, o que vem causando impacto direto na cura. Nos países desenvolvidos, 80% das crianças com câncer são curadas. São necessários esforços continuados para melhorar o prognóstico nos países em desenvolvimento, onde a mortalidade e as sequelas ainda são maiores.

Uma vez que nem todas as crianças são curadas, notamos a importância de estudar o cuidado ao fim da vida, que é definido como o suporte dado ao paciente nos últimos meses de sua vida. É importante ressaltar que tal assistência não começa na terminalidade, mas sim quando o paciente encontra-se em franco declínio de sua condição clínica.

Aprimorar a qualidade do fim da vida de crianças e adolescentes que não apresentam possibilidade de cura é um desafio. Para tal, são necessários um bom planejamento do cuidado e o controle dos sintomas que acometem o paciente neste período.

■ Principais sintomas do paciente pediátrico em cuidados ao fim da vida

Anorexia-caquexia

Anorexia é uma complicação frequente no paciente portador de neoplasia maligna em estado avançado. A síndrome de

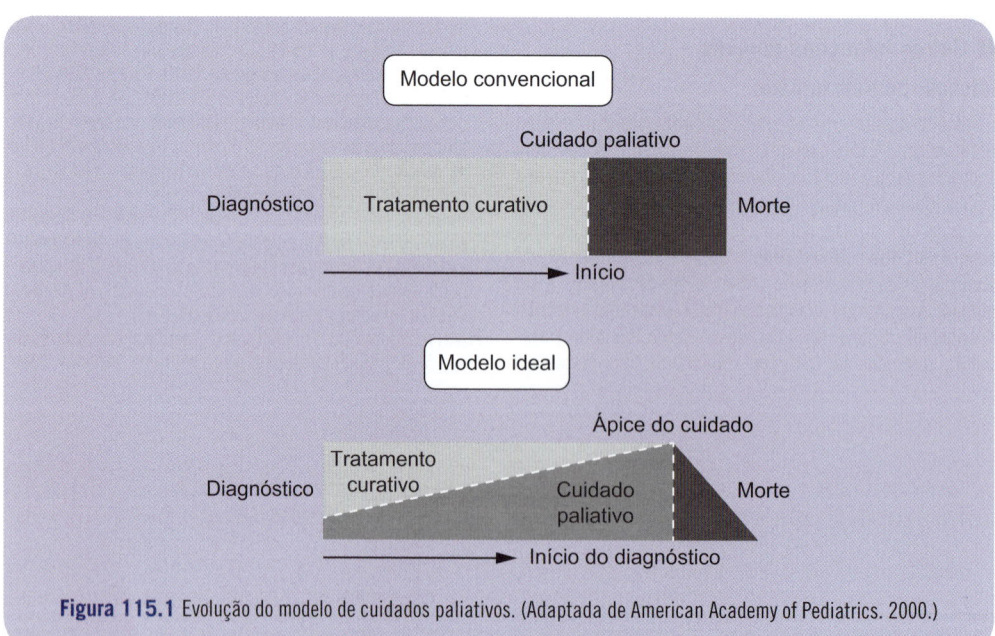

Figura 115.1 Evolução do modelo de cuidados paliativos. (Adaptada de American Academy of Pediatrics. 2000.)

anorexia-caquexia caracteriza-se por intenso consumo dos tecidos muscular e adiposo, com consequente perda involuntária de peso, além de anemia e astenia.

Já no doente terminal, o nosso interesse é oferecer satisfação por meio da alimentação enquanto o consumo de alimentos por via oral for possível.

Deve-se tentar identificar as causas tratáveis de anorexia e caquexia. Dentre elas destacamos candidíase oral, outras formas de mucosite, outras causas de disfagia/odinofagia, dor intensa, constipação intestinal grave, náuseas e vômito, efeito colateral de medicamentos, ansiedade, depressão, estados inflamatórios crônicos e má absorção.

Os corticosteroides são bastante empregados no tratamento da anorexia no paciente com câncer.

Em alguns casos recorre-se à sonda nasoentérica. Nos pacientes incapazes de se alimentar e com expectativa de vida de pelo menos 30 dias, a gastrostomia é indicada.

Náuseas e vômito

Inúmeras são as causas de náuseas e vômito no paciente oncológico. Elas incluem quimioterapia, obstrução intestinal, gastroparesia, envolvimento do sistema nervoso central, obstrução gástrica, alterações metabólicas e uso de opioides. Entender a fisiopatologia e a etiologia é fundamental para uma abordagem terapêutica correta.

Algumas medidas simples podem preceder ou serem usadas concomitantemente ao uso da medicação, como: reduzir o volume e aumentar a frequência das refeições, retirar a comida do quarto assim que o paciente terminar a refeição e proibir que acompanhantes e profissionais utilizem perfumes fortes.

Os fármacos mais comumente utilizados para o tratamento da náuseas/vômito são metoclopramida, bromoprida, domperidona, ondansetrona, dexametasona, haloperidol, lorazepam e octreotida.

A desidratação é uma das principais complicações, portanto sempre deve ser prevenida e/ou tratada.

Dispneia

É o sintoma mais frequentemente encontrado no fim da vida de crianças e adolescentes com câncer. Identificar a sua causa é essencial a fim de instituir o tratamento adequado.

Algumas causas, como broncospasmo e pneumonia, podem ser resolvidas, o que melhora sobremodo a qualidade do fim da vida do paciente.

Em algumas situações, o paciente permanece em sua residência somente utilizando oxigênio e medidas mecânicas com ambiente arejado, janelas abertas e ventilador voltado para a face do paciente.

Porém, com a progressão da doença, a dispneia pode gerar um grande desconforto, impedindo que o paciente permaneça em sua casa. Na internação, além da oxigenoterapia não invasiva, medicamentos como a morfina são utilizados para melhorar este sintoma. No entanto, a dispneia pode ser refratária, o que levará o paciente ao óbito. A sedação está indicada neste caso.

Tosse

A tosse pode ter diversas causas, e o tratamento começa com a identificação da etiologia. Dentre as possíveis causas, destacam-se infecção, asma, refluxo gastresofágico, broncoaspiração, obstrução mecânica por metástases pulmonares, insuficiência cardíaca, doenças neurodegenerativas, epilepsia e fibrose cística.

As medidas terapêuticas gerais incluem elevação da cabeceira, fisioterapia respiratória/aspiração das vias respiratórias superiores e oxigênio ou ar comprimido umidificado. O tratamento farmacológico deve ser direcionado à origem da tosse, e pode incluir antibioticoterapia, inibidores da bomba de prótons, broncodilatadores, corticosteroides, anticonvulsivantes, xaropes à base de opioides (codeína e morfina) e mucolíticos.

Respiração ruidosa

A respiração ruidosa pode ser muito estressante para os familiares na fase terminal da doença. O profissional de saúde deve estar atento para o fato de que os benzodiazepínicos podem ser responsáveis pelo excesso de secreções, sendo um efeito colateral dose-dependente. O tratamento medicamentoso é muito mais eficaz quando administrado antes ou imediatamente após o surgimento da secreção. Algumas medicações podem ser utilizadas, dentre elas, a atropina, a escopolamina e o glicopirrolato.

Fadiga

É um sintoma complexo, comumente encontrado e representa uma fonte significativa de sofrimento para as crianças com câncer avançado. É um sintoma pouco valorizado em crianças e adultos e interfere na qualidade ao fim da vida.

Fadiga é definida como um sofrimento persistente, uma sensação subjetiva de cansaço ou exaustão física, emocional e/ou cognitiva, relacionada com o câncer ou seu tratamento, desproporcional à atividade recente, com interferência nas atividades diárias.

Dentre os fatores associados à fadiga encontram-se sofrimento por dor, dispneia, anorexia, náuseas e vômito, ansiedade, tristeza e medo, assim como efeitos colaterais do tratamento da dor e dispneia.

A fadiga é muito prevalente nas crianças que morrerão de câncer, resultando em importante sofrimento no fim da vida. Na literatura observa-se que, embora seja o sintoma mais citado, a fadiga recebe pouca atenção dos profissionais da saúde em relação às ações efetivas que auxiliem as crianças acometidas.

É importante estar alerta para detectar este sintoma e instituir uma abordagem ampla por meio de um plano individualizado que inclua controle dos sintomas que podem gerar a fadiga, como anorexia, depressão e efeito colateral de fármacos, como opioides. As terapias cognitivo-comportamentais, terapia ocupacional, fisioterapia leve e outras podem ajudar no controle deste sintoma. Com tudo isto, muitas vezes é possível melhorar, mas não resolver totalmente este quadro.

Sangramento

É importante alertar os familiares quanto à possibilidade de sangramento. Em cuidado paliativo, há uma série de medidas possíveis que visam diminuir ou até mesmo conter o sangramento. Por exemplo, o uso de compressas geladas, gazes embebidas em epinefrina, curativos absorventes como Gelfoam® e ácido aminocaproico por via oral ou intravenosa. Medidas simples como o uso de cobertores e toalhas vermelhos ajudam a diminuir o impacto visual do sangramento. Sedar o paciente terminal é muito importante, principalmente quando este encontra-se com sangramento intratável. Em fases avançadas de progressão da doença, evitamos a transfusão de plaquetas e demais hemoderivados. Atos heroicos para o controle da hemorragia são desaconselhados.

■ Manejo da dor em oncologia pediátrica

A dor é definida como uma experiência sensorial e emocional desagradável associada a uma lesão tecidual, quer real ou virtual. É o sintoma mais temido pelos pais e cuidadores. Com o progresso ocorrido no tratamento dos tumores malignos na infância houve um aumento considerável das possibilidades de cura. Atualmente, os conceitos de multidisciplinaridade no combate à dor do câncer tornam seu tratamento cada vez mais integrado, visando preservar sempre o bem-estar físico e mental da criança. Um estudo realizado com pais de crianças que morreram de câncer revelou que 75% deles acharam que as crianças sofreram dor no final de vida e somente 37% afirmaram que a dor de seus filhos foi bem controlada.

Etiologia

Podemos identificar as seguintes situações nas crianças com câncer:
- Dor relacionada com o câncer
- Dor resultante de procedimentos diagnósticos
- Dor secundária ao tratamento da doença oncológica
- Outras etiologias dolorosas não relacionadas com o câncer.

Mecanismos fisiopatológicos da dor

- Visceral: mal localizada, resulta de infiltração, compressão, distensão ou estiramento de víscera abdominal ou torácica, por tumor primário ou metastático
- Somática: bem localizada, relacionada à doença óssea primária ou metastática ou após incisão cirúrgica
- Neuropática: compressão tumoral ou infiltração do canal medular. Não é produzida por ativação de nocirreceptores, pouco responsiva a opioides
- Mista.

Quadro clínico

As dificuldades inerentes à avaliação da dor em crianças, principalmente nas faixas etárias menores, sugerem uma quantificação dúbia e, talvez, subestimada. Sabemos que para obter um adequado controle da dor é necessário que na avaliação inicial se estabeleça uma boa comunicação entre a equipe e o paciente, a família e/ou cuidador. Para instituir um tratamento analgésico eficiente, é necessário valorizar as queixas da criança, estimulando-a a descrever as características de sua dor. Por intermédio de uma comunicação eficiente, é possível beneficiar o paciente e os familiares, minimizando o medo e a ansiedade que eles vivenciam em relação à doença em si e ao tratamento.

Diagnóstico

A avaliação da dor inclui:
- História clínica da dor, com atenção especial a etiologia, localização, intensidade, frequência, duração, fatores agravantes e fatores atenuantes
- Medição da dor:
  ○ Crianças maiores de 6 anos: é possível medir a dor por autorrelato por meio de escalas. É o padrão mais fidedigno para medição da dor. Pode-se utilizar a escala visual analógica (EVA) com números, faces ou cores representando a intensidade da dor (ver Figura 100.2). A escala a ser utilizada em cada serviço deve ser normatizada para que haja uniformidade na avaliação. A dor é considerada como o quinto sinal vital a ser documentado ao longo de todo o tratamento do paciente
  ○ Em crianças pequenas ou gravemente enfermas, utiliza-se a observação comportamental para avaliar a dor.

Exame físico, exames laboratoriais e exames de imagem são de crucial importância para melhor definição da etiologia da dor e planejamento terapêutico.

Diretrizes para o tratamento da dor oncológica

Um grupo de especialistas da OMS redigiu as diretrizes para o tratamento da dor oncológica, estabelecendo normas internacionalmente difundidas e aceitas para o seu tratamento, que serão descritas:
- Dar preferência à via oral
- Administrar analgésicos regularmente, em horários fixos e regidos pela farmacocinética e a potência clínica dos fármacos
- Individualizar o tratamento, levando em conta que a dose mais adequada para um dado paciente é aquela que promova analgesia com menos efeitos colaterais possíveis
- Fármacos: seguir a escada analgésica, composta de três degraus para guiar o uso sequencial das medicações conforme os Quadros 115.1 a 115.4 e a Figura 115.2
- Outras intervenções: bloqueios de gânglios regionais para dor de difícil controle, cateter peridural para intervenções cirúrgicas
- Controle dos efeitos colaterais dos opiáceos – os principais são: náuseas, vômito, constipação intestinal, retenção urinária, disforia, confusão e alucinações. É importante estar atento e instituir medidas profiláticas e terapêuticas, como o uso de laxantes, medicamentos para controle do humor, antieméticos. Em casos persistentes, é necessário excluir outras causas e considerar a troca de opioides
- Prevenção da dor: uma das particularidades da dor oncológica na criança é a frequência com que se consegue "prever" o desencadeamento de um possível quadro doloroso, conhecendo-se o quadro clínico, a investigação a ser efetuada, o provável tipo de tumor e a terapêutica oncológica a ser instituída

QUADRO 115.1 — Escada analgésica e manejo de dor.

Degrau	Manejo da dor
I	Dor leve a moderada, podendo ser controlada com analgésicos (paracetamol, dipirona, ibuprofeno), anti-inflamatórios não hormonais (tenoxicam, cetotifeno e outros) e/ou com o uso de fármacos adjuvantes (amitriptilina, gabapentina, venlafaxina, diazepam, midazolam, cetamina)
II	Nos casos de dor persistente que não se resolva com o uso da medicação do degrau I ou mesmo dor moderada, acrescentar um opioide fraco (tramadol ou codeína)
III	Se a dor não se resolver com opioide fraco, substituí-lo pelo opioide forte (morfina, metadona, fentanila, oxicodona, hidromorfona), mantendo o uso de analgésicos. Se necessário, poderão ser utilizadas substâncias adjuvantes

QUADRO 115.2 — Esquema de doses dos analgésicos.

Medicações	Dose (mg/kg)	Intervalo
Paracetamol	10 a 15	4/4 a 6/6 h
Dipirona	12,5 a 25	4/4 a 6/6 h
Ibuprofeno	5 a 10 mg	6/6 a 8/8 h
Naproxeno	5 mg	8/8 a 12/12 h

QUADRO 115.3 — Esquema de doses dos opiáceos.

Medicações	Dose (mg/kg)	Intervalo
Tramadol	1 a 2 mg	6/6 h, IV e VO
Codeína	1 a 2 mg	4/4 h, VO
Morfina	0,05 a 1 mg	4/4 h, IV e SC
	0,03 mg/kg/h	IV contínuo
	0,15 a 0,3 mg	4/4 h, VO
Metadona	0,1 mg, IV 0,2 mg, VO	8/8 a 12/12 h
	0,5 a 2 mcg/kg/h	Contínuo
Fentanila	0,05 mcg/kg, IV	A cada 30 min durante um procedimento

IV: via intravenosa; SC: via subcutânea; VO: via oral.

QUADRO 115.4 — Esquema de doses de medicações adjuvantes.

Medicações	Dose (mg/kg)	Intervalo
Dexametasona	0,15 a 0,5	6/6 h
Amitriptilina	0,2 a 0,5	24/24 h
Fenitoína	2,5	12/12 h
Carbamazepina	2	12/12 h
Gabapentina	1,5 a 3	6/6 ou 8/8 h
Haloperidol	0,01 a 0,1	8/8 ou 12/12 h
Clorpromazina	0,5	6/6 ou 8/8 h
Diazepam	0,05	6/6 ou 8/8 h
Midazolam	0,05 (IV) 0,3 a 0,5 (VO)	A cada 30 min

IV: via intravenosa; VO: via oral.

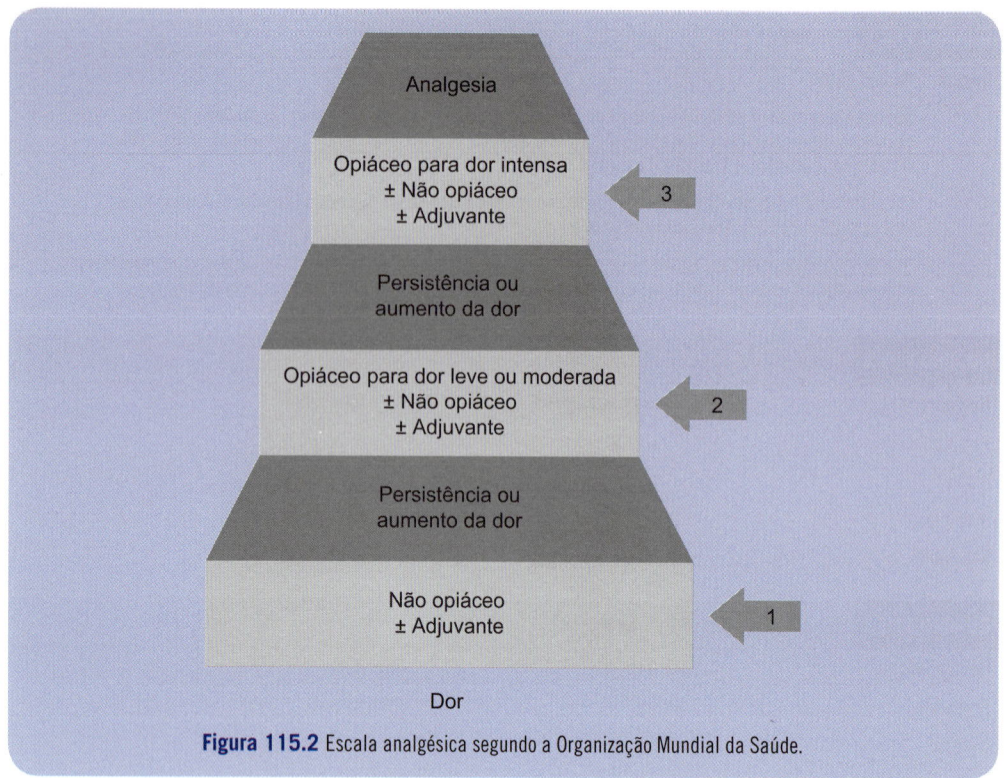

Figura 115.2 Escala analgésica segundo a Organização Mundial da Saúde.

- É fundamental que a criança seja protegida ao máximo da experiência dolorosa resultante de procedimentos diagnósticos, por meio de sedação, ou mesmo de técnicas anestésicas compatíveis com a complexidade do procedimento a ser realizado, preservando sempre seu bem-estar físico e mental.

Conclusão

A atenção à qualidade de vida durante todo o curso da doença, e em especial no fim da vida, assume especial importância na abordagem ampla em crianças e adolescentes com câncer. Para alcançar este objetivo, especial atenção deve ser dada aos cuidados paliativos, com suas particularidades na faixa etária pediátrica. O manejo dos sintomas deve ser feito de forma sistemática por profissionais com treinamento em cuidados paliativos. É importante considerar os aspectos éticos, evitando tratamento excessivo e obstinação terapêutica com terapias agressivas que apenas retardam a morte e prolongam o sofrimento. A comunicação franca entre os profissionais, o paciente e a família é muito importante desde o início do tratamento. Muitas vezes é necessário incluir o paciente e sua família nas decisões difíceis acerca da melhor conduta em determinados momentos críticos. Ainda existem muitas questões a serem estudadas sobre o melhor cuidado a ser dado às crianças em fase terminal da doença.

Bibliografia

American Academy of Pediatrics. Committee on Bioethics and Committee on Hospital Care. Palliative care for children. Pediatrics. 2000; 106(2):351-7. Disponível em http://www.netce.com/coursecontent.php?courseid=1265.

Crichton A et al. Fatigue in child chronic health conditions: a systematic review of assessment instruments. Pediatrics. 2015; 135(4):e1015-31.

Lanken PN et al. ATS End-of-life care task force. An Official American Thoracic Society clinical policy statement: palliative care for patients with respiratory diseases and critical illnesses. Am J Respir Crit Care Med. 2008; 177(8):912-27.

Rodriguez-Galindo C et al. Toward the cure of all children with cancer through collaborative efforts: pediatric oncology as a global challenge. J Clin Oncol. 2015; 33(27):3065-73.

Ullrich CK, Mayer OH. Assessment and management of fatigue and dyspnea in pediatric palliative care. Pediatr Clin N Am. 2007; 54:735-56.

Wolfe J, Sourkes B. Palliative care for the child with advanced cancer. In: Pizzo PA, Poplack DG. Principles and practice of pediatric oncology. Philadelphia: Lippincott Williams & Wilkins, 2006. p. 1531-55.

World Health Organization Collaborating Center for Policy and Communications in Cancer Care. Pain in children with cancer: The World Health Organization – IASP Guidelines. Cancer Pain Relief. 1999; 12(1).

HEMATOLOGIA E ONCOLOGIA

116 O QUE AVALIAR NA CRIANÇA EM CONTROLE DE TRATAMENTO ONCOLÓGICO

Anna C. Stepanski e Fernanda Martins

■ Introdução

Desde a década de 1970, a sobrevida de crianças com câncer vem aumentando de forma notável, e atualmente cerca de 80% das crianças acometidas podem ser curadas. Nos EUA, espera-se que 1 em cada 530 adultos jovens entre 20 e 39 anos de idade seja um sobrevivente de câncer na infância. Apesar da alta taxa de sucesso, mais de 60% dos sobreviventes tem pelo menos uma doença crônica decorrente do tratamento. Sobreviventes do câncer na infância e adolescência normalmente enfrentam barreiras sociais, emocionais e psicológicas, sendo que pelo menos um em cada cinco sofre de problemas relacionados ao estresse, como a síndrome do estresse pós-traumático.

O pediatra tem um papel fundamental ao avaliar uma criança ou adolescente que tenha sido submetido a tratamento oncológico prévio. O conhecimento dos possíveis efeitos tardios é importante para a identificação precoce e o manejo adequado dos pacientes.

■ Efeitos tardios

A definição de efeitos tardios inclui qualquer consequência física ou psicológica que se inicie ou persista por mais de 5 anos do diagnóstico do câncer. O tratamento oncológico, que inclui quimioterapia, radioterapia e/ou cirurgia, pode causar "efeitos tardios" em qualquer órgão ou sistema (Quadros 116.1 e 116.2). Alguns efeitos tardios identificados durante a infância ou adolescência se resolvem sem sequelas, enquanto outros se tornam crônicos e podem causar problemas na idade adulta. O conhecimento do tratamento oncológico realizado em cada paciente é importante para o planejamento do monitoramento, da prevenção e do manejo de potenciais complicações.

■ Efeitos tardios relacionados com órgãos e sistemas

As complicações enfrentadas pelos sobreviventes e o cuidado que eles necessitam são multissistêmicos e complexos, sendo as mais comuns as dos sistemas cardiovascular, endocrinológico, musculoesquelético e pulmonar, assim como o surgimento de segunda neoplasia relacionada ao tratamento.

QUADRO 116.1	Efeitos tardios dos principais quimioterápicos utilizados em pediatria.
Substância	Disfunção em potencial
Carmustina (BCNU) e lomustina (CCNU)	Disfunção gonadal; disfunção respiratória; disfunção renal
Bleomicina	Disfunção respiratória
Carboplatina	Disfunção renal e auditiva
Cisplatina	Neuropatia periférica; disfunção gonadal, renal e respiratória
Ciclofosfamida (CTX)	Disfunção gonadal, renal e urinária
Ifosfamida (IFO)	Disfunção gonadal, toxicidade renal e vesical Cistite hemorrágica
Doxorrubicina	Disfunção cardíaca
Vincristina	Neuropatia periférica

QUADRO 116.2	Principais efeitos tardios da radioterapia por sítio de irradiação.
Sítio de irradiação	Disfunção em potencial
Crânio	Disfunção neurológica e psicossocial; disfunção hipotalâmica e hipofisária
Coluna vertebral (avaliar a extensão do campo da radiografia de tórax)	Disfunção tireóidea, gonadal, cardíaca, respiratória e renal; escoliose, cifose; cistite hemorrágica; fibrose vesical
Olho (qualquer sítio que o envolva)	Catarata; disfunção da glândula lacrimal
Ouvido (qualquer sítio que o envolva)	Perda auditiva
Pescoço	Disfunção tireóidea, nódulos ou neoplasia de tireoide
Tórax	Disfunção respiratória; doença cardiovascular
Abdome	Disfunção renal, proteinúria, hipertensão, disfunção hepática, gastrintestinal
Pelve	Hipoplasia uterina, fibrose vesical, cistite hemorrágica; problemas gestacionais
Gônadas	Problemas gestacionais, hipogonadismo, infertilidade
Pele	Lesões pigmentadas, atrofia, fibrose e telangiectasias

A seguir estão descritos os principais efeitos tardios do tratamento oncológico relacionados aos diversos órgãos e sistemas, fatores de risco e recomendações para avaliação e manejo (Quadros 116.3 e 116.4).

■ Neoplasias secundárias

Os pacientes tratados de câncer na infância estão sob risco aumentado de surgimento de uma segunda neoplasia. Em alguns casos o risco está relacionado com a doença de base,

QUADRO 116.3 Agentes causais, efeitos, sinais e sintomas nos sistemas do corpo humano.

Agentes causais	Efeitos tardios	Sinais e sintomas
Sistema cardiovascular		
Radioterapia de tórax, coluna torácica ou mediastinal Quimioterápicos – antraciclinas, tais como adriamicina e idarrubicina (dose-dependente)	Pericardite constritiva; cardiomiopatia; doença valvular e coronariana	Ortopneia, dor torácica, palpitações, dispneia aos esforços
Fatores de risco: obesidade, dislipidemia, hipertensão arterial (HAS), fumo e diabetes melito. Avaliação: ecocardiograma (ECO), lipidograma, aferir pressão arterial (PA), glicemia em jejum. Recomendação: estimular hábitos saudáveis de vida		
Sistema respiratório		
Radioterapia pulmonar Quimioterápicos – CCNU, bleomicina	Fibrose pulmonar; pneumonite; alterações do padrão restritivo na prova de função respiratória (PFR); hipoplasia de parede torácica em crianças pequenas	Tosse; sibilos; dispneia
Fatores de risco: menores de 5 anos durante o tratamento e história familiar de atopia. Avaliação: prova de função respiratória, radiografia de tórax. Recomendações: evitar tabagismo, vacinação para pneumococo e influenza		
Sistema nervoso central – neurocognitivo		
Radioterapia de crânio e/ou neuroeixo Quimioterápicos – MTX em altas doses	Déficit cognitivo funcional; déficit de aprendizado; problemas com a linguagem receptiva e expressiva; declínio do coeficiente de rendimento	Alteração da atenção e concentração, memória, funções executoras como planejamento e iniciativa, integração visual e motora; dificuldades principalmente na compreensão escrita e matemática
Avaliação: avaliação neurocognitiva. Recomendações: avaliar histórico escolar incluindo rendimento escolar e problemas de memória; estimulação cognitiva com profissional habilitado. Orientações e esclarecimento da família quanto à dificuldade de aprendizado que a criança poderá apresentar		
Sistema nervoso central – neurológico		
Radioterapia Neurocirurgia Quimioterápicos – carboplatina, VCR, vimblastina	Neuropatia periférica sensorial; neuropatia periférica motora; leucoencefalopatia clínica	Déficit motor; paralisias; ataxia; convulsões; espasticidade; alterações na fala; paresia e parestesia
Avaliação: ressonância magnética (RM) nos casos de derivação ventriculoperitoneal (DVP) ou leucoencefalopatia, avaliação neurológica		
Sistema visual		
Cirurgia Radioterapia envolvendo olho, cabeça e face Uso de corticosteroide	Catarata; glaucoma; retinopatia; xeroftalmia; hipoplasia orbitária	Síndrome de disfunção lacrimal; leucocoria; fibrose; ulceração da córnea; neovascularização; aumento da pressão intraocular
Avaliação: fundo de olho e acuidade visual		
Sistema auditivo		
Quimioterápicos derivados da platina – principalmente cisplatina Radioterapia de crânio	Perda auditiva neurossensorial; tinido; vertigem; otite crônica	Surdez; tontura; otorreia
Fator de risco: uso de aminoglicosídeos; crianças menores de 4 anos. Avaliação: audiometria		

(Continua)

QUADRO 116.3 Agentes causais, efeitos, sinais e sintomas nos sistemas do corpo humano. (Continuação)

Agentes causais	Efeitos tardios	Sinais e sintomas
Sistema geniturinário – renal		
Cirurgia (principalmente nefrectomia) Radioterapia Quimioterápicos – ifosfamida, CDDP, carboplatina e MTX	Insuficiência renal aguda irreversível (IFO); insuficiência renal crônica progressiva (IFO); disfunção tubular proximal com síndrome de Fanconi (IFO) e distal com hipomagnesemia (CDDP)	Proteinúria; hiperfiltração; hipertensão; edema; anemia; distúrbio hidreletrolítico; acidose metabólica

Avaliação: creatinina sérica, eletrólitos, bicarbonato, ureia e exame de urina (EAS), medida de PA. Recomendações: para pacientes submetidos a nefrectomia deve-se orientar a evitar uso de anti-inflamatórios, evitar sobrepeso e obesidade, evitar esportes de impacto

Sistema geniturinário – bexiga		
Radioterapia Quimioterápicos – alquilantes (CTX, IFO)	Cistite hemorrágica – geralmente e um quadro agudo, mas que pode tornar-se recorrente mesmo após o término do tratamento (IFO, CTX); fibrose vesical que predispõe a ITU (radiografia); bexiga neurogênica (cirurgia); hidronefrose	Hematúria macro ou microscópica; disúria; urgência miccional; estrangúria

Avaliação: exame de urina – EAS. Se houver hematúria, realizar urinocultura, ultrassonografia renal e *clearance* de creatinina. Recomendações: ingesta hídrica de 2 ℓ/dia

Sistema gastrintestinal		
Radioterapia do estômago ao reto (estômago é mais sensível) Quimioterápicos – MTX em doses habituais e altas	Enterite e fibrose TGI (radioterapia); fibrose hepática (radioterapia, MTX – geralmente o MTX causa fibrose transitória)	Diarreia; disenteria; alteração de transaminases; insuficiência hepática

Avaliação: níveis de BT e frações, transaminases

Sistema gonadal – masculino		
Radioterapia de hemiabdome, abdome total e flanco Quimioterápicos – IFO, CTX, CCNU, carboplatina e CDDP	Disfunção testicular: por falha de célula germinativa ou disfunção de célula de Leydig; disfunção erétil; hidrocele	Oligospermia; azoospermia; infertilidade; puberdade tardia; hipogonadismo; ejaculação retardada

Avaliação: níveis de FSH, LH e testosterona aos 14 anos; espermograma. Recomendação: aconselhamento quanto à fertilidade – é interessante ressaltar que mesmo nos pacientes com azoospermia, a espermatogênese pode ocorrer mais de 10 anos após o término do tratamento

Sistema gonadal – feminino		
Radioterapia de hemiabdome, abdome total e flanco Cirurgia Quimioterápicos – IFO, CTX, carboplatina, cisplatina, lomustina	Disfunção ovariana; insuficiência vascular uterina; estenose ou fibrose vaginal; disfunção sexual	Puberdade tardia; menopausa prematura; infertilidade; abortos; morte neonatal; baixo peso ao nascer; parto prematuro; dispareunia; diminuição de libido

Avaliação: níveis FSH, LH e estradiol aos 13 anos. Recomendação: avaliar uso de contraceptivo oral, acompanhamento ginecológico e endocrinológico. Algumas pacientes podem ter reversão do quadro. Aconselhamento reprodutivo no caso de infertilidade

Sistema endocrinológico – tireoide		
Radioterapia de crânio e pescoço MIBG terapêutico	Hipotireoidismo (mais comum); hipertireoidismo; nódulos e câncer de tireoide	Perda ou ganho de peso; sudorese; arritmia; edema; diarreia ou constipação intestinal; depressão; ansiedade

Avaliação: níveis de hormônios tireóideos (TSH, T_4 livre); ultrassonografia em caso de nódulos e punção por agulha fina (PAAF) se necessário

(Continua)

QUADRO 116.3 — Agentes causais, efeitos, sinais e sintomas nos sistemas do corpo humano. (Continuação)

Agentes causais	Efeitos tardios	Sinais e sintomas
Sistema musculoesquelético		
Radioterapia do neuroeixo e membros Corticoterapia – principalmente dexametasona Cirurgia – principalmente amputação e endoprótese	Anormalidades ósseas; atrofia ou hipoplasia; necrose avascular (mais comumente de cabeça de fêmur); osteoporose; osteopenia	Escoliose; alteração de crescimento; discrepância no tamanho dos membros; dor; claudicação; fratura patológica
Fatores de risco: falência gonadal, hipotireoidismo, baixa ingesta de cálcio e obesidade. **Avaliação:** acompanhamento clínico regular – o diagnóstico precoce pode reduzir o grau das sequelas. **Recomendações:** incentivar a prática de exercícios com carga e ingesta adequada de cálcio e vitamina D		
Sistema endocrinológico – obesidade		
Radioterapia do sistema nervoso central Quimioterapia e corticoterapia – incerto	Aumento de IMC; síndrome metabólica	Diabetes melito; hipertensão arterial; dislipidemia; distúrbios cardiovasculares; estado pró-trombótico
Fatores de risco: idade menor que 8 anos no tratamento, sexo feminino, IMC aumentado ao diagnóstico, hipotireoidismo e dislipidemia familiar. **Avaliação:** acompanhamento anual com aferição do IMC e pressão arterial. Colesterol total e frações, triglicerídeos e glicose em jejum devem ser solicitados a cada 2 anos ou anualmente se o paciente apresentar fatores de risco. **Recomendações:** acompanhamento com nutricionista e incentivo à prática de atividades físicas e à adoção de estilo de vida saudável		

CDDP: cisplatina; CCNU: lonustina; CTX: ciclofosfamida; IFO: ifosfamida; IMC: índice de massa corporal; MIBG: metaiodobenzilguanidina; MTX: metotrexato; T_4: tiroxina; TGI: trato gastrintestinal; TSH: hormônio tireoestimulante; VCR: vincristina.

QUADRO 116.4 — Efeitos tardios e fatores de risco nas transfusões sanguíneas.

Efeitos tardios	Fatores de risco	Fatores de risco adicionais
Hepatite B, C ou HIV/AIDS	Imunossupressão crônica; múltiplas transfusões	Uso de drogas ilícitas; sexo desprotegido/promiscuidade; tatuagem; doenças sexualmente transmissíveis

Avaliação: sorologia para hepatites B e C, HIV. **Recomendações:** orientação sexual, evitar uso de drogas

---

por exemplo, portadores de neurofibromatose do tipo I e síndrome de Li-Fraumeni (mutação no gene *p53* que predispõe ao surgimento de câncer). Em outros casos, o risco decorre da modalidade terapêutica recebida. Como exemplos: pacientes submetidos a radioterapia têm risco de tumor ósseo secundário na área irradiada; pacientes que receberam o quimioterápico etoposídeo poderão desenvolver leucemia secundária, de acordo com a dose cumulativa.

■ Conclusão

A conscientização dos possíveis efeitos tardios auxilia os profissionais na conduta e orientação de pacientes quando procuram atendimento médico por diversas razões.

Todo paciente sobrevivente de câncer deve ser orientado quanto aos hábitos saudáveis de vida, tais como:
- Evitar exposição ao sol. No caso de exposição, deve-se utilizar protetor solar
- Evitar o tabagismo
- Evitar consumo de bebida alcoólica
- Evitar uso de drogas ilícitas
- Prática de exercícios físicos regulares
- Dieta balanceada.

As clínicas de assistência a longo prazo têm importância fundamental pois permitem o conhecimento dos possíveis efeitos tardios e sua intervenção precoce. Desta forma, é possível contribuir em muito para a melhora da qualidade de vida dos pacientes e prevenção de complicações.

■ Bibliografia

Gan HW et al. Long-term follow-up of survivors of childhood cancer (SIGN Clinical Guideline 132). Arch Dis Child Educ Pract Ed. 2014; 99:138-43.
Haddy RI, Haddy TB. Lifetime follow-up care after childhood cancer. J Am Board Fam Med. 2010; 23(5):647-54.
Lanzkowsky P. Manual of pediatric hematology and oncology. 5. ed. San Diego: Academic Press, 2011.
Pizzo PA. Principles and practice of pediatric oncology. 6. ed. Philadelphia: Lippincott Williams & Wilkins. 2010.
Wendy L et al. Late Effects of childhood cancer and its treatment. Pediatr Clin N Am. 2015; 62:275-300.

Seção 11

NEFROLOGIA

Sumário

- 117. Infecção do Trato Urinário, 653
- 118. Síndrome Nefrítica Aguda, 657
- 119. Síndrome Nefrótica, 661
- 120. Síndrome Hemolítico-Urêmica, 666
- 121. Injúria Renal Aguda, 671
- 122. Acidose Tubular Renal, 678
- 123. Distúrbios Miccionais, 681

Coordenadora: Simone Collopy

NEFROLOGIA

117 INFECÇÃO DO TRATO URINÁRIO

Jaqueline Leal

■ Introdução

Infecção do trato urinário (ITU) refere-se ao diagnóstico de microrganismo patogênico – na maioria das vezes, bactéria – no trato urinário. No entanto, para adequado tratamento, deve-se localizar anatomicamente o segmento acometido, pois isso reflete o grau de morbidade gerado pela lesão bacteriana.

Em Pediatria, a ITU é um importante marcador de anormalidade funcional e/ou estrutural do trato urinário. Deve-se destacar como principal anormalidade relacionada a essa patologia o refluxo vesicoureteral. A ITU pode ser a primeira manifestação de uropatia obstrutiva ou disfunção vesical.

■ Classificação

A infecção pode acometer:
- O parênquima renal (pielonefrite aguda)
- A parede superficial da bexiga (cistite aguda).

■ Epidemiologia

A ITU apresenta alta prevalência na faixa etária pediátrica, com importantes repercussões clínicas em potencial, tais como cicatrizes renais, hipertensão e doença renal crônica. Por esse motivo, tornam-se relevantes o conhecimento e a condução do assunto de maneira adequada. A prevalência de ITU varia de acordo com a faixa etária: no 1º ano de vida a predominância é no sexo masculino e, após essa idade, no sexo feminino.

■ Etiologia

A *Escherichia coli* é a principal bactéria causadora de ITU – observada em 75 a 90% das infecções. Outras bactérias gram-negativas também podem estar envolvidas, como *Klebsiella*, *Proteus* e *Enterobacter*. Alguns estudos salientam que a prevalência de *Proteus* pode ser semelhante à da *E. coli* em meninos maiores de 1 ano. Além disso, temos outros agentes, a saber: bactérias gram-positivas (*Staphylococcus saprophyticus* e enterococos), infecções virais (principalmente na forma de cistite, por adenovírus, enterovírus, vírus Coxsackie, vírus ECHO) e infecções por fungos (*Candida*, *Aspergillus* e *Cryptococcus neoformans*), que são causas incomuns de ITU em crianças.

■ Fisiopatologia

A urina e o trato urinário são normalmente estéreis. Bactérias que colonizam o períneo e a zona uretral geram ITU quando, por via ascendente, atingem a zona uretral. As *E. coli* uropatogênicas são as principais bactérias causadoras de pielonefrite. Apresentam fatores que favorecem sua sobrevivência no hospedeiro, as *pili* ou fímbrias (S, P e a tipo 1), que facilitam a aderência e ascensão ao trato urinário.

Dentre os fatores de proteção do hospedeiro, destaca-se um hábito miccional normal – evitando a estase, urina com composição adequada – para evitar a multiplicação de bactérias patogênicas.

O Quadro 117.1 cita os fatores de risco para a ITU e a sequela de cicatrizes renais.

■ Quadro clínico

Pielonefrite

Febre alta é considerada o principal sintoma de pielonefrite. Assim, segundo a Academia Americana de Pediatria, a ITU deve ser considerada em lactentes com febre sem foco definido.

QUADRO 117.1 Fatores de risco para infecção do trato urinário (ITU) e para a sequela de cicatrizes renais.

Infecção do trato urinário	Cicatrizes renais
■ Sexo feminino	■ ITU febril recorrente
■ Refluxo vesicoureteral	■ Atraso no início do tratamento de ITU
■ Obstrução urinária	■ Distúrbio das eliminações, como constipação intestinal, incontinência diurna, comportamento de retenção
○ Anatômica (válvula de uretra posterior, obstrução da junção ureteropélvica)	
○ Neurológica (mielomeningocele com bexiga neurogênica)	■ Malformação obstrutiva
○ Funcional: distúrbios das eliminações – disfunção de bexiga e/ou intestino	■ Refluxo vesicoureteral
■ Sexo masculino não circuncidado	
■ Treinamento de toalete (momento do desfralde)	
■ Infestação por oxiúros	
■ Atividade sexual	
■ Cateterismo vesical	
■ Bactérias com fímbrias P	
■ Gestação	

Outros sintomas associados, como dor lombar ou em flanco; e sintomas gastrintestinais, como náuseas, vômito e diarreia. Em recém-nascidos, os sintomas podem ser ainda mais inespecíficos, o que requer alto grau de suspeição clínica, como: recusa alimentar, perda de peso, irritabilidade, icterícia e hematúria.

A pielonefrite aguda, isto é, o envolvimento do parênquima renal, pode resultar em lesão renal – cicatrizes. Nefronia lobar aguda (nefrite bacteriana focal) cursa com dor em flanco, febre e rápida deterioração clínica, evoluindo para sepse. Abscessos renais podem ser secundários à pielonefrite por germes usuais ou devido à bacteriemia por *Staphylococcus aureus*. No caso dos abscessos perinéfricos, devem-se considerar infecções adjacentes à loja renal.

Cistite

Os sintomas estão relacionados com o trato urinário inferior, visto ser essa infecção que acomete a bexiga urinária, como disúria, polaciúria, incontinência, enurese ou dor suprapúbica.

A cistite hemorrágica aguda é causada, na maioria das vezes, pela *E. coli*. No entanto, o adenovírus também pode causar o mesmo quadro.

Bacteriúria assintomática

Termo utilizado para o paciente assintomático com cultura de urina positiva. Por ser uma condição benigna que não gera risco de infecção, não deve ser tratada, exceto em grávidas e pacientes que serão submetidos a manipulação do trato urinário.

■ Diagnóstico

Clínico

O diagnóstico correto da ITU deve basear-se nos dados clínicos e nos achados na análise de urina, os quais fortalecerão a suspeita clínica. No entanto, o padrão-ouro é a cultura de urina. A cultura de urina confirmará o diagnóstico e guiará a terapêutica adequada.

Tal conceito torna-se essencial para a boa prática clínica, pois diagnósticos falso-positivos ocasionam tratamentos desnecessários, exames radiológicos caros e invasivos. Deve-se proceder a:
- Avaliação clínica
  - Anamnese (história da doença atual, incluindo peso, duração da febre e sintomas urinários [disúria, polaciúria, urgência, incontinência], dor abdominal, desconforto suprapúbico, dor lombar, vômito. Se aplicável, devemos inquirir sobre a atividade sexual e história patológica pregressa a fim de identificar possíveis fatores de risco. Deve-se avaliar se há déficit de crescimento e hipertensão arterial)
- Exame físico
  - Avaliação antropométrica, verificação da PA e sinais vitais
  - Palpação abdominal (massa palpável [bexigoma; aumento do rim secundário a obstrução urinária; fezes palpáveis no cólon]; dor à palpação suprapúbica ou costovertebral)
  - Avaliação da genitália externa (procura de anormalidades anatômicas, como fimose ou adesão labial; sinais de vulvovaginite, corpo estranho na vagina, doenças sexualmente transmissíveis).

Laboratorial

Exame de urina e urinocultura

O risco de contaminação é um dos principais fatores que geram resultados falso-positivos. Na faixa etária pediátrica, sobretudo em lactentes e crianças pequenas, a coleta sem contaminação é um procedimento difícil.

Desse modo, há diversas formas de coleta de urina:
- Punção suprapúbica: padrão-ouro (baixíssimo risco de contaminação), mas tem a desvantagem de ser invasiva
- Cateterismo urinário
- Urina de jato médio: para as crianças com controle esfincteriano
- Saco coletor: alto risco de contaminação, não deve ser considerado para o diagnóstico de ITU. No entanto, uma urinocultura negativa de saco coletor exclui o diagnóstico.

Interpretação da urinocultura

Na maioria das vezes, há crescimento de uma única espécie bacteriana. Para que uma cultura positiva seja considerada válida, é necessário analisar a contagem de unidades formadoras de colônias (UFC) segundo o tipo de amostra coletada, como a seguir:
- Punção suprapúbica: qualquer crescimento bacteriano
- Cateterismo urinário: no mínimo 50.000 UFC/mℓ
- Urina de jato médio: no mínimo 100.000 UFC/mℓ.

Ressalte-se que o crescimento concomitante de diferentes espécies bacterianas geralmente indica contaminação.

Avaliação dos elementos anormais e sedimentos (EAS) na amostra única de urina

Piúria

Alta sensibilidade, muito baixa especificidade.

Leucócitos em geral estão presente na urina nas ITU sintomáticas. No entanto, uma amostra única de urina sem piúria não exclui o diagnóstico de ITU sintomática.

A piúria estéril – piúria no EAS com urinocultura negativa – pode originar-se de tuberculose renal, ITU com obstrução do trato urinário ou tratada parcialmente, abscesso renal, infecções virais, uretrite por bactérias atípicas (doenças sexualmente transmissíveis) ou inflamação adjacente às vias urinárias.

Nitrito

Alta especificidade e baixa sensibilidade.

O nitrito negativo não exclui o diagnóstico de ITU.

Crianças sem controle esfincteriano, em geral, não apresentam nitrito positivo, pois não há tempo hábil para as bactérias converterem o nitrato em nitrito, devido ao rápido esvaziamento vesical.

Deve-se destacar também que bactérias gram-positivas são incapazes de converter o nitrato em nitrito.

Bacterioscopia

A análise microscópica da urina é efetiva no diagnóstico de ITU. Porém, depende da experiência profissional do examinador.

Além disso, a bacterioscopia positiva é importante para orientar o esquema antibiótico inicial até a obtenção do resultado da urinocultura e antibiograma.

Outros testes laboratoriais

Em geral, não auxiliam no diagnóstico de ITU e, na maioria das vezes, são dispensáveis. São eles:
- Provas de atividade inflamatória: PCR (proteína C reativa), VHS (velocidade de hemossedimentação) e PCT (procalcitonina). Alguns estudos demonstram que esses marcadores estão mais elevados na pielonefrite do que na cistite. Porém, essa distinção não pode ser baseada em tais dados devido às baixas especificidade e sensibilidade
- Creatinina sérica: não é necessário medi-la de rotina na suspeita de ITU, exceto para aqueles com ITU de repetição, ou em transplantados renais
- Hemocultura: bacteriemia ocorre entre 4 e 9% dos casos de ITU. Não há recomendação de coleta rotineira de hemocultura, exceto em menores de 2 anos
- Punção lombar: avaliação liquórica para os recém-nascidos com ITU.

Por imagem

A Academia Americana de Pediatria recomenda que toda criança, após a primeira ITU febril confirmada, deve ter uma avaliação por imagem do trato urinário. Essa recomendação visa ao reconhecimento precoce dos fatores de risco que aumentam a recorrência de ITU e as cicatrizes renais.

Assim, a ultrassonografia (USG) de rins e vias urinárias é indicada nos primeiros 2 dias de tratamento para aqueles pacientes com apresentação clínica grave ou quando a resposta terapêutica não ocorre conforme esperado para identificação de complicações: abscesso renal ou perirrenal, ou pionefrose. Para os demais, a USG poderá ser postergada até a resolução do quadro agudo.

Torna-se relevante destacar que a USG é um exame dependente do operador, e, ainda que o resultado seja considerado "normal", não exclui possíveis anormalidades no trato urinário.

A cintigrafia com DMSA (ácido dimercaptossuccínico marcado com tecnécio) apresenta adequada sensibilidade para detecção de pielonefrite aguda e cicatrizes renais. No manejo agudo da ITU febril, a cintigrafia raramente modifica o plano terapêutico. Assim, não é recomendada rotineiramente como avaliação no primeiro episódio de ITU febril.

A uretrocistografia miccional (UCM) não deve ser realizada de rotina após o primeiro episódio de ITU febril. A UCM está indicada no caso de ITU febril recorrente ou se houver alteração na US como hidronefrose, cicatrizes ou achados sugestivos de refluxo vesicoureteral de alto grau ou uropatia obstrutiva.

A UCM visa detectar o refluxo vesicoureteral, o qual é classificado conforme mostra a Figura 117.1.

■ Diagnóstico diferencial

O Quadro 117.2 apresenta o diagnóstico diferencial da cistite.

■ Tratamento

Medidas gerais

O início do tratamento é empírico. Primeiramente deve-se avaliar o perfil de sensibilidade para as bactérias mais frequentemente implicadas na ITU.

Para a cistite aguda, prescreve-se antibioticoterapia oral por 3 a 5 dias. Devem-se evitar as cefalosporinas, se possível; reservando-as para o tratamento da pielonefrite, reduzindo, desse modo, o risco de desenvolvimento de resistência a esses antimicrobianos.

Para o tratamento da pielonefrite, as vias de administração oral ou parenteral da antibioticoterapia apresentam igual eficácia. No entanto, o tratamento parenteral é indicado em qualquer uma das seguintes situações:
- Pacientes gravemente enfermos: provável urossepse
- Desidratação, vômito ou incapacidade de ingerir líquidos
- Todos os lactentes com idade ≤ 1 mês
- Imunocomprometidos
- Falha do tratamento ambulatorial após 48 horas de antibioticoterapia adequada.

O tempo total de tratamento deverá ser de 10 a 14 dias.

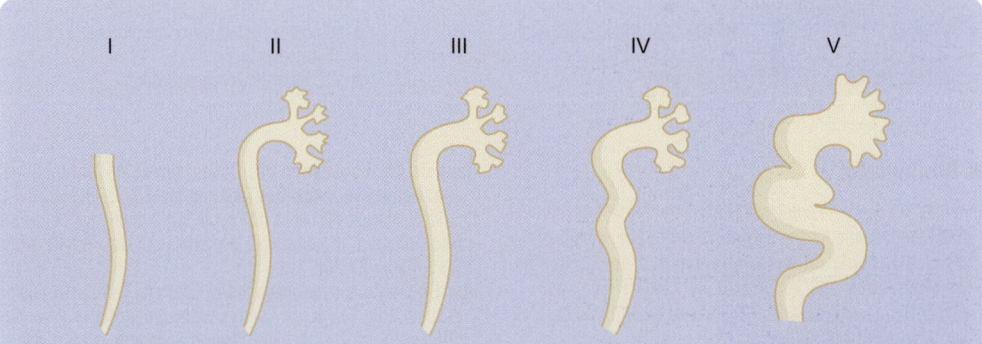

Figura 117.1 Representação esquemática dos graus de refluxo vesicoureteral segundo o International Reflux Study in Children.

QUADRO 117.2 — Diagnóstico diferencial de cistite.

- Vaginite
- Verminose (oxiuríase)
- Corpo estranho vaginal ou uretral
- Irritantes químicos (sabonetes líquidos)
- Abuso sexual

Fármacos

No Quadro 117.3 são listados os fármacos e descrita a posologia dos antibióticos utilizados no tratamento.

Outras intervenções

É importante pesquisar os sinais sugestivos de disfunção das eliminações (Quadro 117.4). Naqueles com sinais presentes, devem-se fornecer as seguintes recomendações:
- Hábito urinário adequado (urinar ao acordar, urinar a cada 3 horas, urinar com pés apoiados)
- Aumentar a ingesta hídrica
- Tratamento de constipação intestinal
- Profilaxia.

A profilaxia com antibiótico de uso contínuo é um tema ainda controverso na literatura, devido ao risco maior de gerar cepas resistentes. É indicada para os pacientes com:
- ITU recorrente até o término da investigação diagnóstica
- Refluxo vesicoureteral de alto grau ≥ 3
- Uropatia obstrutiva: estenose de junção ureteropélvica e ureterovesical, até a correção cirúrgica.

Os antibióticos profiláticos incluem nitrofurantoína, ácido nalidíxico, sulfametoxazol-trimetoprima e cefalexina.

■ Complicações

As ITU podem gerar diversas complicações, sobretudo na faixa etária pediátrica, a saber:
- Abscesso renal
- Cicatrizes renais
- Hipertensão
- Insuficiência renal crônica.

NÃO ESQUEÇA

- A ITU é uma das principais infecções bacterianas na faixa etária pediátrica. Lactentes apresentam sintomas inespecíficos, assim deve-se ter alto grau de suspeição clínica, sendo necessária a avaliação com EAS e urinocultura em todo lactente com febre sem foco
- A urinocultura é o padrão-ouro para diagnóstico de ITU, sendo importante o método de coleta da amostra urinária para evitar contaminação e, assim, o diagnóstico errôneo
- Após o primeiro episódio de ITU febril, é necessário obter exame por imagem do trato urinário. Como primeira opção, temos a ultrassonografia de rins e vias urinárias.

QUADRO 117.3 — Antibioticoterapia oral e parenteral da infecção do trato urinário (ITU).

Tratamento oral	Tratamento parenteral
■ Amoxicilina-clavulanato: 50 mg/kg/dia	■ Ceftriaxona: 75 mg/kg/dia
■ Cefalexina: 50 a 100 mg/kg/dia	■ Gentamicina: 7,5 mg/kg/dia
■ Cefuroxima: 30 mg/kg/dia	■ Cefuroxima: 150 mg/kg/dia
■ Ciprofloxacino: 10 a 20 mg/kg/dia	■ Cefotaxima: 150 mg/kg/dia
■ Nitrofurantoína: 5 a 7 mg/kg/dia (apenas se ITU afebril)	■ Ceftazidima: 150 mg/kg/dia
■ Sulfametoxazol-trimetoprima: 30 a 60 mg/kg/dia	■ Cefepima: 100 mg/kg/dia

QUADRO 117.4 — Sinais sugestivos de disfunção das eliminações.

Trato urinário	Trato gastrintestinal	Sistema nervoso
■ Enurese	■ Massa abdominal palpável	■ Alterações sensitivas e motoras entre L1-S4
■ Incontinência	■ Constipação intestinal (escala de Bristol)	■ Disrafismo sacral
■ Retenção urinária	■ Encoprese	■ Assimetria de pregas glúteas

■ Bibliografia

American Academy of Pediatrics. Urinary tract infection: clinical practice guideline for the diagnosis and management of the initial UTI febrile infants and children 2 to 24 months. Pediatrics. 2011; 128(3):595-610.

Avner ED, Harmon WE, Niaudet P, Yoshikawa N. Pediatric nephrology. 6. ed. Springer, 2009.

Nardielo AN, Baquedano PD, Cavagnaro FSM. Dysfunctional elimination syndrome. Rev Chil Pediatr. 2007; 78(2):128-34.

Shaikh N, Morone NE, Bost JE, Farrell MH. Prevalence of urinary tract infection in childhood: a meta-analysis. Pediatr Infect Dis J. 2008; 27:302.

Wald ER. Cystitis and pyelonephritis. In: Cherry JD, Harrison GJ, Kaplan SL et al. (eds). Feigin and Cherry's textbook of pediatric infectious diseases. 7. ed. Philadelphia: Elsevier Saunders, 2014. p. 535.

NEFROLOGIA

118 SÍNDROME NEFRÍTICA AGUDA

Vinicius Martins de Sá

■ Introdução

A síndrome nefrítica aguda caracteriza-se por início abrupto de hematúria microscópica/macroscópica, sobrecarga de volume com hipertensão arterial sistêmica e níveis variados de lesão renal com oligúria ou anúria. Em geral, acompanha-se de proteinúria de 10 a 50 mg/kg/dia e cilindrúria/leucocitúria.

O protótipo de síndrome nefrítica aguda em Pediatria é a glomerulonefrite difusa aguda (GNDA) pós-estreptocócica, a qual pode ser definida como a inflamação dos glomérulos manifestada por proliferação de elementos celulares secundário a um mecanismo imunológico.

A inclusão do termo *agudo* tem imposto restrição temporal e define característica clinicopatológica correlata. O termo também implica certas características etiológicas, de curso, de prognóstico e de patogenia. A mais comum é a GNDA mediada por *Streptococcus* beta-hemolítico do grupo A de Lancefield, mas pode ocorrer a partir de infecções por *S. pneumoniae*, *Staphylococcus aureus*, vírus Coxsackie B, influenza vírus, vírus ECHO tipo 9 etc.

■ Classificação

A síndrome nefrítica aguda pode ser classificada de acordo com bases histológicas. As mesmas lesões teciduais podem apresentar-se de maneiras clínicas diferentes. A imunofluorescência é a ferramenta mais importante no estudo das nefrites (Quadro 118.1).

A síndrome de glomerulonefrite rapidamente progressiva (GNRP) é definida em bases temporais como aquela que evolui para insuficiência renal aguda em um período de semanas ou meses. A hipertensão pode ser mais leve do que na síndrome nefrítica aguda. A correlação histológica da GNRP é a presença de proliferação extracapilar envolvendo a maioria dos glomérulos. Ela é constituída por monócitos e células epiteliais parietais que proliferam no espaço de Bowman. Pode ser segmentar ou circunferencial, inicialmente celular, podendo evoluir de forma rápida para fibrose. O prognóstico é pior se for circunferencial e/ou fibrótica, e está ligada, tardiamente, à insuficiência renal crônica.

■ Epidemiologia

A epidemiologia da GNDA pós-estreptocócica é influenciada por alguns fatores do "hospedeiro", como maior frequência em crianças de 4 a 12 anos (pico entre 5 e 6 anos de idade), relação entre meninos/meninas de 2:1 e ocorrência em áreas densamente povoadas/comunidades fechadas (pouca higiene, desnutrição, anemia e parasitoses). A frequência real é subestimada devido aos casos leves ou assintomáticos (relação sintomáticos/assintomáticos de 1:5). As cepas bacterianas mais comumente associadas são:
- *Streptococus haemolyticus* na orofaringe: cepa nefritogênica M12
- *Streptococus haemolyticus* na piodermite: cepa nefritogênica M49.

■ Etiologia

No Quadro 118.2 são descritas as principais causas da síndrome nefrítica aguda.

■ Fisiopatologia

Na maioria dos casos, a infecção estreptocócica na orofaringe precede o início do quadro sindrômico em 1 a 2 semanas, e a infecção cutânea em 3 a 6 semanas. O título de antiestreptolisina O (ASO) aumenta em 80% dos casos nas

QUADRO 118.1	Classificação da síndrome nefrítica aguda de acordo com os achados da imunofluorescência.				
Depósitos	**Padrão**	**Localização**	**Proteína principal**	**Doença**
Linear	Contínuo	MBG	Imunoglobulina (Ig) G	Doença anti-MBG
Granular	Disseminado	Extramembranosa	C3	GN pós-infecciosa
Granular	Contíguo	Extramembranosa	IgG	GN membranosa
Granular	Irregular	Endomembranosa	C3	GN membranoproliferativa
Granular	Nodular	Mesangial	C3	GN membranoproliferativa
Granular	Padrão arborizado	Mesangial	IgA	Nefropatia por IgA
Granular	Irregular	Mesangial e periférica	IgA, IgG, IgM e C3	Lúpus eritematoso sistêmico

GN: glomerulonefrite; MBG: membrana basal glomerular.

QUADRO 118.2	Principais causas da síndrome nefrítica aguda.
Padrão histológico	Causas
Proliferação intracapilar difusa/proliferação difusa/proliferação mesangial	Pós-infecciosa, lúpus eritematoso sistêmico, endocardite infecciosa, púrpura anafilactoide/nefropatia por IgA, nefropatia por IgM etc.
Glomerulonefrite membranoproliferativa	Idiopática, complexos imunes, hepatite C, deficiência de complemento, hepatite crônica, neoplasias etc.
Proliferação difusa extracapilar	Vasculite de hipersensibilidade, síndrome de Goodpasture etc.
Com crescentes	Crioglobulinemia mista, pós-infecciosa, lúpus eritematoso sistêmico, púrpura anafilactoide etc.

amigdalites estreptocócicas e em 50% das piodermites. Deve-se considerar a possibilidade de a criança ser portadora do estreptococo na orofaringe, mantendo níveis séricos mais elevados sem que, necessariamente, esta seja comprovação de infecção recente. A curva de ASO ao longo do tempo com intervalo de 2 a 3 semanas esclarece a dúvida. Ainda, em 95% dos casos, tanto nas infecções cutâneas quanto nas orofaríngeas, os títulos de anti-hialuronidase e anti-DNase B estão aumentados.

A patogenia ainda é motivo de debate. Evidências sugerem que há formação de complexos imunes *in situ* a partir de depósitos glomerulares de C3 formados, como, por exemplo, de proteínas associadas às cepas nefritogênicas (NSAP) e exotoxina B pirogênica do estreptococo (speB). Isto indica a via alternativa como predominante na gênese da doença pois estes são tipicamente formados por IgG, C3, properdina e C5 – mostrando a ativação da porção terminal da cascata do complemento. Mas, alguns pacientes têm ativação inicial da via clássica com consumo de C4, C1q e C2 além de complexos circulantes de C1r-C1s-inibidor de C1 ou fragmentos de C4d nas primeiras 2 semanas do início do quadro nefrítico, apontando a existência de imunocomplexos circulantes. Linhas de pesquisa relatam, também, que algumas cepas, especialmente a M12, alteram a composição de carboidratos de IgG e que, por conseguinte, autoanticorpos circulantes tornam-se presentes. Por fim, ainda podemos encontrar relatos de receptores de plasmina associados à nefrite (NAPIr) atuando no dano direto da matriz mesangial e na membrana basal glomerular.

■ Diagnóstico

Clínico

A apresentação clinicolaboratorial é variável, conforme demonstra o Quadro 118.3.

A apresentação clínica mais comum é hematúria macroscópica e/ou edema. O edema insidioso é indicativo de outras doenças renais. A encefalopatia hipertensiva pode, ocasionalmente, ocorrer em crianças sem edema ou edema mínimo e anormalidades do sedimento urinário.

Laboratorial

A investigação laboratorial da síndrome nefrítica aguda também é necessária para o correto diagnóstico etiológico para adequação terapêutica o mais breve possível. A avaliação engloba os itens citados no Quadro 118.4.

QUADRO 118.3	Manifestações clínicas e laboratoriais da síndrome nefrótica.
Sintomas/sinais	Incidência na infância (%)
Hematúria	100
Proteinúria	80
Edema	90
Hipertensão arterial	60 a 80
Oligúria	10 a 15
Dispneia/falência cardíaca	< 5
Pronteinúria nefrótica	4
Azotemia	25 a 40
C3 sérico	80 a 92
C4 sérico	Achado inconstante na GNDA
Encefalopatia hipertensiva	5

GNDA: glomerulonefrite difusa aguda.

QUADRO 118.4	Investigação laboratorial da síndrome nefrítica aguda.

- Níveis de complemento C3, C4 e CH50
- IgA
- Anticorpos antinucleares, anticorpos anti-DNA e ANCA
- Anticorpos anti-MBG
- Sorologias para vírus Epstein-Barr, hepatite B e hepatite C

No EAS, há densidade urinária aumentada e glicosúria ocasional. A proteinúria raramente alcança 3+, além de polimorfonucleares e células epiteliais na fase aguda. Existem, também, cilindros hialinos e restos celulares. De 2 a 5% dos casos cursam com proteinúria maciça e clínica de nefrose (hipoproteinemia e hiperlipidemia concomitantes). Pode-se encontrar anemia normocrômica normocítica por expansão do volume intravascular. A eritropoese pode declinar após glomerulonefrite grave.

As contagens de leucócitos e plaquetas estão em geral normais, mas alguns pacientes têm discreta leucocitose. O grau de insuficiência renal se relaciona diretamente com gravidade de falência glomerular.

SÍNDROME NEFRÍTICA AGUDA

Por imagem

A ultrassonografia mostra rins normais/levemente aumentados ou alguma evidência de hiperecogenicidade renal. A radiografia de tórax pode evidenciar congestão venosa central.

Histopatológico

Na maioria dos casos, a biopsia renal não é indicada se a história for típica de infecção estreptocócica documentada ou com história/exame físico característicos. A biopsia renal, incluindo microscopia óptica, eletrônica e imunofluorescência, é realizada se houver:
- Hipocomplementemia por mais de 8 a 12 semanas ou normocomplementemia
- Hematúria por mais de 1 a 2 anos
- Proteinúria por mais de 6 a 12 meses ou padrão nefrótico
- História ou apresentação atípica
- Oligoanúria por mais de 48 a 72 horas
- Lesão renal aguda por mais de 4 semanas
- Hipertensão por mais de 4 semanas.

Os achados na biopsia renal de pacientes com GNDA/GNDA pós-estreptocócica são descritos no Quadro 118.5.

■ Diagnóstico diferencial

O diagnóstico diferencial deve ser estabelecido com outras causas de síndrome nefrítica aguda. Nos últimos anos, com o surgimento de nova entidade clínica caracterizada como glomerulopatia por C3 (C3 G), muitos daqueles classificados historicamente como GNDA migraram para uma nova doença com abordagem e evolução diferentes.

A Figura 118.1 descreve a diferenciação entre GNDA e glomerulopatia por C3.

QUADRO 118.5 Achados da biopsia renal em pacientes com glomerulonefrite difusa aguda.

Microscopia	Achados
Óptica	Hipercelularidade difusa das células endoteliais e mesangiais. Infiltração do tufo glomerular por células polimorfonucleares. Redução do lúmen do espaço capilar. Há pouca ou nenhuma lesão interstício – tubular ou vascular. Nos casos graves, crescentes epiteliais (raramente mais que 50% do glomérulo)
Imunofluorescência	Discreto depósito granular de IgG e C3 em distribuição mesangial e em alças capilares (padrão de "céu estrelado" ou "guirlanda")
Eletrônica	Depósitos eletrodensos subepiteliais (podem também estar presentes na porção subendotelial ou intramembranosa) – "Humps"

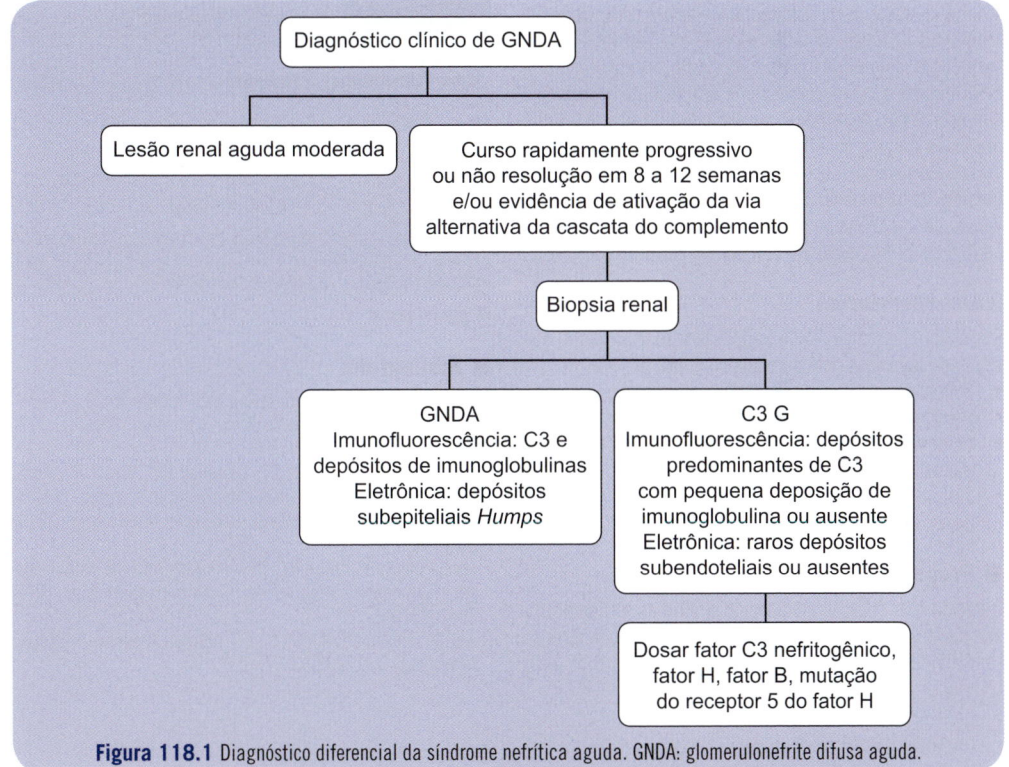

Figura 118.1 Diagnóstico diferencial da síndrome nefrítica aguda. GNDA: glomerulonefrite difusa aguda.

■ Tratamento

Medidas gerais

Na fase oligoanúrica e de edema, faz-se restrição hídrica somente repondo perdas insensíveis no volume de 300 a 400 mℓ/m² de área de superfície corporal/dia associado ao débito urinário das últimas 24 horas (podendo desprezar este último se em edema agudo de pulmão e encefalopatia hipertensiva, pois têm etiologia básica dependente de volume associados à lesão de órgão-alvo).

Institui-se dieta hipossódica (1 a 2 g/dia de sal) e hipopotassêmica na fase edematosa.

Fármacos

O tratamento da GNDA pós-estreptocócica é sintomático, porque, na maioria das vezes, remite espontaneamente. Em determinadas situações, o emprego de pulsoterapia com corticosteroide faz-se necessário como nos casos de glomerulonefrite rapidamente progressiva/com crescentes celulares. O uso de antibiótico está indicado nas infecções ativas ou para cultura de pele ou orofaringe positivas. A profilaxia antimicrobiana para coabitantes pode ter seu papel (50% dos contatantes de crianças com GNDA pós-estreptocócica são casos assintomáticos somente com evidência laboratorial de nefrite), mas as medidas de higiene pessoal/ambiental provavelmente são suficientes. O uso de penicilinas e eritromicina não muda o curso da nefrite.

Ainda, furosemida na dose de 1 a 6 mg/kg/dia por via oral ou intravenosa. Pode ser associado nifedipino 0,25 a 0,5 mg/kg/dose por via sublingual até de 4/4 horas se níveis tensionais sistólicos maiores ou iguais a 140 mmHg e/ou diastólicos maiores ou iguais a 90 mmHg. Na encefalopatia hipertensiva, que tem componente de vasculite vinculado à sua ocorrência, a utilização de labetalol 0,5 a 2 mg/kg/h, diazóxido 3 mg/kg ou nitroprussiato 0,5 a 8 mcg/kg/min por via intravenosa são opções válidas. Na hipertensão arterial persistente há mais de 7 dias, inibidores da enzima de conversão da angiotensina e hidralazina 0,75 a 5 mg/kg/dia a cada 6 ou 12 horas por via oral podem ser utilizados.

Outras intervenções

Raramente há indicação de terapia substitutiva renal, que segue os seguintes critérios mais comuns:
- Sobrecarga de volume refratária ou progressiva
- Hiperpotassemia incontrolável
- Acidose metabólica importante, especialmente nos pacientes oligúricos
- Sintomas de uremia como vômito, náuseas ou alterações do estado mental.

■ Prognóstico

O edema tem duração média de 5 a 10 dias. A hematúria macroscópica desaparece em 1 a 3 semanas e pode recorrer com atividade física. Durante a fase de resolução histológica, frequentemente de 6 a 8 semanas do início do quadro clínico, há resolução dos depósitos subepiteliais, podendo ser detectados resíduos de depósito denso subendoteliais e intramembranosos primeiramente nas alças capilares periféricas seguidas das zonas adjacentes à membrana basal perimesangial.

A avaliação da história natural da doença torna-se difícil pelo acompanhamento somente dos casos sintomáticos, pois são os que obtêm a documentação da enfermidade. O prognóstico final depende da gravidade do insulto inicial. A regressão histológica da doença é a regra. Há pacientes que progridem para insuficiência renal. Novos episódios são incomuns. O prognóstico é favorável em 95% dos casos.

A proteinúria maciça geralmente prediz prognóstico ruim. Alguns achados teciduais estão ligados a um pior desfecho. O "padrão de guirlanda" associa-se a pior prognóstico. Quanto maior o grau de proliferação endocapilar, maior a probabilidade de lesão renal aguda mais grave, mas não a de progressão para insuficiência renal crônica. Esta torna-se evidente caso se identifique a formação de crescentes extracapilares.

O Quadro 118.6 cita os parâmetros clínicos e laboratoriais que deverão ser monitorados durante o acompanhamento ambulatorial das crianças acometidas com síndrome nefrítica aguda.

QUADRO 118.6	Monitoramentos clínico e laboratorial durante o acompanhamento ambulatorial.
Intervalo após o início dos sintomas	**Pesquisar**
0 a 6 semanas	Medição da PA, edema, hematúria macroscópica e função renal
8 a 10 semanas	Função renal, resolução de anemia, nível tensional e C3/C4
3, 6 e 9 meses	Medição da PA, hematúria e proteinúria
12 a 24 meses	Proteinúria e hematúria

PA: pressão arterial.

■ Bibliografia

Barbour TD, Ruseva MM, Pickering MC. Update on C3 glomerulopathy. Nephrology Dialysis Transplantation. 2016; 31:717-25.

Eison TM, Ault BH, Jones DP, Chesney RW, Wyatt RJ. Post-streptococcal acute glomerulonephritis in children: clinical features and pathogenesis. Pediatric Nephrology. 2011; 26:165-80.

Floege J, Moura IC, Daha MC. New insights into the pathogenesis of IgA nephropathy. Seminars in Immunopathology. 2014; 36(4):431-42.

Riedl M, Thorner P, Licht C. C3 glomerulopathy. Pediatric Nephrology. 2017; 32:43-57.

NEFROLOGIA

119 SÍNDROME NEFRÓTICA

Vinicius Martins de Sá

■ Introdução

A síndrome nefrótica é caracterizada por edema, hipoalbuminemia (níveis menores do que 2,5 mg/dℓ), hiperlipidemia (colesterol sérico > 200 mg/dℓ) e proteinúria na faixa nefrótica (maior do que 50 mg/kg/dia ou 40 mg/m^2/dia em amostra de urina de 24 horas; naqueles sem continência urinária, relação proteína/creatinina em amostra urinária isolada maior do que 2).

■ Classificação

A síndrome nefrótica classifica-se em primária ou secundária de acordo com a etiologia (Figura 119.1).

■ Epidemiologia

A síndrome nefrótica idiopática é a causa mais comum na faixa etária pediátrica (76,6% dos casos). Acomete mais frequentemente meninos na proporção de 2:1 na infância e em adolescentes a relação masculino/feminino é de 1:1. A incidência é maior em caucasianos do que em negros, afetando mais comumente crianças de 1 a 6 anos de idade. A prevalência é de 16 casos/100.000 pessoas e a incidência anual é de 2 a 7 casos novos/100.000 pessoas/ano. O tipo histológico mais frequente é a lesão glomerular mínima (85%) seguida de glomeruloesclerose segmentar e focal (GESF, 8%), proliferação mesangial, membranosa e membranoproliferativa. A incidência e o padrão histológico variam conforme área geográfica, etnia e idade. A síndrome nefrótica idiopática é menos frequente do que aquelas causadas por agentes infecciosos na África, enquanto nos EUA ocorre de forma proporcional em todas as crianças de diferentes etnias. A partir dos 6 anos de idade, existe aumento da frequência de GESF.

Ao longo do tempo, o percentual de nefróticos corticossensíveis tem diminuído desde as séries históricas de 80% para, em determinadas regiões, taxas variáveis de 9 a 50%.

■ Etiologia

O Quadro 119.1 subdivide as etiologias possíveis da síndrome nefrótica entre casos primários e secundários.

A síndrome nefrótica congênita (Quadro 119.2) é a que surge nos primeiros 3 meses de vida. Está, na maioria das vezes, nas mutações em proteínas estruturais podocitárias e de fixação dos podócitos entre si e junto à membrana basal glomerular. A causa mais comum é a do tipo finlandês e, de modo geral, é dividida em: genética, sindrômica, idiopática e infecciosa. As mutações associadas à síndrome nefrótica, até o momento, aproximam-se de 50 tipos diferentes. As principais, na infância, são listadas no Quadro 119.3.

■ Fisiopatologia

A fisiopatologia da doença baseia-se na diminuição da carga aniônica da membrana basal glomerular, achatamento dos podócitos e alteração funcional ou estrutural do diafragma em fenda glomerular podocitário, ocasionados isoladamente ou em conjunto a partir de disfunção imunológica da blastogênese linfocitária B/T, depósito de imunocomplexos formados *in situ* no glomérulo ou proveniente de outros órgãos e mutações das proteínas que conferem a integridade da unidade de filtração renal.

■ Quadro clínico

O sintoma de apresentação mais comum é o edema, o qual muitas vezes se manifesta primeiro nas pálpebras ao

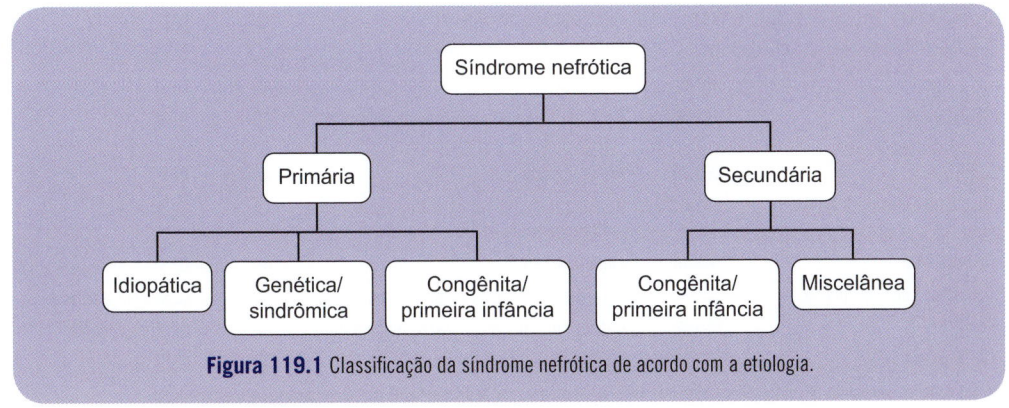

Figura 119.1 Classificação da síndrome nefrótica de acordo com a etiologia.

QUADRO 119.1	Etiologias da síndrome nefrótica.
Primária	**Secundária**
- Lesão glomerular mínima - Glomerulosclerose global e segmentar - Proliferação mesangial - Glomerulonefrite membranoproliferativa - Glomerulonefrite membranosa - Outras glomerulopatias	- Infecções: hepatites B e C, AIDS, sífilis etc. - Alergias: alergia alimentar, picadas de insetos etc. - Tóxicas: contrastes, mercúrio, sais de ouro etc. - Neoplásicas: linfoma de Hodgkin, leucemia, carcinomas etc. - Hereditárias: síndrome de Alport etc. - Metabólicas: diabetes, amiloidose etc. - Colagenoses/vasculites: lúpus eritematoso sistêmico, poliarterite nodosa, granulomatose com poliangiite etc. - Outras: drepanocitose, insuficiência cardíaca etc.

QUADRO 119.2	Síndrome nefrótica congênita.
Genéticas	Síndrome nefrótica tipo finlandês, GESF autossômica recessiva e esclerose mesangial difusa
Sindrômicas	Síndrome de Denys-Drash, síndrome de Frasier, síndrome de Pierson, síndrome de unha-patela, displasia óssea de Schimke, síndrome de Cockayne, síndrome de Galloway-Mowat e síndrome de Jeune
Idiopáticas	Lesão glomerular mínima, GESF, esclerose mesangial difusa não sindrômica
Infecciosas	Sífilis congênita, citomegalovirose congênita e toxoplasmose congênita

GESF: glomerulosclerose segmentar e focal.

despertar pela manhã. O edema costuma se localizar inicialmente nas regiões com tecido areolar frouxo, como pálpebras, bolsa escrotal e lábios vaginais, mas também pode surgir nas regiões inferiores, como pés e calcanhares. Nos casos mais graves, o edema evolui para ascite e anasarca.

Outras manifestações clínicas que podem ser encontradas incluem hipertensão arterial (em 10% dos casos), hematúria microscópica (20%) e disfunção renal (rara em crianças).

■ Diagnóstico

Clínico

A investigação diagnóstica está fundamentada na presença dos seguintes fatores de risco delineados na anamnese e no exame físico: história familiar de síndrome nefrótica, hipocomplementemia e doença sistêmica associada.

Laboratorial

Os exames solicitados dependem da idade e dos fatores de risco, a saber:
- Naqueles sem fatores de risco entre 1 e 12 anos: C3/C4/CH50
- Naqueles com fatores de risco entre 1 e 12 anos: C3/C4/CH50, anti-HIV 1 e 2, sorologia para hepatites virais B e C, FAN e anticorpos/sorologias pertinentes de acordo com a anamnese e o exame físico
- Naqueles maiores de 12 anos: conforme acima
- Naqueles menores de 1 ano: conforme acima, além de sorologia para toxoplasmose, citomegalovírus, ecocardiograma transtorácico bidimensional com Doppler e níveis séricos de TSH e T4 livre.

QUADRO 119.3	Principais mutações associadas à síndrome nefrótica.			
Doença	Gene	Proteína	Herança	Histologia prevalente
Tipo finlandês	NPHS1	Nefrina	AR	DMS
Síndrome nefrótica corticorresistente tipo 2	NPHS2	Podocina	AR	GESF
Síndrome nefrótica corticorresistente tipo 3	PLCE1	Fosfolipase C épsilon 1	AR	DMS
Denys-Drash	WT1	Gene do tumor de Wilms 1	AD	DMS
Frasier	WT1	Gene do tumor de Wilms 1	AD	GESF
GESF tipo 1	ACTN4	Alfa-actina 4	AD	GESF
GESF tipo 2	TRPC6	Receptor do canal de potencial catiônico, homólogo 6	AD	GESF
GESF tipo 3	CD2AP	Proteína associada – CD2	AR/AD	GESF
Displasia óssea de Schmike	SMARCAL1	Regulador da cromatina actina-dependente subfamília proteína tipo 1	AR	GESF
Pierson	LAMB2	Laminina beta 2	AR	GESF
Deficiência de coenzima Q2	COQ2	Para-hidroxibenzoatopoliprenil transferase	AR	GESF colapsante
Leigh	PDSS2	Decaprenil difosfato sintase, subunidade 2	AR	GESF colapsante
Unha-patela	LMX1B	Lmx1b	AR	GESF

AD: autossômica dominante; AR: autossômica recessiva; DMS: esclerose mesangial difusa; GESF: glomerulosclerose segmentar e focal.

SÍNDROME NEFRÓTICA

Histopatológico

A biopsia renal é indicada na presença de qualquer um dos seguintes fatores:
- Hematúria macroscópica
- Longo período de proteinúria patológica
- Insuficiência renal persistente
- Hipertensão arterial sistêmica grave
- Complemento sérico baixo
- Menores de 1 ano e maiores de 12 anos
- Antes e durante tratamento com ciclosporina
- Possibilidade de etiologia secundária.

■ Tratamento

Aspectos gerais

O tratamento da síndrome nefrótica secundária, primeira infância/congênita e genética/sindromática é direcionado para cada caso específico. Existem muitos protocolos para a terapia da síndrome nefrótica idiopática, mas, em 2012, o KDIGO (*Kidney Disease Improving Global Outcome*) estabeleceu orientação para uniformizar a conduta. Semelhante ao postulado anteriormente, desde a década de 1960, pela ISKDC (International Society of Kidney Diseases in Children), a resposta à corticoterapia é o guia para o adequado acompanhamento destes pacientes. Ela é classificada da seguinte maneira:
- Remissão clínica e bioquímica: quando ocorre redução da proteinúria para menos de 4 mg/m^2/SC/h por 3 dias consecutivos, acompanhada por aumento de diurese e desaparecimento do edema
- Remissão clínica: quando existe o desaparecimento do edema e o aumento da diurese, porém, com a persistência da proteinúria
- Recidiva: quando ocorre reaparecimento da proteinúria de mais de 40 mg/m^2 de área de superfície corporal/h ou 50 mg/kg/dia durante 3 dias consecutivos
- Recidivas frequentes: quando surgem 2 ou mais recidivas em 6 meses da resposta inicial ou 4 ou mais recidivas em 1 ano
- Corticossensibilidade: quando a diurese aumenta nos primeiros 7 dias de uso do corticosteroide e o paciente apresenta-se sem proteinúria e sem edema após a quarta semana (no máximo até a sexta semana)
- Corticodependente: quando se consegue a remissão, porém ocorre a recidiva durante a corticoterapia ou em 2 semanas após a suspensão do medicamento
- Corticorresistente: quando não ocorreu a reversão da proteinúria com 4 a 6 semanas de corticoterapia.

Fármacos

O KDIGO estabelece como opções de farmacoterapia específica para síndrome nefrótica idiopática em pediatria, de acordo com a situação clínica, as condutas descritas no Quadro 119.4.

Outras intervenções

O tratamento inespecífico tem o objetivo de estabelecer condições para que a criança obtenha alívio dos sintomas de maneira mais rápida quando estes forem de maior intensidade e para que haja segurança no início da imunossupressão (não isentos de paraefeitos). Antes da corticoterapia, certificar-se de que o paciente tenha ou não o diagnóstico de diabetes, colonização/infecção intestinal por *Strongyloides vermicularis* ou tenha critérios para o diagnóstico de tuberculose.

A dieta, geralmente, não precisa ter restrição volumétrica ou proteica, mas com quantidade máxima de sal de 1 a 2 g/dia na fase edematosa. A restrição de gordura geralmente também não se faz necessária.

O uso de diuréticos para controle de edema pode ser empregado até o momento da efetiva atuação do corticosteroide (início da ação ocorre entre 7 e 10 dias da terapia) naqueles com ganho ponderal significativo. As opções são:
- Hidroclorotiazida: 1 a 5 mg/kg/dia
- Espironolactona: 2 a 3 mg/kg/dia
- Furosemida: 1 a 6 mg/kg/dia
- Amilorida: 0,5 a 0,7 mg/kg/dia.

A infusão de albumina humana a 20%, 1 a 2 g/kg/dia, na recidiva da doença, tem papel importante quando há derrames cavitários que dificultem a mecânica respiratória ou que mantenham o paciente restrito ao leito e grande volume de escroto nos meninos, peritonites, choque (se rapidamente disponível no setor) e como adjuvante aos diuréticos se resistência aos mesmos pois aumenta a oferta tubular dos mesmos quando ligados à albumina humana.

■ Complicações

As complicações da doença e de sua terapia são citadas no Quadro 119.5.

Os fatores de risco para tromboembolia nos pacientes nefróticos são: crianças maiores de 12 anos, eventos tromboembólicos prévios e magnitude de proteinúria (fator de maior impacto)/albumina sérica menor do que 2 a 2,5 g/ℓ. O tratamento profilático é ponto de discussão, mas sugere-se anticoagulação até a resolução dos fatores de risco. O tratamento nos pacientes com o evento estabelecido deve durar, pelo menos, 3 meses. Utiliza-se varfarina ou heparina de baixo peso molecular.

O uso de estatinas não está estabelecido na população pediátrica naqueles com síndrome nefrótica que têm como complicação a dislipidemia. A média de redução de colesterol é de 40% do nível basal e 44% do patamar de triglicerídios séricos em um período variável de 2 a 6 meses do início da terapia.

■ Prognóstico

O prognóstico depende da resposta à corticoterapia, sendo os resistentes de pior desfecho. Ademais, os negros e aqueles que têm primodescompensação com mais idade também aumentam a chance de insuficiência renal crônica pela maior associação com esclerose segmentar e focal. As nefroses congênitas, de primeira infância e genéticas predizem má evolução pois raramente respondem à terapia e elevam o risco de doença renal em estágio terminal. Os pacientes corticossensíveis têm risco de recorrência de 80 a 90% e aproximadamente 35% destes evoluem para padrão de dependência do corticosteroide.

| QUADRO 119.4 | Farmacoterapia da síndrome nefrótica idiopática segundo o protocolo do KDIGO. |

Síndrome nefrótica idiopática corticossensível

- Prednisona/prednisolona por pelo menos 12 semanas
- Dose de 2 mg/kg/dia (60 mg/m^2/dia) contínua 1 vez/dia durante 4 a 6 semanas (máx. 60 mg/dia)
- Após, 1,5 mg/kg/dia (40 mg/m^2/dia) 1 vez/dia em dias alternados com redução gradual de dose por 2 a 5 meses até suspensão

Síndrome nefrótica idiopática corticossensível com recidivas infrequentes

- Prednisona/prednisolona: 2 mg/kg/dia (60 mg/m^2/dia) no máx. de 60 mg/dia contínuos até remissão, por pelo menos 3 dias
- Após, dose de 1,5 mg/kg/dia (40 mg/m^2/dia) no máx. 40 mg/dia alternados até retirada por pelo menos 4 semanas

Síndrome nefrótica idiopática corticossensível com recidivas frequentes/corticodependente – Plano 1

- Prednisona/prednisolona: 2 mg/kg/dia (60 mg/m^2/dia) no máx. 60 mg/dia contínuos até remissão, por pelo menos 3 dias
- Após, dose de 1,5 mg/kg/dia (40 mg/m^2/dia) no máximo de 40 mg/dia alternados por pelo menos 3 meses na dose mínima que mantenha remissão sem maiores efeitos colaterais
- Nos infectados, passar dose alternada para contínua até resolução do quadro infeccioso

Síndrome nefrótica idiopática corticossensível com recidivas frequentes/corticodependente – Plano 2

- Ciclofosfamida 2 mg/kg/dia VO por 8 a 12 semanas (dose acumulada: 168 mg/kg). Não começar até alcançar remissão com uso de corticosteroide. Aumentar ingestão hídrica diária a fim de prevenir a cistite hemorrágica. Sem diferença com uso intravenoso de 1 pulso mensal por 6 meses em um período de 1 a 2 anos
- Alternativa: clorambucila 0,1 a 0,2 mg/kg/dia durante 8 semanas (dose acumulada: 11,2 mg/kg)
- Maior efetividade nas crianças com recidivas frequentes (diminui número de recidivas em 72% em 2 anos e 36% em 5 anos)
- Não se deve repetir o ciclo com agentes alquilantes

Síndrome nefrótica idiopática corticossensível com recidivas frequentes/corticodependente – Plano 3

- Levamisol: 2,5 mg/kg/dia alternados por pelo menos 12 meses (após a suspensão, maior chance de recidiva)
- Ciclosporina: 4 a 5 mg/kg/dia a cada 12 h ou tacrolimo 0,1 mg/kg/dia a cada 12 h por pelo menos 12 meses. Utiliza-se o último se efeitos estéticos da ciclosporina forem inaceitáveis. Estratégia para diminuir a dose de ciclosporina: associação com cetoconazol
- Micofenolato de mofetila: 1.200 mg/m^2/dia a cada 12 h por pelo menos 12 meses
- Rituximabe: ponderar efeitos colaterais como febre, vômito, *rash* cutâneo, fibrose pulmonar e infecção por *Pneumocystis jirovecii*
- Azatioprina e mizoribina: não

Síndrome nefrótica idiopática corticorresistente

- Ciclosporina: 4 a 5 mg/kg/dia a cada 12 h ou tacrolimo 0,1 mg/kg/dia a cada 12 h por pelo menos 12 meses. Utiliza-se o último se efeitos estéticos da ciclosporina forem inaceitáveis. Sugerida associação com baixas doses de corticosteroide. Se não atingir remissão ou remissão parcial em 6 meses, suspender
- Recomendado tratamento com inibidores da enzima conversora de angiotensina ou bloqueadores do receptor de angiotensina. Enalapril: 0,2 mg/kg → redução de 33% na proteinúria e na dose de 0,6 mg/kg → redução de 52% na proteinúria
- Se a ciclosporina for ineficaz, micofenolato de mofetila, altas doses de prednisona ou combinação dos 2 fármacos

| QUADRO 119.5 | Complicações da síndrome nefrótica e do seu tratamento. |

Complicações	Causas mais frequentes
Infecção	Infecção de vias respiratórias superiores/inferiores, celulite (*Staphylococcus*) e peritonite (*Streptococcus*)
Eventos tromboembólicos	Trombose venosa profunda, acidente vascular encefálico isquêmico, tromboembolismo pulmonar, trombose de veia renal e cateteres centrais
Lesão renal aguda/insuficiência renal crônica	Depleção de volume intravascular, necrose tubular aguda, trombose de veia renal, necrose cortical aguda e edema renal intersticial
Relacionadas ao tratamento	Hipertensão, catarata, glaucoma, desmineralização óssea, cistite hemorrágica, leucopenia, aumento do risco de malignidades, hipertrofia gengival, diabetes, hipertricose, cefaleia, nefrite intersticial, diarreia e falência adrenal aguda
Nutricionais/eletrolíticas	Déficit de crescimento, hiponatremia/pseudo-hiponatremia, dislipidemia e anemia

Bibliografia

Büscher AK, Weber S. The podocytopathies. European Journal of Pediatrics. 2012; 171:1151-60.

Doucet A, Favre g, Deschênes G. Molecular mechanism of edema formation in nephrotic syndrome: therapeutic implications. Pediatric Nephrology. 2007; 22:1983-90.

Hodson E, Alexander S. Evaluation and management of steroid-sensitive nephrotic syndrome. Curent Opinion in Pediatrics. 2008; 20:145-50.

Jalanko H. Congenital nephrotic syndrome. Pediatric Nephrology. 2009; 24:2121-8.

Lombel RM, Gipson DS, Hodson EM. Treatment of steroid-sensitive nephrotic syndrome: new guidelines from KDIGO. Pediatric Nephrology. 2013; 28:415-26.

Rheault MN. Nephrotic and nephritic syndrome in the newborn. Clinics in Perinatology. 2014; 41:605-18.

NEFROLOGIA

120 SÍNDROME HEMOLÍTICO-URÊMICA

Simone Collopy

■ Introdução

A síndrome hemolítico-urêmica (SHU) refere-se à tríade composta por anemia hemolítica não imune, plaquetopenia e lesão renal aguda (LRA).

Essas características clínicas fazem parte das chamadas microangiopatias trombóticas (MATs) – um grupo heterogêneo de doenças que têm em comum a lesão endotelial disseminada e a formação de microtrombos como principais mecanismos patológicos. Púrpura trombocitopênica trombótica (PTT), SHU típica e SHU atípica são as principais MATs a serem reconhecidas e diferenciadas.

■ Classificação

Desde sua primeira descrição em 1955, por Gasser *et al.*, muito se avançou no diagnóstico dessa síndrome. A descoberta de novas etiologias, especialmente as não infecciosas, levou à revisão da antiga distinção de SHU em típica e atípica baseada somente na presença de diarreia. Como não há consenso quanto à terminologia (Quadro 120.1), é possível encontrar diferentes classificações na literatura.

■ Epidemiologia

A causa mais comum de SHU na infância é a infecção por bactérias produtoras de Shiga toxina (verotoxina), em geral *Escherichia coli* êntero-hemorrágica (EHEC, sigla em inglês), *Shigella dysenteriae* tipo 1 e, mais raramente, *Citrobacter freundii*. A incidência anual de SHU por *E. coli*, produtora de Shiga toxina (STEC-SHU, sigla em inglês), é por volta de 2/100.000 em adultos e 6,1/100.000 em crianças, com faixa etária prevalente de 1 a 5 anos. A maioria dos casos é esporádica.

Uma causa infecciosa rara (5%), porém relevante na população pediátrica, é o *Streptococcus pneumoniae*. Crianças menores de 2 anos habitualmente são as mais acometidas. Outros agentes infecciosos, como vírus e bactérias não produtoras de verotoxina, aparecem em menor grau.

Apresentação clínica no primeiro ano de vida, especialmente no período neonatal, com evolução fulminante, é típica de SHU por defeito no metabolismo da cobalamina. Formas tardias com manifestações clínicas variadas e cursos subagudos são relatadas em menor frequência.

Não há dados precisos sobre a incidência das formas atípicas, sejam as secundárias ou as relacionadas à desregulação do sistema complemento. Nos EUA, estima-se uma incidência de 1 a 2 casos/milhão de habitantes entre 0 e 18 anos. Agências europeias, por sua vez, calculam uma prevalência de 3,3 pacientes por milhão de habitantes/ano em menores de 18 anos.

■ Etiologia

Cerca de 90% dos casos de SHU são as chamadas típicas (D+) por *E. coli* produtora de Shiga toxina (STEC). Aproximadamente 15% das diarreias por STEC complicam-se com SHU, cuja mortalidade é menor que 5%. Nos EUA e na Europa, o sorotipo mais encontrado na STEC-SHU é a *E. coli* O157:H7. Em 2011, houve um grande surto na

QUADRO 120.1	Classificação da síndrome hemolítico-urêmica (SHU).
Termo	**Definição**
SHU D+	SHU com pródromo de diarreia até 2 semanas antes do diagnóstico, geralmente por bactérias produtoras da toxina Shiga
SHU típica	Muitas vezes usada como sinônimo de SHU D+. Alguns incluem, excepcionalmente, a SHU por *Streptococcus pneumoniae* nessa categoria
SHU atípica ou D–	Qualquer apresentação clínica que não seja SHU D+. Há tendência a associá-la a SHU por desregulação do complemento
SHU secundária	SHU não desencadeada por diarreia. Geralmente atribuída a medicamentos, doenças ou alterações metabólicas
SHU recorrente	Recidiva de pelo menos uma das alterações laboratoriais da SHU após normalização dos parâmetros hematológicos de um episódio prévio. Normalmente sinaliza lesão renal iminente ou presente. Fortemente associada a fator de risco genético ou autoimune
SHU familiar	SHU atípica ligada a fator de risco genético. Deve ser diferenciada da SHU D+ sincrônica que acomete vários membros de uma mesma família ao mesmo tempo

Alemanha pela cepa O104:H4. Diferentemente dos pacientes adultos, a população pediátrica afetada apresentou mesmas morbimortalidade e evolução clínica já descritas na literatura.

A SHU causada por *Shigella dysenteriae* tipo 1 geralmente ocorre em áreas endêmicas, em regiões tropicais e países em desenvolvimento. Apresenta taxas de morbimortalidade mais altas que as STEC-SHU.

O *Streptococcus pneumoniae* complica-se com SHU em menos de 1% dos casos. Geralmente está relacionada com acometimentos renal e hematológico mais graves. A necessidade de terapia dialítica e a taxa de mortalidade também são mais altas do que na STEC-SHU.

Há relatos de SHU por diversos agentes infecciosos, assim como por diferentes doenças e substâncias, porém não há dados suficientes que determinem se seriam a causa primária ou funcionariam como gatilho de um mecanismo fisiopatológico alternativo, por exemplo, via complemento. Uma breve lista pode ser encontrada no Quadro 120.2. A deficiência no metabolismo da cobalamina é uma causa rara e bem estabelecida de SHU que deve ser considerada principalmente nas formas sem diarreia.

A SHU atípica (SHUa) relacionada com a desregulação na ativação da via alternativa do complemento vem ganhando destaque ultimamente devido à introdução de uma nova forma de tratamento, com uso de eculizumabe, e a importância na sua diferenciação da PTT. As mutações mais comuns são: fator H (FH) – 24 a 27%; MCP (proteína cofator de membrana) – 5 a 9%; fator I (FI) – 4 a 8%; C3 – 2 a 8%; anticorpo anti-FH – 1 a 4%. Mutações combinadas podem ser encontradas em até 4%, segundo uma coorte francesa. É importante destacar que, em até 54% dos casos, nenhuma mutação é identificada.

■ Fisiopatologia

A fisiopatologia da SHU varia de acordo com a etiologia ou o distúrbio clínico associado, conforme a seguir.

SHU típica – D+. As STECs produzem dois tipos de toxina: Shiga toxina (ST) 1 e Shiga toxina 2. Sabe-se que para o desenvolvimento de SHU é obrigatória a presença de, pelo menos, ST 2. Após contato com a mucosa intestinal, a STEC produz destruição das microvilosidades intestinais e inflamação colônica. Em seguida, há liberação de ST para a corrente sanguínea provavelmente por via transcelular. A verotoxina é então internalizada pela célula via ligação a receptores GB-3, promovendo inibição da síntese proteica e apoptose como principais mecanismos de morte celular. Sabe-se que alguns órgãos têm maior expressão de receptores GB-3, como rins, intestino e sistema nervoso central (SNC). A taxa de absorção da ST pelo trato gastrintestinal tem papel importante no desenvolvimento de SHU.

O endotélio lesado, resultado da ação da verotoxina, passa então de seu estado normal tromborresistente para trombogênico, com posterior agregação plaquetária e formação de microtrombos. A passagem de glóbulos vermelhos pelo vaso com lúmen reduzido provoca lesão de cisalhamento, com consequente destruição de hemácias e progressão da formação do trombo. É importante ressaltar que esse é o mecanismo fisiopatológico final de todas as MATs e que ocorre na microvasculatura, por isso trata-se de um acometimento disseminado. Como resultado, temos plaquetopenia, anemia hemolítica e lesão isquêmica do órgão afetado – no caso do rim, insuficiência renal (em graus variados), completando a tríade de SHU.

SHU por *Streptococcus pneumoniae*. O pneumococo invasivo produz neuraminidase que cliva resíduos de ácido

---

QUADRO 120.2 — Etiologias da síndrome hemolítico-urêmica e distúrbios associados.

Etiologia conhecida	Associação clínica – etiologia desconhecida
■ Infecciosa 　○ Bactérias produtoras de verotoxina: *E. coli* êntero-hemorrágica; *Shigella dysenteriae* tipo 1, *Citrobacter* 　○ Bactérias produtoras de neuraminidase: *Streptococcus pneumoniae* ■ Doenças associadas à desregulação do complemento 　○ Doenças genéticas da regulação do complemento 　○ Doenças adquiridas da regulação do complemento (p. ex., anticorpo antifator H) ■ Deficiência do metabolismo da cobalamina ■ Induzida por quinino	■ Bactérias não produtoras de Shiga toxina: *Bordetella pertussis*, *Haemophilus influenzae*, *Fusobacterium necrophorum*, *Campylobacter upsaliensis*, *Clostridium difficile* ■ Vírus: HIV, varicela, CMV, influenza H1/N1, hepatites A e C, coxsackie B, EBV, dengue, HHV6, parvovírus B19, norovírus ■ Parasitas: *Plasmodium falciparum*, *Entamoeba histolytica* ■ Câncer: mama, ovário, estômago, cólon, pulmão, pâncreas, linfoma ■ Quimioterapia: vincristina, cisplatina, gencitabina, mitomicina-C ■ Irradiação ionizante ■ Drogas psicoativas: heroína, cocaína, *ecstasy* ■ Medicamentos: ciprofloxacino, clopidogrel, ticlopidina, interferona, valaciclovir ■ Inibidores da calcineurina: tacrolimo, ciclosporina ■ Inibidores de mTor: sirolimo, everolimo ■ Gravidez; síndrome HELLP e contraceptivos orais ■ Lúpus eritematoso sistêmico, síndrome de anticorpos antifosfolipídio, esclerodermia, dermatomiosite ■ Transplante: órgãos sólidos, medula óssea ■ Glomerulopatia, fator nefrítico C3 ■ Familiar (não inclusa acima) ■ Pancreatite ■ Indeterminada

CMV: citomegalovírus; EBV: vírus Epstein-Barr; HHV6: herpes-vírus humano tipo 6; HIV: vírus da imunodeficiência humana.

siálico de várias glicoproteínas, expondo na superfície de hemácias, plaquetas e endotélio o antígeno de Thomsen-Friedenreich (antígeno T). A interação de anticorpos antiantígeno T circulantes com tais antígenos precipita o processo de anemia hemolítica, trombocitopenia e lesão na microvasculatura característica da SHU. Nesse caso, o teste de Coombs é positivo.

SHU mediada por complemento. Essa forma de SHUa resulta da função anormal da via alternativa do complemento. O sistema complemento, essencial à imunidade inata, é composto por 3 vias: clássica, lecitina e alternativa. Sua ativação tem como objetivo a formação do complexo de ataque à membrana (CAM) e de várias anafilatoxinas. Os produtos finais da via alternativa incluem duas importantes anafilatoxinas (C3a e C5a) e o complexo C5b-C9 (CAM).

Após a clivagem de C3 em C3a e C3b, C3b liga-se a Bb (produto da clivagem do fator B) para formar C3 convertase, gerando uma alça de amplificação e mais C3b. Novos fragmentos de C3b se ligam a C3 convertase, formando C5 convertase que cliva C5 em C5a e C5b. Este último liga-se a C6, C7, C8 e C9, formando o CAM.

A ativação descontrolada da cascata do complemento é impedida pela presença de proteínas regulatórias: FH (cofator da inativação de C3b pelo FI); FI (uma serina protease plasmática que inativa C3b); MCP (uma glicoproteína não circulante com atividade de cofator); trombomodulina (proteína celular endotelial com funções anticomplemento, anticoagulante e anti-inflamatória). A SHUa resulta de mutações em genes que levam a perda de função das proteínas reguladoras ou ganho de função de genes efetores (C3 e fator B).

SHU por defeito no metabolismo da cobalamina. É uma doença autossômica recessiva ligada ao erro inato do metabolismo da cobalamina C. Defeito nessa via afeta a conversão da cobalamina em seus dois metabólitos ativos (metilcobalamina e adenosilcobalamina), que atuam como cofatores em dois processos enzimáticos: conversão de ácido metilmalônico CoA em ácido succínico CoA; e de homocisteína em metionina. Como resultado final, temos acidemia metilmalônica e hiper-homocisteinemia. A homocisteína modifica as propriedades antitrombóticas do endotélio vascular em detrimento da inibição da agregação plaquetária mediada por oxido nítrico, e induz a expressão de fatores procoagulantes.

SHU por quinino. Demonstrou-se a presença de anticorpos que reconhecem diferentes epítopos de glicoproteínas em plaquetas, hemácias e leucócitos. Essa interação é quininodependente, sugerindo a formação de um neoantígeno.

■ Quadro clínico

SHU típica – D+. Os primeiros sintomas começam entre 1 e 8 dias (média de 3 a 4 dias) após exposição à STEC, via fecal-oral (ingestão de alimentos malcozidos; leite não pasteurizado; pessoa-pessoa). Diarreia líquida, dor e distensão abdominais, vômito e febre (eventual) marcam o início da doença. Aproximadamente 3 dias depois, a diarreia torna-se sanguinolenta em 85% dos casos. A SHU desenvolve-se quando o quadro diarreico começa a melhorar, 2 a 14 dias (média de 5 a 7 dias) após o início dos sintomas gastrintestinais. Palidez e redução do debito urinário podem ser decorrentes de desidratação ou da SHU.

Em geral, a *Shigella dysenteriae* tipo 1 associa-se a disenteria grave e choque hipovolêmico.

SHU por *Streptococcus pneumoniae*. Ocorrem infecções graves pelo pneumococo, como meningite, sepse ou pneumonia com empiema. Os achados laboratoriais indicam o quadro no decorrer da doença.

SHUa mediada por complemento. Frequentemente, tem início súbito com sintomas inespecíficos como fadiga e anorexia. Infecções respiratórias ou gastrintestinais são comumente relatadas na anamnese dirigida.

SHU por defeito no metabolismo da cobalamina. As manifestações clínicas nos primeiros meses de vida geralmente são: retardo do desenvolvimento pôndero-estatural; dificuldade de aceitação alimentar; vômito. Rápida deterioração do estado clínico ocorre por acidose metabólica, desidratação, sangramento intestinal, anemia grave, insuficiências hepática e renal e convulsões. Formas tardias têm caráter mais indolente e podem se manifestar também como síndrome nefrótica ou nefrítica. Acometimentos extrarrenais (p. ex., hipertensão pulmonar primária ou epilepsia/retardo mental) podem anteceder, em meses ou anos, a SHU.

SHU por quinino. O padrão clássico é de início abrupto com calafrios, mialgia, vômito e oligúria imediatamente após a exposição ao quinino. A anemia normalmente é leve.

Manifestações renais comuns a todas as formas de SHU. Edema, hipertensão arterial sistêmica (HAS), oligoanúria, hematúria, graus variados de insuficiência renal.

Manifestações extrarrenais comuns a todas as formas de SHU. São as seguintes:
- SNC: letargia, irritabilidade, convulsões. Em casos mais graves, paresias, coma e edema cerebral
- Gastrintestinais: megacólon tóxico, perfuração intestinal, litíase biliar (cálculos de bilirrubina), pancreatite (aumento de enzimas pancreáticas), intolerância a glicose, diabetes melito insulinodependente, hepatite (aumento de enzimas hepáticas), insuficiência hepática
- Cardíacas: miocardite, isquemia miocárdica (aumento de enzimas cardíacas)
- Rabdomiólise (rara).

■ Diagnóstico

Laboratorial

Os achados laboratoriais gerais podem incluir:
- Anemia hemolítica não imune: presença de esquizócitos; reticulocitose; macrocitose; policromasia; aumento de LDH (lactato desidrogenase) e bilirrubinas; teste de Coombs direto negativo; redução de haptoglobina plasmática
- Trombocitopenia (< 150.000/mm^3): é variável e transitória (até 20% dos casos de SHUa não têm plaquetopenia)
- Fibrinogênio, fatores de coagulação, tempo de atividade de protrombina (TP) e tempo de tromboplastina parcial (PTT) são normais

- D-dímero, ativador do plasminogênio tecidual e inibidor do ativador do plasminogênio tipo 1 (PAI-1) estão aumentados, refletindo aumento na formação de trombos
- Aumento de creatinina e ureia séricos
- Aumento (variável e transitório) de enzimas hepáticas e pancreáticas; troponina; CK-MB; CPK
- Leucocitose (> 20.000/mm^3) e hematócrito elevado (> 30%) estão relacionados com pior prognóstico e maior risco de morte – possivelmente refletem um insulto toxêmico mais grave e hemoconcentração (por desidratação).

Existem também achados laboratoriais específicos para a etiologia ou distúrbio associado, a saber:
- SHU D+: fezes – cultura; pesquisa de verotoxina (método: *polymerase chain reaction* – PCR)
- *Streptococcus pneumoniae*: cultura de sangue, liquor e líquido pleural conforme indicado; Coombs direto positivo
- Sorologias: HIV, influenza, CMV, EBV, dengue, herpes, parvovírus, conforme quadro clínico adjacente no caso de SHU secundária
- SHUa: níveis séricos de C3, C4, fatores H e I; pesquisa de anticorpo antifator H (método ELISA); pesquisa de mutação genética (FH, FI, MCP), em casos selecionados
- PTT: atividade plasmática de ADAMTS 13 (< 5%)
- Distúrbio do metabolismo da cobalamina: homocisteína e ácido metilmalônico no plasma e na urina
- Gravidez; síndrome HELLP: teste de gravidez; enzimas hepáticas
- Outros: autoanticorpos; FAN; anti-DNA; anticoagulante lúpico; anticorpo antifosfolipídio; perfil de trombofilia.

Por imagem

Nos casos de acometimento do SNC, deve-se solicitar tomografia computadorizada (TC) ou ressonância magnética (RM) de crânio em busca de alterações causadas pela Shiga toxina ou, mais raramente, sangramento intracraniano secundário à plaquetopenia. Na SHU típica, todas as estruturas do SNC podem ser afetadas na RM, sem padrão específico. No caso de SHUa, o acometimento mais comum é da substância branca, seguida de núcleos da base.

Em caso de aumento de enzimas pancreáticas, ultrassom ou TC abdominal (edema de pâncreas).

Histopatológico

Não há necessidade de biopsia renal para confirmação diagnóstica. Mesmo em casos de dúvida, raramente é realizada devido a trombocitopenia e eventual HAS.

Na fase aguda da SHU, observam-se no rim: lesão microvascular com depósito de microtrombos, proliferação da íntima, endotélio glomerular edematoso e infiltrado de células inflamatórias. Os demais órgãos afetados apresentam lesões semelhantes.

■ Diagnóstico diferencial

O grande diagnóstico diferencial faz-se com púrpura trombocitopênica trombótica (PTT). PTT se deve à deficiência (genética ou adquirida) de atividade da protease responsável pela clivagem do fator de von Willebrand chamada ADAMTS 13.

Hipertensão arterial maligna, sepse grave e coagulação intravascular disseminada (CIVD) são entidades que podem confundir o diagnóstico inicial, porém a fisiopatologia e a evolução clínica logo as diferenciam das demais. No caso de CIVD, por exemplo, há consumo dos fatores de coagulação circulantes, o que habitualmente não ocorre na SHU – exceto nos casos por *Streptococcus pneumoniae* e *Shigella dysenteriae* tipo 1.

■ Tratamento

Medidas gerais

Não há tratamento específico para STEC-SHU, apenas suporte clínico. Um terço a metade dos pacientes precisará de tratamento dialítico. Aqueles que se apresentam à hospitalização com desidratação, especialmente os oligoanúricos, têm maior chance de sequelas crônicas, distúrbios acidobásicos e eletrolíticos, além de maior dependência de diálise.

O manejo geral para insuficiência renal aguda inclui adequada reposição de volume e eletrólitos, terapia anti-hipertensiva e suporte dialítico quando houver falha no tratamento conservador.

Fármacos

O tratamento padrão-ouro atual para SHUa mediada por complemento é o eculizumabe – um anticorpo monoclonal anti-C5, que bloqueia a formação do complexo de ataque à membrana e a retroalimentação da via alternativa da cascata do complemento. Caso haja dúvida entre PTT e SHUa, o paciente deve iniciar o tratamento com plasmaférese até que o diagnóstico seja esclarecido. Deve-se salientar que caso haja forte suspeita clínica de SHUa, o tratamento com eculizumabe não deve esperar o resultado do teste de atividade da ADAMTS 13 para ser instituído.

Como os pacientes em uso regular de eculizumabe estão sob maior risco de infecções por germes encapsulados, recomenda-se vacinação contra meningococo e pneumococo, de preferência antes do início da terapia, além de profilaxia com antibiótico. Penicilina V oral, amoxicilina e amoxicilina-clavulanato estão entre as opções mais usadas. Seu uso é por tempo indeterminado.

O uso de agentes antimotilidade intestinal não é recomendado pois contribui para a retenção de Shiga toxina no cólon, aumentando sua absorção. Já a introdução de antibioticoterapia é controversa. É prudente evitar o uso a menos que haja indicações não diarreicas (como, por exemplo, sepse grave). Estudos *in vitro* mostraram que antibióticos promovem produção e liberação de Shiga toxina pela *E. coli*.

Outras intervenções

Transfusões de concentrado de hemácias e, especialmente, plaquetas devem ser evitadas, pois há risco de que contribuam para a formação de microtrombos e isquemia tecidual. Geralmente crianças com níveis de hemoglobina entre 5 e 6 g/dℓ precisarão de transfusão de hemácias. Há estudos que indicam o uso precoce de terapia com eritropoetina para atenuar a anemia e reduzir o número de transfusões.

Nos casos de SHU secundária, deve-se eliminar a exposição ao agente causador identificado, se possível.

■ Complicações

Aproximadamente 12% dos pacientes com STEC-SHU evoluem com doença renal terminal e 25% dos sobreviventes apresentam algum tipo de sequela renal. O tempo de anúria e de necessidade de diálise tem relação com pior prognostico. HAS é a sequela mais comum naqueles que recuperam a função renal. Proteinúria e microalbuminúria estão associadas a maior risco de complicações renais tardias. SHUa apresentava prognóstico sombrio na era pré-eculizumabe, com taxas de mortalidade e evolução para doença renal terminal maiores que na SHU típica, além de inúmeros episódios de recorrência. Estudos recentes mostram que com o uso de eculizumabe a taxa de recidiva caiu de 90% para até 20% no primeiro ano. Sabe-se que o tipo de mutação tem relação direta com o prognóstico, independentemente da instituição precoce de terapia adequada.

As complicações extrarrenais incluem: estenose colônica, calculose biliar (essas geralmente aparecem após recuperação da SHU); diabetes melito (devido à redução de função das células beta pancreáticas). Os eventos neurológicos agudos não costumam deixar sequelas.

■ Prevenção

Não existe um tratamento específico que previna a ocorrência de SHU naqueles com diarreia invasiva. A hidratação adequada no período diarreico, antes do início da SHU, tem mais efeito nefroprotetor do que a expansão volêmica uma vez estabelecida a síndrome.

NÃO ESQUEÇA

- Tríade de SHU: anemia hemolítica não imune, trombocitopenia e lesão renal aguda
- Características da anemia: esquizocitose, reticulocitose, aumento de LDH e bilirrubinas, redução de haptoglobina e Coombs direto negativo

---

- Reposição volêmica adequada na fase diarreica (pré-SHU) e na admissão hospitalar, em caso de desidratação, associa-se a melhor prognóstico
- Controle regular de hematócrito/hemoglobina, plaquetas, função renal e LDH, além de eletrólitos e gasometria durante a fase aguda da SHU. Intervalos de 1 a 2 dias ou conforme quadro clínico
- Evite o uso de antidiarreicos. Transfusões de hemácias e, principalmente, plaquetas devem ser criteriosas e evitadas. Uso de antibioticoterapia no período de SHU é controverso e deve ser avaliado junto com o quadro clínico
- O principal diagnóstico diferencial de SHUa se faz com PTT. Em caso de dúvida, iniciar plasmaférese
- Eculizumabe está indicado no tratamento de pacientes com SHUa mediada por complemento e seu uso precoce determina melhor prognóstico.

■ Bibliografia

Avner ED et al. Pediatric nephrology. Textbook. 7. ed. 2016. Chap. 47. p. 1489-522.

Balestracci A, Martin SM, Toledo I et al. Dehydration at admission increased the need for dialysis in hemolytic uremic syndrome children. Pediatric Nephrology. 2012; 27:1407-10.

Besbas N; Karpman D; Landau D et al. A classification of hemolytic uremic syndrome and thrombotic thrombocytopenic purpura and related disorders. Kidney International 2006; 70:423-31.

Campistol JM, Arias M, Ariceta G et al. An update for atypical haemolytic uraemic syndrome: diagnosis and treatment. A consensus document. Nefrologia. 2013; 33:27-45.

Gasser C, Gautier E, Steck A et al. Hemolytic-uremic syndrome: bilateral necrosis of the renal cortex in awte acquired hemolytic anemia Schweiz Med Wochenschr. 1955; 85(38-9):905-9.

Laurence J. Atypical hemolytic uremic syndrome (aHUS): making the diagnosis. Clinical Advances in Hematology & Oncology. 2012; 10(10):supplement 17.

Laurence J. Atypical hemolytic uremic syndrome (aHUS): treating the patient. Clinical Advances in Hematology & Oncology. 2013; 11(10):supplement 15.

Menni F, Testa S, Guez S et al. Neonatal atypical hemolytic uremic syndrome due to methylmalonic aciduria and homocystinuria. Pediatric Nephrology. 2012; 27:1401-7.

Sharma AP, Greenberg CR, Prasad AN et al. Hemolytic uremic syndrome (HUS) secondary to cobalamin C (cblC) disorder. Pediatric Nephrology. 2007; 22:2097-103.

Picard C et al. Pathophysiology and treatment of typical and atypical hemolytic uremic syndrome. Pathol Biol. (Paris) 2015; 63(3):136-43.

121 INJÚRIA RENAL AGUDA

Vinicius Martins de Sá

■ Introdução

A outrora chamada insuficiência renal aguda atualmente denomina-se injúria renal aguda (AKI, em inglês).

Existem, aproximadamente, 35 definições diferentes de AKI, o que dificulta a uniformização do raciocínio clínico e terapêutico. De maneira geral, podemos caracterizá-la como a perda abrupta e prolongada (horas até semanas) da função renal, na maioria dos casos de forma reversível.

■ Classificação

Em 2004, a *Acute Dialysis Quality Initiative* (ADQI) publicou os critérios para AKI (sigla RIFLE). Em 2007, estes foram adaptados para a faixa etária pediátrica (sigla pRIFLE, Quadro 121.1). Ademais, outros grupos definiram parâmetros para AKI.

A *Acute Kidney Injury Network* (AKIN) bem como o *Kidney Disease Improving Global Outcome* (KDIGO) propuseram uma classificação em 3 estágios, respectivamente, em 2006 e 2012.

A classificação da ADQI (Quadro 121.2) é a mais sensível, e a do KDIGO (Quadro 121.3), a mais específica para caracterizar a injúria renal aguda. Os marcadores utilizados para todos os anteriores são creatinina sérica/depuração creatinina (avaliação com intervalo de 7 dias para depuração de creatinina e, se não conhecido, utilizar o valor de 100 mℓ/min, e avaliação com intervalo de 48 horas para elevação de creatinina sérica) e débito urinário pois refletem a função renal.

Na tentativa de maior precocidade no diagnóstico, os marcadores de dano renal podem elevar-se em até 48 horas antes da elevação da creatinina. Os mais estudados são: NGAL (lipocalina associada à gelatinase dos neutrófilos humanos) sérica e urinária, KIM-1 (molécula de injúria renal 1), interleucina 18 urinária e L-FABD (proteína hepática de ligação a ácidos graxos).

■ Epidemiologia

Até o momento, não há estudos epidemiológicos utilizando uma definição estabelecida de AKI na população pediátrica. As causas de AKI por insultos hipóxico-isquêmicos e nefrotóxicos provavelmente são mais frequentes nos neonatos, lactentes e adolescentes. As crianças internadas têm maior probabilidade de desenvolver injúria renal, especialmente no pós-operatório de cirurgia cardíaca e as submetidas a transplante de medula óssea. A incidência nesta população é de 20%; e mais de 40% dos casos são de fundo iatrogênico. Em unidades de tratamento intensivo, a sepse é a principal causa de dano renal e ocorre em 60% das crianças nesta condição. Nos países em desenvolvimento, a depleção de volume é a causa mais comum de AKI. Nos neonatos, a incidência é elevada quando se identificam asfixia grave,

QUADRO 121.1	Classificação da injúria renal aguda segundo a *Acute Dialysis Quality Initiative* (ADQI).	
Classe	**Depuração de creatinina estimada (DCre) pela fórmula de Schwartz**	**Débito urinário**
Risco (R)	Diminuição de 25% da DCre	< 0,5 mℓ/kg/h em 8 h
Injúria (I)	Diminuição de 50% da DCre	< 0,5 mℓ/kg/h em 16 h
Falência (F)	Diminuição de 75% da DCre ou DCre < 35 mℓ/min	< 0,3 mℓ/kg/h em 24 h ou anúria em 12 h
Perda de função (L)	F há > 4 semanas	–
Estágio terminal (E)	F há > 3 meses	–
Recém-nascidos		
R	–	< 1,5 mℓ/kg/h em 24 h
I	–	< 1 mℓ/kg/h em 24 h
F	–	< 0,7 mℓ/kg/h em 12 h ou anúria em 12 h
L	F há > 4 semanas	–
E	F há > 3 meses	–

QUADRO 121.2	Classificação da injúria renal aguda segundo a *Acute Kidney Injury Network* (AKIN).	
Classe	Variação da creatinina sérica (Cr)	Débito urinário
AKIN 1	Aumento da Cr em 150 a 200% do valor basal ou > 0,3 mg/dℓ	< 0,5 mℓ/kg/h em 6 h
AKIN 2	Aumento da Cr em 200 a 300% do valor basal	< 0,5 mℓ/kg/h em 12 h
AKIN 3	Aumento da Cr > 300% do valor basal ou ≥ 0,3 mg/dℓ naqueles com Cr > 4 mg/dℓ	< 0,3 mℓ/kg/h em 24 h ou anúria em 12 h

QUADRO 121.3	Classificação da injúria renal aguda segundo a *Kidney Disease Improving Global Outcome* (KDIGO).	
Classe	Variação da creatinina sérica (Cr)	Débito urinário
KDIGO estágio 1	Aumento da Cr em 150 a 200% do valor basal ou > 0,3 mg/dℓ	< 0,5 mℓ/kg/h em 6 h
KDIGO estágio 2	Aumento da Cr em 200 a 300% do valor basal	< 0,5 mℓ/kg/h em 12 h
KDIGO estágio 3	Aumento da Cr > 300% do valor basal ou > 0,3 mg/dℓ naqueles com Cr > 4 mg/dℓ. Ainda, DCre < 35 mℓ/min	< 0,3 mℓ/kg/h em 24 h ou anúria em 12 h
KDIGO neonatal estágio 0	Nenhum aumento da Cr ou aumento < 0,3 mg/dℓ	> 0,5 mℓ/kg/h em 6 h
KDIGO neonatal estágio 1	Aumento da Cr em 150 a 200% do valor basal ou > 0,3 mg/dℓ	< 0,5 mℓ/kg/h em 6 h
KDIGO neonatal estágio 2	Aumento da Cr em 200 a 300% do valor basal	< 0,5 mℓ/kg/h em 12 h
KDIGO neonatal estágio 3	Aumento da Cr > 300% do valor basal, naqueles com Cr > 2,5 mg/dℓ ou em diálise	< 0,3 mℓ/kg/h em 24 h ou anúria em 12 h

muito baixo peso (peso ao nascer < 1.500 g), prematuridade, persistência do canal arterial e uso materno de anti-inflamatórios não hormonais ou de antibióticos.

A incidência média de AKI em países desenvolvidos é de 3,9/1.000 nascidos vivos e de 34,5/1.000 internados em unidades de terapia neonatal. A incidência de crianças com AKI dialítica é de 5/100.000. Cerca de 50% das injúrias renais agudas são não oligúricas. Polimorfismos genéticos podem contribuir para a predisposição aumentada de injúria renal, sendo os haplótipos de TNF-α/IL-6 AG/GC e variações de *heat shock protein 72 GG* relacionados a 26% dos neonatos que desenvolveram AKI.

■ Etiologia

As causas de AKI podem ser divididas em pré-renais (Quadro 121.4), renais intrínsecas (Quadro 121.5) e pós-renais (Quadro 121.6).

■ Fisiopatologia

A fisiopatologia da AKI é baseada no conhecimento dos fatores que determinam a taxa de filtração glomerular (TFG), que é definida pelo produto da taxa de filtração de cada néfron pelo número funcionante destes. As variáveis estão ligadas às forças de Starling dos capilares glomerulares e às propriedades das paredes glomerulares.

A TFG de um único néfron é definida pela seguinte equação:

$$Kf (\Delta P - \Delta \pi) = KfPuf$$

Em que Kf: área da superfície para a filtração dividida pela condutividade hidráulica da membrana; ΔP: diferença entre as pressões hidráulicas glomerular e do espaço de Bowman; $\Delta \pi$: diferença entre as pressões oncóticas glomerulares e do espaço de Bowman.

A pressão oncótica do espaço de Bowman é frequentemente zero, pois o ultrafiltrado é isento de proteínas. A diferença entre estas pressões determina a pressão média de ultrafiltração (Puf). A filtração glomerular depende da adequada perfusão renal. Os rins maduros recebem, aproximadamente, 25% do débito cardíaco. Esta fração está relacionada com a razão entre a resistência vascular renal (RVR) e a resistência vascular sistêmica. O fluxo sanguíneo renal (FSR) é determinado pela razão entre a pressão arterial sistêmica (PAS) e a RVR. A autorregulação para manutenção da normalidade da pressão de perfusão renal tem relação com substâncias vasoativas atuando nos rins, como epinefrina, norepinefrina, angiotensina II, ácido araquidônico, prostaglandina E1, prostaglandina E2, dopamina, bradicinina e acetilcolina.

A nefrogênese é iniciada na oitava semana de gestação e continua até a 34ª semana, quando o número de néfrons chega a 1,6 a 2,4 milhões de unidades. A creatinina sérica nos primeiros dias de vida reflete os níveis maternos em vez da função renal do neonato (Quadro 121.7). Dependendo do grau de prematuridade, a TFG melhora de 10 a 20 mℓ/min durante a primeira semana de vida até 30 a 40 mℓ/min no final da segunda semana de vida, justificada pelo aumento

INJÚRIA RENAL AGUDA

QUADRO 121.4 — Causas pré-renais de injúria renal aguda.

Hipovolemia
- Perda gastrintestinal (ex.: vômito, diarreia e sonda nasogástrica)
- Perdas renais (ex.: nefropatias perdedoras de sal, diuréticos, diurese osmótica, diabetes insípido e distúrbios adrenais)
- Hemorragia/sangramentos (ex.: traumas e pós-operatórios)
- Outras perdas (ex.: dreno de tórax ou de abdome)

Diminuição de volemia arterial efetiva
- Estados de hipoalbuminemia (ex.: síndrome nefrótica, desnutrição e hepatopatia grave)
- Causas físicas e mecânicas (ex.: peritonites, queimaduras, traumatismos, estenose de artéria renal em rim único ou obstrução bilateral das artérias renais)
- Vasodilatação periférica (ex.: síndrome hepatorrenal, sepse, choque e hipotensão)

Diminuição do débito cardíaco
- Aguda (ex.: cardiopatia complexa, arritmias, tamponamento, disfunção miocárdica relacionada à sepse, insuficiência cardíaca congestiva, miocardites virais, trauma e hipertensão arterial sistêmica)
- Crônica (ex.: disfunção valvar e miocardiopatias isquêmicas ou hipertensivas)

QUADRO 121.5 — Causas intrínsecas de injúria renal aguda.

Doenças vasculares
- Vasculites (ex.: poliarterite nodosa, doença do soro e glomerulonefrites pauci-imunes)
- Microangiopatias (ex.: síndrome hemolítico-urêmica, hipertensão maligna, púrpura trombocitopênica trombótica e esclerodermia)

Glomerulopatias
- Pós-infecciosa (ex.: estreptococos, vírus, endocardite e abscessos)
- Glomerulonefrites (ex.: nefropatia por IgA, glomerulonefrite rapidamente progressiva, síndrome de Goodpasture e glomerulonefrite membranoproliferativa)
- Vasculite (ex.: púrpura anafilactoide, síndrome hemolítico-urêmica, inibidores da calcineurina e lúpus eritematoso sistêmico)

Necrose tubular aguda
- Isquêmica (ex.: hipovolemia e hipoperfusão renal)
- Tóxica (ex.: aminoglicosídios, anfotericina B, FK 506, aciclovir, contrastes radiológicos, pigmentos, metais pesados, herbicidas, solventes, ácido úrico e oxalato)

Nefrite intersticial
- Medicamentos (ex.: penicilinas, cefalosporinas, rifampicina, sulfonamidas, diuréticos e AINEs)
- Infiltração (ex.: linfomas, leucemias e sarcoidose)
- Imunológicas (ex.: síndrome de Sjögren, nefrite tubulointersticial e uveíte)
- Infecções

AINEs: anti-inflamatórios não esteroidais.

QUADRO 121.6 — Causas pós-renais de injúria renal aguda.

Vesicais
- Cálculos, coágulos, carcinoma de bexiga e bexiga neurogênica/neuropatia

Ureterais e pélvicas
- Obstrução intrínseca (ex.: coágulos, cálculos e fungemias)
- Obstrução extrínseca (ex.: fibrose retroperitoneal e tumores abdominais e pélvicos)

Uretrais
- Estreitamentos uretrais, fimose, obstrução de sondas vesicais e válvula de uretra posterior

gradual do fluxo sanguíneo renal. Depois, a TFG continua a elevar-se até alcançar níveis aproximados dos de um adulto sadio aos 2 anos de idade (Quadros 121.8 e 121.9).

As alterações morfológicas, especialmente as tubulares, dependem da duração do insulto bem como do fator desencadeante. A estrutura renal é complexa, com segmentos heterogêneos que têm perfusões regionais diferentes e, por conseguinte, oxigenação variável. A zona tubulointersticial é a de maior risco neste contexto. Alguns estudos relacionam o grau de dano tubular e intersticial como de maior correlação prognóstica para a recuperação total da função renal.

QUADRO 121.7	Média e faixa de variação da creatinina sérica de acordo com as faixas etárias pediátricas.	
Idade	Média de creatinina sérica	Variação da creatinina sérica
< 14 dias (Ballard < 34 semanas)	0,9 mg/dℓ	0,7 a 1,4 mg/dℓ
> 14 dias (Ballard < 34 semanas)	0,8 mg/dℓ	0,7 a 0,9 mg/dℓ
< 14 dias (Ballard > 34 semanas)	0,5 mg/dℓ	0,4 a 0,6 mg/dℓ
> 14 dias (Ballard < 34 semanas)	0,4 mg/dℓ	0,3 a 0,5 mg/dℓ
14 dias – 5 anos de idade	0,4 mg/dℓ	0,2 a 0,5 mg/dℓ
5 anos de idade – 10 anos de idade	0,6 mg/dℓ	0,3 a 1 mg/dℓ
> 10 anos de idade	0,9 mg/dℓ	0,6 a 1,4 mg/dℓ

QUADRO 121.8	Cálculo da depuração de creatinina segundo a fórmula de Schwartz.		
K × creatinina sérica (mg/dℓ)/estatura (cm) = mℓ/min	Creatinina sérica dosada pelo método de Jaffé	■ K: 0,33 para prematuros ■ K: 0,44 para neonatos a termo ■ K: 0,55 para meninos até 13 anos de idade e meninas até 18 anos de idade ■ K: 0,7 para meninos de 13 a 18 anos de idade	
	Creatinina sérica dosada por método enzimático	■ K: 0,413 para todos até 18 anos de idade	

QUADRO 121.9	Média e faixa de variação da depuração de creatinina de acordo com as faixas etárias pediátricas.	
Idade	Média da depuração de creatinina estimada pela fórmula de Schwartz	Variação da depuração de creatinina estimada pela fórmula de Schwartz
2 a 8 dias de vida (Ballard < 34 semanas)	13 mℓ/min	11 a 15 mℓ/min
4 a 28 dias de vida (Ballard < 34 semanas)	20 mℓ/min	15 a 28 mℓ/min
30 a 90 dias de vida (Ballard < 34 semanas)	50 mℓ/min	40 a 65 mℓ/min
2 a 8 dias de vida (Ballard > 34 semanas)	39 mℓ/min	17 a 60 mℓ/min
4 a 28 dias de vida (Ballard > 34 semanas)	47 mℓ/min	26 a 68 mℓ/min
30 a 90 dias de vida (Ballard > 34 semanas)	58 mℓ/min	30 a 86 mℓ/min
1 mês a 6 meses de vida	77 mℓ/min	39 a 114 mℓ/min
6 meses a 12 meses de vida	103 mℓ/min	49 a 157 mℓ/min
12 meses a 19 meses de vida	127 mℓ/min	62 a 191 mℓ/min
2 anos de idade a 12 anos de idade	127 mℓ/min	89 a 165 mℓ/min

Existem quatro mecanismos principais que resultam na diminuição da TFG: diminuição do fluxo sanguíneo; diminuição do Kf; obstrução tubular; e *backleaking* do fluido tubular. A injúria renal aguda pode ser compreendida como um contínuo que envolve um processo em três fases. A fase inicial ocorre quando o mecanismo primário de dano ainda permanece presente. A segunda fase é a de manutenção e caracteriza-se pela persistência do déficit da função renal e outros fatores contribuem para a sustentação da mesma. A terceira fase é a de recuperação, na qual ocorrem a regeneração celular e a recuperação da função renal.

■ Quadro clínico

As crianças acometidas apresentam-se com palidez cutaneomucosa, taquipneia sem dispneia, diminuição de débito urinário e/ou mudança no aspecto da urina, sonolência, náuseas, agitação psicomotora, massas palpáveis no abdome, hálito urêmico e/ou sangramentos.

Diagnóstico

Clínico

O diagnóstico etiológico da AKI depende, fundamentalmente, da anamnese e do exame físico, os quais direcionam a investigação laboratorial em cada caso. A triagem laboratorial e de imagem do potencial dos possíveis tipos de injúria (pré-renal, renal ou pós-renal) pode ser obtida a partir dos exames citados no Quadro 121.10.

Laboratorial

Os níveis séricos de ureia e creatinina devem ser analisados com base nos potenciais eventos que possam interferir na real validade destes valores como marcadores da função renal (Quadro 121.11).

Por imagem

A ultrassonografia e a cintigrafia renal podem ajudar a definir o diagnóstico e classificar a AKI.

Outros dados

Nas crianças internadas nas unidades de terapia intensiva, alguns dados não laboratoriais podem ser utilizados como marcadores de dano renal como a sobrecarga hídrica calculada a partir da diferença entre o volume de fluidos administrados e o volume de fluidos retirados do paciente (em ℓ) sobre o peso de admissão no setor (em kg). Se maior que 10%, passa a ter impacto no diagnóstico e no prognóstico do paciente.

Tratamento

Medidas gerais

O maior objetivo é a prevenção da injúria renal aguda. Devem-se identificar fatores de risco e atuar para eliminá-los ou minimizar seus efeitos. Como exemplo pode ser citado o uso de soluções isotônicas para reidratação, manutenção de pressão arterial média adequada, diminuição da exposição a nefrotóxicos como uma única dose diária de aminoglicosídios, uso de formulações lipídicas de anfotericina B ou uso judicioso de contrastes radiológicos (baixo peso molecular e não iônicos, além de hidratação pré e pós-contraste).

O tratamento da AKI pode ser dividido em medidas gerais, terapêutica conservadora e terapêutica dialítica. As medidas gerais consistem em manter o paciente em balanço hídrico, controle ponderal, débito urinário, manejo hemodinâmico adequado, terapia insulínica adequada, estratégias de

QUADRO 121.10 Exames laboratoriais e de imagem na investigação da injúria renal aguda.

Parâmetro	Pré-renal	Renal intrínseca
EAS	Normal	Cilindros granulosos e epiteliais
Osmolaridade	> 450 a 500 mOsm Nos recém-nascidos: > 350 mOsm	< 350 mOsm Nos recém-nascidos: < 300 mOsm
Sódio urinário	< 10 mEq/ℓ Nos recém-nascidos: < 20 a 30 mEq/ℓ	> 30 a 40 mEq/ℓ
Fração de excreção de sódio	< 1% Nos recém-nascidos: < 2,5%	> 2% Nos recém-nascidos: > 2,5 a 3%
Ultrassonografia	Normal	Normal ou aumento da ecogenicidade e perda da diferenciação corticomedular
Cintigrafia renal	Normal ou leve diminuição do fluxo sanguíneo e acúmulo do isótopo	Grande diminuição ou ausência de fluxo sanguíneo sem captação do isótopo

EAS: exame de elementos e sedimentos anormais da urina.

QUADRO 121.11 Fatores que interferem na utilidade diagnóstica dos níveis séricos de ureia, creatinina e cistatina C.

Marcador sérico	Viés de aumento	Viés de diminuição
Creatinina	Neonatos, sexo masculino, aumento de massa muscular, exercício extenuante, fármacos (trimetoprima, cimetidina, ceftriaxona etc.), dieta hiperproteica e reação de Jaffé (estados de cetose e hiperglicemia)	Sexo feminino, restrição proteica ou vegetariana, doenças neuromusculares e desnutrição, amputação e reação de Jaffé (hiperbilirrubinemia)
Ureia	Decréscimo do volume circulante efetivo, aumento de ingestão proteica, estados catabólicos (sepse, traumatismos, queimaduras etc.), sangramento gastrintestinal e fármacos (corticosteroides, tetraciclinas etc.)	Expansão volêmica agressiva, gravidez, restrição proteica, doença hepática e síndrome de secreção inapropriada do hormônio antidiurético
Cistatina C	Sexo masculino, aumento de massa corporal, fumantes, estados de inflamação e hipertireoidismo	Sexo feminino, diminuição de massa muscular, terapia imunossupressora (corticosteroides) e hipotireoidismo

ventilação mecânica/transporte de oxigênio adequado, além do tratamento de focos infecciosos.

A terapêutica conservadora tem como objetivo o tratamento de acidose metabólica, hiponatremia, hiperpotassemia, hipervolemia/hipertensão arterial sistêmica e suporte nutricional. A hiponatremia, geralmente de causa dilucional, pode ser tratada com restrição hídrica somente repondo perdas insensíveis (400 mℓ/m^2/dia) ou, se esta for menor do que 120 mEq/ℓ, reposição de sódio na forma de NaCl a 3% (15 mℓ de NaCl 20% + 85 mℓ de água = 100 mℓ de NaCl a 3% com 0,5 mEq/mℓ).

A acidose metabólica, desde que associada primariamente ao dano renal agudo, é abordada com reposição de $NaHCO_3$ a 8,4%.

Para níveis de potássio maiores que 7 mEq/ℓ, podem-se utilizar as estratégias descritas no Quadro 121.12.

Suporte nutricional

O objetivo é o de diminuir o catabolismo proteico para diminuir níveis séricos de ácidos, ureia, creatinina e potássio. Deve-se manter balanço nitrogenado positivo para recém-nascidos e lactentes por via enteral ou parenteral. O catabolismo proteico pode ser estimado pela taxa de produção de nitrogênio ureico (UNA), como mostra o Quadro 121.13. Esta taxa está associada à degradação proteica líquida e à perda proteica muscular. A relação entre aminoácidos essenciais e não essenciais deve ser de 2 a 4:1 e dose de 1 a 1,2 g/kg/dia; aminoácidos semiessenciais (histidina e tirosina) na dose de 0,5 a 0,6 g/kg/dia e glutamina na dose de 0,5 a 0,75 g/kg/dia (máximo de 20 g/dia) naqueles com disfunções múltiplas de órgãos e em terapia substitutiva renal contínua. A perda proteica em diálise peritoneal é de 8 a 10 g/dia e pode dobrar se houver peritonite associada. A taxa máxima de oxidação de glicose na AKI é de 3 a 5 mg/kg/min. A absorção de glicose dos banhos de diálise peritoneal é de 40% da oferta do elemento contida nas soluções.

Diálise

O Quadro 121.14 cita as situações em que a terapêutica dialítica é indicada.

A escolha do método dialítico depende da experiência do profissional com a modalidade de opção, condições de aplicabilidade na estrutura de internação do paciente e fatores inerentes à história clínica da criança. A diálise peritoneal é o método mais empregado em neonatos e lactentes, pois é simples/custo menor e com menor risco de peritonites com implantação de cateteres de Tenckhoff, além de menor interferência na estabilidade hemodinâmica do paciente. Por outro lado, promove ultrafiltração, depuração de eletrólitos e escórias lentas; menor capacidade de ultrafiltração; maior perda de proteína e é contraindicada no pós-operatório de cirurgias abdominais recentes, celulite de parede abdominal, gastrosquise e onfalocele, bem como enterocolite necrosante.

A hemodiálise promove melhor capacidade de ultrafiltração com maior rapidez na depuração de escórias e de eletrólitos e é o método de escolha para intoxicações exógenas. As desvantagens são: influência direta na hemodinâmica do paciente, acesso vascular difícil nos neonatos e lactentes e alto custo do procedimento.

QUADRO 121.12 Estratégias para tratar a hiperpotassemia.

Medicação	Dose	Início da ação	Modo de ação
Gliconato de cálcio a 10%	50 a 100 mg/kg/dose	Imediato	Antagonista do potássio
Bicarbonato de sódio a 8,4%	2 mEq/kg/dose	5 min	Promove a entrada de potássio na célula
Glicoinsulinoterapia	0,5 g/0,1 UI/kg/dose	30 min	Promove a entrada de potássio na célula
Salbutamol	4 a 5 mcg/kg/dose IV	30 min	Promove a entrada de potássio na célula
Resina de troca	1 g/kg/dose VR ou VO	30 min a 2 h	Troca 1 mEq de potássio para cada 1 mEq de sódio ou cálcio
Diálise	Peritoneal/hemodiálise	Gradual/rápida	Remove potássio

IV: via intravenosa; VO: via oral; VR: via retal.

QUADRO 121.13 Cálculo da reposição de proteína a partir da taxa de produção de nitrogênio ureico (UNA).

UNA	Reposição proteica
< 5 g/dia	0,6 a 0,8 g/kg/dia
> 5 g/dia e < 10 g/dia	0,8 a 1,2 g/kg/dia
> 10 g/dia	1,2 a 1,5 g/kg/dia
AKI + hipercatabólicos e desnutridos	1,5 a 1,8 g/kg/dia

AKI: injúria renal aguda.

QUADRO 121.14	Indicações da terapêutica dialítica.
Indicações por risco à vida (substituição renal)	**Indicações por suporte orgânico (suporte renal)**
■ Oligoanúria ou fluxo urinário inadequado (para as necessidades de fluidos)	■ Suporte nutricional
■ Congestão circulatória refratária ao tratamento clínico	■ Imunomodulação na sepse
■ Acidose metabólica intratável	■ Quimioterapia em doentes oncológicos
■ Hiperpotassemia refratária ao tratamento clínico	■ Homeostase de volume nos pacientes com falência orgânica múltipla
■ Hiponatremia refratária ao tratamento clínico	■ Remoção de volume nas doenças cardíacas crônicas
■ Uremia/intoxicação por superdosagem de fármacos	■ Atenuar a acidose respiratória induzida pela síndrome da angústia respiratória aguda

■ Prognóstico

O prognóstico da injúria renal aguda depende da etiologia. As causas primárias estão associadas a melhor prognóstico quando comparadas às causas secundárias (90% *versus* 51%). A sobrevida nos pacientes com AKI associada a transplante cardíaco, síndrome de lise tumoral/malignidades e transplante hepático é de 13 a 17%.

Outros fatores estão relacionados com menor sobrevida dos pacientes, como tensão arterial mais baixa (pressão arterial média menor ou igual a 55 mmHg) no início da terapia de substituição renal (TSR), uso de vasopressores (p. ex., epinefrina em doses maiores do que 0,6 mcg/kg/min) a qualquer momento durante a TSR, níveis elevados de lactato sérico, utilização de ventilação mecânica, cardiopatia congênita nos neonatos ou substituição da modalidade de suporte renal utilizada.

Os pacientes que necessitam de TSR contínua (TSRc) apresentam sobrevida aproximada de 55,3%. Sepse, falência de múltiplos órgãos e sobrecarga hídrica no início da TSRc encerram alta taxa de mortalidade, além de maior tempo de ventilação mecânica, de hospitalização e tempo prolongado de recuperação da função renal.

A mortalidade aumenta diretamente com o estágio da AKIN: estágio 1 com razão de chances de 1,39 e estágio 3 com razão de chances de 1,65. Ademais, episódios repetidos de injúria renal aguda estão associados a pior prognóstico.

■ Bibliografia

Andreoli SP. Acute kidney injury in children. Pediatric Nephrology. 2009; 24:253-63.
Askenazi DJ, Ambalavanan N, Goldstein SL. Acute kidney injury in critically ill newborns: What do we know? What do we need to learn? Pediatric Nephrology. 2009; 24:265-74.
Haycock GB. Management of acute and chronic renal failure in the newborn. Seminars in Neonatology. 2003; 8:325-34.
Jetton JG, Askenazi DJ. Acute kidney injury in the neonate. Clinics in Perinatology. 2014; 41:487-502.
Prowle JR, Bellomo R. Fluid administration and the kidney. Current Opinion Critical Care. 2010; 16:332-6.

NEFROLOGIA

122 ACIDOSE TUBULAR RENAL

Marcio Moacyr Vasconcelos e Simone Collopy

■ Introdução

A acidose tubular renal (ATR) compreende um grupo de distúrbios que têm como denominador comum a presença de acidose metabólica hiperclorêmica, isto é, com *gap* aniônico (*anion gap*) normal, associada, na maioria dos casos, à função renal normal.

O distúrbio advém de redução da absorção de bicarbonato (HCO_3^-) no túbulo renal proximal ou da secreção de íons hidrogênio (H^+) no túbulo distal, ou de ambas.

Em adultos, a ATR geralmente é secundária a causas adquiridas, como doenças sistêmicas ou exposição a fármacos ou toxinas, mas a maioria dos casos pediátricos resulta de um defeito genético hereditário ou ocorre como um evento esporádico.

■ Classificação

A principal classificação das acidoses tubulares baseia-se no mecanismo fisiopatológico. O Quadro 122.1 descreve os quatro tipos de ATR com seus achados laboratoriais distintivos. São eles:
- ATR distal (tipo I): é o tipo mais comum nos países ocidentais
- ATR proximal (tipo II): pode ser um defeito isolado na reabsorção de HCO_3^- ou decorrer da síndrome de Fanconi, na qual, além da bicarbonatúria, observam-se proteinúria, glicosúria, fosfatúria e aminoacidúria
- ATR mista (tipo III): os pacientes afetados exibem características dos tipos I e II
- ATR hiperpotassêmica (tipo IV): é o único tipo de ATR que causa hiperpotassemia.

■ Epidemiologia

A ATR distal primária pode ser esporádica ou hereditária e está associada aos seguintes distúrbios sistêmicos: síndromes de Marfan, Wilson e Ehlers-Danlos. A ATR distal secundária pode originar-se de pielonefrite, rejeição de transplante renal, nefropatia da anemia falciforme, nefrite lúpica e de fármacos como a anfotericina B, cisplatina e lítio.

ATR proximal primária pode decorrer de distúrbios hereditários, como cistinose, tirosinemia, galactosemia, doença de Wilson, síndrome de Lowe e miopatias mitocondriais e sua forma secundária pode associar-se a desnutrição, hiperparatireoidismo, rejeição de transplante renal, mieloma e a exposição a fármacos – gentamicina, valproato de sódio, cisplatina e ifosfamida – e toxinas – por exemplo, chumbo, cádmio e mercúrio.

A ATR do tipo IV primária pode acompanhar hiperplasia suprarrenal congênita, doença de Addison, hipoaldosteronismo ou pseudo-hipoaldosteronismo. O tipo secundário está associado a vários distúrbios citados e aos fármacos sulfametoxazol-trimetoprima, inibidores da enzima conversora da angiotensina, ciclosporina e heparina.

■ Fisiopatologia

O néfron compõe-se de quatro segmentos: túbulo proximal, alça de Henle, túbulo distal e ducto coletor, e participa preponderantemente na regulação do equilíbrio acidobásico por meio de reabsorção e secreção de íons, de acordo com as necessidades corporais.

QUADRO 122.1 Classificação da acidose tubular renal (ATR) segundo seu mecanismo fisiopatológico.

Tipos	Defeito básico	Achados laboratoriais					Complicações ósseas
		K^+ sérico	HCO_3^- sérico	Ca^{2+} urinário	NH_4 urinário	pH urinário	
Tipo I ATR distal	Falha na excreção de H^+	Normal ou baixo	10 a 15	Normal ou alto	Reduzido	> 5,5	Desmineralização óssea
Tipo II ATR proximal	Redução do limiar para reabsorção de HCO_3^-	Normal ou baixo	15 a 20	Normal	Normal	< 5,5	Raquitismo
Tipo III ATR distal e proximal	Combinação dos tipos I e II	Normal ou baixo	10 a 15	Alto	Variável	Variável	Variável
Tipo IV ATR hiperpotassêmica	Deficiência ou resistência à aldosterona	Hiperpotassemia	10 a 15	Normal, baixo ou alto	Reduzido	Variável	Desmineralização óssea

ACIDOSE TUBULAR RENAL

Cerca de 90% do HCO_3^- e 60% do sódio são absorvidos no túbulo proximal, que também absorve glicose, aminoácidos, fosfato e proteínas de baixo peso molecular. O transporte do lúmen tubular de volta para a circulação sanguínea depende da bomba de sódio (Na^+-K^+-ATPase) em um processo intensivo em energia e vulnerável a hipoxia.

A alça de Henle tem a propriedade de concentrar ou diluir a urina pelo mecanismo de contracorrente, o qual gera o gradiente osmótico corticomedular. O ramo ascendente da alça responde pela reabsorção de sódio, cloreto, cálcio e magnésio.

O túbulo distal também transporta sódio e cloreto, além de pequenas quantidades de cálcio e magnésio.

O ducto coletor realiza a reabsorção de sódio e água e secreção de potássio através das células principais e secreção de ácido (pelas bombas de H^+-ATPase e H^+/K^+-ATPase) ou HCO_3^- por intermédio das células intercaladas. As células principais do ducto coletor contêm o canal de sódio apical, ENaC, também chamado de canal de sódio sensível à amilorida. A aldosterona atua diretamente no ENaC, aumentando a reabsorção de sódio e a excreção de potássio. A amônia e o fosfato atuam tamponando os íons H^+ secretados no lúmen tubular, com a excreção de amônio e $H_2PO_4^-$.

A ATR distal origina-se de disfunção de uma proteína ou transportador implicado na acidificação da urina, seja nas bombas de H^+ citadas ou no permutador de ânions HCO_3^-/Cl^-. Em consequência, o pH urinário não cai abaixo de 5,5.

O mecanismo básico da ATR proximal é uma diminuição do limiar para reabsorção de HCO_3^-, isto é, o nível sérico de bicarbonato a partir do qual a excreção do íon cessa e o pH urinário se torna ácido. Isso resulta em um defeito no transporte de HCO_3^-, com bicarbonatúria maciça.

A ATR do tipo III combina defeitos dos dois primeiros tipos. Geralmente decorre de um defeito na enzima anidrase carbônica II.

A ATR do tipo IV origina-se de queda da produção de aldosterona ou, mais frequentemente, comprometimento da resposta renal a este hormônio (pseudo-hipoaldosteronismo).

■ Quadro clínico

A maioria dos casos de ATR primária manifesta-se cedo, nas primeiras semanas ou nos primeiros meses de vida.

As manifestações clínicas sugestivas de ATR abrangem anorexia, atraso do crescimento, baixo ganho ponderal, poliúria, polidipsia, vômito recorrente, desidratação e raquitismo refratário à reposição de vitamina D.

A nefrocalcinose pode ser encontrada nos pacientes com ATR dos tipos I e III.

O raquitismo ou osteomalacia estão raramente presentes em lactentes e crianças pequenas, mas tornam-se mais frequentes em crianças maiores.

A anamnese deve explorar o histórico de crescimento e desenvolvimento da criança e casos familiares de nefropatias, doenças sistêmicas, dismorfismos ou morte infantil.

O exame físico naturalmente começa com uma avaliação detalhada dos parâmetros do crescimento, sinais vitais e pesquisa de achados dismórficos.

■ Diagnóstico

Clínico

Os sintomas são inespecíficos, portanto é necessário manter alto índice de suspeição.

A partir da detecção de acidose metabólica em um dado paciente, é fundamental calcular o *gap* aniônico a fim de fortalecer a suspeita de ATR. Assim, utiliza-se a seguinte fórmula:

$$Gap \text{ aniônico} = (Na^+ + K^+) - (HCO_3^- + Cl^-),$$

Cujo valor normal é de 8 a 16 mEq/ℓ.

Laboratorial

Devem-se solicitar os níveis séricos de eletrólitos, cálcio, fósforo, magnésio, ureia e creatinina e uma gasometria venosa. Deve-se atentar para a obtenção da amostra sanguínea, pois uma coleta traumática ou a manutenção da amostra à temperatura ambiente por longos períodos antes do processamento pode induzir resultados falsamente anormais.

Hiperpotassemia favorece o diagnóstico da ATR do tipo IV.

É importante avaliar o pH urinário. Em pacientes com acidose metabólica, valores < 5,5 sugerem ATR proximal, e níveis > 6 fortalecem a suspeita de ATR distal. Porém, deve-se ter em mente que alguns fatores dificultam a fidedignidade do pH urinário, como a presença de infecção do sistema urinário e os níveis urinários de sódio e amônio.

O exame simples de urina (EAS) ajuda a identificar disfunção tubular proximal, mediante a detecção de proteinúria e glicosúria.

O cálculo do *gap* aniônico urinário (GAU = [Na^+ + K^+] – Cl^-) é uma forma de medir o amônio urinário, a qual diferencia entre causas renais e extrarrenais de acidose metabólica com *gap* aniônico normal. Nas causas extrarrenais, a excreção de cloreto de amônio aumenta, tornando o GAU negativo, ao passo que na ATR o GAU sempre é positivo.

A medição dos níveis de cálcio e creatinina em amostra urinária de 24 horas define o diagnóstico de hipercalciúria.

A relação cálcio/creatinina em amostras urinárias isoladas também pode ser usada como diagnóstico, especialmente nas crianças sem controle esfincteriano. No entanto, como a calciúria sofre influência da dieta e tem variação circadiana, deve-se atentar para resultados falso-negativos. Recomenda-se a coleta de, pelo menos, 3 amostras.

Por imagem

Uma ultrassonografia dos rins e do sistema urinário é oportuna para excluir uropatia obstrutiva e avaliar se o paciente tem nefrocalcinose.

Outros

Todos os pacientes diagnosticados com ATR distal devem ser submetidos à avaliação auditiva, em virtude da possível presença de surdez neurossensorial.

As técnicas de genética molecular tornam possível o sequenciamento de genes potencialmente implicados na ATR.

■ Diagnóstico diferencial

É importante afastar a possibilidade de perdas gastrintestinais de HCO_3^-, por exemplo, devido à diarreia ou à ileostomia. Nesses casos, a reposição da volemia costuma corrigir o desequilíbrio acidobásico, excluindo o diagnóstico de ATR.

Se a acidose metabólica for acompanhada de *gap* aniônico elevado, as hipóteses diagnósticas são erros inatos do metabolismo, exposição a toxinas, cetoacidose diabética ou inanição.

Um pH urinário alcalino pode advir de infecção do sistema urinário por microrganismos que desdobram a ureia (p. ex., *Proteus*), e a pielonefrite pode causar um quadro clínico e laboratorial de ATR tratável com antibióticos.

■ Tratamento

Medidas gerais

Os déficits de potássio e cálcio devem ser repostos antes do tratamento agudo da acidose metabólica com bicarbonato.

A reposição inicial de bicarbonato deve ocorrer ao longo de 1 a 2 dias, de acordo com os sintomas.

Fármacos

O tratamento consiste basicamente na reposição de bicarbonato ou citrato. Quando oportuna, a suplementação de potássio ou sódio pode ser realizada juntamente com o citrato ou bicarbonato.

Nos pacientes com ATR tipo II, a reposição diária de base pode chegar a 20 mEq/kg/24 h. Na ATR do tipo I, a necessidade de reposição é menor, em torno de 2 a 4 mEq/kg/24 h.

Outras intervenções

Os pacientes com síndrome de Fanconi necessitam de suplementação de fosfato. Aqueles com hipercalciúria podem se beneficiar do uso de diuréticos tiazídicos.

■ Complicações

A hipopotassemia na ATR dos tipos I e II e a hiperpotassemia na ATR do tipo IV são complicações em potencial. Se ocorrerem, devem ser manejadas com cautela (*Capítulo 22*).

A hipercalciúria pode acarretar urolitíase e nefrocalcinose, a qual pode induzir nefrite intersticial crônica e glomerulosclerose.

Em pacientes com acidose metabólica crônica, a mobilização de carbonato de cálcio dos ossos para neutralizar o excesso de ácido pode induzir raquitismo ou osteomalacia.

■ Prognóstico

O prognóstico depende principalmente da presença de uma doença subjacente e da idade por ocasião do diagnóstico e da intervenção terapêutica. A reposição de bicarbonato ou citrato nos pacientes com ATR isolada geralmente possibilita a recuperação do crescimento.

O diagnóstico e o tratamento precoces da ATR previnem a nefrocalcinose e o raquitismo.

> **NÃO ESQUEÇA**
>
> - A ATR acompanha-se de acidose metabólica crônica com *gap* aniônico normal
> - A ATR distal do tipo I é o mais prevalente na infância e decorre de uma falha na acidificação urinária
> - A ATR proximal, do tipo II, está mais frequentemente associada à disfunção tubular múltipla (*i. e.*, síndrome de Fanconi) e resulta de diminuição do limiar para reabsorção de HCO_3^-.

■ Bibliografia

Bagga A, Sinha A. Evaluation of renal tubular acidosis. Indian Journal of Pediatrics. 2007; 74(7):679-86.

Herrin JT. Renal tubular acidosis. In: Avner ED, Harmon WE, Niaudet P. Pediatric Nephrology. Philadelphia: Lippincott Williams & Wilkins, 2004. p. 757-76.

Santos F, Ordóñez FA, Claramunt-Taberner D, Gil-Peña H. Clinical and laboratory approaches in the diagnosis of renal tubular acidosis. Pediatric Nephrology. 2015; 30:2099-107.

Sharma S, Gupta A, Saxena S. Comprehensive clinical approach to renal tubular acidosis. Clinical and Experimental Nephrology. 2015; 19:556-61.

Sreedharan R, Avner ED. Renal tubular acidosis. In: Kliegman RM *et al*. Nelson textbook of pediatrics. Philadelphia: Elsevier, 2016. p. 2529-32.

Walsh SB. Renal tubular disorders. Clinical Medicine. London. 2012;12(5):476-9.

NEFROLOGIA

123 DISTÚRBIOS MICCIONAIS

Marcio Moacyr Vasconcelos e Simone Collopy

■ Introdução

A micção é um processo fisiológico que, no início da vida, é involuntário e, a partir de 3 a 5 anos de idade, torna-se voluntário. A bexiga exerce duas únicas funções: o armazenamento e a eliminação de urina, que são reguladas por um complexo mecanismo neural no qual os sistemas nervosos autônomo e somático interagem, produzindo contrações e relaxamentos musculares reflexos e depois inibição e controle volitivos crescentes ao longo do desenvolvimento.

A bexiga é um órgão visceral oco cujas paredes espessas são compostas pelo músculo detrusor. Próximo ao colo da bexiga, as fibras musculares formam o esfíncter uretral interno, de ação involuntária. O escoamento da bexiga se dá por meio do seu colo, da uretra e do esfíncter uretral externo, sendo o último formado por fibras musculares estriadas sob inervação de S2-S4 através dos nervos pudendos. Tais estruturas compõem o chamado trato urinário inferior (TUI).

A inervação simpática induz relaxamento do músculo detrusor, enquanto a inervação parassimpática o estimula a se contrair. No feto, o músculo detrusor se contrai de maneira reflexa, suscitando micções periódicas involuntárias. O lactente e a criança pequena mostram 15 a 20 micções reflexas, suscitadas geralmente por distensão vesical. As vias aferentes sensitivas seguem nos nervos pélvicos, hipogástricos e pudendos até a medula espinal, mas acredita-se que o urotélio também exerça funções sensoriais.

As crianças emitem sinais de que estão prontas para iniciar o treinamento no uso do banheiro aos 2 a 4 anos de idade. Para alcançarem a continência e urinarem somente quando for socialmente adequado, elas devem ter consciência de que a bexiga está repleta, ser capazes de inibir as contrações reflexas do detrusor e conseguir contrair e relaxar voluntariamente o esfíncter uretral externo. Na criança sadia, a contração da bexiga e o relaxamento do esfíncter uretral externo são coordenados adequadamente, levando a uma capacidade normal de armazenamento e eliminação.

As crianças com constipação intestinal, impactação fecal ou encoprese apresentam alta incidência de disfunção do TUI, portanto, deve-se ter em mente a necessidade de elucidar os hábitos intestinais de toda criança com disfunção miccional.

Uma breve descrição dos sintomas miccionais é oportuna:
- Nictúria: a criança tem a necessidade de acordar à noite para urinar
- Urgência: a criança tem uma necessidade súbita e inesperada de urinar. O termo só deve ser usado após 5 anos de idade ou depois que a criança tornar-se continente, dos dois o que ocorrer primeiro
- Hesitação: dificuldade para iniciar a micção, ou a criança aguarda um período de tempo excessivo antes que a micção comece
- Polaciúria: aumento da frequência de micções, em geral oito ou mais micções nas 24 horas
- Incontinência: é a eliminação involuntária de urina, de maneira contínua ou intermitente
- Urgeincontinência: a necessidade súbita de urinar é rapidamente seguida por contração da bexiga e eliminação involuntária de urina
- Manobras de retenção: a criança lança mão de algumas estratégias para adiar a micção ou atenuar a urgência. As manobras incluem acocorar-se, comprimindo o períneo com o calcanhar; permanecer ereto nas pontas dos pés; ou apertar as pernas cruzadas.

Este capítulo abordará os seguintes distúrbios miccionais relevantes ao pediatra:
- Enurese
- Incontinência diurna
- Bexiga neurogênica
- Bexiga neurogênica não neurogênica, ou síndrome de Hinman.

■ Enurese

Definição

A incontinência pode ser contínua ou intermitente, e esta pode ser diurna ou noturna. Enurese é sinônimo de incontinência intermitente noturna, e é o distúrbio do trato urinário mais comum em Pediatria. Caracteriza-se pela micção involuntária durante o sono por crianças maiores de 5 anos de idade.

Classificação

A enurese pode ser primária ou secundária, respectivamente, na ausência ou presença de um período inicial de continência noturna seguido de enurese.

Também pode-se classificar a enurese como monossintomática, quando é um achado clínico isolado, ou não monossintomática, quando existem outros sintomas do TUI, por exemplo, urgência, polaciúria, hesitação, ou incontinência diurna.

A associação da enurese à incontinência diurna é particularmente relevante, pois eleva o risco de uma anormalidade no trato urinário.

Epidemiologia

A enurese está presente em 8 a 20% das crianças aos 5 anos de idade, e em 1,5 a 10% aos 10 anos.

É mais comum no sexo masculino, e sua persistência é maior nas crianças com enurese frequente. A prevalência é mais alta quando a história familiar é positiva em parentes de primeiro grau.

É mais prevalente em associação a constipação intestinal, problemas respiratórios durante o sono, obesidade, transtornos do comportamento, deficiência cognitiva, transtorno do espectro autista, transtorno de déficit de atenção/hiperatividade.

Fisiopatologia

A enurese pode advir da interação de vários mecanismos, a saber: poliúria noturna secundária a deficiência de vasopressina, dificuldade para despertar, redução da capacidade vesical e hiperatividade do músculo detrusor.

Pode-se calcular a capacidade vesical estimada (CVE), em mililitros, através da seguinte fórmula:

$$CVE = [30 + (\text{idade em anos} \times 30)]$$

A enurese pode ocorrer em qualquer estágio do sono, mas em geral durante o estágio NREM (sem movimentos oculares rápidos).

Quadro clínico

As crianças com enurese podem ter poliúria diurna e/ou noturna. A presença de roncos ou despertares frequentes à noite sugere obstrução respiratória durante o sono, cujo tratamento poderá resolver a enurese.

Os sintomas sugestivos de patologias subjacentes incluem jato urinário fraco, compressão do abdome para iniciar a micção ou incontinência contínua.

A anamnese deve explorar os possíveis sinais de poliúria noturna (Quadro 123.1).

O exame físico deve pesquisar massas no abdome e anormalidades na coluna vertebral, como os estigmas cutâneos de disrafismo espinal.

Diagnóstico

Clínico

A base da investigação da criança com enurese é uma boa anamnese (Quadro 123.1). Deve-se estabelecer a frequência de enurese e se a criança tem nictúria.

O preenchimento de um diário de micções (Quadro 123.2), contendo descrições do volume e da frequência de todas as eliminações, bem como da ingestão de líquidos e a ocorrência de quaisquer sintomas do TUI, pode ser útil ao esclarecimento do diagnóstico, pois ajudará a confirmar a hipótese de enurese monossintomática. A fim de obter informações mais precisas, os pais podem preencher o diário durante dois fins de semana sucessivos.

Deve-se inquirir sobre constipação intestinal ou incontinência fecal.

Laboratorial

Um exame de urina matinal após jejum de 8 horas pesquisará glicosúria, proteinúria, hematúria, sinais de infecção do trato urinário e a capacidade de concentrar a urina.

QUADRO 123.1 — Informações relevantes da anamnese e do exame físico na criança com enurese.

Anamnese
- Número de noites com enurese na última semana
- Sintomas de disfunção do trato urinário inferior, como urgência, polaciúria, disúria, necessidade de comprimir o abdome para eliminar urina
- Jato urinário interrompido ou micções curtas repetidas
- Incontinência diurna: frequência de episódios, antes ou depois das micções
- Manobras de retenção
- Evidências de poliúria noturna, como nictúria, múltiplos episódios de enurese em uma única noite, enurese nas primeiras horas de sono, alto volume de urina na primeira micção matinal a despeito da ocorrência de enurese à noite e roupa de cama embebida em urina
- História de infecção do trato urinário
- Ocorrência de encoprese
- Hábitos intestinais, incluindo a frequência de evacuações e a consistência das fezes
- Marcos do desenvolvimento
- Transtornos neurológicos e psiquiátricos prévios e atuais

Exame físico
- Peso e estatura
- Sinais vitais, com atenção à pressão arterial
- Estigmas de disrafismo espinal na pele da região lombar, com tufo de pelos, hemangioma ou outra tumefação, alteração da cor, depressão sacral, ou seio dérmico
- Massas intra-abdominais
- Anomalias do sacro
- Déficits motores focais, por exemplo, paraparesia
- Inspeção da genitália externa, à procura de malformações e aderência entre os lábios vulvares

Densidade urinária reduzida sugere poliúria como mecanismo fisiopatológico da enurese.

A urinocultura ajudará a excluir infecção do trato urinário.

Por imagem

Os exames de imagem, como a ultrassonografia (US) dos rins e do trato urinário, são solicitados apenas quando há suspeita de uma doença subjacente.

Na criança maior de 10 anos ou naquela refratária ao tratamento, a US dos rins e do trato urinário também é oportuna.

A cistouretrografia miccional ajuda a detectar anormalidades do trato urinário, como refluxo vesicoureteral, alterações anatômicas e trabeculação vesical, mas só é realizada se houver suspeita de um distúrbio subjacente.

Tratamento

Medidas gerais

O tratamento deve ser instituído a partir de 6 anos de idade.

Deve-se solicitar à família que registre em um diário (Quadro 123.2) as noites com episódios de enurese.

QUADRO 123.2 — Diário para registro da ingestão hídrica, micções, episódios de extravasamento de urina e outros sintomas urinários.

Sábado					Domingo				
Hora	Volume ingerido (mℓ)	Volume de urina (mℓ)	Vazamento de urina (x)	Outros sintomas	Hora	Volume ingerido (mℓ)	Volume de urina (mℓ)	Vazamento de urina (x)	Outros sintomas

A ingestão de líquidos deve ser livre pela manhã e até 16 horas. Então, é restringida, com exclusão de cafeína e carboidratos simples. Porém, a taxa hídrica diária deve ser adequada, pois restrição hídrica excessiva pode piorar a função vesical.

Deve-se instruir a criança e seus pais sobre a postura adequada durante a micção: remoção suficiente da roupa, apoio completo das nádegas e dos pés na posição sentada ou somente dos pés na posição em pé, relaxamento dos músculos abdominais, abdução adequada dos quadris nas meninas e compressão ou agitação do pênis a fim de remover a urina retida sob o prepúcio.

Alarme

O alarme é o tratamento de primeira escolha. Sua eficácia depende da motivação dos pais, pois requer uso continuado.

A criança deve usar o alarme toda noite por 2 a 3 meses, ou até que permaneça livre de enurese durante 14 noites seguidas, o que ocorrer primeiro.

Quando o alarme dispara à noite, a criança deve ir ao banheiro para urinar e depois reinstalar o alarme.

Se não houver melhora após 2 a 3 meses de uso, deve-se considerar o acréscimo da desmopressina ou o encaminhamento do paciente ao nefrologista pediátrico.

Se a enurese recorrer após a suspensão do alarme, os pais devem reiniciar o tratamento.

Fármacos

Outra opção no tratamento de primeira escolha é a desmopressina (DDAVP®), um análogo sintético da vasopressina. Aumenta a reabsorção de água nos túbulos coletores, reduzindo o débito urinário. Está disponível em comprimidos de 0,1 ou 0,2 mg e *spray* nasal contendo 0,1 mg/mℓ. Os comprimidos encerram menor risco de intoxicação hídrica que o *spray* nasal, e a absorção deste pode ser errática. É particularmente eficaz quando se deseja uma resposta rápida, por exemplo, durante uma viagem de fim de semana ou para dormir na casa de um amigo.

A posologia é de 0,2 a 0,6 mg em dose única, fornecida 1 hora antes da última micção antes de deitar, e deve-se reduzir a ingestão de líquidos desde 1 hora antes da dose e pelas 8 horas seguintes, a fim de reduzir o risco de intoxicação hídrica, hiponatremia e crises epilépticas. O período inicial de tratamento deve durar 2 a 6 semanas. Se o efeito for considerado benéfico, pode-se mantê-lo por 12 a 18 semanas adicionais, seguidas por suspensão gradual da medicação. Os pais devem ser instruídos a não aumentarem a dose sem recomendação médica.

Nas crianças refratárias ao tratamento de primeira escolha ou naquelas com bexiga hiperativa, pode-se utilizar a oxibutinina (Retemic®) na dose inicial de 5 mg à hora de dormir. Se não houver resposta, pode-se elevar a dose até no máximo 15 mg/dia.

Um fármaco de terceira escolha, raramente utilizado hoje em dia, é o antidepressivo tricíclico imipramina (Tofranil®), disponível em drágeas de 10 ou 25 mg. Exerce efeitos anticolinérgicos e reduz o débito urinário levemente. Relatou-se uma eficácia de 30 a 60%.

Outras intervenções

O hábito de acordar a criança no meio da noite para levá-la ao banheiro não resolve a enurese, mas não deve ser proibido.

> **NÃO ESQUEÇA**
> - A enurese é mais prevalente em associação a constipação intestinal, problemas respiratórios durante o sono, obesidade, transtornos do comportamento, deficiência cognitiva, transtorno do espectro autista e transtorno de déficit de atenção/hiperatividade
> - As opções terapêuticas de primeira escolha são uso de alarme ou desmopressina.

■ Incontinência diurna

Introdução

A incontinência diurna, associada ou não a um distúrbio neurológico é bastante comum. A causa mais comum em pediatria é hiperatividade do detrusor.

Classificação

A incontinência diurna pode ser intermitente (mais comum) ou contínua, a qual pode advir de anormalidades anatômicas ou neurológicas.

Epidemiologia

Relatou-se a prevalência de 15% aos 4,5 anos de idade e 5% aos 9,5 anos.

De 20 a 40% das crianças afetadas apresentam um transtorno psiquiátrico comórbido.

Etiologia

O Quadro 123.3 cita as principais causas em crianças e adolescentes.

Fisiopatologia

A fisiopatologia da incontinência diurna varia de acordo com a etiologia.

A constipação intestinal parece ter um papel protagonista na disfunção do trato urinário, pois a distensão do reto por fezes impactadas pode comprimir o detrusor e induzir contrações instáveis, tornando-o disfuncionante, e até mesmo acarretar obstrução mecânica.

Outro mecanismo em potencial é a hiperatividade anormal dos músculos no assoalho pélvico durante a micção, o que pode interromper o fluxo urinário e elevar o volume residual pós-miccional e as pressões intravesicais.

Quadro clínico

A anamnese deve elucidar as características da incontinência na criança, como frequência, relação com as micções, frequência e volume de urina eliminada e sintomas associados, como urgência.

É fundamental excluir a associação em potencial a outros distúrbios urológicos, como refluxo vesicoureteral, infecção do trato urinário e malformações.

Diagnóstico

Clínico e laboratorial

A investigação diagnóstica descrita na seção sobre enurese também é válida para os pacientes com incontinência diurna.

Por imagem

Ultrassonografia abdominal total e cistouretrografia miccional são oportunas. Se houver evidências de doença neurológica ou se o paciente não responder ao tratamento inicial, um estudo urodinâmico é apropriado.

Na criança com suspeita de uma causa neurológica para a incontinência, deve-se obter ressonância magnética da coluna vertebral lombossacra.

Histopatológico

Em geral, não há necessidade de análise histopatológica.

QUADRO 123.3 — Causas de incontinência diurna em crianças e adolescentes.

- Hiperatividade do detrusor
- Constipação intestinal e impactação fecal
- Cistite
- Bexiga neurogênica não neurogênica
- Bexiga neurogênica
- Anormalidade anatômica do esfíncter
- Incontinência por transbordamento
- Disrafismo espinal
- Hábito persistente de adiar as micções
- Deficiência intelectual
- Transtorno do espectro autista
- Outros transtornos do comportamento

Adaptado de Elder, 2016.

Tratamento

Medidas gerais

Antes e durante o tratamento da incontinência diurna, é preciso diagnosticar e tratar a constipação intestinal.

A base do tratamento são medidas conservadoras de instrução a fim de minorar a disfunção do TUI e melhorar os hábitos intestinais. Tais medidas incluem mudanças de dieta, ingestão regular de líquidos, postura adequada à micção e diário de micções.

Fármacos

O anticolinérgico oxibutinina pode ser útil (ver anteriormente) nas crianças que não respondem às medidas conservadoras.

Outras intervenções

O controle de toda infecção do trato urinário é fundamental.

O *biofeedback*, com a prática de exercícios para os músculos do assoalho pélvico (exercícios de Kegel), pode ser benéfico.

Complicações

A incontinência diurna pode afetar a participação da criança em atividades desportivas como aulas de educação física e gerar constrangimento psicossocial.

> **NÃO ESQUEÇA**
>
> A causa mais comum de incontinência diurna é hiperatividade do detrusor.

■ Bexiga neurogênica

Introdução

A bexiga neurogênica, ou neuropática, pode resultar de lesão em qualquer nível do sistema nervoso, seja no encéfalo, na medula espinal, ou nos nervos periféricos. A lesão neurológica resulta em retenção excessiva ou incontinência urinária.

Os aspectos mais importantes na assistência de crianças com bexiga neurogênica são o diagnóstico precoce e a instituição tempestiva de tratamento apropriado, a fim de prevenir as complicações frequentes no trato urinário superior e inferior.

Classificação

O estudo urodinâmico possibilita classificar a bexiga neurogênica em quatro subtipos:
- Hiperatividade (hiper-reflexia) da bexiga e do esfíncter uretral externo
- Hiperatividade da bexiga com hipoatividade do esfíncter
- Hipoatividade da bexiga com hiperatividade do esfíncter
- Hipoatividade da bexiga e do esfíncter.

Também pode-se classificá-la entre casos congênitos e adquiridos.

Epidemiologia

Ao nascimento, os defeitos fechados do tubo neural são mais comuns em meninas do que em meninos.

Etiologia

A maioria das crianças acometidas tem mielomeningocele, medula espinal ancorada ou anomalias sacrais. Traumatismo raquimedular, tumores do sistema nervoso central (SNC), mielite transversa, teratoma sacrococcígeo e doenças neurodegenerativas são causas menos comuns.

Fisiopatologia

Normalmente, o músculo detrusor e o esfíncter uretral externo atuam sinergicamente no sentido de promover o enchimento e depois esvaziamento completo da bexiga, sem elevações excessivas da pressão intravesical. A pressão intravesical normal situa-se abaixo de 10 a 15 cmH$_2$O.

Devido à lesão neurológica, há dissinergia do detrusor e do esfíncter externo, elevando a pressão intravesical. Esta elevação pode advir de hipertonia ou hiper-reflexia do detrusor, ou ambas. Em consequência, a criança corre risco de refluxo vesicoureteral, infecção urinária recorrente, disfunção do trato urinário superior e posteriormente insuficiência renal.

Quadro clínico

As principais manifestações clínicas são incontinência urinária, infecções do trato urinário e hidronefrose por refluxo vesicoureteral.

Convém pesquisar malformações do trato urinário e da coluna vertebral.

Diagnóstico

Clínico
A anamnese (ver Quadro 123.1) deve delinear o cortejo de sintomas de disfunção do TUI.

Um exame físico minucioso deve excluir anormalidades anatômicas.

Laboratorial
Um exame simples de urina e urinocultura com antibiograma devem ser realizados sempre que houver suspeita de infecção recorrente.

Por imagem
A cistouretrografia miccional e a ultrassonografia são essenciais para delinear a disfunção vesical.

Tratamento

Medidas gerais
A instituição precoce de cateterismo intermitente limpo, a cada 3 a 4 horas, a fim de prevenir estase urinária é importante.

Fármacos
A oxibutinina (Retemic®) deve ser usada na dose de 0,2 mg/kg/dose por via oral, 2 a 4 vezes ao dia ou, em maiores de 5 anos, 5 mg/dose por via oral, 2 a 3 vezes ao dia, na dose máxima de 15 mg/dia. A seção de farmacologia descreve os efeitos colaterais e as precauções com o uso deste fármaco.

A profilaxia contínua das infecções urinárias com antibiótico pode ser oportuna.

Outras intervenções
Vesicostomia cutânea para desvio temporário da urina pode ser instituída na criança pequena com refluxo vesicoureteral grave.

Se a capacidade vesical for restrita e o tratamento anticolinérgico for ineficaz, uma cistoplastia de aumento ou enterocistoplastia pode ser oportuna.

Complicações

As complicações incluem infecções do trato urinário recorrentes, refluxo vesicoureteral, pielonefrite e disfunção renal. A insuficiência renal é uma causa importante de morte precoce.

Dependendo da eficácia do tratamento das infecções do trato urinário, até 50% das crianças poderão ter deterioração do trato urinário superior aos 5 anos de idade.

Prevenção

Há relatos esparsos na literatura de melhora da função vesical após fechamento intrauterino da mielomeningocele.

A administração de folato a mulheres em idade reprodutiva reduziu a incidência de defeitos do tubo neural e, por conseguinte, de bexiga neurogênica.

> **NÃO ESQUEÇA**
>
> A principal causa de bexiga neurogênica em crianças são os defeitos do tubo neural.

■ Bexiga neurogênica não neurogênica

Introdução

A bexiga neurogênica não neurogênica, ou síndrome de Hinman, consiste na incapacidade de relaxar o esfíncter externo durante a contração da bexiga para eliminar a urina em decorrência da incoordenação entre os músculos. O resultado da disfunção miccional é um fluxo urinário intermitente (em *staccato*).

Este diagnóstico deve ser definido somente após a idade de treinamento no uso do banheiro.

Classificação

Pode-se classificar a bexiga neurogênica não neurogênica entre as crianças com e sem hiperatividade do músculo detrusor.

Etiologia

A etiologia não está claramente definida, mas muitas das crianças são acometidas de hiperatividade do músculo detrusor. Os casos mais leves podem advir de imaturidade na coordenação do detrusor-esfíncter externo.

Fisiopatologia

A disfunção pode decorrer do aprendizado de hábitos miccionais anormais durante o período de treinamento no uso do banheiro.

Quadro clínico

O quadro clínico pode incluir incontinência diurna e noturna, fluxo urinário intermitente e infecções do trato urinário, bem como constipação intestinal e encoprese. O Quadro 123.1 contribui para delinear as manifestações clínicas do paciente.

Diagnóstico

Clínico

O diagnóstico clínico baseia-se na constatação do quadro clínico típico na ausência de causas neurológicas de disfunção vesical.

Laboratorial

Deve-se obter um exame simples de urina e urinocultura com antibiograma.

Por imagem

A ultrassonografia pode ser usada para definir o volume de urina residual pós-micção.

A cistografia miccional e o estudo urodinâmico podem fornecer informações valiosas que ajudarão a definir melhor o padrão miccional da criança e a excluir causas anatômicas da disfunção. A cistografia tende a mostrar trabeculação da bexiga.

A ressonância magnética da coluna lombossacra ajuda a excluir causas neurológicas da disfunção miccional.

O estudo urodinâmico é um exame invasivo que deve ser reservado para os casos mais refratários.

Diagnóstico diferencial

Naturalmente devem-se excluir as causas neurogênicas de disfunção vesical.

Tratamento

Medidas gerais

O tratamento da constipação intestinal pode ser útil.

A instrução sobre a postura durante a micção é um aspecto importante. A seção sobre medidas gerais do tratamento da enurese, anteriormente, contém uma descrição da postura sugerida.

Devem-se instituir medidas comportamentais, a chamada uroterapia, que consiste em instrução da criança e dos familiares, hidratação rotineira, micções programadas, esquema de evacuações regulares e, em crianças maiores, exercícios de percepção dos músculos do assoalho pélvico, *biofeedback* e neuromodulação.

Fármacos

Os anticolinérgicos, por exemplo, oxibutinina (Retemic®), promovem o relaxamento do músculo detrusor, e podem ser úteis quando há hiperatividade do músculo detrusor.

Os alfabloqueadores para promover o relaxamento do esfíncter externo são usados na população adulta, mas até o presente seu uso não está autorizado em crianças.

Outras intervenções

O tratamento com injeções de toxina botulínica no esfíncter uretral externo para tratar a disfunção miccional pediátrica é experimental.

Complicações

Os altos volumes residuais pós-micção resultam em estase urinária e infecções do trato urinário recorrentes.

As complicações incluem refluxo vesicoureteral, disfunção renal e doença renal terminal.

Prevenção

O treinamento no uso do banheiro deve ser instituído após 2 anos de idade nas crianças que mostrem sinais de que estão prontas para iniciá-lo (ver "Introdução", no início deste capítulo).

> **NÃO ESQUEÇA**
>
> A bexiga neurogênica não neurogênica pode responder a medidas comportamentais, como a uroterapia.

■ Bibliografia

Chase J, Austin P, Hoebeke P, McKenna P. The management of dysfunctional voiding in children: a report from the Standardization Committee of the International Children's Continence Society. The Journal of Urology. 2010; 183:1296-302.

Elder JS. Enuresis and voiding dysfunction. In: Kliegman RM et al. Nelson textbook of pediatrics. 20. ed. Philadelphia: Elsevier, 2016. p. 2581-6.

Fowler CJ, Griffiths D, de Groat WC. The neural control of micturition. Nature Reviews Neuroscience. 2008; 9(6):453-66.

Leclair MD, Héloury Y. Non-neurogenic elimination disorders in children. Journal of Pediatric Urology. 2010; 6:338-45.

Maternik M, Krzeminska K, Zurowska A. The management of childhood urinary incontinence. Pediatric Nephrology. 2015; 30:41-50.

Neveus T, Eggert P, Evans J et al. Evaluation of and treatment for monosymptomatic enuresis: a standardization document from the International Children's Continence Society. The Journal of Urology. 2010; 183:441-7.

Nevéus T, von Gontard A, Hoebeke P et al. The standardization of terminology of lower urinary tract function in children and adolescents: report from the Standardization Committee of the International Children's Continence Society. The Journal of Urology. 2006; 176:314-24.

Nijman RJM. Neurogenic and non-neurogenic bladder dysfunction. Current Opinion in Urology. 2001; 11:577-83.

Verpoorten C, Buyse GM. The neurogenic bladder: medical treatment. Pediatric Nephrology. 2008; 23:717-25.

Walle JV, Rittig S, Bauer S et al. Practical consensus guidelines for the management of enuresis. European Journal of Pediatrics. 2012; 171:971-83.

Seção 12

ENDOCRINOLOGIA

Sumário

124. Baixa Estatura, 689
125. Desenvolvimento Sexual Precoce, 693
126. Diabetes Insípido, 702
127. Diabetes Melito Tipo 1, 708
128. Diabetes Melito Tipo 2, Síndrome Metabólica e Diabetes Monogênico, 714
129. Dislipidemias, 721
130. Distúrbios da Diferenciação do Sexo, 729
131. Tireotoxicose, 737
132. Hipotireoidismo, 742
133. Insuficiência Suprarrenal, 749
134. Puberdade Atrasada, 756
135. Raquitismo, 761

Coordenador: Paulo Ferrez Collett-Solberg

ENDOCRINOLOGIA

124 BAIXA ESTATURA

Paula de Figueiredo Presti, Tiago Jeronimo dos Santos, Paulo Ferrez Collett-Solberg, Cristiane Kopacek e Durval Damiani

■ Introdução

Baixa estatura (BE) é uma queixa frequente nos consultórios pediátricos. Cabe ao pediatra diferenciar entre crescimento dentro dos padrões de normalidade e um crescimento deficiente, de acordo com o padrão familiar, ponderando a necessidade de avaliação e tratamento.

A fim de identificar a baixa estatura, faz-se necessária a realização da técnica correta para aferição da estatura. As crianças menores de 2 anos devem ser avaliadas deitadas, utilizando-se uma régua adequada. Para aquelas maiores de 2 anos, a aferição deve ser realizada, preferencialmente, em pé, com auxílio de um estadiômetro de parede. Entre 2 e 3 anos de idade, devido à dificuldade de aferição da estatura, sugere-se a realização das medidas do comprimento deitado e da estatura em pé, com a plotagem nos gráficos específicos.

Caracteriza-se baixa estatura por meio da avaliação da estatura para a idade e o sexo ou, ainda, por meio da velocidade de crescimento (VC):
- Estatura mais de 2 DP abaixo da média da população
- Velocidade de crescimento inferior ao percentual 25 da curva de VC
- Estatura mais de 1 DP abaixo do esperado em relação ao seu canal familiar.

Vale a pena ressaltar que a estatura de um indivíduo deve ser associada não apenas à população de referência, de acordo com o sexo e a idade, mas também à estatura dos pais. Desse modo, é necessário estabelecer a estatura ou altura-alvo (AA) durante a avaliação do crescimento, baseada na estatura dos pais, conforme o cálculo:

Sexo feminino: AA = (estatura do pai – 13 cm) + estatura da mãe/2 (+ 8 cm)

Sexo masculino: AA = (estatura da mãe + 13 cm) + estatura do pai/2 (+ 10 cm)

Os distúrbios associados à baixa estatura podem ser inicialmente identificados de acordo com as proporções corporais, uma vez que alguns cursam com crescimento desproporcionado. Assim, durante a identificação da baixa estatura, é importante que se realize, no exame físico, as proporções corporais do paciente; a saber:
- Perímetro cefálico
- Segmento superior/segmento inferior (SS/SI)
- Estatura sentado
- Envergadura.

■ Classificação

A classificação de baixa estatura pode ser desafiadora devido à sobreposição de situações clínicas que, muitas vezes, levam à confusão diagnóstica.

A diferenciação por meio das proporções corporais pode ser uma maneira inicial de caracterizar os distúrbios associados à baixa estatura, conforme a Figura 124.1.

■ Fisiopatologia

A ossificação endocondral é o processo de transformação da cartilagem de crescimento na epífise óssea em tecido ósseo maduro. Este processo, que resulta no alongamento ósseo, é o responsável pelo crescimento do indivíduo. O crescimento saudável da cartilagem de crescimento depende, além de condições ótimas de nutrição, de fatores endócrinos envolvidos. Hormônio do crescimento (GH), fator de crescimento insulina-símile (IGF-1), hormônios tireóideos, hormônios sexuais, vitamina D e leptina atuam na formação óssea, enquanto os glicocorticoides exercem efeito inibitório na placa de crescimento.

■ Quadro clínico

A investigação laboratorial é apenas um instrumento para a avaliação da etiologia da baixa estatura. Deve-se, por meio da história clínica e do exame físico, direcionar a solicitação de exames laboratoriais gerais e específicos, sem a necessidade da solicitação indiscriminada de todos os exames possíveis (Quadro 124.1).

■ Diagnóstico

História clínica
- Antecedentes da gestação, do parto e do período neonatal (peso, comprimento e perímetros ao nascer)
- Desenvolvimento neuropsicomotor
- Evolução do peso e da estatura desde o nascimento, curva da velocidade de crescimento anual
- Desenvolvimento dentário
- Desenvolvimento puberal
- Comorbidades prévias e uso de medicações
- Altura e idade de início da puberdade dos pais, irmãos e familiares
- Presença de consanguinidade entre os pais e síndromes identificadas na família.

Exame clínico
- Antropometria: altura, peso, perímetro cefálico, torácico e abdominal, segmento inferior, relação segmento superior/inferior, altura sentado, envergadura

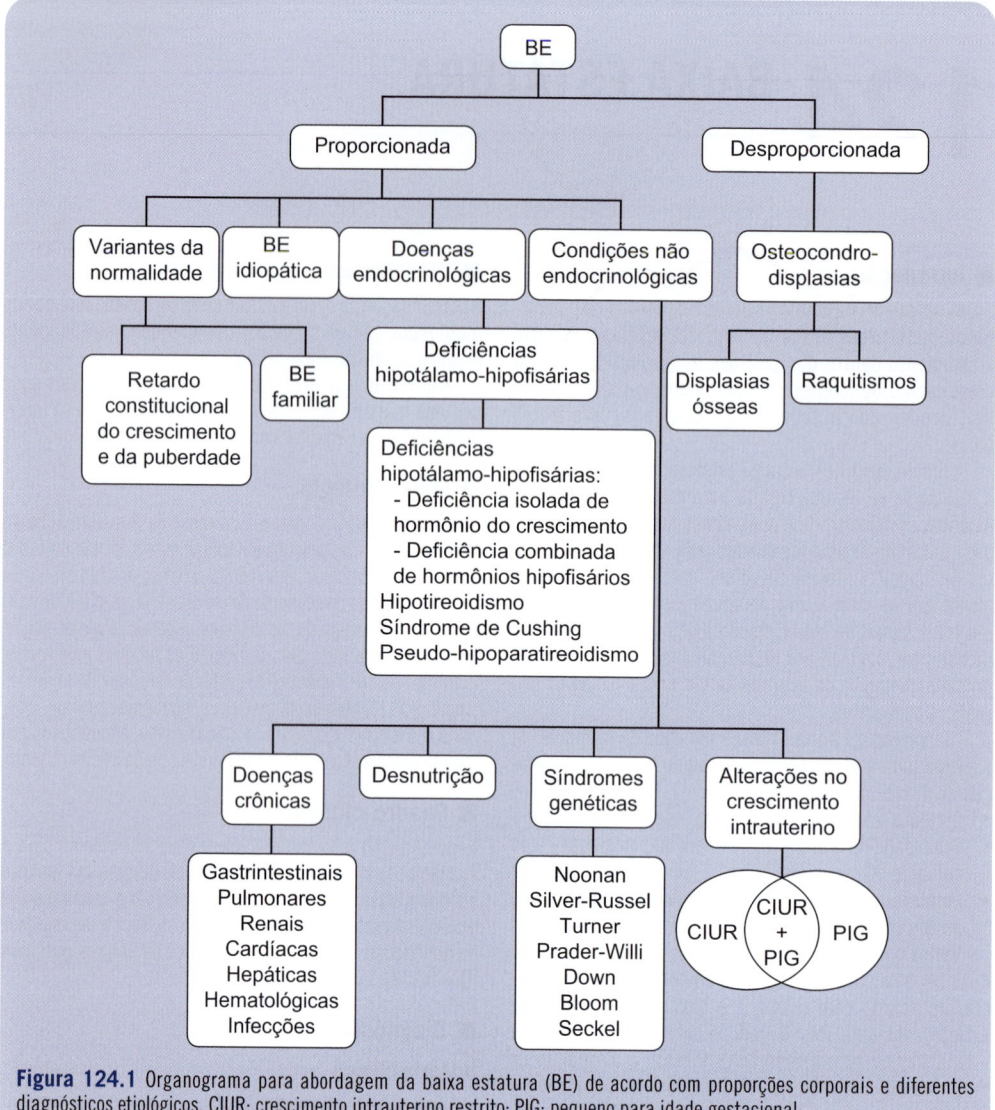

Figura 124.1 Organograma para abordagem da baixa estatura (BE) de acordo com proporções corporais e diferentes diagnósticos etiológicos. CIUR: crescimento intrauterino restrito; PIG: pequeno para idade gestacional.

- Exame clínico pediátrico geral
- Exame da genitália, do estágio puberal, do volume testicular e do tamanho peniano.

Laboratorial

- Hemograma completo
- Proteína C reativa, velocidade de hemossedimentação
- Gasometria venosa
- Proteínas totais e albumina
- Ureia e creatinina
- Função hepática: TGO, TGP e gama-GT
- Eletrólitos (sódio, potássio, cálcio total, fósforo, magnésio, cloro)
- Fosfatase alcalina, 25-OH-vitamina D
- Exame qualitativo de urina (sedimento urinário)
- Protoparasitológico de fezes (três amostras)
- Anticorpo antiendomísio/anticorpo antitransglutaminase IgA/imunoglobulina A
- IGF-1
- TSH e T4 livre
- Glicemia em jejum
- Cariótipo (no sexo feminino a fim de excluir a síndrome de Turner).

Imagem

- Radiografia de mãos e punhos para estimar a idade óssea
- Ressonância magnética das estruturas hipotálamo-hipofisárias nos pacientes sob suspeita de hipopituitarismo.

■ Tratamento

Medidas gerais

No caso de doenças crônicas, o paciente deve ser encaminhado ao especialista de modo a controlar o processo patológico específico.

Nas situações em que há indicação, o uso de hormônio do crescimento recombinante humano (rhGH) pode ser indicado. Sabe-se que a resposta ao tratamento é individual.

No Brasil, atualmente, apenas duas situações clínicas estão liberadas para o uso de rhGH no âmbito do Sistema Único de Saúde (SUS): deficiência de hormônio do crescimento e síndrome de Turner.

Contudo, além das situações clínicas já citadas, a Anvisa aprovou a administração de rhGH para os casos de:
- Síndrome de Prader-Willi
- Pequeno para a idade gestacional (PIG) sem crescimento de recuperação

QUADRO 124.1 Abordagem diagnóstica diferenciada.

Condição/ características	História	Exame físico	Exame laboratorial	Imagem
Deficiência de GH (DGH)	RN de tamanho normal; eventuais hipoglicemias no período neonatal; icterícia prolongada; micropênis. Déficit de crescimento pós-natal	BE proporcionada. Obesidade truncal, aparência facial infantil, fronte proeminente, nariz em sela, atraso da dentição, cabelos finos e esparsos, voz aguda e infantil	IGF-1 baixa; valores baixos de GH em resposta aos testes de estímulo	Idade óssea atrasada (IO < IC); RM: desde anatomia normal até ausência de haste hipofisária com neuro-hipófise ectópica
Baixa estatura idiopática	Baixa estatura (escore z < −2 DP); sem achados de doenças orgânicas após completa avaliação ou BE em relação ao alvo familiar	BE proporcionada. Exame físico normal	Todos exames laboratoriais gerais e específicos, incluindo testes de estímulo hormonal, dentro da normalidade	Radiografia idade óssea compatível (IO = IC) ou atrasada (IO < IC);
Retardo constitucional do crescimento e da puberdade (RCCP)	Pai ou mãe com atraso do desenvolvimento puberal e do crescimento; velocidade de crescimento normal	Puberdade atrasada em relação à IC, mas apropriada para IO	Exames laboratoriais gerais e específicos dentro da normalidade, compatíveis com a idade óssea	IO < IC
Pequeno para a idade gestacional (PIG)	Peso ou comprimento < −2 DP	Manutenção da BE após os 2 anos de idade	Todos exames laboratoriais gerais e específicos dentro da normalidade	IO atrasada ou compatível IO não é um bom preditor de crescimento
Síndrome de Turner	Hipogonadismo hipergonadotrófico, tireoidite de Hashimoto; alterações renais, hepáticas e cardíacas	BE proporcionada; micrognatia; cúbito valgo; baixa implantação de cabelos, pescoço alado; palato em ogiva; nevos hipercrômicos	Cariótipo típico (45X ou suas variantes)	Radiografia da mão e do punho pode mostrar deformidade de Madelung (subluxação da epífise da ulna)
Síndrome de Prader-Willi	Baixo peso ao nascer, hipotonia, distúrbio de sucção e deglutição no primeiro ano de vida, com fase de hiperfagia a partir dos 2 anos de idade; alterações comportamentais	BE proporcionada Obesidade; hipogonadismo	Teste genético FISH (cromossomo 15)	Inespecífico
Síndrome de Noonan	Defeitos cardíacos congênitos; hipogonadismo	Baixa estatura proporcionada; características dismórficas semelhantes à síndrome de Turner	Teste genético (gene *PTPN11*)	Inespecífico

BE: baixa estatura; GH (*growth hormone*): hormônio do crescimento; IC: idade cronológica; IGF (*insulin-like growth fator*): fator de crescimento insulínico; IO: idade óssea; RM: ressonância magnética; RN: recém-nascido.

- BE idiopática
- Insuficiência renal crônica com baixa estatura.

Em algumas outras situações, o rhGH ainda não está licenciado no Brasil, porém há evidências de benefícios na baixa estatura, com seu uso já aprovado em outros países, quando há haploinsuficiência do gene *SHOX* e síndrome de Noonan.

Fármacos

O rhGH (ou somatropina) é uma medicação utilizada por via subcutânea, com aplicações diárias, preferencialmente à noite, durante 6 a 7 dias por semana.

A dose utilizada varia de acordo com a indicação, sendo de 0,033 mg a 0,066 mg/kg/dia.

Monitoramento

O tratamento deve ser monitorado de perto. Alguns parâmetros devem ser avaliados para que, se necessário, a dose seja ajustada.

A avaliação clínica inclui, principalmente, a velocidade de crescimento. Além disso, determinados parâmetros laboratoriais são importantes, como IGF-1, glicemia, TSH e T4 livre. A idade óssea também deve ser monitorada.

Vale a pena ressaltar que o tratamento com rhGH, em algumas situações, pode não apresentar um resultado satisfatório, cabendo ao médico identificar tais casos e suspender o tratamento. Em geral, um período de 6 a 12 meses de tratamento já é suficiente para avaliar a resposta ao tratamento, sendo 2 anos o período máximo de avaliação.

Uma boa resposta é observada quando, nos primeiros 2 anos de tratamento, ocorre recuperação (*catch-up*) do crescimento, com ganho estatural correspondente a 1 a 2 DP.

■ Complicações

Os principais efeitos colaterais associados ao rhGH são: dor no local da aplicação, cefaleia, pseudotumor cerebral (hipertensão intracraniana idiopática), epifisiólise da cabeça do fêmur, hiperinsulinemia com ou sem hiperglicemia.

NÃO ESQUEÇA

- O peso e o comprimento/altura devem ser aferidos em toda consulta pediátrica e os valores encontrados plotados no gráfico de crescimento adequado
- Doenças crônicas podem prejudicar o crescimento
- Uma boa anamnese e um exame físico cuidadoso são fundamentais na avaliação da baixa estatura.

■ Bibliografia

Anvisa. Nota técnica nº 335/2014. Janeiro de 2014.
Damiani D. Endocrinologia na prática pediátrica. 2. ed. Manole, seções I e II, caps. 2 e 4, 2011.
Grimberg A, Divall SA, Polychronakos C et al. Drug and Therapeutics Committee and Ethics Committee of the Pediatric Endocrine Society. Guideline for Growth Hormone and Insulin-Like Growth Factoe-I Treatment in Children and Adolescents: Growth Hormone Deficiency, Idiopathic Short Stature, and Primary Insulin-Like Growth Factor-I Deficiency. Horm Res Paediatr. 2016; 86(6):361-97.
Mark A. Sperling. Pediatric endocrinology. 4. ed. sec. III, chap. 10. Elsevier, 2014.
Monte O et al. Endocrinologia para o pediatra. 3. ed. Atheneu, seção I – caps. 1, 3 e 5, 2009.
Nilsson O et al. Endocrine regulation of the growth plate. Horm Res. 2005; 64:157-65.
Ranke MB, Wit JM. Reflections on the US Guidelines on Growth Hormone and Insulin-Like Growth Factor-I Treatment in Children and Adolescents. Horm Res Paediatr. 2016; 86(6):398-402.

ENDOCRINOLOGIA

125 DESENVOLVIMENTO SEXUAL PRECOCE

Isla Aguiar Paiva, Paulo Ferrez Collett-Solberg e Angela Maria Spinola e Castro

■ Introdução

O aparecimento de mamas antes dos 8 anos e/ou da menarca antes dos 10 anos em meninas, e o desenvolvimento testicular antes dos 9 anos em meninos são considerados precoces. A evolução acelerada dos estágios puberais assim como o avanço da maturação óssea também fazem parte da definição de puberdade precoce.

Embora esteja bem estabelecida a antecipação secular da menarca e que mais recentemente os estudos apontem para a antecipação da telarca, ainda é consenso que meninas menores de 8 anos sejam avaliadas na presença de qualquer sinal puberal. Tem-se observado que grande parte das meninas que apresentam telarca entre 6 e 8 anos evoluem com progressão lenta do desenvolvimento puberal, ou até apresentam involução, sem repercussão na época da menarca ou na estatura final, dessa forma não necessitando de tratamento. No entanto, nesse subgrupo há sobreposição com outros casos de rápida progressão e necessidade de intervenção, justificando a importância da avaliação individual nesta faixa etária. Nos meninos, mais recentemente começaram a surgir evidências de antecipação da idade da puberdade.

■ Classificação

A puberdade é classificada em:
- Precoce dependente de gonadotrofinas (ou central) — PPDG
- Precoce independente de gonadotrofinas (ou periférica) — PPIG
- Variantes da normalidade do desenvolvimento puberal
  - Telarca precoce
  - Pubarca precoce
  - Menarca precoce
  - Antecipação constitucional do crescimento e da puberdade.

■ Epidemiologia

A telarca precoce isolada é o tipo mais frequente de precocidade sexual.

Puberdade precoce dependente de gonadotrofinas é mais frequente nas meninas e geralmente idiopática. Foi identificada maior incidência de PPDG em meninas adotadas que imigraram para países de melhores condições socioeconômicas, atribuindo-se a PPDG à mudança de ambiente ou ao rápido ganho de peso.

As causas orgânicas de PPDG são mais comuns em crianças menores de 6 anos e no sexo masculino.

Em meninos, 2/3 dos casos de PPDG são causados por anormalidade do sistema nervoso central (SNC), dos quais 50% são tumores. O papel dos desreguladores endócrinos também tem sido considerado.

■ Fisiopatologia

Os mecanismos envolvidos na regulação do eixo hormonal hipotálamo-hipófise-gônadas (HHG), em quiescência desde a infância e reativado na puberdade, ainda não estão totalmente esclarecidos, mas parecem refletir um balanço entre neurotransmissores estimulatórios e inibitórios. No início da puberdade ocorre aumento dos estímulos excitatórios e concomitante redução dos aferentes inibitórios sobre a secreção pulsátil de GnRH (hormônio liberador de gonadotrofinas) hipotalâmico. Além dos moduladores neuronais, diversos fatores endógenos, ambientais, étnicos, nutricionais e genéticos interagem para determinar o início preciso da puberdade (Figura 125.1).

A observação de idades semelhantes de menarca entre mães e filhas, ou entre indivíduos de mesma etnia, e maior concordância da cronologia dos eventos puberais entre gêmeos monozigóticos quando comparados aos dizigóticos apontam para a relevância da genética na determinação do início da puberdade.

Estudos com pacientes com PPDG idiopática revelaram maior prevalência de casos familiares, e o papel de alguns genes já foi definido. Mutações ativadoras no gene da kisspeptina (*KISS1*) e de seu receptor (KISS1R, ou GPR54), e inativadoras do gene *MKRN3* (*makorin ring finger 3*), foram reconhecidas como causa de quadros de PPDG anteriormente classificados como idiopáticos.

Na PPDG, o desequilíbrio entre fatores estimulatórios e inibitórios leva à ativação prematura do eixo HHG. Já na PPIG, uma produção hormonal autônoma periférica, de origem gonadal ou adrenal, estimula o desenvolvimento de características sexuais secundárias, de forma independente à ativação do eixo HHG. Em última instância, a exposição aos esteroides sexuais, de qualquer origem, determinará o quadro clínico de desenvolvimento sexual precoce.

■ Etiologia

O Quadro 125.1 apresenta as principais causas de cada forma de puberdade precoce.

■ Quadro clínico

A PPDG caracteriza-se por um desenvolvimento puberal que se assemelha ao processo fisiológico, porém prematuro e/ou com aceleração da evolução dos estágios puberais. Dessa forma, é isossexual e segue a sequência definida por Marshall e Tanner (Quadro 125.2), porém em ritmo excessivo.

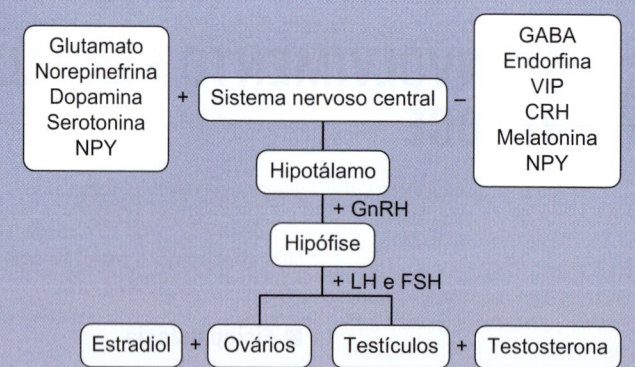

Figura 125.1 Mecanismos envolvidos no início da puberdade. O início da puberdade fisiológica se dá pelo aumento da liberação hipotalâmica de GnRH, em pulsos progressivamente mais frequentes e de maior amplitude, culminando na estimulação da secreção hipofisária de gonadotrofinas (LH e FSH). Como resultado, ovários e testículos são estimulados a sintetizar os próprios esteroides sexuais, especialmente estradiol e testosterona, respectivamente, responsáveis pelo desenvolvimento das características sexuais secundárias e da capacidade reprodutiva. NPY: neuropeptídio Y; GABA: ácido aminobutírico; VIP: peptídio vasoativo intestinal; CRH: hormônio corticotrófico; GnRH: hormônio liberador de gonadotrofinas; LH: hormônio luteinizante; FSH: hormônio foliculoestimulante.

QUADRO 125.1 Causas de puberdade precoce dependente de gonadotrofinas (PPDG) e puberdade precoce independente de gonadotrofinas (PPIG).

PPDG	
Idiopática	
Genética	Mutações ativadoras nos genes *KISS1* e *KISS1R*; mutações inativadoras no gene *MKRN3*
Por anormalidades do SNC	Hamartoma hipotalâmico; anormalidades congênitas: hidrocefalia, mielomeningocele, espinha bífida, displasia septo-óptica, cisto aracnoide, cisto suprasselar, malformações vasculares; tumores: astrocitoma, craniofaringeoma, ependimoma, pinealoma ectópico, gliomas, glioma óptico (associado à neurofibromatose tipo 1), neurofibroma, adenoma hipofisário, disgerminoma, tumores associados à esclerose tuberosa; adquiridas: quimioterapia, radioterapia, cirurgia, inflamação (meningite/encefalite), granuloma por tuberculose ou sarcoidose, abscesso, lesão vascular, asfixia perinatal, trauma
Sindrômicas	Neurofibromatose tipo 1, Silver-Russel, Williams, Cohen, Pallister-Hall
Secundário à exposição crônica a esteroide sexual	Puberdade precoce periférica (tumor secretor de esteroide sexual, testotoxicose, síndrome de McCune-Albright)
PPIG	
Tumores	Produtores de gonadotrofina coriônica (hCG): hepatoma, hepatoblastoma, corioepitelioma, coriocarcinoma, pinealoma, teratoma, disgerminoma; gonadais: ovarianos (carcinoma, cisto ovariano autônomo, das células da granulosa, das células da teca) ou testiculares (de células de Leydig, de células de Sertoli); adrenais: adenoma, carcinoma
Genéticas	Hiperplasia adrenal congênita (mutações nos genes *CYP21*, *CYP11*, *HSD3B2*); testotoxicose (mutações ativadoras no gene do receptor do LH); síndrome de McCune-Albright (mutações no gene da subunidade alfa da proteína G estimulatória); mutações do gene da aromatase (*CYP 19*); mutações no gene do receptor de glicocorticoides; insuficiência adrenal primária (mutação no gene *DAX-1*)
Uso exógeno de esteroides sexuais	
Hipotireoidismo primário	

SNC: sistema nervoso central.

DESENVOLVIMENTO SEXUAL PRECOCE

QUADRO 125.2 — Classificação de Tanner dos estágios puberais e eventos concomitantes.

Sexo feminino

Mamas	Pelos púbicos	Eventos concomitantes
M1: pré-púbere	P1: pelos não pigmentados	–
M2: broto mamário – aumento da aréola, contorno elevado visível e palpável	P2: pelos pigmentados, finos, sobre grandes lábios	Início do estirão puberal
M3: aumento de mama e aréola, sem separação de contornos	P3: pelos escuros, grossos, encaracolados, se estendendo até púbis	Pico de velocidade de crescimento. Pelos axilares
M4: projeção da aréola e papila sobre a mama, formando um monte secundário – duplo contorno	P4: aumento da quantidade de pelos em púbis	Menarca. Diminuição da velocidade de crescimento
M5: mama adulta – recessão da aréola, permanecendo a projeção da papila	P5: extensão dos pelos até raiz de coxa	–

(Continua)

QUADRO 125.2	Classificação de Tanner dos estágios puberais e eventos concomitantes. *(Continuação)*	
Sexo masculino		
Genitália	Pelos púbicos	Eventos concomitantes
G1: pré-púbere	P1: pelos não pigmentados	–
G2: aumento dos testículos > 4 mℓ de volume ou > 2,5 cm no maior comprimento	P2: pelos pigmentados, finos, sobre a bolsa escrotal	–
G3: aumento do comprimento do pênis	P3: pelos escuros, grossos, encaracolados, na base do pênis, no púbis	Estirão puberal de crescimento Pelos faciais sobre lábio superior, pelos axilares, acne Mudança do tom de voz
G4: aumento do diâmetro do pênis, individualização da glande	P4: aumento da quantidade de pelos púbicos	Primeiras ejaculações
G5: tamanho e forma adulta	P5: extensão dos pelos até a raiz de coxa	Progressão de pelos faciais – barba

Na PPIG, de acordo com a origem da produção hormonal (gonadal ou adrenal), pode haver o desenvolvimento puberal isossexual ou heterossexual (virilização em meninas ou feminilização em meninos).

Em ambas as formas de puberdade precoce, o aumento de esteroides sexuais leva à aceleração da velocidade de crescimento, com consequente alta estatura para a idade cronológica e estatura acima do alvo genético. O estímulo ao crescimento esquelético também leva a rápida maturação óssea e fusão prematura das epífises de crescimento, o que culminará com avanço da idade óssea, perda do potencial de crescimento e baixa estatura na vida adulta.

Em meninas, o estímulo estrogênico, de origem central ou periférica autônoma, leva a aumento do volume do útero, que assume sua forma puberal (corpo > colo).

Em meninos, o volume dos testículos pode demonstrar a origem da produção hormonal. Testículos aumentados de volume indicam a ativação do eixo HHG, com produção local de testosterona dependente de gonadotrofinas. A exceção a esta regra são os tumores germinativos produtores de hCG (gonadotrofina coriônica), hormônio capaz de estimular as células de Leydig a produzir testosterona e sofrer hiperplasia, o que gera aumento testicular de forma independente da ativação do eixo HHG. Já testículos pequenos (de volume pré-puberal) ou assimétricos não receberam estímulo de gonadotrofinas para a secreção de esteroides. Em ambos os casos, há aumento do comprimento do pênis e a presença de pubarca, decorrentes do estímulo pela testosterona.

■ Diagnóstico

1ª etapa | Definir se há puberdade precoce

No Quadro 125.3 considera-se o diagnóstico clínico e laboratorial.

2ª etapa | Definir a origem da puberdade precoce – dependente ou independente de gonadotrofinas – e sua etiologia

Alguns dados da anamnese e do exame físico podem sugerir a origem do quadro, mas os níveis de gonadotrofinas e esteroides sexuais, em condições basais e sob estímulo, possibilitam o diagnóstico diferencial entre as formas de puberdade precoce. A elevação dos níveis de LH determina a ativação do eixo HHG e o diagnóstico de PPDG (Figura 125.2).

Uma vez definida a forma de puberdade precoce, o diagnóstico etiológico pode trazer dados adicionais imprescindíveis ao tratamento. Na PPDG, a propedêutica deve ser complementada com um exame de imagem do SNC, preferencialmente a ressonância magnética (RM) da sela turca, a fim de se avaliar a possibilidade de doença do SNC, especialmente em meninas menores de 6 anos e em meninos, nos quais a prevalência é alta. Já na PPIG, exames de imagem da pelve/bolsa escrotal e de abdome (lojas adrenais) podem indicar a etiologia (Quadro 125.4).

3ª etapa | Diagnóstico de exclusão de variantes da normalidade do desenvolvimento puberal

Na ausência de características de puberdade precoce (Quadro 125.3), o surgimento de uma característica sexual isolada antes da idade de início de puberdade fisiológica pode ser uma variação do desenvolvimento puberal. Trata-se de um quadro benigno, sem repercussão no restante do desenvolvimento puberal ou comprometimento estatural, e dessa forma sem indicação de intervenção terapêutica. A conduta de acompanhamento clínico é importante para a ratificação da evolução não progressiva do desenvolvimento puberal até a idade adequada para seu início (Quadros 125.5 e 125.6).

■ Tratamento

Objetivos

- Interrupção do desenvolvimento puberal até a idade normal para o início da puberdade
- Preservar o potencial de crescimento, garantindo uma estatura adulta normal
- Permitir a adequação psicossocial da criança a seus pares, prevenindo transtornos emocionais e a ansiedade dos pais
- Diminuir o risco de abuso sexual, início precoce da atividade sexual e gestação
- Diminuir o risco de câncer de mama associado à menarca precoce
- Preservar a fertilidade.

Fármacos

No tratamento da PPDG são usados análogos sintéticos do GnRH. Esses medicamentos se ligam ao receptor de GnRH e inicialmente promovem a secreção de gonadotrofinas, como o hormônio endógeno. Porém, a ocupação prolongada dos receptores impede a pulsatilidade do GnRH necessária à produção de gonadotrofinas, e dessa forma, atuam inibindo sua secreção. São medicações seguras e eficazes no tratamento da PPDG a longo prazo, tanto de causa idiopática quanto de causa orgânica.

Após a suspensão da medicação, há completa reversão do bloqueio hormonal, e em meninas a menarca costuma ocorrer dentro de 6 a 18 meses.

Nos casos secundários a tumores do SNC, o tratamento específico da lesão deve ser associado ao tratamento medicamentoso da PPDG.

Nos quadros de PPIG, os mesmos objetivos clínicos e psicossociais norteiam o tratamento, mas este varia de acordo com a etiologia (Quadro 125.4), que também deve ser abordada de forma específica.

QUADRO 125.3 | **Diagnóstico de puberdade precoce.**

Clínico

- Telarca, com ou sem pubarca, em meninas < 8 anos
- Aumento do volume testicular, com ou sem pubarca, ou aumento do pênis com pubarca em meninos < 9 anos
- Estatura acima ou dentro do alvo genético
- Velocidade de crescimento aumentada para a faixa etária
- Progressão rápida de estágios puberais (intervalo < 6 meses)

Laboratorial/imagem

- Idade óssea avançada (> 12 meses acima da idade cronológica)
- Ultrassonografia de pelve (♀): útero de volume aumentado, forma puberal piriforme (corpo > colo), presença de eco endometrial, ovários aumentados para a idade

---

NÃO ESQUEÇA

Meninas menores de 6 anos e meninos com puberdade precoce devem ser investigados para anormalidades de sistema nervoso central com exame de imagem, devido à maior frequência de PPDG de causa orgânica.

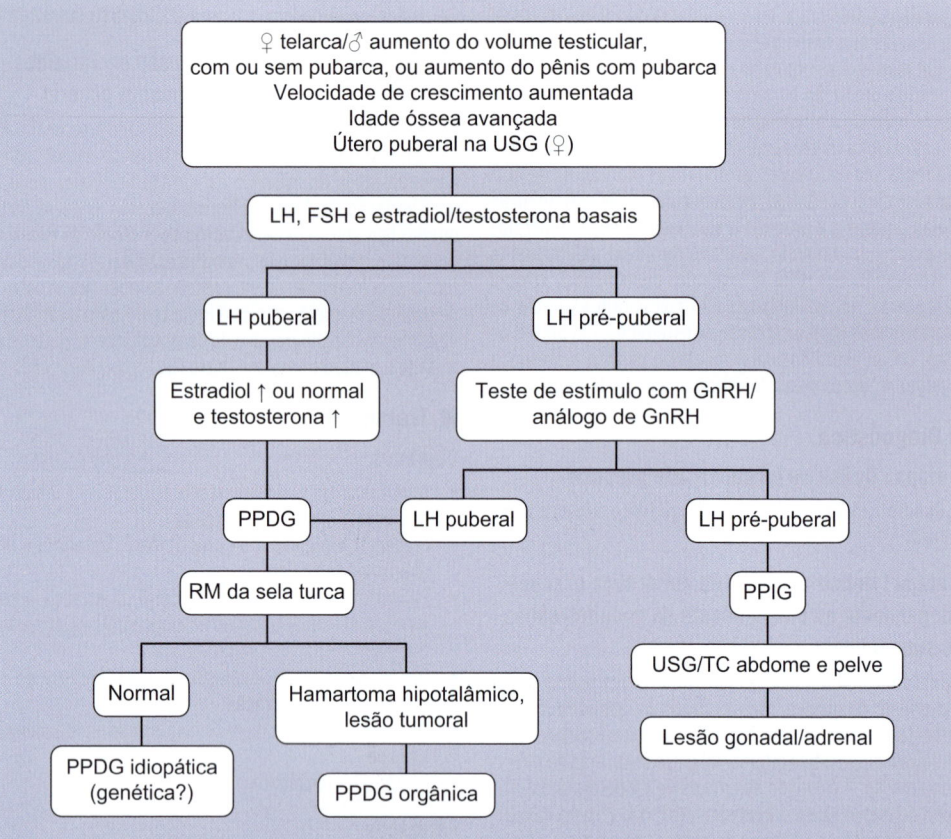

Figura 125.2 Fluxograma de investigação etiológica de puberdade precoce. FSH: hormônio foliculoestimulante; GnRH: hormônio liberador de gonadotrofinas; LH: hormônio luteinizante; PPDG: puberdade precoce dependente de gonadotrofinas; PPIG: puberdade precoce independente de gonadotrofinas; RM: ressonância magnética; TC: tomografia computadorizada; USG: ultrassonografia.

QUADRO 125.4	Considerações sobre algumas etiologias da puberdade precoce.

Hamartoma hipotalâmico

- PPDG antes dos 4 anos de idade
- Epilepsia gelástica (crises de riso imotivado) ou outras manifestações neurológicas
- Padrão de PPDG nos níveis hormonais
- Malformação congênita, não neoplásica, do tecido hipotalâmico
- RM da sela turca delineia o hamartoma
- Tratamento da PPDG e uso de anticonvulsivantes para a epilepsia
- Cirurgia apenas nos casos de epilepsia refratária

Tumor testicular

- PPIG isossexual
- Edema testicular, assimetria à palpação, com ou sem massa palpável; ginecomastia (30%)
- Testosterona aumentada, gonadotrofinas pré-puberais
- Ultrassonografia testicular com nodulação
- Tratamento por ressecção cirúrgica do tumor

(*Continua*)

DESENVOLVIMENTO SEXUAL PRECOCE

QUADRO 125.4 — Considerações sobre algumas etiologias da puberdade precoce. *(Continuação)*

Testotoxicose

- PPIG familial, limitada ao sexo masculino
- PPIG isossexual entre 2 e 4 anos de idade, progressão rápida
- Mutação ativadora do gene do receptor do LH
- Testículos discretamente aumentados (volume de 4 cm^3)
- Concentrações elevadas de testosterona, LH e FSH basais suprimidos e resposta pré-puberal na prova de estímulo com GnRH
- Tratamento com bloqueadores da síntese adrenal e testicular de androgênios ou antagonistas androgênicos

Síndrome de McCune-Albright

- Tríade: PPIG isossexual, displasia fibrosa poliostótica e manchas café com leite
- Endocrinopatias hiperfuncionais
- Meninas apresentam-se com telarca e sangramento vaginal; cistos ovarianos à ultrassonografia e lesões ósseas
- Mutação ativadora do gene que codifica a subunidade alfa da proteína G estimulatória
- Esteroides sexuais em níveis elevados, LH e FSH basais suprimidos
- Pode acarretar PPDG secundária
- Tratamento com bloqueio dos receptores estrogênicos (tamoxifeno)

Hiperplasia adrenal congênita

- PPIG isossexual em meninos e heterossexual em meninas
- Forma clássica perdedora de sal apresenta-se com genitália ambígua em meninas e crise de perda de sal (vômito, perda ponderal, hiponatremia e hiperpotassemia) na segunda semana de vida, em ambos os sexos
- Forma clássica virilizante simples apresenta-se como PPIG aos 2 a 5 anos de idade
- Forma não clássica tem início mais tardio; pode apresentar-se como pubarca precoce e pode levar a PPDG secundária
- Deficiência adrenal de glicocorticoides com ou sem deficiência de mineralocorticoides
- 95% devido a mutações do gene *CYP21*, que causam graus variáveis de comprometimento da atividade da enzima 21-hidroxilase
- Níveis elevados de 17-hidroxiprogesterona
- Tratamento por reposição de glicocorticoides

FSH: hormônio foliculoestimulante; GnRH: hormônio liberador de gonadotrofinas; LH: hormônio luteinizante; PPDG: puberdade precoce dependente de gonadotrofinas; PPIG: puberdade precoce independente de gonadotrofinas; RM: ressonância magnética.

QUADRO 125.5 — Variantes da normalidade do desenvolvimento puberal.

Telarca precoce

- Broto mamário palpável, uni ou bilateral, sem pelos púbicos ou axilares ou sangramento vaginal
- Tanner M2 ou maior; P1
- Estatura normal para a faixa etária, dentro do alvo genético
- Velocidade de crescimento pré-puberal
- Níveis basais de LH e FSH em padrão pré-puberal (podem estar aumentados em crianças até 2 anos de idade devido à condição fisiológica de "minipuberdade")
- Idade óssea compatível com a cronológica
- Ultrassonografia pélvica com útero de volume e forma infantis (corpo:colo)
- Exposição exógena a estrógenos: história de uso materno de medicação estrogênica em vigência de aleitamento materno ou por ingesta acidental pela criança
- Associação à exposição a "desreguladores endócrinos" (*endocrine disruptors*) – surtos epidêmicos regionais de telarca
- Benigna e geralmente autolimitada, pode regredir espontaneamente até cerca de 2 anos de idade, ou persistir até o início do desenvolvimento puberal normal
- Indica-se acompanhamento periódico até a idade da puberdade normal, pois há um risco estimado em 14% de evoluírem com PPDG

Pubarca precoce

- Pelos púbicos, acompanhados ou não por pelos e odor axilares
- Velocidade de crescimento no limite superior da normalidade para a fase pré-puberal
- Idade óssea pode ser discretamente avançada, geralmente até 2 anos acima da cronológica
- Não há virilização
- A puberdade ocorre em idade normal
- Não há perda de estatura
- Associada a etnia negra, obesidade e a ter nascido pequeno para a idade gestacional

(Continua)

QUADRO 125.5 — Variantes da normalidade do desenvolvimento puberal. *(Continuação)*

Pubarca precoce

- Níveis basais de 17-hidroxiprogesterona e testosterona normais, S-DHEA compatível com o estágio da pubarca e idade óssea compatível com a cronológica afastam as possibilidades de hiperplasia adrenal congênita, forma não clássica ou forma clássica virilizante simples em sua apresentação inicial, adenocarcinoma adrenal e tumor produtor de testosterona (em meninos)
- Predisposição a síndrome metabólica e, em mulheres, hirsutismo e síndrome de ovários policísticos
- Indica-se acompanhamento clínico até a vida adulta

Menarca precoce

- Sangramento vaginal isolado, sem telarca ou pubarca
- Os episódios de sangramento vaginal não são cíclicos
- Sem lesão da genitália externa por traumatismo ou manipulação, por introdução de corpo estranho ou abuso sexual
- Gonadotrofinas e estradiol em níveis pré-puberais
- Evolução benigna, sem avanço da idade óssea ou comprometimento da estatura final

Aceleração constitucional do crescimento e da puberdade

- Mais caracteristicamente meninas com início da puberdade entre 6 e 8 anos, de evolução mais rápida que a média da população e término precoce
- Idade óssea avançada, mas compatível com a idade estatural, e velocidade de crescimento proporcionalmente aumentada, o que leva a uma estatura final dentro do alvo genético
- Geralmente segue o padrão de desenvolvimento puberal de um dos pais
- Sem indicação de tratamento, mas pode ser considerado em crianças com comprometimento emocional/psicológico pelo desenvolvimento puberal antes de seu grupo

FSH: hormônio foliculoestimulante; LH: hormônio luteinizante; PPDG: puberdade precoce dependente de gonadotrofinas; S-DHEA: sulfato de deidroepiandrosterona.

QUADRO 125.6 — Diagnóstico diferencial entre as principais formas de precocidade sexual.

	Desenvolvimento sexual	Crescimento	IO	LH/FSH
Telarca precoce				
Telarca precoce	Telarca não progressiva, útero pré-puberal	Normal	= IE = IC	Pré-puberais FSH > LH
Antecipação do crescimento e da puberdade	Progressão lenta	Normal/limite superior	= IE > IC	LH puberal (↑) LH > FSH
PPDG	Progressivo	Acelerado	> IE >> IC	LH puberal (↑) LH > FSH
PPIG	Ausente/presente progressivo	Acelerado	> IE >> IC	Suprimidos
Pubarca precoce				
Pubarca precoce	Ausente	Normal/limite superior	= IE > IC	S-DHEA ↑ (compatível com o grau de pubarca)
PPDG	Presente	Acelerado	> IE >> IC	S-DHEA ↑ (compatível com o grau de pubarca)
HAC não clássica	Clitóris/pênis ↑	Acelerado	> IE >> IC	S-DHEA ↑
Carcinoma adrenal	Clitóris/pênis ↑	Acelerado	>> IE >> IC	S-DHEA ↑

IC: idade cronológica; IE: idade estrutural; IO: idade óssea; FSH: hormônio foliculoestimulante; HAC: hiperplasia adrenal congênita; LH: hormônio luteinizante; PPDG: puberdade precoce dependente de gonadotrofinas; PPIG: puberdade precoce independente de gonadotrofinas; S-DHEA: sulfato de deidroepiandrosterona.

■ Bibliografia

Carel JC, Eugster EA, Rogol A et al. ESPE-LWPES GnRH analogs consensus conference group. In: Antoniazzi F, Berenbaum S, Bourguignon JP et al. Consensus statement on the use of gonadotropin-releasing hormone analogs in children. Pediatrics. 2009; 123(4):e752-62.

Carel JC, Léger J. Clinical practice. Precocious puberty. N Engl J Med. 2008; 358(22):2366-77.

Fuqua JS. Treatment and outcomes of precocious puberty: an update. J Clin Endocrinol Metab. 2013; 98(6):2198-207.

Lifshitz F. Pediatric endocrinology. 5. ed. New York: CRC Press, 2007.

Macedo DB, Cukier P, Mendonca BB et al. Avanços na etiologia, no diagnóstico e no tratamento da puberdade precoce central. Arq Bras Endocrinol Metabol. 2014; 58(2):108-17.

Maciel RMB, Mendonça BB, Saad MJA. Endocrinologia. 1. ed. São Paulo: Atheneu, 2007.

Sperling Mark A. Pediatric endocrinology. 3. ed. Philadelphia: Saunder, Elsevier, 2008.

126 DIABETES INSÍPIDO

Adriana Mangue Esquiaveto-Aun, Paulo Ferrez Collett-Solberg e Carlos A. Longui

■ Introdução

A função celular é determinada em grande parte pela tonicidade dos líquidos extracelulares e, para tal, a osmolalidade plasmática e o volume intravascular devem ser mantidos em limites estreitos de variação (280 a 290 mOsm/kg de água). A regulação desse sistema é determinada pela ingestão e excreção de água (balanço hídrico), associadas à capacidade renal de concentrar a urina.

A ingestão de água é controlada pelo centro da sede, localizado no hipotálamo ventromedial, no qual estão presentes sensores osmóticos capazes de ativar a sede em situações de aumento da osmolalidade plasmática. O limiar para ativação da sede é uma osmolalidade de 293 mOsm/kg.

Já a excreção de água é controlada pela ação da vasopressina ou hormônio antidiurético (ADH), produzido por neurônios hipotalâmicos dos núcleos supraópticos e paraventriculares, cuja secreção depende do estímulo de osmorreceptores e barorreceptores. O limiar para a secreção de vasopressina é o aumento da osmolalidade plasmática acima de 280 mOsm/kg. Esses dois sistemas atuam em paralelo, para regular a tonicidade do líquido extracelular.

O desequilíbrio na homeostase hídrica, seja por aumento na ingestão de água (denominado polidipsia primária) ou pela excessiva excreção renal de água (diabetes insípido), pode alterar a tonicidade plasmática e, consequentemente, comprometer a função celular, determinando risco à vida da criança.

■ Classificação

O termo diabetes tem origem grega e significa "sifão", referência dada à poliúria que o caracteriza. O termo *insipidus* refere-se à característica da urina, que não tem sabor (insípido), se comparada à urina do diabetes melito, de sabor adocicado (mel). Por esse motivo, diabetes insípido é um distúrbio caracterizado pela eliminação de grandes volumes de urina (poliúria), de aspecto hipotônico (baixa densidade) e diluída. Tem como mecanismos fisiopatológicos:
- A deficiência de vasopressina (seja por falha na sua síntese ou secreção), conhecida como diabetes insípido central ou hipotalâmico, é a causa mais frequente desse tipo de diabetes
- Falha na ação renal da vasopressina, também conhecida por diabetes insípido nefrogênico
- Aumento da ingestão de água (polidipsia primária), seja por um transtorno psicológico (raro na infância) ou por uma lesão no centro da sede, levando à diminuição do limiar de percepção da sede. Essas situações podem ser denominadas diabetes insípido psicogênico ou diabetes insípido dipsogênico, respectivamente.

■ Epidemiologia

A incidência do diabetes insípido é variada e depende da sua origem. Segundo Di Iorgi *et al.* (2012), sua prevalência é de 1:25.000, sendo atribuídos às formas hereditárias da doença cerca de 10% dos casos.

■ Etiologia

Diabetes insípido central

A etiologia do diabetes insípido dependerá de sua localização, se central (eixo hipotálamo-hipófise) ou periférica (renal).

No *diabetes insípido central* ocorre deficiência na síntese de vasopressina decorrente da ausência (parcial ou total) ou da destruição dos neurônios hipotalâmicos que a produzem, e pode ter como origem: causas genéticas, traumas, defeitos anatômicos e doenças autoimunes, infecciosas ou infiltrativas, além de neoplasias. Em cerca de 10% dos casos, a causa pode ser desconhecida.

Causas genéticas

De origem autossômica dominante, o diabetes insípido nesses casos aparece nos primeiros 5 anos de vida e a secreção de vasopressina apresenta diferentes graus de deficiência, podendo até entrar em remissão ao longo da vida. Esses pacientes respondem bem à reposição de vasopressina e seus análogos. Mutações no gene da vasopressina (*AVP*) são responsáveis por essa forma familiar de alto grau de penetrância. Outro gene responsável pelo diabetes insípido central é o gene *WFS1*, cuja mutação causa uma síndrome conhecida por DIDMOAD ou síndrome de Wolfram, que engloba, além do diabetes insípido central, diabetes melito, atrofia óptica, surdez neurológica e anormalidades do trato urinário.

Traumas

Os traumas graves que afetam a base do crânio (como fraturas da sela turca) geralmente causam diabetes insípido permanente. Situações como choque séptico e hemorragia pós-parto com infarto hipofisário (síndrome de Sheehan) podem envolver a hipófise posterior, levando a graus variados de deficiência de vasopressina. Dentre as causas traumáticas destaca-se aquela provocada por neurocirurgias, em especial a abordagem transesfenoidal, por manuseio da haste hipofisária. Interessante destacar que nos traumas cirúrgicos da haste o desenvolvimento do diabetes insípido manifesta-se com sequência característica denominada "padrão trifásico": durante o trauma cirúrgico existe liberação imediata de ADH previamente produzido, com retenção hídrica nas primeiras 6 a 12 horas de pós-operatório imediato. A seguir, a secreção de ADH é interrompida, determinando poliúria nos dois primeiros dias. Segue-se um período de diurese normal ou diminuída (relacionada com a deterioração neuronal retrógrada e consequente liberação de ADH do neurônio hipotalâmico apoptótico), período este com duração ao redor de 2 a 3 dias. Ao final, a evolução pode ser para recuperação da diurese normal ou para poliúria permanente, caso mais de 90% dos neurônios produtores de vasopressina tenham sido destruídos.

Anomalias congênitas

Em especial as anomalias cranianas de linha média, como a displasia septo-óptica, agenesia do corpo caloso e hipoplasia hipofisária com ausência da haste.

Neoplasias

São a causa mais comum de diabetes insípido adquirido na faixa etária pediátrica. Dentre os tumores, o mais comum é o craniofaringioma, seguido pelos germinomas, gliomas ópticos, astrocitomas e hamartomas. Interessante notar que os craniofaringiomas e os gliomas ópticos geralmente associam-se ao diabetes insípido quando são muito grandes ou como complicação da retirada cirúrgica; já os germinomas podem apresentar-se clinicamente como poliúria antes mesmo de a lesão ser diagnosticada em exames de neuroimagem, sendo a medição de βHCG uma boa alternativa diagnóstica nesses casos.

Doenças infiltrativas, autoimunes e infecciosas

Das causas infiltrativas, a mais comum é a histiocitose de células de Langerhans (10% dos casos evoluirão com diabetes insípido), seguida pela hipofisite linfocitária que pode estar relacionada com outras doenças autoimunes. As causas autoimunes parecem estar relacionadas em grande parte aos casos outrora diagnosticados como idiopáticos. A presença de espessamento da haste hipofisária reconhecida na ressonância magnética e a positividade para anticorpos contra células produtoras de vasopressina podem auxiliar no diagnóstico. Dentre as causas infecciosas estão aquelas que envolvem a base do crânio como as meningites meningocócica e criptocócica, infecção por *Listeria*, toxoplasmose e por citomegalovírus. Nessas situações, o diabetes insípido tende a ser transitório.

Diabetes insípido nefrogênico

O diabetes insípido nefrogênico é aquele decorrente da falta de resposta dos rins à ação da vasopressina, classificado de acordo com a etiologia em genético ou adquirido. As causas genéticas são menos frequentes que as adquiridas e tendem a ter apresentação mais grave.

Genéticas

Os sintomas surgem na primeira semana de vida e não divergem daqueles encontrados no diabetes insípido central (clinicamente: vômito, constipação intestinal, desenvolvimento deficiente, febre e poliúria; laboratorialmente: hipernatremia e baixa osmolalidade urinária). As duas causas genéticas para o diabetes insípido nefrogênico são descritas a seguir.

Mutações inativadoras no receptor V2 da vasopressina. A doença caracteriza-se por resistência à ação da vasopressina por falha na sua ligação ao receptor. Correspondem a mais de 90% dos casos congênitos, apresentando herança dominante ligada ao cromossomo X, o que significa que ocorre em homens e que, por ser uma mutação em linhagem germinativa, acomete todos os receptores V2 teciduais.
Mutações no gene do canal de água aquaporina-2. Têm herança autossômica recessiva, portanto acometem ambos os sexos. O defeito pode comprometer tanto o processamento das aquaporinas no retículo endoplasmático como sua inserção na membrana celular.

Adquiridas

Qualquer doença que distorça a arquitetura renal e que comprometa a manutenção da hiperosmolalidade da medula interna do rim pode determinar diabetes insípido nefrogênico, englobando desde doenças sistêmicas como anemia falciforme, síndrome de Fanconi, síndrome de Sjögren e cistinose, bem como doenças renais crônicas (rins policísticos, insuficiência renal crônica, obstrução ureteral). Alguns fármacos estão dentre as causas adquiridas, como o lítio, usado no tratamento de transtornos psiquiátricos.

■ Fisiopatologia

Secreção e ação da vasopressina

A vasopressina (ou arginina-vasopressina – AVP) é uma molécula sintetizada por neurônios hipotalâmicos e transportada por via axonal pelo trato supraóptico-hipofisário até a hipófise posterior, ou neuro-hipófise, onde fica armazenada.

O gene AVP codifica a molécula de pré-pró-vasopressina (pré-hormônio da vasopressina) e mutações no gene AVP interferem no processamento e na liberação da arginina-vasopressina, levando ao quadro de diabetes insípido central.

A vasopressina atua por meio de seus receptores, conhecidos como V1a, V1b (ou V3) e V2. Os receptores V2 localizam-se na membrana basolateral do ducto coletor renal e nas células epiteliais alveolares (Figura 126.1) e as mutações no gene do receptor V2, chamado *AVPR2*, são responsáveis pelo diabetes insípido nefrogênico ligado ao X.

A vasopressina atua nos rins ligando-se aos seus receptores V2 presentes na porção ascendente da alça de Henle e na membrana basolateral das células do ducto coletor. Na porção ascendente da alça de Henle, a vasopressina age estimulando o transporte ativo de sódio da luz da alça para o interstício renal, aumentando o gradiente osmótico no nível da medula e originando urina hipotônica. Os ductos coletores, ao atravessarem o ambiente medular hipertônico, vão aumentar a permeabilidade à água, permitindo que a água deixe a luz para o interstício, promovendo a concentração da urina. Na membrana basolateral, a ativação dos receptores V2 ocasionará um aumento da permeabilidade da membrana à água, pela ativação das aquaporinas (Figura 126.2). Dessa maneira a água é conservada, pelas funções combinadas da vasopressina na alça de Henle e no tubo coletor. Além da osmolalidade plasmática, que estimula a secreção de vasopressina por meio da ação dos sensores osmóticos, o volume sanguíneo e a pressão arterial também

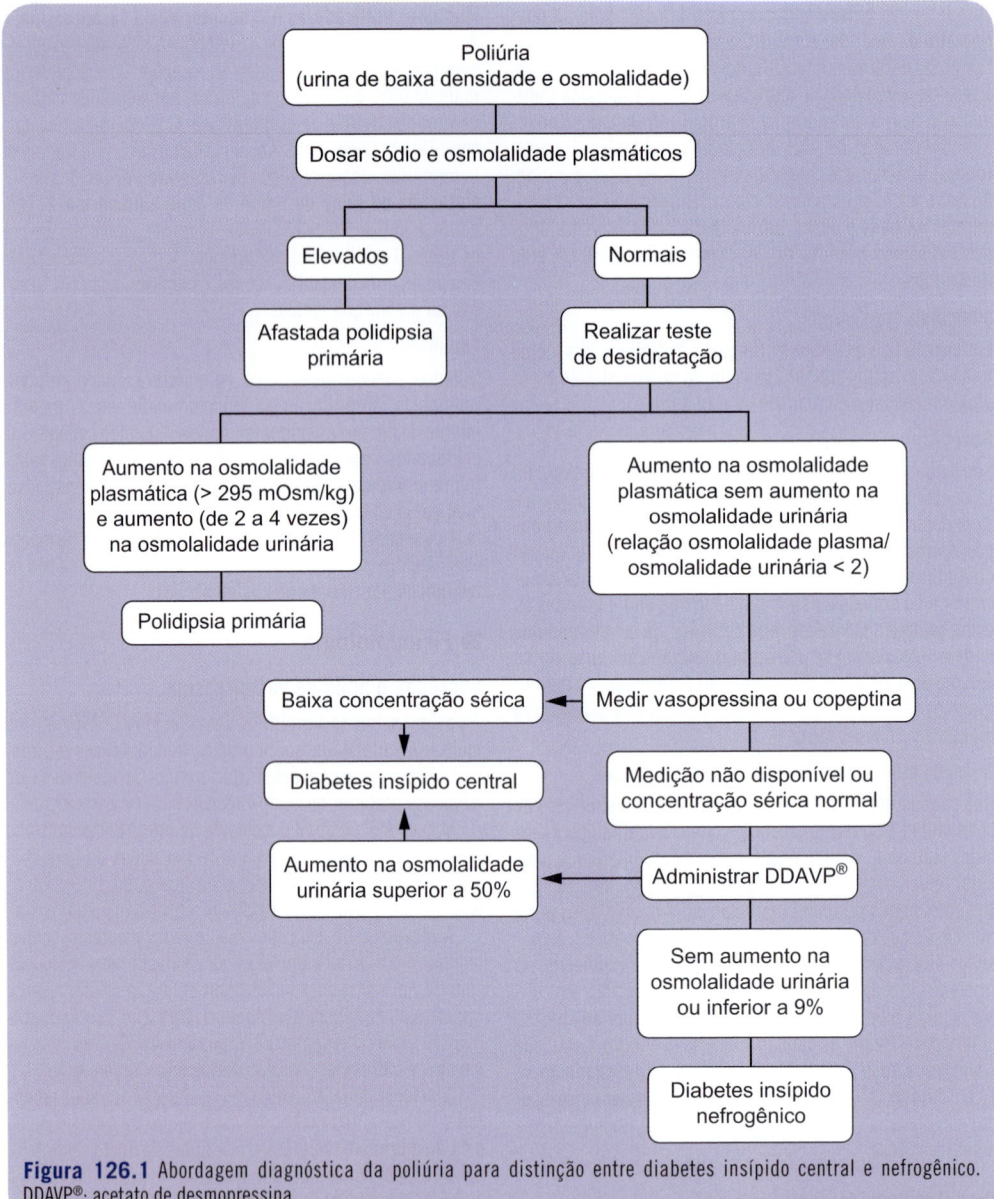

Figura 126.1 Abordagem diagnóstica da poliúria para distinção entre diabetes insípido central e nefrogênico. DDAVP®: acetato de desmopressina.

exercem papel importante na liberação desse hormônio pela hipófise posterior. O sistema osmorreceptor, no entanto, é muito mais sensível que o barorreceptor, sendo capaz de detectar variações mínimas na osmolalidade, da ordem de 1%. Além desses dois sistemas, existem outras condições que atuam de maneira semelhante, aumentando a secreção de vasopressina: (1) náuseas e vômito são estimuladores potentes, que fazem aumentar em até 100 vezes a concentração plasmática normal de vasopressina (0 a 5 pmol/ℓ); (2) cirurgia abdominal com grande movimentação das alças intestinais tem efeito parecido; (3) episódios de hipoglicemia também atuam de maneira similar. É importante ressaltar que o *set-point* para a liberação de vasopressina pode variar em um mesmo indivíduo, dependendo da idade (p. ex., idosos parecem ser menos responsivos ao aumento dos canais de água aquaporinas) e o ambiente hormonal (gravidez, glicocorticoides).

■ Quadro clínico

A poliúria, característica da doença, pode estar associada a outros sintomas e, dependendo da faixa etária da criança,

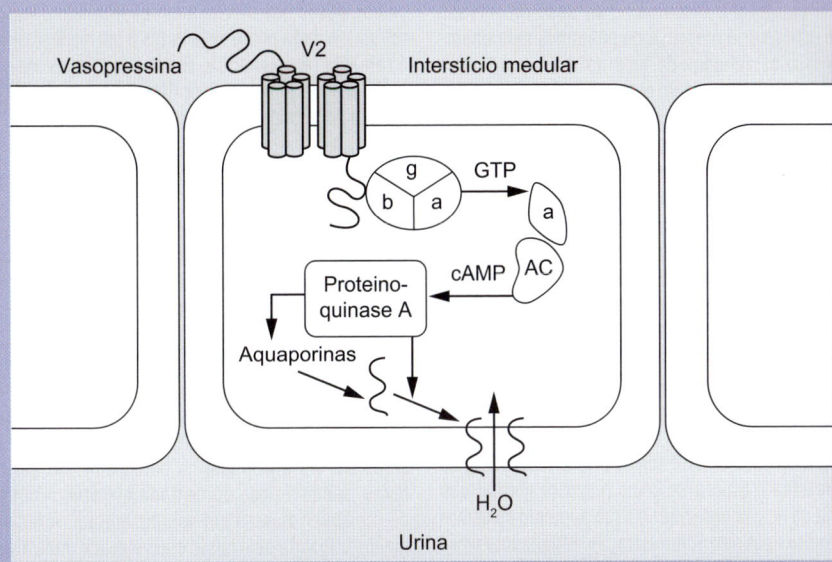

Figura 126.2 Esquema exemplificando a ação da vasopressina nos túbulos coletores renais: a vasopressina se liga ao receptor V2 levando à estimulação da subunidade alfa (a) via junção ao GTP (proteína ligadora de guanina-nucleotídio). Isso ativa a adenilciclase (AC), levando ao aumento do AMP cíclico (cAMP) que, em consequência, ativa a proteinoquinase A. Essa proteína é responsável por desencadear a mobilização dos canais de água aquaporinas até a membrana celular, na qual sofrerão exocitose das vesículas nas quais estão inseridos e posterior fusão com a parede da membrana. (Modificada de Sperling, 2008.)

ter desfecho mais grave. Em recém-nascidos e lactentes, a presença de choro frequente, irritabilidade, hipertermia, desidratação com rápida perda ponderal, obstipação e crescimento deficiente pode sugerir o quadro de diabetes insípido. Lembrar que em algumas crianças o aporte hídrico é dado pela ingestão de líquidos calóricos como as fórmulas lácteas e nesses casos a criança apresentará ganho de peso. Nos casos de atraso no diagnóstico, pode haver agravo na evolução clínica, com desidratação e hipernatremia, culminando com colapso circulatório e lesão cerebral. Nas crianças maiores, uma queixa frequente é a enurese noturna, na maioria das vezes secundária (ou seja, crianças que eram até então continentes), o que compromete a qualidade do sono e gera dificuldade de aprendizado; além da polidipsia, que pode atrapalhar as atividades habituais da criança. As queixas de anorexia e baixo ganho pôndero-estatural também podem estar presentes nesses casos.

■ Diagnóstico

Clínico

Dados da anamnese podem auxiliar no diagnóstico da origem da poliúria, mas somente exames laboratoriais e em especial os testes diagnósticos diferenciarão as formas central e periférica. Na determinação da poliúria, a quantificação do volume urinário associado ao volume de ingesta hídrica auxilia a diferenciar se há poliúria de fato ou trata-se apenas de aumento na frequência das micções (de pequeno volume). Outras questões importantes devem fazer parte do interrogatório: há razões psicológicas que justifiquem a poliúria ou a polidipsia? Os sintomas atrapalham o dia a dia da criança? Há enurese noturna? Há comprometimento no crescimento ou ganho de peso? Existem antecedentes neurocirúrgicos ou presença de outras deficiências hipofisárias? Há história de doença renal prévia? Faz uso de medicação? Há história familiar de poliúria? Essas respostas ajudam a estabelecer uma causa patológica para a poliúria, reforçando a necessidade de investigação laboratorial.

Laboratorial

A abordagem diagnóstica do diabetes insípido tem início com a comprovação da existência de poliúria mediante coleta de urina durante 24 horas. A confirmação ocorre quando o volume urinário for superior a 2 ℓ/m^2 nas 24 horas. Considerar a faixa etária e a função renal esperada como: 150 mℓ/kg/24 h nos recém-nascidos, 100 a 110 mℓ/kg/24 h até 2 anos de idade e 40 a 50 mℓ/kg/24 h nas crianças maiores e adultos. Além disso, espera-se urina hipotônica, com baixas densidade e osmolalidade (inferior a 300 mOsm/kg) que pode associar-se a hipernatremia com aumento da osmolalidade plasmática.

Vale lembrar, no entanto, que o paciente com diabetes insípido tem em geral o mecanismo de sede preservado (importante confirmar a presença de polidipsia pela anamnese) e por isso os achados de hipernatremia com baixa osmolalidade plasmática podem estar ausentes. O diagnóstico deve ser realizado então por meio de um teste de desidratação ou prova de concentração cujo objetivo é submeter o indivíduo a um regime de privação hídrica (para estimular a liberação de vasopressina) seguido de uma avaliação periódica da diurese e do peso. Esse teste é realizado em condições controladas e o resultado confirma a presença de diabetes insípido se o indivíduo não for capaz de concentrar a urina mesmo tendo-se atingido algum grau de desidratação (confirmado pelo aumento da osmolalidade do plasma). Havendo disponibilidade, a medição do nível de vasopressina deve ser realizada nesse momento e a evidência de uma concentração sérica baixa confirma o diagnóstico de diabetes insípido central. Não sendo possível medir a vasopressina laboratorialmente, o teste segue com a administração de desmopressina e espera-se como resposta normal que haja uma queda no volume urinário e um aumento na osmolalidade urinária após sua administração. Atualmente recomenda-se a medição de copeptina (que constitui o pré-hormônio) como medida indireta da concentração de vasopressina plasmática (é mais estável e tem meia-vida mais longa que a vasopressina) (Timper et al., 2015).

Por imagem

A avaliação por imagem do eixo hipotálamo-hipófise, preferencialmente por ressonância magnética, é mandatória nos casos suspeitos de diabetes insípido central. A presença de alterações anatômicas (tumores, defeitos congênitos de linha média) orientará a abordagem terapêutica.

■ Diagnóstico diferencial

O principal diagnóstico diferencial do diabetes insípido é a polidipsia primária, situação na qual há ingestão excessiva de água sem aumento da osmolalidade plasmática que a justifique. Pode ser de origem psicogênica, condição rara na infância, frequentemente associada à esquizofrenia; ou ter origem em alteração do mecanismo da sede, situação na qual o limiar para a ativação da sede está abaixo do limiar para a secreção de vasopressina, podendo ser idiopático (maioria dos casos) ou estar associado à ocorrência de lesões hipotalâmicas ou ao uso de medicamentos como a carbamazepina.

■ Tratamento

Medidas gerais

O objetivo principal do tratamento é compensar a poliúria, com correção da desidratação (terapia de reposição hídrica) e normalizar a diurese para manter a homeostase hídrica (com hormônio antidiurético ou análogo de vasopressina – DDAVP®).

Em neonatos e crianças pequenas, cuja alimentação é primordialmente líquida, a reposição hídrica associada ao uso de DDAVP® pode levar ao risco de hiponatremia. Nesses casos, apenas a terapia de reposição hídrica pode ser suficiente, desde que ofertada em quantidade adequada (3 ℓ/m^2/dia). A dieta pobre em solutos (com menor osmolalidade) é também recomendada, sendo o leite materno o alimento mais adequado nessa fase (tem 75 mOsm/kg H$_2$O se comparado ao leite de vaca, com 230 mOsm/kg).

Fármacos

A reposição de vasopressina por meio do uso de seu análogo, desmopressina, é um tratamento seguro, de longa duração, fácil administração e de efeitos colaterais raros e de pequena gravidade (rubor facial, cefaleia, dor abdominal e náuseas). Seu início de ação é de 1 hora e sua dose varia bastante entre os indivíduos, independente do peso.

O DDAVP®, análogo disponível em nosso meio, existe nas apresentações oral, intranasal e intravenosa (utilizado mais comumente em casos de diabetes insípido central pós-cirúrgico). Nas crianças maiores, o tratamento pode ser iniciado por via intranasal na hora de dormir ou a cada 12 horas, sendo a dose aumentada até atingir aquela capaz de promover diurese em volume normal. A terapia oral é menos utilizada pelo custo mais elevado, mas atinge eficácia semelhante e pode proporcionar melhor adesão ao tratamento. Uma das complicações do tratamento é a retenção hídrica com consequente hiponatremia dilucional; para evitar que isso aconteça, recomenda-se a oferta de doses crescentes até se atingir a dose ideal junto com a recomendação de que a oferta hídrica não deva ultrapassar o volume urinário diário.

■ Complicações

As complicações do diabetes insípido podem estar relacionadas com o atraso no diagnóstico ou ser inerentes ao tratamento. Como exposto anteriormente, a sintomatologia é bem variada e, em especial no recém-nascido e na criança pequena, o atraso na identificação do problema pode produzir quadro de desidratação e hipernatremia prolongada, gerando risco de colapso hemodinâmico e lesão cerebral. A preocupação em relação ao tratamento está em evitar o uso excessivo de desmopressina e água, ocasionando hemodiluição e hiponatremia.

> **NÃO ESQUEÇA**
>
> O pediatra (em especial o neonatologista) deve estar atento ao balanço hídrico da criança com sintomas de choro frequente, irritabilidade e hipertermia, visando ao diagnóstico precoce de diabetes insípido, e levar em consideração esse diagnóstico nas crianças maiores com queixa de enurese secundária.

■ Bibliografia

Bichet DG. Central vasopressin: dendritic and axonal secretion and renal actions. Clin Kidney J. 2014; 7(3):242-7.
Di Iorgi N, Napoli F, Allegri AE et al. Diabetes insipidus – diagnosis and management. Horm Res Paediatr. 2012; 77:69-84.
Edate S, Albanese A. Management of electrolyte and fluid disorders after brain surgery for pituitary/suprasellar tumours. Horm Res Paediatr. 2015. [Epub ahead of print.]

Falorni A, Minarelli V, Bartoloni E et al. Diagnosis and classification of autoimmune hypophysitis. Autoimmun Rev. 2014; 13(4-5):412-6.

Knepper MA, Kwon TH, Nielsen S. Molecular physiology of water balance. N Engl J Med. 2015; 372(14):1349-58.

Larsen PR, Kronenberg HM., Melmed S et al. Williams tratado de endocrinologia. 11. ed. Rio de Janeiro: Elsevier, 2010. Seção II. Cap. 9. 230 p.

Monte O, Longui CA, Calliari LEP, Kochi C. Endocrinologia para o pediatra. 3. ed. São Paulo: Atheneu, 2006. v. 2. 1042 p.

Oiso Y, Robertson GL, Nørgaard JP et al. Clinical review: treatment of neurohypophyseal diabetes insipidus. J Clin Endocrinol Metab. 2013; 98(10):3958-67.

Pearce D, Soundararajan R, Trimpert C et al. Collecting duct principal cell transport processes and their regulation. Clin J Am Soc Nephrol. 2015; 10(1):135-46.

Sperling M. Pediatric endocrinology. 3. ed. Philadelphia: Saunders, Elsevier Inc., 2008. Chap. 9. 335 p.

Timper K, Fenske W, Kühn F et al. Diagnostic accuracy of copeptin in the differential diagnosis of the polyuria-polydipsia syndrome: a prospective multicenter study. J Clin Endocrinol Metab. 2015; 100(6):2268-74.

ENDOCRINOLOGIA

127 DIABETES MELITO TIPO 1

Rafael Machado Mantovani, Paulo Ferrez Collett-Solberg, Mauro Scharf Pinto e Luis Eduardo P. Calliari

■ Introdução

O diabetes melito (DM) é uma doença metabólica complexa, de origem múltipla, caracterizada por hiperglicemia crônica. Resulta da insuficiência de insulina (total ou parcial) ou da diminuição de sua ação em tecidos-alvo (fígado e tecidos – muscular e adiposo).

O DM tipo 1 (DM1) é a forma mais comum de DM na infância e na adolescência na maioria das populações (90% dos casos), especialmente nos caucasianos. Caracteriza-se pela depleção imunomediada das células beta pancreáticas, resultando em graus variáveis de dependência de insulina exógena. Sua incidência, a qual vem aumentando nos últimos anos (especialmente em menores de 5 anos), apresenta grande variação geográfica, e no Brasil a incidência é de 7,6 casos novos/100.000 habitantes/ano.

■ Classificação

A classificação do DM proposta pela Organização Mundial da Saúde e pela Sociedade Brasileira de Diabetes inclui quatro classes clínicas: DM1, DM2, outros tipos específicos de DM e DM gestacional – Quadro 127.1. Há ainda o quadro de pré-diabetes, com duas categorias definidas: glicemia de jejum alterada e tolerância à glicose diminuída – Quadro 127.2.

■ Etiopatogênese

A natureza autoimune do DM1 baseia-se em uma herança poligênica e, necessariamente, associação a fatores ambientais desencadeantes. Os principais marcadores de risco autoimune se relacionam aos genes do sistema HLA no cromossomo 6, especialmente os da classe II (DR3, DR4 e DQ). Quanto aos fatores precipitantes do processo autoimune, alguns estudos epidemiológicos têm relacionado certos vírus à etiologia do DM1, como o vírus da caxumba, o enterovírus, o coxsackievírus, o citomegalovírus e o vírus da rubéola (congênita).

QUADRO 127.1 — Classificação do diabetes melito, segundo a Organização Mundial da Saúde e a Sociedade Brasileira de Diabetes.

- Diabetes melito tipo 1: 1A (autoimune); 1B (idiopático)
- Diabetes melito tipo 2
- Diabetes gestacional
- Outros tipos específicos de diabetes: defeitos genéticos na função das células beta; defeitos genéticos na ação da insulina; doenças do pâncreas exócrino; endocrinopatias; induzido por medicamentos ou agentes químicos; infecções; formas incomuns de diabetes autoimune; outras síndromes genéticas comumente associadas ao diabetes

QUADRO 127.2 — Critérios para o diagnóstico de diabetes melito (DM).

- Glicemia em jejum ≥ 126 mg/dℓ (ausência de ingestão calórica por 8 h)*
- Glicemia 2 h pós-dextrosol (1,75 g/kg, máximo 75 g) ≥ 200 mg/dℓ*
- Glicemia casual ≥ 200 mg/dℓ + sintomas clássicos (poliúria, polidipsia, emagrecimento)
- HbA1c ≥ 6,5% – método certificado pelo NGSP (*National Glycohemoglobin Standardization Program*)*
- Pré-diabetes:
  ○ Glicemia de jejum alterada: glicemia em jejum ≥ 100 e < 126 mg/dℓ
  ○ Tolerância à glicose diminuída: glicemia 2 h pós-dextrosol ≥ 140 e < 200 mg/dℓ
  ○ HbA1c ≥ 5,7 e < 6,5%

*O teste deve ser repetido em outro dia, para confirmação do diagnóstico, a menos que haja hiperglicemia inequívoca com descompensação metabólica aguda ou sintomas óbvios de DM.

Cerca de 90% dos indivíduos com DM1 apresentam, à época de diagnóstico, um ou mais autoanticorpos marcadores sorológicos da destruição imunológica das células beta pancreáticas: anti-GAD 65 (descarboxilase do ácido glutâmico), anti-IA2 (tirosina-fosfatase), anti-ilhota e autoanticorpos anti-insulina.

O resultado do insulto autoimune é a destruição seletiva das células produtoras de insulina e a necessidade de reposição imediata desse hormônio, tão logo o diagnóstico seja confirmado.

■ Diagnóstico

O DM1 é tradicionalmente diagnosticado com base em sintomas clínicos, sugestivos da deficiência de insulina: poliúria, polidipsia e perda de peso, associados a hiperglicemia marcante – Quadro 127.2. O diagnóstico de DM1, especialmente em crianças pequenas e em países em desenvolvimento, é frequentemente realizado diante do quadro de cetoacidose diabética (CAD), pois tipicamente a apresentação clínica inicial não é característica, dificultando e atrasando o diagnóstico – Quadro 127.3.

■ Tratamento

Medidas gerais

O tratamento do DM1 consiste na reposição de insulina da forma mais fisiológica possível, envolvendo vários passos nesse processo: o automonitoramento da glicemia, a terapia

QUADRO 127.3	Diagnóstico de cetoacidose diabética.
Suspeita clínica	Vômito, dor abdominal, poliúria, polidipsia, desidratação (difícil detecção), hálito cetônico, respiração acidótica, diminuição do nível de consciência
Diagnóstico laboratorial	Glicemia ≥ 200 mg/dℓ, acidose metabólica (pH < 7,3 e/ou bicarbonato < 15 mEq/ℓ), presença de corpos cetônicos (beta-hidroxibutirato sérico ou capilar > 3 mmol/ℓ; acetoacetato [sérico ou urinário] > ++)

nutricional, a atividade física e a educação em diabetes. O objetivo é manter o bom controle metabólico em equilíbrio com o bem-estar psicossocial, permitindo crescimento e desenvolvimento adequados do paciente. Busca-se evitar, assim, as complicações agudas e crônicas do diabetes.

Insulinoterapia

Desde 1993, o tratamento chamado "intensivo" estabeleceu-se como o padrão de reposição insulínica. Envolve a aplicação de múltiplas doses do hormônio (3 doses ou mais, ou a terapia com sistema de infusão contínua de insulina), em um regime individualizado e que leva em consideração o estilo de vida do paciente e sua sensibilidade à insulina nos diferentes horários do dia.

O Quadro 127.4 traz as principais preparações de insulina disponíveis para o tratamento do diabetes, assim como suas características farmacocinéticas.

O esquema basal-bólus permite que várias apresentações sejam utilizadas, sempre unindo insulina de ação intermediária ou de ação prolongada à insulina de ação rápida. A utilização de análogos de insulina é associada a menor incidência de hipoglicemias, sobretudo os episódios graves. O sistema de infusão contínua de insulina (ou bomba de insulina), que utiliza o análogo de insulina ultrarrápida, tem sido considerado a forma mais segura e fisiológica de se administrar insulina, com maior previsibilidade de ação e menor risco de hipoglicemias.

Nesse esquema de múltiplas injeções diárias, pode-se utilizar a insulina regular 30 min antes de cada refeição ou a insulina ultrarrápida (asparte/glulisina/lispro) 15 min ou imediatamente antes, associada a uma insulina de ação basal (NPH, glargina, detemir ou degludeca).

As crianças pequenas (lactentes e pré-escolares) podem receber a aplicação de insulina ultrarrápida imediatamente após a alimentação, se isso for necessário pela imprevisibilidade de comportamento, comum nessa faixa etária.

Logo após o diagnóstico, é comum haver a necessidade de altas doses de insulina, durante a recuperação nutricional do diabético. Com o passar das primeiras semanas, pode haver uma fase de remissão parcial ("lua de mel"), quando as células beta mantêm uma produção residual de insulina, diminuindo-se as necessidades de insulina exógena, em graus variados.

Devem-se definir os alvos glicêmicos (Quadro 127.5). Na prática, reúne-se o bólus de alimentação e o bólus de correção, já que frequentemente há variação da glicemia, com necessidade de ajuste. A dose total de insulina diária varia de 0,3 a 1,5 unidade por kg/dia, dependendo das necessidades individuais, sendo mais baixa próximo ao diagnóstico e nas crianças menores, e mais alta nos adolescentes.

Os melhores resultados são obtidos quando 40 a 60% da dose diária é de insulina basal e 60 a 40% é de insulina rápida (para bólus).

A dose de insulina rápida ou ultrarrápida para bólus de alimentação geralmente é de 1 unidade para cada 10 a 30 g de carboidrato ingerido, enquanto a dose para correção de glicemias elevadas geralmente é de 1 unidade para reduzir cerca de 40 a 120 mg/dℓ, dependendo da sensibilidade individual (Boxe *Roteiro para a prescrição da dose de insulina rápida*).

Após o início da insulinoterapia, a dose ideal a ser mantida é aquela que permita o melhor controle glicêmico possível, com baixa variabilidade glicêmica, sem causar hipoglicemias evitáveis, mantendo-se crescimento e desenvolvimento normais das crianças e adolescentes.

QUADRO 127.4	Apresentação dos tipos de insulina disponíveis no mercado e seus perfis de ação.			
Insulina	Preparação	Início de ação (h)	Pico de ação (h)	Duração de ação (h)
Ação intermediária	NPH humana	2 a 4	3 a 8	12 a 15
Ação rápida	Regular humana	0,5 a 1	2 a 4	6 a 9
Análogo de ação lenta	Degludeca	0,5 a 1,5	Nenhum	> 24
	Detemir	1 a 2	Nenhum	20
	Glargina	1 a 2	Nenhum	24
Análogo de ação ultrarrápida	Asparte	0,15 a 0,35	0,5 a 1,5	3 a 4
	Glulisina	0,15 a 0,35	0,5 a 1,5	3 a 4
	Lispro	0,15 a 0,35	0,5 a 1,5	3 a 4

QUADRO 127.5 Alvos glicêmicos para todas as faixas etárias, segundo a ISPAD.

	Ótimo	Subótimo
Jejum ou pré-prandial	70 a 145 mg/dℓ	> 145 mg/dℓ
Pós-prandial	90 a 180 mg/dℓ	180 a 250 mg/dℓ
Ao dormir	120 a 180 mg/dℓ	> 160 mg/dℓ
HbA1c	< 7,5%	7,5 a 9,0%

*ISPAD: International Society for Pediatric and Adolescent Diabetes.

ROTEIRO PARA A PRESCRIÇÃO DA DOSE DE INSULINA RÁPIDA (BÓLUS PARA A ALIMENTAÇÃO)

1) Definir os *alvos glicêmicos* (consultar no Quadro 127.5)
2) Definir a *relação insulina/CHO* em cada horário:
- Utilizar recordatório alimentar e determinar qual dose de insulina rápida foi necessária para cumprir as metas pós-prandiais
- Inicialmente usar a "regra dos 500"* e reavaliar posteriormente as glicemias pós-prandiais para os ajustes

*Cálculo: 500/dose total de insulina = carboidrato para cada 1 U de insulina rápida

3) Definir o *fator de sensibilidade*, para as correções de eventuais hiperglicemias:
- Dividem-se 1.800 pela dose dotal de insulina = o resultado indica aproximadamente quanto de glicemia uma unidade de insulina é capaz de baixar. No caso de prescrição de insulina regular, usar 1.500/dose total de insulina

Exemplo: criança de 20 kg, em uso de 22 U de insulina por dia (glargina + análogo de ação rápida).
Prescrição de insulina basal:
- 50% da dose total: 11 U/dia, às 8 h da manhã
Prescrição de insulina rápida para a refeição:
- Meta pré-prandial: 70 a 150 mg/dℓ
- Relação insulina/CHO: 500/22 = 22 (1 unidade de insulina para cada cerca de 20 g CHO)
Antes do café da manhã (40 g CHO): 1 U para cada 20 g => 2 U
Antes do lanche da manhã (20 g CHO): 1 U para cada 20 g => 1 U
Antes do almoço (60 g CHO): 1 U para cada 20 g => 3 U
Antes do lanche da tarde (40 g CHO): 1 U para cada 20 g => 2 U
Antes do jantar (50 g CHO): 1 U para cada 20 g => 2,5 U
- Correção de hiperglicemias:
Fator de sensibilidade: 1.800/22 = 81,2 (1 unidade de insulina baixa cerca de 80 mg/dℓ da glicemia)
  ○ Se glicemia entre 70 e 145 mg/dℓ: aplicar a dose de cada horário/refeição (no caso, 1 U/20 g CHO)
  ○ Para cada 80 mg/dℓ acima de 150 mg/dℓ: aumentar 1 U de insulina rápida (ou +0,5 U a cada 40)
    ▪ Se glicemia 151 a 230: + 1 U
    ▪ Se glicemia 231 a 310: + 2 U
    ▪ Se glicemia > 310: + 3 U

Monitoramento glicêmico

A medida da glicemia capilar ajuda a definir a dose de insulina antes das refeições, e tem importante papel na avaliação pós-prandial, permitindo correções imediatas, antecipadamente às manifestações clínicas. Além disso, revela padrões para que as mudanças no esquema de insulina sejam realizadas. Hoje, além da glicemia capilar, há a possibilidade de monitoramento contínuo da glicose do líquido intersticial, por meio de sensores, em tempo real, com informações sobre as tendências glicêmicas (com possibilidade de se intervir prevenindo hipo e hiperglicemias). É instrumento comumente associado ao uso das bombas de insulina. O ajuste é individualizado por refeição e faixa de horário, considerando-se inclusive o nível de atividade física e risco de hipoglicemia.

Educação em diabetes

O processo de educação em diabetes deve começar tão logo se defina o diagnóstico. Deve-se sempre fornecer informações claras e de forma gradual ao paciente e à sua família, para que o autocuidado seja estimulado. O entendimento das bases fisiopatológicas e do tratamento de reposição insulínica, em linguagem apropriada e individualizada, ajudará as famílias a se sentirem confiantes quanto ao tratamento domiciliar.

■ A consulta do diabético

Uma vez iniciado o tratamento da criança com DM1, que envolve a insulinoterapia, as orientações nutricionais, o monitoramento glicêmico e o processo de educação em diabetes, as visitas ambulatoriais devem ocorrer a cada 3 meses, em média.

Durante a consulta, o médico deverá abordar a saúde geral da criança, além de aspectos do bem-estar psicossocial. Realiza-se a avaliação de dados vitais e antropométricos, além de exame clínico completo. Orienta-se sempre o paciente e sua família a se prepararem para a visita ao médico, organizando os dados do glicosímetro para análise conjunta.

Rotineiramente, são realizados exames de triagem para as complicações relacionadas com o DM1 e suas comorbidades (Quadro 127.6).

Não há indicação de dieta restritiva, mas um regime alimentar saudável, com benefícios para o diabético e toda sua família.

Em resumo, a consulta clínica deve fornecer um plano individualizado de cuidados para a criança e sua família, envolvendo aspectos educacionais, a terapia insulínica (e monitoramento glicêmico) e orientações alimentares. A disponibilidade da equipe de saúde é fundamental para o sucesso do tratamento.

■ Situações especiais

Hipoglicemia

A hipoglicemia é a complicação aguda mais comum no tratamento do DM1, além de responder por uma proporção

QUADRO 127.6	Exames de triagem para as complicações relacionadas com o diabetes melito tipo 1 e suas comorbidades.
Ao diagnóstico	Glicemia (jejum ou ao acaso); hemoglobina glicada (HbA1c); anticorpo anti-GAD, anticorpo anti-IA2, anticorpo anti-ilhota; ureia, creatinina; TSH, T4 livre;* anticorpo antitireoperoxidase (anti-TPO); IgA sérica; anticorpo antitransglutaminase tecidual IgA; fundoscopia**
A cada 3 meses	HbA1c
A cada 12 meses	Colesterol total e frações; triglicerídios; ureia, creatinina; TSH, T4 livre; anticorpo anti-TPO; anticorpo antitransglutaminase tecidual IgA; relação albumina/creatinina em amostra única de urina; fundoscopia

*Se os anticorpos antitireoperoxidase forem positivos e/ou o TSH (hormônio estimulante da tireoide) elevado, repetir a cada 6 meses ou quando clinicamente indicado. **Ao diagnóstico e a partir de 5 anos de diabetes melito tipo 1 (anualmente se criança > 10 anos).

significativa das mortes de diabéticos na faixa etária pediátrica. Nos diabéticos, é definida como glicemia plasmática abaixo de 70 mg/dℓ, e os episódios graves são aqueles em que há sintomas neuroglicopênicos, com evolução para perda de consciência ou convulsões. Geralmente, tais manifestações graves ocorrem quando há exposição prolongada a concentrações glicêmicas inferiores a 50 mg/dℓ. São fatores de risco: idade inferior a 6 anos; menor HbA1c; diabetes de longa duração; barreiras ao acesso de insumos para o tratamento; transtornos psiquiátricos; e ambiente familiar desfavorável.

O reconhecimento da hipoglicemia é essencial à prevenção de suas complicações. A educação em diabetes e o monitoramento glicêmico intensivo são as ferramentas para o correto diagnóstico e o tratamento adequado. O Quadro 127.7 traz as manifestações clínicas da hipoglicemia em crianças e adolescentes.

O tratamento da hipoglicemia consiste na administração oral de carboidrato de rápida absorção (geralmente 15 g de carboidrato): 1 colher de sopa de açúcar; 150 mℓ de suco de laranja ou de refrigerante comum; 1/2 pão branco; 5 balas de goma; ou gel de carboidrato. Monitorar a glicemia 15 minutos após e, se não houver melhora, repetir a conduta. Nos casos de hipoglicemia grave, com perda de consciência, deve-se idealmente administrar glucagon intramuscular (apresentação 1 mg/mℓ) no domicílio (1 mg por via intramuscular) ou a administração de glicose intravenosa por equipe de emergência (2 mℓ/kg de solução glicosada a 10%, lentamente).

Hiperglicemia

Define-se hiperglicemia como a glicemia acima do intervalo normal ou indicado para cada faixa etária (ver Quadro 127.5).

Se a hiperglicemia acontecer previamente às refeições, a orientação para a correção geralmente já está prevista na receita médica, juntamente com o bólus para o alimento. Se houver detecção da alteração no período pós-prandial, ou mesmo durante a madrugada, orienta-se o paciente a corrigir a hiperglicemia com insulina de ação rápida (preferencialmente de ação ultrarrápida), com base no alvo glicêmico preestabelecido (de acordo com faixa etária, fase do diabetes, hora do dia etc.) e no fator de sensibilidade individual (Boxe *Roteiro para a prescrição da dose de insulina rápida*).

Se a hiperglicemia for alta e sustentada (p. ex., persistentemente acima de 300 mg/dℓ), mesmo após a correção com insulina de ação rápida, recomendam-se repouso, hidratação e doses mais frequentes de insulina. Com a suspeita de déficit de insulina (relativo ou absoluto – por exemplo, pela omissão de doses), a cetonemia capilar (ou cetonúria) pode dar informações sobre o risco de progressão para cetoacidose diabética (CAD).

A CAD é o resultado da deficiência absoluta ou relativa de insulina, somada aos efeitos da elevação dos níveis dos hormônios contrarreguladores, resultando em um estado catabólico caracterizado por hiperglicemia, hiperosmolalidade, lipólise, cetogênese e consequente cetonemia e acidose metabólica. Em 25 a 50% dos casos, o diagnóstico de diabetes é definido a partir de um episódio de CAD, e esta ainda constitui a causa mais comum de internações recorrentes nos pacientes com controle metabólico precário. Seu tratamento é baseado em protocolos bem estabelecidos e envolve hidratação parenteral, insulinoterapia (geralmente intravenosa), reposição eletrolítica (em especial potássio) e restabelecimento do equilíbrio acidobásico.

QUADRO 127.7	Sinais e sintomas de hipoglicemia.
Autônomos	Tremores, sudorese fria, palpitação, palidez cutânea
Neuroglicopênicos	Visão turva, diplopia, fala arrastada, confusão mental, dificuldade de memória, vertigem, marcha instável, perda de consciência, convulsão, morte
Comportamentais	Irritabilidade, alteração do comportamento, agitação, pesadelos, choro inconsolável
Inespecíficos	Fome, cefaleia, náuseas, cansaço

Atividade física

O plano de atividade física tem um papel muito positivo no tratamento do DM1, já que promove bem-estar físico e emocional e melhora o equilíbrio metabólico, com aumento da sensibilidade periférica à insulina.

A criança diabética deve ser orientada a reduzir sua dose de insulina rápida que antecede a atividade física programada (redução de 25 a 75% da dose). Além disso, deve ingerir carboidrato extra (10 a 15 g) periodicamente durante as atividades de longa duração. A quantidade varia conforme a glicemia prévia e a duração e intensidade do exercício. Líquidos contendo açúcar (sucos, bebidas isotônicas) são boas opções para atividades curtas. Já para os exercícios de maior duração, além dos líquidos, devem-se ingerir alimentos sólidos contendo carboidratos com absorção mais prolongada.

Idealmente, o monitoramento da glicemia deve ser realizado antes, durante e após a atividade física. Se o exercício for prolongado e/ou de alta intensidade, a glicemia capilar deverá ser também medida horas após a atividade, pelo risco de hipoglicemia tardia. Previamente ao exercício físico, uma glicemia capilar inferior a 100 mg/dℓ indica que há necessidade de ingestão de carboidrato (10 a 20 g). Se houver hiperglicemia acima de 250 mg/dℓ, a atividade deve ser adiada, especialmente se for de alta intensidade e houver cetonemia positiva (medida capilar de beta-hidroxibutirato superior a 0,5 mmol/ℓ).

Dias de doença

Crianças diabéticas com controle metabólico adequado não apresentam maior risco de doenças ou infecções do que as não diabéticas. No entanto, doenças e infecções intercorrentes podem contribuir para maior variabilidade glicêmica, com aumento do risco de hipoglicemia e cetoacidose diabética.

Orienta-se a família a procurar atendimento médico quando:
- A glicemia mantém-se elevada, mesmo após doses extras de insulina
- A glicemia mantém-se persistentemente abaixo de 70 mg/dℓ
- A cetonemia capilar está persistentemente acima de 1,5 mmol/ℓ
- A criança apresenta-se sonolenta, confusa, com episódios de vômito incoercíveis, desidratada, com dificuldade para respirar ou dor abdominal persistente.

Recomenda-se aumentar o monitoramento glicêmico, especialmente se a glicemia se mantiver fora do intervalo de 80 a 200 mg/dℓ. A cetonemia capilar (ou cetonúria) pode ser uma interessante ferramenta durante os dias de doença. Deve ser realizada 1 a 2 vezes/dia ou sempre que a glicemia exceder 300 mg/ℓ. Uma concentração superior a 0,6 mmol/ℓ indica a necessidade de doses extras de insulina, além de hidratação.

Um dos princípios fundamentais do manejo do diabético em dias de doença diz respeito à necessidade de se manter a insulinoterapia, ou seja, nunca interromper o tratamento. Não obstante, deve-se ajustar a dose às necessidades momentâneas do paciente. Se houver tendência a hipoglicemia (vômito, diarreia, hiporexia), é esperado que a criança necessite de cerca de 40 a 50% da dose usual diária (geralmente a insulina basal) – quantidade suficiente para cobrir o metabolismo basal e evitar a evolução para cetoacidose. Já infecções ou doenças associadas a ingestão alimentar normal (especialmente a presença de febre) requerem um aumento de 10 a 15% da insulina basal, além de doses extras de insulina de ação rápida, de acordo com o monitoramento glicêmico e o monitoramento da cetonemia.

Escola

As crianças com diabetes passam uma parte significativa do seu dia na escola. Portanto, o manejo do diabetes na escola é parte essencial do seu cuidado. O diabético tem o direito de receber cuidados relacionados com o seu controle glicêmico, de fazer as refeições com seus colegas, de participar de atividades extracurriculares e de eventos esportivos. Para tal, as escolas devem fornecer treinamento e educação em diabetes para seus funcionários, de modo que as seguintes ações sejam corretamente realizadas: (1) glicemia capilar e interpretação do resultado; (2) reconhecimento de hipoglicemia e instituição do tratamento correto; (3) aplicação de insulina por seringa ou caneta ou com uso de bomba de insulina.

Cabe destacar que o aluno diabético deve ter acesso livre aos sanitários, pela possibilidade de diurese osmótica secundária às hiperglicemias. Além disso, a escola deve permitir lanches fora de hora e/ou durante atividades, quando houver risco ou sinais/sintomas de hipoglicemia.

> **NÃO ESQUEÇA**
>
> - O DM1 é cada vez mais incidente na faixa etária pediátrica, especialmente nas crianças menores de 5 anos
> - A suspeita clínica nem sempre é fácil – quadros de irritabilidade, perda de peso e maior frequência de trocas de fraldas devem suscitar uma investigação
> - Em crianças maiores, o quadro clínico típico (poliúria, polidipsia, perda de peso) é mais provável
> - O diagnóstico precoce permite ao paciente maior chance de prolongar sua fase de lua de mel, além de evitar a evolução para CAD.

■ Bibliografia

American Diabetes Association. Children and adolescents. Sec. 11. In: Standards of Medical Care in Diabetes 2015. Diabetes Care 2015; 38(Suppl. 1):S70-6.

Bantle JP, Wylie-Rosett J, Albright AL et al. Nutrition recommendations and interventions for diabetes: a position statement of the American Diabetes Association. Diabetes Care. 2008; 31(Suppl 1):S61-78.

Chan C, Rewers M. Diabetes in childhood. In: Holt RIG, Cockram CS, Flyvbjerg A et al. Textbook of diabetes. 4. ed. West Sussex: Blackwell Publishing, p. 859-87.

Chiang JL, Kirkman MS, Laffel LM et al. Type 1 diabetes through the life span: a position statement of the American Diabetes Association. Diabetes Care. 2014; 37(7):2034-54.

Cody D. Infant and toddler diabetes. Arch Dis Child. 2007; 92(8):716-9.

Danne T, Bangstad HJ, Deeb L et al. ISPAD clinical practice consensus guidelines 2014. insulin treatment in children and adolescents with diabetes. Pediatr Diabetes. 2014; 15(Suppl 20):115-34.

Ly TT, Maahs DM, Rewers A et al. ISPAD clinical practice consensus guidelines – hypoglycemia: assessment and management of hypoglycemia in children and adolescents with diabetes. Pediatric Diabetes. 2014; 15(Suppl. 20):180-92.

Oliveira JEP, Vencio S. Tratamento de crianças e adolescentes com diabetes mellitus tipo 1. In: Diretrizes da Sociedade Brasileira de Diabetes: 2013-2014/Sociedade Brasileira de Diabetes. São Paulo: AC Farmacêutica, 2014. p. 87-99.

Pihoker C, Forsander G, Fantahun B et al. The delivery of ambulatory diabetes care to children and adolescents with diabetes. Pediatric Diabetes. 2014; 15(Suppl. 20):86-101.

Rewers MJ, Pillay K, de Beaufort C et al. Assessment and monitoring of glycemic control in children and adolescents with diabetes. Pediatric Diabetes. 2014; 15(Suppl.20):102-14.

Robertson K, Adolfsson P, Riddell MC et al. Exercise in children and adolescents with diabetes. Pediatr Diabetes. 2008; 9:65-77.

Sperling MA, Tamborlane WT, Battellino T et al. In: Sperling MA. Pediatric endocrinology. 4. ed. Philadelphia: Elsevier Saunders, 2014. p. 846-900.

128 DIABETES MELITO TIPO 2, SÍNDROME METABÓLICA E DIABETES MONOGÊNICO

Roberta Arnoldi Cobas, Paulo Ferrez Collett-Solberg, Jacqueline Araujo e Luis Eduardo P. Calliari

■ Diabetes melito tipo 2

Introdução

O diabetes melito tipo 2 (DM2) na infância e na adolescência vem se tornando um importante problema de saúde pública em alguns países, estando associado a elevada morbidade e mortalidade durante os anos de vida produtiva. A crescente prevalência do DM2 nesta faixa etária relaciona-se com o aumento na incidência de obesidade.

Classificação

A progressão da normoglicemia até DM2 envolve estágios intermediários de tolerância à glicose, a saber, glicemia de jejum alterada e intolerância à glicose (Quadro 128.1).

Epidemiologia

Na faixa etária pediátrica, o DM2 é mais comum na adolescência e raramente acomete crianças pré-púberes. Sua prevalência varia entre os países, sendo mais frequente no sexo feminino e em não caucasianos. No Brasil, os dados de prevalência são escassos.

Etiologia

A etiologia do DM2 é multifatorial e inclui fatores genéticos e ambientais, particularmente a obesidade visceral e resistência à insulina (RI) hepática e muscular. A maioria dos adolescentes portadores apresenta história familiar de DM2 em parentes de primeiro ou segundo graus.

Fisiopatologia

O DM2 se desenvolve quando a secreção de insulina não consegue suprir a demanda imposta pela resistência à insulina, caracterizando uma deficiência relativa de insulina. A progressão do estágio de RI para DM2 em adolescentes obesos parece ser mais rápida do que em adultos.

Quadro clínico

Acomete preferencialmente adolescentes obesos, do sexo feminino, com baixo nível socioeconômico e com acantose *nigricans*. A apresentação clínica pode variar desde a detecção de rotina, em pacientes assintomáticos, até quadro de cetoacidose diabética (CAD), que nesta faixa etária chega a 25% dos casos, prevalência mais elevada que aquela em adultos. Pacientes sintomáticos podem apresentar poliúria, polidipsia, noctúria e perda de peso não intencional.

Em geral, outras anormalidades metabólicas ocorrem em paralelo e devem ser pesquisadas; entre elas, obesidade, dislipidemia, hipertensão arterial, esteatose hepática e síndrome de ovários policísticos.

Diagnóstico

Clínico

Segundo a Sociedade Brasileira de Diabetes (SBD), deve-se suspeitar do diagnóstico de DM2 em jovens obesos durante a puberdade que apresentem sinais de RI como acantose *nigricans*, dislipidemia (elevação de triglicerídios e redução de HDL), hipertensão arterial e síndrome de ovários policísticos. O diagnóstico de DM2 é realizado em duas etapas: primeiramente a confirmação dos critérios diagnósticos citados no Quadro 128.1. Estes critérios são únicos, e diagnosticam qualquer forma de diabetes. Em uma segunda etapa, a classificação do tipo de diabetes deve ser buscada conforme sugerido no Quadro 128.2, considerando os principais diagnósticos diferenciais.

QUADRO 128.1 Critérios diagnósticos para diabetes e seus estágios intermediários.

Categoria	Jejum	2 h após 75 g ou 1,75 g/kg de glicose anidra	Casual
Glicemia normal (mg/dℓ)	< 100	< 140	–
Tolerância à glicose diminuída	≥ 100 e < 126	≥ 140 e < 200	–
Diabetes	≥ 126	≥ 200	≥ 200 (com sintomas clássicos)

Observações: jejum – ausência de ingestão calórica por no mínimo 8 h; glicemia casual – realizada a qualquer hora do dia sem se observar o intervalo desde a última refeição; sintomas clássicos – poliúria, polidipsia e perda de peso inexplicada; TOTG (teste oral de tolerância à glicose) – jejum de 10 a 16 h, pelo menos 150 g de CHO nos 3 dias anteriores, atividade física normal, sem intercorrências clínicas.

DIABETES MELITO TIPO 2, SÍNDROME METABÓLICA E DIABETES MONOGÊNICO

QUADRO 128.2 Diagnóstico diferencial do diabetes na infância e na adolescência.

	Diabetes tipo 1	Diabetes tipo 2	Diabetes monogênico (MODY)	Diabetes secundário
Curso clínico	Curto. Na maior parte, início abrupto e com sintomas	Muitos meses. Eventualmente assintomático. Cerca de 30% com poliúria-polidipsia ou emagrecimento discreto	Na sua principal forma, assintomático com hiperglicemia leve	Variável
Idade de início	Infância e adolescência	Adolescência (média, 13 anos)	Idade diagnóstica variável	–
Peso	Magro (sobrepeso em até 30%)	70 a 90% com sobrepeso	Independe. Em geral, peso normal	–
Ambiente	Dieta, vírus	Estilo de vida	–	–
História familiar	2 a 4%	80%	90%	–
Resistência à insulina	Em geral ausente. Pode estar presente se associado a sobrepeso	Presente	Independe	–
Peptídio C	Reduzido ao diagnóstico	Normal ou elevado	Reduzido	–
Cetose	Comum	Incomum	Rara	–
Autoimunidade	Presente	Ausente (exceto na forma DM2 autoimune)	Ausente	Ausente

Laboratorial

Segundo a SBD, o diagnóstico deve basear-se na glicemia em jejum ou pós-sobrecarga de glicose (Quadro 128.1). Deve ser sempre confirmado pela repetição do teste em outro dia, a menos que haja hiperglicemia inequívoca com descompensação metabólica aguda ou sintomas óbvios de DM. Fitas reagentes de glicemia capilar são menos precisas, e não devem ser usadas para o diagnóstico. O critério diagnóstico baseado nos níveis de HbA1c ($\geq$ 6,5% mediante método certificado) não é bem estabelecido na faixa etária pediátrica e deve ser usado com cautela (ISPAD), não sendo preconizado pela SBD até o momento.

Diagnóstico diferencial

Os diagnósticos diferenciais incluem outras formas de diabetes, particularmente o DM tipo 1 (DM1), diabetes monogênico, diabetes secundário a substâncias ou doenças pancreáticas. A medição de autoanticorpos pancreáticos e de peptídio C pode auxiliar no diagnóstico diferencial com outras formas de diabetes (Quadro 129.2). Valores de peptídio C > 0,6 ng/mℓ em jejum, ou > 1,5 ng/mℓ após refeição mista padronizada (Sustacal®), sugerem adequada reserva pancreática de insulina (medidos após compensação clínica: glicemia em jejum < 120 mg/dℓ). Recentemente, descreveu-se uma forma de diabetes, ainda não bem caracterizada, que vem sendo chamada de "DM2 autoimune" ou diabetes 1,5 ou duplo, no qual observa-se fenótipo de DM2 associado à autoimunidade pancreática, típica do DM1. Esses pacientes evoluem mais rapidamente para dependência de insulina. Dados da história clínica como forma de apresentação da doença, presença de obesidade e sinais de RI, tempo de evolução e intensidade dos sintomas de polis ou perda de peso, história familiar de DM2 em parentes de primeiro e/ou segundo graus e uso de medicações hiperglicemiantes, especialmente glicocorticoides, auxiliam nesta diferenciação.

Tratamento

Medidas gerais

O tratamento do DM2 deve ser interdisciplinar, incluindo educação em diabetes, mudanças comportamentais, manejo nutricional e exercício físico. Recomendam-se pelo menos 60 minutos por dia de atividade física moderada a intensa e redução do tempo de uso de telas (p. ex., TV, *smartphone* etc.) para fins não acadêmicos.

Fármacos

A metformina mostrou-se segura na faixa pediátrica, sendo a primeira opção medicamentosa para o DM2 no jovem, exceto se houver contraindicação. Dependendo dos níveis glicêmicos, pode ser usada como monoterapia ou associada à insulina (Figura 128.1). A dose inicial deve ser titulada a partir de 500 mg/dia durante 1 semana, aumentando-se em 500 mg a cada semana até atingir a dose máxima de 2.000 mg/dia.

Deve-se atentar para a utilização de insulina no diagnóstico, quando houver CAD ou HbA1c > 9% e/ou glicemia > 250 mg/dℓ, ou durante o tratamento, se a terapêutica oral não atingir HbA1c < 6,5%.

Outras intervenções

Recomenda-se manejo apropriado das comorbidades, particularmente de obesidade, dislipidemia e HAS.

Complicações

O rastreamento de complicações crônicas e de fatores de risco cardiovascular deve ser realizado anualmente a partir do diagnóstico de DM2, conforme descrito no Quadro 128.3. Deve-se levar em conta que o aparecimento das complicações crônicas ocorre mais precocemente em adolescentes do que em adultos, e que sua evolução também é mais acelerada.

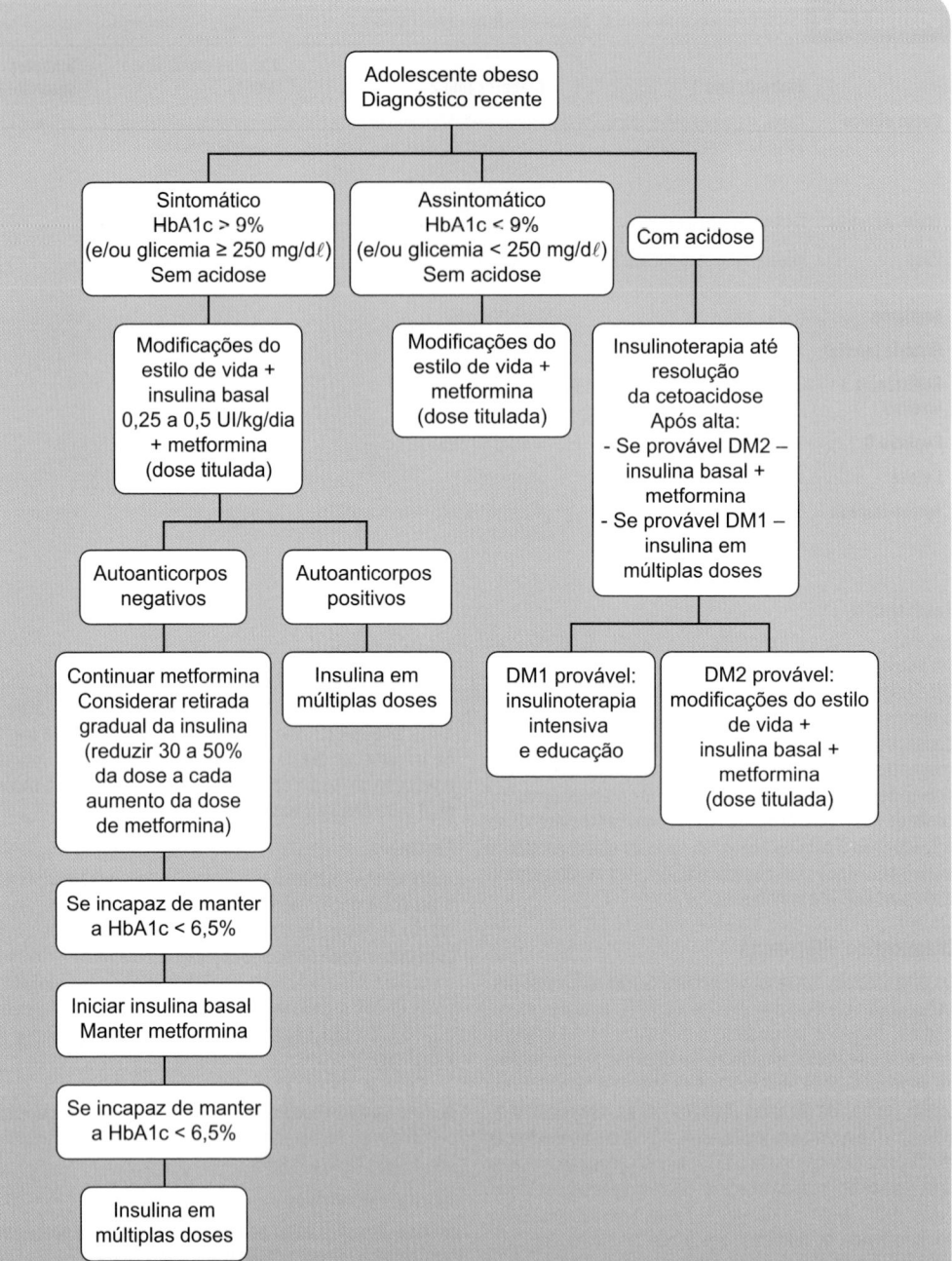

Figura 128.1 Algoritmo proposto para início de tratamento do diabetes melito tipo 2 (DM2) na faixa etária pediátrica. DM1: diabetes melito tipo 1; HbA1c: hemoglobina glicada. (Adaptada de Zeitler *et al.*, 2014; Silverstein e Rosenbloom, 2000.)

DIABETES MELITO TIPO 2, SÍNDROME METABÓLICA E DIABETES MONOGÊNICO

QUADRO 128.3 Rastreamento e manejo de complicações crônicas e fatores de risco associados.

	Frequência	Diagnóstico	Metas	Terapêutica
Retinopatia	No diagnóstico e anualmente	Alterações detectadas no exame na fundoscopia	Evitar progressão das lesões retinianas	A critério do oftalmologista
Nefropatia	No diagnóstico e anualmente	Relação albumina/creatinina em amostra isolada de urina. Duas amostras alteradas. Microalbuminúria: 30 a 299 mg/g Macroalbuminúria: ≥ 300 mg/g	Atingir uma relação albumina/C urinária normal	Inibidores da ECA
Hipertensão arterial	A cada visita clínica	PA > p95 em três ocasiões	PA < p90	Inibidores da ECA (primeira linha) BRA (segunda linha) Considerar associação com BCC ou diuréticos
Dislipidemia	No diagnóstico após controle glicêmico e anualmente		LDL < 100 mg/dℓ HDL > 35 mg/dℓ Triglicerídios < 150 mg/dℓ	Se LDL 100 a 129 mg/dℓ, maximizar tratamento não farmacológico Se LDL > 130 mg/dℓ, iniciar estatina Se triglicerídios > 400 a 600 mg/dℓ, considerar fibrato devido ao risco de pancreatite

BCC: bloqueadores do canal de cálcio; BRA: bloqueadores do receptor de angiotensina-2; ECA: enzima conversora da angiotensina; PA: pressão arterial.

Prevenção

O princípio da prevenção do DM2 baseia-se na recomendação de hábitos alimentares saudáveis e estilo de vida ativo para manutenção de peso saudável. O rastreamento periódico deve ser realizado em pacientes de risco. Triagem para DM2 com glicemia em jejum a cada 3 anos a partir dos 10 anos de idade ou puberdade é recomendada para todo paciente com sobrepeso ou obesidade com 2 ou mais dos seguintes fatores: história familiar de DM2 em parentes de primeiro ou segundo graus; grupo étnico de risco; sinais de resistência à insulina; história materna de diabetes gestacional.

> **NÃO ESQUEÇA**
>
> Deve-se pensar no diagnóstico de DM2 em adolescentes obesos, com acantose *nigricans* e antecedentes familiares de DM2, mesmo que não apresentem sintomas típicos da doença.

■ Síndrome metabólica

Introdução

A síndrome metabólica (SM) é importante fator de risco para o desenvolvimento de DM2 e doença cardiovascular.

Classificação

Por definição, a SM representa a agregação de fatores de risco para doença cardiometabólica, apresenta diferentes definições e critérios diagnósticos e até o momento não há uma definição única universalmente aceita. Os critérios levam em consideração a presença de obesidade visceral e hipertensão arterial, associados a valores sanguíneos de triglicerídios, HDL-colesterol e glicemia (Quadro 128.4).

Epidemiologia

A prevalência em crianças e adolescentes vem aumentando em paralelo com o aumento da prevalência de sobrepeso nesta faixa etária.

Etiologia

Fatores genéticos, socioeconômicos e ambientais estão envolvidos. Adolescentes nascidos GIG apresentam maior risco de obesidade e aqueles com antecedente familiar de DM2, maior risco de apresentar SM. Entretanto, erros alimentares e estilo de vida sedentário são os maiores contribuintes para a obesidade e suas consequências.

Fisiopatologia

Obesidade, resistência à insulina e inflamação crônica de baixo grau, associados aos efeitos dos outros fatores de risco, convergem para o desenvolvimento de doença aterosclerótica e DM2.

Diagnóstico

Clínico e laboratorial

Critérios clínicos e laboratoriais são utilizados para definir a SM (Quadro 128.4). Não existe consenso quanto aos critérios que melhor definem a síndrome metabólica, especialmente na faixa etária pediátrica, em que pontos de corte são difíceis de definir e variam de acordo com a idade e o sexo. Entretanto, a IDF (International Diabetes Federation) sugere o emprego de um critério simples, facilmente utilizável na prática clínica. Não se recomenda diagnosticar SM em crianças menores de 10 anos, mas sim reforçar a necessidade de prevenção de doenças crônicas naqueles com obesidade abdominal.

QUADRO 128.4	Critérios para síndrome metabólica (SM) em crianças e adolescentes segundo a International Diabetes Federation.					
Faixa etária	Obesidade (circunferência abdominal)	Triglicerídios	HDL-colesterol	Pressão arterial	Glicemia	
6 a 10 anos	> p90	A SM não pode ser diagnosticada, porém medidas devem ser implementadas se houver história familiar de SM, DM2, dislipidemia, doença cardiovascular, hipertensão e/ou obesidade.				
10 a 16 anos	> p90 ou ponto de corte para adulto se menor	≥ 150 mg/dℓ	< 40 mg/dℓ	≥ 130/85 mmHg	≥ 100 mg/dℓ (recomenda-se realizar TOTG) ou DM2	
> 16 anos	Utilizar critérios definidos para adultos: Obesidade central (CA ≥ 94 cm para homens europeus e ≥ 80 cm para mulheres europeias, com outros valores específicos para etnias distintas) Mais pelo menos dois critérios abaixo: ■ Aumento de triglicerídios: ≥ 150 mg/dℓ ■ Redução de HDL-colesterol: < 40 mg/dℓ em homens e < 50 mg/dℓ em mulheres, ou tratamento específico para esta anormalidade lipídica ■ Elevação da pressão arterial: PA sistólica ≥ 130 ou PA diastólica ≥ 85 mmHg, ou tratamento específico para hipertensão previamente diagnosticada ■ Glicemia em jejum alterada: ≥ 100 mg/dℓ, ou DM2 previamente diagnosticado					

CA: circunferência abdominal; DM2: diabetes melito tipo 2; PA: pressão arterial; TOTG: teste oral de tolerância à glicose.

Diagnóstico diferencial
Hipercortisolismo, causas secundárias de obesidade.

Tratamento
Medidas gerais
Para a SM não há tratamento específico diferente do tratamento de seus fatores de risco isoladamente. Medidas não farmacológicas para tratamento do sobrepeso, incluindo alimentação saudável (restrição calórica moderada para perda de 5 a 10% do peso corporal no primeiro ano, associada a mudanças na composição da dieta) e aumento moderado na prática de exercícios físicos.

Fármacos
Recomenda-se tratamento dos fatores de risco conforme critérios específicos.

Complicações
Desenvolvimento de DM2 e doença cardiovascular.

Prevenção
Acredita-se que a detecção e o manejo precoces dos fatores de risco reduzam a morbimortalidade.

> **NÃO ESQUEÇA**
>
> Jovens com sobrepeso podem ter síndrome metabólica e alto risco de desenvolver diabetes e doença cardiovascular no futuro.

■ Diabetes monogênico

Introdução
O diabetes melito (DM) monogênico é uma forma de diabetes herdada geneticamente com curso clínico e prognóstico variável de acordo com a etiologia.

Classificação
As formas mais comuns de DM monogênico são o MODY (*maturity-onset diabetes of the young*), nos seus diferentes tipos, e o diabetes neonatal.

Epidemiologia
São formas raras de diabetes caracterizadas por mutações em um único gene. Representam 1 a 4% dos casos de diabetes na faixa etária pediátrica.

Etiologia
Na maioria dos casos, a mutação genética é herdada de forma autossômica dominante, e mutações espontâneas respondem pela minoria dos casos.

Fisiopatologia
A maior parte das mutações características do DM monogênico resulta em menor capacidade de secreção de insulina pela célula beta pancreática sem cursar com defeito na ação da insulina. As mutações mais frequentes no diabetes neonatal localizam-se no cromossomo 6 ou nos genes que codificam o canal de potássio (KCNJ11 e ABCC8), enquanto os tipos de MODY mais comuns apresentam mutações no gene da glicoquinase (CGK – MODY2) ou do fator de transcrição nuclear HNF–1α (MODY3).

Quadro clínico
O diabetes neonatal acomete crianças no primeiro ano de vida. Pode ser permanente, caracterizado por mutação no canal de potássio da célula beta, ou transitório, o qual reverte espontaneamente dentro de semanas ou meses, podendo sofrer recidiva no futuro. Diabetes neonatal é o diagnóstico mais provável em menores de 6 meses, sendo indicada avaliação genética em todos os casos de diabetes nesta faixa etária. Entre 6 meses e 1 ano de idade, deve-se realizar teste

QUADRO 128.5	Características das principais formas de MODY.	
Gene envolvido	Características clínicas	Tratamento
HNF-4α	Macrossomia e hipoglicemia neonatal, síndrome de Fanconi renal	SU
Glicoquinase	Hiperglicemia leve assintomática	Dieta
HNF-1α	Glicosúria	SU
HNF-1β	Anormalidades renais, malformações do trato genital	Insulina

SU: sulfonilureias.

molecular nos pacientes sem evidência de autoimunidade pancreática característica do DM tipo 1. Muitos pacientes com diabetes neonatal nascem pequenos para a idade gestacional.

O diagnóstico de MODY deve ser suspeitado em pacientes com história familiar de diabetes acometendo duas gerações, ausência de autoanticorpos pancreáticos no diagnóstico, ausência ou baixa necessidade de insulina nos primeiros 5 anos de diagnóstico com peptídeo C detectável e sem características de DM2 (obesidade e resistência à insulina). A principal forma, mutação do gene da glicoquinase, apresenta-se com hiperglicemia leve, geralmente descoberta por acaso (Quadro 128.5).

Diagnóstico

Clínico

As manifestações clínicas variam de acordo com a forma de DM monogênico e vão desde hiperglicemia assintomática até quadros de descompensação clínica. Deve-se suspeitar de DM monogênico se: forte história familiar, bom controle glicêmico com baixa dose de insulina, não desenvolvimento de cetoacidose na ausência de insulina, diabetes associado a manifestações extrapancreáticas (p. ex., surdez e atrofia óptica na síndrome de Wolfram, surdez neurossensorial no diabetes mitocondrial).

Laboratorial

Os critérios diagnósticos para diabetes são únicos para os diferentes tipos (Quadro 128.1). Para confirmação diagnóstica de diabetes monogênico, é necessário realizar teste molecular para pesquisa de mutação dos genes envolvidos.

Diagnóstico diferencial

Outras formas de diabetes descritas no Quadro 128.2.

Tratamento

Medidas gerais

Manutenção de um estilo de vida saudável.

Fármacos

O diabetes neonatal é sempre tratado com insulina no diagnóstico. Se a evolução for compatível com a forma transitória, a dose vai sendo reduzida progressivamente até ser retirada. Se o diabetes for permanente, a insulina será mantida, exceto nos casos em que houver alguns tipos de mutação do canal de potássio que sejam responsivas a sulfonilureias.

A hiperglicemia leve típica do MODY por mutação da glicoquinase não requer tratamento. Outras formas de MODY, como o HNF-1α e HNF-4α MODY, podem responder a sulfonilureias. Casos com hiperglicemia mais acentuada ou não responsivos a sulfoniureias devem ser tratados com insulina.

Complicações

A forma mais frequente de MODY (mutação da GCK) em geral não cursa com complicações crônicas. Outras formas de DM monogênico podem desenvolver complicações decorrentes da exposição prolongada à hiperglicemia.

Prevenção

Aconselhamento genético.

NÃO ESQUEÇA

Identificar os pacientes com diabetes monogênico é importante, pois o tratamento ideal pode não ser insulina. Deve sempre ser lembrado em lactentes menores de 6 meses ou quando houver muitos familiares com diabetes.

Bibliografia

Diabetes melito tipo 2

American Diabetes Association (ADA). American Diabetes Association Position Statement 2015. Diabetes Care. 2015; 38(Suppl 1):S1-92.
Canadian Diabetes Association. Executive Summary. Type 2 diabetes in children and adolescents. Canadian Journal of Diabetes. 2013; 37:S341-2.
D'Adamo E, Caprio S. Type 2 diabetes in youth: epidemiology and pathophysiology. Diabetes Care. 2011; 34(Suppl 2):S161-5.
International Diabetes Federation. Global IDF/ISPAD Guideline for Diabetes in Childhood and Adolescence. 2011/2012.
Silverstein JH, Rosenbloom AL. Treatment of type 2 diabetes mellitus in children and adolescents. J Pediatr Endocrinol Metab. 2000; 13(Suppl 6):1403-9.
Sociedade Brasileira de Diabetes (SBD). Diretrizes da Sociedade Brasileira de Diabetes 2014-2015. p. 9-11; 71-79.
Zeitler P, Fu J, Nadeau K et al. ISPAD clinical practice consensus guidelines 2014 compendium: type 2 diabetes in the child and adolescent. Pediatric Diabetes. 2014; 15(Suppl 20):26-46.

Síndrome metabólica

International Diabetes Federation. Global IDF/ISPAD Guideline for Diabetes in Childhood and Adolescence. 2011/2012.
International Diabetes Federation. The IDF consensus definition of the metabolic syndrome in children and adolescents. Disponível em http://www.idf.org.

Mancini CM. Metabolic syndrome in children and adolescents – criteria for diagnosis. Diabetology and Metabolic Syndrome. 2009; 1:20.

Steinberger J, Daniels SR, Eckel RH et al. Progress and challenges in metabolic syndrome in children and adolescents: a scientific statement from the American Heart Association Atherosclerosis, Hypertension, and Obesity in the Young Committee of the Council on Cardiovascular Disease in the Young; Council on Cardiovascular Nursing; and Council on Nutrition, Physical Activity, and Metabolism. Circulation. 2009; 119:628-47.

Diabetes monogênico

American Diabetes Association (ADA). American Diabetes Association Position Statement 2015. Diabetes Care. 2015; 38(Suppl 1):S1-92.

Hattersley A, Bruining J, Shield J et al. ISPAD Clinical Practice Consensus Guidelines 2009 Compendium: The diagnosis and management of monogenic diabetes in children and adolescents. Pediatric Diabetes. 2009; 10(Suppl12):33-42.

International Diabetes Federation. Global IDF/ISPAD Guideline for Diabetes in Childhood and Adolescence. 2011/2012.

Sociedade Brasileira de Diabetes (SBD). Diretrizes da Sociedade Brasileira de Diabetes 2014-2015. p. 5-8.

ENDOCRINOLOGIA

129 DISLIPIDEMIAS

Fernanda Mussi Gazolla Jannuzzi, Paulo Ferrez Collett-Solberg, Cecilia N. M. Carvalho e Luiz Claudio Castro

■ Introdução

As doenças cardiovasculares são a principal causa de morte em muitos países, e estudos prospectivos confirmam que a hiperlipidemia é um fator de risco independente para coronarianopatia em adultos. Estudos epidemiológicos relacionaram as doenças cardiovasculares com elevações dos lipídios e/ou lipoproteínas séricas desde a infância, pois sabe-se que as frações lipídicas tendem a seguir o fenômeno da trilha (*tracking phenomenon*), isto é, a maioria das crianças mantém os valores dos lipídios nos mesmos percentis até a vida adulta.

O depósito de lipídios na parede das artérias pode iniciar-se na infância, com acúmulo progressivo e linear de gorduras, levando ao espessamento e à fibrose muitos anos mais tarde. Estudos demonstraram que estrias gordurosas na aorta são detectáveis a partir dos 3 anos de idade, e placas de ateroma em coronárias aos 15 anos de idade. A estria gordurosa é reversível, enquanto o potencial de reversibilidade da placa fibrosa é limitado.

Assim, diagnosticar e tratar precocemente as dislipidemias na infância e adolescência, bem como intervir em outros fatores de risco cardiovascular como a obesidade, a hipertensão arterial, o sedentarismo e o tabagismo, são essenciais para evitar a instalação e/ou a progressão da doença aterosclerótica.

■ Epidemiologia

Estudos epidemiológicos mostraram aumento em âmbito mundial da incidência e prevalência de dislipidemias na faixa etária pediátrica, tanto por questões ambientais como genéticas, com clara preponderância das primeiras.

A prevalência mundial de dislipidemias entre crianças e adolescentes varia entre 2,9 e 33%, dependendo da variável utilizada na sua definição: colesterol total (CT) e/ou a fração de lipoproteína de baixa densidade (LDL-c).

Estudos brasileiros constataram elevados percentuais de dislipidemia em crianças em várias regiões do país, com prevalências variando entre 4,7 e 35% (Quadro 129.1). No entanto, não existem dados brasileiros referentes à prevalência desse agravo que cubram todo o território nacional.

■ Lipídios e lipoproteínas

Os lipídios são moléculas fundamentais à homeostase, pois participam de processos metabólicos essenciais à manutenção da vida. Os lipídios mais relevantes, dos pontos de vista clínico e fisiológico, são os fosfolipídios, o colesterol, os triglicerídios e os ácidos graxos.

Do colesterol presente no organismo, 70% provêm de síntese endógena hepática e 30% da alimentação. Por serem moléculas hidrofóbicas, os lipídios são transportados na circulação sanguínea em estruturas micelares denominadas lipoproteínas, complexos macromoleculares de lipídios e proteínas (apolipoproteínas) de origem hepática e intestinal, a fim de distribuí-los e recolhê-los dos diversos tecidos (Quadro 129.2).

■ Conceito

O conceito de dislipidemia foi criado a partir da constatação de uma relação causal entre as concentrações séricas de lipoproteínas e a ocorrência de doenças cardiovasculares e metabólicas. É bem estabelecido, por meio de estudos prospectivos, que concentrações séricas alteradas dos

QUADRO 129.1	Prevalências de dislipidemias em estudos populacionais realizados em algumas regiões do Brasil.
Autor (ano) – Cidade/estado – número de crianças e adolescentes estudados	**Prevalência de dislipidemia (faixa etária da população estudada) (%)**
Gerber e Zielinsky (1997) – Bento Gonçalves/RS (n: 1.501)	10,3 (6 a 16 anos)
Moura et al. (2000) – Campinas/SP – (n: 1.600)	35 (7 a 14 anos)
Seki et al. (2001) – Londrina/PR – (n: 624)	20,8 (3 a 19 anos)
Grillo et al. (2005) – Itajaí/SC – (n: 257)	4,7 (3 a 14 anos)
Giuliano et al. (2005) – Florianópolis/SC – (n: 1.053)	22 (7 a 18 anos)
Franca e Alves (2006) – Recife/PE – (n: 414)	29,7 (5 a 15 anos)
Alcântara Neto et al. (2012) – Salvador/Bahia (BA) – (n: 937)	20,4 (7 a 14 anos)

> **QUADRO 129.2 Classes de lipoproteínas plasmáticas.**
>
> - Lipoproteínas de densidade intermediária (IDL)
> - Lipoproteínas ricas em colesterol: lipoproteínas de baixa densidade (LDL), lipoproteínas de alta densidade (HDL)
> - Lipoproteínas ricas em triglicerídios: quilomícrons (origem intestinal), lipoproteínas de muito baixa densidade (VLDL)
> - Lipoproteína (a) (Lp (a)): LDL + Apo A

lipídios e de certas classes de lipoproteínas antecedem a manifestação de distúrbios cardiometabólicos em muitos anos.

Designam-se dislipidemias as alterações metabólicas lipídicas decorrentes de distúrbios em qualquer etapa do metabolismo lipídico que ocasionem repercussão nas concentrações séricas dos lipídios e das lipoproteínas: concentrações elevadas de CT, de LDL-c e de triglicerídios (TG) e concentrações diminuídas de lipoproteína de alta densidade (HDL-c).

■ Classificação

As dislipidemias podem ser classificadas de acordo com a lipoproteína sérica alterada (classificação laboratorial) ou de acordo com a sua etiologia (classificação etiológica) (Quadro 129.3).

A classificação laboratorial é capaz de determinar quais lipoproteínas séricas encontram-se alteradas, porém impossibilita identificar a sua etiologia. Assim, uma vez classificada a partir de parâmetros laboratoriais, faz-se necessária a classificação etiológica para uma adequada abordagem terapêutica.

As dislipidemias primárias dividem-se em dislipidemias monogênicas e poligênicas (Quadro 129.4) e as secundárias em dislipidemias associadas às doenças, a medicamentos e a hábitos de vida inadequados (Quadro 129.5).

Muitas vezes, a etiologia secundária pode ser o fator precipitante para a expressão das etiologias primárias, portanto os dois tipos podem coexistir em um mesmo indivíduo.

Recentemente, sugeriu-se uma classificação qualitativa das dislipidemias, que possibilita a identificação de um estado dislipidêmico de alto risco cardiovascular. Esta classificação baseia-se na avaliação da presença de marcadores de alto potencial aterogênico, como o colesterol não HDL, as apolipoproteínas A1 e B e a lipoproteína (a). Essa classificação parece prover melhor estimativa do risco cardiovascular na infância, em comparação com a classificação quantitativa dos níveis séricos das lipoproteínas.

■ Diagnóstico

O diagnóstico de dislipidemia é realizado por meio da avaliação clínica, incluindo anamnese e exame físico detalhados (Quadro 129.6), e da avaliação laboratorial através da medição dos lipídios e lipoproteínas séricos (Quadro 129.7).

A maioria das crianças e adolescentes com dislipidemias não apresenta manifestações clínicas diretamente relacionadas com alterações nos níveis sanguíneos dos lipídios, como as lesões secundárias ao depósito de lipídios em diferentes tecidos (Quadro 129.8). Estas estão mais presentes nos indivíduos com dislipidemias primárias monogênicas. Por este motivo, a suspeita de dislipidemia deve ser investigada por meio da determinação do perfil lipídico, ou lipidograma.

Um dos principais problemas enfrentados pelos profissionais de saúde é o uso de diferentes critérios laboratoriais para o diagnóstico de dislipidemia, especialmente em crianças e adolescentes. Fatores demográficos, geográficos, ambientais e genéticos influenciam os lipídios e as lipoproteínas. O ideal seria que os laboratórios definissem intervalos de referência com base em suas próprias populações.

No entanto, a maioria dos laboratórios adota os valores de referência relatados pelo fabricante do teste de diagnóstico ou da literatura médica. Os intervalos de referência de lipídios e lipoproteínas especificados na literatura médica são baseados em propostas do National Cholesterol Education Program (NCEP) do ano de 1992 e foram atualizados pelo National Heart, Lung and Blood Institute (NHLBI) em 2012.

Há quatro diretrizes da Sociedade Brasileira de Cardiologia (SBC) sobre lipídios e lipoproteínas para crianças e adolescentes: I Diretriz Brasileira de Prevenção da Aterosclerose na infância e Adolescência (2005), V Diretriz Brasileira de Dislipidemias e Prevenção da Aterosclerose (2013), I Diretriz Brasileira de Hipercolesterolemia Familiar (2012) e I Diretriz de Prevenção Cardiovascular (2013). Das quatro Diretrizes publicadas pela SBC sobre prevenção e manejo de dislipidemias, somente a de 2005 atém-se à população pediátrica e foi corroborada pela entidade em 2013 (Quadro 129.9).

QUADRO 129.3 Classificação das dislipidemias.

Classificação laboratorial	■ Hipercolesterolemia isolada (elevação isolada de CT, geralmente aumento de LDL)
	■ Hipertrigliceridemia isolada (elevação isolada de TG, por aumento de VLDL e/ou quilomícrons)
	■ Hiperlipidemia mista (valores aumentados de CT e TG)
	■ HDL-c baixo (com ou sem aumento de LDL ou TG)
Classificação etiológica	■ Dislipidemias primárias (origem em fatores genéticos que interferem no metabolismo lipídico)
	■ Dislipidemias secundárias (origem em fatores ambientais que interferem no metabolismo lipídico)

CT: colesterol total; LDL (*low density lipoprotein*): lipoproteínas de baixa densidade; TG: triglicerídios; VLDL (*very low density lipoprotein*): lipoproteínas de muito baixa densidade.

DISLIPIDEMIAS

QUADRO 129.4 Dislipidemia primária – monogênica *versus* poligênica.

	Monogênica	Poligênica
Número de genes afetados	Um	Múltiplos genes com influência de fatores ambientais
Padrão de herança	Mendeliana	Multifatorial
Expressão	Hereditária	Esporádica
Incidência	Rara	Frequente
Concentrações de lipídios plasmáticos	Aumento importante	Aumento moderado
Forma de apresentação	Grave	Branda
Potencial aterogênico	Alto	Moderado a baixo
História familiar positiva de doença aterosclerótica prematura (homens com idade < 55 anos e em mulheres < 65 anos) e/ou dislipidemia	Frequente	Infrequente
Condições associadas	Nenhuma	Outros fatores de risco cardiovascular (obesidade, hipertensão arterial, sedentarismo e tabagismo)
Sinais e sintomas clínicos de depósitos de gordura	Presentes: arcos córneos, xantomas, xantelasmas, hepatoesplenomegalia, aterosclerose prematura, lipemia retiniana	Ausentes ou pouco comuns
Resposta à terapia não medicamentosa (mudança do estilo de vida)	Ruim	Boa
Necessidade de terapia medicamentosa	Sim, independentemente dos cuidados com estilo de vida	Depende de vários fatores: doenças associadas, adesão aos cuidados com o estilo de vida, risco de comorbidade
Exemplos de doenças	Hipercolesterolemia familiar; hipertrigliceridemia familiar; disbetalipoproteinemia familiar	Hipercolesterolemia poligênica; hipercolesterolemia isolada; hipertrigliceridemia isolada

QUADRO 129.5 Dislipidemias secundárias.

- Associadas a hábitos de vida inadequados: sedentarismo, dieta rica em ácidos graxos saturados e ácidos graxos trans e carboidratos simples, alcoolismo, tabagismo
- Associadas a doenças:
  - Endócrino/metabólicas: obesidade, diabetes melito, hipotireoidismo, doenças de depósito, lipodistrofias
  - Gastrintestinais: cirrose biliar primária, atresia biliar congênita, hepatopatias colestáticas crônicas
  - Reumatológicas: lúpus eritematoso sistêmico, artrite inflamatória juvenil
  - Renais: síndrome nefrótica, insuficiência renal crônica, síndrome hemolítico-urêmica
  - Sistêmicas graves: AIDS, transplantes de órgãos sólidos, doença de Kawasaki, anorexia nervosa, sobreviventes de câncer
- Associadas a medicamentos:
  - Esteroides sexuais: contraceptivos orais, estrógenos, progestógenos, ésteres de testosterona
  - Anticonvulsivantes: ido valproico, carbamazepina
  - Anti-hipertensivos: clortalidona, betabloqueadores, espironolactona, tiazídicos
- Associadas a outros: corticosteroides, ciclosporina, ácido acetilsalicílico, inibidores de protease, isotretinoína

QUADRO 129.6	Avaliação clínica das dislipidemias.

Anamnese

- Investigar história familiar positiva de doença aterosclerótica prematura (homens com idade < 55 anos e em mulheres < 65 anos) e/ou dislipidemia
- Identificar história pessoal de doenças e medicamentos em uso que possam ser causas de dislipidemia secundária
- Caracterizar o estilo de vida
- Identificar história pregressa de pancreatite
- Identificar a presença de outros fatores de risco cardiovascular (obesidade, hipertensão arterial, sedentarismo e tabagismo)

Exame físico

- Avaliar a presença de sinais e sintomas clínicos de depósitos de gordura:
  - Xantomas eruptivos, lipemia *retinalis*, hepatomegalia e dor abdominal: hipertrigliceridemia
  - Xantomas tendíneos, xantelasmas, arcos córneos: hipercolesterolemia
  - Xantomas tuberosos e palmares: disbetalipoproteinemia

QUADRO 129.7	Avaliação laboratorial das dislipidemias.

Perfil lipídico

- CT
- TG
- HDL-c
- LDL-c
- Fórmula de Friedewald para o cálculo da concentração plasmática de LDL-c:

LDL-c (mg/dℓ) = CT – HDL-c – (TG/5)

Esta fórmula não se aplica quando os triglicerídios encontram-se em níveis ≥ 400 mg/dℓ

Marcadores de alto potencial aterogênico

- Não HDL – cálculo do não HDL: não HDL = CT – HDL-c
- Apolipoproteína A1
- Apolipoproteína B
- Lipoproteína (a)

Orientações para coleta

- Estilo de vida habitual nas últimas 3 semanas
- Jejum de 12 h, imprescindível para valores de TG e HDL-c
- Evitar exercícios 3 h antes da coleta
- Durante a coleta, o paciente deve estar sentado e deve-se evitar a estase venosa
- Esperar até 3 semanas em caso de doenças leves, mudanças dietéticas recentes
- Esperar até 3 meses em caso de doença grave ou procedimento cirúrgico
- Suspender medicamentos não imprescindíveis
- Pacientes sob tratamento não devem suspender a medicação nem a dieta

CT: colesterol total; HDL-c: lipoproteína de alta densidade; LDL-c: lipoproteína de baixa densidade; TG: triglicerídios.

QUADRO 129.8	Sinais clínicos de depósitos de gordura.

- Dislipidemias primárias monogênicas
  - Xantelasma
  - Arcos córneos
  - Xantomas tendíneos
  - Xantomas tuberosos
  - Xantomas palmares
  - Xantomas eruptivos
  - Lipemia *retinalis*

Tratamento

A primeira medida a ser instituída na terapêutica da dislipidemia documentada em crianças e adolescentes deve ser centrada na mudança do estilo de vida (tratamento não farmacológico) (Quadro 129.10).

Quando e como usar medicamentos redutores de lipídios (tratamento medicamentoso) são decisões que devem ser guiadas por orientações específicas (Quadro 129.11) e nunca devem excluir a mudança do estilo de vida, mesmo nos casos mais graves, como na vigência de dislipidemia primária e de outros fatores de risco cardiovascular já presentes.

É fundamental ter em mente que o tratamento não medicamentoso da dislipidemia em crianças e adolescentes deve ser instituído tão logo essa condição seja diagnosticada, visando à redução de riscos de eventos cardiovasculares e metabólicos prematuros.

Rastreamento

O objetivo de se realizar o rastreamento para dislipidemia na infância e adolescência está baseado na premissa de que a identificação precoce e o controle da dislipidemia nesta faixa etária reduzirão substancialmente o risco de doença cardiovascular clínica com início na idade adulta jovem. Existem propostas de rastreamento seletivo e rastreamento universal (Quadro 129.12).

Porém, na prática clínica, questiona-se se de fato a triagem de dislipidemias na idade pediátrica está associada à diminuição do risco e da morbimortalidade cardiovascular, pois não foram encontrados quaisquer estudos que avaliassem esse efeito a longo prazo. As diretrizes que recomendam a triagem universal de dislipidemias baseiam-se apenas no fato de a alteração do perfil lipídico em idade pediátrica ser um dos fatores de risco para o aparecimento de lesões de aterosclerose nas paredes vasculares e de existir tendência para as crianças com dislipidemias manterem o perfil lipídico alterado na idade adulta.

Por conseguinte, a recomendação de rastreamento universal para dislipidemia em toda população pediátrica não é consensual e tem sido debatida há bastante tempo pelas sociedades e entidades médicas em todo o mundo, diferentemente do rastreamento seletivo direcionado a um grupo de crianças e adolescentes em situações de risco para o desenvolvimento futuro de doenças cardiovasculares.

DISLIPIDEMIAS

QUADRO 129.9 Valores de referência de lipídios e lipoproteínas em Pediatria.

Parâmetros		Desejáveis (mg/dℓ)	Limítrofes (mg/dℓ)	Elevados (mg/dℓ)	Baixos (mg/dℓ)
NCEP 1992					
Colesterol total		< 170	–	≥ 200	–
LDL colesterol		< 110	–	≥ 130	–
HDL colesterol		> 40	–	–	≤ 40
Triglicerídios		–	–	≥ 130	–
NHLBI 2012					
Colesterol total		< 170	170 a 199	≥ 200	–
LDL colesterol		< 110	110 a 129	≥ 130	–
HDL colesterol		> 45	40 a 45	–	< 40
Triglicerídios	0 a 9 anos	< 75 / < 90	75 a 99 / 90 a 129	≥ 100 / ≥ 130	–
	10 a 19 anos	< 75 / < 90	75 a 99 / 90 a 129	≥ 100 / ≥ 130	–
Colesterol não HDL		< 120	120 a 144	≥ 145	–
Apolipoproteína B		< 90	90 a 109	≥ 110	–
Apolipoproteína A1		> 120	115 a 120	–	< 115
I Diretriz Brasileira de Prevenção da Aterosclerose na infância e Adolescência 2005 / V Diretriz Brasileira de Dislipidemias e Prevenção da Aterosclerose 2013					
Colesterol total		< 150	150 a 169	≥ 170	–
LDL colesterol		< 100	100 a 129	≥ 130	–
HDL colesterol		≥ 45	–	–	–
Triglicerídios		< 100	100 a 129	≥ 130	–
I Diretriz Brasileira de Hipercolesterolemia Familiar 2012 / I Diretriz de Prevenção Cardiovascular 2013					
Colesterol total		< 170	170 a 199	≥ 200	–
LDL colesterol		< 110	110 a 129	≥ 130	–
HDL colesterol		> 45	35 a 45	–	< 35
Triglicerídios	0 a 9 anos	< 75	75 a 99	≥ 100	–
	10 a 19 anos	< 90	90 a 129	≥ 130	–
Colesterol não HDL		< 123	123 a 143	≥ 144	–
Apolipoproteína B		< 90	90 a 109	≥ 110	–
Apolipoproteína A1		> 120	110 a 120	–	< 110

Os níveis de colesterol do plasma humano são mais baixos durante a vida intrauterina e ao nascimento. CT e LDL-c aumentam rapidamente nas primeiras semanas de vida e então gradualmente até 2 anos de idade. Logo, a triagem de dislipidemia é geralmente recomendada após 2 anos de idade. Antes disso, os casos devem ser analisados individualmente, segundo doenças concomitantes, tratamentos vigentes e história familiar.

Recentemente as sociedades e entidades médicas elaboraram recomendações relativas ao rastreamento das dislipidemias em pediatria, mas essas diferem entre si, principalmente em relação à indicação para realização da triagem universal: quem rastrear? quando rastrear e o que rastrear?

■ Prevenção

A dislipidemia é uma condição multifatorial com clara influência de fatores ambientais sobre os fatores genéticos na maioria dos indivíduos.

A exposição a estes fatores ambientais ainda na vida intrauterina e na infância tem resultado em crescente incidência e prevalência de dislipidemia e dos outros fatores de risco cardiovascular ainda na infância e na adolescência.

O fenômeno da trilha somado ao fenômeno do agrupamento (*clustering phenomenon*, a tendência dos fatores de risco cardiovasculares a se agruparem silenciosamente desde o nascimento até a vida adulta) reforça a necessidade de direcionar os esforços à prevenção da doença aterosclerótica prematura.

A prevenção inicia-se antes do nascimento (prevenção primordial), que inclui alimentação e nutrição corretas e ganho de peso adequado durante a gestação, seguidos pelo estímulo ao aleitamento materno e identificação de fatores de risco familiares, além de acompanhamento cuidadoso do crescimento e desenvolvimento da criança.

A prevenção primária consiste basicamente na instituição de hábitos saudáveis, especialmente na adoção de uma alimentação saudável, no aumento global da atividade física e na redução do número de horas despendidas com a TV, *videogames*, *tablets*, celulares e computadores (lazer passivo), assim como garantir a criança/adolescente tempo de sono adequado para o equilíbrio metabólico.

Durante a anamnese pediátrica, todas as crianças e os adolescentes devem ser avaliados quanto aos fatores de risco cardiovasculares, com o objetivo de se reconhecerem indivíduos sob risco e, quando diagnosticada a dislipidemia, intervir precocemente (prevenção primária).

A distinção entre dislipidemias monogênica e poligênica é fundamental à avaliação do risco cardiovascular, aconselhamento, prevenção das consequências metabólicas das dislipidemias e escolha do tratamento mais adequado. A primeira está associada a maior risco cardiovascular e requer a implementação precoce de terapêutica farmacológica, enquanto na segunda, na maioria dos casos, o risco pode ser significativamente diminuído por meio da implementação de estilos de vida saudáveis. Em relação às dislipidemias secundárias, a abordagem mais eficaz e segura de prevenção é a mudança comportamental das famílias, das escolas e da sociedade. Por isso é fundamental um envolvimento multissetorial nesse processo: família, escola, profissionais da saúde e gestores responsáveis pelas políticas de saúde pública.

QUADRO 129.10 | Tratamento não medicamentoso das dislipidemias – mudança do estilo de vida.

- **Terapia nutricional**
  - Instituída e acompanhada por nutricionista
  - Incentivo à amamentação: em comparação com as crianças alimentadas com fórmulas lácteas, as amamentadas ao seio apresentam perfil lipídico mais favorável na infância e na adolescência por uma regulação hepática do metabolismo das lipoproteínas
  - Considerar a idade da criança no momento da elaboração do plano alimentar para que não haja comprometimento no crescimento e no desenvolvimento. Não são indicados produtos/alimentos desnatados (mielinização dos neurônios) antes dos 2 anos de idade, calcular valor energético da dieta suficiente para o ganho pôndero-estatural adequado e oferecer o aporte de vitaminas e minerais necessário. Casos raros de dislipidemia primária monogênica grave requerem restrição de gorduras e carboidratos antes dos 2 anos de idade
  - Plano alimentar deve ser elaborado de acordo com as orientações gerais para uma alimentação saudável preconizada pelo Ministério da Saúde e pelas diretrizes de macro e micronutrientes propostas por órgãos competentes (FAO, IOM etc.)
  - No tratamento da dislipidemia, há duas fases do plano alimentar, segundo a concentração de lipídios e lipoproteínas no sangue: dieta fase I – até 30% de calorias advindas de gorduras, até 10% de gorduras saturadas e até 100 mg/1.000 kcal de colesterol (máximo 300 mg/d); dieta fase II – até 20% de calorias advindas de gorduras, até 7% de gorduras saturadas e até 60 mg/1.000 kcal de colesterol (máximo de 200 mg/d)
  - Os ácidos graxos ω-3 podem ser utilizados para a diminuição dos triglicerídios séricos e discreta redução dos valores de LDL-c pode ser notada com o uso de etanóis de plantas e de proteína de soja
- **Atividade física**
  - Tipo de exercício físico: preferencialmente o aeróbico, porém, exercícios de força e flexibilidade também são recomendados
  - Prevenção do sedentarismo: 30 min a 1 h por dia de atividade física programada
  - Estímulo à prática de atividade física não programada
- **Outras**
  - Combate ao tabagismo
  - Redução do número de horas de lazer passivo. Recomenda-se limitar em até 2 h o tempo despendido com a TV, celulares, *tablets*, *videogames* e computadores
  - Vigilância do descanso noturno: adequar as horas de sono à necessidade da criança/do adolescênte, por faixa etária

DISLIPIDEMIAS

QUADRO 129.11 — Tratamento medicamentoso das dislipidemias.

NCEP 1992, American Heart Association 2007
Academia Americana de Pediatria 2008, NHLBI 2012
I Diretriz Brasileira de Prevenção da Aterosclerose na Infância e Adolescência 2005
V Diretriz Brasileira de Dislipidemias e Prevenção da Aterosclerose 2013
I Diretriz Brasileira de Hipercolesterolemia Familiar 2012
I Diretriz de Prevenção Cardiovascular 2013
De acordo com as diretrizes acima, o tratamento medicamentoso é indicado quando nas seguintes condições clínicas os valores de LDL-C estiverem:

LDL-colesterol (mg/dℓ)	Condição clínica
≥ 190	Dislipidemia de base genética
≥ 160	História familiar positiva para doença cardiovascular prematura ou dois ou mais fatores de risco cardiovascular presentes

Recomendações gerais:
- Todas as crianças com LDL-colesterol > 130 mg/dℓ devem ser acompanhadas por pediatra e iniciar a terapêutica não medicamentosa (mudança do estilo de vida). Quando for necessária a introdução de medicamentos, a criança ou o adolescente devem ser encaminhados ao especialista
- O tratamento farmacológico tem sido indicado preferencialmente para as situações de maior risco (história familiar positiva para doença cardiovascular e fatores de risco presentes) quando não se consegue que modificações do estilo de vida, em um período de 6 a 12 meses, atinjam um valor de LDL-colesterol entre 130 e 160 mg/dℓ. As decisões relativas à necessidade de medicação terapêutica devem basear-se na média dos resultados de, pelo menos, dois perfis lipídicos em jejum obtidos com intervalo máximo de 2 semanas, porém não superior a 3 meses
- O uso dos medicamentos está liberado para crianças com idade ≥ 10 anos, no estágio II de Tanner nos meninos e após a menarca nas meninas. As crianças com dislipidemia primária monogênica pouco respondem à dieta e, nestas, os medicamentos podem ser necessários antes dos 10 anos
- Os sequestrantes dos ácidos biliares (colestiramina no Brasil) constituem a primeira escolha de medicamentos para crianças e adolescentes. As estatinas (pravastatina e atorvastatina no Brasil) estão sendo empregadas mais frequentemente nos casos de maior risco a partir dos 8 anos de idade. Seu uso antes dos 8 anos fica restrito aos casos graves de dislipidemia primária monogênica. Recomenda-se iniciar com a menor dose indicada para cada tipo de estatina, aumentar progressivamente e realizar exames clínicos e laboratoriais para o controle de eventuais efeitos adversos
- A Associação Americana de Diabetes recomenda considerar o uso de estatinas em crianças e adolescentes com diabetes tipo 1 com LDL-colesterol ≥ 160 mg/dℓ e a Academia Americana de Pediatria com LDL-colesterol ≥ 130 mg/dℓ
- O tratamento das hipertrigliceridemias é voltado principalmente para mudança do estilo de vida. Quando estas intervenções não forem satisfatórias, as medicações (fibratos e ômega 3) são indicadas para aqueles com hipertrigliceridemia grave (níveis > 350 mg/dℓ)

QUADRO 129.12 — Recomendações para rastreamento de dislipidemia em crianças e adolescentes.

Triagem seletiva:*
- Quando rastrear? Idade-alvo: 2 a 10 anos
- O que rastrear? CT, TG, LDL-c, HDL-c, não HDL – jejum de 12 h
- Quem rastrear?
  - História familiar positiva de doença aterosclerótica prematura (pais ou avós – homens com idade < 55 anos e em mulheres < 65 anos)
  - Antecedentes familiares desconhecidos
  - Pais com CT superior a 240 mg/dℓ
  - Apresentação de outros fatores de risco cardiovascular, como hipertensão arterial sistêmica, obesidade, tabagismo, diabetes melito, nascidos pequenos para a idade gestacional, sedentarismo, dieta rica em gorduras saturadas e/ou ácidos graxos *trans*
  - Ser portadoras de doenças que cursem com dislipidemia (síndrome da imunodeficiência humana, colestases crônicas, hipotireoidismo, síndrome nefrótica, obesidade, doenças inflamatórias crônicas)
  - Utilização de medicamentos que alterem o perfil lipídico (ácido valproico, betabloqueador, anticoncepcionais, corticosteroides, amiodarona)
  - Apresentação de manifestações clínicas de dislipidemias (xantomas, xantelasma, arco córneo, dores abdominais recorrentes, pancreatite)

Triagem universal:
- Quando rastrear? Idade-alvo: 10 anos;** 9 a 11 anos e 17 a 21 anos***
- O que rastrear? CT – jejum de 12 h**; CT, HDL-c, não HDL-c – não jejum***
- Quem rastrear? Todas as crianças

*NCEP 1992, American Heart Association 2007; American Association of Clinical Endocrinologists 2012; I Diretriz Brasileira de Prevenção da Aterosclerose na Infância e Adolescência 2005; V Diretriz Brasileira de Dislipidemias e Prevenção da Aterosclerose 2013; I Diretriz Brasileira de Hipercolesterolemia Familiar 2012; I Diretriz de Prevenção Cardiovascular 2013. ** NCEP 1992, American Heart Association 2007; American Association of Clinical Endocrinologists 2012; I Diretriz Brasileira de Prevenção da Aterosclerose na infância e Adolescência 2005; V Diretriz Brasileira de Dislipidemias e Prevenção da Aterosclerose 2013; I Diretriz Brasileira de Hipercolesterolemia Familiar 2012; I Diretriz de Prevenção Cardiovascular 2013. *** NHLBI 2012, Academia Americana de Pediatria 2008, Sociedades Europeias.

NÃO ESQUEÇA

- Dislipidemias são anormalidades metabólicas dos lipídios secundárias a distúrbios em seu metabolismo, decorrentes de alterações genéticas e/ou ambientais. Bioquimicamente, manifestam-se com concentrações séricas elevadas de CT, LDL-c e TG, e concentrações diminuídas de HDL-c
- A triagem para dislipidemias é uma questão controversa, com argumentos pró e contra um rastreamento universal. Entretanto, crianças e adolescentes com história de dislipidemia familiar e história pessoal de sinais de depósito de lipídios em tecidos não habituais devem ser avaliados cedo
- O diagnóstico das dislipidemias é realizado por meio de avaliação clínica, anamnese e exame físico detalhados e dosagem sérica dos lipídios e lipoproteínas séricos. O não HDL-c pode fornecer melhor estimativa do risco em comparação com o LDL-c, principalmente nos casos de hipertrigliceridemia associada ao diabetes, à síndrome metabólica ou à doença renal
- A prevenção da dislipidemia inicia-se antes do nascimento, com alimentação correta da gestante, seguida de aleitamento materno exclusivo e identificação dos fatores de risco familiares. Na anamnese pediátrica sempre deve constar a investigação de fatores de risco ou sinais clínicos de dislipidemia. A prevenção primária baseia-se na adoção de hábitos saudáveis de alimentação e atividade física e no conhecimento da história familiar do paciente
- Na presença de dislipidemia, a primeira medida a ser instituída está centrada na mudança do estilo de vida e deve ser iniciada tão logo essa condição seja diagnosticada
- A indicação de tratamento medicamentoso deve ser criteriosa, estar respaldada por orientações específicas e sempre realizada por profissional experiente nessa área. O uso de medicamentos hipolipemiantes não deve excluir a mudança do estilo de vida.

■ Bibliografia

Alcântara Neto AD, Silva RCR, Assis AMO, Pinto EJ. Fatores associados à dislipidemia em crianças e adolescentes de escolas públicas de Salvador, Bahia. Rev Bras Epidemiol. 2012; 15(2):335-45.

Daniels SR, Greer FR. Committee on Nutrition. Lipid screening and cardiovascular health in childhood. Pediatrics. 2008; 122(1):198-208.

Expert Panel on Integrated Guidelines for Cardiovascular Health and Risk Reduction in Children and Adolescents, National Heart, Lung, and Blood Institute. Expert panel on integrated guidelines for cardiovascular health and risk reduction in children and adolescents: summary report. Pediatrics. 2011; 128(Suppl 5):S213.

Franca Ed, Alves JGB. Dislipidemia entre crianças e adolescentes de Pernambuco. Arq Bras Cardiol. 2006; 87:722-7.

Gerber ZR, Zielinsky P. Risk factors for atherosclerosis in children: an epidemiologic study. Arq Bras Cardiol. 1997; 69(4):231-6.

Giuliano IC, Coutinho MS, Freitas SF et al. Serum lipids in school kids and adolescents from Florianopolis SC, Brazil-Healthy Floripa 2040 study. Arq Bras Cardiol. 2005; 85(2):85-91.

Giuliano ICB, Caramelli B, Pellanda L et al. Sociedade Brasileira de Cardiologia. I Diretriz de Prevenção da Aterosclerose na Infância e na Adolescência. Arq Bras Cardiol. 2005; 85(6):4-36.

Grillo LP, Crispim SP, Siebert NA et al. Perfil lipídico e obesidade em escolares de baixa renda. Rev Bras Epidemiol. 2005; 8:75-81.

Haney EM, Huffman LH, Bougatsos C et al. Screening and treatment for lipid disorders in children and adolescents: systematic evidence review for the US Preventive Services Task Force. Pediatrics. 2007; 120:e189-214.

Jellinger PS, Smith DA, Mehta AE et al. AACE Task Force for Management of Dyslipidemia and Prevention of Atherosclerosis. American Association of Clinical Endocrinologists' guidelines for management of dyslipidemia and prevention of atherosclerosis. Endocr Pract. 2012 Mar-Apr; 18(Suppl 1):1-78.

McCrindle BW, Urbina EM, Dennison BA et al. Drug therapy of high-risk lipid abnormalities in children and adolescents. Circulation. 2007; 115:1948-67.

Moura EC, Castro CM, Mellin AS et al. Perfil lipídico em escolares de Campinas, SP, Brasil. Rev Saúde Pública. 2000; 34:499-505.

NCEP Expert Panel of Blood Cholesterol Levels in Children and Adolescents. National Cholesterol Education Program (NCEP): Highlights of the Report of the Expert Panel on Blood Cholesterol Levels in Children and Adolescents. Pediatrics 1992; 89:495-501.

Santos RD, Gagliardi ACM, Xavier HZ et al. Sociedade Brasileira de Cardiologia. I Diretriz Brasileira de Hipercolesterolemia Familiar (HF). Arq Bras Cardiol. 2012; 99 (2 Supl. 2):1-28.

Seki M, Seki MO, Lima AD. Estudo do perfil lipídico de crianças até 19 anos de Idade. J Bras Patol Med Lab. 2001; 37(4):247-51.

Simão AF, Precoma DB, Andrade JP et al. Sociedade Brasileira de Cardiologia. I Diretriz Brasileira de Prevenção Cardiovascular. Arq Bras Cardiol. 2013; 101(6 Supl 2):1-63.

Xavier HT, Izar MC, Faria Neto JR et al. Sociedade Brasileira de Cardiologia. V Diretriz Brasileira de Dislipidemias e Prevenção da Aterosclerose. Arq Bras Cardiol. 2013; 101(4 Supl1):1-22.

ENDOCRINOLOGIA

130 DISTÚRBIOS DA DIFERENCIAÇÃO DO SEXO

Daniel Gilban, Paulo Ferrez Collett-Solberg e Gil Guerra-Junior

■ Introdução

Os distúrbios da diferenciação do sexo (DDS) constituem um grupo de condições congênitas nas quais os sexos genético, gonadal e fenotípico de um indivíduo têm composição atípica ou apresentam alguma incongruência entre si.

A manifestação clínica mais precoce de um paciente com DDS é a anatomia genital atípica, entretanto 10 a 20% dos pacientes têm manifestações tardias com distúrbios na puberdade ou apresentam infertilidade.

Pacientes com DDS constituem um grande desafio à prática clínica pelo amplo espectro de possibilidades etiológicas envolvidas, algumas com grande morbimortalidade, pelo grau de complexidade no seu entendimento e pelo senso de urgência envolvido nas situações de indefinição sobre o sexo de uma criança.

Uma abordagem especializada e multidisciplinar se faz necessária para a condução desses casos, com profissionais capacitados. A condução ordenada e individualizada do caso, mantendo os familiares bem informados e envolvidos na tomada de decisões, é capaz de aliviar o sofrimento e a ansiedade de todos os envolvidos com esses pacientes. É preciso ainda evitar que julgamentos prematuros ou infundados, que podem não ser consistentes com o diagnóstico final, atrapalhem o processo de tomada de decisões, trazendo consequências negativas na saúde psicossexual futura dessas crianças.

■ Epidemiologia

Cerca de 1 a cada 4.000 nascimentos traz um recém-nascido com alguma anormalidade genital que coloque em dúvida o seu sexo. Nesse grupo estão os pacientes com genitália de aspecto francamente ambíguo, ou pacientes cujas alterações indicam a necessidade de investigação subsequente (descritas adiante). Entretanto, a prevalência de alterações genitais pode chegar a até 1 a cada 300 nascidos vivos, a maioria destas não exigindo uma conduta diagnóstica específica. Nesse grupo incluem-se as hipospadias distais e criptorquidias unilaterais, situações nas quais não se questiona o sexo de criação.

Dentre a vasta gama de etiologias dos DDS, o diagnóstico isolado mais frequente é o de hiperplasia adrenal congênita (HAC), responsável pela imensa maioria dos casos de DDS com cariótipo 46,XX. Já os pacientes 46,XY constituem a maior parte dos pacientes com DDS, porém neste grupo há um amplo espectro de etiologias envolvidas.

■ Fisiopatologia

A diferenciação sexual ocorre a partir da sexta semana de vida embrionária, embora o sexo cromossômico já esteja definido desde a concepção. Até então, o feto, sexualmente neutro, apresenta gônadas indiferenciadas bipotenciais e precursores dos genitais internos masculinos (ductos de Wolff) e femininos (ductos de Müller). A genitália externa é compreendida por um tubérculo genital e pelas saliências labioescrotais, pregas urogenitais e o seio urogenital.

O evento-chave na determinação gonadal é a presença ou ausência do gene *SRY*, localizado no braço curto do cromossomo Y, embora diversos outros genes também interajam para o desenvolvimento sexual normal.

Na presença do *SRY* (cariótipo 46,XY), a partir da sétima semana de gestação, ocorre a diferenciação das células epiteliais da gônada indiferenciada em células de Sertoli, que se agrupam em túbulos seminíferos. As células intersticiais (de Leydig) podem ser observadas entre os túbulos já na oitava semana. As células de Sertoli produzem hormônio antimülleriano (HAM) e inibina B, sob a regulação de fatores de transcrição como SOX9, SF1, WT1 e GATA4. Uma vez diferenciado, o testículo torna-se responsável pela regressão dos ductos de Müller (ação parácrina do HAM), pela diferenciação dos ductos de Wolff (ação parácrina da testosterona) e pelo desenvolvimento dos genitais externos (ação endócrina da di-hidrotestosterona [DHT]). A ação da testosterona nos ductos de Wolff promove a diferenciação em epidídimo, canais deferentes, vesículas seminais e ductos ejaculatórios. Já a DHT atua na genitália externa, levando à fusão das saliências labioescrotais em bolsa escrotal e ao alongamento do tubérculo genital formando o corpo do pênis e a uretra peniana.

Por outro lado, na ausência do gene *SRY* (cariótipo 46,XX), a diferenciação gonadal ovariana ocorrerá por volta da décima semana e caracteriza-se pela formação de células foliculares e posteriormente dos folículos primários. Trata-se de processo ativo que requer a expressão de genes específicos e de fatores que inibem a diferenciação testicular. Para a manutenção ovariana, é necessária a presença de dois cromossomos X íntegros, do contrário ocorre degeneração gonadal. Como não há produção de HAM, os ductos de Müller desenvolvem-se em útero, tubas uterinas e porção superior da vagina. A ausência de altos níveis locais de testosterona determina, por sua vez, a fragmentação dos ductos de Wolff e o tubérculo genital dá origem ao clitóris. As pregas genitais e saliências labioescrotais darão origem, respectivamente, aos pequenos e grandes lábios, enquanto o seio urogenital dará origem à porção inferior da vagina e à uretra feminina (Figura 130.1).

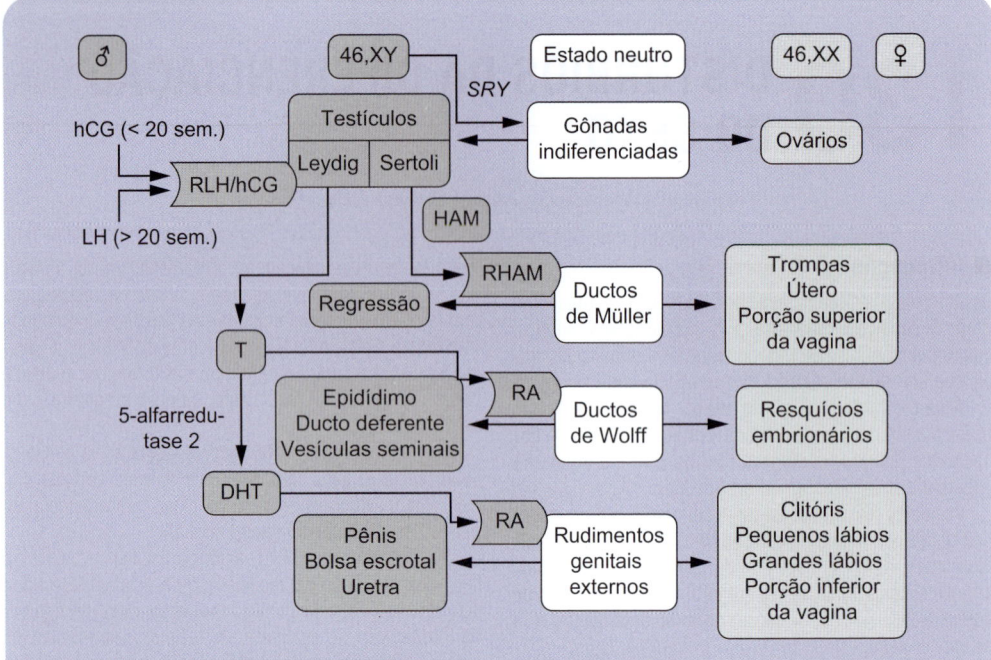

Figura 130.1 Esquema de diferenciação sexual normal. DHT: di-hidrotestosterona; HAM: hormônio antimülleriano; hCG: gonadotrofina coriônica; LH: hormônio luteinizante; RA: receptor de andrógenos; RHAM: receptor de hormônio antimülleriano; RLH: receptor de hormônio luteinizante; SRY: gene determinante do cromossomo Y; T: testosterona.

■ Classificação

Em 2005, a partir da conferência de Chicago, uma reunião de especialistas de diversas áreas envolvidas no cuidado e nos direitos de pacientes, criou-se uma nova nomenclatura e classificação dos DDS, para que os termos se tornassem mais explicativos e menos pejorativos em suas descrições. Os termos foram rapidamente aceitos e desde então são amplamente utilizados. Termos como intersexo, hermafrodita e pseudo-hermafrodita foram substituídos por termos considerados mais apropriados tanto por profissionais de saúde quanto por pacientes afetados pelas condições.

As principais causas de DDS foram divididas em três grupos:
- DDS com anomalias de cromossomos sexuais: pacientes com aberrações cromossômicas perfazem cerca de 20% dos casos
- DDS 46,XX: indivíduos com sexo genético feminino que sofreram virilização excessiva correspondem a cerca de 30% dos casos
- DDS 46,XY: indivíduos com sexo genético masculino que não foram adequadamente virilizados representam cerca de 40% dos casos.

Os cerca de 10% restantes correspondem aos pacientes com malformações pontuais (agenesia de pênis, extrofia de cloaca etc.) ou síndromes malformativas complexas (Smith-Lemli-Opitz, associação VACTERL etc.).

■ Quadro clínico

Ambiguidade genital é a forma de apresentação mais comum. Muitas vezes o aspecto genital é francamente ambíguo, exigindo avaliação aprofundada imediata. Entretanto, muitas vezes a genitália tem aparência masculina ou feminina, mas com alguns aspectos suspeitos que indicam necessidade de maior investigação.

A escala de Prader (Figura 130.2) foi criada originalmente como uma maneira de avaliar o grau de virilização presente em meninas com HAC, mas é tão descritiva que tem sido utilizada também para pacientes com DDS por outras etiologias.

A desidratação com choque e hiponatremia é uma possível forma de apresentação para as meninas com HAC perdedora de sal cuja ambiguidade genital não foi previamente identificada, por conta de virilização extrema e registro (inadequado) como pertencente ao sexo masculino.

A avaliação da puberdade atrasada está indicada nos pacientes do sexo masculino que aos 14 anos não tenham nenhuma característica puberal, o mesmo se aplicando às meninas de 13 anos na mesma situação. Naqueles pacientes cuja evolução puberal ocorra de maneira lenta (tempo de evolução superior a 5 anos) e nas meninas que tenham amenorreia primária aos 16 anos, essa investigação também está indicada. Finalmente, nos pacientes cuja puberdade traga sinais inesperados ou incompatíveis com o sexo,

DISTÚRBIOS DA DIFERENCIAÇÃO DO SEXO

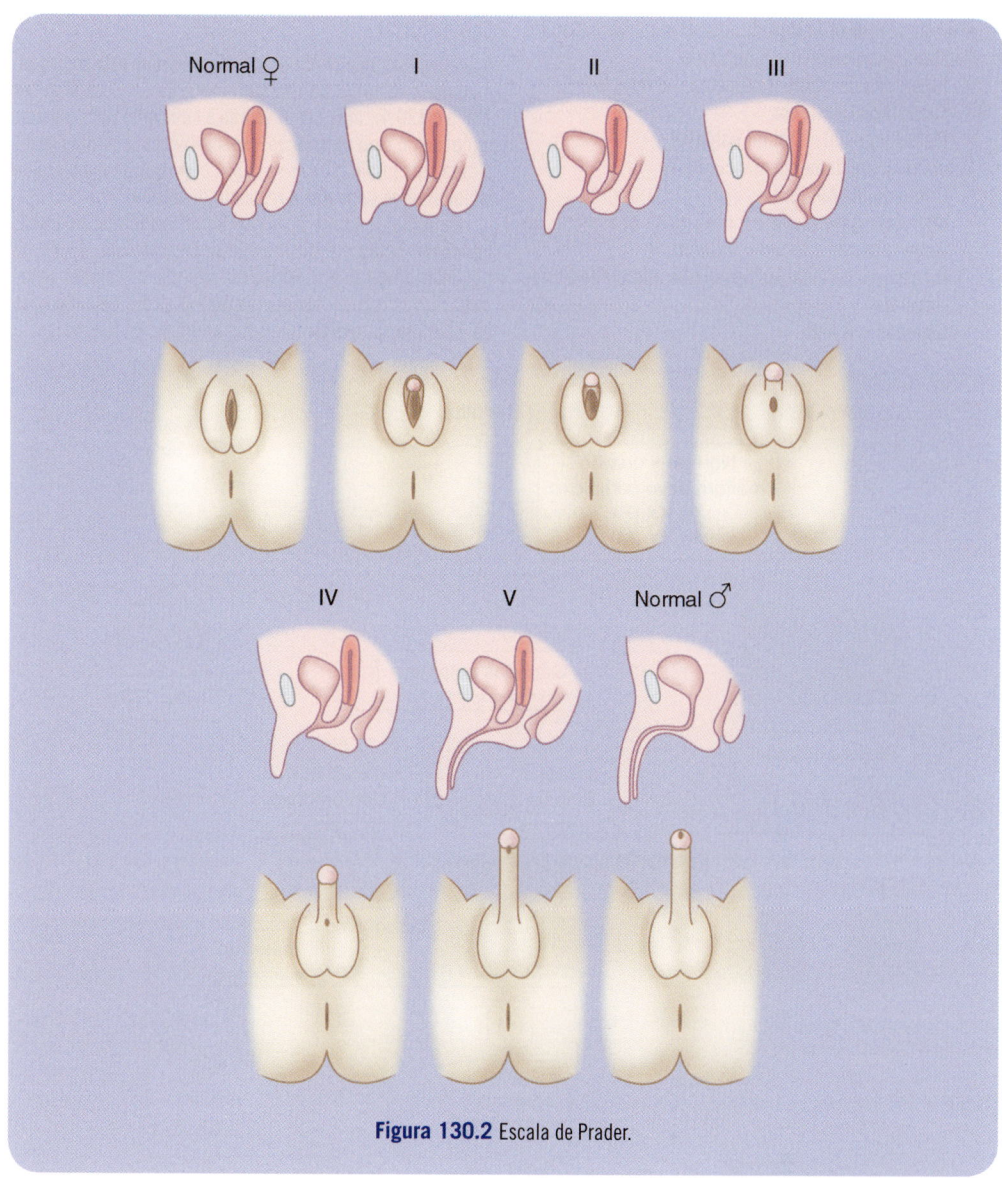

Figura 130.2 Escala de Prader.

há necessidade da investigação de DDS, assim como em determinados casos de infertilidade, especialmente com FSH elevado.

■ Diagnóstico

Clínico

Uma avaliação cuidadosa da anatomia genital está sempre indicada em todos os recém-nascidos. Além disso, nos pacientes com suspeita de DDS devem-se avaliar estado geral, grau de hidratação, pressão arterial e adequação ponderal. Verificar ainda possibilidades de outros dismorfismos ou malformações, especialmente do trato urinário ou intestinal, da coluna vertebral e do coração, que possam sugerir síndromes malformativas complexas.

Na anamnese, é importante inquirir sobre histórico de casos semelhantes na família ou de distúrbio puberal ou infertilidade, mortes inexplicadas de recém-nascidos, consanguinidade entre os pais e virilização materna na gestação.

A aparência genital francamente ambígua não deixa dúvidas quanto à necessidade de investigação aprofundada do caso. Entretanto, alguns pacientes têm alterações mais leves que podem passar despercebidas.

A investigação de DDS está indicada nas seguintes situações:
- Genitália aparentemente feminina e:
  - Hipertrofia de clitóris (diâmetro > 6 mm)
  - Fusão labial posterior
  - Massa inguinal ou labial palpável
- Genitália aparentemente masculina e:
  - Criptorquidia bilateral
  - Microfalo (referência na população brasileira: no recém-nascido a termo < 27 mm)
  - Hipospadia perineal ou hipospadia associada à criptorquidia
  - Gônadas < 8 mm.

Laboratorial

A avaliação citogenética do cariótipo sempre está indicada, e guiará o restante da investigação e da conduta (Figuras 130.3 e 130.4), mas por si só não é suficiente para a determinação do sexo de criação, expectativa essa muitas vezes criada pela família. Deve-se deixar claro que nenhum exame isoladamente pode dar a resposta definitiva.

Semelhantemente à avaliação citogenética, os níveis hormonais sempre estão indicados. Em pacientes 46,XX, ou naqueles ainda sem cariótipo em que não se palpam gônadas, a investigação inicial visa excluir a HAC pela medição da 17-hidroxiprogesterona e dos androgênios adrenais.

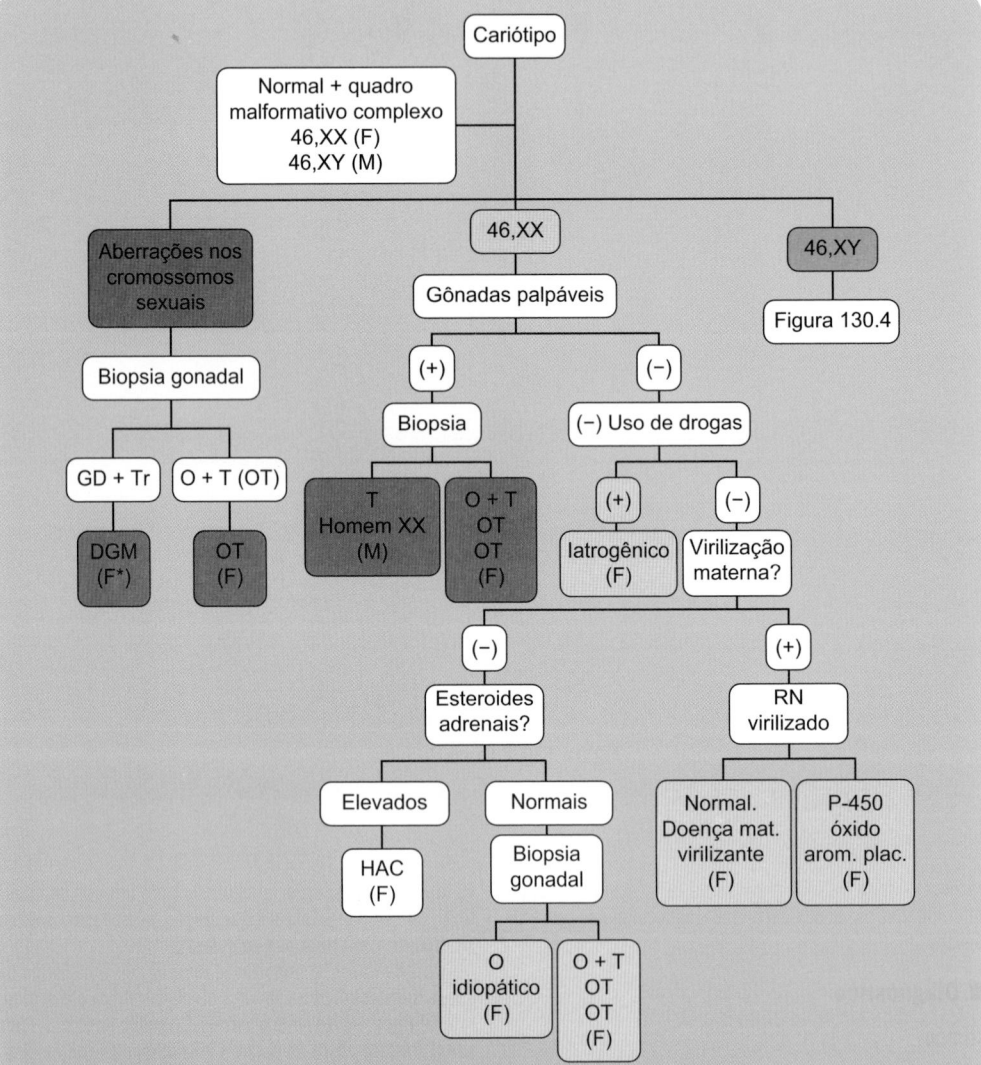

Figura 130.3 Investigação e conduta para os distúrbios da diferenciação do sexo. (M): sexo de criação preferencial masculino; (F): sexo de criação preferencial feminino; (*): sexo preferencial; (+): presente; (–): ausente; arom plac.: aromatase placentária; DGM: disgenesia gonadal mista; GD: gônada disgenética; HAC: hiperplasia adrenal congênita; mat.: materna; O: ovário: OT: ovotestis; T: testículo; testo: testosterona; Tr: testículo rudimentar.

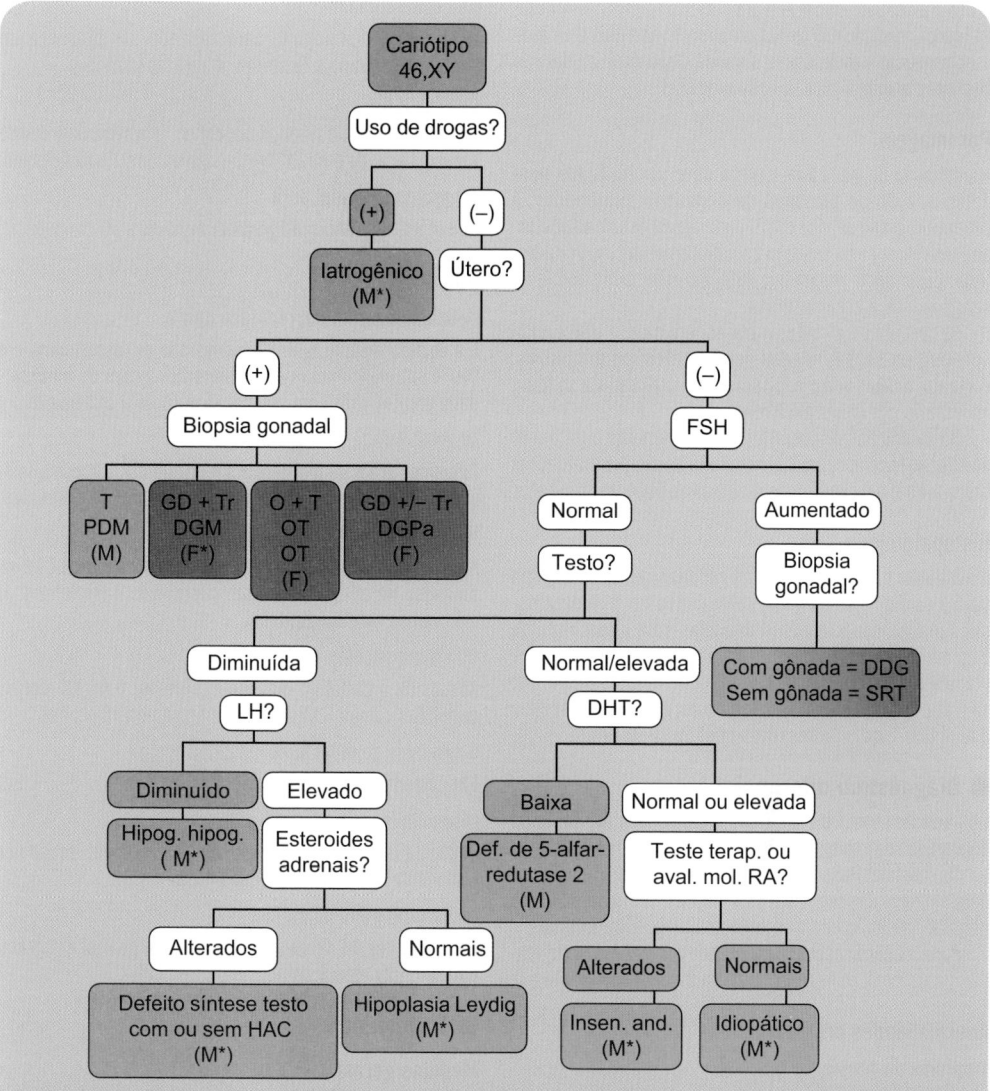

Figura 130.4 Investigação e conduta para os distúrbios da diferenciação do sexo na criança com cariótipo 46,XY. (M): sexo de criação preferencial masculino; (F): sexo de criação preferencial feminino; (*): sexo preferencial; (+): presente; (–): ausente; aval mol RA: avaliação molecular do receptor de andrógenos; DGM: disgenesia gonadal mista; DGPa: disgenesia gonadal parcial; DHT: di-hidrotestosterona; GD: gônada disgenética; HAC: hiperplasia adrenal congênita; hipog. hipog.: hipogonadismo hipogonadotrófico; insen. and.: insensibilidade aos andrógenos; LH: hormônio luteinizante; O: ovário; PDM: persistência dos ductos de Müller; OT: ovotestis; SRT: síndrome da regressão testicular; T: testículo; teste terap.: teste terapêutico com testosterona; testo: testosterona; Tr: testículo rudimentar.

Nos pacientes 46,XY ou naqueles em que se palpam as gônadas, a avaliação inicial deve buscar as causas de baixa produção ou ação da testosterona. Nesses casos, os níveis de LH e FSH são úteis para exclusão de hipogonadismo hipogonadotrófico quando apurados na janela da minipuberdade (até 3 meses de vida, podendo estender-se até 6 meses em alguns pacientes). O nível de testosterona, quando baixo, indica defeito em sua biossíntese. Se a testosterona estiver alta, deve-se medir o seu metabólito, di-hidrotestosterona, e a relação entre estes andrógenos pode indicar deficiência de 5-alfarredutase tipo 2 ou situações de resistência aos andrógenos. A medição do HAM, quando possível, tem sido enfatizada recentemente como marcador da função testicular.

Esses exames são considerados de primeira linha porque são essenciais à designação do sexo de criação.

Os exames considerados de segunda linha são importantes para a definição etiológica do caso, mas nem sempre são necessários para a designação do sexo de criação. Estes incluem os testes provocativos com hCG (para pacientes a partir de 4 meses de idade), medição dos outros precursores adrenais e as análises genéticas e moleculares. Quando disponíveis ajudam na confirmação diagnóstica dos casos de DDS.

Por imagem

A avaliação da genitália interna deve ser realizada para determinação da presença de derivados müllerianos. A ultrassonografia pélvica (USP) pode prover essas respostas, de preferência se for realizada por profissionais capacitados. Uma ressonância magnética (RM) da pelve pode adicionar sensibilidade a essa pesquisa.

Na procura de gônadas intra-abdominais, a USP e a RM apresentam sensibilidades semelhantes, porém baixas. Portanto, muitas vezes a laparoscopia exploradora se torna necessária nos casos duvidosos.

Na avaliação pré-operatória, especialmente para o sexo de criação feminino, uma genitografia adiciona informações úteis quanto à reconstrução indicada do trato geniturinário.

Histopatológico

A avaliação histopatológica das gônadas se faz necessária para a confirmação diagnóstica de certos tipos de disgenesia gonadal, especialmente naquelas com maior risco de degeneração maligna e dos casos de DDS ovotesticular, previamente conhecidos como hermafroditismo verdadeiro, que se trata do paciente que apresenta as gônadas masculina e feminina, sejam juntas (ovotestis) ou separadas.

■ Diagnóstico diferencial

Os pacientes com DDS são um grande desafio por conta da diversidade de etiologias envolvidas e de algumas limitações no diagnóstico. Para todos os casos, o raciocínio clínico se dará um torno das seguintes informações: sexo genético, sexo gonadal, genitália interna e aspecto da genitália externa.

Podemos dividir as possibilidades etiológicas, de maneira acadêmica, de acordo com o cariótipo dos pacientes, conforme a seguir.

Anormalidades cromossômicas

Síndrome de Turner
Meninas com baixa estatura, gônadas em fita e estigmas sindrômicos frequentes: pescoço alado e cúbito valgo, entre outros, evoluem com atraso puberal.

Síndrome de Klinefelter
Meninos com alta estatura, ginecomastia, envergadura aumentada e testículos disgenéticos; podem ter atraso puberal.

Disgenesia gonadal mista
Cariótipo 45,X/46,XY, caracteriza-se por presença de testículo disgenético de um lado e uma gônada vestigial de outro, com variados graus de ambiguidade genital.

DDS 46,XX

Hiperplasia adrenal congênita
A deficiência da 21-hidroxilase (implicada em 95% dos casos da doença) causa insuficiência adrenal e hiperandrogenismo, levando à ambiguidade genital no sexo feminino.

DDS ovotesticular
Diagnóstico histológico, caracterizado por presença de gônada masculina e feminina no mesmo indivíduo.

DDS testicular
Paciente 46,XX com fenótipo masculino, provavelmente devido à translocação do gene *SRY* em um cromossomo X ou autossomo.

Disgenesia gonadal pura
Não ocorre diferenciação gonadal, levando a atraso puberal.

DDS 46,XY

Deficiência de 5-alfarredutase tipo 2
É a enzima responsável pela conversão de testosterona em DHT e sua deficiência causa diferentes graus de ambiguidade genital, mas com virilização durante a puberdade.

Insensibilidade androgênica
Diferentes graus de resistência à testosterona, levando a subvirilização e fenótipo variando de genitália ambígua a feminina.

Hipogonadismo hipogonadotrófico
Ausência de estimulação das células de Leydig por baixa produção de LH, genitália com micropênis e criptorquidia, mas nunca com hipospadia.

DDS ovotesticular
Apesar de o cariótipo mais frequente ser o 46,XX, outros cariótipos como 46,XY ou mosaicismos podem ocorrer.

Disgenesia gonadal pura
Em pacientes 46,XY leva a fenótipo feminino.

Insensibilidade ao LH/hCG
Ausência de produção de testosterona e subvirilização por mutação no receptor do LH/hCG.

Disgenesia gonadal parcial
Em pacientes 46,XY leva a ambiguidade genital em graus variáveis por alteração na função testicular.

■ Tratamento

Medidas gerais

O acolhimento à família é a primeira e mais importante medida terapêutica a ser tomada. Por se tratar de situação de grande ansiedade, a definição correta do sexo de criação torna-se uma emergência social. No entanto, enquanto a investigação estiver em andamento, é preciso cautela. É recomendado que se adie o registro civil do paciente. Deve-se utilizar apenas termos neutros na descrição da genitália e ao se referir à criança. A equipe multiprofissional deve prover informações à família e esclarecer as dúvidas e questionamentos para o processo de designação do sexo de criação.

É recomendável, portanto, que se evite a emissão de opiniões pessoais ou de probabilidades nesse momento, tratando o caso com imparcialidade e objetividade.

Fármacos
A reposição de esteroides sexuais pode se fazer necessária durante pequenos ciclos ao longo da infância, dependendo

do funcionamento da gônada do paciente e do aspecto da genitália externa. Entretanto só será considerada como tratamento contínuo em época de puberdade naqueles pacientes em que as gônadas mostram-se pouco ou nada funcionantes. A maioria dos endocrinologistas considera a reposição hormonal quando a idade óssea está acima de 12 anos, por ser mais fisiológica.

Outras intervenções

O manejo cirúrgico é parte fundamental em muitos casos de DDS, para restaurar a anatomia genital típica, atingir funcionalidade para a prática sexual, preservar a capacidade reprodutiva e prevenir sequelas urológicas. Pode ainda remover gônadas disgenéticas com potencial de malignidade.

A época apropriada para intervenção cirúrgica tem sido objeto de extenso debate, a partir da demanda de associações de pacientes com DDS. A noção de que a cirurgia precoce ajudaria a estabilizar o paciente no sexo de criação "ótimo" (muitas vezes defendidas pelos pais) está em oposição aos diversos desfechos desfavoráveis relatados pelos próprios pacientes que sofreram intervenção cirúrgica precoce, em termos de perda de sensibilidade e funcionalidade. A cirurgia tardia sob consentimento do próprio paciente é uma possibilidade cada vez mais reforçada nas recomendações recentes, para evitar que as sequelas cirúrgicas desempenhem papel negativo na qualidade de vida desses pacientes. De modo semelhante, procedimentos extensos que tentam "curar" pacientes com DDS são cada vez menos utilizados, em favor de procedimentos com menor impacto estético na anatomia genital, mas tentando preservar a sensibilidade e a funcionalidade.

Paralelamente, o manejo psicológico é enfatizado nos diversos consensos sobre DDS como fundamental para a obtenção da satisfação com o sexo de criação. Inicialmente direcionado para os familiares, para facilitar a comunicação com a equipe médica, posteriormente a atenção volta-se para o paciente acometido a fim de fortalecer a adequação de sua identidade de gênero com o sexo social estabelecido.

■ Determinação do sexo de criação

A determinação do sexo de criação de uma criança com DDS deve ser realizada em conjunto entre a família (que toma a decisão) e a equipe multiprofissional (que fornece as informações para embasar a decisão familiar). O conceito mais moderno nesse sentido é, portanto, dar ferramentas aos pacientes e familiares para que a decisão seja a mais apropriada frente a seus desejos e ambições.

Nesse momento, após a realização dos exames complementares, os resultados serão discutidos com os pais da criança. Se houver uma etiologia estabelecida, devem ser levantados os dados de desfechos a longo prazo dos pacientes com patologias semelhantes.

A grande preocupação deve ser a chance de o paciente se adaptar adequadamente ao sexo sugerido. Como na maioria das vezes essa decisão é tomada sem que se saiba ao certo qual a identidade sexual que se estabelecerá no paciente, há possibilidade de erros e falhas, logo deve-se manter monitoramento constante.

Não se sabe ao certo o que determina a identidade sexual, mas provavelmente ocorre uma interação de fatores genéticos, hormonais e ambientais. Nesse sentido, é preciso criar um ambiente familiar e social que facilite a adaptação do paciente.

Até o momento, não existem recomendações formais ou consensos sobre a determinação do sexo de criação de neonatos com DDS.

Os fatores que devem ser discutidos com a família na tomada de decisão são: o diagnóstico do paciente, seu sexo genético e gonadal, possibilidades de fertilidade, opções cirúrgicas e necessidade de reposição hormonal no futuro.

Para algumas condições, há recomendações em consensos sobre o sexo de criação preferencial, baseado em evidências de desfechos favoráveis, por exemplo, a recomendação do sexo feminino para pacientes 46,XX com HAC e 46,XY com insensibilidade androgênica completa, e sexo de criação masculino para pacientes 46,XY com deficiência de 5-alfarredutase tipo 2. Para outras situações, como as disgenesias gonadais e o DDS ovotesticular, os casos devem ser analisados individualmente dentro do contexto familiar e cultural de cada paciente.

O manejo recomendável é, portanto, holístico, centrado no paciente e, dentro do possível, baseado em evidências, com ampla e clara comunicação com os familiares.

■ Complicações

As complicações mais temidas dos pacientes com DDS ocorrem a longo prazo. A disforia de gênero, ou não identificação com o sexo que lhe foi atribuído, é uma possibilidade, e deve-se manter vigilância constante, pois há risco de morbidade psicológica grave nesses casos. Casos de suicídio já foram relatados. Atualmente, o processo de tomada de decisões, intervenções e manejo de pacientes com DDS é sujeito a falhas, e mais estudos são necessários nesse campo de conhecimento.

Para refletir essa incerteza, desde 2014, na Alemanha, existe a possibilidade de deixar a designação sexual de crianças com DDS "em aberto". É possível que outros países optem por legislações semelhantes, mas não se sabe ainda quais serão as consequências (positivas ou negativas) desta conduta.

Outra questão importante é o risco de transformação neoplásica de gônadas disgenéticas em certos grupos de pacientes. A observação rigorosa e a gonadectomia profilática estão indicadas nas situações consideradas de risco aumentado pela combinação da presença de gônadas intra-abdominais associadas ao cromossomo Y como nas gônadas disgenéticas ou na insensibilidade androgênica parcial.

NÃO ESQUEÇA

- DDS é uma emergência social, e seu manejo exige uma equipe multiprofissional familiarizada com a diferenciação sexual para prover apoio e informações precisas aos pacientes e familiares
- Há uma ampla gama de diagnósticos possíveis. Enquanto a investigação ocorre, o registro civil da criança deve ser adiado. A família não sofrerá punições por isso e pode evitar um registro inadequado à condição.

Bibliografia

Ahmed SF, Rodie M. Investigation and initial management of ambiguous genitalia. Best Practice Research in Clinical Endocrinology and Metabolism. 2010; 24:197-218.

Allen L. Disorders of sexual development. Obstetrics and Gynecology Clinics of North America. 2009; 36:25-45.

Hiort O, Birnbaum W, Marshall L et al. Management of disorders of sex development. Nature Reviews Endocrinology. 2014; 10:520-9.

Hughes IA, Houk C, Ahmed SF, Lee PA. Consensus statement on management of intersex disorders. Archives of Disease in Children. 2006; 91:554-63.

Khadilkar V, Phanse-Gupte S. Issues in the diagnosis and management of disorders of sexual development. Indian Journal of Pediatrics. 2014; 81(1):66-75.

Lee PA, Nordenström A, Houk CP, Ahmed SF, Auchus R, Baratz A et al. Global DSD Update Consortium. Global Disorders of Sex Development Update since 2006: Perceptions, Approach and Care. Hormone Research in Paediatrics. 2016; 85(3):158-80.

Maciel-Guerra AT, Guerra Jr. G. Menino ou menina? Distúrbios da diferenciação do sexo. 2. ed. Rio de Janeiro: Rubio, 2010.

Romão RLP, Pippi Salle JL, Wherrett DK. Update on the management of disorders of sex development. Pediatric Clinics of North America. 2012; 59:853-69.

ENDOCRINOLOGIA

131 TIREOTOXICOSE

Letícia E. Sewaybricker, Paulo Ferrez Collett-Solberg e Isabel Rey Madeira

■ Introdução
Tireotoxicose é a condição clínica resultante do excesso de hormônios tireóideos circulantes. Pode ou não ser secundária à hiperfunção da glândula tireoide.

■ Classificação
Pode-se classificar a tireotoxicose em:
- Secundária à presença de autoanticorpos (p. ex., estimuladores do receptor de hormônio estimulante da tireoide [TSH] ou antitireóideos)
- Por liberação hormonal (p. ex., casos de tireoidite ou nódulos)
- Pelo uso exógeno de hormônio tireóideo.

■ Epidemiologia
A tireotoxicose tem incidência de 1:10.000 na população pediátrica e 1:50.000 nos neonatos. É bem menos frequente do que nos adultos, e cerca de 95% dos casos são causados pela doença de Graves (DG).

A DG representa 10 a 15% das doenças tireóideas em menores de 18 anos. É rara em menores de 5 anos e apresenta pico de incidência entre crianças com 10 a 15 anos, sendo mais frequente (4 a 6 vezes) no sexo feminino.

Ocorre em 1 a 2% dos recém-nascidos de mães portadoras de DG.

■ Etiologia
A causa mais comum de tireotoxicose na criança é pela DG, secundária à presença de anticorpos contra o receptor de TSH. Já nos neonatos, a maioria dos casos de tireotoxicose é transitória e advém da passagem de imunoglobulinas da mãe portadora de DG.

A tireotoxicose também pode ocorrer na fase inicial da tireoidite crônica autoimune (hashitoxicose), como consequência de anticorpos antitireóideos.

Outras causas possíveis, embora menos comuns, são: a tireotoxicose factícia, por uso exógeno de hormônios tireóideos, o nódulo tireóideo tóxico, o bócio multinodular tóxico, a tireoidite aguda e subaguda. No neonato, outra etiologia possível, menos frequente, da tireotoxicose é a presença de uma mutação ativadora no receptor de TSH.

■ Fisiopatologia
A DG é uma doença tireóidea autoimune decorrente de infiltrado difuso de linfócitos na glândula e pela perda de tolerância a diversos antígenos, entre eles: o receptor de TSH, a tireoglobulina e a tireoperoxidase. Os linfócitos T ativados liberam citocinas que alteram o funcionamento das células B, as quais passam a produzir anticorpos direcionados aos receptores de TSH, os *TSH receptor antibodies* (TRAb). Os TRAb têm heterogeneidade de ação, podendo estimular ou inibir a secreção hormonal. A ligação dos anticorpos estimuladores ao receptor de TSH ativa a adenilato-ciclase, provoca a hormonogênese tireóidea e aumenta as células foliculares e a vasculatura local. Os níveis flutuantes desses anticorpos estimulantes e inibidores acarretam alternância e variabilidade na apresentação clínica.

Suspeita-se da influência de fatores genéticos e ambientais na patogenia da DG devido à forte associação a outras doenças autoimunes (diabetes melito, lúpus eritematoso, vitiligo, artrite reumatoide, miastenia e anemia perniciosa) e síndromes genéticas (síndrome de Down e síndrome de McCune-Albright), tanto no indivíduo acometido como em seus familiares.

A tireotoxicose neonatal é geralmente transitória e se deve à passagem transplacentária de anticorpos estimulantes do receptor de TSH. Isso acontece nos filhos de mães com anticorpos de atividade estimulatória mais potentes (1 a 2% dos casos das gestantes com DG).

Postula-se que a reação imunológica vista na DG ocorra de modo semelhante na tireoidite crônica autoimune (tireoidite de Hashimoto). Há também a presença de um infiltrado de linfócitos T e a participação de linfócitos B na produção de anticorpos contra a tireoide. Nesse caso, os mais prevalentes são os anticorpos antiperoxidase e antitireoglobulina. De 5 a 10% dos pacientes apresentam tireotoxicose devido à reação inflamatória, com destruição de folículos e liberação hormonal, evoluindo com atrofia glandular progressiva.

■ Quadro clínico
A maioria dos sintomas tem instalação insidiosa e inicialmente pode incluir queixas comuns de crianças e adolescentes como: falta de atenção na escola, mau humor ou labilidade emocional, cansaço, alteração no sono e aumento de apetite (Quadro 131.1). Os sintomas adrenérgicos, como taquicardia e ansiedade, são mais evidentes nos púberes e naqueles com bócio mais volumoso (Figura 131.1). A presença de exoftalmia, um achado comum em adultos, é bem menos frequente na criança.

Na tireotoxicose neonatal, mais comumente causada por DG materna, as manifestações clínicas geralmente aparecem na primeira semana de vida. Isso se deve ao tempo de *clearance* das substâncias antitireóideas maternas da circulação da criança e pelo aumento da conversão de T4 ao metabólito mais ativo T3 após o nascimento. A maioria dos casos se apresenta com taquicardia, irritabilidade, baixo ganho de peso e olhar fixo e assustado. Os sintomas podem durar 2 a 3 meses. No feto, a tireotoxicose deve ser suspeitada na presença de taquicardia (acima de 160 bpm),

QUADRO 131.1	Sinais e sintomas da tireotoxicose na criança.
Sinais	**Sintomas**
■ Bócio ou aumento de volume cervical ■ Taquicardia ■ Perda de peso ■ Retração palpebral e oftalmopatia ■ Tremor ■ Hipertensão sistólica ■ Aumento da pressão de pulso ■ Queda de cabelo ■ Enurese secundária (noctúria) ■ Avanço da idade óssea	■ Hiperatividade ■ Piora no desempenho escolar ■ Alteração do sono ■ Fadiga ■ Palpitações ■ Labilidade emocional ■ Intolerância ao calor ■ Irritabilidade, nervosismo ■ Aumento da frequência evacuatória ■ Aumento do apetite

Adaptado de Bauer, 2011.

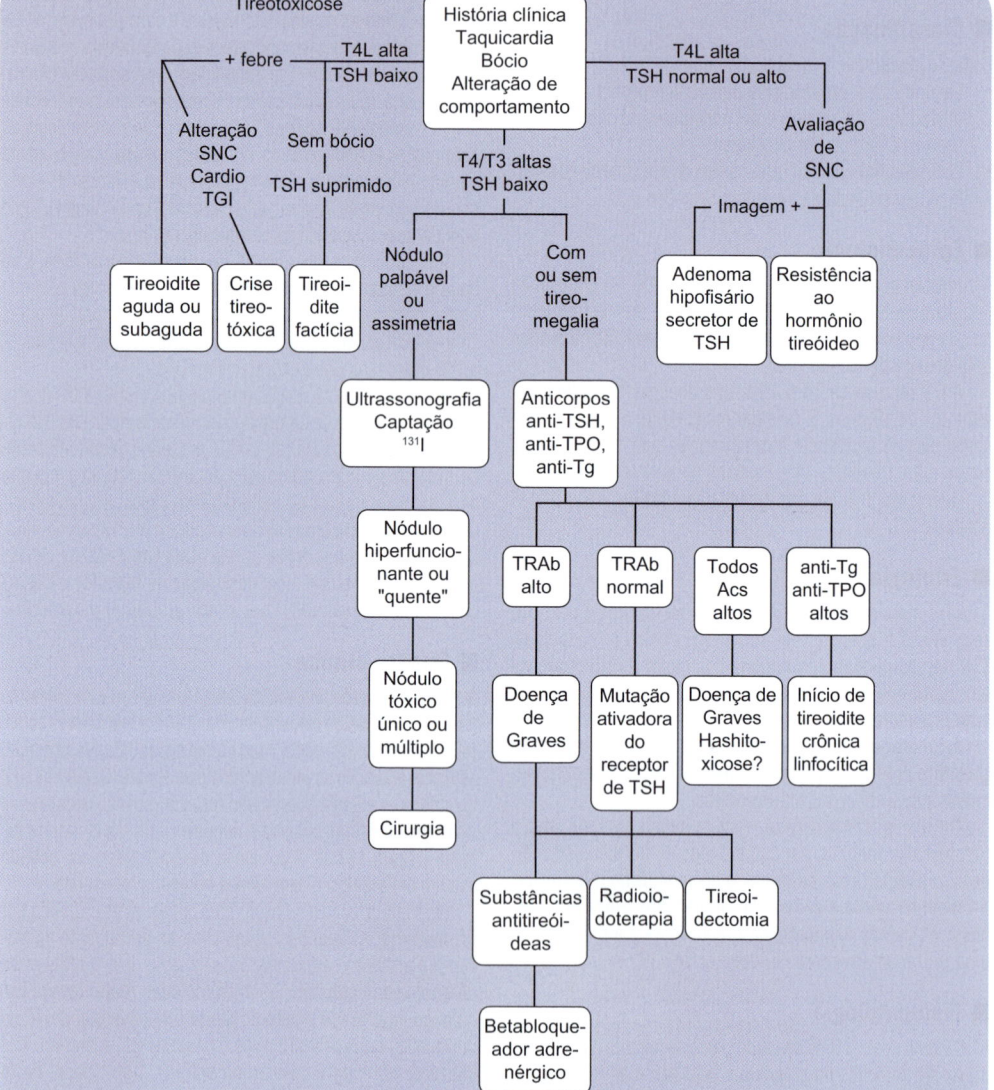

Figura 131.1 Tireotoxicose. Ac: anticorpos; anti-Tg: antitireoglobulina; anti-TPO: antitireoperoxidase; SNC: sistema nervoso central; TGI: trato gastrintestinal; TRAb: *TSH receptor antibodies*; TSH: hormônio estimulante da tireoide; T4L: tiroxina livre.

especialmente quando associada ao crescimento insuficiente. No período neonatal, algumas situações devem levar à suspeita imediata de tireotoxicose (Quadro 131.2).

■ Quadro clínico

Crise tireotóxica

Os indivíduos com tireotoxicose podem apresentar um quadro grave de exacerbação do estado hipermetabólico e resposta adrenérgica excessiva. Comumente apresentam um fator desencadeante, como parada abrupta de substância antitireóidea, cirurgia, trauma ou infecção aguda grave. A crise ou tempestade tireotóxica é potencialmente fatal e decorre basicamente da alteração imunológica aguda e liberação de citocinas. O quadro clínico inclui febre, sudorese profusa e alterações do sistema nervoso central com agitação, psicose, convulsão ou coma. Pode apresentar sintomas cardíacos como taquicardia ou insuficiência cardíaca, insuficiência respiratória, além de comprometimentos hepático e gastrintestinal com dor abdominal, vômito, diarreia e icterícia.

■ Diagnóstico

Clínico

O quadro de tireotoxicose é geralmente caracterizado por aumento difuso da tireoide à palpação, taquicardia, agitação, tremor fino dos dedos e da língua, pele quente, cabelos finos e sopro audível sobre a tireoide. Nos casos mais graves, suspeitos de crise tireotóxica, podem-se utilizar os critérios e as pontuações propostos para auxiliar no diagnóstico (Quadro 131.3).

Laboratorial

Encontram-se tipicamente níveis séricos elevados de T4 livre e/ou T3 circulantes, com níveis baixos ou suprimidos de TSH.

A confirmação da causa mais comum (DG) se dá com a determinação sérica do TRAb. Muitos pacientes com DG (70%) são também positivos para anticorpos antitireoglobulina e antitireoperoxidase.

Por imagem

A ultrassonografia e a cintigrafia de tireoide não estão indicadas de rotina. Devem ser realizadas na suspeita de nódulo tireóideo ou no caso de assimetria da glândula tireoide à palpação.

QUADRO 131.2 — Situações em que a tireotoxicose neonatal deve ser considerada.

- Taquicardia inexplicada, bócio ou olhar assustado
- Petéquias, hiperbilirrubinemia ou hepatomegalia de causa inexplicada
- Níveis persistentemente altos de TRAb na gestante
- Necessidade de altas doses de medicação antitireóidea na gestante
- História materna de ablação tireóidea por hipertireoidismo
- História de irmão afetado previamente

TRAb: *TSH receptor antibodies*.

■ Diagnóstico diferencial

Como a instalação do quadro é insidiosa e as alterações comportamentais são prevalentes nas crianças, é importante o diagnóstico diferencial com problemas psiquiátricos e neurológicos como: transtorno de déficit de atenção e hiperatividade, dificuldade do aprendizado, transtornos depressivos ou bipolares (Quadro 131.4).

Na criança, raramente, a tireotoxicose pode ser causada por um nódulo tóxico ou por um bócio multinodular tóxico. Também pode ocorrer secundária a um quadro de tireoidite aguda ou subaguda, por exemplo, de etiologia infecciosa,

QUADRO 131.3 — Escore de Burch-Wartofsky para auxiliar no diagnóstico de tireotoxicose.

Disfunção termorregulatória (°C)	Pontos
37,2 a 37,7	5
37,8 a 38,2	10
38,3 a 38,8	15
38,9 a 39,4	20
39,5 a 39,9	25
> 40	30
Efeitos no sistema nervoso central	**Pontos**
Leve (agitação)	10
Moderado (delírio, psicose, letargia extrema)	20
Grave (convulsões, coma)	30
Disfunções gastrintestinal e hepática	**Pontos**
Moderada (diarreia, náuseas/vômito, dor abdominal)	10
Grave (icterícia não explicada)	20
Disfunção cardiovascular (frequência cardíaca)	**Pontos**
99 a 109	5
110 a 119	10
120 a 129	15
130 a 139	20
≥ 140	25
Fibrilação atrial	10
Insuficiência cardíaca	**Pontos**
Leve (edema em membros inferiores)	5
Moderada (crepitantes em bases pulmonares)	10
Grave (edema pulmonar)	15
História de fator desencadeante	**Pontos**
Negativa	0
Positiva	10

Somam-se os pontos de cada item. Escore > 45 é altamente sugestivo de tempestade tireotóxica; escore de 25 a 45 sustenta o diagnóstico e escore < 25 torna o diagnóstico improvável. (Fonte: Maia *et al.*, 2013.)

QUADRO 131.4	Diagnóstico diferencial de tireotoxicose na infância.

Hipertireoidismo
- Doença de Graves
- Adenoma tireóideo funcionante
- Bócio multinodular tóxico
- Mutação ativadora do receptor de TSH
- Síndrome de McCune-Albright

Hipertireoidismo induzido por TSH
- Adenoma hipofisário produtor de TSH

Tireotoxicose transitória
- Tireoidite crônica linfocítica (hashitoxicose)
- Tireoidite subaguda
- Ingestão de hormônio tireóideo

Outros
- Resistência ao hormônio tireóideo
- Gravidez
- Uso de anticoncepcional oral
- Excesso de TBG congênito

TBG: globulina ligadora de tiroxina; TSH: hormônio estimulante da tireoide.

ou por tireoidite crônica linfocítica (fase inicial da tireoidite de Hashimoto). É importante atentar para a possibilidade de ingestão excessiva, aguda ou crônica, de hormônios tireóideos.

Devem-se considerar nos neonatos a possibilidade de uma mutação ativadora do receptor de TSH e, nas crianças maiores, a possibilidade de um quadro associado à síndrome de McCune-Albright (displasia fibrosa poliostótica, manchas café com leite e puberdade precoce).

A tireotoxicose pode ainda ter duas outras causas hipofisárias: o adenoma hipofisário produtor de TSH e a resistência ao hormônio tireóideo.

É importante lembrar que em adolescentes a gestação pode causar níveis elevados de T4, com níveis normais ou baixos de TSH.

Níveis elevados de T4 total juntamente com valores normais da fração livre e do TSH podem resultar de doenças genéticas (excesso de globulina ligadora de tiroxina – TBG) ou de condições adquiridas (p. ex., uso de medicamentos como contraceptivos orais).

■ Tratamento

Medidas gerais

A primeira opção de tratamento é o metimazol na dose diária de 0,2 a 0,5 mg/kg de peso (dose máxima, 30 mg).

Somente cerca de 30% das crianças apresentam remissão da DG. Por isso, geralmente, após 1 a 2 anos de tratamento com a substância antitireóidea, considera-se a opção de tratamento definitivo com radioiodoterapia com ^{131}I ou tireoidectomia total. A radioiodoterapia deve ser evitada em menores de 5 anos. Para essas crianças, bem como naquelas com bócios volumosos, a tireoidectomia é preferida como segunda terapia.

Na presença de sintomas como taquicardia, tremor, fraqueza ou alterações neuropsicológicas, o uso de betabloqueador está indicado até que o efeito da substância antitireóidea se instale. Pode-se utilizar propranolol na dose de 1 a 2 mg/kg/dia.

O uso de propiltiouracila está proscrito em crianças devido ao risco de hepatite fulminante.

Não se deve utilizar o ácido acetilsalicílico como antitérmico devido ao seu efeito de aumento da fração livre de hormônio previamente ligado à TBG.

Acompanhamento

O acompanhamento inicial é feito com a medição de T4 livre (se possível, também T4 e T3) em 4 a 6 semanas. O TSH pode demorar meses para normalizar.

Outras intervenções

Intervenções alternativas são a solução de Lugol (5 a 10 gotas 3 vezes/dia), que auxilia no bloqueio de liberação do hormônio tireóideo já produzido, e os glicocorticoides em doses altas para reduzir a conversão periférica de T4 em T3. Essas opções podem ser consideradas nos casos graves, especialmente na crise tireotóxica.

■ Complicações

O atraso diagnóstico nos neonatos pode levar a craniossinostose, comprometimento neurológico e do ganho pônderoestatural. Nas crianças pode haver dificuldades comportamental e escolar, alta estatura com avanço de idade óssea, baixo peso, atraso no desenvolvimento puberal e amenorreia.

No caso da tempestade tireotóxica, o quadro é potencialmente fatal, mesmo com diagnóstico e tratamento precoces. O paciente deve ser cuidado em unidade de terapia intensiva e o fator desencadeante, tratado.

É importante atentar para os possíveis efeitos colaterais das medicações antitireóideas, como o exantema (em cerca de 5%), náuseas, artralgia e também quadros mais graves, que ocorrem em 0,5 a 1%, como agranulocitose e hepatite.

■ Prevenção

Pode-se prevenir o quadro neonatal de tireotoxicose garantindo um acompanhamento pré-natal adequado de gestantes com doença tireóidea, especialmente aquelas com DG (Figura 131.2).

A tireotoxicose pode ser evitada promovendo-se o uso correto da medicação para doenças tireóideas, dose adequada e a regularidade na administração.

NÃO ESQUEÇA

- Na anamnese, é importante constar antecedentes pessoais e familiares de tireoidopatia, antecedentes de cirurgia, radioterapia e uso de medicamentos. Essa história é especialmente valiosa nas gestantes com doença tireóidea, inclusive quando referem ter hipotireoidismo
- Deve-se considerar a possibilidade de doença tireóidea na presença de história pessoal ou familiar de doença autoimune
- A palpação da tireoide deve ser rotineira no exame físico de crianças e adolescentes. Diante de bócio e de queixas pouco específicas como piora no desempenho escolar, fadiga e alteração no humor, deve-se suspeitar de tireotoxicose. Muito frequentemente, há taquicardia
- A ausência de oftalmopatia não descarta a possibilidade de tireotoxicose e doença de Graves na população pediátrica

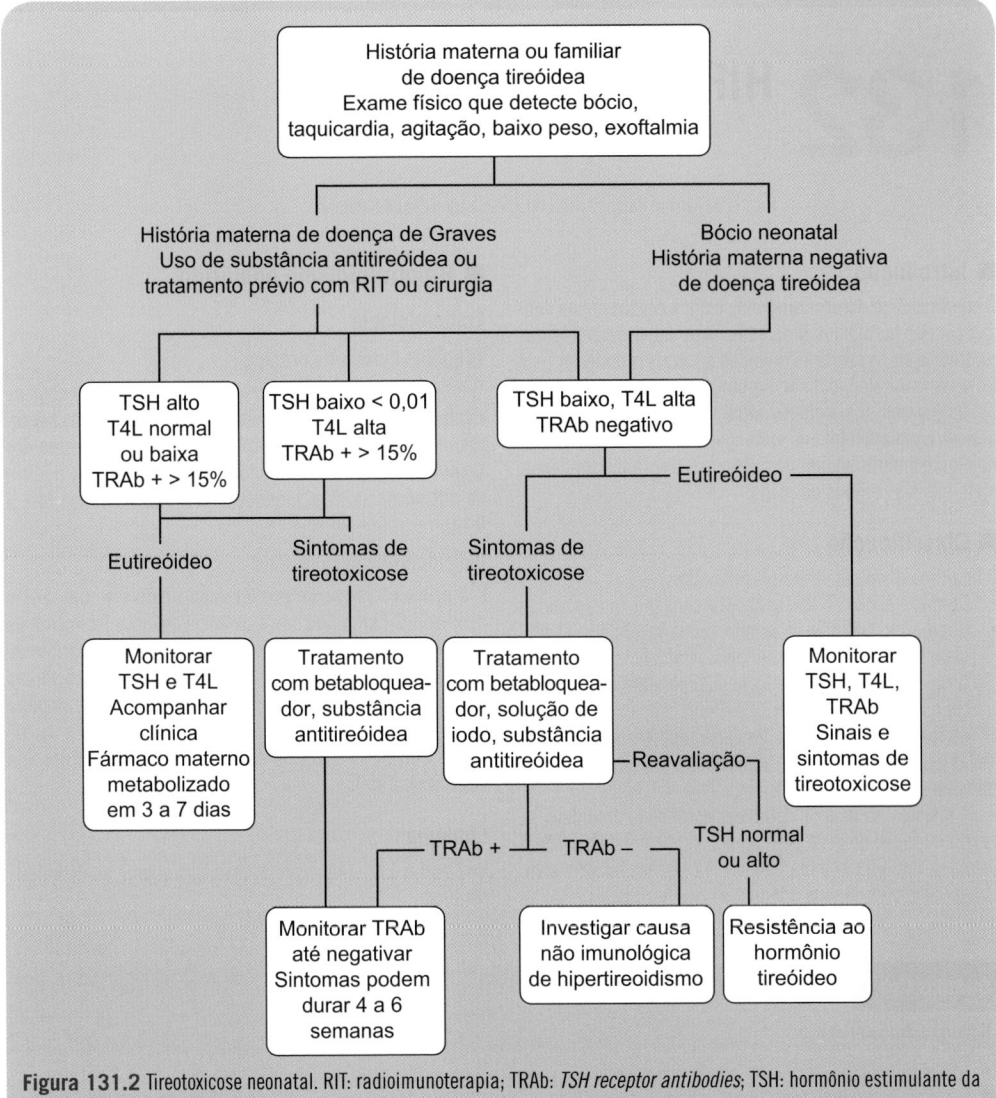

Figura 131.2 Tireotoxicose neonatal. RIT: radioimunoterapia; TRAb: *TSH receptor antibodies*; TSH: hormônio estimulante da tireoide; T4L: tiroxina livre.

■ Bibliografia

Bauer AJ. Approach to the pediatric patient with Graves' disease: When is definitive therapy warranted? J Clin Endocrinol Metab. 2011; 96(3):580-8.

Brown RS. Disorders of the thyroid gland in infancy, childhood and adolescence. In: Groot LJ, Beck-Peccoz P, Chrousos G et al. Endotext. South Dartmouth (MA): MDText.com Inc.; 2012.

Burch HB, Wartofsky L. Life-threatening thyrotoxicosis. Thyroid storm. Endocrin Metab Clin North An 1993; 22(2):263-77.

Fisher DA, Grueters A. Thyroid disorders in childhood and adolescence. In: Sperling MA (ed.). Pediatric endocrinology. 3. ed. Philadelphia: Saunders, 2008.

Maia AL, Scheffel RS, Laurini E et al. Consenso Brasileiro para o Diagnóstico e Tratamento do Hipertiroidismo: Recomendações do Departamento de Tireoide da Sociedade Brasileira de Endocrinologia e Metabologia. Arq Bras Endocrinol Metab. 2013; 57(3):205-32.

Rivkees SA. Pediatric Graves' disease: management in the post-propylthiouracil era. Int J Pediatr Endocrinol. 2014; 2014(1):10.

ENDOCRINOLOGIA

132 HIPOTIREOIDISMO

Karina de Ferran, Paulo Ferrez Collett-Solberg e Claudio Hoineff

■ Introdução

O hipotireoidismo é uma síndrome clínica decorrente da deficiência dos hormônios tireóideos. Pode advir de problemas na síntese ou na secreção tireóidea ou, mais raramente, pela falta de estímulo hipofisário à produção hormonal.

Os hormônios tireóideos atuam em diversas etapas do desenvolvimento fetal e do metabolismo corporal. Isto resulta no alentecimento global dos processos metabólicos e acomete todos os órgãos do corpo.

■ Classificação

O hipotireoidismo pode ser classificado:
- Quanto à época de apresentação: congênito ou adquirido
- Quanto à localização do defeito: primário – falência tireóidea; secundário – causa hipofisária/deficiência ou disfunção do TSH; terciário – causa hipotalâmica/deficiência ou disfunção do TRH.

As formas secundária e terciária também são denominadas hipotireoidismo central, que pode ser subdividido em transitório ou permanente.

A resistência generalizada aos hormônios tireóideos se deve à mutação do gene que codifica o receptor de hormônio tireóideo, impedindo a sua adequada ação nos tecidos-alvo, apesar de níveis séricos adequados dos hormônios.

■ Hipotireoidismo adquirido

Epidemiologia

Tireoidite linfocítica crônica

Também conhecida como tireoidite autoimune ou doença de Hashimoto, é a causa mais comum de hipotireoidismo adquirido nos locais com insuficiência de iodo. É rara antes dos 4 anos de idade, aumentando sua incidência após o início da adolescência, com predileção pelo sexo feminino (4:1 a 8:1).

Deficiência crônica de iodo

É a primeira causa de bócio e hipotireoidismo nas áreas deficientes. Estima-se que a carência de iodo afete cerca de 200 milhões de pessoas no mundo, em graus variáveis, encontrando-se atualmente restrita a áreas de deficiência ambiental de iodo sem iodação adequada do sal de cozinha ou da água para consumo. O Brasil conseguiu sanar a carência de iodo com a suplementação no sal de cozinha desde a década de 1950.

Etiologia

No Quadro 132.1 são apresentadas as etiologias do hipotireoidismo.

QUADRO 132.1 Etiologias de hipotireoidismo.

Hipotireoidismo primário
- Tireoidite linfocítica crônica ou tireoidite de Hashimoto
- Deficiência de iodo (bócio endêmico)
- Uso de substâncias antitireóideas (lítio, tionamidas, sulfonamidas, iodeto) ou substâncias bociogênicas alimentares (tiocianatos – mandioca, repolho, nabo, mostarda e flavonoides – sementes oleaginosas) que impedem a síntese e a liberação do T4 e a organificação do iodo
- Citocinas (interleucina 2 e interferona α) – pode ser reversível após suspensão
- Pós-irradiação, iodoterapia ou cirurgia
- Sobrecarga de iodo
- Tireoidite aguda e subaguda – pode ser transitória
- Defeitos parciais na síntese dos hormônios tireóideos
- Infiltração tireóidea – amiloidose, hemocromatose, sarcoidose, cistinose, esclerodermia

Hipotireoidismo consumptivo
- Rápida destruição hormonal pelo aumento da expressão de iodotironina-monodeiodinase tipo 3 em hemangiomas ou hemangioendoteliomas volumosos

Hipotireoidismo central – secundário ou terciário
- Acometimento hipotalâmico-hipofisário por tumores, infecção do SNC, traumatismo, irradiação, doença autoimune, secundário a hidrocefalia, ou infiltração por doenças granulomatosas

SNC: sistema nervoso central.

HIPOTIREOIDISMO

Fisiopatologia

Tireoidite de Hashimoto
Há destruição apoptótica das células tireóideas com infiltração por linfócitos B e T, parecendo haver mecanismo patogênico autoimune mediado por células, envolvido nos processos de morte celular.

Distúrbios da deficiência de iodo
Disfunção tireóidea decorrente da deficiência de iodetos na dieta ou do uso de alimentos que impedem a metabolização dos iodetos, resultando em bloqueio à síntese de hormônios tireóideos.

Hipotireoidismo central
Acometimento do hipotálamo/hipófise por etiologias diversas, com interrupção da produção do hormônio liberador de tireotrofina (TRH) ou da própria tireotrofina (TSH), levando à perda do estímulo da produção hormonal pela tireoide.

Quadro clínico
O hipotireoidismo acomete todos os órgãos e sistemas, gerando sinais e sintomas bastante inespecíficos que se agravam com o tempo de doença e com a intensidade de deficiência hormonal, tornando o diagnóstico mais evidente (Quadro 132.2). Déficit do crescimento linear é manifestação típica e sempre presente no hipotireoidismo infantil, devendo o mesmo sempre ser pesquisado nos pacientes com baixa estatura ou desvio do canal de crescimento, por ser etiologia comum e facilmente tratável.

Tireoidite de Hashimoto
A queixa mais comum da tireoidite de Hashimoto na infância é o aumento do volume cervical ou bócio. A tireoide é firme à palpação, tendo uma superfície bocelada. Ocasionalmente, pode causar pressão no pescoço, com dificuldade à deglutição.

Clinicamente, a tireoidite de Hashimoto pode se manifestar como:
- Hipotireoidismo clínico: devido ao curso insidioso da doença, o diagnóstico pode levar anos, sendo estabelecido pelo déficit de crescimento com baixa estatura ou redução acentuada na velocidade de crescimento, com desvio significativo da curva de crescimento. A idade óssea é atrasada e costuma ser igual à época de início da redução do crescimento linear e do início do hipotireoidismo. O ganho de peso se mantém e, quando comparado com a altura, que não progride, gera falsa sensação de obesidade. Em raros casos de hipotireoidismo grave e de longa data, observamos o quadro de mixedema com hipofunção orgânica variável. A encefalopatia de Hashimoto pode ocorrer nos casos mais graves e apresenta sinais de hipertensão intracraniana, agitação e até convulsões
- Bócio eutireóideo: aumento compensatório da tireoide, porém sem deficiência de T4 livre
- Tireoidite tóxica (hashitoxicose – 5 a 10%): é transitória e autolimitada, com sintomas típicos de excesso de hormônios tireóideos, por liberação aguda dos hormônios armazenados. Após resolução do quadro agudo, pode evoluir para eutireoidismo ou hipotireoidismo.

Hipotireoidismo central
O hipotireoidismo central é menos grave que o primário. Isto se deve ao fato de que 10 a 15% da função tireóidea são independentes do TSH.

A deficiência tireotrópica pode ocorrer de forma isolada ou, mais comumente, estar acompanhada de outras deficiências hipotálamo-hipofisárias, que costumam servir de alerta para a pesquisa da função tireóidea.

Diagnóstico

Laboratorial
No Quadro 132.3 é apresentado o diagnóstico de hipotireoidismo.

Anticorpos antitireóideos (anti-TPO e antitireoglobulina) elevados na tireoidite de Hashimoto; iodúria < 100 mg/ℓ indicam deficiência de iodo; T3 reverso e tireoglobulina estão elevados no hipotireoidismo consumptivo.

Por imagem
- Ultrassonografia (USG) de tireoide: indicada na presença de nódulos palpáveis na tireoide. Na tireoidite de Hashimoto, a glândula pode ter aspecto e textura de nódulo, estando indicada USG para esclarecimento. A glândula com tireoidite de Hashimoto costuma ser aumentada de volume e heterogênea, com redução da ecogenicidade
- Radiografia de mãos e punhos: idade óssea – está atrasada no hipotireoidismo, sendo compatível com a época de abertura do quadro.

QUADRO 132.2	Quadro clínico de hipotireoidismo.
Queixas mais comuns de procura ao médico	**Queixas inespecíficas**
▪ Bócio ▪ Déficit de crescimento (redução da velocidade de crescimento) ▪ Queda do rendimento escolar ▪ Atraso puberal nos adolescentes	▪ Pele pálida e amarelada, ressecada e fria ▪ Queda de cabelos e unhas quebradiças ▪ Intolerância ao frio ▪ Constipação intestinal ▪ Bradicardia ▪ Alentecimento dos reflexos profundos com atraso na fase de relaxamento ▪ Retenção hídrica e ganho de peso (não é causa de obesidade) ▪ Pseudo-hipertrofia muscular ▪ Mixedema (raro)

QUADRO 132.3	Diagnóstico laboratorial de hipotireoidismo.	
	TSH	T4 livre
Hipotireoidismo primário	↑	↓
Hipotireoidismo central	↓, normal ou discretamente ↑	↓ ou limite inferior da normalidade
Hipotireoidismo subclínico	↑	Normal

TSH: hormônio estimulante da tireoide.

Histopatológico

Na tireoidite de Hashimoto, temos infiltração linfocitária difusa da glândula com formação de folículos linfoides típicos com centros germinativos, obliteração dos folículos tireóideos por apoptose e fibrose nas lesões mais antigas. À macroscopia, há exagero no padrão lobular normal da glândula, podendo confundir com a presença de nódulos verdadeiros.

Diagnóstico diferencial

No bócio difuso não tóxico, a tireoide é mais mole e não apresenta autoanticorpos como na tireoidite de Hashimoto.

No carcinoma de tireoide, nódulo bem definido, firme e duro, pode estar fixado às estruturas adjacentes, comprometer linfonodos e nervo laríngeo recorrente, causando rouquidão. Na tireoidite de Hashimoto, a glândula é heterogênea, com bócio de crescimento lento.

A deficiência de hormônio do crescimento (DGH) e a síndrome de Cushing são causas de baixa estatura na infância que sempre devem ser consideradas diante de uma criança com déficit de crescimento. À semelhança do hipotireoidismo adquirido, as três entidades cursam com atraso da idade óssea em comparação à cronológica e prejuízo da estatura maior que do peso, resultando em IMC normais ou aumentados (no caso da síndrome de Cushing, em que o ganho de peso é pronunciado). O DGH e o hipotireoidismo central podem estar associados em casos de pan-hipopituitarismo.

Diversas doenças crônicas e seus tratamentos resultam em distúrbios do crescimento infantil, devendo ser sempre pesquisadas diante de crianças com crescimento deficitário.

Tratamento

Medidas gerais

Tratamento de suporte aos sintomas apresentados.

Fármacos

Levotiroxina sódica, administrada 1 vez/dia.

Apesar da orientação em bula da ingestão em jejum noturno, sem ingerir alimentos durante 30 minutos (devido à redução da absorção de levotiroxina pelos alimentos), o importante é que a levotiroxina seja ingerida de forma rotineira, tanto em relação ao horário de uso quanto em relação à alimentação.

A dose inicial é determinada pelo peso e pela idade da criança, mas, em geral, situa-se em 100 mg/m^2/dia.

O ajuste da dose é feito pelos níveis de TSH e T4 livre.

Após cada ajuste de dose, os exames devem ser repetidos dentro de 6 a 8 semanas.

Complicações

Os sinais e os sintomas de hipotireoidismo adquirido serão revertidos se o tratamento for adequado.

Os distúrbios puberais e do crescimento poderão ser irreversíveis, caso o tratamento seja iniciado tardiamente.

Apesar de alterar as funções cognitivas, não há sequela neurológica permanente no hipotireoidismo adquirido após os 2 a 3 anos de idade.

A complicação mais grave do hipotireoidismo é o coma mixedematoso, condição rara porém muito grave que encerra alta mortalidade.

Prevenção

Suplementação de iodo no sal de cozinha ou na água potável.

Evitar a ingestão frequente de alimentos bociogênicos, como repolho, brócolis, nabo, soja, espinafre e couve, e fazer uso de drogas que possam interferir com a função tireóidea somente sob orientação médica.

■ Hipotireoidismo subclínico

Introdução

O hipotireoidismo subclínico (HS) consiste na elevação do TSH com níveis de T4 livre normais para a idade. Clinicamente, o paciente é assintomático ou apresenta discretos sintomas compatíveis com hipotireoidismo.

Epidemiologia

Prevalência estimada em < 2%, apesar de os estudos epidemiológicos serem escassos na faixa etária pediátrica. A incidência é maior nos pacientes com síndrome de Down, síndrome de Turner e com outras doenças autoimunes, como diabetes melito tipo 1 e doença celíaca.

Etiologia

A etiologia é variável, havendo grande parcela que parece ser idiopática, associada a flutuações fisiológicas do TSH ao longo da vida. Outras etiologias incluem: obesidade, doença tireóidea autoimune e disormonogênese.

Fisiopatologia

A história natural do hipotireoidismo subclínico idiopático é de manutenção ou regressão para eutireoidismo na maioria dos casos.

No caso da tireoidite de Hashimoto, sugerida pela presença de anticorpos antitireóideos, há maior risco de evolução para hipotireoidismo clínico, mas ainda assim, a maioria dos casos regride ou mantém o HS.

Quadro clínico

Tipicamente não apresenta sintomas, mas a clínica é variável, podendo ser verificada a presença de sintomas compatíveis com hipotireoidismo.

Tratamento

O benefício do tratamento do hipotireoidismo subclínico na infância é bastante controverso, pois a maioria destes pacientes irá se manter assintomática ou retornar ao eutireoidismo ao longo dos anos, sendo pequena a proporção dos pacientes que irão evoluir para hipotireoidismo manifesto (TSH elevado e T4 livre baixo). Além disso, o tratamento não parece trazer benefícios cognitivos ou estaturais para os pacientes tratados com hipotireoidismo subclínico idiopático.

O risco de evolução para hipotireoidismo manifesto é maior com níveis de TSH mais elevados, anticorpos antitireóideos positivos, presença de bócio volumoso ou de doença celíaca.

Não existem estudos populacionais adequados para que uma conclusão definitiva seja tomada, havendo ainda muita controvérsia na melhor conduta, porém o que a maioria dos autores recomenda atualmente nos pacientes com hipotireoidismo subclínico é:
- Repetir os exames para confirmar o quadro de HS
- Monitorar a função tireóidea e os autoanticorpos regularmente. A frequência varia de acordo com a idade, exames laboratoriais e clínica
- Pacientes com TSH entre 5 e 10 mUI/ℓ, anticorpos antitireóideos negativos e sem bócio ou clínica relevante não são tratados
- O tratamento do HS (o mesmo tratamento utilizado para pacientes com hipotireoidismo) deve ser considerado naqueles pacientes com sintomas de hipotireoidismo ou autoanticorpos tireóideos ou bócio ou ainda TSH > 10 mUI/ℓ.

■ Hipotireoidismo congênito

Epidemiologia

O hipotireoidismo congênito se manifesta desde o nascimento e tem prevalência de aproximadamente 1:3.000 a 1:4.000 nascidos vivos.

Etiologia

No Quadro 132.4 são apresentadas as etiologias do hipotireoidismo congênito.

QUADRO 132.4 Etiologias do hipotireoidismo congênito.

Hipotireoidismo congênito		Frequência relativa (%)	Incidência em nascidos vivos
Permanente			
Hipotireoidismo primário	Disgenesia tireóidea	80	1/4.000
	Ectopia		
	Hipoplasia		
	Aplasia/agenesia		
Disormonogênese	Resistência ao TSH	10	1/30.000
	Defeito na captação do iodeto		
	Defeito na organificação do iodeto		
	Defeito na síntese de tireoglobulina		
	Defeito na desalogenação – deficiência de desiodinação das iodotirosinas		
Hipotireoidismo central	Malformações hipotalâmico-hipofisárias com deficiência isolada de TSH ou combinada com outras trofinas (pan-hipopituitarismo)	5	1/100.000
	Mutação da subunidade β do TSH		
Outras causas	Resistência generalizada à ação dos hormônios tireóideos		
	Hipotireoidismo consumptivo		
Transitório		5 a 10	1/40.000
Deficiência de iodo na mãe			
Uso de iodo ou medicamentos antitireóideos pela mãe no pré-parto			
Uso de iodo no recém-nascido (povidine)			
Passagem de anticorpos maternos bloqueadores do receptor de TSH			
Uso de bociogênicos			

TSH: hormônio estimulante da tireoide.

Quadro clínico

No Quadro 132.5 é apresentado o quadro clínico de hipotireoidismo primário de acordo com o tempo de vida do recém-nascido/do bebê.

O hormônio tireóideo exerce importante papel na maturação do cérebro, atividade das enzimas hepáticas, maturação cutânea e metabolismo do hormônio do crescimento desde o período fetal.

Quando a mãe é eutireóidea, o recém-nascido nasce assintomático (devido à passagem de hormônios maternos pela placenta) e poucos são os sintomas nas primeiras semanas de vida, sendo o diagnóstico feito pela triagem neonatal.

Na ausência de triagem neonatal, o recém-nascido não diagnosticado e não tratado evolui com sintomatologia progressiva. Inicialmente, há icterícia neonatal prolongada. Ao final do primeiro mês, a criança se torna letárgica, com pouca movimentação motora, choro rouco, engasgos e dificuldade de sucção, constipação intestinal, macroglossia, hérnia umbilical, fontanela ampla, hipotonia, pele seca, cabelos ralos, adquirindo a fácies típica com nariz em sela.

O hipotireoidismo congênito central tende a ter sintomatologia bem sutil, sendo seu diagnóstico mais difícil e feito, geralmente, pela presença de deficiências hormonais associadas aos eixos somatotrófico e corticotrófico, como hipoglicemia e micropênis nos meninos.

Diagnóstico

A Figura 132.1 apresenta o passo a passo da triagem neonatal para hipotireoidismo congênito.

Clínico

O diagnóstico clínico é tardio, quando já teremos algum grau de sequela neurológica e provavelmente também do crescimento e da formação epifisária. A criança típica é aquela com nariz achatado e largo, olhos afastados, edema periorbital, língua grande e protrusa, cabelos esparsos e pele áspera, pescoço curto e abdome flácido e protruso com hérnia umbilical. Quando o diagnóstico é tardio, o déficit mental é grave com baixa estatura acentuada.

Laboratorial

Idealmente, o diagnóstico deve ser feito pelo exame de triagem neonatal, com medição dos hormônios tireóideos em sangue seco no papel-filtro ("teste do pezinho").

No programa nacional de triagem neonatal do Ministério da Saúde, utilizamos a medição isolada do TSH, com coleta posterior de T4 livre e TSH no soro, caso a triagem esteja alterada.

No sistema privado de saúde do Brasil e em diversos outros países, a triagem é realizada com medição do TSH e T4 total simultânea em papel-filtro, o que aumenta a sensibilidade do método (permite detecção de hipotireoidismo central), mas também o número de falso-positivos.

A amostra de triagem deve ser coletada após 48 horas de vida, a fim de reduzir os testes falso-positivos devido ao pico fisiológico de TSH pós-natal, e idealmente antes do 5º dia de vida, evitando atraso no diagnóstico e no início do tratamento.

Os testes de triagem alterados devem ser sempre confirmados com dosagens séricas dos hormônios (TSH, T4 total e T4 livre).

Por imagem

A ultrassonografia de tireoide identifica a glândula, seu tamanho e sua localização; a cintigrafia com ^{123}I ou ^{99}Tc identifica a presença e a localização da tireoide, sendo menos sensível que a ultrassonografia. Resultados falso-negativos ocorrem quando a captação de iodo pela glândula é baixa (defeito de captação de iodeto, insensibilidade ao TSH por anticorpos bloqueadores ou mutação do receptor do TSH e bloqueio por excesso de iodo).

Tratamento

Medidas gerais

Tratamento de suporte aos sintomas apresentados.

Fármacos

Levotiroxina sódica pela via oral, administrada 1 vez ao dia, nos intervalos entre as mamadas.

Dose inicial de 10 a 15 mg/kg/dia, iniciada idealmente antes de 15 dias de vida, ajustada conforme níveis hormonais (Quadro 132.6).

QUADRO 132.5	Quadro clínico de hipotireoidismo congênito primário.
Tempo de vida	**Clínica apresentada**
Primeira semana	Icterícia neonatal prolongada, fontanela posterior alargada, hipotermia, palidez/anemia, macroglossia/protrusão lingual, sucção débil/dificuldade alimentar
Primeiro mês	Choro rouco, letargia, sonolência, constipação intestinal
Após primeiro mês	Pele fria e seca, cabelos ralos, hipotonia, hérnia umbilical, mixedema e déficit de crescimento
Após terceiro mês	Déficit neurológico com comprometimento de diversas etapas do desenvolvimento do SNC (desde neurogênese até síntese de neurotransmissores): atraso global do desenvolvimento neuropsicomotor, déficit cognitivo, estrabismo, tremor, defeitos na fala; atraso global no crescimento e maturação epifisária com disgenesia epifisária, comprometimento do crescimento linear, atraso da dentição e do fechamento das fontanelas; bócio pode estar presente nos lactentes com disormonogênese e deficiência de iodo

SNC: sistema nervoso central.

HIPOTIREOIDISMO

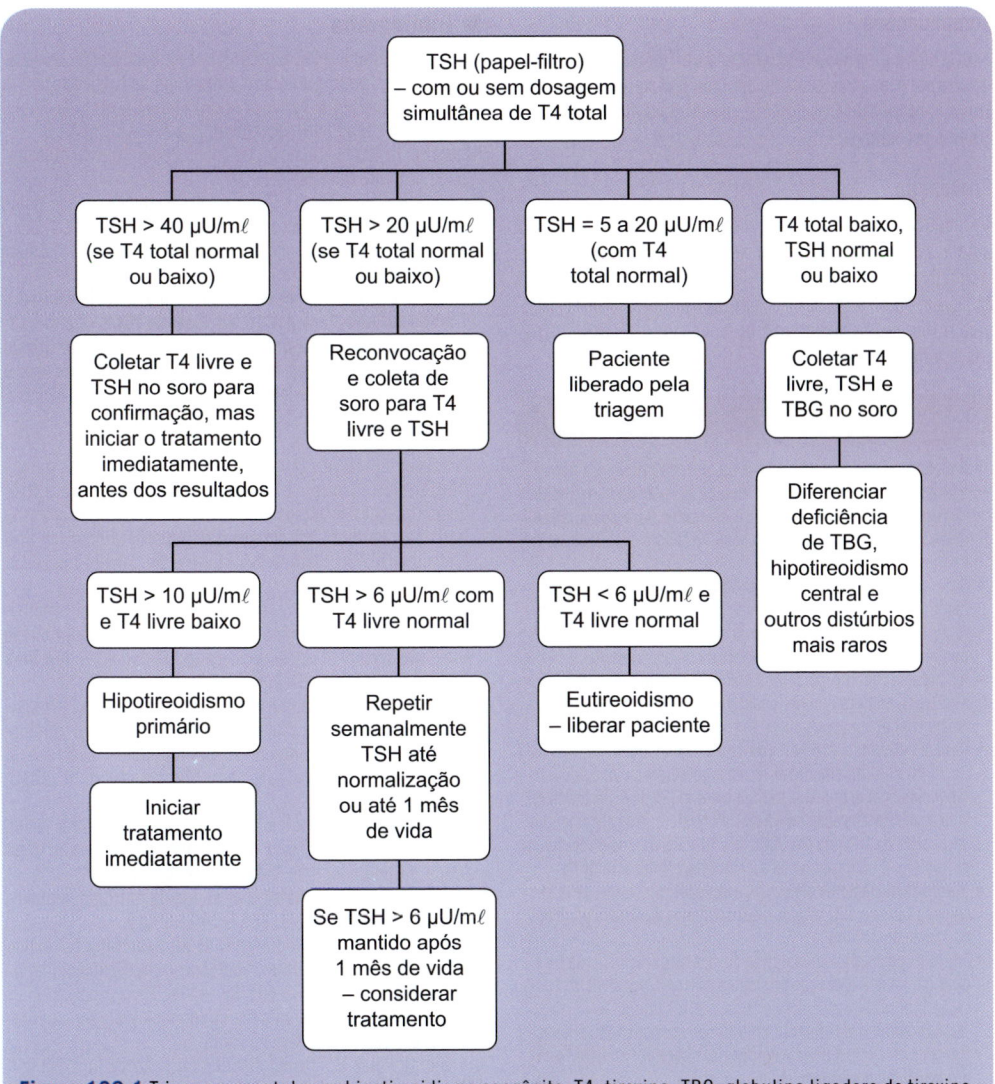

Figura 132.1 Triagem neonatal para hipotireoidismo congênito. T4: tiroxina; TBG: globulina ligadora de tiroxina; TSH: hormônio estimulante da tireoide.

QUADRO 132.6	Periodicidade para monitoramento de T4 livre, TSH e acompanhamento clínico dos pacientes com hipotireoidismo.
Idade do paciente e circunstâncias do tratamento	**Periodicidade de monitoramento e acompanhamento**
Início do tratamento	Após 2 a 4 semanas
Até 6 meses de vida	A cada 1 a 2 meses
6 a 12 meses de vida	A cada 2 meses
12 a 36 meses de vida	A cada 2 a 3 meses
> 36 meses de vida até final do crescimento	A cada 6 a 12 meses
Sempre que a dose for mudada	Após 6 semanas

Complicações

O retardo no diagnóstico e no início da reposição hormonal resulta em graus variáveis de deficiências neurológica, cognitiva, motora e do crescimento, incluindo déficit intelectual grave e irreversível.

Prevenção

A prevenção primária é manter mães eutireóideas durante toda a gestação, com adequado aporte de iodo à população; a secundária é realizar "teste do pezinho" em todos os recém-nascidos, com acompanhamento clínico rigoroso e início do tratamento precoce nos neonatos diagnosticados.

NÃO ESQUEÇA

- A meta terapêutica para o TSH é na metade inferior da normalidade, com níveis de T4 livre na metade superior da normalidade
- No hipotireoidismo central, o TSH não serve para acompanhamento do tratamento, sendo o mesmo feito com dosagens seriadas de T4 livre
- Antes de apresentar valores laboratoriais compatíveis com hipotireoidismo franco, os exames laboratoriais mostram resultados compatíveis com hipotireoidismo subclínico. Assim, estes pacientes devem ser acompanhados cautelosamente
- A conduta ideal nos pacientes com hipotireoidismo subclínico ainda é tema para debate, podendo variar com a aquisição de novos conhecimentos
- Recém-nascidos prematuros, com baixo peso ao nascer (< 2.500 g), criticamente enfermos, gemelares monozigóticos e aqueles com exame de rastreio coletado com < 24 horas de vida podem ter elevação tardia de TSH. Nestes casos, recomenda-se a coleta da triagem em torno do 7º dia de vida ou a repetição do rastreio 2 semanas após a coleta do primeiro rastreio
- Diante de um lactente com clínica de hipotireoidismo, devemos colher T4 livre e TSH séricos, independentemente do resultado do "teste do pezinho"
- A investigação etiológica nunca deve retardar o início da terapêutica. Caso a definição etiológica não seja possível, a reposição hormonal deve ser mantida até a criança ter 3 anos, quando então o tratamento poderá ser suspenso para investigações adicionais e confirmação da irreversibilidade do quadro de hipotireoidismo
- Os níveis de T4 livre devem ser mantidos na metade superior da normalidade
- O TSH pode levar mais tempo para se normalizar no hipotireoidismo congênito, devendo-se ter como meta mantê-lo na metade inferior da normalidade (TSH < 2 mU/mℓ) (Quadro 132.6).

■ Bibliografia

Duarte GC, Tomimori EK, Boriolli RA et al. Echographic evaluation of the thyroid gland and urinary iodine concentration in school children from various regions of the State of São Paulo, Brazil. Arq Bras Endocrinol Metabol. 2004; 48(6):842-8.
Huang SA, Hypothyroidism. In: Lifshitz F. Pediatric endocrinology. 5. ed. Informa Healthcare, 2007.
Knobel M, Medeiros-Neto G. Disorders associated to chronic iodine deficiency. Arq Bras Endocrinol Metabol. 2004; 48(1):53-61.
Lafranchi S. Thyroiditis and acquired hypothyroidism. Pediatr Ann. 1992; 29:32-9.
Larsen PR, Davies TF. Hipotireoidismo e tireoidites. In: William's Tratado de Endocrinologia. 10. ed. Elsevier, 2002. Capítulo 12.
Lazarus J, Brown RS, Daumerie C et al. 2014 European thyroid association guidelines for the management of subclinical hypothyroidism in pregnancy and in children. Eur Thyroid J. 2014; 3(2):76-94. doi: 10.1159/000362597.
Léger J, Olivieri A, Donaldson M et al. ESPE-PES-SLEP-JSPE-APEG-APPES-ISPAE. Congenital Hypothyroidism Consensus Conference Group. European Society for Paediatric Endocrinology consensus guidelines on screening, diagnosis, and management of congenital hypothyroidism. J Clin Endocrinol Metab. 2014; 99(2):363-84. doi: 10.1210/jc.2013-1891. Epub 2014 Jan 21.
Maciel LM, Kimura ET, Nogueira CR et al. Congenital hypothyroidism: recommendations of the Thyroid Department of the Brazilian Society of Endocrinology and Metabolism. Arq Bras Endocrinol Metab. 2013; 57(3):184-92.
Monzani A, Prodam F, Rapa A et al. Endocrine disorders in childhood and adolescence. Natural history of subclinical hypothyroidism in children and adolescents and potential effects of replacement therapy: a review. Eur J Endocrinol. 2012; 168(1):R1-11.
Pearce EN, Gerber AR, Gootnick DB et al. Effects of chronic iodine excess in a cohort of long-term American workers in West Africa. J Clin Endocrinol Metab. 2002; 87:5499-502.
Pretell E, Delange F, Hostalek U et al. Iodine nutrition improves in Latin America. Thyroid. 2004; 14(8):590-9.
Rossi AC, Tomimori E, Camargo R et al. Searching for iodine deficiency in schoolchildren from Brazil: the Thyromobil project. Thyroid. 2001; 11(7):661-3.
Saab A, Tobgi S. Hipotireoidismo. Endocrinologia para o pediatra. 3. ed. São Paulo: Ateneu, 2006.
van Vliet G, Polak M. Thyroid disorders in infancy. In: Lifshitz F. Pediatric endocrinology. 5. ed. by Informa Healthcare USA, 2007.
Zeitler P, Solberg P. Pharmacy and therapeutics committee of the Lawson Wilkins Pediatric Endocrine Society. Food and levothyroxine administration in infants and children. J Pediatr. 2010; 157(1):13-14.e1. doi: 10.1016/j.jpeds.2010.05.025.

ENDOCRINOLOGIA

133 INSUFICIÊNCIA SUPRARRENAL

Marília Martins Corrêa, Paulo Ferrez Collett-Solberg e Sonir R. Antonini

■ Introdução

O termo insuficiência suprarrenal, ou adrenal, refere-se a um grupo heterogêneo de doenças caracterizadas pela falência na produção de glicocorticoides pelo córtex adrenal, associada ou não à produção deficiente de mineralocorticoides e andrógenos. Apresenta sinais e sintomas pouco específicos, o que muitas vezes atrasa o diagnóstico. Quando não identificada e tratada corretamente, pode ser fatal.

■ Classificação

Primária

Também chamada de doença de Addison, a insuficiência suprarrenal primária (ISP) é causada por condições que levam à falência da glândula suprarrenal. Pode ser decorrente de causas congênitas (defeitos na embriogênese adrenal ou na síntese de glicocorticoides e mineralocorticoides) ou adquiridas. As manifestações clínicas podem ocorrer ao nascimento ou depois. Caracteriza-se por produção deficiente de glicocorticoides, apesar do eixo CRH-ACTH intacto. A forma primária cursa, em quase todas as situações, com deficiência concomitante de mineralocorticoides (Figura 133.1).

Secundária e terciária

É resultado de disfunção hipotalâmica e/ou hipofisária, com prejuízo na secreção do hormônio liberador de corticotrofina (CRH) e/ou hormônio adrenocorticotrófico (ACTH). A síntese de mineralocorticoides se mantém normal.

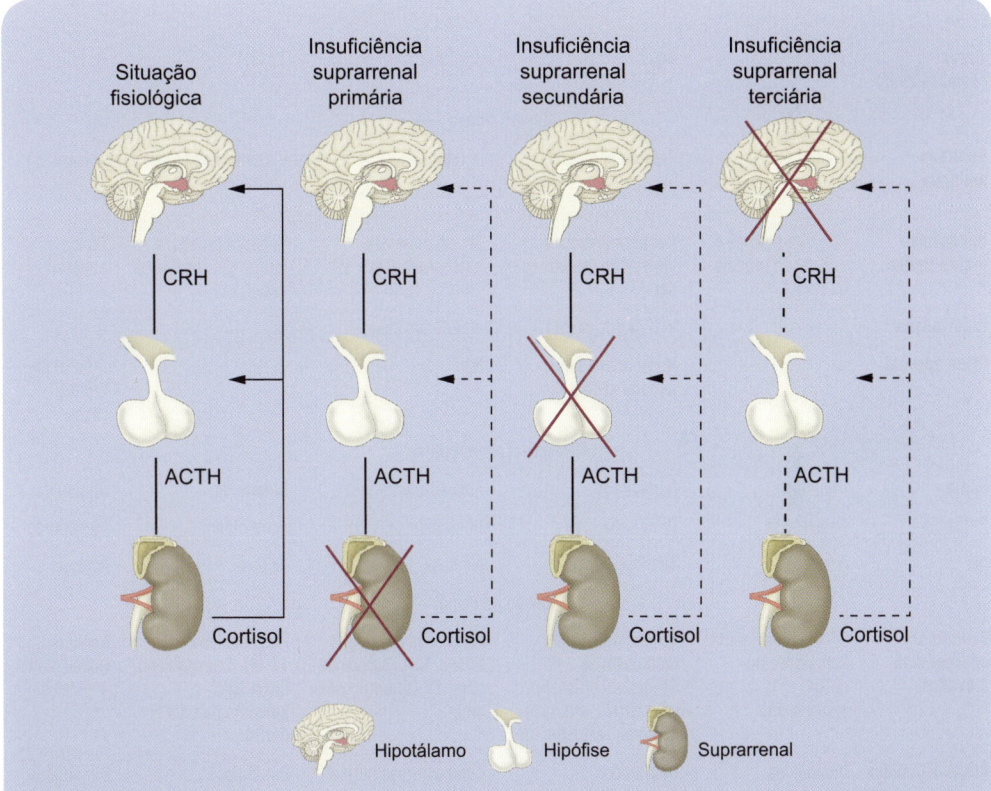

Figura 133.1 Fisiopatologia da insuficiência suprarrenal. CRH: hormônio liberador de corticotrofina; ACTH: hormônio adrenocorticotrófico.

Epidemiologia

É uma condição rara. Em adultos, a forma primária apresenta baixa prevalência. Em crianças, a causa mais frequente de ISP é a forma perdedora de sal da hiperplasia adrenal congênita, que tem uma prevalência de 1:10.000 a 1:14.000 nascidos vivos.

A forma secundária pode apresentar causas endógenas, também com baixa prevalência, ou causas exógenas (corticoterapia prolongada evoluindo com crises suprarrenais durante suspensão abrupta ou quadros infecciosos, por exemplo), relativamente frequentes.

As duas formas podem ocorrer em ambos os sexos, sendo os casos de ISP de causa autoimune mais frequentes no sexo feminino.

Etiologia

Insuficiência suprarrenal primária

Doenças genéticas

Hiperplasia adrenal congênita

A hiperplasia adrenal congênita (HAC) é a causa mais frequente de insuficiência suprarrenal na infância, correspondendo a 75 a 90% dos casos. É um grupo de doenças autossômicas recessivas, caracterizadas por mutações em um dos genes que codificam as enzimas responsáveis pela esteroidogênese suprarrenal (Quadro 133.1). O defeito enzimático resulta em produção inadequada de cortisol (associado ou não à deficiência de mineralocorticoides), levando a aumento de CRH/ACTH e evoluindo com hiperplasia das

QUADRO 133.1 Características das principais formas de hiperplasia adrenal congênita (HAC).

	Doença				
	Deficiência de 21α-hidroxilase	Deficiência de 11β-hidroxilase	Deficiência de 17α-hidroxilase	Deficiência de 3β-hidroxiesteroide-desidrogenase	Hiperplasia lipoide
Incidência	1:10 a 18.000 (90 a 95% das HACs)	1:100.000 (5 a 8% das HACs)	Rara (cerca de 150 casos descritos) (1% das HACs)	Rara (< 1% das HACs)	Rara
Gene mutado	CYP21A2	CYP11B1	CYP17 P450 c17	HSD3B2	STAR
Locus cromossômico	6p21.3	8q21	10q24-25	1p13.1	8p11.2
Quadro clínico					
Genitália ambígua	+ (sexo ♀)	+ (sexo ♀)	+ (sexo ♂)	+ (ambos os sexos), virilização leve (sexo ♀)	+ (sexo ♂)
Desenvolvimento sexual	Pubarca precoce e virilização (ambos os sexos)	Pubarca precoce e virilização (ambos os sexos)	Atraso puberal e amenorreia (sexo ♀)	Pubarca precoce e virilização (ambos os sexos)	Atraso puberal
Hipertensão	–	+ (2/3 dos casos)	+ (2/3 dos casos)	–	–
Crise adrenal	+	Rara; apenas no período neonatal	Não	+	+ Fatal em 2/3 dos casos
Alterações laboratoriais					
Sódio	Diminuído	Aumentado	Aumentado/normal	Diminuído	Diminuído
Potássio	Aumentado	Diminuído	Diminuído	Aumentado	Aumentado
pH	Acidose	Alcalose	Alcalose	Acidose	Acidose
Produção hormonal					
Precursor/ androgênios elevados	17-OH-progesterona Androstenediona(D4) Testosterona	11-desoxicortisol, (composto S) 11-desoxicorticosterona (DOC), androstenediona, testosterona	Pregnenolona, progesterona, DOC, corticosterona, 18-OH-corticosterona	Pregnenolona 17-OH-pregnenolona, DHEA (D5) Aumento da relação D5/D4	Nenhum (todos muito reduzidos)
Glicocorticoides	Diminuídos	Diminuídos	Corticosterona normal	Diminuídos	Diminuídos
Mineralocorticoides	Diminuídos	Aumentados	Aumentados	Diminuídos	Diminuídos

INSUFICIÊNCIA SUPRARRENAL

glândulas suprarrenais. Nas formas mais comuns de HAC, o bloqueio enzimático causará acúmulo de precursores e aumento na produção de androgênios suprarrenais.

A forma mais comum de HAC, responsável por 90 a 95% dos casos, origina-se de deficiência da enzima 21-hidroxilase (21-OH), sendo decorrente de mutações no gene *CYP21A2*. De acordo com o tipo de mutações, pode ser encontrada em duas variantes clínicas:

- Forma clássica: com deficiência enzimática grave, ocorrendo diminuição da síntese de glicocorticoides, graus variados de deficiência de mineralocorticoides e excesso de produção de androgênios. Pode apresentar-se na forma perdedora de sal (2/3 dos casos, quando há deficiência grave na síntese de aldosterona) ou na forma virilizante simples. As manifestações clínicas ocorrem desde o período embrionário (alterações genitais), logo ao nascimento (crise de perda de sal) e nos primeiros anos de vida (pubarca e virilização progressiva)
- Forma não clássica (tardia): deficiência enzimática menos grave, com sinais iniciados mais tardiamente (infância, adolescência ou vida adulta) ou pacientes assintomáticos. Não há comprometimento da produção de mineralocorticoides, logo não há perda de sal.

Doenças autoimunes

É a principal causa de insuficiência suprarrenal em adultos; caracteriza-se pela presença de anticorpos anticórtex suprarrenal (ICA) e anti-21-hidroxilase. Pode ocorrer de forma isolada ou associada a outras doenças autoimunes, caracterizando as síndromes poliglandulares autoimunes.

Síndrome poliglandular autoimune tipo 1. Herança autossômica recessiva, causada por mutações no gene *AIRE* (cromossomo 21q22), sendo caracterizada por insuficiência suprarrenal, hipoparatireoidismo, candidíase mucocutânea, podendo ocorrer também hipogonadismo primário, diabetes melito (DM) tipo 1, hepatite autoimune, síndromes de má absorção, vitiligo, alopecia e distrofia de unhas e dentes.

Síndrome poliglandular autoimune tipo 2. Apresenta herança autossômica dominante e associação a HLA-DR3 e CTLA4. Ocorre doença suprarrenal autoimune, associada a doença tireóidea autoimune e/ou DM tipo 1, podendo também apresentar hipogonadismo hipergonadotrófico, vitiligo, atrofia intestinal crônica e doença celíaca.

Adrenoleucodistrofia

É uma doença peroxissômica, com incidência de 1:20.000 a 1.100.000 nascidos vivos, causada por mutação no gene *ABCD1* (cromossomo Xp28). Esse defeito resulta em acúmulo e depósito de ácidos graxos saturados de cadeia muito longa (VLCFA) em todos tecidos (principalmente no sistema nervoso central [SNC] e suprarrenais), o que causa reação inflamatória grave, resultando em desmielinização do SNC. Geralmente se iniciam na infância ou adolescência, podendo também apresentar sintomas na vida adulta. A forma infantil inicia-se com alterações neurológicas, distúrbios comportamentais e cognitivos, podendo evoluir para estado vegetativo ou óbito poucos anos após o diagnóstico. Outra forma de apresentação é a adrenomieloneuropatia, com neuropatia espinal e periférica e envolvimento cerebral tardio em 45% dos casos. A insuficiência suprarrenal pode preceder os sintomas neurológicos (80 a 90% dos casos) ou aparecer isoladamente (8%). Portanto, deve-se suspeitar do diagnóstico e medir os VLCFA para confirmação etiológica em todos os meninos com insuficiência suprarrenal, mesmo naqueles sem distúrbio neurológico.

Hipoplasia suprarrenal congênita

Mutação no gene *NR5A1* (*SF1*) (cromossomo 9q23). O *SF1* está envolvido no desenvolvimento suprarrenal e gonadal, diferenciação sexual masculina, esteroidogênese suprarrenal e reprodução. Mutações no *SF1* resultam em disgenesia gonadal e sexo reverso 46,XY e, mais raramente, em insuficiência suprarrenal primária.

Mutação no gene *NROB1* (*DAX1*) (cromossomo Xp21). O *DAX1* tem papel importante no desenvolvimento suprarrenal, ovariano e dos gonadotropos hipofisários. Mutações no *DAX1* resultam em insuficiência suprarrenal e hipogonadismo hipogonadotrófico.

Distúrbios da síntese de colesterol | Síndrome de Smith-Lemli-Optiz

Mutação no gene *DHCR7* (cromossomo 11q13), que leva à deficiência da enzima 7-desidrocolesterol-redutase, causando acúmulo de precursores de colesterol (7-desidrocolesterol) e concentrações baixas de colesterol. Apresenta-se com malformações congênitas múltiplas, genitália ambígua, retardo de crescimento, fotossensibilidade, acometimento das suprarrenais e até óbito.

Resistência ao ACTH

Alteração na sinalização do ACTH. Causada por mutação no receptor de ACTH – MC2R (cromossomo 8q12.1 a 12.2), na sua proteína acessória do MC2R – MRAP (cromossomo 21q22), ou, mais raramente, nos genes *NNT* e *GPX*. Essas mutações levam a prejuízo na ação do ACTH em estimular a produção de glicocorticoides (diminuição de cortisol com ACTH elevado), sem acometimento na produção de mineralocorticoides. Evoluem com hiperpigmentação cutânea e de mucosas, déficit do crescimento, hipoglicemia, infecções graves e fadiga.

Síndrome de *allgrove* (triplo A). Mutação no gene *AAAS/Aladin* (cromossomo 12q13.13), manifesta-se, na primeira década de vida, com alacrimia, evoluindo com insuficiência suprarrenal primária (resistência ao ACTH), e acalasia. Pode também levar a baixa estatura, hiperqueratose, microcefalia, alterações neurológicas e autonômicas.

Doenças mitocondriais | Síndrome de Kearns-Sayre

Causada por deleções no DNA mitocondrial, acomete os sistemas musculoesquelético, nervoso, cardiovascular e endócrino (deficiência de crescimento, hipogonadismo, diabetes melito, hipoparatireoidismo, insuficiência suprarrenal). Podem ocorrer, também, oftalmoplegia externa e retinopatia pigmentar.

Hemorragia suprarrenal bilateral

Causada por trauma durante o parto, uso de anticoagulantes, choque séptico, sepse meningocóccica (síndrome de Waterhouse-Friderichsen) e pela síndrome de anticorpo antifosfolipídios.

Infiltração suprarrenal

Tumores (de pulmão, mama, linfomas, melanomas, rim, estômago e colón), amiloidose, hemocromatose, sendo necessário acometimento de mais de 90% do parênquima para surgirem sintomas.

Suprarrenalite infecciosa
Tuberculose
A tuberculose (TB) já foi a principal causa de insuficiência suprarrenal no passado, sendo ainda uma causa importante em países subdesenvolvidos (17 a 20% dos casos). Na forma disseminada, a porcentagem de acometimento das suprarrenais é 5%. Em crianças, sua ocorrência é bastante rara.

Bactérias
Meningogocco, *Haemophilus influenzae*.

Vírus
Herpes simples, CMV, HIV (suprarrenal é destruída pelas infecções oportunistas ou sarcoma de Kaposi, acomete < 5% dos pacientes).

Fungos
Paracoccidioidomicose, histoplasmose, criptococose.

Adrenalectomia bilateral
Tratamento de tumores ou síndrome de Cushing.

Induzida por medicamentos
A insuficiência suprarrenal pode ser induzida pelo uso de alguns medicamentos: rifampicina, fenobarbital, cetoconazol, heparina, varfarina, entre outros.

Insuficiência suprarrenal secundária

A causa mais comum é iatrogênica, causada pelo uso prolongado de glicocorticoides e sua retirada abrupta ou em situações de estresse orgânico importante.

Congênita
Associada à deficiência de outros hormônios hipofisários (hipopituitarismo) ou isolada (mutações no fator de transcrição TPIT – rara).

Adquirida
Qualquer processo que lesione o hipotálamo ou hipófise (tumores, doenças infiltrativas, autoimune [hipofisite], após radioterapia ou traumas cranianos) ou após o uso prolongado (pelo menos 3 semanas) de doses elevadas de glicocorticoides.

■ Quadro clínico

Os sinais e os sintomas decorrem da deficiência de glicocorticoides, mineralocorticoides e, nos casos de hiperplasia suprarrenal congênita, produção anormal de androgênios (dependendo da causa, a produção pode estar aumentada ou diminuída). Geralmente, apresenta-se de maneira lenta e insidiosa, com fadiga, perda de apetite, deficiência de crescimento, baixo ganho ponderal ou perda de peso, alterações gastrintestinais (náuseas, vômito, dores abdominais, constipação intestinal intercalada com diarreia), dores musculares e articulares e febre (Quadro 133.2). Como a maioria dos sinais e sintomas são inespecíficos, o diagnóstico muitas vezes é tardio.

QUADRO 133.2 Manifestações clínicas da insuficiência suprarrenal primária, secundária e terciária.

Sinais/sintomas	Insuficiência suprarrenal primária	Insuficiência suprarrenal secundária/terciária
Fraqueza, cansaço, fadiga	+	+
Anorexia, perda de peso, baixo ganho de peso	+	+
Déficit de crescimento	+	+
Náuseas, vômito, diarreia, constipação intestinal, dor abdominal	+	+
Febre	+	+
Dores musculares e articulares	+	+
Avidez por sal	+	–
Tontura, hipotensão, hipotensão postural	+	–
Amenorreia, diminuição da libido, pelos pubianos e axilares escassos (crianças: ausência de pubarca)	+	+
Atraso puberal	–	–/+
Pele pálida	–	+
Hiperpigmentação cutânea	+	–
Hipotireoidismo secundário	–	–/+
Cefaleia, sintomas visuais	–	–/+
Diabetes insípido	–	–/+

A deficiência de mineralocorticoides pode causar desidratação e hipovolemia, resultando em hipotensão, hipotensão postural e até insuficiência renal do tipo pré-renal; clinicamente o paciente pode apresentar-se com avidez por sal.

A deficiência de DHEAS causa diminuição da libido, perda de pelos axilares e púbicos em mulheres, com ausência de pubarca em crianças do sexo feminino.

Um achado específico da insuficiência suprarrenal primária é a hiperpigmentação cutaneomucosa, causada pelo aumento da produção de POMC (pró-opiomelanocortina) que leva ao aumento do ACTH e do hormônio alfa-MSH, que ativa o receptor de melanocortina (MC1R). Essa hiperpigmentação é mais pronunciada em áreas de fricção, articulações, leitos ungeais, cicatrizes e mucosa oral.

Na insuficiência suprarrenal de causa secundária ou terciária (central), podem ocorrer sinais e sintomas associados do hipocortisolismo, sinais de outras deficiências hormonais hipofisárias ou mesmo da doença de base, como os tumores hipotálamo-hipofisários. Características clínicas importantes na diferenciação entre insuficiência suprarrenal primária e secundária/terciária são, na secundária/terciária, a ausência de hiperpigmentação cutaneomucosa e o fato de o eixo mineralocorticoide estar intacto.

A crise suprarrenal (crise addisoniana) é uma emergência médica, com incidência de 6 a 8/100 pacientes/ano e se caracteriza pelo aparecimento agudo de sintomas (hipoglicemia, hipotensão arterial grave, choque hipovolêmico, dor abdominal intensa, dores musculares, vômito e febre), podendo evoluir para falência cardiocirculatória, coma e morte. É desencadeada por situação de estresse (doenças infecciosas, traumas, mudanças climáticas, procedimentos cirúrgicos, atividade física intensa). Se não tratada, pode ser fatal.

■ Diagnóstico

Achados laboratoriais

Nos casos de insuficiência suprarrenal primária, a *hiponatremia* é um achado clássico, presente em 90% dos pacientes ao diagnóstico. Pode ou não estar associada à *hiperpotassemia*. Alguns casos podem cursar com episódios de vômito incoercíveis, causando hipopotassemia e alcalose metabólica. A *hipoglicemia* é mais comum em crianças.

Outros achados são: *acidose metabólica, hipercalcemia, anemia normocítica, linfocitose, eosinofilia,* aumento de *transaminases* e aumento de *creatinina*.

Avaliação da função do córtex suprarrenal

Níveis séricos de ACTH e *cortisol* basal pela manhã, sendo que na insuficiência suprarrenal primária o ACTH é elevado (> 100 pg/mℓ) e as concentrações de cortisol sérico são baixas (< 3 mg/dℓ). Na insuficiência suprarrenal secundária e terciária o ACTH é baixo ou indetectável. Deve-se atentar para o uso exógeno de glicocorticoides, que pode confundir a interpretação, pois, nessa situação, a concentração tanto de cortisol quanto a de ACTH estão reduzidas.

Na insuficiência suprarrenal primária com deficiência de mineralocorticoides, a *atividade plasmática de renina* é elevada, com *aldosterona* diminuída. Os andrógenos DHEA e DHEAS também se encontram diminuídos, exceto nos casos de hiperplasia suprarrenal, em que há excesso de andrógenos.

Em alguns casos, somente os níveis basais de ACTH e cortisol não permitem confirmação diagnóstica, sendo necessários testes de estímulo:
- Teste de estímulo com ACTH exógeno: avalia a resposta suprarrenal ao ACTH. Realiza-se através da medição do cortisol nos tempos 0 (basal) e 60 min após aplicação de 250 mg de cortrosina. Pico de cortisol abaixo de 18 a 20 mg/dℓ confirma a insuficiência suprarrenal
- Teste de tolerância à insulina (hipoglicemia insulínica – ITT): deve ser realizado na suspeita de insuficiência suprarrenal secundária, quando o cortisol basal for reduzido, mas não em concentrações diagnósticas (valores entre 5 e 12 mg/dℓ). Apresenta como inconveniente o risco de hipoglicemia, necessitando alto grau de supervisão médica. Pico de cortisol abaixo de 18 a 20 mg/dℓ é sugestivo de insuficiência suprarrenal.

Quando há contraindicações para o ITT (< 3 anos, crises convulsivas prévias ou doença neurológica), uma opção é realizar o teste do glucagon; este, porém, apresenta menor sensibilidade que o ITT.

Determinação da etiologia da insuficiência suprarrenal

Em crianças, é necessária a exclusão de hiperplasia suprarrenal congênita (Figura 133.2). Esta pode ser diagnosticada por triagem neonatal, através da medição de 17-OHP em papel-filtro. O diagnóstico das formas raras de HAC (deficiência de 11-OH, 3-beta-HSD ou 20,22-desmolase) requer medição dos precursores específicos para cada uma dessas doenças. O estudo molecular pode ser importante, mas não é essencial para o diagnóstico na maioria dos pacientes.

A *dosagem de anticorpos* anti-21-hidroxilase ou anticórtex suprarrenal é útil para determinação de causas autoimunes de insuficiência suprarrenal; porém, tais exames podem ser negativos em 20% dos casos de suprarrenalites autoimunes.

Em meninos com insuficiência suprarrenal primária, deve-se medir os níveis de *ácidos graxos saturados de cadeias muito longas* (*VLCFA*) para confirmar ou excluir o diagnóstico de adrenoleucodistrofia.

Exames de imagem

Imagens das suprarrenais não são necessárias na maioria das situações e *não* devem ser realizadas se houver certeza de suprarrenalite autoimune ou adrenoleucodistrofia. Porém, podem ser úteis para identificar processos infiltrativos, hemorragia ou infecções. No caso de adrenoleucodistrofia ou de insuficiência suprarrenal secundária/terciária, a RM do hipotálamo/hipófise deve sempre ser realizada.

Outros

Outras investigações específicas podem ser realizadas de acordo com a anamnese e o exame físico do paciente.

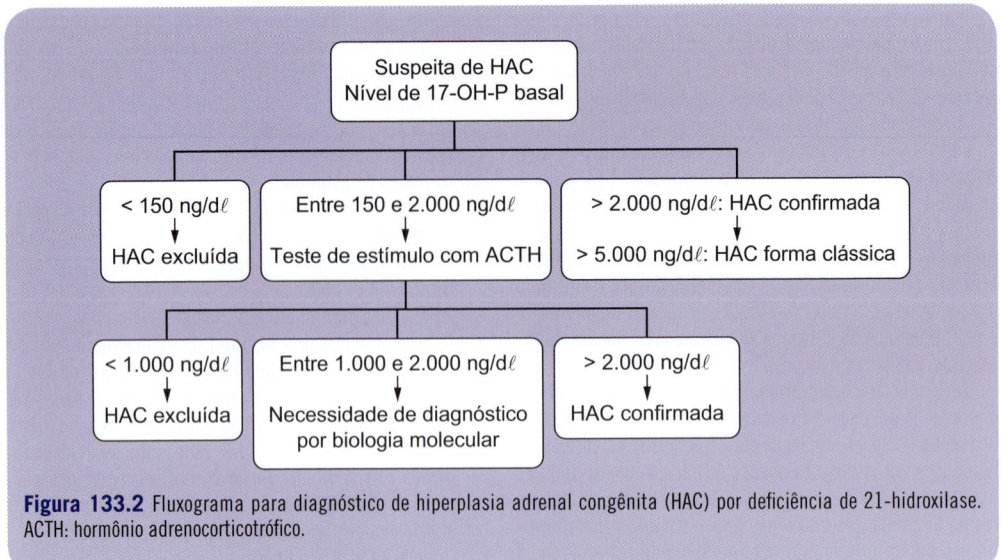

Figura 133.2 Fluxograma para diagnóstico de hiperplasia adrenal congênita (HAC) por deficiência de 21-hidroxilase. ACTH: hormônio adrenocorticotrófico.

■ Tratamento

Medidas gerais

Pacientes com insuficiência suprarrenal necessitam de terapia de reposição vitalícia de glicocorticoides e mineralocorticoides. É importante a educação desses pacientes e de seus familiares, bem como dos médicos em geral, para a necessidade de aumentar as doses de glicocorticoides durante situações de estresse e do reconhecimento das crises suprarrenais.

Fármacos

Reposição de glicocorticoides

A reposição objetiva simular o ritmo circadiano dos glicocorticoides e, nos casos de HAC, evitar o hiperandrogenismo. É feita com hidrocortisona 9 a 15 mg/m^2 em crianças e 10 a 15 mg/dia em adultos, divididas em 2 a 3 doses, sendo a maior dose pela manhã. Só se deve usar hidrocortisona em formulações industriais e sólidas. Alternativamente, pode-se usar acetato de hidrocortisona, 10 a 15 mg/m^2/dia, em 2 ou 3 doses. Em adolescentes ou crianças que já terminaram o crescimento, pode-se também usar a prednisolona, na dose de 4 a 5 mg/m^2 em crianças e 5 a 10 mg em adultos, em dose única ou fracionada.

As modificações de doses devem ser guiadas pelo quadro clínico e laboratorial do paciente. Sinais e sintomas de tratamento excessivo são ganho de peso, baixa velocidade de crescimento, hipertensão arterial, edema periférico e insônia. No tratamento insuficiente há letargia, náuseas, anorexia, perda de peso e hiperpigmentação cutânea. O desafio do tratamento é manter o balanço entre o excesso e a baixa dosagem, mantendo o paciente assintomático com a menor dose possível, sem prejudicar o crescimento das crianças.

Reposição de mineralocorticoides

É realizada com fludrocortisona, 0,05 a 0,2 mg/dia, em dose única pela manhã. O tratamento com doses excessivas pode ser avaliado por edema periférico e hipertensão arterial, e no tratamento com doses insuficientes pode haver hipotensão postural, tonturas e avidez por sal. O controle laboratorial é realizado pelos níveis de sódio e potássio, bem como pela atividade de renina plasmática, que deverá ser mantida em valores entre 0,5 e 5 ng/mℓ/h.

Manejo da crise suprarrenal

Em situações de descompensação há a necessidade de diagnóstico e tratamento imediatos. O tratamento consiste em hidratação com soro fisiológico a 0,9%, injeção rápida de hidrocortisona (20 a 30 mg/m^2 em recém-nascidos e lactentes, 30 a 50 mg/m^2 em pré-escolares, escolares e adolescentes) e tratamento da causa precipitante. A manutenção de hidrocortisona por via intravenosa deve ser mantida na dose de 50 a 75 mg/m^2, dividida em 4 doses diárias, por até 3 dias, quando então deverá ser reiniciada a dose oral de manutenção. A reposição de mineralocorticoides deve ser iniciada assim que a dose de hidrocortisona for reduzida à metade.

Condições que envolvam estresse leve (IVRS, infecções virais sem complicações, subfebril) não necessitam de ajuste das doses. Nas condições de estresse moderado (febre, vômitos, diarreia, letargia, procedimentos dentais ou cirurgias menores), as doses orais devem ser aumentadas para 30 a 50 mg/m^2, divididas em 3 a 4 tomadas. Em estresse grave (cirurgias maiores e sepse) pode-se atingir até a dose de 100 mg/m^2, administrada pela via intravenosa. Não há consenso total sobre o que é considerado estresse e em quanto as doses devem ser aumentadas. Em situações de risco de crise suprarrenal ou no caso de dúvida diagnóstica, recomenda-se o uso de hidrocortisona. É preferível tratar sem necessidade do que não tratar, o que pode levar ao óbito muito rapidamente.

Conclusão

A insuficiência suprarrenal é uma doença rara, potencialmente fatal, que se apresenta com sinais e sintomas geralmente pouco específicos. O diagnóstico geralmente é tardio, exigindo grau elevado de suspeita clínica. Todo pediatra deve saber identificar a crise suprarrenal. É uma doença de bom prognóstico, quando o diagnóstico e o tratamento são realizados de modo diligente.

É importante o acompanhamento com endocrinologista pediátrico, para a determinação da causa da doença e a individualização do tratamento a longo prazo. Devem-se evitar doses excessivas de glicocorticoides e orientar pacientes e familiares no aumento de doses durante as doenças críticas, prevenindo a ocorrência da crise suprarrenal.

NÃO ESQUEÇA

- O quadro clínico de insuficiência suprarrenal pode ser muito discreto inicialmente, dificultando o diagnóstico
- Fazer o diagnóstico de insuficiência suprarrenal após o início de glicocorticoides é muito difícil, sendo assim, sempre antes de iniciar o tratamento com glicocorticoides, baseado na suspeita clínica de insuficiência suprarrenal, deve-se coletar sangue para avaliar os níveis séricos de cortisol, ACTH, sódio, potássio e gasometria. Nos casos graves pode-se iniciar o tratamento com glicocorticoide antes mesmo da obtenção dos resultados.

Bibliografia

Arlt W, Allolio B. Adrenal insufficiency. Lancet. 2003; 361:1881-92.

Bancos I, Hahner S, Tomlinson J et al. Diagnosis and management of adrenal insufficiency. Lancet Diabetes Endrocinol. 2015; 3:216-26.

Grossman A, Johannsson G, Quinkler M et al. Therapy of endocrine disease: Perspectives on the management of adrenal insufficiency: clinical insights from across Europe. Eur J Endocrinol. 2013; 169(6):165-75.

Husebye ES, Alloiolio B, Badenhoop K et al. Consensus statement on the diagnosis, treatment and follow-up of patients with primary adrenal insufficiency. J Inter Med. 2014; 275:104-15.

Longui CA. Insuficiência adrenal primária na infância. Arq Bras Endocrinol Metabol. 2004; 48:739-45.

Malikova J, Fluck CE. Novel insight into etiology, diagnosis and management of primary adrenal insufficiency. Horm Res Paediatr. 2014; 82:145-57.

Oelkers W. Adrenal insufficiency. N Engl J Med. 1996; 335:1206-12.

Shulman DI, Palmert MR, Kemp SF. Adrenal insufficiency: still a cause of morbidity and death in childhood. Pediatrics. 2007; 119(2):e484-94.

Silva RC, Castro M, Kater CE et al. Insuficiência adrenal primária no adulto: 150 anos depois de Addison. Arq Bras Endocrinol Metabol. 2004; 48:724-38.

Speiser PW, Azziz R, Baskin LS et al. Endocrine Society. Congenital adrenal hyperplasia due to steroid 21-hydroxylase deficiency: an endocrine society clinical practice guideline. J Clin Endocrinol Metab. 2010; 95(9):4133-60.

White PC, Speiser PW. Congenital adrenal hyperplasia due to 21-hydroxylase deficiency. Endocr Rev. 2000; 21(3):245-91.

ENDOCRINOLOGIA

134 PUBERDADE ATRASADA

Mônica Freire Stecchini, Paulo Ferrez Collett-Solberg, Marilia Martins Guimarães

■ Introdução

Puberdade atrasada é definida como ausência de desenvolvimento mamário em meninas aos 13 anos ou de aumento do volume testicular em meninos aos 14 anos.

Além desse conceito, quando não ocorrer progressão dos estágios puberais e/ou o tempo entre o início e a finalização da puberdade estiver aumentado (> 4 a 5 anos), há necessidade de investigação e acompanhamento.

■ Fisiopatologia

Na puberdade, a reativação da secreção pulsátil do hormônio hipotalâmico liberador de gonadotrofinas (GnRH) estimula a síntese hipofisária dos hormônios luteinizante (LH) e foliculoestimulante (FSH), com consequente síntese de estradiol (E_2) pelos ovários, e de testosterona (T) pelos testículos.

Esse processo depende de uma interação complexa de fatores genéticos, nutricionais e ambientais e requer a integridade dos componentes do eixo hipotálamo-hipófise-gônadas (HHG).

A deficiência dos esteroides sexuais, por alterações hipotálamo-hipofisárias ou gonadais, causa o atraso da puberdade.

■ Classificação

A puberdade atrasada pode ser classificada em 4 grandes categorias: *atraso constitucional do crescimento e da puberdade* (*ACCP*) – uma variação da normalidade, em que há retardo da ativação do eixo HHG –, *hipogonadismo hipogonadotrófico funcional* – em que a síntese e a secreção de gonadotrofinas estão inibidas por condições sistêmicas –, *hipogonadismo hipogonadotrófico* – em que há deficiência de gonadotrofinas por alterações hipotálamo-hipofisárias – e *hipogonadismo hipergonadotrófico* – em que ocorre falência gonadal primária (Figura 134.1).

■ Epidemiologia

Aproximadamente 65% dos meninos e 30% das meninas com puberdade atrasada apresentam ACCP.

Em ambos os sexos, o hipogonadismo hipogonadotrófico funcional é responsável por 20% dos casos. Já o hipogonadismo hipogonadotrófico e o hipogonadismo hipergonadotrófico são mais frequentes nas meninas (20 e 25%, respectivamente) do que nos meninos (10 e 5 a 10%, respectivamente).

■ Etiologia

Até o momento, a causa do ACCP é desconhecida, porém pode ter forte base genética, dada sua ocorrência altamente familiar.

As causas de hipogonadismo hipogonadotrófico funcional incluem doenças ou condições sistêmicas graves, que indiretamente afetam o eixo reprodutivo.

Já a causa de hipogonadismo hipogonadotrófico pode ser congênita, com deficiência de gonadotrofinas isolada ou associada a outros hormônios, ou adquirida, devido a lesões no hipotálamo ou na hipófise.

Por fim, o hipogonadismo hipergonadotrófico é causado, principalmente, por anomalias cromossômicas, processos autoimunes ou intervenções terapêuticas lesivas às gônadas.

O Quadro 134.1 resume as principais causas das 4 formas de puberdade atrasada.

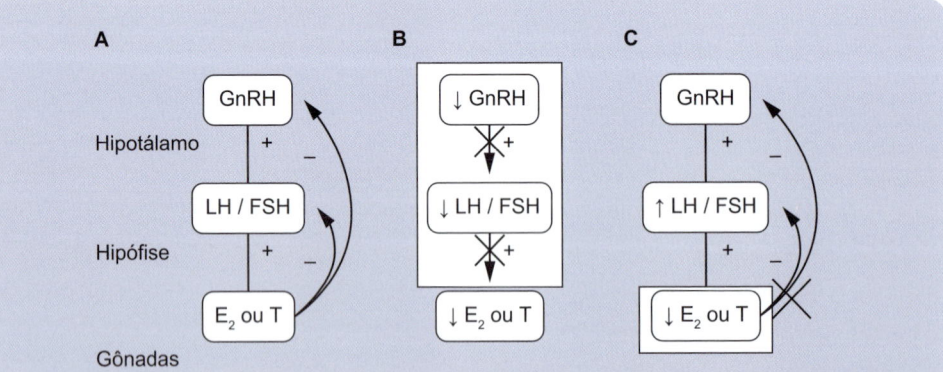

Figura 134.1 Eixo hipotálamo-hipófise-gonadal normal (**A**), no atraso constitucional de crescimento e puberdade e no hipogonadismo hipogonadotrófico (**B**) e no hipogonadismo hipergonadotrófico (**C**). E_2: estradiol; FSH: hormônio foliculoestimulante; GnRH: hormônio liberador de gonadotrofina; LH: hormônio luteinizante; T: testosterona.

PUBERDADE ATRASADA

QUADRO 134.1 — Principais causas de puberdade atrasada.

Hipogonadismo hipogonadotrófico funcional	Hipogonadismo hipogonadotrófico	Hipogonadismo hipergonadotrófico

■ Doenças/condições sistêmicas: anorexia nervosa/bulimia; doença inflamatória intestinal/doença celíaca; anemia falciforme/talassemia; doença renal crônica; doenças pulmonares crônicas (asma grave, fibrose cística)
■ Endocrinopatias: hiperprolactinemia, hipotireoidismo primário, diabetes melito mal controlado, síndrome de Cushing
■ Atividade física excessiva
■ Desnutrição
	■ Deficiência isolada de gonadotrofinas: normósmica (genes *KISS1R, TAC3/TACR3, GNRH1/GNRHR*); anósmica ou síndrome de Kallmann (genes *KAL1, FGFR1/FGF8, PROK2/PROKR2*)
	■ Deficiência de gonadotrofinas associada à de outros hormônios (hipopituitarismo)
	  ○ Congênita (isolada ou associada a malformações da linha média)
	  ○ Lesões na região hipotálamo-hipofisária
	    ▪ Tumores (craniofaringeoma, germinoma, adenoma hipofisário)
	    ▪ Doenças infiltrativas
	    ▪ Trauma/cirurgia/radioterapia
	■ Síndromes genéticas: Prader-Willi/Lawrence-Moon-Bardet-Biedl
		■ Síndromes genéticas (síndrome de Turner/Klinefelter)
		■ Disgenesia gonadal
		■ Processos autoimunes
		■ Radioterapia/quimioterapia/cirurgia
		■ Anorquidia
		■ Traumas/infecções

■ Quadro clínico

A apresentação clínica típica, que corresponde à definição de puberdade atrasada, é a ausência de desenvolvimento mamário (telarca) até os 13 anos nas meninas e de aumento do volume testicular até os 14 anos nos meninos.

No entanto, nos casos de hipogonadismo, pode ocorrer o desenvolvimento inicial dos caracteres sexuais secundários, com progressão lenta ou parcial. Nas meninas, pode haver telarca espontânea – que geralmente não atinge o estágio de Tanner M4 ou M5 –, amenorreia primária (ausência de menarca – primeira menstruação) ou secundária (ausência de menstruação após alguns episódios de sangramento). Nos meninos, o crescimento testicular (≥ 4 mℓ) pode não progredir ou mesmo involuir.

Enquanto no sexo feminino a suspeita de hipogonadismo é feita no período puberal, no sexo masculino esse diagnóstico pode ser suspeitado no período neonatal ou na infância, pela presença de micropênis e criptorquidia.

O desenvolvimento dos pelos pubianos não é considerado na definição de puberdade atrasada, pois pode resultar da ativação da zona reticular das glândulas adrenais (adrenarca), independentemente do eixo HHG. Pode ser normal, incompleto ou atrasado.

O crescimento linear pode estar afetado, com baixa estatura ou com desproporções corporais (proporções eunucoides: relação segmento superior/inferior < 1, envergadura muito maior que a estatura).

A seguir, são descritas peculiaridades de algumas formas de puberdade atrasada.

Atraso constitucional do crescimento e da puberdade

Essa variação da normalidade é a causa mais comum de puberdade atrasada em ambos os sexos, porém é mais frequente em meninos.

Esses indivíduos, sem doenças subjacentes, crescem lentamente desde a infância. Sua velocidade de crescimento e estatura são compatíveis com a idade óssea (IO), que está atrasada (cerca de 2 anos ou mais). Apresentam desenvolvimento espontâneo da puberdade mais tardio. Em 50 a 70% dos casos, há história familiar semelhante.

Hipogonadismo hipogonadotrófico funcional

As manifestações específicas das doenças crônicas devem chamar atenção para esse diagnóstico.

Nas meninas muito magras, com história de hábitos alimentares inadequados ou de atividade física extenuante, ocorre a chamada "amenorreia hipotalâmica". Essa forma vem se tornando mais frequente em função do aumento da ocorrência de anorexia ou bulimia em adolescentes.

Hipogonadismo hipogonadotrófico

Isolado

É uma condição relativamente rara, mais comum no sexo masculino, que se caracteriza por desenvolvimento puberal ausente ou incompleto (1/3 dos casos). Sua distinção com ACCP pode ser difícil; muitas vezes somente o acompanhamento clínico prolongado estabelecerá o diagnóstico definitivo.

No entanto, algumas características auxiliam essa diferenciação. Nos meninos, a presença de criptorquidia uni ou bilateral e micropênis ao nascimento sinaliza a deficiência congênita de LH e FSH. Em alguns casos, há ginecomastia. Em ambos os sexos, a estatura pode ser normal até o período puberal, quando, devido à ausência dos esteroides sexuais, pode tornar-se relativamente baixa, pela falta do estirão puberal. As proporções corporais podem ser eunucoides. A idade óssea é, em geral, compatível com a idade cronológica.

A presença de defeitos congênitos não associados ao eixo reprodutivo também pode sugerir o diagnóstico. Em 50 a 60% dos casos, o quadro está associado a alterações olfatórias, como anosmia ou hiposmia, malformações renais, hipoacusia e sincinesia (síndrome de Kallmann).

Associado a outras deficiências hormonais

As manifestações devidas às outras deficiências hormonais – como grave baixa estatura e atraso da idade óssea (por deficiência do hormônio de crescimento) – e ao eventual efeito de massa por lesões intracranianas – como cefaleia e alterações visuais – geralmente precedem o atraso da puberdade.

Hipogonadismo hipergonadotrófico

Síndrome de Turner
É uma das anormalidades cromossômicas mais frequentes (cariótipo variável: 45,X ou mosaico); ocorre em 1:2.500 meninas nascidas vivas.

O diagnóstico deve ser considerado em meninas com baixa estatura grave associada a puberdade atrasada. Pode haver outros achados típicos, como pescoço alado, palato em ogiva, cúbito valgo, quarto metacarpo curto, malformações cardíacas e renais, bem como risco aumentado de doenças autoimunes.

Síndrome de Klinefelter
É a anormalidade de cromossomos sexuais (90% dos casos: 47,XXY) mais comum (1:600 nascidos vivos) e a principal causa de hipogonadismo hipergonadotrófico no sexo masculino.

A puberdade tipicamente se inicia no período adequado, porém progride lentamente. Os achados clínicos principais incluem testículos pequenos de consistência firme e azoospermia, decorrentes do processo degenerativo testicular contínuo durante a vida. Podem ser acompanhados por ginecomastia e alta estatura com proporções eunucoides.

Os meninos afetados podem ter uma variedade de problemas comportamentais, dificuldade do aprendizado, síndrome metabólica e maior risco de doenças autoimunes e câncer.

■ Diagnóstico

Clínico
O diagnóstico de puberdade atrasada é clínico e baseia-se na identificação de meninas sem broto mamário aos 13 anos (Tanner: M1) e de meninos com volume testicular pré-púbere (< 4 mℓ) aos 14 anos (Tanner: G1). A progressão lenta e/ou interrompida dos caracteres sexuais, quando presentes, também deve ser considerada.

A definição da etiologia requer anamnese detalhada, exame físico minucioso e exames complementares. O ACCP somente pode ser diagnosticado após a exclusão de outras causas.

Laboratorial
A avaliação inicial essencial é composta pelos níveis de LH, FSH e estradiol (para meninas) ou testosterona (para meninos). Os demais exames permitem a identificação de doenças potencialmente tratáveis (Quadro 134.2).

Por imagem
A radiografia simples de mão e punho esquerdos para a determinação da IO é um importante elemento da avaliação inicial. Outros exames devem ser solicitados de acordo com a suspeita clínica.*

■ Diagnóstico diferencial
O Quadro 134.3 representa, esquematicamente, o padrão hormonal e de idade óssea das 4 formas de puberdade atrasada.

O Quadro 134.4 e a Figura 134.2 apresentam um resumo dos dados necessários para a avaliação inicial de puberdade atrasada.

■ Tratamento

Medidas gerais
O encaminhamento ao endocrinologista é recomendado para diagnóstico específico, acompanhamento e tratamento.

Se alguma doença subjacente for identificada, o seu tratamento deve ser instituído e pode ser suficiente para desencadear a progressão da puberdade.

No ACCP, há 2 possibilidades: conduta expectante ou uso de doses baixas de esteroides sexuais por período limitado.

*Ressonância nuclear magnética de sela túrcica ou encéfalo: apenas se houver evidência de hipopituitarismo, hiperprolactinemia persistente ou suspeita de lesão no sistema nervoso central ou de síndrome de Kallmann. Neste caso, devem-se examinar os sulcos e bulbos olfatórios.

QUADRO 134.2	Exames para investigação da causa da puberdade atrasada.
Exames gerais	Suspeita de doenças crônicas subjacentes: hemograma completo, velocidade de hemossedimentação, função renal e hepática, eletrólitos, bioquímica do cálcio, gasometria, triagem para doença celíaca
IGF-1*	Investigação de baixa estatura ou suspeita de hipopituitarismo
Função tireoidiana	Suspeita de hipotireoidismo primário ou hipopituitarismo
Prolactina	Suspeita de hiperprolactinemia
Cortisol	Suspeita de hipopituitarismo
Cariótipo	Suspeita de síndrome de Turner e Klinefelter, se hipogonadismo hipergonadotrófico
Teste de estímulo com GnRH	Tentativa de distinguir ACCP de hipogonadismo hipogonadotrófico isolado. Tem valor diagnóstico limitado, devido à grande sobreposição dos resultados

ACCP: atraso constitucional do crescimento e da puberdade; GnRH: hormônio liberador de gonadotrofina. *Cuidado no ACCP: o IGF-1 pode estar baixo para a idade cronológica.

PUBERDADE ATRASADA

QUADRO 134.3 Diagnóstico diferencial de puberdade atrasada.

Tipo de puberdade atrasada	LH	FSH	Esteroides gonadais	Idade óssea
Atraso constitucional da puberdade	↓ ou →	↓ ou →	↓	Atrasada
Hipogonadismo hipogonadotrófico funcional	↓ ou →	↓ ou →	↓	Compatível ou atrasada
Hipogonadismo hipogonadotrófico	↓ ou →	↓ ou →	↓	Compatível (isolado) ou atrasada (hipopituitarismo)
Hipogonadismo hipergonadotrófico	↑	↑	↓	Compatível ou atrasada

FSH: hormônio foliculoestimulante; LH: hormônio luteinizante.

A primeira envolve o acompanhamento clínico, com orientação sobre o bom prognóstico de estatura final (esta pode estar discretamente abaixo do alvo genético) e fertilidade. A segunda pode ser indicada caso o paciente ou sua família demonstre prejuízo psicossocial importante diante do quadro.

No hipogonadismo permanente, a terapia com testosterona ou estrogênio está indicada para desenvolver as características sexuais secundárias e preservar a massa óssea.

Fármacos

São utilizados estrogênio (para as meninas) por via oral e testosterona (para os meninos) por via intramuscular. A via transdérmica também é uma opção.

A seguir apresentamos o esquema de tratamento comum para o ACCP:
- Meninos: injeções intramusculares mensais de 50 a 100 mg de éster de testosterona por 3 a 6 meses. Repetir por mais 3 a 6 meses, se necessário
- Meninas: estrógenos conjugados (0,15 a 0,3 mg/dia) temporariamente.

O uso de hormônio do crescimento e dos inibidores da aromatase não está indicado para melhorar o ganho de estatura no ACCP.

Outras intervenções

Durante o acompanhamento, deve-se oferecer apoio psicológico aos pacientes.

A indução de fertilidade nos casos de hipogonadismo hipogonadotrófico requer tratamento com GnRH administrado de forma pulsátil ou com gonadotrofinas exógenas.

■ Complicações

O hipogonadismo não tratado pode provocar sequelas psicológicas e físicas, como comprometimento da massa óssea e infertilidade.

QUADRO 134.4 Avaliação inicial de puberdade atrasada.

Anamnese
- Dados sobre o crescimento linear e o ganho de peso
- Sinais e sintomas de doenças crônicas, queixas neurológicas ou visuais, alterações olfatórias
- Antecedentes perinatais (peso, comprimento, criptorquidia, micropênis, complicações)
- Tratamentos (quimioterapia, radioterapia, medicamentos, transfusões), traumas
- Desenvolvimento neuropsicomotor
- Hábitos alimentares, intensidade e frequência da atividade física
- História do desenvolvimento puberal dos familiares

Exame físico
- Medidas precisas de estatura, peso, envergadura, segmentos superior e inferior
- Estadiamento puberal de Tanner, com medida do comprimento peniano e do volume testicular
- Pesquisa de ginecomastia
- Identificação de estigmas físicos que indiquem condição específica

Exames complementares
- LH, FSH, estradiol ou testosterona e idade óssea
- Exames gerais, função hipofisária, cariótipo

FSH: hormônio foliculoestimulante; LH: hormônio luteinizante.

NÃO ESQUEÇA

- Diagnostica-se puberdade atrasada nas meninas que não exibem broto mamário aos 13 anos e nos meninos com volume testicular pré-púbere aos 14 anos
- Atraso constitucional do crescimento e da puberdade é a causa mais comum de puberdade atrasada.

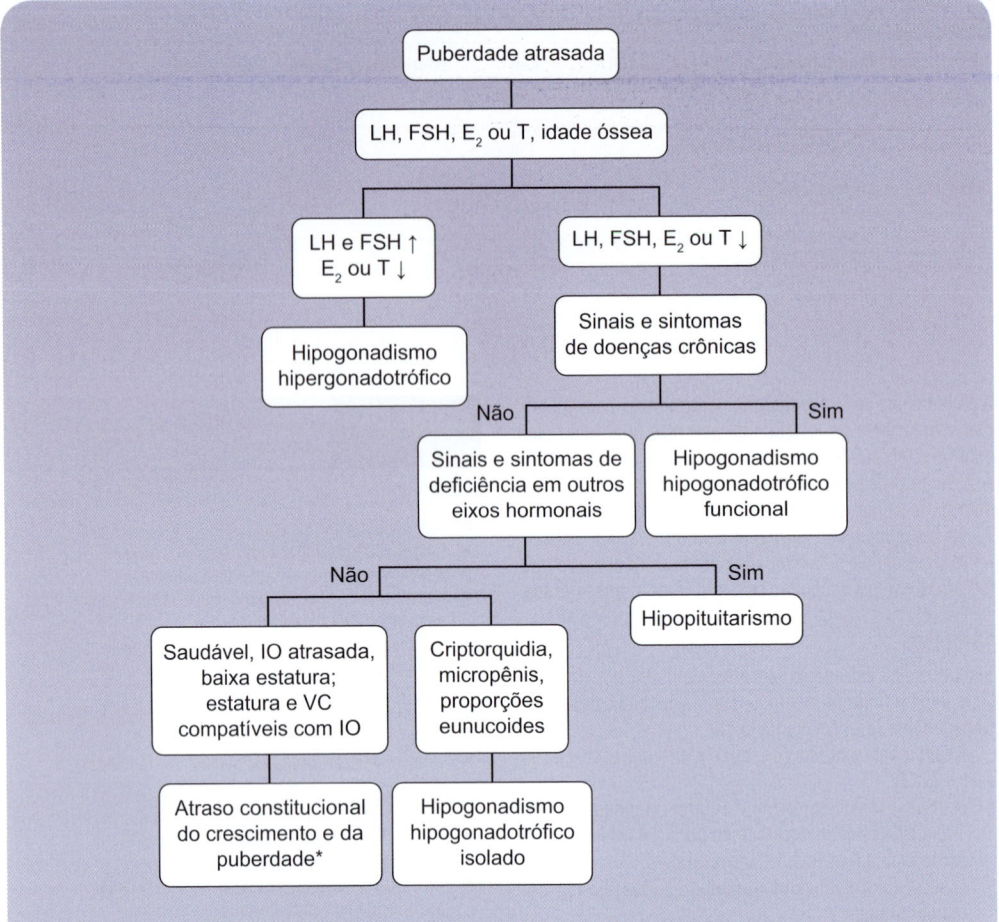

Figura 134.2 Puberdade atrasada. E_2: estradiol; FSH: hormônio foliculoestimulante; GnRH: hormônio liberador de gonadotrofina; IO: idade óssea; LH: hormônio luteinizante; T: testosterona. VC: velocidade de crescimento. *O paciente deve manter acompanhamento clínico e laboratorial, pois muitas vezes não é possível diferenciar inicialmente o atraso constitucional de crescimento e puberdade do hipogonadismo hipogonadotrófico isolado.

Bibliografia

Abitbol L, Zborovski S, Palmert MR. Evaluation of delayed puberty: what diagnostic tests should be performed in the seemingly other wise well adolescent? Arch Dis Child. 2016; 101:767-71.

Dunkel L, Quinton R. Induction of puberty. Eur J Endocrinol. 2014; (170):229-39.

Dwyer AA, Phan-Hug F, Hauschild M et al. Hypogonadism in adolescence. Eur J Endocrinol. 2015; (173):15-24.

Groth KA, Skakkebæk A, Høst C et al. Klinefelter syndrome – a clinical update. J Clin Endocrinol Metab. 2013; 98(1):20-30.

Harrington J, Palmert MR. Distinguishing constitutional delay of growth and puberty from isolated hypogonadotropic hypogonadism: critical appraisal of available diagnostic tests. J Clin Endocrinol Metab. 2012; 97(9):3056-67.

Hjerrild BE, Mortensen KH, Gravholt CH. Turner syndrome and clinical treatment. British Medical Bulletin. 2008; 86:77-93.

Kaplowitz PB. Delayed puberty. Pediatrics in Review. 2010; 31(5):189-95.

Palmert MR, Dunkel L. Delayed puberty. N Engl J Med. 2012; (366):443-53.

Silveira LF, Latronico AC. Approach to the patient with hypogonadotropic hypogonadism. J Clin Endocrinol Metab. 2013; 98(5):1781-8.

Tusset C, Trarbach E, Silveira LF et al. Aspectos clínicos e moleculares do hipogonadismo hipogonadotrófico isolado congênito. Arq Bras Endocrinol Metab. 2011; 55(8):501-11.

Wei C, Crowne EC. Recent advances in the understanding and management of delayed puberty. Arch Dis Child. 2016; 101:481-8.

ENDOCRINOLOGIA

135 RAQUITISMO

Renata Santarem de Oliveira, Paulo Ferrez Collett-Solberg e Julienne Angela Ramires de Carvalho

■ Introdução

O crescimento e a mineralização óssea normais dependem de níveis adequados de cálcio e fósforo, que constituem os dois principais componentes do osso. A mineralização deficiente pode levar ao raquitismo e/ou à osteomalacia. Raquitismo corresponde à mineralização deficiente da placa de crescimento e à desestruturação da sua microarquitetura. Osteomalacia refere-se à mineralização deficiente da matriz óssea. Ambos ocorrem simultaneamente enquanto não houver fusão das epífises. Osteomalacia sem raquitismo ocorre após o fechamento da placa de crescimento.

■ Etiologia

De um modo geral, o raquitismo é causado pela deficiência de fósforo. Esta pode advir de uma alteração primária no metabolismo do fósforo com consequente fosfatúria ou da privação dietética ou má absorção intestinal. A hipofosfatemia também pode ser secundária à deficiência de cálcio e/ou vitamina D, que levará a aumento nos níveis séricos de PTH e perda renal de fósforo. Esta é a causa mais comum de raquitismo no mundo.

O Quadro 135.1 cita as principais causas de raquitismo.

■ Epidemiologia

O raquitismo tem sido relatado em vários países ao longo das últimas três décadas. Dados acurados de prevalência e incidência não foram determinados principalmente pela ausência de um instrumento robusto de triagem da doença e pela falta de consenso acerca do diagnóstico da deficiência de vitamina D.

No entanto, a incidência de raquitismo nutricional parece ser crescente mundo afora.

Estudos prévios encontraram taxas de prevalência variáveis de 70% na Mongólia a 2,2% em Bangladesh. A ocorrência de raquitismo por deficiência de vitamina D em áreas tropicais onde a exposição solar é adequada leva a crer que talvez uma dieta pobre em cálcio e rica em fitatos possa ter um papel causal.

Dentre as causas genéticas de raquitismo, a mais comum é o raquitismo hipofosfatêmico ligado ao X, com uma prevalência de 1:20.000. As demais causas genéticas são muito raras.

■ Fisiopatologia

A despeito da etiologia, a hipofosfatemia, em vez da ação reduzida da vitamina D ou da hipocalcemia, é a responsável pelo defeito de mineralização no raquitismo.

QUADRO 135.1 Principais causas de raquitismo.

- Aporte deficiente de minerais (aporte insuficiente de cálcio, aporte insuficiente de fósforo, má absorção de minerais [doença celíaca; doença de Crohn; fibrose cística])
- Deficiência de vitamina D (raquitismo dependente da vitamina D tipo I ou pseudodeficiência de vitamina D, raquitismo hereditário resistente à vitamina D ou dependente de vitamina D tipo II)
- Aporte aumentado de fitatos (fórmulas de soja)
- Antiácidos
- Anticonvulsivantes
- Glicocorticoides
- Cetoconazol
- Antirretrovirais
- Insuficiência renal
- Síndrome de Fanconi
- Insuficiência hepática
- Má absorção de gorduras (fibrose cística)
- Excreção aumentada de minerais
- Furosemida
- Disfunção tubular renal (acidose tubular renal com hipercalciúria, cistinose, tirosinemia, galactosemia, intolerância à frutose, doença de Wilson, intoxicação por chumbo ou outros metais pesados)
- Fosfatúria (raquitismo hipofosfatêmico ligado ao X, raquitismo hipofosfatêmico hereditário hipercalciúrico, osteomalacia induzida por tumor)
- Tumores
- Defeito de células ósseas
- Hipofosfatasia

Adaptado de Bergstrom, 1991.

Nos casos de deficiência de vitamina D ou de cálcio, a elevação do PTH com o objetivo de manter a calcemia perto da normalidade promove a excreção renal de fósforo.

■ Quadro clínico

Na anamnese, alguns fatores de risco podem sugerir a causa do raquitismo: baixa exposição solar, ausência de suplementação de vitamina D na gestação, amamentação exclusiva prolongada, ausência de suplementação de vitamina D no lactente, ingesta rica em fitatos, deficiência de ferro e uso de anticonvulsivantes.

O Quadro 135.2 apresenta os principais achados esqueléticos e extraesqueléticos.

■ Diagnóstico

Clínico

Os sinais de raquitismo aparecem inicialmente no antebraço distal, joelho e junções costocondrais, os quais correspondem aos sítios de rápido crescimento ósseo que dependem do cálcio e do fósforo para a mineralização. O local e o tipo de deformidade dependem da idade da criança, da sobrecarga de peso nos membros inferiores e da intensidade da doença. Lactentes apresentam mais comumente deformidades no antebraço e encurvamento posterior da tíbia, enquanto os joelhos varos são típicos do pré-escolar que começou a deambular. As crianças maiores apresentam deformidades do tipo valgo nos membros inferiores ou do tipo *windswept* (valgo em uma perna e varo na outra) (Figura 135.2).

Laboratorial

A Figura 135.1 traz o algoritmo para o diagnóstico do raquitismo, a partir da suspeita clínica.

As concentrações séricas de fósforo em geral são baixas.

As concentrações séricas de cálcio podem estar baixas ou normais, de acordo com a etiologia e o estágio da doença.

A fosfatase alcalina é um bom marcador de atividade da doença. No raquitismo por deficiência primária de fósforo, está moderadamente aumentada (400 a 800 UI/ℓ), enquanto no raquitismo por deficiência primária de cálcio ou vitamina D encontra-se muito elevada (acima de 2.000 UI/ℓ).

O paratormônio (PTH) geralmente está aumentado no raquitismo por deficiência de cálcio ou vitamina D e normal ou discretamente aumentado no raquitismo por deficiência de fósforo.

As concentrações séricas da 25-hidroxivitamina D estão reduzidas na deficiência de vitamina D. Por outro lado, a 1,25-di-hidroxivitamina D pode estar normal, baixa ou elevada.

A taxa de reabsorção de fósforo (TRP) encontra-se diminuída em ambos os tipos, principalmente no tipo caracterizado por perda renal de fósforo.

$$TRP = (1 - \text{fração de excreção do fósforo}) \times 100$$
$$TRP = 1 - \{(Pu \times Crs/Ps \times Cru) \times 100\}$$

Em que Pu: fósforo urinário; Crs: creatinina sérica; Ps: fósforo sérico e Cru: creatinina urinária.

Por imagem

As alterações do raquitismo podem ser mais bem observadas nas placas de crescimento dos ossos em rápido crescimento: ulna distal e metáfises acima e abaixo do joelho. As radiografias detectam alargamento epifisário com escavação e desgaste da borda metafisária, além de osteopenia, afilamento do córtex e pseudofraturas (zonas de Looser) com a progressão da doença (Figura 135.3).

■ Diagnóstico diferencial

QUADRO 135.3	Diagnóstico diferencial do raquitismo.

- Insuficiência renal
- Displasia óssea
- Doença hepática
- Hiperfosfatasemia transitória
- Hipoparatireoidismo primário
- Osteogênese imperfeita
- Hipofosfatasia
- Doença de Blount

■ Tratamento

O tratamento do raquitismo carencial por deficiência da vitamina D é simples e de baixo custo. Consiste na reposição

---

QUADRO 135.2	Características clínicas do raquitismo.

Achados esqueléticos

- Desaceleração do crescimento
- Alargamento metafisário dos ossos longos
- Rosário raquítico
- Encurvamento de ossos longos
- Bossa frontal
- Craniotabes
- Persistência da fontanela anterior
- Sulco de Harrison

Achados extraesqueléticos

- Pele de cor escura
- Aumento da sudorese
- Maior predisposição a infecções
- Convulsões
- Tetania
- Insuficiência cardíaca
- Hipotonia
- Fraqueza muscular
- Atraso do desenvolvimento neuropsicomotor
- Espasmo carpopodálico
- Hipoplasia do esmalte dentário
- Abscesso dentário
- Atraso da dentição
- Hiporexia
- Irritabilidade
- Dor óssea
- Aumento da sudorese
- Maior predisposição a infecções
- Alopecia (raquitismo resistente à vitamina D tipo II)

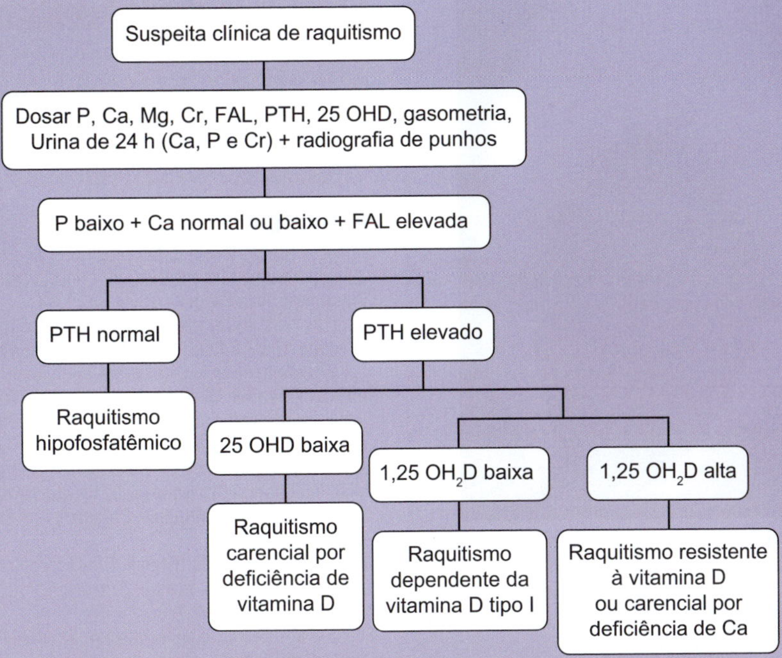

RAQUITISMO

Figura 135.1 Diagnóstico do raquitismo. 1,25 OH$_2$D: 1,25-di-hidroxivitamina D; 25 OHD: 25-hidroxivitamina D; Ca: cálcio; Cr: creatinina; FAL: fosfatase alcalina; Mg: magnésio; P: fósforo; PTH: paratormônio.

Fluxograma:
- Suspeita clínica de raquitismo
- Dosar P, Ca, Mg, Cr, FAL, PTH, 25 OHD, gasometria, Urina de 24 h (Ca, P e Cr) + radiografia de punhos
- P baixo + Ca normal ou baixo + FAL elevada
  - PTH normal → Raquitismo hipofosfatêmico
  - PTH elevado
    - 25 OHD baixa → Raquitismo carencial por deficiência de vitamina D
    - 1,25 OH$_2$D baixa → Raquitismo dependente da vitamina D tipo I
    - 1,25 OH$_2$D alta → Raquitismo resistente à vitamina D ou carencial por deficiência de Ca

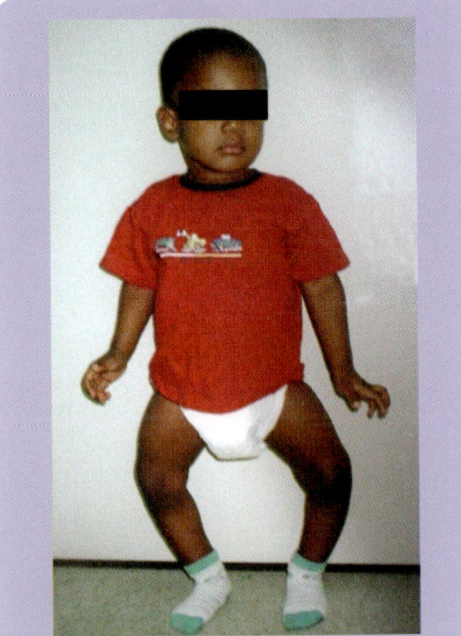

Figura 135.2 Criança com raquitismo hipofosfatêmico e deformidades ósseas (ossos longos com extremidades alargadas, encurvamentos, joelhos e coxas varas).

de vitamina D, que deve ser associada à suplementação de cálcio para crianças com baixa ingesta ou sinais de hipocalcemia. Recomenda-se o uso da vitamina D$_2$ ou D$_3$ na dose total de 200.000 a 600.000 UI pela via oral. Pode ser administrada em dose única ou distribuída em 5 dias, em doses semanais de 50.000 UI ou em doses de 2.000 a 4.000 UI/dia pelo período de 2 a 6 meses. Crianças entre 0 e 1 ano devem receber dose de manutenção de 400 UI por dia, e para crianças entre 1 e 18 anos a dose de manutenção é de 600 UI por dia.

No tratamento do raquitismo hipofosfatêmico ligado ao X é necessário a reposição de fosfato, além do uso de calcitriol ou 1-alfacalcidiol.

O uso de calcitriol ou 1-alfacalcidiol também está indicado nos raros defeitos da síntese de vitamina D.

O acompanhamento de pacientes com raquitismo de origem genética deve ser realizado por endocrinologista pediátrico. É fundamental monitorar o crescimento, as deformidades ósseas e complicações como abscessos dentários, craniossinostose, nefrocalcinose e hiperplasia de paratireoides.

■ Prevenção

O raquitismo nutricional é uma doença cuja prevenção deve ser iniciada na gestação. É preciso garantir a suficiência de vitamina D e combater a desnutrição nas gestantes. Exposição solar adequada e suplementação de vitamina D profilática para populações de risco são estratégias consideradas eficientes.

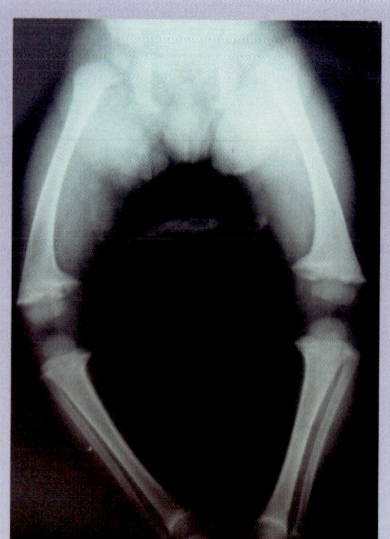

Figura 135.3 Alterações radiológicas causadas pelo raquitismo: osteopenia difusa, epífises e metáfises alargadas "em taça", linhas de mineralização irregulares e sem contornos definidos, encurvamento de ossos longos e varismo dos membros inferiores.

NÃO ESQUEÇA

- O fósforo é tão importante quanto o cálcio no diagnóstico do raquitismo
- Não deixe de investigar na anamnese se o paciente tem baixa exposição solar ou outro fator de risco para deficiência de vitamina D
- Verifique o aporte de cálcio na dieta.

■ Bibliografia

Baroncelli GI, Bertelloni S, Ceccarelli C et al. Bone turnover in children with vitamin D deficiency rickets before and during treatment. Acta Paediatr. 2000; 89:513-8.

Bergstrom WH. Twenty ways to get rickets in the 1990's. Contemp Pediatr. 1991; 8:88-106. Up To Date: http://www.uptodate.com/contents/overview-of-rickets-in-children.

Craviari T, Pettifor JM, Thacher TD et al. Rickets: an overview and future directions, with special reference to Bangladesh. J Health Popul Nutr. 2008; 26(1):112-21.

Elder CJ, Bishop NJ. Rickets. Lancet. 2014; 383:1665-76.

Filho HM, Castro LCG, Damiani D. Hypophosphatemic rickets and osteomalacia. Arquivos Brasileiros de Endocrinologia. 2006;50(4):802-13.

Glorieux FH, Pettifor JM. Vitamin D/dietary calcium deficiency rickets and pseudo-vitamin D deficiency rickets. BoneKey Reports. 2014; 3(524):1-6.

Sperling MA. Pediatric endocrinology. 3. ed. Philadelphia: WB Saunders, 2014.

Seção 13

REUMATOLOGIA

Sumário

136. Artrite Idiopática Juvenil, 767
137. Artrites Infecciosas, 770
138. Dermatomiosite Juvenil, 772
139. Doenças Autoinflamatórias, 774
140. Esclerodermia, 776
141. Lúpus Eritematoso Sistêmico Juvenil, 778
142. Febre Periódica, 780
143. Vasculites, 781

Coordenadora: Katia Lino

REUMATOLOGIA

136 ARTRITE IDIOPÁTICA JUVENIL

Katia Lino e Marise Lessa

■ Introdução
A artrite idiopática juvenil (AIJ) compreende um grupo heterogêneo de doenças que têm em comum a artrite crônica durante mais de 6 semanas em uma mesma articulação, com início antes dos 16 anos de idade.

■ Classificação
A classificação mais utilizada é o ILAR (Liga Internacional de Associações de Reumatologia) que divide a AIJ em 7 subtipos distintos, baseados na apresentação clínica durante os seis primeiros meses:
- Oligoartrite (Figura 136.1)
- Poliartrite com fator reumatoide negativo
- Poliartrite com fator reumatoide positivo
- Artrite sistêmica
- Artrite relacionada com entesite
- Artrite psoriásica
- Artrite indiferenciada.

■ Epidemiologia
Artrite crônica não é rara em crianças, mas a verdadeira frequência é desconhecida. Não existem estudos epidemiológicos no Brasil, mas estima-se que seja tão frequente quanto na Europa e nos EUA.

■ Etiologia
Não há etiologia precisa. Como a AIJ provavelmente engloba várias doenças, a etiologia deve ser múltipla. Sugere-se que haja suscetibilidade genética associada a algum fator externo, por exemplo, agentes infecciosos que provocariam a queda da tolerância imunológica e da autoimunidade.

■ Quadro clínico

Oligoartrite
Artrite crônica nos 6 primeiros meses da doença, predominante no sexo feminino, com pico na faixa etária de 1 a 3 anos. A uveíte anterior é fortemente relacionada com um fator antinuclear (FAN) positivo, e é a manifestação extra-articular presente em 20% dos casos.

Poliartrite com fator reumatoide negativo
Artrite em mais de 4 articulações durante os primeiros 6 meses de doença, fator reumatoide negativo em dois exames, com intervalo mínimo de 3 meses entre eles. Também predomina no sexo feminino, em qualquer faixa etária.

Poliartrite com fator reumatoide positivo
Casos de AIJ que envolvem mais de 4 articulações e nas quais se detecta a positividade do fator reumatoide pela prova do látex em duas ocasiões consecutivas em um intervalo de 3 meses. Cerca de 90% são pacientes do sexo feminino. Há rapidez extrema na instalação da artrite, com erosões precoces. Pode apresentar-se também com fadiga, perda de peso e nódulos subcutâneos (10%).

Artrite sistêmica
A artrite se inicia em qualquer idade e não há predileção sexual. A principal característica é uma febre diária intermitente, podendo intercorrer exantema eritematoso evanescente (Figura 136.2), linfonodomegalia generalizada, hepatomegalia e/ou esplenomegalia e serosite. Pericardite

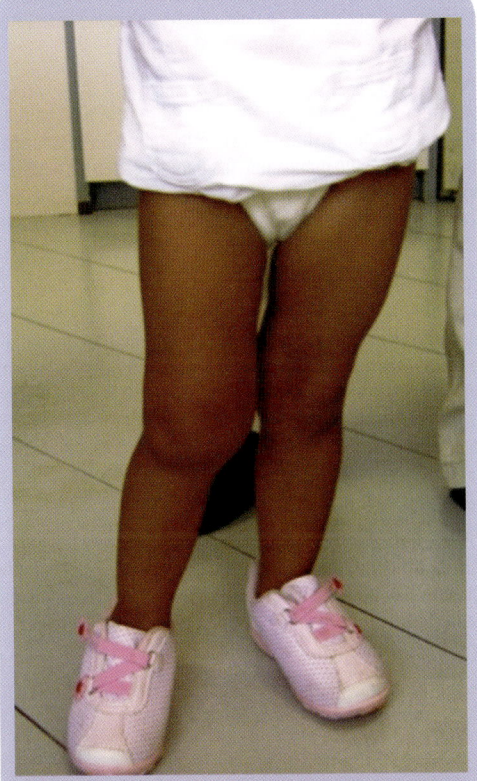

Figura 136.1 Menina de 3 anos de idade com artrite no joelho direito.

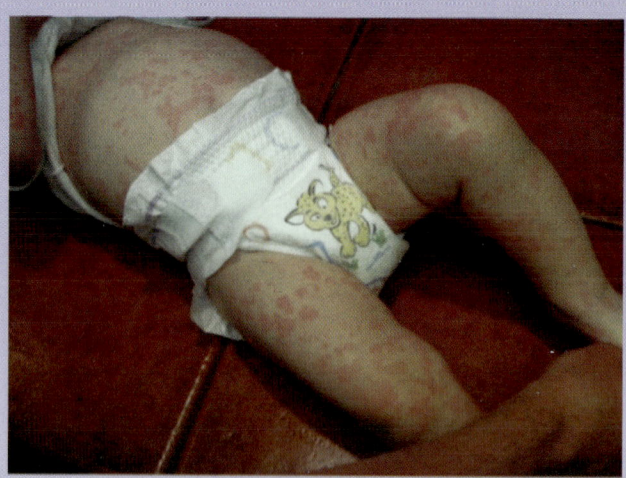

Figura 136.2 Exantema eritematoso evanescente em criança em fase pré-escolar com artrite sistêmica.

é uma complicação possível, porém a mais temida é a síndrome de ativação macrofágica (pancitopenia, disfunção hepática e aumento da ferritina e dos triglicerídios).

Artrite relacionada com entesite

Acometimento articular periférico e presença de entesite (inflamação do ponto de ligação do músculo, do tendão ou do ligamento ao osso). Forte associação ao HLA-B27, afeta principalmente pacientes do sexo masculino (6:1). Pode começar com envolvimento do quadril (axial). A uveíte anterior aguda, que ocorre em 15 a 25% dos casos, em geral é sintomática.

Artrite psoriásica

É uma forma pouco frequente, com leve predomínio do sexo feminino. A artrite inicia-se entre 7 e 10 anos, em geral surgindo antes da psoríase, cujo início se dá entre 9 e 13 anos de idade. Pode haver dactilite, depressões nas unhas e psoríase em parente de primeiro grau.

■ Diagnóstico

Clínico

O diagnóstico depende do subtipo de AIJ.

Oligoartrites

Artrite em até 4 articulações durante os primeiros 6 meses de doença. Pode ser persistente, se o número de articulações acometidas durante todo o curso da doença não ultrapassar 4 articulações, ou estendida, se após os primeiros 6 meses apresentar mais de 4 articulações acometidas.

Poliartrite com fator reumatoide negativo

Artrite em mais de 4 articulações durante os 6 primeiros meses de doença com fator reumatoide negativo em 2 exames, com intervalo mínimo de 3 meses.

Poliartrite com fator reumatoide positivo

Artrite em mais de 4 articulações durante os 6 primeiros meses de doença com 2 ou mais testes positivos para fator reumatoide, intervalo mínimo de 3 meses.

Artrite sistêmica

Artrite associada ou precedida de febre com padrão diário, pelo menos 3 dias, durando no mínimo 2 semanas, associado a pelo menos um dos demais critérios, a saber, exantema eritematoso evanescente, aumento generalizado dos linfonodos, hepatomegalia e/ou esplenomegalia e serosite.

Artrite relacionada com entesite

Artrite e/ou entesite com pelo menos dois outros critérios descritos a seguir: história de dor em articulações sacroilíacas e/ou dor inflamatória lombossacral, HLA-B27 positivo, início em pacientes do sexo masculino com idade superior a 6 anos, uveíte anterior aguda ou história de espondilite anquilosante, artrite relacionada com entesite, sacroileíte com doença inflamatória intestinal, síndrome de Reiter e uveíte anterior aguda em parentes de primeiro grau.

Artrite psoriásica

Artrite e psoríase ou artrite e pelo menos dois dos seguintes critérios: dactilite, depressões puntiformes nas unhas ou onicólise, psoríase em parente de primeiro grau.

Artrite indiferenciada

Não preenche nenhuma das 6 categorias anteriores ou preenche mais de uma categoria.

Laboratorial

Hemograma completo, velocidade de hemossedimentação, proteína C reativa, imunoglobulinas, ferritina, FAN, fator reumatoide, líquido sinovial.

Por imagem

Radiografias das articulações dolorosas
Deve-se solicitar tanto nas fases iniciais quanto nas tardias.

Ultrassonografias
Derrames articulares, sinovites, entesites, cistos sinoviais e aumento de partes moles. Se equipado com Doppler, o processo inflamatório é acompanhado, podendo auxiliar nas injeções intra-articulares.

Ressonância magnética
Método não invasivo, determina com precisão a atividade e a extensão da doença.

Histopatológico
Em casos duvidosos, uma biopsia sinovial pode ser necessária.

■ Diagnóstico diferencial

Também varia de acordo com o subtipo de AIJ.

Artrite idiopática juvenil sistêmica
Infecções virais ou bacterianas, febre reumática, doenças autoimunes, vasculites sistêmicas, neoplasia, doenças autoinflamatórias ou mesmo sarcoidose.

Poliartrite com fator reumatoide negativo
Febre reumática, artrites reativas, doenças autoimunes, vasculites e alterações congênitas e hereditárias, como síndrome de Down, síndrome de Turner e fibrose cística.

Poliartrite com fator reumatoide positivo
Lúpus eritematoso sistêmico, esclerodermia, doença mista do tecido conjuntivo ou síndrome de Sjögren.

■ Tratamento

Medidas gerais
Orientações aos pais e ao paciente escolar; terapia física e ocupacional.

Fármacos
Anti-inflamatórios não hormonais, glicocorticoides (em colírio, intra-articular ou dependendo da situação, sistêmicos), DMARDS (metotrexato, sulfassalazina, ciclosporina), terapias com agentes biológicos (imunoglobulinas, anti-TNF, anti-IL-1, anti-IL-6 etc.).

Outras intervenções
Imunizações; prevenção e tratamento do déficit estatural e da osteoporose.

■ Complicações

As possíveis complicações da doença variam de acordo com o subtipo. Também podem advir de efeitos colaterais das medicações utilizadas.

NÃO ESQUEÇA

É comum a associação de artrite crônica a uveíte anterior crônica, principalmente no subtipo oligoartrite.

■ Bibliografia

Cassidy JT et al. Textbook of pediatric rheumatology. 6. ed. Philadelphia: Saunders Elsevier, 2011.
Oliveira SKF et al. Reumatologia para Pediatras. 2. ed. Rio de Janeiro: Revinter, 2014.

REUMATOLOGIA

137 ARTRITES INFECCIOSAS

Katia Lino e Marise Lessa

■ Introdução

As artrites infecciosas constituem um grupo de doenças capazes de alterar o sistema osteoarticular por meio da presença direta do agente infeccioso intra-articular ou por uma reação deste a distância. As artrites sépticas bacterianas são consideradas uma urgência, necessitando de diagnóstico precoce e tratamento imediato para reduzir sequelas e prejuízo funcional.

■ Classificação

- Artrite séptica, quando o agente infeccioso está ou esteve presente no espaço sinovial: bactérias, micobactérias, fungos ou vírus
- Artrite reativa, decorrente de uma resposta ao agente infeccioso extra-articular.

■ Epidemiologia

A artrite séptica de origem bacteriana é responsável por cerca de 6,5% das artrites na infância. Sua incidência é ligeiramente maior em meninos do que em meninas, sem predileção por raça.

■ Etiologia

Artrite séptica bacteriana

Staphylococcus aureus, *Streptococcus*, *Haemophilus infuenzae*, *Salmonella* (doença falciforme), *Neisseria gonorrhoeae* (adolescentes). Em recém-nascidos, as bactérias gram-negativas e os estreptococos do grupo B são possibilidades. Também é preciso pensar em *Mycobacterium tuberculosis*. Os outros agentes causadores de artrite séptica são bem mais raros, como o parvovírus B19, rubéola, vírus Epstein-Barr, varicela.

Artrite reativa

Salmonella, *Shigella*, *Yersinia* e *Campylobacter* (trato gastrintestinal) ou *Chlamydia* e *Ureaplasma* (sistema geniturinário).

■ Fisiopatologia

A artrite séptica pode se instalar a partir da chegada do agente infeccioso ao espaço articular por via hematogênica, inoculação direta ou contiguidade.

A artrite reativa representa uma resposta ao agente infeccioso extra-articular decorrente de reação cruzada entre estruturas articulares e antígenos infecciosos. Por definição, não há agentes infecciosos no espaço sinovial.

■ Quadro clínico

Artrite séptica

Sinais sistêmicos (febre, vômito e cefaleia) e geralmente monoartrite com limitação importante dos movimentos, muita dor e sinais flogísticos exuberantes. Os joelhos são as articulações mais acometidas, mas também pode ocorrer no quadril, no tornozelo, no cotovelo e no ombro. Pode estar associada à osteomielite.

Tuberculose osteoarticular

Monoartrite principalmente do joelho; no mal de Pott, há acometimento da coluna vertebral, com dor local, deformidade torácica e dificuldade da marcha.

Artrite reativa

Oligoartrite assimétrica, predominando nos membros inferiores, associada a evidências clínicas ou laboratoriais de infecção prévia nas últimas 4 semanas. Pode estar associada a entesite, tenossinovite e bursite, ou mesmo a sintomas constitucionais como febre, fadiga, emagrecimento e fraqueza muscular.

Síndrome de Reiter

Artrite reativa com a tríade clássica de artrite, conjuntivite e uretrite (ou cervicite).

■ Diagnóstico

Clínico

Os sinais e os sintomas típicos, como dor espontânea e à palpação, rubor, edema e aumento da temperatura local, fortalecem a suspeita clínica de artrite infecciosa. Com frequência há limitação de movimento da articulação acometida e, quando em membros inferiores, pode haver claudicação e até mesmo impossibilidade de apoiar o peso sobre o membro afetado.

Laboratorial

Artrite séptica

Hemograma normal ou leucocitose; marcadores inflamatórios elevados; análise do líquido sinovial com aspecto turvo, leucocitose e cultura deste líquido.

Artrite reativa

Marcadores inflamatórios elevados, líquido sinovial estéril; as culturas de sangue, urina ou fezes podem ser positivas. Pode ter associação ao HLA-B27.

Por imagem

Ultrassonografia articular

Aumento do líquido sinovial; a ressonância magnética ou cintigrafia óssea são úteis para o diagnóstico precoce, identificando quadros iniciais de inflamação.

■ Diagnóstico diferencial

Febre reumática, sinovite transitória do quadril e osteocondroses.

■ Tratamento

Fármacos

Artrite séptica

Analgésicos, anti-inflamatórios, antibióticos.

Artrite reativa

Anti-inflamatórios.

Outras intervenções

A drenagem cirúrgica é controversa.

■ Complicações

Sequela articular, com prejuízo funcional da articulação.

NÃO ESQUEÇA

As artrites sépticas são emergências infecciosas e podem se tornar emergências cirúrgicas se o quadril e/ou o ombro estiverem acometidos.

■ Bibliografia

Cassidy JT *et al*. Textbook of pediatric rheumatology. 6. ed. Philadelphia: Saunders Elsevier, 2011.

Oliveira SKF *et al*. Reumatologia para pediatras. 2. ed. Rio de Janeiro: Revinter, 2014.

REUMATOLOGIA

138 DERMATOMIOSITE JUVENIL

Katia Lino e Marise Lessa

■ Introdução
A dermatomiosite juvenil (DMJ) é a miopatia inflamatória idiopática mais comum na infância. O paciente apresenta lesões cutâneas patognomônicas e fraqueza muscular proximal.

■ Epidemiologia
A DMJ é uma rara miopatia autoimune, com incidência nos EUA de 3 por 1 milhão de crianças entre 2 e 17 anos de idade. Em geral, 16 a 20% dos pacientes com dermatomiosite têm manifestação na infância. Existe predomínio no sexo feminino (3:1), e o pico de incidência se dá entre 5 e 14 anos de idade.

■ Etiologia
A etiologia é desconhecida, mas acredita-se que alguns fatores externos sejam capazes de desencadear a doença em indivíduos suscetíveis.

■ Fisiopatologia
Muitos estudos sugerem que a DMJ é uma angiopatia autoimune. Apresenta-se como lesões em capilares, vênulas e pequenas artérias localizadas principalmente no tecido conjuntivo da pele, do sistema digestório, dos músculos e de pequenos nervos, associadas ou não a um componente inflamatório.

■ Quadro clínico
O início do quadro pode ser agudo, subagudo ou crônico, manifestando-se por sintomas gerais como febre, mal-estar, fadiga, mialgia, anorexia, perda de peso ou edema.

O acometimento muscular caracteriza-se por fraqueza proximal e simétrica, principalmente nas cinturas pélvica e escapular, pouco associadas a mialgia. Outros músculos podem ser acometidos, causando inclusive disfonia e disfagia.

As lesões cutâneas podem se apresentar de várias formas, desde eritematosas até ulceradas. Entretanto, existem lesões bem típicas, como:
- Heliotropo: edema eritematovioláceo peripalpebral que pode se estender sobre o dorso do nariz e regiões malares (Figura 138.1)
- Pápulas de Gottron: pápulas avermelhadas localizadas predominantemente nas faces extensoras das metacarpofalângicas (Figura 138.2), interfalângicas e grandes articulações (Figura 138.3). Também pode haver livedo reticular, ulceração, lesão de mucosas e alterações das alças capilares periungueais.

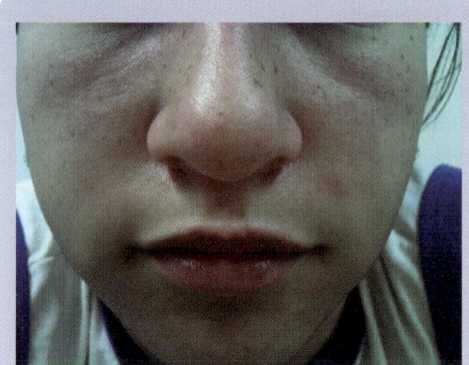

Figura 138.1 *Rash* malar e face edemaciada em adolescente com dermatomiosite juvenil.

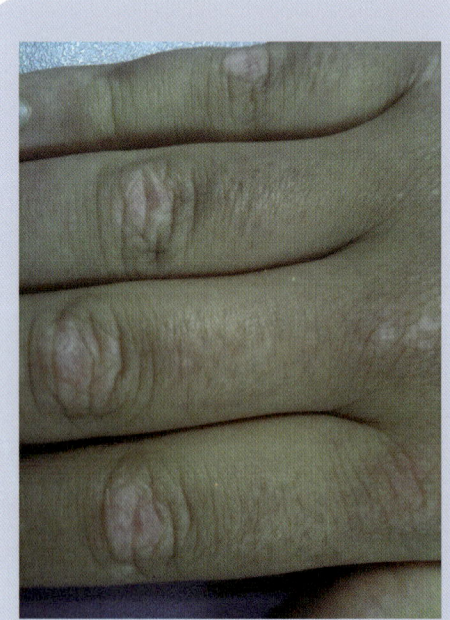

Figura 138.2 Pápulas de Gottron nas faces extensoras das articulações metacarpofalângicas.

DERMATOMIOSITE JUVENIL

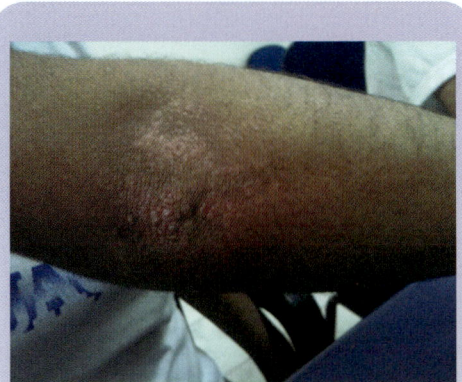

Figura 138.3 Pápulas de Gottron na face extensora da articulação do cotovelo direito.

Observa-se acometimento de outros órgãos, como infarto, perfuração e sangramento do sistema digestório; distúrbios cardíacos da condução; doença pulmonar restritiva por fraqueza muscular ou intersticial; artralgia e mialgia, com artrite sendo mais rara; insuficiência renal aguda; discreta linfonodomegalia e hepatosplenomegalia; calcinose, principalmente na fase tardia da doença em cerca de 40 a 60% dos pacientes; lipodistrofia, geralmente após 4 a 6 anos de doença.

■ Diagnóstico

Clínico

Fraqueza muscular proximal, que pode ser evidenciada pelo sinal de Gowers, na qual o paciente "escala" seu próprio corpo para sair de uma posição agachada, em virtude da fraqueza muscular nos quadris e coxas.

A fraqueza também pode ser avaliada por meio de um escore conhecido como CMAS (*Childhood Myositis Assessment Scale*), usado na tentativa de quantificá-la.

Alteração cutânea específica, como pápulas de Gottron e heliotropo.

Capilaroscopia mostrando lesões visíveis na área periungueal.

Laboratorial

Aumento de enzimas musculares, como creatinofosfoquinase (CPK), aldolase, alanina aminotransferase (TGP), aspartato aminotransferase (TGP). É importante saber que apenas uma das enzimas pode estar aumentada.

O hemograma e as provas de resposta inflamatória costumam ser normais. Alguns autoanticorpos podem estar aumentados com baixa frequência, entre eles o anticorpo antinuclear.

Por imagem

As radiografias são muito utilizadas para identificar calcinoses. Eletromiografia feita nos músculos proximais pode evidenciar miopatia, mas este achado é específico de DMJ.

Histopatológico

A biopsia muscular pode mostrar uma miopatia inflamatória, afastando outras doenças musculares. Deve ser realizada em área muscular acometida para evitar resultados falso-negativos.

■ Diagnóstico diferencial

Outras doenças do tecido conjuntivo, como lúpus eritematoso sistêmico, doença mista do tecido conjuntivo e esclerodermia, além de outras causas de miopatia.

■ Tratamento

Medidas gerais

Filtro solar e fisioterapia.

Fármacos

Glicocorticoides; imunoglobulina intravenosa (IGIV); outros imunossupressores ou agentes biológicos de acordo com a gravidade do caso.

Outras intervenções

Tratamento da calcinose.

■ Complicações

Calcinose, osteoporose e perfuração intestinal.

> **NÃO ESQUEÇA**
>
> Atenção à queixa de engasgo causado por fraqueza de terço proximal de esôfago, a qual demanda internação.

■ Bibliografia

Cassidy JT *et al*. Textbook of pediatric rheumatology. 6. ed. Philadelphia: Elsevier Saunders, 2011.

Oliveira SKF *et al*. Reumatologia para pediatras. 2. ed. Rio de Janeiro: Revinter, 2014.

REUMATOLOGIA

139 DOENÇAS AUTOINFLAMATÓRIAS

Katia Lino e Marise Lessa

■ Introdução

Grupo de afecções clínicas causadas por desregulação do sistema imune inato, que se manifestam por febre recorrente e inflamações, sem que sejam detectados níveis significativos de autoanticorpos ou antígenos específicos de células T, característicos das doenças autoimunes.

Frequentemente constituem um desafio para os clínicos.

A chave para o diagnóstico é uma história cuidadosa com um bom exame físico.

■ Fisiopatologia

Nas doenças autoinflamatórias, o principal problema que causa a inflamação está ligado aos mecanismos de imunidade inata e à participação do inflamassoma, um complexo proteico contendo caspases envolvidas na clivagem proteolítica de precursores de IL-1 para produzir formas ativas da citocina pró-inflamatória IL-1, gerando aumento anormal da inflamação.

■ Quadro clínico e tratamento

Febre familiar do Mediterrâneo

É a mais comum das doenças autoinflamatórias hereditárias.

Herança autossômica recessiva; relacionada com mutação no gene *MEFV*, que codifica a pirina.

Achados clínicos. Episódios de febre que duram 1 a 3 dias e recorrem a cada 4 a 8 semanas, marcada por serosites (peritonite com dor abdominal, pleurite, sinovites).

Problemas. Cutâneo (eritema semelhante à erisipela nas pernas e nos dorsos dos pés) e musculoesquelético (monoartrite, mialgias). A morbidade está associada à amiloidose, principalmente renal.

Tratamento. A colchicina é eficaz em 75% dos pacientes; a anakinra é eficaz nos pacientes resistentes à colchicina.

Síndrome periódica associada ao receptor de TNF (TRAPS, *TNF-receptor associated periodic syndrome*)

Originalmente chamada de febre familiar hiberniana, é de herança autossômica dominante. A TRAPS está associada a mutação genética do gene *TNFRSF1A*, que codifica o receptor do fator de necrose tumoral (TNF).

A idade de apresentação varia desde a primeira infância a várias décadas de vida.

Achados clínicos. Os achados são diferentes em cada episódio e podem ter intervalos de 3 a 4 semanas ou acontecerem em intervalos irregulares.

Problemas. Cutâneos (eritemas migratórios, exantemas maculopapulares que se alastram pelo tronco e membros); musculoesqueléticos (intensa mialgia migratória associada a exantemas e artralgias); oculares (conjuntivite e edema periorbitário); gastrintestinal (dor abdominal intensa).

Tratamento. Corticoterapia oferece alívio, mas só como na fase sintomática, pois não diminui a frequência dos ataques. Agentes anti-TNF (etanercepte, infliximabe) têm sido utilizados. Anti-IL-1 (anakinra) mostrou alguma eficácia.

Síndrome de hiperimunoglobulinemia D (HIDS, *hyperimmunoglobulinemia D syndrome*)

Síndrome rara de febres recorrentes, causadas por mutações no gene da mevalonato quinase. Mais de 90% dos pacientes mostram sintomas no primeiro ano de vida.

Achados clínicos. Episódios febris que duram 4 a 7 dias e recorrem a cada 4 a 8 semanas; febre associada a dor abdominal, vômito e diarreia; outros (linfadenomegalia cervical, úlceras orais, artralgias e artrites simétricas das grandes articulações); elevação das provas de atividade inflamatória e leucocitose; elevação de IgD e IgA durante os episódios febris.

Tratamento. Anti-inflamatórios não hormonais e corticosteroides frequentemente limitam os sintomas. Agentes biológicos (anti-TNF e anti-IL-1) podem ser mais eficazes.

Síndromes periódicas asssociadas à criopirina (CAPS)

Grupo de síndromes autoinflamatórias associadas a mutações genéticas envolvendo o *CIAS1, NLRP3* – gene que codifica a criopirina.

Todas essas síndromes se caracterizam por doenças que se iniciam na infância, mas podem se apresentar mais tardiamente.

A seguir, descreveremos 3 doenças que constituem um espectro de gravidade crescente.

Síndrome autoinflamatória familial ligada ao frio (FCAS, *familial cold autoinflammatory syndrome*)

As crianças manifestam febre, calafrios e lesões cutâneas urticariformes generalizadas após 30 minutos a 6 horas de exposição ao frio. Os sintomas persistem por 24 horas. Os sintomas associados incluem conjuntivite e artralgias. Risco de amiloidose na idade adulta.

Síndrome de Muckle-Wells

Frequentes episódios de febre com duração de 24 a 48 horas. Síndrome caracterizada por exantema urticariforme generalizado, artralgias, mialgias, artrites e conjuntivite. Perda auditiva neurossensorial progressiva a partir da adolescência. Alto risco de amiloidose (25%).

Doença inflamatória multissistêmica de origem neonatal (NOMID, *neonatal onset multisystem inflammatory disease*)

Achados clínicos quase contínuos que surgem em um breve período após o nascimento. Frequentes episódios de febre que duram 24 a 48 horas diversas vezes por semana. Diferencia-se de outras afecções autoinflamatórias por reduzir o crescimento e o desenvolvimento.

Problemas. Cutâneo (exantema urticariforme quase constante), no SNC (meningite asséptica, retardo intelectual, perda auditiva neurossensorial e atrofia do nervo óptico), musculoesquelético (artropatias deformantes), ocular (conjuntivite, episclerite, uveíte, papiledema), linfadenopatia, hepatomegalia, esplenomegalia. Prognóstico reservado, com alta morbidade e mortalidade.

Tratamento da CAPS

A terapia anti-IL-1 (anakinra, canakinumab, rilonacept) é altamente eficaz para CAPS. O tratamento precoce reduz o risco de amiloidose e melhora a capacidade funcional futura.

Deficiência do antagonista do receptor de interleucina-1 (DIRA, *deficiency of the IL-1 receptor antagonist*)

Quadro grave semelhante a sepse que se apresenta nas primeiras semanas de vida. Nenhuma resposta a antibioticoterapia.

Problemas. Exantema pustular e osteítes e periosteítes estéreis (muita dor aos movimentos), tipicamente sem febre; hepatomegalia, anormalidades ungueais e provas de atividade inflamatória alteradas; doença intersticial pulmonar.

Tratamento. Terapia anti-IL-1. Anakinra resultou em pronta e marcante resposta, com melhora após poucos dias do início do tratamento.

Mutação dos genes da proteína PSTPIP1 ou CD2BP1

Síndrome de artrite piogênica, pioderma gangrenoso e acne (PAPA).

Problemas. Artrite erosiva estéril (início da infância); pioderma gangrenoso (puberdade); acne cística; outras (patergia, abscessos em locais de injeção, síndrome do intestino irritável, estomatite aftosa).

Tratamento. Anakinra (anti-IL-1) e anti-TNF-alfa.

Mutações possivelmente relacionadas com LP1N2

Osteomielite crônica multifocal recorrente (CRMO).

Problemas. Dor óssea, edema local; febre; pustulose palmoplantar ou psoríase. Biopsia óssea estéril.

Tratamento. Anti-inflamatório não hormonal; glicocorticoide, metotrexato, azatioprina; anti-TNF.

■ Diagnóstico

Laboratorial

Hemograma completo, VHS, proteína C reativa, proteína sérica amiloide A, complemento, imunoglobulinas séricas.

■ Complicações

Amiloidose.

■ Bibliografia

Cassidy JT et al. Textbook of pediatric rheumatology. 6. ed. Philadelphia: Saunders Elsevier, 2011.

Oliveira SKF et al. Reumatologia para pediatras. 2. ed. Rio de Janeiro: Revinter, 2014.

REUMATOLOGIA

140 ESCLERODERMIA

Katia Lino e Marise Lessa

■ Introdução

Esclerodermia é uma doença inflamatória autoimune caracterizada pelo endurecimento da pele, com espessamento e perda de elasticidade. Na infância há predomínio da esclerodermia localizada, e na idade adulta a forma sistêmica é mais prevalente.

■ Classificação

- Esclerodermia localizada: morfeia circunscrita (mais benigna); morfeia generalizada; morfeia linear (predominantemente pediátrica); morfeia pan-esclerótica; morfeia mista
- Esclerodermia sistêmica: difusa e limitada.

■ Epidemiologia

A esclerodermia localizada é considerada uma doença rara, mas é 10 vezes mais comum que a sistêmica; sua incidência é estimada em 2,7 por 100.000 pacientes com idade inferior a 17 anos. Já a incidência da forma sistêmica é de 1 por 1.000.000 de crianças. A esclerodermia localizada predomina no sexo feminino e pode surgir desde o nascimento; a forma sistêmica não tem predileção por sexo até a idade de 8 anos, quando passa a ser mais comum em meninas.

■ Etiologia

A etiologia ainda não é bem conhecida, mas há indícios de associação de autoimunidade, fatores ambientais, infecção e trauma.

■ Fisiopatologia

Existe acúmulo de colágeno, com espessamento progressivo e endurecimento da pele, que passa a apresentar uma região fibrótica e inflamatória. Na forma sistêmica também se observa o envolvimento da microvasculatura, resultando no acometimento de diferentes órgãos e tecidos.

■ Quadro clínico

A esclerodermia localizada tem a apresentação cutânea de acordo com seu subtipo.

A *morfeia circunscrita* apresenta lesões isoladas ou múltiplas, adjacentes ou dispersas, localizadas na derme ou nos tecidos subcutâneos.

A *morfeia generalizada* apresenta 4 ou mais lesões confluentes, envolvendo pelo menos dois sítios anatômicos.

A *esclerodermia linear* apresenta faixas lineares endurecidas, geralmente unilaterais, que podem acompanhar um dermátomo. De acordo com a localização, esta forma pode causar prejuízo funcional, com contratura articular ou atrofia do membro. Existe a lesão linear conhecida como "lesão em golpe de sabre", que acomete o rosto e o couro cabeludo, e a síndrome de Parry-Romberg, que também causa hemiatrofia facial mais grave. Estas duas formas podem estar associadas a lesões intracranianas, convulsões, uveíte ou mesmo alterações dentárias.

A *morfeia pan-esclerótica* é a mais rara e também a mais incapacitante, com o acometimento do membro sendo circunferencial e se estendendo da pele até o osso.

A *morfeia mista* é a combinação de pelo menos dois dos subtipos descritos.

A *esclerodermia sistêmica* geralmente se apresenta com fenômeno de Raynaud. O acometimento cutâneo inicialmente tem alterações edematosas, com endurecimento e fibrose progressivos da pele dos dedos das mãos, dos antebraços, das pernas e da face, terminando na fase atrófica com a pele brilhante e áreas de hiper e hipopigmentação. Podem surgir telangiectasias ou calcinoses. Há acometimento musculoesquelético com artralgias, artrites, contraturas articulares ou miosite, e do trato gastrintestinal com queixas de disfagia e dispepsia, por disfunção de esfíncter esofagiano inferior.

A mortalidade mais alta está associada a doença do sistema respiratório, com o desenvolvimento de hipertensão pulmonar, doença intersticial ou alveolite inflamatória. Mais raras são as cardiomiopatias, as vasculopatias renais e o acometimento neurológico, como a neuropatia do trigêmeo.

■ Diagnóstico

Clínico

O diagnóstico clínico baseia-se no tipo de lesão cutânea e no acometimento sistêmico.

A forma sistêmica se apresenta com o critério obrigatório de esclerose/endurecimento da pele em região proximal das articulações metacarpofalângicas e metatarsofalângicas, associado a pelo menos 2 dos 20 critérios: esclerodactilia, fenômeno de Raynaud, anomalias nos capilares periungueais, úlceras nas pontas dos dedos, disfagia, refluxo gastresofágico, crise renal, hipertensão arterial de início recente, arritmias, insuficiência cardíaca, fibrose pulmonar, alteração na prova de difusão de monóxido de carbono, hipertensão arterial pulmonar, atrito por fricção de tendão, artrite, miosite, neuropatia, síndrome do túnel do carpo, anticorpo antinuclear e autoanticorpos seletivos como o anticentrômero.

Laboratorial

Esclerodermia localizada
Pode causar velocidade de hemossedimentação (VHS) elevada, eosinofilia e hipergamaglobulinemia. Pode haver autoanticorpos positivos, com destaque para os anticorpos antinucleares (FAN).

Esclerodermia sistêmica
Alterações inespecíficas de doença inflamatória crônica, como anemia e aumento de VHS e PCR. A presença de autoanticorpos é mais comum, com anticorpo antinuclear presente em 80% dos casos. O anti-Scl-70 (antitopoisomerase-1) está associado à forma difusa e o anticentrômero à forma limitada. Pode haver aumento de enzimas musculares.

Por imagem
Ultrassonografia e ressonância magnética podem ser úteis para localizar áreas acometidas; na capilaroscopia, observam-se alterações típicas, como perda de capilares ao lado de alças dilatadas e tortuosas; cintigrafia de esôfago, endoscopia; teste de função pulmonar, tomografia computadorizada de tórax; ecocardiograma.

Histopatológico
Na fase inicial há sinais de intenso infiltrado inflamatório; posteriormente observa-se aumento de fibroblastos e colágeno, que leva a esclerose.

■ Diagnóstico diferencial
Doença do enxerto *versus* hospedeiro; fenilcetonúria; síndrome de envelhecimento precoce; escleredema; queiroartropatia diabética; porfiria cutânea tardia.

■ Tratamento

Medidas gerais
Proteção vascular contra traumas e frio; fisioterapia; hidratação cutânea; apoio psicológico.

Fármacos

Esclerodermia localizada
Corticosteroide tópico, tacrolimo, PUVA (psoraleno + radiação ultravioleta A), corticosteroides, metotrexato, micofenolato de mofetila, ciclosporina.

Esclerodermia sistêmica
- Vasculopatia digital: nifedipino, bosentana
- Hipertensão arterial pulmonar: bosentana, sildenafila
- Acometimento cutâneo: metotrexato
- Doença intersticial pulmonar: ciclofosfamida
- Crise renal esclerodérmica: inibidores de enzima conversora de angiotensina, corticosteroides
- Doença intestinal: inibidores da bomba de prótons, fármacos pró-cinéticos, antibióticos.

Outras intervenções
Transplante autólogo de células-tronco.

■ Complicações
A pele espessada pode causar contraturas articulares, restringindo os movimentos.
O grave acometimento do sistema digestório pode levar a desnutrição.

■ Bibliografia
Cassidy JT *et al.* Textbook of pediatric rheumatology. 6. ed. Philadelphia: Saunders Elsevier, 2011. Section 3, chaps 25 e 26.
Oliveira SKF. Reumatologia para pediatras. 2. ed. Rio de Janeiro: Revinter, 2014. Parte III, caps. 10 e 11.

REUMATOLOGIA

141 LÚPUS ERITEMATOSO SISTÊMICO JUVENIL

Katia Lino e Marise Lessa

■ Introdução

O lúpus eritematoso sistêmico (LES) é uma doença que se manifesta com alterações em múltiplos órgãos por anormalidades do sistema de imunidade inata e adquirida em que há produção de diversos autoanticorpos, formação de imunocomplexos e consequente inflamação em vasos sanguíneos e diferentes tecidos. O LES denomina-se juvenil quando se inicia antes dos 16 anos de idade.

■ Critérios de classificação (SLICC-2012)

O paciente é classificado como LES quando preencher, no mínimo, 4 dentre os 17 critérios, sendo pelo menos 1 clínico e 1 imunológico ou biopsia renal compatível com LES e FAN ou anti-DNA positivo.

Os critérios podem ser divididos em:
- Clínicos
    - Lúpus cutâneo agudo
    - Lúpus cutâneo crônico
    - Úlceras orais ou nasais
    - Alopecia não cicatricial
    - Sinovite em duas ou mais articulações
    - Serosite (pleura ou pericárdio)
    - Proteinúria (urina de 24 horas ou amostra isolada que represente 500 mg ou mais de proteína/24 h) ou cilindros hemáticos
    - Convulsão, psicose, mononeurite múltipla, mielite, neuropatia craniana (ou periférica) ou estado confusional agudo
    - Anemia hemolítica
    - Leucopenia (< 4.000/mm^3) ou linfopenia (< 1.000/mm^3)
    - Plaquetopenia (< 100.000/mm^3)
- Imunológicos
    - FAN
    - Anti-DNA
    - Anti-Sm
    - Anticorpos antifosfolipídios (qualquer um dos seguintes: anticoagulante lúpico; VDRL falso-positivo; anticardiolipina IgA, IgG ou IgM; ou antibeta2-glicoproteína I IgA, IgG ou IgM)
    - Complemento baixo (C3, C4 ou CH50)
    - Teste de Coombs direto positivo (na ausência de anemia hemolítica).

■ Epidemiologia

É raro antes dos 5 anos de idade, e a incidência aumenta a partir dos 10 anos, provavelmente por influência das mudanças hormonais. De 15 a 20% dos casos de LES ocorrem antes dos 16 anos.

■ Etiologia

Não há etiologia precisa. Fatores hormonais e ambientais que atuam em indivíduos geneticamente suscetíveis provavelmente levam à doença.

■ Quadro clínico

Sintomas constitucionais: febre, fadiga, perda de peso, inapetência.

Diversos tipos de lesões cutâneas, por exemplo, secundárias a vasculite (Figura 141.1), poliartralgia, fenômeno de Raynaud, linfadenopatia, hepatomegalia/esplenomegalia, hipertensão arterial, alterações tromboembólicas.

■ Diagnóstico

Clínico

O diagnóstico é clínico, e os critérios são de acordo com a classificação.

Laboratorial

Hemograma completo, coagulograma, VHS, proteína C reativa, imunoglobulinas, anti-La, anti-Ro, anti-RNP, fator reumatoide, anti-histona, antiproteína P ribossômica.

Por imagem

De acordo com o órgão afetado.

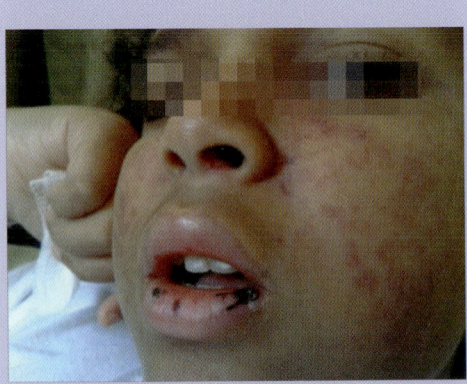

Figura 141.1 Paciente do sexo masculino com *rash* malar, úlcera nasal e oral, anemia hemolítica, plaquetopenia, fator antinuclear positivo e complementos consumidos.

Histopatológico
As biopsias mais frequentemente solicitadas são renal e cutânea.

■ Diagnóstico diferencial
Por ser uma doença multissistêmica, o LES entra no diagnóstico diferencial de inúmeras situações clínicas, como exantemas, artrites, nefropatias, doença neurológica aguda, anemia e febre de origem indeterminada. Assim, o LES se confunde com infecções, outras vasculites, neoplasias malignas e sepse.

É preciso ainda lembrar do lúpus induzido por medicamentos como isoniazida, procainamida, quinidina, clorpromazina e hidralazina.

■ Tratamento
Medidas gerais
Orientações aos pais e à escola; filtro solar.

Fármacos
Com base nos órgãos acometidos, hidroxicloroquina, glicocorticoides, azatioprina, micofenolato mofetila, ciclofosfamida, rituximabe.

Outras intervenções
Imunizações, prevenção da osteoporose, pulsoterapia.

■ Complicações
A principal complicação é o aumento da suscetibilidade a infecções.

Uma das complicações temidas é a insuficiência renal. Outras complicações seguirão de acordo com o sistema acometido.

NÃO ESQUEÇA
- Coreia pode ser manifestação do LES juvenil
- O LES juvenil é mais grave do que no adulto
- As crianças tendem a ter mais doenças renais e danos cumulativos.

■ Bibliografia
Cassidy JT *et al*. Textbook of pediatric rheumatology. 6. ed. Philadelphia: Saunders Elsevier, 2011.

Oliveira SKF *et al*. Reumatologia para pediatras. 2. ed. Rio de Janeiro: Revinter, 2014.

REUMATOLOGIA

142 FEBRE PERIÓDICA

Katia Lino e Marise Lessa

■ Introdução
A febre periódica com estomatite aftosa, faringite e adenite (PFAPA, *periodic fever, adenitis, pharyngitis, aphtous stomatitis*) é a síndrome periódica febril mais comum em crianças e tem bom prognóstico. A síndrome foi descrita por Marshall *et al.* em 1987.

■ Epidemiologia
Um estudo populacional recente relatou incidência de 2,3 por 10.000 crianças de até 5 anos de idade.

■ Etiologia
Desconhecida.

■ Fisiopatologia
Não se conhece qual a desregulação do sistema imune, tampouco está associada a mutação ou etnias.

■ Quadro clínico
Os surtos febris podem durar 5 dias e se repetir a cada 4 a 6 semanas. As crianças se mantêm saudáveis entre as crises. No início do surto pode haver mal-estar, calafrios, fadiga e lesões orais. A febre é alta e pode ceder em 24 a 48 horas. Úlceras orais ocorrem em 70% dos casos e não deixam cicatrizes. Faringite não exsudativa está presente em 72% dos pacientes, já a linfonodomegalia cervical ocorre em 88%. Também pode haver artralgia, dor abdominal, vômito e cefaleia.

■ Diagnóstico

Clínico
O Quadro 142.1 apresenta os critérios de diagnóstico propostos por Thomas *et al.*

Laboratorial
Hemograma completo (leucocitose); VHS e proteína C reativa (aumentadas).

■ Diagnóstico diferencial
Neutropenia cíclica; doenças autoinflamatórias; imunodeficiência; doenças autoimunes; doenças infecciosas crônicas.

QUADRO 142.1 Critérios de diagnóstico para PFAPA (*periodic fever, adenitis, pharyngitis, aphtous stomatitis*).

- Episódios regularmente recorrentes de febre com idade de início baixa (< 5 anos)
- Sintomas constitucionais na ausência de infecção respiratória alta com pelo menos um dos seguintes sinais clínicos: estomatite aftosa, linfadenite cervical e faringite
- Neutropenia cíclica foi excluída
- Entre os episódios, a criança se mantém assintomática
- Crescimento e desenvolvimento normais

■ Tratamento

Medidas gerais
Evitar antibioticoterapia.

Fármacos
Prednisona em dose única ou repetida no dia seguinte. A cimetidina pode prevenir recorrência.

Outras intervenções
Tonsilectomia/adenoidectomia em alguns casos.

> **NÃO ESQUEÇA**
> Manter acompanhamento, pois há relatos de casos que evoluíram para a doença de Behçet.

■ Bibliografia
Cassidy JT *et al*. Textbook of pediatric rheumatology. 6. ed. Philadelphia: Saunders Elsevier, 2011.
Forsvoll J *et al*. Incidence, clinical characteristics and outcome in Norwegian children with periodic fever, aphthous stomatitis, pharyngitis and cervical adenitis syndrome. Acta Paediatrica. 2013; 102:187-92.
Marshall GS, Edwards KM, Butler J, Lawton AR. Syndrome of periodic fever, pharyngitis, and aphthous stomatitis. J Pediatr 1987; 110(1):43-6.
Oliveira SKF *et al*. Reumatologia para pediatras. 2. ed. Rio de Janeiro: Revinter, 2014.
Thomas KT *et al*. Periodic fever syndrome in children. J Pediatr. 1999; 135:15-21.

REUMATOLOGIA

143 VASCULITES

Katia Lino e Marise Lessa

■ Introdução

As vasculites constituem um grupo heterogêneo e complexo de distúrbios que tendem a afetar múltiplos sistemas orgânicos. O denominador comum desses distúrbios, cujas manifestações clínicas podem ser extremamente variáveis, é a inflamação na parede dos vasos sanguíneos. O quadro clínico e a gravidade do distúrbio dependem do calibre e da localização dos vasos afetados.

■ Classificação das vasculites na infância

- Vasculite predominantemente de grandes vasos
    - Arterite de Takayasu (1,8%)
- Vasculite predominantemente de vasos médios
    - Doença de Kawasaki (22%)
    - Poliarterite nodosa (sistêmica, cutânea) (3,2%)
- Vasculite predominantemente de pequenos vasos
    - Granulomatosas
        - Granulomatose com poliangiite (Wegener) (1,4%)
        - Granulomatose eosinofílica (Churg-Strauss)
    - Não granulomatosas
        - Vasculite por IgA (púrpura de Henoch-Schönlein) (49%)
        - Poliangiite microscópica
        - Vasculite leucocitoclástica cutânea isolada
        - Vasculite urticariana hipocomplementêmica
- Outras vasculites
    - Doença de Behçet
    - Vasculite primária do sistema nervoso central
    - Síndrome de Cogan
    - Vasculite secundária
        - Fármacos
        - Infecção (p. ex., hepatite B, parvovírus)
        - Malignidade
    - Não classificadas (22%).

■ Arterite de Takayasu

Critérios de classificação em crianças (2008 EULAR/PRINTO/PRES)

Anormalidades angiográficas da aorta ou de seus ramos principais e artérias pulmonares demonstrando aneurismas/dilatações, estreitamentos, ou afinamento da parede arterial (critério mandatório), associado a 1 ou mais dos 5 critérios a seguir:
- Discrepância da pressão arterial sistólica > 10 mmHg em qualquer um dos quatro membros
- Déficit de pulso periférico ou claudicação (dor muscular focal induzida por atividade física)
- Sopros
- Pressão arterial > percentil 95 (considerando-se a estatura, "Anexo D")
- Marcadores laboratoriais de fase aguda (VHS > 20 ou proteína C reativa elevada).

Quadro clínico

Inicialmente pode se apresentar como uma doença inflamatória inespecífica com febre. Depois surgem sinais e sintomas de insuficiência vascular crônica.

Tratamento (fase de atividade da doença)

- Corticosteroides associados a ciclofosfamida ou metotrexato ou micofenolato mofetila
- Infliximabe nos casos refratários.

■ Doença de Kawasaki

Critérios diagnósticos

Febre persistente por 5 ou mais dias associada a 4 ou mais dos 5 critérios a seguir:
- Edema ou eritema nas extremidades ou perianal
- Exantema polimorfo
- Alterações nos lábios e na cavidade oral (hiperemia da mucosa oral ou faríngea, fissuras labiais e língua de framboesa)
- Linfadenopatia cervical (frequentemente unilateral, diâmetro ≥ 1,5 cm)
- Hiperemia subconjuntival bilateral sem exsudato.

Outros achados incluem: irritabilidade, artrite, piúria, uretrite, gastrenterite, hepatite, uveíte, miocardite, pericardite, insuficiência cardíaca, síndrome de ativação macrofágica, descamação periungueal, aneurismas coronarianos, hiponatremia, trombocitopenia e após a primeira semana de doença, trombocitose, anemia, leucocitose com desvio, pleocitose no líquido cefalorraquidiano, hipoalbuminemia, icterícia, isquemia gastrintestinal.

Se a criança tiver febre há pelo menos 5 dias, associada a 3 ou menos dos 5 critérios citados, deve-se considerar o diagnóstico de doença de Kawasaki atípica. Os casos atípicos são mais frequentes na lactância. Nesses casos, os achados laboratoriais e ecocardiográficos podem ser valiosos. No contexto clínico apropriado, o achado de artérias coronárias dilatadas em uma criança febril deve levar ao tratamento da doença de Kawasaki.

Tratamento

- Iniciar o tratamento em 7 a 10 dias do início dos sintomas
- Imunoglobulina intravenosa (2 g/kg): inequivocamente reduz o surgimento dos aneurismas coronarianos, uma das principais complicações da doença
- Se continuar com febre 24 a 36 horas após a imunoglobulina intravenosa – aplicar uma segunda dose
- AAS 80 a 100 mg/kg/dia até a febre ceder por 24 horas, então passar para dose menor de AAS (3 a 5 mg/kg/dia)
- Se resistente à imunoglobulina intravenosa (10 a 15%), pulsoterapia intravenosa com metilprednisolona; considerar anti-TNF (infliximabe e etanercepte)
- Se houver miocardite, adicionar corticosteroide
- Se houver aneurismas coronarianos grandes, adicionar abciximabe nas fases aguda e subaguda; antiplaquetários por tempo prolongado (associados a heparina ou varfarina em casos de aneurisma gigante).

■ Poliarterite nodosa (PAN)

Critérios de classificação em crianças (2008 EULAR/PRINTO/PRES)

Doença sistêmica caracterizada por:
- Achados histológicos de vasculite necrosante em artérias de médio ou pequeno calibre
- Angiografia mostrando aneurisma, estenose ou oclusão de artérias de médio ou pequeno calibre.

Associados a 1 ou mais dos 5 critérios a seguir:
- Envolvimento cutâneo (livedo reticular, nódulos subcutâneos, infartos cutâneos superficiais, ou infartos cutâneos profundos)
- Pressão arterial > percentil 95 (considerando-se a estatura, "Anexo D")
- Neuropatia periférica (mononeurite motora múltipla, neuropatia periférica sensitiva)
- Mialgia ou flacidez muscular
- Envolvimento renal (proteinúria > 300 mg/24 h, hematúria, ou cilindros hemáticos, insuficiência renal).

Tratamento

PAN sistêmica
- Prednisona associada a um agente de segunda linha (p. ex., ciclofosfamida, azatioprina).

PAN cutânea
- Corticosteroide com rápido desmame associado ou não à imunoglobulina IV, dependendo da gravidade
- Penicilina para tratamento (se demonstrada infecção estreptocócica associada) e profilaxia.

■ Granulomatose com poliangiite (Wegener)

Critérios de classificação em crianças (2008 EULAR/PRINTO/PRES)

Pelo menos 3 dos 6 critérios a seguir:
- Exame histopatológico mostrando inflamação granulomatosa na parede arterial ou em área perivascular ou extravascular
- Envolvimento laringotraqueobrônquico (estenose subglótica, traqueal ou brônquica)
- Envolvimento pulmonar (nódulos, cavidades ou infiltrados pulmonares fixos)
- Envolvimento de vias respiratórias superiores (secreção nasal sanguinolenta ou purulenta crônica, epistaxe recorrente, perfuração do septo nasal, nariz em sela, sinusite inflamatória recorrente ou crônica)
- Envolvimento renal (proteinúria > 300 mg/24/h, hematúria, cilindros hemáticos, insuficiência renal)
- ANCA positivo por imunofluorescência ou ELISA.

O paciente também pode apresentar: fadiga, febre, perda ponderal, artralgia, artrite, mialgia, conjuntivite, esclerite, petéquias, tontura e cefaleia.

Tratamento

- Inicialmente combinação de corticosteroide e ciclosfosfamida (ou metotrexato para doenças leves)
- Tratamento de manutenção com metotrexato, azatioprina, micofenolato mofetila e dose baixa de corticosteroide
- Rituximabe (anticorpo monoclonal anti-CD20) para casos refratários ou recaídas.

■ Poliangiite microscópica

Diagnóstico
- Rapidamente progressiva, necrosante, glomerulonefrite crescêntica (90% dos pacientes)
- Síndrome pulmonar-renal
- Hipertensão arterial
- Púrpura palpebral
- Capilarite pulmonar levando a hemorragia
- p-ANCA positivo em 50 a 70% com anti-MPO por ELISA.

Tratamento
- Inicialmente com corticosteroide associado a ciclofosfamida ou metotrexato
- Manutenção com azatioprina, micofenolato mofetila ou metotrexato.

■ Vasculite por IgA/púrpura de Henoch-Schönlein

É a vasculite mais comum nas crianças.

Critérios de classificação em crianças (2008 EULAR/PRINTO/PRES)

Púrpura (geralmente palpável e coalescente) ou petéquias predominantemente nos membros inferiores. Associada a 1 ou mais dos 4 critérios a seguir:
- Dor abdominal difusa em cólicas de início agudo (pode incluir intussuscepção ou sangramento gastrintestinal)
- Biopsia de pele mostrando vasculite leucocitoclástica com predomínio de depósitos de IgA, ou biopsia renal mostrando glomerulonefrite proliferativa com predomínio de depósito de IgA
- Artrite ou artralgia de início agudo
- Envolvimento renal (proteinúria > 300 mg em 24 horas, hematúria, cilindros hemáticos, insuficiência renal).

Se a púrpura for atípica, o depósito de IgA é mandatório. Também pode haver orquite.

Tratamento
- Anti-inflamatórios não hormonais para as dores articulares
- Prednisona para pacientes selecionados (diminui a gravidade e a duração dos sintomas gastrintestinais)
- Se tiver nefrite grave, pulsoterapia com metilprednisolona intravenosa associada ou não a um agente de segunda linha (azatioprina, micofenolato mofetila, ciclofosfamida).

■ Granulomatose eosinofílica (síndrome de Churg-Strauss)

Diagnóstico
- Anormalidades dos seios paranasais
- História de asma de difícil controle
- Eosinofilia ($\geq 10\%$) associada a infiltrado eosinofílico em biopsia
- Neuropatia periférica
- Infiltrado pulmonar que não é fixo
- Isquemia miocárdica
- Pericardite
- Insuficiência cardíaca
- Nódulos cutâneos
- Dor abdominal isquêmica.

Tratamento
- Prednisona associada a um agente de segunda linha
- Ciclofosfamida se houver envolvimento cardíaco, gastrintestinal ou neurológico.

■ Vasculite primária do sistema nervoso central (SNC)

Diagnóstico
Evidência clínica de déficit neurológico novo adquirido focal ou difuso associada a:
- Evidência histológica ou angiográfica de vasculite do SNC
- Ausência de um distúrbio sistêmico associado a estes achados.
  Existem dois tipos distintos:
- Com angiografia positiva (vasculite de grandes e médios vasos)
  ○ Cefaleia, hemiparesia, déficits hemissensitivos e/ou déficit motor fino
- Com angiografia negativa (vasculite de pequenos vasos)
  ○ Cefaleia, convulsões intratáveis, febre, ataxia, declínio cognitivo, alterações do comportamento.

Tratamento
Baseado no subtipo:
- Com angiografia positiva
  ○ Anticoagulação com ou sem antiplaquetários
  ○ Corticosteroides nas apresentações não progressivas podem melhorar o prognóstico
  ○ Nas formas agressivas, ciclofosfamida (6 meses iniciais) seguida de micofenolato mofetila (manutenção por 18 meses) associado a corticosteroide em doses tituladas lentamente
- Com angiografia negativa
  ○ Ciclofosfamida (6 meses iniciais) seguida de micofenolato mofetila (manutenção por 18 meses) associado a corticosteroide em doses tituladas lentamente.

■ Doença de Behçet

Critérios de classificação – 1990 International Study Group
Úlceras orais recorrentes (úlceras aftosas maiores ou menores, ou ulceração herpetiforme recorrente pelo menos 3 vezes em 12 meses) associadas a 2 ou mais critérios a seguir:
- Úlceras genitais recorrentes (ulceração aftosa ou cicatricial)
- Lesões oculares (incluindo uveíte anterior ou posterior, células no vítreo ao exame com lâmpada de fenda, vasculite retiniana)
- Lesões cutâneas (incluindo eritema nodoso, pseudovasculite, lesões papulopustulares, ou nódulos acneiformes consistentes com Behçet)
- Patergia (pápula cutânea de 2 mm ou mais ocorrendo 24 a 48 horas após inserção oblíqua de agulha calibre 20 a 25 na pele, geralmente no antebraço).

Outros achados são meningite asséptica, encefalite, pseudotumor cerebral, artrites, trombose venosa e/ou arterial.

O início dos sintomas em crianças geralmente ocorre entre 8 e 12 anos de idade.

Tratamento
Corticosteroides, colchicina, talidomida e agentes anti-TNF (p. ex., infliximabe) têm se mostrado úteis.

■ Bibliografia
Akikusa JD, Schneider R, Harvey EA et al. Clinical features and outcome of pediatric Wegener's granulomatosis. Arthritis Rheumatol. 2007; 57(5):837-44.

Benseler SM, deVeber G, Hawkins C et al. Angiography-negative primary central nervous system vasculitis in children. Arthritis Rheum. 2005; 52(7):2159-67.

Benseler SM, Silverman ED, Aviv RI et al. Primary central nervous system vasculitis in children. Arthritis Rheum. 2006; 54:1291-97.

Borlu M, Uksal U, Frahbas A et al. Clinical features of Behçet's disease in children. Int J Dermatol. 2006; 45:713-6.

Boyer D, Vargas SO, Slattery D et al. Churg-Strauss syndrome in children: a clinical and pathologic review. Pediatrics. 2006; 118:e914-20.

Brunner J, Feldman BM, Tyrrel PN et al. Takayasu arteritis in children and adolescents. Rheumatology. 2010; 49(10):1806-14.

Cabral DA, Uribe AG, Benseler S et al. Classification, presentation, and initial treatment of Wegener's granulomatosis in childhood. Arthritis Rheum. 2009; 60(11):3413-24.

Cakar N, Yalcinkaya F, Duzova A et al. Takayasu arteritis in children. J Rheumatol. 2008; 35:913-9.

Cellucci T, Benseler SM. Diagnosing central nervous system vasculitis in children. Curr Opin Pediatr. 2010; 22:731-8.

Chartapisak W, Opastirakul S, Hodson EM et al. Interventions for preventing and treating kidney disease in Henoch-Schönlein Purpura. Cochrane Database of Systematic Reviews. 2009; 3:Art.#CD005128.

Fathalla BM, Miller L, Brady S et al. Cutaneous polyarteritis nodosa in children. J Am Acad Dermatol. 2005; 53:724-8.

Guillevin A, Durand-Gasselin B, Cevallos R et al. Microspcopic polyangiitis: clinical and laboratorial findings in 85 patients. Arthritis Rheum. 1999; 42(3):421-30.

International Study Group for Behçet's Disease. Criteria for diagnosis of Behçet's disease. Lancet. 1990; 335:1078-80.

Newburger JW, Takahashi M, Gerber MA et al. Diagnosis, treatment, and long-term management of Kawasaki disease: a statement for health professionals by the committee on rheumatic diseases, endocarditis, and Kawasaki disease, Council on cardiovascular disease in the young, American Heart Association. Pediatrics. 2004; 114:1708-33.

Ozen S. Pediatric onset Behçet disease. Curr Opin Rheumatol. 2010; 22(5):585-9.

Ozen S, Anton J, Arisoy N et al. Juvenile polyarteritis: results of a multicenter survey of 110 Children. J Pediatr. 2004; 145:517-22.

Ozen S, Pistorio A, Iusan SM et al. Eular/Printo/Pres criteria for Henoch-Schönlein purpura, childhood polyarteritis nodosa, childhood Wegener's granulomatosis and childhood Takayasu arteritis: Ankara 2008. Part II: Final classification criteria. Ann Rheum Dis. 2010; 69(5):798-806.

Pagnoux C, Guilpain P, Guillevin L. Churg-Strauss syndrome. Curr Opin Rheumatol. 2007; 19:25-32.

Peco-Antic A, Bonaci-Nikolic B, Basta-Jovanovic G et al. Childhood microscopic polyangiitis associated with MPO-ANCA. Pediatr Nephrol. 2006; 21:46-53.

Saulsbury FT. Clinical update: Henoch-Schönlein purpura. Lancet. 2007; 369:976-8.

Son MBF, Gauvreau K, Ma L et al. Treatment of Kawasaki disease: analysis of 27 US pediatric hospitals from 2001-2006. Pediatrics. 2009; 124(1):1-8.

Villa-Forte A. European League Against Rheumatism; European Vasculitis Study Group. EULAR/European vasculitis study group recommendations for the management of vasculitis. Curr Opin Rheumatol. 2010; 22:49-53.

Weiss PF, Feinstein JA, Luan X et al. Effects of corticosteroid on Henoch-Schönlein Purpura: A systematic review. Pediatrics. 2007; 120(5):1079-87.

Seção 14

NEUROLOGIA

Sumário

144. Acidentes Vasculares Encefálicos, 787
145. Encefalomielite Disseminada Aguda, 795
146. Cefaleia, 799
147. Coma, 807
148. Crises Convulsivas e Epilepsia, 813
149. Deficiência Motora Aguda, 821
150. Doenças Neuromusculares, 827
151. Erros Inatos do Metabolismo, 835
152. Hipertensão Intracraniana, 845
153. Miastenia Congênita, 849
154. Miastenia *Gravis*, 853
155. Morte Encefálica, 857
156. Paralisia Cerebral, 861
157. Síndrome de Guillain-Barré, 864
158. Síndromes Neurocutâneas, 868
159. Encefalite Autoimune, 878

Coordenador: Marcio Moacyr Vasconcelos

NEUROLOGIA

144 ACIDENTES VASCULARES ENCEFÁLICOS

Luciana G. A. Vasconcelos e Marcio Moacyr Vasconcelos

■ Introdução

Os acidentes vasculares encefálicos (AVEs) incluem diversas alterações no suprimento sanguíneo cerebral. São uma importante causa de mortalidade e morbidade, e sua incidência estimada é de 5 a 8/100.000 crianças/ano.

As manifestações clínicas dependem da idade, do território vascular acometido e dos fatores de risco associados. Por essas e outras razões, estudos demonstraram que há uma demora de aproximadamente 24 horas no diagnóstico.

É importante ressaltar que no paciente que se apresenta com um déficit neurológico focal de início agudo, deve-se presumir que o diagnóstico é AVE, até prova em contrário.

■ Classificação

Os AVEs podem ser classificados em três síndromes distintas (Figura 144.1):
- AVE isquêmico: podem advir de eventos trombóticos ou embólicos
- Trombose de seio venoso cerebral: qualquer um dos seios venosos durais pode ser afetado
- AVE hemorrágico: divide-se em hemorragia intracerebral e subaracnóidea.

■ AVE isquêmico

Incidência aproximada de 1,5 a 3 por 100.000 crianças/ano, com maior prevalência no sexo masculino. A mortalidade estimada é de 2 a 11% e morbidade de 70%.

As causas mais comuns de AVE isquêmico pediátrico são: cardiopatias, doença falciforme (Figura 144.2) e arteriopatias.

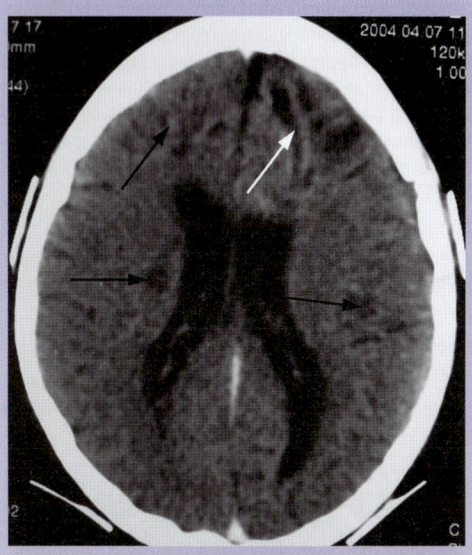

Figura 144.2 Menino de 9 anos foi diagnosticado com doença falciforme no segundo ano de vida. Ele sofreu vários episódios de déficit neurológico agudo ao longo dos anos. A tomografia computadorizada de crânio realizada aos 9 anos evidencia múltiplas áreas hipodensas (*setas pretas*) de infartos cerebrais trombóticos antigos e um infarto agudo no lobo frontal esquerdo (*seta branca*).

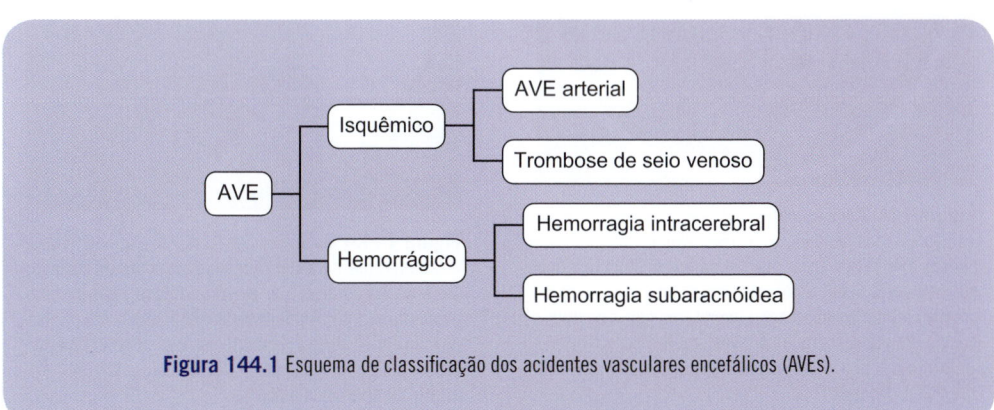

Figura 144.1 Esquema de classificação dos acidentes vasculares encefálicos (AVEs).

Distúrbios associados

Cardiopatias congênitas
Comunicação interatrial ou interventricular, estenose aórtica, estenose mitral, coarctação da aorta, persistência do canal arterial, persistência do forame oval com embolização paradoxal (Figura 144.3), anomalia de Ebstein, rabdomioma cardíaco, cardiopatias congênitas complexas.

Cardiopatias adquiridas
Cardiopatia reumática, insuficiência cardíaca congestiva, endocardite bacteriana, endocardite de Libman-Sacks, miocardite, arritmia, mixoma atrial, cirurgia cardíaca e cateterismo.

Distúrbios hematológicos/coagulopatias – hemoglobinopatias como a doença falciforme, púrpura trombocitopênica trombótica, trombocitose, leucemia, policitemia, neoplasias, deficiência de proteína C ou S, deficiência de antitrombina III, síndrome nefrótica, coagulação intravascular disseminada, síndrome dos anticorpos antifosfolipídio, mutação do fator V de Leiden, mutação G20210A da protrombina.

Doenças vasculares sistêmicas/vasculopatias
Hipertensão ou hipotensão arterial, hipernatremia, diabetes melito, síndrome de moyamoya, síndrome de Ehlers-Danlos, doença de Fabry.

Vasculite e inflamação
Meningite, vasculite, poliarterite nodosa, lúpus eritematoso sistêmico, síndrome hemolítico-urêmica, artrite reumatoide, síndrome de imunodeficiência adquirida (AIDS), neurofibromatose do tipo 1, pós-radioterapia (Figura 144.4).

Anomalias estruturais
Displasia fibromuscular arterial, síndrome de Sturge-Weber, aneurisma arterial intracraniano.

Doenças metabólicas
Homocistinúria, acidemia propiônica e metilmalônica, acidemia isovalérica, deficiência de ornitina-transcarbamilase.

Drogas ilícitas/fármacos
Cocaína, abuso de anfetaminas.

Trauma
Dissecção arterial traumática, angiografia por cateter, traumatismo cervical contundente, embolia gordurosa, embolia de líquido amniótico.

Manifestações clínicas

As manifestações clínicas variam de acordo com a idade, o território vascular acometido e a extensão da lesão. A artéria cerebral média é a mais comumente afetada.

Em crianças menores, o quadro clínico tende a ser menos característico de AVE. Em lactentes menores de 1 ano, convulsões e alteração aguda do estado mental predominam. Um déficit neurológico focal (hemiparesia) pode passar despercebido no início.

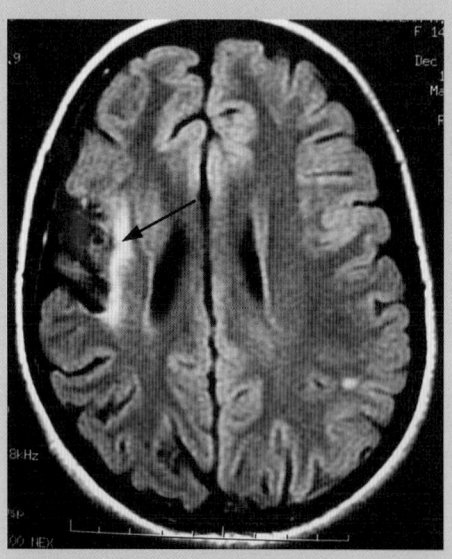

Figura 144.3 Adolescente do sexo feminino apresentou-se aos 14 anos de idade com crises epilépticas parciais. O exame de ressonância magnética do encéfalo mostrou na sequência FLAIR uma área bem delimitada (*seta*) de atrofia cortical no lobo frontal direito com gliose da substância branca subcortical. A investigação desse provável acidente vascular encefálico embólico detectou persistência do forame oval.

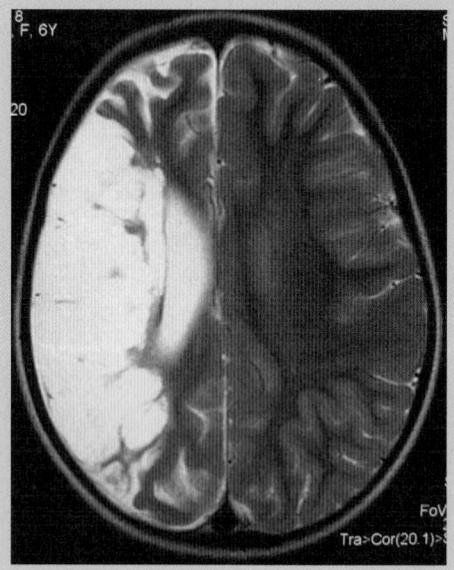

Figura 144.4 Menina de 6 anos recebeu quimioterapia e radioterapia para um rabdomiossarcoma da faringe. Durante a radioterapia, ela manifestou hemiparesia esquerda súbita. A imagem de ressonância magnética pesada em T2 mostra uma extensa área de sinal hiperintenso que corresponde a infarto de todo o território da artéria cerebral média direita.

As crianças com idade superior a 1 ano manifestam alterações neurológicas focais, bem como dificuldades da fala, cefaleia, alteração do estado mental, vômito, ataxia e déficits de nervos cranianos.

Quando os sinais neurológicos se resolvem em menos de 1 hora, pode-se usar o termo ataque isquêmico transitório (AIT). Este costuma advir de pequenos êmbolos ou de alterações hemodinâmicas transitórias.

Os AVEs isquêmicos embólicos tendem a produzir início abrupto de déficits de intensidade máxima, enquanto os eventos trombóticos geram déficits progressivos ao longo de horas. Mas, na prática, não é possível distinguir entre eventos trombóticos e embólicos com base apenas no quadro clínico.

Investigação

Diagnóstica

Quando há suspeita de AVEs, devem-se obter exame de neuroimagem e alguns exames laboratoriais (Figura 144.5).

Por ser mais acessível, a tomografia computadorizada (TC) de crânio geralmente é a primeira etapa, porém uma TC inicial normal não exclui o diagnóstico (Figura 144.6).

O padrão-ouro é a ressonância magnética (RM) do encéfalo e da região cervical com difusão-perfusão e angiorressonância.

Todos os pacientes devem submeter-se à avaliação cardíaca, incluindo eletrocardiograma e ecocardiograma transesofágico.

A investigação laboratorial deve incluir diferentes etapas, definidas de acordo com a suspeita clínica: hemograma completo, proteína C reativa, ferritina, coagulograma, VHS, eletroforese de hemoglobina, hemocultura, proteinúria na urina de 24 horas, pesquisa de infecções, fator V de Leiden, mutação da protrombina, antitrombina III, proteínas C e S, homocisteína, lipoproteína A, fator VIII, mutação MTHFR, fibrinogênio, fatores IX e XI, FAN, anticoagulante lúpico, TAP/TTP, anticorpos antifosfolipídio, D-dímero, ANCA, C3, C4, VDRL.

Em caso de suspeita de doença metabólica – amônia, lactato, aminoácidos plasmáticos e urinários, perfil lipídico, homocisteína, alfagalactosidase, ácido orgânico na urina, perfil das acilcarnitinas.

Em caso de vasculopatia focal, a punção lombar é essencial – avaliam-se pressão de abertura, celularidade, níveis de glicose e proteína, lactato, PCR para varicela, bandas oligoclonais, testes sorológicos e exames para outras infecções.

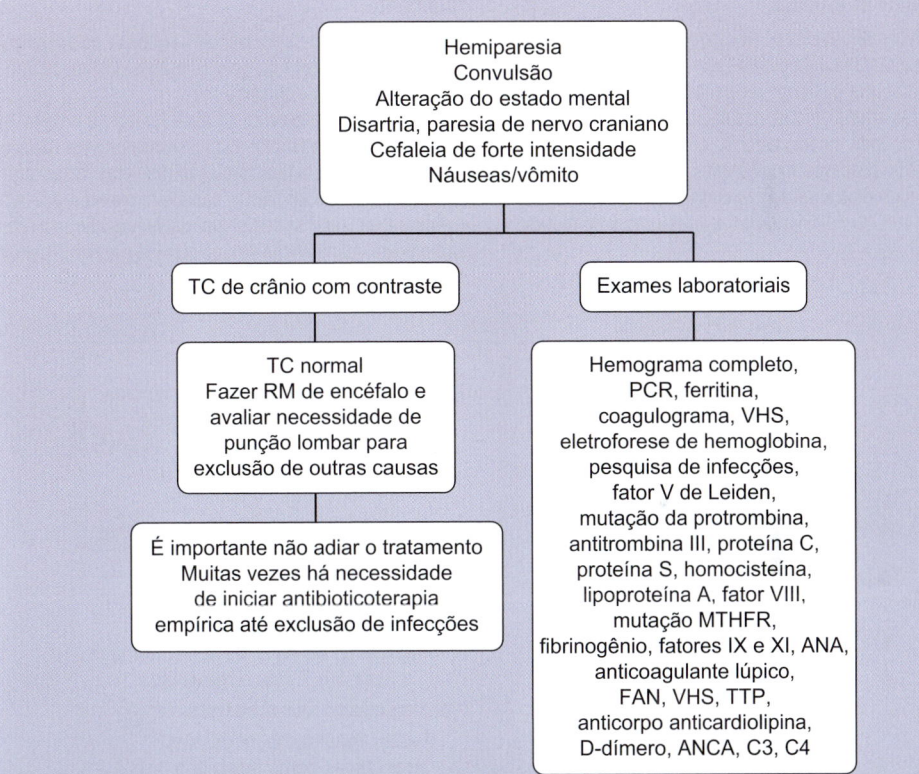

Figura 144.5 Conduta diagnóstica diante da suspeita de acidente vascular encefálico. ANA: anticorpo antinuclear; ANCA: anticorpos antineutrófilos; FAN: fator antinuclear; PCR: proteína C reativa; RM: ressonância magnética; TC: tomografia computadorizada; TTP: tempo de tromboplastina; VHS: velocidade de hemossedimentação.

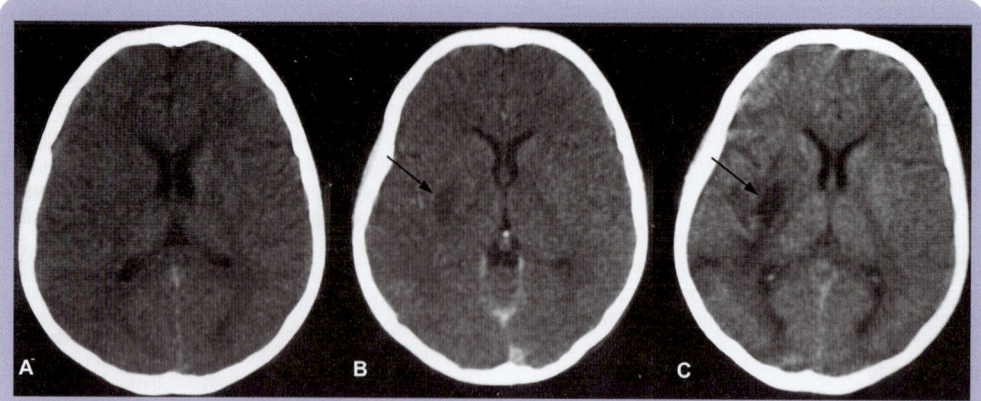

Figura 144.6 Menino de 13 anos apresentou-se como hemiparesia esquerda de início súbito. A tomografia computadorizada de crânio (TC) (**A**) obtida no primeiro dia foi considerada normal. Após 24 horas, a TC de crânio mostra uma área hipodensa ovalada grande, não captante de contraste, no nível do putame direito (**B**), no território da artéria cerebral média. Três semanas depois, a área hipodensa é mais evidente, com atrofia do parênquima circundante (**C**).

Diagnóstico diferencial

O diagnóstico diferencial do AVE isquêmico abrange hemorragia intracraniana, trombose de seio venoso (TSV), síndrome de encefalopatia posterior reversível (PRES) secundária a hipertensão arterial, enxaqueca complicada, convulsão com paralisia de Todd, tumor cerebral, infecções como meningoencefalite ou abscesso, hipoglicemia, hemiplegia alternada da infância, mitocondriopatias como MELAS, doenças desmielinizantes ou degenerativas e erros inatos do metabolismo.

Tratamento

O tratamento baseia-se em medidas agudas e na prevenção secundária (Figura 144.7), pois 10 a 25% dos casos apresentarão um segundo episódio.

O objetivo do tratamento agudo é limitar ou reverter os efeitos do acidente vascular. Para isso devemos estabelecer medidas de suporte e neuroproteção. São elas: ressuscitamento cardiopulmonar (ABC), cabeceira elevada em 30°, oxigênio suplementar se houver hipoxia, hidratação com solução isotônica, manutenção de normotermia e normoglicemia,

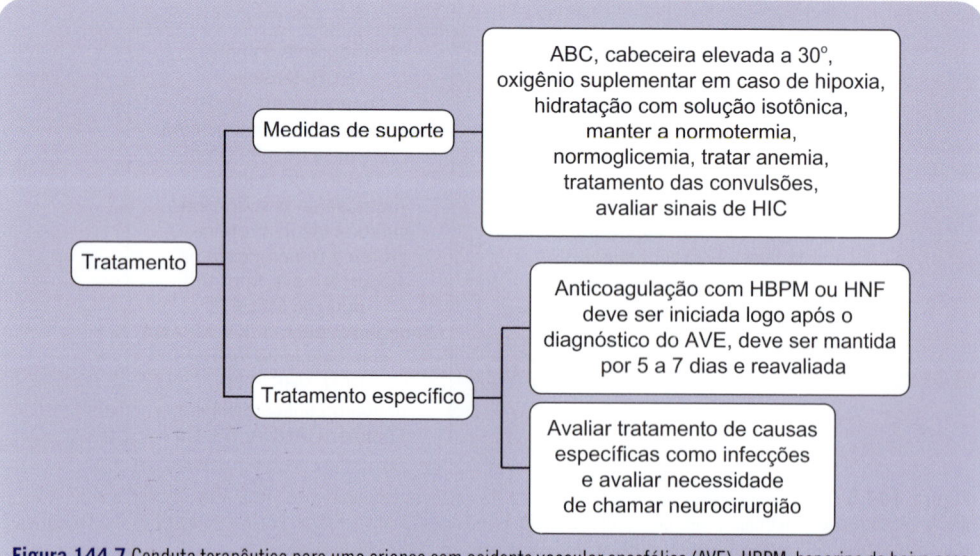

Figura 144.7 Conduta terapêutica para uma criança com acidente vascular encefálico (AVE). HBPM: heparina de baixo peso molecular; HIC: hipertensão intracraniana; HNF: heparina não fracionada.

combate à anemia, tratamento das convulsões e monitoramento cuidadoso dos sinais de hipertensão intracraniana (HIC).

A hipertensão arterial ocorre em até 60% das crianças com AVE, mas costuma resolver-se em 24 horas. Porém, se a pressão arterial estiver mais de 15% acima do percentil 95 para o sexo, a idade e a estatura durante um período superior a uma hora, ou ultrapassar 20% do percentil 95 a qualquer momento, deve-se instituir tratamento com medicação intravenosa, por exemplo, labetalol ou nicardipino. Se o tratamento da hipertensão arterial for instituído, é importante reduzi-la de maneira gradual, no máximo 20 mmHg nas primeiras 24 horas.

Se houver suspeita de HIC, o parecer da neurocirurgia é oportuno. O monitoramento invasivo da pressão intracraniana pode ser indicado. Nos casos de HIC associada a edema cerebral grave, por exemplo, na síndrome da artéria cerebral média maligna, quando o AVE envolve mais de 50% do território desta artéria, a hemicraniectomia descompressiva pode proporcionar um melhor prognóstico ao reduzir o risco de herniação cerebral fatal.

Ainda não há consenso sobre o tratamento com anticoagulação em crianças, mas a maioria dos autores concorda que é razoável que ela seja iniciada como uma medida de prevenção secundária.

Quando indicada, a anticoagulação por curto período com heparina de baixo peso molecular (HBPM), como a enoxaparina, ou heparina não fracionada (HNF) deve ser instituída mesmo antes da avaliação diagnóstica, baseada nos fatores de risco mais comuns. Deve-se iniciar o tratamento logo após o diagnóstico de AVE e mantê-lo por 5 a 7 dias, até a exclusão de dissecção arterial ou embolia como etiologia. Caso essas etiologias sejam excluídas, deve-se continuar o tratamento com ácido acetilsalicílico. Em caso de dissecção ou embolia, mantém-se a anticoagulação. A HBPM oferece a vantagem de exigir menos exames de monitoramento, por outro lado a HNF pode ser prontamente revertida com a administração de sulfato de protamina.

O Quadro 144.1 contém um breve resumo das recomendações de anticoagulação em crianças com suas indicações.

O Quadro 144.2 apresenta as recomendações sobre o uso da varfarina e o Quadro 144.3, recomendações para uso de heparina.

QUADRO 144.1 Recomendações para anticoagulação em crianças e suas indicações.

Fármaco	Indicações e posologia
HBPM	Anticoagulação a longo prazo para crianças sob risco de embolia cardíaca recorrente, trombose de seio venoso e determinados estados de hipercoagulabilidade. Administrada SC na dose de 1 mg/kg 12/12 h, sendo monitorada pelo nível de antifator X ativado. O nível terapêutico é de 0,5 a 1 U/mℓ em amostra sanguínea coletada 4 a 6 h após a aplicação
Varfarina	Anticoagulação a longo prazo para crianças sob risco de embolia recorrente, trombose de seio venoso, estados de hipercoagulabilidade ou dissecção arterial
AAS	Utilizado para prevenção secundária quando não há risco de embolia recorrente, coagulopatia ou doença falciforme. Dose inicial de 3 a 5 mg/kg. Recomendado por 3 a 5 anos ou mais, dependendo do fator de risco

AAS: ácido acetilsalicílico; HBPM: heparina de baixo peso molecular; SC: via subcutânea.

QUADRO 144.2 Recomendações para anticoagulação com varfarina.

Estágio	INR	Ação
Primeiro dia	1 a 1,3	0,2 mg/kg, VO
Dias 2 a 4	1,1 a 1,3	Usar a mesma dose do primeiro dia
	1,4 a 1,9	50% da dose do primeiro dia
	2 a 3	50% da dose do primeiro dia
	3,1 a 3,5	25% da dose do primeiro dia
	> 3,5	Esperar abaixar para menos de 3,5 para reiniciar
Manutenção	1,1 a 1,4	Aumento de 20% na dose
	1,4 a 1,9	Aumento de 10% na dose
	2 a 3	Manter
	3,1 a 3,5	Diminuir 10% a dose
	> 3,5	Esperar < 3,5, reiniciar com dose 20% menor

INR: Índice Internacional de Normalização; VO: via oral. (Fonte: Roach et al., 2008.)

QUADRO 144.3	Recomendações para uso de heparina sódica.

- Dose inicial de 75 unidades/kg em 10 min, IV
- Iniciar manutenção em seguida na dose de 20 U/kg/h
- Ajustar a dose para manter antifator X ativado em 0,35 a 0,7 U/mℓ, ou TTPa de 60 a 85 s

IV: via intravenosa; TTPa: tempo de tromboplastina parcial ativada.

Nos pacientes com doença falciforme, deve-se hidratá-los e corrigir a hipoxemia e a hipotensão. As transfusões sanguíneas periódicas devem ser realizadas, pois reduzem o percentual de hemácias afoiçadas, o que diminui o risco de AVE. Naqueles que não podem receber transfusões, deve-se avaliar o uso de hidroxiureia. Uma vez confirmado o diagnóstico de AVE, deve-se prescrever uma transfusão de hemácias.

O tratamento trombolítico com ativador de plasminogênio tecidual (tPA) deve ser instituído em crianças apenas no contexto de um ensaio clínico. Em adultos, é indicado apenas quando o tempo decorrido desde o início dos sintomas do AVE isquêmico for inferior a 4,5 horas.

Existem vários consensos que orientam o tratamento de causas específicas (Roach *et al.*, 2008; Monagle *et al.*, 2012; Royal College of Physicians, 2004), cujos detalhes fogem ao escopo deste capítulo.

■ Trombose de seio venoso cerebral

É a oclusão trombótica de um seio venoso dural. Sua incidência aproximada é de 1 por 100.000 por ano, com predominância no sexo masculino. É particularmente comum em recém-nascidos.

Os seios durais mais frequentemente afetados são o sagital superior e os transversos.

Distúrbios associados
Trombofilias
Neoplasia maligna (tumores cerebrais, linfoma, leucemia), hiperviscosidade, deficiência de antitrombina, homocistinúria, deficiências das proteínas C e S, mutação da protrombina G20210A, síndrome nefrótica, gravidez, contraceptivos orais, distúrbios do fibrinogênio, deficiência ou elevação de fatores da coagulação.

A homozigosidade para a variante C677T do gene da metilenotetraidrofolato-redutase (MTHFR) é considerada fator de risco de AVE na população adulta, mas é possível que a heterozigosidade também seja relevante na população pediátrica.

Doenças sistêmicas
Desidratação, cardiopatias congênitas, insuficiência cardíaca congestiva, infecção, lúpus eritematoso sistêmico, hiperlipidemia.

Infecções
Otite média, mastoidite (Figura 144.8), sinusite, meningite e encefalite, infecção facial.

Distúrbios hematológicos
Anemia hemolítica, leucemia, doença falciforme, trombocitose, policitemia.

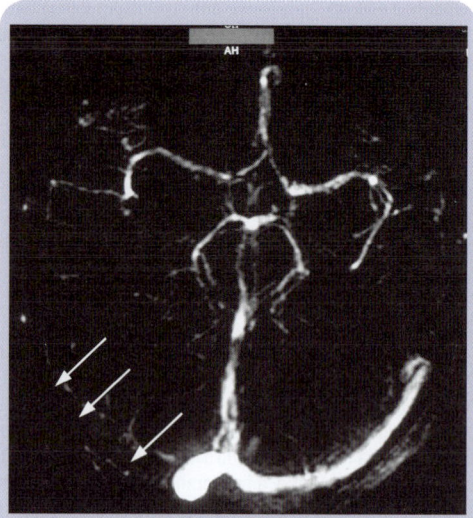

Figura 144.8 Adolescente do sexo masculino de 12 anos foi diagnosticado com otite média aguda à direita complicada com mastoidite. Dias depois, manifestou cefaleia e diplopia. Ao exame físico, havia papiledema. A punção lombar revelou uma pressão de abertura de 43 cm H_2O (normal até 20). A angiorressonância magnética venosa mostrou ausência de fluxo sanguíneo no seio transverso direito (*setas*). O paciente foi tratado com enoxaparina e recuperou-se totalmente.

Outros
Traumatismo craniano, síndrome de Sturge-Weber, puerpério.

Manifestações clínicas
As manifestações podem ser variáveis e inespecíficas, podendo inclusive ser assintomático. Variam de acordo com a causa e o vaso sanguíneo afetado.

Os sintomas mais comuns são cefaleia, alteração do nível de consciência, náuseas e/ou vômito, alterações visuais, convulsões, hemiplegia e ataxia.

O mais importante é monitorar o aparecimento dos sinais de hipertensão intracraniana (papiledema, paralisia de nervos cranianos, diplopia, avaliação das pupilas etc.). A trombose sinovenosa cerebral pode apresentar-se como um quadro de pseudotumor cerebral.

Recém-nascidos podem exibir manifestações inespecíficas, como letargia, fontanela abaulada, ou convulsões.

Diagnóstico
O diagnóstico é difícil e a doença passa facilmente despercebida.

Exames laboratoriais a serem solicitados são os mesmos descritos no AVE isquêmico, mas na TSV é particularmente importante excluir infecções.

Se houver suspeita de HIC, a punção lombar é imprescindível, após a obtenção de uma TC de crânio normal, e a medição da pressão liquórica de abertura é fundamental.

A TC de crânio com contraste é sugestiva, porém pode ser necessário obter a angiorressonância magnética venosa. A RM por difusão-perfusão detecta congestão venosa. A TC com venografia e a RM com estudo venoso são os métodos de escolha para o diagnóstico.

Tratamento

O tratamento tem os mesmos objetivos do AVE isquêmico: medidas de suporte e sintomáticas – uso de antibióticos, controle das convulsões, controle da pressão intracraniana, manutenção da normoglicemia e normotermia, cabeceira do leito elevada em 30°.

A avaliação por oftalmologista é essencial devido ao risco de lesão dos nervos ópticos levando à amaurose em consequência da hipertensão intracraniana.

Deve-se considerar um eletroencefalograma (EEG) contínuo nos pacientes sob ventilação mecânica ou inconscientes.

Institui-se o tratamento com HNF ou HBPM, com hemorragia secundária ou não, seguida de tratamento com varfarina ou HBPM por 3 a 6 meses.

Em alguns casos específicos poderá ser considerada a administração de agente trombolítico, como tPA.

O exame de imagem deve ser repetido dentro de 3 meses.

■ AVE hemorrágico

É causado por ruptura de vasos cerebrais. A classificação se baseia no local do sangramento. O sangramento intracerebral pode localizar-se no parênquima cerebral ou no interior dos ventrículos. Quando está localizado no espaço subaracnóideo, usa-se o termo hemorragia subaracnóidea (HSA).

A incidência estimada é de 1 a 5 por 100.000/ano. Está associado a alta mortalidade e morbidade.

A hemorragia intracerebral geralmente é causada por malformações vasculares cerebrais, como MAV, cavernomas e aneurismas. Outras causas incluem alterações hematológicas, infecções e tumores cerebrais. Ao contrário de pacientes adultos, a hipertensão arterial sistêmica é uma causa incomum de hemorragia cerebral em crianças.

A HSA pode ocorrer em criança previamente sadia com malformação vascular.

Manifestações clínicas

A principal característica é cefaleia de forte intensidade associada a náuseas e/ou vômito (apresentação em mais de 50% dos casos).

A clínica pode ser súbita, caracterizada por início de cefaleia, dor na nuca, vômito, convulsões e coma, ou insidiosa dentro de horas até dias.

O exame físico pode revelar um déficit neurológico focal.

Na HSA, a clínica é cefaleia intensa, náuseas, vômito, cervicalgia, sinais de irritação meníngea, alteração do estado mental e ocasionalmente déficit focal.

Distúrbios associados à hemorragia intracerebral

Malformações cerebrovasculares congênitas (p. ex., malformação ou fístula arteriovenosa, aneurisma), angiomas do plexo coroide, doença de moyamoya, drogas/toxinas (p. ex., cocaína), neoplasias, doenças hematológicas, coagulopatias, púrpura trombocitopênica idiopática, vasculite inflamatória, doenças sistêmicas como hipertensão arterial, cetoacidose diabética, hipernatremia, púrpura trombocitopênica trombótica, síndrome hemolítico-urêmica etc.

Distúrbios associados à hemorragia subaracnóidea

Traumatismo, aneurismas, MAV, doença falciforme, trombocitopenia, dissecção arterial, doenças hematológicas, tumor intracraniano, infecções, distúrbios da coagulação, coagulação intravascular disseminada, vasculite, trombose de seio venoso, drogas, sepse, deficiência de vitamina K, insuficiência hepática, tratamento com anticoagulantes.

Exames complementares

Na emergência devemos obter uma TC de crânio com urgência como método diagnóstico inicial pois é mais rápida e não precisa de sedação, porém se a hemorragia não for evidenciada devemos partir para outros meios diagnósticos. Muitos autores demonstram preferência pela RM e angiorressonância magnética arterial e venosa, porém a angiografia convencional continua sendo o padrão-ouro.

Se a suspeita for de HSA e a TC de crânio não evidenciar hemorragia, devemos realizar uma punção lombar à procura de xantocromia (liquor amarelado).

Os exames laboratoriais iniciais incluem eletrólitos, hemograma completo, coagulograma, nível de fibrinogênio, tipagem sanguínea e fator Rh caso essas informações não estejam disponíveis.

Nos exames secundários incluem-se fator XIII, fator VIII, fator IX, pesquisa da doença de von Willebrand, antiplasmina alfa-2, atividade de inibidor de plasminogênio ativado tipo 1, entre outros já descritos anteriormente.

Todos os pacientes devem ser submetidos à pesquisa de malformações vasculares por meio de exames de neuroimagem.

Monitoramento contínuo com EEG deve ser realizado em pacientes com alteração do estado mental sem hipertensão intracraniana que a justifique e em caso de episódios semelhantes a convulsão, quando o EEG for normal.

Avaliação inicial e manejo

O diagnóstico da hemorragia deve ser rápido e nossos objetivos são estabilizar o paciente, evitar sangramento recorrente e tratar a hemorragia.

A anticoagulação está contraindicada nos pacientes com AVE hemorrágico.

Na emergência devemos estabilizar o paciente, sem esquecer de fazer um exame físico minucioso tão logo possível, pois ele pode nos dar pistas para a causa.

As medidas de suporte orientadas atualmente são: cabeceira do leito elevada em 30°, hidratação, manutenção da normotermia, correção de plaquetopenia ou coagulopatia, controle de crises convulsivas, controle da hipertensão arterial (ver anteriormente, na seção "AVE isquêmico"), medidas para a hipertensão intracraniana.

Nas crianças com deficiência intensa de fator de coagulação, o fator carente deve ser reposto.

Devemos instituir monitoramento contínuo do paciente a fim de detectar e tratar aumento da pressão intracraniana e herniação. Em caso de HIC, o parecer do neurocirurgião é urgente.

Quando há malformação, o tratamento geralmente consiste em correção cirúrgica. O tratamento das malformações vasculares depende da localização e da anatomia vascular da lesão.

NÃO ESQUEÇA

- Os acidentes vasculares encefálicos podem decorrer de eventos isquêmicos (trombóticos ou embólicos), hemorrágicos ou de trombose de seio venoso cerebral
- O quadro clínico varia de acordo com a idade, o vaso sanguíneo afetado e a extensão da lesão resultante
- Em geral a artéria cerebral média é a mais afetada
- De 10 a 25% dos pacientes terão um segundo evento, portanto, a prevenção secundária é crucial.

■ Bibliografia

Brito AR, Vasconcelos MM, Domingues RC et al. Pseudotumor cerebral secundário a trombose venosa dural. Arquivos de Neuropsiquiatria 2005; 63(3-A):697-700.

Djordjevic V, Stankovic M, Brankovic-Sreckovic V et al. Prothrom botic genetic risk factors in stroke: a possible different role in pediatric and adult patients. Clinical and Applied Thrombosis/Hemostasis. 2012; 18(6):658-61.

Monagle P, Chan AK, Goldenberg NA et al. American College of Chest Physicians. Antithrombotic therapy in neonates and children: antithrombotic therapy and prevention of thrombosis. 9th ed. American College of Chest Physicians Evidence-Based Clinical Practice Guidelines. Chest. 2012; 141(2 suppl):e737S-801S.

Rivkin MJ, Bernard TJ, Dowling MM et al. Guidelines for urgent management of stroke in children. Pediatric Neurology. 2016; 56:8-17.

Roach ES, Golomb MR, Adams R et al. Management of stroke in infants and children: a scientific statement from a Special Writing Group of the American Heart Association Stroke Council and the Council on Cardiovascular Disease in the Young. Stroke. 2008; 39(9):2644-91.

Royal College of Physicians. Paediatric Stroke Working Group. Stroke in childhood: clinical guidelines for diagnosis, management and rehabilitation. Suffolk, Great Britain: Lavenham Press, 2004.

NEUROLOGIA

145 ENCEFALOMIELITE DISSEMINADA AGUDA

Luciana G. A. Vasconcelos e Marcio Moacyr Vasconcelos

■ Introdução

A encefalomielite disseminada aguda (ADEM) é um distúrbio inflamatório desmielinizante e imunologicamente mediado do sistema nervoso central (SNC). O quadro é precedido em 2 dias a 4 semanas por uma doença viral ou bacteriana ou mais raramente por vacinação (< 5% dos casos).

A encefalopatia é uma alteração aguda do estado mental e/ou comportamento (sonolência, letargia, irritabilidade excessiva, coma), desde que essas alterações não sejam explicadas por febre, período pós-ictal ou doenças sistêmicas.

■ Epidemiologia

A idade média de início é de 5 a 8 anos, mas a ADEM ocorre em qualquer faixa etária, até mesmo na idade adulta.

Estima-se uma incidência de 0,4/100.000/ano em menores de 20 anos. Há estudos que referem discreta predominância no sexo masculino.

Nos países de clima temperado, a incidência é maior na primavera e no inverno.

O relato de infecção precedente está presente em 70 a 95% dos casos. Os agentes infecciosos virais mais frequentemente descritos relacionados são: sarampo, parotidite, varicela, rubéola, hepatite A, influenza, EBV, citomegalovírus, coxsackievírus, enterovírus, coronavírus, HIV e herpesvírus simples. Os agentes bacterianos mais descritos são: *Mycoplasma pneumoniae*, *Leptospira*, *Borrelia burgdorferi* (doença de Lyme) e estreptococos beta-hemolíticos.

■ Quadro clínico

O quadro se inicia entre 2 dias e 4 semanas após a infecção sistêmica ou a vacinação e consiste em encefalopatia de início súbito associada a uma combinação de outros déficits neurológicos.

A apresentação e o curso clínico são muito variáveis. Algumas crianças podem apresentar sonolência, cefaleia e irritabilidade, outras evoluem com rápida progressão para coma e postura de descerebração. Na forma subaguda, há uma fase prodrômica com sintomas sistêmicos (febre, náuseas e/ou vômito, cefaleia, rigidez de nuca), logo antes do início da encefalopatia.

Seu curso clínico é rapidamente progressivo e atinge pico máximo de intensidade, em média, dentro de 4,5 dias.

Os sinais e os sintomas mais frequentemente associados à encefalopatia com sua respectiva incidência são: sinais piramidais uni ou bilaterais (60 a 95%), hemiplegia aguda (76%), ataxia (18 a 65%), paralisia de nervos cranianos (22 a 45%), perda visual por neurite óptica (7 a 23%), convulsões (13 a 35%), envolvimento da medula espinal (24%), alterações da fala (5 a 21%) e hemiparestesia (2 a 3%).

■ Classificação

ADEM

Consiste no primeiro evento clínico, autolimitado, polissintomático, incluindo encefalopatia aguda ou subaguda. A ressonância magnética (RM) do encéfalo mostra lesões hiperintensas predominantemente na substância branca do SNC, sem evidências de lesões pregressas e sem história de evento clínico desmielinizante prévio.

Se houver recaída nos primeiros 3 meses após o evento inicial ou em até 4 semanas após término do esquema com esteroides, consideramos que se trata do mesmo evento.

ADEM recorrente

Um novo evento desmielinizante que preencha os critérios de ADEM ocorre no mínimo 3 meses após o primeiro episódio e pelo menos 4 semanas após o término do esquema com esteroides. Apresenta o mesmo quadro clínico e as mesmas lesões do episódio prévio (completo ou em parte).

Apresenta o mesmo quadro clínico e as mesmas lesões do episódio prévio (completo ou em parte), ao contrário da ADEM multifásica.

ADEM multifásica

Um ou mais episódios compatíveis com ADEM, incluindo encefalopatia e déficits multifocais, envolvem novas áreas na RM do encéfalo, assim como a apresentação clínica engloba outros déficits neurológicos. Para ser caracterizado como multifásico, o início deve ocorrer mais de 3 meses após o evento inicial e 4 semanas após o término do esquema com esteroides.

Leucoencefalite hemorrágica aguda (LHA)

Forma mais grave de ADEM, inclui algumas variantes de evolução rapidamente progressiva. A sintomatologia é a mesma da ADEM, porém evolui rapidamente para o coma. Está mais associada a uma infecção das vias respiratórias superiores.

Alguns pacientes conseguem se recuperar, porém o prognóstico é mais reservado na LHA do que nas outras formas de ADEM.

■ Prognóstico

Geralmente a recuperação é completa (57 a 89% dos casos) dentro de 1 a 6 meses, mas 20 a 30% dos casos permanecem com déficits residuais significativos.

■ Diagnóstico

O diagnóstico baseia-se nos achados clínicos e radiológicos (Quadro 145.1).

QUADRO 145.1 Diagnóstico de encefalomielite disseminada aguda.	
Mais provável se	**Menos provável se**
■ Déficits neurológicos multifocais ■ Encefalopatia aguda ■ Pleocitose com predomínio de linfócitos ■ Lesões multifocais, assimétricas, predominantemente na substância branca na TC ou RM de crânio	■ Estado mental sem alteração ■ Déficit neurológico único ■ Nível de proteína no liquor superior a 100 mg/dℓ ■ Lesões bilaterais e simétricas na RM de crânio ■ Episódios recorrentes

RM: ressonância magnética; TC: tomografia computadorizada.

Laboratorial

Punção lombar

Ajuda a excluir as infecções do SNC. O liquor pode ser normal ou evidenciar pleocitose com predomínio de leucócitos linfomononucleares e elevação do nível de proteína, mas nos primeiros dias o percentual de leucócitos polimorfonucleares pode ser significativo. Pode haver bandas oligoclonais IgG (até 10% dos casos), mas essa elevação é transitória, ao contrário da esclerose múltipla, cujas bandas oligoclonais persistem.

Se houver suspeita de neuromielite óptica, um título positivo de anticorpos contra a aquaporina 4 confirma.

Por imagem

Tomografia computadorizada de crânio

Pode ser normal ou evidenciar múltiplas áreas hipodensas.

Ressonância magnética do encéfalo e da coluna vertebral

Deve ser realizada tão logo possível.

As lesões são mais bem observadas nas sequências ponderadas em T2 e FLAIR (Figura 145.1).

Cinco padrões foram propostos para classificar os achados da RM nas crianças com ADEM:
- ADEM com pequenas lesões (< 5 mm)
- ADEM com lesões grandes, confluentes ou tumefativas, com edema perilesional extenso e efeito de massa
- ADEM com envolvimento adicional do tálamo (bilateral e simétrico)
- Encefalomielite hemorrágica aguda (AHEM), quando são identificados produtos de degradação do sangue nas grandes lesões hiperintensas na sequência em T2
- ADEM com padrão pseudoleucodistrófico com envolvimento difuso, bilateral, simétrico e sem realce de contraste da substância branca.

■ Diagnóstico diferencial

O Quadro 145.2 apresenta as principais entidades que integram o diagnóstico diferencial da ADEM.

■ Tratamento

Medidas gerais

Estabilização inicial, monitoramento e tratamento empírico. Muitas vezes será necessário iniciar empiricamente antibióticos e antivirais (p. ex., aciclovir), até que as causas infecciosas sejam excluídas.

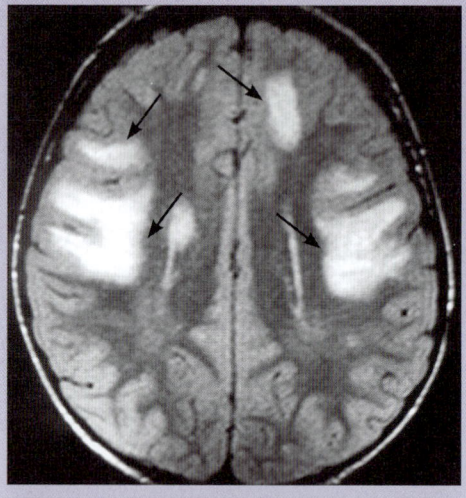

Figura 145.1 Imagem axial de ressonância magnética do encéfalo, FLAIR, mostra diversas lesões (*setas*) na substância branca subcortical dos hemisférios cerebrais. A paciente, 8 anos de idade, apresentou-se com início agudo de convulsões, fraqueza muscular e alteração da consciência seguida de coma.

A Figura 145.2 sugere uma sequência de medidas para avaliar e tratar o paciente com suspeita de ADEM.

Tratamento específico

É importante ressaltar que ainda não existem estudos controlados suficientes sobre eficácia, dose e duração desses tratamentos.

A conduta inicial consiste em administrar corticosteroide por via intravenosa. Caso os resultados não sejam satisfatórios, o próximo passo é a imunoglobulina intravenosa. Se os esquemas anteriores falharem, pode-se instituir a plasmaférese.

Corticosteroides. Preferência pela metilprednisolona (20 a 30 mg/kg/dia, máximo 1 g/dia), outra opção é a dexametasona (1 mg/kg/dia). A duração é por 3 a 5 dias. Após o esquema intravenoso inicial pode-se manter o tratamento com corticosteroide oral por 4 a 6 semanas até a recuperação completa.

Imunoglobulina intravenosa. Dose de 2 g/kg, administrada em dose única ou por 2 a 5 dias.

QUADRO 145.2 Diagnóstico diferencial da encefalomielite disseminada aguda.

Enfermidade	Característica distintiva
Infecções do SNC	Punção lombar
Esclerose múltipla	Critérios de diagnóstico da EM
Encefalopatia de Hashimoto	Título de anticorpos antiperoxidase tireóidea
Intoxicações	Triagem toxicológica
Neuromielite óptica (doença de Devic)	Título de anticorpos contra a aquaporina 4
Doenças vasculares do SNC	Exames de neuroimagem
Deficiência de vitamina B_{12}	Nível sérico de vitamina B_{12}
Encefalopatia epiléptica	Descargas epileptiformes no eletroencefalograma
Mielinólise extrapontina	Exames de neuroimagem
Síndrome de encefalopatia posterior reversível	Lesões tipicamente posteriores na substância branca subcortical occipital bilateral
Tumor cerebral	Exames de neuroimagem
Mielite transversa	Nível sensitivo bem definido, pleocitose no liquor, lesões na RM da coluna vertebral
Neurite óptica	Avaliação oftalmológica
Neurossarcoidose	NS de enzima conversora da angiotensina, NS de cálcio, RM do encéfalo
Encefalopatia necrosante aguda	Lesões talâmicas bilaterais e simétricas com edema, necrose e hemorragia petequial
Hipernatremia	NS de sódio
Histiocitose	Biopsia tecidual
Encefalite de Rasmussen	Exames de neuroimagem
Neurodoença de Behçet	Aftas orais, úlceras genitais; teste cutâneo de patergia
Encefalite anti-NMDA	Título de anticorpos contra o receptor NMDA

EM: esclerose múltipla; NMDA: N-metil-D-aspartato; NS: nível sérico; RM: ressonância magnética; SNC: sistema nervoso central.

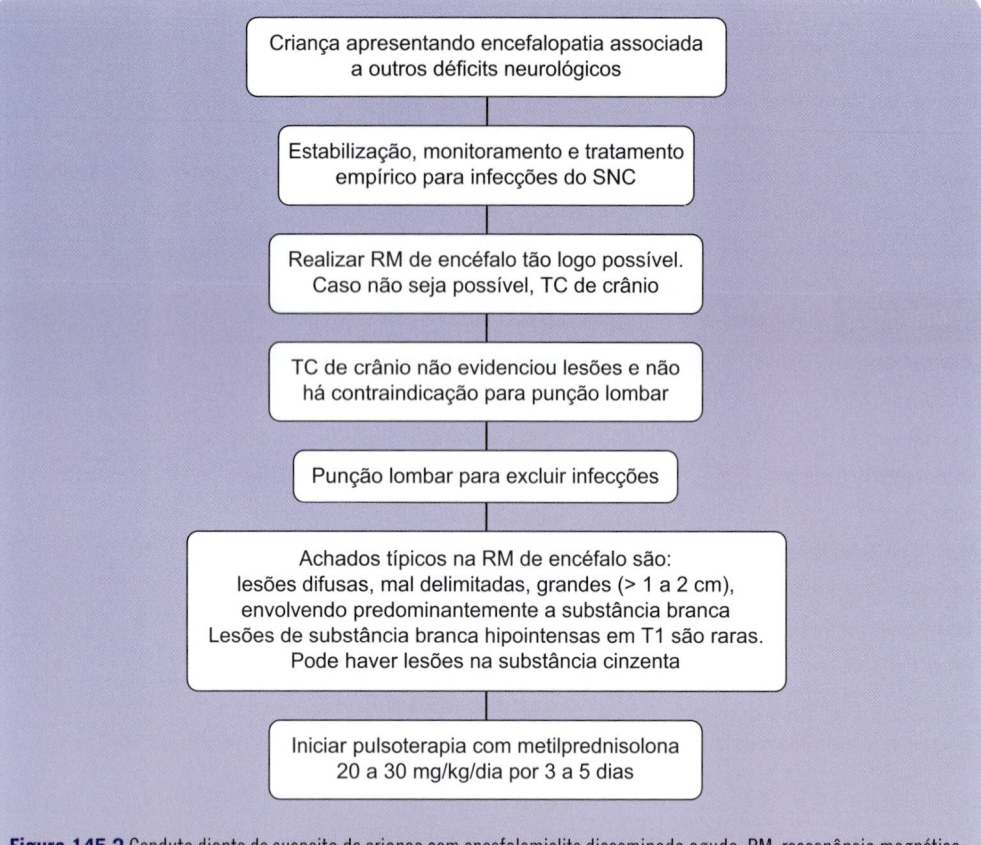

Figura 145.2 Conduta diante de suspeita de criança com encefalomielite disseminada aguda. RM: ressonância magnética; SNC: sistema nervoso central; TC: tomografia computadorizada.

NÃO ESQUEÇA

- A encefalomielite disseminada aguda começa com alteração súbita do estado mental, associada a outras manifestações neurológicas, como déficits motores, convulsões, ataxia e paralisia de nervos cranianos (p. ex., perda visual)
- O tratamento tempestivo muda o prognóstico do paciente e consiste em imunomodulação com corticosteroide, imunoglobulina intravenosa e plasmaférese.

Bibliografia

Alper G. Acute disseminated encephalomyelitis. J Child Neurol. 2012; 27(11):1408-25.
Esposito S, Di Pietro GM, Madini B et al. A spectrum of inflammation and demyelination in acute disseminated encephalomyelitis (ADEM) of children. Autoimmun Rev. 2015; 14(10):923-9.
Knaap MS, van der Valk J. Encefalomielite disseminada aguda e encefalomielite hemorrágica aguda. In: Knaap MS, van der Valk J (eds.) Ressonância magnética da mielinização e dos distúrbios da mielina. Rio de Janeiro: Guanabara Koogan, 2008; 80:603-14.
Krupp LB, Banwell B, Tenembaum S. Consensus definitions proposed for pediatric multiple sclerosis and related disorders. Neurology. 2007; 68(16 Suppl 2):S7-12.
Krupp LB, Tardieu M, Amato MP et al. International Pediatric Multiple Sclerosis Study Group criteria for pediatric multiple sclerosis and immune-mediated central nervous system demyelinating disorders: revisions to the 2007 definitions. Mult Scler. 2013; 19(10):1261-7.
Pohl D, Waubant E, Banwell B et al. Treatment of pediatric multiple sclerosis and variants. Neurology. 2007; 68(16 Suppl 2):S54-65.
Steiner I, Kennedy PG. Acute disseminated encephalomyelitis: current knowledge and open questions. J Neurovirol. 2015; 21(5):473-9.
Tenembaum S, Chitnis T, Ness J et al. Acute disseminated encephalomyelitis. Neurology. 2007; 68(16 Suppl 2):S23-36.
Tenembaun SN. Acute disseminated encephalomyelitis. Handb Clin Neurol. 2013; 112:1253-62.

NEUROLOGIA

146 CEFALEIA

Luciana G. A. Vasconcelos e Marcio Moacyr Vasconcelos

■ Introdução

A cefaleia é um sintoma frequente na infância e na adolescência e geralmente é benigna, mas pode ser indicativa de condições potencialmente graves. Nossos objetivos no atendimento inicial são reconhecer os sinais de alerta, descritos na Figura 146.1, e identificar se a cefaleia é primária ou secundária.

A prevalência de cefaleia nas crianças é de 5,9 a 37,7%, mas aumenta na idade escolar (40 a 50%) e na adolescência, chegando a 80%. Tem maior prevalência no sexo masculino até a idade de 10 anos. A partir da adolescência, predomina no sexo feminino.

O Quadro 146.1 resume a classificação internacional de cefaleias em sua terceira edição (ICHD-3 beta – 2013).

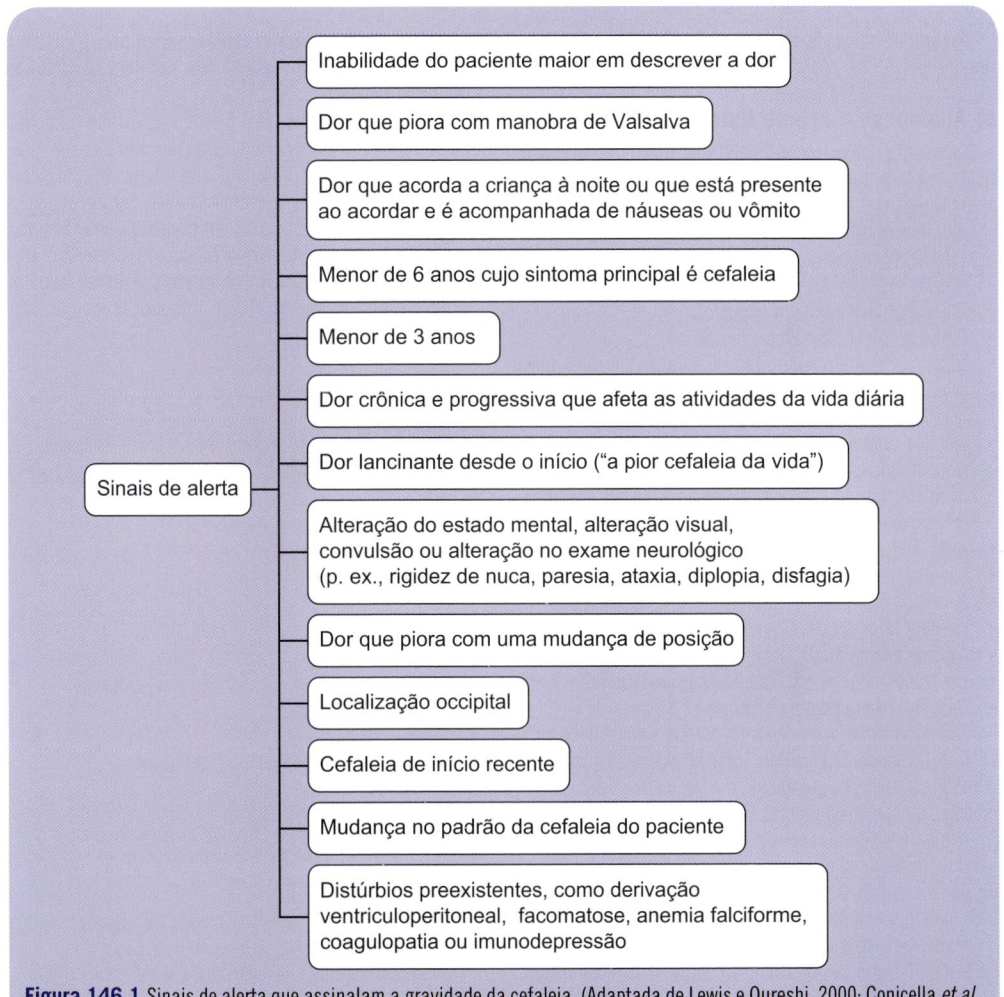

Figura 146.1 Sinais de alerta que assinalam a gravidade da cefaleia. (Adaptada de Lewis e Qureshi, 2000; Conicella et al., 2008; Sims, 2014; Abend e Helfaer, 2013.)

QUADRO 146.1	Classificação internacional das cefaleias (ICHD-3 BETA – 2013).
Primárias	▪ Enxaqueca (sem aura, com aura típica, com aura do tronco encefálico, hemiplégica, retiniana) ▪ Cefaleia tensional ▪ Cefaleias trigeminoautonômicas (em salvas, hemicrania paroxística etc.) ▪ Outras cefaleias primárias
Secundárias	▪ Cefaleia atribuída a traumatismo cranioencefálico e/ou cervical ▪ Cefaleia atribuída a perturbação vascular craniana ou cervical ▪ Cefaleia atribuída a perturbação intracraniana não vascular ▪ Atribuída a uma substância ou à sua privação ▪ Atribuída a infecção ▪ Atribuída a perturbação da homeostasia ▪ Cefaleia ou dor facial atribuída a perturbação do crânio, pescoço, olhos, ouvidos, nariz, seios perinasais, dentes, boca ou outras estruturas cranianas ou faciais ▪ Atribuída a perturbação psiquiátrica
Neuropatias cranianas dolorosas e outras dores faciais	▪ Neuropatias cranianas dolorosas e outras dores faciais ▪ Outras cefaleias

Alguns exemplos de cefaleia secundária são citados no Quadro 146.2.

▪ Anamnese e exame físico

O diagnóstico é direcionado pela anamnese e pelo exame físico, por isso devem ser realizados minuciosamente, com atenção especial aos sinais de alerta.

Algumas perguntas essenciais são:
- Quando começou (aguda, crônica, recorrente, progressiva)?
- O que o paciente estava fazendo?
- O que aconteceu durante o episódio?
- Qual foi a localização (unilateral, bilateral, frontal, temporal, occipital), o tipo (compressiva, latejante), a intensidade, a evolução e a duração?
- Existem sintomas associados (parestesias, diplopia, borramento visual, vertigem, fotofobia, fonofobia, fadiga, disartria, fraqueza), pródromos ou aura (visual, sensitiva, linguagem, alterações motoras)?
- A dor afeta a vida diária ou interrompe as atividades?
- Acorda o paciente à noite?
- A criança apresenta vômito ou enjoo ao acordar?
- Existem fatores que atenuem ou agravem a dor?
- A criança usou analgésico?
- Ela recebe alguma medicação de uso contínuo?
- Qual foi a dieta no dia da cefaleia?

A história familiar é relevante, porque a enxaqueca possui forte componente genético. Também devemos dar ênfase à história patológica pregressa, em busca de doenças subjacentes ou episódios prévios.

A anamnese detalhada instruirá o exame físico. O estado geral do paciente já oferece uma impressão da intensidade da dor. Os sinais vitais e os parâmetros do crescimento, incluindo o perímetro cefálico, são imprescindíveis.

Inspeciona-se a pele à procura de manchas, exantema ou lesões (síndromes neurocutâneas) e realiza-se exame físico geral em busca de evidências de doenças associadas.

O exame neurológico, incluindo se possível fundoscopia, ajuda a distinguir entre cefaleia primária e secundária.

Para direcionar os exames complementares e a suspeita diagnóstica, podemos classificar a cefaleia segundo os padrões de Rothner:
- Aguda: evento único, sem história de evento parecido. Pode ser generalizada ou localizada, com ou sem associação de outros sinais e sintomas neurológicos. Exemplos: infecções sistêmicas (que correspondem a maior parte dos casos em unidades de emergência), meningite, encefalite, hemorragias intracranianas (dor de início abrupto e grave), hipertensão arterial, traumatismo cranioencefálico (TCE), pós-punção lombar, problemas dentários

QUADRO 146.2	Algumas causas de cefaleia secundária.
	▪ Infecção do sistema respiratório (a causa mais comum) ▪ Infecções do sistema nervoso central ▪ Encefalomielite disseminada aguda ▪ Traumatismo cranioencefálico ▪ Tumor ▪ Doença de Lyme ▪ Após punção lombar ▪ Hipertensão arterial ▪ Pseudotumor cerebral ▪ Hidrocefalia ▪ Malformação de Arnold-Chiari ▪ Disfunção de derivação ventriculoperitoneal ▪ Dissecção vascular ▪ Acidente vascular encefálico ▪ Intoxicação (por chumbo, monóxido de carbono) ▪ Disfunção na articulação temporomandibular ▪ Hipoventilação noturna ▪ Apneia do sono/obesidade ▪ Afecções sistêmicas (sarcoidose, lúpus eritematoso, vasculites, disfunções hormonais, hipoxia, anemia falciforme, distúrbios hidreletrolíticos, malária etc.) ▪ Convulsões ▪ Erros inatos do metabolismo ▪ Problemas dentários

- Aguda recorrente: episódios são separados por intervalos livres de dor. Exemplos: enxaqueca, cefaleia tensional, cefaleia em salvas, cefaleia por abuso de substâncias
- Crônica e progressiva: piora da frequência e da intensidade com o tempo, geralmente associada a sinais de hipertensão intracraniana. Exemplos: tumor cerebral, hidrocefalia, abscesso cerebral, pseudotumor cerebral, hematoma subdural, vasculite, hipertensão arterial
- Crônica não progressiva: ocorre várias vezes por semana ou diariamente, não associada a sintomas de hipertensão intracraniana ou doença neurológica progressiva. Exemplos: enxaqueca, cefaleia tensional, cefaleia por abuso de analgésicos.

■ Cefaleias secundárias

O objetivo do capítulo não é detalhar todos os tipos de cefaleias secundárias, pois elas são descritas em seus respectivos capítulos, porém algumas merecem atenção pela importância e pela prevalência nos serviços de emergência.

Cefaleia atribuída a lesão ou traumatismo cranioencefálico e/ou cervical

Não existem características específicas desse tipo de cefaleia; frequentemente assemelha-se a uma cefaleia tensional ou enxaqueca.

Quando ocorrem nos 3 primeiros meses, são consideradas agudas, quando continuam além desse período são chamadas de persistentes.

No caso de cefaleia aguda pós-traumática, o diagnóstico diferencial inclui hematoma cerebral, hemorragia subaracnóidea, contusão cerebral e fratura craniana. Deve-se obter uma tomografia computadorizada (TC) de crânio imediatamente.

O tratamento depende da causa.

Hipertensão intracraniana idiopática (HII)

Também é conhecida como pseudotumor cerebral.

A dor não tem características específicas, geralmente é descrita como frontal, retro-orbitária, tipo pressão ou explosiva, também pode ser do tipo enxaqueca. Sintomas associados incluem diplopia e outras alterações visuais. Crianças menores podem apresentar rigidez de nuca, irritabilidade, sonolência e ataxia.

Os fatores de risco são obesidade, endocrinopatias, medicações (excesso de vitamina A, hormônios, tetraciclina, lítio, corticosteroides), síndrome do ovário policístico, anemia, lúpus eritematoso sistêmico, doença renal crônica, apneia do sono, gravidez. É mais comum no sexo feminino.

O exame físico pode revelar paralisia do nervo abducente, papiledema ou rigidez de nuca.

A neuroimagem geralmente é normal, mas pode ter sela turca vazia, alargamento do espaço subaracnóideo, achatamento da esclera posterior, estenose do seio transverso e protrusão da papila do nervo óptico em direção ao vítreo.

O exame dos campos visuais pode evidenciar aumento da mancha cega.

O diagnóstico baseia-se em uma punção lombar com medição da pressão de abertura em decúbito lateral.

A punção lombar é ao mesmo tempo diagnóstica e terapêutica. Alguns casos necessitam de várias punções lombares, mas se a pressão intracraniana persistir elevada, pode-se considerar o uso de acetazolamida.

Um parecer oftalmológico é fundamental, haja vista o risco de cegueira. Se o papiledema persistir, uma cirurgia de fenestração da bainha do nervo óptico pode ser necessária.

O Quadro 146.3 mostra os critérios de diagnóstico.

Cefaleia pós-punção lombar

Cefaleia difusa, de caráter e intensidade variáveis, na posição ortostática ou sentada, que melhora com decúbito. Surge nos primeiros 5 dias após uma punção lombar, causada por fístula dural ou de natureza idiopática. Pode ser acompanhada de rigidez de nuca, náuseas/vômito, irritabilidade ou paresia do VI nervo craniano. Desaparece espontaneamente em até 2 semanas ou após selagem da fístula com injeção epidural de sangue autólogo (*blood patch*).

■ Cefaleias primárias

As cefaleias primárias mais comuns na infância são a enxaqueca e a tensional.

Os critérios da cefaleia tensional, enxaqueca sem aura e enxaqueca com aura típica pela ICHD-3 beta 2013 estão relacionados respectivamente nos Quadros 146.4 a 146.6.

Tensional

Cefaleia bilateral, intensidade leve a moderada, em pressão, duração de horas a dias, sem associação a náuseas ou vômito.

QUADRO 146.3 Critérios de diagnóstico da cefaleia atribuída a hipertensão intracraniana idiopática (HII) pela ICHD-3 beta – 2013.

A. Qualquer cefaleia que preencha o critério C

B. Existe o diagnóstico de HII por aumento da pressão do LCR (> 250 mmH$_2$O no LCR) medido por punção lombar (realizada em decúbito lateral sem sedação), monitoramento epidural ou intraventricular e com exame citoquímico normal

C. Evidências de causalidade demonstradas por, pelo menos, dois dos seguintes:
- A cefaleia surgiu em relação temporal com a HII ou levou ao seu diagnóstico
- A cefaleia é aliviada pela redução da HII
- A cefaleia é agravada em relação temporal com o aumento da pressão intracraniana

D. Não é mais bem explicada por outro diagnóstico

LCR: líquido cefalorraquidiano.

QUADRO 146.4	Critérios diagnósticos para cefaleia tensional na infância.

A. Pelo menos 10 episódios de cefaleias ocorrendo em menos de 1 dia por mês em média (< 12 dias por ano) se forem infrequentes, ou ocorrendo em 1 a 14 dias por mês em média > 3 meses (12 a < 180 dias por ano) se forem frequentes, e preenchendo os critérios de B a D

B. A cefaleia dura desde 30 min a 7 dias

C. A cefaleia tem pelo menos duas das quatro seguintes características:
- Bilateral
- Em pressão ou em aperto
- Intensidade ligeira ou moderada
- Não é agravada por atividades físicas de rotina como caminhar ou subir escadas

D. Acompanha-se dos seguintes aspectos:
- Ausência de náuseas ou vômito
- Apenas um dos seguintes sintomas estão presentes: fotofobia ou fonofobia

E. Não mais bem explicada por outro diagnóstico

QUADRO 146.5	Critérios diagnósticos para enxaqueca sem aura na infância.

A. Pelo menos 5 episódios preenchendo os critérios de B a D

B. Episódios de cefaleia com duração de 2 a 72 h (em crianças não há confirmação de episódios não tratados com duração inferior a 2 h)

C. A cefaleia tem, pelo menos, duas das quatro características:
- Unilateral ou bilateral
- Pulsátil
- Dor moderada ou grave
- Agravamento por atividade física de rotina ou seu evitamento

D. Durante a cefaleia, pelo menos, um dos seguintes:
- Náuseas e/ou vômito
- Fotofobia ou fonofobia

E. Não mais bem explicada por outro diagnóstico da ICHD-3 beta – 2013

QUADRO 146.6	Critérios diagnósticos para enxaqueca com aura típica.

A. Pelo menos dois episódios preenchem os critérios B e C

B. Aura consistindo em sintomas visuais, sensitivos e/ou da fala/linguagem, totalmente reversíveis, mas sem fraqueza motora, do tronco encefálico ou retiniana

C. Pelo menos duas das quatro características seguintes:
- Pelo menos um sintoma de aura alastra-se gradualmente ao longo de 5 ou mais minutos e/ou dois ou mais sintomas aparecem sucessivamente
- Cada sintoma de aura individual dura entre 5 e 60 min
- Pelo menos um sintoma de aura é unilateral
- A aura é acompanhada ou seguida, em 60 min, por cefaleia

D. Não mais bem explicada por outro diagnóstico

Pode ser episódica (duração de menos de 15 dias por mês) ou crônica (mais de 15 dias por mês).

O estresse é um fator desencadeante.

O tratamento é feito com analgésicos (ibuprofeno ou paracetamol), porém deve-se orientar quanto ao cuidado com abuso de analgésicos; usar o menos possível, menos de 5 vezes/semana.

Enxaqueca

A enxaqueca sem aura corresponde a 80% dos casos de enxaqueca.

A enxaqueca pode ter início em menores de 5 anos, na prevalência de 2 a 4%, com predomínio no sexo masculino; na idade escolar a prevalência aumenta e não há diferença entre gêneros, no fim da adolescência afeta 20 a 30% da população, com predomínio no sexo feminino.

Existem fatores desencadeantes da enxaqueca (dieta, jejum, perturbações do sono, mudanças hormonais, fatores psicológicos etc.), daí a necessidade de o paciente preencher o diário da cefaleia com a data que apresentou a dor, horário do dia, fatores desencadeantes, dieta, sintomas associados, se usou medicação, duração e o que melhorou a dor.

Existem síndromes episódicas que são descritas como precursoras da enxaqueca (Quadro 146.7).

Complicações da enxaqueca

Na emergência devemos saber que existem complicações da enxaqueca, são elas:
- Estado de mal da enxaqueca (Quadro 146.8)
- Aura persistente sem infarto
- Infarto devido a enxaqueca
- Crise epiléptica precipitada por enxaqueca com aura.

Tratamento da enxaqueca

Na maioria das vezes a dor tem curta duração e melhora com repouso ou sono, então não há necessidade de utilizar medicação.

O mais importante é a orientação. Evitar uso abusivo de analgésicos (a longo prazo; fornecer analgésicos no máximo 2 dias por semana), higiene do sono, mudança no estilo de vida (evitar comidas que possam desencadear a enxaqueca, p. ex., derivados da carne de porco e bebidas contendo cafeína), hidratação, prática regular de exercícios físicos.

As opções de tratamento incluem medicações para o tratamento agudo, agentes profiláticos e intervenções não farmacológicas (terapias comportamentais).

Tratamento agudo

Uma vez tomada a decisão de medicar o paciente, pode-se fornecer inicialmente um analgésico ou anti-inflamatório não hormonal. A associação de um antiemético, se possível ministrado 10 minutos antes do analgésico, pode aumentar a eficácia do tratamento.

O Quadro 146.9 apresenta as doses dos medicamentos mais utilizados.

Em uma situação de emergência, o acréscimo de uma única dose oral ou intravenosa de dexametasona ajuda a prevenir recorrências.

As triptanas, como a sumatriptana, não devem ser usadas em menores de 18 anos.

CEFALEIA

QUADRO 146.7 — Síndromes episódicas que podem estar associadas à enxaqueca.

Síndrome de vômito cíclico	Episódios recorrentes de náuseas e vômito intensos (pelo menos 5 episódios), estereotipados e recorrência com periodicidade previsível, livre de sintomas entre os episódios. É uma condição episódica e autolimitada
Enxaqueca abdominal	Dor abdominal de localização na linha média, periumbilical ou mal localizada, de intensidade moderada ou grave, pode estar associada a náuseas, vômito, palidez e anorexia, com duração de 2 a 72 horas
Vertigem paroxística benigna	Episódios recorrentes de vertigem que podem estar associados a nistagmo, ataxia, vômito, palidez ou medo
Torcicolo paroxístico benigno	Episódios recorrentes de inclinação da cabeça para um dos lados, com ou sem ligeira rotação, regredindo espontaneamente em alguns dias. Pode ser acompanhado de ataxia, vômito ou distonia do tronco. Surge nos primeiros 9 meses de idade com predomínio no sexo feminino

QUADRO 146.8 — Estado de mal de enxaqueca.*

A. Episódio de cefaleia, preenchendo os critérios B e C

B. Ocorrendo em um doente com enxaqueca, semelhante a episódios anteriores, exceto pela sua duração e gravidade

C. Ambas as seguintes características:
- Sem remissão em mais de 72 h
- Dor e/ou sintomas debilitantes associados

D. Não melhor explicada por outro diagnóstico

*Episódio de enxaqueca debilitante com uma duração superior a 72 h.

Tratamento profilático da enxaqueca

A maioria dos pacientes pode ser tratada apenas com medicação abortiva.

Deve ser considerado o tratamento profilático em crises mensais, com duração de vários dias, causando incapacidades, prejuízo escolar etc. Geralmente é feito por 6 meses.

Os fármacos mais estudados em crianças são a flunarizina (2,5 mg/dia 1 vez/dia) e o topiramato (2 a 3 mg/kg/dia, em 2 tomadas diárias).

Outros fármacos orais usados na profilaxia da enxaqueca em crianças e adolescentes incluem ácido valproico (10 mg/kg, 2 vezes/dia), propranolol (contraindicado na asma; 10 a 20 mg, ou 20 a 40 mg se peso ≥ 35 mg, 3 vezes/dia), cipro-heptadina (em crianças menores, 0,1 a 0,2 mg/kg 2 vezes/dia) e amitriptilina (0,25 a 0,5 mg/kg até 10 mg em dose única à noite).

Tratamento do estado de mal da enxaqueca

Ver Figura 146.2.

■ Diagnóstico das cefaleias na infância

Clínico
Primária *versus* secundária.

Laboratorial
Em casos de cefaleia secundária solicitar hemograma completo, função hepática, função renal, coagulograma, hemocultura, eletrólitos.

Exames direcionados de acordo com a suspeita. Exemplos: sorologias, dosagens hormonais, doenças autoimunes.

Por imagem
Na emergência fazer TC de crânio com e sem contraste.

Se não houver sinais de hipertensão intracraniana (HIC), a ressonância magnética (RM) de crânio é preferível pois a TC não é o ideal para avaliar a fossa posterior.

QUADRO 146.9 — Fármacos para o tratamento agudo da enxaqueca.

Fármaco	Dose	Observações
Analgésicos		
Ibuprofeno (Advil® comprimidos de 200 mg, cápsulas de 400 mg; Alivium® gotas 50 mg/mℓ [1 gota = 5 mg], gotas 100 mg/mℓ [1 gota = 10 mg], comprimidos de 400 ou 600 mg; Dalsy® suspensão oral 100 mg/5 mℓ, comprimidos de 200, 400 ou 600 mg)	7,5 a 10 mg/kg VO até 4 vezes/dia	Fármaco de primeira escolha Contraindicado em pacientes com úlcera péptica ou hemorragia digestiva Efeitos colaterais: desconforto epigástrico, exantema, granulocitopenia, anemia, inibição da agregação plaquetária
Paracetamol (Tylenol bebê® suspensão 160 mg/5 mℓ; Tylenol® gotas 10 mg/gota, comprimidos de 500 ou 750 mg)	10 a 15 mg/kg VO até 4 vezes/dia	Sinônimo = acetaminofeno Preferível se o ibuprofeno estiver contraindicado Desprovido de ação anti-inflamatória Efeitos colaterais: hepatoxicidade, interações com anticonvulsivantes
Dipirona (Novalgina® solução oral gotas 25 mg/gota, solução oral 50 mg/mℓ, comprimidos de 500 ou 1.000 mg, solução injetável 500 mg/mℓ)	10 a 15 mg/kg VO ou IV até 4 vezes/dia	Contraindicada em menores de 3 meses de idade Efeitos colaterais: náuseas, vômito, diarreia, hipotensão arterial, anafilaxia

(*Continua*)

QUADRO 146.9 — Fármacos para o tratamento agudo da enxaqueca. (Continuação)

Fármaco	Dose	Observações
Ácido acetilsalicílico (Aspirina® comprimidos 500 mg, Aspirina® comprimidos de 100 ou 300 mg; Bufferin Cardio® comprimidos de 81 mg, Bufferin® comprimidos de 500 mg)	10 a 15 mg/kg VO 4 a 6 vezes/dia (máx., 60 a 80 mg/kg/dia ou 4 g/dia)	Contraindicado em menores de 15 anos. Efeitos colaterais: desconforto epigástrico, reações alérgicas, hepatotoxicidade, inibição da agregação plaquetária
Anti-inflamatórios		
Naproxeno (Naprosyn® comprimidos de 250 ou 500 mg)	5 a 7 mg/kg/dose VO até 3 vezes/dia	Contraindicado em menores de 2 anos. Efeitos colaterais: hemorragia digestiva, trombocitopenia, pirose, sonolência, vertigem, zumbido. Interações com anticoagulantes
Cetorolaco (Toradol®, ampolas IV/IM 30 mg/mℓ; Toragesic® solução oral 20 mg/mℓ, comprimidos sublinguais 10 mg)	0,5 mg/kg/dose IM/IV até 4 vezes/dia VO: 10 mg SOS até 4 vezes/dia	Não pode ser usado por mais de 5 dias. Em crianças de 2 a 16 anos, fornecer uma única dose. Efeitos colaterais: dispepsia, náuseas, hemorragia digestiva, sonolência, disfunção plaquetária, nefrite intersticial
Diclofenaco (Cataflam® gotas 15 mg/mℓ, suspensão oral 2 mg/mℓ, drágeas de 50 mg, ampolas injetáveis de 25 mg/mℓ)	0,5 a 2 mg/kg/dia	Contraindicado em menores de 1 ano e em pacientes com doença cardiovascular ou hipertensão. Efeitos colaterais: tontura, vertigem, epigastralgia, náuseas, vômito, exantema, urticária, inibição da agregação plaquetária
Antieméticos		
Metoclopramida (Plasil® solução oral 1 mg/mℓ, gotas pediátricas 4 mg/mℓ (21 gotas), comprimidos 10 mg, ampolas de 10 mg/2 mℓ)	1 a 2 mg/kg/dose até 4 vezes/dia	Pode causar reação extrapiramidal
Domperidona (Motilium® suspensão oral 1 mg/mℓ, comprimidos de 10 mg)	0,25 mg/kg até 3 vezes/dia, máx. 2,4 mg/kg/dia ou 80 mg	Efeitos colaterais: reações extrapiramidais, convulsões, arritmia cardíaca
Prometazina (Fenergan® expectorante pediátrico 2,5 mg/5 mℓ [também contém sulfoguaiacolato], comprimidos de 25 mg, ampolas de 25 mg/mℓ)	0,25 a 1 mg/kg/dose até 4 a 6 vezes/dia, máx. 25 mg/dose	Maiores de 2 anos
Clorpromazina (Amplictil® comprimidos de 25 ou 100 mg; Longactil® solução oral 40 mg/mℓ, comprimidos de 25 ou 100 mg)	0,5 a 1 mg/kg/dose até 4 vezes/dia, máx. < 5 anos: 40 mg/dia 5 a 12 anos: 75 mg/dia	Não se deve administrar a solução oral juntamente com carbamazepina. Efeitos colaterais: sonolência, icterícia, reações extrapiramidais ou anticolinérgicas, hipotensão
Ondansetrona (Vonau® flash comprimidos de 4 e 8 mg; ampolas de 2 mg/mℓ)	< 4 anos: 1 a 3 mg até 3 vezes/dia 4 a 11 anos: 4 mg até 3 vezes/dia > 11 anos: 8 mg até 3 vezes/dia	Evitar uso na síndrome do QTc congênita. Efeitos colaterais: taquicardia, hipopotassemia, broncospasmo, tontura, constipação intestinal, diarreia e convulsões
Outros		
Ácido valproico (Depakene® xarope 50 mg/mℓ, cápsulas de 250 mg, comprimidos de 300 ou 500 mg; Depakote® sprinkle cápsulas 125 mg, comprimidos de 250 ou 500 mg, Valpakine® solução oral 200 mg/mℓ)	Dose de ataque: 15 mg/kg, então 5 mg/kg 8/8 h até a cefaleia cessar ou um total de 10 doses	Contraindicado na presença de doença hepática. Efeitos colaterais: ganho de peso, alopecia transitória, tremor de extremidades, náuseas, vômito, epigastralgia, pancreatite, hiperamonemia
Di-hidroergotamina (Cefalium® comprimidos de 1 mg [também contém paracetamol 450 mg, cafeína 75 mg e metoclopramida 10 mg])	0,5 a 1 mg VO 8/8 h até a cefaleia cessar ou máximo de 15 mg	Contraindicado em menores de 18 anos. Pré-medicação com um antiemético. Pode causar hipertensão arterial
Cipro-heptadina (Cobavital® microcomprimidos de 4 mg, xarope 4 mg/5 mℓ; Apevitin BC® xarope 4 mg/5 mℓ)	0,2 a 0,4 mg/kg/dia em 2 vezes/dia; máx. 0,5 mg/kg/dia	Efeitos colaterais: sonolência, aumento do apetite
Dexametasona (Decadron® elixir 0,5 mg/5 mℓ, comprimidos de 0,5 ou 0,75 ou 4 mg, ampolas de 2 mg em 1 mℓ ou 4 mg em 2,5 mℓ)	1 mg/kg em dose única VO ou IV	Como adjuvante, ajuda a prevenir a recorrência da cefaleia

IM: via intramuscular; IV: via intravenosa; VO: via oral. SOS: em caso de necessidade.

Punção lombar

Indicações:
- Sinais de irritação meníngea (sem sinais de HIC)
- Suspeita de sangramento
- Pseudotumor cerebral – a punção é diagnóstica e terapêutica.

Eletroencefalograma

O eletroencefalograma (EEG) só é recomendado na suspeita de crises epilépticas ou se houver diminuição do nível de consciência.

■ Conclusão

O mais importante é saber reconhecer os sinais de alerta para investigação e tratamento imediatos, lembrando que a cefaleia pode advir de uma doença grave, com necessidade de abordagem imediata!

A Figura 146.3 resume a conduta diante do paciente que se apresenta ao pediatra com a queixa principal de cefaleia.

NÃO ESQUEÇA

- Ao atender uma criança com cefaleia, esteja atento aos sinais de alerta, por exemplo, despertar no meio da noite com dor, associação a náuseas/vômito, ou piora da dor quando o paciente muda da posição em pé para deitada e vice-versa
- A hipertensão intracraniana idiopática encerra risco de cegueira. Logo, envidam-se todos os esforços para fechar um diagnóstico precoce.

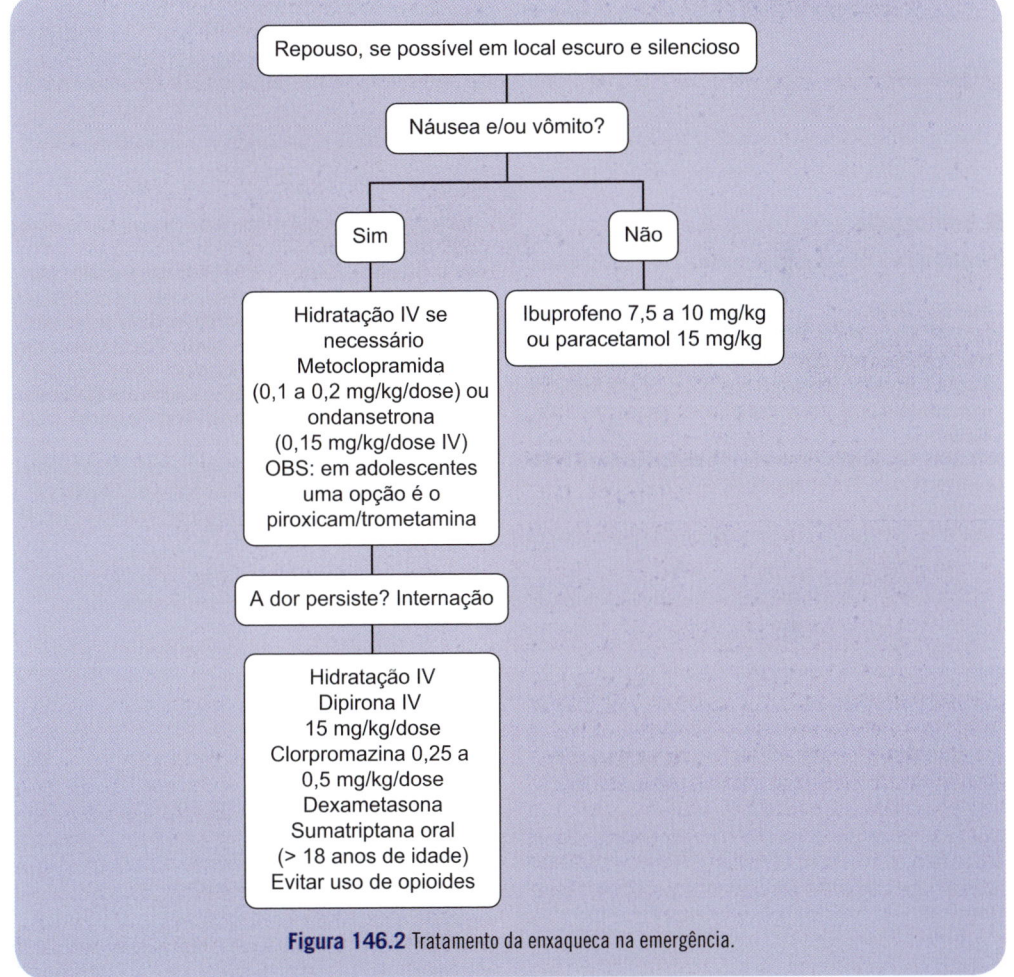

Figura 146.2 Tratamento da enxaqueca na emergência.

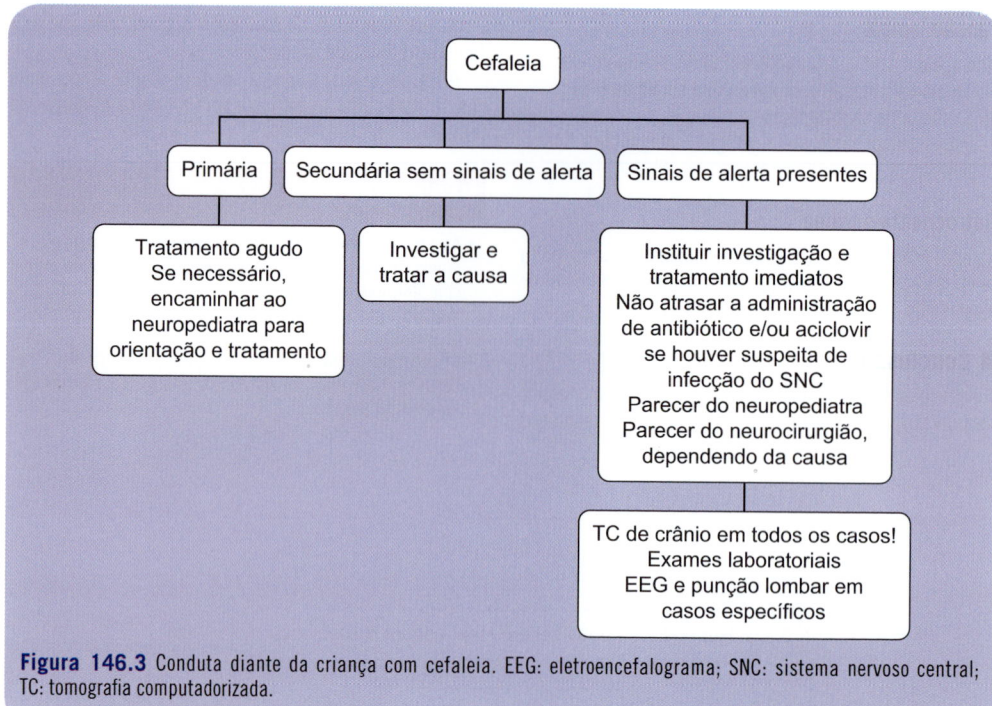

Figura 146.3 Conduta diante da criança com cefaleia. EEG: eletroencefalograma; SNC: sistema nervoso central; TC: tomografia computadorizada.

■ Bibliografia

Abend NS, Helfaer MA. Pediatric neurocritical care. Demosmedical. ISBN: 978-1-936287-35-2. Chapter 2 – Approach to acute headache, 2013.

Arruda MA. Enxaqueca na infância e adolescência: atualização no diagnóstico e tratamento. Pediatr Mod. 2009; 45(2):37-50.

Conicella E, Raucci U, Vanacore N et al. The child with headache in a pediatric emergency department. Headache. 2008; 48:1005-11.

Gelfand AA, Goadsby PJ. Treatment of pediatric migrane in the emergency room. Pediatr Neurol. 2012; 47(4):233-41.

Headache Classification Committee of the International Headache Society (IHS).The International Classification of Headache Disorders, 3rd edition (beta version). Cephalalgia. 2013; 33(9):629-808.

Lewis D, Ashwal S, Hershey A et al. Practice parameter: pharmacological treatment of migraine headache in children and adolescents: report of the American Academy of Neurology Quality Standards Subcommittee and the Practice Committee of the Child Neurology Society. Neurology. 2004; 63:2215-24.

Lewis DW, Qureshi F. Acute headache in children and adolescents presenting to the emergency department. Headache. 2000; 40(3):200-3.

Sims KB. Handbook of pediatric neurology. Philadelphia: Lippincott Willians & Wilkins/Wolters Kluwer. Chapters 4 – Pediatric neurology in the emergency department – and 14 – Headache and pain syndromes, 2014.

NEUROLOGIA

147 COMA

Marcio Moacyr Vasconcelos

■ Introdução

Consciência é o estado em que há percepção plena do ambiente e de si mesmo, ao passo que no coma há ausência total de percepção (Posner et al., 2007). Existem dois estados normais da consciência – a vigília e o sono – e uma gama de estados de alteração da consciência, nos quais a vigília e/ou o conteúdo da mente são variavelmente comprometidos.

A terminologia dos diferentes tipos e graus de alteração da consciência, também chamada de estado mental na literatura (em inglês), infelizmente varia sobremodo entre diferentes autores. Elegemos as definições propostas por Plum e Posner como as mais adequadas (Posner et al., 2007). Segundo esses autores, deve-se reservar o termo coma para aqueles casos em que há inconsciência e ausência de respostas, isto é, irresponsividade, a quaisquer estímulos empregados.

Então, entre a consciência e o coma existe uma escala de graus de comprometimento:

- Letargia ou sonolência: a principal habilidade cognitiva afetada é a atenção. Pode haver alternância entre irritabilidade e sonolência. O paciente pode distorcer a percepção de estímulos, sobretudo visuais, e em alguns casos há desorientação para o tempo, lugar ou pessoa. A presença de desorientação ou confusão pode determinar um comportamento bizarro
- Embotamento: o paciente despende muitas horas adormecido e, quando acordado, seu interesse pelo ambiente é restrito. Necessita de estímulos mais intensos para ser acordado e suas respostas são mais lentas
- Estupor: o paciente permanece em sono profundo e só desperta do estado de irresponsividade mediante estímulos vigorosos e repetidos. Quando ele tenta se comunicar, a fala é incompreensível. Este estado reflete disfunção cerebral difusa
- Coma: o paciente comatoso, por definição, não exibe nenhum tipo de resposta por mais vigorosos que sejam os estímulos. Há controvérsia sobre o grau de disfunção motora que deve acompanhar a irresponsividade, mas como regra, o paciente é incapaz de localizar estímulos dolorosos.

Além da escala de inconsciência, outros estados de alteração da consciência são relevantes:

- Estado vegetativo persistente: estado crônico que frequentemente se instala após 2 a 4 semanas de coma. O paciente exibe ciclos de sono-vigília e pode abrir os olhos em resposta a estímulos verbais, mas é incapaz de obedecer a comandos simples. As funções do tronco encefálico estão intactas, mas o prosencéfalo foi lesionado. Antigamente era denominado coma vígil
- Estado minimamente consciente: o paciente assemelha-se ao estado anterior, porém demonstra alguma percepção do ambiente ou de si mesmo, embora de modo intermitente. Ele pode obedecer a comandos simples, responder sim/não e exibir movimentos intencionais
- Mutismo acinético: ciclos de sono-vigília estão presentes, porém a atividade motora espontânea é mínima ou ausente
- *Delirium*: estado francamente anormal em que o paciente mostra confusão, irritabilidade, medo, agitação, agressividade e às vezes alucinações visuais. O paciente pode apresentar-se falante e ruidoso. Como regra, há uma doença orgânica que afeta o encéfalo de maneira difusa, mais frequentemente distúrbios tóxicos e metabólicos
- Demência: observa-se diminuição permanente das habilidades cognitivas sem qualquer redução da vigília. A demência é rara em pediatria.

Cumpre ressaltar que, em determinados pacientes, os transtornos psiquiátricos podem reproduzir muitas das características dos estados de alteração orgânica da consciência descritos previamente.

O Quadro 147.1 resume as características fisiológicas dos principais distúrbios de alteração global da consciência.

■ Classificação

Os pacientes em coma podem ser subdivididos entre causas traumáticas e não traumáticas. A classificação mais usada baseia-se na etiologia (Quadro 147.2).

Outra classificação emprega o tipo de insulto cerebral que desencadeou a alteração da consciência:

- Infecção: encefalite viral, meningite bacteriana, meningite tuberculosa
- Carência de energia e/ou nutrientes: hipoglicemia, hipofosfatemia, encefalopatia de Wernicke
- Edema cerebral: traumatismo, hipoxia-isquemia, cetoacidose diabética, desidratação hipernatrêmica, encefalopatia hipertensiva, encefalomielite disseminada aguda
- Disfunção cerebral por crises epilépticas: estado de mal epiléptico por crises motoras ou crises de ausência
- Toxinas: intoxicação por medicamentos ou substâncias químicas, erros inatos do metabolismo, uremia, encefalopatia hepática, síndrome de Reye
- Vascular: acidente vascular encefálico (AVE), vasculite autoimune, tromboses, hemorragias

QUADRO 147.1 — Estados de alteração global da consciência.

	Vigília	Percepção	Ciclos de sono-vigília	Função motora	Função respiratória	Atividade do eletroencefalograma	Metabolismo cerebral* (% do normal)
Morte encefálica	Ausente	Ausente	Ausente	Ausente	Ausente	Isoelétrico	0
Coma	Ausente	Ausente	Ausente	Não intencional	Padrões anormais	Delta ou teta polimorfo	< 50
Estado vegetativo	Presente	Ausente	Presente	Não intencional	Presente	Delta ou teta polimorfo, às vezes alfa lento	40 a 60
Estado minimamente consciente	Presente	Parcial	Presente	Intencional intermitentemente	Presente	Atividades teta e alfa mistas	50 a 60
Mutismo acinético	Presente	Parcial	Presente	Escassez de movimentos	Presente	Lentidão difusa	40 a 80
Delirium	Presente	Parcial	Presente	Presente	Presente	Lentidão difusa	70 a 100
Síndrome de encarceramento	Presente	Presente	Presente	Apenas piscar e movimentos verticais dos olhos	Presente	Normal	90 a 100

*Avaliado por meio de PET (tomografia de emissão de pósitrons) com fluorodesoxiglicose. (Adaptado de Stevens e Bhardwaj, 2006.)

QUADRO 147.2 — Coma não traumático em crianças.

Etiologia	Frequência (n = 100)	Letalidade (%)
Causas tóxicas/metabólicas	**33**	**52**
Erros inatos do metabolismo	11	64
Cetoacidose diabética	10	20
Encefalopatia hipóxica secundária a:		
Asfixia perinatal	1	100
Pós-parada	1	100
Quase afogamento	1	100
Síndrome de Reye	4	75
Coma hepático	1	100
Toxinas	2	0
Desidratação hipernatrêmica	2	50
Infecções	**28**	**54**
Encefalite viral	15	47
Meningite bacteriana	3	67
Meningite tuberculosa	1	100
Encefalite da raiva	1	100
Abscesso cerebral	1	0
Infecções respiratórias	4	50
Choque séptico	3	67
Doenças hematológicas	**13**	**54**
Malformações congênitas do SNC	8	50
Tumores cerebrais	**6**	**33**

(Continua)

QUADRO 147.2 Coma não traumático em crianças. *(Continuação)*

Etiologia	Frequência (n = 100)	Letalidade (%)
Estado de mal epiléptico	7	29
Doenças autoimunes	3	67
Cerebrite do lúpus	2	50
Arterite de Takayasu	1	100
Idiopático	2	50

Adaptado de Fouad *et al.*, 2011.

- Hipertensão intracraniana e/ou herniação cerebral: hidrocefalia, tumor cerebral, abscesso cerebral, hematoma intracraniano
- Outras: malformações do sistema nervoso central, encefalite antirreceptor NMDA, encefalopatia de Hashimoto.

■ Epidemiologia

Um estudo populacional britânico encontrou as seguintes taxas de incidência de acordo com a faixa etária:
- 160 por 100.000 crianças por ano em menores de 1 ano
- < 40 por 100.000 crianças por ano aos 2 a 16 anos

Sabe-se que o coma é mais comum em menores de 6 anos, uma predileção atribuída à maior incidência de infecções em crianças pequenas.

As condições socioeconômicas da população influenciam a etiologia, por exemplo, as infecções do sistema nervoso central (SNC) são mais comuns nos países em desenvolvimento.

■ Etiologia

O Quadro 147.2 apresenta as causas de coma não traumático em uma série de 100 casos consecutivos na faixa etária de 0 a 12 anos atendidos inicialmente em uma sala de emergências (Fouad *et al.*, 2011). As causas tóxicas e metabólicas foram as mais frequentes, seguidas por infecções.

Um estudo de metanálise (Horsting *et al.*, 2015) concluiu que as principais causas de coma não traumático em crianças foram AVE, anoxia (p. ex., parada cardíaca), intoxicações e eventos metabólicos.

■ Fisiopatologia

Os mecanismos de preservação da consciência dependem do sistema ativador reticular ascendente, uma delicada rede de neurônios que se estende do tegmento pontino e mesencefálico ao diencéfalo e até o córtex cerebral. Essa rede recebe impulsos aferentes da medula espinal, de núcleos dos nervos cranianos, do cérebro e cerebelo e projeta-se ao tálamo e subtálamo, através dos quais alcança o córtex cerebral difusamente.

A integridade do córtex cerebral e suas conexões subcorticais também é essencial à consciência.

Uma lesão em qualquer uma dessas áreas pode provocar alteração do estado mental.

■ Anamnese e exame físico

Ao abordar um paciente comatoso, a anamnese e o exame físico são as etapas fundamentais da avaliação, pois uma investigação aleatória baseada apenas em exames seria mais dispendiosa e perderia um tempo precioso até definir o diagnóstico.

A urgência da situação clínica dita o ritmo em que o pediatra deve inquirir os pais e examinar o paciente, mas ainda que seja necessário estabilizá-lo antes de obter detalhes da história, deve-se ter em mente que, tão logo possível, será necessário concluir os fundamentos da avaliação – anamnese completa e exames físico e neurológico minuciosos.

A anamnese deve incluir perguntas essenciais: a alteração da consciência foi abrupta ou progressiva, intermitente ou contínua? Sintomas associados? Deterioração lenta da função motora? Uso atual de medicamentos pelo paciente e por pessoas próximas? Houve mudança recente de comportamento? Algum episódio de traumatismo craniano?

O exame físico começa pelos sinais vitais. A presença de febre sugere infecção do SNC, mas sua ausência não a exclui, pois sabe-se que 10% dos casos de meningite começam sem febre. Taquipneia pode advir não só de febre, mas também de acidose metabólica ou hiperamonemia. Nunca é demais enfatizar a necessidade de medir a pressão arterial com manguito de tamanho apropriado. A hipertensão arterial direciona a investigação para um grupo restrito de etiologias, por exemplo, encefalopatia hipertensiva, AVE, nefropatia, fármacos e drogas ilícitas.

O Quadro 147.3 lista achados dos exames físico e neurológico que orientam o diagnóstico.

O exame físico da criança comatosa é na verdade bem mais simples do que o da criança acordada. É preciso definir se o paciente pode ser acordado e registrar claramente o tipo de estímulo necessário para fazê-lo. Se a criança não responder quando chamada em voz alta ou sacudida delicadamente, o médico deve recorrer a estímulos dolorosos a fim de avaliar a resposta. Uma maneira prática e segura de provocar dor é a compressão do leito ungueal com uma caneta ou outro objeto duro. Compressão leve da unha já é bastante dolorosa – pratique no seu próprio leito ungueal antes de aplicar o estímulo na criança.

O exame dos nervos cranianos tem quatro finalidades principais: verificar a função pupilar, pesquisar papiledema, definir a presença de déficits motores focais e avaliar a integridade do tronco encefálico.

A integridade do tronco encefálico é avaliada por meio de três reflexos:
- Reflexo corneopalpebral: toca-se na córnea lateralmente com um diminuto chumaço de algodão. A resposta apropriada consiste em piscar os olhos. O ramo aferente do reflexo é o nervo trigêmeo e o eferente, nervo facial

QUADRO 147.3	Indícios do diagnóstico ao exame físico.
Achado	**Sugestivo de**
Acidose metabólica	EIM, inanição, diabetes melito
Bradicardia	Intoxicação, hipertensão intracraniana, choque, arritmias cardíacas
Desvio conjugado dos olhos	AVE, convulsões
Exantema	Infecção do SNC, síndrome DRESS
Febre	Infecção do SNC, descompensação de EIM
Hálito cetônico	Cetoacidose diabética
Hemiparesia	AVE, lesão expansiva intracraniana
Hepatoesplenomegalia	Doença hepática, EIM, infecção sistêmica, leucemia
Hipertensão arterial	Encefalopatia hipertensiva, AVE, nefropatia, fármacos, drogas ilícitas
Linfadenopatia	Infecções, tuberculose, doença da arranhadura do gato
Midríase unilateral	Herniação do úncus cerebral
Miose	Intoxicação por opioides
Otite média aguda	Trombose venosa dural ou meningite bacteriana
Papiledema	Hipertensão intracraniana, lesão expansiva intracraniana
Paresia isolada do VI nervo craniano	Hipertensão intracraniana
Rigidez de nuca ou sinais de irritação meníngea	Infecção do SNC
Sinais oculares (nistagmo, oftalmoplegia)	Encefalopatia de Wernicke, lesões expansivas intracranianas
Taquicardia	Intoxicação, choque, arritmias cardíacas
Taquipneia	Infecção, acidose metabólica, intoxicação, hiperamonemia

AVE: acidente vascular encefálico; DRESS: farmacodermia com eosinofilia e sintomas sistêmicos; EIM: erro inato do metabolismo; SNC: sistema nervoso central.

- Reflexo oculocefálico ("olhos de boneca"): antes de pesquisar esse reflexo, deve-se ter certeza de que não há nenhuma lesão na coluna cervical. Com o paciente em decúbito dorsal e a cabeça na linha média (Figura 147.1), o examinador abre os olhos e gira a cabeça de um lado para outro com uma certa rapidez. Afirma-se que o reflexo é positivo quando os olhos desviam-se em direção oposta à rotação da cabeça (desvio ocular conjugado contraversivo). Em seguida, procede-se a extensão e flexão do pescoço. O reflexo é positivo quando os olhos desviam-se para cima na flexão e para baixo na extensão. A ausência deste reflexo tem duas interpretações possíveis: ou o paciente está acordado, ou há lesão do tronco encefálico
- Reflexo oculovestibular (teste calórico): aqui é preciso ter certeza de que a membrana timpânica está íntegra e não há obstrução do canal auditivo externo por cerume. A cabeça do paciente deve ser elevada a 30°. Introduz-se um pequeno cateter no canal auditivo e injeta-se lentamente cerca de 100 mℓ de água gelada no paciente inconsciente. No paciente acordado normal, a estimulação provoca nistagmo cujo componente lento aproxima os olhos do lado irrigado e o componente rápido afasta-os. No paciente comatoso, o componente rápido se perde primeiro.

O exame das respostas motoras também é relevante e consiste basicamente em avaliar o tônus muscular, os reflexos tendíneos profundos, a presença de clônus do tornozelo, o sinal de Babinski e a resposta à dor (seja por retirada apropriada do membro localizando a dor ou por uma postura de descerebração ou decorticação).

Diagnóstico

Clínico

Pode-se utilizar a escala modificada de coma de Glasgow, descrita no Quadro 32.1, para definir o diagnóstico de coma e estimar o grau de alteração da consciência. Embora a escala tenha sido originalmente criada para classificar pacientes com traumatismo cranioencefálico, os escores gerados ajudam a delinear a evolução clínica do paciente e facilitam a comunicação entre profissionais. A escala é frequentemente criticada por ser subjetiva, complexa e longa demais, mas acreditamos que seu uso cauteloso seja benéfico à assistência médica.

Laboratorial

O Quadro 147.4 descreve a investigação laboratorial do paciente comatoso com uma sugestão de escalonamento dos exames em etapas. Naturalmente, achados específicos na anamnese ou no exame físico podem modificar as prioridades na obtenção dos exames.

Por imagem

Uma radiografia de tórax é imprescindível como exame de triagem.

A tomografia computadorizada (TC) de crânio ajuda a excluir lesões expansivas, hidrocefalia e sangramentos e garante a execução segura da punção lombar.

Após a etapa inicial de estabilização do paciente, pode-se pensar na ressonância magnética do encéfalo, que é capaz

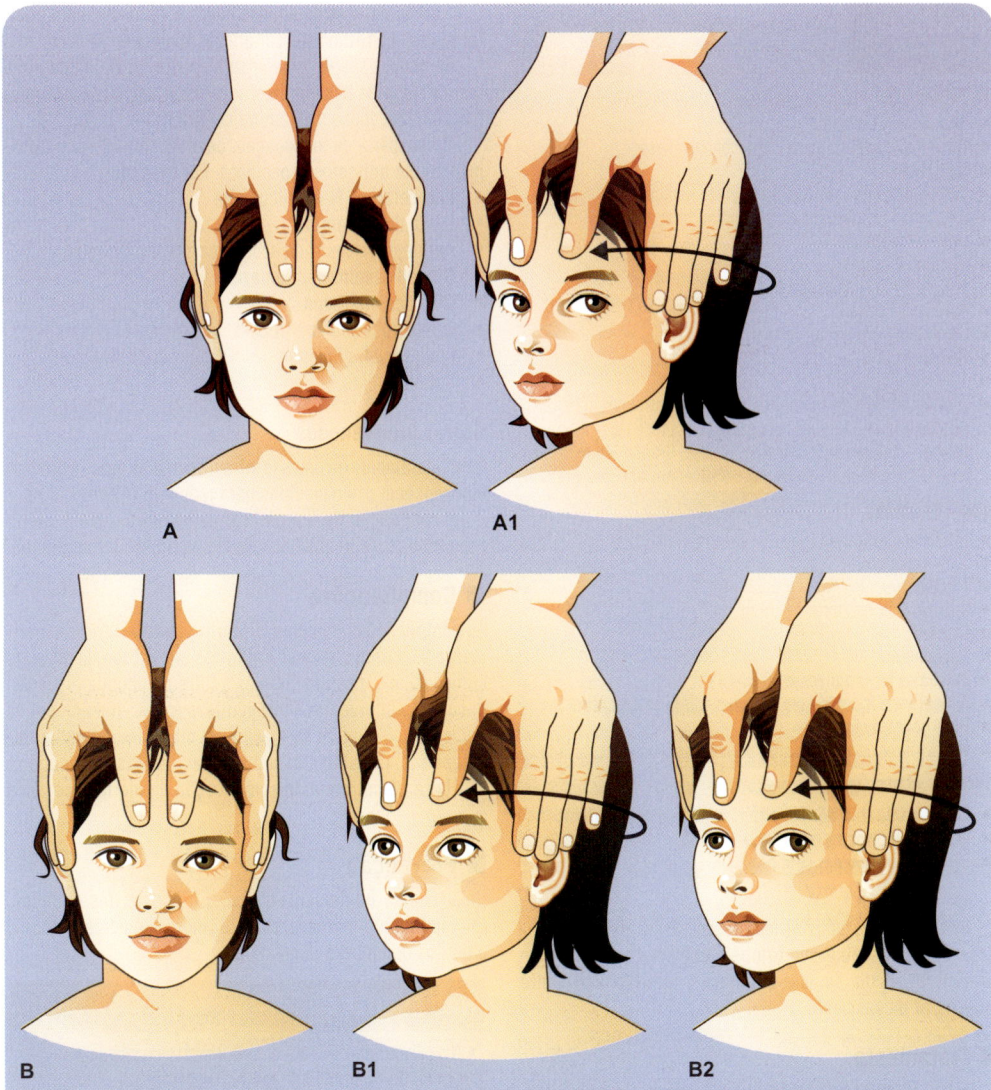

Figura 147.1 Reflexo oculocefálico ou "dos olhos de boneca" na rotação da cabeça para a direita. **A.** Na paciente comatosa com tronco encefálico íntegro, os olhos desviam-se em direção oposta à rotação da cabeça (desvio ocular conjugado contraversivo). Neste caso, afirma-se que o reflexo é positivo. **B.** Se houver lesão do tronco encefálico, os olhos dela não se movem (**B1**) ou há movimento de apenas um dos olhos (**B2**); desvio não conjugado.

de definir diagnósticos que passaram despercebidos na TC de crânio (p. ex., encefalomielite disseminada aguda, pequenas lesões expansivas na fossa posterior).

Histopatológico
O recurso da biopsia cerebral raramente é utilizado hoje em dia.

■ Diagnóstico diferencial
Ao abordar um paciente com alteração da consciência, deve-se ter em mente a possibilidade diagnóstica da síndrome de encarceramento (*locked-in syndrome*), na qual o paciente está consciente a despeito da paralisia completa dos quatro membros e dos nervos cranianos. Alguns pacientes são capazes de piscar e movimentar os olhos em direção vertical. Se houver a mínima razão para suspeitar da síndrome de encarceramento, pode-se tentar estabelecer um meio de comunicação com o paciente pelo número de vezes que ele pisca os olhos para fornecer respostas simples – por exemplo, duas piscadas para "sim" e quatro piscadas para "não".

Outras causas de fraqueza muscular intensa, como miastenia *gravis* e síndrome de Guillain-Barré, também podem simular o coma.

QUADRO 147.4	Investigação laboratorial do paciente em coma.

Primeira etapa
- Hemograma completo
- Glicemia capilar, seguida da glicemia venosa
- Eletrólitos
- Cálcio, magnésio, fósforo e fosfatase alcalina
- Transaminases hepáticas, bilirrubina total e frações
- Ureia e creatinina
- Proteína C reativa
- Velocidade de hemossedimentação
- Amilase e lipase
- Gasometria arterial ou venosa
- Hemoculturas
- Eletrocardiograma
- Exames simples de urina, urinocultura e antibiograma
- Punção lombar, após uma tomografia computadorizada de crânio normal – celularidade, proteína, glicose, Gram, cultura, látex, reação em cadeia da polimerase (PCR) para agentes virais

Segunda etapa
- Eletroencefalograma
- Amônia sérica
- Triagem toxicológica da urina
- Substâncias redutoras na urina
- Lactato
- Coprocultura
- Provas de função tireóidea
- Anticorpos antiperoxidase tireóidea e antitireoglobulina
- Nível sérico de tiamina
- Níveis séricos de medicamentos prévios (p. ex., anticonvulsivantes)

Terceira etapa
- Perfil quantitativo dos aminoácidos plasmáticos e urinários
- Ácidos orgânicos na urina
- Perfil em *tandem* das carnitinas

Os transtornos psiquiátricos associados a histeria, catatonia ou depressão grave também entram no diagnóstico diferencial, assim como a simulação, quando o paciente finge estar inconsciente.

■ Tratamento

Medidas gerais

As medidas gerais aplicáveis a todo paciente em coma incluem as intervenções para estabilizar as vias respiratórias, a circulação e a respiração; verificação e correção da glicemia; hidratação intravenosa; tratamento da hipo e da hipertermia; proteção dos olhos devido ao risco de ulceração das córneas; prevenção de úlceras de decúbito; e controle da agitação psicomotora.

Fármacos

O tratamento farmacológico depende naturalmente da etiologia do coma. Os antibióticos e antivirais podem ser oportunos se houver suspeita de infecção do SNC.

Os anticonvulsivantes podem ser úteis, mas deve-se também atentar para as convulsões secundárias a outros distúrbios como hipertensão arterial, hipoglicemia e hiponatremia, cujo tratamento é a correção desses distúrbios.

A administração de aminas pode ser essencial para manter a circulação e uma pressão arterial minimamente adequada.

Se houver suspeita de encefalopatia de Wernicke, uma resposta rápida das manifestações neurológicas à administração intravenosa de tiamina confirmará o diagnóstico.

Na suspeita de intoxicação, deve-se considerar o tratamento com antídotos específicos. Por exemplo:
- Paracetamol: N-acetilcisteína
- Ferro: deferoxamina
- Antidepressivos tricíclicos: bicarbonato de sódio
- Benzodiazepínicos: flumazenil
- Opioides: naloxona
- Organofosforados: atropina
- Propranolol: glucagon
- Sulfonilureias: octreotida.

Outras intervenções

O monitoramento da pressão intracraniana às vezes é imprescindível, bem como medidas para reduzi-la (*Capítulo 152*).

A solicitação de um parecer da neurocirurgia é válida nos casos de traumatismo, ou lesão expansiva intracraniana.

■ Complicações

As complicações do coma dizem respeito ao comprometimento de outros sistemas orgânicos em virtude do contexto clínico (p. ex., necrose tubular aguda no choque hipovolêmico), das intervenções terapêuticas (p. ex., pneumonia no paciente sob ventilação mecânica) ou da imobilidade prolongada (p. ex., atelectasia pulmonar, úlceras de decúbito).

Há também a temida complicação de morte encefálica (*Capítulo 155*).

■ Prevenção

Uma medida fundamental é evitar o acesso das crianças, principalmente os menores de 5 anos, a medicamentos e produtos de limpeza doméstica.

> **NÃO ESQUEÇA**
> - O paciente em coma requer uma abordagem sistemática, baseada na anamnese e no exame físico
> - Um exame neurológico básico está ao alcance de todos os pediatras. Não hesite em praticá-lo.

■ Bibliografia

Fouad H, Haron M, Halawa EF, Nada M. Nontraumatic coma in a tertiary pediatric emergency department in Egypt: etiology and outcome. J Child Neurol. 2011; 26(2):136-41.

Horsting MWB, Franken MD, Meulenbelt J et al. The etiology and outcome of non-traumatic coma in critical care: a systematic review. BMC Anesthesiology. 2015; 15:65. DOI 10.1186/s12871-015-0041-9.

Posner JB, Saper CB, Schiff ND, Plum F. Plum and Posner's diagnosis of stupor and coma. 4. ed. Oxford: Oxford University Press, 2007.

Seshia SS, Bingham WT, Kirkham FJ, Sadanand V. Nontraumatic coma in children and adolescents: diagnosis and management. Neurol Clin. 2011; 29:1007-43.

Stevens RD, Bhardwaj A. Approach to the comatose patient. Crit Care Med. 2006; 34:31-41.

Vasconcellos MM, Silva KP, Vidal G et al. Early diagnosis of pediatric Wernickes encephalopathy. Pediatric Neurology. 1999; 20:289-94.

NEUROLOGIA

148 CRISES CONVULSIVAS E EPILEPSIA

Marcio Moacyr Vasconcelos

■ Introdução

Uma convulsão (do latim *convulsum*, particípio passado de *convéllere* – bater, puxar com força) ou crise epiléptica é a manifestação clínica de descargas anormais por neurônios cerebrais. Nem toda crise epiléptica origina-se de epilepsia; por exemplo, um recém-nascido com hipoglicemia ou uma criança com hiponatremia pode ter convulsões que, após o tratamento do fator desencadeante, jamais recorrerão.

Ainda que o paciente tenha diversas crises epilépticas, se elas estiverem associadas a um evento agudo, por exemplo, traumatismo cranioencefálico, o paciente será tratado com fármacos antiepilépticos, mas é preferível ter cautela e não diagnosticar epilepsia. De modo semelhante, a ocorrência de crises febris não define o diagnóstico de epilepsia nas crianças predispostas a tê-las, isto é, aquelas na faixa etária de 6 meses a 5 anos.

Atualmente, define-se o diagnóstico de epilepsia quando o paciente apresenta no mínimo uma crise epiléptica associada a redução persistente do limiar convulsivo. O diagnóstico subentende uma propensão a ter crises recorrentes, se o paciente não for tratado.

Na verdade, as epilepsias são distúrbios amplamente variados cujo denominador comum é a ocorrência de crises convulsivas não provocadas.

Para a finalidade deste livro, usaremos os termos *convulsão*, *crise convulsiva* e *crise epiléptica* como sinônimos. Mas, há uma diferença técnica que todo profissional de saúde deve saber. Uma convulsão tem manifestações motoras, logo um episódio de ausência é uma crise epiléptica, mas não uma convulsão propriamente dita. A literatura médica em inglês está confortável com os termos *seizures* para crises epilépticas em geral e *convulsions* para crises epilépticas motoras. No Brasil, os pacientes e os familiares falam em crises e convulsões indistintamente, o que a meu ver não deve ser combatido. Por outro lado, a tradução de *non-convulsive status epilepticus* por estado de mal epiléptico não convulsivo, utilizada por alguns autores nacionais, me parece ser um equívoco de tradução, pois confunde nossos pacientes. Considero a tradução estado de mal epiléptico não motor mais clara e objetiva.

■ Classificação

Inicialmente, é preciso classificar as crises epilépticas em focais generalizadas ou indeterminadas de acordo com o seu início:
- As crises generalizadas envolvem os dois hemisférios cerebrais ao mesmo tempo, mas não é necessário que todo o cérebro seja envolvido. As crises generalizadas podem ser tônicas, atônicas, clônicas, mioclônicas ou tônico-clônicas. As crises de ausência também pertencem a este grupo
- As crises focais, ou parciais, começam em uma rede neuronal em apenas um dos hemisférios. Os termos crises parciais simples ou complexas, antigamente usados para caracterizar, respectivamente, a ausência ou a presença de comprometimento da consciência, foram preteridos na atual classificação de 2017 (Figura 148.1), que propõe uma descrição das manifestações da crise. Quando a crise focal compromete a consciência, pode-se chamá-la de crise discognitiva
- As crises epilépticas são chamadas de indeterminadas quando as informações disponíveis sobre suas características são insuficientes para permitir a distinção entre focais e generalizadas.

A terminologia proposta em 2017 pela Liga Internacional contra Epilepsia (ILAE) classifica as epilepsias em 6 grupos segundo a etiologia:
- Epilepsias estruturais: os pacientes classificados neste grupo são aqueles que apresentam uma lesão estrutural, por exemplo, infarto ou tumor ou malformação cerebral
- Epilepsias genéticas: as crises epilépticas decorrem de um defeito genético conhecido ou presumido. Um exemplo é a síndrome de Dravet, associada a mutações patogênicas do gene *SCN1A*
- Epilepsias infecciosas: as crises originam-se de uma infecção, mas não surgem de uma infecção aguda como a meningite. São exemplos a neurocisticercose, a tuberculose e as infecções congênitas pelo citomegalovírus ou vírus Zika
- Epilepsias metabólicas: os pacientes aqui classificados apresentam uma doença metabólica que eleve o risco de convulsões, p. ex., a deficiência de biotinidase, uremia e as mitocondriopatias
- Epilepsias imunes: as crises provêm de inflamação do sistema nervoso central (SNC) mediada por um mecanismo autoimune. Um exemplo é a encefalite causada por anticorpos contra o receptor NMDA (N-metil-D-aspartato). Este grupo está crescendo rapidamente
- Epilepsias desconhecidas: a causa das crises epilépticas não é identificada. O máximo que se define é uma correlação eletroclínica entre as crises e uma região anatômica, p. ex., epilepsia do lobo temporal.

Em muitos pacientes epilépticos, mas não todos, é possível definir a presença de uma síndrome epiléptica com base nas suas características clínicas e eletroencefalográficas (EEG) (ver as principais síndromes eletroclínicas no Quadro 148.1), isto é, idade de início, achados no EEG, tipos de convulsões, padrão de herança, distúrbios comórbidos, etiologia genética e prognóstico.

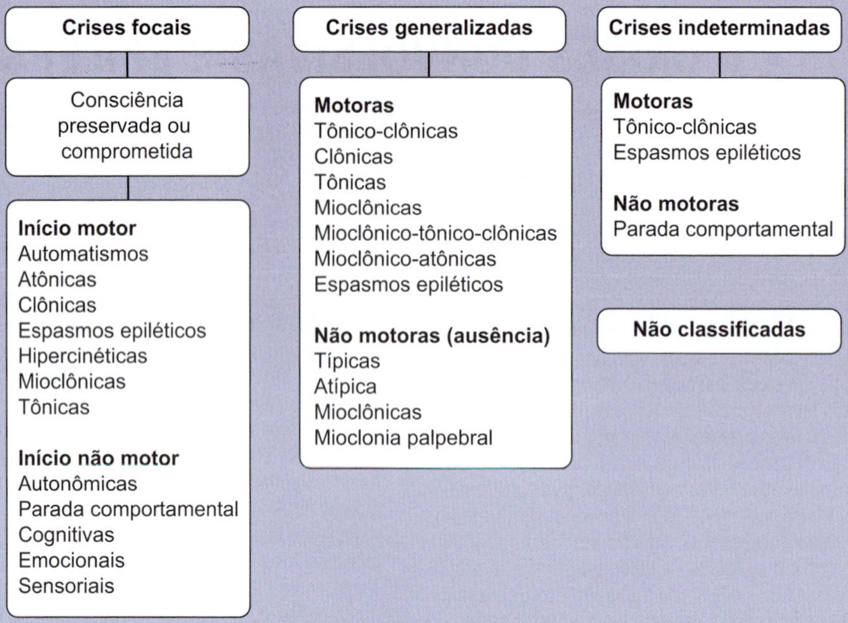

Classificação das crises epilépticas

Crises focais
- Consciência preservada ou comprometida

Início motor
- Automatismos
- Atônicas
- Clônicas
- Espasmos epilépticos
- Hipercinéticas
- Mioclônicas
- Tônicas

Início não motor
- Autonômicas
- Parada comportamental
- Cognitivas
- Emocionais
- Sensoriais

Crises generalizadas

Motoras
- Tônico-clônicas
- Clônicas
- Tônicas
- Mioclônicas
- Mioclônico-tônico-clônicas
- Mioclônico-atônicas
- Espasmos epilépticos

Não motoras (ausência)
- Típicas
- Atípica
- Mioclônicas
- Mioclonia palpebral

Crises indeterminadas

Motoras
- Tônico-clônicas
- Espasmos epilépticos

Não motoras
- Parada comportamental

Não classificadas

Figura 148.1 Classificação das crises epilépticas. (Adaptado de Scheffer *et al.*, 2017.)

QUADRO 148.1 — Principais síndromes eletroclínicas em Pediatria.

No período neonatal	Epilepsia neonatal familiar benigna, encefalopatia mioclônica precoce, síndrome de Ohtahara
Na lactância	Epilepsia da lactância com crises focais migratórias, síndrome de West, epilepsia mioclônica da lactância, epilepsia infantil benigna, epilepsia infantil familiar benigna, síndrome de Dravet, encefalopatia mioclônica em afecções não progressivas
Na infância	Crises febris *plus*, síndrome de Panayiotopoulos, epilepsia com crises mioclônico-atônicas, epilepsia benigna com pontas centrotemporais (BECTS), epilepsia noturna do lobo frontal autossômica dominante, epilepsia occipital de início tardio na infância (tipo de Gastaut), epilepsia com ausências mioclônicas, síndrome de Lennox-Gastaut, encefalopatia epiléptica com pontas-ondas contínuas durante o sono (CSWS), síndrome de Landau-Kleffner, epilepsia de ausência infantil
Na adolescência	Epilepsia de ausência juvenil (EAJ), epilepsia mioclônica juvenil (EMJ), epilepsia com crises tônico-clônicas generalizadas, epilepsias mioclônicas progressivas, epilepsia autossômica dominante com manifestações auditivas
Pouca relação com a faixa etária	Epilepsia focal familiar com focos variáveis, epilepsias reflexas
Constelações bem definidas	Epilepsia do lobo temporal mesial com esclerose hipocampal, síndrome de Rasmussen, crises gelásticas com hamartoma hipotalâmico, hemiconvulsão–hemiplegia–epilepsia

Adaptado de Berg *et al.*, 2010.

■ Epidemiologia

Com base em estudos epidemiológicos em países desenvolvidos, estima-se que 1% da população mundial tenha epilepsia.

A incidência de crises epilépticas é mais alta na população pediátrica. De 4 a 10% das crianças terão pelo menos uma convulsão até os 16 anos de idade.

■ Etiologia

As etiologias possíveis de uma crise epiléptica variam de acordo com a idade do paciente. No *Capítulo 6* foram abordadas as convulsões no período neonatal.

Em "Classificação", descrevemos as seis categorias etiológicas das epilepsias.

O Quadro 148.2 mostra as principais etiologias, segundo a faixa etária.

Quadro clínico

Anamnese

As manifestações clínicas de uma crise epiléptica estão diretamente relacionadas com a origem anatômica da descarga anormal que a gerou. Assim, se as descargas surgiram no córtex visual, as manifestações iniciais serão visuais. Os sintomas variam desde postura anormal dos membros a contrações ou espasmos musculares; fenômenos sensitivos, olfatórios ou visuais; perda do tônus muscular; alteração ou perda da consciência; e alterações anatômicas como hipersalivação, midríase, sudorese e taquicardia.

A anamnese do paciente deve idealmente esclarecer alguns aspectos importantes:
- Início do episódio: é o detalhe mais importante, pois ajuda a classificar o tipo de crise; se for possível conversar diretamente com a pessoa que testemunhou a crise, a classificação se tornará mais fácil
- Momento em que o episódio começou: o contexto clínico do episódio facilita o diagnóstico diferencial entre paroxismos não epilépticos e crises epilépticas verdadeiras; por exemplo, se o episódio ocorreu logo após uma criança pequena ter sido censurada, é mais provável que estejamos diante de um caso de perda de fôlego (Quadro 148.3)
- Antecedentes do episódio: se o episódio aconteceu minutos a horas após a administração de um medicamento, deve-se avaliar se há relação entre o medicamento e o episódio. Por outro lado, se o episódio aconteceu em uma adolescente que estava em pé há um longo tempo, o contexto favorece o diagnóstico de síncope
- Fim do episódio: caso a criança tenha se queixado de cefaleia e dormido após o episódio, a hipótese de crise epiléptica se fortalece. De modo semelhante, a confusão pós-ictal é um forte indício de crise convulsiva. Se o paciente despertou do episódio afirmando que tinha sentido tontura e sabendo onde está, estamos diante de um caso de síncope
- Duração do episódio: os episódios de síncope costumam durar poucos segundos, e as crises epilépticas geralmente duram um pouco mais, até 2 ou 3 minutos. Se a crise durar mais de 5 minutos, o paciente pode estar evoluindo para estado de mal epiléptico (ver "Complicações", adiante)
- Uso de algum medicamento nos últimos 7 dias: essa informação é importante porque vários fármacos são pró-convulsivantes, ou seja, eles reduzem o limiar convulsivo do indivíduo e predispõem à ocorrência de crises epilépticas. São exemplos antidepressivos tricíclicos, anti-histamínicos, meropeném, baclofeno, fenotiazínicos, ciclosporina, isoniazida, teofilina e lindano
- Doença associada: pode levar ao diagnóstico de uma epilepsia estrutural ou metabólica, ou definir uma causa subjacente da crise epiléptica
- Relação do episódio com o sono: sabe-se que as convulsões são mais comuns durante o sono, particularmente na transição entre os estados de vigília e sono e vice-versa, mas a ocorrência do episódio durante as primeiras 3 horas após o início do sono sugere parassonia.

Exame físico

A medição da temperatura corporal e a pesquisa da rigidez de nuca são obrigatórias, pois as infecções do SNC são causas frequentes de crises epilépticas de início recente.

Antes do exame neurológico, é preciso realizar um bom exame físico geral à procura de evidências de doenças associadas, além de inspecionar a pele à procura de estigmas das síndromes neurocutâneas (*Capítulo 158*). A medição da temperatura corporal e a pesquisa da rigidez de nuca são obrigatórias, pois as infecções do sistema nervoso central (SNC) são causas frequentes de crises epilépticas de início recente.

A realização de um exame neurológico básico é menos complicada do que parece, e todo pediatra deveria praticá-lo para não se intimidar diante de uma criança com doença neurológica. Alguns aspectos relevantes ao exame físico da criança com episódio semelhante a convulsão são:
- Alteração do estado mental pode ser um indício de infecção do SNC ou uma mera consequência da própria convulsão, isto é, o estado pós-ictal, o qual tende a se estender

QUADRO 148.2	Etiologias das crises epilépticas de acordo com a faixa etária.
Recém-nascidos	Abstinência de drogas ilícitas, acidente vascular encefálico, dependência de piridoxina, distúrbios eletrolíticos (p. ex., hiponatremia, hipocalcemia), doenças metabólicas (p. ex., hiperglicinemia não cetótica), encefalopatia epiléptica grave (p. ex., síndrome de Ohtahara), encefalopatia hipóxico-isquêmica, hemorragia intracraniana, hipoglicemia, infecção congênita do grupo TORCH, infecção do sistema nervoso central, malformações cerebrais, síndromes neurocutâneas (p. ex., esclerose tuberosa, síndrome de Sturge-Weber), traumatismo cranioencefálico (p. ex., contusão cerebral por tocotraumatismo)
1 mês a 2 anos de idade	Crises epilépticas benignas do lactente, crises febris simples ou complexas (*Capítulo 33*), distúrbios eletrolíticos (p. ex., hiponatremia, hipocalcemia), doenças metabólicas (p. ex., deficiência de biotinidase), doenças metabólicas (p. ex., mitocondriopatias, aquelas associadas à hiperamonemia), epilepsia mioclônica benigna da lactância, espasmos epilépticos, incluindo a síndrome de West, infecção do sistema nervoso central, síndrome de Dravet, síndrome de Lennox-Gastaut, síndromes neurocutâneas (p. ex., esclerose tuberosa, síndrome de Sturge-Weber), traumatismo cranioencefálico
> 2 anos	Crises febris simples e complexas, distúrbios eletrolíticos (p. ex., hiponatremia, hipocalcemia), doenças metabólicas (p. ex., mitocondriopatias, aquelas associadas à hiperamonemia), epilepsia de ausência infantil, epilepsia mioclônico-atônica (epilepsia de Doose), epilepsia rolândica benigna (epilepsia da infância com pontas centrotemporais), infecção do sistema nervoso central, intoxicação exógena (p. ex., cânfora, salicilatos, propranolol), síndrome de Landau-Kleffner, síndrome de Lennox-Gastaut, síndromes neurocutâneas (p. ex., esclerose tuberosa, síndrome de Sturge-Weber), traumatismo cranioencefálico

QUADRO 148.3	Paroxismos não epilépticos.
Síncope e episódios relacionados	Síncope vasovagal, episódios de perda de fôlego, episódios cianóticos de origem cardíaca, síncope secundária a hiperventilação, síndrome de QTc longo
Distúrbios do movimento	Tiques, episódios de atonia da cabeça, estereotipias benignas, discinesias paroxísticas, *jactatio capitis*, torcicolo paroxístico benigno, tremores, reação medicamentosa (p. ex., metoclopramida, neuroléptico)
Enxaqueca e distúrbios relacionados	Enxaqueca complicada, vertigem paroxística benigna, vômito cíclico
Eventos associados ao sono	Mioclonia benigna da lactância, parassonias, mioclonias hipnagógicas, movimentos periódicos das pernas, distúrbios do sono REM, narcolepsia
Outros	Abalos neonatais, alucinações de origem psiquiátrica, crises de pânico, masturbação, convulsões psicogênicas, clônus, paroxismos factícios (*i. e.*, simulação), *spasmus nutans*, síndrome de Sandifer

REM (*rapid eye movement*): movimento rápido dos olhos.

por no mínimo 30 a 60 minutos. Pode-se definir o estado pós-ictal como o conjunto de alterações temporárias do comportamento, da função motora e do desempenho neuropsicológico resultantes da crise epiléptica
- O exame dos nervos cranianos deve ser minucioso. A fundoscopia é essencial, pois pode revelar informações diagnósticas, por exemplo, o coloboma da retina na síndrome de Aicardi ou lesões de coriorretinite na toxoplasmose ocular ou cataratas em associação a uma doença metabólica
- O exame da função motora deve esclarecer se há alguma assimetria sugestiva de lesão estrutural no cérebro, embora saibamos que os pacientes podem apresentá-la após uma crise epiléptica, a chamada paralisia de Todd, a qual deve resolver-se em 24 horas. Mas, um déficit focal persistente é indicativo, até prova em contrário, de lesão expansiva no SNC.

■ Diagnóstico

Clínico

Na abordagem diagnóstica, convém ter uma atitude cautelosa e, diante do relato de que a criança teve uma convulsão, o pediatra deve entender que o paciente teve um paroxismo semelhante à convulsão.

Neste contexto clínico, devemos responder quatro perguntas (Figura 148.2):
- Foi mesmo uma crise epiléptica?
- A convulsão tem uma causa subjacente?
- Qual o tipo de convulsão?
- Existe uma síndrome epiléptica reconhecível?

A primeira pergunta é fundamental para não incorrermos no erro de instituir terapia anticonvulsivante para uma criança que não necessita dela. Assim, a identificação dos episódios paroxísticos não epilépticos é fundamental (Quadro 148.3).

Uma vez definido que a criança de fato teve/tem convulsões, devemos esclarecer se existe uma causa aguda, como febre, infecção ou hipoglicemia. Portanto, a investigação laboratorial é crucial e deve estender-se na proporção direta da sua suspeita de uma causa subjacente, com base na anamnese e no exame físico.

A definição do tipo de crise epiléptica (Figura 148.2) ajuda a escolher o tratamento adequado.

Por fim, se for possível identificar uma síndrome eletroclínica como a causa das crises epilépticas do paciente, obteremos dois benefícios imediatos:
- O médico poderá prever a história natural e o prognóstico do paciente
- A escolha de um tratamento eficaz é facilitada.

Laboratorial

Os exames bioquímicos são essenciais para excluir causas subjacentes de convulsões.

Dependendo do diagnóstico diferencial, outros exames serão oportunos, por exemplo, o nível sérico de creatinoquinase, caso se suspeite de uma distrofia muscular congênita, nível de lactato na suspeita de mitocondriopatia ou nível de amônia caso haja indícios de uma doença metabólica.

De modo semelhante, uma gasometria arterial ou venosa e outros exames para investigação metabólica podem ser oportunos.

A avaliação da função hepática é essencial, pois há a perspectiva da necessidade de prescrever fármacos anticonvulsivantes.

A análise do líquido cefalorraquidiano é imprescindível quando há suspeita de infecção do SNC. No lactente menor de 18 meses que acaba de ter sua primeira crise febril, a punção lombar é obrigatória.

A medição do nível sérico de um fármaco antiepiléptico é indicada quando há suspeita de baixa adesão ao tratamento ou quando se deseja otimizar a posologia.

Por imagem

Uma tomografia computadorizada do crânio ou ressonância magnética do encéfalo é necessária na maioria dos casos. Se as crises forem focais, é essencial obter um exame de imagem, haja vista a chance maior de encontrar uma lesão estrutural cerebral (Figura 148.3), cujo tratamento específico poderá facilitar o controle da epilepsia.

Histopatológico

Um exame histopatológico raramente é necessário nos pacientes com crises epilépticas. No entanto, biopsias da pele ou do músculo esquelético às vezes são solicitadas na investigação diagnóstica de doenças metabólicas.

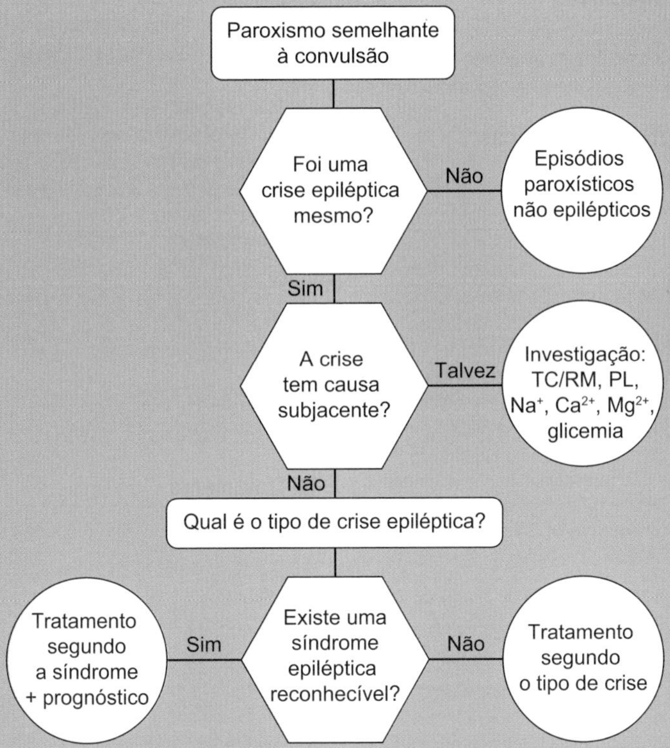

CRISES CONVULSIVAS E EPILEPSIA

Figura 148.2 Abordagem ao paciente com um paroxismo semelhante à convulsão. TC: tomografia computadorizada; RM: ressonância magnética; PL: punção lombar.

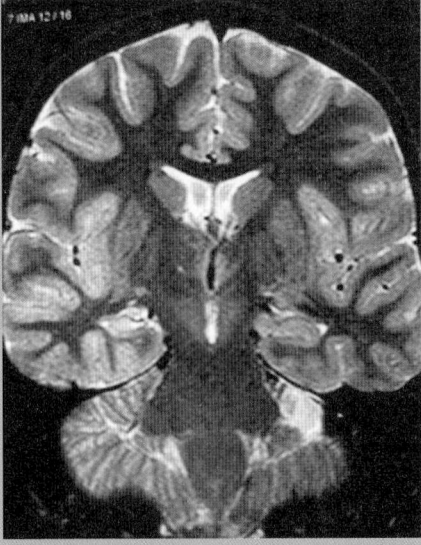

Figura 148.3 Ressonância magnética do encéfalo: imagem coronal pesada em T2 evidencia anormalidades do hipocampo direito em escolar de 9 anos de idade com crises epilépticas refratárias. O hipocampo direito (*seta preta*) está reduzido e seu sinal é hiperintenso em comparação com o esquerdo (*seta branca*). Após o diagnóstico de esclerose mesial hipocampal, o paciente foi submetido a ressecção cirúrgica da lesão e permaneceu livre de convulsões.

Diagnóstico diferencial

O Quadro 148.3 cita algumas entidades que se confundem com crises convulsivas. Por meio de uma anamnese bem feita e de um exame físico minucioso, é possível distinguir a maioria delas.

Crises epilépticas específicas

Espasmos epilépticos

Também chamados de espasmos infantis, costumam surgir no primeiro ano de vida e caracterizam-se por contrações abruptas que podem ser flexoras ou extensoras. Ocorrem em séries, intercalados por recuperação da consciência, e são mais frequentes logo ao despertar e durante a sonolência.

Quando os espasmos são acompanhados de atraso do desenvolvimento psicomotor e de um padrão eletroencefalográfico denominado hipsarritmia, o diagnóstico é síndrome de West.

Estão associados à esclerose tuberosa, porém a etiologia mais comum é a encefalopatia hipóxico-isquêmica.

Quando os espasmos são idiopáticos, o prognóstico é melhor.

Ausência

As crises de ausência são raras antes de 3 anos de idade e consistem em perda transitória da consciência. Além do lapso de consciência, o paciente pode ter manifestações clônicas, tônicas ou atônicas, ou automatismos. Classificam-se em crises típicas, atípicas e com manifestações especiais.

As ausências típicas duram no máximo 30 segundos, mas em geral são inferiores a 10 segundos e acompanham-se de descargas típicas no EEG de pontas-ondas lentas na frequência de 2,5 a 3,5 ciclos por segundo (ou Hertz). A Figura 148.4 mostra um traçado de paciente com crises de ausência típicas.

As crises de ausência atípicas exibem componentes motores mais proeminentes e podem durar mais tempo que as crises típicas. O traçado do EEG geralmente mostra descargas pontas-ondas lentas em uma frequência inferior a 2,5 Hz.

As ausências com manifestações especiais incluem a ausência mioclônica e a ausência com mioclonia palpebral.

Tratamento

Medidas gerais

O *Capítulo 33* expõe as recomendações terapêuticas usuais para uma criança ou um adolescente que apresentou uma crise convulsiva febril ou afebril.

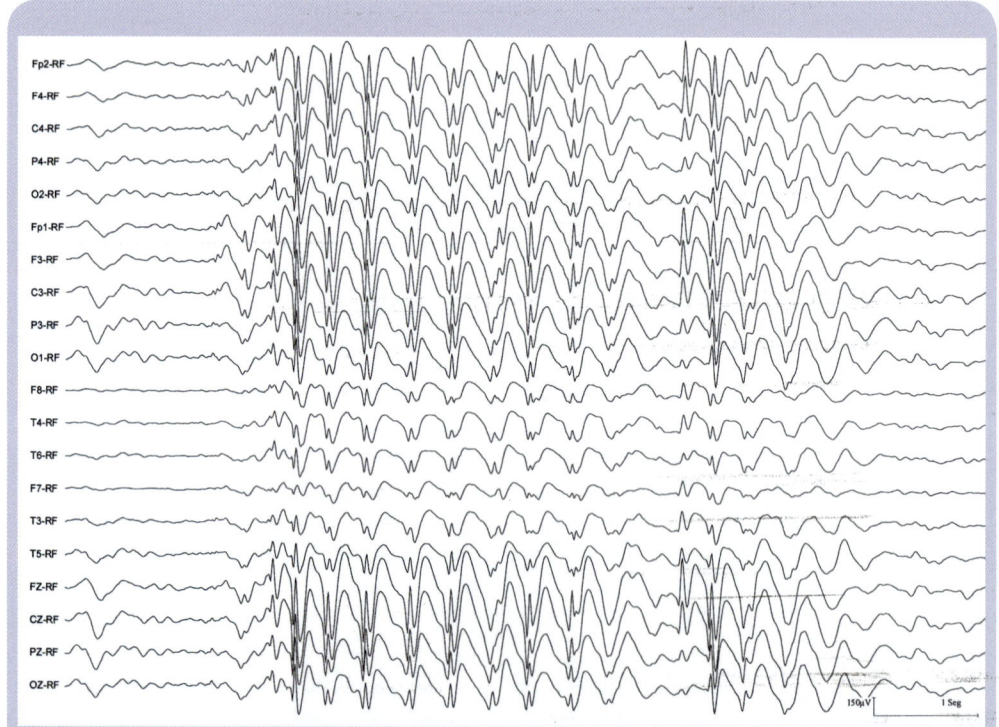

Figura 148.4 Eletroencefalograma de uma menina de 10 anos de idade que apresenta dezenas de episódios de lapsos da consciência durante o dia. O traçado mostra descargas generalizadas de pontas-ondas lentas na frequência de 3 Hz. Após o início de ácido valproico, a paciente ficou livre de crises epilépticas.

CRISES CONVULSIVAS E EPILEPSIA

Convém ressaltar que, na situação de atendimento ambulatorial, a instituição do tratamento com fármaco antiepiléptico geralmente ocorre depois da segunda crise epiléptica não provocada.

Fármacos

O Quadro 148.4 apresenta os principais fármacos antiepilépticos utilizados em Pediatria.

Como regra inicial, o paciente deve receber um fármaco de cada vez, pois 60 a 70% dos pacientes obtêm o controle das crises com monoterapia.

Após duas ou três tentativas de monoterapia, considera-se a combinação de fármacos, mas prescreve-se um medicamento adicional somente depois de se alcançarem doses plenas do fármaco atual.

A prescrição de fármacos antiepilépticos a moças adolescentes exige precauções especiais, pois alguns agentes, como a carbamazepina, tornam os contraceptivos orais ineficazes, a menos que a dose dos últimos seja elevada, e há sempre o risco de teratogênese dos agentes antiepilépticos.

Tratamento não farmacológico

Quando o paciente se mantém refratário a dois ou três fármacos antiepilépticos escolhidos adequadamente e usados em doses apropriadas, o médico pode recorrer a intervenções não farmacológicas a fim de recuperar o controle das crises.

Existem três modalidades não farmacológicas de tratamento da epilepsia:

- Dieta cetogênica: baseia-se na constatação de que o estado metabólico de cetose diminui ou abole as crises epilépticas. A dieta clássica utiliza uma razão cetogênica de 3 a 4 para 1, isto é, 3 a 4 gramas de lipídios para cada grama de proteínas + carboidratos. Nos últimos 15 anos, surgiram variantes mais palatáveis, como a dieta de baixo índice glicêmico e a dieta de Atkins modificada
- Estimulador do nervo vago (VNS): o tratamento da epilepsia com VNS foi aprovado pela FDA em 1997. Um gerador de impulsos elétricos é implantado na axila esquerda e conectado por um fio subcutâneo a eletrodos no nervo vago esquerdo. O gerador administra microdescargas durante períodos de 30 segundos intercalados com períodos de repouso de 1 a 5 minutos. Não se sabe ao certo

QUADRO 148.4 — Principais fármacos antiepilépticos utilizados em Pediatria.

Fármaco	Indicações	Posologia (mg/kg/dia)	Meia-vida (h)	Nível sérico terapêutico mg/ml	Principais efeitos colaterais
Acetazolamida	Ausência	8 a 30	2 a 6	10 a 15	AA, acidose, irritação gastrintestinal, parestesias, hipopotassemia, sedação
Ácido valproico	Ausência, EMJ, SLG, TCG, mioclonia	15 a 40	7,5 a 15	50 a 100	AA, IH, N/V, pancreatite, SSJ
ACTH	SW	150 UI/m² IM, doses decrescentes ao longo de 12 semanas	0,25	–	Hipertensão arterial, hiperglicemia, irritabilidade, ganho ponderal, distúrbio eletrolítico, úlceras gástricas
Carbamazepina	Focais, TCG	10 a 20	8 a 14	4 a 12	AA, diplopia, IH, N/V, SSJ, sedação, tontura
Clobazam	SLG	5 a 40 mg/dia	10 a 30	0,03 a 0,3	Sonolência, letargia, irritabilidade, sialorreia, ataxia
Clonazepam	Mioclonia, SLG	0,01 a 0,2	30 a 40	0,02 a 0,08	Alterações do comportamento, sonolência, aumento das secreções brônquicas
Etossuximida	Ausência	20 a 30	24 a 41	50 a 100	AA, ataxia, anorexia, sonolência, SSJ
Fenitoína	Focais, TCG, EME	4 a 7	10	10 a 20	AA, ataxia, hiperplasia gengival, hirsutismo, IH, nistagmo, SSJ
Fenobarbital	Focais, EME, mioclonia, TCG	3 a 5	20 a 133	15 a 40	Hiperatividade, depressão respiratória, irritabilidade, alterações cognitivas, IH, sonolência, SSJ
Lacosamida	Focais	4 a 12	10 a 12	2 a 12	Ataxia, tontura, N/V, diplopia
Lamotrigina	Focais, EMJ, ausência, SLG	5 a 15	13 a 27	2 a 20	Farmacodermia, letargia, fadiga, SSJ
Levetiracetam	Focais, EMJ, TCG	20 a 40	5 a 7	15 a 45	Sonolência, astenia, tontura, anorexia
Oxcarbazepina	Focais, TCG	20 a 40	7 a 12	10 a 35	Sedação, tontura, fadiga, SSJ
Topiramato	Focais, TCG, SLG	3 a 9	4 a 13,5	2 a 20	Ataxia, menor concentração, confusão, anorexia, parestesias, litíase renal
Vigabatrina	Focais, SW	40 a 150	5 a 8	0,8 a 36	Agitação, alucinações, depressão, estreitamento dos campos visuais

AA: anemia aplásica; ACTH: hormônio adrenocorticotrófico, corticotropina; EME: estado de mal epiléptico; EMJ: epilepsia mioclônica juvenil; IH: insuficiência hepática; N/V: náuseas/vômito; SLG: síndrome de Lennox-Gastaut; SSJ: síndrome de Stevens-Johnson; SW: síndrome de West; TCG: crises tônico-clônicas generalizadas.

como os estímulos elétricos exercem seu efeito anticonvulsivante, mas uma das teorias é a dessincronização das descargas epilépticas
- Cirurgia para epilepsia: quando o paciente apresenta crises epilépticas relacionadas com uma lesão estrutural bem delineada, por exemplo, displasia cortical, tumor cerebral, ou esclerose mesial hipocampal, a ressecção cirúrgica da lesão pode curar a epilepsia. A indicação da cirurgia deve ser rigorosa a fim de obter bons resultados

Outras intervenções

Os pais devem ser instruídos sobre as medidas preventivas de complicações na eventualidade de uma crise epiléptica, tais como o uso de capacete quando a criança andar de bicicleta ou de *skate* e a manutenção de supervisão contínua durante banho de mar ou mergulho na piscina.

As crianças e os adolescentes diagnosticados com epilepsia devem ser incentivados a manter bons hábitos de sono, pois a privação de sono eleva o risco de recorrência das crises.

Os pacientes não são proibidos de usar *videogames* ou assistir à TV, mas algumas precauções são válidas, como posicionar a tela a mais de 1 m de distância, manter o ambiente razoavelmente iluminado e impedir que os jogos eletrônicos adiem o início do sono.

Deve-se incentivar a prática de esportes, exceto o boxe e outras atividades que encerrem risco de golpes diretamente à cabeça.

■ Complicações

A complicação mais grave das crises convulsivas é o estado de mal epiléptico, cuja definição mais recente é a de uma convulsão com duração superior a 5 minutos, a qual exigirá medidas imediatas para detê-la. A antiga definição de uma crise com duração superior a 30 minutos é considerada inadequada, uma vez que não se deve aguardar todo esse tempo para instituir medidas vigorosas visando interromper o processo de autoperpetuação da crise epiléptica. A definição atual baseia-se na presunção de que toda convulsão com período superior a 5 minutos tende a se perpetuar.

Costuma-se distinguir entre o estado de mal epiléptico motor e não motor ou sutil. A detecção do estado de mal epiléptico não motor requer observação e perspicácia, pois o paciente pode demonstrar apenas sinais clínicos sutis. São exemplos o estado de mal com ausência típica ou atípica e o estado de mal com aura contínua.

A etiologia do estado de mal epiléptico classifica-se em três grupos:
- Causas agudas, como febre ou infecção do SNC
- Causas remotas, associadas a um episódio pregresso como traumatismo cranioencefálico ou acidente vascular encefálico
- Causa desconhecida.

O Quadro 148.5 cita as causas mais comuns de estado de mal epiléptico em crianças e adolescentes.

A investigação do paciente pediátrico em estado de mal epiléptico deve incluir, após a realização de um exame físico completo, a obtenção de alguns exames complementares, como glicemia, eletrólitos, funções hepática e renal, níveis séricos de cálcio, magnésio, fósforo e fosfatase alcalina, hemoculturas se houver suspeita de sepse e, na presença de febre, punção lombar. A interpretação da punção lombar deve considerar que uma crise epiléptica *per se* pode ocasionar pleocitose leve, até 12 leucócitos/mm^3.

O manejo clínico do paciente em estado de mal epiléptico é descrito no *Capítulo 33*.

QUADRO 148.5 Causas mais comuns de estado de mal epiléptico em crianças e adolescentes.

- Febre
- Infecção do sistema nervoso central
- Encefalite autoimune
- Encefalite de Rasmussen
- Púrpura trombótica trombocitopênica
- Traumatismo cranioencefálico
- Suspensão abrupta de tratamento com fármacos anticonvulsivantes
- Acidente vascular encefálico
- Abscesso cerebral
- Desequilíbrio eletrolítico, por exemplo, hiponatremia
- Hipoglicemia
- Erros inatos do metabolismo
- Disgenesia cerebral
- Intoxicações exógenas
- Esclerose mesial temporal

NÃO ESQUEÇA

- Diante do relato de que a criança teve uma convulsão, deve-se lembrar do diagnóstico diferencial dos paroxismos não epilépticos
- O estado pós-ictal é o conjunto de alterações do comportamento, da função motora e do desempenho neuropsicológico que permanecem por um curto período de tempo após a crise epiléptica
- O estado de mal epiléptico é uma emergência neurológica que requer identificação precoce e instituição imediata do tratamento

■ Bibliografia

Freilich ER, Zelleke T, Gaillard WD. Identification and evaluation of the child in status epilepticus. Seminars in Pediatric Neurology. 2010; 17:144-9.

Mikati MA, Hani AJ. Treatment of seizures and epilepsy. In: Kliegman RM et al. Nelson textbook of pediatrics. Philadelphia: Elsevier, 2015. p. 2838-48.

Pearl PL. Epidemiology and classification of childhood epilepsies. In: Wheless JW. Epilepsy in children and adolescents. Oxford: Wiley-Blackwell, 2013. p. 3-16.

Scheffer IE, Berkovic S, Capovilla G et al. ILAE classification of the epilepsies: position paper of the ILAE Commission for Classification and Terminology. Epilepsia. 2017; 58(4):512-21.

Seinfeld S, Goodkin HP, Shinnar S. Status epilepticus. Cold Spring Harbor Perspectives in Medicine. 2016; 6(3):1-12.

NEUROLOGIA

149 DEFICIÊNCIA MOTORA AGUDA

Marcio Moacyr Vasconcelos

■ Introdução

A detecção de um déficit motor agudo é razoavelmente simples ao exame físico, ao contrário do déficit motor crônico ou congênito, que às vezes só é suspeitado quando o lactente apresenta atraso do desenvolvimento motor.

O déficit motor é denunciado por assimetrias, seja da postura, dos movimentos espontâneos, do tônus muscular, dos reflexos tendíneos profundos e/ou da força muscular avaliada formalmente ao exame físico.

Deve-se suspeitar de deficiência motora aguda em toda criança que exibe perda abrupta de habilidades motoras previamente adquiridas.

Uma situação clínica comum é aquela de deficiência motora progressiva ao longo de dias acompanhada de hipotonia muscular. Este quadro denomina-se paralisia flácida aguda e, desde o advento da erradicação da poliomielite, sua principal causa é a síndrome de Guillain-Barré (*Capítulo 157*).

Neste capítulo, abordaremos os seguintes tipos de deficiência motora aguda:
- Paralisia facial
- Paralisia dos membros
- Mielite transversa.

■ Paralisia facial

Classificação

A paralisia facial pode ser congênita ou adquirida. Os casos congênitos decorrem mais frequentemente de tocotraumatismo, e a maioria desses casos em virtude de nascimentos com o uso de fórceps. Dentre os casos adquiridos, cerca de 80% são idiopáticos, isto é, paralisia de Bell.

A classificação tradicional distingue entre a paralisia facial central e periférica. Talvez as denominações mais apropriadas sejam paralisia do neurônio motor superior (central) e do neurônio motor inferior (periférica).

A síndrome de Melkersson-Rosenthal é uma causa rara de paralisia facial recorrente que se apresenta na infância ou adolescência.

A síndrome de Möbius caracteriza-se por paralisia bilateral do nervo abducente e paralisia bilateral ou unilateral do nervo facial. Outros nervos cranianos também podem ser afetados, como o XII, e pode haver anormalidades nos membros, como pé torto congênito.

Epidemiologia

A paralisia facial acomete todas as faixas etárias da lactância à adolescência, sendo um pouco mais frequente em meninas.

Em geral, a paralisia de Bell é mais comum na gravidez, no diabetes melito e na hipertensão arterial.

Etiologia

O Quadro 149.1 cita as principais causas de paralisia facial congênita e adquirida.

A síndrome de Möbius decorre de lesões nos núcleos do VI e VII nervos cranianos situados no tronco encefálico. No nosso país, observou-se um aumento do número de casos em virtude do uso do misoprostol para induzir abortos.

A síndrome de Ramsay-Hunt é causada pelo vírus varicela-zóster. A paralisia facial é acompanhada de vesículas no canal auditivo externo ou na orelha externa.

Quadro clínico

Na paralisia facial congênita de etiologia traumática, 75% dos casos envolvem a hemiface esquerda (Figura 149.1). O exame físico do recém-nascido afetado pode revelar uma marca da colher do fórceps na face próximo ao forame estilomastóideo.

O paciente exibe fraqueza de toda a hemiface, incluindo a fronte. Metade dos pacientes sofrem perda da gustação nos dois terços anteriores no lado ipsolateral da língua.

Na síndrome de Melkersson-Rosenthal, a paralisia facial acompanha-se de edema facial e labial, em geral do lábio superior, e sulcos na língua. O edema pode tornar-se permanente. A síndrome pode estar associada à doença de Crohn.

Diagnóstico

Clínico
Baseia-se nos achados clínicos típicos.

Por imagem
Uma tomografia computadorizada ou ressonância magnética do encéfalo pode ser útil para excluir outras causas.

Eletroneuromiografia
Este exame define e localiza a lesão no nervo periférico e estima sua gravidade.

Diagnóstico diferencial

A principal entidade a ser diferenciada é a ausência ou hipoplasia congênita do músculo depressor do ângulo da boca. Neste caso, a assimetria facial é particularmente evidente durante o choro, mas o fechamento ocular, a prega nasolabial, o lacrimejamento e o franzimento da fronte estão preservados nos dois lados.

QUADRO 149.1	Causas de paralisia facial.
Causa mais comum	
Congênita	Adquirida
■ Tocotraumatismo	■ Paralisia de Bell
Outras causas	
Congênitas	Adquiridas
■ Aplasia dos músculos faciais ■ Distrofia facioescapuloumeral ■ Distrofia miotônica congênita ■ Miastenia congênita ■ Miastenia neonatal transitória ■ Síndrome de Möbius ■ Síndrome perissilviana bilateral congênita	■ Acidente vascular encefálico ■ Caxumba ■ Doença de Lyme ■ Estreitamento anômalo do canal facial ■ Fármacos: interferona, ribavirina ■ Hiperparatireoidismo ■ Hipotireoidismo ■ Infecção pelo herpes-vírus simples ■ Lesão expansiva no tronco encefálico (p. ex., glioma) ■ Miastenia *gravis* ■ Otite média aguda ■ Outras infecções ■ Schwannoma do nervo facial ■ Síndrome de Melkersson-Rosenthal ■ Síndrome de Ramsay-Hunt

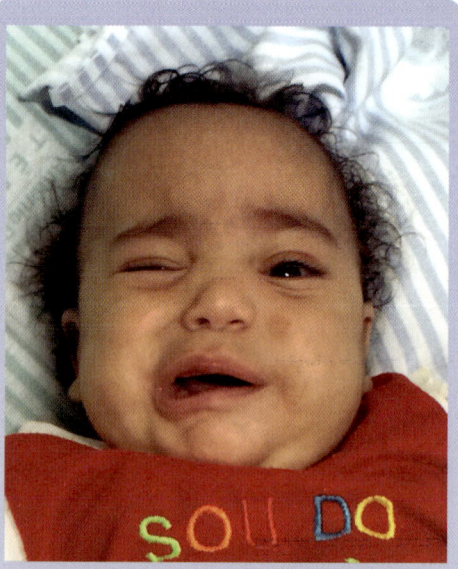

Figura 149.1 Paralisia facial congênita à esquerda em lactente de 7 meses de idade. Observe a assimetria do fechamento ocular e a atenuação do sulco nasolabial esquerdo.

Tratamento

Medidas gerais

A proteção da córnea com colírio lubrificante ocular é fundamental, especialmente à noite.

A criança pode usar um tampão ocular durante o sono, após a aplicação de lubrificante.

Fármacos

Nos lactentes com paralisia facial congênita, não se usam fármacos.

Se o paciente for atendido nos primeiros 3 a 5 dias após o início da paralisia facial adquirida, prescreve-se prednisona oral, 1 mg/kg/dia durante 1 semana, seguida por doses decrescentes durante mais 1 semana.

Alguns autores preconizam aciclovir ou valaciclovir para tratar uma suposta infecção pelo herpes-vírus simples. O uso de antivirais sem esteroides não se mostrou eficaz, mas a combinação dos dois fármacos pode obter um benefício adicional.

Outras intervenções

Em alguns casos, sobretudo aqueles com recuperação lenta, a fisioterapia ajuda a prevenir contraturas.

Complicações

Uma complicação importante é a lesão da córnea em decorrência da incapacidade de fechar o olho no lado afetado.

Em uma minoria dos casos, a lesão do nervo facial é permanente.

Durante a resolução da lesão do nervo facial, o crescimento dos axônios pode ser desviado, gerando a chamada sincinesia, a qual induz ativação de músculos indevidos; por exemplo, o ato de piscar os olhos pode suscitar contração da boca.

Prognóstico

Cerca de 90% dos pacientes recuperam a força dos músculos faciais plenamente.

■ Paralisia dos membros

Classificação

De acordo com a sua distribuição, a paralisia pode ser classificada como:
- Monoplegia: apenas um membro é afetado
- Hemiplegia: a fraqueza envolve os membros superior e inferior de um lado do corpo
- Tetraplegia: os quatro membros são acometidos
- Paraplegia: a fraqueza atinge apenas os membros inferiores
- Diplegia espástica: há fraqueza espástica dos quatros membros, com maior déficit nos inferiores. O déficit motor decorre de leucomalacia periventricular, o substrato anatômico da lesão neuronal e hemorrágica que afeta recém-nascidos prematuros submetidos a encefalopatia hipóxico-isquêmica. Diplegia é sinônimo de hemiplegia dupla.

Alguns autores favorecem a distinção entre paresia, ou fraqueza parcial, e plegia, ou fraqueza total. Em benefício da simplicidade, usaremos o termo plegia, independentemente do grau de fraqueza.

A abordagem de um paciente com deficiência motora requer uma definição do tempo de evolução do problema. Uma vez classificada a deficiência como aguda, subaguda ou crônica, teremos melhores condições de localizar a origem do déficit motor anatomicamente e, em seguida, analisar o diagnóstico diferencial. Como regra, a deficiência aguda é aquela que tem uma duração de horas a poucos dias.

Epidemiologia

No conjunto, as diversas formas clínicas de paralisia dos membros constituem causas comuns de atendimento nos ambulatórios e nas salas de emergências e internações. Ambos os sexos são igualmente afetados.

Etiologia

Um déficit motor agudo, seja na forma de monoplegia ou hemiplegia, tem duas etiologias principais: epilepsia e distúrbio vascular. Um déficit motor agudo pós-ictal com duração inferior a 24 horas denomina-se paralisia de Todd.

Quadro clínico

Em geral, os pais procuram assistência médica com a queixa principal de fraqueza. Convém certificar-se de que eles estão usando o termo fraqueza para de fato expressar perda da força muscular.

A anamnese deve esclarecer história gestacional, condições ao nascimento, enfermidades pregressas, cirurgias e internações, aquisição dos marcos do desenvolvimento, vacinação e tratamento farmacológico recente e atual. É fundamental esclarecer o ritmo de progressão do déficit motor, por exemplo, um déficit máximo desde o início sugere um distúrbio vascular associado a um evento vascular trombótico ou hemorrágico ou a traumatismo oculto, enquanto um déficit progressivo ao longo de dias fortalece as suspeitas de um evento isquêmico, síndrome de Guillain-Barré, estado de mal epiléptico não motor. Por outro lado, um déficit motor flutuante levanta as hipóteses de miastenia *gravis*, distúrbios metabólicos como hipoglicemia, esclerose múltipla e outras afecções que sofrem exacerbações e remissões.

O exame físico deve incluir os sinais vitais, uma avaliação geral dos principais sistemas e um exame neurológico detalhado, durante o qual estaremos atentos a quaisquer sinais de que a deficiência motora é crônica, por exemplo, atrofia e emaciação musculares ou assimetria significativa do tamanho entre os membros (Figura 149.2).

A presença de paralisia facial associada a hemiparesia localiza a lesão no encéfalo (hemiparesia e fraqueza facial ipsolaterais) ou no tronco encefálico (déficits cruzados).

Diagnóstico

Clínico

O diagnóstico clínico baseia-se na história precisa da evolução da deficiência e em um exame físico objetivo.

Laboratorial

O painel de exames bioquímicos ajuda a excluir anormalidades como hipoglicemia, hiponatremia ou hipofosfatemia.

Por imagem

A tomografia computadorizada de crânio é útil para excluir lesões expansivas e hemorragia intracraniana, mas a ressonância magnética do encéfalo é o principal exame de neuroimagem na investigação da deficiência motora aguda. Por vezes, deve-se complementar o exame com angiorressonância magnética, se houver suspeita de aneurisma, dissecção arterial, ou malformações vasculares.

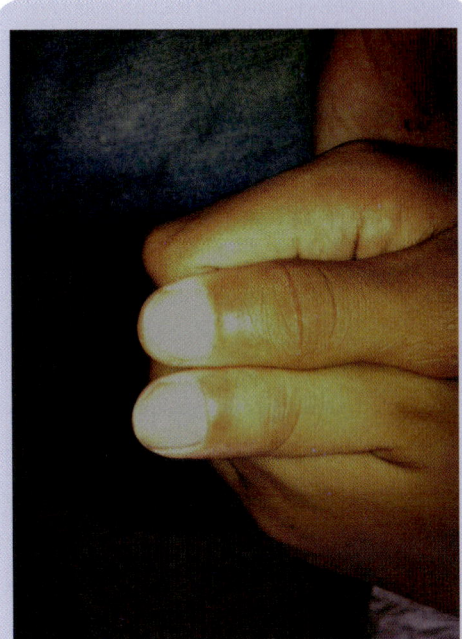

Figura 149.2 Adolescente do sexo masculino de 14 anos de idade apresentou-se com queixa de fraqueza aguda nos membros esquerdos. O exame físico revelou um polegar esquerdo significativamente menor do que o direito.

Eletroneuromiografia

A eletroneuromiografia fornece informações valiosas na investigação de pacientes suspeitos de doenças neuromusculares (*Capítulo 150*). Ajuda a distinguir entre miopatias e neuropatias e a localizar a lesão.

Histopatológico

Raramente, solicita-se uma biopsia de músculo esquelético ou nervo periférico a fim de esclarecer a etiologia da deficiência motora.

Diagnóstico diferencial

A hemiplegia alternada é um distúrbio raro que costuma surgir nos primeiros 18 meses de vida. A criança apresenta fraqueza flácida, que pode acompanhar-se de distonia de um dos lados, durante minutos a dias. O episódio pode ser desencadeado por febre, fadiga, frio ou estresse emocional. A etiologia é genética, e a maioria dos casos decorre de mutações no gene *ATP1A3*.

Fraqueza episódica e reversível pode estar associada a hiperpotassemia ou, mais frequentemente, hipopotassemia. A etiologia da chamada paralisia periódica é genética, e a forma hipopotassêmica está associada a mutações no gene *CACNA1S*, que codifica um canal de cálcio dependente da voltagem. Alguns pacientes descrevem fatores desencadeantes, como uma refeição rica em carboidratos e estresse emocional.

Caso a investigação demonstre que o paciente sofreu um acidente vascular encefálico, é fundamental proceder à pesquisa da causa do infarto (*Capítulo 144*).

As malformações cerebrais, como heterotopia cortical, esquizencefalia e hemimegalencefalia, costumam produzir deficiência motora crônica.

Em crianças escolares e adolescentes, o pediatra cauteloso terá sempre em mente a possibilidade de fraqueza de origem psicossomática, isto é, transtorno de conversão.

No Quadro 149.2 são apresentadas algumas enfermidades/situações que ajudam no diagnóstico diferencial.

Tratamento

Medidas gerais

O paciente que se apresenta com deficiência motora aguda deve ser internado para investigação e eventuais medidas terapêuticas.

Deve-se ter em mente a nutrição e o bem-estar emocional da criança.

Fármacos

A hemiplegia alternada é tratada com flunarizina, 2,5 a 10 mg/dia, a fim de reduzir a frequência de episódios.

Na paralisia periódica hipopotassêmica, deve-se repor potássio por via oral. A administração contínua de acetazolamida, 125 a 250 mg por via oral, 2 vezes ao dia, reduz a frequência dos episódios.

QUADRO 149.2	Diagnóstico diferencial de paralisia dos membros.

- Abscesso cerebral
- Acidente vascular encefálico
- Anemia falciforme
- Botulismo
- Distrofias musculares
- Doença de Kawasaki
- Doença metabólica (p. ex., adrenomieloneuropatia)
- Enxaqueca complicada
- Epilepsia
- Esclerose tuberosa
- Hematoma extradural
- Hemiplegia alternada
- Hipoglicemia
- Intoxicações exógenas
- Luxação atlantoaxial
- Malformações de Chiari I e II
- Medula espinal ancorada
- Mielite infecciosa (p. ex., por enterovírus)
- Mielite transversa
- Miopatias congênitas
- Neoplasias do sistema nervoso central
- Paralisia periódica
- Paraplegia espástica familiar
- Síndrome de Guillain-Barré
- Síndrome de Sturge-Weber
- Siringomielia
- Tireotoxicose
- Traumatismo
- Vasculite

Outras intervenções

Sempre que possível, deve-se instituir fisioterapia motora precoce a fim de prevenir complicações.

Complicações

A paralisia aguda dos membros pode evoluir para fraqueza permanente e/ou contraturas musculares.

■ Mielite transversa

Introdução

A mielite transversa (MT) é uma doença aguda da medula espinal que induz um quadro de instalação relativamente rápida composto de manifestações motoras, sensitivas e autonômicas.

O diagnóstico de mielite transversa subentende uma lesão medular desmielinizante de etiologia autoimune. Como existem outras entidades que produzem um quadro clínico similar, pode-se usar o termo mielopatia transversa enquanto houver alguma incerteza ou quando os critérios de diagnóstico da mielite transversa não forem satisfeitos (Quadro 149.3).

Epidemiologia

Estima-se uma incidência de 1 a 8 casos por milhão de habitantes. Cerca de 20% dos casos acometem crianças. Observaram-se dois picos de incidência: de 0 a 2 anos e aos 5 a 17 anos de idade.

Um estudo canadense revelou ligeira predileção pelo sexo feminino em menores de 10 anos, 1,2:1, a qual acentuou-se para 2,6:1 em maiores de 10 anos.

Etiologia

Em muitos casos, obtém-se uma história de doença viral ou imunização de 1 a 3 semanas antes do início.

Um traumatismo leve também pode preceder as manifestações neurológicas.

Quadro clínico

Em 60% dos casos, o sintoma inicial é dor no pescoço ou no dorso, seguida por déficits motores, dormência, formigamento, anestesia, ataxia, arreflexia e disfunção esfinctérica.

No início, observa-se paraplegia ou tetraplegia flácida, embora raramente o déficit motor possa ser unilateral. Após

QUADRO 149.3	Critérios de diagnóstico da mielite transversa.

- Início de disfunção motora, sensitiva ou autonômica atribuída à medula espinal
- Sintomas bilaterais
- Presença de nível sensitivo claramente definido
- Exclusão de causas compressivas por exames de neuroimagem
- Inflamação da medula espinal demonstrado por pleocitose no LCR, título de IgG elevado, ou captação de gadolínio
- Evolução até a intensidade clínica máxima dentro de 4 h a 21 dias desde o início dos sintomas

IgG: imunoglobulina G; LCR: líquido cefalorraquidiano. (Fonte: Goh *et al.* 2011.)

algumas semanas, sobrevém espasticidade associada a hiper-reflexia e clônus de tornozelo.

Se houver perda visual, a suspeita recai sobre a neuromielite óptica.

Um nível sensitivo é encontrado em 90% dos pacientes, mais frequentemente na região torácica.

Sintomas autonômicos estão praticamente sempre presentes, como retenção urinária, constipação intestinal e flutuação da temperatura e das frequências cardíaca e respiratória.

Como regra, o estado mental está preservado na MT.

Diagnóstico

Clínico

O diagnóstico clínico baseia-se no aparecimento relativamente rápido de déficit motor agudo, mais comumente paraplegia, associado a um nível sensitivo.

Laboratorial

A análise do líquido cefalorraquidiano (LCR) costuma demonstrar pleocitose com predomínio de células mononucleares e um nível de proteína discretamente aumentado.

Quando há suspeita da neuromielite óptica, deve-se solicitar o título sérico de anticorpos IgG contra a aquaporina 4.

A pesquisa de doenças autoimunes, como o lúpus eritematoso sistêmico, também pode ser oportuna.

Por imagem

Ressonâncias magnéticas do encéfalo e da coluna vertebral, com administração de gadolínio, são imprescindíveis para delinear a extensão das lesões. Em 30% dos casos, observam-se lesões desmielinizantes no encéfalo. Porém, dependendo da distribuição das lesões cerebrais e da história clínica, o diagnóstico de esclerose múltipla pode ser mais apropriado.

Quando a lesão observada na medula espinal estende-se por três ou mais segmentos vertebrais, pode-se usar o termo mielopatia transversa extensa longitudinalmente. Nestes casos, é importante reavaliar o diagnóstico diferencial, pois a MT em geral estende-se por 1 a 2 segmentos. O exemplo típico de etiologia associada é a neuromielite óptica.

Histopatológico

O exame histopatológico da lesão medular revelou desmielinização aguda.

Diagnóstico diferencial

O diagnóstico diferencial é extenso, portanto, há que se ter cautela no momento de definir o diagnóstico de MT. No Quadro 149.4 são apresentadas algumas mielopatias a serem consideradas.

Tratamento

Medidas gerais

A prevenção de escaras de decúbito e contraturas é essencial e baseia-se em cuidados de enfermagem contínuos.

Fármacos

Uma vez definido o diagnóstico de MT, o tratamento de primeira linha consiste na metilprednisolona, 30 mg/kg/dia (até no máximo 1 g) por via intravenosa, por 5 a 7 dias.

Se a resposta clínica for desfavorável, consideram-se outras terapias imunomodulatórias, como imunoglobulina intravenosa, plasmaférese, rituximabe e ciclofosfamida.

Nos casos de mielite causada por enterovírus, pode-se considerar o uso de fluoxetina, cuja atividade antiviral não tem relação com sua ação como inibidor seletivo da recaptação de serotonina.

Outras intervenções

A reabilitação, principalmente a fisioterapia motora, deve começar tão logo possível. A espasticidade é tratada com baclofeno e benzodiazepínicos. A dor pode ser tratada com carbamazepina, gabapentina ou amitriptilina.

Complicações

As lesões proximais ao nível medular C5 podem induzir fraqueza do diafragma, encerrando risco de insuficiência respiratória aguda.

Prognóstico

Em crianças de até 3 anos de idade, a chance de recuperação plena é da ordem de 40%. Em crianças maiores, a recuperação é mais rápida e tende a ser mais completa.

QUADRO 149.4 Diagnóstico diferencial da mielite transversa.

- Abscesso vertebral
- Deficiência de vitamina B_{12}
- Embolia fibrocartilaginosa
- Encefalomielite disseminada aguda (ADEM)
- Esclerose múltipla
- Infarto medular espinal
- Lúpus eritematoso sistêmico
- Malformação arteriovenosa
- Meningite aguda
- Mielite infecciosa por enterovírus, citomegalovírus, HIV, HTLV-1, neurocisticercose
- Neuroblastoma, tumor de Wilms, tumor de Ewing, linfoma
- Neuromielite óptica
- Radioterapia prévia à medula espinal
- Sífilis
- Síndrome de Guillain-Barré
- Síndrome de medula espinal ancorada
- Subluxação atlantoaxial (p. ex., na síndrome de Down)
- Traumatismo raquimedular
- Tuberculose

HIV: vírus da imunodeficiência humana; HTLV-1: vírus de linfócitos T humano.
(Adaptado de Rekate, 2016.)

NÃO ESQUEÇA

- A paralisia facial pode ser congênita ou adquirida. A causa mais frequente nos casos congênitos é tocotraumatismo, e nos casos adquiridos, a paralisia de Bell
- A paralisia aguda dos membros tem diagnóstico diferencial amplo e exige investigação cautelosa
- A mielite transversa evolui até intensidade clínica máxima em 21 dias.

■ Bibliografia

Gagyor I, Madhok VB, Daly F et al. Antiviral treatment for Bell's palsy (idiopathic facial paralysis). Cochrane Database Systematic Reviews. 2015 Nov 9; (11):CD001869.

Gofshteyn J, Cárdenas AM, Bearden D, Treatment of chronic enterovirus encephalitis with fluoxetine in a patient with x-linked agammaglobulinemia. Pediatric Neurology. 2016; 64:94-8.

Goh C, Phal PM, Desmond PM. Neuroimaging in acute transverse myelitis. Neuroimaging Clinics of North America. 2011; 21:951-73.

Nelson KB, Eng GD. Congenital hypoplasia of the depressor anguli oris muscle: differentiation from congenital facial palsy. Journal of Pediatrics. 1972; 81(1):16-20.

Pastuszak AL, Schüler L, Speck-Martins CE et al. Use of misoprostol during pregnancy and Möbius' syndrome in infants. New England Journal of Medicine. 1998; 338:1881-5.

Rekate HL. Transverse myelitis. In: Kliegman RM, Stanton BF, Geme JWS et al. Nelson textbook of pediatrics. 20. ed. Philadelphia: Elsevier, 2016. p. 2958-9.

Wolf V, Lupo PJ, Lotze TE. Pediatric acute transverse myelitis overview and differential diagnosis. Journal of Child Neurology. 2012; 27(11):1426-36.

NEUROLOGIA

150 — DOENÇAS NEUROMUSCULARES

Luciana G. A. Vasconcelos e Marcio Moacyr Vasconcelos

■ Introdução

As doenças neuromusculares são causadas por distúrbios no sistema neuromuscular, que é composto pelo neurônio motor, seu axônio, a junção neuromuscular e as fibras musculares por ele inervadas.

Ao avaliar uma criança com suspeita de doença neuromuscular a partir da presença de artrogripose ou fraqueza muscular neonatal, hipotonia muscular, déficits motores progressivos ou flutuantes, ou atraso do desenvolvimento motor, deve-se obter a anamnese detalhada (características dos movimentos fetais, história perinatal, início das manifestações, evolução, fatores associados, história familiar etc.) e o exame físico minucioso, pois as informações levantadas orientam a investigação e o diagnóstico diferencial. O exame físico não deve limitar-se à função motora, incluindo a força, o tônus e o volume musculares e os reflexos tendíneos profundos. Devemos avaliar também os sinais vitais, a função dos sistemas cardiovascular e respiratório, os movimentos anormais, como distonia, coreia ou atetose, a coordenação, quaisquer dismorfismos, lesões da pele etc.

Alguns exames complementares podem nos auxiliar e devem ser solicitados de acordo com a suspeita diagnóstica. São eles: níveis séricos de creatinofosfoquinase (CK), aldolase, aspartatoaminotransferase (AST), e alanina-aminotransferase (ALT); eletroneuromiografia (ENMG), que ajudará a distinguir entre as etiologias miopáticas e neuropáticas; eletrocardiograma; ecocardiograma; ressonância magnética dos músculos; biopsia de nervo; biopsia muscular; e exames de genética molecular. Em boa parte dos casos, a biopsia muscular é imprescindível ao diagnóstico.

As doenças neuromusculares englobam uma variedade de entidades clínicas e genéticas, que podem ser subdivididas em categorias, as quais não raro exibem alguma superposição, pois mutações de um determinado gene podem produzir fenótipos distintos: síndromes como artrogripose, atrofias musculares espinais, distrofias musculares congênitas, miopatias congênitas, miastenias congênitas, distrofias musculares progressivas, erros inatos do metabolismo, como as mitocondriopatias e as polineuropatias sensorimotoras hereditárias.

Há superposição clínica e genética acentuada entre os três principais grupos de doenças neuromusculares congênitas – distrofias musculares progressivas, miopatias congênitas e distrofias musculares congênitas– de modo que mutações de um mesmo gene podem gerar fenótipos distintos.

Os objetivos deste capítulo são descrever brevemente as doenças mais comuns e direcionar a investigação inicial. As miastenias congênitas, a miastenia *gravis* e os erros inatos do metabolismo serão abordados, respectivamente, nos Capítulos 153, 154 e 151.

■ Distrofias musculares

As distrofias musculares (DMs) podem se apresentar em qualquer idade, mas as que se manifestam na infância exibem evolução progressiva e costumam comprometer gravemente a função motora e interferir na respiração e na função cardíaca. As DMs de início tardio podem causar apenas fraqueza leve e fatigabilidade. São miopatias determinadas geneticamente.

As DMs mais prevalentes são: DM de Duchenne/Becker (DMD/DMB), DM de Emery-Dreifuss (DMED), DM de cinturas (DMC), DM facioescapuloumeral (DMFEU) e DM congênitas (DMC).

Distrofia muscular de Duchenne e Becker

As DMs de Duchenne e Becker originam-se de mutações no gene *DMD*, que codifica a distrofina, proteína associada à membrana plasmática da fibra muscular que estrutura o citoesqueleto. A DM de Becker produz manifestações clínicas mais leves, porque suas mutações geram uma distrofina parcialmente funcionante, enquanto na DM de Duchenne a distrofina está ausente. Como são essencialmente a mesma doença, serão descritas em conjunto.

Tem incidência de 1 para 3.600 a 6.000 nascidos vivos do sexo masculino.

Seu padrão de herança é ligado ao X, e o gene *DMD* reside no *locus* Xp21. Também podem ocorrer mutações novas.

É muito rara no sexo feminino.

Manifestações clínicas e exame físico

As manifestações clínicas iniciais podem surgir dos 2 aos 5 anos de idade e incluem atraso da deambulação, quedas frequentes, cansaço, marcha digitígrada e dificuldade para subir escadas e pular.

Ao exame físico são observados fraqueza muscular proximal, sinal de Gowers (Figura 150.1) e pseudo-hipertrofia das panturrilhas (Figura 150.2). O reflexo patelar está diminuído ou ausente.

Com a evolução da doença, há comprometimento dos sistemas cardiovascular (miocardiopatia) e respiratório. Também podem surgir contraturas e escoliose.

Pode haver comprometimento intelectual associado.

A fraqueza evolui progressivamente para perda precoce da deambulação no caso da DMD. Na DMB os sintomas são lentamente progressivos e não há perda da deambulação tão precoce.

Diagnóstico

Laboratorial. CK muito elevada, enzimas hepáticas alteradas.
Eletroneuromiografia (ENMG). Padrão miopático.

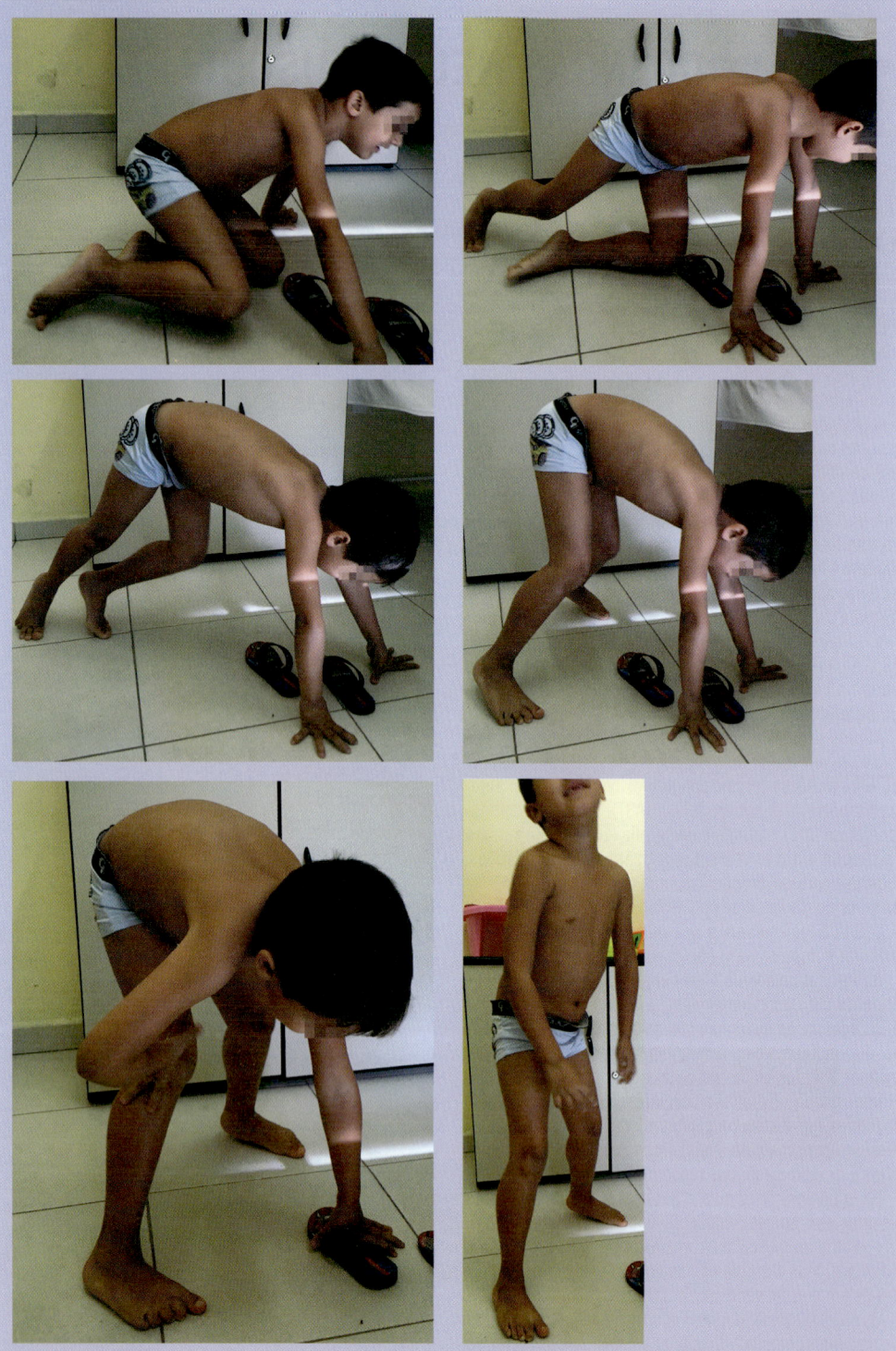

Figura 150.1 Pesquisa do sinal de Gowers: solicita-se que a criança sente-se no chão e em seguida levante-se sem apoiar em nada. Em virtude da fraqueza dos músculos proximais dos membros inferiores, ela se levanta lentamente e escala o próprio corpo.

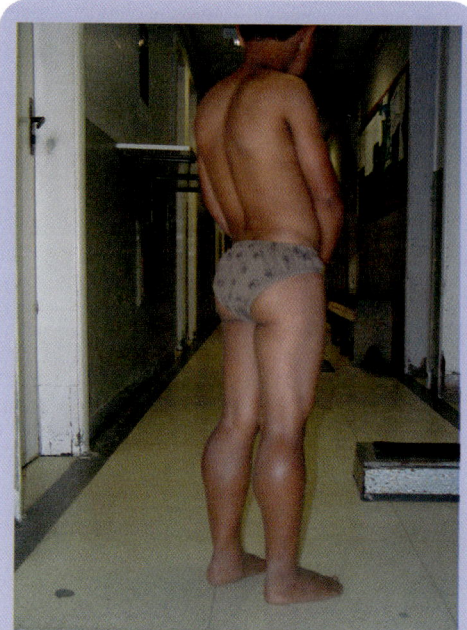

Figura 150.2 Menino de 6 anos de idade apresenta pseudo-hipertrofia das panturrilhas e lordose associadas à distrofia muscular de Duchenne.

Genético. Mutações no gene da distrofina.
Biopsia muscular. Atualmente deve ser realizada apenas se a suspeita de DMD não for confirmada pelo exame de genética molecular. A biopsia avalia a quantidade de distrofina existente no músculo.

Manejo inicial

Na suspeita de DMD/DMB devem ser solicitados exames laboratoriais, como hemograma completo, CK total, AST, ALT, LDH, ureia, creatinina, beta-2-microglobulina, sódio, potássio, cálcio ionizável, glicemia, colesterol total e frações, triglicerídios, ácido úrico, insulina em jejum basal e eletroneuromiografia. Caso as alterações sejam compatíveis com o diagnóstico, deve-se prosseguir a investigação com exames confirmatórios bem como avaliação dos sistemas cardiovascular e respiratório, incluindo radiografia de tórax e da coluna vertebral, PPD, provas de função respiratória, eletrocardiograma e ecocardiograma. Também deve-se solicitar exame parasitológico de fezes e atualizar o calendário vacinal, por exemplo, fornecendo a vacinação contra varicela, se a criança não tiver contraído a doença.

Deve-se instituir o tratamento com corticosteroides tão logo possível. É desejável realizar densitometria óssea antes de começar o tratamento e depois anualmente.

Pareceres da oftalmologia e da ortopedia são oportunos.

Tratamento

Baseia-se na reabilitação multidisciplinar e na prevenção de complicações. Atualmente estão sendo pesquisados fármacos para tratamento específico, porém apenas o ataluren está disponível. Este pode ser prescrito para os pacientes com mutações sem sentido, porém ainda não existe comprovação a longo prazo sobre os benefícios.

Os corticosteroides devem ser utilizados com o objetivo de retardar a progressão da doença. Há duas opções: deflazacorte (0,9 mg/kg/dia) ou prednisolona (0,75 mg/kg/dia). A decisão do esquema posológico alternado ou diário varia de acordo com diversos fatores, como idade e progressão da doença.

A vitamina D deve ser ministrada a todos os pacientes.

A suplementação de cálcio é oportuna se não houver história pessoal ou familiar de nefrolitíase.

As órteses de uso noturno são úteis à prevenção de contraturas.

Institui-se reabilitação multidisciplinar, incluindo nutrição, fisioterapia, terapia ocupacional, psicologia, fisiatria, neuropediatria, pediatria, ortopedia etc.

Distrofia muscular de Emery-Dreifuss I Escapuloumeral

Herança ligada ao X, por mutação no gene *EDMD* no *locus* Xq28, ou autossômica dominante, por mutação, dentre outros, no gene *LMNA* no *locus* 1q21.

Os primeiros sintomas aparecem durante a infância, entre 5 e 15 anos de idade, e surgem contraturas precoces em cotovelos, tornozelos e pescoço, atrofia e fraqueza muscular de localização escapuloumeral. A fraqueza é lentamente progressiva e está associada à miocardiopatia grave. Não há acometimento intelectual.

Não há fraqueza facial, o que a distingue da distrofia facioescapuloumeral.

A CK sérica pode estar um pouco elevada.

Distrofias musculares de cinturas

Estima-se uma prevalência de 1/15.000. Grupo de distúrbios heterogêneos herdados de modo autossômico dominante ou recessivo, com mais de 20 genes implicados, que se manifestam por fraqueza e atrofia dos músculos localizados nas cinturas escapular e pélvica. Não há acometimento da musculatura facial.

Os sintomas se iniciam nas primeiras duas décadas de vida. ENMG – padrão miopático.

A ENMG e a ressonância magnética dos músculos podem ajudar a esclarecer o diagnóstico diferencial.

Distrofia muscular facioescapuloumeral

Herança autossômica dominante e mutações novas.

Os sintomas se manifestam mais comumente na adolescência com acometimento proximal da cintura escapular, escapula alada (Figura 150.3) e fraqueza facial, que é o primeiro sintoma observado. O acometimento da cintura pélvica é variável. A fraqueza muscular tende a ser assimétrica.

Está associada a perda auditiva neurossensorial e alterações na retina.

O diagnóstico de certeza se faz por meio da genética molecular, que detecta mutações na região 4q35.

Existe uma forma congênita grave.

Um segundo tipo de DMFEU foi atribuído à região 18p11.32, começa com fraqueza escapular e tem idade de início média de 26 anos.

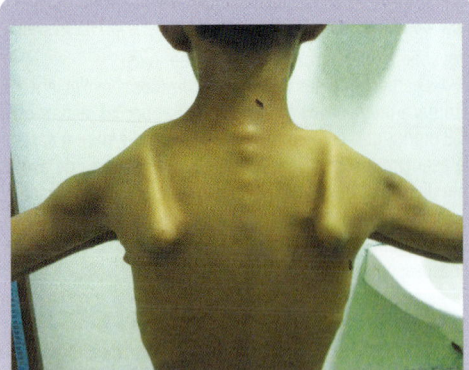

Figura 150.3 Criança de 10 anos de idade, sexo masculino, exibe escápula alada ao elevar os braços. O diagnóstico de distrofia facioescapuloumeral foi confirmado por uma deleção da região 4q35.

Distrofias musculares congênitas

São um grupo de DMs progressivas, degenerativas, que se manifestam com hipotonia grave, fraqueza, retrações fibrotendíneas, distúrbios respiratórios e dificuldades na alimentação desde o nascimento.

Em sua grande maioria a herança é autossômica recessiva, mas pode ser esporádica.

O nível de CK pode estar elevado ou normal.

A classificação das DMCs é constantemente revisada. As formas mais comuns são:
- DMC com deficiência de merosina: é caracterizada por hipotonia grave, fraqueza, atrofia, paresia facial bilateral, palato em ogiva, face alongada, retrações tendíneas, disfagia intensa, insuficiência respiratória e cifoescoliose. A maioria das crianças não adquire marcha. A RM de encéfalo evidencia alteração difusa da substância branca
- DMC hipotônica esclerótica de Ulrich: é grave, cursa com hipermobilidade das articulações distais e predomínio proximal das retrações. Muitas crianças perdem a habilidade de deambular
- DMC de Fukuyama: hipotonia e fraqueza muscular de início em menores de 1 ano, com acometimento da musculatura facial. Contraturas tendíneas surgem após

CASO ILUSTRATIVO DE DISTROFIA MUSCULAR CONGÊNITA

Uma menina de 23 meses de idade, fruto de um casamento consanguíneo, manifestava macrocefalia, artrogripose, movimentos escassos dos membros e alterações oculares proeminentes (Figura 150.4). O nível sérico de CK foi de 1.195 U/ℓ. Ela recebeu uma válvula de derivação ventriculoperitoneal aos 6 meses de idade para tratar hidrocefalia congênita. Aos 11 meses de idade, ela realizou uma tomografia computadorizada de crânio, que foi interpretada como sendo sugestiva de malformação de Dandy-Walker. Um parecer da oftalmologia revelou catarata e descolamento da retina no olho esquerdo. A ressonância magnética mostrada na Figura 150.4 confirmou o diagnóstico de síndrome de Walker-Warburg.

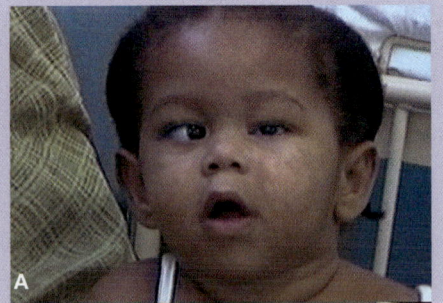
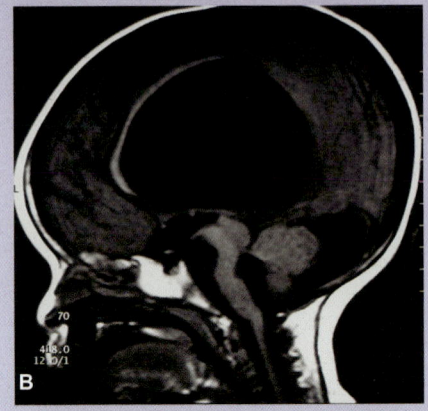
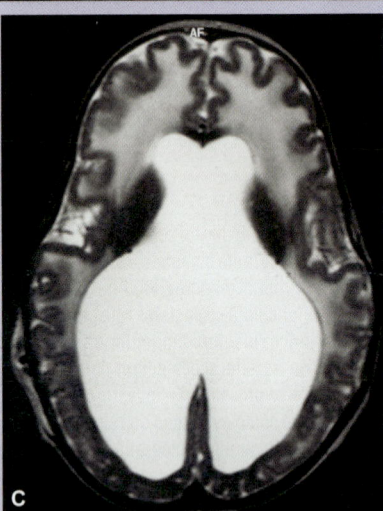

Figura 150.4 Menina diagnosticada com a síndrome de Walker-Warburg. **A.** A foto evidencia microftalmia e catarata à esquerda, fraqueza facial e macrocefalia. **B.** Imagem de ressonância magnética sagital pesada em T1 mostra hipoplasia do corpo caloso, hipoplasia e displasia cerebelares, angulação dorsal da junção pontomesencefálica e fusão dos colículos mesencefálicos. **C.** Imagem de ressonância magnética axial pesada em T2 revela pouca dilatação dos ventrículos laterais, mielinização da substância branca, polimicrogiria e lissencefalia do tipo 2.

1 ano de idade. Associam-se ao quadro malformações cerebrais, epilepsia e deficiência intelectual
- DMC com coluna vertebral rígida: caracteriza-se por fraqueza axial acentuada, rigidez e escoliose progressiva da coluna e disfunção respiratória precoce. A maioria dos pacientes exibe hipotonia muscular nos primeiros 2 anos de vida, e a rigidez da coluna vertebral surge na idade média de 10 anos
- Doença músculo-oculocerebral: as principais manifestações clínicas são oculares, como glaucoma, miopia e hipoplasia do nervo óptico; malformações cerebrais; dismorfismos faciais; e epilepsia
- Síndrome de Walker-Warburg (Figura 150.4): é a mais grave delas; está associada a epilepsia, acometimento ocular variável com microftalmia, catarata etc., deficiência intelectual profunda e malformações cerebrais mais graves.

■ Miopatias congênitas

As miopatias congênitas (MCs) são caracterizadas por hipotonia, fraqueza e reflexos hipoativos ou normais, de início ao nascimento, com curso lentamente progressivo ou não progressivo, cuja classificação e cujo diagnóstico definitivo baseiam-se no exame histopatológico de biopsia muscular.

O padrão de herança é variável.

Classificação

É baseada nos achados da biopsia muscular. As mais conhecidas são: a miopatia nemalínica, doença de zonas centrais (*central core disease*), miopatia centronuclear e desproporção congênita dos tipos de fibras musculares.

Miopatia nemalínica. Hipotonia generalizada, dolicocefalia, palato em ogiva ou fendido, boca aberta. Pode estar associada a contraturas e fraturas congênitas, cardiomiopatia e oftalmoplegia.
- **CK.** Normal.
- **Biopsia muscular.** Presença de bastões de nemalina.
- **Genética.** Autossômica dominante e recessiva, dominante ligada ao X.
- **Tratamento.** Tirosina.

Doença de zonas centrais (*central core disease*, Figura 150.5). As manifestações principais são: hipotonia, fraqueza proximal (principalmente na cintura pélvica), atraso do desenvolvimento, escoliose, luxação congênita do quadril, pé plano. Pode haver fraqueza facial.
- **CK.** Normal ou elevada. Ela é muito associada à hipertermia maligna.
- **Biopsia muscular.** Alteração nas fibras do tipo I, presença de zonas centrais (*central cores*) desprovidas de

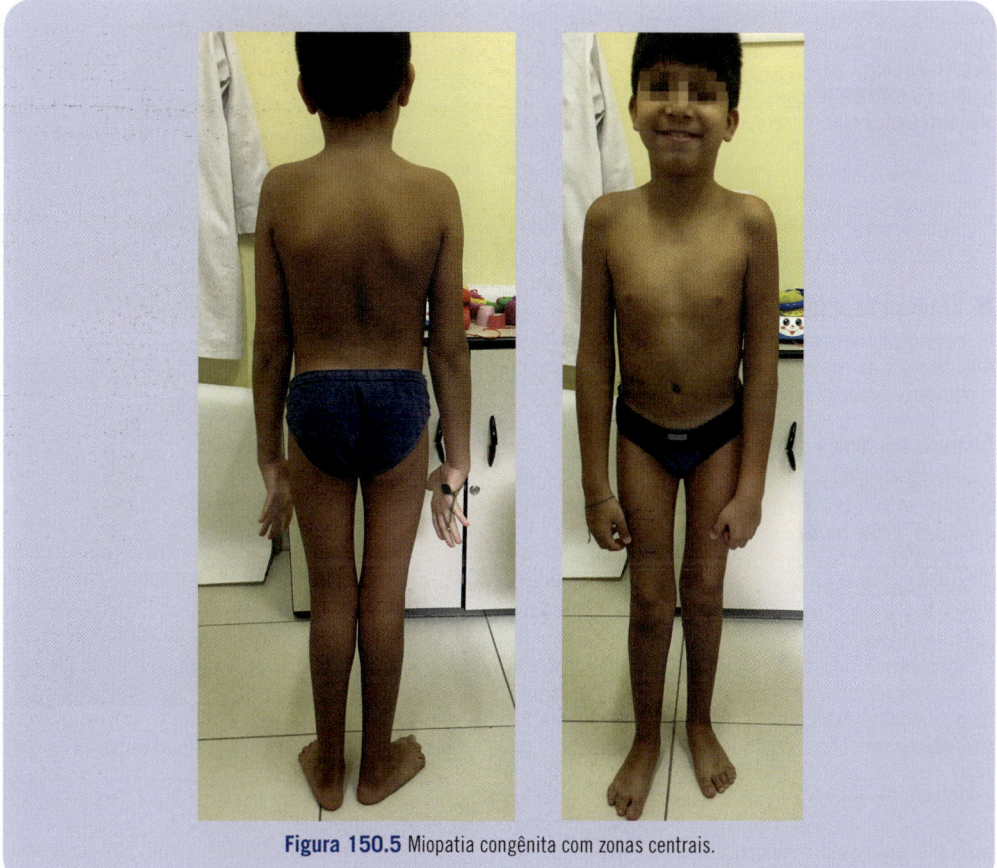

Figura 150.5 Miopatia congênita com zonas centrais.

mitocôndrias nas fibras musculares. Herança autossômica dominante ou esporádica. Localizada na região 19q12-p13.1.

Miopatia centronuclear. Diminuição dos movimentos fetais e polidrâmnio podem ser observados na gravidez. Ao nascimento apresenta hipotonia intensa e fraqueza difusa; na maioria das vezes há necessidade de suporte ventilatório e gastrostomia. Reflexos tendíneos profundos diminuídos ou ausentes.
- **CK.** Normal.
- **Eletroneuromiografia (ENMG).** Normal ou características inespecíficas.
- **Eletrocardiograma (ECG).** Normal.
- **Biopsia muscular.** Fibras musculares pequenas, com grandes núcleos vesiculares de posição central em uma única fileira.
- **Genética.** A herança recessiva ligada ao X é a mais comum, mas também existem formas autossômicas dominantes e recessivas.

Desproporção congênita dos tipos de fibras musculares. Hipotonia e fraqueza generalizadas, não progressivas. Contraturas congênitas leves podem estar presentes. Há atraso motor e pode haver subluxação dos quadris. Outras manifestações são dolicocefalia, paresia facial e palato em ogiva. A evolução costuma ser benigna.

Pode estar associada a outras alterações como doença nemalínica, hipoplasia cerebelar, outras malformações cerebrais, síndrome do álcool fetal, doença de Krabbe, doenças metabólicas etc.
- **CK, ECG e ENMG.** Normais.
- **Biopsia muscular.** Desproporção das fibras, sendo as fibras do tipo 1 consideravelmente menores porém mais numerosas que as do tipo 2. Achados associados podem determinar a classificação do caso em outra forma de miopatia congênita, por exemplo, a presença de bastões de nemalina leva ao diagnóstico de miopatia nemalínica.

■ Síndromes miotônicas

Caracterizada pela ocorrência do fenômeno de miotonia, que é evidenciado ao exame físico mediante atraso no relaxamento muscular após uma contração forte.

Distrofia miotônica congênita

A distrofia miotônica congênita do tipo 1, ou doença de Steinert, exibe herança autossômica dominante, e o gene implicado, *DMPK*, reside no cromossomo 19.

Causa disfunção em vários órgãos e sistemas.

Existe uma forma neonatal grave, porém a mais comum é uma forma que cursa com atrofia facial e hipotonia no lactente (Figura 150.6).

A boca tem um formato de V invertido, palato em ogiva, músculos temporais côncavos, bochechas pequenas. A atrofia e a fraqueza distal (principalmente mãos e antebraço) são progressivas, presença de miotonia (após 3 a 5 anos de vida) e acometimento sistêmico (endócrino, cardiológico, deficiência imunológica, catarata). Apresentam também dificuldades na articulação da fala. O grau de fraqueza muscular varia até mesmo entre membros de uma mesma família (Figura 150.7).

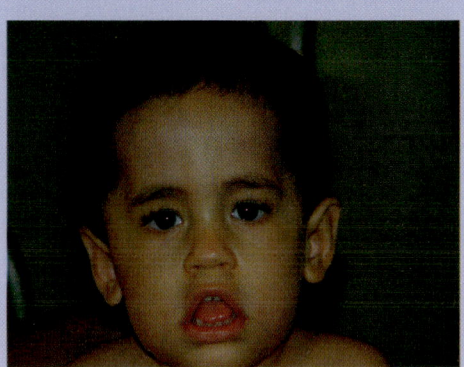

Figura 150.6 Lactente de 18 meses de idade diagnosticado com distrofia miotônica congênita. Observe a intensa atrofia dos músculos temporais e diparesia facial.

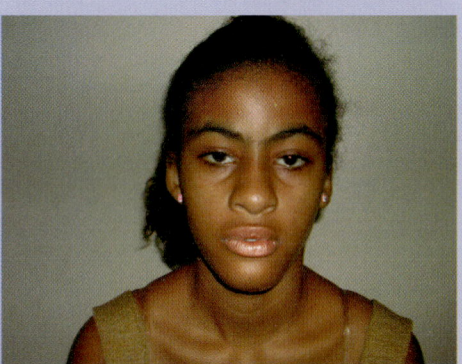

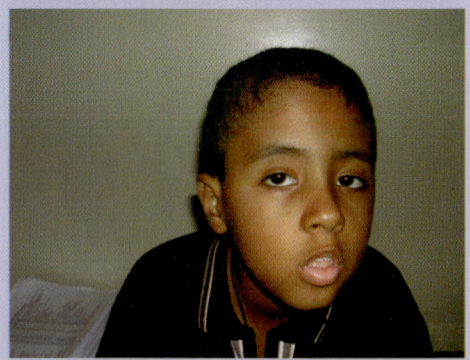

Figura 150.7 Dois irmãos com distrofia miotônica congênita. Ambos têm ptose bilateral. Aos 16 anos de idade, ela apresenta fácies "em machadinha". Aos 8 anos de idade, ele exibe maior grau de diparesia facial, com a boca "em V invertido". O exame físico detectou miotonia em ambos.

CASO ILUSTRATIVO DA DISTROFIA MIOTÔNICA CONGÊNITA

O lactente da Figura 150.6 foi encaminhado ao Serviço de Neuropediatria com queixa de atraso do desenvolvimento motor. Ele nasceu a termo com peso de 3.300 g. Apresentou insuficiência respiratória precoce, que exigiu assistência ventilatória por 20 dias. Recebeu alta do berçário de terapia intensiva com 55 dias de vida. Sentou sem apoio aos 12 meses de idade. O exame físico aos 18 meses mostrou hipotonia axial e apendicular acentuada, com reflexos tendíneos profundos preservados. Diante da suspeita de distrofia miotônica congênita, a mãe foi incentivada a apertar a mão do examinador com força máxima e em seguida soltá-la rapidamente, mas ela demorou alguns segundos para conseguir relaxar o aperto de mão, caracterizando a presença de miotonia. A percussão dos músculos tênares da mão também desencadeou miotonia. Uma tia e um primo maternos têm sintomas musculares similares. Este paciente ilustra o fenômeno genético de antecipação, o qual acarreta intensidade crescente e menor idade de início nas gerações sucessivas.

CK sérica. Normal ou um pouco elevada.
ECG. Deve ser feito anualmente, assim como avaliação endócrina.
ENMG. Normal nos primeiros anos.
Biologia molecular. A doença decorre de expansão de uma repetição do trinucleotídio CTG na região 19q13.
Tratamento sintomático e reabilitação multidisciplinar. Miotonia pode ser tratada com fenitoína, carbamazepina ou mexiletina. As complicações cardíacas, endócrinas, gastrintestinais e oculares podem ser tratadas. Utilizar órteses para queda dos pés.

Miotonia congênita

A doença de Thomsen é uma canalopatia, de herança autossômica dominante. Está associada a mutações do gene *CLCN1*, no *locus* 7q34, que codifica o canal de cloreto da fibra muscular esquelética.

A idade de início das manifestações clínicas é na infância ou adolescência. A miotonia pode ser difusa ou localizada e é indolor. O fenótipo e a intensidade clínica são variáveis, mas as baixas temperaturas tendem a agravar os sintomas.

Há hipertrofia muscular generalizada (parece que a criança faz musculação), sem alteração ao exame físico da força muscular ou dos reflexos tendíneos.

A ENMG demonstra a miotonia.

■ Atrofia muscular espinal

A atrofia muscular espinal (AME) é causada por degeneração dos neurônios motores no corno anterior da medula espinal.

Herança autossômica recessiva, associada à deleção do gene *SMN1*, localizado no cromossomo 5.

Incidência aproximada de 1:6.000 a 1:10.000 nascidos vivos nos EUA.

Manifestações clínicas

Suas características principais são: fraqueza e atrofia musculares simétricas, associadas a hipotonia, arreflexia ou diminuição dos reflexos tendíneos profundos, fasciculações e distribuição maior na musculatura proximal que distal, com sensibilidade preservada. Essas alterações evoluem com piora progressiva.

A gravidade está relacionada com a idade de início.

A Figura 150.8 evidencia essas alterações em um menino de 3 anos, que teve o diagnóstico de AME confirmado por um exame de genética molecular.

Classificação

Baseia-se na idade de início e principal etapa motora atingida.

AME tipo I (doença de Werdnig-Hoffmann). É a mais grave, início antes dos 6 meses de vida. A criança não será capaz de se manter sentada, geralmente evolui para o êxito letal antes dos 2 anos.

É uma criança que apresenta hipotonia grave, que não é capaz de sustentar o pescoço, tem choro fraco, tem disfagia e podem ser observadas fasciculações na língua. Apresenta alta morbidade por complicações respiratórias.

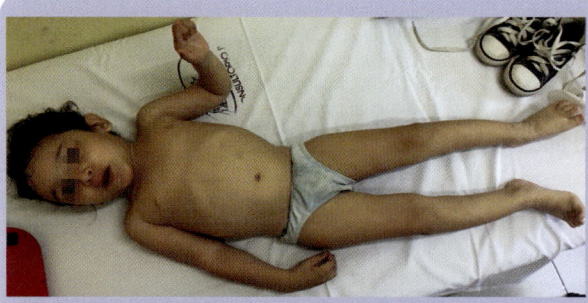
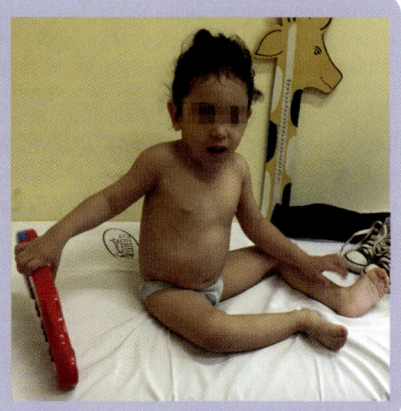

Figura 150.8 Menino de 3 anos de idade apresenta fraqueza muscular e arreflexia. O diagnóstico de atrofia muscular espinal foi confirmado por genética molecular.

AME tipo II (intermediária). Início entre 6 e 18 meses de idade, a criança não consegue ficar em pé, evolui para o óbito após os 2 anos de idade.
AME tipo III (Kugelberg-Welander). Manifestações a partir dos 18 meses, consegue ficar em pé e deambular, óbito na idade adulta. A fraqueza muscular é variável. Evolui com perda da deambulação em alguma fase da vida.

Diagnóstico

CK. Normal ou pouco elevada.
ENMG. Denervação muscular.
Biopsia muscular. Achados de denervação.
Genética molecular. É preciso e menos invasivo, demonstra a ausência completa do éxon 7 do gene *SMN1*.

Tratamento

Baseado na reabilitação multidisciplinar com o objetivo de melhorar a qualidade de vida do paciente.

Devem ser enfatizados os cuidados respiratórios, nutricionais e ortopédicos.

O tratamento farmacológico ainda não está disponível, porém há vários medicamentos em teste. Fármacos como ácido valproico, salbutamol e fenilbutirato foram propostos, mas ensaios clínicos rigorosos não demonstraram melhora significativa da função motora.

Complicações

Problemas respiratórios (dificuldade para tossir, hipoventilação noturna, alteração da caixa torácica, infecções recorrentes), gastrintestinais e nutricionais (disfagia, disfunção gastrintestinal, dificuldades do crescimento) e ortopédicos (escoliose, contraturas, dor, osteopenia e fraturas).

■ Polineuropatias sensorimotoras hereditárias (PSMHs)

As PSMHs são um grupo de doenças progressivas dos nervos periféricos.

A prevalência das neuropatias hereditárias é da ordem de 1:2.500.

Ao atender um paciente com suspeita de polineuropatia hereditária, é importante ter em mente que existem entidades primárias, como as PSMHs, em contraposição aos casos secundários a doenças multissistêmicas, por exemplo, mucopolissacaridose, leucodistrofia metacromática, mitocondriopatias e doença de Gaucher.

Doença de Charcot-Marie-Tooth (CMT)/PSMH tipo I

É a PSMH mais comum. É uma neuropatia desmielinizante sensorimotora progressiva. Pode manifestar-se em crianças ou adultos, mas em geral o quadro clínico é mais grave nas primeiras.

A herança é autossômica dominante.

Manifesta-se a partir dos 3 anos e a queixa inicial é que a criança cai e tropeça muito. Há atrofia e fraqueza de predomínio distal, lentamente progressiva, que leva a marcha escarvante e depois queda do pé. Subsequentemente, os músculos das mãos são acometidos.

Há envolvimento sensitivo e arreflexia associada.

Não há tratamento específico e geralmente é necessário o uso da órtese para estabilização dos tornozelos. Em alguns casos, indica-se artrodese.
CK. Normal.
Biopsia de nervo sural. Evidencia neuropatia hipertrófica intersticial.
ENMG. Diminuição de velocidade de condução.
Análise genética. Confirma o diagnóstico.

Doença de Déjerine-Sottas/PSMH tipo III

Herança autossômica dominante. Mais grave que a CMT.

O início pode ocorrer desde os primeiros meses até 5 anos de vida, com evolução rapidamente progressiva da hipotonia, atrofia muscular, fraqueza incluindo a face, alterações pupilares, ataxia e alterações da sensibilidade. Existe uma forma mais leve com atraso motor moderado.

O diagnóstico é semelhante ao da CMT.

Neuropatia hipomielinizante congênita (NHC)/CMT TIPO 4E

A NHC é uma forma particularmente grave de neuropatia que se manifesta ao nascimento ou logo depois. Há hipotonia marcante acompanhada de dificuldades respiratórias e alimentares. O exame físico pode revelar atraso acentuado do desenvolvimento motor, fraqueza difusa e arreflexia.

A herança pode ser autossômica recessiva ou dominante e pelo menos dois genes foram implicados (*MPZ*, *EGR2*). Há alguma superposição fenotípica com a doença de Déjerine-Sottas.

A biopsia do nervo sural demonstra escassez ou ausência de mielina.

> **NÃO ESQUEÇA**
>
> - No paciente com suspeita de doença neuromuscular, a anamnese detalhada e o exame físico minucioso são essenciais. Não obstante, em muitos casos o diagnóstico requer biopsia muscular
> - A eletroneuromiografia ajuda a classificar as doenças neuromusculares entre aquelas de origem miopática e neuropática.

■ Bibliografia

Bushby K, Finkel R, Birnkrant DJ et al. Diagnosis and management of Duchenne muscular dystrophy, part 1: diagnosis, and pharmacological and psychosocial management. Lancet Neurol. 2010; 9(1):77-93.

Bushby K, Finkel R, Birnkrant DJ et al. Diagnosis and management of Duchenne muscular dystrophy, part 2: implementation of multidisciplinary care. Lancet Neurol. 2010; 9(2):177-89.

Lin CW, Kalb SJ, Yeh WS. Delay in diagnosis of spinal muscular atrophy: a systematic literature review. Pediatr Neurol. 2015; 53(4):293-300.

North KN, Wang CH, Clarke N et al. Approach to the diagnosis of congenital myopathies. Neuromuscul Disord. 2014; 24(2):97-116.

Reed UC. Doenças neuromusculares. J Pediatr. 2002; 78(Suppl 1):S89-103.

Strehle EM, Straub V. Recent advances in the management of Duchenne muscular dystrophy. Arch Dis Child. 2015; 100(12):1173-7.

Wang CH, Finkel RS, Bertini ES et al. Consensus statement for standard of care in spinal muscular atrophy. J Child Neurol. 2007; 22(8):1027-49.

NEUROLOGIA

151 ERROS INATOS DO METABOLISMO

Marcela Rodríguez de Freitas

■ Definição

Os erros inatos do metabolismo (EIM) constituem um grupo heterogêneo de doenças geneticamente determinadas, cujas mutações causam deficiência na atividade de uma enzima, uma proteína transportadora, um receptor ou um fator regulador de genes, resultando em bloqueio significativo em uma ou mais vias metabólicas. Este bloqueio acarreta a deficiência do produto ou o acúmulo do substrato com consequente lesão secundária a estoque ou intoxicação pelo metabólito.

■ Importância

Embora sejam individualmente raros, os EIM são coletivamente comuns, com uma incidência descrita de até 1:780 nascidos vivos. Mais de 500 EIM já foram descritos e muitos já possuem a base metabólica ou molecular conhecidas. Nas últimas décadas muitas novas doenças foram reconhecidas e diversas modalidades terapêuticas propostas, algumas bem-estabelecidas e comprovadamente eficazes enquanto outras ainda experimentais.

A prevalência dos EIM é maior na faixa etária pediátrica e em 25% dos casos, as manifestações se iniciam no período neonatal. Assim, é um tema de grande importância para o pediatra generalista, uma vez que é este o profissional em contato inicial com os pacientes. Portanto, é preciso que o pediatra se familiarize com os principais EIM e seja capaz de agrupar os sinais e sintomas apresentados pelo paciente, permitindo a suspeita clínica e consequentemente o diagnóstico precoce e o manejo direcionado. O atraso no diagnóstico e no tratamento pode levar a risco à vida ou estabelecimento de sequelas graves, particularmente neurológicas.

■ Classificação

Os EIM podem ser classificados de acordo com a idade de início dos sintomas, o curso clínico da doença e suas bases fisiopatológicas.

A classificação por idade de início dos sintomas divide os EIM em grupo neonatal (até 30 dias), infantil precoce (1 a 12 meses), infantil tardio (1 a 4 anos), infância e adolescência (5 a 15 anos).

A classificação quanto ao curso clínico da doença avalia principalmente a evolução neurológica, dividindo os EIM entre aqueles que cursam com encefalopatia aguda ou crônica. As encefalopatias agudas caracterizam-se por aparecimento precoce e muito grave de deterioração neurológica progressiva em horas ou dias. Compreendem distúrbios dos grupos fisiopatológicos 1 e 2, que serão descritos a seguir. Já as encefalopatias crônicas podem se caracterizar como lentamente progressivas, intermitentes ou inicialmente progressivas e posteriormente estáticas. As principais manifestações são espasticidade, ataxia cerebelar, distonia, demência progressiva além de perdas sensoriais (visual e auditiva). As formas crônicas incluem doenças dos grupos 2 e 3 da classificação seguinte.

A classificação fisiopatológica parece ser a mais adequada por sua correlação com as perspectivas terapêuticas e divide os EIM em três grupos principais (Quadro 151.1).

- Grupo 1: distúrbios do metabolismo intermediário que ocorrem por acúmulo de compostos tóxicos, proximais ao bloqueio metabólico, resultando em intoxicação aguda ou crônica. Caracterizam-se por não interferir no desenvolvimento fetal ou embrionário, apresentarem-se após um período variável livre de sintomas (necessário para o acúmulo de metabólitos tóxicos), em qualquer faixa etária, com manifestações clínicas sistêmicas ou localizadas. Geralmente apresentam-se de forma aguda no lactente jovem e de forma crônica ou intermitente quando mais tardiamente. Os sinais de intoxicação aguda incluem encefalopatia (coma e/ou crises epilépticas), vômito, apneia, insuficiência hepática, complicações tromboembólicas e distúrbios do meio interno (acidose metabólica, alcalose respiratória, hiperamonemia, hipoglicemia ou hiperglicemia). A intoxicação crônica manifesta-se como atraso do desenvolvimento neuropsicomotor, baixo ganho pôndero-estatural, sintomas psiquiátricos, macrocefalia ou microcefalia, hipotonia ou hipertonia, epilepsia de difícil controle, alterações visuais e/ou cardíacas. As descompensações metabólicas podem ser desencadeadas por catabolismo, febre, cirurgias, doenças intercorrentes ou dietas específicas.
- Grupo 2: distúrbios do metabolismo intermediário que afetam os processos de produção ou utilização energética, em nível citoplasmático ou mitocondrial. Os sintomas são decorrentes do acúmulo de substâncias tóxicas e/ou do déficit de energia. As manifestações clínicas, presentes em qualquer faixa etária, incluem: hipoglicemia, hepatopatia, acidose láctica, acidente vascular encefálico, déficit de crescimento, hipotonia, miopatia, epilepsia, surdez, diabetes, alterações oculares, cardíacas ou renais, abortos de repetição e morte súbita. A sintomatologia pode ser desencadeada por estados catabólicos ou dietas específicas. Alguns defeitos mitocondriais e do metabolismo das pentoses podem influenciar o desenvolvimento fetal ou embrionário e cursar com dismorfismos e malformações
- Grupo 3: defeitos do metabolismo de organelas celulares com prejuízo na síntese ou no catabolismo de moléculas complexas. Os sintomas são permanentes e progressivos,

QUADRO 151.1	Classificação fisiopatológica dos erros inatos do metabolismo.		
Grupo 1		**Grupo 2**	**Grupo 3**
▪ Aminoacidopatias ▪ Acidemias orgânicas ▪ Distúrbios do ciclo da ureia ▪ Intolerância aos açúcares ▪ Porfiria ▪ Intoxicações por metais ▪ Defeitos de síntese de aminoácidos	▪ Citoplasmáticos ▪ Mitocondriais	▪ Defeitos na glicólise, glicogenólise e gliconeogênese ▪ Defeitos no metabolismo das pentoses e fosfatos ▪ Distúrbios do metabolismo da creatina ▪ Distúrbios da cadeia respiratória e ciclo de Krebs ▪ Defeitos do metabolismo do piruvato ▪ Distúrbios da oxidação de ácidos graxos (defeitos do ciclo da carnitina, betaoxidação, transferência de elétrons ou cetogênese) ▪ Defeitos da oxidação dos corpos cetônicos (cetólise)	▪ Lisossomopatias ▪ Peroxissomopatias ▪ DCG ▪ Defeitos da síntese do colesterol ▪ Defeitos na síntese de ácidos biliares ▪ Defeitos no metabolismo das purinas e pirimidinas ▪ Defeitos da síntese e catabolismo de neurotransmissores ▪ Porfirias ▪ Defeitos do transporte de metais ▪ Defeitos do metabolismo das vitaminas

DCG: distúrbios congênitos da glicosilação.

acometem qualquer faixa etária e independem de fatores desencadeantes como intercorrências ou dietas. Nas lisossomopatias as manifestações clínicas são decorrentes do acúmulo do substrato, apresentando o fenótipo morfológico classicamente conhecido como de "depósito" ou "estoque", produzindo organomegalias, face infiltrada ou grosseira e quadro neurológico variável. Já nas peroxissomopatias, as manifestações clínicas parecem decorrer tanto do excesso do substrato não degradado quanto da falta do produto. Associam-se a dismorfismos e malformações e costumam causar regressão neurológica. Outros achados clássicos do grupo 3 incluem: hidropisia fetal, ascite, hipotonia, convulsões, neurodegeneração subaguda com involução do desenvolvimento, discrasias sanguíneas, deficiência auditiva e alterações esqueléticas, oculares ou cutâneas.

▪ Etiologia

Os EIM são doenças geneticamente determinadas, em sua maioria com herança autossômica recessiva. Raramente a forma de transmissão pode seguir um padrão de herança ligado ao X, autossômica dominante ou mitocondrial.

▪ Quadro clínico

Os EIM caracterizam-se clinicamente por uma sintomatologia muito inespecífica, com grande sobreposição de sintomas entre as doenças, além de uma ampla variabilidade fenotípica para a mesma doença (na dependência da idade da criança, do seu estágio de desenvolvimento, do tipo de defeito genético e da quantidade de proteína/enzima residual).

Podem se apresentar em qualquer faixa etária com manifestações desde o período pré-natal, neonatal (ao nascimento ou após uma janela assintomática de horas ou semanas com posterior deterioração), lactente jovem ou mais tardiamente, desde o período de lactente tardio até a vida adulta.

O envolvimento neurológico é o mais comum, sendo a sintomatologia, a época de apresentação, o curso clínico e a velocidade de deterioração muito variáveis.

As manifestações clínicas presentes na apresentação precoce (pré-natal, neonatal e lactente jovem) incluem encefalopatia, crises epilépticas, hipotonia, apneia, envolvimento hepático (insuficiência hepática, colestase, hepatomegalia), envolvimento cardíaco (miocardiopatia e insuficiência cardíaca), alteração do odor da pele ou urina, presença de dismorfismos/malformações, hidropisia fetal, ocorrência de morte súbita ou episódios ameaçadores à vida (Quadro 151.2).

As manifestações tardias (do final da lactância à idade adulta) incluem atraso ou regressão do desenvolvimento neuropsicomotor, encefalopatia (como sintoma inicial ou recorrente frente às situações de estresse metabólico; caracterizadas por alterações do nível de consciência com letargia ou irritabilidade, crises epilépticas, ataxia cerebelar, vômito, alterações psíquicas), distúrbios de movimento, neuropatias periféricas, paraplegia espástica, ataxia (aguda, episódica ou crônica), acidente vascular encefálico, alterações psiquiátricas, além de disfunção hepática e insuficiência cardíaca (Quadro 151.3).

A sintomatologia também pode ser categorizada pelos principais grupos fisiopatológicos (Grupos 1, 2 ou 3), como descrito anteriormente.

▪ Diagnóstico

Clínico

Apesar do quadro clínico inespecífico, determinadas pistas na anamnese e no exame físico podem ser sugestivas e devem levar a suspeita de um EIM. São elas:
- História da doença atual: envolvimento multissistêmico, sinais e sintomas inexplicados e manifestações neurológicas diversas
- História perinatal
  - Na gravidez: crescimento intrauterino restrito, síndrome HELLP, esteatose aguda, hiperêmese gravídica e movimentos fetais exagerados ou soluços (indícios de crises epilépticas intraútero), hidropisia fetal não imune
  - Ao nascimento: sofrimento fetal com trabalho de parto laborioso, depressão ao nascimento

ERROS INATOS DO METABOLISMO

QUADRO 151.2	Erros inatos do metabolismo com apresentação precoce (períodos pré-natal, neonatal e lactente jovem).	
Principais manifestações clínicas		**Doença metabólica**
Neurológicas	Encefalopatia	Acidemias orgânicas Leucinose (doença do xarope de bordo) Defeitos de betaoxidação Defeitos do ciclo da ureia Deficiência de múltiplas carboxilases Defeitos do metabolismo do piruvato Defeitos da gliconeogênese (deficiência da frutose-1,6-bifosfatase e distúrbio de estoque de glicogênio) Defeitos da cadeia respiratória mitocondrial e do ciclo de Krebs Distúrbios da cetólise Distúrbios da cetogênese
	Crises epilépticas	Deficiência de biotinidase Responsivas ao ácido folínico Dependentes de piridoxina ou piridoxal-fostafo Hiperglicinemia não cetótica Defeitos da cadeia respiratória mitocondrial Síndrome de Zellweger Deficiência de cofator de molibdênio/sulfito oxidase Distúrbios de biossíntese e transporte de creatina Defeitos de neurotransmissores (fenilcetonúria, deficiência de pterina, GABA-transaminase, deficiência do transportador de glutamato) Defeito no transportador de glicose GLUT1 DCG Leucinose Defeitos do metabolismo das purinas (deficiência de adenilsuccinato liase) Deficiência de serina (deficiência de 3-fosfoglicerato-desidrogenase) Intoxicação por metais (doença de Menkes) Lipofuscinose ceroide neuronal neonatal/infantil Acidemias orgânicas Defeitos do ciclo da ureia Defeitos da síntese dos aminoácidos (deficiência de glutamina)
	Hipotonia	Síndrome de Zellweger Distroglicanopatias DCG Hiperglicinemia não cetótica Defeitos da cadeia respiratória mitocondrial Deficiência de cofator de molibdênio/sulfito-oxidase Defeitos da betaoxidação Defeitos do metabolismo da cobalamina Defeitos do metabolismo das purinas/pirimidinas
	Apneia	Hiperglicinemia não cetótica Leucinose Defeitos do ciclo da ureia Defeitos do metabolismo do piruvato Defeitos da betaoxidação Defeitos da cadeia respiratória mitocondrial
Hepáticas	Insuficiência hepática	Galactosemia Tirosinemia tipo 1 Intolerância hereditária à frutose Mitocondriopatia (defeitos da cadeia respiratória mitocondrial e relacionadas à POLG) DCG 1b Distúrbios da betaoxidação Distúrbios do ciclo da ureia

(*Continua*)

QUADRO 151.2	Erros inatos do metabolismo com apresentação precoce (períodos pré-natal, neonatal e lactente jovem). (Continuação)	
Principais manifestações clínicas		**Doença metabólica**
Hepáticas	Icterícia colestática	Galactosemia Deficiência de citrina Síndrome de Zellweger Deficiência de alfa-1-antripsina Doença de Niemann-Pick tipo C Defeitos da síntese dos ácidos biliares DCG Defeitos da betaoxidação
	Hepatomegalia + hipoglicemia	Defeitos da gliconeogênese (deficiência de frutose-1,6-bifosfatase e glicogenose tipos I e III)
Cardíacas	Miocardiopatia	Glicogenose tipo II (doença de Pompe) Defeitos da oxidação de ácidos graxos (betaoxidação e ciclo da carnitina) Defeitos da cadeia respiratória mitocondrial e do ciclo de Krebs (deficiência de alfacetoglutarato desidrogenase) DCG Mucopolissacaridoses Acidemias orgânicas
	Insuficiência cardíaca	Defeito da betaoxidação (ácidos graxos de cadeia longa)
Acúmulo de metabólitos voláteis (alterações de odores na urina)	Açúcar queimado	Leucinose
	Pés suados	Acidemia isovalérica Acidemia glutárica tipo II
	Enxofre	Cistinúria Tirosinemia tipo I
	Repolho cozido	Tirosinemia tipo I
	Peixe podre	Trimetilaminúria Deficiência de trimetilglicina-desidrogenase
	Urina de gato	Deficiência de múltiplas carboxilases Acidemia 3-metil-crotonil Acidúria 3-metil-3-hidroxiglutárica
	Urina de rato	Fenilcetonúria
Dismorfismos	Síndrome de Zellweger Deficiência de piruvato-desidrogenase Acidúria glutárica tipo I/II Defeitos da biossíntese de colesterol (síndrome de Smith-Lemli-Opitz) DCG Distroglicanopatias Lisossomopatias	
Hidropisia fetal	Lisossomopatias (mucopolissacaridose tipos I, IVA e VII/esfingolipidoses/doenças de estoque lipídico, oligossacaridoses, doenças de estoque de ácido siálico, sialidoses, mucolipidose tipo II) Síndrome de Zellweger Glicogenose tipo IV DCG Defeitos da cadeia respiratória mitocondrial	
Morte súbita ou evento com aparente risco à vida	Distúrbios da betaoxidação Distúrbios do ciclo da ureia Aminoacidopatias Acidemias orgânicas	

DCG: distúrbios congênitos da glicosilação; GABA: ácido gama-aminobutírico.

ERROS INATOS DO METABOLISMO

QUADRO 151.3	Erros inatos do metabolismo com apresentação tardia (lactância à idade adulta) e manifestações agudas recorrentes.
Atraso DNPM	■ Distúrbios do ciclo da ureia ■ DCG ■ Deficiência de carnitina ■ Hiperglicinemia não cetótica (formas leves) ■ Homocistinúria ■ Defeito da síntese de ácidos biliares (xantomatose cerebrotendínea) ■ Lisossomopatias (betamanosidose, mucopolissacaridose IIIA e IIIB) ■ Distúrbio do metabolismo das purinas (deficiência de adenilsuccinato liase)
Coma	■ Causas de encefalopatia, ver Quadro 151.1
Síndrome extrapiramidal	■ Aminoacidopatias (homocistinúria, fenilalaninemia) ■ Deficiência de piruvato-desidrogenase ■ Intoxicação por metais (doença de Wilson) ■ Xantomatose cerebrotendínea ■ Acidúria glutárica tipo 1 ■ Hiperglicinemia não cetótica ■ Defeitos no metabolismo dos neurotransmissores ■ Deficiência do transportador de glicose GLUT1 ■ Esfingolipidose (Niemann-Pick tipo C)
Polineuropatia	■ Deficiência de piruvato-desidrogenase ■ Peroxissomopatia (doença de Refsum) ■ Xantomatose cerebrotendínea ■ Deficiência de serina ■ Deficiência de vitamina E ■ Defeitos do metabolismo do folato ■ Abetalipoproteinemia ■ Defeitos da betaoxidação ■ Defeitos da cadeia mitocondrial (deficiência da proteína trifuncional) ■ Porfiria ■ Tirosinemia tipo 1
Paraplegia espástica	■ Aminoacidopatias (fenilcetonúria e homocistinúria) ■ Defeitos do ciclo da ureia (deficiência de arginase e síndrome HHH) ■ Defeitos do metabolismo do folato ■ Xantomatose cerebrotendínea ■ Defeitos dos neurotransmissores ■ Defeitos da síntese de cobalamina ■ Mitocondriopatias ■ Peroxissomopatias ■ Lisossomopatias ■ Deficiência de biotinidase
Ataxia	■ Defeitos do metabolismo do piruvato ■ Mitocondriopatia (distúrbios da cadeia respiratória, deficiência da coenzima Q10) ■ Xantomatose cerebrotendínea ■ Hiperglicinemia não cetótica ■ Deficiência de vitamina E ■ Defeito da síntese de cobalamina ■ Distúrbios do ciclo da ureia (deficiência de OTC ou da arginino-succcinato-sintetase) ■ Leucinose ■ Deficiência de biotinidase ■ Deficiência de GLUT1 ■ Doença de Refsum ■ DCG ■ Esfingolipidoses (gangliosidose tipo 2 e Niemann-Pick tipo C)

(Continua)

QUADRO 151.3	Erros inatos do metabolismo com apresentação tardia (lactância à idade adulta) e manifestações agudas recorrentes. *(Continuação)*
Sintomas psiquiátricos	- Acidúrias orgânicas - Aminoacidopatias (fenilcetonúria e homocistinúria) - Defeitos da síntese de cobalamina - Defeitos do metabolismo de folato - Xantomatose cerebrotendínea - Deficiência de biotinidase - Intolerância à proteína lisinúrica - Deficiência de piruvato-desidrogenase - Porfiria - Síndrome de Smith-Lemli-Opitz - Doença de Wilson

DCG: distúrbios congênitos de glicosilação; DNPM: atraso no desenvolvimento neuropsicomotor; OTC: ornitina-transcarbamilase.

- No neonato: presença de dismorfismos, crises epilépticas neonatais na ausência de encefalopatia hipóxico-isquêmica ou distúrbios eletrolíticos/hipoglicemia, período neonatal precoce livre de sintomas com deterioração subsequente
- História patológica pregressa: déficit de crescimento; ocorrência intermitente e/ou recorrente de alteração de consciência, episódios de acidente vascular encefálico, vômito, acidose metabólica ou hiperglicemia/hipoglicemia; deterioração grave do estado geral em vigência de infecções, dieta hiperproteica ou jejum prolongado; intolerância a dietas hiperproteicas ou alimentação exagerada
- História do desenvolvimento: atraso, parada ou regressão do desenvolvimento neuropsicomotor
- História familiar: presença de consanguinidade ou história de algum membro da família com quadro semelhante além da ocorrência de hidropisia fetal, morte ou atraso do desenvolvimento em irmãos. Mãe com história prévia de abortos ou perdas fetais de repetição
- Exame físico: peso e estatura baixos, dismorfismos, hepatoesplenomegalia, alterações oculares, odor anormal (urina ou suor) e alterações no exame neurológico.

Laboratorial

Exames iniciais (rastreamento)

- Sangue
  - Hemograma completo
  - Bioquímica: glicemia, eletrólitos, função hepática, função renal, função tireóidea, ácido úrico, creatinoquinase
  - Determinação do *gap* aniônico = $([Na^+ + K^+] - Cl^- + HCO_3^-)$
  - Gasometria arterial ou venosa
  - Amônia plasmática
  - Lactato e piruvato plasmáticos
  - Homocisteína
  - Cromatografia de aminoácidos no plasma
  - Carnitina plasmática e perfil de acilcarnitinas
- Urina
  - Substâncias redutoras, pH e corpos cetônicos
  - Glicosaminoglicanos
  - Ácidos orgânicos.

Exames adicionais

- Sangue
  - Isoeletrofocalização da transferrina
  - Cobre e ceruloplasmina
  - Biotinidase
  - 17-OH-progesterona
  - Ácidos graxos de cadeia muito longa (perfil peroxissômico)
  - Atividade enzimática de enzimas lisossômicas
  - Pesquisa de mutações específicas
  - CGH-*array*
  - Sequenciamento do exoma/genoma
- Urina
  - Sulfocisteína
  - Semialdeído aminoadípico A
  - Oligossacarídeos e sialiloligossacarídeos
  - Purinas e pirimidinas
- Líquido cefalorraquidiano
  - Glicose, lactato
  - Cromatografia de aminoácidos
  - Neurotransmissores
- Outros
  - Ressonância magnética do encéfalo com estudo da difusão e espectroscopia
  - Teste de Filipina
  - Análise enzimática em cultura de fibroblastos
  - Biopsia muscular.

O diagnóstico dos EIM dos grupos 1 e 2, baseado em exames de triagem básicos, pode ser facilitado pelo uso de fluxogramas específicos de acordo com os achados de acidose metabólica (pH < 7,2 ou bicarbonato < 10), hiperamonemia (NH_3 > 100 mmol/ℓ) e hipoglicemia (glicemia < 2,6 mmol/ℓ ou < 45 mg/dℓ) (Figuras 151.1 a 151.3).

■ Tratamento

Neste capítulo, será dado enfoque maior ao manejo dos erros inatos do metabolismo intermediário (grupos 1 e 2), de maior interesse para o pediatra, uma vez que o tratamento apropriado e precoce pode salvar vidas e evitar sequelas.

A maioria dos EIM do grupo 1 são tratáveis e requerem abordagem de urgência para remoção dos metabólitos tóxicos envolvidos, com o auxílio de dietas específicas,

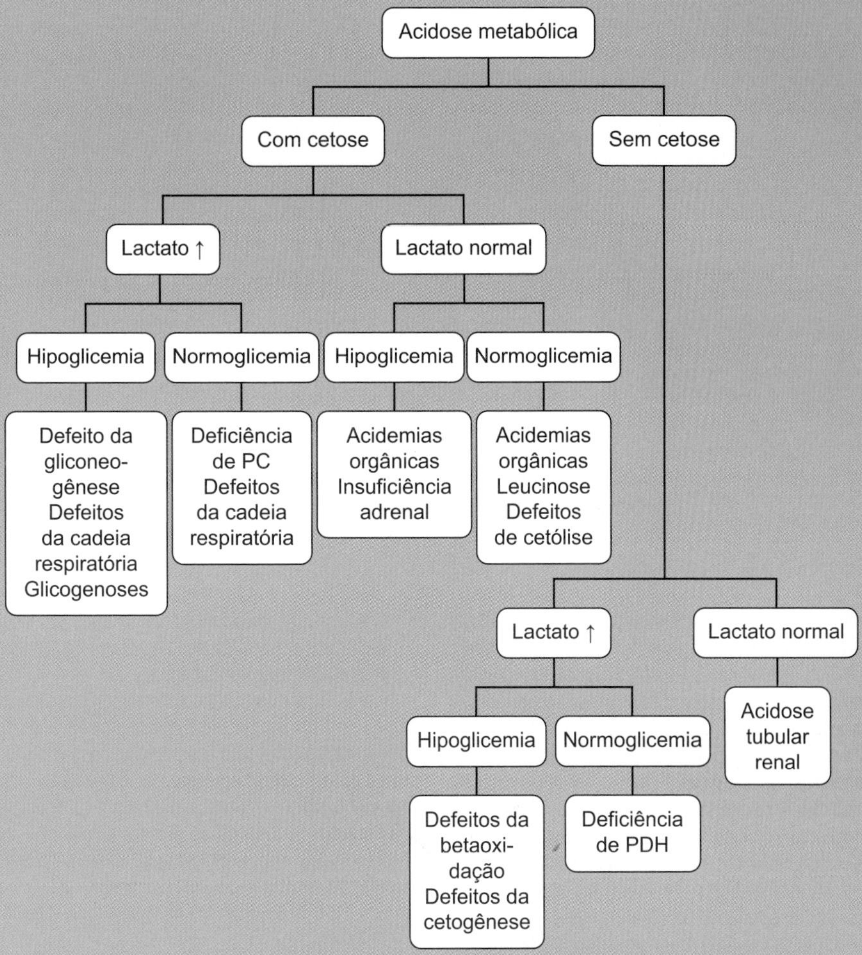

ERROS INATOS DO METABOLISMO

Figura 151.1 Algoritmo diagnóstico de acidose metabólica. PC: piruvato-carboxilase; PDH: piruvato-desidrogenase.

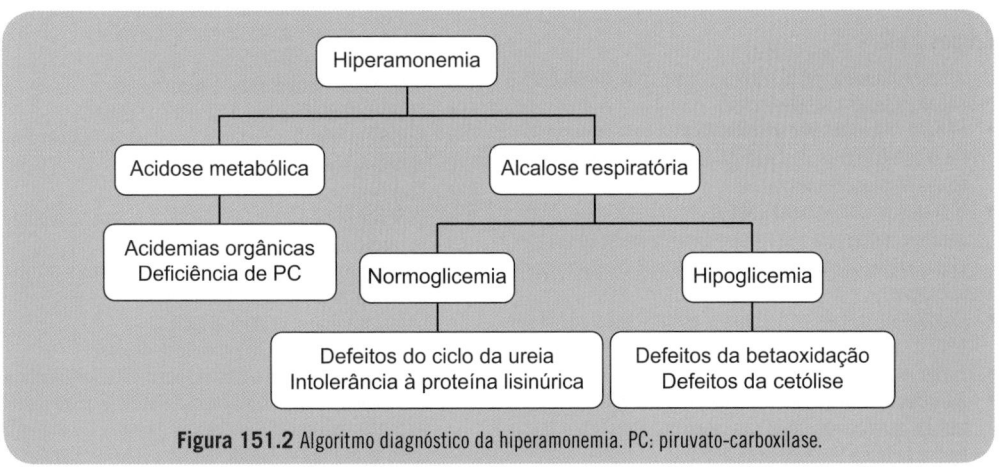

Figura 151.2 Algoritmo diagnóstico da hiperamonemia. PC: piruvato-carboxilase.

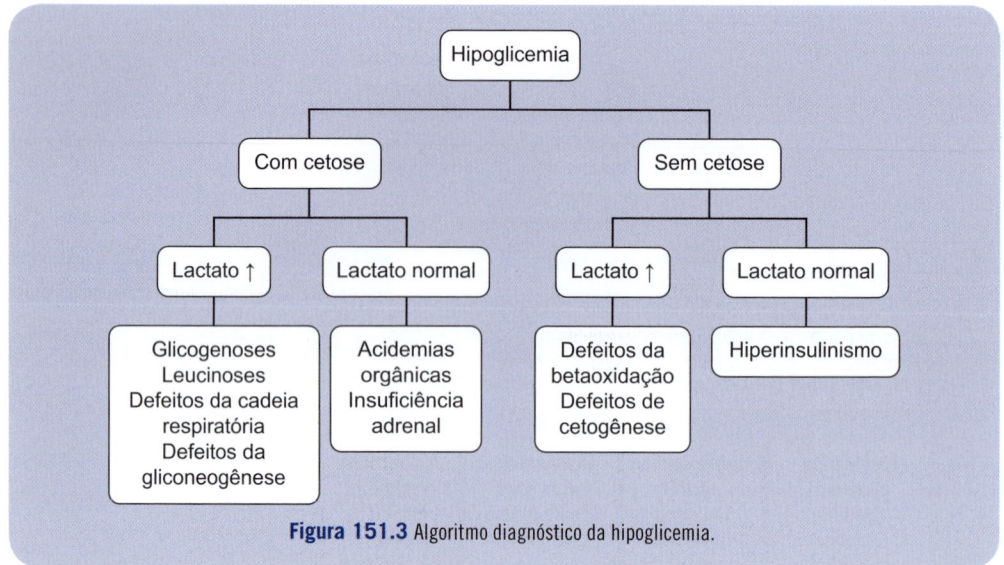

Figura 151.3 Algoritmo diagnóstico da hipoglicemia.

procedimentos extracorpóreos, medicações ou vitaminas tamponantes. A terapia nutricional é o ponto-chave para o manejo crônico, removendo o substrato tóxico ou repondo o produto deficiente. No grupo 2, os defeitos mitocondriais são os mais graves e em geral não respondem ao tratamento, à exceção da deficiência da coenzima Q10 (reposição da coenzima), deficiência do complexo 1 (reposição de riboflavina) e deficiência de piruvato-desidrogenase/piruvato-carboxilase (dieta cetogênica). Os defeitos da oxidação dos ácidos graxos e dos corpos cetônicos são parcialmente tratáveis. Dos distúrbios do metabolismo da creatina, à exceção da deficiência do transportador da creatina, todos respondem à suplementação da creatina. O tratamento dos EIM do grupo 3 é essencialmente paliativo, envolvendo a manipulação da dieta em alguns casos. Para algumas lisossomopatias há tratamento específico com terapia de reposição enzimática ou redução de substrato, além de transplantes celulares.

Grupos 1 e 2

O tratamento emergencial frente a uma crise de descompensação metabólica deve incluir:
- Suporte intensivo com ventilação assistida se necessário (nos distúrbios do ciclo da ureia, a hiperamonemia causa alcalose respiratória)
- Hidratação venosa adequada (para manter o equilíbrio hemodinâmico) com alta taxa calórica na forma de solução glicosada ou glicoinsulinoterapia (limitar o catabolismo endógeno)
- Corrigir hipoglicemia, distúrbios acidobásicos ou hidreletrolíticos
- Evitar jejum prolongado
- Retirada da proteína da dieta (acidemias orgânicas, distúrbios do ciclo da ureia, aminoacidopatias) com reintrodução lenta tão logo possível
- Diminuir a absorção intestinal de amônia (suspeitas de distúrbios do ciclo da ureia) com uso de lactulona, enemas e antibiótico (neomicina).

Enquanto o diagnóstico definitivo não for estabelecido, alguns serviços preconizam o uso de um coquetel vitamínico, por via oral, até que seja possível o uso das vitaminas específicas para a doença apresentada. O "coquetel" inclui: biotina (10 mg/dia) + tiamina (200 mg/dia) + ácido lipólico (100 mg/dia) + L-carnitina (25 mg/kg 6/6 h) + coenzima Q-10 (5 mg/kg/dia) + vitamina C (100 mg/kg/dia) + riboflavina (100 a 300 mg/kg/dia) + piridoxina (50 a 500 mg/kg/dia) + piridoxal-fostafo (20 mg/kg/dia) + ácido folínico (20 mg/dia).

O tratamento a longo prazo inclui:
- Restrição do substrato (substâncias a serem reduzidas da dieta)
  - Fenilcetonúria: fenilalanina
  - Leucinose (doença da urina em xarope de bordo): leucina (principalmente), isoleucina e valina
  - Homocistinúria: metionina
  - Tirosinemia: fenilalanina e tirosina
  - Acidúria glutárica tipo 1: lisina e triptofano
  - Acidemia metilmalônica e propiônica: isoleucina, valina, metionina e treonina
  - Acidemia isovalérica: leucina
  - Deficiência de ornitina-transcarbamilase ou arginase: arginina
  - Distúrbios do ciclo da ureia (os demais subtipos): proteínas de uma forma geral
  - Galactosemia: galactose e lactose
  - Intolerância hereditária à frutose: frutose
- Remoção do acúmulo de substrato por inibição enzimática
  - Tirosinemia tipo 1 – Nitisinona ou NTBC (2-nitro-4-trifluorometilbenzoil-1,3-cicloexanodiona) (1 a 2 mg/kg): inibe a enzima 4-hidroxifenilpiruvato-dioxigenase,

reduzindo a produção de fumarilacetoacetato, maleilacetoacetato e succinilacetona
- Remoção do substrato tóxico (quando não for possível esperar pela redução dos níveis de determinado metabólito tóxico por meio da dieta)
  - Remoção da toxina: diálise peritoneal (primeira opção para neonatos), hemodiálise ou hemofiltração. Indicada para hiperamonemias ou acidemias lácticas excessivas
  - Medicações que induzem desvio da rota metabólica com excreção urinária
  - Defeitos do ciclo da ureia: benzoato de sódio (200 a 300 mg/dia) e fenilbutirato de sódio (200 a 600/dia): aumentam a excreção de compostos nitrogenados por meio da ligação com a glicina e com a glutamina, respectivamente
  - Acidemias orgânicas e mitocondriopatias: L-carnitina (100 a 200 mg/kg/dia); liga-se aos ácidos orgânicos livres permitindo sua filtração e excreção renal
  - Acidemia isovalérica: glicina em altas doses (150 mg/kg/dia): permite a formação do composto isovalerilglicina aumentando a excreção renal do metabólito isovaleril-CoA
- Estímulo da atividade enzimática residual por intermédio dos cofatores
  - Acidúria glutárica tipo 1: riboflavina (20 a 40 mg/kg/dia)
  - Acidemia metilmalônica por deficiência da metilmalonil-CoA mutase (dependente de cobalamina) e alguns casos de homocistinúria: hidroxicobalamina (1 g/semana por via intramuscular)
  - Acidemia propiônica, acidemia metilmalônica, deficiência da holocarboxilase sintetase e deficiência da biotinidase: biotina (5 a 10 mg/dia)
  - Distúrbios do ciclo da ureia e homocistinúria: piridoxina (50 a 600 mg/dia)
  - Leucinose: tiamina (10 a 50 mg/dia)
- Reposição do produto deficiente (quando a manifestação clínica não estiver relacionada ao acúmulo de substrato, mas sim à falta do produto):
  - Distúrbios do ciclo da ureia: L-citrulina (170 mg/kg/dia) e L-arginina (50 a 170 mg/kg/dia) – à exceção da deficiência de arginase
  - Glicogenose: glicose/amido de milho (2 g/kg 6/6 h)
  - Deficiência de tetrabiopterina (BH4): L-dopa (1 a 2 mg/kg/dia até 10 a 12 mg/kg/dia) e 5-OH-triptofano (100 mg/kg/dia)
  - Defeitos da síntese de colesterol: colesterol (100 mg/kg/dia)
  - Deficiência de creatina por deficiência das enzimas guanidina acetato metiltransferase (GAMT) e glicina amidinotransferase (AGAT): creatina (300 a 600 mg/kg/dia)
  - Deficiência de piridoxina: piridoxina (10 mg/kg/dia)
- Deficiência de piridoxal-fosfato: piridoxal-fosfato (10 a 40 mg/kg/dia)
- Deficiência de biotinidase: biotina (10 mg/dia)
- Deficiência de ácido folínico: ácido folínico (2,5 a 5 mg/dia).

Grupo 3

Para as peroxissomopatias:
- Redução da ingesta de ácido fitânico e suplementação de plasmalógenos (para a grande maioria das peroxissomopatias)
- Uso de corticosteroides para insuficiência adrenal (adrenoleucodistrofia ligada ao X)
- Uso de óleo de Lorenzo e estatinas para normalização dos ácidos graxos de cadeia muito longa (adrenoleucodistrofia ligada ao X)
- Transplante de células hematopoéticas (adrenoleucodistrofia ligada ao X em fase precoce, definida por meio do escore radiológico de Loes).

Para as lisossomopatias:
- Transplante de células hematopoéticas: por meio da medula óssea alogênica, sangue de cordão ou sangue periférico. Indicado para: mucopolissacaridoses (MPS) I e VI forma grave e idade inferior a 18 a 24 meses; lactentes com doença de Krabbe em fase pré-sintomática; alfamanosidase e leucodistrofia metacromática
- Terapia de reposição enzimática: aplicação intravenosa da enzima que se encontra deficiente. Está disponível para MPS tipo I (laronidase), tipo II (idursulfase) e VI (galsulfase); doença de Fabry (agalsidase alfa ou beta); doença de Gaucher (imiglucerase) e doença de Pompe (alfaglicosidase)
- Terapia de inibição da síntese do substrato: moléculas que inibem substâncias envolvidas na produção dos substratos que se acumulam nas lisossomopatias. A única medicação disponível é o miglustate (glicosilceramida sintetase), indicado para a doença de Gaucher e com benefício comprovado também para a doença Niemann-Pick tipo C
- Depleção do substrato acumulado: uso de cisteamina para a cistinose
- Transplante de órgãos: transplante renal para tratamento da insuficiência renal crônica (doença de Fabry e cistinose) ou de córnea (MPS e cistinose).

■ Prevenção

O programa de triagem neonatal (teste do pezinho) disponível no Brasil pelo Sistema Único de Saúde inclui apenas o diagnóstico de fenilcetonúria. Apenas na rede privada é possível a ampliação do espectro de doenças cobertas, incluindo diversas outras doenças como outras aminoacidopatias, distúrbios da betaoxidação de ácidos graxos, distúrbios do ciclo da ureia, deficiência de glicose-6-fosfato-desidrogenase, galactosemia, deficiência de biotinidase, doença de Pompe e doença de Gaucher.

A importância da triagem neonatal consiste no diagnóstico mais precoce, muitas vezes em uma fase pré-sintomática, e consequentemente intervenção adequada e imediata. Estes são fatores determinantes para o prognóstico, uma vez que o dano neurológico está relacionado ao tempo e ao período de exposição ao metabólito tóxico.

Bibliografia

Burton BK. Inborn errors of metabolism in infancy: a guide to diagnosis. Pediatr. 1998; 102:1-9.

Casella EB. Erros inatos do metabolismo. In: Reed UC, Marques-Dias MJ. Pediatria – Instituto da Criança Hospital das Clínicas – Neurologia. 1. ed. São Paulo: Manole, 2012. p. 100-22.

Clarke JTR. General principles. In: Clarke JTR. A clinical guide to inherited metabolic diseases. 2. ed. Cambridge: Cambridge University Press, 2002. p. 1-17.

El-Hattab AW. Inborn errors of metabolism. Clin Perinatol. 2015; 42:413-39.

Leonard JV, Morris AAM. Diagnosis and early management of inborn errors of metabolism presenting around the time of birth. Acta Pediatr. 2006; 95:6-14.

Saudubray JM, Chappentier C. Clinical phenotypes: diagnosis/algoriths. In: Scriver CR, Beaudet AL, Sly WS, Valle D (eds). Metabolic and molecular basis of inherited disease. 8. ed. New York: McGraw-Hill, 2001. p. 1327-403.

Saudubray JMJ, Sedel F, Walter JH. Clinical approach to treatable inborn metabolic diseases: an introduction. Inherited Metab Dis. 2006; 29(2-3):261-74.

Schwartz IV, Souza CFM, Giugliani R. Treatment of inborn errors of metabolism. J Pediatr. 2008; 84(4 Suppl):S8-19.

152 HIPERTENSÃO INTRACRANIANA

Luciana G. A. Vasconcelos

■ Introdução

A pressão intracraniana (PIC) varia de acordo com a idade e depende dos volumes ocupados pelo parênquima cerebral (o principal componente, com 85% do conteúdo do crânio), fluxo sanguíneo e líquido cefalorraquidiano. A hipertensão intracraniana (HIC) pode ocorrer quando há aumento das pressões exercidas por qualquer um desses componentes.

A pressão de perfusão cerebral (PPC) é definida pela seguinte equação:

$$PPC = \text{pressão arterial média} - PIC$$

A hipertensão intracraniana compromete a função cerebral a partir do ponto em que a pressão de perfusão se torna insuficiente para satisfazer as demandas metabólicas do parênquima cerebral.

A PIC normal varia de 5 a 15 mmHg, ou 6,5 a 19,5 cm H_2O. Não obstante, alguns estudos encontraram pressões de abertura na punção lombar de até 28 cm H_2O em crianças aparentemente normais (Avery, 2014).

Assim, a definição do diagnóstico de hipertensão intracraniana deve levar em conta o quadro clínico do paciente, além da pressão de abertura na punção lombar.

■ Causas

- Trauma (edema vasogênico, hematoma, deformações na caixa craniana, hidrocefalia traumática)
- Neoplasias
- Hidrocefalia comunicante ou não comunicante
- Vasculares, como acidente vascular encefálico, aneurisma, trombose sinusal dural, ou malformação
- Pseudotumor cerebral
- Alterações ou doenças metabólicas, como hiperamonemia, cetoacidose diabética, encefalopatia hepática, mucopolissacaridose tipos I, II e VI, ou síndrome de Reye
- Infecções, como meningite aguda, encefalite aguda ou abscesso cerebral
- Lesão hipóxico-isquêmica
- Estado de mal epiléptico
- Craniossinostose
- Síndrome de Crouzon
- Hemorragia extradural etc.

■ Quadro clínico

Os sintomas dependem da idade da criança e da velocidade de elevação da PIC.

Sintomas mais prevalentes: cefaleia, vômito (principalmente matinais), alteração aguda do estado mental, distúrbios ventilatórios, déficit motor, anormalidade dos movimentos oculares, diplopia/visão turva, amaurose fugaz, torcicolo, rigidez de nuca, papiledema.

Nos lactentes, as manifestações podem ser aumento anormal do perímetro cefálico, abaulamento da fontanela, olhar do sol poente e alteração do estado mental.

O sintoma mais comum em todas as idades é a cefaleia.

A tríade de Cushing, caracterizada por bradicardia, hipertensão arterial e alterações do ritmo respiratório, ocorre em caso de compressão do tronco encefálico, portanto, não devemos esperar a tríade completa para confirmação do diagnóstico de HIC.

A cefaleia é, na maioria das vezes, generalizada e piora pela manhã ou ao levantar. Se houver início súbito de cefaleia descrita como a pior da vida, deve-se pensar em hemorragia subaracnóidea.

Quando o exame físico revela papiledema em associação à queixa de cefaleia ou diplopia, o diagnóstico de HIC está confirmado, porém a ausência de papiledema não elimina a possibilidade.

Se a pressão intracraniana não for controlada, pode haver herniação cerebral, a qual muitas vezes leva ao êxito letal. Se a HIC for secundária a uma lesão expansiva, o risco de herniação é mais alto.

■ Diagnóstico

Clínico

Além do exame físico minucioso tão logo possível, devemos enfatizar a avaliação oftalmológica com fundoscopia, embora a ausência de papiledema não exclua a HIC.

A escala de coma de Glasgow (Quadro 32.1) deve ser utilizada para avaliação do estado mental.

Laboratorial

- Sangue: hemograma completo, hemocultura, proteína C reativa (PCR), velocidade de hemossedimentação (VHS), bioquímica, glicose, colesterol, função hepática e renal
- Punção lombar: deve ser realizada somente se o exame de neuroimagem não detectar lesão expansiva, sinais de herniação cerebral ou edema cerebral intenso. É fundamental medir a pressão de abertura com raquimanômetro.

Radiológico

A tomografia computadorizada (TC) de crânio deve ser solicitada assim que possível para afastar algumas lesões. Se for normal, a ressonância magnética (RM) de encéfalo deve ser realizada.

A RM é o exame que melhor visualiza o parênquima e é o método de escolha para avaliar a fossa posterior, entre outras vantagens.

Monitoramento da PIC

Não existe consenso sobre a indicação de monitoramento invasivo da PIC em Pediatria, exceto quando o paciente sofreu traumatismo craniano.

A vantagem do monitoramento reside na possibilidade de efetuar ajustes precoces no tratamento tão logo a PIC se eleve, pois há defasagem entre a piora da PIC e o aparecimento de novos sinais clínicos.

O Doppler transcraniano é um método não invasivo de monitoramento.

■ Tratamento

Os objetivos do tratamento são a estabilização do paciente e a prevenção de lesão secundária do parênquima cerebral. A Figura 152.1 descreve as medidas iniciais na investigação e no tratamento, enquanto a Figura 152.2 menciona as modalidades terapêuticas disponíveis para o tratamento definitivo.

O tratamento baseado na etiologia é o mais eficaz para o controle da HIC.

Não existem muitos estudos sobre o tratamento da HIC em Pediatria, exceto quando a etiologia é traumatismo craniano.

Em geral, procura-se manter a pressão intracraniana abaixo de 20 cmH_2O, mas picos passageiros acima desse valor podem ser inevitáveis, sobretudo durante a manipulação do paciente.

O monitoramento da pressão arterial média é oportuno, tendo em vista que a pressão de perfusão cerebral (PPC) deve ser mantida em 40 a 45 mmHg em lactentes e 50 a 55 mmHg em adolescentes e crianças maiores.

Medidas gerais

- A HIC é uma emergência médica, por isso a primeira medida é a estabilização das vias respiratórias, da respiração e da circulação (ABC)

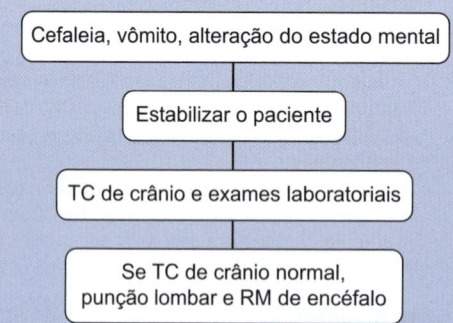

Figura 152.1 Manejo inicial da criança que se apresenta com suspeita de hipertensão intracraniana. ATB: antibioticoterapia; RM: ressonância magnética; TC: tomografia computadorizada; TCE: traumatismo cranioencefálico.

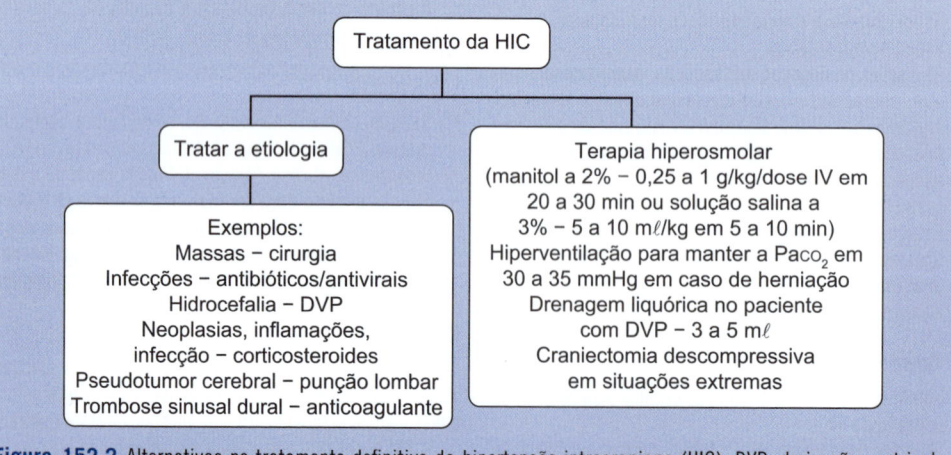

Figura 152.2 Alternativas no tratamento definitivo da hipertensão intracraniana (HIC). DVP: derivação ventricular peritoneal.

- A cabeceira do leito deve ser elevada em 30° e mantida em posição neutra
- Mantém-se a temperatura corporal em uma faixa adequada
- Deve-se tolerar hipertensão arterial leve, porém devemos tratar a hipotensão
- Intubação endotraqueal (deve ser realizada quando o escore de Glasgow for ≤ 8, se houver evidências de herniação ou apneia, ou para manter a via respiratória)
- Analgesia/sedação (o paciente deve ser mantido sem dor; caso seja necessário, o midazolam é uma boa opção para sedação)
- As crises convulsivas devem ser controladas e, no paciente que sofreu traumatismo cranioencefálico (TCE) grave associado a HIC, a fenitoína profilática deve ser utilizada
- Recomenda-se a instalação de cateter para monitoramento da pressão arterial média (PAM) e cateter central para monitorar a pressão venosa central (PVC).

Medidas específicas

- Terapia hiperosmolar: pode ser feita com manitol ou solução salina hipertônica. Nos casos de TCE grave, a solução salina a 3% é preferível, assim como nos casos de hipotensão, hipovolemia, insuficiência renal ou quando a osmolalidade sérica for maior que 320 mOsmol/kg
- Manitol a 20% – 0,25 a 1 g/kg/dose por via intravenosa: se necessário, a dose é repetida 20 a 30 minutos depois a fim de manter osmolalidade < 300 a 320. O manitol deve ser administrado por no máximo 48 a 72 horas
- Solução salina a 3% – 5 a 10 mℓ/kg em 5 a 10 minutos: é importante instalar um cateter urinário
- Hiperventilação: recomendada somente em caso de herniação transtentorial incipiente ou HIC refratária. O objetivo é manter a Paco$_2$ em 30 a 35 mmHg
- Drenagem liquórica: se o paciente tiver um cateter intraventricular, pode-se remover 3 a 5 mℓ e reavaliar a PIC.

Outros agentes

- A acetazolamida, 20 a 100 mg/kg/dia, a cada 8 horas, reduz a produção de liquor; dose máxima de 2 g/dia
- Os corticosteroides, como a dexametasona 0,4 a 1,5 mg/kg/dia, a cada 6 horas, devem ser utilizados apenas em casos de neoplasia, distúrbios inflamatórios, infecção e manipulação cirúrgica
- Barbitúricos, como tiopental, na HIC refratária. Deve-se monitorar a PIC
- Hipotermia.

Cirurgia

- Drenagem de liquor usando derivação ventricular externa ou derivação ventricular peritoneal: reduz imediatamente a PIC; muito útil em caso de hidrocefalia, mas pode ser considerada em outras situações. Nos pacientes com massas, hematomas, abscessos ou tumores, a cirurgia é preferível
- Craniectomia descompressiva: é utilizada em alguns casos quando as outras intervenções falharam.

Pseudotumor cerebral/hipertensão intracraniana idiopática

Introdução

A hipertensão intracraniana idiopática (HII) é caracterizada por aumento da pressão intracraniana de causa benigna; é mais comum no sexo feminino e em obesos.

Utiliza-se o termo pseudotumor cerebral (PTC) quando a causa é identificada ou suspeita. O quadro clínico instala-se ao longo de semanas ou meses, e o principal sintoma é cefaleia.

Causas

- Otite média, sinusite
- TCE
- Fármacos (contraceptivo oral, vitamina A, isotretinoína, tetraciclina etc.)
- Administração ou retirada de corticosteroides
- Alterações sistêmicas (anemia ferropriva, LES, deficiência de vitaminas A e D, leucemia, infecções etc.)
- Elevação do nível de proteína no liquor (síndrome de Guillain-Barré, oligodendroglioma espinal)
- Alterações endócrinas/metabólicas (insuficiência suprarrenal, galactosemia, cetoacidose diabética, gravidez, hipertireoidismo etc.).

Manifestações clínicas

Cefaleia com ou sem alterações visuais, como diplopia. A paresia do VI nervo craniano pode ocorrer como um falso sinal de localização.

O exame físico revela papiledema e/ou alteração da campimetria.

A maior complicação de HII/PTC é a perda visual, que pode ser permanente se a hipertensão intracraniana não for revertida.

Diagnóstico

A HII é um diagnóstico de exclusão, sendo necessária a exclusão de outras causas de HIC.

Critérios de Dandy modificados:
- Sinais de HIC
- Ausência de déficits focais, sendo a única exceção paresia uni ou bilateral do VI nervo craniano
- A punção lombar mostra elevação da pressão de abertura sem alterações na composição celular e bioquímica do liquor
- Ventrículos normais ou simetricamente diminuídos nos exames de neuroimagem.

Os exames de neuroimagem geralmente são normais, porém os ventrículos podem estar diminuídos.

A punção lombar é necessária para estabelecer o diagnóstico e evidencia aumento da pressão de abertura com celularidade e bioquímica normais.

Tratamento

Se não houver alteração visual, acetazolamida (em crianças dose inicial de 25 mg/kg/dia, dividida, a cada 8 ou 12 horas, dose máxima 100 mg/kg/dia; em adolescentes 500 mg, a cada 12 horas, dose máxima 2 g/dia) ou furosemida 1 a 2 mg/kg/dose a cada 8 horas.

A primeira punção lombar será diagnóstica e terapêutica, pois a retirada de liquor diminui a PIC. Pode-se repeti-la a intervalos periódicos de acordo com o recrudescimento dos sintomas do paciente.

Uma regra prática útil é medir a pressão de abertura em todas as punções lombares e remover um volume de liquor suficiente para reduzir pela metade a pressão de abertura.

A acuidade visual deve ser avaliada a cada 1 a 3 meses.

Se houver alteração visual, o paciente deve ser imediatamente avaliado pelo oftalmologista, que decidirá sobre a necessidade de fenestração da bainha do nervo óptico.

NÃO ESQUEÇA

Na criança ou no adolescente com hipertensão craniana, a escolha dos procedimentos diagnósticos e a rapidez das intervenções terapêuticas devem considerar o risco de herniação cerebral, que pode ser fatal.

Bibliografia

Avery RA. Interpretation of lumbar puncture opening pressure measurements in children. Journal of Neuro-Ophthalmology. 2014; 34:284-7.

Hardcastle N, Benzon HA, Vavilala MS. Update on the 2012 guidelines for the management of pediatric traumatic brain injury – information for the anesthesiologist. Paediatr Anaesth. 2014; 24(7):703-10.

Kochanek PM, Carney N, Adelson PD et al. Guidelines for the acute medical management of severe traumatic brain injury in infants, children, and adolescents – second edition. Pediatr Crit Care Med. 2012; 13 (Suppl 1):S1-82.

Pitfield AF, Carroll AB, Kissoon N. Emergency management of increased intracranial pressure. Pediatr Emerg Care. 2012; 28(2):200-4.

Sankhyan N, Vykunta Raju KN, Sharma S et al. Management of raised intracranial pressure. Indian J Pediatr. 2010; 77:1409-16.

Wall M, Corbett JJ. Revised diagnostic criteria for the pseudotumor cerebri syndrome in adults and children. Neurology. 2014; 83(2):198-9.

NEUROLOGIA

153 MIASTENIA CONGÊNITA

Marcio Moacyr Vasconcelos

■ Introdução

O termo miastenia congênita, ou síndrome miastênica congênita (SMC), compreende um grupo heterogêneo de doenças genéticas que têm como denominador comum uma falha na transmissão neuromuscular. Tal falha advém de mutação em um dos genes que codificam proteínas atuantes na junção neuromuscular, também chamada de placa motora.

A placa motora contém a terminação do axônio motor e a superfície de contato da fibra muscular, as quais compõem a sinapse responsável pela transmissão dos estímulos nervosos às fibras musculares. A terminação axonal libera acetilcolina (ACh) dentro da fenda sináptica por meio da fusão da vesícula sináptica com a membrana axonal, e a ACh liga-se ao receptor nicotínico específico, o qual se localiza nas cristas das pregas juncionais da membrana pós-sináptica (Figura 153.1).

Até o presente, pelo menos 20 genes foram implicados nas mutações patogênicas da SMC. Sabe-se que o receptor de ACh é o alvo mais comum de tais mutações.

A SMC diferencia-se da miastenia *gravis* (*Capítulo 154*) e da síndrome miastênica de Lambert-Eaton, porque nas últimas a origem do problema é autoimune. Por conseguinte, os imunossupressores não têm lugar no tratamento.

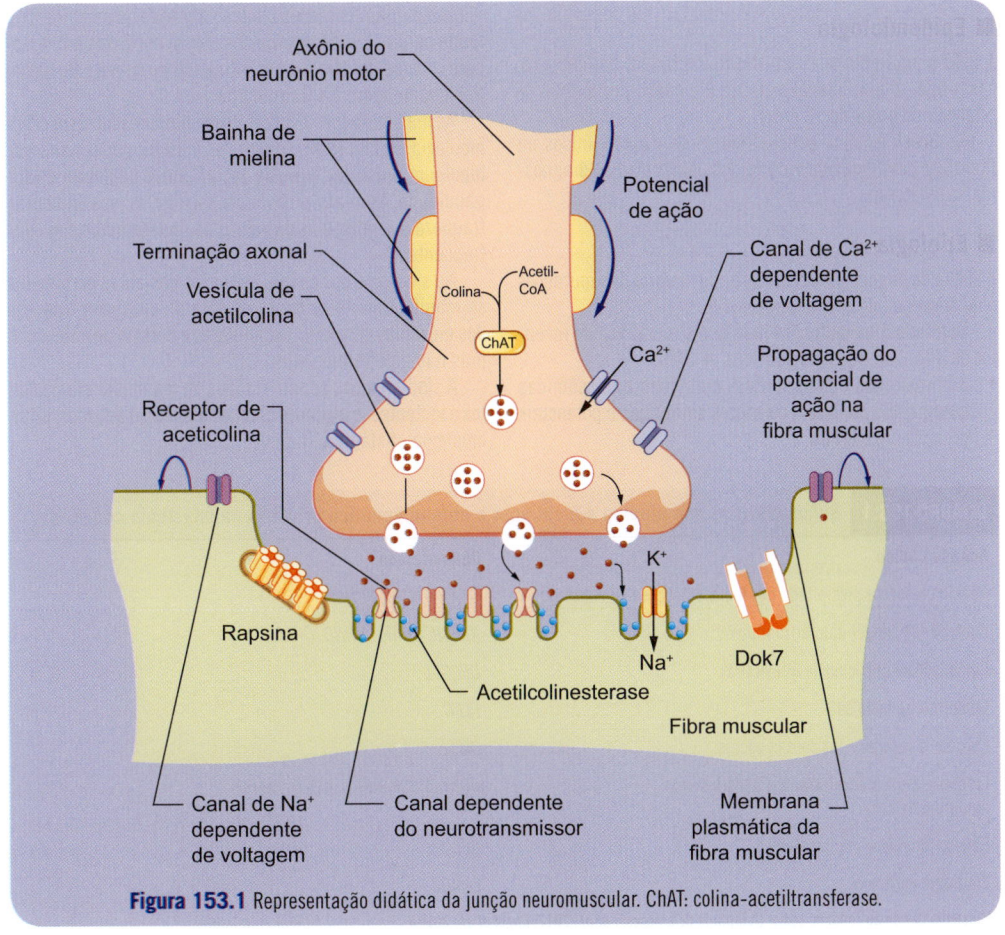

Figura 153.1 Representação didática da junção neuromuscular. ChAT: colina-acetiltransferase.

Classificação

A SMC pode ser classificada segundo o local do defeito na transmissão neuromuscular em pré-sináptica, sináptica ou pós-sináptica. Em uma série de 354 casos da Mayo Clinic investigados entre 1988 e 2014, foram encontrados defeitos pré-sinápticos em 6% dos casos, defeitos sinápticos em 13% e defeitos pós-sinápticos em 76%; os demais 5% decorreram de defeitos na glicosilação ou outras síndromes raras.

Os casos pré-sinápticos decorrem mais frequentemente de deficiência de colina-acetiltransferase (ChAT), enzima que catalisa a formação de ACh no neurônio motor.

Os pacientes com SMC sináptica costumam apresentar deficiência de acetilcolinesterase em virtude de mutações no gene *COLQ*, ou deficiência de laminina β2 secundária a mutação de *LAMB2*.

As crianças com miastenia congênita pós-sináptica exibem mutações mais frequentes nos genes que codificam subunidades do receptor de ACh, a saber, *CHRNA1*, *CHRNB1*, *CHRND*, *CHRNE* e *CHRNG*. Porém, um número substancial de casos decorre de mutações em *DOK7*, que codifica uma proteína ativadora da proteinoquinase específica de músculo (MuSK), ou em *RAPSN*, cuja proteína fixa o receptor de ACh na membrana pós-sináptica.

Epidemiologia

A SMC é uma entidade rara. No Reino Unido, por exemplo, encontrou-se uma prevalência de 9,2 casos por milhão de crianças menores de 18 anos.

No Brasil existem poucos relatos de casos clínicos na literatura científica, em virtude dos obstáculos ao diagnóstico laboratorial.

Etiologia

A SMC é de origem genética. A grande maioria das mutações é de herança autossômica recessiva.

Determinadas mutações modificam a cinética do receptor de ACh, gerando dois subtipos de SMC:
- Síndrome dos canais lentos: mutações autossômicas dominantes produzem correntes sinápticas e potenciais de ação prolongada
- Síndrome dos canais rápidos: mutações autossômicas recessivas induzem aberturas breves dos canais, assim a amplitude das correntes sinápticas e dos potenciais de ação é reduzida.

Fisiopatologia

A eficiência da transmissão neuromuscular é definida por uma série de fatores anatômicos e fisiológicos, como o número de moléculas de ACh dentro de cada vesícula sináptica, a quantidade de vesículas liberadas na fenda sináptica por um potencial de ação do axônio motor, a concentração de acetilcolinesterase na sinapse, as propriedades espaciais e cinéticas do receptor de ACh e a eficácia funcional dos demais atores da placa motora, como as proteínas rapsina, Dok7 e MuSK.

Naturalmente, alterações estruturais ou funcionais em qualquer uma das proteínas implicadas na placa motora reduzem a eficiência da transmissão neuromuscular e, em consequência, geram sintomas típicos da SMC.

Quadro clínico

O quadro clínico da SMC é bastante variável, e a época de início das manifestações clínicas abrange do nascimento à idade adulta. Existe alguma correlação entre as manifestações clínicas (fenótipo) e o defeito genético subjacente (genótipo), como mostra o Quadro 153.1.

As manifestações clínicas predominantes incluem oftalmoplegia externa (por fraqueza dos músculos extraoculares), hipotonia muscular, paresia facial, ptose palpebral e fatigabilidade. Ademais, pode haver estridor, recusa alimentar, fraqueza dos músculos das cinturas dos membros e quedas frequentes.

Na síndrome dos canais lentos, os pacientes geralmente se manifestam na primeira década de vida com fraqueza dos músculos cervicais, escapulares e dorsais do antebraço, mas não há oftalmoplegia.

A síndrome dos canais rápidos se manifesta em neonatos e lactentes, e o quadro clínico compõe-se de ptose, oftalmoplegia, disfagia e fraqueza.

QUADRO 153.1	Sinais clínicos que ajudam a identificar o defeito genético primário na miastenia congênita.
Achado clínico	**Gene afetado**
Apneia episódica precipitada por febre, infecções ou estresse	*CHAT, RAPSN, SCN4A**
Contraturas congênitas (artrogripose)	*RAPSN, CHAT, CHRND, CHRNG*
Convulsões ou deficiência intelectual	*DPAGT1*
Epidermólise bolhosa	*PLEC*
Estridor e paralisia das cordas vocais	*DOK7*
Fraqueza muscular refratária a neostigmina ou piridostigmina	*DOK7, MUSK, AGRN, COLQ, LAMB2*
Reflexo fotomotor pupilar lento	*COLQ*
Síndrome nefrótica	*LAMB2*

*Miastenia devido ao canal de sódio. (Adaptado de Lorenzoni *et al.*, 2012; Engel *et al.*, 2015.)

MIASTENIA CONGÊNITA

■ Diagnóstico

Clínico
Deve-se suspeitar do diagnóstico de SMC no contexto clínico apropriado (Quadro 153.2).

Laboratorial
Exames laboratoriais como os níveis séricos de creatinoquinase (CK), aminotransferases (AST e ALT) e hormônios tireóideos são úteis ao esclarecimento do diagnóstico diferencial, pois costumam ser normais na SMC.

A eletroneuromiografia mostra amplitude normal dos potenciais de ação musculares compostos. Duas técnicas do exame podem ser úteis ao diagnóstico: a estimulação repetitiva de baixa frequência (2 a 4 Hz), a qual detecta resposta decremental, e o exame de fibra única, que mostra bloqueio ou aumento do *jitter*.

Genética molecular
O sequenciamento do exoma é um recurso laboratorial muito útil, embora dispendioso, ao esclarecimento do diagnóstico e planejamento do tratamento (ver adiante). Diversos laboratórios particulares são capazes de realizá-lo.

No entanto, estima-se que até 50% dos pacientes afetados não apresentem mutações conhecidas.

Histopatológico
A biopsia muscular não é essencial ao diagnóstico. Quando realizada, observam-se alterações miopáticas, como variação no tamanho das fibras, predomínio de fibras do tipo I, fibrose do endomísio, atrofia das fibras do tipo II, ou desproporção nos tipos de fibras. Não obstante, a biopsia muscular pode ser normal.

■ Diagnóstico diferencial
No Quadro 153.3 há uma lista de enfermidades que podem ter algumas manifestações clínicas similares à SMC.

■ Tratamento

Medidas gerais
Uma vez definido o diagnóstico de SMC, é necessário ter a cautela de evitar expor o paciente a fármacos e agentes que comprometam a junção neuromuscular (Quadro 153.4).

QUADRO 153.2	Diagnóstico de síndrome miastênica congênita.
Mais provável se	**Menos provável se**
■ Ptose congênita ou desde o 1º ano de vida ■ Fraqueza muscular progressiva ■ Fatigabilidade, mas pode estar ausente nos primeiros anos de vida ■ História familiar positiva para casos similares	■ Título positivo de anticorpos contra o receptor de acetilcolina ■ Longos períodos de remissão dos sintomas motores ■ Sintomas paroxísticos

QUADRO 153.3	Diagnóstico diferencial da síndrome miastênica congênita.

- Amiotrofias espinais
- Botulismo infantil
- Distrofia facioescapuloumeral
- Distrofias musculares congênitas
- Hipotireoidismo
- Malformações cerebrais
- Miastenia *gravis* neonatal
- Miastenia *gravis* juvenil com anticorpos negativos
- Miopatias congênitas
- Miopatias metabólicas
- Miosinopatias
- Mitocondriopatias
- Neuropatias sensorimotoras hereditárias
- Paralisias periódicas
- Síndrome de Möbius

QUADRO 153.4	Fármacos e agentes que podem prejudicar a função da junção neuromuscular.

- Anestésicos gerais
- Anestésicos locais, como lidocaína e procaína
- Antibióticos aminoglicosídeos
- Antidepressivos tricíclicos
- Bloqueadores dos canais de cálcio, como verapamil
- Bloqueadores neuromusculares despolarizantes, como succinilcolina
- Bloqueadores neuromusculares não despolarizantes, como vecurônio, atracúrio
- Cloroquina
- Cocaína
- Contraste iodado
- D-Penicilamina
- Interferona-alfa
- Magnésio
- Naloxona
- Propranolol
- Toxina botulínica

Fármacos
O tratamento farmacológico deve ser escolhido com cautela, pois fármacos que são benéficos para determinados tipos de SMC podem ser prejudiciais em outros tipos. Logo, a identificação da mutação genética que causa a SMC é fundamental para minorar o risco da exposição aos fármacos.

Os fármacos atualmente empregados consistem em:
- Piridostigmina (Mestinon®)
- Bloqueadores do canal iônico do receptor de ACh, como a fluoxetina e a quinidina
- Agonistas adrenérgicos, como o salbutamol e a efedrina.

Se o paciente tiver demonstrado melhora objetiva da fraqueza durante o teste com neostigmina, uma prova terapêutica com piridostigmina é oportuna, mesmo na ausência de definição do tipo de síndrome. A dose por via oral é de 3 a 7 mg/kg/dia, em 5 a 6 tomadas. Os efeitos colaterais frequentes são náuseas, vômito, diarreia, cãibras musculares, lacrimejamento e convulsões.

RELATO DE CASOS

Dois irmãos do sexo masculino, de pais não consanguíneos, apresentaram-se com 11 e 7 anos de idade, respectivamente. O pai, portador de ptose palpebral bilateral congênita, fora assassinado aos 24 anos de idade. O desenvolvimento foi adequado nos primeiros anos de vida, mas a mãe observou oftalmoplegia externa e ptose palpebral em ambos desde o primeiro ano de vida. A partir de 5 anos de idade, o irmão menor começou a queixar-se de cansaço intenso aos pequenos esforços, quedas frequentes e claudicação. O irmão maior relata apenas cansaço vespertino, ou após esforços intensos. A fraqueza muscular é flutuante e melhora rapidamente com o repouso (fatigabilidade). Ao exame físico, há paralisia quase total dos movimentos oculares, ptose palpebral bilateral, fraqueza dos músculos proximais dos membros e reflexos tendíneos profundos normais. Não há fraqueza bulbar.

A investigação prévia mostrou nível sérico de creatinoquinase (CK) e provas de função tireóidea normais, enquanto a eletroneuromiografia detectou alterações miopáticas. O irmão mais velho foi submetido ao teste da neostigmina (*Capítulo 154*, Quadro 154.2), com melhora acentuada da fraqueza muscular dos membros e da ptose palpebral. Ambos passaram a receber piridostigmina, com melhora da fatigabilidade e da ptose palpebral.

Os pacientes realizaram, então, o exame genético de sequenciamento do exoma. Ambos apresentam heterozigose composta do gene *CHRNE*, localizado em 17p13.2, o qual codifica a subunidade ε do receptor de ACh. Mutações do gene *CHRNE* estão associadas a um padrão de herança autossômico recessivo.

Com base nesse diagnóstico, eles foram tratados com salbutamol, além de piridostigmina, o que proporcionou melhora adicional da força muscular e menos fatigabilidade. Porém, a oftalmoplegia externa não se modificou.

Outras intervenções

Alguns pacientes necessitam de fisioterapia motora a fim de prevenir contraturas musculares.

■ Complicações

As crianças acometidas podem sofrer disfunção ou insuficiência respiratória, em geral a partir de uma infecção respiratória trivial.

NÃO ESQUEÇA

A miastenia congênita reúne um grupo heterogêneo de síndromes genéticas cujo denominador comum é prejuízo da transmissão neuromuscular, com sintomas predominantemente motores desde o início da infância.

■ Bibliografia

Cruz PMR, Palace J, Beeson D. Congenital myasthenic syndromes and the neuromuscular junction. Current Opinion in Neurology. 2014; 27:566-75.

Engel AG, Shen XM, Selcen D, Sine SM. Congenital myasthenic syndromes: pathogenesis, diagnosis, and treatment. Lancet Neurology. 2015; 14:420-34.

Lorenzoni PJ, Scola RH, Kay CSK, Werneck LC. Congenital myasthenic syndrome: a brief review. Pediatric Neurology. 2012; 46:141-8.

Sadeh M, Shen XM, Engel AG. Beneficial effect of albuterol in congenital myasthenic syndrome with epsilon-subunit mutations. Muscle & Nerve. 2011; 44:289-91.

NEUROLOGIA

154 MIASTENIA *GRAVIS*

Marcio Moacyr Vasconcelos

■ Introdução

A miastenia *gravis* (MG) é um distúrbio autoimune crônico da junção neuromuscular, cuja principal manifestação é fraqueza muscular. Pode acometer qualquer faixa etária, do nascimento à idade avançada, porém é mais frequente na idade adulta.

A MG é o distúrbio primário mais comum da transmissão neuromuscular. É um distúrbio adquirido, associado a autoanticorpos, e deve ser diferenciado da miastenia congênita (*Capítulo 153*), um distúrbio genético de herança geralmente autossômica recessiva que afeta a junção neuromuscular pré ou pós-sináptica.

Um timoma está presente em 15% dos adultos com MG generalizada, mas ocorre em menos de 5% das crianças.

■ Classificação

A MG pediátrica classifica-se em duas formas: neonatal e juvenil. A MG neonatal é uma forma transitória do distúrbio que acomete os recém-nascidos em consequência da transferência passiva de anticorpos maternos contra o receptor de acetilcolina (ACh). Manifesta-se em 10% dos recém-nascidos de gestantes acometidas e remite dentro de 2 meses. A MG juvenil divide-se em dois quadros clínicos principais:
- Miastenia ocular: fraqueza predominante ou exclusiva dos músculos extraoculares. É a forma de apresentação mais frequente, porém metade dos pacientes evolui para a forma generalizada
- Miastenia generalizada: os pacientes podem ter envolvimento dos músculos inervados por nervos cranianos, suscitando paresia facial, disartria e disfagia, e os músculos esqueléticos do pescoço, músculos proximais dos membros e músculos respiratórios também são acometidos.

■ Epidemiologia

As taxas de prevalência da MG giram em torno de 1 para 5.000. Ambos os sexos são afetados. Em adultos, há um ligeiro predomínio no sexo masculino, por outro lado, em crianças e adolescentes o sexo feminino é mais acometido.

■ Etiologia

A MG origina-se da produção de autoanticorpos geralmente dirigidos contra o receptor pós-sináptico de ACh, mas outros alvos da agressão autoimune podem ser a quinase muscular específica (MuSK), proteínas do músculo estriado ou uma proteína relacionada com o receptor da lipoproteína de baixa densidade. A liberação de ACh na fenda sináptica se dá normalmente, mas o número e a função do receptor pós-sináptico estão comprometidos.

■ Fisiopatologia

A ação dos autoanticorpos em associação ao complemento prejudica a transmissão na junção neuromuscular. A perda da função do receptor de ACh (delineado na Figura 153.1) se dá por três mecanismos (Ashraf *et al.*, 2006):
- Lise da membrana pós-sináptica por meio do complemento
- Ligação dos anticorpos aos receptores, levando à degradação destes
- Inibição direta da função dos receptores.

■ Quadro clínico

A MG neonatal manifesta-se por hipotonia e dificuldades à alimentação. Tais manifestações remitem dentro de 2 meses.

Na MG juvenil, a diplopia ou ptose palpebral é a queixa principal à apresentação na maioria dos pacientes.

A fraqueza envolve os músculos esqueléticos, piora com os esforços e melhora com repouso.

A apresentação clínica se dá após 10 anos de idade em 75% dos casos pediátricos.

As crianças com miastenia ocular podem ter fraqueza leve e fatigabilidade, mas não têm dificuldade respiratória nem fraqueza bulbar.

As crianças com miastenia generalizada manifestam a fraqueza generalizada dentro de 1 ano após o início das manifestações oculares.

A fraqueza dos músculos respiratórios pode evoluir para insuficiência respiratória, isto é, crise miastênica.

Nos pacientes com miastenia generalizada, deve-se ter em mente a possibilidade de doenças autoimunes, como tireoidite e doenças vasculares do colágeno.

■ Diagnóstico

Clínico

O diagnóstico da MG é eminentemente clínico. O maior desafio é lembrar dessa possibilidade diagnóstica no contexto clínico apropriado (Quadro 154.1). A Figura 154.1 apresenta um algoritmo de decisões durante a investigação de um caso suspeito.

Os livros internacionais mencionam o teste do edrofônio (Tensilon®), um inibidor da acetilcolinesterase de ação imediata fornecido por via intravenosa. Como esse fármaco não está disponível no Brasil, empregamos o teste da neostigmina, descrito no Quadro 154.2.

QUADRO 154.1	Diagnóstico de miastenia *gravis*.
Mais provável se	**Menos provável se**
<ul><li>Fraqueza muscular de intensidade flutuante ao longo do dia</li><li>Sintomas puramente motores</li><li>Sintomas atribuíveis a fraqueza bulbar, como disfagia, disartria, voz anasalada, diplopia</li><li>Título de anticorpos positivo ou resposta decremental na EMG</li></ul>	<ul><li>Sintomas sensitivos proeminentes</li><li>Fraqueza ou outros déficits neurológicos constantes</li><li>Sintomas musculares presentes desde os primeiros meses de vida</li></ul>

EMG: eletroneuromiografia.

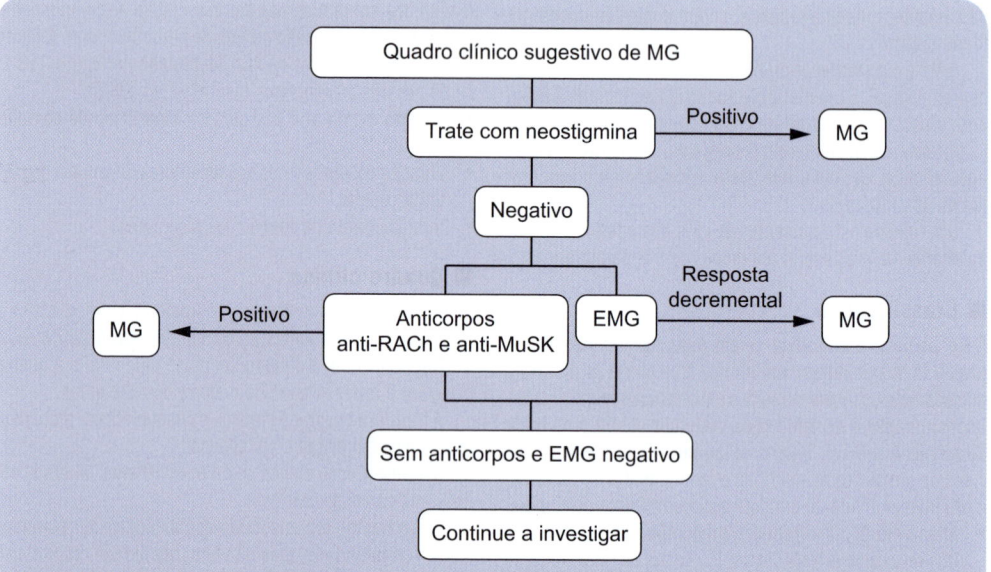

Figura 154.1 Algoritmo para o diagnóstico da miastenia *gravis* (MG). EMG: eletroneuromiografia; MuSK: quinase muscular específica; RACh: receptor de acetilcolina.

QUADRO 154.2	Teste diagnóstico com neostigmina.

- O teste deve ser realizado em ambiente adequado, como uma fonte de oxigênio suplementar disponível e equipamento de reanimação à mão
- A neostigmina é comercializada como Prostigmine®, solução injetável intramuscular 0,5 mg/mℓ
- Antes de administrá-la é preciso definir os déficits motores que serão avaliados durante o teste
- A neostigmina deve ser administrada apenas IM
- A dose IM inicial é de 0,04 mg/kg, sem diluição. Se o resultado for negativo ou duvidoso, pode-se fornecer uma segunda dose de 0,04 mg/kg 4 h após a primeira dose – a dose habitual é de 0,5 a 1,5 mg
- A melhora da força muscular começa dentro de 10 a 15 min e alcança o auge em 20 a 40 min
- Uma dose de sulfato de atropina, 0,01 mg/kg, deve estar disponível em uma seringa para administração intravenosa, se necessário. A administração pré-teste de atropina não é recomendada em crianças
- A neostigmina pode acarretar efeitos adversos muscarínicos, como cólicas abdominais, salivação, lacrimejamento, aumento das secreções brônquicas, náuseas/vômito, diarreia, miose, bradicardia
- O monitoramento dos sinais vitais é essencial durante todo o teste, até a resolução do efeito farmacológico e dos efeitos adversos

IM: via intramuscular.

Uma ressalva importante é que alguns distúrbios podem produzir uma resposta falso-positiva à neostigmina, como síndrome de Guillain-Barré, botulismo, glioma do tronco cerebral e miastenia *gravis* secundária a drogas.

Laboratorial

O título de anticorpos contra o receptor de ACh (RACh) deve ser sempre solicitado, mas não é incomum que crianças tenham resultados falso-negativos. Na série de Afifi e Bell (1993), 63% dos pacientes pediátricos tiveram títulos anti-RACh positivos. Se o resultado for negativo, deve-se solicitar o título de anticorpos anti-MuSK. O teste sorológico anti-MuSK é muito dispendioso.

A eletroneuromiografia (EMG) é bastante útil. Sob estimulação repetitiva, o resultado compatível com o diagnóstico de MG é a chamada resposta decremental: uma redução ≥ 10% da amplitude do potencial de ação motora composto em resposta a estímulos de baixa frequência (2 a 3 Hz) de intensidade supramáxima. Outro recurso é a EMG de fibra única, que analisa diferenças entre duas fibras de uma unidade motora, mas sua execução é tecnicamente difícil em crianças.

Por imagem

A radiografia de tórax pode mostrar um timo aumentado, mesmo na ausência de timoma. A tomografia computadorizada ou ressonância magnética do tórax para pesquisar um timoma não é recomendada de maneira rotineira.

Histopatológico

A biopsia muscular não é indicada para o diagnóstico da MG.

■ Diagnóstico diferencial

Botulismo

A toxina botulínica também compromete a transmissão neuromuscular. A fraqueza começa na musculatura bulbar, então avança de forma descendente.

Outras paralisias dos nervos cranianos III, IV e VI.

Oftalmoplegia externa progressiva crônica

A fraqueza é crônica e progressiva, sem flutuação.

■ Tratamento

Medidas gerais

As infecções são fatores desencadeantes comuns da MG. No paciente em crise miastênica, é necessário rastreá-las e instituir antibioticoterapia adequada.

Os pacientes em crise miastênica devem ser internados na unidade de terapia intensiva a fim de receberem monitoramento estreito e assistência ventilatória.

Fármacos

Os anticolinesterásicos aprimoram a transmissão na junção neuromuscular. O medicamento de escolha é a piridostigmina (Mestinon®, comprimidos 60 mg). A dose inicial é de 3 a 4 mg/kg/dia, em 4 a 6 tomadas, e a dose máxima é 7 mg/kg/dia. Uma dose excessiva pode gerar crise colinérgica, que pode ser anunciada pela ocorrência de fasciculações musculares, cãibras e piora da fadiga.

Em virtude da natureza autoimune da MG, os esteroides podem ser úteis. Deve-se iniciar com uma dose de 1,5 mg/kg/dia de prednisona, dose máxima 100 mg/dia. Cerca de 50% dos pacientes exibem uma piora inicial em resposta aos esteroides, mas depois se recuperam. Quando o paciente estiver estável, institui-se a posologia em dias alternados e reduz-se a dose de prednisona em 10% por mês até a mínima dose eficaz. O uso crônico de esteroides requer atenção aos efeitos colaterais de ganho ponderal, risco de infecções, irritabilidade, desaceleração do crescimento linear, cataratas, hipertensão arterial, hiperglicemia e osteoporose.

Nos casos refratários ou com efeitos colaterais intoleráveis, pode-se considerar o uso adjuvante de azatioprina, ciclosporina A, ou rituximabe, um anticorpo monoclonal anti-CD20 dos linfócitos B.

■ Outras intervenções

Se o paciente apresentar um quadro clínico moderado a grave ou se estiver em crise miastênica, duas intervenções podem ser benéficas:
- Imunoglobulina intravenosa (IGIV): 1 g/kg/dia durante 2 dias, ou 0,4 g/kg/dia durante 5 dias. O início da ação terapêutica demora até 2 semanas. A IGIV é particularmente oportuna para as crianças pequenas, nas quais a plasmaférese é tecnicamente difícil. Se necessário, podem-se instituir ciclos de IGIV a cada 4 a 6 semanas
- Plasmaférese: a melhora da força muscular ocorre dentro de poucos dias. Realizam-se 4 a 6 sessões de troca plasmática em dias alternados, sendo que em cada sessão são removidos 50 mℓ/kg de plasma. Na crise miastênica, as primeiras 2 a 3 sessões podem ser diárias.

A timectomia deve ser considerada independentemente da presença de um timoma, desde que o paciente tenha título de anticorpos positivo, e pode propiciar a cura da MG, sobretudo quando realizada nos primeiros 2 a 3 anos da doença. Se o procedimento for realizado no primeiro ano de manifestação da MG, a taxa de remissão é mais alta.

■ Complicações

As complicações da MG incluem infecções pulmonares, que devem ser tratadas com medidas vigorosas, e insuficiência respiratória, que requer assistência respiratória.

■ Prevenção

É importante prevenir, se possível, a exposição de pacientes com MG a determinados fármacos que interferem na transmissão neuromuscular, como D-penicilamina, sulfato de magnésio, toxina botulínica, anestésicos gerais e locais, aminoglicosídios, clindamicina, lincomicina, macrolídios, quinina e quinidina, bloqueadores dos canais de cálcio

(p. ex., verapamil), betabloqueadores, fenitoína e analgésicos narcóticos.

> **NÃO ESQUEÇA**
>
> - Deve-se suspeitar de miastenia *gravis* de todo paciente que apresente fraqueza muscular flutuante
> - O teste com neostigmina deve ser realizado em ambiente seguro, com uma fonte de oxigênio suplementar disponível e equipamento de reanimação à mão
> - Deve-se oferecer a timectomia se a MG tiver começado há menos de 3 anos e for moderada a grave e o paciente tiver um título positivo de anticorpos anti-RACh ou anti-MuSK
> - O benefício da timectomia pode se manifestar somente meses ou anos após o procedimento.

■ Bibliografia

Afifi AK, Bell WE. Tests for juvenile myasthenia gravis: comparative diagnostic yield and prediction of outcome. J Child Neurol. 1993; 8:403-11.

Ashraf VV, Taly AB, Veerendrakumar M, Rao S. Myasthenia gravis in children: a longitudinal study. Acta Neurol Scand. 2006; 114:119-23. DOI: 10.1111/j.1600-0404.2006.00646.

Fenichel GM. Clinical pediatric neurology – a signs and symptoms approach. 6. ed. Philadelphia: Saunders-Elsevier, 2009. pp. 319-21.

Ionita CM, Acsadi G. Management of juvenile myasthenia gravis. Pediatric Neurology. 2013; 48:95-104.

Juel VC, Massey JM. Myasthenia gravis. Orphanet Journal of Rare Diseases. 2007; 2:44. doi:10.1186/1750-1172-2-44.

Liew WKM, Kang PB. Update on juvenile myasthenia gravis. Curr Opin Pediatr. 2013; 25:694-700.

NEUROLOGIA

155 MORTE ENCEFÁLICA

Marcio Moacyr Vasconcelos

■ Introdução

Os avanços da medicina ao longo do século 20 proporcionaram uma chance de recuperação aos pacientes que sofreram lesões em órgãos vitais como coração, pulmões, fígado e rins. Infelizmente, este não é o caso quando o cérebro é lesionado. Se as lesões cerebrais forem intensas e extensas o bastante para impedir a função do cérebro de modo permanente, o indivíduo não desfrutará mais de vida significativa, ainda que os recursos da medicina intensiva mantenham os demais órgãos do corpo vivos indefinidamente. Por conseguinte, o conceito de morte encefálica surgiu com a finalidade de abreviar o sofrimento dos familiares, que do contrário esperariam em vão pela recuperação do ente querido, reduzir a aplicação inócua de profissionais e equipamentos dispendiosos em uma situação irreversível e possibilitar programas de transplantes de órgãos.

O primeiro conjunto de critérios de morte encefálica foi publicado em 1968 pela Faculdade de Medicina de Harvard, e procurava definir as características do coma irreversível ou, segundo o termo cunhado por Mollaret e Goulon in 1959, coma *dépassé* (Beecber, 1968).

Em 1982, o artigo *Guidelines for the Determination of Death* propôs diretrizes para estabelecer o diagnóstico de morte encefálica e reconheceu as diferenças entre pacientes adultos e pediátricos, baseadas na maior tolerância do encéfalo infantil à asfixia e na documentação de recuperação clínica de crianças após coma prolongado. O artigo definiu arbitrariamente que os médicos deveriam ser particularmente cautelosos ao considerar esse diagnóstico em menores de 5 anos.

Então, uma força-tarefa de várias instituições norte-americanas definiu pela primeira vez os critérios de diagnóstico de morte encefálica em crianças (Annas *et al.*, 1987). Uma das recomendações foi a de que o diagnóstico não deveria ser considerado em menores de 7 dias de vida, baseado na suposição de que em recém-nascidos a termo um período de 7 dias após o insulto neurológico seria necessário para documentar a irreversibilidade da lesão.

Por fim, as diretrizes pediátricas foram revistas em 2011, com várias modificações relevantes.

No Brasil, o Conselho Federal de Medicina (CFM) publicou, em 1997, a Resolução nº 1.480, que continua em vigor. Infelizmente na data de março de 2017, o CFM ainda não havia atualizado sua resolução à luz das diretrizes recém-publicadas para pacientes adultos (Wijdicks *et al.*, 2010) e pediátricos (Nakagawa *et al.*, 2011). Por exemplo, a resolução exige a realização de exames complementares em todos os pacientes, como o eletroencefalograma e a angiografia cerebral, enquanto as diretrizes internacionais recomendam que tais exames são necessários apenas se não for possível concluir um ou dois exames neurológicos e testes de apneia.

■ Pré-requisitos do diagnóstico

Antes de se considerar o diagnóstico de morte encefálica, é fundamental que todas as seguintes condições estejam satisfeitas:
- A causa do coma foi definida pela equipe médica e não é passível de tratamento. Na maioria dos casos, anamnese, exame físico, exames laboratoriais e exames de neuroimagem possibilitam a definição da etiologia do coma. Se a causa do coma foi intoxicação, por exemplo, por organofosforados, devem-se, em primeiro lugar, envidar esforços para depurar a substância tóxica e tratar suas consequências clínicas e laboratoriais
- O paciente não está recebendo fármacos que deprimam o sistema nervoso central (SNC), por exemplo, anticonvulsivantes como fenobarbital, outros barbitúricos como tiopental, anestésicos como cetamina ou pentobarbital, sedativos como benzodiazepínicos, analgésicos como meperidina, narcóticos como morfina e miorrelaxantes como vecurônio. Se qualquer um desses medicamentos tiver sido usado nos últimos dias, é necessário esperar cinco meias-vidas a fim de excluir sua possível influência na função do SNC. Por outro lado, se o nível sérico de um determinado fármaco for menor ou igual à faixa terapêutica média, é improvável que o fármaco interfira no exame neurológico. Se houver alguma dúvida, deve-se solicitar um exame complementar
- Não existe nenhuma anormalidade eletrolítica (p. ex., hiponatremia ou hipernatremia), acidobásica (p. ex., acidose metabólica), metabólica (p. ex., hipoglicemia, hiperamonemia), ou endócrina (p. ex., hipotireoidismo) que pudesse interferir no exame neurológico
- Não há hipotermia, isto é, a temperatura corporal central da criança é superior a 35°C
- Não há hipotensão nem hipovolemia
- Outras doenças neurológicas associadas a tetraplegia foram excluídas, por exemplo, síndrome de Guillain-Barré e síndrome de encarceramento.

■ Diferenças entre as diretrizes pediátricas de 1987 e 2011

As diretrizes pediátricas de 2011 aperfeiçoaram os critérios definidos em 1987. As principais mudanças foram:
- Dois médicos diferentes devem realizar os dois exames neurológicos essenciais ao diagnóstico

- O intervalo entre os exames neurológicos foi modificado, assim como as faixas etárias de referência:
  - Recém-nascidos a termo (idade gestacional de 37 semanas) até 30 dias de vida: 24 horas
  - 31 dias a 18 anos de idade: 12 horas
- É necessário realizar dois testes de apneia, a menos que estes sejam contraindicados
- Os exames complementares deixaram de ser essenciais ao diagnóstico, mas devem ser empregados se houver qualquer inconsistência no exame neurológico ou no teste de apneia. Convém ressaltar que, de acordo com a legislação brasileira, os exames complementares continuam a ser imprescindíveis
- A hora da morte é definida claramente como aquela do segundo teste de apneia (momento em que a Pa_{CO_2} alcança o nível predefinido), ou do exame complementar.

■ Protocolo de morte encefálica

A partir da suspeita de morte encefálica (Figura 155.1), deve-se iniciar o protocolo. Idealmente, toda instituição que admita pacientes gravemente enfermos deve elaborar o seu próprio protocolo, considerando a legislação brasileira e as diretrizes internacionais (Nakagawa et al., 2011; Wijdicks et al., 2010).

Uma questão relevante é definir quais médicos estão devidamente treinados para realizar o exame neurológico e o teste de apneia que integram o protocolo (Figura 155.1). As diretrizes pediátricas propõem que tais procedimentos fiquem a cargo de intensivistas, neonatologistas, neuropediatras, neurocirurgiões e anestesistas. Dois médicos diferentes devem participar do protocolo. O diagnóstico de morte encefálica não é uma tarefa para médicos residentes em treinamento.

Recomenda-se cautela especial com recém-nascidos pré-termo com idade gestacional inferior a 37 semanas. Em virtude da literatura científica escassa e das dificuldades inerentes do exame físico nessa faixa etária, as diretrizes atuais excluíram tais pacientes de suas recomendações.

Outra ressalva importante é o tempo decorrido entre o insulto neurológico e a avaliação da função neurológica. Sabe-se que a avaliação é pouco confiável imediatamente após um evento agudo como parada cardiorrespiratória ou lesões cerebrais graves. Assim, convém adiar o início do protocolo por 24 a 48 horas ou até mesmo mais tempo, a critério do médico assistente.

Uma vez satisfeitos todos os pré-requisitos do diagnóstico e excluídas causas tratáveis de coma, um exame neurológico minucioso abre o protocolo. É importante registrar que o paciente não abre os olhos espontaneamente nem a quaisquer estímulos e não exibe movimentos espontâneos. Documenta-se que os músculos faciais não se movem em resposta a um estímulo doloroso (p. ex., compressão do leito ungueal com o corpo de uma caneta, ou compressão profunda da crista supraorbital com o polegar).

Na avaliação da ausência de movimentos espontâneos ou reativos à dor, os movimentos de origem espinal devem ser descartados.

Uma parte essencial é a pesquisa dos reflexos oriundos do tronco encefálico: corneopalpebral, oculocefálico ("olhos de boneca"), oculovestibular ("teste calórico"), pupilar fotomotor, nauseoso e traqueal. Os três primeiros foram descritos no *Capítulo 147*.

O teste calórico deve ser realizado em ambas as orelhas, com intervalo de vários minutos.

A reação das pupilas à luz deve ser analisada em ambiente mal iluminado com o auxílio de uma lanterna potente. Se houver alguma dúvida, pode-se recorrer a uma lente de aumento. Na morte encefálica, as pupilas estão fixas na posição média ou dilatada (diâmetro de 4 a 9 mm). Pupilas mióticas sugerem intoxicação medicamentosa.

A pesquisa do reflexo nauseoso baseia-se no toque do terço posterior da língua com um abaixador próprio. Se a estimulação provocar ânsia de vômito, o diagnóstico está excluído, pois a resposta positiva demonstra integridade do tronco encefálico.

O reflexo traqueal é avaliado tentando-se provocar tosse durante aspiração da traqueia. Deve-se introduzir o cateter de aspiração até a carina, com duas tentativas de aspiração.

O teste de apneia é realizado depois que o exame neurológico fortalece a suspeita de morte encefálica. O teste é considerado um procedimento simples e seguro, desde que seja realizado dentro do protocolo (Quadro 155.1).

Os exames complementares tradicionalmente usados para confirmar o diagnóstico são o eletroencefalograma (EEG) e os exames do fluxo sanguíneo cerebral.

A fim de confirmar o diagnóstico, o EEG deve demonstrar ausência de atividade elétrica (silêncio eletrocerebral). Os parâmetros mínimos do exame são descritos no Quadro 155.2.

Os demais exames complementares visam documentar ausência de fluxo sanguíneo cerebral e incluem a angiografia cerebral e a cintigrafia cerebral com tecnécio. Têm um valor para confirmação do diagnóstico semelhante ao do EEG, mas exigem que o paciente seja transferido da unidade de terapia intensiva para o local do exame. Outros exames utilizados em adultos, como a ultrassonografia com Doppler transcraniano e a angiografia por ressonância magnética, ainda não foram validados para uso em lactentes e crianças.

■ Conclusão

Se por um lado o diagnóstico de morte encefálica abre oportunidades para salvar outras vidas por meio da doação de órgãos, por outro lado a equipe médica deve eleger como prioridades assistir seu paciente da melhor forma possível e garantir à família dele o tempo e os recursos necessários para que o diagnóstico seja assimilado.

A comunicação franca e empática com os familiares ao longo da internação e da execução do protocolo é fundamental para prevenir futuras contestações, bem como a documentação de todas as etapas diagnósticas e terapêuticas e as reuniões com a família no prontuário médico.

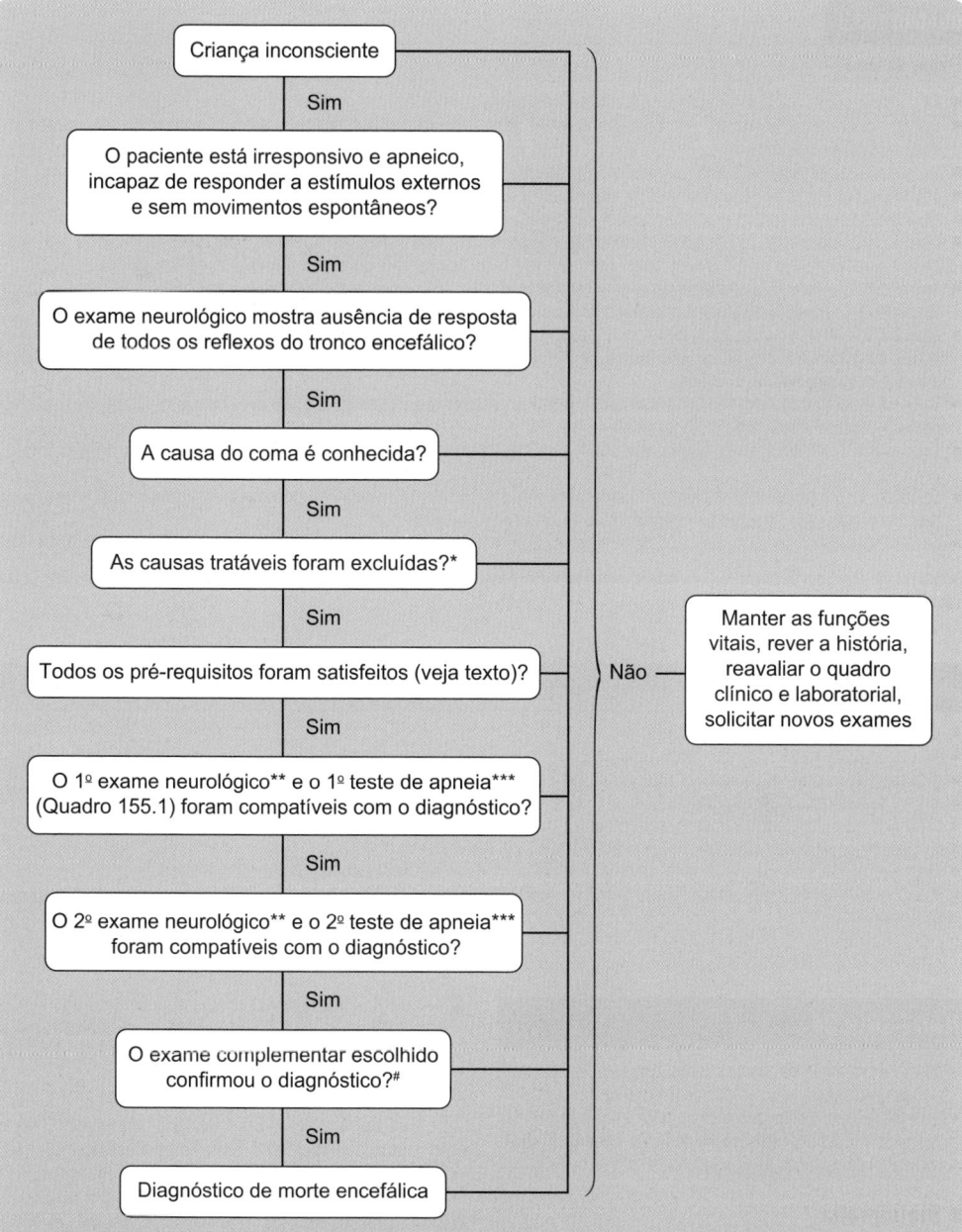

Figura 155.1 Etapas no diagnóstico de morte encefálica. *Exemplos de causas tratáveis de coma: hematoma intracraniano, encefalomielite disseminada aguda, hidrocefalia aguda. **O exame neurológico e o teste de apneia devem ser realizados por dois médicos diferentes que tenham o treinamento necessário para executar e interpretar tais procedimentos. ***O período de tempo mínimo entre os dois exames varia de acordo com a idade: recém-nascidos a termo até 30 dias de vida – 24 horas; lactentes a partir de 31 dias de vida e crianças de até 18 anos – 12 horas. #Embora a resolução nº 1.480/97 do CFM exija a realização de um exame complementar para confirmar o diagnóstico, as diretrizes internacionais recentes o preconizam apenas se houver alguma inconsistência no exame neurológico ou no teste de apneia.

QUADRO 155.1 — Teste de apneia* para o diagnóstico de morte encefálica.

Etapas do teste

- Administrar oxigênio a 100% ao paciente durante 10 min antes de iniciar o teste
- Coletar uma gasometria arterial – os resultados devem mostrar pH normal, hiperoxia e Pa_{CO_2} entre 35 e 45 mmHg, do contrário o teste está contraindicado
- Se os dados da gasometria arterial permitirem, desconectar o respirador do tubo endotraqueal do paciente
- Administrar O_2 à taxa de 6 ℓ/min através de um cateter no tubo endotraqueal durante todo o teste
- Monitorar frequência cardíaca, pressão arterial e saturação de O_2 continuamente durante todo o teste
- Observar o aparecimento de esforço respiratório espontâneo durante todo o teste. A ocorrência de excursões torácicas ou abdominais ou até mesmo um breve arquejo significa que o teste foi negativo, isto é, incompatível com o diagnóstico
- Se o paciente exibir o mínimo esforço respiratório espontâneo, interromper o teste imediatamente e restituir a assistência ventilatória. O diagnóstico de morte encefálica foi excluído
- Após 8 a 10 min sem quaisquer movimentos respiratórios, repetir a gasometria arterial. Se a Pa_{CO_2} for ≥ 60 mmHg e a diferença entre o nível atual e aquele no início do teste for ≥ 20 mmHg, o teste é considerado positivo, isto é, compatível com o diagnóstico, e a ventilação mecânica é restituída
- Se tais parâmetros da Pa_{CO_2} não forem satisfeitos, repetir a gasometria a intervalos de 5 min até alcançá-los, desde que os dados hemodinâmicos e a saturação de O_2 permitam
- Eventos que devem levar à interrupção imediata do teste: hipotensão arterial, bradicardia, ou queda da saturação de $O_2 < 85\%$ por > 30 s
- Se o teste for interrompido em virtude de hipoxia, pode-se repeti-lo sob assistência ventilatória com CPAP. Neste caso, o respirador deve ser programado para não fornecer incursões na presença de apneia
- Se o teste de apneia for inconclusivo, pode-se repeti-lo depois ou solicitar um exame complementar

*Se todos os pré-requisitos do diagnóstico (ver anteriormente) estiverem presentes e se o exame neurológico demonstrar um quadro clínico compatível, o teste de apneia é oportuno.

QUADRO 155.2 — Parâmetros do eletroencefalograma para confirmar o diagnóstico de morte encefálica.

- O traçado deve ter duração mínima de 30 min
- Aplicação de no mínimo oito eletrodos
- A sensibilidade deve ser aumentada para no mínimo 2 μV por mm
- O filtro de alta frequência não deve ser inferior a 30 Hz
- O filtro de baixa frequência não deve ser superior a 1 Hz
- A impedância entre eletrodos deve situar-se entre 100 e 10.000 ohms
- Deve-se documentar ausência de reatividade do traçado a estímulos auditivos e somatossensoriais intensos
- O exame deve ser realizado por um técnico habilitado, pois será necessário eliminar os artefatos oriundos do ambiente de terapia intensiva

NÃO ESQUEÇA

- Os exames complementares não substituem o exame neurológico para se definir o diagnóstico de morte encefálica
- Uma vez definido o diagnóstico de morte encefálica, o médico deve emitir o termo de declaração de morte encefálica, conforme o modelo contido na Resolução nº 1.480/97 do CFM.

■ Bibliografia

Annas GJ et al. Guidelines for the determination of brain death in children. Neurology. 1987; 37:1077-8.

Beecber HK. A definition of irreversible coma. Report of the ad hoc Committee of the Harvard Medical School to examine the definition of brain death. JAMA. 1968; 205:337-40.

Nakagawa TA, Ashwal S, Mathur M, Mysore M et al. Guidelines for the Determination of Brain Death in Infants and Children: An Update of the 1987 Task Force Recommendations. Pediatrics. 2011; 128:e720-40. DOI: 10.1542/peds.2011-1511.

Wijdicks EFM, Varelas PN, Gronseth GS, Greer DM. Evidence-based guideline update: determining brain death in adults. Neurology. 2010; 74:1911-8.

156 PARALISIA CEREBRAL

Luciana G. A. Vasconcelos e Marcio Moacyr Vasconcelos

■ Definição

O termo paralisia cerebral engloba um grupo de distúrbios permanentes do movimento e da postura atribuídos a um distúrbio não progressivo que ocorre durante o desenvolvimento do cérebro fetal ou infantil, podendo contribuir para limitações no perfil de funcionalidade da pessoa. O distúrbio pode ser congênito ou adquirido.

Muitas das crianças afetadas não apresentam disfunção cognitiva e, se adequadamente estimuladas, poderão ter rendimento escolar satisfatório.

A deficiência motora pode ser acompanhada por distúrbios sensoriais, perceptivos, cognitivos, de comunicação e comportamentais, por epilepsia e por problemas musculoesqueléticos secundários (Rosenbaum et al., 2007).

Uma denominação alternativa à paralisia cerebral é encefalopatia crônica não progressiva.

■ Incidência

Aproximadamente 2 por 1.000 nascidos vivos.

■ Causas

Um equívoco comum é a atribuição da maioria dos casos de paralisia cerebral a asfixia perinatal e outros problemas relacionados com o parto. Na verdade, menos de 10% dos casos decorrem de asfixia perinatal.

Pré-natais
- Fatores maternos – hemorragias, hipertensão ou hipotensão arterial, corioamnionite, descolamento prematuro da placenta, diabetes, desnutrição, má posição do cordão umbilical
- Exposição *in utero* ao álcool e a drogas, como anticonvulsivantes
- Infecções congênitas (citomegalovírus [CMV], toxoplasmose, rubéola, sífilis, HIV, herpes simples, listeriose)
- Malformações
- Radiações
- Genéticas.

Perinatais
Asfixia, prematuridade, baixo peso, hemorragia intracraniana, traumatismos, acidente vascular encefálico, icterícia, infecções etc.

Pós-natais
Traumatismos cranioencefálicos, vasculites, infecções do sistema nervoso central, por exemplo, meningite, encefalopatias desmielinizantes, síndromes epilépticas, estado de mal epiléptico, desnutrição, parada cardiorrespiratória etc.

■ Classificação

A classificação se baseia na manifestação clínica predominante.

A idade recomendada para a classificação definitiva em subtipos é aos 4 ou 5 anos de idade.

Várias escalas podem ser utilizadas para diferenciar os níveis de acometimento. Algumas delas são:
- O sistema de classificação da função motora grossa (GMFCS), usado para diferenciar os níveis de mobilidade funcional
- O sistema de classificação das habilidades manuais (MACS).

Espástica

Caracterizada por hipertonia, hiper-reflexia e/ou reflexos tendíneos profundos anormais.

Corresponde a 3/4 do total de casos de paralisia cerebral.

É subclassificada em tetraplégica (quando os quatro membros são acometidos), hemiplégica (envolvimento dos membros superior e inferior de um lado do corpo) e diplégica (envolvimento dos quatro membros, com predomínio nos membros inferiores).

Discinética

Caracterizada pela presença de movimentos atípicos, mais evidentes no início de um movimento. Engloba a distonia e a coreoatetose. Compreende 15 a 20% dos casos.

Os movimentos são involuntários, sem controle, recorrentes, ocasionalmente estereotipados.

Há comprometimento da marcha e fala.

A causa geralmente é *kernicterus* ou a encefalopatia hipóxico-isquêmica.

Atáxica

Caracterizada por incoordenação estática e cinética.

São mais evidentes instabilidade do equilíbrio e marcha, dismetria e fala escandida ou disártrica.

Mista

Quando há mais de uma das características envolvidas. A forma mais comum é a coreoatetótico-espástica.

■ Distúrbios associados

Vários distúrbios podem estar associados à disfunção motora. Uma lista parcial com as respectivas incidências são retardo mental (52%), epilepsia (45%), deficiência visual (28%), distúrbios de fala e/ou linguagem (38%), deficiência auditiva (12%).

Complicações

Desnutrição, desidratação, baixa estatura, infecções de repetição (principalmente respiratórias, otite), fraturas, mialgias, aspiração, tosse, apneia, escoliose, asma, deficiência intelectual, epilepsia, deficiência visual, disfagia, constipação intestinal, instabilidade do quadril, contraturas, deformidades dos pés, osteopenia/osteoporose, sialorreia, distúrbios ortodônticos, transtornos do sono, entre outros.

Diagnóstico

Clínico/laboratorial

Uma anamnese completa, com atenção especial aos eventos gestacionais, e exame físico cuidadoso, com ênfase no tônus muscular e na distribuição da fraqueza, são essenciais. É importante excluir as doenças progressivas. Se o paciente apresentar distonia significativa, é preciso excluir as distonias, por exemplo, a doença de Segawa e a distonia de torção por mutação no gene *DYT1*.

Uma vez confirmado o diagnóstico, deve-se prosseguir com a investigação das condições que podem estar associadas e que pioram a qualidade de vida do paciente:
- Pesquisa de déficits sensoriais (triagem da audição e visão)
- Avaliação da deglutição e pesquisa de refluxo gastresofágico
- Avaliação nutricional
- Triagem metabólica e testes genéticos – devem ser realizados se a história ou os achados da neuroimagem não determinarem anormalidades, ou em caso de achados atípicos na anamnese ou no exame físico. Indicados também se houver malformações cerebrais
- Exames da coagulação – em caso de paralisia cerebral do tipo hemiplégica, deve-se avaliar a necessidade dessa pesquisa.

Por imagem

- Videofluoroscopia da deglutição deve ser realizada nos pacientes com história de engasgos ou disfagia
- Ressonância magnética do encéfalo deve ser realizada em todos os pacientes com suspeita de paralisia cerebral e é preferível à tomografia computadorizada de crânio. Particularmente nas crianças nascidas prematuras com diplegia espástica, o achado mais comum é leucomalacia periventricular
- O eletroencefalograma deve ser realizado na presença de episódios semelhantes a convulsões
- Densitometria óssea, em casos selecionados
- Radiografia dos quadris – realizada em todos os pacientes com paralisia cerebral devido ao risco de luxação. Na faixa etária de 2 a 8 anos, o ideal é repetir o exame a cada 6 meses
- Radiografia da coluna vertebral – alguns pacientes evoluem com escoliose, que deve ser detectada e o seu grau, monitorado.

Tratamento

Medidas gerais

A assistência de pacientes com paralisia cerebral é tarefa para uma equipe de múltiplos especialistas, incluindo neurologista, fisiatra, pediatra, oftalmologista, otorrinolaringologista, ortopedista e dentista.

A medida mais importante no tratamento das crianças acometidas é a instituição precoce de um programa de reabilitação multidisciplinar, o qual pode incluir, de acordo com os recursos locais, sessões de fisioterapia, terapia ocupacional, fonoaudiologia, psicologia, musicoterapia, pedagogia, hidroterapia e equoterapia.

Os serviços de assistência social e oficinas ortopédicas também podem ser valiosos.

A estimulação precoce pode ajudar a evitar complicações e estimula as funções cerebrais.

Espasticidade

Deve-se ter em mente que não existe cura para a espasticidade. O tratamento consiste em atenuar os fatores que a agravam, bem como sessões de fisioterapia. Caso não seja observada melhora do quadro pode-se associar outro tratamento, que deve ser decidido individualmente.

Antes de pensar em tratamento medicamentoso, convém excluir outras condições que pioram a espasticidade, como fecaloma, infecção do trato urinário, bexigoma, úlceras de pressão etc.

Caso o tratamento das condições associadas e a fisioterapia não sejam suficientes, existem medidas direcionadas ao tratamento local e intervenção generalizada, além da possibilidade de cirurgia.

Para tratamento local, indica-se a toxina botulínica A. Existem duas preparações no mercado, Botox® (100 e 200 U) e Dysport® (300 e 500 U), ambas apresentadas em ampolas contendo pó para diluição em solução de NaCl a 0,9% estéril. Atualmente não existe consenso sobre a posologia. A dose mais utilizada é 4 a 10 U/kg e o volume máximo aconselhado por ponto de injeção é de 0,5 a 1 mℓ. O efeito de cada administração se estende por 3 a 6 meses.

A administração de toxina botulínica a crianças com espasticidade deve ser planejada e monitorada estreitamente, pois há relatos de propagação da toxina além dos locais de injeção levando a disfagia, fraqueza generalizada, insuficiência respiratória e até mesmo morte.

Nos casos de espasticidade generalizada, podem-se utilizar os seguintes medicamentos:
- Baclofeno – dose de acordo com a idade: < 2 anos – 10 a 20 mg/dia, máximo 40 mg/dia; 2 a 7 anos – 20 a 30 mg/dia, máximo 60 mg/dia; > 8 anos – 30 a 40 mg/dia, máximo 80 mg/dia, a cada 8 horas
- Tizanidina: 0,05 mg/kg/dia a cada 8 horas
- Diazepam: 0,1 a 0,8 mg/kg/dia, a cada 8 horas, apenas para tratamento de curta duração
- Baclofeno intratecal: 50 mcg na primeira dose e observar por 4 a 8 horas; pode-se repetir 24 horas depois. Os pacientes que não responderem a 100 mcg não devem implantar a bomba para tratamento crônico.

Outra modalidade terapêutica que pode ser necessária são as cirurgias:
- Rizotomia dorsal seletiva: a indicação formal é diplegia espástica com força muscular preservada em que a marcha é prejudicada ou impedida pela espasticidade

- Tenotomia: indicada quando os tendões estão encurtados em consequência de contratura muscular permanente. A tenotomia do aquileu visa alongar o tendão, liberando os movimentos na articulação do tornozelo.

Movimentos anormais

Os medicamentos mais utilizados para o tratamento são os anticolinérgicos (p. ex., triexifenidil [Artane®]). A levodopa também pode ser utilizada, pois existem os casos de distonia responsiva à levodopa, que se confundem com paralisia cerebral.

Casos de acometimento mais localizados ou sem resposta às medicações podem se beneficiar da toxina botulínica e da terapia por estimulação cerebral profunda (DBS).

Luxação do quadril

Na presença de luxação ou subluxação, o ortopedista pode optar por conduta expectante ou intervir de acordo com as particularidades do caso, por isso é importante o acompanhamento regular pelo ortopedista de todas as crianças com espasticidade.

Sialorreia

As medicações mais usadas no tratamento são a escopolamina solução oral 10 mg/mℓ (Buscopan®) ou o anticolinérgico glicopirrolato (não disponível no Brasil). Não recomendamos o uso de colírio de atropina por via oral.

Em casos mais graves podemos optar pela aplicação periódica da toxina botulínica no interior das glândulas salivares, ou ainda, cirurgia.

Outras intervenções

Gastrostomia

Avalia-se a necessidade de gastrostomia nos pacientes com dificuldades da alimentação, engasgo frequente, broncoaspiração, pneumonia recorrente, desnutrição etc.

Órteses suropodálicas

São utilizadas para prevenção de contraturas e deformidades; elas mantêm o alinhamento biomecânico.

Cadeiras especiais

As cadeiras especiais com apoio da cabeça e pescoço são necessárias para melhora da postura. Ajudam na prevenção de infecções e aspiração e evitam a piora do padrão musculoesquelético (escoliose, luxação).

Melatonina

As alterações do sono que estão frequentemente presentes nesses casos podem ser tratadas na maioria dos casos com a higiene do sono. Porém, algumas crianças necessitam de medicações, e a mais utilizada para esse fim é a melatonina, na dose inicial de 2 a 3 mg/dia 30 a 60 minutos antes da hora de dormir.

Ortopédicas

Correção de contraturas, deformações de articulações, escoliose etc.

Os pacientes podem ter várias complicações ortodônticas, então há necessidade de acompanhamento regular com dentista.

■ Consulta pediátrica de rotina

O objetivo é melhorar a qualidade de vida. Devem-se avaliar a nutrição, a hidratação e o crescimento em todas as consultas e, se necessário, indicar gastrostomia.

Os pais são orientados sobre a importância da interação com outras crianças e com os familiares, exploração do ambiente, estimulação e brincadeiras.

É importante orientar sobre o posicionamento adequado na alimentação (jamais na posição deitada), vacinação especial e a importância da vida escolar. Devem-se pesquisar infecções e luxação do quadril. A triagem da audição e da visão é fundamental. Convém verificar se as órteses e/ou a cadeira estão adequadas para o tamanho da criança.

■ Paciente com paralisia cerebral na emergência pediátrica

Como a paralisia é uma doença crônica e muitas vezes o paciente é incapaz de se comunicar, os pais ou cuidadores têm papel fundamental, pois eles conhecem muito bem as crianças e sabem sinalizar qualquer alteração.

Lembrar da facilidade para infecções (pneumonia, broncoaspiração, otite média aguda).

Caso o paciente possua válvula de derivação ventriculoperitoneal, pensar em infecção ou obstrução em caso de sinais de hipertensão intracraniana ou febre.

Avaliar luxação do quadril em caso de dor.

Em caso de convulsão checar se as doses das medicações estão adequadas e orientar os pais. Também avaliar necessidade de internação para tratamento.

NÃO ESQUEÇA

O tratamento da encefalopatia crônica não progressiva exige uma equipe multidisciplinar e assistência contínua a fim de prevenir ou atenuar as complicações em potencial.

■ Bibliografia

Delgado MR, Hirtz D, Aisen M et al. Practice parameter: pharmacologic treatment of spasticity in children and adolescents with cerebral palsy (an evidence-based review): report of the quality standards subcommittee of the American Academy of Neurology and the practice committee of the Child Neurology Society. Neurology. 2010; 74(4):336-43.

Rosenbaum P, Paneth N, Leviton A et al. A report: the definition and classification of cerebral palsy. April 2006. Developmental Medicine and Child Neurology. 2007; Suppl 109:8-14.

Shwal S, Russman BS, Blasco PA et al. Practice parameter: diagnostic assessment of the child with cerebral palsy: report of the quality standards subcommittee of the American Academy of Neurology and the practice Committee of the Child Neurology society. Neurology. 2004; 62(6):851-63.

Smithers-Sheedy H, Badawi N, Blair E et al. What constitutes cerebral palsy in the twenty-first century? Developmental Medicine & Child Neurology. 2014; 56(4):323-8.

Surveillance of Cerebral Palsy in Europe (SCPE). Surveillance of cerebral palsy in Europe: a collaboration of cerebral palsy surveys and registers. Developmental Medicine & Child Neurology. 2000; 42(12):816-24.

NEUROLOGIA

157 SÍNDROME DE GUILLAIN-BARRÉ

Marcio Moacyr Vasconcelos

■ Introdução

A síndrome de Guillain-Barré (SGB), ou polirradiculoneuropatia desmielinizante inflamatória aguda (AIDP), é uma polineuropatia de origem autoimune geralmente associada a uma infecção precedente. Os sintomas são predominantemente motores, mas pode haver parestesias, mialgias e alterações autonômicas.

A SGB costuma ser menos grave em crianças do que em adultos, a recuperação geralmente é mais rápida e sua taxa de mortalidade é muito baixa. É uma doença monofásica, portanto não deve ser confundida com a polirradiculoneuropatia desmielinizante inflamatória crônica (CIDP).

O Quadro 157.1 apresenta os achados que favorecem ou falam contra o diagnóstico da síndrome.

■ Classificação

Embora a SGB seja classicamente considerada uma polineuropatia desmielinizante, sabe-se desde a década de 1990 que um número significativo de casos na verdade decorre de lesão axonal. Esta forma da síndrome denomina-se neuropatia axonal motora aguda (AMAN) e, em alguns países da Ásia, chega a representar 65% dos casos.

A síndrome de Miller-Fisher (SMF) é uma variante da SGB associada à presença de anticorpos anti-GQ1b e consiste na tríade de oftalmoplegia externa, ataxia e arreflexia. O sintoma inicial da SMF costuma ser diplopia.

Uma quarta forma da SGB é a neuropatia axonal sensorimotora aguda (AMSAN), que está associada à presença de anticorpos contra os gangliosídeos GM1, GM1b e GD1a. É considerada uma forma particularmente grave da AMAN.

■ Epidemiologia

Estima-se que a incidência da SGB em menores de 15 anos seja de 0,34 a 1,34 por 100.000 por ano. Após a erradicação da poliomielite, tornou-se a causa mais comum de paralisia flácida aguda em crianças.

A síndrome afeta todas as faixas etárias, com relatos de casos desde 4 meses a 95 anos de idade, mas em pediatria é mais comum em crianças escolares.

O início agudo de fraqueza muscular costuma surgir cerca de 10 a 14 dias após uma infecção respiratória ou gastrintestinal. O Quadro 157.2 cita os agentes etiológicos implicados na gênese da síndrome. A síndrome também pode suceder uma imunização, por exemplo, anti-influenza, antipólio ou antirrábica.

O subtipo AMAN é considerado mais prevalente na Ásia, América Central e América do Sul.

■ Etiologia

Acredita-se que a etiologia da SGB seja imunológica. Uma hipótese é a semelhança molecular entre os gangliosídeos humanos e oligossacarídeos dos microrganismos. Por conseguinte, haveria reação cruzada e os anticorpos gerados contra um determinado microrganismo atacariam por equívoco antígenos nas raízes neurais.

■ Fisiopatologia

Acredita-se que uma resposta imune aberrante, desencadeada por um evento precedente como infecção ou imunização, induza lesão autoimune das raízes e nervos periféricos.

QUADRO 157.2	Agentes infecciosos potencialmente associados à síndrome de Guillain-Barré.

- *Campylobacter jejuni*
- *Helicobacter pylori*
- *Mycoplasma pneumoniae*
- Vírus Epstein-Barr
- Citomegalovírus
- Vírus do oeste do Nilo
- Vírus Zika

QUADRO 157.1	Diagnóstico de síndrome de Guillain-Barré.	
Mais provável se		**Menos provável se**

Mais provável se	Menos provável se
■ Pelo menos um elemento da tríade de ataxia, fraqueza muscular e hipo/arreflexia estiver presente ■ O exame do liquor mostrar elevação do nível de proteína com contagem de leucócitos normal ou levemente aumentada ■ Ausência de febre no início ■ A fraqueza for relativamente simétrica	■ Houver nível sensitivo ■ A fraqueza for claramente assimétrica ■ O estado mental estiver alterado desde o início ■ A fraqueza se instalar de maneira excessivamente abrupta ou muito lentamente

SÍNDROME DE GUILLAIN-BARRÉ

Os anticorpos gerados podem atacar proteínas da mielina ou moléculas presentes no axônio neural.

■ Quadro clínico

A paralisia muscular costuma começar nos membros inferiores e ascende de maneira cumulativa, afetando o tronco, membros superiores e músculos bulbares. O quadro típico é o de uma criança que, após curto período de quedas frequentes ou fraqueza leve nos membros inferiores, queixa-se de incapacidade para deambular ao despertar pela manhã.

Cerca de 40% das crianças deixam de deambular durante a evolução da SGB, e até 20% necessitam de assistência ventilatória, mas pelo menos 90% recuperam-se plenamente, com deficiência residual mínima.

Menos de 1/3 das crianças terão déficits dos nervos cranianos, e o principal nervo afetado é o VII.

Na AMAN, os reflexos tendíneos profundos estão relativamente preservados ou até mesmo exacerbados, e não costuma haver disfunção autonômica.

A evolução clínica se dá ao longo de três fases: a fase inicial de deterioração progressiva da força muscular estende-se por 2 a 4 semanas. Em seguida, há uma fase de platô, que pode durar semanas a meses. A terceira fase, de recuperação, caracteriza-se por diminuição da intensidade dos sintomas e costuma ser concluída em 6 a 12 meses após o início.

■ Diagnóstico

Clínico

O diagnóstico clínico baseia-se na apresentação aguda da tríade de ataxia, fraqueza muscular e hipoarreflexia.

Laboratorial

A punção lombar é imprescindível para esclarecer o diagnóstico, pois a análise do liquor revela a chamada dissociação albuminocitológica, isto é, nível de proteína elevado com contagem de leucócitos normal, além do nível de glicose também normal. Ressalte-se que o nível de proteína pode elevar-se somente após 1 a 2 semanas de doença.

A eletroneuromiografia evidencia redução acentuada da velocidade de condução nos nervos motores ou, nos casos de AMAN, redução da amplitude do potencial de ação muscular composto.

Por imagem

O exame de ressonância magnética da coluna vertebral pode ser valioso, pois exclui outras possibilidades diagnósticas, como uma mielopatia, e pode evidenciar captação anormal de contraste pelas raízes nervosas (Figura 157.1).

Histopatológico

Uma biopsia de nervo periférico geralmente não é indicada para esclarecer a suspeita da SGB.

■ Diagnóstico diferencial

O diagnóstico diferencial da SGB é bastante amplo e inclui doenças da medula espinal, dos nervos periféricos, ou da junção neuromuscular ou miopatias (Quadro 157.3).

■ Tratamento

Medidas gerais

Uma vez suspeitado do diagnóstico de SGB, o paciente deve ser hospitalizado para observação estreita e monitoramento dos sinais vitais, idealmente em ambiente de terapia intensiva.

Se houver sinais de disfagia, engasgos frequentes, ou dificuldade respiratória, a dieta oral deve ser suspensa.

Fármacos

Os pacientes que mostram fraqueza rapidamente progressiva têm dificuldade respiratória ou deixam de deambular devem ser tratados com imunoglobulina intravenosa (Ig intravenosa), administrada por 2 a 5 dias. A dose total de Ig intravenosa é 2 g/kg.

Um aspecto importante da assistência é a analgesia. Alguns pacientes sentem dor intensa nos membros e no dorso. A analgesia pode incluir anti-inflamatórios não hormonais, carbamazepina, ou opioides como tramadol.

A administração de esteroides orais ou metilprednisolona intravenosa está contraindicada na SGB.

■ Outras intervenções

Se o tratamento com Ig intravenosa for ineficaz, deve-se considerar a plasmaférese, que reduz o nível de anticorpos circulantes. A plasmaférese deve trocar o volume plasmático do paciente cerca de 5 vezes ao longo de 1 a 2 semanas em diferentes sessões.

Tanto a Ig intravenosa quanto a plasmaférese são mais eficazes quando instituídas nas primeiras 2 semanas de evolução da síndrome.

De 10 a 20% das crianças necessitarão de assistência ventilatória durante o auge da fraqueza muscular.

■ Complicações

A complicação mais temida da SGB é insuficiência respiratória. A extensão da fraqueza até os músculos respiratórios pode ocorrer em 24 horas.

Outras complicações compreendem infecção, por exemplo, pneumonia, tromboembolia, arritmia cardíaca, hipertensão ou hipotensão arterial, retenção urinária e constipação intestinal.

■ Prevenção

Não existem medidas preventivas para a SGB.

NÃO ESQUEÇA

- A SGB é a principal causa de fraqueza flácida aguda
- A investigação inclui punção lombar, ressonância magnética da coluna vertebral com administração de contraste e/ou eletroneuromiografia
- A ressonância magnética tem sido cada vez mais usada para confirmar o diagnóstico clínico

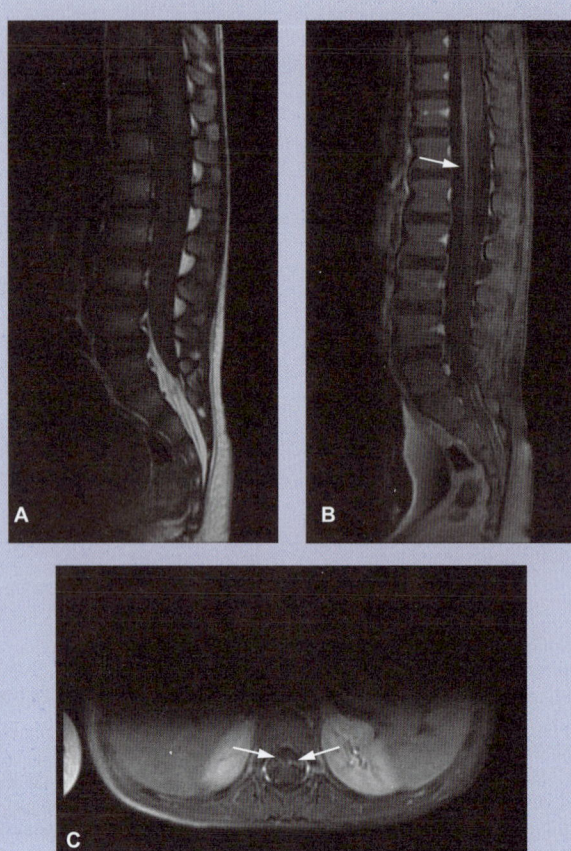

Figura 157.1 Características diagnósticas do exame de ressonância magnética. **A.** Imagem sagital ponderada em T1 sem contraste mostra estruturas anatômicas normais. **B.** Após a administração de gadolínio, a mesma sequência revela captação de contraste pela cauda equina (*seta*). **C.** Na imagem axial ponderada em T1 após gadolínio no nível da coluna lombar, observa-se captação de contraste pelas raízes nervosas anteriores (*setas*).

SÍNDROME DE GUILLAIN-BARRÉ

QUADRO 157.3 Diagnóstico diferencial da síndrome de Guillain-Barré.

Mielopatias	- Mielite transversa - Tumores do SNC - ADEM - Compressão da medula espinal por lesão expansiva extrínseca - Síndrome de Hopkins (associada à asma brônquica) - Malformações vasculares - Vasculites
Neuropatias periféricas	- Intoxicação por organofosforado - Intoxicação por metais pesados - Neuropatia de uma doença crítica - Neuropatia induzida por vincristina - Polineuropatia metabólica
Distúrbios da junção neuromuscular	- Botulismo - Miastenia *gravis* - Mistenia congênita
Miopatias	- Miosite viral aguda - Paralisia periódica - Hipofosfatemia - Rabdomiólise
Infecções	- Poliomielite por vírus silvestre ou vacinal - Tuberculose vertebral - Infecção pelo HIV - Infecção enteroviral do SNC - Infecção por citomegalovírus - Raiva
Erros inatos do metabolismo	- Mitocondriopatias - Porfiria
Outras	- Distúrbio de sintomas somáticos (fraqueza muscular funcional) - Ataxia cerebelar aguda - Síndrome de opsoclono-mioclono-ataxia

ADEM: encefalomielite aguda disseminada; HIV: vírus da imunodeficiência humana; SNC: sistema nervoso central.

■ Bibliografia

Devos D, Magot A, Perrier-Boeswillwald J et al. Guillain-Barré syndrome during childhood: particular clinical and electrophysiological features. Muscle Nerve. 2013; 48:247-51.

Eldar AH, Chapman J. Guillain Barré syndrome and other immune mediated neuropathies: Diagnosis and classification. Autoimmunity Reviews. 2014; 13:525-30.

Kuwabara S, Yuki N. Axonal Guillain-Barré syndrome: concepts and controversies. Lancet Neurol. 2013; 12:1180-8.

Ryan MM. Pediatric Guillain-Barré syndrome. Curr Opin Pediatr. 2013; 25:689-93.

Roodbol J, Wit MC, van den Berg B et al. Diagnosis of Guillain-Barré syndrome in children and validation of the Brighton criteria. J Neurol. 2017; 264(5):856-61.

van Doorn PA, Kuitwaard K, Walgaard C et al. IVIG treatment and prognosis in Guillain–Barré syndrome. J Clin Immunol. 2010; 30(Suppl 1):S74-8.

NEUROLOGIA

158 SÍNDROMES NEUROCUTÂNEAS

Luciana G. A. Vasconcelos e Marcio Moacyr Vasconcelos

■ Introdução

As síndromes neurocutâneas, também chamadas de facomatoses, são um grupo de distúrbios genéticos que acometem o tegumento e o sistema nervoso central, mas outros órgãos também podem ser afetados, e caracterizam-se por uma tendência à formação de tumores.

O objetivo deste capítulo é descrever as características clínicas mais importantes das seguintes síndromes neurocutâneas:
- Esclerose tuberosa
- Neurofibromatoses dos tipos I e II
- Síndrome de Sturge-Weber
- Doença de von Hippel-Lindau
- Ataxia-telangiectasia
- Síndrome PHACE (*posterior fossa brain malformation, hemangiomas, arterial anomalies, coarctation of the aorta and cardiac defects and eye anomalies*).

■ Esclerose tuberosa

Introdução

A esclerose tuberosa (ET) exibe herança autossômica dominante.

Existem 2 genes responsáveis pela ET: o *TSC1* localiza-se no cromossomo 9q34, codifica a proteína hamartina e responde por 10 a 30% dos casos, enquanto o *TSC2* reside em 16p13.3, codifica a proteína tuberina e está implicado na maioria dos casos. As mutações em *TSC2* estão associadas a um fenótipo mais grave.

No mínimo metade dos casos são esporádicos.
A incidência aproximada é de 1/6.000 nascidos vivos.
O fenótipo é bastante variado, pois a ET pode acometer múltiplos órgãos e sistemas.

Manifestações

Clínicas

As manifestações clínicas estão relacionadas com os órgãos acometidos, porém a forma de apresentação mais comum na infância são as convulsões, principalmente os espasmos infantis.

Toda criança com espasmos infantis merece um exame minucioso da pele, à procura de lesões hipomelanóticas ou hipocrômicas (Figura 158.1A), que se assemelham a uma folha de freixo. Como tais lesões também estão presentes em crianças normais, deve-se cogitar diagnóstico de ET apenas quando encontram-se pelo menos três manchas com diâmetro mínimo de 5 mm.

Outras alterações cutâneas que podem estar presentes são:
- Angiofibromas faciais (Figura 158.1B) antigamente chamados de adenomas sebáceos: surgem aos 2 a 5 anos de idade e expandem-se durante a infância. São pápulas rosas ou vermelhas, que aparecem sobre as bochechas e o nariz, com distribuição em forma de borboleta na face
- Placa cefálica fibrosa (Figura 158.1G): tende a ocorrer na fronte, mas também pode localizar-se em outras áreas da face e no couro cabeludo
  ○ Fibromas ungueais (Figura 158.1C)
  ○ Fibromas gengivais (Figura 158.1D)

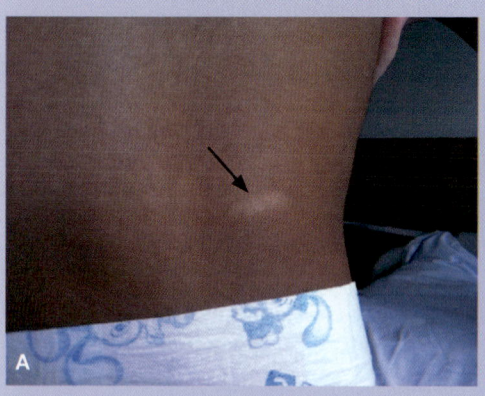
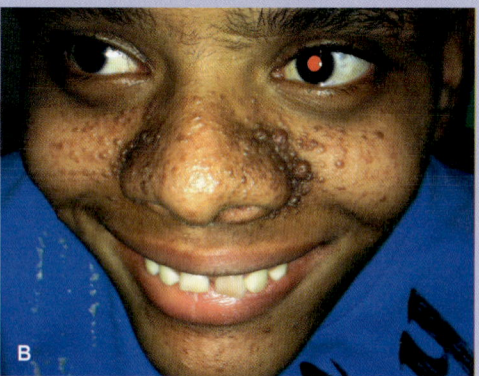

Figura 158.1 Sinais cutâneos da esclerose tuberosa. **A.** Mancha hipocrômica "em folha de freixo". **B.** Angiofibromas faciais. (*Continua*)

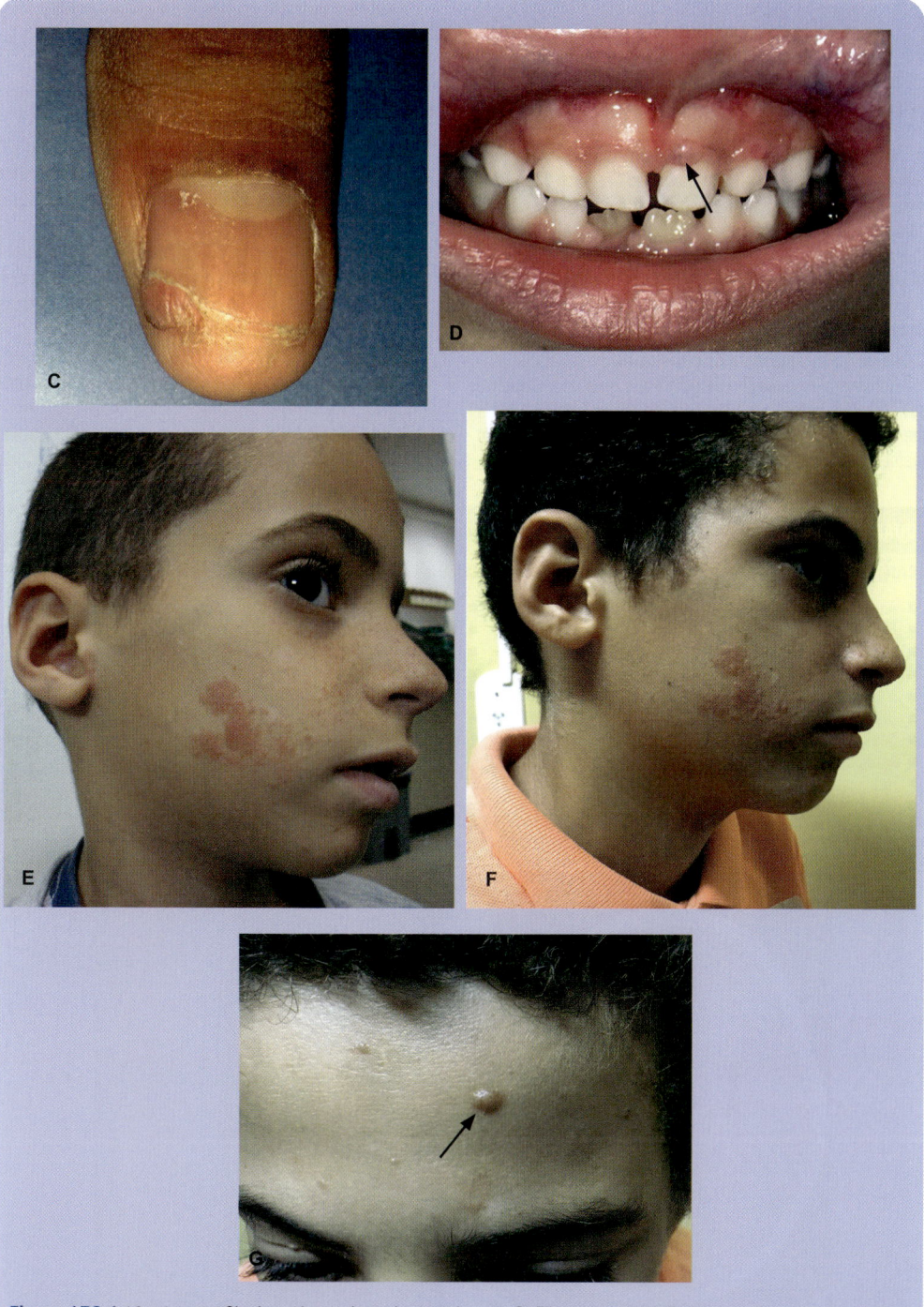

Figura 158.1 (*Continuação*) Sinais cutâneos da esclerose tuberosa. **C.** Fibroma ungueal. **D.** Fibroma gengival. **E** e **F.** Placa "em chagrém" na bochecha direita. **G.** Placa cefálica fibrosa.

- Placa em chagrém (Figura 158.1E e F): lesão áspera e elevada, assemelha-se à casca de laranja. Localiza-se predominantemente na região lombossacra.

A ET pode estar associada a comprometimento cognitivo, agressividade, doenças psiquiátricas e transtorno do espectro autista.

Além dessas manifestações podem ocorrer: lesões retinianas, tumores cerebrais, rabdomioma cardíaco, hamartomas ou doença policística nos rins, que pode levar a dor, hematúria e, em alguns casos, insuficiência renal. Os angiomiolipomas podem gerar lesões pulmonares císticas ou fibrosas generalizadas.

Diagnóstico

O Quadro 158.1 apresenta os critérios de diagnóstico.

Considera-se o diagnóstico definido quando o paciente satisfaz dois critérios maiores ou um maior e dois ou mais menores. O diagnóstico é provável quando há um critério maior ou dois ou mais menores.

A identificação de uma mutação patogênica no gene *TSC1* ou *TSC2* é suficiente para o diagnóstico.

Exames que devem ser solicitados aos pacientes com suspeita ou diagnóstico recente de esclerose tuberosa

- Tomografia computadorizada (TC) de crânio: demonstra nódulos calcificados em localização subependimária (Figura 158.2)
- Ressonância magnética (RM) do encéfalo: serve para pesquisar túberes corticais e subcorticais, nódulos subependimários, astrocitoma subependimário de células gigantes (SEGA), defeitos na migração neuronal
- Eletroencefalograma (EEG): oportuno em todos os pacientes com suspeita de ET, mesmo sem relato de crise convulsiva
- RM de abdome total
- Provas de função renal

QUADRO 158.1 Critérios diagnósticos da esclerose tuberosa.

Critérios maiores	Critérios menores
■ Angiofibromas (≥ 3) ou placa cefálica fibrosa ■ Fibromas ungueais (≥ 2) ■ Máculas hipomelanóticas (≥ 3; com diâmetro ≥ 5 mm) ■ Placa em chagrém ■ Múltiplos hamartomas retinianos ■ Displasia cortical ■ Nódulo subependimário ■ Astrocitoma de células gigantes subependimário ■ Rabdomioma cardíaco ■ Linfangioliomiomatose ■ Angiomiolipomas (> 2)	■ Depressões distribuídas aleatoriamente no esmalte dentário (≥ 3) ■ Fibromas intraorais (≥ 2) ■ Hamartoma de localização não renal ■ Mancha acrômica na retina ■ Lesões "em confete" na pele ■ Cistos renais múltiplos

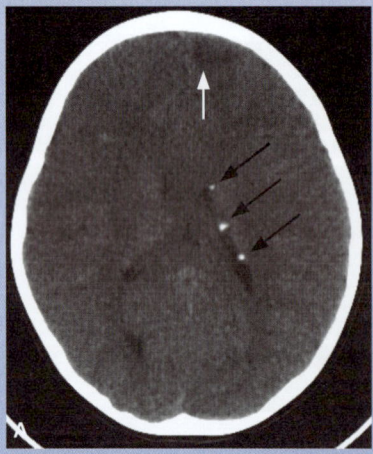 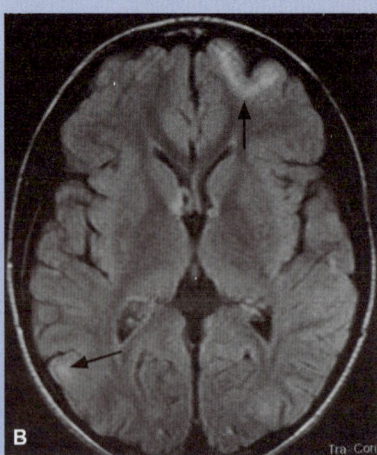

Figura 158.2 Achados da esclerose tuberosa nos exames de neuroimagem. **A.** A tomografia computadorizada de crânio evidencia focos de calcificação (*setas pretas*) na região subependimária dos ventrículos laterais. Um túber cortical (*seta branca*) também aparece como área hipodensa na região frontal esquerda. **B.** A sequência FLAIR da ressonância magnética do encéfalo evidencia os túberes corticais (*setas*) como áreas de sinal hiperintenso.

SÍNDROMES NEUROCUTÂNEAS

- Provas de função pulmonar
- TC de tórax
- Ecocardiograma
- Eletrocardiograma
- Avaliação oftalmológica.

Anamnese e exame físico

A anamnese deve definir a data de início das convulsões e, se possível, o tipo de crise (*Capítulo 148*). A história familiar deve averiguar se os pais têm sintomas compatíveis com a ET.

O exame físico inclui os sinais vitais, com atenção especial à pressão arterial, e uma inspeção minuciosa da pele e dos dentes. Também deve-se avaliar se há alterações neuropsiquiátricas associadas à ET.

Manejo e acompanhamento

Controle das crises epilépticas, realização de ultrassonografia renal, ecocardiograma e radiografia de tórax periodicamente.

Tratamento

Sintomático

Para os espasmos infantis a primeira escolha é a vigabatrina. Pode-se usar o ACTH se a primeira opção falhar.

Se o paciente for diagnosticado com um astrocitoma de células gigantes subependimário, o tratamento prolongado com everolimo (Afinitor®) pode estar indicado.

■ Neurofibromatose

Introdução

As neurofibromatoses classificam-se nos tipos I ou periférico (NF1) e II ou central (NF2). A NF1 e a NF2 são doenças genéticas totalmente distintas, mas têm como denominador comum a ocorrência de manchas café com leite e a propensão a tumores do sistema nervoso central e periférico.

A NF1, também chamada de doença de von Recklinghausen, é 10 vezes mais comum que a NF2 e é uma doença multissistêmica, enquanto a NF2 consiste basicamente em schwannomas do oitavo nervo craniano.

Ambos os tipos exibem herança autossômica dominante.

Neurofibromatose 1

Incidência 1:3.000 indivíduos. Na NF1 o gene alterado reside no cromossomo 17q11.

É caracterizada por presença de múltiplos tumores no sistema nervoso central e periférico, alterações na pigmentação cutânea e lesões do sistema visceral e vascular. Tem curso progressivo.

Manifestações clínicas

Pele

A mancha hiperpigmentada cor de café com leite é o sinal mais prevalente (Figura 158.3A). Apresenta as bordas definidas e pigmentação uniforme, localiza-se preferencialmente no tronco e nos membros, poupando o couro cabeludo, as palmas e plantas. Geralmente está presente ao nascimento e pode variar em tamanho, número e pigmentação com a idade.

As sardas axilares (Figura 158.3B) ou inguinais são máculas pequenas hiperpigmentadas com 1 a 3 mm de diâmetro e geralmente aparecem aos 3 a 5 anos de idade.

Neurofibromas cutâneos são tumores benignos, geralmente estão na pele, mas podem ocorrer em qualquer local do sistema nervoso periférico e possuem tamanho variável.

Neurofibroma plexiforme é o espessamento de troncos nervosos, de forma difusa; frequentemente ocorrem na região temporal da face ou orbitária. Pode provocar deformidade óssea.

Os neurofibromas podem causar obstrução ou sangramento no trato gastrintestinal. Também podem causar compressão medular.

Neurológicas

Macrocefalia, cefaleia, déficit cognitivo, dificuldade do aprendizado, epilepsia, doença de moyamoya e tumores do sistema nervoso central (SNC; glioma óptico e do tronco cerebral, meningiomas, neurofibromas, astrocitomas e neurilemomas).

Oftalmológicas

Nódulos de Lisch (são hamartomas localizados na íris, surgimento após 6 anos), glaucoma e glioma óptico.

Ósseas

- Escoliose (Figura 158.3A)
- Pseudoartrose, particularmente da tíbia
- Adelgaçamento do córtex dos ossos longos
- Fibromas não ossificantes múltiplos (Figura 158.3C)
- Displasia do osso esfenoide.

Neurofibromatose 2

Incidência de 1:25.000. O gene defectivo localiza-se em 22q12.

Caracteriza-se por tumores do SNC.

Manifestações

Clínicas

As manifestações mais comuns são: perda auditiva, paresia facial, cefaleia, ataxia.

Os tumores mais encontrados são: schwannoma vestibular bilateral, meningiomas (Figura 158.4), meduloblastomas, ependimomas.

A única manifestação não tumoral é a catarata subcapsular posterior.

As manchas café com leite são as manifestações de pele mais encontradas, mas são ocasionais. O paciente também pode ter schwannomas na pele.

Diagnóstico

O Quadro 158.2 expõe os critérios para o diagnóstico da NF1 e NF2.

Tratamento

Consiste em medidas de apoio.

Medicações anticonvulsivantes para controle de crises epilépticas, cirurgia dos tumores que exibem crescimento rápido, procedimentos ortopédicos em caso de deformidades ósseas. As dificuldades do aprendizado podem exigir reabilitação.

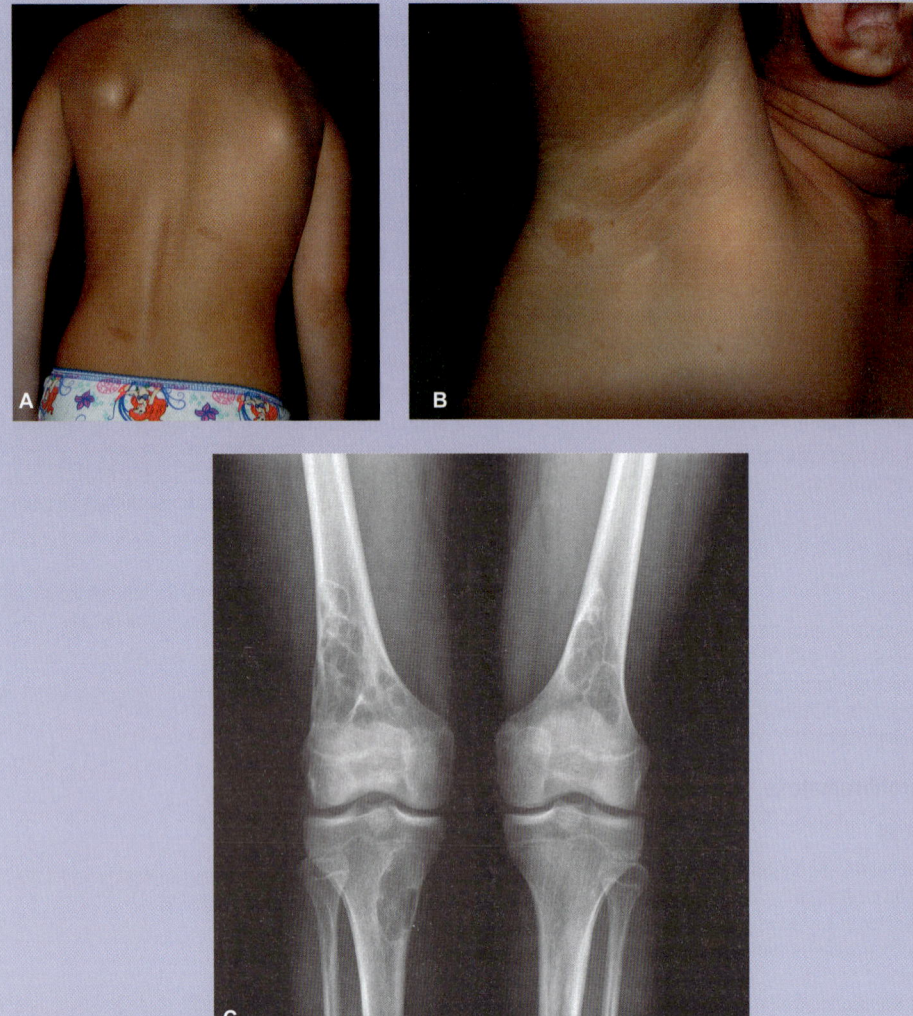

Figura 158.3 Neurofibromatose tipo I. **A.** Múltiplas manchas café com leite em menina escolar diagnosticada com NF1 por sequenciamento genético a partir da investigação da escoliose torácica. **B.** As sardas axilares podem ser sutis em crianças pequenas. **C.** Fibromas não ossificantes envolvendo os fêmures e a tíbia direita em adolescente de 13 anos que apresentou dor nos joelhos.

■ Síndrome de Sturge-Weber

Introdução

É um distúrbio esporádico que acomete os gêneros igualmente. Sua frequência aproximada é de 1/50.000. A mutação patogênica acomete o gene *GNAQ*, localizado em 9q21. Caracteriza-se pela presença de hemangioma facial (mancha em vinho do Porto) nos ramos oftálmicos e maxilar do nervo trigêmeo, associado a glaucoma e malformação vascular do olho ipsilateral e angioma leptomeníngeo ipsilateral.

Apenas 10 a 20% das crianças com mancha em vinho do Porto apresentam angioma leptomeníngeo.

Manifestações

Clínicas

Pele

O hemangioma está presente ao nascimento (Figura 158.5A e B), geralmente é unilateral mas pode ser bilateral e a conjuntiva e mucosa da face podem estar envolvidas.

SÍNDROMES NEUROCUTÂNEAS

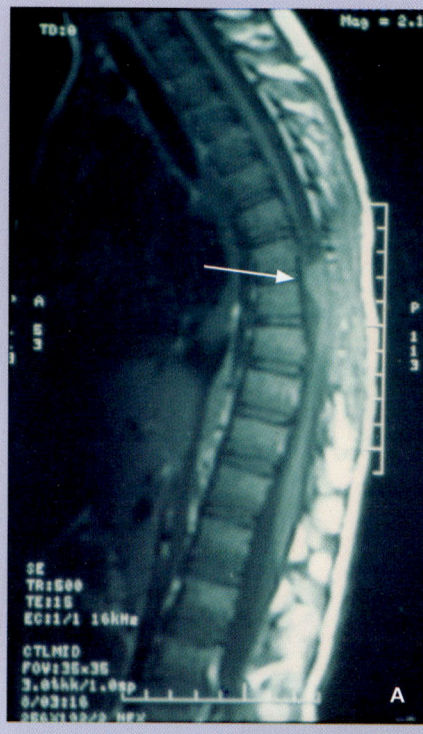
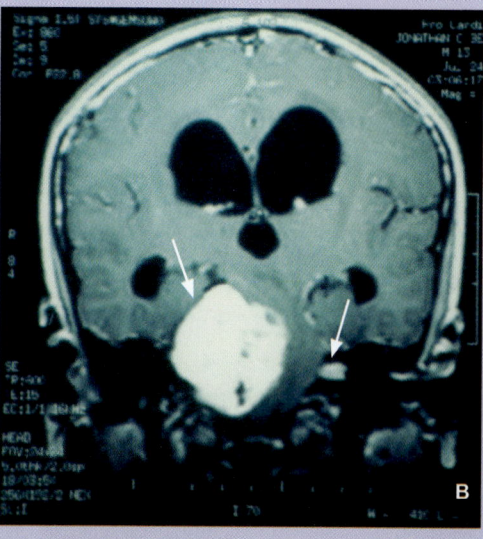

Figura 158.4 Adolescente de 13 anos apresentou-se com fraqueza nos membros inferiores (paraparesia). O exame físico revelou um nível sensitivo em T5. **A.** A ressonância magnética da coluna torácica mostrou um tumor (*seta*) em nível torácico, cuja biopsia revelou tratar-se de um meningioma. **B.** A ressonância magnética do encéfalo, imagem em T1 com contraste, evidenciou tumores (*setas*) do VIII nervo craniano bilateralmente.

QUADRO 158.2 Critérios para o diagnóstico das neurofibromatoses (NF).

	Critérios
Neurofibromatose tipo I (NF1 – no mínimo dois critérios)	■ Seis ou mais manchas café com leite com diâmetro > 5 mm em pré-púberes e > 15 mm nos pós-púberes ■ Dois ou mais neurofibromas ou um neuroma plexiforme ■ Sardas na região axilar ou inguinal ■ Glioma óptico ■ Dois ou mais nódulos de Lisch ■ Lesões ósseas caracterizadas como displasia do osso esfenoide ou adelgaçamento do córtex de ossos longos com ou sem pseudoartrose ■ Parentes de primeiro grau diagnosticados com NF1
Neurofibromatose tipo II (NF2)	■ Confirmada – presença de massa tumoral bilateral do VIII nervo craniano no exame de neuroimagem; idealmente, ressonância magnética ■ Provável – parente de primeiro grau com NF2 e um tumor do oitavo nervo craniano unilateral, mais um dos seguintes: meningioma, glioma, ependimoma, opacidade lenticular juvenil/catarata cortical juvenil ■ Indivíduos com schwannoma unilateral do VIII nervo craniano ou meningiomas múltiplos acompanhados de um dos tumores acima devem ser suspeitos de NF2

Neurológicas

Elas variam de acordo com a localização e extensão do angioma leptomeníngeo.

As manifestações abrangem: epilepsia (75 a 90% dos pacientes), déficit neurológico focal (hemiplegia, hemianopsia ou deficiência intelectual), cefaleia.

Oftalmológicas

Pode incluir glaucoma, hemangioma nas pálpebras, conjuntival e episcleral. Heterocromia da íris e estrabismo.

Diagnóstico

A doença é suspeitada ao nascimento a partir da mancha em vinho do Porto. A ressonância magnética (RM) de encéfalo é o método de escolha para visualizar o angioma leptomeníngeo. Por outro lado, a TC de crânio evidencia áreas variavelmente extensas de calcificação do córtex cerebral (Figura 158.5C).

Prognóstico

A maior parte das crianças apresenta epilepsia, glaucoma, cefaleia e episódios semelhantes a acidente vascular encefálico.

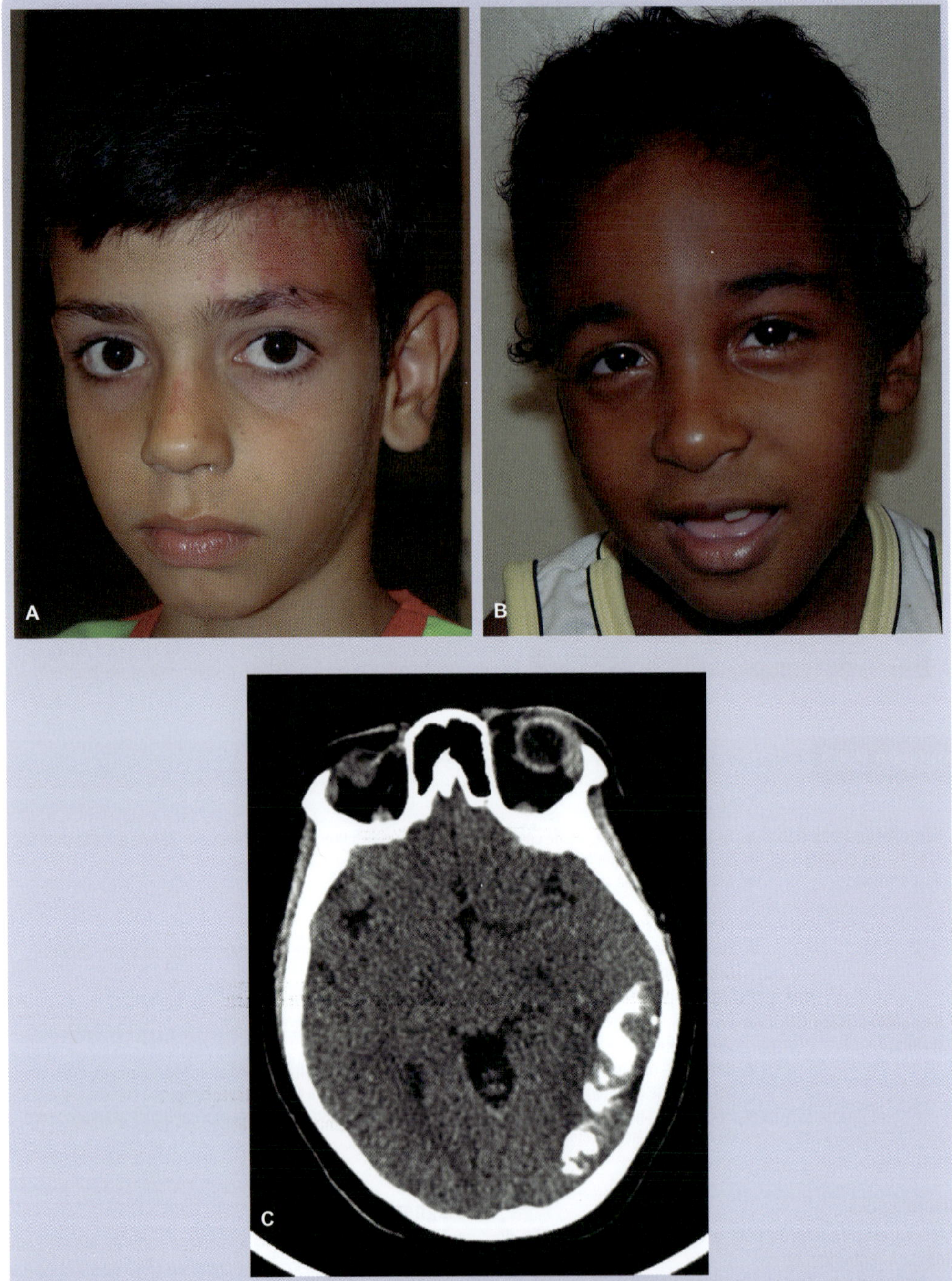

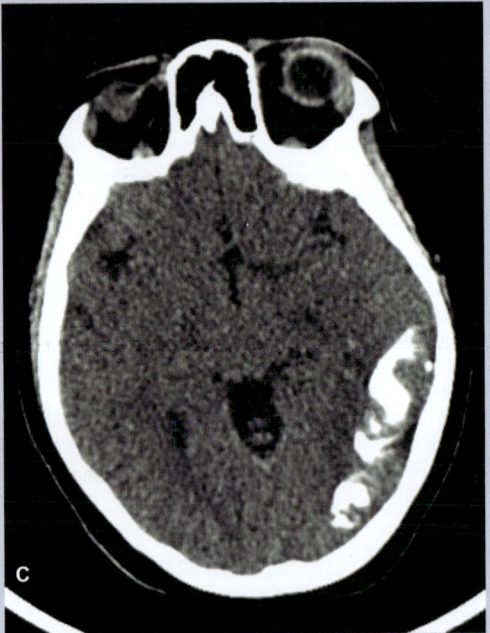

Figura 158.5 Síndrome de Sturge-Weber. **A.** Mancha em vinho do Porto em paciente com epilepsia leve e bom rendimento escolar. **B.** Em crianças de pele escura, a mancha típica da síndrome pode ser menos evidente. Esta criança apresentava um hemangioma na fronte esquerda que se tornava evidente apenas em situações de vasodilatação periférica. Ele apresentava epilepsia leve e dificuldades intensas do aprendizado. **C.** A tomografia computadorizada de crânio do paciente descrito em **B** delineou uma extensa área de calcificação cortical nos lobos parietal e occipital esquerdos.

Tratamento

Baseia-se no controle dos sintomas – anticonvulsivantes para o controle da epilepsia, tratamento da cefaleia, tratamento do glaucoma e possível diminuição da lesão facial por laserterapia.

■ Doença de von Hippel-Lindau

Introdução

A doença de von Hippel-Lindau (VHL) exibe herança autossômica dominante. O gene implicado localiza-se no cromossomo 3p25. Incidência de 1:39.000 indivíduos.

O fenótipo varia intensamente. Suas principais características são hemangioblastoma cerebelar, hemangioblastoma retiniano, outros hemangioblastomas do SNC e tumores císticos dos rins, pâncreas, fígado e epidídimo. Toda criança com hemangioblastoma cerebelar tem VHL.

Manifestações

Clínicas

As alterações mais frequentes são hemangioblastoma do cerebelo e da retina, feocromocitoma e carcinoma renal.

O início dos sintomas geralmente ocorre entre 18 e 50 anos e depende da localização da lesão.

Nos pacientes com tumor cerebelar, pode haver ataxia e sinais de hipertensão intracraniana.

O tumor retiniano pode se manifestar como dor ocular, inflamação, glaucoma, descolamento de retina etc.

Lesões císticas no fígado, pâncreas, rins, epidídimo, assim como o feocromocitoma, estão associados à VHL.

Diagnóstico

O diagnóstico é definido a partir da presença de um único hemangioblastoma, cerebelar ou retiniano, em paciente com história familiar da doença.

Deve-se suspeitar de VHL em caso de:
- Mais de um hemangioblastoma do SNC
- Hemangioblastoma associado a cisto visceral ou carcinoma renal
- Qualquer das manifestações em paciente com história familiar da doença.

Manejo

Exames de imagem, assim como acompanhamento médico regular, devem ser mantidos em busca da identificação das lesões em estágio inicial.

Tratamento

É direcionado à lesão. Angiomas da retina podem ser tratados com fotocoagulação e criocoagulação.

■ Ataxia-telangiectasia

Introdução

A ataxia-telangiectasia (A-T), também chamada de síndrome de Louis-Bar, exibe herança autossômica recessiva. Incidência de 1 em 88.000 nascidos vivos. Decorre de mutações no gene *ATM*, localizado em 11q22.3. Este gene codifica uma quinase de proteínas que desempenha papel importante no reparo de lesões do DNA.

O quadro clínico é dominado por degeneração progressiva da função neurológica, imunodeficiência celular, complicações pulmonares e tendência a neoplasias malignas. Há uma ampla variação na intensidade das manifestações fenotípicas.

A disfunção imune inclui hipoplasia do timo e diminuição ou ausência dos níveis séricos de IgG2 ou IgA, respectivamente, em 80% e 60% dos pacientes.

Manifestações

Clínicas

As manifestações clássicas da A-T são ataxia, que se manifesta no segundo ano de vida nos casos mais graves, e telangiectasias, que surgem na face e nas conjuntivas (Figura 158.6A) até 8 anos de idade. Descreveram-se casos da síndrome sem telangiectasias.

Outras manifestações neurológicas possivelmente associadas à A-T são distonia, coreoatetose, convulsões, tremor e anormalidades oculomotoras.

Diagnóstico

Um nível sérico de alfafetoproteína elevado favorece o diagnóstico, pois é encontrado em mais de 95% dos casos.

O nível sérico da proteína ATM é mensurável pela técnica *immunoblotting*.

A ressonância magnética do encéfalo pode detectar atrofia cerebelar (Figura 158.6B).

O diagnóstico é eminentemente clínico. Pode-se solicitar o sequenciamento do gene *ATM* pela técnica NGS (*next generation sequencing*).

Manejo

O risco de neoplasias como linfoma, leucemia e doença de Hodgkin está aumentado em 50 a 100 vezes.

Deve-se evitar a realização de tomografias computadorizadas repetidas, em virtude de radiossensibilidade.

Tratamento

O tratamento atual limita-se a medidas de apoio. Podem-se prescrever fármacos para tratar algumas das complicações neurológicas, como as convulsões, a distonia e o tremor.

A terapia de reposição com imunoglobulina intravenosa (Ig intravenosa) pode ser considerada nos pacientes com infecções frequentes associadas a níveis séricos de IgG2 reduzidos.

■ Síndrome PHACE

Introdução

O acrônimo PHACE, cunhado em 1996, advém da combinação de malformações da fossa posterior, hemangioma facial grande, anomalias das artérias cerebrais, coarctação da aorta e outras cardiopatias e anormalidades oculares (*eye*, em inglês).

A síndrome PHACE não é rara, e talvez seja a síndrome neurocutânea vascular mais comum.

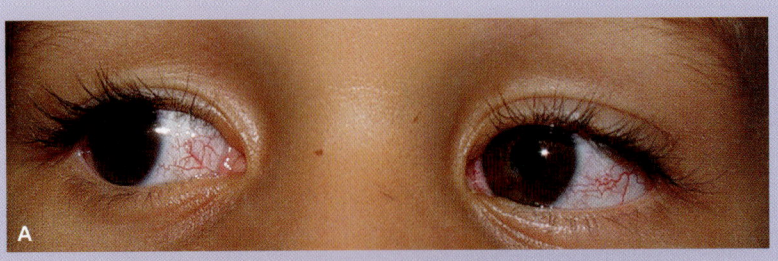
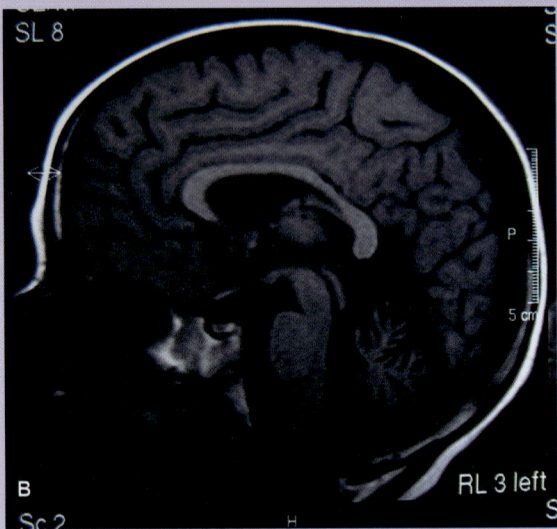

Figura 158.6 Ataxia-telangiectasia. **A.** Múltiplas telangiectasias são evidentes na conjuntiva bulbar. **B.** Imagem sagital em T1 de ressonância magnética demonstra atrofia cerebelar significativa.

Manifestações

Clínicas

O hemangioma em geral é extenso e costuma localizar-se na face ou no couro cabeludo. Haggstrom *et al.* (2006) propuseram uma classificação dos hemangiomas faciais em quatro segmentos anatômicos (Figura 158.7).

Diagnóstico

O diagnóstico baseia-se na presença de um hemangioma segmentar ou maior do que 5 cm^2 na face ou no couro cabeludo mais um critério maior ou dois menores:
- Critérios maiores:
  - Anomalia da fossa posterior
  - Coarctação da aorta
  - Defeito no esterno
  - Estenose, oclusão, ausência ou hipoplasia de uma artéria cerebral
  - Origem ou trajeto aberrante de uma grande artéria cerebral
  - Artéria subclávia anômala
- Critérios menores:
  - Hemangioma intracraniano extra-axial
  - Distúrbio da migração neuronal
  - Comunicação interventricular
  - Arco aórtico à direita
  - Catarata
  - Coloboma
  - Microftalmia.

Manejo

O pediatra deve se manter vigilante à ocorrência de convulsões, atraso do desenvolvimento, surdez, ataques isquêmicos transitórios e acidentes vasculares encefálicos.

As complicações mais comuns são sangramento e ulceração no local do hemangioma.

Tratamento

O tratamento do hemangioma inclui medicação, como prednisolona e propranolol, e/ou laserterapia.

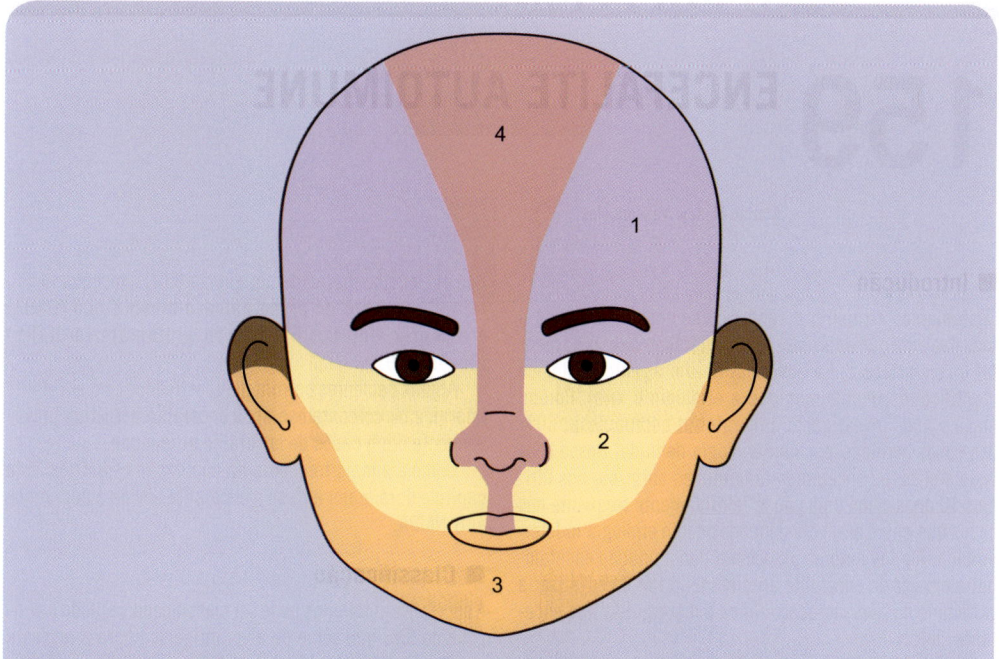

Figura 158.7 A observação clínica de centenas de casos por Haggstrom *et al.* (2006) levou à divisão da cabeça em quatro segmentos que expressam a localização preferencial dos hemangiomas na síndrome PHACE: *1* (frontotemporal); *2* (maxilar); *3* (mandibular); e *4* (frontonasal).

Bibliografia

Ferner RE, Huson SM, Thomas N et al. Guidelines for the diagnosis and management of individuals with neurofibromatosis 1. J Med Genet. 2007; 44(2):81-8.

Haggstrom AN, Lammer EJ, Schneider RA, Marcucio R, Frieden IJ. Patterns of infantile hemangiomas: new clues to hemangioma pathogenesis and embryonic facial development. Pediatrics. 2006; 117(3):698-703.

Krueger DA, Northrup H. International Tuberous Sclerosis Complex Consensus Group. Tuberous sclerosis complex surveillance and management: recommendations of the 2012 International Tuberous Sclerosis Complex Consensus Conference. Pediatr Neurol. 2013; 49(4):255-65.

Metry D et al. Consensus Statement on Diagnostic Criteria for PHACE Syndrome. Pediatrics. 2009; 124:1447-56.

Northrup H, Krueger DA. International Tuberous Sclerosis Complex Consensus Group. Tuberous sclerosis complex diagnostic criteria update. Tuberous sclerosis complex diagnostic criteria update: recommendations of the 2012 International Tuberous Sclerosis Complex Consensus Conference. Pediatr Neurol. 2013; 49(4):243-54.

Swaiman KF, Ashwa DM, Ferriero DM et al. Swaiman's pediatric neurology: principles and practice. 5. ed. Elsevier, 2012.

159 ENCEFALITE AUTOIMUNE

Marcio Moacyr Vasconcelos

■ Introdução

Costumamos atribuir o diagnóstico de encefalite aguda a todo paciente que apresenta febre, alteração do estado mental e convulsões e, na ausência de um agente etiológico identificado, presumimos que a etiologia é viral. Porém, mesmo após investigação laboratorial escrupulosa, 60% dos casos permanecem sem etiologia definida. Nesse contexto clínico, as encefalites autoimunes surgiram nos últimos 10 anos como uma causa relativamente frequente nos casos que antes eram classificados como etiologia indeterminada. Alguns autores propõem a denominação encefalopatia em vez de encefalite autoimune, a fim de enfatizar a variedade na apresentação clínica e distingui-la das encefalites infecciosas.

Na verdade, Sebire et al. descreveram em 1992 seis crianças com encefalopatia aguda caracterizada por alteração do estado mental, movimentos anormais e discinesia orofacial com resultados normais do líquido cefalorraquidiano (LCR) e pesquisa viral negativa. Os autores enfatizaram que a recuperação foi lenta, com alterações comportamentais e cognitivas persistentes, mas quatro pacientes posteriormente lograram uma recuperação completa.

Em 2005, surgiu o relato de quatro mulheres jovens com teratoma ovariano associado à encefalite, que se manifestou por déficit de memória, alteração da consciência, sintomas psiquiátricos e hipoventilação. Mas, os primeiros casos da encefalite com identificação dos anticorpos contra o receptor N-metil-D-aspartato (anti-NMDA) foram descritos em 2007 em mulheres jovens que apresentavam teratoma de ovário, configurando-a como uma síndrome paraneoplásica. No ano seguinte, os mesmos autores ampliaram o espectro clínico ao descreverem 100 casos, 90% dos quais do sexo feminino, que tiveram anticorpos anti-NMDA detectados no LCR e no soro.

Em 2010, Poloni et al. descreveram quatro meninas de 3 a 8 anos de idade, sem teratoma, que tiveram início agudo de encefalopatia grave, discinesia oromotora e dos membros, regressão cognitiva prolongada, mutismo e alucinações visuais, com um tempo de recuperação que se estendeu por até 18 meses. Os autores enfatizaram a ocorrência de insônia nas pacientes. Os anticorpos anti-NMDA foram detectados no soro de duas pacientes.

Ao contrário da encefalite paraneoplásica clássica, a encefalite anti-NMDA afeta pacientes mais jovens e, em muitos casos, é tratável por imunoterapia.

Também foram descritos casos de encefalopatia aguda produzida por anticorpos direcionados contra outros antígenos do sistema nervoso central (SNC), por exemplo, proteína 1 rica em leucina inativada por glioma (LGI1), receptor AMPA, receptores A e B do ácido gama-aminobutírico (GABA) e receptor metabotrópico 5 do glutamato (mGluR5) (Quadro 159.1).

Alguns pacientes outrora diagnosticados com encefalite letárgica ou coreoatetose após encefalite herpética provavelmente eram casos de encefalite autoimune.

Como é a mais frequente na população pediátrica, este capítulo dará maior ênfase à encefalite devida a anticorpos anti-NMDA.

■ Classificação

A encefalite autoimune pode ser classificada segundo o antígeno do SNC que serve de alvo antigênico para a resposta autoimune. O Quadro 159.1 descreve os principais alvos antigênicos e os respectivos quadros clínicos associados a títulos de anticorpos positivos.

Alguns autores incluem a encefalopatia de Hashimoto no grupo das encefalites autoimunes. Os pacientes acometidos podem ter hipotireoidismo, hipertireoidismo ou função tireóidea normal. O distúrbio está associado a anticorpos contra a peroxidase tireóidea e costuma responder aos corticosteroides. Deve-se ter em mente que 10% dos adultos sadios apresentam títulos positivos de anticorpos antiperoxidase tireóidea.

■ Epidemiologia

Pacientes de todas as faixas etárias podem ser afetados, com casos clínicos descritos entre 8 meses e 85 anos de idade, mas há predileção por crianças e adultos jovens. Acredita-se que 40% dos casos de encefalite anti-NMDA ocorram em menores de 18 anos.

A encefalite anti-NMDA exibe predileção pelo sexo feminino (80%), porém em crianças menores de 12 anos a proporção entre meninas e meninos é de 6:4.

■ Etiologia

Um teratoma de ovário pode estar implicado na gênese da síndrome autoimune. Dentre as pacientes acima de 18 anos de idade, 56% têm teratomas ovarianos unilaterais ou bilaterais, mas esse percentual cai para 30% naquelas abaixo de 18 anos e 9% nas menores de 14 anos.

■ Fisiopatologia

Os mecanismos fisiopatológicos que levam à produção de anticorpos patogênicos direcionados contra alvos antigênicos no SNC são desconhecidos.

ENCEFALITE AUTOIMUNE

QUADRO 159.1 Classificação das encefalites autoimunes segundo o alvo antigênico.

Antígenos-alvo da resposta autoimune	Quadros clínicos associados
Aquaporina 4 (AQP4)	Neuromielite óptica, episódios semelhantes à encefalomielite disseminada aguda
Complexo do canal de potássio dependente da voltagem (VGKC)	Encefalite límbica, neuromiotonia
Descarboxilase do ácido glutâmico, isoforma de 65 kDa (GAD65)	Cerebelite autoimune, síndrome da pessoa rígida, neuromielite óptica
Peroxidase tireóidea	Encefalopatia de Hashimoto
Proteína 1 rica em leucina inativada por glioma (LGI1)	Encefalite límbica
Receptor 2 da dopamina (D2R)	Coreia de Sydenham, síndrome de Tourette, encefalite dos núcleos da base
Receptor A do ácido gama-aminobutírico (GABAaR)	Encefalite + convulsões
Receptor ácido α-amino-3-hidroxi-5-metil-4-isoxazolpropiônico (AMPA)	Encefalite límbica
Receptor B do ácido gama-aminobutírico (GABAbR)	Encefalite + estado de mal epiléptico
Receptor de glicina (GlyR)	Síndrome da pessoa rígida, encefalomielite progressiva com rigidez e mioclonia
Receptor metabotrópico 5 do glutamato (mGluR5)	Encefalite límbica e linfoma de Hodgkin
Receptor N-metil-D-aspartato (NMDA)	Encefalite/encefalopatia, distúrbio do movimento, convulsões, alterações comportamentais

Adaptado de Lim et al., 2015.

Não obstante, muitos pacientes apresentam um pródromo de infecção viral durante 2 a 3 semanas.

Na encefalite anti-NMDA, os anticorpos são dirigidos principalmente contra a subunidade NR1 do receptor, que se distribui difusamente no encéfalo. Supõe-se que a ação dos anticorpos desencadeie uma redução difusa na função do receptor NMDA, gerando uma variedade de sintomas.

■ Quadro clínico

Em 2 a 3 semanas antes da hospitalização, 90% dos pacientes apresentam sintomas prodrômicos, como febre, vômito, diarreia e sintomas do sistema respiratório superior.

Em crianças menores de 12 anos, o início do quadro neurológico se dá com alterações do comportamento, crises epilépticas e distúrbios do movimento, incluindo discinesias orofaciais. As alterações comportamentais relatadas abrangem agitação, confusão, agressividade, alteração da personalidade, alucinações visuais, mutismo e catatonia.

Até 77% das crianças acometidas manifestam crises epilépticas ao longo de sua evolução.

■ Diagnóstico

Clínico

Os pacientes com encefalite anti-NMDA devem apresentar pelo menos três dos seguintes sintomas ao longo da evolução: alterações comportamentais, comprometimento da memória, perturbação da fala, convulsões, discinesias, alteração da consciência, transtorno do sono, instabilidade autonômica e hipoventilação. Se o paciente tiver apenas um ou dois desses sintomas, deve-se considerar outro diagnóstico.

O Quadro 159.2 expõe algumas evidências clínicas em favor e contra o diagnóstico de encefalite autoimune.

Laboratorial

Diversos laboratórios oferecem um painel de cerca de 10 anticorpos que podem ser pesquisados no soro ou no LCR.

A identificação dos anticorpos implicados na síndrome é importante porque, em geral, a encefalite causada por anticorpos contra antígenos na superfície celular ou nas sinapses é mais acessível à imunoterapia do

QUADRO 159.2 Diagnóstico de encefalite autoimune contra o receptor N-metil-D-aspartato.

Mais provável se	Menos provável se
■ Início subagudo de alteração do estado mental com alterações psiquiátricas e discinesias orofaciais ■ Teratoma de ovário diagnosticado por ressonância magnética da pelve ■ Título positivo de anticorpos anti-NMDA no soro ou no LCR	■ Microrganismo detectado por meio de cultura ou reação em cadeia da polimerase (PCR) ■ Ausência de discinesias orofaciais ■ Ausência de alterações comportamentais

LCR: líquido cefalorraquidiano.

que aquela produzida por anticorpos contra antígenos intracelulares.

A ausência de anticorpos específicos no soro e no LCR não deve excluir o diagnóstico de encefalite autoimune, tampouco um título positivo de anticorpo fecha o diagnóstico definitivamente, pois há a possibilidade de um resultado falso-positivo, sobretudo quando o título sérico é baixo e o LCR não contém anticorpos.

Quando há suspeita da encefalopatia de Hashimoto, deve-se avaliar a função tireóidea.

A taxa de resultados positivos nos testes sorológicos é influenciada pela técnica do ensaio. Recomenda-se que os anticorpos sejam pesquisados por meio de ensaios baseados em células (CBA, *cell-based assays*).

Por imagem

Cerca de 35% dos pacientes com encefalite anti-NMDA apresentam anormalidades na ressonância magnética (RM) do encéfalo à apresentação. Se este exame for repetido ao longo da enfermidade, a taxa de resultados anormais alcança 50 a 70%. As anormalidades observadas são predominantemente áreas de sinal hiperintenso nas estruturas límbicas nas sequências FLAIR, distribuídas de maneira bilateral e assimétrica.

Deve-se solicitar uma RM do abdome e da pelve a fim de excluir a presença de um teratoma.

Eletroencefalograma

No eletroencefalograma (EEG), encontram-se anormalidades na maioria das crianças afetadas, incluindo alteração do ritmo de base, lentidão generalizada ou focal e descargas epileptiformes que, em 80% dos casos com EEG anormal, são focais.

■ Diagnóstico diferencial

O diagnóstico diferencial da encefalite autoimune inclui infecções do SNC, coreia de Sydenham, outros distúrbios inflamatórios (p. ex., encefalomielite disseminada aguda [ADEM], lúpus eritematoso sistêmico, neurossarcoidose), anormalidades eletrolíticas (p. ex., hiponatremia), afecções metabólicas (p. ex., hiperamonemia, descompensação aguda de erros inatos do metabolismo), endocrinopatias (p. ex., hipotireoidismo) e doenças multissistêmicas (p. ex., sepse).

Deve-se considerar que os pacientes com encefalite anti-NMDA também podem apresentar distúrbios desmielinizantes, como ADEM, mielite ou neuromielite óptica.

■ Tratamento

Medidas gerais

As crianças podem necessitar de internação em unidade de terapia intensiva, de acordo com o grau de alteração da consciência e a intensidade das alterações autonômicas.

O monitoramento dos sinais vitais e das manifestações clínicas é oportuno.

Durante o estágio inicial da doença, muitos pacientes necessitam permanecer internados por 3 a 4 meses, seguidos por reabilitação motora e comportamental por muitos meses.

Fármacos

Não se deve aguardar a confirmação sorológica da suspeita de encefalite autoimune para instituir o tratamento, o qual baseia-se em intervenções imunomoduladoras (Figura 159.1).

O tratamento farmacológico começa com:
- Imunoglobulina intravenosa (IGIV), 2 g/kg divididos em 2 a 5 dias
- Metilprednisolona, 30 mg/kg/dia até no máximo 1 g/dia por 3 a 5 dias. Ao final da pulsoterapia, instituir prednisolona por via oral, 1 a 2 mg/kg/dia em duas tomadas.

A IGIV a e e a metilprednisolona podem ser fornecidas ao mesmo tempo ou uma após a outra. Caso a resposta inicial seja insatisfatória, pode-se instituir um segundo ciclo de IGIV + metilprednisolona.

As intervenções mais complexas ou que encerram maior risco são programadas subsequentemente, se a criança continuar refratária após dois ciclos do tratamento de primeira linha. De acordo com os recursos disponíveis, pode-se recorrer a:
- Plasmaférese: em geral, realizam-se cinco sessões em dias sucessivos ou alternados
- Rituximabe: 375 mg por m^2 de superfície corporal, 1 vez/semana durante um total de quatro administrações. O rituximabe é um anticorpo monoclonal anti-CD20 que tem sido amplamente utilizado no tratamento de doenças neurológicas e reumatológicas de etiologia imunológica
- Ciclofosfamida: agente alquilante ministrado em diferentes esquemas posológicos.

Outras intervenções

Quando um teratoma está presente, a remoção do tumor frequentemente acelera a recuperação.

■ Prognóstico

Cerca de 80% dos pacientes beneficiam-se de uma recuperação significativa ou plena. Algumas crianças continuam a melhorar dois anos após o início da enfermidade.

As primeiras manifestações a melhorar são as discinesias, a disautonomia, o nível de consciência e as convulsões. Porém, as alterações psiquiátricas tendem a se prolongar.

Em 20 a 25% dos casos há recidiva meses ou anos após a melhora inicial.

> **NÃO ESQUEÇA**
>
> - O pediatra deve estar atento à possibilidade de uma etiologia autoimune em toda criança que recebe o diagnóstico presuntivo de encefalite viral aguda
> - A recuperação tende a ser lenta e, não raro, anormalidades cognitivas e psiquiátricas persistem.

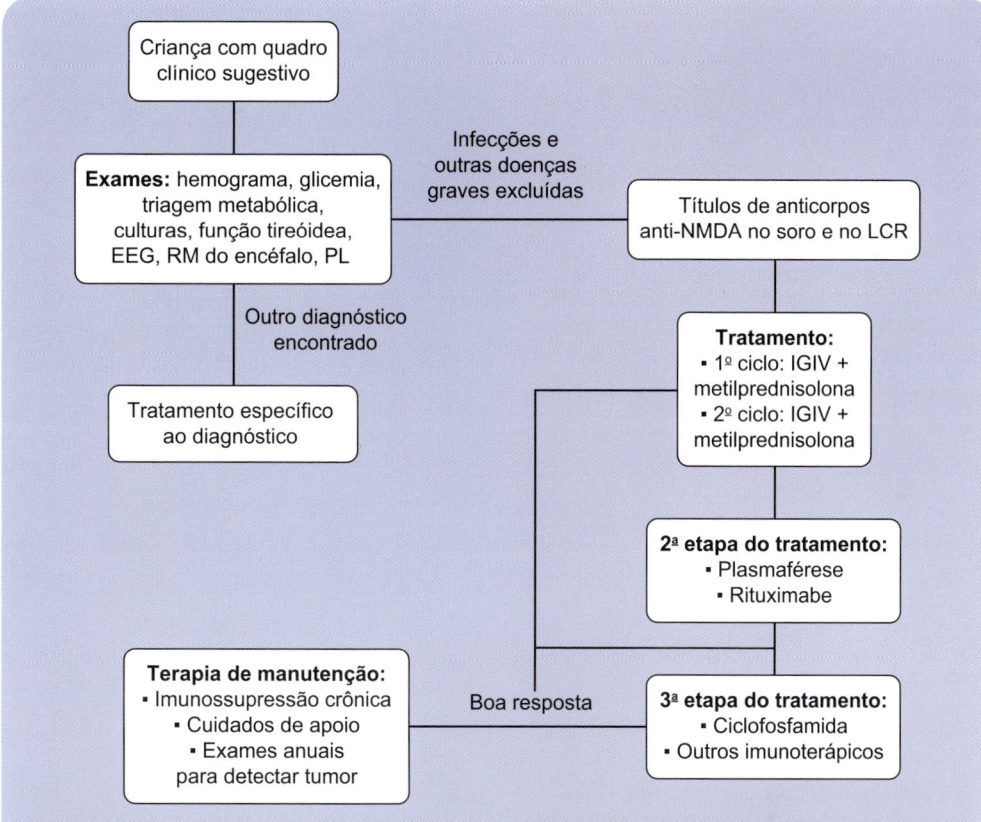

Figura 159.1 Manejo do paciente com suspeita de encefalite autoimune. EEG: eletroencefalograma; IGIV: imunoglobulina intravenosa; LCR: líquido cefalorraquidiano; NMDA: N-metil-D-aspartato; PL: punção lombar; RM: ressonância magnética.

■ Bibliografia

Albert DV, Pluto CP, Weber A et al. Utility of neurodiagnostic studies in the diagnosis of autoimmune encephalitis in children. Pediatric Neurology. 2016; 55:37-45.

Armangue T, Petit-Pedrol M, Dalmau J. Autoimmune encephalitis in children. Journal of Child Neurology. 2012; 27(11):1460-9.

Dalmau J, Gleichman AJ, Hughes EG et al. Anti-NMDA-receptor encephalitis: case series and analysis of the effects of antibodies. Lancet Neurology. 2008; 7(12):1091-8.

Dalmau J, Lancaster E, Martinez-Hernandez E et al. Clinical experience and laboratory investigations in patients with anti-NMDAR encephalitis. Lancet Neurology. 2011; 10(1):63-74.

Lim M, Hacohen Y, Vincent A. Autoimmune encephalopathies. Pediatric Clinics of North America. 2015; 62(3):667-85.

Poloni C, Korff CM, Ricotti V et al. Severe childhood encephalopathy with dyskinesia and prolonged cognitive disturbances: evidence for anti-N-methyl-D-aspartate receptor encephalitis. Developmental Medicine & Child Neurology. 2010; 52:e78-e82.

Sebire G, Devictor D, Huault G, Aicardi J, Landrieu P, Tardieu. M. Coma associated with intense bursts of abnormal movements and long-lasting cognitive disturbances: an acute encephalopathy of obscure origin. Journal of Pediatrics. 1992; 121:845-51.

Titulaer MJ, Höftberger R, Iizuka T et al. Overlapping demyelinating syndromes and anti-NMDA receptor encephalitis. Annals of Neurology. 2014; 75(3):411-28.

Vitaliani R, Mason W, Ances B et al. Paraneoplastic encephalitis, psychiatric symptoms, and hypoventilation in ovarian teratoma. Annals of Neurology. 2005; 58:594-604.

Seção 15

DERMATOLOGIA

Sumário

160. Acne, 885
161. Dermatite Atópica | Aspectos Dermatológicos, 889
162. Dermatite de Contato, 895
163. Dermatite Seborreica, 901
164. Dermatofitoses, 904
165. Impetigo, 908
166. Psoríase, 910
167. Síndrome de Stevens-Johnson, 914

Coordenadora: Izabel C. Soligo Kanaan

DERMATOLOGIA

160 ACNE

Izabel C. Soligo Kanaan e Ana Mósca

■ Introdução

Acne é um distúrbio multifatorial da unidade pilossebácea. O quadro clínico pode variar de acne comedoniana a doença sistêmica fulminante. Acomete principalmente adolescentes, mas pode incidir em todos os grupos etários.

■ Classificação

A acne classifica-se em:
- Neonatal (Figura 160.1)
- Infantil (Figura 160.2)
- Vulgar
- Nodulocística da mulher adulta
- Fulminante
- Conglobata
- Mecânica
- *Excoriée des jeunes filles*
- Induzida por substâncias
- Ocupacional
- Edema facial sólido
- Cloracne.

■ Epidemiologia

A prevalência da acne varia de 35 a 90% nos adolescentes. Em geral, observa-se que a acne acomete 95% dos meninos e 83% das meninas com 16 anos. O aparecimento é precoce (11 anos para as meninas e 12 anos para os meninos), sendo a prevalência maior entre os meninos devido à influência androgênica.

■ Patogenia

A Figura 160.3 apresenta a patogenia das diferentes etapas de evolução da acne, caracterizada pelos seguintes mecanismos:
- Hiperprodução de sebo glandular
- Hiperqueratinização folicular

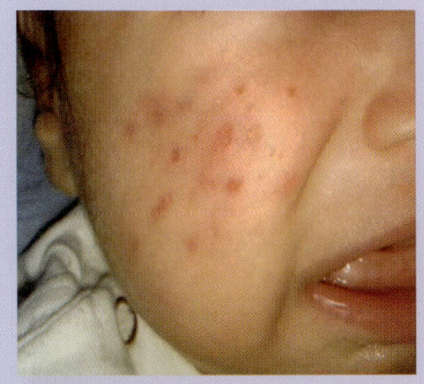

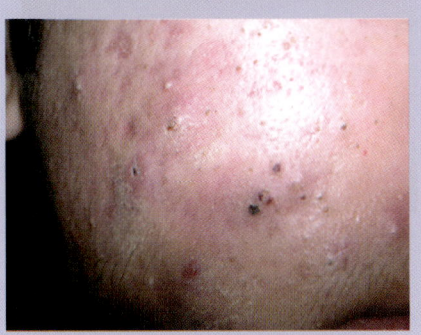

Figura 160.1 Acne neonatal.

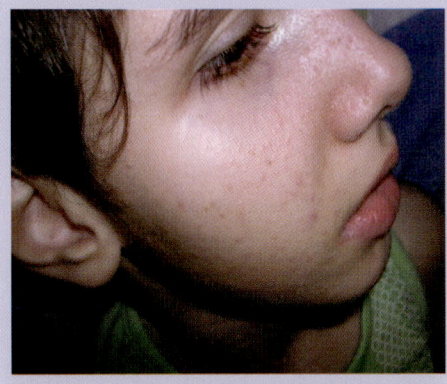

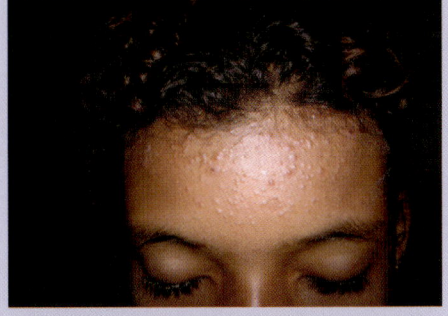

Figura 160.2 Acne infantil.

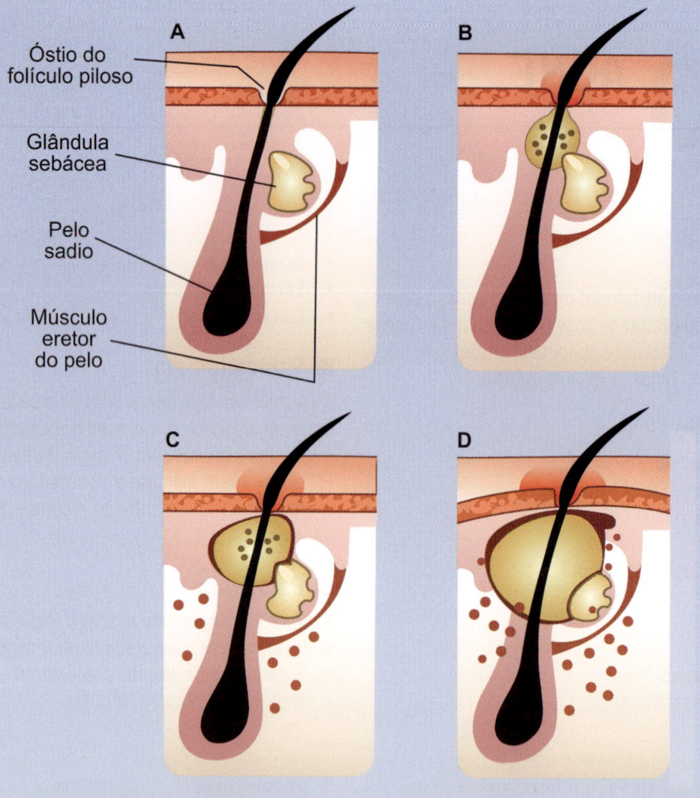

Figura 160.3 Patogenia da acne. **A.** Microcomedão. **B.** Comedão. **C.** Pústula. **D.** Nódulo.

- Colonização bacteriana folicular
- Liberação de mediadores da inflamação no folículo e na derme adjacente.

■ Quadro clínico

Caracteriza-se pela formação de comedões abertos e fechados (Figura 160.4). Em seguida evoluem para formar pápulas, pústulas, nódulos, cistos e cicatrizes de variada gravidade (Figura 160.5).

■ Diagnóstico diferencial

Hiperplasia sebácea, milia, infecção por *Candida*, tumores dos apêndices de origem folicular, Favre-Racouchot, nevo comedônico, queratose pilar, dermatite perioral, foliculite bacteriana, pseudofoliculite da barba, rosácea e molusco contagioso (Figura 160.6).

■ Avaliação

A história clínica e o exame físico são essenciais para organizar um plano de tratamento. No exame físico, deve-se inspecionar a pele cuidadosamente à procura de comedões, lesões inflamatórias, nódulos, cistos e cicatrizes. A revisão dos cosméticos e protetores solares é útil. Em pacientes do sexo feminino, a história menstrual e o uso de contraceptivos orais são de suma importância, em virtude da influência hormonal na acne.

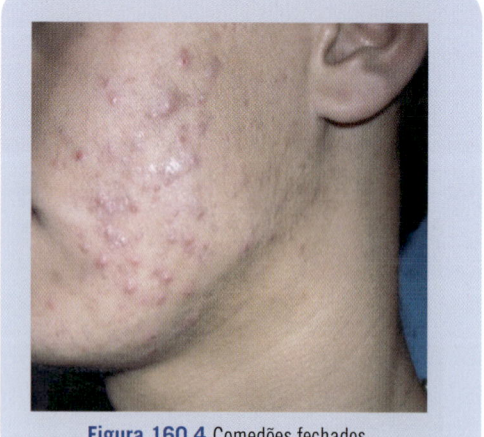

Figura 160.4 Comedões fechados.

ACNE

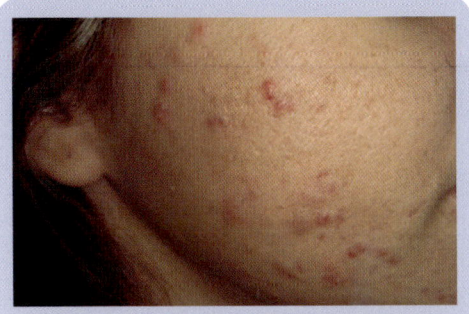

Figura 160.5 Pápulas inflamatórias e cicatrizes.

■ Tratamento

O tratamento da acne pode incluir medicamentos tópicos (Quadro 160.1) e/ou orais (Quadro 160.2), de acordo com a intensidade das lesões.

A cor e o tipo da pele influenciam a escolha da medicação tópica; dá-se preferência a géis e loções secativas para peles oleosas, e cremes para peles secas.

■ Complicações

Alterações residuais evolutivas como cicatrizes e hiperpigmentações pós-inflamatórias. Também podem surgir nódulos, cistos e abscessos (Figura 160.7).

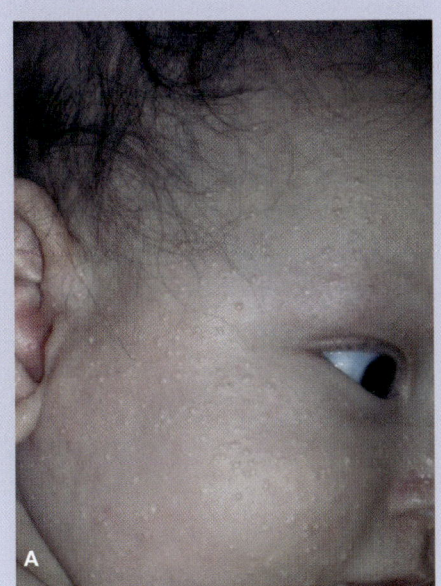
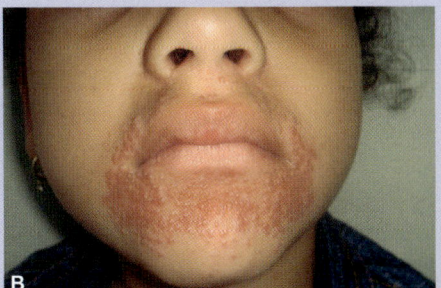
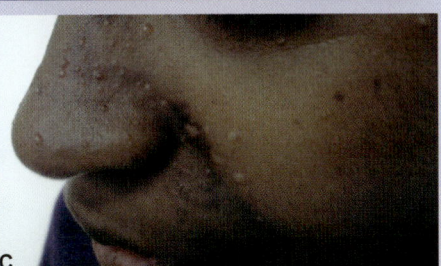

Figura 160.6 Diagnóstico diferencial da acne. **A.** Milia. **B.** Dermatite perioral. **C.** Molusco contagioso.

QUADRO 160.1	Tratamento da acne – medicamentos tópicos.		
Agente	**Formulação**	**Mecanismo de ação**	**Efeitos adversos**
Ácido azelaico	Creme a 20% ou gel a 15%	Antimicrobiano, anti-inflamatório e comedolítico. Ajuda na melhora da hiperpigmentação pós-inflamatória	Pouco irritante. Não é fotossensibilizante
Ácido salicílico	0,5 a 2%	Comedolítico e anti-inflamatório	Eritema e descamação
Adapaleno	Gel ou creme a 0,1 ou 0,3%	Comedolítico e anti-inflamatório	Não é fototóxico e quando comparado à tretinoína tópica tem menor potencial de irritação, descamação
Antibióticos	Diversos	Bacteriostáticos	Prurido, queimação, ressecamento
Enxofre	3 a 10%	Queratolítico	Alteração da cor da pele
Peróxido de benzoíla	Gel, máscaras, limpadores a 2,5, 5 e 10%	Bacteriostático	Dermatite de contato em 1 a 3% dos pacientes. Pode manchar roupas coloridas
Tretinoína	Creme, gel e sérum a 0,025 a 0,1%	Normaliza a queratinização	Irritação, ressecamento, fotossensibilizante

QUADRO 160.2 Tratamento da acne – medicamentos orais.

Agente		Ação	Efeitos adversos
Antibióticos	Tetraciclina 500 mg a cada 12 h Doxiciclina 50 a 100 mg a cada 12 h Limeciclina 150 a 300 mg 1 vez/dia Minociclina 50 a 100 mg 1 a 2 vezes/dia Eritromicina 500 mg 2 vezes/dia Azitromicina 1 vez/dia (pulsoterapia) Sulfametoxazol + trimetoprina 800/160 mg 2 vezes/dia	Antimicrobiana	Fotossensibilidade
Contraceptivos orais	Drospirenona 3 mg e etinilestradiol 0,03 mg e outros similares	Supressão da glândula sebácea	Piora de outras dermatoses, como o melasma
Isotretinoína	Cápsulas de 10 e 20 mg Dose inicial de 0,5 a 1 mg/kg Dose acumulada deve ficar entre 120 e 150 mg	Atua em todos os fatores envolvidos na fisiopatogenia da acne	Teratogenicidade Ressecamento de pele e mucosas Alteração do metabolismo lipídico

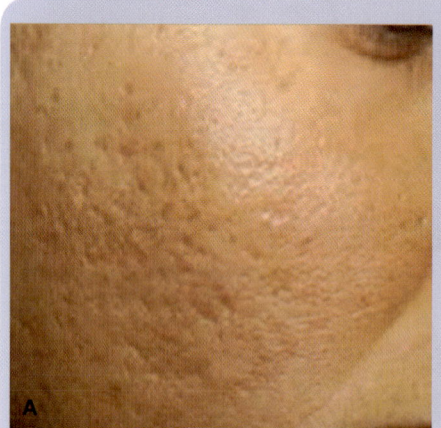 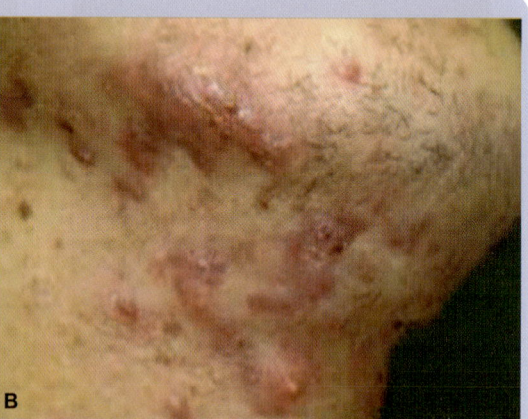

Figura 160.7 Complicações da acne. **A.** Cicatrizes atróficas. **B.** Nódulos inflamatórios.

Bibliografia

Adebamowo CA, Spiegelman D, Berkey CS et al. Milk consumption and acne in teenaged boys. J Am Acad Dermatol. 2008; 58(5):787-93.

Bologna J, Jorizzo J, Rapini R. Dermatologia. Doenças bacterianas. Rio de Janeiro: Elsevier, 2011. p. 495-508.

Monteiro EO. Artigo de revisão: tópicos, sistêmicos e outros tratamentos para acne. RBM. Especial Dermatologia e Cosmiatria 3. 2011; 68:4-14.

Paller AS, Mancini AJ. Disorders of the sebaceous and sweat glands. In: Huwitz clinical pediatric dermatology. Toronto: Elsevier, 2011. p. 167-78.

DERMATOLOGIA

161 DERMATITE ATÓPICA I ASPECTOS DERMATOLÓGICOS

Ana Mósca e Izabel C. Soligo Kanaan

■ Definição

A dermatite atópica (DA) é uma dermatite inflamatória crônica, recidivante, caracterizada por prurido intenso, xerose e lesões eczematosas de morfologia e distribuição típicas, que pode ocorrer em qualquer idade, mas geralmente surge antes dos 5 anos de idade. Frequentemente está associada a asma ou bronquite e rinite alérgica.

Não é uma doença contagiosa.

■ Classificação

A DA pode ser classificada segundo a faixa etária de acometimento em três grupos:
- Do lactente: costuma se manifestar nos primeiros 2 a 12 meses de vida
- Infantil: indivíduos de 2 a 12 anos
- Adulto.

■ Etiologia

A Figura 161.1 mostra os principais fatores etiológicos que contribuem para a manifestação da DA.

■ Fisiopatologia

A patogenia é multifatorial e não totalmente esclarecida. Porém, alguns fatores são apontados (Figura 161.2):
- Anormalidades imunológicas, como a ativação da resposta do linfócito T auxiliar, aumento dos níveis séricos de imunoglobulina E, eosinofilia no sangue periférico e reação imune exacerbada a vários antígenos
- Função da barreira cutânea comprometida
- Fatores ambientais, como alergênios, irritantes, condições climáticas e geográficas, estresse psicológico, infecções secundárias, classe social mais favorecida etc.

Alguns trabalhos apontam a associação entre deficiência de vitamina D e a gravidade da doença, porém estudos adicionais ainda são necessários para a implantação de uma terapêutica de suplementação de vitamina D nas crianças com DA.

■ Quadro clínico

Lactente

Caracterizada por pápulas e placas intensamente pruriginosas e muito eritematosas (Figuras 161.3 e 161.4). Lesões com vesículas encimadas, crostas melicéricas e escoriação (Figura 161.5) distribuídas por face, couro cabeludo e superfícies extensoras. A área da fralda é poupada.

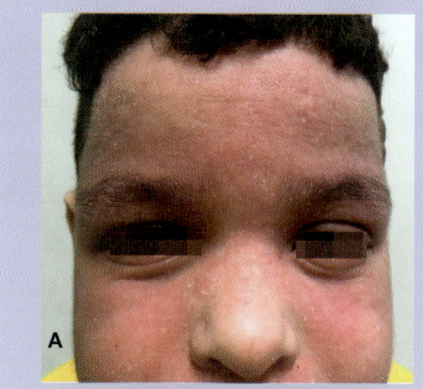
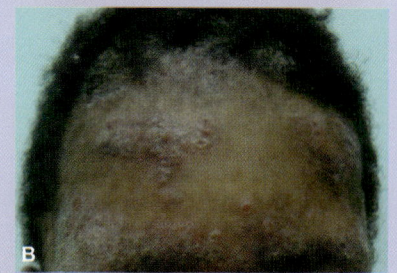
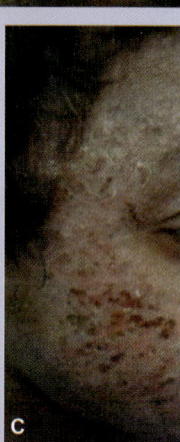

Figura 161.1 A. Criança com dermatite atópica exibe xerose intensa, prurido intenso e descamação. **B e C.** Eczema de face com infecção secundária. O paciente com dermatite atópica tem maior suscetibilidade a infecções cutâneas.

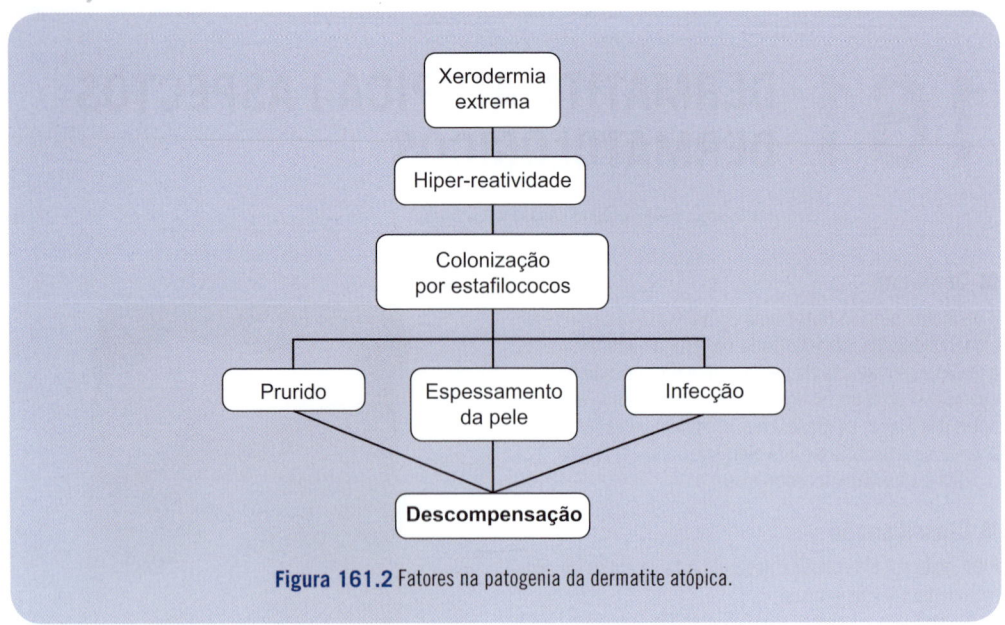

Figura 161.2 Fatores na patogenia da dermatite atópica.

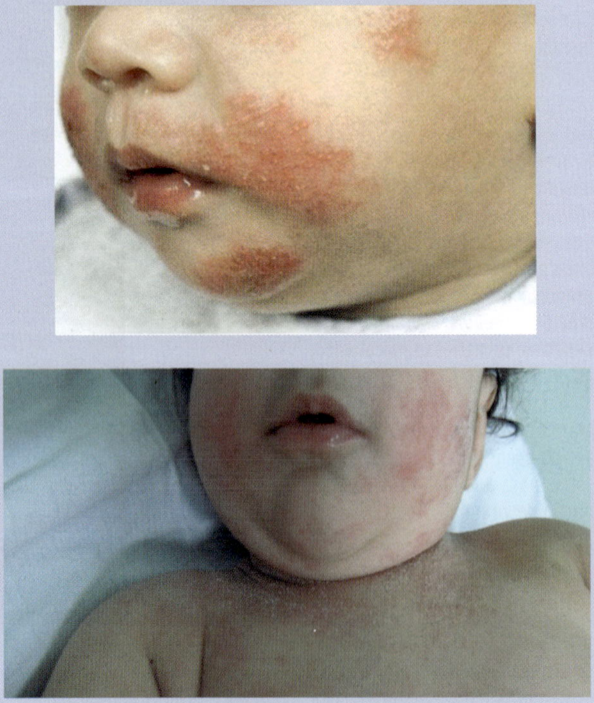

Figura 161.3 No lactente, a face é local preferencial.

DERMATITE ATÓPICA | ASPECTOS DERMATOLÓGICOS

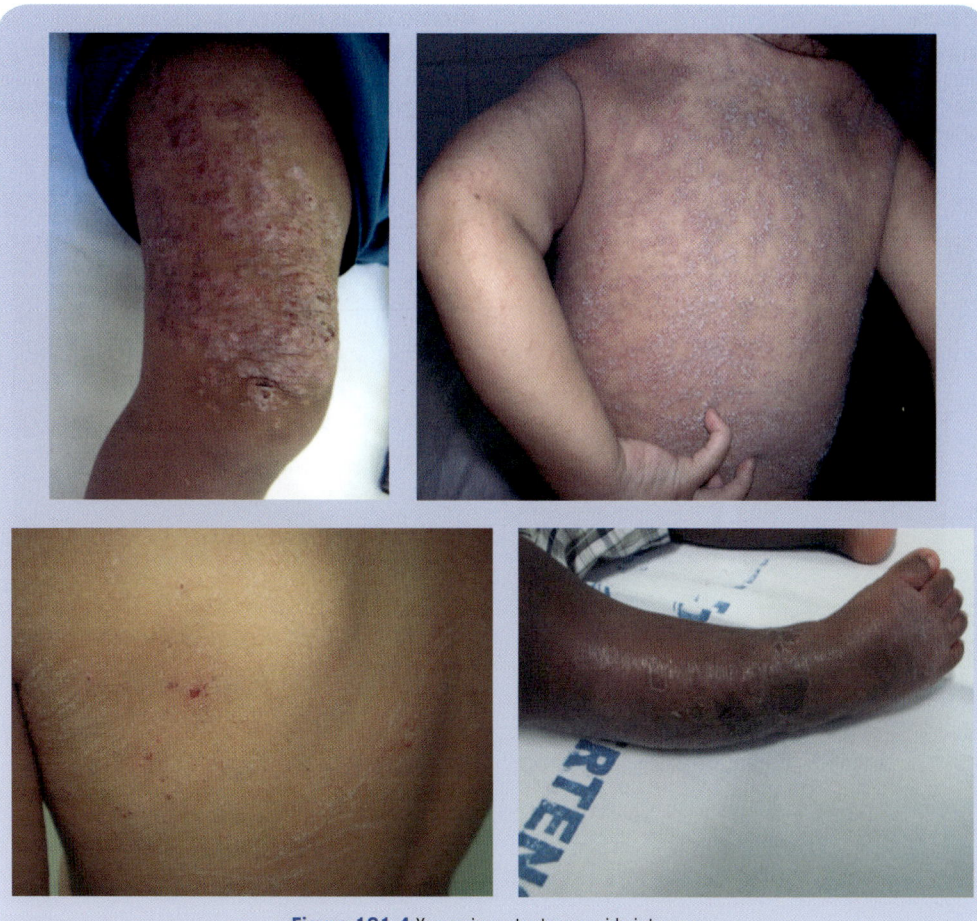

Figura 161.4 Xerose importante e prurido intenso.

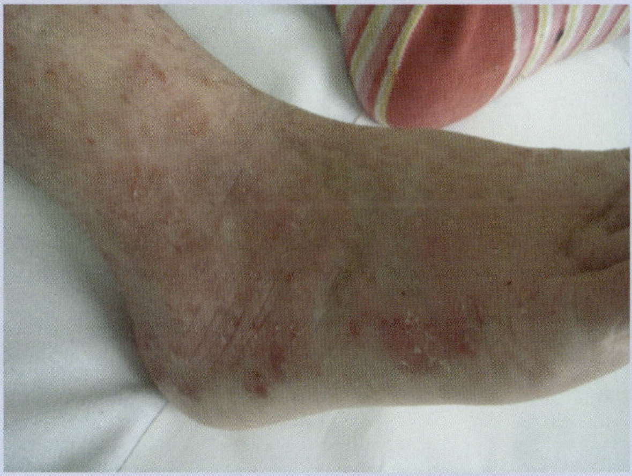

Figura 161.5 Eczema no pé com áreas de escoriação.

Infância

Em geral assemelha-se à forma do lactente quando surge e, com o passar do tempo, evolui para lesões subagudas a crônicas, com bastante descamação e liquenificação. As lesões acometem áreas flexurais (Figura 161.6), mãos e pálpebras.

Características clínicas associadas

Queratose pilar, xerose, ptiríase alba, ictiose vulgar, linhas de Dennie-Morgan, hiperlinearidade palmoplantar, queilite, líquen simples crônico, prurigo nodular, dermatite dos mamilos e eczema numular (Figura 161.7).

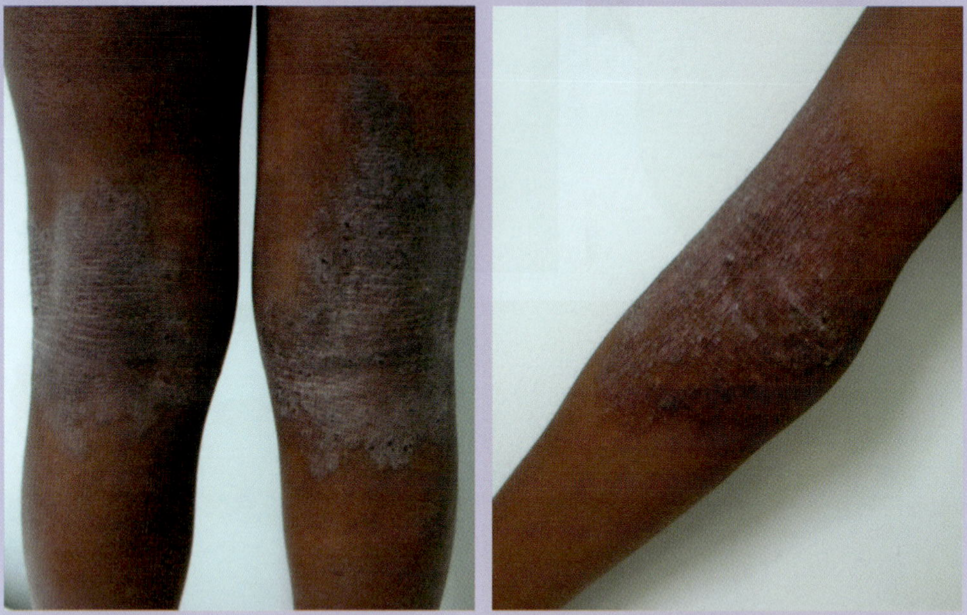

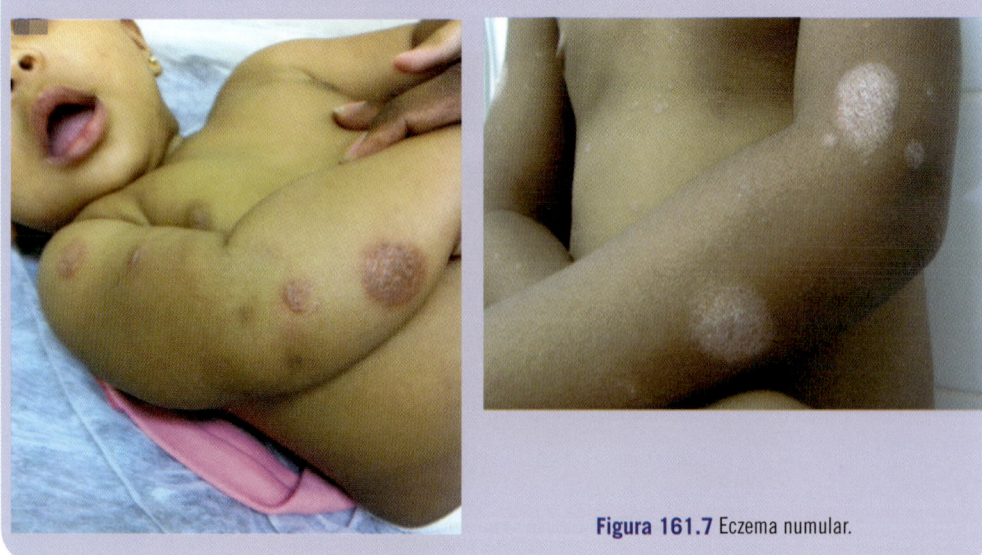

Figura 161.6 Eczema crônico de flexuras.

Figura 161.7 Eczema numular.

Diagnóstico

Clínico
O Quadro 161.1 apresenta os critérios de diagnóstico da dermatite atópica.

Diagnóstico diferencial
São muitos os diagnósticos diferenciais, dentre eles: erupção devida a substâncias, dermatite de contato fotoalérgica, dermatite actínica crônica, dermatite herpetiforme, líquen simples crônico, escabiose etc.

Tratamento

Medidas gerais
Indica-se o uso de roupas leves, de algodão, retirando as etiquetas e evitando os tecidos sintéticos como a lã, que podem irritar a pele. As temperaturas mais amenas são preferenciais, pois a sudorese causa prurido e irritação. Nos ambientes mais secos, deve-se utilizar um umidificador. As roupas devem ser lavadas com sabão líquido neutro, sem branqueadores.

O momento do banho é importante e deve ser prazeroso, propiciando o contato dos pais com a criança, além de promover a limpeza da pele. O banho deve ser rápido (máximo de 10 min), com água morna, sabonetes líquidos com pH fisiológico, entre 5 e 5,5 (lembrando que é o manto ácido da pele que a protege e a maioria dos sabonetes tem pH alcalino), sem corantes ou perfumes ou loção de limpeza e uso de xampu suave. Não se usam esponjas ou similares. Após o banho, seca-se a pele de forma suave, sem agredir, e aplica-se o hidratante imediatamente (máximo em 3 min).

Orientações dietéticas e ambientais. A restrição aos alimentos e o controle ambiental são bastante questionáveis e devem ser instituídos nos casos de alergias comprovadas (ácaro, leite de vaca, ovo) e de forma coerente. Apenas 20 a 30% dos pacientes com DA apresentam alergia alimentar, que deve ser investigada principalmente nos casos graves de início precoce antes dos 2 anos de idade.

Hidratação. Tem os objetivos de repor o manto lipídico, aumentar a maciez, melhorar a textura e a flexibilidade, criar uma barreira protetora e prevenir o ressecamento.

Fármacos

Orais

Antibióticos
As infecções por *Staphylococcus aureus* são bastante comuns em pacientes com DA e por isso se justifica a terapia

QUADRO 161.1	Critérios diagnósticos de Hanifin e Rajka.

Critérios maiores (3 ou mais)

- Prurido
- Morfologia e distribuição típica das lesões (comprometimento facial e extensor nas crianças e liquenificação e linearidade nos adultos)
- História pessoal ou familiar de atopia
- Dermatite crônica e recidivante

Critérios menores (3 ou mais)

- Xerose
- Início precoce da doença
- Queratose pilar
- Tendência à dermatite inespecífica de mãos e pés
- Dermografismo branco
- Queilite
- Pregas anteriores do pescoço
- Escurecimento periorbital
- Sinal de Hertogue (rarefação das sobrancelhas)
- Elevação da IgE sérica
- Conjuntivites recorrentes
- Curso influenciado por fatores emocionais
- Curso influenciado por fatores ambientais
- Prurido quando transpira
- Alergia ao níquel

- Hiperlinearidade palmar
- Tendência a infecções cutâneas
- Prega infraorbital de Dennie-Morgan
- Pitiríase alba
- Palidez ou eritema facial
- Eczema de mamilo
- Acentuação perifolicular
- Alopecia areata
- Hiper-reatividade cutânea (tipo I)
- Enxaqueca (?)
- Intolerância alimentar
- Catarata
- Ceratocone
- Urticária colinérgica

com antibióticos, geralmente à base de eritromicina, azitromicina ou cefalosporina.

Anti-histamínicos
O prurido é o sintoma principal da DA e melhora muito com a adequada hidratação da pele. O uso de anti-histamínicos é questionável, visto que o papel da histamina na fisiopatologia do prurido não está totalmente estabelecido. O mecanismo responsável pelo prurido no atópico é muito complexo e o uso de anti-histamínicos de forma isolada é ineficaz. Preconiza-se o uso de anti-histamínicos sedativos (p. ex., hidroxizina, dexclofeniramina, doxepina) nos lactentes e no período noturno dos escolares. Durante o dia, os anti-histamínicos não sedativos são preferíveis (p. ex., cetirizina, loratadina). A melhora da doença e da qualidade vida dos pacientes deve-se principalmente à melhora do sono.

Probióticos
Estão sendo utilizados como uma opção de tratamento. Seu efeito parece induzir uma resposta imune do tipo Th1 em vez de Th2 e poderiam, desta forma, inibir a produção de anticorpos da classe IgE. Entretanto, seu papel tanto preventivo quanto terapêutico necessita de estudos adicionais.

Corticosteroides
Melhoras acentuadas estão associadas a exacerbação de rebote igualmente intensa após a suspensão dos corticosteroides sistêmicos. Devem ser usados apenas nos casos de doença grave (prednisolona, na dose de 1 mg/kg/dia) com retirada lenta, acompanhando a regressão da sintomatologia.
Terapêutica avançada:
- Ciclosporina: potente efeito imunossupressor, usado em casos refratários ao tratamento preconizado, na dose de 5 mg/kg/dia
- Metotrexato: 2,5 a 25 mg por semana
- Azatioprina: 0,5 a 5 mg/kg/dia.

Tópicos
Corticosteroides
Ação anti-inflamatória e antipruriginosa. Deve-se evitar o uso de corticosteroides de alta potência (p. ex., clobetasol) em face, genitália e área intertriginosa. Deve-se usar um esteroide de baixa potência, como a desonida e a hidrocortisona.

Imunomoduladores
O tacrolimo atua como um inibidor da calcineurina. A absorção é pequena. Pode haver uma sensação de queimação, sendo recomendada a aplicação após o hidratante. Está indicado em crianças acima dos 2 anos, e está disponível em duas apresentações (pomadas a 0,1% e, para crianças, a 0,03%). Está indicado para DA de moderada a grave, e deve ser aplicado 2 vezes/dia. Em pacientes com DA leve, particularmente com lesões na face, podem ser utilizados logo no início das crises, após o hidratante, 2 vezes/dia, servindo como poupadores de corticoide.

Fototerapia
Vários tipos de fototerapia têm sido eficazes, porém o mais prescrito é a UVB de banda curta.

Outras intervenções
O acompanhamento psicológico é de extrema importância, pois a patologia por si só pode ser muito estressante para o paciente e os familiares.

■ Complicações
Infecções bacterianas (estafilocócicas, estreptocócicas), infecções fúngicas, infecções virais (verrugas, molusco contagioso, eczema herpético, edema, eritrodermia, problemas oculares e outros relacionados com o tratamento. São exemplos a síndrome de Cushing associada ao uso crônico de glicocorticoides sistêmicos, e a atrofia cutânea manifestada por equimoses, estrias e telangiectasias decorrente dos corticosteroides tópicos, sobretudo os de alta potência.

■ Bibliografia
Arndt KA et al. Manual de terapêutica dermatológica. 8. ed. Rio de Janeiro: Di Livros, 2015.
Bologna J, Jorizzo J, Rapini R. Dermatologia. Doenças bacterianas. Rio de Janeiro: Elsevier, 2011. p. 181-93.
Ramos-e-Silva M, Castro MCR. Fundamentos de dermatologia. 1. ed. Rio de Janeiro: Atheneu, 2009.
Wolverton SE. Comprehensive dermatologic drug therapy. 2. ed. Indianapolis: Elsevier, 2007.

DERMATOLOGIA

162 DERMATITE DE CONTATO

Ariane Molinaro

■ Introdução

A dermatite de contato (DC) é definida como uma reação inflamatória da pele ou das mucosas devido ao contato direto ou indireto com substâncias químicas. Atualmente existem mais de 6 milhões de substâncias, das quais 2.800 apresentam propriedade antigênica.

Na grande maioria dos casos, a dermatite de contato se manifesta como um eczema na fase aguda, subaguda ou crônica, localizado na região do corpo do indivíduo que entrou em contato com o agente desencadeante. Os elementos responsáveis pela dermatite de contato podem estar relacionados com o uso de medicamentos, cosméticos, componentes de brinquedos, dentre outros. A reação cutânea depende:
- Da concentração do alergênio
- Da duração do contato
- Das condições da pele.

■ Classificação

Dermatite de contato irritativa

Em 80% dos casos temos os agentes irritantes em altas concentrações causando a dermatite das fraldas e nas donas de casa. Os agentes irritantes são:
- Irritante primário absoluto: reações imediatas com dor, queimação, vesículas e bolhas. Exemplos: ácidos e álcalis fortes
- Irritante primário relativo: reações tardias com ardor, descamação, fissuras, hiperqueratose e prurido leve. Exemplos: irritantes suaves, sabões, detergentes.

Alergia de contato

Ocorre em 20% de indivíduos suscetíveis. Corresponde à reação imunológica do tipo IV, com formação de anticorpos celulares (linfócitos T) contra uma substância em contato com a pele.

Fotossensibilidade

Pode ser:
- Dermatite de contato fotoalérgica (Figura 162.1): perfumes, protetores solares (PABA), anti-histamínicos tópicos, antimicóticos tópicos, inseticidas e clorpromazina
- Dermatite de contato fototóxica (Figura 162.2): sulfa, tetraciclina, fenotiazinas, limão, laranja, caju e perfumes.

■ Epidemiologia

As crianças são sensibilizadas tão facilmente quanto os adultos, porém em menor intensidade. Entretanto, a sensibilização em crianças ocorre em menor espaço de tempo.

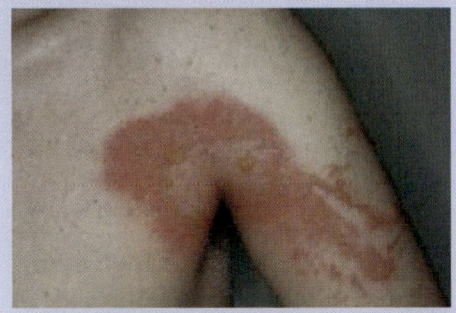
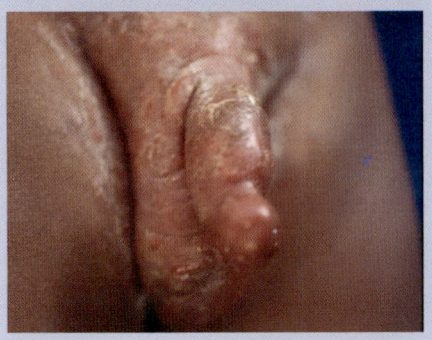

Figura 162.1 Dermatite de contato fotoalérgica.

Estudos recentes sugeriram que a sensibilização vem aumentando em crianças. Isto advém da exposição precoce a diversos agentes, como o sulfato de níquel (contido em brincos [Figura 162.3], relógios e outros).

Mortz e Andersen avaliaram crianças com idade até 16 anos portadoras de DC e verificaram que 14,5 a 73% apresentavam teste de contato (*patch test*) positivo.

A DC gera altos custos para a sociedade e altera a qualidade de vida.

Na Europa, a prevalência é de 20% e o agente sensibilizante mais comum é o sulfato de níquel, seguido por fragrâncias e conservantes. No Reino Unido, a prevalência é em torno de 13,3 a 24,5%.

■ Etiologia

Os agentes causadores de dermatite de contato irritativa são os agentes irritantes como ácidos ou álcalis, detergentes, sabões, alvejantes, gasolina, querosene e outros

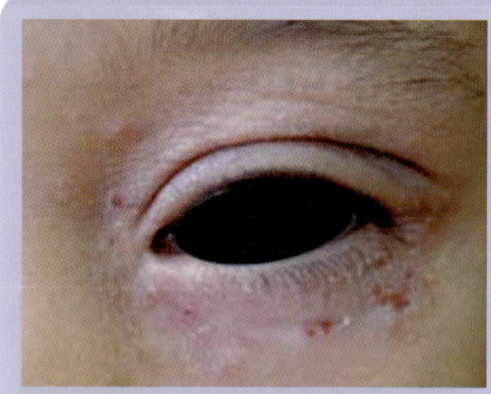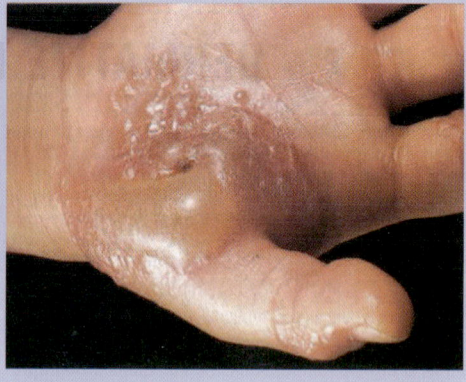

Figura 162.2 Dermatite de contato fototóxica.

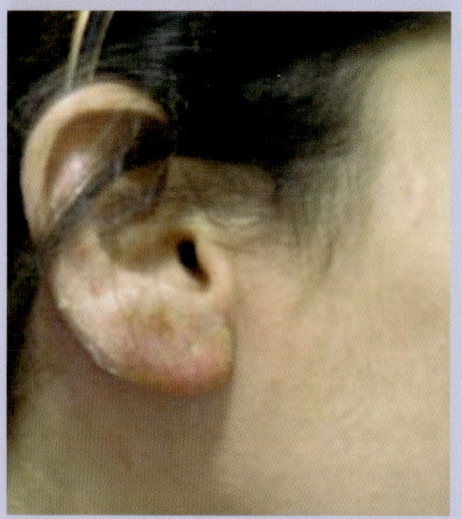

Figura 162.3 Dermatite de contato causada por brinco contendo níquel.

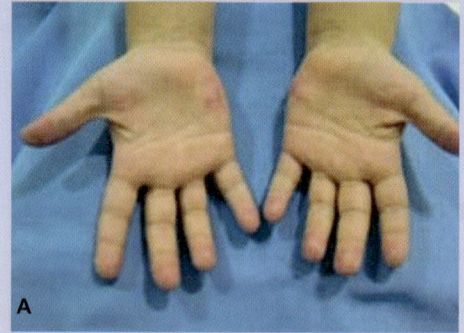
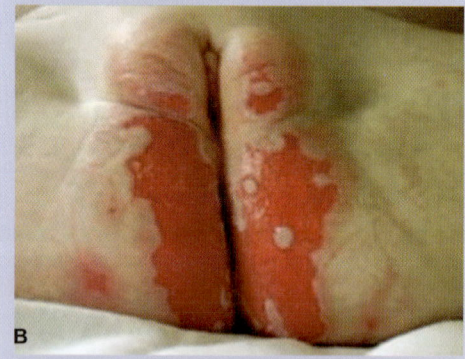

Figura 162.4 Os agentes irritantes implicados na dermatite de contato podem estar presentes em sabões (**A**) ou fraldas (**B**).

(Figura 162.4). Na dermatite de contato alérgica, temos vários alergênios (descritos no Quadro 162.1).

■ Fisiopatologia

A fisiopatologia da dermatite de contato irritativa não é considerada de base imunológica. O ataque à barreira cutânea por agentes irritantes químicos ou físicos leva a lesões dos queratinócitos, das células de Langerhans e de outros componentes celulares da pele, liberando ou secretando citocinas mediadoras da inflamação. A dermatite de contato alérgica tem como fisiopatologia a reação de hipersensibilidade tardia do tipo IV, segundo a classificação de Gell e Coombs. Os alergênios implicados geralmente são haptenos, isto é, ligam-se a proteínas da pele para formarem complexos capazes de desencadear uma resposta imunológica e são dependentes da ativação de células T.

■ Quadro clínico

As lesões eczematosas na dermatite de contato alérgica podem ser agudas, subagudas ou crônicas (Figura 162.5).

DERMATITE DE CONTATO

QUADRO 162.1	Alergênios sensibilizantes.
- Antraquinona	- Mercapto (*mix*)
- Bálsamo do peru	- Benzocaína
- Ppd (mix)	- Quaternium 15
- Hidroquinona	- Quinolina (*mix*)
- Bicromato de potássio	- Nitrofurazona
- Propilenoglicol	- Parabeno (*mix*)
- Butilfenol paraterciário	- Resina epóxi
- Neomicina	- Timerosal
- Irgasan	- Terebintina
- Kathon cg	- Carba (*mix*)
- Cloreto de cobalto	- Prometazina
- Lanolina	- Sulfato de níquel
- Tiuram (*mix*)	- Colofônio
- Etilenodiamina	- Parafenilenodiamina
- Perfume (*mix*)	- Formaldeído

Há também lesões não eczematosas, como erupções liquenoides, lesões purpúricas e lesões hipocrômicas, na dependência do agente alergênico e da resposta individual (Figura 162.6). Prurido é o sintoma predominante. Na dermatite irritativa temos eritema e descamação acompanhados de ardor e dor (Figura 162.7).

■ Diagnóstico

Clínico

Anamnese e exame físico detalhados para identificar a localização das lesões com ênfase na exposição ao agente sensibilizante (início das lesões 24 a 48 horas após exposição). O Quadro 162.2 mostra os principais alergênios de acordo com a localização da dermatite. É uma dermatite com eczema e prurido.

Laboratorial

Quando não se chega a um diagnóstico por anamnese e exame físico, podemos realizar:
- Teste de contato (*patch test*) com bateria padronizada pelo grupo brasileiro de estudo para dermatite de contato
- Leitura 48 e 96 horas após a aplicação
  - Negativo: sem reação
  - Reação fraca (+): sem vesícula
  - Reação forte (++): vesículas
  - Reação extrema (+++): bolha ou ulceração
  - Reação questionável (?+): eritema sem infiltração
  - RI: reação irritativa.

Observação: Baterias adicionais poderão ser realizadas: cosméticos, metais, acrilatos, sapatos, borrachas, têxteis, protetores solares etc.

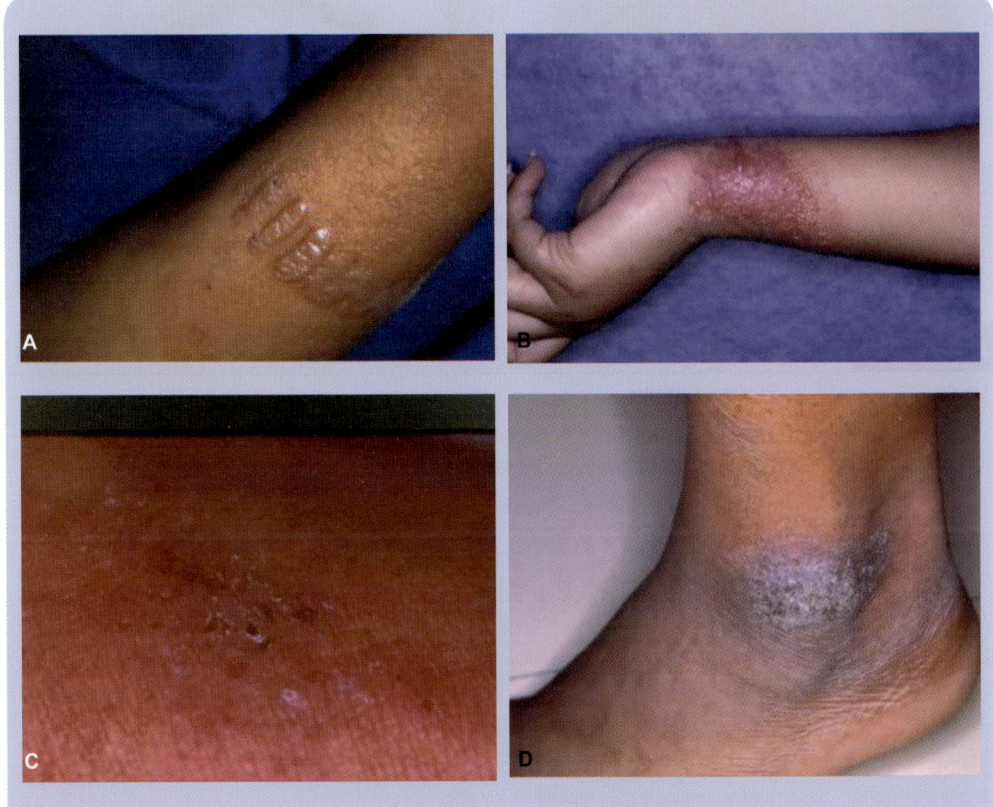

Figura 162.5 **A** e **B.** Eczema agudo. **C.** Eczema subagudo. **D.** Eczema crônico.

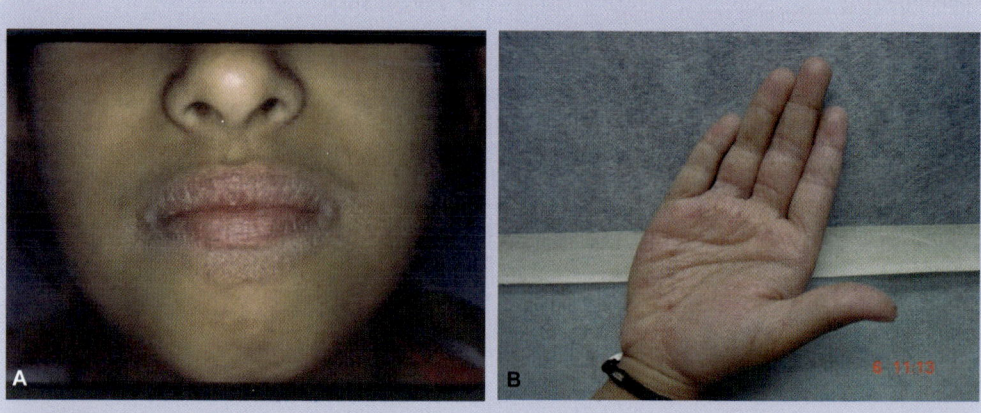

Figura 162.6 A dermatite de contato alérgica pode originar-se da exposição a creme dental (**A**) ou látex (**B**).

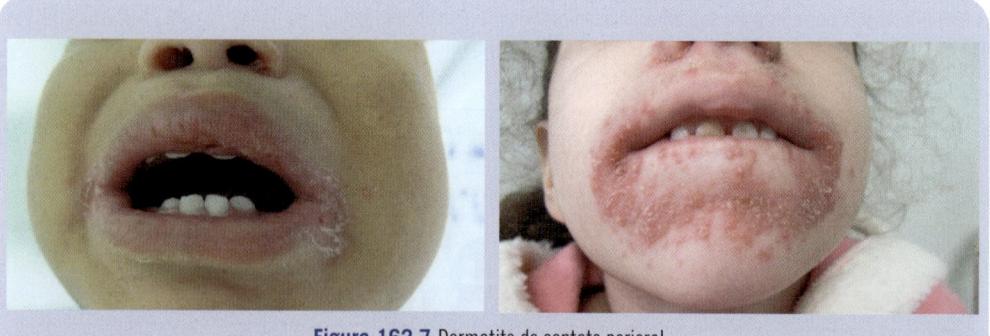

Figura 162.7 Dermatite de contato perioral.

QUADRO 162.2	Localização das lesões e dos alergênios suspeitos.
Local	**Produtos suspeitos**
Couro cabeludo e orelhas	Xampus, corantes de cabelos, tópicos, óculos, brincos, perfumes, aparelhos de audição, chapéu
Pálpebras	Esmaltes, cosméticos, soluções de lentes de contato, tintas, vernizes
Face	Aeroalergênios, cosméticos, fotoprotetores, medicações para acne, loções de barbear
Pescoço	Colares, perfumes, aeroalergênios, loções de barbear, roupas
Tronco	Tópicos, filtros solares, roupas, plantas, bandagens, metais
Axilas	Desodorantes, roupas, metais, cremes depilatórios
Mãos	Sabões, detergentes, alvejante, alimentos, plantas, borracha, cimento, metais, tópicos, cosméticos, antissépticos
Genitais	Plantas (transferidas pelas mãos), borracha, tópicos, amaciantes de roupas
Região anal	Preparações para hemorroidas, papel, sabões, amaciantes de roupa
Membros inferiores	Tópicos, roupas, cremes depilatórios, corantes
Pés	Calçados, cimento, borracha

DERMATITE DE CONTATO

■ Diagnóstico diferencial

- Dermatite irritativa primária
- Dermatite atópica
- Eczema numular
- Dermatite seborreica
- Psoríase.

■ Tratamento

Medidas gerais

A primeira medida a ser tomada é a interrupção do contato com o alergênio, porém as lesões podem persistir por 14 a 28 dias a despeito da exclusão do agente suspeito. Tratamento das lesões:
- Agudas: compressas úmidas, corticosteroides tópicos, anti-histamínicos, corticosteroide oral e antibiótico (se houver infecção secundária associada)
- Crônicas: agentes emulsificantes, corticosteroides tópicos mais potentes e anti-histamínicos.

Fármacos

- Corticosteroide sistêmico: dose 1 mg/kg de prednisona/prednisolona pode ser necessária por 5 a 10 dias
- Antibiótico sistêmico: no caso de infecção secundária da lesão. Observação: não se usa antibiótico tópico pelo risco de sensibilização
- Corticosteroide tópico: veja Quadro 162.3. A dose máxima é de 20 g a cada semana. Observação: efeitos colaterais do uso de corticosteroides tópicos: atrofia, telangiectasia, taquifilaxia, absorção sistêmica (nas áreas da face e regiões flexurais)
- Anti-histamínicos: em criança dar preferência aos não sedativos
- Imunossupressor tópico: tacrolimo.

Outras intervenções

As tentativas de hipossensibilização são ineficazes.

Alguns autores sugerem que a utilização de pentoxifilina teria uma ação na redução do fator de necrose tumoral.

Agentes quelantes do níquel como o dissulfiram foram tentados com resultados variados.

Indução de tolerância por depleção das células de Langerhans com exposição à radiação ultravioleta B e apresentação a grandes quantidades de antígeno.

■ Prevenção

- Usar cosméticos somente em eventos especiais
- Remoção da maquiagem com produtos adequados antes de dormir
- Se a pele estiver irritada, não usar maquiagem
- Usar produtos infantis próprios, autorizados pela Anvisa (verifique o registro no Ministério da Saúde, Anvisa)
- Formulações sem corantes e sem álcool (melhores opções)
- Atenção para a origem duvidosa das maquiagens em brinquedos.

NÃO ESQUEÇA

- A DC é uma doença importante a ser considerada na infância
- A DC irritativa é a forma mais comum, sendo desencadeada por mecanismos irritativos e não imunológicos
- O diagnóstico é realizado pelo teste de contato, o qual não é tão fácil nas crianças
- Níquel, cobalto, Perfume *mix*, Tiuram *mix*, parafenilenodiamina, própolis e timerosal são os alergênios mais frequentes nas crianças e nos adolescentes (Uter *et al.*, 2005)
- A identificação do agente etiológico é importante na prevenção da DC.

QUADRO 162.3 Corticosteroides tópicos.

Potência	Indicações	Duração de tratamento	Áreas sensíveis
Muito alta	Processos inflamatórios muito intensos, lesões crônicas e espessas (p. ex., propionato de clobetasol)	Por períodos curtos e em áreas pequenas. Possibilidade de atrofia local	Não indicado na face, em áreas intertriginosas e sob oclusão
Alta	Processos inflamatórios mais graves (p. ex., dipropionato de betametasona)	Uso mais prolongado em áreas de pele espessada por dermatite crônica. Não indicado para uso crônico	Pode ser usado na face, em áreas intertriginosas e sempre por períodos curtos
Média	Processos inflamatórios de intensidade moderada (p. ex., furoato de mometasona)	Em tratamentos de manutenção, em casos mais graves e por períodos não muito prolongados	Pode ser aplicado na face e em áreas intertriginosas, por períodos limitados
Baixa	Dermatoses eczematosas crônicas. Processos mais brandos (p. ex., acetato de hidrocortisona)	Ideal para uso crônico, tratamentos prolongados e manutenção	Pode ser usado de maneira segura, em áreas intertriginosas, com ou sem oclusão, lactentes

Bibliografia

Bonitsis NG et al. Allergens responsible for allergic contact dermatitis among children: a systematic review and meta-analysis. Contact Dermatitis. 2011; 64:245-57.

Brandão M, Gontijo B. Alergia de contato aos metais (cromo, cobalto e níquel) na infância. An Bras Dermatol. 2012; 87(2):269-76.

Drake LA, Dorner W, Goltz RW et al. Guidelines of care contact dermatitis. Committee on Guidelines of Care. J Am Acad Dermatol. 1995; 32:109-13.

Duarte I, Lazzarini R, Kobata CM. Contact dermatitis in adolescents. Am J Contact Dermat. 2003; 14(4):200-2.

Fyhnquist N et al. New findings in allergic contact dermatitis. Cur Opin Allergy Clin Immunol. 2014; 14:430-5.

Grupo Brasileiro de estudo em dermatite de contato do departamento especializado em alergia e dermatologia da SBD: Estudo multicêntrico para elaboração de uma bateria padrão brasileira de teste de contato. An Bras Dermatol. 2000; 75(2):147-56.

Mortz CG, Andersen KE. Fragrance mix I patch test reactions in 5006 consecutive dermatitis patients tested simultaneously with TRUE Test® and Trolab® test material. Contact Dermatitis. 2010; 63(5):248-53.

Pigatto et al. Contact dermatitis in children. Italian Journal of Pediatrics. 2010; 36:2.

Uter W, Johansen JD, Orton DI, Frosch PJ, Schnuch A. Clinical update on contact allergy. Curr Opin Allergy Clin Immunol. 2005; 5(5):429-36.

DERMATOLOGIA

163 DERMATITE SEBORREICA

Taissa Novis e Izabel C. Soligo Kanaan

■ Introdução

A dermatite seborreica (DS) é uma doença inflamatória, clinicamente caracterizada por placas eritêmato-escamativas de graus variáveis em extensão e intensidade (Figura 163.1). De acordo com a faixa etária pode apresentar caráter crônico recidivante ou autolimitado.

■ Classificação e quadro clínico

Dermatite seborreica do lactente

Crosta láctea do couro cabeludo (Figura 163.2). Outras regiões acometidas são: pavilhão auricular, dobras do pescoço, axilas, interglúteo, virilha e região periumbilical. Tem início em torno de 15 a 20 dias após o nascimento e tende a desaparecer até o 3º mês de vida.

Dermatite seborreica infantil

Pode ocorrer nas formas de pseudotínea amiantácea (Figura 163.3) e blefarite.

Dermatite seborreica do adolescente e do adulto

Forma crônica recidivante, envolve o couro cabeludo, sobrancelhas, base dos cílios, pregas nasolabiais, canal auditivo externo, prega auricular posterior e área pré-esternal.

■ Epidemiologia

Acomete entre 1 e 3% da população geral dos EUA. Apresenta dois picos de incidência: o primeiro, durante os três primeiros meses de vida; e o segundo, a partir da puberdade até 4ª e 5ª décadas. Indivíduos HIV-positivos, com síndrome de Down, doenças neurológicas e doenças crônicas apresentam maior prevalência da doença, intensidade aumentada e tendência à refratariedade. Há maior frequência no sexo masculino, em todas as faixas etárias e não há predileção racial.

■ Etiologia e fisiopatogenia

Reconhece-se que o fungo *Malassezia* sp., presente na pele de indivíduos suscetíveis, esteja envolvido no mecanismo fisiopatogênico. O fungo provocaria uma irritação não imunogênica a partir da produção de metabólitos à base de ácidos graxos insaturados deixados na superfície cutânea.

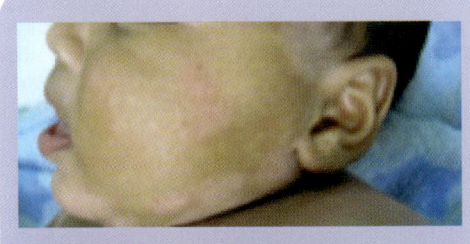
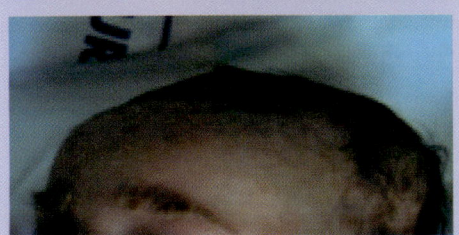
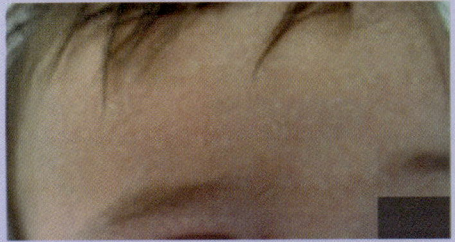

Figura 163.1 Eritema e descamação em crianças com dermatite seborreica.

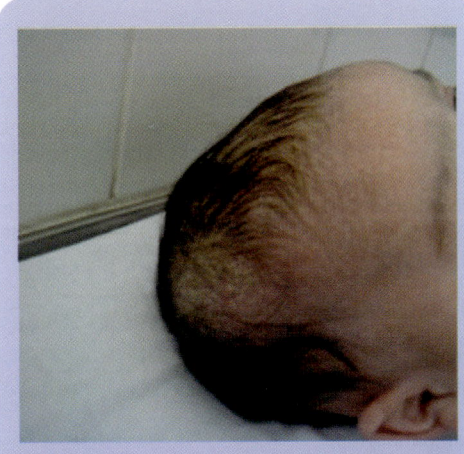

Figura 163.2 "Crosta láctea" formada por crostas amareladas, aderentes, no couro cabeludo de lactente.

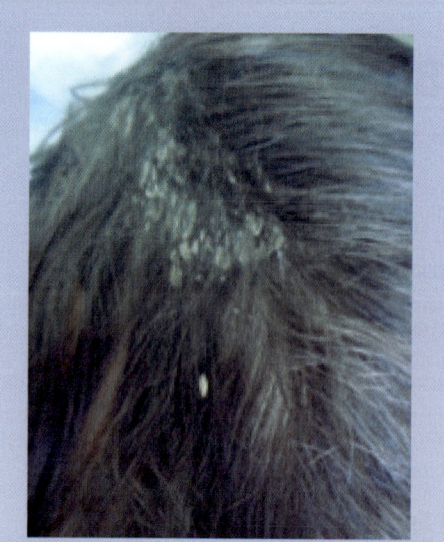

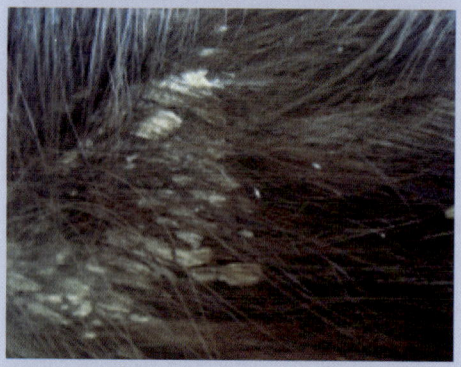

Figura 163.3 Pseudotínea amiantácea.

Estudos demonstraram que a alteração está na imunidade celular e que não há imunidade humoral anti-*Malassezia* sp. nos indivíduos afetados. O aumento das frequências de HLA-AW30, AW31 e HLA-B12 nesses pacientes é uma evidência do fator de predisposição hereditário. O estresse emocional e a privação de sono podem ativar ou exacerbar as crises da DS do adolescente e do adulto.

■ Diagnóstico

Clínico

O diagnóstico de DS é essencialmente clínico.

Histopatológico

Podem-se encontrar eczema crônico com áreas de paraqueratose discreta a moderada, acantose e espongiose (esta distingue a DS da psoríase). Além disso, as papilas em "espora de Pinkus" são típicas da DS e da psoríase, mas os microabscessos de Munro apenas na psoríase. Na derme ocorre infiltrado mononuclear.

■ Diagnóstico diferencial

A DS da infância é semelhante à dermatite atópica (DA), sendo a DS nas dobras e a DA nas faces extensoras, além da ausência de prurido na DS. A dermatite de contato na região das fraldas poupa as dobras, enquanto a DS predomina nestas. Já a psoríase na infância é muito semelhante à DS, sendo quase impossível sua distinção. No couro cabeludo assemelha-se com *tinea capitis* e psoríase. Na face, o diagnóstico diferencial inclui o eritema malar do lúpus eritematoso e a rosácea. Nas áreas de dobras com psoríase invertida, eczema de contato por irritante primário, dermatofitose e eritrasma. A histiocitose de Langerhans pode acometer as dobras e o couro cabeludo, mas nesta há um componente purpúrico nas lesões. Deficiências nutricionais (de vitamina B_2, B_3, B_6 ou zinco) podem simular a DS.

■ Tratamento

Consiste no controle da inflamação, da proliferação fúngica e da oleosidade. Deve-se sempre esclarecer aos pais que as formas da infância são autolimitadas e que a forma do adolescente é de caráter crônico recidivante a fim de aumentar a adesão ao tratamento. Os xampus de cetoconazol a 2%, piritionato de zinco, selênio, alcatrão e ácido salicílico apresentam resposta satisfatória quando utilizados no couro cabeludo e na face, principalmente em áreas pilosas, como sobrancelhas e barba. No caso da blefarite se recomenda lavagem com xampu neutro e, se necessário, pomadas oftalmológicas de antibiótico ou corticosteroide. Os antifúngicos tópicos representam grande sucesso no tratamento, principalmente cetoconazol. Outros também utilizados são: itraconazol, clotrimazol, miconazol, ciclopiroxolamina. Os antibióticos tópicos, principalmente o metronidazol, podem ter boa resposta. Embora tenham excelente resposta inicial, os corticosteroides tópicos sofrem altas taxas de recidiva e o uso prolongado é contraindicado. Estudos demonstraram bons resultados com uso de tacrolimo ou pimecrolimo, principalmente nas fases de remissão ou manutenção. Antifúngicos orais, como terbinafina, cetoconazol, itraconazol, podem ser utilizados, assim como corticosteroides orais, associados ou não a antibióticos sistêmicos, como a tetraciclina, nos casos graves e refratários.

Fototerapia, terapia fotodinâmica e luz de LED vêm apresentando bons resultados no tratamento e na manutenção da DS.

■ Complicações

Raramente evolui para DS generalizada e eritrodérmica (Figura 163.4), sendo mais comum em crianças com imunodeficiência.

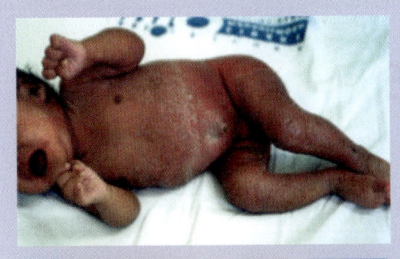
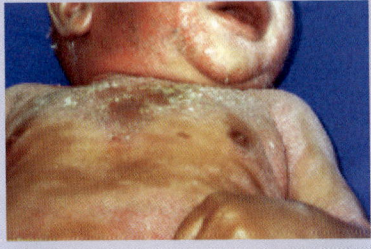
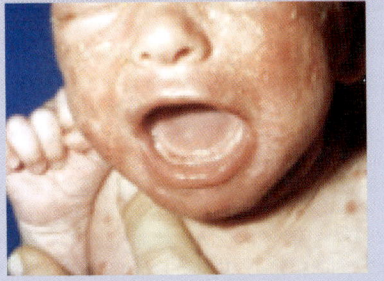

Figura 163.4 Exemplos de crianças com dermatite seborreica eritrodérmica.

■ Bibliografia

Braun-Falco O, Heilgemeir GP, Lincke-Plewig H. Histological differential diagnosis of psoriasis vulgaris and seborrheic eczema of the scalp. Hautarzt. 1979; 30:478-83.

Dawson TL Jr. Malassezia globosa and restricta: breakthrough understanding of the etiology and treatment of dandruff and seborrheic dermatitis through whole-genome analysis. J Investig Dermatol Symp Proc. 2007; 12:15-9.

Foley P, Zuo Y, Plunkett A et al. The frequency of common skin conditions in preschool-aged children in Australia: seborrheic dermatitis and pityriasis capitis (cradle cap). Arch Dermatol. 2003; 139:318-22.

Misery L, Touboul S, Vincot C et al. Stress and seborrheic dermatitis. Ann Dermatol Venereol. 2007; 134:833-7.

Ozden MG, Tekin NS, Ilter N et al. Topical pimecrolimus 1% for resistent seborrheic dermatitis of the face: an open-label study. Am J Clin Dermatol. 2010; 11:51-4.

Peyri J, Lleonart M. Clinical and therapeutic profile and quality of life of patients with seborrheic dermatitis. Actas Dermosifiliogr. 2007; 98:476-82.

Ro BI, Dawson TL. The role of sebaceous gland activity and scalp microfloral metabolism in the etiology of seborrheic dermatitis and dandruff. J Investig Dermatol Symp Proc. 2005; 10:194-7.

Sampaio ALSB et al. Dermatite seborreica. An Bras Dermatol. 2011; 86:1061-74.

Sarkar R, Garg VK. Erythroderma in children. Indian J Dermatol Venereol Leprol. 2010; 76:341-7.

Shin H, Kwon OS, Won CH et al. Clinical efficacies of topical agents for the treatment of seborrheic dermatitis of the scalp: a comparative study. J Dermatol. 2009; 36:131-7.

DERMATOLOGIA

164 DERMATOFITOSES

Izabel C. Soligo Kanaan e Talita Batalha Pires Vianna

■ Introdução

São infecções fúngicas causadas por três gêneros de fungos com fisiologia, morfologia e patogenicidade semelhantes. Esses fungos, chamados de dermatófitos, têm uma habilidade única de invadir e proliferar em tecidos ceratinizados.

■ Classificação

As dermatofitoses são classificadas de acordo com a região corporal afetada em:
- Tinha corporal ou *tinea corporis*
- Tinha inguinal ou *tinea cruris*
- Tinha da barba ou *tinea barbae*
- Tinha do couro cabeludo ou *tinea capitis*
- Tinha dos pés ou *tinea pedis*
- Tinha das unhas ou *tinea unguium* ou onicomicose.

■ Epidemiologia

Alguns dermatófitos são geograficamente restritos, enquanto outros são encontrados no mundo inteiro. O *Trichophyton rubrum* é o mais comum em todo o mundo.

As dermatofitoses são mais frequentes em crianças pós-púberes. A principal exceção é a tinha do couro cabeludo, mais frequente em crianças pré-púberes. É adquirida por contato próximo com uma pessoa infectada ou no uso de pentes de cabelos ou chapéus contaminados.

■ Etiologia

A Figura 164.1 mostra a etiologia de algumas dermatofitoses.

■ Quadro clínico

Tinha corporal

Infecção dermatofítica da pele do tronco e dos membros, excluindo-se os cabelos, as unhas, as regiões palmares, plantares e inguinocrural. Seu contágio pode ser inter-humano, animal-homem ou do solo para o homem.

As lesões podem assumir formas variadas (anular, arqueada, circinada, oval), e a maioria é descamativa, embora as escamas possam estar escassas ou ausentes pelo uso de corticosteroides tópicos (tinha incógnita). Também podem ter aparência vesicular, granulomatosa ou verrucosa.

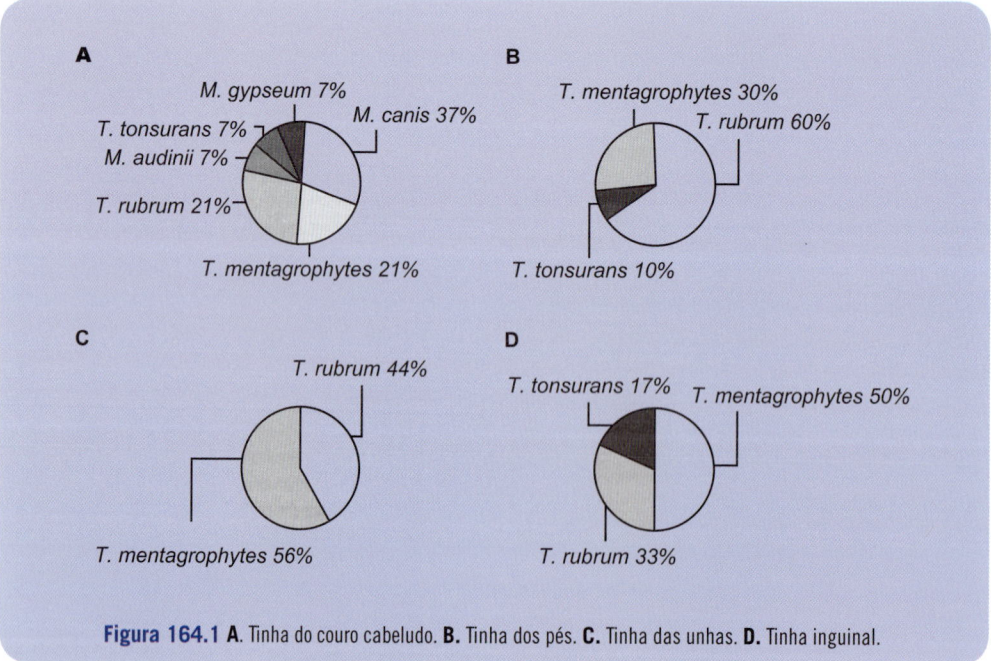

Figura 164.1 A. Tinha do couro cabeludo. **B.** Tinha dos pés. **C.** Tinha das unhas. **D.** Tinha inguinal.

Tinha inguinal

Infecção dermatofítica da região inguinal, em particular das áreas internas e superiores das coxas e dobras crurais, podendo se estender ao abdome e às nádegas. As lesões características apresentam a borda elevada, eritematosa, descamativa, e pode haver pústulas ou vesículas nas bordas. A bolsa escrotal é comumente poupada.

Tinha da barba

Apresenta dois padrões:
- Padrão em manchas circulares: placas bem definidas, descamativas e eritematosas
- Padrão folicular: infecção mais profunda, com pústulas e nódulos que podem deixar cicatrizes.

Tinha do couro cabeludo

Os agentes causais são de dois gêneros: *Trichophyton* e *Microsporum*. Sua apresentação varia desde uma descamação não inflamatória até erupção pustulosa grave com alopecia (quérion). A alopecia, com ou sem descamação, é a forma mais comum de apresentação (Figuras 164.2 e 164.3). O *T. tonsurans* causa a tinha chamada "em pontos pretos" devido à quebra dos pelos perto do couro cabeludo, enquanto o *M. audouinii* causa a forma "em placas cinzas".

A forma mais grave e mais frequentemente causada pelo *T. shoenleinii* é o favo. Apresentam-se como crostas espessas, amareladas. Pode causar alopecia cicatricial.

Tinha dos pés

Infecção dermatofítica das regiões plantares e espaços interdigitais (pé de atleta ou "frieira"). É mais comum nos adultos. Pode apresentar-se como:
- Infecção em mocassim, localizada nas laterais dos pés, com eritema, descamação e prurido
- Entre os dedos, o quadro mais comum, em que pacientes acometidos queixam-se de ardência, descamação e prurido
- Tipo vesicobolhoso que acomete as superfícies plantares dos pés.

Tinha das unhas

Infecção das unhas por dermatófitos, mas pode ocorrer também por não dermatófitos (p. ex., espécies de *Candida*). Divide-se em três tipos:
- Subungueal distal/lateral: o mais comum
- Branca superficial: geralmente por *T. mentagrophytes*
- Subungueal proximal: em hospedeiros imunocomprometidos.

As unhas tornam-se frágeis, friáveis e espessas. Na infecção subungueal distal, as alterações aparecem na margem livre lateral distal da unha como manchas brancas ou amareladas.

■ Diagnóstico

Laboratorial

Exame micológico direto e cultura.

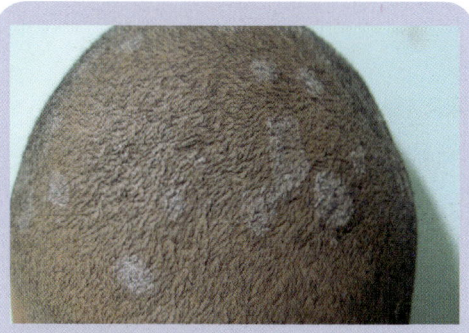

Figura 164.2 Tinha tricofítica – pequenas áreas de tonsura no couro cabeludo.

Histopatológico

Na pele glabra observam-se espongiose e pústulas, assim como dermatites crônicas com paraqueratose e hiperqueratose.

Nas onicomicoses, hifas e artroconídeos podem ser visíveis na lâmina e nos leitos ungueais com a coloração do PAS.

■ Diagnóstico diferencial

- Tinha corporal: eczema, ptiríase versicolor, ptiríase rósea, parapsoríase etc.
- Tinha *cruris*: candidíase cutânea, dermatite de contato, eritrasma etc.
- Tinha do couro cabeludo: tricotilomania, alopecia areata, dermatite seborreica etc.
- Tinha dos pés: dermatite disidrótica, psoríase vulgar, sífilis secundária etc.
- Tinha das unhas: trauma, psoríase ungueal.

■ Tratamento

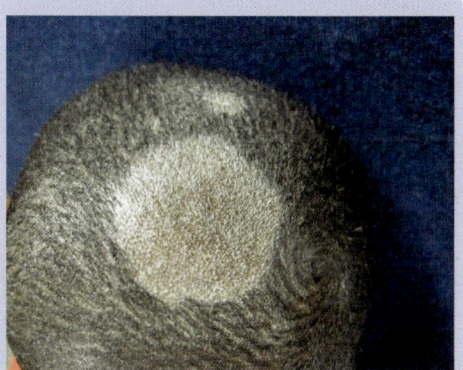

Figura 164.3 Tinha microspórica – área de tonsura grande.

O Quadro 164.1 apresenta os fármacos mais frequentemente usados no tratamento das dermatofitoses.

QUADRO 164.1	Tratamento medicamentoso das dermatofitoses.

Tinha do couro cabeludo	**Pela via oral**
	- Griseofulvina: 500 mg/dia ou 20 a 25 mg/kg/dia durante 6 a 8 semanas
	- Terbinafina, segundo o peso:
	  ○ < 20 kg = 62,5 mg/dia
	  ○ 20 a 40 kg = 125 mg/dia $\Big\}$ por 2 a 4 semanas
	  ○ > 40 kg = 250 mg/dia
	- Fluconazol: 6 mg/kg dia por 3 semanas
	
	Tratamento tópico
	Xampus de cetoconazol ou sulfeto de selênio a 2% são esporocidas e podem ser usados como coadjuvantes no tratamento

Tinha da barba	**Pela via oral** - Terbinafina: 250 mg/dia durante 2 a 4 semanas - Itraconazol: 200 mg por 2 a 4 semanas - Fluconazol: 150 mg/dia durante 2 a 4 semanas **Tratamento tópico** Corticosteroides tópicos podem ser usados para diminuir o prurido

Tinha das unhas	**Pela via oral**
	- Terbinafina, segundo o peso:
	  ○ < 20 kg = 62,5 mg/dia
	  ○ 20 a 40 kg = 125 mg/dia $\Big\}$ por 12 semanas
	  ○ > 40 kg = 250 mg/dia
	- Fluconazol: 6 mg/kg/semana por 12 a 16 semanas (unhas das mãos) ou 18 a 26 semanas (unhas dos pés)
	- Griseofulvina: 20 mg/kg/dia até as unhas ficarem normais
	- Itraconazol, segundo o peso:
	  ○ < 20 kg = 5 mg/kg/dia
	  ○ 20 a 40 kg = 100 mg/dia
	  ○ 40 a 50 kg = 200 mg/dia
	Duração = 1 semana por mês por 2 (mãos) ou 3 (pés) meses consecutivos

Tinha corporal	**Pela via oral** - Fluconazol: 6 mg/kg/semana por 2 a 4 semanas - Griseofulvina: 15 a 20 mg/kg/dia durante 2 a 4 semanas - Itraconazol: 5 mg/kg/dia durante 1 semana - Terbinafina: dose diária igual à da tinha do couro cabeludo por 1 semana
Tinha inguinal	**Tratamento tópico** Creme de clotrimazol, butenafina, miconazol, ou terbinafina a 1%. A medicação deve ser aplicada 2 vezes/dia durante pelo menos 2 semanas
Tinha dos pés	**Pela via oral** - Fluconazol: 6 mg/kg/semana por 4 a 6 semanas - Griseofulvina: 15 a 20 mg/dia durante 4 semanas - Itraconazol: 5 mg/kg/dia durante 1 semana - Terbinafina: dose diária igual à da tinha do couro cabeludo Medicações tópicas podem ser usadas nas lesões localizadas, por exemplo, solução de ciclopirox a 8% em base para unha (esmalte) ou cremes de terbinafina, ciclopirox e derivados azólicos

Nos casos resistentes ou mais extensos da tinha inguinal, o tratamento é igual ao da tinha dos pés. O diagnóstico e o tratamento da tinha dos pés também são importantes na cura da tinha inguinal e as medidas de prevenção devem ser obedecidas atentamente.

■ Complicações

Podem ocorrer infecções secundárias graves como erisipela e celulite, sobretudo em pacientes diabéticos.

■ Prevenção

As seguintes medidas ajudam a prevenir a recorrência das dermatofitoses:
- Uso de roupas folgadas
- Secagem adequada após o banho
- Perda de peso
- Lavagem de roupas e tecidos contaminados
- Utilização de talcos tópicos
- Tratamento dos contatos domiciliares
- Assepsia de objetos contaminados.

■ Bibliografia

Azulay RD, Azulay DR. Dermatologia. 4. ed. Rio de Janeiro: Guanabara Koogan, 2006.

Bologna J, Jorizzo J, Rapini R. Dermatologia. Doenças bacterianas. Rio de Janeiro: Elsevier, 2011. p. 1135-8.

Du Vivier A. Atlas of clinical dermatology. 3. ed. Philadelphia: Elsevier, 2003.

Kenneth AA et al. Manual de terapêutica dermatológica. 8. ed. Rio de Janeiro: Dilivros, 2014. p. 147-63.

Lacaz CS et al. Tratado de micologia médica. São Paulo: Sarvier, São Paulo, 2002. 104 p.

DERMATOLOGIA

165 IMPETIGO

Izabel C. Soligo Kanaan

■ Introdução
Infecção cutânea superficial altamente contagiosa que afeta principalmente bebês e crianças. O principal patógeno, em ambas as formas, é o *Staphylococcus aureus* e, menos comumente, o *Streptococcus* beta-hemolítico do grupo A (*Streptococcus pyogenes*).

■ Classificação
- Impetigo bolhoso
- Pênfigo neonatal (nomenclatura erroneamente empregada para impetigo bolhoso largamente distribuído pela superfície corporal em neonatos)
- Impetigo neonatal (pode ocorrer desde o 2º dia até a 2ª semana de vida e acomete as áreas da fralda, da virilha, das axilas e do pescoço)
- Impetigo não bolhoso ou crostoso
- Ectima.

■ Epidemiologia
Universalmente distribuído. Infecção cutânea bacteriana mais comum na infância, porém pode afetar qualquer faixa etária. Dissemina-se rapidamente pelo contato interpessoal e pelos fômites.

Pico de incidência nos meses de verão e outono. Condições predisponentes: calor, higiene precária, ambientes fechados, trauma cutâneo, colonização pelo *S. aureus* das regiões nasal, axilar, faríngea e/ou perineal.

■ Etiologia
Em pacientes imunocompetentes, os estreptococos e os estafilococos causam a maioria das infecções cutâneas, produzindo lesões que variam desde infecções comuns (p. ex., impetigo) a raras, como a síndrome do choque tóxico.

O ectima é uma infecção que se origina como impetigo não bolhoso com evolução mais arrastada e gradualmente a infecção torna-se mais profunda, evoluindo para uma úlcera superficial. O agente causal é o *S. pyogenes*, sendo o *S. aureus* considerado como agente secundário e mantendo uma ação sinérgica na manutenção da infecção.

■ Fisiopatologia
Impetigo não bolhoso ou crostoso (70% dos casos de impetigo; Figura 165.1) é causado pelo *S. aureus* isoladamente ou em associação ao *S. pyogenes*. A infecção ocorre em locais de pequenos traumas, principalmente em extremidades e face.

O impetigo bolhoso (Figura 165.2) acomete mais comumente os neonatos, mas pode ocorrer em qualquer

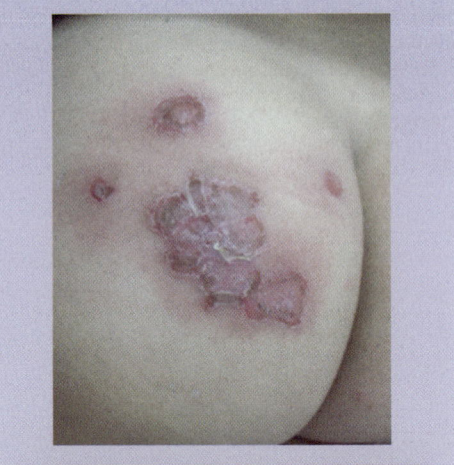
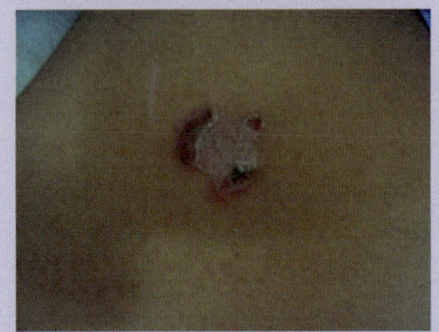

Figura 165.1 Impetigo crostoso.

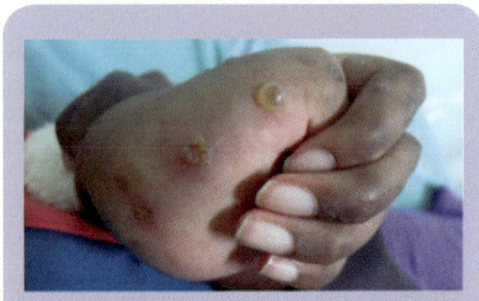

Figura 165.2 Impetigo bolhoso.

idade. É causado por toxinas produzidas pelo *S. aureus* e uma forma localizada da síndrome da pele escaldada estafilocócica. Parece ser menos contagioso que o não bolhoso e os casos são mais esporádicos.

■ Diagnóstico

Laboratorial

Geralmente não são necessários, porém em casos em que o diagnóstico não é claro ou a resposta não é satisfatória, podem-se solicitar coloração de Gram, cultura e antibiograma de secreção da lesão ou da superfície da mesma.

Apenas metade dos pacientes acometidos irá apresentar leucocitose.

Clínico

- Impetigo não bolhoso: mácula eritematosa que evolui para vesícula ou pústula de curta duração e posteriormente erosão superficial com coloração "cor de mel" e rápida extensão à pele adjacente
- Impetigo bolhoso: vesículas crescem para bolhas superficiais com colarete descamativo, porém sem crosta espessa e muito frequentemente sem eritema
- Impetigo neonatal: vesículas, pústulas ou bolhas superficiais em base eritematosa. Vesículas e bolhas se rompem facilmente, em geral sem formação de crostas. Acomete área das fraldas, axila, virilha e pescoço.

■ Diagnóstico diferencial

- Impetigo não bolhoso: varicela, escabiose, herpes simples, picadas de insetos, *Tinea corporis*, dermatite de contato
- Impetigo bolhoso: queimaduras térmicas, eritema multiforme bolhoso, infecção por herpes simples, dermatoses bolhosas autoimunes
- Ectima: ectima gangrenoso, úlceras secundárias a vasculites, vasculopatias.

■ Tratamento

Fármacos

O tratamento é voltado para ambos os agentes etiológicos. A Figura 165.3 sugere um algoritmo para o tratamento.

As penicilinas com inibidor de betalactamase e as cefalosporinas de primeira geração são medicamentos de eleição para o tratamento e devem ser ministradas por 10 dias.

Amoxicilina e penicilina pela via oral não são muito efetivas.

O tratamento tópico (mupirocina pomada a 2% ou ácido fusídico) é equivalente à antibioticoterapia oral e é reservado para a doença limitada e pode ser feito por 3 a 5 dias.

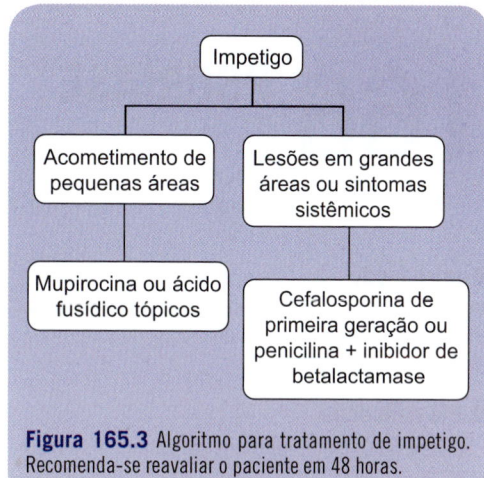

Figura 165.3 Algoritmo para tratamento de impetigo. Recomenda-se reavaliar o paciente em 48 horas.

A bacitracina com neomicina é muito pouco efetiva.

Na ectima, usa-se a penicilina resistente à betalactamase ou uma cefalosporina de primeira geração.

Outras intervenções

Descolonização dos focos infecciosos no próprio paciente e dos seus contactantes mais íntimos (fossas nasais, axilas, regiões umbilical e genital). Para esta descolonização usa-se mupirocina pomada a 2%, ou ácido fusídico, por 5 dias, aplicada 2 vezes/dia nas áreas citadas, associada ou não a sabonetes antissépticos.

■ Complicações

Podem ocorrer infecções graves como erisipela e celulite, cicatrizes, glomerulonefrite aguda pós-estreptocócica (afeta 1 a 5% dos pacientes com impetigo não bolhoso) e o tratamento com antibióticos não altera o risco de glomerulonefrite nos pacientes predispostos.

Outras complicações raras: sepse, osteomielite, artrite, endocardite, pneumonia, linfangite, psoríase gutata, síndrome do choque tóxico e síndrome da pele escaldada estafilocócica.

■ Bibliografia

Bologna J, Jorizzo J, Rapini R. Dermatologia. Doenças bacterianas. Rio de Janeiro: Elsevier, 2011. p. 1075-78.
Dagan R. Impetigo in childhood: changing epidemiology and new treatments. Pediatrics Ann. 1993; 22:235-40.
Empinotti JC, Uyeda H, Ruaro RT, Galhardo AP, Bonatto DC. Piodermites. An Bras Dermatol. 2012; 87:281-8.

DERMATOLOGIA

166 PSORÍASE

Talita Batalha Pires Vianna e Izabel C. Soligo Kanaan

■ Introdução
Doença poligênica combinada com vários fatores desencadeantes, inflamatórios, crônicos e recorrentes da pele.

■ Classificação
Psoríase vulgar, gutata, eritrodérmica, pustulosa, invertida, da área das fraldas, artrite psoriática, acrodermatite contínua de Hallopeau, impetigo herpetiforme, ceratodermia blenorrágica.

■ Epidemiopatogenia
A prevalência da psoríase é de 2% da população mundial, afetando menos frequentemente nos trópicos. Acomete ambos os sexos igualmente. O início da psoríase se dá em uma idade média de 27 anos, com uma variação ampla do período neonatal à oitava década. Há uma tendência à melhora do quadro na gravidez, com exacerbação que piora no pós-parto. Descreveram-se fatores genéticos como o HLA-B13 e B17, que elevariam o risco de psoríase em 5 vezes.

A psoríase é um distúrbio hiperproliferativo dirigido por uma cascata complexa de mediadores inflamatórios, envolvendo células T e a interação delas com células envolvidas na imunidade inata, incluindo ceratinócitos. Podemos citar fatores desencadeantes como: trauma, infecções, HIV, hipocalcemia, gestação, estresse, fármacos, álcool, tabagismo e obesidade.

■ Quadro clínico
A psoríase vulgar caracteriza-se por lesões papuloescamosas eritematosas, bem delimitadas, secas e de variados tamanhos, recobertas em geral por escamas lamelares branco-prateadas (Figura 166.1). As lesões exibem predileção por couro cabeludo, unhas, superfície extensora dos membros, região umbilical e sacro. Pode acometer todo o corpo, menos frequentemente em sua variante eritrodérmica (Figura 166.2) ou com numerosas e pequenas placas na variante gutata ou até mesmo acometer somente palmas e plantas (Figura 166.3).

A evolução da doença é imprevisível. Há tendência a tornar-se recorrente e persistente. Há isomorfismo (fenômeno de Koebner) em áreas de traumas. A involução começa pelo centro resultando em lesões anulares que, por fim, clareiam com hipo ou hiperpigmentação pós-inflamatória.

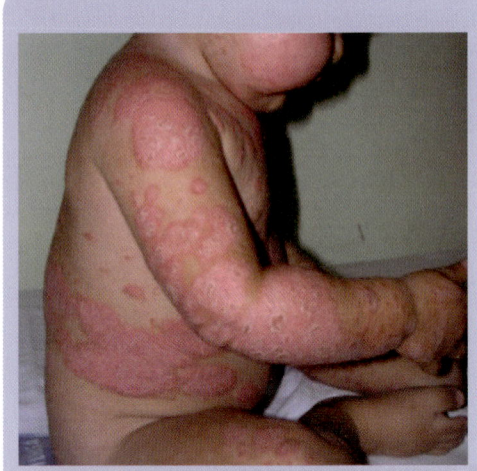

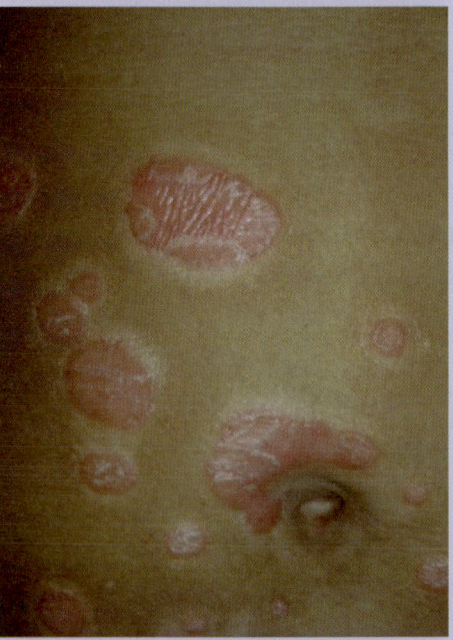

Figura 166.1 Placas eritematosas e descamativas.

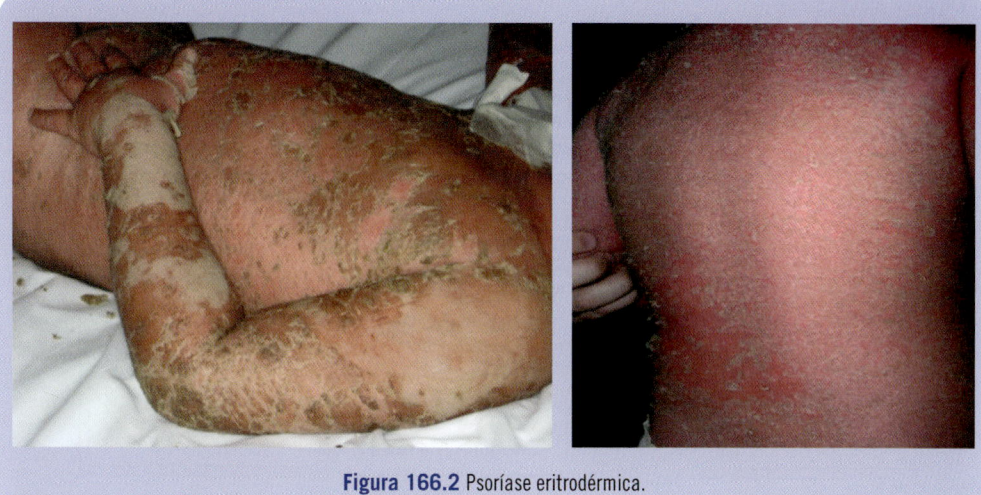

Figura 166.2 Psoríase eritrodérmica.

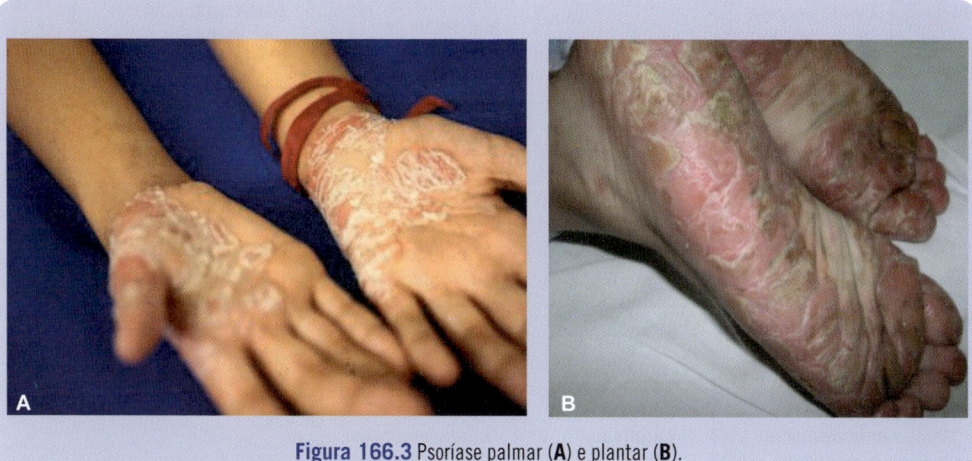

Figura 166.3 Psoríase palmar (**A**) e plantar (**B**).

■ Diagnóstico

Clínico

Semiológico (curetagem metódica de Brocq)
Demonstra pontos de sangue (sinal de Auspitz).

Patologia
Hiperqueratose com paraqueratose contínua, acantose psoriasiforme, capilares alongados e tortuosos na derme, adelgaçamento suprapapilar, pústula espongiforme de Kojog e microabscesso de Munro.

■ Diagnóstico diferencial

Dermatite seborreica, doença de Bowen, micose fungoide, líquen plano hipertrófico, pitiríase rubra pilar, sífilis secundária, pitiríase rósea etc.

■ Tratamento

A Figura 166.4 apresenta as principais opções de tratamento da psoríase.

Tópico

Corticosteroides, alcatrões, antralina, tazaroteno, calcipotriol, inibidores de calcineurina, ultravioleta, retinoides tópicos.

Oral

Quando o índice de gravidade > 10 (Quadro 166.1), opta-se por terapia sistêmica com retinoides, metotrexato, ciclosporina e, em alguns casos, até imunobiológicos.

Nas formas mais graves de psoríase opta-se por uma terapia combinada das modalidades, utilizando agentes

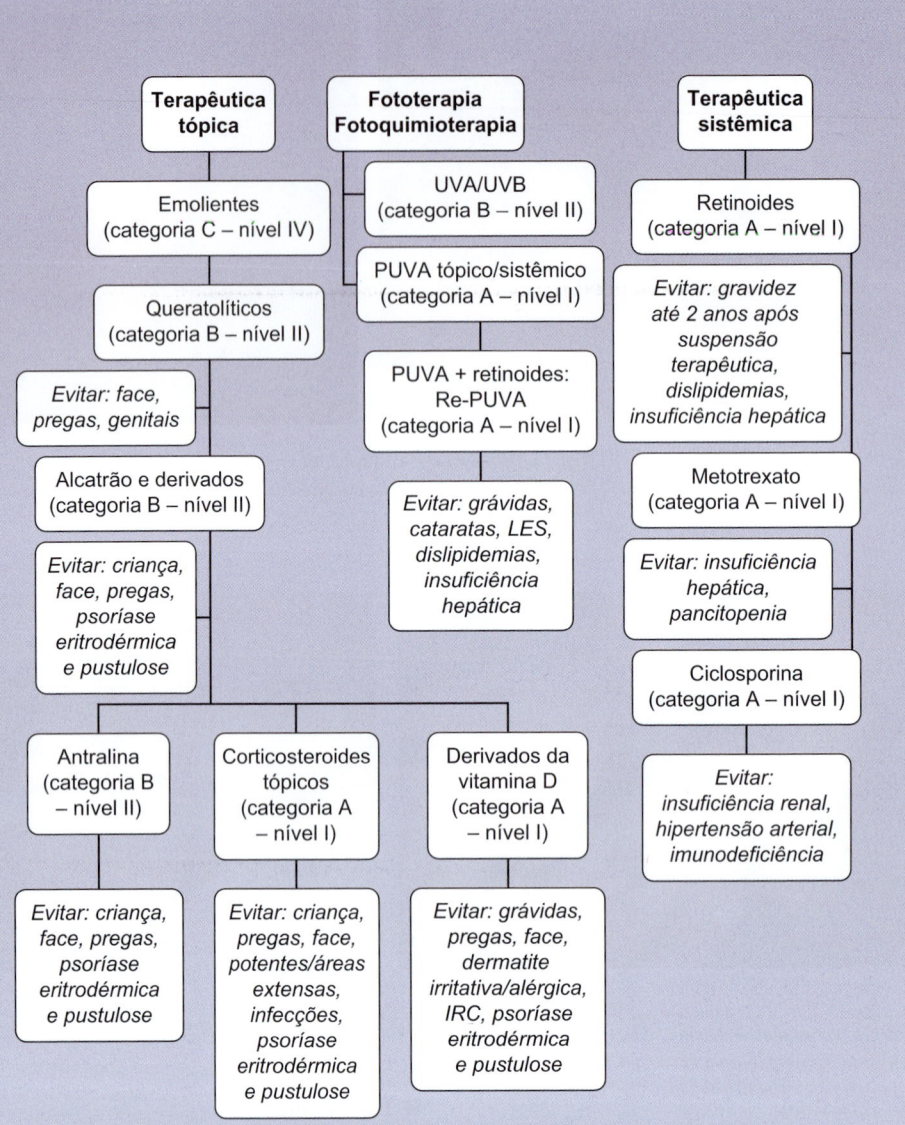

Figura 166.4 Terapêutica da psoríase. IRC: insuficiência renal crônica; LES: lúpus eritematoso sistêmico; PUVA: fototerapia com radiação ultravioleta A; UVA/UVB: radiação ultravioleta A/radiação ultravioleta B.

QUADRO 166.1	Cálculo do índice de gravidade e da área da psoríase (PASI).			
	Gravidade das lesões psoriásicas*			
	Cabeça	Tronco	Membros superiores	Membros inferiores
Eritema	0 a 4	0 a 4	0 a 4	0 a 4
Espessamento	0 a 4	0 a 4	0 a 4	0 a 4
Descamação	0 a 4	0 a 4	0 a 4	0 a 4
Total de pontos = (1)	Soma dos valores acima	Soma dos valores acima	Soma dos valores acima	Soma dos valores acima
	Área de envolvimento da psoríase**			
	Cabeça	Tronco	Membros superiores	Membros inferiores
Grau de envolvimento = (2)	0 a 6	0 a 6	0 a 6	0 a 6
Multiplicar (1) × (2)	1 × 2	1 × 2	1 × 2	1 × 2
Constante de correção para cada área de envolvimento (3)	0,1	0,3	0,2	0,4
(1) × (2) × (3)	A	B	C	D
Total: A + B + C + D***				

*Atribui-se uma nota de 0 a 4 a cada um dos três quesitos: 0 – nenhum; 1 – leve; 2 – moderado; 3 – grave; 4 – muito grave. **Estima-se a área total das lesões em cada uma das quatro regiões corporais, atribuindo uma nota de 0 a 6: 0 – nenhum; 1 – < 10%; 2 – entre 10 e 30%; 3 – entre 30 e 49%; 4 – entre 50 e 69%; 5 – entre 70 e 89%; 6 – entre 90 e 100%. O índice PASI (A + B + C + D) varia de 0 a 72.

tópicos concomitantes para minimizar a dose da medicação oral e reduzir a toxicidade total. Porém, é preciso ter cuidado com a toxicidade cumulativa e interações medicamentosas.

Bibliografia

Benoit S, Hamm H. Childhood psoriasis. Clin Dermatol. 2007; 25:555-62.
Bologna J, Jorizzo J, Rapini R. Psoríase. Dermatologia. Rio de Janeiro: Elsevier, 2011. p. 115-35.
Carneiro SCS. Psoríase: mecanismos de doença e implicações terapêuticas [tese]. São Paulo: Faculdade de Medicina da Universidade de São Paulo, 2007.
Consenso Brasileiro de Psoríase e guias de tratamento. Rio de Janeiro: Sociedade Brasileira de Dermatologia; 2012.
Gupta MA, Gupta AK, Watteel GN. Early onset (< 40 years age) psoriasis is comorbid with greater psychopathology than late onset psoriasis: a study of 137 patients. Acta Derm Venereol. 1996; 76(6):464-6.
Janniger CK, Schwartz RA, Musumeci ML et al. Infantile psoriasis. Cutis. 2005; 76:173-7.
Lowes MA, Bowcock AM, Krueger JG. Pathogenesis and therapy of psoriasis. Nature. 2007; 445:866-73.
Nickoloff BJ, Nestle FO. Recent insights into the immunopathogenesis of psoriasis provide new therapeutic opportunities. J Clin Invest. 2004; 113:1664-75.
Tollefson MM, Crowson CS, McEvoy MT et al. Incidence of psoriasis in children: a population-based study. J Am Acad Dermatol. 2010; 62:979-87.
Watson W, Cann HM, Farber EM et al. The genetics of psoriasis. Arch Dermatol. 1972; 105:197-207.
Whyte HJ, Baughman RD. Acute guttate psoriasis and streptococcal infection. Arch Dermatol. 1964; 89:350-6.

DERMATOLOGIA

167 SÍNDROME DE STEVENS-JOHNSON

Talita Batalha Pires Vianna e Izabel C. Soligo Kanaan

■ Introdução

A síndrome de Stevens-Johnson (SSJ) é uma reação cutânea adversa rara a medicamentos, caracterizada por sensibilidade mucocutânea e eritema associado a esfoliação, decorrente de extensa morte celular de ceratinócitos, com separação de áreas significativas de pele na junção dermoepidérmica. O aspecto é de pele escaldada em menos de 10% da superfície corporal. Há também desprendimento da mucosa associado a sintomas sistêmicos como febre, dor e astenia.

Embora os medicamentos sejam os principais responsáveis pela SSJ, há também relatos de casos desencadeados por infecção, por exemplo, *Mycoplasma pneumoniae*.

■ Epidemiopatogenia

É uma doença rara, que afeta mais as mulheres e as faixas etárias mais avançadas. Observa-se maior predisposição nos grupos de acetiladores lentos, imunocomprometidos e portadores de tumores cerebrais submetidos a radioterapia que estejam recebendo antiepilépticos concomitantemente. A taxa média de mortalidade é de 5%.

Numerosos medicamentos são capazes de produzir a síndrome, como sulfas, anticonvulsivantes (fenitoína e barbitúricos) e anti-inflamatórios não hormonais. Outros fatores desencadeantes seriam infecções bacterianas e virais.

Admite-se a possibilidade de defeito na metabolização dos fármacos com produtos intermediários ou uma reação citotóxica com lesão dos ceratinócitos.

■ Quadro clínico

Acometimento cutaneomucoso múltiplo (Figura 167.1), precedido por sinais sistêmicos de infecção como febre, cefaleia, mialgia que pode se estender por 2 semanas. As lesões costumam aparecer no tronco e se estender a pescoço, face e região proximal dos membros superiores, mantendo a porcentagem de acometimento corporal inferior a 10%. Quando as lesões acometem mais de 30% da área de superfície corporal, o diagnóstico mais apropriado é necrólise epidérmica tóxica (NET). Se a área acometida estiver entre 10 e 30%, estamos diante de um caso limítrofe entre SSJ e NET.

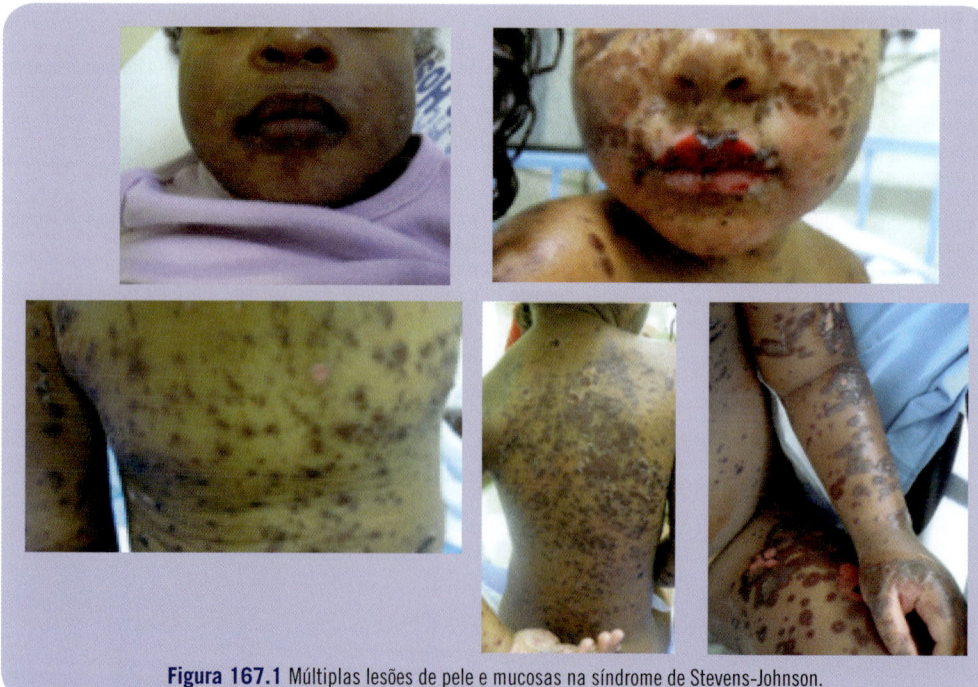

Figura 167.1 Múltiplas lesões de pele e mucosas na síndrome de Stevens-Johnson.

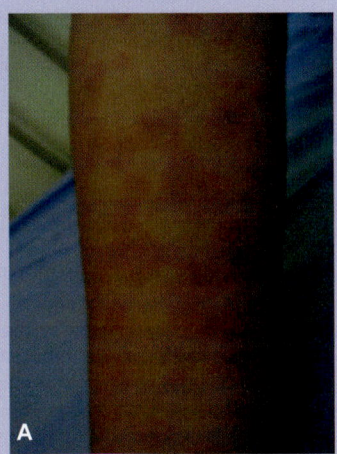 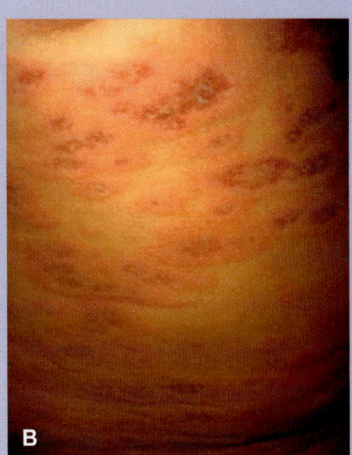

Figura 167.2 Lesões eritêmato-edematosas. **A.** Placas com centro deprimido e violáceo. **B.** Lesões com crosta central.

Lesões da mucosa oral, genital e ocular estão presentes em 90% dos casos. As lesões cutâneas são do tipo eritema polimorfo, dolorosas, desde maculopápulas até purpúricas e bolhas sero-hemorrágicas, ocorrendo em surtos (Figura 167.2). Manifestações sistêmicas adicionais incluem linfadenopatia, citopenia, hepatite, hemorragia gastrintestinal, traqueíte e glomerulonefrite com necrose tubular aguda.

■ Diagnóstico

Deve-se obter uma história minuciosa dos medicamentos em uso atual e recente. Identificação dos pródromos como febre, olhos ardentes e dor ao engolir, que podem preceder o aparecimento das lesões cutâneas características por 1 a 3 dias. Não existem testes que comprovem a origem medicamentosa envolvida.

■ Patologia

Necrose eosinofílica dos ceratinócitos, degeneração hidrópica das células da camada basal e clivagem subepidérmica ou intraepidérmica associada a infiltrado inflamatório crônico discreto na derme.

■ Diagnóstico diferencial

Necrólise epidérmica tóxica (NET, desprendimento epidérmico de mais de 30%), eritema polimorfo, erupção fixa por medicamentos, pênfigo paraneoplásico, dermatose bolhosa por IgA linear, doença de Kawasaki etc.

■ Tratamento

Interrupção imediata do possível medicamento causador, tratamento de apoio e terapia específica. São necessários a internação e o isolamento do paciente para prevenir infecções. Limpeza e assepsia são imprescindíveis. Manutenção do equilíbrio hídrico e eletrolítico e suporte nutricional são importantes pela dificuldade do paciente em ingerir líquidos e alimentos.

Indicam-se coleta de material para cultura (pele, escarro, sangue e urina) e administração de antibioticoterapia. A indicação do corticoide se restringiria aos casos precoces, quando ainda há o aparecimento de novas lesões, a fim de interromper a evolução da doença. Nos demais casos, o uso do corticoide é controverso, uma vez que diminui a defesa do organismo, favorecendo infecções e septicemia. Deve-se evitar ao máximo o uso de medicações como analgésicos e antitérmicos. A imunoglobulina intravenosa, 1 g/kg/dia durante 3 dias consecutivos, tem apresentado resultados promissores.

É essencial a colaboração de médicos especialistas, como o dermatologista, o oftalmologista e o otorrinolaringologista, para orientações adequadas acerca das lesões correlacionadas. As cicatrizes podem afetar a membrana ocular, resultando em opacificação da córnea e cegueira.

■ Bibliografia

Bachot N, Roujeau JC. Differential diagnosis of severe cutaneous drug eruptions. Am J Clin Dermatol. 2003; 4:561-72.
Bastuji-Garin S, Rzany B, Stern RS et al. Clinical classification of cases of toxic epidermal necrolysis, Stevens Johnson syndrome, and erythema multiforme. Arch Dermatol. 1993; 129:92-6.
Bologna J, Jorizzo J, Rapini R. Dermatologia. Eritema multiforme, Stevens-Johnson e necrólise epidérmica tóxica. Rio de Janeiro: Elsevier, 2011. p. 291-9.
Forman R, Koren G, Shear NH. Erythema multiforme, Stevens-Johnson syndrome and toxic epidermal necrolysis in children: a review of 10 years' experience. Drug Saf, 2002; 25:965-72.
Fritsch PO, Sidoroff A. Drug induced Stevens-Johnson syndrome/toxic epidermal necrolysis. Am J Clin Dermatol. 2000; 1:349-60.
Garcia-Doval I, LeCleach I, Bocquet H et al. Toxic epidermal necrolysis and Stevens-Johnson syndrome: does early withdrawal of causative drugs decrease the risk of death? Arch Dermatol. 2000; 136:323-7.

Ghislain PD, Roujeau JC. Treatment of severe drug reactions: Stevens-Johnson syndrome, toxic epidermal necrolysis and hypersensitivity syndrome. Dermatol Online J. 2002; 8:1087-108.

Gomez-Criado MS, Ayani I, Leon-Colombo T et al. Stevens-Johnson syndrome, toxic epidermal necrolysis and phenytoin. Factors linked to a higher risk. Rev Neurol. 2004; 15:1056-60.

Olson D, Watkins LK, Demirjian A et al. Outbreak of Mycoplasma pneumoniae-associated Stevens-Johnson syndrome. Pediatrics. 2015; 136(2):e386-94.

Roujeau JC, Guillaume JC, Fabre JP et al. Toxic epidermal necrolysis (Lyell syndrome). Incidence and drug etiology in France 1981-1985. Arch Dermatol. 1990; 126:37-42.

ANEXOS

Sumário

- **A.** Cálculo da Área de Superfície Corporal, 919
- **B.** Crescimento | Curvas de Percentis, 921
- **C.** Índice de Massa Corporal e Curvas de Percentis, 934
- **D.** Percentis da Pressão Arterial, 938
- **E.** Laboratório e Valores de Referência, 942
- **F.** Analgesia e Sedação, 949
- **G.** CID 10 | Doenças Mais Comuns, 956
- **H.** Conversões e Medidas, 961

Coordenador: Marcio Moacyr Vasconcelos

ANEXOS

ANEXO A | CÁLCULO DA ÁREA DE SUPERFÍCIE CORPORAL

Marcio Moacyr Vasconcelos

■ Introdução

O pediatra frequentemente necessita estimar a área de superfície corporal (ASC) de seus pacientes. Por exemplo, usa-se a ASC para calcular a taxa de filtração glomerular, definir a posologia de determinados fármacos, como quimioterápicos, e ajustar o diâmetro das artérias coronárias medido por ecocardiograma em crianças suspeitas de doença de Kawasaki.

Existem dois métodos principais para o cálculo da ASC: fórmulas baseadas no peso corporal e na estatura e nomogramas.

A ASC média de pacientes adultos é 1,73 m².

■ Fórmula de Mosteller

Pode-se recorrer à fórmula de Mosteller para estimar a ASC com base na estatura em cm e o peso corporal em kg.

$$ASC\ (m^2) = \frac{\sqrt{estatura\ (cm) \times peso\ (kg)}}{3.600}$$

■ Fórmula de Du Bois

Também pode-se usar a fórmula de Du Bois:

$$ASC\ (m^2) = 0{,}007184 \times P^{0{,}425} \times H^{0{,}725}$$

Em que P é o peso corporal em kg e H é a estatura em cm.

■ Nomograma

O nomograma de Boyd-West (Figura A.1) é muito usado em Pediatria.

Para estimar a área de superfície corporal (ASC) registre a estatura em cm na primeira escala à esquerda da Figura A.1 e o peso corporal em kg na última escala à direita. Então, conecte os dois pontos em uma linha reta. A interseção dessa linha na penúltima escala à direita define a ASC.

Nas crianças e adolescentes com estatura proporcional ao peso corporal, pode-se estimar a ASC diretamente a partir do peso corporal em kg (segunda escala à esquerda na Figura A.1).

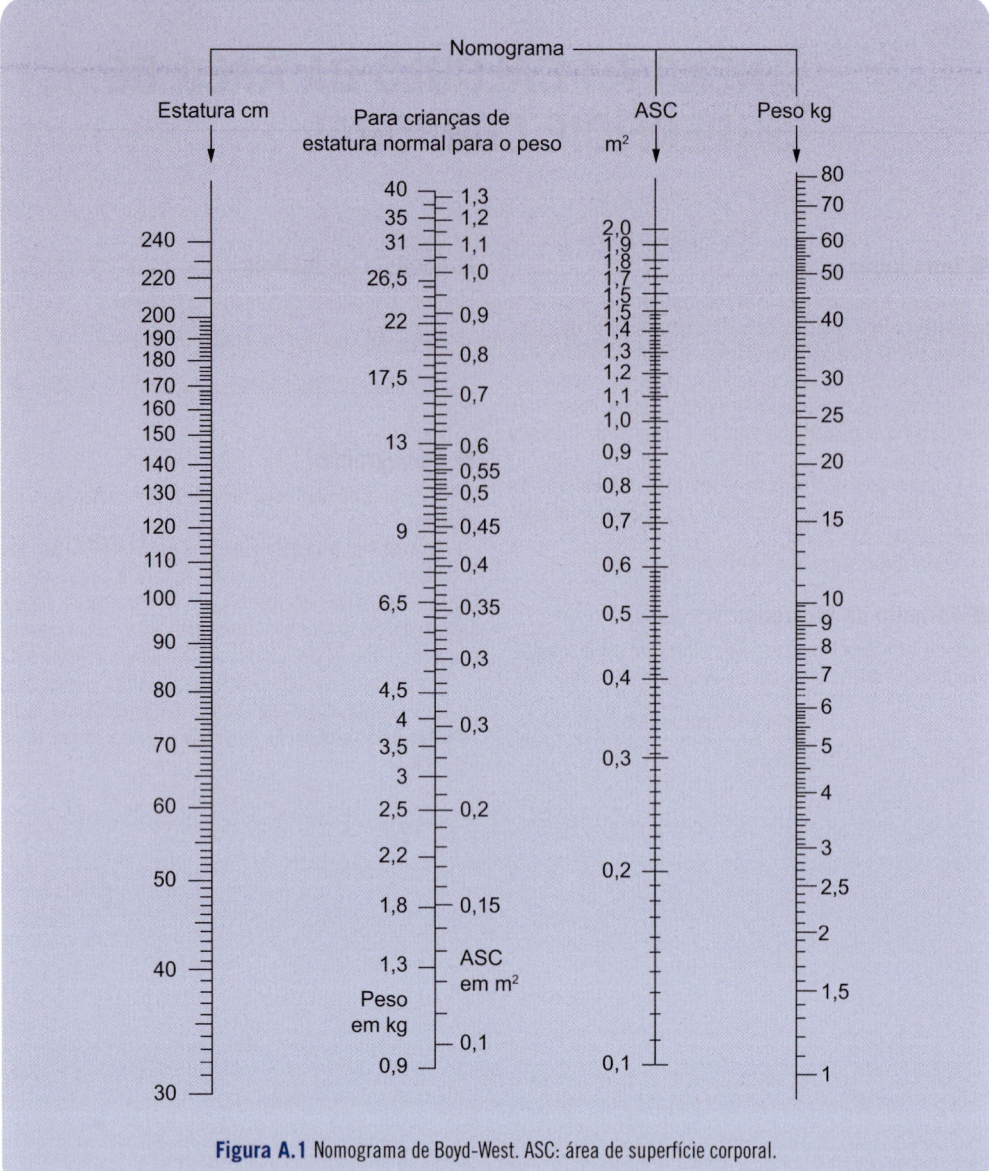

Figura A.1 Nomograma de Boyd-West. ASC: área de superfície corporal.

Bibliografia

Briars GL, Bailey BJ. Surface area estimation: pocket calculator versus nomogram. Arch Dis Child. 994; 70:246-7.

ANEXOS

ANEXO B | CRESCIMENTO | CURVAS DE PERCENTIS

Marcio Moacyr Vasconcelos

■ Introdução

Os gráficos de curvas de percentis são fundamentais para o trabalho diário do pediatra, que deve manter-se vigilante à qualidade do crescimento e desenvolvimento de seus pacientes.

As curvas de percentis, construídas com base na compilação dos dados de milhares de crianças e adolescentes, possibilitam avaliar o estado nutricional e, indiretamente, o bem-estar de nossos pacientes.

A construção das curvas de percentis baseia-se nos conceitos da curva normal de Gauss. Assim, os dados contidos no intervalo entre a média menos dois desvios padrão e a média mais dois desvios padrão são considerados estatisticamente normais. Mas, antes de decidir se o crescimento da criança é adequado, é necessário registrar no gráfico os dados do crescimento dela ao longo do tempo.

A junção dos pontos plotados delineará a curva de crescimento da criança, então, o pediatra está em condições de compará-la com os canais de crescimento predefinidos pelas curvas de percentis.

Existem muitas opções de gráficos de crescimento em Pediatria. Os dados da Organização Mundial da Saúde (OMS) foram compilados em seis países: Brasil, Gana, Índia, Noruega, Oman e EUA. Por outro lado, os dados do Center for Disease Control and Prevention (CDC) foram extraídos de medições apenas em crianças norte-americanas. Por isso, preferimos os gráficos publicados em 2006 pela OMS, os quais estão disponíveis apenas para crianças de 0 a 5 anos de idade (Figuras B.1 a B.10).

Para crianças maiores e indivíduos de até 20 anos de idade, utilizamos os gráficos do CDC, que foram publicados em 2000 (Figuras B.11 e B.12).

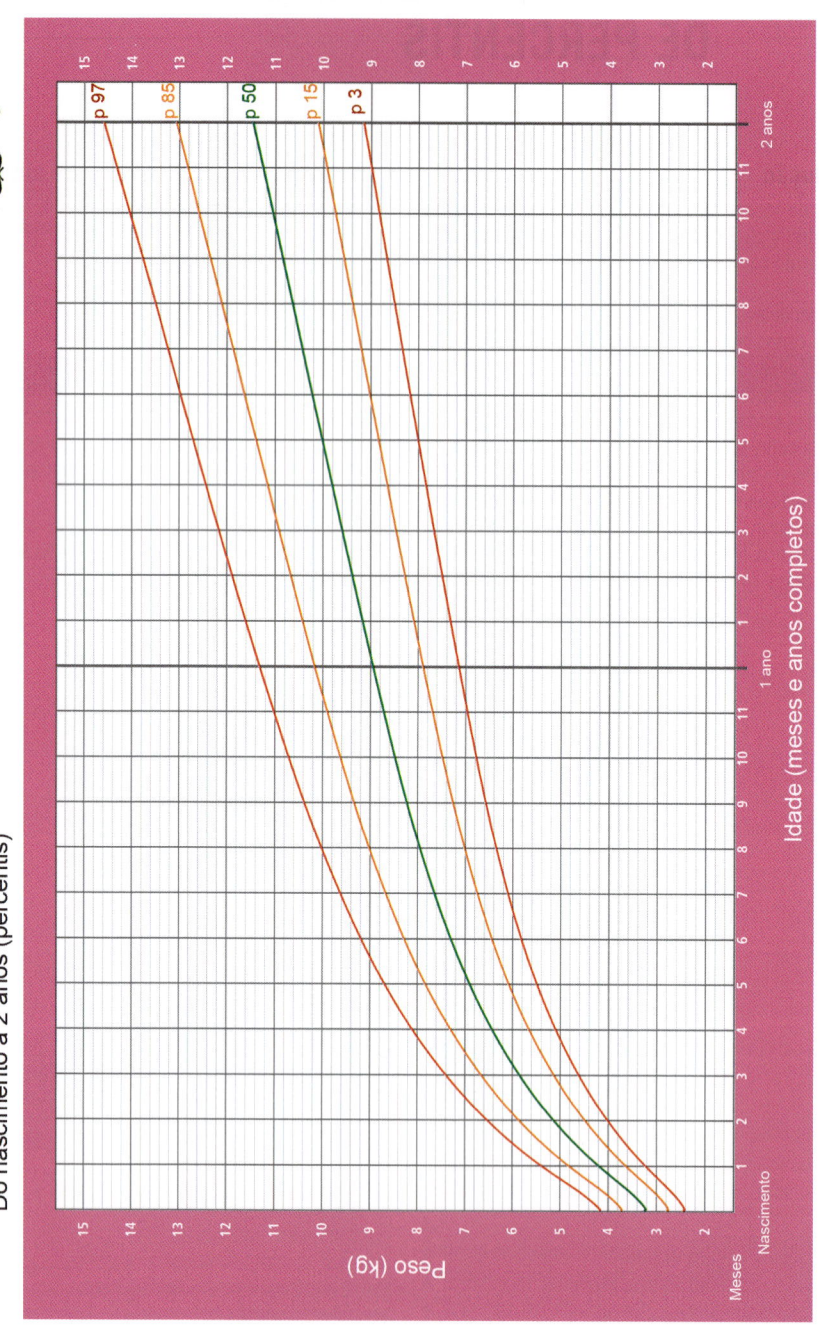

Figura B.1 Meninas. Gráfico de crescimento do peso para a idade (nascimento a 2 anos). Fonte: OMS.

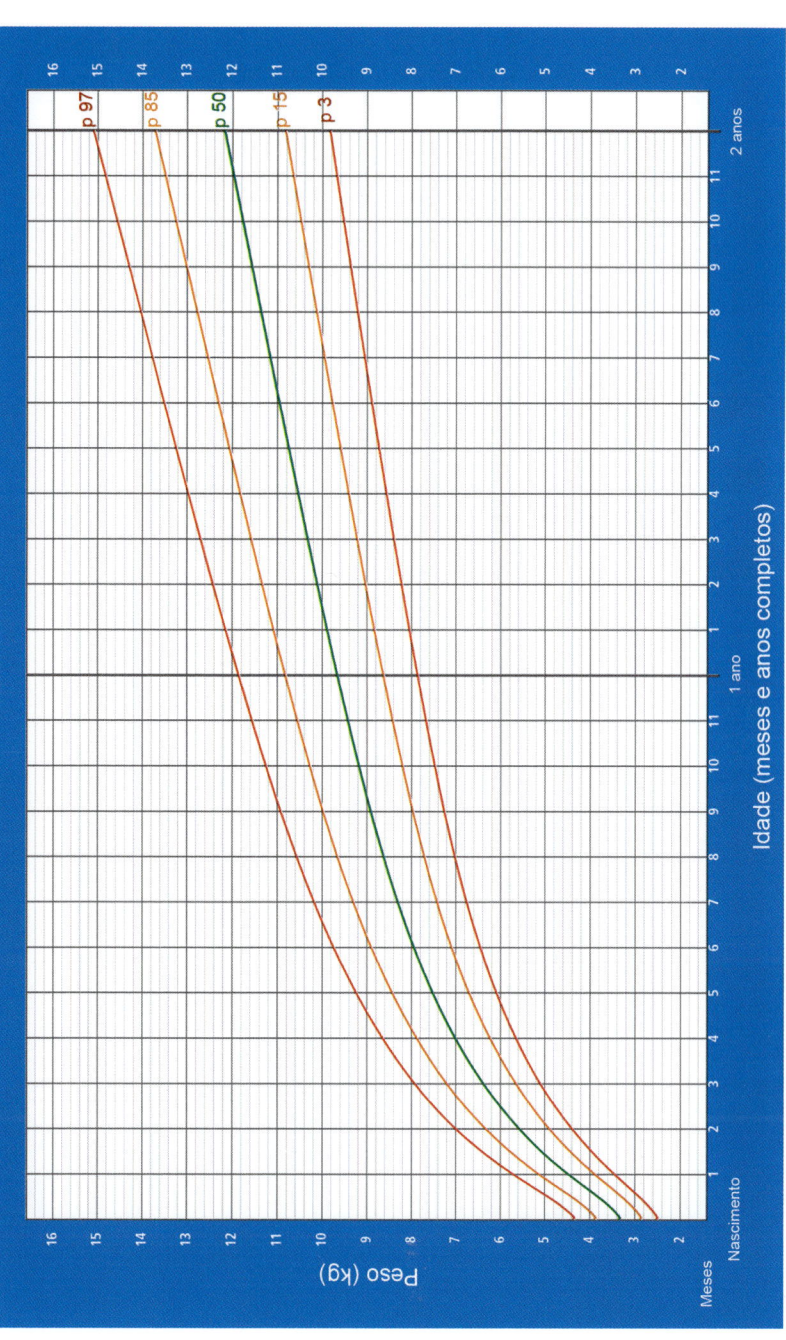

Figura B.2 Meninos. Gráfico de crescimento do peso para a idade (nascimento a 2 anos). Fonte: OMS.

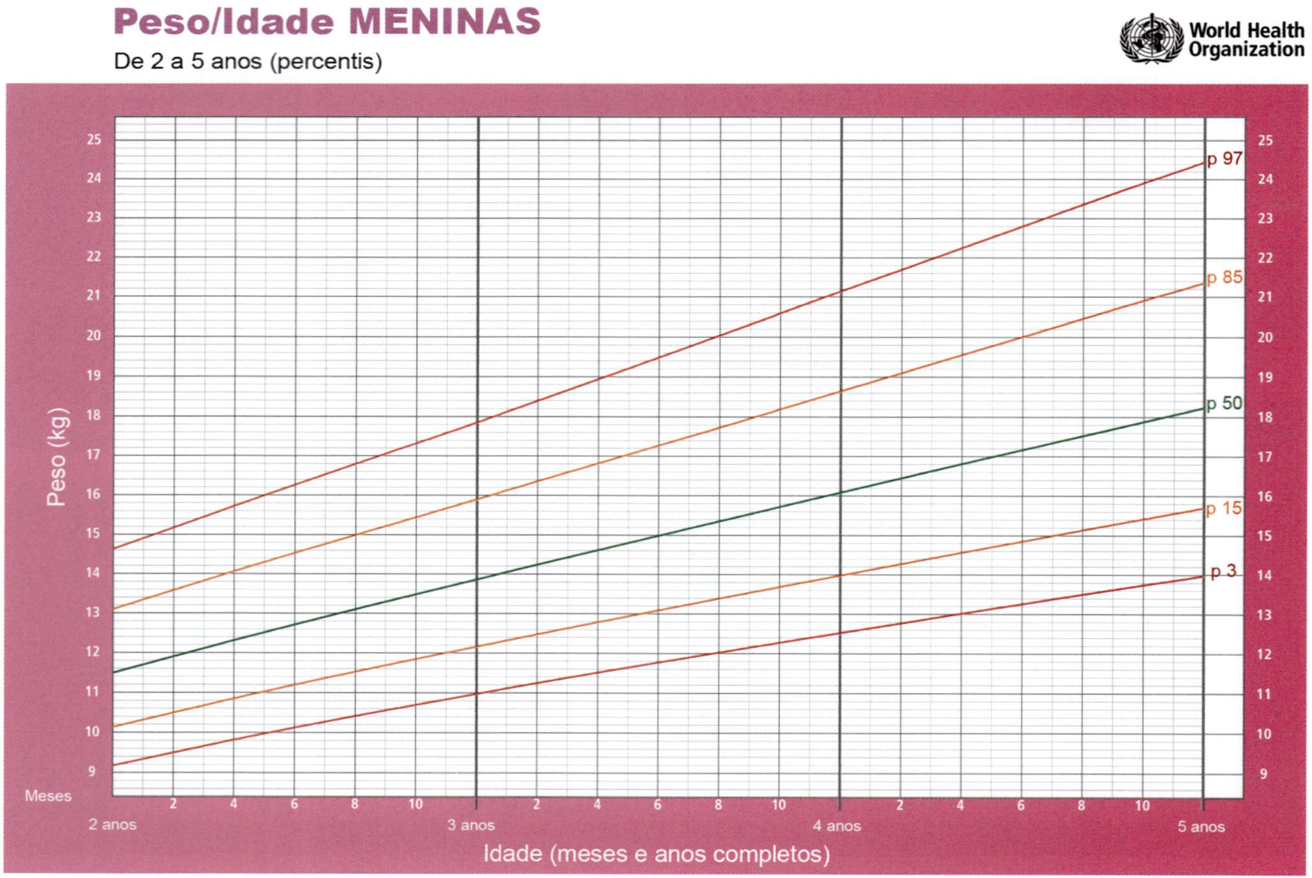

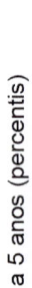

Figura B.3 Meninas. Gráfico de crescimento do peso para a idade (2 a 5 anos). Fonte: OMS.

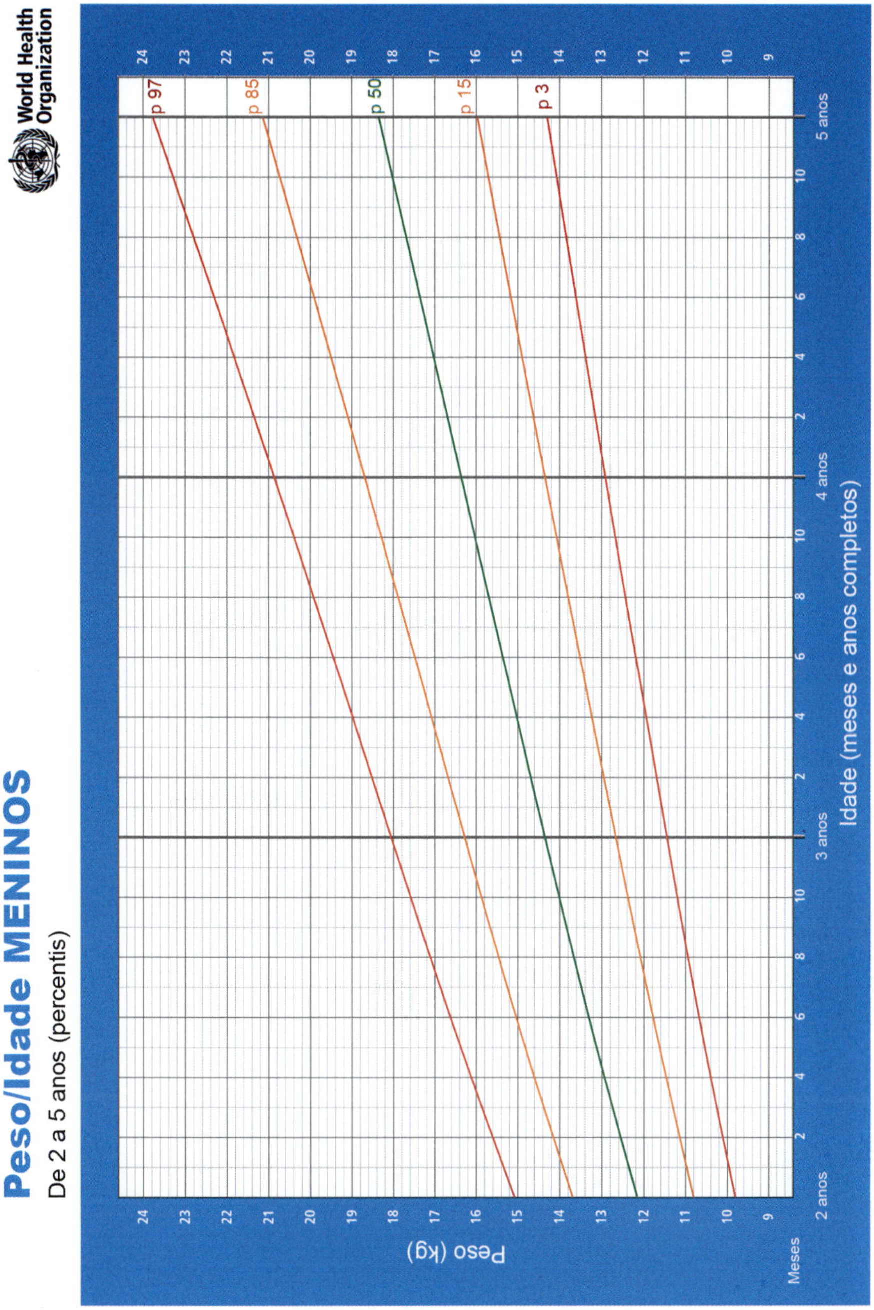

ANEXO B | CRESCIMENTO | CURVAS DE PERCENTIS

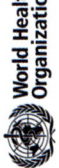

Figura B.4 Meninos. Gráfico de crescimento do peso para a idade (2 a 5 anos). Fonte: OMS.

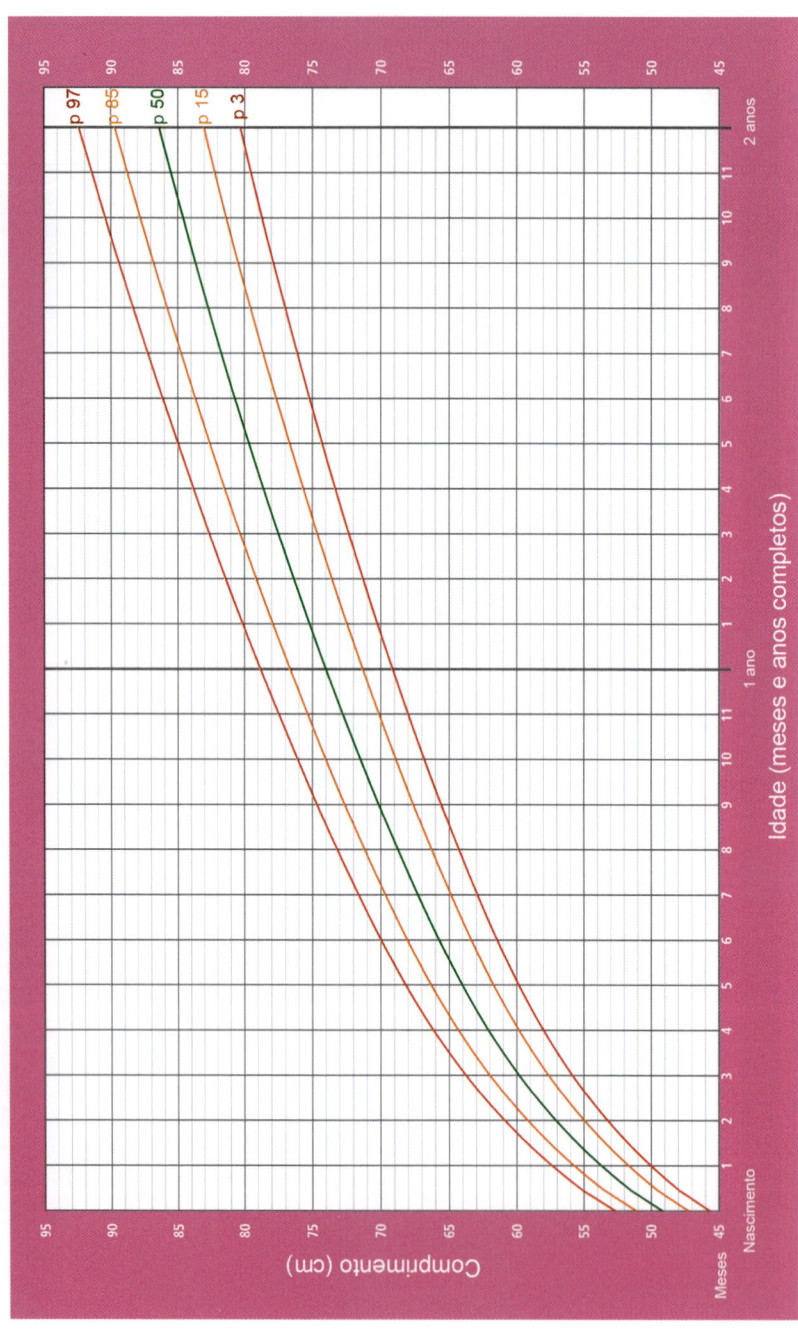

Figura B.5 Meninas. Gráfico de crescimento do comprimento para a idade (nascimento a 2 anos). Fonte: OMS.

ANEXO B | CRESCIMENTO | CURVAS DE PERCENTIS

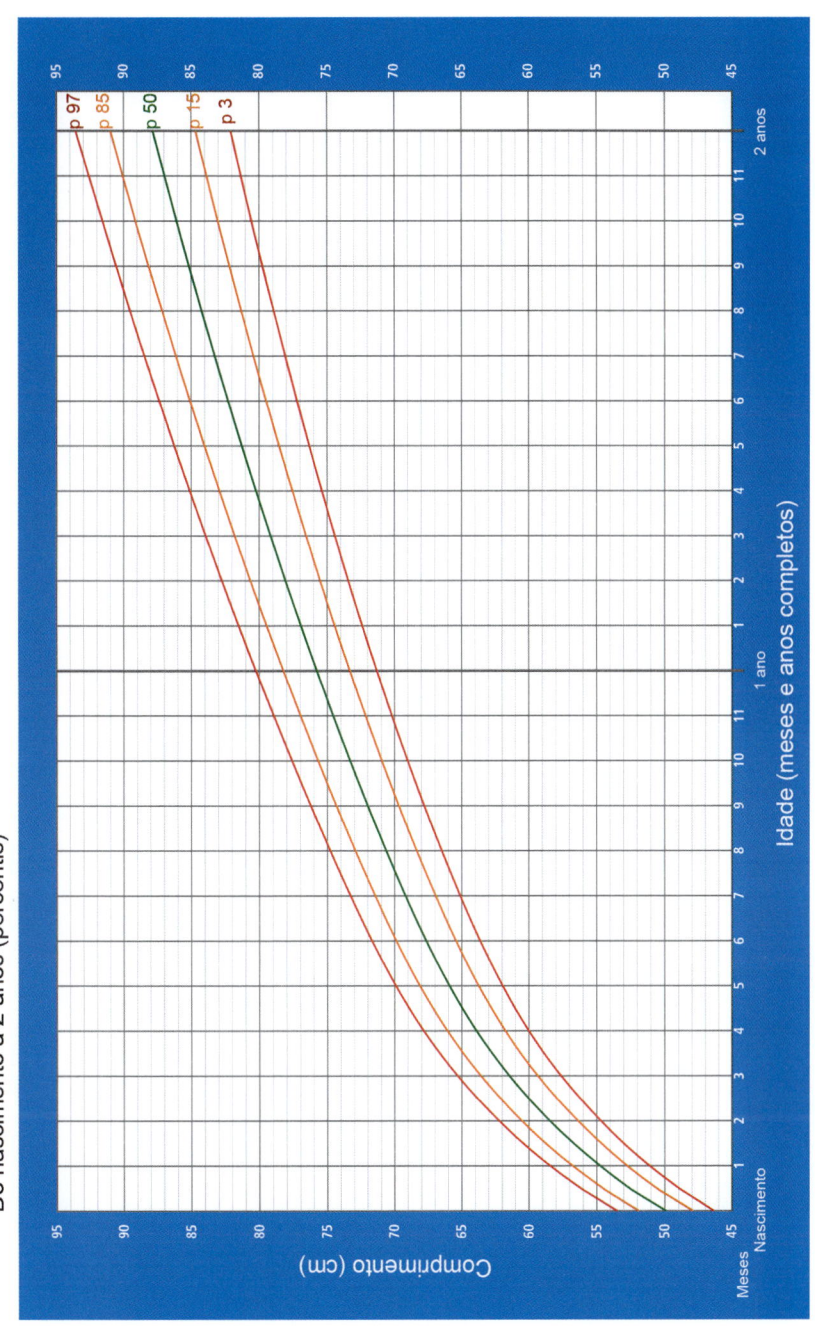

Figura B.6 Meninos. Gráfico de crescimento do comprimento para a idade (nascimento a 2 anos). Fonte: OMS.

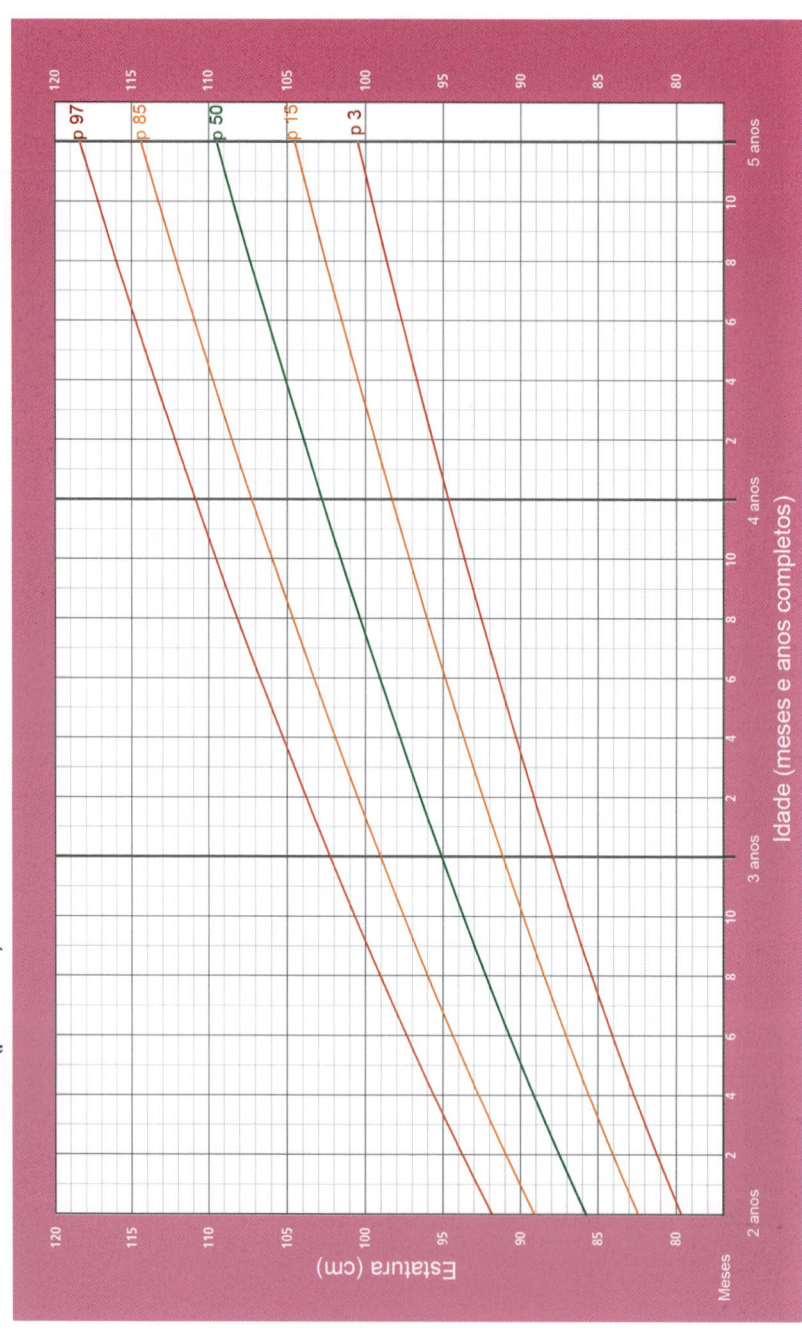

Figura B.7 Meninas. Gráfico de crescimento da estatura para a idade (2 a 5 anos). Fonte: OMS.

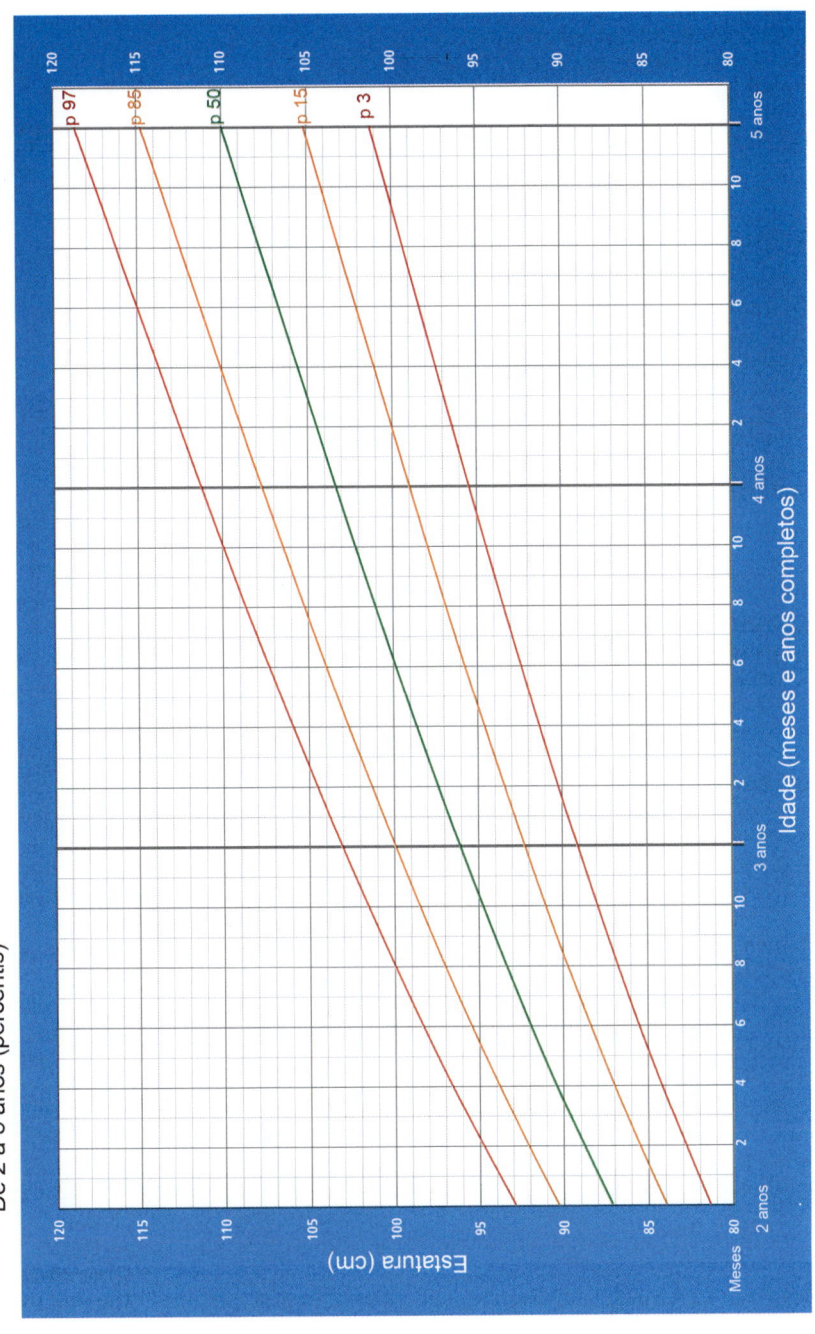

Figura B.8 Meninos. Gráfico de crescimento da estatura para a idade (2 a 5 anos). Fonte: OMS.

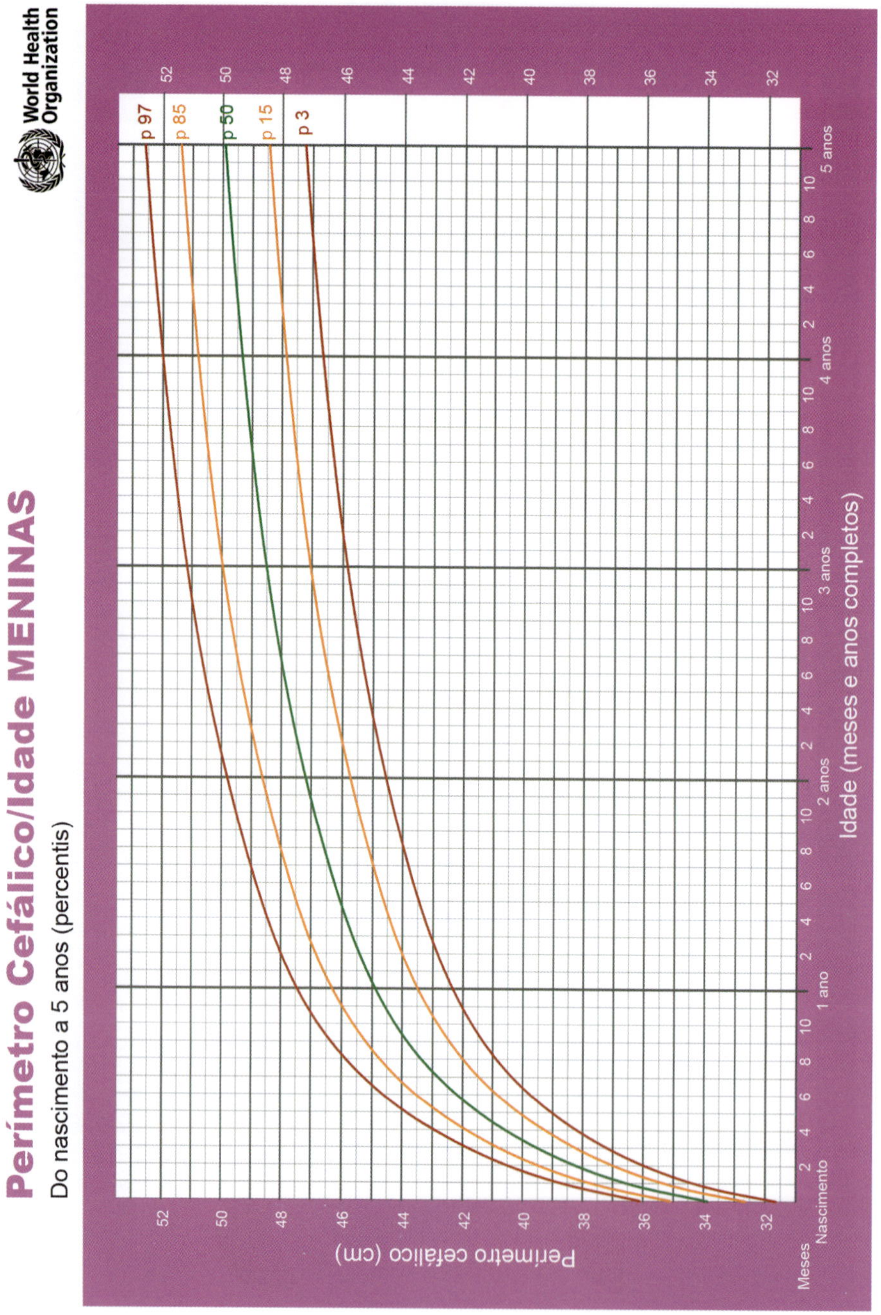

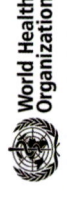

Figura B.9 Meninas. Gráfico de crescimento do perímetro cefálico para a idade (nascimento a 5 anos). Fonte: OMS.

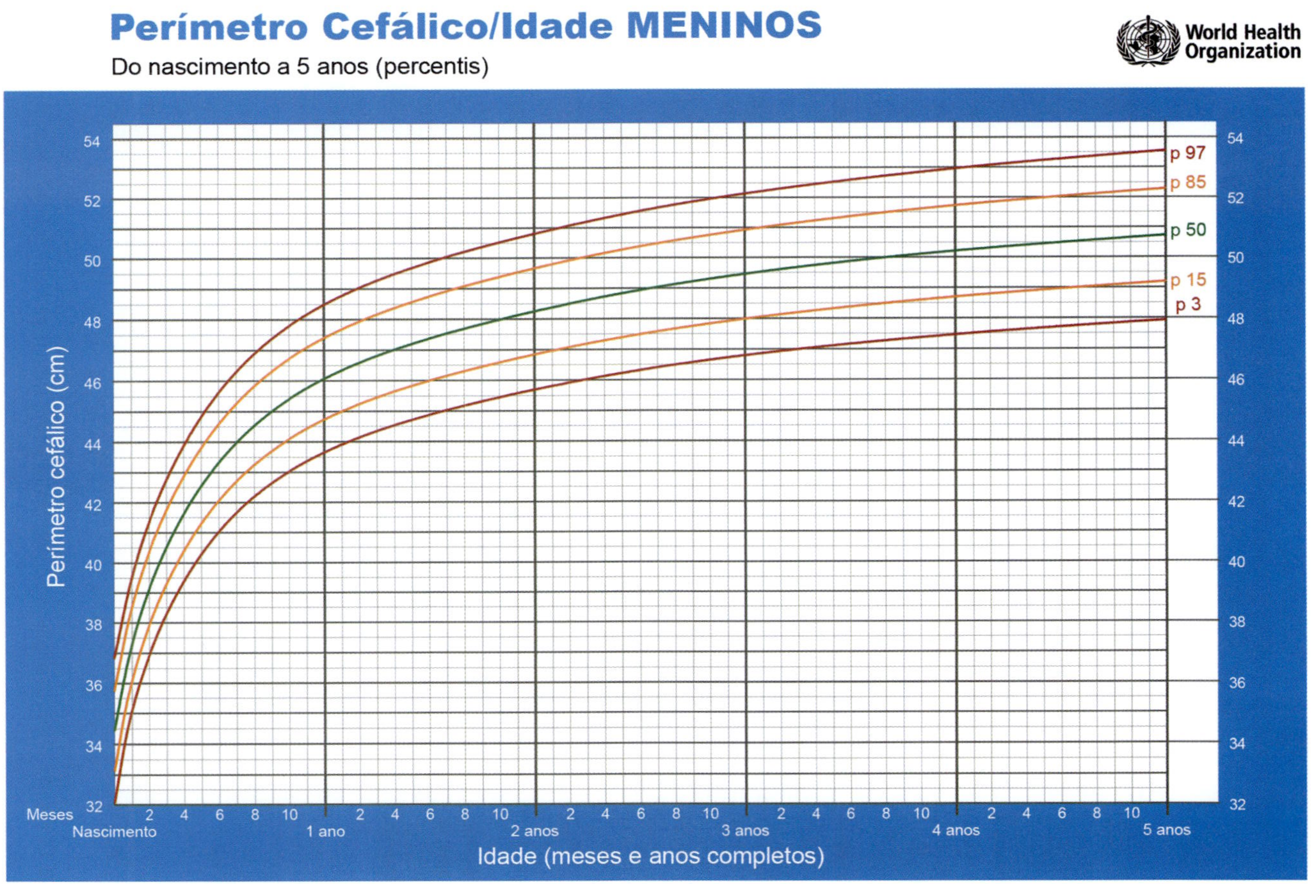

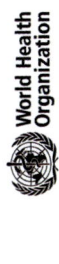

Figura B.10 Meninos. Gráfico de crescimento do perímetro cefálico para a idade (nascimento a 5 anos). Fonte: OMS.

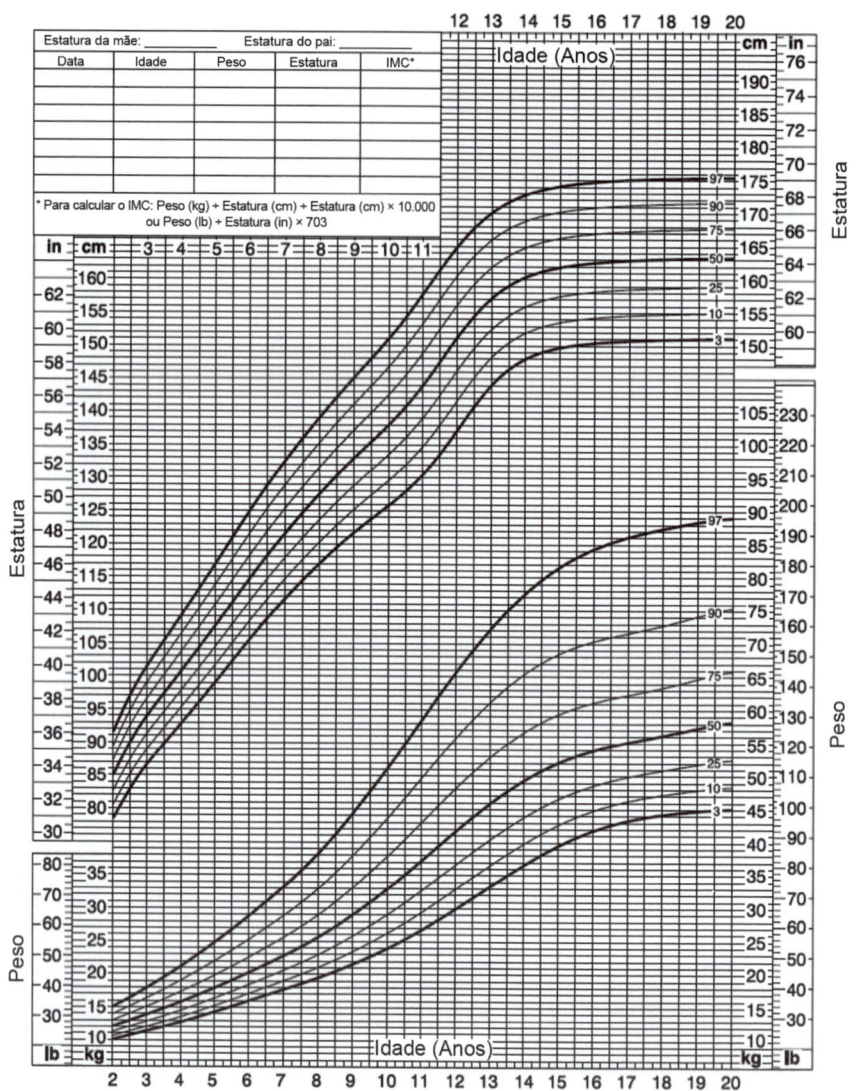

Figura B.11 Meninas. Gráfico de crescimento do peso para a idade e estatura para a idade (2 a 20 anos). Fonte: CDC.

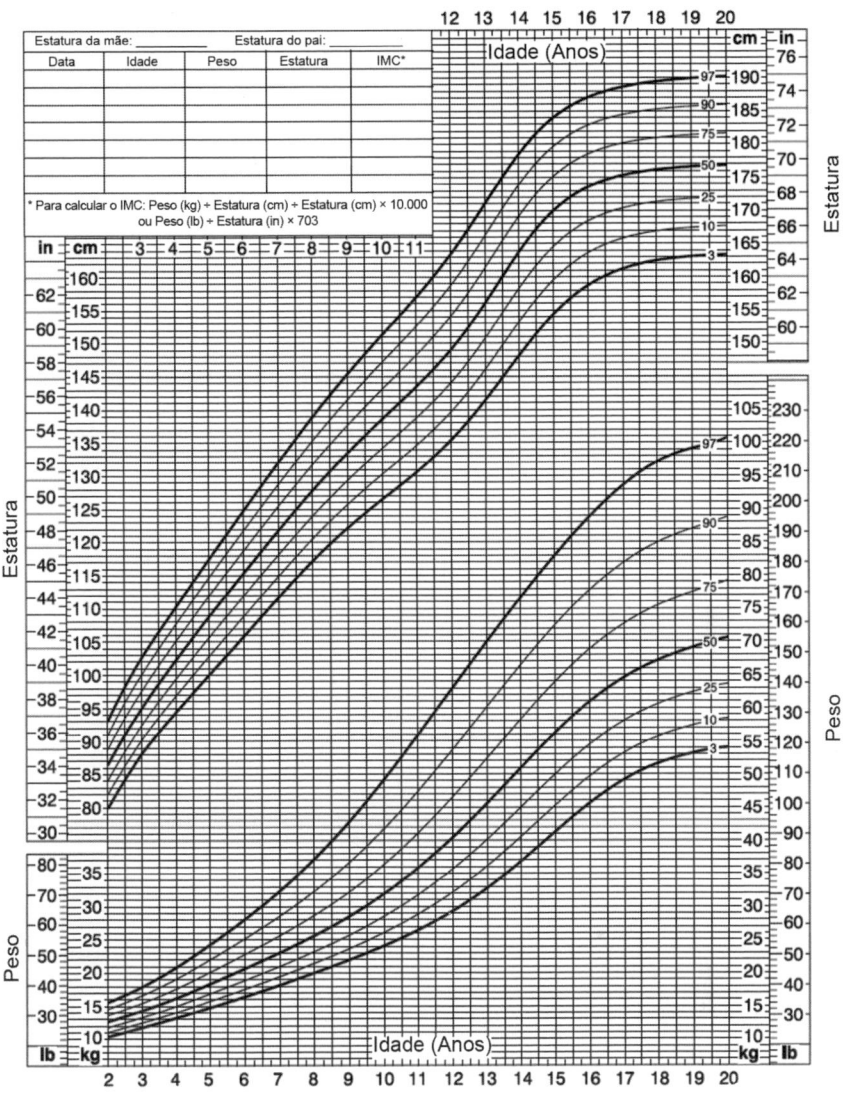

Figura B.12 Meninos. Gráfico de crescimento do peso para a idade e estatura para a idade (2 a 20 anos). Fonte: CDC.

■ Bibliografia

Nellhaus G. Head circumference from birth to eighteen years. Pediatrics. 1968; 41:106-14.

Onis M, Garza C, Onyango AW, Martorell R. WHO Child Growth Standards. Acta Pædiatrica. 2006; 95(Suppl):450.

ANEXO C | ÍNDICE DE MASSA CORPORAL E CURVAS DE PERCENTIS

Marcio Moacyr Vasconcelos

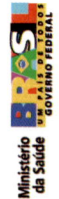

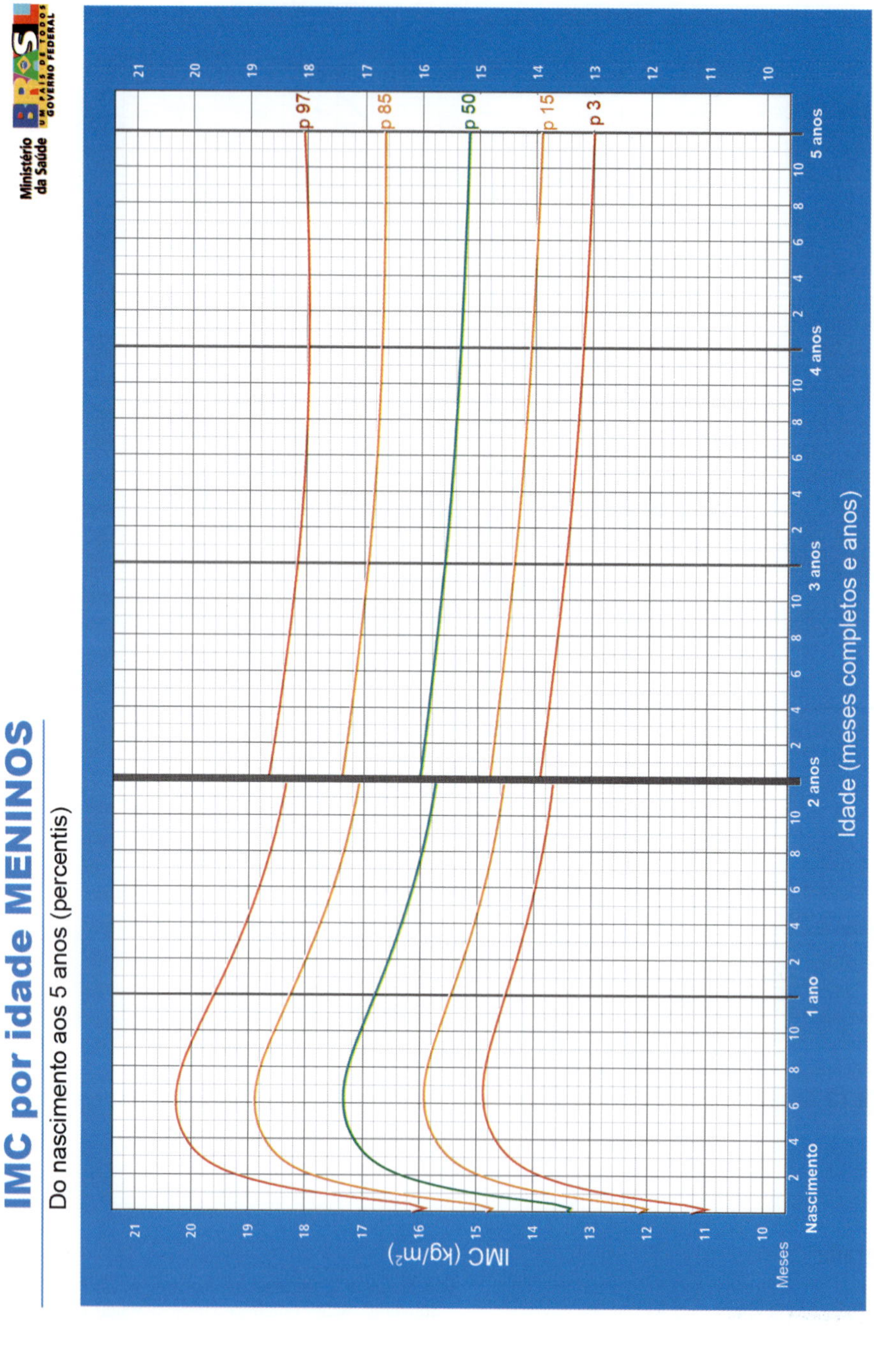
IMC por idade MENINOS
Do nascimento aos 5 anos (percentis)
IMC (kg/m²)
Idade (meses completos e anos)
Meses
Nascimento
1 ano
2 anos
3 anos
4 anos
5 anos
p 97
p 85
p 50
p 15
p 3
10 11 12 13 14 15 16 17 18 19 20 21

ANEXO C | ÍNDICE DE MASSA CORPORAL E CURVAS DE PERCENTIS

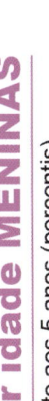

IMC por idade MENINAS
Do nascimento aos 5 anos (percentis)

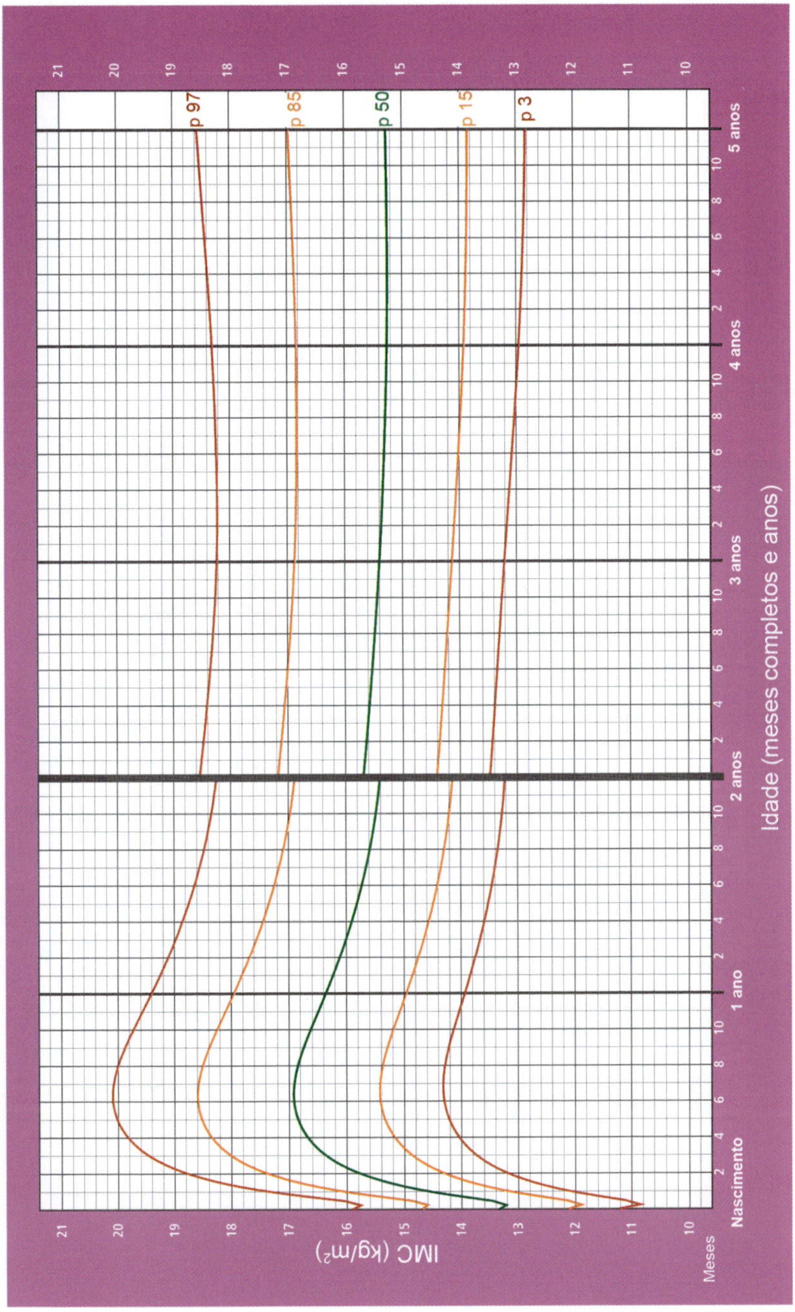

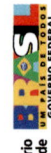

IMC por idade MENINOS

Dos 5 aos 19 anos (percentis)

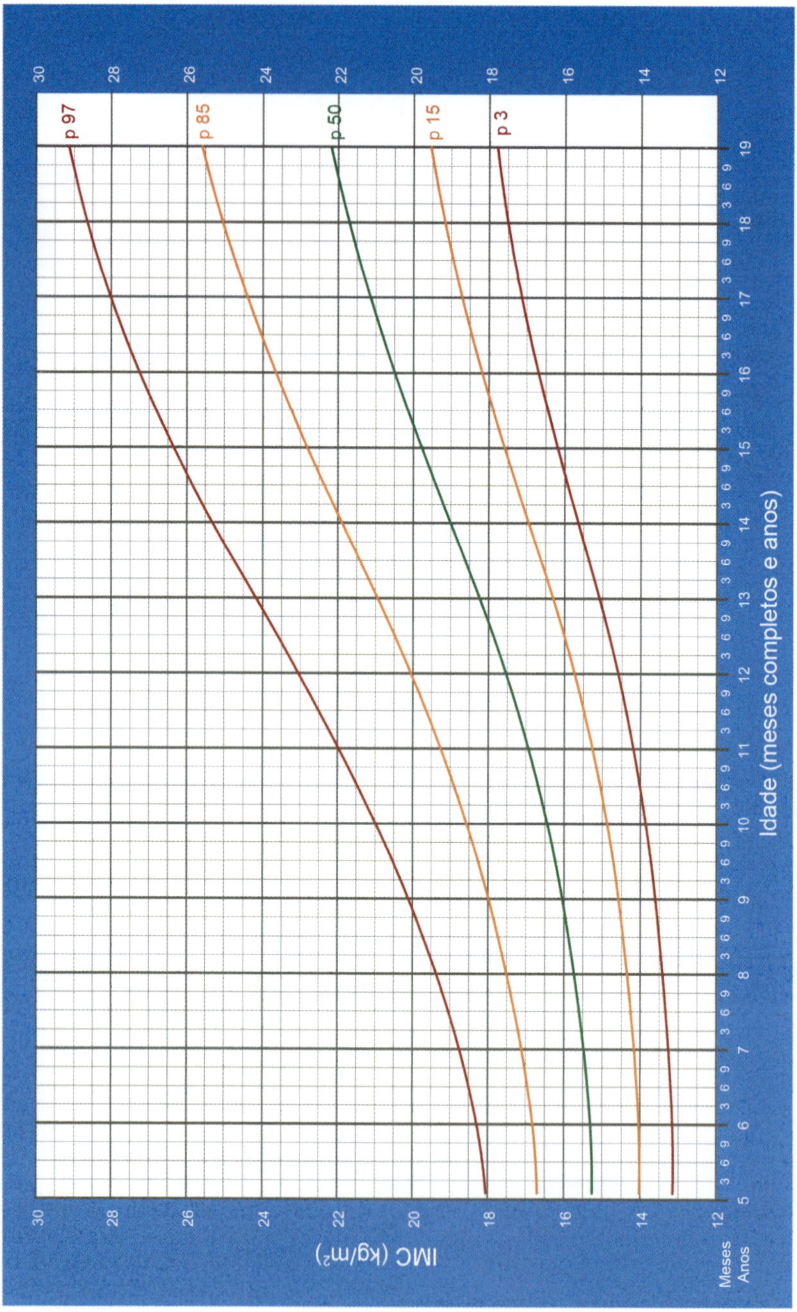

Ministério da Saúde

BRASIL UM PAÍS DE TODOS GOVERNO FEDERAL

ANEXO C | ÍNDICE DE MASSA CORPORAL E CURVAS DE PERCENTIS

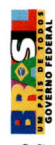

IMC por idade MENINAS
Dos 5 aos 19 anos (percentis)

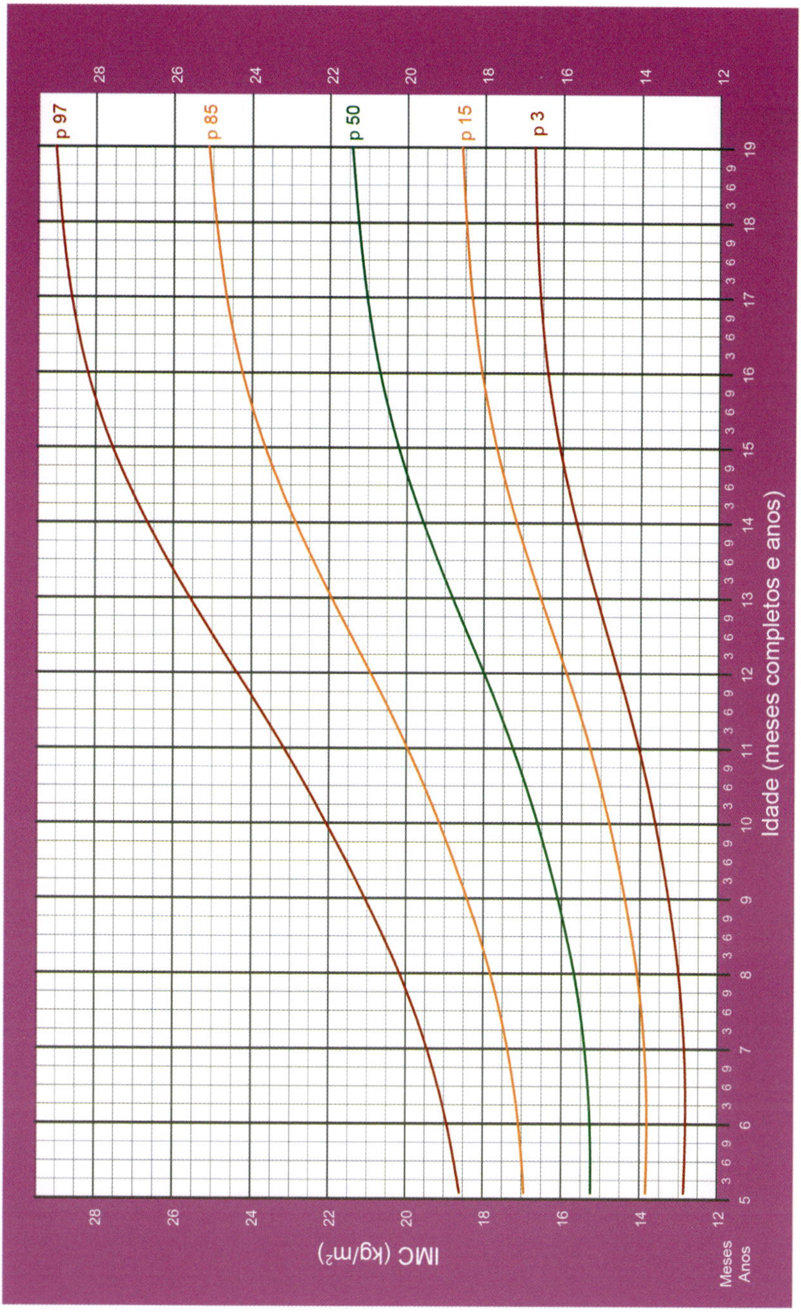

ANEXOS

ANEXO D | PERCENTIS DA PRESSÃO ARTERIAL

Marcio Moacyr Vasconcelos

QUADRO D.1 Níveis da pressão arterial (PA) para meninos de acordo com a idade e o percentil da estatura.

Idade (anos)	Percentil da PA	PAS, mmHg Percentil da estatura							PAD, mmHg Percentil da estatura						
		5	10	25	50	75	90	95	5	10	25	50	75	90	95
1	50	80	81	83	85	87	88	89	34	35	36	37	38	39	39
	90	94	95	97	99	100	102	103	49	50	51	52	53	53	54
	95	98	99	101	103	104	106	106	54	54	55	56	57	58	58
	99	105	106	108	110	112	113	114	61	62	63	64	65	66	66
2	50	84	85	87	88	90	92	92	39	40	41	42	43	44	44
	90	97	99	100	102	104	105	106	54	55	56	57	58	58	59
	95	101	102	104	106	108	109	110	59	59	60	61	62	63	63
	99	109	110	111	113	115	117	117	66	67	68	69	70	71	71
3	50	86	87	89	91	93	94	95	44	44	45	46	47	48	48
	90	100	101	103	105	107	108	109	59	59	60	61	62	63	63
	95	104	105	107	109	110	112	113	63	63	64	65	66	67	67
	99	111	112	114	116	118	119	120	71	71	72	73	74	75	75
4	50	88	89	91	93	95	96	97	47	48	49	50	51	51	52
	90	102	103	105	107	109	110	111	62	63	64	65	66	66	67
	95	106	107	109	111	112	114	115	66	67	68	69	70	71	71
	99	113	114	116	118	120	121	122	74	75	76	77	78	78	79
5	50	90	91	93	95	96	98	98	50	51	52	53	54	55	55
	90	104	105	106	108	110	111	112	65	66	67	68	69	69	70
	95	108	109	110	112	114	115	116	69	70	71	72	73	74	74
	99	115	116	118	120	121	123	123	77	78	79	80	81	81	82
6	50	91	92	94	96	98	99	100	53	53	54	55	56	57	57
	90	105	106	108	110	111	113	113	68	68	69	70	71	72	72
	95	109	110	112	114	115	117	117	72	72	73	74	75	76	76
	99	116	117	119	121	123	124	125	80	80	81	82	83	84	84
7	50	92	94	95	97	99	100	101	55	55	56	57	58	59	59
	90	106	107	109	111	113	114	115	70	70	71	72	73	74	74
	95	110	111	113	115	117	118	119	74	74	75	76	77	78	78
	99	117	118	120	122	124	125	126	82	82	83	84	85	86	86
8	50	94	95	97	99	100	102	102	56	57	58	59	60	60	61
	90	107	109	110	112	114	115	116	71	72	72	73	74	75	76
	95	111	112	114	116	118	119	120	75	76	77	78	79	79	80
	99	119	120	122	123	125	127	127	83	84	85	86	87	87	88
9	50	95	96	98	100	102	103	104	57	58	59	60	61	61	62
	90	109	110	112	114	115	117	118	72	73	74	75	76	76	77
	95	113	114	116	118	119	121	121	76	77	78	79	80	81	81
	99	120	121	123	125	127	128	129	84	85	86	87	88	88	89

(Continua)

QUADRO D.1 — Níveis da pressão arterial (PA) para meninos de acordo com a idade e o percentil da estatura.
(Continuação)

Idade (anos)	Percentil da PA	PAS, mmHg Percentil da estatura							PAD, mmHg Percentil da estatura						
		5	10	25	50	75	90	95	5	10	25	50	75	90	95
10	50	97	98	100	102	103	105	106	58	59	60	61	61	62	63
	90	111	112	114	115	117	119	119	73	73	74	75	76	77	78
	95	115	116	117	119	121	122	123	77	78	79	80	81	81	82
	99	122	123	125	127	128	130	130	85	86	86	88	88	89	90
11	50	99	100	102	104	105	107	107	59	59	60	61	62	63	63
	90	113	114	115	117	119	120	121	74	74	75	76	77	78	78
	95	117	118	119	121	123	124	125	78	78	79	80	81	82	82
	99	124	125	127	129	130	132	132	86	86	87	88	89	90	90
12	50	101	102	104	106	108	109	110	59	60	61	62	63	63	64
	90	115	116	118	120	121	123	123	74	75	75	76	77	78	79
	95	119	120	122	123	125	127	127	78	79	80	81	82	82	83
	99	126	127	129	131	133	134	135	86	87	88	89	90	90	91
13	50	104	105	106	108	110	111	112	60	60	61	62	63	64	64
	90	117	118	120	122	124	125	126	75	75	76	77	78	79	79
	95	121	122	124	126	128	129	130	79	79	80	81	82	83	83
	99	128	130	131	133	135	136	137	87	87	88	89	90	91	91
14	50	106	107	109	111	113	114	115	60	61	62	63	64	65	65
	90	120	121	123	125	126	128	128	75	76	77	78	79	79	80
	95	124	125	127	128	130	132	132	80	80	81	82	83	84	84
	99	131	132	134	136	138	139	140	87	88	89	90	91	92	92
15	50	109	110	112	113	115	117	117	61	62	63	64	65	66	66
	90	122	124	125	127	129	130	131	76	77	78	79	80	80	81
	95	126	127	129	131	133	134	135	81	81	82	83	84	85	85
	99	134	135	136	138	140	142	142	88	89	90	91	92	93	93
16	50	111	112	114	116	118	119	120	63	63	64	65	66	67	67
	90	125	126	128	130	131	133	134	78	78	79	80	81	82	82
	95	129	130	132	134	135	137	137	82	83	83	84	85	86	87
	99	136	137	139	141	143	144	145	90	90	91	92	93	94	94
17	50	114	115	116	118	120	121	122	65	66	66	67	68	69	70
	90	127	128	130	132	134	135	136	80	80	81	82	83	84	84
	95	131	132	134	136	138	139	140	84	85	86	87	87	88	89
	99	139	140	141	143	145	146	147	92	93	93	94	95	96	97

PAS: pressão arterial sistólica; PAD: pressão arterial diastólica. O percentil 90 é 1,28 desvio padrão; o percentil 95 é 1,645 desvio padrão; e o percentil 99 é 2,326 desvios padrão acima da média. Fonte: National High Blood Pressure Education Program Working Group on High Blood Pressure in Children and Adolescents. The fourth report on the diagnosis, evaluation, and treatment of high blood pressure in children and adolescents, 2004.

QUADRO D.2	Níveis da pressão arterial (PA) para meninas de acordo com a idade e o percentil da estatura.												
		PAS, mmHg						PAD, mmHg					
		Percentil da estatura						Percentil da estatura					
Idade (anos)	Percentil da PA	5	10	25	50	75	90	95	5	10	25	50	75	90	95
1	50	83	84	85	86	88	89	90	38	39	39	40	41	41	42
	90	97	97	98	100	101	102	103	52	53	53	54	55	55	56
	95	100	101	102	104	105	106	107	56	57	57	58	59	59	60
	99	108	108	109	111	112	113	114	64	64	65	65	66	67	67
2	50	85	85	87	88	89	91	91	43	44	44	45	46	46	47
	90	98	99	100	101	103	104	105	57	58	58	59	60	61	61
	95	102	103	104	105	107	108	109	61	62	62	63	64	65	65
	99	109	110	111	112	114	115	116	69	69	70	70	71	72	72
3	50	86	87	88	89	91	92	93	47	48	48	49	50	50	51
	90	100	100	102	103	104	106	106	61	62	62	63	64	64	65
	95	104	104	105	107	108	109	110	65	66	66	67	68	68	69
	99	111	111	113	114	115	116	117	73	73	74	74	75	76	76
4	50	88	88	90	91	92	94	94	50	50	51	52	52	53	54
	90	101	102	103	104	106	107	108	64	64	65	66	67	67	68
	95	105	106	107	108	110	111	112	68	68	69	70	71	71	72
	99	112	113	114	115	117	118	119	76	76	76	77	78	79	79
5	50	89	90	91	93	94	95	96	52	53	53	54	55	55	56
	90	103	103	105	106	107	109	109	66	67	67	68	69	69	70
	95	107	107	108	110	111	112	113	70	71	71	72	73	73	74
	99	114	114	116	117	118	120	120	78	78	79	79	80	81	81
6	50	91	92	93	94	96	97	98	54	54	55	56	56	57	58
	90	104	105	106	108	109	110	111	68	68	69	70	70	71	72
	95	108	109	110	111	113	114	115	72	72	73	74	74	75	76
	99	115	116	117	119	120	121	122	80	80	80	81	82	83	83
7	50	93	93	95	96	97	99	99	55	56	56	57	58	58	59
	90	106	107	108	109	111	112	113	69	70	70	71	72	72	73
	95	110	111	112	113	115	116	116	73	74	74	75	76	76	77
	99	117	118	119	120	122	123	124	81	81	82	82	83	84	84
8	50	95	95	96	98	99	100	101	57	57	57	58	59	60	60
	90	108	109	110	111	113	114	114	71	71	71	72	73	74	74
	95	112	112	114	115	116	118	118	75	75	75	76	77	78	78
	99	119	120	121	122	123	125	125	82	82	83	83	84	85	86
9	50	96	97	98	100	101	102	103	58	58	58	59	60	61	61
	90	110	110	112	113	114	116	116	72	72	72	73	74	75	75
	95	114	114	115	117	118	119	120	76	76	76	77	78	79	79
	99	121	121	123	124	125	127	127	83	83	84	84	85	86	87
10	50	98	99	100	102	103	104	105	59	59	59	60	61	62	62
	90	112	112	114	115	116	118	118	73	73	73	74	75	76	76
	95	116	116	117	119	120	121	122	77	77	77	78	79	80	80
	99	123	123	125	126	127	129	129	84	84	85	86	86	87	88

(Continua)

QUADRO D.2 — Níveis da pressão arterial (PA) para meninas de acordo com a idade e o percentil da estatura.
(Continuação)

Idade (anos)	Percentil da PA	PAS, mmHg — Percentil da estatura							PAD, mmHg — Percentil da estatura						
		5	10	25	50	75	90	95	5	10	25	50	75	90	95
11	50	100	101	102	103	105	106	107	60	60	60	61	62	63	63
	90	114	114	116	117	118	119	120	74	74	74	75	76	77	77
	95	118	118	119	121	122	123	124	78	78	78	79	80	81	81
	99	125	125	126	128	129	130	131	85	85	86	87	87	88	89
12	50	102	103	104	105	107	108	109	61	61	61	62	63	64	64
	90	116	116	117	119	120	121	122	75	75	75	76	77	78	78
	95	119	120	121	123	124	125	126	79	79	79	80	81	82	82
	99	127	127	128	130	131	132	133	86	86	87	88	88	89	90
13	50	104	105	106	107	109	110	110	62	62	62	63	64	65	65
	90	117	118	119	121	122	123	124	76	76	76	77	78	79	79
	95	121	122	123	124	126	127	128	80	80	80	81	82	83	83
	99	128	129	130	132	133	134	135	87	87	88	89	89	90	91
14	50	106	106	107	109	110	111	112	63	63	63	64	65	66	66
	90	119	120	121	122	124	125	125	77	77	77	78	79	80	80
	95	123	123	125	126	127	129	129	81	81	81	82	83	84	84
	99	130	131	132	133	135	136	136	88	88	89	90	90	91	92
15	50	107	108	109	110	111	113	113	64	64	64	65	66	67	67
	90	120	121	122	123	125	126	127	78	78	78	79	80	81	81
	95	124	125	126	127	129	130	131	82	82	82	83	84	85	85
	99	131	132	133	134	136	137	138	89	89	90	91	91	92	93
16	50	108	108	110	111	112	114	114	64	64	65	66	66	67	68
	90	121	122	123	124	126	127	128	78	78	79	80	81	81	82
	95	125	126	127	128	130	131	132	82	82	83	84	85	85	86
	99	132	133	134	135	137	138	139	90	90	90	91	92	93	93
17	50	108	109	110	111	113	114	115	64	65	65	66	67	67	68
	90	122	122	123	125	126	127	128	78	79	79	80	81	81	82
	95	125	126	127	129	130	131	132	82	83	83	84	85	85	86
	99	133	133	134	136	137	138	139	90	90	91	91	92	93	93

PAS: pressão arterial sistólica; PAD: pressão arterial diastólica. O percentil 90 é 1,28 desvio padrão; o percentil 95 é 1,645 desvio padrão; e o percentil 99 é 2,326 desvios padrão acima da média. Fonte: National High Blood Pressure Education Program Working Group on High Blood Pressure in Children and Adolescents. The fourth report on the diagnosis, evaluation, and treatment of high blood pressure in children and adolescents, 2004.

■ Bibliografia

National High Blood Pressure Education Program Working Group on High Blood Pressure in Children and Adolescents. The fourth report on the diagnosis, evaluation, and treatment of high blood pressure in children and adolescents, 2004.

ANEXOS

ANEXO E | LABORATÓRIO E VALORES DE REFERÊNCIA

Marcio Moacyr Vasconcelos

■ Introdução

Os quadros a seguir apresentam faixas de referência normais para uma série de testes laboratoriais (de sangue, urina e líquido cefalorraquidiano).

O leitor deve utilizar as faixas fornecidas como ponto de partida para sua avaliação clínica, uma vez que diferentes laboratórios utilizam indicadores padronizados que podem divergir de acordo com o equipamento ou método de análise empregado.

Infelizmente, muitos laboratórios brasileiros continuam a fornecer faixas de referência válidas apenas para adultos, desconsiderando que uma boa parcela de seus clientes são pediátricos, e os valores laboratoriais normais para esse grupo variam fisiologicamente segundo a faixa etária.

Portanto, sempre que o laboratório não explicitar que uma dada faixa de referência é válida para a idade daquele paciente, sugerimos a consulta de uma fonte pediátrica, como o Harriet Lane Handbook (Engorn e Flerlage, 2015).

■ Quadros de referência

O Quadro E.1 apresenta as faixas de referência dos exames laboratoriais realizados em amostras sanguíneas.

O Quadro E.2 expõe os valores normais do hemograma completo, de acordo com a faixa etária.

O Quadro E.3 contém os valores normais para o exame de urina simples.

O Quadro E.4 mostra as faixas de referência para o líquido cefalorraquidiano.

O Quadro E.5 descreve as faixas de níveis séricos terapêuticos recomendados para determinados fármacos comumente utilizados em Pediatria.

QUADRO E.1 Faixas de referência para exames sanguíneos.

Teste	Faixa etária		Valores normais
Ácido úrico	0 a 2 anos		2,4 a 6,4 mg/dℓ
	2 a 12 anos		2,4 a 5,9 mg/dℓ
	12 a 14 anos		2,4 a 6,4 mg/dℓ
	Adulto	F	2,4 a 6,4 mg/dℓ
		M	3,5 a 7,2 mg/dℓ
Alanina aminotransferase (ALT = TGP)	< 12 meses		13 a 45 U/ℓ
	1 a 3 anos		5 a 45 U/ℓ
	4 a 6 anos		10 a 25 U/ℓ
	7 a 9 anos		10 a 35 U/ℓ
	10 a 11 anos	F	10 a 30 U/ℓ
		M	10 a 35 U/ℓ
	12 a 13 anos	F	10 a 30 U/ℓ
		M	10 a 55 U/ℓ
	14 a 15 anos	F	5 a 30 U/ℓ
		M	10 a 45 U/ℓ
	> 16 anos	F	5 a 35 U/ℓ
		M	10 a 40 U/ℓ
Alfa-1-antitripsina			80 a 200 mg/dℓ

(Continua)

QUADRO E.1 — Faixas de referência para exames sanguíneos. *(Continuação)*

Teste	Faixa etária		Valores normais
Alfafetoproteína			Até 10 ng/mℓ
Amilase			22 a 110 U/ℓ
Amônia	Recém-nascido		64 a 107 µmol/ℓ
	Lactente e criança		21 a 50 µmol/ℓ
	Adulto		11 a 32 µmol/ℓ
Antiestreptolisina O (ASO)			Até 200 U/mℓ
Antígeno carcinoembrionário			Até 5 ng/mℓ
Aspartato aminotransferase (AST = TGO)	0 a 10 dias		47 a 150 U/ℓ
	10 dias a 24 meses		9 a 80 U/ℓ
	> 24 meses	F	13 a 35 U/ℓ
		M	15 a 40 U/ℓ
Bicarbonato	Arterial		21 a 28 mmol/ℓ
	Venoso		22 a 29 mmol/ℓ
Bilirrubina	Total		0,1 a 1,2 mg/dℓ
	Conjugada		Até 0,4 mg/dℓ
	Não conjugada		Até 0,8 mg/dℓ
Cálcio	Criança		8,4 a 10,6 mg/dℓ
	Adulto		8,4 a 10,2 mg/dℓ
Caroteno	Criança		40 a 130 µg/dℓ
	Adulto		50 a 250 µg/dℓ
Cloreto	Recém-nascido		97 a 110 mmol/ℓ
	> 1 mês		98 a 106 mmol/ℓ
Colesterol total	2 a 19 anos		Ideal: < 170 mg/dℓ
			Limítrofe: 170 a 199 mg/dℓ
			Aumentado: ≥ 200 mg/dℓ
	Adulto		Ideal: < 200 mg/dℓ
			Limítrofe: 200 a 239 mg/dℓ
			Aumentado: ≥ 240 mg/dℓ
Creatinina	Recém-nascido		0,3 a 1 mg/dℓ
	Lactente		0,2 a 0,4 mg/dℓ
	Criança		0,3 a 0,7 mg/dℓ
	Adolescente		0,5 a 1 mg/dℓ
	Adulto	F	0,6 a 1,1 mg/dℓ
		M	0,9 a 1,3 mg/dℓ

(Continua)

QUADRO E.1 — Faixas de referência para exames sanguíneos. (*Continuação*)

Teste	Faixa etária		Valores normais
Creatinoquinase (CK)	5 a 8 h		214 a 1.175 U/ℓ
	24 a 33 h		130 a 1.200 U/ℓ
	3 a 4 dias		87 a 725 U/ℓ
	Adulto	F	10 a 80 U/ℓ
		M	15 a 105 U/ℓ
Desidrogenase láctica (LDH)	0 a 4 dias		290 a 775 U/ℓ
	4 a 10 dias		545 a 2.000 U/ℓ
	10 dias a 24 meses		180 a 430 U/ℓ
	24 meses a 12 anos		110 a 295 U/ℓ
	> 12 anos		100 a 190 U/ℓ
Ferritina	Recém-nascido		25 a 200 ng/mℓ
	1 mês		200 a 600 ng/mℓ
	2 a 5 meses		50 a 200 ng/mℓ
	6 meses a 15 anos		7 a 140 ng/mℓ
	Adulto	F	11 a 176 ng/mℓ
		M	24 a 336 ng/mℓ
Ferro	Recém-nascido		100 a 250 µg/dℓ
	Lactente		40 a 100 µg/dℓ
	Criança		50 a 120 µg/dℓ
	Adulto	F	50 a 170 µg/dℓ
		M	65 a 175 µg/dℓ
Ferro, capacidade total de combinação	Lactente		100 a 400 µg/dℓ
	> 1 ano		250 a 400 µg/dℓ
Fibrinogênio	Criança		150 a 300 mg/dℓ
	Adulto		180 a 350 mg/dℓ
Folato	Recém-nascido		16 a 72 ng/mℓ
	Criança		4 a 20 ng/mℓ
	Adulto		10 a 63 ng/mℓ
Fosfatase alcalina	Lactente		150 a 420 U/ℓ
	2 a 10 anos		100 a 320 U/ℓ
	Adolescente	F	100 a 320 U/ℓ
		M	100 a 390 U/ℓ
	Adulto		30 a 120 U/ℓ
Fósforo	Criança		4 a 6,5 mg/dℓ
	Adulto		2,5 a 4,5 mg/dℓ

(*Continua*)

QUADRO E.1	Faixas de referência para exames sanguíneos. (Continuação)		
Teste	**Faixa etária**		**Valores normais**
Gamaglutamil transferase (GGT)	0 a 1 mês		13 a 147 U/ℓ
	1 a 2 meses		12 a 123 U/ℓ
	2 a 4 meses		8 a 90 U/ℓ
	4 meses a 10 anos		5 a 32 U/ℓ
	10 a 15 anos		5 a 24 U/ℓ
	Adulto	F	7 a 32 U/ℓ
		M	11 a 49 U/ℓ
Glicose	Prematuro		20 a 60 mg/dℓ
	Recém-nascido < 1 dia		40 a 60 mg/dℓ
	Recém-nascido > 1 dia		50 a 90 mg/dℓ
	Criança		60 a 100 mg/dℓ
	> 16 anos		70 a 105 mg/dℓ
	Pós-prandial		< 140 mg/dℓ
Haptoglobina	Recém-nascido		5 a 48 mg/dℓ
	> 30 dias		26 a 185 mg/dℓ
Insulina			6 a 25 µU/mℓ
Lactato	Até 24 meses		9 a 30 mg/dℓ
	2 a 18 anos		9 a 22 mg/dℓ
	Adulto		4,5 a 19,8 mg/dℓ
Lipase			13 a 60 U/dℓ
Magnésio			1,6 a 2,5 mg/dℓ
Manganês			Até 3,3 µg/ℓ
Mercúrio			1,7 a 9,9 µg/ℓ
Mioglobina		F	12 a 76 ng/mℓ
		M	19 a 92 ng/mℓ
Osmolalidade			275 a 295 mOsm/kg H_2O
Potássio	Recém-nascido		3,7 a 5,9 mEq/ℓ
	Lactente		4,1 a 5,3 mEq/ℓ
	Criança		3,4 a 4,7 mEq/ℓ
	Adulto		3,5 a 5,1 mEq/ℓ
Prolactina		F	6 a 30 ng/mℓ
		M	5 a 22 ng/mℓ
Proteína C reativa			< 0,3 mg/dℓ
Proteínas totais e frações	Total		6 a 8,2 g/dℓ
	Albumina		3,5 a 5 g/dℓ
	Globulina		1,5 a 3 g/dℓ
	Relação albumina/globulina		1,2 a 2,2

(Continua)

QUADRO E.1 — Faixas de referência para exames sanguíneos. (Continuação)

Teste	Faixa etária	Valores normais
Selênio		75 a 120 µg/ℓ
Sódio		136 a 146 mEq/ℓ
T4 livre		0,8 a 1,9 ng/dℓ
Transferrina		200 a 360 mg/dℓ
Triglicerídios	0 a 9 anos	Ideal: < 100 mg/dℓ
		Aumentado: > 100 mg/dℓ
	10 a 19 anos	Ideal: < 130 mg/dℓ
		Aumentado: > 130 mg/dℓ
	Adulto	Ideal: < 150 mg/dℓ
		Limítrofe: 150 a 200 mg/dℓ
		Aumentado: > 200 mg/dℓ
TSH		0,3 a 5 µUI/mℓ
Ureia		10 a 45 mg/dℓ
Vitamina 25-OH-D		15 a 80 µg/ℓ
Vitamina A	1 a 6 anos	20 a 43 µg/dℓ
	7 a 12 anos	26 a 49 µg/dℓ
	13 a 19 anos	26 a 72 µg/dℓ
	Adulto	30 a 80 µg/dℓ
Vitamina B_1 (tiamina)		30 a 85 µg/ℓ
Vitamina B_{12} (cobalamina)		223 a 1.132 pg/mℓ
Vitamina B_2 (riboflavina)		6,2 a 39 nmol/ℓ
Vitamina B_6 (piridoxina)		3,6 a 18 µg/ℓ
Vitamina C		0,5 a 1,5 mg/dℓ
Vitamina E	Prematuro	0,25 a 0,37 mg/dℓ
	1 a 12 anos	0,3 a 0,9 mg/dℓ
	13 a 19 anos	0,6 a 1 mg/dℓ
	Adulto	0,5 a 1,8 mg/dℓ
Zinco		587 a 1.215 µg/ℓ

F: feminino; M: masculino; TSH: hormônio tireoestimulante. (Adaptado de Engorn e Flerlage, 2015; Bioinforme, 2016; Fishman, 1992; Lo, 2016.)

ANEXO E | LABORATÓRIO E VALORES DE REFERÊNCIA

QUADRO E.2 Faixas de referência para o hemograma completo.

		Hematócrito	Hemoglobina	VCM	Leucócitos (·10³/mm³)	Plaquetas (·10³/mm³)
Sangue do cordão		51 (42)	16,5 (13,5)	108 (98)	18,1 (9 a 30)	290
1 a 3 dias		56 (45)	18,5 (14,5)	108 (95)	18,9 (9,4 a 34)	192
2 semanas		53 (41)	16,6 (13,4)	105 (88)	11,4 (5 a 20)	252
1 mês		44 (33)	13,9 (10,7)	101 (91)	10,8 (4 a 19,5)	–
2 meses		35 (28)	11,2 (9,4)	95 (84)	–	–
6 meses		36 (31)	12,6 (11,1)	76 (68)	11,9 (6 a 17,5)	–
6 meses a 2 anos		36 (33)	12 (10,5)	78 (70)	10,6 (6 a 17)	(150 a 350)
2 a 6 anos		37 (34)	12,5 (11,5)	81 (75)	8,5 (5 a 15,5)	(150 a 350)
6 a 12 anos		40 (35)	13,5 (11,5)	86 (77)	8,1 (4,5 a 13,5)	(150 a 350)
12 a 18 anos	F	41 (37)	14 (12)	90 (78)	7,8 (4,5 a 13,5)	(150 a 350)
	M	43 (36)	14,5 (13)	88 (78)	7,8 (4,5 a 13,5)	(150 a 350)
Adulto	F	41 (36)	14 (12)	90 (80)	7,4 (4,5 a 11)	(150 a 350)
	M	47 (41)	15,5 (13,5)	90 (80)	7,4 (4,5 a 11)	(150 a 350)

F: feminino; M: masculino; VCM: volume corpuscular médio. (Fonte: Engorn e Flerlage, 2015.)

QUADRO E.3 Valores de referência para o exame de elementos anormais e sedimentos urinários.

Característica		Valor de referência
Elementos anormais		
Aspecto		Límpido a levemente turvo
Cor		Amarelo-clara a amarela
Densidade		1,020 a 1,025
pH		5 a 7
Bilirrubina		Ausente
Corpos cetônicos		Ausentes
Glicose		Ausente
Hemoglobina		Ausente
Nitrito		Negativo
Proteína		Ausente
Urobilinogênio		Até 1 mg/dℓ
Sedimento		
Hemácias	F	Até 27/μℓ
	M	Até 16/μℓ
Leucócitos		Até 27/μℓ
Cristais		Ausentes
Cilindros		Até 1/μℓ
Células epiteliais		Até 22/μℓ

F: feminino; M: masculino. (Fonte: Bioinforme, 2016.)

QUADRO E.4 Faixas de referência para o líquido cefalorraquidiano.				
	Glicose (mg/dℓ)	Proteína (mg/dℓ)	Contagem de leucócitos (células/mm^3)	Aspecto
Recém-nascido a termo	34 a 119	20 a 170	0 a 32	Xantocrômico
Recém-nascido prematuro	24 a 63	65 a 150	0 a 29	Xantocrômico
Criança maior	40 a 80	5 a 40	0 a 5	Água de rocha

A pressão de abertura do líquido cefalorraquidiano (LCR) é de 6,5 a 19,5 cmH$_2$O (ou 5 a 15 mmHg). O LCR é produzido pelo plexo corioide, dentro dos ventrículos cerebrais, à taxa de 0,35 mℓ/min, ou 500 mℓ/dia. (Fonte: Fishman, 1992.)

QUADRO E.5 Níveis séricos terapêuticos de fármacos.		
Fármaco		Nível sérico desejável
Ácido valproico		50 a 100 µg/mℓ
Carbamazepina		4 a 12 µg/mℓ
Digoxina		0,8 a 2 ng/mℓ
Everolimo		3 a 15 ng/mℓ
Fenitoína		10 a 20 µg/mℓ
Fenobarbital		15 a 40 µg/mℓ
Gentamicina	Nível mínimo	< 2 mg/ℓ
	Nível máximo	6 a 10 mg/ℓ, ou 8 a 10 mg/ℓ nas pneumonias, fibrose cística, neutropenia, osteomielite e sepse
Lamotrigina		2 a 20 µg/mℓ
Nitrazepam		200 a 1.000 ng/mℓ
Oxcarbazepina		10 a 35 µg/ℓ
Pregabalina		2 a 12 µg/mℓ
Primidona		4 a 12 mg/ℓ
Quinidina		2 a 5 mg/ℓ
Tacrolimo		4 a 15 ng/mℓ
Topiramato		2 a 20 µg/mℓ
Vancomicina	Nível mínimo	10 a 15 mg/ℓ
	Nível máximo	20 a 50 mg/ℓ
Vigabatrina		0,8 a 36 mg/ℓ

Adaptado de Engorn e Flerlage, 2015; Bioinforme; Lo, 2016; Wheless, 2013.

Bibliografia

Bioinforme. Publicação do Laboratório Sérgio Franco. Acesso em maio de 2016.

Engorn B, Flerlage J. The Harriet Lane handbook – The Johns Hopkins Hospital. 20. ed. Philadelphia: Elsevier Saunders, 2015.

Fishman RA. Cerebrospinal fluid in diseases of the central nervous system. 2. ed. Philadelphia: WB Saunders, 1992.

Lo SF. Reference intervals for laboratory tests and procedures. In: Kliegman RM et al. Nelson textbook of pediatrics. Philadelphia: Elsevier, 2016. p. 3464-72.

Wheless JW. Pharmacology of antiepileptic drugs. In: Wheless JW. Epilepsy in children and adolescents. Oxford: Wiley-Blackwell, 2013. p. 145-58.

ANEXOS

ANEXO F | ANALGESIA E SEDAÇÃO

Marcio Moacyr de Vasconcelos

■ Introdução

A sedação e a analgesia têm múltiplas indicações em Pediatria, como manejo da dor no pós-operatório, realização de procedimentos diagnósticos indolores (p. ex., exames radiológicos que exijam imobilidade da criança) e dolorosos (p. ex., instalação de acesso intravenoso ou punção lombar), intervenções terapêuticas (p. ex., sutura de lacerações, redução de fraturas e luxações e promoção do conforto e do bem-estar durante hospitalizações).

Exceto nas situações de emergência, o pediatra deve, antes de prescrever fármacos sedativos e analgésicos, proceder a uma avaliação criteriosa do estado clínico do paciente, indicação da sedação e analgesia, distúrbios comórbidos que possam influenciar a escolha da medicação e a duração prevista da sedação e analgesia.

Existem diretrizes bem definidas para a assistência de crianças e adolescentes que necessitam de sedação e analgesia.

A decisão de sedar um paciente deve ser sucedida por assinatura do termo de consentimento pelos pais, obtenção de anamnese objetiva, exame físico incluindo a medição dos sinais vitais e avaliação minuciosa do sistema cardiovascular e vias respiratórias, verificação do tempo de jejum, solicitação do equipamento de tamanho apropriado à idade do paciente, escolha da medicação e cálculo da posologia e providências para garantir que o paciente será monitorado continuamente durante a sedação.

O tempo de jejum mínimo para uma sedação segura varia de acordo com o alimento ingerido (Quadro F.1).

No planejamento de um procedimento, a avaliação do risco deve incluir a classificação da American Society of Anesthesiologists (ASA) (Quadro F.2).

Se houver algum elemento da história ou do exame físico que sugira risco elevado de efeitos adversos da sedação, o pediatra não deve hesitar em solicitar a participação de um anestesista.

QUADRO F.1 Tempo de jejum mínimo antes de sedação/anestesia.

Alimento	Tempo de jejum (h)
Água	2
Leite materno	4
Fórmula láctea	6
Alimentos sólidos	8

Fonte: Wetzel, 2016.

QUADRO F.2 Classificação do risco cirúrgico segundo a American Society of Anesthesiologists (ASA).

Classe	Descrição
I	Paciente sadio
II	Paciente com doença sistêmica leve (p. ex., asma inativa)
III	Paciente com doença sistêmica grave (p. ex., asma descompensada)
IV	Paciente com doença sistêmica grave que ameace a vida (p. ex., estado de mal epiléptico)
V	Paciente moribundo que não sobreviveria sem a cirurgia (p. ex., paciente com insuficiência cardíaca intratável que será submetido a transplante cardíaco)

A sedação é um procedimento médico; portanto, um médico adequadamente treinado no manejo das vias respiratórias pediátricas deve estar presente durante a sedação e acompanhar o paciente até que ele se recupere, isto é, a criança só deve ser liberada do monitoramento depois de ser reexaminada por um médico (ver adiante).

A sedação é, em muitos aspectos, similar à anestesia, e, com frequência, nesse procedimento empregam-se anestésicos. Deve-se entendê-la como um espectro progressivo, desde sedação leve ou ansiólise, a sedação moderada ou consciente, sedação profunda e anestesia geral. Deve-se ter em mente que a sedação leve não oferece analgesia; portanto, a execução de um procedimento doloroso requer níveis mais profundos de sedação e/ou o acréscimo de um analgésico eficaz. Por outro lado, em níveis mais profundos de sedação, a perda de reflexos das vias respiratórias é mais provável.

A aplicação de um anestésico tópico na pele como EMLA® creme (lidocaína + prilocaína) reduz a dor associada a procedimentos como punção venosa e punção lombar, e possibilita a sedação leve a moderada.

Uma boa sedação deve obter inconsciência efetiva, eliminar o estresse e a resposta fisiológica à dor e prover amnésia anterógrada.

■ Sedação

Para crianças menores de 7 anos e aquelas com atraso do desenvolvimento incapazes de cooperar durante procedimentos, deve-se planejar a sedação profunda.

É importante saber distinguir entre os diferentes níveis de sedação:
- Leve: a criança está sonolenta, mas responde a comandos verbais. A cognição e a coordenação podem estar afetadas, mas a função respiratória está preservada
- Moderada: a criança está mais sonolenta, é capaz de abrir os olhos em resposta a um comando verbal ou acompanhado de estímulo tátil. A via respiratória mantém-se pérvia e a respiração está intacta
- Profunda: a criança é despertada com dificuldade; às vezes somente com estimulação dolorosa. A criança pode ser incapaz de manter a via respiratória pérvia, logo requer monitoramento estreito. Acesso intravenoso deve estar disponível. A função cardiovascular costuma permanecer intacta
- Anestesia geral: a criança não responde a estímulos dolorosos e está sob alto risco de obstrução respiratória e apneia. A função cardiovascular pode ser comprometida. A presença de um anestesista é imprescindível, pois ele instituirá medidas para garantir a via respiratória desobstruída e estabilizar os sinais vitais.

Ao longo de todo o período de sedação, o pediatra deve monitorar os seguintes parâmetros: nível de consciência e respostas fornecidas, frequência cardíaca, pressão arterial, frequência respiratória e saturação de oxigênio. Tais dados devem ser documentados periodicamente no prontuário até a recuperação total da sedação. Durante a sedação profunda, convém medir os sinais vitais em intervalos de 5 minutos.

O pediatra deve tomar a precaução de ter à sua disposição fármacos que antagonizam os sedativos (Quadro F.3), para o caso de surgirem efeitos adversos.

O Quadro F.4 fornece uma lista parcial dos sedativos comumente utilizados. O leitor é orientado a consultar a bula de cada fármaco antes de prescrevê-lo.

O hidrato de cloral era um sedativo oral comumente utilizado em procedimentos indolores, como o eletroencefalograma, mas a ocorrência de depressão respiratória com alguns relatos de casos fatais desencorajou seu uso.

QUADRO F.3	Fármacos que antagonizam os sedativos.

- Atropina
- Bicarbonato de sódio
- Diazepam
- Difenidramina
- Epinefrina (solução 1:1.000; 1:10.000)
- Epinefrina racêmica
- Fenitoína
- Flumazenil
- Glicose (solução a 25 ou 50%)
- Lidocaína
- Lorazepam
- Metilprednisolona
- Naloxona
- Oxigênio
- Rocurônio
- Salbutamol para nebulização
- Succinilcolina

Sugerimos o uso de outros fármacos se o objetivo for a sedação para procedimentos.

O diazepam não deve ser usado na sedação para procedimentos, mas sua meia-vida longa de até 48 horas e propriedades miorrelaxantes o tornam adequado para sedação prolongada.

Combinação de sedativos

Os protocolos de sedação evoluíram bastante desde a época em que se preconizava o coquetel de clorpromazina + prometazina + fenobarbital ou meperidina.

Na preparação de um procedimento indolor, a administração de um único fármaco em dose suficiente para induzir sedação leve a moderada costuma ser suficiente.

Porém, quando o procedimento é inerentemente doloroso, ou quando se deseja reduzir o estresse associado à antecipação da intervenção, a combinação de dois ou mais fármacos pode ser oportuna. Duas combinações frequentemente usadas são: cetamina + midazolam e fentanila + midazolam. Alguns autores têm preconizado a substituição do midazolam por clonidina.

Critérios para alta hospitalar após o procedimento

Um aspecto fundamental na administração de sedativos e analgésicos a crianças e adolescentes é o momento da alta ao final da internação ou do procedimento.

Não é seguro liberar uma criança que permaneça adormecida no colo da mãe, ainda que seus sinais vitais sejam estáveis.

O paciente só deve ser liberado após satisfazer todos os seguintes critérios:
- Grau de hidratação satisfatório
- Despertar facilmente quando manuseado
- Capacidade de falar, se já tiver adquirido essa habilidade
- Capacidade de permanecer sentado sem apoio, se já tiver adquirido essa habilidade
- Função cardiovascular intacta e as vias respiratórias pérvias e estáveis.

■ Anagelsia

A dor é uma experiência somática e emocional, portanto, a prevenção e o tratamento devem considerar essas duas dimensões. Sempre que possível, deve-se inquirir a criança diretamente sobre a presença e as características da dor.

O pediatra deve estar atento às manifestações indiretas da dor, como a expressão facial, a irritabilidade acentuada ou um membro imobilizado continuamente, sobretudo em menores de 3 anos ou crianças com atraso do desenvolvimento. Nesse sentido, o uso de escalas de avaliação indireta da dor, como a *Child's Pain Checklist – Postoperative Version*, pode ser oportuno.

A prescrição de analgésicos a crianças deve considerar a fisiologia de cada faixa etária; por exemplo, a maioria dos analgésicos exibe meia-vida aumentada em recém-nascidos e lactentes. Ademais, em crianças de 2 a 5 anos de idade, a eliminação renal dos analgésicos costuma ser maior.

QUADRO F.4 — Fármacos usados para sedação.

Fármaco	Ações	Posologia	Observações e efeitos adversos
Clonidina (Atensina®, comprimidos de 0,1, 0,15 e 0,2 mg; Clonidina®, sol. injetável 150 µg/mℓ)	Agonista alfa-adrenérgico Sedativo, mas não analgésico	VO ou VR: dose única de 4 a 5 µg/kg, 45 a 60 min antes do procedimento IV: 2,5 µg/kg logo antes do procedimento	Pode causar boca seca, tontura, bradicardia, hipotensão Não produz depressão respiratória Pode-se acrescentar atropina para reduzir a bradicardia
Dexmedetomidina (Precedex®, sol. injetável com 100 µg/mℓ)	Agonista alfa-adrenérgico Antiemético Sedativo e levemente analgésico	IV: 0,5 a 2 µg/kg 15 min antes do procedimento, fornecida durante 10 min; infusão contínua de 0,2 a 1 µg/kg/h IM: 1 a 4,5 µg/kg 15 min antes do procedimento; pode-se fornecer uma segunda dose 10 min após a primeira	Pode causar boca seca, bradicardia e hipotensão Não produz depressão respiratória Usada para sedação prolongada na UTI. A interrupção deve ser gradual Lactentes podem necessitar de doses mais altas
Diazepam (Compaz®, Valium®, comprimidos de 5 e 10 mg, sol. injetável 5 mg/mℓ)	Benzodiazepínico Sedativo mas não analgésico Útil para sedação prolongada	VO: 0,1 a 0,8 mg/kg/24 h a cada 6 a 8 h IV: 0,1 a 0,2 mg/kg a cada 3 a 4 h, dose máxima de 0,6 mg/kg em 8 h	Contraindicado na miastenia *gravis*, síndrome de apneia do sono e insuficiência hepática Pode causar depressão e obstrução respiratórias, hipotensão, excitação paradoxal Taxa de infusão máxima 2 mg/min
Dimenidrinato (Dramin®, sol. oral 25 mg/mℓ)	Anti-histamínico Antiemético Sedativo, mas não analgésico	VO: 1 gota/kg de peso corporal	Contraindicado em menores de 2 anos Pode causar efeitos anticolinérgicos, por exemplo, visão turva, boca seca
Etomidato (Hypnomidate®, sol. injetável 2 mg/mℓ)	Sedativo de curta ação Útil para procedimentos de curta duração	IV: 0,1 a 0,4 mg/kg, fornecido durante 30 a 60 s antes do procedimento	Contraindicado em menores de 10 anos Pode causar apneia transitória, náuseas/vômito, hipo ou hiperventilação, laringospasmo Suprime as suprarrenais Não deve ser usado como sedativo na UTI
Fentanila (sol. injetável 78,5 µg/mℓ)	Opioide Sedativo e analgésico	IV ou IM: 1 a 2 µg/kg a cada 30 a 60 min IV: infusão contínua de 1 a 3 µg/kg/h	Pode causar depressão respiratória, bradicardia e rigidez da parede torácica Pode elevar a pressão intracraniana Antídoto: naloxona
Hidrato de cloral (sol. oral manipulada a 10%)	Sedativo, mas não analgésico	VO ou VR: 50 a 75 mg/kg, 30 a 60 min antes do procedimento; pode-se repetir a dose 30 min após a primeira, até no máximo 120 mg/kg ou dose total de 1 g em lactentes e 2 g em crianças maiores	Taxa de fracasso elevada Duração da ação imprevisível Pode causar obstrução grave das vias respiratórias em crianças com apneia obstrutiva do sono Seu uso é desincentivado
Hidroxizina (Hixizine®, comprimidos de 25 mg e xarope com 2 mg/mℓ)	Anti-histamínico e antiemético Sedativo, mas não analgésico	VO: 1 a 2 mg/kg/24 h em 3 a 4 tomadas VO: 0,5 mg/kg 30 min antes do procedimento	Pode causar boca seca, visão turva, tremor, hipotensão e convulsão Não produz depressão respiratória, mas pode potencializar o efeito depressor de outros fármacos sobre o SNC
Cetamina (Clortamina®, Ketamin®; sol. injetável 50 mg/mℓ)	Anestésico dissociativo Hipnótico e analgésico	VO: 5 mg/kg IV: 0,25 a 0,5 mg/kg IM: 1,5 a 2 mg/kg	Contraindicada em hipertensão intracraniana, glaucoma, hipertireoidismo, insuficiência cardíaca Pode causar hipertensão, hipotensão, laringospasmo, sialorreia e depressão respiratória 5 a 10% das crianças têm alucinações na recuperação da sedação Devem-se fornecer atropina (0,02 mg/kg, dose mínima de 0,1 mg) e um benzodiazepínico antes da cetamina

(*Continua*)

QUADRO F.4 Fármacos usados para sedação. (Continuação)

Fármaco	Ações	Posologia	Observações e efeitos adversos
Midazolam (Dormonid®, outros; sol. injetável 1 mg/mℓ ou 5 mg/mℓ)	Benzodiazepínico Sedativo, mas não analgésico	VO: 0,25 a 1 mg/kg, 30 min antes do procedimento IV: 6 meses a 5 anos: 0,05 a 0,1 mg/kg; pode-se repeti-la a intervalos de 2 a 3 min até a dose máxima total de 6 mg 6 a 12 anos: 0,025 a 0,05 mg/kg; pode-se repeti-la a intervalos de 2 a 3 min até a dose máxima total de 10 mg > 12 anos: 0,5 a 2 mg; pode-se repeti-la a cada 2 a 3 min até a dose máxima total de 10 mg IV: infusão contínua de 1 a 2 μg/kg/min	Contraindicado em menores de 6 meses Use a dose maior em menores de 5 anos Pode causar depressão e obstrução respiratórias, hipotensão, excitação paradoxal Antídoto: flumazenil
Prometazina (Fenergan®, Pamergan®, comprimidos de 25 mg, sol. injetável 25 mg/mℓ)	Fenotiazínico Sedativo, mas não analgésico	VO: 0,5 a 1 mg/kg a cada 6 a 8 h, no máximo 25 mg/dose IM: 0,25 a 1 mg/kg a cada 4 a 6 h; no máximo 25 mg/dose	Contraindicada em menores de 2 anos A IV não é recomendada Pode causar depressão respiratória, visão turva, icterícia, hipotensão, redução do limiar convulsivo e síndrome neuroléptica maligna
Propofol (Diprivan®, Lipuro®, Propovan®, sol. injetável a 1 ou 2%)	Anestésico geral Sedativo, mas não analgésico	IV: 2 a 3 mg/kg em dose única	Contraindicado em pacientes alérgicos a soja ou ovo Deprime a respiração e a função cardiovascular Não deve ser usado para sedação durante > 12 h, sobretudo em menores de 12 anos

IM: via intramuscular; IV: via intravenosa; SNC: sistema nervoso central; sol.: solução; UTI: unidade de terapia intensiva; VO: via oral; VR: via retal.

No contexto de dor crônica, recomenda-se que o paciente receba analgésicos no máximo 2 dias por semana em virtude do alto risco de dependência. Esta regra não se aplica ao tratamento de episódios agudos.

A escolha do analgésico baseia-se na idade do paciente, natureza e intensidade da dor, expectativa de duração da dor, vias de administração disponíveis e urgência da obtenção de alívio.

Os analgésicos dividem-se em três categorias principais: não opioides, opioides e não convencionais (Quadro F.5). Dá-se preferência aos não opioides, mas o pediatra não deve hesitar em prescrever opioides nas situações clínicas adequadas.

O paracetamol e os anti-inflamatórios não esteroides são os analgésicos mais usados em Pediatria. Os opioides são usados para a dor moderada a grave, como no pós-operatório, em pacientes com anemia falciforme e durante o tratamento do câncer. Os analgésicos não convencionais são prescritos principalmente para o tratamento da dor neuropática e a profilaxia da enxaqueca.

NÃO ESQUEÇA

Todo paciente pediátrico submetido à sedação ambulatorial deve ser liberado para o lar somente após recuperação plena.

ANEXO F | ANALGESIA E SEDAÇÃO

QUADRO F.5 — Fármacos usados para analgesia.

Fármaco	Ações	Posologia	Observações e efeitos adversos
Não opioides			
Ácido acetilsalicílico (Ácido acetilsalicílico®, comprimidos de 500 mg; Prevent® comprimidos de 100 ou 300 mg) (AAS®, comprimidos de 100 e 500 mg) (Bufferin®, comprimidos de 500 mg; Cardio®, comprimidos de 81 mg)	Analgésico, anti-inflamatório, antiplaquetário	VO: dose analgésica: 10 a 15 mg/kg, a cada 4 a 6 h, até a dose máxima de 60 a 80 mg/kg/dia; dose anti-inflamatória: 60 a 100 mg/kg/dia em 3 a 4 tomadas; para a doença de Kawasaki: 80 a 100 mg/kg/dia em 4 tomadas	Contraindicado em menores de 16 anos para tratamento de varicela ou gripe. Pode causar dispepsia, hepatotoxicidade e reações alérgicas. Inibe a agregação plaquetária
Cetorolaco (Deocil® SL, comprimidos sublinguais de 10 mg) (Toradol, sol. injetável 30 mg/mℓ)	Analgésico, anti-inflamatório	IM: 1 mg/kg até 30 mg por dose ou 120 mg/24 h. IV: 0,5 a 1 mg/kg até 15 mg por dose ou 60 mg/24 h. SL: 1 comprimido a cada 6 h, dose máxima de 40 mg/24 h	Contraindicado em menores de 2 anos. Indicado para a dor moderada a grave. O uso não deve se prolongar por mais de 2 dias. Pode causar hemorragia digestiva, reações cutâneas, edema, hipertensão. Inibe a agregação plaquetária
Dipirona (Novalgina®, sol. oral com 25 mg/gota, sol. oral infantil com 50 mg/mℓ, comprimidos de 500 e 1.000 mg, sol. injetável com 500 mg/mℓ, supositório de 300 mg)	Analgésico e antitérmico	VO: 1 gota/kg a cada 6 h	Contraindicada em menores de 3 meses ou lactentes com peso < 5 kg. Pode causar agranulocitose, pancitopenia, hipotensão, disfunção renal, urina avermelhada, exantema. Proibida nos EUA desde 1979, onde é conhecida como metamizol
Ibuprofeno (Advil®, comprimidos de 200 mg, cápsulas de 400 mg) (Alivium®, gotas 50 mg/mℓ [1 gota = 5 mg] ou 100 mg/mℓ [1 gota = 10 mg], comprimidos de 400 e 600 mg) (Dalsy®, suspensão oral 20 mg/mℓ, comprimidos de 200, 400 e 600 mg)	Analgésico e anti-inflamatório	VO: 5 a 10 mg/kg, a cada 6 a 8 h, até dose máxima de 40 mg/kg/24 h	Contraindicado em menores de 6 meses. Contraindicado na presença de úlcera ou hemorragia digestiva ativa. Inibe a agregação plaquetária. Pode causar dispepsia, exantema, problemas oculares, hipertensão, granulocitopenia e anemia
Naproxeno (Flanax®, suspensão oral 25 mg/mℓ; comprimidos de 275 e 550 mg)	Anti-inflamatório	VO: 5 a 7 mg/kg a cada 8 a 12 h	Contraindicado em menores de 2 anos. Pode causar trombocitopenia, hemorragia digestiva, cefaleia, vertigem, sonolência
Paracetamol (Tylenol®, sol. oral 200 mg/mℓ [1 gota = 13,3 mg], em bebê suspensão oral 100 mg/mℓ, comprimidos de 500 e 750 mg) (Anador® PRT, sol. oral 200 mg/mℓ, comprimidos 750 mg) (Dôrico®; comprimidos de 500 e 750 mg)	Analgésico e antitérmico	VO ou VR: No recém-nascido: 10 a 15 mg/kg a cada 6 a 8 h. Em crianças: 10 a 15 mg/kg a cada 4 a 6 h dose máxima de 90 mg/kg/24 h. No adulto: 325 a 650 mg a cada 4 a 6 h ou 1.000 g a cada 6 a 8 h; dose máxima de 4 g em 24 h	Na dose recomendada, raramente causa efeitos adversos. Superdosagem pode causar insuficiência hepática fulminante
Opioides			
Fentanila (Sol. injetável com 78,5 μg/mℓ)	Opioide, analgésico	IV: Recém-nascido e lactente menor: 1 a 4 μg/kg a cada 2 a 4 h; infusão contínua de 1 a 5 μg/kg/h. Lactente maior e criança: 1 a 2 μg/kg a cada 30 a 60 min; infusão contínua de 1 a 3 μg/kg/h. IM apenas em lactentes maiores e crianças	Pode causar depressão respiratória e do SNC, constipação intestinal, retenção urinária, liberação de histamina com prurido e náuseas/vômito. A administração parenteral IV é preferível à IM. Durante o tratamento prolongado, pode-se recorrer à analgesia controlada pelo paciente (ACP) nas crianças a partir de 6 anos de idade. O paciente pode ter taquifilaxia. Antídoto: naloxona

(Continua)

QUADRO F.5 — Fármacos usados para analgesia. (Continuação)

Fármaco	Ações	Posologia	Observações e efeitos adversos
Opioides			
Meperidina (Dolantina®, Dolosal®, sol. injetável 25 mg/mℓ) (Dornot®, sol. injetável 50 mg/mℓ)	Opioide, analgésico	IV: 0,5 mg/kg a cada 2 a 4 h VO: 2 a 3 mg/kg a cada 3 a 4 h	Pode causar depressão respiratória e do SNC, constipação intestinal, retenção urinária, liberação de histamina com prurido e náuseas/vômito
Morfina (Dimorf®, sol. oral 10 mg/mℓ [26 gotas], comprimidos de 10 e 30 mg, LC comprimidos de 30, 60 e 100 mg, sol. injetável 0,1 e 0,2 mg/mℓ) (Dolo Moff®, comprimidos de 10 e 30 mg, sol. injetável 0,2, 2 e 10 mg/mℓ)		IV ou IM: recém-nascido: 0,05 a 0,2 mg/kg a cada 4 h Lactente 1 a 6 meses: 0,025 a 0,03 mg/kg a cada 2 a 4 h; Lactente > 6 meses e criança: 0,2 a 0,5 mg/kg a cada 2 a 4 h Dose máxima inicial: Lactente = 2 mg 1 a 6 anos: 4 mg 7 a 12 anos = 8 mg Adolescente = 10 mg	A administração parenteral IV é preferível à IM Durante o tratamento prolongado, pode-se recorrer à analgesia controlada pelo paciente (ACP) nas crianças a partir de 6 anos de idade O paciente pode ter taquifilaxia Antídoto: naloxona
Oxicodona (Oxycontin®, comprimidos de 10, 20 e 40 mg)		VO: 0,05 a 0,15 mg/kg até 5 mg por dose a cada 4 a 6 h No adolescente: 5 a 10 mg a cada 4 a 6 h	
Não convencionais			
Amitriptilina (Amytril®, Tryptanol®, comprimidos de 25 e 75 mg)	Antidepressivo tricíclico, dor neuropática e profilaxia da enxaqueca	VO: 0,05 a 2 mg/kg, à noite	Contraindicada em glaucoma, epilepsia, cardiopatias graves e QT prolongado; deve-se obter eletrocardiograma no início Contraindicada em associação a inibidores da MAO Pode causar retenção urinária, boca seca, tontura, constipação intestinal, sonolência e arritmia
Carbamazepina (Tegretol®, suspensão oral 20 mg/mℓ, comprimidos de 200 e 400 mg) (Uni Carbamaz®, suspensão oral 20 mg/mℓ)	Anticonvulsivante, dor neuropática	VO: 10 a 20 mg/kg/dia em 2 a 3 tomadas	Contraindicada em associação a inibidores da MAO ou clozapina, e em pacientes sensíveis a antidepressivos tricíclicos Pode causar tontura, diplopia, anemia aplásica, náuseas, secreção inapropriada de ADH e farmacodermia Devem-se monitorar hemograma, função hepática e nível sérico
Flunarizina (Flunarin®, cápsulas de 10 mg) (Vertix®, sol. oral 5 mg/mℓ [20 gotas], comprimidos de 10 mg) (Vertigium® comprimidos de 10 mg)	Bloqueador dos canais de cálcio, profilaxia da enxaqueca	VO: dose inicial de 5 mg à noite; 1 mês depois, se necessário aumentar para 10 mg/dia	Pode causar sonolência, insônia, irritabilidade, reações extrapiramidais Suspender por 1 mês a cada 4 a 6 meses
Gabapentina (Gamibetal®, cápsulas de 300 e 400 mg) (Neurontin®, cápsulas de 300 e 400 mg, comprimidos de 600 mg)	Anticonvulsivante, dor neuropática	VO: 5 a 35 mg/kg/dia em 3 tomadas	Contraindicado para menores de 12 anos Aumenta-se a dose ao longo de 3 a 4 semanas Pode causar tontura, sonolência, ataxia, náuseas/vômito, nistagmo, ideação suicida
Risperidona (Risperdal®, sol. oral 1 mg/mℓ, comprimidos de 0,25, 0,5, 1, 2 e 3 mg) (Risperidon®, sol. oral 1 mg/mℓ, comprimidos de 1, 2 e 3 mg) (Zargus®, comprimidos de 1, 2 e 3 mg)	Antipsicótico atípico	VO: dose inicial de 0,25 mg à noite Pode aumentar em incrementos de 0,25 mg Dose máxima: < 20 kg: 1 mg/24 h 20 a 45 mg: 2,5 mg/24 h > 45 kg: 3 mg/24 h	Útil sobretudo nas crianças com transtorno do espectro autista Pode causar dor abdominal, artralgia, cefaleia, sonolência, rinite e exantema

(Continua)

QUADRO F.5 — Fármacos usados para analgesia. (Continuação)

Fármaco	Ações	Posologia	Observações e efeitos adversos
Não convencionais			
Topiramato (Amato®, comprimidos de 25, 50 e 100 mg) (Topamax®, cápsulas de 15 e 25 mg, comprimidos de 25, 50 e 100 mg) (Toptil®, comprimidos de 25, 50 e 100 mg)	Anticonvulsivante, profilaxia da enxaqueca	VO: dose inicial de 25 mg à noite; aumentar lentamente para 50 a 100 mg 2 vezes/dia	Prescrito apenas a adolescentes para prevenir a enxaqueca. Deve-se aumentar a dose lentamente a fim de evitar disfunção cognitiva. Pode causar perda ponderal, parestesias, litíase renal, redução da sudorese, queda dos níveis de bicarbonato e glaucoma
Valproato (Depakene®, xarope 50 mg/mℓ, cápsulas 250 mg, comprimidos 300 e 500 mg) (Depakote®, cápsulas de 125 mg, comprimidos de 250 e 500 mg)	Anticonvulsivante, dor neuropática e profilaxia da enxaqueca	VO: 5 a 60 mg/kg/dia em 1 a 3 tomadas	Contraindicado em menores de 2 anos com suspeita de doença metabólica. Pode causar ganho de peso, alopecia, tremor das mãos, sonolência, náuseas/vômito, trombocitopenia, hiperamonemia, disfunção hepática. Devem-se monitorar hemograma e função hepática antes e durante o tratamento

IM: via intramuscular; IV: via intravenosa; MAO: monoamina oxidase; SL: sublingual; SNC: sistema nervoso central; sol.: solução; VO: via oral; VR: via retal.

■ Bibliografia

Bergendahl H, Lönnqvist PA, Eksborg S. Clonidine in paediatric anaesthesia: review of the literature and comparison with benzodiazepines for premedication. Acta Anaesthesiologica Scandinavica. 2006; 50:135-43.

Çeçen E, Uygur O, Tosun A. Severe central nervous and respiratory system depression after sedation with chloral hydrate: a case report. The Turkish Journal of Pediatrics. 2009; 51:497-9.

Coté C, Wilson S et al. Guidelines for monitoring and management of pediatric patients during and after sedation for diagnostic and therapeutic procedures: an update. Pediatrics. 2006; 118(6):2587-602.

Krauss BS, Krauss BA, Green SM. Procedural sedation and analgesia in children. New England Journal of Medicine. 2014; 370:e23.

Wetzel RC, Anesthesia, Perioperative Care, and Sedation. In: Kliegman RM et al. Nelson Textbook of Pediatrics. Philadelphia: Elsevier, 2016, pp. 417-29.

ANEXOS

ANEXO G | CID 10 | DOENÇAS MAIS COMUNS

Marcio Moacyr Vasconcelos

Doença	Código
Abscesso – furúnculo	L02
Abscesso dentário	
Com fístula	K04.6
Sem fístula	K04.7
Abscesso periamigdaliano	J36
Aftas bucais	K12.0
AIDS	B24
Alergia	
Alergia não especificada	T78.4
Choque anafilático não especificado	T78.2
Choque anafilático por intolerância alimentar	T78.0
Colite alérgica ou ligada à dieta	K52.2
Edema angioneurótico	T78.3
Intolerância alimentar não classificada em outra parte	T78.1
Alopecia areata	L63.9
Ambliopia	H53.0
Amebíase	
Abscesso amebiano do cérebro	A06.6
Abscesso amebiano hepático	A06.4
Disenteria amebiana aguda	A06.0
Intestinal crônica	A06.1
Amigdalite aguda	J03
Anafilaxia	T78.2
Ancilostomíase	B76
Anemia	
Devido a transtornos enzimáticos	D55
Falciforme	D57
Outras anemias nutricionais	D53
Por deficiência de ferro	D50
Por deficiência de folato	D52
Por deficiência de vitamina B_{12}	D51
Anomalias congênitas	
De face e pescoço	Q18
Da orelha	Q17
Das pálpebras, do aparelho lacrimal e da órbita	Q10
Do olho	Q11-Q15
Ansiedade	
Fobias específicas	F40.2
Generalizada	F41.1
Transtorno ansioso não especificado	F41.9
Transtorno de pânico	F41.0
Transtorno misto ansioso e depressivo	F41.2
Apendicite aguda	K35
Articulação, distúrbios da	
Artralgia	M25.5

Doença	Código
Derrame	M25.4
Hemartrose	M25.0
Artrite	
Artropatia psoriásica	M07
Gota	M10
Juvenil	M08
Outras artrites	M13
Piogênica	M00
Reativa	M02
Reumatoide soropositiva	M05
Ascaridíase	B77
Asfixia perinatal	P21.0
Asma	
Alérgica	J45.0
Estado de mal asmático	J46
Mista	J45.8
Não alérgica	J45.1
Aspiração meconeal	P24.0
Atraso do desenvolvimento por desnutrição	E45
Autismo	F84.0
Balanopostite	N48.1
Bronquiolite	
Aguda devida ao vírus sincicial respiratório	J21.0
Aguda não especificada	J21.9
Bronquite aguda	J20
Caxumba	B26
Candidíase	
Da pele e das unhas	B37.2
Da vulva e vagina	B37.3
Estomatite por *Candida*	B37.0
Não especificada	B37.9
Cefaleia	R51
Celulite	L03
Cifose e lordose	M40
Cisticercose	B69
Cistite	N30
Citomegalovírus, infecção congênita pelo	P35.1
Citomegalovirose adquirida	B25
Cólera	A00
Colesteatoma	H71
Conjuntivite	
Aguda atópica	H10.1
Crônica	H10.4
Mucopurulenta	H10.0
Não especificada	H10.9
Viral	B30

Doença	Código
Constipação	K59.0
Coqueluche	A37.0
Coreia reumática	I02
Corpo estranho no ouvido	T16
Craniofaringioma	D44.4
Dengue	A90
Depressão	
Grave com sintomas psicóticos	F32.3
Grave sem sintomas psicóticos	F32.2
Leve	F32.0
Moderada	F32.1
Não especificada	F32.9
Dermatite	
Alérgica de contato	L23
Atópica	L20
Das fraldas	L22
De contato por irritantes	L24
Outras dermatites	L30
Seborreica	L21
Derrame pleural	J90
Desidratação aguda	E86
Desnutrição	
Proteico-calórica grave	E43
Proteico-calórica leve a moderada	E44
Proteico-calórica inespecífica	E46
Kwashiorkor	E40
Marasmo nutricional	E41
Kwashiorkor marasmático	E42
Diabetes melito	
Cetoacidose diabética	E10.1
Insulino-dependente (tipo 1)	E10
Não insulino-dependente (tipo 2)	E11
Relacionado com desnutrição	E12
Outros tipos especificados	E13
Diarreia	
De origem infecciosa presumível	A09
Diarreia funcional	K59.1
Por rotavírus	A08.0
Difteria	A36
Distúrbios da voz	R49
Distúrbios de conduta	F91
Doença de Kawasaki	M30.3
Doença hemolítica do feto e do recém-nascido	
Isoimunização por ABO	P55.1
Isoimunização por Rh	P55.0
Não especificada	P55.9
Doença mão-pé-boca	B08.8
Doença por arranhadura de gato	A28.1
Dor abdominal	
Abdome agudo	R10.0
Dor pélvica e perineal	R10.2
Localizada no abdome superior	R10.1
Outras dores abdominais	R10.4
Dor nos membros	M79.5
Encefalite viral	
Outras infecções virais do sistema nervoso central	A88
Por vírus transmitidos por carrapatos	A84
Por vírus transmitidos por mosquitos	A83
Viral não especificada	A86
Encefalomielite disseminada aguda (ADEM)	G04.0
Encefalopatia hipóxico-isquêmica	P91.6
Encoprese não orgânica	F98.1
Enterocolite necrosante	P77
Enurese noturna	F98.0
Enxaqueca	G43
Epiglotite aguda	J05.1
Epilepsia	G40
Crises de início focal	G40.0
Crises parciais simples	G40.1
Crises parciais complexas	G40.2
Epilepsia generalizada idiopática	G40.3
Outras síndromes epilépticas generalizadas	G40.4
Síndromes epilépticas especiais	G40.5
Crises de grande mal não especificadas	G40.6
Crises de pequeno mal não especificadas	G40.7
Outras epilepsias	G40.8
Epilepsia não especificada	G40.9
Epistaxe	R04.0
Erisipela	A46
Eritema infeccioso (parvovirose)	B08.3
Escabiose	B86
Escarlatina	A38
Escoliose	M41
Esquistossomose	B65
Estatura	
Alta constitucional	E34.4
Baixa	E34.3
Estomatite	
Aftas bucais recidivantes	K12.0
Estomatite herpética	B00.2
Outras formas de estomatite	K12.1
Estrongiloidíase	B78
Exantema e enantema	B09
Exantema súbito	B08.2
Faringite aguda	J02
Febre amarela	A95
Febre de origem obscura	R50.9
Induzida por fármacos	R50.2
Não especificada	R50.9
Outra febre especificada	R50.8
Febre reumática	I0
Sem menção de comprometimento do coração	I00
Febre reumática com cardite	I01
Coreia reumática	I02
Doenças reumáticas da valva mitral	I05
Doenças reumáticas da valva aórtica	I06
Fenda	
Labial	Q36
Palatina	Q35

Doença	Código
Furúnculo	
Da face	L02.0
Do tronco	L02.2
Da nádega	L02.3
Dos membros	L02.4
De localização não especificada	L02.9
Gastrite	K29
Gengivite e doenças periodontais	K05
Gengivoestomatite herpética	B00.2
Giardíase	A07.1
Ginecomastia – hipertrofia da mama	N62
Glaucoma	H40
Helmintíases	
Ancilostomíase	B76
Cisticercose	B69
Hidatidose	B67
Infestação por *Taenia saginata*	B68.1
Infestação por *Taenia solium*	B68.0
Oxiuríase ou enterobíase	B80
Toxocaríase ou *larva migrans* visceral	B83.0
Tricuríase	B79
Hepatite	
Aguda A	B15
Aguda B	B16
Viral congênita	P35.3
Viral crônica	B18
Viral não especificada	B19
Outras hepatites virais agudas	B17
Hérnia	
Abdominal	K45
Diafragmática	K44
Femoral	K41
Inguinal	K40
Umbilical	K42
Herpangina	B08.5
Herpes-zóster	B02
Hidrocefalia	
Comunicante	G91.0
De pressão normal	G91.2
Não especificada	G91.9
Obstrutiva	G91.1
Hipermobilidade articular	M35.7
Hiperplasia adrenal congênita	E25.0
Hipertensão intracraniana idiopática	G93.2
Hipertireoidismo	E05.9
Hipertrofia	
Das adenoides	J35.2
Das amígdalas	J35.1
Das amígdalas e adenoides	J35.3
Hipoacusia – condutiva/neurossensorial	H90
Hipoglicemia	E16
Hipoglicemia neonatal	P70.3
Hipotireoidismo congênito	E03.1
Hordéolo e calázio	H00
Icterícia não especificada	R17

Doença	Código
Impetigo	L01
Infecção do trato urinário	N39.0
Infecções intestinais virais	A08
Influenza	
Gripe aviária	J09
Por vírus identificado	J10
Por vírus não identificado	J11
Insuficiência cardíaca	I50
Insuficiência renal aguda	
Aguda	N17
Crônica	N18
Não especificada	N19
Intolerância à lactose	E73
Intoxicação alimentar bacteriana	A04
Kwashiorkor	E40
Laringite aguda	J04.0
Laringofaringite aguda	J06.0
Laringotraqueíte	
Aguda	J04.2
Crônica	J37.1
Leishmaniose	
Cutânea	B55.1
Cutaneomucosa	B55.2
Visceral	B55.0
Lúpus eritematoso	
Discoide	L93.0
Sistêmico	M32
Leucemia	
Linfoblástica aguda	C91.0
Linfocítica crônica	C91.1
Linfoide não especificada	C91.9
Mieloide aguda	C92.0
Mieloide crônica	C92.1
Mielomonocítica aguda	C92.5
Pró-linfocítica	C91.3
Linfadenite aguda	L04
Linfoma	
Não Hodgkin difuso	C83
Linfoma de Burkitt	C83.7
De Hodgkin	C81
Língua geográfica	K14.1
Malformações congênitas, deformidades e anomalias cromossômicas	Q00-99
Malária	B50
Marasmo	E41
Mastoidite aguda	H70
Meduloblastoma	C71.6
Meningite	
Bacteriana não especificada	G00.9
Crônica	G03.1
Menigocócica	A39.0
Por enterovírus	A87.0
Tuberculosa	A17.0
Viral não especificada	A87.9

Doença	Código
Meningococcemia	
Aguda	A39.2
Crônica	A 39.3
Não especificada	A39.4
Síndrome de Waterhouse-Friderichsen	A39.1
Micoses superficiais	B36
Miíase	B87
Miocardite aguda	I40
Molusco contagioso	B08.1
Monilíase oral	B37.0
Mononucleose infecciosa	B27
Nasofaringite crônica	J31.1
Neuroblastoma	C74.9
Obesidade	
Devido a excesso de calorias	E66.0
Extrema com hipoventilação alveolar	E66.2
Induzida por fármacos	E66.1
Não especificada	E66.9
Obstrução intestinal/íleo paralítico	K56
Onfalite neonatal	P38
Osteomielite	
Aguda hematogênica	M86.0
Crônica multifocal	M86.3
Não especificada	M86.9
Outra osteomielite aguda	M86.1
Subaguda	M86.2
Otalgia	H92.0
Otite externa	H60
Otite média	
Aguda não supurativa	H65.0
Mucoide crônica	H65.3
Não especificada	H66.9
Serosa crônica	H65.2
Supurada	H66.0
Oxiuríase	B80
Paracoccidioidomicose	B41
Paralisia cerebral	
Atáxica	G80.4
Diplégica espástica	G80.1
Discinética	G80.3
Hemiplégica espástica	G80.2
Não especificada	G80.9
Paralisia facial de Bell	G51.0
Parasitose intestinal inespecífica	B82.9
Pediculose	B85
Perfuração da membrana do tímpano	H72
Peritonite	K65
Piodermite	L08.0
Pitiríase versicolor	B36.0
Pneumonia	
Bacteriana não especificada	J15.9
Congênita	P23
Estafilocócica	J15.2
Pneumocócica	J13
Por *Haemophilus influenzae*	J14
Por *Mycoplasma pneumoniae*	L15.7
Por *Streptococcus* do grupo B	J15.3
Viral	J12
Pneumotórax	J93
Poliomielite aguda	A80
Pólipo da cavidade nasal	J33.0
Presbiopia	H52.4
Prurido	L29
Queimadura	
Da cabeça e do pescoço	T20
Do ombro e do membro superior	T22
Do punho e da mão	T23
Do quadril e do membro inferior	T24
Do tornozelo e do pé	T25
Do tronco	T21
Solar	L55
Rabdomiossarcoma	C49
Raiva	A82
Raquitismo	E55
Recém-nascido	
Convulsões	P90
De baixo peso (1.501 a 2.499 g)	P07.1
De muito baixo peso (1.000 a 1.500 g)	P07.0
Desidratação	P74.1
Encefalopatia hipóxico-isquêmica do	P91.6
Grande para a idade gestacional (GIG)	P08.0
Hipoglicemia neonatal	P70.4
Icterícia não especificada	P59.9
Pequeno para a idade gestacional (PIG)	P05.1
Prematuridade do	P07.3
Síndrome do desconforto respiratório	P22.0
Taquipneia transitória	P22.1
Refluxo gastroesofágico	K21
Resfriado comum	J00
Retardo do desenvolvimento fisiológico normal	R62
Retardo mental	
Grave	F72
Leve	F70
Moderado	F71
Não especificado	F79
Profundo	F73
Retinoblastoma	C69.2
Rinite	
Alérgica e vasomotora	J30
Alérgica não especificada	J30.4
Crônica	J31.0
Rubéola	
Adquirida	B06
Congênita	P35.0
Sarampo	B05
Sepse	
Bacteriana no recém-nascido	P36
Não especificada	A41.9
Por anaeróbios	A41.4
Por *Haemophilus influenzae*	A41.3

Doença	Código
Por outros microrganismos gram-negativos	A41.5
Por *Staphylococcus aureus*	A41.0
Shiguelose	A03
Sífilis	
Congênita	A50
Precoce	A51
Tardia	A52
Síncope	R55
Síndrome de Cushing	E24
Síndrome de Down não especificada	Q90.9
Síndrome de Guillain-Barré	G61.0
Síndrome de Turner	Q96
Síndrome hemolítico-urêmica	D59.3
Síndrome nefrítica	N00
Síndrome nefrótica	N04
Sinusite	
Aguda não especificada	J01.9
Crônica maxilar	J32.0
Crônica não especificada	J32.9
Esfenoidal aguda	J01.3
Etmoidal aguda	J01.2
Frontal aguda	J01.1
Maxilar aguda	J01.0
Pansinusite aguda	J01.4
Surdez	
Condutiva	H90.2
Mista	H90.8
Não especificada	H91.9
Neurossensorial	H90.5
Surdo-mudez	H91.3
Tétano	
Neonatal	A33
Outros tipos	A35
Tinha	
Corporal	B35.4
Das unhas	B35.1
Do couro cabeludo	B35.0
Dos pés	B35.3
Inguinal	B35.6
Não especificada	B35.9
Tireoidite de Hashimoto	E06.3
Tontura	R42

Doença	Código
Torção testicular	N44
Torcicolo	M43.6
Torcicolo espasmódico	G24.3
Toxocaríase	B83.0
Toxoplasmose	
Meningoencefalite por	B58.2
Oculopatia da	B58.0
Não especificada	B58.9
Transtorno da puberdade	E30
Transtorno de déficit de atenção/hiperatividade	F90
Transtornos comportamentais e emocionais, outros	F98
Transtornos da alimentação	
Anorexia nervosa	F50.0
Bulimia nervosa	F50.2
Na infância	F98.2
Não especificado	F50.9
Vômito associado a outros distúrbios psicológicos	F50.5
Tricuríase	B79
Tuberculose	
Respiratória, com confirmação bacteriológica	A15
Respiratória, sem confirmação bacteriológica	A16
Do sistema nervoso	A17
De outros órgãos	A18
Tumor de Wilms	C64
Úlcera	
Duodenal	K26
Gástrica	K25
Urticária	L50
Vaginite	
Abscesso vulvar	N76.4
Aguda	N76.0
Subaguda e crônica	N76.1
Ulceração vulvar	N76.6
Varicela	B01
Verruga de origem viral	B07
Vertigem	
De origem central	H81.4
Outras vertigens periféricas	H81.3
Paroxística benigna	H81.1
Virose de localização não especificada	B34
Vômito e náuseas	R11
Vulvovaginite por *Candida*	B37.3

ANEXOS

ANEXO H | CONVERSÕES E MEDIDAS

Marcio Moacyr Vasconcelos

■ Introdução

A leitura de artigos científicos médicos frequentemente nos obriga a efetuar conversões e adaptações das unidades vigentes em outros países para nosso sistema métrico tradicional. Existem vários aplicativos e *softwares* que facilitam a conversão de valores entre as diferentes unidades, mas, como nem sempre se dispõe de computadores, vale a pena conhecer as regras de conversão.

Primeiro, apresentaremos algumas regras práticas que facilitam tais conversões. Depois mencionaremos algumas medidas internacionais com as quais todo pediatra deve familiarizar-se.

■ Temperatura

Para converter graus Fahrenheit em graus centígrados, subtraia 32, divida por 9 e multiplique por 5. Por exemplo:

$$104°F = [(104 - 32)/9] \times 5 = 40°C$$

Para converter graus centígrados em graus Fahrenheit, divida a temperatura inicial por 5, multiplique o resultado por 9 e acrescente 32. Por exemplo:

$$38°C = [(38/5) \times 9] + 32 = 100,4°F$$

Mesmo quando o texto menciona uma temperatura em °C, é preciso atentar para a região corporal em que a temperatura foi medida. Quando o texto diz "*rectal temperature* ≥ 38°C", não há o que converter, mas se o texto disser apenas "*temperature* ≥ 38°C", o autor provavelmente está se referindo à temperatura oral, portanto convém subtrair 0,5°C do valor citado para se chegar à medida equivalente da temperatura axilar.

A equivalência entre as temperaturas corporais é a seguinte:

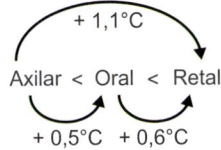

■ Peso corporal

Para converter libras em quilogramas, multiplique por 0,454. Por exemplo:

$$160 \text{ libras} = 160 \times 0,454 = 72,6 \text{ kg}$$

Para converter onças em gramas, multiplique por 28,35. Por exemplo:

$$35 \text{ onças} = 992 \text{ gramas}$$

■ Comprimento ou estatura

A conversão de pés e polegadas em metros é relativamente simples. Deve-se ter em mente que um pé é igual a 12 polegadas. Assim, se o texto afirmar que a estatura do paciente é igual a 3 pés e 4 polegadas, deve-se primeiro converter a medida em polegadas:

$$3 \times 12 + 4 = 40$$

Em seguida, multiplica-se o resultado por 2,54 para definir a estatura em centímetros:

$$40 \times 2,54 = 101,6 \text{ cm}$$

Por outro lado, a conversão de uma medida em centímetros para pés e polegadas requer que primeiro se divida a medida por 2,54. Então, encontra-se o maior múltiplo de 12 contido no resultado da divisão e subtrai-se o múltiplo desse resultado. A estatura final será dada pelo múltiplo encontrado em pés mais o resultado da subtração em polegadas. Por exemplo:

$$127 \text{ cm}/2,54 = 50 \text{ polegadas}$$

Como 4 pés são iguais a 48 polegadas (4 × 12), a estatura convertida é:

$$127 \text{ cm} = 4 \text{ pés e } 2 (50 - 48) \text{ polegadas}$$

■ Densidade

A casa decimal em inglês é representada por ponto. Quando lemos "*the patient's urinary specific gravity is 1.030*", devemos compreender que "a densidade urinária do paciente é 1,030". A medida da densidade provém de uma comparação com a água, cuja densidade é, por definição, 1.

■ Calibre de sondas e cateteres

O tamanho de cateteres e sondas é frequentemente descrito como um número isolado; por exemplo, 8 ou 10. Mas a unidade não costuma ser explicitada. Eventualmente, encontra-se a expressão "cateter 6F (ou 6Fr)".

Os cateteres, as sondas e outras estruturas tubulares têm o seu diâmetro interno medido em unidades F, de *French scale*, uma régua descrita pelo francês Joseph Charrière. Uma unidade F é igual a 1/3 mm.

Pode-se dizer que uma sonda tem calibre 6, mas vale a pena ter em mente que o diâmetro interno dessa sonda é de 2 mm.

■ BUN

A literatura médica em inglês geralmente cita o exame laboratorial *blood urea nitrogen* (BUN) em lugar da ureia sanguínea. Tais valores não são equivalentes. Devemos fazer a conversão sempre que o texto citar valores da BUN. A relação de equivalência entre ureia sérica e BUN é de 60/28.

Na prática converte-se o valor de BUN para ureia sérica, multiplicando o primeiro por dois. Por exemplo: um nível de BUN de 18 mg/dℓ deve ser convertido para um nível de ureia de 36 mg/dℓ.

■ Pressão

1 mmHg é igual a 1,3 cmH$_2$O. Logo, quando o texto afirma que a pressão intracraniana normal deve ser 5 a 15 mmHg, a faixa normal equivalente em cmH$_2$O é 6,5 a 19,5.

■ Massa

As medidas de massa são descritas em uma escala tendo como referência 1 kg.

$1 \text{ kg} \times 10^{-3} = 1 \text{ g (grama)}$

$1 \text{ g} \times 10^{-3} = 1 \text{ mg (miligrama)}$

$1 \text{ mg} \times 10^{-3} = 1 \text{ µg (micrograma)}$

$1 \text{ µg} \times 10^{-3} = 1 \text{ ng (nanograma)}$

$1 \text{ ng} \times 10^{-3} = 1 \text{ pg (picograma)}$

$1 \text{ pg} \times 10^{-3} = 1 \text{ fg (fentograma)}$

■ Bibliografia

Lo SF. Reference intervals for laboratory tests and procedures. In: Kliegman RM et al. Nelson textbook of pediatrics. Philadelphia: Elsevier, 2016. p. 3464-72.

Vasconcelos MM. Coluna de inglês médico. Boletim SOPERJ. 2007; 10(4):6.

MEDICAMENTOS

ABREVIATURAS USADAS
- ACHT: hormônio adrenocorticotrófico
- AINE(s): anti-inflamatórios não esteroides
- ALT: alanina-aminotransferase
- Amp.: ampola
- AST: aspartato-aminotransferase
- BAV: bloqueio atrioventricular
- Cáp(s).: cápsula(s)
- CIVD: coagulação intravascular disseminada
- CK: creatinoquinase
- Comp(s).: comprimido(s)
- CTI: centro de terapia intensiva
- CV: cardiovascular
- Cx.: caixa
- DAC: doença arterial coronariana
- Dg(s).: drágea(s)
- DPOC: doença pulmonar obstrutiva crônica
- ECA: enzima conversora da angiotensina
- ECG: eletrocardiograma
- Eferv.: efervescente
- Emb.: embalagem
- Fr.: frasco
- Gt(s).: gota(s)
- HA: hipertensão arterial
- IAM: infarto agudo do miocárdio
- ICC: insuficiência cardíaca congestiva
- IG: idade gestacional
- IM: via intramuscular
- IMAO: inibidor da monoamina-oxidase
- Inj.: injetável
- INR: Índice Internacional de Normalização
- ISRS: inibidor seletivo da recaptação de serotonina
- IT: via intratecal
- ITU: infecção do trato urinário
- IV: via intravenosa
- LDH: lactato-desidrogenase
- Máx.: máxima
- RAM: reações adversas ao medicamento
- Rev.: revestido
- SC: via subcutânea
- SNC: sistema nervoso central
- Sol.: solução
- Susp.: suspensão
- TEP: tromboembolia pulmonar
- TTPa: tempo de tromboplastina parcial ativada
- TVP: trombose venosa profunda
- UI: unidades internacionais
- VO: via oral
- VR: via retal
- Xpe.: xarope.

A prescrição de um fármaco em Pediatria deve ser precedida de discussão com os pais sobre o(s) objetivo(s) da medicação, cálculo preciso da posologia de acordo com o peso corporal do paciente e, por fim, consideração sobre potenciais interações medicamentosas e circunstâncias especiais do indivíduo. Uma vez instituído o tratamento, o pediatra deve acompanhar atentamente a resposta da criança ou do adolescente, com atenção particular às reações adversas. Caso estas ocorram, convém informar ao Sistema de Notificações em Vigilância Sanitária – NOTIVISA, cujo *site* na Internet é http://www.anvisa.gov.br/hotsite/notivisa/index.htm – ou à Vigilância Sanitária Municipal ou Estadual.

ANALGÉSICOS E ANTIPIRÉTICOS

FÁRMACOS	APRESENTAÇÕES	INDICAÇÕES	POSOLOGIA	REAÇÕES ADVERSAS IMPORTANTES	SITUAÇÕES ESPECIAIS
ÁCIDO ACETILSALICÍLICO Analgésico; AINE; antitérmico; antitrombótico (salicilato; antiagregante plaquetário)	Aspirina [Bayer] Comp. 500 mg AAS® Infantil [Sanofi-Aventis] Comp. 100 mg/30, 120, 200 comp.; 500 mg/20, 200, 500 comp. Melhoral Infantil [Sydney] Cx. c/3 ou 25 *strips* c/8 comp. de 85 mg	Anti-inflamatório. Analgésico e antitérmico (resfriado, gripe)	Uso de ácido acetilsalicílico efervescente recomendado apenas a partir de 12 anos. Analgésico/antitérmico: 10 a 15 mg/kg peso/dose 4 a 6 h. Anti-inflamatório: 80 a 100 mg/kg peso/dia, doses divididas. Aspirina [Bayer] para adultos e crianças maiores de 12 anos	Náuseas, diarreia, tinido, perda da audição, tempo de sangramento prolongado, hemorragia oculta, erupção cutânea, úlcera gástrica. Síndrome de Reye	O ácido acetilsalicílico não deve ser utilizado se o paciente: for alérgico ao AAS ou a salicilatos ou a qualquer um dos ingredientes do medicamento, tiver asma brônquica, ou já tiver tido crise de asma induzida pela administração de salicilatos ou outras substâncias, tiver tendência para sangramentos, tiver úlceras no estômago ou no intestino, estiver em tratamento com metotrexato em doses iguais ou superiores a 15 mg por semana, tiver alteração grave da função dos rins, fígado e/ou coração. **Contraindicado na suspeita de dengue.** **O produto AAS infantil contém o corante amarelo tartrazina que pode causar reações de natureza alérgica, dentre as quais asma brônquica, especialmente em pessoas alérgicas ao ácido acetilsalicílico.** **Crianças e adolescentes < 16 anos não devem usar este medicamento para varicela ou sintomas gripais em virtude da associação à síndrome de reye, uma doença rara mas grave e potencialmente letal**
DIPIRONA Analgésico, antipirético, antitérmico (pirazolona; metamizol sódico)	Novalgina [Sanofi-Aventis] Sol. oral (gotas) 500 mg/m*l*: bisnagas gotejadoras 10 ou 20 m*l* Sol. oral (Infantil) 50 mg/m*l*: frascos 100 m*l* + seringa dosadora Sol. inj. 500 mg/m*l* (USO INTRAVENOSO: USO PEDIÁTRICO ACIMA DE 1 ANO. USO INTRAMUSCULAR: USO PEDIÁTRICO ACIMA DE 3 MESES) Supositório retal 300 mg (infantil): embalagem com 5 supositórios	Analgésico; antitérmico	VO: 10 a 25 mg/kg/dose (até 4 vezes/dia), ou 1 gota/2 kg/dose (gotas), ou 1 m*l*/2 kg/dose. inj.: lactentes de 5 a 8 kg – 0,1 a 0,2 m*l* IM, crianças de 9 a 15 kg – 0,2 a 0,5 m*l* IM ou IV; crianças de 16 a 23 kg – 0,3 a 0,8 m*l* IM ou IV; crianças de 24 a 30 kg – 0,4 a 1,0 m*l* IM ou IV; crianças de 31 a 45 kg – 0,5 a 1,5 m*l* IM ou IV; crianças de 46 a 53 kg – 0,8 a 1,8 m*l* IM ou IV. A administração intravenosa deve ser muito lenta, a uma velocidade de infusão que não exceda 1 m*l* (500 mg de dipirona)/minuto, para	Pode causar choque anafilático, reações anafiláticas/anafilactoides que podem se tornar graves com risco à vida e, em alguns casos, serem fatais. Estas reações podem ocorrer mesmo após a dipirona ter sido utilizada previamente em muitas ocasiões, sem complicações. Tais reações medicamentosas podem desenvolver-se durante a injeção de dipirona ou horas mais tarde; contudo, a tendência é que estes eventos ocorram na primeira hora após a administração. Em geral, reações	Não deve ser administrada a pacientes: com hipersensibilidade à dipirona ou a qualquer um dos componentes da formulação ou a outras pirazolonas (p. ex., fenazona, propifenazona) ou a pirazolidinas (p. ex., fenilbutazona, oxifembutazona) incluindo, por exemplo, ocorrência prévia de agranulocitose com uma destas substâncias; com função da medula óssea prejudicada (p. ex., após tratamento citostático) ou doenças do sistema hematopoético; que tenham desenvolvido broncospasmo ou outras reações anafilactoides (*i. e.,* urticária, rinite, angioedema) com analgésicos tais como salicilatos, paracetamol, diclofenaco, ibuprofeno, indometacina, naproxeno; com porfiria hepática aguda intermitente (risco de indução de crises de porfiria);

Anador Gotas Boehringer Ingelheim
Frascos com 10 e 20 mℓ, 500 mg/mℓ,
Dipirona Teuto, Medley
Sol. oral; fr. com 100 mℓ; 1 mℓ/500 mg (uso > 3 meses)
Dipirona Germed, EMS
Sol. oral; fr. com 100, 120 e 150 mℓ; 1 mℓ/50 mg (uso > 3 meses)

prevenir reações hipotensivas. Caso necessário, dipirona inj. pode ser administrada até 4 vezes/dia

anafiláticas/anafilactoides leves manifestam-se como sintomas cutâneos ou nas mucosas (prurido, ardor, rubor, urticária, edema), dispneia e, menos frequentemente, doenças/queixas gastrintestinais. Estas reações leves podem progredir para formas graves com urticária generalizada, angioedema grave (até mesmo envolvendo a laringe), broncospasmo grave, arritmias cardíacas, queda da pressão arterial (algumas vezes precedida por hipertensão arterial) e choque circulatório. Em pacientes com síndrome da asma analgésica, reações de intolerância aparecem tipicamente na forma de crises asmáticas. Distúrbios da pele e tecido subcutâneo. Além das manifestações cutaneomucosas de reações anafiláticas/anafilactoides mencionadas acima, podem ocorrer ocasionalmente erupções medicamentosas fixas, raramente exantema e, em casos isolados, síndrome de Stevens-Johnson (reação alérgica grave, envolvendo erupção cutânea na pele e mucosas) ou síndrome de Lyell ou necrólise epidérmica tóxica (síndrome bolhosa rara e grave, caracterizada clinicamente por necrose em grandes áreas da epiderme. Confere ao paciente aspecto de grande queimadura). Anemia aplásica, agranulocitose e pancitopenia, incluindo casos fatais, leucopenia e trombocitopenia. Estas reações são consideradas de com deficiência congênita da glicose-6-fosfato-desidrogenase (G6PD) (risco de hemólise). **Este medicamento é contraindicado para menores de 3 meses ou pesando menos de 5 kg, para uso IM ou oral e não deve ser usado IV em menores de 11 meses. Pode ser administrada antes, durante ou depois das refeições**

ANALGÉSICOS E ANTIPIRÉTICOS

FÁRMACOS	APRESENTAÇÕES	INDICAÇÕES	POSOLOGIA	REAÇÕES ADVERSAS IMPORTANTES	SITUAÇÕES ESPECIAIS
IBUPROFENO AINE, analgésico, antitérmico, antidismenorreico; antienxaquecoso, antirreumático (ácido propiônico)	**Advil** Pfizer Comp. 200 mg/20, 100 comp.; cáps. gelatinosas: 400 mg/8, 10, 20 e 36 cáps. **Alivium** Hypermarcas/Mantecorp Susp. 30 mg/mℓ (frascos contendo seringas dosadoras com 100 mℓ); Susp. gotas 50 mg/mℓ (frasco 30 mℓ) e 100 mg/mℓ (frasco 20 mℓ), comp. de 400 mg **Motrin** Pfizer Comp. 600 mg, 12, 30 comp.	Febre e dores leves a moderadas, associadas a gripes e resfriados comuns, dor de garganta, cefaleia, dor de dente, dorsalgia, dismenorreias e mialgias	Apresentação em gotas para crianças de 6 meses a 12 anos – antitérmico: 5 a 10 mg/kg/dose 4 vezes/dia. As cáps. gelatinosas e os comps. rev. são para uso adulto e pediátrico > 12 anos. Fibrose cística: 20 a 30 mg/kg/dia uso contínuo retarda a progressão da doença. Exige monitoramento dos níveis séricos	Náuseas, vômito, dor abdominal, pirose, tontura, erupção cutânea. Raramente nefrotoxicidade, hepatite, meningite asséptica	Ibuprofeno tem efeito intermediário na taxa de filtração glomerular. **Ingestão durante a refeição**, com um copo de água; não deitar nos 30 min seguintes à dose (risco de irritação gastrintestinal). Deve-se ter cuidado na administração de ibuprofeno ou de qualquer outro agente analgésico e antipirético em pacientes desidratados ou sob risco de desidratação (com diarreia, vômito ou baixa ingestão de líquidos), em pacientes com história atual ou prévia de úlcera péptica, gastrite ou desconforto gástrico e em pacientes que tenham apresentado reações alérgicas, independentemente da gravidade, com agentes analgésicos e antitérmicos

natureza imunológica. Podem ocorrer mesmo após a dipirona ter sido utilizada em muitas ocasiões, sem complicações. Os sinais típicos de agranulocitose incluem lesões inflamatórias na mucosa (p. ex., orofaríngea, anorretal, genital), inflamação na garganta, febre (mesmo inesperadamente persistente ou recorrente). Entretanto, em pacientes recebendo terapia com antibiótico, os sinais típicos de agranulocitose podem ser mínimos. A velocidade de hemossedimentação é extensamente aumentada, enquanto o aumento de linfonodos é tipicamente leve ou ausente

FÁRMACOS	APRESENTAÇÕES	INDICAÇÕES	POSOLOGIA	REAÇÕES ADVERSAS	SITUAÇÕES ESPECIAIS
PARACETAMOL Analgésico, antitérmico (para-aminofenol [derivado], paracetamol)	**Doraliv** Aché Susp. gotas 100 mg/mℓ (frasco com 20 mℓ) **Dalsy** Abbott Susp. oral 20 mg/mℓ (frasco 200 mℓ); comp. de 400 mg (cx. 10 comp.); sol. oral 200 mg/mℓ (gotas – frasco. 15 mℓ) **Tylenol** Johnson & Johnson Sol. oral, gotas, 200 mg/mℓ (frasco 15 mℓ, 14 mg por gota). Susp. oral concentrada (bebê) 100 mg/mℓ (frasco 15 mℓ e seringa dosadora) Susp. oral (criança) 32 mg/mℓ (frasco 60 mℓ e copo-medida) **Paracetamol** EMS, Sigma, Pharma, Prati-Donaduzzi Sol. oral 200 mg/mℓ; fr. de 15 mℓ (1 mℓ = 200 mg = 15 gts.)	Redução da febre e para o alívio temporário de dores leves a moderadas, tais como: dores associadas a gripes e resfriados comuns, dor de cabeça, dor de dente, dor de garganta e reações pós-vacinais	Crianças < 12 anos: 10 a 15 mg/kg/dose/3 a 4 vezes/dia. Cálculo de 1 gota/kg, máx. de 35 gotas, ou 75 mg/kg/24 h Crianças > 12 anos: 35 a 55 mg, 3 a 5 vezes/dia	Cansaço, tontura, sedação, náuseas, vômito, alterações de humor, anemia hemolítica, hepatotoxicidade	Hepatotoxicidade, sobretudo com altas doses, disfunção hepática tardia. **Não exceder a dose máxima de 75 mg/kg (crianças) de paracetamol em um período de 24 h**

ANALGÉSICOS PARA ENXAQUECA

FÁRMACOS	APRESENTAÇÕES	INDICAÇÕES	POSOLOGIA	REAÇÕES ADVERSAS IMPORTANTES	SITUAÇÕES ESPECIAIS
CETOROLACO TROMETAMOL (AINE)	**Toradol** Roche Sol. inj. 30 mg/mℓ; cx. 10 ampolas **Toragesic** EMS Sol. oral 20 mg/mℓ (1 gt. = 1 mg); fr. 10 mℓ; comp. sublingual 10 mg/10 comps.	Dor aguda moderada a intensa	Parenteral: crianças ≥ 2 anos – 1 mg/kg IM ou 0,5 a 1 mg/kg IV, em dose única ou de 6/6 h. Oral: 10 a 20 mg em dose única ou 10 mg a cada 6 a 8 h	Úlceras pépticas ou não, perfuração ou sangramento gastrintestinal. Dor/desconforto abdominal, anorexia, constipação, diarreia, dispepsia	A duração do tratamento não deve superar 5 dias. Contraindicado nos pacientes em uso de AAS ou outros AINE(s), anticoagulantes, probenecida, ou sais de lítio, ou naqueles com ulceração péptica; hemorragia digestiva; sangramento intracraniano; distúrbios de coagulação; ou pós-operatório com um alto risco de hemorragia. **Uso pediátrico a partir de 2 anos**

ANALGÉSICOS PARA ENXAQUECA

FÁRMACOS	APRESENTAÇÕES	INDICAÇÕES	POSOLOGIA	REAÇÕES ADVERSAS IMPORTANTES	SITUAÇÕES ESPECIAIS
ISOMETEPTENO – ASSOCIAÇÕES Vasoconstritor (simpaticomimético)	**Neosaldina** Takeda Sol. oral (gotas) de 300 mg/mℓ (dipirona) + 50 mg/mℓ (cloridrato de isometepteno) + 30 mg/mℓ (cafeína). Frasco de 15 mℓ (USO ACIMA DE 1 ANO). Dg. de 300 mg (dipirona) + 30 mg (mucato de isometepteno) + 30 mg (cafeína), embalagens com 20, 30, 100, 200 e 240 dg. (USO ACIMA DE 12 ANOS) **Neralgyn** Cifarma Sol. oral (gotas) de 300 mg/mℓ (dipirona) + 50 mg/mℓ (cloridrato de isometepteno) + 30 mg/mℓ (cafeína). Frasco de 15 mℓ (USO ACIMA DE 1 ANO). Dg. de 300 mg (dipirona) + 30 mg (mucato de isometepteno) + 30 mg (cafeína), embalagens com 20 ou 200 dg. (USO ACIMA DE 12 ANOS) **Tensaldin** Delta Dg. de 300 mg (dipirona) + 30 mg (mucato de isometepteno) + 30 mg (cafeína), embalagens com 20, 200 ou 500 dg. (USO ACIMA DE 12 ANOS)	Usado em associação a analgésicos para tratamento da enxaqueca e também espasmos cerebrais	Neosaldina® e Neralgin®: Crianças de 1 a 3 anos (9 a 15 kg): 8 a 14 gts.; dose máxima diária: 14 gts. 4 vezes/dia. Crianças de 4 a 6 anos (16 a 21 kg): 15 a 18 gts.; dose máxima diária: 18 gts. 4 vezes/dia. Crianças de 7 a 9 anos (22 a 28 kg): 20 a 27 gts.; dose máxima diária: 27 gts. 4 vezes/dia. Crianças de 10 a 12 anos (29 a 40 kg): 29 a 36 gts.; dose máxima diária: 36 gts. 4 vezes/dia. Crianças de 13 a 14 anos (40 a 50 kg): 38 a 45 gts.; dose máxima diária: 45 gts. 4 vezes/dia. Crianças > 15 anos e adultos: 30 a 60 gts.; dose máxima diária: 60 gts. 4 vezes/dia. Dgs.: 1 a 2 dgs. (em dose única) a cada 6 h ou 4 vezes/dia. Máx. de 8 dgs. ao dia (4 vezes 2 dgs.) (USO ACIMA DE 12 ANOS)	Discrasias sanguíneas, náuseas, vômito, rubor, sudorese	Pode causar ↑ súbito e grave da pressão arterial e hiperpirexia com IMAO. Pacientes com histórico de asma brônquica, infecções respiratórias crônicas, ou alergia a analgésicos e anti-inflamatórios devem tomar este medicamento com cautela. Pacientes com amigdalite ou qualquer outro distúrbio que afete boca e garganta somente devem tomar esse medicamento se os benefícios ultrapassarem os riscos e devem ser acompanhados de perto

ANALGÉSICOS POTENTES

FÁRMACOS	APRESENTAÇÕES	INDICAÇÕES	POSOLOGIA	REAÇÕES ADVERSAS IMPORTANTES	SITUAÇÕES ESPECIAIS
ALFENTANILA, CLORIDRATO Analgésico opioide; adjuvante de anestesia [fentanila (derivado); opioide (derivado sintético)]	**Rapifen** Janssen Sol. inj. – 0,544 mg/ml (cx. 25 amp. de 5 ml) **Alfast** Cristália Sol. inj. – 0,544 mg/ml (cx. 25 amp. de 10 ml ou 10 amp. de 5 ml)	Como analgésico opioide: é indicado para anestesia geral, em procedimentos cirúrgicos de curta duração e de longa duração, com injeções na forma de bólus, suplementadas por injeções adicionais ou por infusão contínua. É indicado também para procedimentos cirúrgicos de curta duração e cirurgias ambulatoriais, devido ao seu rápido início de ação e curta duração de efeito. Como suplemento analgésico: em procedimentos cirúrgicos de média e longa duração, uma vez que estímulos altamente dolorosos podem ser facilmente controlados através de pequenas doses suplementares de cloridrato de alfentanila, ou pela adaptação do fluxo de infusão. Como agente primário: na indução da anestesia onde sejam necessárias a intubação endotraqueal e a ventilação mecânica. Uso em terapia intensiva: na analgesia e supressão da atividade respiratória e para promover proteção analgésica durante as manobras dolorosas nos pacientes ventilados mecanicamente na unidade de terapia intensiva. Auxilia na aceitação da ventilação mecânica e tolerância ao tubo traqueal.	A dose de alfentanila deve ser individualizada, levando-se em consideração peso corporal, condições físicas, patologias subjacentes, concomitância de outros fármacos, tipo de anestesia e duração do procedimento cirúrgico. Pacientes obesos: em pacientes com mais de 20% de acréscimo sobre o peso ideal, a dose deverá ser calculada com base no peso corrigido. Crianças e adolescentes: a dose deve ser aumentada. O efeito da dose inicial deve ser considerado para doses suplementares. Para procedimentos de curta duração e emprego em pacientes ambulatoriais: < 10 min de duração – bólus intravenoso de 7 a 15 µg/kg (1 a 2 ml/70 kg). Quando esta dose é injetada lentamente, em muitos casos a respiração espontânea pode ser mantida. Nos procedimentos com duração > 10 min e quando houver necessidade, podem ser administradas doses suplementares de 3 a 10 µg/kg a cada 10 ou 15 min. Para procedimentos de média duração: De 10 a 30 min de duração – 20 a 40 µg/kg (3 a 6 ml/70 kg). De 30 a 60 min de duração – 40 a 80 µg/kg (6 a 12 ml/70 kg). > 60 min – 80 a 150 µg/kg (12 a 20 ml/70 kg). Quando a cirurgia for mais prolongada ou agressiva, a analgesia deverá ser mantida	As reações adversas mais frequentemente observadas são uma extensão dos efeitos farmacológicos característicos dos opioides, basicamente traduzidos por depressão respiratória e rigidez muscular. Foram também observadas: depressão respiratória, parada respiratória, bradicardia, assistolia arrítmica e hipotensão. Outras reações adversas incluem hipotensão leve e transitória, tonturas, náuseas e vômito pós-operatório, agitação, discinesia, sonolência, soluço, bradicardia, dor no local da injeção, calafrio. Outras reações adversas relatadas com incidência menor que 1% são: laringospasmo, broncospasmo, confusão no pós-operatório, cefaleia, euforia no pós-operatório, hipercapnia, urticária e prurido, tosse, perda da consciência no período pós-operatório, convulsões, mioclonia, miose, distúrbios visuais, taquicardia, parada cardíaca, arritmia, hipertensão, febre e hiperidrose	O produto somente deve ser administrado por pessoas treinadas no uso dos agentes anestésicos intravenosos e no manuseio dos efeitos respiratórios de anestésicos potentes. Em crianças (exceto recém-nascidos e prematuros), a dose deve ser aumentada devido ao menor volume de distribuição e à meia-vida mais curta nesses pacientes. Pacientes obesos: naqueles com mais de 20% de acréscimo sobre o peso ideal, a dose deverá ser calculada com base no peso corrigido. Após cessada a infusão, o paciente deve ser mantido sob vigilância por um período mínimo de 6 h. O uso de injeções em bólus de opioides deve ser evitado em pacientes com comprometimento intracerebral. O produto deve ser usado com cuidado em pacientes com doença pulmonar ou com reserva respiratória diminuída. Deve-se ter cautela em pacientes com insuficiência renal ou hepática ou hipotireoidismo não controlado. Antagonistas opioides, como a naloxona, e equipamentos de reanimação e intubação devem estar prontamente disponíveis. O paciente deve ser monitorado mesmo após a cirurgia, devido à possibilidade de depressão respiratória tardia. Podem ocorrer movimentos mioclônicos não epiléticos. Após a administração do cloridrato de alfentanila pode ocorrer queda transitória da pressão arterial. Cuidados especiais devem ser tomados após o tratamento com fármacos que deprimem o coração ou que aumentam o tônus vagal, como anestésicos ou betabloqueadores que podem predispor a bradicardia ou hipotensão. Se outro opioide ou depressor do SNC for utilizado concomitantemente com a alfentanila, o efeito dos fármacos será aditivo. Deve-se ter cuidado quando

ANALGÉSICOS POTENTES

FÁRMACOS	APRESENTAÇÕES	INDICAÇÕES	POSOLOGIA	REAÇÕES ADVERSAS IMPORTANTES	SITUAÇÕES ESPECIAIS
		Doses únicas intravenosas de alfentanila podem ser utilizadas para promover alívio adicional da dor durante procedimentos dolorosos na terapia intensiva, tais como fisioterapia e sucção endotraqueal	com um dos seguintes procedimentos: doses suplementares de 15 µg/kg (2 mℓ/70 kg) de cloridrato de alfentanila, quando necessário. Para se evitar a depressão respiratória pós-cirúrgica, a última dose não deverá ser administrada dentro dos últimos 10 min da cirurgia. Infusão de cloridrato de alfentanila na base de 1 µg/kg/min (0,14 mℓ/kg/min) até 5 a 10 min antes do final da cirurgia. Para procedimentos de longa duração, quando se deseja extubação rápida. As condições ótimas de analgesia e de estabilidade autonômica são mantidas através de uma dose intravenosa inicial adaptada individualmente e por uma variação na velocidade de infusão de acordo com os estímulos cirúrgicos e as reações clínicas do paciente. A dose de manutenção para cirurgias de longa duração varia de 0,5 a 15 µg/kg/min. Indução anestésica: bólus intravenoso de 50 a 300 µg/kg, administrado lentamente durante 3 min, podendo ser utilizado como agente indutor em cirurgias com duração superior a 45 min		o paciente tiver recebido IMAO nas últimas 2 semanas. Os sinais vitais devem ser monitorados continuamente, pois pode ocorrer depressão respiratória, parada respiratória, bradicardia, assistolia, arritmias e hipotensão. A administração do cloridrato de alfentanila deve ser descontinuada pelo menos de 10 a 15 min antes do término da cirurgia. Para se evitar bradicardia, recomenda-se a utilização de pequena dose de um anticolinérgico IV, imediatamente antes da indução em vez de uma dose intramuscular como pré-medicação. É preferível não se administrar droperidol ou benzodiazepínicos em pacientes ambulatoriais, para não se prolongar o período de recuperação. Neste tipo de paciente a melhor conduta consiste em um anticolinérgico, indução por hipnótico de ação curta, cloridrato de alfentanila e N_2O/O_2. Há pouca experiência sobre o uso de alfentanila para tratar crianças sob terapia intensiva

CETAMINA, CLORIDRATO

Anestésico geral (anestésico não barbitúrico; quetamina)

Ketamin Cristália (Dextrocetamina, cloridrato de)
Sol. inj. – 50 mg/mℓ (cx. 5 e 50 fr.-amp. De 10 mℓ ou 25 amp. de 2 mℓ)

Clortamina Bioquímico
Sol. inj. – 50 mg/mℓ (cx. 5, 25 e 50 fr.-amp. de 10 mℓ)

Anestésico único em intervenções diagnósticas e cirúrgicas que não necessitem de relaxamento muscular. Apesar de ser apropriado para intervenções de curta duração, pode ser empregado, mediante administração de doses adicionais, em procedimentos prolongados. Adjuvante anestésico para complementar a anestesia com outros agentes de baixa potência como o NO_2. Dentre as áreas de aplicação específica ou tipos de procedimentos, incluem-se: desbridamentos, curativos dolorosos e enxertos de pele em pacientes queimados, ou outras intervenções cirúrgicas superficiais. Intervenções neurodiagnósticas, tais como pneumoencefalografias, ventriculografias, mielografias e punções lombares. Intervenções diagnósticas e cirúrgicas nos olhos, ouvidos, nariz e boca, inclusive extrações dentárias. Intervenções diagnósticas e cirúrgicas na faringe, laringe ou árvore brônquica. Sigmoidoscopias, pequenas cirurgias do ânus e do reto e circuncisão. Intervenções ortopédicas, tais como manipulação e redução de fraturas, colocação de pino femoral, amputações e biopsias

As doses intramusculares variam de 6,5 a 13 mg/kg. Uma dose de 10 mg/kg produz anestesia cirúrgica de 12 a 25 min de duração.
Indução anestésica: IV – a dose inicial pode variar entre 0,25 mg/kg a 3,5 mg/kg. A dose média necessária para produzir anestesia cirúrgica, de 5 a 10 min de duração, tem sido de 2 mg/kg. Administração lenta por no mínimo 60 s. Administração mais rápida pode resultar em depressão respiratória e aumento da pressão arterial. IM – a dose inicial pode variar entre 6,5 e 13 mg/kg. Uma dose de 10 mg/kg normalmente produz anestesia cirúrgica de 12 a 25 min de duração.
Manutenção da anestesia: a diminuição do grau de anestesia pode ser indicada pelo nistagmo, pelos movimentos em resposta a estímulos e pela vocalização. A anestesia é mantida pela administração de doses adicionais IV ou IM, independentemente da via empregada para indução. A dose de manutenção deve ser ajustada de acordo com as necessidades anestésicas do paciente e se outro agente anestésico for usado. Na hipótese de se preferir a via IV para manutenção da anestesia, cada dose adicional deve ser a metade da dose total intravenosa acima recomendada. No caso de ser preferida a via IM, cada dose adicional deve ser a metade da dose total intramuscular acima recomendada

Alucinações auditivas e visuais, pesadelos, disforia, comportamento irracional. Hipertensão ou hipotensão arterial, taquicardia. Laringospasmo, aumento da salivação. Depressão respiratória

Não dirigir. Cuidado em tarefas que exijam atenção, principalmente nas primeiras 24 h após a anestesia.
O produto somente deve ser administrado por pessoas treinadas no uso dos agentes anestésicos intravenosos e no manuseio dos efeitos respiratórios de anestésicos potentes.
Uso contraindicado em pacientes com hipersensibilidade à cetamina e porfiria. Hipertensão arterial, hipertensão intracraniana, antecedentes de acidente vascular encefálico e insuficiência cardíaca grave também são contraindicações ao uso de cetamina. Nas intervenções diagnósticas e cirúrgicas na faringe, laringe ou árvore brônquica deve-se empregar um relaxante muscular. Os movimentos oculares podem persistir durante as intervenções oftalmológicas.
Durante a anestesia poderão ocorrer movimentos involuntários e tônico-clônicos dos membros. Esses movimentos não implicam um plano superficial de anestesia nem indicam necessidade de se administrarem doses adicionais do produto

ANALGÉSICOS POTENTES

FÁRMACOS	APRESENTAÇÕES	INDICAÇÕES	POSOLOGIA	REAÇÕES ADVERSAS IMPORTANTES	SITUAÇÕES ESPECIAIS
CODEÍNA, FOSFATO DE Antitussígeno; analgésico [fenantreno; agonista opioide; antitussígeno de ação central].	**Codein** Cristália Sol. oral – 3 mg/mℓ (frasco de 120 mℓ + dosador) Sol. inj. – 30 mg/mℓ (25 amp. de 2 mℓ)	Dor moderada	VO: a dose recomendada para crianças e adolescentes para obtenção de ação analgésica deve ser de 0,5 a 1 mg/kg/peso a cada 4 ou 6 h. Dose diária máxima de 60 mg. Inj.: IM ou subcutânea de 0,5 mg/kg de peso ou 15 mg/m^2 de superfície corporal a cada 4 a 6 h. Dose diária máxima de 60 mg	Sonolência, dependência, depressão do SNC, euforia, disforia, miose. Palpitação, bradicardia, hipotensão. Náuseas, vômito e constipação intestinal	O paciente não deve dirigir. Cuidado em tarefas que exijam atenção, principalmente nas 24 h após a anestesia. Não utilizar durante a gestação, recomenda-se cautela na amamentação. Crianças < 4 anos são mais suscetíveis à depressão respiratória. **Pode ser administrada antes, durante ou depois da refeição.** **Uso pediátrico acima de 02 anos.** **Uso das associações em comp. somente acima de 12 anos.** A codeína possui potencial de causar dependência; em uso prolongado e em altas doses desenvolvem-se tolerância e dependência física e psíquica
Associações					
CODEÍNA + PARACETAMOL	**Tylex** Janssen-Cilag Comp. 7,5 mg + 500 mg/12 comp.; 30 mg + 500 mg/12, 24 comp.				
PARACETAMOL 500 MG + FOSFATO DE CODEÍNA 30 MG	**Paco** Eurofarma Comp. 500 mg + 30 mg/12 comp. **Vicodil** Moksha8 Comp. 500 mg + 30 mg/12 comp.				
FENTANILA, CITRATO DE Analgésico opioide (derivado da fenilpiperidina; derivado sintético do ópio; agonista opioide)	**Fentanil** Janssen-Cilag 5 amp. de 2, 5 e 10 mℓ com 78 mcg/mℓ (50 mcg de fentanila base por mℓ) **Fentanest** Cristália Composição: 78 mcg/mℓ de citrato de fentanila, equivalentes a 50 mcg de fentanila base por mℓ Sol. inj: 50 mcg/mℓ. Sem conservante: Cx. 25 amp. de 5 mℓ, 50 amp. de 2 mℓ ou 50 amp. de 2 mℓ em estojos esterilizados.	Analgesia de curta duração durante o período anestésico (pré-medicação, indução e manutenção) ou quando necessário no período pós-operatório imediato (sala de recuperação); uso como componente analgésico da anestesia geral e suplemento da anestesia regional; para administração conjunta com neuroléptico na pré-medicação, na indução e como componente de manutenção em anestesia geral e regional; para uso	A dose adequada varia muito de paciente para paciente. A dose deve ser titulada e ajustada de acordo com a resposta. Para indução e manutenção em crianças de 2 a 12 anos de idade, recomenda-se uma dose reduzida de 20 a 30 µg (0,02 a 0,03 mg; 0,4 a 0,6 mℓ) cada 10 a 12 kg de peso corporal	Bradicardia, edema, prurido, sudorese, xerostomia, constipação intestinal, náuseas, vômito. Miose. Depressão respiratória do SNC, confusão mental, cefaleia, euforia, fraqueza, sedação, sonolência, tontura. **Pode causar rigidez muscular, sobretudo dos músculos torácicos ou movimentos mioclônicos não epiléticos**	Pode provocar dependência do tipo morfínico, apresentando potencial de abuso. Não utilizar em gestantes e lactantes. Extrema cautela: DPOC, tumor cerebral, parto, traumatismo cranioencefálico, idosos, insuficiência renal e hepática. Em pacientes obesos, há risco de superdose se a dose for calculada com base no peso corporal. A dose em pacientes obesos deve ser calculada com base na massa magra estimada em vez de somente no peso corporal. Risco de síndrome serotoninérgica em associação a ISRS e IMAO.

	Com conservante: Cx. 25 fr.-amp. de 10 mℓ **Unifental** União Química Cx. 25 fr.-amp. de 10 mℓ com 50 mcg/mℓ, 5 amp. de 2 mℓ com 50 mcg/mℓ, ou 25 amp. de 5 mℓ com 50 mcg/mℓ	como agente anestésico único com oxigênio em determinados pacientes de alto risco, como os submetidos a cirurgia cardíaca ou certos procedimentos neurológicos e ortopédicos difíceis; para administração intratecal no controle da dor pós-operatória, operação cesariana ou outra cirurgia abdominal		Uso pediátrico acima de 02 anos. Contraindicado na gravidez e na lactação. A fentanila possui potencial de causar dependência, em uso prolongado e em altas doses desenvolvem-se tolerância e dependência física e psíquica
TRAMADOL, CLORIDRATO DE Analgésico opioide (análogo sintético da codeína; agonista opioide)	**Tramal** Pfizer Cáps. 50 mg/10, 20 e 30 cáps.; gt. 100 mg/mℓ em 10 mℓ; amp. de 1 e 2 mℓ. 50 mg/mℓ **Cloridrato de tramadol** Sandoz, Le Grand, Medley Cáps. 50 mg; cx.	É indicado para dor de intensidade moderada a grave, de caráter agudo, subagudo e crônico	Analgesia em queimados: VO 0,6 a 1 gota/kg/dose 3 vezes (da preparação com 2,5 mg/gota)	Tontura, sonolência, cefaleia, vertigem, sudorese, confusão mental, agitação psicomotora, euforia, alucinação, nervosismo. Constipação intestinal, xerostomia, má digestão, náuseas e vômito	Idosos podem precisar de doses menores devido a disfunção renal. A eficácia e a segurança não foram estabelecidas em crianças menores de 16 anos e gestantes. Cuidado ao dirigir ou executar tarefas que exijam atenção. **Pode ser administrado antes, durante ou depois da refeição.** **Uso acima de 16 anos de idade** É contraindicado a pacientes com epilepsia não controlada adequadamente. Tramal® sol. oral contém sacarose. Portanto, pacientes com o raro problema hereditário de intolerância à frutose, má absorção de glicose-galactose ou insuficiência de sacarose-isomaltase não devem tomar este medicamento. Atenção: Tramal® sol. oral contém açúcar, portanto, deve ser usado com cautela em diabéticos

ANESTÉSICOS LOCAIS

FÁRMACOS	APRESENTAÇÕES	INDICAÇÕES	POSOLOGIA	REAÇÕES ADVERSAS IMPORTANTES	SITUAÇÕES ESPECIAIS
LIDOCAÍNA Anestésico local de ação intermediária (anestésico tipo amida)	**Dermomax** Biosintética Bisnagas com 5 e 30 g de creme 4% **Labcaína Pomada** Pharlab Embalagens com 1 ou 100 bisnagas de 25 mg com 50 mg/g. **Xylestesin 10% Spray** Cristalia Frasco nebulizador com 50 mℓ. Cada mℓ de sol. contém lidocaína base 100 mg. **Xylocaína Pomada 5%** AstraZeneca Bisnaga com 25 g de pomada **Xylocaína sem vasoconstritor** Astrazeneca Sol. inj. 1 e 2%. emb. c/5 fr. c/20 mℓ	É indicada para alívio da dor durante realização de exames, para o alívio temporário da dor associada a queimaduras leves e abrasões da pele e, para anestesia de mucosas	Bloqueio nervoso: 20 a 100 mg (1 a 5 mℓ/ sol. a 2%). Não exceder 6,6 mg/kg de peso ou 300 mg de lidocaína por sessão dentária. Anestesia por infiltração ou bloqueio nervoso Crianças: 20 a 30 mg (1 a 5 mℓ sol. 2% com epinefrina). Limite máx. para crianças: 4 a 5 mg/kg de peso, ou 100 a 150 mg como dose única	Alergia, anafilaxia, hipotensão, bradicardia, colapso vascular, confusão, euforia. Náuseas, vômito. Convulsão, apneia, arritmia	Não há estudos de segurança em gestantes e lactantes. Em virtude da ação anestésica podem sobrevir traumatismos na boca, na língua e nos lábios. Evitar ingestão de alimentos até que a sensibilidade esteja recuperada. Reduzir as doses em indivíduos com hepatite grave. Avaliar risco *versus* benefícios para cardiopatas, hepatopatas, pacientes com hipertireoidismo e debilitados. Não deve ser aplicada nos olhos. As doses devem ser ajustadas de acordo com o peso e o estado fisiológico em pacientes debilitados ou pacientes com doenças agudas, pacientes com sepse, doença hepática grave ou insuficiência cardíaca

Associações

FÁRMACOS	APRESENTAÇÕES	INDICAÇÕES	POSOLOGIA	REAÇÕES ADVERSAS IMPORTANTES	SITUAÇÕES ESPECIAIS
LIDOCAÍNA + PRILOCAÍNA Anestésico local de ação intermediária	**EMLA Creme** Astrazeneca Bisnagas com 5 g, 25 mg/g, + bandagem oclusiva (cada g contém 25 mg de lidocaína + 25 mg de prilocaína)	Anestesia cutânea para inserção de agulhas, por exemplo, introdução de cateteres venosos, coleta de amostras sanguíneas e procedimentos cirúrgicos superficiais. Anestesia tópica de úlceras na perna para facilitar limpeza mecânica ou desbridamento	Aplicar uma camada espessa de creme sobre a pele e, em seguida, cobrir com uma bandagem oclusiva. Deve-se aguardar 1 h para obter o efeito anestésico desejado	Palidez, eritema e edema	Não deve ser aplicado na mucosa genital em crianças devido à insuficiência de dados quanto à absorção. No entanto, quando usado em recém-nascidos para circuncisão, a dose de 1,0 g de EMLA® Creme no prepúcio mostrou-se segura. Deve-se ter cautela quando aplicado em pacientes com dermatite atópica. Um menor tempo de aplicação, como 15 a 30 min, pode ser suficiente. Após aberta a bisnaga, o medicamento é válido por 1 semana. **Contraindicado em pacientes com meta-hemoglobinemia congênita ou idiopática**

MEDICAMENTOS

ANTAGONISTAS E ANTÍDOTOS

FÁRMACOS	APRESENTAÇÕES	INDICAÇÕES	POSOLOGIA	REAÇÕES ADVERSAS IMPORTANTES	SITUAÇÕES ESPECIAIS
DESFERROXAMINA Antagonista de metais pesados (quelante; quelato de ferro a partir de *Streptomyces pilosus*)	**Desferal** Novartis Embalagem contendo 5 fr.-amp. com 500 mg de mesilato de desferroxamina em pó liofilizado para sol. inj. + 5 amp. diluentes	Para fins terapêuticos: Tratamento monoterápico de quelação de ferro para acúmulo crônico de ferro, como por exemplo: hemossiderose transfusional, como observado na talassemia maior, anemia sideroblástica, anemia hemolítica autoimune e outras anemias crônicas; hemocromatose idiopática (primária) em pacientes nos quais transtornos concomitantes impedem a flebotomia; acúmulo de ferro associado à porfiria cutânea tardia em pacientes incapazes de tolerar flebotomia. Tratamento do acúmulo de alumínio, em pacientes com insuficiência renal terminal (em diálise de manutenção), portadores de: doença óssea relacionada ao alumínio; encefalopatia por diálise; ou anemia relacionada ao alumínio. Para fins de diagnóstico: No diagnóstico do acúmulo de ferro ou alumínio	Politransfundidos, quelação de ferro: 30 a 60 mg/kg/dia IV ou SC para ocorrer de 8 a 12 h. Intoxicação aguda (ferro): 15 mg/kg/dia IV, até melhora clínica e 24 h depois que a cor vinho da urina normalizar. Dose máx.: 6 g/dia	Disfunção visual ou auditiva, catarata. Alergia, erupção cutânea, dor local. Taquicardia. Leucopenia e plaquetopenia	Não há estudos adequados em gestantes (em cobaias houve RAM nos fetos). O benefício potencial do produto pode justificar o risco durante a gestação. Não usar em recém/lactantes. Avaliar riscos e benefícios em níveis baixos de ferritina, idosos e infecção urinária. O produto pode alterar a cor da urina
FLUMAZENIL Antídoto (antagonistas dos benzodiazepínicos; imidazobenzodiazepina [derivado])	**Flumazen** União Química Cx. com 5 amp. de 5 mℓ com 0,5 mg **Flumazil** Cristália Embalagens com 1 e 5 amp. de 5 mℓ com 0,1 mg/mℓ	É indicado para promover a reversão completa ou parcial dos efeitos sedativos centrais dos benzodiazepínicos. É usado em anestesia e em unidades de terapia intensiva, nas seguintes indicações: Crianças > 1 ano	Antagonista diazepínico: 0,01 a 0,02 mg/kg IV de 1 a 2 min até a dose máx. de 0,2 mg/dose	Náuseas e vômito. Sensação de frio, cefaleia, agitação psicomotora, euforia, ansiedade, borramento visual	Não há estudos adequados em gestantes (em cobaias houve RAM nos fetos). O benefício potencial do produto pode justificar o risco durante a gestação. Não se sabe se é eliminado no leite. Não deve ser administrado antes do desaparecimento do efeito miorrelaxante periférico, quando usado no final da anestesia cirúrgica

ANTAGONISTAS E ANTÍDOTOS

FÁRMACOS	APRESENTAÇÕES	INDICAÇÕES	POSOLOGIA	REAÇÕES ADVERSAS IMPORTANTES	SITUAÇÕES ESPECIAIS
	Flunexil Biochimico Cx. com 5 amp. de 5 mℓ com 0,1 mg/mℓ **Lanexat** Roche Sol. inj. 0,1 mg/mℓ Cx. com 5 amp. de 5 mℓ **Flumazenil** União Química Sol. inj. 0,1 mg/mℓ; 5 amp. de 5 mℓ	Em anestesiologia: encerramento de anestesia geral induzida e mantida com benzodiazepínicos em pacientes hospitalizados; neutralização do efeito sedativo dos benzodiazepínicos usados em procedimentos diagnósticos e terapêuticos de curta duração em pacientes hospitalizados e de ambulatório Em terapia intensiva e manuseio de inconsciência de origem desconhecida: para diagnóstico e tratamento de superdose com benzodiazepínicos; para determinar, em casos de inconsciência de causa desconhecida, se o fármaco envolvido é um benzodiazepínico; para neutralizar, especificamente, os efeitos exercidos sobre o sistema nervoso central causados por doses excessivas de benzodiazepínicos (restabelecimento da respiração espontânea e da consciência a fim de evitar a intubação e posterior extubação)			USO PEDIÁTRICO A PARTIR DE 01 ANO Deve ser usado com cuidado para a reversão da sedação consciente em crianças menores que 1 ano, para o tratamento de superdose em crianças, para a reanimação em recém-nascidos e para a reversão dos efeitos sedativos dos benzodiazepínicos usados para indução de anestesia geral em crianças, uma vez que a experiência para essa faixa etária é limitada. **Deve ser administrado por anestesiologista ou médico experiente**

NALOXONA Antagonista opioide	**Narcan** Cristália Amp. 1 mℓ 0,4 mg **Cloridrato de naloxona** Novafarma Sol. inj. 0,4 mg/mℓ	Depressão respiratória, induzida por opioides; toxicidade opioide	USO PEDIÁTRICO: Superdosagem de opioides: Suspeita ou comprovada – a dose inicial comum, em crianças, é de 0,01 mg/kg/peso, aplicada IV. Se esta dose não alcançar o nível desejado de melhora clínica, uma dose subsequente de 0,1 mg/kg/peso pode ser administrada. Se a via de aplicação IV não for possível, Narcan® pode ser administrado IM ou SC, em doses divididas. Se necessário, Narcan® pode ser diluído com água para injeção. Depressão narcótica pós-operatória: Seguir as recomendações sob o título "Depressão Pós-Operatória em Adultos". Para início da reversão da depressão respiratória, Narcan® deve ser injetado em doses gradativas de 0,005 mg a 0,01 mg por via IV com 2 ou 3 min de intervalo, para se obter um grau desejado de reversão. Uso em recém-nascidos: Depressão induzida por narcótico – a dose inicial comum é de 0,01 mg/kg/peso administrada IV, IM ou SC. Esta dose deve ser repetida de acordo com a orientação prescrita na administração em adultos, para depressão narcótica pós-cirúrgica	Não tem efeito agonista, mesmo em dose excessiva. Náuseas, vômito, sudorese, nervosismo, inquietação, irritabilidade	Não há estudos adequados em gestantes (em cobaias não houve RAM nos fetos). Não se sabe se é eliminado no leite. Cuidado em administrar em pacientes com uso crônico de opiáceos ou com síndrome de abstinência. Pode ocorrer crise aguda de abstinência. **É a medicação mais segura para ser usada quando a causa da depressão respiratória for incerta**
NEOSTIGMINA Antimiastênico; antídoto dos bloqueadores neuromusculares não despolarizantes; colinérgico; parassimpaticomimético; inibidor da colinesterase	**Normastig** Biolab Sanus Amp. 1 mℓ 0,5 mg **Prostigmine** Valeant Amp. 0,5 mg/mℓ; embalagem com 50 amp. de 1 mℓ	Constipação intestinal atônica, meteorismo; atonia intestinal pós-operatória e retenção urinária; miastenia *gravis* pseudoparalítica; antagonista dos curarizantes	Reversão de curarização: 0,01 a 0,05 mg/kg/dose; associar 0,4 mg de atropina para cada miligrama de neostigmina. Miastenia: 0,01 a 0,04 mg/kg IM ou SC a cada 2 a 4 h	Agitação psicomotora, fadiga, fraqueza, confusão. Crise colinérgica. Alergia, erupção cutânea, urticária, anafilaxia. As reações adversas do tipo muscarínico podem traduzir-se por náuseas, vômito, diarreia, cólicas abdominais, aumento	Não há estudos adequados em gestantes (em cobaias houve RAM nos fetos). O benefício potencial do produto pode justificar o risco durante a gestação. Não se sabe se é eliminado no leite. Exige ajuste na insuficiência renal. Em idosos a duração dos efeitos pode ser prolongada. O paciente pode desenvolver resistência à neostigmina

ANTAGONISTAS E ANTÍDOTOS

FÁRMACOS	APRESENTAÇÕES	INDICAÇÕES	POSOLOGIA	REAÇÕES ADVERSAS IMPORTANTES	SITUAÇÕES ESPECIAIS
				do peristaltismo e das secreções brônquicas, hipersalivação e lacrimejamento, bradicardia e miose. Os efeitos secundários nicotínicos são representados principalmente por espasmos musculares, contrações e fraqueza muscular. Reações colinérgicas podem constituir um sério problema quando o produto for utilizado para neutralizar a ação de miorrelaxantes não despolarizantes. Por este motivo, recomenda-se administração simultânea de sulfato de atropina	

ANTIÁCIDOS I INIBIDORES DA BOMBA DE PRÓTONS

FÁRMACOS	APRESENTAÇÕES	INDICAÇÕES	POSOLOGIA	REAÇÕES ADVERSAS IMPORTANTES	SITUAÇÕES ESPECIAIS
OMEPRAZOL Antiulceroso (benzimidazol substituído; inibidor da bomba de prótons; inibidor da bomba de ácido gástrico)	**Elprazol** Pharlab Cx. com 28 cáps. de 20 mg; cx. com 7 cáps. de 40 mg **Eupept** Cifarma Embalagens com 7 ou 14 ou 28 cáps. de 10 mg ou 20 mg **Gastrium** Aché Cáps. gelatinosas com microgrânulos Embalagens com 7, 14, 28 ou 56 cáps. **Omeprazol** Biossintética Cáps. gelatinosas (20 mg/cáps)	Esofagite de refluxo em crianças maiores de 1 ano	Esofagite de refluxo em crianças: Crianças abaixo de 20 kg: 10 mg em dose única administrada pela manhã com o auxílio de líquido (água ou suco de frutas, mas não leite) Crianças acima de 20 kg: 20 mg. Caso a criança tenha dificuldade para engolir, as cáps. podem ser abertas e o seu conteúdo pode ser misturado com líquido e ingerido imediatamente. Se necessário, a dose poderá ser aumentada, a critério médico, até, no máximo, 40 mg/dia. As cáps. devem ser tomadas antes	Parestesia, cefaleia, tontura, fraqueza, xerostomia, sonolência, insônia, ansiedade. Náuseas, vômito, diarreia, dor abdominal	Não há estudos em gestantes, portanto, não deve ser utilizado sem orientação médica. Não prescrever para lactantes. Avaliar riscos e benefícios se função hepática estiver diminuída. **Deve ser administrado em jejum, pela manhã. Procurar tomar sempre no mesmo horário.** **As cáps. não devem ser maceradas nem mastigadas**

das refeições, preferencialmente pela manhã. Para os pacientes que tiverem dificuldade em engolir, as cáps. podem ser abertas e os microgrânulos intactos misturados com pequena quantidade de suco de frutas ou água fria e tomados imediatamente. Os microgrânulos não devem ser mastigados nem misturados com leite antes da administração

Novoprazol Globo
Embalagens com 14 cáps. de 10 mg; embalagens com 7, 14 e 28 cáps. de 20 mg
Omeprotect Sandoz
Embalagens com 7, 14 ou 28 cáps. de 20 mg ou 40 mg; embalagens com 14 ou 28 cáps. de 10 mg
Oprazon Blau
Embalagem com 20 frascos-amp. de 10 ml com 40 mg; embalagens com 14 cáps. de 20 mg
Peprazol Libbs
Embalagem com 28 cáps. de 20 mg
Pratiprazol Prati, Donaduzzi
Cx. com 30 e 300 cáps. de 10 e 20 mg; frasco com 14 cáps. de 10 mg; cx. com 10 e 300 cáps. de 40 mg; frascos com 7 e 28 cáps. de 20 mg; frasco com 7 cáps. de 40 mg.
Uniprazol União Química
Cx. com 14 e 28 cáps. de 20 mg
Victrix Farmasa
Embalagem com 14 cáps. de 10 ou 20 ou 40 mg

ANTIÁCIDOS I INIBIDORES H_2

FÁRMACOS	APRESENTAÇÕES	INDICAÇÕES	POSOLOGIA	REAÇÕES ADVERSAS IMPORTANTES	SITUAÇÕES ESPECIAIS
CIMETIDINA Antiulceroso (derivado imidazólico da histamina; antagonista dos receptores H_2 da histamina)	**Cimetival** Sanval Cx. com 40 e 500 comp. de 200 mg **Cintag** Sandoz Embalagem com 20 comp. de 200 mg **Novacimet** Globo Embalagem com 40 comp. de 200 mg **Tagamet** GSK Comp. rev. de 200 mg e 400 mg. Embalagens com 10 ou 40 comp. (200 mg) e 16 comp. (400 mg)	Acidez gástrica; esofagite; hipersecreção gástrica; úlcera duodenal; úlcera gástrica	A experiência em crianças é menor do que em adultos. Em crianças com mais de 1 ano de idade, a dose 25 a 30 mg/kg de peso corporal/dia em doses divididas pode ser administrada por via oral. O uso de cimetidina em bebês menores de 1 ano de idade não foi inteiramente avaliado. A dose de 20 mg/kg de peso corporal em doses divididas tem sido usada	Cansaço, tontura, agitação psicomotora, confusão mental. Diarreia, náuseas, vômito. Arritmias, broncospasmo, mialgia. Ginecomastia. Aplasia medular. Hepatite, nefrite intersticial. Impotência. Febre, pancreatite	Evitar fumar, não ingerir bebidas alcoólicas, alimentos que irritem o sistema digestório, AAS e cafeína. Não há estudos em gestantes, portanto não deve ser utilizado sem orientação médica. Não prescrever para lactantes. Avaliar riscos e benefícios em paciente com ↓ função renal e hepática. Não existem recomendações especiais para idosos. **Usar nos intervalos das refeições e ao deitar, com um copo de água, para evitar constipação intestinal. Uso pediátrico acima de 1 ano**
RANITIDINA Antiulceroso; (aminoalquifurano [derivado]; antagonista dos receptores H_2 da histamina)	**Antak** GlaxoSmithKline Comp. 150 mg/10, 20 comp.; 300 mg/ 8, 16, 20, 32 comp.; comp. eferv. 150, 300 mg/10 comp. 400 mg/16 comp.; xpe. 75 mg/5 mℓ; amp. 2 mℓ 50 mg **Label** Aché Xpe. 15 mg/mℓ; embalagem com contendo 1 frasco com 120 mℓ + copo-dosador + seringa dosadora Comp. rev. 150 mg; embalagem com 20 comp. **Ranidin** União Química Embalagem com 20 comp. de 150 mg **Ranition** Sanval Cx. com 20 comp. de 150 e 300 mg; frasco com 120 mℓ de xpe. com 150 mg/mℓ	Tratamento de úlceras gástricas ou duodenais, incluídas as associadas ao uso de AINEs. Prevenção de úlceras que surgem como efeito colateral de AINEs. Prevenção de sangramentos decorrentes de úlcera péptica. Tratamento de úlcera duodenal associada à infecção pela bactéria *Helicobacter pylori*. Esofagite, dispepsia. Tratamento de úlceras pós-operatórias. Tratamento da síndrome de Zollinger-Ellison. Tratamento de dispepsia episódica crônica. Prevenção de úlcera causada por estresse em pacientes em estado grave.	Crianças: úlcera gástrica ou duodenal – 2 a 4 mg/kg/dose 2 a 3 vezes/dia, não ultrapassar 300 mg/dia; esofagite de refluxo – 2 a 8 mg/kg/dose 3 vezes/dia	Cansaço, tontura, confusão, ansiedade, cefaleia, distúrbio da fala, sedação. Diarreia, náuseas, constipação intestinal. Ginecomastia. Erupção cutânea. Hepatotoxicidade, nefrite intersticial	É necessário correção de dose em casos de insuficiência renal. Não há estudos que mostrem riscos durante a gestação. Apesar de o medicamento passar para o leite materno, não há evidências de que prejudique o lactente. Não tomar antiácidos que contenham magnésio junto com a ranitidina. **Usar nos intervalos das refeições e ao deitar, com um copo de água, para evitar constipação intestinal**

MEDICAMENTOS

Ranytisan Globo Embalagem com 20 comp. de 150 mg; embalagem com 8 comp. de 300 mg **Zylium** Farmasa Cx. com 20 comp. de 150 mg; cx. com 8 comp. de 300 mg, cx. com 5 amp. de 2 mℓ com 50 mg	Prevenção da síndrome de Mendelson

ANTIARRÍTMICOS

FÁRMACOS	APRESENTAÇÕES	INDICAÇÕES	POSOLOGIA	REAÇÕES ADVERSAS IMPORTANTES	SITUAÇÕES ESPECIAIS
AMIODARONA, CLORIDRATO DE, Antiarrítmico (benzofurano [derivado]; classe III)	**Amiobal** Baldacci Cx. com 30 comp. de 100 e 200 mg **Ancoron** Libbs Embalagens com 20 e 30 comp. de 100 e 200 mg; embalagens com 50 amp. de 3 mℓ com 150 mg; susp. oral, frasco com 30 mℓ com 200 mg/mℓ **Atansil** Sanofi-Aventis Embalagens com 20 comp. de 100 e 200 mg **Miodaron** Biosintética Embalagem com 20 comp. de 200 mg	Distúrbios graves do ritmo cardíaco, inclusive aqueles resistentes a outras terapêuticas; taquicardia ventricular sintomática; taquicardia supraventricular sintomática; alterações do ritmo associadas à síndrome de Wolff-Parkinson-White. Devido às propriedades farmacológicas da amiodarona, está particularmente indicada quando esses distúrbios do ritmo forem capazes de agravar uma patologia clínica subjacente (insuficiência coronariana, insuficiência cardíaca)	Dose de ataque: a dose de ataque usual varia de 600 a 1.000 mg/dia durante 8 a 10 dias. Dose de manutenção: determinar a dose mínima eficaz, que pode variar de 100 a 400 mg/dia. Considerando a longa meia-vida da amiodarona, o tratamento pode ser administrado em dias alternados (200 mg em dias alternados quando a posologia recomendada é de 100 mg/dia). Também tem sido adotado o esquema de "janela terapêutica", administrando-se o medicamento durante 5 dias e instituindo intervalo de 2 dias sem medicação	As reações adversas são dose-dependentes, e podem demorar anos para aparecer, e persistir por meses após a suspensão. Fadiga, tremor, tontura. Náuseas, vômito, constipação intestinal. Hipotensão, distúrbios visuais. Diminuição da função tireóidea, toxicidade pulmonar grave, sensibilidade a luz	É contraindicada durante a gestação, em virtude dos seus efeitos sobre a glândula tireoide fetal. Não administrar a lactantes. A segurança e a eficácia não foram estabelecidas em idosos e crianças. Pode causar tireoidite. A segurança e eficácia da amiodarona em pacientes pediátricos não foram estabelecidas de forma definitiva; sua indicação deve ser feita a critério médico. A amiodarona está indicada no tratamento das arritmias pediátricas refratárias a outros agentes antiarrítmicos. Quando se utiliza a amiodarona simultaneamente com digoxina, pode ocorrer maior interação medicamentosa em crianças do que em adultos. Nas crianças, a frequência de efeitos adversos é baixa e o crescimento parece não ser afetado, apesar do risco de alterações tireóideas. O início e a duração da ação da amiodarona podem ser mais curtos. Usar com cautela na disfunção hepática

ATENOLOL
Ver em Anti-hipertensivos

DIGOXINA	**Digobal** Baldacci Comps. 0,125 mg; cx. com 30 comps.	Taquicardia supraventricular	Crianças > 10 anos: Dose de ataque (ou digitalizante) oral: 0,75 a 1,5 mg, dividida em 1/2 no	Desorientação, vertigem, visão turva ou amarelada. Alterações da frequência ou do	Contraindicado no BAV de 2º grau ou total na taquicardia ventricular ou na fibrilação ventricular

ANTIARRÍTMICOS

FÁRMACOS	APRESENTAÇÕES	INDICAÇÕES	POSOLOGIA	REAÇÕES ADVERSAS IMPORTANTES	SITUAÇÕES ESPECIAIS
	Digoxina GlaxoSmithKline Comps. 0,25 mg; cx. com 25 comps. Elixir 0,05 mg/ml. Fr. com 60 e 100 ml **Digoxina** Pharlab Comps. 0,25 mg; embalagem com 20 e 500 comps. **Digoxina** Prati, Donaduzzi Elixir 0,05 mg/ml. Fr. com 60 ml		início e 1/4 por dose a intervalos de 8 a 16 h 2 vezes. Dose de manutenção oral: 0,125 a 0,75 mg/dia. Crianças < 10 anos: Dose de ataque oral – neonatos prematuros < 1,5 kg, 25 mg/kg em 24 h; neonatos prematuros 1,5 a 2,5 kg, 30 mg/kg em 24 h; neonatos a termo até 2 anos, 45 mg/kg em 24 h; 2 a 5 anos, 35 mg/kg em 24 h; 5 a 10 anos, 25 mg/kg em 24 h; Dose de manutenção oral: neonatos prematuros, 20% da dose de ataque de 24 h; neonatos a termo até 10 anos, 25% da dose de ataque de 24 h	ritmo cardíaco. Exantema, diarreia. Raramente, trombocitopenia, alucinações, alterações no miocárdio, ginecomastia	

FENITOÍNA
Ver em Anticonvulsivantes

MEDICAMENTOS

FÁRMACOS	APRESENTAÇÕES	INDICAÇÕES	POSOLOGIA	REAÇÕES ADVERSAS IMPORTANTES	SITUAÇÕES ESPECIAIS
HEPARINA	**Hemofol** Cristália Cx. com 25 e 50 fr.-amp. com 5 mℓ com 5.000 UI/mℓ (para uso IV); cx. com 25 amp. de 0,25 mℓ com 5.000 UI (uso SC) **Hepamax-S** Blau Fr.-amp. ou amp. com 25.000 UI **Heptar** Eurofarma Cx. com 50 fr.-amp. de 5 mℓ com 5.000 UI/mℓ	Indicado para o tratamento e profilaxia das afecções tromboembólicas em pacientes renais crônicos submetidos a hemodiálise	CIVD: 25 a 50 UI/kg IV, a cada 4 h. Descontinuar se não houver melhora em 4 a 8 h. Síndromes coronarianas agudas: dose de ataque 60 UI/kg + infusão IV contínua a 120 UI/kg/h. Checar TTPa cada 4 a 6 h. Alvo: 1,5 a 2,3 o valor basal. Profilaxia de TVP: 5.000 U a cada 8 a 12 h. TEP: 80 UI/kg de ataque + infusão contínua 18 UI/kg/h	Hemorragias sem incidência definida. Equimoses e úlceras na pele no local da injeção. Cefaleia, formigamento, náuseas, vômito. Alergia e febre, anafilaxia	Não aplicar IM. Não há estudos em grávidas, mas há relatos de RAM em fetos de animais. Usar na gestação apenas se os benefícios justificarem os riscos em potencial para o feto. Não é eliminado no leite; mas, ainda que raramente, pode causar na lactante osteoporose grave e colapso vertebral; não amamentar. A heparina é muito ácida; não misturar nem infundir no mesmo acesso com outras medicações; a heparina é incompatível com soluções tamponadas com fosfato ou oxalato de sódio contendo carbonato de sódio ou oxalato de sódio. **Uso pediátrico a partir do 29º dia de vida.** O produto contém o conservante álcool benzílico, o qual pode causar toxicidade fatal em neonatos, em concentrações maiores de 100 mg/kg/dia (síndrome de arquejos), sendo recomendável o uso de heparina isenta de conservantes neste grupo de pacientes (0 a 28 dias de vida)

ANTICONVULSIVANTES

FÁRMACOS	APRESENTAÇÕES	INDICAÇÕES	POSOLOGIA	REAÇÕES ADVERSAS IMPORTANTES	SITUAÇÕES ESPECIAIS
ÁCIDO VALPROICO Anticonvulsivante; (ácido carboxílico [derivado])	**Depakene** Abbott Embalagens 25 e 50 cáps. com 250 mg de ácido valproico, embalagens 25 e 50 comp. rev. com 500 mg de valproato de sódio (liberação entérica); frasco de 100 mℓ + copo-medida, 50 mg de ácido valproico por mℓ. **Epilenil** Biolab Sanus Cx. com 25 cáps. de 250 mg; cx. 25 e 50 comp. rev. de 500 mg **Vodsso** Abbott Xpe. 50 mg/mℓ, fr. 100 mℓ; comp. rev. 500 mg, fr. 50 comp.; cáp. 250 mg, fr. 25 cáp.	Epilepsia: é indicado como monoterápico ou como terapia adjuvante ao tratamento de pacientes com crises parciais complexas, que ocorrem tanto de forma isolada ou em associação com outros tipos de crises. Também é indicado como monoterápico ou como terapia adjuvante no tratamento de quadros de ausência simples e complexa Outras indicações: transtorno bipolar, coreia de Sydenham e profilaxia de migrânea	Crianças > 12 anos: 15 a 45 mg/kg/dia. Pode ser aumentada a intervalos semanais (5 a 10 mg/kg/dia) Pode ser aumentada a intervalos semanais (5 a 10 mg/kg/dia) até a dose máxima de 60 mg/kg/dia	Pirose, constipação intestinal, diarreia, náuseas, vômito. Erupção da pele. Sedação, sonolência, tontura. Tremor das mãos. Queda temporária dos cabelos. Pode elevar os níveis séricos das transaminases, causar disfunção hepática	Há risco de teratogênese para fetos humanos, incluindo defeitos do tubo neural. O benefício em potencial para a gestante deve sobrepujar o risco concreto de malformações congênitas. Não prescrever para lactantes. **Ingerir às refeições para diminuir a irritação GI. Não deve ser mastigado para evitar irritação na boca ou garganta.** O risco de insuficiência hepática é mais alto em crianças menores de 2 anos. É contraindicado para uso por pacientes com: doença hepática ou disfunção hepática significativa; distúrbio mitocondrial causado por mutação na DNA-polimerase mitocondrial γ (POLG; ou seja, síndrome de Alpers-Huttenlocher) e crianças menores de 2 anos com suspeita de possuir afecção relacionada à POLG; distúrbio do ciclo da ureia (DCU); pacientes com porfiria

ANTICONVULSIVANTES

FÁRMACOS	APRESENTAÇÕES	INDICAÇÕES	POSOLOGIA	REAÇÕES ADVERSAS IMPORTANTES	SITUAÇÕES ESPECIAIS
CARBAMAZEPINA Anticonvulsivante; antineurálgico; antimania; antidiurético; antipsicótico (adjuvante); (iminoestilbeno [derivado])	**Tegretard** Cristália Embalagens com 2 e 20 *blisters* com 10 comp. de 200 e 400 mg. **Tegretol** Novartis Comp. convencionais de 200 mg — embalagens com 20 ou 60 comp. Comp. convencionais de 400 mg — embalagens com 20 comp. Suspensão oral a 2% — embalagem com 1 frasco de 100 mℓ + 1 seringa dosadora **Tegretol CR** Novartis Comp. de liberação prolongada de 200 mg e 400 mg — Embalagens com 20 ou 60 comp. **Uni Carbamaz** União Química Frasco com 100 mℓ de suspensão oral com 100 mg/5 mℓ	Epilepsia: crises parciais (simples e complexas) com ou sem generalização secundária, e crises tônico-clônicas generalizadas. Outras indicações: mania, transtorno bipolar (prevenção), neuropatia diabética dolorosa, neuralgia do trigêmeo, síndrome de abstinência alcoólica, diabetes insípido	Crianças < 6 anos: 10 a 20 mg/kg/dia, em 4 doses; dose de manutenção < 35 mg/kg/dia, em 3 a 4 doses. Crianças 6 a 12 anos: 50 mg ÷ 4 vezes/dia; ↑ semanalmente até 100 mg/dia (÷ 3 a 4 vezes/dia) Crianças > 12 anos: inicialmente 100 mg 4 vezes/dia; ↑ semanalmente até 200 mg/dia (÷ 3 a 4 vezes/dia). Tegretol CR®: uso > 12 anos	Hepatotoxicidade, arritmia, edema, ICC. Sedação, sonolência, tontura. Sudorese, pirose, constipação intestinal, diarreia, náuseas, vômito, dor abdominal. Albuminúria, disfunção renal	Não há estudos adequados em gestantes, porém em fetos de animais há RAM. Eliminada no leite, não prescrever para lactantes. Contraindicação: depressão medular, glaucoma e uso de triciclico. **Ingerir às refeições**
CLOBAZAM Tranquilizante; ansiolítico (benzodiazepina)	**Frisium** Sanofi-Aventis Comp. 10 mg: embalagem com 20. Comp. 20 mg: embalagem com 20. **Urbanil** Sanofi-Aventis Comp. 10 mg: embalagem com 20. Comp. 20 mg: embalagem com 20.	Ansiolítico, sedativo e anticonvulsivante	Dose inicial de 5 a 10 mg/dia, dividida 12/12 h. Dose de manutenção, 0,25 a 1 mg/kg/dia. Dose máxima, 40 mg/dia. Procurar sempre a menor dose eficaz	Anorexia. Náuseas, vômito. Hipotensão. Fadiga, amnésia, vertigem, tremores. Sedação e sonolência importantes, mas bem menos do que com os outros benzodiazepínicos	Categoria C na gravidez. Não prescrever para lactantes. A retirada deve ser feita lentamente. Provoca dependência. Este medicamento é contraindicado para uso por pacientes com insuficiência respiratória grave (risco de degeneração) e pacientes com disfunção hepática grave (risco de precipitação de encefalopatia). Contraindicado no primeiro trimestre da gestação e durante a lactação. Contraindicado para crianças menores de 3 anos. Entretanto, em casos excepcionais, nos quais haja indicações obrigatórias, pode ser usado para tratamento anticonvulsivante. Não deve ser utilizado por mulheres grávidas sem orientação médica. Informe imediatamente seu médico em caso de suspeita de gravidez

MEDICAMENTOS

CLONAZEPAM Anticonvulsivante, ansiolítico	**Rivotril** Roche Comp. de 0,5 mg ou 2 mg. Uso oral. Cx. com 20 ou 30 comp. Comp. sublinguais de 0,25 mg. Uso oral. Cx. com 30 comp. Sol. oral, 2,5 mg/ml (1 gota = 0,1 mg). Uso oral. Frasco com 20 ml. **Clopam** Cristália Comp. de 0,5 mg ou 2 mg. Cx. com 20 ou 200 comp. Sol. oral, 2,5 mg/ml. Frasco com 20 ml. **Clonotril** Torrent Comp. bisulcados de 0,5 mg ou 2 mg. Cx. com 20 comp. **Uni Clonazepax** União Química Comp. de 0,5 mg ou 2 mg. Cx. com 20 comp. Sol. oral, 2,5 mg/ml, frasco com 20 ml	Crise epiléptica focal; crise tônico-clônica generalizada (primária ou secundária); epilepsia do adulto; síndrome de Lennox; síndrome de West; síndrome do pânico	Lactentes e crianças < 10 anos ou peso corporal < 30 kg: dose inicial − 0,01 a 0,03 mg/kg/dia em 2 a 3 doses; ↑ 0,5 mg/dia a cada 3 dias; dose de manutenção: 0,1 a 0,2 mg/kg/dia. Crianças < 30 kg: dose inicial 0,01 a 0,03 mg/kg/dia dividida 8/8 h; aumento gradual de 0,25 a 0,5 mg/dia a intervalos de 3 dias até dose máxima de 0,1 a 0,2 mg/kg/dia. Crianças > 30 kg: dose inicial 1,5 mg/dia dividida 8/8 h; aumento gradual de 0,5 a 1 mg/dia a cada 3 dias até dose máxima de 20 mg/dia. Ansiedade, insônia: 0,5 a 4 mg/dose 1 a 2 vezes/dia. Síndrome do pânico: 0,25 mg 2 vezes/dia. A dose almejada é de 1 mg/dia, alcançada em até 3 dias, com aumentos de 0,125 a 0,25 mg	Ataxia, transtornos de comportamento/personalidade (maior nos pacientes com sequelas neurológicas), sonolência, fadiga. Vertigem, hipotonia muscular, tremores, fala arrastada, transtornos visuais, confusão mental. Constipação intestinal, diarreia, náuseas, vômito, xerostomia. Aumento das secreções brônquicas, sialorreia. Hepatotoxicidade	A medicação não deve ser interrompida abruptamente em lactentes e crianças pequenas. Portanto recomenda-se especial atenção para manter as vias respiratórias livres.
DIAZEPAM Ver em Sedativos				
ETOSSUXIMIDA Anticonvulsivante (succinimida)	**Etoxin** Aspen Xpe. 50 mg/ml	Crises de ausência (pequeno mal)	Crianças de 3 a 6 anos: dose inicial de 15 mg/kg/dia, dividida 12/12 h; dose de manutenção de 15 a 40 mg/kg/dia. Pode-se aumentar a intervalos de 5 a 7 dias até dose máxima de 500 mg/dia. Acima de 6 anos: dose inicial 250 mg 2 vezes/dia. Pode-se aumentar em 250 mg/dia até a dose máxima de 1.500 mg/dia	Anorexia, ataxia, tontura, sonolência, cefaleia, soluços, distúrbios GI, síndrome de Stevens-Johnson ou lúpus eritematoso. Discrasias sanguíneas	Categoria D na gravidez. Há relatos de defeitos congênitos em filhos de mulheres tratadas com anticonvulsivantes. Não se sabe se o grupo succinimida é eliminado no leite; problemas não foram descritos. Devem-se monitorar as funções hepática e renal, hemograma completo, saúde bucal e estado geral do paciente. Ingerir às refeições. Contraindicado para menores de 3 anos
FENITOÍNA (DIFENIL-HIDANTOÍNA) Anticonvulsivante; antineurálgico (hidantoína)	**Fenital** Cristália Embalagens com 20 e 200 comp. de 100 mg Cx. com 50 amp. de 5 ml com 50 mg/ml	Convulsão, epilepsia, estado de mal epiléptico, neuralgia do trigêmeo	Crianças > 6 anos e adolescentes podem necessitar da dose mínima de adulto (300 mg/dia). A administração por via intramuscular não está recomendada em crianças. Crises convulsivas durante ou após	Hipotensão e choque (injeção rápida), depressão do SNC, arritmias. Constipação intestinal, náuseas, vômito, tontura e sonolência. Hepatotoxicidade	Não há estudos adequados em gestantes, porém em fetos de animais há RAM. Eliminado no leite, não prescrever para lactantes. Ingerir às refeições. É contraindicado para pacientes que apresentam síndrome de Adams-Stokes, BAV de 2º e 3º graus, bloqueio sinoatrial e bradicardia sinusal

ANTICONVULSIVANTES

FÁRMACOS	APRESENTAÇÕES	INDICAÇÕES	POSOLOGIA	REAÇÕES ADVERSAS IMPORTANTES	SITUAÇÕES ESPECIAIS
	Hidantal Sanofi-Aventis Cx. com 25 comp. de 100 mg Cx. com 50 amp. de 5 mℓ com 50 mg/mℓ **Unifenitoin** União Química Cx. com 50 amp. de 5 mℓ com 50 mg/mℓ Comp. de 100 mg		neurocirurgia: tratamento e profilaxia – 5 mg/kg/dia divididos igualmente em duas ou três administrações, até um máximo de 300 mg/dia; a dose de manutenção usual é de 4 a 8 mg/kg/dia Crises convulsivas, crises tônico-clônicas generalizadas e crise parcial complexa (psicomotora e do lobo temporal): 5 mg/kg/dia divididos igualmente em duas ou três administrações, até um máximo de 300 mg/dia; a dose de manutenção usual é de 4 a 8 mg/kg/dia. Estado de mal epiléptico: dose de ataque de 10 a 15 mg/kg por via IV (a infusão não deve exceder 1 mg/kg por min)		
FENOBARBITAL Anticonvulsivante; sedativo (ácido barbitúrico [derivado]). Antiepilépticos; barbitúricos e derivados	**Barbitron** Sanval Cx. com 20 e 500 comp. de 100 mg **Fenocris** Cristália Embalagem com 200 comp. de 100 mg; cx. com 50 amp. de 2 mℓ com 100 mg/mℓ; cx. com 10 frascos de sol. oral com 40 mg/mℓ (gotas) **Gardenal** Sanofi-Aventis Cx. com 20 comp. de 50 e 100 mg; frasco com 20 mℓ de sol. oral a 40 mg/mℓ (gotas) **Unifenobarb** União Química Cx. com 5 amp. de 1 mℓ com 200 mg	Crise febril em crianças; epilepsia; hiperbilirrubinemia do recém-nascido	3 a 4 mg/kg/dia em dose única ou fracionada. A eficácia do tratamento e a avaliação do ajuste posológico devem ser realizadas somente após 15 dias de tratamento. Se clinicamente necessário, os níveis de fenobarbital devem ser monitorados em amostras sanguíneas coletadas preferencialmente pela manhã, antes da dose matinal	Sonolência, vertigem, ataxia, hiperatividade, excitação, irritabilidade, transtorno de comportamento, redução de atenção e aprendizado. Distúrbios gastrintestinais, síndrome de Stevens-Johnson	Há evidências de risco em fetos humanos. Só usar se o benefício potencial justificar o risco potencial. Não prescrever para lactantes. Interromper se houver sinal de hepatotoxicidade, discrasia sanguínea ou reações cutâneas. **Misturar a sol. oral com água ou suco de frutas para disfarçar o sabor.** Associações que requerem precauções: ácido valproico, valpromida – aumento das concentrações plasmáticas de fenobarbital com sinais de superdose como resultado da inibição do metabolismo hepático, especialmente em crianças. Além disso, redução das concentrações plasmáticas de ácido valproico causada pela estimulação do metabolismo hepático induzida pelo fenobarbital Recomenda-se o monitoramento clínico durante os primeiros 15 dias da coadministração e, assim que os sinais de sedação aparecerem, a dose de fenobarbital deve ser reduzida. As concentrações plasmáticas dos dois agentes anticonvulsivantes devem ser monitoradas.

MEDICAMENTOS

GABAPENTINA Anticonvulsivante; analgésico (estruturalmente relacionado a GABA)	**Gabaneurin** EMS Cáps. 300, 400 mg **Neurontin** Pfizer Cáps. 300, 400 mg/30 cáps.; cáps. 600 mg/30 cáps. **Gamibetal** Arrow Cáps. 300 ou 400 mg. Embalagens com 6, 10 e 30 cáps.	Monoterapia de crises parciais com ou sem generalização secundária, em crianças a partir de 12 anos de idade. Também é indicada como fármaco coadjuvante para crises parciais com ou sem generalização secundária em crianças a partir de 12 anos de idade	Adultos e adolescentes – anticonvulsivantes: 300 mg 3 vezes/dia (não exceder 12 h de intervalo entre 2 doses). Aumentar gradativamente, dose eficaz por volta de 900 a 1.800 mg/dia. Máx. de 3,6 g/dia	Sonolência, fadiga, ataxia, tremor. Distúrbios gastrintestinais. Cefaleia, fadiga, hipotensão	Contraindicações absolutas: porfiria; hipersensibilidade conhecida aos barbitúricos; insuficiência respiratória grave; insuficiência hepática e renal graves; uso de saquinavir, ifosfamida Não há estudos adequados em gestantes, porém em fetos de animais há RAM. Eliminado no leite, não prescrever para lactantes. Ao suspender, retirar lentamente ao longo de 1 semana ou mais. Ingerir às refeições. Em crianças < 12 anos a eficácia e a segurança não foram estabelecidas
LAMOTRIGINA Anticonvulsivante (feniltriazina)	**Lamictal** GSK Embalagens com 30 comp. de 25, 50 e 100 mg **Lamitor** Torrent Comp. de 25 mg: embalagens contendo 30 comp. Comp. de 50 mg: embalagens contendo 30 comp. Comp. de 100 mg: embalagens contendo 30 comp. **Léptico** Eurofarma Embalagem com 30 ou 60 comp. de 25 mg ou 50 mg ou 100 mg. **Neural** Cristália Embalagens com 3 e 20 blisters de 10 comp. de 25 mg ou 50 mg ou 100 mg	Epilepsia (crises parciais e crises tônico-clônicas generalizadas, refratárias a outros agentes antiepilépticos); transtorno bipolar	Adultos e crianças > 12 anos Sem ação adjuvante de derivado de valproato: Primeiras 2 semanas – 50 mg/dia; duas semanas seguintes: 100 mg 2 vezes/dia; 5ª semana em diante – 200 a 400 mg/dia divididos em 2 tomadas. Com valproato: Primeiras 2 semanas – 25 mg em dias alternados; duas semanas seguintes – 25 mg/dia; 5ª semana em diante – 100 a 200 mg/dia divididos em 2 tomadas. Transtorno bipolar: 25 mg/dia durante 2 semanas; a seguir 50 mg/dia durante 2 semanas. Dobrar a dose a cada semana até 200 mg/dia	Erupção cutânea, dermatite. Síndrome de Stevens-Johnson. Tontura, sedação, irritabilidade, agressividade. Diplopia, cefaleia, distúrbios GI. Anemia megaloblástica por interferência no metabolismo do folato	Não há estudos adequados em gestantes, porém em fetos de animais há RAM. Eliminada no leite, não prescrever para lactantes. Retirada súbita pode causar rebote. **Pode causar meningite asséptica.** **Este medicamento é contraindicado para menores de 12 anos**

ANTICONVULSIVANTES

FÁRMACOS	APRESENTAÇÕES	INDICAÇÕES	POSOLOGIA	REAÇÕES ADVERSAS IMPORTANTES	SITUAÇÕES ESPECIAIS
LEVETIRACETAM	**Keppra** UCB Comps. rev. 250 ou 750 mg. Embalagens 30 e 60 comps. Sol. oral 100 mg/mℓ. Fr. 150 mℓ	Crises epilépticas parciais com ou sem generalização secundária	Dose inicial 20 mg/kg/dia, 2 vezes/dia. Se necessário, aumentar a cada 2 semanas em 20 mg/kg/dia; dose máx.= 60 mg/kg/dia. A formulação em sol. oral é indicada > 1 mês de idade e: Crianças até 4 kg: dose inicial – 0,3 mℓ 2 vezes/dia; dose manutenção – 0,85 mℓ 2 vezes/dia. Crianças até 5 kg: dose inicial – 0,35 mℓ 2 vezes/dia; dose manutenção – 1,05 mℓ 2 vezes/dia. Crianças até 7 kg: dose inicial – 0,5 mℓ 2 vezes/dia; dose manutenção – 1,5 mℓ 2 vezes/dia	Astenia, sonolência, fadiga, cefaleia. Trombocitopenia, anorexia, depressão, insônia, irritabilidade, vertigem, diplopia, mialgia, dor abdominal, diarreia, dispepsia (indigestão), vômito, náuseas	Uso adulto e pediátrico acima de 6 anos
LIDOCAÍNA Ver em Antiarrítmicos					
LORAZEPAM Ver em Sedativos					
MIDAZOLAM Ver em Sedativos					
OXCARBAZEPINA Anticonvulsivante (derivado da carbamazepina)	**Alzepinol** Medley Embalagens com 20 comp. de 300 e 600 mg **Oleptal** Torrent Embalagem com 30 comp. rev. divisíveis de 300 mg e 600 mg. **Trileptal** Novartis Comp. 300 mg/10, 20 ou 60 comp. rev; comp. 600 mg/20 ou 60 comp. rev; susp. oral 60 mg/mℓ/fr. 100 mℓ **Zyoxipina** Nikkho Cartucho com 30 comp. de 300 e 600 mg **Oxcarbazepina** Medley, Nikkho, Rambaxy	É usada para crises tônico-clônicas parciais e generalizadas	Adultos: iniciar com 300 mg/dose 2 vezes/dia e aumentar até resposta adequada (600 a 1.200 mg/dia divididos em 2 tomadas). Dose máx. de 2,4 g/dia. Crianças: 8 a 10 mg/kg/dia divididos em 2 tomadas (máx. 600 mg/dia)	Vertigem, sonolência, cansaço, fadiga. Tremores, ataxia, incoordenação, quedas, reações agressivas. Distúrbios GI. Alergia, síndrome de Stevens-Johnson. Em crianças pequenas (entre 1 mês de idade a menos de 4 anos): letargia, redução do apetite e irritabilidade, dor nas articulações e inchaço	Não há estudos adequados em gestantes, porém em fetos de animais há RAM. Eliminada no leite, não prescrever para lactantes. Exige ajuste na insuficiência renal. Não suspender abruptamente. **Pode ser ingerida com ou sem alimento.** Oxcarbazepina pode ser usada em crianças com idade acima de 1 mês, de acordo com instruções do médico. Em crianças, recomenda-se o monitoramento da função tireóidea antes e durante o tratamento (especialmente em crianças de até 2 anos)

MEDICAMENTOS

PREGABALINA Anticonvulsivante	**Lyrica** Pfizer Cáps. 75 mg, embalagem com 14 e 28 cáps. Cáps. 150 mg, embalagem com 28 cáps. **Prebictal** Zodiac Cáps. 75 mg, embalagem com 14 e 28 cáps. Cáps. 150 mg, embalagem com 14 e 28 cáps.	Terapia adjuvante das epilepsias parciais. Em adultos, indicada para dor neuropática e transtorno de ansiedade	Dose inicial de 75 mg VO 2 vezes/dia. Após 1 semana, pode-se aumentar para 150 mg 2 vezes/dia. Dose máxima de 300 mg 2 vezes/dia	Tontura, sonolência, visão turva, diplopia, confusão, irritabilidade, depressão, desorientação, insônia, diminuição da libido, vômito, constipação intestinal, flatulência, distensão abdominal, boca seca, espasmo muscular, artralgia, dor lombar, dor nos membros, espasmo cervical, edema, marcha anormal, quedas, sensação de embriaguez, sensação anormal, fadiga	Uso pediátrico acima de 12 anos de idade. Não produz interações medicamentosas, pois é excretada na urina de forma inalterada e não se liga às proteínas plasmáticas
PRIMIDONA Anticonvulsivante; (fenobarbital [análogo]; barbiturato)	**Primid** Apsen Comp. 100 mg/ 100 comp.; 250 mg/20 comp.	Epilepsia. A primidona, utilizada isolada ou com outros anticonvulsivantes, é indicada no controle do grande mal e nas crises epilépticas psicomotoras e focais. Ela pode controlar as convulsões do grande mal, refratárias à terapia com outros anticonvulsivantes	Crianças > 8 anos: 125 a 250 mg/dia ao deitar. Aumentar em 125 a 250 mg/dia a cada semana até a dose de manutenção 750 a 1.500 mg/dia em 3 a 4 tomadas.	Sedação, ataxia, diplopia, vertigem. Agressividade, psicose aguda. Erupção cutânea, lúpus. Anemia megaloblástica. Hepatite	Classe D na gravidez. Eliminada no leite, não prescrever para lactantes. Não suspender abruptamente. Causa dependência física e psíquica. Ingerir às refeições O uso da primidona em crianças pode causar excitação paradoxal. É contraindicada nos seguintes casos: porfiria aguda intermitente; ou hipersensibilidade ao fármaco ou seus metabólitos (fenobarbital e feniletilmalonamida). **Este medicamento é contraindicado para menores de 8 anos**
TOPIRAMATO Anticonvulsivante; profilático da enxaqueca	**Amato** Eurofarma Embalagens com 12 e 60 comp. de 25, 50 e 100 mg **Égide** Libbs Embalagens com 30 ou 60 comp. de 25 mg, 50 mg e 100 mg **Topamax** Janssen-Cilag Embalagens com 60 comp. rev. de 25, 50 e 100 mg; embalagens com 60 cáps. de 15 e 25 mg. **Topit** Medley Comp. rev. de 25 mg, 50 mg e 100 mg: embalagens com 30 ou 60 comp. **Toptil** Sandoz Embalagens com 10 ou 30 ou 60 comp. rev. de 25 mg ou 50 mg ou 100 mg	É indicado em monoterapia tanto em pacientes com epilepsia recém-diagnosticada como em pacientes que recebiam terapia adjuvante e serão convertidos à monoterapia. É indicado, para adultos e crianças, como adjuvante no tratamento de crises epilépticas parciais, com ou sem generalização secundária e crises tônico-clônicas generalizadas primárias. É indicado, também, para adultos e crianças como tratamento adjuvante das crises associadas à síndrome de Lennox-Gastaut. Profilaxia da enxaqueca	Crianças ≥ 6 <17 anos: dose inicial de 1 a 3 mg/kg/dia, com aumentos de 1 a 2 mg/kg/dia a intervalos de 1 a 2 semanas; dose de manutenção: 5 a 9 mg/kg/dia. Em adultos, doses de manutenção habitual de 200 a 400 mg/dia. Profilaxia da enxaqueca (≥ 12 anos): 25 mg/dia à noite; dose de manutenção: 25 a 100 mg/dia, dividida 1 a 2 vezes/dia	Transtorno de atenção, confusão mental, tontura, sonolência, parestesias ou formigamentos. Transtornos de memória, fala e visão, cefaleia. Diminuição e ausência da transpiração, elevação da temperatura corporal. Dor em flanco, cólica renal, litíase renal. Redução da acuidade visual e/ou dor ocular relacionadas com miopia aguda e glaucoma agudo de ângulo fechado. Hipercloremia e acidose metabólica. Distúrbios GI	Há evidências de risco em fetos humanos. Só usar se o benefício potencial justificar o risco potencial. Não prescrever para lactantes. Reduzir posologia para idosos devido à disfunção renal. Ingerir com bastante água. Não partir os comp. **Ingerir com ou sem alimento**

ANTICONVULSIVANTES

FÁRMACOS	APRESENTAÇÕES	INDICAÇÕES	POSOLOGIA	REAÇÕES ADVERSAS IMPORTANTES	SITUAÇÕES ESPECIAIS
VIGABATRINA Anticonvulsivante; (análoga de GABA)	**Sabril** Sanofi-Aventis Comp. rev. 500 mg/60 comp.	É indicada como coadjuvante no tratamento de pacientes com epilepsias parciais resistentes, com ou sem generalização secundária, as quais não estão satisfatoriamente controladas por outros fármacos antiepilépticos ou quando outras combinações de fármacos não foram toleradas. É indicada também em monoterapia para espasmos infantis (síndrome de West)	A dose inicial recomendada é de 40 mg/kg/dia. Doses de manutenção recomendadas: Peso corporal: 10 a 15 kg – 1 a 2 comp./dia, 0,5 a 1 g/dia; 15 a 30 kg – 2 a 3 comp./dia, 1 a 1,5 g/dia; 30 a 50 kg – 3 a 6 comp./dia, 1,5 a 3 g/dia; > 50 kg – 4 a 6 comp./dia, 2 a 3 g/dia. Doses acima de 3 g/dia devem ser administradas somente em circunstâncias excepcionais com monitoramento rigoroso dos eventos adversos. Monoterapia de espasmos infantis (síndrome de West): a dose inicial recomendada é de 50 mg/kg/dia. Se necessário, esta dose pode ser fracionada por um período de 1 semana alcançando no máximo 150 mg/kg/dia. A resposta ao tratamento em geral ocorre em 2 semanas. Doses maiores foram utilizadas em um número pequeno de pacientes. Tomar os comp. com líquido VO. Os comp. podem ser ingeridos antes ou após as refeições. Como outros medicamentos antiepilépticos, a suspensão abrupta de vigabatrina pode precipitar convulsões em efeito rebote. Portanto, é recomendável que se suspenda o tratamento com redução gradual da dose do medicamento por um período de 2 a 4 semanas	Neurite óptica e estreitamento dos campos visuais. Agitação, excitação, tontura, sonolência, sedação. Distúrbios gastrintestinais. Fadiga, edema, irritabilidade	Categoria C na gravidez. Eliminada no leite, não prescrever para lactantes. Não descontinuar abruptamente, para não provocar efeito rebote. Não deve ser utilizada concomitantemente com substâncias retinotóxicas. O uso concomitante de vigabatrina e clonazepam podem exacerbar o efeito sedativo ou levar ao coma

MEDICAMENTOS

ANTIDEPRESSIVOS INIBIDORES DA RECAPTAÇÃO DE SEROTONINA

FÁRMACOS	APRESENTAÇÕES	INDICAÇÕES	POSOLOGIA	REAÇÕES ADVERSAS IMPORTANTES	SITUAÇÕES ESPECIAIS
FLUOXETINA Antidepressivo (inibidor seletivo da recaptação da serotonina; serotoninérgico)	**Daforin** EMS Sigma Pharma Cáps. 10 mg, embalagem com 20 cáps. Comp. 20 mg, embalagem com 20 e 30 comps. Sol. oral 20 mg/mℓ, frasco com 20 mℓ **Fluox** Theraskin Comp. 20 mg, embalagem com 28 comps. **Prozac** Eli Lilly Cáps. 20 mg, embalagem com 28 cáps. **Psiquial** Merck Comp. 20 mg, embalagem com 14 e 28 comps. **Verotina** Libbs Sol. gotas, 20 mg/mℓ (1 gota = 1 mg), frasco com 20 mℓ **Vários genéricos**	Depressão em maiores de 8 anos. Transtorno obsessivo-compulsivo	Dose inicial de 10 mg VO 1 vez/dia. Após várias semanas, pode-se aumentar para 20 mg/dia	Ansiedade, diarreia, sonolência, fraqueza geral, cefaleia, náuseas, hiperidrose, insônia, nervosismo	**Contraindicada em usuários de inibidores da MAO.** Usar com cautela em pacientes que estejam recebendo diuréticos, ou tenham disfunção renal ou hepática. Deve ser administrada com cuidado a pacientes que tenham história de convulsões. Não deve ser usado por mulheres grávidas. Pacientes diabéticos podem apresentar hipoglicemia durante o uso de fluoxetina, ou hiperglicemia após a sua suspensão
FLUVOXAMINA Antidepressivo (inibidor seletivo da recaptação da serotonina; serotoninérgico)	**Luvox** Abbott Comp. rev. 50 mg: cartuchos com 8 e 15 comp. rev. Comp. rev. 100 mg: cartuchos com 15 e 30 comp. rev. **Revoc** Abbott Comp. rev. 50 mg, com 8, 15 e 30 comp. rev.; comp. rev. 100 mg, embalagem com 15, 30 e 60 comp. rev.	É indicado para o tratamento do transtorno obsessivo-compulsivo (TOC) em crianças acima de 8 anos	A dose inicial recomendada é de 50 mg/dia durante os primeiros 3 a 4 dias de tratamento. A dose eficaz diária geralmente varia entre 100 e 300 mg/dia. A dose deve ser aumentada gradualmente até se atingir a dose eficaz, sendo a dose máxima diária recomendada de 200 mg para crianças a partir de 8 anos e/ou adolescentes, não devendo ser excedida. Doses de até 150 mg podem ser administradas como dose única, de preferência à noite	Cefaleia, insônia, amnésia, ansiedade, sonolência, hipomania, mania. Distúrbios gastrintestinais, xerostomia, sudorese. Síndrome neuroléptica maligna. Disfunção sexual. Borramento visual	Não há estudos adequados em gestantes, mas testes realizados em animais mostraram RAM nos fetos. Prescrever somente se o benefício justificar o risco. Não prescrever para lactantes. É necessária a retirada gradual. **Ingerir com ou sem alimento. Este medicamento é contraindicado para o tratamento de depressão em pacientes com menos de 18 anos.**

ANTIDEPRESSIVOS INIBIDORES DA RECAPTAÇÃO DE SEROTONINA

FÁRMACOS	APRESENTAÇÕES	INDICAÇÕES	POSOLOGIA	REAÇÕES ADVERSAS IMPORTANTES	SITUAÇÕES ESPECIAIS
SERTRALINA Antidepressivo (inibidor seletivo da recaptação da serotonina; serotoninérgico)	**Assert** Eurofarma Embalagens com 10, 30 ou 60 comp. contendo 50 mg de cloridrato de sertralina. Embalagens com 10 ou 30 comp. contendo 100 mg de cloridrato de sertralina. **Cefelic** Arrow Embalagens com 20 ou 30 comp. rev. de 50 mg. Embalagens com 14 comp. rev. de 100 mg **Dieloft** Medley Comp. rev. de 50 mg: embalagens com 15 ou 30 comp. Comp. rev. de 100 mg: embalagens com 15 ou 30 comp. **Serenata** Torrent Comp. rev. 50 mg: embalagens com 10, 20 e 30 comp. **Serolift** Merck Embalagem com 28 comp. de 50 mg. **Zoloft** Pfizer Zoloft® 50 mg em embalagens contendo 10, 20, ou 28 comp. rev. Zoloft® 100 mg em embalagens contendo 14 comp. rev.	A segurança e a eficácia do uso da sertralina foram estabelecidas para pacientes pediátricos (com idades variando entre 6 e 17 anos) apenas para o tratamento de transtorno obsessivo-compulsivo	A administração de sertralina em pacientes pediátricos com idades variando entre 13 e 17 anos deve começar com 50 mg/dia. O tratamento de pacientes pediátricos com idades variando entre 6 e 12 anos deve começar com 25 mg/dia e aumentar para 50 mg/dia após 1 semana. No caso de ausência de resposta clínica, a dose pode ser subsequentemente aumentada em incrementos de 50 mg/dia, até 200 mg/dia, se necessário. Em um estudo clínico com pacientes com idades variando entre 6 e 17 anos, com depressão ou TOC, a sertralina mostrou um perfil farmacocinético similar àquele observado em adultos. Entretanto, o menor peso corporal de uma criança, quando comparado ao de um adulto, deve ser considerado quando se pensar em aumentar a dose em 50 mg. Titulação em crianças e adolescentes: uma vez que a meia-vida de eliminação da sertralina é de aproximadamente 24 h, as mudanças de dose não devem ocorrer em intervalos menores que 1 semana	Agitação, nervosismo, cefaleia, insônia, tontura, sonolência, tremor. Náuseas, diarreia, vômito, xerostomia, perda de peso. Disfunção sexual masculina	Evidências clínicas somente limitadas estão disponíveis sobre os dados de segurança a longo prazo em crianças e adolescentes, incluindo efeitos em crescimento, maturação sexual e desenvolvimento cognitivo e comportamental. Os médicos devem monitorar os pacientes pediátricos em tratamento a longo prazo quanto a anormalidades no crescimento e desenvolvimento

MEDICAMENTOS

ANTIDEPRESSIVOS TRICÍCLICOS

FÁRMACOS	APRESENTAÇÕES	INDICAÇÕES	POSOLOGIA	REAÇÕES ADVERSAS IMPORTANTES	SITUAÇÕES ESPECIAIS
AMITRIPTILINA Antidepressivo (tricíclico; inibidor da recaptação de norepinefrina)	**Tryptanol** MSD Comp. rev. em cx. contendo *blisters* com 20 comp. de 25 mg ou 75 mg **Amytril** Cristália Comp. rev. 25 ou 75 mg, *blisters* com 10 comp. **Amitriptilina** Eurofarma, Medley, Frined	É indicado para o tratamento de crianças com enurese noturna, no entanto, não se recomenda o uso para o tratamento de depressão em pacientes com menos de 12 anos de idade	Adolescente: 25 a 50 mg/dia, máx. de 100 mg/dia. Dor crônica: 25 mg/dia ao deitar, ajustar até 100 mg/dia. Neuropatia diabética dolorosa: 25 a 75 mg/dia. Profilaxia da enxaqueca: 10 a 150 mg/dose 2 vezes/dia. Crianças – depressão: 1 mg/kg 2 a 3 vezes/dia. Dose máx.: 2 a 3 mg/kg/dia	Sedação, sonolência. Efeitos anticolinérgicos. Borramento visual, tremor, bloqueio da fala, manifestações parkinsonianas, convulsões, insônia, ansiedade, tremor, fraqueza, aumento de apetite e peso. Xerostomia, constipação intestinal, Refluxo GE, náuseas. Taquicardia, hipotensão postural. Ginecomastia. Retenção urinária. Hipopotassemia. Leucopenia	Em vista da falta de experiência com o uso desta substância no tratamento da depressão em crianças, o seu uso não é recomendado para pacientes deprimidos com menos de 12 anos de idade
CLOMIPRAMINA Antidepressivo (amina terciária; antidepressivo tricíclico; inibidor da recaptação de norepinefrina)	**Anafranil** Novartis Dgs. Embalagens com 20 dgs de 25 mg. **Clo** Sigma Pharma Dgs. 10, 25 mg/20 dg.	Síndromes obsessivo-compulsivas. Enurese noturna (apenas em pacientes acima de 5 anos de idade e desde que as causas orgânicas tenham sido excluídas)	Crianças > 10 anos: 2 a 3 mg/kg 2 vezes/dia. Máx.: 300 mg/dia	Sedação, sonolência. Transtornos do sono, ansiedade. Cefaleia, vertigem, tremores, disfunção sexual. Borramento visual. Hipotensão, arritmias, palpitação. Xerostomia, constipação intestinal, diarreia, vômito. Retenção urinária. Os antidepressivos aumentaram o risco de pensamento e comportamento suicida em estudos de curta duração em crianças e adolescentes com transtornos depressivos e outros transtornos psiquiátricos	Não existem dados clínicos disponíveis para crianças menores de 5 anos. Para crianças e adolescentes, não há evidências suficientes de segurança e eficácia no tratamento de estados depressivos de etiologia e sintomatologia variáveis, fobias e crises de pânico, cataplexia associada à narcolepsia e condições dolorosas crônicas. Portanto, o uso em crianças e adolescentes (de 0 a 17 anos de idade) nestas indicações não é recomendado
IMIPRAMINA Antidepressivo (antidepressivo tricíclico; inibidor da recaptação de norepinefrina)	**Imipra** Cristália Comp. rev. de 25 mg em embalagens com 200 comp. **Tofranil** Novartis Dgs. 10 ou 25 mg, embalagem com 20 ou 30 dgs	Depressão; dor crônica; enurese; incontinência urinária; síndrome do pânico	Iniciar com 1,5 mg/kg 3 vezes/dia e aumentar em 1 a 1,5 mg/kg a cada 4 dias até o máx. de 5 mg/kg/dia	Sedação, sonolência, tontura, confusão. Transtornos do sono, convulsões. Retenção urinária, constipação intestinal, xerostomia. Náuseas, vômito, redução de apetite. Hipotensão, arritmias, palpitação. Borramento visual	Há evidências de risco em fetos humanos. Só prescrever se o benefício potencial justificar o risco potencial (situações de risco de morte). Não prescrever para lactantes. Os efeitos permanecem por até 7 dias após a descontinuação do uso. É contraindicada para glaucoma de ângulo fechado. **Deve ser administrada às refeições.** Uso em crianças acima de 5 anos

ANTIDIARREICOS PROBIÓTICOS

FÁRMACOS	APRESENTAÇÕES	INDICAÇÕES	POSOLOGIA	REAÇÕES ADVERSAS IMPORTANTES	SITUAÇÕES ESPECIAIS
BACILLUS CEREUS Preparado biológico (bactérias)	**Biovicerin** Geyer Flaconetes 5 mℓ	Tratamento da diarreia (como adjuvante). Na restauração da flora intestinal fisiológica	5 mℓ/dose 2 vezes/dia. A dose é a mesma para crianças e adultos	Não é absorvido. Não foi relatado efeito colateral significativo	Não há restrições para gestantes e lactantes. Não pode ser ingerido com bebida alcoólica
BACILLUS CLAUSII	**Enterogermina** Sanofi Susp. oral em flaconetes de esporos **Enterogermina Plus** Sanofi Em flaconetes de 5 mℓ/5 unidades		1 a 3 flaconetes ao dia VO a intervalos de 3 a 4 h 1 flaconete VO ao dia		
LACTOBACILLUS ACIDOPHILUS Preparado biológico (bactérias)	**Leiba** União Química 12 cáps.; flaconete 10 mℓ	No tratamento das enterocolites e suas manifestações, durante a terapêutica por antibióticos e quimioterápicos VO, principalmente em síndromes disenteriformes quando então os *Lactobacillus acidophilus* protegem a flora intestinal normal	O conteúdo de 1 envelope, 2 vezes/dia	Não é absorvido. Não foi relatado efeito colateral significativo	Não há restrições para gestantes e lactantes. Não pode ser ingerido com bebida alcoólica. Ingerir com pouca água e no intervalo das refeições
SACCHAROMYCES BOULARDII Preparado biológico (levedo)	**Floratil** Merck Cáps. 100 mg/12 cáps.; Cáps. 200 mg/6 cáps. **Floratilpack** Merck 3 cáps. com 250 mg + 3 cáps. com 200 mg e embalagem contendo 6 cáps. com 250 mg + 6 cáps. com 200 mg	Tratamento da diarreia (como adjuvante) por *Clostridium difficile* por antibioticoterapia e quimioterapia. Na restauração da flora intestinal fisiológica	100 a 200 mg 2 vezes/dia durante 2 a 3 dias, máx. de 5 dias. A dose é a mesma para crianças e adultos	Não é absorvido. Não foi relatado efeito colateral significativo	Não há restrições para gestantes e lactantes. Não pode ser ingerido com bebida alcoólica. Agentes fungistáticos e fungicidas anulam ou reduzem o efeito do medicamento. **Ingerir em jejum com pouca água**
SACCHAROMYCES CEREVISIAE Preparado biológico (levedo)	**Bioflorin** Hebron Flaconete adulto e pediátrico: 5 mℓ	Tratamento da diarreia (como adjuvante). Na restauração da flora intestinal fisiológica	5 mℓ/dose 2 vezes/dia durante 2 a 3 dias. A dose é a mesma para crianças e adultos	Não é absorvido. Não foi relatado efeito colateral significativo	Não há restrições para gestantes e lactantes. Não pode ser ingerido com bebida alcoólica. Agentes fungistáticos e fungicidas anulam ou reduzem o efeito do medicamento. **Administrar o medicamento no intervalo das refeições**

ANTIEMÉTICOS E PROCINÉTICOS

FÁRMACOS	APRESENTAÇÕES	INDICAÇÕES	POSOLOGIA	REAÇÕES ADVERSAS IMPORTANTES	SITUAÇÕES ESPECIAIS
BROMOPRIDA Antiemético (anisamida)	**Digesan** Sanofi–Aventis Frascos com 20 ou 30 mℓ de sol. oral com 1 mg/mℓ (24 gotas). Frascos com 120 mℓ de sol. oral com 1 mg/mℓ. Sol. inj. amp. 2 mℓ/10 mg; 50 amp. **Digestina** União Química Cx. com 20 comp. de 10 mg; cx. com 6 amp. de 2 mℓ com 10 mg; frasco de 20 mℓ com 4 mg/mℓ (24 gotas) **Fágico** Eurofarma Frasco gotejador de 20 mℓ com 4 mg/mℓ de sol. oral **Pangest** Farmasa Embalagem com 20 cáps. de 10 mg; frasco com 20 mℓ com 4 mg/mℓ; frasco com 120 mℓ de sol. oral com 1 mg/mℓ **Plamet** Libbs Embalagem com 20 comp. de 10 mg; frasco com 120 mℓ com 1 mg/mℓ; frasco de 20 mℓ com 4 mg/mℓ; embalagens com 5 e 50 amp. de 2 mℓ com 5 mg/mℓ **Pridecil** Chiesi Frasco com 10 mℓ com 4 mg/mℓ	Distúrbios da motilidade gastrintestinal; refluxo gastresofágico; náuseas e vômito de origem central e periférica (cirurgias, metabólicas, infecciosas e problemas secundários ao uso de medicamentos)	Crianças: VO 5,0 a 1,0 mg/kg/dia 3 vezes/dia. **Evitar administração por via intravenosa em crianças**	Sonolência, cefaleia, calafrios. Espasmos musculares. Hipotensão. Manifestações extrapiramidais. Diarreia e cólicas intestinais	Aparentemente segura e eficaz na gravidez e na lactação
BUCLIZINA Antivertiginoso; antiemético (piperizina [derivado]; inibidor dos receptores H₁ da histamina; anti-histamínico [anticolinérgico]	**Buclina** Sanofi–Aventis Comp. 25 mg: embalagem com 20	Náuseas; estimulante de apetite; vertigem	Uso em crianças de 6 a 12 anos: Meio comp. meia hora antes do almoço e meio comp. meia hora antes do jantar. Não há estudos dos efeitos de Buclina® administrado por vias não recomendadas	Sonolência, cefaleia, nervosismo. Borramento visual, xerostomia, ressecamento de nariz e orofaringe. Constipação intestinal e retenção urinária	Os dados não são adequados para estabelecer a segurança nos meses iniciais da gestação. Eliminada no leite; problemas não foram documentados, mas pode inibir a lactação. Cuidado ao dirigir ou executar tarefas que exijam atenção. Não ingerir bebidas alcoólicas. **Uso pediátrico acima de 6 anos**

ANTIEMÉTICOS E PROCINÉTICOS

FÁRMACOS	APRESENTAÇÕES	INDICAÇÕES	POSOLOGIA	REAÇÕES ADVERSAS IMPORTANTES	SITUAÇÕES ESPECIAIS
Associações					
BUCLIZINA 25 MG + LISINA 200 MG + TRIPTOFANO 20 MG + PIRIDOXINA 20 MG + CIANOCOBALAMINA 50 MCG	**Profol** Medley — Comp. 20 comp.; susp. oral 100 mℓ. 1 mℓ tem 1 mg de buclizina + 3 mg de lisina + 2 mg de triptófano + 2,2 mg de piridoxina + 5 mcg de cianocobalamina	Portanto, por segurança e para garantir a eficácia deste medicamento, a administração deve ser somente VO			
CLORPROMAZINA Ver em Antipsicóticos					
DIMENIDRINATO Antivertiginoso; antiemético (etanolamina; inibidor dos receptores H, da histamina; anti-histamínico; anticolinérgico; anticinetósico)	**Dramin** Takeda — Comp. 100 mg; cx. com 20 ou 400. Sol. oral 2,5 mg/mℓ, fr. com 120 mℓ (uso > 2 anos) **Dramin B6** Takeda — Comp. rev. 50 mg dimenidrinato + 10 mg de cloridrato de piridoxina (uso > 2 anos)	Náuseas, vômito e tontura causados pelo distúrbio do movimento denominado cinetose. Náuseas e vômito pós-radioterapia e em pré e pós-operatórios, incluindo vômito após cirurgia do trato gastrintestinal. No controle profilático e na terapêutica da crise aguda dos transtornos da função vestibular e ou vertiginosos, de origem central ou periférica, incluindo labirintite	Crianças acima de 2 anos de idade: 1,25 mg de dimenidrinato/kg de peso corporal, o que corresponde a 0,5 mℓ da sol./kg de peso corporal, não excedendo a dose máxima diária. Crianças de 2 a 6 anos: 5 a 10 mℓ (12,5 a 25 mg) a cada 6 a 8 h, não excedendo 30 mℓ (75 mg) em 24 h. Crianças de 6 a 12 anos: 10 a 20 mℓ (25 a 50 mg) a cada 6 a 8 h, não excedendo 60 mℓ (150 mg) em 24 h. Crianças acima de 12 anos: 20 a 40 mℓ (50 a 100 mg) a cada 4 a 6 h, não excedendo 160 mℓ (400 mg) em 24 h	Sonolência e sedação. Cefaleia. Insônia, nervosismo, tontura, tinido, incoordenação, fadiga, febre, tremores. Efeitos atropínicos	Não deve ser utilizado por quem vai dirigir ou realizar qualquer tarefa que exija atenção. Ingerir com bastante líquido. **Ingerir 30 min antes de viagens, antes das refeições e ao deitar.** É contraindicado para menores de 2 anos. Usar com cautela em crianças que tenham história de crises epilépticas
DOMPERIDONA Antiemético (antagonista da dopamina)	**Domperix** Eurofarma — Frasco com 100 mℓ de suspensão oral com 1 mg/mℓ **Motilium** Janssen-Cilag — Frasco com 60 ou 100 ou 200 mℓ de suspensão oral 1 mg/mℓ **Peridal** Farmasa — Suspensão oral: embalagem contendo frasco com 100 mℓ, acompanhado de dosador	Dispepsia, náuseas, vômito	Síndromes dispépticas. Crianças: 2,5 mℓ da susp. oral para cada 10 quilos de peso corporal (0,25 mℓ/kg), administrados 3 vezes/dia, cerca de 30 min antes das refeições e, se necessário, uma dose ao deitar, respeitando a dose diária máxima de 2,4 mg/kg (não exceder a dose diária máxima de 80 mg). Náuseas e vômito. Crianças: 2,5 mℓ da susp. oral para cada 10 quilos de peso	Sonolência e sedação. Manifestações extrapiramidais. Crianças: podem ocorrer movimentos descontrolados como movimento irregular dos olhos, postura anormal como torção do pescoço, tremor e rigidez muscular em crianças, mas desaparecem quando a domperidona é descontinuada	Estudos não estabelecidos para gestantes, em fetos de animais houve reação. Não prescrever para lactantes. Não associar com antiácidos ou inibidor H_2. **Ingerir antes das refeições**

MEDICAMENTOS

Medicamento	Apresentações	Indicações	Posologia	Reações adversas	Observações
	Peridona UCI-Farma Frasco com 100 mℓ de susp. com 1 mg/mℓ		corporal (0,25 mℓ/kg), administrados 3 vezes/dia antes das refeições e ao deitar. A dose pode ser dobrada, se necessário, respeitando a dose diária máxima de 2,4 mg/kg (não exceder a dose diária máxima de 80 mg)		
HIDROXIZINA Ver em Anti-histamínicos					
METOCLOPRAMIDA Antiemético, agente procinético	**Eucil** Farmasa Comp. 10 mg, embalagem com 20 comps. Xpe. 5 mg/5 mℓ, vidro com 120 mℓ Gotas 4 mg/mℓ (pediátrico) e 10 mg/mℓ (adulto), vidro com 10 mℓ Supositórios 5 mg (pediátricos) e 10 mg (adultos), embalagem com 5 e 100 supositórios **Plamivon** Bunker Comp. 10 mg, embalagem com 12 e 100 comps. Sol. oral 4 mg/mℓ (21 gotas), frasco gotejador com 10 mℓ **Plasil** Sanofi-Aventis Comp. 10 mg, embalagem com 20 comps. Sol. oral 1 mg/mℓ, frasco com 100 mℓ Gotas pediátricas 4 mg/mℓ (21 gotas), frasco com 10 mℓ Amp. 5 mg/mℓ contendo 2 mℓ	Náuseas e vômito de origem central e periférica. Distúrbios da motilidade gastrintestinal	Crianças VO: < 1 ano: 5 gotas 2 vezes/dia. 1 a 3 anos: 5 gotas 2 a 3 vezes/dia. 3 a 5 anos: 10 gotas 2 a 3 vezes/dia. 5 a 14 anos: 13 a 26 gotas 3 vezes/dia. Dose máx.: 0,5 mg/kg/dia. Adultos: 1 comp. VO 3 vezes/dia	Reação extrapiramidal, principalmente em crianças: movimentos involuntários dos membros e da face; raramente torcicolo, crises oculógiras, protrusão rítmica da língua, fala do tipo bulbar ou trismo. Sonolência, diminuição do nível de consciência, confusão e alucinação. Convulsões. Síndrome neuroléptica maligna	Não é recomendado em pacientes epilépticos, visto que as benzamidas podem diminuir o limiar epiléptico. As apresentações inj. e gotas contêm metabissulfito de sódio, associado a reações alérgicas e choque anafilático, ou crises asmáticas menos graves. Tais reações são mais frequentes em pacientes com asma. Se necessário, o uso de metoclopramida pode ser considerado durante a gravidez. Contraindicado para < 1 ano devido ao ↑ risco de reações extrapiramidais
ONDANSETRONA Antiemético (antagonistas dos receptores de serotonina [5-HT₃])	**Ansetron** Biosintética Inj. 4 e 8 mg — embalagem com 1 amp.	Indicado para o controle de náuseas e vômito induzidos por quimioterapia e radioterapia, em adultos e crianças a	Crianças e adolescentes: a dose em casos de náuseas e vômito induzidos por quimioterapia pode ser calculada baseada na área de	Constipação intestinal, diarreia, cefaleia, tontura, febre, sedação e fadiga. Prurido, retenção urinária e tremor	Estudos não estabelecidos para gestantes; em fetos de animais houve RAM. Não se sabe se é eliminado no leite materno. Para o controle de náuseas/vômito induzidos por

ANTIEMÉTICOS E PROCINÉTICOS

FÁRMACOS	APRESENTAÇÕES	INDICAÇÕES	POSOLOGIA	REAÇÕES ADVERSAS IMPORTANTES	SITUAÇÕES ESPECIAIS
	Nausedron Cristália Comp. Rev. 8 mg: embalagem com 10 comp. Sol. inj. 4 mg: embalagem com 1 e 50 amp. de 2 mℓ. Sol. inj. 8 mg: embalagem com 1 e 50 amp. de 4 mℓ. **Ontrax** Blau Cx. com 1 amp. de 2 mℓ de sol. inj. com 4 mg/2 mℓ; Cx. com 20 amp. de 2 mℓ de sol. inj. com 4 mg/2 mℓ; cx. com 100 amp. de 2 mℓ de sol. inj. com 4 mg/2 mℓ; cx. com 1 amp. de 4 mℓ de sol. inj. com 8 mg/4 mℓ; cx. com 20 amp. de 4 mℓ de sol. inj. com 8 mg/4 mℓ; cx. com 100 amp. de 4 mℓ de sol. inj. com 8 mg/4 mℓ. **Vonau** Biolab Sanus Sol. inj. 4 mg/2 mℓ e 8 mg/4 mℓ. Cx com 1 amp. **Zofran** GSK Amp. de plástico contendo 4 mg de ondansetrona (como cloridrato di-hidratado) em 2 mℓ de sol. aquosa. Amp. de plástico contendo 8 mg de ondansetrona (como cloridrato di-hidratado) em 4 mℓ de sol. aquosa. São apresentadas em cx. com cinco amp.	partir de 6 meses de idade. Também é indicado para prevenção e tratamento de náuseas e vômito do período pós-operatório, em adultos e crianças a partir de 1 mês de idade. No caso do Vonau®, uso a partir de 2 anos	superfície ou peso corporal. Em estudos clínicos pediátricos, a ondansetrona foi administrada através de infusão IV diluída em 25 a 50 mℓ de sol. salina ou outra sol. de infusão compatível e infundida por um período superior a 15 min. Posologia baseada na área de superfície corporal deve ser administrada imediatamente antes de quimioterapia em uma dose única por via IV na dose de 5 mg/m². A dose IV não deve exceder 8 mg. A dose oral pode começar doze horas depois e continuar por até 5 dias. Não deve ser excedida a dose de adultos. Posologia baseada por peso corporal deve ser administrada imediatamente antes da quimioterapia em uma dose única IV de 0,15 mg/kg. A dose IV não deve exceder 8 mg. No 1º dia, duas doses adicionais IV podem ser dadas com intervalos de 4 h. A administração por via oral pode começar doze horas mais tarde e continuar por até 5 dias. Não deve ser excedida a dose de adultos. Para a prevenção e tratamento de náuseas e vômito pós-operatórios em pacientes pediátricos submetidos a cirurgia sob anestesia geral, pode-se administrar ondansetrona através de injeção IV lenta na dose de 0,1 mg/kg, até o máximo de 4 mg, antes, durante ou depois da indução da anestesia ou ainda após a cirurgia		quimioterapia e radioterapia, pode ser administrada em crianças a partir de 6 meses de idade. Se a indicação for prevenção e tratamento de náuseas e vômito do período pós-operatório, pode ser usada a partir de 1 mês de idade

PROMETAZINA
Ver em Anti-histamínicos

MEDICAMENTOS

ANTIESPASMÓDICO E ANTICOLINÉRGICO URINÁRIO

FÁRMACO	APRESENTAÇÕES	INDICAÇÕES	POSOLOGIA	REAÇÕES ADVERSAS IMPORTANTES	SITUAÇÕES ESPECIAIS
OXIBUTININA Antiespasmódico geniturinário; relaxante do músculo liso geniturinário (amina terciária sintética)	**Frenurin** UCI Pharma Xpe. 5 mg/5 mℓ; comp. 5 mg 30, 60 comp. **Incontinol** Millet Roux Comp. 5 mg/20 comp. **Retemic** Aspen Comp. 5 mg 30, 60 comp. Xpe. 1 mg/mℓ fr. cont. 120 mℓ **Retemic UD** Aspen Comp. rev. de lib. controlada	Incontinência urinária; urgência urinária; nictúria, enurese noturna	Crianças > 5 anos: 5 mg 2 vezes/dia. Máx. de 15 mg/dia	Tontura, sonolência, cefaleia. Xerostomia, constipação intestinal, náuseas. Borramento visual	Não há estudos adequados a gestantes, mas em fetos de animais não se observou RAM. Problemas não documentados durante a amamentação, mas pode inibir a lactação. Pacientes idosos são mais sensíveis à ação anticolinérgica. Não praticar exercícios físicos e evitar temperaturas altas

ANTIESPASMÓDICOS E ANTICOLINÉRGICOS

FÁRMACOS	APRESENTAÇÕES	INDICAÇÕES	POSOLOGIA	REAÇÕES ADVERSAS IMPORTANTES	SITUAÇÕES ESPECIAIS
ESCOPOLAMINA, BUTILBROMETO DE Antiespasmódico (alcaloide da beladona; hioscina; anticolinérgico; antimuscarínico) *Associações* **BUTILBROMETO DE ESCOPOLAMINA + DIPIRONA**	**Buscopan** Boehringer Sol. oral (gotas) de 10 mg/mℓ. frasco com 20 mℓ Dgs. de 10 mg: embalagens com 20 dgs. **Buscopan Composto** Boehringer Sol. oral (gotas) — 6,67 mg/mℓ + 333,4 mg/mℓ	É indicado para o tratamento sintomático de estados espástico-dolorosos e cólicas do trato gastrintestinal, das vias biliares, do trato geniturinário e do aparelho genital feminino (dismenorreia)	Crianças acima de 6 anos: 20 a 40 gotas (10 a 20 mg), 3 a 5 vezes/dia. Crianças entre 1 e 6 anos: 10 a 20 gotas (5 a 10 mg), 3 vezes/dia. Lactentes: 10 gotas (5 mg), 3 vezes/dia. A dose de Buscopan® baseada no peso corporal para crianças até 6 anos pode ser calculada conforme segue: Lactentes até 3 meses: 1,5 mg por kg de peso corporal por dose, repetidas 3 vezes/dia Lactentes entre 3 e 11 meses: 0,7 mg/kg/dose, repetidas 3 vezes/dia. Crianças de 1 a 6 anos: 0,3 mg/kg/dose a 0,5 mg/kg/dose, repetidas 3 vezes/dia. Crianças acima de 6	Sonolência, cefaleia, fadiga, midríase, fotofobia, *delirium*, confusão mental, tremores. Ressecamento das mucosas do nariz e da garganta. Sudorese diminuída. Xerostomia, náuseas, vômito, constipação intestinal	Não há estudos adequados para gestantes, mas em fetos de animais há RAM. Usar somente se o benefício potencial justificar o risco potencial durante a gestação. A lactação pode ser inibida por anticolinérgicos; uso não recomendado. Cuidado com exercícios e tempo quente. Ingerir alimentos ricos em fibras e bastante líquido. A **injeção IM profunda, porém jamais SC. Pode ser aplicada IV deve ser lenta.** Não é indicado na diarreia aguda ou persistente da criança

ANTIESPASMÓDICOS E ANTICOLINÉRGICOS

FÁRMACOS	APRESENTAÇÕES	INDICAÇÕES	POSOLOGIA	REAÇÕES ADVERSAS IMPORTANTES	SITUAÇÕES ESPECIAIS
			anos (2 mℓ = 40 gotas). Este medicamento contém 140 mg de sódio por dose diária máxima recomendada. Portanto, deve ser administrado com cautela a pacientes que estejam recebendo dieta com restrição de sódio. Crianças acima de 6 anos: 10 a 20 gotas, 3 a 4 vezes/dia. Crianças de 1 a 6 anos: 5 a 10 gotas, 3 a 4 vezes/dia. A posologia em mg por peso corporal deve ser calculada com base na dose de butilbrometo de escopolamina para cada faixa etária, a saber Crianças de 1 a 6 anos de idade: 0,1 mg/kg/dose a 0,2 mg/kg/dose, repetidas 3 a 4 vezes/dia Crianças acima de 6 anos de idade: 0,2 mg/kg/dose, repetidas 3 a 4 vezes/dia; a dose em crianças acima de 12 anos é igual à de adultos. Buscopan® Composto não deve ser usado por crianças menores de 12 meses.		
DICICLOVERINA Antiespasmódico gastrintestinal (amina terciária sintética; anticolinérgico)	**Bentyl** Medley Sol. gt. 20 mg/mℓ	Cólica GI; síndrome do cólon irritável	Crianças 2 a 12 anos: 10 mg (aprox. 18 gotas), 3 a 4 vezes/dia. 6 meses a 2 anos: 5 a 10 mg (aprox. 9 a 18 gotas), 3 a 4 vezes/dia, 15 min antes da alimentação. Não se deve exceder a dose diária de 40 mg (aprox. 70 gotas)	Sonolência, euforia, confusão, fadiga, midríase. Arritmia, xerostomia, náuseas, vômito, constipação intestinal. Retenção urinária	Classificação e estudos não disponíveis para gestantes. A lactação pode ser inibida por anticolinérgicos; uso não recomendado. Se houver necessidade de tomar antiácidos, só fazê-lo 1 h depois da ingestão da dicicloverina. Ingerir alimentos ricos em fibras e muito líquido. **Contraindicado em menores de 6 meses**

MEDICAMENTOS

ANTIFISÉTICOS

FÁRMACOS	APRESENTAÇÕES	INDICAÇÕES	POSOLOGIA	REAÇÕES ADVERSAS IMPORTANTES	SITUAÇÕES ESPECIAIS
SIMETICONA Antiflatulento (óleo de silicone)	**Luftal** Bristol-M-Squibb Comp. 40 mg/20 comp.; Cáps. e comp. 125 mg/10, 80; gt. 75 mg/mℓ **Luftal Max** Bristol-M-Squibb Comp. mast. 125 mg	Flatulência	Lactentes: 3 a 5 gts. (1 gt. = 3 mg) VO 3 vezes/dia. Crianças de 2 a 12 anos: 5 a 10 gts. VO 3 vezes/dia. Crianças > 12 anos: 13 gts. ou 1 comp. VO 3 vezes/dia	Constipação intestinal moderada e transitória	É considerada segura durante a gravidez porque não é absorvida e não entra na corrente sanguínea. Portanto, não cruza a placenta. **Administrar o medicamento após as refeições e ao deitar. No caso da apresentação em gota, misturar em água ou suco.** Não use simeticona se você apresentar algum dos seguintes sintomas: distensão abdominal grave, cólica grave, sensibilidade exacerbada à dor (mais que 36 h), massa abdominal palpável
Associação HIDRÓXIDO DE ALUMÍNIO 330 MG + HIDRÓXIDO DE MAGNÉSIO 200 MG + SIMETICONA 80 MG	**Maalox** Sanofi-Aventis Comp. mast. 30 comp. Susp. oral, fr. com 240 mℓ (sabor menta e cereja)	Este medicamento é destinado ao tratamento dos sintomas da azia associada ao refluxo gástrico, esofagite de refluxo, hérnia de hiato e hipericidez. Também é utilizado como antiflatulento para alívio dos sintomas do excesso de gases, inclusive nos quadros pós-operatórios	1 a 2 comp. mastigáveis ao dia ou 1 colher de chá 1 a 2 vezes/dia	Reações de hipersensibilidade como prurido, urticária, angiodema e reações anafiláticas. Diarreia ou prisão de ventre. Também podem ocorrer regurgitação, náuseas e vômito. Hipermagnesemia, hiperaluminemia e hipofosfatemia	Altas doses ou uso prolongado, ou mesmo em doses normais nos pacientes com dieta pobre em fósforo ou em crianças menores de 2 anos, pode resultar em depleção de fosfato acompanhada de aumento da reabsorção óssea e hipercalciúria com o risco de osteomalacia. Monitoramento médico é recomendado em caso de uso prolongado ou em pacientes sob risco de depleção do fosfato

ANTIFÚNGICOS SISTÊMICOS

FÁRMACOS	APRESENTAÇÕES	INDICAÇÕES	POSOLOGIA	REAÇÕES ADVERSAS IMPORTANTES	SITUAÇÕES ESPECIAIS
ANFOTERICINA B Antifúngico (*Streptomyces nodosus* [derivado]; polieno)	**Anforicin B** Cristália Amp. 10 mℓ 50 mg; amp. 20 mℓ 100 mg **Unianf** União Química Fr. – amp. 50 mg; embalagem com 25 fr. – amp.	Leishmaniose cutaneomucosa; meningite criptocócica; aspergilose; blastomicose; candidíase disseminada; coccidiomicose; criptococose; endocardite fúngica; histoplasmose; mucormicose; esporotricose disseminada; septicemia por fungos; infecção urinária por fungos	Candidíase: 0,3 a 1 mg/kg/dia durante 6 h. Antifúngico: 0,25 mg/kg/dia durante 6 h, com aumento gradual 0,125 a 0,25 mg/kg/dia ou dias alternados, conforme tolerado até o máximo de 1 mg/kg	Reação febril aguda com tremores, calafrios e náuseas. Flebite, erupção cutânea, comprometimento da função renal, acidose tubular renal, urolitíase. Falta de apetite, epigastralgia, cólicas, pirose. Perda de peso e dor generalizada	Não há estudos adequados em gestantes. Não prescrever para lactantes. É contraindicada para pacientes com insuficiência renal. Para diminuir as RAM, administrar anti-histamínicos e antieméticos, AAS e antipiréticos. As funções renal, hepática e hematológica devem ser monitoradas. Diluir em solução glicosada a 5% até uma concentração de 0,1 mg/mℓ. A diluição em solução de cloreto de sódio causa precipitação do fármaco

ANTIFÚNGICOS SISTÊMICOS

FÁRMACOS	APRESENTAÇÕES	INDICAÇÕES	POSOLOGIA	REAÇÕES ADVERSAS IMPORTANTES	SITUAÇÕES ESPECIAIS
ANFOTERICINA B, COMPLEXO LIPÍDICO Antifúngico (*Streptomyces nodosus* [derivado]; polieno)	**Abelcet** Teva Emb. unitárias com fr. de vidro com 10, 20 mℓ de susp., para uso único, acompanhados de agulhas com filtro de 5 μ	Aspergilose; candidíase disseminada; criptococose infecção fúngica em paciente com neutropenia febril (tratamento empírico). Pacientes que não podem receber a anfotericina B convencional devido à função renal diminuída ou a reações tóxicas). Pacientes em que a anfotericina falhou	A dose diária recomendada para crianças (incluindo neonatos prematuros) é de 1,0 a 5,0 mg/kg/dia, em uma única infusão diária. Para infecções fúngicas do sistema nervoso central (SNC), o tempo de tratamento é de 2 a 6 semanas, dependendo da resposta clínica. A dose deve ser ajustada de acordo com as necessidades específicas de cada paciente: Micoses sistêmicas: a terapia em geral é instituída na dose de 1,0 mg/kg/dia, podendo ser aumentada até 5,0 mg/kg/dia conforme a necessidade. Leishmaniose visceral: Poderá ser usada a dose de 3 mg/kg/dia durante 5 a 10 dias. Profilaxia de infecções fúngicas invasivas em pacientes transplantados: administrado em doses diárias de 1,0 a 1,5 mg/kg/dia durante 5 dias consecutivos após o transplante. Profilaxia em pacientes com leucemia: doses diárias de 2,5 mg/kg/dia 3 vezes/semana ou 1,25 mg/kg/dia em pacientes com nefrotoxicidade ou hepatotoxicidade. Profilaxia da leishmaniose: dose de 1,0 mg/kg/dia durante 21 dias nos pacientes com síndrome da imunodeficiência adquirida. Infecção fúngica sistêmica em pacientes pediátricos: recomenda-se a dose de 2,0 a 5,0 mg/kg/dia.	Gerais: mal-estar, perda ponderal, surdez, reação no local da injeção incluindo inflamação. Alérgicas: broncospasmo, sibilos, asma, reações anafilactóides e outras reações alérgicas. Cardiopulmonares: insuficiência cardíaca, edema pulmonar, choque, infarto do miocárdio, hemoptise, taquipneia, tromboflebite, embolia pulmonar, miocardiopatia, derrame pleural, arritmias incluindo fibrilação ventricular. Dermatológicas: exantema maculopapular, prurido, dermatite esfoliativa, eritema polimorfo. Gastrintestinais: insuficiência hepática aguda, hepatite, icterícia, melena, anorexia, dispepsia, cólica, dor epigástrica, doença hepática venooclusiva, diarreia, hepatomegalia, colangite, colecistite. Hematológicas: defeitos de coagulação, leucocitose, discrasias sanguíneas incluindo eosinofilia. Musculoesqueléticas: miastenia e dores ósseas, musculares e articulares. Neurológicas: convulsões, zumbido, deficiência visual, deficiência auditiva, neuropatia periférica, vertigem transitória, diplopia, encefalopatia, acidente vascular encefálico, síndrome extrapiramidal e outros sintomas neurológicos. Urogenitais: oligúria, diminuição da função renal, anúria, acidose tubular renal, impotência, disúria.	Iguais às da anfotericina B (página anterior), mas com concentração final da infusão de 1 mg/mℓ

ANFOTERICINA B, LIPOS-SOMAL Antifúngico (*Streptomyces nodosus* [derivado]; polieno)	**Ambisome** United Medical Fr.-amp. com 50 mg de anfotericina B encapsulada em lipossomas (uso apenas hospitalar por infusão IV) Cada cx. tem 10 fr.-amp. com 10 filtros de 5 μm estéreis	É indicada no tratamento de infecções micóticas profundas graves e/ou micose sistêmica endêmica e/ou oportunista causadas por organismos suscetíveis a este agente anti-infeccioso, tais como criptococose, blastomicose norte-americana, candidíase disseminada, coccidioidomicose, aspergilose, histoplasmose, mucormicose, e no tratamento de alguns casos de leishmaniose mucocutânea americana. É indicado como terapia primária de leishmaniose visceral em adultos e crianças imunocompetentes e como terapia primária contra leishmaniose visceral em pacientes imunocomprometidos. Este medicamento não deve ser usado para tratar formas comuns e sem manifestações clínicas de doenças fúngicas, comprovadas apenas com testes positivos cutâneos ou sorológicos	Nas infecções do SNC, pode ser administrado por via intratecal ou intracisternal associado com a administração sistêmica do fármaco. Pode ser administrado juntamente com hidrocortisona. A dose para a administração por estas vias é de 0,01 mg a 1,5 mg/dia/semana. Dose omitida: em caso de esquecimento de dose, entrar em contato com o seu médico imediatamente Anormalidades dos eletrólitos séricos: hipomagnesemia, hiperpotassemia, hipocalcemia, hipercalcemia. Anormalidades das provas de função hepática: elevações da AST, ALT, fosfatase alcalina, LDH. Anormalidades das provas de função renal: elevação da ureia sérica. Outras anormalidades: acidose, hiperamilasemia, hipoglicemia, hiperglicemia, hiperuricemia, hipofosfatemia Febre, tremores ou calafrios são as reações mais frequentes associadas à infusão e são esperadas durante a administração. As reações infusionais menos frequentes podem causar os seguintes sintomas: aperto ou dor torácica, dispneia, broncospasmo, rubor, taquicardia, hipotensão e dor musculoesqueléticas (descrita como artralgia, dorsalgia e dor nos ossos). Essas reações se resolvem rapidamente após a interrupção da infusão e podem não ocorrer em doses subsequentes ou quando são utilizadas taxas de infusão mais lentas (2 h)	A segurança e a eficácia não foram estabelecidas em menores de 1 mês. A infusão a taxa mais lentas (2h) e a administração rotineira de difenidramina, paracetamol, petidina e/ou hidrocortisona são descritas como medidas eficazes em prevenir e tratar reações graves à infusão. Contém sacarose

ANTIFÚNGICOS SISTÊMICOS

FÁRMACOS	APRESENTAÇÕES	INDICAÇÕES	POSOLOGIA	REAÇÕES ADVERSAS IMPORTANTES	SITUAÇÕES ESPECIAIS
CETOCONAZOL Antifúngico (imidazol; azol)	**Nizoral** Janssen-Cilag Comp. 200 mg/10, 30 comp. **Candoral** Aché Comp. 200 mg/10, 30 comp. **Cetonazol** Abbott Comp. 200 mg/10 comp. **Cetomicoss** Globo Comp. de 200 mg. Embalagens contendo 10 ou 30 comp. **Cetonax** Janssen-Cilag Comp. de 200 mg em embalagens com 10 comp. **Izonax** Pharlab Comp. de 200 mg em embalagens com 10, 30 ou 500 comp.	Candidíase vaginal (moniliase); candidíase oral e disseminada; casos graves de *Tinea versicolor* (pitiríase versicolor), *Tinea corporis, cruris, pedis*; dermatite seborreica	Crianças que pesam mais que 30 kg geralmente necessitam de 200 mg 1 vez/dia. Algumas vezes, essa dose pode ser aumentada para 400 mg, de uma só vez, diariamente. Crianças com peso entre 15 e 30 kg necessitam de 100 mg/ dia durante uma refeição. Candoral® não é recomendado para crianças com peso inferior a 15 kg. O tratamento deve ser interrompido imediatamente e a função hepática avaliada quando surgirem sinais e sintomas de hepatite, como: anorexia, enjoo, vômito, cansaço anormal, icterícia, esclera amarelada, dor abdominal ou urina escura	Cefaleia, tontura, sonolência, letargia, febre. Náuseas, vômito, diarreia, anorexia. Redução da libido, disfunção erétil, ginecomastia. Urticária, xerose, anafilaxia. Hemólise, leucopenia. transaminases séricas. Principal risco: hepatotoxicidade, geralmente após 4 semanas de uso	Classe C para gravidez. Não prescrever para lactantes. Contraindicado para pacientes com doença hepática aguda ou crônica. **Deve ser ingerido às refeições**
FLUCONAZOL Antifúngico (azol)	**Farmazol** Pharlab 150 mg cx. l 1 cáp. **Flucodan** Arrow Embalagem com 1 cáp. de 150 mg. **Flucolcid** Globo Cáp. de 150 mg. Embalagem contendo 1 ou 2 cáps. **Flutec** Sandoz 150 mg: cx c/1 ou 2 comp. **Fresolcan** Fresenius Kabi Fresolcan sol. para infusão de 2 mg/mℓ em frascos plásticos transparentes x 100 mℓ, bolsas plásticas x 100 mℓ. **Hiconazol** Halex Istar Sol. para infusão intravenosa: Embalagem contendo 1 bolsa plástica	Criptococose, incluindo meningite criptocócica e infecções em outros locais, como, por exemplo, pulmonares e cutâneas. Podem ser tratados pacientes sadios e pacientes portadores do vírus HIV, em transplantes de órgãos ou outras causas de imunossupressão. Fluconazol pode ser usado como terapia de manutenção para prevenir recidiva de doença criptocócica em pacientes portadores do vírus HIV. Candidíase sistêmica, incluindo candidemia, candidíase disseminada e outras formas de infecção invasiva por *Candida*, como	Assim como em infecções similares em adultos, a duração do tratamento baseia-se na resposta clínica e micológica. A dose diária máxima para adultos não deve ser excedida em crianças. O fluconazol deve ser administrado como dose única diária. A dose recomendada para candidíase de mucosa é de 3 mg/kg/ dia. Uma dose de ataque de 6 mg/kg pode ser utilizada no primeiro dia para alcançar os níveis estáveis mais rapidamente. Para o tratamento de candidíase sistêmica e infecções criptocócicas, a dose recomendada é de 6 a 12 mg/kg/dia, dependendo da gravidade da infecção. Para a supressão de	Cefaleia, convulsões, náuseas, vômito, diarreia, flatulência. Dermatite, síndrome de Stevens-Johnson. Hepatotoxicidade	Contraindicado durante a gravidez. Não prescrever para lactantes. Ajustar dose em caso de insuficiência renal. **Deve ser ingerido às refeições**

MEDICAMENTOS 1005

com 100 mℓ (2 mg/mℓ).
Zoltec® Pfizer
Zoltec® cáps. de 50 mg em embalagens contendo 8 cáps.
Zoltec® cáps. de 100 mg em embalagens contendo 8 cáps.

infecções do peritônio, endocárdio, olhos e tratos pulmonar e urinário. Podem ser tratados pacientes com doenças malignas, pacientes em unidades de terapia intensiva, pacientes recebendo terapia citotóxica ou imunossupressiva ou com outros fatores que predisponham a infecção por *Candida*.
Candidíase das mucosas, incluindo orofaríngea, esofágica, infecções broncopulmonares não invasivas, candidúria, candidíase mucocutânea e candidíase oral atrófica crônica (lesão bucal associada a dentaduras). Podem ser tratados pacientes sadios e pacientes com função imunocomprometida. Prevenção de recidiva de candidíase orofaríngea em pacientes portadores do vírus HIV.
Prevenção de infecções fúngicas em pacientes com doenças malignas e que estejam predispostos a tais infecções devido a quimioterapia citotóxica ou radioterapia

recidiva de meningite meningocócica em crianças portadoras do vírus HIV, a dose recomendada de fluconazol é de 6 mg/kg 1 vez/dia. Uso em crianças com 4 semanas de idade ou mais novas: os neonatos excretam fluconazol lentamente. Nas 2 primeiras semanas de vida, a mesma dose em mg/kg recomendada para crianças maiores pode ser adotada, mas administrada a cada 72 h. Durante a 3ª e 4ª semanas de vida, a mesma dose deve ser administrada a cada 48 h

GRISEOFULVINA
Antifúngico (*Penicillium griseofulvum* [derivado])

Fulcin Astra Zeneca
Comp. 500 mg/20 comp.
Sporostatin MSD
Comp. 500 mg/20 comp.
Traconal Ache
Cáps. 100 mg/4, 10 cáps.

Indicado para o tratamento de infecções micóticas da pele, pelos e unhas, a saber: *Tinea corporis*, *Tinea pedis*, *Tinea cruris*, *Tinea barbae*, *Tinea capitis*, *Tinea unguium* (onicomicose), causadas por um ou mais dos seguintes gêneros de fungos: *Trichophyton rubrum*,

A dose pediátrica eficaz é de 11 mg/kg/dia. Segundo essa base, recomenda-se o seguinte esquema posológico pediátrico: crianças com peso entre 14 e 23 kg – 125 a 250 mg/dia; crianças com peso acima de 23 kg – 250 a 500 mg/dia. Não está estabelecida uma posologia para crianças até 2

Alergia, erupção cutânea, urticária. Náuseas, vômito, diarreia. Cefaleia, tontura, insônia, fadiga, confusão mental. Pseudotumor, neurite. Fotossensibilização. Lúpus-símile. Hepatotoxicidade

Não deve ser prescrita para gestantes ou mulheres que pretendam engravidar. Risco para os fetos. Não há evidências de eliminação no leite materno. Deve-se ingerir muito líquido durante o tratamento. Orientar para evitar exposição à luz solar (ou usar protetor solar FPS > 20); não ingerir bebidas alcoólicas durante o tratamento. Monitorar as funções hepática e renal durante o tratamento. **Ingerir às refeições (ricas em**

ANTIFÚNGICOS SISTÊMICOS

FÁRMACOS	APRESENTAÇÕES	INDICAÇÕES	POSOLOGIA	REAÇÕES ADVERSAS IMPORTANTES	SITUAÇÕES ESPECIAIS
		Trichophyton tonsurans, Trichophyton mentagrophytes, Trichophyton interdigitale, Trichophyton verrucosum, Trichophyton megninii, Trichophyton gallinae, Trichophyton cateriforme, Trichophyton sulphureum, Trichophyton schoenleinii, Microsporum audouinii, Microsporum canis, Microsporum gypseum e *Epidermophyton floccosum*	anos. A experiência clínica em crianças com *Tinea capitis* indica que uma única dose diária de griseofulvina é eficaz		gordura para diminuir a irritação gástrica e aumentar a absorção) ou logo após. Uso pediátrico acima de 2 anos
NISTATINA Antifúngico (polieno)	**Micostatin** Bristol-Myers-Squibb Dgs. 500.000 UI; susp. oral: 100.000 U/mℓ **Nidazolin** Bunker Susp. oral: 100.000 U/mℓ **Nistatina** Lafepe, Prati, Donaduzi **Nistatina** Germed Susp. oral, 100.000 UI/mℓ fr. com 50 mℓ **Nistatina** Cristália Susp. oral, fr. de 50 mℓ com 100.000 UI/mℓ com 1, 25 e 50 fr.	Indicado para o tratamento de candidíase da cavidade bucal e do trato digestivo superior – Esofagite por *Candida* – encontrada em pacientes com doenças que necessitaram uso prolongado de antibióticos, radioterapia ou fármacos imunodepressores que provocaram queda de resistência orgânica e na síndrome de imunodeficiência adquirida (AIDS)	Prematuros e crianças de baixo peso: estudos clínicos limitados demonstram que a dose de 1 mℓ (100.000 UI de nistatina) 4 vezes/dia é efetiva. A faixa de dose usual varia de 1 a 6 mℓ (100.000 a 600.000 UI de nistatina) 4 vezes/dia. A fim de evitar reinfecção, as doses para todas as apresentações devem ser mantidas no mínimo por 48 h após o desaparecimento dos sintomas ou da negativação dos exames. Se os sinais e sintomas piorarem ou persistirem (após o 14º dia do início do tratamento) você deverá procurar seu médico para ser reavaliado	Náuseas, vômito, diarreia, dor abdominal. Em uso vaginal pode ocorrer queimação, prurido, erupção na pele e dor	Não há evidências de risco para o feto no uso vaginal. Já o uso oral mostrou que há risco para fetos humanos. Só usar se o benefício potencial justificar o risco potencial. Não amamentar. Evitar relação sexual durante o tratamento ou usar preservativo. Usar calcinha de algodão enquanto durar o tratamento. Nos casos de suspensão oral esta deve ser bochechada e mantida na boca antes de ser engolida. **Ingerir em jejum ou com algum alimento**

ANTIFÚNGICOS TÓPICOS I DERMATOLÓGICOS E GINECOLÓGICOS

FÁRMACOS	APRESENTAÇÕES	INDICAÇÕES	POSOLOGIA	REAÇÕES ADVERSAS IMPORTANTES	SITUAÇÕES ESPECIAIS
BIFONAZOL	**Mycospor** Bayer Creme bisnaga de 15 g com 10 mg de bifonazol/g, spray 10 mg/mℓ frascos com 15 mℓ Gel dermatológico, pó tópico, xampu e pomada dermatológica	Micoses de pele, pitiríase versicolor, eritrasma e balanite causada por Candida albicans	Aplicar o creme ou sol. spray uma única vez ao dia, e no caso do creme, friccionar uma fina camada na área afetada	Dermatite de contato, eczema, prurido, erupção cutânea (vesiculobolhosa), pele ressecada e reações dérmicas	Não deve ser utilizado por pacientes com hipersensibilidade ao bifonazol ou a outro componente do produto. Em caso de hipersensibilidade conhecida ao álcool cetilestearílico, recomenda-se usar a sol. spray em vez do creme. Não foram realizados estudos aprofundados em crianças. A partir do levantamento de dados clínicos relatados, não existem indicativos de efeitos prejudiciais do uso de Mycospor® creme em crianças. Em bebês e crianças, Mycospor® creme deve ser utilizado somente com orientação médica

Associações

FÁRMACOS	APRESENTAÇÕES	INDICAÇÕES	POSOLOGIA	REAÇÕES ADVERSAS IMPORTANTES	SITUAÇÕES ESPECIAIS
CETOCONAZOL + BETAMETASONA	**Cetoconazol + Betametasona** Eurofarma Teuto Medley Creme; pomada **Candicort** Aché Pomada dermatológica 20 mg + 0,64 mg: bisnaga de 30 g Creme dermatológico 20 mg + 0,64 mg: bisnaga de 10 e 30 g	Dermatoses inflamatórias secundariamente afetadas por fungos	Aplicar uma fina camada do creme ou pomada sobre a área afetada, 1 vez/dia. Em casos mais graves ou conforme orientação médica, pode ser necessária a aplicação 2 vezes/dia. Candicort® não deve ser utilizado por períodos maiores que 2 semanas. Em crianças menores de 12 anos, devem ser usadas pequenas quantidades de Candicort®. Não se deve utilizar mais que 45 g por semana	Raramente foram relatadas ardência, prurido, irritação, ressecamento, foliculite, hipertricose, erupções acneiformes, hipopigmentação, dermatite perioral, dermatite de contato, maceração cutânea, infecção secundária, atrofia cutânea, estrias e/ou miliária	Pode haver interação com medicamentos hepatotóxicos, anticoagulantes, ciclosporinas, antagonistas do receptor H$_2$ da histamina, isoniazida, rifampicina, fenitoína, terfenadina, indinavir, saquinavir, ritonavir e/ou cisaprida. É contraindicado para pacientes com histórico de sensibilidade a um dos componentes da fórmula, infecções da pele como varicela, herpes simples ou zóster, tuberculose ou sífilis cutânea e durante a gravidez e lactação. Não deve ser aplicado na região dos olhos
CETOCONAZOL + BETAMETASONA + NEOMICINA	**Cetoconazol + betametasona + neomicina** Medley Eurofarma Teuto Creme; pomada **Novacort** aché Creme dermatológico 20 mg + 0,64 mg + 2,5 mg: bisnagas com 10 e 30 g Pomada dermatológica 20 mg + 0,64 mg + 2,5 mg: bisnagas com 30 g	Afecções cutâneas, que exigem ações anti-inflamatória, antibacteriana e antimicótica, dermatites, desidrose e neurodermatite	Aplique uma fina camada da pomada sobre a área afetada da pele, 1 vez/dia. Em casos mais graves ou conforme orientação do médico, você pode aplicar 2 vezes/dia. Não use por períodos maiores que 2 semanas. Crianças menores de 12 anos devem usar pequenas quantidades. Crianças não devem usar mais que 45 g por semana	Ardência, prurido, irritação e ressecamento	O uso deste medicamento é contraindicado em caso de hipersensibilidade conhecida ao cetoconazol, dipropionato de betametasona, sulfato de neomicina ou a qualquer componente da formulação, durante a gravidez e amamentação

ANTIFÚNGICOS TÓPICOS I DERMATOLÓGICOS E GINECOLÓGICOS

FÁRMACOS	APRESENTAÇÕES	INDICAÇÕES	POSOLOGIA	REAÇÕES ADVERSAS IMPORTANTES	SITUAÇÕES ESPECIAIS
Associação					
ISOCONAZOL, NITRATO + VALERATO DE DIFLUCORTOLONA	**Icacort** Bayer Cartucho contendo 1 bisnaga de alumínio com 30 g de creme dermatológico contendo 10 mg/g de nitrato de isoconazol e 1 mg/g de valerato de diflucortolona	Infecções superficiais da pele causadas por fungos acompanhadas por afecções inflamatórias ou eczematosas	Aplicar 2 vezes/dia na região afetada por no máximo 2 semanas	Manifestações locais como prurido, queimadura, eritema ou formação de vesículas. Pelo uso prolongado ou em grandes áreas de corticosteroides pode ocorrer atrofia da pele, telangiectasia, estria, alterações acneiformes da pele e efeitos sistêmicos	Contraindicado quando houver suspeita de manifestações de doenças virais da pele, sífilis, tuberculose, rosácea, dermatite perioral e reações à vacinação no local afetado. É contraindicado para pacientes com histórico de sensibilidade aos componentes da fórmula. **Não é recomendado o uso em menores de 5 anos.** Não há recomendações específicas para uso em idosos. Não há risco na superdosagem. O uso durante a lactação ou gravidez deve ser cuidadosamente avaliado pelo médico. O uso prolongado ou em grandes áreas deve ser evitado e durante a lactação não deve ser utilizado na região das mamas
MICONAZOL	**Daktarin** Janssen-Cilag Fr. de loção cremosa com 20 mg/g **Daktarin** Janssen-Cilag Gel oral de 20 mg/g de miconazol em bisnaga com 40 g **Vodol** União Química Creme dermatológico: bisnaga com 28 g Loção: frasco contendo 30 mℓ Pó tópico: frasco contendo 30 g **Vodol** União Química Creme dermatológico 2% bisnaga de 28 g com 20 mg/g; pó tópico embalagem de 30 g de pó com 20 mg/g	Infecções de pele e unhas causadas por fungos. Em gel oral é indicado para candidíase da região bucofaríngea. O creme vaginal é indicado para infecções vulvovaginais e perianais causadas por fungos	Bebês de 6 a 24 meses: aplique 1/4 de colher de chá (1,25 mℓ) de gel 4 vezes/dia após as refeições. Cada dose deve ser dividida em pequenas porções e o gel aplicado sobre a(s) área(s) afetada(s). O gel não deve ser deglutido imediatamente, mas mantido na boca o maior tempo possível. Crianças com 2 anos ou mais: Aplique 1/2 colher de chá (2,5 mℓ) de gel 4 vezes/dia após as refeições. O gel não deve ser deglutido imediatamente, mas mantido na boca o maior tempo possível. O tratamento deve ser mantido por pelo menos 1 semana após o desaparecimento dos sintomas. Alguns pacientes podem necessitar um período mais prolongado de terapêutica.	Distúrbios gastrintestinais: regurgitação, náuseas e vômito; distúrbios do sistema imunológico: reações anafiláticas, angioedema, hipersensibilidade; distúrbios respiratórios, torácicos e mediastinais: bloqueio das vias respiratórias; distúrbios gastrintestinais: diarreia, estomatite, descoloração da língua; distúrbios hepatobiliares: hepatite; distúrbios da pele e tecido subcutâneo: necrólise epidérmica tóxica, síndrome de Stevens-Johnson, urticária, erupção cutânea, pustulose exantemática generalizada aguda, reação ao medicamento com eosinofilia e sintomas sistêmicos	Não há informações sobre problemas na utilização por grávidas ou lactantes. A superdosagem pode causar irritação da pele e a ingestão da forma em gel pode causar vômito e diarreia. É contraindicado em pacientes com histórico de sensibilidade ao miconazol ou outro componente da fórmula. Não deve ser utilizado na região dos olhos e devem-se lavar bem as mãos após aplicação. Lactentes < 6 meses ou com reflexo de deglutição precário não devem usar a forma em gel oral, assim como pacientes com disfunção hepática ou que façam uso de medicamentos metabolizados pelo CYP3A4. É importante dividir as doses para que não ocorra obstrução da garganta ao usar a forma oral. O gel oral possui açúcar e, portanto, deve ser usado com cautela por diabéticos

MEDICAMENTOS

OXICONAZOL	**Oceral** Bayer Creme dermatológico: sol. tópica **Oxipelle** ICN Farma Creme e sol. 1%	Tratamento de micoses (tinea dos pés, do corpo, das mãos e crural), pitiríase versicolor, candidíase cutânea e micose do meato acústico externo	Uma aplicação por dia. A duração do tratamento fica a critério médico, mas em geral por no mínimo 3 semanas	Em casos raros ocorrem reações cutâneas como sensação de ardência, eritema e prurido	Se o paciente se esquecer de utilizar o gel oral, ele deve aplicar a dose assim que se lembrar. Não se deve aplicar o dobro da dose para compensar a dose esquecida Há interação com benzodiazepínicos
TERBINAFINA	**Lamisil** Novartis Creme 1%. Bisnaga com 7,5 g, 10 g, 15 g, 20 g ou 30 g. Sol. tópica 1%. Frasco *spray* com 15 mℓ ou 30 mℓ e frasco gotejador com 15 mℓ, 20 mℓ ou 30 mℓ. Gel 1%. Bisnaga com 7,5 g, 15 g, 20 g ou 30 g.	Infecções fúngicas na pele causadas por dermatófitos, tais como o *Trichophyton* (p. ex., *T. rubrum, T. mentagrophytes, T. verrucosum, T. violaceum*), *Microsporum canis* e *Epidermophyton floccosum*, por exemplo: *tinea pedis* (pé de atleta), *tinea cruris* (tinea inguinal) e *tinea corporis* (tinea do corpo). Pitiríase (tinea) versicolor devido a *Pityrosporum orbiculare* (também conhecida por *Malassezia furfur*). É indicado nos casos de infecções na pele causadas por leveduras (candidíase cutânea), principalmente aquelas causadas pelo gênero *Candida* (p. ex., *C. albicans*)	A duração varia de acordo com a gravidade da infecção. Comp.: < 20 kg – 62,5 mg (½ comp. de 125 mg); 20 a 40 kg – 125 mg (1 comp. de 125 mg); > 40 kg – 250 mg (2 comp. de 125 mg)	Os sinais/sintomas mais frequentes são gastrintestinais (sensação de plenitude gástrica, perda de apetite, náuseas, dor abdominal leve, diarreia) ou reações cutâneas sem gravidade (exantemas, urticária). Casos isolados de reações cutâneas sérias (p. ex., síndrome de Stevens-Johnson, necrólise epidérmica tóxica)	A superdosagem dos comp. pode causar cefaleia, náuseas, epigastralgia e vertigem. **O creme não é recomendado para uso em crianças menores de 12 anos.** Não há informações sobre interação medicamentosa. Este medicamento é contraindicado para crianças menores de 12 anos
TOLNAFTATO + BETAMETASONA + GENTAMICINA + CLIOQUINOL	**Quadriderm** Mantecorp Creme Cada grama contém 0,5 mg de betametasona (sob a forma de valerato), 1 mg de gentamicina (sob a forma de sulfato), 10 mg de tolnaftato e 10 mg de clioquinol.	Dermatoses causadas, complicadas ou ameaçadas por infecção bacteriana ou fúngica	Aplicar 2 ou 3 vezes/dia na região afetada. A duração depende da resposta ao tratamento	Crianças e adolescentes que estiverem usando Quadriderm® devem receber rigoroso acompanhamento médico, uma vez que este medicamento é absorvido pela pele e poderá afetar o crescimento destes pacientes.	O uso durante gravidez e amamentação deve ser avaliado pelo médico. É contraindicado quando houver relato de sensibilidade a qualquer um dos componentes da fórmula e pacientes com lesões tuberculosas, infecções virais tópicas ou sistêmicas (vaccínia, varicela e herpes simples)

ANTIFÚNGICOS TÓPICOS | DERMATOLÓGICOS E GINECOLÓGICOS

FÁRMACOS	APRESENTAÇÕES	INDICAÇÕES	POSOLOGIA	REAÇÕES ADVERSAS IMPORTANTES	SITUAÇÕES ESPECIAIS
	Componentes inativos: clorocresol, éter cetílico de polioxietileno, álcool cetoestearílico, petrolato branco, petrolato líquido, fosfato de sódio monobásico e água. Cada grama pomada contém 0,5 mg de betametasona (sob a forma de valerato), 1 mg de gentamicina (sob a forma de sulfato), 10 mg de tolnaftato e 10 mg de clioquinol. Componentes inativos: éter cetílico de polioxietileno, petrolato branco, petrolato líquido e lanolina **Permut** Eurofarma Creme tópico, unidade com 10 g **Tetraderm** Teuto Creme tópico, unidade com 20 g			Os seguintes eventos foram relatados em crianças recebendo corticosteroides tópicos (aplicados na pele): supressão do eixo hipotálamo-hipófise-suprarrenais (com maior facilidade que os adultos); quadros clínicos resultantes do excesso de corticosteroides (síndrome de Cushing); retardo do crescimento; demora no ganho de peso e hipertensão intracraniana. As manifestações de hipertensão intracraniana incluem fontanela tensa, cefaleia e papiledema bilateral	

ANTI-HIPERTENSIVOS | ALFABLOQUEADORES

FÁRMACOS	APRESENTAÇÕES	INDICAÇÕES	POSOLOGIA	REAÇÕES ADVERSAS IMPORTANTES	SITUAÇÕES ESPECIAIS
METILDOPA	**Aldomet** Aspen Pharma Comps. 250 e 500 mg, embalagem com 30 comps.	Hipertensão arterial	Crianças: 10 mg/kg/dia VO, em 2 a 4 tomadas; dose máx. – 65 mg/kg/dia ou 3 g/dia. Adultos: 250 mg VO 2 a 3 vezes/	Tontura, cefaleia, fadiga e fraqueza. Icterícia, alterações nas provas e função hepáticas. Raramente, anemia hemolítica	Contraindicada em pacientes com doença hepática. **Não deve ser associada a inibidores da MAO**

MEDICAMENTOS

FÁRMACOS	APRESENTAÇÕES	INDICAÇÕES	POSOLOGIA	REAÇÕES ADVERSAS IMPORTANTES	SITUAÇÕES ESPECIAIS
	Metilpress Sigma Pharma Comps. 250 e 500 mg, embalagem com 4, 30 ou 60 comps. **Tensioval** Sanval Comps. 250 e 500 mg, embalagem com 20 ou 500 comps.		dia; aumentar a cada 2 dias até a dose máx. de 3 g/dia		
PRAZOSINA	**Minipress SR** Pfizer Minipress® SR 1 mg, 2 ou 4 mg em embalagens contendo 15 cáps. de liberação lenta	Pode ser utilizado como medicamento inicial isolado ou em esquemas associados a um diurético e/ou a outros fármacos anti-hipertensivos, conforme seja necessário para uma resposta adequada do paciente	Hipertensão: 0,5 a 1,0 mg/dose 2 a 3 vezes/dia, podendo chegar a 3 a 15 mg/dia divididos em 2 a 3 tomadas	Hipotensão grave e síncope na primeira dose. Dispneia, palpitação, edema. Tinido, tontura, sonolência, cefaleia. Náuseas, vômito, diarreia	Não há estudos adequados em gestantes (em cobaias ocorreram alguns efeitos adversos no feto). Só usar se o benefício potencial justificar o risco potencial. Não prescrever para lactantes. **Ingerir sempre a mesma hora do dia; a dose inicial deve ser tomada na hora de dormir para minimizar o efeito de hipotensão postural.** Não é recomendado para o tratamento de crianças com idade inferior a 12 anos, uma vez que a segurança para sua utilização nessa população ainda não foi estabelecida

ANTI-HIPERTENSIVOS I ANTAGONISTAS DO CÁLCIO

FÁRMACOS	APRESENTAÇÕES	INDICAÇÕES	POSOLOGIA	REAÇÕES ADVERSAS IMPORTANTES	SITUAÇÕES ESPECIAIS
NIFEDIPINO	**Adalat** Bayer Cáps. gelatinosas 10 mg, embalagem com 60 cáps. **Adalat Oros** Bayer Comps. 20 e 60 mg, embalagem com 30 comps. Comps. 30 mg, embalagem com 15 ou 30 comps. **Adalat Retard** Bayer Comps. 10 e 20 mg, embalagem com 30 comps.	Hipertensão arterial. Crise hipertensiva. Coronariopatia	Na crise hipertensiva: 0,25 a 0,5 mg/kg/dose, dose máx 10 mg/dose ou 1 a 2 mg/kg/dia. Na hipertensão, usar comps. de liberação lenta: 0,25 a 0,5 mg/kg/dia, em 1 a 2 tomadas. Dose máx.: 3 mg/kg/dia ou 120 mg/dia	Hipotensão, síncope, cefaleia, edema, constipação intestinal e mal-estar geral. Angioedema, reação alérgica, alterações do sono, vertigem, enxaqueca	Uso da apresentação de liberação imediata é controverso em Pediatria. Dá-se preferência à apresentação de liberação lenta. Contraindicado antes da 20ª semana de gravidez

FÁRMACOS	APRESENTAÇÕES	INDICAÇÕES	POSOLOGIA	REAÇÕES ADVERSAS IMPORTANTES	SITUAÇÕES ESPECIAIS
VERAPAMIL	**Veraval** Sanval Cx. com 20 e 500 dgs. de 80 mg. **Cordilat** Cristália Cartucho com 200 comp. de 80 mg; cx. com 50 amp. de 2 mℓ com 5 mg **Dilacoron** Abbott Embalagem com 30 comp. rev. de 80 mg, embalagem com 20 comp. rev. *retard* de 120 mg, embalagem com 30 comp. rev. *retard* de 240 mg	Hipertensão arterial; angina do peito (crônica estável) (angina de esforço); taquicardia supraventricular	Recém-nascidos: 0,75 a 1 mg (0,3 a 0,4 mℓ); lactentes: 0,75 a 2 mg (0,3 a 0,8 mℓ); crianças de 1 a 5 anos: 2 a 3 mg (0,8 a 1,2 mℓ); crianças de 5 a 14 anos: 2,5 a 5 mg (1,0 a 2,0 mℓ). Em recém-nascidos podem ocorrer sintomas de insuficiência cardíaca resultante de taquicardia, deve-se administrar digitálicos IV	Confusão mental, convulsão (IV), vertigem, fraqueza, nervosismo, cefaleia, insônia. Rubor, prurido. Piora no quadro de ICC, edema pulmonar. Constipação intestinal, náuseas. Aumento das transaminases	Não há estudos adequados em gestantes (em cobaias ocorreram alguns efeitos adversos no feto). Só prescrever se o benefício potencial justificar o risco potencial. Não prescrever para lactantes. Monitorar periodicamente: frequência cardíaca, ECG, função hepática, função renal. **Administrar antes das refeições**

ANTI-HIPERTENSIVOS I BETABLOQUEADORES

FÁRMACOS	APRESENTAÇÕES	INDICAÇÕES	POSOLOGIA	REAÇÕES ADVERSAS IMPORTANTES	SITUAÇÕES ESPECIAIS
ATENOLOL Bloqueador adrenérgico seletivo beta$_1$	**Atenol** AstraZeneca Comps. 25, 50 e 100 mg, embalagem com 28 comps. **Atenolopress** Sandoz Comps. 25, 50 e 100 mg, embalagens com 28 ou 30 comps. **Atenozem** Pharlab Comps. 25, 50 e 100 mg, embalagens com 20, 30 ou 500 comps. Vários genéricos	Hipertensão arterial. Arritmias cardíacas. Angina do peito	Crianças: 0,5 a 1 mg/kg/dose VO 1 vez/dia; dose máx = 2 mg/kg/dia ou 100 mg/dia. Adultos: 25 a 100 mg VO 1 vez/dia; dose máx = 200 mg/dia	Bradicardia, mãos e pés frios, alterações gastrintestinais e fadiga. Hipotensão, BAV de segundo ou terceiro grau. Transtornos do sono e elevação das transaminases hepáticas. Raramente, piora da insuficiência cardíaca	Seu uso em Pediatria é *off label*. Contraindicado no edema pulmonar, choque cardiogênico. Deve-se ter cautela em pacientes com asma ou diabetes. **Recém-nascidos de mães que usam atenolol podem ter hipoglicemia**

PROPRANOLOL
Bloqueador adrenérgico beta

Inderal AstraZeneca
Embalagem com 24 comp. de 10 mg; embalagens com 20 comp. de 40 mg e 80 mg

Pharnolol Pharlab
Embalagens com 20, 30, 40 e 500 comp. de 40 mg; embalagens com 20, 30 e 500 comp. de 80 mg

Propalol Globo
Embalagem com 40 comp. de 40 mg ou 80 mg

Propranolom Osório de Moraes
Cartucho com 2 ou cx. com 300 blisters com 20 comp. de 40 mg; cartucho com 1 ou cx. com 100 blisters com 20 comp. de 80 mg

Rebaten LA Sigma Pharma
Embalagem com 30 cáps. de liberação prolongada de 160 mg; embalagem com 30 cáps. de liberação prolongada de 80 mg

Sanpronol Sanval
Cx. com 40 e 500 comp. de 40 mg

Uni Propralol União Química
Cx. com 40 comp. de 40 mg

Indicações
Controle de hipertensão; controle de angina de peito; controle das arritmias cardíacas; prevenção da enxaqueca; controle do tremor essencial; controle da ansiedade e taquicardia por ansiedade; controle adjuvante da tireotoxicose e crise tireotóxica; controle da cardiomiopatia hipertrófica obstrutiva; controle de feocromocitoma

Posologia
A dose deve ser determinada individualmente. As doses recomendadas são:
Arritmias, feocromocitoma, tireotoxicose: dose de 0,25 a 0,50 mg/kg, 3 ou 4 vezes/dia, como for necessário
Enxaqueca: abaixo de 12 anos – 20 mg, 2 ou 3 vezes/dia. Acima de 12 anos – a mesma dose de adultos.
Insuficiência hepática ou renal: uma vez que a meia-vida pode ser aumentada em pacientes com insuficiência hepática ou renal significativa, deve-se ter cuidado durante o início do tratamento e a seleção da dose inicial nestes pacientes

Efeitos adversos
ICC, bradicardia, hipotensão. Broncospasmo, edema pulmonar. Disfunção sexual. Insônia, depressão, fraqueza. Náuseas, vômito, diarreia.
Extremidades frias, piora da circulação periférica. Hipoglicemia sintomática, agranulocitose, reduz o HDL, aumenta os níveis séricos dos triglicerídios

Observações
Não há estudos adequados em gestantes (em cobaias ocorreram alguns efeitos adversos no feto). Só prescrever se o benefício potencial justificar o risco potencial. Não prescrever para lactantes. Suspensão brusca pode causar rebote ou infarto (retirada lenta em 2 semanas). **Procurar ingerir sempre à mesma hora do dia**

ANTI-HIPERTENSIVOS I INIBIDORES DA ENZIMA CONVERSORA DE ANGIOTENSINA (IECA)

FÁRMACOS	APRESENTAÇÕES	INDICAÇÕES	POSOLOGIA	REAÇÕES ADVERSAS IMPORTANTES	SITUAÇÕES ESPECIAIS
BENAZEPRIL	**Lotensin** Novartis Lotensin® 5 mg – embalagem contendo 30 comps. rev. Lotensin® 10 mg – embalagens contendo 14 ou 30 comps. rev.	Hipertensão arterial; adjuvante para ICC	Hipertensão: dose inicial: 10 mg/dia (ajustar de acordo com resposta da PA, em geral a cada 2 semanas) ICC: Dose inicial: 2,5 mg/dia, aumentar para 5 mg após 2 a 4 semanas se os sinais/sintomas não melhorarem. Uso em > 6 anos	Palpitações, sintomas ortostáticos, distúrbios gastrintestinais inespecíficos, fotossensibilidade e erupção cutânea. Poliúria. Hepatite colestática e ictericia colestática são raras	Não há estudos adequados em gestantes (em cobaias ocorreram alguns efeitos adversos no feto) no 1º trimestre. Já para o 2º e o 3º trimestre há evidências de riscos para fetos humanos. Só prescrever se o benefício potencial justificar o risco potencial. Eliminado no leite. Segurança e eficácia não foram estabelecidas em crianças Pacientes com Cl_{Cr} < 30 mℓ/min devem iniciar com dose de 5 mg. ICC: primeira dose deve ser supervisionada por risco de redução substancial da pressão. **Ingerir antes ou após as refeições**
CAPTOPRIL	**Capobal** Baldacci Comps. 25 e 50 mg – cartucho com 30 comp. **Capoten** Bristol-Myers-Squibb Comps. 25 mg – cartucho com 30 comps. quadrados bissulcados Comps. 50 mg – cartucho com 30 comps. ovais sulcados **Capotrat** União Química Comps. 25 e 50 mg – cx. com 30 e 500 comps. **Captocord** Globo Comps. 12,5 e 50 mg – embalagem com 15 e 30 comps. Comps. 25 mg – embalagem com 15, 30 e 60 comps. **Captopril** Medley Comps. 12,5 e 25 mg – cartucho com 16, 30, 60 e 90 comps. Comps. 50 mg – cartucho com 16, 30 e 60 comps.	Hipertensão arterial; ICC; IAM; nefropatia diabética	Deve ser tomado 1 h antes das refeições. Criança: dose inicial de 0,3 a 0,5 mg/kg VO 2 a 3 vezes/dia; dose máx. de 6 mg/kg/24 h ou 450 mg/24 h. Adolescente e adulto: dose inicial de 12,5 a 25 mg VO 2 a 3 vezes/dia; aumentar 1 vezes/semana, se necessário; dose máx. de 450 mg/24 h	Tosse persistente e improdutiva: desaparece após a descontinuação da terapia. Angioedema: confinado a face, mucosas da boca, lábios e membros, geralmente desaparece após a descontinuação. Angioedema intestinal: causa dor abdominal Neutropenia: muito rara (< 0,02%) em pacientes hipertensos com função renal normal Proteinúria, hipotensão, hiperpotassemia, erupções cutâneas, astenia, mialgia, ginecomastia	Contraindicações: história de hipersensibilidade prévia ao captopril ou qualquer outro inibidor da enzima conversora da angiotensina (p. ex., paciente que tenha apresentado angioedema durante a terapia com qualquer outro inibidor da ECA). Em pacientes com insuficiência renal, o uso concomitante de alopurinol e captopril foi associado à neutropenia. Os inibidores da ECA estiveram raramente associados a uma síndrome que se inicia com ictericia colestática e evolui para necrose hepática fulminante e (algumas vezes) morte. **Categoria de risco na gravidez: D**

MEDICAMENTOS

	Captotec Sandoz Comps. 12,5 mg; embalagem com 30 comps. Comps. 25 mg; embalagem com 28, 30, 56 e 60 comps. Comps. 50 mg; embalagem com 28 e 30 comps.		
ENALAPRIL	**Angiopril** Diffucap-Chemobrás Comps. de 5, 10 e 20 mg **Cardionato** Laboris Cartuchos com 30 comps. rev. de 5 mg, 10 mg e 20 mg **Enalabal** Baldacci Cx. com 30 comps. de 5, 10 e 20 mg **Enaplex** Pharlab Embalagens com 30 e 300 comps. de 10 e 20 mg **Enaprotec** Sandoz Embalagens com 30 comps. de 5, 10 e 20 mg **Eupressin** Biosintética Embalagens com 30 comps. de 2,5 mg e 10 mg; embalagens com 7 e 30 comps. de 5 e 10 mg **Pressocord** Globo Cx. com 30 e 100 comps. de 5, 10 e 20 mg **Renitec** MSD Cx. com 30 comps. de 5 mg ou 10 mg ou 20 mg **Sanvapress** Sanval Cx. com 20 e 500 comps. de 5, 10 e 20 mg **Vasopril** Biolab Sanus Cx. com 30 comps. de 5 mg; cx. com 30 e 60 comps. de 10 ou 20 mg	Tratamento de todos os graus de hipertensão essencial, tratamento da hipertensão renovascular e todos os graus de insuficiência cardíaca. Em pacientes com insuficiência cardíaca sintomática, também é indicado para aumentar a sobrevida, retardar a progressão da insuficiência cardíaca e reduzir as hospitalizações por insuficiência cardíaca. Prevenção de insuficiência cardíaca sintomática: em pacientes com disfunção ventricular esquerda assintomáticos, é indicado para retardar o desenvolvimento de insuficiência cardíaca sintomática e reduzir as hospitalizações por insuficiência cardíaca. Prevenção de eventos coronarianos isquêmicos: em pacientes com disfunção ventricular esquerda, é indicado para reduzir a incidência de infarto do miocárdio e as hospitalizações por angina instável	0,1 a 0,15 mg/kg/dia 1 a 2 vezes/dia. Máx.: 0,5 mg/kg/dia 1 a 3 vezes/dia. ICC: 0,1 mg/kg/dose 1 a 2 vezes/dia	Tosse seca contínua por mais de 3 semanas. Náuseas, diarreia. Hipotensão exagerada, postural. Taquicardia, síncope. Neutropenia, agranulocitose, anemia	Não há estudos adequados em gestantes (em cobaias ocorreram alguns efeitos adversos no feto) no 1º trimestre. Já para o 2º e o 3º trimestres há evidências de risco para fetos humanos. Só prescrever se o benefício potencial justificar o risco potencial. Eliminado no leite. Exige ajuste na insuficiência renal: 75% da dose para depuração de 10 a 50 ml/min; 50% da dose para depuração < 10 ml/min. Se houver edema no rosto ou nos membros e dificuldade para engolir ou respirar, procurar socorro imediato devido ao risco de angioedema. **Ingerir antes ou após as refeições.** **Uso pediátrico: a segurança e a eficácia foram estabelecidas em pacientes hipertensos de 1 mês a 16 anos de idade.** Não é recomendada a neonatos e pacientes pediátricos com taxa de filtração glomerular < 30 ml/min/1,73 m², já que não existem dados disponíveis para essa população de pacientes

ANTI-HIPERTENSIVOS VASODILATADORES DE AÇÃO DIRETA

FÁRMACOS	APRESENTAÇÕES	INDICAÇÕES	POSOLOGIA	REAÇÕES ADVERSAS IMPORTANTES	SITUAÇÕES ESPECIAIS
MINOXIDIL	**Loniten** Pfizer Comp. 10 mg em embalagem contendo 30 comp.	Tratamento da hipertensão arterial refratária às doses toleradas de diurético mais dois outros agentes anti-hipertensivos. Deve ser administrado concomitantemente com um supressor do sistema nervoso simpático e um diurético para início de terapia	Uso em pacientes até 12 anos: deve-se levar em conta que a experiência em crianças ainda é limitada. As recomendações a seguir podem ser consideradas apenas uma sugestão para o tratamento e é fundamental um cuidadoso ajuste individual da dose. A dose inicial recomendada é de 0,2 mg/kg de minoxidil em dose única diária. A dose pode ser aumentada de 0,1 a 0,2 mg/kg/dia, com 3 dias de intervalo, até se alcançar o ótimo controle da pressão arterial. A faixa usual de tratamento é de 0,25 a 1,0 mg/kg/dia. A dose máxima recomendada é de 50 mg/dia. Uso em pacientes acima de 12 anos: a dose inicial recomendada é de 5 mg como dose única diária. Se necessário, a dose pode ser aumentada, gradativamente, com 3 dias de intervalo, para 10 mg, 20 mg e mais tarde para 40 mg/dia em dose única ou dividida (2 vezes/dia), até o ótimo controle da pressão arterial. A dose usual eficaz varia de 10 a 40 mg/dia. A dose máxima recomendada é de 100 mg/dia	Hirsutismo e hipertricose intensa, mas reversível. Cefaleia, tontura, fadiga. Náuseas, vômito. Taquicardia. Edema	Não há estudos adequados em gestantes (em cobaias ocorreram alguns efeitos adversos no feto). Só prescrever se o benefício potencial justificar o risco potencial. Não prescrever para lactantes. A hipertricose desaparece 1 a 6 meses após a descontinuação do produto. A retirada deve ser gradual. **Ingerir com ou sem alimento**
NITROPRUSSIATO DE SÓDIO	**Nipride** Biolab Fr.-amp. 50 mg de nitroprussiato de sódio + diluente **Nitroprus** Cristália Fr.-amp. 50 mg	Hipertensão arterial (crise hipertensiva); ICC aguda	Crianças: 0,3 mcg/kg/min IV, ajustar de acordo com a resposta. A dose usual se situa entre 3 e 4 mcg/kg/min. Limite para adultos: 10 mcg/kg/min	Hipotensão exacerbada. Náuseas, vômito. Tremores, sudorese, alucinações, delírio. Cefaleia, tontura	Não há estudos adequados em gestantes (em cobaias ocorreram alguns efeitos adversos no feto). Só prescrever se o benefício potencial justificar o risco potencial. Não prescrever para lactantes. Quando utilizada a dose máx., não diminuir a PA, descontinuar imediatamente o uso

ANTI-HISTAMÍNICOS

FÁRMACOS	APRESENTAÇÕES	INDICAÇÕES	POSOLOGIA	REAÇÕES ADVERSAS IMPORTANTES	SITUAÇÕES ESPECIAIS
CETIRIZINA	**Aletir (Bunker)** Cx. contendo 6 comps. com 10 mg de cetirizina, cada. Sol. oral: Cx. contendo frasco de vidro âmbar com 75 mℓ de sol. oral a 0,1%. **Cetihexal (sandoz)** Comp. rev. 10 mg. Embalagem contendo 6 ou 12 comps. rev. **Zetalerg (UCI-Farma)** Comps.: cartucho contendo 6 comps. rev. **Zyrtec (GSK)** Sol. oral 1 mg/mℓ, em embalagem contendo um frasco de vidro âmbar com 120 mℓ acompanhado de copo dosador Comps. rev. de 10 mg, em embalagem contendo 12 comps. **Zyrtec** GlaxoSmithKline Comp. 10 mg; gt. 10 mg/mℓ	É indicado para o alívio dos sintomas nasais e oculares da rinite alérgica sazonal e perene e dos sintomas de urticária	Crianças de 2 a 6 anos de idade: 2,5 mℓ (2,5 mg) 2 vezes/dia VO, pela manhã e à noite. Crianças de 6 a 12 anos de idade: 5 mℓ (5 mg) 2 vezes/dia, pela manhã e à noite ou 10 mℓ (10 mg) 1 vez/dia. Crianças a partir de 12 anos de idade: 10 mℓ (10 mg) 1 vez/dia VO. Pode-se usar uma dose inicial de 5 mℓ (5 mg), se levar a um controle satisfatório dos sintomas. A duração do tratamento deverá seguir a recomendação médica	Cefaleia, tontura, sonolência, fadiga, depressão, confusão, vertigem, ataxia, síncope, parestesias, hipercinesia, hipertonia, tremores, cãibra, tinido, taquicardia, palpitação, hipertensão, distúrbios gastrintestinais, dispepsia, anorexia, alteração do paladar, flatulência. ↑ níveis séricos das transaminases. Erupção cutânea, prurido. Tosse, broncospasmo, disúria, cistite, poliúria, incontinência, dismenorreia, vaginite. Dor de ouvido	Não há estudos adequados em gestantes (em cobaias não foram encontrados riscos). Eliminado no leite em pequenas quantidades; risco de RAM na criança, não amamentar. Pacientes idosos são mais sensíveis a tontura, sedação e hipotensão. Ingerir muito líquido durante o tratamento. **Ingerir com um copo de água.** USO PEDIÁTRICO A PARTIR DE 2 ANOS DE IDADE (sol. oral) **Uso pediátrico a partir de 12 anos de idade** (comp.)
CIPRO-HEPTADINA	Associada a cobamamida: **Cobactin** Zambon Comp. 4 e 1 mg, cx. com 16 comp.; xpe. sabor morango, 4 e 1 mg/5 mℓ, fr. com 120 mℓ **Cobavit** Cifarma* Xpe. 4 e 1 mg/5 mℓ, fr. com 100 mℓ **Cobavital** Abbott Microcomp. 4 e 1 mg/cx. com 16 microcomp.; xpe. 4 e 1 mg/5 mℓ, fr. com 120 mℓ	Estimulante do apetite	0,25 mg/kg/dia ÷ 3 a 4; 2 a 6 anos: 2 mg/dose 2 a 3 vezes/dia (máx. de 12 mg/dia). 7 a 14 anos: 4 mg/dose 2 a 3 vezes/dia (máx. de 16 mg/dia)	Sedação mais intensa que os anti-histamínicos de 2ª geração. Sonolência, cefaleia, nervosismo, convulsões, depressão, fadiga. Erupção cutânea, urticária. Taquicardia, edema, palpitação. Diarreia, vômito, dor abdominal. Hepatite. Aumento do apetite e do peso. ↑ níveis séricos das transaminases	Não há estudos adequados em gestantes (em cobaias não foram encontrados riscos). Eliminado no leite em pequenas quantidades; risco de RAM na criança, não prescrever para lactantes. Ingerir às refeições e à noite, antes de deitar. Como estimulante de apetite, não ultrapassar 6 meses de tratamento

ANTI-HISTAMÍNICOS

FÁRMACOS	APRESENTAÇÕES	INDICAÇÕES	POSOLOGIA	REAÇÕES ADVERSAS IMPORTANTES	SITUAÇÕES ESPECIAIS
CLORFENIRAMINA (*EM ASSOCIAÇÕES*) MALEATO DE CLORFENIRAMINA 1 MG + ÁCIDO ASCÓRBICO 500 MG + DIPIRONA SÓDICA 100 MG	Associada a tiamina e riboflavina: **Apetivin** E.M.S. Xpe. 4, 0,6 e 0,75 mg. fr. com 240 mℓ **Apracur** Hypermarcas S.A. Comp./6 comp. **Apracur** Hypermarcas *Display* contendo 25 envelopes com 6 comps. rev. cada	Tratamento dos sintomas da gripe e esfriado comum, cefaleias, febre, neuralgias, mialgias e dores reumáticas e distúrbio do estado geral decorrentes de alterações climáticas e de abuso de álcool ou nicotina. Condições que se beneficiem com o uso de analgésicos, antipiréticos, como afecções catarrais das vias respiratórias superiores	Crianças de 10 a 14 anos: 1 comp. rev., 2 a 3 vezes/dia. Crianças > 14 anos: 1 a 2 comps. rev. 3 vezes/dia. Essa posologia pode ser modificada a critério médico. Convém tomar o último comprimido rev. do dia, no mínimo, 2 h antes de dormir. A dose máxima diária de Apracur® não deve exceder a dose recomendada, ou seja, 6 comps. rev. para crianças maiores de 14 anos e 3 comps. rev. para crianças de 10 a 14 anos	Sonolência leve a moderada, espessamento das secreções brônquicas, vertigem, náuseas, cefaleia, fadiga, nervosismo, confusão, diarreia, dor abdominal, aumento de apetite, ganho de peso	
DESLORATADINA	**Desalex** MSD Embalagem com 10 comps. rev. de 5 mg; fr. com 60 ou 100 mℓ com 0,5 mg/mℓ **Histabloc** Medley Xpe. de 0,5 mg/mℓ. frasco com 60 ou 100 mℓ + seringa dosadora **Sigmaliv** Sigma Pharma Comps. rev.: – 5 mg em embalagem contendo 10 ou 30 comps. rev. USO ADULTO E PEDIÁTRICO ACIMA DE 12 ANOS DE IDADE Xpe.: 0,5 mg/mℓ em embalagem com 1 frasco com 60	Rinite alérgica; urticária idiopática crônica	Em crianças de 6 a 11 meses de idade: 1 mg de xpe. 1 vez/dia, independentemente da alimentação, para alívio dos sintomas associados com a rinite alérgica e urticária. Em crianças de 1 a 5 anos de idade: 1,25 mg de xpe. 1 vez/dia, independentemente da alimentação, para alívio dos sintomas associados com a rinite alérgica e urticária. Crianças de 6 a 11 anos de idade: 2,5 mg de xpe. 1 vez/dia, independentemente da alimentação, para alívio dos sintomas associados a rinite alérgica e urticária.	Fadiga, cefaleia, sonolência, tontura. Xerostomia, náuseas. Taquicardia, edema. Erupção cutânea, urticária, prurido. Faringite, dispneia, sintomas de infecções de vias respiratórias superiores. Mialgia. ↑ níveis séricos das transaminases. Diarreia, febre e insônia	Classificação para gestantes não disponibilizada, não prescrever. Não prescrever para lactantes. Pode ser administrado com ou sem alimentos. **Comps. rev.: uso pediátrico acima de 12 anos de idade** **Xpe.: uso pediátrico acima de 6 meses**

MEDICAMENTOS

Fármaco	Apresentação	Indicação	Dose	Efeitos adversos	Observações
DEXCLORFENIRAMINA	**Alergyo** Sanval Comp. 2 mg/20, 500 comp.; sol. 2 mg/5 mℓ/ℓ, 50 fr. de 100 mℓ **Alermine** Royton Sol. oral 2 mg/5 mℓ/100 mℓ; comp./20 comp. **Polaramine** Mantecorp Comp./20 comp.; drg./12 drg.; xpe. 120 mℓ; gt. 20 mℓ **Dexclorfeniramina** Cristália, Germed, Medley, Merck, Prati Donaduzzi	Alergia; dermatite alérgica; rinite alérgica; urticária	Crianças de 2 a 5 anos: 0,5 mg/dose 4 a 6 vezes/dia. Crianças de 6 a 11 anos: 1,0 mg/dose 4 a 6 vezes/dia. Dose máx.: Até 6 anos: 3 mg/dia. 6 a 12 anos: 6 mg/dia Maior ou igual a 12 anos de idade: 5 mg 1 vez/dia, independentemente da alimentação, para alívio dos sintomas associados a rinite alérgica e urticária	Sedação (mais intensa que com os de 2ª geração); sonolência, excitação e agitação psicomotora, cefaleia, nervosismo. Erupção cutânea. Diarreia, vômito, xerostomia, dor abdominal. Hepatite. Aumento do apetite e do peso. Retenção urinária, poliúria. Diplopia, borramento visual	Não há estudos adequados em gestantes (em cobaias não foram encontrados riscos). Eliminado no leite em pequenas quantidades; risco de RAM na criança, não prescrever para lactantes. **Ingerir durante a refeição.** Os antialérgicos podem causar excitação em crianças
DIFENIDRAMINA	**Difenidrin** Cristália Amp. 50 mg/1 mℓ	Indicado para melhorar as reações alérgicas ao sangue ou plasma, em anafilaxia, como adjunto da epinefrina. É indicado na prevenção de reações anafilactoides ou alérgicas durante cirurgia em pacientes alérgicos. Tem sido usado na forma de sol. injet. para o controle de sintomas agudos e para outras complicações alérgicas não complicadas quando a terapia oral está impossibilitada ou é contraindicada. Esta forma é também usada no tratamento de náuseas, no tratamento de vertigem, náuseas ou vômito da cinetose	Alergia moderada/grave e controle da distonia de fenotiazinas: 5 mg/kg/dia ÷ 3 a 4 tomadas/dia; dose máx.: 300 mg/dia Alergia leve, tosse e cinetoses: 2 a 6 anos – 6,25 mg/dose 3 a 4 vezes/dia; 6 a 12 anos – 12,5 a 25 mg/dose 3 a 4 vezes/dia	Sedação mais intensa que com os de 2ª geração, sonolência, tontura, cefaleia, excitação paradoxal, fadiga, tremores, erupção cutânea. Diarreia, náuseas, vômito, dor epigástrica, anorexia. Retenção urinária, disúria. Broncospasmo, ↑ secreção brônquica	Não há estudos adequados em gestantes (em cobaias não foram encontrados riscos). Eliminado no leite em pequenas quantidades; risco de RAM na criança, não amamentar. **Uso pediátrico acima de 2 anos**

MEDICAMENTOS

ANTI-HISTAMÍNICOS

FÁRMACOS	APRESENTAÇÕES	INDICAÇÕES	POSOLOGIA	REAÇÕES ADVERSAS IMPORTANTES	SITUAÇÕES ESPECIAIS
DIMENIDRINATO Ver em Antieméticos					
EBASTINA	**Ebastel** Eurofarma Comps. rev., embalagens com 10 comps. rev. contendo 10 mg de ebastina. Sol. oral: embalagem com frasco de vidro de 60 ml contendo 1 mg/ml de ebastina	Rinite alérgica (sazonal ou perene, associada ou não a conjuntivite alérgica); urticária (idiopática crônica)	Crianças de 2 a 5 anos: 2,5 ml/dia. Crianças de 6 a 11 anos: 5 mg (5 ml de xpe.)/dia. Crianças > 12 anos: alergias, rinite, urticárias: 10 a 20 mg/dose/dia. Paciente com insuficiência hepática leve a moderada: máx. de 10 mg/dia	Cefaleia, sonolência, insônia, faringite, xerostomia, dispepsia, dor abdominal, náuseas	Classificação para gestantes não disponibilizada, não prescrever. Não prescrever para lactante. Pode ser administrado com ou sem alimentos. Comp.: **uso adulto e uso pediátrico acima de 12 anos** Sol. oral: **uso adulto e pediátrico acima de 2 anos**
EPINASTINA	**Talerc** Aché Comp. rev. de 10 mg; embalagens com 10 comps. Comp. rev. de 20 mg; embalagem com 10 comps. Xpe. 5 ml/10 mg; fr. 50 ml	Rinite alérgica	Alergias, rinite, urticárias: 10 a 20 mg/dose 1 vez/dia. Crianças: 6 a 12 anos: 5 mg/dose 1 vez/dia (máx. 10 mg/dose 1 vez/dia)	Sonolência, tontura, fadiga, cefaleia. Dispepsia, xerostomia, desconforto gastrintestinal, náuseas, estomatite. Aumento de transaminases, icterícia. Polaciúria, hematúria. Palpitação	Classificação para gestantes não disponibilizada, não prescrever. Não prescrever para lactante. Pode ser administrado com ou sem alimentos. **Uso pediátrico acima de 12 anos (comp.) e > 6 anos (xpe.)**
FEXOFENADINA	**Allegra pediátrico** Sanofi-aventis Susp. oral 6 mg/ml fr. com 60 ml Susp. oral 6 mg/ml fr. com 150 ml Comp. rev. 30 mg 10 e 20 comp (> 6 anos) **Allegra** Sanofi-aventis Comps. rev. de 60 mg/10 e 20 comps. Comps. rev. de 120 ou 180 mg/5 e 10 comps. **Altiva** Eurofarma Comps. rev. de 120 mg	Rinite alérgica; urticária	Crianças de 2 a 12 anos: 30 mg (5 ml) 2 vezes/dia. Crianças ≥ 12 anos: 60 mg VO 2 vezes/dia. Pode-se usar 120 ou 180 mg VO 1 vez/dia para a rinite	Sedação e sonolência menos intensas que os de 1ª geração. Cefaleia, febre, fadiga e tontura. Náuseas, dispepsia, alergia, hipersensibilidade. Irritação na garganta. Otite média, tosse, sinusite	Categoria C na gravidez. Utilizar somente se o benefício potencial justificar o risco potencial. Não se sabe se o produto é eliminado no leite. Este medicamento é contraindicado para menores de 2 anos para rinite alérgica sazonal e menores de 6 meses para urticária idiopática crônica

MEDICAMENTOS

Associações

CLORIDRATO DE FEXOFENADINA 60 MG + CLORIDRATO DE PSEUDOEFEDRINA 120 MG	**Allegra D** Sanofi-Aventis Comp./10 comp. **Allexofedrin D** Sanofi-Aventis Comp./10 comp. **Fexo D** UCI Farma Comp. 60 mg	Este medicamento é indicado no alívio dos sintomas associados aos processos congestivos das vias respiratórias superiores, tais como: espirros, coriza, prurido nasal e ocular e obstrução nasal, comuns na rinite alérgica	Uso em crianças maiores de 12 anos: 1 comp., 2 vezes/dia	Nervosismo, excitabilidade, agitação, vertigem, fraqueza, insônia, anorexia, náuseas ou boca seca. Cefaleia, sonolência, taquicardia, palpitação, hiperten são/atividade pressora, arritmia cardíaca e colite isquêmica	É recomendável evitar a administração concomitante com alimentos ricos em gordura. **Uso pediátrico acima de 12 anos**
HIDROXIZINA	**Drixi** Mantecorp Frascos com 50 ou 100 mℓ de sol. oral com 2 mg/mℓ **Hidroalerg** Sigma Pharma Frascos com 100, 120 ou 150 mℓ de sol. oral com 2 mg/mℓ **Hixizine** Theraskin Embalagem com 30 comps. de 25 mg; frasco com 120 mℓ de sol. 2 mg/mℓ	Anti-histamínico de eleição no tratamento de dermatite atópica e urticária	0,5 a 0,6 mg/kg à noite. Crianças < 6 anos: 50 mg/dia. Crianças > 6 anos: 50 a 100 mg/dia.	Sedação mais intensa que com anti-histamínicos de 2ª geração. Tontura, confusão mental, cefaleia, ataxia, fraqueza. Hipotensão. Mais efeitos anticolinérgicos que os demais: retenção urinária, boca seca	Categoria N na gravidez. Prescrever somente se o benefício potencial justificar o risco potencial. Eliminado no leite em pequenas quantidades; risco de RAM na criança, não prescrever para lactantes. **Melhor à noite devido à sonolência. Neste caso pode-se usar outro anti-histamínico de 2ª geração durante o dia**
LEVOCETIRIZINA	**Zyxem** Chiesi Gotas (sol. oral): frasco de vidro âmbar, com conta-gotas, contendo 20 mℓ. Cada 1 mℓ (20 gotas) contém 5,0 mg de dicloridrato de levocetirizina	Alergias; urticária	Crianças de 2 a 6 anos: a dose diária recomendada é de 2,5 mg. Esta dose deve ser dividida em duas tomadas de 1,25 mg. Crianças de 6 a 12 anos: a dose diária recomendada é de 5 mg, 1 vez/dia. Uso a partir de 12 anos: a dose diária recomendada é de 5 mg, 1 vez/dia. O limite máximo diário de administração recomendado é 5 mg em crianças de 6 a 12 anos e 2,5 mg em crianças de 2 a 6 anos	Cefaleia, fadiga, sonolência, astenia, xerostomia, dor abdominal. Angioedema	Categoria B na gravidez. Eliminado no leite em pequenas quantidades; risco de RAM na criança, não amamentar. Pacientes idosos são mais sensíveis a tontura, sedação e hipotensão. Ingerir muito líquido. **Ingerir com um copo de água. Uso pediátrico acima de 12 anos**

ANTI-HISTAMÍNICOS

FÁRMACOS	APRESENTAÇÕES	INDICAÇÕES	POSOLOGIA	REAÇÕES ADVERSAS IMPORTANTES	SITUAÇÕES ESPECIAIS
LORATADINA	**Atinac** Difucap-Chemobrás Comp. de 10 mg; xpe. com 5 mg/5 mℓ **Clarierg** Sandoz Comp. de 10 mg **Claritin** MSD Comp. de 10 mg em embalagem com 6 ou 12 comp. Xpe. de 1 mg/mℓ em embalagem com 1 frasco com 100 mℓ acompanhado de um copo-medida. **Histadin** União Química Cx. com 12 comp. de 10 mg; frasco com 100 mℓ de xpe. com 1 mg/mℓ **Histamix** Hebron Embalagem com 12 comp. de 10 mg; frasco com 120 mℓ de xpe. 5 mg/5 mℓ **Lergitec** Globo Embalagem com 12 comp. de 10 mg; frasco com 100 mℓ de xpe. com 1 mg/mℓ **Loralerg** Farmasa Embalagem com 10 comps. de 10 mg; frasco com 60 mℓ de xpe. com 5 mg/5 mℓ	Alívio temporário dos sintomas associados à rinite alérgica, como: coriza nasal, coriza, espirros, ardência e coceira nos olhos; é também indicado para o alívio dos sinais e sintomas de urticária e outras alergias da pele	Crianças de 2 a 5 anos: 5 mg/dia. Crianças > 6 anos ou > 30 kg: 10 mg/dia	Menos sedativo que os de 1ª geração. Depressão, amnésia, confusão mental, cefaleia, fadiga, ansiedade, nervosismo, hiperatividade. Hepatite. Alopecia, xerose, hipotensão, hipertensão, palpitação, náuseas, vômito, gastrite, dor abdominal, diarreia. Artralgia, mialgia, cãibras. Dismenorreia, vaginite. Aumento da libido. Alteração da cor da urina. Ressecamento no nariz e na faringe	Categoria B na gravidez. Prescrever somente se o benefício potencial justificar o risco potencial. Eliminado no leite em pequenas quantidades; risco de RAM na criança, não prescrever para lactantes. Ajustar na insuficiência renal: ClCr < 30 – mesma dose em dias alternados. Na insuficiência hepática grave: dar 50% da dose ou a mesma dose em dias alternados. **Uso pediátrico acima de 2 anos** (xpe.). **Uso pediátrico acima de 12 anos** (comp.)

MEDICAMENTOS

Associações

LORATADINA + PSEUDOEFEDRINA	**Claritin D** MSD Embalagem com 12 dgs. com 5 mg/120 mg; frasco com 60 mℓ de xpe. com 1 mg/12 mg/mℓ **Histadin D** União Química Cx. com 12 comp. rev. 5 mg/120 mg; frasco com 60 mℓ de xpe. com 1 mg/12 mg/mℓ **Histamix D** Hebron Blister com 12 dgs.; vidro com 60 mℓ de xpe. **Loradrina D** Pharlab Embalagem com 12 comp. rev. de 5 mg/120 mg	É indicado para o alívio dos sintomas associados à rinite alérgica e ao resfriado comum, incluindo congestão nasal, espirros, coriza, prurido e lacrimejamento. É recomendado quando são necessárias as propriedades anti-histamínicas da loratadina e os efeitos descongestionantes do sulfato de pseudoefedrina	Crianças acima de 6 anos de idade e com peso corporal acima de 30 kg: 5 mℓ 12/12 h. Crianças de 6 a 12 anos de idade e com peso corporal até 30 kg: 2,5 mℓ 12/12 h	Insônia, boca seca, cefaleia, sonolência, nervosismo, tontura, fadiga, náuseas, distúrbios abdominais, anorexia, sede, taquicardia, faringite, rinite, acne, prurido, erupção cutânea, urticária, artralgia, confusão, disfonia, hipercinesia, hipoestesia, diminuição da libido, parestesia, tremores, vertigem, rubor, hipotensão ortostática, aumento da sudorese, distúrbios oculares, dor no ouvido, zumbido, anormalidades no paladar, agitação, apatia, depressão, euforia, perturbações do sono, aumento do apetite, mudança nos hábitos intestinais, dispepsia, eructação, hemorroidas, alteração da cor da língua, vômito, função hepática anormal passageira, desidratação, aumento de peso, hipertensão, palpitação, cefaleia intensa, broncospasmo, tosse, dispneia, epistaxe, congestão nasal, espirros, irritação nasal, disúria, distúrbios na micção, nictúria, poliúria, retenção urinária, astenia, dor na coluna, cãibras, mal-estar e calafrios. Raro: alopecia, anafilaxia, função hepática alterada e convulsão	A segurança e a eficácia em crianças menores de 6 anos ainda não foram estabelecidas
PROMETAZINA	**Fenergan** Sanofi–Aventis Cx. com 20 comp. de 25 mg; cx. com 25 amp. de 2 mℓ com 50 mg. **Pamergan** Cristalia Embalagem com 200 comp. rev. de 25 mg; cx. com 50 amp. de 2 mℓ com 50 mg	Indicado no tratamento sintomático de todos os distúrbios incluídos no grupo das reações anafiláticas e alérgicas. Devido à sua atividade antiemética, também é utilizado na prevenção de vômito no pós-operatório e de enjoos durante viagens. Pode ser utilizado, ainda, na pré-anestesia	Anti-histamínico: 0,1 mg/kg/dose 4 vezes/dia ou até 1 mg/kg/dia ÷ 4 tomadas/dia da seguinte maneira – 0,5 mg/kg/dose ao deitar e, durante o dia, + 3 doses de 0,15 mg/kg/dose com intervalos de 6 h. Cinetose: 0,5 mg/kg/dose 2 vezes/dia Antiemético: 0,25 a 1,0 mg/kg/dose 4 a 6 vezes/dia	Sedação mais intensa que com anti-histamínicos de 2ª geração. Sonolência, agitação paradoxal, alucinações, manifestações extrapiramidais, distonia, convulsões, tremores, incoordenação motora. **Risco de parada respiratória em menores de 2 anos.** Hipotensão, arritmias, taquicardia, bradicardia, hipertensão.	Categoria C na gravidez. Utilizar somente se o benefício potencial justificar o risco potencial. Eliminado no leite em pequenas quantidades; risco de RAM na criança, não prescrever para lactantes. Deitar por 30 min depois da 1ª dose oral, ou por 1 h após aplicação IM; levantar devagar para evitar queda da PA. Pode modificar a cor da urina. **A prometazina não deve ser utilizada em crianças menores de 2 anos devido ao risco de depressão respiratória fatal.**

ANTI-HISTAMÍNICOS

FÁRMACOS	APRESENTAÇÕES	INDICAÇÕES	POSOLOGIA	REAÇÕES ADVERSAS IMPORTANTES	SITUAÇÕES ESPECIAIS
	Prometazol Sanval Cx. com 10 comp. rev. de 25 mg	e na potencialização de analgésicos, devido à sua ação sedativa	Profilático antes da administração de soros heterólogos: 0,5 mg/kg/ dose IM 15 min antes da infusão	Náuseas, vômito, diarreia, constipação intestinal, xerostomia, hepatite, colestase. Artralgia, mialgia. Trombocitopenia, leucopenia, anemia hemolítica. Retenção urinária, impotência. Fotossensibilidade, erupção cutânea, eritema, eczema, angioedema, anafilaxia	Prometazina é contraindicada aos portadores de discrasias sanguíneas ou com antecedentes de agranulocitose com outros fenotiazínicos, em pacientes com risco de retenção urinária ligada a distúrbios uretroprostáticos, e em pacientes com glaucoma de ângulo fechado. O uso de prometazina deve ser evitado em crianças e adolescentes com sinais e sintomas sugestivos da síndrome de Reye. O uso concomitante de álcool aumenta seus efeitos sedativos. Durante o tratamento, o paciente não deve dirigir veículos ou operar máquinas, pois sua habilidade e atenção podem estar prejudicadas

Associações

FÁRMACOS	APRESENTAÇÕES	INDICAÇÕES	POSOLOGIA	REAÇÕES ADVERSAS IMPORTANTES	SITUAÇÕES ESPECIAIS
CLORIDRATO DE PROMETAZINA 5 MG + DIPIRONA SÓDICA 500 MG + CLORIDRATO DE ADIFENINA 10 MG	**Lisador** Farmasa Embalagem com 4, 16, 24, 100 e 200 comp.	Manifestações dolorosas em geral; como antitérmico; nas dores espásticas em geral como cólicas do trato gastrintestinal, cólicas renais e hepáticas; cefaleia; nevralgias, mialgias, artralgias, dores pós-operatórias	Dose média para crianças acima de 2 anos de idade: 9 a 18 gts., a intervalos mínimos de 6 h. Doses maiores a critério médico. Dose máxima diária recomendada: 70 gotas/dia	Prurido na pele ou erupções, queda da pressão arterial, náuseas, vômito, diarreia. Dor de garganta, inflamação da boca, dificuldades de engolir, mal-estar e calafrios	Contraindicado em pacientes com lesões renais ou hepáticas graves, discrasias sanguíneas, púrpura trombocitopênica. Contraindicado em crianças com menos de 12 anos de idade devido ao potencial efeito depressor respiratório do cloridrato de prometazina.
CLORIDRATO DE PROMETAZINA + SULFOGUAIACOL	**Fenergan Expectorante Adulto e Pediátrico** Sanofi-Aventis Xpe. ped. e ad. 2,5 mg e 5 mg de prometazina e 45 mg de sulfoguaiacol/5 m*l*	Tratamento da tosse alérgica e bronquites	Crianças de 2 a 6 anos: 5 m*l* VO 3 a 5 vezes/dia. Crianças > 6 anos: 5 m*l* VO 4 a 6 vezes/dia. Adulto: 5 m*l* VO a cada 2 a 3 h; na tosse de predomínio noturno: 5 m*l* VO ao deitar	Iguais às da prometazina	Iguais às da prometazina

MEDICAMENTOS

ANTI-INFLAMATÓRIOS NÃO ESTEROIDES (AINEs)

FÁRMACOS	APRESENTAÇÕES	INDICAÇÕES	POSOLOGIA	REAÇÕES ADVERSAS IMPORTANTES	SITUAÇÕES ESPECIAIS
BENZIDAMINA	**Benflogin** Aché Dg. 50 mg/20 dg.; gt. fr. conta-gotas com 20 mℓ (30 mg/mℓ). **Benzitrat** União Química Colutório *spray* fr. de 150 mℓ com 1,5 mg/mℓ **Ciflogex** Cimed *Spray* fr. de 30, 100 mℓ; pastilha/12 pastilhas **Flogoral** Aché Colutório 1,5 mg/mℓ; *spray* 1,5 mg/mℓ; pastilhas 3 mg; creme dental 5 mg/g	Inflamação leve e moderada	Anti-inflamatório: 50 mg/dose 3 a 4 vezes/dia. Crianças até 12 anos: 1 gt. (1,5 mg/kg de peso corporal) 3 a 4 vezes/dia, diluído em água	Náuseas, vômito, pirose, insônia, tontura, taquicardia. Doses altas: agitação psicomotora, ansiedade, alucinações e convulsões. Nefrite intersticial. **Contraindicações: insuficiência hepática ou renal grave**	Categoria C na gravidez. Na amamentação não foram documentados problemas com a maioria dos AINEs. Não associar a outros AINEs ou analgésicos. Ingerir após as refeições, com 1 copo de água. Não exige ajuste posológico na insuficiência renal, mas evitar no estágio avançado
HIDROXICLOROQUINA	**Plaquinol** Sanofi-Aventis Comp. rev. 30 comp. rev. **Reuquinol** Apsen Comp. 400 mg	Artrite reumatoide; lúpus eritematoso; malária	Artrite reumatoide: 6,5 mg/kg/dia ÷ 1 a 2 tomadas (máx. 400 mg/dia). Malária: 10 a 12 mg/kg na 1ª dose; 5 mg/kg/dia nos 2 dias seguintes. Profilaxia de malária: 6,5 mg/kg/dose semanalmente (de 2 semanas antes até 8 semanas depois de voltar). Uso em > 6 anos	Náuseas, vômito, diarreia, irritação gástrica, cólicas. Disfunção hipertensão. Fadiga, lassidão, cefaleia, vertigem, insônia, pesadelos, nervosismo, psicose, agitação psicomotora, ataxia, fraqueza muscular, neuropatia periférica, prurido, exantema, hiperpigmentação, dermatite liquenoide, alopecia, fotossensibilização, síndrome de Stevens-Johnson. Coloração azulada reversível no palato e nas unhas. Hipotensão, miocardiopatia (rara). Mielodepressão: anemia, trombocitopenia, pode provocar depósitos corneanos, retinopatia (edema macular e pigmentação, rinite, cegueira) – fazer exame oftalmológico frequente	**Contraindicações:** hipersensibilidade à hidroxicloroquina. Não prescrever para lactantes. Realizar exames periódicos, como hemograma e exame oftalmológico. Ingerir com leite ou às refeições. Crianças são mais sensíveis aos efeitos da hidroxicloroquina e cloroquina. Foram relatados óbitos após a administração de 750 mg a 1 g de cloroquina; a hidroxicloroquina é equivalentemente tóxica. Em geral, a terapia a longo prazo com hidroxicloroquina não é recomendada para crianças. Entretanto, tem sido utilizada na artrite juvenil por um período de 6 meses com pouca ou nenhuma toxicidade

ANTI-INFLAMATÓRIOS NÃO ESTEROIDES (AINEs)

FÁRMACOS	APRESENTAÇÕES	INDICAÇÕES	POSOLOGIA	REAÇÕES ADVERSAS IMPORTANTES	SITUAÇÕES ESPECIAIS
IBUPROFENO Ver em Analgésicos e Antipiréticos					
INDOMETACINA	**Indocid** MSD Cáps.: cx. contendo frasco com 30 cáps. de 25 mg ou 50 mg. Supositório: cx. contendo 10 supositórios de 100 mg	Artrite reumatoide; artrite gotosa; espondilite anquilosante; artrose	Para crianças com 2 anos de idade ou mais com artrite reumatoide juvenil, pode ser iniciado na posologia de 2 mg/kg/dia divididos em 2 a 3 vezes/dia e aumentado semanalmente, se necessário, até o máximo de 4 mg/kg/dia. A dose máxima diária não deve exceder 200 mg ou 4 mg/kg, seja qual for o menor. Com a redução dos sintomas, a posologia diária total deve ser reduzida para o menor nível requerido para o controle sintomático, ou descontinuada	Anorexia, náuseas, vômito, dor abdominal, úlcera péptica, diarreia, hepatite. Hipertensão, edema. Opacificação das córneas, sonolência, fadiga, tontura, depressão, confusão, cefaleia. Discrasia sanguínea, hemorragia digestiva, reações alérgicas, erupção cutânea. No recém-nascido: sangramento, aumento do risco de enterocolite necrosante, perfuração intestinal, insuficiência renal	Categoria C na gravidez. Não amamentar. Ingerir com alimento ou antiácido. **Ingerir com 1 copo d'água: não deitar nos 30 min após a tomada (para diminuir o risco de irritação gastrintestinal). Não foram estabelecidas as condições de segurança para uso em crianças menores de 2 anos.** As crianças devem ser rigorosamente acompanhadas
NAPROXENO	**Flanax** Bayer Cx. com 20 comps. de 275 mg; cx. com 10 comps. de 550 mg; frasco com 100 ml de susp. com 25 mg/ml. **Naprosyn** Bayer Comp. 250 mg, embalagem com 15 comp.; comp. 500 mg, embalagem com 20 comp.	Artrite reumatoide infantil; artrite reumatoide; dismenorreia após colocação de DIU; enxaqueca (prevenção e tratamento); espondilite anquilosante; gota (crise aguda); osteoartrite	Crianças: Analgésico e antipirético: 5 a 7 mg/kg/dose 2 a 3 vezes/dia. Artrites crônicas, artrite reumatoide, osteoartrite, espondilite anquilosante: 10 a 20 mg/kg/dia em 2 tomadas	Distúrbios gastrintestinais, hemorragia digestiva (menos frequente do que com AAS), hepatite. Distúrbios visuais, distúrbios da coagulação. Alergia, erupção cutânea, prurido. Edema, disfunção renal, nefrite tubulointersticial. Trombocitopenia, disfunção plaquetária, agranulocitose	Categoria C na gravidez. Não prescrever para lactante. Ingerir com o estômago vazio, 1 h antes ou 2 h depois da refeição. Se houver irritação gastrintestinal, ingerir com alimento. Ingerir com 1 copo d'água: não deitar nos 30 min após a tomada (para diminuir o risco de irritação gastrintestinal). **Este medicamento é contraindicado para crianças menores de 12 anos**
NIMESULIDA	**Arflex** Difucap-Chemobras Cartuchos com 6 e 12 cáps. de 200 mg **Deltaflan** Delta Embalagem com 12 comps. de 100 mg; embalagem com 12 comps. dispersíveis de	AINE indicado para uma variedade de distúrbios que requeiram atividade anti-inflamatória, analgésica e antipirética	Crianças de 1 a 10 anos: 2,5 mg/kg/dose 2 vezes/dia. É melhor evitar em menores de 3 anos. Doses simplificadas: Gt. 1 gt/kg/dose 2 vezes/dia. 1 a 3 anos: 10 gt. 2 vezes/dia. 4 a 7 anos: 20 gt. 2 vezes/dia.	Cefaleia, sonolência, tontura, vertigem, alterações visuais. Sinais de hepatotoxicidade (anorexia, náuseas, vômito, dor abdominal, fadiga, colúria ou icterícia), raros casos de hepatite grave. Distúrbios gastrintestinais,	Categoria C na gravidez. Na amamentação não foram documentados problemas na maioria dos AINEs. Não ingerir bebidas alcoólicas; evitar exposição à luz solar. Pode ser ingerido com ou sem alimento. Foram relatadas algumas reações graves, incluindo raros casos compatíveis com síndrome de Reye em crianças

100 mg; frasco gotejador com 15 mℓ de susp. oral com 50 mg/mℓ (gotas); frasco com 60 mℓ de susp. oral com 10 mg/mℓ

Fasulide Bunker
Embalagem com 12 comps. de 100 mg; frasco com 60 mℓ de susp. oral com 10 mg/mℓ; frasco gotejador oral com 15 mℓ de susp. oral com 50 mg/mℓ (gotas)

Nimalgex Sandoz
Embalagem com 12 comps. de 100 mg

Nimesubal Baldacci
Cartucho com 12 comps. sulcados de 100 mg

Nisalgen UCI-Farma
Cartucho contendo 12 comps.

Nisufar Elofar
Cx. com 12 e 20 comps. sulcados de 100 mg

Nisulid Aché
Cx. com 12 comps. sulcados de 100 mg; frasco com 15 mℓ com 50 mg/mℓ (gotas); cx. com 12 comps. dispersíveis de 100 mg; cx. com 12 supositórios de 100 mg

Optaflan Gallia
Embalagem com 12 comps. de 100 mg; frasco gotejador com 15 mℓ de susp. com 50 mg/mℓ (gostas)

Suspensão: 1 mℓ p/ cada 4 kg/dose 2 vezes/dia.
1 a 3 anos: 2,5 mℓ 2 vezes/dia.
4 a 7 anos: 20 gt. 2 vezes/dia.
> 8 anos: 7,5 mℓ 2 vezes/dia.
Supositório:
3 a 9 anos: 50 mg de 12/12 h.
> 9 anos: 100 mg 2 vezes/dia

hemorragia gastrintestinais que pode ser grave.
Febre.
Erupção cutânea, urticária, prurido, eritema e angioedema

ANTI-INFLAMATÓRIOS NÃO ESTEROIDES (AINEs)

FÁRMACOS	APRESENTAÇÕES	INDICAÇÕES	POSOLOGIA	REAÇÕES ADVERSAS IMPORTANTES	SITUAÇÕES ESPECIAIS
	Scaflan Mantecorp Cartucho com 12 comps. de 100 mg; frasco com 10 ou 15 mℓ de susp. com 50 mg/mℓ (gotas); frasco com 60 mℓ de susp. com 10 mg/mℓ; cartucho com 12 envelopes de 2 g de granulado com 100 mg				
PIROXICAM	**Feldene** Pfizer Cáps. 10, 20 mg/10, 15 cáps.; comp. solúvel SL 20 mg/10 comp.; supositório 20 mg/8 a 10 supositórios; amp. (2 mℓ) 40 mg **Floxicam** Neo Química Cáps. 10, 20 mg/15, 450* cáps.; susp. oral-gt. 1 e 50* frs. com 15 mℓ *Embalagem hospitalar **Inflamene** Farmalab Cáps; supositórios; gt. **Piroxene** Solvay Cáps. 20 mg/8, 15 cáps. **Piroxil** Sanval Cáps. 10, 20 mg/10 cáps.	Artrite reumatoide; dismenorreia primária; distúrbio musculoesquelético agudo; dor (pós-cirúrgica ou pós-traumática); espondilite anquilosante; gota aguda; artrose	Dose inicial: 20 mg VO 1 vez/dia; máx.: 30 mg/dia. Para gota aguda: dose inicial – 40 mg VO 1 vez/dia por 2 dias; nos 7 a 14 dias seguintes, reduzir para 20 mg/dia	Anorexia, distúrbios gastrintestinais. Hepatite tóxica. Tontura, cefaleia, sonolência, transtornos neurológicos, depressão, convulsões, transtornos psicóticos, transtornos do comportamento, ICC, hipertensão, edema. Mielodepressão, hemólise, anemia (exige hemograma periódico), eosinofilia, trombocitopenia, inibição plaquetária. Disfunção renal aguda. Nefrite tubulointersticial	Categoria C na gravidez. Na amamentação não foram documentados problemas na maioria dos AINEs. Ingerir com alimento ou antiácido. Ingerir com 1 copo de água: não deitar nos 30 min após a tomada (para diminuir o risco de irritação gastrintestinal). **Uso pediátrico a partir de 12 anos de idade**

ANTILIPÊMICOS I ESTATINAS

FÁRMACOS	APRESENTAÇÕES	INDICAÇÕES	POSOLOGIA	REAÇÕES ADVERSAS IMPORTANTES	SITUAÇÕES ESPECIAIS
ATORVASTATINA Antilipêmico; redutor do colesterol; redutor de triglicerídios (inibidor da HMG-CoA-redutase)	**Citalor** Pfizer Comp. 10, 20 mg/10, 30 comp. **Lipitor** Pfizer Comp. rev. 10, 20 mg/30 comp.	Hipertrigliceridemia, hipercolesterolemia, hiperlipidemia	Crianças > 10 anos: 10 mg/dia	Cefaleia, fraqueza, insônia, tontura. Edema, dor torácica ou dorsalgia, artrite. Risco de miosite, medir CK sérica. Dor abdominal, diarreia, constipação intestinal. Hepatite. Infecção urinária. Rabdomiólise	Categoria X durante a gravidez. Não prescrever para lactantes. Monitorar função hepática, evitar niacina. Adotar dieta padrão antes de iniciar o tratamento. Ingerir com ou sem alimentos, a qualquer hora do dia. Uma vez iniciado o tratamento, procurar ingerir sempre a mesma hora do dia
PRAVASTATINA Antilipêmico; redutor do colesterol (inibidor da HMG-CoA-redutase)	**Lenitral** Laboris Cartuchos com 10 e 30 comps. de 10 mg; cartuchos com 30 comps. de 20 e 40 mg	Hipercolesterolemia; hiperlipidemia (para ↑ níveis elevados de colesterol total e LDL-colesterol)	20 mg/dia	Cefaleia, fraqueza, insônia, tontura. Erupção cutânea, prurido. Borramento visual. Dor abdominal, diarreia, constipação intestinal. Hepatite	Categoria X durante a gravidez. Não prescrever para lactantes. É prescrita se outros medicamentos não surtiram efeito. É complementar à dieta, não a substitui. Na disfunção renal ou hepática ou condição com risco de miosite: 10 a 20 mg/dia. Deve ser administrada preferencialmente à noite, antes de deitar, com ou sem alimentação. **Os estudos clínicos são insuficientes para a recomendação do uso em crianças menores que 8 anos de idade**
ROSUVASTATINA Antilipêmico; redutor do colesterol; redutor de triglicerídios (inibidor da HMG-CoA-redutase)	**Crestor** AstraZeneca Embalagens com 10 ou 30 comps. rev. de 5 mg, 10 mg e 20 mg e embalagens com 30 comps. rev. de 40 mg. **Plenance** Libbs Embalagens com 30 ou 90 comps. rev. de 10 mg ou 20 mg. **Rostatin** Germed Embalagens com 30 comps. rev. de 10 mg ou 20 mg. **Rosucor** Torrent Embalagens contedo 10 ou 30 comps. rev. de 10 mg ou 30 mg. **Rosustatin** Nova Química Cx. com 30 comps. rev. de 10 mg e 20 mg	Prescrita como adjunto da dieta para redução do colesterol e triglicerídios; hiperlipidemia; hipercolesteremia (primária) (heterozigótica familiar e não familiar); dislipidemia (combinada; mista; hiperlipoproteinemia de Fredrickson dos tipos IIa e IIb); hipertrigliceridemia (isolada); hipercolesterolemia (homozigótica familiar)	Em crianças e adolescentes (10 a 17 anos) com hipercolesterolemia heterozigótica familiar, a dose usual é de 5 a 20 mg 1 vez/dia VO. A segurança e a eficácia de doses maiores que 20 mg não foram estudadas nessa população	Cefaleia, astenia, vertigem. Náuseas, vômito, dor abdominal, constipação intestinal. Mialgia, rabdomiólise. Prurido, exantema, urticária	Categoria X durante a gravidez. Não prescrever para lactantes. Pacientes com insuficiência renal grave devem começar com 5 mg/dia, não excedendo 10 mg/dia. Pode ser administrada com ou sem alimento. **Uso pediátrico acima de 10 anos**

ANTILIPÊMICOS | ESTATINAS

FÁRMACOS	APRESENTAÇÕES	INDICAÇÕES	POSOLOGIA	REAÇÕES ADVERSAS IMPORTANTES	SITUAÇÕES ESPECIAIS
	Rusovas Sigma Pharma Embalagens com 10, 20, 30, 60, 90 (fracionável) e 100 (hospitalar) comps. rev. de 10 mg e 20 mg. **Trezo** Aché Embalagens com 10 ou 30 comps. de 10 ou 20 mg **Vivacor** Biolab Sanus Embalagens com 10 ou 30 comps. rev. de 5 mg, 10 mg ou 20 mg				

ANTIMALÁRICOS

FÁRMACOS	APRESENTAÇÕES	INDICAÇÕES	POSOLOGIA	REAÇÕES ADVERSAS IMPORTANTES	SITUAÇÕES ESPECIAIS
ARTEMETER Antimalárico (artemisinina [derivado])	**Paluther** Sanofi Aventis Amp. IM (1 mℓ) 80 mg	Malária (tratamento de malária grave, especialmente em áreas onde foi descrita resistência a outros antimaláricos; indicado para todas as formas, inclusive naquelas provocadas por *Plasmodium falciparum* resistente à cloroquina e a outros antimaláricos)	Crianças: 1,6 mg/kg (0,1 mg/5 kg), 2 vezes/dia em injeção intramuscular (total: 0,2 mℓ/5 kg/dia), seguido de 1,6 mg/kg (total 0,1 mℓ/5 kg/dia) em injeção intramuscular. Quando não for possível a administração do tratamento em 5 dias, a dose total de 9,6 mg/kg para crianças poderá ser dividida em 3 dias. Tratamento em 3 dias: 1,6 mg/kg (0,1 mℓ/5 kg), 2 vezes/dia em injeção intramuscular, durante 3 dias (total: 0,2 mℓ/5 kg/dia). Ou seja, em resumo, a dose total recomendada, que pode ser dividida em 5 ou 3 dias, é de 9,6 mg/kg (0,6 mℓ/kg) em injeção intramuscular	Cefaleia, insônia, tontura, ECG alterado, bradicardia. Anorexia, diarreia, náuseas, artralgia, mialgia, ↑ ALT/AST	Contraindicado para gestantes e lactantes

Associações

ARTEMETER + LUMEFANTRINA	**Coartrem** Novartis Embalagens com 180, 216, 360 e 540 comps. dispersíveis Cada comp. dispersível contém 20 mg de artemeter e 120 mg de lumefantrina	Tratamento, inclusive de emergência, de crianças e recém-nascidos com infecções agudas e sem complicações devido ao *Plasmodium falciparum* ou infecções mistas que incluam esse patógeno. Como Coartem® é eficaz contra cepas de *P. falciparum* sensíveis e resistentes aos medicamentos, também se recomenda contra malária adquirida em regiões em que os parasitas são resistentes a outros antimaláricos	Crianças e recém-nascidos pesando entre 5 e menos de 35 kg e 12 anos de idade ou menos: é recomendado regime de seis doses com 1 a 3 comps. dispersíveis por dose, dependendo do peso corporal. De 5 a <15 kg de peso corporal: um comprimido dispersível no momento do diagnóstico inicial, mais 1 comprimido dispersível após 8 h e, então, 1 comprimido dispersível 2 vezes/dia (manhã e noite) em cada um dos 2 dias subsequentes (total de 6 comps. dispersíveis). De 15 a <25 kg de peso corporal: dois comps. dispersíveis, em dose única, no momento do diagnóstico inicial, mais 2 comps. dispersíveis após 8 h e, então, 2 comps. dispersíveis 2 vezes/dia (manhã e noite) em cada um dos 2 dias subsequentes (total de 12 comps. dispersíveis). De 25 a <35 kg peso corporal: três comps. dispersíveis, em dose única, no momento do diagnóstico inicial, mais 3 comps. dispersíveis após 8 h e, então, 3 comps. dispersíveis 2 vezes/dia (manhã e noite) em cada um dos 2 dias subsequentes (total de 18 comps. dispersíveis)	O comprimido dispersível é indicado apenas para recém-nascidos e crianças. Para adolescentes e adultos, existe a formulação de comps. simples. **Uso pediátrico crianças acima de 5 kg**
ARTESUNATO Antimalárico esquizonticida potente de ação rápida	**Artesunato** Silvestre Labs Comp. 50 mg **Artezine** Silvestre Labs Fr.-amp. 60 mg **Plasmotrim** Mepha Comp. 50 mg; supositório 200 mg **Artesunato + Mefloquina** Farmanguinhos/Fiocruz Cartelas contendo 3 ou 6 comps. rev.	Tratamento de malária não complicada por *Plasmodium falciparum* multirresistente. Tratamento de malária grave, incluindo forma cerebral, por *Plasmodium falciparum*. Tratamento de malária por *Plasmodium falciparum* em segundo e terceiro trimestres de gravidez, com clindamicina. Tratamento de malária aguda,	Malária não complicada por *Plasmodium falciparum* multirresistente: 4 mg/kg VO 12/12 h, por 3 dias, seguidos de 25 mg/kg/dia de mefloquina VO (3º dia). A mefloquina deve ser administrada 12 h após a dose de artesunato. Malária grave, incluindo malária cerebral, por *Plasmodium falciparum*: Iniciar com 2 mg/kg, IV ou IM, seguidos de 1 mg/kg 12/12 h até a	Neurotoxicidade, tontura, BAV, taquicardia. Agranulocitose. Náuseas, vômito, diarreia. ↑ níveis séricos das transaminases. ↓ transitória de reticulócitos. Tontura, transtorno do sono e vômito	Contraindicado para gestantes e lactantes. **Não é recomendado para tratamento em crianças com menos de 6 meses de idade e/ou pesando menos que 5 kg e não deve ser usado em casos de malária grave.** Não deve ser administrado a pacientes com: histórico de terapia recente com halofantrina; histórico de doença psiquiátrica (depressão, transtorno afetivo bipolar, neurose de ansiedade grave), pois a mefloquina pode precipitar ou exacerbar esses distúrbios; epilepsia

ANTIMALÁRICOS

FÁRMACOS	APRESENTAÇÕES	INDICAÇÕES	POSOLOGIA	REAÇÕES ADVERSAS IMPORTANTES	SITUAÇÕES ESPECIAIS
	Artesunato 25 mg + Cloridrato de mefloquina 55 mg + Artesunato 100 mg + Cloridrato de mefloquina 220 mg	sem complicações, causada pelo Plasmodium falciparum. É indicado tanto para a monoinfecção por P. falciparum, como para infecções mistas por P. vivax (com tratamento subsequente de suas formas hipnozoítas), tanto de crianças como de adultos	terapia oral ser possível; a terapia oral deve ser continuada até completar 7 dias. Seguir com 25 mg/kg/dia de cloridrato de mefloquina VO. Crianças de 6 a 11 meses com peso de 5 a < 8 kg: 1 comp. (25 + 50) mg em dose única diária por 3 dias (artesunato 25 mg + mefloquina 50 mg). Crianças de 1 a 6 anos com peso entre 9 < 17 kg: 2 comp. (25 + 50) mg em dose única diária por 3 dias (artesunato 50 mg + mefloquina 100 mg). Crianças de 7 a 12 anos com peso entre 18 e 29 kg: 1 comp. (100 + 200) mg em dose única diária por 3 dias (artesunato 100 mg + mefloquina 200 mg). Crianças ≥ 13 anos com peso > 30 kg: 2 comp. (100 + 200) mg em dose única diária por 3 dias (artesunato 200 mg + mefloquina 400 mg)		(mefloquina pode aumentar o risco de convulsões)
CLOROQUINA Antimalárico (4-amino-quinolina [derivado sintético])	**Quinacris** Cristália Embalagens com 10 e 200 comps. rev. de 250 mg	Malária causada por Plasmodium vivax, Plasmodium malarie, P. ovale e ataque agudo por cepas suscetíveis de Plasmodium falciparum	10 mg/kg/dia mantendo a mesma dose no 2º dia de tratamento. No 3º dia reduzir à metade da concentração	Geralmente bem tolerada VO nas doses habituais. Náuseas, vômito, diarreia, irritação gástrica, estomatite. Fadiga, lassidão, cefaleia, vertigem, confusão, psicose. Borramento visual, diplopia, neuromiopatias, mialgia, retinopatia. Prurido (às vezes intenso, sobretudo em palmas e plantas), exantema, coloração azulada reversível no palato e unhas, exacerbação de psoríase, porfiria.	Não há estudos adequados em gestantes (em cobaias ocorreram alguns efeitos adversos no feto). Não prescrever para lactantes. O tratamento deve ser interrompido se houver fraqueza muscular. **Usar com cautela em pacientes com convulsões, deficiência de G6PD, psoríase, porfiria ou uso concomitante de fármacos hepatotóxicos.** Tratamento em 3 dias. Deve ser administrada nas refeições

MEDICAMENTOS

HIDROXICLOROQUINA
Ver em Anti-inflamatórios

MEFLOQUINA
Antimalárico (quinina [análogo]; cloridrato de mefloquina)

Mephaquin Mepha
Comp. rev. 250 mg

Malária (tratamento e prevenção)

Malária causada por *P. falciparum*, formas moderada e resistente: 1.250 mg (15 a 20 mg/kg) em dose única ou dividida em 2 doses. Profilático: 250 mg (4 mg/kg) semanalmente, de 1 semana antes de viajar até 4 semanas após a volta

Convulsões, psicose, embotamento, confusão, pesadelos, mialgia, cefaleia, vertigem. Náuseas, vômito, anorexia, dor abdominal. Exantema. Leucopenia, trombocitopenia, ↑ níveis séricos de transaminases. Arritmias, cardiotoxicidade

Anemia aplásica, depressão medular (muito raro).
Se administrada por via parenteral: risco de hipotensão e colapso vascular que pode ser grave e mesmo fatal.
Evitar na insuficiência hepática. Fazer controle oftalmológico se o tratamento for prolongado (opacificação da córnea)

Não há estudos adequados em gestantes (em cobaias ocorreram alguns efeitos adversos no feto). O benefício potencial do produto pode justificar o risco potencial durante a gestação. **Não prescrever para gestantes.** Provas de função hepática e exames oftalmológicos devem ser realizados regularmente. Não ingerir em jejum

PIRIMETAMINA
Antimalárico; antiprotozoário (amino pirimidina [derivado]; antagonista do ácido fólico)

Daraprim Farmoquímica
Comp. 25 mg/ 100 comp.

Malária (tratamento da malária por *Plasmodium falciparum* resistente à cloroquina, geralmente junto com sulfadoxina e quinina); toxoplasmose (tratamento)

Profilaxia da malária:
Crianças < 5 anos: 1/4 de comp. por semana. Crianças entre 5 a 10 anos: 1/2 comp. por semana. Crianças > 10 anos: 1 comp. por semana. A profilaxia deve começar no dia ou pouco antes da chegada a uma área endêmica e continuar 1 vez/semana. No retorno a uma área isenta de malária, a dose deve ser mantida por mais 4 semanas. Tratamento da malária: Daraprim® deve ser administrado juntamente com sulfadiazina ou outra sulfonamida adequada, do seguinte modo: Crianças < 14 anos: em dose única; 9 a 14 anos: 2 comps. de Daraprim® com 1.000 mg de sulfadiazina; 4 a 8 anos: um comprimido de Daraprim® com 500 mg de sulfadiazina; < 4 anos: meio comprimido de Daraprim® com 250 mg de sulfadiazina.

Anemia hemolítica se o paciente tiver deficiência de G6PD, anemia megaloblástica (↓folato), leucopenia, neutropenia, trombocitopenia. Erupção cutânea, fotossensibilização. Convulsão, ataxia, tremor. Anorexia, náuseas, vômito. Choque hematúria. Anemia (evitada ou corrigida pelo ácido folínico)

Não há estudos adequados em gestantes (em cobaias ocorreram alguns efeitos adversos no feto). O benefício potencial do produto pode justificar o risco potencial durante a gravidez. **Não prescrever para lactantes.** Hemograma completo deve ser realizado a cada 2 semanas. Pode ocasionar aumento considerável de peso nos pacientes. Administrada às refeições

Associações

PIRIMETAMINA + SULFADOXINA

Fansidar Roche
Comp. 25 mg de pirimetamina e 500 mg de sulfadoxina; amp. (2,5 ml): 25 mg de pirimetamina e 500 mg de sulfadoxina

ANTIMALÁRICOS

FÁRMACOS	APRESENTAÇÕES	INDICAÇÕES	POSOLOGIA	REAÇÕES ADVERSAS IMPORTANTES	SITUAÇÕES ESPECIAIS
			Adultos e jovens > 14 anos: 2 ou 3 comps. de Daraprim® juntamente com 1.000 a 1.500 mg de sulfadiazina em dose única. Toxoplasmose: Daraprim® deve ser administrado concomitantemente com sulfadiazina ou outra sulfonamida adequada. Observação: o uso de uma sulfonamida alternativa pode exigir ajuste da dose. O tratamento deve ser administrado por 3 a 6 semanas. Se tratamento adicional for indicado, deve haver um intervalo de 2 semanas entre os tratamentos. Administrar do seguinte modo: Crianças < 6 anos: entre 2 e 6 anos de idade devem receber uma dose inicial de 2 mg de pirimetamina/kg de peso corporal (até um máximo de 50 mg), seguidos de 1 mg/kg/dia (até um máximo de 25 mg); crianças menores devem receber 1 mg/kg/dia. Crianças > 6 anos: Daraprim® – uma dose inicial de 100 mg seguida de 25 a 50 mg/dia. Sulfadiazina – 150 mg/kg de peso corporal (máximo de 4 g) diários, divididos em quatro doses. Com base no peso corporal, as doses recomendadas de Daraprim® para crianças com idade < 6 anos, até o mais próximo de 1/4 de comprimido, são: Recém-nascidos e < 3 meses: Daraprim® – 1/4 de comprimido em dias alternados; sulfadiazina – 100 mg/kg de peso corporal (máximo de 750 mg) em dias		

MEDICAMENTOS

alternados, divididos em 4 doses. Crianças entre 3 e 9 meses: Daraprim® – 1/4 de comprimido diariamente; sulfadiazina – 100 mg/kg de peso corporal (máximo de 1 g) diariamente, divididos em 4 doses. Crianças entre 10 meses e 2 anos: Daraprim® – meio comprimido diariamente; sulfadiazina – 150 mg/kg de peso corporal (máximo de 1,5 g) diariamente, divididos em 4 doses. Crianças entre 2 e 6 anos: Daraprim® – dose inicial de um comprimido, seguida de meio comprimido diariamente; sulfadiazina – 150 mg/kg de peso corporal (máximo de 2 g) diariamente, divididos em 4 doses.

ANTIMICROBIANOS

FÁRMACOS	APRESENTAÇÕES	INDICAÇÕES	POSOLOGIA	REAÇÕES ADVERSAS IMPORTANTES	SITUAÇÕES ESPECIAIS
ÁCIDO NALIDÍXICO Antibacteriano urinário (quinolona)	**Wintomylon** Sanofi-Aventis Susp.: 250 mg/ 5 mℓ; comp. 500 mg/56 comp.	Nas infecções urinárias e intestinais causadas por germes gram-negativos sensíveis ao ácido nalidíxico, incluindo a maioria das cepas de *Proteus* spp., *Klebsiella*, *Enterobacter* e *E. coli*	Infecção urinária: 1 g 4 vezes/dia durante 7 a 14 dias. Profilaxia da ITU: 500 mg 4 vezes/dia. Crianças: ITU: 50 a 55 mg/kg/dia ÷ 4. Tratamento profilático prolongado: 30 mg/kg/dia, ÷ 2 tomadas, em caso de tratamento prolongado	Sonolência ou insônia, tontura, vertigem, confusão, alucinações, psicose tóxica, pseudotumor cerebral, cefaleia, depressão, convulsão, febre, calafrios. Mialgia, tendinite. Alergia, exantema, urticárias, prurido. Náuseas e vômito, mal-estar, hepatite	Categoria C na gravidez. Eliminado no leite materno, mas é considerado compatível na amamentação. Idosos têm função renal diminuída, neste caso pode ser necessário diminuir a dose. Embora não comprovado, há risco de problemas articulares em crianças. Ingerir com um copo cheio de água. **Não deve ser administrado a crianças com menos de 3 meses de idade.** Uso em crianças pré-púberes: o ácido nalidíxico e fármacos a ele relacionados podem produzir erosões na cartilagem das articulações de apoio, além de outros sinais de artropatia em animais jovens, na maioria das espécies testadas. Sugere-se, pois, até o esclarecimento da

ANTIMICROBIANOS

FÁRMACOS	APRESENTAÇÕES	INDICAÇÕES	POSOLOGIA	REAÇÕES ADVERSAS IMPORTANTES	SITUAÇÕES ESPECIAIS
ÁCIDO PIPEMÍDICO Antibacteriano urinário (quinolona)	Pipurol Zambon Cáps. 200, 400 mg; xpe. 200 mg/5 mℓ / 120 mℓ	Infecção urinária; infecção de próstata	Pipurol® cáps. de 200 mg e 400 mg Doses de 15 a 40 mg/kg/dia VO, divididos em 2 administrações, de 12 em 12 h	Distúrbios gastrintestinais: náuseas, gastralgia, anorexia, diarreia e, raramente, vômito ou constipação intestinal. Reações cutâneas: erupções de tipo exantemático ou urticariformes, que raramente levam à interrupção do tratamento. Distúrbios do sistema nervoso central: em pacientes idosos, alterações neurossensoriais e psíquicas, vertigem e distúrbios do equilíbrio	significância clínica deste achado, que a administração do fármaco a crianças pré-púberes seja seguida de observação médica cuidadosa Não há estudos em gestantes, não usar. Eliminado no leite. Evitar exposição à luz solar. Ingerir em dose única à noite ou após as refeições. **Este medicamento é contraindicado na faixa etária abaixo de 2 anos**
AMICACINA Antibacteriano (aminoglicosídeo)	Amicilon Blau Amp. 100, 250, 500 mg/2 mℓ Sulfato de amicacina Novafarma Sol. inj. 100 mg/2 mℓ e 500 mg/2 mℓ	Infecção das vias biliares; infecção óssea; articular; SNC; infecção intra-abdominal; pneumonia por bactérias gram-negativas; septicemia bacteriana; infecção da pele e dos tecidos moles; infecção urinária	Dose habitual: 7,5 mg 4 vezes/dia ou 15 mg 1 vez/dia; dose máx.: 1.500 mg/dia. Pneumonia hospitalar: 7,5 mg 2 vezes/dia ou 15 mg/dia 1 vez/dia. Administrar 15 a 22,5 mg/kg/dia ÷ 3 aplicações IM/IV (correr em 30 a 60 min). Ajustar na insuficiência renal usando o nível sérico como referência: Cl_{Cr} 40 a 60: 1/2 dose a cada 24 h. Cl_{Cr} 20 a 40: 1/3 da dose a cada 24 h. Cl_{Cr} < 20: fazer a 1ª dose normal e as seguintes de acordo com o nível sérico	Nefrotoxicidade: albuminúria, hematúria, cilindros granulosos, ↓ ou ↑ K, ↓ Na, ↓ Mg, ↓ Ca. Ototoxicidade: zumbido, tontura, surdez. Alergia, erupção cutânea, angioedema, febre, anafilaxia, prurido, náuseas, vômito, bloqueio neuromuscular, tremores, cefaleia. Disfunção hepática, hepatomegalia, esplenomegalia. Uso concomitante de furosemida aumenta a nefrotoxicidade	Categoria D na gravidez. Eliminada no leite. Evitar o uso concomitante de outros fármacos nefrotóxicos ou ototóxicos, outros bloqueadores neuromusculares ou indometacina IV em prematuros

AMOXICILINA Antibacteriano (aminopenicilina; betalactâmico)	**Amoxadene** Cifarma frasco com 150 mℓ de susp. com 125 ou 250 mg/5 mℓ após reconstituição **Amoxil** GSK Susp. oral: embalagem com frasco de 150 mℓ (125 mg/5 mℓ, 250 mg/5 mℓ e 500 mg/5 mℓ). **Amoxil BD** GSK Susp. oral: embalagem com frasco de 100 mℓ (200 mg/5 mℓ e 400 mg/5 mℓ). **Amoxina** Medley Frasco com 60 mℓ de susp. com 250 mg/5 mℓ **Duzimicin** Prati, Donaduzzi Frascos com 60 e 150 mℓ de pó para susp. oral com 250 mg/5 mℓ. **Novocilin** Aché Frasco com 30 g de pó para susp. (250 mg/5 mℓ); frasco com 20 g de pó para suspensão (400 mg/5 mℓ). **Sinot** Eurofarma Frascos com 60 ou 100 mℓ de susp. com 80 mg/mℓ **Uni Amox** União Química Frascos com 150 mℓ de susp. (250 ou 500 mg/5 mℓ) **Velamox BD** Sigma Pharma Frasco com 100 mℓ de susp. 400 mg/5 mℓ	Amigdalite; endocardite bacteriana (prevenção); gonorreia; infecção da pele e dos tecidos moles; infecção odontogênica; respiratória; urinária; otite média; sinusite; infecção por *Chlamydia* em grávidas, doença de Lyme; gastrite por *Helicobacter pylori*	Dose habitual: 250 a 500 mg 3 vezes/dia ou 500 a 875 mg 2 vezes/dia; dose máx.: 3 g/dia ÷ 3 tomadas. Otite, faringite, piodermite: 250 a 500 mg 3 vezes/dia Sinusite: 500 mg 3 vezes/dia (10 dias). Bronquite, pneumonia, DPOC infectada: 500 mg 3 vezes/dia. Pneumonia: 500 a 1.000 mg 3 vezes/dia; dose máx.: 3 g/dia ÷ 3 tomadas. Cistite: VO – 500 mg 3 vezes/dia durante 3 ou 7 dias. Gonorreia: 3.000 mg + 1 g de probenecida em dose única. Erradicação de *H. pylori*: 1.000 mg 2 vezes/dia (em associação com outros fármacos). Profilaxia de endocardite: 2 g (50 mg/kg) 1 h antes do procedimento. RN e < 3 meses: 20 a 30 mg/kg/dia ÷ 2 tomadas. Crianças < 20 kg: 25 a 50 mg/kg/dia ÷ 3 tomadas máx.: 100 mg/kg/dia. Se houver suspeita de pneumococo resistente (otite, sinusite, pneumonia), deve-se usar a dose de 90 mg/kg/dia ÷ 3 tomadas. Preparações tri-hidratadas ou cobertas por filme (BD): mesma dose diária ÷ 2. Crianças > 20 kg: 250 a 500 mg 3 vezes/dia. Gonorreia: para maiores de 2 anos usar 50 mg/kg + 25 mg/kg de probenecida (dose única)	Irritação, agitação, ansiedade, insônia, confusão, tontura, alteração de comportamento, convulsões. Náuseas, vômito, diarreia, febre. Alergia cutânea, urticária, erupção cutânea entre 3º e 14º dias iniciando no tronco (10%), eritema polimorfo, dermatite esfoliativa, síndrome de Stevens-Johnson, anafilaxia	Categoria B na gravidez. Eliminada no leite materno. **Administrada com ou sem alimento.** Ajustar na insuficiência renal: Cl_{Cr} 10 a 30: ↑ intervalo 8 > 12 h Cl_{Cr} < 10 ↑ intervalo de 8 > 24 h

ANTIMICROBIANOS

Associações

FÁRMACOS	APRESENTAÇÕES	INDICAÇÕES	POSOLOGIA	REAÇÕES ADVERSAS IMPORTANTES	SITUAÇÕES ESPECIAIS
AMOXICILINA + CLAVULANATO Antibacteriano; associação de aminopenicilina (amoxicilina) e inibidor de betalactamase (ácido clavulânico ou clavulanato de potássio) (aminopenicilina [betalactâmico] + inibidor de betalactamase)	**Clavicin** AsperPharma Amp. 10 mℓ: 500 + 100 mg; amp. 20 mℓ: 1.000 + 200 mg **Clavulin** GlaxoSmithKline Susp. 125 + 31,2 mg/5 mℓ, susp. 250 + 62,5 mg/mℓ; comp. rev. 500 + 125 mg; comp. rev. BD 875 + 125 mg; susp. BD 200 + 28,5 mg/5 mℓ, susp. BD 400 + 57,0 mg/5 mℓ; amp. (10 mℓ) IV: 1.000, 200 mg **Doclaxin** Ariston Pó liófilo para sol. inj./10, 20, 50 fr.-amp. de 500 mg/100 mg ou 1.000 mg/200 mg, acompanhados de amp. de diluente de 10 mℓ. Emb. com 10, 20, 100 fr. amp. **Novamox 2X** Aché Comp. rev. 875 mg + 125 mg; pó para susp. oral 400 mg/5 mℓ + 57 mg/5 mℓ **Sigma-Clav BD** Sigma Pharma Comp. 125, 875 mg/14 comp. **Sinot Clav** Eurofarma Comp. rev. 6,14, 20 comp. rev.	Infecção da pele e tecidos moles; infecção orofacial; infecção das vias respiratórias; infecção urinária; infecção odontogênica	250 a 500 mg 3 vezes/dia ou 500 a 875 mg 2 vezes/dia. Otite: 500 mg 2 a 3 vezes/dia ou BD: 500 a 875 mg 2 vezes/dia. Sinusite: 1.000 mg 2 vezes/dia (10 dias). Pneumonia comunitária: 500 mg 3 vezes/dia ou 875 a 1.000 mg 2 vezes/dia durante 7 a 10 dias Crianças de 1 a 3 meses: 30 mg/kg/dia ÷ 2 vezes/dia. Crianças > 3 meses 20 a 40 mg/kg/dia ÷ 3 vezes/dia ou 25 a 45 mg/kg/dia ÷ 2 vezes/dia	Cefaleia, mal-estar, tontura, diarreia (> 10% mais frequente que com amoxicilina isolada), náuseas, vômito, desconforto abdominal, flatulência, colite pseudomembranosa, alergia cutânea, erupção cutânea, urticária	Não há estudos adequados em mulheres. Em cobaias não ocorreram efeitos adversos no feto. Eliminado no leite materno. Ingerir com o estômago vazio (1 h antes ou 2 h depois das refeições), se o paciente apresentar distúrbios gastrintestinais com o uso do produto, ingeri-lo no início das refeições. Ajustar dose na insuficiência renal: Cl_{cr} 10 a 30: 75% da dose e intervalo de 12 h. CL_{CR} < 10: 75% da dose e intervalo de 24 h

MEDICAMENTOS

Fármaco	Apresentações	Indicações	Posologia	Efeitos adversos	Observações
AMOXICILINA + SULBAC-TAM Antibacteriano de amplo espectro	**Trifamox IBL** Merk-Bagó fr.-amp. (5 mℓ): 500 + 250 mg; fr.-amp. (5 mℓ): 1.000 + 500 mg **Trifamox IBL BD** Merk-bagó Comp. rev. 875 + 125 mg; susp. 1.000 + 250 mg/5 mℓ **Sulbamox** Farmasa Susp. oral amoxicilina 1 g/5 mℓ + sulbactam 250 mg/5 mℓ; comp. rev. amoxicilina 875 mg + sulbactam 125 mg	Indicado por processos infecciosos por microrganismos sensíveis à amoxicilina e ao sulbactam	Dose calculada para amoxicilina: VO: < 12 anos – 50 mg/kg/dia da amoxicilina ÷ 2 a 3 tomadas; > 12 anos – 1 comp. 2 vezes/dia IV ou IM: < 12 anos – 60 a 75 mg/kg/dia da amoxicilina ÷ 2 a 3; dose máx.: 150 mg/kg/dia; > 12 anos – 1 fr.-amp. 1.500 mg 3 vezes/dia. **Exige ajuste na insuficiência renal**	Náuseas, vômito, diarreia, dispepsia, má digestão. Alergia, exantema	Não há estudos sobre mulheres grávidas. Eliminado no leite. **Sensíveis:** S. aureus, S. albis, S. faecalis, S. pneumoniae, S. pyogenes e S. viridans, Corynebacterium sp. Listeria, E. coli, Citrobacter, Acinetobacter, H. influenzae, Klebsiella, Proteus, Salmonella, Shigella, B. pertussis, Brucella, N. gonorrhoeae, N. meningitidis, Moraxella catarrhalis. **Resistentes:** algumas cepas de S. aureus, S. pneumoniae, Pseudomonas.
AMPICILINA Antibacteriano (aminopenicilina; betalactâmico)	**Amplacilina** Eurofarma Susp. 250 mg/5 mℓ; cáps. 250, 500 mg; comp. 1.000 mg; fr.-amp. 500, 1.000 mg **Amplati** Novafarma Fr.-amp. 500, 1.000 mg **Binotal** Bayer Comp. 500, 1.000 mg; fr.-amp. 500, 1.000 mg **Cilinon** Blau Embalagem com 1 fr.-amp. e 100 fr.-amp. de 500 e 1.000 mg **Praticilin** Prati Donaduzzi frascos com 60 e 150 mℓ de suspensão oral com 250 mg/5 mℓ. **Uni Ampicilina** União Química Embalagens com 50 fr.-amp. com 500 mg e 1 g	Endocardite bacteriana; infecção: biliar; ginecológica; intestinal; obstétrica; respiratória; urinária; meningite bacteriana; septicemia. Febre tifoide	VO: 500 a 1.000 mg × 3 a 4 IM: 500 a 1.500 mg × 4 a 6 IV: 500 a 3.000 mg × 4 a 6 Máx. 14 g/dia. Cistite: VO: 500 mg × 4 por 3 ou 7 dias. Sepse ou meningite: 100 a 200 mg/kg/dia ÷ 4 a 6. Crianças: < 20 kg: 50 a 100 mg/kg/dia ÷ 4 > 20 kg: 250 a 500 mg ÷ 4 Via IV: 100 a 200 mg/kg/dia Meningite: 400 mg/kg/dia ÷ 4; máx.: 12 g/dia Ajustar na insuficiência renal: Cl$_{cr}$ 10 a 30: ↑ intervalo de 6 para 8 a 12 h. Cl$_{cr}$ < 10: ↑ intervalo de 6 para 12 h	Alergia, erupção cutânea urticária, anafilaxia, prurido. Vômito, diarreia (20%), náuseas. Febre medicamentosa, convulsões em dose muito altas, nefrite intersticial. Erupção cutânea é mais frequente em pacientes com mononucleose, com citomegalia ou com LLA, ou recebendo alopurinol	Não há estudos adequados em mulheres grávidas. Em cobaias não ocorreram efeitos adversos no feto. Eliminado no leite materno. Ingerir o produto com o estômago vazio (1 h antes ou 2 h depois das refeições). **Sensíveis:** Gram-positivos sensíveis à penicilina Meningococo Streptococcus Pneumococo Enterococo Bacilos gram-positivos Anaeróbios ± Shigella ± Proteus ± Gonococo Listeria S. tiphy Haemophilus ± **Resistentes:** Todas as bactérias produtoras de betalactamases: Estafilococos resistentes à penicilina. A maioria das cepas de Haemophilus influenzae Klebsiella Pseudomonas Enterobacter Serratia Proteus B. fragilis, Salmonella ±

ANTIMICROBIANOS

FÁRMACOS	APRESENTAÇÕES	INDICAÇÕES	POSOLOGIA	REAÇÕES ADVERSAS IMPORTANTES	SITUAÇÕES ESPECIAIS
AZITROMICINA	**Astro**^Eurofarma frascos com 600 mg, 900 mg, 1.500 mg + flaconetes diluentes com 9 ou 12 ou 22 mℓ **Azi**^Sigma Pharma Susp. oral com 900 mg ou 1.500 mg + copo medida + seringa (900 mg) ou colher (1.500 mg) dosadora com 200 mg/5 mℓ **Azitrax**^Farmoquímica Susp. com 600 e 900 mg. **Zitromax**^Pfizer Zitromax® pó para susp. oral de 600 mg em embalagem contendo 1 frasco acompanhado de 1 flaconete com 9 mℓ de diluente, 1 seringa para uso oral graduada até 5 mℓ, 1 tampa interna para fixação à boca do frasco. Zitromax® pó para susp. oral de 900 mg em embalagem contendo 1 frasco acompanhado de 1 flaconete com 12 mℓ de diluente, 1 seringa para uso oral graduada até 5 mℓ, 1 tampa interna para fixação à boca do frasco	Indicado em infecções causadas por organismos suscetíveis, em infecções do trato respiratório inferior incluindo bronquite e pneumonia, em infecções da pele e tecidos moles, em otite média aguda e infecções do trato respiratório superior incluindo sinusite e faringite/tonsilite	Faringite, otite, pneumonia: 10 mg/kg/dia ÷ 1 no primeiro dia e 5 mg/kg/dia nos dias seguintes (máx. 500 mg/dia) por 3 dias na faringite, 5 dias na otite e sinusite e 7 dias na pneumonia. Micobactérias atípicas: 20 mg/kg/dia ÷ 1 (máx. 1.200 mg/dia). Cólera: dose única de 20 mg/kg (opção a sulfatrimetoprina ou eritromicina)	Infecções e infestações: monilíase e vaginite. Sanguíneo e linfático: trombocitopenia. Sistema imune: anafilaxia (raramente fatal). Metabolismo e nutrição: anorexia. Psiquiátrico: reação agressiva, nervosismo, agitação e ansiedade. Sistema nervoso: tontura, convulsões, cefaleia, hiperatividade, hipoestesia, parestesia, sonolência e desmaio. Casos raros de distúrbio de paladar/olfato e/ou perda foram relatados. Ouvido e labirinto: surdez, zumbido, alterações na audição, vertigem. Cardíaco: palpitações e arritmias incluindo taquicardia ventricular foram relatados. Há relatos raros de prolongamento do QT e *torsade de pointes*. Vascular: hipotensão. Gastrintestinal: vômito/diarreia, dispepsia, constipação intestinal, colite pseudomembranosa, pancreatite e raros relatos de alteração da cor da língua. Pele e tecido subcutâneo: reações alérgicas incluindo prurido, exantema, fotossensibilidade, edema, urticária e angioedema. Foram relatados raros casos de reações dermatológicas graves, incluindo eritema polimorfo, síndrome de	*Shigella* ± *E. coli* ± Enterococos ± *Mycoplasma* *Chlamydia* Não há estudos adequados em gestantes. Em cobaias não ocorreram efeitos adversos no feto. Eliminado no leite materno. Ingerir com o estômago vazio (1 h antes ou 2 h depois das refeições). Nenhum macrolídio é útil para *S. aureus* resistente à oxacilina. Algumas cepas de *S. aureus* sensíveis à oxacilina são resistentes

Medicamento	Apresentação	Indicação	Dose	Efeitos adversos	Observações
	Zitromil GSK Pó para susp. 600 mg: cx. com 1 frasco vidro âmbar + diluente frasco plástico + dosador. Pó para susp. 900 mg: cx. com 1 frasco vidro âmbar + diluente frasco plástico + dosador			Stevens-Johnson e necrólise epidérmica tóxica. Sistema musculoesquelético e tecido conjuntivo: artralgia. Renal e urinário: nefrite intersticial e disfunção renal aguda. Geral: relataram-se astenia, cansaço, mal-estar	
AZTREONAM Antibacteriano (monobactâmico; beta-lactâmico)	**Azanem** Biochimico Fr.-amp. de 500 mg e 1 g + diluente **Azeus** Novafarma Cartuchos com 1 fr.-amp. de 500 mg e 1 g **Uni Aztrenam** União Química Fr.-amp. com 1 g + diluente (3 mℓ)	Infecção de pele e tecidos moles; ginecológica; intra-abdominal; respiratória; urinária; septicemia por bactérias gram-negativas	90 a 120 mg/kg/dia ÷ 3 a 4. Infecções graves: 120 a 150 mg/kg/dia ÷ 3 a 4. Infecção por *Pseudomonas* e fibrose cística: até 200 mg/kg/dia ÷ 3 a 4. Correção na insufic. renal: CL_{Cr} 10 a 30: 50% da dose CL_{Cr} < 10: dar 25% da dose	Diarreia, náuseas, vômito, dor abdominal. Aumento dos níveis séricos de TGO (AST), hepatite. Hipotensão. Convulsões, confusão. Tromboflebite, dor no local da injeção. Anafilaxia	Não há estudos adequados em gestantes. Em cobaias não ocorreram efeitos adversos no feto. Eliminado no leite materno. O aztreonam é considerado um agente alternativo apropriado para o tratamento de infecções bacterianas graves em recém-nascidos e crianças. Um estudo recente que aborda a questão de segurança indica que aztreonam foi bem tolerado e seguro em pacientes prematuros, quando uma sol. de glicose (> 5 mg/kg/min) foi infundida concomitantemente com o objetivo de alterar os efeitos secundários, como hipoglicemia induzida por arginina
CLARITROMICINA Antibacteriano (macrolídio; azalídio)	**Klaricid** Abbott Frasco com 60 mℓ de susp. com 125 e 250 mg/5 mℓ + seringa dosadora + adaptador **Klaricid IV** Abbott Fr.-amp. com 500 mg	Amigdalite; faringite; infecção das vias respiratórias superiores e inferiores; infecção de pele e tecidos moles; infecção orofacial; pneumonia; sinusite	A dose diária recomendada, para crianças de 6 meses a 12 anos, é de 7,5 mg/kg de peso corporal (correspondentes a 0,3 mℓ/kg de peso corporal da susp. reconstituída de 25 mg/mℓ, ou correspondente a 0,15 mℓ/kg de peso corporal da suspensão reconstituída de 50 mg/mℓ), 2 vezes/dia. A duração normal do tratamento é de 5 a 10 dias. A dose máxima diária de administração do medicamento é de 1 g (500 mg 2 vezes/dia). Tratamento de MAC (*Mycobacterium avium complex*) Em crianças com infecções disseminadas ou localizadas por micobactérias (*M. avium*, *M. intracellulare*, *M. chelonae*, *M. fortuitum*, *M. kansasii*),	Cefaleia, náuseas, vômito, diarreia, dor abdominal, hepatite, alteração do paladar. Erupção cutânea, prurido. Insônia, vômito, dispepsia, náuseas e dor abdominal, convulsão, ageusia, parosmia, anosmia e parestesia, surdez	Não há estudos adequados em gestantes (em cobaias ocorreram alguns efeitos adversos no feto). Eliminada no leite, não prescrever para lactantes. Ingerir com ou sem alimento (sem alimento a absorção é mais rápida). **Uso pediátrico acima de 6 meses de idade** **Atenção diabéticos: contém açúcar**

ANTIMICROBIANOS

FÁRMACOS	APRESENTAÇÕES	INDICAÇÕES	POSOLOGIA	REAÇÕES ADVERSAS IMPORTANTES	SITUAÇÕES ESPECIAIS
			a dose de claritromicina recomendada para tratamento é de 7 a 15 mg/kg de peso corporal, 2 vezes/dia. Nesses casos, o tratamento com claritromicina deve continuar pelo tempo em que for demonstrado benefício clínico. A adição de outros medicamentos contra micobactérias pode ser benéfica		
CLORANFENICOL Antibacteriano (ácido dicloroacético [derivado])	**Quemicetina**[Pfizer] Xpe. 156 mg/5 mℓ 100 mℓ; fr.-amp.: 1.000 mg	Febre tifoide; infecção ocular; salmonelose	50 mg (base) por kg de peso por dia; em prematuros e recém-nascidos com menos de 2 semanas de vida, a dose é de 25 mg (base) por kg de peso por dia. A concentração sérica para a VO deve ser mantida entre 10 e 25 microgramas por mℓ	Náuseas, vômito, diarreia, alergia, erupção cutânea, febre, confusão, cefaleia. Depressão medular transitória e dose-dependente, sobretudo com nível sérico > 25 ng/mℓ e melhora com a suspensão do fármaco. Anafilaxia, reações de Herxheimer ocorreram durante a terapia de febre tifoide. Síndrome cinzenta do recém-nascido: é caracterizada por distensão abdominal, vômito, flacidez, cianose, colapso circulatório e morte; provavelmente ocorre por acúmulo sérico do fármaco pela incapacidade do neonato em conjugar e eliminar o cloranfenicol	Não há estudos adequados em gestantes (em cobaias ocorreram alguns efeitos adversos no feto). Eliminado no leite, não amamentar. Testes hematológicos devem ser feitos antes do tratamento e a cada 2 dias durante a terapia. Ingerir com o estômago vazio, 1 h antes ou 2 h depois das refeições
DAPSONA Antilepromatoso; antibacteriano (sulfona; leprostático; hansenostático; antimicobacteriano; antiprotozoário)	**Dapsona**[Furp] Comp. 100 mg	Hanseníase; dermatite herpetiforme	1 a 2 mg/kg/dia ÷ 1 (máx.: 100 mg/dia): durante 6 meses a vários anos (assoc. rifampicina mensal ou clofazimina)	Transtorno psiquiátrico, cefaleia, nervosismo, cansaço, febre, neuropatia, taquicardia, náuseas, distúrbios digestivos, dermatite	Categoria C na gravidez. Eliminada no leite, não amamentar. Monitorar funções hepática e hematológica, antes, durante e depois do tratamento

DOXICICLINA
Antibacteriano; antimalárico (tetraciclina)

Vibradoxin sandoz
Embalagem com 15 comps. solúveis de 100 mg

Vibramicina Pfizer
Embalagens com 20 comps. solúveis de 100 mg

Vibramicina Pfizer
Embalagem com 15 dgs. de 100 mg

Cólera; gengivite ulcerativa necrosante aguda (angina de Vincent); periodontite; malária

O esquema posológico recomendado para crianças pesando até 45 kg é de 4,4 mg/kg de peso corporal no primeiro dia de tratamento, administrados como dose única diária, ou em 2 doses, seguida por uma dose de manutenção de 2,2 mg/kg de peso corporal, em dose única diária ou dividida em 2 doses. Em infecções mais graves doses de manutenção de até 4,4 mg/kg de peso corporal podem ser utilizadas.
Profilaxia de malária: para crianças acima de 8 anos, dose diária de 2 mg/kg até 100 mg. A profilaxia pode começar de 1 a 2 dias antes da viagem para uma área endêmica, e deve continuar durante a viagem. Após o viajante deixar a área, a profilaxia deve ser mantida nas 4 semanas subsequentes.
Carbúnculo (antraz maligno) adquirido por inalação: crianças pesando menos de 45 kg, dose oral de 2,2 mg de Vibramicina® por kg de peso corporal, 2 vezes/dia durante 60 dias

Aumento da pigmentação da pele; erupção cutânea; sensibilidade à luz; urticária. Diarreia, náuseas, vômito

Sensíveis:
Chlamydia trachomatis, micobactérias atípicas, Actinobacter sp., Actinomyces sp., Bacteroides sp., Bartonella, Brucella, Campylobacter fetus, Clostridium sp., Enterobacter, E. coli, Francisella, Listeria, Mycoplasma, Gonococcus, Shigella, pneumococo, V. cholerae, Yersinia, H. influenzae, Legionella, Plasmodium falciparum resistente, doença de Lyme, riquetsioses.
Casos de fontanelas abauladas em crianças foram relatados em pacientes recebendo a dose terapêutica total. Este quadro desapareceu rapidamente com a descontinuação do medicamento.
Uso pediátrico acima de 8 anos de idade.
Assim como ocorre com outras tetraciclinas, a doxiciclina forma um complexo cálcico estável em qualquer tecido ósseo em formação. Foi observada uma redução no índice de crescimento da fíbula em prematuros, aos quais foram administradas doses orais de 25 mg/kg de tetraciclina, 6/6 h. Esta reação mostrou ser reversível com a descontinuação do medicamento. O uso de medicamentos da classe das tetraciclinas durante o desenvolvimento da dentição (segunda metade da gravidez, primeira infância e crianças até os 8 anos de idade) pode causar alteração permanente da coloração dos dentes (amarelo-cinza-pardo). Esta reação adversa é mais comum durante tratamentos prolongados, mas foi observada em tratamentos repetidos a curto prazo. Hipoplasia do esmalte dentário também foi relatada

Há evidências de risco em fetos humanos. Só usar se o benefício potencial justificar o risco potencial.
Eliminado no leite, não amamentar. Pode alterar a coloração dos dentes em crianças.

ANTIMICROBIANOS

FÁRMACOS	APRESENTAÇÕES	INDICAÇÕES	POSOLOGIA	REAÇÕES ADVERSAS IMPORTANTES	SITUAÇÕES ESPECIAIS
ERITROMICINA Antibacteriano (macrolídio)	Estolato: **Ilosone** Valeant Dg. 500 mg/10, 48 dg.; susp. 125, 250 mg/5 ml 100 ml; sol. tópica 20 mg/ml/120 ml **Rubromicin** PratiDonaduzzi Susp. oral 125, 250 mg/5 ml/fr. com 60 ml e emb. com 50 fr.; Comp. rev. de 250 mg. emb. com 12, 300 comp. rev.; comp. rev. de 500 mg. emb. com 12, 300 e 480 comp. rev.	Amigdalite; conjuntivite do recém-nascido (causada por *Chlamydia trachomatis*); coqueluche; disenteria amebiana; endocardite; faringite; infecções endocervical, orofacial, retal e uretral; infecção urogenital durante a gravidez; pneumonia na infância; sífilis primária	Crianças com: Até 12,5 kg: 10 mg/kg 6/6 h. 12,5 a 25 kg: 125 g 6/6 h. > 25 kg: 250 mg 6/6 h	Cefaleia, convulsão, fraqueza muscular. Distúrbios gastrintestinais, dor epigástrica, cólicas abdominais, náuseas, vômito, dispepsia, flatulência, diarreia, candidíase oral. Disfunção hepática, hepatite colestática, alergia, febre	Não há estudos adequados em gestantes (em cobaias ocorreram alguns efeitos adversos no feto). Eliminada no leite, não prescrever para lactantes. Características: é sempre preferível usar o estearato, pois o estolato tem maior risco de hepatite tóxica
ESPIRAMICINA Antibacteriano (macrolídio)	**Periodontil** Sanofi-Aventis Comp. rev. Cartucho com 20 comps. contendo 750.000 UI de espiramicina e 125 mg de metronidazol	Como coadjuvante nas cirurgias periodontais, tais como: gengivectomias e operações de retalho, nas afecções estomatológicas agudas (abscessos gengivais), localizadas ou generalizadas, acompanhadas de fenômenos infecciosos, como estomatites, gengivites, periodontites	A posologia recomendada é de 4 a 6 comps. por dia, durante 5 a 10 dias. A dose diária poderá ser fracionada em 3 ou 4 tomadas, de preferência às refeições	Dor epigástrica, náuseas, vômito, diarreia e casos muito raros de colite pseudomembranosa; mucosite oral; alterações no paladar incluindo sensação de boca seca, gosto metálico, anorexia; casos reversíveis de pancreatite, alteração da cor da língua/sensação de língua áspera, neuropatia sensitiva periférica; cefaleia, convulsões, tontura: casos eventuais de parestesia transitória; relatos de encefalopatia e síndrome cerebelar subaguda, que podem ser resolvidos com a descontinuação do fármaco; meningite asséptica, exantema, rubor, urticária, prurido; erupções pustulosas. síndrome de Stevens-Johnson, necrólise epidérmica tóxica, febre	**Este medicamento é contraindicado para crianças menores de 6 anos.** Categoria de risco na gravidez: C. Este medicamento não deve ser utilizado por mulheres grávidas sem orientação médica ou do cirurgião-dentista

MEDICAMENTOS

ESTREPTOMICINA Antibacteriano (aminoglicosídeo; sulfato de estreptomicina)	**FURP Estreptomicina** FURP Cx. com 50 fr.-amp. com pó para sol. inj. na concentração de 1 g, acompanhada de cx. com 50 amp. de 5 mℓ de água para injeção. Cx. com 50 fr.-amp. com pó para sol. inj. na concentração de 1 g	Este medicamento é destinado ao tratamento da tuberculose e brucelose. Na tuberculose, usa-se nos casos de falência de esquema preferencial e sempre é associado a um ou mais fármacos para diminuir o risco de resistência. Para tratar brucelose, usa-se em associação com doxiciclina	Nas crianças com peso corporal até 20 kg usa-se 20 mg/kg/dia. Pacientes com peso corporal superior a 20 kg até 35 kg devem receber 500 mg/dia. Aqueles que têm mais de 35 kg devem receber 1.000 mg/dia	Cefaleia, tontura, febre, hipotensão, miocardite, doença do soro e epidermólise, náuseas, vômito, nefrotoxicidade e ototoxicidade	Há evidências de risco em fetos humanos. Só usar se o benefício potencial justificar o risco potencial. Eliminado no leite, mas aminoglicosídeos são fracamente absorvidos por VO. O paciente deve ser mantido bem hidratado. Infecções sensíveis: tuberculose, tularemia, peste bubônica, por vários gram-positivos e negativos (igual aos outros aminoglicosídeos). Crianças não devem receber doses acima da recomendação pelo risco de depressão respiratória e coma, descritos em alguns casos
GENTAMICINA Antibacteriano (aminoglicosídeo)	**Garamicina Inj. Pediátrica** MSD Embalagem com 2 amp. de 1 mℓ com 20 mg e 40 mg. **Gentamicina** Novafarma Cx. com 50 amp. de 1 mℓ com 20 e 40 mg; cx. com 50 amp. de 2 mℓ com 80 mg	Atua quando outros antimicrobianos são ineficientes ou contraindicados. Atua em infecções do trato biliar; óssea; articular; SNC; intra-abdominal; pneumonia por gram-negativos; septicemia; brucelose; granuloma inguinal; tuberculose; tularemia; infecção da pele e tecidos moles e urinária	IV-IM: 6 a 7,5 mg/kg/dia ÷ 1 a 3. Pode-se usar em dose única diária, exceto no choque, em neutropênicos, em imunodeprimidos e na insuficiência renal ou hepática	Nefrotoxicidade, ototoxicidade, alergia, erupção cutânea, náuseas, vômito, anorexia, bloqueio neuromuscular, disfunção hepática. Nível sérico persistentemente acima de 10 mcg/mℓ implica risco de nefrotoxicidade e ototoxicidade	Há evidências de risco em fetos humanos. Só usar se o benefício potencial justificar o risco potencial. Eliminado no leite, mas aminoglicosídeos são fracamente absorvidos VO. O paciente deve ser bem hidratado. **Microrganismos sensíveis: gram-negativos** – *E. coli*, *Pseudomonas*, *Proteus*, *Klebsiella*, *Enterobacter*, *Serratia*, *Salmonella*, *Shigella*, *Citrobacter*, enterococos. **Resistentes:** anaeróbios

Associações

IMIPENÉM + CILASTATINA Antibacteriano de amplo espectro (tienamicina [derivado]; carbapenêmico; antibiótico betalactâmico [imipeném] associado a inibidor do metabolismo renal do imipeném [cilastatina])	**Tienam IM** Merck Sharp Dohme Fr.-amp. 500 mg (+ 500 mg cilastatina) + diluente com lidocaína (2 mℓ) **Tienam IV** Merck Sharp Dohme 500 mg fr. 100 mℓ (+ 500 mg de cilastatina) **Tiepem** Biochimico Pó para sol. inj. 1, 10 fr.-amp.	A atividade contra um espectro excepcionalmente amplo de patógenos o torna particularmente útil para o tratamento de infecções polimicrobianas e mistas, aeróbias e anaeróbias, assim como para a terapêutica inicial anterior à identificação do organismo causador da infecção	Para crianças e bebês, recomenda-se o seguinte esquema posológico: crianças e bebês com peso corporal < 40 kg devem receber 15 mg/kg 6/6 h; crianças com peso corporal ≥ 40 kg devem receber as doses recomendadas para adultos. A dose total diária não deve exceder 2 g	Eritema, dor e enduração local, tromboflebite, exantema, prurido, urticária, eritema polimorfo, síndrome de Stevens-Johnson, angiodema, necrólise epidérmica tóxica (raramente), dermatite esfoliativa (raramente), candidíase, febre (incluindo febre medicamentosa), reações anafiláticas, náuseas, vômito, diarreia, pigmentação dos dentes e/ou da língua, eosinofilia, leucopenia,	Indicado para crianças com 3 meses de idade ou mais

ANTIMICROBIANOS

FÁRMACOS	APRESENTAÇÕES	INDICAÇÕES	POSOLOGIA	REAÇÕES ADVERSAS IMPORTANTES	SITUAÇÕES ESPECIAIS
				neutropenia (incluindo agranulocitose), trombocitopenia, trombocitose, redução da hemoglobina e aumento do tempo de protrombina. Função hepática: aumento dos níveis séricos de transaminases, bilirrubinas e/ou fosfatase alcalina	
LINEZOLIDA Antibacteriano (oxazolidinona)	**Zyvox** Pfizer Comp. rev. 600 mg/10 comp.; susp. 100 mg/5 mℓ/ 150 mℓ Bolsas para infusão venosa (300 mℓ): 600 mg (2 mg/mℓ) **Linezolida** Baxter, Eurofarma Sol. inj. 2 mg/mℓ; bolsa de polipropileno com 300 mℓ de sol.	Infecções por *Enterococcus faecium* (resistente à vancomicina); pneumonia hospitalar (por *S. aureus*); infecção da pele e de tecidos moles	Pacientes pediátricos† (do nascimento até 11 anos de idade). Infecções complicadas de pele e tecidos moles Pneumonia adquirida na comunidade, incluindo bacteriemia concomitante Pneumonia hospitalar: 10 mg/kg IV 8/8 h por 10 a 14 dias consecutivos. Infecções enterocócicas resistentes a vancomicina, incluindo bacteriemia concomitante: 10 mg/kg IV 8/8 h por 14 a 28 dias consecutivos. Infecções não complicadas de pele e tecidos moles: < 5 anos – 10 mg/kg IV 8/8 h; 5 a 11 anos –10 mg/kg IV 12/12 h por 10 a 14 dias consecutivos. De acordo com os patógenos designados. †neonatos < 7 dias: a maioria dos neonatos pré-termo < 7 dias de idade (idade gestacional < 34 semanas) apresentam valores menores de depuração sistêmica da linezolida e valores maiores de AUC	Dor, cãibras e distensão abdominal, sangramento gastrintestinal, hipopotassemia, apneia, dispneia, pneumonia, tosse, faringite e febre	Não há estudos adequados em gestantes (em cobaias ocorreram alguns efeitos adversos no feto). Eliminado no leite, não amamentar. **Microrganismos sensíveis:** *Staphylococcus* resistentes à oxacilina Pneumococo resistente à penicilina *Enterococcus* resistente à vancomicina *Streptococcus* anaeróbios

		que muitos neonatos a termo e lactentes maiores. O tratamento para estes neonatos deve ser iniciado com uma dose de 10 mg/kg 12/12 h. Deve-se considerar o uso de uma dose de 10 mg/kg 8/8 h em neonatos com uma resposta clínica inadequada. Todos os pacientes neonatos devem receber 10 mg/kg 8/8 h a partir dos 7 dias de vida	
LINCOMICINA	**Frademicina**^{Pfizer} Frademicina® sol. inj. de 300 mg (300 mg/mℓ) em embalagem contendo 1 amp. de 1 mℓ. Frademicina® sol. inj. de 600 mg (300 mg/mℓ) em embalagem contendo 1 amp. de 2 mℓ	Tratamento de infecções graves causadas por bactérias aeróbias gram-positivas, incluindo estreptococos, estafilococos (inclusive estafilococos produtores de penicilinase) e pneumococos	Injeção IM: 10 mg/kg 24/24 h. Infecções mais graves: 10 mg/kg 12/12 h ou mais frequentemente. Infusão IV: 10 a 20 mg/kg/dia, dependendo da gravidade da infecção. Administrar como infusão diluída	Dor epigástrica; náuseas; vômito; estomatite; diarreia. Alergia, síndrome de Stevens-Johnson	O risco de toxicidade do álcool benzílico depende da quantidade administrada e da capacidade hepática de desintoxicação da substância química. Crianças prematuras e que nasceram com peso baixo são mais propensas a toxicidade. O cloridrato de lincomicina deve ser utilizado com precaução em pacientes com história de asma brônquica ou alergia significativa
MEROPENÉM	**Mepenox**^{Biochimico} Embalagem com 10 fr.-amp. de 500 mg e 1 g. **Meromax**^{Eurofarma} Embalagem com 5 fr.-amp. com 2 g. **Meronem IV**^{AstraZeneca} Embalagens com 10 fr.-amp. de 500 mg e 1 g; sistema fechado: pó para sol. inj. acompanhado de 10 bolsas plásticas flexíveis Baxter com 50 mℓ ou 100 mℓ de sol. inj. de cloreto de sódio a 0,9% com adaptador sem agulha para o fr.-amp.	Tratamento das infecções em adultos e crianças, causadas por uma ou múltiplas bactérias sensíveis e como tratamento empírico anterior à identificação do microrganismo causal	Crianças > 3 meses de idade e até 12 anos, a dose IV é de 10 a 40 mg/kg 8/8 h, dependendo do tipo e da gravidade da infecção, da suscetibilidade conhecida ou esperada do(s) patógeno(s) e das condições do paciente. Em crianças com peso superior a 50 kg, deve ser utilizada a posologia para adultos (500 mg a 1 g IV 8/8 h)	Febre, convulsão, confusão mental. Cefaleia, insônia, agitação. Eritema e dor local na injeção. Náuseas, vômito e diarreia	Penetra bem no SNC (menor risco de convulsão na meningite que o imipeném). **Uso pediátrico acima de 3 meses**

ANTIMICROBIANOS

FÁRMACOS	APRESENTAÇÕES	INDICAÇÕES	POSOLOGIA	REAÇÕES ADVERSAS IMPORTANTES	SITUAÇÕES ESPECIAIS
METRONIDAZOL	**Endonidazol** Fresenius Kabi Frasco de 100 mℓ com 500 mg **Flagyl Inj.** Sanofi-Aventis 1 bolsa plástica de 100 mℓ de sol. a 0,5% (500 mg) de metronidazol. **Flagyl Pediátrico** Sanofi-Aventis Susp. oral 40 mg/mℓ (4%): cartucho com 1 frasco com 100 mℓ de susp. acompanhada de copo medida graduado. (benzoilmetronidazol) **Metronack** B. braun Embalagem com 50 amp. Ecoflac plus de 100 mℓ a 0,5%; embalagem com 30 amp. Ecoflac plus de 300 mℓ com 1,5 g/300 mℓ (dose única) **Polibiotic** Prati, Donaduzzi Cx. com 1 ou 50 frascos com 80 mℓ de suspensão com 200 mg/5 mℓ	Tratamento de tricomoníase, vaginite por *Gardnerella vaginalis*, giardíase, amebíase e de infecções causadas por bactérias anaeróbicas como *Bacteroides fragilis* e outros *Bacteroides*, *Fusobacterium* sp., *Clostridium* sp., *Eubacterium* sp. e cocos anaeróbios, balantidíase, infecção por *Blastocystis hominis*, doença de Crohn, diarreia e colite associadas a *Clostridium difficile*, dracunculose	Crianças < 12 anos: a dose IV deve ser estabelecida à base de 1,5 mℓ (7,5 mg de metronidazol) 8/8 h ou 4,5 mℓ (22,5 mg de metronidazol) por kg de peso corporal (em dose única). Cada mℓ de suspensão contém 40 mg de benzoilmetronidazol que correspondem a 25 mg de metronidazol Crianças > 12 anos: 1 bolsa plástica de 100 mℓ (500 mg de metronidazol) em perfusão IV 8/8 h ou 3 bolsas plásticas de 100 mℓ (1.500 mg de metronidazol) em dose única. A medicação oral, 400 mg 3 vezes/dia, deve ser instituída assim que for possível.	Náuseas, cefaleia, alteração do paladar, anorexia, xerostomia	Os pacientes devem ser alertados que metronidazol pode provocar escurecimento da urina
OXACILINA	**Oxacilli** Novafarma Cx. com 50 fr.-amp. de 500 mg de oxacilina base **Oxanon** Blau Embalagem com 50 fr.-amp. de 500 mg + diluente	Tratamento de infecções por estafilococos produtores de penicilinase, sensíveis ao fármaco	Para infecções leves a moderadas das vias respiratórias superiores e infecções localizadas da pele e tecidos moles: Crianças < 40 kg: 50 mg/kg/dia em doses igualmente divididas a cada 6 h. Adultos e crianças ≥ 40 kg: 250 a 500 mg, cada 4 a 6 h.	Erupção cutânea, febre, eosinofilia, hematúria, proteinúria, insuficiência renal, náuseas, vômito, diarreia, estomatite, língua vilosa nigra, febre, mal-estar, urticária, mialgia, artralgia, dor abdominal, letargia, confusão, contração muscular, mioclonia multifocal,	Contraindicado em caso de hipersensibilidade conhecida à oxacilina sódica ou a qualquer outra penicilina. Reações anafiláticas graves e ocasionalmente fatais têm ocorrido em pacientes tratados com penicilina. Há interação medicamentosa com aminoglicosídeos, probenecida e penicilina. NOTA: os dados de absorção e excreção indicam que doses de 25 mg/kg/dia proporcionam níveis

MEDICAMENTOS

		Para infecções mais graves, tais como das vias respiratórias inferiores ou infecções disseminadas. Crianças < 40 kg: 100 mg/kg/dia ou mais, em doses igualmente divididas a cada 4 a 6 h. Adultos e crianças ≥ 40 kg: 1 g ou mais a cada 4 a 6 h	crise epiléptica localizada ou generalizada, urticária, prurido, febre, eosinofilia, anemia hemolítica, agranulocitose, neutropenia, leucopenia, granulocitopenia, mielodepressão, angioedema, laringospasmo, broncospasmo, hipotensão, colapso vascular e óbito	terapêuticos adequados para prematuros e neonatos. Em crianças é aconselhável a determinação frequente dos níveis sanguíneos deste medicamento, pois as penicilinases penicilinase-resistentes podem não ser completamente eliminadas do organismo nos recém-nascidos. Se necessário o médico irá ajustar a dose, além de realizar cuidadoso monitoramento clinicolaboratorial de efeitos tóxicos ou adversos
POLIMIXINA B	**Sulfato de Polimixina B** Eurofarma Fr.-amp. 500.000 UI, embalagem com 5 ampolas **Polixil B** Halier Fr.-amp. 500.000 UI; cx. com 1 e 25 fr.-amp.	Infecções agudas causadas por cepas suscetíveis de *Pseudomonas aeruginosa*	IV: adultos e crianças – 15.000 a 25.000 UI/kg peso corporal/dia em indivíduos com função renal normal. Esta dose deve ser reduzida em 15.000 UI/kg de peso para indivíduos com comprometimento renal. A dose total diária não deve exceder 25.000 UI/kg/dia. Neonatos com função renal normal podem receber acima de 40.0000 UI/kg/dia sem efeitos adversos. IM: adultos e crianças – 25.000 a 30.000 UI/kg/dia. Esta dose deve ser reduzida se houver comprometimento renal. A dose pode ser dividida e administrada em intervalos de 4 a 6 h. Intratecal: adultos e crianças > 2 anos – a dose recomendada é 50.000 UI 1 vez/dia intratecal, durante 3 a 4 dias, e então 50.000 UI 1 vez/dia durante pelo menos 2 semanas após as culturas do líquido cefalorraquidiano se apresentarem negativas e a concentração de glicose voltar ao normal; crianças < 2 anos – 20.000 UI 1 vez/dia	Irritabilidade, fraqueza, sonolência, ataxia, parestesia perioral, formigamento das extremidades e turvação da visão; albuminúria; cilindrúria; azotemia; rubor facial; vertigem progredindo a ataxia; sonolência; parestesia periférica; apneia devido ao uso concomitante de relaxantes musculares curariformes, outras substâncias neurotóxicas, ou superdosagem	**Microrganismos sensíveis:** bacilos gram-negativos, com exceção de *Proteus* sp. Há interação medicamentosa com bacitracina, estreptomicina, neomicina, canamicina, gentamicina, tobramicina, amicacina, cefaloridina, paromomicina, viomicina e colistina, relaxantes musculares curariônicos e outras substâncias neurotóxicas (éter, tubocurarina, succinilcolina, galamina, decametano e citrato de sódio)

ANTIMICROBIANOS

FÁRMACOS	APRESENTAÇÕES	INDICAÇÕES	POSOLOGIA	REAÇÕES ADVERSAS IMPORTANTES	SITUAÇÕES ESPECIAIS
			durante 3 a 4 dias ou 25.000 UI 1 vez/dia todos outros dias. Continuar com uma dose de 25.000 UI 1 vez/dia durante pelo menos 2 semanas após as culturas do líquido cefalorraquidiano se apresentarem negativas e a concentração de glicose voltar ao normal		
PENICILINA G BENZATINA	**Penicilina G Benzatina** Ariston Fr.-amp. 600.000, 1.200.000, 400.000 UI **Benzetacil** Eurofarma 600.000 UI (150.000 UI/mℓ): emb. com 1 ou 10 fr.-amp. com 4 mℓ; 1.200.000 UI (300.000 UI/mℓ): emb. com 1 ou 10 fr.-amp. com 4 mℓ	Infecções de gravidade moderada, causadas por microrganismos sensíveis à benzilpenicilina	Infecções estreptocócicas (grupo A) das vias respiratórias superiores e da pele: crianças < 27 kg – injeção única de 300.000 a 600.000 UI.; crianças maiores – injeção única de 900.000 UI.; adultos – injeção única de 1.200.000 UI. Sífilis primária, secundária e latente: Injeção única de 2.400.000 UI. Sífilis tardia: três injeções de 2.400.000 UI, com intervalo de 1 semana entre as doses. Sífilis congênita: crianças < 2 anos – 50.000 UI/kg de peso; crianças de 2 a 12 anos – Doses ajustadas de acordo com a posologia de adultos. Profilaxia da febre reumática e da glomerulonefrite: 1.200.000 UI a cada 3 ou 4 semanas	Erupções cutâneas, desde as formas maculopapulosas até dermatite esfoliativa; urticária; edema de laringe; reações semelhantes à doença do soro, incluindo febre, calafrios, edema, artralgia e prostração. Febre e eosinofilia	Há interação medicamentosa com probenecida. A injeção deve ser fornecida lentamente. Interrompa a administração se o paciente queixar-se de dor intensa no local ou se, especialmente em crianças, ocorrerem sinais e sintomas que sugiram dor intensa. Em recém-nascidos e crianças pequenas, como em indivíduos com função renal comprometida, a excreção retarda-se consideravelmente. Em crianças pequenas, pode ser preferível a face lateral da coxa

Associações

PENICILINA G PROCAÍNA E POTÁSSICA	**Wycilin** Eurofarma Cx. com 25 fr.-amp. acompanhados de 25 amp. de diluente. Cx. com 100 fr.-amp. acompanhados de 100 amp. de diluente. Cada fr.-amp. de Wycilin® contém: benzilpenicilina procaína. 300.000 UI benzilpenicilina potássica 100.000 UI Água estéril para injeção q.s.p. 2 mℓ	Infecções de gravidade moderada, causadas por microrganismos sensíveis à benzilpenicilina	Crianças < 27 kg: 300.000 UI de benzilpenicilina procaína por dia. Difteria (como coadjuvante da antitoxina): 300.000 a 600.000 UI diárias de benzilpenicilina procaína. Difteria (erradicação em portadores): 300.000 UI de benzilpenicilina procaína diariamente por 10 dias. Antraz cutâneo: 600.000 a 1.200.000 UI diárias de benzilpenicilina procaína. Fusoespiroquetose (angina de Vincent): 600.000 a 1.200.000 UI diárias de benzilpenicilina procaína	Erupções cutâneas, desde as formas maculopapulosas até as dermatites esfoliativas; urticária; edema de laringe; reações do tipo doença do soro, incluindo febre, calafrios, edema, artralgia e prostração. Febre e eosinofilia. Reações de hipersensibilidade, alteração nas funções renal e hematopoéticas em tratamentos longos em altas doses	Há interação medicamentosa com probenecida. Em recém-nascidos e crianças pequenas, como em indivíduos com função renal comprometida, a excreção retarda-se consideravelmente. Cerca de 60 a 90% de uma dose parenteral de benzilpenicilina é excretada na urina em 24 a 36 h
PIPERACILINA + TAZOBACTAM	**Piperacilina + tazobactam** Eurofarma 2 g + 250 mg pó sol. inj.; 4 g + 500 mg pó sol. inj. **Tazocin** Pfizer Fr.-amp. Piperacilina 2 g + tazobactam 250 mg e fr.-amp. Piperacilina 4 g + tazobactam 500 mg	Piperacilina sódica, tazobactam sódico é indicado para o tratamento das seguintes infecções bacterianas sistêmicas e/ou locais causadas por microrganismos gram-positivos e gram-negativos aeróbios e anaeróbios sensíveis à piperacilina/tazobactam ou à piperacilina: Infecções neutropênicas febris em pacientes pediátricos. É recomendado o tratamento em associação a um aminoglicosídeo. Infecções intra-abdominais em crianças com 2 anos ou mais	Adultos e crianças acima de 12 anos de idade: em geral, a dose diária total recomendada é de 12 g de piperacilina/1,5 g de tazobactam divididos em doses a cada 6 ou 8 h. Doses tão elevadas quanto 18 g de piperacilina/2,25 g de tazobactam por dia em doses divididas podem ser utilizadas em caso de infecções graves. Neutropenia pediátrica: em crianças com função renal normal e menos de 50 kg, a dose deve ser ajustada para 80 mg de piperacilina/10 mg de tazobactam por kg de peso corporal a cada 6 h e utilizada em associação à dose adequada de um aminoglicosídeo. Em crianças com mais de 50 kg, seguir a posologia para adultos e utilizar em associação à dose adequada de um aminoglicosídeo.	Eritema e prurido, náuseas e vômito, diarreia, cefaleia; constipação intestinal; náuseas, insônia, eritemas, inclusive maculopapular, bolhoso, urticária e eczema; vômito, prurido, alteração na consistência das fezes, febre, agitação, dor, monilíase, hipertensão, vertigem, dor abdominal, dor torácica, edema, ansiedade, rinite e dispneia. A associação piperacilina/tazobactam pode causar reações cutâneas graves, como a síndrome de Stevens-Johnson, necrólise epidérmica tóxica, reações adversas a medicamentos com eosinofilia e sintomas sistêmicos (DRESS – *Drug Reaction with Eosinophilia and Systemic Symptoms*) e pustulose exantemática aguda generalizada.	Há interação medicamentosa com probenecida, vecurônio, heparina, anticoagulantes orais e outros medicamentos com potencial para alterar o sistema de coagulação sanguínea, incluindo a função trombótica. **Uso apenas IV e em crianças > 2 anos**

ANTIMICROBIANOS

FÁRMACOS	APRESENTAÇÕES	INDICAÇÕES	POSOLOGIA	REAÇÕES ADVERSAS IMPORTANTES	SITUAÇÕES ESPECIAIS
			Infecções intra-abdominais pediátricas: para crianças entre 2 e 12 anos, com até 40 kg e função renal normal, a dose recomendada é de 112,5 mg/kg 8/8 h (100 mg de piperacilina/12,5 mg de tazobactam). Para crianças entre 2 e 12 anos, com mais de 40 kg e função renal normal, seguir a orientação posológica para adultos. Recomenda-se tratamento mínimo de 5 dias e máximo de 14 dias, considerando que a administração da dose continue por, no mínimo, 48 h após a resolução dos sinais clínicos e sintomas.	Se apresentarem erupções cutâneas, os pacientes devem ser monitorados cuidadosamente e o medicamento deve ser descontinuado caso as lesões avancem	
RIFAMPICINA (RIFAMICINA)	**Furp Rifampicina** Furp Cáps. gelatinosas 300 mg; susp. oral 20 mg/mℓ **Rifaldin** Sanofi Aventis Cáps. 300 mg; susp. oral 100 mg/5 mℓ	Tratamento das diversas formas de tuberculose e hanseníase (em associação com outros agentes), tratamento de portadores nasofaríngeos de *Neisseria meningitidis* de indivíduos que mantiveram contato com portadores de meningite meningocócica ou de crianças pequenas e sem imunização específica, que tiveram contato familiar com meningite pelo *Hemophilus influenzae* do tipo b	Na tuberculose: a dose diária é de 600 mg para pacientes com 50 kg ou mais, de 450 mg para pacientes com menos de 50 kg geralmente em uma única administração. Para crianças até 12 anos é de 10 a 15 mg/kg de peso corporal (recomenda-se não superar a dose diária de 600 mg). Rifampicina deve, em geral, ser associada a outros tuberculostáticos. Nas infecções inespecíficas: uso em crianças: a dose diária aconselhada é de 20 mg/kg em uma ou duas administrações. Em todos os casos (exceto na blenorragia), continuar o tratamento por mais alguns dias, mesmo após a remissão dos sintomas. Método de administração: Rifampicina deve ser administrada em jejum no mínimo 30 min antes ou 2 h após as refeições	Rubor facial, prurido e erupção cutânea generalizada, assim como púrpura, epistaxe, metrorragia, hemorragia gengival e anemia hemolítica. Síndrome pseudogripal com febre, astenia, cefaleia, tremores e mialgia, podendo evoluir com nefrite intersticial, necrose tubular aguda, trombocitopenia e choque. Na área digestiva: mal-estar, inapetência, náuseas, vômito, icterícia, insuficiência hepática e diarreia	Contraindicações: insuficiência hepática, uso concomitante de contraceptivos orais ou fármacos hepatotóxicos, insuficiência renal grave, gravidez, lactação. Há interação medicamentosa com prednisona, quinidina, cetoconazol, propranolol, digitoxina, clofibrato e sulfonilureia, além de diminuir a eficácia dos anticoagulantes cumarínicos e dos contraceptivos orais, antiácidos e do cetoconazol. Recomenda-se a ingestão com o estômago vazio, longe das refeições. Crianças: recomenda-se que o tratamento da tuberculose em crianças contenha um esquema de três medicamentos, incluindo a rifampicina, isoniazida e pirazinamida nos primeiros 2 meses de tratamento, então rifampicina e isoniazida diariamente ou 2 vezes/semana nos 4 meses seguintes. Quando administrado durante as últimas semanas da gestação, pode causar hemorragia pós-natal na mãe e na criança, para as quais o tratamento com vitamina K pode ser indicado

MEDICAMENTOS 1053

Rifocina Spray Sanofi–Aventis Sol. tópica 10 mg/mℓ: embalagem com 1 frasco *spray* contendo 20 mℓ	Tratamento tópico das infecções de superfície, causadas por microrganismos sensíveis à rifamicina. Ferimentos e feridas infectadas, queimaduras, furúnculos, piodermites, dermatoses infectadas, úlceras varicosas, pós-flebíticas, ateroscleróticas e diabéticas, dermatites eczematoides, derivativos de feridas pós-cirúrgicas infectadas (adenites, panarícios, supurações de parede)	Para crianças pesando menos de 50 kg, submetidas à hemodiálise, a dose recomendada é de 45 mg/kg 8/8 h Pulverizar a área afetada a cada 6 a 8 h, ou a critério médico	Pigmentação predominantemente vermelho-alaranjada na pele e/ou fluidos. Lentes de contato, dentes ou dentaduras podem tornar-se permanentemente manchados. Têm sido relatados raros casos de reações dolorosas ou alérgicas no local de aplicação. Em casos excepcionais, tem sido relatada a possibilidade de reações graves de hipersensibilidade sistêmica, incluindo choque ou reações anafiláticas, após a aplicação tópica em lesões cutâneas contínuas ou outras regiões do corpo	Há interação medicamentosa com saquinavir/ritonavir
SULFADIAZINA **Suladrin** Catarinense Comp. 500 mg	Tratamento das infecções gonocócicas, estafilocócicas, estreptocócicas e meningocócicas	A dose inicial recomendada é de 75 mg/kg e a dose de manutenção é de 150 mg/kg/dia VO, fracionadas em 3 tomadas. Sulfadiazina é utilizada em crianças menores de 2 anos de idade para toxoplasmose congênita em uma dose oral de 50 mg/kg 2 vezes/dia durante 12 meses em associação com pirimetamina e ácido folínico. A dose máxima deste medicamento deverá ser 150 mg/kg para crianças	Cefaleia, vertigem, insônia, convulsões, depressão, reações psicóticas e meningite asséptica, prurido, rubor, reações de fotossensibilidade, dermatite esfoliativa, eritema nodoso, zumbido, ataxia e hipotireoidismo. Exantema, prurido, reações de fotossensibilidade, dermatite esfoliativa e eritema nodoso. Cristalúria é muito comum devido à baixa solubilidade da sulfadiazina e seus derivados na urina. Reação rara: lupus eritematoso sistêmico, particularmente a exacerbação da doença preexistente. Reações alérgicas graves, potencialmente fatais, incluindo necrose epidérmica tóxica e síndrome de Stevens-Johnson podem ocorrer em pacientes tratados com sulfadiazina	Interações medicamentosas: ácido para-aminobenzoico e seus compostos derivados, particularmente aminobenzoato de potássio; anticoagulantes orais; metotrexato; fenitoína; sulfonilureia

ANTIMICROBIANOS

Associações

FÁRMACOS	APRESENTAÇÕES	INDICAÇÕES	POSOLOGIA	REAÇÕES ADVERSAS IMPORTANTES	SITUAÇÕES ESPECIAIS
SULFAMETOXAZOL (SMX) + TRIMETOPRIMA (TMP)	**Bactrin** Roche Comp. 80 mg de TMP e 400 mg de SMX/20 comp.; susp. oral pediátrica: 40 mg de TMP e 200 mg SMX/fr. com 50, 100 mℓ **Bactrin F** Roche Comp. 160 mg de TMP e 800 mg de SMX/4, 10 comp.; susp. 80 mg de TMP e 400 mg SMX/fr. com 100 mℓ **Sulfametoxazol–trimetoprima** Sandoz Comp. 400 mg/80 mg (TMP), comp. 800 mg/160 mg (TMP). Uso > 12 anos **Sulfametoxazol–trimetoprima** Vitipan Susp. oral 40 mg/mℓ + 8 mg/mℓ (TMP) Uso > 6 semanas de vida	Tratamento em infecções causadas por microrganismos sensíveis	Crianças < 12 anos: os esquemas abaixo para crianças são aproximadamente equivalentes à dose diária de 6 mg de trimetoprima e 30 mg sulfametoxazol por kg de peso. Para infecções graves, a dose apresentada para crianças pode aumentar em até 50%. Duração do tratamento em infecções agudas, Bactrim® deve ser administrado por pelo menos 5 dias, ou até que o paciente esteja assintomático por pelo menos 2 dias. Se a melhora clínica não for evidente após 7 dias de tratamento, o paciente deve ser reavaliado. Crianças – profilaxia de pneumonia causada por *Pneumocystis jirovecii*. Para crianças a dose recomendada é de 150 mg/m²/dia TMP com 750 mg/m²/dia SMZ administrados por via oral em doses iguais divididas em duas vezes, durante 3 dias consecutivos por semana. A dose diária total não deve exceder 320 mg de TMP e 1.600 mg SMZ	Náuseas, vômito, diarreia, cólicas, desconforto abdominal, urticárias, erupções cutâneas, cefaleia, tontura e fraqueza muscular	Contraindicação: – lesões graves do parênquima hepático – insuficiência renal grave – quando não se pode determinar regularmente a concentração plasmática. Há interação medicamentosa com dofetilida. Deve ser administrado com cautela a pacientes com história de alergia e asma brônquica. Não deve ser administrado a pacientes com sérias alterações hematológicas. Suspensão pediátrica contém açúcar, portanto, deve ser usado com cautela em portadores de diabetes. Bactrim® e Bactrim® F comps.: **uso pediátrico a partir de 12 anos** Bactrim® suspensão: **uso pediátrico a partir de 6 semanas de vida** Bactrim® F suspensão: **uso pediátrico a partir de 6 meses** O tratamento deve ser descontinuado imediatamente ao primeiro sinal de aparecimento de exantema ou qualquer outra reação adversa grave
TEICOPLANINA	**Bactomax** Cristalia Cx. com 10 fr.-amp. de 200 mg ou 400 mg + 10 amp. com diluentes (3 mℓ) **Koplan** Novafarma Cartuchos com 1 fr.-amp. de 200 e 400 mg + diluente de 3 mℓ. **Targocid** Sanofi-Aventis Pó liófilo 200 mg: embalagem com 1 fr.-amp. acompanhado de 1 amp. de diluente.	Tratamento de infecções causadas por bactérias gram-positivas sensíveis, incluindo aquelas resistentes a outros antibióticos, como meticilina e as cefalosporinas: endocardite, septicemia, infecções osteoarticulares, infecções das vias respiratórias inferiores, infecções de pele e tecidos moles, infecções urinárias e peritonite associada a diálise peritoneal crônica ambulatorial	Recém-nascidos e lactentes < 2 meses: recomenda-se administrar dose única de ataque de 16 mg/kg IV no primeiro dia; as doses diárias de manutenção subsequentes devem ser de 8 mg/kg IV. Recomenda-se administrar em doses IV durante 30 min. Crianças > 2 meses de idade até 16 anos: para as infecções por gram-positivos em geral – a dose recomendada é de 10 mg/kg IV 12/12 h	Eosinofilia, leucopenia, neutropenia, trombocitopenia, e raros casos de agranulocitose reversível, náuseas, vômito, diarreia, eritema, dor local, tromboflebite e abscesso no local da injeção IM, erupção cutânea, prurido, febre, rigidez, broncospasmo, reações anafiláticas, choque anafilático, urticária, angioedema e raros casos de dermatite esfoliativa, necrólise epidérmica	Deve ser administrado com cuidado a pacientes com antecedentes de hipersensibilidade a vancomicina, pois pode haver reação cruzada. Deve ser administrada com cuidado a pacientes sob tratamento concomitante com substâncias nefrotóxicas ou ototóxicas, como aminoglicosídeos, anfotericina B, ciclosporina, furosemida e ácido etacrínico. As soluções de teicoplanina e aminoglicosídeos são incompatíveis quando misturadas

MEDICAMENTOS

	Pó liófilo 400 mg: embalagem com 1 fr.-amp. acompanhado de 1 amp. de diluente. **Teiconin** Biochimico Fr.-amp. de 200 e 400 mg + diluente **Teicoplanina** Eurofarma Embalagem com 5 fr.-amp. com 200 mg e 400 mg + 5 amp. de diluente (3 mL0 **Teicoston** Blau Fr.-amp. de 200 e 400 mg **Teiplan** União Química Fr.-amp. com 400 mg + amp. de diluente (3 mℓ)		para as 3 primeiras doses (doses de ataque); as doses diárias subsequentes devem ser de 6 mg/kg em injeção única IV ou IM (doses de manutenção). Em infecções graves por microrganismos gram-positivos ou em crianças neutropênicas: a dose de ataque recomendada é de 10 mg/kg IV 12/12 h para as 3 primeiras doses; as doses diárias subsequentes de manutenção devem ser de 10 mg/kg em única injeção IV ou IM	tóxica, eritema polimorfo, incluindo a síndrome de Stevens-Johnson	

Associações

TICARCILINA + CLAVULANATO	**Timentin** GlaxoSmithKline Fr.-amp. ticarcilina 3 g + ácido clavulânico 0,1 g Pó estéril para sol. inj. **Tioxin** Novafarma 3 g + 0,1 g pó para sol. inj.	Tratamento de infecções graves	A dose usual de Timentin® recomendada para crianças é de 80 mg/kg de peso corporal, administrado a cada 6 a 8 h	Exantema, prurido, urticária e reações anafiláticas, náuseas, vômito e diarreia, hipopotassemia, trombocitopenia, leucopenia, eosinofilia e redução da hemoglobina, dor, ardência, edema e endurecimento no local de injeção e tromboflebite com a administração por via intravenosa	Há interação com probenecida. **Não é recomendado o uso em crianças menores de 12 anos** Contraindicada para pacientes com hipersensibilidade a penicilinas e cefalosporina
TOBRAMICINA	**Bramitob** Chiesi Embalagem com 56 flaconetes de dose única de 4 mℓ (com 300 mg) de sol. para aerossolterapia. **Tobi** United Medical Cx. com 56 amp. de polietileno com 5 mℓ (300 mg/5 mℓ) **Tobracin** Latinofarma Frasco com 5 mℓ de colírio; bisnaga com 3,5 g de pomada oftálmica. **Tobragan** Allergan Frasco plástico conta-gotas com 5 mℓ de sol. oftálmica estéril	Tratamento de infecções bacterianas externas dos olhos e anexos sensíveis e pacientes portadores de fibrose cística com infecções broncopulmonares causadas por *P. aeruginosa*	Infecções leves a moderadas: 1 a 2 gotas de sol. oftálmica 4/4 h no(s) olho(s) afetado(s). Infecções graves: aplicar 2 gotas no(s) olho(s) afetado(s) a cada hora até a melhora ser notada, então o intervalo deve ser de 4 h para a continuação do tratamento. A dose do medicamento deve ser reduzida gradativamente antes de sua suspensão. Nebulização: a dose recomendada é de 300 mg (1 amp.) 2 vezes/dia	Hipersensibilidade e toxicidade ocular localizada, inclusive edema e prurido na pálpebra e hiperemia conjuntival. Alterações da voz e ruído no ouvido	Retirar as lentes de contato antes de usar o medicamento. **Não é indicado o uso concomitante da penicilina tópica**

ANTIMICROBIANOS

FÁRMACOS	APRESENTAÇÕES	INDICAÇÕES	POSOLOGIA	REAÇÕES ADVERSAS IMPORTANTES	SITUAÇÕES ESPECIAIS
VANCOMICINA	**Novamicin** Novafarma Cx. com 50 fr.-amp. de 500 mg; cartucho com 1 fr.-amp. de 1 g. **Vancoson** Blau Embalagem com 1 ou 20 fr.-amp. de 500 mg + diluente **Vancotrat** União Química Fr.-amp. de 500 mg **Cloridrato de vancomicina** Eurofarma Pó liofilizado para sol. inj.; fr.-amp. com 500 mg	Tratamento a curto prazo de infecções graves causadas por cepas sensíveis de *Staphylococcus aureus* resistentes a betalactâmicos e outras bactérias gram-positivas	Primeira semana de vida: 1ª dose de 15 mg/kg de peso, seguida por 10 mg/kg a cada 12 h (infundir por, no mínimo, 60 min). Segunda semana de vida: 1ª dose de 15 mg/kg, seguida por 10 mg/kg a cada 8 h. Crianças > 1 mês até 12 anos: 10 mg/kg a cada 6 h ou 20 mg/kg a cada 12 h Profilaxia da endocardite bacteriana para procedimentos cirúrgicos dental, oral, vias respiratórias superiores: 1 g IV, em dose única, 1 h antes da cirurgia. Profilaxia da endocardite bacteriana para procedimentos cirúrgicos genitourinários: 1 g IV, associada à gentamicina 1,5 mg/kg, em dose única, 1 h antes da cirurgia. A dose e a duração da terapia dependerão da idade, sensibilidade do microrganismo e gravidade da infecção, e deverão ser ajustadas à resposta clínica do paciente	Tromboflebite, insuficiência renal, danos hepáticos, erupção maculosa, urticária, superinfecção, choque anafilático, ototoxicidade, nefrotoxicidade e eosinofilia. Erupções cutâneas, febre medicamentosa, cefaleia, parestesia, tremores, náuseas e vômito, eosinofilia, artralgia, anemia, hipotensão e hipomagnesemia. Relatou-se infarto macular levando, às vezes, à perda permanente da visão, após administração intravítrea (injeção intraocular) de amicacina	Classe C na gravidez. Não associar a agentes nefrotóxicos e/ou ototóxicos

ANTIMICROBIANOS I CEFALOSPORINAS DE PRIMEIRA, SEGUNDA, TERCEIRA E QUARTA GERAÇÕES

FÁRMACOS	APRESENTAÇÕES	INDICAÇÕES	POSOLOGIA	REAÇÕES ADVERSAS IMPORTANTES	SITUAÇÕES ESPECIAIS
CEFALOTINA Antibacteriano (cefalosporina de 1ª geração; betalactâmico)	**Cefalotil** União Química Embalagem com 50 fr.-amp. de 1 g **Cefariston** Blau Embalagens com 1 e 50 fr.-amp. de 1 g + diluente **Kefalomax** (Biochimico) Cx. com 50 fr.-amp. com 1 g	Endocardite bacteriana; infecção da pele e tecidos moles; profilaxia cirúrgica; infecção urinária; pneumonia	Infecções bacterianas em geral: 20 a 40 mg por kg de peso, a cada 6 h IM ou intravenosa; ou 12 a 25 mg por kg de peso, a cada 4 h IM ou intravenosa. Administração: injetar em grande massa muscular. Em crianças, na face lateral da coxa	Alergia e hipersensibilidade, urticária, prurido. Náuseas, vômito, anorexia, diarreia, dispepsia. Tontura, cefaleia, febre. Dor no local da injeção IM, flebite, tromboflebite. Risco de superinfecção (*Candida, Pseudomonas, Enterococcus*).	Categoria B na gravidez. Eliminada no leite materno. **Características:** não penetra bem no SNC e, por isso, não deve ser prescrita para meningite. A segurança e eficácia em prematuros ainda não foram estabelecidas. Contraindicada para pacientes com história de hipersensibilidade a penicilina cefalosporina e penicilina

MEDICAMENTOS

	Apresentação	Indicações	Posologia	Reações adversas	Observações
CEFAZOLINA Antibacteriano (cefalosporina de 1ª geração; betalactâmico)	**Cezolin** Biochimico Fr.-amp. 1 g/50 fr.-amp. **Ceftrat** UniãoQuímica Pó para sol. inj./1, 50 fr.-amp. de 1 g **Fazolon** Ariston Emb. com 20 fr.-amp. de 1.000 mg + diluente de 10 mℓ	Endocardite bacteriana; infecção da pele e dos tecidos moles; infecção óssea; profilaxia cirúrgica; infecção urinária; urogenital; das vias respiratórias; septicemia; infecção das vias biliares	Prevenção de endocardite (infecção nas válvulas do coração) – 25 mg por kg de peso corporal, 30 min antes do início do procedimento, por infusão IV. Outras infecções: crianças a partir de 1 mês de idade (infusão intravenosa) Infecção leve a moderada: 6,25 a 12,5 mg por kg de peso corporal 6/6 h ou 8,3 a 16,7 mg por kg de peso corporal 8/8 h. Infecção grave: 25 mg por kg de peso corporal 6/6 h ou 33,3 mg por kg de peso corporal 8/8 h. Crianças com menos de 1 mês de idade (infusão IV): 20 mg por kg de peso corporal, a cada 8 ou 12 h. Administração: injetar em grande massa muscular. Em crianças, na face lateral da coxa	Pode piorar a função renal em pacientes urêmicos e aumentar nefrotoxicidades de outros fármacos, sobretudo aminoglicosídeos Urticária, coceira, diminuição grave da respiração e pressão, eosinofilia, prurido, febre medicamentosa, erupções na pele e Síndrome de Stevens-Johnson. Raros casos de flebite no local da injeção foram relatados. Diarreia, estomatite por *Candida*, vômito e náuseas, dor de estômago, anorexia, colite pseudomembranosa	A segurança e a eficácia em prematuros ainda não foram estabelecidas. Uso na gravidez: categoria de risco B. Este medicamento não deve ser utilizado por mulheres grávidas sem orientação médica ou do cirurgião-dentista. Trabalho de parto: quando a cefazolina foi administrada antes da cirurgia cesariana, os níveis do medicamento no sangue do cordão umbilical foram aproximadamente um quarto a um terço dos níveis do medicamento na mãe. O fármaco parece não ter nenhum efeito adverso no feto
CEFADROXILA Antibacteriano (cefalosporina de 1ª geração; betalactâmico)	**Cefadroxila** Eurofarma Pó para susp. oral com 250 mg/5 mℓ (tem sacarina) **Cefadroxila** Medley Pó para susp. oral com 250 mg/ mℓ e 500 mg/5 mℓ (tem sacarose) **Cefamox** BMS Pó para susp. oral 250 mg/ 5 mℓ e 500 mg/5 mℓ (tem sacarose)	Amigdalite; faringite; infecção da pele e dos tecidos moles; infecção urinária	A dose diária de susp. oral para crianças pode variar de 25 a 50 mg/kg/dia, dividido em duas tomadas iguais 12/12 h. *Clearance* de creatinina: 0 a 10 mℓ/min/1,73 m² – intervalo de dose: 36 h *Clearance* de creatinina: 10 a 25 mℓ/min/1,73 m² – intervalo de dose: 24 h *Clearance* de creatinina: 25 a 50 mℓ/min/1,73 m² – intervalo de dose: 12 h	Diarreia, náuseas, vômito, dor abdominal. Alergia, erupção, cutânea, febre, prurido, edema, fadiga, tontura	Recomenda-se cautela na administração a lactentes < 6 1/2 semanas; prematuros e pessoas alérgicas a penicilina
CEFALEXINA Antibacteriano (cefalosporina de 1ª geração; betalactâmico)	**Cellexina** Aspen Pharma Embalagem com 8, 10 e 200 cáps. de 500 mg **Keflaxina** Medley Embalagem com 8 cáps. de 500 mg; frasco com 100 mℓ de susp. com 250 mg/5 mℓ	Amigdalite; faringite; infecção da pele e dos tecidos moles; infecção urinária; infecção orofacial por cocos gram-positivos; otite média; pneumonia	Faringite, piodermite – 25 a 50 mg/kg/dia, ÷ 4 tomadas; otite média aguda e infecções graves – usar dose dobrada: (50 a 100 mg/kg/dia ÷ 4) Ingerir preferencialmente longe das refeições.	Cefaleia, fadiga, tontura, agitação, confusão, alucinações, encefalopatia, convulsão. Náuseas, vômito, diarreia, cólicas. ↑ níveis séricos de transaminases, hepatite. Alergia, exantema, febre, urticária	Categoria B na gravidez. Eliminada no leite materno. **Ingerir com ou sem alimento**

ANTIMICROBIANOS I CEFALOSPORINAS DE PRIMEIRA, SEGUNDA, TERCEIRA E QUARTA GERAÇÕES

FÁRMACOS	APRESENTAÇÕES	INDICAÇÕES	POSOLOGIA	REAÇÕES ADVERSAS IMPORTANTES	SITUAÇÕES ESPECIAIS
	Keflex[Bagó] Dgs. 500 mg/1 g: líquido 250 mg/5 mℓ e 500 mg/5 mℓ; gotas 100 mg/mℓ **Uni Cefalexina**[União Química] Embalagem com 10 cáps. de 500 mg; embalagem com 100 mℓ de suspensão com 250 mg/5 mℓ		Correção na insuficiência renal: CL_{Cr} 10 a 40: ↑ intervalo de 6 para 8 a 12 h. CL_{Cr} <10: ↑ intervalo de 6 para 12 a 24 h. Dialisável (20 a 50%) tanto por hemodiálise como diálise peritoneal		
CEFACLOR Antibacteriano (cefalosporina de 2ª geração; betalactâmico)	**Ceclor**[SignaPharma] Cáps. 250, 500 mg; susp: 250, 375 mg/5 mℓ; Cáps. AF 375, 500, 750 mg **Ceclor BD**[Sigma Pharma] Comp. rev. liberação prolongada de 500 e 750 mg; susp. oral 375 mg/5 mℓ (tem sacarose) **Cefaclor**[Medley] Susp. oral 250 mg/5 mℓ; 500 mg/5 mℓ (tem sacarose)	Amigdalite; faringite; infecção da pele e tecidos moles; infecção urinária; infecção orofacial por cocos gram-positivos; otite média; pneumonia	20 mg/kg/dia ÷ 3 doses. Caso grave: até 40 mg/kg/dia. Dose máx.: 2 g/dia. As apresentações "AF" "AP" e LP permitem intervalos de 12 h entre as doses. Correção na insuficiência renal: CL_{Cr} < 10: dar 50% da dose hemodialisável em 30%	Alergia, urticária, prurido. Diarreia, náuseas, vômito. Reações de hipersensibilidade: estas reações podem ocorrer e incluem erupções morbiliformes, prurido, urticária e testes de Coombs positivos. Casos de reações semelhantes à doença do soro têm sido relatados com o uso de cefaclor. Essas reações são caracterizadas por eritema polimorfo, erupções cutâneas e outras manifestações da pele, acompanhadas por artrite/artralgia, com ou sem febre, e diferem da doença do soro clássica por estarem infrequentemente associadas a linfadenopatia e proteinúria, ausência de complexos imunes circulantes e sem evidência até o momento de sequelas da reação. Ocasionalmente, podem ocorrer sintomas isolados, mas não representam uma reação semelhante à doença do soro. As reações semelhantes à doença do soro parecem advir de hipersensibilidade e ocorrem	Categoria B na gravidez. Eliminado no leite materno. **Ingerir com ou sem alimento.** **Características:** como as demais cefalosporinas, tende a induzir produção de betalactamase. **É contraindicado para crianças menores de 1 mês**

mais frequentemente durante ou após um segundo (ou subsequente) tratamento com cefaclor. Tais reações foram relatadas mais frequentemente em crianças do que em adultos. Os sinais e sintomas ocorrem geralmente poucos dias após o início do tratamento e desaparecem dentro de poucos dias após o término. Ocasionalmente, essas reações resultaram em hospitalização, em geral de curta duração. Nos casos que requereram hospitalização, os sintomas variaram de leves a graves no momento da internação, e a maioria das reações graves ocorreu em crianças. Anti-histamínicos e glicocorticoides parecem melhorar a resolução dos sinais e sintomas. Não foram relatadas sequelas graves

CEFUROXIMA Antibacteriano (cefalosporina de 2ª geração; betalactâmico)	**Monocef** Biochimico Fr.-amp. com 750 mg. **Zinacef** GSK Fr.-amp. com 750 mg (IM/IV) + 6 ou 10 mℓ de diluente **Cefuroxima sódica** Aurobindo Pó para sol. inj. 750 mg em fr.-amp. + 1 amp. de diluente de 6 mℓ	Amigdalite; faringite; infecção da pele e dos tecidos moles; gonorreia não complicada; infecção urinária; infecção orofacial por cocos gram-positivos; otite média; meningite; profilaxia cirúrgica; pneumonia; septicemia; doença de Lyme	Faringite, otite, sinusite, piodermite. VO: 15 a 30 mg/kg/dia ÷ 2 > 3 meses: 125 mg 2 vezes/dia > 2 anos: 250 mg 2 vezes/dia Pneumonia: IV/IM: 75 a 150 mg/kg/dia ÷ 2 a 3 aplicações. Infecções em ossos e articulações: 150 mg/kg/dia ÷ 2 doses Meningite: 240 a 300 mg/kg/dia, ÷ 2 doses VO: melhor com alimento/leite. IV: diluir 100 mg/mℓ (SF-SGI-RL), infundir em 5 min. Correção na insuficiência renal: CL_{Cr} 10 a 20: ↑ interv. 6 a 12 h. CL_{Cr} < 10: ↑ intervalo de 6 a 24 h.	Vertigem, tontura, convulsão, cefaleia. Náuseas, vômito, diarreia, cólicas, hemorragia digestiva, estomatite. Alergia: febre, erupção cutânea, prurido, urticária, eritema polimorfo, anafilaxia, doença do soro. Dor no local da injeção e flebite. Foram relatados casos de colite pseudomembranosa com o uso de antibióticos, cuja gravidade pode variar de leve a fatal. Entretanto, é importante considerar este diagnóstico em pacientes que desenvolverem diarreia durante ou após o uso de antibióticos

Assim como em outros esquemas terapêuticos usados no tratamento da meningite, foi relatada perda auditiva leve a moderada em número reduzido de pacientes pediátricos tratados com cefuroxima. Também foi notada persistência de culturas de líquido cefalorraquidiano positivas para *Haemophilus influenzae* em 18 a 36 h após a injeção de cefuroxima, assim como em outras antibioticoterapias.
Paciente com dietas hipossódicas, considerar que contém 2,4 mEq de Na por grama na formulação de cefuroxima

ANTIMICROBIANOS I CEFALOSPORINAS DE PRIMEIRA, SEGUNDA, TERCEIRA E QUARTA GERAÇÕES

FÁRMACOS	APRESENTAÇÕES	INDICAÇÕES	POSOLOGIA	REAÇÕES ADVERSAS IMPORTANTES	SITUAÇÕES ESPECIAIS
			A hemodiálise reduz o nível sérico em 80% e a diálise peritoneal em 40%		
CEFOXITINA Antibacteriano (cefalosporina de 2ª geração; betalactâmico)	**Cefton** Blau Pó inj.; embalagem contendo 20 fr.-amp. + 20 amp. de diluente ou embalagem contendo 20 ou 100 fr.-amp. **Cefoxitina sódica** Blau Pó inj.; fr.-amp. com 1.000 mg; embalagem com 25 ou 40 fr.-amp.	Infecção bacteriana por anaeróbios gram-positivos ou aeróbios gram-negativos; gonorreia não complicada; doença inflamatória pélvica; infecção articular; infecções da pele e tecidos moles; intra-abdominal e óssea; profilaxia cirúrgica	Sinusite, otite: IM-IV: 1 a 2 g 3 a 4 vezes/dia Pneumonias: IM-IV: 2 g 3 a 4 vezes/dia Dose máx.: 12 g/dia Profilaxia peroperatória: 1 a 2 g cada 6 h. Crianças: IM ou IV 80 a 100 mg/kg/dia ÷ 3 a 4 doses. Infecções mais graves: 100 a 160 mg/kg/dia Máx.: 200 mg/kg/dia Diluir: 100 mg/mℓ em água para injeção e infundir em 5 min. Correção na insuficiência renal: CL_{Cr} 30 a 50: ↑ intervalo de 6 p/8 a 12 h. CL_{Cr} 10 a 30: ↑ intervalo de 6 p/12 a 24 h. CL_{Cr} < 10: ↑ intervalo de 6 p/24 a 48 h	Cefaleia. Flebite em 32%. Eosinofilia em 16%. Injeção IM é dolorosa. Disfunção renal. Náuseas, vômito, diarreia. ↑ níveis séricos de transaminases. Erupção cutânea, dermatite perineal, dermatite grave, febre	Categoria B na gravidez. Eliminada no leite materno. Cefalosporina mais ativa contra *Bacteroides fragilis* e alguns anaeróbios. Útil em infecções graves (sobretudo abdominais) por *E. coli* e *Klebsiella*, *Enterococcus*, sempre associada a aminoglicosídeo. Resistência surge rapidamente em infecções por *Enterobacter*, *P. aeruginosa*, *Serratia*, *Proteus*, *Actinobacter*, *B. fragilis* (20%). Não usar como fármaco isolado para gram-negativos aeróbicos, mesmo que o antibiograma indique; a emergência de resistência é rápida. É importante considerar o diagnóstico de colite pseudomembranosa em pacientes que manifestam diarreia em associação aos antibióticos. **Não é indicado para crianças menores de 3 meses**
CEFOTAXIMA Antibacteriano (cefalosporina de 3ª geração; betalactâmico)	**Ceforan** União Química Fr.-amp. de 1 g + 4 mℓ de diluente **Cetazima** Novafarma Cx. com 50 fr.-amp. com 500 mg e 1 g de cefotaxima base **Claforan** Sanofi-Aventis Fr.-amp. de 1 g + 4 mℓ de diluente. **Clafordil** Blau Embalagem com 20 fr.-amp. de 1 g + 20 amp. de 5 mℓ de diluente;	Infecção bacteriana por aeróbicos gram-positivos ou aeróbicos gram-negativos; gonorreia não complicada; doença inflamatória pélvica; infecção articular; infecção da pele e dos tecidos moles; intra-abdominal e óssea; profilaxia cirúrgica; pneumonia; septicemia; infecção do SNC; doença de Lyme	Dose habitual: 1.000 mg a cada 8 a 12 h Sepse, meningite: 2 g 3 a 6 vezes/dia. Pneumonia: 1 g 2 a 3 vezes/dia Dose máx.: 12 g/dia ÷ 6 doses. Profilaxia em cesariana: 1 g assim que o cordão umbilical for cortado e 6 e 12 h depois. Crianças: 50 a 100 mg/kg/dia ÷ 3 a 4 doses. Pneumonia: 150 a 200 mg/kg/dia ÷ 3 a 4 doses.	Alergia, erupção cutânea, prurido. Cefaleia, febre. Diarreia, náuseas, vômito. Flebite, dor no local da injeção. ↑ transitória dos níveis de ureia e creatinina, transaminases e das contagens de eosinófilos. Infiltração provoca necrose tecidual	Categoria B na gravidez. Eliminada no leite materno. Emergência fácil de resistência durante o tratamento De infecções causadas por: *Enterobacter*, *P. aeruginosa* *Serratia*, *Citrobacter*, *Actinobacter*, *Proteus* indol-positivo (associar aminoglicosídeo). Contraindicações: Para formas farmacêuticas contendo lidocaína como diluente: histórico conhecido de hipersensibilidade a lidocaína ou outros anestésicos locais do tipo amida; obstrução cardíaca não ritmada; insuficiência cardíaca grave;

MEDICAMENTOS

	embalagens com 20 ou 50 ou 100 fr.-amp. de 1 g. **Kefozil** Biochimico Cx. com 1, 25 e 50 fr.-amp. com 1 g + diluente; cx. com 50 fr.-amp. com 1 g sem diluente		Sepse e meningite: até 300 mg/kg/dia ÷ 4 doses. Por via IM, usar concentração de 230 a 330 mg/mℓ, máx. de 2 g por sítio de injeção. Correção na insuficiência renal: CL_{Cr} < 20 dar 50% da dose Diálise: hemodiálise ↓ 60% do nível sérico. Não é eliminada por diálise peritoneal	administração por via intravenosa; crianças com idade abaixo de 30 meses
CEFTRIAXONA Antibacteriano (cefalosporina de 3ª geração; betalactâmico)	**Amplospec** Biochimico Fr.-amp. de 1 g + diluente; cx. com 50 fr.-amp. de 1 g sem diluentes **Ceftriax IM** Sigma Pharma Fr.-amp. de 250, 500 mg e 1 g + diluente **Ceftriona** Novafarma Cx. com 50 fr.-amp. com 500 mg ou 1 g de ceftriaxona **Rocefin Injeção Intramuscular** Roche Fr.-amp. com 500 e 1.000 mg (uso IM) + solvente **Rocefin Injeção Intravenosa** Roche Fr.-amp. com 500 e 1.00 mg + diluente. **Triaxin** Eurofarma Fr.-amp. com 250, 500 e 1.000 mg + diluente (2 mℓ, 2 mℓ e 3,5 mℓ) **Triaxton** Blau Embalagens com 1 e 20 fr.-amp. de 1 g + diluente **Trioxina** União Química Embalagens com 1 ou 50 fr.-amp. de 1 g + 1 ou 50 diluentes de 3,5 mℓ (uso IM); embalagem com 50 fr.-amp. de 1 g (uso IV)	Gonorreia não complicada; doença inflamatória pélvica; infecção articular; infecção da pele e dos tecidos moles; intra-abdominal e óssea; profilaxia cirúrgica; pneumonia; septicemia; infecção do SNC; doença de Lyme; endocardite; neutropenia febril	Crianças: 50 a 80 mg/kg/dia ÷ 1 (ou 2) Caso grave, sepse, meningite: 80 a 100 mg/kg/dia ÷ 2 doses Máx.: 4 g/dia. Fazer uma dose de ataque de 100 mg/kg no início. Nas meningites, é obrigatório usar de 12/12 h, exceto em RN. Pode-se usar uma dose maior (de 160 mg/kg) nos 2 primeiros dias. No tratamento empírico de meningite neonatal, associar ampicilina para cobrir *Listeria*. Otite média aguda: dose única de 50 mg/kg IM Profilaxia de contactante de meningococo: 125 mg IM em dose única (adultos: 250 mg). Insuficiência renal: manter mesma dose até 2 g/dia. Infecção da pele: 1 g, 12/12 h	Erupção cutânea, prurido. Diarreia, náuseas, vômito, estomatite. Distúrbios de coagulação. Depressão medular com leucopenia, anemia, trombocitopenia ou trombocitose, ↑ transaminases. Febre (0,7%), calafrios, cefaleia, tontura. Flebite e dor no local da injeção. Cuidado na insuficiência hepática e nos pacientes com obstrução das vias biliares ou cálculo biliar. Anemia hemolítica: anemia hemolítica imunomediada foi observada em pacientes que receberam antibacterianos da classe das cefalosporinas. Casos graves de anemia hemolítica, incluindo óbitos, foram relatados durante o tratamento. Caso um paciente desenvolva anemia durante o uso de ceftriaxona, deve-se considerar o diagnóstico de uma anemia associada à cefalosporina e interromper o uso da ceftriaxona até que a etiologia seja determinada	Categoria B na gravidez. Eliminada no leite materno. Aparecimento rápido de resistência durante o tratamento de infecções causadas por *Enterobacter, P. aeruginosa, Serratia, Citrobacter, Actinobacter Proteus* indol-positivo (associar aminoglicosídeo). Cada grama contém 83 mg (3,6 mEq) de sódio). **Não é recomendado para neonatos, especialmente prematuros, que apresentem risco de encefalopatia devido a hiperbilirrubinemia**

ANTIMICROBIANOS I CEFALOSPORINAS DE PRIMEIRA, SEGUNDA, TERCEIRA E QUARTA GERAÇÕES

FÁRMACOS	APRESENTAÇÕES	INDICAÇÕES	POSOLOGIA	REAÇÕES ADVERSAS IMPORTANTES	SITUAÇÕES ESPECIAIS
CEFTAZIDIMA Antibacteriano (cefalosporina de 3ª geração; betalactâmico)	**Cefazima** Biochimico Fr.-amp. de 1 g + diluente; cx. com 50 fr.-amp. de 1 g sem diluentes **Ceftafor** Novafarma Cx. com 50 fr.-amp. com 1 g de ceftazidima base **Ceftazidon** Blau Embalagens com 1 e 20 fr.-amp. de 1 g + diluente **Cetaz** União Química Cx. com 50 fr.-amp. com 1 g de pó + 50 diluentes de 10 mℓ **Fortaz 1 e 2 g** GSK Fr.-amp. com 1 g + diluente; fr.-amp. de 2 g	Infecção bacteriana por anaeróbios gram-positivos ou aeróbios gram-negativos; gonorreia não complicada; doença inflamatória pélvica; infecção articular; infecção da pele e dos tecidos moles; infecção intra-abdominal e óssea; profilaxia cirúrgica; pneumonia; septicemia; infecção por *Pseudomonas aeruginosa*; infecção por *Burkholderia cepacia*	Crianças: IV-IM – 100 a 150 mg/kg/dia, ÷ 2 a 3 doses. Casos graves e meningites: 150 a 200 mg/kg/dia, ÷ 3 doses. Dose máxima: 6 g/dia. Correção na insuficiência renal: Cl_{Cr} 30 a 50: ↑ intervalo a 12 h. Cl_{Cr} 10 a 30: ↑ intervalo a 8 a 24 h. Cl_{Cr} < 10: ↑ intervalo 8 a 24 a 48 h. A diálise peritoneal reduz em 70% a substância circulante e a hemodiálise, em 90%. Fornecer dose extra após a diálise	Cefaleia. Febre. Alergia, erupção cutânea, prurido, anafilaxia. Diarreia, náuseas, vômito, dor abdominal. Dor no local, flebite. Eosinofilia, trombocitos; flebite ou tromboflebite com administração por via intravenosa; diarreia: elevação discreta de uma ou mais enzimas do fígado, ALT (TGP), AST (TGO), LDH, GAMA GT e fosfatase alcalina; erupção maculopapular ou urticariforme, dor ou inflamação no local da injeção; teste de Coombs positivo, leucopenia e neutropenia, trombocitopenia, febre; náuseas, vômito e dor abdominal; colite, coceira; candidíase na boca ou na vagina, linfocitose anemia hemolítica, agranulocitose, parestesia, anafilaxia, icterícia, angioedema, eritema polimorfo, síndrome de Stevens-Johnson.	Categoria B na gravidez. Eliminada no leite materno. Não deve ser prescrita para infecções causadas por estafilococos. Pior que outras cefalosporinas de 3ª geração contra anaeróbios. Contra *Pseudomonas, Enterobacter, Citrobacter* e *Serratia* é prudente associar aminoglicosídeo. **Características:** boa penetração no SNC; cada grama contém 54 mg (92,3 mEq) de sódio
CEFEPIMA Antibacteriano (cefalosporina de 4ª geração; betalactâmico)	**Cemax** Biochimico Fr.-amp. de 1 g e 2 g com e sem diluente **Maxcef** BMS Fr.-amp. de 1 g + amp. de 3 mℓ de diluente; fr. amp. de 2 g **Unifepim** União Química Fr.-amp. com 1 g + diluente (3 mℓ); fr. amp. de 2 g	Tratamento, em crianças, das infecções a seguir, quando causadas por bactérias sensíveis à cefepima: pneumonia; infecções complicadas do trato urinário, incluindo pielonefrite; infecções não complicadas do trato urinário; infecções da pele e estruturas cutâneas; septicemia;	Dose habitual IV: 1 a 2 g 2 vezes/dia. Neutropênicos, infecções por *Pseudomonas:* 1 a 2 g 3 vezes/dia. ITU: 500 mg 2 vezes/dia. Pneumonia: 1 a 2 g 2 vezes/dia. Crianças: 50 mg/kg 2 a 3 vezes/dia IV-IM; máx.: 2 g/dia. Neutropênico febril e na fibrose cística: 50 mg/kg 3 vezes/dia	Cefaleia, tontura, febre, insônia, convulsões. Náuseas e vômito, diarreia, dor abdominal. Erupção cutânea, prurido, urticária, anafilaxia. Flebite	Categoria B na gravidez. Eliminada no leite materno. **Uso pediátrico acima de 2 meses**

MEDICAMENTOS

		terapia empírica em pacientes que apresentam neutropenia febril; meningite bacteriana	Correção na insuficiência renal: CLCr 30 a 60: dar 50% da dose e ↓ intervalo para 24 h. CLCr 10 a 30: dar 25% da dose → intervalo para 24 h. CLCr < 10: dar 12,5% da dose → intervalo para 24 h	

ANTIMICROBIANOS TÓPICOS | BOCA E GENGIVA

FÁRMACOS	APRESENTAÇÕES	INDICAÇÕES	POSOLOGIA	REAÇÕES ADVERSAS IMPORTANTES	SITUAÇÕES ESPECIAIS
NEOMICINA (*Associação*)	**Gingilone** Farmasa Pomada: embalagem contendo 1 bisnaga de 10 g. Neomicina associada a hidrocortisona, troxerrutina, benzocaína e vitamina C	Indicado na fase aguda das infecções bucais por microrganismos sensíveis à neomicina. Estomatites. Aftas. Lesões da mucosa bucal, lingual e gengival. Hemorragia gengival	Friccione uma pequena quantidade de pomada no local afetado, 3 a 6 vezes/dia, ou a critério médico ou odontológico. Utilizar o medicamento até o alívio dos sintomas. Caso não haja melhora da sintomatologia em aproximadamente 1 semana de tratamento, procurar orientação médica	O uso prolongado de corticosteroides, mesmo que por via tópica, sob certas circunstâncias pode originar efeitos sistêmicos, podendo ocorrer desequilíbrio eletrolítico, com retenção de sódio e líquidos, edema e hipertensão arterial, além de aumento da excreção de potássio, hipercalcemia e alcalose	Uso pediátrico acima de 2 anos

ANTIMICROBIANOS TÓPICOS | DERMATOLÓGICOS

FÁRMACOS	APRESENTAÇÕES	INDICAÇÕES	POSOLOGIA	REAÇÕES ADVERSAS IMPORTANTES	SITUAÇÕES ESPECIAIS
CLINDAMICINA	**Clinagel** Stiefel Gel 10 mg/g (1%). Bisnaga com 45 g **Clindacne** Theraskin Gel a 1%. Bisnaga com 45 g **Dalacin T** Pfizer Sol. tópica. Bisnaga com 30 g	Tratamento de infecções cutâneas sensíveis à clindamicina, inclusive acne vulgar	Aplicar uma camada fina sobre a área afetada, 2 vezes/dia ou conforme orientação médica. O efeito terapêutico pode levar 6 a 8 semanas de tratamento para aparecer. Se não houver melhora clínica após 6 a 8 semanas ou em caso de piora, deve-se interromper o tratamento	Alergia por contato. Reações no local da aplicação, incluindo ardência, prurido, ressecamento, eritema, dor e erupção cutânea, cefaleia, reação alérgica	Problemas não documentados na amamentação. **Não aplicar em áreas próximas das mamas antes da amamentação.** Crianças: a segurança e a eficácia do uso tópico em crianças até 12 anos não foram estabelecidas

ANTIMICROBIANOS TÓPICOS I DERMATOLÓGICOS

FÁRMACOS	APRESENTAÇÕES	INDICAÇÕES	POSOLOGIA	REAÇÕES ADVERSAS IMPORTANTES	SITUAÇÕES ESPECIAIS
CLORANFENICOL	**Fibrinase** Cristália Pomada. Bisnaga com 10 ou 30 g **Iruxol** Abbott Pomada. Bisnaga com 15, 30, 50 g **Otomicina** Medley Frasco com 10 mℓ de sol.	Tratamento de lesões infectadas e ajuda na regeneração epitelial	Considerando-se a grande variação da intensidade dos casos nos quais se indica o uso, o médico deverá ajustar devidamente as aplicações para cada caso.	Foram relatados casos de hipoplasia da medula óssea, incluindo anemia aplásica e morte, após a aplicação tópica de cloranfenicol. Coceira ou ardência, edema angioneurótico, urticária, dermatite vesicular e maculopapular ocorreram em pacientes hipersensíveis ao cloranfenicol	
Associações					
CLORANFENICOL + FIBRINOLISINA (1 U) + DESOXIRRIBONUCLEASE (666 U)	**Fibrase** Pfizer Pomada. Bisnaga com 10 ou 30 g				
ERITROMICINA	**Eritres A** Aché Creme; gel a 2% e sol. tópica a 2% **Eryacnen** Galderma Gel a 4%. Bisnaga com 30 g **Ilosone** Valeant Gel. Bisnaga com 60 g (20 mg/g); sol. tópica 20 mg/mℓ **Pantomicina** Abbott Sol. tópica a 2% (20 mg/mℓ). Fr. com 60 e 120 mℓ **Stiemycin** Stiefel Gel alcoólico 20 mg/g. Bisnaga com 60 g. Sol. tópica 20 mg/mℓ. Fr. com 120 mℓ	Tratamento tópico da acne vulgar, nos graus em que predominam as pápulas e pústulas, particularmente o grau II, e outras afecções que respondam à terapia com eritromicina	Deve ser aplicado na área afetada, 2 vezes/dia. Após a pele ter sido bem lavada com água morna e sabonete, aplicar com a ponta dos dedos. As mãos devem ser lavadas após a aplicação. Deve-se usar o medicamento por no máximo 6 meses. Caso não seja observada melhora após 6 a 8 semanas, ou se os sintomas piorarem, o tratamento deve ser descontinuado	Sensação de ardência na pele; irritação da pele; pele ressecada, especialmente no início do tratamento; dor em pontada no local da aplicação; eritema no local da aplicação, especialmente no início do tratamento	A segurança e a eficácia da eritromicina tópica em crianças menores de 12 anos não foram estabelecidas Ilosone® gel contém álcool etílico, portanto, é inflamável
GENTAMICINA (*Associações*)	**Cremederme** Bunker Pomada dermatológica com 0,5 mg de betametasona + 1 mg de gentamicina +	Indicada para o alívio de manifestações inflamatórias das dermatoses sensíveis aos corticosteroides e quando	Aplicar uma fina camada de modo a cobrir completamente a área afetada, 2 vezes/dia, pela manhã e à noite	Reações adversas relatadas com o uso de corticosteroides tópicos incluem: ardência, prurido, irritação, ressecamento, foliculite,	Qualquer um dos efeitos colaterais relatados após o uso sistêmico de corticosteroides, incluindo supressão suprarrenal, pode ocorrer também com o uso tópico, especialmente em

GENTAMICINA (1G) + CLIOQUINOL (10 MG) + VALERATO DE BETAMETASONA (0,5 MG) + TOLNAFTATO (10 MG)	10 mg de tolnaftato + 10 mg de clioquenol (crianças > 3 anos) Pomada: cartucho de cartolina contendo bisnaga com 20 g **Diprogenta** Mantecorp Bisnagas com 10 e 30 g de creme e pomada com 0,64 mg de betametasona + 1,61 mg de gentamicina (crianças > 2 anos) **Duotrat** Medley Bisnagas com 10 g ou 30 g de creme dermatológico com 0,5 mg de betametasona/g e 1 mg de gentamicina/g; bisnaga com 30 mg de pomada dermatológica **Permut** Eurofarma Bisnaga com 10 g de pomada ou creme dermatológicos. **Poliderms** União Química Bisnaga com 20 g de creme dermatológico **Quadriderm** Mantecorp Bisnagas com 10 ou 20 g de creme ou pomada	complicadas por infecção secundária causada por microrganismos sensíveis à gentamicina, ou quando houver suspeita de tais infecções	hipertricose, erupções acneiformes, hipopigmentação, dermatite perioral e dermatite de contato. Os efeitos colaterais mais frequentes com o uso de curativos oclusivos incluem: maceração cutânea, infecção secundária, atrofia cutânea, estrias e miliária. O tratamento com gentamicina pode produzir irritação transitória (eritema e prurido) que, em geral, não requer descontinuação do tratamento. Foram relatados em crianças recebendo corticosteroides tópicos: supressão do eixo hipotálamo-hipófise-suprarrenais, síndrome de Cushing, retardo do crescimento, demora no ganho de peso e hipertensão intracraniana. As manifestações de supressão adrenal em crianças incluem baixos níveis de cortisol plasmático e ausência de resposta à estimulação com ACTH. As manifestações de hipertensão intracraniana incluem fontanela tensa, cefaleia e papiledema bilateral	lactentes e crianças
MUPIROCINA	**Bacrocin** Valeant Pomada 15 g, 20 mg/g **Bactroban** GlaxoSmithKline Pomada 10, 15 g, 20 mg/g **Mupirocina** Cristália Pomada 15 g, 20 mg/g **Mupirocina** Medley Pomada 15 g, 20 mg/g **Mupirocina** Prati Donaduzzi Pomada 15 g, 20 mg/g	Tratamento tópico de infecções de pele causadas por microrganismos sensíveis à mupirocina	Aplicar na área afetada até 3 vezes/dia durante no máximo 10 dias	Ardência na área de aplicação, coceira, vermelhidão, sensação de agulhadas, ressecamento, reações alérgicas generalizadas a componentes da pomada	Não usar em feridas abertas ou em grandes áreas de pele

ANTIMICROBIANOS TÓPICOS I DERMATOLÓGICOS

FÁRMACOS	APRESENTAÇÕES	INDICAÇÕES	POSOLOGIA	REAÇÕES ADVERSAS IMPORTANTES	SITUAÇÕES ESPECIAIS
NEOMICINA	**Neomed** Cimed Pomada 10 g; 3,5 mg/g **Neomicon** Cifarma Pomada 10 g; 5 mg/g **Pomicina** Belfar Pomada 0,5%	No tratamento de infecções bacterianas da pele e de mucosas, causadas por microrganismos sensíveis: piodermites, impetigo, eczemas infectados, otite externa, infecções da mucosa nasal, furúnculos, antraz, ectima, abscessos, acne infectada, intertrigo, úlceras cutâneas e queimaduras infectadas. Na profilaxia de infecções cutaneomucosas decorrentes de ferimentos cortantes (inclusive cirúrgicos), abrasões, queimaduras pouco extensas, dentre outros	Aplicar uma fina camada do produto sobre a região afetada, 2 a 5 vezes/dia com o auxílio de uma gaze. O tratamento deve ser mantido por 2 a 3 dias após o desaparecimento dos sintomas	Podem ocorrer reações alérgicas locais	Não deve ser utilizada em bebês prematuros nem recém-nascidos a termo, pela função renal pouco desenvolvida, o que leva ao prolongamento da meia-vida do produto e, também, pela ototoxicidade e nefrotoxicidade em potencial deste medicamento

Associações

NEOMICINA (5 MG) + BACITRACINA (250 UI)	**Bacinantrat** Globo Pomada 10 g **Bacineo** Luper Pomada 15 g **Bactoderm** Hertz Pomada 15, 50 g **Cicatrene** Farmoquímica Creme **Epicitrin** NeoQuímica Pomada 10 g **Ferid** União Química Pomada 10 g **Nebacetin** Altana Pomada 15, 50 g **Nebaciderme** Multilab Pomada 10 g **Neocetrin** Bunker Pomada 15, 30 g **Neotricin** EMS Pomada 15 g				

NEOMICINA + BETAMETASONA + ANTIFÚNGICOS + OUTROS ANTIBIÓTICOS	**Betonate N** GlaxoSmithKline Pomada e creme	Dermatoses inflamatórias em que haja presença, suspeita ou probabilidade de ocorrer uma infecção bacteriana. Nestes casos já está estabelecido o emprego da corticoterapia tópica	Aplicar uma fina camada do produto sobre a região afetada, 2 a 5 vezes/dia	Prurido, ardência/dor local na pele, infecções oportunistas, hipersensibilidade local, supressão do eixo hipotálamo-hipófise-suprarrenais (HPSR)	Em comparação com os adultos, crianças e bebês podem absorver quantidades proporcionalmente maiores de corticosteroides tópicos e, assim, mostram-se mais suscetíveis aos efeitos colaterais sistêmicos. Isso se deve ao fato de as crianças terem a barreira da pele ainda imatura e a área de superfície corporal maior em relação ao peso, em comparação aos adultos. Em crianças com menos de 12 anos de idade, o tratamento prolongado com corticosteroide tópico deve ser evitado quando possível, já que pode ocorrer supressão das suprarrenais
NEOMICINA (2,5 MG) + BETAMETASONA (0,5 MG) + CETOCONAZOL (20 MG)	**Betazol-cort** Delta Creme; pomada 30 g **Celocort** Legrand Creme 30 g **Cimecort** Cimed Creme 15, 30 g; pomada 30 g **Naderm** Cristalia Pomada 30 g **Novacort** Aché Creme 10, 30 g; pomada 30 g **Trok N** Eurofarma Creme; pomada				
NEOMICINA + CLOSTEBOL	**Clostemin** UCI-Farma Creme 30 g (5 mg de clostebol) **Novaderm** Farmasa Creme 30 g (5 mg de neomicina e 5 mg clostebol)				
NEOMICINA (7,14 MG) + DESOXIMETASONA (2,5 MG)	**Esperson N** Sanofi-Aventis Pomada 20 g				
NEOMICINA + FLUDROXICORTIDA	**Drenison N** Biolab Creme; pomada 30 g				
NEOMICINA (0,5%) + FLUMETASONA (0,02%)	**Locorten** Novartis Creme e pomada				
NEOMICINA + TRIANCINOLONA + GRAMICIDINA + NISTATINA	**Omcilon-AM** Bristol-Myers Squibb Pomada 30 g **Mud** Eurofarma Creme 10 g				

ANTIMICROBIANOS TÓPICOS I DERMATOLÓGICOS

FÁRMACOS	APRESENTAÇÕES	INDICAÇÕES	POSOLOGIA	REAÇÕES ADVERSAS IMPORTANTES	SITUAÇÕES ESPECIAIS
NITROFURAL	**Cleanbac** PratiD. Pomada 0,2%/50 g **Furacin** Mantecorp Pomada; loção a 0,2%	Tratamento complementar de pacientes com queimaduras de segundo e terceiro graus, quando existe resistência bacteriana real ou potencial a outros medicamentos. Também é indicado nos transplantes de pele, em que a contaminação por bactérias pode causar rejeição do transplante e/ou infecção do doador, particularmente em hospitais com histórico de resistência bacteriana	Aplicar uma fina camada do produto sobre a região afetada, de preferência com o auxílio de uma gaze estéril, 2 vezes/dia (12/12 h) ou 3 vezes/dia (8/8 h), de acordo com o número de trocas dos curativos, durante 7 a 10 dias ou a critério médico	Alergia no local da aplicação	Não usar em lactentes
RIFAMPICINA (RIFAMICINA)	**Rifan** NeoQuímica Spray 10 mg/mℓ **Rifocina** Sanofi-Aventis Spray 20 mℓ	Tratamento tópico das infecções superficiais, causadas por microrganismos sensíveis à rifamicina	Para aplicação dentro de cavidade ou para lavagem de cavidade após aspiração do conteúdo purulento, e possibilidade de limpeza com sol. salina.	Alergia no local da aplicação	Contém metabissulfito de potássio. Em pessoas suscetíveis, particularmente em asmáticos, esta substância pode causar reações alérgicas e crises asmáticas graves
Associações					
RIFAMPICINA SÓDICA + PREDNISOLONA	**Rifocort** Medley Pomada		Para aplicação externa (para lesões, feridas ou furúnculos) ou para preparação de curativos ou compressas. Uso tópico externo. ATENÇÃO: NÃO UTILIZAR NA CAVIDADE ORAL. Pulverizar a área afetada a cada 6 a 8 h, ou a critério médico		

ANTIMICROBIANOS TÓPICOS I OFTALMOLÓGICOS

FÁRMACOS	APRESENTAÇÕES	INDICAÇÕES	POSOLOGIA	REAÇÕES ADVERSAS IMPORTANTES	SITUAÇÕES ESPECIAIS
Associações					
CIPROFLOXACINO + DEXAMETASONA	**Cilodex** Alcon Susp. oftálmica 5 mℓ; pomada oftálmica contendo dexametasona 1 mg/g e ciprofloxacino 3,5 mg/mℓ	Blefarite bacteriana, blefaroconjuntivite bacteriana, conjuntivite bacteriana, ceratite bacteriana, ceratoconjuntivite bacteriana, dacriocistite	Infecção leve a moderada: 1 gt. 4/4 h; infecção grave: 1 gt./h, ocorrendo melhora, reduzir a frequência das aplicações.	Sensação de queimação ou agulhada nos olhos, hipersensibilidade (prurido, tumefação, vermelhidão ou outros sinais de irritação), borramento visual passageira (no caso de pomadas)	Não há estudos adequados em mulheres, em fetos animais não houve reações adversas. Se for absorvido pelo organismo materno será eliminado no leite. Problemas não documentados. Procurar o médico se não houver melhora em poucos dias

MEDICAMENTOS

	Ciloxan ^{Alcon} Sol. oftálmica estéril; pomada oftálmica estéril contendo ciprofloxacino 3,5 mg/mℓ		A dose usual é de cerca de 1 cm da pomada no saco conjuntival inferior, 3 a 4 vezes/dia, de acordo com a indicação, ou a critério médico
CLORANFENICOL + DEXA-METASONA	**Dexafenicol** ^{Allergan} Pomada; dexametasona 0,5 mg + cloranfenicol 5 mg/g		
CLORANFENICOL + METIONINA	**Epitezan** ^{Allergan} Pomada oftálmica estéril tubo contendo 3,5 g de pomada oftálmica estéril de acetato de retinol (10.000 UI/g), aminoácidos (25 mg/g), metionina (5 mg/g) e cloranfenicol (5 mg/g).		
GATIFLOXACINO	**Zymar** ^{Allergan} Colírio a 0,3% **Zymar XD** ^{Allergan} Colírio a 0,5%		Uso pediátrico acima de 1 ano de idade
GENTAMICINA	**Sulfato de Gentamicina** ^{Allergan} Sol. oftálmica estéril frasco plástico conta-gotas contendo 5 mℓ de sol. oftálmica estéril de sulfato de gentamicina (5 mg/mℓ)		
MOXIFLOXACINO	**Vigamox** ^{Alcon} Colírio a 0,5%	Tratamento de conjuntivite bacteriana	Uso pediátrico acima de 1 ano de idade
Associações			
NEOMICINA + DEXAMETASONA	**Dexavison** ^{Teuto} Sol. oftálmica 5 mℓ contendo dexametasona 1 mg/mℓ + neomicina 3,5 mg/mℓ		
TOBRAMICINA	**Tobracin** ^{Latinofarma} Sol. oftálmica; 3 mg de tobramicina/mℓ		

ANTIMICROBIANOS TÓPICOS I OFTALMOLÓGICOS

FÁRMACOS	APRESENTAÇÕES	INDICAÇÕES	POSOLOGIA	REAÇÕES ADVERSAS IMPORTANTES	SITUAÇÕES ESPECIAIS
	Tobragan Allergan Sol. oftálmica: cada 3 mℓ contém 3 mg de tobramicina 5mℓ **Tobrex** Alcon Sol. oftálmica estéril; cada mℓ (30 gt) contém 3 mg tobramicina (crianças > 2 meses)				

Associações

| TOBRAMICINA + DEXAMETASONA | **Tobracin-D** Latinofarma
Pomada oftálmica: 3 mg de tobramicina/g + 1 mg de dexametasona/g
Tobracort Genon
Colírio; pomada a 0,3%
Tobramicina Novartis
Colírio
Tobradex Alcon
Suspensão oftálmica estéril; pomada oftálmica estéril | | | | |

ANTIMICROBIANOS TÓPICOS I OTOLÓGICOS

FÁRMACOS	APRESENTAÇÕES	INDICAÇÕES	POSOLOGIA	REAÇÕES ADVERSAS IMPORTANTES	SITUAÇÕES ESPECIAIS
CIPROFLOXACINO	**Otofoxin** Zambon Frasco com 10 mℓ de sol. otológica tópica com 5 mℓ **Ciloxan Otológico** Frasco conta-gotas com 5 mℓ de sol. otológica com 3,5 mg/mℓ	Indicado para o tratamento da otite externa bacteriana aguda, em pacientes maiores de 1 ano, causada por microrganismos suscetíveis à ação do antimicrobiano	Instilar 3 gotas de ciprofloxacino otológico na orelha afetada 2 vezes/dia, durante 7 dias	Reações localizadas: hipoestesia, parestesia, prurido, erupção cutânea e urticária	Não usar neomicina ou gentamicina tópica se o tímpano não estiver íntegro ou se houver dúvida disso. Não deve ser usado em infecções auriculares fúngicas; por herpes simples, herpes-zóster ou outras infecções locais causadas por vírus. **Uso pediátrico acima de 1 ano**

Associações

| CIPROFLOXACINO (2 MG) + HIDROCORTISONA (10 MG) | **Otociriax** Farmoquímica
Suspensão otológica: | | | | |

	embalagem contendo 5 mℓ de suspensão, acompanhada de conta-gotas. **Genérico** Germed			
CLORFENAZINA + BETAMETASONA + TETRACAÍNA	**Oto-betnovate** Farmoquímica Sol. otológica – betametasona 1 mg/mℓ + clorfenesina 10 mg/mℓ + cloridrato de tetracaína 5 mg/mℓ – embalagem contendo frasco gotejador com 10 mℓ	Tratamento das otites externas, agudas ou crônicas, causadas por bactérias ou fungos; otites consequentes a dermatite seborreica, eczema alérgico e psoríase. Também é indicado como agente analgésico, antipruriginoso, antimicrobiano e anti-inflamatório na preparação para remover o cerume e na desinfecção do canal auditivo após sua remoção	2 a 3 gotas, 3 ou 4 vezes/dia, por um período de 7 a 14 dias	Foram relatados raros casos de ardência local transitória e de remissão espontânea à aplicação do medicamento	Este medicamento não deve ser utilizado por mulheres grávidas sem orientação do médico ou cirurgião-dentista
NEOMICINA + HIALURONIDASE (100 UTR/Mℓ) + LIDUCAÍNA (50 MG/Mℓ) + NEOMICINA (5 MG/Mℓ)	**Oto-xilodase** Apsen Frasco conta-gotas com 8 mℓ de sol. e amp. contendo 800 UTR de pó para reconstituição	Tratamento de otite, com exclusão da micótica	Instilar no ouvido 5 a 10 gotas por vez, 1 a 4 vezes/dia, até o alívio da dor e o desaparecimento do processo infeccioso	Têm sido relatadas ototoxicidade e nefrotoxicidade com o uso tópico de neomicina	Informe ao seu médico a ocorrência de gravidez na vigência do tratamento ou após o seu término. Informar igualmente se estiver amamentando
NEOMICINA + POLIMIXINA	**Otosynalar** Roche Sol. otológica. Frasco de 5 mℓ com bico conta-gotas. Cada mℓ contém: fluocinolona acetonida – 0,250 mg, sulfato de polimixina B – 10.000 UI, neomicina base – 3,5 mg (equivalente a 5 mg de sulfato de neomicina), cloridrato de lidocaína – 20 mg. **Elotin** Elofar Sol. otológica: frasco plástico gotejador com 5 mℓ Cada mℓ contém: fluocinolona acetonida – 0,275 mg, sulfato de neomicina – 3,85 mg, sulfato de polimixina B – 11.000 UI, cloridrato de lidocaína – 20 mg	Tratamento de otite externa e outras condições inflamatórias que respondem à corticoterapia na presença ou suspeita de infecção bacteriana	Dose inicial usual: três ou quatro gotas instiladas na orelha, 2 a 4 vezes/dia	Tontura, cefaleia, tremor, hipersônia, paralisia facial, sensação de queimação, disgeusia, parestesia, sonolência, dor na orelha, zumbido, diminuição da audição, distúrbios auditivos e desconforto auditivo. Têm sido relatadas ototoxicidade e nefrotoxicidade com o uso tópico de neomicina	A administração de corticosteroides tópicos à criança deve-se restringir a um curto período de tempo e à menor quantidade possível do produto, compatíveis com um esquema terapêutico eficaz

ANTIMICROBIANOS TÓPICOS I OTOLÓGICOS

FÁRMACOS	APRESENTAÇÕES	INDICAÇÕES	POSOLOGIA	REAÇÕES ADVERSAS IMPORTANTES	SITUAÇÕES ESPECIAIS
POLIMIXINA B (10.000 UI/ML) + LIDOCAÍNA (43,4 MG/ML)	Lidosporin Farmoquímica Sol. otológica: embalagem contendo 10 mℓ	Prevenção de exacerbações e tratamento de infecções, dor e prurido associados à otite externa e pós-operatório das cavidades auriculares	Instilar no ouvido, três ou quatro gotas, 3 a 4 vezes/dia	Embora rara, pode ocorrer irritação ou sensibilidade na área administrada	Não deve ser utilizado em caso de perfuração da membrana timpânica

ANTINEOPLÁSICOS

FÁRMACOS	APRESENTAÇÕES	INDICAÇÕES	POSOLOGIA	REAÇÕES ADVERSAS IMPORTANTES	SITUAÇÕES ESPECIAIS
ÁCIDO *ALL-TRANS*-RETINOICO (ATRA OU TRETINOÍNA) Antineoplásico	Vesanoid Roche Cáps. 10 mg	Indução da remissão na leucemia promielocítica aguda	Adultos: dose diária total – 45 mg/m² de superfície corporal dividida em 2 doses VO para pacientes com leucemia promielocítica aguda. O tratamento deve ser continuado durante 30 a 90 dias até que se obtenha remissão completa. Após remissão completa, institui-se um esquema padrão de quimioterapia de consolidação imediatamente. A dose para crianças varia de acordo com o peso e a altura	"Síndrome do ácido retinoico", xerostomia, fissuras na pele, edema, náuseas, vômito, dor óssea, cefaleia, dor abdominal, diarreia, constipação intestinal, aftas, desconforto gástrico, sensação de opressão torácica, tosse, congestão nasal, dispneia, faringite, respiração ofegante, tontura, estados de confusão, ansiedade e depressão, distúrbios da visão e da audição, febre, calafrios, sensação de fadiga, alterações do peso corporal, dor nas costas, dor torácica, discrasias sanguíneas, pneumonia, infecção generalizada, fraqueza e cansaço	Contraindicado durante a gravidez. A lactação deve ser interrompida ao se iniciar o tratamento com o ácido *all-trans*-retinoico. Há interação medicamentosa com fármacos que afetam o sistema enzimático do citocromo P-450 hepático. O uso do ácido *all-trans*-retinoico em combinação com vitamina A é contraindicado
CISPLATINA Antineoplásico alquilante.	C-Platin Blau Fr.-amp. com 10 mg ou 50 mg ou 100 mg + água para injetáveis com 20 mℓ ou 50 mℓ ou 100 mℓ. Fauldcispla Libbs Fr.-amp. com 10 mg ou 50 mg ou 100 mg Incel Pierre Fabre Fr.-amp. de 10 mℓ e 50 mℓ com 1 mg/mℓ.	Tratamento de tumores metastáticos de testículo; tumores metastáticos de ovário; câncer avançado da bexiga; carcinomas espinocelulares de cabeça e pescoço	A cisplatina sol. inj. deve ser administrada exclusivamente por infusão IV. Como agente terapêutico único, a dose usual em crianças é de 50 a 100 mg/m² de superfície corporal em infusão IV única, a cada 3 ou 4 semanas, por 6 ou 8 h; ou infusão lenta de 15 a 20 mg/m² de superfície corporal por 5 dias, a cada 3 ou 4 semanas; de acordo com o tipo de tumor e o estado do paciente (incluindo a função renal e	Nefrotoxicidade, insuficiência renal, distúrbios eletrolíticos como hipomagnesemia, hipocalcemia e hipoptassemia, tinido e/ou perda da audição na faixa de alta frequência (> 4.000 Hz), mielossupressão, anemia hemolítica, vômito, náuseas e/ou anorexia, neurotoxicidade, visão turva e percepção alterada de cores, hepatotoxicidade, DAC, ICC, arritmias, hipotensão postural,	Contraindicada para pacientes com hipersensibilidade à cisplatina, a outros compostos contendo platina ou a qualquer componente da fórmula, a pacientes com mielodepressão, com insuficiência renal preexistente e na presença de infecções generalizadas ou distúrbios da audição. Não deve ser utilizada durante a gravidez ou lactação. Há interação medicamentosa com antibióticos aminoglicosídeos quando administrados durante ou dentro de 1 a 2 semanas após a administração de cisplatina, fármacos nefrotóxicos, diuréticos de alça, bleomicina,

MEDICAMENTOS

Medicamento	Indicações	Posologia	Efeitos adversos	Observações
Platistine CS Pfizer Platistine® CS 1 mg/mℓ em embalagens contendo 1 fr.-amp. de 50 mℓ (50 mg) ou 100 mℓ (100 mg) de sol. inj. **Tecnoplatin** Zodiac Fr.-amp. com 10 e 50 mg	a extensão de radioterapia e/ou quimioterapias prévias). Tumores metastáticos de testículo: A dose usual de cisplatina para o tratamento de câncer de testículo em combinação com outros agentes quimioterápicos aprovados é de 20 mg/m² IV, diariamente por 5 dias, cada 3 semanas por um mínimo de 4 ciclos. Tumores metastáticos de ovário: A dose usual de cisplatina para o tratamento de tumores metastáticos de ovário em combinação com outros agentes quimioterápicos aprovados é de 75 a 100 mg/m² por via IV, uma vez cada 3 a 4 semanas, por um mínimo de 4 ciclos. Como agente único, a cisplatina deve ser administrada na dose de 100 mg/m² IV, uma vez a cada 4 semanas. Câncer avançado de bexiga: A cisplatina deve ser administrada como agente único na dose de 50 a 70 mg/m² por via IV, uma vez a cada 3 a 4 semanas dependendo da extensão dos tratamentos radioterápicos e/ou quimioterápicos anteriores. Em pacientes com tratamentos prévios muito agressivos, recomenda-se uma dose inicial de 50 mg/m², repetida a cada 4 semanas. Carcinoma espinocelular de cabeça e pescoço: a dose usual de cisplatina para o tratamento de carcinoma espinocelulares de cabeça e pescoço em associação a outros agentes quimioterápicos aprovados é de 60 a 100 mg/m² IV, 1 vez/dia a cada 3 semanas	microangiopatia trombótica, hiperuricemia, hiponatremia/síndrome da secreção inapropriada do hormônio antidiurético, mialgia, pirexia, deposição gengival de platina, elevação dos níveis séricos de amilase, soluços, erupções cutâneas, alopecia leve, azoospermia e hiperuricemia. Poderá ocorrer toxicidade no aparelho auditivo, que pode ser mais pronunciada em crianças, sendo manifestada por zumbido e/ou perda auditiva de altas frequências e ocasionalmente surdez	metotrexato, fenitoína, piridoxina, altretamina, alopurinol, colchicina, probenecida e sulfimpirazona. Interage com o alumínio formando um precipitado negro. **Não utilizar agulhas, seringas, cateteres ou equipos de administração por via intravenosa que contenham partes de alumínio que possam entrar em contato com o medicamento na sua preparação e administração**

CITARABINA (ARA-C)
Análogo da pirimidina

Medicamento	Indicações	Posologia	Efeitos adversos	Observações
Aracytin Pfizer Aracytin® pó liofilizado 100 mg em embalagem	Indução e manutenção da remissão de leucemias agudas não linfocíticas em adultos e	Pode ser administrada por infusão IV ou por injeção IV, SC ou intratecal e deve ser diluída com soro glicosado	Anemia, leucopenia, trombocitopenia, megaloblastose, redução de reticulócitos, náuseas, anorexia,	Pacientes com supressão da medula óssea induzida por medicamentos não devem receber citarabina, a menos que seja vital. Há interação

ANTINEOPLÁSICOS

FÁRMACOS	APRESENTAÇÕES	INDICAÇÕES	POSOLOGIA	REAÇÕES ADVERSAS IMPORTANTES	SITUAÇÕES ESPECIAIS
	contendo 1 fr.-amp. + 1 amp. com 5 mℓ de sol. diluente (20 mg/mℓ). **Aracytin® CS** Pfizer Aracytin® CS sol. inj. (20 mg/mℓ) em embalagens contendo 5 fr.-amp. de 5 mℓ (100 mg) ou 1 fr.-amp. de 25 mℓ (500 mg). **Aracytin® CS** sol. inj. (100 mg/mℓ) em embalagens contendo 1 fr.-amp. de 10 mℓ (1 g). **Citarax** Blau Embalagens com 10 fr.-amp. com 100 mg/5 mℓ ou 500 mg/10 mℓ **Darbin** Pierre Fabre Amp. de vidro âmbar com 5 mℓ (20 mg/mℓ) e 10 mℓ (50 mg/mℓ **Fauldcita** Libbs 1 fr.-amp. de 10 mℓ com 1 g; 5 fr.-amp. de 5 mℓ com 500 mg. **Tabine** Meizler Fr.-amp. com 1 mℓ ou 5 mℓ ou 10 mℓ com 100 mg/mℓ	crianças, tratamento de outras leucemias, como leucemia linfocítica aguda e leucemia mielocítica crônica	a 5% e NaCl a 0,9%, obtendo-se concentrações de no mínimo 0,1 mg/mℓ. Indução na leucemia aguda não linfocítica: a dose habitual da citarabina em combinação com outros agentes quimioterápicos antineoplásicos é de 100 mg/m² por infusão IV contínua (dias 1 a 7) ou 100 mg/m² IV 12/12 h (dias 1 a 7). Via intratecal: Em leucemia aguda em doses que variam de 5 mg/m² a 75 mg/m² de superfície corporal, 1 vez/dia durante 4 dias ou 1 vez/dia a cada 4 dias ou 30 mg/m² a cada 4 dias até que os achados no líquido cefalorraquidiano se normalizem. Doses convencionais: na terapia de indução na leucemia não linfocítica aguda, a dose habitual de Aracytin® em combinação com outros agentes quimioterápicos antineoplásicos é de 100 mg/m²/dia durante infusão IV contínua (dias 1 a 7) ou 100 mg/m² IV 12/12 h (dias 1 a 7). Doses altas: 2 a 3 g/m² por infusão IV 12/12 h por 1 a 3 h durante 2 a 6 dias, com ou sem agentes quimioterápicos adicionais. Doses subcutâneas: em geral, a dose é 20 a 100 mg/m² dependendo da indicação do tratamento e do esquema posológico utilizado. Deve-se consultar a literatura para as recomendações atuais quanto ao uso em leucemia	vômito, diarreia, disfunção hepática, febre, erupções, tromboflebite, inflamação ou ulceração oral e anal, sepse, disfunção renal, dor abdominal, celulite no local da injeção, pneumonia, neurite ou neurotoxicidade, esofagite, dor torácica, dor de garganta, ulceração cutânea, retenção urinária, ulceração esofágica, pericardite, cefaleia, urticária, sardas, icterícia, conjuntivite (pode ocorrer com erupções), tonturas, alopecia, anafilaxia, edema alérgico, prurido, dispneia. Em terapia com altas doses ainda pode-se observar toxicidade pulmonar, gastrintestinal e do SNC	medicamentosa com gentamicina, fluorocitosina, digoxina, ciclofosfamida, vincristina e prednisona com ou sem citarabina ou procarbazina
CLORAMBUCILA Antineoplásico alquilante	**Leukeran®** GlaxoSmithKline Comp. rev. 2 mg	Em crianças, Leukeran® é indicado somente para o tratamento da doença de Hodgkin e	Doença de Hodgkin: usado como agente único, 0,2 mg/kg/dia, durante 4 a 8 semanas	Leucopenia, neutropenia, trombocitopenia, supressão da medula óssea, anemia, convulsões em	A imunização com vacinas contendo microrganismos vivos tem o potencial de causar infecções em pacientes imunodeficientes. Desta

DACARBAZINA
Antineoplásico alquilante

Dacarb Eurofarma
fr.-amp. contendo 200 mg
Evodazin 100 e 200 mg Evolabis
Fr.-amp. com 100 e 200 mg
Fauldacar Libbs
Fr. amp. com 200 e 600 mg

Tratamento de melanoma maligno metastático e doença de Hodgkin, como opção de 2ª linha, quando em combinação com outros agentes eficazes

Uso pediátrico (acima de 2 anos de idade): a dose recomendada de dacarbazina no tratamento da doença de Hodgkin na população pediátrica é de 375 mg/m², em combinação com outras doses eficazes, nos dias 1 e 15 do ciclo de tratamento. O tratamento deve ser repetido a cada 4 semanas, contando a partir do 1º dia de tratamento

Anorexia, náuseas, vômito, febre, mialgia, mal-estar, eritema e exantema.
Anemia, leucopenia, trombocitopenia, irritação no local da aplicação. Rea-Eritema, exantema, urticária. Elevação das enzimas hepáticas, necrose hepática devido à doença veno-oclusiva do fígado. Diarreia, rubor facial, pancitopenia (hipoplasia medular), agranulocitose, cefaleia

Não deve ser utilizada por gestantes sem orientação médica. Há interações medicamentosas com digoxina, anticoagulantes orais, fenitoína, suxametônio, levodopa, placitaxel, teniposídeo, topotecana e vinorelbina.
Uso pediátrico acima de 2 anos de idade

DACTINOMICINA
Antibiótico

Cosmegen Bago
Pó liófilo inj. 0,5 mg

Tratamento de tumor de Wilms, rabdomiossarcoma infantil, sarcoma de Ewing e carcinoma metastático não seminomatoso dos testículos

A posologia por ciclo de 2 semanas, para adultos ou crianças, não deve exceder 15 µg/kg/dia ou 400 a 600 µg/m² de superfície corporal/dia, IV, por 5 dias.
Esquemas:
Tumor de Wilms, rabdomiossarcoma e sarcoma de Ewing: 15 µg/kg/dia, IV, durante 5 dias.
Carcinoma testicular: 1.000 µg/m² IV, no primeiro dia, como parte do esquema com ciclofosfamida, bleomicina, vimblastina e cisplatina

Mal-estar, fadiga, letargia, febre, mialgia, proctite, hipocalcemia, retardo de crescimento, infecção, pneumonite, queilite, disfagia, esofagite, estomatite ulcerativa, faringite, anorexia, náuseas, vômito, dor abdominal, diarreia, úlcera péptica, ascites, hepatomegalia, doença veno-oclusiva do fígado, hepatite, anormalidades nas provas de função hepática, insuficiência hepática, anemia, agranulocitose, leucopenia,

Este medicamento não deve ser utilizado por gestantes sem orientação médica.
Não deve ser administrado a pessoas infectadas ou recentemente infectadas por varicela ou herpes-zóster, em razão do risco de ocasionar doença generalizada grave, que pode resultar em óbito.
Altamente tóxico.
Uso pediátrico: doença veno-oclusiva (incluindo hepática) pode levar ao óbito, particularmente em crianças menores de 48 meses

---

certas formas de linfoma não Hodgkin

Linfoma não Hodgkin: usado como único agente terapêutico, 0,1 a 0,2 mg/kg/dia, durante 4 a 8 semanas, inicialmente; em seguida, o tratamento de manutenção é administrado com doses diárias reduzidas ou séries de tratamentos intermitentes

crianças com síndrome nefrótica, perturbações gastrintestinais como enjoo, vômito, diarreia e ulceração bucal, reações alérgicas como urticária e edema angioneurótico, síndrome de Stevens-Johnson, necrólise epidérmica tóxica, convulsões, hepatotoxicidade, icterícia e febre medicamentosa. Muito raros: falência irreversível da medula óssea, transtornos do movimento (incluindo tremor, contorções e abalos musculares não associados a convulsões), nefropatia periférica, fibrose pulmonar intersticial, pneumonia intersticial, cistite não infecciosa

forma, não é recomendada a imunização com vacinas elaboradas com microrganismos vivos. Crianças com síndrome nefrótica, pacientes em esquemas posológicos intermitentes de altas doses e pacientes com histórico de convulsão devem ser cuidadosamente monitorados após a administração de Leukeran®, já que o risco de convulsões pode ser maior nestes pacientes. Medicamentos imunossupressores podem ativar focos primários de tuberculose. Os médicos que assistem pacientes sob imunossupressão devem estar alertas quanto à possibilidade de surgimento de doença ativa, tomando, assim, todos os cuidados para o diagnóstico precoce e tratamento

ANTINEOPLÁSICOS

FÁRMACOS	APRESENTAÇÕES	INDICAÇÕES	POSOLOGIA	REAÇÕES ADVERSAS IMPORTANTES	SITUAÇÕES ESPECIAIS
DAUNOBLASTINA (DAUNORRUBICINA) Antibiótico	**Daunoblastina** Pfizer Pó liofilizado 20 mg; fr.-amp. + amp. de diluente 10 mℓ	Carcinomas: tumores sólidos de crianças, como neuroblastoma; linfomas; linfomas não Hodgkin	Devido ao risco de necrose tecidual local grave no caso de extravasamento do fármaco, recomenda-se injetar Daunoblastina® pelo tubo de borracha do equipo de infusão IV de cloreto de sódio a 0,9% ou sol. glicosada a 5%. A duração da infusão pode variar de 2 a 3 min até 30 a 45 min. Não é recomendada a administração por punção direta da veia (*push*) devido ao risco de extravasamento, que pode ocorrer mesmo na presença de retorno sanguíneo adequado com a aspiração da agulha. Em crianças abaixo de 2 anos de idade (ou com uma área de superfície corporal menor que 0,5 m²), sugere-se que a dose seja calculada pelo peso corporal (kg) em vez da área de superfície corporal. Uso em crianças: Daunoblastina® é administrada em tratamentos combinados na faixa de doses de 0,5 a 1,5 mg/kg/dia (25 a 45 mg/m²/dia), com frequência de administração dependendo do esquema empregado	trombocitopenia, pancitopenia, reticulopenia, neutropenia, alopecia, erupções cutâneas, acne, reagudização de eritema ou aumento da pigmentação da pele irradiada anteriormente	Contraindicado nas seguintes condições: aplasia persistente da medula óssea; presença de infecções graves/generalizadas; insuficiência hepática ou renal grave; história prévia ou atual de arritmia grave e insuficiência miocárdica; IAM prévio; tratamento prévio com antraciclinas até a dose cumulativa máxima; hipersensibilidade a daunorrubicina ou a outras antraciclinas; gravidez e amamentação. Há interação medicamentosa com colchicina, probenecida, sulfimpirazona, daunorrubicina, dactinomicina e alcaloides da vinca
DEXRAZOXANO	**Cardioxane** Zodiac Pó liofilizado 500 mg	Redução da incidência e da gravidade das miocardiopatias associadas à administração da doxorrubicina em pacientes sob esquema quimioterápico	Cardioxane® deve ser administrado por infusão intravenosa rápida durante 15 min, aproximadamente meia hora antes da administração da antraciclina, a uma dose 20 vezes superior à dose equivalente	Leucopenia, trombocitopenia, náuseas, vômito, alopecia, elevações transitórias dos valores da função hepática, mal-estar, febre baixa, depuração renal aumentada, anemia, alterações da	Somente deve ser utilizado nos esquemas terapêuticos quimioterápicos com um citostático antraciclínico (doxorrubicina)

MEDICAMENTOS

DOXORRUBICINA
Antibiótico

Adriablastina RD Pfizer
Fr.-amp. com 10 mg e 50 mg
Cloridrato de Doxorrubicina Eurofarma, Glenmark
Fr.-amp. com 10 mg e 50 mg
Doxolem Zodiac
Fr.-amp. com 10 mg e 50 mg

Cloridrato de doxorrubicina é indicada no tratamento das neoplasias a seguir: carcinoma da mama, pulmão, bexiga, tireoide e também carcinoma ovariano; sarcomas ósseos e dos tecidos moles; linfomas de Hodgkin e não

de doxorrubicina, ou a uma dose 10 vezes superior à dose equivalente de epirrubicina.
Nos pacientes pediátricos recomenda-se uma dose na proporção de 10:1 de Cardioxane® para doxorrubicina, por exemplo: 500 mg/m² de Cardioxane® para 50 mg/m² de doxorrubicina.
O tratamento com dexrazoxano deve ser iniciado simultaneamente com a primeira dose de antraciclina e deve ser repetido a cada administração da antraciclina

Administração intravenosa
É recomendado que a administração por via intravenosa seja feita através do tubo de um equipo de infusão de cloreto de sódio a 0,9% ou sol. de glicose 5%, independentemente de gotejamento, após a verificação de que a agulha está corretamente na

coagulação, elevação transitória dos níveis séricos de triglicerídios e amilase e diminuição transitória da calcemia.
Infecções: infecções do sistema respiratório, infecção do trato respiratório superior, sepse.
Distúrbios do sistema imunológico: reações de hipersensibilidade.
Alterações vasculares: tromboembolismo venoso, flebite, embolia pulmonar.
Alterações gastrintestinais: diarreia, diminuição do apetite, náuseas, vômito, aumento da amilase sérica.
Alterações hepáticas: aumento transitório de AST, ALT e bilirrubinas.
Alterações neurológicas: tontura.
Distúrbio renal: aumento da creatinina sérica.
Distúrbio hematológico: anemia, leucopenia, trombocitopenia, mielossupressão. Alterações da coagulação.
Alterações endócrinas/metabólicas: diminuição do zinco e do cálcio séricos, aumento do ferro sérico, elevação transitória dos níveis séricos de triglicerídeos.
Alterações dermatológicas: alopecia, dor no local de injeção, eritema, prurido, flebite e necrose da pele.
Outras alterações: fadiga, febre, mal-estar

Infecção, sepse/septicemia, leucemia linfocítica aguda, leucemia mielógena aguda, leucopenia, neutropenia, anemia, trombocitopenia, anafilaxia, anorexia, desidratação, hiperuricemia, conjuntivite/ceratite, lacrimejamento, taquicardia sinusal,

Contraindicada também para pacientes com mielossupressão persistente ou estomatite grave de tratamentos citotóxicos anteriores e em pacientes já tratados com as doses cumulativas recomendadas de doxorrubicina, daunorrubicina, idarrubicina ou outras antraciclinas ou antracenos. Não é recomendada na presença de infecções generalizadas, insuficiência hepática

ANTINEOPLÁSICOS

FÁRMACOS	APRESENTAÇÕES	INDICAÇÕES	POSOLOGIA	REAÇÕES ADVERSAS IMPORTANTES	SITUAÇÕES ESPECIAIS
	Evorubicin[Evolabis] Fr.-amp. com 10 mg e 50 mg **Fauldoxo**[Libbs] Fr.-amp. com com 10 mg/5 mℓ e 50 mg/25 mℓ	Hodgkin; neuroblastoma; tumor de Wilms; leucemia linfoblástica aguda e leucemia mieloblástica aguda. Cloridrato de doxorrubicina tem proporcionado resultados positivos nos tumores superficiais da bexiga por administração intravesical após ressecção transuretral. Outros tumores sólidos têm respondido também, mas o estudo destes até o presente momento é muito limitado para justificar indicações específicas	veia. Essa técnica diminui o risco de extravasamento perivenoso do medicamento e permite a lavagem da veia após a administração; a concentração recomendada é de 2 mg/mℓ. A dose é habitualmente calculada com base na área de superfície corporal. Quando usada como agente antitumoral isolado, a dose inicial recomendada nos adultos é de 60 a 70 mg/m², a cada 3 semanas. Por outro lado, quando usada em associação a outros agentes antitumorais, a dose de doxorrubicina deve ser reduzida para 25 a 50 mg/m², a cada 3 semanas. A dose cumulativa de doxorrubicina IV, independentemente do plano de dosagem, não deve ultrapassar 550 mg/m² de área de superfície corporal. Uso na insuficiência hepática: Níveis de bilirrubina sérica – 1,2 a 3,0 mg/100 mℓ, 50% da dose normal; > 3,0 mg/100 mℓ, 25% da dose normal. A doxorrubina não deve ser administrada a pacientes com insuficiência hepática grave. Doses iniciais menores ou intervalos maiores entre os ciclos podem ser necessários para pacientes pré-tratados intensivamente, crianças, idosos, pacientes obesos e pacientes com infiltração da medula óssea. Administração intravesical No caso de terapia intravesical, doxorrubicina deve ser dissolvida em água para injetáveis à temperatura ambiente; a concentração recomendada é de 1 mg/mℓ.	taquiarritmias, insuficiência cardíaca congestiva, hemorragias, "ondas de calor", flebite, tromboflebite, tromboembolismo, choque, náuseas, vômito, mucosite, estomatite, esofagite, dor abdominal, diarreia, colite, alopecia, *rash*, prurido, hiperpigmentação da pele e unhas, urticária, amenorreia, oligospermia, azoospermia, mal-estar, febre e calafrios	acentuada, histórico atual ou anterior de arritmias graves ou insuficiência miocárdica, IAM prévio. Contraindicada para o uso intravesical em tumores invasivos que tenham penetrado a parede da bexiga; infecções urinárias; inflamação da bexiga: problemas de cateterização. Não deve ser utilizada por gestantes sem orientação médica. Há interação com medicamentos cardiotóxicos e compostos cardioativos, medicamentos que alterem a função hepática e paclitaxel. As crianças apresentam risco aumentado de cardiotoxicidade tardia. Recomenda-se acompanhamento com avaliação periódica das funções cardíacas para monitoramento dessa possibilidade. A doxorrubicina, como componente de esquemas quimioterápicos intensivos a pacientes pediátricos, pode contribuir com o distúrbio de crescimento pré-puberal. Pode também contribuir com prejuízo das gônadas, o que é geralmente temporário. Os pais ou responsáveis de pacientes pediátricos devem ser advertidos no sentido de prevenir o contato com a urina ou outro fluido corporal, utilizando luvas, por pelo menos 5 dias após cada tratamento

MEDICAMENTOS

Adriblastina® RD é usada por administração intravesical no tratamento do carcinoma monocítico, tumores papilares da bexiga e carcinoma *in situ* para reduzir recidivas após ressecção transuretral. Porém, esta via não é utilizada no tratamento de tumores invasivos que tenham penetrado na camada muscular da parede da bexiga. A dose recomendada para tratamento tópico intravesical é de 50 mg por instilação, a ser administrada com intervalos variáveis de 1 semana a 1 mês. Após a instilação completa, os pacientes devem ser rotacionados a cada 15 min para garantir que a mucosa vesical da pelve tenha maior contato com a sol. Dependendo se o tratamento for profilático ou curativo, a frequência de administração e a duração do tratamento ficam a critério médico. Para evitar a diluição excessiva pela urina, o paciente deve ser instruído a não ingerir qualquer líquido nas 12 h que antecedem a instilação. Isto deve limitar a produção de urina para aproximadamente 50 mℓ por hora. A exposição à sol. medicamentosa durante 1 h é geralmente suficiente e o paciente deve ser instruído no sentido de urinar somente ao término deste período de tempo. No caso de toxicidade local (cistite medicamentosa), a dose deve ser instilada em 50 a 100 mℓ de sol. salina.

Em crianças com LLA a dose recomendada como agente único intravenoso é de 10 mg/m² diariamente durante 3 dias.

As seguintes reações adversas (não listadas em ordem de frequência) foram relatadas em associação ao tratamento: infecções e infestações: infecção, sepse/septicemia, infecção por fungo.

Não é recomendada para pacientes com insuficiência renal e/ou hepática grave, com infecções incontroláveis, gestantes ou lactantes. Há interação medicamentosa com medicamentos cardiotóxicos ou compostos cardioativos e mielossupressores.

Leucemia linfocítica aguda (LLA): como tratamento de segunda linha em crianças

IDARRUBICINA
Antraciclina, antibiótico

Evomid Evolabis
Fr.-amp. de 5 e 10 mg.
Zavedos Pfizer
Fr.-amp. de 5 e 10 mg

ANTINEOPLÁSICOS

FÁRMACOS	APRESENTAÇÕES	INDICAÇÕES	POSOLOGIA	REAÇÕES ADVERSAS IMPORTANTES	SITUAÇÕES ESPECIAIS
				Neoplasias benignas, malignas e indefinidas: leucemia secundária (leucemia mieloide aguda e síndrome mielodisplástica). Sangue e sistema linfático: anemia, leucopenia, neutropenia, neutropenia febril, trombocitopenia, falência da medula óssea. Sistema imunológico: anafilaxia. Metabolismo e nutrição: anorexia, desidratação, hiperuricemia. Cardíaco: bloqueio atrioventricular, bloqueio de ramo de feixes, insuficiência cardíaca congestiva, miocardite, pericardite, taquicardia sinusal, taquiarritmias, infarto do miocárdio. Vascular: hemorragia, calafrio, flebite, choque hemorrágico, tromboflebite, tromboembolismo, hipotensão, hemorragia cerebral. Gastrintestinal/hepático: dor abdominal ou sensação de queimação, colite (incluindo enterocolite grave/enterocolite neutropênica com perfuração), diarreia, erosão/ulceração, esofagite, sangramento do trato gastrintestinal, mucosite/estomatite, náuseas, vômito, falência hepática. Pele e tecido subcutâneo: eritema acral, alopecia, hipersensibilidade da pele irradiada (*radiation recall reaction*), toxicidade local, *rash*/coceira, alterações na pele, hiperpigmentação da pele e unhas, urticária. Renal e urinário: coloração vermelha da urina por 1 a 2 dias	Uma avaliação a longo prazo e periódica da função cardíaca deve ser feita em crianças, já que demonstraram maior suscetibilidade à toxicidade cardíaca induzida pela antraciclina

MEDICAMENTOS

IFOSFAMIDA Antineoplásico alquilante	**Holoxane** Baxter Pó liofilizado 500 mg, 1, 2 g **Ifosfamida** Eurofarma Pó liofilizado 500 mg, 1, 2 g **Evolox** Evolabis Fr.-amp. com 1 g	Carcinomas pulmonar do tipo células pequenas, de ovário e de mama, tumores de testículo (seminoma, teratoma, teratocarcinoma), sarcoma de partes moles (leiomiossarcoma, rabdomiossarcoma e condrossarcoma), carcinoma de endométrio, carcinoma de rim hipernefroide, carcinoma de pâncreas e linfomas malignos (linfossarcoma, reticulossarcoma)	Atingir uma dose total de 250 a 300 mg/kg por série administrando-se, IV, uma dose diária de 50 a 60 mg/kg durante 5 dias consecutivos ou 20 a 30 mg/kg por via IV durante 10 dias consecutivos. Em casos de resistência à terapia, administrar 80 mg/kg durante 2 a 3 dias consecutivos. O intervalo entre as séries deverá ser no mínimo de 4 semanas	Alopecia, náuseas e vômito, hematúria, hematúria grave, toxicidade do sistema nervoso central, infecção, insuficiência renal, disfunção hepática, flebite, febre, reação alérgica, anorexia, cardiotoxicidade, coagulopatia, constipação intestinal (prisão de ventre), dermatite, diarreia, fadiga, hipertensão, hipotensão, mal-estar, polineuropatia, sintomas pulmonares, salivação, estomatite após administração. Nefropatia, insuficiência renal, insuficiência renal aguda. Respiratório: síndrome respiratória aguda, tosse, pneumonia, fibrose pulmonar. Geral e local da administração: febre, cefaleia, letargia, falência múltipla dos órgãos. Investigação: redução assintomática na função de ejeção do ventrículo esquerdo, anormalidades no ECG, elevação de enzimas hepáticas e bilirrubina Não deve ser administrada nos casos de mielodepressão intensa, de insuficiência renal (alterações da função excretora), de hipotonia vesical, de obstrução das vias urinárias eferentes e de metástases cerebrais. Contraindicada no primeiro trimestre da gravidez, enquanto, no restante da gestação, só deve ser usada se o benefício para a mãe justificar o risco potencial para o feto
IMATINIBE Inibidor da proteinoquinase	**Glivec** Novartis Comp. rev. 100, 400 mg **Mesilato de imatinibe** Eurofarma Comp. rev. 100 mg e 400 mg	Pacientes pediátricos com leucemia mieloide crônica (LMC) cromossomo Philadelphia positivo (Ph+) recém-diagnosticada e sem tratamento anterior	A dose em crianças deve ser baseada na área da superfície corporal (mg/m²). A dose de 340 mg/m² diariamente é recomendada para crianças com LMC em fase crônica e avançada (não exceder a dose total de 600 mg/dia). O tratamento pode ser dado em dose única diária ou, alternativamente, a dose diária pode ser dividida em duas administrações — uma pela manhã e outra à noite	Distúrbios gastrintestinais, falência hepática, insuficiência hepática, retenção hídrica grave, hemorragias gastrintestinais e no local do tumor, mielossupressão, anorexia, desidratação, hiperuricemia, hipopotassemia, hipofosfatemia, gota, depressão, ansiedade, cefaleia, tontura, alterações do paladar, parestesia, insônia, conjuntivite, hiperlacrimação, borramento visual, dispneia, epistaxe, náuseas, vômito, diarreia, dispepsia, dor abdominal, distensão abdominal, Há interação medicamentosa com cetoconazol, itraconazol, eritromicina, claritromicina, dexametasona, fenitoína, carbamazepina, rifampicina, fenobarbital ou *Hypericum perforatum*, também conhecido como erva-de-são-joão, sinvastatina, ciclosporina, pimozida e outros fármacos metabolizados pela CYP3A4, paracetamol e paracetamol. Foram relatados casos de retardamento do crescimento em crianças e pré-adolescentes tomando imatinibe. Os efeitos a longo prazo do tratamento prolongado com imatinibe no crescimento em crianças é desconhecido. Portanto, é recomendado um monitoramento cauteloso do crescimento de crianças tratadas com imatinibe.

ANTINEOPLÁSICOS

FÁRMACOS	APRESENTAÇÕES	INDICAÇÕES	POSOLOGIA	REAÇÕES ADVERSAS IMPORTANTES	SITUAÇÕES ESPECIAIS
				flatulência, constipação intestinal, refluxo gastroesofágico, ulceração oral, ↑ enzimas hepáticas, edema periorbitário, dermatite/eczema/erupção cutânea, edema facial, edema palpebral, prurido, eritema, pele seca, sudorese noturna, edema articular, espasmos e cãibras musculares, dor musculoesquelética, incluindo artralgia	Não há experiência com o uso do imatinibe em crianças menores de 2 anos com LMC. Há pouca ou nenhuma experiência com o uso de imatinibe em crianças em outras indicações
LOMUSTINA Antineoplásico alquilante	**Citostal** Bristol-Myers Squibb Cáps. 10, 40 mg	Tumores cerebrais primários ou metastáticos, doença de Hodgkin e no tratamento de outros tumores em combinação com outros agentes antineoplásicos	Adultos e crianças: 130 mg/m² VO como dose única a cada 6 semanas. Em indivíduos com função medular comprometida, a dose deve ser reduzida a 100 mg/m² a cada 6 semanas. Não se deve administrar outro ciclo de tratamento, até que ocorra a recuperação medular a níveis aceitáveis. Doses subsequentes à dose inicial devem ser ajustadas de acordo com a resposta hematológica do paciente à dose precedente	Mielossupressão, náuseas, vômito, estomatite, diarreia, urticária, edema, erupção cutânea, anafilaxia, prurido, anemia hemolítica, alopecia, distúrbios hepáticos, pneumonite intersticial, fibrose pulmonar, desorientação, letargia, ataxia, disartria, ↓ tamanho dos rins, azotemia progressiva e insuficiência renal	O uso prolongado de nitrosureias tem sido relatado por estar provavelmente associado ao desenvolvimento de malignidades secundárias. **Contraindicada durante a gravidez e a lactação**
MERCAPTOPURINA Análogo da purina	**Purinethol** GlaxoSmithKline Comp. 50 mg	Purinethol® é indicado para o tratamento da leucemia aguda. Pode ser utilizado na indução de remissão e especialmente indicado para o tratamento de manutenção da leucemia linfoblástica aguda e leucemia mielógena aguda. Purinethol® é também indicado para o tratamento da leucemia granulocítica crônica	Para crianças, a dose usual é de 2,5 mg/kg ou 50 a 75 mg/m² de área de superfície corporal por dia. Porém a dose e a duração da administração dependem da natureza e da dose de outros agentes citotóxicos administrados conjuntamente com Purinethol®. A dose deve ser cuidadosamente ajustada para cada paciente individualmente. Os estudos realizados em crianças com leucemia linfoblástica aguda sugerem que a administração de Purinethol® durante a noite diminui	Neoplasias benignas, malignas e inespecíficas (incluindo cistos e pólipos). Muito raros: leucemia secundária e mielodisplasia. Distúrbios sanguíneos e do sistema linfático. Muito comuns: depressão medular, leucopenia e trombocitopenia. O principal efeito colateral do tratamento com a mercaptopurina é a supressão da medula óssea, a qual ocasiona leucopenia e trombocitopenia. Transtornos do sistema imune. Reações de hipersensibilidade	Quando o alopurinol e a 6-mercaptopurina são administrados concomitantemente, é essencial que apenas ¼ da dose usual de 6-mercaptopurina seja administrada. Purinethol® é hepatotóxico, sendo assim, testes de função hepática devem ser feitos semanalmente durante o tratamento

o risco de reincidência, quando comparada com a administração pela manhã.
Pacientes hepatopatas e nefropatas: a redução da dose deve ser considerada nestes grupos de pacientes. Casos gerais: quando o alopurinol e a mercaptopurina são administrados concomitantemente, é essencial que apenas um quarto da dose usual de mercaptopurina seja administrada, tendo em vista que o alopurinol diminui a taxa de metabolismo da mercaptopurina com as seguintes manifestações têm sido relatadas. Raros: artralgia, *rash* cutâneo, febre medicamentosa. Muito raro: edema facial. Distúrbios metabólicos e nutricionais incomuns: anorexia. Transtornos gastrintestinais comuns: náuseas, vômito, pancreatite em pacientes com doença inflamatória intestinal. Raros: ulceração bucal, pancreatite. Muito raros: ulceração intestinal. Transtornos hepatobiliares comuns: colestase biliar, hepatotoxicidade. Raros: necrose hepática. A mercaptopurina é hepatotóxica em animais e no homem. As descobertas histológicas no homem demonstram necrose hepática e estase biliar.
A incidência de hepatotoxicidade varia consideravelmente e pode ocorrer com qualquer dose, porém, mais frequentemente, quando se excede a dose diária recomendada de 2,5 mg/kg de peso corporal ou 75 mg/m^2 de área de superfície corporal. O controle da função renal, através de testes, pode permitir detecção antecipada da toxicidade hepática. Esta é normalmente reversível, caso o tratamento com a mercaptopurina seja interrompido a tempo de evitar a falência renal fatal. Transtornos da pele e do tecido subcutâneo: Raros: alopecia. Distúrbios mamários e do sistema reprodutor: Muito raros: oligospermia transitória

ANTINEOPLÁSICOS

FÁRMACOS	APRESENTAÇÕES	INDICAÇÕES	POSOLOGIA	REAÇÕES ADVERSAS IMPORTANTES	SITUAÇÕES ESPECIAIS
METOTREXATO Análogo do ácido fólico	**Biometrox Inj.** Biosintética Fr.-amp. de 2 mℓ com 50 mg; fr.-amp. de 20 mℓ com 500 mg **Fauldmetro** Libbs Fr.-amp. com 500 mg, 1 g e 5 g; embalagem com 5 fr.-amp. de 50 mg. **Metrexato** Blau Cartucho com 24 comps. de 2,5 mg **Miantrex CS** Pfizer Sol. inj. 25 mg/mℓ: embalagens com 1 fr.-amp. de 20 mℓ (500 mg) e 5 fr.-amp. de 2 mℓ (50 mg); sol. inj. 100 mg/mℓ: embalagem com 1 fr.-amp. com 10 mℓ (1 g) **Tecnomet** Zodiac Embalagens com 20 e 50 comps. de 2,5 mg. **Tevametho** Teva Sol. inj. de 25 mg/mℓ: embalagens com 1 fr.-amp. de 2 mℓ (50 mg) e 20 mℓ (500 mg). Sol. inj. de 100 mg/mℓ: embalagens com 1 fr.-amp. com 10 mℓ (1.000 mg) e 50 mℓ (5.000 mg)	Metotrexato é um fármaco citotóxico utilizado na quimioterapia antineoplásica e em certas patologias não malignas. Indicações em oncologia Metotrexato é indicado para o tratamento dos seguintes tumores sólidos e neoplasias malignas hematológicas: Neoplasias trofoblásticas gestacionais (coriocarcinoma uterino, corioadenoma *destruens* e mola hidatiforme) Leucemias linfocíticas agudas Câncer pulmonar de células pequenas Câncer de cabeça e pescoço (carcinoma epidermoide) Câncer de mama Osteossarcoma Tratamento e profilaxia de linfoma da leucemia meníngea Terapia paliativa de tumores sólidos inoperáveis Linfomas não Hodgkin e linfoma de Burkitt Indicações não oncológicas Psoríase grave	As doses IV de metotrexato variam, em geral, de 30 a 120 mg/m²/ciclo em pacientes com função renal normal. Doses de metotrexato tão elevadas quanto 12 a 15 g/m² podem ser administradas (p. ex., no tratamento de osteossarcoma), as quais devem sempre ser administradas com ácido folínico (folinato de cálcio) a fim de proteger contra a toxicidade excessiva. Além disso, doses altas não devem ser administradas por *push* IV e necessitam de pré-hidratação e alcalinização da urina. É necessário ter especial cuidado no caso de associações a outros fármacos nefrotóxicos (p. ex., cisplatina). Coriocarcinoma e doenças trofoblásticas similares 15 a 30 mg/dia em ciclos terapêuticos de 5 dias. Os ciclos são em geral repetidos 3 a 5 vezes, caso necessário com intervalos de repouso de 1 ou 2 semanas (6 a 12 dias, em média), até o desaparecimento de qualquer efeito tóxico porventura manifestado Leucemia aguda linfocítica (linfoblástica) No uso isolado, a dose na fase aguda é de 20 a 40 mg/m² IM ou IV, 2 vezes/semana, e a dose de manutenção é de 15 a 30 mg/m² IM, 1 ou 2 vezes/semana, geralmente associado a outros quimioterápicos. Diante de recidiva, a remissão pode ser novamente obtida com a administração do esquema inicial.	Estomatite, leucopenia, náuseas, vômito, diarreia, anorexia, desconforto abdominal, mielossupressão, anemia megaloblástica, hepatotoxicidade, erupções cutâneas eritematosas, urticária, prurido, dermatites, acne/furunculose/foliculite, vasculite, petéquias, equimoses, teleangiectasias, fotossensibilidade, despigmentação/hiperpigmentação da pele, alopecia, cefaleia, dor nas costas, rigidez de nuca, insuficiência renal, azotemia, cistite, hematúria, oogênese e espermatogênese defeituosas, oligospermia transitória, disfunção urogenital, corrimento vaginal, infertilidade, quadros de abortamento e defeitos fetais, febre, calafrios, mal-estar, fadiga, sonolência, tinido, visão borrada e desconforto ocular. Reações cutâneas graves, ocasionalmente fatais, assim como a síndrome de Stevens-Johnson, necrólise epidérmica tóxica (síndrome de Lyell), foram relatadas, após doses únicas ou múltiplas	Contraindicado para pacientes com hipersensibilidade conhecida ao metotrexato ou a qualquer componente da fórmula e àqueles portadores de insuficiência renal grave. Contraindicado durante a gravidez e a lactação. Há interação medicamentosa com salicilatos, as sulfonamidas, as sulfonilureias, a fenitoína, a fenilbutazona, o ácido aminobenzoico, alguns antibióticos como as penicilinas, tetraciclina, pristinamicina, probenecida e cloranfenicol, apresentam um efeito inibidor/competitivo com o metotrexato na ligação das proteínas séricas, ácido acetilsalicílico e outros salicilatos, azapropazona, diclofenaco, indometacina e cetoprofeno, pirimetamina, trimetoprima, L-asparaginase, anestesia com óxido nitroso. Deve ser evitado o uso concomitante de outros fármacos com potencial nefrotóxico ou hepatotóxico, inclusive o álcool. Não deve ser realizada radioterapia envolvendo o SNC concomitantemente com metotrexato intratecal. É necessário acompanhar os pacientes tratados com metotrexato rigorosamente. Metotrexato tem potencial de séria toxicidade. Metotrexato deve ser usado com extrema cautela na presença de infecção ativa e geralmente é contraindicado em pacientes com evidências clínicas ou laboratoriais de síndromes de imunodeficiência. O conservante álcool benzílico foi associado com eventos adversos graves, como "síndrome de *gasping*" e óbito em pacientes pediátricos. Os sintomas incluem uma apresentação inicial contundente de respiração difícil, hipotensão, bradicardia e colapso cardiovascular. Embora as doses terapêuticas normais deste produto proporcionem normalmente quantidades de álcool benzílico que são muito menores que as relatadas em associação com a "síndrome de *gasping*", a quantidade mínima de álcool benzílico, na qual a toxicidade pode ocorrer, é desconhecida.

Quando empregado em associação à corticoterapia, o metotrexato deverá ter sua dose reduzida em relação ao seu emprego isolado. Leucemia meníngea: devido à marcante frequência da leucemia meníngea, é agora uma prática comum administrar o metotrexato intratecalmente como profilaxia, uma vez que a passagem da substância do sangue para o líquido cefalorraquidiano é mínima. Por via IT, a administração é feita sob forma de sol., na dose de 12 mg/m² (recomendando-se 15 mg como dose máxima), a intervalos de 2 a 5 dias. A sol. final de infusão deve apresentar uma concentração de 1 mg/mℓ em meio adequado, estéril, isento de conservantes (como por exemplo, soro fisiológico ou soro glicosado a 5%). O metotrexato é administrado até que a contagem de células no LCR retorne ao normal, ponto em que se aconselha a uma dose adicional. Alternativamente, foi sugerido um esquema baseado na idade do paciente, com crianças abaixo de 1 ano recebendo 6 mg, 8 mg para crianças de 1 ano, 10 mg para as de 2 anos e 12 mg para aquelas com 3 anos ou mais. Não deve ser realizada radioterapia envolvendo o sistema nervoso central concomitantemente com metotrexato IT. Câncer de mama: o metotrexato, em doses IV de 10 a 60 mg/m², é comumente incluído em regimes combinados cíclicos com outros agentes citotóxicos, no tratamento do câncer avançado de mama. Esquemas similares têm sido também utilizados como terapia adjuvante em

O risco de toxicidade por álcool benzílico depende da quantidade administrada e da capacidade hepática de desintoxicação do produto químico. As crianças prematuras e nascidas em baixo peso podem ter mais probabilidade de desenvolver toxicidade

ANTINEOPLÁSICOS

FÁRMACOS	APRESENTAÇÕES	INDICAÇÕES	POSOLOGIA	REAÇÕES ADVERSAS IMPORTANTES	SITUAÇÕES ESPECIAIS
			casos precoces após mastectomia e/ou radioterapia. Terapia paliativa de tumores sólidos inoperáveis: têm sido recomendadas doses de 25 a 50 mg por semana, por via IM. Doses de 30 a 50 mg têm sido aplicadas por perfusão, diluídas em soro fisiológico e instiladas em cavidades corporais relacionadas ao tumor. Psoríase grave: dose única de 10 a 25 mg por semana IM ou IV, até obtenção de resposta adequada		
TEMOZOLOMIDA Antineoplásico alquilante	**Temodal**^{MSD} Cáps. de 5 mg em embalagem com 1 frasco com 5 cáps; 20 mg em embalagem com 1 frasco com 5 cáps; 100 mg em embalagem com 1 frasco com 5 cáps; 140 mg em embalagem com 1 frasco com 5 cáps; 180 mg em embalagem com 1 frasco com 5 cáps. 250 mg em embalagem com 1 frasco com 5 cáps. Pó liofilizado para injeção de 100 mg em embalagem com 1 fr.-amp.	Indicado no tratamento de pacientes com: Glioblastoma multiforme recém-diagnosticado concomitantemente à radioterapia e em adjuvância posterior. Glioma maligno, tal como glioblastoma multiforme ou astrocitoma anaplásico, recidivante ou progressivo após terapia padrão. Também é indicado no tratamento de pacientes com melanoma maligno metastático em estágio avançado	Para pacientes > 3 anos de idade, administrar 200 mg/m² de superfície corporal VO 1 vez/dia durante 5 dias, em ciclos de 28 dias. Os pacientes pediátricos que já receberam quimioterapia devem receber uma dose inicial de 150 mg/m² 1 vez/dia durante 5 dias, aumentando até 200 mg/m² 1 vez/dia no ciclo seguinte, se não for observada hematotoxicidade. O tratamento pode continuar até que ocorra progressão da doença por no máx. 2 anos	Anemia, leucopenia, granulocitopenia e trombocitopenia, náuseas, vômito e diarreia, dispneia, prurido, constipação intestinal, cefaleia, dor abdominal, dor, perda de peso, rigidez, dispepsia, alteração do paladar, febre, erupção cutânea e mal-estar geral. Candidíase oral, herpes simples ou zóster, síndrome de Cushing, convulsão, perda auditiva, síndrome de Stevens-Johnson	Deve ser administrado em jejum ou pelo menos 1 hora antes da refeição. Contraindicado em pacientes com histórico de hipersensibilidade a seus componentes ou à dacarbazina e durante a gravidez. Há interação medicamentosa com ácido valproico e outros fármacos mielossupressores. Não se dispõe de experiência clínica com o uso de Temodal® em crianças menores de 3 anos de idade. **Uso pediátrico acima de 3 anos.** Terapia antiemética: náuseas e vômitos são muito comumente associados, por isso alguns procedimentos são adotados: Em pacientes com glioblastoma multiforme recém-diagnosticado, é recomendada profilaxia antiemética antes da dose inicial de Temodal® na fase concomitante A profilaxia antiemética é fortemente recomendável durante a fase adjuvante Pacientes com glioma recorrente ou progressivo que apresentam vômito grave (grau 3 ou 4) podem necessitar de terapia antiemética antes de iniciar os ciclos de tratamento

MEDICAMENTOS

TENIPOSÍDEO Alcaloide	**Vumon** Bristol-Myers Squibb Pó liofilizado 50 mg	Leucemia linfoblástica aguda, de alto risco em crianças; neuroblastoma e outros tumores sólidos em crianças	Monoterapia: a dose total por ciclo é de 300 mg/m² de superfície corporal administrados em um período de 3 a 5 dias. Os ciclos podem ser repetidos a cada 3 semanas ou a partir da recuperação da medula óssea. A dose deve ser ajustada de acordo com as características clínicas do paciente e a toxicidade, quando empregado como agente único ou em combinação com outros agentes antineoplásicos. Terapia combinada: quando utilizado em combinação com outros fármacos mielodepressores, a dose deve ser reduzida apropriadamente. Pacientes com síndrome de Down podem ser particularmente sensíveis à quimioterapia mielodepressora, logo podem necessitar de modificações da dose	Mielossupressão com neutropenia e trombocitopenia, anemia e anemia hemolítica imune, leucemia não linfocítica aguda, náuseas, vômito, estomatite/mucosite, anorexia, diarreia, dor abdominal, disfunção hepática, hipotensão, arritmia, calafrios, febre, taquicardia, broncospasmo, dispneia, rubor, suor, hipertensão e edema, urticária com ou sem prurido, neurotoxicidade, infecções, disfunção renal, hipertensão, cefaleia, confusão e astenia	Não é recomendado para gestantes e lactantes. Há interação medicamentosa com fenobarbital e fenitoína, tolbutamida, vincristina, salicilato de sódio e o sulfametizol. Vumon® contém álcool benzílico em sua formulação. O álcool benzílico esteve associado à toxicidade em recém-nascidos. Uma síndrome caracterizada por dificuldade respiratória, *kernicterus*, acidose metabólica, deterioração neurológica, anormalidades hematológicas e morte ocorreu após a administração de soluções contendo álcool benzílico a bebês prematuros de baixo peso. Reações anafiláticas com risco de morte ocorreram após a administração inicial do teniposídeo ou após exposição repetida. Até o momento, não há evidências que sugiram sensibilidade cruzada entre Vumon® e etoposídeo. Como o teniposídeo pode diminuir a fertilidade masculina, seu médico deve considerar a preservação de esperma para posterior paternidade
TIOGUANINA (6-TG) Análogo da purina	**Lanvis** GlaxoSmithKline Comp. 40 mg	Lanvis® é indicado principalmente para o tratamento de leucemias agudas, especialmente leucemia mieloblástica aguda e leucemia linfoblástica aguda. Lanvis® também pode ser usado no tratamento de leucemia granulocítica crônica	Dose usual: 60 a 200 mg/m² de superfície corporal/dia. Deve-se considerar a redução da dose em pacientes com função hepática e/ou renal comprometida. Para crianças, doses similares àquelas usadas em adultos, com correção apropriada à área da superfície corporal	Mielossupressão, estomatite, intolerância gastrointestinal, necrose e perfurações intestinais, toxicidade hepática, doença veno-oclusiva hepática	Não é recomendada a imunização com vacinas elaboradas com microrganismos vivos. Não deve ser usado durante a gravidez e lactação. Há interação medicamentosa com derivados do aminossalicilato (como olsalazina, mesalazina ou sulfassalazina). Não é recomendado o uso em terapia de manutenção ou de longa duração continuada. A toxicidade hepática foi observada em uma alta proporção de crianças que receberam tioguanina como parte da terapia de manutenção para leucemia linfoblástica aguda, e em outras condições associadas com o uso continuo de tioguanina
VIMBLASTINA Alcaloide	**Velban** ABL Pó liofilizado 10 mg **Faulblastina** Libbs Embalagem com 5 fr.-amp. de 10 mg **Vinatin** Meizler Fr.-amp. de 10 mℓ com 10 mg/mℓ	Doença de Hodgkin generalizada, linfoma linfocítico (nodular e difuso bem e mal diferenciado), linfoma histiocítico, micose fungoide (estádios avançados), carcinoma avançado dos testículos, sarcoma de Kaposi, doença de Letterer-Siwe,	As doses de sulfato de vimblastina são administradas a cada 7 dias. Dose inicial: uma dose única IV de 2,5 mg/m² de superfície corporal. Após a dose inicial, o aumento de doses a intervalos semanais pode ser delineado como segue:	Mielossupressão, náuseas, vômito, diarreia, constipação intestinal, dor abdominal, estomatite, anorexia, fadiga, febre, dor, astenia, alopecia, erupção cutânea, dispneia, manifestações neurológicas, tosse e cefaleia	Contraindicada em casos de: leucopenia; hipersensibilidade ao fármaco; infecção bacteriana; mulheres em idade fértil; pacientes com granulocitopenia (a menos que esta seja resultante da doença que está sendo tratada); em pacientes com infecções bacterianas e/ou virais. Exige avaliação dos riscos e benefícios em casos de: depressão da medula óssea; herpes-zóster; idosos;

ANTINEOPLÁSICOS

FÁRMACOS	APRESENTAÇÕES	INDICAÇÕES	POSOLOGIA	REAÇÕES ADVERSAS IMPORTANTES	SITUAÇÕES ESPECIAIS
		coriocarcinoma resistente a outros agentes quimioterápicos e carcinoma de mama que não respondeu à cirurgia endócrina adequada e à terapia hormonal	dose inicial (adultos e crianças, respectivamente): 2,5 mg/m² superfície corporal. Segunda dose: 3,75 mg/m² superfície corporal. Terceira dose: 5,0 mg/m² superfície corporal. Quarta dose: 6,25 mg/m² superfície corporal. Quinta dose: 7,5 mg/m² superfície corporal. Os aumentos acima mencionados podem ser usados até que seja atingida uma dose máx. 12,5 mg/m² de superfície corporal para crianças) ou até que a contagem de leucócitos tenha caído para 3.000/mm³. Dose de manutenção: quando a dose de sulfato de vimblastina que produzir o grau acima de leucopenia tiver sido estabelecida, uma dose imediatamente menor deve ser administrada a intervalos semanais para manutenção. É recomendado que o produto não seja administrado com frequência maior que 1 vez a cada 7 dias. Deve-se salientar que, mesmo que 7 dias tenham se passado, a dose seguinte de sulfato de vimblastina não deve ser administrada até que a contagem de leucócitos tenha retornado a no mínimo 4.000/mm³. Doses iniciais de vimblastina em pacientes pediátricos variaram conforme o esquema utilizado e se a administração foi incorporado dentro de um esquema quimioterápico particular.		infiltração de células tumorais da medula óssea: ↓ função hepática; infecção; insuficiência pulmonar; tratamento anterior com fármaco citotóxico ou radioterapia; varicela. **A administração intratecal de sulfato de vimblastina geralmente resulta em morte.** Há interação medicamentosa com vacinas de vírus mortos e vivos, fenitoína, alopurinol, colchicina, probenecida, sulfimpirazona, outros mielodepressores, fármacos que alteram o metabolismo enzimático hepático e alcaloides da vinca

MEDICAMENTOS

VINCRISTINA
Alcaloide

Fauldvincri Libbs
Embalagem com 5 fr.-amp. de 1 mg
Tecnocris Zodiac
Fr.-amp. de 1 mg
Vincizina CS pfizer
Embalagem com 5 fr.-amp. de 1 mℓ com 1 mg

Pode ser utilizada como quimioterapia combinada na leucemia linfoide aguda, doença de Hodgkin, linfomas malignos não Hodgkin (tipos linfocíticos, de células mistas, histiocíticos, não diferenciados, nodulares e difusos), rabdomiossarcoma, neuroblastoma, tumor de Wilms, sarcoma osteogênico, micose fungoide, sarcoma de Ewing, carcinoma do colo uterino, câncer de mama, melanoma maligno, carcinoma de pequenas células (*oat cell*) do pulmão e tumores ginecológicos da infância. Pacientes com púrpura trombocitopênica idiopática verdadeira, resistentes ao tratamento convencional, podem ser beneficiados com o uso desse medicamento. A vincristina também poderá ser utilizada em conjunto com outros medicamentos para o tratamento de algumas neoplasias pediátricas, como: neuroblastoma, sarcoma osteogênico, sarcoma de Ewing, rabdomiossarcoma, tumor de Wilms, doença de Hodgkin, linfomas não Hodgkin.

Dose de 1,5 a 2 mg/m² por semana.
Para crianças com 10 kg ou menos, a dose é de 0,05 mg/kg/semana.
Para crianças com bilirrubina acima de 3 mg/dℓ, as doses devem ser reduzidas em 50%

Uso em pacientes com insuficiência renal ou hepática: recomenda-se reduzir em 50% a dose de vimblastina nos pacientes com nível sérico de bilirrubina direta acima de 3 mg/dℓ.
Como o metabolismo e a excreção são principalmente hepáticos, nenhuma modificação é recomendada em pacientes com comprometimento da função renal

Alopecia, distúrbios neuromusculares, leucopenia, dor neurítica e constipação intestinal, perda da sensibilidade, parestesia, dificuldade de andar, marcha insegura, perda dos reflexos tendinosos profundos e de massa muscular.
A neurotoxicidade é o efeito dose-limitante mais comum. Frequentemente há uma sequência no desenvolvimento das reações adversas neuromusculares. Inicialmente observam-se apenas diminuição da sensibilidade e parestesia. Continuando-se o tratamento, pode aparecer dor neurítica e posteriormente disfunção motora. Perda de reflexos tendíneos profundos, queda do pé, ataxia e paralisia foram relatadas com a continuação do tratamento. Manifestações nos nervos cranianos, incluindo paralisia isolada e/ou paralisia dos músculos controlados pelos nervos cranianos motores podem ocorrer na ausência de insuficiência motora; os músculos extraoculares e laríngeos são os mais comumente envolvidos.
Gastrintestinais: pode ocorrer

Contraindicado para pacientes com a forma desmielinizante da síndrome de Charcot-Marie-Tooth. Deve-se dar particular atenção à posologia e às reações adversas neurológicas em pacientes com doença neuromuscular preexistente e quando outras fármacos com potencial neurotóxico também estão sendo usados. Deve-se tomar cuidado para evitar a contaminação dos olhos com sulfato de vincristina. Há interações medicamentosas com alopurinol, colchicina, probenecida e sulfimpirazona, vacinas de vírus, mielossupressores, terapia radioativa, L-asparaginase e outros medicamentos neurotóxicos, radioterapia da medula espinal, doxorrubicina, mitomicina-C, itraconazol e fenitoína

ANTINEOPLÁSICOS

FÁRMACOS	APRESENTAÇÕES	INDICAÇÕES	POSOLOGIA	REAÇÕES ADVERSAS IMPORTANTES	SITUAÇÕES ESPECIAIS
		Hodgkin, linfoma não Hodgkin, carcinoma embrionário de ovário e rabdomiossarcoma de útero		obstipação, cólicas abdominais, perda de peso, náuseas, vômito, ulcerações orais, diarreia, íleo paralítico, necrose e/ou perfuração intestinal e anorexia. A obstipação pode ocasionar bloqueio do colo ascendente e, no exame físico o reto pode encontrar-se vazio. Dor ou cólica abdominal, na presença de um reto vazio, pode confundir o médico. Uma radiografia simples do abdome é útil para demonstrar essa condição. Há relatos de paralisia das cordas vocais (paralisia do nervo laríngeo recorrente) após tratamento com vincristina em crianças. Em crianças foram observadas convulsões, seguidas de coma. Foram relatadas também cegueira cortical transitória e atrofia óptica com cegueira. Pode ocorrer íleo paralítico, simulando "abdome cirúrgico", sobretudo em crianças pequenas. Este quadro recupera-se com a interrupção temporária do medicamento e com tratamento sintomático	

MEDICAMENTOS

ANTIPARASITÁRIOS

FÁRMACOS	APRESENTAÇÕES	INDICAÇÕES	POSOLOGIA	REAÇÕES ADVERSAS IMPORTANTES	SITUAÇÕES ESPECIAIS
ALBENDAZOL	**Albendy** Hertz Comprimido mastigável de 400 mg; susp. com 400 mg **Parasin** Aché Comprimido mastigável de 400 mg; susp. com 400 mg **Vermital** Elofar Comps. de 200 mg; susp. com 400 mg **Zentel** GlaxoSmithKline Frasco com 10 ml de susp. com 40 mg/ml; embalagens com 1 a 5 comps. mastigáveis de 400 mg, embalagem com 2 comps. de 200 mg. **Zolben** Sanofi-Aventis Embalagem com 1 comprimido mastigável de 400 mg; frasco com 10 ml de susp. com 40 mg/ml **Albendazol** Medley, Nova Química, Prati, Donaduzzi	Albendazol é usado para tratar uma grande variedade de distúrbios causados por vermes ou parasitas. Estudos mostraram que o albendazol é eficaz no tratamento de infecções por *Ascaris lumbricoides, Enterobius vermicularis, Necator americanus, Ancylostoma duodenale, Trichuris trichiura, Strongyloides stercoralis, Taenia spp. e Hymenolepis nana*; de opistorquíase (*Opisthorchis viverrini*) e larva *migrans* cutânea e de giardíase (*Giardia lamblia, G. duodenalis, G. intestinalis*) em crianças	Adultos e crianças acima de 2 anos de idade: *Ascaris lumbricoides, Necator americanus, Trichuris trichiura, Enterobius vermicularis, Ancylostoma duodenale*. 1 comp. 400 mg em dose única. *Strongyloides stercoralis, Taenia* sp. *Hymenolepis nana*: 1 comp. 400 mg, 1 dose por dia durante 3 dias. Larva *migrans* cutânea: 1 comp. 400 mg, 1 dose por dia, de 1 a 3 dias. Opistorquíase (*Opisthorchis viverrini*): 1 comp. 400 mg, 2 doses por dia, durante 3 dias. Crianças de 2 a 12 anos de idade: Giardíase (*Giardia lamblia, G. duodenalis, G. intestinalis*) – 1 comp. 400 mg, 1 dose por dia, durante 5 dias	Dor epigástrica ou abdominal, cefaleia, vertigem, enjoo, vômito, diarreia, alergia e elevações dos níveis de algumas enzimas hepáticas, vermelhidão da pele, síndrome de Stevens-Johnson, caracterizada por vermelhidão intensa, descamação da pele e lesões, com possibilidade de sintomas sistêmicos (que abrangem todo o organismo) graves	Não deve ser usado durante a gestação ou em mulheres com possibilidade de engravidar, em casos de hipersensibilidade ao albendazol ou a qualquer componente do produto. Recomenda-se administração de albendazol no período de 7 dias após o início da menstruação. O fármaco não está bem estudado em crianças menores de 2 anos. Se o paciente não apresentar cura após 3 semanas, deve-se iniciar um segundo ciclo de tratamento. **Uso pediátrico acima de 2 anos**
ANTIMONIATO DE MEGLUMINA	**Glucantime** Sanofi-Aventis Sol. inj. 300 mg/ml	Leishmaniose tegumentar americana ou cutaneomucosa e tratamento da leishmaniose visceral ou calazar	Leishmaniose visceral: 20 mg/kg/dia de antimônio pentavalente (Sb+5) IV (preferencial)/IM durante 20 dias. Leishmaniose tegumentar e lesões cutâneas: Formas cutâneas localizada e disseminada: entre 10 a 20 mg de Sb+5/kg/dia (adultos e crianças) durante 20 dias consecutivos. Forma difusa: 20 mg de Sb+5/kg/dia durante 20 dias.	Dor articular, mialgia, dor abdominal, cefaleia, mal-estar geral, dispneia, erupção cutânea, edema facial e alterações nas provas de funções hepática, renal e pancreática. Alterações no ECG são dose-dependentes e geralmente reversíveis	Deve-se prescrever dieta hiperproteica durante o período de tratamento. Se possível, este deve ser precedido por correção da deficiência de ferro ou de qualquer outra deficiência específica. Durante todo o tratamento, monitorar as funções cardíaca, hepática e renal, principalmente em pacientes acima de 50 anos. Evitar atividades físicas intensas durante o tratamento. Não é recomendada a administração durante a gestação. Em caso de recorrência, a critério médico, o tratamento pode ser reiniciado imediatamente com a mesma dose diária por períodos prolongados

ANTIPARASITÁRIOS

FÁRMACOS	APRESENTAÇÕES	INDICAÇÕES	POSOLOGIA	REAÇÕES ADVERSAS IMPORTANTES	SITUAÇÕES ESPECIAIS
CAMBENDAZOL	**Cambem** UCI-Farma Susp. 6 mg/mℓ, frasco com 20 mℓ e copo-medida de 10 mℓ; comp. 180 mg, cartucho com 2 comps.	Estrongiloidíase, incluindo as formas crônica e disseminada, ou em pacientes refratários à terapia com tiabendazol	Lesões mucosas: 20 mg de Sb^{+5}/kg/dia durante 30 dias consecutivos, de preferência em ambiente hospitalar. Adultos e crianças: 5 mg/kg de peso corporal, dose única. Repetir a dose após 10 dias. Crianças de 2 a 6 anos de idade: 10 mℓ da susp. Crianças de 7 a 12 anos de idade: ½ a 1 comp. ou 20 mℓ da susp. Adultos e crianças acima de 12 anos de idade: 2 comps. A dose deve ser administrada em tomada única. A dose deverá ser repetida 10 dias após a primeira administração do medicamento	Náuseas, vômito, dor abdominal, diarreia, sonolência, tontura, cefaleia, astenia	Não é necessária a administração de laxantes ou purgantes antes ou após a administração. Cambem® deve ser ingerido durante a refeição. **Este medicamento é contraindicado para crianças menores de 2 anos.** Atenção diabéticos: Cambem® suspensão contém sacarose
CLOROSALICILAMIDA OU NICLOSAMIDA Etofamida	**Atenase** UCI-Farma Comp. mastigáveis 500 mg	Teníase (*Taenia solium* e *T. saginata*) e himenolepíase (*Hymenolepis nana* e *diminuta*).	Teníase: crianças < 2 anos – ½ comp. de cada vez, com intervalo de 1 h (dose total 1 comp.); crianças de 2 a 8 anos – 1 comp. de cada vez, com intervalo de 1 h (dose total 2 comp.); adultos e crianças > 8 anos – 2 comp. de cada vez, com intervalo de 1 h (dose total 4 comp.). Himenolepíase: crianças de 2 a 8 anos: 1 comp./dia, durante 6 dias consecutivos; adultos e crianças > 8 anos – 2 comp. pela manhã, durante 6 dias consecutivos	**Gastrintestinais:** náuseas/vômito, incômodo intestinal, perda de apetite, diarreia, hemorragia retal, irritação bucal, gosto desagradável na boca. **Sistema nervoso central:** sonolência: cefaleia, fraqueza. **Dermatológicas:** Erupção na pele incluindo prurido anal, alopecia. **Outros:** febre, transpiração, palpitações, edema, dor lombar, irritabilidade	Efetuar a primeira refeição somente 1 h após a ingestão dos comps. **Na véspera do tratamento, ao jantar, ingerir apenas sucos de frutas ou chá.** O parasita será eliminado pelas fezes, às vezes íntegros, mas na maioria das vezes em segmentos, em dias seguidos. Na teníase os comps. devem ser ingeridos em jejum, após cuidadosa mastigação, com um pouco de água. Duas horas depois de ingeridos os últimos comps. é aconselhável um purgativo salino
FURAZOLIDONA	**Giarlam** UCI-Farma Giarlam® comprimido 200 mg: cartucho contendo 14 comps.	Giardíase, enterite e disenteria causadas por microrganismos sensíveis à furazolidona	Crianças de 1 mês até 6 anos de idade: 5 mℓ da suspensão, 2 vezes/dia (12/12 h), durante 7 dias.	Náuseas, vômito, cefaleia. Ocasionalmente, provoca sonolência, fadiga, exantema. Raras vezes foram relatados casos de	Tiramina ou alimentos que contenham tiramina como queijos, ovos, defumados, chocolate não devem ser consumidos durante o tratamento, pois pode ocorrer crise hipertensiva.

MEDICAMENTOS

	Giarlam® susp. oral 10 mg/mℓ: frasco com 70 mℓ, acompanhado de copo-medida de 10 mℓ	Crianças > 6 até 12 anos de idade: ½ comp., 2 vezes/dia (12/12 h), durante 7 dias OU 10 mℓ da suspensão, 2 vezes/dia (12/12 h), durante 7 dias. Adultos e crianças > 12 anos: 1 comp., 2 vezes/dia (12/12 h), durante 7 dias; 20 mℓ da suspensão, 2 vezes/dia (12/12 h), durante 7 dias.	hipotensão, febre, artralgia, urticária. Hemólise intravascular reversível em uma pequena porcentagem de determinados grupos étnicos, devido a uma característica genética do metabolismo das hemácias dessas populações	Interação com antidepressivos tricíclicos, IMAO, antiparkinsonianos, aminas simpatomiméticas e álcool. **A sacarose existente na formulação da suspensão deve ser considerada na administração do medicamento a pacientes diabéticos.** Alguns pacientes podem requerer um período maior de tratamento que o recomendado, ou seja, de 8 a 10 dias. Contraindicado a pacientes que apresentam deficiência de glicose-6-fosfato-desidrogenase (G6PD). Pediatria: não é aconselhável o uso de Giarlam® para crianças menores de 1 mês, devido ao risco de anemia hemolítica em função de sua normalmente instável glutationa
IVERMECTINA	**Ivermec** UCI-Farma Comp. 6 mg **Revectina** Abbott Cx. com 2 e 4 comps. de 6 mg	Estrongiloidíase intestinal, oncocercose, filariose, ascaridíase, escabiose e pediculose	Estrongiloidíase, filariose, ascaridíase, escabiose e pediculose: dose única VO de, 200 µg de ivermectina/kg de peso corporal. Oncocercose: dose única VO única de 150 µg de ivermectina/kg de peso corporal	Diarreia e náuseas, astenia, dor abdominal, anorexia, constipação intestinal e vômito. Prurido, erupções e urticária, tontura, sonolência, vertigem e tremor. Reações cutâneas e/ou sistêmicas de variada gravidade (reações de Mazzotti), hipotensão postural e reações oftálmicas em pacientes com oncocercose	Deve ser administrada com cautela a pacientes em uso de fármacos que deprimem o sistema nervoso central. Este medicamento é contraindicado para uso por pacientes com meningite ou outras afecções do sistema nervoso central que possam afetar a barreira hematencefálica, devido aos seus efeitos nos receptores GABA-érgicos do cérebro. **Os comps. devem ser ingeridos com água. A superdosagem ou intoxicação acidental é perigosa e deve ser imediatamente tratada.** Este medicamento é contraindicado para uso por crianças com menos de 15 kg ou menores de 5 anos
LEVAMISOL	**Ascaridil** Janssen–Cilag Comp. 80, 150 mg	Ascaridíase	Lactentes até 1 ano: 40 mg Crianças de 1 a 7 anos: 80 mg Crianças > 7 anos e adultos: 150 mg	Cefaleia, insônia, vertigem, convulsões, palpitações e transtornos gastrintestinais (náuseas, diarreia, vômito e cólicas)	**Este medicamento contém açúcar, portanto, deve ser usado com cautela por diabéticos.** Administração de levamisol deve ser feita com cuidado em associação com produtos lipofílicos como: tetracloreto de carbono, tetracloroetileno, clorofórmio ou éter. Há interação com medicamentos que afetam a hematopoese e álcool. Uso em crianças menores de 6 meses: a experiência de estudos clínicos em crianças com menos de 6 meses de idade é escassa. Ascaridil® só deve ser administrado a crianças muito pequenas se a infestação por vermes interferir significativamente com seu estado nutricional e desenvolvimento físico

ANTIPARASITÁRIOS

FÁRMACOS	APRESENTAÇÕES	INDICAÇÕES	POSOLOGIA	REAÇÕES ADVERSAS IMPORTANTES	SITUAÇÕES ESPECIAIS
MEBENDAZOL	**Geophagol** Sanval Comp. de 100 mg; susp. com 100 mg/5 mℓ **Licor de Cacau de Xavier**DM Blister com 1 comp. de 500 mg ou 6 comps. de 100 mg; frasco com 30 mℓ com 20 mg/mℓ. **Necamin** Aché Blister com 6 comps. de 100 mg; frasco com 30 mℓ de sus. com 100 mg/5 mℓ **Pantelmin** Janssen-Cilag Embalagem com 1 comp. de 500 mg; frasco com 30 mℓ de susp. com 100 mg/5 mℓ **Sirben** União Química Blister com 6 comps. de 100 mg; frasco com 30 mℓ de susp. com 20 mg/mℓ **Vermiben** Cifarma Blister com 6 comps. de 100 mg; frasco com 30 mℓ de susp. com 20 mg/mℓ **Mebendazol** Fiuned, FURP, Lafepe, Biosintética, Cristália, Medley, Prati, Donaduzzi	Infestações simples ou mistas causadas por *Necator americanus, Ancylostoma duodenale, Trichuris trichiura, Ascaris lumbricoides, Enterobius vermicularis, Taenia solium e Taenia saginata*	Nematódeos: 100 mg ou 5 mℓ 2 vezes/dia, durante 3 dias consecutivos, independentemente do peso ou idade do paciente. Cestódios: 200 mg ou 10 mℓ 2 vezes/dia, durante 3 dias consecutivos, independentemente do peso ou idade do paciente	Dor abdominal e diarreia. Reações alérgicas tipo exantema, urticária e angioedema foram raramente observadas. Foram relatadas ainda as seguintes reações adversas no sistema nervoso central e sistema gastrintestinal: cefaleia, vertigens e constipação intestinal	Não é recomendado o uso durante gestação e amamentação. O uso em crianças menores de 1 ano é raro. Houve relatos esporádicos de convulsões nestes pacientes. **Assim, mebendazol só deve ser usado em crianças menores de 1 ano se a verminose causar desnutrição significativa ou prejudicar o desenvolvimento da criança.** Resultados obtidos em um estudo de casos-controles investigando a ocorrência de síndrome de Stevens-Johnson/necrólise epidérmica tóxica sugeriram uma possível relação entre estes distúrbios e o uso concomitante de mebendazol e metronidazol

Associações

FÁRMACOS	APRESENTAÇÕES	INDICAÇÕES	POSOLOGIA	REAÇÕES ADVERSAS IMPORTANTES	SITUAÇÕES ESPECIAIS
MEBENDAZOL + TIABENDAZOL	**Helmiben NF** Eurofarma Comp. mastigáveis com 200 mg de mebendazol e 332 mg de tiabendazol, cartucho com 6 comp.; Susp. oral (100 mg de mebendazol + 166 mg de	Helmintíase intestinal, em infestações simples ou mistas, larva *migrans* cutânea e no alívio dos sintomas da triquinose. Exelmin® é indicado para o tratamento de várias parasitoses intestinais, como anciclostomíase,	Crianças entre 5 e 10 anos: 1/2 comp. 2 vezes/dia. Crianças entre 11 e 15 anos: 1/2 comp. 3 vezes/dia. Crianças > 15 anos: 1 comp. 2 vezes/dia	Anorexia, náuseas, vômito e tontura. Dor abdominal, diarreia, sonolência e prurido. Dor no estômago, enjoo, diarreia, vômito, prisão de ventre, excesso de gases no estômago e intestino, falta de apetite. Tontura,	Não deve ser usado durante a gestação e a lactação. Pacientes com disfunção renal ou hepática devem ser cuidadosamente controlados. Os comp. devem ser mastigados e engolidos com água. **Exelmin® suspensão é contraindicado para crianças menores de 2 anos. Exelmin® comprimido é contraindicado para**

MEDICAMENTOS

	tiabendazol/5 mℓ), frasco com 30 mℓ. **Exelmin** UCI-Farma Cambendazol + Mebendazol Susp.: cada 30 mℓ da susp. oral contém: cambendazol 150 mg; mebendazol 400 mg Comp.: cada comprimido contém cambendazol 75 mg; mebendazol 200 mg	necatoríase, oxiuríase, tricuríase, ascaríase, teníase e estrongiloidíase, incluindo as formas crônicas e disseminadas	Exelmin® deve ser administrado durante 3 dias consecutivos. Na estrongiloidíase disseminada o regime da terapia depende da gravidade da parasitose e do quadro clínico do paciente. Após 3 semanas do término do tratamento, o paciente deve realizar exame laboratorial de fezes. Se houver resultado positivo, o tratamento com Exelmin® deve ser repetido	cefaleia. Fraqueza. Sonolência. Eritema, prurido, nódulo cutâneo, tosse	crianças menores de 7 anos. **Helmiben® comprimido e suspensão é contraindicado para crianças menores de 5 anos**

METRONIDAZOL
Ver em Antimicrobianos

NITAZOXANIDA	**Annita** Farmoquímica Susp. oral 20 mg/mℓ, fr. 45 ou 100 mℓ. Comp. rev. 500 mg, Embalagem 6 ou 14 comp.	Helmintíases Amebíase Giardíase Criptosporidíase Gastrenterite viral por rotavírus ou norovírus	Crianças de 1 a 12 anos: 0,375 mℓ/kg VO 2 vezes/dia por 3 dias. Crianças > 12 anos: 1 comp. VO 2 vezes/dia por 3 dias. Na criptosporidiose, duração de 14 dias	Alteração da cor (amarelo-esverdeada) dos líquidos corporais. Mal-estar e dor abdominal em cólica, vômito e diarreia. Diminuição ou perda do apetite, cefaleia, insônia, desmaio e tremores	Deve-se ter cautela na associação com varfarina ou fenitoína. Uso pediátrico acima de 12 meses de idade
PIRVÍNIO, PAMOATO	**Pyr-Pam** UCI-Farma Susp. oral 50 mg/5 mℓ **Pyverm** Cifarma Susp. oral	Oxiuríase (enterobíase)	Crianças: 1 mℓ da suspensão para cada 1 kg de peso corporal Adultos: a dose máxima não deve exceder 600 mg (6 dg. ou 60 mℓ da suspensão) de pamoato de pirvínio, independentemente do peso corporal	Náuseas, vômito, cólicas, diarreia	Pode ser ingerido em jejum ou após as refeições. A administração a diabéticos deve ser cautelosa devido à presença de açúcar no medicamento (250 mg de açúcar/mℓ). Pode ocasionar coloração avermelhada nas fezes, não tendo significância clínica. Não é necessária a administração de laxantes ou purgantes antes ou após a administração. Os comp. devem ser ingeridos de uma só vez, sem mastigar, pela manhã, durante refeição, com um pouco de líquido

ANTIPARASITÁRIOS

FÁRMACOS	APRESENTAÇÕES	INDICAÇÕES	POSOLOGIA	REAÇÕES ADVERSAS IMPORTANTES	SITUAÇÕES ESPECIAIS
PRAZIQUANTEL	**Cestox** Merck Comp. 150 mg **Cisticid** Merck Comp. 500 mg	Infecções provocadas por *Taenia solium, Taenia saginata, Hymenolepis diminuta, Hymenolepis nana, Diphyllobothrium latum* e *Diphyllobothrium pacificum*	Teníase: 5 a 10 mg de praziquantel/kg de peso corporal, dose única. Himenolepíase: 15 a 25 mg de praziquantel/kg de peso corporal, dose única. Repetir a dose após 10 dias, principalmente em comunidades fechadas. Neurocisticercose: 50 mg/kg/dia, ÷ 3 doses com intervalo de 4 h, durante 15 dias. Cisticercose subcutânea e/ou muscular: 30 mg/kg/dia em intervalos de 4 a 6 h, durante 7 dias	Náuseas, diarreia, vômito, tontura, sonolência, cefaleia e sudorese aumentada. Podem ocorrer fenômenos alérgicos como urticária, erupções cutâneas pruriginosas, eosinofilia e febre	Em crianças < 4 anos, o controle médico deve ser maior. As mulheres não devem amamentar no dia do tratamento com praziquantel, bem como nas 72 h subsequentes. **O praziquantel pode reduzir a vigilância e prejudicar a coordenação motora. Há interação com medicamentos que interferem no metabolismo do citocromo P450 (cimetidina, dexametasona, carbamazepina, fenitoína, fenobarbital).** É limitada a experiência em crianças menores de 4 anos. Assim, nesses casos, o emprego do praziquantel só pode ser feito sob estrito controle médico
SECNIDAZOL	**Secnidal** (Sanofi-Aventis) Frasco com 900 mg (30 mg/mℓ) para diluição a 30 mℓ com água + copo dosador. **Tecnid** Ativus Farmacêutica Frasco com pó para suspensão oral com 450 mg e 900 mg. **Secnidazol** Medley, Nova Química, Prati, Donaduzzi, Ranbaxy	Este medicamento é destinado ao tratamento de giardíase, amebíase intestinal sob todas as formas, amebíase hepática	Amebíase intestinal e giardíase. Suspensão: dose única de 30 mg/kg/dia (máximo: 2 g) ou seja 1 mℓ/kg de peso em tomada única. Amebíase hepática: Suspensão: 30 mg/kg/dia (máximo: 2 g), e durante 5 a 7 dias ou seja 1 mℓ/kg de peso durante 5 a 7 dias	Náuseas, epigastralgia, glossite, estomatite, erupções urticariformes, leucopenia moderada, vertigens, incoordenação e ataxia, parestesias e polineurites sensorimotoras	Não é recomendado para os 3 primeiros meses de gestação e durante amamentação. Há interação com álcool, evitar o consumo por até 4 dias após o término do tratamento. Há interação com anticoagulantes, dissulfiram, cimetidina e lítio. Deve ser administrado em uma das refeições, de preferência à noite. Atenção diabéticos: secnidazol suspensão contém sacarose: 256,8 mg/mℓ
TECLOSANA	**Falmonox** Sanofi–Aventis Comp. 500, 1.000 mg; susp. oral 50 mg/5 mℓ	Amebíase	Adultos e crianças > 8 anos: dose total de 1.500 mg, de acordo com um dos esquemas ou 500 mg 12/12 h (3 doses)	Cefaleia, prurido, urticária e distúrbios gastrintestinais, como náuseas, flatulência e vômito	
TIABENDAZOL Ver em Escabicidas e Pediculicidas					

ANTIPARKINSONIANOS

FÁRMACOS	APRESENTAÇÕES	INDICAÇÕES	POSOLOGIA	REAÇÕES ADVERSAS IMPORTANTES	SITUAÇÕES ESPECIAIS
AMANTADINA (Antiparkinsoniano antiviral)	**Mantidan** Eurofarma Comp. 100 mg: embalagem 20 comp.	Parkinsonismo, reações extrapiramidais a fármacos, infecções causadas pelo vírus influenza A	Antiviral: Crianças de 1 a 9 anos: 5 mg/kg/dia ÷ 2 vezes/dia; máx. 150 mg/dia. Crianças > 9 anos: 5 mg/kg/dia ÷ 2 vezes/dia. Máx 200 mg/dia. Antiparkinsoniano: dose inicial VO 50 mg/dia pode-se aumentar 1 a 2 semanas depois para 50 mg 2 vezes/dia	Boca seca, visão turva, náusea, tontura, retenção urinária, constipação, sedação, confusão, psicose	Deve-se ter cautela em pacientes com ICC. A retirada abrupta do medicamento pode suscitar *delirium*
BIPERIDENO Antiparkinsoniano (anticolinérgico)	**Cinetol** Cristália Amp. de 1 mℓ com 5 mg/cx. com 50 amp.; comp. 2 mg/10, 80, 200 comp. **Akineton** Abbott Comp. 2 mg (crianças > 3 anos)	Síndrome parkinsoniana, especialmente para controlar sintomas de rigidez e tremor; sintomas extrapiramidais como distonia aguda, acatisia e síndromes parkinsonianas induzidas por neurolépticos e outros fármacos similares	A dose recomendada para crianças de 3 a 15 anos é de 1 a 2 mg, 1 a 3 vezes/dia	Cansaço, náuseas, xerostomia, constipação intestinal, agitação psicomotora, ansiedade, excitação, euforia, transtornos de memória	Idosos com alterações psico-orgânicas de natureza vascular ou degenerativa apresentam sensibilidade maior às doses terapêuticas de biperideno. Evitar o uso nos três primeiros meses de gravidez ou durante a amamentação. **Dose administrada com alimento. Biperideno é contraindicado para uso por pacientes portadores de alguns subtipos de glaucoma (glaucoma de ângulo estreito); pacientes portadores de estreitamento ou obstrução mecânica do sistema digestório, ou pacientes com megacólon**

ANTIPSICÓTICOS

FÁRMACOS	APRESENTAÇÕES	INDICAÇÕES	POSOLOGIA	REAÇÕES ADVERSAS IMPORTANTES	SITUAÇÕES ESPECIAIS
CLORPROMAZINA	**Amplictil** Sanofi-Aventis — Embalagem com 20 comps. rev. de 25 e 100 mg. **Clorpromaz** União Química — Cx. com 100 comps. rev. de 100 mg. **Longactil** Cristália — Cx. com 50 amp. de 5 mℓ com 5 mg/mℓ; embalagens com 2 ou 20 *blisters* com 10 comps. de 25 mg ou 40 mg; embalagens com 1 ou 10 frascos de 20 mℓ com 40 mg/mℓ (gotas)	Quadros psiquiátricos agudos, controle de psicoses de longa duração, em obstetrícia é usado como analgésico e no tratamento da eclâmpsia	Crianças (acima de 2 anos): Deve-se usar o mesmo esquema já citado de aumento gradativo de dose, sendo preconizada uma dose inicial de 1 mg/kg/dia, dividida em 2 ou 3 tomadas. A dose diária total não deve exceder 40 mg, em crianças abaixo de 5 anos, ou 75 mg, em crianças maiores	Sedação ou sonolência, discinesias precoces, síndrome extrapiramidal que melhora com a administração de antiparkinsonianos anticolinérgicos, discinesias tardias durante tratamentos prolongados, hipotensão ortostática, efeitos atropínicos (boca seca, obstipação, retenção urinária), prolongamento do intervalo QT, impotência, frigidez, amenorreia, galactorreia, ginecomastia, hiperprolactinemia, reações cutâneas como fotodermias e pigmentação da pele, ganho de peso, depósito pigmentar no segmento anterior do olho, excepcionalmente leucopenia ou agranulocitose, icterícia, priapismo, icterícia colestática e lesão hepática	Contraindicada em caso de comas barbitúrico e etílico, glaucoma de ângulo fechado, em pacientes com risco de retenção urinária, ligado a problemas uretroprostáticos, sensibilidade às fenotiazinas, doença cardiovascular grave, depressão grave do SNC. A relação risco-benefício deve ser avaliada nos seguintes casos: discrasias sanguíneas, câncer da mama, distúrbios hepáticos, doença de Parkinson, transtornos convulsivos, úlcera péptica. Nos primeiros dias de tratamento, principalmente em hipertensos e hipotensos, é necessário que os pacientes se deitem durante 30 min, sem travesseiro, logo após a administração da medicação, principalmente no caso de injeção. **Não se recomenda o uso de clorpromazina em crianças com menos de 2 anos de idade**
HALOPERIDOL	**Haldol** Janssen-Cilag — Embalagem com 20 comps. de 1 e 5 mg; frasco com 30 mℓ com 2 mg/mℓ (gotas); embalagem com 5 amp. de 1 mℓ com 5 mg. **Halo** Cristália — Cx. com 50 amp. de 1 mℓ com 5 mg; embalagens com 200 comps. de 1 e 5 mg; cx. com 10 frascos de 20 mℓ com 2 mg/mℓ (gotas) **Uni Haloper** União Química — Cx. com 50 amp. de 1 mℓ com 5 mg; embalagens com 200 comps. de 1 e	Alívio de transtornos do pensamento, de afeto e do comportamento e movimentos incontrolados	0,1 mg (1 gota)/3 kg de peso, 2 vezes/dia VO, podendo ser ajustada, se necessário. Administração parenteral: indicada nos estados agudos de agitação psicomotora ou quando a VO for impraticável. Injetar 2,5 a 5 mg IM ou IV lentamente. Repetir após cada hora, se necessário, embora intervalos de 4 a 8 h sejam satisfatórios. Tão logo possível, esta via será substituída pela via oral	Manifestações extrapiramidais, que incluem movimentos lentos, rígidos ou espasmódicos dos membros, pescoço, face, olhos ou boca e língua que podem resultar em postura involuntária ou expressões faciais atípicas, movimentação excessiva e atípica do corpo e membros, cefaleia, agitação, dificuldade em pegar no sono ou permanecer dormindo, sentimento de tristeza ou depressão, contração da língua, face, boca ou maxila, movimentos involuntários dos músculos, tontura, sono excessivo, anormalidades na visão, dificuldade na movimentação intestinal,	Contraindicado em caso de pacientes portadores de doença de Parkinson, pessoas que apresentam sonolência e lentidão decorrentes de doença ou do uso de medicamentos ou bebidas alcoólicas, pacientes com sensibilidade exacerbada ao haloperidol ou aos excipientes da formulação. Deve-se dar atenção aos casos de cardiopatias ou histórico familiar de problemas cardíacos ou se estiver tomando alguma medicação para o coração, depressão, problemas hepáticos, epilepsia ou qualquer outra afecção que possa causar convulsões (p. ex., durante o tratamento de problemas alcoólicos) e hipertireoidismo. Possui efeito sobre a capacidade de dirigir veículos e utilizar máquinas. Há interação medicamentosa com álcool, soníferos, tranquilizantes e alguns analgésicos potentes, antidepressivos, anti-hipertensivos, diuréticos e outros que possam

MEDICAMENTOS

			náuseas, vômito, aumento na produção de saliva; xerostomia, hipotensão, anormalidade da pressão arterial perceptível ao levantar ou alterar a posição do corpo, disfunção hepática, erupções cutâneas, dificuldade em urinar, impotência ou disfunção erétil, aumento ou perda de peso, não intencionais, reações alérgicas, que podem incluir urticária ou edema facial, agitação, confusão e perda da vontade sexual ou da libido	diminuir os níveis séricos de potássio e magnésio, medicamentos para epilepsia e doença de Parkinson
	5 mg; cx. com 10 frascos de 20 mℓ com 2 mg/mℓ (gotas) **Haloperidol** Prati, Donaduzzi, União Química			
LEVOMEPROMAZINA Ver em Sedativos, Ansiolíticos e Hipnóticos				
PIMOZIDA Antipsicótico	**Orap** Janssen-Cilag Comp. 1, 4 mg	Terapêutica antipsicótica de manutenção a longo termo, ambulatorial ou hospitalar; terapêutica antipsicótica de manutenção, imediatamente após o estágio agudo, e na interfase de substituição dos neurolépticos clássicos; coadjuvante, associado a outros neurolépticos, nos estágios iniciais de tratamento; na instabilidade emocional neurótica	Adultos: a dose inicialmente recomendada para pacientes com esquizofrenia crônica é de 2 a 4 mg/dia, com aumentos semanais de 2 a 4 mg, até que se obtenha um efeito terapêutico considerado satisfatório ou que apareçam reações adversas importantes. A dose média de manutenção situa-se em torno de 6 mg/dia, variando entre 2 e 12 mg/dia. A dose máx. permitida é de 20 mg. Crianças: a dose recomendada é a metade da utilizada em adultos. A experiência de uso em crianças abaixo de 3 anos é muito limitada	Sintomas extrapiramidais, bradicinesia, rigidez muscular, dificuldade para caminhar, ausência de expressão facial, tremor, micrografia, distonia aguda ou discinesia, inquietação, hiperprolactinemia, síndrome neuroléptica maligna, distúrbios visuais e hipotensão, sinais e sintomas gastrintestinais, incluindo náuseas e vômito, fadiga, hipersalivação ou sudorese excessiva, depressão, alteração na função hepática, taquicardia benigna, tontura, sonolência, cefaleia, reações cutâneas e ganho de peso	Contraindicada em caso de depressão do SNC, pacientes com quadro congênito de alargamento do segmento QT do ECG ou com um histórico familiar desta síndrome, e em pacientes com antecedentes de arritmias cardíacas ou *torsade de pointes*, estados comatosos e em indivíduos que tenham apresentado, previamente, hipersensibilidade a esse medicamento. Não deve ser utilizada se o paciente apresentar transtornos depressivos ou na doença de Parkinson. Interação medicamentosa com levodopa, fármacos que alterem ou que sejam metabolizados pelas enzimas do citocromo P450, principalmente, CYP3A4, *grapefruit*, fármacos que sabidamente prolonguem o intervalo QT como quinidina, disopiramida e procainamida, maprotilina, astemizol e terfenadina, substâncias que causem alteração eletrolítica e diuréticos
PIPOTIAZINA	**Piportil L4** Sanofi-Aventis Sol. inj. 25 mg/mℓ para administração por via intramuscular	Psicoses crônicas, psiquiatria infantil e manifestações de agressividade	Crianças de 2 a 6 anos – dose média inicial de 12,5 mg (0,5 mℓ) IM; 6 a 12 anos – dose média inicial de 25 mg (1 mℓ) IM; > 12 anos – dose média inicial entre 75 e	Hipotensão ortostática, efeitos anticolinérgicos como boca seca, constipação intestinal e até íleo paralítico, problemas da acomodação visual, risco de	Contraindicada em caso de hipersensibilidade ao palmitato de pipotiazina e aos demais componentes do produto, risco de glaucoma de ângulo fechado, risco de retenção urinária ligada a distúrbios uretroprostáticos, doença de

ANTIPSICÓTICOS

FÁRMACOS	APRESENTAÇÕES	INDICAÇÕES	POSOLOGIA	REAÇÕES ADVERSAS IMPORTANTES	SITUAÇÕES ESPECIAIS
			100 mg (entre 3 e 4 mℓ) IM. O intervalo médio entre as injeções, tanto para adultos como para crianças, é de 30 dias	retenção urinária, alterações neuropsíquicas como sedação ou sonolência, mais marcante no início do tratamento, indiferença, reações de ansiedade e variação do estado de humor, discinesias precoces (torcicolo espasmódico, crises oculógiras, trismo), discinesias tardias, que sobrevêm de tratamentos prolongados, síndrome extrapiramidal acinética, com ou sem hipertonia, hipercinético-hipertônica, excitomotor, acatisia, hiperprolactinemia com amenorreia, galactorreia, ginecomastia, impotência e frigidez, ganho de peso, desrregulação térmica, hiperglicemia, alteração de tolerância à glicose, prolongamento do intervalo QT, alterações cutâneas e reações alérgicas na pele, fotossensibilização, agranulocitose excepcional, leucopenia, depósitos acastanhados no segmento anterior do olho devido ao acúmulo do medicamento, em geral sem alterar a visão, positivação dos anticorpos antinucleares sem lúpus eritematoso clínico, síndrome neuroléptica maligna, icterícia colestática e lesão hepática, principalmente do tipo colestática ou mista e priapismo	Parkinson, história de agranulocitose e porfiria. Há interação medicamentosa com levodopa, álcool, guanetidina e substâncias relacionadas, sultoprida. Deve-se ter atenção com a associação a medicamentos anti-hipertensivos, outros depressores do SNC, atropina e outras substâncias atropínicas. **A via IV não deve ser usada. Piportil® L4 é contraindicado para crianças menores de 2 anos**
QUETIAPINA	**Quetipim** Cristalia Embalagens com 14, 28 e 200 comps. rev. de 25, 100 e 200 mg	Em adolescentes (13 a 17 anos), quetiapina é indicada para o tratamento da esquizofrenia.	Esquizofrenia: Adolescentes (13 a 17 anos de idade): a dose total diária para os 5 dias iniciais do tratamento é de	Hipotensão ortostática, efeitos anticolinérgicos como boca seca, constipação intestinal e até íleo paralítico, distúrbios de acomodação,	Deve ser usada com cuidado em combinação com outros medicamentos de ação central e com álcool. Há interação medicamentosa com carbamazepina, fenitoína ou outros indutores

MEDICAMENTOS

Queropax Sigma Pharma
Embalagens com 10, 14, 28, 30 ou 60 comps. rev. de 25 mg, 100 mg ou 200 mg
Quetros Aché
Embalagens com 15 e 30 comps. rev. de 25 mg, 100 mg ou 200 mg
Seroquel, Seroquel XRO AstraZeneca
Embalagem com 14 comps. rev. de 25 mg. Embalagens com 14 e 28 comps. rev. de 100 mg e 200 mg. Embalagens com 28 comps. rev. de 300 mg.
Fumarato de Quetiapina Arrow, Biosintética, Nova Química, Sadoz
Hemifumarato de Quetiapina Teuto, Medley

Em crianças e adolescentes (10 a 17 anos), indicada como monoterapia ou adjuvante no tratamento dos episódios de mania associados ao transtorno afetivo bipolar

50 mg (dia 1), 100 mg (dia 2), 200 mg (dia 3), 300 mg (dia 4) e 400 mg (dia 5). Após o 5º dia de tratamento, a dose deve ser ajustada até atingir a faixa de dose considerada eficaz de 400 a 800 mg/dia, dependendo da resposta clínica e da tolerabilidade de cada paciente. Ajustes de dose devem ser em incrementos não maiores que 100 mg/dia.
A segurança e a eficácia de quetiapina não foram estabelecidas em crianças com idade inferior a 13 anos de idade com esquizofrenia.
Episódios de mania associados ao transtorno afetivo bipolar:
Crianças e adolescentes (10 a 17 anos de idade): a dose total diária para os 5 dias iniciais do tratamento é de 50 mg (dia 1), 100 mg (dia 2), 200 mg (dia 3), 300 mg (dia 4) e 400 mg (dia 5). Após o 5º dia de tratamento, a dose deve ser ajustada até atingir a faixa de dose considerada eficaz de 400 a 600 mg/dia, dependendo da resposta clínica e da tolerabilidade de cada paciente. Ajustes de dose podem ser em incrementos não maiores que 100 mg/dia. Pode ser titulado até 400 mg no dia 5 e para até 600 mg no dia 8. A eficácia antidepressiva foi demonstrada com 300 mg e 600 mg, entretanto, benefícios adicionais não foram vistos no grupo 600 mg durante tratamento a curto prazo. Se o paciente esquecer-se de tomar o comprimido, deve tomar assim que lembrar, tomar a próxima dose no horário habitual e não tomar a dose dobrada. Insuficiência hepática:

risco de retenção urinária, alterações neuropsíquicas como sedação ou sonolência, mais marcante no início do tratamento, indiferença, reações de ansiedade e variação do estado de humor, discinesias precoces (torcícolos espasmódicos, crises oculógiras, trismo), discinesias tardias, que sobrevêm de tratamentos prolongados, síndrome extrapiramidal de acinética, com ou sem hipertonia, hipercinéticohipertônica, excitomotor, acatisia, hiperprolactinemia com amenorreia, galactorreia, ginecomastia, impotência e frigidez, ganho de peso, desregulação térmica, hiperglicemia, alteração de tolerância à glicose, prolongamento do intervalo QT, alterações cutâneas e reações cutâneas alérgicas, fotossensibilização, agranulocitose excepcional, leucopenia, depósitos acastanhados no segmento anterior do olho devido ao acúmulo do medicamento, em geral sem alterar a visão, positivação dos anticorpos antinucleares sem LES clínico, icterícia colestática e lesão hepática, principalmente do tipo colestática ou mista e priapismo

de enzimas hepáticas (p. ex., barbituratos, rifampicina) e potentes inibidores da CYP3A4 (como antifúngicos azóis, antibióticos macrolídios e inibidores da protease). Deve ser usado com cautela em pacientes que já apresentem alguma das afecções relatadas nas reações adversas, especialmente a depressão.
A segurança e eficácia de quetiapina não foram estabelecidas em crianças com idade inferior a 10 anos de idade com mania bipolar

ANTIPSICÓTICOS

FÁRMACOS	APRESENTAÇÕES	INDICAÇÕES	POSOLOGIA	REAÇÕES ADVERSAS IMPORTANTES	SITUAÇÕES ESPECIAIS
			a quetiapina é substancialmente metabolizada pelo fígado. Portanto, deve ser usado com cautela em pacientes com insuficiência hepática conhecida, especialmente durante o período inicial. Pacientes com insuficiência hepática devem iniciar o tratamento com 25 mg/dia. A dose deve ser aumentada diariamente em incrementos de 25 a 50 mg até atingir a dose eficaz, dependendo da resposta clínica e da tolerabilidade de cada paciente		
RISPERIDONA	**Esquidon** Merck Comps. 1, 2 e 3 mg. Embalagem com 30 comps. **Respidon** Torrent Comps. 1, 2 e 3 mg. Embalagens com 20 comps. **Risperdal** Janssen-Cilag Comps. 0,25 e 0,5 mg – Embalagem com 10 comps. Comps. 1, 2 e 3 mg – Embalagem com 20 comps. Sol. oral 1 mg/mℓ – frasco com 30 mℓ + pipeta dosadora de 3 mℓ **Risperidon** Cristália Comps. 1, 2 e 3 mg. Embalagem com 200 comps. Sol. oral 1 mg/mℓ – frasco com 30 mℓ **Risperidona** Eurofarma Comps. 1, 2 e 3 mg. Embalagem com 20 comps.	Transtorno do espectro autista Transtorno bipolar Esquizofrenia	Crianças com peso < 20 kg: 0,25 mg/dia pela manhã ou à noite Crianças com peso > 20 kg: 0,5 mg/dia pela manhã ou à noite. Pode-se dobrar a dose 4 dias depois. Dose diária máx. de acordo com o peso corporal: < 20 kg = 1,5 mg ≥ 20 kg e ≤ 45 kg = 2,5 mg > 45 kg = 3,5 mg	Vômito, constipação intestinal, boca seca, náuseas, hipersecreção salivar. Fadiga, febre, sede. Aumento do apetite e ganho de peso. Sedação, incontinência salivar, cefaleia, tremor, tontura, parkinsonismo. Tosse, coriza, congestão nasal. Acatisia, discinesia, distonia. Secreção inapropriada de hormônio antidiurético	É necessário reduzir a dose na presença de disfunção renal ou hepática. Recém-nascidos de mães que usaram risperidona na gravidez podem ter síndrome de abstinência neonatal. O uso de risperidona com fármacos anti-hipertensivos pode resultar em hipotensão

Risperidona Sandoz
Comps. 1, 2 e 3 mg; embalagem com 20 comps.
Risperidona Ranbaxy
Comps. 1, 2 e 3 mg; embalagem com 30 comps.
Riss Eurofarma
Comps. 1 e 2 mg; embalagem com 10, 20 e 30 comps.
Comps. 3 mg; embalagem com 20 e 30 comps.
Zargus Biosintética
Comps. 1, 2 e 3 mg; embalagens com 20 comps.

SULPIRIDA

Dogmatil Sanofi–Aventis
Comp. 20, 50 mg; sol. oral 200 mg/ml
Equilid Sanofi-Aventis
Comp. 50, 200 mg

Indicada para o tratamento de psicoses e controle dos sintomas das alterações graves do comportamento em crianças de 30 meses a 15 anos, particularmente no contexto das síndromes autísticas

A dose média em crianças de 30 meses a 15 anos é de 5 mg/kg/dia. Esta dose pode ser aumentada até 10 mg/kg/dia. Esta dose deve ser dividida em três tomadas diárias e administrada preferivelmente antes das refeições

Prolongamento do intervalo QT, síndrome neuroléptica maligna, hipotensão ortostática, arritmias ventriculares como *torsade de pointes* e taquicardia ventricular, hiperprolactinemia e galactorreia, amenorreia, ginecomastia, hipertrofia mamária ou dor nas mamas, disfunção erétil e orgástica, ganho de peso, aumento das enzimas hepáticas, sedação ou sonolência, sintomas extrapiramidais, tremor, hipertonia, hipocinesia, hipersalivação, discinesia aguda e distonia (torcicolo espasmódico, crises oculógiras, trismo), acatisia, discinesia tardia, convulsões e erupção maculopapular

Contraindicada em caso de presença ou suspeita de feocromocitoma, gestação e lactação. **Deve ser utilizada com cautela em pacientes hipertensos, especialmente em pacientes idosos, devido o risco de crise hipertensiva.**
Interação medicamentosa com álcool, levodopa, outros medicamentos que possam prolongar o intervalo QT ou induzir *torsade de pointes*, medicamentos que induzem bradicardia como betabloqueadores, bloqueadores dos canais de cálcio e digitálicos, medicamentos que induzem hipopotassemia como diuréticos laxativos, anfotericina B, glicocorticoides e tetracosactideos, antiarrítmicos, pimozida, bepriedil, tioridazina, metadona, vincamina, halofantrine, pentamidina, esparfloxacino, sultoprida, haloperidol, antidepressivos imipramínicos, cisaprida, lítio, eritromicina, anti-hipertensivos, depressores do SNC, antiácidos e sucralfato. A sulpirida deve ser usada com cautela em pacientes com fatores de risco para AVC, idosos e pacientes com história de epilepsia; eles devem ser cuidadosamente monitorados durante o tratamento. Deve-se ter cautela em pacientes com diagnóstico estável de diabetes melito ou com fatores de risco para diabetes que estejam iniciando o tratamento com sulpirida, uma vez que existem relatos de hiperglicemia

ANTIPSICÓTICOS

FÁRMACOS	APRESENTAÇÕES	INDICAÇÕES	POSOLOGIA	REAÇÕES ADVERSAS IMPORTANTES	SITUAÇÕES ESPECIAIS
TRIFLUOPERAZINA	Stelazine GlaxoSmithKline Comp. 2, 5 mg	Tratamento das manifestações psicóticas.	A dose inicial é de 1 mg, a ser administrada 1 ou 2 vezes/dia. Uso em crianças > 6 anos	Sonolência, vertigem, reações cutâneas, erupção, xerostomia, insônia, amenorreia, fadiga, fraqueza muscular, anorexia, lactação, visão turva e reações neuromusculares (extrapiramidais), distonias, pseudoparkinsonismo e discinesia persistente tardia	Contraindicado em caso de coma ou estados de depressão maior devida a sedativos do sistema nervoso central, discrasias sanguíneas existentes, depressão da medula óssea e lesão hepática preexistente

ANTIRRETROVIRAIS INIBIDORES DA TRANSCRIPTASE REVERSA | ANÁLOGOS NUCLEOSÍDIOS

FÁRMACOS	APRESENTAÇÕES	INDICAÇÕES	POSOLOGIA	REAÇÕES ADVERSAS IMPORTANTES	SITUAÇÕES ESPECIAIS
ABACAVIR Antiviral; antirretroviral (inibidor da transcriptase reversa [nucleosídio])	Ziagenavir GlaxoSmithKline Comp. 300 mg/60 comp.; susp. oral 20 mg/mℓ com seringa dosadora	Infecção pelo HIV-1 (em combinação com outros produtos)	Crianças com 14 kg a 21 kg: 150 mg 2 vezes/dia. Crianças com mais de 21 kg e menos de 30 kg: 150 mg pela manhã e 300 mg à noite. Crianças que pesem no mínimo 30 kg: a dose recomendada de Ziagenavir® é de 300 mg 2 vezes/dia ou 600 mg 1 vez/dia. Crianças com menos de 14 kg devem utilizar Ziagenavir® em sol. oral. A dose recomendada é de 8 mg/kg 2 vezes/dia, até a dose máxima de 600 mg/dia	Hipersensibilidade grave que começa com febre, erupção cutânea, fadiga, faringite. Falta de apetite, diarreia, náuseas e vômito. Febre; falta de ar, dor de garganta ou tosse; náuseas, vômito, diarreia ou dor abdominal; cansaço, dor no corpo ou mal-estar geral intensos. Se você tiver descontinuado Ziagenavir® por causa dessa reação, NUNCA tome novamente este ou outro medicamento que contenha abacavir, porque dentro de poucas horas você poderá apresentar uma queda de pressão arterial com risco de morte. Reações graves na pele como a síndrome de Stevens-Johnson, eritema polimorfo e necrólise epidérmica tóxica e redistribuição/acúmulo de gordura no corpo quando Ziagenavir® é utilizado em combinação com outros medicamentos antirretrovirais	Não há estudos adequados em gestantes e há relatos de RAM em fetos de animais. **Não amamentar em virtude do risco de transmissão do HIV-1.** Em caso de hipersensibilidade, suspender o medicamento e nunca mais reiniciar. Este medicamento não reduz o risco de transmissão do HIV-1. Crianças com menos de 3 meses de idade: não existem dados disponíveis sobre o uso de Ziagenavir® em pacientes dessa faixa etária

Associações

ABACAVIR + LAMIVUDINA (3TC) Antiviral; antirretroviral (inibidor da transcriptase reversa [nucleosídio])	**Kivexa** GlaxoSmithKline Comp. rev. por película com 600 mg de abacavir (sob a forma de sulfato) + 300 mg de lamivudina	Kivexa® é usado em combinação com outros agentes antirretrovirais para tratar a infecção pelo vírus da imunodeficiência humana (HIV)	A dose usual para crianças a partir dos 12 anos é de 1 comp. 1 vez/dia. Kivexa® não deve ser administrado a adultos nem a crianças com peso inferior a 40 kg	Náuseas, vômito, diarreia, dor na parte superior do abdome, cefaleia, febre, letargia, cansaço, perda de apetite, perda de cabelo, dor articular e muscular e hipersensibilidade a abacavir e erupções cutâneas. Aumento das enzimas hepáticas, anemia, neutropenia e trombocitopenia
LAMIVUDINA (3TC) Antiviral; antirretroviral (inibidor da transcriptase reversa [nucleosídio])	**Epivir** GlaxoSmithKline Comp. 150 mg/60 comp.; sol. oral 50 mg/5 mℓ com seringa dosadora **Vudirax** Blau Frasco com 60 comps. rev. de 150 mg	Em associação com outros agentes antirretrovirais, é indicada para o tratamento da infecção pelo vírus da imunodeficiência humana (HIV) em adultos e crianças	Crianças com peso entre 14 e 21 kg: a dose recomendada é 75 mg VO 2 vezes/dia. Crianças com peso entre 21 e 30 kg: a dose recomendada de lamivudina é 75 mg pela manhã e 150 mg à noite. Crianças com mais de 3 meses e peso inferior a 30 kg.	Cefaleia, insônia ou sonolência, distúrbios psicomotores, tontura, depressão. Náuseas, vômito, pancreatite, diarreia

Associações

LAMIVUDINA 150 MG + ZIDOVUDINA 300 MG	**Biovir** GlaxoSmithKline Comp./60 comp.		Adolescentes com peso de pelo menos 30 kg: 300 mg/dia, administrando-se 150 mg 12/12 h ou 1 vez/dia	Não há estudos adequados em gestantes e há relatos de RAM em fetos de animais. **Não amamentar em virtude do risco de transmissão do HIV-1.** Ajuste posológico na insuficiência renal: Cl$_{cr}$ de 30 a 50 mℓ/min: 300 mg a cada 48 h; Cl$_{cr}$ de 10 a 30 mℓ/min: 300 mg a cada 72 h; Em hemodiálise: 300 mg a cada 7 dias. **Lamivudina comps. é contraindicada para crianças que pesam menos de 14 kg. Para esse grupo de pacientes é recomendado o uso da sol. oral (4 mg/kg, 2 vezes/dia; máx. 300 mg/dia). Lamivudina sol. oral também é indicada para pacientes que não consigam engolir comps. Crianças com menos de 3 meses de idade: os dados são insuficientes para se recomendar doses específicas**
ZIDOVUDINA (AZT) Antiviral; antirretroviral (inibidor da transcriptase reversa [nucleosídio])	**Retrovir** GlaxoSmithKline Sol. oral 50 mg/5 mℓ **Revirax** Blausiegel Cáps. 100 mg/100 cáps.; Cáps. 250 mg/40 caps.	É usada para tratamento da imunodeficiência humana causada pela infecção pelo HIV, associada a outros antirretrovirais	Neonatos e crianças < 90 dias: 2 mg/kg VO 6/6 h ou 1,5 mg/kg IV 6/6 h. Crianças: 90 a 180 mg/m² 8/8 h ou 135 a 270 mg/m² 12/12 h (dose máxima: 600 mg/dia). Adultos e adolescentes: 600 mg/dia em doses divididas, 200 mg 3 vezes/dia, ou 300 mg 2 vezes/dia	Fraqueza, tontura, febre, cefaleia, mal-estar. Falta de apetite, náuseas, vômito. Hepatomegalia, tosse, erupções na pele	Não há estudos adequados em gestantes e há relatos de RAM em fetos de animais. Não amamentar pelo risco de transmissão do HIV-1. Deve-se conferir as provas de função hepática periodicamente. Avaliar risco *versus* benefício para pacientes idosos, com insuficiência hepática e renal, deficiência do ácido fólico e vitamina B12 e com comprometimento da medula óssea

ANTIRRETROVIRAIS INIBIDORES DA TRANSCRIPTASE REVERSA | NÃO NUCLEOSÍDIOS

FÁRMACOS	APRESENTAÇÕES	INDICAÇÕES	POSOLOGIA	REAÇÕES ADVERSAS IMPORTANTES	SITUAÇÕES ESPECIAIS
EFAVIRENZ Antiviral; antirretroviral (inibidor da transcriptase reversa (não nucleosídio))	**Stocrin** MSD Frasco com 30 comps. rev. de 600 mg; frascos de 180 mℓ com seringa com 30 mg/mℓ de sol. oral	Indicado para o tratamento antiviral combinado de adultos, adolescentes e crianças infectados pelo HIV-1	Adultos e crianças > 3 anos e com peso igual ou superior a 40 kg: 1 comp. 600 mg	Erupções cutâneas, náuseas, tontura, cefaleia e fadiga. Tontura, insônia, sonolência, concentração prejudicada e sonhos anormais. Depressão, pensamentos suicidas, comportamento agressivo e pensamentos estranhos	Gestantes não podem utilizar o produto. Não amamentar pelo risco de transmissão do HIV-1. Não exige ajustes posológicos na insuficiência renal. **Administrado com ou sem alimento (evitar alimentos muito gordurosos porque podem aumentar a absorção do produto).** Os comps. não são apropriados para crianças com peso corporal inferior a 40 kg; para esses pacientes, estão disponíveis as apresentações em sol. oral. **USO PEDIÁTRICO** – a sol. oral pode ser usada por crianças a partir de 3 anos de idade
NEVIRAPINA Antiviral; antirretroviral (inibidor da transcriptase reversa [não nucleosídio])	**Viramune** BoehRinger Comp. 200 mg/60 comps. **Viramune** BoehRinger Suspensão: embalagem com 1 frasco plástico contendo 240 mℓ de suspensão oral com 10 mg/mℓ, acompanhado de seringa dosadora e 1 adaptador Comprimido: embalagem com 60 comps.	Tratamento de pacientes infectados pelo vírus HIV-1, sempre em associação a outros agentes antirretrovirais	Suspensão oral: Crianças de 2 meses a 8 anos: 4 mg/kg/dia durante 14 dias, a seguir 7 mg/kg 2 vezes/dia em combinação. Crianças de 8 anos ou mais: 4 mg/kg/dia durante 14 dias, a seguir 4 mg/kg 2 vezes/dia em combinação; máx.: 400 mg/dia. Granulocitopenia foi mais observada em crianças	Alto risco da síndrome de Stevens-Johnson fatal ao longo das primeiras 6 semanas de tratamento. Náuseas. Flictemas e erupção cutânea. Febre	Não há estudos adequados em gestantes e há relatos de RAM em fetos de animais. **Não amamentar em virtude do risco de transmissão do HIV-1.** **Não se deve prescrever em caso de insuficiência hepática moderada a grave.** **Administrar antes ou depois das refeições**

ANTIRRETROVIRAIS INIBIDORES DE PROTEASE (IP)

FÁRMACOS	APRESENTAÇÕES	INDICAÇÕES	POSOLOGIA	REAÇÕES ADVERSAS IMPORTANTES	SITUAÇÕES ESPECIAIS
AMPRENAVIR Antiviral; antirretroviral (inibidor da protease do HIV)	**Agenerase** GlaxoSmithKline Cáps. 50, 150 mg; sol. oral 15 mg/mℓ	Infecção pelo HIV (em combinação com outros antirretrovirais)	Crianças de 4 a 12 anos de idade e pessoas com peso corporal menor que 50 kg, incapazes de engolir cáps.: a dose recomendada de Agenerase® sol. oral é 22,5 mg (1,5 mℓ)/kg, 2 vezes/dia, ou 17 mg (1,1 mℓ)/kg.	Sensação anormal de queimação, parestesia ao toque e na boca. Erupções na pele. Diarreia, náuseas, flatulência e vômito. Elevação dos triglicerídeos, redistribuição de gordura anormal, hiperglicemia, hipercolesterolemia.	Não há estudos adequados em gestantes e há relatos de RAM em fetos de animais. Não amamentar pelo risco de transmissão do HIV-1. É necessário ajuste posológico para pacientes com insuficiência hepática. Deve-se checar periodicamente glicose sanguínea, tempo de coagulação e transaminases.

MEDICAMENTOS

		3 vezes/dia, em combinação com outros agentes antirretrovirais, não ultrapassando a dose máxima diária de 2.800 mg. Crianças de 4 a 12 anos de idade e pessoas com peso corporal menor que 50 kg: a dose recomendada de Agenerase® cáps. é 20 mg/kg, 2 vezes/dia, ou 15 mg/kg, 3 vezes/dia, em combinação com outros agentes antirretrovirais, não ultrapassando a dose máxima diária de 2.400 mg. A interação farmacocinética entre Agenerase® e doses baixas de ritonavir ou outros inibidores da protease ainda não foi avaliada em crianças. Por isso, tais combinações devem ser evitadas em crianças	Cefaleia, parestesia oral/perioral	Administrado com ou sem alimento (evitar alimentos muito gordurosos porque podem aumentar a absorção do produto). A capacidade de metabolizar propilenoglicol pode não estar completamente desenvolvida em crianças com menos de 4 anos de idade. Tais crianças não devem fazer uso de Agenerase® sol. oral. **A segurança e a eficácia do Agenerase® em crianças menores de 4 anos de idade ainda não foram estabelecidas**
ATAZANAVIR Antiviral (inibidor da protease do HIV [não nucleosídio]; antirretroviral)	**Reyataz**^{Bristol} Cáps. de 150 mg em embalagem com 60 cáps. Cáps. de 200 mg em embalagem com 60 cáps. Cáps. de 300 mg em embalagem com 30 cáps.	Infecção pelo HIV-1 (tratamento combinado com outros agentes antirretrovirais para HIV-1, após teste de genótipo e fenótipo das cepas de HIV)	Crianças com 15 a 20 kg: Reyataz® 150 mg + ritonavir 100 mg. Crianças com 20 a 40 kg: Reyataz® 150 mg + ritonavir 200 mg. Crianças com peso acima de 40 kg: Reyataz® 150 mg + ritonavir 300 mg. Para pacientes sem tratamento prévio a partir de 13 anos de idade e no mínimo 40 kg, intolerantes a ritonavir, a dose recomendada de Reyataz® é 400 mg (sem ritonavir) 1 vez/dia, administrado com alimentos	Os eventos adversos mais comuns relatados em pacientes pediátricos foram: tosse, febre, icterícia/icterícia escleral, *rash*, vômito, diarreia, cefaleia, edema periférico, dor nos membros, nariz entupido, dor de garganta, chiado, rinorreia, bloqueio de grau intermediário assintomático no sistema de condução do coração. As anormalidades laboratoriais de grau 3-4 mais comuns em pacientes pediátricos foram elevação de bilirrubina total (≥ 3,2 $mg/d\ell$, 58%), neutropenia e hipoglicemia	Não há estudos adequados em gestantes (em animais não se encontraram riscos). **Não amamentar em virtude do risco de transmissão do HIV-1.** Não foram comprovadas a segurança e a eficácia em crianças. **O medicamento deve ser administrado durante a refeição.** Uso adulto e pediátrico acima de 6 anos
RITONAVIR Antiviral (inibidor da protease do HIV [não nucleosídio]; antirretroviral)	**Ritovir**^{Cristália} Sol. 400 mg/5 mℓ; cáps. 100 mg/84 cáps.	Tratamento da infecção pelo HIV; tratamento da AIDS, em combinação com análogos nucleosídios	Crianças ≥ 2 anos de idade: 250 mg/m² de superfície corporal 2 vezes/dia; acrescentar 50 mg/m² a cada 2 ou 3 dias, até uma dose total de 400 mg/m² 2 vezes/dia. Máx.: 1.200 mg/dia	Diarreia, náuseas, alteração de paladar, vômito. Fraqueza	Não há estudos adequados em gestantes (em animais não se encontraram riscos). Não amamentar pelo risco de transmissão do HIV-1. Avaliar risco *versus* benefício para pacientes com diminuição da função hepática; hemofilia (risco de sangramento). Checar periodicamente glicose sanguínea. **Deve ser administrado às refeições**

ANTITUSSÍGENO E SEDATIVOS DA TOSSE

FÁRMACOS	APRESENTAÇÕES	INDICAÇÕES	POSOLOGIA	REAÇÕES ADVERSAS IMPORTANTES	SITUAÇÕES ESPECIAIS
CODEÍNA Ver em Analgésicos potentes					
DEXTROMETORFANO	**Benalet TSC** Johnson & Johnson Xpe. 15 mg/5 mℓ **Bissoltussen** Boehringer Ingelheim Xpe. 2 mg/mℓ	Antitussígeno. Indicado para o alívio da tosse seca, devido à irritação da garganta e brônquios que normalmente acompanha gripes e resfriados ou que está associada à inalação de agentes irritantes	Crianças de 2 a 5 anos: 2,5 mℓ a cada 6 a 8 h. Crianças de 6 a 12 anos: 5 mℓ a cada 6 a 8 h. Crianças maiores de 12 anos: 10 mℓ a cada 6 a 8 h	Sonolência, hiperexcitabilidade, tonturas, depressão respiratória em doses altas. Constipação intestinal, náuseas, vômito	Não há estudos adequados em gestantes (em cobaias ocorreram alguns efeitos adversos ao feto). O benefício potencial do produto pode justificar o risco potencial na gravidez. Não se sabe se é eliminado no leite; problemas não documentados. **Não usar na tosse produtiva ou crônica. Ingerir grande quantidade de líquidos. Contraindicado em crianças menores de 2 anos**
DROPROPIZINA	**Atossin** Elofar Xpe. pediátrico com 1,5 mg/mℓ **Gotas Binelli** Daudt Sol. oral: frasco plástico opaco gotejador contendo 10 mℓ 30 mg/mℓ **Vibral** Abbott Frasco com 120 mℓ de xpe. com 15 mg/mℓ; frasco com 10 mℓ com 30 mg/mℓ (30 gotas) **Vibrazin** Delta Frasco com 120 mℓ de xpe. com 1,5 mg/mℓ; frasco com 10 mℓ de sol. oral com 30 mg/mℓ (gotas). **Notuss TSS** Aché Xpe. 1,5 mg/mℓ: frasco de 60 e 120 mℓ com seringa dosadora	Tosse seca	Crianças de 2 a 3 anos: 8 mg de dropropizina, 4 vezes/dia. Crianças > de 3 anos: 15 mg de dropropizina, 4 vezes/dia. A duração do tratamento com dropropizina deve ser tão curta quanto possível, em geral poucos dias	Sonolência, depressão respiratória. Constipação intestinal, náuseas, vômito, broncospasmo, taquicardia, hipotensão ortostática	Classificação não disponibilizada para grávidas, não utilizar. Não prescrever para lactantes. Não ingerir bebidas alcoólicas; cuidado ao dirigir e executar tarefas que exijam atenção. Avaliar risco nos casos de insuficiência hepática e insuficiência renal. **Este medicamento não deve ser utilizado em crianças menores de 2 anos de idade.** Em crianças de 2 a 6 anos de idade, somente o uso limitado de antitussígenos é recomendável
LEVODROPROPIZINA	**Antux** Aché Xpe. 30 mg/5 mℓ: frasco de 120 mℓ, acompanha – do de copo-medida de 10 mℓ. Sol. oral (gotas) 30 mg/mℓ: frasco gotejador de 10 e 20 mℓ	Tosse seca	60 mg/dose 3 vezes/dia. Crianças > 2 anos: 1 mg/kg/dose 3 vezes/dia. Crianças > 12 anos: 10 mℓ 3 vezes/dia com intervalo não inferior a 6 h	Fadiga, sonolência, cefaleia, tontura, vertigem. Palpitação, alergia. Constipação intestinal, náuseas, vômito	Não usar na gravidez; não prescrever para lactantes. Não ingerir bebidas alcoólicas; cuidado ao dirigir e executar tarefas que exijam atenção. Na apresentação em gotas diluir em ½ copo de água. **Utilizar por no máximo 7 dias**

MEDICAMENTOS

Percof Eurofarma
Frasco com 60 e 120 mℓ de xpe. com 6 mg/mℓ
Zyplo Bagó
Frasco com 15 mℓ ou 30 mℓ com 60 mg/mℓ (gotas)/frascos com 60, 120 ou 200 mℓ de xpe. 6 mg/mℓ

ANTIVIRAIS NÃO ANTIRRETROVIRAIS

FÁRMACOS	APRESENTAÇÕES	INDICAÇÕES	POSOLOGIA	REAÇÕES ADVERSAS IMPORTANTES	SITUAÇÕES ESPECIAIS
ACICLOVIR	**Acivirax** Cifarma Bisnaga com 10 g de creme dermatológico com 5 g/g; embalagem com 25 comps. de 500 mg **Anclomax** Blau Cx. com 20 comps. de 200 mg e 400 mg **Herpesil** Sandoz Bisnaga com 10 g de creme dermatológico com 50 mg/g; embalagem com 25 comps. de 200 mg **Hervirax** Pharlab Embalagem com 25 comps. de 200 mg; bisnaga com 10 g de creme dermatológico com 50 mg/1 g; embalagens com 1 e 100 bisnagas de pomada oftálmica com 30 mg/mℓ **Uni Vir** União Química Bisnaga com 10 g de creme com 50 mg/g; cx. com 5 fr.-amp. de 275 mg **Zovirax** GKS Embalagem com 25 comps. de 200 mg;	Tratamento e prevenção de: herpes simples da pele; herpes simples das mucosas; herpes genital; herpes-zóster; varicela (em imunocomprometidos)	Varicela logo nos primeiros sinais: 2 a 12 anos, 20 mg/kg VO 4 vezes/dia durante 5 dias. Não ultrapassar 800 mg/dose. Encefalite pelo HSV em RN: 20 mg/kg IV 3 vezes/dia durante 14 a 21 dias. Herpes genital grave até 12 anos: 250 mg/m^2 3 vezes/dia durante 5 dias. Herpes-zóster: IV: 30 mg/kg/dia ou 1.500 mg/m^2/24 h, dividido 8/8 h, por 7 a 10 dias VO ($\geq$ 12 anos): 800 mg, 5 vezes/dia durante 5 a 7 dias	Geralmente bem tolerado. Cefaleia, vertigem, *delirium*, psicose. Náuseas, vômito, diarreia. Precipitação da substância nos túbulos renais com insuficiência renal aguda (prevenção: aumentar hidratação). Hepatotoxicidade, hepatite, neutropenia	Não há estudos adequados em gestantes (em cobaias ocorreram algumas RAM no feto). O benefício potencial do produto pode justificar o risco potencial durante a gestação. Eliminado no leite materno, problemas não documentados. Descontinuar o uso se ocorrerem reações neurológicas. Ingerir bastante líquido. **Administrar com ou sem alimento.** **Uso em crianças > 2 anos**

ANTIVIRAIS NÃO ANTIRRETROVIRAIS

FÁRMACOS	APRESENTAÇÕES	INDICAÇÕES	POSOLOGIA	REAÇÕES ADVERSAS IMPORTANTES	SITUAÇÕES ESPECIAIS
	embalagem com 70 comps. de 400 mg; bisnagas com 5 e 10 g; embalagem com 5 fr.-amp. com 250 mg; pomada oftálmica bisnaga com 4,5 g. **Zynvir** Novafarma Cx. com 50 fr.-amp. de 250 mg. **Aciclovir** Hertz, Prati Donaduzzi, Sandoz, Merck, Biosintética				
AMANTADINA Ver em Antiparkinsonianos					
OSELTAMIVIR	**Tamiflu** Roche Cáps. de 30, 45 e 75 mg	Tratamento e profilaxia da gripe em crianças com idade superior a 1 ano. Tamiflu® não substitui a vacina contra a gripe	Tratamento da gripe: Crianças de 1 a 12 anos ≤ 15 kg, 1 cáps. de 30 mg 2 vezes/dia; > 15 a 23 kg, 1 cáps. de 45 mg 2 vezes/dia; > 23 a 40 kg, 2 cáps. de 30 mg 2 vezes/dia; > 40 kg, 1 cáps. de 75 mg ou 1 cáps. 30 mg + 1 cáps. de 45 mg 2 vezes/dia. Crianças de 13 anos de idade ou mais: 75 mg, 2 vezes/dia, por 5 dias. Profilaxia da gripe: Crianças de 13 anos de idade ou mais: 75 mg, 1 vez/dia, durante dez dias. A terapia deve ser iniciada dentro de até 2 dias após o contato	Tontura, fadiga, insônia, cefaleia, conjuntivite, erupção cutânea, síndrome de Stevens-Johnson. Agrava ou precipita diabetes melito	Não há estudos para gestantes; recomenda-se não usar. Não se abe se é eliminado no leite, não prescrever para lactantes. **O tratamento deve ser iniciado no 1º ou 2º dia do aparecimento dos sinais e sintomas da gripe.** O tratamento com Tamiflu® iniciado dentro das primeiras 48 h de sintomas reduziu significativamente a duração da doença em 35,8 h, comparada ao placebo. **Administrar com ou sem alimento. Este medicamento é contraindicado para menores de 1 ano de idade**

MEDICAMENTOS

ANTIVIRAIS PARA USO TÓPICO DERMATOLÓGICO

FÁRMACOS	APRESENTAÇÕES	INDICAÇÕES	POSOLOGIA	REAÇÕES ADVERSAS IMPORTANTES	SITUAÇÕES ESPECIAIS
ACICLOVIR	**Acivirax** Cifarma Bisnaga com 10 g de creme dermatológico com 5 g/g **Herpesil** Sandoz Bisnaga com 10 g de creme dermatológico com 50 mg/g **Hervirax** Pharlab Bisnaga com 10 g de creme dermatológico com 50 mg/1 g; embalagens com 1 e 100 bisnagas de pomada oftálmica com 30 mg/mℓ **Uni Vir** União Química Bisnaga com 10 g de creme com 50 mg/g **Zovirax** GSK Bisnagas com 5 e 10 g; pomada oftálmica bisnaga com 4,5 g **Aciclovir** Hertz, Prati Donaduzzi, Sandoz, Merck, Biosintética	Herpes simples da pele; herpes simples das mucosas; herpes genital; herpes labial; ceratite herpética	Aplicar na lesão a cada 3 h (6 a 8 vezes/dia) durante 7 dias	Cefaleia, náuseas, vômito, prurido, dor ligeira, erupção cutânea, sensação de queimação e agulhadas	Aplicar nos olhos apenas a apresentação oftálmica. Iniciar assim que a infecção começar. Lavar o local afetado antes da aplicação. Lavar as mãos antes e após a aplicação do produto
TROMANTADINA	**Herpex** União Química Gel a 1%				

BLOQUEADORES DOS CANAIS DE CÁLCIO

FÁRMACOS	APRESENTAÇÕES	INDICAÇÕES	POSOLOGIA	REAÇÕES ADVERSAS IMPORTANTES	SITUAÇÕES ESPECIAIS
FLUNARIZINA	**Vertix** Aché Comps. 10 mg; embalagem com 20 e 40 comps. Sol. oral 5 mg/mℓ (20 gt.) frasco gotejador com 15 e 20 mℓ	Profilaxia de enxaqueca, doença vascular oclusiva periférica, vertigem de origem central e periférica, epilepsia tipo pequeno mal	Crianças < 40 kg: 5 mg (20 gt.) ao dia, em dose única. Crianças > 40 kg: 5 a 10 mg (20 a 40 gt.) ao dia, em dose única	Acatisia, alucinações, astenia, xerostomia, cefaleia, ganho ponderal, depressão, diplopia, borramento visual, discinesia orofacial, erupção cutânea, dificuldade de concentração, hiperplasia gengival, ideação suicida,	Na profilaxia da enxaqueca, deve-se tomar a dose à noite continuamente por período mínimo de 3 meses. **Uso acima de 18 meses de vida**

BLOQUEADORES DOS CANAIS DE CÁLCIO

FÁRMACOS	APRESENTAÇÕES	INDICAÇÕES	POSOLOGIA	REAÇÕES ADVERSAS IMPORTANTES	SITUAÇÕES ESPECIAIS
	Flunarin^{Aché} Cáps. 10 mg; embalagem com 60 cáps. Sol. oral 5 mg/mℓ; frasco com 30 mℓ. **Vertigium**^{NeoQuímica} Comp. 10 mg; embalagem com 50 comps. **Fluvert**^{Medley} Comp. 10 mg; embalagem com 30 comps.			insônia, irritabilidade, parkinsonismo, pesadelos, porfiria, sonolência, tremor facial, tontura	
NIFEDIPINO Ver em Anti-hipertensivos I Antagonistas do cálcio					
VERAPAMIL Ver em Anti-hipertensivos I Antagonistas do cálcio					

COLUTÓRIOS E TÓPICOS ORAIS

FÁRMACOS	APRESENTAÇÕES	INDICAÇÕES	POSOLOGIA	REAÇÕES ADVERSAS IMPORTANTES	SITUAÇÕES ESPECIAIS
BENZIDAMIDA	**Angino-Rub**^{Eurofarma} Embalagem com 16 pastilhas. **Benzitrol**^{Prati, Donaduzzi} Frascos com 150 e 250 mℓ e *spray* com 30 mℓ de colutório com 1,5 mg/mℓ. **Benzitrat Colutório**^{União Química} Frasco com 150 mℓ + copo-medida com 1,5 mg/mℓ.	Tratamento de processos inflamatórios e dolorosos da boca e garganta porque apresenta propriedades anti-inflamatória, analgésica e anestésica	Colutório: gargarejos com 15 mℓ 4 a 6 vezes/dia. *Spray*: 2 a 6 nebulizações/dia na boca ou sobre a área afetada. Pastilhas: deixar dissolver na boca até 4 vezes/dia	Inexpressivas. Uso prolongado pode causar sensibilização e alergia. Irritação da mucosa se usado sem diluir. Náuseas e azia se engolir o colutório, sobretudo sem diluir. Evitar em menores de 6 anos	Uso pediátrico acima de 6 anos

BENZOCAÍNA + ASSOCIAÇÕES	**Flogoral** Aché Frasco com 150 mℓ e com 250 mℓ; creme dental bisnaga com 70 g; cx. com 12 pastilhas de 3 mg; frasco *spray* com 30 mℓ			
	Amidalin Hexal (Benzocaína + tirotricina) Pastilhas/20 pastilhas; *spray*/25 mℓ Colutório: gargarejos com 15 mℓ **Cepacaina** Sanofi-Aventis Benzocaína + cetilpiridínio Pastilhas 10 + 15 mg; *spray* 60 + 7,5 mg; sol. 60 + 7,5 mg	Conforto ao paciente com faringite ou estomatite viral com dor, melhorando ardência, dor, hálito e higiene da boca e faringe	Pastilhas: deixar dissolver na boca uma pastilha, de acordo com as necessidades, não excedendo a 6 pastilhas por dia, ou segundo critério médico. Sol.: dependendo da localização da dor a sol. pode ser usada em bochechos ou gargarejos, pura ou diluída em um pouco de água, 3 a 4 vezes/dia, ou de acordo com critério médico. *Spray*: fazer 3 a 6 nebulizações na área afetada. Repetir o procedimento a cada 2 a 3 h como necessário, até o máximo de 6 vezes/dia	Sensação de ardência à aplicação	A não ser por indicação médica, o produto não deve ser administrado a crianças com menos de 6 anos de idade
CETILPIRIDÍNIO	**Cepacol** Sanofi-Aventis Líquido com 1,5 mg/mℓ/150 mℓ; colutório *spray*; pastilhas 1,34 mg	Conforto ao paciente com faringite ou estomatite viral com dor, melhorando ardência, dor, hálito e higiene da boca e faringe	Colutório: gargarejos com 15 mℓ 4 a 6 vezes/dia. *Spray*: 2 a 6 nebulizações/dia na boca ou sobre a área afetada. Pastilhas: deixar dissolver na boca até 4 vezes/dia. Máx. de 6 pastilhas	Irritação da língua e da mucosa oral. Alteração do paladar. Evitar em menores de 6 anos	Uso pediátrico acima de 6 anos
HEXAMIDINA + TETRACAÍNA Anestésico e anti-inflamatório tópico	**Hexomedine** Sanofi-Aventis Nebulizador 1 mg + 0,5 mg	Conforto ao paciente com faringite ou estomatite viral com dor, melhorando ardência, dor, hálito e higiene da boca e faringe	Crianças > 3 anos (estomatite): 1 a 2 nebulizações/dose até 4/4 h	Dormência ou anestesia da língua, redução transitória de reflexos faríngeos. Alergia à tetraciclina (até anafilaxia)	**Contraindicado para crianças menores de 3 anos de idade, devido ao risco de laringospasmo**
PROCAÍNA + ASSOCIAÇÕES Anestésico e anti-inflamatório tópico	**Aftine** Cifarma Procaína + tartarato de bismuto + mentol + neomicina/Gt./20 mℓ	Conforto ao paciente com faringite ou estomatite viral com dor, melhorando ardência, dor, hálito e higiene da boca e faringe	Estomatite: 5 gt. até 4 vezes/dia	Incomuns. Irritação da língua e mucosa oral, alergia	As gotas devem ser instiladas e mantidas na boca sem engolir pelo maior tempo possível. Se possível não comer nem beber por pelo menos 1 h. **Evitar em menores de 6 anos**

CORTICOSTEROIDES DERMATOLÓGICOS

Associações

FÁRMACOS	APRESENTAÇÕES	INDICAÇÕES	POSOLOGIA	REAÇÕES ADVERSAS IMPORTANTES	SITUAÇÕES ESPECIAIS
BETAMETASONA + ÁCIDO SALICÍLICO	**Diprosalic** Manticorp Pomada apresenta-se em bisnagas de 10 ou 30 g. Sol. apresenta-se em frascos de 10 ou 30 mℓ **Dipropionato de betametasona ácido salicílico** Pratti-Donaduzzi, Germed Sol. tópica: 0,64 mg/20 mg (AAS); fr. 30 mℓ	Diprosalic® pomada é indicado para o tratamento de dermatoses inflamatórias hiperqueroratáticas ou hiperceratóticas responsivas aos corticosteroides, como: psoríase, dermatite atópica crônica, neurodermatite, líquen plano, eczema numular, eczema da mão e dermatite eczematosa, desidrose, dermatite seborreica do couro cabeludo, ictiose vulgar, condições ictióticas em geral, para o alívio da inflamação e do prurido nas doenças de pele crônicas que respondem ao tratamento com corticoides de uso tópico, e em outras condições que apresentam ressecamento e espessamento importantes da pele. A sol. é indicada no tratamento tópico da psoríase e dermatite seborreica do couro cabeludo	Deve-se aplicar o suficiente para cobrir a área afetada, 2 vezes/dia, massageando levemente o local, após sua aplicação. O uso em crianças deve se restringir a 5 dias, restringir o uso prolongado em crianças de todas as faixas etárias, bem como o uso de curativos oclusivos	Ardência, prurido, irritação, ressecamento da pele, foliculite, hipertricose, erupções acneiformes, hipopigmentação e dermatite de contato. As seguintes reações adversas ocorrem mais frequentemente quando se faz uso de curativo oclusivo: maceração da pele, infecção secundária, atrofia da pele, estrias e miliária	Este produto não deve ser usado por gestantes em grande quantidade ou durante períodos prolongados. Corticosteroides tópicos estão contraindicados na vacinia, varicela e tuberculose da pele. **Não prescrever para lesões primárias da pele causadas por bactérias ou fungos, rosácea, acne vulgar, dermatoses em crianças com menos de 2 anos de idade, inclusive dermatite comum e dermatite das fraldas.** Não use este medicamento em crianças ou adolescentes com sintomas gripais ou catapora. **O uso de ácido acetilsalicílico pode causar a síndrome de Reye, uma doença rara mas grave.** **Este medicamento não deve ser utilizado em crianças menores de 2 anos**
BETAMETASONA + CETOCONAZOL	**Cetocort** Teuto Creme 20 mg/g + 0,5 mg/g; embalagem contendo 1 bisnaga com 30 g. Pomada 20 mg/g + 0,5 mg/g; embalagem contendo 1 bisnaga com 30 g **Trok** Eurofarma Creme e pomada: 20 mg de cetoconazol + 0,64 mg de dipropionato de betametasona; bisnagas de 10 e 30 g	Dermatoses inflamatórias secundariamente afetadas por fungos	Aplicar uma fina camada do creme ou pomada sobre a área afetada, 1 vez/dia. Em casos mais graves ou conforme orientação médica, pode ser necessária a aplicação 2 vezes/dia. Em crianças menores que 12 anos, devem-se utilizadas pequenas quantidades deste medicamento. Crianças não devem usar mais que 45 g por semana	Ardência, prurido, irritação, ressecamento da pele, foliculite, hipertricose, erupções acneiformes, hipopigmentação e dermatite de contato. As seguintes reações adversas ocorrem mais frequentemente quando se faz uso de curativo oclusivo: maceração da pele, infecção secundária, atrofia da pele, estrias e miliária	Corticosteroides tópicos estão contraindicados na vacinia, varicela e tuberculose da pele. **Não prescrever para lesões primárias da pele causadas por bactérias ou fungos, rosácea, acne vulgar, dermatoses em crianças com menos de 2 anos de idade, inclusive dermatite comum e dermatite das fraldas.** Não recomendado para uso durante a gestação e lactação. Não deve ser aplicado na região dos olhos

BETAMETASONA, DIPROPIONATO DE	**Diprosone** Mantecorp Creme apresenta-se em bisnagas de 30 g. Pomada apresenta-se em bisnagas de 30 g. Loção apresenta-se em frascos com 30 ml **Cortifar** Elofar Creme 0,64 mg/g; bisnagas de 30 g	É indicado para o alívio de manifestações inflamatórias e pruriginosas tópicas das dermatoses sensíveis aos corticosteroides, inclusive psoríase. A loção é especialmente apropriada às áreas pilosas, incluindo o couro cabeludo	Aplicar suavemente, em pequenas quantidades, sobre a área afetada, 2 ou 3 vezes/dia, até que haja melhora. Em seguida, de um modo geral, fazer uma aplicação ao dia ou em dias alternados até a cura. Supressão do eixo hipotálamo-hipófise-suprarrenais, síndrome de Cushing, retardo no crescimento linear, ganho de peso prolongado e hipertensão intracraniana têm sido relatados em crianças tratadas com corticosteroides tópicos. As manifestações de supressão suprarrenal em crianças incluem: baixos níveis de cortisol no plasma e ausência de resposta à estimulação por hormônio adrenocorticotrófico (ACTH). As manifestações de hipertensão intracraniana incluem: fontanela abaulada, cefaleia e papiledema bilateral	Ardência, prurido, irritação, ressecamento da pele, foliculite, hipertricose, erupções acneiformes, hipopigmentação e dermatite de contato. As seguintes reações adversas ocorrem mais frequentemente quando se faz uso de curativo oclusivo: maceração da pele, infecção secundária, atrofia da pele, estrias e miliária. Formigamento, irritação, tensão ou rachadura da pele, calor, descamação laminar e periesional, exantema foliculolar, atrofia da pele, eritema e telangiectasia	Corticosteroides tópicos estão contraindicados na vacínia, varicela e tuberculose da pele. **Não prescrever para lesões primárias da pele causadas por bactérias ou fungos, rosácea, acne vulgar, dermatoses em crianças com menos de 2 anos de idade, inclusive dermatite comum e dermatite das fraldas. Não é recomendado para uso oftálmico.** Quando aplicado no couro cabeludo ou rosto, deve-se evitar que entre em contato com os olhos. Este produto não deve ser usado em gestantes em grandes quantidades ou por períodos prolongados
Associações				
BETAMETASONA + GENTAMICINA	**Trok-G** Eurofarma Creme (1 g contém 0,64 mg de dipropionato de betametasona + 1 mg de sulfato de gentamicina)	Manifestações inflamatórias das dermatoses sensíveis a corticosteroides e quando complicadas por infecção secundária causada por microrganismos sensíveis à gentamicina, ou quando houver suspeita de tais infecções	Deve-se aplicar o suficiente para cobrir a área afetada, 2 vezes/dia, massageando levemente o local, após sua aplicação	Ardência, prurido, irritação, ressecamento da pele, foliculite, hipertricose, erupções acneiformes, hipopigmentação e dermatite de contato. As seguintes reações adversas ocorrem mais frequentemente quando se faz uso de curativo oclusivo: maceração da pele, infecção secundária, atrofia da pele, estrias e miliária	Corticosteroides tópicos estão contraindicados na vacínia, varicela e tuberculose da pele. **Não prescrever para lesões primárias da pele causadas por bactérias ou fungos, rosácea, acne vulgar, dermatoses em crianças com menos de 2 anos de idade, inclusive dermatite comum e dermatite das fraldas.** Este produto não deve ser usado em gestantes em grandes quantidades ou por períodos prolongados
BETAMETASONA, VALERATO + NEOMICINA, SULFATO DE	**Betnovate N** GlaxoSmithKline Creme (1 g contém 1 mg [0,1%] de betametasona [como 17-valerato] + 5 mg [0,5%] de sulfato de neomicina)	Manifestações inflamatórias das dermatoses sensíveis a corticosteroides e quando complicadas por infecção secundária bacteriana e/ou fúngica	Aplicar suavemente, em pequenas quantidades, sobre a área afetada, 2 ou 3 vezes/dia, até que haja melhora. Em seguida, de um modo geral, fazer uma aplicação ao dia ou em dias alternados até a cura	Ardência, prurido, irritação, ressecamento da pele, foliculite, hipertricose, erupções acneiformes, hipopigmentação e dermatite de contato. As seguintes reações adversas ocorrem mais frequentemente quando se faz uso de curativo oclusivo: maceração da pele, infecção secundária, atrofia da pele, estrias e miliária	Corticosteroides tópicos estão contraindicados na vacínia, varicela e tuberculose da pele. **Não prescrever para lesões primárias da pele causadas por bactérias ou fungos, rosácea, acne vulgar, dermatoses em crianças com menos de 2 anos de idade, inclusive dermatite comum e dermatite das fraldas.** Este produto não deve ser usado em gestantes em grandes quantidades ou por períodos prolongados

CORTICOSTEROIDES DERMATOLÓGICOS

FÁRMACOS	APRESENTAÇÕES	INDICAÇÕES	POSOLOGIA	REAÇÕES ADVERSAS IMPORTANTES	SITUAÇÕES ESPECIAIS
BETAMETASONA + TOLNOFTATO + GENTAMICINA + CLIOQUINOL	**Permut** Eurofarma Creme dermatológico apresenta-se em bisnaga com 10 g. **Permut** Eurofarma Pomada dermatológica apresenta-se em bisnaga com 10 g	É indicado para o alívio das manifestações inflamatórias das dermatoses responsivas aos corticosteroides, quando complicadas por infecção secundária causada por microrganismos sensíveis aos componentes de sua formulação ou quando há suspeita da possibilidade de tal infecção. Essas dermatoses incluem: dermatose inguinal, dermatite crônica das extremidades, eritrasma, balanopostite, dermatite eczematoide, dermatite de contato, dermatite folicular, desidrose, paroníquia (por *Candida*), prurido anal, eczema seborreico, intertrigo, dermatite seborreica, acne pustulosa, impetigo, neurodermatite, estomatite angular, dermatite por fotossensibilidade, dermatofitose inguinal liquenificada e infecções fúngicas por tinea, como *Tinea pedis*, *Tinea cruris* e *Tinea corporis*	Aplicar 2 ou 3 vezes/dia na região afetada. A duração depende da resposta ao tratamento	Ardência, prurido, irritação, ressecamento da pele, foliculite, hipertricose, erupções acneiformes, hipopigmentação e dermatite de contato. As seguintes reações adversas ocorrem mais frequentemente quando se faz uso de curativo oclusivo: maceração da pele, infecção secundária, atrofia da pele, estrias e miliária. Queimação, coceira, irritação, secura, foliculite, hipertricose, erupções acneiformes, hipopigmentação, dermatite perioral, dermatite alérgica de contato, maceração da pele, infecção secundária, estrias e miliárias. Foram relatados em crianças recebendo corticosteroides tópicos: supressão do eixo hipotálamo-hipófise-suprarrenais, síndrome de Cushing, retardo do crescimento, demora no ganho de peso e hipertensão intracraniana. As manifestações da supressão suprarrenal em crianças incluem baixos níveis de cortisol plasmático e ausência de resposta à estimulação com ACTH. As manifestações de hipertensão intracraniana incluem fontanela tensa, cefaleia e papiledema bilateral	Corticosteroides tópicos estão contraindicados na vacínia, varicela e tuberculose da pele. **Não prescrever para lesões primárias da pele causadas por bactérias ou fungos, rosácea, acne vulgar, dermatoses em crianças com menos de 2 anos de idade, inclusive dermatite comum e dermatite das fraldas.** O uso durante gestação e amamentação deve ser avaliado pelo médico. É contraindicado em pacientes com histórico de sensibilidade a qualquer um dos componentes da fórmula. **Este medicamento é contraindicado para menores de 3 anos de idade.** Os pacientes pediátricos podem apresentar maior suscetibilidade que os adultos à supressão da função hipófise-suprarrenal, induzida pelos corticosteroides tópicos e aos efeitos de corticosteroides exógenos, em função da maior absorção devido à grande proporção da área de superfície da pele/peso corporal
BETAMETASONA, VALERATO	**Betaderm** Stiefel Creme e pomada **Betnovate** GSK Bisnagas com 15 g de creme ou pomada; frasco com 50 mℓ de loção	É indicado para o tratamento das seguintes condições: eczema, inclusive atópico, infantil e discoide; psoríase, exceto a psoríase em placa disseminada; neurodermatoses,	Aplicar suavemente, em pequenas quantidades, sobre a área afetada, 2 ou 3 vezes/dia, até que haja melhora. Em seguida, de modo geral, fazer uma aplicação ao dia ou em dias alternados até a cura	Ardência, prurido, irritação, ressecamento da pele, foliculite, hipertricose, erupções acneiformes, hipopigmentação e dermatite de contato. As seguintes reações adversas ocorrem mais	Corticosteroides tópicos estão contraindicados na vacínia, varicela e tuberculose da pele. **Não prescrever para lesões primárias da pele causadas por bactérias ou fungos, rosácea, acne vulgar, dermatoses em crianças com menos de 2 anos de idade, inclusive dermatite

MEDICAMENTOS

	Dermovate Pharlab Bisnaga com 30 g de creme ou pomada dermatológicos com 1 mg/g	incluindo líquen simples e líquen plano; dermatite seborreica e dermatites de contato; lúpus eritematoso discoide; eritroderma generalizado O efeito anti-inflamatório é igualmente útil para o controle de picadas de inseto, queimadura solar e miliária rubra	frequentemente quando se faz uso de curativo oclusivo: maceração da pele, infecção secundária, atrofia da pele, estrias e miliária	**comum e dermatite das fraldas.** Este produto não deve ser usado em gestantes em grandes quantidades ou por períodos prolongados. **É contraindicado no tratamento de lesões primárias da pele causadas por infecções bacterianas ou fúngicas, nas dermatoses em crianças com menos de 1 ano de idade, incluindo a dermatite comum e a dermatite de fraldas**
CLOBETASOL, PROPIONATO	**Clobesol** Valeant Creme dermatológico: cartucho contendo uma bisnaga com 30 g **Clob-X** Galderma Bisnagas com creme, pomada e gel dermatológicos; frascos com 30, 60 e 125 m*l* (0,5 mg/m*l*); frasco com loção para uso tópico. **Psorex** GSK Bisnagas com 30 g de creme ou pomada; frasco com 50 g. **Therapsor** Theraskin Bisnaga com 25 g de creme; frasco com 25 m*l* de loção capilar	Tratamento tópico da psoríase (excluindo a forma disseminada da doença), eczemas recalcitrantes, líquen plano, lúpus eritematoso discoide e outras dermatites que não respondam satisfatoriamente a esteroides menos potentes	Aplicar 2 ou 3 vezes/dia na região afetada. A duração depende da resposta ao tratamento. Recomenda-se que o tratamento não exceda 4 semanas sem que a condição do paciente seja reavaliada. Xampu: afastar os cabelos expondo a área afetada e aplicar massageando o produto evitando contato com rosto, olhos e lábios	Ardência, prurido, irritação, ressecamento da pele, foliculite, hipertricose, erupções acneiformes, hipopigmentação e dermatite de contato. As seguintes reações adversas ocorrem mais frequentemente quando se faz uso de curativo oclusivo: maceração da pele, infecção secundária, atrofia da pele, estrias e miliária	Corticosteroides tópicos estão contraindicados na vacínia, varicela e tuberculose da pele. **Não prescrever para lesões primárias da pele causadas por bactérias ou fungos, rosácea, acne vulgar, dermatoses em crianças com menos de 2 anos de idade, inclusive dermatite comum e dermatite das fraldas.** Este medicamento não deve ser usado por gestantes sem orientação médica. Informe imediatamente seu médico em caso de suspeita de gestação
DEXAMETASONA, ACETATO DE	**Dexaden** Cifarma Frasco com 100 m*l* de elixir com 0,5 mg/5 m*l*; bisnaga com 10 g de creme dermatológico com 1 mg/g	Anti-inflamatório e antipruriginoso tópico para tratamento de dermatoses	Aplique 2 vezes/dia uma camada fina suficiente para cobrir a área afetada da pele e friccione até que o creme desapareça. Os períodos mais apropriados para a aplicação do creme são de manhã e à noite	Ardência, prurido, irritação, ressecamento da pele, foliculite, hipertricose, erupções acneiformes, hipopigmentação e dermatite de contato. As seguintes reações adversas ocorrem mais frequentemente quando se faz uso de curativo oclusivo: maceração da pele, infecção secundária, atrofia da pele, estrias e miliária	Corticosteroides tópicos estão contraindicados na vacínia, varicela e tuberculose da pele. **Não prescrever para lesões primárias da pele causadas por bactérias ou fungos, rosácea, acne vulgar, dermatoses em crianças com menos de 2 anos de idade, inclusive dermatite comum e dermatite das fraldas**

CORTICOSTEROIDES DERMATOLÓGICOS

FÁRMACOS	APRESENTAÇÕES	INDICAÇÕES	POSOLOGIA	REAÇÕES ADVERSAS IMPORTANTES	SITUAÇÕES ESPECIAIS
FLUTICASONA	**Flutivate** GSK Flutivate é apresentado nas formas de creme e pomada e acondicionado em bisnaga com 15 g	É indicado para adultos e crianças > 1 ano no alívio das manifestações de inflamação e prurido, em consequência das dermatoses sensíveis à corticoterapia, como: eczemas, incluindo eczemas atópico, infantil e discoide; prurigo *nodularis*; psoríases, excluindo psoríase em placas disseminada; incluindo líquen simples; líquen plano; dermatite seborreica; dermatite de contato; lúpus eritematoso discoide; como coadjuvante na terapia com esteroides sistêmicos para o tratamento do eritroderma generalizado; picadas de inseto; miliária rubra	Aplicar pequena quantidade nas áreas afetadas da pele 2 vezes/dia	Ardência, prurido, irritação, ressecamento da pele, foliculite, hipertricose, erupções acneiformes, hipopigmentação e dermatite de contato. As seguintes reações adversas ocorrem mais frequentemente quando se faz uso de curativo oclusivo: maceração da pele, infecção secundária, atrofia da pele, estrias e miliária	Corticosteroides tópicos estão contraindicados na vacínia, varicela e tuberculose da pele. **Não prescrever para lesões primárias da pele causadas por bactérias ou fungos, rosácea, acne vulgar, dermatoses em crianças com menos de 2 anos de idade, inclusive dermatite comum e dermatite das fraldas.** É contraindicado no tratamento de lesões de pele e mucosas primariamente infectadas por fungos e/ou bactérias, e dermatoses em crianças com idade inferior a 1 ano, incluindo dermatite das fraldas e dermatites em geral
HIDROCORTISONA	**Stiefcortil** Stiefel Creme; pomada; loção capilar	Tratamento tópico das afecções cutâneas de caráter eczematoso ou inflamatório	Creme e pomada: aplicar sobre as áreas afetadas 3 a 4 vezes/dia. Quando se obtiver resposta favorável à terapia, reduzir gradualmente a dose e, por fim, descontinuar. Loção capilar: aplicar pequenas quantidades pela manhã e à noite. Quando se obtiver resposta favorável à terapia, reduzir para uma aplicação diária em dias alternados	Ardência, prurido, irritação, ressecamento da pele, foliculite, hipertricose, erupções acneiformes, hipopigmentação e dermatite de contato. As seguintes reações adversas ocorrem mais frequentemente quando se faz uso de curativo oclusivo: maceração da pele, infecção secundária, atrofia da pele, estrias e miliária	Corticosteroides tópicos estão contraindicados na vacínia, varicela e tuberculose da pele. **Não prescrever para lesões primárias da pele causadas por bactérias ou fungos, rosácea, acne vulgar, dermatoses em crianças com menos de 2 anos de idade, inclusive dermatite comum e dermatite das fraldas.** Não deve ser intensamente utilizado em gestantes. A loção capilar não deve ser usada em outras partes do corpo. Em crianças, também fique atento aos seguintes sintomas: atraso no ganho de peso; crescimento lento
HIDROCORTISONA, ACETATO DE	**Berlison** Intendis Pomada (1 g contém 10 mg de acetato de hidrocortisona – equivalente a 8,96 mg de hidrocortisona); creme (1 g contém 11,2 mg de acetato	Acetato de hidrocortisona é indicado para o tratamento de doenças inflamatórias e alérgicas da pele que respondem ao tratamento com corticosteroides administrados diretamente na pele como, por exemplo,	Aplicar 2 a 3 vezes/dia, sob ligeira fricção se possível	Ardência, prurido, irritação, ressecamento da pele, foliculite, hipertricose, erupções acneiformes, hipopigmentação e dermatite de contato. As seguintes reações adversas ocorrem mais frequentemente quando se faz	Corticosteroides tópicos estão contraindicados na vacínia, varicela e tuberculose da pele. **Não prescrever para lesões primárias da pele causadas por bactérias ou fungos, rosácea, acne vulgar, dermatoses em crianças com menos de 2 anos de idade, inclusive dermatite comum e dermatite das fraldas.**

MEDICAMENTOS

CORTICOSTEROIDES SISTÊMICOS

FÁRMACOS	APRESENTAÇÕES	INDICAÇÕES	POSOLOGIA	REAÇÕES ADVERSAS IMPORTANTES	SITUAÇÕES ESPECIAIS
BETAMETASONA Glicocorticoide	**Betametasona** Medley Elixir **Celestone – Soluspan** Mantecorp Amp. 3 mg (acetato de betametasona e 3,945 fosfato dissódico de betametasona) **Celestone** Mantecorp Comp. 0,5 mg, 2 mg; gt.; elixir	Ações anti-inflamatória e imunossupressora; utilizada particularmente quando não se deseja a retenção de água e ação longa	Crianças: 0,017 a 0,25 mg/kg por peso corporal ou 0,5 a 7,5 mg/m² por superfície corporal. Inj.: sistêmico – injeção IM profunda na região glútea de 1 a 2 mℓ na maioria das condições e repetido quando necessário. Local: administração intralesional de 0,2 mℓ ou intra-articular de 0,5 a 2 mℓ	Aumento da suscetibilidade às infecções, manifestações gastrintestinais (dispepsia, ulceração péptica), alterações do equilíbrio hidreletrolítico, balanço negativo do nitrogênio, fraqueza musculoesquelética (miopatia e fraturas), fragilidade e adelgaçamento da pele, atraso no processo de cicatrização, acne, alterações neuropsiquiátricas (cefaleia, vertigem, euforia, insônia, agitação e depressão), reações oftálmicas, supressão da função hipotalâmico-hipófise-suprarrenal, distribuição cushingoide, aumento de peso e fácies "em lua cheia", hirsutismo, amenorreia, diabetes melito, diminuição do crescimento em crianças e raros casos de reações alérgicas	Contraindicada nas infecções por fungos que afetam todo o organismo, reação alérgica a corticosteroides ou a qualquer um dos componentes da fórmula deste produto. O paciente não deverá ser vacinado contra varíola e nem receber outras formas de imunização. Seu uso pode prejudicar o crescimento e inibir a produção de corticosteroide em crianças. Há interação com AINE, álcool, fenobarbital; fenitoína; rifampicina; efedrina; estrogênios; diuréticos depletores de potássio; glicosídeos cardíacos; anfotericina B; anticoagulantes cumarínicos; salicilatos; AAS (usado em casos de hipoprotrombinemia); hipoglicemiantes; hormônio do crescimento. A administração intra-articular, intralesional e em tecidos moles pode produzir efeitos tanto locais quanto sistêmicos
Associações					
DIPROPIONATO DE BETAMETASONA + FOSFATO DISSÓDICO DE BETAMETASONA	**Diprospan** Mantecorp Ampola. Cada mℓ susp. inj. contém 6,43 mg de dipropionato de betametasona + 2,63 mg de fosfato dissódico de betametasona (crianças > 15 anos) **Diprosen** Teuto Amp. 5 mg (dipropionato de betametasona e 2 mg de fosfato dissódico de betametasona)				
MALEATO DE DEXCLORFENIRAMINA + BETAMETASONA	**Lestamil** Teuto Comp. 2 mg (maleato de dexclorfeniramina e 0,25 mg betametasona);				

(continuação linha superior:)

de hidrocortisona – equivalente a 10 mg de hidrocortisona) / dermatites, eczemas, vermelhidão provocada por sol, queimadura de primeiro grau e picadas de inseto / uso de curativo oclusivo: maceração da pele, infecção secundária, atrofia da pele, estrias e miliária / Em bebês e crianças de até 4 anos de idade, o produto não deve ser aplicado por período superior a 3 semanas, especialmente em áreas cobertas por fraldas

CORTICOSTEROIDES SISTÊMICOS

FÁRMACOS	APRESENTAÇÕES	INDICAÇÕES	POSOLOGIA	REAÇÕES ADVERSAS IMPORTANTES	SITUAÇÕES ESPECIAIS
	xpe. 2 mg/5 mℓ (maleato de dexclorfeniramina e 0,25 mg/5 mℓ betametasona); uso em crianças > 2 anos				
DEFLAZACORTE Glicocorticoide	**Calcort** Sanofi-Aventis Cx. com 20 comps. de 6 mg; cx. com 10 comps. de 30 mg **Deflaimmun** Sigma-Pharma Embalagens com 20, 70 ou 80 comps. (fracionáveis) de 6 mg ou 7,5 mg; embalagens com 10, 70 ou 80 comps. (fracionáveis) de 30 mg; frasco com 13 mℓ de susp. oral com 22,75 mg/mℓ (24 gotas) **Deflanil** Libbs Embalagem com 10 comps. de 30 mg; embalagem com 20 comps. de 7,5 mg **Deflazacorte** Neo Química Embalagem com 20 comps. de 6 mg; embalagem com 10 comps. de 30 mg	Anti-inflamatório, antirreumático e antialérgico de duração média	0,22 a 1,65 mg/kg/dia ou em dias alternados. Assim como para outros glicocorticoides, a suspensão do tratamento deve ser feita reduzindo-se gradualmente a dose	Aumento da suscetibilidade às infecções, manifestações gastrintestinais (dispepsia, ulceração péptica), alterações de equilíbrio hidreletrolítico, balanço negativo do nitrogênio, fraqueza musculosquelética (miopatia e fraturas), fragilidade e adelgaçamento da pele, atraso no processo de cicatrização, acne, alterações neuropsiquiátricas (cefaleia, vertigem, euforia, insônia, agitação e depressão), reações oftálmicas, supressão da função hipotalâmico-hipófise-suprarrenal, distribuição cushingoide, aumento ponderal e fácies de lua cheia, hirsutismo, amenorreia, diabetes melito, diminuição do crescimento em crianças e raros casos de reações alérgicas. Porém, com menor incidência de reações adversas em nível ósseo e do metabolismo dos carboidratos quando comparado a outros glicocorticoides	**Contraindicada nas infecções por fungos que afetam todo o organismo, reação alérgica a corticosteroides ou a qualquer um dos componentes da fórmula deste produto.** O uso durante a gestação ou lactação deve ser feito somente quando os benefícios superarem os riscos potenciais de seu uso. Há interação com AINE, álcool, fenobarbital; fenitoína; rifampicina; efedrina; estrogênios; diuréticos espoliadores de potássio; glicosídeos cardíacos; anfotericina B; anticoagulantes cumarínicos; salicilatos; AAS (usado em casos de hipoprotrombinemia); hipoglicemiantes; hormônio do crescimento. O uso pediátrico prolongado de glicocorticoide pode suprimir o crescimento e o desenvolvimento da criança
DEXAMETASONA Glicocorticoide	**Decadron** Aché Comp. 0,5; 0,75; 4 mg; elixir **Decadronal** Aché Susp. inj. 8 mg/mℓ acetato de dexametasona **Dexason** Teuto Comp. 4 mg; elixir	Ações anti-inflamatória e imunossupressora, utilizadas sobretudo quando a retenção de água é indesejável, como, por exemplo, no edema cerebral; fármaco de escolha para a supressão da produção de ACTH e de ação longa	A dose inicial usual varia de 0,75 a 15 mg/dia. Nas doenças crônicas, iniciar com dose baixa (0,5 a 1 mg/dia) e aumentar gradualmente a posologia até a menor dose capaz de promover o desejado grau de alívio sintomático. Na hiperplasia suprarrenal congênita,	Aumento da suscetibilidade às infecções, manifestações gastrintestinais (dispepsia, ulceração péptica), alterações do equilíbrio hidreletrolítico, balanço negativo do nitrogênio, fraqueza musculosquelética (miopatia, fraturas), fragilidade e afinamento	**Contraindicada nas infecções por fungos que afetam todo o organismo, reação alérgica a corticosteroides ou a qualquer um dos componentes da fórmula deste produto.** Há interação com AINE, álcool, fenobarbital; fenitoína; rifampicina; efedrina; estrogênios; diuréticos espoliadores de potássio; glicosídeos cardíacos; anfotericina B; anticoagulantes cumarínicos;

HIDROCORTISONA Glicocorticoide	**Gliocort** Novafarma Fr.-amp. 100 ou 500 mg **Solu-cortef** União Química Fr.-amp. 100 ou 500 mg **Succinato sódico de hidrocortisona** Blau Fr.-amp. 100 mg	Ações anti-inflamatória, antirreumática e antialérgica. Fármaco preferido para terapia de reposição e de ação curta	a dose usual diária é 0,5 a 1,5 mg. Nas doenças agudas, incluindo estados alérgicos, doenças oftálmicas e afecções reumáticas agudas e subagudas, a posologia varia entre 2 e 3 mg/dia. Injeção IM: 1 a 2 mℓ (adultos). Injeção intra-articular e nos tecidos moles: 0,5 a 2 mℓ. Injeção intralesional: 0,1 a 0,2 mℓ Via IM ou IV (preferencial). Insuficiência adrenocortical: 186 a 280 mcg/kg de peso corporal ou 10 a 12 mg/m² de superfície corporal/dia, em doses divididas. Outras indicações: 666 mcg a 4 mg/kg de peso corporal ou 20 a 120 mg/m² de superfície corporal a cada 12 ou 24 h IM	da pele, atraso no processo de cicatrização, acne, alterações neuropsiquiátricas (cefaleia, vertigem, euforia, insônia, agitação e depressão), reações oftálmicas, supressão funcional hipotalâmico-hipófise-suprarrenal, distribuição cushingoide, aumento de peso e fácies de lua cheia, hirsutismo, amenorreia, diabetes melito, diminuição do crescimento em crianças e raros casos de reações alérgicas Aumento da susceptibilidade às infecções, manifestações gastrintestinais (dispepsia, ulceração péptica), alterações do equilíbrio hidreletrolítico, balanço negativo do nitrogênio, fraqueza musculoesquelética (miopatia e fraturas), fragilidade e afinamento da pele, atraso no processo de cicatrização, acne, alterações neuropsiquiátricas (cefaleia, vertigem, euforia, insônia, agitação e depressão), reações oftálmicas, supressão funcional hipotalâmico-hipófise-suprarrenal, distribuição cushingoide, aumento de peso e fácies de lua cheia, hirsutismo, amenorreia, diabetes melito, diminuição do crescimento em crianças e raros casos de reações alérgicas	salicilatos; AAS (usado em casos de hipoprotrombinemia); hipoglicemiantes; hormônios do crescimento. As doses podem ser administradas 2, 3 ou 4 vezes/dia Interação com AINE, álcool, fenobarbital; fenitoína; rifampicina; efedrina; estrogênios; diuréticos espoliadores de potássio; glicosídeos cardíacos; anfotericina B; anticoagulantes cumarínicos; salicilatos; AAS (usado em casos de hipoprotrombinemia); hipoglicemiantes; hormônio do crescimento. Em adultos, a dose IV inicial deve ser administrada em períodos entre 30 s (dose de 100 mg) e 10 min (doses de 500 mg ou maiores) e a dose de manutenção, se necessária, não deve ser menor que 25 mg/dia. **Contraindicada nas infecções por fungos que afetam todo o organismo, reação alérgica a corticosteroides ou a qualquer um dos componentes da fórmula deste produto**
METILPREDNISOLONA Glicocorticoide	**Depo-Medrol** Pfizer Susp. inj. 40 mg **Predmetil** Eurofarma Pó liofilizado 125 mg e 500 mg de acetato de metilprednisolona	Ações anti-inflamatória e imunossupressora	Como terapia auxiliar em casos de risco à vida: administrar 30 mg/kg IV (pelo menos 30 min). Essa dose pode ser repetida a cada 4 a 6 h durante 48 h. Pulsoterapia IV durante pelo menos 30 min em quadros não	Aumento da susceptibilidade às infecções, efeitos gastrintestinais (dispepsia, ulceração péptica), alterações do equilíbrio hidreletrolítico, balanço negativo do nitrogênio, fraqueza musculoesquelética (miopatia e	Interação com AINE, álcool, fenobarbital; fenitoína; rifampicina; efedrina; estrogênios; diuréticos espoliadores de potássio; glicosídeos cardíacos; anfotericina B; anticoagulantes cumarínicos; salicilatos; AAS (usado em casos de hipoprotrombinemia); hipoglicemiantes; hormônio do crescimento. Já foram relatadas convulsões

CORTICOSTEROIDES SISTÊMICOS

FÁRMACOS	APRESENTAÇÕES	INDICAÇÕES	POSOLOGIA	REAÇÕES ADVERSAS IMPORTANTES	SITUAÇÕES ESPECIAIS
	Prednisolon Sanofi-Aventis Sol. oral 1,34 mg/mℓ de fosfato sódico de prednisolona		responsivos à terapêutica padrão: Afecções reumáticas: 1 g/dia IV, durante 1 a 4 dias ou 1 g/mês IV, durante 6 meses. Lúpus eritematoso sistêmico: 1 g/dia IV, durante 3 dias. Esclerose múltipla: 1 g/dia IV, durante 3 ou 5 dias. Estados edematosos como a glomerulonefrite, nefrite lúpica: 30 mg/kg IV, em dias alternados, durante 4 dias ou 1 g/dia IV, durante 3, 5 ou 7 dias. Prevenção de náuseas e vômito associados à quimioterapia: 250 mg IV por pelo menos, 5 min, 1 h antes do início da quimioterapia. Tratamento auxiliar em outras indicações: 10 a 500 mg IV	fraturas), fragilidade e adelgaçamento da pele, atraso no processo de cicatrização, acne, alterações neuropsiquiátricas (cefaleia, vertigem, euforia, insônia, agitação e depressão), reações oftálmicas, supressão funcional do hipotálamo-hipófise-suprarrenais, distribuição cushingoide, aumento de peso e fácies "em lua cheia", hirsutismo, amenorreia, diabetes melito, – crescimento em crianças e raros casos de reações alérgicas	com o uso concomitante de ciclosporina e metilprednisolona: ocorre inibição mútua. **Contraindicada nas infecções por fungos que afetam todo o organismo, reação alérgica a corticosteroides ou a qualquer um dos componentes da fórmula deste produto.** As crianças que utilizam esteroides a longo prazo devem ser cuidadosamente observadas em relação ao aparecimento de reações adversas graves potenciais, como: obesidade, retardo no crescimento, osteoporose e supressão suprarrenal. As crianças tratadas com medicamentos imunossupressores são mais suscetíveis a infecções do que as crianças saudáveis. Varicela e sarampo, por exemplo, podem apresentar consequências mais graves ou até mesmo fatais em crianças recebendo tratamento com corticosteroides imunossupressores
PREDNISOLONA Glicocorticoide	**Prednisolon** Sanofi-Aventis Sol. oral 1 mg/mℓ, fr. 100 mℓ **Prelone** Aché Sol. oral (gt.)/10, 20 mℓ (cada mℓ ou 20 gt. contém 14,74 mg de fosfato sódico de prednisolona) **Predsim** Mantecorp Sol. oral 3 mg/mℓ, frasco com 60 e 100 mℓ Comps. de 5 mg, embalagem com 10 e 20 comp. Comps. de 20 mg, embalagem com 10 comp.	Fármaco de escolha para efeitos anti-inflamatórios sistêmicos e imunossupressores de ação média	Dose inicial: 0,14 a 2 mg/kg de peso corporal/dia ou 4 a 60 mg/m² de superfície corporal por dia, ÷ 1 a 4 vezes/dia	Aumento da suscetibilidade às infecções, efeitos gastrintestinais (dispepsia, ulceração péptica), alterações do equilíbrio hidreletrolítico, balanço negativo de nitrogênio, fraqueza musculoesquelética (miopatia e fraturas), fragilidade e adelgaçamento da pele, atraso no processo de cicatrização, acne, alterações neuropsiquiátricas (cefaleia, vertigem, euforia, insônia, agitação e depressão), reações oftálmicas, supressão funcional hipotalâmico-hipófise-suprarrenal, distribuição cushingoide, aumento de peso e fácies "em lua cheia", hirsutismo, amenorreia, diabetes melito, diminuição do crescimento em crianças e raros casos de reações alérgicas	**Contraindicada nas infecções por fungos que afetam todo o organismo, reação alérgica a corticosteroides ou a qualquer um dos componentes da fórmula deste produto.** Há interação com AINE, álcool, fenobarbital; fenitoína; rifampicina; efedrina; estrogênios; diuréticos espoliadores de potássio; glicosídeos cardíacos; anfotericina B; anticoagulantes cumarínicos; salicilatos; AAS (usado em casos de hipoprotrombinemia); hipoglicemiantes; hormônio do crescimento

PREDNISONA Glicocorticoide	**Flamacortem** Globo Cx. com 20 comps. de 5 e 20 mg **Meticortem** MSD Embalagem com 20 comps. de 5 mg; embalagem com 10 comps. de 20 mg **Predson** Cristália Embalagem com 200 comps. de 5 e 20 mg; embalagem fracionável de 100 comps. de 5 mg	Ações anti-inflamatória e imunossupressora. Inativa até ser convertida em prednisolona	Dose inicial: 0,14 a 2 mg/kg de peso corporal/dia ou 4 a 60 mg/m² de superfície corporal/dia, ÷ 1 a 4 vezes/dia	Aumento da susceptibilidade às infecções, efeitos gastrintestinais (dispepsia, ulceração péptica), alterações do equilíbrio hidreletrolítico, balanço negativo do nitrogênio, fraqueza musculoesquelética (miopatia e fraturas), fragilidade e adelgaçamento da pele, atraso no processo de cicatrização, acne, alterações neuropsiquiátricas (cefaleia, vertigem, euforia, insônia, agitação psicomotora e depressão), reações oftálmicas, supressão funcional hipotalâmico-hipófise-suprarrenal, distribuição cushingoide, aumento de peso e fácies de lua cheia, hirsutismo, amenorreia, diabetes melito, → crescimento em crianças e raros casos de reações alérgicas	**Contraindicada nas infecções por fungos que afetam todo o organismo, reação alérgica a corticosteroides ou a qualquer um dos componentes da fórmula deste produto.** Há interação com AINE, álcool, fenobarbital; fenitoína; rifampicina; efedrina; estrogênios; diuréticos espoliadores de potássio; glicosídeos cardíacos; anfotericina B; anticoagulantes cumarínicos; salicilatos; AAS (usado em casos de hipoprotrombinemia; hipoglicemiantes; hormônios do crescimento
TRIANCINOLONA Glicocorticoide	**Triancil** Apsen Susp. inj. 20 mg/mℓ	Ação anti-inflamatória, principalmente nos casos de bursite, artrite e tenossinovite. Relativamente mais tóxico do que os outros fármacos e de ação média	2 a 48 mg/dia. De modo geral, as doses parenterais variam entre 1/3 ou 1/2 da dose oral 12/12 h. Intra-articular: Dose média 2 a 20 mg (0,1 mℓ a 1 mℓ). Crianças de 4 a 12 anos: a dose inicial recomendada é de 100 mcg, 1 vez/dia. Pacientes que não obtiveram controle máximo dos sintomas com esta dose, podem obtê-lo com a dose de 200 mcg 1 vez/dia. Crianças > 12 anos: a dose inicial recomendada é de 200 mcg, 1 vez/dia. Se necessário, a dose recomendada poderá ser fracionada da seguinte maneira: 1 vez/dia – aplicação de 4 *sprays* em cada narina. 2 vezes/dia – aplicação de 2 *sprays* em cada narina. 4 vezes/dia – aplicação de 1 *spray* em cada narina.	Aumento da susceptibilidade às infecções, efeitos gastrintestinais (dispepsia, ulceração péptica), alterações do equilíbrio hidreletrolítico, balanço negativo do nitrogênio, fraqueza musculoesquelética (miopatia e fraturas), fragilidade e adelgaçamento da pele, atraso no processo de cicatrização, acne, alterações neuropsiquiátricas (cefaleia, vertigem, euforia, insônia, agitação e depressão), reações oftálmicas, supressão da função hipotalâmica-hipófise-suprarrenal, distribuição cushingoide, aumento de peso e fácies de lua cheia, hirsutismo, amenorreia, diabetes melito, diminuição do crescimento em crianças e raros casos de reações alérgicas	Contraindicada nas infecções por fungos que afetam todo o organismo, reação alérgica a corticosteroides ou a qualquer um dos componentes da fórmula deste produto. Há interação com AINE, álcool, fenobarbital; fenitoína; rifampicina; efedrina; estrogênios; diuréticos espoliadores de potássio; glicosídeos cardíacos; anfotericina B; anticoagulantes cumarínicos; salicilatos; AAS (usado em casos de hipoprotrombinemia); hipoglicemiantes; hormônio do crescimento. A tuberculose ativa é uma contraindicação absoluta ao uso do hexacetonido de triancinolona. **Uso pediátrico acima de 4 anos de idade**

CURARES | BLOQUEADORES NEUROMUSCULARES

FÁRMACOS	APRESENTAÇÕES	INDICAÇÕES	POSOLOGIA	REAÇÕES ADVERSAS IMPORTANTES	SITUAÇÕES ESPECIAIS
ATRACÚRIO Relaxante muscular esquelético (bloqueador neuromuscular não despolarizante)	**Tracrium** GlaxoSmithKline Amp. 25 mg/2,5 mℓ; amp. 50 mg/5 mℓ **Tracur** Cristalia Sol. inj. 10 mg/mℓ	É indicado como adjuvante da anestesia geral para facilitar a intubação endotraqueal e propiciar o relaxamento da musculatura esquelética ou a ventilação controlada durante cirurgia. É indicado também para facilitar a ventilação mecânica em pacientes internados na unidade de terapia intensiva (UTI)	Procedimentos rápidos, intubação: adultos e > 2 anos – 0,4 a 0,5 mg/kg. Manutenção cirúrgica: 0,08 a 0,10 mg/kg/dose a cada 20 a 45 min conforme necessário	Liberação de histamina: hipotensão, vasodilação, eritema difuso transitório, prurido, urticária, anafilaxia	Não há estudos adequados em gestantes (em cobaias ocorreram alguns RAM no feto). O benefício potencial do produto pode justificar o risco potencial durante a gestação. Não se sabe se é eliminado no leite materno; problemas não documentados. **Se o produto for utilizado em trabalho de parto, considerar a possibilidade de depressão respiratória do RN**. Devem-se ter equipamentos para ventilação e intubação sempre que usar curares. Antídoto: neostigmina + atropina. A dose para crianças maiores de 1 mês de idade é a mesma para adultos (de acordo com o peso corporal)
CISATRACÚRIO Relaxante muscular esquelético (bloqueador neuromuscular não despolarizante; isômero do atracúrio)	**Nimbium** GlaxoSmithKline Amp. 5 mg/mℓ/2,5; 5; 10 mℓ; fr.-amp. 5 mg/mℓ/30 mℓ	É um bloqueador neuromuscular não despolarizante de duração intermediária, para administração por via intravenosa, indicado para ser utilizado durante procedimentos cirúrgicos e outros procedimentos, e na terapia intensiva. É utilizado em associação à anestesia ou para sedação na UTI para relaxamento da musculatura esquelética e para facilitar a intubação orotraqueal e a ventilação mecânica. Não contém conservantes antimicrobianos e é produzido com o intuito de uso em um único paciente	Bólus de 0,15 a 0,2 mg/kg seguido por manutenção com 0,03 mg/kg/dose. Infusão contínua: 1 a 3 mcg/kg/min. Crianças de 2 a 12 anos: bólus de 0,1 mg/kg seguido de manutenção com 0,03 mg/kg/dose	Liberação de histamina leve: rubor, prurido, urticária, anafilaxia. Broncospasmo	Não há estudos adequados em gestantes (em cobaias ocorreram alguns RAM no feto). Não se sabe se é eliminado no leite materno. Deve-se ter equipamentos para ventilação e intubação sempre que usar curares. **Uso pediátrico a partir de 2 anos de idade**
PANCURÔNIO Relaxante muscular esquelético (bloqueador neuromuscular não despolarizante)	**Pancuron** Cristalia Amp. 2 mg/mℓ/2 mℓ **Brometo de pancurônio** Novafarma Amp. 4 mg/2 mℓ; cx. com 50 amp.	Indicado como adjuvante da anestesia geral, para facilitar a intubação traqueal e promover o relaxamento da musculatura esquelética durante os procedimentos cirúrgicos de média e longa	0,15 mg/kg/dose, repetido a cada 20 a 40 min quando necessário. Infusão contínua: 0,4 a 0,6 mcg/kg/min. Neonatos e lactentes: bólus de 0,02 a 0,1 mg/kg	Liberação de histamina: hipotensão, arritmia, colapso cardiovascular, vasodilação, eritema difuso transitório, prurido, urticária, anafilaxia. Paralisia respiratória prolongada	Não há estudos adequados em gestantes (em cobaias ocorreram alguns RAM no feto). O benefício potencial do produto pode justificar o risco potencial durante a gestação. Não se sabe se é eliminado no leite materno; problemas não documentados. Não misturar, na mesma seringa, com barbituratos ou outras soluções

	duração. Indicado para pacientes hipoxêmicos resistindo à ventilação mecânica e com função cardiovascular instável, quando o uso de sedativos é proibido; para pacientes com broncospasmo que não respondem à terapia convencional; pacientes com tétano grave ou intoxicação cujo espasmo muscular proíba ventilação adequada; pacientes em estado de mal epiléptico incapazes de manter sua própria ventilação; pacientes com tremores nos quais a demanda metabólica de oxigênio deva ser reduzida		alcalinas. Exige ajuste de dose na insuficiência renal: CrCl 10 a 50: 50% da dose; CrCl < 10: não usar. Antídoto: neostigmina + atropina. **Não tem ação analgésica nem sedativa**
ROCURÔNIO Relaxante muscular esquelético (bloqueador neuromuscular não despolarizante)	O brometo de rocurônio é indicado para ser usado juntamente com a anestesia geral para facilitar a intubação traqueal em procedimentos de rotina e indução de anestesia em sequência rápida, bem como para relaxar a musculatura esquelética durante as intervenções cirúrgicas. Também é indicado para pessoas internadas na UTI, para facilitar a intubação e a respiração artificial	Bólus de 0,6 a 1,2 mg/kg/dose seguido de manutenção com 0,1 a 0,2 mg/kg/dose cada 20 a 30 min. Infusão contínua: 10 a 12 mcg/kg/min e titular. Crianças: bólus de 0,6 mg/kg seguido de manutenção com 0,1 a 0,2 mg/kg/dose a cada 20 min se necessário	Hipertensão, hipotensão, frequência cardíaca, arritmia. Fraqueza muscular esquelética. Náuseas, vômito, erupção cutânea, broncospasmo, soluços, prurido	Não há estudos adequados em gestantes (em cobaias ocorreram alguns RAM no feto). O benefício potencial do produto pode justificar o risco potencial durante a gestação. Não se sabe se é eliminado no leite materno; problemas não documentados. Antídotos: edrofônio, neostigmina
Esmeron[MSD] Embalagem com 10 fr.-amp. de 5 ml com 10 mg/ml **Rocuron**[Cristalia] Embalagens com 6 e 12 fr.-amp. de 5 e 10 ml (com 10 mg/ml); embalagens com 4 fr.-amp. de 25 ml (com 10 mg/ml) **Romeran**[Biochimico] (Cartucho com 12 fr.-amp. de 5 ml com 50 mg)			
SUCCINILCOLINA Relaxante muscular esquelético (derivado de acetilcolina; bloqueador neuromuscular despolarizante; colinérgico) Sinônimo: suxametônio	Está indicado como coadjuvante à anestesia geral para facilitar a intubação traqueal e promover relaxamento da musculatura esquelética durante uma cirurgia ou ventilação mecânica. Só deve ser utilizado por profissionais familiarizados com suas ações, características e riscos e que estejam capacitados em controlar a respiração artificial.	IV: 1 a 2 mg/kg; IM: 3 a 4 mg/kg. Máx.: 150 mg. Manutenção: 0,3 a 0,6 mg/kg a cada 5 a 10 min	Ação prolongada. Aumento do risco de hipertermia maligna. Bradicardia. Risco de parada cardíaca súbita. Broncospasmo. Elevação da pressão intracraniana	Não há estudos adequados em gestantes (em cobaias ocorreram alguns RAM no feto). O benefício potencial do produto pode justificar o risco potencial durante a gestação. Não se sabe se é eliminado no leite materno; problemas não documentados. Reduzir a dose na insuficiência hepática. O risco de alguns efeitos colaterais mais graves diminui quando associado a atropina. No período pós-operatório, a dificuldade para se movimentar (rigidez) é normal, devendo melhorar rapidamente. Quando uma criança ou adolescente em bom estado de saúde apresenta
Succinil Colina[União Química] Fr.-amp. de 100 e 500 mg **Succitrat**[Blau] Fr.-amp. nas concentrações de 100 e 500 mg			

CURARES I BLOQUEADORES NEUROMUSCULARES

FÁRMACOS	APRESENTAÇÕES	INDICAÇÕES	POSOLOGIA	REAÇÕES ADVERSAS IMPORTANTES	SITUAÇÕES ESPECIAIS
		O suxametônio é o fármaco de escolha quando houver necessidade de intubação de emergência			repentinamente parada cardíaca logo após a administração do suxametônio, deve-se considerar o tratamento imediato da hiperpotassemia, incluindo hiperventilação, bicarbonato, cálcio, glicose e insulina. O tratamento da rabdomiólise, incluindo uma única dose IV de dantroleno sódico, deve ser também considerado. Assim como em adultos, a incidência de bradicardia em crianças é mais alta após uma segunda dose de suxametônio. A incidência e a intensidade da bradicardia são mais altas em crianças do que em adultos. Pré-tratamento com agentes anticolinérgicos pode reduzir a ocorrência de bradiarritmias

DIGITÁLICO

FÁRMACOS	APRESENTAÇÃO	INDICAÇÕES	POSOLOGIA	REAÇÕES ADVERSAS IMPORTANTES	SITUAÇÕES ESPECIAIS
DESLANOSÍDEO Antiarrítmico; cardiotônico (glicosídio cardíaco [derivado da *Digitalis lanata*]; inotrópico; digital)	**Deslanol** União Química Sol. inj. 0,2 mg/mℓ; embalagem contendo 50 amp. de 2 mℓ	É indicado para tratamento de ICC aguda e crônica de todos os tipos, qualquer que seja sua fase, especialmente as associadas com fibrilação ou *flutter* supraventricular e aumento da frequência cardíaca em pacientes de todas as idades. Também é indicado para tratamento de taquicardia supraventricular paroxística	Digitalização rápida (24 h): 0,02 a 0,04 mg/kg/dia, IV ou IM, em 1 a 3 doses	Agitação, fadiga, fraqueza muscular generalizada, alucinações. Náuseas, vômito, diarreia, falta de apetite. Fotofobia, borramento visual, confusão de cores. Disfunção sexual, ginecomastia, sudorese. Alergias. Arritmias. Uma dose exagerada piora ICC	Não há estudos adequados em gestantes (em cobaias ocorreram alguns efeitos adversos no feto). O benefício potencial do produto pode justificar o risco potencial durante a gestação. Eliminado no leite: não prescrever para lactantes. Aproximadamente 25% dos pacientes hospitalizados que recebem digital apresentam alguns sinais de intoxicação digitálica (geralmente pela administração concomitante de diuréticos que reduzem os níveis de potássio). A posologia de digoxina pode exigir modificações importantes de acordo com a sensibilidade do paciente, a presença de doenças associadas ou uso de outros medicamentos. Em linhas gerais, considerar: peso do paciente, função renal, idade, doenças e medicamentos concomitantes. Não deve ser utilizado nos seguintes casos: BAV total; BAV de 2º grau (especialmente 2:1); parada sinusal; bradicardia sinusal excessiva

DIURÉTICOS

FÁRMACOS	APRESENTAÇÕES	INDICAÇÕES	POSOLOGIA	REAÇÕES ADVERSAS IMPORTANTES	SITUAÇÕES ESPECIAIS
ESPIRONOLACTONA	**Aldactone** [Pfizer] Aldactone® 25 ou 50 mg; embalagens contendo 30 comps. Aldactone® 100 mg; embalagem contendo 16 comps. **Aldosterin** [Aspen Pharma] Embalagens com 20, 30 e 200 comps. de 35 mg; embalagens com 30 e 150 comps. de 50 mg; embalagens com 16 e 160 comps. de 100 mg **Diacqua** [Eurofarma] Embalagens com 10 ou 30 comps. de 25 ou 50 mg; embalagem com 16 comps. de 100 mg **Spiroctan** [Biolab Sanus] Cx. com 30 comps. de 25 mg	Tratamento da hipertensão essencial, distúrbios edematosos, terapia auxiliar na hipertensão maligna, na hipopotassemia quando outras medidas forem consideradas impróprias ou inadequadas, profilaxia da hipopotassemia e hipomagnesemia em pacientes tomando diuréticos, diagnóstico e tratamento do hiperaldosteronismo primário e tratamento pré-operatório de pacientes com hiperaldosteronismo primário	Edema em crianças: a dose diária inicial é de aproximadamente 3,3 mg por kg de peso administrada em dose fracionada. A dose deverá ser ajustada com base na resposta e tolerabilidade do paciente. Se necessário, pode-se preparar uma suspensão triturando os comp. com algumas gotas de glicerina e acrescentando líquido com sabor. Tal suspensão é estável por 1 mês quando mantida em local refrigerado. Diagnóstico e tratamento do hiperaldosteronismo primário: a longo prazo, uma dose diária de 400 mg por 3 ou 4 semanas. Correção da hipopotassemia e da hipertensão revela evidência presuntiva para o diagnóstico de hiperaldosteronismo primário. A curto prazo, uma dose diária de 400 mg por 4 dias. Se o potássio sérico se elevar durante a administração, mas diminuir quando o fármaco é descontinuado, deve-se considerar o diagnóstico presuntivo de hiperaldosteronismo primário. Tratamento pré-operatório a curto prazo de hiperaldosteronismo primário: doses diárias de 100 a 400 mg como preparação para cirurgia. Hipertensão maligna: Somente como terapia auxiliar e quando houver excesso de secreção de aldosterona, hipopotassemia e alcalose metabólica. A dose inicial é de 100 mg/dia, aumentada quando necessário a intervalos de 2 semanas para até 400 mg/dia.	Neoplasia benigna de mama, leucopenia (incluindo agranulocitose), trombocitopenia, distúrbios eletrolíticos e hiperpotassemia, alterações na libido, confusão, distúrbios GI, náuseas, função hepática anormal, alopecia, hipertricose (crescimento anormal de pelos), prurido, erupção cutânea, urticária, cãibras nas pernas, insuficiência renal aguda, dor nas mamas, distúrbios menstruais, ginecomastia, mal-estar, sonolência, cansaço, cefaleia, confusão mental, febre, ataxia e disfunção erétil	Contraindicado em pacientes com insuficiência renal aguda, diminuição significativa da função renal, anúria e hiperpotassemia, doença de Addison ou hipersensibilidade à espironolactona ou de qualquer outro componente da fórmula. O uso concomitante de espironolactona e outros diuréticos poupadores de potássio, inibidores da ECA, antagonistas da angiotensina II, bloqueadores da aldosterona, suplementos de potássio, dieta rica em potássio ou substitutos do sal contendo potássio pode levar à hiperpotassemia grave. Há interação medicamentosa com inibidores da ECA, outros diuréticos e anti-hipertensivos, norepinefrina, anestésicos, digoxina, ácido acetilsalicílico, indometacina e ácido mefenâmico, antipirina, carbenoxolona, cloreto de amônio ou colestiramina. É contraindicado a pacientes com: insuficiência renal aguda, diminuição significativa da função renal, anúria; doença de Addison; hiperpotassemia; hipersensibilidade conhecida à espironolactona; uso concomitante de eplerenona

DIURÉTICOS

FÁRMACOS	APRESENTAÇÕES	INDICAÇÕES	POSOLOGIA	REAÇÕES ADVERSAS IMPORTANTES	SITUAÇÕES ESPECIAIS
			A terapia inicial também pode incluir a combinação de outros fármacos anti-hipertensivos. Não reduzir automaticamente a dose dos outros medicamentos como recomendado na hipertensão essencial. Hipopotassemia/hipomagnesemia: uma dose de 25 a 100 mg/dia é útil no tratamento da hipopotassemia e/ou hipomagnesemia induzida por diuréticos, quando suplementos orais de potássio e/ou magnésio forem considerados inadequados		
ESPIRONOLACTONA + HIDROCLOROTIAZIDA	**Aldazida** Pfizer Comp. (espironolactona 50 mg + hidroclorotiazida 50 mg)	Tratamento da hipertensão essencial, ICC, cirrose hepática (com ascite e/ou edema), síndrome nefrótica e outras condições edematosas, edema idiopático, na hipopotassemia induzida por diurético e no tratamento de pacientes com ICC tomando digitálicos quando outras medidas forem consideradas impróprias ou inadequadas para manter o balanço eletrolítico	Os comps. deverão ser administrados juntamente com as refeições. Para edema em crianças, a dose diária de manutenção deve ser aquela que forneça 1,5 a 3 mg/kg de peso corporal	Ginecomastia, vômito, náuseas, distúrbios GI incluindo cólica, diarreia e dor abdominal, astenia, febre, mal-estar, reação anafilactoide, erupções cutâneas eritematosas ou maculopapulares, dermatite, fotossensibilidade, prurido, hipertricose, alopecia, urticária, tontura, cefaleia, parestesia, disfunção erétil, confusão e alteração na libido, neoplasia mamária, incluindo malignidade, dor na mama, distúrbios eletrolíticos, hiperpotassemia, distúrbios menstruais, trombocitopenia e leucopenia (incluindo agranulocitose), disfunção hepática, insuficiência renal aguda, cãibras em membros inferiores, pancreatite, icterícia colestática e exacerbação ou ativação do lúpus eritematoso sistêmico	Contraindicado em caso de gestação e lactação, insuficiência renal aguda, diminuição significativa da função renal, anúria, doença de Addison, hipercalcemia significativa, hiperpotassemia, além da hipersensibilidade à espironolactona, aos diuréticos tiazídicos e/ou a outros fármacos derivados da sulfonamida ou a qualquer componente da fórmula. Há interação medicamentosa com outros fármacos anti-hipertensivos, álcool, barbitúricos ou narcóticos, anti-inflamatórios não esteroides, inibidores da ECA, outros diuréticos e anti-hipertensivos, norepinefrina, anestésicos, digoxina, ácido acetilsalicílico, indometacina e ácido mefenâmico, antipirina, carbenoxolona, cloreto de amônio ou colestiramina

FUROSEMIDA	**Lasix** Sanofi-Aventis Embalagem com 20 comps.; embalagem com 5 amp. de 2 mℓ com 10 mg/mℓ **Furosemida** Biosintética Comp. 40 mg/30 comp. **Furosemida** Teuto Amp. 2 mℓ/10 mg/mℓ; embalagem com 5, 50 e 60 amp.	Hipertensão arterial leve a moderada, edema devido a distúrbios cardíacos, hepáticos e renais e a queimaduras	Os comps. devem ser ingeridos inteiros, com algum líquido e com o estômago vazio. Se possível, a furosemida deve ser administrada por via oral para lactentes e crianças < 15 anos. A posologia recomendada é de 2 mg/kg de peso corporal; máx. de 40 mg/dia	Distúrbios eletrolíticos sintomáticos e alcalose metabólica, polidipsia, cefaleia, confusão, dores musculares, tetania, fraqueza dos músculos, distúrbios do ritmo cardíaco e sintomas GI, hipotensão grave com dificuldade na habilidade de concentração e reação, cabeça leve, sensação de pressão na cabeça, cefaleia, tontura, sonolência, fraqueza, distúrbios visuais, boca seca, intolerância ortostática, ↑ níveis séricos de colesterol e triglicerídios, ↑ transitório dos níveis de creatinina, ureia e da concentração sanguínea de ácido úrico. Prurido, urticária, erupção cutânea ou erupções bolhosas, eritema multiforme, dermatite esfoliativa ou púrpura, reações anafiláticas ou anafilatoides graves, nefrite intersticial, vasculite ou eosinofilia, febre ou parestesia e, ocasionalmente, fotossensibilidade. Leucopenia, agranulocitose, anemia aplásica ou anemia hemolítica. Risco aumentado de persistência do ducto arterioso patente quando furosemida for administrada a crianças prematuras durante as primeiras semanas de vida	Contraindicada durante gestação e lactação, insuficiência renal com anúria, pré-coma e coma hepático associado a encefalopatia hepática, hipopotassemia grave, hiponatremia grave, hipovolemia (com ou sem hipotensão) ou desidratação, hipersensibilidade à furosemida ou sulfonamidas e aos componentes da fórmula. Pacientes com obstrução parcial do fluxo urinário (p. ex., em pacientes com alterações de esvaziamento da bexiga, hiperplasia prostática ou estreitamento da uretra), a produção aumentada de urina pode provocar ou agravar a doença. Há interação medicamentosa com hidrato de cloral, antibióticos aminoglicosídicos e de outros medicamentos ototóxicos. Deve-se ter cuidado ao administrar em pacientes diabéticos. Não deve ser usada em pacientes com: insuficiência renal anúrica; pré-coma e coma hepático associado a encefalopatia hepática; hipopotassemia grave; hiponatremia grave; hipovolemia (com ou sem hipotensão) ou desidratação; hipersensibilidade à furosemida, às sulfonamidas e aos componentes da fórmula
HIDROCLOROTIAZIDA	**Clorana** Sanofi-Aventis Cartucho com 30 comps. de 25 mg; cartucho com 20 comps. de 50 mg. **Hidroless** Pharlab Embalagens com 20, 30 e 500 comps. de 25 e 50 mg	Tratamento da hipertensão arterial, edema associado a ICC, cirrose hepática e terapia com corticosteroides ou estrógenos e edema relacionado a várias formas de disfunção renal, como síndrome nefrótica, glomerulonefrite aguda e insuficiência renal crônica	Dose diária total: Crianças de até 2 anos: 12,5 a 25 mg (1/4–1/2 comp.) fracionada em 2 vezes. Crianças de 2 a 12 anos: 25 a 100 mg (1/2–2 comp.) fracionada em 2 vezes. A dose pediátrica diária usual deve ser baseada em 2 e 3 mg/kg de peso corporal ou a critério médico, dividida em 2 tomadas	Anorexia, desconforto gástrico, náuseas, vômito, constipação intestinal, icterícia colestática, pancreatite, vertigens, parestesia, cefaleia, leucopenia, agranulocitose, trombocitopenia, anemia aplásica, anemia hemolítica, hipotensão ortostática (pode ser potencializada pelo álcool, barbitúricos ou narcóticos),	Contraindicada em caso de gestação e lactação, pacientes com anúria e aqueles que apresentam hipersensibilidade à hidroclorotiazida, a outros fármacos derivados da sulfonamida ou a qualquer componente da fórmula. Deve ser usada com cautela em pacientes com doença renal grave. Interação medicamentosa com outros fármacos anti-hipertensivos, álcool, barbitúricos ou narcóticos, anti-inflamatórios não esteroides

DIURÉTICOS

FÁRMACOS	APRESENTAÇÕES	INDICAÇÕES	POSOLOGIA	REAÇÕES ADVERSAS IMPORTANTES	SITUAÇÕES ESPECIAIS
				púrpura, fotossensibilidade, urticária, erupção cutânea, reações anafiláticas, hiperglicemia, glicosúria, hiperuricemia, fraqueza e espasmo muscular	

ESCABICIDAS E PEDICULIDAS

FÁRMACOS	APRESENTAÇÕES	INDICAÇÕES	POSOLOGIA	REAÇÕES ADVERSAS IMPORTANTES	SITUAÇÕES ESPECIAIS
BENZOATO DE BENZILA	**Acarsan** Biossintética Aché Emulsão tópica **Benzin** Globo Sabonete **Benzocid** Santa Terezinha Emulsão Tópica **Miticoçan** Aché Sabonete; sol. **Sanasar** Hertz Sabonete; emulsão tópica **Scabenzil** Delta Emulsão tópica, sabonete **Zilaben 25%** Cristália Emulsão tópica	Ectoparasitoses, pediculoses, escabioses e filaríase	Sabonete: ensaboar energicamente a região afetada por 3 min, deixar a espuma por 10 min e enxaguar. Emulsão: tomar banho quente e, antes de enxugar o corpo, aplicar o produto do pescoço para baixo e deixar secar. Lavar o resíduo e reaplicar em 24 h. Para o couro cabeludo, massagear com o produto e deixar secar. Repetir em 24 h, durante 3 noites seguidas	Irritação local. Hipersensibilidade, vertigem, cefaleia, náuseas, vômito, diarreia, convulsões, dispneia e reações cutâneas	Não deve ser ingerido nem inalado, não amamentar durante o tratamento e evitar contato com olhos e mucosas. **O uso em crianças deve ser observado, podendo ser feita a diluição em 3 partes de água para crianças.** Contraindicado quando há sensibilidade a qualquer componente da fórmula
DELTAMETRINA	**Deltacid** Abbott Loção; xampu **Deotrin** Bunker Loção ou xampu **Escabin** DM Xampu; loção; sabonete **Pediderm** Cifarma Loção ou xampu **Piosarin** Santa Terezinha Loção ou xampu	Ectoparasitoses, pediculoses e escabioses	Loção: pediculose – aplicar nas áreas afetadas friccionando durante o banho, deixar por 5 min e enxaguar; escabiose — friccionar toda a área afetada e corpo e deixar até o próximo banho. O tratamento em ambos os casos deve durar 4 dias. Xampu e sabonete: aplicar nas áreas afetadas, friccionar e deixar por 5 min. Enxaguar e usar durante 4 dias. Em todos os casos o tratamento deve ser repetido após 7 dias devido à permanência de ovos.	Irritação cutânea, ocular e reações de hipersensibilidade, sobretudo alergia respiratória	Não deve ser ingerida nem inalada. Evitar contato com olhos e mucosas. Contraindicada quando houver sensibilidade a qualquer componente da fórmula, se houver alergia respiratória e lesões cutâneas que facilitem a absorção do medicamento

MEDICAMENTOS

IVERMECTINA Ver em Antiparasitários			
PERMETRINA **Képios** Santa Terezinha Loção e loção cremosa **Kwell** GlaxoSmithKline Loção **Nedax** Stiefel Loção e sabonete **Piodrex** Bunker Sol.; xampu; sabonete **Pioletal** Delta Loção, loção cremosa e sabonete	Escabiose, pediculose	Solução: massageie o produto na pele, desde a cabeça até a sola dos pés. O produto deve ser removido, através de lavagem com água depois de 8 a 14 h. Bebês devem ter o couro cabeludo, a nuca e as têmporas tratadas. Uma aplicação é curativa. Xampu: utilize todo o conteúdo do frasco em apenas uma aplicação. Aplicar todo o produto nos cabelos e couro cabeludo, previamente molhados, especialmente na nuca e atrás das orelhas, deixando-o em contato com essas áreas por 10 minutos. Enxaguar bem e secar com uma toalha limpa. Após a secagem, sugere-se a remoção das lêndeas que tenham permanecido nas regiões tratadas, com o auxílio de um pente fino. Se forem observados piolhos, após 7 dias ou mais (até 14 dias) após a primeira aplicação, pode-se efetuar uma segunda aplicação, ou a critério médico. Sabonete: massagear energicamente a região afetada com sabonete durante 3 min, deixando permanecer a espuma por 10 min, enxaguando em seguida. Este procedimento deve ter início no dia posterior à aplicação de xampu, realizado por 2 a 3 noites e repetido após 7 dias	Prurido, sensações leves e passageiras de queimação e picada	Contraindicada se houver sensibilidade a qualquer componente da fórmula. **Os pacientes podem apresentar prurido persistente após o tratamento. Isto raramente é sinal de fracasso do tratamento e não é uma indicação para a reaplicação do produto. Se houver parasitas após 14 dias da aplicação, o tratamento deve ser refeito**

(continuação acima) O medicamento deve ser diluído antes da aplicação da seguinte forma: crianças menores de 2 anos ou lactentes – diluir uma parte benzoato de benzila em duas ou três partes iguais de água; crianças maiores de 2 anos – diluir uma parte de benzoato de benzila em uma parte igual (mesma quantidade) de água

ESCABICIDAS E PEDICULIDAS

FÁRMACOS	APRESENTAÇÕES	INDICAÇÕES	POSOLOGIA	REAÇÕES ADVERSAS IMPORTANTES	SITUAÇÕES ESPECIAIS
MONOSSULFIRAM	**Sulfiran** Sanval Sol. tópica **Tetmosol** Astrazeneca Sabonete; sol. tópica	Escabiose, pediculose e ftiríase	Antes da aplicação, diluir uma parte de monossulfiram solução em 3 partes iguais de água. O corpo do paciente deve ser previamente lavado com água e sabonete comum e, após enxaguá-lo e secá-lo totalmente, aplicar a solução nas áreas afetadas, deixando-a secar. Aproximadamente 10 min não são necessários para que a solução seque naturalmente e em seguida o paciente deve se vestir. Em alguns casos, esse procedimento pode ser repetido sucessivamente por 2 ou 3 dias. Pediculose e ftiríase: diluir uma parte de monossulfiram solução em 2 (adultos) ou 3 (crianças) partes de água. Depois de 8 h, lavar a área infestada para remover o líquido aplicado. Em seguida, passar um pente fino para remover os parasitas. Após 7 dias, repetir o tratamento, a critério médico. Todos os familiares devem ser tratados a fim de evitar a transmissão dos parasitas	Irritação e sensibilidade cutânea	Se houver ingestão, a PA deve ser controlada e pode haver necessidade de oxigênio se houver excessiva dispneia. Outro tratamento que se julgou útil inclui estimulantes cardíacos, ferro intravenoso, ácido ascórbico e nicotinamida, adenina e tiossulfato de sódio intravenoso
TIABENDAZOL	**Foldan** União Química Loção; pomada; sabonete **Thiabena** UCI-Farma Pomada dermatológica **Tiabiose** Uci-Farma Creme; loção **Tiadol** Bunker Pomada dermatológica e sabonete **Tiaplex** Delta Pomada dermatológica e sabonete	Escabiose e tratamento de larva *migrans* cutânea	Escabiose (creme, loção e pomada): o paciente deve tomar banho com água morna, durante 15 min, no mínimo, para amolecimento das crostas; secar-se e aplicar nas áreas afetadas. Este procedimento deve ser realizado 2 vezes/dia, durante 5 a 10 dias consecutivos. Larva *migrans*: friccionar a pomada ou a loção durante 5 dias, 3 vezes/dia, na extremidade ativa	Ocasionalmente ocorrem no local da aplicação sensação de queimação, rubor e descamação da pele	Contraindicado em casos de hipersensibilidade ao tiabendazol ou a qualquer componente da fórmula

MEDICAMENTOS

Associações

	das trilhas ou túneis escavados pelo parasita. Repetir o tratamento durante 3 a 5 dias seguidos. Sabonete: usado como complemento nos tratamentos com creme, loção e pomada. No banho, usar o sabonete até produzir bastante espuma. Deixar secar a espuma, depois lavar com água e secar		
MEBENDAZOL + TIABENDAZOL	**Helmiben** Eurofarma Mebendazol + tiabendazol Fr. com 30 mℓ de susp. com 100 mg/166 mg/5 mℓ **Neovermin** Neo Química Comp. 100 mg mebendazol + 166 mg tiabendazol; susp. oral 100 mg/ 5 mℓ mebendazol e 166 mg/5 mℓ tiabendazol	Infestações por *Enterobius vermicularis*, *Ascaris lumbricoides*, *Trichuris trichiura*, *Taenia solium* e *Taenia saginata*	Crianças de 5 a 10 anos: 5 mℓ ou 1 comp. 2 vezes/dia. Crianças de 11 a 15 anos – 1 comp. 3 vezes/dia durante 3 dias	Náuseas, vômito, diarreia, bradicardia, hipotensão	Contraindicado para gestantes e lactantes. **Cautela em pacientes com insuficiência renal e insuficiência hepática**

FÁRMACOS PARA ASMA I AGONISTAS BETA-2 DE AÇÃO CURTA

FÁRMACOS	APRESENTAÇÕES	INDICAÇÕES	POSOLOGIA	REAÇÕES ADVERSAS IMPORTANTES	SITUAÇÕES ESPECIAIS
FENOTEROL	**Berotec** Boehringer Frasco com 20 mℓ de 5 mg/mℓ (20 gotas); frasco com 120 mℓ de xpe. com 2,5 mg/10 mℓ Frasco com 10 mℓ (correspondente a 200 doses) acompanhado de bocal. **Bromidrato de Fenoterol** Prati, Donaduzzi Frasco com 20 e 30 mℓ para inalação, 5 mg/mℓ (20 gts)	Tratamento sintomático de crises agudas de asma, profilaxia da asma induzida por exercício, tratamento sintomático de asma brônquica e de outras enfermidades com constrição reversível das vias respiratórias (p. ex., bronquite obstrutiva crônica)	Oral: 0,2 mg/kg/dose, 3 a 4 vezes/dia (ou seja: 0,8 mg do xarope pediátrico/kg/dose); *spray*: 200 a 400 μg (1 a 2 jatos)/dose até de 4/4 h; nebulização: 1 gt/3 kg/dose diluída em 5 mℓ de soro fisiológico. Pode ser repetida de 4 a 6 h (dose máx: 10 gt./dose)	Tremores, irritabilidade, inquietude, desassossego, vertigem, tontura, cefaleia, fadiga, cãibras, sudorese, taquicardia, palpitações, hipertensão sistólica, arritmia, náuseas, vômito, hipopotassemia, hiperinsulinemia, hiperlipidemia, broncospasmo paradoxal, risco aumentado em cardiopatas	Seu efeito pode ser potencializado por beta-adrenérgicos, anticolinérgicos e derivados da xantina. Deve ser administrado com cautela a pacientes sob tratamento com IMAO ou antidepressivos tricíclicos, porque a ação dos agonistas Beta-adrenérgicos pode ser potencializada. A administração simultânea de betabloqueadores pode causar redução potencialmente grave na broncodilatação. Não deve ser utilizado durante a gravidez e a amamentação, exceto sob orientação médica. Não há contraindicação relativa a faixas etárias. **Contraindicação: arritmia cardíaca grave, miocardiopatia obstrutiva hipertrófica**

Associações

FÁRMACOS	APRESENTAÇÕES	INDICAÇÕES	POSOLOGIA	REAÇÕES ADVERSAS IMPORTANTES	SITUAÇÕES ESPECIAIS
BROMETO DE IPRATRÓPIO + BROMIDRATO DE FENOTEROL	**Duovent N** Cada dose (puff) do aerossol contém 0,020 mg de brometo de ipratrópio (0,021 mg de brometo de ipratrópio monoidratado ou 0,0161 mg de ipratrópio) + 0,050 mg de bromidrato de fenoterol (0,0395 mg de fenoterol)	Indicado para o tratamento e prevenção de asma e bronquite crônica	Episódios de asma aguda: na maioria dos casos a inalação de 2 doses (0,04 mg + 0,1 mg) VO é suficiente para aliviar os sintomas. Em casos mais graves, se não tiver melhora da dispneia após 5 min, poderá inalar mais 2 doses. Tratamento ocasional e a longo prazo: inalação de 1 a 2 doses (0,02 mg + 0,05 mg a 0,04 mg + 0,1 mg) de aerossol VO, até um máximo de 8 doses (0,16 mg + 0,4 mg) ao dia – em média, 1 a 2 doses, 3 vezes/dia	Tosse, nervosismo, cefaleia, tremores musculares, tontura, aumento da frequência cardíaca, palpitações, faringite, disfonia, boca seca, enjoo, vômito, aumento da pressão arterial máxima, reações alérgicas, reações anafiláticas, hipopotassemia, agitação, desordem mental, glaucoma, aumento da pressão dentro do olho, distúrbios de acomodação visual, dilatação da pupila, visão embaçada, dor ocular, edema córneo, hiperemia conjuntiva, visão de halos, alterações do ritmo do coração, isquemia do miocárdio, broncospasmo, irritação da garganta, estreitamento da laringe, broncospasmo paradoxal, garganta seca, estomatite, glossite, distúrbios da motilidade gastrintestinal,	**Uso pediátrico acima de 6 anos.** Não foram estabelecidas a segurança e a eficácia do uso desse produto em pacientes portadores de DPOC com idade abaixo de 18 anos

SALBUTAMOL	**Aerogold** Glenmark Aerossol com 200 doses (uso inalatório oral) de 100 mcg + espaçador **Aerolin** GSK Comps. de 2 e 4 mg Frasco com 120 mℓ de xpe. 2 mg/5 mℓ Amp. de 1 mℓ com 0,5 mg, injetável **Aerolin Spray:** aerossol com 200 doses **Aerolin Nebules:** amp. de 2,5 mg/2,5 mℓ ou 5 mg/2,5 mℓ prontas para inalação **Aerojet** Chiesi Comps. de 2 e 4 mg Frasco com 100 mℓ de xpe. 2 mg/5 mℓ **Aerojet Spray:** aerossol com 200 doses + espaçador JET®. **Bronconal** Cifarma Frasco com 120 mℓ de sol. oral com 0,4 mg/mℓ + copo-medida **Tussiliv** Delta Frasco com 100 mℓ de xpe./com 0,4 mg/mℓ	Alívio de espasmo brônquico associado às crises de asma, bronquite crônica e enfisema; controle e prevenção da crise asmática. Em comps., é também indicado como terapia de manutenção no controle do trabalho de parto prematuro não complicado	*Spray:* 100 a 200 μg (1 a 2 jatos)/dose. Espaçadores de câmara valvulada para crianças menores. Nebulização com solução 5% (5 mg/mℓ): < 1 ano: de 0,05 a 0,15 mg/kg/dose de 4 a 6 vezes. Dose mínima de 0,1 mℓ e máx. de 1 mℓ a 5%. 1 a 5 anos: 1,25 a 2,5 mg (= 0,25 a 0,5 mℓ da solução a 5%/kg/dose diluída em 3 mℓ de soro fisiológico). 6 a 12 anos: 2,5 mg (= 0,5 mℓ da solução a 5%/kg/dose diluída em 3 a 5 mℓ de soro fisiológico). Nebulização contínua (UTI): 0,3 a 0,5 mg/kg/hora (0,06 a 0,1 mℓ/kg da sol. de neb. a 5%) diluída em 10 mℓ de soro fisiológico com O₂ a 10 ℓ/min para cada etapa de 1 h. Oral – até 6 anos: 0,1 a 0,2 mg/kg/dose (máx. de 4 mg/dose) 3 vezes. Equivale a 0,25 a 0,5 mℓ de xpe./kg de peso 8/8 h. Dose máx. 12 mg/dia (4 mg/dose 3 vezes). De 6 a 12 anos: 2 mg/dose, 3 a 4 vezes/dia (dose máx: 24 mg/dia). Parenteral subcutânea: 5 μg/kg/dose, 2 vezes. Parenteral IV (UTI): dose de ataque = 10 μg/kg/min durante 10 min. Em seguida, reduzir para 0,2 μg/kg/min em infusão contínua. A dose pode ser aumentada em 0,1 μg/kg/min a cada 20 a 30 min ou até o máx. de 0,6 a 0,8 μg/kg/min	Tremores, fraqueza, cãibras, irritabilidade, inquietação, vertigem, agitação, insônia, cefaleia, taquicardia, palpitações, hipertensão sistólica, arritmias, dor torácica, hipopotassemia, hiperinsulinemia, hiperlipidemia, náuseas, mal-estar, pirose, sensação de garganta seca, urticária, angioedema, tosse, rouquidão, irritação da faringe, broncospasmo paradoxal, disúria, sudorese, diarreia, constipação intestinal, inchaço na boca e faringe, erupção cutânea, urticária, prurido, edema da glote, sudorese, dor muscular, cãibras, fraqueza muscular, dificuldade para urinar, diminuição da pressão arterial mínima	Também conhecido como albuterol. Cuidado quanto ao uso deste em cardiopatas, diabéticos, hipertensos e hipertireóideos. **Contraindicação: arritmia cardíaca grave.** O uso prolongado pode provocar intolerância progressiva. Se ocorrer superdosagem, deve ser considerada a descontinuação do tratamento e instituição de terapia sintomática apropriada, tais como agentes β-bloqueadores cardiosseletivos nos pacientes que apresentam sintomas cardíacos (p. ex., taquicardia, palpitações etc.), porém devem ser usadas com cuidado em pacientes com histórico de broncospasmo. Salbutamol e betabloqueadores não seletivos como propranolol, não devem ser prescritos concomitantemente. O salbutamol não é contraindicado para pacientes sob tratamento com IMAO. Não deve ser usado por gestantes ou lactantes sem orientação médica

FÁRMACOS PARA ASMA I AGONISTAS BETA-2 DE AÇÃO CURTA

FÁRMACOS	APRESENTAÇÕES	INDICAÇÕES	POSOLOGIA	REAÇÕES ADVERSAS IMPORTANTES	SITUAÇÕES ESPECIAIS
TERBUTALINA	**Bricanyl** AstraZeneca Xpe. 5 mg/5 mℓ **Terbutil** UniãoQuímica Sol. inj. 1 mℓ: 0,50 mg	Alívio da asma brônquica, bronquite crônica, enfisema e outras pneumopatias que apresentam broncospasmo	VO: crianças > 15 anos – 3 a 4,5 mg/dose 3 vezes/dia. Dose máxima 7,5 mg/dia até 15 anos de idade e 15 mg p/adultos. Subcutânea: 0,25 mg/dose repetida em 15 min. Nebulização: 2,5 a 5 mg/dose da solução de nebulização (10 mg/mℓ) a cada 20 min nas 3 primeiras doses e depois em intervalos de 2 a 6 h. IV: bólus inicial de 250 µg em 10 min, seguido por infusão contínua de 3 a 12 µg/min. Oral: 6 a 12 anos – 0,05 a 0,075 mg/kg/dose 3 vezes/dia ou 0,25 mℓ do xarope/kg/dose; 12 a 15 anos – 2,5 mg 3 vezes/dia. Nebulização: 1 gt./3 kg/dose 4 a 12 vezes/dia (máximo de 10 gt./dose). Subcutânea: 6 a 12 anos – 0,005 a 0,01 mg/kg/dose repetido cada 15 a 20 (máx.: 0,4 mg/dose) IV: bólus de 2 a 10 µg/kg em 30 min, seguido por 0,2 a 0,5 µg/kg/min de dose inicial aumentando 0,1 a 0,2 µg/kg/min a cada 20 ou 30 min. Se necessário, até 4 µg/kg/min. É prudente iniciar com doses menores (0,2 µg/kg/min) se FC >180, mas aumentar a dose normalmente de acordo com a resposta. Usar meia dose se associada a aminofilina	Tremores, irritabilidade, tontura, cefaleia, cãibras, sonolência, vertigem, ansiedade, taquicardia, palpitações, hipertensão sistólica (redução da diastólica), arritmias, prolongamento do segmento QT, níveis séricos de CPK, náuseas, vômito, dispneia, broncospasmo paradoxal, faringite, sensação de opressão torácica, garganta seca, sudorese, hipopotassemia, hiperinsulinemia, hiperlipidemia	**Contraindicada para pacientes com hipersensibilidade conhecida à terbutalina.** Em pacientes com tireotoxicose e distúrbios cardiovasculares graves, como miocardiopatia hipertrófica, isquemia cardíaca, taquidisritmia ou insuficiência cardíaca grave, deve ser administrado com cuidado e observação. Devido ao risco de hiperglicemia recomenda-se controlar a glicemia em pacientes diabéticos. Tratamento concomitante com derivados de xantina, esteroides e diuréticos potencializa o efeito de hipopotassemia. Os betabloqueadores, incluindo os colírios, especialmente os não seletivos, podem inibir parcial ou totalmente os efeitos dos beta-agonistas. Durante a gravidez ou lactação, somente deve ser utilizada a critério médico

FÁRMACOS PARA ASMA I AGONISTAS BETA-2 DE AÇÃO PROLONGADA

FÁRMACOS	APRESENTAÇÕES	INDICAÇÕES	POSOLOGIA	REAÇÕES ADVERSAS IMPORTANTES	SITUAÇÕES ESPECIAIS
BAMBUTEROL	**Bambair** Montecorp Sol. oral 1 mg/ml/60, 120 ml **Bambec** AstraZeneca Sol. oral 5 mg/5 ml	Asma brônquica, bronquite crônica, enfisema e outras pneumopatias nas quais broncospasmo é uma complicação	Crianças 2 a 5 anos: 5 a 10 mg/dia. Crianças > 6 anos: iniciar com 10 mg/dia; aumentar, se necessário, para 20 mg/dia após 1 a 2 semanas	Tremor, cefaleia, cãibras, agitação, inquietação, náuseas, alergia, arritmia, taquicardia, palpitação	**Contraindicado para pacientes com hipersensibilidade ao cloridrato de bambuterol ou à terbutalina.** Precaução em pacientes com tireotoxicose e com distúrbios cardiovasculares graves, como doença isquêmica cardíaca, taquiarritmias e insuficiência cardíaca grave. Devido ao efeito inotrópico dos agonistas beta-2, deve ser usado com critério em pacientes com miocardiopatia hipertrófica. Hipopotassemia pode ser potencializada pelo tratamento concomitante com derivados xantínicos, esteroides e diuréticos. Durante a gravidez ou lactação, somente deve ser utilizado a critério médico
FORMOTEROL	**Foradil** Novartis Cáps. com inalador: 12 μg; spray com 12 μg/jato **Formocaps** Biosintética Cáps. com inalador: 12 μg	Profilaxia e tratamento de broncoconstrição em pacientes com doença obstrutiva reversível das vias respiratórias, tais como asma brônquica e bronquite crônica, com ou sem enfisema. Profilaxia de broncospasmo induzido por alergênios inalados, ar frio ou exercício	Asma: para tratamento de manutenção regular, inalação de uma cáp. (12 microgramas), 2 vezes/dia. Deve ser prescrito apenas em adição a um corticosteroide inalatório. Para crianças de 5 a 12 anos de idade, o tratamento combinado com um produto contendo um corticosteroide inalatório e um beta-2-agonista de longa duração (LABA) é recomendado, exceto nos casos em que um corticosteroide inalatório e um beta-2-agonista de longa duração (LABA) forem necessários separadamente. A dose máxima recomendada é de 24 microgramas/dia. Não deve ser usado para alívio dos sintomas agudos de um ataque de asma. No momento de um ataque agudo, deve-se empregar um beta-2-agonista de curta duração	Tremores, tontura, sonolência, cefaleia, irritabilidade, agitação, cãibras, mialgia, taquicardia, palpitação, arritmias, angina, dispepsia, náuseas, vômito, xerostomia, amigdalite, irritação na garganta, rinite	A administração concomitante de outros agentes simpatomiméticos pode potencializar os efeitos não desejados do formoterol. **Risco de broncospasmo paradoxal grave e apneia.** Contraindicado para pacientes com hipersensibilidade ao formoterol ou a qualquer outro componente da formulação. Não é recomendado para crianças com menos de 5 anos de idade. **Durante a gravidez ou lactação, somente deve ser utilizado a critério médico.** Para uso inalatório em crianças acima de 5 anos de idade

FÁRMACOS PARA ASMA | AGONISTAS BETA-2 DE AÇÃO PROLONGADA

FÁRMACOS	APRESENTAÇÕES	INDICAÇÕES	POSOLOGIA	REAÇÕES ADVERSAS IMPORTANTES	SITUAÇÕES ESPECIAIS
			Profilaxia contra o broncospasmo induzido por exercício ou antes de exposição inevitável a um alergênio conhecido: o conteúdo de uma cap, para inalação (12 microgramas) deve ser inalado com pelo menos 15 min de antecedência ao exercício ou exposição. Em pacientes com asma persistente, o uso para prevenção de broncospasmo induzido por exercícios ou antes da exposição inevitável a um alergênio conhecido pode ser clinicamente indicado, no entanto, o tratamento para asma também deve incluir um corticosteroide inalatório (ICS). Não é recomendado para crianças abaixo de 5 anos de idade. Crianças > 5 anos: o efeito broncodilatador permanece significativo por 12 h após a inalação. Portanto, na maioria dos casos, o tratamento de manutenção, 2 vezes/dia, controlará a broncoconstrição associada às afecções crônicas, tanto de noite como de dia		
SALMETEROL	Serevent GlaxoSmithKline Rotadisco com 4 doses de 50 μg; *spray* 50 μg/jato	Profilaxia e tratamento de manutenção prolongado. Prevenção de broncospasmo associado a asma ou induzido por exercícios. Pode substituir um broncodilatador inalatório de curta ação (4 h), quando for necessário mais de 1 vez/dia, ou um broncodilatador oral. Por ter um início de ação mais demorado, não deve ser usado para alívio dos sintomas agudos de asma	Crianças > 4 anos: 1 jato = 50 μg/dose × 2, dose máx. de 100 mcg/dose × 2 no broncospasmo associado a asma. Na prevenção do broncospasmo induzido por exercícios: 50 μg/dose 30 a 60 min antes	Tremores, irritabilidade, cefaleia, hiperatividade, palpitações, broncospasmo paradoxal, prolongamento do segmento QTc, diarreia, náuseas, gengivite, cãibras, hipopotassemia, irritação orofaríngea	Durante a gravidez ou lactação, somente deve ser utilizado a critério médico. Contraindicado para pessoas com hipersensibilidade a qualquer componente da formulação

MEDICAMENTOS

Associações

FÁRMACOS	APRESENTAÇÕES	INDICAÇÕES	POSOLOGIA	REAÇÕES ADVERSAS IMPORTANTES	SITUAÇÕES ESPECIAIS
SALMETEROL + FLUTICASONA	Seretide Diskus GlaxoSmithKline Discos: 50 μg/100 μg, com 60 ou 28 doses; 50 μg/250 μg, com 60 ou 28 doses; 50 μg/500 μg, com 60 doses Seretide Spray GlaxoSmithKline Susp. *spray* para inalação: 25 μg/50 μg com 120 doses; 25 μg/125 μg com 120 doses; 25 μg/250 μg com 120 doses	Tratamento regular das doenças obstrutivas reversíveis das vias respiratórias, incluindo asma, quando a combinação broncodilatador e corticosteroide por via inalatória for apropriada Pacientes em tratamento de manutenção de beta-agonistas de longa duração e corticosteroides por via inalatória. Pacientes que permaneçam sintomáticos em monoterapia com corticosteroide por via inalatória. Pacientes em terapia regular com broncodilatadores que requeiram uso de corticosteroide por via inalatória. Tratamento de manutenção da DPOC, incluindo bronquite crônica e enfisema	*Spray*: Crianças > 12 anos: 2 doses/inalações de 25 μg de salmeterol e 50 μg de propionato de fluticasona 2 vezes/dia ou 2 inalações de 25 μg de salmeterol e 125 μg de propionato de fluticasona 2 vezes/dia ou 2 inalações de 25 μg de salmeterol e 250 μg de propionato de fluticasona 2 vezes/dia *Diskus*: Crianças > 12 anos: 1 dose/inalação de 50 μg/100 μg, 50 μg/250 μg ou 50 μg/500 μg 2 vezes/dia. Crianças > 4 anos: 1 dose de inalação de 50 μg/100 μg 2 vezes/dia. DPOC: 1 dose/inalação de 50 μg/250 μg ou 50 μg/500 μg 2 vezes/dia. Não é necessário ajuste posológico para pacientes idosos ou com disfunção renal ou hepática	As mesmas reações do salmeterol e da fluticasona (p. ex., broncospasmo paradoxal, tremores, cefaleia, palpitações, arritmias, náuseas, irritação orofaríngea, cãibras, candidíase oral, síndrome de Cushing, pneumonia [em pacientes com DPOC], entre outros)	Não existem evidências de reações adversas adicionais relacionadas à associação dos dois fármacos. Deve-se evitar o uso concomitante de betabloqueadores seletivos e não seletivos. Durante a gravidez ou lactação, somente deve ser utilizado a critério médico. Não deve ser usado para alívio dos sintomas agudos. Deve ser administrado com cautela em portadores de tuberculose pulmonar ou quiescente, portadores de tireotoxicose e pacientes com doenças cardiovasculares preexistentes

FÁRMACOS PARA ASMA I ANTAGONISTAS DE LEUCOTRIENOS

FÁRMACOS	APRESENTAÇÕES	INDICAÇÕES	POSOLOGIA	REAÇÕES ADVERSAS IMPORTANTES	SITUAÇÕES ESPECIAIS
MONTELUCASTE	Montelair Aché Comp. 10 mg/10, 30 comp. Singulair Merck Sharp Dohme Comp. mastigáveis: 4, 5, 10 mg/10, 30 comp. Singulair Baby Merck Sharp Dohme Sachês com grânulos orais de 4 mg/10, 30 sachês	Profilaxia e tratamento crônico da asma em crianças a partir de 2 anos de idade. Singulair® Baby é indicado para a profilaxia e o tratamento crônico da asma em pacientes com 6 meses a 5 anos de idade, incluindo a prevenção de sintomas diurnos e noturnos, da broncoconstrição induzida pelo exercício e o tratamento de pacientes com asma sensíveis ao ácido acetilsalicílico	Deve ser administrado 1 vez/dia. Crianças: 6 meses a 2 anos: 1 sachê de grânulos orais de 4 mg. 2 a 5 anos: 1 comp. mastigável de 4 mg ou um sachê de grânulos orais de 4 mg. 6 a 14 anos: 1 comp. mastigável de 5 mg. Adolescentes ≥ 15 anos: 1 comp. de 10 mg.	Reações de hipersensibilidade (incluindo anafilaxia, angioedema, erupção cutânea, prurido, urticária e, muito raramente, infiltração eosinofílica hepática); anormalidades no padrão de sonhos e alucinações, sonolência, irritabilidade, agitação, insônia e muito raramente convulsão; náuseas, vômito, dispepsia, diarreia; mialgia, incluindo cãibras; aumento da propensão ao sangramento, hematoma e edema	O perfil de segurança e a eficácia de Singulair® Baby em pacientes com menos de 6 meses de vida não foram estudados. Não indicado para o tratamento das crises agudas de asma. Contraindicado para casos de hipersensibilidade a qualquer componente do produto. **Durante a gravidez ou lactação, somente deve ser utilizado a critério médico**

FÁRMACOS PARA ASMA I CORTICOSTEROIDES INALATÓRIOS

FÁRMACOS	APRESENTAÇÕES	INDICAÇÕES	POSOLOGIA	REAÇÕES ADVERSAS IMPORTANTES	SITUAÇÕES ESPECIAIS
BECLOMETASONA	**Alerfin** Chiesi Susp. nasal aquosa 100 µg/jato (dose)/120 doses **Beclosol** GlaxoSmithKline Spray nasal 50 µg/dose/200 doses **Clenil** Farmalab Flaconetes (sol. para nebulização) de 2 mℓ com 400 µg/mℓ; spray/jet: 250 µg/jato (dose); spray 50: 50 µg/jato (dose)-inalação; pulvinal: 100, 200 e 400 µg **Miflasona** Novartis Cáps. 200 ou 400 µg + inalador	Tratamento profilático da asma leve, moderada ou grave e das condições de broncoestenose. Reduz a resposta inflamatória, o edema e a hipersecreção. Ineficaz no tratamento da crise já instalada	Crianças: 6 a 12 anos: 50 a 100 µg, 3 a 4 vezes/dia ou 200 µg, 2 vezes/dia. > 12 anos: mesmas doses de adultos. Adultos: 100 µg, 3 a 4 vezes/dia ou 200 µg, 2 vezes/dia. O limite máximo diário em crianças é de 800 mcg	Cefaleia, rouquidão, secura e irritação da boca e da garganta, gosto e odor desagradáveis, infecções locais por cândida, erupção cutânea, prurido, urticária, eritema e edema nos olhos. Reação cuja frequência é desconhecida: hiperatividade psicomotora, transtornos do sono, ansiedade, depressão, agressividade, mudanças comportamentais (predominantemente em crianças)	Contraindicada para pacientes com hipersensibilidade conhecida aos corticosteroides. **Cuidado especial em pacientes com tuberculose pulmonar ativa ou latente, ou infecção ocular por herpes simples.** Não indicado para crises agudas de asma ou bronquite não asmática
BUDESONIDA	**Budiair** Farmalab Spray ou spray jet: 200 µg/200 doses **Busonid** Biosintética-Aché Spray bucal adulto: 200 µg/dose; spray bucal infantil 50 µg/dose; Cáps. para inalação: 200 ou 400 µg com 15 ou 60 cáps. **Miflonide** Novartis Cáps. para inalação 200 ou 400 µg com 60 cáps. **Pulmicort** AstraZeneca Susp. nebulização 0,25 ou 0,50 mg/mℓ, 5 ou 20 frascos de 2 mℓ, turbuhaler (pó inalante) 100 ou 200 µg/dose	Inalação oral: Tratamento profilático da asma e no tratamento crônico prolongado	Inalação oral (cáps.): Crianças de 6 anos ou mais: 100 a 200 µg, 1 a 2 vezes/dia (até 400 µg/dia). Inalação oral (susp. para nebulização). Crianças 3 meses a 12 anos: 0,25 a 1 mg, 2 vezes/dia. Inalação oral (pó inalação): Crianças de 6 anos ou mais: 200 µg, 2 vezes/dia até 400 µg (2 vezes/dia). Inalação oral (spray/aerossol): Crianças: 6 a 12 anos: 200 a 400 µg dose única diária (dose máx. 400 µg 2 vezes/dia (800 µg/dia). 1 a 6 anos: 100 a 400 µg, 2 vezes/dia, até 1.000 µg/dia	Irritação na garganta, candidíase orofaríngea. Rouquidão, tosse, nervosismo, agitação, depressão, reações de hipersensibilidade imediata ou tardia, incluindo exantema, dermatite de contato, urticária, angioedema, broncoespasmo e reação anafilática, equimoses na pele	Não indicada para episódios agudos de asma ou bronquite não asmática. **Cuidado especial em pacientes com infecções virais ou fúngicas e sob tratamento com imunossupressores, porque são mais suscetíveis às infecções do que pacientes sadios.** Disfunção hepática pode afetar a eliminação dos glicocorticosteroides

Associações

BUDESONIDA + FORMOTEROL	**Alenia** Biosintética Cáps. para inalação com budesonida/formoterol: 100 µg/6 µg; 200 µg/6 µg; 400 µg/12 µg **Symbicort** AstraZeneca *Turbuhaler* budesonida/formoterol: 100 µg/6 µg; 200 µg/6 µg; 400 µg/12 µg	Tratamento da asma nos casos em que a associação (corticosteroide inalatório com um beta-2-agonista de ação prolongada) é apropriada; no tratamento regular de pacientes com DPOC moderada a grave	Crianças > 4 anos: *Turbuhaler* = 1 inalação 1 vez/dia. Dose diária de até 8 inalações/dia, temporariamente; até 1 cáp., 2 vezes/dia, dose máx. de 4 cáps. totalizando 24 µg formoterol e 800 µg de budesonida Crianças > 12 anos: *Turbuhaler* = 2 inalações 1 vez/dia ou 1 inalação 2 vezes/dia. Dose diária de até 12 inalações/dia, temporariamente; 1 a 2 cáps. (até 2 vezes/dia, total de 24 µg formoterol e 800 µg de budesonida; na piora até 48 µg formoterol e 1.600 µg de budesonida).	As mesmas reações do salbutamol e da budesonida. (p. ex., tontura, cefaleia, palpitações, tremor, irritação na garganta, candidíase na orofaringe, cãibras, náuseas, taquicardia, entre outras)	As mesmas do salbutamol e da budesonida
CICLESONIDA	**Alvesco 80** Nycomed *Spray* aerossol 80 µg com 60 ou 120 doses **Alvesco 160** Nycomed *Spray* aerossol 160 µg com 60 ou 120 doses	Prevenção e controle da asma brônquica leve, moderada ou grave em adultos e crianças a partir de 4 anos de idade	Crianças de 4 a 11 anos: 80 a 160 µg/dia. Adolescentes > 12 anos: 80 a 640 µg/dia	Náuseas, vômito, cefaleia, gosto desagradável, infecções orais por fungos, disfonia, tosse por inalação, broncospasmo paradoxal, exantema e eczema, palpitações	Deve-se evitar a administração concomitante com potentes inibidores de CYP3A4 (como cetoconazol, itraconazol, ritonavir ou nelfinavir), a não ser que os benefícios sejam superiores ao risco de aumento de efeitos colaterais sistêmicos, causados por corticosteroides. Durante a gravidez ou lactação, somente deve ser utilizada a critério médico
FLUTICASONA	**Flixonase** GSK *Spray* nasal com 60 e 120 doses **Flixotide Diskus** GSK Flixotide Diskus 50 ou 250 mcg. **Flutican** Glenmark Frasco com 10 ml de susp. aquosa (*spray* nasal) com 50 mcg/dose **Fluticaps** Biosintética Embalagem com 15 ou 60 cáps. com 250 mcg para inalação, com ou sem inalador **Plurair** Libbs *Spray* nasal com 50 mcg/dose com 60 doses (6 ml) ou 120 doses (12 ml)	Tratamento de manutenção das doenças pulmonares crônicas, como a asma brônquica, e da doença pulmonar obstrutiva crônica	Crianças: 1 a 4 anos – até 100 µg 2 vezes/dia; > 4 anos – 50 a 200 µg 2 vezes/dia. Adolescentes > 16 anos: 100 a 1.000 µg 2 vezes/dia. Asma leve: 100 a 250 mcg 2 vezes/dia. Asma moderada: 250 a 500 mcg 2 vezes/dia. Asma grave: 500 a 1.000 mcg 2 vezes/dia	Cefaleia, náuseas, mal-estar, vômito, diarreia, nervosismo, insônia, dermatite, broncospasmo paradoxal, rouquidão, candidíase oral	Não deve ser usada nas crises de asma, mas no controle a longo prazo. Estudos clínicos envolvendo crianças de 1 a 4 anos demonstraram que o controle ideal dos sintomas da asma é alcançado com 100 mcg 2 vezes/dia, administrados com o auxílio de um espaçador com máscara. O tratamento não deve ser interrompido abruptamente. **Durante a gravidez ou lactação, somente deve ser utilizado a critério médico.** **Uso pediátrico acima de 4 anos de idade**

FÁRMACOS PARA ASMA I OUTROS

FÁRMACOS	APRESENTAÇÕES	INDICAÇÕES	POSOLOGIA	REAÇÕES ADVERSAS IMPORTANTES	SITUAÇÕES ESPECIAIS
ACEBROFILINA	**Brondilat Pediátrico** Aché Frasco com 120 mℓ de xarope com 25 mg/5 mℓ + copo-medida de 10 mℓ **Bronfili** Cifarma Frasco com 120 mℓ de xarope com 25 mg/5 mℓ + copo-medida de 10 mℓ **Filinar** Eurofarma Frasco com 60 ou 120 mℓ de xarope com 5 mg/mℓ. **Respiran** Gallia Frascos com 120 mℓ de xarope com 25 mg/5 mℓ + copo-medida **Teomuc** Biolab Sanus Frasco com 120 mℓ de xarope com 5 mg/mℓ	Tratamento sintomático e preventivo das patologias agudas e crônicas do sistema respiratório caracterizadas por fenômenos de hipersecreção e broncospasmo, como: bronquite obstrutiva ou asmatiforme, asma brônquica, traqueobronquite, broncopneumonias, bronquiectasias, pneumoconioses, rinofaringites, laringotraqueítes, enfisema pulmonar	Crianças de 6 a 12 anos: 5 mℓ = 25 mg ou 5 mg/mℓ 12/12 h Crianças de 1 a 3 anos: 1 mg/kg de peso corporal 12/12 h	Náuseas, vômito, taquicardias e tremores, diarreia, dor abdominal e epigástrica, xerostomia, agitação, sonolência, insônia, transpiração, erupção de pele e outras reações alérgicas	Contraindicada para casos de hipersensibilidade a outras xantinas como aminofilina e teofilina, assim como ambroxol, ou a qualquer componente que faça parte da sua formulação. Não deve ser usado em pacientes portadores de doenças hepáticas, renais ou cardiovasculares graves, úlcera péptica ativa e história pregressa de convulsões. **Durante a gravidez ou lactação, somente deve ser utilizada a critério médico.** A teofilina é biotransformada parcialmente, no fígado, em cafeína; isto é clinicamente mais significativo nos recém-nascidos e menores de 3 anos devido à meia-vida longuíssima da cafeína nestes pacientes
CETOTIFENO	**Asmax** Ativus Comp. sulcados 1 mg; xpe. 1 mg/5 mℓ; gt. (sol. oral) 1 mg/mℓ **Asmifen** Bunker Embalagem com 20 comps. de 1 mg; frasco com 100 mℓ de xarope com 0,2 mg/mℓ **Zaditen** Novartis Comp. de liberação lenta SRO 2 mg; comp. sulcados 1 mg; xpe. 1 mg/5 mℓ; sol oral (gt.) 1 mg/mℓ **Zetitec** UCI Comp. sulcados 1 mg; xarope 1 mg/5 mℓ; gt. (sol. oral) 1 mg/mℓ	Prevenção de asma brônquica, quando associada a sintomas alérgicos. É utilizado na redução da frequência e intensidade de ataques, mas não cessa uma crise que já se iniciou	Crianças de 6 meses a 3 anos: 0,5 mg, 2 vezes/dia Crianças > 3 anos: 1 mg, 2 vezes/dia	Exantema, vermelhidão da pele, bolhas nos lábios, olhos e boca acompanhando febre, calafrios, cefaleia, dor no corpo, pele e os olhos amarelados, alteração da coloração das fezes, colúria, excitação, irritabilidade, insônia, nervosismo, tontura, polaciúria, xerostomia, sonolência e aumento de peso	Contraindicado a pessoas alérgicas à substância ativa cetotifeno ou a qualquer um dos outros componentes da fórmula. **Durante a gravidez ou lactação, somente deve ser utilizado a critério médico**

IPRATRÓPIO, BROMETO DE	**Atrovent** BoehRinger Spray 20 μg/jato; sol. para nebulização a 0,25% (0,25 mg/mℓ/20 mℓ); aerossol nasal 20 μg/dose) **Ares** UniãoQuímica Sol. para nebulização 0,25% (0,25 mg/mℓ)	Broncodilatador no tratamento de manutenção do broncospasmo associado à DPOC, que inclui bronquite crônica e enfisema. Solução para inalação também é indicada em combinação com uma medicação beta-2-agonista no tratamento do broncospasmo agudo associado a asma e DPOC	Tratamento de manutenção: adolescentes > 12 anos – 2,0 mℓ (40 gt. = 0,5 mg) 3 a 4 vezes/dia; crianças de 6 a 12 anos – a posologia deve ser adaptada a critério médico, sendo que a dose recomendada é de 1,0 mℓ (20 gt. = 0,25 mg) 3 a 4 vezes/dia; < 6 anos – a posologia deve ser adaptada a critério médico, sendo a dose recomendada de 0,4 a 1,0 mℓ (8 a 20 gt. = 0,1 a 0,25 mg) 3 a 4 vezes/dia. Tratamento da crise aguda: adolescentes > 12 anos – 2,0 mℓ (40 gt. = 0,5 mg); podem-se administrar doses repetidas até que o paciente esteja estável; crianças: de 6 a 12 anos – a posologia deve ser adaptada a critério médico, sendo que a dose recomendada de 1,0 mℓ (20 gt. = 0,25 mg); < 6 anos – a posologia deve ser adaptada a critério médico, sendo que a dose recomendada é de 0,4 a 1,0 mℓ (8 a 20 gt. = 0,1 a 0,25 mg); podem-se administrar doses repetidas até que o paciente esteja estável	Erupção cutânea, prurido, angioedema de língua, lábios e face, urticária, laringospasmo e reações anafiláticas, distúrbios da motilidade gastrintestinal (p. ex., constipação intestinal, diarreia e vômito), cefaleia e xerostomia, frequência cardíaca, palpitações, taquicardia supraventricular e fibrilação atrial, distúrbios na acomodação visual, náuseas, retenção urinária e tontura. O risco de retenção urinária é maior em pacientes com uropatia obstrutiva preexistente. Irritação local e broncospasmo induzido por inalação	Beta-adrenérgicos e derivados da xantina podem intensificar o efeito broncodilatador. O risco de glaucoma agudo em pacientes com histórico de glaucoma de ângulo fechado pode aumentar com a administração simultânea de brometo de ipratrópio e betamiméticos. Contraindicado em pacientes com hipersensibilidade conhecida à atropina ou a seus derivados e/ou a quaisquer componentes da fórmula. **Durante a gravidez ou lactação, somente deve ser utilizado a critério médico**

Associações

IPRATRÓPIO + FENOTEROL	**Duovent** BoehRinger Spray 20 μg ipratrópio e 50 mcg fenoterol		Acima de 6 anos: 1 spray/dose, 3 vezes/dia	
IPRATRÓPIO + SALBUTAMOL	**Combivent** BoehRinger Spray 20 μg de ipratrópio e 120 μg de salbutamol)			

FÁRMACOS PARA ASMA I XANTINAS

FÁRMACOS	APRESENTAÇÕES	INDICAÇÕES	POSOLOGIA	REAÇÕES ADVERSAS IMPORTANTES	SITUAÇÕES ESPECIAIS
AMINOFILINA	**Aminofilina Sandoz** Novartis Embalagens com 20 comps. de 100 ou 200 mg; frasco com 10 mℓ de solução com 240 mg/mℓ (10 mg/gotas) **Aminoflex** Halex Istar Cx. com 50 ou 100 ampolas de 10 mℓ com 240 mg	Tratamento de doenças caracterizadas por broncospasmo, como a asma brônquica ou o broncospasmo associado a bronquite crônica e enfisema	Crianças: < 1 ano: dose total diária (mg/kg de peso/dia) = 0,3 × (idade em semanas) + 8. De 1 a 12 anos: 6 mg/kg de peso/dose (dose total diária = 24 mg/kg de peso/dia). Acima de 12 anos até 16 anos: 5 mg/kg de peso/dose (dose total diária = 20 mg/kg de peso/dia). Acima de 16 anos: 4 mg/kg de peso/dose (dose total diária = 16 mg/kg de peso/dia). Inalação (nebulizador): diluir 0,5 a 1 mℓ da solução oral em igual volume de água destilada e administrar por meio de nebulizador	Náuseas, vômito, diarreia, tontura, cefaleia, insônia, tremores, irritabilidade, inquietação, piora de refluxo gastresofágico, desconforto abdominal, taquicardia, arritmias	**Não deve ser usada por pacientes com úlcera, gastrite aguda, arritmias não controladas ou qualquer hipersensibilidade à aminofilina, teofilina ou qualquer outro componente da fórmula.** Evitar uso concomitante de café, chá, bebidas à base de cola e chocolates. A teofilina atravessa a placenta e passa para o leite materno, portanto seu uso não é recomendado durante a gravidez e a lactação. **Uso pediátrico: especial cuidado com o emprego em pediatria. As doses terapêuticas são muitas vezes próximas das doses tóxicas. O ideal é ajustar a dose total de acordo com os níveis séricos de teofilina. Vários outros fármacos podem interferir no metabolismo da aminofilina e a administração concomitante da aminofilina e outros medicamentos deve ser sempre avaliada.** O uso deste medicamento em fumantes pode requerer ajustes na dose
BAMIFILINA	**Bamifix** Farmalab Infantil: dg. de 300 mg/20 dgs.	Tratamento de asma brônquica, bronquite asmática e DPOC	Crianças acima de 5 anos e com capacidade de engolir drágeas devem tomar 1 drágea de 300 mg, 12/12 h. A dose diária infantil recomendada é de 30 mg/kg/dia	Cefaleia, gastralgia, tremores	Administrada com cuidado nos casos de insuficiência cardíaca grave, hipertensão arterial grave não tratada, insuficiências hepática e renal, úlcera gástrica e hipertireoidismo. **Contraindicação: Infarto agudo do miocárdio e hipersensibilidade a derivados xantínicos.** A bamifilina apresenta propriedades broncospasmolíticas e, portanto, potencializa a ação dos fármacos betassimpaticomiméticos. Pode ser associada a corticosteroides, estrofantina, digitálicos e antibióticos (o efeito da estrofantina na gravidez é aumentado pelas metilxantinas). **Durante a gravidez ou lactação, somente deve ser utilizada a critério médico.** **Uso pediátrico acima de 5 anos**

MEDICAMENTOS

FÁRMACOS	APRESENTAÇÕES	INDICAÇÕES	POSOLOGIA	REAÇÕES ADVERSAS IMPORTANTES	SITUAÇÕES ESPECIAIS
TEOFILINA	**Taloflina** Novartis Cáps. lib. de modo prolongado de 100, 200 e 300 mg/ 20 cáps. **Teolong** Abbott Cáps. LP 100, 200 e 300 mg/30 cáps	Prevenção e tratamento de doenças como asma brônquica, broncospasmo (associado a bronquite crônica) (tratamento), DPOC (tratamento) e enfisema pulmonar (tratamento)	Crianças: 1 a 5 anos = 5 a 20 kg = 24 mg/kg; 6 a 8 anos = 20 a 25 kg = 24 mg/kg; 8 a 12 anos = 25 a 40 kg = 20 mg/kg; 12 a 16 anos = 40 a 60 kg = 18 mg/kg e > 16 anos = 60 a 70 kg = 11 a 13 mg/kg. Crianças > 6 meses precisam de uma dose relativamente maior de teofilina por causa do *clearance* aumentado. Por contraste, a eliminação da teofilina é retardada em prematuros, neonatos e lactentes < 6 meses de vida	Hipopotassemia, hiperglicemia, hiperuricemia, oscilação dos eletrólitos séricos, excitabilidade, inquietação, irritabilidade, nervosismo, cefaleia, insônia, tremores de extremidades, convulsões, palpitação, arritmia cardíacas (taquicardia sinusal, taquicardia supraventricular, taquicardia atrial multifocal, extrassístoles ventriculares, fibrilação ou *flutter* atrial), hipotensão, choque, náuseas, vômito, diarreia, outros sintomas GI incluindo hemorragia digestiva, dor abdominal, hematêmese, rabdomiólise, aumento do débito urinário, insuficiência renal aguda, elevados níveis de cálcio e creatinina, queda da PA, distúrbios acidobásicos	Contraindicada para casos de hipersensibilidade à teofilina ou a qualquer componente da fórmula do produto. Contraindicada também para pacientes que sofreram IAM recente e com taquiarritmia aguda. Deve ser administrada com cautela e somente se necessário nos seguintes casos: angina instável, risco de taquiarritmia, hipertensão grave, miocardiopatia obstrutiva hipertrófica, hipertireoidismo, histórico de epilepsia, úlcera gástrica e/ou úlcera duodenal, ou porfiria. **Durante a gravidez ou lactação, somente deve ser utilizado a critério médico**

FÁRMACOS PARA EMERGÊNCIA E PARADAS CARDÍACA, CARDIORRESPIRATÓRIA E RESPIRATÓRIA

FÁRMACOS	APRESENTAÇÕES	INDICAÇÕES	POSOLOGIA	REAÇÕES ADVERSAS IMPORTANTES	SITUAÇÕES ESPECIAIS
ATROPINA, SULFATO DE	**Atropion** Ariston Sol. inj. 1 mℓ (contém 0,5 mg de atropina)	Coadjuvante no tratamento de úlcera péptica, doenças GI e biliares, no tratamento de cólicas durante a menstruação, no tratamento sintomático de doenças geniturinárias (p. ex., no alívio de cólicas ureterais e renais, na incontinência urinária, no espasmo da musculatura uterina), como medicação pré-anestésica para diminuir a salivação e a secreção das vias respiratórias e para bloquear o reflexo inibitório vagal no coração durante a indução da anestesia e intubação (restabelecimento da frequência	A posologia deve ser estabelecida a critério médico. A injeção intravenosa deve ser feita lentamente. Em geral, a posologia varia segundo a indicação: Antimuscarínico: crianças – 0,01 mg/kg (SC), sem ultrapassar 0,4 ou 0,3 mg por m² de superfície corporal, em intervalos de 4 a 6 h Arritmias: crianças – 0,01 a 0,03 mg/kg (IV) Pré-medicação anestésica: crianças (SC) até 3 kg – 0,1 mg; de 7 a 9 kg – 0,2 mg; de 12 a 16 kg – 0,3 mg; de 20 a 27 kg – 0,4 mg; com 32 kg – 0,5 mg; com 41 kg – 0,6 mg	Gastrintestinais: xerostomia, náuseas, vômito, disfagia, azia, constipação intestinal e íleo paralítico. Geniturinário: retenção urinária e impotência. Ocular: visão distorcida, midríase, fotofobia, cicloplegia e aumento da pressão ocular. Cardiovascular: palpitação, bradicardia (baixas doses de atropina) e taquicardia (altas doses). Sistema nervoso central: cefaleia, sonolência, fadiga, desorientação, nervosismo, insônia, perda temporária da memória, confusão mental e excitação, especialmente em pacientes geriátricos	Há interação medicamentosa com: haloperidol e fenotiazinas em pacientes esquizofrênicos ou psicóticos, antidepressivos tricíclicos, IMAO, amantadina, anti-histamínicos, ciclopropano, cetoconazol, carbacol, pilocarpina ou outros medicamentos oftálmicos do tipo inibidores da colinesterase e atenolol. A atropina deverá ser usada em mulheres grávidas somente se necessário e não se recomenda amamentação no período da utilização do medicamento. Seu uso é contraindicado em casos de alergia ao medicamento ou a qualquer componente da formulação. **Contraindicado em pacientes com asma, glaucoma ou tendência ao glaucoma, adesão entre íris e o cristalino, taquicardia, estado**

FÁRMACOS PARA EMERGÊNCIA E PARADAS CARDÍACA, CARDIORRESPIRATÓRIA E RESPIRATÓRIA

FÁRMACOS	APRESENTAÇÕES	INDICAÇÕES	POSOLOGIA	REAÇÕES ADVERSAS IMPORTANTES	SITUAÇÕES ESPECIAIS
		cardíaca e da PA). No tratamento de arritmias ou bradicardia sinusal grave e síncope devido à hiperatividade do reflexo sinocarotídeo, no controle do BAV decorrente de aumento da atividade vagal (p. ex., em alguns casos após a administração de digitálicos), como coadjuvante em radiografias gastrintestinais, no tratamento de parkinsonismo, na profilaxia e no tratamento de intoxicações por inibidores da colinesterase (p. ex., inseticidas organofosforados), agentes colinérgicos e muscarínicos, parkinsonismo, na profilaxia e tratamento de intoxicações por organofosforatos	Para pesos intermediários não especificados, use a dose intermediária correspondente. Como antídoto de inibidores da colinesterase: Crianças: inicialmente 1 mg (IV ou IM), seguidos por 0,5 a 1 mg a cada 5 ou 10 min, até que desapareçam os sintomas muscarínicos. Recomenda-se não ultrapassar a dose de aproximadamente 10 mg, pode ser letal em crianças. Antídoto de organofosforados e muscarina (intoxicações fúngicas). Intoxicação por inseticidas organofosforados: Crianças: bradicardia sinusal. 0,01 a 0,03 mg por kg de peso corporal IV, ou até um máximo de 0,4 mg. A dose pode ser repetida a cada 4 ou 6 h	Altas doses podem ocasionar estimulação do sistema nervoso central (inquietação e tremores). Hipersensibilidade: reações alérgicas graves incluindo anafilaxia, urticária e outras manifestações cutâneas. Outros: supressão da lactação, congestão nasal e diminuição da sudorese	**cardiovascular instável em hemorragia aguda, isquemia do miocárdio, enfermidades obstrutivas gastrintestinais e geniturinárias, íleo paralítico, atonia intestinal em pacientes geriátricos ou debilitados, colite ulcerativa grave, megacólon tóxico associado à colite ulcerativa, enfermidades hepáticas e renais graves, miastenia *gravis***
Associações ATROPINA	**Tropinal** EMS Cada ml de solução (20 gotas) contém: metilbrometo de homatropina 1,0 mg; sulfato de hiosciamina 0,1037 mg; bromidrato de hioscina 0,0065 mg; dipirona 0,300 g	Medicina geral: medicação antiespasmódica, analgésica e antitérmica em qualquer entidade clínica acompanhada de espasmos, dores e febre. Reumatologia: reumatismos, artralgias, mialgias. Gastrenterologia: gastralgias, cólicas intestinais, cólicas vesiculobiliares, discinesia biliar. Otorrinolaringologia: angina rubra, amigdalite, faringe. Distonias neurovegetativas primária ou secundária, viscerais, espasmodolorosas	20 a 40 gotas, 3 a 4 vezes/dia	Contendo dipirona, o produto pode provocar reações idiossincrásicas, caracterizadas por neutropenia e agranulocitose. Por isso, recomenda-se, nos tratamentos prolongados, o monitoramento do hemograma completo	

BICARBONATO DE SÓDIO	**Bicarbonato de sódio** Sol. inj. a 8,4% Sol. Inj. A 3%, 5%, 6,6%, 8,4%, 10%	Tratamento de acidose metabólica e suas manifestações. É utilizado também no tratamento de cetoacidose diabética, insuficiência renal, distúrbios acidobásicos	Acidose metabólica (formas menos urgentes): infusão IV, 2 a 5 mEq por kg de peso, no período de 4 a 8 h. Alcalinização urinária: infusão IV, 2 a 5 mEq por kg de peso corporal, em um período de 4 a 8 h. Parada cardíaca: IV (1 mEq por kg de peso corporal inicialmente e a seguir 0,5 mEq por kg de peso corporal para cada 10 min se a parada continuar)	Hipopotassemia, com administração excessiva; edema de membros inferiores com doses elevadas, alcalose metabólica e hipernatremia, com doses elevadas ou em insuficiência renal; hiperpotassemia, com uso prolongado, náuseas	Contraindicado para pacientes com alcalose metabólica ou respiratória, pacientes com perda de cloreto causada por vômito ou drenagem gastrintestinal; pacientes com hipopotassemia; durante a gravidez e em crianças menores de 2 anos. Há interação medicamentosa com anticolinérgicos, antidiscinéticos, cetoconazol, cimetidina, famotidina, ranitidina, suplementos de ferro orais, tetraciclina, ciprofloxacino, diuréticos poupadores de potássio, efedrina, mecamilamina, salicilatos, diuréticos. Preparações contendo leite, cálcio ou laticínios podem provocar a síndrome leite-álcali. A infusão rápida (10 mℓ/min) e hipertônica da solução de bicarbonato de sódio a 8,4%, em neonatos e em crianças menores de 2 anos, pode causar hipernatremia, diminuição na pressão do líquido cefalorraquidiano e possível hemorragia intracraniana. A taxa de administração em tais pacientes deve consequentemente ser limitada a não mais de 8 mEq/kg/dia
CÁLCIO, CLORETO DE (eletrólito)	**Cloreto de cálcio a 10%** Sol. inj.	Cardiotônico; hipocalcemia; hiperpotassemia; hipermagnesemia	Hipocalcemia e como eletrólito: 25 mg por kg de peso corporal, lentamente	Náuseas, constipação intestinal e irritação no local de injeção. Pode haver síncope cardíaca	Seu uso não é recomendado quando há fibrilação ventricular; hipercalcemia; uso de digitálicos e hipocalcemia da insuficiência renal. Não deve ser associado a ceftriaxona (em recém-nascidos). Pode provocar aumento das concentrações sanguíneas de cálcio e magnésio com preparações contendo cálcio e/ou magnésio. Pode diminuir a ação de celulose fosfato de sódio. Pode aumentar o risco de arritmias com digitálicos. Pode impedir a absorção de etindronato. Pode antagonizar os efeitos de nitrato de gálio. Pode neutralizar os efeitos de sulfato de magnésio parenteral. Pode diminuir a absorção de tetraciclinas orais. Não misturar sais de cálcio com: carbonatos; fosfatos; sulfatos ou tartaratos (são incompatíveis)

FÁRMACOS PARA EMERGÊNCIA E PARADAS CARDÍACA, CARDIORRESPIRATÓRIA E RESPIRATÓRIA

FÁRMACOS	APRESENTAÇÕES	INDICAÇÕES	POSOLOGIA	REAÇÕES ADVERSAS IMPORTANTES	SITUAÇÕES ESPECIAIS
CÁLCIO, GLICONATO DE	**Gliconato de cálcio a 10%** Sol. inj.	Hipocalcemia grave e tetania hipocalcêmica	As soluções contendo cálcio devem ser administradas lentamente de forma a minimizar a vasodilatação periférica e a depressão cardíaca. A injeção IV deve ser acompanhada por monitoramento do ritmo cardíaco ou ECG. Crianças: injeção IV lenta ou infusão IV após diluição de 0,4 a 1 mℓ/kg de peso corporal (0,09 a 0,23 mmol [0,18 a 0,45 mEq] de cálcio/kg de peso corporal). Para crianças até 3 anos, 0,2 a 0,5 mℓ/kg de peso corporal (0,05 a 0,1 mmol [0,1 a 0,2 mEq] de cálcio/kg de peso corporal)	Hipotensão, bradicardia, arritmia cardíaca, vasodilatação, colapso vasomotor (possivelmente fatal), rubor, principalmente após injeção demasiado rápida, náuseas, vômito, sensação de calor e sudorese	Não recomendado quando há hiperparatiroidismo, hipervitaminose D, tumores descalcificantes, insuficiência renal, osteoporose imobilizante, sarcoidose, síndrome leite-álcali, hipercalciúria, intoxicação digitálica ou durante o tratamento com glicosídeos cardíacos. Deve-se evitar o consumo elevado de vitamina D. Nas crianças, gliconato de cálcio a 10% não deve ser administrado por via IM, mas apenas por via IV lenta
DOBUTAMINA	**Dobutrex**[ABL] Sol. Inj. 250 mg/20 mℓ, ampolas de 20 mℓ **Dobtan**[União Química] Sol. Inj. 20 mℓ contém 250 mg	Insuficiência cardíaca aguda	Infusão IV: Diluente: soro glicosado a 5%; cloreto de sódio a 0,9%; soro glicosado a 5% em cloreto de sódio a 0,45%; soro glicosado a 5% em cloreto de sódio a 0,9%; soro glicosado a 10%; Ringer com lactato; soro glicosado a 5% em Ringer com lactato ou lactato de sódio. As diluições devem ser feitas considerando as necessidades hídricas do paciente. Concentrações das soluções: partindo-se de uma amp. de 250 mg de dobutamina em 20 mℓ, diluído para 1.000 mℓ, obtém-se a concentração 250 µg/mℓ. Diluído para 500 mℓ obtém-se a concentração de 500 µg/mℓ. Diluído para 250 mℓ obtém-se a concentração de 1.000 µg/mℓ. Obs.:	Aumento da frequência cardíaca, PA e extrassístoles ventriculares, hipotensão, náuseas, cefaleia, dor anginosa, dor torácica inespecífica e dispneia	Contraindicada em casos de estenose subaórtica hipertrófica idiopática (a obstrução pode piorar), feocromocitoma (pode ocorrer hipertensão grave), taquiarritmias ou fibrilação ventricular (pode ocorrer exacerbação da arritmia) em pacientes com hipersensibilidade à dobutamina. Também não deve ser utilizada em pacientes com miocardiopatia hipertrófica obstrutiva. Há interação medicamentosa com betabloqueadores, vasoconstritores, antidepressivos tricíclicos e maprotilina, IMAO, digitálicos, doxapram, nitroprussiato e anestésicos hidrocarbonetos halogenados. A dobutamina aumenta o débito cardíaco e a pressão sistêmica em pacientes pediátricos de todas as idades. Em neonatos prematuros, a dobutamina é menos efetiva que a dopamina em aumentar a pressão arterial sistêmica sem causar taquicardia, e não oferece nenhum benefício adicional quando administrada a estes pacientes que já estejam recebendo infusões de dopamina

DOPAMINA	**Revivan** Zambon Sol. inj. 50 mg/ampolas de 10 mℓ e 200 mg/amp. de 5 mℓ **Cloridrato de dopamina** Teuto Sol. inj. 5 mg/mℓ	Correções do desequilíbrio hemodinâmico consequente a: choque de múltiplas etiologias; traumatismos e/ou hemorragias; septicemias endotóxicas, intoxicações medicamentosas; pós-operatório, sobretudo cardíaco, síndrome de baixo débito, preparo pré-operatório de pacientes de alto risco, insuficiência renal e retenção hidrossalina de etiologia variada	Crianças: 2 a 5 μg/kg/min, em crianças, com PA normal, mas oligúricas; > 5 μg/kg/min, naquelas hipotensas. Sugere-se não ultrapassar 20 μg/kg/min, a menos que seja estritamente necessário. Para elevar o débito cardíaco de maneira significativa, é necessária uma dose > 10 μg/kg/min, mas com tal dose há aumento também da frequência cardíaca e da PA. Em geral, com doses abaixo de 10 μg/kg/min não se observam efeitos colaterais	Náuseas, vômito, extrassístoles cardíacas, taquicardia, dispneia, hipotensão e vasoconstrição. Em pacientes com distúrbios vasculares preexistentes, foram observadas alterações periféricas do tipo isquêmico com tendência a estase vascular e gangrena	Não deve ser administrada em pacientes com feocromocitoma ou taquiarritmias não tratadas ou fibrilação ventricular. Há interação com IMAO e antidepressivos tricíclicos. Administrar exclusivamente por infusão IV lenta. Nos recém-nascidos, cujos sistemas cardiopulmonar e nervoso autônomo são funcional e estruturalmente imaturos, a dopamina pode ser teoricamente menos eficaz como agente inotrópico e pode causar efeitos indesejáveis
			a concentração de dobutamina não deve ultrapassar 5.000 μg/mℓ (250 mg de dobutamina diluídos para 50 mℓ). Para aumentar o débito cardíaco geralmente se emprega uma dose de 2,5 a 10 μg/kg/min. Crianças: doses geralmente de 5 a 20 μg/kg/min, mas considerando as particularidades da resposta clínica. ICC: 5 a 20 μg/kg/min. Administrar a dobutamina em veia periférica calibrosa ou diretamente na circulação central. Ao interromper a medicação, as doses devem ser reduzidas gradualmente (a interrupção rápida pode causar hipotensão)		
EPINEFRINA	**Drenalin** Ariston Sol. inj. 1 mg/mℓ **Epifrin** Cristália Sol. inj. 1 mℓ (contém 1 mg de epinefrina)	Broncospasmo, parada cardíaca, alívio de manifestações da doença do soro, urticária e edema angioneurótico; reanimação na parada cardíaca devido a acidente anestésico, no glaucoma simples (ângulo	Asma brônquica, em pacientes pediátricos: 0,01 mg/kg até o máximo de 0,5 mg SC, que pode ser repetida a cada 4 h, se necessário. Uso oftalmológico: 0,1 mg/mℓ a 1 mg/mℓ.	Ansiedade, fobias, cefaleia e palpitações. Injeções locais repetidas podem causar necrose secundária à vasoconstrição	Também conhecida como epinefrina. Administrar com cautela em pacientes geriátricos, nas doenças cardiovasculares, hipertensão, diabetes melito, hipertireoidismo, psiconeurose, asma brônquica de longa duração e enfisema com desenvolvimento de cardiopatia degenerativa. Não se recomenda a associação a

FÁRMACOS PARA EMERGÊNCIA E PARADAS CARDÍACA, CARDIORRESPIRATÓRIA E RESPIRATÓRIA

FÁRMACOS	APRESENTAÇÕES	INDICAÇÕES	POSOLOGIA	REAÇÕES ADVERSAS IMPORTANTES	SITUAÇÕES ESPECIAIS
		aberto); relaxamento e inibição da contração da musculatura uterina	Vias IV e intracardíaca: Parada cardiorrespiratória: 1 mg em bólus IV, repetir a cada 3 a 5 min, se indicado. A injeção intracardíaca direta tem sido limitada à sala de cirurgia durante a massagem cardíaca direta ou quando não existe a possibilidade de se utilizarem outras vias. A epinefrina pode ser utilizada, durante os procedimentos de reanimação cardiorrespiratória, por via intratraqueal, na dose de 2 mg a intervalos de 3 a 5 min		doses elevadas de digitálicos, diuréticos mercuriais ou outros medicamentos que possam propiciar arritmias. Na insuficiência coronariana pode ocorrer dor anginosa. A epinefrina deve ser usada com cuidado em recém-nascidos e crianças, pois tem ocorrido síncope após administração de epinefrina em crianças asmáticas
GLICOSE	**Glicose a 25%** Isofarma Sol. inj.	Choque, parada cardíaca, convulsões, coma e insuficiência respiratória grave	Recém-nascidos: 250 a 500 mg/kg/dose (5 a 10 mℓ de glicose a 25% em lactente de 5 kg) para controlar hipoglicemia sintomática aguda, por injeção IV lenta. Crianças maiores: doses mais altas ou repetidas até 10 ou 12 mℓ de glicose a 25% e, para estabilizar os níveis de glicose sanguínea, infusão IV contínua, subsequente de glicose a 10%	Dor local, irritação venosa, tromboflebite e necrose tecidual, quando houver extravasamento da solução	Contraindicada nos seguintes casos: coma diabético e insuficiência renal; em pacientes com anúria, hemorragia intracraniana ou intraespinhal, em *delirium tremens* ou desidratação aguda não compensada
LIDOCAÍNA Ver em Antiarrítmicos					
MAGNÉSIO, SULFATO DE	**Sulfato de magnésio a 50%** Isofarma Sol. inj.	Fonte de reposição de magnésio, principalmente na vigência de hipomagnesia grave	Infusão IV: antes de sua administração, diluir a uma concentração de até 20%. Os diluentes mais utilizados são soro glicosado a 5% e cloreto de sódio a 0,9%. A taxa para injeção IV não deve exceder a 150 mg/minuto (1,5 mℓ à concentração de 10% ou equivalente). Dose para crianças: Como anticonvulsivante Intramuscular: de	Rubor, transpiração, hipotensão, depressão dos reflexos, paralisia flácida, hipotermia, colapso circulatório, depressão dos sistemas cardíaco e nervoso seguida por parada respiratória e hipocalcemia	Contraindicado para insuficiência renal, BAV ou dano miocárdico e depressão respiratória. Este medicamento não deve ser utilizado por gestantes sem orientação médica. Interação com álcool em altas concentrações, álcalis hidróxidos, arsenatos, bário, cálcio, fosfato de clindamicina, metais pesados, hidrocortisona sódica, succinato, fosfato, sulfato de polimixina B, salicilatos, estrôncio, tartaratos, carbonatos álcalis, bicarbonato, estreptomicina, tetraciclina,

MEDICAMENTOS

			tobramicina, barbitúricos, narcóticos ou outros hipnóticos (ou anestésicos sistêmicos) e outros depressores do sistema nervoso central
		0,04 mℓ a 0,08 mℓ, por kg de peso corporal, o necessário para controle das crises convulsivas. A dose e duração do tratamento são de exclusivo critério médico. Para hipomagnesemia grave: — IV: crianças maiores, 2 a 8 mℓ em tomadas divididas: repete-se a administração diariamente até que os níveis séricos voltem ao normal	
MILRINONA			
Primacor IV Sanofi-Aventis Sol. inj. 1 mg	Insuficiência cardíaca congestiva	Dose de ataque: 50 a 75 µg/kg administrados durante 30 a 60 min; dose de manutenção: varia de 0,25 a 0,75 µg/kg/min, em infusão IV contínua por um período de até 35 h	Arritmias ventriculares e supraventriculares, hipotensão, dor anginosa, cefaleia, hipopotassemia, trombocitopenia e tremores	Contraindicada em caso de hipersensibilidade à milrinona e em pacientes com valvopatias aórtica ou pulmonar obstrutivas graves, em substituição a medidas cirúrgicas. Monitoramento especial em pacientes com arritmias cardíacas, *flutter* ou fibrilação atrial, e em pacientes com tendência a quedas de pressão. Atenção especial em pacientes com terapia diurética prévia. No IAM os estudos ainda são insuficientes. Controlar cuidadosamente o equilíbrio eletrolítico e a função renal. Há interação com furosemida com formação de precipitado. Uso pediátrico: em estudos clínicos conduzidos em pacientes pediátricos, a milrinona pareceu retardar o fechamento do canal arterial. Desta forma, o tratamento com Primacor® IV deverá ser realizado em pacientes pediátricos apenas se os benefícios potenciais justificarem os potenciais riscos. Devem ser tomadas precauções em recém-nascidos com fatores de risco de hemorragia intraventricular, como prematuros e baixo peso ao nascer, dentre outros, já que a milrinona pode induzir trombocitopenia. Em estudos clínicos em pacientes pediátricos, o risco de trombocitopenia aumentou significativamente com o tempo de duração da infusão. Os dados clínicos sugerem que a trombocitopenia relacionada à milrinona é mais comum em crianças que em adultos
OXIGÊNIO			
Gás encanado. Cilindro de oxigênio	Parada cardíaca	100% ou a maior concentração possível	Efeito oxidante, irritação das vias respiratórias e dos brônquios, displasia pulmonar e retinopatia da prematuridade

FÁRMACOS PARA EMERGÊNCIA E PARADAS CARDÍACA, CARDIORRESPIRATÓRIA E RESPIRATÓRIA

FÁRMACOS	APRESENTAÇÕES	INDICAÇÕES	POSOLOGIA	REAÇÕES ADVERSAS IMPORTANTES	SITUAÇÕES ESPECIAIS
VASOPRESSINA	Encrise [Biolab] Sol. inj. 20 U/mℓ	Prevenção e tratamento de distensão abdominal pós-operatória, em radiografia abdominal para evitar a interferência de gás, em diabetes insípido, na hemorragia digestiva, na reanimação cardiorrespiratória, no tratamento da fibrilação ventricular ou taquicardia ventricular refratária à desfibrilação elétrica, na assistolia e atividade elétrica sem pulso e no choque séptico	Distensão abdominal (SC e IM): 0,01 UI/kg/minuto. Choque séptico: 0,01 a 0,04 UI/minuto em infusão contínua. A infusão contínua deve ser mantida durante 24 a 96 h de forma a individualizar cada caso. Reanimação cardíaca: 40 UI por via IV, 1 vez, seguida de bólus de 20 mℓ de água destilada ou soro fisiológico. Diabetes insípido: 0,001 a 0,003 UI/kg/h	Parada cardíaca, palidez perioral, arritmias, diminuição do débito cardíaco, angina, isquemia do miocárdio ou gangrena, cólicas abdominais, náuseas, vômito, flatulência, broncoconstrição, sudorese, urticária, gangrena cutânea	Contraindicada em casos de hipersensibilidade aos componentes da fórmula e na nefrite crônica com retenção nitrogenada. **Não deve ser usada em pacientes com doença vascular, especialmente das artérias coronárias, exceto com extrema cautela. A vasopressina deve ser utilizada com cautela na presença de epilepsia, enxaqueca, asma e insuficiência cardíaca ou outras condições em que a rápida adição de água extracelular possa apresentar riscos a um sistema já sobrecarregado. Este medicamento não deve ser utilizado por gestantes sem orientação médica.** Pediatria: recomenda-se cautela no tratamento de crianças muito pequenas com vasopressina devido à possibilidade de hiper-hidratação e hiponatremia

FERRUGINOSOS

FÁRMACOS	APRESENTAÇÕES	INDICAÇÕES	POSOLOGIA	REAÇÕES ADVERSAS IMPORTANTES	SITUAÇÕES ESPECIAIS
FERRO POLIMALTOSADO	Noripurum [Takeda] Comp. 100 mg Fe^{+++}/20 comp.; xpe. 50 mg Fe^{+++}/5 mℓ; amp. IM: 100 mg Fe^{+++}/2 mℓ; gt. 50 mg Fe^{+++}/mℓ	Anemia ferropriva	Anemia: 40 a 60 mg de Fe^{+++} por dia. Crianças: 4 a 6 mg/kg/dia de Fe^{+++} ÷ 2 tomadas	Cefaleia, tontura, calafrios, insônia, agitação, dor muscular, febre. Náuseas, vômito, gosto metálico, dor abdominal. Urticária, prurido, rubor, erupção cutânea. Anafilaxia com uso parenteral. Risco de alergia maior em asmáticos, pacientes com baixa capacidade de ligação de ferro	Na gestação e na lactação não foram documentados problemas em doses normais recomendadas. O uso de ferro em anemias hemolíticas não é necessário e pode agravar a hemossiderose. A injeção IM deve ser aplicada lentamente (4 a 5 min) na região glútea. **Preferível ingerir com o estômago vazio, com água ou com sucos cítricos para aumentar a absorção. A ingestão com leite, cereais, café ou chá prejudica a absorção. Manter fora do alcance de crianças.** Não se recomenda a administração do produto em crianças com menos de 4 meses pela falta de experiência nesta faixa etária

GLICINATO DE FERRO	**Neutrofer** Sigma Pharma Comp. 150 mg/15, 30 comp.; comp. 300 mg/30 comp.; comp. mastigáveis 500 mg/30; gt. 250 mg/mℓ (20 gt.); flaconetes de 250 mg/5 mℓ, 20 flaconetes **Neutrofer Fólico** Sigma Pharma Comp. revestido 150 mg de glicinato férrico + 5 mg de ácido fólico/30 comp.; suspensão oral gt. 250 mg de glicinato férrico + 0,20 mg de ácido fólico/mℓ (20 gt.)/30 mℓ; flaconetes com 75 mg de glicinato férrico + 2,5 mg de ácido fólico/20 flaconetes	Anemia ferropriva	Anemia: 20 gt. ou 1 flaconete ou 1 comp. 1 a 2 vezes/dia. Crianças: 2 gt. 5 mg de Fe+++/kg/dia ÷ 1 a 2 tomadas	Náuseas, vômito, constipação intestinal ou diarreia. Escurecimento das fezes. Hipersensibilidade: calor, rubor, taquicardia	Contém 20% de ferro elementar, isto é, 1 gota contém 2,5 mg de ferro elementar. Na gestação e na lactação, não foram documentados problemas em doses normais recomendadas. O uso de ferro nas anemias hemolíticas não é necessário e pode agravar a hemossiderose. A injeção IM deve ser aplicada lentamente (4 a 5 min) na região glútea. **Preferível ingerir com o estômago vazio, com água ou com sucos cítricos para melhorar a absorção. Ingerir junto com leite, cereais, café, chá prejudica a absorção. Manter fora do alcance de crianças**
GLICONATO FERROSO	**Ferrini** Altivus Gt. 30 mg de ferro aminoácido quelato/mℓ (20 gts), 30 mℓ, liq. 15 mg de ferro aminoácido quelato/mℓ, 100 mℓ; comp. 150 mg de ferro aminoácido quelato/30 comp.	Anemia ferropriva	Anemia: 40 a 60 mg de Fe+++ por dia. Crianças: 4 a 6 mg/kg/dia de Fe+++ ÷ 2 tomadas	Semelhante ao sulfato ferroso	**Contém 20% de ferro elementar, isto é, 1 mℓ contém 6 mg de ferro elementar**
SACARATO DE HIDRÓXIDO DE FERRO III	**Noripurum IV** Takeda Amp. IV: 100 mg Fe+++/5 mℓ	Anemia ferropriva	5 a 15 mℓ/dose diluída em 250 mℓ de soro fisiológico e repetida 1 a 3 vezes/semana. Crianças: 0,15 mℓ/kg (3 mg de ferro/kg) 2 a 3 vezes/semana. Na 1ª vez testar com 1/2 da dose e fazer o restante se não ocorrer RAM em 30 min	Cefaleia, tontura, calafrios, insônia, agitação, dor muscular, febre. Náuseas, vômito, gosto metálico, dor abdominal. Urticária, prurido, rubor, erupção cutânea. Anafilaxia com uso parenteral. Risco de alergia maior em asmáticos, pacientes com baixa capacidade de ligação de ferro	Não usar no 1º trimestre de gravidez. Usar em lactantes com cautela. Pacientes pediátricos: Se houver necessidade clínica, recomenda-se não exceder a dose de 0,15 mℓ de Noripurum® IV (3 mg de ferro) por kg de peso corporal, 1 a 3 vezes/semana, dependendo do nível de hemoglobina. Dose única máxima tolerada: Crianças: 0,35 mℓ de Noripurum® IV/kg de peso corporal diluído em solução fisiológica estéril, infundido em no mínimo 3,5 h, 1 vez/semana

FERRUGINOSOS

FÁRMACOS	APRESENTAÇÕES	INDICAÇÕES	POSOLOGIA	REAÇÕES ADVERSAS IMPORTANTES	SITUAÇÕES ESPECIAIS
SULFATO FERROSO	**Sulfato Ferroso** Sanval Gt. 1 mg Fe^{+++}/gt; xpe. 30 mg $Fe^{+++/5\,m\ell}$; dg. 50 mg Fe^{+++}; sol. oral 35 mg Fe^{+++}/5 mℓ; comp. 22 mg Fe^{+++}	Anemia ferropriva	Anemia ferropriva: 3 a 5 mg/kg/dia ou 60 a 240 mg de ferro elementar/dia 1 a 3 vezes/dia. Crianças: 4 a 6 mg/Kg de Fe^{+++}/dia ÷ 2 tomadas	Dor epigástrica, náuseas, vômito, diarreia, constipação intestinal. Irritação gastrintestinal diminui quando ingerido com alimento, mas a absorção diminui. Escurecimento dos dentes é removido pela escovação; pode ser evitado pingando as gotas atrás da língua ou ingerindo drágeas. Escurece as fezes. Urina escura	Na gestação e na lactação não foram documentados problemas em doses normais recomendadas. O uso de ferro em anemias hemolíticas não é necessário e pode agravar a hemossiderose. A injeção IM deve ser aplicada lentamente (4 a 5 min) na região glútea. **Preferível ingerir com o estômago vazio, com água ou com sucos cítricos para melhorar a absorção. Ingerir junto com leite, cereais, café, chá prejudica a absorção. Manter fora do alcance de crianças**

HORMÔNIOS E FÁRMACOS EM ENDOCRINOLOGIA I ANDROGÊNIO

FÁRMACO	APRESENTAÇÃO	INDICAÇÕES	POSOLOGIA	REAÇÕES ADVERSAS IMPORTANTES	SITUAÇÕES ESPECIAIS
NANDROLONA	**Deca-Durabolin** MSD Amp. 25, 50 mg/mℓ	Como anabolizante (tratamento adjuvante): após grande cirurgia ou traumatismo; doença debilitante crônica; durante terapias prolongadas com glicocorticóides. Como antianêmico: anemia associada a insuficiência renal	Crianças: < 10 kg – 5,0 mg a cada 3 semanas; 10 a 20 kg – 5,0 a 7,5 mg cada 3 semanas; 20 a 30 kg – 7,5 a 10 mg a cada 3 semanas; > 30 kg – 15 mg a cada 3 semanas; Crianças < 3 anos: a eficácia e a segurança ainda não foram estabelecidas	As seguintes reações adversas foram relatadas em crianças prépúberes que utilizam esteroides anabólicos: desenvolvimento sexual precoce; aumento do pênis; frequência aumentada de ereções; limitação da altura (crescimento estatural limitado)	Anabolizante, antianêmico [testosterona: esteroide anabolizante; hormônio anabolizante]. Contraindicado para pessoas com suspeita ou casos confirmados de carcinoma prostático ou mamário no homem, doença cardíaca ou renal grave, diminuição grave da função do fígado, história de hipercalcemia ativa. Este medicamento é contraindicado para menores de 3 anos de idade. A segurança e a eficácia deste medicamento não foram adequadamente determinadas em crianças e adolescentes. Será necessário monitoramento especial do seu médico no tratamento de crianças, uma vez que os esteroides anabólicos podem resultar em desenvolvimento sexual precoce e crescimento estatural incompleto

HORMÔNIOS E FÁRMACOS EM ENDOCRINOLOGIA | OUTROS

FÁRMACOS	APRESENTAÇÕES	INDICAÇÕES	POSOLOGIA	REAÇÕES ADVERSAS IMPORTANTES	SITUAÇÕES ESPECIAIS
DESMOPRESSINA	**DDAVP**^Ferring *Spray* nasal 0,1 mg/mℓ; sol. nasal 0,1 mg/mℓ; comp. de 0,1 e 0,2 mg; ampola de 4 µg/mℓ	Diabetes insipido central; enurese noturna primária em crianças com 5 anos ou mais com capacidade normal de concentrar a urina; e nictúria em adultos	Oral – diabetes insipido central: a dose inicial para crianças e adultos é de 0,1 mg 3 vezes/dia. A dose pode ser ajustada de acordo com a resposta do paciente. Enurese noturna primária: a dose adequada inicial é de 0,2 mg ao deitar-se. Máx.: 0,6 mg. Nictúria: uma dose adequada inicial é de 0,1 mg ao deitar-se. Se esta não for suficientemente efetiva após 1 semana, aumentar para até 0,2 mg, e subsequentemente 0,4 mg em doses progressivas semanais. Intravenosa – diabetes insipido: Crianças < 1 ano: 0,2 a 0,4 mcg (0,05 a 0,1 mℓ) 1 a 2 vezes/dia. Crianças > 1 ano: 0,4 a 1 mcg (0,1 a 0,25 mℓ) 1 a 2 vezes/dia. Controle terapêutico do sangramento (hemofilia A leve a moderada e doença de von Willebrand do tipo I) ou como medida profilática antes de operação invasiva: 0,3 µg/kg de peso corporal diluido em soro fisiológico como infusão IV durante 15 a 30 min. Para pacientes com peso > 10 kg, pode-se utilizar 50 mℓ de soro fisiológico; no caso de pacientes com peso < 10 kg, pode-se utilizar 10 mℓ de soro fisiológico. Nasal – diabetes insipido: Crianças (3 meses a 12 anos): 0,05 a 0,1 mℓ (5 a 10 mcg) diariamente, em dose única ou em 2 doses. Prova de função renal: em adultos	Comuns: cefaleia, náuseas, gastralgia. Muito raras: hiponatremia, edemas, ganho de peso e transtornos emocionais como irritação e pesadelos. Em casos isolados, reações alérgicas como urticária e reações anafiláticas. Sol. nasal e *spray* nasal: Comuns: cefaleia, gastralgia, náuseas, congestão nasal, rinite, epistaxe. Raras: reações alérgicas aos conservantes da fórmula. Muito raras: hiponatremia, transtornos emocionais como irritação e pesadelos. Em casos isolados, reações alérgicas como urticária e reações anafiláticas	Não pode ser usada nos casos de: polidipsia habitual e psicogênica: insuficiência cardíaca e outras condições que exigem tratamento com diuréticos; insuficiência renal moderada a grave (CrCl < 50 mℓ/min); síndrome de secreção inapropriada de HAD (SSIHAD); hiponatremia; pacientes com risco de hipertensão intracraniana; hipersensibilidade a desmopressina ou a qualquer componente da fórmula. Em crianças muito novas, deve-se ter cuidado especial para evitar o risco de um decréscimo acentuado da osmolalidade plasmática, que pode resultar em convulsões. O uso de DDAVP® em recém-nascidos e crianças requer cuidadosa restrição da ingestão de líquidos, de modo a prevenir possível hiponatremia e intoxicação hídrica

HORMÔNIOS E FÁRMACOS EM ENDOCRINOLOGIA I OUTROS

FÁRMACOS	APRESENTAÇÕES	INDICAÇÕES	POSOLOGIA	REAÇÕES ADVERSAS IMPORTANTES	SITUAÇÕES ESPECIAIS
			e crianças com a função renal normal, espera-se atingir concentrações urinárias > 700 mOsm/kg em 5 a 9 h após a administração intranasal de 40 mcg para adultos e 20 mcg para crianças acima de 1 ano de idade e 10 mcg para crianças < 1 ano de idade. Em recém-nascidos normais, concentração urinária de 600 mOsm/kg deve ser obtida nas 5 h seguintes à administração. Os recém-nascidos devem receber 10 mcg intranasal		
SOMATROPINA	**Genotropin** Pfizer Amp. 4, 16 e 36 UI = 1,3, 5,3, 12 mg **Hormotrop** bérgamo Amp. 4 e 12 UI = 1,3 e 12 mg **Norditropin** Novonordisk Amp. 4 e 12 UI; cartucho simplex de 5, 10, 15 mg **Saizen** Serono Amp. 4 UI e ampola com 8 mg **Biomatrop** Biosintética Amp. 4 UI **Eutropin** Aspen Pharma Amp. 4 UI e 15 UI	Tratamento do distúrbio do crescimento em crianças devido à secreção insuficiente do GH ou associado à síndrome de Turner. Também é indicado no distúrbio do crescimento (altura atual < −2,5 DP e altura ajustada pelos dados dos pais < −1 DP) em crianças de baixa estatura; para pacientes que apresentam síndrome de Prader-Willi, com o objetivo de melhorar o crescimento e a composição corporal; na terapia de reposição em adultos com deficiência de hormônio do crescimento acentuada. Insuficiência grave de hormônio do crescimento na idade adulta pode ser devido à doença hipofisária hipotalâmica conhecida e com deficiência de no mínimo um hormônio hipofisário que não seja a	Doses recomendadas para: Deficiência do hormônio de crescimento em crianças: 0,025 a 0,035 (mg/kg de peso corpóreo/dia); 0,07 a 0,10 (UI/kg de peso corpóreo/dia); 0,7 a 1,0 (mg/m² área da superfície corpórea/dia); 2,1 a 3 (UI/m² área da superfície corpórea/dia). Síndrome de Turner: 0,045 a 0,050 (mg/kg de peso corpóreo/dia); 0,14 (UI/kg de peso corpóreo/dia); 1,4 (mg/m² área da superfície corpórea/dia); 4,3 (UI/m² área da superfície corpórea/dia). Síndrome de Prader-Willi: 0,035 (mg/kg de peso corpóreo/dia); 0,10 (UI/kg de peso corpóreo/dia); 1,0 (mg/m² área da superfície corpórea/dia); 3,0 (UI/m² área da superfície corpórea/dia). Crianças nascidas pequenas para a idade gestacional: 0,035 (mg/kg de peso corpóreo/dia); 0,10 (UI/kg de peso corpóreo/dia); 1,0 (mg/m²	Erupção cutânea, cefaleia, dor muscular, fraqueza, hiperglicemia e, mais raramente, reações cutâneas transitórias, hipertensão intracraniana benigna e diabetes melito tipo 2	Contraindicada para pacientes com evidências de atividade neoplásica e a pacientes com crescimento não controlado de tumores intracranianos benignos. O tratamento antitumoral deve estar finalizado antes do início da terapia; não deve ser utilizado para promover crescimento em crianças com epífises consolidadas; em pacientes com doença crítica aguda por complicações após cirurgia cardíaca a céu aberto, cirurgia abdominal, traumatismo acidental múltiplo ou insuficiência respiratória aguda

MEDICAMENTOS

prolactina. Estes pacientes devem ser submetidos a um teste de estímulo com a finalidade de diagnóstico de deficiência de hormônio de crescimento

área da superfície corpórea/dia); 3,0 (UI/m² área da superfície corpórea/dia).
Baixa estatura idiopática: até 0,067 (mg/kg de peso corpóreo/dia); até 0, 2 (UI/kg de peso corpóreo/dia); até 2,0 (mg/m² área da superfície corpórea/dia); até 6,0 (UI/m² área da superfície corpórea/dia)"

HORMÔNIOS E FÁRMACOS EM ENDOCRINOLOGIA I TIREÓIDE

FÁRMACOS	APRESENTAÇÕES	INDICAÇÕES	POSOLOGIA	REAÇÕES ADVERSAS IMPORTANTES	SITUAÇÕES ESPECIAIS
LEVOTIROXINA – T4	**Euthyrox** Merck Comp. 25; 50; 75; 100; 125; 150 µg **Puran T4** Sanofi-Aventis Comp. 25; 50; 75; 88; 100; 112; 125; 150; 175; 200 µg **Synthroid** Abbott Comp. 25; 50; 75; 88; 100; 112; 125; 150; 175; 200 µg **Levoid** Aché Comp. 25, 38, 50, 75, 88, 100, 112, 125, 150, 175 e 200 mcg	Terapia de reposição ou suplementação hormonal em pacientes com hipotireoidismo de qualquer etiologia; supressão do TSH hipofisário no tratamento ou na prevenção dos vários tipos de bócios eutireoidianos, inclusive nódulos tireoidianos, tireoidite linfocítica subaguda ou crônica (tireoidite de Hashimoto) e carcinomas foliculares e papilares, tireotropino-dependentes da tireoide	Recém-nascidos: iniciar com 5 a 6 µg/kg/dia em função dos níveis dos hormônios circulantes. Crianças: 3 µg/kg/dia. Hipotireoidismo: doses usuais: VO: de 1 a 5 anos – 5 a 6 mcg/kg/dia; de 6 a 10 anos – 4 a 5 mcg/kg/dia; acima de 10 anos – 2 a 3 mcg/kg/dia, até que a dose de adulto seja atingida (em geral de 150 mcg/dia). A posologia é em geral estabelecida em função dos resultados dos níveis hormonais. A dose recomendada é de 2 a 3 µg/kg/dia. Nestes pacientes a terapia com doses plenas deve ser instituída tão logo o diagnóstico seja definido. (idade, dose diária /kg peso corporal): 0 a 6 meses – 25 a 50 µg 8 a 10 mcg; 6 a 12 meses – 50 a 75 µg 6 a 8 mcg; 1 a 5 anos – 75 a 100 µg e 5 a 6 mcg; 6 a 12 anos – 100 a	Taquicardia, palpitações, arritmias cardíacas, dor de angina, cefaleia, nervosismo, excitabilidade, insônia, tremores, fraqueza muscular, cãibras, intolerância ao calor, sudorese, fogachos, febre, perda de peso, irregularidades menstruais, diarreia e vômito, erupção cutânea e urticária	Hormônio tireóideo (L-tiroxina; levotiroxina sódica) Alimentos interferem na absorção, assim, recomenda-se a administração com estômago vazio (1 h antes ou 2 h após o café da manhã ou ingestão de alimento). Contraindicada para pacientes com hipersensibilidade aos componentes da fórmula, IAM recente, tireotoxicose não tratada, insuficiência suprarrenal descompensada e hipertireoidismo não tratado. **Durante a gravidez ou lactação, somente deve ser utilizada a critério médico**

HORMÔNIOS E FÁRMACOS EM ENDOCRINOLOGIA | TIREOIDE

FÁRMACOS	APRESENTAÇÕES	INDICAÇÕES	POSOLOGIA	REAÇÕES ADVERSAS IMPORTANTES	SITUAÇÕES ESPECIAIS
			150 μg e 4 a 5 mcg; crianças acima de 12 anos – 150 μg e 2 a 3 mcg. Devem ser ajustadas com base na resposta clínica e testes laboratoriais Para as crianças com dificuldade de ingerir os comps., deve-se proceder da seguinte maneira: triturar o comp. e dissolvê-lo em pequena quantidade de água. A suspensão pode ser dada em colher ou conta-gotas. Os comps. triturados também podem ser administrados com pequenas quantidades de alimentos (cereais, sucos etc.). A suspensão preparada não pode ser estocada para outra dose		
METIMAZOL	**Tapazol** BiolabSanus Comp. 5, 10 mg/50, 100 comp.	Tratamento de hipertireoidismo. O tratamento prolongado pode levar à remissão da doença. O tiamazol pode ser usado para controlar o hipertireoidismo na preparação da tireoidectomia subtotal ou terapia com iodo radioativo. Também é prescrito quando a tireoidectomia é contraindicada ou desaconselhada	Dose única diária ou em 3 doses iguais a intervalos de 8 h. Inicialmente, dose diária de 0,4 mg/kg de peso corporal. A dose de manutenção é de aproximadamente metade da dose inicial	Erupção cutânea, urticária, náuseas, vômito, dor epigástrica, artralgia, parestesia, perda do paladar, perda anormal do cabelo, mialgia, cefaleia, prurido, sonolência, neurite, edema, vertigem, pigmentação da pele, ictericia, sialadenopatia e linfadenopatia, agranulocitose, granulocitopenia e trombocitopenia, anemia aplásica, febre medicamentosa, síndrome semelhante ao lupus, hepatite (a icterícia pode persistir por várias semanas após a interrupção do fármaco), periartrite e hipoprotrombinemia	Antagonista do hormônio da tireoide; antitireoidiano (derivado tioimidazólico). Contraindicado para pacientes com hipersensibilidade aos componentes da fórmula
PROPILTIOURACILA	**Propil** Pfizer Comp. 100 mg **Propilracil** BiolabSanus Comp. 100 mg	Tratamento clínico do hipertireoidismo. Pode também ser usado para melhorar o hipertireoidismo na preparação para a tireoidectomia subtotal ou	Crianças 6 a 10 anos de idade: dose inicial – 50 a 150 mg/dia, em doses fracionadas. Crianças >10 anos: dose inicial – 150 a 300 mg/dia, em doses fracionadas.	Erupções cutâneas, urticária, náuseas, vômito, artralgia, parestesia, perda do paladar, queda anormal de cabelos, mialgia, cefaleia, prurido, sonolência, neurite, edema,	Antagonista do hormônio da tireoide; antitireóideo. Contraindicada para pacientes que apresentam hipersensibilidade a propiltiouracila ou a qualquer componente da fórmula. Recomenda-se observação frequente do tempo de protrombina porque

MEDICAMENTOS

FÁRMACO	APRESENTAÇÃO	INDICAÇÕES	POSOLOGIA	REAÇÕES ADVERSAS IMPORTANTES	SITUAÇÕES ESPECIAIS
(continuação)			terapia com iodo radioativo. Indicado também quando a tireoidectomia for contraindicada ou não recomendável	A dose de manutenção determinada de acordo com a resposta do paciente	vertigem, pigmentação da pele, icterícia, sialoadenopatia e linfadenopatia, agranulocitose, hepatite, periarterite, hipoprotrombinemia, trombocitopenia, sangramento e febre	este fármaco pode causar hipoprotrombinemia e sangramento. O uso concomitante com amiodarona, glicerol iodado, iodo ou iodeto de potássio pode diminuir a resposta a propiltiouracila. Esta também potencializa a ação dos anticoagulantes e o risco de hemorragias é maior nas associações a medicamentos mielodepressores e hepatotóxicos

HORMÔNIOS E FÁRMACOS EM GINECOLOGIA I GONADOTROFINA

FÁRMACO	APRESENTAÇÃO	INDICAÇÕES	POSOLOGIA	REAÇÕES ADVERSAS IMPORTANTES	SITUAÇÕES ESPECIAIS
GONADOTROFINA CORIÔNICA HUMANA	Choragon Ferring Amp. 1.500 UI	Hipogonadismo hipogonadotrófico; puberdade tardia associada a insuficiência da função gonadotrófica hipofisária; criptorquidia, sem origem de obstrução anatômica	Homens e crianças: Hipogonadismo hipogonadotrófico: 1.500 UI, 2 vezes/semana em combinação com menotropina por um período de alguns meses. O tratamento deve ser continuado por pelo menos 3 meses. Puberdade tardia associada a insuficiência da função gonadotrófica hipofisária: 1.500 UI, 2 a 3 vezes/semana, por pelo menos 6 semanas. Crianças entre 2 e 6 anos: 500 UI/dose (correspondentes a 0,33 mℓ da sol. reconstituída), 2 vezes/semana, por 5 semanas. Crianças > 6 anos: 1.000 UI/dose (correspondente a 0,66 mℓ da sol. reconstituída), 2 vezes/semana, por 5 semanas. Se necessário, esse tratamento pode ser repetido. Esterilidade em certos casos de deficiência de espermatogênese: 3.000 UI/semana em combinação com menotropina	Cefaleia, náuseas, dor abdominal, vômito, diarreia, exantema, acne vulgar, ginecomastia, distúrbios do metabolismo e de nutrição. Retenção hidreletrolítica, reação no local da injeção, dor no local da injeção, distúrbios do sistema genital e das mamas, depressão, irritabilidade, inquietação, aumento do tamanho do pênis e das ereções devido ao aumento da secreção de testosterona causada pela indução, podem ocorrer alterações na próstata, leves mudanças emocionais em meninos, similares às mudanças que ocorrem no início da puberdade, sendo limitadas ao período de tratamento. Reações alérgicas, incluindo edema de Quincke e alergia cutânea, fadiga e febre	Contraindicada para pacientes com hipersensibilidade aos componentes da fórmula; tumor da hipófise ou do hipotálamo; afecções tromboembólicas; em meninos quando a descida do testículo não ocorre devido a fatores obstrutivos. Não deve ser administrado em casos nos quais o resultado do tratamento provavelmente não será favorável

IMUNOGLOBULINAS HUMANAS

FÁRMACOS	APRESENTAÇÕES	INDICAÇÕES	POSOLOGIA	REAÇÕES ADVERSAS IMPORTANTES	SITUAÇÕES ESPECIAIS
GAMAGLOBULINA HUMANA COMUM	**Gamaglobulina** Centeon Amp. de 2 mℓ, 160 mg/mℓ	Reposição em: síndromes de deficiências de anticorpos, resultantes da síntese de anticorpos defeituosos; hipogamaglobulinemia transitória prolongada, especialmente em prematuros; agamaglobulinemia, incluindo casos induzidos por tratamentos com corticosteroides, citostáticos, agentes imunossupressores e radioterapia. Profilaxia de: hepatite A – antes da exposição e nas 2 semanas seguintes à exposição; sarampo ou atenuação de sarampo – em pessoas expostas há não mais do que 1 semana, se imunoglobulina antissarampo específica não estiver disponível. Terapia de mucosite radiogênica. (Imunoglobulina para aplicação IV também está disponível para tratamento de reposição em casos de imunodeficiência)	Reposição em síndromes de deficiência de anticorpo: a dose usual consiste em uma dose de ataque de 0,06 mℓ/kg de peso corporal IM a cada 3 a 4 semanas, com uma dose dupla administrada no início da terapia. Esta dose deve ser ajustada para manter o nível aproximado de 2 g/ℓ de IgG circulante. Hipogamaglobulinemia transitória prolongada, especialmente em prematuros: 5 mℓ a intervalos de 4 semanas até que os valores de IgG atinjam valores normais para a idade em questão. Profilaxia da hepatite A: em caso de visitas a áreas endêmicas, durando menos de 3 meses, recomenda-se uma dose de 0,02 mℓ/kg de peso corporal; em caso de visitas mais longas, recomenda-se 0,06 mℓ/kg de peso corporal. As seguintes doses se mostraram apropriadas: crianças < 20 kg de peso corporal, dose total de 2 mℓ; crianças > 20 kg de peso corporal, dose total de 5 mℓ. Em casos de exposição prolongada, a injeção deve ser repetida após 4 a 6 meses. Pessoas em contato com a hepatite A (contactantes domiciliares, institucionais): 0,02 mℓ/kg de peso corporal. Profilaxia de sarampo: 0,25 mℓ/kg de peso corporal, se a exposição não ocorreu há mais de 1 semana; 0,6 mℓ/kg de peso corporal em crianças imunocomprometidas expostas ao sarampo. Terapia de	Náuseas, vômito, mal-estar, cefaleia e dificuldade respiratória, assim como reações cardiovasculares e reações alérgicas/anafilactoides foram observadas. Em casos isolados, podem ocorrer sintomas que chegam à insuficiência cardiovascular (choque), especialmente no caso de aplicação intravascular acidental	Contraindicações: não deve ser utilizada em pacientes com trombocitopenia grave ou outros distúrbios da coagulação nos quais as injeções intramusculares são contraindicadas. É aconselhável cautela em pacientes com a (raríssima) união da deficiência absoluta de IgA à presença corrente de anticorpos anti-IgA

MEDICAMENTOS

		mucosite radiogênica: após o início da terapia 10 mℓ, após 2 dias 5 mℓ, e após mais 2 dias novamente 5 mℓ. O tratamento pode ser repetido tão frequentemente quanto possível		
IG HUMANA ANTI-HEPATITE B	**Hepatect CP** MarcosPedren Ampola contendo 2 mℓ (100 UI), frasco contendo 10 mℓ (500 UI), frasco contendo 40 mℓ (2.000 UI)	Profilaxia da hepatite B em crianças a partir de 2 anos de idade que: **não foram vacinadas** contra hepatite B (incluem-se aquelas cujos atestados de vacina estejam incompletos ou extraviados) Estejam expostas ao risco de infecção por HBV pelo contato com material virulento, como sangue, plasma ou soro. Crianças cuja capacidade de gerar resposta imune seja fraca e não formaram anticorpos contra HBV em nível mensurável, mesmo depois de 6 doses da vacina, de preferência, como profilaxia simultânea (passiva ou ativa) em combinação com vacina anti-hepatite B. A imunização básica iniciada desta maneira deve ser complementada durante os meses subsequentes, de acordo com as instruções do fabricante da vacina. Após a exposição, o paciente deve receber uma dose adicional da vacina anti-hepatite B, juntamente com a administração de Hepatect® CP	Nos casos de exposição a qualquer tipo de material com antígeno HBs: 8 UI a 10 UI (0,16 a 0,20 mℓ) de Hepatect® CP IV, por kg de peso corporal, tão logo possível, porém no máximo dentro de 72 h. A dose deverá ser repetida em intervalos de 2 meses, a menos que a determinação de anticorpos séricos, realizada mensalmente, indique que é necessário administrar mais cedo	Calafrios, cefaleia, febre, vômito, reações alérgicas, náuseas, dor nas articulações e nas costas. Raramente a administração de imunoglobulinas provoca queda da pressão arterial e, em casos isolados, choque anafilático, mesmo que o paciente não tenha mostrado sensibilidade em aplicação anterior	Contraindicado a pessoas com hipersensibilidade à imunoglobulina humana, especialmente nos casos raros em que: – Haja falta de imunoglobulina (IgA) no sangue – Tenham-se formado anticorpos contra IgA; hipersensibilidade a outros componentes do produto
IG HUMANA ANTIRRÁBICA	**BayRab** Imogan Amp. 2 e 10 mℓ (UI/mℓ) **Soro Antirrábico** Butantan **Soro Antirrábico** Vital Brasil Inj. 1.000 UI/5 mℓ	Raiva (antídoto da). O produto é usado apenas quando não se dispuser de imunoglobulina humana antirrábica	40 UI por kg de peso corporal	Choque anafilático (urticária, problemas respiratórios, colapso vascular); doença do soro (que aparece 7 a 12 dias após a administração e manifesta-se com linfonodos aumentados, poliartrite,	Em crianças, administrar na face lateral da coxa; 2/3 da dose IM e 1/3 da dose nas bordas da ferida

IMUNOGLOBULINAS HUMANAS

FÁRMACOS	APRESENTAÇÕES	INDICAÇÕES	POSOLOGIA	REAÇÕES ADVERSAS IMPORTANTES	SITUAÇÕES ESPECIAIS
IG HUMANA ANTITETÂNICA	**TetanoGamma**^{Centeon} Sol. injetável de 250 UI/mℓ, ampola de 1 mℓ	Profilaxia de tétano em indivíduos com ferimento recente não imunizados ou não completamente imunizados. Tratamento de tétano clinicamente manifesto	Profilaxia: simultânea com administração por via intramuscular de 250 UI de TetanoGamma® e 0,5 mℓ de toxoide tetânico em locais diferentes do corpo. Para ferimentos que não possam ser controlados cirurgicamente de maneira satisfatória ou que foram negligenciados, e para queimaduras extensas, a dose recomendada é de 500 UI. No último caso, é aconselhável a administração de uma segunda aplicação de 250 UI de TetanoGamma® ao término da fase exsudativa (cerca de 36 h após a ocorrência da queimadura). Tratamento: iniciar tratamento com 5.000 ou 10.000 UI no 1º dia e continuar com 3.000 UI por dia. O intervalo entre as injeções e a duração do tratamento dependem do quadro clínico	Ocasionalmente, ocorrem hipersensibilidade transitória ou tumefação no local da injeção. Podem também ocorrer reações cutâneas, elevações da temperatura e calafrios. Em casos raros, ocorreram náuseas, vômito, mal-estar, cefaleia, reações circulatórias (p. ex., taquicardia, bradicardia, hipotensão, sudorese, vertigem) e reações alérgicas (p. ex., urticária, dispneia, rubor); estendendo-se em casos isolados para o choque artralgias, exantema, febre); cefaleia; dor no local da aplicação; vermelhidão na pele	Contraindicada para pessoas com hipersensibilidade a medicamentos contendo imunoglobulinas homólogas, sobretudo pacientes com deficiência de IgA e presença simultânea de anticorpos anti-IgA. Hipersensibilidade a qualquer outro componente da fórmula. Em caso de trombocitopenia grave ou outros distúrbios de coagulação, nos quais as injeções intramusculares estejam contraindicadas, TetanoGamma® somente poderá ser administrado por via subcutânea
IG HUMANA ANTIVARICELA-ZÓSTER	**VZIG** Sol. inj. Fr.-amp. com dose única de 250 mg	Ver *site* do Ministério da Saúde para IG Humana Antivaricela-zóster. Contatos na leucemia e em outros estados imunossupressivos com o vírus varicela-zóster, quando não há histórico confirmado de varicela. Contatos com o vírus varicela-zóster com doença debilitante grave, quando não há histórico confirmado de varicela.	Deve-se extrair uma amostra de sangue do paciente antes da administração para que seja determinada a condição de portador do paciente, visto que ela não é eficaz em portadores positivos. Porém, a administração não deve ser adiada por mais de 48 h após a exposição para aguardar o resultado do exame. A dose recomendada deve ser administrada preferivelmente em um prazo de 48 h e não mais do que 1 semana após a exposição.	Pequeno desconforto no local da injeção, dores torácicas, dispneia, tremores, vertigens, edema facial, glossite, úlceras bucais e artralgia	Este medicamento só deve ser administrado por via IM, injeção lenta. A injeção deve ser dada na região glútea, de preferência com o paciente deitado, e nenhum vaso sanguíneo deve ser atingido durante a aplicação

MEDICAMENTOS

IG HUMANA VENOSA	**Armoglobulina** ZLB Boehring Amp. 1; 2,5; 5 g **Blauimuno/Imunoglobulina** Blau Amp. 0,6; 3; 9 g **Endobulin** Immuno Amp. 1; 2,5; 5; 10; 20 g **Sandoglobulina** CSL Behring Amp. 6 g **Venimmuna N** ZLB Boehring Amp. 0,5; 2,5; 5 g **Vigam** Liquid bpl Amp. 1; 2,5; 5 g	Neonatos cujas mães manifestaram varicela (não zóster), de 7 dias antes até 1 mês depois do parto. Neonatos em contato com o vírus varicela-zóster cujas mães não tenham histórico de varicela ou que não tenham anticorpos (para bebês prematuros ou pequenos) Deficiências de anticorpos congênita e adquirida, como resultado de distúrbio na formação de anticorpos, por exemplo: agamaglobulinemia, hipogamaglobulinemia, prejuízo das defesas imunes devido a medicações (glicocorticoides e citostáticos ou radioterapia) ou como resultado de queimaduras e traumas múltiplos. Imunização passiva contra doenças virais. Auxílio às defesas humorais contra infecções, especialmente se não houver resposta adequada a antibióticos ou agentes quimioterápicos. Púrpura trombocitopênica idiopática (PTI) aguda	Dose recomendada: Menos de 5 anos de idade: 250 mg De 6 a 10 anos: 500 mg De 11 a 14 anos: 750 mg Acima de 15 anos: 1.000 mg Se ocorrer uma segunda exposição ao vírus da varicela 3 semanas ou mais após a primeira dose, deve-se administrar uma segunda dose. A segunda dose deve ser administrada 4 semanas mais tarde, a menos que: Tenham-se encontrado evidências de infecção anterior pelo vírus da hepatite B na amostra de sangue do recipiente antes da administração da imunoglobulina Os testes mostrem que o inóculo positivo para HBsAg era positivo para anti-HBe Tenha sido iniciado um curso de vacinação anti-hepatite B quando ou próximo da administração da primeira dose de imunoglobulina Deficiência de anticorpos como resultado de distúrbios na formação de anticorpos ou como resultado da perda do mesmo: a dose deve ser ajustada para manter um nível suficientemente elevado de IgG, a fim de que o paciente permaneça sem infecção. A dose normalmente empregada por infusão é de 3 mℓ/kg de peso corporal. No caso de agamaglobulinemia, deve-se seguir: Tratamento inicial: 2 mℓ/kg (100 mg/kg) de peso corporal, 2 vezes/dia na 1ª semana Tratamento prolongado: 2 a 3 mℓ/kg (100 a 150 mg/kg) de peso corporal, a cada 3 semanas. Os níveis séricos de IgG devem alcançar	Reações cutâneas, hipertermia, calafrios, cefaleia, náuseas, vômito e em casos raros também foram observadas reações circulatórias (p. ex., taquicardia, bradicardia, hipotensão, sudorese, vertigem) e reações alérgicas (p. ex., rubor, urticária, dispneia), levando a choque em casos isolados Hipersensibilidade às imunoglobulinas homólogas ou outros componentes de Venimmuna® N. Hipersensibilidade conhecida a qualquer outro componente da fórmula. Não é aconselhável o uso em pacientes com a raríssima deficiência absoluta de IgA com presença de anticorpos anti-IgA. Deve-se ter precaução em terapias de altas doses a pacientes com risco de trombose, estenose coronária ou outras obstruções vasculares

IMUNOGLOBULINAS HUMANAS

FÁRMACOS	APRESENTAÇÕES	INDICAÇÕES	POSOLOGIA	REAÇÕES ADVERSAS IMPORTANTES	SITUAÇÕES ESPECIAIS
			400 mg/dℓ; as concentrações não devem ficar abaixo de 200 mg/dℓ. Imunização passiva: se a imunização específica não está disponível, administrar nas seguintes doses logo após a exposição para profilaxia contra sarampo – 0,6 a 1,2 mℓ/kg (30 a 60 mg/kg) de peso corporal; rubéola – 2,0 a 3,0 mℓ/kg (100 a 150 mg/kg) de peso corporal; varicela: 2,0 a 3,0 mℓ/kg (100 a 150 mg/kg) de peso corporal Auxílio às defesas humorais: 3 a 4 mℓ/kg (150 a 200 mg/kg) de peso corporal em um intervalo de 2 dias. Púrpura trombocitopênica idiopática aguda ou crônica: Adulto e criança: 400 mg/kg de peso corporal (= 8 mℓ) durante 5 dias consecutivos		

IMUNOSSUPRESSORES

FÁRMACOS	APRESENTAÇÕES	INDICAÇÕES	POSOLOGIA	REAÇÕES ADVERSAS IMPORTANTES	SITUAÇÕES ESPECIAIS
ADALIMUMABE	**Humira** Abbott Sol. inj. 40 mg, seringas de 0,8 mℓ prontas para uso	Artrite idiopática juvenil poliarticular. Visa reduzir os sinais e sintomas moderados a graves da artrite idiopática juvenil poliarticular (AIJ) ativa em pacientes acima de 13 anos de idade	A dose recomendada de Humira® (adalimumabe) para pacientes com artrite idiopática juvenil poliarticular com idade superior a 13 anos é de 40 mg solução injetável, administrados em dose única SC, a cada 14 dias. Não há relevância no uso de Humira® (adalimumabe) em crianças menores de 2 anos de idade para esta indicação	Anormalidade nos exames laboratoriais, infecções, neoplasia benigna, leucopenia, agranulocitose, trombocitopenia, leucocitose, alterações do humor, ansiedade, insônia, cefaleia, parestesia, distúrbio visual, conjuntivite, vertigem, taquicardia, hematoma, hipertensão arterial, tosse, asma, dispneia, náuseas, vômito, dor abdominal, hemorragia gastrintestinal, dispepsia, doença do refluxo	Anticorpo monoclonal. Não devem ser administradas vacinas durante o tratamento. Há interação medicamentosa com anacinra e abatacepte. **Imunossupressores podem ativar focos primários de tuberculose. Uso pediátrico: Humira® (adalimumabe) não foi estudado em crianças com menos de 2 anos de idade.** A segurança e a eficácia do medicamento em pacientes pediátricos não foram estabelecidas para outras indicações, além da artrite idiopática juvenil poliarticular

AZATIOPRINA	**Imuran** GlaxoSmithKline Comp. rev. 50 mg, cartucho com 50 comp. **Imussuprex** Germed e Sigma Pharma Comp. rev. 50 mg/50 e 200 comp. **Imunen** Cristália Comp. 50 mg/200 comp.	Controle de pacientes receptores de transplantes de órgãos, artrite reumatoide grave, lúpus eritematoso sistêmico, dermatomiosite, polimiosite; hepatite crônica ativa soroimune, *Pemphigus vulgaris*, anemia hemolítica autoimune, púrpura trombocitopênica idiopática refratária crônica, poliartrite nodosa	Transplante: recomenda-se, em geral, uma dose até 5 mg/kg de peso corporal/dia VO no 1º dia. A dose de manutenção varia entre 1 e 4 mg/kg de peso corporal/dia VO e deve ser ajustada de acordo com as necessidades clínicas e a tolerância hematológica. Outras indicações: a dose inicial é de 1 a 3 mg/kg de peso corporal/dia e deve ser ajustada dentro destes limites. Quando a resposta terapêutica for evidente, deve-se considerar uma redução da dose de manutenção até o nível mais baixo compatível com a manutenção daquela resposta. Se não ocorrer nenhuma melhora nas condições do paciente dentro de 3 meses, deve-se considerar a suspensão do tratamento	Náuseas, infecções virais, fúngicas e bacterianas em pacientes transplantados recebendo azatioprina em combinação com outros imunossupressores, mielodepressão, leucopenia e trombocitopenia gastresofágico, síndrome *sicca*, ↑ enzimas hepáticas, erupção cutânea, prurido, urticária, contusões, dermatite, onicoclase, hiperidrose, dor musculoesquelética, espasmos musculares, hematúria, insuficiência renal, reação no local da injeção, dor torácica, edema, alterações da coagulação e distúrbios hemorrágicos, teste para autoanticorpos positivo, ↑ níveis séricos de LDH e cicatrização prejudicada	Antimetabólito imunossupressor. **Pacientes com histórico de hipersensibilidade à mercaptopurina (MP) são mais suscetíveis à hipersensibilidade à azatioprina.** Interação medicamentosa com alopurinol, oxipurinol, tiopurinol, agentes despolarizantes, como a succinilcolina, agentes não despolarizantes, como a tubocurarina, varfarina, captopril, cimetidina, indometacina e outros medicamentos mielossupressores, derivados de aminossalicilatos (olsalazina, mesalazina ou sulfassalazina) e furosemida. Não devem ser administradas vacinas durante o tratamento. Não é recomendado para pacientes grávidas ou lactantes. **Imunossupressores podem ativar focos primários de tuberculose**
BASILIXIMABE	**Simulect** Novartis Pó liofilizado 20 mg	Profilaxia da rejeição aguda de órgãos em transplante renal. É para ser utilizado em tratamento imunossupressor concomitante com ciclosporina para microemulsão e corticosteroides ou em um esquema imunossupressor triplo de	Peso corporal < 35 kg, 20 mg, administrada em duas doses de 10 mg. Peso corporal > 35 kg, 40 mg, administrada em duas doses de 20 mg	Infecções no trato urinário, hipertricose, rinite, pirexia, hipertensão, infecção no trato respiratório superior e infecção viral, sepse e constipação intestinal	Anticorpo monoclonal. **Imunossupressores podem ativar focos primários de tuberculose**

IMUNOSSUPRESSORES

FÁRMACOS	APRESENTAÇÕES	INDICAÇÕES	POSOLOGIA	REAÇÕES ADVERSAS IMPORTANTES	SITUAÇÕES ESPECIAIS
CICLOSPORINA	Sandimmun Neoral Novartis Cáps. 25, 50, 100 mg/50 cáps.; sol. oral 100 mg/mℓ, frasco de 50 mℓ	Síndrome nefrótica esteroide-dependente e esteroide-resistente, em adultos e crianças, causada por doenças glomerulares como nefropatia por lesão mínima, glomeruloesclerose focal e segmentar ou glomerulonefrite membranosa manutenção, contendo ciclosporina para microemulsão, corticosteroide e azatioprina ou micofenolato de mofetila	Transplante de órgão sólido: dose oral de 10 a 15 mg/kg, 12 h antes da cirurgia, ÷ 1 tomada de 1 a 2 semanas após a cirurgia e, em seguida, reduzida gradativamente, de acordo com os níveis sanguíneos, até que se alcance a dose de manutenção de cerca de 2 a 6 mg/kg, ÷ 2 tomadas. Em conjunto com outros imunossupressores é recomendada 1/3 da dose oral. Sandimmun Neoral®: com outros imunossupressores, a dose recomendada é de 3 a 6 mg/kg em duas tomadas. Transplante de medula óssea: a dose inicial deve ser dada na véspera do transplante. Infusão IV de 3 a 5 mg/kg/dia até 2 semanas após o transplante. Terapia oral de manutenção (Sandimmun Neoral®): 10 a 12,5 mg/kg/ dia ÷ 2 tomadas. A terapia de manutenção deve continuar durante pelo menos 3 meses (de preferência durante 6 meses) antes de se diminuir a dose gradativamente até zero, por volta de 1 ano após o transplante. Para início de terapia, a dose recomendada é de 10 a 12,5 mg/kg/dia, dividida em duas tomadas, iniciando-se na véspera do transplante. Síndrome nefrótica: as doses devem ser ajustadas individualmente, de acordo com a	Hipertricose, tremor, redução da função renal, hipertensão, disfunção hepática, fadiga, hipertrofia gengival, distúrbios gastrintestinais como anorexia, náuseas, vômito, dor abdominal e diarreia, sensação de queimação nas mãos e nos pés (geralmente durante a 1ª semana de tratamento), cefaleia, erupções cutâneas de origem possivelmente alérgica, anemia leve, hiperuricemia, hipomagnesemia, ganho ponderal, edema, pancreatite, parestesia, convulsões, dismenorreia ou amenorreia reversíveis, cãibras musculares, fraqueza muscular ou miopatia, encefalopatia, distúrbios visuais e prejuízo da consciência	Inibidor de calcineurina. Interação medicamentosa com compostos nefrotóxicos, como aminoglicosídeos, anfotericina B, ciprofloxacino, melfalana e trimetoprima, AINE, cetoconazol, alguns antibióticos macrolídios, como eritromicina e josamicina, doxiciclina, anticoncepcionais orais, propafenona e alguns bloqueadores dos canais de cálcio, como diltiazem, nicardipino e verapamil, barbitúricos, carbamazepina, fenitoína, metamizol, rifampicina, nafcilina, sulfadimidina e trimetoprima. **Imunossupressores podem ativar focos primários de tuberculose.** Sandimmun Neoral® não pode ser recomendado a crianças para indicações que não sejam relacionadas a transplantes, a não ser para a síndrome nefrótica

DACLIZUMABE	**Zenapax** Roche Sol. inj. 5 mg/mℓ, frasco de 5 mℓ	Profilaxia da rejeição aguda de órgãos em pacientes que receberam transplante renal	A dose recomendada em pacientes adultos e pediátricos é de 1 mg/kg. O volume contendo a dose adequada é adicionado a 50 mℓ de sol. salina a 0,9% estéril, sendo administrado IV ao longo de 15 min. Poderá ser administrado através de veia periférica ou central. A primeira dose deve ser administrada dentro das 24 h prévias ao transplante. A próxima dose e cada dose subsequente deve ser administrada a intervalos de 14 dias (total de 5 doses). As doses subsequentes podem ser administradas 1 dia antes ou 1 dia depois da data programada	eficácia (proteinúria) e a segurança (principalmente a creatinina sérica), mas não devem exceder 6 mg/kg/dia em crianças. Para tratamento de manutenção, a dose deve ser reduzida devagar, até a menor dose eficaz Mais comuns em crianças: diarreia, dor no pós-operatório, febre, vômito, hipertensão, prurido e infecções do trato respiratório superior e do trato urinário	Inibidor de interleucina. **Não é recomendado para gestantes ou lactantes.** **Imunossupressores podem ativar focos primários de tuberculose**
ETANERCEPTE	**Enbrel** Pfizer Pó liofilizado 25, 50 mg **Enbrel PFS** Pfizer Sol. inj. 50 mg	Indicado no tratamento da artrite idiopática juvenil com curso poliarticular em menores (com idade entre 4 e 17 anos) que apresentaram resposta insatisfatória a um ou mais FMDRA (fármacos modificadores da doença artrite reumatoide). Enbrel® é indicado para o tratamento de psoríase em placas crônica grave em crianças e adolescentes a partir de 8 anos de idade que estejam inadequadamente controlados ou sejam intolerantes a outra terapia sistêmica ou fototerapia	Crianças: 0,4 mg/kg (até no máx. 25 mg por dose), 2 vezes/semana (com 72 a 96 h de intervalo) SC. Não aplicar a injeção em áreas em que a pele estiver sensível, com hematoma, avermelhada ou endurecida. Artrite idiopática juvenil: 0,8 mg/kg/semana, máx. 50 mg SC/semana	Distúrbios do sistema linfático e sangue, trombocitopenia, anemia, leucopenia, neutropenia, pancitopenia, distúrbios do sistema imune, anemia aplásica, reações alérgicas, formação de autoanticorpos, febre, convulsões, eventos desmielinizantes do SNC, incluindo esclerose múltipla e afecções desmielinizantes localizadas, como neurite óptica e mielite transversa, distúrbios da pele e do tecido cutâneo, distúrbios musculoesqueléticos, do tecido conjuntivo e dos ossos, prurido, urticária, LE cutâneo subagudo, LE discoide, síndrome semelhante ao lúpus e piora de ICC	Inibidor do fator de necrose tumoral. Contraindicado para pacientes com septicemia ou sob risco de septicemia e não deve ser iniciado em pacientes com infecções ativas sérias, incluindo infecções crônicas ou localizadas. **Imunossupressores podem ativar focos primários de tuberculose.** **Enbrel® não foi estudado em crianças menores de 4 anos**

IMUNOSSUPRESSORES

FÁRMACOS	APRESENTAÇÕES	INDICAÇÕES	POSOLOGIA	REAÇÕES ADVERSAS IMPORTANTES	SITUAÇÕES ESPECIAIS
TACROLIMO	**Prograf** Janssen-Cilag Cáps. 1, 5 mg, Sol. inj. 5 mg **Prograf XL** Janssen-Cilag Cáps. de liberação prolongada 0,5 a 1 a 5 mg **Protopic** Roche Pom. 0,03% e 0,1%/10 g	Profilaxia da rejeição de órgãos em pacientes submetidos a transplante alogênico de fígado ou rins	Dose IV inicial de 0,03 a 0,05 mg/kg/dia e uma dose oral inicial de 0,1 a 0,20 mg/kg/dia. Ajustes posológicos podem ser necessários. Pacientes com disfunção renal ou hepática: devido ao potencial de nefrotoxicidade, pacientes com disfunção renal ou hepática devem receber doses no limite inferior das faixas de dose IV e VO recomendadas. Pacientes negros podem requerer doses mais elevadas para alcançar concentrações sanguíneas comparáveis. Concentração mínima no sangue total após transplante hepático em crianças: 1º ao 12º meses – 5 a 20 ng/ml. Em pacientes receptores de transplante hepático, a administração concomitante com suco de toranja (*grapefruit*) aumenta as concentrações mínimas de tacrolimo no sangue	Tremor, cefaleia, insônia, parestesia, tontura, diarreia, náuseas, constipação intestinal, vômito, dispepsia, hipertensão, dor no peito, aumento da creatinina, infecção urinária, hipofosfatemia, hipomagnesemia, hiperlipemia, hiperpotassemia, diabetes melito, hipopotassemia, hiperglicemia, edema, anemia, leucopenia, infecção, edema periférico, astenia, dor abdominal, febre, lombalgia, dispepsia, aumento da tosse, artralgia, erupção cutânea e prurido	A sol. inj. deve ser reservada para os pacientes que não consigam deglutir as cáps. **Imunossupressores podem ativar focos primários de tuberculose.** O risco de distúrbio linfoproliferativo é maior em crianças menores que estão sob o risco de infecção primária por EBV enquanto estão sob imunossupressão ou que passam a receber tacrolimo após um longo período de terapia de imunossupressão. A hipertrofia do miocárdio foi observada em crianças e parece ser reversível na maioria dos casos após a redução da dose ou descontinuação do tratamento

INSULINAS

FÁRMACOS	APRESENTAÇÕES	INDICAÇÕES	POSOLOGIA	REAÇÕES ADVERSAS IMPORTANTES	SITUAÇÕES ESPECIAIS
ASPART Fonte: humana biossintética	**NovoRapid** NovoNordisk Sol. inj.	Tratamento de pacientes com diabetes melito que necessitam de insulina para manutenção da homeostase de glicose	A dose deve ser ajustada individualmente	Náuseas, vômito, cólicas intestinais, hipoglicemia, resistência a insulina, alergia local, edema, prurido, alergia sistêmica	Recomendada para crianças acima de 2 anos
ASPART – COMBINADA Fonte: humana biossintética	**Novo Mix 30** NovoNordisk Sol. inj.	Tratamento de pacientes com diabetes melito que necessitam de insulina para manutenção da homeostase de glicose	A dose deve ser ajustada individualmente	Náuseas, vômito, cólicas intestinais, hipoglicemia, resistência a insulina, alergia local, edema, prurido, alergia sistêmica	Pode ser usado em crianças e adolescentes com idade de 10 anos ou mais quando a pré-mistura de insulina for necessária. Para crianças entre 6 e 9 anos existem dados limitados de estudos clínicos

DETEMIR Fonte: humana biossintética	**Levemir** NovoNordisk Sol. inj. **Levemir (Flexpen)** **Levemir (Penfill)** Sol. Inj. 100 UI/mℓ	Tratamento de pacientes com diabetes melito que necessitam de insulina para manutenção da homeostase de glicose	Insulinas no Brasil padronizadas em 100 UI/mℓ. A dose deve ser ajustada individualmente	Náuseas, vômito, cólicas intestinais, hipoglicemia, resistência a insulina, alergia local, edema, prurido, alergia sistêmica	Contraindicada durante episódios de hipoglicemia e a pacientes com hipersensibilidade a qualquer um dos componentes da fórmula (a menos que seja usado como parte de um programa de dessensibilização). **Recomendados para crianças acima de 2 anos**
GLARGINA Fonte: humana biossintética	**Lantus** Sanofi–Aventis Sol. inj. **Lantus** Sanofi **Lantus** Solostar Sol. inj. 100 UI/mℓ	Tratamento de diabetes melito tipo 1 em crianças com 6 anos de idade ou mais que necessitam de insulina basal (longa duração) para controle de hiperglicemia	A dose deve ser ajustada individualmente		O uso em crianças menores de 3 anos não foi estudado
LISPRO Fonte: humana biossintética	**Humalog** EliLilly Sol. inj.				
N/R – COMBINADAS Fonte: humana biossintética	**Humalin 70N/30R** EliLilly Sol. inj. **Insuman 50N/50R** Sanofi–Aventis Sol. inj. **Insuman 75N/25R** Sanofi–Aventis Sol. inj. **Insuman 85N/15R** Sanofi–Aventis Sol. inj. **Novolin 70/30** NovoNordisk Sol. inj. **Novolin 80/20** NovoNordisk Sol. inj. **Novolin 90/10** NovoNordisk Sol. inj.	Tratamento de pacientes com diabetes melito que necessitam de insulina para manutenção da homeostase de glicose	Insulinas no Brasil padronizadas em 100 UI/mℓ	Náuseas, vômito, cólicas intestinais, hipoglicemia, resistência à insulina, alergia local, edema, prurido, alergia sistêmica	Contraindicadas durante episódios de hipoglicemia e a pacientes com hipersensibilidade a qualquer um dos componentes da fórmula (a menos que seja usado como parte de um programa de dessensibilização)
N – NPH ISÓFONA Fonte: humana biossintética (DNA recombinante)	**Humulin NPH** Eli Lilly Sol. inj. **Insuman N** Sanofi–Aventis Sol. inj. **Novolin N** NovoNordisk Sol. inj. **Novolin N** Penfill	Tratamento de pacientes com diabetes melito que necessitam de insulina para manutenção da homeostase de glicose	Insulinas no Brasil padronizadas em 100 UI/mℓ. A dose deve ser ajustada individualmente	Náuseas, vômito, cólicas intestinais, hipoglicemia, resistência a insulina, alergia local, edema, prurido, alergia sistêmica	Contraindicada durante episódios de hipoglicemia e a pacientes com hipersensibilidade a qualquer um dos componentes da fórmula (a menos que seja usado como parte de um programa de dessensibilização). Não existem precauções especiais para o uso em crianças. **O uso de em crianças menores de 3 anos não foi estudado.** O uso deste medicamento nesta população específica deve ocorrer sob supervisão médica
R – REGULAR Fonte: humana biossintética (DNA recombinante)	**Humulin Regular** EliLilly Sol. inj. **Insuman infusat** Sanofi–Aventis Sol. inj.	Tratamento de pacientes com diabetes melito que necessitam de insulina para manutenção da homeostase de glicose	Insulinas no Brasil padronizadas em 100 UI/mℓ. A dose deve ser ajustada individualmente	Náuseas, vômito, cólicas intestinais, hipoglicemia, resistência a insulina, alergia local, edema, prurido, alergia sistêmica	Contraindicada durante episódios de hipoglicemia e a pacientes com hipersensibilidade a qualquer um dos componentes da fórmula (a

INSULINAS

FÁRMACOS	APRESENTAÇÕES	INDICAÇÕES	POSOLOGIA	REAÇÕES ADVERSAS IMPORTANTES	SITUAÇÕES ESPECIAIS
	Insuman R Sanofi–Aventis Sol. inj. **Novolin R** NovoNordisk Sol. inj. **Novolin R** Penfill		Insulinas no Brasil padronizadas em 100 UI/mℓ. A dose deve ser ajustada individualmente	Náuseas, vômito, cólicas intestinais, hipoglicemia, resistência a insulina, alergia local, edema, prurido, alergia sistêmica	menos que seja usado como parte de um programa de dessensibilização). **Uso pediátrico acima de 3 anos**

LAXANTES E CATÁRTICOS

FÁRMACOS	APRESENTAÇÕES	INDICAÇÕES	POSOLOGIA	REAÇÕES ADVERSAS IMPORTANTES	SITUAÇÕES ESPECIAIS
BISACODIL	**Dulcolax** Boehringer Comp. 5 mg; drg. 5 mg/20 dg.; sol. gt. 7,5 mg/mℓ; supositório 10 mg **Bisalax** União Química Drágeas 5 mg/20 e 150 drg. **Lacto-purga** DM Comp. 5 mg/6 comp.	Constipação intestinal. No preparo para procedimentos diagnósticos, no pré- e pós-operatórios e em condições que exigem defecação facilitada	Tratamento da constipação intestinal: Crianças de 4 a 10 anos: 1 drágea (5 mg). Crianças > 10 anos: 1 a 2 drágeas (5 a 10 mg). Em procedimentos diagnósticos e no pré-operatório: no preparo para procedimentos diagnósticos, no tratamento pré e pós-operatório e em condições que exijam defecação facilitada, deverá ser usado somente sob supervisão médica. A dose recomendada para adultos é de 2 a 4 drágeas na noite anterior ao exame. Para crianças > 4 anos, 1 drágea ao anoitecer	Desconforto abdominal, incluindo cólicas e dor abdominal (que podem estar associadas com náuseas e/ou vômito). Diarreia. Há relatos isolados de angioedema e reações anafilactoides	Laxante (estimulante ou de contato; difenilmetano). Contraindicado nos casos de íleo paralítico, obstrução intestinal, quadros abdominais agudos, como apendicite aguda, doenças inflamatórias agudas do intestino e dor abdominal grave associada a náuseas e vômito, que podem ser manifestações de problemas mais graves. Também em casos de desidratação intensa e em pacientes com hipersensibilidade ao bisacodil ou a qualquer outro componente da fórmula. Em problemas hereditários raros que podem ser incompatíveis com excipientes do produto

Associações

BISACODIL + DOCUSATO	**Humectol D** DM Comp. 60 mg de ducosato e 5 mg de bisacodil	Medicação laxativa. Como coadjuvante da evacuação intestinal em pacientes acamados, assim como no pós-operatório ou no pós-parto. Na limpeza intestinal prévia a exames radiológicos e no pré-operatório de intervenções anorretais. Para facilitar a defecação em portadores de hemorroidas ou fissuras anais	Crianças > 5 anos: 1 comp. rev., ao deitar	Náuseas, vômito, cólicas intestinais	Contraindicado se o paciente apresentar dor abdominal, náuseas, vômito ou quaisquer sintomas de apendicite, abdome agudo, impacção fecal, obstrução intestinal, perfuração intestinal, hepatite aguda. Contraindicado para pacientes com hipersensibilidade a algum componente da fórmula

EXTRATOS VEGETAIS	**Tamarine** Barrene Cáps./geleia. Cada cáps./colher das de chá (5 g) contém 400 mg de *Cassia angustifolia* Vahl (equivalente a 10 mg de senosídeos) + 23,595 mg de *Tamarindus indica* L. (equivalente a 1,18 mg de ácido tartárico) + 23,595 mg de *Cassia fistula* L. (equivalente a 0,00134 mg de ácido transcinâmico) + 10,890 mg de *Coriandrum sativum* L. (equivalente a 0,00165 mg de ácido cloroxigênico) + 4,800 mg de *Glycyrrhiza glabra* L. (equivalente a 0,149 mg de ácido glicirrízico)	Constipação intestinal crônica ou temporária devido a viagens, menstruação, dietas, cirurgias e alteração de hábitos alimentares	Geleia: crianças 2,5 g após a última refeição. Cáps.: crianças acima de 12 anos – 1 cáp. após a última refeição ou segundo critério médico	Podem ocorrer ocasionalmente diarreia, cólicas ou vômito, que desaparecem com a suspensão do uso ou simples redução da dose	Contraindicações: obstrução intestinal. **Em crianças, só usar quando houver indicação médica**
FOSFATO DE SÓDIO	**Phosfoenema** Cristália Fr. plástico descartável, com cânula retal previamente lubrificada, dotada de válvula de segurança, contendo 130 mℓ. Embalagem com 1 fr. com 130 mℓ. Cada 100 mℓ de solução contém: 16 g de fosfato de sódio monobásico monoidratado + 6 g de fosfato de sódio dibásico heptaidratado	Corro laxativo para esvaziamento do cólon no pré e pós-operatório; na preparação do paciente para exames proctológicos e radiológicos; no pré e pós-parto. Na constipação intestinal	Crianças acima de 12 anos: 100 mℓ em 24 h, ou conforme prescrição médica. A dose máxima diária não deve exceder os 100 mℓ em 24 h	Cólica abdominal. Adicionar – hiperfosfatemia, hipopotassemia, inchaço abdominal, dor abdominal, náuseas e vômito	Não deve ser utilizado se o paciente apresentar náuseas, vômito ou dor abdominal. Não foram relatados efeitos colaterais e reações adversas com o uso retal da solução de fosfatos. Contudo, tais soluções devem ser utilizadas com cautela em pacientes com função renal comprometida ou com hiperfosfatemia. Também é contraindicado quando houver hipersensibilidade aos componentes da fórmula. **Uso recomendado para crianças acima de 12 anos**
GLICERINA/GLICEROL	**Supositório de Glicerina** Pfizer Cada supositório pediátrico de 1,57 g contém 1,44 g de glicerol, embalagem com 24 supositórios Cada supositório adulto de 2,92 g contém 2,68 g de glicerol, embalagem com 24 supositórios	No tratamento e/ou prevenção da constipação intestinal. Tem a finalidade de provocar defecação. Pediátrico: para bebês e crianças de até 12 anos de idade. Indicado para estimular o hábito de defecação diária	Uso em pacientes pediátricos: o supositório de glicerina pediátrico é mais delgado e comprido, possuindo formato anatômico especial para uso infantil. Bebês: 1 supositório ao dia quando necessário ou a critério médico. Introduzir o supositório VR pela parte mais afilada e segurar	Raramente ocorrem reações adversas advindas com o uso de laxantes hiperosmóticos, podendo incluir cólica, diarreia, formação de gases e sede. Podem ocorrer desconforto retal, aumento do fluxo sanguíneo retal e irritação local. As reações adversas provenientes da glicerina	Os laxantes hiperosmóticos são contraindicados em algumas situações, como apendicite, hemorragia retal não diagnosticada e obstrução intestinal. Supositório de glicerina é contraindicado para pacientes com hipersensibilidade a qualquer componente da fórmula e não deve ser utilizado por pacientes que estejam se recuperando de uma cirurgia retal

LAXANTES E CATÁRTICOS

FÁRMACOS	APRESENTAÇÕES	INDICAÇÕES	POSOLOGIA	REAÇÕES ADVERSAS IMPORTANTES	SITUAÇÕES ESPECIAIS
			com a ponta dos dedos a outra extremidade até que o fluxo fecal seja obtido. Crianças até 12 anos de idade: 1 supositório ao dia quando necessário ou a critério médico. Introduzir o supositório VR e procurar retê-lo até que surja a vontade de defecar. Em geral, o efeito desejado de evacuação das fezes retidas é alcançado alguns minutos após a introdução do supositório no reto. Pode-se deixar o supositório de glicerina atuar por 15 a 30 min. Não é necessário que o produto se dissolva completamente para que produza o efeito desejado	devem-se principalmente à sua ação desidratante, pois esta substância aumenta a osmolaridade plasmática, resultando na perda de água dos espaços extravasculares	
HIDRÓXIDO DE MAGNÉSIO	Leite de Magnésia de Phillips^{GlaxoSmithKline} Sol. 1.200 mg/15 mℓ, frascos de 120 e 350 mℓ, sabores tradicional e hortelã	Eficaz e seguro como laxante na constipação intestinal crônica e em todas as formas de constipação intestinal. Eficaz e seguro como antiácido, contra pirose, gastrite e pirose gravídica	Lactantes: 1/2 colher de chá ou mais, segundo a indicação médica. Antiácido: Crianças de 2 a 11 anos: 5 mℓ. Dose máxima diária de 30 mℓ. Crianças de 12 anos ou mais: 5 mℓ a 15 mℓ. Dose máxima diária de 45 mℓ Laxante: Crianças de 2 a 5 anos: 5 a 15 mℓ, 1 vez/dia. Crianças de 6 a 11 anos: 15 a 30 mℓ, 1 vez/dia. Crianças de 12 anos ou mais: 30 a 60 mℓ, 1 vez/dia. Como antiácido, o período máximo de uso recomendado deste medicamento é de 14 dias consecutivos; como laxante, o período máximo é de 3 dias consecutivos.	Constipação intestinal, aumento de alumínio no sangue, ossos e sistema nervoso, intoxicação por alumínio, diminuição de fosfato no sangue	Laxante, antiácido. Contraindicações: os antiácidos podem interferir com alguns medicamentos prescritos, por isto, não devem ser associados a outros medicamentos, como tetraciclinas, levodopa, lítio, benzodiazepínicos, fenotiazinas, digoxina, cetoconazol ou diflunisal, sem antes consultar o médico. No uso como laxativo, não prescrever laxativos se o paciente apresentar dor abdominal, náuseas, vômito, alteração do ritmo intestinal persistente por mais de 2 semanas, sangramento retal ou doença renal. **Os laxativos não devem ser usados por período superior a 1 semana, exceto sob orientação médica.** Nefropatas não devem usar este produto, exceto sob supervisão médica. Pode haver efeito laxativo. Precauções gerais: a exemplo do que acontece com outros medicamentos, na gestação e na amamentação o uso deste produto deve ser orientado pelo médico. No caso de sobredose acidental, procure um médico

LACTULOSE	**Duphalac** Abbott Sol. oral 667 mg/mℓ **Colonac** União Química Xarope 667 mg/mℓ **Farlac** Farmasa Xarope 667 mg/mℓ **Lactulona** Daiichi Sankyo Xarope Frasco com 120 mℓ de xarope 667 mg/mℓ; embalagem com 10 sachês com 15 mℓ de xarope com 667 mg/mℓ. **Pentalac** UCI–Farma Xarope 667 mg/ML	Indicada para o tratamento sintomático da constipação intestinal; também é indicada para a prevenção e o tratamento de encefalopatia hepática, tanto no pré-coma quanto no coma hepático	Para crianças menores de 2 anos, o médico deve ser consultado e acompanhar o tratamento Crianças de 1 a 5 anos: 5 a 10 mℓ/dia. Crianças de 6 a 12 anos: 10 a 15 mℓ/dia. Crianças > 12 anos: 15 a 30 mℓ/dia. A posologia pode ser ajustada para que se obtenham 2 ou 3 defecações diárias. Encefalopatia hepática, pré-coma e coma hepático: Iniciar com 60 mℓ/dia podendo chegar, em casos graves, a 150 mℓ/dia	O uso de doses altas de lactulose na encefalopatia hepática pode causar distensão abdominal, flatulência, meteorismo, eructação, desconforto e aumento da sede, normalmente transitórios. Náuseas e vômito foram relatados com pouca frequência. Caso ocorra diarreia em resposta à lactulose, deve-se reduzir a dose. Alterações de exames laboratoriais: a administração prolongada ou de doses elevadas de lactulose pode aumentar a glicemia e diminuir os níveis sérios de potássio	Contraindicada para pessoas com história de hipersensibilidade a qualquer um dos componentes da fórmula: intolerância à lactose, galactose, frutose; pessoas com apendicite, hemorragia retal não diagnosticada ou com obstrução intestinal; como agente para o preparo intestinal de exames proctológicos em que se pretenda usar eletrocautério
MACROGOL + BICARBONATO	**Muvinlax** Libbs Macrogol 3350 + bicarbonato + KCl + NaCl; embalagens com 20 sachês, 14 g cada. Cada sachê contém 13,125 g de macrogol 3.350	Tratamento da constipação intestinal: funcional, associada a doenças ou medicamentos e na constipação intestinal da gravidez e do puerpério. Tratamento da impactação fecal	Crianças acima de 2 anos de idade: dose inicial média é de 0,8 g/kg/d (de 0,3 a 1,4 g/kg/d). A dose deve ser ajustada de acordo com a resposta individual do paciente. É preferível que cada copo da solução seja ingerido mais rápido (de uma só vez) a uma ingestão lenta e contínua. Mantém sua eficácia e é seguro para ser utilizado em adultos e crianças > 2 anos de idade por longos períodos, conforme a necessidade de cada paciente. Em estudos clínicos, o macrogol 3350 foi administrado em pacientes com constipação intestinal crônica, por períodos de até 30 meses, não sendo verificados efeitos adversos, distúrbios hidreletrolíticos ou alterações laboratoriais significativas. Impactação fecal: crianças acima de 2 anos de idade: administrar 1,5 g/kg/dia, até o máximo de 100 g, em 1 a	Podem ocorrer cólicas leves, empachamento, flatulência ou diarreia e irritação anal. Caso ocorra diarreia, deve-se reduzir a dose do medicamento. Casos isolados de urticária, rinorreia, dermatite e, raramente, reação anafilática foram relatados como quadro de reação alérgica ao macrogol. Existem relatos isolados de hemorragia digestiva alta por síndrome de Mallory-Weiss, perfuração esofágica, assistolia, dispneia súbita com edema pulmonar e infiltrado pulmonar "tipo borboleta" na radiografia de tórax após vômito seguido de aspiração do macrogol	Contraindicado para portadores de doenças inflamatórias intestinais ativas graves, colite tóxica, obstrução ou perfuração GI e dor abdominal de etiologia desconhecida. Não deve ser prescrito para pacientes com alergia ao macrogol ou a qualquer outro componente da formulação

LAXANTES E CATÁRTICOS

FÁRMACOS	APRESENTAÇÕES	INDICAÇÕES	POSOLOGIA	REAÇÕES ADVERSAS IMPORTANTES	SITUAÇÕES ESPECIAIS
ÓLEO MINERAL	**Nujol** Schering/Plough Fr. 120, 200 mℓ **Mineroleo** Cristalia Fr. 100 mℓ **Óleo Mineral** Belfar, Cazi, Madrevita, Multilab, UniãoQuímica Fr. 100, 120, 200 mℓ	Laxante, no tratamento da constipação intestinal funcional (constipação intestinal). Utilizado também na pele, amacia as áreas ressecadas e ásperas	2 tomadas antes das refeições, por um período de 1 a 3 dias. No tratamento da constipação intestinal, 1 colher de sopa à noite e outra no dia seguinte ao despertar. Caso não obtenha êxito, aumente a dose para 2 colheres à noite e 1 pela manhã. Crianças > 6 anos: 1/2 colher de sopa a noite ou pela manhã (1 a 2 mℓ/kg de peso). Administração a crianças menores de 6 anos, consulte o seu médico	Efeitos metabólicos: relato de redução do nível sérico de betacaroteno; pode diminuir a absorção de vitamina A, D, E e K; pode afetar a absorção de cálcio e fosfatos. Efeitos gastrintestinais: dose oral excessiva pode resultar em incontinência anal e prurido anal. Efeitos respiratórios: pneumonite lipoide e embolia de óleo mineral foram relatados em criança de 5 meses de idade com doença de Hirschsprung que recebeu vários enemas para tratamento de impactação fecal – acredita-se que o óleo mineral tenha acesso ao pulmão por via linfática. A pneumonia lipoide pode acontecer após ingestão e consequente aspiração de óleo mineral. Os menores de 6 anos, idosos, debilitados e indivíduos com disfagia estão mais sujeitos à aspiração de gotículas de óleo, que podem levar à pneumonia lipoide	Contraindicações: não fazer uso quando da presença de náuseas, vômito, dor abdominal a esclarecer, gravidez, dificuldade de deglutição, pacientes acamados. Não deve ser utilizado por crianças menores de 2 anos (administração retal) e crianças menores de 6 anos (administração oral)

MEDICAMENTOS

PICOSSULFATO SÓDICO	**Guttalax** Boehringer Sol. oral 7,5 mg/mℓ, frasco com 20 mℓ; 1 gt. = 0,5 mg de picossulfato sódico Pérolas gelatinosas 2,5 mg, embalagens com 50 pérolas. **Rapilax** Hertz Sol. oral 7,5 mg/mℓ, frasco com 30 mℓ; 1 gt. = 0,5 mg de picossulfato sódico	Tratamento da constipação intestinal e condições que necessitam que a evacuação intestinal seja facilitada	Recomenda-se tomar à noite, para produzir uma evacuação na manhã seguinte. Sol. oral: adultos e crianças acima de 10 anos de idade – 10 a 20 gotas (5 a 10 mg); crianças de 4 a 10 anos de idade – 5 a 10 gotas (2,5 a 5 mg); crianças < 4 anos – 0,25 mg por kg de peso corporal. Pérolas: adultos e crianças acima dos 10 anos – 2 a 4 pérolas gelatinosas (5 a 10 mg); crianças entre 4 e 10 anos de idade – 1 a 2 pérolas gelatinosas (2,5 a 5 mg)	Desconforto ou dor abdominal, cólicas, diarreia, erupção cutânea, angioedema	Contraindicações: hipersensibilidade ao picossulfato sódico, pacientes com íleo paralítico, obstrução intestinal, quadros abdominais cirúrgicos agudos, inclusive apendicite, doenças inflamatórias agudas do intestino e desidratação grave
POLICARBOFILA	**Benestare** Medley Comps. rev. de 625 mg, embalagens com 14 e 30 comps. **Muvinor** Libbs Comps. rev. com 500 mg de policarbofila base, embalagens com 30 comps. revestidos	Pode ser usada quando se deseja a regularização do ritmo intestinal, com o aumento do teor de água das fezes: Na obstipação intestinal crônica, funcional ou associada à diverticulose. Na síndrome do intestino irritável, quer nos períodos de constipação intestinal quer nos episódios diarreicos. Na obstipação secundária a alterações na dieta, mudança de hábitos ou períodos variáveis de restrição ao leito, por enfermidade clínica ou cirúrgica. Nas doenças perianais em que o amolecimento e um maior teor de água nas fezes sejam desejáveis, como nas fissuras e abscessos anais e nas hemorroidas. No tratamento sintomático das diarreias agudas e crônicas	Crianças < 12 anos: a critério médico. A dose deve ser administrada ingerindo-se um copo de água cheio. Crianças > 12 anos: a dose inicial recomendada é de 1 a 2 comp. 12/12 h, preferencialmente durante ou após as refeições. É possível que a ingestão no período pré-prandial reduza o apetite. A critério médico, pode-se ajustar a dose até o máximo de 6 g ao dia	Plenitude abdominal, náuseas, vômito e flatulência podem ocorrer com o uso da policarbofila	Contraindicações: não deve ser prescrita quando houver dor abdominal, náuseas ou vômito de causa não esclarecida ou na suspeita de obstrução em qualquer parte do tubo digestivo. Não deve ser utilizado por pacientes que apresentem hipersensibilidade à policarbofila
PSYLLIUM	**Fibracare** Herbarium Pó de *Plantago psyllium*. Cx. com 10 e 30 sachês de 5,6 g.	Indicado para constipação intestinal e como regulador intestinal, no caso de intestino solto. Pode ser utilizado	Crianças < 6 anos: consulte seu médico. Crianças de 6 a 12 anos: meio sachê (2,9 g) ou meia dose de	Diarreia, cólica, broncospasmo, rinoconjuntivite, alergia e anafilaxia, irritação na garganta	Contraindicações: não administrar em casos de obstrução intestinal ou impactação fecal. Pode causar reações alérgicas em pessoas sensíveis que inalem ou ingiram o produto. Em caso de

LAXANTES E CATÁRTICOS

FÁRMACOS	APRESENTAÇÕES	INDICAÇÕES	POSOLOGIA	REAÇÕES ADVERSAS IMPORTANTES	SITUAÇÕES ESPECIAIS
	Metamucil Procter & Gamble Muciloide hidrófilo de *Psyllium*. Pó sabor laranja (sem açúcar), embalagens com 10 sachês. Cada dose de 5,85 g contêm aproximadamente 3,40 g de muciloide hidrófilo de *Psyllium*	para auxiliar na redução dos níveis séricos de colesterol e da glicemia pós-prandial (após a refeição). Também é indicado para complementar a ingestão diária de fibras	adulto em 240 mℓ de água ou outro líquido, de 1 a 3 vezes/dia. Iniciar com 1 dose ao dia, avançar até 3 ao dia, conforme a necessidade. Crianças acima de 12 anos: o conteúdo de um sachê (5,85 g) ou uma colher de sobremesa em 240 mℓ de água ou outro líquido, de 1 a 3 vezes/dia		sangramento retal, dor abdominal, náuseas ou vômito bem com frente à suspeita de megacólon de etiologia chagásica, não use o produto antes de consultar seu médico. Se a obstipação persistir por mais de 1 semana, consulte seu médico. Não prescrever para fenilcetonúricos porque cada dose de 5,8 g contém 30 mg de fenilalanina. **Este medicamento não deve ser utilizado em crianças menores de 6 anos.** **Atenção fenilcetonúricos: contém fenilalanina**
SORBITOL	**Minilax** Eurofarma Bisnaga de sorbitol a 70% 4,64 g, lauril sulfato de sódio 0,05 g; veículo glicerinado e tamponado q.s.p.	Como laxativo osmótico na constipação intestinal habitual ou eventual. Para normalizar o intestino, no pós-operatório e no puerpério. Para esvaziamento intestinal no preparo para anuscopia, retoscopia, partos e urografia excretora. No tratamento do íleo adinâmico pós-operatório	Aplica-se VR todo o conteúdo de uma bisnaga. Quando necessário, poderão ser aplicadas 2 doses, simultaneamente, especialmente para tratar um fecaloma. A critério médico, as doses pediátricas podem ser individualizadas de acordo com a idade do paciente	Perda de água e eletrólitos, diarreia, cólicas, náuseas, vômito, acidose láctica	Contraindicações: este produto é, em geral, bem tolerado. Todavia, seu emprego deve ser evitado em casos de hemorragia aguda ou crises de retocolite hemorrágica

MUCOLÍTICOS E EXPECTORANTES

FÁRMACOS	APRESENTAÇÕES	INDICAÇÕES	POSOLOGIA	REAÇÕES ADVERSAS IMPORTANTES	SITUAÇÕES ESPECIAIS
ACEBROFILINA	**Filinar** Eurofarma Xpe. 5 mg/mℓ **Brondilat Pediátrico** Aché Frasco de 120 mℓ de xpe. com 25 mg/5 mℓ + copo-medida de 10 mℓ. **Bronfill** Cifarma Frasco de 120 mℓ de xpe. com 25 mg/5 mℓ.	Ações broncodilatadora, mucorreguladora e expectorante	Adultos: 10 mℓ do xarope 2 vezes/dia. Xpe. 5 mg/mℓ: Crianças de 1 a 3 anos: 2 mg/kg/dia. ÷ 2 vezes/dia. Crianças de 3 a 6 anos: 5 mℓ 2 vezes/dia. Crianças de 6 a 12 anos: 10 mℓ, 2 vezes/dia	Desconforto gastrintestinal, náuseas, tontura, agitação psicomotora, arritmia cardíaca, glicemia, temperatura corporal	Em caso de superdosagem, não ocorrendo convulsões, recomenda-se: a indução do vômito ou o uso de um agente laxante ou carvão ativado. Em caso de convulsão, deve-se assegurar a manutenção da respiração e administrar oxigênio e diazepam IV. Monitorar a PA e hidratar o paciente

MEDICAMENTOS

Respiran Gallia Frasco de 120 mℓ de xpe. com 25 mg/5 mℓ + copo-medida de 10 mℓ. **Teomuc** Biolab Sanus Frasco de 120 mℓ de xpe. com 25 mg/5 mℓ + copo-medida de 10 mℓ				
ACETILCISTEÍNA **Fluimucil** Zambon Granulado 100 mg – cx com 16 envelopes Xarope a 2% – frasco com 120 mℓ Granulado 200 mg – cx com 6 envelopes Granulado 200 mg – cx com 16 envelopes Xarope a 4% – frasco com 120 mℓ Comp. efervescente 600 mg – cx com 16 Comp. efervescente 200 mg – cx com 16 Granulado 600 mg – cx com 16 envelopes Sol. inj. – embalagem com 5 ampolas de 3 mℓ, 100 mg/mℓ **Mucocetil** UCI-Farma Xarope a 2%: frasco de 100 ou 150 mℓ. Granulado 100 mg: cx. com 16 envelopes. Granulado 200 mg: cx. com 16 envelopes. Granulado 600 mg: cx. com 16 envelopes. **NAC** Sigma Pharma Xarope a 2% – frasco com 100 mℓ Granulado 200 mg – cx. com 16 envelopes de 5 g	Fluidificante de secreções, expectorante (usada como facilitador da expectoração nas afecções brônquicas ou broncopulmonares, quando há tosse produtiva)	Uso oral: mucolítico: 600 mg/dia ÷ 1 a 3 tomadas. Nebulização: 300 a 900 mg/seção. Crianças: 15 mg/kg/dia ÷ 3 tomadas. Crianças acima de 12 anos de idade: Mucocetil® Xarope, 10 mℓ, 3 vezes/dia; Mucocetil® Granulado, 100 mg, 1 envelope 2 a 4 vezes/dia; Mucocetil® Granulado, 200 mg, 1 envelope 2 a 3 vezes/dia; Mucocetil® Granulado, 600 mg, 1 envelope ao dia. Crianças de 4 a 12 anos de idade: Mucocetil® Xarope, 5 mℓ, 3 vezes/dia; Crianças de 1 a 4 anos de idade: Mucocetil® Xarope, 5 mℓ 2 vezes/dia; Crianças de 6 a 12 meses de idade: Mucocetil® Xarope, 2,5 mℓ 3 vezes/dia; Crianças de até 6 meses de idade: Mucocetil® Xarope, 2,5 mℓ 2 vezes/dia. Uso intravenoso: Adultos: 1 ampola, 1 a 2 vezes/dia; crianças > 2 anos: meia ampola, 1 ou 2 vezes/dia. Como antídoto do paracetamol: Peso < 20 kg: – Dose de ataque: 150 mg/kg em 3 mℓ/kg de solução por 60 min – 2ª dose: 50 mg/kg em 7 mℓ/kg por 4 h	Cefaleia, febre, calafrios, vertigem. Urticária, alergia. Broncoespasmo por nebulização. Irritação local. Náuseas, vômito, estomatite	Agente mucolítico: antídoto do paracetamol (acetaminofeno) (aminoácido; L-cisteína [derivado]). Não há estudos adequados em gestantes (em cobaias não foram encontrados riscos). Não se sabe se é eliminado no leite. Problemas não foram documentados, mas recomenda-se cautela. Não há informações sobre a relação entre idade e efeitos. **O Fluimucil® é contraindicado para uso por crianças menores de 2 anos, exceto para uso intravenoso.** Como antídoto, o tratamento deve ser iniciado dentro de 0 a 8 h após a ingestão de paracetamol. A solução injetável deve ser diluída em glicose a 5%, cloreto de sódio a 0,45% ou água para injeção

MUCOLÍTICOS E EXPECTORANTES

FÁRMACOS	APRESENTAÇÕES	INDICAÇÕES	POSOLOGIA	REAÇÕES ADVERSAS IMPORTANTES	SITUAÇÕES ESPECIAIS
	Acetilcisteína Germed Xarope a 2 e 4% – frasco com 120 mℓ Granulado 200 e 600 mg – cx. com 16 envelopes de 5 g **Acetilcisteína** Prati, Donaduzzi Xarope a 2 e 4% – frasco com 80, 100 e 150 mℓ Granulado 100, 200 e 600 mg – cx. com 16 envelopes de 5 g **Acetilcisteína** Eurofarma Xarope a 2% – frasco com 100 e 150 mℓ Granulado 100, 200 e 600 mg – cx. com 16 envelopes de 5 g **Acetilcisteína** Blau Sol. Injetável 100 mg/mℓ – embalagem com 5 e 100 ampolas de 3 mℓ **Flucistein** União Química Sol. Injetável 100 mg/mℓ – cx. com 5 ampolas de 3 mℓ		– 3ª dose: 100 mg/kg em 14 mℓ/kg por 16 h. Peso de 20 a 40 kg: – Dose de ataque: 150 mg/kg em 100 mℓ de solução por 60 min – 2ª dose: 50 mg/kg em 250 mℓ por 4 h – 3ª dose: 100 mg/kg em 500 mℓ por 16 h. Peso ≥ 40 kg: – Dose de ataque: 150 mg/kg em 200 mℓ de solução por 60 min – 2ª dose: 50 mg/kg em 500 mℓ por 4 h – 3ª dose: 100 mg/kg em 1.000 mℓ por 16 h Crianças > 6 anos: 1 a 3 gotas em cada narina 3 a 4 vezes/dia. Por ser um descongestionante nasal tópico, recomenda-se não usar continuamente por mais de 7 dias		
Associação					
ACETILCISTEÍNA 10 MG + SULFATO DE TUAMINOEPTANO 5 MG	**Rinofluimucil** Zambon Sol. nasal 12 mℓ + conta-gotas				Deve ser administrado com precaução em crianças asmáticas. **Pode ser usado com segurança em crianças acima de 6 anos de idade**
ALFADORNASE	**Pulmozyme** Roche Solução para inalação 1 mg/mℓ, cx. com 6 ampolas de 2,5 mℓ	Fibrose cística, para melhorar a função respiratória e reduzir a frequência de infecções	Crianças > 5 anos: nebulização com 2,5 mg/dia, nos nebulizadores recomendados pelos fabricantes	Rouquidão, faringite, laringite, tosse, dispneia, chiado. ↑ níveis sanguíneos de prolactina; aumento das mamas (em homens); cólicas; escoamento do leite pelas mamas; erupção cutânea; urticária	Mucolítico [desoxirribonuclease/recombinante humana; enzima mucolítica]. Classificação não disponibilizada na gestação. Não amamentar. **Deve ser administrada 30 min antes das refeições; se necessário repetir a dose recomendada ao deitar.** O uso de Pulmozyme® em pacientes com idade entre 6 e 14 anos está bem estabelecido.

AMBROXOL, CLORIDRATO DE	**Broncoflux**^Farmasa^ Frasco de 120 mℓ de xpe. com 15 mg/5 mℓ + copo-medida (pediátrico) **Bronxol**^Citarma^ Frasco de 120 mℓ de xpe. com 15 mg/5 mℓ + copo-medida (pediátrico) **Fluibron A**^Chiesi^ Embalagem com 10 flaconetes de 2 mℓ com solução estéril para nebulização (7,5 mg/mℓ) **Fluibron Xarope Adulto e Pediátrico, Gotas**^Chiesi^ Vidro com 100 ML de xpe. com 15 mg/5 mℓ (pediátrico); vidro com 50 mℓ com 7,5 mg/mℓ (20 gostas). **Mucosolvan**^Boehringer^ Frasco com 120 mℓ de xpe. com 15 mg/mℓ (pediátrico) + copo-medida; frasco de 50 mℓ (gotas) com 7,5 mg/mℓ (25 gotas) + copo-medida **Spectoflux**^Globo^ Frasco de 120 mℓ de xpe. com 15 mg/5 mℓ + copo-medida (pediátrico)	Bronquite aguda; bronquite crônica; bronquite asmática; bronquite enfisematosa; traqueobronquite	Xarope Crianças < 2 anos: 2,5 mℓ 2 vezes/dia Crianças de 2 a 5 anos: 2,5 mℓ 3 vezes/dia Crianças de 6 a 12 anos: 5 mℓ 3 vezes/dia A dose de xarope pediátrico pode ser calculada à razão de 0,5 mg de ambroxol por kg de peso corporal, 3 vezes/dia. Solução em gotas Uso oral A dose para uso oral pode ser calculada à razão de 0,5 mg de ambroxol por kg de peso corporal 3 vezes/dia. As gotas podem ser dissolvidas em água. Crianças abaixo de 2 anos: 1 mℓ (25 gotas) 2 vezes/dia. Crianças de 2 a 5 anos: 1 mℓ (25 gotas) 3 vezes/dia. Crianças de 6 a 12 anos: 2 mℓ 3 vezes/dia. Adolescentes maiores de 12 anos: 4 mℓ 3 vezes/dia. Inalação: a dose para inalação pode ser calculada na razão de 0,6 mg de ambroxol por quilograma de peso corporal, de 1 a 2 vezes/dia. Crianças abaixo de 6 anos: 1 a 2 inalações/dia, com 2 mℓ Crianças acima de 6 anos e adultos: 1 a 2 inalações/dia com 2 a 3 mℓ	Náuseas, vômito, diarreia. Manifestações alérgicas, anafilaxia	Mucolítico; expectorante [metilxantina; metabólito da bromexina]. Problemas não documentados em grávidas, mas deve-se evitar o uso, particularmente no primeiro trimestre. Eliminado no leite materno. **Xarope pediátrico e solução somente devem ser administrados a pacientes pediátricos menores de 2 anos de idade sob prescrição médica** Entretanto, há pouca experiência no uso de Pulmozyme® em pacientes com idade **< 5 anos.** Seu uso deve ser considerado em pacientes com idade < 5 anos nos quais haja potencial de benefício para a função pulmonar e risco de ocorrência de infecção das vias respiratórias inferiores

MUCOLÍTICOS E EXPECTORANTES

FÁRMACOS	APRESENTAÇÕES	INDICAÇÕES	POSOLOGIA	REAÇÕES ADVERSAS IMPORTANTES	SITUAÇÕES ESPECIAIS
BROMEXINA, CLORIDRATO DE	**Bisolphar** Pharlab Xpe. com 4 mg/5 mℓ, frasco com 120 mℓ **Bisolvon** Boehringer Xpe. infantil 4 mg/5 mℓ, frasco com 120 mℓ + copo-medida graduado Xpe. adulto 8 mg/5 mℓ, frasco com 120 mℓ + copo-medida graduado **Bispect** Uci-Farma Xpe. infantil 0,8 mg/mℓ, frasco com 120 mℓ Xpe. adulto 1,6 mg/mℓ, frasco com 120 mℓ Solução expectorante (gotas) 2 mg/mℓ, frasco com 50 mℓ	Secretolítico e expectorante no tratamento de doenças broncopulmonares agudas e crônicas associadas à secreção mucosa anormal e distúrbios do transporte mucoso	Xpe. infantil: Crianças de 2 a 6 anos: 2,5 mℓ 3 vezes/dia. Crianças de 6 a 12 anos: 5 mℓ 3 vezes/dia. Adolescentes acima de 12 anos: 10 mℓ 3 vezes/dia. Solução expectorante – uso oral: Crianças de 2 a 6 anos: 20 gotas 3 vezes/dia. Crianças de 6 a 12 anos: 30 gotas 3 vezes/dia Adolescentes acima de 12 anos: 60 gotas 3 vezes/dia. Solução expectorante – uso inalatório: Crianças de 2 a 6 anos: 10 gotas 2 vezes/dia. Crianças de 6 a 12 anos: 15 gotas 2 vezes/dia. Adolescentes acima de 12 anos e adultos: 30 a 60 gotas 2 vezes/dia	Dor abdominal superior, náuseas, vômito, diarreia, hipersensibilidade, erupção cutânea, reação anafilática, choque anafilático, broncospasmo, edema angioneurótico, urticária, prurido	Expectorante; mucolítico (ambroxol [análogo]). Não utilizar na gestação e lactação. Durante o tratamento espera-se aumento da secreção brônquica. **Ingerir muito líquido durante o uso deste produto.** O xarope infantil é contraindicado para pacientes com intolerância à frutose. **Este medicamento não deve ser utilizado em crianças menores de 2 anos de idade**
CARBOCISTEÍNA	**Carbofan** Bunker Frasco com 100 mℓ de xpe. com 100 mg/5 mℓ. **Mucofan** União Química Frasco de 100 mℓ de xpe. com 20 mg/mℓ Frasco de 20 mℓ com 50 mg/mℓ (20 gotas) **Mucoflux** Merck Frasco com 100 mℓ de xpe. com 100 mg/5 mℓ. **Mucolitic** Takeda Frasco de 100 mℓ de xpe. com 20 mg/mℓ Frasco de 20 mℓ com 50 mg/mℓ (20 gotas)	É indicada, em terapia adjuvante, como mucolítico e fluidificante das secreções, nas afecções agudas ou crônicas do sistema respiratório, em que a presença de secreção viscosa e/ou abundante seja um fator agravante	Crianças entre 2 e 5 anos de idade: 2 gotas/kg de peso de solução oral (gotas), o que equivale a 5 mg de carbocisteína/kg de peso, 3 vezes/dia. Para crianças entre 5 e 12 anos, aconselha-se o uso de xpe. pediátrico devido à maior facilidade de administração e adequação da dose para essa faixa etária	Náuseas, diarreia, hemorragia digestiva, vertigem, insônia, cefaleia	Mucolítico; expectorante (carboximetilcisteína). Não utilizar na gestação e lactação **Não prescrever para crianças < 2 anos**

MEDICAMENTOS

Mucolix Cifarma
Frasco de 100 ml de xpe. com 20 mg/ml
Frasco de 20 ml com 50 mg/ml (20 gotas)
Mucotoss Sigma Pharma
Frasco de 100 ml de xpe. com 20 mg/ml
Santóss Delta
Frasco de 100 ml de xpe. com 20 mg/ml
Frasco de 20 ml com 50 mg/ml (20 gotas)

NOOTRÓPICO

FÁRMACO	APRESENTAÇÕES	INDICAÇÕES	POSOLOGIA	REAÇÕES ADVERSAS IMPORTANTES	SITUAÇÕES ESPECIAIS
PIRACETAM	**Nootropil** Sanofi-Aventis Amp. (5 ml) – 200 mg/ml; comp. 800 mg; embalagem 30 comps. **Nootron** Biosintética Comps. 400 mg: embalagem 60 comps. Sol. oral pediátrica 60 mg/ml; fr. 110 ml	Tratamento sintomático da síndrome psico-orgânica; tratamento de dislexia em crianças; tratamento de vertigem e distúrbios de equilíbrio associados, exceto nas vertigens de origem vasomotora ou psíquica	Tratamento de dislexia em crianças a partir de 8 anos de idade e adolescentes: 3,2 g/dia divididos em 2 doses diárias	Distúrbio hemorrágico, reação anafilactóide, hipersensibilidade, agitação psicomotora, ansiedade, confusão, alucinação, ataxia, diminuição do equilíbrio, piora da epilepsia, cefaleia, insônia, vertigem, dor abdominal, diarreia, náuseas, vômito, edema angioneurótico, dermatite, prurido, urticária	Contraindicado para pacientes com hemorragia cerebral, doença renal em estágio final, ou coreia de Huntington. Uso adulto e pediátrico acima de 8 anos

OUTROS FÁRMACOS

FÁRMACOS	APRESENTAÇÕES	INDICAÇÕES	POSOLOGIA	REAÇÕES ADVERSAS IMPORTANTES	SITUAÇÕES ESPECIAIS
DEFERIPRONA	**Ferriprox** Chiesi Farmacêutica Comp. rev. 500 mg	Tratamento do excesso de ferro em pacientes com talassemia *major*	Quelação de ferro na talassemia *major*: Adultos e crianças > 10 anos: 25 mg/kg, 3 vezes/dia (dose diária total = 75 mg/kg). 20 kg de peso = 500 mg a cada 8 h. 30 kg de peso = 750 mg a cada 8 h. 40 kg de peso = 1.000 mg a cada 8 h. 50 kg de peso = 1.250 mg a cada 8 h. 60 kg de peso = 1.500 mg a cada 8 h. 80 kg de peso = 2.000 mg a cada 8 h	Urina de cor vermelha ou marrom, náuseas, vômito, epigastralgia, aumento de apetite, dor abdominal, artralgia, diarreia	É recomendada a contagem dos neutrófilos dos pacientes semanalmente. Este medicamento é contraindicado nos períodos de gravidez e lactação. **As informações disponíveis sobre o uso de Ferriprox® em crianças com idades entre 6 e 10 anos são muito limitadas e não existem dados sobre o uso do produto em crianças menores de 6 anos.** Assim, quando necessário, o uso nestas faixas etárias deve ser realizado com muita cautela
DESFERROXAMINA	**Desferal** Novartis Fr.-amp. 500 mg/ 5 mℓ	Tratamento da quelação de ferro, da intoxicação aguda por ferro, do acúmulo de alumínio e para fins de diagnóstico do acúmulo de ferro ou alumínio	Tratamento da sobrecarga crônica de ferro: crianças – 20 a 60 mg/kg. Tratamento da intoxicação aguda por ferro: 15 mg/kg/h, reduzindo a dose após 4 a 6 h, de modo que a dose IV total não exceda a dose recomendada de 80 mg/kg em 24 h. Tratamento da sobrecarga de alumínio: 5 mg/kg 1 vez/semana	Cefaleia, náuseas, urticária, retardo do crescimento e alterações ósseas, pirexia, colúria, vertigem	Os pacientes com manifestações de vertigem ou outros transtornos do SNC, ou visão ou audição comprometidas, devem abster-se de dirigir veículos e/ou operar máquinas
EFEDRINA	**Efedrina®** Cristalia Cx. com 100 amp. de 1 mℓ com 50 mg **Unifedrine** União Química Cx. com 25 amp. de de 1 mℓ com 50 mg	A efedrina injetável está indicada: No tratamento ou prevenção da queda da pressão arterial associada à anestesia espinal (raquianestesia) e anestesia geral No tratamento do choque – situação clínica de queda abrupta e grave da pressão arterial e que não responde ao tratamento com reposição de líquidos IV	Hipotensão associada à raquiastesia ou após simpatectomia: 3 mg/kg/dia dividido em 4 ou 6 doses	Angina, dispneia, palpitações, taquicardia, bradicardia, arritmia ventricular, hipertensão, náuseas, vômito, cefaleia, palidez, vertigem, inquietude, nervosismo, tremores, ansiedade, tensão	Amina pressora simpaticomimética. Este medicamento deve ser utilizado com cautela em pacientes com hipertireoidismo, hipertensão, cardiopatias, arritmias cardíacas, diabetes
OXIMETOLONA	**Hemogenin** Sanofi-Aventis Comp. 50 mg Embalagem com 10 comps.	Estimula a formação de glóbulos vermelhos do sangue em pacientes com anemia devido à deficiência da medula óssea. Portanto, está indicado para o tratamento de anemias causadas pela	A dose recomendada em crianças é de 1 a 5 mg/kg de peso corporal por dia. A dose em geral eficaz é de 1 a 2 mg/kg/dia, porém doses mais altas podem ser necessárias e a posologia deve ser individualizada.	Hepatotoxicidade, icterícia, edema, hipertensão, aumento da bilirrubina com ou sem ↑ aminotransferases e da fosfatase alcalina, virilização, amenorreia, hirsutismo, insônia, calafrios, leucemia, vômito, diarreia	É contraindicada em casos já existente de hepatopatias, na gravidez, nefropatia, carcinoma de próstata e mama. Os esteroides anabólicos/androgênicos devem ser usados com muita cautela em crianças. Os agentes anabólicos podem acelerar a maturação epifiseal mais rapidamente do que o

		deficiente produção de glóbulos vermelhos	A resposta nem sempre é imediata, e deve-se instituir uma prova terapêutica mínima de 3 a 6 meses. Seguindo-se a remissão, alguns pacientes podem ser mantidos sem o fármaco e outros podem ser mantidos a uma dose diária estabelecida mais baixa. Geralmente, uma terapia contínua é necessária em pacientes com anemia aplásica congênita	crescimento linear em crianças, e o efeito pode persistir por 6 meses após a descontinuação do fármaco. Portanto, a terapia deve ser monitorada por exames radiográficos a intervalos de 6 meses, a fim de evitar o risco de comprometer a estatura final do adulto
POLIESTIRENOSSULFO-NATO DE CÁLCIO	Calnate Eurofarma Envelope com 30 g, 900 mg/g	Poliestirenossulfonato de cálcio está indicado no tratamento da hiperpotassemia em casos de insuficiência renal	Crianças: 1 g por kg de peso por dia, administrada em doses divididas, na hiperpotassemia aguda. A dose pode ser reduzida para 0,5 g por kg de peso por dia, em doses divididas para tratamento de manutenção. Cada dose deve ser administrada na forma de suspensão em pequena quantidade de água. A quantidade de líquido em geral varia de 20 a 100 mℓ, de acordo com a dose. A suspensão também pode ser preparada adicionando-se 3 a 4 mℓ de líquido por grama de resina. O sorbitol pode ser administrado a fim de evitar constipação intestinal. A resina não deve ser administrada em sucos de frutas que contenham alto conteúdo de potássio. Se houver dificuldade na deglutição, a resina pode ser administrada através de sonda gástrica de 2 a 3 mm de diâmetro e, se desejado, misturada a uma dieta apropriada para insuficiência renal	Irritação gástrica, anorexia, náuseas, constipação intestinal	Este medicamento contém açúcar, portanto, deve ser utilizado com cautela por diabéticos

OUTROS FÁRMACOS PARA DOENÇAS OSTEOMETABÓLICAS E GOTA

FÁRMACO	APRESENTAÇÕES	INDICAÇÕES	POSOLOGIA	REAÇÕES ADVERSAS IMPORTANTES	SITUAÇÕES ESPECIAIS
ALOPURINOL	**Lopurax** Sanval Comp. 100 mg **Zyloric** Aspen Comp. 100, 300 mg	Uricosúrico, utilizado no tratamento da gota, profilaxia da nefropatia por ácido úrico durante quimioterapia	Crianças < 10 anos: de 10 a 20 mg/kg de peso corporal por dia, até o máximo de 400 mg. O uso em crianças é raramente indicado, exceto em neoplasias malignas (especialmente leucemia) e em certas disfunções enzimáticas, como a síndrome de Lesch-Nyhan. Crianças > 10 anos: recomenda-se iniciar o tratamento com uma dose baixa (100 mg/dia) a fim de reduzir os riscos de reações adversas. A dose deve ser aumentada somente se a resposta referente à redução de urato for insatisfatória. Deve-se ter precaução extra se a função renal estiver comprometida. O seguinte esquema de dose pode ser recomendado: de 100 a 200 mg/dia em distúrbios leves; de 300 a 600 mg/dia em distúrbios moderadamente graves; de 700 a 900 mg/dia em distúrbios graves. Se a dose requerida for baseada em mg/kg de peso corporal, deve ser usada a dose de 2 a 10 mg/kg de peso corporal por dia	Febre, mal-estar generalizado, astenia, cefaleia, vertigem, ataxia, sonolência, coma, depressão, paralisia, parestesia, neuropatia, disfunções visuais, catarata, alterações do paladar e do ritmo intestinal, infertilidade, impotência, diabetes melito, hiperlipidemia, furunculose, alopecia, agina, hipertensão arterial, bradicardia, edema, uremia, hematúria, angioedema e ginecomastia	Evitar ingestão de bebidas alcoólicas e alimentos ricos em purina (anchovas, sardinhas, fígado). Ingerir após as refeições

OUTROS FÁRMACOS PARA GASTRENTEROLOGIA

FÁRMACOS	APRESENTAÇÕES	INDICAÇÕES	POSOLOGIA	REAÇÕES ADVERSAS IMPORTANTES	SITUAÇÕES ESPECIAIS
ENZIMAS PANCREÁTICAS	**Creon** Abbott Cáps. 10.000 UI ou 25.000 UI de pancreatina	Tratamento da insuficiência pancreática exócrina de adultos e crianças. A insuficiência pancreática exócrina costuma estar associada, mas não exclusivamente, às seguintes situações: fibrose cística, pancreatite crônica, pós-pancreatectomia, gastrectomia, câncer pancreático, pós-cirurgia de *bypass* gastrintestinal (p. ex., gastrenterostomia de Billroth II), obstrução do ducto pancreático ou ducto colédoco (p. ex., por neoplasia)	Quando a deglutição das cáps. for difícil (p. ex., crianças muito pequenas), elas poderão ser cuidadosamente abertas e as minimicrosferas ingeridas com a ajuda de um líquido (p. ex., sucos de frutas). Qualquer mistura das minimicrosferas com alimento ou líquidos deve ser ingerida imediatamente, não devendo ser armazenada. Posologia na fibrose cística (FC): de acordo com a Cystic Fibrosis Consensus Conference e estudos promovidos pelas fundações da FC nos EUA e no Reino Unido, recomenda-se o seguinte esquema posológico para a terapia de reposição enzimática: A dose baseada no peso deve começar com 1.000 unidades de lipase/kg/refeição para crianças < 4 anos, e com 500 unidades de lipase/kg/refeição para crianças maiores; A dose deve ser ajustada de acordo com a gravidade da doença, o controle da esteatorreia e a manutenção de um bom estado nutricional. Em geral, os pacientes não devem exceder a dose de 10.000 unidades de lipase/kg de peso por dia. Posologia em outros distúrbios da insuficiência pancreática exócrina: – A dose deve ser individualizada e determinada conforme o grau de má absorção e o conteúdo de gordura das refeições. O número de cáps. a serem administradas durante as refeições ou lanches deve ser aquele que reduz a esteatorreia a um mínimo e garanta um bom estado nutricional.	A incidência de reações adversas é muito baixa (< 1%). Ocasionalmente foram descritos diarreia, constipação intestinal, desconforto gástrico, náuseas e reações cutâneas. Contudo, devido aos sintomas próprios da insuficiência pancreática exócrina e, frequentemente, à medicação associada, não se pode demonstrar de maneira inequívoca que tais reações sejam devidas à pancreatina. Foram descritos casos de estenose da região ileocecal e do intestino grosso, bem como colite, em crianças com fibrose cística usando suplementos enzimáticos de alta potência. Estudos realizados não revelaram nenhuma associação entre Creon® e o aparecimento de colonopatia fibrosante. Como medida de precaução, caso surjam sintomas abdominais imprevistos ou alterações dos sintomas abdominais usuais, deve-se excluir a possibilidade de uma lesão do cólon, em especial se o paciente estiver tomando mais de 10.000 unidades de lipase por kg/dia	Não é recomendável o uso deste medicamento por gestantes e lactantes

FÁRMACOS	APRESENTAÇÕES	INDICAÇÕES	POSOLOGIA	REAÇÕES ADVERSAS IMPORTANTES	SITUAÇÕES ESPECIAIS
SUCRALFATO Protetor de mucosa gástrica	**Sucrafilm** Sigma Pharma Comp. mastigável 1 g: embalagens contendo 4, 30, ou 40 comps. mastigáveis. Susp. oral 200 mg/mℓ: embalagens contendo 4 flaconetes com 5 mℓ, 20 flaconetes com 10 mℓ ou 40 flaconetes com 5 mℓ	Tratamento da úlcera duodenal, úlcera gástrica e gastrite crônica	Creon® 10.000: A dose inicial habitual é de 1 ou 2 cáps. por refeição ou lanche. A prática clínica sugere que se administrem por refeição, no mínimo, 2 a 4 cáps. e, durante o lanche, 2 cáps. Creon® 25.000: a dose inicial habitual é de 1 cáp. por refeição ou lanche. A prática clínica sugere que se administrem por refeição, no mínimo, 1 a 2 cáps. e, durante o lanche, 1 cáp. Em estudos clínicos, o sucralfato foi usado no tratamento de úlceras duodenais crônicas e esofagites de refluxo. A dose para tratamento de esofagite é 0,5 g 4 vezes/dia para pacientes com menos de 6 anos, e 1 g 4 vezes/dia para pacientes com mais de 6 anos. Para o tratamento de úlcera duodenal a dose é de 1 g 4 vezes/dia para crianças de todas as idades. Terapia de manutenção: a dose de manutenção é de 1 g uma vez por noite, que deve ser administrada às crianças com idade entre 1 e 10 anos para o tratamento de úlcera duodenal crônica	Sonolência, cefaleia, tontura, vertigem, constipação intestinal, xerostomia, diarreia, angioedema, erupção cutânea, dispneia, rinite	Atenção fenilcetonúricos: comp. mastigável contém fenilalanina. Este medicamento não deve ser utilizado por mulheres grávidas sem orientação médica ou do cirurgião-dentista

OUTROS FÁRMACOS USADOS EM OBSTETRÍCIA

FÁRMACOS	APRESENTAÇÕES	INDICAÇÕES	POSOLOGIA	REAÇÕES ADVERSAS IMPORTANTES	SITUAÇÕES ESPECIAIS
ÁCIDO FÓLICO (VITAMINA B9) Ver em Vitaminas					
BICARBONATO DE SÓDIO 4,2% Ver em Fármacos para Emergência e Parada					

MEDICAMENTOS

CLORPROMAZINA
Ver em Antipsicóticos

EPINEFRINA DILUÍDA 1:10.000
Ver em Fármacos para Emergência e Parada

LEVOMEPROMAZINA
Ver em Sedativos

NALOXONA

Narcan Cristália
Sol. inj. 0,4 mg/mℓ

Completa ou parcial reversão da depressão causada por narcótico, inclusive depressão respiratória, induzida por ingestão de narcóticos opiáceos naturais ou sintéticos, como propoxifeno, metadona, e analgésicos narcoantagonistas como nalbufina, pentazocina e butorfanol	Pode ser administrada IV, IM ou SC. O meio mais rápido de ação é alcançado por injeção IV e é recomendado em situações de emergência. Infusão IV: deve ser diluída em soro fisiológico ou soro glicosado a 5%. A adição de 2 mg de cloridrato de naloxona a 500 mℓ de soro fisiológico ou glicosado a 5% fornece a concentração de 0,004 mg/mℓ. As misturas devem ser usadas dentro de 24 h. Superdosagem de narcótico, comprovada ou suspeitada: Crianças: 0,01 mg/kg de peso IV. Se esta dose não alcançar o nível ideal de melhora clínica, uma dose subsequente de 0,1 mg/kg de peso pode ser ministrada. Depressão pós-operatória por narcótico: Crianças: doses IV gradativas de 0,005 a 0,01 mg com 2 ou 3 min de intervalo, para se obter um grau ideal de reversão. Recém-nascidos: 0,01 mg/kg IV ou SC	Náuseas, vômito, taquicardia e hipertensão, tremores e sudorese, reversão analgésica e excitação, hipotensão, taquicardia ventricular, fibrilação e edema pulmonar	Contraindicada em caso de hipersensibilidade a qualquer um dos componentes da fórmula. Este medicamento pode ser utilizado tanto em crianças pequenas quanto em recém-nascidos

NIFEDIPINO
Ver em Anti-hipertensivos

SULFATO DE MAGNÉSIO A 20 E 50%
Ver em Fármacos para Emergência e Parada

VITAMINA K
Ver em Vitaminas

RELAXANTES MUSCULARES NÃO PARALISANTES

FÁRMACOS	APRESENTAÇÕES	INDICAÇÕES	POSOLOGIA	REAÇÕES ADVERSAS IMPORTANTES	SITUAÇÕES ESPECIAIS
CARISOPRODOL Relaxante muscular (meprobamato [semelhante]; relaxante muscular esquelético de ação central)					
Associações					
CARISOPRODOL + CAFEÍNA + DICLOFENACO + DIETILAMÔNIO + PARACETAMOL	Beserol Sanofi–Aventis Comp./12 comp.	Artrite juvenil crônica	Dose mínima diária recomendada é de um comp. 12/12 h. A duração do tratamento não deverá ultrapassar 10 dias	Podem ocorrer distúrbios gastrintestinais como dispepsia, dor epigástrica, recorrência de úlcera péptica, náuseas, vômito e diarreia. Ocasionalmente, podem ocorrer cefaleia, confusão mental, tonturas, distúrbios da visão, edema por retenção de eletrólitos, hepatite, pancreatite, nefrite intersticial. Foram relatadas raras reações anafilactoides urticariformes ou asmatiformes bem como síndrome de Stevens-Johnson e síndrome de Lyell, além de leucopenia, trombocitopenia, pancitopenia, agranulocitose e anemia aplásica. O uso prolongado pode provocar necrose papilar renal	Não é indicado para crianças abaixo de 14 anos, com exceção de artrite juvenil crônica. Embora os estudos realizados não tenham evidenciado nenhum efeito teratogênico, desaconselha-se o uso de Beserol® durante a gravidez e lactação. É contraindicado em casos de úlcera péptica em atividade, discrasias sanguíneas, diáteses hemorrágicas (trombocitopenia, distúrbios da coagulação), porfiria, insuficiência cardíaca, hepática ou renal grave, hipertensão grave. É contraindicado em pacientes asmáticos nos quais são precipitados acessos de asma, urticária ou rinite aguda pelo ácido acetilsalicílico e demais inibidores da via da ciclo-oxigenase da síntese de prostaglandinas
CARISOPRODOL + CAFEÍNA + DICLOFENACO + PARACETAMOL	Mioflex A Farmasa Comp./16 comp.	Artrite juvenil crônica	Dose mínima diária recomendada é de um comp. 12/12 h. A duração do tratamento não deverá ultrapassar 10 dias	Podem ocorrer distúrbios gastrintestinais como dispepsia, dor epigástrica, recorrência de úlcera péptica, náuseas, vômito e diarreia. Ocasionalmente, podem ocorrer cefaleia, confusão mental, tonturas, distúrbios da visão, edema por retenção de eletrólitos, hepatite, pancreatite, nefrite intersticial. Foram relatadas raras reações anafilactoides	Uso pediátrico: a segurança e a eficácia do diclofenaco, independente da formulação farmacêutica, não foi estabelecida em crianças, assim sendo, com exceção de casos de artrite juvenil crônica, o uso do diclofenaco não é recomendado em crianças com idade inferior a 14 anos. Embora os estudos realizados não tenham evidenciado efeitos teratogênicos, o uso do medicamento nestes períodos não é recomendado. Contraindicado em caso de úlcera péptica em

MEDICAMENTOS

CICLOBENZAPRINA Miorrelaxante	**Miosan** Apsen Comp. revestidos 5 mg, cx. com 4, 10 e 30 comp. Comp. revestidos 10 mg, cx. com 10 e 30 comp.	Espasmos musculares associados a dor aguda e de etiologia musculoesquelética, como nas lombalgias, torcicolos, fibromialgia, periartrite escapuloumeral, cervicobraquialgias	A dose usual é de 20 a 40 mg/dia VO, em 2 a 4 vezes/dia. A dose máxima diária é de 60 mg. O uso por mais de 2 a 3 semanas deve ser feito com o devido acompanhamento médico	Comuns: sonolência, boca seca e vertigem. Um a 3% dos pacientes: fadiga, debilidade, astenia, náuseas, constipação intestinal, dispepsia, sabor desagradável, visão turva, cefaleia, nervosismo e confusão	urticariformes ou asmatiformes, bem como, síndrome de Stevens-Johnson e síndrome de Lyell, além de leucopenia, trombocitopenia, pancitopenia, agranulocitose e anemia aplásica. O uso prolongado pode provocar necrose papilar renal atividade; discrasias sanguíneas; diáteses hemorrágicas (trombocitopenia, distúrbios da coagulação); porfiria; insuficiências cardíaca, hepática ou renal graves; hipertensão arterial grave; e em pacientes asmáticos nos quais o ácido acetilsalicílico e demais inibidores da síntese de prostaglandinas via ciclo-oxigenase precipitam acessos de asma, urticária ou rinite aguda Não foi estabelecida a segurança e a eficácia em crianças menores de 15 anos. Categoria B durante a gravidez. Devido à sua ação atropínica, deve ser utilizada com cautela em pacientes com história de retenção urinária, glaucoma de ângulo fechado, pressão intraocular elevada ou naqueles em tratamento com medicação anticolinérgica
TIZANIDINA Miorrelaxante, agonista α_2-adrenérgico	**Sirdalud** Novartis Comp. 2 mg, embalagem com 30 comp. sulcados	Espasmo muscular doloroso Espasticidade associada a esclerose múltipla, mielopatia crônica, doenças degenerativas da medula espinal, acidentes cerebrovasculares e paralisia cerebral	Espasmos dolorosos: 1 a 2 comp. VO 3 vezes/dia. Espasticidade: Dose inicial de 6 mg/dia, ÷ 3 tomadas. A dose pode ser aumentada em 2 a 4 mg a cada 3 a 7 dias, até no máximo 36 mg/dia, ÷ 3 a 4 tomadas	Sonolência, fadiga, tontura, boca seca, diminuição da pressão arterial, náuseas, problemas gastrintestinais e transaminases. Com doses mais altas, hipotensão, bradicardia, fraqueza muscular, insônia, transtorno do sono, alucinação, hepatite	A experiência com pacientes < 18 anos é limitada, por isso não é recomendada. Categoria C durante a gravidez. Contraindicado em casos de hipersensibilidade conhecida à tizanidina ou a qualquer um dos excipientes. É também contraindicado na disfunção hepática grave. O uso concomitante de tizanidina com inibidores fortes da CYP1A2, como a fluvoxamina ou o ciprofloxacino, é contraindicado. Em pacientes com insuficiência renal grave (depuração de creatinina < 25 mℓ/min), é recomendado iniciar o tratamento com 2 mg, 1 vez/dia

SEDATIVOS, ANSIOLÍTICOS E HIPNÓTICOS

FÁRMACOS	APRESENTAÇÕES	INDICAÇÕES	POSOLOGIA	REAÇÕES ADVERSAS IMPORTANTES	SITUAÇÕES ESPECIAIS
CLOBAZAM Benzodiazepínico, ansiolítico, anticonvulsivante	**Urbanil** Sanofi–Aventis — Comp. 10, 20 mg, embalagem com 20 comp. **Frisium** Sanofi–Aventis — Comp. de 10, 20 mg, embalagem com 20 comp.	Ansiolítico e sedativo	Para crianças ou debilitados deve-se prescrever uma dose de ½ comp. 10 mg 2 vezes/dia, ou mesmo 1 comp. de 10 mg, 2 vezes/dia. Em manifestações psiquiátricas graves e em pacientes hospitalizados, estas doses poderão ser aumentadas a critério médico, até o máximo de 60 mg/dia	Sedação, cansaço, sonolência, confusão, cefaleia, xerostomia, constipação intestinal, perda do apetite, náuseas, vertigens, fraqueza muscular, distúrbios da visão	Categoria B durante a gravidez. Pode provocar dependência física. Durante o tratamento, o paciente não deve dirigir veículos ou operar máquinas, pois sua habilidade e atenção podem estar prejudicadas. Os pacientes devem ser orientados a não ingerirem álcool durante o tratamento, pois há risco aumentado de sedação e outros efeitos adversos. Não deve ser usado em crianças menores de 3 anos de idade. Este medicamento é contraindicado no primeiro trimestre de gestação e durante a lactação
CLONAZEPAM Benzodiazepínico, ansiolítico, anticonvulsivante	**Clopam** Cristália — Cx. com 20 comps. de 0,5 mg e 2 mg. Frasco com 20 mℓ de sol. oral com 2,5 mg/mℓ. **Rivotril** Roche — Cx. com 20 comps. de 0,5 e 2 mg. Frasco com 20 mℓ de sol. oral com 2,5 mg/mℓ. **Uni Clonazepaz** União Química — Cx. com 20 comps. de 0,5 mg e 2 mg. Frasco com 20 mℓ de sol. oral com 2,5 mg/mℓ. **Genéricos** Eurofarma, Germed, Medley, Prati, Donaduzzi, Ranbaxy, União Química	Distúrbio epiléptico, transtornos de ansiedade, transtornos do humor, emprego em síndromes psicóticas, tratamento da síndrome das pernas inquietas, tratamento da vertigem e dos sintomas relacionados à perturbação do equilíbrio, tratamento da síndrome da boca ardente	Recém-nascidos e crianças (até 10 anos de idade ou 30 kg de peso corporal): tem sido recomendado utilizar doses iniciais de 0,01 e 0,03 mg/kg/dia, porém sem exceder 0,05 mg/kg/dia, administrado em duas ou três doses/dia. Crianças com idade entre 10 e 16 anos: com base nas doses estabelecidas para crianças até 10 anos de idade, recomenda-se o seguinte esquema: dose inicial de 1 a 1,5 mg/dia, dividida em 2 a 3 doses. A dose pode ser aumentada em 0,25 a 0,5 mg, a cada 3 dias, até que seja atingida a dose de manutenção individual (em geral 3 a 6 mg/dia)	Sonolência e ataxia que podem diminuir com o tempo, problemas comportamentais, movimentos anormais dos olhos, afonia, coma, diplopia, enxaqueca, hipotonia, nistagmo, depressão respiratória, tremor, fala mal articulada, vertigem, confusão, depressão, amnésia, alucinações, insônia, congestão pulmonar, rinorreia, respiração ofegante, palpitações, alopecia, xerostomia, gastrite, apetite aumentado, náuseas, gengivas doloridas, disúria, retenção urinária, dores musculoesqueléticas	Diversos estudos sugeriram malformações congênitas e não deve ser prescrito para gestantes e/ou lactantes. Pacientes devem ser orientados a não operar máquinas ou dirigir veículos pois este medicamento causa depressão do SNC. Por causa da possibilidade de ocorrência de efeitos adversos no desenvolvimento físico e mental tornarem-se aparentes somente depois de muitos anos, uma avaliação do risco/benefício do uso a longo prazo é importante em pacientes pediátricos que são tratados por distúrbios epilépticos. Clonazepam pode causar aumento da salivação e das secreções brônquicas em lactentes e crianças pequenas. Portanto, recomenda-se especial atenção para manter as vias respiratórias livres. Não há experiência de estudos clínicos com clonazepam em pacientes com distúrbio do pânico com idade < 18 anos. Este medicamento é contraindicado para uso por pacientes com: história de hipersensibilidade aos benzodiazepínicos ou a qualquer dos componentes da fórmula; insuficiência respiratória grave; insuficiência hepática grave; glaucoma agudo de ângulo fechado

DIAZEPAM
Sedativo diazepínico de ação longa, ansiolítico, anticonvulsivante

Unidiazepax União Química
Comp. 5, 10 mg; amp. (2 mℓ) 10 mg
Valium Roche
Comp. 5, 10 mg
Compaz Cristália
Embalagem com 20 blisters de 10 comps. de 5 mg ou 10 mg
Compaz Injetável Cristália
Ampolas de 2 mℓ com 10 mg.
Dienpax Sanofi–Aventis
Embalagem com 20 comps. de 5 mg ou 10 mg
Kiatrium 5 e 10 mg Gross
Embalagem com 20 e 30 comps. de 5 mg ou 10 mg
Genéricos Germed, Ranbaxy, União Química

Sedação, pré-operatório, tratamento do estado de excitação associado a ansiedade e pânico, epilepsia e crises convulsivas

Pré-operatório: 10 a 20 mg IM (crianças 0,1 a 0,2 mg/kg) 1 h antes da indução anestésica.
Sedação: 10 a 30 mg IV.
Sedação em crianças: VO ou via nasal ou VR: 0,1 a 0,2 mg/kg (máximo 10 mg).
Eclâmpsia: 10 a 20 mg IV (máximo 100 mg/24 h); via IV em intervalos de 1 a 4 h (3 a 4 mg/kg/24 h).
Epilepsia: 0,15 a 0,25 mg/kg IV (máximo 3 mg/kg/24 h).
Excitação: 0,1 a 0,2 mg/kg IV.
Indução anestésica: 0,3 mg/kg.
Convulsão: IV: 0,3 mg/kg.
Infusão IV contínua: 4 a 8 mg/kg

Os efeitos adversos mais comuns são sonolência, fadiga, redução da atenção, confusão mental e relaxamento muscular. As reações adversas menos frequentes incluem: constipação intestinal, diarreia, náuseas, vômito, incontinência urinária, aumento ou diminuição da libido, borramento visual, secura na boca, euforia, erupção cutânea, retenção urinária, tremor, cefaleia, taquicardia, espasmos musculares, palpitação, aumento da secreção bronquial, hiperexcitação, ansiedade, alucinações, espasticidade muscular, insônia, irritabilidade, transtornos do sono.
Transtornos psiquiátricos: reações paradoxais como inquietude, agitação, irritabilidade, agressividade, delírios, raiva, pesadelos, alucinações, psicoses, comportamento anormal. Quando isso ocorre, deve-se descontinuar o uso do fármaco. Esses efeitos são mais prováveis em crianças. Confusão, pobreza emocional, alerta diminuído, depressão, libido aumentada ou diminuída

A interrupção abrupta deste medicamento pode provocar reações que vão desde irritabilidade, ansiedade, mialgia, tremores, reincidência da insônia e vômito, até convulsões isoladas e mal mioclônico. Não usar IM. Não infundir junto com epinefrina, bicarbonato, dexametasona, dobutamina, fentanila, furosemida, heparina, hidrocortisona, lidocaína, meperinas e vitaminas. O antídoto para casos de intoxicação é flumazenil. **Não prescrever para gestantes e/ou lactantes. Não ingerir álcool durante o tratamento.** Deve-se evitar o uso na presença de glaucoma de ângulo agudo (aumento da pressão intraocular). Aconselha-se precaução especial ao se administrar diazepam se você tiver miastenia gravis, disfunção respiratória ou hepática grave e síndrome da apneia do sono. Benzodiazepínicos não devem ser usados sozinhos para tratar depressão ou ansiedade associada à depressão, pois poderá induzir o suicídio.
Este medicamento é contraindicado para menores de 12 anos de idade

SEDATIVOS, ANSIOLÍTICOS E HIPNÓTICOS

FÁRMACOS	APRESENTAÇÕES	INDICAÇÕES	POSOLOGIA	REAÇÕES ADVERSAS IMPORTANTES	SITUAÇÕES ESPECIAIS
ETOMIDATO Hipnótico de ação curta	**Hypnomidate** Janssen Cilag Sol. inj. 2 mg/mℓ, embalagens com 5 ampolas de 10 mℓ **Etomidato** Cristalia Sol. inj. 2 mg/mℓ, cx. com 25 amp. de 10 mℓ	Anestesia geral, usado como sedativo e hipnótico	Sol. aquosa pronta para uso que deve ser administrada por injeção IV lenta. A dose hipnótica eficaz se situa entre 0,2 e 0,3 mg/kg de peso corporal em pacientes adultos. Portanto, uma ampola é suficiente para se obter hipnose de 4 a 5 min de duração em adultos. Se necessário, esta dose poderá ser adaptada ao peso do paciente. A dose total não deve exceder 3 ampolas (30 mℓ). Como o etomidato não possui atividade analgésica, é recomendada a administração por via intravenosa de 1 a 2 mℓ de fentanila, 1 a 2 min antes da injeção de etomidato. Em crianças < 15 anos, a dose deve ser aumentada: uma dose suplementar de até 30% da dose normal em adultos é muitas vezes recomendada para a obtenção da mesma profundidade e duração do sono, como obtido para adultos	Transtornos do sistema nervoso, distúrbios vasculares, distúrbios respiratórios, torácicos e mediastinais, distúrbios gastrintestinais, distúrbios da pele e do tecido subcutâneo, alteração dos movimentos dos olhos, bradi ou taquicardia, arritmia, hipertensão arterial, náuseas, calafrio	Não tem efeito analgésico. Ação em 30 s e o efeito dura entre 3 e 5 min, podendo ser prolongado por doses repetidas. Em procedimento de curta duração, o paciente recupera a consciência normal em 30 a 60 min. Em procedimentos de longa duração, entre 4 e 24 h. Etomidato só deve ser usado durante a gravidez se o benefício potencial justificar os riscos ao feto
HIDRATO DE CLORAL Sedativo hipnótico para procedimentos diagnósticos de curta duração	**Hidrato de cloral** Sol. a 20% (200 mg/mℓ) Sol. a 10% (100 mg/mℓ)	O hidrato de cloral é um hipnótico sedativo, doses terapêuticas têm um efeito leve sobre a respiração e pressão arterial. Externamente o hidrato de cloral tem uma ação rubefaciente e é empregado também como contentor de irritações	Crianças geralmente toleram bem o hidrato de cloral, e pode-se dar 50 mg/kg de peso corporal diariamente até uma dose máxima de 1 g ao dia como hipnótico. Sugeriu-se uma dose sedativa para crianças de 8 mg/kg de peso 3 vezes/dia	Depressão respiratória, agitação, euforia, *delirium*, cefaleia, confusão, febre, diarreia, náuseas, vômito, arritmia. Os efeitos da superdosagem aguda lembram a intoxicação aguda por barbitúricos. Adicionalmente ao efeito irritante pode causar vômito inicialmente, e necrose gástrica levando-se ao extremo. Relataram-se arritmias cardíacas. Pode ocorrer dano hepático e renal em associação a albuminúria	Não tem efeito analgésico. Não é recomendado uso prolongado pelo risco de hepatotoxicidade e acidose. Evitar em recém-nascidos

Fármaco	Apresentações	Indicações	Posologia	Observações
LEVOMEPROMAZINA Sedativo, antipsicótico	**Levozine** Cristália Comp.: 25 e 100 mg. Sol. oral: 40 mg/mℓ **Meprozine** Uci Comp. 25, 100 mg; sol. oral 40 mg; fr. gt. 20 mℓ **Neozine** Sanofi-Aventis Comp. 25 e 100 mg, cx. com 20 comp. Sol. oral 40 mg/mℓ (gotas), frasco com 20 mℓ Sol. Inj. 5 mg/mℓ, embalagem com 5 ampolas de 5 mℓ	Clínica geral: náuseas e vômito, insônia, distonias neurovegetativas. Clínica dermatológica: eczemas, dermatites e neurodermites. Ginecologia e obstetrícia: analgesia obstétrica. Psiquiatria: ansiedade, certas síndromes melancólicas e depressivas, síndromes esquizofrênicas, maníacas, alucinatórias e auditivas, medicação tranquilizante	Comps.: iniciar com 25 a 50 mg, 3 vezes/dia, aumentando progressivamente até a dose útil (150 a 250 mg). Devem ser deglutidos com auxílio de um líquido. Solução oral: na prática clínica, as doses variam de 50 a 200 mg até 1 a 2 g/dia. As gotas devem ser diluídas em água açucarada e nunca instiladas diretamente na língua. As doses requeridas não dependem da natureza ou gravidade da moléstia. Em geral inicia-se o tratamento com 150 mg/dia, aumentando-se progressivamente até 600 mg/dia. Cada gota da solução oral equivale a 1 mg de maleato ou cloridrato de levomepromazina	Efeitos adversos com doses mais baixas: hipotensão ortostática, xerostomia, constipação intestinal e até íleo paralítico e risco de retenção urinária, sedação ou sonolência, mais marcante no início do tratamento, reações de ansiedade e alteração de humor. Com doses mais elevadas há o aparecimento de discinesias precoces como torcícolos espasmódicos, crises oculógiras, hiperprolactinemia, amenorreia, galactorreia, ginecomastia, impotência, frigidez, irregularidade no controle térmico, ganho de peso, hiperglicemia, alteração de tolerância à glicose. Reações adversas mais raras e dose-dependentes incluem prolongamento do intervalo QT Discinesias tardias às vezes surgem após a interrupção do neuroléptico e desaparecem quando da reintrodução ou do aumento da posologia. Há relatos isolados de morte súbita, com possíveis causas de origem cardíaca, assim como casos inexplicáveis de morte súbita, em pacientes recebendo neurolépticos fenotiazínicos. **Não se recomenda o uso do produto em crianças menores de 2 anos**
LORAZEPAM Benzodiazepínico de ação prolongada, hipnótico, sedativo	**Ansirax** Teuto Brasileiro Comp. 2 mg **Lorapan** Neo Química Comp. 2 mg **Lorax** Pfizer Comp. 1, 2 mg **Lorazefast** EMS Comp. 1, 2 mg **Max-pax** Biolab Sanus Comp. 1, 2 mg **Mesmerin** SigmaPharma Comp. 1, 2 mg	Controle dos transtornos de ansiedade	Ansiedade: 2 a 3 mg em doses divididas. Insônia: 1 a 2 mg ao deitar (dose máxima 10 mg/dia) Pré-operatório: 2 a 4 mg à noite ou 1 a 2 h antes do procedimento cirúrgico	Sedação, fadiga, sonolência, fraqueza muscular, astenia, hipotensão, náuseas, níveis séricos das transaminases, tremores, vertigem, alopecia, distúrbios visuais, cefaleia, convulsões, amnésia, euforia, coma, ansiedade, agitação psicomotora, excitação, hostilidade, alucinações Deve ser usado com cautela em pacientes com comprometimento da função respiratória. Não prescrever para gestantes e/ou lactantes, a menos que o benefício esperado pela mãe supere o risco potencial ao lactente. Pode causar dependência física e psicológica, logo o uso prolongado deve ser evitado. A interrupção do tratamento deve ser gradual. **Uso pediátrico a partir de 12 anos de idade**
MIDAZOLAM Sedativo, anticonvulsivante	**Dormire** Cristália Sol. oral 2 mg/mℓ, fr. 10 mℓ, cx. com 12 fr. Comp. rev. 15 mg. Blisters de 10 comp. Sol. inj. 5 mg/5 mℓ, 50 mg/10 mℓ, 15 mg/3 mℓ **Dormium** União Química Comp. 15 mg, cx. 20 e 30 comp.	Sedação para procedimentos Pré-medicação antes da indução anestésica Sedação no CTI Estado de mal epiléptico	Sedação IV: 6 meses a 5 anos: dose inicial 0,05 a 0,1 mg/kg. Máx. 6 mg. 6 a 12 anos: dose inicial 0,025 a 0,05 mg/kg. Máx. 10 mg. 13 a 16 anos: dose inicial 2 a 2,5 mg/kg. Máx. 7,5 mg. Sedação IV no CTI: Neonatos com IG < 32 semanas; 0,03 mg/kg/h Neonatos com IG > 32 semanas até 6 meses de idade: 0,06 mg/kg/h.	A administração IV pode deprimir a contratilidade miocárdica e causar apneia. Contusão, desorientação, transtorno do humor. Reações paradoxais como inquietude, agitação, irritabilidade, agressividade, movimentos involuntários Contraindicado em pacientes com insuficiência respiratória grave, síndrome de apneia do sono, miastenia gravis ou insuficiência hepática grave. A meia-vida de eliminação é prolongada em pacientes críticos

SEDATIVOS, ANSIOLÍTICOS E HIPNÓTICOS

FÁRMACOS	APRESENTAÇÕES	INDICAÇÕES	POSOLOGIA	REAÇÕES ADVERSAS IMPORTANTES	SITUAÇÕES ESPECIAIS
	Sol. inj. 5 mg/5 mℓ, 50 mg/10 mℓ **Dormonid** Roche Comp. 7,5 e 15 mg, cx. 20 e 30 comp. Sol. inj. 5 mg/5 mℓ, 50 mg/10 mℓ, 15 mg/3 mℓ **Midazolam** Eurofarma, Medley, União Química		> 6 meses: dose inicial 0,05 a 0,2 mg/kg; dose de manutenção: 0,06 a 0,12 mg/kg/h * Estado de mal epiléptico: dose inicial IV: 0,15 mg/kg, seguida de infusão contínua de 50 a 100 mg/kg/h; aumentar a cada 15 min em 50 a 100 mg/kg/h, faixa: 600 a 1.200 mg/kg/h		
PROPOFOL Sedativo hipnótico	**Diprivan 1% e 2%** AstraZeneca Diprivan 1%: Cada mℓ da emulsão para injeção intravenosa contém 10 mg de propofol e 0,05 mg de edetato dissódico. Diprivan 2%: Cada mℓ da emulsão para injeção intravenosa contém 20 mg de propofol e 0,05 mg de edetato dissódico. **Fresofol 1% e 2%** Fresenius Kabi Embalagem com 1 ou 10 fr.-amp. de 50 e 100 mℓ. **Lipuro 1%** B. Braun Embalagem com 5 ampolas com 20 mℓ de emulsão; fr.-amp. com 50 e 100 mℓ de emulsão (todas 3 com 10 mg/mℓ) **Profolen** Blau Embalagem com 5 ou 50 ampolas de 20 mℓ com 10 mg/mℓ. **Propotil** Biochimico Embalagem com 5 ampolas de 20 mℓ **Propovan** Cristália Cx. com 5 ampolas de 10 mℓ ou 20 mℓ com	Indução e manutenção de anestesia para procedimentos cirúrgicos de curta duração	Anestesia geral – 2,5 mg/kg; manutenção da anestesia – 9 a 15 mg/kg/h	Sonolência, apneia, arritmias, hipotensão, bradicardia, sensação de queimação ou dor no local da injeção, exantema, prurido, hiperlipidemia, acidose respiratória e acidose metabólica, anafilaxia, náuseas, vômito, cefaleia, edema pulmonar, convulsões em epilépticos, trombose, urina corada em verde, alergia	Não deve ser usado nos seguintes casos: sedação em crianças < 3 anos com infecção grave do trato respiratório, recebendo terapia intensiva; sedação de crianças de todas as idades com difteria ou epiglotite recebendo terapia intensiva. **Este medicamento é contraindicado para menores de 3 anos**

MEDICAMENTOS

10 mg/mℓ; cx. com 5 fr.-amp. de 20 mℓ com 10 mg/mℓ
Provive 1%[Meizler] Embalagem com 1 ou 5 fr.-amp. com 10, 20, 50 ou 100 mℓ com 10 mg/mℓ

SINTOMÁTICOS PARA GRIPES E RESFRIADOS

FÁRMACOS	APRESENTAÇÕES	INDICAÇÕES	POSOLOGIA	REAÇÕES ADVERSAS IMPORTANTES	SITUAÇÕES ESPECIAIS
CLORFENIRAMINA + DIPIRONA + VITAMINA C	**Apracur**[DM] Comp. rev. (1 mg de maleato de clorfeniramina + 50 mg de ácido ascórbico + 100 mg de dipirona monoidratada)	Sinais/sintomas de gripe e resfriado	Crianças de 10 a 14 anos: 1 comp. rev. 2 a 3 vezes/dia. Adultos e crianças maiores de 14 anos: 1 a 2 comp. rev. 3 vezes/dia	Sonolência, vertigem, espessamento da secreção brônquica, cefaleia, excitabilidade, fadiga, nervosismo, confusão, náuseas, xerostomia, dor abdominal, diplopia	Contraindicações: alterações significativas da função renal, deficiência genética da glicose-6-fosfato-desidrogenase, porfiria hepática aguda, granulocitopenia, hipertensão arterial, tireotoxicose, alterações cardiovasculares graves, arritmias cardíacas e hipersensibilidade a qualquer um dos componentes da fórmula
FENILEFRINA + BRONFE-NIRAMINA	**Bialerge**[Elofar] Elixir (fenilefrina 1 mg/mℓ + bronfeniramina 0,8 mg/mℓ); Sol. oral (fenilefrina 2,5 mg/mℓ + bronfeniramina 2 mg/mℓ) **Decongex Plus**[Aché] Xpe. (fenilefrina 5 mg + bronfeniramina 2 mg) Sol. oral (fenilefrina 2,5 mg + bronfeniramina 2 mg)	Tratamento sintomático das manifestações alérgicas do sistema respiratório, como resfriados, rinites e rinofaringites	**Bialerge®.** Crianças de 3 a 6 anos: 2,5 mℓ até 3 vezes/dia. Crianças de 6 a 12 anos: 5 mℓ até 3 vezes/dia. Sol. oral: crianças > 2 anos – 2 gt./kg de peso (como dose diária total), ÷ em 3 vezes/dia (1 mℓ = 20 gt.) Dose máxima diária limitada a 60 gt. Xpe.: crianças – 2,5 a 5 mℓ 4 vezes/dia. Sol. oral (gt.): 2 gt./kg de peso (dose diária total), ÷ em 3 vezes/dia (1 mℓ = 20 gt.). Dosagem máxima diária limitada a 60 gts.	Sonolência. Pressão alta e arritmia cardíaca. Náuseas e vômito. Cefaleia e vertigem. Boca seca, nariz e garganta. Sonolência, diminuição dos reflexos, insônia, nervosismo e irritabilidade. Visão turva. Espessamento das secreções brônquicas	Contraindicada em caso de pacientes com hipertensão arterial grave, DAC, glaucoma, diabetes melito, hipertireoidismo, síndrome asmática, DPOC, hipertrofia prostática benigna (HPB) e a pacientes em uso de IMAO. Deve ser administrada com cautela em pacientes com função renal comprometida e em pacientes que fazem uso regular de álcool e barbitúricos. **Pode causar sonolência e comprometer o desempenho em testes de vigilância auditiva. Os pacientes não devem dirigir automóveis ou operar máquinas.** Há interação medicamentosa com álcool etílico, barbitúricos, carbamazepina, hidantoína, rifampicina, sulfimpirazona, metildopa, reserpina e dos alcaloides do *Veratrum*, IMAO, corticosteroides e anticoagulantes orais, depressores do SNC e anticolinérgicos. **Uso pediátrico acima de 2 anos.** É contraindicado para pacientes cardíacos, com hipertensão arterial grave, coronariopatias graves, arritmias cardíacas, glaucoma, hipertireoidismo e/ou com outros distúrbios circulatórios

SINTOMÁTICOS PARA GRIPES E RESFRIADOS

FÁRMACOS	APRESENTAÇÕES	INDICAÇÕES	POSOLOGIA	REAÇÕES ADVERSAS IMPORTANTES	SITUAÇÕES ESPECIAIS
FENILEFRINA + CARBINOXAMINA + PARACETAMOL	**Naldecon Noite** Bristol Comp. amarelos (fenilefrina 20 mg + paracetamol 400 mg) e comp. laranja (carbinoxamina 4 mg + paracetamol 400 mg). **Resprin** Johnson & Johnson Comp. (fenilefrina 10 mg + carbinoxamina 2 mg + paracetamol 400 mg); elixir (fenilefrina 5 mg/mℓ + carbinoxamina 2 mg/mℓ + paracetamol 200 mg/mℓ)	Combate os sintomas da gripe: dores em geral, febre, congestão nasal, coriza	Adultos e crianças > 12 anos: 1 comp. amarelo e 1 comp. laranja, ao mesmo tempo, 8/8 h	Náuseas, vômito, dor abdominal, hipotermia, palpitação, palidez, trombocitopenia, pancitopenia, agranulocitose, anemia hemolítica e meta-hemoglobinemia, eritema e urticária, taquicardia ou bradicardia, neutropenia, leucopenia, diarreia, enzimas hepáticas, dermatite de contato, erupção cutânea, anorexia, xerostomia, pirose, tontura, cefaleia, nervosismo, fadiga, sedação, diplopia, casos raros de excitabilidade, disúria, poliúria, ressecamento nasal e falta de ar	Contraindicado para pacientes com glaucoma de ângulo estreito, úlcera péptica, DAC grave, hipertensão grave, insuficiência hepatocelular grave ou doença hepática ativa ou em tratamento com IMAO. Pacientes com doença cardiovascular, hipertensão arterial, asma, diabetes melito, problemas de tireoide, e problemas hepáticos, devem estar sob supervisão médica para fazer uso de Naldecon® Noite. Não associar a outros medicamentos que contenham paracetamol em sua formulação. Há interação medicamentosa com anticoagulantes cumarínicos, álcool etílico, barbitúricos, antidepressivos tricíclicos e carbamazepina, fenitoína, probenecida, carbinoxamina, anti-histamínicos e procarbazina. **Este medicamento é contraindicado para menores de 12 anos**
FENILEFRINA + CLORFENIRAMINA + PARACETAMOL	**Cimegrip** Cimed Cáps. (fenilefrina 4 mg + clorfeniramina 4 mg + paracetamol 400 mg); sol. oral (fenilefrina 3 mg + clorfeniramina 3 mg + paracetamol 200 mg) **Descon** Farmasa Cáps. (fenilefrina 4 mg + clorfeniramina 4 mg + paracetamol 400 mg); sol. oral (fenilefrina 3 mg + clorfeniramina 3 mg + paracetamol 200 mg); gt. (fenilefrina 2 mg + clorfeniramina 2 mg + paracetamol 100 mg) **Multigrip** Multilab Sol. oral (gt.) 15 mℓ; sol. oral 100 mℓ (fenilefrina 4 mg + clorfeniramina 4 mg + paracetamol 400 mg)	Congestão das vias respiratórias superiores associada a resfriado e rinites alérgicas	Granulado: Crianças de 6 a 12 anos: 1 envelope 4/4 h. Dose máxima: 10 envelopes ao dia. Acima de 12 anos: 1 a 2 envelopes 4/4 h Sol. oral (gotas): Crianças com idade inferior a 2 anos: sob orientação médica. De 2 a 4 anos: 20 a 30 gotas 3 a 4 vezes/dia De 4 a 6 anos: 30 a 40 gotas 3 a 4 vezes/dia Sol. oral: Crianças de 6 a 12 anos: meio copo-medida (5 mℓ) a cada 4 h. Crianças acima de 12 anos: 1 copo medida (10 mℓ) a cada 4 h	Taquicardia, palpitações, cefaleia, tontura ou náuseas, ansiedade, inquietação, insônia, tremor, palidez, arritmias, convulsões, depressão do SNC e colapso cardiovascular com hipotensão, sedação, fadiga, tonturas, hipotensão, fraqueza muscular, xerostomia, borramento visual, vômito e incoordenação	Contraindicado para pacientes com hipertensão grave, DAC, glaucoma, diabetes melito, hipertireoidismo, hipertrofia prostática, insuficiência cardíaca e em pacientes em terapia ou que tenham recebido IMAO durante os últimos 14 dias, na gravidez e lactação. Deve ser administrado com cautela em pacientes com comprometimento da função hepática e renal. **Pode causar sonolência e comprometer o desempenho em testes de vigilância auditiva. Os pacientes não devem dirigir automóveis ou operar máquinas.** Há interação medicamentosa com álcool etílico, barbitúricos, carbamazepina, hidantoína, rifampicina, sulfimpirazona, metildopa, reserpina e dos alcaloides do *Veratrum*, IMAO, corticosteroides e anticoagulantes orais, depressores do sistema nervoso central e anticolinérgicos. Granulado – uso pediátrico acima de 6 anos. Sol. oral (gotas) – uso oral pediátrico de 2 a 6 anos. Sol. oral – uso oral adulto e pediátrico acima de 6 anos.

	Resfenol Hertz Cáps. (fenilefrina 4 mg + clorfeniramina 4 mg + paracetamol 400 mg) **Resfryneo** NeoQuímica Cáps. (fenilefrina 4 mg + clorfeniramina 4 mg + paracetamol 400 mg); xpe. (fenilefrina 3 mg + clorfeniramina 1 mg + paracetamol 200 mg)			Granulado: administrar com cautela em pacientes que sofrem de bronquite asmática, doença renal ou hepática grave, hipertensão, doenças cardíacas, diabetes, hipertireoidismo, glaucoma ou hipertrofia da próstata. Atenção diabéticos: Contém açúcar. Não use outro produto que contenha paracetamol. Atenção diabéticos: sol. oral contém açúcar. Sol. oral (gotas) não contém açúcar
FENILEFRINA + DEX-CLORFENIRAMINA + SALICILATO + CAFEÍNA	**Coristina D** Mantecorp Comp. (fenilefrina 10 mg + dexclorfeniramina 1 mg + salicilato 400 mg + cafeína 30 mg)	Analgésico, antitérmico, descongestionante nasal e antialérgico para o tratamento dos sintomas das gripes e resfriados comuns	Crianças de 6 a 12 anos: metade da dose indicada para o adulto. Adultos e crianças > 12 anos: um comp. de quatro em quatro horas, não excedendo a 4 comps. diariamente	Sonolência, urticária, erupções cutâneas, choque anafilático, fotossensibilidade, sudorese, calafrios, ressecamento da boca, nariz e garganta, inquietação, ansiedade, medo, tensão, insônia, tremores, convulsões, fraqueza, vertigens, tonturas, cefaleia, rubor, palidez, dificuldades respiratórias, sudorese, náuseas e vômito, anorexia, cãibras, poliúria, disúria, espasmo do esfíncter vesical, retenção urinária, hipertensão arterial, palpitações, taquicardia, arritmias, dor anginosa, desconforto precordial e colapso cardiovascular, pirose, náuseas, vômito, erosão gastrointestinal e prolongamento do tempo de sangramento	Deve ser usada com cautela em pacientes com asma, úlcera péptica estenosante, obstrução pilo-roduodenal, hipertrofia prostática ou obstrução do colo vesical, doença cardiovascular, naqueles com aumento da pressão intraocular, diabetes melito ou anormalidades na coagulação. Este produto contém o corante amarelo de tartrazina que pode causar reações de natureza alérgica. **Pode causar sonolência e comprometer o desempenho em testes de vigilância auditiva. Os pacientes não devem dirigir autos ou operar máquinas.** Há interação medicamentosa com álcool, barbitúricos, carbamazepina, hidantoína, rifampicina, sulfimpirazona, metildopa, reserpina e dos alcaloides do *Veratrum*, IMAO, corticosteroides e anticoagulantes orais, depressores do SNC e anticolinérgicos. **Uso pediátrico acima de 6 anos**
FENILEFRINA + PARACETAMOL	**Naldecon Dia** Bristol Comp. amarelo (fenilefrina 20 mg + paracetamol 400 mg) e comp. branco (paracetamol 400 mg)	Este medicamento é indicado ao tratamento dos sintomas das gripes e resfriados, como dor, febre, congestão nasal e coriza	Crianças acima de 12 anos: tomar um comp. amarelo e um branco, ao mesmo tempo, a cada 8 h, durante o dia	Náuseas, vômito, dor abdominal, hipotermia, palpitação, palidez, trombocitopenia, pancitopenia, agranulocitose, anemia hemolítica e metaemoglobinemia, eritema e urticária, nervosismo e tremores	Deve ser usada com cautela em pacientes com asma, úlcera péptica estenosante, obstrução pilo-roduodenal, hipertrofia prostática ou obstrução do colo vesical, doença cardiovascular, naqueles com aumento da pressão intraocular, diabetes melito ou anormalidades na coagulação. Há interação medicamentosa com álcool etílico, barbitúricos, carbamazepina, hidantoína, rifampicina, sulfimpirazona, metildopa, reserpina e dos alcaloides do *Veratrum*, IMAO, corticosteroides e anticoagulantes orais, depressores do SNC e anticolinérgicos. **Uso pediátrico acima de 12 anos**

SINTOMÁTICOS PARA GRIPES E RESFRIADOS

FÁRMACOS	APRESENTAÇÕES	INDICAÇÕES	POSOLOGIA	REAÇÕES ADVERSAS IMPORTANTES	SITUAÇÕES ESPECIAIS
GUAIFENESINA	**Glyteol XPE** [Hertz] Vidro com 100 mℓ de xpe. (sabor morango) com 200 mℓ/15 mℓ; vidros com 100 e 150 mℓ de xpe. com 200 mg/15 mℓ **Ozonyl Expectorante** [Gross] Frasco com 100 mℓ de xpe. com 66,665 mg/5 mℓ **Transpulmin Guaifenesina** [Aché] Frasco com 150 mℓ de xpe. com 100 mg/15 mℓ. **Xarope Vick** [Procter & Gamble] Frasco com 120 mℓ com 200 mg/15 mℓ	Expectorante destinado ao tratamento da tosse em gripes e resfriados	Crianças de 2 a 6 anos: 66,7 mg a cada 4 h. Crianças de 6 a 12 anos: 100 mg a cada 4 h. Crianças > 12 anos: 200 mg a cada 4 h. O limite máximo diário de administração do medicamento para crianças maiores 12 anos é de 2.400 mg/dia, para crianças de 6 a 12 anos é de 1.200 mg/dia e para crianças de 2 a 6 anos é de 600 mg/dia	Náuseas, vômito, cefaleia. Náuseas, vômito, diarreias e dor de estômago; urolitíase, erupções cutâneas e urticária, cefaleia, sonolência e vertigem	Uso pediátrico acima de 2 anos de idade
PSEUDOEFEDRINA + BRONFENIRAMINA	**Dimetapp** [Pfizer] Xpe. – uso pediátrico – sabor Uva **Dimetapp®** Elixir: frasco com 120 mℓ. Acompanha copo-medida graduado	Alívio temporário de congestão nasal secundária a resfriado, rinite alérgica ou associada à sinusite, coriza, espirros, prurido nasal ou da garganta associados à rinite alérgica	Dimetapp® Elixir deve ser administrado por via oral, na dose recomendada para a faixa etária: Crianças de 2 a 6 anos de idade: dose recomendada por via oral – 0,25 a 0,30 mℓ/kg/dose, com intervalo mínimo entre doses de 6 h. A dose diária máxima recomendada é de 20 mℓ ou 60 mg de pseudoefedrina e 4 mg de bronfeniramina Crianças de 6 a 12 anos: A dose diária máxima recomendada é de 40 mℓ ou 120 mg de pseudoefedrina e 8 mg de bronfeniramina Crianças acima de 12 anos: 20 mℓ. A dose diária máxima recomendada é de 80 mℓ ou 240 mg de pseudoefedrina e 16 mg de bronfeniramina. Não exceder o total de 4 doses em um período de 24 h	Sonolência, tontura, náuseas, vômito, cefaleia, ansiedade, insônia, dificuldade ou dor ao urinar, perda de apetite e xerostomia	Contraindicada para menores de 2 anos de idade, nos casos de hipersensibilidade aos componentes da fórmula, na hipertensão arterial grave, na doença cardiovascular, na DAC e em pessoas em tratamento com IMAO ou por 2 semanas após a interrupção do tratamento com estes fármacos. **Pode causar sonolência e comprometer o desempenho em testes de vigilância auditiva. Os pacientes não devem dirigir autos ou operar máquinas.** Há interação medicamentosa com álcool etílico, barbitúricos, carbamazepina, hidantoína, rifampicina, sulfimpirazona, metildopa, reserpina e dos alcaloides do *Veratrum*, corticosteroides e anticoagulantes orais, depressores do SNC e anticolinérgicos. Dimetapp® Elixir é contraindicado em crianças menores de 2 anos de idade, sendo que crianças menores de 6 anos não devem usar este medicamento sem orientação médica

MEDICAMENTOS

PSEUDOEFEDRINA + DEXCLORFENIRAMINA + GUAIFENESINA	**Polaramine Expectorante** Mantecorp Xpe. Polaramine® Expectorante apresenta-se em frascos com 120 mℓ + copo dosador	Alívio das complicações associadas a processos alérgicos e manifestações alérgicas de doenças respiratórias	Crianças: 6 a 12 anos – 2,5 mℓ ou 5 mℓ, 3 a 4 vezes/dia; 2 a 6 anos – 1,25 mℓ ou 2,5 mℓ, 3 a 4 vezes/dia. Adultos e crianças maiores de 12 anos: 5 mℓ ou 10 mℓ, 3 a 4 vezes/dia	Sonolência, reações cardiovasculares, hematológicas, neurológicas, gastrintestinais, geniturinárias e respiratórias, urticária, erupção cutânea; fotossensibilidade, sudorese, tremores, ressecamento das mucosas oral, faríngea e nasal, excitação, sedação, medo, tensão, insônia, tremores, convulsões, astenia, vertigem, tontura, cefaleia, rubor, palidez, dispneia, náuseas, vômito, anorexia, espasmos musculares, poliúria, disúria, espasmo do esfíncter vesical, retenção urinária, hipertensão arterial, palpitações, taquicardia, arritmias, angina, desconforto precordial, falência cardiovascular. Polaramine® Expectorante pode causar agitação e inquietação, especialmente em crianças. Os efeitos de insônia, alucinações, tremores, convulsões, boca seca, pupilas fixas e dilatadas, vermelhidão, febre e sintomas gastrintestinais, ocorrem com maior frequência em crianças	Contraindicado para recém-nascidos e prematuros, em pacientes em tratamento com IMAO, em pacientes com hipertensão grave, coronariopatia grave ou hipertireoidismo, em pacientes que apresentarem hipersensibilidade ou idiossincrasia a seus componentes, a compostos adrenérgicos ou a outros com estrutura química semelhante. Deve ser usado com precaução em pacientes com glaucoma de ângulo estreito, úlcera péptica estenosante, obstrução piloroduodenal, hipertrofia prostática ou obstrução de colo vesical, doença cardiovascular, aumento da pressão intraocular, hipertireoidismo, diabetes melito ou angina. **Pode causar sonolência e comprometer o desempenho em testes de vigilância auditiva. Os pacientes não devem dirigir autos ou operar máquinas.** Este medicamento contém açúcar, portanto, deve ser usado com cautela por diabéticos. Há interação medicamentosa com IMAO, álcool etílico, antidepressivos tricíclicos, barbituratos ou outros depressores do SNC, cloridrato de mecamilamina, bloqueadores adrenérgicos, digitálicos e antiácidos. **Uso pediátrico acima de 2 anos**
PSEUDOEFEDRINA + TRIPROLIDINA + GUAIFENESINA	**Trifedrin** Farmoquímica Xpe. (pseudoefedrina 10 mg + Triprolidina 0,5 mg + Guaifenesina 50 mg) **Trifedrin** Farmoquímica Frasco com 100 mℓ de xpe.	Alívio sintomático da tosse em crianças, nas seguintes condições: resfriados comuns, bronquite aguda e crônica, asma alérgica, bronquiolite, crupe e traqueobronquite	Crianças: 2 a 5 anos de idade: 5 mℓ de xpe 3 ou 4 vezes/dia. Crianças de 6 a 12 anos de idade: 10 mℓ de xpe. 3 ou 4 vezes/dia	Depressão ou excitação do SNC, sonolência, erupções cutâneas, com ou sem irritação, taquicardia e ressecamento de boca, nariz e garganta e retenção urinária em homens que tomavam pseudoefedrina	Contraindicações: tosse crônica ou persistente que ocorre em fumantes, asmáticos, com enfisema ou quando a tosse for acompanhada por secreções excessivas. Deve ser usado com cuidado em pacientes com hipertensão, doença cardíaca, diabetes melito, hipertireoidismo, pressão intraocular elevada ou hipertrofia prostática, insuficiência renal ou hepática grave. **Pode causar sonolência e comprometer o desempenho em testes de vigilância auditiva. Os pacientes não devem dirigir autos ou operar máquinas.** Há interação medicamentosa com IMAO, furazolidona, álcool ou outros sedativos de ação central, descongestionantes, supressores de apetite e estimulantes psíquicos do tipo anfetamina, bretílio, betanidina, guanetidina, debrisoquina, metildopa e alfa e betabloqueadores

SINTOMÁTICOS PARA GRIPES E RESFRIADOS

FÁRMACOS	APRESENTAÇÕES	INDICAÇÕES	POSOLOGIA	REAÇÕES ADVERSAS IMPORTANTES	SITUAÇÕES ESPECIAIS
PSEUDOEFEDRINA + TRIPROLIDINA	**Actifedrin** Farmoquímica Xpe. (pseudoefedrina 6 mg/ml + triprolidina 0,25 mg/ml); comp. (pseudoefedrina 60 mg + triprolidina 2,5 mg)	Alívio sintomático das rinites	Crianças de 2 a 5 anos: 2,5 ml de xpe. 3 ou 4 vezes/dia. Crianças de 6 a 12 anos: 5 ml de xpe. 3 ou 4 vezes/dia. Crianças > 12 anos de idade: 1 comp ou 10 ml de xpe. 3 a 4 vezes/dia	Depressão ou excitação do SNC, mais frequentemente sonolência. Transtornos do sono, erupções cutâneas, com ou sem irritação, taquicardia e boca, nariz e garganta secos, retenção urinária em homens e raramente alucinações	Contraindicações: hipersensibilidade conhecida a pseudoefedrina ou triprolidina ou a qualquer outro componente da fórmula, hipertensão arterial ou DAC grave, uso atual ou nas 2 semanas precedentes de IMAO. **Pode causar sonolência e comprometer o desempenho em testes de vigilância auditiva. Os pacientes não devem dirigir autos ou operar máquinas.** Deve ser utilizada com cautela em pacientes que estejam tomando agentes anti-hipertensivos, antidepressivos tricíclicos ou outros agentes simpaticomiméticos, tais como descongestionantes, supressores de apetite e estimulantes psíquicos do tipo anfetamina. É contraindicado para crianças abaixo de 2 anos

SOROS HETERÓLOGOS

FÁRMACOS	APRESENTAÇÕES	INDICAÇÕES	POSOLOGIA	REAÇÕES ADVERSAS IMPORTANTES	SITUAÇÕES ESPECIAIS
SORO ANTIBOTRÓPICO	**SAB** Butantan Funed Instituto Vital Brazil Amp. 10 ml com capacidade de neutralizar 50 mg de veneno de referência de *B. jararaca* em camundongos	Tratamento de acidentes comprovados de picadas de serpentes do gênero *Bothrops* (jararaca, jararacuçu, urutu, cotiara e outras)	Casos leves: edema local discreto. Tempo de coagulação até 15 min. Aplicar 4 amp. Casos moderados: edema local evidente. Tempo de coagulação até 60 min. Dor regional, sudorese e vômito. Aplicar 8 amp. Casos graves: edema intenso, adenite, halo eritematoso hemorrágico, hematúria, albuminúria, sudorese, hematêmese, melena, hemorragias externas. Aplicar 12 amp.	Prurido, rubor cutâneo, tosse seca, náuseas, vômito e crise asmatiforme	Não existe contraindicação em vista do caráter urgente da aplicação do soro. Deve ser aplicado sob supervisão médica, seguindo as doses recomendadas, em ambiente hospitalar, pois pode desencadear reações alérgicas, de intensidade variável, algumas delas potencialmente graves como choque anafilático

SORO ANTIBOTRÓPICO/ CROTÁLICO	**SABC** Butantan Funed Instituto Vital Brazil Sol. inj.	O soro antibotrópico (pentavalente) e anticrotálico, heterólogo e hiperimune, é um dos tratamentos para envenenamentos causados por serpentes do gênero *Bothrops* (p. ex., jararaca, jararacuçu, urutu, cotiara, caiçaca e outras) e ainda do gênero *Crotalus* (cascavel)	Casos leves: edema local discreto. Tempo de coagulação até 15 min. Aplicar 4 amp. Casos moderados: edema local evidente. Tempo de coagulação até 60 min. Dor regional, sudorese e vômito. Aplicar 8 amp. Casos graves: edema intenso, adenite, halo eritematoso. Aplicar 12 amp.	Prurido, rubor cutâneo, tosse seca, náuseas, vômito e crise asmatiforme	Não existe contraindicação em vista do caráter urgente da aplicação do soro. Deve ser aplicado sob supervisão médica, seguindo as doses recomendadas, em ambiente hospitalar, pois pode desencadear reações alérgicas, de intensidade variável, algumas delas potencialmente graves como choque anafilático
SORO ANTICROTÁLICO	**SAC** Butantan Funed Instituto Vital Brazil Sol. inj.	Para o tratamento de picadas de serpentes do gênero *Crotalus* (cascavel)	Casos moderados: borramento visual discreto ou evidente, tempo de coagulação geralmente normal, mialgia discreta ou ausente, oligúria ou anúria ausente. Aplicar 10 amp. IV. Casos graves: borramento visual, tempo de coagulação normal ou alterado, mialgia, escurecimento da urina (vermelha, marrom) oligúria ou anúria presente. Aplicar 20 amp. IV	Prurido, rubor cutâneo, tosse seca, náuseas, vômito e crise asmatiforme. Febre, urticária, dor articular, linfadenopatia e, raramente, comprometimento neurológico ou renal	Não existe contraindicação em vista do caráter urgente da aplicação do soro. Deve ser aplicado sob supervisão médica, seguindo as doses recomendadas, em ambiente hospitalar, pois pode desencadear reações alérgicas, de intensidade variável, algumas delas potencialmente graves como choque anafilático. Não é indicado nos acidentes causados por jararaca, jararacuçu, urutu, cotiara, coral ou surucucu
SORO ANTIDIFTÉRICO	**ADT** Butantan Sol. inj. 5.000, 10.000, 20.000 UI	Tratamento da difteria	Formas leves (nasal, cutânea, amigdaliana): 40.000 UI, IM. Formas laringoamigdalianas ou mistas: 60.000 a 80.000 UI IV. Formas graves ou tardias (quatro dias da doença): 80.000 a 120.000 UI, IV	Prurido, rubor cutâneo, tosse seca, náuseas, vômito e crise asmatiforme	Não existe contraindicação em vista do caráter urgente da aplicação do soro. Deve ser aplicado sob supervisão médica, seguindo as doses recomendadas, em ambiente hospitalar, pois pode desencadear reações alérgicas, de intensidade variável, algumas delas potencialmente graves como choque anafilático
SORO ANTIELAPÍDICO	**SAE** Butantan Funed Sol. inj.	O soro antielapídico (bivalente), heterólogo e hiperimune, é o tratamento para envenenamentos causados por serpentes da família das corais	Todos os casos são considerados graves e devem ser tratados com 10 amp.	Prurido, rubor cutâneo, tosse seca, náuseas, vômito e crise asmatiforme	Não existe contraindicação em vista do caráter urgente da aplicação do soro. Deve ser aplicado sob supervisão médica, seguindo as doses recomendadas, em ambiente hospitalar, pois pode desencadear reações alérgicas, de intensidade variável, algumas delas potencialmente graves como choque anafilático. Fazer suporte ventilatório

SOROS HETERÓLOGOS

FÁRMACOS	APRESENTAÇÕES	INDICAÇÕES	POSOLOGIA	REAÇÕES ADVERSAS IMPORTANTES	SITUAÇÕES ESPECIAIS
SORO ANTIESCORPIÔNICO	**AS Escorpiônico** Butantan Fumed Instituto Vital Brazil Sol. inj.	Tratamento de envenenamentos provocados por picadas de escorpião do gênero *Tityus*	Crianças < 7 anos e pessoas idosas: devem ser rigorosamente observadas, durante 6 a 12 h. No caso do aparecimento de sinais e sintomas (mesmo leves) administrar o soro antiescorpiônico	Prurido, rubor cutâneo, tosse seca, náuseas, vômito e crise asmatiforme	Não existe contraindicação em vista do caráter urgente da aplicação do soro. Deve ser aplicado sob supervisão médica, seguindo as doses recomendadas, em ambiente hospitalar, pois pode desencadear reações alérgicas, de intensidade variável, algumas delas potencialmente graves como choque anafilático. **Importante: acidentes com crianças abaixo de 10 anos são sempre considerados moderados ou graves**
SORO ANTILOXOSCÉLICO POLIESPECÍFICO	**Soro Antiloxoscélico Poliespecífico** Centro de Produção e Pesquisas de Imunobiológicos – C.P.P.I. Sol. inj.	Neutralização do efeito dos envenenamentos causados por picadas de aranha (marrom), gênero *Loxosceles*, das três espécies mais importantes na América do Sul e Brasil do ponto de vista médico (*L. laeta*, *L. intermedia* e *L. gaucho*)	5 a 10 fr.-amp. de soro antiloxoscélico por via IV e/ou prednisona (1 mg/kg/dia) durante 5 dias	Prurido, rubor cutâneo, tosse seca, náuseas, vômito e crise asmatiforme	O soro antiloxoscélico deve ser aplicado sob supervisão médica, IV, seguindo as doses recomendadas, sob a forma de infusão lenta e em ambiente hospitalar, pois pode desencadear reações alérgicas, de intensidade variável, algumas delas potencialmente graves como choque anafilático
SORO ANTIRRÁBICO	**SAR** Butantan Fumed Instituto Vital Brazil Sol. inj. 1.000 UI	Profilaxia da raiva humana após exposição ao vírus rábico	A dose do soro antirrábico é de 40 UI/kg de peso corporal. A dose máxima é de 3.000 UI. A dose pode ser dividida e administrada em diferentes músculos, simultaneamente. O soro antirrábico é administrado IM. A injeção é feita na região do deltoide, na face externa superior do braço, no vastolateral da coxa ou no músculo glúteo, no quadrante superior externo. Criança < 2 anos: dar preferência ao músculo vasto lateral da coxa	Prurido, rubor cutâneo, tosse seca, náuseas, vômito e crise asmatiforme	Não há contraindicações em vista do caráter urgente da aplicação do soro. Deve ser aplicado sob supervisão médica, seguindo as doses recomendadas, em ambiente hospitalar, pois pode desencadear reações alérgicas, de intensidade variável, algumas delas potencialmente graves como choque anafilático
SORO ANTITETÂNICO	**ATT** Butantan Instituto Vital Brazil Sol. inj. 5.000 UI	Neutralização das toxinas secretadas por *Clostridium tetani*	Profilaxia: em indivíduos não vacinados contra o tétano, com vacinação incompleta ou com vacinação há mais de 5 anos sem dose de reforço, aplicar 5.000 UI IM e iniciar a vacinação.	Prurido, rubor cutâneo, tosse seca, náuseas, vômito e crise asmatiforme	Não há contraindicações em vista do caráter urgente da aplicação do soro. Deve ser aplicado sob supervisão médica, seguindo as doses recomendadas, em ambiente hospitalar, pois pode desencadear reações alérgicas, de intensidade

MEDICAMENTOS

Tratamento: 20.000 UI a 100.000 UI, podendo haver uma 2ª dose no dia seguinte de 50.000 UI

variável, algumas delas potencialmente graves como choque anafilático

TÓPICOS NASAIS I ANTIALÉRGICOS, DESOBSTRUÇÃO E LIMPEZA

FÁRMACOS	APRESENTAÇÕES	INDICAÇÕES	POSOLOGIA	REAÇÕES ADVERSAS IMPORTANTES	SITUAÇÕES ESPECIAIS
ACETILCISTEÍNA Ver em Mucolíticos e Expectorantes					
Associações					
ACETILCISTEÍNA 10 MG + SULFATO DE TUAMINOEP-TANO 5 MG **ACETILCISTEÍNA** Ver em Mucolíticos e Expectorantes					
CLORETO DE SÓDIO	**Rinosoro SIC 3%** Farmasa Sol. de NaCl a 3% (hipertônico), frasco-*spray* de 50 mℓ **Salsep** Libbs NaCl a 0,9%; frasco-*spray* dosificado **Maresis** FQM *Spray* nasal em jato contínuo, embalagem com frasco-*spray* de 100 mℓ + duas válvulas removíveis	Indicado como fluidificante, descongestionante e umidificante nasal. Auxilia no tratamento de outras patologias respiratórias tais como rinite alérgica, rinossinusite, sinusite, gotejamento pós-nasal. Pós-operatório de cirurgia rinossinusal	Crianças de 3 a 12 anos: 2 nebulizações/instilações nasais, 3 vezes/dia, ou a critério médico	Irritação local leve nas formulações a 3%	Não há estudos adequados em gestantes (em cobaias, foram encontrados alguns riscos ao feto). **Uso pediátrico acima de 3 anos**
CLORETO DE SÓDIO (SORO FISIOLÓGICO) + CLORETO DE BENZALCÔNIO	**Rinosoro** Farmasa Gt. fr. 30 mℓ, nebulizador *spray* 30 mℓ	Fluidificante e descongestionante nasal, sem vasoconstritor. Útil antes das mamadas. Facilita a respiração durante o sono. Antisséptico nasal.	0,5 mℓ ou metade do conta-gotas sempre que necessário	Desconforto nasal	Não há estudos adequados em gestantes e lactantes

TÓPICOS NASAIS I ANTIALÉRGICOS, DESOBSTRUÇÃO E LIMPEZA

FÁRMACOS	APRESENTAÇÕES	INDICAÇÕES	POSOLOGIA	REAÇÕES ADVERSAS IMPORTANTES	SITUAÇÕES ESPECIAIS
		Descongestionante e antisséptico para nebulização nasal. No tratamento auxiliar das rinites que acompanham gripes e resfriados			
OXIMETAZOLINA	**Afrin** MSD Pediátrico sol. a 0,025% em embalagem contendo 1 frasco conta-gotas com 20 mℓ. **Aturgyl** Sanofi-Aventis Sol. nasal a 0,05%: embalagem com 1 frasco gotejador/vaporizador com 15 mℓ. **Desfrin** União Química Sol. nasal 0,25 mg/mℓ: embalagem contendo frasco de 10 mℓ **Freenal** Aché Sol. nasal 0,5 mg: frasco de 15 ou 20 mℓ **Nasivin** Merck Gotas 0,5 mg/mℓ – fr. c/ 10 mℓ. Nasivin para nebulização 0,5 mg/mℓ – fr. nebulizador c/ 10 mℓ. **Otrivina** Novartis Gotas nasais (sol. nasal) (0,1%). fr. plást. gotejador c/ 15 mℓ. Gel nasal (0,1%). Tubo c/10 g	Indicado para o alívio sintomático da congestão nasal e nasofaríngea decorrentes do resfriado comum, sinusite, febre ou outras alergias das vias respiratórias superiores	Para crianças < 2 anos: usar somente quando indicado pelo médico. Para crianças com idade entre 2 e 5 anos: com a cabeça da criança voltada para trás, pingue 2 ou 3 gotas, sol. a 0,025% em cada narina, 2 vezes/dia, pela manhã e à noite. Para crianças com idade acima de 6 anos: sol. a 0,05% a 2 ou 3 atomizações em cada narina 12/12 h. Com a cabeça elevada, coloque a ponta do frasco em cada narina sem fechá-la completamente. Durante cada administração, o paciente deve inclinar a cabeça suavemente para trás e inspirar ativamente enquanto comprime o frasco	Hipertensão, taquicardia. Palidez, ansiedade, nervosismo, alucinação. Náuseas, vômito, midríase. Aumento da pressão intraocular. Ressecamento da mucosa nasal. Sensação de ardência e queimação do nariz na hora da aplicação	Não há estudos adequados em gestantes (em cobaias foram encontrados alguns riscos ao feto). Não se sabe se é eliminado no leite, recomenda-se cautela. **Nãos usar sol. a 0,05% em crianças.** **Não usar por mais de 3 a 5 dias consecutivos, causa congestão de rebote na retirada**

TÓPICOS NASAIS | ANTIALÉRGICOS NÃO CORTICOIDES

FÁRMACOS	APRESENTAÇÕES	INDICAÇÕES	POSOLOGIA	REAÇÕES ADVERSAS IMPORTANTES	SITUAÇÕES ESPECIAIS
CROMOGLICATO DISSÓDICO	**Rilan Nasal** UCI Cartucho com frasco plástico *spray* contendo 15 mℓ de sol. nasal 2% Cartucho com frasco plástico *spray* contendo 13 mℓ de sol. nasal 4%	Rinite alérgica (prevenção e tratamento)	Crianças e adultos: 2 aplicações a 2% ou 1 de 4% do *spray*/narina/dose 2 a 3 vezes/dia	Irritação, congestão, sensação de ardência, gosto ruim. Tosse, irritação da garganta	Não há estudos adequados em gestantes (em cobaias não foram encontrados riscos). Não se sabe se é eliminado no leite; recomenda-se cautela
IPRATRÓPIO, BROMETO DE	Ver em Fármacos para asma I Outros				
BECLOMETASONA	**Beclosol** GlaxoSmithKline *Spray* nasal: 50 mcg/jato	Rinite alérgica (prevenção e tratamento); rinite vasomotora; polipose nasal	Crianças de 6 a 12 anos: 1 jato/narina/dose 3 vezes/dia	Rinorreia, irritação, sensação de ardência, espirros, úlcera	Não há estudos adequados em gestantes (em cobaias foram encontrados alguns riscos ao feto). Não se sabe se é eliminado no leite; recomenda-se cautela. Os efeitos colaterais só são notados após 1 semana e melhoram até a 2ª ou 3ª semana
BUDESONIDA	**Busonid** Biosintética Aerossol nasal 50 μg/dose; aquoso nasal 50 μg/dose; *spray* aquoso 100 μg/dose **Budecort Aqua** AstraZeneca Susp. em *spray* nasal 32 e 64 μg/dose, frasco com 120 doses **Noex** Eurofarma Susp. em *spray* nasal 32 e 64 μg/dose, frasco com 120 doses **Miflonide** Novartis Cáps. de 200 e 400 μg com inalador, embalagem com 60 cáps.	Profilaxia e tratamento de rinite alérgica sazonal e perene, rinites não alérgicas e no tratamento de pólipos nasais	Iniciar com 2 aplicações em cada narina pela manhã e à noite (4 *sprays*/narina/dia). Reduzir o número de jatos até a menor dose eficaz	Irritação, queimação e ressecamento nasal. Alergia, erupção cutânea. Crise de espirros. Candidíase nasal ou faríngea	Não há estudos adequados em gestantes (em cobaias não foram encontrados riscos). Não se sabe se é eliminado no leite; recomenda-se cautela. Fazer periodicamente: exame otorrinolaringológico; função da suprarrenal (em casos de uso prolongado). **Uso pediátrico acima de 6 anos de idade**

TÓPICOS NASAIS | CORTICOSTEROIDE

FÁRMACOS	APRESENTAÇÕES	INDICAÇÕES	POSOLOGIA	REAÇÕES ADVERSAS IMPORTANTES	SITUAÇÕES ESPECIAIS
	Pulmicort AstraZeneca Susp. para nebulização 0,25 e 0,5 mg/mℓ, embalagem com 5 e 20 frascos de 2 mℓ				
FLUTICASONA	**Flixonase Aquoso** GlaxoSmithKline *Spray* 50 mcg/jato **Flixotide Spray** GSK Suspensão aerossol com inalador 50 e 250 μg/dose, frasco com 60 e 120 doses. **Flixotide Diskus** GSK Pó inalatório 50 e 250 μg/dose, *blister* com 60 doses. **Plurair** Libbs *Spray* nasal com 50 μg/dose, frasco com 60 e 120 doses. **Fluticaps** Biosintética Cáps. de 250 μg/dose, embalagem com 15 e 60 cáps. com ou sem inalador. **Flutican** Glenmark *Spray* nasal com 50 μg/dose, frasco com 10 mℓ	Este medicamento é destinado ao tratamento e à prevenção dos sintomas da rinite alérgica sazonal e da rinite perene em adultos e crianças a partir de 4 anos. Esses sintomas são: espirros; nariz irritado, escorrendo; nariz entupido, congestionado; dor e sensação de pressão em redor do nariz e dos olhos	Crianças entre 4 e 11 anos: uma dose em cada narina, 1 vez/dia (24/24 h), preferencialmente pela manhã. Em alguns casos pode ser necessária a administração de uma dose em cada narina 2 vezes/dia (12/12 h). A dose diária não deve exceder duas doses em cada narina Crianças acima de 12 anos: duas doses em cada narina, 1 vez/dia (24/24 h), de preferência pela manhã. Em alguns casos pode ser necessária a administração de duas doses em cada narina 2 vezes/dia (12/12 h). A dosagem diária não deve exceder quatro doses em cada narina	Epistaxe, irritação e secura nasal. Rinite, erupção cutânea, alergia	Não há estudos adequados em gestantes (em cobaias foram encontrados alguns riscos ao feto). Eliminado no leite, recomenda-se não usar. O produto pode exigir até 3 semanas para bons resultados. Evitar imunizações (vacinas) enquanto o uso do produto. **Uso pediátrico a partir de 4 anos.** Foi observada uma taxa de crescimento reduzida em crianças tratadas com corticosteroides intranasais. Portanto, as crianças devem ser mantidas com a menor dose capaz de controlar adequadamente os sintomas
MOMETASONA	**Nasonex** Schering-Plough Susp. nasal de: 50 mcg de furoato de mometasona por atomização em embalagem com 1 frasco com 18 g contendo 120 atomizações. 50 mcg de furoato de mometasona por	Rinite alérgica	Crianças com idade entre 2 e 11 anos: a dose habitual recomendada para tratamento de sintomas nasais de rinite alérgica sazonal e perene é de uma atomização (50 μg/atomização) em cada narina 1 vez/dia (dose total de 100 μg). A administração em crianças deve ser auxiliada por um adulto	Irritação e sensação de queimação local. Cefaleia, faringite, tosse e vômito. Sangramento nasal	Não há estudos adequados em gestantes (em cobaias foram encontrados alguns riscos ao feto). Eliminado no leite, recomenda-se não usar. O produto pode exigir até 2 semanas para bons resultados. Evitar aplicação direta no septo nasal. **Uso pediátrico acima de 2 anos**

MEDICAMENTOS

TRIANCINOLONA	atomização em embalagem com 1 frasco com 9 g contendo 60 atomizações **Nasacort** Sanofi–Aventis Susp. nasal. Embalagem contendo frasco-*spray* de plástico opaco com 8,5 mℓ ou 16,5 mℓ de produto, que fornecem 60 ou 120 doses respectivamente. Cada dose libera 55 µg de acetonida de triancinolona. **Airclin** Aché Sol. nasal 50 µg/dose, Frasco-*spray* com 120 doses	Indicado para o tratamento das rinites alérgicas sazonal e perene em adultos e crianças com idade ≥ 4 anos	Crianças de 4 a 12 anos de idade: a dose inicial recomendada é de 110 µg (aplicação de 1 *spray* em cada narina), 1 vez/dia. Pacientes que não obtiveram controle máximo dos sintomas com esta dose, podem obtê-lo com a dose de 220 µg (aplicação de dois *sprays* em cada narina) 1 vez/dia. Uma vez que os sintomas estejam controlados, o tratamento de manutenção pode ser realizado com a dose de 110 µg (aplicação de 1 *spray* em cada narina), 1 vez/dia. Crianças com idade igual ou superior a 12 anos: a dose inicial triancinolona acetonida recomendada é de 220 µg (aplicação de 2 *sprays* em cada narina), 1 vez/dia. Uma vez que os sintomas estejam controlados, o tratamento de manutenção pode ser realizado com a dose de 110 µg (aplicação de 1 *spray* em cada narina), 1 vez/dia	Cefaleia, faringite. Irritação da mucosa nasal, espirros, tosses. Conjuntivite, candidíase	Não há estudos adequados em gestantes (em cobaias foram encontrados alguns riscos ao feto). Eliminado no leite, recomenda-se não usar. Se após 3 semanas de tratamento não houver melhora, interromper o uso. Assim que possível reduzir a dose

TÓPICOS OFTALMOLÓGICOS | ANTIVIRAIS OFTALMOLÓGICOS | ALERGIA E INFLAMAÇÕES

FÁRMACOS	APRESENTAÇÕES	INDICAÇÕES	POSOLOGIA	REAÇÕES ADVERSAS IMPORTANTES	SITUAÇÕES ESPECIAIS
CROMOGLICATO	**Cromolerg** Allergan Sol. oftálmica estéril. Fr. conta-gotas 5 ml **Maxicrom** Alcon Colírio a 2 e 4%	Tratamento de afecções alérgicas conjuntivais	Crianças > 4 anos: 1 a 2 gt. em cada olho 4 a 6 vezes/dia. Após estabilização do caso a dose pode ser reduzida para 2 vezes/dia	A aplicação do produto pode provocar reação de hipersensibilidade, uma sensação de ardência transitória e irritação ocular em alguns pacientes, que é considerada normal	
EMEDASTINA	**Emadine** Alcon Sol. oftálmica de emedastina a 0,05% é indicado para alívio temporário dos sinais e sintomas da conjuntivite alérgica	Sol. oftálmica de emedastina a 0,05% é indicado para alívio temporário dos sinais e sintomas da conjuntivite alérgica	1 gt. no olho afetado 2 vezes/dia	Cefaleia; manifestações gripais; faringite	Não há estudos adequados em mulheres, mas em fetos animais observaram-se RAM. O benefício potencial do produto pode justificar o risco potencial durante a gravidez. Não se sabe se é eliminado no leite. Remover as lentes de contato antes da administração do produto e colocá-las novamente após 10 min. Se utilizar outras soluções oftalmológicas, fazê-lo com intervalo de 5 min. **Uso pediátrico: a segurança e a eficácia em pacientes pediátricos abaixo de 3 anos de idade não foram estabelecidas**
OLOPATADINA	**Patanol** Alcon Sol. oftálmica, contendo 1,11 mg de cloridrato de olopatadina (equivalente a 1 mg de olopatadina base), apresentada em frasco plástico conta-gotas contendo 5 ml	Tratamento dos sinais e sintomas da conjuntivite alérgica	1 gt. no olho afetado 2 a 3 vezes/dia	Nasofaringite, faringite, sinusite, rinite, cefaleia, disgeusia, tontura, ceratite ponteada, ceratite, dor ocular, olho seco, edema palpebral, prurido ocular, secreção ocular, hiperemia ocular, crosta na margem dos olhos, desconforto ocular, fotofobia, visão turva, eritema da pálpebra, ressecamento nasal, boca seca, dermatite de contato, fadiga, aumento do lacrimejamento, náuseas	**A segurança e a eficácia do uso em crianças < 3 anos não foram estabelecidas**

MEDICAMENTOS

TÓPICOS OFTALMOLÓGICOS I ANTIVIRAL

FÁRMACO	APRESENTAÇÕES	INDICAÇÕES	POSOLOGIA	REAÇÕES ADVERSAS IMPORTANTES	SITUAÇÕES ESPECIAIS
ACICLOVIR	**Antivirax** E.M.S. Pomada oftalmológica a 3%. **Zovirax** GlaxoSmithKline Pomada oftalmológica 4,5 g	Ceratite herpética	Ceratite herpética: aplicar 1 cm de pomada no saco conjuntival inferior, a cada 4 h (5 vezes/dia enquanto acordado), durante até 3 dias após cicatrização	Cefaleia, mal-estar. Náuseas, vômito. Sensação de agulhada nos olhos, queimação	Não há estudos adequados em mulheres, em fetos animais houve reações adversas nos fetos. Não se sabe se é eliminado no leite: problemas não documentados. Absorção sistêmica muito baixa. **Uso pediátrico a partir de 4 anos**

TÓPICOS OFTALMOLÓGICOS I NÃO ANTIBIÓTICOS

FÁRMACOS	APRESENTAÇÕES	INDICAÇÕES	POSOLOGIA	REAÇÕES ADVERSAS IMPORTANTES	SITUAÇÕES ESPECIAIS
ÁCIDO POLIACRÍLICO	**Refresh Gel** Allergan Tubo contendo 10 g de gel oftálmico estéril de ácido poliacrílico. **Vidisic Gel** Bausch & Lomb Gel líquido oftálmico 2 mg/g: tubo de 10 g. **Viscotears** Novartis Gel líquido oftálmico: tubo de 10 g	Indicado em casos de síndrome de Sjögren; alta secura por ressecamento da córnea; piscar pouco frequente; fechamento insuficiente da pálpebra ou sensibilidade reduzida da córnea	A dose usual para crianças é de 1 gota aplicada no saco conjuntival, uma a duas aplicações ao dia com o máximo de quatro aplicações para os casos com sintomas mais intensos	Eventualmente ocorrem casos de intolerância com prurido, irritação ou adesão às pálpebras. Logo após a aplicação pode ocorrer discreto borramento visual que desaparece rapidamente	Classificação não disponibilizada na gravidez e lactação. Não deve ser utilizado com outros produtos antissépticos oculares. Se utilizado com outro tratamento ocular (tratamento de glaucoma), aguardar um intervalo de pelo menos 5 min entre as aplicações dos medicamentos
HIPROMELOSE + DEXTRANA 70	**Lacribell** Latinofarma Colírio **Trisorb** Alcon Colírio a 0,3% + 0,1%	Indicado para ser instilado nos olhos sempre que necessário para proporcionar alívio dos sintomas de ardor e irritação devido ao olho seco e desconforto causado por condições ambientais tais como fumaça, pó, poluentes, produtos químicos, raios solares, vento e calor excessivo	Instilar 1 ou 2 gotas sempre que for necessário. Via tópica ocular	Dor ocular, alterações na visão, vermelhidão, irritação ocular	
VITAMINA A + AMINOÁCIDOS + CLORANFENICOL	**Epitezan** Allergan Pomada oftálmica estéril. Tubo contendo 3,5 g de pomada oftálmica estéril de acetato de retinol	É indicado para promover e proteger a epitelização e regeneração dos tecidos oculares lesados	A dose usual é de cerca de 1 cm da pomada no saco conjuntival inferior, 3 a 4 vezes/dia, de acordo com a indicação, ou a critério médico	Foram relatados casos de infecções secundárias por microrganismos não sensíveis e discrasias sanguíneas. Raros casos de hipoplasia	Contraindicado em lesões contaminadas por microrganismos resistentes ao cloranfenicol

TÓPICOS OFTALMOLÓGICOS | NÃO ANTIBIÓTICOS

FÁRMACOS	APRESENTAÇÕES	INDICAÇÕES	POSOLOGIA	REAÇÕES ADVERSAS IMPORTANTES	SITUAÇÕES ESPECIAIS
	(10.000 UI/g), aminoácidos (25 mg/g), metionina (5 mg/g) e cloranfenicol (5 mg/g)			medular, inclusive anemia aplásica, foram relatados após o uso tópico do cloranfenicol	
CICLOPENTOLATO	**Ciclolato** Latinofarma Sol. oftálmica estéril 5 mℓ **Cicloplegico** Allergan Colírio a 1%	É indicado no tratamento de distúrbios inflamatórios dos olhos como: irite, iridociclite, ceratite e coroidite. Uso auxiliar para induzir midríase e cicloplegia em exames dos olhos e procedimentos diagnósticos. Uso como adjuvante no estudo da refração ou na oftalmoscopia	1 a 2 gt. no saco conjuntival. Efeito máximo em 25 a 75 min. Recuperação 6 a 24 h	Foram relatados casos de elevação da pressão intraocular, ardência transitória ou sintomas de irritação ocular. A absorção sistêmica pode resultar em efeitos atropínicos sobre o sistema nervoso central (ataxia, incoerência da conversação, agitação, hiperatividade, convulsão, desorientação de tempo e espaço). Podem ocorrer também taquicardia, hiperpirexia, vasodilatação, retenção urinária, diminuição da motilidade intestinal e das secreções das glândulas salivares e sudoríparas	O uso em crianças requer extrema cautela. **Observe atentamente a criança durante pelo menos 30 min após a instilação.** É contraindicado em pacientes que apresentam glaucoma de ângulo estreito ou presença de ângulo estreito anatômico
TROPICAMIDA	**Mydriacyl** Alcon Colírio a 1% Cada mℓ (34 gts.) contém 10 mg de tropicamida **Tropinom** União Química Sol. oftálmica **Ciclomidrin** Latinofarma Sol. oftálmica	Midriático, cicloplégico	1 a 2 gt. no saco conjuntival. Mais 1 gt. em 5 min. Efeito máximo: 20 a 40 min. Recuperação 2 a 7 h	Tontura e cefaleia, visão turva, sensibilidade à luz, dor nos olhos, irritação nos olhos, vermelhidão nos olhos, desmaio e queda da pressão arterial, náuseas, inflamação da pele, efeito prolongado (midríase)	Raramente pode causar distúrbios no sistema nervoso central (SNC), o que pode ser perigoso em pacientes pediátricos. Reações psicóticas, distúrbios comportamentais e colapso vasomotor ou cardiorrespiratório em crianças foram relatados com o uso de anticolinérgicos

TÓPICOS OFTALMOLÓGICOS PARA GLAUCOMA

FÁRMACOS	APRESENTAÇÕES	INDICAÇÕES	POSOLOGIA	REAÇÕES ADVERSAS IMPORTANTES	SITUAÇÕES ESPECIAIS
LATANOPROSTA	**Xalatan** Pfizer Sol. oftálmica estéril 50 mcg/mℓ (0,005%) em	Está indicado para a redução da pressão intraocular elevada em pacientes pediátricos	A dose recomendada é de 1 gota de Xalatan® no(s) olho(s) afetado(s), 1 vez/dia. O efeito ótimo é	Ardência, sensação de areia nos olhos, coceira, picadas e sensação de corpo estranho), dor	**Uso pediátrico acima de 1 ano.** Xalatan® pode ser utilizado concomitantemente com outras classes de medicamentos

MEDICAMENTOS

		embalagem contendo frasco gotejador de 2,5 mℓ	com pressão intraocular elevada e glaucoma pediátrico	obtido se o produto for administrado à noite. A dose de Xalatan® não deve exceder 1 dose diária, uma vez que foi demonstrado que a administração mais frequente diminui o efeito redutor da pressão intraocular (PIO)	ocular, alteração de cílios e penugem da pálpebra (aumento de comprimento, espessura, pigmentação e número de cílios), hiperemia ocular, hiperpigmentação da íris, blefarite, conjuntivite, Tontura, cefaleia, Edema macular incluindo edema macular cistoide, fotofobia, edema palpebral, ceratite, uveíte, Asma, dispneia	oftálmicos tópicos para redução da pressão intraocular. Se outros medicamentos oftálmicos tópicos forem utilizados, esses devem ser administrados com um intervalo mínimo de 5 min
TIMOLOL	**Glaucotrat** Genom Colírio 0,25 e 0,5% **Glautimol** 0,5% Alcon Sol. oftálmica estéril. Fr. conta-gotas 5 mℓ **Tenoftal** 0,5% Teuto Colírio 5 mℓ **Timoptol** MerckSharpDohme Colírio 0,25 e 0,5%	Indicado para a redução da pressão intraocular elevada. Em estudos clínicos, reduziu a pressão intraocular de: pacientes com hipertensão ocular; pacientes com glaucoma crônico de ângulo aberto; pacientes afácicos com glaucoma; alguns pacientes com glaucoma secundário; pacientes com ângulos estreitos e histórico de fechamento de ângulo estreito espontâneo ou induzido iatrogenicamente no olho contralateral, no qual é necessária a redução da pressão intraocular	A dose usual inicial é de uma gota no(s) olho(s) afetado(s) 12/12 h	Depressão, cefaleia, isquemia cerebral, tontura, enxaqueca, visão turva, dor ocular, irritação ocular, desconforto ocular, hiperemia ocular, erosão da córnea, ceratite, ceratite ponteada, irite, conjuntivite, blefarite, redução da acuidade visual, fotossensibilidade, olho seco, aumento do lacrimejamento, secreção ocular, prurido, crosta na margem palpebral, inflamação da câmara anterior, edema palpebral e hiperemia conjuntival, uveíte, visão dupla, astenopia, eczema palpebral, eritema palpebral, prurido palpebral, edema conjuntival, pigmentação na córnea, bradicardia, infarto do miocárdio, hipotensão, hipertensão arterial, edema periférico e extremidades frias, asma, bronquite e dispneia, doença pulmonar obstrutiva crônica, broncospasmo, tosse, congestão nasal e respiração asmática, disgeusia, boca seca, desconforto abdominal, indigestão, edema da face e eritema, fadiga, desconforto no peito, astenia. Angioedema, hipersensibilidade, distúrbios metabólicos e nutricionais. Hipoglicemia, distúrbios	**O uso não é recomendado em crianças abaixo de 2 anos de idade.** Deve ser usado com cuidado no tratamento de crianças acima de 2 anos de idade

TÓPICOS OFTALMOLÓGICOS PARA GLAUCOMA

FÁRMACOS	APRESENTAÇÕES	INDICAÇÕES	POSOLOGIA	REAÇÕES ADVERSAS IMPORTANTES	SITUAÇÕES ESPECIAIS
				psiquiátricos, insônia, amnésia, pesadelos, acidente cerebrovascular, desmaios, parestesia, descolamento de coroide, ptose palpebral, parada cardíaca, bloqueio atrioventricular, insuficiência cardíaca congestiva (agravamento), arritmia, taquicardia, fenômeno de Raynaud, vômito, diarreia, náuseas, urticária, psoríase, exantema, alopecia, artropatia	

TRATAMENTO TÓPICO PARA FERIDAS I CURATIVOS

FÁRMACOS	APRESENTAÇÕES	INDICAÇÕES	POSOLOGIA	REAÇÕES ADVERSAS IMPORTANTES	SITUAÇÕES ESPECIAIS
ÁCIDOS GRAXOS	**Dersani** Sanplan Loção oleosa **Saniskin** Sanplan Loção hidratante	Tratamento de escaras; hidratação da pele extremamente seca	Passar sobre a área afetada 1 vez/dia	Hipersensibilidade	Lavar as mãos antes e após o procedimento. Utilizar técnica limpa ou asséptica para a execução do procedimento (a escolha deve ser feita pelo profissional de acordo com as características da lesão e do paciente). Produto para uso externo, não deve ser ingerido
ALGINATO DE CÁLCIO	**Algoderm** Johnson & Johnson **Curasorb** Kendall **Curatec** LM Farma **Restore Calcicare** Hollister	Pequenas abrasões, pequenas lacerações e queimaduras superficiais; úlceras de perna, úlceras diabéticas e úlceras por pressão	Aplicar de forma asséptica sobre a ferida ou dentro de sua cavidade. Depois cobrir com gaze estéril fixada com Micropore® ou filme transparente. Em contato com a ferida, transforma-se em um gel firme, fibroso, hidrofílico	Atóxico. Não usar em lesões superficiais ou cobertas por tecidos necróticos	Suspender o uso em caso de aparecimento de irritação, maceração, hipergranulação ou sensibilidade. Este curativo pode ser usado em feridas infectadas somente sob a supervisão de um profissional de saúde
COLAGENASE	**Iruxol mono** Abbott Pomada 1,2 UI/grama **Kollagenase** Cristália Pomada	Eliminação de tecidos necrosados (em úlcera da pele, queimadura e pós-cauterização uterina)	Aplicar uma camada de 2 mm de espessura sobre toda a ferida, 1 a 2 vezes/dia	Dor no local da aplicação; sensação de queimação e vermelhidão na pele	Nos tratamentos da pele, se houver tecidos necrosados ou tecidos ressecados, aplicar compressas úmidas no local e retirá-los antes da aplicação da pomada

MEDICAMENTOS

SULFADIAZINA DE PRATA	**Dermazine** Silvestre Creme 15, 30 e 50 g **Silglós** União Química Creme 30 e 50 g USO PEDIÁTRICO ACIMA DE 2 MESES DE IDADE	Agente cicatrizante e antimicrobiano tópico	Aplicar uma fina camada de cerca de 1,5 mm de espessura sobre a superfície lesada, 1 a 2 vezes/dia	Diminuição dos leucócitos sanguíneos (reversível, ocorre nos 4 primeiros dias de tratamento)	Contraindicada no final da gestação, em prematuros e nos primeiros 2 meses de vida

Associações

SULFADIAZINA DE PRATA + NITRATO DE CÉRIO	**Dermacerium** Silvestre Creme 30 e 50 g USO PEDIÁTRICO ACIMA DE 2 MESES DE IDADE				

TROMBOLÍTICOS E FIBRINOLÍTICOS

FÁRMACOS	APRESENTAÇÕES	INDICAÇÕES	POSOLOGIA	REAÇÕES ADVERSAS IMPORTANTES	SITUAÇÕES ESPECIAIS
ENOXAPARINA	**Clexane** Sanofi-Aventis Seringas preenchidas contendo 20 mg (em 0,2 mℓ), 40 mg (0,4 mℓ), 60 mg (0,6 mℓ), 80 mg (0,8 mℓ) ou 100 mg (1,0 mℓ). **Endocris** Cristália Apresentações idênticas, exceto a seringa de 100 mg. **Enoxalow** Blau Apresentações idênticas. **Versa** Eurofarma Apresentações idênticas, exceto a seringa de 100 mg	Prevenção e tratamento de trombose e embolia	Administrar SC (não administrar IM) 12/12 h, preferencialmente na parede abdominal, alternando entre os lados direito e esquerdo, nas seguintes doses para o tratamento de trombose venosa profunda: Lactentes < 2 meses: 1,5 mg/kg/dose; ≥ 2 meses: 1,0 mg/kg/dose	Dor, hematoma e irritação local leve após a administração subcutânea. Sangramento, incluindo retroperitoneal e intracraniano; trombocitopenia leve	Uso pediátrico *off-label*. Deve ser usada com cautela em pacientes sob alto risco de hemorragia
HEPARINA SÓDICA	**Hemofol** Cristália Sol. inj. 5.000 UI/mℓ (IV, fr.-amp. 5 mℓ) e 5.000 UI/0,25 mℓ (SC, fr.-amp. 0,25 mℓ). **Hepamax** Blau Sol. inj. 5.000 UI/mℓ. Fr.-amp. 5 mℓ. **Heptar** Eurofarma Sol. inj. 5.000 UI/mℓ. Fr.-amp. 5 mℓ	Prevenção e tratamento de trombose e embolia	A posologia é ajustada às circunstâncias de cada caso	Sangramento, trombocitopenia. Dor torácica, vasospasmo (possivelmente relacionado à trombose), choque hemorrágico, febre, cefaleia, calafrios, equimose, urticária, alopecia, púrpura, eczema, disestesia dos pés	Alguns fármacos potencializam a ação da heparina, por exemplo, ácido valproico, anti-inflamatórios não esteroides. A superdose pode ser tratada com cloridrato de protamina. Conservar o produto protegido da luz. Uso adulto e pediátrico

TROMBOLÍTICOS E FIBRINOLÍTICOS

FÁRMACOS	APRESENTAÇÕES	INDICAÇÕES	POSOLOGIA	REAÇÕES ADVERSAS IMPORTANTES	SITUAÇÕES ESPECIAIS
VARFARINA SÓDICA	**Coumadin** Bristol-Myers Squibb Comps. 1, 2,5 e 5 mg; embalagem com 30 comps. **Marevan** FQM Comps. 2,5, 5 e 7,5 mg; embalagens respectivamente com 60; 10, 30 ou 150; e 30 comps. **Varfarina sódica** Teuto Comps. 5 mg; embalagem com 30 comps.	Prevenção e tratamento da trombose venosa e embolia pulmonar	Uso oral. Dose inicial no 1º dia: 0,1 a 0,2 mg/kg/dose por 2 dias; máximo = 10 mg/dia. Então, ajustar a dose de acordo com INR	Hemorragia em qualquer tecido ou órgão e, com menor frequência, necrose e/ou gangrena da pele e outros tecidos	Contraindicada em mulheres grávidas, exceto na presença de válvula cardíaca mecânica com alto risco de trombose. Em crianças é mais difícil de atingir e manter faixas terapêuticas de INR. A deficiência de vitamina K aumenta o efeito sobre a INR. A superdose é tratada com vitamina K e plasma fresco

VACINAS

FÁRMACOS	APRESENTAÇÕES	INDICAÇÕES	POSOLOGIA	REAÇÕES ADVERSAS IMPORTANTES	SITUAÇÕES ESPECIAIS
VACINA ANTIGRIPAL	**Fluarix Tetra (fragmentada, inativada)** GlaxoSmithKline Susp. inj. **Vacina anti-influenza (subunitária, inativada)** Abbott Susp. inj. **Vacina anti-influenza subunitária, inativada** Novartis Susp. inj.	Imunização ativa contra *influenza*, especialmente em pessoas sob risco elevado de complicações associadas à gripe	Crianças de 6 a 35 meses de idade: os dados clínicos são limitados; doses de 0,25 mℓ ou 0,5 mℓ têm sido usadas. Adultos e crianças > 3 anos de idade: a vacina deve ser administrada em uma única dose (0,5 mℓ). Para crianças que não foram previamente infectadas ou vacinadas, uma segunda dose deve ser administrada após um intervalo de pelo menos 4 semanas. A vacina antigripal é indicada e pode ser utilizada em lactentes > 6 meses e em idosos, levando-se em conta as contraindicações	Rubor, edema, dor, equimose, endurecimento no local de aplicação, febre, mal-estar, calafrios, fadiga, cefaleia, sudorese, mialgia, artralgia	Contraindicada para pacientes com conhecida alergia a ovo ou às proteínas de galinha, ou a qualquer outro componente da vacina. A vacinação deve ser adiada em pacientes com sintomas febris ou infecção aguda. Pode ser administrada concomitantemente com outras vacinas, em diferentes áreas de aplicação
VACINA ANTIMENINGOCÓCICA	**Vacina adsorvida meningocócica C (conjugada)** FUNED Pó liofilizado + sol. diluente ou susp. inj.	Imunização ativa (proteção) de crianças a partir de 2 meses de vida, adolescentes e adultos para prevenção de doença invasiva (meningite e meningococcemia) causada	0,5 mℓ IM, tomando-se a precaução de evitar a injeção em nervos e vasos sanguíneos, ou próximo aos mesmos. Os locais de aplicação preferidos são as faces anterior e lateral da coxa de lactentes	< 2 anos de idade: vômito, diarreia, sonolência, transtorno do sono, anorexia. Febre maior ou igual a 38°C, irritabilidade, choro (em crianças < 2 anos). Crianças maiores e adultos (4 a	Não deve ser usada para 2ª ou 3ª dose se a criança apresentar reações de hipersensibilidade, como choque anafilático. Deve ser administrada com cuidado em indivíduos com trombocitopenia ou qualquer distúrbio de coagulação ou em uso de anticoagulante

MEDICAMENTOS

Vacina meningocócica C (conjugada) Baxter Susp. inj.	por *Neisseria meningitidis* do grupo C		e a região deltoide de crianças maiores, adolescentes e adultos. A vacina não deve ser injetada na região glútea devido ao risco potencial de lesar o nervo ciático. Imunização primária com 2 doses: Crianças de 2 a 12 meses: 2 doses de 0,5 mℓ cada, a 1ª dose não deve ser administrada antes de 2 meses de idade e o intervalo entre as doses deve ser de, no mínimo, 2 meses Crianças > 12 meses, adolescentes e adultos não vacinados anteriormente: dose única de 0,5 mℓ. Reforço: recomenda-se que 1 dose de reforço seja administrada nas crianças que concluíram a série de imunização primária. A administração dessa dose deve ser aos 12 meses de idade nas crianças que receberam a série primária antes de 1 ano de vida. A necessidade de doses de reforço adicionais ainda não foi estabelecida. Ainda não foi estabelecida a necessidade de dose de reforço em crianças que receberam uma dose da vacina quando eram maiores de 12 meses de idade	60 anos): cefaleia (crianças entre 3, 5 e 6 anos), sonolência, mialgia
VACINA ANTIPNEUMOCÓ-CICA	**Prevenar 13** Pfizer Seringa preenchida com 0,5 mℓ de sol. inj. (dose única) e 1 agulha. USO ADULTO E PEDIÁTRICO ACIMA DE 6 SEMANAS DE VIDA **Vacina pneumocócica 13-valente (conjugada)** Wyeth Seringa preenchida com dose única de 0,5 mℓ de sol. inj. e 1 agulha	Proteção de crianças e adolescentes (6 semanas a 17 anos de idade) contra os sorotipos (1, 3, 4, 5, 6A, 6B, 7F, 9V, 14, 18C, 19A, 19F e 23F) de *Streptococcus pneumoniae*, causadora de doenças pneumocócicas, como meningite, sepse, bacteriemia, pneumonia e otite média	Esta vacina deve ser aplicada somente IM. O profissional de saúde habilitado injetará a dose recomendada (0,5 mℓ) da vacina no músculo do braço ou da perna. A vacina não deve ser administrada na região glútea. Para lactentes até 6 meses de idade, a série de imunização recomendada consiste em três doses de 0,5 mℓ cada, com aproximadamente 2 meses de intervalo, seguidas por uma quarta dose de 0,5 mℓ	Diminuição do apetite, irritabilidade, sonolência/aumento do sono, sono inquieto/diminuição do sono, febre, qualquer dor, sensibilidade, vermelhidão, tumefação ou induração no local da vacinação, diarreia, vômito, erupção cutânea, febre > 39°C, sensibilidade no local da vacinação interferindo no movimento	Se a criança apresentar febre alta, tiver qualquer problema de sangramentos ou tiver apresentado problemas clínicos atuais ou no passado após qualquer dose da vacina pneumocócica 7-valente (conjugada) ou da vacina pneumocócica 13-valente (conjugada), o médico deve ser consultado

VACINAS

FÁRMACOS	APRESENTAÇÕES	INDICAÇÕES	POSOLOGIA	REAÇÕES ADVERSAS IMPORTANTES	SITUAÇÕES ESPECIAIS
	Vacina pneumocócica 7-valente conjugada Wyeth Sol. inj. USO PEDIÁTRICO APENAS		aos 12 a 15 meses de idade. A idade usual para a primeira dose corresponde a 2 meses de idade, mas esta pode ser administrada mais cedo com 6 semanas de idade. O intervalo de administração recomendado corresponde a 4 a 8 semanas. A 4ª dose (dose de reforço) deve ser administrada aproximadamente aos 12 a 15 meses de idade, e no mínimo 2 meses após a 3ª dose		
VACINA ANTIRRÁBICA HUMANA (INATIVADA)	**Verorab** Sanofi Pasteur Pó liofilizado e diluente para susp. inj., administração por via intramuscular	Prevenção da raiva em crianças e adultos antes e depois da exposição	Vacinação preventiva (profilaxia pré-exposição): 3 doses da vacina nos dias 0, 7 e 28. Uma a 3 semanas após a última dose deve ser verificada o título de anticorpos neutralizantes no indivíduo vacinado. Tratamento pós-exposição: primeiros cuidados, e 5 injeções nos dias D0, D3, D7, D14 e D30. Um reforço no D90 é opcional. Em caso de alto risco de raiva é necessária imunização passiva complementar no dia 0 com: soro antirrábico de origem equina 40 UI/kg de peso corporal ou imunoglobulina humana antirrábica 20 UI/kg de peso corporal. Quando a anatomia da região acometida permitir, o soro ou a imunoglobulina humana antirrábica devem ser injetados por instilações profundas no(s) ferimento(s) e infiltrações a volta do(s) mesmo(s)	Dor, eritema, induração e prurido no local de aplicação	Contraindicada para profilaxia pré-exposição em caso de hipersensibilidade a qualquer componente da vacina, estado febril e doença infecciosa aguda. Em virtude da evolução fatal da infecção pelo vírus da raiva, não há contraindicação à profilaxia pós-exposição
VACINA ANTITETÂNICA	**Vacina Tétano** Sanofi Pasteur Susp. inj. (0,5 mℓ)	Prevenção do tétano	Vacinação de reforço para profilaxia a longo prazo para adultos Profilaxia de tétano pós-exposição em pessoas com ferimentos graves que não receberam vacinação primária	Vermelhidão da pele, induração no local da injeção, prurido, aumento da sensibilidade, edema e/ou dor no local da injeção, febre, calafrios, irritabilidade,	Contraindicada em caso de infecção aguda ou com febre. Esta vacina não deve ser utilizada em gestantes sem orientação médica. Uso adulto e pediátrico acima de 2 meses de idade

MEDICAMENTOS

VACINA COMBINADA CONTRA SARAMPO, CAXUMBA E RUBÉOLA (TRÍPLICE VIRAL)	**Trimovax (vírus atenuados)** Sanofi Pauster Pó liofilizado + diluente **Priorix**^{GSK} vacina liofilizada em pó + diluente **Vacina sarampo, caxumba e rubéola** Biomanguinhos/Fiocruz Pó liofilizado inj. + diluente **MMR® II** MSD Pó liófilo inj. + diluente	Prevenção conjunta do sarampo, caxumba e rubéola em crianças suscetíveis a partir de 12 meses de idade	Uma aplicação SC ou IM. A vacinação requer apenas 1 injeção entre 12 e 15 meses de idade. Todavia, uma 2ª dose após 6 meses é recomendada para crianças vacinadas abaixo de 1 ano de idade, especialmente para aquelas que vivem em comunidades carentes	ou cuja vacinação primária foi incompleta ou não é conhecida Profilaxia de tétano neonatal Febre baixa ou moderada (37,7° a 39,4°C), discreto exantema, cefaleia, sintomas de rinofaringite, náuseas, linfadenopatia, mal-estar geral, parotidite uni ou bilateral, acompanhada ou não de febre	Em crianças que vivem em comunidades carentes, admite-se como 9 meses a idade mínima para se indicar a vacinação. Esta vacina é recomendada para crianças. No caso da necessidade de vacinação de adultos, recomendam-se as vacinas contra rubéola (vírus atenuados) e contra caxumba (vírus atenuados). Não administrar se houver hipersensibilidade à neomicina, imunodeficiência congênita ou adquirida, alergia verdadeira a ovos, gravidez, doença aguda ou crônica em evolução. O uso de imunossupressores ou radioterapia pode reduzir ou anular a resposta imune à vacina
VACINA CONTRA DIFTERIA, TÉTANO E COQUELUCHE	**Vacina adsorvida difteria, tétano e *pertussis* (acelular)** Sanofi Pauster Susp. inj. **Infanrix** GlaxoSmithKline Susp. inj.	Imunização primária contra a difteria, o tétano e a coqueluche, em lactentes a partir de 2 meses, e como dose de reforço até os 7 anos de idade	Vacinação primária: uma dose de 0,5 mℓ, aplicada aos 2, 4, 6 e 18 meses de idade. Se por qualquer motivo esta rotina não puder ser obedecida, recomenda-se que as 3 primeiras doses de 0,5 mℓ sejam administradas com intervalos de 4 a 8 semanas entre si, seguidas de uma quarta dose de 0,5 mℓ administrada 1 ano após a 3ª dose. Outra dose de 0,5 mℓ deve ser administrada entre os 4 e 6 anos de idade. Esta dose de reforço é necessária se a quarta dose do esquema primário de vacinação tiver sido administrada após os 4 anos de idade. Uma vez completado este esquema de vacinação, a imunização de reforço deverá ser efetuada com os toxoides tetânico e diftérico a cada 10 anos	Reações locais, febre e irritabilidade	Não deve ser administrada em pessoas acima de 7 anos de idade. Contraindicada em casos de crianças com distúrbios do sistema nervoso central em evolução, associados ou não convulsões (encefalopatia progressiva ou epilepsia não controlada) e em caso de doença grave ou com febre, presença de doenças agudas, incluindo doenças febris
VACINA CONTRA DIFTERIA, TÉTANO, COQUELUCHE E POLIOMIELITE CONJUGADA HIB	**Poliacel** Sanofi Pauster Susp. inj. + pó liofilizado inj. **Infanrix-IPV-Hib** GlaxoSmithKline Pó liofilizado + Susp. inj.	Prevenção ativa da difteria, tétano, coqueluche, poliomielite e infecções invasivas causadas por *Haemophilus influenzae* tipo b	É recomendada para a imunização de crianças entre 2 meses e 7 anos de idade. A administração da vacina deve ser feita IM, certificando-se de que a agulha não penetrou um vaso	Dificuldade em respirar ou engolir, urticária, coceira, principalmente nas solas dos pés e palmas das mãos, vermelhidão na pele, inchaço nos olhos, na face	Pode ser administrada simultaneamente com outras vacinas pertencentes ao calendário infantil, utilizando-se seringas separadas e diferentes locais de aplicação. Contraindicada em caso de doença grave ou com febre,

VACINAS

FÁRMACOS	APRESENTAÇÕES	INDICAÇÕES	POSOLOGIA	REAÇÕES ADVERSAS IMPORTANTES	SITUAÇÕES ESPECIAIS
			sanguíneo. Não utilizar a via intravascular ou intradérmica. Em crianças com menos de 1 ano de idade, recomenda-se aplicar a vacina na região anterolateral da coxa. Em crianças acima de 1 ano de idade, recomenda-se administrar a vacina na região deltoide. Vacinação primária: recomenda-se a administração de 3 doses da vacina (0,5 ml) com intervalo de meses entre as mesmas. Reforço: uma dose de 0,5 ml deve ser administrada 1 ano após a última injeção da vacinação primária. Uma dose de reforço da vacina contra difteria, tétano, coqueluche e poliomielite deve ser administrada entre 4 e 6 anos de idade. Uma vez completado este esquema de vacinação, a imunização de reforço deverá ser efetuada com os toxoides diftérico e tetânico a cada 10 anos	ou na parte interna do nariz, cansaço ou fraqueza repentinos e muito intensos (hipotensão), convulsões, colapso, confusão mental, choro persistente (por 3 h ou mais), febre alta (40,5°C), cefaleia, irritabilidade, períodos de inconsciência, sonolência incomum e/ou vômito persistente. Nestes casos, procurar atendimento médico imediato. Reações menos graves incluem febre, erupção da pele, induração no local da injeção, irritabilidade e redução da atividade física	presença de doenças agudas, incluindo doenças febris. Não é recomendada para a imunização de crianças acima de 7 anos de idade, adultos e idosos. Há interação medicamentosa com imunossupressores, radioterapia, antimetabólitos, agentes alquilantes e citotóxicos
VACINA CONTRA DIFTERIA, TÉTANO, COQUELUCHE, HEPATITE B, *HAEMOPHILUS INFLUENZAE B* E POLIOMIELITE	Infanrix-Hexa ^{GlaxoSmithKline} Pó liofilizado + Susp. inj.	Imunização primária contra difteria, tétano, pertússis, hepatite B, poliomielite e *Haemophilus influenzae* tipo b em crianças a partir de 6 semanas de idade e pode ser administrada em bebês que receberam uma primeira dose de vacina contra a hepatite B ao nascer	DTPa-HB-IPV+Hib é para injeção IM profunda. Vacinação primária: o esquema de vacinação primária (como aos 2, 3, 4 meses; 3, 4, 5 meses; 2, 4, 6 meses; 3, 5 e 11 ou 12 meses; 6, 10, 14 semanas) consiste em três doses de 0,5 ml. Um intervalo de, pelo menos, 1 mês entre as doses deve ser respeitado. O objetivo é administrar DTPa-HB-IPV + Hib de acordo com o esquema local de vacinação, por exemplo, 2, 4 e 6 meses, então o vacinado tem de receber uma dose de vacina contra a hepatite B ao nascer. Vacinação de reforço: a administração de dose de reforço deve ser	Dor, vermelhidão, inchaço na área da injeção (≤ 50 mm). Anorexia, irritabilidade, choro anormal, inquietação. Febre ≥ 38°C e fadiga	Contraindicada se a criança tiver sofrido encefalopatia (doença neurológica) de origem desconhecida, no período de até 7 dias após vacinação anterior com vacina contendo pertússis. A vacina deve ser adiada em crianças apresentando doença febril aguda grave. A presença de infecção leve não constitui contraindicação. **Uso a partir de 2 meses de idade**

MEDICAMENTOS

VACINA CONTRA FEBRE AMARELA	**Stamaril** Sanofi Pasteur Pó liofilizado **Vacina contra febre amarela** Instituto de Tecnologia em Imunobiológicos Bio-Manguinhos/Fiocruz Pó liofilizado	Imunização ativa contra a febre amarela	A vacinação contra febre amarela consiste em apenas uma aplicação de 0,5 mℓ da vacina reconstituída. Primeira dose: adultos e crianças com, no mínimo, 9 meses de idade – uma dose única de 0,5 mℓ de vacina reconstituída. Crianças < 9 meses: a vacina não deve ser administrada às crianças com menos de 6 meses, salvo no caso de circunstâncias particulares e de acordo com as recomendações oficiais. Nesse caso, a dose administrada deve ser a mesma que nas crianças mais velhas e nos adultos. A vacina deve ser administrada, no mínimo, 10 dias antes da entrada em uma zona de endemia. Esse prazo corresponde ao tempo necessário para a atuação da imunidade protetora. Reforço: dose única de 0,5 mℓ é recomendada a cada 10 anos nas pessoas sob risco de exposição	Cefaleia, mialgia, febre e outros sintomas leves entre o 5º (quinto) e o 10º (décimo) dia após a vacinação. Hipersensibilidade, caracterizada por erupções, urticária, ou broncoespasmo, raramente ocorre	Contraindicada em caso de alergia verdadeira a um dos componentes da vacina, principalmente à ovalbumina e às proteínas de frango, imunossupressão quer seja congênita, idiopática ou resultante de um tratamento corticoide por via geral (em doses superiores as utilizadas por via local ou em inalação), ou devido a uma radioterapia ou a medicamentos citotóxicos, antecedentes de disfunções do timo (inclusive timoma e timectomia), infecção sintomática pelo HIV, infecção assintomática pelo HIV quando for acompanhada por imunodeficiência comprovada, lactentes abaixo de 6 meses de idade, doença febril em curso
VACINA CONTRA *HAEMOPHILUS INFLUENZAE* TIPO B	**ACT-HIB** Sanofi Pasteur Susp. inj. **Hiberix** GlaxoSmithKline Susp. inj.	Imunização de rotina em crianças de 2 meses a 5 anos de idade, contra doenças invasivas causadas por *Haemophilus influenzae* tipo b (meningite, epiglotite, septicemia, celulite, artrite, pneumonia)	Administração da vacina deve ser feita SC ou intramuscular. Não utilizar a via intravascular ou intradérmica. Em crianças até 2 anos de idade, deve-se aplicar a vacina na região anterolateral da coxa ou na região glútea. Em crianças > 2 anos, deve-se aplicá-la no músculo deltoide. Crianças de 2 e 6 meses: 3 injeções com intervalo de 1 ou 2 meses, seguidas de um reforço 1 ano após a terceira dose.	Reações no local da aplicação como dor, eritema, edema e/ou inflamação, induração	Contraindicada em caso de doença grave ou com febre, presença de doenças agudas, incluindo doenças febris. Há interação medicamentosa com imunossupressores, inclusive em crianças com doença de Hodgkin

(continuação)

baseada em recomendações oficiais. DTPa-HB-IPV+Hib pode ser utilizada para dose de reforço em crianças que já foram primovacinadas, quer tenham sido utilizadas as vacinas separadas ou combinadas

VACINAS

FÁRMACOS	APRESENTAÇÕES	INDICAÇÕES	POSOLOGIA	REAÇÕES ADVERSAS IMPORTANTES	SITUAÇÕES ESPECIAIS
VACINA CONTRA HEPATITE A	Havrix GlaxoSmithKline Susp. inj. (0,5 ou 1 mℓ) Vacina contra hepatite A inativada Sanofi Pasteur Susp. inj. (0,5 mℓ)	Prevenção da infecção causada pelo vírus da hepatite A em pessoas acima de 12 meses de idade	Crianças de 6 e 12 meses: 2 injeções com intervalo de 1 ou 2 meses, seguidas de um reforço 1 ano após a segunda dose. Crianças de 1 a 5 anos de idade: dose única. A administração da vacina deve ser feita IM, preferivelmente na região deltoide. A vacina não deve ser aplicada nas nádegas nem por via intradérmica. Vacinação primária: dose única de 0,5 mℓ. Reforço: dose de 0,5 mℓ a ser administrada após 6 a 18 meses da vacinação primária, para garantir imunidade de longa duração	Dor no local de aplicação e eritema, febre moderada, astenia, dor de cabeça, mialgia ou artralgia e distúrbios gastrintestinais	Contraindicada em caso de doença crônica progressiva, infecção aguda ou febre. Deve ser administrada com precaução em indivíduos com hipersensibilidade a formaldeído, neomicina e outros antibióticos da mesma classe
VACINA CONTRA HEPATITE B	Engerix-B GlaxoSmithKline Fr.-amp. Euvax B Sanofi Pasteur Fr.-amp. Recombivax MerckSharpDohme Susp. inj. (0,5 mℓ e 1,0 mℓ) Vacina r-DNA contra hepatite B GlaxoSmithKline Fr.-amp.	Imunização contra a infecção causada por todos os subtipos conhecidos do HBV, sem restrição de faixa etária	A vacina contra hepatite B (recombinante) deve ser administrada apenas IM. A dose pediátrica (recém-nascidos, lactentes e crianças de até 15 anos de idade) é de 0,5 mℓ e contém 10 mcg de HBsAg. A dose adulta (a partir de 16 anos de idade) é de 1,0 mℓ e contém 20 mcg de HBsAg. O esquema de imunização consiste na administração de 3 doses da vacina – da seguinte forma: 1ª dose: na data de escolha 2ª dose: 1 mês após a 1ª dose 3ª dose: 6 meses após a 1ª dose. Um esquema alternativo de 0, 1 e 2 meses e dose de reforço após 12 meses pode ser usado em algumas populações (i. e, recém-nascidos de mães HBsAg-positivas, indivíduos expostos ao vírus ou	Dor no local de aplicação, exantema eritematoso, induração, edema, febre, choro anormal, hematoma dor abdominal, falta de apetite, diarreia, vômito, nervosismo, insônia, sonolência. Reações menos comuns são: icterícia neonatal, monilíase (infecção de pele e mucosas causada por fungo), rinite, exantema (erupção cutânea), exantema maculopapular e pitiríase rósea (alterações na pigmentação cutânea)	Contraindicada em caso de hipersensibilidade a qualquer componente da vacina, inclusive ao timerosal. Avisar o pediatra em caso de doença aguda ou febre elevada. Pacientes com esclerose múltipla devem ser avaliados em relação aos riscos de exacerbação da doença. A vacina não deve ser administrada IV, por via intradérmica ou na região glútea. Esta vacina não deve ser utilizada em mulheres grávidas sem orientação médica. A vacina contra hepatite B (recombinante) pode ser administrada simultaneamente às vacinas BCG, DTP, SCR e poliomielite, desde que em diferentes locais de aplicação

MEDICAMENTOS

que podem ter sido expostos, ou indivíduos que viajam para áreas de alto risco). Doses adicionais da vacina podem ser necessárias em pacientes imunocomprometidos ou submetidos à hemodiálise

Categoria	Produto	Indicação	Reações adversas	Posologia	Observações/Contraindicações
VACINA CONTRA HEPATITES A E B	**Vacina contra hepatite A e B r-DNA inativada** GlaxoSmithKline — Susp. inj. (1 ml)	Prevenção das hepatites A e B	Dor no local de aplicação, exantema eritematoso, induração, edema, febre, choro anormal, hematoma, dor abdominal, falta de apetite, diarreia, vômito, nervosismo, insônia, sonolência	Uma dose de 1,0 ml para adultos e crianças a partir de 1 ano de idade. Adultos e adolescentes a partir de 16 anos. Ciclo primário de 3 doses: 1ª dose: na data de escolha; 2ª dose: 1 mês após a primeira dose; 3ª dose: 6 meses após a primeira dose	Contraindicações: doença grave ou febre, presença de doenças agudas, incluindo doenças febris. Pode ser administrada ao mesmo tempo que as vacinas contra difteria, tétano, coqueluche acelular, poliomielite (vírus inativado), *Haemophilus influenzae* do tipo b (DTPa IPV/Hib) ou contra o sarampo-caxumba-rubéola, no segundo ano de vida
VACINA CONTRA PAPILOMAVIRUS HUMANO (HPV)	**Cervarix** GSK — Susp. inj. 0,5 ml. Vacina recombinante bivalente contra os tipos 16 e 18	Prevenção de câncer do colo do útero, vulvar e vaginal, lesões pré-cancerosas ou displásicas, verrugas genitais e infecções causadas pelo papilomavírus humano (HPV)	Reações muito comuns: cefaleia, mialgia, reações no local da injeção (dor, vermelhidão e inchaço) e fadiga. Reações comuns: náuseas, vômito, diarreia, dor abdominal, coceira/prurido, rash, urticária, artralgia, febre (≥38°C)	Administrada IM em 3 doses separadas de 0,5 ml, de acordo com o seguinte esquema: uma dose ao 0, 1 e 6 meses. Se for necessário flexibilizar esse esquema, a 2ª dose pode ser administrada entre 1 mês e 2,5 meses após a primeira, e a 3ª dose entre 5 e 12 meses após a primeira	Não deve ser administrada a indivíduos com conhecida hipersensibilidade a qualquer componente da formulação. Para mulheres grávidas ou tentando engravidar, é aconselhado que adiem a vacinação até a conclusão da gravidez. Uso adulto e pediátrico a partir de 9 anos de idade
	Gardasil MerckSharpDohme — Susp. inj. 0,5 ml. Vacina recombinante tetravalente contra os tipos 6, 11, 16 e 18	Prevenção de câncer do colo do útero, vulvar e vaginal, lesões pré-cancerosas ou displásicas, verrugas genitais e infecções causadas pelo papilomavírus humano (HPV)	No local da injeção: dor, inchaço, eritema, hematoma, prurido. Reações sistêmicas: cefaleia, febre, náuseas, tontura, dor nas extremidades	Administrada IM em 3 doses separadas de 0,5 ml, de acordo com o seguinte esquema: Primeira dose: início do esquema. Segunda dose: 2 meses após a 1ª dose. Terceira dose: 6 meses após a primeira dose. Administrada na região deltoide ou na região anterolateral superior da coxa	Contraindicações: infecção aguda ou febre. Deve haver cuidado na administração em pessoas com trombocitopenia ou qualquer distúrbio de coagulação, fazendo uso de terapia imunossupressora, defeito genético, infecção por vírus da imunodeficiência humana (HIV). Uso adulto e pediátrico (entre 9 e 26 anos de idade)
VACINA CONTRA POLIOMIELITE	**OPV** Sanofi Pasteur — Sol. oral	Prevenção da poliomielite	Prurido ou erupção cutânea, febre acima de 38,5°C, eritema, aumento da sensibilidade, induração, edema e/ou dor no local da injeção	VO: 3 doses com 2 meses de intervalo entre as doses. Repetir em 1 h em caso de vômito ou diarreia em 24 h. Reforço: 1 dose entre 15 e 18 meses e outra entre 4 e 6 anos	Contraindicada em caso de hipersensibilidade a qualquer componente da vacina, inclusive à neomicina, à estreptomicina e à polimixina B e em caso de estado febril, doença infecciosa aguda
	Vacina contra poliomielite (vírus inativado) Sanofi Pasteur — Sol. inj.	Prevenção da poliomielite	Febre e reações locais, como eritema, dor, edema ou induração. Mialgia, artralgia, parestesia leve	SC ou IM: Vacinação primária: 3 doses de 0,5 ml com intervalo de 1 ou 2 meses.	Uso adulto e pediátrico acima de 6 semanas de idade

VACINAS

FÁRMACOS	APRESENTAÇÕES	INDICAÇÕES	POSOLOGIA	REAÇÕES ADVERSAS IMPORTANTES	SITUAÇÕES ESPECIAIS
			Reforço: 1 dose administrada 1 ano após a última injeção da série primária, e após a cada 10 anos. Adultos não vacinados: 2 doses de 0,5 mℓ devem ser administradas com intervalo de um ou, preferencialmente, 2 meses	e transitória, agitação, sonolência, irritabilidade, convulsões de curta duração, convulsões febris alguns dias após a vacinação	
VACINA CONTRA ROTAVÍRUS	**Rotarix** GlaxoSmithKline Susp. oral **Rotateq** Merck Sharp & Dohme Sol. oral	Prevenção de gastrenterites causadas por rotavírus	Deve ser administrada por via oral da seguinte maneira: Primeira dose: entre 6 e 14 semanas de vida. Segunda dose: entre 14 e 24 semanas de vida. O intervalo entre as doses não deve ser menor que 4 semanas. Não é indicado repetir a dosagem se o lactente cuspir, regurgitar ou vomitar durante ou após a administração da vacina	Diarreia, irritabilidade, perda do apetite, febre e fadiga	A administração a lactentes com diarreia ou vômito deve ser adiada. Não deve ser administrada a crianças com histó-ria de intussuscepção; com malformação congê-nita não corrigida (p. ex., divertículo de Meckel) do sistema digestório que predisponha a intus-suscepção; ou com imunodeficiência combinada grave ou outras imunodeficiências primárias ou secundárias, inclusive a infecção pelo HIV. **Uso pediátrico a partir de 6 semanas**
VACINA CONTRA TUBERCULOSE (BCG)	**Vacina contra tuberculose** Fundação Ataulpho de Paiva Butantan Amp. âmbar com 1, 2 e 5 mg de BCG liofilizado + diluente	Prevenção da tuberculose	Aplicar 0,1 mℓ de vacina, por via intradérmica, na altura da inser-ção inferior do músculo deltoide do braço direito	Depois de aplicada, a vacina pode ocasionalmente ocasionar linfadenopatia axilar, que regride espontaneamente após alguns meses	Contraindicações: deficiência de imunidade celular, inclusive em uso de agentes imunossu-pressores, gestantes, recém-nascidos com peso inferior a 2,5 kg. A vacinação deve ser adiada em crianças que estiverem usando corticosteroides
VACINA CONTRA VARICELA	**Vacina varicela (atenuada)** Sanofi-Aventis Pó liofilizado + diluente inj. **Varilrix** GlaxoSmithKline Pó liófilo + diluente inj. **Vacina contra varicela (vírus atenuado)** MSD Pó liofilizado	Prevenção da varicela em indivíduos suscetíveis a partir de 12 meses de idade	A dose de 0,5 mℓ deve ser adminis-trada por via subcutânea, próximo à inserção do músculo deltoide. A vacina NÃO pode ser injetada por via intravascular ou intradérmica. A vacinação consiste em uma única injeção	Reações locais como verme-lhidão, tumefação e induração ocorrem raramente no local da injeção, febre e erupções cutâ-neas aparecem ocasionalmente em crianças saudáveis e adultos 1 a 3 semanas após a vacinação	Contraindicada para indivíduos em tratamento com agentes imunossupressores ou que sofram de imunodeficiência primária, por exemplo, agamaglobulinemia, disgamaglobulinemia ou hipogamaglobulinemia, gestantes e lactantes. Também é contraindicada para pacientes com histórico de reação anafilactoide à neomicina Crianças com história de epilepsia, convulsões (febris ou não) ou outras doenças neurológicas devem ser rigorosamente observadas após a administração da vacina. Se for usada em indi-víduos em terapia imunossupressora ou que sejam de algum modo imunocomprometidos, a proteção esperada pode não ser alcançada.

MEDICAMENTOS

Associações

VACINA ANTIMENINGOCÓCICA + TOXOIDETETÂNICO	Menijugate GlaxoSmithKline Susp. inj.	Crianças > 2 meses, adolescentes e adultos: uso IM	Esta vacina pode não ser eficaz em indivíduos que receberam sangue ou gamaglobulina. **Uso adulto e pediátrico a partir de 12 meses de idade**

VASODILATADORES PERIFÉRICOS E CEREBRAIS

FÁRMACOS	APRESENTAÇÕES	INDICAÇÕES	POSOLOGIA	REAÇÕES ADVERSAS IMPORTANTES	SITUAÇÕES ESPECIAIS
ALPROSTADIL (PROSTAGLANDINA E₁)	**Alproxy** Opem Sol. inj. 500 mcg/mℓ, cx com 1 amp. de 1 mℓ e 5 amps. de 1 mℓ	Tratamento paliativo para manter o canal arterial pérvio em neonatos	Infusão contínua na dose inicial de 0,05 a 0,1 mcg/kg/min. Se necessário, aumentar para 0,2 mcg/kg/min	Apneia, especialmente nos bebês com peso ao nascer < 2 kg. Febre, convulsões, diarreia, hipotensão arterial	O monitoramento contínuo dos sinais vitais é essencial
HIDRALAZINA	**Apresolina** Novartis Dgs. 25 ou 50 mg; embalagem com 20 dgs. **Nepresol** Cristália Amp. de 20 mg/mℓ	Tratamento da HA e insuficiência cardíaca	Lactente e criança: 0,75 a 1 mg/kg/dia, 2 a 4 vezes/dia. Dose máx. de 5 mg/kg/dia	Taquicardia, palpitação, tontura, cefaleia. Eritema do rosto e/ou pescoço, hipotensão arterial, artralgia, edema articular, sensibilidade ou dor nos músculos, distúrbios gastrintestinais como diarreia, náuseas e vômito	É necessário ajustar a dose na presença de insuficiência renal aguda
NITROGLICERINA	**Tridil** Cristália Sol. injetável 5 mg/mℓ, cx com 1 e 10 amp. de 5 ou 10 mℓ	Tratamento da HA, ICC, IAM, angina de peito	Uso IV, após diluição em soro glicosado ou cloreto de sódio a 0,9%. Infusão IV contínua: 0,25 a 0,5 mcg/kg/min, se necessário aumentar em 0,5 a 1 mcg/kg/min; dose máx. = 20 mcg/kg/min	Podem ocorrer hipotensão grave e choque, mesmo com doses baixas. Cefaleia, rubor, diarreia, metemoglobinemia e borramento visual	Contraindicada nos pacientes que já recebam sildenafila. Pode agravar a angina provocada pela cardiomiopatia hipertrófica. Risco na gravidez: categoria C. A nitroglicerina IV pode interferir no efeito anticoagulante da heparina
SILDENAFILA, CITRATO DE (Inibidor da fosfodiesterase tipo 5)	**Dejavú** Eurofarma Comps. 50 e 100 mg; embalagem 1, 2 ou 4 comps. **Revatio** Pfizer Comps. 20 mg; embalagem 90 comps.	Tratamento da hipertensão pulmonar em neonatos e da hipertensão arterial pulmonar idiopática em crianças e adolescentes	Recém-nascido: 0,5 a 3 mg/kg/dose VO 2 a 4 vezes/dia. Lactente e criança: 0,25 a 0,5 mg/kg/dose VO 3 a 6 vezes/dia. Dose máx. = 1 mg/kg/dose	Cefaleia, rubor, epistaxe, desconforto gastrintestinal e borramento visual	Contraindicado em pacientes que recebem nitroglicerina

VASODILATADORES PERIFÉRICOS E CEREBRAIS

FÁRMACOS	APRESENTAÇÕES	INDICAÇÕES	POSOLOGIA	REAÇÕES ADVERSAS IMPORTANTES	SITUAÇÕES ESPECIAIS
	Suvvia Sigma Pharma Comps. 25, 50 e 100 mg; embalagem 1, 2, 4 e 8 comps. **Tantrix** Wyeth Comps. 50 mg; embalagem 1, 2, 4 e 8 comps. **Vasifil** Nova Química Comps. 25, 50 e 100 mg; embalagem com 1, 2 ou 4 comps. **Viagra** Pfizer Comps. 25, 50 e 100 mg; embalagem com 1, 2, 4 ou 8 comps. **Videnfil** Sandoz Comps. 25, 50 e 100 mg; embalagem com 1, 2 ou 4 comps.				

VITAMINAS

FÁRMACOS	APRESENTAÇÕES	INDICAÇÕES	POSOLOGIA	REAÇÕES ADVERSAS IMPORTANTES	SITUAÇÕES ESPECIAIS
ÁCIDO FÓLICO Consultar Vitamina B9					
ÁCIDO FÓLINICO	**Folinato de cálcio** Eurofarma Pó liófilo inj. 50 mg/50 amp. **Prevax** Biosintética Comp. de 15 mg	Antídoto para os efeitos provocados pelos antagonistas do ácido fólico (metotrexato, pirimetamina ou trimetoprima) Resgate após terapia com altas doses de metotrexato em osteossarcoma. Prevenção de efeitos colaterais graves causados por superdose de metotrexato.	Como antídoto para os antagonistas do ácido fólico: 1 comp. de 15 mg 6/6 h durante 48 h. Após a infusão de metotrexato, a terapêutica de proteção em geral é iniciada dentro de 24 h. A administração deverá ser preferencialmente consecutiva e não simultânea com a administração de metotrexato.	Sensibilização alérgica, incluindo reações do tipo anafiláticas e urticária	Não é recomendado para tratamento da anemia perniciosa ou outras anemias megaloblásticas secundárias à carência de vitamina B12. Há interação medicamentosa com 5-fluorouracila, metotrexato, antagonistas do ácido fólico, fenobarbital, fenitoína e primidona. Este medicamento não deve ser usado como único agente antianêmico quando existirem os seguintes problemas clínicos: acidúria (pH urinário inferior a 7),

Tratamento de reações graves a doses médias e moderadas de metotrexato usado para esquemas de tratamento de diversas formas de câncer tóxico.
Tratamento de anemias megaloblásticas por deficiência de ácido fólico associadas com deficiência nutricional, gravidez, alcoolismo, idosos (melhora dos sintomas psíquicos da deficiência de folato) e pacientes com cirrose e hepatopatias crônicas.
Como pré-tratamento seguido de fluorouracila para prolongar a sobrevida do paciente em tratamentos paliativos para câncer colorretal avançado.
Tratamento neoadjuvante de câncer de bexiga (uso *off-label*).
Terapia na toxicidade pelo metanol (cofator) (uso *off-label*).
Câncer esofágico, avançado ou metastático (uso *off-label*).
Câncer gástrico, avançado ou metastático (uso *off-label*).
Câncer pancreático, metastático (uso off-label).
Toxicidade pelo pemetrexedo (dose *off-label*).
Prevenção da toxicidade hematológica pela pirimetamina em pacientes infectados pelo HIV (uso *off-label*)

Todavia, leucovorina tem sido administrada de forma simultânea com pirimetamina e trimetoprima em doses orais ou intramusculares entre 0,4 a 5 mg para prevenir a anemia megaloblástica decorrente de altas doses destes fármacos. Após metotrexato: 10 mg/m² VO ou parenteral seguido de 10 mg/m² oral 6/6 h durante 72 h.
A dose recomendada para contra por a toxicidade hematológica, causada por antagonistas do ácido fólico com menor afinidade para a hidrofolato-redutase de mamíferos do que o metotrexato, é substancialmente menor e são recomendados 5 a 15 mg.
Anemias megaloblásticas: indica-se 15 mg/dia

ascite, desidratação, obstrução gastrintestinal, derrame pleural ou peritoneal consequentes aos efeitos do metotrexato, insuficiência renal, náuseas e vômito

VITAMINAS

FÁRMACOS	APRESENTAÇÕES	INDICAÇÕES	POSOLOGIA	REAÇÕES ADVERSAS IMPORTANTES	SITUAÇÕES ESPECIAIS
Associações					
CIANOCOBALAMINA + CLORIDRATO DE LEVOLISINA + CLORIDRATO DE LEVOCARNITINA + CLORIDRATO DE PIRIDOXINA + NICOTINAMIDA + NITRATO DE TIAMINA + FOSFATO SÓDICO DE RIBOFLAVINA	**Carnabol Kids** Achè Susp. oral, fr. 120 mℓ + copo-medida de 10 mℓ	Tratamento e prevenção de carências nutricionais nas crianças em fase de crescimento. Prevenção das deficiências das vitaminas do complexo B e dos aminoácidos componentes da sua fórmula, nos períodos de crescimento acelerado e em casos de dietas restritivas e inadequadas	10 mℓ 30 min antes das principais refeições. Não utilizar por período prolongado sem orientação do pediatra. A dose máxima diária não deve ultrapassar 30 mℓ	Náuseas, vômito, diarreia, constipação intestinal, dor abdominal, úlcera péptica, erupção cutânea, rubor facial, urticária, prurido generalizado, hiperqueratose, síndrome de Fanconi, hipercolesterolemia neuropatia periférica, dispneia e broncospasmo relacionados à hipersensibilidade à tiamina	Altas doses de piridoxina podem causar coloração amarelada da urina
CLORIDRATO DE LEVOLISINA + VITAMINA B1 + CLORIDRATO DE LEVOCARNITINA + VITAMINA B2 + VITAMINA B6 + VITAMINA B12 + NICOTINAMIDA	**Carnabol** Achè Comp./20 comp. Uso adulto e pediátrico acima de 12 anos	Tratamento e prevenção de carências nutricionais. Pode auxiliar na prevenção das deficiências das vitaminas do complexo B e dos aminoácidos componentes da sua fórmula, nos períodos de crescimento acelerado e em casos de dietas restritivas e inadequadas	Adultos e crianças acima de 12 anos: 1 comp. 30 min antes das principais refeições	Náuseas, vômito, diarreia, constipação intestinal, dor abdominal, úlcera péptica, erupção cutânea, eritema de face, urticária, prurido generalizado, hiperqueratose, síndrome de Fanconi e falência renal, hipercolesterolemia, palpitações, taquicardias, hipertensão arterial, excitabilidade, insônia, agitação psicomotora, cefaleia e sonolência	Não deve ser administrado no primeiro trimestre de gravidez, deve ser administrado somente sob orientação médica durante a lactação e é contraindicado em pacientes com doenças hepáticas e renais. Este produto contém o corante amarelo tartrazina, que pode causar reações alérgicas, por exemplo, asma brônquica, especialmente em pessoas alérgicas ao AAS. Há interação medicamentosa com anticolinérgicos (neurolépticos, antiespasmódicos, antidepressivos tricíclicos), levodopa, cimetidina e outros inibidores de H_2, carbamazepina, aminoglicosídeos, benzodiazepínicos, anticoncepcionais orais e teofilina
VITAMINA A (RETINOL)	**Arovit** Bayer Sol. oral 150.000 U.I. (20 mℓ); dg. 50.000 U.I. (30 dg); sol. inj. 300.000 U.I./25 amp. de 1 mℓ A apresentação IM (amp.) é só para adultos	Prevenção e tratamento da deficiência de vitamina A. Tratamento de distúrbios da queratinização (hiperqueratoses), alterações mucosas (metaplasia e atrofia), afecções das mucosas das vias respiratórias superiores e inferiores, dos sistemas digestório, genital e urinário. Tratamento da acne vulgar e tratamento neurossensorial	Deficiência de vitamina A: 30.000 a 50.000 UI/dia (6 a 10 gtt. ou 1 dg.). A título terapêutico, recomendam-se doses diárias de 100.000 a 200.000 UI (20 a 40 gotas ou 2 a 4 dgs.; nos casos graves e rebeldes (acne vulgar), 300.000 UI/dia (60 gts. ou 6 dgs.). Nos casos de distúrbios acentuados de absorção intestinal ou durante alimentação parenteral exclusiva, 1 a 2 amp. por semana por via IM profunda. As dgs. e as gts. devem ser ingeridas durante ou após as refeições	Sintomas de hipervitaminose A tais como cefaleia, cansaço, vertigens, vômito, aumento da pressão intracraniana, adinamia, excitação, alterações do sono, falta de apetite, náuseas, sangramento nasal, alterações nos olhos, pele, lábios, boca, queda de cabelo, distúrbios menstruais, dor nos ossos e articulações	Não deve ser ingerida durante a gravidez, a não ser mediante prescrição e supervisão médica. Não se deve ultrapassar a dose máx. de 5.000 UI/kg/dia, ou seja, 300.000 UI/dia, para um adulto. Há interação medicamentosa com etretinato

Associações

VITAMINA B1 + VITAMINA B2 + VITAMINA B6 + NICOTINAMIDA + VITAMINA B5 + VITAMINA C + VITAMINA B12 + VITAMINA E + ZINCO	**Beminal** Eurofarma Comp. rev./30 comp. USO ACIMA DE 12 ANOS	Suplemento vitamínico	1 comp./dia ou a critério médico	
VITAMINA B1 + VITAMINA B2 + VITAMINA B6 + VITAMINA B12 + VITAMINA B5 + NICOTINAMIDA	**Beneroc Junior** Bayer Sol. oral, frasco com 20 mℓ **Complexo B** EMS sol. oral, frasco com 20 mℓ; xpe., frasco com 20 mℓ **Citoneurin 5000** Merck (100 mg de vitamina B1 + 100 mg de vitamina B6 + 5.000 mcg de vitamina B12)	Prevenção e tratamento da deficiência de vitaminas do complexo B, coadjuvante da terapêutica antibacteriana, convalescença, dieta de ulcerosos e diabéticos, estomatite, glossite, distúrbios gastrintestinais, colite, doença celíaca, esteatorreia, espru e alcoolismo crônico	Beneroc® Junior Lactentes e crianças: 10 gt/dia Adolescentes: 10 a 20 gt/dia Complexo B EMS Sol. oral: Crianças até 6 anos: 5 a 10 gt, 3 vezes/dia Crianças com 7 a 10 anos ou adultos: 40 a 60 gotas ao dia, divididas em 2 tomadas (1 mℓ corresponde a 23 gt) Xarope: Crianças: 1 colher das de chá (5 mℓ) 1 vez/dia. Adultos: 1 colher das de sobremesa (10 mℓ) ao dia	
VITAMINA B2 (RIBOFLAVINA)	Somente formulado em farmácias de manipulação ou em associações. Fontes alimentares: leite e derivados, vísceras, carne, ovos, peixe, folhas verdes, brócolis, aspargos, espinafre e grãos integrais	Estados carentes de riboflavina como resultado de nutrição inadequada ou de má absorção intestinal. A deficiência de uma só vitamina B é rara, pois a ingestão de uma dieta inadequada origina deficiências múltiplas	Profilaxia: 2 a 30 mg/dia Tratamento: Crianças de 12 anos ou mais: 3 a 10 mg/dia durante vários dias, depois 0,6 mg por 1.000 calorias ingeridas. Adultos: 50 a 30 mg/dia	
VITAMINA B5 (ÁCIDO PANTOTÊNICO)	Somente em associações			
VITAMINA B6 (PIRIDOXINA)	**Seis B** Apsen Comp. 100, 300 mg; embalagem com 20 comp.	Adultos e crianças acima de 2 anos de idade: Síndrome da dependência de piridoxina Anemia sideroblástica hereditária Síndrome de tensão pré-menstrual (TPM)	Administrar os comp. com meio copo de água, sem mastigá-los. Adultos e crianças acima de 2 anos de idade: síndrome da dependência de piridoxina – iniciar com 25 a 600 mg/dia; manutenção: 50 mg/dia permanentemente.	Epigastralgia, indigestão e náuseas e neuropatias periféricas caso haja superdosagem	Há interação medicamentosa com levodopa, isoniazida, ciclosserina, etionamida, hidralazina, penicilaminas e imunossupressores

VITAMINAS

FÁRMACOS	APRESENTAÇÕES	INDICAÇÕES	POSOLOGIA	REAÇÕES ADVERSAS IMPORTANTES	SITUAÇÕES ESPECIAIS
			Anemia sideroblástica hereditária: 200 a 600 mg/dia durante 1 a 2 meses. Em caso de resposta terapêutica, manter 30 a 50 mg/dia permanentemente. TPM: 50 a 200 mg/dia nos 10 dias que precedem a menstruação. Depressão pelo uso de anticoncepcionais: 50 a 200 mg/dia, por tempo indeterminado, a critério médico		
VITAMINA B7 (BIOTINA)	**Untral** Aché Cáps. 2,5 mg; embalagem com 30 cáps.	Prevenção e tratamento da deficiência de vitamina B7. Deficiência da biotinidase, retardo por acidemia propiônica, coma com glicinúria e hipotonia com deficiência de holocarboxilase-sintetase Tratamento de anemias hematológicas e megaloblásticas	Dose inicial para crianças com deficiência de biotinidase: 5 a 10 mg/dia; dose máx.: 40 mg/dia		
VITAMINA B9 (ÁCIDO FÓLICO)	**Folacin** Altius Sol. oral 0,2 mg/mℓ frasco de 30 mℓ; sol. 0,4 mg/mℓ frasco de 30 ou 100 mℓ **Endofolin** Marjan Comp. rev. 2 e 5 mg; embalagem com 10 ou 20 comp. **Femme fólico** Aché Comp. rev. 5 mg; embalagem com 30 comps. **Materfolic** FQM Comp. rev. 5 mg; embalagem com 30 comps. (uso > 6 anos) **Pratifolin** Prati-Donaduzzi Comp. rev. 5 mg; embalagem com 20, 30, 400 e 1.000 comps.	Tratamento de déficit de ácido fólico, associado ou não a anemia, em crianças, adolescentes, adultos, idosos e grávidas. Também é indicado para a prevenção de defeitos do tubo neural, durante o período periconcepcional (3 meses antes de engravidar e durante os 3 primeiros meses de gravidez), assim como para prevenção de recorrência destes defeitos	Prematuros e lactentes: sol. 0,25 mℓ (5 gt) a 0,5 mℓ (10 gt)/dia. Crianças entre 2 e 4 anos: sol. 0,5 mℓ (10 gt) a 1 mℓ (20 gt)/dia. Crianças acima de 4 anos: sol. 1 mℓ (20 gt) a 2 mℓ (40 gt)/dia. Adultos/adolescentes: 1 comp./dia; sol. 2,5 a 5 mℓ/dia	Desconforto gástrico e em doses acima de 15 mg/dia; pode haver alterações no SNC, comprometimento da absorção intestinal do zinco e precipitação de cristais de ácido fólico nos rins	Doses de ácido fólico acima de 0,1 mg/dia podem mascarar casos de anemia perniciosa, pois as características hematológicas são normalizadas, contudo, os danos neurológicos avançam. O uso do produto concomitante com analgésicos, anticonvulsivantes, contraceptivos orais (estrógenos), metotrexato, primetamina, quinina ou trimetoprima diminuem o efeito do ácido fólico. A ingestão excessiva de ácido fólico pode interferir na absorção intestinal do zinco. Uso adulto e pediátrico acima de 6 anos

MEDICAMENTOS

VITAMINA C (ÁCIDO ASCÓRBICO)	**Cebion** Merck Comp. eferv. 500 mg/10, 30 comp.; comp. eferv. 1 e 2 g/10 comp. USO ACIMA DOS 12 ANOS DE IDADE **Cevita** Teuto Sol. inj. 100 mg/mℓ/100 e 120 amp. de 5 mℓ **Cewin** Sanofi-Aventis Comp. de desintegração lenta 500 mg/comp, 30 comp. Comp. eferv. 500 mg e 1 g/comp. 10 comp. Sol. oral cada mℓ (20 gts.) contém 200 mg **Redoxon** Bayer Sol. oral 200 mg/mℓ, frasco de 20 mℓ	Prevenção e tratamento da deficiência de vitamina C e em estados infecciosos, gripes e resfriados e ainda nas fases de crescimento e na gravidez	Comp. de desintegração prolongada: administrar 1 comp. ao dia, preferentemente pela manhã. Deglutir sem mastigar. Comp. eferv. 500 mg: 1 comp. ao dia dissolvido em água. Comp. eferv. 1 g: 1 comp./dia dissolvido em água. Gotas: adultos – 20 gts. até 4 vezes/dia; crianças – 3 gts. até 4 vezes/dia, ou a critério médico	Eventos gastrintestinais leves, como náuseas, vômito, diarreia, bem como dor abdominal	Há interação medicamentosa com desferoxamina e indinavir. Nas dietas com restrição de sódio considerar que cada comp. eferv. de 500 mg e 1 g contém 0,25 g de sódio. Em pacientes com fenilcetonúria, considerar que o comp. de Cewin® eferv. de 500 mg e 1 g contém 0,070 g de aspartame por comp. Também contém o corante amarelo de tartrazina que pode causar reações de natureza alérgica, entre as quais asma brônquica, especialmente em pessoas alérgicas ao ácido acetil-salicílico (AAS)
VITAMINA D3 (COLECALCIFEROL)	**Addera D3** Farmasa Sol. oral 3.300 UI/mℓ., fr. 10 mℓ (1 gt. = 132 UI); cáps. 1.000 UI, embalagem 10 e 30 cáps.; cáps. 7.000 UI, embalagem 4 e 10 cáps.; cáps. 50.000 UI, embalagem 4 cáps. **Maxxi D₃** Myralis Pharma Sol. oral (1 gt. = 200 UI); fr. 20 mℓ. Associada a vitamina a: **Aderogil** Sanofi Sol. oral (1 gt. = 79 UI de colecalciferol e 196 UI de retinol)	Prevenção e tratamento de desmineralização óssea. Prevenção de raquitismo. Deficiência de vitamina D. Suplementação de dietas restritivas	Crianças 0 a 2 anos: 40 UI/kg/dia VO; dose máx. de 400 UI. Crianças > 2 anos: 800 UI VO 1 vez/dia	Doses relativamente baixas podem causar toxicidade em crianças pequenas. Administração prolongada de doses altas pode acarretar hipercalcemia associada a náuseas, diarreia, perda de peso, poliúria, noctúria e calcificação dos tecidos moles, incluindo o coração, túbulos renais, veias, brônquios e estômago	Uso concomitante com antiácidos contendo magnésio pode resultar em hipermagnesemia. **Contraindicada na presença de níveis séricos elevados de cálcio ou fosfato e nos casos de malformação óssea.** Contraindicada para lactentes com peso corporal inferior a 3,3 kg
VITAMINA K1 (FITOMENADIONA)	**Kanakion MM** Roche Sol. inj. 2 mg/0,2 mℓ. Cx. 5 amp. Sol. inj. 10 mg/mℓ. Cx. 5 amp. **Kavit** Cristália Sol. inj. 10 mg/mℓ amp. 1 mℓ	Inibição da coagulação induzida pela deficiência de protrombina causada por superdosagem de anticoagulantes, por cumarínicos ou derivados de indandiona. Profilaxia e terapia de doenças hemorrágicas do recém-nascido. Níveis sanguíneos baixos de	Hemorragia ou risco de hemorragia no recém-nascido: Profilaxia: 1 mg IM imediatamente após o nascimento. Tratamento: 1 mg/kg IM, durante 1 a 3 dias. Hemorragias graves: 10 a 20 mg IM. As injeções IM devem ser	Irritação venosa ou flebite em associação com a administração por via intravenosa	Contraindicado no primeiro trimestre de gravidez, e, após este período, só deve ser administrada sob orientação médica. Categoria de risco na gravidez: C Há interação medicamentosa com cumarínicos, óleo mineral, colestiramina, anticoagulantes orais e antibióticos de amplo espectro. O risco de doença hemorrágica do recém-nascido é

VITAMINAS

FÁRMACOS	APRESENTAÇÕES	INDICAÇÕES	POSOLOGIA	REAÇÕES ADVERSAS IMPORTANTES	SITUAÇÕES ESPECIAIS
	Vikatron Ariston Amp. 1 ml	protrombina devido à terapia prolongada com antibióticos. Baixos níveis sanguíneos de protrombina secundários a fatores que limitam a absorção ou a síntese de vitamina K1 (p. ex., icterícia obstrutiva), fístula biliar, colite ulcerativa, doença celíaca, ressecção intestinal, fibrose cística do pâncreas e enterite regional. Carência de vitamina K resultante da administração prolongada de sulfonamidas ou salicílicos	profundas e feitas preferencialmente na região glútea		maior quando as mães estão em uso de anticonvulsivantes, pois esta associação prejudica a ação da vitamina K1

ÍNDICE POR CLASSES DE SUBSTÂNCIAS

A

Analgésicos
- e antipiréticos, 964
- para enxaqueca, 967
- potentes, 969
- locais, 974

Antagonistas e antídotos, 975
Antiácidos
- inibidores da bomba de prótons, 978
- inibidores H_2, 980

Antiarrítmicos, 981
Anticoagulantes, 983
Anticonvulsivantes, 983
Antidepressivos
- inibidores da recaptação de serotonina, 991
- tricíclicos, 993

Antidiarreicos probióticos, 994
Antieméticos e procinéticos, 995
Antiespasmódico(s)
- e anticolinérgico urinário, 999
- e anticolinérgicos, 999

Antifiséticos, 1001
Antifúngicos
- sistêmicos, 1001
- tópicos
- - dermatológicos e ginecológicos, 1007

Anti-hipertensivos
- alfabloqueadores, 1010
- antagonistas do cálcio, 1011
- betabloqueadores, 1012
- inibidores da enzima conversora de angiotensina (ieca), 1014
- vasodilatadores de ação direta, 1016

Anti-histamínicos, 1017
Anti-inflamatórios não esteroides (AINEs), 1025
Antilipêmicos, estatinas, 1029
Antimaláricos, 1030
Antimicrobianos, 1035
Antimicrobiano(s) tópico(s)
- boca e gengiva, 1063
- cefalosporinas de primeira, segunda, terceira e quarta gerações, 1056
- dermatológicos, 1063
- oftalmológicos, 1068
- otológicos, 1070

Antineoplásicos, 1072
Antiparasitários, 1091
Antiparkinsonianos, 1097
Antipsicóticos, 1098
Antirretrovirais inibidores
- da transcriptase reversa
- - análogos nucleosídios, 1104
- - não nucleosídios, 1106
- de protease (ip), 1106

Antitussígeno e sedativos da tosse, 1108

Antivirais
- não antirretrovirais, 1109
- para uso tópico dermatológico, 1111

B

Bloqueadores dos canais de cálcio, 1111

C

Colutórios e tópicos orais, 1112
Corticosteroides
- dermatológicos, 1114
- sistêmicos, 1119

Curares, bloqueadores neuromusculares, 1124

D

Digitálico, 1126
Diuréticos, 1127

E

Escabicidas e pediculidas, 1130

F

Ferruginosos, 1152
Fármacos
- asma
- - agonistas beta-2 de ação curta, 1134
- - agonistas beta-2 de ação prolongada, 1137
- - antagonistas de leucotrienos, 1139
- - corticosteroides inalatórios, 1140
- - xantinas, 1144
- emergência e paradas cardíaca, cardiorrespiratória e respiratória, 1145
- outros, 1182
- - doenças osteometabólicas e gota, 1184
- - gastrenterologia, 1185
- - obstetrícia, 1186

H

Hormônios e fármacos
- endocrinologia
- - androgênio, 1154
- - outros, 1155
- - tireoide, 1157
- ginecologia
- - gonadotrofina, 1159

I

Imunoglobulinas humanas, 1160
Imunossupressores, 1164
Insulinas, 1168

L

Laxantes e catárticos, 1170

M

Mucolíticos e expectorantes, 1176

N

Nootrópico, 1181

R

Relaxantes musculares não paralisantes, 1188

S

Sedativos, ansiolíticos e hipnóticos, 1190
Sintomáticos para gripes e resfriados, 1195
Soros heterólogos, 1200

T

Tratamento tópico para feridas, curativos, 1212
Trombolíticos e fibrinolíticos, 1213
Tópicos
- nasais
- - antialérgicos, desobstrução e limpeza, 1203
- - antialérgicos não corticoides, 1205
- - corticosteroide, 1206
- oftalmológicos
- - antiviral, 1209
- - antivirais oftalmológicos
- - - alergia e inflamações, 1208
- - não antibióticos, 1209
- - para glaucoma, 1210

V

Vacinas, 1214
Vasodilatadores periféricos e cerebrais, 1223
Vitaminas, 1224

ÍNDICE POR SUBSTÂNCIAS

A

Abacavir, 1104
- + lamivudina (3TC), 1105
Acebrofilina, 1142, 1176
Acetilcisteína, 1177, 1203
- + sulfato de
 tuaminoeptano, 1178, 1203
Aciclovir, 1109, 1111, 1209
Ácido(s)
- acetilsalicílico, 964
- *all-trans*-retinoico
 (atra ou tretinoína), 1072
- fólico (vitamina B_9), 1186, 1224
- folínico, 1224
- graxos, 1212
- nalidíxico, 1035
- pipemídico, 1036
- poliacrílico, 1209
- valproico, 983
Adalimumabe, 1164
Albendazol, 1091
Alfentanila, cloridrato, 969
Alginato de cálcio, 1212
Alopurinol, 1184
Alprostadil (prostaglandina E_1), 1223
Amantadina, 1097, 1110
Ambroxol, cloridrato de, 1179
Amicacina, 1036
Aminofilina, 1144
Amiodarona, cloridrato de, 981
Amitriptilina, 993
Amoxicilina, 1037
- + clavulanato, 1038
- + sulbactam, 1039
Ampicilina, 1039
Amprenavir, 1106
Anfotericina B, 1001
- complexo lipídico, 1002
- lipossomal, 1003
Antimoniato de meglumina, 1091
Artemeter, 1030
- + lumefantrina, 1031
Artesunato, 1031
Aspart, 1168
- combinada, 1168
Atazanavir, 1107
Atenolol, 981, 1012
Atorvastatina, 1029
Atracúrio, 1124
Atropina, 1146
- sulfato de, 1145
Azatioprina, 1165
Azitromicina, 1040
Aztreonam, 1041

B

Bacillus cereus, 994
Bambuterol, 1137
Bamifilina, 1144
Basiliximabe, 1165
Beclometasona, 1140, 1205
Benazepril, 1014
Benzidamina, 1025, 1112
Benzoato de benzila, 1130
Benzocaína + associações, 1113
Betametasona, 1119
- + ácido salicílico, 1114
- + cetoconazol, 1114
- + dipropionato de, 1115
- + gentamicina, 1115
- + tolnoftato + gentamicina +
 clioquinol, 1116
- valerato, 1116
- - + neomicina, sulfato de, 1115
Bicarbonato de sódio, 1147, 1186
Bifonazol, 1007
Biperideno, 1097
Bisacodil, 1170
- + docusato, 1170
Brometo de ipratrópio + bromidrato de
 fenoterol, 1134
Bromexina, cloridrato de, 1180
Bromoprida, 995
Buclizina, 995
- + lisina + triptofano + piridoxina +
 cianocobalamina, 996
Budesonida, 1140, 1205
- + formoterol, 1141
Butilbrometo de escopolamina +
 dipirona, 998

C

Cálcio
- cloreto de, 1147
- gliconato de, 1148
Cambendazol, 1092
Captopril, 1014
Carbamazepina, 984
Carbocisteína, 1180
Carisoprodol, 1188
- + cafeína+ diclofenaco +
 paracetamol, 1188
- + cafeína + diclofenaco dietilamônio +
 paracetamol, 1188
Cefaclor, 1058
Cefadroxila, 1057
Cefalexina, 1057
Cefalotina, 1056
Cefazolina, 1057
Cefepima, 1062
Cefotaxima, 1060
Cefoxitina, 1060
Ceftazidima, 1062
Ceftriaxona, 1061
Cefuroxima, 1059
Cetamina, cloridrato, 971
Cetilpiridínio, 1113
Cetirizina, 1017
Cetoconazol, 1004
- + betametasona, 1007
- - + neomicina, 1007
Cetorolaco trometamol, 967
Cetotifeno, 1142
Cianocobalamina + cloridrato de lisina +
 cloridrato de levocarnitina + cloridrato
 de piridoxina + nicotinamida + nitrato
 de tiamina + fosfato sódico de
 riboflavina, 1226
Ciclesonida, 1141
Ciclobenzaprina, 1189
Ciclopentolato, 1210
Ciclosporina, 1166
Cimetidina, 980
Cipro-heptadina, 1017
Ciprofloxacino, 1070
- + dexametasona, 1068
- + hidrocortisona, 1070
Cisatracúrio, 1124
Cisplatina, 1072
Citarabina (ARA-C), 1073
Claritromicina, 1041
Clindamicina, 1063
Clobazam, 984, 1190
Clobetasol, propionato, 1117
Clomipramina, 993
Clonazepam, 985, 1190
Clorambucila, 1074
Cloranfenicol, 1042, 1064
- + dexametasona, 1069
- + fibrinolisina + desoxirribunuclease, 1064
- + metionina, 1069
Cloreto de sódio, 1203
- + cloreto de benzalcônio, 1203
Clorfenazina, 1069
- + betametasona + tetracaína, 1071
Clorfeniramina + dipirona +
 vitamina C, 1195
Cloridrato
- de fexofenadina + cloridrato de
 pseudoefedrina, 1021
- de levolisina + vitamina B_1 + cloridrato
 de levocarnitina + vitamina B_2 +
 vitamina B_6 + vitamina B_{12} +
 nicotinamida, 1226

ÍNDICE POR SUBSTÂNCIAS

- de prometazina
- - - + dipirona sódica + cloridrato de adifenina, 1024
- - - + sulfoguaiacol, 1024
- Cloroquina, 1032
- Clorosalicilamida, 1092
- Clorpromazina, 996, 1098, 1187
- Codeína, 1108
- - fosfato de, 972
- - + paracetamol, 972
- Colagenase, 1212
- Cromoglicato, 1208
- - dissódico, 1205

D

- Dacarbazina, 1075
- Daclizumabe, 1167
- Dactinomicina, 1075
- Dapsona, 1042
- Daunoblastina (daunorrubicina), 1076
- Desferroxamina, 975, 1182
- Deflazacorte, 1120
- Deltametrina, 1130
- Deslanosídeo, 1126
- Desloratadina, 1018
- Desmopressina, 1155
- Detemir, 1169
- Dexametasona, 1120
- - acetato de, 1117
- Dexclorfeniramina, 1019
- Dexrazoxano, 1076
- Dextrometorfano, 1108
- Diazepam, 985, 1191
- Dicicloverina, 1000
- Difenidramina, 1019
- Digoxina, 981
- Dimenidrinato, 996, 1020
- Dipirona, 964
- Dipropionato de betametasona + fosfato dissódico de betametasona, 1119
- Dobutamina, 1148
- Domperidona, 996
- Dopamina, 1149
- Doxiciclina, 1043
- Doxorrubicina, 1077
- Dropropizina, 1108

E

- Ebastina, 1020
- Efavirenz, 1106
- Emedastina, 1208
- Enalapril, 1015
- Enoxaparina, 1213
- Enzimas pancreáticas, 1185
- Epinastina, 1020
- Epinefrina, 1149
- - diluída 1:10.000, 1187
- Ergotamina, 967
- Eritromicina, 1044, 1064
- Escopolamina, butilbrometo de, 999
- Espiramicina, 1044
- Espironolactona, 1127
- - + hidroclorotiazida, 1128
- Estreptomicina, 1045

- Etanercepte, 1167
- Etomidato, 1192
- Etossuximida, 985
- Extratos vegetais, 1171

F

- Fenilefrina
- - + bronfeniramina, 1195
- - + carbinoxamina + paracetamol, 1196
- - + clorfeniramina + paracetamol, 1196
- - + dexclorfeniramina + salicilato + cafeína, 1197
- - + paracetamol, 1197
- Fenitoína (difenil-hidantoína), 982, 985
- Fenobarbital, 986
- Fenoterol, 1134
- Fentanila, citrato de, 972
- Ferro polimaltosado, 1152
- Fexofenadina, 1020
- Fluconazol, 1004
- Flumazenil, 975
- Flunarizina, 1111
- Fluoxetina, 991
- Fluticasona, 1118, 1141, 1206
- Fluvoxamina, 991
- Formoterol, 1137
- Fosfato de sódio, 1171
- Furazolidona, 1092
- Furosemida, 1129

G

- Gabapentina, 987
- Gamaglobulina humana comum, 1160
- Gatifloxacino, 1069
- Gentamicina, 1045, 1064, 1069
- - + clioquinol + valerato de betametasona + tolnaftato, 1065
- Glargina, 1169
- Glicerina/glicerol, 1171
- Glicinato de ferro, 1153
- Gliconato ferroso, 1153
- Glicose, 1150
- Gonadotrofina coriônica humana, 1159
- Griseofulvina, 1005
- Guaifenesina, 1198

H

- Haloperidol, 1098
- Heparina, 983
- Heparina sódica, 1213
- Hexamidina + tetracaína, 1113
- Hidralazina, 1223
- Hidrato de cloral, 1192
- Hidroclorotiazida, 1129
- Hidrocortisona, 1118, 1121
- - acetato de, 1118
- Hidroxicloroquina, 1025, 1033
- Hidróxido
- - de alumínio + hidróxido de magnésio + simeticona, 1001
- - de magnésio, 1172
- Hidroxizina, 997, 1021
- Hipromelose + dextrana 70, 1209

I

- Ibuprofeno, 966, 1026
- Idarrubicina, 1079
- Ifosfamida, 1081
- Ig humana
- - anti-hepatite B, 1161
- - antirrábica, 1161
- - antitetânica, 1162
- - antivaricela-zóster, 1162
- Imatinibe, 1081
- Imipeném + cilastatina, 1045
- Imipramina, 993
- Imunoglobulina humana venosa, 1163
- Indometacina, 1026
- Ipratrópio,
- - brometo de, 1143, 1205
- - + fenoterol, 1143
- - + salbutamol, 1143
- Isoconazol, nitrato + valerato de diflucortolona, 1008
- Isometepteno, 968
- Ivermectina, 1093, 1131

L

- *Lactobacillus acidophilus*, 994
- Lactulose, 1173
- Lamivudina (3TC), 1105
- - + zidovudina, 1105
- Lamotrigina, 987
- Latanoprosta, 1210
- Levamisol, 1093
- Levetiracetam, 988
- Levocetirizina, 1021
- Levodropropizina, 1108
- Levomepromazina, 1099, 1187, 1193
- Levotiroxina (T4), 1157
- Lidocaína, 974, 988, 1150
- - + prilocaína, 974
- Lincomicina, 1047
- Linezolida, 1046
- Lispro, 1169
- Lomustina, 1082
- Loratadina, 1022
- - + pseudoefedrina, 1023
- Lorazepam, 988, 1193

M

- Macrogol + bicarbonato, 1173
- Magnésio, sulfato de, 1150
- Maleato
- - de clorfeniramina + ácido ascórbico + dipirona sódica, 1018
- - de dexclorfeniramina + betametasona, 1119
- Mebendazol, 1094
- - + tiabendazol, 1094, 1133
- Mefloquina, 1033
- Mercaptopurina, 1082
- Meropeném, 1047
- Metildopa, 1010
- Metilprednisolona, 1121
- Metimazol, 1158
- Metoclopramida, 997

ÍNDICE POR SUBSTÂNCIAS

Metotrexato, 1084
Metronidazol, 1048, 1095
Miconazol, 1008
Midazolam, 988
Milrinona, 1151
Minoxidil, 1016
Mometasona, 1206
Monossulfiram, 1132
Montelucaste, 1139
Moxifloxacino, 1069
Mupirocina, 1065

N

N, NPH isófona, 1169
N/R, combinadas, 1169
Naloxona, 977, 1187
Nandrolona, 1154
Naproxeno, 1026
Nitrofural, 1068
Nitazoxanida, 1095
Nifedipino, 1112
Neomicina, 1063, 1066
- + bacitracina, 1066
- + betametasona + cetoconazol, 1067
- + clostebol, 1067
- + dexametasona, 1069
- + desoximetasona, 1067
- + fludroxicortida, 1067
- + flumetasona , 1067
- + hialuronidase + lidocaína + neomicina, 1071
- + polimixina, 1069, 1071
- + triancinolona + gramicidina + nistatina, 1067
Neostigmina, 977
Nevirapina, 1106
Niclosamida, 1092
Nifedipino, 1011, 1187
Nimesulida, 1026
Nistatina, 1006
Nitrofurazona, 1067
Nitroglicerina, 1223
Nitroprussiato de sódio, 1016

O

Óleo mineral, 1174
Olopatadina, 1208
Omeprazol, 978
Ondansetrona, 997
Oseltamivir, 1110
Oxacilina, 1048
Oxcarbazepina, 988
Oxibutinina, 999
Oxiconazol, 1009
Oxigênio, 1151
Oximetazolina, 1204

P

Pancurônio, 1124
Paracetamol, 967
- + fosfato de codeína, 972
Penicilina G
- benzatina, 1050
- procaína e potássica, 1051

Permetrina, 1131
Picossulfato sódico, 1175
Pimozida, 1099
Piperacilina + tazobactam, 1052
Pipotiazina, 1099
Pirimetamina, 1033
- + sulfadoxina, 1033
Piroxicam, 1028
Pirvínio, pamoato, 1095
Policarbofila, 1175
Polimixina B, 1049
- + lidocaína, 1072
Pravastatina, 1029
Praziquantel, 1096
Prazosina, 1011
Prednisolona, 1122
Prednisona, 1123
Pregabalina, 989
Primidona, 989
Procaína + associações, 1113
Prometazina, 998, 1023
Propiltiouracila, 1158
Propofol, 1194
Propranolol, 1013
Pseudoefedrina
- + bronfeniramina, 1198
- + dexclorfeniramina + guaiafesina, 1199
- + tripolidina, 1200
- - + guaiafesina, 1199
Psyllium, 1175

Q

Quetiapina, 1100

R

R, regular, 1169
Ranitidina, 980
Rifampicina (rifamicina), 1052, 1068
Risperidona, 1102
Ritonavir, 1107
Rocurônio, 1125
Rosuvastatina, 1029

S

Sacarato de hidróxido de ferro III, 1153
Saccharomyces
- *boulardii*, 994
- *cerevisiae*, 994
Salbutamol, 1135
Salmeterol, 1138
- + fluticasona, 1139
Secnidazol, 1096
Sertralina, 992
Sildenafila, citrato de, 1223
Simeticona, 1001
Somatropina, 1156
Sorbitol, 1176
Soro
- antibotrópico, 1200
- antitrombótico, anticrotálico, 1201
- antidiftérico, 1201
- antielapídico, 1201

- antiescorpiônico, 1202
- antiloxoscélico poliespecífico, 1202
- antirrábico, 1202
- antitetânico, 1202
- crotálico, 1201
Succinilcolina, 1125
Sucralfato, 1186
Sulfadiazina, 1053
- de prata, 1213
- - + nitrato de cério, 1213
Sulfametoxazol (SMX) + trimetoprima (TMP), 1054
Sulfato
- de magnésio, 1187
- ferroso, 1154
Sulpirida, 1103

T

Tacrolimo, 1168
Teclosana, 1096
Teicoplanina, 1054
Temozolomida, 1086
Teniposido, 1087
Teofilina, 1145
Terbinafina, 1009
Terbutalina, 1136
Tiabendazol, 1096, 1132
Ticarcilina + clavulanato, 1055
Timolol, 1211
Tioguanina (6-TG), 1087
Tizanidina, 1189
Tobramicina, 1055, 1069
- + dexametasona, 1070
Tolnaftato + betametasona + gentamicina + clioquinol, 1009
Topiramato, 989
Tramadol, cloridrato de, 973
Triancinolona, 1123, 1207
Trifluoperazina, 1104
Tromantadina, 1111
Tropicamida, 1210

V

Vacina
- antigripal, 1214
- antimeningocócica, 1214
- - + toxoidetetânico, 1223
- antipneumocócica, 1215
- antirrábica humana (inativada), 1216
- antitetânica, 1216
- combinada contra sarampo, caxumba e rubéola (tríplice viral), 1217
- contra difteria, tétano e coqueluche, 1217
- - hepatite B, *Haemophilus influenzae* B e poliomielite, 1218
- - e poliomielite conjugada HIB, 1217
- contra febre amarela, 1219
- contra *Haemophilus influenzae* tipo B, 1219
- contra hepatite(s)
- - A, 1220
- - A e B, 1221
- - B, 1220

- contra papilomavírus humano (HPV), 1221
- contra poliomelite, 1221
- contra rotavírus, 1222
- contra tuberculose (BCG), 1222
- contra varicela, 1222
Vancomicina, 1056
Varfarina sódica, 1214
Vasopressina, 1152
Verapamil, 1012, 1112
Vigabatrina, 990
Vimblastina, 1087
Vincristina, 1089
Vitamina
- A (retinol), 1226
- - + aminoácidos + cloranfenicol, 1209
- B_1 + vitamina B_2 + vitamina B_6 +
- - + nicotinamida + vitamina B_5 + vitamina C + vitamina B_{12} + vitamina E + zinco, 1227
- - + vitamina B_{12} + vitamina B_5 + nicotinamida, 1227
- B_2 (riboflavina), 1227
- B_5 (ácido pantotênico), 1227
- B_6 (piridoxina), 1227
- B_7 (biotina), 1228
- B_9 (ácido fólico), 1228
- C (ácido ascórbico), 1229
- D_3 (colecalciferol), 1229
- K, 1187
- K_1 (fitomenadiona), 1229

Z

Zidovudina (AZT), 1105

ÍNDICE ALFABÉTICO

A

Abacavir, 250
Abalos, 31
Abordagem terapêutica da convulsão neonatal, 34
Abscesso(s), 531
- cerebral, 270
- estéril, 159
- pulmonar, 449, 450
- - primário, 449
- subcutâneos
- - frios, 160
- - quentes, 160
Aceleração constitucional do crescimento e da puberdade, 700
Acesso
- central, 128, 134
- intraósseo, 192
- periférico, 128, 134
Acetazolamida, 116
Aciclovir, 376
Acidente(s) vascular(es) encefálico(s), 786
- hemorrágico, 793
- isquêmico, 786
Ácido
- fólico, 120
- pantotênico, 120
Acidose
- metabólica, 113, 114
- tubular renal, 678
Acne, 887
Adalimumabe, 350
Adenite bacteriana aguda, 270
Adenocarcinoma, 318
Adenosina, 229
Adenovírus, 419
Adrenalina, 428, 551
Adrenoleucodistrofia, 751
Aedes aegypti, 252, 292
Aférese transfusional, 582
Aferição da pressão arterial, 487
Aganglionose, 356
Agente(s)
- antineoplásicos, 628
- infecciosos associados a pneumonia necrosante, 450
- neuroprotetor, 16
- quimioterápicos, 628
AIDS, 249
Alactasia congênita, 331
Albendazol, 361, 362
Albumina, 588
- humana, 240
Alcalose metabólica, 115

Aleitamento materno, 97
Alergia
- à proteína do leite de vaca, 335
- alimentar, 329, 357, 381, 389
- - *versus* intolerância à lactose, 334
- ao leite de vaca em lactentes, 383
- de contato, 897
Alfadornase, 461
Alginatos, 317
Alimentação
- complementar, 98
- da criança sadia, 97
- na adolescência, 100
- na fase escolar, 100
- na fase pré-escolar, 99
- por via enteral, 60
Aloimunização, 586
Alojamento conjunto, 23, 24
Alteração(ões)
- da barreira cutânea, 394
- da consciência, 807
- da fase secundária da coagulação, 570
- do estado mental, 181
- do sensório, 182
- plaquetárias, 570
Amamentação, 74
Ambiente do atendimento, 3
Ambiguidade genital, 730
Ametocaína, 74
Amicacina, 267
Amigdalite/faringite, 270
Aminoácidos, 129
Aminofilina, 13
Aminoglicosídios, 267
Aminossalicilatos, 350
Aminotransferases, 370
Amiodarona, 229
Amônia, 136
Amoxicilina, 264, 420
- e clavulanato, 265
Ampicilina, 264, 420
- e sulbactam, 264
Anafilaxia, 389, 390
Analgesia
- e sedação, 240
- farmacológica, 74
- não farmacológica, 74
- pós-operatória, 75
Anamnese materna, 18
Ancylostoma duodenale, 360, 361
Anemia(s), 560, 562, 563
- carenciais menos frequentes na infância, 563
- da prematuridade, 26
- falciforme, 565

- ferropriva, 563
- hemolíticas, 564
- - autoimunes, 564
- macrocíticas, 563
- microcítica, 563
- neonatal, 26
- normocítica, 563
- por doenças medulares, 564
- precoce do lactente, 26
Anestésicos locais, 74
Aneurismas micóticos, 531
Anfenicóis, 268
Angiorressonância, 71
Angiotomografia, 71, 509
Anomalia de Ebstein, 525
Anorexia-caquexia, 642
Antagonistas dos receptores dos leucotrienos, 406
Anti-hipertensivos, 492
Anti-histamínicos, 340, 366, 896
- de segunda geração, 407
- H1, 406
- tópicos nasais, 407
Anti-inflamatórios não hormonais, 74
Antiácidos, 317
Antiagregantes plaquetários, 572
Antibióticos, 264, 351, 446
Antibioticoterapia, síndromes infecciosas e, 269
Anticoagulação com varfarina, 791
Anticoagulantes, 575, 576
Anticolinérgicos, 408
Anticonvulsivantes, 32
Antimicrobianos, 94
Antitérmico e vacinação, 151
Antitrombina III, 591
Apneia, 11, 319
- central, 11
- da prematuridade, 41
- mista, 11
- não epiléptica, 31
- obstrutiva, 11
Área cardíaca aumentada, 70
Arritmias, 106, 498
Arterite de Takayasu, 781
Artralgia, 496
Artrite(s), 496
- idiopática juvenil, 767
- - sistêmica, 769
- infecciosas, 770
- psoriásica, 768
- reativa, 770
- relacionada com entesite, 768
- séptica, 770
- - bacteriana, 270, 770

ÍNDICE ALFABÉTICO

- sistêmica, 767, 768
Ascaris lumbricoides, 360, 361
Ascite, 376
Asfixia perinatal, 14
Asma, 319, 433
- exacerbação da, 435
Aspergillus, 532
- *fumigatus*, 462
Aspiração
- de corpo estranho, 464
- de hidrocarbonetos, 470
- de materiais estranhos, 469
- de saliva, 472
Aspirado traqueobrônquico, 472
Assistência
- ao recém-nascido
- - a termo com boa vitalidade, 20
- - com líquido meconial, 20
- - com necessidade de reanimação, 20
- - na sala de parto, 18
- - no alojamento conjunto, 23
- ventilatória, 76
Astrocitomas, 602
Ataxia, 839
Ataxia-telangiectasia, 877
Atazanavir, 250
Atelectrauma, 81
Atividade física, 712
Atraso constitucional do crescimento e da puberdade, 757
Atresia
- pulmonar, 67
- - com septo íntegro, 525
- tricúspide, 521
Atriosseptostomia por balão, 71, 521
Atrofia muscular espinal, 833
- tipo I, 833
- tipo II (intermediária), 834
- tipo III (Kugelberg-Welander), 834
Atropina, 229
Ausência, 818
Avaliação
- do padrão respiratório, 182
- nutricional, 132
Azatioprina, 350
Azelastina, 407
Azitromicina, 264, 361, 420

B

Baclofeno, 318
Bacteriemia oculta, 205
Bacterioscopia, 654
Bacteriúria assintomática, 654
Baixa estatura, 689
- idiopática, 691
Baixo débito cardíaco, 68
Balneoterapia, 240
Baqueteamento digital, 195
Barotrauma, 81
Bartonella henselae, 272
Beclometasona, 408
Betabloqueadores, 547
Betanecol, 318
Bexiga, 681
- neurogênica, 684
- - não neurogênica, 685

Bicarbonato, 115
Bilastina, 407
Bilirrubina, 54
- direta, 54
- indireta, 54
Biopsia pleural, 456
Biotina, 120
Bloqueadores
- de receptor H2, 317
- neuromusculares, 245
Bordetella pertussis, 167, 271
Botulismo, 211, 855
- infantil, 270
Bradiarritmias, 498, 499
Bradicardias sintomáticas, 502
Bromoprida, 318
Broncodilatadores, 36, 441
Broncoscopia, 465
- flexível com pesquisa de macrófagos com gordura no lavado broncoalveolar, 472
Bronquiectasias, 452
Bronquiolite
- aguda, 439
- obliterante, 452
- viral aguda, 439
Budesonida, 408
Burkholderia cepacia, 462
Bystander hemolysis, 586

C

Cafeína, 13
Cálcio, 38, 107
Calendário de vacinação, 147, 150
Calor, 20
Cambendazol, 361
Canal arterial persistente, 62
Câncer, complicações infecciosas, 637
Candida sp., 532
Captopril, 547
Carbapenêmicos, 267
Carboidratos, 129, 133, 331
- intolerância aos, 331
Carcinoma basocelular nevoide, 604
Cardiopatia(s)
- acianóticas
- - com hiperfluxo pulmonar, 68
- - com obstrução na via de saída de ventrículo esquerdo, 67
- - obstrutivas ao ventrículo esquerdo ou direito, 506
- cianóticas
- - com hiperfluxo pulmonar, 67
- - com hipofluxo pulmonar, 67
- congênitas, 66
- - acianóticas, 503
- - cianóticas, 516
- de hiperfluxo pulmonar, 503, 508
- ducto-dependente, 66
- obstrutivas ao ventrículo esquerdo ou direito, 508
Cardiotoxicidade, 632
Cardite, 495, 496
- reumática, 496
Carências vitamínicas, 122

Carvedilol, 513
Cateterismo
- cardíaco, 509
- intervencionista, 71
Caxumba, 166
Cefaleia, 799
- atribuída a lesão ou traumatismo cranioencefálico e/ou cervical, 801
- na infância, 803
- pós-punção lombar, 801
- primária, 800, 801
- secundária, 800, 801
- tensional, 801
Cefalosporinas, 265
Cefalotina, 265
Cefazolina, 265
Cefepima, 266
Cefotaxima, 266
Cefoxitina, 265
Ceftazidima, 266
Ceftriaxona, 266
Cefuroxima, 266
Células dendríticas, 395
Celulite, 271
- oral, 271
- orbitária secundária à sinusite, 271
- periorbitária, 271
- - associada à lesão da pele no local da entrada, 271
- - idiopática, 271
Cetirizina, 407
Cetoacidose diabética, 709
Cetotifeno, 407
Choque, 548
- cardiogênico, 548
- séptico, 275
Choro persistente, 163
Cianose, 68, 195
Ciclesonida, 408
Ciclofosfamida, 634
Ciclosporina, 350
Cintigrafia
- com tecnécio 99m, 314
- gastresofágica (*milk scan*), 472
- nuclear, 466
Ciprofloxacino, 267
Circunferência abdominal, 140
Cirurgia de Jatene (*switch* arterial), 521
Cisplatina, 634
Cistatina C, 675
Cistite, 654
Citocinas, 138
Citomegalovírus congênito, 286
Clampeamento tardio ou oportuno do cordão umbilical, 28
Claritromicina, 264
Classificação de Tanner dos estágios puberais, 695, 696
Clindamicina, 268, 420
Cloranfenicol, 268
Clorossalicilamida, 362
Clostridium
- *botulinum*, 211, 270
- *tetani*, 176, 274
Coagulação intravascular disseminada, 246, 573

ÍNDICE ALFABÉTICO

Coagulograma, 558
Coagulopatia, 374
Coarctação da aorta, 67, 506, 509
Cobalamina (B_{12}), 120
Cobertura vacinal, 150
Colestase neonatal, 363, 364
Colistina, 269
Colite
- alérgica, 350
- distal, 346
- do lado esquerdo, 346
- extensa, 346
- infecciosa, 348
Colocação de stent no canal arterial, 71
Colonoscopia, 339
Coma, 807, 839
- não traumático, 181, 184, 808
Comedões, 888
Complacência, 76
- pulmonar, 193
Complexos imunes, 163
Compressão medular, 625
Comunicação
- interatrial, 503, 508
- interventricular, 503, 508
Concentração de hemoglobina corpuscular média (CHCM), 555
Concentrado
- de complexo protrombínico e CCPA, 589
- de fator
- - VIII, 588
- - IX, 589
- de fibrinogênio, 590
- de granulócitos, 579, 582
- de hemácias, 578, 579
- de plaquetas, 28, 579, 580
Consciência, 181, 807
Constante de tempo (CT), 76
Constipação intestinal, 337, 352, 353, 358
Contagem
- de hemácias, 555
- de reticulócitos, 555, 560
Continência fecal, 352
Convulsão(ões), 16, 164, 186, 813
- neonatais, 30, 32
- - clônicas
- - - focais, 30
- - - multifocais, 30
- - mioclônicas
- - - focais, 30
- - - generalizadas, 30
- - - multifocais, 30
- - sutis, 30
- - tônicas, 30
- no TCE grave, 245
Coqueluche, 167, 271
Coração
- em "boneco de neve ou oito", 70
- em "bota", 70
- em "ovo deitado", 70
Coreia, 495, 496
Corpo estranho nas vias respiratórias, 464
Corticosteroide(s), 49, 246, 350, 428, 896
- inalatórios, 437
- intranasais, 406, 408

- orais, 406
Corynebacterium diphtheriae, 169, 272
Costocondrite, 483
Coxsakievírus, 419
Creatinina, 675
Crioprecipitado, 28, 579, 582
Cripta, 320
Crise(s)
- afebril, 187
- álgica, 565
- aplásica, 568
- cianótica, 517
- convulsivas, 16, 813
- de ausência, 818
- epilépticas, 186, 813, 815, 818
- febril, 186
- - complexa, 187
- - simples, 186
- focais, 813
- hipoxêmica, 517
- parciais, 813
- suprarrenal, 754
- tireotóxica, 739
Cromoglicato dissódico, 408
Cromonas, 408
Crupe, 426, 427
Cryptosporidium parvum, 360, 361
Cuidado(s)
- ao fim da vida, 642
- intensivos de suporte, 15
- paliativos, 642
Cumarínico, 576

D

Daptomicina, 269
Darunavir, 250
Daunorrubicina, 632
Defeito
- do coxim endocárdico, 504
- do septo
- - atrioventricular, 68, 504
- - - forma parcial, 508
- - - forma total, 508
- - primum, 503
- - secundum, 503
Deficiência
- crônica de iodo, 742
- de 5-alfarredutase tipo 2, 734
- de ácido fólico, 563
- de dissacaridase, 332
- de fator
- - VIII, 572
- - IX, 573
- de GH, 691
- de glicose-6-fosfato desidrogenase, 564
- de vitamina
- - A, 118
- - C, 121
- - D, 121
- - E, 121
- - K, 122, 573
- do antagonista do receptor de interleucina-1, 775
- motora aguda, 821
- ontogenética de lactase, 331

- primária de lactase, 331
- temporária/secundária de lactase, 332
Delirium, 807
Demência, 807
Dengue, 168, 252, 297
Densidade urinária, 58
Dermatite
- atópica, 394, 891
- de contato, 897
- - causada por brinco contendo níquel, 898
- - fotoalérgica, 897
- - fototóxica, 898
- - irritativa, 897
- - perioral, 900
- herpetiforme, 344
- seborreica, 903
- - do adolescente e do adulto, 903
- - do lactente, 903
- - infantil, 903
Dermatofitoses, 906
Dermatomiosite juvenil, 772
Derrame
- parapneumônico, 456
- pleural, 454
Descongestionantes
- orais, 408
- tópicos intranasais, 408
Desenvolvimento sexual precoce, 693
Desfibrilador
- automático externo, 232
- elétrico automático, 232
Desidratação
- aguda, 190
- grave, 191
- hipertônica, 190
- hipotônica, 190
- isotônica, 190
Desimpactação fecal, 357
Desloratadina, 407
Desproporção congênita dos tipos de fibras musculares, 832
Determinação
- da necessidade de reanimação, 19
- do sexo de criação, 735
Diabetes
- insípido, 702
- - central, 702
- - nefrogênico, 703
- melito, 141
- - tipo 1, 708, 715
- - tipo 2, 714, 715
- monogênico, 715, 718
- secundário, 715
Diarreia(s), 641
- aguda, 320, 321
- crônica, 326, 327, 329
- definições de, 320
- determinada
- - por bactérias, 321
- - por protozoários, 322
- - por vírus, 321
- persistente, 326, 327, 329
Diazepam, 75
Diazepínicos, 75
Diazóxido, 49

Didanosina, 250
Dieta(s)
- de eliminação, 382
- - da proteína do leite de vaca, 339
- enteral, 125
- sem lactose, 334
- trófica, 44
Diferencial de pressão, 79
Difteria, 169, 272
Digitálicos, 513
Digoxina, 513, 547
Discinética, 861
Disfagia, 472
Disfunção renal, 376
Disgenesia gonadal
- mista, 734
- parcial, 734
- pura, 734
Dislipidemia(s), 141, 721, 722
- primária, monogênica *versus* poligênica, 723
- secundárias, 723
Displasia broncopulmonar, 35
Dispneia, 193, 643
- contínua, paroxística, 194
- de esforço, 194
Disquezia infantil, 352
Distrofia(s)
- miotônica congênita, 832
- muscular(es), 827
- - congênita(s), 830
- - - com deficiência de merosina, 830
- - - de Fukuyama, 830
- - - hipotônica esclerótica de Ulrich, 830
- - de cinturas, 829
- - de Duchenne e Becker, 827
- - de Emery-Dreifuss, 829
- - facioescapuloumeral, 829
Distúrbio(s)
- da deficiência de iodo, 743
- da diferenciação do sexo, 729
- - 46,XX, 734
- - 46,XY, 734
- - ovotesticular, 734
- da síntese de colesterol, 751
- de cálcio, 38, 107
- de magnésio, 40, 110
- de potássio, 39, 104, 199
- de sódio, 40, 101, 198
- do equilíbrio acidobásico, 376
- do fósforo, 112
- e hemorragia
- - intracerebral, 793
- - subaracnóidea, 793
- eletrolíticos, 38
- hidreletrolíticos, 198
- metabólicos, 374
- miccionais, 681
- na hemostasia
- - primária, 570
- - secundária, 572
Diurese horária, 58
Diuréticos, 36
Dobutamina, 229, 547, 551
Doença(s)
- autoinflamatórias, 774

- celíaca, 342, 357
- da arranhadura do gato, 272
- de Abt-Letterer-Siwe, 599
- de Addison, 749
- de Behçet, 783
- de Charcot-Marie-Tooth, 834
- de Crohn, 351
- de Déjerine-Sottas, 834
- de Hirschsprung, 41, 356
- de Kawasaki, 161, 781
- de membranas hialinas, 82
- de von Hippel-Lindau, 877
- de von Willebrand, 572
- de Werdnig-Hoffmann, 833
- de zonas centrais, 831
- do *pool* plaquetário, 571
- do refluxo gastresofágico, 313, 337
- exantemáticas, 256
- falciforme, 564, 565
- imunopreveníveis na infância e na adolescência, 147
- - de impacto, 166
- inflamatória
- - intestinal, 346, 347
- - multissistêmica de origem neonatal, 775
- - pélvica, 272
- mão–pé–boca, 262
- meningocócica, 169
- mitocondriais, 751
- neuromusculares, 827
- oportunistas, 250
- pneumocócica, 170
- pulmonar
- - aspirativa, 469
- - crônica do recém-nascido, 35
- vasculares, 673
Domperidona, 318, 473
Dopamina, 229, 551
Dor
- abdominal, 201, 203
- - recorrente, 356
- avaliação da,
- - e do estresse neonatal, 73
- oncológica, 644
- torácica, 483, 484, 485
Doxorrubicina, 632
Drenagem
- anômala total das veias pulmonares, 523
- pleural com instilação de fibrinolíticos, 457

E

Ebastina, 407
EBV (vírus Epstein-Barr), 260
Ecocardiograma, 32, 36, 70
- com Doppler colorido, 509
- - bidimensional, 481
Eczema
- agudo, 396
- crônico, 396
- - de flexuras, 894
- de face, 396
- flexural, 396

- numular, 396, 894
- subagudo, 396
Edema
- cerebral, 376
- pulmonar não cardiogênico, 586
Efavirenz, 250
Efusão na orelha média, 421
Eletrocardiograma, 32, 70, 509
Eletroencefalograma, 31
Eletrólitos, 130
Embolização, 530
Embotamento, 807
Emergência(s)
- hipertensiva, 490
- oncológicas, 623
Emetogenicidade dos quimioterápicos, 631
Empiema, 452
Encefalite(s), 299
- antirreceptor de NMDA, 300
- autoimune, 880, 881
- difusa, 300
- focal, 299
- leve, 300
Encefalomielite disseminada aguda, 213, 299, 795
Encefalopatia, 374
- hipóxico-isquêmica, 14
Encoprese, 352
Endocardite
- fúngica, 532
- infecciosa, 527
Endoscopia
- com fibra óptica, 472
- digestiva
- - alta, 339
- - baixa, 339
Endotélio vascular, 51
Enfuvirtida, 250
Entamoeba histolytica, 360, 361
Enterobius vermicularis, 360, 361
Enterococcus sp., 88
Enterocolite
- induzida por proteína alimentar, 338
- necrosante, 41
- - nos recém-nascidos, 43
Enteroparasitoses, 359
Enteropatia induzida por proteína alimentar, 337
Enurese, 681
Enxaqueca, 802
- abdominal, 803
Eosinófilos, 395
Ependimomas, 603, 604
Epiglotite, 272, 426
Epilepsia(s), 187, 813
- desconhecidas, 813
- estruturais, 813
- genéticas, 813
- imunes, 813
- infecciosas, 813
- metabólicas, 813
Epinefrina, 20, 229, 428, 441, 551
- no tratamento da anafilaxia, 392
Episódio hipotônico-hiporresponsivo, 164
Equilíbrio hidreletrolítico, 38

ÍNDICE ALFABÉTICO

Equipe treinada em reanimação neonatal, 18
Erisipela, 272
Eritema
- infeccioso, 257, 258
- marginado, 495
Eritromicina, 318, 473
Erro(s)
- de imunização, 158
- inatos do metabolismo, 135, 835, 836, 839
Ertapeném, 267
Escala
- de dor para recém-nascidos e lactentes, 73
- de Glasgow, 182
- de Prader, 730, 731
Escape fecal (soiling), 352
Escarlatina, 259, 272
Escarotomia, 241
Escherichia coli, 205, 653
Esclerodermia, 776
- linear, 776
- localizada, 776
- sistêmica, 776
Esclerose tuberosa, 604, 870, 872
Esferocitose, 564
Esforço, 193
- respiratório aumentado, 68
Esofagite, 318
- de longa duração, 319
- eosinofílica alérgica, 337
Esôfago de Barrett, 318, 319
Esofagograma por bário, 472
Espaço pleural, 454
Espasmo(s)
- epilépticos, 818
- esofágico, 483
Espasticidade, 862
Espironolactona, 547
Esquema antirretroviral altamente efetivo (TARV), 250
Estadiamento de Bell, 41, 43
Estado
- de mal
- - de enxaqueca, 803
- - epiléptico, 187
- - mental, 181
- minimamente consciente, 807
- vegetativo persistente, 807
Estafilococos coagulase-negativos, 532
Estavudina, 250
Estearato de eritromicina, 420
Esteatose hepática, 141
Estenose(s), 318
- aórtica, 67
- infundíbulo-valvar-pulmonar, 516
- pulmonar, 506, 508
- - crítica, 67
- valvar, 479
Estigmas atópicos, 404
Estímulos externos, 74
Estratégias neuroprotetoras, 16
Estreptococos alfa-hemolíticos, 532
Estreptomicina, 162
Estresse neonatal, 73

Estridor, 193
Estudos de motilidade, 314
Estupor, 181, 807
Etravirina, 250
Evento(s) adverso(s), 157
- após vacinação, 157
- grave, 158
- não grave, 158
- pós-BCG, 160
Exacerbação da asma, 435
Exame(s)
- da placenta, 290
- das emissões otoacústicas evocadas, 23
- do liquor, 301
- solicitados, 3
Exantema(s), 256
- escarlatiniforme, 256
- maculopapular, 256
- morbiliforme, 256
- papulovesicular, 256
- petequial ou purpúrico, 256
- rubeoliforme, 256
- súbito, 259
- urticariforme, 256
Excreção fracionada de sódio, 58
Expansão volêmica, 239
Expansor de volume, 20
Exsanguinotransfusão, 56

F

Facomatoses, 870
Fadiga, 643
Falência renal, 16
Faringite aguda, 418
Faringoamigdalite estreptocócica aguda, 493
Fasciite necrosante, 272
Fasciotomias, 241
Fator
- VIIa (ativado) recombinante, 590
- VIII de von Willebrand, 589
Febre, 151, 159, 205
- amarela, 171
- de origem indeterminada, 205
- em paciente neutropênico, 638
- familiar do Mediterrâneo, 774
- faringoconjuntival, 419
- periódica, 780
- reumática, 493
- sem foco aparente, 205
- tifoide, 297
Fenobarbital, 366
Fenômeno(s)
- da trilha, 721, 726
- de Arthus, 163
- de Raynaud, 776
- paroxísticos não epilépticos, 31
Fentanila, 74
Ferro, 99
Fexofenadina, 407
Fibrose cística, 459, 463
Filtro de veia cava, 577
Fisiologia
- pulmonar neonatal, 76
- respiratória, 76

Fístula broncopleural, 452
Flora intestinal, 337
Fluoroscopia, 466
Fluxo, 79
FODMAPS (fermentable oligosaccharides, disaccharides, monosaccharides, and polyols), 333
Fórmula(s)
- de Parkland, 240
- infantis, 97
Fosamprenavir, 250
Fósforo, 112
Fotossensibilidade, 897
Fototerapia, 56, 896
Fração inspirada de oxigênio, 79
Fraqueza muscular aguda, 210
Frequência respiratória, 79
Função renal, 16
Fundoplicatura, 473
Fungos, 532
Furoato
- de fluticasona, 408
- de mometasona, 408
Furosemida, 547
Furunculose, 272

G

Gastrenterocolite eosinofílica alérgica, 337
Gastrite eosinofílica alérgica, 337
Gastrostomia, 133, 863
Gelatina, 163
Gemência, 195
Gene CFTR, 459
Gengivoestomatite herpética, 419
Gentamicina, 267
Giardia lamblia, 360, 361
Glicilciclina, 269
Glicopeptídios, 268
Glicose, 48, 136
Glomerulonefrite difusa aguda, 657
Glomerulopatias, 673
Glucagon, 48
Granulomas, 160
Granulomatose
- com poliangiite (Wegener), 782
- eosinofílica, 783
Grelina, 138
Gripe, 171, 418

H

Haemophilus influenzae do tipo b, 171, 205
Hamartoma hipotalâmico, 698
Heliotropo, 772
Heliox, 428
Helmintos, 359
Hematócrito, 58, 555
Hematoscopia, 556
Hemocomponentes, 578, 579
Hemocultura, 89
Hemoderivados, 255, 584
Hemofilia
- A, 572

- B, 573
Hemoglobina, 555
- corpuscular média, 556
Hemograma, 555
Hemorragia
- digestiva, 376
- suprarrenal bilateral, 751
Hemostasia, 570
- primária, 558
- secundária, 559
Hemotórax, 458
Heparina
- de baixo peso molecular, 576
- não fracionada, 576
- sódica, 792
Hepatite
- A, 172, 368, 370, 371
- B, 173, 368, 370, 371
- C, 368, 370, 371, 372
- D, 368, 371, 372
- E, 368, 371, 372
- neonatal idiopática, 364
- por vírus, 368
Hérnia
- tonsilar, 244
- transtentorial central, 244
- uncal, 244
Herpangina, 419
Herpes
- genital materno, 281
- neonatal, 281, 283
- - prevenção de, 284
- simples, 281, 419
Hesitação, 681
Hidrato de cloral, 75
Hidrocarbonetos, 470
Higienização das mãos, 278
Hiperbilirrubinemia(s), 54
- diretas, 363
- indiretas, 363
Hipercalcemia, 109, 357
Hipercapnia, 77
Hiperecplexia, 31
Hiperfosfatemia, 113
Hiperglicemia, 49, 130, 711
Hiperleucocitose, 623
Hipermagnesemia, 111
Hipernatremia, 103, 198
- euvolêmica, 103
- hipervolêmica, 103
- hipovolêmica, 103
Hiperplasia adrenal congênita, 699, 734, 750
Hiperpneia, 193
Hiperpotassemia, 106, 199, 676
Hipersensibilidade
- citotóxica, 163
- do tipo
- - I, 162
- - II, 163
- - III, 163
- gastrintestinal imediata, 337
Hipertensão
- arterial, 141
- - sistêmica, 487, 488
- intracraniana, 244, 246, 376, 626, 845

- - idiopática, 801, 847
- pulmonar persistente, 51
Hipertermia, 207
Hipertrigliceridemia, 130
Hipervitaminoses, 122
Hipocalcemia, 108
Hipofosfatemia, 112, 376
Hipoglicemia, 46, 710, 711
- recorrente ou persistente, 47
- transitória, 47
Hipogonadismo
- hipergonadotrófico, 757, 758
- hipogonadotrófico, 734, 757
- - funcional, 757
Hipomagnesemia, 111
Hiponatremia, 101, 198, 376, 452, 509
- hipervolêmica, 101, 103
- hipovolêmica, 101, 102
- normovolêmica, 101, 102
Hipoplasia suprarrenal congênita, 751
Hipopotassemia, 104, 106, 200, 376, 509
Hipotensão, 16, 376
Hipotermia terapêutica, 16, 17
Hipotireoidismo, 357, 742
- adquirido, 742
- central, 742, 743
- congênito, 745
- - primário, 746
- consumptivo, 742
- primário, 742
- subclínico, 744
Hipovitaminoses, 118
Hipoxemia, 51, 77
Hipoxia, 374
Histiocitose de células de Langerhans, 599
Hormônio do crescimento, 351

I

Ibuprofeno, 65
Icterícia, 54
- associada ao aleitamento materno, 56
- fisiológica, 56, 363
- no primeiro dia de vida, 363
- patológica, 56
Idealização do médico, 5
Ifosfamida, 634
Ileíte por refluxo, 346
Imipeném/cilastatina, 267
Impactação fecal, 352
Impedância intraluminal e monitoramento do pH, 472
Impedanciometria intraluminal multicanal associada à pH-metria, 314
Impetigo, 273, 910
- bolhoso, 273, 910, 911
- crostoso, 910
- não bolhoso, 910, 911
- neonatal, 911
Impulso ou *drive*, 193
Imunidade coletiva (ou de rebanho), 150
Imunobiológicos, 350
Imunodeficiência(s)
- combinada grave, 400
- primárias, 400, 401

Imunoglobulina, 588
Imunomoduladoras, 350, 896
Imunossupressoras, 350
Incompatibilidade sanguínea materno-fetal, 22
Incontinência, 681
- diurna, 683
- fecal, 352
Índice(s)
- antropométricos, 139
- de Apgar, 20
Indinavir, 250
Indometacina, 65
Infecção(ões)
- associadas aos cateteres venosos centrais de longa permanência, 639
- bacteriana(s)
- - e antibioticoterapia, 264
- - grave, 205
- congênitas, 279
- do trato urinário, 205, 641, 653
- genitais durante a gestação, 282
- pelo HIV, 249
- relacionadas com a assistência à saúde, 87
- respiratórias, 639
Infiltração suprarrenal, 752
Infliximabe, 350
Influência da tecnologia, 6
Influenza, 171
Infusão
- de prostaglandina E_1, 71
- intraóssea, 232
Inibidores
- da enzima conversora de angiotensina, 512, 547
- da integrase, 250
- da secreção ácida, 473
- de bomba de prótons, 318
- de fusão, 250
- de protease, 250
- não nucleosídicos da transcriptase reversa, 250
- nucleosídicos da transcriptase reversa, 250
Injúria renal aguda, 671
Insensibilidade
- androgênica, 734
- ao LH/HCG, 734
Insetos, 390
Insuficiência
- cardíaca, 544
- - congestiva, 530
- hepática aguda, 373
- renal aguda, 671
- respiratória, 193
- - aguda, 194
- - hipoxêmica, 194
- - hipóxica, 194
- suprarrenal, 749
- - primária, 750
- - secundária, 752
- valvar, 479
Insulinoterapia, 709
Interrupção do arco aórtico, 67
Intervalos entre as doses de vacinas, 150

ÍNDICE ALFABÉTICO

- com antígenos diferentes, 151
- máximo, 151
- mínimo, 151

Intolerância
- à lactose, 331
- alimentar, 331
- - transitória, 41
- aos carboidratos, 331

Intubação
- endotraqueal, 196
- orotraqueal, 230, 231

Invaginação intestinal, 165
Irradiação ionizante, 603
Isquemia, 374
Ivermectina, 361, 362

J

Jejunostomia, 133

K

Kernicterus, 54

L

Lactase, 331
Lactato sérico, 136
Lactente sibilante, 431
Lactose, 331
Lamivudina, 250, 376
Laqueadura do coto umbilical, 22
Laringoscopia, 465
Látex, 163, 390
Leite(s)
- materno, 97
- de mamíferos, 331

Leptina, 138
Leptospirose, 297
Lesões de órgãos-alvo, 490
Letargia, 807
Leucemia, 592
- linfoide aguda, 592
- mieloide
- - aguda, 592
- - crônica, 592
- - mielomonocítica juvenil, 592
- promielocítica aguda, 592
- transitória, 592

Leucócitos, 557
Leucocitose, 558
Leucoencefalite hemorrágica aguda, 795
Leucopenia, 558
Levamisol, 361
Levocabastina, 407
Levocetirizina, 407
Levofloxacino, 268
Levosimendana, 551
Lidocaína, 74
Lincosamidas, 268
Linezolida, 269
Linfadenopatia, 595
- regional
- - não supurada, 160
- - supurada, 161

Linfócitos Th2, 395

Linfoma, 595
- de Hodgkin, 597
- não Hodgkin, 596

Linha de Dennie-Morgan, 404
Lipídios, 130, 132, 721
Lipopeptídios, 269
Lipoproteínas, 721
Líquido pleural, 455
Liquor, 89
Lopinavir, 250
Loratadina, 407
Lúpus eritematoso sistêmico, 778
Luxação do quadril, 863

M

Má
- absorção neonatal temporária de lactose, 331
- rotação, 41

Macrogol, 357
Macrolídios, 264
Mãe, 4
Magnésio, 39, 110
Malária, 296
Manejo da dor em oncologia pediátrica, 642
Manobras de retenção, 681
Manuseio hidreletrolítico, 58
Manutenção das vias respiratórias pérvias, 20
Marcação do atendimento, 3
Más notícias, 4, 5
Massagem cardíaca, 223, 224
- externa, 20

Mebendazol, 362
Medicina transfusional, 578
Médico, 2
Meduloblastomas, 602, 604
Megacólon tóxico, 351
Meias compressivas, 576
Melatonina, 863
Menarca precoce, 700
Meningite, 297, 299
- bacteriana, 299, 302

Meningococo, 169
Meningoencefalite, 299
6-mercaptopurina, 350
Meropeném, 267
Metformina, 715
Metilxantinas, 36
Metoclopramida, 318
Método Canguru, 74
Metotrexato, 634
Metronidazol, 268, 361
Miastenia
- congênita, 849
- generalizada, 853
- *gravis*, 212, 853
- ocular, 853

Micção, 681
Midazolam, 75
Mielite transversa, 824
Milrinona, 547, 551
Minitoracotomia, 457
Miocardite, 534

- viral, 534

Mioclonia benigna do sono, 31
Miopatia(s)
- centronuclear, 832
- congênitas, 831
- nemalínica, 831

Miotonia congênita, 833
Modos ventilatórios, 78
- assistido, 78
- assistido-controlado (A/C), 78
- controlado, 78

Monitoramento glicêmico, 710
Mononucleose infecciosa, 419
Morfeia
- circunscrita, 776
- generalizada, 776
- mista, 776
- pan-esclerótica, 776

Morfina, 74
Morte encefálica, 857
- protocolo de, 858

Motivo do atendimento, 3
Mucosite, 629
Mutação(ões)
- inativadoras no receptor V2 da vasopressina, 703
- no gene
- - da proteína PSTPIP1 ou CD2BP1, 775
- - do canal de água aquaporina-2, 703
- - NR5A1, 751
- - NROB1, 751
- possivelmente relacionadas com LP1N2, 775

Mutismo acinético, 807
Mycobacterium tuberculosis, 176, 306

N

N-acetilcisteína, 376
Naloxona, 229
Náuseas, 631, 643
Necator americanus, 360, 361
Necessidade
- energética, 129
- hídrica, 129
- - no pós-operatório, 132
- nutricional
- - individualizada, 132
- - da criança em estado grave, 125

Necrose tubular aguda, 673
Nefrite intersticial, 673
Neisseria meningitidis, 169, 205
Nelfinavir, 250
Neomicina, 162
Neoplasias secundárias, 648
Neostigmina, 854
Nesiritida, 551
Neuroblastoma, 607
Neurocheck, 244
Neurocisticercose, 362
Neurofibromatose, 873
- tipo 1, 604, 873
- tipo 2, 604, 873

Neuropatia
- autonômica, 633
- hipomielinizante congênita, 834

- periférica, 634
Neurotoxicidade, 633
- central, 633
Neutropenia febril, 638
Nevirapina, 250
Niacina, 120
Niclosamida, 362
Nictúria, 681
Nitrito, 654
Nitroimidazólicos, 268
Nódulos subcutâneos, 495
Norepinefrina, 229, 551
Norfloxacino, 268
Nutrição
- enteral, 59, 133
- - mínima, 59
- do paciente em estado grave, 123
- - enteral, 123
- - oral, 123
- - parenteral, 123
- - parenteral, 128
- - total, 59, 60

O

Obesidade infantojuvenil, 138
Obstrução(ões)
- agudas inflamatórias das vias respiratórias superiores, 425
- do ducto biliar, 364
Oftalmia gonocócica, 22
Oftalmoplegia externa progressiva crônica, 855
Oligoartrite, 767, 768
Oligoelementos, 130
Olsalazina, 350
Opioides, 74
Órteses suropodálicas, 863
Ortopneia, 193
Ossificação endocondral, 689
Osteomielite
- bacteriana aguda, 273
- do pé, 273
Otite
- externa, 274
- média
- - aguda, 274, 421
- - com efusão, 421
Otorreia, 421
Oxacilina, 264
Oxamniquina, 361
Oxazolidinona, 269
Óxido nítrico, 52, 94
Oxigênio, 428
Oxigenoterapia, 36, 71, 442
Oximetria de pulso, 23, 69, 480

P

Paciente, 2
Pai(s), 2, 4
- em litígio, 4
Palivizumabe, 442
Pamoato
- de pirantel, 361
- de pirvínio, 361

Pancolite, 346
Papilomavírus humano, 174
Pápulas de Gottron, 772
Parada cardiorrespiratória, 220
Paralisia(s)
- cerebral, 861
- - atáxica, 861
- - discinética, 861
- - espástica, 861
- - mista, 861
- - na emergência pediátrica, 863
- dos membros, 822
- facial, 821, 822
- hiperpotassêmica, 212
- hipopotassêmica, 212
- periódicas, 212
Paraplegia espástica, 839
Parasitoses intestinais, 359
Parotidite epidêmica, 166
Paroxismos não epilépticos, 816
Parvovírus B_{19}, 257
Penicilina(s), 264, 376, 389
- benzatina, 496
- G
- - benzatina, 265, 420
- - cristalina, 265
- - procaína potássica, 265
- V, 420
Peptídio(s)
- antimicrobianos, 395
- natriurético cerebral, 509
Pequeno para a idade gestacional, 691
Perfuração intestinal espontânea, 41
Pericárdio, 539
Pericardite, 539
Peritonite, 274
Persistência
- do canal arterial, 62, 68, 504, 508
- do ducto arterioso, 62
Peso, 58
pH fecal, 333
pH-metria, 314, 472
Pielonefrite, 653
Piopneumotórax, 452
Piperacilina/tazobactam, 265
Piridoxina, 120
Piúria, 654
Plaquetopenia(s), 570
- neonatal aloimune, 571
- por fármacos, 572
Plasma fresco congelado, 28, 579, 581
Plasmodium
- *falciparum*, 296
- *knowlesi*, 296
- *malariae*, 296
- *ovale*, 296
- *vivax*, 296
Pleconarila, 376
Pleura, 455
Pneumocistose, 250
Pneumococo, 170
Pneumonia(s), 174
- adquiridas na comunidade, 443
- necrosante, 449
- por aspiração de óleo mineral, 471
- recorrente, 319

Polaciúria, 681
Poliangiite microscópica, 782
Poliarterite nodosa, 782
Poliartrite
- com fator reumatoide
- - negativo, 767, 768, 769
- - positivo, 767, 768, 769
- migratória, 493
Polietilenoglicol, 357
Polimixina(s), 269
- B, 162, 269
Polineuropatia(s), 839
- sensorimotoras hereditárias, 834
Poliomielite, 174
Poliúria, 704
Posição dos olhos em repouso, 183
Potássio, 38, 104, 199
Praziquantel, 361, 362
Prednisolona, 350
Prednisona, 350, 376
Pressão
- arterial, 58
- de perfusão cerebral, 243
- expiratória final positiva, 79
- inspiratória, 79
- intracraniana, 845
- média das vias respiratórias, 79
- positiva contínua nas vias respiratórias, 77
- regulada com volume controlado, 78
Priapismo, 568
Prilocaína, 74
Probióticos, 44, 329, 351, 896
Procedimento de Rashkind, 71
Procinéticos, 318
Proctite, 338
Proctocolite induzida por proteína alimentar, 338
Programas de vacinação infantil, 147
Propionato de fluticasona, 408
Proteína(s), 28, 132
- CFTR, 459
- sérica, 58
Protozoários, 322
Prova de função pulmonar, 36
Prurigo nodular de Besnier, 397
Pseudo-hiponatremia, 101
Pseudomonas aeruginosa, 462
Pseudoplaquetopenias, 571
Pseudotínea amiantácea, 904
Pseudotumor cerebral, 847
Psoríase, 912
- eritrodérmica, 913
- palmar, 913
- plantar, 913
- vulgar, 912
Pubarca precoce, 699, 700
Puberdade, 693
- atrasada, 756
- precoce, 697
- - dependente ou independente de gonadotrofinas, 697
Punção
- lombar, 796
- torácica, 456
Púrpura(s), 234

ÍNDICE ALFABÉTICO

- de Henoch-Schönlein, 782
- não trombocitopênicas, 235
- pós-transfusão, 586
- trombocitopênica, 234
- - imunológica, 235, 571
- - trombótica, 572

Q

Queda do hematócrito, 255
Queimaduras, 237
- extensão, 237
- graves, 239
- infecção, 241
- leves, 238, 240
- mais graves, 240
- profundidade, 238
Queratinócitos, 395
Quilotórax, 457
Quimioterapia, toxicidade da, 628
- em órgãos e sistemas, 629
- gastrintestinal, 629
- geniturinária, 634
Quinolonas, 267

R

Rabdomiossarcoma, 614
Radiografia
- de tórax, 69, 445, 509
- em decúbito lateral, 465
- em expiração, 465
Raiva, 303, 304
Raltegravir, 250
Ranitidina, 473
Raquitismo, 761
- hipofosfatêmico, 763
- nutricional, 763
Reação(ões)
- a sais de alumínio, 162
- adversas
- - aos alimentos, 335
- - aos medicamentos, 385
- alérgicas
- - a antígenos vacinais, 162
- - a antimicrobianos, 162
- - a conservantes, 162
- - a gelatina, 163
- - ao látex, 163
- - aos quimioterápicos e anafilaxia, 635
- - às proteínas do ovo, 162
- anafiláticas, 162, 389
- - bifásicas, 389
- - prolongadas, 389
- - unifásicas, 389
- de ansiedade e vacinação, 158, 164
- de hipersensibilidade do tipo III, 163
- enxerto contra hospedeiro, 584, 586
- em cadeia de polimerase, 290
- idiopáticas, 389
- imediatas, 386
- imunológicas
- - mediadas por imunoglobulina (IgE), 389
- - não mediadas por IgE, 389

- induzidas por anti-inflamatórios não esteroidais, 387
- inerente
- - à qualidade das vacinas, 158
- - ao produto, 158
- inflamatória local, 159
- lupoide, 161
- não imediatas, 387
- não imunológicas, 389
- pupilares, 183
- queloide, 161
- transfusionais não infecciosas, 586, 587
Reanimação do recém-nascido, 15
- aspectos éticos, 22
- cardiopulmonar, 225, 226, 231, 232
- - por apenas compressão, 220
Reativação do BCG, 161
Recomendações e tratamentos, 3
Red cell distribution width (RDW), 562
Reflexo
- corneopalpebral, 809
- do tronco encefálico, 183
- oculocefálico, 810
- oculovestibular, 810
Refluxo gastresofágico, 472, 483
- e doença pulmonar, 469
Regurgitação, 313
Relação(ões)
- iatrogênicas, 4
- insípidas, 4
- médico-paciente, 1
- - futuro da, 6
- terapêuticas, 4
Reposição
- de glicocorticoides, 754
- de mineralocorticoides, 754
- hídrica na hipernatremia, 104
- volêmica, 245
Resfriado comum, 417, 418
Resgate colônico, 332
Resistência, 76
- ao ACTH, 751
Respiração ruidosa, 643
Resposta imunológica, 395
Ressonância magnética de crânio, 32
Resultados do atendimento, 3
Retardo constitucional do crescimento e da puberdade, 691
Retinoblastoma, 619
Ribavirina, 118, 441
Rinite alérgica, 403
Rinossinusite
- bacteriana aguda, 422
- viral, 417
Ritonavir, 250
Roséola infantil, 259
Rotavírus, 175, 321
Roxitromicina, 361
Rubéola, 175, 256
Rupatadina, 407

S

Sais de alumínio, 162
Salivograma com radionuclídeo, 472
Salmonella spp., 205

Sangramento, 570, 644
- por deficiência de vitamina K, 22
Sangue, 578
Saquinavir, 250
Sarampo, 175, 259
Sarcomas
- de partes moles, 614
- não rabdomiossarcomas, 617
Schistosoma mansoni, 360, 361
Secnidazol, 361
Sedativos, 75, 442
Sensibilidade, 79
Sepse, 41, 43, 87, 275
- grave, 275
- neonatal, 13, 88
Septo interatrial, 503
Sequestro esplênico, 567, 572
Série
- branca, 557
- plaquetária, 558
- vermelha, 555
Seriografia, 314
Shigella dysenteriae, 667
Sialorreia, 863
Sibilância, 193
Sibilos, 431
Sífilis, 279
- congênita, 279
- - precoce, 279
- - tardia, 279
- sorologia da, 22
Sinal
- da prega, 191
- de Gowers, 828
- do guaxinim, 607
Síndrome(s), 604
- aspirativas, 469
- - agudas, 469
- - crônicas, 471
- autoinflamatória familiar ligada ao frio, 774
- colestáticas, 364
- da alergia oral, 337
- da aspiração meconial, 92
- da enterocolite induzida por proteína alimentar, 338
- da imunodeficiência adquirida (AIDS), 249
- da veia cava superior, 625
- de *allgrove*, 751
- de angústia ou desconforto respiratório agudo (SARA), 194
- de Bernard-Soulier, 572
- de Churg-Strauss, 783
- de Cowden, 604
- de glomerulonefrite rapidamente progressiva, 657
- de Gorlin, 604
- de Guillain-Barré, 163, 210, 864
- de herniação, 244
- de hiperimunoglobulinemia D, 774
- de hipoplasia do coração esquerdo, 67
- de Kearns-Sayre, 751
- de Klinefelter, 734, 758
- de Li-Fraumeni, 604
- de lise tumoral, 623, 624

- de McCune-Albright, 699
- de Muckle-Wells, 775
- de Noonan, 691
- de Parry-Romberg, 776
- de Prader-Willi, 691
- de realimentação, 126
- de Reiter, 770
- de Rubinstein-Taybi, 604
- de Smith-Lemli-Optiz, 751
- de Stevens-Johnson, 916
- de Sturge-Weber, 874, 876
- de Turcot, 604
- de Turner, 691, 734, 758
- de vômito cíclico, 803
- de von Hippel-Lindau, 604
- de Walker-Warburg, 830
- do choque, 254
- do desconforto respiratório, 82
- do intestino curto, 43
- do lactente sibilante, 431
- dolorosa abdominal, 254
- eletroclínicas, 814
- exantemática febril, 253
- extrapiramidal, 839
- febril, 253
- hemolítico-urêmica, 571, 666
- - atípica, 571
- - mediada por complemento, 668
- - por defeito no metabolismo da cobalamina, 668
- - por quinino, 668
- - por *Streptococcus pneumoniae*, 667, 668
- hemorrágica febril, 254
- hipóxico-isquêmica, 14
- infecciosas e antibioticoterapia, 269
- mão-pé-boca, 419
- metabólica, 141, 717
- miastênica congênita, 849
- miotônicas, 832
- nefrítica aguda, 657
- nefrótica, 661
- - idiopática corticossensível, 664
- neurocutâneas, 870
- periódica(s) associada(s)
- - ao receptor de TNF, 774
- - à criopirina, 774
- PHACE, 877
- pólen-fruta, 337
- poliglandular autoimune
- - tipo 1, 751
- - tipo 2, 751
- talassêmicas, 564
- torácica aguda, 566
Sinusite aguda, 274
- bacteriana, 422
SIRS, 275
Sistema nacional de vigilância epidemiológica de eventos adversos pós-vacinação, 158
Sódio, 39, 58, 101, 198
Sofrimento respiratório, 193
Solução
- glicosada por via oral, 74
- salina hipertônica, 442
Sonolência, 807
Sopro(s) cardíaco(s), 477

- contínuos, 477
- de ejeção
- - aórtica, 478
- - pulmonar, 478
- de Still, 478
- diastólicos, 477
- sistólicos, 477
Soro de reidratação oral, 191
Sorologia anti-HIV, 22
SPECT cerebral, 32
Staphylococcus aureus, 88, 462, 532, 895, 910
- resistente à meticilina, 205
Streptococcus
- *haemolyticus*, 657
- *pneumoniae*, 170, 205, 449, 532, 667
- *pyogenes*, 259
- *viridans*, 532
Strongyloides stercoralis, 360, 361
Sucção não nutritiva, 74
Sucralfato, 317
Sulfadiazina, 268
Sulfametoxazol/trimetoprima, 268
Sulfassalazina, 350
Sulfonamidas, 268
Suplementação
- de cálcio e vitamina D, 334
- de ferro enteral, 28, 99
- de sulfato ferroso, 28
- de vitaminas, 28, 99
Suporte nutricional no pós-operatório, 132
Suprarrenalite infecciosa, 752
Surfactante exógeno, 85, 94

T

Tacrolimo, 350
Taenia
- *saginata*, 360, 362
- *solium*, 360, 362
Taquiarritmias, 498, 499, 502
Taquipneia, 68, 193
Teclozana, 361
Teicoplanina, 268
Telarca, 693
- precoce, 699
Tempo
- expiratório, 79
- inspiratório, 79
Tenofovir, 250
Terapia
- de nutrição enteral, 350
- hiperosmolar, 245
- nutricional, 128
- - propriamente dita, 133
- transfusional nas púrpuras, 236
Terlipressina, 551
Teste(s)
- da orelhinha, 23
- da oximetria, 69
- da saturação pré- e pós-ductal, 23
- de absorção por sobrecarga oral, 333
- de apneia, 860
- de estímulo com ACTH exógeno, 753
- de glicose sanguínea, 333
- de provocação, 391

- - oral, 339
- de tolerância à insulina, 753
- do coraçãozinho, 23, 69
- do H2 expirado, 333
- do olhinho, 23
- do pezinho, 23
- do reflexo vermelho, 23
- do suor, 460
- não treponêmicos, 280
- PPD, 307
- treponêmicos, 280
- tuberculínico, 307
Testotoxicose, 699
Tétano, 176, 274
- acidental, 176
- neonatal, 176
Tetraciclina, 162
Tetralogia de Fallot, 67, 516
Tiabendazol, 361, 362
Tiamina (B_1), 118
Tigeciclina, 269
Timerosal, 162
Tinha
- corporal, 906, 908
- da barba, 906, 907, 908
- das unhas, 906, 907, 908
- do couro cabeludo, 906, 907, 908
- dos pés, 906, 907, 908
- inguinal, 906, 907, 908
Tinidazol, 361
Tipranavir, 250
Tireoidite
- de Hashimoto, 743
- linfocítica crônica, 742
Tireotoxicose, 737, 738
Tomografia computadorizada de crânio, 32
Toracotomia
- com abertura extensa na região posterolateral do tórax, 457
- com ressecção segmentar/lobar, 467
Torcicolo paroxístico benigno, 803
Tosse, 319, 643
Toxemia, 205
Toxicidade do tratamento quimioterápico, 628
- - em órgãos e sistemas, 629
- - gastrintestinal, 629
- - geniturinária, 634
Toxina botulínica, 211, 473
Toxoplasma gondii, 289
Toxoplasmose, 250
- congênita, 289
- - no recém-nascido, 290
- na gravidez, 291
Transfusão(ões) de sangue, 568, 578
- de concentrado
- - de hemácias, 27
- - de plaquetas, 255
- de hemocomponentes, 28, 584
- de hemoderivados, complicações da, 28
- de plaquetas, 581
Transplante
- hepático ortotópico, 376
- pulmonar, 463
Transposição dos grandes vasos, 67, 520
Transtornos psicogênicos, 164

ÍNDICE ALFABÉTICO

Traqueíte bacteriana, 428
Traqueostomia, 467
Traumatismo
- craniano leve, 242
- craniano moderado a grave, 243
Treponema pallidum, 279, 280
Tríade de Virchow, 574
Triagem metabólica neonatal, 23
Triancinolona, 408
Trichiuris trichiura, 360, 362
Trombectomia, 576
Trombocitopenia, 558
- induzida por heparina, 576
Trombocitose, 559
Trombofilias, 792
Trombólise, 576
Trombose, 574
- de seio venoso cerebral, 792
- venosa
- - neonatal, 577
- - profunda, 246
- - relacionada com cateter, 577
Truncus arteriosus, 67, 522
Tuberculose, 176, 306
- osteoarticular, 770
Tumor(es)
- astrocíticos, 605
- cerebrais, 602
- da pineal, 605
- da região selar, 605
- de Wilm, 611
- do plexo coroide, 605
- do sistema nervoso central, 602
- embrionários, 605
- ependimais, 605
- oligodendrogliais, 605
- testicular, 698

U

Úlcera, 160
- péptica, 483
Ultrassonografia
- de tórax, 446
- esofagogástrica, 314
- fetal, 290, 366
- transfontanela, 32
Ureia, 675
Urgeincontinência, 681
Urgência, 681
Urinocultura, 89, 654
Urticária(s), 410
- aguda, 411, 412
- crônica, 411, 412
- - espontânea, 410
- induzidas, 410

V

Vacina(s), 152
- anti-hepatite B, 22
- BCG ID, 152
- combinadas, 151
- febre amarela, 154
- *Haemophilus influenzae* B (HIB), 152
- hepatite
- - A, 154
- - B, 152
- HPV bivalente, tipos 16 e 18, 155
- HPV quadrivalente, tipos 6, 11, 16, 18, 155
- influenza, gripe (trivalente e quadrivalente), 154
- meningocócica
- - B, 154
- - conjugada ou MenACWY, 153
- pneumocócicas conjugadas, 153
- poliomielite (vírus inativado VIP), 153
- recomendadas para crianças e adolescentes, 152
- rotavírus (monovalente e pentavalente), 153
- tríplice
- - bacteriana
- - - do tipo adulto (DTPA), 155
- - - infantil (DTPW ou DTPA), 152
- - viral (sarampo, caxumba e rubéola), 154
- varicela (catapora), 155
Vacinação, 147, 150
- adolescentes, 148
- - com condições crônicas de saúde, 149
- antitérmico e, 151
- crianças, 147
- - com condições crônicas de saúde, 149
- de adultos para proteção das crianças, 149
- de crianças para proteção dos adultos, 149
- na pós-exposição, 151
- prematuros, 148
Valva aórtica bicúspide, 506, 509
Valvoplastia percutânea, 71
Vancomicina, 268
Varfarina, 576, 791
Varicela, 177, 261
Vasculite(s), 781
- por IgA, 782
- primária do sistema nervoso central, 783
Vasopressina, 551
Ventilação
- assistida com ajuste neuronal (NAVA), 78
- com pressão
- - de suporte (PSV), 78
- - positiva, 20
- com volume
- - garantido (VG), 78
- - pré-selecionado, 78
- de alta frequência (VAF), 78
- mandatória intermitente (VMI), 78
- - sincronizada (SIMV), 78
- mecânica, 36, 52, 76, 85
- não invasiva, 77, 85
- nasal, 77
- por pressão positiva intermitente nasal, 77
Ventrículo único, 525
Vertigem paroxística benigna, 803
Via(s)
- de administração enteral, 125
- de alimentação, 59
- de administração da dieta, 123
- respiratórias superiores, 425
Videofluoroscopia, 472
Videodeglutograma, 472
Videotoracoscopia, 456
Vírus
- da dengue, 252
- Epstein-Barr, 260, 419
- hepatotrópicos, 368
- sincicial respiratório, 177, 439
- Zika, 291
Vitamina(s), 118, 130
- A, 118
- B_{12}, 563
- C, 120
- D, 107, 121
- E, 121
- K, 121
- do complexo B, 118
Volume corpuscular médio (VCM), 555
Volume-corrente (VC), 76
Volume-minuto (VM), 76
Volutrauma, 81
Vômito, 313, 631, 643

X

Xerose, 893

Z

Zidovudina, 250
Zonas de Kramer, 54
Zumbido venoso, 478
Zika, vírus, 291

Pré-impressão, impressão e acabamento

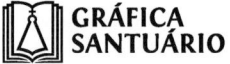

grafica@editorasantuario.com.br
www.editorasantuario.com.br

Aparecida-SP

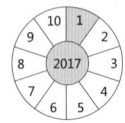